KELLEY & FIRESTEIN'S

Textbook of Rheumatology

凯利风湿病学

凯利风湿病学

KELLEY & FIRESTEIN'S Textbook of Rheumatology

第 10 版·上卷

原　著　Gary S. Firestein
　　　　Ralph C. Budd
　　　　Sherine E. Gabriel
　　　　Iain B. McInnes
　　　　James R. O'Dell

主　审　施桂英

主　译　栗占国

副主译　左晓霞　朱　平
　　　　孙凌云　苏　茵

北京大学医学出版社

KAILI FENGSHIBINGXUE（DI 10 BAN）

图书在版编目（CIP）数据

凯利风湿病学：第 10 版 /（美）盖瑞·C·菲尔斯坦（Gary S.Firestein），（美）拉尔夫·C·巴德（Ralph C.Budd），（美）谢琳·E·加布里埃尔（Sherine E. Gabriel）原著；栗占国主译. —北京：北京大学医学出版社，2020.1（2021.12 重印）

　书名原文：KELLEY & FIRESTEIN'S Textbook of Rheumatology

　ISBN 978-7-5659-2123-0

　Ⅰ.①凯…　Ⅱ.①盖…②拉…③谢…④栗…　Ⅲ.①风湿性疾病 - 诊疗　Ⅳ.① R593.2

中国版本图书馆 CIP 数据核字（2019）第 271034 号

北京市版权局著作权合同登记号：图字：01-2019-7612

ELSEVIER

Elsevier (Singapore) Pte Ltd.
3 Killiney Road, #08-01 Winsland House I, Singapore 239519
Tel: (65) 6349-0200; Fax: (65) 6733-1817

凯利风湿病学（第 10 版）

主　　译：栗占国

出版发行：北京大学医学出版社

地　　址：（100191）北京市海淀区学院路 38 号　北京大学医学部院内

电　　话：发行部 010-82802230；图书邮购 010-82802495

网　　址：http://www.pumpress.com.cn

E-mail：booksale@bjmu.edu.cn

印　　刷：北京金康利印刷有限公司

经　　销：新华书店

责任编辑：陈　奋　袁朝阳　　责任校对：靳新强　　责任印制：李　啸

开　　本：889 mm×1194 mm　1/16　印张：147.75　字数：4900 千字

版　　次：2020 年 1 月第 1 版　2021 年 12 月第 2 次印刷

书　　号：ISBN 978-7-5659-2123-0

定　　价：1100.00 元（上下卷）

版权所有，违者必究

（凡属质量问题请与本社发行部联系退换）

衷心感谢我的妻子 Linda 以及我们的孩子 David 和 Cathy，感谢他们的耐心和支持。同样，Winston、Humphrey 和 Punkin 三位编辑的帮助是功不可没的。

Gary S. Firestein

真诚致谢 Edward D. Harris，Jr. 的友情指导，同时感谢我妻子 Lenore、孩子 Graham 和 Laura 的支持。

Ralph C. Budd

感谢我生命中的三个男子：我亲爱的丈夫 Frank Cockerill 及我们两个优秀的儿子 Richard 和 Matthew，他们一直是我创作灵感、爱和骄傲的源泉。感谢我父母 Huda 和 Ezzat 的爱和一直的支持。

Sherine E. Gabriel

感激我的妻子 Karin 的包容、理解和爱，感谢我们出色而令人自豪的女儿 Megan 和 Rebecca 以及她们对我不断的启迪。

Iain B. McInnes

诚挚感谢我妻子 Deb 的容忍和爱，感谢激励我的优秀儿孙：Kim、Andy、Aiden、Jennie、Dan、Georgie、Niah、Scott、Melissa 和 Cecily。还要感谢我的同事们不遗余力的支持。

James R. O'Dell

风湿病学的各位共同主编向 Linda Lyons Firestein 表达最真诚的谢意，感谢她兢兢业业的工作，协助我们组织会议，盛情款待并贯穿始终。

几十年来，基于 Kelley 教授在风湿免疫学科的临床和教材方面的高瞻远瞩和才能，《凯利风湿病学》一直以其名字命名为荣。随着时间的推移，风湿免疫学科发展日新月异，《凯利风湿病学》也在不断更新，这归功于主编 Firestein 教授的远见卓识。各位共同主编认为，应该重命名这本教科书的第 10 版来纪念 Firestein 教授不可磨灭的贡献。

《凯利风湿病学》（第10版）
译校委员会

主　审　施桂英

主　译　栗占国

副主译　左晓霞　朱　平　孙凌云　苏　茵

委　员　（按姓名汉语拼音排序）

鲍春德	毕黎琦	陈国强	陈进伟	陈　盛	陈同辛	程永静	崔刘福
崔　阳	达展云	戴　冽	戴生明	戴逸君	董凌莉	段　婷	方勇飞
冯学兵	高　扬	古洁若	关振鹏	郭建萍	何　菁	洪　楠	胡凡磊
黄慈波	纪立农	姜林娣	金　欧	靳洪涛	冷晓梅	李彩凤	李鸿斌
李　静	李　娟	李　龙	李　萍	李　芹	李　霞	李向培	李小峰
李兴福	李　洋	李永哲	李振彬	李志军	厉小梅	林剑浩	林金盈
林　进	林　玲	刘升云	刘万里	刘　霞	刘湘源	刘　栩	刘燕鹰
刘　毅	刘昱东	卢　昕	吕良敬	马　丽	梅轶芳	穆　荣	齐文成
邱晓彦	沈海丽	施春花	苏厚恒	苏　茵	孙尔维	孙凌云	孙铁铮
孙晓麟	陶　怡	田新平	王国春	王吉波	王美美	王　天	王晓非
王　轶	王永福	王友莲	王振刚	魏　蔚	吴东海	吴凤岐	吴华香
吴振彪	伍沪生	武丽君	向　阳	肖卫国	徐建华	许大康	许韩师
杨程德	杨　光	杨岫岩	姚海红	姚中强	叶　霜	叶志中	袁　云
詹　锋	张凤肖	张建中	张莉芸	张明徽	张缪佳	张　文	张　晓
张晓辉	张志毅	赵　铖	赵东宝	赵金霞	赵文明	赵义	郑文洁
郑祥雄	郑　毅	周　炜	周云杉	朱　平	邹和建	邹　强	左晓霞

主译助理　姚海红　薛佶萌

译校者名单

（按姓名汉语拼音排序）

鲍春德	上海交通大学医学院附属仁济医院	方勇飞	陆军军医大学第一附属医院
毕黎琦	吉林大学中日联谊医院	冯啸天	广东省人民医院
常志芳	内蒙古科技大学包头医学院第一附属医院	冯学兵	南京大学医学院附属鼓楼医院
陈国强	佛山市第一人民医院	冯 媛	空军医科大学西京医院
陈家丽	北京大学人民医院	付文艳	军事医学研究院毒物药物研究所
陈进伟	中南大学湘雅二医院	高乐女	陆军军医大学第一附属医院
陈 楠	首都医科大学附属北京同仁医院	高 娜	首都医科大学附属北京安贞医院
陈庆宁	中日友好医院	高 扬	北京协和医学院
陈 盛	上海交通大学医学院附属仁济医院	古洁若	中山大学附属第三医院
陈同辛	上海儿童医学中心	关振鹏	北京大学首钢医院
陈小青	福建医科大学附属第二医院	郭建萍	北京大学人民医院
陈晓翔	上海交通大学医学院附属仁济医院	郭 娟	首都医科大学附属北京天坛医院
陈泽鑫	广东省人民医院	郭慕瑶	中南大学湘雅医院
陈 哲	北京医院	郭 苇	北京大学人民医院
陈智勇	南京大学医学院附属鼓楼医院	郝传玺	北京大学人民医院
程永静	北京医院	何 菁	北京大学人民医院
崔刘福	开滦总医院	洪 楠	北京大学人民医院
崔少欣	河北医科大学第二医院	胡凡磊	北京大学人民医院
崔 阳	广东省人民医院	胡遂缘	北京大学人民医院
达展云	南通大学附属医院	黄慈波	北京医院
代思明	哈尔滨医科大学附属第一医院	黄 婧	中南大学湘雅医院
戴 冽	中山大学孙逸仙纪念医院	霍永宝	广州医科大学附属第二医院
戴生明	上海交通大学附属第六人民医院	纪立农	北京大学人民医院
戴晓敏	复旦大学附属中山医院	贾俊峰	空军医科大学西京医院
戴逸君	福建省立医院	姜林娣	复旦大学附属中山医院
丁 进	空军军医大学西京医院	蒋 莹	中南大学湘雅医院
董凌莉	华中科技大学同济医学院附属同济医院	金 欧	中山大学附属第三医院
杜 宇	上海交通大学附属第六人民医院	金月波	北京大学人民医院
段 婷	首都医科大学附属北京友谊医院	靳洪涛	河北医科大学第二医院
段宇晨	北京医院	孔纯玉	天津市第一中心医院

劳敏曦	中山大学附属第一医院	林书典	海南省人民医院
冷晓梅	北京协和医院	林舒缓	福建医科大学附属协和医院
李彩凤	首都医科大学附属北京儿童医院	刘 琪	中山大学附属第三医院
李鸿斌	内蒙古医学院附属医院	刘 蕊	南京医科大学第一附属医院
李 洁	山东大学齐鲁医院	刘升云	郑州大学第一附属医院
李 静	北京大学人民医院	刘思佳	中南大学湘雅医院
李 娟	南方医科大学南方医院	刘万里	清华大学生命科学学院
李丽雅	中南大学湘雅医院	刘 霞	中日友好医院
李 龙	贵州医科大学附属医院	刘湘源	北京大学第三医院
李美玲	贵州医科大学第三附属医院	刘 栩	北京大学人民医院
李 敏	北京大学人民医院	刘燕鹰	北京大学人民医院
李牧原	中南大学湘雅医院	刘洋腾宇	中南大学湘雅医院
李 娜	山西医科大学第二医院	刘 毅	四川大学华西医院
李 萍	吉林大学中日联谊医院	刘昱东	北京大学人民医院
李谦华	中山大学孙逸仙纪念医院	刘媛媛	兰州大学第二医院
李 芹	云南省第一人民医院	刘 铮	北京协和医院
李 霞	大连医科大学	卢 昕	中日友好医院
李向培	中国科学技术大学附属第一医院	陆超凡	北京协和医院
李小峰	山西医科大学第二医院	陆智敏	南通大学附属医院
李欣艺	北京大学第三医院	罗采南	新疆维吾尔自治区人民医院
李兴福	山东大学齐鲁医院	吕良敬	上海交通大学医学院附属仁济医院
李 妍	首都医科大学附属北京儿童医院	吕 星	天津医科大学总医院
李 洋	哈尔滨医科大学附属第二医院	马 丹	山西白求恩医院山西医学科学院
李业豪	南方医科大学第三附属医院	马慧云	北京大学人民医院
李懿莎	中南大学湘雅医院	马 丽	中日友好医院
李永哲	北京协和医院	梅轶芳	哈尔滨医科大学附属第一医院
李 蕴	首都医科大学基础医学院	缪金林	空军医科大学西京医院
李振彬	中国人民解放军白求恩国际和平医院	穆 荣	北京大学人民医院
李志军	蚌埠医学院第一附属医院	齐海宇	首都医科大学附属北京友谊医院
厉小梅	中国科学技术大学附属第一医院	齐文成	天津市第一中心医院
栗占国	北京大学人民医院	邱晓彦	北京大学免疫学系
梁家铭	北京大学人民医院	任佳琦	北京大学第三医院
林剑浩	北京大学人民医院	任 倩	北京大学人民医院
林金盈	广西壮族自治区人民医院	尚 可	江西省人民医院
林 进	浙江大学医学院附属第一医院	沈海丽	兰州大学第二医院
林 玲	福建医科大学附属第二医院	施春花	江西省人民医院

施　青　东南大学附属中大医院
石　慧　上海交通大学附属瑞金医院
宋　洋　上海交通大学医学院附属仁济医院
苏厚恒　青岛市市立医院
苏亚双　河北省人民医院
苏　茵　北京大学人民医院
孙尔维　南方医科大学第三附属医院
孙芳芳　上海交通大学医学院附属仁济医院
孙凌云　南京大学医学院附属鼓楼医院
孙铁铮　北京大学人民医院
孙晓麟　北京大学人民医院
孙　兴　北京大学人民医院
唐蕴荻　北京大学人民医院
陶　怡　广州医科大学附属第二医院
田新平　北京协和医院
王　革　青岛市市立医院
王国春　中日友好医院
王吉波　青岛大学附属医院
王　佳　中南大学湘雅二医院
王　锴　北京大学人民医院
王美美　东南大学附属中大医院
王　平　北京大学人民医院
王润词　哈佛大学 B&W Hospital
王世瑶　人民健康网
王书雅　哈尔滨医科大学附属第一医院
王　天　首都医科大学附属北京安贞医院
王晓非　中国医科大学附属盛京医院
王　轶　兰州大学第二医院
王永福　内蒙古科技大学包头医学院第一附属医院
王友莲　江西省人民医院
王振帆　北京大学人民医院
王振刚　首都医科大学附属北京同仁医院
王志强　中国人民解放军白求恩国际和平医院
魏　蔚　天津医科大学总医院
温广东　北京大学人民医院
巫世瑶　中南大学湘雅医院
吴东海　中日友好医院
吴凤岐　首都儿科研究所附属儿童医院
吴华香　浙江大学医学院附属第二医院
吴　思　南京大学医学院附属鼓楼医院
吴振彪　空军医科大学西京医院
伍沪生　北京积水潭医院
武丽君　新疆维吾尔自治区人民医院
夏　源　中国科学技术大学附属第一医院
向　阳　湖北民族大学附属民大医院
肖卫国　中国医科大学附属第一医院
谢晓韵　中南大学湘雅医院
徐建华　安徽医科大学第一附属医院
徐京京　中国医科大学附属盛京医院
徐立勤　浙江大学医学院附属第一医院
徐胜前　安徽医科大学第一附属医院
徐玥彤　首都医科大学附属北京朝阳医院
许大康　上海交通大学医学院瑞金医院
许韩师　中山大学附属第一医院
薛佶萌　北京大学人民医院
严青然　上海交通大学医学院附属仁济医院
颜淑敏　北京积水潭医院
杨　冰　清华大学生命科学学院
杨程德　上海交通大学附属瑞金医院
杨　帆　哈尔滨医科大学附属第二医院
杨　光　军事医学研究院毒物药物研究所
杨文浩　开滦总医院
杨岫岩　中山大学附属第一医院
姚海红　北京大学人民医院
姚中强　北京大学第三医院
叶　霜　上海交通大学医学院附属仁济医院
叶玉津　中山大学附属第一医院
叶志中　深圳市福田区风湿病医院
于　蒙　北京大学免疫学系
于奕奕　上海长海医院
余旸弢　佛山市第一人民医院
俞　萌　北京大学第一医院

俞圣楠	四川大学华西医院	赵东宝	上海长海医院
郁　欣	北京协和医院	赵　华	四川大学华西医院
袁　云	北京大学第一医院	赵金霞	北京大学第三医院
曾芙蓉	中南大学湘雅医院	赵丽珂	北京医院
曾惠琼	深圳市福田区风湿病医院	赵萌萌	中国医科大学附属第一医院
曾巧珠	北京大学人民医院	赵天仪	复旦大学附属华山医院
翟　月	空军医科大学西京医院	赵文明	首都医科大学基础医学院
詹　锋	海南省人民医院	赵　义	首都医科大学宣武医院
张风肖	河北省人民医院	赵　莹	大连医科大学
张建中	北京大学人民医院	郑朝晖	空军医科大学西京医院
张俊梅	首都医科大学附属北京儿童医院	郑文洁	北京协和医院
张克石	北京大学首钢医院	郑祥雄	福建医科大学附属协和医院
张　葵	空军军医大学西京医院	郑　毅	首都医科大学附属北京朝阳医院
张　磊	郑州大学第一附属医院	周　炜	首都医科大学附属北京天坛医院
张莉芸	山西医学科学院白求恩医院	周亚欧	中南大学湘雅医院
张明徽	清华大学生命科学学院	周滢波	中国科学技术大学附属第一医院
张缪佳	南京医科大学第一附属医院	周　瀛	蚌埠医学院第一附属医院
张蜀澜	北京协和医院	周云杉	北京大学人民医院
张　文	北京协和医院	朱　佳	首都儿科研究所附属儿童医院
张　晓	广东省人民医院	朱佳宁	浙江大学医学院附属第二医院
张晓辉	北京大学人民医院	朱俊卿	南方医科大学南方医院
张晓莉	中南大学湘雅医院	朱　平	空军医科大学西京医院
张志毅	哈尔滨医科大学附属第一医院	邹和建	复旦大学附属华山医院
章　璐	中日友好医院	邹　强	成都医学院
赵　铖	广西医科大学第一附属医院	左晓霞	中南大学湘雅医院

原著者名单

Steven Abramson, MD
New York University Langone Medical Center
New York, New York
Pathogenesis of Osteoarthritis

KaiNan An, PhD
Emeritus Professor
Department of Orthopedic Surgery
Mayo Clinic
Rochester, Minnesota
Biomechanics

Felipe Andrade, MD, PhD
Associate Professor of Medicine
Department of Medicine
Division of Rheumatology
The Johns Hopkins University School of Medicine
Baltimore, Maryland
Autoantibodies in Rheumatoid Arthritis

Stacy P. Ardoin, MD, MS
Associate Professor of Adult and Pediatric Rheumatology
Ohio State University
Nationwide Children's Hospital
Columbus, Ohio
Pediatric Systemic Lupus Erythematosus, Juvenile Dermatomyositis, Scleroderma, and Vasculitis

Anne Barton, MBChB, MSc, PhD, FRCP
Professor of Rheumatology
Centre for Musculoskeletal Research
The University of Manchester
Manchester, United Kingdom
Genetics of Rheumatic Diseases

Robert P. Baughman, MD
Professor of Medicine
Department of Internal Medicine
University of Cincinnati
Cincinnati, Ohio
Sarcoidosis

Dorcas E. Beaton, BScOT, MSc, PhD
Scientist
Musculoskeletal Health and Outcomes Research
Li Ka Shing Knowledge Institute
St Michael's Hospital
Senior Scientist
Institute for Work and Health
Associate Professor
Institute of Health Policy Management and Evaluation
University of Toronto
Toronto, Ontario, Canada
Assessment of Health Outcomes

Helen M. Beere, PhD
Department of Immunology
St. Jude Children's Research Hospital
Memphis, Tennessee
Immunologic Repercussions of Cell Death

Javier Beltran, MD, FACR
Chairman
Department of Radiology
Maimonides Medical Center
Brooklyn, New York
Osteonecrosis

David Bending, PhD
University College London Institute of Child Health
London, United Kingdom
Etiology and Pathogenesis of Juvenile Idiopathic Arthritis

Robert M. Bennett, MD, FRCP, MACR
Professor of Medicine
Oregon Health and Science University
Portland, Oregon
Overlap Syndromes

Bonnie L. Bermas, MD
Director, Clinical Lupus Center
Department of Rheumatology
Brigham and Women's Hospital
Associate Professor of Medicine
Harvard Medical School
Boston, Masachusetts
Pregnancy and Rheumatic Diseases

George Bertsias, MD, PhD
Lecturer
Rheumatology, Clinical Immunology, and Allergy
University of Crete
Iraklio, Greece
Treatment of Systemic Lupus Erythematosus

Nina Bhardwaj, MD, PhD
Director, Immunotherapy
Hess Center for Science and Medicine
Professor of Medicine
Division of Hematology and Oncology
Tisch Cancer Institute
Icahn School of Medicine at Mount Sinai
New York, New York
Dendritic Cells: General Overview and Role in Autoimmunity

Johannes W.J. Bijlsma, MD, PhD
Professor
Rheumatology and Clinical Immunology
University Medical Center Utrecht
Utrecht, Netherlands
Glucocorticoid Therapy

Linda K. Bockenstedt, MD
Harold W. Jockers Professor of Medicine
Internal Medicine/Rheumatology
Yale University School of Medicine
New Haven, Connecticut
Lyme Disease

Maarten Boers, MSc, MD, PhD
Department of Epidemiology and Biostatistics
Amsterdam Rheumatology and Immunology Center
VU University Medical Center
Amsterdam, Netherlands
Assessment of Health Outcomes

Eric Boilard, PhD
Universite Laval
CHU de Quebec
Quebec, Canada
Platelets

Francesco Boin, MD
Associate Professor of Medicine
Director, UCSF Scleroderma Center
Division of Rheumatology
University of California, San Francisco
San Francisco, California
Clinical Features and Treatment of Scleroderma

Dimitrios T. Boumpas, MD, FACP
Professor of Internal Medicine
National and Kapodistrian University of Athens, Medical School
Professor of Internal Medicine
4th Department of Medicine
Attikon University Hospital
Affiliated Investigator
Immunobiology
Biomedical Research Foundation of the Academy of Athens
Athens, Greece
Affiliated Investigator
Developmental and Functional Biology
Institute of Molecular Biology and Biotechnology – FORTH
Iraklion, Greece
Treatment of Systemic Lupus Erythematosus

David L. Boyle, BA
Professor of Medicine
University of California, San Diego
La Jolla, California
Biologic Markers in Clinical Trials and Clinical Care

Sean Bradley, PhD
Research Fellow
Department of Medicine
Division of Rheumatology
Beth Israel Deaconess Medical Center
Harvard Medical School
Boston, Massachusetts
Principles of Signaling

Matthew Brown, MD, FRACP
Professor of Immunogenetics
Princess Alexandra Hospital
University of Queensland Diamantina Institute
Translational Research Institute
Brisbane, Queensland, Australia
Ankylosing Spondylitis

Maya Buch, MB CHB, PhD, MRCP
Leeds Institute of Rheumatic and Musculoskeletal Medicine
University of Leeds
Leeds, United Kingdom
Arthrocentesis and Injection of Joints and Soft Tissue

Christopher D. Buckley, MBBS, DPhil
Arthritis Research UK Professor of Rheumatology
Rheumatology Research Group
Institute of Inflammation and Ageing
University of Birmingham
Queen Elizabeth Hospital
Birmingham, United Kingdom
Fibroblasts and Fibroblast-like Synoviocytes

Ralph C. Budd, MD
Professor of Medicine and Microbiology and Molecular Genetics
Director, Vermont Center for Immunology and Infectious Diseases
University of Vermont College of Medicine Distinguished University Professor
The University of Vermont College of Medicine
Burlington, Vermont
T Lymphocytes
Amyloidosis

Nathalie Burg, MD
Instructor in Clinical Investigation
The Rockefeller University
New York, New York
Neutrophils

Christopher M. Burns, MD
Associate Professor of Medicine
Department of Medicine
Geisel School of Medicine at Dartmouth
Staff Rheumatologist
Dartmouth-Hitchcock Medical Center
Lebanon, New Hampshire
Clinical Features and Treatment of Gout

Amy C. Cannella, MD, MS
Associate Professor
University of Nebraska Medical Center
Veterans Affairs Medical Center
Omaha, Nebraska
Traditional DMARDS: Methotrexate, Leflunomide, Sulfasalazine, and Hydroxychloroquine and Combination Therapies
Clinical Features of Rheumatoid Arthritis

John D. Carter, MD
Professor of Medicine
Department of Internal Medicine
Division of Rheumatology
University of South Florida Morsani School of Medicine
Tampa, Florida
Undifferentiated Spondyloarthritis

Eliza F. Chakravarty, MD, MS
Associate Member
Arthritis and Clinical Immunology
Oklahoma Medical Research Foundation
Oklahoma City, Oklahoma
Musculoskeletal Syndromes in Malignancy

Soumya D. Chakravarty, MD, PhD, FACP, FACR
Assistant Professor in Rheumatology
Department of Medicine
Drexel University College of Medicine
Philadelphia, Pennsylvania
Arthritis Accompanying Endocrine and Metabolic Disorders

Christopher Chang, MD, PhD, MBA
Clinical Professor of Medicine
Associate Director, Allergy and Immunology Fellowship Program
Division of Rheumatology, Allergy, and Clinical Immunology
University of California, Davis
Davis, California
Osteonecrosis

Joseph S. Cheng, MD, MS
Director, Neurosurgery Spine Program
Department of Neurosurgery
Vanderbilt University
Nashville, Tennessee
Neck Pain

Christopher P. Chiodo, MD
Foot and Ankle Division Chief
Department of Orthopedic Surgery
Brigham and Women's Hospital
Boston, Massachusetts
Foot and Ankle Pain

Sharon Chung, MD, MAS
Assistant Professor in Residence
Division of Rheumatology
Department of Medicine
University of California, San Francisco
San Francisco, California
Anti-neutrophil Cytoplasmic Antibody–Associated Vasculitis

Leslie G. Cleland, MBBS, MD
Department of Medicine
University of Adelaide School of Medicine
Faculty of Health Sciences
Adelaide, South Australia, Australia
Nutrition and Rheumatic Diseases

Stanley Cohen, MD
Program Director
Rheumatology
Presbyterian Hospital
Clinical Professor
Internal Medicine
University of Texas Southwestern Medical School
Medical Director
Metroplex Clinical Research Center
Dallas, Texas
Novel Intra-cellular Targeting Agents in Rheumatic Disease

Robert A. Colbert, MD, PhD
Senior Investigator
National Institute of Arthritis, Musculoskeletal and Skin Diseases
National Institutes of Health
Bethesda, Maryland
Etiology and Pathogenesis of Spondyloarthritis

Paul P. Cook, MD
Professor of Medicine
Department of Medicine
Brody School of Medicine at East Carolina University
Greenville, North Carolina
Bacterial Arthritis

Joseph E. Craft, MD
Paul B. Beeson Professor of Medicine
Chief of Rheumatology
Professor of Immunobiology
Director, Investigative Medicine Program
Yale University School of Medicine
New Haven, Connecticut
Anti-nuclear Antibodies

Leslie J. Crofford, MD
Professor of Medicine
Director, Division of Rheumatology and Immunology
Vanderbilt University
Nashville, Tennessee
Fibromyalgia
Biology and Therapeutic Targeting of Prostanoids

Bruce N. Cronstein, MD
Paul R. Esserman Professor of Medicine
New York University School of Medicine
New York, New York
Acute Phase Reactants and the Concept of Inflammation

Mary K. Crow, MD
Joseph P. Routh Professor of Rheumatic Diseases in Medicine
Weill Cornell Medical College
Physician-in-Chief
Benjamin M. Rosen Chair in Immunology and Inflammation Research
Medicine and Research
Hospital for Special Surgery
New York, New York
Etiology and Pathogenesis of Systemic Lupus Erythematosus

Cynthia S. Crowson, MS
Associate Professor of Medicine
Assistant Professor of Biostatistics
Department of Health Sciences Research
Division of Rheumatology
Mayo Clinic
Rochester, Minnesota
Cardiovascular Risk in Inflammatory Rheumatic Disease

Kirsty L. Culley, PhD
Research Division
Hospital for Special Surgery
New York, New York
Cartilage and Chondrocytes

Gaye Cunnane, PhD, MB, FRCPI
Department of Medicine
Trinity College Dublin
Department of Rheumatology
St. James's Hospital
Dublin, Ireland
Relapsing Polychondritis
Hemachromatosis

Maria Dall'Era, MD
Associate Professor of Medicine
Division of Rheumatology
University of California, San Francisco
San Francisco, California
Clinical Features of Systemic Lupus Erythematosus

Erika Darrah, PhD
Assistant Professor of Medicine
Department of Medicine, Division of Rheumatology
The Johns Hopkins University School of Medicine
Baltimore, Maryland
Autoantibodies in Rheumatoid Arthritis

John M. Davis III, MD, MS
Associate Professor of Medicine
Division of Rheumatology
Department of Medicine
Mayo Clinic College of Medicine
Rochester, Minnesota
History and Physical Examination of the Musculoskeletal System

Cosimo De Bari, MD, PhD, FRCP
Musculoskeletal Research Program
Institute of Medical Sciences
University of Aberdeen
Aberdeen, United Kingdom
Regenerative Medicine and Tissue Engineering

Francesco Dell'Accio, MD, PhD, FRCP
Professor of Musculoskeletal Regenerative Medicine and Rheumatology
Queen Mary University of London
William Harvey Research Institute
London, United Kingdom
Regenerative Medicine and Tissue Engineering

Betty Diamond, MD
Autoimmune and Musculoskeletal Disease
The Feinstein Institute for Medical Research
Manhasset, New York
B Cells

Paul E. Di Cesare, MD
Carlsbad, California
Pathogenesis of Osteoarthritis

Rajiv Dixit, MD
Clinical Professor of Medicine
University of California, San Francisco
San Francisco, California
Director
Northern California Arthritis Center
Walnut Creek, California
Low Back Pain

Joost P.H. Drenth, MD, PhD
Professor of Gastroenterology
Department of Gastroenterology
Radboud University Medical Centre
Nijmegen, the Netherlands
Familial Autoinflammatory Syndromes

Michael L. Dustin, PhD
Professor
Nuffield Department of Orthopaedics, Rheumatology, and Musculoskeletal Sciences
University of Oxford
Kennedy Institute of Rheumatology
Oxford, United Kingdom
Research Professor
Pathology
New York University School of Medicine
New York, New York
Adaptive Immunity and Organization of Lymphoid Tissues

Hani S. El-Gabalawy, MD
Professor of Internal Medicine and Immunology
University of Manitoba
Winnipeg, Manitoba, Canada
Synovial Fluid Analyses, Synovial Biopsy, and Synovial Pathology

Musaab Elmamoun, MBBS, MRCPI
Clinical Research Fellow
Department of Rheumatology
St. Vincent's University Hospital
University College Dublin
Dublin, Ireland
Psoriatic Arthritis

Alan R. Erickson, MD
Associate Professor of Rheumatology
University of Nebraska
Omaha, Nebraska
Clinical Features of Rheumatoid Arthritis

Doruk Erkan, MD
Associate Physician-Scientist
Barbara Volcker Center
Hospital for Special Surgery
Weill Cornell Medicine
New York, New York
Anti-phospholipid Syndrome

Stephen Eyre, PhD
Senior Lecturer
Centre for Musculoskeletal Research
The University of Manchester
Manchester, United Kingdom
Genetics of Rheumatic Diseases

Antonis Fanouriakis, MD
Rheumatology and Clinical Immunology
Attikon University Hospital
Athens, Greece
Treatment of Systemic Lupus Erythematosus

David T. Felson, MD, MPH
Professor of Medicine and Epidemiology
Boston University School of Medicine
Boston, Masachusetts
Professor of Medicine and Public Health
University of Manchester
Manchester, Lancashire, United Kingdom
Treatment of Osteoarthritis

Max Field, MD, FRCP
Associate Academic (Retired)
Division of Immunology, Institute of Infection, Immunology, and Immunity
College of Medical, Veterinary, and Life Sciences
University of Glasgow
Glasgow, United Kingdom
Acute Monoarthritis

Andrew Filer, BSc, MBChB, PhD
Senior Lecturer
Institute of Inflammation and Ageing
The University of Birmingham
Honorary Consultant Rheumatologist
Department of Rheumatology
University Hospitals Birmingham NHS Foundation Trust
Birmingham, United Kingdom
Fibroblasts and Fibroblast-like Synoviocytes

Gary S. Firestein, MD
Distinguished Professor of Medicine
Dean and Associate Vice Chancellor, Translational Medicine
University of California, San Diego School of Medicine
La Jolla, California
Synovium
Etiology and Pathogenesis of Rheumatoid Arthritis

Felicity G. Fishman, MD
Assistant Professor
Department of Orthopaedics and Rehabilitation
Yale University School of Medicine
New Haven, Connecticut
Hand and Wrist Pain

Oliver FitzGerald, MD, FRCPI, FRCP(UK)
Newman Clinical Research Professor
Rheumatology
St. Vincent's University Hospital and Conway Institute
University College Dublin
Dublin, Ireland
Psoriatic Arthritis

John P. Flaherty, MD
Professor of Medicine
Northwestern University Feinberg School of Medicine
Chicago, Illinois
Mycobacterial Infections of Bones and Joints
Fungal Infections of Bones and Joints

César E. Fors Nieves, MD
Department of Medicine
Division of Rheumatology
New York University School of Medicine
New York, New York
Acute Phase Reactants and the Concept of Inflammation

Karen A. Fortner, PhD
Assistant Professor of Medicine
The University of Vermont College of Medicine
Burlington, Vermont
T Lymphocytes

Sherine E. Gabriel, MD, MSc
Professor and Dean
Rutgers Robert Wood Johnson Medical School
CEO, Robert Wood Johnson Medical Group
Emeritus Professor, Mayo Clinic
New Brunswick, New Jersey
Cardiovascular Risk in Inflammatory Rheumatic Disease

Philippe Gasque, PhD
Professor of Immunology
UM134 (PIMIT) and LICE-OI (CHU)
University of La Réunion
St. Denis, Réunion
Viral Arthritis

M. Eric Gershwin, MD, MACR, MACP
The Jack and Donald Chia Distinguished Professor of Medicine
Chief, Division of Rheumatology, Allergy, and Clinical Immunology
University of California, Davis
Davis, California
Osteonecrosis

Heather S. Gladue, DO
Assistant Professor of Internal Medicine
Division of Rheumatology
Emory University
Atlanta, Georgia
Inflammatory Diseases of Muscle and Other Myopathies

Mary B. Goldring, PhD
Senior Scientist, Research Division
Hospital for Special Surgery
Professor of Cell and Developmental Biology
Weill Cornell Graduate School of Medical Sciences
Weill Cornell Medical College
New York, New York
Biology of the Normal Joint
Cartilage and Chondrocytes

Steven R. Goldring, MD
Chief Scientific Officer Emeritus
Hospital for Special Surgery
Weill Cornell Medical College
New York, New York
Biology of the Normal Joint

Yvonne M. Golightly, PT, MS, PhD
Research Assistant Professor
Department of Epidemiology
Faculty Member
Thurston Arthritis Research Center
Injury Prevention Research Center
Human Movement Science Program
University of North Carolina at Chapel Hill
Chapel Hill, North Carolina
Clinical Research Methods in Rheumatic Disease

Stuart Goodman, MD, PhD, FRCSC, FACS, FBSE
Robert L. and Mary Ellenburg Professor of Surgery
Orthopaedic Surgery and (by courtesy) Bioengineering
Stanford University
Stanford, California
Hip and Knee Pain

Siamon Gordon, MB, ChB, PhD
Sir William Dunn School of Pathology
University of Oxford
Oxford, United Kingdom
Mononuclear Phagocytes

Walter Grassi, MD
Professor of Rheumatology
Clinica Reumatologica
Università Politecnica delle Marche
Ancona, Italy
Imaging in Rheumatic Disease

Douglas R. Green, PhD
Peter C. Doherty Endowed Chair of Immunology
Department of Immunology
St. Jude Children's Research Hospital
Memphis, Tennessee
Immunologic Repercussions of Cell Death

Adam Greenspan, MD, FACR
Professor of Radiology and Orthopedic Surgery
Section of Musculoskeletal Imaging
Department of Radiology
University of California, Davis School of Medicine
Sacramento, California
Osteonecrosis

Peter Gregersen, MD
Professor of Rheumatology
Robert S. Boas Center for Genomics and Human Genetics
The Feinstein Institute for Medical Research
Manhasset, New York
Genetics of Rheumatic Diseases

Christine Grimaldi, PhD
Boehringer Ingelheim Pharmaceuticals
Ridgefield, Connecticut
B Cells

Luiza Guilherme, PhD
Professor
Heart Institute (InCor)
School of Medicine, University of São Paulo
Institute for Immunology Investigation
National Institute for Science and Technology
São Paulo, Brazil
Rheumatic Fever and Post-streptococcal Arthritis

Rula A. Hajj-Ali, MD
Associate Professor
Cleveland Clinic Lerner College of Medicine
Cleveland, Ohio
Primary Angiitis of the Central Nervous System

Dominik R. Haudenschild, PhD
Associate Professor
Department of Orthopaedic Surgery
University of California, Davis
Sacramento, California
Pathogenesis of Osteoarthritis

David B. Hellmann, MD
Vice Dean and Chairman
Department of Medicine
The Johns Hopkins Bayview Medical Center
Baltimore, Maryland
Giant Cell Arteritis, Polymyalgia Rheumatica, and Takayasu's Arteritis

Rikard Holmdahl, MD, PhD
Professor of Medical Biochemistry and Biophysics
Karolinska Institutet
Stockholm, Sweden
Experimental Models for Rheumatoid Arthritis

Joyce J. Hsu, MD, MS
Clinical Associate Professor
Pediatric Rheumatology
Stanford University School of Medicine
Stanford, California
Clinical Features and Treatment of Juvenile Idiopathic Arthritis

James I. Huddleston III, MD
Associate Professor of Orthopaedic Surgery
Adult Reconstruction Service Chief
Department of Orthopaedic Surgery
Stanford University Medical Center
Stanford, California
Hip and Knee Pain

Alan P. Hudson, PhD
Professor Emeritus
Department of Immunology and Microbiology
Wayne State University School of Medicine
Detroit, Michigan
Undifferentiated Spondyloarthritis

Thomas W.J. Huizinga, MD, PhD
Professor of Rheumatology
Leiden University Medical Center
Leiden, Netherlands
Early Synovitis and Early Undifferentiated Arthritis

Gene G. Hunder, MS, MD
Professor Emeritus
Division of Rheumatology
Department of Medicine
Mayo Clinic College of Medicine
Rochester, Minnesota
History and Physical Examination of the Musculoskeletal System

Maura D. Iversen, BSc, MPH, DPT, SD, FNAP, FAPTA
Professor and Chair
Department of Physical Therapy, Movement, and Rehabilitation Sciences
Northeastern University
Senior Instructor
Department of Medicine
Harvard Medical School
Behavioral Scientist
Section of Clinical Sciences
Division of Rheumatology, Immunology, and Allergy
Brigham and Women's Hospital
Boston, Massachusetts
Introduction to Physical Medicine, Physical Therapy, and Rehabilitation

Johannes W.G. Jacobs, MD, PhD
Associate Professor
Rheumatology and Clinical Immunology
University Medical Center Utrecht
Utrecht, Netherlands
Glucocorticoid Therapy

Ho Jen, MDCM, FRCPC
Diagnostic Radiology and Nuclear Medicine
Associate Clinical Professor
Radiology and Diagnostic Imaging
University of Alberta
Edmonton, Alberta, Canada
Imaging in Rheumatic Disease

Joanne M. Jordan, MD, MPH
Joseph P. Archie, Jr., Eminent Professor of Medicine
Executive Associate Dean for Faculty Affairs and Leadership Development
Department of Medicine
Chief
Division of Rheumatology, Allergy, and Immunology
Director
Thurston Arthritis Research Center
University of North Carolina
Chapel Hill, North Carolina
Clinical Research Methods in Rheumatic Disease
Clinical Features of Osteoarthritis

Joseph L. Jorizzo, MD
Professor of Clinical Dermatology
Weill Cornell Medical College
New York, New York
Professor, Former, and Founding Chair
Department of Dermatology
Wake Forest University School of Medicine
Winston Salem, North Carolina
Behçt's Disease

Jorge Kalil, MD
Full Professor
Heart Institute (InCor)
Institute for Immunology Investigation
National Institute for Science and Technology
Clinical Immunology and Allergy
Department of Clinical Medicine
School of Medicine, University of São Paulo
São Paulo, Brazil
Rheumatic Fever and Post-streptococcal Arthritis

Kenton Kaufman, PhD, PE
Director
Biomechanics/Motion Analysis Laboratory
Mayo Clinic
Rochester, Minnesota
Biomechanics

William S. Kaufman, MD
Dermatology Associates, PA
Wilmington, North Carolina
Behçt's Disease

Arthur Kavanaugh, MD
Professor of Medicine
Center for Innovative Therapy
Division of Rheumatology, Allergy, and Immunology
University of California, San Diego School of Medicine
La Jolla, California
Anti-cytokine Therapies

Robert T. Keenan, MD, MPH
Assistant Professor of Medicine
Duke University School of Medicine
Durham, North Carolina
Etiology and Pathogenesis of Hyperuricemia and Gout

Tony Kenna, BSc (Hons), PhD
Senior Research Fellow
The University of Queensland Diamantina Institute
Translational Research Institute
Brisbane, Queensland, Australia
Ankylosing Spondylitis

Darcy A. Kerr, MD
Assistant Professor of Pathology
University of Miami Miller School of Medicine
University of Miami Hospital
Miami, Florida
Tumors and Tumor-like Lesions of Joints and Related Structures

Alisa E. Koch, MD
Senior Medical Fellow
Eli Lilly
Adjunct Professor of Rheumatology
University of Michigan
Ann Arbor, Michigan
Cell Recruitment and Angiogenesis

Dwight H. Kono, MD
Professor of Immunology
Department of Immunology and Microbial Science
The Scripps Research Institute
La Jolla, California
Autoimmunity

Peter Korsten, MD
Resident Physician
Department of Nephrology and Rheumatology
University Medical Center Götingen
Götingen, Germany
Sarcoidosis

Deborah Krakow, MD
Professor
Departments of Orthopaedic Surgery, Human Genetics, and OB/GYN
David Geffen School of Medicine
University of California, Los Angeles
Los Angeles, California
Heritable Diseases of Connective Tissue

Svetlana Krasnokutsky, MD, MSci
Assistant Professor of Medicine
Rheumatology
New York University School of Medicine
New York, New York
Etiology and Pathogenesis of Hyperuricemia and Gout

Floris P.J.G. Lafeber, PhD
Professor
Rheumatology and Clinical Immunology
University Medical Center Utrecht
Utrecht, Netherlands
Hemophilic Arthropathy

Robert G.W. Lambert, MB BCh, FRCR, FRCPC
Professor and Chair
Radiology and Diagnostic Imaging
University of Alberta
Edmonton, Alberta, Canada
Imaging in Rheumatic Disease

Nancy E. Lane, MD
Director of Center for Musculoskeletal Health
Department of Internal Medicine
University of California, Davis School of Medicine
Sacramento, California
Metabolic Bone Disease

Carol A. Langford, MD, MHS
Director, Center for Vasculitis Care and Research
Department of Rheumatic and Immunologic Diseases
Cleveland Clinic Lerner College of Medicine
Cleveland, Ohio
Primary Angiitis of the Central Nervous System

Daniel M. Laskin, BS, DDS, MS, DSc (hon)
Professor and Chairman Emeritus
Department of Oral and Maxillofacial Surgery
Virginia Commonwealth University Schools of Dentistry and Medicine
Richmond, Virginia
Temporomandibular Joint Pain

Gerlinde Layh-Schmitt, PhD
Senior Investigator
National Institute of Arthritis, Musculoskeletal and Skin Diseases
National Institutes of Health
Bethesda, Maryland
Etiology and Pathogenesis of Spondyloarthritis

Lela A. Lee, MD
Clinical Professor of Dermatology and Medicine
University of Colorado School of Medicine
Denver, Colorado
Skin and Rheumatic Diseases

Tzielan C. Lee, MD
Clinical Associate Professor
Pediatric Rheumatology
Stanford University School of Medicine
Stanford, California
Clinical Features and Treatment of Juvenile Idiopathic Arthritis

Michael D. Lockshin, MD
Director, Barbara Volcker Center
Hospital for Special Surgery
Weill Cornell Medicine
New York, New York
Anti-phospholipid Syndrome

Carlos J. Lozada, MD
Professor of Clinical Medicine
Division of Rheumatology
University of Miami Miller School of Medicine
Miami, Florida
Rheumatic Manifestations of Hemoglobinopathies

Ingrid E. Lundberg, MD, PhD
Rheumatology Unit
Department of Medicine, Solna
Karolinska University Hospital
Stockholm, Sweden
Inflammatory Diseases of Muscle and Other Myopathies

Raashid Luqmani, DM, FRCP, FRCPE
Professor of Rheumatology
Consultant Rheumatologist
Nuffield Orthopaedic Centre
Nuffield Department of Orthopaedics, Rheumatology, and Musculoskeletal Science
University of Oxford
Oxford, United Kingdom
Polyarteritis Nodosa and Related Disorders

Frank P. Luyten, MD
Professor of Rheumatology
University Hospitals KU
Leuven, Belgium
Regenerative Medicine and Tissue Engineering

Reuven Mader, MD
Head, Rheumatic Diseases Unit
Ha'Emek Medical Center
Afula, Israel
Associate Clinical Professor
The B. Rappaport Faculty of Medicine
The Technion Institute of Technology
Haifa, Israel
Proliferative Bone Diseases

Walter Maksymowych, MB ChB, FACP, FRCP(C)
Professor of Medicine
University of Alberta
Edmonton, Alberta, Canada
Ankylosing Spondylitis

Joseph A. Markenson, MD, MS, MACR
Professor of Clinical Medicine
Medicine/Rheumatology
Joan and Sanford Weill Medical College of Cornell University
Attending Physician
Medicine/Rheumatology
Hospital for Special Surgery
New York, New York
Arthritis Accompanying Endocrine and Metabolic Disorders

Scott David Martin, MD
Associate Professor of Orthopedics
Harvard Medical School
Research Associate
Professor and Chairman of Orthopedics
Orthopedics
Brigham and Women's Hospital
Boston, Massachusetts
Shoulder Pain

Eric L. Matteson, MD, MPH
Professor of Medicine
Division of Rheumatology and Division of Epidemiology
Mayo Clinic College of Medicine
Rochester, Minnesota
Cancer Risk in Rheumatic Diseases

Laura McGregor, MBChB, MRCP
Consultant Rheumatologist
Centre for Rheumatic Diseases
Glasgow Royal Infirmary
Glasgow, United Kingdom
Acute Monoarthritis

Iain B. McInnes, PhD, FRCP, FRSE, FMedSci
Muirhead Professor of Medicine
Arthritis Research UK Professor of Rheumatology
Director of Institute of Infection, Immunity, and Inflammation
College of Medical, Veterinary, and Life Sciences
University of Glasgow
Glasgow, United Kingdom
Cytokines

Elizabeth K. McNamara, MD
Wilmington VA Health Care Center
Wilmington, North Carolina
Behçt's Disease

Ted R. Mikuls, MD, MSPH
Umbach Professor of Rheumatology
Department of Internal Medicine
Division of Rheumatology and Immunology
University of Nebraska Medical Center
Veterans Affairs Nebraska
Western-Iowa Health Care System
Omaha, Nebraska
Urate-Lowering Therapy
Clinical Features of Rheumatoid Arthritis

Mark S. Miller, PhD
Assistant Professor
Department of Kinesiology
University of Massachusetts
Amherst, Massachusetts
Muscle: Anatomy, Physiology, and Biochemistry

Pedro Azevedo Ming, MD, PhD
Assistant Professor of Rheumatology
Faculdade Evangelicade Medicina
Department of Rheumatology
Curitiba, Brazil
Rheumatic Fever and Post-streptococcal Arthritis

Kevin G. Moder, MD
Associate Professor of Medicine
Division of Rheumatology
Department of Medicine
Mayo Clinic College of Medicine
Rochester, Minnesota
History and Physical Examination of the Musculoskeletal System

Paul A. Monach, MD, PhD
Chief, Rheumatology Section
Veterans Affairs Boston Healthcare System
Associate Professor
Section of Rheumatology
Boston University School of Medicine
Boston, Massachusetts
Anti-neutrophil Cytoplasmic Antibody–Associated Vasculitis

Vaishali R. Moulton, MD, PhD
Assistant Professor
Department of Medicine
Beth Israel Deaconess Medical Center
Harvard Medical School
Boston, Massachusetts
Principles of Signaling

Kanneboyina Nagaraju, DVM, PhD
Professor of Integrative Systems Biology and Pediatrics
Department of Integrative Systems Biology
George Washington University School of Medicine
Director, Research Center for Genetic Medicine
Children's National Medical Center
Washington, D.C.
Inflammatory Diseases of Muscle and Other Myopathies

Amanda E. Nelson, MD, MSCR, RhMSUS
Assistant Professor of Medicine
Division of Rheumatology, Allergy, and Immunology
Member
Thurston Arthritis Research Center
University of North Carolina
Chapel Hill, North Carolina
Clinical Features of Osteoarthritis

Peter A. Nigrovic, MD
Associate Professor of Medicine
Harvard Medical School
Staff Pediatric Rheumatologist
Division of Immunology
Boston Children's Hospital
Director, Center for Adults with Pediatric Rheumatic Illness
Division of Rheumatology, Immunology, and Allergy
Brigham and Women's Hospital
Boston, Massachusetts
Mast Cells
Platelets

Kiran Nistala, MD, MRCPCH, PhD
University College London Institute of Child Health
Great Ormond Street Hospital for Children NHS Trust
London, United Kingdom
Etiology and Pathogenesis of Juvenile Idiopathic Arthritis

James R. O'Dell, MD
Bruce Professor and Vice Chair of Internal Medicine
University of Nebraska Medical Center
Chief of Rheumatology
Department of Medicine
Omaha Veterans Affairs
Omaha, Nebraska
Traditional DMARDS: Methotrexate, Leflunomide, Sulfasalazine, and Hydroxychloroquine and Combination Therapies
Treatment of Rheumatoid Arthritis

Yasunori Okada, MD, PhD
Professor of Pathology
Keio University School of Medicine
Tokyo, Japan
  Proteinases and Matrix Degradation

Mikkel Østergaard, MD, PhD, DMSc
Professor
Copenhagen Center for Arthritis Research
Center for Rheumatology and Spine Diseases
Rigshospitalet, University of Copenhagen
Copenhagen, Denmark
  Imaging in Rheumatic Disease

Miguel Otero, BS
Research Division
Hospital for Special Surgery
New York, New York
  Cartilage and Chondrocytes

Bradley M. Palmer, PhD
Research Assistant Professor
Department of Molecular Physiology and Biophysics
The University of Vermont College of Medicine
Burlington, Vermont
  Muscle: Anatomy, Physiology, and Biochemistry

Richard S. Panush, MD, MACP, MACR
Professor of Medicine
Division of Rheumatology
Department of Medicine
Keck School of Medicine at University of Southern California
Los Angeles, California
  Occupational and Recreational Musculoskeletal Disorders

Stanford L. Peng, MD, PhD
Clinical Assistant Professor
Division of Rheumatology
University of Washington
Seattle, Washington
  Anti-nuclear Antibodies

Shiv Pillai, MD, PhD
Professor of Medicine and Health Sciences and Technology
Harvard Medical School
Ragon Institute of MGH, MIT, and Harvard
Boston, Massachusetts
  IgG4-Related Disease

Michael H. Pillinger, MD
Professor of Medicine and Biochemistry and Molecular Pharmacology
New York University School of Medicine
Section Chief, Rheumatology
Veterans Affairs New York Harbor Health Care System–New York Campus
New York, New York
  Neutrophils
  Etiology and Pathogenesis of Hyperuricemia and Gout

Annette Plüddemann, MSc, PhD
Nuffield Department of Primary Care Health Sciences
University of Oxford
Oxford, United Kingdom
  Mononuclear Phagocytes

Gregory R. Polston, MD
Clinical Professor
Chief, VA Pain Service
Department of Anesthesiology
University of California, San Diego
San Diego, California
  Analgesic Agents in Rheumatic Disease

Steven A. Porcelli, MD
Murray and Evelyne Weinstock Professor and Chair
Department of Microbiology and Immunology
Albert Einstein College of Medicine
Bronx, New York
  Innate Immunity

Mark D. Price, MD
Department of Orthopedic Surgery
Massachusetts General Hospital
Boston, Massachusetts
  Foot and Ankle Pain

Ann M. Reed, MD
William Cleland Professor and Chair
Department of Pediatrics
Duke University
Durham, North Carolina
  Pediatric Systemic Lupus Erythematosus, Juvenile Dermatomyositis, Scleroderma, and Vasculitis

John D. Reveille, MD
Professor and Director
Rheumatology
University of Texas Health Science Center at Houston
Houston, Texas
  Rheumatic Manifestations of Human Immunodeficiency Virus Infection

Angela B. Robinson, MD, MPH
Assistant Professor of Pediatrics
Rainbow Babies and Children's Hospital/Case Medical Center
Cleveland, Ohio
  Pediatric Systemic Lupus Erythematosus, Juvenile Dermatomyositis, Scleroderma, and Vasculitis

Philip Robinson, MBChB, PhD, FRACP
Research Fellow
Centre for Neurogenetics and Statistical Genomics
University of Queensland
Specialist Rheumatoloigst
Department of Rheumatology
Royal Brisbane and Women's Hospital
Brisbane, Queensland, Australia
  Ankylosing Spondylitis

William H. Robinson, MD, PhD
Associate Professor
Stanford University
Staff Physician
VA Palo Alto Health Care System
Palo Alto, California
  Biologic Markers in Clinical Trials and Clinical Care

Goris Roosendaal, MD, PhD
Van Creveldkliniek
Center for Benign Hematology, Thrombosis, and Hemostasis
University Medical Center Utrecht
Utrecht, the Netherlands
  Hemophilic Arthropathy

Antony Rosen, MB, ChB, BSc (Hons)
Mary Betty Stevens Professor of Medicine
Professor of Pathology
Director, Division of Rheumatology
The Johns Hopkins University School of Medicine
Baltimore, Maryland
  Autoantibodies in Rheumatoid Arthritis

James T. Rosenbaum, AB, MD
Professor of Ophthalmology, Medicine, and Cell Biology
Oregon Health and Science University
Chenoweth Chair of Ophthalmology
Legacy Devers Eye Institute
Portland, Oregon
  The Eye and Rheumatic Diseases

Andrew E. Rosenberg, MD
Vice Chair, Director of Bone and Soft Tissue Pathology
Department of Pathology
University of Miami Miller School of Medicine
Miami, Florida
  Tumors and Tumor-like Lesions of Joints and Related Structures

Eric M. Ruderman, MD
Professor of Medicine/Rheumatology
Northwestern University Feinberg School of Medicine
Chicago, Illinois
  Mycobacterial Infections of Bones and Joints
  Fungal Infections of Bones and Joints

Kenneth G. Saag, MD, MSc
Jane Knight Lowe Professor of Medicine
Division of Clinical Immunology and Rheumatology
Department of Medicine
University of Alabama at Birmingham
Birmingham, Alabama
  Clinical Research Methods in Rheumatic Disease

Jane E. Salmon, MD
Collette Kean Research Chair
Professor of Medicine
Weill Cornell Medicine
Hospital for Special Surgery
New York, New York
  Anti-phospholipid Syndrome

Lisa R. Sammaritano, MD
Associate Professor of Clinical Medicine
Department of Rheumatology
Hospital for Special Surgery
Weill Cornell Medicine
New York, New York
  Pregnancy and Rheumatic Diseases

Jonathan Samuels, MD
Assistant Professor of Medicine
Rheumatology
New York University Langone Medical Center
New York, New York
Pathogenesis of Osteoarthritis

Christy I. Sandborg, MD
Professor of Pediatric Rheumatology
Stanford University School of Medicine
Stanford, California
Clinical Features and Treatment of Juvenile Idiopathic Arthritis

Amr H. Sawalha, MD
Division of Rheumatology
Department of Internal Medicine
Center for Computational Medicine and Bioinformatics
University of Michigan
Ann Arbor, Michigan
Epigenetics of Rheumatic Diseases

Amit Saxena, MD
Department of Medicine
Division of Rheumatology
New York University School of Medicine
New York, New York
Acute Phase Reactants and the Concept of Inflammation

Georg Schett, MD
Professor of Medicine
Department of Internal Medicine 3
Rheumatology and Immunology
Friedrich Alexander University Erlangen–Nuremberg
Erlangen, Germany
Biology, Physiology, and Morphology of Bone

Roger E.G. Schutgens, MD, PhD, MSc
Van Creveldkliniek
Center for Benign Hematology, Thrombosis, and Hemostasis
University Medical Center Utrecht
Utrecht, Netherlands
Hemophilic Arthropathy

†David C. Seldin, MD, PhD
Wesley and Charlotte Skinner Professor for Research in Amyloidosis
Professor of Medicine and Microbiology
Boston University School of Medicine
Chief, Section of Hematology-Oncology
Boston Medical Center
Boston, Massachusetts
Amyloidosis

Binita Shah, MD, MS
Instructor of Medicine
New York University School of Medicine
Attending Physician
VA New York Harbor Health Care System–New York Campus
New York, New York
Neutrophils

Keith A. Sikora, MD
Senior Investigator
National Institute of Arthritis, Musculoskeletal and Skin Diseases
National Institutes of Health
Bethesda, Maryland
Etiology and Pathogenesis of Spondyloarthritis

Anna Simon, MD, PhD
Associate Professor
Internal Medicine
Section of Infectious Diseases
Radboud University Medical Centre
Nijmegen, the Netherlands
Familial Autoinflammatory Syndromes

Dawd S. Siraj, MD, MPH&TM
Clinical Professor of Medicine
Division of Infectious Diseases
Brody School of Medicine
East Carolina University
Greenville, North Carolina
Bacterial Arthritis

Linda S. Sorkin, PhD
Professor
Anesthesiology
University of California, San Diego
La Jolla, California
Neuronal Regulation of Pain and Inflammation

E. William St. Clair, MD
Professor of Medicine and Immunology
Chief, Division of Rheumatology and Immunology
Duke University Medical Center
Durham, North Carolina
Sjören's Syndrome

Lisa K. Stamp, MBChB, FRACP, PhD
Department of Medicine
University of Otago, Christchurch
Christchurch, New Zealand
Nutrition and Rheumatic Diseases

John H. Stone, MD, MPH
Professor of Medicine
Harvard Medical School
The Edward Fox Chair in Medicine
Director, Clinical Rheumatology
Massachusetts General Hospital
Boston, Massachusetts
Classification and Epidemiology of Systemic Vasculitis
Immune Complex–Mediated Small-Vessel Vasculitis
IgG4-Related Disease

Abel Suarez-Fueyo, PhD
Research Fellow
Department of Medicine
Division of Rheumatology
Beth Israel Deaconess Medical Center
Harvard Medical School
Boston, Massachusetts
Principles of Signaling

Camilla I. Svensson, MS, PhD
Assistant Professor
Physiology and Pharmacology
Karolinska Institutet
Stockholm, Sweden
Neuronal Regulation of Pain and Inflammation

Nadera J. Sweiss, MD
Associate Professor of Medicine
Division of Pulmonary, Critical Care, Sleep, and Allergy
Division of Rheumatology
University of Illinois at Chicago
Chicago, Illinois
Sarcoidosis

Carrie R. Swigart, MD
Associate Professor
Department of Orthopaedics and Rehabilitation
Yale University School of Medicine
New Haven, Connecticut
Hand and Wrist Pain

Zoltán Szekanecz, MD, PhD, DSc
Professor of Rheumatology, Immunology, and Medicine
Institute of Medicine
University of Debrecen
Faculty of Medicine
Debrecen, Hungary
Cell Recruitment and Angiogenesis

Stephen Tait, D.Phil
Principal Investigator
Cancer Research United Kingdom Beatson Institute
Institute of Cancer Sciences
University of Glasgow
Glasgow, United Kingdom
Metabolic Regulation of Immunity

Antoine Tanne, PhD
Research Fellow
Division of Hematology and Oncology
Tisch Cancer Institute
Icahn School of Medicine at Mount Sinai
New York, New York
Dendritic Cells: General Overview and Role in Autoimmunity

Peter C. Taylor, MA, PhD, FRCP
Professor
Kennedy Institute of Rheumatology
Botnar Research Centre
Nuffield Department of Orthopaedics, Rheumatology, and Musculoskeletal Sciences
University of Oxford
Oxford, United Kingdom
Cell-Targeted Biologics and Emerging Targets: Rituximab, Abatacept, and Other
Biologics

Robert Terkeltaub, MD
Chief of Rheumatology Section
Veterans Affairs Healthcare System
San Diego, California
Professor of Medicine
Rheumatology, Allergy, and Immunology
University of California, San Diego
San Diego, California
Calcium Crystal Disease: Calcium Pyrophosphate Dihydrate and Basic Calcium
Phosphate

---

†Deceased

Argyrios N. Theofilopoulos, MD
Professor and Vice-Chairman
Department of Immunology and Microbial Science
The Scripps Research Institute
La Jolla, California
Autoimmunity

Thomas S. Thornhill, MD
John B. and Buckminster Brown Professor of Orthopaedic Surgery
Brigham and Women's Hospital
Boston, Massachusetts
Shoulder Pain

Kathryn S. Torok, MD
Assistant Professor of Pediatric Rheumatology
University of Pittsburgh
Pittsburgh, Pennsylvania
*Pediatric Systemic Lupus Erythematosus, Juvenile Dermatomyositis, Scleroderma, and
Vasculitis*

Michael J. Toth, PhD
Associate Professor of Medicine
The University of Vermont College of Medicine
Burlington, Vermont
Muscle: Anatomy, Physiology, and Biochemistry

Elaine C. Tozman, MD
Associate Professor of Clinical Medicine
Rheumatology and Immunology
University of Miami Miller School of Medicine
Miami, Florida
Rheumatic Manifestations of Hemoglobinopathies

Leendert A. Trouw, PhD
Department of Rheumatology
Leiden University Medical Center
Leiden, Netherlands
Complement System

George C. Tsokos, MD
Professor and Chief
Department of Medicine
Division of Rheumatology
Beth Israel Deaconess Medical Center
Harvard Medical School
Boston, Massachusetts
Principles of Signaling

Peter Tugwell, MD, MSc
Professor of Medicine and Epidemiology and Community Medicine
University of Ottawa
Senior Scientist
Clinical Epidemiology Program
Ottawa Hospital Research Institute
Director, Centre for Global Health
University of Ottawa
Co-Director
WHO Collaborating Centre for Knowledge Translation and Health Technology
Assessment in Health Equity
Bruyere Institute
Ottawa, Canada
Assessment of Health Outcomes

Zuhre Tutuncu, MD
Assistant Clinical Professor
Department of Rheumatology
University of California, San Diego
Rheumatology
Scripps Coastal Medical Center
San Diego, California
Anti-cytokine Therapies

Shivam Upadhyaya, BA
Orthopedic Surgery
Boston University School of Medicine
Boston Medical Center
Brigham and Women's Hospital
Boston, Massachusetts
Shoulder Pain

Annette H.M. Van Der Helm-Van Mil, MD, PhD
Internist, Rheumatologist
Department of Rheumatology
Leiden University Medical Center
Leiden, the Netherlands
Early Synovitis and Early Undifferentiated Arthritis

Sjef van der Linden, MD, PhD
Professor of Rheumatology
Department of Internal Medicine
Division of Rheumatology
Maastricht University Medical Center
Maastricht, Limburg, Netherlands
Professor of Rheumatology
VieCuri Hospital
Venlo Venray, Limburg, Netherlands
Ankylosing Spondylitis

Jos W.M. Van Der Meer, MD, PhD
Professor of Medicine
Radboud University Medical Centre
Nijmegen, the Netherlands
Familial Autoinflammatory Syndromes

Jacob M. Van Laar, MD, PhD
Professor and Chair
Rheumatology and Clinical Immunology
University Medical Center Utrecht
Utrecht, the Netherlands
Immunosuppressive Drugs

Heather Van Meter, MD, MS
Assistant Professor of Pediatric Rheumatology
Division of Pediatrics
Duke Univeristy
Durham, North Carolina
*Pediatric Systemic Lupus Erythematosus, Juvenile Dermatomyositis, Scleroderma, and
Vasculitis*

Ronald F. van Vollenhoven, MD, PhD
Director
Amsterdam Rheumatology and Immunology Center
Professor and Chief
Department of Rheumatology and Clinical Immunology
Academic Medical Center
University of Amsterdam
Professor and Chief
Department of Rheumatology
VU University Medical Center
Amsterdam, Netherlands
Evaluation and Differential Diagnosis of Polyarthritis

Lize F.D. van Vulpen, MD
PhD Student
Rheumatology and Clinicial Immunology
Van Creveldkliniek
Center for Benign Hematology, Thrombosis, and Hemostasis
University Medical Center Utrecht
Utrecht, Netherlands
Hemophilic Arthropathy

John Varga, MD
John and Nancy Hughes Professor
Department of Medicine
Northwestern University Feinberg School of Medicine
Chicago, Illinois
Etiology and Pathogenesis of Scleroderma

Samera Vaseer, MBBS
Assistant Professor
University of Oklahoma Health Sciences Center
Oklahoma City, Oklahoma
Musculoskeletal Syndromes in Malignancy

Raul Vasquez-Castellanos, MD
Clinical Instructor of Neurological Surgery
Vanderbilt University Medical Center
Nashville, Tennessee
Neck Pain

Douglas J. Veale, MD, FRCPI, FRCP (Lon)
Director of Translational Research Medicine
Dublin Academic Medical Centre
Professor of Medicine
University College Dublin
Fellow
Conway Institute of Biomolecular and Biomedical Medicine
Dublin, Ireland
Synovium

Richard J. Wakefield, BD, MD, FRCP
Leeds Institute of Rheumatic and Musculoskeletal Medicine
University of Leeds
Leeds, United Kingdom
Arthrocentesis and Injection of Joints and Soft Tissue

Mark S. Wallace, MD
Professor of Clinical Anesthesiology
Chair, Division of Pain Medicine
Department of Anesthesiology
University of California, San Diego
San Diego, California
Analgesic Agents in Rheumatic Disease

Ruoning Wang, PhD
Principal Investigator
Center for Childhood Cancer and Blood Disease
The Research Institute at Nationwide Children's Hospital
Assistant Professor
Department of Pediatrics
The Ohio State University School of Medicine
Columbus, Ohio
Metabolic Regulation of Immunity

Tingting Wang, PhD
Postdoctoral Researcher
Center for Childhood Cancer and Blood Disease
The Research Institute at Nationwide Children's Hospital
Columbus, Ohio
Metabolic Regulation of Immunity

David M. Warshaw, PhD
Professor and Chair
Department of Molecular Physiology and Biophysics
The University of Vermont College of Medicine
Burlington, Vermont
Muscle: Anatomy, Physiology, and Biochemistry

Lucy R. Wedderburn, MD, MA, PhD, FRCP
Professor in Paediatric Rheumatology
UCL Institute of Child Health
University College London
Great Ormond Street Hospital NHS Trust
London, United Kingdom
Etiology and Pathogenesis of Juvenile Idiopathic Arthritis

Victoria P. Werth, MD
Professor of Dermatology
University of Pennsylvania
Chief
Department of Dermatology
Philadelphia Veterans Affairs Medical Center
Philadelphia, Pennsylvania
Skin and Rheumatic Diseases

Fredrick M. Wigley, MD
Martha McCrory Professor of Medicine
Division of Rheumatology
The Johns Hopkins University School of Medicine
Baltimore, Maryland
Clinical Features and Treatment of Scleroderma

David Wofsy, MD
Professor of Medicine and Microbiology/Immunology
University of California, San Francisco
San Francisco, California
Clinical Features of Systemic Lupus Erythematosus

Frank A. Wollheim, MD, PhD, FRCP
Emeritus Professor
Department of Rheumatology
Lund University
Lund, Sweden
Enteropathic Arthritis

Elisabeth Wondimu, BS
Research Division
Hospital for Special Surgery
New York, New York
Cartilage and Chondrocytes

Cyrus Wong, MD
Texas Health Physicians Group
North Texas Neurosurgical and Spine Center
Fort Worth, Texas
Neck Pain

Robert L. Wortmann, MD, FACP, MACR
Professor Emeritus
Department of Medicine
Geisel School of Medicine at Dartmouth
Lebanon, New Hampshire
Clinical Features and Treatment of Gout

Edward Yelin, PhD
Professor of Medicine
University of California, San Francisco
San Francisco, California
Economic Burden of Rheumatic Diseases

Ahmed Zayat, MBBCH, MSc, MD, MRCP
Leeds Institute of Rheumatic and Musculoskeletal Medicine
University of Leeds
Leeds, United Kingdom
Arthrocentesis and Injection of Joints and Soft Tissue

Yong-Rui Zou, PhD
Autoimmune and Musculoskeletal Disease
The Feinstein Institute for Medical Research
Manhasset, New York
B Cells

Robert B. Zurier, MD
Professor of Medicine
Chief of Rheumatology, Emeritus
University of Massachusetts Medical School
Worcester, Massachusetts
Investigator
Autoimmunity and Musculoskeletal Disease Center
The Feinstein Institute for Medical Research
Manhasset, New York
Prostaglandins, Leukotrienes, and Related Compounds

第 10 版《凯利风湿病学》中译本的工作始于 2019 年 2 月，近一年来，译者和责任编辑四审四校，终于可以付梓出版了。本书的第 8 版和第 9 版中译本出版后备受关注，先后获评"十一五"和"十二五"国家重点图书，北京大学医学出版社多次加印；从 2007 年左晓霞教授翻译的第 7 版，到后来的第 8 版、第 9 版，历时十余年，《凯利风湿病学》中译本已成为国内风湿免疫及相关学科的重要专业参考书之一。

在第 10 版的译校工作中，邀请了 200 余名风湿病临床、免疫和遗传等领域的学者，秉持"信、达、雅"的翻译标准。希望第 10 版《凯利风湿病学》作为一部高质量的风湿病学参考书呈现给读者，使更多同行受益。

《凯利风湿病学》是风湿病专业的经典教科书，以知识全面、内容新颖、图文精美、作者队伍强大为其一贯风格。编著队伍汇集国际知名的风湿病专家及免疫学专家，将基础科学和临床实践结合，涵盖了最新的观点和方法。在第 9 版的基础上，第 10 版新增了 5 个章节，包括第 20 章"免疫的代谢调节"、第 27 章"信号通路的原理"、第 31 章"风湿性疾病的临床试验方法"、第 65 章"风湿性疾病中新型细胞内靶向药物"以及第 121 章"IgG4 相关疾病"，并将"反应性关节炎"从原来的第 76 章中分出，单独作为第 125 章，还对部分章节进行了扩展。新增和扩展的章节主要包括生物制剂、生物学标志物、表观遗传学和细胞治疗等。与上一版相比，第 10 版《凯利风湿病学》进行了大篇幅的更新和补充。第 10 版提供了更多的发病机制图，格式也进行了整合。

衷心感谢本书的主审——我的恩师施桂英教授多年来的支持，从第 8 版到第 10 版中译本均离不开她的精心指导！感谢副主译左晓霞、朱平、孙凌云和苏茵教授付出的辛勤努力。感谢每位译校者的付出和支持，主译助理姚海红副教授和薛佶萌博士、北京大学医学出版社陈奋副编审及其同事为此书的出版付出了大量的时间和精力，在此一并表示感谢！

该版中译本翻译时间短、任务繁重，难免有不理想之处，请各位读者不吝指正。

栗占国

2019 年 10 月于北京

原著前言

第10版《凯利风湿病学》的编者团队及该领域的知名专家联手再版了这一经典。我们相信，这是一本针对风湿病学实习生、临床医生和研究人员的权威著作。

我们常常遇到或想到这样一个问题："当互联网可以瞬间下载一篇综述或原始研究时，为什么还要出版一本教科书？"有人可能喜欢漂亮的书页，但在电子书时代，这似乎已经过时。然而，第10版《凯利风湿病学》这部巨著将为读者带来一种全新体验。它由编者"统筹"，书中各章节均经作者仔细编写，并由多位专家审阅、布局独特。涵盖范围广，以使全书更加全面。但这并不意味着第10版《凯利风湿病学》只是泛泛而谈，本书的学术价值非比寻常，作者展示了对所撰写章节的深刻理解。我们延续了首位主编的理念，通过纸质和电子版提供了全面的参考文献，让读者能够阅读我们引用的论文。与特定的科学发现以及快速增长的现代理论相比，教科书的出版周期要长得多，这有助于我们静心思考。帕拉塞尔苏斯称："时间是医生最好的朋友。"第10版《凯利风湿病学》传递了时代对风湿病学的整体概念的审慎思考。

教科书应不断适应环境的变化。编者们的初衷不会改变，我们将一如既往地为读者带来精心撰写的权威著作。作为本专业的"金标准"，本书有助于读者了解风湿病学的临床进展。我们期待几年后的第11版《凯利风湿病学》依然精彩！

编 者

（薛佶萌 译 粟占国 校）

目 录

下　卷

正常关节的生物学

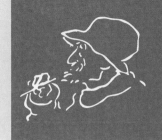

原著 Steven R. Goldring · Mary B. Goldring

郑朝晖 译 朱 平 校

关键点

间充质细胞浓集、分化为软骨细胞，最终形成软骨原基，为骨的形成提供基板。

在滑膜关节的发育过程中，生长分化因子-5通过调节区间形成，干涉胚胎的运动，在关节空泡形成和损伤过程中发挥重要作用。

骨形态发生蛋白成员/转化生长因子-β、成纤维细胞生长因子和Wnt家族以及成纤维细胞生长因子-相关肽/印第安刺猬蛋白（Indian hedgehog, Ihh）在关节发育和生长板形成的过程中发挥重要作用。

活动关节的滑膜衬里是一层缺乏基膜的薄层细胞，由巨噬细胞和成纤维细胞组成。

关节软骨的营养来自于滑液，软骨和滑液成分的相互作用促成了关节软骨的独特低摩擦力表面结构。

关节的分类

人类的关节是指骨与骨之间相互连接的结构，并能根据连接的组织特征及关节活动范围进行分类。关节可分为三类：①滑膜或活动关节（图1-1），这类关节能够自由活动，在关节腔内衬有一层滑膜，并含有滑液；②微动关节，由于相邻骨被关节软骨、纤维软骨或纤维软骨盘隔开，同时被坚实的韧带束缚，这类关节活动度有限（如耻骨联合，脊柱的椎间盘、远端胫腓骨关节及骨盆的骶髂关节）；③不动关节，这类关节仅见于颅骨（缝线），相邻的颅骨板被薄纤维组织分割，既防止了正常生长发育停止前颅骨的明显移位，又保证了幼年及青春期颅骨的生长。

关节还可以根据连接组织的类型分类。联合连接：骨两端之间有纤维软骨盘分隔，同时有坚实的韧带连接（如耻骨联合及椎间关节）。软骨连接：骨端有软骨覆盖，但没有滑膜或明显的关节腔（如胸骨柄关节）。纤维连接：骨与骨之间直接由纤维韧带连接在一起，而没有软骨面（除颅腔外，只有远端胫腓关节属于这一类型）。骨性连接：骨与骨之间由骨桥连接，形成关节强直。

根据其形状，滑膜关节可进一步分为杵臼关节（髋关节）、铰链关节（指间关节）、鞍状关节（第一腕掌关节）和平面关节（髌股关节）。由于相对平面的形状和大小决定了关节运动方向和范围的不同，使得这些结构具有多样性。构型的多样性使关节能够屈曲、伸展、外展、内收或旋转。某些关节能沿一个（肱-尺）、两个（腕）或三个（肩）轴运动。

由于人类可运动关节较易罹患关节炎，因此本章主要讲述可运动关节的发育生理及其结构与功能之间的关系。基于膝关节独特的结构及研究的便利性，大多数研究是关于膝关节，而其他关节只有在必要的时候才会被提到。

可运动关节的发育生物学

骨骼由间充质细胞分化发育而来，其来源有三

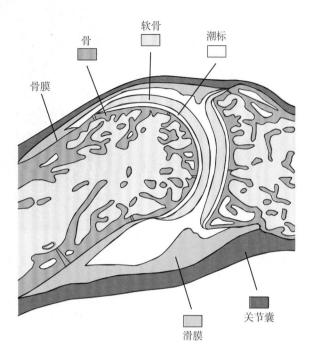

图 1-1　正常人指间关节的矢状面，作为滑膜关节或活动关节的模型。潮线代表骨关节软骨向软骨下骨板的骨化。(From Sokoloff L，Bland JH：The Musculoskeletal System. Baltimore，Williams & Wilkins，1975. the Williams & Wilkins Co，Baltimore.)

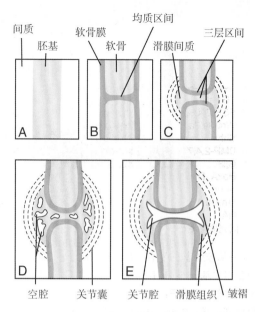

图 1-2　滑膜关节的发育。**A**，浓集。关节从胚胎基而不是周围的间质开始发育。**B**，软骨化及区间形成。区间内仍无血管，富含细胞。**C**，滑膜间质的形成。滑膜间质的形成源于区间周围，且有血管侵入。**D**，空泡形成。在中心及周围区间内形成空泡，并逐步形成关节腔。**E**，成熟关节。(From O'Rahilly R, Gardner E: The embryology of movable joints. In Sokoloff L, editor: The joints and synovial fluid, vol 1, New York, Academic Press, 1978.)

种：①发育为颅面骨的神经外胚层神经嵴细胞；②形成中轴骨架的中胚层的生骨节或体节；③发育为四肢骨骼的胚体壁的侧板中胚层[1]。在胚胎期，人体的四肢骨骼从肢芽开始发育，肢芽在妊娠 4 周左右可以看到。与成人类似的关节结构在妊娠第 4 ~ 7 周内逐步长成[2]。接着就是其他几篇肌肉骨骼发育的关键阶段，包括骨骺软骨的血管化（8 ~ 12 周）、滑膜中绒毛皱褶的出现（10 ~ 12 周）、关节囊的演化（3 ~ 4个月）以及关节周围脂肪垫的出现（4 ~ 5 个月）。

上肢比下肢相似部分的发育要早 24 小时左右。近端结构如肱盂关节的发育，早于远端关节如腕关节和手关节。因此，在四肢形成期间对胚胎发育的损伤会较多地影响到上肢关节的发育。长骨的形成是软骨板被软骨内骨化所代替的结果。O'Rahilly 和 Gardner 对肢体发育的各个时期进行了详细的描述[2-3]（图1-2）。滑膜关节发育形成的各个时期与过程，包括一些调节因子及关节外基质组成物在内，均概括于图 1-3中。关节发育的三个主要阶段包括区间形成、关节空泡形成与形态成型，在几篇综述中有详细描述[4-9]。

区间形成及关节空泡形成

在许多关于哺乳动物及鸟类胚胎学的肢体的经典研究中，已经详细描述了发育中的滑膜关节形态和关节腔的形成过程[10]。在人类胚胎中，早在胚胎还很小、长度大概只有 11.7 mm 的第 17 阶段，软骨浓集或软骨化就能被探测到[2-3]。在将要成为关节的区域，在第 6 周（第 18 和 19 阶段）形成均质的软骨生成区间之后，大概在第 7 周（第 21 阶段）形成了一种三层区间结构，这种结构由两个软骨生成的软骨膜样的层状结构组成，覆盖了软骨基的两个相反的面，并被一窄条紧密堆积的细胞胚基所分隔，这个细胞胚基被保留下来并形成区间。中心区域的空泡形成大约从第8 周（第 23 阶段）开始。

虽然这些关节形成过程中的细胞变化早已被研究多年，但直到近几年，才有关于调节这些过程的基因的描述[6-7,9]。这些基因包括生长分化因子（growth differentiation factor，GDF）-5（又名软骨源性形态发生蛋白 1）和 Wnt-14（又名 Wnt9a），它们参与

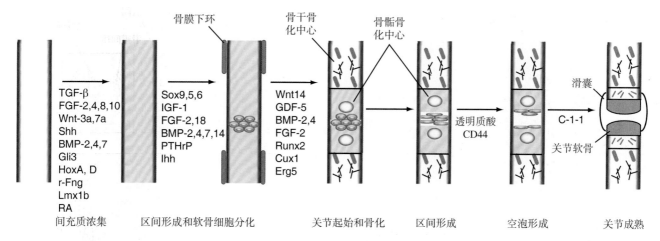

图 1-3　长骨从软骨基的发育。BMP，骨形态生成蛋白；C-C-1，Erg3 突变；CD44，细胞决定抗原 44；Cux，重复切割同型蛋白；Erg5，ETS 相关基因 5；FGF，纤维母细胞生长因子；GDF，生长和分化因子；Gli，胶质瘤相关同源癌基因；Hox，同源异型盒；IGF，胰岛素样生长因子；Ihh，印第安刺猬蛋白；Lmx1b，LIM 同源域转录因子；PTHrP，甲状旁腺激素相关蛋白；RA，维甲酸；r-Frg，自由基边缘；Runx，Runt 区域结合蛋白；Shh，音猬因子；Sox，SRY 相关高迁移率族蛋白组框；TGF-β，转化生长因子 -β；Wnt，无翼型

了关节的早期发育。Wnt-14 主要有两个作用，第一，它在关节形成的起始阶段对软骨生长进行负向调节。第二，它通过诱导 GDF-5、自分泌运动因子、溶血磷脂酸、骨形态发生蛋白（bone morphog enetic protein，BMP）拮抗剂腱蛋白和透明质酸受体 CD44 的表达，促进区间及关节空泡的形成 [4,11]。令人费解的是，在器官培养中将 GDF-5 应用于小鼠胚胎肢体的关节发育时，却导致关节的溶解 [12]，说明不同的细胞种类间的相互作用对于产生正确的反应相当重要。目前的观点认为：由于 GDF-5 可以促进软骨形成的集聚和分化，在软骨浓集的早期需要 GDF-5，而在晚期 GDF-5 表达只限制在区间内。

应用免疫组织化学方法与原位杂交技术已经证实了鸟禽类及啮齿类动物关节发育中胶原类型及硫酸角质素的分布 [9,13-14]。间充质细胞产生的基质以 I 和 III 型胶原为特征，这些间充质细胞在浓集期转而产生 II、IX 和 XI 型胶原，而这三种胶原则是软骨基质的典型代表。编码小蛋白多糖、二聚糖和核心蛋白多糖的 mRNA 可能在此期表达。但在即将成为关节软骨的部位没有形成空泡前，这些蛋白则不会出现。软骨膜层中的软骨原基表达 IIA 型胶原，软骨基中成形软骨细胞表达 IIB 型和 XI 型胶原，而区间内发育中的关节囊和软骨膜表达 I 型胶原（图 1-4）[15]。

区间内包含两层外层细胞，外层细胞分化为软骨细胞，形成软骨骺，并在较薄的中间层内经过空泡形成最终成为关节软骨细胞 [8]。这些早期软骨细胞来自同一群体，但与其他软骨细胞不同，它们不会激活软骨基质蛋白 -1 表达，最终会覆盖在关节表面 [16]。液体和大分子物质在这个空间内累积并形成一个新的滑膜腔，在邻近的关节面还没有被分隔之前，血管即出现在关节囊 - 滑膜胚基间充质的周围。虽然这些区间细胞通常被认为应该会坏死或程序性死亡（凋亡），但目前研究者还没有找到在空泡形成之前 DNA 断裂的证据。同时，也缺乏证据表明基质金属蛋白酶（matrix metalloproteinase，MMP）家族参与了空泡形成部位的组织张力丧失。其实，尿核苷二磷酸葡萄糖（uridine diphosphoglucose dehydrogenase，UDPGD）和透明质酸合酶合成的透明质酸诱导的机械空间的改变似乎形成了真正的关节腔。透明质酸及其表面受体 CD44 之间的相互作用调节了细胞的迁移，透明质酸的积聚和相关的机械性因素在迫使细胞分裂及诱导应力撕裂细胞外基质的过程中起到主要作用。这种机制可以部分解释缺乏运动时关节腔结构并不完整的现象 [17-19]。在鸡胚胎中发现肢体的运动是形成正常关节腔所必需的，而在人类的胚胎关节中，却很难得到同样的结果 [20]。人类所有的大关节的关节腔在胎儿初期就已变得明显。

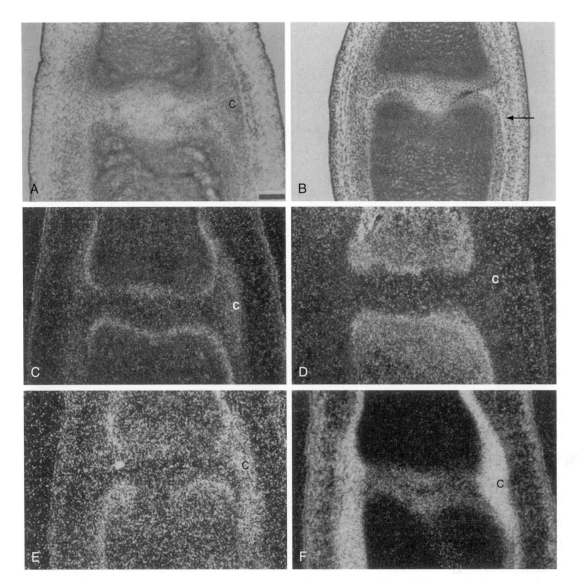

图 1-4　13 天龄（第 39 阶段）鸡胚胎中趾的原位杂交结果，近端趾间关节，正中额状位切片。**A**，亮野显示发育中的关节和关节囊；**B**，同一动物对侧肢体的石蜡切片，清晰显示出侧面的空泡形成（箭头所示）；**C**，ⅡA 型胶原 mRNA 在关节表面细胞、软骨膜及关节囊上的表达；**D**，ⅡB 型胶原 mRNA 仅表达于胚基的软骨细胞上；**E**，Ⅺ型胶原 mRNA 表达于关节表面细胞、软骨膜及关节囊上，在软骨细胞上低度表达；**F**，Ⅰ型胶原 mRNA 出现在区间和关节囊内。C 到 F 都是暗区，校正条 =1 μm。（From Nalin AM, Greenlee TK Jr, Sandell LJ: Collagen gene expression during development of avian synovial joints: transient expression of types II and XI collagen genes in the joint capsule. Develop Dyn 203:352-362, 1995.）

软骨形成和软骨内骨化

　　骨骼发育来自于紧密堆积在一起的原始的、无血管的细胞间质，又称为骨骼胚基。普通的前间质细胞分为软骨形成系、肌源性细胞和成骨细胞系，这些细胞决定了中央软骨、外周肌肉和骨的分化。环绕于周围的组织，特别是内皮，会影响软骨胚基生发细胞向软骨细胞的分化。软骨突出在胚胎的中央，同时周边部分逐渐变平伸展，最后形成软骨膜。在脊柱发育中，从脊索周围的体节中伸出脊柱的软骨盘，而鼻及耳的软骨及胚胎骨骺来源于软骨膜。在肢体发育中，软骨停留在静止区，之后发育为关节软骨，或经过软骨细胞的肥大、软骨基质的钙化（生长板形成），软骨会被骨代替（软骨内骨化），这个过程需要细胞外基质重塑和血管化（血管发生）。这种发育过程由细胞与细胞、细胞与周围基质之间的相互作用、生长及分化因子、环境因素、启动或抑制性细胞信号以及特异性基因转录等因素精细调控，才能完成软骨分化过程。

浓集及肢芽的形成

软骨细胞的形成要经历 4 个阶段：①细胞迁移；②受细胞间质 - 内皮细胞调节的聚集作用；③浓集；④软骨细胞分化。与上皮组织的相互作用决定了间充质细胞募集、迁移、增殖和浓集 [2-3,21]。Fell[22] 最早描述了原始软骨间充质细胞聚集为前软骨凝集的过程，这个过程依赖由细胞 - 细胞、细胞 - 基质相互作用所启动的信号，并且与细胞黏附分子、缝隙连接的形成及细胞骨架结构的变化有关。在浓集之前，前软骨间充质细胞产生富含透明质酸、Ⅰ 型和 Ⅱ A 型胶原的细胞外基质。其中 Ⅱ A 型胶原含有发现于非软骨胶原中的 N 端前肽，这种 N 端前肽由外显子 2 编码。浓集的启动与透明质酸酶的活性升高及细胞黏附分子、神经钙黏蛋白（N- 钙黏蛋白）和神经细胞黏附分子（neural cell adhesion molecule，NCAM）等的出现促进细胞 - 细胞之间的相互作用 [21,23]。

在软骨细胞分化之前，纤连蛋白结合蛋白聚糖促进了细胞与基质的相互作用，下调神经细胞黏附分子（NCAM），并设定浓集的界限。细胞增殖和细胞外基质重塑，伴随着 Ⅰ 型胶原蛋白、纤连蛋白、N- 钙黏蛋白的消失和黏蛋白、软骨基质蛋白、凝血酶敏感素（包括软骨寡聚蛋白）的出现，启动了软骨生成细胞向成熟软骨细胞的转化过程 [1,23-25]。神经钙黏蛋白和 NCAM 不存在于分化中的软骨细胞，而仅在后期出现于软骨旁细胞中。分化的软骨细胞可以增殖，并经历复杂的肥大、成熟过程。是否静止分化的软骨细胞保留在关节软骨内，或者还有其他祖细胞作为关节软骨的来源，还尚未完全阐明。

目前关于肢体发育的知识主要来自于早期的鸡及最近对小鼠的研究。发育的调控由交互式模式系统控制，这个系统包括同源异型血（homeobox，Hox）转录因子、成纤维细胞生长因子（fibroblast growth factor，FGF）、刺猬蛋白、转化生长因子 -β（transforming growth factor-β，TGF-β）/BMP 及 Wnt 途径，各种因子相继作用于关节发育的不同阶段（图 1-3）[11,26-29]。在肢体未分化的间充质早期发育过程中，HoxA 和 HoxD 基因族是表达 FGF-8 和 Sonic 刺猬蛋白（Sonic hedgehog，Shh）所必需的 [30]，能在细胞浓集过程中调节细胞的增殖 [21]。在 Hox 编码基因

中，Hoxa13 和 Hoxd13 促进而 Hoxa11 和 Hoxd11 抑制软骨基的早期形成。在细胞浓集过程中，BMP-2、BMP-4、BMP-7 协同调节过肢体模式发育，依赖于适时和间歇表达的 BMP 受体及 BMP 拮抗剂如头蛋白和腱蛋白，并通过 BMP 与 TGF-β 诱导的果蝇母源抗皮肤生长因子哺乳动物同源信号（signaling mammalian homologues of Drosophila mothers against decapentaplegic，SMADs）[31]。BMP 信号在前软骨基质浓集和前体细胞分化为软骨细胞过程中是必需的 [32-33]，部分是通过反作用于 FGF 来发挥作用 [34]。当头蛋白抑制 BMP 信号并诱导软骨细胞分化时，浓集过程即停止。这样形成的软骨被用作模板，用于在脊柱、胸骨和肋骨中形成软骨元件，并用于肢体伸长或软骨内骨形成。

软骨形态形成和生长板发育的分子信号

软骨基是通过细胞分化、细胞外基质的沉积及软骨形成细胞的增生而形成，后者位于软骨膜内软骨形成层。核转录因子 Sox9 是参与浓集的细胞最早表达的标志物之一，在软骨形成中发挥重要作用，而软骨形成的特征是含有 Ⅱ 型、Ⅸ 型和 Ⅺ 型胶原和聚集蛋白聚糖等基质在软骨基的沉积 [35]。BMP 信号通过 BMPR1A 和 BMPR1B 调控 SOX 蛋白的表达，其在软骨细胞浓集中表现活跃，在软骨膜中则无明显表达 [32]。在软骨细胞分化过程中 Sox5 和 Sox6 调控 Col9al、聚集蛋白聚糖、连接蛋白及 Col2a1 表达 [36]。runt 相关转录因子 Runx2（又称为核结合因子，Cbfal）在所有浓集过程中表达，包括那些意向成为骨的浓集。

在软骨形成的整个过程中，BMPs 和 FGPs 信号之间的平衡决定增殖率，从而调节分化的速度 [28,34,37]。在长骨发育中，细胞浓集之后，BMP-2、BMP-3、BMP-4、BMP-5 和 BMP-7 首先在软骨膜表达，而只有 BMP-7 在增殖的软骨细胞中表达 [37]。继之是 BMP-6 和 BMP-2 在肥大软骨细胞中表达。到目前为止，至少发现有 23 个 FGF 家族成员 [38]。由于 FGF 受体 - 配体之间信号依赖适时性和间隙空间结构，这种特殊的配体激活相应 FGF 受体过程很难在体内被检测 [39]。FGFR2 在密集间充质中早期升高，继之出现在浓集细胞的周围，同时伴有 FGFR1 在松散间充质中的表达。FGFR3 和间充质浓集中央轴的软骨细胞增殖有关，可能和 FGFR2 有些重叠。多种促有丝

分裂的刺激信号参与胚胎内软骨细胞的增殖和出生后生长板形成，包括集中表达在细胞周期蛋白 D1 上的 FGF 基因[40]。

早期研究表明 FGFR3 通过 Stat1 与细胞分裂周期抑制剂 P21 来抑制软骨细胞的增殖。最近的研究证实 FGFR3 活化后通过下调 AKT 活性来抑制细胞增殖[41]，同时 MEK 活化能导致软骨细胞的分化减少[42]。FGFR3 生理性的配体目前未知，但 FGF-9 和 FGF-18 是较好的候选物，因为它们能在体外结合 FGFR3 并表达在相邻的软骨膜和骨膜中，形成一个功能梯度区[28,43]。FGF-18 缺陷鼠和 FGFR3 缺陷鼠类似，均表现为软骨细胞增殖区明显增加。同时，FGF-18 可以抑制 Ihh 蛋白的表达。随着骨骺生长板发育，在肥大前期及肥大软骨区内，FGFR3 消失，FGFR1 表达升高，同时 FGF-18 和 FGF9 可以诱导血管内皮生长因子（vascular endothelial growth factor，VEGF）和 VEGFR1 的表达[38,44-45]。

低增殖区及肥大前期软骨区细胞增殖受局部负反馈调节，相关信号包括甲状旁腺激素相关蛋白（parathy-roid hormone-related protein，PTHrP）和 Ihh[46]。Ihh 在肥大前期软骨区表达受到限制，而 PTHrP 受体在关节周围远侧区软骨细胞表达。关节周围毗邻的软骨膜细胞表达刺猬蛋白受体（Ptch），其和 Ihh 一样位于间充质浓集区，激活 Smo 和诱导 Gli 转录因子，通过正反馈（Gli1 和 Gli2）或负反馈（Gli3）方式调节 Ihh 靶基因转录[47-48]。Ihh 诱导软骨膜表达 PTHrP，而 PTHrP 则通过表达在关节周围软骨细胞上受体刺激细胞增殖[28,49]。更多的证据表明，Ihh 不依赖 PTHrP 信号通路作用于关节周围的软骨细胞，促进增殖区柱状软骨细胞分化，而 PTHrP 作用于前体细胞，阻滞其分化为肥大前期细胞和肥大细胞，抑制前体细胞产生 Ihh[50-51]。因此，Ihh 和 PTHrP 通过适时的诱导增生标志物和抑制分化标志物，以一种三维立体的方式控制软骨谱系中剩余细胞的数量，与那些进入软骨内骨化旁路的细胞相平衡[46]。通过与信号分子和软骨细胞表面受体的相互作用，细胞外基质的组分也参与了骨骺生长板发育的不同阶段的调节，包括对软骨形成和终末分化的调节[52]。

软骨内骨化

源于软骨基的长骨的发育起始于一个称为软骨内骨化的过程，这个过程包括软骨细胞向肥大型的终末分化、软骨基质的钙化、血管侵入和骨化几个阶段（图 1-3）[28,49,53]。这个过程开始于软骨基中心区域的细胞肥大，细胞的液体容量扩大约 20 倍。Ihh 在软骨内骨化形成过程中起到中枢调节作用，其同步了软骨膜的成熟和软骨细胞肥大过程，这对血管侵入的启动非常重要。当软骨细胞退出增殖期并进入肥大期时，就开始表达 Ihh，同时也开始表达肥大期软骨细胞的标记 X 型胶原和碱性磷酸酶。这些细胞促进软骨基质的沉积和继之的矿化。Wnt /β- 连锁蛋白信号通过 BMP-2 介导促进软骨细胞成熟，并通过 MMP 表达和 Ihh 信号传导及血管形成来诱导软骨细胞肥大[54]。

Runx2 作为软骨细胞向肥大期成熟的正向调节因子，表达于关节周围软骨膜和肥大前期软骨细胞，但在肥大期软骨细胞中则很少表达，其和 Ihh、COLIOA1 及 BMP-6 相互重叠及交叉作用。IHH 诱导 Gli 转录因子，其与 Runx2 和 BMP 诱导的 Smads 相互作用，从而调节 COL10A1 的转录和表达[55]。Runx2 缺陷小鼠中软骨细胞肥大化的最终阶段被阻断，表明 Runx2 在软骨细胞肥大过程中的重要作用。肌细胞增强因子（myocyte enhancer factor，MEF）2 家族的成员 MEF2C 部分地通过增加 Runx2 表达来刺激软骨细胞肥大[56]。Ⅱ类组蛋白去乙酰化酶 HDAC4 通过直接抑制 Runx2 和 MEF2C 的活性来预防软骨细胞过早肥大[57]。HDAC4 反过来被 PTHrP 和盐诱导激酶 3（salt-inducible kinase 3，SIK3）所调节[58-59]。另外，Sox9[60]、FOXA2 和 FoxA3[61]、Runx3[62]、Zfp521[63] 及过氧化物酶体增殖物活化受体 γ（peroxisome proliferator-activated receptor γ，PPARγ）[64] 也是软骨细胞肥大的重要转录调节因子。MMP13 作为 Runx2 下游的一个靶点，表达于终末期肥大软骨细胞，MMP-13 缺乏会导致间隙胶原蓄积，进而导致生长板软骨内骨化延迟，软骨肥大期延长[65-66]。

Runx2 也是 COL10A1 转录激活所必需的。COL10A1 是编码 X 型胶原的基因，它是胚胎和出生后生长板中肥大区的主要基质成分。COL10A1 基因的突变与人类软骨发育不良相关的侏儒症有关。基因突变影响了生长板区域而导致其暴露于机械应激之下。而且认为，软骨肥大区的细胞外基质的机械完整性和骨骼生长缺陷有关或部分相关，当然和其相关的还有血管化缺陷。细胞外基质重塑伴随软骨细胞终末分化，导致环境应激的变化，并最终导致肥大化的软骨细胞凋亡[67]。软骨细胞肥大化并死亡是否是其最终命运，或者肥大化是否是细胞成骨之前的一个短暂过程一直饱受争议。然而，最近的遗传谱系追踪研究表明，肥大的软骨细胞可以在软骨 - 骨质连接处存活并成为成骨细胞和骨细胞[68-69]。

软骨是一种无血管组织，并且由于发育中的生长板环境相对缺氧，缺氧诱导因子（hypoxia inducible factor，HIF）-1α 对于软骨细胞肥大化过程中的存活非常重要。常氧条件下，HIF-1α、-2α 和 -3α 的细胞内含量较低，是由于脯氨酸羟化酶的氧依赖性羟基化，导致其泛素化和被蛋白酶体的降解。相反，在缺氧条件下，脯氨酸羟化酶活性降低，α 亚基与芳烃受体核转位蛋白（hydrocarbon receptor nuclear translocators，ARNTs）的组成型 β- 亚基成员异二聚体化。HIFs 作为转录因子，与反应性基因中的缺氧反应元件（hypoxia-responsive elements，HREs）相结合。HIF-2α 通过直接作用于 COL10A1、MMP13 和 VEGFA 的基因启动子内的 HREs 来调节软骨内骨化过程[70]。

骨对软骨的代替，需要肥大区域的血管形成。作为血管生成因子，VEGF 特异性地激活局部受体，如表达于软骨膜或周围软组织内皮细胞中的 Flk1；表达于晚期肥大软骨细胞的神经纤毛蛋白（Neuropilin1，Npn1）；或独特表达于软骨膜上的 Npn2。VEGF 有 3 种不同的亚型：基质结合型 VEGF188，在干骺端的血管生成中发挥重要作用；可溶型 VEGF120（VEGFA），调节软骨细胞存活和骨骺软骨的血管生成；既可溶又可与基质结合型 VEGF164，通过 Npn2 直接作用于软骨细胞。VEGF 是由细胞外基质中的 MMPs 成员如 MMP-9、膜型（MT）1-MMP（MMP-14）和 MMP-13 所释放产生。MMP-9 由移行至软骨肥大区中央的内皮细胞所表达[71]。MMP-14 较 MMP-9 表达更为广泛，在软骨细胞增殖和继之的软骨内骨化中起重要作用。而 MMP-13 仅表达于终末期肥大软骨细胞。基底膜蛋白多糖（Perlecan，Hspg2）是软骨基质中的硫酸肝素蛋白聚糖，其与内皮细胞上的 VEGFR 结合，这对于生长板中的血管形成是必需的，从而可以让成骨细胞进一步迁移到生长板中[72]。

许多 ADAM（解整合素和金属蛋白酶）蛋白酶也是生长板发育中的重要调节剂。如 ADAM10 是 Notch 信号传导的主要调节因子，其通过软骨细胞中的 RBPjk 来调节软骨内骨化[73]，并通过调节骨血管

发育系统中的内皮细胞来促进软骨 - 骨连接处的破骨细胞生成[74]。ADAM17 是介导 TNF 从细胞脱落的关键蛋白酶，也是表皮生长因子受体（epidermal growth factor receptor，EGFR）的配体（包括 TGF-α）。EGF 和 TGF-α 诱导的 EGFR 信号通路在生长板的重塑中起着至关重要的作用，其中 EGFR 失活导致肥大的软骨细胞不能降解周围的胶原基质，同时不能吸引破骨细胞侵入和重塑生长板，而这一过程受破骨细胞分化激活因子核因子 -κB（NFκB）配体（RANKL）的控制[75-76]。软骨细胞缺乏 ADAM17 的小鼠（Adam17ΔCh）的生长板中肥大层明显增大[77]，与软骨细胞 EGFR 信号传导缺陷的小鼠表型一致[75]。EGFR 信号的严格调控对于保持软骨和关节的稳态非常重要，这一点在软骨特异的有丝分裂诱导基因 6（mitogen-inducible gene 6，MIG-6）缺失的小鼠身上得以显现，因为 MIG-6 是一种能靶向结合 EGFR 并将其内化和降解的支架蛋白[78]。软骨基质重塑和血管侵入是破骨细胞和成骨细胞的迁移和分化的必要条件，从而进一步移除矿化的软骨基质并代之以骨组织。

关节囊和滑膜的发育

中间区和邻近的软骨膜（中间区是软骨膜的一部分）包含间充质细胞的前体，这些前体细胞能引起其他关节组分产生，包括关节囊、滑膜衬里层、半月板、囊内韧带和肌腱等[7-9]。外部的间充质组织聚集成一个纤维囊。周围间质逐步血管化，然后联合成为滑膜间质，几乎在中心区域开始有空泡形成的同时，这些间质分化成一个伪膜（第 23 阶段，大概第 8 周）。半月板从关节中间区的侧面伸出来。通常，滑膜是指真正的滑膜衬里和下面的血管和网状组织，直到但不包括关节囊。一旦中间区内的多个腔隙开始融合，滑膜衬里细胞就可以被区分出来，并首先分化为独一无二的成纤维样（B 型）细胞。

随着关节腔的逐步扩大，成纤维样细胞的增生和来自于循环中的巨噬细胞样（A 型）滑膜细胞的进入，滑膜衬里层逐渐扩增。滑膜衬里层细胞表达透明质酸受体 CD44 和 UDPGD，表达水平在空泡形成之后仍然保持升高。这可能是因为关节液中的透明质酸浓度比较高。滑膜的进一步扩增导致在第二个月末胎儿早期滑膜绒毛的出现，这大大增加了其表面积，更利于关节腔和血管之间的交换。钙黏蛋白 11 是滑液

衬里细胞表达的另外一种分子 [79-80]。发育过程中该分子对构建滑膜衬里层结构非常重要，其表达水平与细胞迁移和滑膜衬里层组织外延生长密切相关。

神经支配在关节发育中的作用尚不是很清楚。在滑膜下组织有密集的毛细血管网络生长，同时有大量毛细血管环长入到真正的滑膜衬里层中。人滑膜的微脉管系统早在妊娠第 8 周（第 23 阶段），关节空泡形成前后就已经有神经支配了。但这一点并无明显证据，直到第 11 周时感觉神经肽及 P 物质的发现，才证实了神经递质的功能。推测交感神经递质 Y 神经肽与儿茶酚胺合成酶酪氨羟化酶一起，出现在妊娠第 13 周。研究发现，具有指导轴突和神经元功能的 slit-2 基因表达在间质和肢芽（第 23 ~ 28 阶段）周围的间充质上，说明神经支配是滑膜关节发育的一个组成部分 [81]。

不动关节的发育

与活动关节相反，颞颌关节的发育非常缓慢，直到进入胎儿期后（顶臀长度为 57 ~ 75 mm）才开始有空泡形成。这可能是由于这个关节是在连续的胚基消失后才发育的，并与来源于肌肉和第一咽弓的间充质衍生物的纤维软骨板插入到骨端之间相关。然而，许多与关节发育相关的基因也参与了颞颌关节的形态发生和生长 [82]。

其他类型不动关节的发育与活动关节的发育相似，区别在于前者没有空泡形成，而且不形成滑膜间充质。在这方面，不动关节和微动关节类似于瘫鸡胚胎中的周围关节融合，它们本身可能就是这样发育的，因为在它们形成的过程中，几乎不发生运动 [83]。

椎间盘由位于中央的半流质髓核（nucleus pulposus，NP）构成，周围有多层纤维软骨纤维环（annulus fibrosus，AF），夹在软骨端终板（end plates，EPs）之间 [84]。在 EPs 之间是生长板组成的椎体，该生长板随后消失，并且骨化的主要和次要中心会融合在一起。NP 中的细胞起源于胚胎的脊索，而脊索协调着体节的生长过程，在此过程中产生腹侧间充质生骨节组织，其形成椎间盘的 AF，以及椎体和肋骨 [84]。NP 通过 Shh 信号来控制 AF 和 EP 细胞分化，而 Shh 受 WNT 信号调节，会通过下游转录因子 Brachyury 和 Sox9 促进生长和分化，并促进细胞外基质的基因表达 [85-86]。人们已经勾画出了椎间盘发育过程中蛋白多

糖和胶原的表达图，并描述了关节结构与功能之间的复杂关系，这种关系使得脊柱具有灵活性及抗压缩性 [87]。

关节软骨的发育

在脊柱骨架中，软骨是来源于三个不同胚层细胞的产物。颅面部的软骨来源于颅的神经嵴细胞，轴向骨架的软骨（椎间盘、肋骨和胸骨）由轴旁中胚层（体节）形成，而肢体的关节软骨则衍生于侧板中胚层 [1]。发育中的肢芽，间充质浓集，随后的软骨分化和成熟都发生在指状区，而指间网区中未分化的间充质细胞则发生死亡。胚胎软骨会有以下结局之一：它可以成为永久软骨，如骨关节面上的软骨，或为软骨内骨化中骨的形成提供一个模板。在发育过程中，软骨细胞的成熟从原始浓集区的中心部位向着成骨的骨端扩展，形成与未来骨形状相似的软骨胚基。在关节空泡形成过程中，周围区间被吸收到邻近的软骨区中，进化为关节面。关节面将最终演变为特殊的软骨结构，这种结构不发生血管化及骨化 [4,8-9]。

最近的研究证据表明，出生后关节软骨的成熟涉及一个源于关节面上原基细胞的外积生长机制，而不是一种间隔机制。成熟关节软骨的软骨细胞是一种持续表达软骨特异性基质分子的终期分化细胞，如 Ⅱ 型胶原和聚集蛋白聚糖（详见第 3 章）。通过上述过程，活动关节的空间得以形成，并以关节软骨或滑膜衬里细胞的形式排列于所有关节内表面上。这两种不同的组织在附着点上融合，即关节边缘软骨融于骨的区域和韧带与关节囊的结合区。在出生后的生长板中，软骨膜的分化也与骨骺中软骨细胞向生长板不同区域的分化有关，这促进了骨的纵向生长。一旦生长板在人关节中闭合，成人的关节软骨就必须由驻留的软骨细胞来维持，其生成具有低周转率的基质蛋白 [88-89]。

成熟关节的结构和生理

活动关节独特的结构特征及生化组成使它们具有优良的负荷承载能力。成熟的活动关节是一个复杂的结构，受其周围环境及机械需求的影响（详见第 6 章）。关节间结构的不同是由其不同的功能所决定的。如肩关节，其牢固性主要来源于肌肉，因为它的活动范围很广泛；而髋关节，由于需同时具备运动和抵抗重力的能力，本质上是一种"杵臼"结构。经典

的滑膜关节的组成包括滑膜、肌肉、肌腱、韧带、滑囊、半月板、关节软骨和软骨下骨。肌肉的解剖和生理将在第 5 章详细描述。

滑膜

滑膜位于关节腔，其产生的滑液对关节软骨具有营养和润滑作用。滑膜是一层薄膜，处于纤维性关节囊和充满液体的滑膜腔之间，贴附在骨软骨结合的骨架组织上，而不在关节软骨的表面。它被分隔为功能性的小室：衬里层（滑膜内膜）、膜下层基质和神经血管系统（图 1-5）。滑膜内膜也称为滑膜衬里层是正常滑膜的浅表层，与关节内腔相对。滑膜衬里层松散地与衬里下层相结合，后者含有血管、淋巴管和神经。毛细血管和小动脉一般位于滑膜内膜的正下面，而静脉则位于关节囊的附近。

从关节腔到关节囊，结缔组织由松到紧。衬里下层基质中的大多数细胞为成纤维细胞和巨噬细胞，虽然也发现有脂肪细胞和偶见的肥大细胞[90]。这些小腔室不是由基膜分开的，它们是由化学屏障如膜肽酶隔离开的，膜肽酶能限制小室间调节因子之间的弥散。此外，滑膜小室在同一关节内的分布是不均匀的，比如血管，在滑膜、韧带和软骨结合部位密度较高。滑膜具有高度异质性，这一点与关节腔的同质性具有很大差别，因此滑液也就很难代表任何

滑膜小室中的组织液成分。在类风湿关节炎中，活动关节的滑膜衬里层是炎症起始的部位。病变表现为滑膜衬里细胞的增生、血管翳形成及淋巴细胞、浆细胞、活化肥大细胞等炎性细胞浸润（详见第 69 章）[91-94]。另外，滑膜炎和滑膜血管生成与骨关节炎（osteoarthritis，OA）中关节损伤进展和严重程度之间的关系也是目前的研究热点[95-96]。

滑膜衬里层

滑膜衬里层是由间充质细胞和细胞外基质浓集而成的一种特殊结构，位于滑膜腔与基质之间。正常滑膜中，衬里层厚度为 2 ~ 3 层细胞，而关节内脂肪垫一般仅被一层滑膜细胞所覆盖，韧带和肌腱也被散在分布的滑膜细胞覆盖。有些地方没有衬里层细胞，则由细胞外结缔组织补充，以保持衬里层的连续性。随着年龄的增长，这些"裸露区"也逐渐增多。虽然滑膜衬里层往往被认为就是滑膜，但"膜"的概念用于具有基底膜、细胞内连接和桥粒结构的内皮时，才更为准确。相反，滑膜衬里层细胞松散地分布在由胶原纤维与透明质酸交错排列的基质上，这是赋予滑膜天然半透膜特性的分子筛。缺少真正的基底膜对关节的生理起着决定性作用。

电子显微镜下，将衬里细胞描述为来源于巨噬细胞的 A 型滑膜细胞及来源于成纤维细胞的 B 型滑

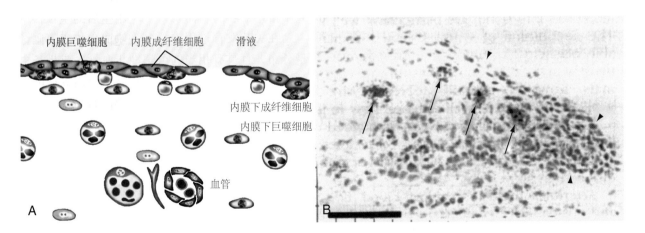

图 1-5　A，正常人滑膜示意图。内膜含有表达 VCAM-1、UDPG 的特异性成纤维细胞和表达 FcγR Ⅲa 的特异性巨噬细胞，较深部位的内膜下层含有相关的非特异性小腔；**B**，人滑膜中微血管内皮含有血管舒张素 / 生长因子 P 物质的受体。银色微粒代表 Bolton 探针（[125]I）与滑膜微血管的特异性结合（箭头所示）。箭头表示在体外滑膜表面 Emulsion-dipped 乳化的受体放射自显影 HE 染色图。校正条 =11 μm。（**A**, from Edwards JCW: Fibroblast biology: development and differentiation of synovial fibroblasts in arthritis. Arthritis Res 2:344-347, 2000.）

膜细胞。高 UDPGD 活性和 CD55 是区别 B 型滑膜细胞的细胞标志物，而非特异性酯酶（nonspecific esterase，NSE）及 CD68 是 A 型细胞标记。正常滑膜主要排列着成纤维细胞样细胞，而巨噬细胞样细胞仅占衬里细胞的 10% ~ 20%（图 1-5）[92]。

A 型细胞即巨噬细胞样滑膜细胞，含有空泡、突出的高尔基体及丝状伪足，但它们只含有少量的粗面内质网。这些细胞表达大量的单核细胞 - 巨噬细胞系表面标志：CD11b、CD68、CD14、CD163 和 IgG Fc 受体——FcγⅢA[90,92]。衬里层巨噬细胞样滑膜细胞具有吞噬细胞的作用，并能将颗粒物质从正常关节腔中清除出去。与其他组织巨噬细胞相似，这些细胞几乎没有再生能力，并似乎在发育过程中即定位于关节中。由于没有巨噬细胞集落刺激因子而缺乏巨噬细胞的 op/op 骨硬化症小鼠，同样缺乏滑膜巨噬细胞。这进一步证明，A 型滑膜细胞与其他组织巨噬细胞具有同源性。虽然它们在正常滑膜中只占一小部分，但在滑膜炎症过程中，巨噬细胞从血液循环中募集，部分是通过附着点附近的血管从软骨下骨髓进入。

与 A 型滑膜细胞相比，B 型即成纤维样滑膜细胞含有很少的空泡及丝状伪足，但有大量的蛋白合成细胞器[92]。与其他成纤维样组织相似，其衬里细胞表达多种细胞外基质成分，包括胶原、硫酸蛋白多糖、纤连素、原纤维蛋白 -1 及黏蛋白，同时表达一些细胞内与细胞表面分子如波形蛋白和 CD90（Thy-1）。虽然在正常关节中，B 型滑膜细胞增殖的标志物表达量较低，但 B 型骨膜细胞具有潜在的增殖能力。与基质成纤维细胞不同，滑膜衬里层成纤维样滑膜细胞表达 UDPGD，并合成滑液中的一种重要成分——透明质酸[90]。它们也合成润滑素，润滑素和透明质酸在降低活动关节的软骨面之间的摩擦中发挥重要作用。滑膜衬里细胞能在其表面生成大量的膜蛋白酶，能分解很多调节肽，如 P 物质和血管紧张素Ⅱ。

正常的滑膜衬里层细胞还表达丰富的黏附分子，包括透明质酸的受体 CD44、血管细胞黏附分子 -1（vascular cell adhesion molecule 1，VCAM-1）、血管细胞黏附分子 -1（intercellular adhesion molecule-1，ICAM-1）和 CD55（衰变加速因子）[92]。这些是细胞结合到滑膜衬里层区域特异性基质成分的核心，能防止具有破坏作用的细胞进入到关节腔内，并减轻关节运动时的张力。黏附分子如 VCAM-1、ICAM-1 也可能参与了关节炎发生过程中炎症细胞的浸润。钙黏蛋白（cadherin）介导了关节内相邻细胞的相互黏附作用，其中钙黏蛋白 -11 作为一种主要的黏附分子，在发育过程中参与了滑膜衬里层的形成，并在出生后调节滑膜细胞功能。据此可以进一步研究其在关节炎症过程中的作用[79]。风湿病患者的滑膜软骨 - 血管翳中成纤维样细胞高表达钙黏蛋白 -11，使其具有侵蚀特性[97]。在关节炎动物模型中也已经证实：应用钙黏蛋白 -11 单抗或融合蛋白可减轻滑膜炎症并减少软骨侵蚀[80]。

滑膜的血管系统

正常的滑膜含有丰富的血管，为滑膜本身提供溶质与气体的交换，并为滑液的产生提供血供[98]。无血管的关节软骨同样依靠着滑膜血管系统的营养。因此，滑膜血管系统在一定程度上发挥着类似内分泌器官的作用，产生调节滑膜功能的因子，并在压力和炎症时从循环中选择性地募集细胞。最后，滑膜血流在关节内温度的调节方面起着非常重要的作用。

滑膜血管可根据形态和功能的不同而划分为动脉、毛细血管和静脉。此外还有与动脉和大静脉伴行的淋巴管[90]。关节的动静脉网络非常复杂，以动静脉吻合为特征，与骨膜和关节周围骨内的血管之间自由交换。当大的滑膜动脉进入关节囊的滑膜深层时，它们发出分支，在滑膜下层重新分叉形成微血管单位。在滑膜衬里层区域，关节内韧带表面和起止点（韧带连接骨的三角区）等部位，血管分布尤其丰富[99]。

在关节发育过程中，血管生成导致滑膜血管的大量分布，且具有相当的可塑性。血管生成是一个动态的过程，这个过程依赖于细胞与调节因子和同样在血管生成中起重要作用的细胞外基质间的相互作用。在炎性关节内，血管密度随着滑膜面积的增加而减少，因此形成一个低氧高酸的环境[100-101]。血管生成因子如 VEGF，通过与其受体 -1、-2（Flt-1 和 Flt-2）及 bFGF 相互作用，刺激内膜细胞的增生和迁移，而基质降解酶、黏附分子如整合素（integrin）αvβ3 和由活性内皮细胞表达的 E- 选择素能促进这个过程。血管生成素（Ang）-1 和一些分子能通过 Tie-2 受体促进血管的成熟，这些分子仅在正常滑膜毛细血管内皮上表达，但在炎性滑膜的血管旁和远离血管的区域，其表达明显增加[102-103]。

滑膜血流的调控

滑膜血流由内在（自分泌和旁分泌）和外在系统共同调节。局部产生的因子如血管紧张素 Ⅱ 和内皮素 Ⅰ 作用于邻近动脉平滑肌以调节该区域的血管张力[99]。正常滑膜有丰富的神经支配，并受交感和感觉神经双重支配，前者包含收缩血管的物质如去甲肾上腺素和神经肽 Y，保持血管收缩，后者则通过释放神经肽 P 物质和降钙素基因相关肽（calcitonin gene-related peptide，CGRP）而起舒张血管的作用，进而调节动脉区域血流。毛细血管和毛细血管后小静脉是血流交换的部位。相对而言，调节系统沿着血管轴分布，如生成血管紧张素 Ⅱ 的血管紧张素转化酶主要分布在动脉和毛细血管的内皮，并在炎症过程中减少。血管紧张素 Ⅱ 和 P 物质的特异性受体则大量分布在滑膜毛细血管，而在邻近动脉中密度却很低。丙氨酸肽酶 Ⅳ 是一种肽降解酶，特异性地分布于静脉内皮细胞的细胞膜上。因此，滑膜血管系统不仅在功能上区别于其周围基质，而且高度特异性地沿着动静脉轴分布。正常滑膜的独特性还表现在表达两种化学因子，一种是过氧化亚硝酸盐的反应产物，即不依赖诱导型一氧化氮合酶（iNOS）的 3- 硝基酪氨酸，另一种则是滑膜细胞衍生的内皮细胞上表达的硫酸乙酰肝素受体 CXCL12。提示这些分子在滑膜正常血管功能中具有生理作用。

关节的神经支配

解剖学已经证明，每个关节均由双重神经支配，包括特异性关节神经和肌肉神经的关节分支神经。前者作为邻近周围神经的独立分支插入到关节囊中，后者为从相关肌肉神经中延伸出来的关节分支。来源于不同系统、不同受体的多个传入神经共同调控关节位置和运动。肌肉、皮肤和关节囊内的神经末梢介导关节的位置觉和运动觉。正常关节均有传入（感觉）和传出（运动）神经，包括韧带、纤维囊、半月板和邻近骨膜中都有无髓鞘和厚髓鞘的 A 型纤维，主要是本体感觉和关节运动的探测器。

正常滑膜被丰富的完全无髓鞘的神经纤维所支配，这些神经纤维沿血管分布，伸入滑膜衬里层。它们没有特异性神经末梢，属于慢传导纤维。它们传导弥漫痛、烧灼痛或酸痛。交感神经环绕在血管周围，尤其在正常滑膜的深部区域。它们含有并释放经典神经传导递质，如去甲肾上腺素，以及作为感觉神经标志物的神经肽，包括 P 物质、CGRP、神经肽 Y 和血管活性肠肽[98,104]。

在滑膜中，含有 P 物质的传入神经也具有传出神经的作用。在正常滑膜中，P 物质由周围神经末梢释放进入关节，而 P 物质的特异性 G 蛋白联合受体定位于微血管内膜。如果与关节炎症相关的关节神经支配障碍，机体将不能清除滑膜炎症。局部神经肽的过度释放可能会导致神经纤维的丢失。此外，滑膜组织增生而没有相应的新的神经纤维的增多，会导致滑膜明显的失神经支配。临床研究发现，含有 P 物质的游离神经末梢可以调节 OA 的炎症和疼痛通路。来自关节的传入神经纤维在肌肉收缩的反射抑制中起着非常重要的作用。运动神经元产生的营养因子如神经肽 CGRP，对肌肉体积的保持及功能性神经肌肉的连接是非常重要的。关节炎症过程中，运动神经元营养支持的减少可能导致肌肉的失用性萎缩。

已有文献详细描述过关节疼痛的机制[105-107]。在正常关节中，多数感觉神经纤维对正常范围内的运动不产生反应。这些神经被称为静息疼痛感受器。但是，在急性炎症的关节中，在神经介质如缓激肽、神经激肽 1 和前列腺素（周围感觉）的作用下，这些神经纤维变得敏感，即使正常运动也产生疼痛。髓核水平及大脑等中枢神经系统，通过中枢感觉神经和疼痛感受器传入通道，进一步对痛觉进行上调和下调。虽然正常关节能对疼痛刺激产生反应，但在慢性关节炎中，明显的关节疾病与可察觉的疼痛之间的关联性很弱。正常范围内的关节运动引起的疼痛是类风湿关节炎患者慢性炎症的典型症状。除非发生急性炎症，一般慢性炎症关节在休息时没有痛感。

神经生长因子（nerve growth factor，NGF）能上调 P 物质和 CGRP 的表达，而 NGF 属于神经营养素家族，在胚胎发育过程中调节神经元的生长[108]。出生后，NGF 和其他神经营养素调节神经元的再生和疼痛感知。除了促进神经生长和介导疼痛感知外，NGF 还可以与 VEGF 一起发挥作用以促进血管形成。因此，通过涉及 NGF、VEGF 和一些像 CGRP、神经肽 Y 和 semiphorins 之类的神经肽的共同作用通路，血管生成和神经生长被联系起来[98,109-110]。

肌腱

肌腱是肌肉与骨之间功能性和解剖结构上的桥梁 [111-112]。它们集中力量，使大面积的肌肉固定在骨的一个局部区域，并能形成大量分支，将单一肌肉的力量分配到不同的骨上去。肌腱由纵行排列的胶原纤维组成，这些纤维有序地包埋在具有血管、淋巴管和成纤维细胞的水合蛋白聚糖基质中 [113]。邻近的胶原链和分子之间的铰链增加了肌腱张力和强度。肌腱胶原纤维的生成及发育在早期高度有序排列的过程受细胞骨架的肌动蛋白和钙黏蛋白 -11 的影响 [114-115]。很多肌腱，尤其是那些活动范围较大的肌腱，穿过有血管支配的带有不连续外鞘的胶原，这些胶原与类似滑膜的间质细胞并列分布。衬里层细胞产生的透明质酸促进了肌腱穿过腱鞘的滑动。肌腱运动对胚胎形成及维持肌腱及髓鞘完整非常重要 [116-117]。当出现炎症或手术创伤后的长期制动时，肌腱内出现退变及形成纤维粘连。在肌肉与肌腱的连接处，肌细胞间的隐窝处充满了胶原纤维，并与肌腱混合在一起。在其另一端，肌腱的胶原纤维突出地与纤维软骨及矿物质混合，通过起止点连接隐入骨中 [118]。

肌腱成纤维细胞合成并分泌胶原、蛋白多糖和其他基质成分如纤维素、黏蛋白 C、MMPs 及它们的抑制物，这些抑制物与肌腱成分的降解和修复有关 [113]。肌腱胶原纤维主要由 I 型胶原和部分 III 型胶原组成，但其他基质成分的分布却存在差异。压缩区含有小蛋白多糖、双糖、核心蛋白多糖、纤调蛋白、基膜聚糖和大蛋白多糖多能蛋白聚糖。肌腱张力区则主要为核心蛋白多糖、VI 型微纤维胶原、纤维调节蛋白、富含脯氨酸和精氨酸末端多核苷酸重复序列蛋白（proline and arginine-rich end leucine-rich repeat protein，PRLEP）。胶原低聚体基质蛋白、聚集蛋白聚糖、双糖和 II 型、IX 型、XI 型胶原的出现标志着纤维软骨形成。起始于肌腱 - 骨起止点的胶原纤维通过降低张力维持微结构的稳定 [119]。了解肌腱的正常结构有助于加深对肌腱修复过程的理解，因为肌腱和骨的附着处的移动会影响早期的移植成功，并导致骨附着处增宽及引起继发性骨吸收 [120-121]。

肌肉 - 肌腱结构断裂是比较罕见的，但一旦发生，就会在关节之间快速产生强大的张力，并常常发生在肌腱插入骨的部位 [122]。肌腱断裂的预示因素为年龄增长，包括细胞外水分的丢失和胶原细胞内铰链的增加、肌腱缺血，还有医源性因素包括糖皮质激素注射，以及钙羟磷灰石结晶在胶原束内的沉积。随着年龄的增长，胶原纤维组成和结构的改变与肌腱的降解可能预示着骨关节炎的发生。了解 Sox9、Scx、Mohawk、TGF-β/ BMP 超家族成员（包括 GDF-5 和 Wnt /β- 连锁蛋白）和 Ihh 信号 [123-124] 对肌腱发育的作用有助于发现一些肌腱修复的策略 [122,125]。

韧带

韧带在骨与骨之间起稳固的桥梁作用，使其在有限的范围内运动 [126]。韧带往往仅由纤维关节囊的增生部分组成，结构上与肌腱相似 [127]。虽然纤维的方向与所有组织的纵轴相平行，但韧带内的胶原纤维是不平行的，且呈波浪或爬行状杂乱无章地随长轴排列，它们在负重时能够伸直。一些胶原内韧带中弹性蛋白与胶原的比例（1：4）比肌腱内（1：50）高，这有利于更大程度的伸展。韧带中也含有大量可还原的交联、更多的 III 型胶原、总量稍少的胶原和更多的葡糖胺聚糖。与肌腱相比，韧带中的细胞显示出比肌腱细胞更活跃的新陈代谢，因为它们含有较多肥大的细胞核及大量的 DNA。

在出生后的生长过程中，邻近韧带区域的发育包括 I、III、V 型胶原比例和分布的改变、邻近区域的韧带细胞发育成纤维软骨细胞并合成蛋白多糖及 II 型胶原。已经证明，邻近区域能够逐步传递韧带和骨之间的张力。

韧带在关节囊和半月板的辅助下对关节起被动固定作用，在膝关节中，当没有或仅有轻微负重时，侧副韧带和交叉韧带对膝关节起稳定作用。当负荷增加时，关节面本身及周围肌肉组织对膝关节的稳定作用也随之增加。损伤的韧带可逐步恢复，且在恢复过程中，韧带的挛缩作用使其结构恢复完整，并能够重新发挥其稳定关节的作用。

滑囊

人体内很多滑囊促进一种组织在另一种组织上滑动，就如腱鞘促进肌腱的滑动。滑囊是一个封闭的囊，有稀疏的类似滑膜细胞的间质细胞与之伴行，但它们的血管系统却不如滑膜丰富。大部分滑囊在胚胎发育期就与滑膜关节区分开了。但在一生中，创伤或炎症可能会导致新的滑囊生成、原已存在的滑囊肥大或者深部滑囊与关节贯通。例如，在类风湿关节炎患者中，肩峰下滑囊与盂肱关节、腓肠肌或半膜肌滑囊与膝关节、髂腰肌滑囊与髋关节之间可能存在贯通。但是，皮下的滑囊如髌前滑囊或鹰嘴滑囊与其下关节之间发生贯通就比较少见[128]。

半月板

半月板是一个纤维软骨性的楔状结构，在膝关节中高度发育，但也可见于肩锁、胸锁、尺腕和颞下颌关节。当将半月板从膝关节中移除后，在关节中发现关节炎的早期改变[195]，但是直到最近，半月板还被认为没有什么功能，仅是一种处于休眠期且不能修复的代谢产物。对前交叉韧带损伤的患者进行关节镜检查研究表明，内侧半月板病理学改变与内侧股骨及软骨的病理损伤相关。目前半月板被认为是膝关节内对关节稳定性、负重分配、震荡缓冲及润滑起重要作用的一个内在部分[129-130]。

半月板的微解剖结构很复杂，且具有年龄依赖性[131]。早在出生前期，侧面和中间的半月板的典型形状就已经形成，此时的半月板是细胞性的，具有丰富的血管。随着一步步的成熟，血管从中心向周边空白区逐渐减少。骨架成熟后，周围有 10% ~ 30% 的半月板仍然具有丰富的血管，这些血管来自于周围的毛细血管丛，并有充分的神经支配。该周围区域血管系统的撕裂可以进行修复和重组。但中心部分的成熟半月板却是无血管的纤维软骨，其组成细胞被大量细胞外胶原基质、硫酸软骨素、硫酸角质素和透明质酸酶环绕，没有神经和淋巴。这个区域撕裂后，很难甚至根本无法修复。

胶原占半月板净重的 60% ~ 70%，且主要为 I 型胶原，伴有少量的 III、V、VI 型胶原。在半月板的内部无血管区有少量的软骨特异性 II 型胶原存在。周围的胶原纤维大部分指向周围，同时有放射性纤维向中心部分伸展。弹力蛋白和黏蛋白分别占半月板净重的 0.6% 和 2% ~ 3%。聚集蛋白聚糖和核心蛋白多糖是成人半月板的主要蛋白多糖。核心蛋白多糖是从年轻人的半月板中合成的主要蛋白多糖，而聚集蛋白聚糖合成的相对比例却随年龄的增长而增加。虽然在幼年以后，半月板合成硫酸蛋白多糖的能力下降，但与年龄相关的核心蛋白多糖和聚集蛋白聚糖 mRNA

表达的增加却提示常驻细胞具有对生理及力学环境的改变做出快速反应的能力。

半月板最初被定义为纤维软骨，这是由于大部分细胞均呈圆形或椭圆形，且细胞外基质在显微镜下表现为纤维状的缘故。基于分子和空间结构的差异，膝关节的半月板中含有三种不同的细胞群[132]。

1. 纤维软骨细胞。它是半月板中部和内侧含量最丰富的细胞，主要合成 I 型胶原及相对较少量的 II 型和 III 型胶原。它呈圆形或椭圆形，且有一种含有 VI 型胶原的胞膜丝状基质。

2. 成纤维细胞样细胞。这种细胞没有胞膜基质，位于半月板的外侧区域，由能被波形蛋白着色的细长分支状的胞浆突出物识别。它们通过含有连接蛋白 43 的缝隙连接与不同区域的其他细胞接触。两个中心体（其中一个与原始菌丝有关）的出现，提示其具有感觉功能而不是运动功能，这种功能能够增强细胞对周围张力负荷而不是压力负荷作出反应。

3. 表面区域细胞。该型细胞具有典型的纺锤体状外形，没有胞浆突出物。偶然以 α- 肌动蛋白染色未受损的半月板，以及细胞向受伤区域迁移，提示它们是一种原始细胞，并可能参与半月板和周围组织的重建。

对小鼠胚胎进行细胞谱系追踪和基因谱分析使人们深入了解到半月板的复杂性及其形成方式[133-134]。如何利用这些信息来发现半月板再生的新策略极大地引起了研究人员的兴趣。

成熟关节软骨

关节软骨是一种覆盖于承重的活动关节表面的特异性结缔组织，其覆盖于骨端，主要功能是满足骨与骨之间的低摩擦、高速度运动，缓冲局部运动产生的张力，并有助于稳定关节。滑液的润滑作用降低了关节软骨表面运动所产生的摩擦力。软骨细胞（参见第 3 章）是成人透明关节软骨的唯一细胞成分，负责合成及供养高度特异性的软骨基质大分子。软骨细胞外基质由一张庞大的胶原纤维网组成，该网赋予蛋白多糖以强大的张力和相互连锁的网孔，而这些蛋白多糖则通过吸收和挤出水分提供压缩硬度。另外，还有多种非胶原蛋白参与了软骨的特异构型（表 1-1），使其在组织学上既表现同源性，又显著区别于软骨钙化及其覆盖的软骨下骨（图 1-6）。然而，这种外观具有误导性，因为关节软骨的分子组织和组成存在显著的地形和区域差异，详见第 3 章。

软骨下骨

软骨下骨并非均质组织，它由致密的骨皮质和其下的骨松质所组成的小梁系统组成[135-136]。软骨下骨通过一薄层钙化软骨和关节表面的软骨隔开，在关节和钙化软骨的过渡带形成所谓的潮线。这个骨和钙化软骨组成的生物复合体提供了最优化的缓冲系统，承担来自透明软骨的重力负荷。尽管潮线最早被认为是液体流动的障碍，但有证据表明生物活性分子可自由通过该区域，因此软骨或骨细胞产物可影响其他类型细胞活性[137-138]。此外，从相邻的骨髓穿透到钙化软骨中有一通道，而通道中的血管释放的产物也为两边提供了进一步的交流[139]。在生理状态下，软骨下骨和钙化软骨是承载重力负荷的最佳结构，但很多情况下这些组织的成分和功能会发生变化。

软骨下骨在出生后会经历连续的结构重组。这些改变是由负责骨吸收的破骨细胞和负责骨形成的成骨细胞相关协调作用所形成，可以根据局部生物力学和生物信号重塑和适应骨骼[140]。很多证据表明，骨细胞在调节骨重塑过程中起着关键作用[141-142]。骨细胞分布在整个矿化骨基质中，形成一个互联网络，能理想地定位并感知和响应局部和全身刺激。这些效应可通过与破骨细胞和成骨细胞的胞间联系相互介导，也可通过可溶性介质的释放来介导。这些介质包括 RANKL，它是破骨细胞分化和活性的必要调节剂，及其抑制剂骨保护素（OPG）[143-144]，同时还有其他介质，包括前列腺素、一氧化氮、核苷酸、很多生长因子和细胞因子等[145]。除了这些因素，骨细胞还产生硬化蛋白和 Dickkopf 相关蛋白 1（DKK-1），它们是 Wnt /β-连锁蛋白途径的有效抑制剂，有助于调节成骨细胞介导的骨形成[146]。在软骨下骨对生理和病理条件下机械负荷改变的适应方面，RANKL、OPG 以及 Wnt 途径调节因子 DKK-1 和硬化蛋白起主要控制作用。

生理负荷下关节软骨和软骨下骨结构和功能完整性的保持为这些组织之间存在特殊作用提供了证据，但它们之间的相互关系在骨关节炎发病机制中作用尚存在争议[147]。Radin 和 Rose 提出，纤维化的启动是由软骨下骨硬度的增加开始，进而影响关节软骨的功

表 1-1　关节软骨细胞外基质成分 *

胶原
Ⅱ 型
Ⅸ 型
Ⅺ 型
Ⅵ 型
ⅫⅠ、ⅩⅣ 型
Ⅹ 型（肥大软骨细胞）

蛋白多糖
聚集蛋白
多功能蛋白聚糖
连接蛋白
二聚糖（DS-PG Ⅰ）
核心蛋白多糖（DS-PG Ⅱ）
骺软骨素（DS-PG Ⅲ）
纤维调节素
人基膜聚糖
富含脯氨酸 / 精氨酸和亮氨酸的重复蛋白（PRELP）
软骨蛋白
基底膜蛋白多糖
润滑素 SZP

其他非胶原蛋白（结构）
软骨寡聚基质蛋白（COMP）
或血小板反应蛋白 -5
血小板反应蛋白 -1 和血小板反应蛋白 -3
软骨基质蛋白 -1 和软骨基质蛋白 -3
纤维连接蛋白
腱糖蛋白 C
软骨中间层蛋白（CILP）
微纤维蛋白
弹力蛋白

其他非胶原蛋白（调节蛋白）
糖蛋白（gp）-39，YKL-40
基质 Gla 蛋白（MGP）
小软骨源性蛋白 -Ⅰ（SCGP）和小软骨源性蛋白 Ⅱ
软骨衍生的维 A 酸敏感蛋白（CD-RAP）
生长因子

细胞膜相关蛋白
整合素（α1β1，α2β1，α3β1，α5β1，α6β1，α10β1，αvβ3，αvβ5）
锚连蛋白 CⅡ（annexin V）
细胞决定因子 44（CD44）
蛋白聚糖 -1，3，4
盘状优势蛋白受体 2

*：软骨基质中的胶原蛋白、蛋白多糖和其他非胶原蛋白在软骨发育和生长过程中的不同阶段由软骨细胞合成。在成熟的关节软骨中，蛋白多糖和其他非胶原蛋白被缓慢翻转，而胶原网络是稳定的，除非暴露于一些蛋白水解切割。还列出了与软骨细胞膜相关的蛋白质，因为它们与细胞外基质蛋白特异性相互作用。这些特定的结构 - 功能关系在将第 3 章中讨论并在表 3-1 中描述。

DS-PG，硫酸多糖；SCGP，小软骨源性糖蛋白；SZP，表面区域蛋白；YKL-40，40KD 几丁质酶 3 样蛋白

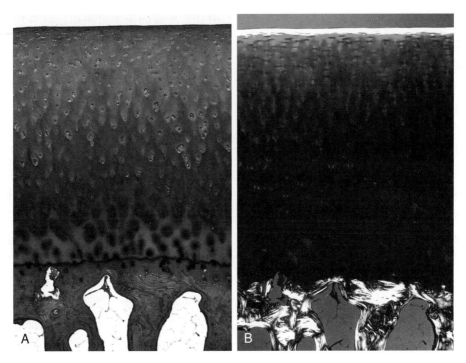

图 1-6　正常成人关节软骨典型切片，近似同一位置的（**A**）和偏振光（**B**）显微镜下图像。注意关节软骨与潮线下钙化软骨和软骨下骨的清晰界限。（HE 染色，×60 倍）（Courtesy Edward F. DiCarlo，MD，Pathology Department，Hospital for Special Surgery，New York，NY.）

能，导致关节软骨特性改变和机械破碎[148]。而另一种观点认为这些软骨下骨硬度的变化多继发于软骨的退化[149-151]。骨关节炎发病过程中不只伴随软骨及软骨下骨的改变，也影响到钙化软骨带出现血管浸润、钙化软骨扩展、潮线的重叠，导致关节软骨厚度进一步降低[152-153]。软骨下骨和钙化软骨穿透到关节软骨深部区域的血管通道的存在，使得组织之间液体和可溶性介质的交换成为可能，这是软骨下骨和关节软骨影响组织内的细胞活动的另外一个机制。关节内软骨及其毗邻骨质结构上的改变可导致相邻关节面轮廓改变，进一步引起不利的生物力学环境[148,154-156]。

滑液和关节结构的营养

　　滑液的容积和成分是由滑膜及其血管系统所决定的。正常关节内仅存在少量的液体（正常膝关节中为2.5 ml），这些液体足以覆盖滑膜表面，却不能分隔各个表面。腱鞘液和滑液在生化组成上具有相似性，两者都是周围无血管组织的营养和润滑必需物质，这些组织包括肌腱、关节和软骨，同时它们还可以防止粘连形成，保持运动。已经证明，滑液成分的鉴定和测量有利于识别局部生成的调节因子、软骨循环标志物及关节的代谢状态，以及评价治疗对于软骨自身稳态的影响。但是，对这些知识的理解，需要先了解滑液的生成和清除及其不同成分。

滑液的生成及清除

　　滑液内的蛋白浓度代表了滑膜血流、血浆浓度、微血管渗透性、淋巴清除及其在关节腔内的生成和消耗。滑液是由滑膜细胞合成的富含蛋白的血浆超滤液和透明质酸的混合物[91]。这种超滤液的生成取决于毛细血管与关节内静水压及毛细血管、血浆与滑膜组织胶体渗透压之间的差别。滑膜内皮上的小窗和透明质酸的大分子筛，允许水分子和低分子量的溶质进入到滑膜中，这个过程由葡萄糖参与的主动转运系统协助完成。滑液中蛋白的浓度与蛋白分子的大小成反比，滑液中白蛋白浓度大约为血浆中的45%，电解质及小分子的浓度与血浆中浓度大致相当[157]。

　　在关节运动的协助下，滑液通过滑膜中的淋巴管清除。与超滤液不同，淋巴管对溶质的清除不依赖分子的大小。此外，滑液的成分如调节肽，可以在局部酶解，而低分子量代谢产物可以随浓度梯度逐步弥散入血浆中。因此，评价关节中某种蛋白浓度的重要性，就必须明确这种蛋白传递及转移的动力学机制（例如，以白蛋白作为参考溶质）[158]。

透明质酸是由成纤维细胞样滑膜衬里层细胞合成的，它在滑液中的浓度高达 3 g/L，而在血浆中却只有 30 μg/L[91]。润滑素是一种协助润滑关节的糖蛋白，它是由衬里细胞层细胞生成的另一种滑液成分[159]。目前认为，透明质酸起滑膜润滑作用，而润滑素却是滑液中真正的边界润滑剂（见后面的讨论）。由于滑液的体积取决于透明质酸的数量，所以储存水分似乎是这种大分子的主要功能。

尽管没有基底膜，滑液也不能与滑膜组织细胞体液自由交换[96]。透明质酸在滑膜衬里层表面像一个滤过屏障，将分子陷于滑膜小窝中，从而阻止滑液向关节腔外移动。滑液及其组成蛋白的转换很快（正常关节中大概为 1 小时），导致关节各个部分之间难以达到平衡。而内皮小窗周围的组织液却与血浆超滤液非常接近，其内透明质酸的含量较滑液中低。相反，局部产生或释放的肽段如内皮素和 P 物质的浓度却比滑液中高出很多。由于正常关节内透明质酸的转换时间（13 小时）比小分子溶质的蛋白慢一个数量级，因此，与透明质酸的结合可能造成滑液中溶质的滞留。

正常关节在休息状态下，关节内压力稍低于大气压（0 ~ 5 mmHg）。在活动状态下，正常关节内的流体静力压会进一步降低。静息状态下，类风湿关节炎关节内的压力约为 20 mmHg，而在等张运动过程中，可能超过 100 mmHg，明显高于毛细血管灌注压，有时甚至比动脉压还高。在关节运动中，尤其是在有关节积液的情况下，重复的力学应力会干扰滑液灌注。

滑液作为关节功能的一项指标

在没有将滑膜或软骨与滑液分隔开的基底膜的情况下，测量滑液可直接反映这些组织的活性。大量的调节因子和滑膜细胞代谢产物及软骨降解产物在关节局部发生，导致滑液与血浆超滤成分之间存在明显不同。由于滑液中溶质浓度的选择性很小，那些高于血浆浓度的溶质都是局部产生的。但必须知道局部的清除率，才能明确较血浆中低的滑液溶质是否产生于局部[157-158]。由于滑液的清除率可能比血浆的清除率低，一些药物或尿酸盐的浓度尽管在血浆已经下降，

但其在滑液的水平可能仍保持升高。

在炎性滑膜中，血浆蛋白不能被有效地滤过，可能是由于内皮细胞窗的宽度增大，或者是间质透明质酸盐 - 蛋白复合物被与炎症过程相关的酶所分解的缘故。在炎性滑液中，α2 巨球蛋白（血浆中主要的蛋白酶抑制剂）、人纤维蛋白原、免疫球蛋白 M 等蛋白及相关蛋白结合阳离子的浓度均升高（图 1-7）。膜肽蛋白可能会限制调节肽从其释放部位向滑液内的弥散。在炎性滑膜中，纤维蛋白的沉积可能使组织在液体相的流动缓慢。

近日，Sohn 和同事[160]使用质谱和多重免疫技术分析了一部分 OA 和类风湿关节炎患者的滑液和血清。他们发现，与健康受试者相比，OA 患者的滑液中有 100 多种蛋白表达增加。有趣的是，OA 滑液中的这些蛋白超过三分之一都是血浆蛋白。他们推测这些血浆蛋白在滑液中的存在可能与滑膜组织中与局部炎症相关的内皮屏障的改变有关。

Gobezie 和同事[161]利用基于高通量质谱的蛋白质组学分析明确了健康受试者和早、晚期 OA 患者均可表达丰富的滑液蛋白。他们确认了 18 种蛋白在骨关节炎组和正常对照组明显不同。尽管所有的目标蛋白均可出现在外周血中，但能否通过血管壁通透膜进入关节则和病情有关。另外，滑膜细胞和软骨细胞也可表达这些分子，提示其可以在关节局部产生。最近，Ritter 等[162]利用一种基于凝胶电泳和质谱的更灵敏的方法来检测 OA 患者的滑液蛋白。他们比较关节组织的 mRNA 表达谱与蛋白组学结果，发现许多蛋白来自于滑膜或软骨，证实了关节内细胞是滑液产物的来源。氧化损伤相关的蛋白和激活丝裂原活化蛋白激酶是骨关节炎升高的滑液蛋白分子，在滑液中也可发现大量前炎症成分大量生成。需要注意的是，这些分子不仅在骨关节炎而且在类风湿关节炎发病中发挥作用[163]。

关节软骨的润滑及营养

润滑

滑液起着关节软骨润滑剂及其内软骨细胞营养源的作用。润滑是保护软骨及其他关节结构免受摩擦并分担负重下运动所产生的压力的核心。关节润滑有两种基本类型。在液膜润滑作用中，软骨表面被一层

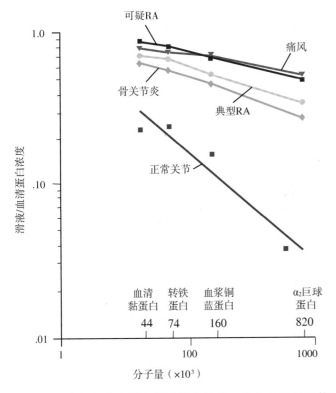

图 1-7　滑液与血浆中蛋白质浓度的比值，以分子量的函数标绘。较大的蛋白质被选择性地从正常滑液中排出，但这种分子筛作用在病变滑膜中较差。RA，类风湿关节炎；SF，滑液。(From Kushner I, Somerville JA: Permeability of human synovial membrane to plasma proteins. Arthritis Rheum 14：560, 1971. Reprinted with permission of the American College of Rheumatology.)

机制普遍存在于所有组织中，能减少软骨表面蛋白的病理性沉积来保护软骨[166]。对润滑素基因功能缺失突变的人群进行研究发现，该人群患有先天性指屈曲、关节病、髋内翻及心包炎综合征（camptodactyl-arthopathy-coxa varapericarditis syndrome），会出现严重的过早期 OA，这一点说明了润滑素在保持软骨稳态中的重要性[167]。有趣的是，在 OA 动物模型中长期过量表达润滑素能预防年龄相关和创伤后的 OA，这一作用是通过抑制促进软骨分解代谢和软骨细胞肥大的转录过程来实现的[168]。

营养

1743 年 Hunter 证明[169]，正常成人的关节软骨中没有血管。软骨的血管化可能会改变它的结构特性。此外，在负重及运动过程中，血流将会被反复阻断，其间伴有再灌注过程中产生的活性氧簇。这样就造成软骨基质和软骨细胞的反复破坏。软骨细胞能合成针对血管生成的特异性抑制剂[170-173]，这种物质维持关节软骨为无血管组织。由于附近血管的缺失，软骨细胞通常生存于缺氧的酸性环境，其细胞外液的 pH 为 7.1 ~ 7.2[174]，并通过无氧酵解提供能量[175-176]。与对应的血浆相比，正常滑膜中的高乳酸水平反映了这种无氧代谢[176]。关节软骨的营养来源有两方面：滑液和软骨下血管。

滑液及间接生成滑液的滑膜衬里层是关节软骨的主要营养源。营养成分可以通过弥散方式或随压缩 - 舒张循环过程中大规模的液体转动从滑液进入到软骨中[177]。与血红蛋白一样大小（65 kD）的分子可以通过正常的关节软骨弥散[178]，而细胞代谢所需的溶质是小分子物质。含有大量葡萄糖胺聚糖的基质中，不带电荷的小分子溶质如葡萄糖的弥散是不受影响的，导致通过透明质酸盐的小分子物质的弥散度实际上是增强的[179-180]。

间歇性压缩可能在软骨溶质交换中起到一个泵的作用。这个观点源于观察到的一些现象，如关节的制动或脱位会导致退行性改变。相反，在实验体系中，运动却能促进溶质弥散到软骨之中[178]。在负重时，液体从负重区逃离，并流到软骨的其他区域。当负重移除后，软骨重新伸展并会吸收液体，从而吸收营养，排出废物[181]。

处于生长期的儿童，其深层软骨是有血管供应

不能压缩的流体薄膜所分隔，透明质酸起着润滑剂的功能。在边界润滑中，结合于软骨表面的特异性分子使面与面之间连接起来而降低摩擦系数。在负重过程中，在相对的软骨之间形成一层不可压缩的流体薄膜，保护关节表面免受碰撞，软骨表面的不规则性及在压缩过程中的变形可能会加快这种液体的滞留。在正常人的髋关节内，这个稳定的凝胶层厚约 0.1 μm，但在炎性滑液中或软骨多孔性增加时，其厚度就会变得非常薄[91]。

润滑素是人体关节中主要的边界润滑剂[159]。这是一种由滑膜细胞、软骨细胞、半月板和肌腱合成的糖蛋白，被称为表面区域蛋白（SZP）和蛋白多糖4[164-165]。润滑素分子量为 225 000，长 200 nm，直径为 1 ~ 2 nm。磷酸卵磷脂占正常滑液脂质成分的 45%，它可能与润滑素一起，发挥边界润滑剂的功能。边界润滑中，润滑素起一种磷脂载体功能，这种

的，如插入到生长板肥大区软骨细胞柱之间的血管。营养似乎可以通过基质从这些末端毛细血管中弥散入软骨细胞中。但目前认为软骨下血管的弥散不是正常成人关节软骨营养的主要途径，因为其钙化密集的底层（即骨骺线）形成了一道屏障[182]，虽然这道屏障存在正常"缺陷"，但不能使其成为营养的主要途径。关节炎时，关节软骨深层的新生血管可能有利于软骨的营养及炎症细胞和细胞因子的进入[139,152,183]。

结论

正常人体滑膜关节是由相互作用的结缔组织构成的复杂结构。它能使相邻骨之间产生稳定而低摩擦的运动。滑膜关节在胚胎中的发育是一个高度顺序化的过程，涉及细胞与细胞、细胞与基质之间复杂的相互作用，导致软骨基质、区间及关节腔的形成。对参与软骨形态形成及肢体发育过程的细胞之间相互作用和相关细胞因子的理解，为了解成熟关节中滑膜、关节软骨及相关结构功能提供了线索。

滑膜关节能够独特地适应环境及机械运动的需要。滑膜衬里层由 2 ~ 3 层细胞组成，而且缺乏将衬里层细胞与其下的结缔组织分开的基底膜。滑膜产生滑液，后者为无血管的关节软骨提供营养及润滑作用。正常关节软骨仅含有一种细胞，即关节软骨细胞。其有利于保持细胞外软骨基质的整体性。基质是由胶原、蛋白多糖和其他非胶原蛋白等形成的一个复杂的网络所构成的，该网络可提供张力和压缩抵抗力，保护软骨下骨免受不利环境因素影响。

基质成分组成和结构的稳定性对于正常关节功能的维持具有关键作用。这种稳定性会随着炎症、生化损伤及年龄的增长而发生相应的变化。了解正常关节组织内结构与功能相互关系的知识，是理解关节疾病发病及转归的基石。

 本章的参考文献也可以在 ExpertConsult.com 上找到。

参考文献

1. Olsen BR, Reginato AM, Wang W: Bone development. *Annu Rev Cell Dev Biol* 16:191–220, 2000.

2. O'Rahilly R, Gardner E: The timing and sequence of events in the development of the limbs in the human embryo. *Anat Embryol (Berl)* 148:1–23, 1975.

3. O'Rahilly R, Gardner E: The embryology of movable joints. In Sokoloff L, editor: *The joints and synovial fluid*, vol 1, New York, 1978, Academic Press, p 49.

4. Archer CW, Dowthwaite GP, Francis-West P: Development of synovial joints. *Birth Defects Res C Embryo Today* 69:144–155, 2003.

5. Zelzer E, Olsen BR: The genetic basis for skeletal diseases. *Nature* 423:343–348, 2003.

6. Goldring MB, Tsuchimochi K, Ijiri K: The control of chondrogenesis. *J Cell Biochem* 97:33–44, 2006.

7. Khan IM, Redman SN, Williams R, et al: The development of synovial joints. *Curr Top Dev Biol* 79:1–36, 2007.

8. Pitsillides AA, Ashhurst DE: A critical evaluation of specific aspects of joint development. *Dev Dyn* 237:2284–2294, 2008.

9. Decker RS, Koyama E, Pacifici M: Genesis and morphogenesis of limb synovial joints and articular cartilage. *Matrix Biol* 39:5–10, 2014.

10. Pacifici M, Koyama E, Iwamoto M: Mechanisms of synovial joint and articular cartilage formation: recent advances, but many lingering mysteries. *Birth Defects Res C Embryo Today* 75:237–248, 2005.

11. Spater D, Hill TP, Gruber M, et al: Role of canonical Wnt-signalling in joint formation. *Eur Cell Mater* 12:71–80, 2006.

12. Storm EE, Kingsley DM: GDF5 coordinates bone and joint formation during digit development. *Dev Biol* 209:11–27, 1999.

13. Colnot CI, Helms JA: A molecular analysis of matrix remodeling and angiogenesis during long bone development. *Mech Dev* 100:245–250, 2001.

14. Colnot C, Lu C, Hu D, et al: Distinguishing the contributions of the perichondrium, cartilage, and vascular endothelium to skeletal development. *Dev Biol* 269:55–69, 2004.

15. Nalin AM, Greenlee TK, Jr, Sandell LJ: Collagen gene expression during development of avian synovial joints: transient expression of types II and XI collagen genes in the joint capsule. *Dev Dyn* 203:352–362, 1995.

16. Hyde G, Dover S, Aszodi A, et al: Lineage tracing using matrilin-1 gene expression reveals that articular chondrocytes exist as the joint interzone forms. *Dev Biol* 304:825–833, 2007.

17. Pollard AS, McGonnell IM, Pitsillides AA: Mechanoadaptation of developing limbs: shaking a leg. *J Anat* 224:615–623, 2014.

18. Kahn J, Shwartz Y, Blitz E, et al: Muscle contraction is necessary to maintain joint progenitor cell fate. *Dev Cell* 16:734–743, 2009.

19. Nowlan NC, Sharpe J, Roddy KA, et al: Mechanobiology of embryonic skeletal development: insights from animal models. *Birth Defects Res C Embryo Today* 90:203–213, 2010.

20. Nowlan NC: Biomechanics of foetal movement. *Eur Cell Mater* 29:1–21, discussion 21, 2015.

21. Hall BK, Miyake T: All for one and one for all: condensations and the initiation of skeletal development. *Bioessays* 22:138–147, 2000.

22. Fell HB: The histogenesis of cartilage and bone in the long bones of the embryonic fowl. *J Morphol Physiol* 40:417–459, 1925.

23. DeLise AM, Fischer L, Tuan RS: Cellular interactions and signaling in cartilage development. *Osteoarthritis Cartilage* 8:309–334, 2000.

24. Eames BF, de la Fuente L, Helms JA: Molecular ontogeny of the skeleton. *Birth Defects Res C Embryo Today* 69:93–101, 2003.

25. Tuan RS: Biology of developmental and regenerative skeletogenesis. *Clin Orthop Relat Res* 427(Suppl):S105–S117, 2004.

26. Seo HS, Serra R: Deletion of Tgfbr2 in Prx1-cre expressing mesenchyme results in defects in development of the long bones and joints. *Dev Biol* 310:304–316, 2007.

27. Spagnoli A, O'Rear L, Chandler RL, et al: TGF-beta signaling is essential for joint morphogenesis. *J Cell Biol* 177:1105–1117, 2007.

28. Long F, Ornitz DM: Development of the endochondral skeleton. *Cold Spring Harb Perspect Biol* 5:a008334, 2013.

29. Barna M, Niswander L: Visualization of cartilage formation: insight into cellular properties of skeletal progenitors and chondrodysplasia syndromes. *Dev Cell* 12:931–941, 2007.

30. Kmita M, Tarchini B, Zakany J, et al: Early developmental arrest of mammalian limbs lacking HoxA/HoxD gene function. *Nature* 435:1113–1116, 2005.

31. Yoon BS, Lyons KM: Multiple functions of BMPs in chondrogenesis. *J Cell Biochem* 93:93–103, 2004.

32. Yoon BS, Ovchinnikov DA, Yoshii I, et al: Bmpr1a and Bmpr1b have overlapping functions and are essential for chondrogenesis in vivo. *Proc Natl Acad Sci U S A* 102:5062–5067, 2005.

33. Retting KN, Song B, Yoon BS, et al: BMP canonical Smad signaling through Smad1 and Smad5 is required for endochondral bone formation. *Development* 136:1093–1104, 2009.

34. Yoon BS, Pogue R, Ovchinnikov DA, et al: BMPs regulate multiple aspects of growth-plate chondrogenesis through opposing actions on FGF pathways. *Development* 133:4667–4678, 2006.

35. Akiyama H, Chaboissier MC, Martin JF, et al: The transcription factor Sox9 has essential roles in successive steps of the chondrocyte differentiation pathway and is required for expression of Sox5 and Sox6. *Genes Dev* 16:2813–2828, 2002.

36. Dy P, Smits P, Silvester A, et al: Synovial joint morphogenesis requires the chondrogenic action of Sox5 and Sox6 in growth plate and articular cartilage. *Dev Biol* 341:346–359, 2010.

37. Minina E, Kreschel C, Naski MC, et al: Interaction of FGF, Ihh/Pthlh, and BMP signaling integrates chondrocyte proliferation and hypertrophic differentiation. *Dev Cell* 3:439–449, 2002.

38. Itoh N, Ornitz DM: Functional evolutionary history of the mouse Fgf gene family. *Dev Dyn* 237:18–27, 2008.

39. Ornitz DM: FGF signaling in the developing endochondral skeleton. *Cytokine Growth Factor Rev* 16:205–213, 2005.

40. Beier F: Cell-cycle control and the cartilage growth plate. *J Cell Physiol* 202:1–8, 2005.

41. Priore R, Dailey L, Basilico C: Downregulation of Akt activity contributes to the growth arrest induced by FGF in chondrocytes. *J Cell Physiol* 207:800–808, 2006.

42. Murakami S, Balmes G, McKinney S, et al: Constitutive activation of MEK1 in chondrocytes causes Stat1-independent achondroplasia-like dwarfism and rescues the Fgfr3-deficient mouse phenotype. *Genes Dev* 18:290–305, 2004.

43. Correa D, Somoza RA, Lin P, et al: Sequential exposure to fibroblast growth factors (FGF) 2, 9 and 18 enhances hMSC chondrogenic differentiation. *Osteoarthritis Cartilage* 23:443–453, 2015.

44. Hung IH, Yu K, Lavine KJ, et al: FGF9 regulates early hypertrophic chondrocyte differentiation and skeletal vascularization in the developing stylopod. *Dev Biol* 307:300–313, 2007.

45. Liu Z, Lavine KJ, Hung IH, et al: FGF18 is required for early chondrocyte proliferation, hypertrophy and vascular invasion of the growth plate. *Dev Biol* 302:80–91, 2007.

46. Kronenberg HM: PTHrP and skeletal development. *Ann N Y Acad Sci* 1068:1–13, 2006.

47. Koziel L, Wuelling M, Schneider S, et al: Gli3 acts as a repressor downstream of Ihh in regulating two distinct steps of chondrocyte differentiation. *Development* 132:5249–5260, 2005.

48. Hilton MJ, Tu X, Cook J, et al: Ihh controls cartilage development by antagonizing Gli3, but requires additional effectors to regulate osteoblast and vascular development. *Development* 132:4339–4351, 2005.

49. Wuelling M, Vortkamp A: Transcriptional networks controlling chondrocyte proliferation and differentiation during endochondral ossification. *Pediatr Nephrol* 25:625–631, 2010.

50. Kobayashi T, Soegiarto DW, Yang Y, et al: Indian hedgehog stimulates periarticular chondrocyte differentiation to regulate growth plate length independently of PTHrP. *J Clin Invest* 115:1734–1742, 2005.

51. Hilton MJ, Tu X, Long F: Tamoxifen-inducible gene deletion reveals a distinct cell type associated with trabecular bone, and direct regulation of PTHrP expression and chondrocyte morphology by Ihh in growth region cartilage. *Dev Biol* 308:93–105, 2007.

52. Tsang KY, Cheung MC, Chan D, et al: The developmental roles of the extracellular matrix: beyond structure to regulation. *Cell Tissue Res* 339:93–110, 2010.

53. Sun MM, Beier F: Chondrocyte hypertrophy in skeletal development, growth, and disease. *Birth Defects Res C Embryo Today* 102:74–82, 2014.

54. Dao DY, Jonason JH, Zhang Y, et al: Cartilage-specific beta-catenin signaling regulates chondrocyte maturation, generation of ossification centers, and perichondral bone formation during skeletal development. *J Bone Miner Res* 27:1680–1694, 2012.

55. Amano K, Densmore M, Nishimura R, et al: Indian hedgehog signaling regulates transcription and expression of collagen type X via Runx2/Smads interactions. *J Biol Chem* 289:24898–24910, 2014.

56. Arnold MA, Kim Y, Czubryt MP, et al: MEF2C transcription factor controls chondrocyte hypertrophy and bone development. *Dev Cell* 12:377–389, 2007.

57. Bradley EW, McGee-Lawrence ME, Westendorf JJ: Hdac-mediated control of endochondral and intramembranous ossification. *Crit Rev Eukaryot Gene Expr* 21:101–113, 2011.

58. Sasagawa S, Takemori H, Uebi T, et al: SIK3 is essential for chondrocyte hypertrophy during skeletal development in mice. *Development* 139:1153–1163, 2012.

59. Kozhemyakina E, Lassar AB, Zelzer E: A pathway to bone: signaling molecules and transcription factors involved in chondrocyte development and maturation. *Development* 142:817–831, 2015.

60. Dy P, Wang W, Bhattaram P, et al: Sox9 directs hypertrophic maturation and blocks osteoblast differentiation of growth plate chondrocytes. *Dev Cell* 22:597–609, 2012.

61. Ionescu A, Kozhemyakina E, Nicolae C, et al: FoxA family members are crucial regulators of the hypertrophic chondrocyte differentiation program. *Dev Cell* 22:927–939, 2012.

62. Kim EJ, Cho SW, Shin JO, et al: Ihh and Runx2/Runx3 signaling interact to coordinate early chondrogenesis: a mouse model. *PLoS ONE* 8:e55296, 2013.

63. Correa D, Hesse E, Seriwatanachai D, et al: Zfp521 is a target gene and key effector of parathyroid hormone-related peptide signaling in growth plate chondrocytes. *Dev Cell* 19:533–546, 2010.

64. Monemdjou R, Vasheghani F, Fahmi H, et al: Association of cartilage-specific deletion of peroxisome proliferator-activated receptor gamma with abnormal endochondral ossification and impaired cartilage growth and development in a murine model. *Arthritis Rheum* 64:1551–1561, 2012.

65. Inada M, Wang Y, Byrne MH, et al: Critical roles for collagenase-3 (Mmp13) in development of growth plate cartilage and in endochondral ossification. *Proc Natl Acad Sci U S A* 101:17192–17197, 2004.

66. Stickens D, Behonick DJ, Ortega N, et al: Altered endochondral bone development in matrix metalloproteinase 13-deficient mice. *Development* 131:5883–5895, 2004.

67. Tsang KY, Chan D, Bateman JF, et al: In vivo cellular adaptation to ER stress: survival strategies with double-edged consequences. *J Cell Sci* 123:2145–2154, 2010.

68. Tsang KY, Chan D, Cheah KS: Fate of growth plate hypertrophic chondrocytes: Death or lineage extension? *Dev Growth Differ* 57:179–192, 2015.

69. Yang L, Tsang KY, Tang HC, et al: Hypertrophic chondrocytes can become osteoblasts and osteocytes in endochondral bone formation. *Proc Natl Acad Sci U S A* 111:12097–12102, 2014.

70. Saito T, Fukai A, Mabuchi A, et al: Transcriptional regulation of endochondral ossification by HIF-2alpha during skeletal growth and osteoarthritis development. *Nat Med* 16:678–686, 2010.

71. Ortega N, Wang K, Ferrara N, et al: Complementary interplay between matrix metalloproteinase-9, vascular endothelial growth factor and osteoclast function drives endochondral bone formation. *Dis Models Mech* 3:224–235, 2010.

72. Ishijima M, Suzuki N, Hozumi K, et al: Perlecan modulates VEGF signaling and is essential for vascularization in endochondral bone formation. *Matrix Biol* 31:234–245, 2012.

73. Hosaka Y, Saito T, Sugita S, et al: Notch signaling in chondrocytes modulates endochondral ossification and osteoarthritis development. *Proc Natl Acad Sci U S A* 110:1875–1880, 2013.

74. Zhao R, Wang A, Hall KC, et al: Lack of ADAM10 in endothelial cells affects osteoclasts at the chondro-osseous junction. *J Orthop Res* 32:224–230, 2014.

75. Zhang X, Siclari VA, Lan S, et al: The critical role of the epidermal growth factor receptor in endochondral ossification. *J Bone Miner Res* 26:2622–2633, 2011.

76. Usmani SE, Pest MA, Kim G, et al: Transforming growth factor alpha controls the transition from hypertrophic cartilage to bone during endochondral bone growth. *Bone* 51:131–141, 2012.

77. Hall KC, Hill D, Otero M, et al: ADAM17 controls endochondral ossification by regulating terminal differentiation of chondrocytes. *Mol Cell Biol* 33:3077–3090, 2013.

78. Pest MA, Russell BA, Zhang YW, et al: Disturbed cartilage and joint homeostasis resulting from a loss of mitogen-inducible gene 6 in a mouse model of joint dysfunction. *Arthritis Rheumatol* 66:2816–2827, 2014.

79. Valencia X, Higgins JM, Kiener HP, et al: Cadherin-11 provides specific cellular adhesion between fibroblast-like synoviocytes. *J Exp Med* 200:1673–1679, 2004.

80. Lee DM, Kiener HP, Agarwal SK, et al: Cadherin-11 in synovial lining formation and pathology in arthritis. *Science* 315:1006–1010, 2007.

81. Holmes G, Niswander L: Expression of slit-2 and slit-3 during chick development. *Dev Dyn* 222:301–307, 2001.

82. Hinton RJ: Genes that regulate morphogenesis and growth of the temporomandibular joint: a review. *Dev Dyn* 243:864–874, 2014.

83. Nowlan NC, Prendergast PJ, Murphy P: Identification of mechanosensitive genes during embryonic bone formation. *PLoS Comput Biol* 4:e1000250, 2008.

84. Chan WC, Au TY, Tam V, et al: Coming together is a beginning: the making of an intervertebral disc. *Birth Defects Res C Embryo Today* 102:83–100, 2014.

85. Winkler T, Mahoney EJ, Sinner D, et al: Wnt signaling activates Shh signaling in early postnatal intervertebral discs, and re-activates Shh signaling in old discs in the mouse. *PLoS ONE* 9:e98444, 2014.

86. Dahia CL, Mahoney E, Wylie C: Shh signaling from the nucleus pulposus is required for the postnatal growth and differentiation of the mouse intervertebral disc. *PLoS ONE* 7:e35944, 2012.

87. Sivan SS, Hayes AJ, Wachtel E, et al: Biochemical composition and turnover of the extracellular matrix of the normal and degenerate intervertebral disc. *Eur SpineJ* 23(Suppl 3):S344–S353, 2014.

88. Bhattacharjee M, Coburn J, Centola M, et al: Tissue engineering strategies to study cartilage development, degeneration and regeneration. *Adv Drug Deliv Rev* 84:107–122, 2015.

89. Hunziker EB, Lippuner K, Shintani N: How best to preserve and reveal the structural intricacies of cartilaginous tissue. *Matrix Biol* 39:33–43, 2014.

90. Edwards JCW: Fibroblast biology. Development and differentiation of synovial fibroblasts in arthritis. *Arthritis Res* 2:344–347, 2000.

91. Hui AY, McCarty WJ, Masuda K, et al: A systems biology approach to synovial joint lubrication in health, injury, and disease. *Wiley Interdiscip Rev Syst Biol Med* 4:15–37, 2012.

92. Bartok B, Firestein GS: Fibroblast-like synoviocytes: key effector cells in rheumatoid arthritis. *Immunol Rev* 233:233–255, 2010.

93. Bugatti S, Vitolo B, Caporali R, et al: B cells in rheumatoid arthritis: from pathogenic players to disease biomarkers. *BioMed Res Int* 2014: 681678, 2014.

94. Wechalekar MD, Smith MD: Utility of arthroscopic guided synovial biopsy in understanding synovial tissue pathology in health and disease states. *World J Orthop* 5:566–573, 2014.

95. Scanzello CR, Albert AS, DiCarlo E, et al: The influence of synovial inflammation and hyperplasia on symptomatic outcomes up to 2 years post-operatively in patients undergoing partial meniscectomy. *Osteoarthritis Cartilage* 21:1392–1399, 2013.

96. Henrotin Y, Pesesse L, Lambert C: Targeting the synovial angiogenesis as a novel treatment approach to osteoarthritis. *Ther Adv Musculoskelet Dis* 6:20–34, 2014.

97. Kiener HP, Niederreiter B, Lee DM, et al: Cadherin 11 promotes invasive behavior of fibroblast-like synoviocytes. *Arthritis Rheum* 60:1305–1310, 2009.

98. Mapp PI, Walsh DA: Mechanisms and targets of angiogenesis and nerve growth in osteoarthritis. *Nat Rev Rheumatol* 8:390–398, 2012.

99. Haywood L, Walsh DA: Vasculature of the normal and arthritic synovial joint. *Histol Histopathol* 16:277–284, 2001.

100. Szekanecz Z, Besenyei T, Szentpetery A, et al: Angiogenesis and vasculogenesis in rheumatoid arthritis. *Curr Opin Rheumatol* 22:299–306, 2010.

101. Szekanecz Z, Besenyei T, Paragh G, et al: New insights in synovial angiogenesis. *Joint Bone Spine* 77:13–19, 2010.

102. Uchida T, Nakashima M, Hirota Y, et al: Immunohistochemical localisation of protein tyrosine kinase receptors Tie-1 and Tie-2 in synovial tissue of rheumatoid arthritis: correlation with angiogenesis and synovial proliferation. *Ann Rheum Dis* 59:607–614, 2000.

103. Gravallese EM, Pettit AR, Lee R, et al: Angiopoietin-1 is expressed in the synovium of patients with rheumatoid arthritis and is induced by tumour necrosis factor alpha. *Ann Rheum Dis* 62:100–107, 2003.

104. McDougall JJ, Watkins L, Li Z: Vasoactive intestinal peptide (VIP) is a modulator of joint pain in a rat model of osteoarthritis. *Pain* 123:98–105, 2006.

105. Schaible HG, Ebersberger A, Von Banchet GS: Mechanisms of pain in arthritis. *Ann N Y Acad Sci* 966:343–354, 2002.

106. McDougall JJ: Arthritis and pain. Neurogenic origin of joint pain. *Arthritis Res Ther* 8:220, 2006.

107. Lee AS, Ellman MB, Yan D, et al: A current review of molecular mechanisms regarding osteoarthritis and pain. *Gene* 527:440–447, 2013.

108. Seidel MF, Wise BL, Lane NE: Nerve growth factor: an update on the science and therapy. *Osteoarthritis Cartilage* 21:1223–1228, 2013.

109. Stoppiello LA, Mapp PI, Wilson D, et al: Structural associations of symptomatic knee osteoarthritis. *Arthritis Rheumatol* 66:3018–3027, 2014.

110. Ashraf S, Mapp PI, Burston J, et al: Augmented pain behavioural responses to intra-articular injection of nerve growth factor in two animal models of osteoarthritis. *Ann Rheum Dis* 73:1710–1718, 2014.

111. Benjamin M, Ralphs JR: The cell and developmental biology of tendons and ligaments. *Int Rev Cytol* 196:85–130, 2000.

112. Wang JH: Mechanobiology of tendon. *J Biomech* 39:1563–1582, 2006.

113. Vogel KG, Peters JA: Histochemistry defines a proteoglycan-rich layer in bovine flexor tendon subjected to bending. *J Musculoskelet Neuronal Interact* 5:64–69, 2005.

114. Canty EG, Starborg T, Lu Y, et al: Actin filaments are required for fibripositor-mediated collagen fibril alignment in tendon. *J Biol Chem* 281:38592–38598, 2006.

115. Richardson SH, Starborg T, Lu Y, et al: Tendon development requires regulation of cell condensation and cell shape via cadherin-11-mediated cell-cell junctions. *Mol Cell Biol* 27:6218–6228, 2007.

116. Nourissat G, Berenbaum F, Duprez D: Tendon injury: from biology to tendon repair. *Nat Rev Rheumatol* 11:223–233, 2015.

117. Sun HB, Schaniel C, Leong DJ, et al: Biology and mechano-response of tendon cells: progress overview and perspectives. *J Orthop Res* 33:785–792, 2015.

118. Tan AL, Toumi H, Benjamin M, et al: Combined high-resolution magnetic resonance imaging and histological examination to explore the role of ligaments and tendons in the phenotypic expression of early hand osteoarthritis. *Ann Rheum Dis* 65:1267–1272, 2006.

119. Thomopoulos S, Marquez JP, Weinberger B, et al: Collagen fiber orientation at the tendon to bone insertion and its influence on stress concentrations. *J Biomech* 39:1842–1851, 2006.

120. Rodeo SA, Kawamura S, Kim HJ, et al: Tendon healing in a bone tunnel differs at the tunnel entrance versus the tunnel exit: an effect of graft-tunnel motion? *Am J Sports Med* 34:1790–1800, 2006.

第 2 章

滑　膜

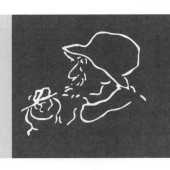

原著　Douglas J. Veale · Gary S. Firestein
向　阳译　向　阳校

关键点
滑膜为软骨供给营养，为关节生成润滑剂。
滑膜衬里层由巨噬细胞样和成纤维细胞样滑膜细胞构成。
滑膜衬里下层散在分布着免疫细胞、成纤维细胞、血管和脂肪细胞。
滑膜衬里层的成纤维细胞样滑膜细胞产生一些特殊酶类，参与合成润滑剂，如透明质酸等。

结构

　　滑膜是一类膜性结构，自关节软骨边缘延伸而来，覆盖关节囊的内表面。这些动关节还包括颞颌关节[1]、椎间小关节等[2]（图 2-1）。正常滑膜覆盖关节内的肌腱、韧带和脂肪垫，但不覆盖关节软骨和半月板组织。滑膜也包裹从韧带下方穿过的肌腱和覆盖如髌骨和尺骨鹰嘴等应力区域的滑囊。滑膜通常分为两层，即滑膜内膜层（衬里层）和滑膜内膜下层（衬里下层）。滑膜衬里层是滑膜组织与含有滑液的关节腔之间的界面。但是，在衬里层和衬里下层之间并不存在将二者分开的成形基底膜。相比胸膜和心包膜，由于衬里层缺乏紧密连接、上皮细胞和完好的基底膜，所以其并非真正意义上的衬里层。衬里下层由纤维血管结缔组织构成，并与致密胶原纤维性关节囊融合。

滑膜衬里细胞

　　滑膜衬里层是由滑膜衬里细胞（synovial lining cells，SLCs）构成，这些细胞在关节囊内表面呈上皮样排列。滑膜衬里细胞，又称为滑膜细胞，根据解剖部位的不同，排列成 1 ～ 3 层细胞层，形成 20 ～ 40 μm 的厚度。单个衬里细胞长轴长 8 ～ 12 μm，短轴长 6 ～ 8 μm。衬里细胞并非同一性，而是通常分为两类，即 A 型（巨噬细胞样）滑膜细胞和 B 型（成纤维细胞样）滑膜细胞[3]。

滑膜衬里细胞的超微结构

　　透射电镜观察发现衬里细胞层成非连续性，因此滑膜衬里下层基质可以直接与滑液相接触（图 2-2）。Barland 及其同事最早报道了两种不同的滑膜衬里细胞的存在，即 A 型和 B 型 SLCs[4]。包括动物模型、精细超微结构研究和免疫组化分析在内的一系列证据均表明滑膜衬里细胞为巨噬细胞（A 型 SLCs）和成纤维细胞（B 型 SLCs）。对包括人类的多种物种的滑膜衬里细胞亚群的研究发现，巨噬细胞（A 型）大概占滑膜衬里细胞的 20%，成纤维细胞（B 型）占 80%[5-6]。这两种滑膜衬里细胞已在仓鼠、猫、狗、豚鼠、兔、小鼠、大鼠和马等多种物种中得到了证实[6-14]。

　　区别滑膜衬里细胞的种类需要使用免疫组织化学法或透射光学显微镜。在超微结构水平上，A 型细胞以具有明显的高尔基体、大液泡和小泡以及几乎不含粗面内质网为特征，呈现巨噬细胞样表型（图 2-3A 和 B）。A 型细胞质膜有大量细小凸起，称之为丝状伪足，是巨噬细胞的特征。A 型细胞分布于大部分多层有细胞的滑膜衬里层表面，并集聚于滑膜绒毛的顶端，A 型细胞的这种均匀分布至少部分解释了一些早期报道中将 A 型细胞作为主要的衬里细胞的原因[4,8]。不过，A 型细胞在不同关节中或同一关节的滑膜中的分布都存在极大差异。

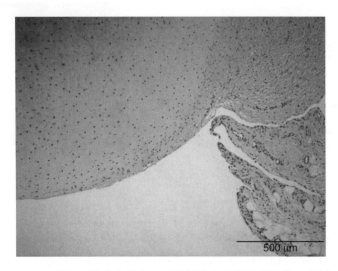

图 2-1　软骨 - 滑膜连接点。左侧部分为透明关节软骨，右侧部分为纤维囊和滑膜。自图中可以观察到稀疏的滑膜衬里层和纤维状衬里下层自关节软骨边缘延伸出来，跨过关节囊表面，形成具有网眼状衬里下层的衬里层结构

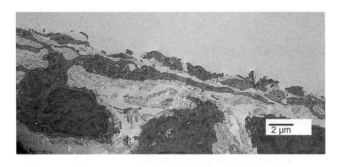

图 2-2　透射电镜观察滑膜衬里细胞。左侧细胞为表现出树突状外形的 B 型滑膜衬里细胞。也可见其他成纤维树突状细胞。细胞间隙的存在使滑液和滑膜基质之间能够直接接触

B 型 SLCs 有显著的胞质延展部分，可以伸延至滑膜衬里层的表面（图 2-3C 和 D）[15]，沿着质膜常常可见质膜内陷。在胞浆的包裹下，相对较大的犬齿状细胞核也是 B 型细胞的特点。B 型细胞的胞质内广泛分布着丰富的粗面内质网，但高尔基体、液泡和小泡通常不明显。但也有一些 B 型细胞的顶端含有少量明显的液泡。B 型 SLCs 还含有纵向排列的长短不一的纤丝，这一特征支持将这类细胞归类为成纤维细胞。桥粒和缝隙连接等结构见于大鼠、小鼠和兔的滑膜，但在人滑膜衬里细胞中尚无描述。还有一些研究描述了一种中间型滑膜衬里细胞，其可能兼有 A 型和 B 型细胞功能[16-17]。

滑膜细胞的免疫组化特征

滑膜巨噬细胞　滑膜巨噬细胞和成纤维细胞表达细胞谱系特异性分子，这些分子能够通过免疫组织化学法来检测。滑膜巨噬细胞表达共同造血抗原 CD45（图 2-4A），单核 / 巨噬细胞受体 CD163 和 CD97 及溶酶体酶 CD68（图 2-4B），神经元特异性脂酶，组织蛋白酶 B、L 和 D。CD14 是细菌脂多糖（lipopolysaccharide，LPS）的共受体，由处于循环中和新募集到组织中的单核细胞表达。表达 CD14 的滑膜巨噬细胞极少见于健康的衬里层。但是，在衬里下层接近静脉的区域可见少量表达 CD14 的细胞[18-24]。

Fcγ 受体 FcγR III（CD16）主要在肝 Kupffer 细胞和 II 型肺泡巨噬细胞中表达，在滑膜巨噬细胞亚群中也有表达[25-27]。滑膜巨噬细胞还表达 II 类组织相容性复合物（major histocompatibility complex，MHC）分子，该分子在免疫反应中发挥重要作用。新近发现，巨噬细胞不仅在滑液中负责清除碎屑、血液和颗粒性物质，具有抗原处理特性；还表达一种新的补体相关蛋白 Z39Ig。这种蛋白为一种细胞表面受体，属于免疫球蛋白超家族成员，参与诱导 HLA-DR，并可能参与调节胞吞和抗原介导的免疫反应[28-30]。

在衬里层细胞中，β2 整合素链 CD18、CD11a、CD11b、CD11c 的表达有差异；在一些衬里层细胞内，CD11a 和 CD11c 可能不表达或仅有少量表达[31-32]。在正常滑膜中不出现具有酒石酸盐抗性、酸性磷酸酶阳性、表达 αvβ3 波连蛋白和降钙素受体的破骨细胞。

滑膜衬里成纤维细胞　滑膜衬里与衬里下层成纤维细胞在光镜下无法区别。一般认为，在细胞谱系方面，这些细胞关系很近。但是由于所处微环境的不同，细胞形态有所变化，这些细胞并非总是具有相同的表型。滑膜成纤维细胞共同具有的最显著的特征是合成关节最重要的润滑剂透明质酸（hyaluronic acid，HA）和润滑素[33]。衬里层细胞表达尿核苷二磷酸葡萄糖脱氢酶（uridine diphosphoglucose dehydrogenase，UDPGD），该酶参与合成 HA，是识别这类细胞的特异性标记。UDPGD 将 UDP- 葡萄糖转化为 UDP- 葡萄糖醛酸，后者是 HA 合成酶组装 HA 多聚体所必需的两个重要底物之一[34]。所有 SLCs 都表达 CD44，该分子是 HA 非整合素受体[32,35-36]。

滑膜成纤维细胞也合成正常基质成分，包括纤连蛋白、层粘连蛋白、胶原、蛋白聚糖、润滑素和其他

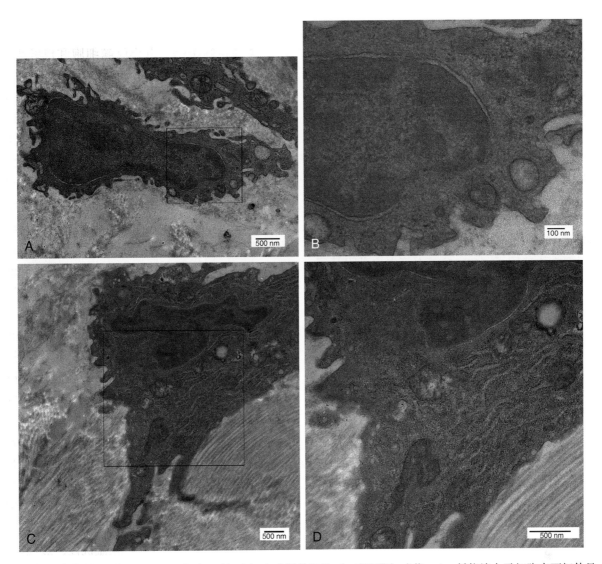

图 2-3 透射电子显微镜滑膜衬里巨噬细胞（A 型细胞）和成纤维细胞（B 型细胞）成像。**A**，低倍放大示细胞表面细伪足——巨噬细胞的特征和平滑的细胞核；**B**，在 A 图中标记的方框区域放大，显示大量的小囊泡，其为巨噬细胞的特征性结构。同时，也注意到在该细胞内粗面内质网缺乏；**C**，明显的粗面内质网伴卷曲的细胞核（方框标记区域）是滑膜衬里成纤维细胞（B 型细胞）的特征；**D**，粗面内质网放大显示

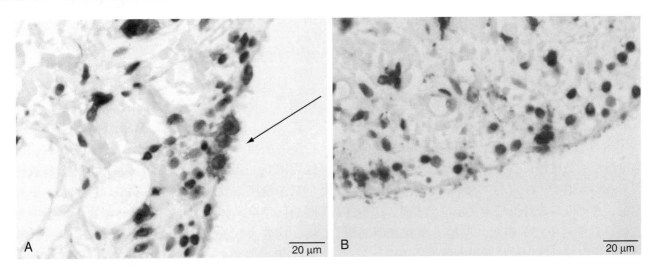

图 2-4 光镜滑膜衬里巨噬细胞免疫组织化学方法观察。巨噬细胞 CD45（A）和 CD68（B）染色阳性。CD45 和 CD68 是鉴定造血细胞和巨噬细胞的标记。

已经鉴定及尚未鉴定的蛋白。这些细胞还具有产生大量金属蛋白酶及金属蛋白酶抑制物、前列腺素和细胞因子的能力。这种能力极大可能为机体提供重要的生物学利益，但是与其正常功能有关的复杂生理学机制还不十分明确。在滑膜成纤维细胞上表达的选择性黏附分子可能有助于某些细胞的迁移，如中性粒细胞进入滑液；帮助单个核白细胞滞留在滑膜中。金属蛋白酶、细胞因子、黏附分子和其他细胞表面分子的表达在炎症状态下会显著上调。

特化的衬里成纤维细胞也表达许多衬里巨噬细胞群或多数衬里下层成纤维细胞可能表达的其他分子，包括衰变加速因子（CD55）、血管内皮黏附分子 1（vascular cell adhesion molecule 1，VCAM-1）[33,37-40] 和钙黏蛋白 11 等 [41-42]。PGP.95 是一种神经元标记蛋白，可能在 B 型滑膜细胞中特异性表达 [43]。衰变加速因子也表达于其他细胞（特别是红细胞）以及骨髓细胞中，其与绝大多数活化的白细胞（包括衬里巨噬细胞）表面的糖蛋白 CD97 相互作用，可能参与了白细胞活化的早期信号传递过程 [44-45]。相比之下，巨噬细胞表达 FcγR Ⅲ 需要该细胞与表达衰变加速因子的成纤维细胞接触，或与细胞外基质中衰变加速因子包被的原纤蛋白微纤维密切接触 [26]。

Toll 样受体（Toll-like receptors，TLRs）也在衬里成纤维细胞上表达。其中的 TLR2 可以被血清淀粉样蛋白 A 活化，通过或至少部分通过 Tie2 信号通路介导，引起血管形成和细胞入侵 [46-47]。钙黏蛋白是一类组织限制性跨膜蛋白，其在同源细胞间的黏附中发挥着重要作用，并参与维持正常组织结构。钙黏蛋白 -11 是最早从类风湿关节炎（rheumatoid arthritis，RA）滑膜组织中克隆的，其后也被证实能够由正常滑膜衬里成纤维细胞表达，但不在衬里巨噬细胞中表达。研究发现转染钙黏蛋白 -11 的成纤维细胞可以在体外被诱导形成衬里样结构，提示该蛋白在建构滑膜衬里层中发挥作用 [41-42,48]。钙黏蛋白缺失小鼠的滑膜衬里层发育不良且对炎性关节病具有抗性，这一现象支持了这种假设 [49]。当表达钙黏蛋白 -11 的成纤维细胞包埋于层粘连蛋白微分子之中后，它们会移行到表面形成衬里样结构 [50]。如果巨噬细胞包含在培养细胞中，其可以与成纤维细胞共定位于表面。这些资料表面，滑膜衬里层的组成，包括 A 型和 B 型细胞的分布，均由成纤维细胞样滑膜细胞指挥构建。

整合素 β1 和 β3 表达于所有 SLCS，形成以下分子的受体：层粘连蛋白（CD49f 和 CD49b）、Ⅰ 型和 Ⅳ 型胶原（CD49b）、玻连蛋白（CD51）、CD54（免疫球蛋白超家族成员）以及纤连蛋白（CD49d 和 CD49e）。CD31（血小板内皮细胞黏附分子）属于免疫球蛋白超家族成员，表达于内皮细胞、血小板和单核细胞，在 SLCS 中表达水平很低 [32]。

滑膜衬里细胞的更新

人体内 SLCs 增殖能力较低，当培养正常滑膜组织时，加入 3H 胸腺嘧啶脱氧核苷，标记指数仅为 0.05% ~ 0.3%[51]。

这一标记指数与肠隐窝上皮标记指数的近 50% 成鲜明对照。同样的低增殖现象也可见于大鼠和兔滑膜细胞。其后，免疫组化观察更进一步证实了这一现象。Revell 等报告在 SLCs 中，表达增殖标记蛋白 Ki67 的细胞仅占 1/2800 ~ 1/30 000，证实了原位滑膜细胞的低增殖率 [52]。后续的研究发现增殖细胞主要为滑膜成纤维细胞 [22,53]，此与滑膜 A 型细胞为终末分化的巨噬细胞的概念一致。SLCs 的有丝分裂活性在炎症状态下同样较低，如在一种表现为 SLCs 增生的疾病 RA 中既是如此。部分研究报道在 RA 滑膜标本中，有丝分裂的细胞极为少见 [54]。

目前，除了认识到滑膜成纤维细胞增殖较慢以外，对这类细胞的自然生存期、募集及死亡方式知之甚少。凋亡可能参与了滑膜细胞稳态的维持，但是培养的成纤维样滑膜细胞有抗凋亡倾向，通过超微结构分析或 DNA 片段标记观察到仅极少量衬里层滑膜细胞发生完全凋亡。由于供研究的正常滑膜组织标本较少以及凋亡细胞清除速度快，这些都可能混淆对滑膜细胞更新的分析 [55]。

滑膜衬里细胞的来源

目前已确定 A 型 SLCs 为骨髓来源的单个核吞噬细胞 [4]。通过对 Beige（bg）小鼠的研究进一步证实了这一点。携带纯合子突变基因小鼠的巨噬细胞具有巨型溶酶体 [56-57]。通过放射线使正常小鼠骨髓衰竭，然后用 bg 小鼠骨髓细胞拯救后，用电镜分析被拯救小鼠的滑膜，发现滑膜 A 型 SLCs 含有与 bg 小鼠相同的巨型溶酶体。而且，此现象在 B 型细胞中看不到。这些发现充分证明，① A 型 SLCs 就是巨噬细胞；② A 型 SLCs 来源于骨髓；③ A 型细胞和 B 型细胞没有组织发生学上的联系。

除了免疫组织化学证据，其他层面的证据为 A 型 SLCs 来源于骨髓的学说增添了更多的支持：

- 骨硬化（op/op）小鼠是一种自发性突变鼠，由于 CSF-1 基因的错义突变使其不能产生巨噬细胞集落刺激因子（macrophage colony-stimulating factor，M-CSF），导致循环和驻留 M-CSF 依赖性巨噬细胞，包括滑膜 A 型细胞数量减少[58-60]。
- 在大鼠滑膜中，滑膜血管发生之前 A 型细胞不会产生[22]。
- 在新生小鼠滑膜中，A 型 SLCs 始终围绕在小血管周围[6]。
- 在进行滑膜组织培养时，滑膜组织中的 A 型 SLCs 减少，观察显示滑膜组织中的 A 型细胞会向培养液中迁移，这部分解释了滑膜组织中 A 型细胞减少的原因，也反映了体内巨噬细胞由滑膜向滑液移动的过程[1,61]。
- 在炎症状态如 RA 中，小静脉周围细胞中 80% 为巨噬细胞，在成功治疗后这些细胞会被迅速清除（< 48 小时），但在炎症复发时又会从血液循环中重新聚集到小静脉周围[62]。

B 型衬里细胞代表着滑模衬里中的固有成纤维细胞，但其来源和补充尚未明了。存在于滑膜的间充质干细胞被认为是滑膜成纤维细胞的来源。间充质干细胞在不同的转录因子影响下，向不同细胞群分化，例如形成骨骼（cbfa-1）、软骨（Sox 9）和脂肪细胞（peroxisome proliferator-activated receptor γ，PPARγ）等。但是，目前对于促进间充质干细胞向成纤维细胞分化的转录因子还没有被鉴定出来。

在炎性滑膜中，部分重要的信号通路被活化，包括核因子 -κB（NF-κB）、Janus 激酶 / 信号转导和转录激活因子（JAK/STAT）、Notch、缺氧诱导因子 -1 的 α 亚单位（HIF-1α）等。NF-κB 是炎性滑膜中关键的转录调节蛋白[63]。NF-κB 信号通路十分复杂，其活化可能通过细胞因子、细胞表面黏附分子和缺氧诱导[63-64]。NF-κB 活化后，通过促进成纤维样滑膜细胞增生并抑制其凋亡，从而使 RA 的滑膜增殖。在 RA 滑膜中，NF-κB 的关键作用之一是保护成纤维样滑膜细胞不发生凋亡，其机制可能是对抗肿瘤坏死因子（TNF）和 Fas 配体的细胞毒性[65]。

JAK/STAT、Notch 和 HIF-1α 信号通路的参与也在滑膜炎症中得到证实。STAT3 在滑膜中的表达与滑膜炎相关，其由白细胞介素（interleukin，IL）-6 所活化[66]，但也可被 TNF 间接活化。Notch 信号通路成分主要分布于血管及血管周围区域[67]，受血管内皮生长因子（vascular endothelial growth factor，VEGF）和促血管生成素 -2（ang2）调节，这一现象可以解释在炎症和肿瘤中发现的 Notch 信号通路介导血管形成的作用[67,68]。有趣的是，缺氧可诱导滑膜细胞（p）-STAT3/p-STAT1、NF-κB 和 Notch 的活化[69]；而且，在 RA 滑膜细胞中 Notch/HIF-1α 的相互作用，部分通过活化的 STAT3 介导[70]，其机制可能是通过 STAT3 与 von Hippel-Lindau 肿瘤抑制因子竞争性结合 HIF-1α。虽然在炎性关节中，NF-κB 和 HIF-1α 之间缺乏直接联系的证据，但在取自 RA 患者更为缺氧的关节的滑膜组织中，可以发现 NF-κB 经典信号通路的优先活化[69]。

滑膜衬里下层

由于 SLCs 与衬里下层之间不存在类似三层结构的上皮黏膜中的典型基底膜，故两层之间无法截然分开。但是，构成基底膜的绝大多数成分存在于细胞外基质并包绕衬里细胞。这些成分包括黏蛋白 X、基底膜蛋白多糖（一种硫酸肝素糖蛋白）、Ⅳ 型胶原、层粘连蛋白和原纤维蛋白 -1[71-72]。值得注意的是，上皮半桥粒成分层粘连蛋白 -5 和 α3β3γ2 整合素不存在于衬里细胞外基质[73]。

衬里下层主要由疏松结缔组织构成，其厚度、纤维 / 胶原成分比例和脂肪组织的比例随滑膜部位的不同而不同。在正常情况下，衬里下层除散在分布的巨噬细胞和少量肥大细胞外，无其他炎性细胞[74]。人滑膜组织是间充质干细胞的丰富来源，但还不清楚这类细胞的具体分布位置。在体外，一些间充质干细胞能够自我更新和分化成骨、软骨与脂肪细胞。这一现象提示这类细胞在体内具有再生能力[75-77]。

衬里下层可以分为三种类型：蜂窝型、纤维型和脂肪型。光镜下，蜂窝型衬里下层是最常研究的对象，其主要见于能够自由运动的大关节（图 2-5A）。该类型由细胞性衬里层和衬里下层的疏松结缔组织、少量致密胶原纤维和丰富的血管构成。纤维型衬里下层由少量致密纤维、含很少血管的结缔组织和较薄的 SLCs 层构成（图 2-5B）。脂肪型衬里层含有丰富的成熟脂肪细胞和单层 SLCs，在老年关节滑膜和关节间脂肪垫中更为常见（图 2-5C）。

滑膜衬里下层含有Ⅰ、Ⅲ、Ⅴ和Ⅵ型胶原、糖胺聚糖、蛋白聚糖以及包括黏蛋白和层粘连蛋白在内的细胞外基质。衬里下层细胞缺乏或极少表达胶原、层

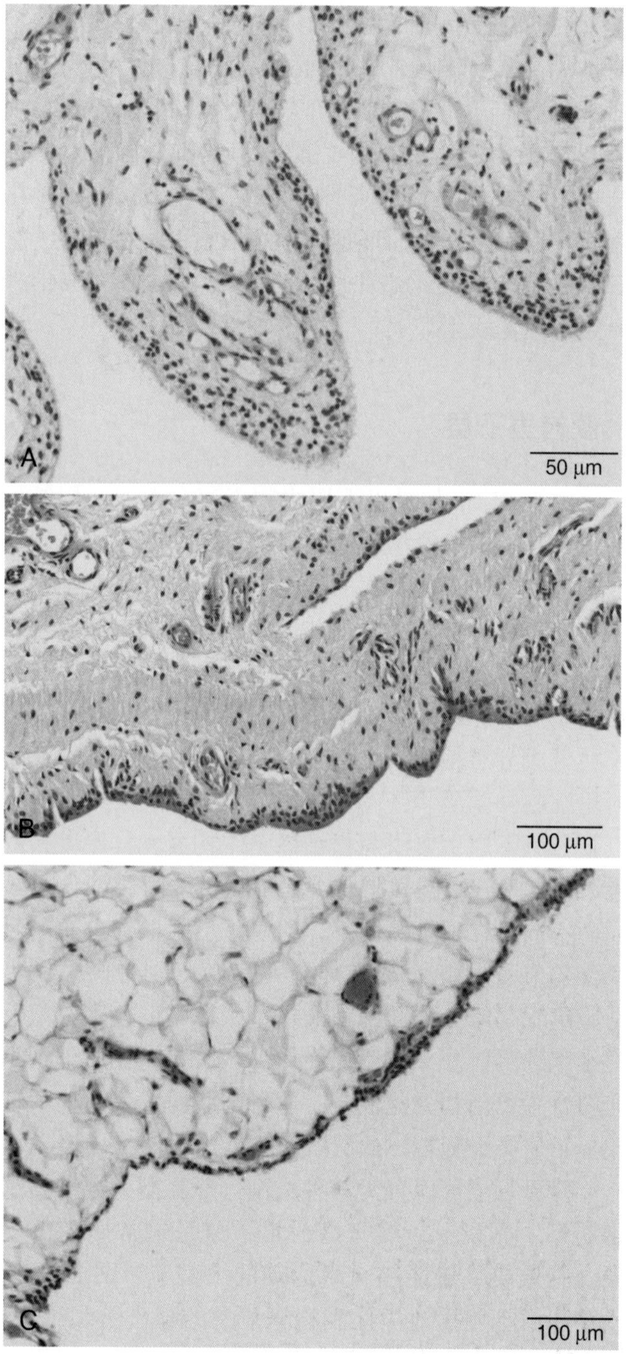

图 2-5 不同形态学类型滑膜光镜照片。所有显微照片均显示一层或两层细胞厚度的衬里层。**A**，蜂窝型滑膜由绒毛状小叶组成。在衬里层下，为细胞性疏松纤维血管脂肪衬里下层；**B**，纤维型滑膜由衬里下层的致密胶原性物质构成；**C**，脂肪型滑膜在薄层衬里细胞层下由成熟脂肪细胞和少量胶原构成

粘连蛋白和玻连蛋白的整合素受体。而纤连蛋白受体（CD49d 和 CD49e）可被检测到，透明质酸受体（CD44）则在大多数衬里下层细胞中高度表达。β2整合素主要表达于血管周围区域，特别是衬里下层区域，如 CD54[78]。

衬里下层血管系统

下层滑膜血液供应由许多小血管提供，其部分血管是与关节囊、骨骺和其他滑膜周围组织共享的。滑膜血供与骨膜和关节周围骨骼的血供借动静脉吻合相互沟通。当大型动脉血管进入关节囊附近的滑膜深层时会分支，而且分支在滑膜下浅层又会反复分支形成微血管单位。毛细血管前微动脉可能在控制衬里层血液供应方面起主要作用。滑膜毛细血管床的表面积较大，而其仅深入到滑膜表面以下的少数几层细胞中，因此在分子的跨滑膜交换中发挥着作用。但是，衬里层的血管极少。个别研究发现，在正常滑膜中的血管有一个完整的周细胞层，提示血管稳定性；而在炎性关节中，可见混合的成熟与不成熟血管。神经细胞黏附分子（neural cell adhesion molecule，NCAM）缺乏和 DNA 氧化损伤提示血管可以保持可塑状态，即使在周细胞募集之后[79-80]。在应用 TNF 阻滞剂之后，滑膜血管会变得更加稳定，与正常滑膜相似。

影响滑膜血液供应的物理因素很多。热能增加通过滑膜毛细血管的血流量。运动同样增加正常关节滑膜血液供应，但自关节腔清除小分子物质的能力可能下降。实验证实，正常关节具有血管储备能力。关节制动可以减少关节滑膜的血流量，而关节滑膜所承受的压力增加能够压塞血管，使血液供应减少。

血管内皮细胞表达 CD34 和 CD31（图 2-6A），同时表达基底膜主要成分的受体，包括层粘连蛋白、Ⅳ型胶原等的受体以及整合素受体 CD49a（层粘连蛋白和胶原受体）、CD49d（纤连蛋白受体）、CD41与 CD51（玻璃黏连蛋白受体）、CD61（β3 整合素亚单位）。内皮细胞也表达 CD44（透明质酸受体）、CD62（P- 选择素，其作为受体支持白细胞与活化的血小板及内皮相结合）。但是在非炎性滑膜中，CD54（即血管细胞黏附分子 -1，ICAM-1，一种白细胞表达的 β2 整合素受体）仅呈弱阳性表达。免疫组化可见衬里下层表浅区毛细血管内皮细胞高表达 HLA-DR，但滑膜深层大血管内皮细胞不表达该类分子[32,34]。

在炎性关节中，缺氧可能是内皮细胞活化和血

管形成的关键驱动因素。这一理论首先于 1970 年提出，采用滑液电极检测，证实了 RA 累及的膝关节滑液氧分压仅有 26.5 mmHg，远远低于骨关节炎关节滑液（42.9 mmHg）和创伤性渗出的关节滑液（63 mmHg）[81]。代谢活性增强的关节中糖酵解代谢水平将提高，这一现象进一步支持了上述理论。采用 pO_2 探针，发现在炎性关节中平均 pO_2 为 3%，而在正常关节为 7%，证实了炎性滑膜中的 pO_2 降低[82]。RA 患者的滑膜和正常滑膜中的缺氧程度与血管数和血管成熟水平呈负相关。对 TNF 阻滞剂反应良好的患者的关节 pO_2 水平会提高，其氧合水平甚至可以改善到接近正常关节。

衬里下层淋巴系统

抗淋巴管内皮细胞透明质酸受体（lymphatic vessel endothelial HA receptor，LYVE-1）抗体的应用，使详细研究淋巴管在滑膜中的分布和数量成为可能（图 2-6B）[83]。这种抗体对淋巴管和淋巴结窦内皮细胞具有高度特异性，它不与毛细血管内皮细胞和其他表达 CD34 和Ⅷ因子相关性抗原的血管细胞发生反应。以 LYVE-1 在淋巴内皮细胞中的表达为标记物，可以发现淋巴管在蜂窝型和脂肪型滑膜中远较纤维型滑膜为多。通过检测正常人、骨关节炎和 RA 关节滑膜组织中的 LYVE-1 分子，发现淋巴管在滑膜的表层、中间层和深层均有分布，只是在正常滑膜衬里下层表层的数量较少。在正常滑膜与无滑膜绒毛肥大的骨关节炎滑膜之间，滑膜淋巴系统的数量和分布无明显区别。然而，淋巴系统在绒毛水肿性肥大和慢性炎症的衬里下层非常丰富。

衬里下层神经分布

滑膜分布有丰富的交感和感觉神经网络。交感神经为有髓鞘神经，能够被抗蛋白 S100 抗体检出，其终止于血管附近，以调节血管张力（图 2-6C 至 E）。感觉神经通过无髓鞘末梢感受器感受本体感觉和痛觉，经由大的有髓鞘神经纤维和小的（< 5 μm）有或无髓鞘神经纤维传导。在滑膜中，该感受器具有多个神经多肽免疫反应性，包括 P 物质、降钙素基因相关肽和血管活性肠肽[84-85]。

功能

各个不同滑膜细胞群的合成与保护功能是复杂多样的。由多种细胞群及其产物、血管、神经和细胞间基质构成的复杂的滑膜结构，在正常关节运动、滑液形成、软骨细胞营养和不同解剖部位的软骨保护等方面，具有多种重要的功能。这些功能可以持续终身，以维持关节的最大活动性和独立性。关节液基本成分缺乏或对软骨保护不适当，会导致早期关节功能障碍，并且进一步发展为局部或全身关节功能障碍。

关节运动

滑膜的四个特征，即滑膜的可塑性、多孔性、非附着性和润滑作用，对维护关节运动至关重要。健康状态下，滑膜是高度可塑性结构，这一结构使关节腔内两相邻的非可塑性结构的运动更为便利。滑膜帮助两组织间而非组织中的运动的独特功能已受到重视[86]，这一独特功能归因于滑膜游离面的存在，允许滑膜组织维持与其他邻近组织的分离状态。由此产生的腔隙由滑液充填并维护。

可塑性

正常滑膜的可塑性是非常大的，这样才能适应关节和其相邻的肌腱、韧带和关节囊因为运动所需达到的极限活动范围。当手指屈曲时，指间关节掌侧滑膜收缩而背侧滑膜舒展；当手指伸直时则相反。这种正常的滑膜收缩和舒展，可能涉及滑膜组织的折叠与展开、弹性拉伸和组织松弛。值得强调的是，在关节反复运动中，滑膜衬里不会挤压于两个软骨关节面之间，滑膜及其血管和淋巴系统的完整性都能得到保持。可塑性通过维持相对较低的关节内压力，也能够限制关节运动中的滑膜缺血再灌注损伤。

多孔性

滑膜微血管和衬里层必须具有孔隙，以允许营养软骨的大分子物质透过。滑膜衬里层结构的基底膜相对杂乱和缺乏紧密连接，正好能够满足这一要求。血浆成分能够自由扩散进入关节间隙。其中，绝大多数血浆成分，包括蛋白质，在关节滑液中的浓度大约为血浆的 1/3 ～ 1/2。

非附着性

滑膜利于关节运动的第三个重要特征是其与相对面的非附着性。滑膜表面的衬里细胞附着在其下层的

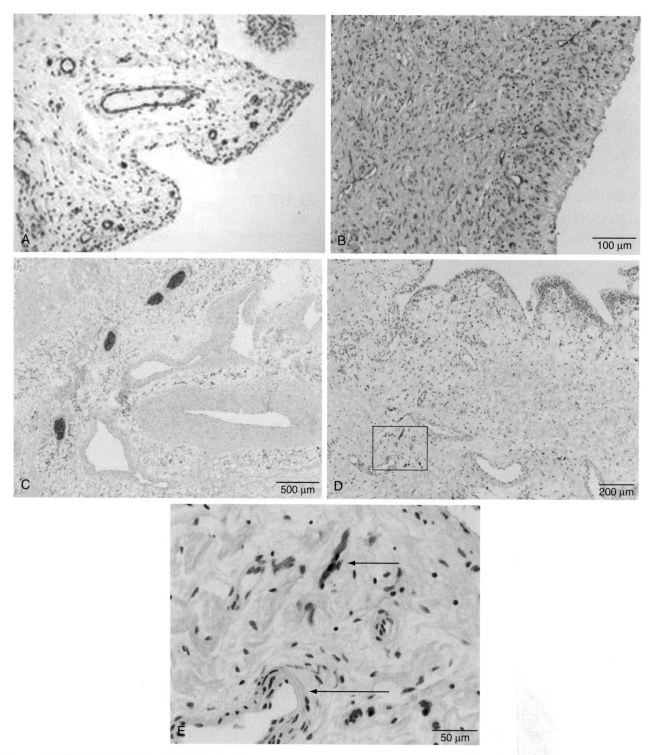

图 2-6 滑膜淋巴管和神经结构免疫组化光镜照片。**A** 和 **B**，疏松型滑膜中由抗 CD31 标记的薄壁血管（A）和由抗 LYVE-1 标记的炎性滑膜淋巴管（B）；**C**，在滑膜衬里下层邻近关节囊的区域有中等尺寸的神经血管束，其神经纤维由抗蛋白 S100 抗体标记；**D**，应用抗蛋白 S100 抗体可鉴定出滑膜表层中的小神经；**E**，将 D 图中的方框区域放大，上方箭头指示小神经，下方箭头指示小血管

细胞与基质上，但与其相对面的滑膜和软骨面不相附着。使滑膜保持非附着性的机制还不十分明了，可能与细胞表面以及组织基质分子如胶原、纤连蛋白和透明质酸的排列方式有关。也有人认为滑膜的非附着性与正常关节滑膜衬里的规律性运动有关。

润滑

滑膜对关节运动极其重要的第四个特征是其对软骨运动的高效润滑机制。关节润滑的机制十分复杂，是关节生理功能不可或缺的部分。在动关节中，软骨每天都要反复承受巨大的压力和摩擦力。动关节发挥其功能不可能避免摩擦与磨损。正常情况下，成人软骨细胞在体内不能分裂、增殖，损伤的软骨仅存在有限的自我修复能力。为了维持关节功能确保终身应用，就必须有相应的保护措施，比如润滑，它能够减少日常活动所致的磨损和损伤。因为滑膜是一个半透膜，所以它也能够对维持滑液中的润滑剂浓度发挥作用。最近的研究发现，这个功能可以通过聚四氟乙烯膜来复制。该膜能够作为生物反应系统，调节生物工程滑液中的润滑剂保持力。滑膜细胞黏附在该膜上可以发挥润滑剂生成作用和润滑剂转运的屏障作用[87]。而且，在此生物反应系统中，细胞因子能够刺激生成润滑剂，且可达到正常生成量的 40 ～ 80 倍（图 2-7）[88]。

边界润滑由特殊的具有保护功能的润滑分子完成。这些润滑分子吸附于两个相对的关节表面[89]。在边界润滑方式中，吸附润滑分子的关节面因润滑分子相互间产生的排斥力而达到润滑效果。边界润滑剂通过为关节面提供平滑光溜的被覆，改变其在关节表面的理化特性而发挥润滑效果，减小关节摩擦和磨损。在关节面上插入的保护性液体膜，使一侧关节面能够自由骑跨于另一关节面上，从而减少关节摩擦。软骨基质富含液体，能够被压缩，所以其在减少关节摩擦中也起重要作用。负重软骨自表面挤出的润滑性液体所形成的液膜，对保持两个软骨关节面的分离状态起着重要作用。采用电镜扫描观察这层液膜为连续性的，仅 100 nm 厚，它使得两个关节面相互分离，避免了两个关节面直接的摩擦接触[90]。这一超薄润滑剂被覆还能够对抗两个关节面的分离，从而提高关节的稳定性。在健康关节中，关节内润滑系统的另一个重要作用是能够有效防止相邻的富有血管的滑膜挤压。这一挤压现象在炎性关节中是消失的，所以它的滑膜贴附在软骨表面。

透明质酸

透明质酸（hyaluronic acid，HA）为一种高分子量多聚糖，是滑液和软骨的主要成分[91]。对机械刺激敏感的滑膜成纤维细胞可生成大量 HA[92-93]。在哺乳动物，HA 有三种形式，即 HAS1、HAS2 和 HAS3[94]，由 HA 合成酶在质膜上合成后直接分泌进入细胞外基质。HA 合成酶活性和 HA 分泌受细胞因子刺激，包括白细胞介素 -1β（interleukin-1β，IL-1β）、转化生长因子 -β（transforming growth factor-β，TGF-β）等[92,95-96]。有趣的是，虽然在炎性关节中细

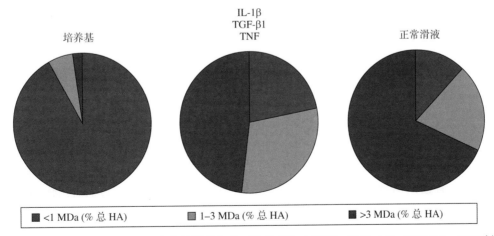

图 2-7　滑液透明质酸分子大小。正常滑液、培养的滑膜细胞（培养基）上清液，及 IL-1β、TGF-β 1、TNF 刺激的滑膜细胞培养上清液的分子大小。与对照细胞比较，由细胞因子混合刺激的滑膜细胞所产生的透明质酸的分子大小更为接近正常滑液中的透明质酸的分子大小，含有较多的高分子量 HA，从而获得较低摩擦力的环境。（Data from Blewis ME, Lao BJ, Schumacher BL, et al: Interactive cytokine regulation of synoviocyte lubricant secretion. Tissue Eng Part A 16:1329–1337, 2010.）

胞因子水平增高，但滑液透明质酸浓度却下降[97]。HA 也可由许多其他种类的骨骼细胞生成，是细胞外基质的一种重要成分。HA 既可以是关节软骨中的固态基质成分，也可以是正常或异常状态的滑液中的液态成分。

HA 有很多生物学功能，包括影响细胞生长、迁移和黏附。HA 的调节性作用通过 HA 结合蛋白和受体介导。CD44 是 HA 受体之一，存在于软骨细胞、淋巴细胞和其他单个核细胞表面。HA 在形态发生和创伤愈合过程中发挥关键作用。此外，HA 是滑膜衬里极其重要的结构性成分，在胚胎发生过程中对诱导形成关节腔发挥着重要作用。由滑膜生成的 HA 被认为是关节的主要润滑剂，HA 也被公认在维持滑液黏性中发挥着重要的生理学作用。HA 在维持正常关节功能中所起的重要作用，不局限于其所提供的减震效能。HA 在低负重界面是一种特别重要的亲水性润滑剂，如滑膜与滑膜之间及滑膜与软骨之间[98]。滑液 HA 与白蛋白共同作用，能够减少液体自关节腔的流失，特别是在关节内压力增加的时候，如关节持续屈曲时，这一作用更为明显[99-101]。

润滑素 有证据表明，在 20 世纪 70 年代首先报道的润滑素[102]，是负责动关节边界润滑的主要因子[103]。润滑素是一种大分子分泌性黏蛋白样蛋白聚糖，分子量约为 280 kD，是蛋白聚糖 4 基因（gene proteoglycan 4，*PRG4*）的产物。润滑素是滑液的主要成分之一，存在于软骨表面。*PRG4* 高表达于人类滑膜成纤维细胞和软骨表层软骨细胞[104]。润滑素与表层蛋白、巨噬细胞刺激因子和细胞生成素（hemangiopoietin，HAPO）十分相似，这些分子由相同的基因编码，但有不同的翻译后修饰。表层蛋白由 SLCs 和软骨表层软骨细胞表达，但软骨中层和深层不表达该蛋白[105]。润滑素可能连接更长的 HA 多聚体，以分散剪切力和稳定润滑性分子[106]。

在实验模型中发现，润滑素在关节和肌腱韧带中具有多重功能，如保护软骨表面免受蛋白沉积、细胞黏附、抑制滑膜细胞过度增生等[107]。Prg4−/− 小鼠出生时正常，但出生后逐渐出现进行性表层软骨细胞丢失和滑膜细胞增生（图 2-8）。润滑素在维持关节完整性的重要作用，在一种致病性基因突变的鉴定过程中得到进一步证实。这种疾病称为先天性屈曲指 - 关节炎 - 髋内翻 - 心包炎综合征（camptodactyly-arthropathy-coax vara-pericarditis syndrome，CACP）[108]。

CACP 是一种大关节病，与滑液中润滑素缺乏导致的边界性润滑缺陷相关（图 2-9）[106,109]。对润滑素生物学和关节完整性进行的其他研究中发现，实验性创伤导致滑液润滑素浓度减低、边界润滑作用减弱和关节软骨基质降解，这些改变可能是创伤诱导的炎性过程所致[104]。

但是，也有人对润滑素在关节润滑中的首要地位持不同意见。他们认为同是由衬里成纤维细胞分泌的表面活性磷脂才是将关节软骨摩擦降低到极低水平的关键边界润滑剂[110]。因此，有人假设润滑素本身不起润滑作用，它只是作为载体，承载起真正润滑作用的表面活性磷脂至关节软骨。这种作用与肺表面活性物质结合蛋白相似。

滑液形成

在健康人中，在关节运动过程中，作为滑膜组织的缓冲和软骨润滑素的储存库，恒定体积的滑膜液体至关重要。滑液中的许多可溶性成分和蛋白通过血管内皮上的微孔离开滑膜微循环，先扩散进入细胞间小间隙，再进入关节腔。滑液在部分程度上是血浆滤过液，其中的其他成分如 HA 和润滑素等，则由 SLCS 加入和清除（图 2-10）。如早前所见，滑液中的电解质和小分子物质浓度与血浆一致。滑膜对多数小分子物质的通透性取决于自由扩散通过血管内膜和细胞间小间隙双屏障的过程，主要受 SLCs 之间的细胞间隙的限制。对多数小分子物质而言，滑膜通透性与分子大小呈负相关。

实验研究证实，小分子溶质的交换主要由滑膜小间隙决定，而蛋白质的通透性则取决于微血管内皮细胞。滑膜不应被认为是一种简单的惰性膜，而是一个复杂的调节组织系统。通过滑膜血管扩散进入滑膜衬里层细胞间隙的生理性小分子，包括水、糖和许多必需的营养物质以及组织代谢废物。有证据表明，特殊转运系统提供的"泵"机制可能辅助某些可溶性分子的跨膜运输。

血浆蛋白能够通过血管内皮，经滑膜小间隙进入滑液。其效率取决于蛋白的分子大小和内皮细胞微孔直径的大小。小分子蛋白如白蛋白较易进入滑液，而大分子蛋白如纤维蛋白原进入滑液较为困难。相反，滑液中的蛋白质和其他组分通过淋巴系统的清除过程不受限制，而且效率更高。滑液中的任何蛋白浓度反

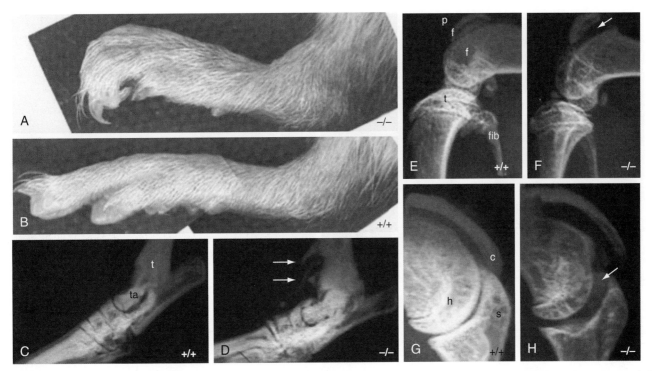

图 2-8　Prg4^{-/-} 小鼠的临床表现和放射学改变。A 和 B，6 月龄 Prg4^{-/-} 小鼠（A）和野生型小鼠（B）后爪照片。注意突变鼠趾弯曲和踝关节肿胀。C 和 D，9 月龄野生型小鼠（C）和 Prg4^{-/-} 小鼠（D）踝关节放射学改变。标示所指为与胫骨（t）和距骨（ta）相符合的结构。注意踝关节邻近部位结构的钙化（D，箭头所指）。E，4 月龄野生型小鼠膝关节 X 线侧位片。标示所指为与髌骨（p）、股骨髁（f）和胫骨平台（t）相符的结构。F，4 月龄 Prg4^{-/-} 小鼠膝关节 X 线侧位片。注意髌骨和股骨之间增宽的关节间隙（箭头所指），髌骨、股骨髁和胫骨平台骨量减少。G，4 月龄野生型小鼠肩关节 X 线片。标示所指为与肱骨头（h）、肩胛骨关节盂（s）和锁骨（c）相符的结构。H，4 月龄 Prg4^{-/-} 小鼠肩关节 X 线片。注意肱骨与肩胛骨关节盂之间增宽的关节间隙（箭头所指）以及肱骨头骨量减少。（From Rhee DK, Marcelino J, Baker M, et al: The secreted glycoprotein lubricin protects cartilage surfaces and inhibits synovial cell overgrowth. J Clin Invest 115:622-631, 2005.）

映了某一特定时间的滑液进出动力学平衡。由于滑液移出较进入更有效，因此在正常情况下，关节腔内压低于大气压力。一般认为关节腔内负压在维持关节稳定性中发挥重要作用。血浆蛋白在"滑液 - 血清"中的比率与蛋白质分子大小呈负相关。在关节炎症状态，滑膜的血管内皮通透性变大，允许更多蛋白质进入滑液。其显著变化是滑液中大分子物质浓度增加。滑液量增加的同时，关节的稳定性降低。

相对亲水性分子而言，脂溶性分子可以穿过细胞膜并在细胞膜之间扩散，它们穿过滑膜表面的限制较小。所以，整个滑膜表层都允许脂溶性物质扩散进出关节腔。生理学上，最重要的脂溶性分子是呼吸性气体分子——氧气和二氧化碳。当关节处于炎症状态时，滑液中氧分压下降而二氧化碳分压增高，pH 降低，乳酸产量增加[82]。随之产生的缺氧和酸中毒将严重影响滑膜微循环和软骨细胞代谢。

软骨细胞营养

滑膜的另一重要功能是为关节软骨中的软骨细胞提供营养（见第 3 章）。由于关节软骨无血管，因此认为软骨的营养物质的供应和代谢分解产物的清除，是靠滑液、滑膜组织动静脉血管和软骨下骨来完成的。形态学、生理学和病理学研究证实，滑液的溶质很容易进入软骨。在体内，软骨不与滑液接触便不能成活。在软骨基质中营养物质转运可能依靠以下三个机制，即扩散、软骨细胞主动转运和软骨基质间隙性压缩形成的"泵"。大部分透明软骨覆盖在 50 μm 厚的含有丰富血供的滑膜表层之内。软骨细胞对氧敏感，适宜生存于低氧环境。低氧张力促进软骨细胞表型表达和软骨特异性基质形成。活性氧族在调节某些正常软骨细胞活性中，如细胞活化、增殖和基质重塑等，可能发挥着重要作用。

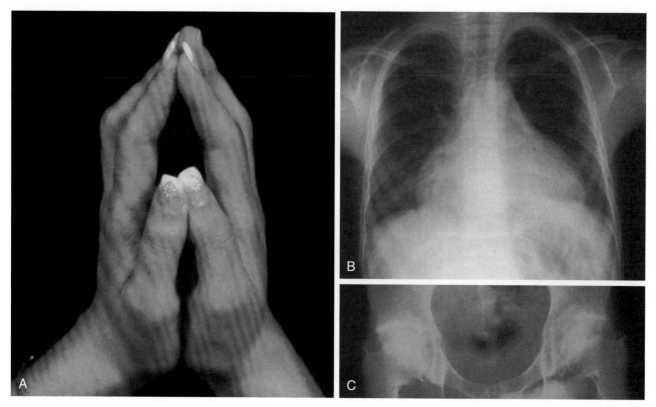

图 2-9　先天性屈曲指 - 关节炎 - 髋内翻 - 心包炎（CACP）综合征的临床特征。**A**，手的特征性畸形；**B**，胸部 X 线片示因心包炎而增大的心脏轮廓；**C**，骨盆 X 线片示一位 CACP 男孩的髋内翻。（**B** and **C**, Courtesy Ronald Laxer, MD, Hospital for Sick Children, Toronto, Ontario, Canada.）

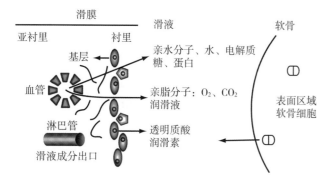

图 2-10　滑液形成示意图。滑液中许多可溶性成分和蛋白质经血管内皮微孔或开窗离开滑膜衬里下层微循环，在进入关节腔前先在滑膜细胞间隙扩散。对绝大多数小分子物质而言，滑膜通透性由自由扩散通过内皮和细胞间隙双屏障的过程所决定，扩散速度主要受滑膜衬里细胞间隙限制。脂溶性分子能够自细胞膜或细胞间通过，因此在通过滑膜表面时很少受限制。其他成分如透明质酸和润滑素，由滑膜衬里细胞生成

结论

　　正常人滑膜是一种高度特异性的多功能器官，其对维持人的活动、自主性和生存起着重要作用。滑膜衬里层由巨噬细胞和成纤维细胞两种特征各异的细胞构成。滑膜巨噬细胞表达 CD45、CD163、CD97、CD68、神经元特异性脂酶、组织蛋白酶 B、L 和 D。表达 CD14 的细胞很少见于正常滑膜衬里层。表达于肝 Kupffer 细胞和 Ⅱ 型肺泡巨噬细胞的 FcγR Ⅲ（CD16）可表达于滑膜巨噬细胞亚群。滑膜巨噬细胞也表达 MHC Ⅱ 型分子，在吞噬和抗原介导的免疫反应中起着关键作用。

　　滑膜衬里成纤维细胞具有突出的合成能力，能够生成重要的关节润滑物质—透明质酸和润滑素。滑膜成纤维细胞还合成正常细胞外基质成分，包括纤连蛋

白、层粘连蛋白、胶原、蛋白聚糖、润滑素和其他已鉴定的或未鉴定的蛋白等。这些细胞同时还合成大量金属蛋白酶、金属蛋白酶抑制物、前列腺素和细胞因子。滑膜成纤维细胞表达的选择性黏附分子有利于某些细胞群的流动如淋巴细胞进入滑液，或阻留其他细胞如单个核细胞在滑膜内。

滑膜衬里下层由疏松结缔组织基质构成，其中含有血管和淋巴管分支、神经和多种常驻细胞，包括渗入的巨噬细胞和成纤维细胞等。神经具有调节滑膜血流量的重要作用。淋巴管则过滤来自滑膜或滑液的代谢分解产物。不同解剖部位和不同局部功能需要的衬里下层的形态不同。

滑膜功能的协调一致对正常关节运动、滑液形成和营养软骨细胞、保护软骨等非常重要。这些功能会在多个解剖部位保持终身。滑液中的重要成分如润滑素的缺乏或不适当的软骨保护会导致早期关节功能障碍，并可能发展为不同程度的关节功能障碍。在动物模型和人类中，润滑素缺乏导致的疾病特征已经得到了很好的报道。更深入的研究可能会发现新的与滑膜特定功能紊乱相关联的退行性多关节炎临床类型。

 本章的参考文献也可以在 ExpertConsult.com 上找到。

参考文献

1. Nozawa-Inoue K, Takagi R, Kobayashi T, et al: Immunocytochemical demonstration of the synovial membrane in experimentally induced arthritis of the rat temporomandibular joint. *Arch Histol Cytol* 61:451–466, 1998.
2. Vandenabeele F, Lambrichts I, Lippens P, et al: In vitro loading of human synovial membrane with 5-hydroxydopamine: evidence for dense core secretory granules in type B cells. *Arch Histol Cytol* 64:1–16, 2001.
3. Castor CW: The microscopic structure of normal human synovial tissue. *Arthritis Rheum* 3:140–151, 1960.
4. Barland P, Novikoff A, Novikoff AB, et al: Electron microscopy of the human synovial membrane. *J Cell Biol* 14:207–220, 1962.
5. Krey PR, Cohen AS: Fine structural analysis of rabbit synovial cells in organ culture. *Arthritis Rheum* 16:324–340, 1973.
6. Okada Y, Nakanishi I, Kajikawa K: Ultrastructure of the mouse synovial membrane: development and organization of the extracellular matrix. *Arthritis Rheum* 24:835–843, 1981.
7. Groth HP: Cellular contacts in the synovial membrane of the cat and the rabbit: an ultrastructural study. *Cell Tissue Res* 164:525–541, 1975.
8. Roy S, Ghadially FN: Ultrastructure of normal rat synovial membrane. *Ann Rheum Dis* 26:26–38, 1967.
9. Wyllie JC, More RH, Haust MD: The fine structure of normal guinea pig synovium. *Lab Invest* 13:1254–1263, 1964.
10. Fell HB, Glauet AM, Barratt ME, et al: The pig synovium. I. The intact synovium in vivo and in organ culture. *J Anat* 122:663–680, 1976.
11. Watanabe H, Spycher MA, Ruttner JR, et al: Ultrastructural studies of rabbit synovitis induced by autologous IgG fragments. II. Infiltrating cells in the sublining layer. *Scand J Rheumatol Suppl* 15:15–22, 1976.
12. Linck G, Stoerkel ME, Petrovic A, et al: Morphological evidence of a polypeptide-like secretory function of the B cells in the mouse synovial membrane. *Experientia* 33:1098–1099, 1977.
13. Johansson HE, Rejno S: Light and electron microscopic investigation of equine synovial membrane: a comparison between healthy joints and joints with intraarticular fractures and osteochondrosis dissecans. *Acta Vet Scand* 17:153–168, 1976.
14. Ghadially FN: *Fine structure of joints*, London, 1983, Butterworths.
15. Iwanaga T, Shikichi M, Kitamura H, et al: Morphology and functional roles of synoviocytes in the joint. *Arch Histol Cytol* 63:17–31, 2000.
16. Graabaek PM: Ultrastructural evidence for two distinct types of synoviocytes in rat synovial membrane. *J Ultrastruct Res* 78:321–339, 1982.
17. Graabaek PM: Characteristics of the two types of synoviocytes in rat synovial membrane: an ultrastructural study. *Lab Invest* 50:690–702, 1984.
18. Edwards JCW: Fibroblast biology: development of differentiation of synovial fibroblasts in arthritis. *Arthritis Res* 2:344–347, 2000.
19. Athanasou NA: Synovial macrophages. *Ann Rheum Dis* 54:392–394, 1995.
20. Athanasou NA, Quinn J: Immunocytochemical analysis of human synovial lining cells: phenotypic relation to other marrow derived cells. *Ann Rheum Dis* 50:311–315, 1991.
21. Athanasou NA, Quinn J, Heryet A, et al: The immunohistology of synovial lining cells in normal and inflamed synovium. *J Pathol* 155:133–142, 1988.
22. Izumi S, Takeya M, Takagi K, et al: Ontogenetic development of synovial A cells in fetal and neonatal rat knee joints. *Cell Tissue Res* 262:1–8, 1990.
23. Edwards JC: The nature and origins of synovium: experimental approaches to the study of synoviocyte differentiation. *J Anat* 184:493–501, 1994.
24. Lau SK, Chu PG, Weiss LM: CD163: a specific marker of macrophages in paraffin-embedded tissue samples. *Am J Clin Pathol* 122:794–801, 2004.
25. Tuijnman WB, van Wichen DF, Schuurman HJ: Tissue distribution of human IgG Fc receptors CD16, CD32 and CD64: an immunohistochemical study. *APMIS* 101:319–329, 1993.
26. Edwards JCW, Blades S, Cambridge G: Restricted expression of Fc gammaRIII (CD16) in synovium and dermis: implications for tissue targeting in rheumatoid arthritis (RA). *Clin Exp Immunol* 108:401–406, 1997.
27. Bhatia A, Blades S, Cambridge G, et al: Differential distribution of Fc gamma RIIIa in normal human tissues and co-localization with DAF and fibrillin-1: implications for immunological microenvironments. *Immunology* 94:56–63, 1998.
28. Walker MG: Z39Ig is co-expressed with activated macrophage genes. *Biochim Biophys Acta* 1574:387–390, 2002.
29. Kim JK, Choi EM, Shin HI, et al: Characterization of monoclonal antibody specific to the Z39Ig protein, a member of immunoglobulin superfamily. *Immunol Lett* 99:153–161, 2005.
30. Lee MY, Kim WJ, Kang YJ, et al: Z39Ig is expressed on macrophages and may mediate inflammatory reactions in arthritis and atherosclerosis. *J Leukoc Biol* 80:922–928, 2006.
31. el-Gabalawy H, Canvin J, Ma GM, et al: Synovial distribution of alpha d/CD18, a novel leukointegrin: comparison with other integrins and their ligands. *Arthritis Rheum* 39:1913–1921, 1996.
32. Demaziere A, Athanasou NA: Adhesion receptors of intimal and subintimal cells of the normal synovial membrane. *J Pathol* 168:209–215, 1992.
33. Hui AY, McCarty WJ, Masuda K, et al: A systems biology approach to synovial joint lubrication in health, injury, and disease. *Wiley Interdiscip Rev Syst Biol Med* 4:15–37, 2012.
34. Wilkinson LS, Pitsillides AA, Worrall JG, et al: Light microscopic characterization of the fibroblast-like synovial intimal cell (synoviocyte). *Arthritis Rheum* 35:1179–1184, 1992.
35. Johnson BA, Haines GK, Haclous LA, et al: Adhesion molecule expression in human synovial tissue. *Arthritis Rheum* 36:137–146, 1993.
36. Henderson KJ, Edwards JCW, Worrall JG: Expression of CD44 in

normal and rheumatoid synovium and cultured fibroblasts. *Ann Rheum Dis* 53:729–734, 1994.

37. Stevens CR, Mapp PI, Revell PA: A monoclonal antibody (Mab 67) marks type B synoviocytes. *Rheumatol Int* 10:103–106, 1990.

38. Pitsillides AA, Wilkinson LS, Mehdizadeh S, et al: Uridine diphosphoglucose dehydrogenase activity in normal and rheumatoid synovium: the description of a specialized synovial lining cell. *Int J Exp Pathol* 74:27–34, 1993.

39. Wilkinson LS, Edwards JD, Paston RN, et al: Expression of vascular cell adhesion molecule-1 in normal and inflamed synovium. *Lab Invest* 68:82–88, 1993.

40. Edwards JC, Wilkinson LS, Speight P, et al: Vascular cell adhesion molecule 1 and alpha 4 and beta 1 integrins in lymphocyte aggregates in Sjögren's syndrome and rheumatoid arthritis. *Ann Rheum Dis* 52:806–811, 1993.

41. Valencia X, Higgins JM, Kiener HP, et al: Cadherin-11 provides specific cellular adhesion between fibroblast-like synoviocytes. *J Exp Med* 200:1673–1679, 2004.

42. Kiener HP, Brenner MB: Building the synovium: cadherin-11 mediates fibroblast-like synoviocyte cell-to-cell adhesion. *Arthritis Res Ther* 7:49–54, 2005.

43. Kitamura HP, Yanase H, Kitamura H, et al: Unique localization of protein gene product 9.5 in type B synoviocytes in the joints of the horse. *J Histochem Cytochem* 47:343–352, 1999.

44. Hamann J, Wishaupt JO, van Lier RA, et al: Expression of the activation antigen CD97 and its ligand CD55 in rheumatoid synovial tissue. *Arthritis Rheum* 42:650–658, 1999.

45. Hamann J, Vogel B, van Schijadel GM, et al: The seven-span transmembrane receptor CD97 has a cellular ligand (CD55, DAF). *J Exp Med* 184:1185–1189, 1996.

46. Ultaigh SN, Saber TP, McCormick J, et al: Blockade of Toll-like receptor 2 prevents spontaneous cytokine release from rheumatoid arthritis ex vivo synovial explant cultures. *Arthritis Res Ther* 23:13, 2011.

47. Saber T, Veale DJ, Balogh E, et al: Toll-like receptor 2 induced angiogenesis and invasion is mediated through the Tie2 signalling pathway in rheumatoid arthritis. *PLoS ONE* 6:e23540, 2011.

48. Kiener HP, Lee DM, Agarwal SK, et al: Cadherin-11 induces rheumatoid arthritis fibroblast-like synoviocytes to form lining layers in vitro. *Am J Pathol* 168:1486–1499, 2006.

49. Lee DM, Kiener HP, Agarwal SK, et al: Cadherin-11 in synovial lining formation and pathology in arthritis. *Science* 315:1006–1010, 2007.

50. Kiener HP, Watts GF, Cui Y, et al: Synovial fibroblasts self-direct multicellular lining architecture and synthetic function in three-dimensional organ culture. *Arthritis Rheum* 62:742–752, 2010.

51. Mohr W, Beneke G, Mohing W: Proliferation of synovial lining cells and fibroblasts. *Ann Rheum Dis* 34:219–224, 1975.

52. Lalor PA, Garcia CH, O'Rourke LM, et al: Proliferative activity of cells in the synovium as demonstrated by a monoclonal antibody, Ki67. *Rheumatol Int* 7:183–186, 1987.

53. Qu Z, Henderson B, Bitensky L, et al: Local proliferation of fibroblast-like synoviocytes contributes to synovial hyperplasia: results of proliferating cell nuclear antigen/cyclin, c-myc, and nucleolar organizer region staining. *Arthritis Rheum* 37:212–220, 1994.

54. Coulton LA, Coates PJ, Ansari B, et al: DNA synthesis in human rheumatoid and nonrheumatoid synovial lining. *Ann Rheum Dis* 39:241–247, 1980.

55. Hall PA, Edwards JC, Willoughby DA, et al: Regulation of cell number in the mammalian gastrointestinal tract: the importance of apoptosis. *J Cell Sci* 107:3569–3577, 1994.

56. Edwards JC, Willoughby DA: Demonstration of bone marrow derived cells in synovial lining by means of giant intracellular granules as genetic markers. *Ann Rheum Dis* 41:177–182, 1982.

57. Edwards JC: The nature and origin of synovium: experimental approach to the study of synoviocyte differentiation. *J Anat* 184:493–501, 1994.

58. Yoshida H, Cecchini MG, Fleisch H, et al: The murine mutation osteopetrosis is in the coding region of the macrophage colony stimulating factor gene. *Nature* 345:442–444, 1990.

59. Felix R, Cecchini MG, Fleisch H: Macrophage colony stimulating factor restores in vivo bone resorption in the op/op osteopetrotic mouse. *Endocrinology* 127:2592–2594, 1990.

60. Naito M, Palmer DG, Revell PA, et al: Abnormal differentiation of tissue macrophage populations in "osteopetrosis" (op) mice defective in the production of macrophage colony-stimulating factor. *Am J Pathol* 139:657–667, 1991.

61. Hogg N, Palmer DG, Revell PA: Mononuclear phagocytes of normal and rheumatoid synovial membrane identified by monoclonal antibodies. *Immunology* 56:673–681, 1985.

62. Wijbrandts CA, Remans PH, Klarenbeek PL, et al: Analysis of apoptosis in peripheral blood and synovial tissue very early after initiation of infliximab treatment in rheumatoid arthritis patients. *Arthritis Rheum* 58:3330–3339, 2008.

63. Müller-Ladner U, Gay RE, Gay S: Role of nuclear factor kappaB in synovial inflammation. *Curr Rheumatol Rep* 4:201–207, 2002.

64. Moynagh PN: The NF-κB pathway. *J Cell Sci* 118:4589–4592, 2005.

65. Miagkov AV, Kovalenko DV, Brown CE, et al: NF-kappaB activation provides the potential link between inflammation and hyperplasia in the arthritic joint. *Proc Natl Acad Sci USA* 95:13859–13864, 1998.

66. Rosengren S, Corr M, Firestein GS, et al: The JAK inhibitor CP-690,550 (tofacitinib) inhibits TNF-induced chemokine expression in fibroblast-like synoviocytes: autocrine role of type I interferon. *Ann Rheum Dis* 71:440–447, 2012.

67. Gao W, Sweeney C, Connolly M, et al: Notch-1 mediates hypoxia-induced angiogenesis in rheumatoid arthritis. *Arthritis Rheum* 64:2104–2113, 2012.

68. De Bock K, Georgiadou M, Carmeliet P: Role of endothelial cell metabolism in vessel sprouting. *Cell Metab* 18:634–647, 2013.

69. Oliver KM, Garvey JF, Ng CT, et al: Hypoxia activates NF-kappaB-dependent gene expression through the canonical signaling pathway. *Antioxid Redox Signal* 11:2057–2064, 2009.

70. Lee JH, Suk J, Park J, et al: Notch signal activates hypoxia pathway through HES1-dependent SRC/signal transducers and activators of transcription 3 pathway. *Mol Cancer Res* 7:1663–1671, 2009.

71. Li TF, Boesler EW, Jimenez SA, et al: Distribution of tenascin-X in different synovial samples and synovial membrane-like interface tissue from aseptic loosening of total hip replacement. *Rheumatol Int* 19:177–183, 2000.

72. Dodge GR, Boesler EW, Jimenez SA: Expression of the basement membrane heparan sulfate proteoglycan (perlecan) in human synovium and in cultured human synovial cells. *Lab Invest* 73:649–657, 1995.

73. Konttinen YT, Hoyland JA, Denton J, et al: Expression of laminins and their integrin receptors in different conditions of synovial membrane and synovial membrane-like interface tissue. *Ann Rheum Dis* 58:683–690, 1999.

74. Dean G, Kruetner A, Ferguson AB, et al: Mast cells in the synovium and synovial fluid in osteoarthritis. *Br J Rheumatol* 32:671–675, 1993.

75. Bentley G, Kreutner A, Ferguson AB: Synovial regeneration and articular cartilage changes after synovectomy in normal and steroid-treated rabbits. *J Bone Joint Surg Br* 57:454–462, 1975.

76. De Bari C, Sekiya I, Yagishita K, et al: Multipotent mesenchymal stem cell from adult human synovial membrane. *Arthritis Rheum* 44:1928–1942, 2001.

77. Sakaguchi Y, Athanasou NA: Comparison of human stem cells derived from various mesenchymal tissues: superiority of synovium as a cell source. *Arthritis Rheum* 52:2521–2529, 2005.

78. Demaziere A, Athanasou NA: Adhesion receptors of intimal and subintimal cells of the normal synovial membrane. *J Pathol* 168:209–215, 1992.

79. Izquierdo E, Canete JD, Celis R, et al: Immature blood vessels in rheumatoid synovium are selectively depleted in response to anti-TNF therapy. *PLoS ONE* 4:e8131, 2009.

80. Kennedy A, Ng CT, Biniecka M, et al: Angiogenesis and blood vessel stability in inflammatory arthritis. *Arthritis Rheum* 62:711–721, 2010.

81. Lund-Olesen K: Oxygen tension in synovial fluids. *Arthritis Rheum* 13:769–776, 1970.

82. Ng CT, Biniecka M, Kennedy A, et al: Synovial tissue hypoxia and inflammation in vivo. *Ann Rheum Dis* 69:1389–1395, 2010.

83. Xu H, Edwards J, Banerji S, et al: Distribution of lymphatic vessels in normal and arthritic human synovial tissues. *Ann Rheum Dis* 62:1227–1229, 2003.

84. Bohnsack M: Distribution of substance-P nerves inside the infrapatellar fat pad and the adjacent synovial tissue: a neurohistological approach to anterior knee pain syndrome. *Arch Orthop Trauma Surg* 125:592–597, 2005.

85. McDougall JJ: Arthritis and pain: neurogenic origin of joint pain: a

review. *Arthritis Res Ther* 10:220–230, 2006.

86. Henderson B, Edwards JCW: Functions of synovial lining. In Henderson B, Edwards JCW, editors: *The synovial lining in health and disease*, London, 1987, Chapman & Hall, pp 41–74.

87. Blewis ME, Lao BJ, Jadin KD, et al: Semi-permeable membrane retention of synovial fluid lubricants hyaluronan and proteoglycan 4 for a biomimetic bioreactor. *Biotechnol Bioeng* 106:149–160, 2010.

88. Blewis ME, Lao BJ, Schumacher BL, et al: Interactive cytokine regulation of synoviocyte lubricant secretion. *Tissue Eng Part A* 16:1329–1337, 2010.

89. Mazzucco D, Spector M: The role of joint fluid in the tribology of total joint arthroplasty. *Clin Orthop Relat Res* (429):17–32, 2004.

90. Clark JM, Norman AG, Kaab MJ, et al: The surface contour of articular cartilage in an intact, loaded joint. *J Anat* 195:45–56, 1999.

91. Prehm P: Hyaluronan. In Steinbuchel A, editor: *Biopolymers*, Weinheim, Germany, 2002, Wiley-VCH-Verlag, pp 379–400.

92. Momberger TS, Levick JR, Mason RM: Hyaluronan synthesis by rabbit synoviocytes is mechanosensitive. *Matrix Biol* 24:510–519, 2005.

93. Momberger TS, Levick JR, Mason RM: Mechanosensitive synoviocytes: a Ca²⁺-PKCα-MAP kinase pathway contributes to stretch-induced hyaluronan synthesis in vitro. *Matrix Biol* 25:306–316, 2006.

94. Weigel PH, Hascall VC, Tammi M: Hyaluronan synthases. *J Biol Chem* 272:13997–14000, 1997.

95. Recklies AD, White C, Melching L, et al: Differential regulation and expression of hyaluronan in human articular cartilage, synovial cells and osteosarcoma cells. *Biochem J* 354:17–24, 2001.

96. Tanimoto K, Itoh H, Sagawa N, et al: Cyclic mechanical stretch regulates the gene expression of hyaluronic acid synthetase in cultured rabbit synovial cells. *Connect Tissue Res* 42:187–195, 2001.

97. Hui AY, McCarty WJ, Masuda K, et al: A systems biology approach to synovial joint lubrication in health, injury, and disease. *Wiley Interdiscip Rev Syst Biol Med* 4:15–37, 2012.

98. Murakami T, Higaki H, Sawae Y, et al: Adaptive multimode lubrication in natural synovial joints and artificial joints. *Proc Inst Mech Eng H* 212:23–35, 1998.

99. Levick JR: Fluid movement across synovium in healthy joints: role of synovial fluid macromolecules. *Ann Rheum Dis* 54:417–423, 1995.

100. Scott D, Coleman PJ, Mason RM, et al: Molecular reflection by synovial lining is concentration dependent and reduced in dilute effusions in a rabbit model. *Arthritis Rheum* 43:1175–1182, 2000.

101. Sabaratnam S, Mason RM, Levick JR: Hyaluranon molecular reflection by synovial lining is concentration dependent and reduced in dilute effusions in a rabbit model. *Arthritis Rheum* 54:1673–1681, 2006.

102. Swann DA, Sotman S, Dixon M, et al: The isolation and partial characterization of the major glycoprotein from the articular lubricating fraction from bovine synovial fluid. *Biochem J* 161:473–485, 1977.

103. Jay GD, Britt DE, Cha C-J: Lubricin is a product of megacaryocyte stimulating factor gene expression by human synovial fibroblasts. *J Rheumatol* 27:594–600, 2000.

104. Elsaid KA, Jay GD, Warman ML, et al: Association of articular cartilage degradation and loss of boundary-lubricating ability of synovial fluid following injury and inflammatory arthritis. *Arthritis Rheum* 52:1746–1755, 2005.

105. Schumacher BL, Hughes CE, Kuettner KE, et al: Immunodetection and partial cDNA sequence of the proteoglycan, superficial zone protein, synthesized by cells lining synovial joints. *J Orthop Res* 17:110–120, 1999.

106. Jay GD, Tantravahi U, Britt DE, et al: Homology of lubricin and superficial zone protein (SZP): products of megakaryocyte stimulating factor (MSF) gene expression by human synovial fibroblasts and articular chondrocytes localized to chromosome 1q25. *J Orthop Res* 19:677–687, 2001.

107. Rhee DK, Marcelino J, Baker M, et al: The secreted glycoprotein lubricin protects cartilage surfaces and inhibits synovial cell overgrowth. *J Clin Invest* 115:622–631, 2005.

108. Marcelino J, Carpten JD, Suwairi WM, et al: CACP, encoding a secreted proteoglycan, is mutated in camptodactyly-arthropathy-coxa vara-pericarditis syndrome. *Nat Genet* 23:319–322, 1999.

109. Rhee DK, Marcelino J, Sulaiman A-M, et al: Consequences of disease-causing mutations on lubricin protein synthesis, secretion, and post-translational processing. *J Biol Chem* 280:31325–31332, 2005.

110. Hills BA, Crawford RW: Normal and prosthetic synovial joints are lubricated by surface-active phospholipids: a hypothesis. *J Arthroplasty* 18:499–505, 2003.

第3章

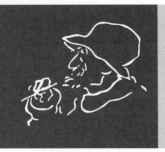

软骨和软骨细胞

原著　Mary B. Goldring ・ Kirsty L. Culley ・ Elisabeth Wondimu ・ Miguel Otero
梁家铭 译　孙铁铮 校

关键点

关节软骨基质具有异质性，含有多种细胞外基质（ECM）蛋白质，主要包括大的聚集蛋白聚糖 - 聚合素和 II 型、IX 型、XI 型胶原蛋白。

软骨的胶原蛋白网状结构使其具有一定的抗拉强度，而聚合素使其具有了抗压性能。

成人的关节软骨细胞是在低氧、无供血的环境下存活的非有丝分裂细胞。

在创伤或炎症发生时，软骨细胞会对调节细胞外基质重构的分解代谢因子和合成代谢因子做出反应，提高代谢活性。

生理条件下，软骨细胞维持对蛋白聚糖的低转换修复。但这种修复能力、对合成代谢因子的反应能力、细胞存活情况和基质质量都会随着年龄的增长而逐渐下降。

透明软骨，包括可动关节的关节软骨，是由单一细胞，即包埋在一种独特而复杂基质中的软骨细胞组成。成人关节的软骨细胞是完全分化的细胞，细胞外基质成分处于一种更替性很低的平衡状态。软骨细胞在人体的生长发育过程中发挥着多种不同的作用。根据软骨最终位置的不同，胚胎中的软骨细胞来源于不同的间充质祖细胞，包括神经外胚层的颅神经嵴、头中胚层、轴旁中胚层的生骨节以及侧板中胚层的胚体壁。软骨细胞会进一步形成髁板（或软骨原基），这一过程称为软骨形成。

间充质细胞聚集并分化为软骨祖细胞后，软骨细胞通过进一步增殖、肥大并凋亡，最终逐步被替换为骨，这一过程叫作"软骨内成骨"。类似的过程也发生在出生后婴儿的生长板中，使得婴儿骨骼迅速生长。不同阶段的骨骼发育机制详见第 1 章。

成年人中，软骨仅分布在关节、气管和鼻中隔，主要功能是提供结构性支撑。在关节中，软骨还有减少摩擦的作用。成人的关节软骨包含一种特殊的基质，主要成分是胶原、蛋白聚糖和其他软骨特异性或非特异性的蛋白质。成人关节的软骨细胞，可以看作是在软骨发生过程中贮藏在原始基质中的"静息"或"储备"细胞，部分由于血供和神经分布的不足，代谢并不活跃。成人的软骨细胞的重要作用在于它们可以对机械刺激、生长因子、细胞因子等作出应答，从而可能对正常稳态产生正面或负面的影响。在类风湿关节炎（RA）的患者中，软骨破坏最先发生在滑膜血管翳的区域，也有证据表明在炎性环境中软骨细胞可以参与降解软骨基质。在骨关节炎（OA）的患者中，软骨细胞通过自分泌 - 旁分泌作用模式产生分解代谢因子和合成代谢因子，对周围软骨基质的结构改变做出反应，进而发挥重要作用[1-2]。然而，软骨细胞对软骨组织不同分层的细胞外基质结构的维持作用是有限的，而且随着年龄的增长逐步退化。本章主要讨论正常关节软骨的结构和功能，以及软骨细胞在维持软骨稳态及应对影响软骨完整性的不良环境因素中的作用。

软骨的结构

正常的关节软骨是一种特殊的组织，外观呈乳白色、透明状。关节软骨中没有血管，只能依靠软骨下骨的脉管系统和关节滑液的弥散作用获得营养。关节软骨中超过 70% 的成分是水，并且与其他组织相比它的细胞含量较低；软骨细胞只占总量的 1% ～ 2%。

软骨的干重主要包括两种成分：Ⅱ型胶原蛋白和大的聚集蛋白聚糖，即聚合素。一些"小的"胶原蛋白和蛋白聚糖分子也参与构成了软骨基质的独特结构[3-4]。

软骨的湿重中，只有约 20% 是有机成分。胶原蛋白，主要是Ⅱ型胶原蛋白，占软骨湿重的 15% ~ 25%，软骨干重的 50%；而在软骨表层，Ⅱ型胶原蛋白则占软骨干重的绝大部分。蛋白聚糖，主要是聚合素，占软骨湿重的 10%，软骨干重的 25%。含有胶原原纤维的Ⅱ型胶原蛋白高度交联，形成系统的方向性网络，将带有高度负电荷的蛋白聚糖聚合物网罗其中。软骨的组织化学分析表明，在底物浓度较低的情况下，其蛋白聚糖仍然可以使用番红 O、甲苯胺蓝或阿尔新蓝进行染色，这些方法是非化学计量的[5]。尽

管软骨中的胶原蛋白可以进行有效的染色，但要区分胶原蛋白的分型则需要使用特异性抗体进行免疫组化染色。

虽然关节软骨厚度很薄（≤ 7 mm）且明显呈均质性，但成熟的关节软骨却是一种异质的组织，具有四个不同的分区：①表面切线区（滑动区）；②中间区（或移行区）；③深区（或辐射区）；④位于潮线以下和软骨下骨以上的矿化软骨区（图 3-1）[4]。在表面区，软骨细胞形态扁平，薄层的胶原纤维与表面平行排列，还有高浓度的小型核心蛋白聚糖和低浓度的聚合素。中间层占软骨重量的 40% ~ 60%，软骨细胞呈圆形，由放射状的胶原纤维束包围，后者比其他各区的胶原纤维粗大。深层的软骨细胞通常呈柱状或

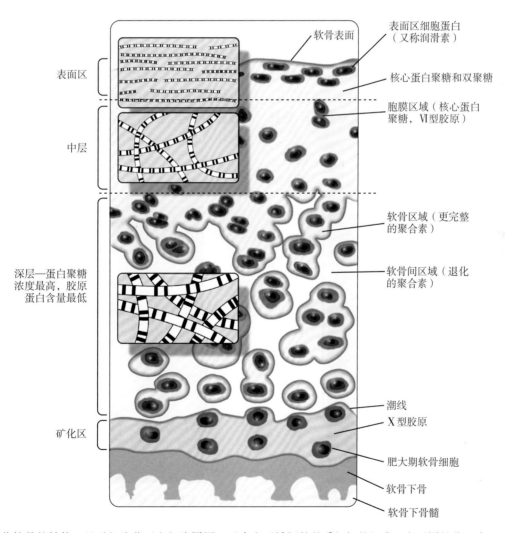

表面区
中层
深层—蛋白聚糖浓度最高，胶原蛋白含量最低
矿化区

软骨表面
表面区细胞蛋白（又称润滑素）
核心蛋白聚糖和双聚糖
胞膜区域（核心蛋白聚糖，Ⅵ型胶原）
软骨区域（更完整的聚合素）
软骨间区域（退化的聚合素）
潮线
X 型胶原
肥大期软骨细胞
软骨下骨
软骨下骨髓

图 3-1 成人关节软骨的结构，显示细胞分区和细胞周围、区内和区域间的基质组织的组成。在不同的分区内显示胶原纤维的相对直径和方向。同时还标出了潮线和软骨下骨的位置及细胞外基质组成的其他特征。（From Poole AR，Kojima T，Yasuda T，et al：Composition and structure of articular cartilage：a template for tissue repair. Clin Orthop Relat Res [391S]：S26-S33，2001. Copyright Lippincott Williams & Wilkins.）

束状排列。

从软骨组织的表层到深层，软骨细胞密度逐渐下降，深层的软骨细胞密度只有表层的 1/2 ~ 1/3。深层和中间层的软骨细胞容积是表面区软骨细胞体积的两倍。浅层有 75% ~ 80% 的湿重是水，随着分区深入，水的含量逐渐下降至 65% ~ 70%。与中间层和深层相比，软骨表面区胶原蛋白的含量更高，而蛋白聚糖的含量更低，并且除了 II 型胶原蛋白之外还可能含有 I 型胶原蛋白。到深层后，蛋白聚糖的含量增加到了干重的 50%。矿化区是随着软骨内成骨而形成的，在骺板闭合后留存下来，在组织学上矿化软骨和潮线指示了关节软骨的边界[6]。矿化区位于未矿化的关节软骨和软骨下骨之间，起到重要的机械缓冲作用（图 3-2）。

关节软骨的物理特性是由其独特的胶原蛋白纤维网状结构决定的，这使得它具有一定的抗拉强度，而其中散在的蛋白聚糖聚合物又给予了关节软骨抗压回弹的性能[7-8]。蛋白聚糖中糖胺聚糖的亲水链会结合大量的水，这大大提高了软骨抗压、抗变形的能力。软骨的抗压能力和软骨受压时的排水能力有关：受到挤压时，蛋白聚糖排出水分，同时也失去了起平衡作用的反离子；在压力释放时，蛋白聚糖就又具有了充足的固定电荷，将水分和小分子溶质渗透性地重吸收到软骨的细胞外基质（ECM）中，使软骨回弹到原始的形态。

软骨基质组成成分的结构 - 功能关系

软骨细胞合成的 ECM 成分包括高度交联的 II 型胶原蛋白分子三螺旋原纤维，并与其他胶原蛋白、聚合素、小的蛋白聚糖和其他软骨特异性和非特异性基质蛋白相互作用（表 3-1）[3-4,9]。在一些遗传性疾病，如软骨发育异常，或软骨基因突变或缺失导致软骨异常的转基因动物中，可以观察到这些结构蛋白的重要性。在某些情况下，编码软骨特异性胶原蛋白的基因缺失或断裂会导致早发性 OA[10]。随着对软骨基质组成成分深入的研究，人们可以通过血清和滑液中的分子标志物来监测软骨代谢的改变，并评价 OA 或 RA 中的软骨损坏情况[11]。软骨结构性成分的改变会显著影响其生物力学特性（详见第 6 章）。

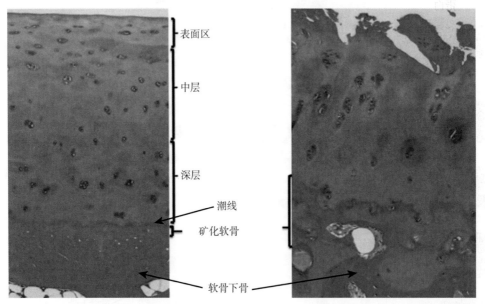

图 3-2　健康成人关节软骨的基质组成和细胞分布比这张组织切片（左图）看起来更复杂，左图显示软骨细胞分布在外观均匀的基质中，在关节软骨和软骨下骨旁的薄层矿化软骨可见清晰的分界（潮线）。在关节炎的发展过程中，正常静息状态的软骨细胞通常会被激活并发生表型改变，导致表面原纤维形成以及软骨基质的退化，出现软骨细胞簇，伴随潮线上移或复制，血管从软骨下骨穿过导致软骨钙化增加（右图）。[Histology（Safranin O staining）courtesy Cecilia Dragomir, Hospital for Special Surgery, New York, NY；10 × mag-nification；modified from Goldring MB, Marcu KB：Epigenomic and microRNA-mediated regulation in cartilage development, homeostasis, and osteoarthritis. Trends Mol Med 18：109-118, 2012.]

表 3-1 软骨的细胞外基质成分

分子	结构	功能和位置
胶原		
Ⅱ型	[α1（Ⅱ）]₃；纤维形成	抗拉性；胶原纤维的主要成分
Ⅸ型	[α1（Ⅸ）α2（Ⅸ）α3（Ⅸ）]；CS 或 DS 单链；α1（Ⅱ）基因编码 α3（Ⅸ）；FACIT	抗拉性，纤维间连接；与胶原蛋白纤维表面交联，NC4 结构域进入基质
Ⅺ型	[α1（Ⅺ）α2（Ⅺ）α3（Ⅺ）]；纤维形成	成核 / 控制纤维形成；胶原蛋白纤维内
Ⅵ型	[α1（Ⅵ）α2（Ⅵ）α3（Ⅵ）]；微纤维	形成微纤维网络；与透明质酸、双聚糖和核心蛋白聚糖结合；分布在细胞周围
Ⅹ型	[α1（Ⅹ）]₃；六角网络	支持软骨内骨化；分布在软骨肥大层和矿软骨
Ⅻ型	[α1（Ⅻ）]₃；FACIT 大型十字形 NC3 域	与软骨膜和关节表面的 Ⅰ 型胶原蛋白纤维有关
ⅩⅣ型	[α1（ⅩⅣ）]₃；FACIT	与 Ⅰ 型胶原蛋白有关；分布在表面区
ⅩⅥ型	[α1（ⅩⅥ）]₃；FACIT	与 Ⅱ / Ⅺ型胶原纤维整合
ⅩⅩⅦ型	COL27A1；156 kb，61 外显子	纤维形成；发育中的软骨
蛋白聚糖		
聚合素	255 kDa 核心蛋白；CS/KS 侧链；EGF 羧基末端以及凝集素样结构域	通过固定电荷密度发挥水合获得抗压特性；通过 G1 结构域与连接蛋白稳定的 HA 结合
多功能蛋白聚糖	265 ～ 370 kDa 核心蛋白；CS/DS 侧链；C- 末端 EGF，C- 型凝集素，和 CRP- 样的结构域	关节软骨发育中的低级阶段；钙结合和选择素样性质
基底膜聚糖	400 ～ 467 kDa 核心蛋白；HS/CS 侧链；无 HA 结合	细胞基质黏附；细胞周围
双聚糖	38 kDa；带有两个 DS 链（76 kDa）的 LRR 核心蛋白	与 Ⅵ型胶原和 TGF-β 结合；细胞周围
核心蛋白聚糖	36.5 kDa；带有一条 CS 或 DS（100 kDa）侧链的 LRR 核心蛋白	控制胶原蛋白纤维的大小 / 形的状，与 Ⅱ 型胶原蛋白和 TGF-β 结合；区域间
无孢蛋白	40 kDa；LRR 核心蛋白；氨基末端延伸了 15 个天冬氨酸残基	结合胶原，调节 TGF-β 功能
纤调蛋白聚糖	42 kDa；包含 KS 链在 LRR 中间区域和氨基末端硫酸酪氨酸结构域	与核心蛋白聚糖相同
基膜聚糖	38 kDa；结构类似纤维调节蛋白聚糖	与核心蛋白聚糖相同
精氨酸丰富端亮氨酸丰富重复蛋白	44 kDa；LRR 核心蛋白；富含脯氨酸和精氨酸的肝素及 HS 氨基末端结合域	在硫酸肝素糖蛋白中通过 HS 介导细胞结合
软骨黏附素	45 kDa；没有氨基末端扩展的 LRR 核心蛋白	通过 α2β1 整合素连接至细胞
其他分子		
HA（透明质酸）	1000 ～ 3000 kDa	在基质内保留聚集蛋白聚糖
连接蛋白	38.6 kDa	稳定聚集蛋白聚糖 G1 结构域到 HA 的连接
COMP	550 kDa；五个 110 kDa 亚单位；血栓样	关节软骨区域间；稳定胶原网络或促进胶原蛋白纤维组装；钙结合
CMP（或软骨基质蛋白 -1）；软骨基质蛋白 -3	带有 vWF 和 EGF 结构域的三个 50 kDa 亚基	在未成熟的软骨中与聚合素紧密结合

分子	结构	功能和位置
CILP	92 kDa；与没有活性位点的核苷酸嗜酸性水解酶同源	局限在软骨的中 / 深层；在 OA 早期和晚期增加
糖蛋白（gp）-39，YKL-40，或（CH3L1）	39 kDa；与壳质酶同源	软骨转换标志物；软骨细胞增殖；软骨表面区
纤连蛋白	220 kDa 亚基的二聚体	细胞附着和与胶原和蛋白聚糖结合；在 OA 软骨中增加
肌腱蛋白 -C	六个 200 kDa 亚基形成六边形结构	软骨形成过程中与硫酸肝素糖蛋白 -3 结合；血管生成
SZP，润滑素，或 PRG4	225 kDa，200 nm 长	关节润滑，仅在表面区
膜蛋白		
CD44	具有细胞外 HS/CS 侧链的整体膜蛋白	细胞 - 基质相互作用；与 HA 结合
硫酸肝素糖蛋白 -1，-3，-4	氨基末端 HS 附着点，细胞内酪氨酸残基	在软骨发育过程中，硫酸肝素糖蛋白 -3 是肌腱蛋白 -C 的受体；细胞 - 基质相互作用
膜联蛋白 V（锚蛋白 CII）	34 kDa；与钙结合蛋白、钙乳蛋白和脂蛋白同源	细胞表面附着到 II 型胶原上；钙结合
整合素（α1，α2，3，α5，α6，α10；β1，β3，β5）	两种非共价连接的跨膜糖蛋白（α 和 β 亚基）	细胞 - 基质结合：α1β1/ 胶原 I 或 VI，α2β1、α3β1/II 型胶原，α5β1/ 纤维连接蛋白；细胞内信号传导
盘状结构域受体 2	受体酪氨酸激酶	与 II 型胶原结合；Ras/ERK 信号通路
TRPV4	Ca^{2+} 通道	力学传感器
连接蛋白 43	ATP 释放通道	机械传感器；原始纤毛

ATP，三磷腺苷；CILP，软骨中间层蛋白；CMP，软骨基质蛋白；COMP，软骨寡聚物基质蛋白；CRP，补体调节蛋白；CS，硫酸软骨素；DS，硫酸角质素；EGF，表皮生长因子；FACIT，含不规则三螺旋的纤维原相关胶原；HA，透明质酸；HS，硫酸肝素；KS，硫酸角质素；LRR 富含亮氨酸的重复序列；NC，非胶原；OA，骨关节炎；PRELP，富含脯氨酸和精氨酸的末端富含亮氨酸的重复蛋白质；PRG，蛋白聚糖；SZP，表皮蛋白；TGF-β，转化因子 -β；TRPV4，瞬时受体电位香草酸亚型 4；vWF，血管性血友病因子

软骨胶原蛋白

成人关节软骨胶原蛋白网络的主要成分是三螺旋结构的 II 型胶原蛋白分子，包括三条完全相同的 α 链 [α1（II）]₃。电子显微镜下可以看到，这些分子在原纤维中以四分之一交错的方式排列 [4,12]。这些原纤维比皮肤中含有 I 型胶原蛋白的原纤维更加纤细，因为其中形成交联的羟基赖氨酸残基含量更高，且含有其他的胶原蛋白和非胶原蛋白的组成成分。关节软骨中的 IIB 型胶原蛋白是选择性剪接的产物，并且缺乏一个含有 69 个氨基酸的肽段，即由人 II 型胶原蛋白基因外显子 2（COL2A1）编码的 N- 端的半胱氨酸富集区 [13]。而发育中的软骨祖细胞表达的 IIA 型前胶原及其他间质胶原蛋白类型的氨基前肽中具有该半胱氨酸富集区，因此它可能在胶原蛋白的生物合成中发挥反馈 - 抑制作用 [14]。在 OA 患者软骨中，中间区细胞周围基质会再度出现 IIA 型胶原蛋白，深层会发现作为软骨细胞肥大标志物的 X 型胶原蛋白，这可能意味着为了修复受损的基质而发生的向发育表型的逆转。

虽然 VI、IX、XI、XII 和 XIV 型胶原蛋白在软骨中的含量较低，但它们可能仍具有重要的结构和功能特性。IX 型和 XI 型胶原蛋白是软骨的相对特异性胶原蛋白，而 VI、XII、XIV 型胶原蛋白广泛分布于其他结缔组织中。VI 型胶原蛋白在细胞周围基质中以微原纤维

的形式存在；可能对细胞黏附及与其他基质蛋白相互关联有一定作用，这些基质蛋白如透明质酸、蛋白多糖、二聚糖、聚合素的单体或小型聚合物以及IX型胶原蛋白或是细胞周围基质独有的或是含量高于胞间基质[15]。软骨中含有少量的III型胶原蛋白，在 OA 患者软骨中IV型和III型胶原蛋白可能会增加[3]。

IX型胶原蛋白既是胶原蛋白也是一种蛋白聚糖，因为它在一个非胶原蛋白域含有一个硫酸软骨素链附着位点。电子显微镜下可以看到IX型胶原蛋白的螺旋域和II型胶原蛋白端肽形成共价交联，并附着在原纤维表面。IX型胶原蛋白可能在II型胶原蛋白和蛋白聚糖聚合物之间起到结构性中介的功能，可以帮助增加纤维网状结构的机械稳定性，并对抗内嵌的蛋白聚糖的膨胀压力。IX型胶原蛋白的破坏会加速软骨降解和失能。

XI型胶原蛋白的 α3 链具有和 α1（II）链相同的一级结构，异三聚体的XI型胶原蛋白分子也和II型胶原蛋白包埋在同样的纤维中。XI型胶原蛋白可能具有调节原纤维直径的作用。最新的研究表明，含有间断三螺旋的原纤维联结的非纤维胶原蛋白（FACIT）、XII型和XIV型胶原蛋白，在结构上与IX型胶原蛋白有关，它们本身并不参与构成原纤维，而是通过表面突起的结构域与构成原纤维的胶原蛋白聚合，并调节胶原蛋白纤维的聚积方式。

软骨蛋白聚糖

关节软骨中主要的蛋白聚糖是大的聚合蛋白聚糖，或称聚合素，由一个 225 ~ 250 kDa 的核心蛋白和共价连接的糖胺多糖侧链组成，包括大约 100 个硫酸软骨素链、30 个硫酸角质素链和更短的 N- 连接和 O- 连接寡糖[3]。连接蛋白是一种小的糖蛋白，可以稳定聚合素和透明质酸之间的非共价连接，形成可能包含 100 个聚合素单体的蛋白聚糖聚合物。聚合素 N 端的 G1 和 G2 球状结构域和 C 端的 G3 域具有明显的结构特性，是聚合素核心蛋白不可或缺的部分，随着年龄增长或在 OA 中，其分解产物会累积。G2 域由一个线性球间结构域和 G1 相隔离，前者具有两个蛋白聚糖串联重复序列。G3 域含有和表皮生长因子、外源凝集素和补体调节蛋白同源的序列，并参与生长调节、细胞识别、细胞内转运和 ECM 的识别、组装和稳定。成年人的软骨中，约有一半的聚合素分子

缺乏 G3 域，这可能是由于基质转换过程中的蛋白酶裂解造成的。软骨中还含有少量的其他大型蛋白聚糖，包括和透明质酸形成聚合物的多功能蛋白聚糖（versican），以及非聚合的蛋白多糖（perlecan）。但是，这些蛋白聚糖主要在骨骼发育时发挥功能，多功能蛋白聚糖在软骨形成前的聚集物中表达，而蛋白多糖在II型胶原蛋白和聚集蛋白聚糖表达后的软骨原基中表达[16-17]。

非聚合的小的蛋白聚糖虽然不是软骨特有的，但在软骨中它们主要通过调节胶原原纤维的形成对基质的结构和功能起着特殊的作用[3,18]。迄今为止发现的十余种富含亮氨酸重复序列（LRR）的蛋白聚糖中，只有骨黏附素（osteoadherin）不存在于软骨中。24 个氨基酸中心的 LRR 结构域是保守的，N 端和 C 端结构域具有半胱氨酸残基的模式，这些半胱氨酸残基参与了链内二硫键，从而分为四个亚族：①二聚糖、核心蛋白聚糖、纤调蛋白聚糖，及基膜聚糖；②角蛋白聚糖和末端富含脯氨酸和精氨酸的多亮氨酸重复蛋白（PRELP）；③软骨黏附蛋白；④骶蛋白聚糖 /PG-Lb 和骨生成诱导因子 mimecan/ 骨甘氨酸。二聚糖可能有一条或两条糖胺聚糖链——硫酸软骨素和（或）硫酸皮肤素——通过两个紧密的丝氨酸 - 甘氨酸二肽连接在 N 端。核心蛋白聚糖只有一条硫酸软骨素或硫酸皮肤素链。纤调蛋白聚糖和基膜聚糖含有连接核心蛋白中央结构域的硫酸角质素链，在 N 端还有若干个硫酸酪氨酸残基。带负电荷的糖胺聚糖侧链有助于维持基质的固定电荷密度，并且协同带高度负电荷的酪氨酸硫化位点，为邻近的胶原纤维提供多位点连接，稳定纤维网络结构。核心蛋白聚糖是目前研究最为深入的 LRR 蛋白聚糖，与 II、VI、XII 和 XIV 型胶原蛋白以及纤连蛋白和血小板反应蛋白相结合。二聚糖、核心蛋白聚糖和纤调蛋白聚糖与转化生长因子（TGF）-β 和表皮生长因子受体相结合，可能参与调节生长、改建和修复。PRELP 和软骨黏附蛋白可能通过与多配体聚糖和 α2β1 整合素的结合调控细胞 - 基质间的相互作用。

其他细胞外基质和细胞表面蛋白

一些其他非胶原的基质蛋白可能对维持软骨基质的完整性有重要的作用[19]。软骨寡聚基质蛋白（COMP）是血小板反应蛋白家族的一员，分子量

550 kDa，是一种有二硫键的五聚体钙结合蛋白，在正常的成人软骨中，COMP 约占非胶原、非蛋白聚糖蛋白质的 10%。COMP 存在于成人关节软骨的细胞间基质中，与从原纤维中伸出的 IX 型胶原蛋白的 COL3 和 NC4 域相互作用，辅助稳定胶原蛋白网络。COMP 位于骺板增殖区域细胞的周围，可能对细胞-基质的相互作用产生影响 [20]。在一定的发育阶段，软骨基质蛋白（或母系蛋白-1）和母系蛋白-3 会在软骨中表达。成人关节软骨的细胞周围基质中存在母系蛋白-1，发生 OA 时关节软骨中的母系蛋白-1、-2 和 -3 的表达可能会增加 [21]。

肌腱蛋白-C 是一种非骨化软骨特征性的糖蛋白，主要在发育过程中受到调节。与纤连蛋白类似，在软骨细胞分化的不同阶段，肌腱蛋白-C 信使 RNA（mRNA）通过选择性剪接产生不同的蛋白质产物。在 OA 软骨中，这两种蛋白的含量都会增加，可能参与影响软骨的改建和修复 [22]。软骨中间层蛋白（CILP）是在关节软骨中间层和深层表达的一种前体蛋白。CILP 在分泌时被裂解，具有与核苷酸焦磷酸水解酶相似的结构，但是没有催化部位；它可能对焦磷酸盐的代谢和钙化有一定作用 [23]。无孢蛋白（aspirin）是与核心蛋白聚糖和二聚糖相关的蛋白质，并且和其他 LRR 蛋白类似，它可能与 TGF-β 等生长因子相互作用并将其隔离 [24]。YKL-40/HC-gp39，又称为几丁质酶-3 样蛋白 1，只存在于正常软骨的表面区，具有刺激软骨细胞和滑膜细胞增殖的作用 [25]。几丁质酶-3 样蛋白 1 是由炎性细胞因子诱导产生，可以抑制细胞因子诱导的细胞应答，因此它可能是一种反馈调节因子。在正在修复或改建的软骨中，经常可以观察到这些蛋白或片段的合成或释放，因此研究中它们也常被用来作为关节炎软骨损伤的标志物。

软骨细胞的结构、分类和正常功能

结构

包埋在软骨基质中的软骨细胞呈圆形或多边形，但在组织边界时，比如关节表面，软骨细胞可能是扁平状或圆盘形。合成活跃的软骨细胞内部含有粗面内质网、近核高尔基体和糖原沉积物这些胞内特征。对于 20 ~ 30 岁的成年人，股骨髁处完整软骨的细胞密度维持在 14.5（±3.0）×10³ 个细胞 /mm²。虽然软骨

细胞也会随着年龄的增长而老化，但正常成年人的关节软骨中没有观察到核分裂象。

成人软骨细胞的结构、密度和合成活性由于其所在软骨分区的不同而有所差异 [4]。软骨表面区细胞密度最高，呈扁平状，排列方向与关节面平行，此处的胶原蛋白纤维也呈同样方向排列。中层的软骨细胞体积更大，形态更圆，在基质中随机分布，此处的胶原蛋白纤维排列也更加随机。深层的软骨细胞排列呈柱状，与胶原蛋白纤维的排列方向一样都是垂直于软骨表面。不同区域的软骨细胞可能呈现出不同的行为，这些合成特性的区间差异可能在原代软骨细胞培养中仍存在。初级纤毛对于骺板发育过程中细胞的空间定向有重要作用，也是软骨细胞的感觉细胞器。初级纤毛是 Wnt 和刺猬因子（hedgehog）信号通路的中心，并且包含一些机械敏感性受体，如瞬时感受器电位香草酸受体 4（TRPV4）、钙离子通道蛋白和三磷腺苷（ATP）释放通道-连接蛋白 43（connexin 43）[26-27]。

分类：细胞起源和分化

软骨细胞由胚胎间充质干细胞通过软骨发生这一过程分化而来，这是骨骼发育的第一步，这个过程包括间充质细胞募集、迁移和聚集，并分化为间充质软骨祖细胞 [28-29]。如第 1 章所述，软骨发生后会形成软骨原基，或称为软骨雏形，在这个部位骨骼成分开始形成。参与控制这一过程的因素包括细胞-细胞间和细胞-基质间的相互作用，以及在时间和空间上启动或抑制细胞信号通路和特定基因转录的生长和分化因子 [30]（图 3-3）。

脊椎动物四肢的发育由成纤维细胞生长因子（FGF）、刺猬因子（hedgehog）信号通路、骨形态发生蛋白（BMP）、TGF-β 和 Wnt 通路的相互作用控制 [31-34]。通过典型的 β-catenin（连锁蛋白）通路和 T 细胞因子（TCF）/Lef 转录因子的激活，Wnt 信号通路以细胞自主的方式在早期的软骨祖细胞中诱导成骨细胞分化并抑制软骨细胞分化。在软骨发生的过程中，Wnt/β-catenin（连锁蛋白）分两个阶段发挥作用：低水平时促进软骨祖细胞分化，然后高水平时促进软骨细胞的肥大分化和随后的软骨内成骨。转录因子 Sox9（sry-type high-mobility group box 9）是分化的软骨细胞的早期标志物，它参与启动 II 型胶原蛋白、聚合素和其他软骨特异性基质蛋白的表达，如 IX

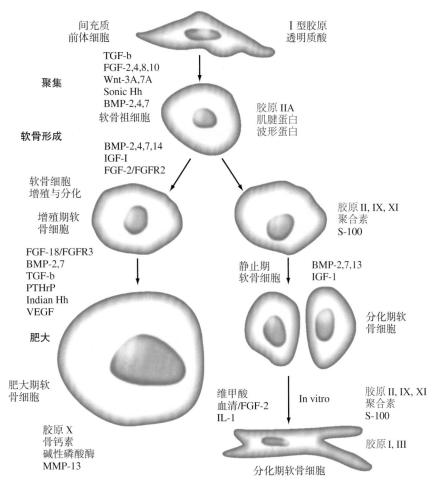

图 3-3　在聚集、软骨形成、软骨细胞增殖、分化和肥大过程中与发育命运相关的细胞表型的示意图。箭头左边列出了在不同阶段活跃的一些调控因子。主要的细胞外基质基因被列在每个细胞类型的右边，在这些不同类型细胞中它们的表达有差异。BMP，骨形成蛋白；FGF，成纤维细胞生长因子；Hh，刺猬形分泌蛋白；IGF，类胰岛素生长因子；IL-1，白介素 -1；MMP，基质金属蛋白酶；PTHrP，甲状旁腺激素相关蛋白；TGF-β，转化生长因子 -β；VEGF，血管内皮生长因子；Wnt，无翅型基因；Indian Hh，印度刺猬因子；Sonic Hh，音猬因子

型胶原蛋白[32]。SOX 家族的另外两名成员，L-Sox5和 Sox6，不参与早期的间充质凝集，但在明显的软骨细胞分化时通过形成异二聚体，其诱导转录的效率比 Sox9 更高。SOX 蛋白的表达依赖于果蝇抗生物皮肤生长因子蛋白（SMAD）的哺乳动物同源染色体信号通路，后者在分化的软骨细胞中功能丰富且活跃。其他的转录因子，如 Gata4/5/6 和 Nkx3.2，可能在软骨发生的早期和 Sox9 直接或间接地相互作用，上调COL2A1 聚合素（ACAN）和其他软骨特异性基因的表达[35]。

在胚胎中或出生后的骨骺生长板中，促进基质重建和血管生成的分子促进软骨内成骨，由此肥大区的矿化软骨基质逐渐被骨替代（见第 1 章）。残留在储

备区或静息区的分化的软骨细胞最终成为关节软骨，或通过增殖和复杂的终末分化程序变为以 X 型胶原蛋白为标记的肥大期软骨细胞。Hedgehog 通路和甲状旁腺激素相关蛋白（PTHrP）一过性诱导增殖和抑制分化，这决定了进入肥大成熟路径的软骨细胞的数量。Runt 域转录因子和 Runx2（也被称为核心结合因子或 Cbfa1）是软骨细胞成熟为肥大期表型和随后的成骨过程的正向调节因子[36]。Runx2 在邻近的软骨膜和肥大前软骨细胞中表达，但较少在肥大后期的软骨细胞中表达，并参与 X 型胶原蛋白和其他终末分化标记物的表达[28,35]。

还有很多其他转录因子通过参与控制 Runx2 的表达或活性来正向或负向调节软骨细胞的终分化[35-36]。

要诱导软骨细胞肥大，需要 BMP 诱导的 Smad1 以及 Smad1 和 Runx2 之间的相互作用。随后组蛋白去乙酰化酶 4（HDAC4）会在肥大前软骨细胞中表达，它可以通过与 Runx2 相互作用并抑制其活性来阻止未成熟的软骨细胞肥大[37]。缺氧诱导因子（HIF）-1有助于软骨细胞在肥大分化阶段中存活，部分原因是它可以调节血管内皮生长因子（VEGF）的表达，并通过直接抑制 Runx2 的活性阻止未成熟软骨细胞肥大。除了 Runx2，在肥大晚期参与调控基因表达的其他转录因子还包括 Runx3、肌细胞增强因子（MEF）2C 和 2D、Foxa2 和 FoxA3，以及 Zfp521[28,35]。

软骨细胞的主要功能之一是促进骨的生长，作用机制是促进细胞增殖和 ECM 产生，并通过肥大化增加细胞容积。谱系追踪研究显示 Sox9 表达细胞是关节和髌板软骨细胞的前体细胞。此外，表达 Tgfbr2（在中间区编码 TGF-β 受体 Ⅱ 的基因）的细胞，可以追踪至滑膜衬里层、半月板表层和韧带，并且可能作为祖细胞留存下来，将来参与软骨的再生。最后，Gdf5、母系蛋白 -1 和 PTHrP 可能有界定关节软骨表面和关节间隙之间最终界限的作用[29]。停止生长后，静息的软骨细胞作为支撑性结构存在于关节、气管和鼻软骨中，这表明软骨细胞的起源和位置将决定它们的演化走向[31]。

成人关节软骨细胞的正常功能

包埋在 ECM 中的成熟的关节软骨细胞处于静息状态，观察不到分裂活动，合成活性也很低。由于关节软骨中没有血管供应，因此软骨细胞只能依靠关节表面或软骨下骨的扩散作用来进行养料和代谢产物的交换。软骨细胞仍具有活跃的膜运输系统，可以进行包括 Na^+、K^+、Ca^{2+} 和 H^+ 在内的阳离子交换，这些离子在细胞内的浓度会随着负荷和软骨基质成分的改变而有所波动。软骨细胞的细胞骨架是由肌动蛋白、微管蛋白和波形蛋白细丝构成的，不同软骨区中的细丝系统构成也有所不同。

软骨细胞的代谢是在软骨基质的低氧环境中进行的，氧含量在软骨表面约为 10%，到软骨深区大约只有不到 1%。单个软骨细胞的氧消耗仅为肝细胞或肾细胞的 2%～5%，但它们产出的乳酸的量是相当的。正常状态下，软骨细胞并没有充足的线粒体，它们的能量代谢主要依靠葡萄糖的供应，且其能量需求可能受到机械压力的调节。葡萄糖是软骨细胞的主要供能物质，也是合成糖胺聚糖必需的前体。若干种独特的葡萄糖转运蛋白（GLUT）可以促进软骨细胞中葡萄糖的转运，这些蛋白可能是组成性表达的（GLUT3 和 GLUT8），也可能由细胞因子诱导表达（GLUT1 和 GLUT6）。软骨细胞的蛋白质组学研究发现了与细胞组织、能量蛋白质演化、新陈代谢和细胞应激相关的细胞内蛋白。这些蛋白的相对表达量可能决定了软骨细胞在软骨基质中的存活能力和适应环境改变而调节代谢活性的能力。

将软骨细胞置于严重缺氧（0.1% 氧含量）和正常氧含量（21% 氧含量）的情况下培养，发现软骨细胞通过上调 HIF-1α 来适应低氧环境。低氧通过 HIF-1α 刺激软骨细胞表达 GLUTs、血管生成因子（如 VEGF）和许多与软骨合成代谢和软骨细胞分化相关的基因[38]。在髌板中，缺氧和 HIF-1α 与 Ⅱ 型胶原蛋白的产生相关。HIF-1α 在正常和 OA 中的关节软骨中均表达，在蛋白聚糖合成增多、生理性缺氧的软骨深层仍保持活动。但是与其他组织不同，软骨中的 HIF-1α 在常氧条件下也不会完全降解。长期的系统性缺氧（13%）可能下调关节软骨中胶原蛋白和聚合素的基因表达，但在类风湿滑膜炎的血管翳中高氧含量（55%）可能会增加关节软骨胶原的分解。通过对存活因子（如 HIF-1α）在细胞内表达的调节，软骨细胞在没有血管的软骨基质中具有很强的生存能力，对环境变化的反应能力也很强[38]。最近的研究表明，另一个缺氧诱导的因子，HIF-2α，可以被促炎性细胞因子和关节软骨中无血管的低氧环境应激激活[39-40]。

软骨细胞的合成代谢和分解代谢处于平衡状态，维持了软骨细胞的代谢稳态和基质分子的正常转换。在正常的成人关节软骨中，基质成分的转换很慢。胶原蛋白更替的半衰期估计在 100 年以上。相反，聚合素核心蛋白上的糖胺聚糖更新的速度更快，聚合素片段的半衰期估计在 3 个月到 24 年之间。其他在发育过程中已经存在于基质中的软骨 ECM 成分，包括二聚糖、核心蛋白聚糖、COMP、肌腱蛋白和母系蛋白等，也可能由软骨细胞在低更替的环境下进行合成。在不同的软骨分层中，软骨细胞的重构活性也不同，但中间区软骨细胞周围的基质更替速度可能更快。通过观察软骨细胞体外培养时的增殖能力以及在软骨释放的酶的作用下合成基质蛋白的能力（即使在老年人中），可以推测软骨细胞的代谢潜能。

关节软骨基质的复杂性增加了胶原蛋白网络受到严重损害时软骨细胞复制的难度。在 OA 初期，人体内的软骨细胞会对周围软骨基质的结构改变作出反应，增加细胞增殖和基质蛋白、蛋白酶以及合成代谢和分解代谢因子的合成。OA 软骨细胞的异常行为会表现在纤维化、细胞外基质丢失、细胞成簇以及基质蛋白数量、分布或构成的改变。软骨细胞表型改变的证据表现在 I 型和 III 型胶原蛋白的增加和肥大型软骨细胞标志物 - X 型胶原蛋白和其他终末分化标志物的出现，提示发育程序的重现 [2,41]。

软骨全基因表达的基因组学和蛋白质组学分析表明，晚期 OA 中合成代谢增加，表现在 COL2A1 和其他软骨特异性 mRNA 的增加，非软骨的胶原蛋白和其他基质蛋白也增加。但是，成人的关节软骨细胞再生成正常软骨基质结构的能力是有限的，如果破坏过程不停止，那造成的损害将是不可逆的。

研究软骨细胞代谢的培养模型

关节软骨细胞的原代培养已成为研究控制生长因子和细胞因子应答的相关机制的有用模型 [42-43]。软骨生物学研究领域面临的挑战是在体外研究中维持软骨细胞结构和软骨特异性基因表达。在铺满的原代单层培养条件下，软骨细胞保持圆形、多边形结构（图3-4），但随着时间的推移和传代培养后，软骨表型逐渐丧失。尽管 II 型胶原蛋白的基因表达通常比聚合素更不稳定，但高密度培养直到传代之前，都可以保持软骨特异性基质蛋白的基因表达和合成。软骨细胞表型丧失或去分化期间，软骨细胞失去其圆形、多边形结构并表达部分而非全部的成纤维细胞表型特征，如 I 型胶原蛋白。有可能通过有限数量的传代培养，获得数量扩增后，并在三维培养系统中使软骨细胞“重分化”，即让软骨细胞重新获得结构；增殖的终止与软骨特异性基质蛋白的表达增加有关。另一方面，关节软骨外植体培养（软骨细胞保留在其自身的 ECM内）已被用作研究软骨生物化学和代谢的体外模型，详见下文。

关节软骨细胞

软骨植块（器官）培养

Dame Honor Fell 发现软骨碎片可以直接用于培

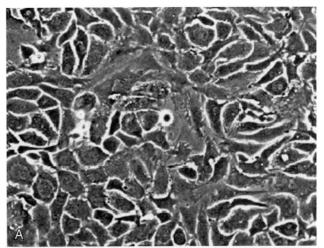

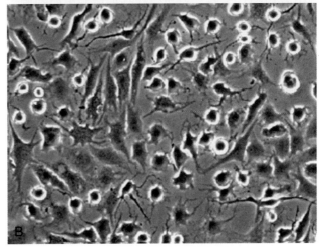

图 3-4 单层培养的人关节软骨细胞的结构。软骨细胞从关节软骨中分离，并在含有 10% 胎牛血清的生长培养基中培养。培养基改为无血清培养基，第二天加入 IL-1β，孵化持续 24 小时。**A**，未经处理的软骨细胞表现出特征性的鹅卵石结构；**B**，加入 IL-1β 培养的软骨细胞产生明显的形态变化

养，基于他的开创性工作，人们使用植块培养系统来研究不同物种的软骨细胞功能，包括不同年龄的人类。早期的研究工作揭示了小牛软骨在不同血清浓度的作用下软骨蛋白聚糖的生物合成机制，并明确了软骨细胞能够维持合成代谢和分解代谢平衡的更替速率。用于测量软骨中蛋白聚糖含量的方法已被广泛用作评估软骨代谢的标准测定，这些方法如将 [35]S 硫酸盐掺入新合成的蛋白聚糖或采用阿尔新蓝（Alcian blue）染色后进行分光光度定量。软骨器官培养在培养数周内也能保持恒定水平的 II 型胶原蛋白以及胶原纤维的特征结构和结合模式。这些培养可用于研究蛋白酶、炎性细胞因子、维甲酸、合成代谢生长因子等对软骨基质合成和降解的调节作用 [44]。

单层培养

从幼小动物分离的软骨细胞的原代单层培养物至少在整个原代培养中可以保持软骨特异性表型，且已被广泛用于评估分化的软骨细胞的功能。当软骨细胞从基质中分离出来并进行单层培养时，它们黏附在培养皿上，并且容易对能刺激正常静止细胞增殖的血清生长因子作出反应。新鲜分离的人关节或肋软骨细胞会表达软骨特异性Ⅱ型胶原蛋白，并在原代单层培养中持续数天到数周。除了软骨特异性胶原和聚合素，软骨调节素和蛋白质 S-100 也是原代软骨细胞培养物中有用的标志物。对决定软骨形成能力的细胞表面标志物的识别可以帮助进一步描述软骨细胞的分类特征。

早期人们培养各种动物和人体软骨细胞的尝试都以失败告终，因为软骨细胞有出现成纤维细胞样结构的趋势，与Ⅰ型胶原蛋白的合成出现有关。以高密度培养软骨细胞时，细胞虽然呈扁平状，但能保持多边形结构。在低密度下，随着培养时间延长，并且在连续传代培养中扩增时，细胞逐渐呈现更细长的"成纤维细胞样"外观。早期研究工作表明，这种结构变化与表型缺失有关，原因在于软骨特异性基质分子（如Ⅱ型胶原蛋白和聚集蛋白聚糖）的合成减少或消失。迄今为止，这种"去分化的表型"仅在体外培养中有所描述，其特征在于出现Ⅰ型和Ⅲ型胶原的合成，并且可以通过细胞的低密度铺板或加入细胞因子如白细胞介素（IL）-1 或视黄酸来加速这一现象。软骨细胞培养的底物可以影响关节软骨细胞的分化能力[45]。在低糖培养基中进行单层培养可以保持软骨细胞的表型，或在三维培养体系中有利于促进软骨细胞形成软骨样基质的能力[43]。

使用成人软骨细胞培养来研究关节疾病的发病机制存在难度，因为无法控制软骨的来源，随机的手术安排不易获得足够数量的细胞，而且与人类青少年或动物胚胎或幼体来源的软骨细胞相比，成人软骨细胞的表型稳定性在连续单层培养扩增后消失得更快。单层培养和其他培养系统经常会和各种不同组成成分（但通常都含有胰岛素）的无血清培养基联合使用，详见下节。

三维培养系统

早期研究表明，如果将分离的软骨细胞置于旋转瓶中的悬浮培养物中或涂有非黏附底物的培养皿中，可以维持其表型。新鲜分离或传代培养的软骨细胞也可以包埋进三维基质中，如胶原蛋白凝胶或海绵、琼脂或海藻酸盐[42]。在这些三维基质中，软骨细胞具有正常的球形形态，合成和分泌丰富的细胞相关 ECM 成分，并且可以在数月内维持表型稳定性。由于关节软骨细胞不能在悬浮或三维培养中增殖，因此研究中要想得到足够数量的分化的软骨细胞，采取的策略是先使用单层培养扩增，然后再转移到海藻酸盐等培养基中。但随着单层培养时间的延长，去分化的软骨细胞的软骨形成潜能可能会不可逆地丧失。

高密度团块培养系统最初用于研究生长板肥大，现在已被用作培养软骨细胞的三维模型，因为它允许关节软骨细胞沉积在包含Ⅱ型胶原蛋白和聚合素的细胞外基质中[45-46]。通过团块培养，软骨细胞可以通过重现软骨细胞肥大的过程而表现出表型可塑性，类似于软骨发生过程中的间充质干细胞[43,46]。分离的软骨团块中含有一个或多个包裹在细胞周围基质中的软骨细胞，可以用于体外研究软骨细胞在三维培养体系环境下的代谢状态[47]。

软骨细胞和细胞外基质的相互作用

在体的软骨细胞会对软骨细胞外基质的结构改变作出反应。细胞外基质不仅为软骨细胞提供悬浮在其中的框架，它的成分也会和细胞表面受体相互作用，并且提供调节多种软骨细胞功能的信号（图 3-5）[48]。

整合素

软骨细胞外基质受体中最主要的是整合素，它们和不同的软骨基质成分特异性结合，并诱导细胞内信号复合物的形成，调节细胞的增殖、分化、存活和基质重建。整合素也可能作为一种机械性刺激感受器，介导软骨对正常和异常负荷的反应[49]。软骨细胞表达多种和软骨细胞外基质中配体间相互作用的整合素，虽然其中大多数整合素并非软骨细胞所特有。这些整合素包括胶原蛋白（α1β1，α2α1，α3α1，α10α1）、纤连蛋白（α5α1，αvα3，αvα5）和层粘连蛋白（α6α1）的受体。整合素 α1α1 与作为其他胶原蛋白受体的整合素相比，配体特异性更广，它介导软骨细胞与Ⅳ型胶原蛋白和软骨基质蛋白母系蛋

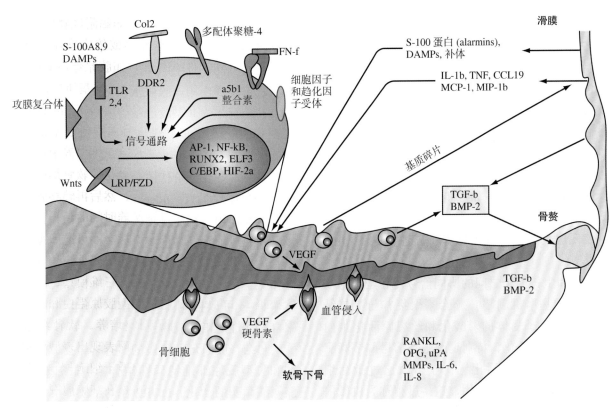

图 3-5　在滑膜、软骨和骨组织中，参与骨关节炎过程的一些因子。蛋白质包括 S-100 蛋白（警示素）和损伤相关分子模式（DAMPs）、细胞因子 [白介素（IL）-1、肿瘤坏死因子（TNF）和 IL-15]、趋化因子 [趋化因子配体 19（CCL⁻19），单核细胞趋化蛋白 -1（MCP⁻1），和巨噬细胞抑制蛋白（MIP⁻1β)]，和从滑膜释放的补体成分可以通过激活各种细胞表面受体 [包括 Toll- 样受体（TLRs）和细胞因子和趋化因子受体] 或通过形成补体膜攻击复合物来刺激关节软骨细胞。其他激活软骨基质破坏的因素包括 Ⅱ 型胶原蛋白与盘状结构受体 2（DDR2）的结合；纤维素片段与 α5β1 整合素的结合，Wnt 蛋白与 LRP/frizzled（FZD）复合体的结合；以及细胞外配体与硫酸肝素蛋白聚糖 -4 的结合。多配体蛋白聚糖 -4 也可以通过 ADAMTS-5 作用于细胞表面。各种信号通路导致一系列转录因子的激活，这些转录因子转移到细胞核，并调节基质降解酶和炎症介质的表达。软骨裂解释放出的片段会进一步引起滑膜炎。软骨和骨中血管内皮生长因子（VEGF）会刺激血管从软骨下骨向矿化软骨区侵入。VEGF、硬骨素、核因子 kB 的受体活化（NF-kB）配体（RANKL）、骨蛋白（OPG）、尿激酶型纤溶酶原激活剂（uPA）、基质金属蛋白酶（MMPs）、白介素 -6 和白介素 -8 介导骨重塑，并可能扩散到软骨，促进软骨基质破坏。在滑膜、软骨和骨骼中产生的转化生长因子（TGF）-β 和骨形成蛋白（BMP）-2 刺激骨赘形成。AP-1，激活蛋白 1；C/EBP，CCAAT 增强子结合蛋白；HIF，低氧诱导因子（Modified from Loeser RF, Goldring SR, Scanzello CR, Goldring MB: Osteoarthritis: a disease of the joint as an organ. Arthritis Rheum 64:1697–1707, 2012.）

白 -1 的黏附。整合素 α2α1 也和软骨黏附蛋白相结合。含有 αv 的整合素除了作为替代性纤连蛋白受体之外，还可以与玻璃粘连蛋白和骨桥蛋白相结合。整合素 α5β1 和 αvα3 是不同构型 COMP 的受体。

由于整合素 α1α1、α2α1 和 α10α1 是软骨特异性 Ⅱ 型胶原蛋白的受体，因此有必要探索它们是否参与介导软骨细胞对由正常负荷或病理改变引起的 ECM 改变的特异性反应。整合素 α5β1 是成人关节软骨中最主要的整合素。根据分析方法的不同，成人软骨细胞还会表达整合素 α1α1 和 αvα5，同时伴有 α3α1 和 αvα3 的弱表达。正常的成人关节软骨细胞极少或不表达整合素 α2α1，但整合素 α2α1 和 α3α1 的表达与增殖表型相关，在胎儿软骨细胞、软骨肉瘤和软骨细胞系中可以检测到 α2α1 和 α3α1 的表达。在骺板的软骨细胞中，α5α1、αvα5 和 α10α1 对关节形成、软骨细胞增殖、肥大和存活有重要作用。敲除整合素 α1 会导致骺板异常和软骨发育异常，但敲除整合素 α1 的小鼠没有发生骺板异常却导致了 OA。需要重点指出的是，α10α1 是骨骼发育中至关重要的胶原蛋白受体[50]。

细胞与固定的细胞外基质蛋白的结合或整合素受体与活化抗体的结合可以激活许多细胞内信号传导通路[49]。与其他细胞类型一样，整合素信号传导通过与细胞内蛋白酪氨酸激酶［如 pp125 局部黏着斑激酶（FAK）和 pyk2Pyk2］的相互作用介导，其与整合素细胞质内尾区相互作用并诱导受体亚基的构象变化。细胞骨架的组织变化与整合素信号复合物的形成有关，后者除了含有 FAK 和整合素连接激酶（ILK）之外，还含有支架蛋白，如踝蛋白、桩蛋白和 α- 辅肌动蛋白。软骨中缺乏 ILK 的小鼠会发生软骨发育异常，表现出类似于敲除了软骨特异性整联蛋白 β1 小鼠的表型。

整合素和生长因子之间的协同信号传导是细胞功能调节的一种基本机制[49]。整合素聚集并与受体结合会增强生长因子受体的磷酸化和丝裂原活化蛋白激酶（MAPK）的活化，特别是细胞外信号调节激酶（ERK）-1 或 ERK-2 的活化[51]。整合素通过激活细胞信号传导介导机械力的作用，这一过程称为机械信号转导[52]。

α5β1 是正常软骨细胞的机械刺激感受器。作为主要的纤连蛋白受体，α5β1 通过与上调基质金属蛋白酶（MMP，如 MMP-3 和 MMP-13）的纤连蛋白片段结合而在软骨降解中发挥作用。软骨细胞对纤连蛋白的黏附或与纤连蛋白片段的结合还通过一种需要活性氧（ROS）的机制增加细胞因子和其他分解代谢或炎性介质的产生。这些反应的特异性取决于 α- 整合素亚基在软骨细胞表面上的相对表达。

其他软骨细胞表面受体

在软骨细胞中发现的其他整合膜蛋白包括细胞决定子 44（CD44）、膜联蛋白、多配体聚糖和盘状蛋白结构域受体 2（DDR2）。CD44 是透明质酸的一种受体，可与胶原蛋白和纤连蛋白结合。通过与透明质酸的特异性相互作用，CD44 在软骨细胞周围基质的装配、组织和维持中发挥作用。RA 患者和 OA 实验模型的关节软骨细胞中 CD44 表达上调。CD44 的裂解会破坏透明质酸 -CD44 相互作用，并对细胞周围基质产生不利影响；软骨保护药物和合成代谢因子可通过减少 CD44 的裂解来改善软骨基质的破坏[53-54]。

膜联蛋白 V（annexin V），也称为膜联蛋白 CⅡ，是一种 34 kDa 的整合素膜蛋白，与Ⅱ型胶原蛋白结合并与钙结合蛋白—依钙蛋白和脂皮质蛋白具有广泛的同源性。在软骨细胞中检测到膜联蛋白 Ⅱ、Ⅴ和Ⅵ，它们可能在骨组织的生理矿化和关节软骨的病理性矿化中发挥作用。膜联蛋白 Ⅴ 最先在鸡软骨中检测到，并被描述为Ⅱ型胶原结合蛋白，其将软骨细胞锚定至 ECM。在骺板软骨细胞中，膜联蛋白参与钙离子的摄取和其后的矿化[55]。膜联蛋白 A6 在 OA 软骨中高表达，并在分解代谢信号传导中发挥作用[56]。

多配体聚糖（syndecans）对软骨的发育和稳态具有重要作用。它通过糖基磷脂酰肌醇与细胞表面连接，并通过细胞外结构域上的硫酸乙酰肝素侧链结合生长因子、蛋白酶和抑制因子以及基质分子[57]。多配体聚糖 -1、-3 和 -4 在 OA 软骨中表达上调。多配体聚糖 -4 可以控制基质溶解素 MMP-3 的合成，是聚合素活性的正效应物。

与结合胶原蛋白片段的整合素相反，DDR2 与Ⅱ型和 X 型胶原纤维特异性结合，引起其整合素受体酪氨酸激酶的活化。DDR2 在 OA 软骨中上调并且特异性地诱导与Ⅱ型胶原蛋白裂解相关的 MMP-13 的表达。由 TGF-β 诱导的丝氨酸蛋白酶，高温需求因子 A1（HTRA1），可以破坏细胞周围基质，从而使 DDR2 暴露以激活纤维状Ⅱ型胶原；它在 OA 关节软骨中表达增加[58-59]。

血管生成因子和抗血管生成因子

成人关节软骨是哺乳动物生物体中为数不多的无血管组织之一；这种特性和血管生成抑制因子的存在使其对炎症和肿瘤细胞的血管生成作用和侵袭具有抗性。肌钙蛋白 I、MMP 抑制剂、软骨调节素 - I 以及内皮抑素（一种 20 kDa 的 XⅧ型胶原蛋白水解片段）都在软骨中作为内源性血管生成抑制剂起作用。在发生细胞外基质广泛重建的情况下，如在关节炎中，软骨容易受到来自滑膜和软骨下骨的血管内皮细胞和间充质细胞的侵蚀[60]。VEGF 是软骨内成骨过程中血管生成的重要介质，由炎性细胞因子、缺氧和机械超负荷诱导产生[38,51]。在 OA 中，异常生物力学和关节积液导致严重缺氧，软骨细胞可能产生 VEGF，在软骨 - 骨连接处诱导血管生成，促进矿化软骨扩张、潮线复制和软骨变薄[61]。软骨下骨中 TGF-β 介导的血管生成可能是 OA 中最早发生的事件之一[62]，机械应力产生的微裂缝和天然存在的软骨孔的增加为血管侵入矿化软骨和小分子扩散提供了通道[63]。在 RA 中，血管和滑膜血管翳向软骨内生长，促进软骨基质的降解。使用基因表达谱分析比较来自同一 OA 患者炎性区域和非炎性区域的滑膜组织，发现 STC1（斯钙素 -1）是炎性滑膜中上调最显著的基因，它通过 VEGF/VEGF 受体 2 通路在芽生式血管生成中发挥作用[64]。关节软骨中没有神经，在与骨软骨血管生成相关的血管通道中观察到的感觉神经纤维可能是症状性疼痛的来源[65]。有研究表明，在兔创伤后 OA 模型中，用贝伐单抗阻断 VEGF 可以抑制滑膜炎和血管生成进而缓解疼痛[66]，这支持了上述发现的临床重要性。

正常软骨代谢中生长和分化（合成代谢）因子的作用

生长和分化因子通常被认为是成熟关节软骨稳态的正调节因子，因为它们具有刺激软骨细胞合成代谢活性的能力，并且在某些情况下，它们可以抑制分解代谢的活性[41,67]。在关节软骨中关于产生和作用研究最为透彻的合成代谢因子包括胰岛素样生长因子（IGF）-I、FGF 和 TGF-β/BMP 家族的成员。PTHrP、Ihh 和 Wnt/β-catenin（连锁蛋白）通路与维持软骨稳态或 OA 疾病过程有关。这些因子中有许多也调节骨骼发育过程中的软骨发生和软骨内成骨[28,33,35]。在成人软骨中，它们的表达随年龄而下降——这是 OA 的一个危险因素——其活性也随之下调[67]。

胰岛素样生长因子

IGF-I 最初被描述为生长调节素 C，这是一种在体外控制关节软骨与硫酸盐结合的血清因子，后来发现它具有通过促进 II 型胶原蛋白和聚合素的合成来刺激或维持体外软骨细胞表型的特异性能力。IGF-I 是一种促进细胞增殖的因子，其有限的有丝分裂活性似乎更依赖于其他生长因子的存在，如 FGF-2（一种进展因子），因此将 IGF-I 归类为分化因子更为恰当。IGF-I 被认为是维持软骨内环境稳态的重要调节因子，因为它能够刺激蛋白聚糖的合成，促进软骨细胞的存活，并与其他合成代谢因子如 BMP-7 协同作用，抑制分解代谢因子的活性。IGF-I 和胰岛素可以通过 IGF-I 酪氨酸激酶受体或 I 型胰岛素受体激活细胞信号传导通路，其浓度与它们的结合亲和力成正比[67]。

胰岛素样生长因子特异性结合蛋白（IGF-BP）不识别胰岛素，但是参与调节 IGF-I 的活性。软骨细胞在不同分化阶段表达 IGF-I 和 IGF 受体以及不同类型的 IGF-BP，为 IGF-I 对这些细胞发挥不同的调控作用提供了独特的系统。IGF-BP-2 是一种促进软骨细胞蛋白聚糖合成的正向调节因子，而 IGF-BP-3 与 IGF-I 结合则负调控 IGF-I 的合成代谢功能。IGF-BP-3 也可能以不依赖 IGF 的方式直接抑制软骨细胞增殖。

在 OA 软骨中，IGF-I 的正常合成代谢功能可能被破坏，因为在来自骨关节炎动物模型和 OA 患者的软骨细胞中，虽然 IGF-I 受体水平正常甚至增加，但其对 IGF-I 的反应较低。这种低反应性是由于 IGF-BP 水平的升高，它可能通过干扰整合素信号传导、降低 IGF-I 受体的磷酸化、刺激环鸟苷单磷酸（cGMP）的产生或抑制线粒体氧化代谢而干扰 IGF-I 的作用和一氧化氮的过量产生。IGF-I 可以对抗炎症细胞因子促进软骨降解和抑制蛋白聚糖合成的作用。

成纤维细胞生长因子

FGF 家族成员，包括 FGF-2、FGF-4、FGF-8、FGF-9、FGF-10 和 FGF-18，以及 FGF 受体、FGFR1、FGFR2、FGFR3 和 FGFR4，在胚胎和出生后骺板的软骨形成和软骨内成骨过程中协调软骨结构和细胞增殖[33]。FGF-2，或称为碱性 FGF，是其中研究最广泛的一员，它是成人关节软骨细胞的一种强有力的促细胞分裂因子，但关于其对软骨基质合成的影响的研究结果并不一致，有的认为其对蛋白聚糖的合成有刺激作用，有的显示抑制作用，有的则是没有作用。

FGF 通常被认为是关节组织内的稳态因子[68-69]。FGF-2 储存在成人软骨基质中，在机械损伤或承受负荷时释放，提示其具有调节软骨细胞增殖和合成代谢活性的作用。软骨中不同的 FGF 受体可能介导相反的作用：FGF-2 通过 FGFR3 增加软骨保护作用，通过 FGFR1 促进软骨破坏[70]。在四种受体中，FGFR1 和 FGFR3 最多，在 OA 软骨中 FGFR3 与 FGFR1 的比值降低。此外，*Fgfr1* 基因的软骨特异性缺失可减弱小鼠的关节软骨退化[71]。

在关节软骨发育过程中，FGF-18 通过 FGFR3 负调控骺板中软骨细胞的增殖和终分化。在关节软骨中，FGF-18通过FGFR3维持软骨稳态，在体外软骨植块中保护软骨免受力学负荷引起的损伤[72]。在创伤性关节炎大鼠模型的关节内给予FGF-18可以增加对关节软骨产生保护作用[73]。因此，人们对合成代谢因子（如FGF-18）在组织工程方法中促进软骨再生方面的潜力非常感兴趣[74]。最近一项采用人重组FGF-18、sprifermin进行的试验中，通过磁共振成像（MRI）、X线检测关节间隙狭窄程度、WOMAC疼痛评分发现，在预先指定的二级结构终点上，有剂量依赖性改善，而且这种改善具有显著统计学意义[75]。

TGF-β/BMP 超家族

Marshall Urist首次发现TGF-β/BMP超家族在骨中的活动，它们作为脱矿骨的成分，在植入啮齿动物的骨外位点时会诱导新骨形成。随后这些生物活性的骨形态发生因子被提取、纯化和克隆，并发现它们在软骨发育和软骨内成骨的过程中调节间充质干细胞向成软骨系或骨系分化（表3-2）。TGF-β/BMP超家族包括活化素、抑制素、Mullerian管抑制物、Nodal、

胶质细胞源性神经营养因子、成骨蛋白-1（OP-1）（或BMP-7）和生长分化因子（GDF）、后者又称为软骨源性形态发生蛋白（CDMPs）。除了调节软骨聚集和软骨细胞分化外，这个超家族的成员在滑膜关节的位置特异性和关节腔形成（见第1章）以及其他器官系统的发育中也起着关键作用，其中多种因子，包括BMP-2、-6、-7、-9、TGF-β和CDMP-1，能够在体外诱导间充质祖细胞向软骨生成分化。它们还可以对在体内或者体外成熟的关节软骨细胞具有直接作用，并且对于软骨的维持也有重要作用[34]。

转化生长因子-β（TGF-β）

TGF-β之所以被命名为转化生长因子，是因为人们发现它可以使细胞发生转化并在软琼脂中生长。但是，TGF-β并不是软骨细胞增殖的有效诱导因子；它控制早期间充质干细胞的聚集，以及软骨形成和软骨内成骨过程中早期和晚期的软骨细胞分化。在体外既观察到了TGF-β对聚集蛋白聚糖和Ⅱ型胶原蛋白合成的抑制作用，也观察到了刺激作用。然而，当软骨细胞在连续传代中表现去分化时，TGF-β本身不能补救Ⅱ型胶原蛋白表型。在OA和RA患者的滑液中测量的TGF-β水平可以反映软骨和其他关节组织中的合成代谢过程。TGF-β可通过诱导MMP组织抑制剂（TIMP）的表达来促进合成代谢。

TGF-β1、TGF-β2和TGF-β3通常被认为是体外原代软骨细胞和软骨植块中蛋白多糖和Ⅱ型胶原蛋白合成的有效刺激因子。然而，TGF-β信号在OA中既可以发挥保护作用，也可以发挥有害作用[76]。虽然炎性关节炎模型中TGF-β的关节内注射可以刺激蛋白聚糖合成并限制软骨损伤，注射或腺病毒介导的TGF-β1转染可能导致关节组织的不良反应，如骨赘形成、肿胀和滑膜增生。使用阻断TGF-β活性的药物，如可溶形式的TGF-βRⅡ、SMAD抑制剂或生理拮抗剂、潜伏结合多肽-1（latency-associated peptide-1），可增加OA实验模型中蛋白聚糖的损失和软骨的损伤。

最近的研究还发现骨中异常的TGF-β信号传导是OA中的一个关键通路[77]。在前十字韧带（ACL）切断诱导OA的模型中，全身应用高剂量的TGF-β抑制剂可以促进软骨蛋白聚糖的损失，而较低剂量则可预防受试肢软骨下骨中的间充质干细胞（MSC）、骨祖细胞和成骨细胞的迁移和（或）定植，并减少新

表3-2 骨形态形成蛋白超家族

BMP	其他名字	潜在作用
BMP-2	BMP-2A	软骨和骨形成
BMP-3	骨生成素 GDF-10	骨形成
BMP-4	BMP-2B	软骨和骨形态发生
BMP-5		骨形成
BMP-6	植物-相关-1（Vgr-1）	软骨肥大
BMP-7	成骨蛋白-1（OP-1）	软骨和骨形态发生
BMP-8	成骨蛋白-2（OP-2）	骨形成
BMP-9	GDF-2	软骨形成
BMP-10		未知
BMP-11	GDF-11	未知
BMP-12	GDF-7，CDMP-3	软骨形态发生
BMP-13	GDF-6，CDMP-2	软骨形态发生
BMP-14	GDF-5，CDMP-1	软骨形态发生

BMP，骨形态蛋白；CDMP 软骨来源形态蛋白；GDF，生长和分化因子；OP，成骨蛋白；Vgr-1，生长相关因子-1

血管形成和软骨损失[62]。成骨细胞中活性 TGF-β 的转基因表达诱导巢蛋白阳性 MSC 聚集，而敲除巢蛋白阳性 MSC 中的 *Tgfbr2* 可以阻止 MSC 迁移到软骨下骨，并使骨参数、软骨稳态和肢体功能正常化。此外，在软骨下骨中植入 TGF-β 特异性抗体可以减弱 OA 软骨和骨的变化，这表明在某些疾病中可以应用骨靶向疗法[62]。

骨形态发生蛋白

BMP 是 TGF-β 超家族的一个大亚类，对四肢骨骼和关节的正常发育有重要的作用[78]。从骨中分离和克隆了第一个 BMP 家族成员后，人们开始寻找软骨源性 BMP，或称为 CDMP—CDMP-1、-2 和 -3，它们被归类为 GDF-5、-6 和 -7。基于一级氨基酸序列的相似性，BMP 可分为四个不同的亚族：

1. BMP-2 和 -2B（BMP-4），在 7- 半胱氨酸区有 92% 相同。
2. BMP-3（骨生成素）和 -3B（GDF-10）。
3. BMP-5、-6、-7（OP-1）、BMP-8（OP-2）、BMP-9（GDF-2）、BMP-10 和 BMP-11（GDF-11）。
4. BMP-12（GDF-7 或 CDMP-3）、BMP-13（GDF-6 或 CDMP-2）、BMP-14（GDF-5 或 CDMP-1）和 BMP-15。

BMP-1 不是该家族的成员，而是一种与虾红素相关的 MMP，它可以切割 BMP 抑制因子腱蛋白并充当前胶原 C 蛋白酶。

几种 BMP，包括 BMP-2、-7（OP-1）和 GDF-5/CDMP-1，可以刺激间充质前体分化为软骨细胞并促进肥大软骨细胞的分化。BMP-2、-4、-6、-7、-9 和 -13 可在体外促进关节软骨细胞增强 Ⅱ 型胶原蛋白和聚合素的合成。BMP-2 也在正常和 OA 关节软骨中表达，它和 Ⅱ 型胶原蛋白以及 FGFR3 都是提示成人关节软骨细胞培养物在体内形成稳定软骨的能力的分子标志物。BMP-7 在成熟的关节软骨中表达，可能是成人软骨细胞在体外最强的合成代谢刺激因子，因为它增加聚集蛋白聚糖和 Ⅱ 型胶原蛋白合成的能力比 IGF-Ⅰ 更强。此外，BMP-7 可以逆转 IL-1β 诱导的多个分解代谢反应，包括 MMP-1 和 -13 的诱导、TIMP 的下调，以及原代人关节软骨细胞中蛋白聚糖合成的下调。CDMP-2 存在于关节软骨、骨骼肌、胎盘和骨骺生长板的肥大软骨细胞中。虽然 CDMP-1 和 -2 在体外早期祖细胞群中启动软骨发生的作用不如其他

BMP，但是它们在成熟的关节软骨细胞中对 Ⅱ 型胶原蛋白和聚合素的合成有维持作用。

BMP 在体内具有多效性，作用方式取决于浓度。作为肢芽中软骨发生的启动因子，它们为骨形态发生奠定了基础。几种 BMP 也是其他组织的形态发生因子，如肾、眼、心脏和皮肤。

介导软骨细胞对生长和分化因子反应的受体、信号分子和拮抗剂

由先前讨论的生长和分化因子激活的主要信号传导途径包括 ERK1/2、p38 MAPK 和磷脂醇 3'- 激酶（PI3K）/v-AKT 小鼠胸腺病毒致癌基因同源途径（AKT）信号通路等[79]。和其他细胞类型一样，FGF 家族成员激活软骨细胞中 ERK1/2 和 p38 MAPK 瀑布级联反应的激酶。这些通路的特定抑制剂阻断了 FGF-2 诱导的和 FGF-18 诱导的软骨细胞有丝分裂，并阻断了原代软骨细胞中 FGF-2 对 Sox9 表达的诱导。PI3K 通路是人原代关节软骨中 IGF-Ⅰ 诱导的蛋白聚糖合成所必需的，而 ERK1/2 途径起负调节作用[67]。

TGF-β 和 BMP 家族成员通过特异性受体的异聚复合体的形成来传递信号，后者具有丝氨酸 - 苏氨酸激酶活性。信号转导需要 Ⅰ 型和 Ⅱ 型受体，但是信号传递的特异性主要由 Ⅰ 型受体决定。在哺乳动物中已经被确认存在 7 种 Ⅰ 型受体，这些 Ⅰ 型受体具有类似的结构，被称为活化蛋白受体样激酶（ALKs）。TGF-β 与 TGFβ RⅡ 相互作用，后者招募 TGF-βⅠ 型受体（主要是 TGFβ RⅠ）形成异源三聚体受体复合物。具有活性的 TGFβ RⅡ 激酶磷酸化 TGFβRⅠ 的丝氨酸和苏氨酸残基。BMP 的信号传递主要通过 3 种 Ⅰ 型受体：BMPR-ⅠA 或 ALK-3、BMPR-ⅠB（ALK-6）和 ALK-2 介导。虽然 BMPR-1 受体能够在没有 Ⅱ 型 BMP 受体的情况下结合配体，但在结合试验中已经显示出协同性。在配体结合上，Ⅰ 型 BMP 受体被 Ⅱ 型 BMP 受体磷酸化，这与 TGF-β RⅠ 和 TGF-β RⅡ 类似，Ⅱ 型 BMP 受体包括蛋白（Act）RⅡ、Act RⅡB 和 ALK。这些受体在不同组织中分布的时空差异可以决定对 TGF-β/BMP 家族不同成员的反应模式。

标准的 SMAD 途径通过受体激活 SMADs（R-SMADs）磷酸化来介导 TGF-b 和 BMP 信号传导，这与 SMAD 蛋白（MAD）和线虫 SMA 信号分子的

作用有关。TGF-β RⅠ受体（ALK-4、5，和 -7）磷酸化 Smad2 和 Smad3 转录因子。BMPs 主要通过 ALK-1、-2、-3 和 -6 激活 Smad1、Smad5 和 Smad8，通常会促进软骨细胞肥大分化。R-SMADs 与普通 Smad4 形成复合物并转移到细胞核中，在目标基因的启动子处与 SMAD 特异性 DNA 结合位点结合。

健康关节软骨中 TGF-β 信号传导的主要途径是通过经典 ALK-5 通路，后者激活 Smad2/3 进而抑制软骨细胞肥大，但当 TGF-β 与 ALK-1 相互作用时，它通过 Smad1/5/8 传导信号，并诱导产生 MMP-13 和其他降解酶[76]及神经生长因子（NGF）[80]。机体衰老过程中 Alk-1/Alk-5 比值增高[76]，这导致的异常软骨细胞反应与 OA 的疾病发生和发展有关，并且与关节内注射 TGF-β 导致骨赘形成和滑膜纤维化的离靶效应有关。

抑制性 SMADs 家族成员，包括 Smad6、Smurf1 和 Smurf2 通过加速磷酸化 Smads 蛋白体的分解抑制 Smad1/5/8 信号的传递，进而参与调控。Smad3 缺乏小鼠软骨细胞的异常肥大性分化可以通过恢复 TGF-β 活化激酶 1(TAK1) 和激活转录因子（ATF)-2 的信号传导得以逆转[81]，但抑制 TAK1 或 Janus 激酶（JAK）可以逆转 OA 中 MSCS 的异常分化[82]。

在骨发育过程中，BMP 拮抗剂对 BMP 活性的时间和空间调节起着重要作用。BMP 拮抗剂最初是在非洲爪蟾蜍中发现，前者通过决定 BMP 受体结合的 BMPs 的生物利用度起到拮抗剂的作用[83]。在关节形态发生过程中，头蛋白和脊索蛋白的作用似乎是决定边界的关键因子。它们表现出不同的时空表达模式、结合的亲和性以及对释放 BMP 蛋白酶的敏感性。BMPs 通过富含半胱氨酸的结构域与脊索蛋白及头蛋白结合，该结构域类似于Ⅰ、Ⅱ、Ⅲ和Ⅴ型原纤维原肽的 N- 端前肽，后者也可结合 BMPs 并容易被 MMPs 裂解。BMP 可以被 MMPs 或 BMP1/ 阮裂解进而从脊索蛋白中释放出来，而头蛋白则与 BMP 有高度的亲和性，不能被裂解进而释放 BMP。

在 OA 软骨中，卵泡抑制蛋白、重组蛋白、头蛋白和腱蛋白样蛋白 2 的表达上调。卵泡抑制蛋白与炎症过程有关；重组蛋白与软骨细胞肥大期表型有关；头蛋白可出现在 OA 的不同阶段，并在不同部位分布。因为每个拮抗剂都优先结合到不同的 BMPs 上，因此不同的表达可以作为一个反馈机制来平衡不同阶段的合成代谢活性。

Wnt/β- 连锁蛋白通路在软骨和骨的发育及疾病中都起着重要作用[84]。细胞的反应受以下因素的调控：不同组织中 Wnt 配体的表达量以及配体在分化和疾病过程中诱导典型和非典型信号传导通路的不同作用[84]。包括硬皮素（SOST）在内的 Wnt 拮抗剂，最初被描述为骨细胞特异性的 Dikkopf 相关蛋白 -1（DKK1）和分泌型的冷冻相关蛋白 -1（sFRP1），这些 Wnt 拮抗剂可作为关节软骨稳态中的调节因子和生物标志物，因为在体外和部分体内试验中它们可能会抑制软骨细胞肥大性转化和蛋白酶的表达[85-88]。

软骨细胞在软骨病中的作用

软骨细胞是成熟软骨中唯一的细胞类型，维持细胞外基质成分的合成和降解的平衡。在衰老过程中或发生 RA 和 OA 等关节疾病时这种平衡被破坏，基质中胶原和蛋白聚糖的损失率超过了新合成分子的沉积率。目前认为，OA 中软骨的破坏是一种由软骨细胞介导的对生物力学异常做出的反应，可能直接或间接通过软骨和其他关节组织中细胞因子和软骨基质降解蛋白酶的产生而发生[89]（图 3-6）。

RA 软骨破坏主要发生在邻近增生的滑膜血管翳的区域，这是滑膜细胞中蛋白酶的释放和活化的结果；RA 软骨破坏在某种程度上也发生在软骨表面，后者暴露于滑膜液中多形态核中性粒细胞产生的基质降解酶。除了蛋白酶的直接作用外，RA 滑膜组织通过释放细胞因子和引起软骨细胞功能障碍的其他介质，间接导致软骨破坏。从大量使用软骨碎片或分离的软骨细胞培养的体外研究可推断调节软骨细胞对炎性细胞因子反应的基本细胞机制，这些认识得到了小鼠胶原诱导的关节炎和抗原诱导的关节炎等炎性关节炎实验模型研究的支持[90-92]。

直接分析接受人工关节置换术的 OA 患者的软骨或软骨细胞，比软骨广泛破坏的 RA 患者获得更多的信息。这些研究表明，软骨细胞不仅产生促炎性细胞因子，还产生抑制性并促合成作用的细胞因子来介导各种反应。细胞因子对软骨细胞功能的影响，特别是对其在软骨破坏中的各种作用已经有系统性综述[1-2,48]。对抵抗 OA 或随年龄增长或过度机械损伤自发发生 OA 的基因修饰小鼠软骨退化的研究，有利于探讨效应分子在骨关节炎疾病发生中发挥的作用以及成为潜在治疗靶点的可能性[90,93-95]。

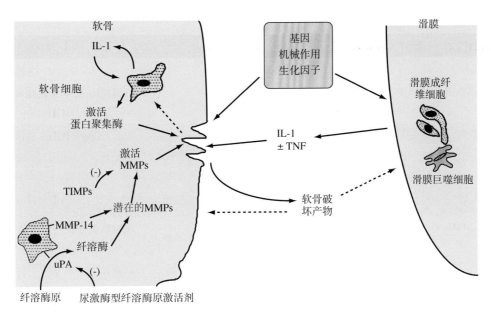

图 3-6 软骨细胞来源的蛋白酶在骨关节炎软骨破坏中的作用。虽然体外和体内的研究表明，软骨细胞能直接对力学负荷、促分解代谢细胞因子［如白细胞介素（IL）-1 和肿瘤坏死因子 TNF］以及软骨分解产物作出反应，但启动信号及相对重要性尚未明确界定。MMP，基质金属蛋白酶；TIMP，金属蛋白酶的组织抑制剂；uPA，尿激酶原激活剂。（Modified from Goldring MB：Osteoarthritis and cartilage：the role of cytokines. Curr Rheumatol Rep 2：459-465，2000.）

软骨基质降解蛋白酶

软骨细胞以潜在形式合成并分泌 MMP，后者通过激活级联反应在细胞外激活。软骨中一个重要的级联反应是由纤维蛋白溶酶引发的，该酶是纤维蛋白溶酶原激活后的产物，可能由软骨细胞产生。纤维蛋白溶酶激活基质溶素（MMP-3）前体是一种潜在胶原酶的激活剂。在早期的研究中，软骨细胞是最早确定的 TIMP-1 来源之一，它们可合成包括 TIMP-3 在内的额外的 TIMPs，TIPM-3 一种抑制聚集酶活性的主要抑制剂。滑液中检测到的 TIMP 和 MMP 反映了一种对局部失衡的适应性反应，这种失衡由软骨细胞和其他关节组织中活性基质金属蛋白酶产生增多引起。胶原酶 1、2，和 3（MMP1，MMP8，MMP13）、明胶酶（MMP2，MMP9）、基质溶解素 1（MMP 3）、膜型基质金属蛋白酶 1（MT1）（MMP 14）以及具有血小板反应蛋白基序（ADAMTS）4 和 ADAMTS5 的一种去整合素和金属蛋白酶聚集酶专门降解软骨基质中的天然胶原和蛋白聚糖[96-97]（表 3-3）。

MMPs、聚合素及其产生的切割片段主要定位于软骨退化区域，并可以在 OA 或 RA 患者的滑液和软骨中检测到[1-2]。软骨中 MMP-13 表达及其降解 Ⅱ 型胶原的能力表明该酶在 OA 和 RA 患者软骨降解中的主要作用。出生后软骨中过表达活化 MMP-13 的小鼠的膝关节中发生类似 OA 的变化，敲除编码 MMP-13 的基因可以保护软骨免于手术诱导的 OA[98]。DDR2 是一种胶原蛋白受体，该分子的活化与 MMP-13 的上调相关，缺乏该分子可以减缓由内侧半月板切断（DMM）手术的不稳定性诱导的 OA 的发展[58]。RUNX2 和 HIF-2 转录因子（MMP-13 的关键调节因子）的缺陷也可防止 OA 的发展或恶化[40]。核因子 -κB（NF-κB）转录因子对其上游激活激酶的反应可直接调节炎性、机械性和氧化应激状态下 MMP-13 的表达[99]。

虽然 RA 患者滑液中水平升高的 MMP 可能来源于滑膜，但在一些 RA 患者样本中，软骨盘连接处和软骨基质深层存在固有的软骨细胞源性软骨溶解活性。MMP-1 在 RA 患者的滑膜血管翳中的表达水平虽然低于 MMP-3 和 MMP-13，但也可由软骨细胞产生。MMP-10 类似于 MMP-3，激活前胶原酶，由滑膜和软骨细胞对炎症细胞因子作出反应而产生。

表 3-3 介导软骨基质降解的软骨细胞蛋白酶

蛋白酶种类	软骨基质底物	活性
基质金属蛋白酶		
胶原酶（MMP-1，MMP-8，MMP-13）	Ⅰ，Ⅱ型胶原 聚合素核心蛋白	纤维结构域, N- 端粒肽 N 端的 3/4（MMP-13） Asn^{341}-Phe^{342} IGD
基质降解酶（MMP-3，MMP-10）	聚合素核心蛋白 Ⅸ，Ⅺ型胶原 连结蛋白，纤维连接蛋白 pro-MMPs，pro-TNF	Asn^{341}-Phe^{342} IGD 端粒肽区
明胶酶（MMP-2，MMP-9）	Ⅱ，Ⅺ型胶原 蛋白聚糖，连结蛋白	端粒肽或变性胶原蛋白链
MT-MMPs MT-MMP-1（MMP-14），MT-MMP-2，MT-MMP-3，MT-MMP-4（MMP-15，MMP-16，MMP-17）	Ⅱ型胶原 纤维连接蛋白，聚合素 Pro-MMP-2 Pro-MMP-13 Pro-TNF	端粒肽
重组基质蛋白（MMP-7）	连结蛋白	
基质溶解素（MMP-20）	COMP，连结蛋白	
聚合素酶		
ADAMTS-1，ADAMTS-4，ADAMTS-5	聚合素核心蛋白 IGD	Glu^{373}-Ala^{374}，Glu^{1545}-Gly^{1546}，Glu^{1714}-Gly^{1715}，Glu^{1819}-Ala^{1820}，Glu^{1919}-Leu^{1920}
丝氨酸蛋白酶		
纤溶酶原激活剂（tPA，uPA）	聚合素，纤维连接蛋白，proMMPs	激活纤维蛋白溶酶原产生纤溶酶
组织蛋白酶 G	聚合素，Ⅱ型胶原，proMMPs	
HTRA1	Matrilin 3，纤维连接蛋白，双聚糖，纤维调节蛋白聚糖，COMP，Ⅵ型胶原	降解胞周围基质
半胱氨酸蛋白酶		
组织蛋白酶 B，K，L，S	Ⅸ，Ⅺ型胶原 连结蛋白，聚集蛋白聚糖	端粒肽（最适 pH 4.0 ～ 6.5）
天冬氨酸蛋白酶		
组织蛋白酶 D	吞噬的 ECM 成分	溶酶体中（最适 pH 3.0 ～ 6.0）

ADAMTS，溶栓蛋白 -1 结构域的分解蛋白和金属蛋白酶；COMP，软骨寡聚物基质蛋白；ECM，细胞外基质；HTRA1，高温要求 A1；IGD 球状域；MMP，基质金属蛋白酶；MT-MMP，膜型 MMP；proMMP，MMP 的原酶形式；TNF，肿瘤坏死因子；tPA，组织型纤溶酶原激活剂；uPA，尿激酶型纤溶酶原激活剂

MT1-MMP（MMP-14）主要由滑膜组织产生，对滑膜侵袭性有很重要的作用，也可能作为软骨细胞产生的其他 MMP 的激活剂[96]。

一些 MMP 能够降解蛋白聚糖，包括 MMP-3、MMP-8、MMP-14、MMP-19 和 MMP-20。ADAM 族的再溶解相关蛋白酶的成员，特别是 ADAMTS-4 和 ADAMTS-5，现在被认为是蛋白聚糖降解的主要介质[100-101]。基质金属蛋白酶和聚集酶的活性是互补的，然而在聚集酶中，ADAMTS-5 与 OA 敏感性的增加相关，如 ADAMTS-5 缺陷小鼠所示。TIMP-3

在体外是一种有效的 ADAMTS-4 和 ADAMTS-5 抑制剂，而 TIMP-1、TIMP-2 或 TIMP-4 却没有这个效果，TIMP-3 缺乏会导致轻微的软骨降解，与在 OA 患者中所观察到的现象相似[102]。

半胱氨酸蛋白酶、组织蛋白酶 B、组织蛋白酶 K、组织蛋白酶 S、组织蛋白酶 L 以及天冬氨酸蛋白酶、组织蛋白酶 D 都是溶酶体酶，可能通过细胞内消化其他蛋白酶释放的产物在软骨降解中起到次要作用[103]。组织蛋白酶 B 也可能在胶原端肽、胶原 IX、胶原 XI 和聚集蛋白的胞外降解中起作用。组织蛋白酶 K 在扁平软骨连接处软骨表面的滑膜成纤维细胞中表达，并由炎性细胞因子诱导表达上调。在已知的组织蛋白酶中，组织蛋白酶 K 是唯一能够在三个螺旋区内的多个部位水解 I 型和 II 型胶原的蛋白酶，其对酸性 pH 的需求可能由滑膜血管翳和软骨之间的微环境提供[97]。

包括 MMP-16 和 MMP-28 在内的其他 MMP 以及包括 ADAM-17/TNF 转化酶（TACE）在内的 ADAM 家族成员都是由软骨细胞表达的，但是它们在成人软骨中的作用尚需进一步明确[104-105]。明确这些蛋白酶及其内源性抑制剂在软骨细胞介导的软骨降解中的确切作用，有助于研发不破坏正常生理但干扰软骨聚集酶或基质金属蛋白酶活性的靶向治疗[106-107]。MicroRNA 作为软骨中针对蛋白酶的新的内源性调节因子，目前受到关注，涉及 DNA 甲基化和组蛋白修饰的表观遗传变化对软骨中基因表达有不同的影响，目前也备受关注[108-109]。

软骨破坏中细胞因子的平衡

细胞因子在软骨代谢中的作用必须在整个关节的环境中考虑[48]。关节中细胞因子的来源包括滑膜巨噬细胞和滑膜组织中浸润的单核细胞，以及软骨细胞本身[110]。在影响软骨代谢的细胞因子中，大多数是多能效因子，最初被认为是免疫调节剂，但发现这些因子在间充质来源的细胞中可以发挥调节细胞功能的作用。IL-1 和 TNF 不仅刺激软骨细胞合成软骨基质降解蛋白酶，还调节基质蛋白合成和细胞增殖。每种细胞因子都富含生物活性并且作用重叠，它们不单独作用，而是通过细胞因子网络与其他细胞因子协同或合作来发挥作用，或者发挥拮抗作用。除了 IL-1 和 TNF 外，其他参与分解代谢的细胞因子已被研究透彻，软骨细胞自身或关节组织中其他细胞产生的抑制或合成代谢细胞因子也被研究透彻（表 3-4）。离体和在体研究已经开始探索细胞因子网络的复杂性，并确定当其被破坏时，如何恢复正常平衡（图 3-7）。采用 II 型胶原诱导性关节炎，或通过转基因过表达、敲除某种编码细胞因子及其受体或者激活剂的基因建立起的关节炎模型，进一步揭示了这些因子在软骨破坏中的作用。

白细胞介素 –1 与肿瘤坏死因子

IL-1 和 TNF 是参与关节软骨破坏的主要促分解代谢细胞因子。早期的研究首先发现 IL-1 是一种可溶性因子，称为分解蛋白，存在于正常的、非炎性的猪滑膜组织块培养的上清液中，该培养物刺激软骨细胞降解周围的软骨基质。单核细胞和类风湿滑膜培养上清液中的类似活性归因于 IL-1，分解代谢亚型被鉴定为 IL-1α 和 IL-1β。这些早期发现之后大量体外和体内研究表明，IL-1 和 TNF 主要来源是炎性滑膜，它们是参与 RA 关节软骨破坏的主要促分解代谢细胞因子[111]。

骨关节炎（OA）发病机制中的关键变化主要发生在软骨本身，有证据表明软骨细胞不仅通过对其他组织释放的细胞因子作出反应还可以通过合成细胞因子参与关节破坏[1-2]。它们可能会持续暴露在局部高浓度的 IL-1 和其他炎症介质的自分泌和旁分泌作用下。OA 软骨中的软骨细胞，尤其呈克隆增生的

表 3-4　调节软骨破坏的细胞因子

分解代谢因子	IL-1
	TNF
	IL-17
	IL-18
调节因子	IL-6
	白血病抑制因子
	制瘤素
	IL-11
抑制因子	IL-4
	IL-10
	IL-13
	IL-1 受体拮抗剂

IL，白介素；TNF，肿瘤坏死因子

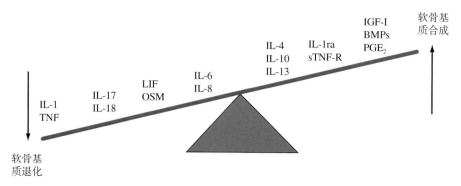

图 3-7　软骨代谢中的细胞因子平衡。位于天平左侧的可溶性介质会促进软骨基质的丢失，天平右侧的介质抑制促分解代谢因子的合成与作用，同时抑制软骨基质丢失。促合成代谢因子，包括类胰岛素生长因子（IGF）-I、骨形成蛋白（BMP）以及前列腺素 E2（PGE₂），维持或促进软骨基质合成。IL-1，白细胞介素 -1；IL-1ra，IL-1 受体拮抗剂；LIF，淋巴细胞激活因子；OSM，制瘤素 M；sTNF-R，可溶性肿瘤坏死因子受体；TNF，肿瘤坏死因子。（*Modified from Goldring MB：Osteoarthritis and cartilage：the role of cytokines. Curr Rheumatol Rep 2：459-465，2000.*）

软骨细胞，IL-1 免疫染色呈阳性，并表达 IL-1β 转化酶（caspase-1）和 1 型 IL-1 受体（IL-1R1）。IL-1 与 TNF、MMP-1、MMP-3、MMP-8、MMP-13 和 Ⅱ 型胶原裂解表位共同定位于 OA 患者软骨基质缺失的区域。OA 软骨细胞对 IL-1 和 TNF 敏感性的增加可能与局部区域 IL-1R1 和 P55TNF 受体水平的增加有关。在人 OA 和 RA 及相应动物模型中，软骨的基质破坏区域中可以观察到这些细胞因子、基质金属蛋白酶和 Ⅱ 型胶原裂解表位。

假设 OA 患者的软骨细胞中 IL1B mRNA 表达可诱导 IL-1β 前体的翻译和 IL-1β 的分泌，然而，炎症复合体，包括 NLRP3、ASC 和 IL-1β 激活剂 caspase-1 在软骨中似乎并不活跃，从而抑制 IL-1β 的分泌和自分泌活性。此外，在 NLRP3 或 IL-1β 的基因敲除小鼠模型中，并不能阻止 TNF、脂多糖或机械负荷诱导的软骨移植物的分解代谢反应。这些结果表明，局部产生的 IL-1β 不能在软骨中以自分泌或旁分泌的方式起作用，但这种细胞因子可以从滑膜和其他组织释放，以引起软骨细胞反应[112]。

TNF 最初被称为恶病质因子，在体外对软骨细胞产生许多类似于 IL-1β 的作用，包括刺激基质降解蛋白酶的产生和抑制软骨基质合成。虽然 IL-1β 在同摩尔浓度的基础上的效力是 TNF 的 100 ～ 1000 倍，但两种细胞因子在低浓度情况下会产生强烈的协同效应，比单独注射任何一种细胞因子引起更严重的软骨损伤。TNF 导致急性炎症，而 IL-1β 在维持炎症和软

骨破坏中起着关键作用。这一概念来源于在转基因或基因敲除的 RA 小鼠模型中使用细胞因子特异性中和抗体、可溶性受体或受体拮抗剂所进行的实验工作。

细胞因子网络

影响软骨细胞的细胞因子网络也必须在整个关节范围内考虑[1-2,9,48]。IL-1β 和 TNF 可诱导软骨细胞产生其他促炎细胞因子，包括 IL-6、白血病抑制因子、IL-17、IL-18 和趋化因子。IL-6 似乎通过增加 IL-1ra、可溶性 TNF 受体和 TIMP 的表达而发挥双重作用，同时也增强免疫细胞功能和炎症。为保证 IL-6 的活性，可溶性 IL-6 受体与 IL-1 需要协同作用，刺激 MMP 和 ADAMT 的表达，并下调培养软骨细胞中的 COL2A1 和聚合素的合成。IL-6 基因敲除小鼠在衰老过程中更易发生软骨变性，这表明该细胞因子可能在正常生理过程中起到保护作用。

IL-6 家族的其他成员也可能通过受体与 gp130 形成异二聚体化起调节作用。IL-11 具有 IL-6 的几种作用，包括刺激 TIMP 的产生，但不影响软骨细胞产生 MMP，并可能抑制软骨破坏。白血病抑制因子（LIF）通过增加软骨细胞产生的 IL-6 参与了一个正反馈回路。肿瘤抑制素 M（OSM）是巨噬细胞和活化 T 细胞的产物，是软骨细胞产生 MMP 和聚集酶的有力刺激物，与 IL-1β 或 TNF 发挥协同作用。

IL-17 和 IL-18 是有效的促分解代谢因子，它们可以刺激人软骨细胞中 IL-1β、MMP 和其他炎性和

促分解代谢因子的产生。IL-17 由激活的 Ⅰ 型 T 辅助细胞（Th）或 CD4+ 淋巴细胞产生，并与一种与任何已知细胞因子受体家族都无关的受体结合，可与其他细胞因子协同作用。IL-17 对 TNF 缺陷小鼠或 IL-1ra 敲除基因小鼠的 T 细胞依赖性侵蚀性关节炎具有驱动作用，而中和 IL-17 抗体治疗在胶原诱导性关节炎或抗原诱导性关节炎小鼠模型中可有效抑制软骨的破坏。IL-18 由巨噬细胞产生，其受体与 IL-1RI 具有同源性。IL-4、IL-10、IL-13 和自然产生的 IL-1Ra 被归类为抑制性细胞因子，因为它们降低体外软骨细胞分解和促炎性细胞因子的产生和活性，并抑制体内软骨破坏（表 3-4）。IL-4 和 IL-10 抑制软骨降解蛋白酶，并可逆转促分解代谢细胞因子在体外的某些作用；它们一起在体内产生软骨破坏的协同抑制作用。IL-4、IL-10 和 IL-13 在延缓软骨损伤中的作用可能与它们对 IL-1Ra 产生的刺激作用有部分关联，并且应用它们进行治疗被认为是恢复 RA 中细胞因子平衡的一种手段。在体外添加足够高浓度的 IL-1ra 能够阻断 IL-1 的作用，这是最早开发用于细胞因子治疗的方法之一。然而，在 RA 治疗上，TNF 抑制剂比系统性 IL-1ra 更有效，OA 关节内 IL-1ra 需要一个运输系统，该系统可以维持足够高的浓度或局部足够高生产量 [113]。

其他介质

OA 软骨中的软骨细胞，尤其是克隆簇中的软骨细胞，也表达模式识别受体（PRRs），包括 Toll 样受体（TLRs）和晚期糖基化终产物受体（RAGE）。它们被配体激活，配体包含如损伤相关因子（DAMPs），也称为警报素；包括高迁移率族蛋白 Box-1（HMGB1）、S-100A8（MRP8、钙颗粒蛋白 A）和 S100A9（MRP14、钙粒蛋白 B）、血清淀粉样蛋白 A（SAA）、胶原和蛋白多糖组分、焦磷酸钙或羟基磷灰石晶体。损伤软骨释放出的 DAMP 或其他产物可以证明存在 T 细胞之间相互作用参与的适应性免疫反应 [91]，但在慢性 OA 的发病过程中，它们在固有免疫反应中对骨关节炎关节内低度炎症的发生和发展过程中发挥的作用是当前研究的热点 [114-115]。

S-100A8、S-100A9 和 S-100A11 在炎性关节炎和 OA 中具有重要作用 [116-117]。TLR 或 RAGE 信号的激活通过增加炎症和分解代谢基因的表达，包括 MMP-3、MMP-13、一氧化氮合酶（NOS）2 和 ROS 来驱动炎

症相关的基质分解代谢 [115,118]。促炎细胞因子、前列腺素、活性氧和一氧化氮也通过改变线粒体功能促进氧化应激和软骨细胞凋亡 [119]。

骨关节炎中的其他候选固有效应分子包括补体蛋白，蛋白质组学分析在 OA 患者的滑液中检测到这些补体蛋白后可被 DAMP 激活 [120]。经典补体激活途径、甘露糖结合凝集素途径和旁路补体途径都聚集在 C3 上，激活补体效应器 C5b-C9 形成的膜攻击复合物（MAC）。在内侧半月板切除的小鼠模型中，敲除 MAC 中的 C5 和 C6 或用 CR2-fH 进行药物治疗可减轻软骨损伤 [121]。

过氧化物酶增殖活化受体（PPARs）是一个转录因子家族，在广泛的生理和病理过程中发挥作用，包括骨内稳态。PPARγ 被内源性配体 15- 脱氧 -$\Delta^{[12,14]}$ 前列腺素 J2（PGJ2）激活。PPARγ 活化可以拮抗环氧化酶（COX）-2、可诱导（i）NOS 和 MMP 以及 IL-1 对聚合素合成的抑制。PPARα 激动剂还可以通过增加 IL-1ra 的表达来保护软骨细胞免受 IL-1 诱导的反应。在 OA 病例中，研究者的着眼点是 PPARγ 在肥胖和炎症中的作用及其在 OA 动物模型中降低软骨降解的能力 [122-125]。

在软骨细胞对异常刺激的反应中可能被诱导的蛋白质中，细胞因子诱导的细胞因子信号转导抑制因子 3（SOCS3），作为反馈调节因子可以改善对软骨细胞功能的不良影响 [126]。在多种类型细胞中，包括 T 细胞、巨噬细胞、软骨细胞、合成卵细胞、破骨细胞和成骨细胞，SOCS 蛋白都是通过 JAK-STAT 通路进行信号传导的细胞因子的抑制剂。De Andres 等 [127] 检测了一系列 OA 患者软骨样本中 SOCS 蛋白的水平，发现 OA 患者软骨细胞中 SOCS2 的 mRNA 水平与正常软骨细胞相比明显降低。

最初脂肪因子被鉴定为脂肪细胞的产物，但是在各种动物模型中，发现其在软骨代谢中发挥作用，这些脂肪因子包括瘦素、脂联素、抵抗素和内脂素 [128-129]。白色脂肪组织分泌的细胞因子在肥胖引起的 OA 中引起低度炎症 [130]。在关节组织（包括膝关节的脂肪垫）分泌的促凝脂肪素和抗凝脂肪素之间存在一种平衡，该平衡表明系统和局部因素之间存在复杂的相互作用 [131]。

化学增活素是一种小肝素结合细胞因子，最初被鉴定为趋化因子，被归类为 C、CX3C 或 CC 分子，表明存在明显的 N 末端半胱氨酸（C）残基。软骨细

胞在被 IL-1 和 TNF 激活时，表达多种趋化因子，包括 IL-8、单核细胞趋化蛋白（MCP）-1、MCP-4、巨噬细胞抑制蛋白（MIP）-1α、MIP-1β、RANTES（调节活化正常 T 细胞的表达和分泌）、生长相关癌基因（GRO）-α 以及趋化因子激活反应的受体（表 3-5）[9,132]。正常软骨细胞和 OA 的软骨细胞均表达 CC 趋化因子、MCP-1、MIP-1α、MIP-1β 和 RANTES。RANTES 增加自身受体 CCR5 的表达。MCP-1 和 RANTES 可增加 MMP-3、iNOS、IL-6 和 MMP-1 的表达，抑制蛋白聚糖合成，并增强软骨细胞的蛋白聚糖释放。RANTES 受体 CCR3 和 CCR5（而不是 CCR1）在正常软骨中表达，而所有这三个受体在 OA 病例的软骨中或在 IL-1β 刺激后的正常软骨细胞表达。

在 OA 和 RA 的滑液中可以检测到间质细胞衍生因子 1（SDF-1），其受体 CXCR4 在软骨细胞中表达，但不在滑膜成纤维细胞中表达，这表明该趋化因子对软骨损伤有直接影响[132]。除了将白细胞聚集到炎性关节疾病的炎症部位，和介导成纤维样滑膜细胞的反应和活动外，趋化因子还能够调节软骨细胞功能，参与软骨降解。

参与软骨代谢的细胞因子信号通路

尽管 IL-1 和 TNF 的受体和相关的适配分子不同，但它们具有激活某些相同信号通路的能力（图 3-8）。分解代谢细胞因子诱导的主要通路包括应激激活蛋白激酶、c-Jun N 末端激酶（JNKs）和 p38，以及 NF-kB 和 PI3K 通路[1-2,79,99,133]。JAK/STAT 信号通路对 gp130 细胞因子（包括 IL-6 和 OSM）的信号转导很重要[134]。特异性适配分子参与 TNF 受体诱导的途径，这些 TNF 受体是 TNF 受体超家族的成员，不同于 IL-1 信号通路所使用的适配分子。TNF 受体通路使用 TNF 受体相关因子 2（TRAF2）、TRAF6 和受体相互作用蛋白激酶，而 IL-1 受体通路使用 TRAF6、IL-1 受体相关激酶（IRAK）和进化保守的 Toll 通路（ECSIT）中的信号中间物作为配适分子。通过与肿瘤坏死因子受体相关死亡蛋白（TRADD）相关的 TNF-RI 信号激活细胞凋亡，而通过 TRAV2 的 TNF-RII 信号激活 JNK 和 NF-κB。

与 ERK1 和 ERK2 相反，p38 和 JNK 信号通路被生长因子轻度激活。对软骨细胞的体外研究表明，p38 和 JNK 级联反应介导 IL-1 和 TNF 对蛋白酶和促炎基因表达的诱导。这些途径也可能通过机械应激激活软骨细胞，通过整合素和其他受体介导的反应激活软骨基质产物。通过机械转导途径上调 IL-1 和 TNF 的表达，表明它们作为反馈机制中的第二介质参与到该途径当中。p38-MAPK 至少有四种亚型，上述不同亚型具有不同的底物特异性，对软骨细胞的基本功能具有不同的影响。

JNKs 是丝氨酸 - 苏氨酸蛋白激酶，磷酸化 Jun 家族成员，是激活蛋白 1（AP-1）转录因子的组成部分，在人体中有三种 JNK 亚型存在：JNK1、JNK2 和 JNK3。SP600125 是一种有效的 JNK1/2 抑制剂，在 RA 动物模型中阻断炎症和关节损伤，其他 JNK 亚型的特异性抑制剂也是分析软骨细胞体外和体内功能的有效工具。在 OA 中检测到活化 JNK，但在正常软骨中没有检测到，抑制 JNK 减弱了细胞因子诱导的软骨细胞反应。

NF-κB 家族成员协调软骨细胞中的机械、炎症和氧化应激激活过程。NF-κB 从抑制性 IκBs 中释放，或由 IKK 信号复合体的亚单位 IκB 激酶（IKK）α 和 IKK 催化活性修饰，使活性 NF-κB 得以转移到细胞核内[99]。在对一系列促炎性刺激的反应中，IKKβ 是体内主要的 IκBα 激酶，正常 NF-κB 异二聚体进入核必须要求该酶被激活。NF-κB 介导纤维连接蛋白片段诱导细胞因子和化学增活素的表达，抑制 p65/p50

表 3-5 软骨细胞中趋化因子和受体[*]

功能名称	系统名称	趋化因子受体
GROα	CXCL1	CXCR1，CXCR2
IL-8	CXCL8	CXCR1，CXCR2
MCP-1	CCL2	CCR2
MIP-1α	CCL3	CCR1，CCR5
MIP-1β	CCL4	CCR5
RANTES	CCL5	CCR1，CCR3，CCR5
SDF-1	CXCL12	CXCR4

[*] 趋化因子根据四个保守的 N 末端半胱氨酸的前两个半胱氨酸（C）的位置进行分类：CC 趋化因子配体（CCL），前两个半胱氨酸是相邻的；CXC 趋化因子配体（CXCL），前两种半胱氨酸由半胱氨酸以外的氨基酸 X 分离；CCR，CC 趋化因子受体 R；CXCR，CXC 趋化因子受体；GROα，与生长相关的原癌基因 α；IL-8，白介素 -8；MCP-1，单核细胞趋化蛋白 -1；MIP-1，巨噬细胞抑制蛋白 -1；RANTES，活化所调控，由正常 T 细胞表达和分泌；SDF-1，基质来源的生长因子 -1

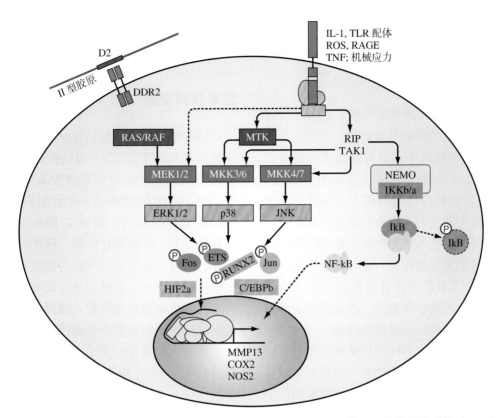

图 3-8　软骨细胞内调控基因转录的信号通路。Ⅱ 型胶原与具有酪氨酸激酶活性受体、盘状结构域受体（DDR）2 的结合，以不受整合素或细胞因子诱导的方式激活 RAS/RAF/MEK/ERK 信号。白细胞介素（IL）-1、Toll 样受体（TLR）配体、活性氧种类（ROS）和高级糖化末端产物（RAGEs）通过不同的受体与细胞发生相互作用，这些受体诱导磷酸化并引发各种蛋白质激酶级联反应。IL-1 与 Ⅰ 型 IL-1 受体（IL-1R1）的结合导致 ILl-1R 辅助蛋白（IL-1RAcP）的募集。细胞质 Toll/IL-1 受体（TIR）结构域通过其 TIR 募集 MyD88，MyD88 死亡结构域（DD）在迅速磷酸化和降解之前将 IL-1 受体相关激酶（IRAK 和 IRAK2）引入受体复合物。IRAKs 介导肿瘤坏死因子受体相关因子 6（TRAF6）寡聚化，引发各种蛋白激酶级联反应。主要途径包括激活：① 应力激活的蛋白激酶，包括 p38 有丝分裂原激活蛋白激酶（MAPK），和 C-Jun N 端激酶（JNK），导致活化蛋白 -1（AP-1）（cFos/cJun）的活化，激活转录因子 -2（ATF-2）、E26 特异性转化因子（ETS）和低氧诱导因子 -2a（HIF-2a）、RUNX2 和 CCAAT 增强蛋白结合蛋白（C/EBP）等转录因子；② κB（IκB）激酶抑制剂 α 和 β（IKK-α 和 IKK-β），它导致了核因子 kB 的激活（NF-kB）。肿瘤坏死因子（TNF）也激活这些途径，但主要通过 TRAF2。其他信号通路也可以引发靶基因信号反应，例如生长因子诱导或化学因子通过丝氨酸 / 苏氨酸激酶激活的 PI3′ K、AKT/ 蛋白质激酶 B，和 gp130 细胞因子诱导的 JAK-STAT 信号通路。目标基因的反应取决于与各种转录因子结合的不同启动子体内 DNA 序列的存在。COX，环氧化酶；ERK，细胞外信号调节激酶；ETS，E26 特异性转换；MMP，基质金属蛋白酶；NOS，一氧化氮合酶；TAK1，TGF-β- 活化激酶 1。(*Modified from Goldring MB；Chondrogenesis, chondrocyte differentiation, and articular cartilage metabolism in health and osteoarthritis. Ther Adv Musculoskelet Dis 4；269-285, 2012.*)

的 NF-κB 异二聚体的核易位或 DNA 结合活性，阻断 IL-1 和 TNF 对软骨细胞的促炎和分解代谢作用。软骨细胞表型似乎容易受到 IKKβ 驱动的经典 NF-κB 通路（促进软骨分解代谢）和不依赖于激酶的 IKKα（促进肥大转化）的差异调控 [46]。

　　IKKβ 驱动的经典 NF-κB 途径信号传导也对下游转录调节因子有影响，包括 HIF-2α、β- 联蛋白、Runx2 和 E26 转换特异性（ETS）因子 Elf3，从而将炎症和氧化应激反应与软骨细胞的表型和功能性变化联系起来 [39,40,135]。此外，NF-κB 信号传导在疾病进展和潜伏中发挥核心作用，介导由高级糖基化终产物、TLR 配体或释放的 ECM 产物（包括纤维连接蛋白片段）触发的炎症反应级联，从而导致 MMPs、聚合素酶、炎性细胞因子和趋化因子的持续表达，以及异常的细胞分化状态。

软骨细胞在软骨修复中的作用

关节软骨老化

对于骨关节炎这种与年龄相关疾病，区分增龄有关的因素还是疾病造成的影响是重要的，同时也是很困难的[136]。在这两种情况下，软骨基质成分的生化改变反映在软骨结构的变化[137]。关节软骨的厚度，如 MRI 所示，随着年龄的增长而减少。软骨表面糖胺聚糖不均质性缺失和表面胶原束的疲劳性断裂可能导致表面软骨的轻度裂缝形成和磨损，称为软骨纤维化。如果纤维化延展至深层软骨，在软骨裂缝的底部可以发现糖胺聚糖强染色的软骨细胞簇聚集。这些变化包括聚合素尺寸的减小和聚集，以及胶原变性增加，进而导致抗压刚度和拉伸强度的降低。

软骨组织不同分层具有不同的抗拉伸强度和抗压刚度，这与基质成分的分布不同相关，但是关节软骨老化及创伤过程中会发生改变。区域内或细胞周围的基质和区域间基质在基质蛋白的数量和类型上存在差异。软骨细胞周围通常被 2 μm 的细胞外基质包围，由高度分支的胶原蛋白Ⅵ四聚体丝状网络组成，作为核心蛋白聚糖、双聚糖、基底膜聚糖、透明质酸、纤维蛋白 -1 和 PRELP 的支架。与此相反，在区域间基质主要含有胶原蛋白Ⅱ / ⅩⅠ纤维网络，主要与核心蛋白聚糖、纤维调节蛋白、胶原蛋白Ⅸ和 COMP，以及通过连接蛋白连接到透明质酸长链的大量完整的聚合素分子。在软骨组织深层，离细胞最远的区域包含了大量缺乏 G3 域的退化的聚合素分子。

在老化的关节软骨中，蛋白聚糖的大小不一，小的部分与糖胺多糖残基的低转换率有关，与年轻人关节软骨的糖胺聚糖相比，老化的关节软骨中糖胺聚糖的长度更短。老年受测者关节软骨中可检测到不转换的聚合素蛋白聚糖核心蛋白和双聚糖。老化软骨中透明质酸的含量增加，但平均链长度减少，连接蛋白似乎是断裂的。胶原蛋白纤维随着年龄的增长而变薄，密度降低。非酶糖化作用导致晚期糖化末端产物苯妥西汀在长寿命蛋白质中的形成和积累，包括软骨胶原和聚合素。这种生化变化部分可能是退变导致的软骨细胞合成功能的变化和基质降解的敏感性增加造成的。在健康老年人的软骨中可以观察到更多更广泛的胶原蛋白降解，与早期 OA 软骨相似，损伤靠近关节表面，同时可以检测到 MMP-13 活性（关于 OA 病的发病机制，详见第 98 章。）

衰老软骨细胞

软骨细胞功能，包括有丝分裂和合成活性，随着年龄的增长而下降[136]。退行性改变一般是由于蛋白酶的作用，至少在一定程度上是不利条件累积的后果，例如软骨细胞在整个生命过程中都受到如机械因素或炎症的影响。软骨基质蛋白的缺乏也可能破坏软骨细胞 - 基质相互作用，后者对细胞的生存至关重要。软骨细胞数量的下降可能是由于随着年龄增长细胞死亡的增加。虽然在成年大鼠和小鼠中随着年龄的增长软骨细胞程序性死亡或凋亡会增加，但这可能是由于这些动物在整个生命过程中都有骨的生长。然而，在成人软骨中，凋亡细胞的清除似乎并不常见。通过检测 β- 半乳糖酶活性和端粒长度的降低，发现复制性衰老是导致成年关节软骨细胞增殖潜能与年龄相关变化的原因[138-139]。此外，TGF-β、FGFs、IGF-I 和其他支持软骨基质生物合成的合成代谢因子随着年龄的增长而表达下降或其活性降低[136]。

软骨细胞利用自噬作为有效的管家程序，通过移除受损或功能失常的细胞结构，消除外源细胞侵略者，并在内质网（ER）压力、缺氧、饥饿和其他不良情况中提供替代能源，来维持细胞功能和稳态[140-141]。关节软骨在老化过程中的自噬功能丧失与细胞死亡和 OA 严重程度的增加有关，因为软骨细胞对机械或炎症应力的抵抗力较低[142]。自噬是由溶酶体或内质体介导的机制而发生。

在衰老过程中也会受到损害的是非折叠蛋白反应（UPR），后者是一种非溶酶体途径，用于从内质网中消除的非折叠蛋白的泛素 / 蛋白酶体降解[143]。非折叠蛋白反应通过 C/ 增强子结合蛋白（EBP）同源蛋白（CHOP）和 X- 框结合蛋白 1（XBP1）[143]，使软骨细胞在骺板发育过程中[144]以及在炎症、机械和氧化应激的过程中，能够在内质网的压力下存活。与自噬有关的还有经典的细胞存活有关的信号通路、PI3K 及其下游丝氨酸激酶（AKT）[79]。此外，在衰老和 OA 的发展过程中，软骨细胞线粒体功能的损伤是自噬功能受损和生物能量学失调的潜在机制[119]。

软骨基质退化和转化的标志物

随着对软骨基质组成了解的不断增加，体液中发现了用于监测软骨代谢变化和评估关节炎患者关节损伤的分子标记物[11]。来源于关节软骨的分子，包括含有硫酸软骨素和硫酸角质酸等聚合素片段、Ⅱ型胶原蛋白片段、吡啶啉胶原交联以及 COMP，通常都是由于分解代谢过程而被释放出来的降解产物。针对蛋白聚糖或胶原蛋白降解产物（分解代谢表位）或新合成的基质组分（合成代谢新表位）的特异性单克隆抗体已被开发用于分析 OA 和 RA 体液，这代表了修复受损基质的尝试。不同的单克隆抗体能分辨出降解后的硫酸软骨素或硫酸角质链与新合成的蛋白聚糖在生化上的细微差异。这样的表位可以在 OA、RA 患者的关节液和血清中检测到，而其在关节液与血清的比例被认为是一个潜在的诊断指标。关于软骨中聚合素的降解可以用抗体 846、3B3（–）和 7D4 检测硫酸软骨素表位，5D4 检测硫酸角蛋白表位，VIDIPEN 和 NITEGE 抗体能识别出聚合素球状 G1 域内的蛋白聚糖酶和基质金属蛋白酶的切割位点[101,106]。

同样，可以通过测量血清和关节液中羧基末端前肽（CPII）的水平来监测Ⅱ型胶原蛋白的合成，而尿液中羟赖氨酸吡啶啉交联可以提示胶原蛋白的降解。识别胶原酶在变性Ⅱ型胶原蛋白裂解部位的特异性抗体很有诊断价值。这些抗体包括 C12C 抗体（以前被称为长单核 *Col2-3/4C*），其已经在动物模型及 OA 和 RA 患者软骨中用于检测Ⅱ型胶原蛋白的三螺旋切割片段。这些标志物与合成标志物 CPII 的比值与 OA 影像学进展的相关性较大。这些生物标志物试验已被用作研究工具，目前正在开发和验证，以作为监测 OA 和 RA 患者群体软骨退化或修复以及评估治疗的诊断工具（见第 71 章和第 100 章）[11]。虽然单一的标志物可能不够，但最终还是有可能识别出在 OA 不同阶段的不同患者人群中的生物标志物组合。

关节软骨修复

关节软骨再生能力差，通过药物促进软骨修复对关节炎和关节内骨折的治疗具有很大的潜力。软骨缺损的内在修复程度取决于软骨损伤的深度以及缺损是否穿透软骨下骨板[4]。如果软骨细胞仍然存活，就会发生表层损伤的修复。由于软骨是无血管的，它与其他大多数组织在对损伤的反应上有所不同。软骨中不存在经典愈合反应中血管依赖性的炎症反应期及修复期。软骨局限性损伤一般不会再生，因为软骨细胞不能迁移到缺损区域，而对于祖细胞则没有血管通路。然而，软骨深层损伤穿透软骨下骨板会引发血管反应，包括出血、纤维蛋白凝块形成和炎症，从而导致血液或骨髓中细胞迁移进入。软骨深层损伤由肉芽组织填充，后者最终由纤维软骨代替，但很少产生真正的透明软骨。目前软骨修复手术包括关节灌洗、组织清创、软骨下骨微骨折、自体或同种异体骨软骨移植，以及最终的人工关节置换治疗[4]。这些手术可能导致纤维组织的形成、软骨细胞的死亡和软骨的进一步退化，因此具有不同的成功率。

自体软骨细胞移植已成功用于修复年轻患者膝关节软骨的小的、全厚层运动性损伤。软骨组织修复成功的标志是移植软骨细胞所形成的纤维软骨基质由于酶降解和新型Ⅱ型胶原蛋白的合成表现出转换和重塑。供体部位虽然较少承受力学负荷，但可能会有并发症和骨关节炎改变。目前，与软骨下骨的微骨折相比，这些手术的疗效并无明显差异[4]。

软骨修复面临的主要挑战包括三维胶原结构的恢复和新合成的基质与原组织的整合[4]。新的手段是采用自体软骨细胞基因工程技术表达促合成代谢因子，在植入缺损前促进软骨细胞的分化[145]。由于 IGF-1 和 TGF-β/BMP 以及 FGF 家族成员在关节软骨发生和维护中发挥重要作用，它们已被用于软骨组织工程。在动物模型中，直接或通过体内或体外的基因运输或通过注射或支架植入将这些因子引入关节，来修复小的软骨缺损。通过基因工程技术将促合成代谢因子和抑制性细胞因子联合转染可能是 RA 或者晚期 OA 患者软骨大面积缺损修复，防止进一步损害的长期目标。

目前软骨组织修复主要的研究策略是将细胞暴露在上述促合成代谢因子中，可通过加入外源性的重组蛋白，也可通过基因转染使其过表达以促进软骨基质的积累，从而使功能修复软骨组织具有与原生组织相同的特性[146]。这项工作促进了支架材料的发展，确定了可用的种子细胞来源和培养条件，包括生长因子传递和机械刺激，以及单独或在支架中将细胞输送到损伤部位的方法[147]。然而，我们还没有得到与原生关节软骨具有相同力学稳定和润滑特性的组织软骨。成功的组织工程软骨包括在整个生命周期中以及炎症条件下保留重要的基质成分，并且与宿主组织有效整合。此外，细胞周围基质的恢复对于任何成功的组织工程策略都是必不可少的[15]。

最近的研究集中在具有骨软骨单元的力学和物质特性的支架上，它将与宿主组织结合，吸引软骨细胞或骨软骨前体细胞从软骨下骨迁移[147]。尽管基于体外和体内研究显示未来这种策略是可行的，但仍然存在许多挑战，尤其是在细胞介导的软骨修复方面。在细胞来源中有 MSCs，它们可以从自体脂肪组织、骨髓、滑膜或肌肉中获得；它们可以在促软骨形成的条件下进行体外扩增，并植入支架，或用作基因运送到软骨损伤部位[145]。尽管成年关节软骨细胞的内在修复能力很小，但是少量软骨干细胞或前体细胞通过原位刺激促进软骨损伤修复是研究的主题[148]。

结论

软骨细胞作为成人关节软骨中唯一的细胞成分，负责维持细胞外基质处于低转换状态。软骨细胞外基质大分子的组成和组织是软骨组织所特有的，由软骨细胞在胚胎和产后发育过程中的分化所决定。成人软骨细胞存在于关节软骨内的缺氧环境中。它们在代谢上是不活跃的，部分原因是没有血管和神经，软骨细胞呈圆形，反映出它们处于静止状态。研究软骨细胞不同的培养方式是为了维持其分化的表型，后者以合成主要的胶原蛋白和蛋白聚糖成分，即 Ⅱ 型胶原蛋白和聚合素为特征。软骨细胞通过细胞表面受体与特定的 ECM 成分相互作用，包括整合蛋白、附件蛋白、合成蛋白、DDR2 和 CD44。

体外和体内的研究表明，成年关节软骨细胞能够对生物和力学刺激做出反应，这些刺激促合成代谢或促分解代谢。促合成代谢因子包括 TGF-β/BMP、FGF 家族的成员和 IGF-Ⅰ。促分解代谢因子包括促炎细胞因子、趋化因子、DAMPs/ 警戒素和脂肪因子，这些因子刺激软骨细胞内基质金属降解蛋白酶的合成，如 MMPs 和蛋白聚糖酶，并增加与炎症、机械和氧化应激相关的细胞内事件。许多介导软骨细胞对这些因子反应的信号通路和转录因子已经得到阐明，但是它们调节软骨细胞功能的机制十分复杂，目前尚未完全明确。在生理条件下，成年关节软骨细胞维持着细胞外基质成分低转换水平上的平衡。成年软骨细胞对于大面积软骨损伤的有效修复能力较差，随着年

龄的增长，这种修复能力会下降。与年龄相关的软骨细胞功能变化降低了细胞维持组织的能力，对促合成代谢生长因子的反应能力降低。进一步了解成人关节软骨细胞如何在其独特的环境中发挥作用将有助于制订合理的策略以维持稳态和防止关节软骨损伤。

 本章的参考文献也可以在 ExpertConsult.com 上找到。

参考文献

1. Goldring MB, Otero M: Inflammation in osteoarthritis. *Curr Opin Rheumatol* 23:471–478, 2011.
2. Goldring MB, Otero M, Plumb DA, et al: Roles of inflammatory and anabolic cytokines in cartilage metabolism: signals and multiple effectors converge upon MMP-13 regulation in osteoarthritis. *Eur Cell Mater* 21:202–220, 2011.
3. Heinegard D, Saxne T: The role of the cartilage matrix in osteoarthritis. *Nat Rev Rheumatol* 7:50–56, 2011.
4. Hunziker EB, Lippuner K, Shintani N: How best to preserve and reveal the structural intricacies of cartilaginous tissue. *Matrix Biol* 39:33–43, 2014.
5. Schmitz N, Laverty S, Kraus VB, et al: Basic methods in histopathology of joint tissues. *Osteoarthritis Cartilage* 18(Suppl 3):S113–S116, 2010.
6. Simkin PA: Consider the tidemark. *J Rheumatol* 39:890–892, 2012.
7. Andriacchi TP, Favre J: The nature of in vivo mechanical signals that influence cartilage health and progression to knee osteoarthritis. *Curr Rheumatol Rep* 16:463, 2014.
8. Guo H, Maher SA, Torzilli PA: A biphasic finite element study on the role of the articular cartilage superficial zone in confined compression. *J Biomech* 48:166–170, 2015.
9. Houard X, Goldring MB, Berenbaum F: Homeostatic mechanisms in articular cartilage and role of inflammation in osteoarthritis. *Curr Rheumatol Rep* 15:375, 2013.
10. Sandell LJ: Etiology of osteoarthritis: genetics and synovial joint development. *Nat Rev Rheumatol* 8:77–89, 2012.
11. Hsueh MF, Onnerfjord P, Kraus VB: Biomarkers and proteomic analysis of osteoarthritis. *Matrix Biol* 39:56–66, 2014.
12. van Turnhout MC, Schipper H, Engel B, et al: Postnatal development of collagen structure in ovine articular cartilage. *BMC Dev Biol* 10:62, 2010.
13. Patra D, DeLassus E, McAlinden A, et al: Characterization of a murine type IIB procollagen-specific antibody. *Matrix Biol* 34:154–160, 2014.
14. McAlinden A, Traeger G, Hansen U, et al: Molecular properties and fibril ultrastructure of types II and XI collagens in cartilage of mice expressing exclusively the alpha1(IIA) collagen isoform. *Matrix Biol* 34:105–113, 2014.
15. Wilusz RE, Sanchez-Adams J, Guilak F: The structure and function of the pericellular matrix of articular cartilage. *Matrix Biol* 39:25–32, 2014.
16. Wilusz RE, Defrate LE, Guilak F: A biomechanical role for perlecan in the pericellular matrix of articular cartilage. *Matrix Biol* 31:320–327, 2012.
17. Sgariglia F, Candela ME, Huegel J, et al: Epiphyseal abnormalities, trabecular bone loss and articular chondrocyte hypertrophy develop in the long bones of postnatal Ext1-deficient mice. *Bone* 57:220–231, 2013.
18. Halper J: Proteoglycans and diseases of soft tissues. *Adv Exp Med Biol* 802:49–58, 2014.
19. Onnerfjord P, Khabut A, Reinholt FP, et al: Quantitative proteomic analysis of eight cartilaginous tissues reveals characteristic differences as well as similarities between subgroups. *J Biol Chem* 287:18913–18924, 2012.

20. Posey KL, Alcorn JL, Hecht JT: Pseudoachondroplasia/COMP—translating from the bench to the bedside. *Matrix Biol* 37:167–173, 2014.
21. Klatt AR, Becker AK, Neacsu CD, et al: The matrilins: modulators of extracellular matrix assembly. *Int J Biochem Cell Biol* 43:320–330, 2011.
22. Halper J, Kjaer M: Basic components of connective tissues and extracellular matrix: elastin, fibrillin, fibulins, fibrinogen, fibronectin, laminin, tenascins and thrombospondins. *Adv Exp Med Biol* 802:31–47, 2014.
23. Bernardo BC, Belluoccio D, Rowley L, et al: Cartilage intermediate layer protein 2 (CILP-2) is expressed in articular and meniscal cartilage and down-regulated in experimental osteoarthritis. *J Biol Chem* 286:37758–37767, 2011.
24. Xu L, Li Z, Liu SY, et al: Asporin and osteoarthritis. *Osteoarthritis Cartilage* 23:933–939, 2015.
25. Ranok A, Wongsantichon J, Robinson RC, et al: Structural and thermodynamic insights into chitooligosaccharide binding to human cartilage chitinase 3-like protein 2 (CHI3L2 or YKL-39). *J Biol Chem* 290:2617–2629, 2015.
26. Wann AK, Zuo N, Haycraft CJ, et al: Primary cilia mediate mechanotransduction through control of ATP-induced Ca2+ signaling in compressed chondrocytes. *FASEB J* 26:1663–1671, 2012.
27. Ruhlen R, Marberry K: The chondrocyte primary cilium. *Osteoarthritis Cartilage* 22:1071–1076, 2014.
28. Sun MM, Beier F: Chondrocyte hypertrophy in skeletal development, growth, and disease. *Birth Defects Res C Embryo Today* 102:74–82, 2014.
29. Decker RS, Koyama E, Pacifici M: Genesis and morphogenesis of limb synovial joints and articular cartilage. *Matrix Biol* 39:5–10, 2014.
30. Tsang KY, Cheung MC, Chan D, et al: The developmental roles of the extracellular matrix: beyond structure to regulation. *Cell Tissue Res* 339:93–110, 2010.
31. Wuelling M, Vortkamp A: Chondrocyte proliferation and differentiation. *Endocr Dev* 21:1–11, 2011.
32. Akiyama H, Lefebvre V: Unraveling the transcriptional regulatory machinery in chondrogenesis. *J Bone Miner Metab* 29:390–395, 2011.
33. Long F, Ornitz DM: Development of the endochondral skeleton. *Cold Spring Harb Perspect Biol* 5:a008334, 2013.
34. Wang W, Rigueur D, Lyons KM: TGFbeta signaling in cartilage development and maintenance. *Birth Defects Res C Embryo Today* 102:37–51, 2014.
35. Kozhemyakina E, Lassar AB, Zelzer E: A pathway to bone: signaling molecules and transcription factors involved in chondrocyte development and maturation. *Development* 142:817–831, 2015.
36. Komori T: Signaling networks in RUNX2-dependent bone development. *J Cell Biochem* 112:750–755, 2011.
37. Bradley EW, McGee-Lawrence ME, Westendorf JJ: Hdac-mediated control of endochondral and intramembranous ossification. *Crit Rev Eukaryot Gene Expr* 21:101–113, 2011.
38. Maes C, Carmeliet G, Schipani E: Hypoxia-driven pathways in bone development, regeneration and disease. *Nat Rev Rheumatol* 8:358–366, 2012.
39. Yang S, Kim J, Ryu JH, et al: Hypoxia-inducible factor-2[alpha] is a catabolic regulator of osteoarthritic cartilage destruction. *Nat Med* 16:687–693, 2010.
40. Hirata M, Kugimiya F, Fukai A, et al: C/EBPbeta and RUNX2 cooperate to degrade cartilage with MMP-13 as the target and HIF-2alpha as the inducer in chondrocytes. *Hum Mol Genet* 21:1111–1123, 2012.
41. Mariani E, Pulsatelli L, Facchini A: Signaling pathways in cartilage repair. *Int J Mol Sci* 15:8667–8698, 2014.
42. Otero M, Favero M, Dragomir C, et al: Human chondrocyte cultures as models of cartilage-specific gene regulation. *Methods Mol Biol* 806:301–336, 2012.
43. Heywood HK, Nalesso G, Lee DA, et al: Culture expansion in low-glucose conditions preserves chondrocyte differentiation and enhances their subsequent capacity to form cartilage tissue in three-dimensional culture. *Biores Open Access* 3:9–18, 2014.
44. Wuelling M, Vortkamp A: Cartilage explant cultures. *Methods Mol Biol* 1130:89–97, 2014.
45. Grogan SP, Chen X, Sovani S, et al: Influence of cartilage extracellular matrix molecules on cell phenotype and neocartilage formation. *Tissue Eng Part A* 20:264–274, 2014.
46. Olivotto E, Otero M, Astolfi A, et al: IKKalpha/CHUK regulates

47. Zhang Z: Chondrons and the pericellular matrix of chondrocytes. *Tissue Eng Part B Rev* 21:267–277, 2015.
48. Loeser RF, Goldring SR, Scanzello CR, et al: Osteoarthritis: a disease of the joint as an organ. *Arthritis Rheum* 64:1697–1707, 2012.
49. Loeser RF: Integrins and chondrocyte-matrix interactions in articular cartilage. *Matrix Biol* 39:11–16, 2014.
50. Lundgren-Akerlund E, Aszodi A: Integrin alpha10beta1: a collagen receptor critical in skeletal development. *Adv Exp Med Biol* 819:61–71, 2014.
51. Perera PM, Wypasek E, Madhavan S, et al: Mechanical signals control SOX-9, VEGF, and c-Myc expression and cell proliferation during inflammation via integrin-linked kinase, B-Raf, and ERK1/2-dependent signaling in articular chondrocytes. *Arthritis Res Ther* 12:R106, 2010.
52. Roca-Cusachs P, Iskratsch T, Sheetz MP: Finding the weakest link: exploring integrin-mediated mechanical molecular pathways. *J Cell Sci* 125:3025–3038, 2012.
53. Ono Y, Ishizuka S, Knudson CB, et al: Chondroprotective effect of kartogenin on CD44-mediated functions in articular cartilage and chondrocytes. *Cartilage* 5:172–180, 2014.
54. Luo N, Knudson W, Askew EB, et al: CD44 and hyaluronan promote the bone morphogenetic protein 7 signaling response in murine chondrocytes. *Arthritis Rheumatol* 66:1547–1558, 2014.
55. Minashima T, Small W, Moss SE, et al: Intracellular modulation of signaling pathways by annexin A6 regulates terminal differentiation of chondrocytes. *J Biol Chem* 287:14803–14815, 2012.
56. Campbell KA, Minashima T, Zhang Y, et al: Annexin A6 interacts with p65 and stimulates NF-kappaB activity and catabolic events in articular chondrocytes. *Arthritis Rheum* 65:3120–3129, 2013.
57. Pap T, Bertrand J: Syndecans in cartilage breakdown and synovial inflammation. *Nat Rev Rheumatol* 9:43–55, 2013.
58. Xu L, Polur I, Servais JM, et al: Intact pericellular matrix of articular cartilage is required for unactivated discoidin domain receptor 2 in the mouse model. *Am J Pathol* 179:1338–1346, 2011.
59. Xu L, Golshirazian I, Asbury BJ, et al: Induction of high temperature requirement A1, a serine protease, by TGF-beta1 in articular chondrocytes of mouse models of OA. *Histol Histopathol* 29:609–618, 2014.
60. Suri S, Walsh DA: Osteochondral alterations in osteoarthritis. *Bone* 51:204–211, 2012.
61. Franses RE, McWilliams DF, Mapp PI, et al: Osteochondral angiogenesis and increased protease inhibitor expression in OA. *Osteoarthritis Cartilage* 18:563–571, 2010.
62. Zhen G, Wen C, Jia X, et al: Inhibition of TGF-[beta] signaling in mesenchymal stem cells of subchondral bone attenuates osteoarthritis. *Nat Med* 19:704–712, 2013.
63. Burr DB, Gallant MA: Bone remodelling in osteoarthritis. *Nat Rev Rheumatol* 8:665–673, 2012.
64. Lambert C, Dubuc JE, Montell E, et al: Gene expression pattern of cells from inflamed and normal areas of osteoarthritis synovial membrane. *Arthritis Rheumatol* 66:960–968, 2014.
65. Ashraf S, Mapp PI, Burston J, et al: Augmented pain behavioural responses to intra-articular injection of nerve growth factor in two animal models of osteoarthritis. *Ann Rheum Dis* 73:1710–1718, 2014.
66. Nagai T, Sato M, Kobayashi M, et al: Bevacizumab, an anti-vascular endothelial growth factor antibody, inhibits osteoarthritis. *Arthritis Res Ther* 16:427, 2014.
67. Loeser RF, Gandhi U, Long DL, et al: Aging and oxidative stress reduce the response of human articular chondrocytes to insulin-like growth factor 1 and osteogenic protein 1. *Arthritis Rheumatol* 66:2201–2209, 2014.
68. Vincent TL: Fibroblast growth factor 2: good or bad guy in the joint? *Arthritis Res Ther* 13:127, 2011.
69. Vincent TL: Explaining the fibroblast growth factor paradox in osteoarthritis: lessons from conditional knockout mice. *Arthritis Rheum* 64:3835–3838, 2012.
70. Yan D, Chen D, Cool SM, et al: Fibroblast growth factor receptor 1 is principally responsible for fibroblast growth factor 2-induced catabolic activities in human articular chondrocytes. *Arthritis Res Ther* 13:R130, 2011.
71. Weng T, Yi L, Huang J, et al: Genetic inhibition of fibroblast growth factor receptor 1 in knee cartilage attenuates the degeneration of articular cartilage in adult mice. *Arthritis Rheum* 64:3982–3992, 2012.

72. Barr L, Getgood A, Guehring H, et al: The effect of recombinant human fibroblast growth factor-18 on articular cartilage following single impact load. *J Orthop Res* 32:923–927, 2014.

73. Mori Y, Saito T, Chang SH, et al: Identification of fibroblast growth factor-18 as a molecule to protect adult articular cartilage by gene expression profiling. *J Biol Chem* 289:10192–10200, 2014.

74. Ellman MB, Yan D, Ahmadinia K, et al: Fibroblast growth factor control of cartilage homeostasis. *J Cell Biochem* 114:735–742, 2013.

75. Lohmander LS, Hellot S, Dreher D, et al: Intraarticular sprifermin (recombinant human fibroblast growth factor 18) in knee osteoarthritis: a randomized, double-blind, placebo-controlled trial. *Arthritis Rheumatol* 66:1820–1831, 2014.

76. van der Kraan PM: Age-related alterations in TGF beta signaling as a causal factor of cartilage degeneration in osteoarthritis. *Biomed Mater Eng* 24:75–80, 2014.

77. Bush JR, Beier F: TGF-β and osteoarthritis—the good and the bad. *Nat Med* 19:667–669, 2013.

78. Nishimura R, Hata K, Matsubara T, et al: Regulation of bone and cartilage development by network between BMP signalling and transcription factors. *J Biochem* 151:247–254, 2012.

79. Beier F, Loeser RF: Biology and pathology of Rho GTPase, PI-3 kinase-Akt, and MAP kinase signaling pathways in chondrocytes. *J Cell Biochem* 110:573–580, 2010.

80. Blaney Davidson EN, van Caam AP, Vitters EL, et al: TGF-beta is a potent inducer of nerve growth factor in articular cartilage via the ALK5-Smad2/3 pathway. Potential role in OA related pain? *Osteoarthritis Cartilage* 23:478–486, 2015.

81. Li TF, Gao L, Sheu TJ, et al: Aberrant hypertrophy in Smad3-deficient murine chondrocytes is rescued by restoring transforming growth factor beta-activated kinase 1/activating transcription factor 2 signaling: a potential clinical implication for osteoarthritis. *Arthritis Rheum* 62:2359–2369, 2010.

82. van Beuningen HM, de Vries-van Melle ML, Vitters EL, et al: Inhibition of TAK1 and/or JAK can rescue impaired chondrogenic differentiation of human mesenchymal stem cells in osteoarthritis-like conditions. *Tissue Eng Part A* 20:2243–2252, 2014.

83. Brazil DP, Church RH, Surae S, et al: BMP signalling: agony and antagony in the family. *Trends Cell Biol* 25:249–264, 2015.

84. Lories RJ, Corr M, Lane NE: To Wnt or not to Wnt: the bone and joint health dilemma. *Nat Rev Rheumatol* 9:328–339, 2013.

85. van den Bosch MH, Blom AB, van Lent PL, et al: Canonical Wnt signaling skews TGF-beta signaling in chondrocytes towards signaling via ALK1 and Smad 1/5/8. *Cell Signal* 26:951–958, 2014.

86. Lewiecki EM: Role of sclerostin in bone and cartilage and its potential as a therapeutic target in bone diseases. *Ther Adv Musculoskelet Dis* 6:48–57, 2014.

87. Funck-Brentano T, Bouaziz W, Marty C, et al: Dkk-1-mediated inhibition of Wnt signaling in bone ameliorates osteoarthritis in mice. *Arthritis Rheumatol* 66:3028–3039, 2014.

88. Bougault C, Priam S, Houard X, et al: Protective role of frizzled-related protein B on matrix metalloproteinase induction in mouse chondrocytes. *Arthritis Res Ther* 16:R137, 2014.

89. Anderson DD, Chubinskaya S, Guilak F, et al: Post-traumatic osteoarthritis: improved understanding and opportunities for early intervention. *J Orthop Res* 29:802–809, 2011.

90. Vincent TL, Williams RO, Maciewicz R, et al: Mapping pathogenesis of arthritis through small animal models. *Rheumatology* 51:1931–1941, 2012.

91. Frisenda S, Perricone C, Valesini G: Cartilage as a target of autoimmunity: a thin layer. *Autoimmun Rev* 12:591–598, 2013.

92. Sherwood JC, Bertrand J, Eldridge SE, et al: Cellular and molecular mechanisms of cartilage damage and repair. *Drug Discov Today* 19:1172–1177, 2014.

93. Little CB, Hunter DJ: Post-traumatic osteoarthritis: from mouse models to clinical trials. *Nat Rev Rheumatol* 9:485–497, 2013.

94. Malfait AM, Little CB, McDougall JJ: A commentary on modelling osteoarthritis pain in small animals. *Osteoarthritis Cartilage* 21:1316–1326, 2013.

95. Fang H, Beier F: Mouse models of osteoarthritis: modelling risk factors and assessing outcomes. *Nat Rev Rheumatol* 10:413–421, 2014.

96. Murphy G, Nagase H: Localizing matrix metalloproteinase activities in the pericellular environment. *FEBS J* 278:2–15, 2011.

97. Miller RE, Lu Y, Tortorella MD, et al: Genetically engineered mouse models reveal the importance of proteases as osteoarthritis drug targets. *Curr Rheumatol Rep* 15:350, 2013.

98. Wang M, Sampson ER, Jin H, et al: MMP13 is a critical target gene during the progression of osteoarthritis. *Arthritis Res Ther* 15:R5, 2013.

99. Marcu KB, Otero M, Olivotto E, et al: NF-kappaB signaling: multiple angles to target OA. *Curr Drug Targets* 11:599–613, 2010.

100. Dubail J, Apte SS: Insights on ADAMTS proteases and ADAMTS-like proteins from mammalian genetics. *Matrix Biol* 44-46C:24–37, 2015.

101. Fosang AJ, Beier F: Emerging frontiers in cartilage and chondrocyte biology. *Best Pract Res Clin Rheumatol* 25:751–766, 2011.

102. Brew K, Nagase H: The tissue inhibitors of metalloproteinases (TIMPs): an ancient family with structural and functional diversity. *Biochim Biophys Acta* 1803:55–71, 2010.

103. Fonovic M, Turk B: Cysteine cathepsins and extracellular matrix degradation. *Biochim Biophys Acta* 1840:2560–2570, 2014.

104. Zhao R, Wang A, Hall KC, et al: Lack of ADAM10 in endothelial cells affects osteoclasts at the chondro-osseous junction. *J Orthop Res* 32:224–230, 2014.

105. Hall KC, Hill D, Otero M, et al: ADAM17 controls endochondral ossification by regulating terminal differentiation of chondrocytes. *Mol Cell Biol* 33:3077–3090, 2013.

106. Dancevic CM, McCulloch DR: Current and emerging therapeutic strategies for preventing inflammation and aggrecanase-mediated cartilage destruction in arthritis. *Arthritis Res Ther* 16:429, 2014.

107. Yamamoto K, Murphy G, Troeberg L: Extracellular regulation of metalloproteinases. *Matrix Biol* 44-46C:255–263, 2015.

108. Goldring MB, Marcu KB: Epigenomic and microRNA-mediated regulation in cartilage development, homeostasis, and osteoarthritis. *Trends Mol Med* 18:109–118, 2012.

109. Barter MJ, Bui C, Young DA: Epigenetic mechanisms in cartilage and osteoarthritis: DNA methylation, histone modifications and microRNAs. *Osteoarthritis Cartilage* 20:339–349, 2012.

110. Sellam J, Berenbaum F: The role of synovitis in pathophysiology and clinical symptoms of osteoarthritis. *Nat Rev Rheumatol* 6:625–635, 2010.

111. Chevalier X, Eymard F, Richette P: Biologic agents in osteoarthritis: hopes and disappointments. *Nat Rev Rheumatol* 9:400–410, 2013.

112. Bougault C, Gosset M, Houard X, et al: Stress-induced cartilage degradation does not depend on the NLRP3 inflammasome in human osteoarthritis and mouse models. *Arthritis Rheum* 64:3972–3981, 2012.

113. Furman BD, Mangiapani DS, Zeitler E, et al: Targeting pro-inflammatory cytokines following joint injury: acute intra-articular inhibition of interleukin-1 following knee injury prevents post-traumatic arthritis. *Arthritis Res Ther* 16:R134, 2014.

114. Haseeb A, Haqqi TM: Immunopathogenesis of osteoarthritis. *Clin Immunol* 146:185–196, 2013.

115. Scanzello CR, Goldring SR: The role of synovitis in osteoarthritis pathogenesis. *Bone* 51:249–257, 2012.

116. van Lent PL, Grevers LC, Schelbergen R, et al: S100A8 causes a shift toward expression of activatory Fcgamma receptors on macrophages via toll-like receptor 4 and regulates Fcgamma receptor expression in synovium during chronic experimental arthritis. *Arthritis Rheum* 62:3353–3364, 2010.

117. Zreiqat H, Belluoccio D, Smith MM, et al: S100A8 and S100A9 in experimental osteoarthritis. *Arthritis Res Ther* 12:R16, 2010.

118. Liu-Bryan R: Synovium and the innate inflammatory network in osteoarthritis progression. *Curr Rheumatol Rep* 15:323, 2013.

119. Blanco FJ, Rego I, Ruiz-Romero C: The role of mitochondria in osteoarthritis. *Nat Rev Rheumatol* 7:161–169, 2011.

120. Happonen KE, Saxne T, Geborek P, et al: Serum COMP-C3b complexes in rheumatic diseases and relation to anti-TNF-alpha treatment. *Arthritis Res Ther* 14:R15, 2012.

第4章

骨的生物学、生理学和形态学

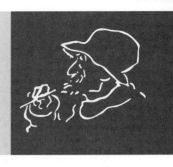

原著　Georg Schett
张克石 译　关振鹏 校

关键点

膜内成骨或软骨内成骨形成骨组织。

骨由致密的皮质壳和海绵状的骨小梁网格组成。

骨的形成基于代谢活跃的成骨细胞合成基质蛋白。

骨的吸收由多核的破骨细胞介导。

骨组织中最丰富的细胞是骨细胞。

骨是持续进行重建的，这一过程被称为骨重塑。

免疫系统，尤其是 T 淋巴细胞影响着骨的重建。

神经内分泌系统对骨重建过程具有系统性调节作用。

骨的结构和组成

　　骨是一种特化的结缔组织，它的功能主要包括：①提供肌肉的附着点，支持运动；②保护内脏器官和骨髓；③代谢功能，如储存和供应体内的钙。骨由细胞和细胞外基质组成，而后者又由 I 型胶原和大量的非胶原性蛋白质组成。骨基质的这种独特构成使其能够矿化，而这是骨的专有特征。

　　骨有两种主要类型：通过膜内成骨形成的扁骨；通过软骨内成骨形成的长骨。膜内成骨的过程基于间充质干细胞的聚集，并直接分化为能够形成骨的成骨细胞。相反，在长骨的软骨内成骨过程中，间充质干细胞首先分化为软骨细胞，继而被成骨细胞取代。长骨的构成包括：①骨骺，即长骨末端的突出物；②骨干，构成长骨主体；③干骺端，位于骨骺与骨干之间的部分（图 4-1）。干骺端与骨骺之间为生长板所间隔开，这一层结构是不断增殖的软骨层，对骨的纵向生长非常重要。生长结束后，此软骨层将完全改造为骨。

　　骨的外形由致密的皮质壳（皮质骨或密质骨）形成，其在骨干部尤其坚硬，骨髓便位于该部之中。在靠近干骺端和骨骺的部位，皮质壳逐渐变薄，小梁骨大部分位于该部位。小梁骨（也被称为松质骨）是由大量骨小梁互相连接而成的海绵状网格结构。皮质骨的外层和内层表面均由成骨细胞层被覆，即骨外膜和骨内膜，骨外膜部位骨的沉积以及骨内膜部位骨的吸收导致了骨的增粗。

　　尽管皮质骨和松质骨具有相同的细胞和基质成分，但这两种骨组织却存在着根本的不同。皮质骨几乎完全由矿化组织构成（高达 90%），使其满足了坚韧的机械性能需求。相反，松质骨中仅含有 20% 是矿化组织，其余则由骨髓、血管和间充质干细胞网络所填充。结果，松质骨为非矿化组织提供了广阔的接触面，这是骨代谢功能的基础，促进了骨表面与非矿化组织间的高水平交流。

骨基质

　　构成骨的关键蛋白成分是 I 型胶原。胶原纤维按特定的方向排列，构成了骨的层状结构的基础。该层状结构在用偏振光检视骨时可以观察到，可紧密排列，从而可提供对机械负荷的理想抵抗能力。这些层状的胶原结构可平行排列（例如，沿皮质骨表面排列和骨小梁的内部），也能围绕在皮质骨哈弗斯管中嵌入的血管呈同心圆排列。当出现如骨折愈合等新骨迅速沉积的时候，该层状结构将消失，骨则被称为编织骨。编织骨被连续地改建为板层骨，后者也被认为是"成熟"骨。这种胶原主干结构的组成还有利于细针状或片状的羟基磷灰石晶体沉积，后者含有磷酸钙，从而能进行骨基质的钙化。

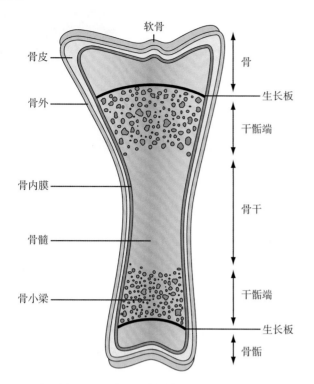

图 4-1　长骨由骨骺组成，后者被来源于干骺端的生长板分离，主要由松质骨构成。骨的外衬为致密的皮质骨，表面包覆着骨外膜（外表面）和骨内膜（内表面）。后者为骨与骨髓的连接处。骨终板表面覆盖着关节软骨，后者由深部的矿化区和浅部的非矿化区组成

除 I 型胶原外，骨中还存在着其他非胶原性蛋白质。其中骨钙蛋白、骨桥蛋白和胎球蛋白是骨矿化的抑制因子，可平衡骨组织矿化的水平。除在骨中发挥其固有功能之外，非胶原性蛋白质还发挥很重要的代谢功能，如骨钙蛋白可调控能量代谢。

骨的细胞：成骨细胞

成骨细胞是一种骨形成细胞，它来源于骨髓的间充质干细胞，后者还可分化为软骨细胞、肌细胞和脂肪细胞。成骨细胞通常呈立方形，聚集在骨的表面。它们代谢活跃，合成骨基质中胶原和非胶原性蛋白质，然后分泌并沉积在成骨细胞和骨表面之间。这些新形成的基质尚未钙化，被称为类骨质。类骨质沉积至最终矿化之间的间隔期大约为 10 天。成骨细胞的分化依赖两个关键转录因子的表达，即 Runx2 和它的靶点 Osterix 1。当间充质干细胞受到外界刺激后，上述两个转录因子可导致其向成骨细胞的分化[1]。前列

腺素 E$_2$（prostaglandin E2，PGE$_2$）、胰岛素样生长因子（insulin-like growth factor，IGF）-1、甲状旁腺激素（parathyroid hormone，PTH）、骨形态发生蛋白（bone morphogenic，BMPs）和 Wingless/Int-1（Wnt）蛋白都是成骨细胞分化中的关键性促进因子[2,3]。例如，前列腺素 E$_2$ 是一种重要的骨合成代谢因子，可诱导间充质细胞中骨涎蛋白和碱性磷酸酶的表达。BMPs 和转化生长因子（transforming growth factor，TGF）-β 具有结构相似性，可通过激活胞内的 Smad 蛋白而促进成骨细胞的分化。最终，Wnt 蛋白作为一种高度保守的信号分子家族，是成骨细胞分化的潜在刺激因子。Wnt 蛋白可与间充质细胞的表面受体（如 Frizzled 和 LRP5）结合，使转录因子 β-链蛋白发生活化和核转位，从而诱导成骨细胞分化过程中的相关基因的转录。因此，Wnt 蛋白不仅与 BMPs 之间具有密切的协调效应，而且能和破骨细胞分化因子（receptor activator of nuclear factor-κB ligand，RANKL）- 骨保护素（osteoprotegerin，OPG）系统相互作用，从而参与破骨细胞的分化及骨的再吸收过程。

骨的细胞：骨细胞

目前认为，骨细胞是骨中比例最高的细胞类型。一立方毫米的骨组织中含有多达 25 000 个骨细胞，这些细胞通过微管（通过骨小管）彼此之间相互连接并与骨表面相通，在骨中形成一个像神经系统一样庞大而密集的通讯网络。该网络结构由包含骨细胞的许多骨陷窝和包含相互连接骨细胞的细丝状骨小管构成，其总表面积可达 1000 ～ 4000 m^2。骨细胞由成骨细胞分化形成，随后被包埋在骨基质中[4]。但是，骨细胞同时也开始特异性表达一些基因产物，而这些物质未在诸如成骨细胞的其他细胞中发现。硬化蛋白是骨细胞最令人感兴趣的产物之一，它是一种分泌型蛋白，与脂蛋白受体相关蛋白（lipoprotein receptor-related proteins，LRPs）结合并阻断 Wnt 相关的骨形成过程[5]。硬化蛋白具有抑制骨形成的作用，其高表达可引起骨量的减少，而抑制硬化蛋白的表达则可增加骨的密度和强度。近来，通过以特定抗体抑制骨硬化蛋白，该效应已被成功地运用为一种增加骨量的治疗策略[6]。人类编码硬化蛋白的基因 SOST 失去功能的突变可引起患者骨量增加，导致硬化性骨化病（sclerosteosis）的发生[7]。目前发现，人

体内存在着多种局部或全身性因子，对骨细胞中硬化蛋白的表达具有调控作用。如间断服用甲状旁腺激素（parathyroid hormone，PTH），可显著增强骨的合成代谢，并有力地抑制硬化蛋白的表达。

骨的细胞：破骨细胞

破骨细胞是一种多核细胞，其细胞核最多可达 20 个，是唯一能够重吸收骨的细胞[8-9]。破骨细胞直接附着在骨质表面，形成吸收陷窝（Howship's lacunae）。除了有多个细胞核外，破骨细胞的另一个特征是褶皱缘（ruffled border），是面向骨基质高度折叠的胞质膜，其功能为向破骨细胞与骨表面之间的腔隙中分泌和从中重吸收蛋白质和离子（图 4-2）。位于皱褶缘和骨表面的腔隙就是骨吸收发生的部位。该腔隙由可收缩的蛋白质和紧密连接所封闭，因为其内部是人体少有的强酸性微环境之一。破骨细胞所引发的骨降解包含两个主要步骤：第一，骨无机组分的脱矿化（demineralization）；第二，骨基质有机成分的去除。破骨细胞通过质子泵向骨的吸收陷窝内分泌盐酸以进行脱矿化。该质子泵由 ATP 酶提供能量，从而源源不断地在骨吸收陷窝内聚集氢离子，该区域

事实上形成了一种胞外溶酶体。除质子和氯离子外，破骨细胞还释放骨基质降解酶，包括抗酒石酸酸性磷酸酶（tartrate resistant acid phosphatase，TRAP）、溶酶体组织蛋白酶 K 及其他组织蛋白酶。组织蛋白酶 K 可以有效地降解胶原蛋白及其他骨基质蛋白。因此组织蛋白酶 K 抑制剂可以抑制破骨细胞的功能，减慢骨的重吸收作用。

破骨细胞来源于造血单核细胞的前体细胞，在特定的信号作用下，经历一系列分化过程最终形成成熟的破骨细胞。其中的必要信号分子是巨噬细胞集落刺激因子（macrophage colong-slimulding factor，M-CSF）和 RANKL。在分化和成熟过程中，破骨细胞可获得特异性标志物，如 TRAP，逐步融合为多核巨细胞，极化连接在骨表面。破骨细胞的形成建立在一个适宜微环境的基础上，既能提供必需的信号分子如 M-CSF 和 RANKL，又能提供肿瘤坏死因子（tumor necrosis factor，TNF）等细胞因子，以进一步促进破骨细胞的分化。间充质细胞如前成骨细胞，表达 M-CSF 和 RANKL，从而诱导破骨细胞的形成，使成骨与破骨过程紧密联系在一起。

RANKL 是 TNF 超家族成员之一，可表达于包括骨细胞、前成骨细胞及活化的 T 细胞在内的多种

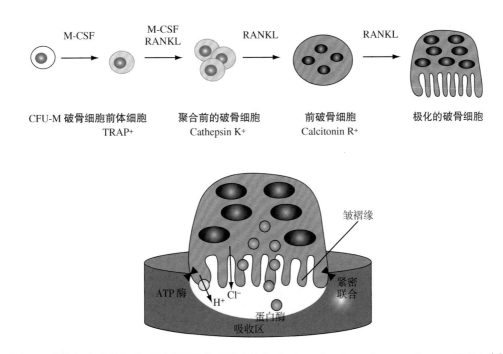

图 4-2　破骨细胞来源于单核细胞前体细胞 [巨噬细胞集落形成单位（colony-forming unit macrophages，CFU-M）]，后者分化为单个核破骨细胞祖细胞。这些细胞融合形成一个多核体，最终形成一个破骨细胞前体。当后者出现细胞的极化，并获取皱褶缘后表明完成了最终的分化过程。M-CSF，巨噬细胞集落刺激因子；RANKL，破骨细胞分化因子；TRAP，抗酒石酸酸性磷酸酶

细胞膜表面[10-12]。在稳定条件下，其表达在成骨细胞的谱系细胞内，同时诸如维生素 D、甲状旁腺激素和前列腺素等促成骨因子可以作用于这类细胞，而过氧化物酶体增殖剂激活受体 -β 即代表了 RANKL 表达调控的关键检查点[13]。此外，TNF、IL-1 及 IL-17 等炎症因子均可诱导 RANKL 的表达[14-17]。RANKL 对于破骨细胞分化的最终阶段具有重要意义，同时，RANKL 可通过与单核 - 破骨前体细胞表面的 RANK 结合，诱导破骨细胞的重吸收作用。RANKL 与其受体 RANK 的相互作用是通过骨保护素（osteoprotegerin，OPG）调控的。OPG 一种分泌型糖蛋白作为一种可溶性因子，其在体内外均可强烈抑制破骨细胞的分化。有趣的是，雌激素可诱导 OPG 的表达，这就解释了绝经期女性出现破骨细胞数量增多以及骨吸收作用增强的原因。与此一致，RANKL 基因缺失的小鼠由于缺乏破骨细胞的形成而表现出严重的骨硬化病。鉴于 RANKL-RANK-OPG 信号通路在骨吸收方面的核心作用，研究者对该通路在人类疾病治疗靶点中的作用表现出了愈加浓厚的兴趣，而且最近一项有关绝经后骨质疏松症的临床试验表明，一种 RANKL 中和抗体即狄诺塞麦（denosumab）具有潜在的抑制骨吸收作用[18]。除 RANK-RANKL 的相互作用外，其他重要的促破骨细胞生成信号通路主要是基于髓样细胞触发性受体 2（triggering receptor expressed on myeloid cells，TREM2），后者可与酪氨酸激酶 DAP12 以及破骨细胞相关免疫球蛋白样受体（osteoclast-associated immunoglobulin-like receptor，OSCAR）存在相互作用。这两种分子都具有很强的促破骨细胞生成作用[19]。

骨重建过程

骨的生长发育、成熟后骨的维持与修复，以及骨组织中钙离子的输出均依赖于一个动态过程，即骨重建（图 4-3）。其机制目前尚不明确，可能是某些力学性能被骨细胞所感知后，在某一特定部位启动骨的重建过程。骨细胞的死亡，以及随之而引起的局部代谢改变，可导致骨转换沉默因子的缺失，如硬化蛋白，可能最终控制着这一激活过程。随后出现的重吸收时相由破骨细胞介导的骨基质降解所主导，并形成了吸收陷窝。吸收陷窝内的裸露骨表面随后被从邻近骨表面迁移过来的间充质细胞所填充，并开始向成骨细胞分化并制造新的骨基质（也被称为类骨质）。该基质随后开始矿化，而骨组织则再次恢复静息状态。这一完整的骨重建过程一般需要花费 3 ～ 6 个月。成年人持续进行着其骨骼系统的重建，而这一过程在儿

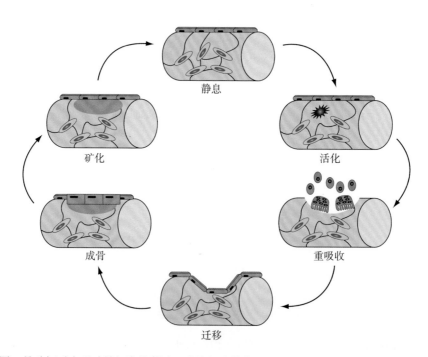

静息

活化

重吸收

迁移

成骨

矿化

图 4-3　骨重建的流程图。骨破坏后出现破骨细胞的激活；破骨细胞分化和骨基质的清除引起的骨吸收；骨系间充质干细胞迁移到骨缺损部位；成骨细胞形成新的骨基质；新合成基质的矿化

童和青少年期更为迅速。成人体内，一般需 7 ～ 10 年可完成一次整个骨骼系统的重建，这就意味着我们的一生之中，骨组织会更新数次。骨重建过程大多发生在小梁骨中，可使骨组织形成最佳的内部微观结构，以适应个体运动的力学要求。小梁骨是椎体（达到骨质的 2/3）及长骨如股骨（约占骨质的 50%）的主要骨质结构。

正常生理环境下，骨形成与骨吸收保持在一个平衡状态，以维持骨骼系统的稳态。这一骨重建过程需要破骨细胞的骨吸收和成骨细胞的骨形成之间紧密相互作用，该现象被称为偶联。该偶联作用在至少三个不同水平受到调控：①成骨细胞和破骨细胞之间的直接相互作用；②免疫系统和骨细胞的局部相互作用；③骨代谢的神经内分泌系统调控。

成骨细胞与破骨细胞间的直接相互作用

骨形成和骨吸收之间的适当偶联是保持骨完整性的必要条件之一（图 4-4）。该偶联过程涉及两个主要机制。首先是成骨细胞系中破骨细胞生成因子的表达，其次涉及肝配蛋白配体 / 肝配蛋白受体的双向信号[20-21]。前成骨细胞在正常生理条件下是形成破骨细胞生成因子的主要前体细胞，提供了骨形成和骨吸收间的第一级偶联。受 Wnt 信号通路刺激后，成骨细胞在成熟为更加矿化的细胞类型，最终被包埋在骨基质中分化为骨细胞的过程中，逐渐失去其对破骨细胞的支持性活动。骨细胞随之开始分泌抗破骨细胞生成因子，如 OPG 和 Wnt 信号通路阻滞剂硬化蛋白、dickkopf-1，以及分泌型 Frizzled 相关蛋白 1（secreted frizzled related protein 1，SFRP1），既能阻止破骨细胞分化（OPG），也能阻止成骨细胞的进一步分化。二级水平的偶联则包括破骨细胞祖细胞表面肝配蛋白配体的表达，及其与肝配蛋白受体结合并激活其酪氨酸激酶活性。骨重建过程受两种肝配蛋白配体调控，一种是肝配蛋白 -B2，通过与成骨细胞祖细胞表面的受体 EphB4 结合，从而增加成骨细胞的分化并刺激骨的形成；另一种是肝配蛋白 -A2，通过自分泌的形式与破骨细胞表面的受体 EphA2 结合，促进破骨细胞的分化，并通过旁分泌的形式作用于成骨细胞，抑制其分化。

免疫系统介导的骨重建

除了成骨细胞和破骨细胞的相互调节外，骨重建

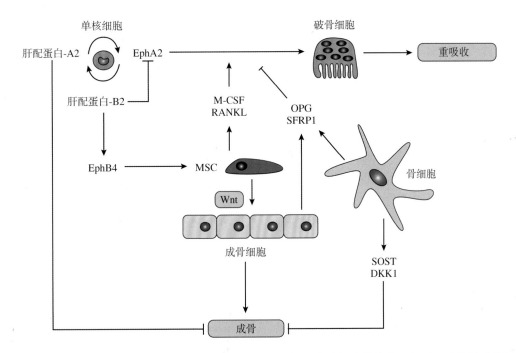

图 4-4 间充质干细胞和前成骨细胞可产生 M-CSF 和 RANKL，从而促进破骨细胞的分化。相反，成熟的成骨细胞可通过表达 OPG 和 SFRP1 而抑制破骨细胞的分化。配体 -A2 系统是一种破骨细胞的自分泌刺激因子，对骨形成具有阻滞作用，相反，配体 -B2 与其受体配体 -B4 结合后可刺激成骨细胞的分化。骨细胞来源的介质如硬化蛋白（SOST）和 dickkopf-1（DKK-1）可通过阻滞 Wnt 通路而抑制骨的形成

还受免疫系统的控制。对免疫系统对骨控制的了解带来了一个新的研究领域，即骨免疫学，已发现了涉及绝经后骨质疏松症的免疫调节和炎症性疾病中骨质丢失的新通路[22-24]。重要的是，T 细胞影响破骨细胞的分化，此后活化的 T 细胞表达 RANKL，它不仅刺激破骨细胞生成，还促进树突状细胞的存活[25]。RANKL 在多种具有增殖能力的 T 细胞中均有表达，如 CD8 和 CD4 细胞、Th1 和 Th2 细胞，以及表达 FoxP3 的调节 T 细胞（Tregs）。尽管 RANKL 在多种 T 细胞谱系中均有表达，但每种 T 细胞对破骨细胞都发挥着不同的功能，从而可以通过免疫系统对骨重塑进行精细调节。例如，Th17 细胞通过产生 IL-17 刺激破骨细胞分化[17]。此外，表达 IL-23 细胞因子受体的 T 细胞亚群还参与骨重建，特别是在肌腱的附着部位[26]。与此相对，其他谱系的 T 细胞则分泌或表达破骨细胞生成的强抑制因子，如 Th1 细胞的干扰素（interferon，IFN）-γ、Th2 细胞的 IL-4 或调节 T 细胞的细胞毒性 T 淋巴细胞相关抗原 -4（cytotoxic T lymphocy associated antigen-4，CTLA-4），从而提供保护免受骨质流失[27-30]。

神经内分泌机制介导的骨重建的系统控制

骨重建不仅受局部因素的调节，而且还受到多种激素途径的系统调节，包括性激素和生长激素 / 胰岛素样生长因子轴。此外，骨稳态的两种主要系统性神经内分泌调节因子参与了骨、脂肪和能量代谢的共同调节[31-32]。系统环路中的两个核心参与分子可能是骨钙蛋白和瘦素。骨钙蛋白是一种由成熟成骨细胞产生的激素，作用于胰腺的 β 细胞，促进其增殖，并在瘦素的作用下增加生成胰岛素[32]。此外，骨钙蛋白直接刺激脂肪细胞调节胰岛素的敏感性。瘦素是由白色脂肪组织中的脂肪细胞所产生的一种肽类激素。它的缺乏可导致肥胖和骨量增加。尽管脂肪量的增加确实与瘦素对于食欲的调节有关，但瘦素的作用与骨和脂肪却未必有关。事实上，瘦素通过下丘脑途径对骨的形成进行负性调控：β- 肾上腺素能交感神经系统通过诱导成骨细胞中生物钟基因的表达而介导成骨细胞的增殖下调[33-34]。瘦素具体如何调控骨的形成仍存争议。然而，已发现两种可能参与其中的下丘脑递质。一种是 NPY 肽，它是一种骨形成的抑制剂，其功能可为瘦素所抑制[35]；另一种瘦素的下游调节子是神经调节肽 U，可抑制生物钟基因的表达并促进成

骨细胞的增殖[36]。上述发现表明与脂肪生成、骨生成和胰岛素生成等机制相关的代谢循环的紊乱会对骨稳态造成严重影响。

结论

骨通过破骨细胞的骨吸收和成骨细胞的骨形成作用进行着连续不断的重建过程。该重建过程使骨骼结构能很好地满足个体需要，并严格控制了钙的稳态。局部因素对骨重建过程的控制基于破骨细胞 - 成骨细胞相互作用，以及控制骨骼吸收和骨形成细胞的全身性免疫和神经内分泌因素。

 本章的参考文献也可以在 ExpertConsult.com 上找到。

参考文献

1. Hartmann C: Transcriptional networks controlling skeletal development. *Curr Opin Genet Dev* 19:437–443, 2009.
2. Karsenty G, Kronenberg HM, Settembre C: Genetic control of bone formation. *Ann Rev Cell Dev Biol* 25:629–648, 2009.
3. Takada I, Kouzmenko AP, Kato S: Wnt and PPARgamma signaling in osteoblastogenesis and adipogenesis. *Nat Rev Rheumatol* 5:442–447, 2009.
4. Bonewald LF: The amazing osteocyte. *J Bone Miner Res* 26:229–238, 2011.
5. Van Bezooijen RL, Roelen BA, Visser A, et al: Sclerostin is an osteocyte-expressed negative regulator of bone formation, but not a classical BMP antagonist. *J Exp Med* 199:805–814, 2004.
6. McClung MR, Grauer A, Boonen S, et al: Romosozumab in post-menopausal women with low bone mineral density. *N Engl J Med* 370:412–420, 2014.
7. Balemans W, Ebeling M, Patel N, et al: Increased bone density in sclerosteosis is due to the deficiency of a novel secreted protein (SOST). *Hum Mol Genet* 10:537–543, 2001.
8. Teitelbaum SL, Ross FP: Genetic regulation of osteoclast development and function. *Nat Rev Genet* 4:638–649, 2003.
9. Boyle WJ, Simonet WS, Lacey DL: Osteoclast differentiation and activation. *Nature* 423:337–342, 2003.
10. Wada T, Nakashima T, Hiroshi N, et al: RANKL-RANK signaling in osteoclastogenesis and bone disease. *Trends Molec Med* 12:17–25, 2006.
11. Nakashima T, Hayashi M, Fukunaga T, et al: Evidence for osteocyte regulation of bone homeostasis through RANKL expression. *Nat Med* 17:1231–1234, 2011.
12. Xiong J, Onal M, Jilka RL, et al: Matrix-embedded cells control osteoclast formation. *Nat Med* 17:1235–1241, 2011.
13. Scholtysek C, Katzenbeisser J, Fu H, et al: PPARβ/δ governs Wnt signaling and bone turnover. *Nat Med* 19:608–613, 2013.
14. McInnes IB, Schett G: Cytokines in the pathogenesis of rheumatoid arthritis. *Nat Rev Immunol* 7:429–442, 2007.
15. Lam J, Takeshita S, Barker JE, et al: TNF-alpha induces osteoclastogenesis by direct stimulation of macrophages exposed to permissive levels of RANK ligand. *J Clin Invest* 106:1481–1488, 2000.
16. Zwerina J, Redlich K, Polzer K, et al: TNF-induced structural joint damage is mediated by IL-1. *Proc Natl Acad Sci U S A* 104:11742–11747, 2007.
17. Sato K, Suematsu A, Okamoto K, et al: Th17 functions as an osteoclastogenic helper T cell subset that links T cell activation and bone destruction. *J Exp Med* 203:2673–2682, 2006.

18. McClung MR, Lewiecki EM, Cohen SB, et al: Denosumab in post-menopausal women with low bone mineral density. *N Engl J Med* 354:821–831, 2006.
19. Barrow AD, Raynal N, Andersen TL, et al: OSCAR is a collagen receptor that costimulates osteoclastogenesis in DAP12-deficient humans and mice. *J Clin Invest* 121:3505–3516, 2011.
20. Matsuo K, Irie N: Osteoclast-osteoblast communication. *Arch Biochem Biophys* 473:201–209, 2008.
21. Zhao C, Irie N, Takada Y, et al: Bidirectional ephrinB2-EphB4 signaling controls bone homeostasis. *Cell Metab* 4:111–121, 2006.
22. Lorenzo J, Horowitz M, Choi Y: Osteoimmunology: interactions of the bone and immune system. *Endocr Rev* 29:403–440, 2008.
23. David JP: Osteoimmunology: a view from the bone. *Adv Immunol* 95:149–165, 2007.
24. Takayanagi H: Osteoimmunology: shared mechanisms and crosstalk between the immune and bone systems. *Nat Rev Immunol* 7:292–304, 2007.
25. Wong BR, Josien R, Lee SY, et al: TRANCE (tumor necrosis factor [TNF]-related activation-induced cytokine), a new TNF family member predominantly expressed in T cells, is a dendritic cell-specific survival factor. *J Exp Med* 186:2075–2080, 1997.
26. Sherlock JP, Joyce-Shaikh B, Turner SP, et al: IL-23 induces spondyloarthropathy by acting on ROR-γt+ CD3+CD4-CD8- entheseal resident T cells. *Nat Med* 18:1069–1076, 2012.
27. Takayanagi H, Ogasawara K, Hida S, et al: T-cell-mediated regulation of osteoclastogenesis by signalling cross-talk between RANKL and IFN-gamma. *Nature* 408:600–605, 2000.
28. Abu-Amer Y: IL-4 abrogates osteoclastogenesis through STAT6-dependent inhibition of NF-kappaB. *J Clin Invest* 107:1375–1385, 2001.
29. Zaiss MM, Axmann R, Zwerina J, et al: Treg cells suppress osteoclast formation: a new link between the immune system and bone. *Arthritis Rheum* 56:4104–4112, 2007.
30. Bozec A, Zaiss MM, Kagwiria R, et al: T cell costimulation molecules CD80/86 inhibit osteoclast differentiation by inducing the IDO/tryptophan pathway. *Sci Transl Med* 6:235ra60, 2014.
31. Rosen CJ: Bone remodeling, energy metabolism, and the molecular clock. *Cell Metab* 7:7–10, 2008.
32. Lee NK, Sowa H, Hinoi E, et al: Endocrine regulation of energy metabolism by the skeleton. *Cell* 130:456–469, 2007.
33. Ducy P, Amling M, Takeda S, et al: Leptin inhibits bone formation through a hypothalamic relay: a central control of bone mass. *Cell* 100:197–207, 2000.
34. Fu L, Patel MS, Bradley A, et al: The molecular clock mediates leptin-regulated bone formation. *Cell* 122:803–815, 2005.
35. Baldock PA, Sainsbury A, Couzens M, et al: Hypothalamic Y2 receptors regulate bone formation. *J Clin Invest* 109:915–921, 2002.
36. Sato S, Hanada R, Kimura A, et al: Central control of bone remodeling by neuromedin U. *Nat Med* 13:1234–1240, 2007.

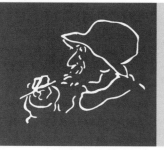

第5章

肌肉：解剖学、生理学和生物化学

原著　Mark S. Miller · Bradley M. Palmer · Michael J. Toth · David M. Warshaw
俞　萌译　袁　云校

关键点

骨骼肌的结构和功能及其神经支配模式可根据肌肉活动水平快速改变（可塑性）。

肌节作为肌纤维最小的功能单位，是由近乎晶格排列的丝状蛋白组成，这些丝状蛋白可将代谢能量转化为力与运动。

肌纤维通过胶原组织构成的肌腱与骨骼相连接。

中枢神经系统通过特异性传出神经元（即运动神经元）的去极化调控骨骼肌的收缩。

运动神经元通过胆碱能突触（即神经肌肉接头）支配肌纤维并使其去极化。

传入神经元向中枢神经系统传达有效控制运动及姿势所需的感觉信息。

动力通过两类蛋白细胞黏附复合体传递至肌纤维外：整合素与肌营养不良聚糖。

人体有大约 660 块骨骼肌，占成年人体重的 40%，在中枢神经系统的控制下支撑与支配躯体运动。大多数的骨骼肌通过胶原韧带跨过关节固定于骨骼上。肌细胞将化学能转换为机械功，引起肌肉长度缩短，继而导致运动。肌肉组织高度特异化，主要体现在细胞内生物膜系统、收缩蛋白以及能够将力量传递至细胞外基底膜与肌腱的分子复合体的内部构筑与力学特性。肌细胞的活动水平通常具有很大的变异，并可适应性调整细胞的大小、同工酶构成、膜组成以及能量改变。在病理状态下，肌细胞通常不再具有适应力。肌肉的可塑性是广泛的，并且可使其快速变化。本章内容概括了肌肉的结构和功能及其与相关结缔组织的关系。同时也介绍了肌肉在不同功能需求及疾病状态下适应性改变的基础。如果想进一步了解这些领域的信息，可以参阅更多网站[1-2]。

结构

肌组织

85% 的肌组织由成束平行排列的骨骼肌纤维构成，后者包含多种信号及收缩蛋白（表 5-1）。神经、血液供应及结缔组织则组成了肌组织的剩余部分，上述成分为肌组织提供支撑、弹性，并将力传递至骨骼（稍后讨论）。肌纤维的长度由数毫米至 30 cm 不等，直径由 10 至 500 μm 不等，一般肌纤维的长度为 3 cm，直径为 100 μm。这种细长形状取决于占肌浆大部分的收缩蛋白的构成方式。每块肌肉的缩短程度有一定范围，在机械劣势的情况下，通过骨骼的杠杆作用将运动放大。肌纤维的各种几何排列方式决定其部分力学特性，包括平行、会聚（扇形）、羽状（羽毛样）、括约肌状（环状）或纺锤形（中间粗两头尖）。例如，与力轴相平行排列的肌纤维比类似大小的羽状肌肉有更多串联排列的基础收缩单位（即后文讨论的肌节），收缩更快，但力量不如羽状肌肉大。力量型的肌肉（如腓肠肌）通常都是羽状肌肉，而速度型肌肉（如肱二头肌）倾向于由平行排列的肌纤维构成。肌肉通常在关节周围排列成对相互拮抗，以利于双向运动。当一块肌肉（主动肌）收缩时，另一块肌肉（拮抗肌）松弛并被动拉伸。在反向运动时，主动肌和拮抗肌的角色发生互换，但重力作用所致的被动运动无此转换。

疏松结缔组织形成的广泛网络包绕每个肌纤维形成肌内膜。细小神经分支及交换营养物质与代谢产物所需的毛细血管贯穿该层。肌内膜与肌束膜相连续，后者是一种结缔组织网，包绕小束平行排列的肌纤维（即肌束），同时也包绕梭内纤维、较大的神经以及血管。肌外膜则包绕整块肌肉。这三层结缔组织都含有胶原蛋白，主要是 Ⅰ、Ⅲ、Ⅳ 和 Ⅴ 型胶原，其中 Ⅳ 和 Ⅴ 型胶原主要位于包绕每个肌纤维的基底膜。Ⅳ 型胶原主要由 $\alpha1_2\alpha2$ 链组成，为基底层提供机械稳定性和可塑性 [3-4]。肌束膜和肌内膜在肌纤维与肌腱、腱膜和筋膜的联合处融合，这几层结缔组织为附着点提供了强有力的拉伸强度，并将轴向作用力在一个更大的表面上分解为剪切力。

肌纤维类型

肌肉适应其特定功能。在任何肌肉中，其适应性的一部分来自于不同类型肌纤维的组成和排列。人类骨骼肌纤维根据肌球蛋白重链（MHC）同型异构体（Ⅰ、ⅡA 或 ⅡX）进行分类。MHC 分子通过分解三磷腺苷（ATP）产生肌肉收缩所需的能量。MHC 同型异构体分解 ATP 的速率或三磷腺苷酶（ATP酶）反应速率的排列顺序为 Ⅰ < ⅡA < ⅡX，因而 MHCⅠ 型纤维收缩相对较慢，MHCⅡA 型纤维收缩较快，而 MHCⅡX 型纤维收缩最快。MHCⅠ 型纤维（慢氧化型纤维）主要通过有氧呼吸（需要氧气）的方式合成 ATP。MHCⅠ 型纤维与 MHCⅡX 型纤维相比具有更多的线粒体、毛细血管血供以及肌红蛋白，这些自然特性有助于 ATP 产生。MHCⅡX 型纤维（快酵解型纤维）利用无氧呼吸（不需要氧气）的方式维持 ATP 水平。MHCⅠ 型纤维较 MHCⅡX 型纤维产力少，但更耐受疲劳。MHCⅡA 型纤维（快氧化 - 酵解型纤维）既能利用有氧呼吸，也能利用无氧呼吸，在线粒体数量、血供、肌红蛋白、力量产出以及易疲劳性方面介于 Ⅰ 型与 ⅡX 型肌纤维之间。尽管人类多数骨骼肌含有的纤维为上述三种类型的混合，但用于维持姿势与持久力的肌肉中 MHCⅠ 型纤维更多，而用于短时间快速运动的肌肉中 MHCⅡX 型纤维占优势。值得注意的是，单个肌纤维中可以含有不同的 MHC 同型异构体，因此人类有六种不同的纤维类型（"单纯型"：MHCⅠ、ⅡA 和 ⅡX；"混合型"：MHCⅠ/ⅡA、ⅡA/ⅡX 和 Ⅰ/ⅡA/ⅡX），这也使肌纤维的收缩特性更宽泛。不同 MHC 同型异构体肌纤维的属性见表 5-2。

在发育过程中，肌纤维类型的特性可能在神经支配之前已被部分确定 [5]。虽然目前对决定肌纤维功能分化的生物学过程和相关的信号传导通路尚不完全清楚，但经典的交叉神经支配实验证实神经支配可以动态地决定和改变肌纤维类型 [6]。在交叉神经支配后，表 5-2 中列出的肌纤维功能和组织学特性可以在数周内向目标肌纤维类型转换，表明肌肉具有依据神经活动类型进行适应和重塑的能力。

肌肉收缩过程

神经调控

肌肉活动的自主控制是一个复杂过程。传入神经元由皮肤机械感受器、温度感受器、痛觉感受器、关节感受器、腱器官以及肌梭等感觉器官传出，以动作电位的形式向中枢神经系统（CNS）传递刺激，伴随或不伴随大脑的额外刺激，并通过传出神经元对效应器的反馈控制提供必要信息 [7]。通过突触支配肌肉的传出神经元被称为运动神经元。多数情况下，传入神经元比传出神经元更能对运动和姿势提供有效的反馈控制。施万细胞是位于周围神经系统的胶质细胞，伴随传入及传出神经元 [8]。轴索以规律空间间隔被施万细胞包绕的神经元被称为有髓神经元。施万细胞之间裸露的轴索部位被称为郎飞结。动作电位可在相邻郎飞结间形成跳跃式传递，由此大大提高了动作电位在神经的传导速度。施万细胞也可能完全或近乎完全覆盖轴索，未髓鞘化神经元的动作电位传导相对较慢。三类有髓运动神经元（α、β 和 γ）通过其发出的神经纤维直径、传导速度以及支配肌纤维的类型得以区分。通常 α 运动神经元（最大且最快）或 β 运动神经元的分支通过沿骨骼肌纤维纵轴排列的数个神经肌肉接头与之形成神经支配（图 5-1）。除传入系统外，β 或 γ 运动神经元支配肌梭，感受肌肉的拉伸长度与力量。单个运动神经元及其支配的肌纤维组成一个运动单位。当一个运动神经元兴奋后，该运动单位中所有肌纤维被激活从而同步收缩。负责精细运动的运动单位包含很少的肌纤维，而负责粗大运动的运动单位通常包含许多肌纤维。中枢神经系统通过募集的运动单位数量以及刺激速率来调控肌肉的激活水平 [9]。刺激速率可以少到仅诱发单个肌束收缩，例如在单突触牵张反射中髌韧带的牵张与股四头肌的收缩；相反，

表 5-1　骨骼肌信号及收缩蛋白

蛋白	分子量（kD）	亚基（kD）	定位	功能
乙酰胆碱受体	250	5×50	神经肌肉接头的突触后膜	神经肌肉信号传递
膜联蛋白	38	—	纤维状肌动蛋白结合蛋白	膜修复
二氢吡啶受体	380	1×160	T 管膜	电压感受器
		1×130		
		1×60		
		1×30		
Dysferlin 蛋白	230	—	肌纤维外围	膜修复
兰尼碱受体	1800	4×450	SR 终池	SR 中 Ca^{2+} 释放通道
Ca^{2+} ATP 酶	110		纵行 SR	将 Ca^{2+} 摄入 SR
肌集钙蛋白	63	—	SR 终池腔	结合、贮存 Ca^{2+}
肌钙蛋白	70	1×18	细肌丝	收缩调控
		1×21		
		1×31		
原肌球蛋白	70	2×35	细肌丝	收缩调控
肌球蛋白	510	2×220	粗肌丝	化学 - 机械能转换
		2×15		
		2×20		
肌动蛋白	42	—	细肌丝	化学 - 机械能转换
MM 型肌酸磷酸激酶	40	—	M 线	ATP 缓冲，结构蛋白
α- 辅肌动蛋白	190	2×95	Z 线	结构蛋白
肌联蛋白	3000		自 Z 线至 M 线	结构蛋白
伴肌动蛋白	600		I 带中的细肌丝	结构蛋白
抗肌萎缩蛋白	400		肌膜下	肌纤维膜结构完整性

ATP，三磷腺苷；ATP 酶，三磷腺苷酶；SR，肌浆网

刺激速率也可非常频繁进而使单个的肌束收缩有效融合，导致肌肉产力的过程近乎持续性激活[10]。

神经肌肉传递

在神经肌肉接头处，轴突逐渐变小并失去髓鞘，最终形成突触前末梢，其内充满含神经递质乙酰胆碱的囊泡。肌纤维的突触后膜内陷形成褶皱，从而使表面积以及结合到该部位的烟碱型乙酰胆碱受体数量得以增加（图 5-1）。突触间隙是突触前膜与突触后膜间宽 20 ~ 40 nm 的空隙[11]。当运动神经元动作电位到达突触前末梢，局部的电压门控 Ca^{2+} 通道开放，细胞外 Ca^{2+} 流入末梢。在 Ca^{2+} 内流的几毫秒内，含乙酰胆碱的囊泡与突触前膜融合[12]。乙酰胆碱通过胞吐迅速弥散于突触间隙，与烟碱型乙酰胆碱受体结合，从而使突触后膜的 Na^+ 与 K^+ 通道开放。细胞膜发生局部去极化，动作电位随之产生，以高达 5 m/s 的速度沿肌细胞膜（肌纤维膜）传播。

兴奋收缩偶联

管网穿过肌膜而深入肌纤维内部。横管网（T 管）沿肌纤维纵轴以与肌节边界相一致的间隔规律布满整个肌纤维，与纵行和侧向的 T 管节段相连包绕收缩装置（图 5-2）。T 管网的管腔与细胞外间隙相通，其内含高 Na^+、低 K^+ 浓度的组织间液[13]。膜表

表 5-2　肌纤维类型（根据肌球蛋白重链同型异构体分类）

一般特征	MHC Ⅰ	MHC Ⅱ A	MHC Ⅱ X
线粒体	多	中等	少
毛细血管血液供应	大量	中等	中等
SR 膜	稀疏	大量	大量
Z 线	宽	中等	窄
蛋白同型异构体			
肌球蛋白基础轻链	慢与快	快	快
肌球蛋白调节轻链	慢与快	快	快
肌球蛋白结合蛋白 -C	慢	快	快
细丝调节蛋白	慢	快	快
机械特性			
SR 钙离子 ATP 酶反应速率	慢	快	快
肌动球蛋白 ATP 酶反应速率	慢	快	极快
收缩时间	慢	快	极快
缩短速度	慢	快	极快
产力	低	中	高
耐疲劳	高	中	低
代谢谱			
氧化能力	高	中	低
糖酵解能力	中	高	高
糖原	低	高	高
肌红蛋白	高	中	低

ATP 酶，三磷腺苷酶；MHC，肌球蛋白重链；SR，肌浆网

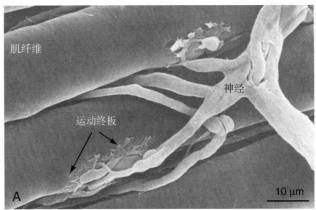

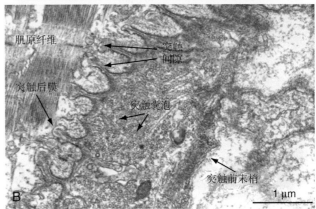

图 5-1　神经肌肉接头。**A**，扫描电子显微镜图示一个 α 运动神经元在运动单位中支配数个肌纤维。标度条 =10 μm。**B**，透射电子显微镜图。标度条 =1 μm。（ A, From Bloom W, Fawcett DW: A textbook of histology, ed 10, Philadelphia, 1975, WB Saunders. B, Courtesy Dr. Clara Franzini-Armstrong, University of Pennsylvania, Philadelphia.）

面的动作电位可以传入整个 T 管系统。肌浆网（SR）是内质网特化形成的整个细胞内膜系统。T 管与侧面的两个肌浆网终池连接形成广泛分布的连接复合体，该结构被称为三联体（图 5-2）。终池含有 Ca^{2+} 结合蛋白即肌集钙蛋白的寡聚体，是肌纤维的内部钙储存池。Ca^{2+} 通道，即二氢吡啶受体（DHPRs），位于朝向 SR 上 Ca^{2+} 释放通道胞浆结构域的 T 管膜上，上述 Ca^{2+} 释放通道又被称为兰尼碱受体（RyRs），位于终池膜上[14]。这些膜蛋白的其他特征见表 5-1。

当动作电位使 T 管膜去极化时，骨骼肌的主要电压感受器二氢吡啶受体通过直接的蛋白间偶联把信号从 T 管传递至兰尼碱受体。随后 Ca^{2+} 通过兰尼碱受

体的配合从肌浆网释放至肌浆中，激活收缩机制[15]。上述整个连续过程被称为兴奋 - 收缩偶联。

二氢吡啶受体 α 亚单位突变的基因缺陷小鼠导致瘫痪，是由于突变致使肌膜的去极化不能触发 Ca^{2+} 从肌浆网中释放。对突变小鼠的体外培养细胞转染编码 DHPR 的补充 DNA，兴奋 - 收缩偶联机制可以修复[16]。利用嵌合结构技术[17]进行的转染可以精确定位到二氢吡啶受体内针对骨骼肌或心肌兴奋收缩偶联的特异结构域[18]。兰尼碱受体的同型异构体还可以帮助确定 T 管和肌浆网之间的偶联特征[19]。人类骨骼肌和心肌的离子通道病与二氢吡啶受体突变相关[20-21]。携带兰尼碱受体突变的患者可以发生恶性高热，突变的兰尼碱受体暴露于氟烷麻醉剂后会处于持续开放状态[22]。

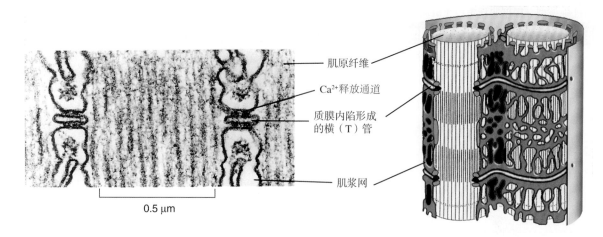

图 5-2　膜系统将兴奋信号自肌浆膜传递至细胞内部。电子显微镜下见两个 T 管的横切面。T 管和肌浆网膜间隙内的电子致密物为释放钙离子至肌浆的通道——兰尼碱受体。(From Alberts B, Bray D, Lewish J, et al: Molecular biology of the cell, ed 2, New York, 1989, Garland Publishers. Micrograph courtesy Dr. Clara Franzini-Armstrong, University of Pennsylvania, Philadelphia.)

收缩装置

收缩蛋白的特殊定位和功能列于表 5-1。肌原纤维（图 5-3D）是长的直径为 1 μm 的圆柱状细胞器，包括负责做功、产力以及缩短的收缩蛋白矩阵。每个肌原纤维由一列基本收缩单位——肌节构成。每个肌节长约 2.5 μm，通过包含有致密结构蛋白 α- 辅肌动蛋白的 Z 线进行分界（图 5-3D 和 E）。每个肌节的收缩蛋白和结构蛋白组成粗和细肌丝相互交错、高度有序以及近乎晶格样的结构（图 5-3E、I 和 J）。肌丝的长度和横向排列高度一致，即使在收缩状态也是如此[24]，形成了骨骼肌和心肌的横纹状组织学表现。这种高度周期性的组织结构非常便于采取精密结构分析技术[23]和分光技术[25-26]对肌肉进行生物物理学研究。

粗肌丝（1.6 μm 长）含有运动蛋白——肌球蛋白，位于肌节中央具有光学各向异性的 A 带（图 5-3D）。粗肌丝通过 M 蛋白[27]以及位于 M 线的肌肉特异性肌酸磷酸激酶[28]的稳定作用，形成六角晶格状结构（图 5-3D 和 E）。肌球蛋白（图 5-3K）是一个分子量为 470 kD 的高度不对称蛋白质，该蛋白含有两个分子量为 120 kD 的球状氨基末端头部，称为横桥或者亚片断 -1（S1）（图 5-3L），以及一个 α- 螺旋的卷曲螺旋杆状部，即轻酶解肌球蛋白（图 5-3K）。两条轻链分别为基础轻链与调节轻链，分子量在 15-22 kD，在每个 S1 处与重链相连（图 5-3L）。约 300 个肌球蛋白分子的杆状部聚合成三股螺旋，形成每一个粗肌丝的骨架（图 5-3J）。从这些骨架中伸出的横桥，含有 ATP 酶和肌动蛋白结合位点，负责将化学能转化为机械功。除在肌纤维收缩中发挥作用外，至少还有 20 种非肌肉型肌球蛋白完成细胞运动所需的多种任务，如趋化性、胞质分裂、胞饮作用、定向囊泡转运和信号转导[29]。因此，肌球蛋白是导致众多遗传性肌肉和神经系统疾病的突变靶点[30-31]。

细肌丝（图 5-3I）是肌动蛋白组成的双股螺旋聚合体，从 Z 线的两侧各延伸 1.1 μm，占据光学各向同性的 I 带（图 5-3D 和 E）。一个调节复合体含有一个原肌球蛋白分子和三个肌钙蛋白亚单位（TnC、TnT 和 TnI），与沿细肌丝连续排列的七个肌动蛋白单体组相联系（图 5-3I）[23]。在粗肌丝和细肌丝重叠的区域，细肌丝位于六角形晶格之中，与周围的三个粗肌丝等距分布（图 5-3F）。两组肌丝均有极性，在运动的肌纤维中两种肌丝之间的相互作用引起细肌丝向 M 线的同步平移，使肌节缩短，引起肌纤维乃至整块肌肉也缩短（图 5-3A 至 D）。肌动蛋白广泛分布于真核细胞的细胞骨架中，同肌球蛋白一样，在决定细胞形态和运动中发挥多种作用[32,33]。目前已有深入研究关注肌动蛋白细胞骨架的调控以及由肌动蛋白结合蛋白突变所致的疾病[34]。

肌联蛋白和伴肌动蛋白是两个最大肌肉蛋白，在组装和维持肌节的结构方面发挥作用。单个肌联蛋白分子（～ 3000 kD）与粗肌丝相连，从 M 线延伸到 Z

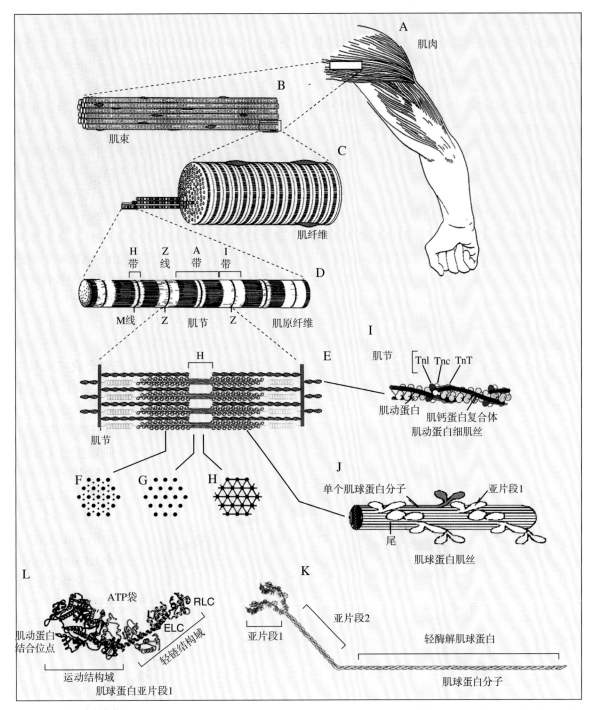

图 5-3　收缩装置的组成，从整块肌肉（A）连续放大到分子水平（I 至 L）。肌原纤维（D）为肌节（D 和 E）中肌丝（I 和 J）侧向排列产生的带状图案。F 到 H 展示肌节内不同点的肌丝晶格横切面结构。肌球蛋白在分子水平展示为单个双头分子（K），而球形运动区域的晶体结构显示与基础轻链和调节轻链结合（L 与亚片段 1）。ATP，三磷腺苷；ELC，基础轻链；RLC，调节轻链。（A through K , Modified from Bloom W, Fawcett DW: A textbook of histology, ed 11, Philadelphia 1986, WB Saunders; and L from Rayment I, Rypniewski WR, Schmidt-Base K, et al: Three-dimensional structure of myosin subfragment-1: a molecular motor. Science 261:50–58, 1993）

线[35]。肌联蛋白含有重复的纤连蛋白样免疫球蛋白序列和少见的富含脯氨酸的结构域，为静息状态的肌节提供分子弹性[36]。伴肌动蛋白（~800 kD）与Z线和细肌丝相连[35]。穿过肌纤维膜连接收缩装置与细胞外基质的蛋白连接将在本章后续部分描述。肌纤维的细胞骨架也含有胞质肌动蛋白、微管和中间丝[37]。

产力和缩短

细肌丝调节蛋白包括肌钙蛋白和原肌球蛋白，在静息状态下抑制收缩（图5-3I）。在肌肉收缩时，从肌浆网释放的 Ca^{2+} 与肌钙蛋白的 TnC 亚单位结合，解除细肌丝调节蛋白的抑制，从而使横桥与肌动蛋白结合。肌动蛋白和肌球蛋白之间的周期性相互作用（横桥周期）导致粗、细肌丝之间产生一个相对滑动力，从而产生收缩[38]。三磷腺苷（ATP）向二磷酸腺苷（ADP）和正磷酸根（P_i）的水解作用为能量来源。

横桥周期的化学-机械转化的简化模型如图5-4所示。目前可通过单分子生物物理技术来研究包括肌球蛋白在内的运动蛋白，从而提供其动力学方面诸多先前未知的细节[39]。当 Ca^{2+} 存在时，肌球蛋白、ADP 和 P_i 复合体与细肌丝相结合（步骤a），而肌球蛋白 S1 的结构改变启动产力和 P_i 释放（步骤 b 和 c）[40-41]。导致产力的横桥构象变化是横桥轻链区域的翻转运动[42-43]。在两种 ADP 状态间张力依赖性转化过程中，肌丝滑动导致了肌节的缩短（步骤 d）。在 ADP 解离后（步骤 e），ATP 与活性位点结合，肌球蛋白与肌动蛋白分离（步骤 f）。之后肌球蛋白水解 ATP（步骤 g）形成肌球蛋白-ADP-P_i 三联复合体，后者重新与肌动蛋白结合，为下一个周期准备。

如果肌纤维的机械负荷很高，收缩装置产力时并不引起肌肉长度改变（等长收缩）。如果负荷中等，细肌丝主动滑向肌节中央，使整个肌纤维缩短。肌纤维在缩短过程中增粗，因此整个肌纤维体积维持恒定。产生的功（伴随力与滑动过程）与 ATP 酶反应

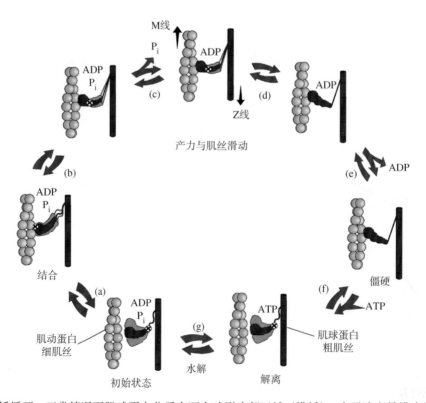

图 5-4　肌动球蛋白横桥循环。正常情况下肌球蛋白分子有两个球形头部区域（横桥），为了清晰易懂本图中显示其中一个。肌球蛋白的球形域中的 ⊗ 代表具有最大曲折度的铰链区。每一个头部与两个肌动蛋白单体结合。反应顺序包括结合（a）、产力转换（b）、Pi 释放（c）、产力和肌丝滑动（d）、ADP 释放（e）、ATP 结合和解离（f），以及 ATP 水解（g）。靠近解离和产力的肌球蛋白头部的阴影头表明在这些状态下横桥的高活性性。ADP，二磷酸腺苷；ATP，三磷腺苷；Pi，无机磷酸根

速率增加相关。热动力学效率（机械功率除以 ATP 酶活动释放的能量）接近 50%，这是一个相当高的效率，因为内燃机的热效率很少超过 20%。

肌肉松弛

肌纤维活动中各个步骤的逆转就是肌肉收缩的终止。从肌浆网中释放的 Ca^{2+} 被位于纵向肌浆网膜上的 Ca^{2+}-ATP 酶泵摄取。肌浆中的 Ca^{2+} 浓度随之下降，Ca^{2+} 从肌钙蛋白的 TnC 亚单位上解离，细肌丝失活。当结合的横桥数量下降到低于一定阈值时，原肌球蛋白抑制进一步的横桥结合，张力下降到静息水平。Ca^{2+} 在纵向肌浆网内扩散到达终池中肌集钙蛋白位点，准备在下一次肌肉收缩中释放。在松弛的肌纤维中肌球蛋白维持很低的 ATP 水解速率，以满足适当比率的基础代谢。

力的外传

细胞 - 基质黏附

肌纤维的整个表面与基底膜紧密相连。跨膜大分子复合体把肌原纤维、肌动蛋白细胞骨架以及细胞外基质的层粘连蛋白和胶原蛋白连接在一起。肌纤维的黏附复合体与游走细胞和上皮细胞的局部黏附类似，也和心肌细胞黏着斑和闰盘类似，含有丝状肌动蛋白、黏着斑蛋白、踝蛋白以及整合素（主要为 α7β1 同型异构体），跨膜连接层粘连蛋白（图 5-5）。肌肉中，层粘连蛋白主要的同型异构体为层黏连蛋白 -2（α2β1γ1）和层粘连蛋白 -4（α2β2γ1），统称为分层蛋白。除了提供细胞骨架和细胞外基质的机械偶联外，层粘连蛋白 - 整合素系统还提供调节局部蛋白表达的信号传导[44]。许多细胞骨架蛋白表达的缺陷均

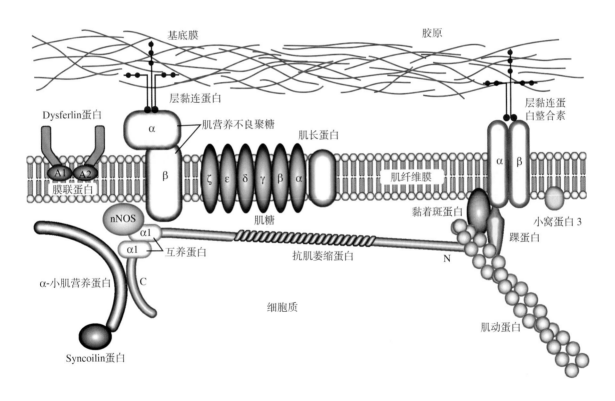

图 5-5 肌细胞骨架和细胞外基质之间的连接。如同多种其他类型细胞，肌细胞内的肌动蛋白通过整合素与基质相连。抗肌萎缩蛋白通过糖基化蛋白的肌营养不良聚糖 - 肌糖复合体形成胞外连接。抗肌萎缩蛋白的螺旋部分与膜收缩蛋白同源，并可形成二聚体或寡聚体。抗肌萎缩蛋白与两个连接肌膜和基底膜的复杂系统相连，其羧基（COOH-）端连接肌糖、肌营养不良聚糖、小肌营养蛋白、syncoilin 蛋白、神经一氧化氮合酶（NOS）和互养蛋白，其氨基（NH3-）端将肌动蛋白、黏着斑蛋白和整合素连接至层粘连蛋白及基底膜。这两个黏附系统对肌纤维提供支持亚结构以维持浆膜的完整。膜联蛋白和 dysferlin 蛋白在肌肉再生修复中发挥作用

可导致多种肌营养不良，详见表 5-3[45]。

抗肌萎缩蛋白 - 糖蛋白复合体是肌纤维的细胞骨架与基底膜之间的特殊连接，是整合素局部黏附系统的补充（图 5-5）。抗肌萎缩蛋白是一种分子量为 427 kD 的外周细胞骨架蛋白，可能起到细胞骨架与细胞膜之间的机械连接、减震或增强细胞膜机械强度的作用。该蛋白的缺失或截短可导致 Duchenne 型和 Becker 型肌营养不良[46]。抗肌萎缩蛋白的氨基末端通过与 α 辅肌动蛋白的肌动蛋白结合域序列同源的区域与肌动蛋白结合，也可通过与前述局部黏附复合体相同的蛋白与基底膜相连（图 5-5）。羧基末端则与跨膜肌营养不良聚糖 - 肌糖复合体相连，后者转而又与层粘连蛋白相连。多种不同严重程度肌营养不良的发病都与这些成分的缺失有关（表 5-3）[47]。肌肉的早期胚胎发育也需要肌营养不良聚糖，后者可能指导层粘连蛋白的定位与组装[48-49]。U 调理素是一个分子量更小的抗肌萎缩蛋白相关蛋白（395 kD），也可将肌动蛋白细胞骨架连接到肌营养不良聚糖上，尤其是在邻近神经肌肉接头的部位以及非肌细胞中。过表达 U 调理素或截短抗肌营养不良蛋白结构是 Duchenne 型肌营养不良较有前景的基因治疗途径[50]。肌纤维中细胞 - 基质连接系统的异常复杂性与收缩过程中高产力有关。

肌 - 腱连接

肌肉收缩力通过肌腱传递到骨骼。肌腱由 Ⅰ 型和 Ⅲ 型胶原、血管、淋巴管以及成纤维细胞组成。在肌纤维末端，来自肌腱的长胶原纤维束内陷入肌浆膜，将肌原纤维分隔。这些膜皱褶增加了肌纤维表面积，使能够承担的机械负荷最大可达 30 倍。此处的肌动蛋白丝并不终止于 Z 盘，而是插入到含有 α- 辅肌动蛋白、黏着斑蛋白、踝蛋白和整合素的肌膜下基质。力通过层粘连蛋白传递至肌腱的胶原蛋白。

能量学

肌细胞的代谢通路能够适用收缩装置以及膜离子泵的各种 ATP 分解速率，在极端情况下也是如此。在数十种代谢酶中，这里仅介绍几种重要的与正常肌肉功能相关的酶。

三磷腺苷浓度的缓冲

肌纤维内 ATP 的含量（~ 5 mM）仅能满足几秒钟的收缩需要，在收缩过程中快速、有效地补充 ATP 对于维持活动十分必要。ATP 水解形成 ADP，后者在肌酸磷酸激酶的作用下从磷酸肌酸（每个静息细胞含 20 mM）转移一个磷酸基再磷酸化。肌酸磷酸激酶位于肌节 M 线、肌浆及线粒体内膜和外膜之间。腺苷酸激酶在肌纤维中被称为肌激酶，催化两个 ADP 分子间磷酸基团的转移，形成 ATP 和一磷酸腺苷（AMP）。维持 ATP 浓度的快速酶反应产生的副产物为肌酸、磷酸基和 AMP。部分 AMP 经腺苷脱氨酶转换成单磷酸肌苷。有学说认为磷酸肌酸的穿梭移动可以加强能量产出[51]。根据这一假说，磷酸肌酸在收缩装置中被分解，而肌酸主要在线粒体内被再磷酸化。

糖酵解

肌纤维根据其代谢（禁食还是进食）和活动状态（静息还是运动）的需求，选择搭配利用葡萄糖与脂肪酸（某些情况下也包括酮体）作为能量源。体内储存的大部分糖原都在肌肉中，这些糖原转化为 6- 磷酸葡萄糖以供肌纤维利用。肌纤维缺乏葡萄糖 -6- 磷酸酶，因此并不输出葡萄糖。在剧烈运动中，特别是在无氧条件下，糖酵解的速率和丙酮酸生成超过柠檬酸循环中的丙酮酸消耗。多余的丙酮酸经乳酸脱氢酶作用后降解为乳酸，乳酸脱氢酶具有组织特异性的同型异构体。乳酸 - 乳酸脱氢酶反应的同时产生糖酵解所必需的烟酰胺腺嘌呤二核苷酸（NAD+）。而乳酸在肌纤维中不再被使用，可以自由通过肌浆膜，细胞外乳酸浓度或酸化产物的局部增加可导致劳累性疼痛（"烧灼"感）。乳酸经血液循环运输到肝，转换回丙酮酸，再转化成葡萄糖并被释放入血液，被肌肉和脑等组织利用。这一系列过程被称为 Cori 循环，将高代谢负荷转移至肝，并为氧化代谢供能赢得时间。

氧化磷酸化

在有氧条件下，丙酮酸进入线粒体并转化成乙酰辅酶 A（CoA）。乙酰辅酶 A 进入三羧酸循环，氧化为二氧化碳和水，产生还原型烟酰胺腺嘌呤二核苷酸

表 5-3 肌营养不良的分类

疾病	遗传位点	遗传方式	蛋白质	结局
Duchenne/Becker		XR	抗肌萎缩蛋白	致死
Emery-Dreifuss		XR	Emerin 蛋白，核纤层蛋白 A 和 C	40% 致死
肢带型肌营养不良				
LGMD1A	5q31	AD	肌收缩蛋白	对于 LGMD 患者，轻症型可能在前三十年出现症状，30 岁后不能行走。最重的类型则 3～5 岁起病，快速进展
LGMD1B	1q11-q21	AD	层粘连蛋白 A/C	
LGMD1C	3p35	AD	小窝蛋白	
LGMD1D	6q23	AD	—	
LGMD1E	7q	AD	—	
LGMD1F	7q32	AD	—	
LGMD1G	4p21	AD	—	
LGMD2A	15q15.1-q21.1	AR	钙蛋白酶 3	
LGMD2B	2p13	AR	Dysferlin 蛋白	
LGMD2C	13q12	AR	γ- 肌糖	
LGMD2D	17q12-q21.33	AR	α- 肌糖	
LGMD2E	4q12	AR	β- 肌糖	
LGMD2F	5q33-q34	AR	δ- 肌糖	
LGMD2G	17q11-q12	AR	视松蛋白	
LGMD2H	9q31-q34.1	AR	E3- 泛素连接酶（TRIM32）	
LGMD2I	19q13.3	AR	Fukutin 相关蛋白	
LGMD2J	2q24.3	AR	肌联蛋白	
LGMD2K	9q34	AR	蛋白 O- 甘露糖转移酶	
伴 CNS 受累的 CMDs				
Fukuyama CMD	9q31	AR	Fukutin 蛋白	LE，11～16 岁
Walker-Warburg CMD	1p32	AR	O- 甘露糖转移酶	LE，< 3 岁
肌 - 眼 - 脑型 CMD	1p32-34	AR	O-MNAGAT	LE，10～30 岁
不伴 CNS 受累的 CMD				
分层蛋白缺性经典型	6q2	AR	分层蛋白（层粘连蛋白 A₂）	多不能行走；其他为 LGMD 模式
分层蛋白阳性经典型	4p16.3	AR	硒蛋白 N1，Ⅳ型胶原 α₂	儿童后期病程稳定；多可行走至成年
整合素缺陷型 CMD	12q13	AR	整合素 α7	婴儿早期张力减退与发育迟缓
其他肌营养不良				
面肩肱型	4q35	AD	—	20% 患者需使用轮椅
眼咽型	14q11.2-q13	AD/AR	多聚腺苷酸结合蛋白核 1	48 岁左右发病，70 岁 100% 发病
强直性肌营养不良	19q13.3	AD	DMPK，CCHC 型锌指和 CNBP	50% 患者 20 岁发病；严重程度不等

AD，常染色体显性；AR，常染色体隐性；CCHC，此类锌指结构中的半胱氨酸及组氨酸氨基酸序列；CMD，先天性肌营养不良；CNBP，细胞内核酸结合蛋白；CNS，中枢神经系统；DMPK，萎缩性肌强直蛋白激酶；LE，预期寿命；LGMD，肢带型肌营养不良；O-MNAGAT，O- 甘露糖 β-1，2-N- 乙酰葡糖胺转移酶；XR，X 染色体连锁

（NADH）。脂肪酸通过 β- 氧化过程也增加线粒体中的乙酰辅酶 A 含量。而后还原价态 NADH 和还原型黄素腺嘌呤二核苷酸递氢体（$FADH_2$）进一步被电子传递链氧化，并且形成跨线粒体膜的 H^+ 梯度。这一梯度被线粒体 ATP 合酶用来催化 ADP 磷酸化形成 ATP。当糖酵解和氧化磷酸化联合后，每 1 个分子的葡萄糖氧化可产生 38 个 ATP 分子。这一过程较乳酸产生更有利于产能，但前提条件是存在可供利用的氧分子。肌红蛋白是一种铁 - 血红素复合蛋白，可加速肌纤维内氧的运输。收缩状态的肌肉组织静水压通常超过动脉灌注压，所以最强收缩时肌肉是缺氧的。氧化酶、肌红蛋白以及线粒体的含量决定了能量代谢的主要形式，如前所述，不同肌纤维类型间差异很大（表 5-2）。

疲劳与恢复

在高强度或长时间的运动中，代谢水平改变抑制收缩装置、兴奋收缩偶联或同时抑制二者产力，从而导致肌肉疲劳[52]。磁共振波谱分析可以检测到肌浆内 Pi 和 H^+ 浓度显著上升以及磷酸肌酸水平的下降[53]。磷酸肌酸水平下降时，运动的维持依赖于糖原分解，直至糖原贮存耗竭。超长时间的高强度活动后，呼吸与循环系统都无法满足组织的氧需求。在 ATP 浓度耗竭之前，产力已经明显下降。

P_i 释放与产力（图 5-4）之间的化学机械联系表明，在疲劳肌肉中肌浆 P_i 的增加仅通过质量运动降低力的大小[40]。部分由乳酸堆积导致的肌纤维 pH 降低、神经肌肉接头处乙酰胆碱不足，导致突触传递衰竭，同样可引起肌肉做功减少。在高强度活动中由于呼吸与循环系统不能提供充足的氧以支持代谢，从而引起肌肉氧缺乏。运动一段时间后持续高水平的血流与氧摄取可以改善能量产生。肌酸再磷酸化可以在几分钟内发生，但糖原再合成则需要若干小时。恢复过程同时还包括了膜性细胞器跨膜离子梯度的重建，需要继续消耗能量。

可塑性

肌肉的力量和耐力可随着它的使用需求、机动性、激素及代谢环境改变而在数周内发生巨大变化。这种适应性反应的效果在任何临床情境下都应当加以

考虑，不同临床情境可引起上述因素的明显改变，也涉及患者的长期生活质量。

肌肉使用 / 废用的适应性

肌肉是一种使用依赖性组织，意味着其功能特性与所进行的活动类型以及数量密切相关。肢体锻炼增加肌肉使用可使肌纤维发生适应性改变，包括特异性收缩、调控、结构和代谢蛋白改变以及神经支配方式的变化。训练的类型（有氧还是抗阻）、频率、强度和持续时间以及外部负荷均可影响肌肉的适应性反应[54]。抗阻训练主要增加已有肌纤维的大小而不是数量，使 Ⅱ 型快肌纤维横截面积加大（表 5-2）。这种肥大主要是通过增加占肌纤维体积绝大部分（~ 80%）的肌丝蛋白实现，而其他肌细胞成分（如线粒体）也有所增加，以维持每一个细胞成分体积的相对比例，与肥大的肌纤维相适应。另一方面，有氧训练提高氧化型 Ⅰ 型和 Ⅱ A 型纤维内线粒体的氧化能力和容积密度，一般并不会使肌纤维肥大。所以抗阻训练通过增加肌肉的整体体积而改变肌肉功能，而有氧训练则改变肌肉的功能质量，提高重复收缩的耐力。

当体力活动减少时，例如住院期间的卧床休息，肌纤维的横截面积减小，导致肌无力以及耐力下降。值得注意的是，当伴随有急性或慢性疾病时这些变化会进一步恶化[55]，甚至每周可以丢失多达 10% 的肌肉蛋白含量[56]。肌肉严重废用一段时间后，患者肌肉力量与耐力损失发展到一定程度，可能难以完成日常生活所需要的简单活动。年轻、健康人通过锻炼康复可能基本恢复肌肉的大小与功能，但老年人以及有慢性疾病患者的肌肉废用后恢复是有限的。

激素调控

通过内分泌或旁分泌 - 自分泌方式发挥作用的激素也具有改变肌肉结构与功能的能力。胰岛素是调控肌肉最主要的激素，其通过抑制蛋白质分解以及通过刺激肌肉的氨基酸摄入促进蛋白质合成，从而调节肌肉的合成代谢。除胰岛素外，胰岛素样生长因子 - Ⅰ（IGF-Ⅰ）显著调节生长激素对肌肉的作用，可通过促进肌肉的蛋白质合成及抑制蛋白质分解导致现存肌纤维肥大，也可通过影响肌卫星细胞而促进肌肉生长 / 再

生[57-58]。男性的睾酮对肌纤维具有明确的促合成代谢作用，循环中睾酮水平降低会导致肌肉萎缩与无力。睾酮在女性中的作用尚不确定。女性体内的雌激素被认为对肌肉的大小与力量具有一定的影响，但该观点缺乏实验证据支持。正常月经周期及绝经期雌激素对肌肉其他代谢过程的影响相对较小。

在众多急性与慢性疾病中，内环境的改变也可影响肌肉。引起这些变化最主要的因素是细胞因子和其他炎性调节因子[59]，尽管经典应激激素例如皮质醇与胰高血糖素的改变[60]也对肌肉的分解代谢起到一定作用。在多数情况下这些分解代谢激素的作用是将氨基酸底物导向肝，对急性期蛋白反应给予必要的支持。此外，衰老以及许多慢性疾病中存在的持续低度炎症反应，对肌肉作用一段较长时间后也可以出现类似的有害效应。目前尚未明确在生理以及病理生理情况下这些调控分解代谢的激素因子，是否有利于维持肌肉大小以及功能。

衰老

肌肉减少症是指随着年龄增加，骨骼肌的质量和功能逐渐丧失，表现为无法完成日常生活的简单任务，导致残疾，并增加摔倒与骨折风险，也增加了全因死亡率，从而使得生活质量降低。正常人的肌肉总量在 30 ～ 80 岁下降约 30%。尽管普遍认为随着年龄的增加，全身肌肉出现产力减少[61-64]，但也有不同观点认为肌肉产力下降是由肌肉总量的减少导致，或者每单位体积肌纤维产力丧失也可能是一个因素。许多单纤维研究测量每单位横截面积肌纤维的等距产力（即代表年龄相关的肌纤维体积减小），发现衰老降低了产力能力[65-72]。此外，全肌肉[61-62,73-75]和单肌纤维[65,67-69,71-72,76]研究均发现收缩速度随年龄的增加而下降，导致老年人肌肉性能的进一步降低，尤其是需要高速收缩的运动。总而言之，这些结果表明衰老改变了骨骼肌纤维的基本收缩特性，至少部分降低了整个肌肉的性能。运动单位募集、主动肌与拮抗肌激活以及纤维化的年龄相关性改变，可以加重单个肌纤维的改变，进一步降低整个肌肉的性能。

结论

肌肉产生精细协调运动的综合能力是肌动球蛋白

将化学能转化为机械能的最终体现。肌肉收缩始于中枢神经系统发出的动作电位，该动作电位沿 α- 运动神经元、神经肌肉接头的化学传递、T 管 - 肌浆网结合处转化为蛋白 - 蛋白的直接信号传递，导致肌浆内 Ca^{2+} 的扩散以及 Ca^{2+} 与细肌丝调节蛋白的结合。由于中枢神经系统通过运动单位募集控制活动，运动的强度和协调主要取决于 α- 运动神经元和肌纤维之间的连接方式以及运动单位的特性差异。肌肉系统的发育、维持以及衰老涉及一系列复杂的基因改变和细胞间的相互作用，这些已经在分子水平上开始被认识。运动单位的适应性特点不仅体现在训练中，在疼痛或关节制动引起的运动减少以及在不良代谢、激素和营养状态下也有所体现。肌肉的可塑性影响许多疾病的临床过程。除在病理生理学方面的重要意义外，肌肉是用来研究细胞发育、蛋白质结构 - 功能关系、细胞信号以及能量转导过程分子基础的极好对象。

 本章的参考文献也可以在 ExpertConsult.com 上找到。

参考文献

1. Myosin Group at the MRC Laboratory of Molecular Biology, Cambridge Institute for Medical Research: *The myosin home page* (website): <www.mrc-lmb.cam.ac.uk/myosin/myosin.html>. (Accessed April 29, 2015).
2. Illingworth J: *Muscle structure and function* (website): <www.bmb.leeds.ac.uk/illingworth/muscle/>. (Accessed April 29, 2015).
3. Kuhn K: Basement membrane (type IV) collagen. *Matrix Biol* 14:439–445, 1995.
4. Hudson BG, Reeders ST, Tryggvason K: Type IV collagen: structure, gene organization, and role in human diseases. Molecular basis of Goodpasture and Alport syndromes and diffuse leiomyomatosis. *J Biol Chem* 268:26033–26036, 1993.
5. Miller JB, Stockdale FE: What muscle cells know that nerves don't tell them. *Trends Neurosci* 10:325–329, 1987.
6. Buller AJ, Eccles JC, Eccles RM: Differentiation of fast and slow muscles in the cat hind limb. *J Physiol* 150:399–416, 1960.
7. Hasan Z, Stuart DG: Animal solutions to problems of movement control: the role of proprioceptors. *Annu Rev Neurosci* 11:199–223, 1988.
8. Somjen G: Glial cells: functions. In Adelman G, editor: *Encyclopedia of neuroscience*, Boston, 1987, Birkhauser, pp 465–466.
9. Adrian ED, Bronk DW: The discharge of impulses in motor nerve fibres. Part II. The frequency of discharge in reflex and voluntary contractions. *J Physiol* 67:i3–i151, 1929.
10. Krarup C: Enhancement and diminution of mechanical tension evoked by staircase and by tetanus in rat muscle. *J Physiol* 311:355–372, 1981.
11. Kandel E, Schwartz J, Jessell T: *Principles of neural science*, ed 4, New York, 2000, McGraw-Hill.
12. Sudhof TC: The synaptic vesicle cycle: a cascade of protein-protein interactions. *Nature* 375:645–653, 1995.
13. Somlyo AV, Gonzalez-Serratos HG, Shuman H, et al: Calcium release and ionic changes in the sarcoplasmic reticulum of tetanized muscle: an electron-probe study. *J Cell Biol* 90:577–594, 1981.
14. Franzini-Armstrong C, Protasi F: Ryanodine receptors of striated

muscles: a complex channel capable of multiple interactions. *Physiol Rev* 77:699–729, 1997.

15. Rios E, Brum G: Involvement of dihydropyridine receptors in excitation-contraction coupling in skeletal muscle. *Nature* 325:717–720, 1987.

16. Tanabe T, Beam KG, Powell JA, et al: Restoration of excitation-contraction coupling and slow calcium current in dysgenic muscle by dihydropyridine receptor complementary DNA. *Nature* 336:134–139, 1988.

17. Tanabe T, Beam KG, Adams BA, et al: Regions of the skeletal muscle dihydropyridine receptor critical for excitation-contraction coupling. *Nature* 346:567–569, 1990.

18. Nakai J, Ogura T, Protasi F, et al: Functional nonequality of the cardiac and skeletal ryanodine receptors. *Proc Natl Acad Sci U S A* 94:1019–1022, 1997.

19. Murayama T, Ogawa Y: Roles of two ryanodine receptor isoforms coexisting in skeletal muscle. *Trends Cardiovasc Med* 12:305–311, 2002.

20. Ptacek LJ: Channelopathies: ion channel disorders of muscle as a paradigm for paroxysmal disorders of the nervous system. *Neuromuscul Disord* 7:250–255, 1997.

21. Barchi RL: Ion channel mutations and diseases of skeletal muscle. *Neurobiol Dis* 4:254–264, 1997.

22. Gillard EF, Otsu K, Fujii J, et al: A substitution of cysteine for arginine 614 in the ryanodine receptor is potentially causative of human malignant hyperthermia. *Genomics* 11:751–755, 1991.

23. Squire J: *The structural basis of muscular contraction*, New York, 1981, Plenum Press.

24. Sosa H, Popp D, Ouyang G, et al: Ultrastructure of skeletal muscle fibers studied by a plunge quick freezing method: myofilament lengths. *Biophys J* 67:283–292, 1994.

25. Thomas DD: Spectroscopic probes of muscle cross-bridge rotation. *Annu Rev Physiol* 49:691–709, 1987.

26. Irving M, St Claire Allen T, Sabido-David C, et al: Tilting of the light-chain region of myosin during step length changes and active force generation in skeletal muscle. *Nature* 375:688–691, 1995.

27. Chowrashi P, Pepe F: M-band proteins: evidence for more than one component. In Pepe F, Sanger J, Nachmias V, editors: *Motility in cell function*, New York, 1979, Academic Press.

28. Walliman T, Pelloni G, Turner D, et al: Removal of the M-line by treatment with Fab′ fragments of antibodies against MM-creatine kinase. In Pepe F, Sanger J, Nachmias V, editors: *Motility in cell function*, New York, 1979, Academic Press.

29. Mermall V, Post PL, Mooseker MS: Unconventional myosins in cell movement, membrane traffic, and signal transduction. *Science* 279:527–533, 1998.

30. Hasson T: Unconventional myosins, the basis for deafness in mouse and man. *Am J Hum Genet* 61:801–805, 1997.

31. Redowicz MJ: Myosins and deafness. *J Muscle Res Cell Motil* 20:241–248, 1999.

32. Sheterline P, Clayton J, Sparrow J, editors: *Actin*, ed 4, New York, 1998, Oxford University Press.

33. Small JV, Rottner K, Kaverina I, et al: Assembling an actin cytoskeleton for cell attachment and movement. *Biochim Biophys Acta* 1404:271–281, 1998.

34. Ramaekers FC, Bosman FT: The cytoskeleton and disease. *J Pathol* 204:351–354, 2004.

35. Wang K: Sarcomere-associated cytoskeletal lattices in striated muscle: review and hypothesis. *Cell Muscle Motil* 6:315–369, 1985.

36. Labeit S, Kolmerer B: Titins: giant proteins in charge of muscle ultrastructure and elasticity. *Science* 270:293–296, 1995.

37. Toyama Y, Forry-Schaudies S, Hoffman B, et al: Effects of taxol and Colcemid on myofibrillogenesis. *Proc Natl Acad Sci U S A* 79:6556–6560, 1982.

38. Goldman YE: Wag the tail: structural dynamics of actomyosin. *Cell* 93:1–4, 1998.

39. Leuba S, Zlatanova J, editors: *Biology at the single molecule level*, Oxford, United Kingdom, 2001, Pergamon Press.

40. Dantzig JA, Goldman YE, Millar NC, et al: Reversal of the cross-bridge force-generating transition by photogeneration of phosphate in rabbit psoas muscle fibres. *J Physiol* 451:247–278, 1992.

41. Goldman YE: Kinetics of the actomyosin ATPase in muscle fibers. *Annu Rev Physiol* 49:637–654, 1987.

42. Forkey JN, Quinlan ME, Shaw MA, et al: Three-dimensional structural dynamics of myosin V by single-molecule fluorescence polariza-

tion. *Nature* 422:399–404, 2003.

43. Dobbie I, Linari M, Piazzesi G, et al: Elastic bending and active tilting of myosin heads during muscle contraction. *Nature* 396:383–387, 1998.

44. Chicurel ME, Singer RH, Meyer CJ, et al: Integrin binding and mechanical tension induce movement of mRNA and ribosomes to focal adhesions. *Nature* 392:730–733, 1998.

45. Kanagawa M, Toda T: The genetic and molecular basis of muscular dystrophy: roles of cell-matrix linkage in the pathogenesis. *J Hum Genet* 51:915–926, 2006.

46. Durbeej M, Campbell KP: Muscular dystrophies involving the dystrophin-glycoprotein complex: an overview of current mouse models. *Curr Opin Genet Dev* 12:349–361, 2002.

47. Matsumura K, Ohlendieck K, Ionasescu VV, et al: The role of the dystrophin-glycoprotein complex in the molecular pathogenesis of muscular dystrophies. *Neuromuscul Disord* 3:533–535, 1993.

48. Campbell KP, Stull JT: Skeletal muscle basement membrane-sarcolemma-cytoskeleton interaction minireview series. *J Biol Chem* 278:12599–12600, 2003.

49. Henry MD, Campbell KP: A role for dystroglycan in basement membrane assembly. *Cell* 95:859–870, 1998.

50. Wells DJ, Wells KE: Gene transfer studies in animals: what do they really tell us about the prospects for gene therapy in DMD? *Neuromuscul Disord* 12(Suppl 1):S11–S22, 2002.

51. Bessman SP, Carpenter CL: The creatine-creatine phosphate energy shuttle. *Annu Rev Biochem* 54:831–862, 1985.

52. Fitts RH: Cellular mechanisms of muscle fatigue. *Physiol Rev* 74:49–94, 1994.

53. Meyer RA, Brown TR, Kushmerick MJ: Phosphorus nuclear magnetic resonance of fast- and slow-twitch muscle. *Am J Physiol* 248(3 Pt 1):C279–C287, 1985.

54. Faulkner J, White T: Adaptations of skeletal muscle to physical activity. In Bouchard C, Shephard R, Stephens T, et al, editors: *Exercise, fitness, and health*, Champaign, Ill, 1990, Human Kinetics, pp 265–279.

55. Ferrando AA, Wolfe RR: Effects of bed rest with or without stress. In Kinney JM, Tucker HN, editors: *Physiology, stress and malnutrition: functional correlates, nutritional interventions*, New York, 1997, Lippincott-Raven, pp 413–429.

56. Gamrin L, Andersson K, Hultman E, et al: Longitudinal changes of biochemical parameters in muscle during critical illness. *Metabolism* 46:756–762, 1997.

57. Lamberts SW, van den Beld AW, van der Lely AJ: The endocrinology of aging. *Science* 278:419–424, 1997.

58. Florini JR, Ewton DZ, Coolican SA: Growth hormone and the insulin-like growth factor system in myogenesis. *Endocr Rev* 17:481–517, 1996.

59. Lang CH, Frost RA, Vary TC: Regulation of muscle protein synthesis during sepsis and inflammation. *Am J Physiol Endocrinol Metab* 293:E453–E459, 2007.

60. Rooyackers OE, Nair KS: Hormonal regulation of human muscle protein metabolism. *Annu Rev Nutr* 17:457–485, 1997.

61. Thom JM, Morse CI, Birch KM, et al: Triceps surae muscle power, volume, and quality in older versus younger healthy men. *J Gerontol A Biol Sci Med Sci* 60:1111–1117, 2005.

62. Petrella JK, Kim JS, Tuggle SC, et al: Age differences in knee extension power, contractile velocity, and fatigability. *J Appl Physiol* 98:211–220, 2005.

63. Lanza IR, Towse TF, Caldwell GE, et al: Effects of age on human muscle torque, velocity, and power in two muscle groups. *J Appl Physiol* 95:2361–2369, 2003.

64. Candow DG, Chilibeck PD: Differences in size, strength, and power of upper and lower body muscle groups in young and older men. *J Gerontol A Biol Sci Med Sci* 60:148–156, 2005.

65. Yu F, Hedstrom M, Cristea A, et al: Effects of ageing and gender on contractile properties in human skeletal muscle and single fibres. *Acta Physiol (Oxford)* 190:229–241, 2007.

66. Trappe S, Gallagher P, Harber M, et al: Single muscle fibre contractile properties in young and old men and women. *J Physiol* 552(Pt 1):47–58, 2003.

67. Ochala J, Dorer DJ, Frontera WR, et al: Single skeletal muscle fiber behavior after a quick stretch in young and older men: a possible explanation of the relative preservation of eccentric force in old age. *Pflugers Arch* 452:464–470, 2006.

68. Ochala J, Frontera WR, Dorer DJ, et al: Single skeletal muscle fiber

elastic and contractile characteristics in young and older men. *J Gerontol A Biol Sci Med Sci* 62:375–381, 2007.

69. Larsson L, Li X, Frontera WR: Effects of aging on shortening velocity and myosin isoform composition in single human skeletal muscle cells. *Am J Physiol* 272(2 Pt 1):C638–C649, 1997.

70. Frontera WR, Suh D, Krivickas LS, et al: Skeletal muscle fiber quality in older men and women. *Am J Physiol Cell Physiol* 279:C611–C618, 2000.

71. D'Antona G, Pellegrino MA, Adami R, et al: The effect of ageing and immobilization on structure and function of human skeletal muscle fibres. *J Physiol* 552(Pt 2):499–511, 2003.

72. D'Antona G, Pellegrino MA, Carlizzi CN, et al: Deterioration of contractile properties of muscle fibres in elderly subjects is modulated by the level of physical activity. *Eur J Appl Physiol* 100:603–611, 2007.

73. McNeil CJ, Vandervoort AA, Rice CL: Peripheral impairments cause a progressive age-related loss of strength and velocity-dependent power in the dorsiflexors. *J Appl Physiol* 102:1962–1968, 2007.

74. Valour D, Ochala J, Ballay Y, et al: The influence of ageing on the force-velocity-power characteristics of human elbow flexor muscles. *Exp Gerontol* 38:387–395, 2003.

75. Kostka T: Quadriceps maximal power and optimal shortening velocity in 335 men aged 23-88 years. *Eur J Appl Physiol* 95:140–145, 2005.

76. Krivickas LS, Suh D, Wilkins J, et al: Age- and gender-related differences in maximum shortening velocity of skeletal muscle fibers. *Am J Phys Med Rehabil* 80:447–455, quiz 456–457, 2001.

第6章

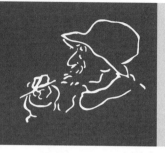

生物力学

原著 Kenton Kaufman · KaiNan An
杜 宇 译 戴生明 校

关键点

运动学研究运动的几何学特性和时间依赖性，而不涉及引起运动的作用力。

一般无约束的三维空间运动需要对3种平移方式和3种旋转方式进行准确描述，才能够完整地描述关节运动。

动力学是研究引起刚性固体运动的力，这些力被分为外力或内力。

外力代表与人体接触的对象所产生的作用力，如重力或人体的惯性力。

内力代表人体对外力的反应，包括与肌肉、韧带和关节接触所产生的力。

由于机械效率相对较小，机体进行一切活动都有赖于大肌肉和肌腱的力量及其形成的关节内力。

约束关节活动的解剖结构可分为主动和被动两部分。被动部分包括关节囊/韧带组织和骨性关节面，可静态约束关节。主动部分包括肌肉-肌腱单元，可动态控制关节。

生物力学是工程力学领域与生物学和生理学领域的结合，它将力学原理应用于人体，从而帮助我们理解力学因素对骨骼和关节的影响。荷载于关节的力量，是由肌肉产生、肌腱传递的，骨骼必须承载这些力量。生物力学领域的进展，提高了我们对正常与疾病步态、神经肌肉控制力学、生长与成型力学等方面的认识。这些认识促进了医学诊断和治疗的发展，为设计制造医学植入物、矫形器具提供基础，同时促进了康复治疗手段的进步。生物力学也用于改善工作场所和竞技体育的人体动作。

生物力学是物理学的分支之一，它关注机械力学对身体所产生的动作与变形。生物力学是最古老的物理科学，可追溯到亚里士多德（公元前384—322年）对动物移动行为的整体分析。列奥纳多·达·芬奇（1452—1519）也曾致力于人体力学，他的详细的解剖学素描代表着解剖学已诞生为一门独立的学科，也代表着支配人体动作的生物力学的诞生。尽管达·芬奇写了很多人体力学方面的书，但被大家敬为现代生物力学之父的是 Giovanni Alphonso Borelli（1608—1679 年），他所著的 *De motu Animalian* 一书，为肌肉骨骼的生物力学问题提供了一个定量图解（图 6-1）[1]。

工程力学是一门致力于综合运用数学原理、科学原理和工程原理解决力学问题的学科，它扎根于数学和物理学，是所有工程机械科学的基础。工程力学是物理科学的应用力学分支之一，应用力学可分为3大领域：刚性固体力学、可变固体力学、流体力学。一般而言，一个物体不是固体就是流体，而固体又可分为刚性固体和可变固体，一个刚性固体是不可变形的。事实上每个物体在外力作用下都会发生一定程度的变形，这种分类只是为了方便定义，把复杂问题简单化。例如，在分析步态运动的研究过程中，与附着于骨骼的软组织相比，骨骼则被视为刚性固体。外在负荷作用于一个刚性固体，就会产生内在负荷、应力、变形。可变固体力学涉及外在负荷与内在效应的关系。可变固体力学与材料科学紧密联系，比刚性固体力学的分析过程更为复杂。本章的主要目的只是提供一个有关生物力学的简单概念，我们将重点介绍刚性固体力学。

基础生物力学非常倚重于牛顿力学，牛顿发现的这些定律是分析静态力学和动态力学的基础。静态力

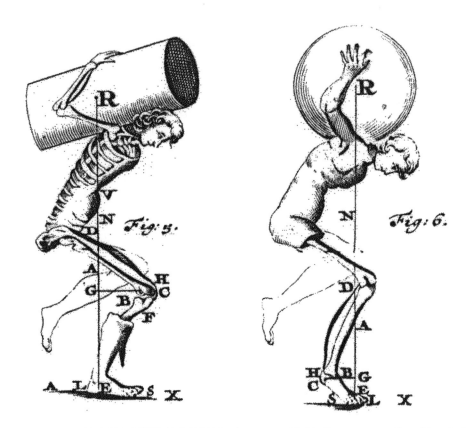

图 6-1　Borelli 对肌肉骨骼生物力学问题所作的定量图解。(From Borelli GA: De motu anumalium, Batavis, 1685, Lugduni.)

学分析刚性固体在静态平衡时的作用力，动态力学研究运动中的物体。动态力学包括运动学和动力学两大领域。最终，适当的关节约束和稳定性确保肢体的特定功能。

运动学

运动学研究运动的几何学特性和时间依赖性，而不涉及引起运动的作用力。运动学用于分析位移、速度、加速度和时间之间的关系。以整体方式研究运动学，通常将运动学分为平移运动、旋转运动、综合运动。平移运动是指在运动过程中，通过物体内两点间的直线始终保持相同方向。平移运动可以是直线运动（运动轨迹是直线）或者曲线运动（运动轨迹是曲线）。旋转运动是指在运动过程中，物体内的各个点围绕同一个转动轴做圆周运动。角运动就是物体的中心轴（即转动轴）与运动平面垂直。第三类运动被称作综合运动或位移，即物体同时发生平移和旋转。

运动学可在二维空间和三维空间上分析。一个刚性固体上的所有点平行于同一个平面移动，称为平面运动即二维运动。三维运动是刚性固体更加复杂的运动类型。这种运动需要 6 个独立参数才能综合描述，这些参数被称作"自由度"或坐标参数，它们可用于在坐标系统中准确描述一个物体在空间的特定位置。一个刚性固体在空间中最多可有 6 个自由度：3 个平移参数（线性坐标表示）和 3 个旋转参数（角度坐标表示）。一个物体的综合移动用向量表示，向量是由线性位移和角度位移形成的综合指标。速度是指时间相关的位移变化。线性速度用单位时间内移动的距离表示（米/秒），角速度用单位时间内移动的角度表示 [弧度/秒，1 个弧度 = 57.3 度（译者注）]。因为速度反映向量，所以必须注明速度的大小和方向。加速度是单位时间内的速度变化速率，线性加速度用距离除以时间的平方表示（米/平方秒），角加速度是单位时间内的角度变化速率（弧度/平方秒）。加速度也反映向量，也需注明其大小和方向。

运动学技术被用于研究物体在二维空间和三维空间的移动。人体是由许多相互连接的刚性固体节段组成（图 6-2）。为了建立一个解剖学坐标系统，身体每个节段都有一个相应的坐标系统，外在记号可用于定义正交坐标系统，其坐标轴可说明这些身体节段的位置。关节运动可以描述为身体远端相对身体近端的运动，当人体移动时，可以认为肢体节段在进行角运动。当然，如果进行更加深奥的分析，还应定量分析肢体节段正同时进行的线性运动量。身体不同节段的相对角度测量，已被用于描述人类的行走和其他日常活动[2-7]。

例如，膝关节在矢状面的运动贯穿于整个步态周期（图 6-3）。足跟着地时，膝关节几乎为完全伸直的状态（膝关节屈曲度为 5 度）。而在站立相中期，膝屈曲约 15 度，即处于步态周期的 15% 时，随后膝关节又继续进入伸展状态。在步态周期的 50% 时，双侧脚相遇。身体重量被转移至对侧肢体，并且膝关节开始屈曲。在步态周期的 60% 时，足尖开始离地。在迈步相，膝关节屈曲的峰值可达到 60 度。膝关节运动在每个步态周期中有两个屈曲波，每一个屈曲波都是从相对伸展状态开始活动至屈曲状态，然后又恢复至伸展状态。第一个屈曲波即站立相的膝关节屈曲，表现为辅助承受体重时的减震器。在站立相的早期对侧足离地时该屈曲波达到峰值。该"减震器"的

机械力来源于股四头肌的发散收缩。第二个屈曲波为迈步相的早期，是足完全离开地面所必需的。在迈步相，当迈步的下肢刚好越过对侧肢体时，足跟离地的距离达最高值，随后膝关节快速屈曲。

当运动学分析从平面分析改为三维分析时，其复杂度显著增加。导致分析复杂性的技术难度在于：大型刚性身体的旋转不能当作矢量来看待，因此不服从矢量的运算法则：变换性、独立性和可交换性。对于有限的空间旋转，旋转的顺序非常重要，因此对于关节运动的专门描述必须要交代其旋转的顺序[8-9]。即使对于相同的旋转量，旋转顺序的不同会导致最终方位的不同（图 6-4）。然而，通过在两个骨性节段之间适当选择并确定旋转轴，就有可能独立或联合地界定旋转顺序[8-9]。骨科生物力学已采纳欧拉角的概念以统一定义有限的空间旋转。在选择坐标轴的过程中，一个轴被固定在不动的肢体节段，另一个轴被固定在活动的肢体节段（图 6-5）。例如膝关节，屈曲 / 伸展角 Φ 的轴线是股骨内外侧髁的连线，而轴向旋转角 ψ 的轴线则是胫骨干的长轴线。第三条轴，也被称为浮动轴，正交于前两条轴，可界定外展 / 内收，用 Θ 表示。这些旋转符合欧拉角的描述，并让

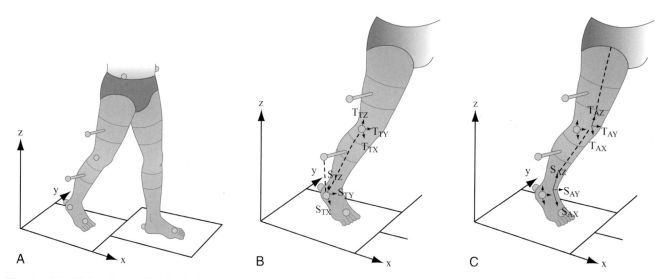

图 6-2 用于研究人体在三维空间内移动的运动学技术。利用连体坐标反射标记来建立解剖学坐标系。A，摄像机测量系统计算外部标记的位置，这些外部标记被安放在不同的身体节段，并与特定的骨性标志一起排列。B，通过每个身体节段上 ≥ 3 个标记可计算出一个外在的连体坐标系。图中显示了大腿（T_T）和小腿（S_T）的连体坐标系。每个坐标系有三个相互垂直的坐标轴（如 x、y、z）。因此，大腿的连体坐标轴就分别命名为 T_{Tx}、T_{Ty} 和 T_{Tz}。C，通过识别解剖学标志（如股骨内外侧髁和内外踝），采用与对象相对应的刻度将外在坐标系转换为解剖学坐标系。大腿的解剖学坐标轴就分别命名为 T_{Ax}、T_{Ay} 和 T_{Az}。（From Kaufman KR: Objective assessment of posture and gait. In Bronstein AM, Brandt T, Marjorie H, editors: Clinical disorders of balance, posture, and gait, Oxford, England, 2004, A Hodder Arnold Publication.）

肢体的运动节段得以从基准定位变化至当前的方向。运用该系统描述关节空间旋转的优势在于：由于旋转顺序是独立的，因此不需要回到关节中立位去描述旋转角；不但测量起来更为简单，而且能和解剖结构相互联系。

要对整个关节运动完整分析（如 6 个自由度），可以通过在骨骼中嵌入标记物[10-11]或借助双重荧光成像技术[12-13]。这种在三维空间里不受约束的运动，需要对三种平移方式和三种旋转方式进行描述才能够

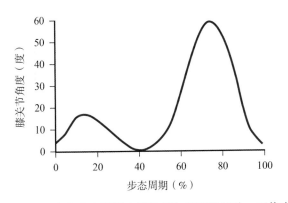

图 6-3 一个完整步态周期中膝关节矢状面的运动。正值表示膝关节处于屈曲状态。在步态周期的前 60% 中腿处于站立相，在步态周期剩下的 40% 中腿处于迈步相

完整地描述关节运动。最常用于描述刚性固体运动的 6 个自由度的分析方法是螺旋位移轴即螺旋轴[14-16]。

动力学

动力学研究引起刚性固体运动的力。当作用于刚性固体的力或力矩不平衡时，这个物体就处于一个不平衡的状态或动态，产生运动。理解人体运动的动力学是理解肌肉骨骼系统的基础。在分析人体运动时的作用力之前，必须对一些基本概念和假设有所了解。

运动学中关键变量是力、力矩和扭矩。力代表了两个物体之间的相互作用。根据牛顿第二定律，力被定义为任何趋向改变物体的静止状态或运动状态的行为。力可以是接触力（物体相互接触）或场力（物体间有距离，如重力、电力或磁力）。力用矢量表示，矢量由以下四部分组成：大小、方向、正反和位置（即作用点）。矢量通常可沿着特定相互垂直的坐标轴分解为数个分力。反之亦然，力也可以通过矢量相加求和。

力矩表示力的转向、弯曲或旋转作用。一个力矩就是一个矢量。力矩被定义为力乘以力臂，力臂就是从力的作用线到转动轴的垂直距离（图 6-6）。力矩的大小为力与力臂的乘积，力矩的方向即为沿着轴旋

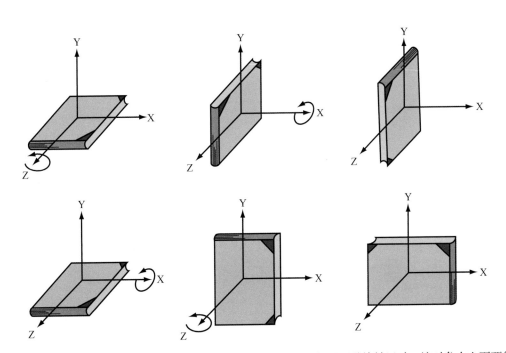

图 6-4 刚性固体运动的顺序依赖性。如图，该对象分别沿着 X 轴和 Z 轴进行了两种旋转运动，该对象在上下两行图中的旋转方式相同但旋转次序不同，结果造成该对象在最后所处的方位不同

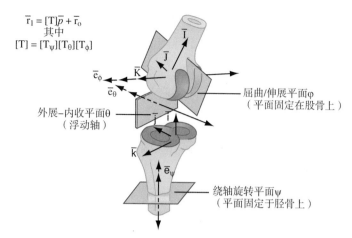

$$\bar{r}_1 = [T]\bar{p} + \bar{r}_0$$
其中
$$[T] = [T_\psi][T_\theta][T_\phi]$$

屈曲/伸展平面φ
（平面固定在股骨上）

外展–内收平面θ
（浮动轴）

绕轴旋转平面ψ
（平面固定于胫骨上）

图 6-5 运用欧拉角系统对膝关节运动进行描述。平面 φ 固定在股骨远端，用于说明屈曲 / 伸展运动。轴 e_ψ，沿着胫骨纵轴固定在胫骨近端，用于说明内旋和外旋运动，ψ。浮动轴 e_θ，与上述两轴垂直相交，用于测量外展和内收运动，θ。远端关节和近端关节之间的肢体节段的旋转矩阵 [T]，就可以通过围绕这三条轴旋转的三个旋转矩阵相乘得到（如，[T] = [T_ψ][T_θ] [T_ϕ]）。（From Chao EYS: Justification of triaxial goniometer for the measurement of joint rotation. J Biomech 13:989–1006, 1980.)

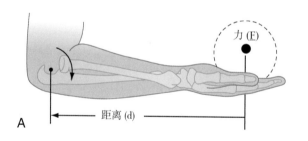

力 (F)

距离 (d)

A

图 6-6 作用于一个点的力矩（M）等于力（F）乘以力臂（d），力臂是这个点与力的作用线之间的垂直距离。力臂可以是沿着肢体节段到达旋转轴的距离（A），也可以不是沿着肢体节段到达旋转轴的距离（B）。力臂始终是力的作用线与旋转轴之间的最短距离

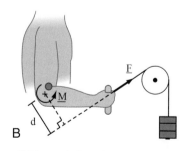

F

M

d

B

转（或潜在旋转）的方向，因此垂直于扭曲力作用的平面。力臂，也即用于计算力矩的距离，是力的作用线到达系统支点的最短距离，并与物体处于何种运动状态无关。骨骼运动是横跨关节的肌肉作用于关节的力矩所产生的结果。针对某个轴的力矩用于测量力让身体绕固定轴发生旋转的趋势大小。

当一对大小相等、作用线相互平行、方向相反的力作用于一个物体时，就产生一种特殊类型的力矩，即扭矩（图 6-7）。扭矩的大小用 Fd 表示，d 表示两个力之间的垂直距离。其合力为零，因为两力相等且方向相反。

动力学可用于分析影响肌肉骨骼系统的力，这些力分为外力和内力。外力包括接触人体的对象所产生的作用力、重力或身体的惯性力。内力是人体对外力的反应。内力包括肌肉、韧带和关节接触所产生的力。一般情况下，肢体节段被假定为刚性固体，即假定肢体结构在负荷下不会变形，这可使分析简化。此外，关节也被假定为无摩擦的铰链结构。

静力学是研究力对静止物体的作用。在进行力的分析时，处于平衡状态下的物体或物体的一部分可从环境里分离出来，而且把环境替换为作用于该系统上的力。这就是所谓的自由体受力图。因为力和力矩都是矢量，它们在三个相互垂直的方向（参考系统）上的和必须均为零。想象一个安静站立的人（图 6-8），他的体重（重力）趋向于将人拉向地面（图 6-8A）。但他并不会向下移动，因为地面有一个向上的反作用力，大小和他的体重相等（牛顿第三定律）。如果此人的体重是对称分布的，则体重由两侧下肢平均支

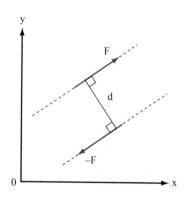

图 6-7 扭矩或称力偶，是由一对大小相等、非共线平行且方向相反的力 F 和 –F 形成。扭矩的大小用 Fd 表示，*d* 表示两个力之间的垂直距离

撑（图 6-8A）。每侧足底下的负荷可以用地面反作用力（ground reaction force，GRF）的矢量来表示，每只足承载的力相当于体重的一半。当每侧下肢承受二分之一体重时，地面反作用力的作用点大概从两足之间的中点穿过（图 6-8B）。因为外力（如体重和地面反作用力）达到平衡，即大小相等且方向相反，此时人体并无运动。当人体向一侧倾斜时（图 6-8C），地面反作用力向倾斜一侧移动，因此整个人的姿势会影响反作用力的位置。当人体倾斜度更大时，他 / 她就会变得不稳定（如向下的体重矢量会落在支撑面之外）。此时为了保持静止的平衡状态，需要另外的支持力量（图 6-8D）。墙壁施加到身体上部的水平方向力和一个大小相等、方向相反的水平方向反作用力相互平衡。此外，两个大小相等、方向相反的垂直方向的力也不再对齐（共线），它们形成了一对趋向于使机体逆时针旋转的力偶。而两个大小相等、方向相反的水平方向的一对力形成了第二对顺时针旋转的力偶，并和第一个逆时针旋转的力相互平衡，因此机体得以维持平移和旋转的静力平衡。

当刚性固体受到的作用力不平衡时或没有任何作用力时，它就处于非平衡状态或称为动态，将引起物体的运动。牛顿第二定律将物体的运动学和其动力学联系起来。第二定律指出，"当作用于物体上的合力不为零时，物体加速度的大小跟物体受到的作用力成正比，加速度的方向和合力的方向相同"。对肢体节段运动的分析需要一组控制方程和假设。该方程假设每个肢体节段是在三维空间运动的刚性固体。因此 6 个运动标量方程就可以定义一般三维空间的力和每个肢体节段的运动。

$$\Sigma F = ma$$
$$\Sigma M = I\alpha$$

ΣF 是三个正交方向上力的总和，ΣM 则是力矩的总和，I 是物体的惯量，a 为物体的线性加速度，m 是物体的质量，α 是物体的角加速度。以牛顿第二定律为依据，就可通过测量肢体节段的运动和质量，计算作用在肌肉骨骼系统上的力。在正常步行期

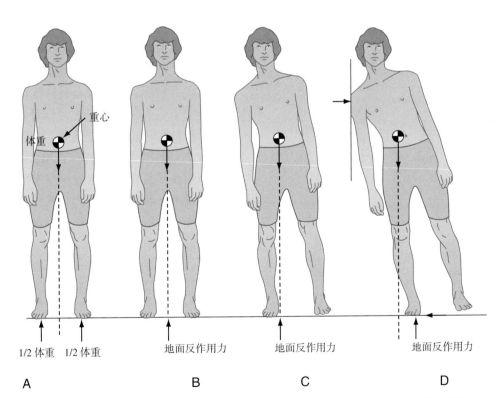

图 6-8　静力平衡状态。**A**，当一个人安静站立，其体重平均分布于两足时，可认为这个人处于静力平衡状态；**B**，每侧足底受到的负荷可以合并成一个地面反作用力（GRF），其大小等于两侧足底力量之和，即与体重相等，其作用线在人体重心（center of mass，COM）的正下方，即位于两足间的中线；**C**，当体重向一侧偏移时，地面反作用力也随之移动以保持在人体重心的下方；**D**，当体重矢量移至支撑面（如足的外侧缘）之外时，需要有额外的矢量才能维持静力平衡状态。（From Davis RB, Kaufman KR: Kinetics of normal walking. In Rose J, Gamble JG, editors: Human walking, ed 3, Philadelphia, 2006, Lippincott Williams & Wilkins.）

间，存在着来自内侧方向和垂直方向的反作用力，平衡了身体重量和外侧方向的惯性作用力。在迈步时，垂直方向的地面反作用力一般经过身体重心的外侧（图6-9A）。地面反作用力的合力穿过膝关节中心的内侧，导致膝关节内外侧部分的负荷不平衡。膝关节的内侧要比外侧承载更多的负荷（图6-9B），因此膝关节的内侧较外侧更易发生骨关节炎（osteoarthritis，OA）。膝关节受到的合力产生一个自外侧内收的力矩。膝关节内侧的胫股关节骨关节炎是最常见的，并且也已公认膝关节内侧骨关节炎的发生至少部分是由机械因素引起的。已证明，膝关节外侧的内收力矩峰值与骨关节炎的放射学进展有关[17]，并已作为判断疾病严重度的标志之一[18-19]。

关节生物力学

可动关节通过连接长骨实现力的传导和关节旋

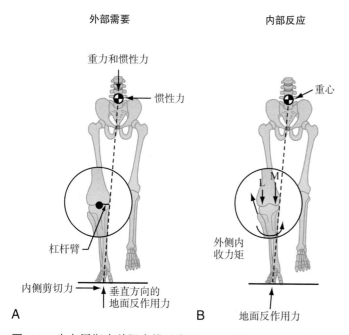

外部需要   内部反应

重力和惯性力

重心

惯性力

L M

杠杆臂

外侧内收力矩

内侧剪切力   垂直方向的地面反作用力

A

B   地面反作用力

图6-9 步态周期中单腿支撑示意图。**A**，外部需要。体重和垂直的地面反作用力（GRF）形成的一对力偶倾向于使人体顺时针转动。地面反作用力在内侧形成的剪切力和外侧相应的惯性力形成的一对力偶，倾向于使机体逆时针转动。在这两个力的作用下，机体保持动态平衡。**B**，内部反应。地面反作用力的合力从膝关节内侧穿过，在膝关节的外侧形成一个内收力矩。机体通过内部调整，在膝关节的内侧胫骨平台（M）上产生一个大于在外侧胫骨平台（L）上的力，以平衡外部力矩，膝关节再次处于动态平衡

转。关节运动类型取决于关节表面的形状。比如，髋关节是全等的球窝关节，肘关节是全等的铰链关节，膝关节和近端指间关节是双髁状关节，而拇指的腕掌关节是鞍状关节。一般而言，关节运动类型分为滑动、旋转和滚动（图6-10）。滑动和旋转这两种运动均涉及两个关节表面之间的相对平移。滚动是两个关节表面相对运动最少的类型。正常行走时股骨头表面和髋臼表面之间的关节平移速度为0.06 m/s，而投棒球时肱骨小头表面和桡骨小头凹面之间的关节平移速度为0.6 m/s，因此不同情况下不同关节的平移速度变化较大[20]。

尽管可动关节承载了巨大的负荷和运动，但因为关节滑液的特殊润滑作用和软骨的双相结构，正常情况下不会引起关节软骨表面的磨损或撕裂。滑液由滑膜分泌入关节腔，主要成分是透明质酸。生物力学上，透明质酸是一种具有高度黏性的液体，其剪应力大小取决于剪切应变率。当剪切应变率升高时，滑液的黏度也下降。然而，在类风湿关节炎患者中，由于透明质酸被酶分解，因此其关节滑液的黏度不具有正常的剪切应变率，其润滑作用减弱[20]。

滑膜关节中存在两种润滑机制（流体润滑和边界润滑），使得摩擦和软骨磨损降至最小。在关节旋转过程中，关节接触面的快速滑动以及滑液的黏性使得滑液形成一层薄膜，可以承载外部负荷，此即流体润滑。当关节受力时，相邻两关节面互相接近，形成挤压膜以承载负荷。作用于关节上的负荷变换成润滑液的压力，同时润滑薄膜的存在增大了支撑面。此外，软骨为双相多孔介质，水分积存于蛋白聚糖在胶原基质中形成的纤维网隔空间内。机械应力、电荷以及流体动力间错综复杂的相互作用形成了一种特殊的液体外流模式，即弹性流体动力润滑（图6-11）。当关节运动时，关节接触点前方软骨内的液体渗出，而接触点后方软骨重吸收液体，进一步促进关节润滑膜的形成[20]。

有时，关节受到的负荷会超过润滑薄膜的承载力。这种情况下，软骨表面就会直接接触，此时边界润滑机制便发挥作用[20]。边界润滑由单层糖蛋白 *lubricin*（一种浅表层蛋白）实现。在骨关节炎的病理状态下，软骨的结构特性如孔隙度和渗透率均发生改变，液体流出减少，滑液形成的润滑薄膜受损，此时关节润滑主要依赖边界润滑机制。

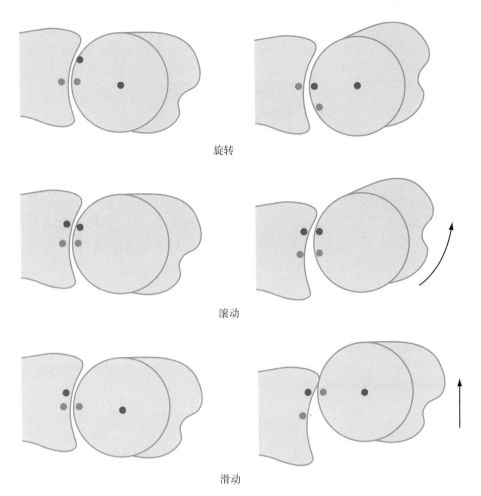

旋转

滚动

滑动

图 6-10　关节对合面的运动：旋转、滚动、滑动。（From Morrey BF, Itoi E, An KN: Biomechanics of the shoulder. In Rockwood CA, Matsen, F, editors: The shoulder, ed 2, vol 1, Philadelphia, 1998, WB Saunders, pp 233-276.）

关节约束与稳定性

关节骨之间可以变换多种自由度，因此人体可以进行复杂的运动。由于关节解剖结构的多样性，不同肢体有不同的运动特性和传递负荷的方式。关节需有足够的稳定性以平衡运动和负荷，这是关节功能正常所必需的。慢性疾病或外伤都有可能造成关节组织的损害，从而削弱关节的约束和稳定性。为了提高此类关节疾病的诊断和治疗水平，我们有必要了解提供稳定性的关节约束机制。关节约束的解剖结构可分为主动和被动两部分。被动部分包括关节囊 / 韧带组织和骨性关节面，提供关节的静态约束；主动部分包括肌肉 - 肌腱单元，提供关节的动态约束。

关节囊 / 韧带组织对关节稳定性和约束的作用取决于关节囊 / 韧带组织长度的变化、作用的方向和材质（图 6-12）。当给定关节负荷和位移时，则软组织

伸展率越高，该组织所产生的被动张力越高。然而，这种被动张力对关节约束的具体作用更多取决于该关节囊 / 韧带结构的相对作用线。因此，韧带起点和止点的相对位置决定了在三个不同正交方向上对抗关节位移的韧带张力。外科手术通过改变软组织对骨的附着改变关节的约束力。

在关节负荷和运动过程中，关节囊 / 韧带的伸长和缩短特性决定了该组织的变形能力。组织的材质和变形能力决定了该组织结构的被动张力。对于相同的变形量，组织越坚硬形成的张力越高；组织越柔软形成的张力越低。在生理或者病理状态下，组织的材质改变同样会改变关节的约束和连接。例如，棒球手致密的后部关节囊将限制生理性运动范围。另一方面，怀孕或患有风湿病时，关节囊 / 韧带松弛可导致关节面的活动异常和接触应力异常。软组织材质特性的变化应被视为引发关节软骨早期退变的潜在重要因素，

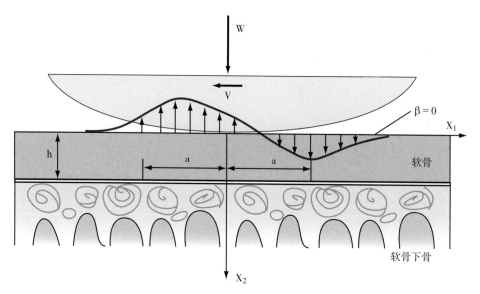

图 6-11   流体动力润滑。关节面之间的间隙含有黏性润滑液，当关节面相对滑动时，润滑液的压力上升以支撑体重，并保持两个关节面的非接触状态。假定液体透过软骨表面渗入软骨、或从软骨排出（软骨厚度 =h）是无摩擦的、自由流动（β=0）的情况下，关节液的移动轨迹如图所示。V 代表水平方向上的平移速度，W 代表在位移速度（|×1| < a）的情况下，软骨受力区域受到的负荷 PA（×1）。(From Mow VC, Soslowsky LJ: Friction, lubrication, and wear of diarthrodial joints. In Mow VC, Hayes WC, editors: Basic orthopaedic biomechanics, New York, 1991, Raven Press, pp 245-292.)

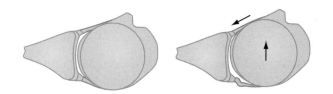

图 6-12   当关节承重或位移时，其关节囊 / 韧带组织被拉伸而产生被动张力。张力的大小取决于变形量和软组织的材质。关节囊 / 韧带组织在骨骼上的附着点及骨骼运动的方向不仅影响变形量，而且影响被动张力的方向，以保持关节稳定

这些变化可形成恶性循环，从而使关节炎持续存在。

可利用刚度试验和松弛度试验这两种分析方法，进行实验性评估各种被动约束关节的解剖结构对关节稳定性的影响。刚度试验通常用来评估单个解剖结构对关节约束的相对贡献。松弛度试验可评价一个或多个解剖结构受到损害后对关节稳定性的影响。在进行刚度试验时，在控制条件下使关节发生位移，并监测所施加的负荷大小。根据关节负荷 - 位移曲线，可以很清楚地看到，全部韧带都完好无损时使关节产生位移所需要的负荷较某个韧带切断时所需要的负荷更高。对于同一关节位移，这两条曲线间的约束负荷差值即为那条被切断韧带对关节约束性的贡献。因为关节囊 / 韧带结构是影响关节约束性的被动成分，所以只要控制关节位移，并且实验具有可重复性，每个软组织结构被切断的先后次序并不会影响最后得出其约束关节的相对贡献。刚度试验测量了不同位移程度下的负荷大小，与此不同，松弛度试验是向关节施加特定负荷后测量关节位移的程度。去除约束关节的解剖结构后，通过关节位移的变化反映关节的松弛度。关节松弛度的观察和测量更好地再现了患者因相似软组织损伤而导致关节不稳定的临床场景。

除了软组织的约束，关节对合面是维持关节约束性和稳定性的另一因素。理论上而言，其对关节稳定性的影响取决于两侧关节面的几何形状和关节表面所受到的挤压力（图 6-13A）。当两个曲面对合时，垂直方向的作用力会产生横向位移或横向约束力。两个曲面对合越好，关节横向约束力越强，这种机制有时被称为凹面压缩，例如肩关节，记录肩关节的肩胛骨关节盂和肱骨头之间的相对平移及抵抗平移的力。关节稳定率被定义为平移力峰值与所施加的挤压力之间的比值。如图所示（图 6-13B），手臂上抬较外展时关节的稳定率高。该关节的下方和上方的稳定率最高，而前方的稳定率最低。切除关节盂的盂唇将使关节稳定率平均下降 10%。采用关节镜下的 Bankart 修

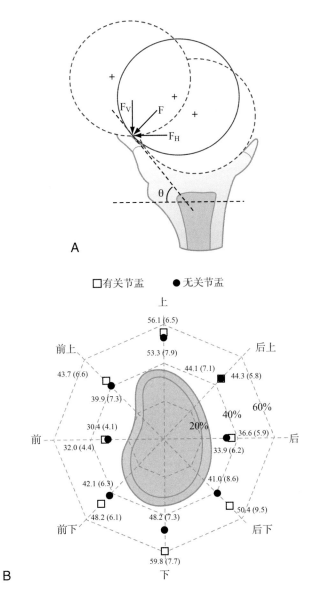

A

□ 有关节盂　● 无关节盂

上
56.1 (6.5)
53.3 (7.9)

前上　　　　　　　　后上
43.7 (6.6)　　　　44.1 (7.1)　44.3 (5.8)
　　　　39.9 (7.3)
　　　　30.4 (4.1)　　　40%　60%
前　32.0 (4.4)　　20%　　　36.6 (5.9)　后
　　　　　　　　　　　　　33.9 (6.2)
　　　42.1 (6.3)　　　　41.0 (8.6)
　　48.2 (6.1)　48.2 (7.3)　　50.4 (9.5)
前下　　　　　　　　　　后下
　　　　　59.8 (7.7)
　　　　　　下

B

图 6-13 关节对合面对关节稳定性的影响。**A**，关节面为曲面时，关节骨的横向位移需要相对于关节对合面向上运动。当遭遇挤压力 F_V 时，横向位移将遇到阻力 F_H。假设与之相应的关节面为平面（例如 θ = 0），或者挤压力 F_V 不存在，则没有横向阻力，即 $F_H=0$。**B**，在盂唇完整或缺失的情况下测量的盂肱关节稳定率（即横向阻力 F_H 除以外加的挤压力 F_V）。这一比值代表关节表面相互作用时的稳定性，与外在挤压力的大小无关

复术，治疗创伤性复发性肩关节前侧不稳定，如果患者的关节盂骨质缺陷较大，则关节不稳定的复发危险较高。对关节盂骨质缺陷较大的患者进行骨移植治疗，修复关节对合面，将获得很好的临床预后。

为了通过凹面压缩机制约束关节，需要对关节面施加挤压力或反向作用力。关节挤压力通常是由肌肉收缩产生的。作用于关节面的合力的相对位置和方向决定关节的潜在稳定性。例如盂肱关节，当合力刚好作用于关节盂对合面的中心时，关节是稳定的；当合力作用于关节对合面的外侧，很可能引起肩关节脱位；若合力作用于关节对合面，但更靠近关节盂的边缘，可能会导致半脱位。肌肉的相互作用形成了约束肩关节的合力，我们将在下文阐述这部分内容。

关节内或关节囊内压力是关节被动约束 / 静态约束的另外组成部分（图 6-14）。关节通常被关节囊包绕，且被滑膜组织密封。当关节囊完整时，任何使关节囊 / 韧带拉伸变形的牵拉力都会产生关节内负压，这种负压将抵消更进一步的位移。当关节囊不完整时，关节腔不能产生负压而约束关节。这种关节内负压对所有关节都起到约束作用，但对肩关节等受重力牵拉的关节显得尤为重要。

肌肉主动收缩在维持关节稳定性方面起到重要作用。适当协调的肌肉收缩起到关节动态约束的作用。在另一方面，失去神经支配的肌肉或肌腱缺陷则不利于关节约束，导致关节不稳定。因此，肌力不仅是关节"稳定器"，可能也是关节"脱位器"。与关节囊 / 韧带的被动张力类似，肌肉对关节产生的约束作用取决于肌肉的主动张力和被动张力的作用线。根据骨性结构的相对位置和关节位移的方向，同一个肌肉 - 肌腱结构可对关节约束起到不同作用。当一个关节有多个肌肉附着于不同位置时，这些肌肉收缩的协调性将最终决定关节的动态稳定性。例如，肌肉收缩对肩关节的作用取决于肌肉收缩力作用在关节对合面的方向：正常方向或是剪切方向（图 6-15）。剪切力对关节的骨性结构发生横向平移有直接影响。与此相反，正常方向的肌肉力量提供促进关节面对合的压缩力。当关节盂的凹面存在，内旋肌肉和外旋肌肉（该位置的稳定器）的功能得到加强时，即使关节囊和关节韧带松弛，盂肱关节仍可以保持动态稳定。另一方面，如果患者肩袖撕裂，当三角肌等带动前臂上抬或外旋时，会产生向上或向前的合力，使关节受到向上的冲击或出现关节前侧不稳定。

一般情况下，肌肉收缩会产生作用于特定关节三个旋转轴的力矩。然而，当不存在关节周围其他软组织对关节的约束作用时，肌肉是维持关节旋转时平衡的主要因素。如果一条肌肉横跨多个关节，则该肌肉产生的行为取决于所有这些关节分别产生的力矩。横跨多关节肌肉这一概念具有极其重要的临床意义。例如，前交叉韧带重建术后的康复治疗目标是，既要增

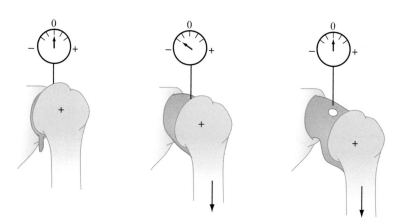

图 6-14　关节内负压对肩关节稳定性的影响。正常情况下，向下牵拉手臂时关节内负压增加，防止关节移位。相反，如果关节囊破损，空气或液体进入关节囊，向下牵拉手臂时关节内负压不能形成，关节就会向下半脱位

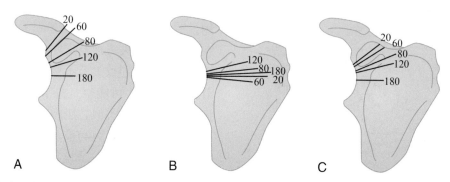

图 6-15　三角肌和肩袖肌肉群共同提升肩关节的例子很好地说明了各肌肉的协调收缩以完成给定动作。**A**，对于肩袖损伤患者，此时单靠三角肌完成肩关节上抬。因为三角肌的收缩力作用线会让合力方向朝向关节上方，此时关节是不稳定的，将会发生向上的半脱位和移动。**B**，另一方面，如果单用肩袖肌上抬肩部，其合力的作用线指向肩胛骨关节盂面的中心，此时关节虽然非常稳定，但合力相对较大，可能对软骨造成损伤。**C**，理想状态下，上抬肩关节时会出现三角肌和肩袖肌的相互协作，也即三角肌像发动机可以提供上抬的力量，肩袖肌像方向盘可以控制合力的方向，以保持关节的更加稳定

强肌肉的力量，但又要避免过度牵拉该韧带。股四头肌收缩时，尤其是当膝关节近乎完全伸展时，将产生关节前方的剪切力和胫骨向前的位移（相对于股骨）。这种剪切力会拉紧前交叉韧带。动力链运动的概念已被广泛用于说明该问题。在进行闭合的动力链型运动时，如下蹲、压腿，此时脚被固定，膝关节运动同时还伴随着髋关节及踝关节的运动。地面反作用力作用于膝关节和髋关节均产生外部屈曲力矩，此时膝关节处大腿后肌中起拮抗作用的肌肉收缩起到平衡髋关节屈曲力矩的作用。膝关节的股四头肌和大腿后肌共同收缩，降低了膝关节的前剪切力和前交叉韧带的张力[21]。

肌腱的机械负荷

肌腱可把肌肉收缩力传递给骨骼从而引起肢体运动。肌腱传递的这种力主要为张力。此外，肌腱的特定部分还会承载挤压力和剪切力。当肌腱绕过骨性结构或滑车时其走向会发生变化，此时肌腱受挤压力作用。局部的挤压力作用使得肌腱内的机械负荷分布并不均匀，肌腱深层受到的压力降低，而外部受到的压力增加。在压力和张力叠加的过渡区，肌腱内部就产生了剪切力。另外，当肌腱相对周围组织产生滑动时，在接触面也会形成剪切力。

绕过滑车滑行的肌腱与绕过固定机械滑轮的皮带

类似（图 6-16）。当肌腱向身体近侧滑行时，滑车近侧和远侧肌腱的张力（F_p 和 F_d）与肌腱绕过滑车形成的夹角（θ）即接触弧以及摩擦系数（μ）相关[22]。因此，

$$摩擦力 = F_p - F_d = F_d\,(e^{\mu\theta} - 1)$$

这一简单关系阐明了接触角和摩擦系数的重要性，从人体工学角度解释了避免错误的关节姿势对于减少软组织重复损伤至关重要的原因。

机械负荷的三种类型，即牵张力、挤压力和滑动摩擦力，可通过肩关节的三种情形来阐述（图 6-17）。第一种情形如肱二头肌的短头肌腱，主要受到牵张力的单独作用。第二种情形，如冈上肌腱的骨附着点内部，除受到牵张力作用外，还受到因肌腱与所附着骨的横向接触而产生的挤压力作用。当肌腱同时受到牵张力、挤压力和滑动摩擦力时，即为第三种情形，如肱二头肌长头腱穿过肱二头肌沟时。冈上肌腱除符合第二种情形外，也符合第三种情形。冈上肌腱在肩峰下肱骨大结节与喙肩弓撞击时产生高强度的挤压力，这一挤压力随肱骨头的抬高程度不同而变化。机械负荷的不同类型与肌腱退行性变具有潜在的关联。处于第一种情形的肌腱很少会发生退行性肌腱病。受到肌腱病影响的通常为处于另外两种情形的肌腱，受影响的肌腱区域除受张力作用外，还往往受到持续的挤压力和剪切力作用，伴或不伴有滑动摩擦力。

总之，掌握生物力学原理的知识，可以帮助我们更好地理解许多可以引起肌肉骨骼系统疾病的情形。

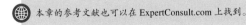
本章的参考文献也可以在 ExpertConsult.com 上找到。

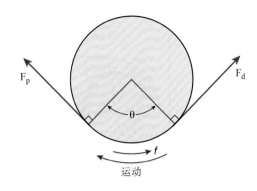

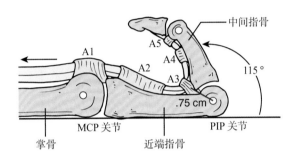

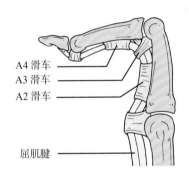

图 6-16 肌腱绕过滑车滑动从而驱动手指运动，这种情况与绕过机械滑轮的皮带类似。肌腱的力量必须克服滑动阻力才能产生有效驱动外部负荷的力。周围组织对肌腱产生的摩擦力 f，与肌腱的运动方向相反。滑动阻力（即摩擦力）等于绕过滑车近端和远端肌腱张力的差值（分别为 F_p 和 F_d）。MCP，掌指的；PIP，近端指间的

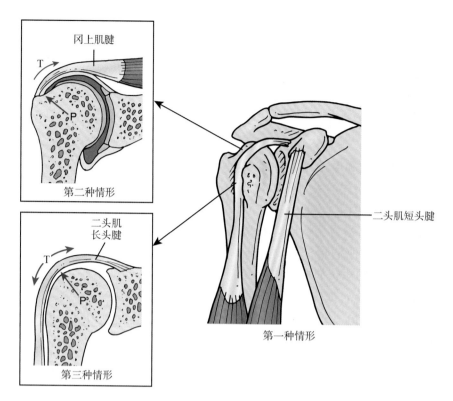

图 6-17 冈上肌腱以及二头肌长头腱和短头腱。第一种情形：只有张力。第二种情形：同时有张力和挤压力。第三种情形：张力和挤压力共同作用并伴随有滑动

参考文献

1. Borelli GA: *De motu animalium*, Batavis, 1685, Lugduni.
2. Cappozzo A, Catani F, Croce UD, et al: Position and orientation in space of bones during movement: anatomical frame definition and determination. *Clin Biomech* 10(4):171–178, 1995.
3. Inman V, Ralston H, Todd F: *Human walking*, Baltimore, 1981, Williams & Wilkins.
4. Kadaba M, Ramakrishnan H, Wootten M: Measurement of lower extremity kinematics during level walking. *J Orthop Res* 8(3):383–392, 1990.
5. Kaufman K, Hughes C, Morrey B, et al: Gait characteristics of patients with knee osteoarthritis. *J Biomech* 34:907–915, 2001.
6. Perry J: *Gait analysis: normal and pathological function*, Thorofare, NJ, 1992, Slack.
7. Sutherland DH, Olshen R, Cooper L, et al: The development of mature gait. *J Bone Joint Surg Am* 62(3):336–353, 1980.
8. Chao EYS: Justification of triaxial goniometer for the measurement of joint rotation. *J Biomech* 13:989–1006, 1980.
9. Grood E, Suntay W: A joint coordinate system for the clinical description of three-dimensional motions: applications to the knee. *J Biomech Eng* 105:136–143, 1983.
10. Selvik G: *A roentgen-stereophotogrammetric method for the study of the kinematics of the skeletal system*, Lund, Sweden, 1974, University of Lund.
11. Selvik G: A roentgen-stereophotogrammetric system. Construction, calibration and technical accuracy. *Acta Radiol Diagn (Stockh)* 24(4): 343–352, 1983.
12. Li G, Wuerz TH, DeFrate LE: Feasibility of using orthogonal fluoroscopic images to measure in vivo joint kinematics. *J Biomech Eng* 126(2):314–318, 2004.
13. Tashman S, Anderst W: In-vivo measurement of dynamic joint motion using high speed biplane radiography and CT: application to canine ACL deficiency. *J Biomech Eng* 125(2):238–245, 2003.
14. Kinzel GL, Hall AS, Jr, Hillberry BM: Measurement of the total motion between two body segments. I. Analytical development. *J Biomech* 5(1):93–105, 1972.
15. Spoor C, Veldpaus F: Rigid body motion calculated from spatial coordinates of markers. *J Biomech* 13:391–393, 1980.
16. Woltring HJ: On optimal smoothing and derivative estimation from noisy data in biomechanics. *Hum Mov Sci* 4(3):229–245, 1985.
17. Myazaki T, Wada M, Kawahara H, et al: Dynamic load at baseline can predict radiographic disease progression in medial compartment knee osteoarthritis. *Ann Rheum Dis* 61:617–622, 2002.
18. Sharma L, Hurwitz DE, Thonar EJ, et al: Knee adduction moment, serum hyaluronan level, and disease severity in medial tibiofemoral osteoarthritis. *Arthritis Rheum* 41(7):1233–1240, 1998.
19. Mundermann A, Dyrby CO, Andriacchi TP: Secondary gait changes in patients with medial compartment knee osteoarthritis: increased load at the ankle, knee, and hip during walking. *Arthritis Rheum* 52(9):2835–2844, 2005.
20. Mow VC, Flatow EL, Foster RJ: Biomechanics. In Simon SR, editor: *Orthopaedic basic science*, Rosemont, Ill, 1994, American Academy of Orthopaedic Surgeons, pp 397–446.
21. Lutz GE, Palmitier RA, An KN, et al: Comparison of tibiofemoral joint forces during open-kinetic-chain and closed-kinetic-chain exercises. *J Bone Joint Surg Am* 75A(5):732–739, 1993.
22. Uchiyama S, Coert JH, Berglund L, et al: Method for the measurement of friction between tendon and pulley. *J Orthop Res* 13(1):83–89, 1995.

第7章

再生医学和组织工程

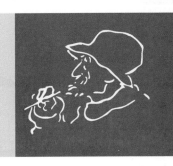

原著　Frank P. Luyten · Cosimo De Bari · Francesco Dell' Accio

孙芳芳 译　叶 霜 校

关键点

因为组织修复过程中会产生类似胚胎组织形成时的细胞及分子瀑布，研究发育过程在骨关节紊乱疾病中的作用有助于寻找新型治疗靶点。

组织修复和再生部分由遗传因素决定。

组织工程引进了体内组织发育过程中的仿生学概念。发育工程则是用来描述这种使"生物零部件"的生产过程健全，且具有高度调控性的、全新的、合理的、准确的设计方法。

细胞疗法及其联合疗法的作用机制和制备过程十分复杂，现已逐步具有专门监管路径的先进医疗产品。

近期，与风湿病学相关的再生医学和组织工程的进展已进入了临床实践阶段，包括关节表面缺损的生物修复和骨折愈合。

　　大多数炎症性或退行性关节炎的最终致残结局是关节组织的破坏。随着靶向治疗的迅速进展和疾病管理的改进，关节炎症和破坏得以更有效地控制，而关节及关节相关组织的修复及再生也变得越来越重要。

　　鉴于这种情况，关节生物学的其他方面也值得更多关注，尤其是驱动组织反应和修复的机制[1]。确实，为了重建组织破坏和组织修复之间的平衡（图7-1），我们应该更关注全貌，把关节的"系统生物学"作为风湿病学家眼中的器官。引入再生医学为重建关节稳态提供了一个新的机会，甚至可能达到治愈的效果。靶向修复已经引入我们的学科，探索激活及增强关节组织修复的潜在机制已经成为了我们的基本目标。

　　无论导致损伤的原因是什么，再生医学及组织工程（tissue engineering，TE）致力于修复或再生受损组织和器官且不遗留瘢痕组织，进而重建受损组织/器官的结构和功能。大自然本质说明这一目标是可以实现的，因为个体出生后即使至年长阶段，成功的伤口愈合和骨折修复都是常见的经典过程。同时我们也知道，正如胎儿手术中所见，无痕修复部分依赖于年龄和部位。因此可以预见，提高修复过程中对细胞和分子的认识水平，我们能够在损伤的同时进行及时干预，以合理地指导修复过程，从而预防瘢痕形成，这一设想非常具有吸引力。

　　出生后的组织修复过程类似于发育中组织的形成过程。举例来说，成人肢体的重塑过程，似乎就像美西螈断臂重生，也类似高等生物的骨折愈合，均与胚胎时期四肢的形成过程有很多相似之处，尤其需要信号机制来特异性分化为最终的形式。因此，肢体形成和肢体重构可能会用到类似的分子通路[2]。在过去的数十年里，发育生物学的发展为出生后的重构医学手段提供了知识平台。这些进展不仅仅包括对机体轴的发育和器官形成机制了解的加深，也包括在干细胞生物学中的显著进展，包括干细胞调节、干细胞龛、种系分化、细胞分化和相关的重要分子通路。我们现在已经进入了再生医学和TE的新时代[3-4]。在本章中，我们将回顾修复损伤和病变组织的方法，尤其是滑膜关节和骨骼结构。

　　我们可能通过两种机制来寻求修复组织的方法：第一种方法是通过刺激细胞增殖、分化和组织代谢活性来募集内源性前体细胞群进入损伤组织，从而加速内源性修复；第二种方法也就是当内源性修复不可行或疗效不足时，外源性修复就变得非常必要，组织工程通过制造细胞和（或）其联合产物来促进局部组织修复（图7-2）。

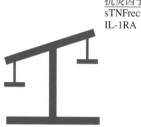

前炎症因子
TNF, IL-1, IL-6
前列腺素

抗炎因子
sTNFrec, IL-10,
IL-1RA

破坏过程
氧化压力，RANK-配体/
RANK；基质金属蛋白酶，
信号通路：
　　MAPK, ERK, NF-κB

组织修复/应答
骨保护素，MMP抑制剂；
发育通路？TGF-β/BMP，
FGF, Wnt…

图 7-1　慢性关节炎的"系统生物学"。疾病的严重程度和结果取决于炎症 / 破坏过程的平衡以及修复过程中的抗炎信号。BMP，骨骼形成蛋白；ERK，细胞外受体激酶；FGF，成纤维生长因子；IL，白介素；IL-1RA，白介素 -1 受体拮抗剂；MAPK，分裂素活蛋白激酶；NK-κB，核因子 kappa B；RANK，核因子 kappa B 的受体激活剂；sTNFrec，可溶性肿瘤坏死因子受体；TGF-β，转化生长因子 -β；TNF，肿瘤坏死因子

内源性修复机制

组织修复的遗传基础

　　多年以来，被广泛接受的一个观点是"软骨一旦损伤永久无法恢复"[5]。目前这个观点对于明确的缺陷仍可能是正确的（如缺陷无法愈合并导致慢性症状，因此引起了临床医生的关注）；然而前瞻性影像学和关节镜研究显示，即使是成人，急性软骨缺陷比预想的更常见，甚至在无症状个体中，而且有部分自发愈合能力（详见参考文献 6）[6]。这些研究显示大约有一半的无症状成人有软骨缺陷[7-8]，而这些损伤大概 1/3 能自发愈合，1/3 保持稳定，剩下的 1/3 则恶化[7-8]。而结局似乎取决于一系列危险因素包括年龄、合并骨关节炎、高骨量、女性、异常骨几何学及存在骨髓损伤[9-10]。

　　一项针对同胞配对队列的核磁共振（magnetic resonance imaging，MRI）前瞻性研究发现，软骨缺陷的进展具有极高的遗传率（＞ 80%）。尽管如此，与发现 OA 遗传倾向标志物的显著进展相比[12-13]，关于人类修复软骨缺损能力方面目前尚无定量的特征联系和关联的分析研究。

　　虽然证明人类软骨修复能力遗传性的证据是间接的，但动物研究的发现更有说服力。Eltawil 等学者通过比较不同品系小鼠全层软骨缺陷的愈合能力，说明不同品系小鼠愈合软骨缺陷的能力差异很大，甚至可以避免创伤后 OA 的发生[14]。该发现支持修复能力有遗传成分的观点。发展这样的动物模型有助于遗

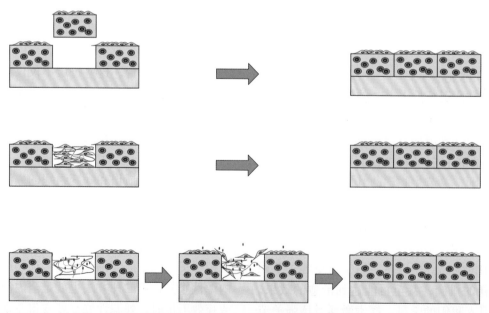

图 7-2　在传统组织工程中（上图），修复组织在实验室中产生和成熟并直接插入缺损中。但成熟过程无法在体内发生。在细胞疗法中（中图），移植物是体外未分化或部分分化的扩增细胞。分化和重塑可能在体内发生。在无细胞疗法中（下图），移植物只是生物材料和生物活性分子，它们在体内可以募集宿主前体细胞并诱导材料成形和分化

传分析。例如，Rai 等[14a] 就利用了有不同愈合能力两种小鼠，LG/J 小鼠能高效地愈合关节表面缺陷及耳廓软骨的实验性伤口，而 SM/J 小鼠则愈合能力较差。通过两种小鼠的杂交，得到一组重组近交系。因此发现关节表面缺陷的愈合能力和耳朵伤口的愈合能力均具有高度遗传性，且两者相互关联。这个研究提示，软骨愈合能力本身就是可遗传的，无论软骨是位于动关节表面或耳廓，且不仅是取决于进展为 OA 的抵抗力或软骨以外的因素如骨的形状 / 质量或滑膜炎。体内平衡机制影响 OA 进展速度的事实表明，与 OA 易感性相关的基因也可能同时影响修复能力；然而，这个假设从未经过严格的实验验证。务必记住，决定 OA 进展的其他独立因素也受到基因调控，包括关节形状[17-18]、体重指数、炎症和其他方面[19]。因此影响这些因素的等位基因变异也同样影响 OA 异感性，且独立于软骨的内源性修复机制。然而，有趣的是，属于相同通路的信号分子与 OA 和再生均相关。例如，WNT 抑制剂 FRZB 的等位基因功能丧失与 OA 易感性相关[20-22]，WNT 配体的某个单核苷酸多态性分子 WNT-3A 与小鼠软骨修复能力的遗传性有关[23]。

信号通路

因为出生后的组织修复在很多方面类似于发育时的组织形成过程，因此关节和关节相关组织形成过程中参与的发育通路可能是促进出生后组织修复的潜在靶点。

骨骼组织和结构（如滑膜关节）形成过程中参与的经典发育通路包含转化生长因子（transforming growth factor，TGF）-β 超家族，包括骨形成蛋白（bone morphogenetic proteins，BMPs）、生长分化因子（growth differentiation factors，GDFs）、Wnt 蛋白家族、成纤维细胞生长因子（fibroblast growth factors，FGFs）、刺猬（Hedgehog，Hh）蛋白、甲状旁腺素（parathyroid hormone，PTH）/ PTH 相关蛋白（PHT-related protein，PTHrP）和 Notch 信号。在本章中我们将选择一些例子来说明这些信号通路是如何参与关节形成，以及出生后在关节修复中的作用，重点关注那些导致关节炎疾病早期临床进展的通路。

TGF-β/BMP 信号

近期的研究数据强调了 TGF-β 超家族成员（TGF-β，BMPs 及 GDFs）在发育和出生后组织稳态、组织修复及对损伤和老化的组织应答中，对于关节软骨、骨骼、关节和关节相关组织有着极大的相关性及临床作用。TGF-β 已被证实参与关节软骨和 OA 的维持和老化[24]。BMP 已经被报道在关节软骨代谢中起着重要作用，其中 BMP7/ 骨原蛋白 -1（osteogenic protein-1，OP-1）备受关注[25-26]。另外，数据显示调节 TGF-β/BMP 下游受体 -Smad 信号在软骨分化发育的调节及骨关节炎的进展中均起着重要作用[27]。因为有大量证据证明这类生长和分化因子家族在临床前模型中的再生潜力，所以他们的治疗应用正在探索中也就不足为奇了，这涉及各种临床研究和临床适应证研究如长骨愈合和 OA。另外，有一项利用肽技术（肽类似物）或小分子筛选技术的研究正在进行中[28]，目的是寻找 TGF-β/BMP 受体 /Smad 信号通路的调节者。因为滑膜关节允许局部治疗，因此期望一些新发现的化合物首先在局部应用中进行尝试，如关节表面修复和单关节 OA。目前 BMP 设备已经进入骨科临床应用如脊柱融合和不连愈合[29-30]。

成纤维细胞长因子信号

深入调查显示 FGFR3 信号是发育过程中和出生后软骨细胞和成骨细胞功能的重要调节因子。Fgfr3 敲除小鼠中由于关节中缺少 FGFR3 介导的信号导致软骨提前发生退变，从而出现早期 OA[31]。FGFR3 信号的主要配体之一似乎是 FGF18[32]。出生后 FGF18 对于关节代谢有着重要的合成作用。在 OA 小鼠模型的关节腔内注射 FGF18 可以诱导关节形成增加和胫骨内侧髁软骨退行变指数的下降，并且呈现剂量依赖性[33]。重要的是这种效果只在 OA 关节中观察到，而在正常鼠关节中没有，提示这种效应可能是组织损伤的一种特定反应。在分子水平这种关节保护效应可能部分由于与其他信号通路相互作用导致，如 BMP 信号通过抑制 Noggin（一种 BMP 拮抗剂）起作用[34]。这些发现，联合对出生后软骨和骨骼生理学中 FGF18 信号的认识增加，导致 FGF18（sprifermin）局部治疗的发展和针对膝关节炎及软骨缺损患者的临床实验（clinicaltrials.gov）设计的发展。

Wnt 信号

大量证据显示 Wnt 信号在软骨和骨生物学中起着重要作用，尤其是跟骨质疏松和骨关节炎有着特殊联系（详见 Luyten，et al[35]）。尽管 Wnt 信号对于滑膜关节的发育及稳态至关重要[36-40]，但人类基因研究[20]及实验室数据[22,41-42]显示过多/不受控的 Wnt/β- 连锁蛋白信号激活导致关节软骨重新向分解代谢或失衡方向发展，继而丧失关节软骨的组织结构和功能。特别值得一提的是，导致 Wnt 抑制剂 FRZB 功能缺失的等位基因变异与 OA 易感性增加有关[20]。同样，Frzb 基因敲除小鼠 Wnt 信号通路的活性增加，导致骨骼坚硬度增加，软骨损伤增多[22]。重要的是，通过诱导实验性 OA，Frzb 敲除小鼠的软骨缺失明显多于野生型[43]，而软骨破坏增多与高水平 β- 连锁蛋白依赖的 Wnt 信号增多和金属蛋白酶 3 增多相关。另外，研究显示 FRZB 能通过神经生长因子区域直接抑制基质金属蛋白酶（matrix metalloproteinase，MMP）-3，提示潜在机制的复杂性[44]。

严格调控 Wnt 信号对于滑膜关节的稳态至关重要[38,40,45-46]。Diarra 等[47]在研究中显示，在人类和实验小鼠关节炎中，炎症因子肿瘤坏死因子促进 Wnt 拮抗剂 DKK1 的过度产生，进而 Wnt 通路的过度抑制导致了骨吸收（侵蚀），是这类关节炎和风湿关节炎（rheumatoid arthritis，RA）的典型表现。因此，通过阻断 DKK1 来抑制 Wnt 信号释放，从而逆转骨破坏[47]。在同样的模型中，用 Wnt 激动剂 R-Spondin 1 直接激活 Wnt 信号，不仅能逆转骨破坏（通过抑制 DKK1 也能实现），还能逆转软骨损伤[48]。因此，无法控制的抑制或激活 Wnt 信号都可能导致分解代谢和软骨丢失。在时间和程度上都严格控制似乎既能维持稳态又能诱导组织再生。举例来说，Yausa 等[46]展示了如何通过对成年鼠 β- 连锁蛋白信号进行短暂且受调控的激活，从而下调细胞外基质（extra-cellular matrix，ECM），继而出现软骨增生和关节软骨增厚。引人关注的是，尽管远离关节病的范畴，Kawakami 等[49]发现，Wnt 信号对于一些物种（如蝾螈或非洲爪蟾蝌蚪）整个肢体的再生能力非常重要，仅在时间空间上轻微调节 Wnt-β 连锁蛋白的活化，鸡胚胎就能获得整条肢体的再生能力。

在关节疾病和再生医学的临床范畴，Wnt 信号的复杂性及潜在的下游效应也许能在保留稳态的同时分解效应。Nalesso 等[50]阐明了 WNT-3A 通过激活 β- 连锁蛋白通路促进软骨增殖，并通过激活 CaMK Ⅱ 来下调分化。因此，特异性靶控 CaMK Ⅱ 能在不影响增殖的情况下促进分化。更全面地认识下游信号机制及其调控将有助于仅靶向软骨、骨和骨软骨连接处的多元信号通路中的致病效应。

生长激素 / 胰岛素样生长因子轴

骨骼发育通路之外的其他靶点被出生后在关节组织稳态和循环中起重要作用的信号分子所激活。这些蛋白 / 通路被认为是出生后重塑关节稳态的潜在合成代谢靶点。在这方面，生长激素（growth hormone，GH）/ 胰岛素样生长因子（insulin-like factor，IGF）轴是值得关注的。IGF-1 已经被报道在体外实验中对于维持关节软骨稳态起着关键作用[51]。进一步在体内模型中的合成代谢作用证实 IGF-1 在膝关节病中的作用，并促进其用于关节内治疗的早期临床发展，虽然，近期暂无进行中的临床试验。此外，据报道描述，对马进行系统地注射 GH 可能对关节 / 软骨生物学有益处，因为它会增加滑液中 IGF-1 的水平[52]。该研究认为提高 GH 剂量可以改善滑膜关节的持续时间和受累面积[53]。有一些学者认为 IGF-1 水平和 OA 之间存在一定联系，进一步提出 GH/IGF-1 轴靶向治疗具有潜在疗效，尤其是对于 OA 患者。然而，目前数据的说服力不足，仍需要对下丘脑 - 垂体轴进行深入的系统分析，包括生长激素、IGF-1 和生长抑素[54]。

对于所有的生长因子技术，尤其是之前提到的主要信号通路，仍需要进一步的研究以阐明关键问题，如患者的相关遗传背景、疾病进展的阶段和组织特异性，目的是使作用局限于靶组织而避免系统性副作用。

干细胞龛

干细胞在成人生活中持续保护组织稳定和再生。它们有自我更新能力（也就是产生更多干细胞），从而维持一个恒定的干细胞池，同时他们有分化能力来替换因生理循环、损伤、疾病或衰老而丧失的成熟细胞。干细胞的自我更新及分化由其所在周围微环境的内在因素和信号来调节，这种干细胞存在的微环境称为"干细胞龛"。

干细胞龛有多种组织类型如毛囊，肠道和骨髓[55-56]。骨髓造血干细胞（hematopoietic stem cells，HSCs）龛目前得到广泛关注，对 HSCs 的认识改进了血液科的骨髓移植。HSC 龛包括骨内膜龛和血管周围龛，前者 HSCs 与位于骨小梁骨表面的成骨细胞紧密相关，而后者 HSC 多见于骨髓的窦状隙[44]。

间充质基质 / 干细胞（mesenchymal stromal/stem cells，MSCs）来源于骨髓和结缔组织，包括滑膜，它在体外具有特异分化为成软骨细胞和成骨细胞的能力，从某种程度上来说，当与合适的生物材料和（或）生长因子合用时，亦可在体内实现。因此，MSCs 由于其关节组织修复的临床应用潜力而备受关注。

关节微环境充满前体 / 干细胞，但我们对某些龛的解剖学位置及功能调节分子的认识仍较局限。缺乏细胞表面特异性标志物阻碍了直接识别原始组织中的MSCs。在骨髓中，MSCs 在血管周区域聚集，靠近HSCs 以维持他们的休眠状态[57]。

越来越多的证据显示周细胞可能是体外 MSCs 的原始细胞。周细胞位于小血管的近腔侧，与血管内皮细胞紧密联系[58]。MSCs 靠近血管使得其能进入血流循环并迁移至损伤处[59]，但发生程度以及此现象是否有临床意义尚不清楚。然而，在以无血管组织著称的关节软骨中发现了 MSC 样细胞，使得 MSCs 来源于周细胞的概念受到了挑战[60-62]。因此周细胞并不是 MSCs 的唯一来源，两者的关系可能与组织特异性和环境依赖相关。同时必须注意的是，周细胞这个术语是一个解剖学描述，因其位于近腔侧，而其来源尚不清楚。似乎与其说它们拥有相同前体，倒不如说因周细胞有着与组织所在地相关的独特个体发育和生物学特性。随着现代技术和监测系统的发展，细胞谱系追踪实验逐渐可行，从而阐明完整组织自然环境下原始 MSCs 的体内自然属性。

最近，在关节表面损伤小鼠模型上进行了一项双核苷标记的项目，在成年小鼠体内的滑膜中发现了一群具有 MSC 样表型的标记滞留慢循环基质细胞，他们在损伤后可以增殖并分化为软骨细胞，因此具有MSCs 的典型特点[63]。在滑膜中 MSCs 位于两个龛中，一个龛在内层，另一个血管周龛在亚系组织，后者与周细胞明显不同。在这两种龛中，MSCs 有不同的功能，但是层次结构还有待证明（图 7-3）。另外，滑膜中的 MSCs 是一种常见种类，但提示有特异功能细胞亚群的共存。成人滑膜 MSCs 的发育起源尚不清楚[63]。谱系追踪研究显示它们可以部分来源于胚胎关节中间地带[40,64]。值得注意的是，一些关节

软骨的滑膜内层细胞和浅表层细胞不仅共同来源于胚胎关节中间地带，这些细胞还有相似特征如能生成润滑素[40,64]，它是关节滑液中参与滑膜关节润滑的一种关键组成部分[65]。间充质前体细胞被认为存在于关节软骨的浅表区，因为它们在分离和培养扩增后具有干细胞 / 前体细胞的功能特性[62]。然而，到目前为止，还没有证据表明位于表层的细胞是具有特定重塑和再生关节软骨功能的专业干细胞 / 前体细胞，从而也解释了软骨内在修复能力差。

了解天然 MSCs 和龛信号如何精密维持关节稳态、重塑和修复对于指导细胞技术的临床应用非常重要。重建一个具有功能的龛将通过确保成熟细胞终身替换来达到持续修复的目的。有一个令人兴奋的消息是 MSCs 的药物靶点和龛修复信号可以促进关节表面修复并影响 OA 等关节疾病的预后，最终达到重塑关节稳态的目的。

靶向关节的稳态

在静息状态下，关节软骨的流动率极低。举例来说，Ⅱ型胶原的半衰期预估为 117 年[66]，而关节骨基本都在细胞周期的 G0 期。在急性外伤后，软骨细胞展开强烈的适应性应答最终导致软骨和其他关节组织内前体细胞的同步激活和趋化，同时伴有细胞增殖和基质代谢。在很多情况下，这样的适应性应答足以修复损伤并重建稳态[15-16]。然后，如果损伤超过适应性应答能力或适应性应答在某些方面受限，软骨的缺失就会导致 OA，最终出现关节破坏。OA 中的"损伤"（如，过度的机械负荷）是持续存在的，不会即刻出现组织丢失。在这种情况下，稳态应答会更精细，预先出现转录因子 SOX9 及其直接靶点Ⅱ型胶原和聚糖的上调，软骨也会出现一定程度的增生[67-69]。有趣的是，在 OA 晚期阶段这种稳态应答也持续存在[70-74]。

稳态应答的细胞和分子机制

OA 是一种缓慢进展的疾病，所以 OA 软骨发生适应性应答的事件顺序很难研究，体外和体内急性损伤模型的进展有助于这类研究的开展。适应性应答的第一个证据可以追溯到近一个世纪以前，它包含软骨增生和新生 ECM 的沉积（参见参考文献 6）。更精准的分子分析已经确定了几个其他易于靶向的成分。这

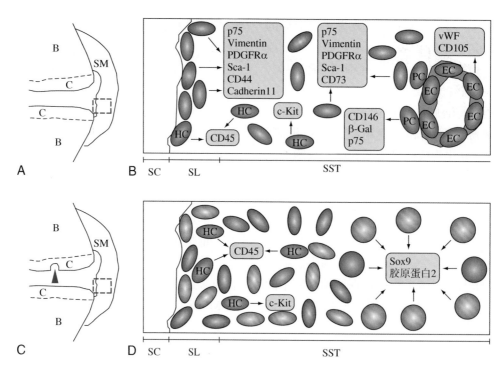

图7-3 小鼠模型上通过双核苷类似物标记识别滑膜间充质干细胞（MSCs）和龛的示意图[76]。A，对照的无损伤滑膜关节示意图。B，A图中虚线框的详细信息，显示无损伤关节滑膜中的细胞群体。碘苷（IdU）染色细胞（绿）同时位于滑膜内层（SL）和滑膜下组织（SST）。IdU阳性细胞亚群表现为MSC表型。dU阴性细胞（蓝）包括造血系细胞（HC）、内皮细胞（EC）、周细胞（PC）和其他未知亚型的细胞。C，小鼠关节软骨损伤后12天的滑膜关节示意图（箭头）。D，C图中虚线框的详细信息，显示滑膜中的细胞群体。增殖细胞在滑膜内层和滑膜下组织均能检测到，表现为IdU和氯去氧脲苷（CIdU，橙）双阳性或CIdU单阳性（红）。IdU和CIdU阳性的细胞亚群和IdU单阳性（绿）的细胞表达软骨系标志物。B和D图的虚线框所显示的细胞表型。B，骨；C，软骨；p75，低亲和力神经生长因子受体；PDGFR，血小板衍生生长因子受体；SC，滑膜腔；SM，滑膜；vWF，von Willebrand因子。（引自 *Kurth TB，Dell'Accio F，Crouch V，et al：Functional mesenchymal stem cell niches in adult mouse knee joint synovium in vivo，Arthritis Rheum 63：1289-1300，2011.*）

些成分包括瞬时分子应答、前体细胞的活化和趋化、残余成熟ECM的分解、缺陷的填充、组织模式形成，以及最终的组织成熟，这些过程在人体中可能需要几年的时间。在整个关节，炎症是损伤自然应答的一个组成部分，提供分子信号和级联反应，并可能产生具有不同环境和组织特异性的有利或有害影响。旨在把"好"通路和"坏"通路区分开来的研究将有助于调节修复过程和恢复/维持关节内稳态。

因此，从治疗的角度来看，有可能针对这些阶段中的任何一个，但需要分层策略来确保疗效和一致性。这种方法首先要认识到个体患者的群体中，稳态应答的哪个阶段失败了，以便针对适当的患者使用合适的靶向策略（图7-4）。

瞬时分子应答

关节软骨在体外或体内的损伤均诱导了强烈的早期分子应答，主要由在胚胎骨形成中起重要作用的信号通路的激活所主导[14,75-80]。这种应答非常迅速且瞬时，并启动了一系列的下游步骤。该阶段最著名的通路是WNT、FGF和TGF-β/BMP，已在该章节中被反复讨论。重要的是，尽管在不同的模型中以某种方式证明了这些通路的有效性，但这些多效性信号分子在每种不同细胞类型中通常具有不同的功能，这仍然是一个挑战。组织靶向治疗将会非常重要，包括使用新的智能投递系统来限制这种强大效应的信号作用区域，并防止脱靶效应。

间充质前体细胞的活化和趋化

有人认为间充质前体细胞参与关节表面缺失的修复，包括骨髓[81]、滑膜来源的间充质干细胞和软骨本身[61-63,82-84]。然而真正对软骨结构起更新作用的细胞来源和种系仍不清楚，有待进一步研究。对驱使干细胞成熟和分化的病理生理机制的理解，正在为利用稳态机制的前景干预措施铺平道路。2012年，

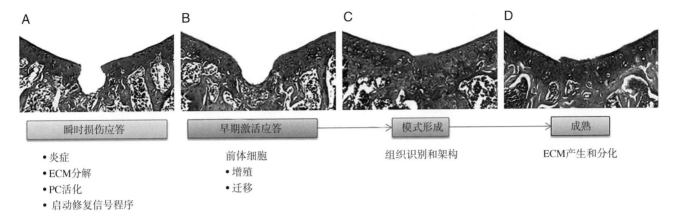

A　　　　　　　B　　　　　　　C　　　　　　　D

瞬时损伤应答	→ 早期激活应答	→ 模式形成	→ 成熟

- 炎症
- ECM分解
- PC活化
- 启动修复信号程序

前体细胞
- 增殖
- 迁移

组织识别和架构

ECM产生和分化

图7-4　组织包括关节软骨损伤后数分钟展开分子应答（A），激活前体细胞的迁移（B），模式化修复组织的形成（C）及成熟（D）。ECM，细胞外基质；PC，前体细胞

Johnson 等[15] 发现了一种名为 kartogenin 的小化合物，它通过与细丝蛋白 A（filamin A）相互作用来调节骨髓源性间充质干细胞中 CBFβ-RUNX1 的转录活性，从而诱导成软骨分化。给不稳定诱导的 OA 小鼠模型注射 kartogenin 可以改善疼痛，不仅可以阻止疾病进展，还可以在一定程度上促进软骨组织再生。虽然 kartogenin 可以在体外诱导骨髓基质细胞分化为软骨细胞，但这种在体内效应是否有助于 kartogenin 的软骨保护作用尚不清楚。事实上，最近的数据显示 kartogenin 可以支持正常的骨骼生长、关节成形和指状间充质的吸收，否则胚胎小鼠肢体发育在体外培养中将受阻[85]。这些效应与一些信号通路的激活相关，尤其是 TGF-β 通路。Kartgenin 的效应可能比单纯诱导 MSCs 分化为软骨细胞的能力更复杂。

模式形成和分化

当关节表面缺陷由间充质细胞填充后，修复组织需要成模来获得最终构架，即软骨和骨软骨之间有适当的层状连接。有趣的是，在形态学和分子学上，骨软骨缺损的修复组织类似于骨骼发育过程中的骨骺，表面是扁平细胞，然后是处在不同成熟阶段的软骨细胞以及在与骨前缘交界处的肥大软骨细胞[86]。随着骨骼前端前移，要想成功修复，必须停止前移，留下一层永久稳定的关节软骨。这个模型形成过程失败将导致动物模型甚至人的修复过程失败[87-88]，而骨骼前端过度前移会导致手术后关节内骨赘形成，例如微骨折刺激骨髓[89]。如此复杂的分化协调需要一个严密的控制和位置信息，使得修复组织内的每个细胞都"知道它在哪里以及要做什么"。

胚胎骨骼发育过程中的 PTHrP 信号提供位置信息并通过骨骺来调节软骨细胞的分化速度，防止软骨细胞早熟或异位肥厚分化和软骨内骨形成[90-93]。PTH/PTHrP 的受体 PPR 在正常软骨中几乎不表达，但在修复软骨的中间层明显上调，即底层肥厚软骨细胞和骨关节软骨两者的上方[86]。因为关节软骨细胞的肥厚分化不仅是 OA 的一个特征，同时也导致软骨分解[94-95]，目前已知 PTH/PTHrP 信号可以延缓肥厚，Sampson 等[16] 目前正在尝试利用临床上治疗骨质疏松的人重组 PTH 短肽能否改善 OA 小鼠的结局。确实，人重组 PTH 不仅能阻止软骨分解，还能诱导再生效应。遗憾的是，在小鼠体内实现显著疗效的所需剂量非常高，会诱发骨坏死的发生。该方法用于临床前需要对相关组织的信号域进行限制。另一个警告是，这项研究不能区分对软骨或骨的影响。在这方面，另一个值得注意的是用于骨质疏松的合成类制剂雷尼酸锶，它也能减少关节间隙狭窄率，并能改善 OA 患者的症状[96]；同样的结果也在不稳定诱导的 OA 大鼠和狗模型身上得到了复制及验证[97-98]。

外源性修复：目前的治疗干预

关节修复的细胞治疗和 TE 已经进入了临床实践阶段，有长期随访数据，在发育的早期阶段使用胚胎干细胞诱导多能干细胞或成人干细胞（如 MSCs）已经显示出良好的临床前、早期临床安全性及有效性的数据。

细胞治疗和联合产物对于组织修复的机制是多方

面的，且涉及直接移植、增殖及分化至组织特异性的细胞类型，但同时也包含旁分泌作用如分泌生长及分化因子以增强局部组织应答[99]。另外，成人干细胞可能有免疫调节作用，已在移植物抗宿主病和自身免疫疾病中进行临床探索。

关节表面缺损

一系列关节软骨修复技术已被开发，尤其是（亚）急性关节表面缺损的治疗，它通常与关节的过量负荷有关，无论是因为高强度创伤或低强度累积的超负荷。关节表面缺损可分为软骨性或骨软骨性。关节表面损伤可延伸至软骨下骨（骨软骨缺损）或局限于软骨（软骨缺损）。大多数软骨缺损不会到达骨（部分损伤），只有 5% 左右为全层受累[100]；然而，大多数的部分损伤在手术时被清除至全层损伤，包括清除钙化层（图 7-5），因此修复策略侧重于全层缺损的治疗。目前治疗这些缺损的明确最佳细胞技术是自体软骨细胞移植和它的几种类型。

自体软骨细胞移植

自从 1994 年 Brittberg 及其同事报道了一例取得良好临床和结构疗效的成功自体关节细胞移植术（autologous chondrocyte transplantation/implantation，ACI）后，重构或修复症状性关节软骨缺损修复被提到重构医学的前沿[101]。简而言之，先从一名患者的

有症状关节的非负荷区域进行活检取关节软骨，继而用酶裂解法取得软骨细胞群，将这些细胞悬浮于体外，增殖 6 ~ 8 倍后，移植于同一患者胫骨骨膜瓣下的关节表面缺损处。接下来经过 18 ~ 24 个月的修复期以达到最佳疗效。这篇备受关注的文章引起了很多人的兴趣，并引发了该领域的基本研究、转化研究和临床研究高潮，并且在 1997 年 Carticel 问世后得到了迅速发展，它是一种修复症状性膝关节软骨缺损的自体细胞产物，由 Genzyme 公司生产（剑桥，马萨诸塞州）。

此后，以改善和标准化自体软骨备材（细胞产品）、开发其他软骨传递系统和用不同成分的膜来替换骨膜瓣为目标的研究及一系列临床研究都取得了一些进展。大多数开放研究的结果具有多样性（参见 Van Osch ea al 的综述[102]），Knutsen 等开展了第一个多中心前瞻性的随机研究，证实 ACI 并不优于微骨折，而后者被认为是小的症状性关节表面缺损（小于 $2 \sim 3 \text{ cm}^2$）的标准治疗手段[103]。微骨折是一种骨髓刺激手段，它是经软骨下骨板穿刺至骨髓，产生含有软骨下骨髓来源的前体细胞群的血凝块，并自发将血凝块转化为纤维软骨修复组织[104]。微骨折可获得临床收益，且能使修复组织填充关节表面缺损，但通常认为这种修复并不持久，随着时间延长临床疗效持续下降[105-106]。这就是 ACI 的目标，用与周围组织相匹配的高质量组织来修复软骨缺损，以延长疗效持续时间（图 7-6）。虽然 Knutsen 等的研究[103]未证实 ACI

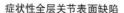
症状性全层关节表面缺陷

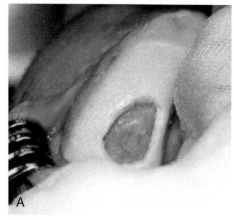

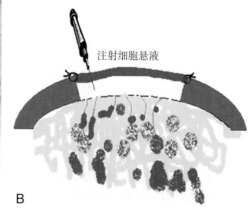
注射细胞悬液

图 7-5 **A**，一个关节软骨全层缺陷的开放膝关节手术图。注意手术清创后伤口的光滑边缘。**B**，细胞悬液，如自体软骨细胞注射于骨瓣下或关节表面膜缝合处以下，并用纤维蛋白胶密封以防渗漏

的临床疗效明显优于微骨折，但部分数据提示好的修复结果与临床疗效的持续时间有关[107]。

此后通过改善软骨细胞的准备过程又取得了一定的进展。确实，欧洲开发了一种名为 ChondroCelect（TiGenix，勒芬，比利时）的自体软骨细胞产品，并由欧洲药物机构注册为第一种细胞成分，接受新型先进治疗药物产品规范管理。在这个前瞻性的随机多中心研究中，ChondroCelect 被认为是一种能够在模型体内产生异位稳定软骨的细胞群体，并通过生物标志物得到质量认定，它被证实在移植 12 个月后在组织修复上优于微骨折，3 年的临床结局也更优，但 5 年时在总体人群上呈现非劣性[108]。5 年的数据显示，在新近 3 年内有损伤的患者群体表现出明显的临床优势。这项设计严谨的标志性前瞻性临床研究支持了这样的观点，加深对潜在生物学的认识并优化生产过程有助于改善临床结局。另外，患者分层对再生医学技术成为潜在的临床日常合理应用方法起着重大的作用。

这些治疗的手术方式是另一个需要标准化的重要因素。在这方面，ACI 正在成为一种更容易操控的关节镜手术。最近一项使用关节镜手段的研究显示，使用基质自体软骨细胞两年后的临床结果显著优于微骨折[109]。但有趣的是，同样的情况下，2 年后 MRI 检查和活检评估得到的结构修复情况与微骨折无明显差异。

虽然关于临床疗效的长期持续性仍存在争议，但是 ACI 及其变体被公认是具有良好结构和临床疗效的一种重构治疗手段。在相当一部分治疗超过 10 年的患者身上提示其长期持续的临床疗效[110]。

重要的是数据显示治疗"合适"的患者临床结局优于标准治疗。良好结局的阳性预测因素包括患者的年龄、缺损的位置、早期干预（症状小于 3 年）、优质的软骨细胞、训练有素的外科医生、对康复措施的依从性以及没有骨关节炎的征象（由标准 X 线片上的 Kellgren II 分级表定义）[111]。如果这种治疗可以显著预防疾病向（早期）OA 进展，那么成本效益比将显著提高，但目前欠缺数据。

基于干细胞的策略

下一轮发展是应用前体细胞群或称为 MSCs，尤其是用异体基因方式。

MSCs 易于分离、培养扩增和成软骨，因此它们是 ACL 过程中软骨细胞的有吸引力的替代品。MSCs 的这些特性使得量化生产高质量的干细胞成为可能，从而绕过自体细胞方案的局限性和患者间的差异性。基于这些原因，将 MSCs 用于关节表面修复也被寄予厚望[112-114]并已经在人体中进行研究[115]。这些研究已经初步得到有前景的结果，包括软骨形成和软骨内骨形成重塑骨前端。然而，以关节软骨为代价的骨前隆起在临床很常见，与患者微骨折术后骨赘形成的临床现象一致[116]。但接受 ACI 治疗的患者则较少出现这种"副作用"[117]，提示关节软骨细胞的印迹记忆可以保持修复软骨的正常厚度，限制骨前端进展。这一发现提示在使用 MSCs 策略时需要增强软骨稳定性，减少纤维组织和肥大软骨的形成。

另一个重要的研究领域是组织来源的 MSCs。成人骨髓 MSCs 是用于修复软骨缺损和其他骨骼组织如骨缺损的主要候选者。骨髓来源的 MSCs 似乎对软骨肥大和骨形成有高倾向性[119-120]，可能不是理想的关节软骨修复的软骨前体细胞。在这方面，与其他组织来源的 MSCs 如骨髓和骨膜相比，滑膜来源的 MSCs 在体外形成软骨的优势已有报导[82,121-122]。使用滑膜来源前体细胞的体内实验数据显示其是有前景的，但这些方法的长期疗效仍不清楚[123-124]。

MSCs 群体成软骨能力的不同是因为胚胎原始组织形成过程中的独特分子程序。小鼠模型的谱系追踪研究证实，关节软骨和滑膜有共同的发育起源，主要

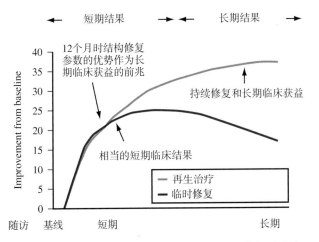

图 7-6 图片显示通过瘢痕机制和组织再生机制修复关节表面缺损的疗效差异。两种治疗手段［如，微骨折和自体软骨移植（ACI）］短期修复临床疗效相当，但使用再生技术的修复组织更接近于原始组织（如在 ACI 中所示）。再生技术使得长期结局更持久，甚至在一些病例中达到治愈

来源于在胚胎关节联合处 Gdf5 阳性的细胞[40,64]。

为了形成稳定软骨并展现出非常特异性的关节软骨特征，可能的解决方案是使用从关节软骨分离得到软骨前体细胞，它们在大量培养扩增后仍维持着成软骨能力[125]。一项验证概念的初步研究显示，在山羊模型体内软骨缺陷时，软骨前体细胞形成类软骨的组织修复能力不劣于全层软骨细胞[126]。因此需要进行人体研究来证明，与类似 ACI 操作中获得的金标准关节软骨来源的软骨细胞相比，MSCs 或其他干细胞/前体细胞群体在临床和结构结果方面不存在劣势。

在动物模型和人体中使用 MSCs 进行关节表面重塑时，从透明样软骨到纤维组织均显示出不同的结构结果。这个发现推动了在使用智能生物材料的同时使用软骨促进生长因子等干预措施来支持组织成熟[127]。然而，细胞、生物材料和形态因子的结合方法使得疗效和毒性评估更加复杂，从动物实验到临床应用的道路更加曲折。

应用异体 MSCs 的安全性被证实在可接受范围内[128]。关节 MSCs 免疫原性的临床前期数据却存在争议，移植干细胞的获得性分化表型可能导致免疫耐受丧失，从而导致细胞排斥[129-130]。

尽管如此，使用异体干细胞可以获得大量干细胞生物产品，可以现货供应于特定的临床适应证。这种方法能提高细胞治疗的一致性和降低治疗成本，潜在地加速向常规临床应用的转化过程。

骨软骨修复

软骨损伤的再生技术已经在多个高质量的临床研究中进行测试，治疗和修复骨软骨缺损即关节软骨的损伤深达软骨下骨仍是一个严峻的问题（参见 Nukaravapu and Dorcemus[131]综述）。确实，关节软骨和软骨下骨均需重建一个新钙化层和潮标，充分与邻近组织整合和对齐。主要的挑战在于生物学指导的骨软骨缺陷再生治疗的发展，而不依赖于假体。关节假体置换的寿命有限，关节更换有一定的手术挑战性，对于有较高功能需求的年轻患者来说并非理想治疗手段。

临床上治疗骨软骨缺陷最常用的治疗方法包括清创、骨髓刺激技术如微骨折及骨软骨异体移植。尽管其在短期内有一些阳性结果，但这些方法是次选的、无法治愈的、有严重缺点的。这些治疗方法大多只对症，较大骨软骨缺损的异体骨移植治疗还会有免疫排斥、疾病传播和其他风险问题如供体部位患病率和组织的可获取性等。目前，对于大于 2.5 cm[2] 的骨软骨缺损临床最常用的修复方法是 ACI，使用一种叫作"三明治"的手术方式。然而，手术结果各异，既不稳定也不可预测。

一些脚手架策略已经用于骨软骨修复的开发和评估，它需要骨、软骨和骨软骨连接处的再生。在骨软骨修复方法的开发中，一个主要目的是高度模仿天然骨软骨组织的梯度结构。最主要的挑战在于创造独特的但能无缝整合的各层，来达到修复关节软骨、钙化软骨和骨的目的[132]。因此，骨软骨 TE 的研究已经从细胞治疗发展为单层脚手架修复，继而构建双相结构，最终到多相结构。经典的是，包含软骨层和骨层的双相材料已在多项研究中被提及并取得一些成功[125,133]。在双相脚手架中，通过将柔性水凝胶填充入硬海绵中制备混合材料。举个例子，Wang 等[134]成功地开发了一种由纤维蛋白胶填充的聚乳酸-糖醇酯（PLGA）海绵、骨髓 MSCs 和 TGF-β1 组成的复合结构，用于体内全层软骨缺损的重塑。在兔子模型的体外和体内研究显示，PLGA/纤维蛋白胶/MSCs/TGF-β 复合构建是用于骨软骨重塑的一种有吸引力的候选材料。这种双相复合结构为多层脚手架在骨软骨缺损中的应用铺平了道路。

随着技术进展，更多兴趣转向具有连续连接口的梯度脚手架，以更真实地模拟自然层次结构。在一项临床试验研究中，一个具有三层纳米结构的胶原-羟基磷灰石构架被应用于膝关节软骨和骨软骨缺损的治疗。这个系统能够通过诱导周围的骨髓干细胞原位再生，这种创新的无细胞方法可转化为临床应用[135]。在绵羊模型中，氧化镁-羟基磷灰石-胶原Ⅰ型的类三层复合材料能通过诱导前体细胞如骨髓源性和（或）滑膜源性细胞的选择性分化为成骨和成软骨系，从而促进骨和软骨组织的重塑。这种方法表明了合适的混合脚手架基质具有指导和协调骨和透明样软骨再生的潜力[135]。其他研究也使用了仿生多层脚手架，更注重潮标的发展（中间层）。例如，羟基磷灰石/胶原蛋白生物混合复合材料，它通过生物激发矿化过程来制备，支持细胞向成骨和软骨系的选择性分化。最后，材料和生物活性信号的连续梯度使得脚手架的复杂性进一步优化，实现更高程度的仿真。连续梯度可以加入药物传输系统（如载药微球）整合的水凝胶中。如这种方法的一个成功例子是 Wang 等[134]整合了重组人（rh）BMP-2 和 rhIGF-1，微囊化于 PLGA 和丝微球结构中，形成海藻酸凝胶和丝海绵的连续浓度梯度。不同载体中各种生长因子的整合使得生长因子的分布具有空间调控性，并对其释放具有时间调控性。

尽管使用有合适的因素和与干细胞技术匹配的脚手架似乎是一种更先进的 TE 策略，但这种脚手架的内在复杂性使得其投入日常临床应用面临不同程度的技术、调节和经济挑战。

骨骼再生

肌骨医学中挖掘再生医学技术全部潜能最有希望的领域是骨骼再生。骨骼在出生后有强大的愈合潜力，这提示我们从原则上讲在出生后获得完全组织修复的所有必要工具都是存在的，而且不留瘢痕，达到组织的完整性和重塑性。因此需要了解出生后骨折的自然愈合过程以及骨骼愈合出错时如何最佳模拟这个愈合过程，正如在延迟的联合和不连骨折或在大的骨骼缺损修复过程中如血管坏死或骨肿瘤切除后。

骨修复的标准护理是应用自体骨骼移植，通常是来源于髂骨。然而，重要的发展是改变了骨骼重构领域的界限，包括生物材料和新技术在设计上的发展和改进以及这些新生物材料在生产 / 制作上的发展。虽然它不在这个章节的范围内，但足以说骨骼工程的"新型"生物材料谱很宽，近期的进展也促使了可吸收骨诱导产品的产生；有一些甚至具有骨骼诱导特性 [136]。而后者的特征可以通过由生物活性因子包被的生物材料获得，包括生长因子，如 BMPs[30]。BMP 设备不仅使得脊椎整合更稳定且结果更具预测性，最重要的是它证明了胚胎组织形成过程的再现能使出生后骨以及长骨成功愈合。

虽然有这些进展，但我们还不能使患者较大的长骨缺损愈合。鉴于此，大家相信需要一种包含智能和可吸收生物材料的联合植入物，需要干细胞 / 前体细胞群和生长因子 [137]。长骨愈合失败通常与缺乏血供及合适的前体细胞群有关。因此组织工程化的活体移植的产生需要提供工具，增强移植物的血供并促进细胞存活至成熟。至此，所谓的联合产物（脚手架和细胞，富含生长因子）的结果在一些程度上来说有些令人失望。缺乏这种移植物生产和设计的潜在科学依据可能是其中主要的原因。因此一种称为"发育工程"的拟生态模型被提出并被进一步描述 [138-139]。近期的

一些报道已经证实这种方法确实比传统的细胞 - 脚手架的方法成功 [120]。最重要的是，良好的前瞻性多中心临床试验正在进行中 [参与组织国际临床试验注册平台和欧盟药物管理当局临床试验（EUDRACT）数据库]，以便更好地建立不同骨 TE 策略的临床相关性，包括直接在长骨不愈合处经皮注射自体或异体骨髓 MSCs，以及在长骨不愈合处植入骨髓来源的 MSCs 和一种骨代替物（羟基磷灰石 / 磷酸三钙载体）。开发一些更复杂的 TE 技术对这些产品的制造提出了进一步的挑战。

其他关节相关结构的再生

关节软骨的损伤通常伴随着其他关节结构的损伤，如半月板、韧带和肌腱等重塑关节稳态的必需结构。一个吸引人的关节再生整体策略是关节内注射 MSCs。在通过切除内侧半月板和前交叉韧带建立的山羊 OA 模型中，注射含有骨髓 MSCs 的透明质酸悬浮液，导致半月板样新生组织的形成，从而阻止了 OA 的进展 [140]。在大鼠模型的关节腔内注射滑膜来源的 MSCs 同样促进了半月板的再生 [141-142]。最近，一项概念验证的 I/II 期临床研究评估了关节内注射自体脂肪源性 MSCs 治疗膝关节 OA 的安全性和有效性。I 期研究包括三个递增剂量队列，每个剂量组有三名患者，II 期研究包含 9 名患者接受高剂量治疗（1.0×10^8 MSCs）。主要结果是 6 个月时的安全性和西安大略和麦克马斯特大学关节炎指数（WOMAC）；次要结果包括临床、影像学、关节镜和组织学评估。骨关节炎的膝关节内注射 MSCs 能改善膝关节的功能及疼痛，无不良反应，并减少了因透明质骨样关节软骨的再生导致的软骨缺损 [143]。其他临床试验还在进行中。

半月板

半月板的愈合潜力非常差，主要是因为其血管分布仅限于组织的外三分之一 [144]。现在很少开展半月板次全切除术或全切除术是因为该手术是发展为 OA 的高风险因素，但对于有症状的患者，部分半月板切除术是必要的。用无细胞生物材料代替部分半月板依赖于关节内环境中宿主细胞对于脚手架的再填充。胶原半月板植入物（ReGen Biologics，Franklin Lakes，N.J.）是临床用于半月板组织的第一个再生

手段[145-147]。一系列非对照病例报道了 10 年随访中疼痛和功能的改善[148]。尽管在临床上广泛应用，但没有随机对照研究支持将植入半月板作为临床常规实践。Actifit（Orteq Ltd，伦敦）半月板植入物是一种用聚氨酯 - 聚己酸酯合成的半月板替代物，用于部分半月板缺陷[149]，但其安全性和疗效有待进一步的观察。

半月板移植对于有症状的，全半月板切除及累及双膝关节的那部分患者是一种有效的短期选择[150]。该手术的局限性包括组织可用性、移植物尺寸，以及免疫排斥和疾病传播的风险。同种异体骨的固定也是一个很大的挑战。

再生医学具有重塑半月板纤维软骨解剖和功能的潜力。已经有一些细胞种类在半月板 TE 中进行评估，包括半月板切除后的半月板细胞，关节、肋骨和鼻软骨细胞，MSCs，和胚胎干细胞（详见参考文献 151）。把他们种植入天然的或者合成的生物材料中，预期具有生物相容性、生物降解性、生物指导性（若无细胞成分，可促进细胞分化和细胞迁移）、仿生学性（模拟天然半月板的结构和生物力学）、抗机械力、多孔性（有利于营养物质扩散）及方便外科医生使用等诸多优点。天然材料如小肠黏膜下层[152]和无细胞的猪半月板组织[153]具有很高的生物相容性，但不具有形状多样化和足够的起始机械性能。分离的组织成分如胶原蛋白和蛋白聚糖，使客户定制具有高生物相容性的脚手架产品成为可能。然而，这些脚手架具有低生物力学性能和生物降解快的特性，长度通常也不足以完全代替新形成的组织[151]。合成聚合物[如聚乙醇酸（PGA）和聚乳酸（PLA）]可根据客户要求的形状、孔隙度和生物力学性能来制作，并使用丝纤维蛋白等生物聚合物来改善生物相容性和生物降解性[155]。一个可能的解决方案是将具有高生物相容性的天然聚合物和具有优良机械强度和易于剪裁的合成聚合物整合在一起[156]。

一个吸引人的策略是使用水凝胶材料[157]，因为它们的半流体性质允许其从医学影像如 CT 上获得工程解剖几何形状[158]。

近期在一个正常的兔子模型中，将 MSCs 植入透明质酸 - 胶原制成的脚手架中用来修复临界大小的半月板缺损[159]。尽管使用工程组织比使用无细胞脚手架修复半月板的再生能力明显更好，但有细胞装载的移植无法重塑一个正常的半月板[159]。未培养的骨髓细胞在透明质酸 - 胶原复合基质中能刺激完整半月板

样修复组织的形成[160]，表明一步法部分半月板 TE 技术的可行性。

总体半月板 TE 为同种异体移植提供了另一种选择，以解决获取性、移植物尺寸和免疫反应的问题。在兔半月板切除模型中，植入含有同种异体半月板细胞的 PGA-PLGA 脚手架最终形成在组织学上类似正常半月板的组织[161]。在正常绵羊模型中，将自体扩增的关节滑膜细胞移植到透明质酸 - 胶原复合物中，也得到了类似的有希望的结果[156]。Mandal 等[155]报道了一种基于三层丝纤维蛋白脚手架的 TE 半月板，该支架的外层含有培养扩增的人成纤维细胞，内层含有软骨细胞。这些作者还报道了使用这种三层脚手架植入培养扩增的人类 MSCs，在体外显示了类天然组织结构和压缩特性[162]。

尽管进行了广泛的临床前和临床观察，但目前没有一项策略证实能再生一个有功能的、持久性的半月板组织并重塑膝关节稳态的能力。在细胞生物学、生物材料科学和生物工程（如生物反应器）方面的进展推动着临床相关性及可行性的半月板再生技术的发展。

肌腱

常见的肌腱损伤包括肩袖、跟腱和手外展肌腱的撕裂。目前，肌腱损伤可以通过外科修复和（或）保守方式治疗。不幸的是，目前的治疗策略无法使修复的肌腱恢复天然肌腱的功能、结构和生化特性。目前已经尝试了使用血小板富集的血浆来修复肌腱，这是一种与伤口修复有关自体来源的浓缩生长因子。目前已经发现很多生长因子在肌腱修复中起作用，将这些生长因子如 IGF-1、TGF-β 或 GDF-5（BMP-14）应用于临床肌腱修复仍然是一个挑战[164]。

在一些严重肌腱损伤的病例中，外科手术治疗可能需要用到自体、异体、异种移植物或假体材料来修复或替换损伤的肌腱。不满意的临床结局和高失败率[165]促进了 TE 技术的发展。关于使用细胞类型的选择，自体肌腱细胞的获取可能导致肌腱二次损伤，故考虑使用皮肤成纤维细胞，因为它们容易获得且不导致主要供区患病[166]。在最近的一项临床研究中，注射用自体血浆悬浮的皮肤成纤维细胞可以改善难治性髌骨肌腱病变的愈合情况[167]。MSCs 是另一种有希望的肌腱 TE 细胞来源。在兔子模型中，骨髓 MSCs 植入的 PGA 板片与无细胞的 PGA 脚手架相比，前者机械强度更大[168]。在肌腱中也发现了干细

胞[169]。与单独的纤维蛋白胶相比，含有肌腱来源干细胞的纤维蛋白胶更能促进肌腱在组织学和生物力学上的修复[170]。尽管存在一定优势，但自体细胞的分离会出现与肌腱细胞一致的供体部位发病。

用于肌腱 TE 的三种主要脚手架分别为：天然肌腱基质、合成聚合物、天然蛋白质衍生物。尖端处理方案使得无细胞肌腱脚手架能够保持与天然肌腱组织相似的生物力学性能[171]。此外，许多 ECM 蛋白和生长因子保存于无细胞肌腱中[172]，提示这些脚手架具有潜在的生物功能。合成聚合物，如 PGA 和聚 -L- 乳酸已被投入使用，但具有局限性，包括缺乏细胞黏附的生化基序以及调节细胞活性的能力[173]。由天然蛋白质及其衍生物制成的脚手架可能可以解决这些问题。因为肌腱 ECM 主要由 I 型胶原构成，而基于胶原衍生物的脚手架具有良好的生物相容性，在支撑细胞黏附和细胞增殖方面的生物功能性也强于聚酯材粒。

在对肌腱发育和天然愈合的分子机制更深入认识的基础上，再加上生物材料和纳米技术的发展，使得复制更接近天然组织，对生长因子的传递具有更高的时空分辨率和特异性[174]，使得组织工程复制肌腱形态以进行修复。但肌腱植入骨仍然是一挑战。

研究人员对通过诱导 / 增强天然愈合应答来实现再生的可能性也进行了调查。这一目标可以通过使用能在特定时间内传递细胞因子的现有生物材料来募集内源性细胞，并直接修复来恢复天然组织的解剖和功能，以达到目的[175]。应用生物物理仪器如低频脉冲超声[176]也有望促进内源性修复，并改善愈合中的肌腱 - 骨附着处的机械特性。

关节炎中的再生医学和组织工程

当我们开始理解内在组织应答机制，并尝试通过增强组织修复以对抗破坏过程，一种新的治疗手段产生了——靶向"经典"药物措施如蛋白疗法的发展和干扰修复机制的小分子。然而，这些措施仍远远不够，也不够靶向，因此可能需要更全面的手段。鉴于此，目前已经在探索细胞疗法和联合产物。确实细胞疗法将从很多方面影响局部过程，因为细胞群能被加工，从而传递一系列分泌信号，也称为分泌腺，它可能会影响疾病的局部进展。相反，微环境会影响细胞产物并进一步影响分泌产物，它们如何与环境互相作

用，包括移植、增殖、分化、组织整合及重塑等也逐渐明朗[177]。因此，如果再生医学和细胞疗法要取得成功，尤其是在疾病中，我们必须要能够评估并量化微环境以及无细胞产品和微环境之间的相互作用。这点也说明了个性医疗的重要性，为了使再生医学手段成功且具有高性价比，识别高危患者并预测治疗应答将会很重要。

在慢性关节病中已经在开始探索不同的细胞治疗手段，大多数数据与成人 MSCs 的应用相关。验证概念的研究已经确定了不同的适应证。对于炎症性疾病如 RA 和其他自身免疫性疾病，细胞疗法的免疫抑制和免疫调节效应有助于控制疾病活动度，但这些应用还在本章范畴内[178]。

增强组织修复的细胞疗法已经在外伤后动物 OA 模型中得以广泛探索[140]。MSCs 也已经在 OA 患者中进行探索[115,179-183]。正如之前讨论的，它们在 OA 中影响疾病进程的机制似乎各异，包括所谓的风暴效应、免疫抑制和抗炎效应，还有细胞移植，促进局部组织形成，最终使得半月板及软骨得以修复[141,184]。因为细胞疗法有以上所有这些潜在作用，合理处理的细胞产物可能可以重塑关节稳态从而预防 OA 的进展。

结论

再生医学方法给全科医学领域特别是肌肉关节疾病领域带来了振奋人心的新机会。在骨科，细胞组织修复已进入研究领域和日常医疗实践。可注射或关节镜下植入的"再生生物制剂"的发展即将把再生医学引入风湿病学专家的治疗选择中。这些选项不限于关节表面损伤的修复，还包括软骨和骨软骨缺陷、难以再生愈合的骨折、受损韧带结构的修复，并制造各种"现成的"骨骼组织结构，如骨、韧带、半月板和其他关节组织的可用零件。这些再生疗法将不仅用于关节和骨骼组织的创伤后损伤，也用于炎症（后）和骨关节炎。

最终，植入具有完全组织整合性和重塑潜能的生物假体是一个理想的目标，目前已经有循证研究显示这样的假体是可以实现的[185-186]。为了使其达到更稳健及可预测的模式，我们需要改变策略，使用仿生工程的方法[138-139]。我们提出"发育工程"这一术语来合理、精准地设计这种健全的、具有高度调控性的生产过程。生物学家和工程师之间的紧密配合将加速

TE 加展。

舞台已搭建，现在就等生物医学 TE 团体打破人体生物零件制造的界限了。预计在肌骨关节领域，有骨骼疾病的患者、迟早会从这种策略中获益。

尽管组织修复 / 再生在肌肉骨骼系统中取得了很大进展，但这些技术还未能投入日常使用，而且一些国家的国家卫生保健系统不提供补偿。这与该类操作的高花费有关，性价比目前还是个关键问题。瑞典的一项研究显示，当将减少残疾、旷工和其他间接费用考虑在内时，再生治疗具有卫生经济效益[187]。为了大众能承担得起这些治疗费用，还有，许多技术差距还需要填补。一些新兴的方法包括①利用异体细胞来源如干细胞；②通过使用生物活性分子和（或）无细胞装置来利用内源性修复机制和稳态途径；③物理干预，如关节牵引[188]，可以通过临时减少机械损伤来建立修复机制。

在目前这个阶段，我们已经获得了令人信服的证据，提示肌肉骨骼再生医学有长期维持甚至终身治疗的潜力。但文中也提出并描述了我们面临的挑战。有关促进组织破坏和修复、疾病进展和稳态的分子和细胞基础的认识日益加深，为药物干预、潜在生物标志物和新一代先进临床治疗药物提供了越来越多的靶点，铺平了道路。

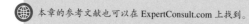 本章的参考文献也可以在 ExpertConsult.com 上找到。

参考文献

1. Luyten FP, Lories RJ, Verschueren P, et al: Contemporary concepts of inflammation, damage and repair in rheumatic diseases. *Best Pract Res Clin Rheumatol* 20:829–848, 2006.
2. Mariani FV: Proximal to distal patterning during limb development and regeneration: a review of converging disciplines. *Regen Med* 5: 451–462, 2010.
3. Leucht P, Minear S, Ten BD, et al: Translating insights from development into regenerative medicine: the function of Wnts in bone biology. *Semin Cell Dev Biol* 19:434–443, 2008.
4. Stoick-Cooper CL, Moon RT, Weidinger G: Advances in signaling in vertebrate regeneration as a prelude to regenerative medicine. *Genes Dev* 21:1292–1315, 2007.
5. Hunter W: Of the structure and disease of articulating cartilages. 1743. *Clin Orthop Relat Res* 317:3–6, 1995.
6. Dell'Accio F, Vincent TL: Joint surface defects: clinical course and cellular response in spontaneous and experimental lesions. *Eur Cell Mater* 20:210–217, 2010.
7. Ding C, Cicuttini F, Scott F, et al: Natural history of knee cartilage defects and factors affecting change. *Arch Intern Med* 166:651–658, 2006.
8. Ding C, Cicuttini F, Scott F, et al: The genetic contribution and relevance of knee cartilage defects: case-control and sib-pair studies. *J Rheumatol* 32:1937–1942, 2005.
9. Davies-Tuck ML, Wluka AE, Wang Y, et al: The natural history of bone marrow lesions in community-based adults with no clinical knee osteoarthritis. *Ann Rheum Dis* 68:904–908, 2009.
10. Wluka AE, Wang Y, Davies-Tuck M, et al: Bone marrow lesions predict progression of cartilage defects and loss of cartilage volume in healthy middle-aged adults without knee pain over 2 yrs. *Rheumatology (Oxford)* 47:1392–1396, 2008.
11. Zhai G, Ding C, Stankovich J, et al: The genetic contribution to longitudinal changes in knee structure and muscle strength: a sibpair study. *Arthritis Rheum* 52:2830–2834, 2005.
12. Reynard LN, Loughlin J: The genetics and functional analysis of primary osteoarthritis susceptibility. *Expert Rev Mol Med* 15:e2, 2013.
13. Chapman K, Valdes AM: Genetic factors in OA pathogenesis. *Bone* 51:258–264, 2012.
14. Eltawil NM, De Bari C, Achan P, et al: A novel in vivo murine model of cartilage regeneration. Age and strain-dependent outcome after joint surface injury. *Osteoarthritis Cartilage* 17:695–704, 2009.
15. Johnson K, Zhu S, Tremblay J, et al: A stem cell-based approach to cartilage repair. *Science* 336:717–721, 2012.
16. Sampson ER, Hilton MJ, Tian Y, et al: Teriparatide as a chondrore-generative therapy for injury-induced osteoarthritis. *Sci Transl Med* 3:101ra93, 2011.
17. Ding C, Cicuttini F, Jones G: Tibial subchondral bone size and knee cartilage defects: relevance to knee osteoarthritis. *Osteoarthritis Cartilage* 15:479–486, 2007.
18. Baker-Lepain JC, Lane NE: Relationship between joint shape and the development of osteoarthritis. *Curr Opin Rheumatol* 22:538–543, 2010.
19. Buckwalter JA, Saltzman C, Brown T: The impact of osteoarthritis: implications for research. *Clin Orthop Relat Res* 427(Suppl):S6–S15, 2004.
20. Loughlin J, Dowling B, Chapman K, et al: Functional variants within the secreted frizzled-related protein 3 gene are associated with hip osteoarthritis in females. *Proc Natl Acad Sci U S A* 101:9757–9762, 2004.
21. Lories RJ, Boonen S, Peeters J, et al: Evidence for a differential association of the Arg200Trp single-nucleotide polymorphism in FRZB with hip osteoarthritis and osteoporosis. *Rheumatology (Oxford)* 45:113–114, 2006.
22. Lories RJ, Peeters J, Bakker A, et al: Articular cartilage and biomechanical properties of the long bones in Frzb-knockout mice. *Arthritis Rheum* 56:4095–4103, 2007.
23. Cheverud JM, Lawson HA, Bouckaert K, et al: Fine-mapping quantitative trait loci affecting murine external ear tissue regeneration in the LG/J by SM/J advanced intercross line. *Heredity (Edinb)* 112:508–518, 2014.
24. Blaney Davidson EN, van der Kraan PM, van den Berg WB: TGF-beta and osteoarthritis. *Osteoarthritis Cartilage* 15:597–604, 2007.
25. Lories RJU, Derese I, Ceuppens JL, et al: Bone morphogenetic proteins 2 and 6, expressed in arthritic synovium, are regulated by proinflammatory cytokines and differentially modulate fibroblast-like synoviocyte apoptosis. *Arthritis Rheum* 48:2807–2818, 2003.
26. Chubinskaya S, Hurtig M, Rueger DC: OP-1/BMP-7 in cartilage repair. *Int Orthop* 31:773–781, 2007.
27. van der Kraan PM, Davidson ENB, Blom A, et al: TGF-beta signaling in chondrocyte terminal differentiation and osteoarthritis modulation and integration of signaling pathways through receptor-Smads. *Osteoarthritis Cartilage* 17:1539–1545, 2009.
28. Hong CC, Yu PB: Applications of small molecule BMP inhibitors in physiology and disease. *Cytokine Growth Factor Rev* 20:409–418, 2009.
29. Garrison KR, Shemilt I, Donell S, et al: Bone morphogenetic protein (BMP) for fracture healing in adults. *Cochrane Database Syst Rev* (6):CD006950, 2010.
30. Giannoudis PV, Einhorn TA: Bone morphogenetic proteins in musculoskeletal medicine. *Injury* 40(Suppl 3):S1–S3, 2009.
31. Valverde-Franco G, Binette JS, Li W, et al: Defects in articular cartilage metabolism and early arthritis in fibroblast growth factor receptor 3 deficient mice. *Hum Mol Genet* 15:1783–1792, 2006.
32. Haque T, Amako M, Nakada S, et al: An immunohistochemical analysis of the temporal and spatial expression of growth factors FGF

1, 2 and 18, IGF 1 and 2, and TGFbeta1 during distraction osteogenesis. *Histol Histopathol* 22:119–128, 2007.

33. Moore EE, Bendele AM, Thompson DL, et al: Fibroblast growth factor-18 stimulates chondrogenesis and cartilage repair in a rat model of injury-induced osteoarthritis. *Osteoarthritis Cartilage* 13:623–631, 2005.

34. Reinhold MI, Abe M, Kapadia RM, et al: FGF18 represses noggin expression and is induced by calcineurin. *J Biol Chem* 279:38209–38219, 2004.

35. Luyten FP, Tylzanowski P, Lories RJ: Wnt signaling and osteoarthritis. *Bone* 44:522–527, 2009.

36. Hartmann C, Tabin CJ: Wnt-14 plays a pivotal role in inducing synovial joint formation in the developing appendicular skeleton. *Cell* 104:341–351, 2001.

37. Guo XZ, Day TF, Jiang XY, et al: Wnt/beta-catenin signaling is sufficient and necessary for synovial joint formation. *Gene Dev* 18:2404–2417, 2004.

38. Yasuhara R, Ohta Y, Yuasa T, et al: Roles of beta-catenin signaling in phenotypic expression and proliferation of articular cartilage superficial zone cells. *Lab Invest* 91:1739–1752, 2011.

39. Tamamura Y, Otani T, Kanatani N, et al: Developmental regulation of Wnt/beta-catenin signals is required for growth plate assembly, cartilage integrity, and endochondral ossification. *J Biol Chem* 280:19185–19195, 2005.

40. Koyama E, Shibukawa Y, Nagayama M, et al: A distinct cohort of progenitor cells participates in synovial joint and articular cartilage formation during mouse limb skeletogenesis. *Dev Biol* 316:62–73, 2008.

41. Zhu M, Tang DZ, Wu QQ, et al: Activation of beta-catenin signaling in articular chondrocytes leads to osteoarthritis-like phenotype in adult beta-catenin conditional activation mice. *J Bone Miner Res* 24:12–21, 2009.

42. Enomoto-Iwamoto M, Kitagaki J, Koyama E, et al: The Wnt antagonist Frzb-1 regulates chondrocyte maturation and long bone development during limb skeletogenesis. *Dev Biol* 251:142–156, 2002.

43. Lories RJ, Peeters J, Szlufcik K, et al: Deletion of frizzled-related protein reduces voluntary running exercise performance in mice. *Osteoarthritis Cartilage* 17:390–396, 2009.

44. Kiel MJ, Acar M, Radice GL, et al: Hematopoietic stem cells do not depend on N-cadherin to regulate their maintenance. *Cell Stem Cell* 4:170–179, 2009.

45. Zhu M, Chen M, Zuscik M, et al: Inhibition of beta-catenin signaling in articular chondrocytes results in articular cartilage destruction. *Arthritis Rheum* 58:2053–2064, 2008.

46. Yuasa T, Kondo N, Yasuhara R, et al: Transient activation of Wnt/beta-catenin signaling induces abnormal growth plate closure and articular cartilage thickening in postnatal mice. *Am J Pathol* 175:1993–2003, 2009.

47. Diarra D, Stolina M, Polzer K, et al: Dickkopf-1 is a master regulator of joint remodeling. *Nat Med* 13:156–163, 2007.

48. Kronke G, Uderhardt S, Kim KA, et al: R-spondin 1 protects against inflammatory bone damage during murine arthritis by modulating the Wnt pathway. *Arthritis Rheum* 62:2303–2312, 2010.

49. Kawakami Y, Rodriguez Esteban C, Raya M, et al: Wnt/beta-catenin signaling regulates vertebrate limb regeneration. *Genes Dev* 20:3232–3237, 2006.

50. Nalesso G, Sherwood J, Bertrand J, et al: WNT-3A modulates articular chondrocyte phenotype by activating both canonical and noncanonical pathways. *J Cell Biol* 193:551–564, 2011.

51. Luyten FP, Hascall VC, Nissley SP, et al: Insulin-like growth factors maintain steady-state metabolism of proteoglycans in bovine articular cartilage explants. *Arch Biochem Biophys* 267:416–425, 1988.

52. Dart AJ, Little CB, Hughes CE, et al: Recombinant equine growth hormone administration: effects on synovial fluid biomarkers and cartilage metabolism in horses. *Equine Vet J* 35:302–307, 2003.

53. Nemirovskiy O, Zheng YJ, Tung D, et al: Pharmacokinetic/pharmacodynamic (PK/PD) differentiation of native and PEGylated recombinant human growth hormone (rhGH and PEG-rhGH) in the rat model of osteoarthritis. *Xenobiotica* 40:586–592, 2010.

54. Denko CW, Malemud CJ: Role of the growth hormone/insulin-like growth factor-1 paracrine axis in rheumatic diseases. *Semin Arthritis Rheum* 35:24–34, 2005.

55. Fuchs E, Tumbar T, Guasch G: Socializing with the neighbors: stem cells and their niche. *Cell* 116:769–778, 2004.

56. Augello A, Kurth TB, De Bari C: Mesenchymal stem cells: a perspective from in vitro cultures to in vivo migration and niches. *Eur Cell Mater* 20:121–133, 2010.

57. Bianco P: "Mesenchymal" stem cells. *Annu Rev Cell Dev Biol* 30:677–704, 2014.

58. Crisan M, Yap S, Casteilla L, et al: A perivascular origin for mesenchymal stem cells in multiple human organs. *Cell Stem Cell* 33:301–313, 2008.

59. Meirelles LD, Caplan AI, Nardi NB: In search of the in vivo identity of mesenchymal stem cells. *Stem Cells* 26:2287–2299, 2008.

60. Barbero A, Ploegert S, Heberer M, et al: Plasticity of clonal populations of dedifferentiated adult human articular chondrocytes. *Arthritis Rheum* 48:1315–1325, 2003.

61. Dell'Accio F, De Bari C, Luyten FP: Microenvironment and phenotypic stability specify tissue formation by human articular cartilage-derived cells in vivo. *Exp Cell Res* 287:16–27, 2003.

62. Dowthwaite GP, Bishop JC, Redman SN, et al: The surface of articular cartilage contains a progenitor cell population. *J Cell Sci* 117(Pt 6):889–897, 2004.

63. Kurth TB, Dell'Accio F, Crouch V, et al: Functional mesenchymal stem cell niches in adult mouse knee joint synovium in vivo. *Arthritis Rheum* 63:1289–1300, 2011.

64. Rountree RB, Schoor M, Chen H, et al: BMP receptor signaling is required for postnatal maintenance of articular cartilage. *PLoS Biol* 2:1815–1827, 2004.

65. Jay GD, Waller KA: The biology of lubricin: near frictionless joint motion. *Matrix Biol* 39:17–24, 2014.

66. Verzijl N, DeGroot J, Thorpe SR, et al: Effect of collagen turnover on the accumulation of advanced glycation end products. *J Biol Chem* 275:39027–39031, 2000.

67. Bi W, Deng JM, Zhang Z, et al: Sox9 is required for cartilage formation. *Nat Genet* 22:85–89, 1999.

68. Han Y, Lefebvre V: L-Sox5 and Sox6 drive expression of the aggrecan gene in cartilage by securing binding of Sox9 to a far-upstream enhancer. *Mol Cell Biol* 28:4999–5013, 2008.

69. Lefebvre V, Huang W, Harley VR, et al: SOX9 is a potent activator of the chondrocyte-specific enhancer of the pro alpha1(II) collagen gene. *Mol Cell Biol* 17:2336–2346, 1997.

70. Aigner T, Zien A, Hanisch D, et al: Gene expression in chondrocytes assessed with use of microarrays. *J Bone Joint Surg Am* 85-A(Suppl 2):117–123, 2003.

71. Appleton CT, Pitelka V, Henry J, et al: Global analyses of gene expression in early experimental osteoarthritis. *Arthritis Rheum* 56:1854–1868, 2007.

72. Karlsson C, Dehne T, Lindahl A, et al: Genome-wide expression profiling reveals new candidate genes associated with osteoarthritis. *Osteoarthritis Cartilage* 18:581–592, 2010.

73. Snelling S, Rout R, Davidson R, et al: A gene expression study of normal and damaged cartilage in anteromedial gonarthrosis, a phenotype of osteoarthritis. *Osteoarthritis Cartilage* 22:334–343, 2014.

74. Sato T, Konomi K, Yamasaki S, et al: Comparative analysis of gene, expression profiles in intact and damaged regions of human osteoarthritic cartilage. *Arthritis Rheum* 54:808–817, 2006.

75. Chia SL, Sawaji Y, Burleigh A, et al: Fibroblast growth factor 2 is an intrinsic chondroprotective agent that suppresses ADAMTS-5 and delays cartilage degradation in murine osteoarthritis. *Arthritis Rheum* 60:2019–2027, 2009.

76. Chong KW, Chanalaris A, Burleigh A, et al: Fibroblast growth factor 2 drives changes in gene expression following injury to murine cartilage in vitro and in vivo. *Arthritis Rheum* 65:2346–2355, 2013.

77. Dell'Accio F, De BC, Eltawil NM, et al: Identification of the molecular response of articular cartilage to injury, by microarray screening: Wnt-16 expression and signaling after injury and in osteoarthritis. *Arthritis Rheum* 58:1410–1421, 2008.

78. Vincent T, Hermansson M, Bolton M, et al: Basic FGF mediates an immediate response of articular cartilage to mechanical injury. *Proc Natl Acad Sci U S A* 99:8259–8264, 2002.

79. Vincent TL, Saklatvala J: Is the response of cartilage to injury relevant to osteoarthritis? *Arthritis Rheum* 58:1207–1210, 2008.

80. Vincent TL: Fibroblast growth factor 2: good or bad guy in the joint? *Arthritis Res Ther* 13:127, 2011.

81. Shapiro F, Koide S, Glimcher MJ: Cell origin and differentiation in

the repair of full-thickness defects of articular cartilage. *J Bone Joint Surg Am* 75:532–553, 1993.

82. De BC, Dell'Accio F, Tylzanowski P, et al: Multipotent mesenchymal stem cells from adult human synovial membrane. *Arthritis Rheum* 44:1928–1942, 2001.

83. Hunziker EB, Driesang IM, Morris EA: Chondrogenesis in cartilage repair is induced by members of the transforming growth factor-beta superfamily. *Clin Orthop Relat Res* 391(Suppl):S171–S181, 2001.

84. Seol D, McCabe DJ, Choe H, et al: Chondrogenic progenitor cells respond to cartilage injury. *Arthritis Rheum* 64:3626–3637, 2012.

85. Decker RS, Koyama E, Enomoto-Iwamoto M, et al: Mouse limb skeletal growth and synovial joint development are coordinately enhanced by Kartogenin. *Dev Biol* 395:255–267, 2014.

86. Anraku Y, Mizuta H, Sei A, et al: Analyses of early events during chondrogenic repair in rat full-thickness articular cartilage defects. *J Bone Miner Metab* 27:272–286, 2009.

87. Qiu YS, Shahgaldi BF, Revell WJ, et al: Observations of subchondral plate advancement during osteochondral repair: a histomorphometric and mechanical study in the rabbit femoral condyle. *Osteoarthritis Cartilage* 11:810–820, 2003.

88. Vasara AI, Hyttinen MM, Lammi MJ, et al: Subchondral bone reaction associated with chondral defect and attempted cartilage repair in goats. *Calcif Tissue Int* 74:107–114, 2004.

89. Kreuz PC, Muller S, Ossendorf C, et al: Treatment of focal degenerative cartilage defects with polymer-based autologous chondrocyte grafts: four-year clinical results. *Arthritis Res Ther* 11:R33, 2009.

90. Chung UI, Schipani E, McMahon AP, et al: Indian hedgehog couples chondrogenesis to osteogenesis in endochondral bone development. *J Clin Invest* 107:295–304, 2001.

91. Guo J, Chung UI, Kondo H, et al: The PTH/PTHrP receptor can delay chondrocyte hypertrophy in vivo without activating phospholipase C. *Dev Cell* 3:183–194, 2002.

92. Kobayashi T, Chung UI, Schipani E, et al: PTHrP and Indian hedgehog control differentiation of growth plate chondrocytes at multiple steps. *Development* 129:2977–2986, 2002.

93. Vortkamp A, Lee K, Lanske B, et al: Regulation of rate of cartilage differentiation by Indian hedgehog and PTH-related protein. *Science* 273:613–622, 1996.

94. Saito T, Fukai A, Mabuchi A, et al: Transcriptional regulation of endochondral ossification by HIF-2alpha during skeletal growth and osteoarthritis development. *Nat Med* 16:678–686, 2010.

95. Yang S, Kim J, Ryu JH, et al: Hypoxia-inducible factor-2alpha is a catabolic regulator of osteoarthritic cartilage destruction. *Nat Med* 16:687–693, 2010.

96. Reginster JY, Badurski J, Bellamy N, et al: Efficacy and safety of strontium ranelate in the treatment of knee osteoarthritis: results of a double-blind, randomised placebo-controlled trial. *Ann Rheum Dis* 72:179–186, 2013.

97. Pelletier JP, Kapoor M, Fahmi H, et al: Strontium ranelate reduces the progression of experimental dog osteoarthritis by inhibiting the expression of key proteases in cartilage and of IL-1beta in the synovium. *Ann Rheum Dis* 72:250–257, 2013.

98. Yu DG, Ding HF, Mao YQ, et al: Strontium ranelate reduces cartilage degeneration and subchondral bone remodeling in rat osteoarthritis model. *Acta Pharmacol Sin* 34:393–402, 2013.

99. Caplan AI: What's in a name? *Tissue Eng Part A* 16:2415–2417, 2010.

100. Hjelle K, Solheim E, Strand T, et al: Articular cartilage defects in 1,000 knee arthroscopies. *Arthroscopy* 18(7):730–734, 2002.

101. Brittberg M, Lindahl A, Nilsson A, et al: Treatment of deep cartilage defects in the knee with autologous chondrocyte transplantation. *N Engl J Med* 331:889–895, 1994.

102. van Osch GJ, Brittberg M, Dennis JE, et al: Cartilage repair: past and future—lessons for regenerative medicine. *J Cell Mol Med* 13:792–810, 2009.

103. Knutsen G, Engebretsen L, Ludvigsen TC, et al: Autologous chondrocyte implantation compared with microfracture in the knee—a randomized trial. *J Bone Joint Surg Am* 86A:455–464, 2004.

104. Steadman JR, Rodkey WG, Rodrigo JJ: Microfracture: surgical technique and rehabilitation to treat chondral defects. *Clin Orthop Relat Res* 391(Suppl):S362–S369, 2001.

105. Mithoefer K, Hambly K, Della Villa S, et al: Return to sports participation after articular cartilage repair in the knee: scientific evidence. *Am J Sport Med* 37(Suppl 1):167s–176s, 2009.

106. Mithoefer K, McAdams T, Williams RJ, et al: Clinical efficacy of the microfracture technique for articular cartilage repair in the knee: an evidence-based systematic analysis. *Am J Sport Med* 37:2053–2063, 2009.

107. Knutsen G, Drogset JO, Engebretsen L, et al: A randomized trial comparing autologous chondrocyte implantation with microfracture. Findings at five years. *J Bone Joint Surg Am* 89:2105–2112, 2007.

108. Saris DB, Vanlauwe J, Victor J, et al: Characterized chondrocyte implantation results in better structural repair when treating symptomatic cartilage defects of the knee in a randomized controlled trial versus microfracture. *Am J Sports Med* 36:235–246, 2008.

109. Saris D, Price A, Widuchowski W, et al: Matrix-applied characterized autologous cultured chondrocytes versus microfracture: two-year follow-up of a prospective randomized trial. *Am J Sports Med* 42:1384–1394, 2014.

110. Peterson L, Vasiliadis HS, Brittberg M, et al: Autologous chondrocyte implantation: a long-term follow-up. *Am J Sports Med* 38:1117–1124, 2010.

111. Mastbergen SC, Saris DB, Lafeber FP: Functional articular cartilage repair: here, near, or is the best approach not yet clear? *Nat Rev Rheumatol* 9:277–290, 2013.

112. Butnariu-Ephrat M, Robinson D, Mendes DG, et al: Resurfacing of goat articular cartilage by chondrocytes derived from bone marrow. *Clin Orthop Relat Res* 330:234–243, 1996.

113. Wakitani S, Goto T, Pineda SJ, et al: Mesenchymal cell-based repair of large, full-thickness defects of articular-cartilage. *J Bone Joint Surg Am* 76A:579–592, 1994.

114. Koga H, Muneta T, Ju YJ, et al: Synovial stem cells are regionally specified according to local microenvironments after implantation for cartilage regeneration. *Stem Cells* 25:689–696, 2007.

115. Wakitani S, Imoto K, Yamamoto T, et al: Human autologous culture expanded bone marrow mesenchymal cell transplantation for repair of cartilage defects in osteoarthritic knees. *Osteoarthritis Cartilage* 10:199–206, 2002.

116. Cole BJ, Farr J, Winalski CS, et al: Outcomes after a single-stage procedure for cell-based cartilage repair: a prospective clinical safety trial with 2-year follow-up. *Am J Sport Med* 39:1170–1179, 2011.

117. Takahashi T, Tins B, McCall IW, et al: MR appearance of autologous chondrocyte implantation in the knee: correlation with the knee features and clinical outcome. *Skeletal Radiol* 35:16–26, 2006.

118. Charbord P: Bone marrow mesenchymal stem cells: historical overview and concepts. *Hum Gene Ther* 21:1045–1056, 2010.

119. Pelttari K, Lorenz H, Boeuf S, et al: Secretion of matrix metalloproteinase 3 by expanded articular chondrocytes as a predictor of ectopic cartilage formation capacity in vivo. *Arthritis Rheum* 58:467–474, 2008.

120. Scotti C, Tonnarelli B, Papadimitropoulos A, et al: Recapitulation of endochondral bone formation using human adult mesenchymal stem cells as a paradigm for developmental engineering. *Proc Natl Acad Sci U S A* 107:7251–7256, 2010.

第8章

蛋白酶和基质降解

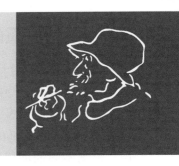

原著 Yasunori Okada
赵 莹译 李 霞校

关键点

根据催化机制的不同，蛋白酶（proteinases）通常被分为四大类：天冬氨酸蛋白酶（aspartic proteinases）、半胱氨酸蛋白酶（cysteine proteinases）、丝氨酸蛋白酶（serine proteinases）和金属蛋白酶（metalloproteinases）。

由于大多数天冬氨酸蛋白酶和半胱氨酸蛋白酶为酸性蛋白酶且定位于细胞内溶酶体，因此它们参与了细胞外基质（extracellular matrix, ECM）成分在细胞内的降解过程。

丝氨酸蛋白酶和金属蛋白酶是中性蛋白酶，在ECM大分子细胞外降解过程中发挥主要作用。

降解ECM的金属蛋白酶主要由基质金属蛋白酶（matrix metallo-proteinase, MMP）及一类携带血小板反应蛋白基序的解聚素和金属蛋白酶（a disintegrin and metalloproteinase with thrombospondin motifs, ADAMTS）基因家族组成。

大多数内源性蛋白酶抑制剂具有类别特异性，而 α2 巨球蛋白（α2 macroglobulin）能抑制所有类型蛋白酶的活性。

在局部组织中，降解ECM蛋白酶的活性可由蛋白酶及其抑制剂之间的平衡来调节；而这一平衡取决于蛋白酶和其抑制剂产生的比率、分泌的水平、酶原（proenzyme）的活化程度以及活化蛋白酶的细胞周锚定和再循环系统（pericellular anchoring and recycling systems of the activated proteinases）。

根据MMP种类的不同，MMPs前体（percursors of MMPs, ProMMPs）可通过细胞外、细胞内和细胞周三条途径被激活。

发生关节炎时，MMP 和 ADAMTS 可通过特异的或互补的作用（differential and complementary action）降解关节软骨内两种主要的ECM成分：蛋白聚糖（aggrecan）和Ⅱ型胶原（type Ⅱ collagen）。

在类风湿关节炎（rheumatoid arthritis, RA）中，滑液中聚集的蛋白酶、通过与具有蛋白水解活性的滑膜和血管翳组织的直接接触，以及来自软骨细胞自身分泌的蛋白酶等多种因素都会引起关节软骨的破坏；而破骨细胞引起的骨重吸收过程主要由在酸性和高钙条件下存在的组织蛋白酶 K（cathepsin K）和 MMP-9 完成。

在骨关节炎（osteoarthritis, OA）中，软骨细胞衍生的金属蛋白酶包括 MMP 和 ADAMTS，它们在关节软骨的破坏中起主要作用。

　　细胞外基质（ECM）通过与细胞的相互作用以及对组织结构的支持在机体的正常发育和功能维持中发挥关键作用。在体内，细胞-ECM相互作用可调节细胞的功能，包括细胞增殖、分化、凋亡和运动。在生理条件下，ECM 的蛋白水解转换和重塑是瞬时且高度可调的；而在很多病理情况下，蛋白酶对ECM成分的过度降解则会导致组织损伤。类风湿关节炎和骨关节炎因缺乏足够的内源性抑制剂（endogenous inhibitors），降解ECM的蛋白酶水平升高，进而导致蛋白酶和其抑制剂之间比例的局部失衡，这种失衡在关节软骨和骨破坏中被认为发挥主要作用。本章提供了关于ECM降解蛋白酶和其抑制剂的最新进展。

降解细胞外基质的蛋白酶

ECM 降解是通过作用于多肽链内部的肽链内切酶（endopetidases，即蛋白酶）完成的；但目前尚未有证据显示能切开 N 端或 C 端一个或几个氨基酸的肽链端解酶（exopeptidases）在 ECM 降解中发挥作用。根据不同的催化机制，蛋白酶通常被分为四大类：天冬氨酸蛋白酶、半胱氨酸蛋白酶、丝氨酸蛋白酶和金属蛋白酶。这四类家族蛋白酶中的任何一类都参与 ECM 大分子的降解过程。

天冬氨酸蛋白酶

大多数天冬氨酸蛋白酶的催化位点有两个天冬氨酸残基，在此位点上，攻击易断裂肽键的亲核物质是一个活化的水分子。哺乳动物的天冬氨酸酶包括消化酶 [胃蛋白酶（pepsin）和凝乳酶（chymosin）]、细胞内的组织蛋白酶 D 和组织蛋白酶 E 以及肾素（rennin）。在本组蛋白酶中，组织蛋白酶 D 是参与 ECM 降解的主要天冬氨酸蛋白酶（表 8-1）。当 pH 在 3.5 ～ 5.0 范围内，组织蛋白酶 D 可以对大多数底物具有蛋白水解作用，例如蛋白聚糖和胶原端肽（collagen telopeptides）等。由于组织蛋白酶 D 是酸性蛋白酶且定位于细胞溶酶体内，故在细胞外已被降解的 ECM 片断被细胞吞噬后，组织蛋白酶 D 极有可能负责这些 ECM 片段在细胞内的降解过程。然而，一项关于使用天冬氨酸蛋白酶抑制剂进行软骨移植培养的研究表明，组织蛋白酶 D 很可能被分泌到细胞外，然后促使关节软骨中蛋白聚糖的降解[1]。

半胱氨酸蛋白酶

半胱氨酸蛋白酶是肽链内切酶，位于其催化位点的亲核物质是半胱氨酸残基中的巯氢基。降解 ECM 的半胱氨酸蛋白酶包括溶酶体组织蛋白酶（lysosomal cathepsins）B、L、S 和 K 以及钙蛋白酶（calpains）（表 8-1）。在酸性条件下，组织蛋白酶 B 和 L 能消化 I 型和 II 型纤维性胶原的末端肽区、IX 型和 XI 型胶原的非螺旋区以及蛋白聚糖。组织蛋白酶 S 的作用底物与上两种酶类似，但 pH 范围更宽。组织蛋白酶 K，也称作组织蛋白酶 O、O2 或 X，是一种胶原水解性的组织蛋白酶。当 pH 在

4.5 ～ 6.6 范围内，能有效地切开 I 型胶原的三螺旋区域[2]；该蛋白酶也能降解明胶（gelatin）和骨连接蛋白（osteonectin）。目前资料显示，人的破骨细胞高表达组织蛋白酶 K[3]；此外，基因失活性突变或缺失可导致人和动物呈现骨硬化的表型。因此在关节疾病中，组织蛋白酶 K 在骨吸收中被认为发挥关键作用（见下文的讨论）。类风湿关节炎和骨关节炎的滑膜或关节软骨都能表达组织蛋白酶 B、L、S 和 K，因此，它们可能是通过降解 ECM 大分子而参与软骨破坏[4]。

钙蛋白酶是钙离子依赖性、木瓜蛋白酶样的半胱氨酸蛋白酶，广泛分布于哺乳动物细胞中。最具有钙蛋白酶超家族特征性的成员是 μ- 钙蛋白酶和 m- 钙蛋白酶，也分别被称为传统（μ- 钙蛋白酶）和经典（m- 钙蛋白酶）钙蛋白酶[5]。钙蛋白酶参与各种病理过程，如通过细胞内作用导致的肌肉萎缩症；它们也存在于细胞外和骨关节炎的关节液中，能降解蛋白聚糖。

丝氨酸蛋白酶

丝氨酸蛋白酶需要丝氨酸残基中的羟基作为亲核物质攻击肽键。丝氨酸蛋白酶的种类数量最多，大约分为 40 个家族；它们中的大多数酶能降解 ECM 大分子。关节组织中降解 ECM 的主要丝氨酸蛋白酶描述如下（表 8-1）。

中性粒细胞弹性蛋白酶（neutrophil elastase）和组织蛋白酶 G（cathepsin G）

中性粒细胞弹性蛋白酶和组织蛋白酶 G 均是丝氨酸蛋白酶，它们在骨髓早幼粒细胞（promyelocytes）中合成前体，之后以活性酶形式贮存于多形核白细胞的嗜天青颗粒中。成熟白细胞不合成弹性蛋白酶；但当受到不同刺激时，它们能使嗜天青颗粒移至细胞表面，并释放蛋白酶。单核细胞含有低水平的弹性蛋白酶，而它在向巨噬细胞分化过程中该酶丢失。中性粒细胞弹性蛋白酶和组织蛋白酶 G 均是碱性糖蛋白，其等电点分别为大于 9（中性粒细胞弹性蛋白酶）和大约 12（组织蛋白酶 G）。所以，这两种酶很容易被截留在带有负电荷的软骨基质中。

在中性 pH 条件下，中性粒细胞弹性蛋白酶和组织蛋白酶 G 不仅能切开弹性蛋白（elastin）；也

表8-1　可能参与细胞外基降解的蛋白酶

酶	来源	抑制剂
天冬氨酸蛋白酶		
组织蛋白酶 D	溶酶体	胃酶抑素（pepstatin）
半胱氨酸蛋白酶		
组织蛋白酶 B	溶酶体	半胱氨酸蛋白酶抑制剂
组织蛋白酶 L	溶酶体	半胱氨酸蛋白酶抑制剂
组织蛋白酶 S	溶酶体	半胱氨酸蛋白酶抑制剂
组织蛋白酶 K	溶酶体	半胱氨酸蛋白酶抑制剂
钙蛋白酶	胞浆	钙蛋白酶抑制剂
丝氨酸蛋白酶		
中性粒细胞弹性蛋白酶	中性粒细胞	α1 PI
组织蛋白酶 G	中性粒细胞	α1 抗胰蛋白酶
蛋白酶 -3	中性粒细胞	α1 PI，弹性蛋白
纤溶酶（plasmin）	血浆	抑肽酶（aprotinin）
血浆激肽释放酶	血浆	抑肽酶
组织激肽释放酶	腺体组织	抑肽酶，激肽抑素
tPA	内皮细胞，软骨细胞	PAI-1，PAI-2
uPA	成纤维细胞，软骨细胞	PAI-1，PAI-2，PN-1
胰蛋白酶	肥大细胞	胰蛋白酶抑制剂（trypstatin）
糜蛋白酶	肥大细胞	α1 PI
金属蛋白酶 *		
MMPs	组织细胞，炎症细胞	TIMP-1，2，3 和 4；RECK 用于 MMP-2，7，9 和 14
ADAMTSs	组织细胞	TIMP-3
ADAM	组织细胞，炎症细胞	TIMP-3；RECK 用于 AMDM-10

*ADAMs、ADAMTSs，和 MMPs 的详细说明参见表 8-2、表 8-3 和表 8-4。
ADAMs，一类解聚素和金属蛋白酶；ADAMTSs，一类携带血小板反应蛋白基序的解聚素和金属蛋白酶；MMPs，基质金属蛋白酶；PAI，纤溶酶原激活物抑制剂；PI，蛋白酶抑制剂；PN，蛋白酶连接蛋白；RECK，反转录诱导的携带 Kazal 基序的富含半胱氨酸的蛋白；TIMP，金属蛋白酶组织抑制剂；tPA，组织型纤溶酶原激活剂；uPA，尿激酶型纤溶酶原激活剂

能切开Ⅰ、Ⅱ和Ⅲ型纤维胶原的末端肽区；Ⅳ、Ⅵ、Ⅷ、Ⅸ、Ⅹ和Ⅺ型胶原以及纤维连接蛋白（fibronectin）、层粘连蛋白（laminin）和蛋白聚糖等 ECM 成分。此外，通过活化基质金属蛋白酶酶原（proMMPs）[6] 或通过灭活内源性蛋白酶抑制剂，如 α2 纤溶酶（α2 antiplasmin）、α1 抗胰凝乳蛋白酶（α1 antichymotrypsin）和组织金属蛋白酶抑制剂（TIMPs），这些丝氨酸蛋白酶也间接参与 ECM 裂解。

肥大细胞糜蛋白酶（chymase）和类胰蛋白酶（tryptase）

糜蛋白酶和胰蛋白酶与组胺（histamine）和其他介质一起被包装在肥大细胞的分泌颗粒中，而这些肥大细胞浸润于类风湿关节炎的滑膜中。糜蛋白酶是一种糜蛋白酶样的蛋白酶，对Ⅵ型胶原[7]和蛋白聚糖等 ECM 成分具有广泛的活性；同时，它也能激活 proMMPs，如 proMMP-1、3 和 9[6]。尽管糜蛋白酶原在细胞内被激活并贮存于颗粒中，但在 pH 较低时，储存在颗粒中的糜蛋白酶原活性被抑制；只有当释放到细胞外，它们的活性才能充分发挥。类胰蛋白酶是一种胰蛋白酶样的蛋白酶，它能降解Ⅵ型胶原[7]和纤维连接蛋白，也能活化 proMMP-3[6]。

纤溶酶（plasmin）和纤溶酶原激活剂（plasminogen activators）

纤溶酶原在肝中合成，随后分泌至血浆中。它能分别与纤维蛋白（fibrin）和细胞结合；当被纤溶酶原激活剂活化后，纤溶酶易降解纤维蛋白。膜结合纤溶酶也能降解很多 ECM 分子，包括蛋白多糖（proteoglycan）、纤维连接蛋白、Ⅳ型胶原和层粘连蛋白[8]。纤溶酶其他重要的功能是启动 proMMPs 活化[6]，激活潜在的细胞相关转化生长因子（TGF）-β1，也可担当酶原转化酶的角色。纤溶酶原主要通过纤溶酶原激活剂作用转变为纤溶酶，纤溶酶原激活剂主要包括两种丝氨酸蛋白酶：组织型纤溶酶原激活剂（tPA）和尿激酶型纤溶酶原激活剂（uPA）。

tPA 以 70 kDa 酶原形式合成，主要由内皮细胞、成纤维细胞、软骨细胞和肿瘤细胞分泌至血液中[8]。tPA 不仅是纤维蛋白溶解时纤溶酶原的主要激活剂，它对血液循环中纤维蛋白的清除也发挥关键作用。

uPA 分子最初被当作 54 kDa 酶原从尿中提纯[8]，然后被转换成具有 30 kDa 和 24 kDa 两条肽链的活化形式，肽链之间通过二硫键相连；另一种 33 kDa 的完全活化形式是由纤溶酶产生的。在生理条件下，uPA 仅在肾小管和膀胱上皮等某些有限的细胞中表达；但在病理状态下，它可广泛表达在各种细胞中，包括侵袭性癌细胞、移行性角质细胞和活化的白细胞。uPA 原和双链 uPA 均与特异 uPA 受体结合，uPA 受体是一种含有糖基化磷脂酰肌醇（GPI）的单链糖蛋白，主要在成纤维细胞、巨噬细胞和肿瘤细胞表达。受体结合型 uPA 首先将与细胞膜结合的纤溶酶原激活成纤溶酶，细胞膜结合的纤溶酶然后活化与受体结合的 uPA 原。由于 uPA 的特异性，uPA 对纤维连接蛋白的作用有限。

激肽释放酶

目前已鉴定出两种激肽释放酶（kallikrein）：血浆激肽释放酶和组织激肽释放酶。血浆激肽释放酶是由二硫键连接的两条肽链（36 kDa 和 52 kDa）组成，是通过凝血因子Ⅻa 或激肽释放酶本身激活 88 kDa 的激肽释放酶原生成的。它可激活激肽原形成缓激肽，也可活化 proMMP-1 和 proMMP-3[6]。组织激肽释放酶在腺体组织中合成，促使激肽原释放赖氨酰缓激肽，并激活 proMMP-8[6]。

金属蛋白酶

与天冬氨酸蛋白酶类似，金属蛋白酶也是肽链内切酶，其对肽键亲核性攻击的作用是由水分子介导的；而一个两价的金属阳离子，通常是锌，能活化水分子。在金属蛋白酶家族中，MMPs（matrix metalloproteinases，基质金属蛋白酶），也被称为 matrixin（metzincin 超家族中的一类亚族），是锌依赖性、降解 ECM 关键的肽链内切酶（表 8-2）。然而，越来越多的证据表明，与 MMP 相关的基因家族中 ADAMTS 家族（一类携带血小板反应蛋白基序的解聚素和金属蛋白酶）的一些成员也参与 ECM 降解，尤其是对软骨蛋白多糖的降解（表 8-3）；但 ADAM（一类解聚素和金属蛋白酶）家族中仅有小部分成员对 ECM 分子发挥有限的作用（表 8-4）。

基质金属蛋白酶

人类 MMP 家族包含 23 个不同的成员，它们既有 MMP 的命名（根据一个序列编号系统排序），也有文献作者命名的普通名称（表 8-2）。根据功能区结构的生物化学性质和其底物特异性，MMP 家族成员分为 2 类主要的亚群：分泌型 MMPs 和膜型 MMPs。MMP-4、5 和 6 的性质与其他已知的 MMPs 相同（即 MMP-3 和 2），因此表中不包括这三种 MMPs。表 8-2 中也未包括 MMP-18 和 22，这是由于它们分别被认定为爪蟾胶原酶 4 和鸡 MMP。

大多数分泌型 MMPs，包括胶原酶（collagenases）、基质溶解素（stromelysins），是由三个基本结构域组成，即前肽功能区、催化功能区和血色素结合蛋白样（hemopexin-like）功能区，且这些功能区的前端是疏水信号肽（图 8-1）。位于 N 末端前肽区域内的保守序列 PRCGXPD 中有一个未成对的半胱氨酸，序列中的半胱氨酸残基与催化区域中重要的锌原子相互作用，防止其与具有催化作用的水分子结合，使酶原保持在失活状态。催化区含有锌结合基序 HEXGHXXGXXH，序列中的 3 个组氨酸可与具有催化作用的锌原子结合。四叶状的 C 末端血色素结合蛋白样功能区通过富含脯氨酸的一个铰链区与催化功能区相连，并与 ECM 成分相互作用，在决定某些 MMPs 底物的特异性中发挥一定作用。明胶酶除具备上述功能区外，其催化功能区还插入了能结合胶原的Ⅱ型纤维连接蛋白重复片段（图 8-1），为其提供胶原蛋白结合特性。matrilysin 是最短 MMP，因其缺乏血色素结合蛋白样功能区。弗林蛋白活化的 MMPs 插入一个碱性基序，此基序在前肽功能区末端携带包括弗林蛋白等前蛋白转化酶（proprotein convertases）的切割作用位点（图 8-1）。

膜型 MMPs 包括 3 种不同的类型：Ⅰ型跨模型 MMPs、GPI 相连型 MMPs 和Ⅱ型跨膜型 MMPs。MMP-14、MMP-15、MMP-16，和 MMP-24（也分别被称为 MT1、2、3 和 5-MMPs）在 C 末端有Ⅰ型跨膜功能区，但 MMP17（MT4-MMP）和 MMP-25（MT6-MMP）在 C 末端区域只含有 GPI 锚定基，无跨膜功能区（图 8-1）。MMP-23 比较独特，它具有Ⅱ型跨膜功能区、一个半胱氨酸序列以及一个免疫球蛋白样功能区，而无血色素结合蛋白样功能区（图 8-1）。

表 8-2 人类基质金属蛋白酶的作用底物

酶	ECM 底物	非 ECM 底物
分泌型 MMPs		
胶原酶		
MMP-1（间质胶原酶）	Ⅰ，Ⅱ，Ⅲ，Ⅶ 和 Ⅹ 型胶原；明胶；蛋白聚糖；连接蛋白；巢蛋白；肌腱蛋白；基底膜聚糖	α2 巨球蛋白；α1 PI；α1 抗糜蛋白酶；IGF-BP-2，3，5；pro-IL-1β；CTGF
MMP-8（中性粒细胞胶原酶）	Ⅰ，Ⅱ 和 Ⅲ 型胶原酶；明胶；蛋白聚糖；连接蛋白	α1 PI
MMP-13（胶原酶 -3）	Ⅰ，Ⅱ，Ⅲ，Ⅳ，Ⅸ，Ⅹ 和 ⅩⅣ 型胶原；蛋白聚糖；Fn；肌腱蛋白	GTGF；pro-TGF-β；α1 抗糜蛋白酶
明胶酶		
MMP-2（明胶酶 A）	明胶；Ⅳ，Ⅴ，Ⅶ 和 Ⅺ 型胶原；Ln；Fn；弹性蛋白；蛋白聚糖；连接蛋白	pro-TGF-β；FGF 受体 I 型；MCP-3；IGF-BP-5；pro-IL-1β；半乳糖凝集素 -3；纤溶酶原
MMP-9（明胶酶 B）	明胶；Ⅲ，Ⅳ 和 Ⅴ 型胶原；蛋白聚糖；弹性蛋白；巢蛋白；连接蛋白	pro-TGF-β；IL-2 受体 α 型；Kit-L；IGF-BP-3；pro-IL-1β；α1 PI；半乳糖凝集素 -3；ICAM-1；纤溶酶原
基质溶解素		
MMP-3（基质溶解素 -1）	蛋白聚糖；核心蛋白多糖；明胶；Fn；Ln；Ⅲ，Ⅳ，Ⅸ 和 Ⅹ 型胶原；肌腱蛋白；连接蛋白；基底膜聚糖	IGF-BP-3；pro-IL-1β；HB-EGF；CTGF；E 钙黏素；α1 抗糜蛋白酶；α1 PI；α2 巨球蛋白；纤溶酶原；uPA；proMMP-1，7，8，9，13
MMP-10（基质溶解素 -2）	蛋白聚糖；Fn；Ln；Ⅲ，Ⅳ 和 Ⅴ 型胶原；连接蛋白	ProMMP-1，8，10
基质分解素		
MMP-7（基质分解素 -1）	蛋白聚糖；明胶；Fn；Ln；巢蛋白；弹性蛋白；Ⅳ 型胶原；肌腱蛋白；连接蛋白	Pro-α- 防御素；Fas-L；β4 整合素；E 钙黏蛋白；Pro-TNFα；CTGF；HB-EGF；RANKL；IGF-BP-3；纤溶酶原
MMP-26（基质分解素 -2）	明胶；Ⅳ 型胶原；Fn；纤维蛋白原	α1 PI；proMMP-9
弗林蛋白活化的 MMPs		
MMP-11（基质溶解素 -3）	Fn；Ln；蛋白聚糖；明胶	α1 PI；α2 巨球蛋白；IGF-BP-1
MMP-28（上皮水解素）	未知	酪蛋白（Casein）
其他分泌型 MMPs		
MMP-12（金属弹性蛋白酶）	弹性蛋白；Fn；Ⅴ 型胶原；骨连接素	纤溶酶原；apo 脂蛋白 -A；
MMP-19（RASI-1）	Ⅳ 型胶原；明胶；Fn；肌腱蛋白；蛋白聚糖；COMP；Ln；巢蛋白	IGF-BP-3
MMP-20（Enamelysin）	牙釉蛋；蛋白聚糖；明胶；COMP	未知
MMP-21	未知	未知
MMP-27	未知	未知
膜型 MMPs		
I 型跨膜型 MMPs		
MMP-14（MT1-MMP）	Ⅰ，Ⅱ 和 Ⅲ 型胶原酶；明胶；蛋白聚糖；Fn；Ln；纤维蛋白；Ln-5	ProMMP-2，13；CD44；组织转谷氨酰胺酶
MMP-15（MT2-MMP）	Fn；肌腱蛋白；巢蛋白；蛋白聚糖；基底膜聚糖；Ln	ProMMP-2；组织转谷氨酰胺酶

续表

酶	ECM 底物	非 ECM 底物
MMP-16（MT3-MMP）	Ⅲ型胶原；Fn；明胶	ProMMP-2；组织转谷氨酰胺酶
MMP-24（MT5-MMP）	PG	ProMMP-2
与 GPI 相连 MMPs		
MMP-17（MT4-MMP）	明胶；纤维蛋白原	未知
MMP-25（MT6-MMP）	明胶；Ⅳ型胶原；纤维蛋白；Fn；Ln	ProMMP-2
Ⅱ型跨膜型 MMP		
MMP-23	明胶	未知

COMP，软骨寡聚基质蛋白；CTGF，结缔组织生长因子；ECM，细胞外基质；FGF，成纤维细胞生长因子；Fn，纤维连接蛋白；GPI，甘油磷酸肌醇；HB-EGF，肝素结合上皮生长因子；GF-BP，胰岛素样生长因子结合蛋白；ICAM-1，血管细胞黏附分子；IL，白介素；Ln，层粘连蛋白；MCP，单核细胞趋化蛋白；PG，蛋白多糖 PI，蛋白酶抑制剂；RANKL，核因子 κB 受体激活剂配体；TGF，转化生长因子；TNF，肿瘤坏死因子；uPA，尿激酶型纤溶酶原激活物

表 8-3 ADAMTS 基因家族的成员

ADAMTS	别名	蛋白酶活性说明[*]	功能和生化性质	组织和细胞表达
ADAMTS1	C3-C5；METH1；KIAA1346	+	消化蛋白聚糖和多功能蛋白聚糖；与肝素结合	肾；心脏；软骨
ADAMTS2	前胶原 N- 蛋白酶；hPCPN；PCINP	+	加工 I、II 型胶原 N- 前肽	皮肤；肌腱
ADAMTS3	KIAA0366	+	加工胶原 N- 前肽	脑
ADAMTS4	KIAA0688；蛋白聚糖酶 -1；ADMP-1	+	消化蛋白聚糖；短蛋白聚糖；多功能蛋白聚糖	脑；心脏；软骨
ADAMTS5	ADAMTS11；蛋白聚糖酶 -2；ADMP-2	+	消化蛋白聚糖	子宫；胎盘；软骨
ADAMTS6	−	-	−	胎盘
ADAMTS7	−	-	−	不同组织
ADAMTS8	METH-2	+	消化蛋白聚糖；抑制血管生成	肺；心脏
ADAMTS9	KIAA1312	+	消化蛋白聚糖	软骨
ADAMTS10	−	-	−	−
ADAMTS12	−	-	−	肺（胎儿）
ADAMTS13	VWFCP；C9orf8	+	裂解血管性血友病因子	肝；前列腺；脑
ADAMTS14	−	+	加工胶原 N- 前肽	脑；子宫
ADAMTS15	−	+	消化蛋白聚糖	肝（胎儿）；肾（胎儿）
ADAMTS16	−	-	消化蛋白聚糖	前列腺；脑；子宫
ADAMTS17	FLJ32769；LOC123271	-	−	前列腺；脑；肝
ADAMTS18	ADAMTS21；HGNC；16662	+	消化蛋白聚糖	前列腺；脑
ADAMTS19	−	-	−	肺（胎儿）
ADAMTS20	−	+	消化多功能蛋白聚糖（蛋白聚糖）	脑；睾丸

[*]ADAMTS 家族中的 13 个成员显示有蛋白酶活性，但其他 6 个成员没有。

ADAMTS，一类携带血小板反应蛋白基序的解聚素和金属蛋白酶

表 8-4　人类 ADAM 基因家族的成员

ADAM	别名	蛋白酶型（P）和非蛋白酶型（NP）	功能和生化特征	组织和细胞表达
ADAM2	PH-30β；受精素 -β	NP	精子 / 卵子结合 / 融合；结合整合素 αβ1、α6β、α9β	精子
ADAM7	EAP1；GP-83	NP	结合整合素 α4β1、α4β7、α9β1	睾丸
ADAM8	MS2（CD156）	P	中性粒细胞浸润；CD23 脱落	巨噬细胞；中性粒细胞
ADAM9	MDC9；MCMP；Meltrin-γ	P	脱落 HB-EGF, TNF-p75 受体和 APP；消化明胶和纤维连接蛋白；结合整合素 α2β1、α6β1、α6β4、α9β1 和 αvβ5	多种组织
ADAM10	MDAM；Kuzbanian	P	脱落 TNF、delta、delta 样 -1、锯齿状的 N- 钙黏蛋白、E- 钙黏蛋白、VE- 钙黏蛋白、肝配蛋白 A2、肝配蛋白 A5、FasL、IL-6R、APP、L1、CD44 和 HB-EGF；消化Ⅳ型胶原、明胶和髓鞘碱性蛋白；RRKR 序列出现	肾，脑；软骨细胞
ADAM11	MDC	NP	肿瘤抑制基因（?）	脑
ADAM12	Meltrin-α；MCMP；MLTN；MLTNA	P	形成肌肉；RRKR 序列出现；结合整合素 α4β1 和 α9β4；消化 IGF-BP-3 和 –5；脱落 HB-EGF 和上皮调节蛋白；消化Ⅳ胶原、明胶和纤维连接蛋白	成骨细胞；肌肉细胞；软骨细胞；胎盘
ADAM-15	Metargidin；MDC15；AD56；CR II-7	P	动脉硬化；结合整合素 αvβ3，α5β1 和 α9β1；消化Ⅳ型胶原和明胶；CD23 脱落	平滑肌细胞；软骨细胞；内皮细胞；成骨细胞
ADAM17	TACE；cSVP	P	脱落 TNF、TGF-β、TNF-p75 受体、RANKL、双调蛋白、上皮调节蛋白、HB-EGF、APP、L- 选择素和 CD44；RRKR 序列出现；结合整合素 α5β1	巨噬细胞；多种组织；癌组织
ADAM18	tMDC Ⅲ	NP	—	睾丸
ADAM19	Meltrin-β；FKSG34	P	形成神经元；脱落神经调节蛋白和 RANKL；结合整合素 α4β1 和 α5β1	睾丸
ADAM20	—	P	形成精子	睾丸
ADAM21	—	P	—	睾丸
ADAM22	MDC2	NP	—	脑
ADAM23	MDC3	NP	结合整合素 αvβ3	脑；心脏
ADAM28	e-MDC Ⅱ；MDC-Lm；MDC-Ls	P	消化髓鞘碱性蛋白、IGF-BP-3 和 CTGF；脱落 CD23；结合整合素 α4β1、α4β7 和 α9β1	附睾；肺；胃；胰腺
ADAM29	svph1	NP	—	睾丸
ADAM30	Svph4	P	—	睾丸
ADAM32	AJ131563	NP	—	睾丸
ADAM33	—	P	支气管哮喘患者的突变；脱落 APP 和 KL-1；消化胰岛素 B 链；结合整合素 α4β1，α5β1 和 α9β1	肺（成纤维细胞和平滑肌细胞）
ADAMDEC1	—	P	—	淋巴系统；胃肠道系统

ADAM，解聚素和金属蛋白酶；ADAMDEC1，ADAM 样 decysin 1；APP，淀粉样前体蛋白；CTGF，结缔组织生长因子；HB-EGF，肝素相连的上皮生长因子；IGF-BP，胰岛素样生长因子结合蛋白；IL-6R，白介素 -6 受体；KL-1，Kit 配体 -1；RANKL，核因子 κB 受体激活剂的配体；TGF，转移生长因子；TNF，肿瘤坏死因子；VWF，血管性血友病因子

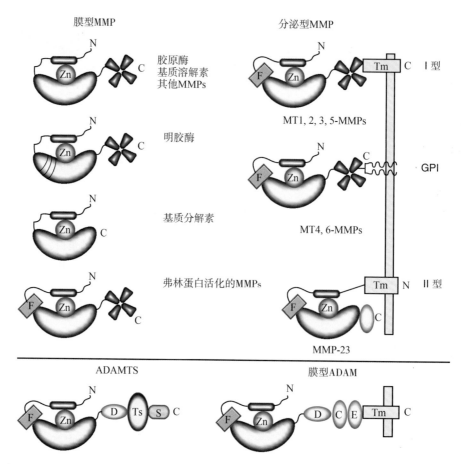

图 8-1　两种类型基质金属蛋白酶（MMPs）（分泌型 MMPs 和膜型 MMPs）和两种类型的解聚素和金属蛋白酶（ADAMs）[一类携带血小板反应蛋白基序的解聚素和金属蛋白酶（ADAMTS）和膜型 ADAM] 功能区的结构。多数分泌型 MMPs（胶原酶，基质溶解素和其他 MMPs）的典型结构含有三个基本的功能区—前肽功能区、催化功能区和血色素结合蛋白样功能区。明胶酶（MMP-2 和 MMP-9）催化功能区还插入了能结合胶原的 II 型纤维连接蛋白重复片段；而基质分解素（MMP-7 和 MMP-26）无血色素结合蛋白样功能区。弗林蛋白活化的 MMPs（MMP-11 和 MMP-28）在前肽功能区末端含有一个 RKRR 序列（弗林蛋白识别位点 =F）。膜型 MMPs 包括 3 种不同的类型：I 型跨模型 MMPs（MT1-，MT2-，MT3-，MT5-MMPs）、糖基磷脂酰肌醇（GPI）相连型 MMPs（MT4 和 MT6-MMPs）和 II 型跨膜型 MMPs（MMP-23）。三种类型 MMPs 均有弗林蛋白识别位点。ADAMTS 包含一个前功能区、弗林蛋白识别位点（F）、一个催化功能区、一个铰链、一个解聚素区（D）、血小板反应蛋白基序（Ts）和一个空间区（S）。膜型 ADAM 包含一个前功能区、弗林蛋白识别位点（F）、一个催化功能区、一个铰链、一个解聚素区（D）、半胱氨酸富含区（C）、EGF 样功能区（E）和跨膜功能区（Tm）。Zn，活性锌

分泌型基质金属蛋白

　　胶原酶（MMP-1、8 和 13）　胶原酶包括 MMP-1（间质胶原酶、胶原酶 -1）、MMP-8（嗜中性粒细胞胶原酶、胶原酶 -2）和 MMP-13（胶原酶 -3）。在距离 N 末端 3/4 处的部分氨基酸序列 Gly-（Ile or Leu）-（Ala 或 Leu）[甘氨酸（异亮氨酸或亮氨酸）-（丙氨酸或亮氨酸）] 中的甘氨酸残基后有一特定单一位点，上述胶原酶可在此位点攻击 I 型、II 型和 III 型间质胶原的三螺旋区域，把胶原分子切成大约 1/4 和 3/4 两个片段。一个生物化学研究已经揭示了切割的分子机

制：MMP-1 通过与 I 型胶原的 α2 链（I）相互作用解开三螺旋结构，然后依次切开 3 个 α 链[9]。MMP-13 比较独特，因为它能切开 II 型胶原 α 链上两个位点，分别是甘氨酸[906]- 亮氨酸[907] 肽键以及甘氨酸[909]- 谷氨酸[910] 之间肽键[10]。这三种胶原酶都可降解间质胶原，但它们对胶原的特异性作用却有差异。MMP-1、8 和 13 优先消化 III 型、I 型和 II 型胶原酶[10-11]。啮齿类动物，如小鼠，最初被认为只有两种胶原酶（*MMP-8* 和 *MMP-13*），且缺乏 *MMP-1* 基因；但人类 *MMP-1* 在啮齿类同源基因最近已被克隆，

并被命名为鼠胶原酶 A 和 B（*Mcol-A* 和 *Mcol-B*）[12]。

除了降解间质纤维胶原，MMP-1、8 和 13 还可降解很多其他的 ECM 大分子。MMP-1 可消化巢蛋白（entactin）、X 型胶原、明胶、基底膜聚糖（perlecan）、蛋白聚糖和软骨连接蛋白（表 8-2）。MMP-8 消化蛋白聚糖、明胶和软骨连接蛋白（表 8-2）。MMP-13 水解蛋白聚糖，IV、IX、X、XIV 型胶原，纤维连接蛋白和肌腱蛋白（tenascin）。MMP-1、8 和 13 的非 ECM 底物包括 α2 巨球蛋白、α1 抗蛋白酶抑制物、α1 抗胰凝乳蛋白酶以及胰岛素样生长因子结合蛋白酶（IGF-BP）-2 和 IGF-BP-3，结缔组织样生长因子（CTGF）以及前 TGF-β（表 8-2）。

明胶酶（MMP-2 和 MMP-9） MMP-2（明胶酶 A）和 MMP-9（明胶酶 B）属于明胶酶亚家族，这两种蛋白酶都容易消化明胶并可切开 IV 型和 V 型胶原[13-14]；弹性蛋白、蛋白聚糖和软骨连接蛋白也是明胶酶的作用底物。尽管 MMP-2 和 9 有相同的底物，但它们对某些 ECM 大分子却有不同作用。MMP-2 可消化纤维连接蛋白和层粘连蛋白[13]，但 MMP-9 无此功能；而 III 型胶原和 I 型胶原的 α2 链只能被 MMP-9 降解[14]。明胶酶也可直接把 TGF-β 加工成活性配体（表 8-2）。MMP-2 和 9 可分别切开成纤维细胞生长因子（fibroblast growth factor，FGF）受体 I 型和白介素（interleukin，IL）-2 受体 α 型（表 8-2）。MMP-9 还可释放可溶性 kit 配体[15]。MMP-2 能去除单核细胞趋化蛋白（MCP）-3 N 末端的 4 个氨基酸，使其被加工成 MCP-3 片段，这一片段能结合 CC 趋化因子受体并具有常规趋化因子拮抗剂的作用[16]。

基质溶解素（Stromelysins，MMP-3 和 MMP-10） 基质溶解素亚家族包括 MMP-3（基质溶解素 -1）和 MMP-10（基质溶解素 -2）。这两种酶在氨基酸序列上有 78% 的同源性，并具有相似的酶特性[17]，它们能水解很多 ECM 大分子，包括蛋白聚糖、纤维连接蛋白、层粘连蛋白和 IV 型胶原（表 8-2）[18]。MMP-3 也能消化 III 型、IX 型、X 型胶原以及 I 型、II 型和 XI 型胶原端肽[19]。除了降解 ECM 成分，MMP-3 对 IGF-BP-3、IL-1β、肝素结合表皮生成因子（HB-EGF）、结缔组织生长因子（CTGF）、E- 钙黏蛋白（E-cadherin）、α1- 抗胰凝乳蛋白酶和 α1 蛋白酶抑制物等也有活性作用（表 8-2）。另外，MMP-3 也活化许多 proMMPs[6]。MMP-10 也被确认有相似的

活化功能[20]。

基质分解素（Matrilysins，MMP-7 和 MMP-26） 基质分解素包括 MMP-7（基质分解素 -1）和 MMP-26（基质分解素 -2），它们是分子量最小的 MMPs，只具有前肽功能区和催化功能区。MMP-7 的底物特异性与基质溶解素相似，能消化大量 ECM 成分，包括蛋白聚糖，明胶，纤维连接蛋白，层粘连蛋白，弹性蛋白，巢蛋白（entactin），III、IV、V、IX、X 和 XI 型胶原，纤维蛋白 / 纤维蛋白原，体外连接素（vitronectin），肌腱蛋白和连接蛋白（表 8-2）。尽管这些底物与其他 MMPs 作用底物有重叠，但对大多数底物而言，MMP-7 在所有 MMPs 中的特异活性最高[21-22]。非 ECM 分子，如 α- 防御素（α-defensin）、Fas 配体、β4 整合素（β4 integrin）、E 钙黏蛋白（E-cadherin）、纤溶酶原（plasminogen）、肿瘤坏死因子（tumor necrosis factor，TNF）和 CTGF 也是 MMP-7 的作用底物（表 8-2）。MMP-26 能降解明胶、IV 型胶原、纤维连接蛋白、纤维蛋白素原和 α1 蛋白酶抑制物[23-25]。有关其他底物的资料目前仍然有限。

弗林（Furin）蛋白活化的基质金属蛋白酶（MMP-11 和 MMP-28） MMP-11（基质溶解素 -3）和 MMP-28（也称上皮水解素）在前肽末端包含一个 PKRR 序列，这是一种独特的基序，通过 Furin 蛋白和其他蛋白前体转化酶作用，此基序能使蛋白前体在细胞内被加工成为成熟分子。实际上，proMMP-11 就是通过 Furin 蛋白的作用在细胞内被活化的[26]。MMP-11 对明胶、层粘连蛋白、纤维连接蛋白和蛋白聚糖仅有较弱的蛋白水解活性[27]，但对 α1 蛋白酶抑制物、α2 巨球蛋白和 IGF-BP-1 等分子消化具有明显的催化作用（表 8-2）[28-29]。MMP-28 能够降解酪蛋白（casein），但其天然底物尚不清楚[30]。

其他分泌型的基质金属蛋白酶（MMP-12，MMP-19，MMP-20，MMP-21 和 MMP-27） MMP-12（金属蛋白酶）[31]、MMP-19（RASI-1）[32]、MMP-20（釉质素，enamelysin）[33]、MMP-21[25] 和 MMP-27 与胶原酶和基质溶解素的结构特性相似。然而这些 MMPs 并未分类到上文提到的亚家族中，主要原因在于目前对它们的作用底物和其他生物化学特性尚未完全阐明。总之，有关 MMP-12[31]、19[34-35] 和 20[33,35] 底物特异性的资料提示它们是基质溶解素样的蛋白酶。MMP-12[31] 能消化弹性蛋白、纤维连接蛋白、V 型胶原、骨连接素和纤溶蛋白酶原（表 8-2）；

MMP-19 最初被报道称为 MMP-18，后更名为 MMP-19，能切开Ⅳ型胶原、层粘连蛋白、纤维连接蛋白、明胶、肌腱蛋白、巢蛋白、纤维蛋白 / 纤维蛋白原、蛋白聚糖和软骨寡聚基质蛋白（COMP；表 8-2）[34-35]；MMP-20 还能消化牙釉蛋白（amelogenin）、蛋白聚糖和 COMP[35]。然而，MMP-21 和 MMP-27 的底物目前尚不清楚。

膜锚定基质金属蛋白酶

Ⅰ型跨膜 MMPs 包括 MMP-14（MT1-MMP）[36]、MMP-15（MT2-MMP）[37]、MMP-16（MT3-MMP）[38] 和 MMP-24（MT5-MMP）[39]。它们都能活化 proMMP-2，但 MMP-14 对多种组织中 proMMP-2 活化可能起最主要作用（见下文的讨论）。MMP-14 除了活化功能外，还能消化Ⅰ、Ⅱ和Ⅲ型间质胶原的三螺旋区和其他 ECM 成分，包括纤维连接蛋白、层粘连蛋白、蛋白聚糖和明胶（表 8-2）[40]。MMP-15 消化纤维连接蛋白、肌腱蛋白、巢蛋白、蛋白聚糖、基底膜多糖和层粘连蛋白 [41]。MMP-16 可切开Ⅲ型胶原、纤维连接蛋白和明胶 [42]。MMP-17（MT4-MMP）[43] 和 MMP-25（MT6-MMP）[44] 是与 GPI 相连的 MMPs，这两种酶都能消化明胶和纤维蛋白 / 纤维蛋白原（表 8-2）[44-46]。MMP-23（半胱氨酸序列的 MMP，MIFR）是Ⅱ型跨膜型 MMP[47]，两个几乎完全相同的基因已经被克隆，分别称为 *MMP-23A* 和 *MMP-23B*。MMP-23 消化明胶 [48]，尚未有资料表明 MMP-23 是否有其他的作用底物（表 8-2）。MMP-23 的一个独特性质是其仅表达于女性和男性的生殖器官，如子宫内膜、卵巢、睾丸和前列腺 [48]，但其功能目前尚未完全阐明。

ADAM 和 ADAMTS 家族

目前存在两组 ADAM（一类解聚素和金属蛋白酶）基因家族：含有跨膜功能区的膜型 ADAM（ADAM）和携带血小板反应蛋白基序的分泌型 ADAM（ADAMTS）（图 8-1）。这两组基因家族多数成员催化功能区中的活性部位都包含"蛋氨酸转角"的共同序列：HEXGHXXGXXHD，此序列也存在于 MMPs 的家族成员中。

ADAMTS 家族包括 19 个成员。尽管目前对于其底物和生物学功能的所知仍有限，然而 ADAMTS1-5、8-9、14-16、18 和 20 均是能降解 ECM 的蛋白酶（表 8-3）。ADAMTS1[49]、4[50]、5[51]、

9、15 在 5 个谷氨酸 - X 键处，其中包括 Glu373-Ala374 键（蛋白聚糖酶位点），首先水解蛋白聚糖。因为 ADAMTS4 和 ADAMTS5 均具有降解蛋白聚糖的活性，故两者也分别被称做蛋白聚糖酶 -1 和蛋白聚糖酶 -2[50-51]；这两种蛋白酶也能消化多功能蛋白聚糖（versican）[52]，而短蛋白聚糖（brevican）可被 ADAMTS4 裂解（表 8-3）[53]。C 末端切除的 ADAMTS4 也能降解纤维调节素（fibromodulin）和核心蛋白聚糖（decorin）[54]。ADAMTS16、18 和 20 似乎也有较弱的蛋白聚糖酶活性。ADAMTS2 和 3 能加工Ⅰ型和Ⅱ型胶原的 N 末端前肽，因而被命名前胶原 N 端蛋白酶。此外，ADAMTS14 也具有前胶原 N 端蛋白酶的活性。ADAMTS13 是一个能切开血管性血友病因子的蛋白酶，其突变可导致血栓性血小板减少性紫癜。其他种类 ADAMTS 的蛋白酶活性目前尚不清楚。

人类基因组包含 25 种 *ADAM* 基因，其中包括 4 种假基因，因此，人类 ADAM 家族由 21 个成员组成（表 8-4）。在这些 ADAMs 成员中，ADAM8-10、12、15、17、19-21、28、30、33 和 类 ADAM 的半胱氨酸蛋白酶 1（ADAMDEC1）显示有蛋白水解活性（蛋白酶型 ADAMs；表 8-4）。尽管 ADAM10、12 和 15 能降解Ⅳ型胶原，但这些 ADAMs 的主要作用底物是多种膜蛋白，包括 TNF、HB-EGF 和神经调节蛋白（neureglin）等细胞因子和生长因子的前体、IGF-BPs、TNF 受体 p75 和 IL-1 受体Ⅱ型以及与发育有关的其他膜蛋白，如 Notch 配体和 ephrin（表 8-4）[55-60]。根据这些资料，膜型 ADAMs 主要功能之一是使膜蛋白脱落。ADAM17 在生理条件下能切开 TNF 前体，使其成为可溶性 TNF，因此将其命名为 TNF 转换酶。此外，ADAM17 还参与 L- 选择素（L-selectin）、转化生长因子（TGF）-α 和 TNF 受体 p75 的释放 [55]。ADAM9、12 和 17 能使 HB-EGF 从它的前体中脱落。ADAM12 和 ADAM28 可水解 IGF-BP-3 和 IGF-BP-5[60-61]。CD23 是在 ADAM8、15 和 28 作用下脱落的 [62]。ADAMs 的其他功能包括结合整合素、细胞与细胞的相互作用、细胞迁移和信号转导等（表 8-4）[63]。

内源性蛋白酶抑制剂

内源性蛋白酶抑制剂在体内控制蛋白酶的活性，

这些抑制剂来源于血浆或局部组织的细胞。血浆中包含几种蛋白酶抑制剂，大约 10% 的血浆蛋白是蛋白酶抑制剂。多数蛋白酶抑制剂具有蛋白酶种类特异性，而 α2 巨球蛋白可抑制所有 4 类家族中蛋白酶的活性。表 8-5 列出了主要的降解 ECM 蛋白酶的内源性抑制剂。

α2 巨球蛋白

α2 巨球蛋白分子是一个分子量为 725 kDa 的大分子血浆糖蛋白，包括 4 个相同的 185 kDa 亚基，通过二硫键成对相连，两对链之间由非共价键组装。几乎所有活性的蛋白酶，无论是哪个家族，都能结合和攻击位于亚基中心附近被称为诱饵区（bait region）的区域。在蛋白酶切开诱饵区后，导致抑制剂的构象变化，使蛋白酶被截留于分子之中，从而形成蛋白酶 /α2- 巨球蛋白复合物。复合物中的蛋白酶对小分子底物仍然具有活性，但由于它们被 α2 巨球蛋白的臂捕获，故不能降解大蛋白。除了具有蛋白酶抑制剂的功能，α2 巨球蛋白还可作为载体蛋白，这是由于它能与大量的生长因子和细胞因子结合，如血小板衍生生长因子（platelet-derived growth factor，PDGF）、碱性成纤维细胞生长因子（basic fibroblast growth factor，bFGF）、TGF-β、胰岛素和 IL-1β。

α2 巨球蛋白分子主要在肝中合成，但局部的巨噬细胞、成纤维细胞和肾上腺皮质细胞也能合成。血浆中 α2- 巨球蛋白的浓度是 250 mg/dl。由于它的分子量很大，故不能存在于非炎症的滑液中。在滑膜炎症时，α2 巨球蛋白可渗透到关节腔中。因此，α2 巨球蛋白在类风湿性滑液中的浓度与血浆中相同。

丝氨酸蛋白酶抑制剂

主要的丝氨酸蛋白酶抑制剂包括丝氨酸蛋白酶抑制剂（serpin）基因家族成员、库尼茨型（kunitz 型）抑制剂和其他抑制剂（表 8-5）。丝氨酸蛋白酶抑制剂是分子量为 50～100 kDa 的糖蛋白，与人 α1 蛋白酶抑制剂具有同源性[64]。参与调节降解 ECM 丝氨酸蛋白酶的主要丝氨酸蛋白酶抑制剂包括 α1 蛋白酶抑制物、α1 抗胰凝乳蛋白酶、α2 抗纤溶酶、纤溶酶原激活物抑制剂（plasminogen activator inhibitors）（PAI-1 和 PAI-2）、蛋白 C 抑制剂（protein C inhibitor，

PAI-3）、C1- 抑制剂、激肽抑素（kallistatin）和蛋白酶连接蛋白 -1（proteinase nexin-1，PN-1）。表 8-5 列出了这些分子所抑制的主要蛋白酶。尽管 PAI-1 和 PAI-2 都可抑制 tPA 和 uPA，但 PAI-1 和 PAI-2 各自对 tPA、uPA 的抑制作用更有效。

Kunitz 型抑制剂包括抑肽酶（aprotinin）、胰酶抑素（trypstatin）和蛋白酶连接蛋白 -2（PN-2），它们与 β- 淀粉样蛋白前体相同。在许多分泌性和炎症性体液及软骨中存在分泌型白细胞蛋白酶抑制剂，它们可抑制中性粒细胞弹性蛋白酶和组织蛋白酶 G。弹性蛋白酶抑制剂（Elafin）是一种丝氨酸蛋白酶抑制剂，它与分泌型白细胞蛋白酶抑制剂的第二功能区具有 38% 的同源性，能抑制中性粒细胞弹性蛋白酶和蛋白酶 3。

半胱氨酸蛋白酶抑制剂

半胱氨酸蛋白酶抑制剂（cystatin）超家族中的成员和钙蛋白酶抑制剂（calpastatin）均属于降解 ECM 的半胱氨酸蛋白酶抑制剂家族（表 8-5）。能抑制溶酶体半胱氨酸蛋白酶的半胱氨酸蛋白酶抑制剂包括 3 个亚群：亚群 1 包括 I 型 cystatin（stefins）A 和 B，分子量均为 11 kDa，stefins 位于细胞内；亚群 2 包括半胱氨酸蛋白酶抑制剂 C 和 S，分子量均为 13 kDa，它们在脑脊液和唾液中浓度相对较高；亚群 3 包括激肽原，其可参与血液凝固和炎症过程，也是半胱氨酸蛋白酶的抑制剂。钙蛋白酶不能被半胱氨酸蛋白酶抑制剂抑制，但可被钙蛋白酶抑制剂（120 kDa）抑制。而钙蛋白酶抑制剂是钙蛋白酶的一种胞浆特异性抑制剂。

金属蛋白酶的组织抑制剂

金属蛋白酶组织抑制剂（TIMPs）基因家族包括 4 个不同的成员（即 *TIMP-1*、*TIMP-2*、*TIMP-3* 和 *TIMP-4*），它们的氨基酸序列具有 40%～50% 同源性，人的 TIMPS 分子量在 21～28 kDa[65]。除了 TIMP-1 不能有效地抑制 MT-MMPs 活性外[41-42,70]，实际上几乎所有 TIMPs 都能以 1:1 摩尔比例与其他 MMPs 分子结合，形成紧密的、非共价键的复合物，从而抑制 MMPs 活性[65]。TIMPs 包括 12 个高度保守的半胱氨酸残基，所形成的 6 个链内二硫键对维持分子的正确三级结构[67,71] 和稳定的抑制活性[65] 至

表 8-5 细胞外基质降解蛋白酶的内源性抑制剂

抑制物	分子量（kDa）	来源	靶酶
α2 巨球蛋白	725	血浆（肝）；巨噬细胞；成纤维细胞	各家族中的多数蛋白酶
丝氨酸蛋白酶抑制剂			
丝氨酸蛋白酶抑制剂（Serpins）			
α1 蛋白酶抑制剂	52	血浆；巨噬细胞	中性粒细胞弹性蛋白酶；组织蛋白酶 G；蛋白酶 -3
α1 抗糜蛋白酶	58	血浆	组织蛋白酶 G；糜蛋白酶；胃促胰酶；组织激肽释放酶
α2 抗纤溶酶	67	血浆	纤溶酶
蛋白酶连接蛋白 -1	45	成纤维细胞	凝血酶；uPA；tPA；纤溶酶；胰蛋白酶；胰蛋白酶样丝氨酸蛋白酶
PAI-1	45	内皮细胞；成纤维细胞；血小板；血浆	tPA；uPA
PAI-2	47	血浆；巨噬细胞	uPA；tPA
蛋白酶 C 抑制物	57	血浆；尿液	活性蛋白质 C；uPA；tPA；组织激肽释放酶
C1 抑制物	96	血浆	血浆激肽释放酶；C1 酯酶
激肽酶抑素	92	血浆；肝；胃；肾；胰	组织激肽释放酶
库尼茨型抑制剂（Kunins）			
抑肽酶	7	肥大细胞	纤溶酶；激肽释放酶
胰酶抑素	6	肥大细胞	类胰蛋白酶
蛋白酶连接蛋白 -2（淀粉样蛋白前体）	100	成纤维细胞	EGF 连接蛋白；NGF-r；胰蛋白酶；糜蛋白酶；XIa 因子
其他			
SLP1	15	支气管分泌物；精浆；软骨	中性粒细胞弹性蛋白酶；组织蛋白酶 G；糜蛋白酶；胰蛋白酶
弹性蛋白酶抑制剂（Elafin）	7	皮肤的角质层	中性弹性蛋白酶；蛋白酶 3
半胱氨酸蛋白酶抑制剂			
Ⅰ 型 Cystatin A（Stefin A）	11	胞浆	半胱氨酸蛋白酶
Ⅰ 型 Cystatin B（Stefin B）	11	胞浆	半胱氨酸蛋白酶
Cystatin C	13	体液	半胱氨酸蛋白酶
Cystatin S	13	精浆；眼泪；唾液	半胱氨酸蛋白酶
激肽原	50-78/108-120	血浆	半胱氨酸蛋白酶
钙蛋白酶抑制剂	120	胞浆	钙蛋白酶
金属蛋白酶抑制剂			
TIMP-1	28	结缔组织细胞；巨噬细胞	MMPs
TIMP-2	22	结缔组织细胞；巨噬细胞	MMPs
TIMP-3	21/24*	成纤维细胞；滑液细胞	MMPs；ADAMs；ADAMTS
TIMP-4	21	心脏；脑；睾丸	MMPs
RECK	110	许多组织细胞；成纤维细胞	MMP-2；MMP-7；MMP-14（MT1-MMP）；ADAM-10

* 糖基化形式

ADAM，解聚素和金属蛋白酶；ECF，表皮生长因子；MMP，基质金属蛋白酶；NGF，神经生长因子；PA，纤溶酶原激活剂；PAI，纤溶酶原激活剂抑制剂；RECK，反向诱导的，携带 Karal 基序的富含半胱氨酸的蛋白质；SLP1，分泌型白细胞蛋白酶抑制剂；TIMP，金属蛋白酶组织抑制剂；tPA，组织型纤溶酶原激活剂；uPA，尿激酶纤溶酶原激活剂关重要。TIMP 分子有两个结构不同的亚功能区：含有 1 ~ 3 环的 N 末端亚功能区和 4 ~ 6 环的 C 末端亚功能区，每个 TIMP 分子 N 末端亚功能区具有抑制 MMPs 活性的功能[65]。针对 MMP/TIMP-1 复合体晶体结构的研究显示，楔型 TIMPs 沿着它们的边缘完整地伸入到同类 MMPs 的活化位点间隙中[67]。TIMP-2 中一个过长发卡环与横跨 MMP14 活化位点间隙边缘环状结构的相互作用，可导致 TIMP-2 和 MMP-14（MT1-MMP）高亲和性结合，并有效地发挥 TIMP-2 对其的抑制作用[72]。

TIMP-1 和 TIMP-2 能分别与 proMMP-9 和 proMMP-2 形成复合物（即 proMMP-9/TIMP-1 和 proMMP-2 /TIMP-2 复合物），这是 TIMP-1 和 TIMP-2 的独特性质；TIMP-4 与 proMMP-2 之间也能形成类似的复合物。这些复合物是通过 C 末端相互作用形成的[65]，因而，复合物中的 TIMPs 对 MMPs 仍有抑制活性。复合物中的 proMMP-9 和 proMMP-2 活性受到抑制，这种复合物的形成对明胶酶可能无抑制作用[14]。proMMP-2/TIMP-2 复合物能促进细胞膜上 MMP-14 有效激活 proMMP-2，这是由于 MMP-14 通过其催化功能区和 TIMP-2 N 末端功能区之间形成了三分子复合物，可有效地把 proMMP-2 捕获在细胞膜上（见下文的讨论）[73-74]。

TIMPs 除了对 MMPs 的抑制和互相作用外，TIMPs 中的 TIMP-3 能最有效地抑制 ADAM10、12、17、28 和 33 的活性[75]，然而，ADAM8、9 和 19 的活性不能被 TIMP 抑制。由于 TIMP-3 也能有效地抑制 ADAMTS4 和 5 降解蛋白聚糖的活性，故 TIMP-3 可能是 ADAM 家族的共同组织抑制剂。TIMP-3 N 末端亚功能区在 ADAM 家族和 MMPs 活性的抑制中可能起到极其重要的作用，但其抑制的机制似乎并不相同[76]。TIMPs 是多功能蛋白质，除抑制 MMP/ADAM 外，它们还有更多的作用，包括生长因子活性、抗血管生成和调节凋亡[69]。

另外一种新的 MMP 抑制剂是 RECK（反转录诱导的、携带 Kaza 基序、富含半胱氨酸的蛋白）[77]。RECK 是一种与 GPI 相连的糖蛋白，含有 3 个抑制剂样功能区，可至少抑制 MMP-2、7、9、14 和 ADAM10 的活性。尽管这种抑制剂在体内血管生成过程中似乎发挥关键作用，但其作为一种 MMPs 和 ADAM10 的抑制剂的生化机制，以及其在关节炎等病理状态下的功能目前尚不清楚。

蛋白酶活性的调控

存在于组织中降解 ECM 蛋白酶的活性是通过蛋白酶及其抑制物之间的平衡来调控的。在局部组织中，它们之间的平衡依赖于几个因素：蛋白酶及抑制剂产生的速率、它们分泌的水平、其酶原的活化以及活化蛋白酶的细胞周锚定和再循环系统。蛋白酶和其抑制剂在细胞内产生的水平主要受其基因表达调控。大量的实验研究已经明确了 proMMP 的活化过程及其活性的膜锚定部位。

蛋白酶及其抑制剂的基因表达

基质金属蛋白酶和金属蛋白酶组织抑制剂

除炎症细胞外，生理状态下组织中的正常细胞也产生极低水平 MMPs 或 TIMPs；但在病理条件下，多种因素都能刺激它们表达。中性粒细胞和巨噬细胞在分化过程中能合成 MMP-8 和 MMP-9，并将其储存于已分化细胞的颗粒中。肿瘤细胞主要在致癌转化（oncogenic transformation）过程中，可优势表达多种 MMPs，如 MMP-1、7、9、10、14（MT1-MMP），和 TIMP-1。与炎症细胞和肿瘤细胞不同，组织细胞表面 *MMPs* 和 *TIMPs* 基因表达受到多种因素调节，包括细胞因子、生长因子以及化学和物理刺激。

很多关于 *MMP-1* 和 *MMP-3* 调节因子的研究资料表明，在细胞因子、生长因子、作用于细胞表面的因子以及化学物质等刺激下，MMP-1 和 MMP-3 可在多种类型的细胞中协同表达（表 8-6）。MMP-1 和 MMP-3 诱导产物可被维 A 酸、TGF-β 和糖皮质激素抑制。类似的因子也可调节 *MMP-7* 和 *MMP-9* 基因表达，但这些调节更加严格，只有较少的因子能调控其表达（表 8-6）。卟啉醇肉豆蔻酸乙酸酯 [phorbomyristate acetate，TPA，12-O- 十四烷酰法波（醇）醋酸酯 -13]、刀豆蛋白 A、碱性成纤维细胞生长因子和 TNF 可上调 *MMP-14* 表达，而糖皮质激素可在不同细胞中下调其表达。TNF 和 IL-1 能刺激骨关节炎软骨细胞表达 *MMP-14* 基因[78]。与上述这些 MMPs 不同，MMP-2 和 TIMP-2 比较独特，因为能增强 MMP-1，MMP-3 和 TIMP-1 产生的上述调节因子对 MMP-2 和 TIMP-2 无效。

很多因素可增强或抑制 *TIMP-1* 的表达，包括细胞因子、生长因子和致癌转化等（表 8-6）。这些刺

激因子对 *MMPs* 基因表达的作用是相同的，然而它们对 *MMPs* 的调控却是互不影响。TGF-β、维A酸、黄体酮和雌激素能增强成纤维细胞表达 *TIMP-1*，却抑制 *MMP-1* 和 3 表达。有很多资料阐述了有关刺激和抑制 *TIMP-1*、2 和 3 表达的因子（表8-6），但 *TIMP-4* 基因表达的调控因素尚不清楚。以前的研究已经确定了 *MMPs* 和 *TIMPs* 启动子的基本成分，在

不同因子的刺激下，不同的启动子可能刺激或抑制基因的表达。基因表达的调控一般可由启动子的结构特性来解释。

丝氨酸蛋白酶和其抑制剂

中性粒细胞弹性蛋白酶、组织蛋白酶G、糜蛋白

表 8-6 调节基质金属蛋白酶和金属蛋白酶组织抑制剂合成的因子

酶或 TIMP	刺激因子*	抑制因子
MMP-1	细胞因子和生长因子：IL-1；TNF；EGF；PDGF；bFGF；VEGF；NGF；TGF-α；INF-α；IFN-β；IFN-γ；白细胞调节素；松弛素 作用于细胞表面的因子：钙离子载体 A23187；细胞融合；胶原；刀豆蛋白A；整合素受体抗体；尿酸晶体；羟磷灰石与焦磷酸钙；SPARC（骨连接蛋白/BM 40）；铁离子；细胞外基质金属蛋白酶诱导剂（EMMPRIN/CD147/基础免疫球蛋白/M6抗原）吞噬作用 化学物质：cAMP；水仙碱；细胞松弛素 B 和 D；LPS；己酮可可碱（penloxifylline）；TPA；钙调蛋白抑制剂；血清；1，25-（OH）₂维生素 D₃；血小板活化因子；血清淀粉样 A；β-微球蛋白 物理因素：热休克；紫外线辐射 其他：病毒转化；致癌基因；自分泌物质；成纤维细胞老化	维A酸；糖皮质激素；雌激素；黄体酮；TGF-β；跨膜神经细胞黏附分子；cAMP；IFN-γ；腺病毒 EIA
MMP-2	TGF-β；刀豆蛋白A；H-ras 转化；细胞外基质金属蛋白酶诱导剂（EMMPRIN/CD147/基础免疫球蛋白/M6抗原）	腺病毒 EIA
MMP-3	IL-1；TNF；EGF；刀豆蛋白A；SPARC（骨连接蛋白/BM 40）；LPS；TPA；细胞外基质金属蛋白酶诱导剂（EMMPRIN/CD147/基础免疫球蛋白/M6抗原）；病毒转化；致癌基因；整合素受体抗体；热休克；钙离子载体 A23187；细胞松弛素 B	维A酸；糖皮质激素；雌激素；黄体酮；TGF-β；腺病毒 EIA
MMP-7	IL-1；TNF；EGF；TPA；LPS	未知
MMP-8	TNF；TPA；IL-1	未知
MMP-9	IL-1；TNF；EGF；TGF-β；TPA；H-ras；v-Src；SPARC（骨连接蛋白/BM40）	维A酸；腺病毒 EIA
MMP-10	TPA；A23187；TGF-α；EGF	未知
MMP-11	维A酸	bFGF
MMP-13	bFGF；TNF；TGF-β	未知
MMP14（MT1-MMP）	刀豆蛋白A；TPA；bFGF；TNF-α；IL-1α	糖皮质激素
TIMP-1	IL-1；IL-6；IL-11；TPA；TGF-β；TGF；维A酸；LPS；黄体酮；雌激素；致癌转化；病毒感染	细胞外基质；细胞松弛素
TIMP-2	黄体酮	TGF-β；LPS
TIMP-3	EGF；TGF-β；TPA；TNF；糖皮质激素；抑癌基因 M	未知

*表中不包括调节其他 MMPs 基因表达的因子，且 TIMP-4 的调节因子目前尚不清楚。
bFGF，碱性成纤维细胞生长因子；cAMP，腺苷一磷酸；EGF，上皮生长因子；IFN，干扰素；IL，白细胞介素；LPS，脂多糖；MMP，基质金属蛋白酶；NGF，神经生长因子；PDGF，血小板衍生生长因子；TGF，转移生长因子；TNF，肿瘤坏死因子；TIMP，金属蛋白酶组织抑制剂；TPA，豆蔻酰佛波醇乙酯；VEGF，血管内皮生长因子

表 8-7　调节纤溶酶原激活剂及抑制剂表达的因子

酶或抑制物	刺激因子	抑制因子
uPA	TPA；IL-1；IFN-γ；EGF；PDGF；bFGF；VEGF；TGF-β；霍乱毒素；cAMP；雌激素；降钙素；血管加压素；E-钙黏蛋白依赖性的细胞与细胞粘连的破坏	糖皮质激素；TGF-β
tPA	TPA；EGF；bFGF；VEGF；维A酸；糖皮质激素；cAMP；凝血酶；纤溶酶；卵泡刺激素；黄体生成素；促性腺激素释放激素	TNF
PAI-1	IL-1；TNF；TGF-β；bFGF；VEGF；TPA；糖皮质激素	cAMP
PAI-2	TPA；LPS；TNF；集落刺激因子；霍乱毒素；登革热病毒	糖皮质激素
PN-1	TPA；EGF；凝血酶	未知

bFGF，成纤维细胞生长因子；cAMP，环磷酸腺苷；EGF，表皮生长因子；IFN，干扰素；IL，白介素；LPS，脂多糖；PAI，纤溶酶原激活剂抑制剂；PDGF，血小板衍生生长因子；PN，蛋白酶连接素；TGF，转化生长因子；TNF，肿瘤坏死因子；TPA，十二烷酰佛波醋酸酯-13；tPA，组织型纤溶酶原激活剂；uPA，尿激酶型纤溶酶原激活剂；VEGF，血管内皮生长因子

酶和类胰蛋白酶均储存于中性粒细胞和肥大细胞分泌颗粒中，当这些细胞被激活后，上述酶分泌到细胞外环境中。这些丝氨酸蛋白酶的表达主要由细胞分化调控。纤溶酶和血浆激肽释放酶的前体主要在肝中组成性地合成，以酶原的形式在血液中循环（即纤溶酶原和激肽释放酶原），然后从血管中释放到达炎症组织。激活物介导了酶原活化，进而调控组织中的蛋白酶活性。uPA 和 tPA 分子也是纤溶酶原激活物，在组织细胞中合成，很多因素都能调控它们的基因表达（表 8-7）。可上调正常细胞和转化细胞内 uPA 合成的因子包括能增加细胞内环磷酸腺苷（cAMP）水平的试剂（如降钙素、血管加压素、霍乱毒素和 cAMP 类似物）、生长因子（如表皮生长因子、血小板衍生生长因子、血管内皮生长因子）、细胞因子（如 IL-1 和 TNF）和佛波醇酯，而糖皮质激素降低其表达[8]。上述类似的因素也能调节 tPA 表达（表 8-7）。在内皮细胞中，蛋白酶是增强剂；凝血酶和纤溶酶刺激 tPA 产生[8]。PAI-1 和 2 也被相同因子调节，这些因子中的多数增加 uPA 和 tPA 产生（表 8-7）。大多数

丝氨酸蛋白酶抑制剂（serpins）能在肝中组成性地合成，并分泌至血浆中。

溶酶体半胱氨酸和天冬氨酸蛋白酶

溶酶体半胱氨酸蛋白酶，组织蛋白酶 B、L 和 K 一般为组成性地表达，但细胞转化通常与组织蛋白酶 B 和 L 合成增多有关。组织蛋白酶 B 的转录随细胞类型和肿瘤细胞分化状况的不同而变化；IL-1 能增加软骨细胞组织蛋白酶 B 表达。恶性转化、肿瘤启动子和生长因子能刺激组织蛋白酶 L 合成。组织蛋白酶 K 在单核巨噬细胞系的基因表达中依赖于细胞向破骨细胞分化的程度，但全反式维 A 酸可上调该酶在兔破骨细胞中的表达。几乎所有的细胞都能组成性地表达溶酶体天冬氨酸蛋白酶和组织蛋白酶 D，但受雌二醇、骨化三醇和维 A 酸的调控。

基质金属蛋白酶原的活化机制

所有 MMPs 都以无活性的酶原（proMMP）形式合成，因而 proMMPs 活化是 MMPs 在体内发挥功能的前提。proMMP 无活性状态的维持是通过前肽保守序列 PRCGXPD 中半胱氨酸-巯基基团与催化功能区锌离子之间相互作用实现的，这种相互作用能防止水-锌复合物的形成，它对酶促反应是至关重要的。蛋白酶活化需要蛋白水解切除前肽功能区。proMMP 的活化有细胞外、细胞内和细胞周三条途径（图 8-2）。

细胞外活化

很多分泌型 MMPs（如 proMMP1、3、7、8-10、12 和 13）均是在细胞外被活化的。首先通过一些非蛋白水解剂或蛋白酶破坏半胱氨酸与锌离子的相互作用，随后经过自动催化加工完成 MMPs 的活化过程[6,69]。体外使用的非蛋白水解性激活剂包括巯基修饰试剂 [如汞化合物、碘乙酰胺（iodoacetamide）、N-乙基马来酰亚胺（N-ethylmaleimide）、氧化谷胱甘肽]、次氯酸、十二烷基硫酸钠（sodium dodecyl sulfate，SDS）、促溶剂和物理因素（暴露于热和酸性环境）[6]。这些因素中的大多数，尤其是 4-氨基醋酸苯汞（APMA），通过分子内反应切除了一部分前肽[6]，能使 proMMP 分子产生一个寿命较短的中间产物。完全活化型是通过分子内部自动催化作用切除

保守序列 PRCGXPD 下游的 3 个氨基酸后而产生的，所形成活化 MMPs 在 N 末端以酪氨酸或苯胺酸为起始氨基酸。然而，APMA 对 proMMP-9 的活化并非需要上述过程，这是由于保留 PRCGVPD 序列的完全活化形式可通过切断保守序列上游丙氨酸 74- 蛋氨酸 75 之间的肽键产生 [14]。另外有报道，在体内脑缺血时，NO 可通过 S- 亚硝基化来激活 proMMP-9 [79]。

proMMPs 蛋白水解性活化被认为是一个类似阶梯式的活化过程。蛋白酶首先攻击前肽端对蛋白酶敏感的诱饵区，通过干扰 Cys-Zn$^{[2]+}$ 之间的相互作用，产生蛋白酶水解活性中间产物 [6]；其次，通过活化中间产物替代启动蛋白酶，使最终活化位点被自溶性催化，从而形成了无前肽的活性 MMPs。在很多情况下，前肽上的诱饵区序列决定着哪一种蛋白酶能成为某一种特别 MMP 的激活剂 [6]。表 8-8 列出了 proMMPs 潜在的激活剂。纤溶酶可能对体内 proMMP-3 和 proMMP-10 的活化发挥主要作用，原因在于在体外纤溶酶处理的 proMMP 能使其完全被活化 [80]。单独使用纤溶酶激活 proMMP-1，只能使潜在的 MMP-1 活性发挥大约 25%；若要充分活化，还需要活性 MMP-3、7 或 10 切断谷氨酰胺 80- 苯胺酸 81 之间的肽键 [6,22]。MMP-3 和 10 能直接激活 proMMP-7 [22]、proMMP-8、proMMP-9 [14,20] 和 proMMP-13 [11]，使其变成完全活化形式。这种 MMPs 分子间的活化级联反应对 proMMPs 在体内的活化具有重要的作用。

细胞内活化

由于 proMT-MMPs、proMMP-11、proMMP-23 和 proMMP28 在前肽功能区末端存在携带 RXKR 序列的碱性基序，因此，位于转运高尔基体内的加工酶，如 Furin 蛋白等蛋白原转化酶被认为是在细胞内活化这些 proMMPs（图 8-2）。已有研究显示 Furin 蛋白能在细胞内活化 proMMP-11 和 proMMP-14（proMT1-MMP）[26,28]。MMP-11 在细胞内活化，再从细胞中释放，而 MMP-14 是在细胞膜上表达。由于 proMMP-23 和 proMMP-28 等其他的 proMT-MMPs 也有此基序，因此，Furin 蛋白很有可能也在细胞内活化这些 proMMPs。

细胞周活化

proMMP-2 比较独特，因为它是在 MMP-14（MT1-

MMP）、MMP-15（MT2-MMP）、MMP-16（MT3-MMP）、MMP-24（MT5-MMP）和 MMP-25（MT6-MMP）作用下，在细胞周围活化，而常规活化 MMP 的肽链内切酶不能激活 proMMP-2 [13]。MMP-17（MT4-MMP）也不激活 proMMP-2。MMP-14 细胞周活化过程已经被广泛研究，发现其活化以两步形式发生。首先，MMP-14 切开 proMMP-2 前肽上天冬酰胺 [37]- 亮氨酸 [38] 之间的肽键，生成一个中间产物，再通过分子间自动催化机制，中间产物可被转换成为一个完全活化的酶 [70]。TIMP-2 在 MMP-14 介导的 proMMP-2 的有效细胞周活化过程中的作用不可或缺。TIMP-2 N 末端抑制剂和 C 末端尾功能区分别与 MMP-14 的催化功能区和 proMMP-2 的 C 末端血色素结合蛋白样功能区结合，在细胞膜上形成了 MMP-14/TIMP-2/proMMP-2 的三分子复合物（图 8-2）。细胞膜上三分子复合物捕获的 proMMP-2 通过增加 proMMP-2 的局部浓度并把它呈递给邻近的、未被抑制的 MMP-14，支持 proMMP-2 活化 [73]。MMP-14 对 proMMP-2 的有效激活需要通过其 C 端血红素结合蛋白样区相互作用形成的二聚 MMP-14 完成 [82]。MMP-14 通过攻击 proMMP-2 前肽某一部分启动 proMMP-2 活化，而另一个已经活化的 MMP-2 通过移除前肽的一个残基部分最终激活 proMMP-2。整合素（如 αVβ3）作为活化 MMP-2 的另一个受体，能把活化 MMP-2 转移至整合素上，因此也可能参与这一活化过程 [83]。MMP-15、16 或 24 能活化转染细胞内的 proMMP-2 [37-39,84]，但这些 MT-MMPs 活化机制尚未完全阐明。MMP-14 也能激活细胞表面的 proMMP-13 [85]，且这种活化似乎不需要 TIMP-2 [86]。

通过酵母双杂交系统筛选与 proMMP-7 结合的分子已经发现了 proMMP-7 的细胞周活化过程 [87]。ProMMP-7 前肽与 CD151（跨膜 4 超家族的一个成员）C 末端细胞外环的相互作用能把 ProMMP-7 捕获在细胞膜上，然后以细胞周方式被激活 [87]。这种新的 proMMP-7 细胞周活化方式要求 MMP-7 作为底物。由于 α3β1 和 α6β4 整联蛋白的 α 链与 CD151 相互作用，因此这些整联蛋白也可能参与 proMMP-7 的激活。尽管包括激活剂本身的细胞周活化系统的精确分子机制尚未阐明，但可以确定的是 proMMP-7 和 CD151 在骨关节炎软骨细胞过度表达；并且在骨关节炎关节软骨中，proMMP-7 通过与 CD151 的相互作用被活化 [88]。

基质金属蛋白酶的细胞周对接与再循环

　　膜锚定型 MMPs（即 MT1-，MT2-，MT3-，MT4-，MT5-，MT6-MMPs 和 MMP-23）的发现，以及其后对 MMP-14（MT1-MMP）活化 proMMP-2 的研究已经确定了包括 MMP-2 在内的 MMPs 细胞周作用方式。分泌型 MMPs 最初被认为活化后能消化细胞外 ECM 大分子；然而最近的研究表明，它们也有可能通过其细胞表面对接作用于细胞膜[74,89-90]。据报道，除了 proMMP-2/TIMP-2/MMP-14 系统，其他一些分泌性 MMPs 也能与细胞膜蛋白相互作用，包括 MMP-1 与整合素 α2β1 的 α2 链和 CD147（EMMPRIN）[91]；MMP-2 与 αvβ3 整合素和小窝蛋白 -1（caveolin-1）[83,92]；MMP-7 与细胞表面的 CD44 硫酸乙酰肝素蛋白多糖和胆固醇硫酸盐[93-94]；MMP-9 与 CD44 的相互作用[95]。由于所有这些细胞膜蛋白都与 MMPs 的活性形式结合，因而当其蛋白的水解活性作用于细胞表面时，能消化靠近细胞膜的 ECM 和非 ECM 分子。另一方面，MT1-MMP 和分泌型 MMPs，如 MMP-2 和 9 可分别通过格蛋白小窝以及低密度脂蛋白受体相关蛋白 -1 被内化。格蛋白小窝和低密度脂蛋白受体相关蛋白 -1 的作用分别是介导再循环和溶酶体内的分解代谢。细胞周对接和再循环的研究表明，MMP 的细胞周活性是被动态调节的。通过关节炎组织的内化作用引起的细胞周对接和清除在 MT-MMP 和分泌型 MMPs 细胞周调节中的重要性有待于进一步研究。

关节破坏与蛋白酶

关节软骨中细胞外基质的降解

　　大多数关节疾病，如类风湿关节炎和骨关节炎，关节软骨是损伤的主要靶组织，而蛋白酶对软骨 ECM 过度降解是关节损伤的关键原因。在这些关节疾病中，从组织学上，最初见到最常见的改变是关节软骨中蛋白多糖缺失（蛋白多糖降解）；然后是胶原纤维发生降解，导致纤维化和断裂，其程度仅次于关节软骨中胶原纤维拱形结构的损伤（图 8-3）。

　　作为软骨中主要蛋白多糖成分的蛋白聚糖易被多种蛋白酶降解，这些酶包括 MMPs、ADAMTS 类、中性粒细胞弹性蛋白酶、组织蛋白酶 G 和组织蛋白

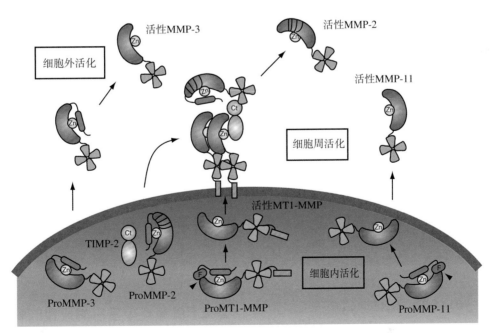

图 8-2 基质金属蛋白酶酶原（proMMPs）的活化机制。大多数分泌型的 proMMP，如 proMMP-3，可通过多种蛋白酶在细胞外激活（细胞外活化）。Furin 蛋白酶激活的分泌型 proMMP，包括 proMMP-11 和 proMT-MMP，如 proMT1-MMP（proMMP-14）等，可通过 Furin 蛋白等蛋白前体转化酶移除前肽区，然后在细胞内激活（细胞内活化）。ProMMP-2 可通过 MT1-MMP（MMP-14）在细胞膜上被激活，这种激活需要 MT1-MMP/TIMP-2/proMMP-2 的三分子复合物和 MT1-MMP 的二聚化来完成（细胞周活化）。Ct，TIMP-2 的 C 末端功能区；F，Furin 蛋白酶识别部位；TIMP，金属蛋白酶的组织抑制剂；Zn，锌激活位点

表 8-8　基质金属蛋白酶原激活剂

ProMMP	激活剂
ProMMP-1	胰蛋白酶（部分）；纤溶酶（部分）；血浆激肽释放酶（部分）；糜蛋白酶（部分）；MMP-3；MMP-7；MMP-10；MMP-11
ProMMP-2	MT1-MMP；MT2-MMP；MT3-MMP；MT5-MMP
ProMMP-3	纤维蛋白溶酶；血浆激肽释放酶；胰蛋白酶；类胰蛋白酶；糜蛋白酶；组织蛋白酶 G；胰凝乳蛋白酶；中性粒细胞弹性蛋白酶；嗜热菌
ProMMP-7	MMP-3；MMP-10（部分）；胰蛋白酶；纤维蛋白溶酶（部分）；中性粒细胞弹性蛋白酶（部分）
ProMMP-8	MMP-3；MMP-10；组织激肽释放酶；中性粒细胞弹性蛋白酶；组织蛋白酶 G；胰蛋白酶
ProMMP-9	MMP-3；MMP-2；MMP-7；MMP-10（部分）；MMP-13；胰蛋白酶，胰凝乳蛋白酶，组织蛋白酶 G；组织激肽释放酶
ProMMP-10	纤维蛋白溶酶；胰蛋白酶；糜蛋白酶
ProMMP-11	Furin 蛋白
ProMMP-13	MMP-2；MMP-3；MT1-MMP；纤维蛋白溶酶
ProMT1-MMP	Furin 蛋白

酶 B。由于这些蛋白酶大多数的主要切开位点是位于 G1-G2 球间区的肽键，因此，携带糖胺聚糖的主要蛋白聚糖片断被切开后从透明质酸附着点（G1 区）脱离，并从软骨基质中释放。在多种炎症性关节炎和骨关节炎患者的关节液中，可检测到两条主要的蛋白聚糖片段，其 N 末端序列起始于核心蛋白的苯丙氨酸 [342] 或丙氨酸 [374][96]。许多 MMPs，包括 MMP-1、2、3、7、8、9、13 和 14，都优先切开天冬酰胺 [341]-苯丙氨酸 [342] 之间的肽键（MMP 位点）。ADAMTS 类，包括 ADAMTSI[49]、4[50] 和 5[51]、8、9 和 15，除了切开 G2-G3 功能区的其他位点外，还可切断谷氨酸 [373]-丙氨酸 [374] 之间的肽键（蛋白聚糖酶位点）。因此，在关节炎中，MMP 和 ADAMTS 家族在蛋白聚糖降解中可能发挥核心作用。目前的数据显示，合成的 MMP 抑制剂不能有效地防止关节软骨中蛋白聚糖的降解，因此在关节炎中，ADAMTS 类已经被当作降解蛋白聚糖的主要蛋白酶。然而，MMPs 和 ADMTS 类在蛋白聚糖降解过程中是否扮演不同或互补的角色尚不清楚。

核心蛋白多糖（decorin），一种富含亮氨酸重复片段的蛋白多糖，也可被 MMP-2、3、7[97] 和 ADAMTS4[54] 消化。尽管 C 末端切除的 ADAMTS4 能降解纤调蛋白聚糖（fibromodulin），然而负责降解关节软骨中其他蛋白多糖蛋白酶的研究资料目前还很有限，如纤调蛋白聚糖、基膜聚糖（lumican）、二聚糖（biglycan）、PRELP（富含精氨亮氨酸重复片断的蛋白）、软骨蛋白（chondroadherin）和多配体蛋白聚糖（syndecan）。

纤维间质胶原（即 Ⅰ 型、Ⅱ 型和Ⅲ型胶原）由于存在三螺旋结构，因而对大多数蛋白酶具有非常强的抵抗作用。在通常情况下，包括 MMP-1、8 和 13 等经典胶原酶负责这些胶原的降解。其中，MMP13 可能对软骨胶原的降解最为重要，因为它优先消化 Ⅱ 型胶原 [11]。MMP-14 降解 Ⅰ 型、Ⅱ 型和Ⅲ型胶原 [40]。Ⅲ 型胶原也易被 MMP-3[80]、9[14]、16[42] 和中性粒细胞弹性蛋白酶降解。MMP-3[19]、MMP-9[14]、中性粒细胞弹性蛋白酶、组织蛋白酶 G 和半胱氨酸蛋白酶组织蛋白酶的端肽酶活性导致端肽（telopeptides）裂解对交联胶原的解聚非常重要 [11]。胶原分子被切开后，螺旋结构在 37 ℃（体温）时会被解开，随之变性成为明胶，然后被明胶酶（MMP-2 和 MMP-9） [13-14] 和其他非特异性组织蛋白酶消化成为较小的肽段。V 型胶原易被 MMP-2[13] 和 MMP-9[14] 消化；相反，Ⅵ 型胶原则对大多数 MMPs 抵抗，包括 MMP-1、2、3、7、9、10 和 14，但对中性粒细胞弹性蛋白酶、组织蛋白酶 G、食糜酶和胰蛋白酶敏感 [7]。Ⅸ型胶原能被 MMP-3 降解 [19]。Ⅹ 型胶原对 MMP-1 和 MMP-2 敏感，而Ⅺ型胶原可被 MMP-2 降解。

纤维连接蛋白可被多种 MMPs 降解，包括 MMP-2、3、7、10、11、13-16、19 和其他丝氨酸蛋白酶。连接蛋白也对许多蛋白酶敏感，如 MMP-1、2、3、7-10，中性粒细胞弹性蛋白酶和组织蛋白酶 G。软骨寡聚基质蛋白（COMP）可被 MMP-19 和 MMP-20 水解 [35]。然而，消化软骨基质蛋白和软骨中间层蛋白的蛋白酶尚不清楚。

类风湿关节炎中蛋白酶所致的软骨破坏

蛋白酶引起类风湿关节炎患者关节软骨破坏的途径主要有 3 条：①滑液中存在的蛋白酶引起关节软骨表面的损伤；②具有蛋白水解活性的滑膜或血管翳或二者直接接触关节软骨造成损伤；③来自软骨细胞的

蛋白酶引起的内在损伤（图 8-3）。

类风湿关节炎的特征是慢性增生性滑膜炎，表现为滑膜衬里细胞增生、炎症细胞浸润和衬里下层细胞血管生成。增生的滑膜内层细胞产生过多的 MMP-1、3、9、14 和 ADAMTS4 以及 TIMP-1 和 TIMP-3[98-100]。衬里下层的成纤维细胞产生 MMP-2 和 TIMP-2[1]。浸润于滑膜和关节腔的多形核白细胞中的特异颗粒含有 MMP-8，嗜天青颗粒中包含 MMP-9、中性粒细胞弹性蛋白酶、组织蛋白酶 G 和蛋白酶 3。当细胞吞噬组织碎片和免疫复合物时，这些物质将从细胞中释放。滑膜中存在的其他炎症细胞包括巨噬细胞、淋巴细胞和肥大细胞。巨噬细胞产生 MMP-1、MMP-9、TIMP-1 和 TIMP-2，活化的巨噬细胞还可分泌 uPA、组织蛋白酶 B、L 和 D。滑膜中的 T 淋巴细胞可合成 MMP-9。在免疫复合物的刺激下，活化肥大细胞中的糜蛋白酶和类胰蛋白酶经脱颗粒释放。内皮细胞表达包括 MMP-1、2、3、9 和 14 等多种 MMPs、tPA 以及它们的抑制剂。这些蛋白酶在滑膜血管生成过程中可能参与组织重建，而与软骨破坏无关。

滑膜组织细胞和炎症细胞产生的所有这些蛋白酶及其抑制剂似乎都可分泌到滑液中，当活性蛋白酶浓度超过其抑制剂时，这些蛋白酶攻击关节软骨表面。在类风湿的滑液中，能检测到 MMP-1、2、3、8、9、TIMP-1 和 TIMP-2，并且 MMPs 对 TIMPs 的摩尔比与类风湿滑液中检测到的金属蛋白酶活性相关[101]。因此，在类风湿滑液中，MMPs 被认为是起主导作用的蛋白酶。甚至在类风湿关节炎早期，关节表面中心部分的软骨已显示表面不平整（纤维化）和蛋白多糖的缺失且未被血管翳组织覆盖（图 8-4）；这种软骨降解可能是由于滑液中存在的蛋白酶导致蛋白水解性的破坏所引起的（图 8-3）。在滑液中能检测到的所有 MMPs 中，MMP-3 浓度最高，并且血清 MMP-3 可被当作类风湿滑膜炎的监控器[102-104]。

即使在疾病的早期阶段，由于关节表面边缘区的关节软骨直接附着于滑膜组织，因此此部位的关节软骨也逐渐地被降解（图 8-4）。类风湿滑膜衬里细胞显示有较强的明胶酶活性，这可能是通过 MMP-14 活化 proMMP-2 而引起[98]，因此具有蛋白水解活性的滑膜组织与关节软骨的直接接触也是软骨损伤的一个途径（图 8-3）。尽管类风湿滑膜组织中包含高浓度的活性蛋白酶，但因衬里细胞层的主要成分——Ⅵ型胶原[102]对 MMP-1、2、3 和 14 活性均有抵抗作用，

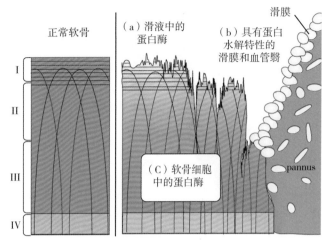

图 8-3 正常关节软骨以及类风湿关节炎中蛋白酶破坏软骨的结构。正常关节软骨分为四个区域（Ⅰ、Ⅱ、Ⅲ 和 Ⅳ）。在浅表区，胶原纤维的排列与关节表面平行，它们与放射状纤维相互交融，形成的板状或片装结构垂直穿过中间区，在钙化区域（Ⅳ）呈现出拱形结构。在类风湿关节炎患者中，滑液组织细胞和炎症细胞产生多种蛋白酶，它们大多被分泌到滑液中。滑液中的这些蛋白酶能攻击关节软骨的表面（a）。在关节表面的周围，具有蛋白水解的滑膜通过直接接触降解软骨，而血管翳组织能覆盖并侵蚀软骨（b）。在不同细胞因子和生长因子刺激下能分泌蛋白酶的软骨细胞也与软骨损伤有关（c）

因而滑膜能避免被 MMPs 攻击[40,105]。血管翳组织是一种结缔组织，生长于部分降解的关节软骨表面的边缘过渡区。尽管目前尚不清楚血管翳组织形成是关节软骨损伤还是软骨修复的标志，但已有的数据还是倾向于前者。MMP-1 的免疫定位和位于血管翳与软骨连接处的血管翳细胞对胶原纤维的吞噬作用都提示此血管翳组织在软骨破坏中发挥一定作用。

除了外源性途径导致的软骨损伤，来自软骨细胞本身的蛋白酶也会破坏软骨（图 8-3）。在不同刺激作用下，软骨细胞能表达不同的蛋白酶，包括 MMP-1、2、3、7、9、13、14、16，ADAM9、10、17，ADAMTS4 和其他类型蛋白酶。在类风湿关节炎软骨中，位于蛋白多糖缺失区域的软骨细胞能表达 MMP-1、2、3、7、9、13 和 14。当软骨 ECM 被降解、软骨表面形成大范围溃疡时，通常发生软骨细胞的死亡，又进一步导致软骨的破坏。

关于类风湿关节炎和癌症的实验数据表明，MMP

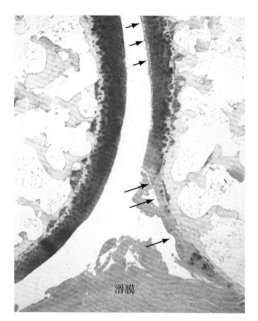

图 8-4 早期类风湿关节炎患者尸检得到的近端指间关节的软骨损伤。关节软骨显示关节表面中心部分纤维化和蛋白多糖缺失（小箭头）以及边缘区接触滑膜引起的明显损伤（大箭头）。蛋白多糖是阿尔新蓝染色

在降解 ECM 分子中发挥重要作用，因此开发了大量 MMP 抑制剂并用于临床试验。然而，由于没有重大的临床意义和（或）不良反应，所有这些实验都失败了。用于治疗类风湿关节炎和骨关节炎患者的 MMP 抑制剂，因为缺乏有效性，均退出了临床 Ⅲ 期试验[107]。在针对癌症患者的临床试验中，大多数抑制剂也没有明确的临床意义，而且长期或大剂量地使用广谱 MMP 抑制剂还会引起肌肉骨骼系统的并发症，例如炎性多关节炎[110]，又被称为肌肉骨骼综合征[111]。导致这种失败的主要原因是前期试验是使用活性位点广谱抑制剂进行的，这些抑制剂与其他 MMPs 和 ADAMs/ADAMTSs 发生交叉反应。因此，未来的一种可能策略是开发变构或外部位点抑制剂，这种抑制剂比靶向活性位点的传统抑制剂具有更高的特异性[109]。而另一种有利的抑制剂是针对 MMP 和（或）ADAMTS4/5 的人抗体，它们对靶蛋白酶具有高度特异性。

类风湿关节炎的骨重吸收

即使在类风湿关节炎早期阶段也能发生破骨细胞对骨的重吸收，这通常发生在裸露区，在这个部位，

血管翳样的肉芽组织侵入骨髓，破坏软骨下骨。活化的破骨细胞只能附着于矿化的骨基质，这种细胞与基质之间的接触是在破骨细胞 αvβ3 整合素和基质中骨桥蛋白（osteopontin）的精氨酸 - 甘氨酸 - 天冬氨酸序列之间进行的。蛋白酶无法穿透进入矿化组织的基质成分中，所以只有当破骨细胞分泌的质子使骨基质脱矿后，矿化骨才能进行 ECM 降解。因此，破骨细胞降解骨基质是在破骨细胞亚区中进行的，这个区域 pH 偏酸（pH 4 ~ 5）并血钙偏高（40 ~ 50 mM Ca^{2+}）[112]。

成熟骨内 ECM 蛋白的主要成分是不溶性、高度交联的 Ⅰ 型胶原，但也存在 Ⅲ 型和 V 型胶原。骨基质中其他的次要成分包括富含亮氨酸重复片段的蛋白多糖（核心蛋白聚糖和双聚糖）和糖蛋白，如骨桥蛋白、骨连接蛋白（SPARC）、骨钙蛋白（骨 Gla 蛋白）和血小板反应蛋白。具有胶原溶解性的半胱氨酸蛋白酶，包括组织蛋白酶 B、K、L 和 S，组织蛋白酶 K 在骨吸收中发挥最重要的作用，这是因为其胶原溶解活性所需的适宜 pH 范围较广，且被选择性地表达于巨细胞瘤的破骨细胞和巨细胞中。人的组织蛋白酶 K 突变可引起致密性骨发育不全（pyknodysostosis），这是一种常染色体隐性遗传的骨软骨发育不良（osteochondrodysplasia），其特征表现为骨质硬化症（osteopetrosis）和身材矮小[113]。组织蛋白酶 K 缺陷小鼠也有相似的临床表现。尽管组织蛋白酶 K 在骨质吸收中具有重要作用，但半胱氨酸蛋白酶抑制剂并不能完全抑制破骨细胞对骨的重吸收；其被抑制程度与 MMPs 抑制剂类似[112]。正常骨和类风湿骨的破骨细胞[114]以及巨细胞瘤中的巨细胞都能高度表达 MMP-9，其对可溶性或不可溶性 Ⅰ 型胶原都具有末端肽酶的活性，并具有很强的明胶分解特性[14,114]。暴露于酸性环境可激活 proMMP-9，一旦被激活后，其在酸性和高钙环境中就能发挥蛋白分解的活性[114]。*MMP-9* 缺陷小鼠表现为生长板发育暂时障碍。因此，组织蛋白酶 K 和 MMP-9 都可能参与类风湿关节炎的骨质重吸收。尽管有报道称类风湿关节炎患者破骨细胞表达 MMP-14[115]，但其直接参与破骨细胞骨重吸收的证据还很有限。在小鼠前列腺癌诱导的骨溶解模型中，MMP-7 可能参与 NF-κB 受体激活剂配体（RANKL）的溶解[116]，但尚没有关于 MMP-7 参与类风湿关节炎中破骨细胞骨吸收的数据。

对于骨质疏松症和（或）破坏性骨病的治疗，最

常用的是双磷酸盐，其通过抑制成熟破骨细胞的骨吸收活性来减少骨转换。地诺单抗（Denosumab）是一种抗 RANKL 的人单克隆抗体，已获得美国食品药品监督管理局的批准，用于治疗类风湿关节炎患者的骨质疏松症。治疗绝经后骨质疏松症的组织蛋白酶 K 抑制剂 Ⅱ 期和 Ⅲ 期临床试验目前正在进行中。因为与双磷酸盐类抗骨吸收药物相比，以上抑制剂减少了破骨细胞刺激的骨形成[117]，因此可能对类风湿关节炎并发的骨质疏松症治疗有效。

骨关节炎中蛋白酶所致的软骨破坏

在骨关节炎的早期阶段，并没发现滑膜的炎症性改变，但软骨细胞自身产生的酶增加了，也能引起软骨破坏。骨关节炎的软骨表达多种 MMPs，包括 MMP-1[118]、2[78,119]、3[120]、7[121]、8[118]、9[119]、13[10,118] 和 14[78]。免疫定位研究显示，MMP-3、7 和 14 定位于骨关节炎软骨蛋白多糖缺失区域的软骨细胞中，且它们染色的深浅与组织 Mankin 评分直接相关[78,113-114]。在经典的具有胶原水解性的 MMPs 中（即 MMP-1、8 和 13 等），MMP-13 对软骨胶原的降解最为重要，因为在 Ⅰ、Ⅱ、Ⅲ 型胶原中，它优先消化 Ⅱ 型胶原[10-11]。MMP-14 可有效激活骨关节炎软骨内 proMMP-2[78]，它也能活化 proMMP-13[86]；通过活化 proMMP-2 和 proMMP-13 以及对软骨 ECM 自身的蛋白水解作用，MMP-14 可能在软骨降解中发挥关键作用。鉴于活性 MMPs 对 proMMP 的分子间级联活化作用，在骨关节炎软骨组织中另一个关键 MMP 是 MMP-3，它能活化 proMMP-1、7、8、9 和 13。MMP-3 不仅消化多种软骨 ECM 成分，如蛋白聚糖、Ⅸ 型胶原和连接蛋白，它也活化 proMMPs。在骨关节炎软骨细胞中，proMMP-7 与 CD151 通过形成复合物并被锚定于细胞膜上，引起细胞周活化[88]。因为 CD151 免疫反应性与 Mankin 评分和软骨细胞克隆程度直接相关，并且 MMP-7 不仅消化软骨 ECM，它也能使生长因子前体如 HB-EGF 脱落，因此，MMP-7 参与软骨损伤或软骨克隆或对两者皆有作用[88]。

参与骨关节炎软骨损伤的其他蛋白酶是 ADAMTS 家族中的成员。众所周知，软骨细胞表达 ADAMTS1、4 和 5，后两种能最有效地降解蛋白聚糖。对实验性骨关节炎研究发现，ADAMTS5 基因敲除小鼠可防止软骨破坏，但 ADAMTS4 基因敲除鼠却

无此作用；因此，ADAMTS5 被认为在小鼠关节损伤中发挥关键作用[122]。然而，在人的骨关节炎软骨中，ADAMTS4 过度表达，ADAMTS5 却是组成性地表达[123]。IL-1 和 TNF 可刺激人骨关节炎软骨细胞表达 ADAMTS4，但对 ADAMTS5 无作用[124]。人骨关节炎软骨中的 ADAMTS4 和 ADAMTS5 的不同作用仍不清楚。ADAM 家族成员（即 ADAM10、12、15 和 17）在骨关节炎软骨中表达。ADAM12 可能参与软骨修复，这是由于它过度表达于聚集的软骨细胞中，通过切开 IGF-BP-5 激活 IGF-I，在软骨细胞增生中发挥作用。对 ADAM15 基因敲除鼠研究发现，ADAM15 有软骨保护性作用[126]。在骨关节炎患者体内，RECK 过度表达于聚集的软骨细胞中，通过抑制软骨细胞迁移和促进软骨细胞增生，可能在软骨克隆（簇状形成）中发挥作用[127]。

 本章的参考文献也可以在 ExpertConsult.com 上找到。

参考文献

1. Handley CJ, Mok MT, Ilic MZ, et al: Cathepsin D cleaves aggrecan at unique sites within the interglobular domain and chondroitin sulfate attachment regions that are also cleaved when cartilage is maintained at acid pH. *Matrix Biol* 20:543–553, 2001.
2. Bromme D, Okamoto K, Wang BB, et al: Human cathepsin O2, a matrix protein-degrading cysteine protease expressed in osteoclasts: functional expression of human cathepsin O2 in *Spodoptera frugiperda* and characterization of the enzyme. *J Biol Chem* 271:2126–2132, 1996.
3. Drake FH, Dodds RA, James IE, et al: Cathepsin K, but not cathepsins B, L, or S, is abundantly expressed in human osteoclasts. *J Biol Chem* 271:12511–12516, 1996.
4. Salminen-Mankonen HJ, Morko J, Vuorio E: Role of cathepsin K in normal joints and in the development of arthritis. *Curr Drug Targets* 8:315–323, 2007.
5. Sorimachi H, Suzuki K: The structure of calpain. *J Biochem (Tokyo)* 129:653–664, 2001.
6. Nagase H: Activation mechanisms of matrix metalloproteinases. *Biol Chem* 378:151–160, 1997.
7. Kielty CM, Lees M, Shuttleworth CA, et al: Catabolism of intact type VI collagen microfibrils: susceptibility to degradation by serine proteinases. *Biochem Biophys Res Commun* 191:1230–1236, 1993.
8. Saksela O, Rifkin DB: Cell-associated plasminogen activation: regulation and physiological functions. *Annu Rev Cell Biol* 4:93–126, 1988.
9. Chung L, Dinakarpandian D, Yoshida N, et al: Collagenase unwinds triple-helical collagen prior to peptide bond hydrolysis. *EMBO J* 23:3020–3030, 2004.
10. Mitchell PG, Magna HA, Reeves LM, et al: Cloning, expression, and type II collagenolytic activity of matrix metalloproteinase-13 from human osteoarthritic cartilage. *J Clin Invest* 97:761–768, 1996.
11. Knauper V, Lopez-Otin C, Smith B, et al: Biochemical characterization of human collagenase-3. *J Biol Chem* 271:1544–1550, 1996.
12. Balbin M, Fueyo A, Knauper V, et al: Identification and enzymatic characterization of two diverging murine counterparts of human

interstitial collagenase (MMP-1) expressed at sites of embryo implantation. *J Biol Chem* 276:10253–10262, 2001.

13. Okada Y, Morodomi T, Enghild JJ, et al: Matrix metalloproteinase 2 from human rheumatoid synovial fibroblasts: purification and activation of the precursor and enzymic properties. *Eur J Biochem* 194:721–730, 1990.

14. Okada Y, Gonoji Y, Naka K, et al: Matrix metalloproteinase 9 (92-kDa gelatinase/type IV collagenase) from HT 1080 human fibrosarcoma cells: purification and activation of the precursor and enzymic properties. *J Biol Chem* 267:21712–21719, 1992.

15. Heissig B, Hattori K, Dias S, et al: Recruitment of stem and progenitor cells from the bone marrow niche requires MMP-9 mediated release of kit-ligand. *Cell* 109:625–637, 2002.

16. McQuibban GA, Gong JH, Tam EM, et al: Inflammation dampened by gelatinase A cleavage of monocyte chemoattractant protein-3. *Science* 289:1202–1206, 2000.

17. Nagase H, Ogata Y, Suzuki K, et al: Substrate specificities and activation mechanisms of matrix metalloproteinases. *Biochem Soc Trans* 19:715–718, 1991.

18. Okada Y, Nagase H, Harris ED, Jr: A metalloproteinase from human rheumatoid synovial fibroblasts that digests connective tissue matrix components: purification and characterization. *J Biol Chem* 261:14245–14255, 1986.

19. Wu J, Lark MW, Chun LE, et al: Sites of stromelysin cleavage in collagen types II, IX, X, and XI of cartilage. *J Biol Chem* 266:5625–5628, 1991.

20. Nakamura H, Fujii Y, Ohuchi E, et al: Activation of the precursor of human stromelysin 2 and its interactions with other matrix metalloproteinases. *Eur J Biochem* 253:67–75, 1998.

21. Fosang AJ, Neame PJ, Last K, et al: The interglobular domain of cartilage aggrecan is cleaved by PUMP, gelatinases, and cathepsin B. *J Biol Chem* 267:19470–19474, 1992.

22. Imai K, Yokohama Y, Nakanishi I, et al: Matrix metalloproteinase 7 (matrilysin) from human rectal carcinoma cells: activation of the precursor, interaction with other matrix metalloproteinases and enzymic properties. *J Biol Chem* 270:6691–6697, 1995.

23. Uria JA, Lopez-Otin C: Matrilysin-2, a new matrix metalloproteinase expressed in human tumors and showing the minimal domain organization required for secretion, latency, and activity. *Cancer Res* 60:4745–4751, 2000.

24. Park HI, Ni J, Gerkema FE, et al: Identification and characterization of human endometase (matrix metalloproteinase-26) from endometrial tumor. *J Biol Chem* 275:20540–20544, 2000.

25. Marchenko GN, Ratnikov BI, Rozanov DV, et al: Characterization of matrix metalloproteinase-26, a novel metalloproteinase widely expressed in cancer cells of epithelial origin. *Biochem J* 356:705–718, 2001.

26. Pei D, Weiss SJ: Furin-dependent intracellular activation of the human stromelysin-3 zymogen. *Nature* 375:244–247, 1995.

27. Noel A, Santavicca M, Stoll I, et al: Identification of structural determinants controlling human and mouse stromelysin-3 proteolytic activities. *J Biol Chem* 270:22866–22872, 1995.

28. Pei D, Majmudar G, Weiss SJ: Hydrolytic inactivation of a breast carcinoma cell-derived serpin by human stromelysin-3. *J Biol Chem* 269:25849–25855, 1994.

29. Manes S, Mira E, Barbacid MM, et al: Identification of insulin-like growth factor-binding protein-1 as a potential physiological substrate for human stromelysin-3. *J Biol Chem* 272:25706–25712, 1997.

30. Lohi J, Wilson CL, Roby JD, et al: Epilysin, a novel human matrix metalloproteinase (MMP-28) expressed in testis and keratinocytes and in response to injury. *J Biol Chem* 276:10134–10144, 2001.

31. Shapiro SD, Kobayashi DK, Ley TJ: Cloning and characterization of a unique elastolytic metalloproteinase produced by human alveolar macrophages. *J Biol Chem* 268:23824–23829, 1993.

32. Pendas AM, Knauper V, Puente XS, et al: Identification and characterization of a novel human matrix metalloproteinase with unique structural characteristics, chromosomal location, and tissue distribution. *J Biol Chem* 272:4281–4286, 1997.

33. Llano E, Pendas AM, Knauper V, et al: Identification and structural and functional characterization of human enamelysin (MMP-20). *Biochemistry* 36:15101–15108, 1997.

34. Stracke JO, Hutton M, Stewart M, et al: Biochemical characterization of the catalytic domain of human matrix metalloproteinase 19: evidence for a role as a potent basement membrane degrading enzyme. *J Biol Chem* 275:14809–14816, 2000.

35. Stracke JO, Fosang AJ, Last K, et al: Matrix metalloproteinases 19 and 20 cleave aggrecan and cartilage oligomeric matrix protein (COMP). *FEBS Lett* 478:52–56, 2000.

36. Sato H, Takino T, Okada Y, et al: A matrix metalloproteinase expressed on the surface of invasive tumour cells. *Nature* 370:61–65, 1994.

37. Will H, Hinzmann B: cDNA sequence and mRNA tissue distribution of a novel human matrix metalloproteinase with a potential transmembrane segment. *Eur J Biochem* 231:602–608, 1995.

38. Takino T, Sato H, Shinagawa A, et al: Identification of the second membrane-type matrix metalloproteinase (MT-MMP-2) gene from a human placenta cDNA library: MT-MMPs form a unique membrane-type subclass in the MMP family. *J Biol Chem* 270:23013–23020, 1995.

39. Pei D: Identification and characterization of the fifth membrane-type matrix metalloproteinase MT5-MMP. *J Biol Chem* 274:8925–8932, 1999.

40. Ohuchi E, Imai K, Fujii Y, et al: Membrane type 1 matrix metalloproteinase digests interstitial collagens and other extracellular matrix macromolecules. *J Biol Chem* 272:2446–2451, 1997.

41. d'Ortho MP, Will H, Atkinson S, et al: Membrane-type matrix metalloproteinases 1 and 2 exhibit broad-spectrum proteolytic capacities comparable to many matrix metalloproteinases. *Eur J Biochem* 250:751–757, 1997.

42. Shimada T, Nakamura H, Ohuchi E, et al: Characterization of a truncated recombinant form of human membrane type 3 matrix metalloproteinase. *Eur J Biochem* 262:907–914, 1999.

43. Itoh Y, Kajita M, Kinoh H, et al: Membrane type 4 matrix metalloproteinase (MT4-MMP, MMP-17) is a glycosylphosphatidylinositol-anchored proteinase. *J Biol Chem* 274:34260–34266, 1999.

44. Pei D: Leukolysin/MMP25/MT6-MMP: A novel matrix metalloproteinase specifically expressed in the leukocyte lineage. *Cell Res* 9:291–303, 1999.

45. Wang Y, Johnson AR, Ye QZ, et al: Catalytic activities and substrate specificity of the human membrane type 4 matrix metalloproteinase catalytic domain. *J Biol Chem* 274:33043–33049, 1999.

46. English WR, Puente XS, Freije JM, et al: Membrane type 4 matrix metalloproteinase (MMP17) has tumor necrosis factor-alpha convertase activity but does not activate pro-MMP2. *J Biol Chem* 275:14046–14055, 2000.

47. Pei D, Kang T, Qi H: Cysteine array matrix metalloproteinase (CA-MMP)/MMP-23 is a type II transmembrane matrix metalloproteinase regulated by a single cleavage for both secretion and activation. *J Biol Chem* 275:33988–33997, 2000.

48. Velasco G, Pendas AM, Fueyo A, et al: Cloning and characterization of human MMP-23, a new matrix metalloproteinase predominantly expressed in reproductive tissues and lacking conserved domains in other family members. *J Biol Chem* 274:4570–4576, 1999.

49. Rodriguez-Manzaneque JC, Westling J, Thai SN, et al: ADAMTS1 cleaves aggrecan at multiple sites and is differentially inhibited by metalloproteinase inhibitors. *Biochem Biophys Res Commun* 293:501–508, 2002.

50. Tortorella MD, Burn TC, Pratta MA, et al: Purification and cloning of aggrecanase-1: a member of the ADAMTS family of proteins. *Science* 284:1664–1666, 1999.

51. Abbaszade I, Liu RQ, Yang F, et al: Cloning and characterization of ADAMTS11, an aggrecanase from the ADAMTS family. *J Biol Chem* 274:23443–23450, 1999.

52. Sandy JD, Westling J, Kenagy RD, et al: Versican V1 proteolysis in human aorta in vivo occurs at the Glu441-Ala442 bond, a site that is cleaved by recombinant ADAMTS-1 and ADAMTS-4. *J Biol Chem* 276:13372–13378, 2001.

53. Nakamura H, Fujii Y, Inoki I, et al: Brevican is degraded by matrix metalloproteinases and aggrecanase-1 (ADAMTS4) at different sites. *J Biol Chem* 275:38885–38890, 2000.

54. Kashiwagi M, Enghild JJ, Gendron C, et al: Altered proteolytic activities of ADAMTS-4 expressed by C-terminal processing. *J Biol Chem* 279:10109–10119, 2004.

55. Peschon JJ, Slack JL, Reddy P, et al: An essential role for ectodomain shedding in mammalian development. *Science* 282:1281–1284, 1998.

56. Sunnarborg SW, Hinkle CL, Stevenson M, et al: Tumor necrosis factor-alpha converting enzyme (TACE) regulates epidermal growth factor receptor ligand availability. *J Biol Chem* 277:12838–12845, 2002.

57. Black RA: Tumor necrosis factor-alpha converting enzyme. *Int J*

Biochem Cell Biol 34:1–5, 2002.

58. Yan Y, Shirakabe K, Werb Z: The metalloprotease Kuzbanian (ADAM10) mediates the transactivation of EGF receptor by G protein-coupled receptors. *J Cell Biol* 158:221–226, 2002.

59. Asakura M, Kitakaze M, Takashima S, et al: Cardiac hypertrophy is inhibited by antagonism of ADAM12 processing of HB-EGF: metalloproteinase inhibitors as a new therapy. *Nat Med* 8:35–40, 2002.

60. Mochizuki S, Shimoda M, Shiomi T, et al: ADAM28 is activated by MMP-7 (matrilysin-1) and cleaves insulin-like growth factor binding protein-3. *Biochem Biophys Res Commun* 315:79–84, 2004.

61. Loechel F, Fox JW, Murphy G, et al: ADAM 12-S cleaves IGFBP-3 and IGFBP-5 and is inhibited by TIMP-3. *Biochem Biophys Res Commun* 278:511–515, 2000.

62. Fourie AM, Coles F, Moreno V, et al: Catalytic activity of ADAM8, ADAM15, and MDC-L (ADAM28) on synthetic peptide substrates and in ectodomain cleavage of CD23. *J Biol Chem* 278:30469–30477, 2003.

63. Reiss K, Ludwig A, Saftig P: Breaking up the tie: disintegrin-like metalloproteinases as regulators of cell migration in inflammation and invasion. *Pharmacol Ther* 111:985–1006, 2006.

64. Potempa J, Korzus E, Travis J: The serpin superfamily of proteinase inhibitors: structure, function, and regulation. *J Biol Chem* 269:15957–15960, 1994.

65. Murphy G, Willenbrock F: Tissue inhibitors of matrix metalloendopeptidases. *Methods Enzymol* 248:496–510, 1995.

66. Gomez DE, Alonso DF, Yoshiji H, et al: Tissue inhibitors of metalloproteinases: structure, regulation and biological functions. *Eur J Cell Biol* 74:111–122, 1997.

67. Bode W, Fernandez-Catalan C, Tschesche H, et al: Structural properties of matrix metalloproteinases. *Cell Mol Life Sci* 55:639–652, 1999.

68. Brew K, Dinakarpandian D, Nagase H: Tissue inhibitors of metalloproteinases: evolution, structure and function. *Biochim Biophys Acta* 1477:267–283, 2000.

69. Visse R, Nagase H: Matrix metalloproteinases and tissue inhibitors of metalloproteinases: structure, function, and biochemistry. *Circ Res* 92:827–839, 2003.

70. Will H, Atkinson SJ, Butler GS, et al: The soluble catalytic domain of membrane type 1 matrix metalloproteinase cleaves the propeptide of progelatinase A and initiates autoproteolytic activation: regulation by TIMP-2 and TIMP-3. *J Biol Chem* 271:17119–17123, 1996.

71. Gomis-Ruth FX, Maskos K, Betz M, et al: Mechanism of inhibition of the human matrix metalloproteinase stromelysin-1 by TIMP-1. *Nature* 389:77–81, 1997.

72. Fernandez-Catalan C, Bode W, Huber R, et al: Crystal structure of the complex formed by the membrane type 1-matrix metalloproteinase with the tissue inhibitor of metalloproteinases-2, the soluble progelatinase A receptor. *EMBO J* 17:5238–5248, 1998.

73. Kinoshita T, Sato H, Okada A, et al: TIMP-2 promotes activation of progelatinase A by membrane-type 1 matrix metalloproteinase immobilized on agarose beads. *J Biol Chem* 273:16098–16103, 1998.

74. Seiki M: The cell surface: the stage for matrix metalloproteinase regulation of migration. *Curr Opin Cell Biol* 14:624–632, 2002.

75. Huovila AP, Turner AJ, Pelto-Huikko M, et al: Shedding light on ADAM metalloproteinases. *Trends Biochem Sci* 30:413–422, 2005.

76. Wei S, Kashiwagi M, Kota S, et al: Reactive site mutations in tissue inhibitor of metalloproteinase-3 disrupt inhibition of matrix metalloproteinases but not tumor necrosis factor-alpha-converting enzyme. *J Biol Chem* 280:32877–32882, 2005.

77. Oh J, Takahashi R, Kondo S, et al: The membrane-anchored MMP inhibitor RECK is a key regulator of extracellular matrix integrity and angiogenesis. *Cell* 107:789–800, 2001.

78. Imai K, Ohta S, Matsumoto T, et al: Expression of membrane-type 1 matrix metalloproteinase and activation of progelatinase A in human osteoarthritic cartilage. *Am J Pathol* 151:245–256, 1997.

79. Gu Z, Kaul M, Yan B, et al: S-nitrosylation of matrix metalloproteinases: signaling pathway to neuronal cell death. *Science* 297:1186–1190, 2002.

80. Nagase H: Human stromelysins 1 and 2. *Methods Enzymol* 248:449–470, 1995.

81. Sato H, Kinoshita T, Takino T, et al: Activation of a recombinant membrane type 1-matrix metalloproteinase (MT1-MMP) by furin and its interaction with tissue inhibitor of metalloproteinases (TIMP)-2. *FEBS Lett* 393:101–104, 1996.

82. Itoh Y, Takamura A, Ito N, et al: Homophilic complex formation of MT1-MMP facilitates proMMP-2 activation on the cell surface and promotes tumor cell invasion. *EMBO J* 20:4782–4793, 2001.

83. Brooks PC, Stromblad S, Sanders LC, et al: Localization of matrix metalloproteinase MMP-2 to the surface of invasive cells by interaction with integrin alpha v beta 3. *Cell* 85:683–693, 1996.

84. Morrison CJ, Butler GS, Bigg HF, et al: Cellular activation of MMP-2 (gelatinase A) by MT2-MMP occurs via a TIMP-2-independent pathway. *J Biol Chem* 276:47402–47410, 2001.

85. Cowell S, Knauper V, Stewart ML, et al: Induction of matrix metalloproteinase activation cascades based on membrane-type 1 matrix metalloproteinase: associated activation of gelatinase A, gelatinase B and collagenase 3. *Biochem J* 331:453–458, 1998.

86. Knauper V, Bailey L, Worley JR, et al: Cellular activation of proMMP-13 by MT1-MMP depends on the C-terminal domain of MMP-13. *FEBS Lett* 532:127–130, 2002.

87. Shiomi T, Inoki I, Kataoka F, et al: Pericellular activation of proMMP-7 (promatrilysin-1) through interaction with CD151. *Lab Invest* 85:1489–1506, 2005.

88. Fujita Y, Shiomi T, Yanagimoto S, et al: Tetraspanin CD151 is expressed in osteoarthritic cartilage and is involved in pericellular activation of pro-matrix metalloproteinase 7 in osteoarthritic chondrocytes. *Arthritis Rheum* 54:3233–3243, 2006.

89. Sternlicht MD, Werb Z: How matrix metalloproteinases regulate cell behavior. *Annu Rev Cell Dev Biol* 17:463–516, 2001.

90. Egeblad M, Werb Z: New functions for the matrix metalloproteinases in cancer progression. *Nat Rev Cancer* 2:161–174, 2002.

91. Guo H, Li R, Zucker S, et al: EMMPRIN (CD147), an inducer of matrix metalloproteinase synthesis, also binds interstitial collagenase to the tumor cell surface. *Cancer Res* 60:888–891, 2000.

92. Puyraimond A, Fridman R, Lemesle M, et al: MMP-2 colocalizes with caveolae on the surface of endothelial cells. *Exp Cell Res* 262:28–36, 2001.

93. Yu WH, Woessner JF, Jr, McNeish JD, et al: CD44 anchors the assembly of matrilysin/MMP-7 with heparin-binding epidermal growth factor precursor and ErbB4 and regulates female reproductive organ remodeling. *Genes Dev* 16:307–323, 2002.

94. Yamamoto K, Higashi S, Kioi M, et al: Binding of active matrilysin to cell surface cholesterol sulfate is essential for its membrane-associated proteolytic action and induction of homotypic cell adhesion. *J Biol Chem* 281:9170–9180, 2006.

95. Yu Q, Stamenkovic I: Cell surface-localized matrix metalloproteinase-9 proteolytically activates TGF-beta and promotes tumor invasion and angiogenesis. *Genes Dev* 14:163–176, 2000.

96. Fosang AJ, Last K, Maciewicz RA: Aggrecan is degraded by matrix metalloproteinases in human arthritis: evidence that matrix metalloproteinase and aggrecanase activities can be independent. *J Clin Invest* 98:2292–2299, 1996.

97. Imai K, Hiramatsu A, Fukushima D, et al: Degradation of decorin by matrix metalloproteinases: identification of the cleavage sites, kinetic analyses and transforming growth factor-beta1 release. *Biochem J* 322:809–814, 1997.

98. Yamanaka H, Makino K, Takizawa M, et al: Expression and tissue localization of membrane-types 1, 2, and 3 matrix metalloproteinases in rheumatoid synovium. *Lab Invest* 80:677–687, 2000.

99. Yamanishi Y, Boyle DL, Clark M, et al: Expression and regulation of aggrecanase in arthritis: the role of TGF-beta. *J Immunol* 168:1405–1412, 2002.

100. Takizawa M, Ohuchi E, Yamanaka H, et al: Production of tissue inhibitor of metalloproteinases 3 is selectively enhanced by calcium pentosan polysulfate in human rheumatoid synovial fibroblasts. *Arthritis Rheum* 43:812–820, 2000.

101. Yoshihara Y, Nakamura H, Obata K, et al: Matrix metalloproteinases and tissue inhibitors of metalloproteinases in synovial fluids from patients with rheumatoid arthritis or osteoarthritis. *Ann Rheum Dis* 59:455–461, 2000.

102. Yamanaka H, Matsuda Y, Tanaka M, et al: Serum matrix metalloproteinase 3 as a predictor of the degree of joint destruction during the six months after measurement, in patients with early rheumatoid arthritis. *Arthritis Rheum* 43:852–858, 2000.

103. Kobayashi A, Naito S, Enomoto H, et al: Serum MMP-3 levels of matrix metalloproteinase-3 (stromelysin 1) for monitoring synovitis in rheumatoid arthritis. *Arch Pathol Lab Med* 131:563–570, 2007.

104. Catrina AI, Lampa J, Ernestam S, et al: Anti-tumour necrosis factor (TNF)-alpha therapy (etanercept) down-regulates serum matrix metalloproteinase (MMP)-3 and MMP-1 in rheumatoid arthritis.

Rheumatology (Oxford) 41:484–489, 2002.

105. Okada Y, Naka K, Minamoto T, et al: Localization of type VI collagen in the lining cell layer of normal and rheumatoid synovium. *Lab Invest* 63:647–656, 1990.

106. Overall CM, Lopez-Otin C: Strategies for MMP inhibition in cancer: Innovations for the post-trial era. *Nature Rev Cancer* 2:657–672, 2002.

107. Catterall JB, Cawston TE: Drugs in development: bisphosphonates and metalloproteinase inhibitors. *Arthritis Res Ther* 5:12–24, 2003.

108. Turk B: Targeting proteases: successes, failures and future prospects. *Nature Rev Drug Discov* 5:785–799, 2006.

109. Murphy G, Nagase H: Reappraising metalloproteinases in rheumatoid arthritis and osteoarthritis: destruction or repair? *Nature Clin Pract Rheumatol* 4:128–135, 2008.

110. Wojtowicz-Praga S, Torri J, Johnson M, et al: Phase I trial of marimastat, a novel matrix metalloproteinase inhibitor, administered orally to patients with advanced lung cancer. *J Clin Oncol* 16:2150–2156, 1998.

111. Renkiewicz R, Qiu L, Lesch C, et al: Broad-spectrum matrix metalloproteinase inhibitor marimastat-induced musculoskeletal side effects in rats. *Arthritis Rheum* 48:1742–1749, 2003.

112. Delaisse J, Vaes G: Mechanism of mineral solubilization and matrix degradation in osteoclastic bone resorption. In Rifkin BR, Gay CV, editors: *Biology and physiology of the osteoclast*, Boca Raton, Fla, 1992, CRC Press, pp 289–314.

113. Gelb BD, Shi GP, Chapman HA, et al: Pycnodysostosis, a lysosomal disease caused by cathepsin K deficiency. *Science* 273:1236–1238, 1996.

114. Okada Y, Naka K, Kawamura K, et al: Localization of matrix metalloproteinase 9 (92-kilodalton gelatinase/type IV collagenase = gelatinase B) in osteoclasts: implications for bone resorption. *Lab Invest* 72:311–322, 1995.

115. Pap T, Shigeyama Y, Kuchen S, et al: Differential expression pattern of membrane-type matrix metalloproteinases in rheumatoid arthritis. *Arthritis Rheum* 43:1226–1232, 2000.

116. Lynch CC, Hikosaka A, Acuff HB, et al: MMP-7 promotes prostate cancer-induced osteolysis via the solubilization of RANKL. *Cancer Cell* 7:485–496, 2005.

117. Boonen S, Rosenberg E, Claessens F, et al: Inhibition of cathepsin K for treatment of osteoporosis. *Curr Osteoporos Rep* 10:73–79, 2012.

118. Shlopov BV, Lie WR, Mainardi CL, et al: Osteoarthritic lesions: involvement of three different collagenases. *Arthritis Rheum* 40:2065–2074, 1997.

119. Mohtai M, Smith RL, Schurman DJ, et al: Expression of 92-kD type IV collagenase/gelatinase (gelatinase B) in osteoarthritic cartilage and its induction in normal human articular cartilage by interleukin 1. *J Clin Invest* 92:179–185, 1993.

120. Okada Y, Shinmei M, Tanaka O, et al: Localization of matrix metalloproteinase 3 (stromelysin) in osteoarthritic cartilage and synovium. *Lab Invest* 66:680–690, 1992.

121. Ohta S, Imai K, Yamashita K, et al: Expression of matrix metalloproteinase 7 (matrilysin) in human osteoarthritic cartilage. *Lab Invest* 78:79–87, 1998.

122. Glasson SS, Askew R, Sheppard B, et al: Deletion of active ADAMTS5 prevents cartilage degradation in a murine model of osteoarthritis. *Nature* 434:644–648, 2005.

123. Naito S, Shiomi T, Okada A, et al: Expression of ADAMTS4 (aggrecanase-1) in human osteoarthritic cartilage. *Pathol Int* 57:703–711, 2007.

124. Yatabe T, Mochizuki S, Takizawa M, et al: Hyaluronan inhibits expression of ADAMTS4 (aggrecanase-1) in human osteoarthritic chondrocytes. *Ann Rhem Dis* 68:1051–1058, 2009.

125. Okada A, Mochizuki S, Yatabe T, et al: ADAM-12 (Meltrin α) is involved in chondrocyte proliferation via cleavage of insulin-like growth factor binding protein 5 in osteoarthritic cartilage. *Arthritis Rheum* 58:778–789, 2008.

126. Bohm BB, Aigner T, Roy B, et al: Homeostatic effects of the metalloproteinase disintegrin ADAM15 in degenerative cartilage remodeling. *Arthritis Rheum* 52:1100–1109, 2005.

127. Kimura T, Okada A, Yatabe T, et al: RECK is up-regulated and involved in chondrocyte cloning in human osteoarthritic cartilage. *Am J Pathol* 176:2858–2867, 2010.

第9章

树突状细胞：概述及其在自身免疫中的作用

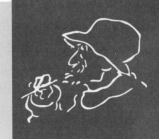

原著　Antoine Tanne · Nina Bhardwaj
董凌莉　译　董凌莉　校

关键点

树突状细胞（dendritic cells，DCs）与单核细胞、巨噬细胞共同组成单核吞噬细胞系统。

DCs是专职抗原呈递细胞，广泛存在于体表与组织内部。它们对环境因素进行感知和取样以区分自身抗原与非自身抗原。

DCs细胞主要有三种亚型——浆细胞样DCs、传统DCs与单核细胞来源DCs——三者各自具有其特征性的起源、受体与功能。

捕获抗原后，DCs将经历一个"成熟"过程，如抗原加工、主要组织相容性复合体分子与共刺激分子（CD80/86）的诱导以及细胞因子的合成。DCs迁移至初级和次级淋巴器官，将成熟的抗原提呈给初始T细胞（naïve T cells）诱导免疫反应或耐受。

成熟DCs具有促使初始T细胞向辅助性T细胞（T helper，Th）1、Th2、Th17，滤泡辅助性T细胞和调节性T细胞（regulatory T cells，Tregs）分化的能力。成熟DCs还表达细胞因子，促进B细胞与天然杀伤细胞活化并招募其他固有免疫效应细胞。

DCs是固有免疫吞噬细胞，通过胞膜或胞浆中的模式识别受体（pattern recognition receptors，PRRs）感知环境。尽管其功能尚未完全明确，但DCs在维持胸腺与外周免疫耐受中发挥重要作用。

DC精细地维持免疫耐受与炎症状态的平衡，其功能失调会导致自身免疫性疾病或者肿瘤免疫逃逸。

DCs作为免疫应答的主要调控者之一，既可作为治疗靶点，也可作为抑制自身免疫性疾病和肿瘤等的治疗佐剂。

1973年Ralph Steinmann和Zanvil Cohn博士第一次对树突状细胞（dendritic cells，DCs）进行了形态学描述[1]。五年后Steinmann博士提出"DCs将被证明是诸多免疫应答产生所需要的关键辅助细胞"[2]。尽管这一理念直到许多年后才被科学界广泛认可，但DCs仍是20世纪免疫学中最令人兴奋的发现之一。2011年，Steinman博士与Bruce Beutler、Jules Hofmann博士一起获得诺贝尔生理学或医学奖，前者发现DCs细胞及其在固有免疫与适应性免疫调节中的作用，后者发现并特征性描述了Toll样受体（Toll-like receptors，TLRs）在固有免疫调控中的作用。

现在普遍认为DCs是机体免疫反应和耐受维持的核心参与者。DCs代表了一种骨髓来源的单核细胞群，其分布分散却广泛存在于身体大多数组织中。它们是专职的抗原呈递细胞（antigen-presenting cells，APCs），在其未成熟状态下可以通过表达一系列模式识别受体（pattern recognition receptors，PRRs）识别并捕获自身和非自身抗原[3]。在遇到病原相关分子模式（pathogen-associated molecular patterns，PAMPs）和损伤相关分子模式（danger-associated molecular patterns，DAMPs）时，DCs 被激活，经历一系列成熟过程，包括细胞表型、抗原捕获能力、迁移的改变，并被运输至引流淋巴结为体液和细胞免疫应答做准备[4]。成熟后，DCs 将加工处理抗原（自身和非自身），然后将它们提呈给抗原特异性的适应性免疫细胞（T 细胞和 B 细胞），以诱导免疫反应抑制癌症或感染等疾病，同时也能保持对自身抗原的耐受性。尽管大多数自身免疫细胞在胸腺中通过阴性选择过程被清除，但仍有小部分细胞必须通过主动和持续的机制以获得免疫耐受。

本章总结了目前对 DCs 功能的认识、其在免疫耐受和自身免疫中的潜在作用，及其在免疫病理过程中的潜在治疗用途。见图 9-1。

树突状细胞分类

DCs 趋向性广泛，几乎所有组织中都可检测到 DC 的存在，包括皮肤、肠、心脏、初级和次级淋巴器官，最近在小鼠的脑实质中也发现有 DCs[5]。所有 DCs 都具有向 T 细胞提呈抗原的关键能力；但不

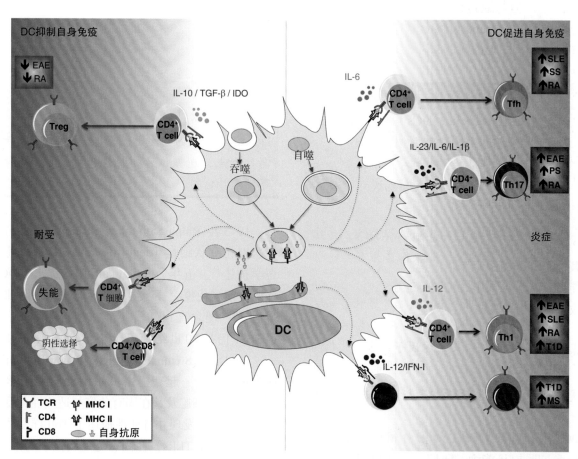

图 9-1　树突状细胞（DC）在调节对自身抗原的耐受性和免疫原性反应中起关键作用。DC 通过吞噬作用和自噬处理自身抗原，并以 I 类主要组织相容性复合体（MHC I）或 II 类 MHC（MHC II）分子通过包括交叉呈递在内的过程将抗原呈递给 CD4 T 辅助细胞或 CD8 细胞毒性 T 细胞。DC 介导的自身抗原递呈可能促进或抑制自身免疫反应，这取决于炎症背景和细胞内在免疫调节剂如免疫检查点的表达情况。该图的左侧部分显示，在抑制因子如转化生长因子 -β（TGF-β）、白细胞介素（IL）-10 或吲哚胺 -2，3-双加氧酶（IDO）等存在的情况下，DC 将自身抗原呈递给 T 细胞，促进其发育成调节性 T（Treg）细胞；或者，DC 可以通过失能诱导 T 细胞耐受，在胸腺 T 细胞的阴性选择中起作用。相反，如果 DC 在促炎介质 [如 IL-6、IL-12、IL-23 和干扰素（IFN）-I] 存在的情况下摄取并呈递自身抗原给 T 细胞，它们则可促进由自身反应性 CD4[+] 效应 T 细胞和细胞毒性 T 淋巴细胞（CTL）介导的免疫原性反应的发展。这些自身反应性 T 细胞可以促进病理性自身免疫反应，如小鼠实验性自身免疫性脑脊髓炎（EAE）、多发性硬化症（MS）、干燥综合征（SS）、系统性红斑狼疮（SLE）、银屑病（PS）、类风湿关节炎（RA）和 1 型糖尿病（T1D）。IFN-1，I 型干扰素；TCR，T 细胞受体；Tfh，T 滤泡辅助性 T 细胞；Th，辅助性 T 细胞。（修订自 Ganguly D，Haak S，Sisirak V，Reizis B：The role of dendritic cells in autoimmunity. Nat Rev Immunol 13：566-577，2013。）

同亚群在个体发育、组织定位、细胞因子谱和免疫功能方面存在很大差异[6-7]。尽管在啮齿类动物和人体组织中鉴定出许多不同的 DC 亚群，但由于骨髓中缺乏特定的 DC 前体，以及缺乏特异性的表型识别标记，因此产生了对 DC 谱系的相关性和存在性的一些怀疑。然而，最新研究通过识别调节 DC 发育的特定转录因子和细胞因子[8]，并分离出能特异性产生 DC 而非其他免疫细胞的 DC 祖细胞[6-7]来推断这种谱系的存在。尽管几乎所有 DCs 均表达 II 类主要组织相容性复合体（major histocompatibility complex，MHC）抗原和不同水平的整合素 αX（ITGAX，也称为 CD11c）[6-7]，但与通过细胞表面的免疫球蛋白或 T 细胞受体（T cell receptors，TCRs）分别识别的 B 细胞和 T 细胞不同，DCs 亚群基于表面标志物具有其异质性。

DCs 通常分为两种主要亚型：传统树突状细胞（conventional DCs，cDCs）与非经典树突状细胞，后者包括浆细胞样树突状细胞（plasmacytoid DCs，pDCs）、单核细胞来源树突状细胞（monocyte-derived DCs，moDCs），和炎性单核细胞来源树突状细胞（inflammatory monocyte–derived DCs，infDCs）。将 DCs 分为 cDC、pDC、moDC 和 infDC 亚型的这种分类方法似乎过于简化 DCs 的异质性。DCs 的异质性为其发育谱系的确定带来了挑战；然而，这一特点也可能正反映了不同 DC 亚群在不同组织和经受多样抗原攻击时的特殊功能。

传统树突状细胞

传统 DCs，又称髓系 DCs（myeloid DCs），这里统称 cDCs，根据其分布、功能和表型分为不同的亚型。cDCs 属于 APCs，未成熟时具有强吞噬活性；成熟后具有高抗原提呈能力并能分泌大量的细胞因子。它们不断地感知环境并作出应答，并适时地与 T 细胞相互作用。cDCs 表达髓样标志（CD11c、CD33、CD13）和高水平的 MHC-I、MHC-II，以及共刺激分子（CD80 和 CD86）。cDCs 是专职抗原递呈细胞；其他吞噬细胞如巨噬细胞在摄取抗原后快速降解抗原，而 cDCs 则相反，其对抗原进行处理使其能够保留，并控制多肽表位在 MHC 分子上表达。与大多数其他免疫细胞和非免疫细胞相比，cDCs 可同时在 MHC-I 和 MHC-II 存在的情况下提呈内源性和外源性抗原。MHC-I 提呈触发 CD8$^+$ T 细胞，而 MHC-II 提呈触发 CD4$^+$ T 细胞。外源性抗原被吞噬后进入内体，其中蛋白酶将蛋白质抗原分解成肽段，通过 cDCs 的 MHC-II 进行提呈。通常情况下，MHC-I 提呈的抗原肽是在细胞质内合成并进一步处理，然后运输至内质网，与新合成的 MHC-I 分子结合，然后分泌至胞外。外源性非胞质抗原在 MHC-I 上的非典型性提呈依赖于空泡和细胞质的"交叉提呈途径"[9]。cDCs 还可以通过自噬在 MHC-II 上递呈内源性胞质抗原，该过程可实现胞质组分再利用[10]。

cDCs 存在于循环系统中，几乎可以在每个外周组织以及淋巴器官中找到。为了确保对初始 T 细胞的刺激，cDCs 表达趋化因子受体如 CCR7。这种表达允许 T 细胞向各自淋巴器官内的 T 细胞区定向迁移，或通过输入淋巴管和内皮静脉向远处的组织引流淋巴结迁移。最后，除了调节滤泡辅助性 T 细胞（Tfh）应答反应（该应答反应为 B 细胞分化的必要条件）外，cDCs 还专职参与 T 细胞的交互作用，对激活初始 T 细胞和记忆 T 细胞应答至关重要。在淋巴结中，无论是在稳定状态下（未完全成熟以诱导耐受或免疫失能）抑或感染期（成熟，可启动宿主 T 细胞应答），cDCs 均可调控 T 细胞应答。根据成熟状态和刺激时分泌的细胞因子谱，cDCs 将初始 T 细胞诱导分化为不同类型的辅助性 T 细胞（Th），包括 Th1、Th2、Th17、Th22、Th9 和调节性 T 细胞（Treg），在特定方面调控抗原免疫应答[6-7,11-12]。

cDCs 根据其分布的部位主要分为三种：①存在于外周组织中，如皮肤；②存在于循环血中；③存在于次级淋巴器官中。尽管在小鼠模型中已经对多种组织定居的 cDC 进行了研究，但皮肤仍是人体内被描述最多的组织，我们将以皮肤为模型对不同 DC 亚型进行介绍。由于不同亚型所诱导的免疫应答不同，理解 DCs 分类不仅对将来疫苗或免疫治疗的发展很重要，也为自身免疫性疾病的发病机制的认识提供帮助。

组织驻留 cDCs

皮肤由两层组成，被基底膜分成表皮层和真皮层。健康的皮肤中被证实有三种主要的 DC 亚群：表皮中仅包含朗格汉斯细胞（LCs），而真皮层血管丰富，同时具有组织中和血循环中的 moDCs（CD14$^+$）和 cDCs（CD14$^+$、CD1a$^+$、CD1c$^+$ 和 CD141$^+$）。一旦皮肤发生感染或炎症，非传统 DCs（pDCs 和 infDCs）

会在局部聚集。

朗格汉斯细胞（Langerhans cells，LCs）．

LCs 是位于表皮层的一种自我更新的表皮髓样细胞，它与角质形成细胞之间形成一个网络。LCs 也存在于鳞状层状上皮，如支气管、口腔和生殖器黏膜。它们可以迁移并发育成熟为 DCs。与 cDCs 相比，LCs 表达共同的标志物，如 CD11c、CD32、CD45、FcεR1，包括 CD1a 和 c 型凝集素受体（CLR）胰岛蛋白（CD207）。胰岛蛋白通过受体介导的内吞作用将抗原递送至 Birbeck 颗粒；这些颗粒连接于溶酶体网状结构，参与经典和非经典的抗原处理和提呈。在稳定状态下，LCs 与组织中巨噬细胞类似，不断在前体细胞池中被替换，这在发育早期就已建立 [13]。LC 的维持依赖于角质形成细胞产生的细胞因子，包括小鼠体内白细胞介素（interleukin，IL）-34 [14-15]。然而，在炎症条件下，LCs 似乎由血液中的前体细胞重新填充 [12]。LCs 也以 CD1a 限制的方式提呈抗原 [16]。CD1 家族分子将糖脂类抗原提呈给特定亚型的 T 细胞，如表皮内表达 γδ-TCR 的树突状上皮 T 细胞（dendritic epithelial T Cells，DETC）。CD1a 提呈抗原不依赖于内体定位和酸化 [17]。LCs 组成性表达钙黏蛋白 E（E-cadherin，CD324），这是一种同型黏附分子，将 LCs 锚定在邻近的角质细胞上，而在 LCs 成熟过程中解离 [12]。稳态下，未成熟的 LCs 迁移到淋巴结并诱导 T 细胞耐受 [18]。在小鼠中，LCs 可诱导 Th1、Th2、Th17 甚至 Th22 细胞的分化 [19-20]。

真皮树突状细胞

稳定状态下，真皮 DCs 由 CD14+ DCs（一种描述较少的 CD1a+ DCs 亚型）和两类血液来源的循环 cDCs（CD1c+ 和 CD141+）组成。炎症时，infDCs 和 pDCs 也会在局部积聚。

CD14+ DCs． CD14+ 真皮 DCs 最初被描述为"间质/真皮型"DCs。它们的表型介于 DCs 和单核/巨噬细胞之间。它们表达巨噬细胞和单核细胞标志物，如 CD163、CD11b（ITGAM）、CXCR3CR1，以及广泛的 CLRs 谱，包括 DEC-205（CD205）、LOX-1、CLEC6、DCIR（CLEC4a）、DECTIN-1（CLEC7a）和 DC-SIGN（CD209） [21-22]。CD14+ 真皮 DCs 已被证明有多种功能，这取决于它们对所处环境的评估。它们可以通过分泌细胞因子（IL-12 和 IL-6）和直接细胞-细胞相互作用诱导 CD40 活化的 B 细胞分化产生免疫球蛋白（Ig）M 的浆细胞，从而调控 B 细胞应答 [23]。CD14+ DCs 还可通过增加 CD4+ T 细胞向 Tfh 细胞分化促进体液免疫，诱导初始 B 细胞类别转换并分泌大量免疫球蛋白 [24]。CD14+ DCs 可通过一种 Ig 样转录抑制受体 ILT-2 和 ILT-4 表达依赖的方式促使 CD8+ T 细胞向 TC2 细胞分化。最后，CD14+ DCs 在稳态下可诱导 Treg 分化并促进免疫耐受 [25]。在体外用 IL-10 和维生素 D₃ 可诱导单核细胞分化成相似亚型的 DCs，这使得更好地定义 DCs 亚型功能成为可能 [26]。

CD1a+ 真皮 DCs．

CD1a+ 真皮 DCs 表达血液 DC 抗原 1（BDCA-1 或 CD1c）并分布在真皮的上层，在引流淋巴结中可以找到 CD1a+ 迁移 DCs [27]。它们的表型与 LCs 相似，但不表达胰岛蛋白和钙黏蛋白 E。在刺激作用下，CD1a+ DCs 产生 IL-15 和少量促炎因子 [28]。它们可以诱导 Th2 细胞应答和细胞毒性 T 淋巴细胞（cytotoxic T lymphocyte，CTL）应答，但较 LCs 或 CD14+ DCs 而言功能更弱 [27]。

循环 DCs

血液中同时含有 cDCs 和 pDCs。cDCs 存在于健康的外周组织中，当炎症发生时，它们被招募到炎症部位，然后通过输入淋巴管迁移到次级淋巴组织。血液中循环 cDCs 的生理功能包括对血液和组织病原体的监测和耐受性的调节。血液中的 cDCs 可进一步细分为 CD1c+（BDCA-1+）、CD16+ 和 BDCA-3+ 亚群，这些亚群是从血液前体细胞分化而来的。此外，研究发现单核细胞可以分化为 DCs，与 pDCs 一起聚集在炎症部位。

CD1c+/BDCA-1+ DCs．

CD1c+ DCs 来源于骨髓，在血液中循环并迁移到外周组织和次级淋巴器官（如脾和扁桃体），成为静息间质 DCs [6]。它们特征性表达 CD1c、CD1a、CD11c、CD13、CD33、CD172（SIRP1-α）、CD45-RO 和 CD11b（ITGAM），有时被称为人双阳性（hDP）DCs [3,8]，并且可能与表达 CD8α+、CD11b+、CD172 的小鼠双阳性 DCS 相似 [8]。CD1c+ DCs 表达一系列受体，如 TLRs、CLRs、Dectin-1（CLEC7A）和 Dectin-2（CLEC6A）。血液 CD1c+ DCs 受刺激后能高效合成 IL-12p70，但皮肤 CD1c+ DCs 产生 IL-12 和 CXCL10 [干扰素-γ 诱导的蛋白 10（IP10）] 的能力有限 [29]。CD1c+ DCs 可通过合成 IL-12p70 或

IL-23 促进 Th1 或 Th17 应答。与小鼠的 mDP DCs 相似，它们具有向 CD4+ T 细胞提呈抗原的能力，但向 CD8+ T 细胞交叉提呈抗原的能力有限。至于它们能否像小鼠的 mDP DCs 一样诱导 Treg 分化并调控 Th2 分化，目前尚无定论[30]。

CD141++/BDCA-3+ DCs.

表达 CD141 的 DCs 存在于淋巴结、扁桃体、骨髓和脾中，并定位于 T 细胞区域。在血液中，它们仅是循环 cDCs 中的一个小亚群。它们不表达 CD14，CD11c 和 CD11b 水平也较低。有时被称为人单阳性（hSP）DCs，被认为类似于小鼠的 CD11b−、CD103+、CD8α+ DCs[31-32]。CD141++ DCs 高表达趋化因子受体 XCR1、TLR1、TLR2、TLR3、TLR7、TLR8，以及 CLRs 如 CLEC9A（DNRG-1）和 BDCA-3（CD141）。它们的特点在于合成 IL-12p70 和 IFN-β，并且与 CD1c+ DCs 相比能更有效地诱导 Th1 细胞应答。CD141++ DCs 可以通过 CLEC9A 识别和处理表达 β-actin 的死亡或坏死细胞[33-34]，向 CD8+ T 细胞交叉提呈抗原。由于交叉提呈对消灭癌症、病毒和其他病原体至关重要，因此 CD141++ DCs 是疫苗接种很有前景的靶点。CD141++ DCs 选择性表达趋化因子受体 XCR1，可能通过活化的自然杀伤细胞（natural killer，NK）和 CD8+ T 细胞合成的 XCR1 配体 XCL1，促进其在炎症部位的募集[35]。在 TLR3 和 -7/8 受体激动剂的刺激下，CD141++ DCs 产生 TNF，CXCL10 和高水平的抗病毒细胞因子 IFN-λ。

炎性单核细胞来源的 DCs

单核细胞是巨噬细胞的前体细胞，在粒细胞 - 巨噬细胞集落刺激因子（GM-CSF）和 IL-4 的作用下可分化为 DCs（moDCs）。在体外这类细胞具备 DC 形态，可产生炎症细胞因子，改变初始 T 细胞的应答。TLR 激动剂如脂多糖（LPS）或表达 LPS 的细菌可以介导单核细胞分化成 moDCs[36]。近期研究发现了 CD11c++ 的炎症亚型 MHC-II++ moDCs，包括 CD14+ CD1c+ 人 infDCs 和炎性树突状表皮细胞（inflammatory dendritic epidermal cells，IDEC）；合成 TNF 和 INOS（TIP）的 CD/4− CDIC− DCS 以及表达 6-sulfo LacNAc（SLAN）DCs。然而，这些细胞仍然很难从 SLAN 单核细胞中被分离出来，因而其在 DCs 中的分类尚存在疑问。不成熟的 SLAN DCs 表达 FcγR II（CD16），可与免疫复合物（immune complexes，ICs）产生较强的相互作用。它们倾向于积聚在皮肤型狼疮和系统性红斑狼疮（systemic lupus erythematous，SLE）以及自身免疫性疾病中的皮损处，其中含有 IC 的自体抗原 SLAN DCs 可通过刺激疾病活动而促进发病[37-38]。所有炎性 DCs 可通过合成 IL-6，IL-1β，TGF-β 和 IL-23 驱动 Th17 的分化[39]。

浆细胞样 DCs

pDCs 是 DCs 的一个亚型，在稳态下类似于浆细胞，并没有树突。pDCs 与 cDCs 的不同之处在于它们并不表达 CD11c，但表达 CD4、CD123（IL-3R）、CD303（CLEC4C/BDCA2）和神经纤毛蛋白 CD304（BDCA-4）。pDCs 是一种循环 DCs，也可在淋巴组织中发现，但很少存在于健康的非淋巴组织中。在淋巴结和扁桃体中，它们在 T 细胞区积聚。当发生炎症时，pDCs 被迅速招募至组织部位。pDCs 同时具有促炎和致耐受功能[40]，这取决于它们的成熟状态。它们选择性表达 TLR7 和 TLR9，用于检测病毒、细菌和死亡细胞的核酸 [单链 RNA（ssRNA）和单链 DNA（ssDNA）]，或自身免疫状态下免疫复合物中的核酸。TLR7 和 TLR9 可以触发下游级联信号，导致 I 型干扰素（IFN-I）（IFN-α 和 IFN-β）和 IFN-III（IFN-λ）的分泌。稳态下，由于 pDCs 的 MHC-II 表达水平较低，其对 CD4+ T 细胞的刺激能力较差。而激活后，pDCs 表现出与 cDCs 相似的特征（如树突状结构和 MHC-II 及共刺激分子的高表达），但在启动初始 T 细胞方面仍然效率低下[41]。在病毒 / TLR 刺激下，pDCs 可以通过合成 IFN-α 和 IL-12 促使初始 T 细胞向 Th1 方向分化[42]，也可通过吲哚胺 -2，3，- 加双氧酶（IDO）依赖的方式诱导 Tregs 分化，这一过程可能限制了免疫激活的触发，类似于 SLE 或者慢性人类免疫缺陷病毒（human immunodeficiency virus，HIV）感染时的状态[43]。pDCs 似乎也能交叉提呈抗原，尤其是病毒抗原[44]。与 cDCs 相反，pDCs 含有可翻译成 pre-Tα 链、胚系 IgK 和 Spi-B 的"淋巴细胞样"mRNA。pDCs 可通过表达 ChemR23 和 CXCR4，聚集于炎症组织中（如银屑病和 SLE 的早期），而它们对自身核酸的耐受失败与这些自身免疫性疾病有关[45]。

淋巴组织相关 DCs

DCs 亚群存在于扁桃体、淋巴结和脾，包括迁移的 cDCs，如 CD1c[+] 和 CD141[+] 亚型 [27]。某些特定的 DCs 亚群，如肠道 DCs，存在于黏膜固有层、派氏结（Pere's Pathes）、孤立淋巴组织和肠系膜淋巴结中，它们在这些部位捕获、加工管腔内及自身抗原用于抗原提呈。CD103[+] DCs 定居于肠系膜淋巴结并通过维 A 酸受体依赖模式有效地诱导 T 细胞和 B 细胞表达肠道归巢受体 CCR9 和 α4β7[46]。在维 A 酸和 TGF-β 作用下，CD103[+] DCs 也能诱导初始 CD4[+] T 细胞分化成 Tregs 细胞 [47-48]。在人类自身免疫性疾病中次级淋巴组织中 DCs 亚型的作用目前仍在研究中。克罗恩病中 CD103[+] DCs 保留其诱导 T 细胞表达 CCR9 的能力，这与健康对照组小肠中的 DCs 相似 [49]，但是否维持其耐受表型仍有待确定。

DCs 的发育

DCs 的发育较为复杂，尽管人体中不同 DCs 亚群的发生和功能特征正逐渐被阐明，但是这种解读仍很复杂。

DCs 亚群来自不同于其他单核吞噬细胞系统（MPS）成员的造血谱系。不同 DCs 亚群具有共同的 DC 祖细胞（common DC progenitor, CDP）[50]。普通单核细胞祖细胞（CMoPs）可产生单核细胞、巨噬细胞和单核细胞来源的 DCs，而 CDP 不可逆转地丧失了分化成单核细胞和巨噬细胞的潜能，只能分化为 pDCs 和 cDCs[51]。最近的谱系追踪条形码研究 [52] 和细胞 bar-coding 研究 [53] 证实 cDCs 代表一个独立的造血谱系。一旦进入外周，cDCs 生命周期缩短但保持高度可塑性，可产生多种专职亚型，这些亚型根据最终的成熟和分化情况调控耐受或免疫反应。当 *GATA2* 基因突变时可导致多淋巴细胞祖细胞（MLPs）的完全缺失，引起 cDCs、单核细胞、pDCs、B 细胞和 NK 细胞的完全缺失，然而粒细胞谱系不受影响 [54]。

目前我们对人类 DC 的个体发育仍知之甚少。*IRF8* 基因突变影响髓系造血导致 cDCs、单核细胞、粒细胞和 pDCs 的缺陷，这些缺陷与小鼠 BXH-2 IRF8 的亚等位基因突变引起的表型相似 [55-56]。在这种情况下，小鼠或人类 LC 的发育不受影响。这些现象表明，与小鼠相似，人类 cDC 谱系起源自依赖于 *GATA2* 基因的髓系、淋系共同祖细胞，然后由 *IRF8* 基因调控的髓系依赖祖细胞发展而来。由于缺乏 DCs 标记物，人类血液中早期 DC 前体细胞的

鉴定变得复杂。据推测，人体循环 cDCs（CD1c[+] 和 CD141[+]）是非单能性的，可能包含多种形式的前体细胞，并可进行原位分化和专职化 [6]。相反，pDCs 则是单能性的，因为无论是循环中还是淋巴结起源的 pDCs 都不能进行增殖，故其在离开骨髓后只能向一个方向发展 [6]。在人 MPS 中，DCs 通过其细胞结构、高水平 MHC-Ⅱ 表达、迁移能力以及启动初始 T 细胞的能力有别于单核细胞和巨噬细胞。MPS 组分转录谱分析证实静息 cDCs（CD1c[+] 和 CD141[+]）和 pDCs 独立于单核细胞和巨噬细胞，提示小鼠 DCs 个体发生模型同样适用于人类 [57]。另一方面，moDCs 和 infDCs 与单核细胞谱系相关。与组织巨噬细胞相似，LCs 似乎是从与胚胎组织前体相关的独立谱系发展而来。因此，考虑到谱系本体论，这两种细胞到底属于 DCs 又或者是组织巨噬细胞特定类型仍有待验证。

最近，Guilliams 及其同事 [58] 给 MPS 提出了一种新命名系统，其中涉及三条主要的发育途经。巨噬细胞谱系与早期胚胎前体细胞有关，例如组织巨噬细胞（如肺泡和腹腔）、小胶质细胞、Kupffer 细胞和 LCs。然后，成人造血干细胞被提议分成两种谱系：由 cMoP 衍生的单核细胞谱系和由 CDP 衍生的 DC 谱系，前者产生单核细胞和单核细胞起源的细胞，后者分化为 pre-cDC 和 pre-pDC。Pre-cDCs 产生真皮和淋巴样的 CD141[+] cDC1 和 cDC2，cDC2 重组人淋巴和真皮 CD1c[+]。Pre-pDCs 产生 pDCs。

DCs 的成熟

DC 成熟是 DC 生物学的重要特征之一。这个复杂过程依赖于关键功能的获得，如环境感知、抗原摄取、处理和提呈、迁移和 T 细胞刺激 [59]。DC 的成熟过程与其所处环境有关，因此具有异质性。这赋予不同亚群 DCs 特定和独特的功能属性。重要的是要考虑稳态与炎症刺激下 DC 的成熟差异。

稳态时，cDCs 处于静息状态，其特征是细胞表面 MHC 分子和共刺激分子如 CD80、CD86、CD40 的低表达。无菌和非无菌性炎症以及疫苗接种可以激活其成熟过程从而维持稳态。DCs 能够诱导初始 T 细胞抗原特异性克隆增殖和分化为效应 T 细胞。免疫条件下，cDCs 诱导性表达 MHC-Ⅰ、MHC-Ⅱ 和 T 细胞共刺激分子，如 CD80、CD86。其他变化包括内吞特性的调节、诱导 CCR7 依赖性迁移到淋巴器

官内滤泡 T 细胞富集区，以及 DCs 向其合成产生的细胞因子谱相关的致耐受或免疫原性表型的极化，这些细胞因子能诱导抗原特异性初始 T 细胞向 Th1、Th2、Th17、Treg 或 Tfh 方向分化，或激活其他免疫细胞[3]。基于环境条件，DCs 通过调节 T 细胞极化来应对特定刺激。DC 的成熟依赖于对环境的感知和采样。该过程需要通过识别细胞因子、趋化因子、生长因子（如 GM-CSF）和（或）激素来整合多种自分泌、外分泌和旁分泌信号，上述细胞因子可由诸如 MPS、淋巴细胞、上皮细胞和神经元等细胞合成。尽管这些刺激可能促进自身免疫过程，但我们将重点关注 DCs 成熟过程中 DAMPs 和 PAMPs 的识别。

吞噬和自噬

吞噬作用是一种活跃的细胞过程，它允许 MPS 细胞感知、吞噬、内化和加工存在于胞外环境中的内源性或外源性抗原。自噬是细胞处理加工内源性或外源性胞内组分的过程，包括细胞内微生物（病原体吞噬）和细胞器如线粒体（线粒体自噬）。自噬和吞噬都有助于维持体内平衡和抑制感染。吞噬体和自噬体都将通过与溶酶体融合而逐渐酸化并终止成熟，以使其内吞物降解。该过程的强度依据细胞类型而不同；DCs 吞噬溶酶体的强度弱于巨噬细胞或中性粒细胞[60,61]。自噬和吞噬作用有助于髓系细胞感知吞噬目标的性质，包括内吞物的性质、是否具有活性，以及是否构成威胁。多个信号的整合使 MPS 和 DCs 适当成熟，从而调节局部先天性和适应性免疫应答。

稳态成熟

稳定状态下，一小部分 cDCs 经历"稳态成熟"[62]。它们上调细胞表面 MHC-Ⅱ 分子表达，并以 CCR7 依赖的方式迁移到淋巴滤泡 T 细胞区[63]。这一成熟过程赋予 cDCs 免疫耐受性[64-65]。正如我们后面将描述的，耐受性 cDCs 被认为可以提呈自身抗原，增强外周免疫耐受以消除或抑制已逃离的自身反应性 T 细胞。因此稳态下的 cDC 成熟过程可能在外周免疫耐受中发挥重要作用。

模式识别受体与 DC 成熟

DCs 通过广泛的 PRRs 感知环境。PRRs 是高度保守的固有免疫受体，可以识别 PAMPs 或内源性信号如 DAMPs。这些 PRRs 非常多样化，可以检测多种分子模式，包括蛋白质、脂类、碳水化合物、核酸和矿物质[66]。PRRs 包括 TLRs、C 型凝集素、Nod 样受体（NLRs）、视黄酸诱导基因（RIG）-Ⅰ 类受体（RLRs）、清道夫受体（SRs）、整合素，以及其他如 Ig Fc 受体（FcRs）。这些不同的受体信号通路可以相互作用，信号整合使其对特定条件的免疫反应进行精妙调节。触发 DCs 上的 PRRs 如 TLRs 或 C 型凝集素被认为是其功能成熟和启动 T 细胞对感染应答的关键，从而将先天性免疫和适应性免疫联系到一起。

DCs 成熟和 Toll 样受体

TLRs 是高度保守的非吞噬性 PRRs，可以识别多种不同的特异性分子模式，包括 PAMPs，如微生物蛋白、脂肽、糖肽和核酸，也可以与一些内源性基序如核酸相互作用[67]。事实上，DC 细胞被内源性 TLR 激动剂的不恰当激活可能导致自身免疫性疾病的发展，如类风湿关节炎（RA）、银屑病和 SLE。此外，在稳态下，TLR 介导的 DCs 对消化道共生微生物的识别可通过 DC 稳态成熟过程促进组织稳态，以通过保持肠道屏障的完整性来维持免疫耐受。事实上，小鼠体内某些 TLR 通路的敲除可增加结肠炎的易感性[26,68-69]。根据其亚细胞定位，TLRs 可分为两个亚族：位于细胞表面的 TLRs（TLR1、TLR2、TLR5 和 TLR6 存在于人和小鼠中，TLR11、TLR12 和 TLR13 仅存在于小鼠中）和定位于特定内体上的 TLRs（TLR3、TLR7、TLR8 和 TLR9）。TLR4 既存在于细胞表面又存在于内体上[70]。TLR 激动剂结合后对 DCs 的激活受到 TLR 胞质结构域中的 Toll/IL-1 受体（TIR）结构域的信号调控。TLR 配体可诱导 DC 成熟，并调控诸多细胞过程如代谢、寿命[71]、细胞骨架和细胞器动力学[72]、自噬[73] 以及对内吞抗原的胞内分类和加工处理[74]。每个 DC 亚型表达不同的 TLRs，这使其功能特殊化。在感染或其他异常情况时，pDCs 是合成 Ⅰ 型干扰素的关键细胞。人类 pDCs 高表达核酸特异性 TLRs，如 TLR7 和 TLR9。TLR7 和 TLR9 分别检测 ssRNA 和未甲基化的胞嘧啶-磷脂酰-鸟嘌呤（CpG）DNA，而这些是细菌和病毒中常见的基序。TLR8 也能识别细菌的 ssRNA。人 CD1c⁺ cDCs 主要通过 TLR8 和 TLR10 表达 TLR1，而 CD141⁺ cDCs 主要表达 TLR1、TLR2、TLR3、TLR7 和 TLR8[75]。

总体来说，就 TLR 表达模式而言，pDCs 和

CD141⁺ cDCs 更倾向于识别细胞内病原体，直接或者在吞噬处理感染细胞成分后进行识别；而 CD1c⁺ 和 moDCs 可能更倾向于识别细胞外病原组分。自身抗原和非自身抗原刺激 TLR 可调节细胞因子 TNF、IL-12、IL-6、IL-23、IL-17 等的合成，这些细胞因子在 DC 启动辅助性 T 细胞亚群分化过程中发挥重要作用，并影响 DC 活化的功能效应。

C 型凝集素受体

C 型凝集素是另一种 PRR 家族，可以钙依赖的方式通过其碳水化合物识别功能域识别糖基序。我们将聚焦于 DCs 表面表达的跨膜 CLRs，其可识别来自自身、病毒、细菌和真菌的碳水化合物类配体。不同 DC 亚群 CLR 表达谱不同，并与环境密切相关。一些 CLRs 仅在特定的 DCs 上表达，例如胰岛蛋白仅在 LCs 表达。CLRs 参与细胞内吞、吞噬、抗原处理，并通过 MHC-Ⅱ 或 MHC-Ⅰ 交叉呈递。部分 CLRs 通过细胞内基序调控免疫调节 - 转导级联反应，如免疫受体酪氨酸抑制基序（ITIM）可诱导 Src- 同源磷酸酶（SHP）级联反应，免疫受体酪氨酸激活基序（ITAM）通过脾酪氨酸激酶（SYK）途径转导信号[76]。部分 CLRs，如 DEC205，甘露糖受体（MR）和 DC 免疫受体（DCIR），被证明参与了内吞抗原的交叉提呈的过程。

多数情况下，CLRs 通过调节 DC 功能或调控 TLR 信号等其他途径来精妙调节 DC 的免疫原性。有研究表明在缺乏促炎因子启动 DCs 的情况下，CLRs 如 DEC205 可促进免疫耐受。然而，各种 CLR 缺陷小鼠对免疫耐受诱导和自身免疫性疾病的易感性的作用有限。事实上，只有 DCIR1 基因缺失（小鼠 DCIR 同源基因之一，CLEC4A2）与自身免疫性疾病（自身抗体和 RA 样综合征）的自发诱导和免疫稳态破坏相关[77]。缺乏 DCIR1 的小鼠对胶原诱导的关节炎也有更高的易感性。DCIR 和 DCIR1 均含有 ITIM 结构域，可通过激活 SHP 来诱导抑制途径。有趣的是，小鼠中 SHP1 亚等位基因突变可导致自身免疫性疾病，与共生菌群的不恰当免疫刺激有关，可能由 TLRs、CLRs 或其他 PRRs 介导，而这些 PRRs 可以被 SHP1 通路负向调控[78]。最后，DCIR 的激活可负调控 TLR 诱导的炎症反应[79-80]。

DC 特异性血管细胞黏附分子 3 结合非整合素（DC-SIGN 或 CD209）可识别内源性和外源性的糖基化和岩藻糖基化基序。人体内 DC-SIGN 促进免疫应答调控[81-82]。DC-SIGN 可通过调控 TLR 依赖性炎性细胞因子的合成和重新配置由 DCs 产生的细胞因子来调控宿主病原体与肩突硬蜱的相互作用，从而诱导耐受并利于寄生。DC-SIGN 还与乳酸菌等共生菌相互作用[83-84]。DC-SIGN 通过岩藻糖基化和糖基化髓鞘对内源性抗原进行识别，这与中枢神经系统的免疫耐受维持相关[85]。最后，RA 受累关节滑膜中，表达 DC-SIGN 的巨噬细胞和 DCs 细胞数量增加，初始 T 细胞上表达血管细胞黏附分子（ICAM）-3 增加，相互作用导致基质金属蛋白酶分泌增加，促进局部组织溶解并诱发炎症反应[86]。

pDC 中，BDCA-2 与包含一个 ITAM 的 FcεRγ 伴随表达。通过抗体阻断激活 BDCA-2 可产生免疫耐受效应并下调 TLR9 介导的 pDCs 应答[87-88]。SLE 患者 pDCs 表达 BDCA-2 明显减少，缺乏 BDCA-2 信号的负向调控可能导致 TLR 刺激下 IFN-α 的过度合成[89]。BDCA-2 和 DEC-205 具有相似的免疫调节特性，并且已被与抗体结合的重组抗原靶向，以通过添加成熟信号的方式诱导抗原特异性耐受或免疫刺激，来调控 DC 功能[90]。

其他一些凝集素可以直接诱导免疫反应。Dectin-1 识别真菌病原体表达的 β-1，3 葡聚糖。Dectin-1 诱导 SYK 依赖的信号通路并调控 TLR 的交联网络。激活 dectin-1 可诱导 Th1 和 Th17 细胞的生成[91]，参与 SKJ 小鼠模型的 RA 疾病诱导；然而，人类 RA 中的 dectin-1 作用仍是一个谜[92]。

最后，许多 CLRs 识别凋亡或坏死细胞表达的配体，并参与 DCs 对这些死亡细胞的摄取，尽管大部分清除过程是由中性粒细胞和巨噬细胞介导的。在稳定状态下对凋亡细胞的清除是一个非炎症过程，可以防止自身抗原的积累，从而预防自身免疫性疾病的发生。CLR 在清除凋亡细胞中的作用并非举足轻重，因为在小鼠中沉默 CLR 似乎并不会显著增加自身免疫综合征的发生风险。另一方面，一些 CLRs 参与了坏死细胞的识别，并诱导 DC 活化和免疫反应。DNRG1（CLEC9a）在 CD141⁺ DC 上表达，可识别坏死细胞表面的 F-actin。这种相互作用诱导免疫应答并促进 MHC-Ⅰ 对加工的坏死抗原进行交叉提呈[93-94]。同样，巨噬细胞诱导的 C 型凝集素（MINCLE）是另一种识别坏死细胞的 CLR，可诱导炎症反应[95]。

由于 CLRs 参与免疫稳态维持，其失调可能增加对自身免疫性疾病的易感性。而这一假设也得到诸多数据支持：CLR 单核苷酸多态性及其信号通路关键组分与许多自身免疫性疾病密切关联，例如 CLEC16A 与 1 型糖尿病、多发性硬化症、幼年 RA 和炎症性肠病；DCIR 与 RA；CARD9 与脊椎关节病、强直性脊柱炎、炎症性肠病有关。

Nod 样受体（NLRs）与维 A 酸诱导基因 I 样受体（RLRs）

NLRs 和 RLRs 属于胞浆受体，通过募集和激活半胱天冬酶级联反应调控核因子 -κB（NF-κB）或炎性小体信号通路[96]。炎性小体是一个复杂的多蛋白复合物，可以通过 PAMPs/DAMPs–PRRs 方式激活，诱导关键炎性因子（如 IL-1β 和 IL-18）的活化，参与调控炎症细胞焦亡[97]。

RLRs 识别基因组或复制中间的病毒双链 RNA（dsRNA）。RLR 家族由 RIG-I、黑色素瘤分化相关蛋白 5（MDA5）和 RIG-I 样 RNA 解旋酶 DHX-58（LGP2）组成。RIG-I 和 MDA5 直接激活信号级联反应，通过 TNF 受体相关因子（TRAF）-3 和 IFN 反应因子（IRF）-3/7 诱导 I 型 IFN 基因的表达。LGP2 是 RIG-I 和 MDA5 的调节共受体，可负调控对 dsRNA 的免疫应答。RLRs 是抗病毒免疫而非体内稳态的关键调控性 PRRs，可能促进病毒初次感染相关炎症综合征的发生[97]。

NLR 家族蛋白结构保守，但功能结构域不同。NOD1 和 NOD2 感知细胞质中各种细菌 PAMPs 和通过 NF-κB 和丝裂原相关蛋白激酶（mitogen-associated protein kinases，MAPKs）依赖的 RIP-K2（受体 - 相互作用丝氨酸 / 苏氨酸 - 蛋白激酶 2）诱导炎性细胞因子的合成。NACHT-LRR-PYD-containing protein-3（NALP3）和 NLR 家族凋亡抑制蛋白 -5（NAIP5）通过 PRR 调控炎性小体的活化，RLR 也可能参与其中。IL-1β、IL-18 和 IL-33 是关键炎症细胞因子，其合成首先依赖于 PRR 介导的转录上调和前体形式的翻译，随后通过炎性小体激活 caspase-1 将其转化为活性形式[97]。因此炎性小体是局部炎症的关键调控因子，可被多种配体直接或间接激活。NALP3 炎性小体可被病毒 RNA 等外源性配体和宿主内源性配体 [包括尿酸盐（MSU）和三磷腺苷（ATP）] 诱导活化。炎性小体与包括类风湿关节炎在内的多种自身炎性疾病相关[98]。痛风是一种急、慢性关节炎症，与尿酸盐沉积有关，后者很可能通过 NALP3

炎性小体诱发炎症[99]。NLRs 还参与多种炎症性疾病、移植物抗宿主综合征和自身免疫性疾病。例如，Muckle-Wells 综合征（MWS）、家族性寒冷自身炎症综合征（FCAS）和新生儿起病多系统炎症疾病（NOMID）已被证明与 NLRP3 突变有关，这种突变导致 NLRP3 炎性小体的组成性激活[98]。删除自噬相关基因 ATG16L1 导致炎性小体的过度活化，随后分泌活性 IL-1β 和 IL-18，导致肠道炎症。NOD2 通过选择性诱导 IL-23 和 IL-1β 调控 Th17 应答清除细菌，携带 NOD2 突变基因的克罗恩病的患者 DCs 中该功能缺失[100]。因此，对外来刺激（如细菌）的不恰当应答，可能导致 DCs 进入炎症状态，导致自身炎症或自身免疫性疾病的发生、发展。

Fc 受体

许多免疫细胞都表达 FcRs，FcRs 在抗原抗体复合物 IC（有时包含补体成分）的免疫应答调控中起着重要作用。DCs 表达活化型受体 FcγR I、FcγRIIA、FcγRIIIA 以及抑制型受体 FcγRIIB。感染的细胞或包被有 IgG 病原体可激活 FcγR- 介导的清除，该清除过程可通过抗体依赖的细胞毒性（ADCC）或吞噬作用和（或）间接通过细胞因子的释放完成。这一过程由 ITAM 磷酸化和随后 SYK 的激活以及下游级联反应的启动介导，最终活化 DC。相反，抑制型 FcγRIIB 在胞质侧尾部含有一个 ITIM 结构域，可以抑制吞噬作用和细胞因子分泌。健康的人血清中可检测到低水平 ICs，FcγRIIB 可阻止这些 ICs 介导的 DC 自发性成熟[101]。在病情稳定、可 DMARDs 停药的小部分 RA 患者外周血中单核细胞起源的 DCs 高水平表达 FcγRIIB，可抑制 TLR4 介导的 DC 活化[102]。此外，FcγRIIB 摄取 ICs 后降解效率低下，以天然构象提呈于细胞表面，可负向调控 B 细胞功能，防止自身免疫[103]。SLE 和 RA 中均已确认存在 FcγRIIB 基因多态性，携带 FcγRIIB 变异体的 RA 患者，其 DCs 在体外试验 IC 介导下呈现出明显增加的炎症反应[104]。

体外共刺激作用下，FcγRs 也可改变 CR3 介导的吞噬作用和信号传递。在 FcγR I 的共刺激下，CR3 介导的吞噬作用被抑制，而在 FcγRIIA 的共刺激下，CR3 介导的吞噬作用被强化。据报道 SLE 患者高表达 FcγR I，低表达 FcγRIIA，导致 CR3 介导的凋亡细胞吞噬效率低下，从而影响内环境稳态调控[105]。

凋亡细胞识别受体

DCs 也可通过胞葬作用（*efferocytosis*）清除外

周凋亡细胞，促进组织稳态维持。与坏死或其他炎性细胞死亡相反，凋亡细胞或凋亡微粒的摄取可维持 DCs 的不成熟表型并诱导免疫调节效应[106]。这些 DCs 下调共刺激分子（CD80/86）并合成 TGF-β，这是一种促使初始 T 细胞分化成 Tregs 的必要细胞因子[107]。在稳定状态下，凋亡细胞是 DCs 提呈的自身抗原的来源，可能促进耐受性 DC 的稳态成熟和外周耐受调节[108-109]。无效胞葬导致凋亡细胞的积累，继发细胞坏死，参与 SLE 的发展。凋亡细胞的识别和吞噬涉及多种配体，包括"eat me"信号、桥接分子和吞噬受体。其中一个主要的"eat me"信号是磷脂酰丝氨酸（PS）转移到凋亡细胞膜外。凋亡细胞和微粒可以被许多受体识别，这些受体识别凋亡细胞上富集的分子模式，如某些糖和 PS。这些受体包括整合素、清道夫受体、乳脂球蛋白 -EGF 因子 -8 蛋白（MEGF-8）、stabilin、低密度脂蛋白受体、酪氨酸激酶受体、免疫球蛋白家族。受体酪氨酸激酶家族 Tyro 3 亚 家 族 -Tyro 3、Axl 和 Mer（TAM）- 通过中间适配器蛋白与凋亡细胞膜结合触发 DCs 内细胞因子合成抑制剂（SOCS）-1 和 SOCS-3 的表达，从而抑制 TLR 和细胞因子诱导的级联反应，抑制免疫性 DC 成熟[110]。与此观点一致，TAM 三基因缺陷小鼠 DCs 高度活跃，并出现系统性自身免疫病[111]。凋亡细胞的摄取触发 TGF-β 的释放，导致 DC 介导的 Treg 分化。DC 特异性丢失 TGF-β，不能活化整合素 αvβ8，会导致体外 DCs 介导的 Treg 分化失败，并引发小鼠自身免疫性结肠炎[48]。清道夫受体 SCARF1 调控胞葬作用，最近发现小鼠 SCARF1 缺陷与 SLE 样综合征的发生相关，这可能是凋亡细胞碎片积累所致[112]。狼疮患者的一个共同特征是淋巴结和炎性组织中都有死亡细胞。目前尚不清楚这种现象是由于细胞死亡增加，还是由于先天或后天性清除凋亡细胞的无能。细胞死亡的增加可能是氧化应激或感染的结果，这两种都被认为可触发自身免疫性疾病。无论其机制如何，死亡细胞的积累增加了 DCs 接触并提呈自身抗原的机会。凋亡细胞最终可能发生继发性坏死。坏死细胞通过分泌透明质酸、尿酸和高迁移率族蛋白 B1（HMGB1）吸引吞噬细胞，这些蛋白是炎性小体的诱导因子，可促进炎症启动和自身免疫性疾病的发展[113]。

抗原提呈

DCs 是专职抗原呈递细胞，能够有效地在 Ⅰ 类和 Ⅱ 类 MHC 分子中提呈内源性和外源性抗原。与巨噬细胞相反，cDCs 对吞噬物降解缓慢，并能控制溶酶体的降解，这可能是为了保留肽段以供 T 细胞识别[114]。该过程受 DC 成熟和活化状态的影响，可以通过促进吞噬溶酶体成熟、肽段加工、肽段巨胞饮和 DC 代谢来增强促进抗原的加工并提呈给 MHC-Ⅰ 和 MHC-Ⅱ，以及 CD1 分子对脂质的提呈。

MHC-Ⅰ 类抗原提呈

MHC-Ⅰ 类分子几乎表达于所有类型细胞，负责将蛋白酶体消化的胞质蛋白肽段（包括内源性蛋白、病毒蛋白或细菌蛋白）提呈给 CD8+T 细胞。抗原肽主要来自泛素化的新生蛋白、错误折叠蛋白、新合成的缺陷蛋白、缺陷核糖体产物（defective ribosomal products，DRiPs）以及胞浆蛋白。多肽由抗原加工相关转运物（transporter associated with antigen processing，TAP）转运至内质网（endoplasmic reticulum，ER），再进一步将长肽剪切为 8 肽或 9 肽，装载至 MHC- Ⅰ 类分子。由 MHC-I 类分子重链、β2 微球蛋白和多肽组成的三分子复合物有利于实现最优化蛋白质折叠、糖基化并转运至细胞表面[115]。

作为专职 APCs，DCs 表达特殊形式的免疫蛋白酶体，这些免疫蛋白酶体产生的肽段与标准蛋白酶体不同，拓宽了细胞毒性 CD8+ T 细胞的抗原提呈库。被转化或感染的细胞也会在其 MHC-Ⅰ 类分子上提呈来源于修饰的自身蛋白或外源蛋白的肽段，以便被活化的细胞毒性 T 细胞 TCR 识别并降解。然而，抗原特异性初始 CD8+ T 细胞不能直接清除被转化或感染的细胞，它们必须先经 APCs（如 DCs）激活。为激活 CD8+ T 细胞，DCs 必须处理来自感染或转化细胞的抗原，甚至是自身抗原，并通过经典 MHC-Ⅰ 类分子或"交叉提呈"方式提呈抗原。

Ⅰ 类交叉提呈

DC 捕获加工处理外源性抗原，交由 MHC-Ⅰ 类分子提呈的过程，称为交叉提呈（cross-presentation）[9,32]。大多数细胞的 MHC-Ⅰ 类分子只能提呈内源性抗原，因此，交叉提呈是一种非典型的抗原提呈方式。尽管交叉提呈的确切机制仍存在争议，但大量证据已证实 DCs 可通过该途径激活 CD8+ T 细胞。DCs 通过内吞作用从凋亡细胞、坏死细胞、抗体调理细胞、免疫复合物、热休克蛋白以及外泌体中获取抗原，甚至可从活细胞中获取抗原[9,32]。同样，自噬体是 MHC- I 类分子提呈抗原肽的另一来源。细胞通过自噬过程清除泛素化的胞浆蛋白聚集物[61]。应激或 TLR 活化也可诱导包含多泛素化蛋白的树突状细胞聚集体样结构（DC aggresome-like structures，DALIS）。MHC- I 类分子也可提呈源自 DALIS 的多肽[116]。

交叉提呈存在两条胞内主要途径将外源性抗原从吞噬溶酶体转运到 ER。细胞质交叉提呈途径依赖于蛋白酶体对抗原的处理，并通过 TAP1 和 TAP2 转运体将其转运到 ER。该通路对蛋白酶体抑制剂很敏感。相反，液泡途径对蛋白酶体抑制剂抵抗，但对溶酶体蛋白水解抑制剂敏感[9,32]。在 TAP 基因敲除小鼠中，液泡交叉提呈不受影响。抗原从吞噬小体转移到 MHC-I 类分子的机制尚未阐明；然而，已观察到环境中高 pH 和低蛋白水解活性有利于吞噬抗原的非典型 MHC-I 类分子交叉提呈[114,117]。近期的研究有助于我们更好地理解参与交叉提呈调控的不同细胞结构之间的交叉联络。Nair-Gupta 和同事[118]发现 DCs 内体循环室（endosomal recycling compartment，ERC）、MHC-I 类分子存储库，和吞噬小体之间的通讯在交叉提呈中发挥重要作用。ERC 向吞噬小体的转运由 TLR-MyD88-IKK2 通路调控，该通路稳定吞噬小体与 ERC 之间的膜相互作用，确保 ERC 的 MHC-I 类分子被特异性地传送到吞噬小体，参与 TLR 信号传递。另一方面，MHC-I 类分子 - 肽复合物（PLC）从另一个亚细胞结构 ER 和高尔基的间室（ERGIC）以 TLR 非依赖性的方式聚集。感染过程中 ERC 和 ERGIC 将交叉提呈的重要组分高度协同转运给吞噬小体，并且通过 TLR 信号控制 ERC 通路，有利于含有微生物蛋白的吞噬体进行交叉提呈，启动 T 细胞共刺激应答[118]。

MHC-II 类抗原提呈

MHC-II 类抗原提呈途径只存在于抗原呈递细胞（antigen presenting cell，APC）。MHC- II 类分子的 αβ 异二聚体必须依赖于一种特殊的 II 型跨膜分子伴侣蛋白，即恒定链（invariant chain，Ii），才能在内质网中稳定组装。恒定链包含内体分拣和滞留信号，可稳定 MHC-II 类复合物[119]。MHC-II 类分子被转运和集中到多泡和多层的晚期内体腔室，

即 MHC-II 类分子腔室（MHC class II -containing compartment，MIIC）。抗原被内吞至内体或自噬至吞噬体，随后与溶酶体融合形成吞噬溶酶体。同时存在的 TLR 信号诱导囊泡质子泵活化，促进溶酶体酸化以及吞噬溶酶体中蛋白质抗原的水解[120]。酸化的腔室有利于发挥组织蛋白酶的活性。组织蛋白酶 S 降解恒定链胞浆尾，留下一个短肽，即 MHC-II 类分子相关的恒定链多肽（MHC class II -associated invariant-chain peptide，CLIP）。CLIP 与 MHC 分子的肽结合槽相结合，从而避免被蛋白酶水解。到达内体的各种蛋白质经蛋白酶水解生成抗原肽置换 CLIP，作为催化剂的伴侣蛋白 HLA-DM 可加速释放 CLIP。装载了抗原肽的 MHC- II 类分子通过细胞支架管状结构转运至细胞膜表面与 T 细胞相互作用[121]。

TLRs 调控吞噬体成熟[74]，促进溶酶体酸化[120]，短时间内增加抗原摄取[72]。DCs 内 MHC-II 类分子的表达和降解速度受控于胞浆区结构域的泛素化作用[122]。由此解释了未成熟的 DCs 仅低表达 MHC-II 类分子，成熟后则 MHC-II 类分子的半衰期延长，从而使 DCs 迁移到次级淋巴器官后仍维持抗原提呈能力。

RA 的特征之一是存在抗瓜氨酸化蛋白的自身抗体。最近研究发现了小鼠产生抗瓜氨酸化蛋白免疫应答的可能机制[123]。对于同一多肽，存在两种不同的 MHC- 肽复合物构象异构体，其中 A 型为稳定构象，B 型为不稳定构象。源自完整蛋白质的多肽在晚期内体 / 溶酶体中装载到 MHC-II 类分子复合物。在这里，HLA-DM 作为构象性催化剂，催化多肽的装载，因而，只有更为稳定的 A 型构象异构体被装载。而同一多肽也可在细胞表面或早期溶酶体被外源性装载到 MHC-II 类分子，在无 HLA-DM 的情况下，置换与 MHC-II 类分子结合较弱的多肽。此时，不论是更稳定的 A 型还是更为可变的 B 型构象异构体，均可被装载。因此，天然蛋白质只能激发 A 型 T 细胞，而外源性多肽可激发 A 型和 B 型 T 细胞。胸腺内识别 A 型构象的 T 细胞被清除，而 B 型 T 细胞成功逃逸胸腺阴性选择[123]。因此，自身反应性 B 型 T 细胞存在于初始外周 T 细胞库中，具备激发自身免疫反应的潜能。该机制最近在未经修饰的鸡卵溶菌酶（hen egg lysozyme，HEL）免疫的非自身免疫反应倾向的小鼠中得到证实，特异性识别瓜氨酸化 HEL 表位的 T 细胞存在于发生免疫应答的 T 细胞库中。瓜

氨酸化 HEL 表位被加工处理后装载至 MHC- Ⅱ 类分子复合物，由 DCs 提呈给 T 细胞[124]。因此，天然存在的自身反应性 T 细胞逃逸胸腺阴性选择，可识别装载至 MHC- Ⅱ 类分子的 B 型构象的瓜氨酸化多肽，辅助 B 细胞介导的抗瓜氨酸化蛋白抗体的应答。

Ⅱ类交叉提呈

还有一种交叉提呈机制为允许在 MHC- Ⅱ 类分子上提呈细胞内的自身抗原，以激活 CD4+ T 细胞应答。该过程依赖于自噬，其中获得的细胞质抗原在自噬溶酶体中，被装载到 MHC- Ⅱ 类分子上[125]。

脂类提呈

CD1 分子将脂类抗原提呈给 T 细胞。MHC- Ⅰ 类分子样 CD1 糖蛋白家族包括 DCs 表面的 CD1d 和保留在内质网中的 CD1e。CD1a、CD1b、CD1c 和 CD1d 限制性 T 细胞表达 CD4 或 CD8 或同时缺乏 CD4 和 CD8（双阴性）。相反，大多数 CD1d 限制性 T 细胞表达半恒定 T 细胞受体（T cell receptor，TCR）和 NK 细胞标记，称为恒定的 NKT（invariant NK T，iNKT）细胞[126]。

类似于 MHC- Ⅰ 类和 Ⅱ 类分子，CD1 分子在内质网中组装，与钙联接蛋白、钙网织蛋白、ERp57 以及 β2 微球蛋白等伴侣蛋白非共价结合[127]。存在于内在化的吞噬体、凋亡小体、外体或网格蛋白包被的囊泡中的脂类抗原，经溶酶体水解后，装载至 CD1 分子。

T 细胞活化

cDCs 与淋巴器官的初始 T 细胞以及炎症部位的效应记忆性 T 细胞相互作用。决定相互作用结果的是环境诱导下 DCs 传递的各种信号，包括 MHC 分子提呈的抗原信号（信号 1）、CD80/CD86 等共刺激信号（信号 2），以及细胞因子（信号 3）。某些细胞表面分子具有抑制作用，如与 T 细胞 PD1 相互作用的 PDL1，或与 T 细胞 CTLA-4 相互作用的 CD80/CD86。由 APCs 向抗原特异性 T 细胞提供的信号 3 包括 DCs 合成的 IL-12、IL-23、TNF、IL-6、IL-1β 和 Ⅰ 型 IFN。激活不同的 PRR 诱导不同细胞因子的分泌，因此，PAMP 和 DAMP 是影响适应性免疫应答的关键因素。

T 细胞活化依赖于 DCs 和 T 细胞相互作用的强度与持续时间。DCs 与 T 细胞的相互作用由免疫突触（immunologic synapse，IS）介导，IS 位于 T 细胞与 DCs 相互接触的界面（由膜蛋白和胞浆分子在空间上和时间上有序组织而形成的特定区域）。APC 与 T 细胞稳定而持续的接触依赖于共刺激分子和整合素分子 ICAM-1 和 ICAM-3 的存在。这些整合素在 IS 的外周形成一个环，而在对应区域的邻近部位表达淋巴细胞功能相关抗原 -1（lymphocyte function-associated antigen-1，LFA-1）[128]。推测稳定的 IS 可短暂抑制 DCs 发生凋亡，从而促进淋巴结中 T 细胞克隆的活化[127]。

CD4+ 辅助性 T 细胞可辅助活化 B 细胞和 CD8+ T 细胞，在体液免疫应答和细胞免疫应答中发挥重要作用。在活化 DCs 的调控下，CD4+ T 细胞可分化为表达 IFN-γ 和 IL-2 的 Th1 细胞；分泌 IL-4、IL-5 和 IL-13 的 Th2 细胞；表达可诱导 T 细胞共刺激因子和 IL-21 的滤泡辅助性 T 细胞（follicular helper T cells，Tfh）；产生 IL-17 的 Th17 细胞；或分泌 TGF-β、IL-10 的调节性 T 细胞（regulatory T cells，Treg）。

DCs 可作用于 NK 细胞和初始 CD4+ T 细胞，以促进其向 Th1 表型分化。IFN-γ 和 IL-12 可协同诱导和维持 Th1 分化。上皮细胞、肥大细胞和嗜碱性粒细胞可释放胸腺基质淋巴细胞生成素（thymic stromal lymphopoietin，TSLP），诱导 DCs 表达 OX40 配体（OX40 ligand，OX40L），以促进 Th2 应答[129]。DCs 内 IL-12 合成的缺失或耗竭可使 T 细胞应答倾向于 Th2。Th2 细胞产生的 IL-10 可负向调节 DCs 的功能。Crohn 病（Crohn's disease）是一种与 Th1 和 Th17 相关的炎性肠病，其 DCs 对 TSLP 刺激无应答[130]。

RA 滑膜中存在表达 IL-17 和 RORγt 转录因子的促炎 Th17 细胞[131]。TLR 刺激包括 DCs 在内的固有免疫细胞分泌 IL-6 和 IL-1β。IL-6 和 TGF-β 诱导 Th17 分化，进而产生 IL-21 并表达 IL-23R。IL-21 可促进 Th17 分化，而 Th17 的维持则需要 DCs 产生的 IL-23[132]。

IL-1β 也是一种重要的 Th17 分化放大器，特别是在人类体内。IL-1β 和 IL-6 还可促进 FoxP3+ 的调节性 T 细胞向 Th17 转化[133]。上述情况与自身免疫性疾病的发生有关，因为胸腺中只有与自身抗原肽中等亲和力结合的 Tregs 才被选择[134]。

尽管 RA 患者滑膜中 Th1 细胞是最主要的 T 细

胞亚群，但在受损组织和（或）滑液中发现和证实有 Th17 细胞以及 IL-17 和 IL-23 等细胞因子，提示 Th1 和 Th17 都参与了 RA 以及脊柱关节病的发病[132,135]。滑膜组织中的 DCs 表达 IL-12p70 和 IL-23p19，为 Th1 和 Th17 细胞在局部的产生和长期存在提供了条件[136]。

IL-6 和 IL-21 诱导 Tfh 细胞分化，进而诱导 CXC 趋化因子受体 5（CXCR5）表达，使 T 细胞向 B 细胞滤泡迁移。B 细胞淋巴瘤 6（B cell lymphoma 6，Bcl-6）是 Tfh 细胞分化的主要转录因子。Tfh 细胞还合成 IL-21，可诱导亲和成熟和体细胞超突变，增加生发中心（germinal centers，GCs）中记忆 B 细胞和长寿浆细胞的活性。然而，异常激活的 Tfh 或缺乏耐受调控的 Tfh 会增加对自身抗原的免疫反应，这可能导致自身免疫性疾病发生，如 SLE 和 RA[137]。

pDCs 可大量产生 I 型 IFN，提呈病毒和肿瘤抗原以启动 CD4+ 和 CD8+ T 细胞应答，从而在固有免疫与适应性免疫应答之间建立重要联系[138-139]。IFN-α 表达上调可激活 CD8+T 细胞，而狼疮性肾炎患者的肾中 CD8+T 细胞数量增多[140-141]。此外，pDCs 可通过诱导产生吲哚胺 -2,3- 双加氧酶（indoleamine-2,3,-dioxygenase，IDO），从而诱导 Tregs 的产生（将在后面加以讨论）。

B 细胞活化

B 细胞表达抗原特异性的 B 细胞抗原受体（B cell receptor，BCR）以及各种 TLR，从而参与固有免疫与适应性免疫。DCs 将经过加工处理的抗原提呈给 T 细胞，而 B 细胞则识别未经处理的、处于天然构象的抗原。据报道，胞内抗原抵抗 DCs 内降解存在两种机制：①包含抗原的免疫复合物通过 FcγRⅡB 介导的内在化，进入无降解作用的胞内腔室，随即经受体再循环到达细胞表面，提呈给 BCR[103]；②完整抗原通过 DC-SIGN 在中性内体中累积（含糖抗原）。

若 DCs 和 B 细胞摄取了相同的抗原，DCs 可通过抗原特异性 CD4+ T 细胞依赖的方式活化 B 细胞。如此可导致 B 细胞的活化，并向 IgG、IgA 和 IgE 的类别转换，以及产生针对胸腺依赖抗原的记忆性 B 细胞。

DCs 还可通过表达 BAFF 及其相关的肿瘤坏死因子家族成员 APRIL（一种增殖诱导性配体）刺激 B 细胞增殖[142]。此外，DCs 分泌的炎症性细胞因子也可影响 B 细胞的活化。活化的 pDCs 表达 IFN-α

和 IL-6 或 ICAM-1，调控 B 细胞分化为浆细胞，参与 T 细胞非依赖性抗体的产生[143]。IFN-α 可在体内促进抗体分泌[144]，诱导 cDCs 表达 BAFF 和 APRIL，触发 CD40 配体非依赖性的抗体类别转换[145]。

NK 细胞活化

DCs 可诱导 NK 细胞活化和（或）增殖，从而增强 NK 细胞溶细胞活性和（或）IFN-γ 的产生[146]。该过程既涉及细胞间接触依赖的相互作用，也包含可溶性细胞因子的信号传递。NKG2D 配体是 DCs 针对应激而产生的细胞接触依赖的信号。LFA-1/ICAM-1 间相互作用也可能参与 DCs 对 NK 细胞的活化。Ⅰ 型 IFN 可增强 NK 细胞的细胞毒性；IL-12 诱导 IFN-γ 的分泌和细胞增殖；IL-15 决定着细胞分化与存活；其他如 IL-18 和 IL-2 则介导 DCs 诱导的 NK 细胞活化。

相反，NK 细胞介导的 DCs 活化主要依赖于细胞因子，特别是 TNF 和 IFN-γ，而 DCs 的清除则需要细胞间接触依赖的相互作用。NK 细胞可以通过 NKp30 裂解不成熟 DCs（imDCs），这个过程称为 DCs 编辑[147]。TRAIL 介导的机制以及 CD94-NKG2A 介导的信号也可诱导 DC 的裂解。

DCs 与耐受

自身耐受是一个重要的区分自我与非我的过程，使免疫系统在有效应对非我 / 外源性抗原例如入侵微生物（致病抗原）的同时，维持对机体组织成分（自身 / 内源性抗原）不应答的能力。中枢耐受发生在胸腺，对自身抗原产生反应的胸腺细胞进行阴性选择。外周耐受是指对逃脱胸腺选择的自身反应性 T 细胞进行失能或清除，还包括对 Treg 细胞的诱导。最终，包括 DCs 在内的 MPS 调节组织稳态，这是维持外周耐受性的关键。

中枢耐受

中枢（或胸腺）耐受缺失是导致自发性自身免疫性疾病最重要的，抑或决定性的因素[148]。胸腺内 T 细胞的选择取决于胸腺皮质上皮细胞自身 MHC 分子提呈的内源性自身抗原与 T 细胞之间的亲和力。与髓质 APC 表达和提呈的自身抗原——MHC 复合物的亲和力超过一定阈值的 T 细胞，可通过阴性选择被清除。在胸腺中，由于表达许多自身抗原，髓性胸腺上皮细胞（mTECs）主要负责阴性选择。mTECS 表达转录因子自身免疫调节因子（AIRE），它驱动自我抗原的表达，并将其提呈给胸腺细胞。据推测，胸腺 DCs 主要通过吞噬凋亡 mTECs 并通过两种细胞类型间的外泌体转运，或通过细胞吞噬作用的膜交换直接或间接地从 mTEC 获取自身抗原。胸腺淋巴样 DCs 也通过交叉提呈自身抗原，可以补充 mTECs 介导的自身抗原提呈，促进阴性选择。此外，mTECs 与胸腺 DCs 之间的相互作用促进对自身抗原特异性耐受 Tregs 的产生。除了胸腺 cDCs 外，外周迁移 DCs（如 pDCs）可以稳定状态从组织迁移并提呈自身抗原，从而诱导 T 细胞克隆缺失并诱导 Treg 生成。

外周耐受

潜在自身反应性 T 细胞可逃避胸腺阴性选择并迁移到外周，外周耐受机制则提供了限制它们的第二道防护机制。该机制十分必要，因为基于 TCRs 和自身抗原亲和阈值的中枢耐受机制本质上是一种随机过程，一些自身反应性 T 细胞可以逃逸。相对于中枢耐受，DCs 在外周耐受中的直接作用尚不完全清楚。小鼠体内通过注射与重组抗体 Fab 片段融合的自身抗原肽（针对特定 DC 亚型），这些抗体 Fab 片段主要针对固有免疫内吞受体，如 CLR DEC205（CD205 Ly75）或 DCIR2/33D1[149-151]，结果表明靶向 DEC205 可以促进自体免疫小鼠模型［如实验性自身免疫性脑脊髓炎（EAE）、糖尿病和关节炎］产生免疫耐受 [152-153]。

一种限制小鼠体内 DC 抗原表达的遗传方法显示，稳定、高水平的抗原提呈可导致抗原特异性 CD8$^+$ T 细胞剧烈和稳定的无反应性 [64]。通过上调抑制性共受体包括程序性细胞死亡蛋白 1（PD-1）和 CTLA-4，可抑制外周 CD8$^+$ T 细胞的功能。因此 DCs 可诱导外周 T 细胞对高表达的免疫显性抗原产生耐受性；然而，这些模型与内源性自身抗原和阴性选择的相关性仍不确定。

DCs 还通过促进外周 Tregs 的稳态参与外周耐受。在强效抗炎因子如 TGF-β 和维 A 酸（RA）的作用下，DCs 诱导 Treg 细胞生成 [154-157]，并可促进体内 Foxp3$^+$ Treg 消耗后的再增殖 [158]。迁移性 cDCs，而

非定居的淋巴样 cDCs，诱导自身抗原特异性的 Treg 细胞的发育，可诱导特定的免疫耐受反应，从而预防 EAE 或 RA 等自身免疫综合征的发生 [159-160]。最后，pDCs 和 cDCs 产生致耐受因子，如 IDO，其可通过耗竭细胞生长和发育的关键氨基酸"色氨酸"来负向调控 T 细胞，并促进 FoxP3$^+$ Tregs 的生成，以确保活化 T 细胞和其他天然炎症通路的调节性扩增 [161-162]。同时，DCs 也能合成 IL-27，其可以通过 CD39 依赖的方式调控炎性小体、Th1 和 Th17 T 细胞的活化 [163]。

与 mTECs 介导的中枢阴性选择类似，自体反应性 CD8$^+$ T 细胞可以被淋巴结基质细胞（LNSCs）以 MHC-Ⅰ 自身抗原直接提呈的方式清除或抑制 [164]，这个过程依赖于细胞间接触如通过细胞蚕食或产生外泌体 [164]。与 CD4$^+$ T 细胞之间的相互作用可诱导其失能并影响其存活。

由于缺乏关于致耐受 DC 亚群的遗传或表观遗传证据，目前仍不清楚这一亚群是否真的存在，也不清楚它们的致耐受功能是否受其功能状态限制。一些信号分子的缺陷可以调控 DCs 致耐受功能的某些方面。这些通路主要通过影响 DC 隔室的大小或 DC 活化的程度来发挥作用。NF-κB 活性是 DC 功能状态的关键调控者。缺乏 NF-κB1 和 p50（NF-κB 的活化形式）会引发 DCs 免疫原性和寿命失控，进而促进自身免疫应答，因此，DC 免疫耐受某种程度上依赖于 NF-κB 途径的激活。

泛素 - 编辑酶 A20 参与降解 NF-κB 通路活化的各种信号分子，或可参与阻断 NF-κB 通路的共抑制受体 CD31。A20 缺乏可诱导具有免疫原性 DC 的发育和自身免疫性疾病 [165-166]。CD31 通过激活蛋白酪氨酸磷酸酶 -1［也称为 Src homology region 2 domain-containing phosphatase-1（SHP1）］调控 NF-κB 通路 [167]。同样，SHP1、激酶 lyn、信号转导及转录激活子 3（STAT3）或 SOCS-1 等 NF-κB 通路负向调控因子的缺乏也会导致自身炎症或自身免疫的发生 [148]。事实上，使用 miR-23b 在体外抑制 NF-κB 和 Notch1 可促进小鼠耐受性 DCs 的生成，且当缺乏 RelB（NF-κB 转录因子家族的成员之一）时，抗原暴露下的 DCs 在过继输注至野生型宿主后，可诱导抗原特异性 Tregs 生成并抑制自身免疫综合征的发生 [168]。

西罗莫司在哺乳动物中的靶蛋白（mTOR）也参与 DC 诱导的免疫耐受。西罗莫司（一种 mTOR 抑

制剂）作用下产生的 DCs 诱导抗原特异性 Tregs 的生成，并抑制过继转移到同种异体移植后的排斥反应[168a]。wingless 型（Wnt）/β-catenin 是参与 DC 功能调控的三大主要监管途径之一[169]。β-Catenin 在肠道 DCs 中持续活化，通过诱导视黄醛脱氢酶调控固有层 Foxp3[+] Tregs 和 Th17 效应细胞之间的平衡。最后，增强和持续的细胞外调节激酶（ERK）信号也被证明抑制 IL-12 并诱导 DCs 分泌 IL-10，而后者可以促进耐受性[170]。

稳态下的 DC 致耐受功能仍无定论，因为组成性清除 DC 仅导致 T 细胞数量的少量减少，而对自身反应性 T 细胞的活化功能没有明显的影响[171]。另一项研究声称 DCs 的组成性清除会导致自身免疫性疾病的表现[172]；然而，该研究并没有明确区分是 T 细胞过度增殖还是自身免疫性疾病的诱导发生。自身免疫性疾病更有可能是在没有 DCs 情况下由 Flt-3-L 积聚引起的骨髓增生性综合征[173-175]。

自身免疫

在自身免疫性疾病，自身抗原清除功能和（或）自身抗原的免疫耐受是受损的。活化的自身反应性 T 细胞、B 细胞，与炎症性固有免疫及实质细胞一同参与了组织损伤。由于不恰当的活化信号或者细胞内负向调控失衡，DCs 提呈抗原可促进自身反应 T 细胞的启动和（或）效应性分化。在局部，这些 T 细胞既是 APCs 又是效应细胞，合成炎性因子并调控其他效应细胞。在不同的自身免疫情形下，cDCs 和 pDCs 在炎症组织，特别是血管周围富集。此外，DCs 在疾病早期就浸润到组织中，募集和组织协调其他免疫细胞。例如在小鼠糖尿病模型中，DC 浸润是胰岛细胞自身免疫的早期表现，并促进胰腺局部淋巴组织的形成[176-177]。自身免疫性炎症中，受损组织的一个普遍特征是组织中形成淋巴滤泡等淋巴结样结构[178-179]，其中包括滤泡树突状细胞（follicular DCs，FDCs），以及类似哺育细胞的成纤维细胞样滑膜细胞，维持自身抗体的持续产生[180]。

下面将讨论经典的自身免疫性风湿性疾病，以及 DCs 在疾病发生发展中的作用。

DCs 与银屑病

银屑病是一种慢性炎症性皮肤病，其特征是角质形成细胞过度增殖和异常分化引起表皮增厚。银屑病和银屑病关节炎的病因尚不完全清楚；细菌的初次感染可能引发慢性自身免疫性疾病的发生。银屑病皮损中，局部炎症由活化的角质形成细胞驱动，这些细胞表达抗菌肽、趋化因子和生长因子，并募集炎症性固有免疫效应细胞。

银屑病患者皮肤真皮组织中 DC 浸润增加，这与自身反应性 T 细胞增殖有关，诱导 Th1 应答[181]。被称为 Tip-DC 的皮肤 DC 亚群可产生诱生型一氧化氮合酶（inducible nitric oxide synthase，iNOS）和 TNF，促进炎症环境的形成。此外，效应 Th17 和潜在的皮肤 γδT 细胞通过合成 IL-17 和 IL-22 在银屑病炎症中发挥重要作用[182-183]。银屑病皮损中存在恶性循环：活化 T 细胞合成的细胞因子如 TNF 和 IFN-γ，可活化角质细胞并产生多种细胞因子，这些细胞因子又进一步活化 DCs，这将导致更多炎性 T 细胞的聚集。尽管激活物尚不明确，考虑到效应 T 细胞在该疾病中的作用，APCs 被认为在银屑病的发展中发挥关键作用。

Aldara 是一种含有 TLR7 配体咪喹莫特的霜剂，将其反复涂抹于小鼠皮肤可构建一种银屑病样炎症的实验模型[184]。该实验模型似乎也可以被霜剂载体以炎性小体依赖的方式诱导，不受咪喹莫特和 TLR7 影响，因此 TLR7 配体在该模型中的作用尚不清楚[185]。由于触发 TLR7 和激活炎性小体都能诱导强烈的炎症反应，它们在驱动小鼠银屑病实验模型中可能有冗余或协同效应。另一个模型中，使用咪喹莫特后，MYD88 表达仅限于 CD11c[+] 细胞的小鼠出现了与野生型小鼠相同的银屑病症状，这说明 CD11c[+][186] DCs 足以启动银屑病的发生。此外，CD11c[-] 白喉毒素受体（DTR）小鼠的研究显示，清除 DC 可预防小鼠银屑病斑块的形成。该研究提出皮肤细胞产生的 IL-36 诱导树突状细胞产生 IL-23 并促进 Th17 细胞分化[187]。事实上，已有研究表明特定 DC 亚群选择性表达 TLR7 信号对疾病的发生有不同程度的促进作用。TLR7 在 CD207[+]（langerin）cDCs（如 LCs）上的限制性表达将减弱疾病并促进环境耐受，提示

CD207⁻ 真皮 cDCs 和 moDCs 对启动咪喹莫特诱导的小鼠银屑病至关重要。真皮 CD207⁻DCs 分泌 IL-23，促进真皮 T 细胞活化，产生 IL-17 和 IL-22[188]。

静脉使用 I 型干扰素可引发银屑病斑块，提示 I 型干扰素促进了银屑病的发生发展。因此，产生 I 型干扰素的 pDCs 也被认为在银屑病的发病中起着重要作用[189]。通过在炎症皮肤产生的趋化素和趋化因子样受体 1（CMKLR1/ CHEMR23），pDCs 被招募到皮肤中[190]。活化的角质细胞产生抗菌肽 LL37，可以结合皮肤细胞正常更替或损伤过程中产生的细胞外核酸（DNA 和 RNA）并触发 I 型干扰素的合成[191]。LL37- 核酸颗粒可诱导 pDCs 产生 I 型干扰素，并激活 cDCs[191-193]。令人惊讶的是，清除 pDC 并不影响实验性银屑病小鼠模型的疾病严重程度[188]，提示 pDCs 和 I 型干扰素可能促进银屑病的慢性炎症。

DCs 与系统性红斑狼疮

SLE 是由自身抗体引发的一类系统性自身免疫性疾病，主要靶点为核成分，如 DNA、组蛋白和核蛋白。它是由于对自身抗原的耐受性缺失、活化的自身反应性 T 细胞和 B 细胞的积累，以及细胞因子的异常产生而引起。SLE 中，微环境和遗传因素可能导致 DCs 等 APCs 对自身抗原的不恰当提呈，导致自身反应性 T 细胞和 B 细胞异常活化。

SLE 的特点是死亡细胞增加，清除明显减少，导致自身抗原积累。此外，吞噬细胞对死亡细胞的相互作用和处理能力也有所下降[194-195]。死细胞的累积尽管促进疾病的发展，但对于诱导自身免疫性疾病的发生是不够的，因为非狼疮易感小鼠接种包含凋亡细胞 / 小泡的疫苗并不诱导适应性免疫应答，而狼疮易感小鼠暴露于坏死和凋亡细胞则会导致狼疮的发生发展[196-197]。

病态中性粒细胞细胞外诱捕网（NETosis）是一种中性粒细胞特异性的细胞死亡控制形式。在 NETosis 中，中性粒细胞会挤出由 DNA、组蛋白等 DNA 结合蛋白以及包含的颗粒（如抗菌肽、中性粒细胞弹性酶、髓过氧化物酶和组织蛋白酶 G）组成的纤维网络。感染可诱导 NETosis、无菌炎症，如 TNF 尿酸二氢钠和细胞因子（IL-8、IL-1α 和 IFN- I）也可诱导 NETosis。系统性红斑狼疮与 NETs 的清除能力缺陷有关。部分患者的 DNAse- I 活性降低，这是

细胞外 DNA 和 NETs 降解的关键酶。这些患者体内抗 dsDNA 抗体的滴度明显增加，这与患有 SLE 样综合征的 DNAse- I 缺陷小鼠相似[198-201]。此外，抗菌肽等 DAMPs 和警报素（如 LL37 和 HMGB1）易于在 SLE 的 NETs 中聚积，促进疾病的发展。未降解 NETs 和凋亡细胞的废物中存在大量蛋白质修饰，如甲基化、乙酰化、瓜氨酸化、多聚 ADP 核糖基化和泛素化；这些修饰可能导致新抗原的产生，新抗原可被自我识别[202]。据推测，APCs 如 DCs 可能通过交叉提呈这些抗原来诱导自身免疫反应。

APCs 可能是 SLE 发展的关键调控者之一。最近对 SLE 患者 DC 亚群成熟情况的研究表明，cDCs 和 pDCs 都具有更强的炎症激活表型，可更有效地启动 T 细胞应答[194]。pDCs 和炎性 cDCs 在 SLE 患者的肾和皮肤病变中聚集，但 DCs 在 SLE 中的作用仍知之甚少。在 C57/BL6 小鼠中，DC 限制性缺失调控细胞凋亡的 TNFR 家族受体 Fas（CD95）可诱导疾病表现[203]。事实上，SLE 最常见的实验模型是 MRL 小鼠，它表达 Fas（MRL-FasLpr）基因的淋巴增殖缺陷等位基因。MRL 小鼠体内的 DCs 组成型缺失减低自身反应性 T 细胞的增殖和浆细胞的分化，从而改善了疾病的预后[204]。同样，DC 限制性负调节因子的缺失可导致体内耐受能力的丧失和 SLE 样疾病的发生。DC 特异性敲除 B 淋巴细胞诱导的成熟蛋白 -1（BLIMP-1 或 PRDM-1）（一种控制 B 细胞和 T 细胞分化的转录抑制因子）可在雌性小鼠中诱发 SLE 样综合征[205]。有趣的是，人类 *PRDM1* 基因多态性与 SLE 有关，女性 SLE 发病率更高。小鼠中，DC 限制性缺乏 PRDM1 会导致 IL-6 的合成和 Tfh 细胞的分化，从而促进 B 细胞生发中心的形成，并诱导自身体液免疫。人类中，体外 DCs 细胞 PRDM1 的杂合子或纯合子丢失均诱导相同的表型，提示 DCs 的异常活化与耐受性丧失和 SLE 易感性相关。

I 型干扰素与 SLE 疾病的恶化有关。SLE 患者的白细胞干扰素刺激基因（ISG）表达特征与疾病预后相关[206]。I 型干扰素可能通过诱导单核细胞的成熟、刺激 B 细胞产生自身抗体以及 NETosis 进而促进 SLE 发生。其实，在小鼠体内抑制 I 型 IFN 信号通路可以改善 SLE（例如 NZB/NZW 起源的 SLE 易感模型）[207-208]。pDCs 被认为是 I 型 IFN 的专业生产者，这些细胞被认为是 I 型 IFN 异常分泌的重要来源以及 SLE 进展的主要驱动因素。SLE 患者血液中 pDCs 的数量减少，

病变组织中 pDCs 的聚集增加 [209]。

　　pDCs 表达特定的内体核酸感知 PRR，如 TLR7、TLR8 和 TLR9，而 cDCs 则表达 TLR8。自身核酸与抗体结合，或与在 NETs 中聚集的 DNA 或 RNA 结合蛋白（如 HMGB1 或 LL37）结合后可激活 pDCs [210]。SLE 患者体内这些复合物诱导 pDCs 分泌 I 型 IFN，通过激活 MPS 和驱动免疫活化产生一个恶性循环 [211-212]。PRR 的确切作用仍不清楚，因为 SLE 易感小鼠模型中沉默 TLR7 可改善疾病的进展，而沉默 TLR9 和 TLR8 则起到相反的效果，从而加剧疾病的发展 [213-214]。最近，有人提出 TLR8 和 TLR9 分别在 cDCs 和 B 细胞中抑制 TLR7 的沉默效应 [215]。其他研究表明 B 细胞和 DCs 通过 TLR 信号对 SLE 综合征产生不同的促进效应，B 细胞是肾病和自身抗体产生所必需的，而 DCs 在其他方面也有促进作用。考虑到 TLR7 和 TLR9 激活的 Myd88 信号，B 细胞似乎参与了 SLE 的发展，而 DCs 只参与了疾病的某些特定方面，如皮肤损伤 [216]。因此，除外其他类型细胞如 B 细胞，pDCs 和 cDCs 可能也是 SLE 发病机制的关键组分，是极具吸引力的治疗靶点。

DCs 与类风湿关节炎

　　RA 是一种慢性自身免疫性疾病，其特点是严重的关节滑膜炎症，导致软骨破坏和骨破坏。尽管自身反应性 T 细胞参与了疾病的发病过程，但 RA 的确切病因仍不清楚。DCs 被认为参与炎症性疾病的发生，其机制包括提呈自身抗原（在清除 DCs 的 RA 动物模型中得到证实）、促进炎症，以及调控效应细胞功能。

　　关节 DCs 或单核细胞来源的 DCs 可分别向抗原特异性 T 细胞提呈人软骨糖蛋白 39（human cartilage glycoprotein 39，HCgp39）和来自于滑液（synovial fluid，SF）的抗原表位 [217]。炎症滑膜组织血管周围聚集大量未成熟和成熟的 cDCs 和 pDCs，并与 T 细胞和 B 细胞滤泡紧密相邻，为 DCs 参与 RA 和脊柱关节炎发生和经久不愈提供了证据 [218]。聚集的 DCs 包含人类各种炎症部位已知的大量 mDCs 和 pDCs [136,218-219]。RA 滑膜组织中的 DCs 往往被激活，因为它们具有高表达的 MHC、CD86 [220] 和 RelB [221]。它们同时表达核因子 κB 受体活化因子（receptor activator of NFκB，RANK）及其配体 RANKL [222]，

最后，在体外 ICs 或 TLR 激动剂刺激下，DCs 可合成更多的促炎细胞因子（如 IL-1、IL-6、TNF）[223]。

　　RA 和系统性关节炎（如干燥综合征和 Still's disease）中炎症细胞（如 DCs 和髓系细胞）表达 TLR8。最近一代表达人类 TLR8 基因的转基因小鼠突出了这种 PRR 在复杂自发性自身免疫性疾病（包括系统性关节炎）的发展中的促进作用 [224]。这些 DCs 可能是由于局部产生的细胞因子和趋化因子（CCL19 到 CCL21）而迁移到关节内，也可能是在生长因子的作用下由 SF 局部髓样祖细胞分化而成 [220,225]。CCL19 的异位表达也可能诱导类风湿滑膜组织中类似的淋巴组织的形成 [226]，因此可能在类风湿滑膜组织的发生中发挥关键作用。相对于健康人，RA 患者和幼年 RA 患者的外周血中 cDCs 数量减少，且减少程度与疾病的严重程度相关 [227-229]，这一现象支持炎症趋化活性增加诱导滑膜迁移的观点。此外，RA 患者的 cDCs 在新鲜 SF 中的浓度似乎是血液的三到四倍，而且比血液 DC 前体分化得更明显 [230]。

　　SF 和血液中的 DCs 对静息异基因 T 细胞具有同等效应的刺激作用；然而，SF DCs 在没有外源性抗原的情况下对自体 T 细胞的刺激作用明显更强，表明其 MHC 分子中含有 RA 相关的自身抗原 [231]。最初认为 RA 是由 Th1 驱动的。然而，受影响组织和（或）体液中 Th17 细胞和细胞因子 IL-17 的鉴定表明，Th1 和 Th17 细胞都参与了 RA 的发病 [131]。DCs 是区分这两种亚型和原初前体细胞所必需的。合成 IFN-γ 的 Th1 细胞可激活巨噬细胞产生促炎细胞因子（IL-1、IL-6 和 TNF）和诱导免疫球蛋白类别转换成补体固定抗体。IL-17 募集白细胞，刺激人巨噬细胞分泌 IL-1 和 TNF，从而活化滑膜成纤维细胞。Th17 细胞通过与 RANK-RANKL 的相互作用诱导破骨细胞生成，介导 RA 的骨破坏 [232]。滑膜 DCs 分别表达 IL-12 和 IL-23，促进 Th1 和 Th17 细胞的完全分化，从而为 Th1 和 Th17 细胞的局部分化和长期维持提供了可能。活化 DCs 还可产生趋化因子 CCL5，促进炎性 Th1 和 Th17 T 细胞的募集 [233]。抗瓜氨酸化蛋白抗体（ACPAs）和类风湿因子被认为与巨噬细胞和 DCs 的 Fc 受体相结合，从而诱导其活化和产生促炎细胞因子 [234]。异位淋巴器官与 GCs 相似并支持自身抗体产生，提示其可能是这些抗体的局部来源 [235]。

　　最后，类风湿关节炎的滑膜中也发现存在 pDCs，其通过合成 IFN-α 加强自身抗体产生 [236]。RA 滑膜表

达 I 型 IFN 和 IL-18 的 CD304+ pDCs 的细胞数量超过了表达 IL-12 和 IL-23 的 CD1a+ 的 cDCs 亚群，特别是在 RF 和 ACPAs 阳性患者中 [136]。RA 滑膜 pDCs 也表现出 IDO 免疫反应性 [237]，可能促进免疫耐受失调。

总之，人类的研究数据充分显示了类风湿关节炎滑膜 DCs 在局部炎症、关节破坏和免疫调节等多方面的作用。这些数据和炎症性关节炎小鼠的数据相互补充，证实了 DCs 在致敏、炎症应答和调节关节自身免疫应答方面的重要作用。

DCs 与干燥综合征

干燥综合征（Sjögren's syndrome，SS）是一种慢性自身免疫性疾病，中年女性好发。虽然 SS 被认为是一种良性疾病，但有并发非霍奇金淋巴瘤的风险。SS 被认为是一种自身免疫性疾病，因为腺上皮和腺外上皮是淋巴细胞浸润和组织损伤的位置。SS 影响分泌器官，主要累及唾液腺和泪腺，因此会引起口干和眼干症状。它与弥漫性自身免疫性综合征的多种临床表现相关 [238]。遗传、环境（细菌和病毒感染）和激素似乎是引起该病的因素。SS 和其他自身免疫性疾病与佐剂（ASIA）诱导的自身免疫性 / 炎症综合征有关，后者被认为是疫苗接种的副作用之一 [239]。

在 SS 中，浸润的细胞主要为 CD4+ T 细胞以及部分 CD8+T 细胞、B 细胞和某些浆细胞 [240-242]。干燥综合征相关的自身抗体包括 SSA/Ro、SSB/La、抗核抗体和类风湿因子。SS 患者唾液腺中有 GC 形成，其富含淋巴滤泡样 DCs[243-245]，可能参与局部淋巴细胞的招募。滤泡树突状细胞（follicular DCs，FDCs）被认为是 B 细胞的功能辅助细胞 [246]。近年来有研究表明，SS 患者的唾液腺上皮细胞诱导腺体内 Tfh 细胞的分化 [247]。DCs 在这一过程中的作用尚不清楚，但与唾液腺上皮细胞一样，DCs 表达膜结合分子，类似诱导性 T 细胞共刺激配体，在 Tfh 细胞分化中起着关键作用 [248]。小鼠 SS 模型中，下颌腺中 DCs 浸润早于淋巴细胞浸润，提示 DCs 在疾病发生中发挥启动作用。小鼠模型和 SS 患者中均检测到成熟 DCs 数量增加 [249]。相比健康对照组，SS 患者的外周血 pDCs 数量下降，这与它们被募集到唾液腺中相关。考虑到 pDCs 的作用以及唾液腺中抗核抗体和 I 型干扰素水平增加 [250-252]，多项研究对 SS 患者的 EB 病毒、丙型肝炎病毒、I 型人类 T 淋巴细胞病毒

（human T-lymphotropic virus type I，HTLV-1）和柯萨奇病毒感染情况进行了检测 [253-255]，但尚无证据支持它们直接参与了本病发生。有趣的是，SS 唾液腺组织中 IFN 相关基因被诱导。此外，一些非编码 RNAs 如长散乱核蛋白 1 反转录病毒元件似乎有过度表达的趋势，并与 I 型干扰素的积累相关。这些非编码 RNAs 具有免疫原性，可作为 DAMPs 或 TLR7、TLR8 和 TLR9 的内源性激活因子。与狼疮和其他系统性自身免疫性疾病中观察到的情况一致，SS 外周血中检测到 IFN 诱导基因的过表达，它是由外周 I 型 IFN 活化导致，并与疾病活动性相关。总之，这些数据表明 DCs 在 SS 的进展中起着一定的作用。

总结和展望

DCs 是来源于骨髓单个核细胞的一组异质性细胞，在体内几乎所有组织中都可以发现处于未成熟状态的 DCs。DCs 是专职抗原呈递细胞，是固有免疫的关键效应细胞，可激活初始 T 细胞、B 细胞和 NK 细胞，启动免疫应答，因此，它们有助于预防感染，维持体内稳态，以及维持和调控耐受性。DCs 在耐受调控中的作用表明，它们可能是自身免疫性疾病和炎症性疾病发展以及移植耐受和排斥反应中的关键效应细胞。事实上，DCs 参与自身免疫性疾病的发展与维持，并同时调控固有免疫和适应性免疫应答，导致自身免疫病理的产生。因此，需要对不同 DC 亚型的功能进行深入研究，以便明确自身免疫性疾病发展的特定阶段所涉及的特定亚型。

炎症的治疗

治疗自身免疫性疾病和慢性炎症疾病的挑战之一是控制免疫应答带来的副作用。我们尝试了几种治疗方法，包括使用非甾体类药物、糖皮质激素和 DMARDs 等 [256]。通过阻断 TNF 或其受体进行抗细胞因子治疗，以使 RA、银屑病、强直性脊柱炎、肠易激疾病和克罗恩病的患者获益。其他细胞因子如 RA 和幼年型关节炎中的 IL-1β 和 IL-6、银屑病中的 IL-12 p40（IL-12 和 IL-23 的亚单位）以及银屑病和自身免疫性葡萄膜炎中的 IL-17 也被作为靶点进行治疗。IL-21 是 Th17 T 细胞的产物，可参与 B 细胞调控。目前正在研发 IL-21 阻断剂，用于治疗自身免疫

性和自身炎症性疾病。针对细胞因子和生长因子受
体通路的新疗法也在研发中。抑制 Janus 激酶（1 和
3）可干扰免疫细胞的活化、生长和存活，目前正在
观察其抑制剂在特定 RA 病例的治疗效果 [257]。针对
其他 MAPK 通路的药物正在开发中，如 p38 MAPK、
SYK 和磷脂酰肌醇 3 激酶。

免疫应答激活与共刺激

APCs 表面的 CD80/86 与 T 细胞上的 CD28 之
间的相互作用导致了强烈的共刺激。CTLA-4 是一
种 T 细胞表面的负调控因子。CTLA-4-Ig 融合蛋白
可与 APCs 表面的 CD80/CD86 结合，目前被用于阻
断 CD28 介导的共刺激通路，抑制表达 CD28 的 T
细胞的活化，从而控制 T 细胞介导的自身免疫反应。
CTLA-4-Ig 激动剂已成功用于 RA，而抗 CTLA-4 抗
体被批准用于治疗晚期黑色素瘤。其他共刺激通路如
PD-1 也有可能被操控，用于治疗自身免疫性疾病。
最后一种方法是用抗体靶向清除免疫细胞；淋巴细胞
和髓系细胞表面 CD52 的抗体或者 B 细胞表面 CD19
和 CD20 的抗体，在一定条件下可能会具有治疗效果。

疫苗与细胞免疫疗法

疫苗可以靶向治疗某些自身免疫性疾病，恢复特
异性的免疫耐受，并促进针对自身抗原的自身免疫
性 T 效应细胞的阴性选择。需要更多的研究来确定
自身免疫性疾病中涉及的免疫原性表位，开发特异
性的耐受佐剂，并设计新的载体靶向作用于介导耐受
的 APCs，如 DCs。可以考虑不同的疫苗方法，例如
针对自身免疫抗原表位生成致耐受 DC 疫苗，以诱导
Tregs，调控 B 细胞应答或恢复外周阴性选择。因此，
由瓜氨酸化蛋白肽产生的致耐受 DCs 正被用于诱导
RA 患者活跃 T 细胞的耐受。

在免疫治疗时代，我们更深入地理解了固有免疫
应答和适应性免疫应答以及它们的调控方式，在靶向
治疗抑制免疫病理方面取得了重大进展，例如，减少
移植物排斥反应和移植物抗宿主疾病以及改善自身免
疫性疾病的预后。

🌐 本章的参考文献也可以在 ExpertConsult.com 上找到。

参考文献

1. Steinman RM, Cohn ZA: Identification of a novel cell type in peripheral lymphoid organs of mice. I. Morphology, quantitation, tissue distribution. *J Exp Med* 137:1142–1162, 1973.
2. Steinman RM, Witmer MD: Lymphoid dendritic cells are potent stimulators of the primary mixed leukocyte reaction in mice. *Proc Natl Acad Sci U S A* 75:5132–5136, 1978.
3. Reis e Sousa C: Dendritic cells in a mature age. *Nat Rev Immunol* 6:476–483, 2006.
4. Dalod M, Chelbi R, Malissen B, et al: Dendritic cell maturation: functional specialization through signaling specificity and transcriptional programming. *EMBO J* 33:1104–1116, 2014.
5. Mohammad MG, Tsai VW, Ruitenberg MJ, et al: Immune cell trafficking from the brain maintains CNS immune tolerance. *J Clin Invest* 124:1228–1241, 2014.
6. Haniffa M, Collin M, Ginhoux F: Ontogeny and functional specialization of dendritic cells in human and mouse. *Adv Immunol* 120:1–49, 2013.
7. Merad M, Sathe P, Helft J, et al: The dendritic cell lineage: ontogeny and function of dendritic cells and their subsets in the steady state and the inflamed setting. *Annu Rev Immunol* 31:563–604, 2013.
8. Watchmaker PB, Lahl K, Lee M, et al: Comparative transcriptional and functional profiling defines conserved programs of intestinal DC differentiation in humans and mice. *Nat Immunol* 15:98–108, 2014.
9. Joffre OP, Segura E, Savina A, et al: Cross-presentation by dendritic cells. *Nat Rev Immunol* 12:557–569, 2012.
10. Puleston DJ, Simon AK: Autophagy in the immune system. *Immunology* 141:1–8, 2014.
11. Malissen B, Tamoutounour S, Henri S: The origins and functions of dendritic cells and macrophages in the skin. *Nat Rev Immunol* 14:417–428, 2014.
12. Merad M, Ginhoux F, Collin M: Origin, homeostasis and function of Langerhans cells and other langerin-expressing dendritic cells. *Nat Rev Immunol* 8:935–947, 2008.
13. Kanitakis J, Morelon E, Petruzzo P, et al: Self-renewal capacity of human epidermal Langerhans cells: observations made on a composite tissue allograft. *Exp Dermatol* 20:145–146, 2011.
14. Gautier EL, Shay T, Miller J, et al: Gene-expression profiles and transcriptional regulatory pathways that underlie the identity and diversity of mouse tissue macrophages. *Nat Immunol* 13:1118–1128, 2012.
15. Wang Y, Szretter KJ, Vermi W, et al: IL-34 is a tissue-restricted ligand of CSF1R required for the development of Langerhans cells and microglia. *Nat Immunol* 13:753–760, 2012.
16. Hunger RE, Sieling PA, Ochoa MT, et al: Langerhans cells utilize CD1a and langerin to efficiently present nonpeptide antigens to T cells. *J Clin Invest* 113:701–708, 2004.
17. Sugita M, Grant EP, van Donselaar E, et al: Separate pathways for antigen presentation by CD1 molecules. *Immunity* 11:743–752, 1999.
18. Shklovskaya E, O'Sullivan BJ, Ng LG, et al: Langerhans cells are precommitted to immune tolerance induction. *Proc Natl Acad Sci U S A* 108:18049–18054, 2011.
19. Igyarto BZ, Haley K, Ortner D, et al: Skin-resident murine dendritic cell subsets promote distinct and opposing antigen-specific T helper cell responses. *Immunity* 35:260–272, 2011.
20. Fujita H, Nograles KE, Kikuchi T, et al: Human Langerhans cells induce distinct IL-22-producing CD4+ T cells lacking IL-17 production. *Proc Natl Acad Sci U S A* 106:21795–21800, 2009.
21. Klechevsky E: Human dendritic cells—stars in the skin. *Eur J Immunol* 43:3147–3155, 2013.
22. Klechevsky E, Banchereau J: Human dendritic cells subsets as targets and vectors for therapy. *Ann N Y Acad Sci* 1284:24–30, 2013.
23. Klechevsky E, Morita R, Liu M, et al: Functional specializations of human epidermal Langerhans cells and CD14+ dermal dendritic cells. *Immunity* 29:497–510, 2008.
24. Matthews K, Chung NP, Klasse PJ, et al: Potent induction of antibody-secreting B cells by human dermal-derived CD14+ dendritic cells triggered by dual TLR ligation. *J Immunol* 189:5729–5744, 2012.
25. Chu CC, Ali N, Karagiannis P, et al: Resident CD141 (BDCA3)+ dendritic cells in human skin produce IL-10 and induce regulatory T cells that suppress skin inflammation. *J Exp Med* 209:935–945, 2012.

26. Chu H, Mazmanian SK: Innate immune recognition of the microbiota promotes host-microbial symbiosis. *Nat Immunol* 14:668–675, 2013.

27. Segura E, Valladeau-Guilemond J, Donnadieu MH, et al: Characterization of resident and migratory dendritic cells in human lymph nodes. *J Exp Med* 209:653–660, 2012.

28. Bancherau J, Thompson-Snipes L, Zurawski S, et al: The differential production of cytokines by human Langerhans cells and dermal CD14(+) DCs controls CTL priming. *Blood* 119:5742–5749, 2012.

29. Collin M, McGovern N, Haniffa M: Human dendritic cell subsets. *Immunology* 140:22–30, 2013.

30. Villadangos JA, Shortman K: Found in translation: the human equivalent of mouse CD8+ dendritic cells. *J Exp Med* 207:1131–1134, 2010.

31. Poulin LF, Salio M, Griessinger E, et al: Characterization of human DNGR-1+ BDCA3+ leukocytes as putative equivalents of mouse CD8alpha+ dendritic cells. *J Exp Med* 207:1261–1271, 2010.

32. Segura E, Amigorena S: Cross-presentation by human dendritic cell subsets. *Immunol Lett* 158:73–78, 2014.

33. Sancho D, Joffre OP, Keller AM, et al: Identification of a dendritic cell receptor that couples sensing of necrosis to immunity. *Nature* 458:899–903, 2009.

34. Zhang JG, Czabotar PE, Policheni AN, et al: The dendritic cell receptor Clec9A binds damaged cells via exposed actin filaments. *Immunity* 36:646–657, 2012.

35. Crozat K, Guiton R, Contreras V, et al: The XC chemokine receptor 1 is a conserved selective marker of mammalian cells homologous to mouse CD8alpha+ dendritic cells. *J Exp Med* 207:1283–1292, 2010.

36. Cheong C, Matos I, Choi JH, et al: Microbial stimulation fully differentiates monocytes to DC-SIGN/CD209(+) dendritic cells for immune T cell areas. *Cell* 143:416–429, 2010.

37. Dobel T, Kunze A, Babatz J, et al: FcgammaRIII (CD16) equips immature 6-sulfo LacNAc-expressing dendritic cells (slanDCs) with a unique capacity to handle IgG-complexed antigens. *Blood* 121:3609–3618, 2013.

38. Hansel A, Gunther C, Ingwersen J, et al: Human slan (6-sulfo LacNAc) dendritic cells are inflammatory dermal dendritic cells in psoriasis and drive strong TH17/TH1 T-cell responses. *J Allergy Clin Immunol* 127:787–794, 2011.

39. Segura E, Touzot M, Bohineust A, et al: Human inflammatory dendritic cells induce Th17 cell differentiation. *Immunity* 38:336–348, 2013.

40. Reizis B, Colonna M, Trinchieri G, et al: Plasmacytoid dendritic cells: one-trick ponies or workhorses of the immune system? *Nat Rev Immunol* 11:558–565, 2011.

41. van den Hoorn T, Neefjes J: Activated pDCs: open to new antigen-presentation possibilities. *Nat Immunol* 9:1208–1210, 2008.

42. Kadowaki N, Antonenko S, Lau JY, et al: Natural interferon alpha/beta-producing cells link innate and adaptive immunity. *J Exp Med* 192:219–226, 2000.

43. O'Brien M, Manches O, Bhardwaj N: Plasmacytoid dendritic cells in HIV infection. *Adv Exp Med Biol* 762:71–107, 2013.

44. Hoeffel G, Ripoche AC, Matheoud D, et al: Antigen cross-presentation by human plasmacytoid dendritic cells. *Immunity* 27:481–492, 2007.

45. Albanesi C, Scarponi C, Bosisio D, et al: Immune functions and recruitment of plasmacytoid dendritic cells in psoriasis. *Autoimmunity* 43:215–219, 2010.

46. Svensson M, Johansson-Lindbom B, Zapata F, et al: Retinoic acid receptor signaling levels and antigen dose regulate gut homing receptor expression on CD8+ T cells. *Mucosal Immunol* 1:38–48, 2008.

47. Paidassi H, Acharya M, Zhang A, et al: Preferential expression of integrin αvβ8 promotes generation of regulatory T cells by mouse CD103+ dendritic cells. *Gastroenterology* 141:1813–1820, 2011.

48. Worthington JJ, Czajkowska BI, Melton AC, et al: Intestinal dendritic cells specialize to activate transforming growth factor-beta and induce Foxp3+ regulatory T cells via integrin αvβ8. *Gastroenterology* 141:1802–1812, 2011.

49. Jaensson E, Uronen-Hansson H, Pabst O, et al: Small intestinal CD103+ dendritic cells display unique functional properties that are conserved between mice and humans. *J Exp Med* 205:2139–2149, 2008.

50. Hettinger J, Richards DM, Hansson J, et al: Origin of monocytes and macrophages in a committed progenitor. *Nat Immunol* 14:821–830, 2013.

51. Boltjes A, van Wijk F: Human dendritic cell functional specialization in steady-state and inflammation. *Front Immunol* 5:131, 2014.

52. Schraml BU, van Blijswijk J, Zelenay S, et al: Genetic tracing via DNGR-1 expression history defines dendritic cells as a hematopoietic lineage. *Cell* 154:843–858, 2013.

53. Naik SH, Perie L, Swart E, et al: Diverse and heritable lineage imprinting of early haematopoietic progenitors. *Nature* 496:229–232, 2013.

54. Collin M, Bigley V, Haniffa M, et al: Human dendritic cell deficiency: the missing ID? *Nat Rev Immunol* 11:575–583, 2011.

55. Hambleton S, Salem S, Bustamante J, et al: IRF8 mutations and human dendritic-cell immunodeficiency. *N Engl J Med* 365:127–138, 2011.

56. Tailor P, Tamura T, Morse HC 3rd, et al: The BXH2 mutation in IRF8 differentially impairs dendritic cell subset development in the mouse. *Blood* 111:1942–1945, 2008.

57. Robbins SH, Walzer T, Dembele D, et al: Novel insights into the relationships between dendritic cell subsets in human and mouse revealed by genome-wide expression profiling. *Genome Biol* 9:R17, 2008.

58. Guilliams M, Ginhoux F, Jakubzick C, et al: Dendritic cells, monocytes and macrophages: a unified nomenclature based on ontogeny. *Nat Rev Immunol* 14:571–578, 2014.

59. Bancherau J, Briere F, Caux C, et al: Immunobiology of dendritic cells. *Annu Rev Immunol* 18:767–811, 2000.

60. Underhill DM, Goodridge HS: Information processing during phagocytosis. *Nat Rev Immunol* 12:492–502, 2012.

61. Deretic V, Saitoh T, Akira S: Autophagy in infection, inflammation and immunity. *Nat Rev Immunol* 13:722–737, 2013.

62. Lutz MB, Schuler G: Immature, semi-mature and fully mature dendritic cells: which signals induce tolerance or immunity? *Trends Immunol* 23:445–449, 2002.

63. Ohl L, Mohaupt M, Czeloth N, et al: CCR7 governs skin dendritic cell migration under inflammatory and steady-state conditions. *Immunity* 21:279–288, 2004.

64. Probst HC, Lagnel J, Kollias G, et al: Inducible transgenic mice reveal resting dendritic cells as potent inducers of CD8+ T cell tolerance. *Immunity* 18:713–720, 2003.

65. Sporri R, Reis e Sousa C: Inflammatory mediators are insufficient for full dendritic cell activation and promote expansion of CD4+ T cell populations lacking helper function. *Nat Immunol* 6:163–170, 2005.

66. Takeuchi O, Akira S: Pattern recognition receptors and inflammation. *Cell* 140:805–820, 2010.

67. Akira S, Uematsu S, Takeuchi O: Pathogen recognition and innate immunity. *Cell* 124:783–801, 2006.

68. Han D, Walsh MC, Cejas PJ, et al: Dendritic cell expression of the signaling molecule TRAF6 is critical for gut microbiota-dependent immune tolerance. *Immunity* 38:1211–1222, 2013.

69. Rakoff-Nahoum S, Paglino J, Eslami-Varzaneh F, et al: Recognition of commensal microflora by toll-like receptors is required for intestinal homeostasis. *Cell* 118:229–241, 2004.

70. O'Neill LA, Golenbock D, Bowie AG: The history of Toll-like receptors—redefining innate immunity. *Nat Rev Immunol* 13:453–460, 2013.

71. Li X, Jiang S, Tapping RI: Toll-like receptor signaling in cell proliferation and survival. *Cytokine* 49:1–9, 2010.

72. West MA, Wallin RP, Matthews SP, et al: Enhanced dendritic cell antigen capture via toll-like receptor-induced actin remodeling. *Science* 305:1153–1157, 2004.

73. Into T, Inomata M, Takayama E, et al: Autophagy in regulation of Toll-like receptor signaling. *Cell Signal* 24:1150–1162, 2012.

74. Blander JM, Medzhitov R: On regulation of phagosome maturation and antigen presentation. *Nat Immunol* 7:1029–1035, 2006.

75. Hemont C, Neel A, Heslan M, et al: Human blood mDC subsets exhibit distinct TLR repertoire and responsiveness. *J Leukocyte Biol* 93:599–609, 2013.

76. Sancho D, Reis e Sousa C: Signaling by myeloid C-type lectin receptors in immunity and homeostasis. *Annu Rev Immunol* 30:491–529, 2012.

77. Fujikado N, Saijo S, Yonezawa T, et al: Dcir deficiency causes development of autoimmune diseases in mice due to excess expansion of dendritic cells. *Nat Med* 14:176–180, 2008.

78. Gomez CP, Tiemi Shio M, Duplay P, et al: The protein tyrosine phosphatase SHP-1 regulates phagolysosome biogenesis. *J Immunol* 189:2203–2210, 2012.

79. Meyer-Wentrup F, Benitez-Ribas D, Tacken PJ, et al: Targeting DCIR on human plasmacytoid dendritic cells results in antigen presentation and inhibits IFN-alpha production. *Blood* 111:4245–4253, 2008.
80. Meyer-Wentrup F, Cambi A, Joosten B, et al: DCIR is endocytosed into human dendritic cells and inhibits TLR8-mediated cytokine production. *J Leukocyte Biol* 85:518–525, 2009.
81. Gringhuis SI, Kaptein TM, Wevers BA, et al: Fucose-specific DC-SIGN signalling directs T helper cell type-2 responses via IKKepsilon- and CYLD-dependent Bcl3 activation. *Nat Commun* 5:3898, 2014.
82. Tanne A, Ma B, Boudou F, et al: A murine DC-SIGN homologue contributes to early host defense against *Mycobacterium tuberculosis*. *J Exp Med* 206:2205–2220, 2009.
83. Al-Hassi HO, Mann ER, Sanchez B, et al: Altered human gut dendritic cell properties in ulcerative colitis are reversed by *Lactobacillus plantarum* extracellular encrypted peptide STp. *Mol Nutr Food Res* 58:1132–1143, 2014.
84. Foligne B, Zoumpopoulou G, Dewulf J, et al: A key role of dendritic cells in probiotic functionality. *PLoS One* 2:e313, 2007.
85. Garcia-Vallejo JJ, Ilarregui JM, Kalay H, et al: CNS myelin induces regulatory functions of DC-SIGN-expressing, antigen-presenting cells via cognate interaction with MOG. *J Exp Med* 211:1465–1483, 2014.
86. van Lent PL, Figdor CG, Barrera P, et al: Expression of the dendritic cell-associated C-type lectin DC-SIGN by inflammatory matrix metalloproteinase-producing macrophages in rheumatoid arthritis synovium and interaction with intercellular adhesion molecule 3-positive T cells. *Arthritis Rheum* 48:360–369, 2003.
87. Dzionek A, Sohma Y, Nagafune J, et al: BDCA-2, a novel plasmacytoid dendritic cell-specific type II C-type lectin, mediates antigen capture and is a potent inhibitor of interferon alpha/beta induction. *J Exp Med* 194:1823–1834, 2001.
88. Jahn PS, Zanker KS, Schmitz J, et al: BDCA-2 signaling inhibits TLR-9-agonist-induced plasmacytoid dendritic cell activation and antigen presentation. *Cell Immunol* 265:15–22, 2010.
89. Wu P, Wu J, Liu S, et al: TLR9/TLR7-triggered downregulation of BDCA2 expression on human plasmacytoid dendritic cells from healthy individuals and lupus patients. *Clin Immunol* 129:40–48, 2008.
90. Chappell CP, Giltiay NV, Draves KE, et al: Targeting antigens through blood dendritic cell antigen 2 on plasmacytoid dendritic cells promotes immunologic tolerance. *J Immunol* 192:5789–5801, 2014.
91. Yoshitomi H, Sakaguchi N, Kobayashi K, et al: A role for fungal {beta}-glucans and their receptor Dectin-1 in the induction of autoimmune arthritis in genetically susceptible mice. *J Exp Med* 201:949–960, 2005.
92. Plantinga TS, Fransen J, Takahashi N, et al: Functional consequences of DECTIN-1 early stop codon polymorphism Y238X in rheumatoid arthritis. *Arthritis Res Ther* 12:R26, 2010.
93. Iborra S, Izquierdo HM, Martinez-Lopez M, et al: The DC receptor DNGR-1 mediates cross-priming of CTLs during vaccinia virus infection in mice. *J Clin Invest* 122:1628–1643, 2012.
94. Zelenay S, Keller AM, Whitney PG, et al: The dendritic cell receptor DNGR-1 controls endocytic handling of necrotic cell antigens to favor cross-priming of CTLs in virus-infected mice. *J Clin Invest* 122:1615–1627, 2012.
95. Yamasaki S, Ishikawa E, Sakuma M, et al: Mincle is an ITAM-coupled activating receptor that senses damaged cells. *Nat Immunol* 9:1179–1188, 2008.
96. Krishnaswamy JK, Chu T, Eisenbarth SC: Beyond pattern recognition: NOD-like receptors in dendritic cells. *Trends Immunol* 34:224–233, 2013.
97. Lamkanfi M, Dixit VM: Mechanisms and functions of inflammasomes. *Cell* 157:1013–1022, 2014.
98. Shaw PJ, McDermott MF, Kanneganti TD: Inflammasomes and autoimmunity. *Trends Mol Med* 17:57–64, 2011.
99. Martinon F, Petrilli V, Mayor A, et al: Gout-associated uric acid crystals activate the NALP3 inflammasome. *Nature* 440:237–241, 2006.
100. Philpott DJ, Sorbara MT, Robertson SJ, et al: NOD proteins: regulators of inflammation in health and disease. *Nat Rev Immunol* 14:9–23, 2014.
101. Nimmerjahn F, Ravetch JV: Fcgamma receptors as regulators of immune responses. *Nat Rev Immunol* 8:34–47, 2008.
102. Wenink MH, Santegoets KC, Roelofs MF, et al: The inhibitory Fc gamma IIb receptor dampens TLR4-mediated immune responses and is selectively up-regulated on dendritic cells from rheumatoid arthritis patients with quiescent disease. *J Immunol* 183:4509–4520, 2009.
103. Bergtold A, Desai DD, Gavhane A, et al: Cell surface recycling of internalized antigen permits dendritic cell priming of B cells. *Immunity* 23:503–514, 2005.
104. Smith KG, Clatworthy MR: FcgammaRIIB in autoimmunity and infection: evolutionary and therapeutic implications. *Nat Rev Immunol* 10:328–343, 2010.
105. Huang ZY, Hunter S, Chien P, et al: Interaction of two phagocytic host defense systems: Fcgamma receptors and complement receptor 3. *J Biol Chem* 286:160–168, 2011.
106. Frleta D, Ochoa CE, Kramer HB, et al: HIV-1 infection-induced apoptotic microparticles inhibit human DCs via CD44. *J Clin Invest* 122:4685–4697, 2012.
107. Stuart LM, Lucas M, Simpson C, et al: Inhibitory effects of apoptotic cell ingestion upon endotoxin-driven myeloid dendritic cell maturation. *J Immunol* 168:1627–1635, 2002.
108. Behrens EM, Sriram U, Shivers DK, et al: Complement receptor 3 ligation of dendritic cells suppresses their stimulatory capacity. *J Immunol* 178:6268–6279, 2007.
109. Steinman RM, Hawiger D, Nussenzweig MC: Tolerogenic dendritic cells. *Annu Rev Immunol* 21:685–711, 2003.
110. Zagorska A, Traves PG, Lew ED, et al: Diversification of TAM receptor tyrosine kinase function. *Nat Immunol* 15:920–928, 2014.
111. Cohen PL, Caricchio R, Abraham V, et al: Delayed apoptotic cell clearance and lupus-like autoimmunity in mice lacking the c-mer membrane tyrosine kinase. *J Exp Med* 196:135–140, 2002.
112. Ramirez-Ortiz ZG, Pendergraft WF 3rd, Prasad A, et al: The scavenger receptor SCARF1 mediates the clearance of apoptotic cells and prevents autoimmunity. *Nat Immunol* 14:917–926, 2013.
113. Urbonaviciute V, Furnrohr BG, Meister S, et al: Induction of inflammatory and immune responses by HMGB1-nucleosome complexes: implications for the pathogenesis of SLE. *J Exp Med* 205:3007–3018, 2008.
114. Savina A, Jancic C, Hugues S, et al: NOX2 controls phagosomal pH to regulate antigen processing during cross-presentation by dendritic cells. *Cell* 126:205–218, 2006.
115. Vyas JM, Van der Veen AG, Ploegh HL: The known unknowns of antigen processing and presentation. *Nat Rev Immunol* 8:607–618, 2008.
116. Pierre P: Dendritic cells, DRiPs, and DALIS in the control of antigen processing. *Immunol Rev* 207:184–190, 2005.
117. Savina A, Peres A, Cebrian I, et al: The small GTPase Rac2 controls phagosomal alkalinization and antigen cross-presentation selectively in CD8(+) dendritic cells. *Immunity* 30:544–555, 2009.
118. Nair-Gupta P, Baccarini A, Tung N, et al: TLR signals induce phagosomal MHC-I delivery from the endosomal recycling compartment to allow cross-presentation. *Cell* 158:506–521, 2014.
119. Jensen PE: Recent advances in antigen processing and presentation. *Nat Immunol* 8:1041–1048, 2007.
120. Trombetta ES, Ebersold M, Garrett W, et al: Activation of lysosomal function during dendritic cell maturation. *Science* 299:1400–1403, 2003.

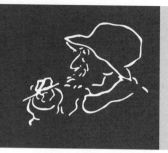

第 10 章

单个核吞噬细胞

原著　Siamon Gordon · Annette Plüddemann
劳敏曦　译　许韩师　校

关键点

单个核吞噬细胞，包括单核细胞、巨噬细胞、树突状细胞及破骨细胞，在维持组织稳态以及细胞、体液介导的固有免疫和适应性免疫应答中发挥着重要作用。

各种组织中的巨噬细胞来源于卵黄囊及胎肝，在成人个体中持续存在并增殖。

组织巨噬细胞因局部微环境的不同表现出显著的表型异质性。

出生后，不同亚型的骨髓来源的单核细胞可被招募到各种炎症组织中。

微生物与细胞因子［如干扰素-γ，白介素（interleukin，IL）-4，IL-10］可调节巨噬细胞活化。

巨噬细胞表达一系列的调理素和非调理素受体以识别和摄取外来的和改变了的宿主成分。

Toll 样膜受体和核酸寡聚结构域（nucleotide oligomerization domain，NOD）样胞质受体诱导巨噬细胞的基因表达和分泌炎症介质的改变。

巨噬细胞及其产物参与组织损伤及修复、慢性炎症以及自身免疫过程。

单个核吞噬细胞是一种分布广泛并且生物合成活跃的细胞，来源于发育时期的卵黄囊及胎肝，并以定居巨噬细胞的形式存在于成年后的多种组织中。出生后，骨髓是体内循环的单核细胞的来源，后者源源不断进入组织并在炎症的刺激下，变成巨噬细胞、树突状细胞（dentric cells，DCs）及破骨细胞。在结缔组织和骨骼中，单个核吞噬细胞以成熟巨噬细胞和破骨细胞的形式存在，在维持内环境稳态、生长和重塑过程中起重要作用（图 10-1）。髓样树突状细胞是单核吞噬细胞的一种特殊分化形式，主要参与维持免疫耐受或通过 B 淋巴细胞和 T 淋巴细胞诱导体液和细胞免疫。通过对抗原的识别、提呈以及各种免疫调节和效应机制，单核吞噬细胞参与了一系列炎症性、感染性、自身免疫性、代谢性和退行性风湿性疾病，从而为治疗这些疾病提供了干预靶点。

对单个核吞噬细胞生物学特性的研究进展促进了我们对慢性关节炎发病机制的认识和治疗的研发。相关的例子包括甾体类和非甾体抗炎药物以及抗肿瘤

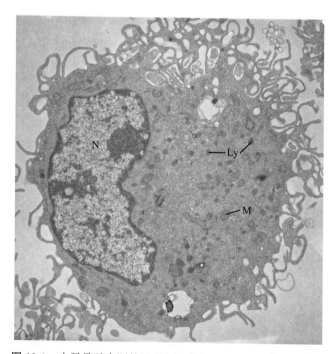

图 10-1　小鼠骨髓来源的巨噬细胞薄切片。细胞培养 7 天后固定，用常规电子显微镜观察。Ly，溶酶体；M，线粒体；N，细胞核。（Courtesy Chantal de Chastellier, Centre d'-Immunologie de Marseille-Luminy, Marseille, France.）

坏死因子（tumor necrosis factor，TNF）单克隆抗体的研制[1]。在小鼠模型中，巨噬细胞集落刺激因子（macrophage colony-stimulating factor，M-CSF）的遗传损伤会引起破骨细胞缺陷和骨硬化症，而人类细胞质中的核酸寡聚结构域（nucleotide oligomerization domain，NOD）样受体（NOD-like receptors，NLRs）突变会导致白介素（interleukin，IL）-1β 的过度产生和过度炎症反应综合征[2]，并常常与持续性关节疾病相关。免疫复合物的沉积、补体的活化加上 Toll 样受体（Toll-like receptor，TLR）对抗原的识别可诱导组织损伤和修复效应通路的活化。

本章综述了单个核吞噬细胞的分化、募集和活化的基本特征，并总结了不同细胞亚型的特征。对巨噬细胞、DCs 和破骨细胞生物学性质的研究偏向于对其各自特性的理解，而忽略了它们的共同特征。本章试图在一定程度上重新整合这些已分化的细胞亚系，对它们的一般特性，尤其对与它们在骨骼、关节和结缔组织中引发的生理和病理结果密切相关的性质进行讨论，并指出我们认识的不足之处。本章内容侧重于人体的研究成果，在某些方面参考了小鼠模型中的研究成果。阐述的内容包括固有免疫和适应性免疫、自身免疫，以及反映局部特殊的单核吞噬细胞和淋巴细胞生理特性的"骨免疫"[3]。相关的论题亦可见于本书的其他章节，包括固有免疫（见第 17 章）、细胞因子和趋化因子（见第 26 章）、破骨细胞功能（见第 4 章）和抗 TNF-α 治疗（见第 63 章）。巨噬细胞[4-8]和 DC 生物特性[9-11]相关的更多细节见本章引用的综述。

概述

最近在小鼠的研究中发现，分布在成人组织，包括皮肤、大脑、肝、肺中的定居巨噬细胞来源于卵黄囊及胎肝，这些巨噬细胞持续存在并在需要的时候逐渐转变。出生即形成的骨髓也可以产生循环单核细胞，后者可转变为组织特异性巨噬细胞——比如，在肠道中——也可以在一系列炎症或代谢产物的刺激下被招募至特殊组织当中，成为被"诱出"的巨噬细胞。定居的巨噬细胞和被诱导的巨噬细胞其转变及表型不同，但两种巨噬细胞均表现出明显的微观不均一性，尤其是在不同的器官环境中，如脑和肺[8]。与巨噬细胞类似并且在某些性质方面与之相同，髓

样 DCs 表现为存在于黏膜和皮肤表面的异质性的前哨细胞[10-12]，在捕获抗原后向淋巴器官迁移时经历了复杂的成熟过程。合并感染时，单核细胞衍生的 DCs 在抗原刺激下被募集到各种组织中。浆样 DCs 可能代表一类不同的 DC 亚群，对病毒刺激应答时产生高水平的 Ⅰ 型干扰素（interferon，IFN）是其特征性表现。没有明确定义的血液单个核前体细胞可以分化成专门吸收骨质的多核破骨细胞[13]。

循环的单核细胞本身具有异质性，通过不同的趋化因子和黏附因子受体分化为不同的组织单个核吞噬细胞[14]。这些细胞的生存期取决于募集它们的刺激物以及它们生存的微环境中的局部因素。它们表达多种胞膜受体，使之能与多种不同类型的细胞、微生物以及修饰过的宿主成分相互作用。吞噬作用是巨噬细胞和 DCs 的标志性功能，它们吞噬包括体外异物、细菌[15]以及由于凋亡或坏死而致死的宿主细胞[16]。

这些颗粒被非调理素样受体（包括清道夫受体和凝集素样受体）识别，也可经由抗体或补体或者两者联合的调理作用，通过促进 Fc 受体和补体受体对其摄取而被识别。此外，其他体液蛋白，如正五聚蛋白，能与它们的靶配体相互作用[17]，使其与一些目前定义尚不明确的，可调节固有免疫早期细胞应答的巨噬细胞受体结合。TLRs 在感知捕获的外来物质方面起重要作用，并且往往与体内广泛存在的非 TLR 受体（non-TLR receptors，NTRs）相互作用。NOD 样受体（NOD-like receptors，NLRs）家族能通过感知不同的胞浆配体，形成一种复杂的蛋白聚集体（称之为"炎症体"），引起半胱天冬酶活化和 IL-1β 释放[18]。最近研究还定义了一些存在于胞浆的感知核酸的复合物[19]。

颗粒抗原和可溶性抗原被摄取后，可通过直接作用或者"交叉激活"[20]的方式，诱导 DC 成熟和抗原加工处理，并与 Ⅱ 类主要组织相容性抗原复合体（major histocompatibility complex，MHC）结合，将多肽递呈给初始 CD4+ T 淋巴细胞。内源性抗原或者病毒糖蛋白合成过程中产生的外源性多肽通过与 Ⅰ 类 MHC 分子结合被细胞毒性 T 细胞（主要是 CD8 阳性 T 细胞）表面识别。DC（可能还有巨噬细胞）通过其他共刺激表面抗原和细胞因子来调节 T 细胞的活化或耐受，这种调节作用部分依赖于伴随的 TLR 刺激。活化的 T 细胞及其产物如 IFN-γ、IL-4/IL-13、IL-10 等参与调节单核吞噬细胞的效应功能。

大分子在空泡中进行消化，其过程涉及细胞膜的动态运输以及与细胞骨架的相互作用。来源于细胞表面和空泡的刺激通过复杂的细胞内信号转导通路，诱导胞内蛋白信号复合体的形成。转录因子转移到细胞核内，形成激活性或抑制性的染色质结合复合体，调节基因的表达和分泌性产物（如 TNF）的合成。此外，其他一些经由非转录因子机制产生的低分子量代谢产物也可发挥炎性介质和抗微生物的功能。破骨细胞通过专门的伪足和肌动蛋白环紧密黏附于骨组织封闭的局部区域，并向其内部分泌盐酸和强效的蛋白水解酶。

单个核吞噬细胞的分泌活动通过影响一系列的胞内和胞外靶点，来维持组织内环境稳态，但也可对组织起破坏作用。通过与其他基质细胞、细胞外基质接触[21]以及分泌作用，单核吞噬细胞参与调节组织分解代谢、细胞生长、血管生成和修复。除了影响局部组织外，巨噬细胞还能作用于中枢神经系统、内分泌器官、肝和能量储备，参与促炎效应和抗炎效应的系统整合。

总而言之，外源性因素（如细胞因子和激素）、具有激活性/抑制性胞浆基序的表面受体之间的平衡、细胞溶质中的调节因子 [如细胞因子合成抑制因子（suppressors of cytokine synthesis，SOCS）][22]、信号分子的磷酸化/去磷酸化、转录因子复合体在染色质上的聚集及表观遗传学机制（如组蛋白和 DNA 甲基化、乙酰化）等多种因素均参与单个核吞噬细胞表型活化的调节。通过对巨噬细胞进行微阵列分析，可实现对其经 TLRs 诱发的天然激活、糖皮质激素引起的失活以及细胞因子调节等过程中基因表达的特征性标记进行识别。结果表明，组织巨噬细胞的表型具有显著的异质性，提示其在健康和患病个体的不同部位具有功能上的复杂性，但同时也为我们研究针对机体特定状态或特定组织的靶向药物提供了新的机会。

巨噬细胞、树突状细胞和破骨细胞的生活史和异质性

在成年人中，三种单个核吞噬细胞亚系均来源于骨髓中的 CD34+ 定向祖细胞。它们与淋巴样细胞以及后来的多形核白细胞不同，虽然这两种吞噬细胞中仍有许多基因表达，但这些基因并不翻译。单核细胞来源的 DCs 也表达很多与巨噬细胞相同的基因，但

通过微阵列分析仍可把二者区别开来。在体外，骨髓前体细胞和血液中的单核细胞在生长因子[23]的刺激下均可分化成巨噬细胞 [M-CSF 或粒细胞-巨噬细胞集落刺激因子（granulocyte-macrophage colony-stimulating factor，GM-CSF）]、DCs（GM-CSF，加或者不加 IL-4 联合刺激），或者破骨细胞 [M-CSF 和 receptor activator of nuclear factor-κB（NF-κB）RANK 配体]。这些生长因子中，有部分也是体内所必需的，比如，M-CSF 缺乏的骨质硬化病小鼠缺乏许多种类（但并非全部）的组织巨噬细胞以及破骨细胞[24-25]。人类单核细胞的生成机制仍不甚明确，可能依赖于 M-CSF 和 GM-CSF。骨髓（间质和造血起源处）中的造血前体细胞和基质细胞之间相互作用的媒介是表面受体[21]介导的细胞接触和可溶性因子（如 c-kit 配体和 IL-1）；调节单核/巨噬细胞以及相关细胞产生的转录因子包括 Pu-1、其他 Ets 家族成员、Malf[26]以及小眼畸形相关的 Mi，以及与腹膜细胞相关的 GATA6[27-28]。DCs 表达一种独特的转录因子 ZDC[29]。

虽然骨髓前体细胞在 M-CSF 和 GM-CSF 刺激分化的情况下增殖活跃，但是单核细胞对这些生长刺激耐受。Th2 型炎症反应[30]中的 IL-4 能诱导局部巨噬细胞增殖。染色质浓缩使 DNA 合成受限，但是 RNA 和蛋白质的合成不受影响，并可以被许多刺激因素调控，这些将在下面的章节中进一步阐述。

尽管组织巨噬细胞、DCs 和破骨细胞可能已经表现出异质性（表 10-1），但它们均来源于循环单核细胞。近期在转基因小鼠模型和人体中的研究描述了单核巨噬细胞和 DC 分化过程中的祖细胞以及前体细胞和产物之间的关系[12]。在稳定的状态下，细胞被组成性地招募至外周区域，而一部分巡逻单核细胞则可能不离开血管。其余的单核细胞被感染、炎症和代谢刺激招募至局部区域。这种"被诱出"的细胞表现出与"定居"的细胞不同的特性，就巨噬细胞和 DCs 来说，这些细胞也可因所处部位的不同表现出明显的差异。大量证据表明不同的巨噬细胞和 DCs 亚型起源于外周血中不同的单核细胞亚群[31-34]。除了标记抗原（如 CD14，脂多糖（LPS）结合蛋白受体；Gr-1，一种小鼠多形核中性粒细胞以及部分单核胞表达的 Ly-6 抗原）外，曲动蛋白（fractalkine）的趋化因子受体（chemokine receptors for fractalkine，CX3CR1）和 CCR2（MCP1）的水平似乎可以把分化

表 10-1 单个核吞噬细胞及相关细胞的特征

特征	功能
A. 单核细胞	
血中低水平（～1%～4%）	
CD68 低表达	
亚群	
经典的（～90%）CD14^{hi}CD16^{var}	吞噬、分泌、炎症
非经典的（～10%）CD14$^{mod/dim}$CD16^{hi}	巡逻、血管内
迁移/黏附	由炎症、感染、免疫刺激募集
CCR2$^+$（经典）	
CX$_3$CR$_1$ 可变的	
CD11b$^+$	
CD11c$^+$	
LFA-1（非经典的）	
识别、内吞、吞噬	清除
调理素受体（如 FcR，CR）	体液免疫
非调理素受体（如 TLR，CD36，凝集素）	固有免疫、稳态
胞浆感受器	炎症体活化
生物合成：各种分泌	与适应性免疫相关
髓过氧化物酶，溶菌酶	抗微生物
呼吸爆发	杀死微生物
细胞因子	细胞活化、调节
白三烯	炎症体活化
组织因子	促凝
分化/调节	
巨噬细胞和 DC 前体	炎症，T 细胞活化
B. 巨噬细胞	
广泛分布：在淋巴造血组织中作为定居细胞及聚集群体	局部和系统稳定
	营养功能——炎症与修复
可变的寿命	
异质性的表型	
固定的（主要的）	
标志物 CD68^{++}，MerTK，CD64，RON	
小鼠固有腹膜巨噬细胞表达，脾边缘区嗜金属 CD169，淋巴结被膜下窦	
巨噬细胞	
内吞和吞噬	清除、消化、宿主防御
调理素（Fc，CR）	体液免疫
非调理素识别 SR（如 SR-A，MARCO；凝集素，如 CD206，dectin-1）	防御与稳态
CD163，CD71，叶酸受体	吸收血红蛋白-结合珠蛋白，铁蛋白，B$_{12}$
感知（TLR，细胞质的）	固有免疫
调节性受体 [如 TREMs，F4/80（EMR1），小鼠，EMR2（人类），GPCR]	增强反应

特征	功能
生物合成与分泌	
促炎及抗炎细胞因子	营养的和杀细胞的
IL-1，TNF，IL-6，IL-12，IL-18，IL-10，TGF-β	固有免疫
中性蛋白酶，酶	组织损伤
低分子量介质：RB，一氧化氮，前列腺素	防御与炎症
调节	
经典的（M1）与可选择性的活化（M2）谱	调节细胞免疫
免疫相互作用	活化 / 抑制初始 T 细胞
表达经典的 II 类 MHC 和共刺激分子	适应性免疫调节
C. 树突状细胞	
少部分在血、淋巴组织	哨兵细胞
中短寿命	连接固有及适应性免疫或耐受
根据不同抗原标志物记述的子集 ［如经典 II 类 MHC，DC-SIGN（CD209），CD11c，CD206/DEC205]	
运动	迁移
趋化因子受体（如 CCR7）	募集
短暂黏附	
内吞与吞噬	抗原捕获
成熟 / 活化的两个阶段	由 LPS、其他配体（如 TLR）诱导
内吞、大胞饮、吞噬丢失	加工、直接及交叉表达于原始淋巴细胞
细胞内的 II 类 MHC 重新分布于表面	
有限的消化，捕捉 HLA DM 肽段	
特异的核内体隔间（多种囊泡体，Birbeck 颗粒）	
CD1d 表达	脂抗原提呈
胞浆感受器	核酸识别
共刺激分子	活化及抑制 APC 功能
TLR、PRR 依赖的细胞因子产生（如 IL-12，IL-18）	活化，调节组织活化
D. 胞浆树突状细胞	
少部分在血、组织	
短寿命，不稳定	
混合表型标记 ［如 CD234（IL-3R）；TLR3，7，9；Siglec H（小鼠），RLR，解旋酶]	
生物合成，分泌	
I 型干扰素 +	抗病毒反应
E. 破骨细胞	
多核，CD68，RON，降钙素受体	标记，粘连及调节
抗酒石酸酸性磷酸酶，空泡 H+ATP 酶，蛋白酶 K	活骨重吸收
	极化分泌

注：标志物的表达因细胞的定居、成熟及活化状态的不同而存在差异。有些标志物在其他的髓样细胞上也有表达（如多形核中性粒细胞），在

某些内皮细胞上也有表达。这些受体抗原的结构和功能在本章其他地方描述。更多详情请参考 Schraml BU，Reis e Sousa C：Defi ning dendritic cells. Curr Opin Immunol32：13-20，2015.

APC，抗原呈递细胞；ATPase，腺苷三磷酸酶；CC，趋化因子受体；CR，补体受体；DC，树突状细胞；EMR，含有表皮生长因子（EGF）样模块黏蛋白样激素受体；FcR，Fc 受体；GPR，G 蛋白偶联受体；HLA DM，人类白细胞抗原 DM；IL，白介素；LFA-1，白细胞功能相关抗原 1；MARCO，含有胶原样结构的巨噬细胞受体；MHC，主要组织相容复合物；PRR，模式识别受体；RB，呼吸爆发（NADPH 氧化酶 / 过氧化酶，等）；RLR，Rig 样受体；RON，d' Origine Nantais 感受器；SR，清道夫受体；TGF，转化生子因子；TLR，Toll 样受体；TNF，肿瘤坏死因子；TREM，表达于髓样细胞的激活受体。(Modified from Collin M, Hughes A, Plüddemann A, Gordon S: Monocytes, macrophages and dendritic cells. In Greer JP et al, editors: Wintrobe's clinical haematology , Philadelphia, 2014, Lippincott Williams and Wilkins.)

为炎症性巨噬细胞或定居巨噬细胞的单核细胞亚群区分开来（图 10-2）。定居巨噬细胞和未成熟 DCs 存在于许多淋巴造血器官和非淋巴器官中；其选择性标志物和特征列于表 10-1。作为一种与溶酶体相关膜蛋白（lysosome-associated membrane protein，LAMP）家族有关的黏蛋白样晚期内涵体糖蛋白，CD68 抗原是所有单核吞噬细胞中表达最广泛的标记，但是功能仍不甚明确。

破骨细胞和定居巨噬细胞也存在于骨的表面，并且表现出不同的表型。尽管人类和小鼠的单核吞噬细胞标志性抗原有助于表型分析，但是并没有哪一种单一标志分子能对它们进行明确分类。而且在大多数组织中，也难以将本地活化的定居细胞与"被诱出"的新近招募的局部活化单核细胞区分开来。该难题可部分归咎于血液单核细胞进入某个特定的组织微环境后抗原表达的迅速调整，解剖学和标志物表达的种属差异性是另一个混淆因素。

除了趋化因子受体的表达之外[35]，黏附分子也在单核细胞的选择性"归巢"过程中起作用，但是与淋巴细胞亚群相比，巨噬细胞、DCs 以及破骨细胞中这些黏附分子的差异性表达仍不甚明了。这些黏附分子包括与内皮细胞、细胞外基质以及骨黏附相关的

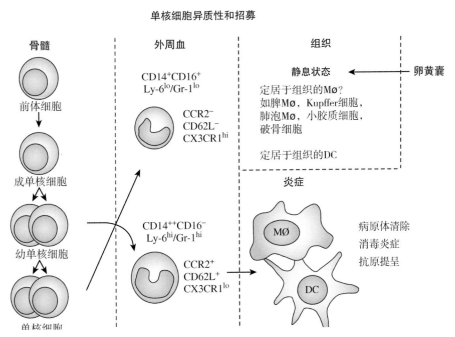

图 10-2 单个核吞噬细胞的分化和分布。与被炎症刺激募集至组织中的细胞不同，定居于组织的巨噬细胞（MØ）、树突状细胞（DC）和破骨细胞被认为来源于卵黄囊循环单核细胞的不同亚群。这些细胞更进一步的表型异质性取决于微环境的刺激因素，如细胞因子和微生物产物。欲进一步了解，可参考 Ginhoux F, Jung S：Monocytes and macrophages：developmental pathways and tissue homeostasis. Nat Rev Immunol 14：392–404，2014；Hoeffel G et al：C-Myb（＋）erythro-myeloid progenitor-derived fetal monocytes give rise to adult tissue-resident macrophages. Immunity 42：665–678，2015；and Lee J, et al：Restricted dendritic cell and monocyte progenitors in human cord blood and bone marrow. J Exp Med 212：385–399，2015.)

各种整合素异二聚体。在其他受体和标志的鉴定方面仍有相当多的工作可做，图 10-3 显示的白细胞受体的 EGF-TM7 家族就是其中一例 [36]。虽然 F4/80 抗原在小鼠中是极为有用的分化标志，但人体中的类似物 EMR1 并不具备相似价值，因其在嗜酸性粒细胞中多有表达。而人类髓样细胞相关受体 EMR2，虽然其在多种组织单核吞噬细胞和其他髓样白细胞中均有表达，却是一种有用的标志物；它能与结缔组织中广泛存在的硫酸软骨素蛋白多糖结合，在白细胞的黏附、迁移和活化中起作用 [37]。

关节内存在一群定居的滑膜巨噬细胞，这群细胞与招募的单核细胞、巨噬细胞、DCs 以及其他髓样细胞和淋巴样细胞一起，在炎症、自身免疫以及感染性疾病中发挥重要作用。这些定居的和招募的单核吞噬细胞还没有被归于某个特定的单核细胞亚群。这些细胞亚群可能与存在于其他组织中或不同病理过程中，可分化成定居的和招募的单个核吞噬细胞的细胞亚群不同。

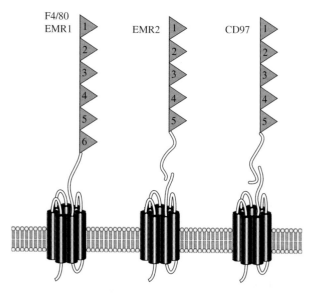

图 10-3 EGF-TM7 家族的髓样细胞抗原。这些 G 蛋白偶联受体（G-protein-coupled receptor，GPCR）相关受体含有一个巨大的由多种表皮生长因子（epidermal growth factor，EGF）模块组成的结构域。F4/80 抗原是一个极好的小鼠巨噬细胞标志物，与外周耐受有关 [110]。人类直系同源的包含 EMR（mucin-like hormone receptor）1 的 EGF 样调节子是人类嗜酸性粒细胞的表面标志。EMR2 不表达于鼠类，但可见于人类单核细胞、巨噬细胞、未成熟髓样树突状细胞和活化的多形核白细胞。对于包括类风湿关节炎在内的组织中的巨噬细胞，它是一个有用的表面标志。表达于髓样细胞和某些非髓样细胞上的 CD97 是补体调节蛋白 CD55 的受体 [111]。EMR2 和 CD97 能与硫酸软骨素 B 结合 [37]

单个核吞噬细胞的运动

与其他白细胞类似，单个核吞噬细胞在血管内外区域均有分布，它们有共同的运动机制，但是它们自身之间或与其他细胞相比较时也表现出一些不同的特征。它们离开骨髓是生理性调控和机体需要的结果，但这个过程除了趋化因子受体如 CCR2（通过 MCP4 和 MCP1 结合）的作用之外，其他知之甚少 [38]。目前尚不清楚是何种机制决定骨髓中吞噬细胞分化成熟并成为基质微环境的一部分；一种可能的机制是血液中循环的单核细胞重新进入骨髓，如破骨细胞。除了循环的单核细胞之外，许多成熟的巨噬细胞存在于肝（Kupffer 细胞）、某些淋巴结和内分泌器官的窦状隙中 [39]。这些细胞与窦状隙内皮细胞不同，但与它们一样具有内吞功能。循环中的单核细胞组成性地通过血管内皮进而形成组织巨噬细胞和 DCs 的机制还未完全明了，但对其诱导性迁移的机制已有较多的了解，其与多形核中性粒细胞的运动有许多共同特点。

图 10-4 概括了单核细胞渗出的阶段和相关的分子。尽管大部分单核细胞是通过内皮细胞之间的间隙渗出微脉管系统，但也有证据表明，与淋巴细胞类似，单核细胞也有可能存在另外一种跨细胞的渗出机制。关于 L- 选择素、β2 以及其他整合素、免疫球蛋白超家族分子 CD31 和 CD99 的研究中，通过对人和小鼠基因缺陷分析 [40] 以及针对上述分子的以及其他明确的黏附分子，如血管细胞黏附分子 1（vascular cell adhesion molecule-1，VCAM-1）和极迟反应抗原 4（very late activation antigen-4，VLA-4）的单克隆抗体的运用 [41]，已经明确了这些分子的作用。与单核细胞黏附相关的内皮细胞配体包括一种名为曲动蛋白（fractalkine）的膜结合型趋化因子，其他趋化因子可能以葡胺聚糖的形式存在。

单个核吞噬细胞随后在组织中的迁移和命运相差很大。尽管组织中许多定居的巨噬细胞和 DC 亚群已被明确定性 [8,42]，但是一些与整个细胞谱系相关的功能特异性的细胞类型的来源仍不清楚 [43]。巨噬细胞最初处于附着状态，但在炎症刺激的诱导下可以迁移进入引流淋巴结并定居，从此不再进入循环。未成熟 DCs 对抗原和炎症刺激应答时，迁移进入引流淋巴组织，运载并递呈抗原给淋巴细胞。淋巴结中被膜下窦巨噬细胞与由输入淋巴液转运的 DC 抗原的捕获有关 [44]（图 10-5）。DC 的成熟伴随着 DC 性质的巨大

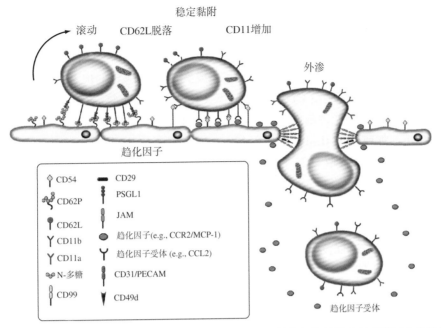

图 10-4　炎症刺激下单核细胞招募的阶段和分子间相互作用。单核细胞的渗出与多形核中性粒细胞类似

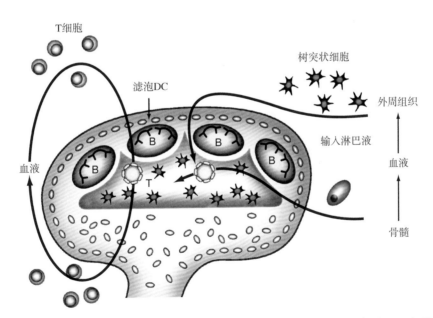

图 10-5　淋巴样组织中树突状细胞（DC）的位置。卵黄囊来源的单核细胞前体进入皮肤和黏膜表面组织并分化成上皮组织中的朗格汉斯细胞以及其他未成熟的 DCs。朗格汉斯细胞一旦生成，可不依赖骨髓来源的细胞进行自我更新[50]（如紫外线照射后）。暴露于各种刺激（如外源性抗原、局部炎症）以及生理性过程（如在胃肠道摄取凋亡细胞）等情况下，DC 逐渐成熟，CCR7 上调，进入输入淋巴管和次级淋巴样组织，并在其内与 CD4 T 细胞相互作用。CD4 T 细胞被活化，与 B 细胞或 CD8 T 细胞相互作用，并重新进入血液，定居于外周组织。DCs 同样也能够与天然淋巴细胞和自然杀伤细胞相互作用。B 细胞区的滤泡树突状细胞有一特异但尚不明确的骨髓起源区，能表达新的抗原标志，并能通过活化补体捕获免疫复合物。浆细胞样 DCs 有着不同的滤泡内定位，并且表达髓样和淋巴样特点的标志。被膜下的巨噬细胞与脾边缘的嗜金属的巨噬细胞类似，参与抗原捕获。（Courtesy R. Steinman）

改变（图 10-6 和表 10-2）。DC 细胞表现出高度运动性，并表达一系列的趋化因子和黏附受体。髓样 DC 和组织巨噬细胞进入淋巴系统的机制仍不清楚，但是可能跟它们与甘露醇受体的相互作用有关。最终而言，DCs 将外来抗原或自身抗原呈递给 CD4 T 淋巴细胞，激活免疫反应或引起免疫耐受。虽然通过采用添加细胞因子（GM-CSF，加或不加 IL-4）的培养基培养单核细胞或骨髓前体细胞以获取 DCs 的体外培养系统被广泛使用，但是这样产生的 DC 的性质可能与体内的 DC 群体不一致。

单个核吞噬细胞利用整合素和细胞外基质受体如 CD44 来调节它们的黏附和迁移过程。破骨细胞黏附于骨的过程依赖于 αvβ3，还可能依赖于其他一些与伪足附着有关的分子。细胞膜受体，如 EGF-TM7 家族成员 CD97、EMR2，以及具有免疫酪氨酸激活序列（immunotyrosine-based activation motif，ITAM）的免疫球蛋白超家族分子 TREM（triggering receptor expressed on myeloid cells）-1[45]（见后讨论），能调节髓样细胞的效应功能，以及在血管外组织区域的黏附和迁移。

单核细胞被不易降解的外源物质、某些微生物病

原体或寄生虫招募到组织后可以形成肉芽肿。肉芽肿是一种富含巨噬细胞的有序结构，其他髓样和淋巴样细胞、成纤维细胞以及细胞外基质也参与其构成。病原体诱导的肉芽肿形成[46]有赖于黏附分子如 CR3（一种 β2 整合素）、TNF 以及趋化因子受体如 CCR4。肉芽肿中的巨噬细胞能产生大量的分泌产物如溶菌酶[47]以及促炎细胞因子。肉芽肿中巨噬细胞分化的特征性形态学证据包括结核分枝杆菌感染时可见的上皮样细胞和多核巨细胞。巨细胞来源于单

表 10-2 人类单核细胞来源的树突状细胞成熟标志

	未成熟	成熟
增强子 / 共刺激分子		
CD80（B7-1）	低表达	高表达
CD86（B7-2）	低表达	高表达
CD83		从头合成
EMR2（CD312）	高表达	中度 / 低表达
抗原摄取		
FcγRII	高表达	低表达
信号转导		
CD40	低表达	高表达
CXCR	低表达	高表达
CCR5	高表达	低表达
CCR6	高表达	低表达
CCR7	低表达	高表达
抗原呈递		
HLA-DR（II 类）	中度表达	高表达
HLA-DQ（II 类主要组织相容性复合体）	中度表达	高表达
CD1a	高表达	低表达
其他		
DC-SIGN（CD209）	高表达	低表达
CD14	高 / 中度表达	阴性
CD123（IL-3R）	低表达	高表达

注：树突状细胞在体外成熟和活化的过程中，除了上表列出的抗原和抗原呈递细胞功能之外，树突状细胞的产物，以及对其他生长因子、趋化因子和细胞因子、微生物产物以及免疫复合物的应答均会发生改变。这些变化在体内尚未完全证实。DC-SIGN，DC 细胞特异性胞内黏附分子 3（1CAM-3）抓取非整合素蛋白；EMR2，含有黏蛋白样素受体样 2 的表皮生长因子样模块；HLA，人类白细胞抗原；IL，白介素；MHC，重要组织相容性复合体

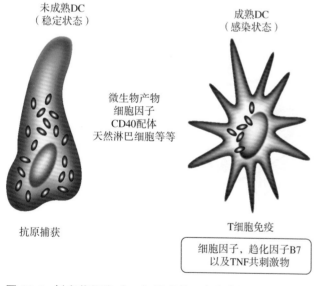

图 10-6 树突状细胞（DC）的成熟。在稳定状态下，不成熟 DCs 具有活跃的内吞功能，能通过模式识别受体有效地捕获抗原。在对一系列外源性和内源性刺激产生反应后，它们将 II 类主要组织相容性复合体转运至胞膜表面，并表达一系列的共刺激分子，分泌大量产物，并变成有效的抗原呈递细胞。上述变化最终使 DCs 参与对适应性免疫的控制或者诱导免疫耐受。TNF，肿瘤坏死因子。（Courtesy R. Steinman.）

核细胞招募和巨噬细胞融合，而不是受损的细胞分裂过程[48-49]。细胞因子如 IL-4 和 IL-13（两者通过一条共同的受体链起作用）以及 GM-CSF 能促进巨噬细胞融合。外来物质（包括生物材料）的表面在肉芽肿的形成中发挥作用，而趋化因子受体可能与异物诱导的巨细胞形成有关。

与这些巨噬细胞同核体形成有关的表面分子以及这些诱导性的融合体的功能仍不明了。与之相反，破骨细胞的多核化是一种生理性过程，依赖于 M-CSF 和 RANK 配体，一些细胞膜分子（CD44、CD9、TREM-2、DC-STAMP）和细胞内分子（c-src、c-fos）也与这个分化过程有关。多核化被认为便于更有效地吸收局部骨质。破骨细胞极化以获得分泌功能，并表现出高度活跃的细胞膜波动性。与成骨细胞的相互作用、局部细胞因子（如骨保护素）以及血液循环中的激素（包括降钙素、甲状旁腺素和维生素 D 代谢产物）均参与调节破骨细胞的基因表达和功能，该部分内容在第 4 章进行讨论。维生素 D 受体也能调节巨噬细胞和 DCs 的功能。

不同单个核吞噬细胞的更新周期不同，取决于它们的活化状态和组织定位[50]。定居的巨噬细胞可以存活数周甚至数月，但是炎症能将其降至数小时或数天。DCs 是寿命相对较短的细胞，破骨细胞在体内的更新尚未被详细研究。与多形核中性粒细胞相比，细胞凋亡在单核吞噬细胞更新过程中的作用了解较少，但是细胞的存活被生长因子（如 M-CSF）以及与邻近细胞和病原体的相互作用所调节。

识别

过去的十年中，关于免疫识别问题的研究重点已经很大程度上从淋巴细胞上发生体细胞多肽受体重排转移到髓样抗原递呈细胞（antigen-presenting cells，APCs）的胚系编码受体上[51-54]。之前关于髓样细胞的研究着重于著名的针对抗体 [Fc 受体，（FcRs）] 和补体（补体受体）的调理素受体。针对微生物保守结构的直接模式识别受体概念的提出促进了固有免疫研究的进展，而 TLRs 的发现进一步推动了这个过程。最近，针对数目众多的 NTRs 的研究，包括一系列凝集素样识别分子和清道夫受体（SRs），极大地丰富了我们对识别模式谱的认识[18]。人们最终发现，胞内识别蛋白，即与遗传性和微生物引起的过度炎

症反应综合征、克罗恩病以及核酸感知有关的 NLR、RIG（retinoic acid inducible）-I 家族和 AIM2[55]。

这些分子虽非完全却主要表达于巨噬细胞和 DCs，在对外源性的或是修饰过的宿主配体应答过程中起重要作用，从而引起炎症和自身免疫反应。与离散可溶性配体相比，微生物和细胞颗粒更具复杂性，因而需要不同的受体间相互合作以活化或抑制接下来的 APC 应答。针对外源异物，即所谓病原相关分子模式，与针对内源性宿主产生的配体的两种模式识别受体之间的根本性区别在一定程度上已经不明显，因为某些受体可以识别两种类型的配体[56]，尽管它们不同的细胞表达和信号反应可能导致宿主 APCs 识别的差异。特别的是，凋亡细胞的识别和摄取导致巨噬细胞效应分子的下调，与微生物配体诱导的促炎性效应相反。对其他因素，如氧化脂蛋白、透明质酸盐等修饰过的宿主来源配体诱导的信号通路目前了解较少。

本节选择性地概括了一些受体结构，并指出了它们的一些配体，并简要阐明了它们的信号和抗原加工处理的通路。更多详细的内容将在第 17 章中进行讨论，届时将进一步阐述固有免疫中体液免疫和细胞免疫之间的关系。

Toll 样受体

TLRs 的主要特点将在他处进行详述（第 17 章）[57-58]。TLRs 为跨膜糖蛋白同源二聚体或异二聚体，它们包含细胞外富含亮氨酸的重复结构域（leucine-rich repeats，LRR）和胞浆的 Toll/IL-1 受体（Toll/IL-1 receptor，TLR）结构域，该结构域与 IL-1 受体的胞内区类似，因其也含有细胞外免疫球蛋白超家族结构域。TLR 表达于 APCs 的表面，而 TLR3、TLR7/8 和 TLR9 则表达于空泡膜上，在"感受"到外来物之后可引起促炎症反应和免疫源性信号。单独的 TLRs 不能直接与配体结合，但是能与其他体液因子以及其他细胞膜糖蛋白相互协作，如研究较多的 TLR4，糖基磷脂酰肌醇（glycosyl phosphoinositide，GPI）的 CD14 受体可以与胞浆 LPS 连接蛋白和膜相关分子 MD2 相互协作。

非 Toll 样受体

NTRs 包括多种凝集素样受体[53,59]、清道夫受体

和其他细胞膜糖蛋白非调理素受体；一些典型例子见图 10-7 和图 10-8。它们包括 1 型和 2 型跨膜分子，含有 C 型凝集素或凝集素样、胶原样或免疫球蛋白超家族结构域。此外，巨噬细胞还像浆细胞样树突状细胞（pDC）一样，可表达 SIGLEC 家族的唾液酸结合受体[60]。表 10-3 总结了已知的 NTR 配体和与它们在内环境稳定和免疫中可能的功能。除了直接识别选择性自身抗原、修饰过的自身抗原以及外源性结构之外，NTRs 还在细胞间的相互作用以及细胞与基质之间的相互作用、吞噬和胞吞以及如抗原向外周淋巴结的靶向运输等其他一些不甚了解的过程中发挥重要作用[61]。

图 10-9 和图 10-10 中展示了能直接或者在被补体及其他胞外蛋白调理后促进凋亡细胞快速清除的受体。最近的研究表明细胞表面的不同受体能相互协作[62]，调节细胞的应答。其他调节性的表面受体包括含有酪氨酸活化基序（tyrosine-based activating

motif，ITAM）或酪氨酸抑制基序（tyrosine-based inhibitory motif，ITIM）的跨膜分子（如 C 型凝集素样分子）、免疫球蛋白超家族成员（如 Fc 受体，将在随后进一步讨论）以及调节巨噬细胞活化（CD200/CD200R）和吞噬（SIRPα 和 CD47）的受体 - 配体对（图 10-11）[64]。

补体受体

补体受体是表达于 APCs 的异质性受体（图 10-12），介导直接或凝集素和抗体依赖的活化补体成分的结合，并且在细胞迁移、吞噬以及免疫调节中发挥作用[65]。Kupffer 细胞上特异性表达的一种新的补体受体的发现表明，单核吞噬细胞在补体受体功能方面的异质性为一些巨噬细胞亚型的组织特异性提供了证据[66]。对补体受体表达及其配体遗传缺陷的研究使人们对自身免疫病和风湿性关节损害的病理机制有了

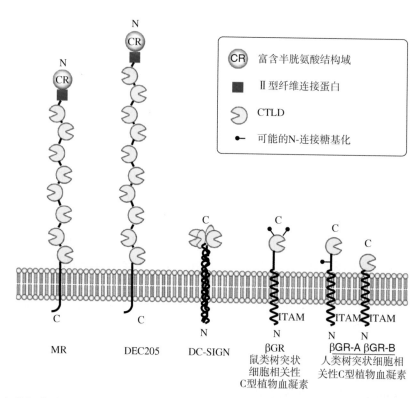

图 10-7 巨噬细胞和树突状细胞（DCs）表达的选择性凝集素样受体。（相关配体见表 10-3。）这些受体在非调理素性黏附、细胞间相互作用、内吞及吞噬过程中起重要作用。据推测，甘露糖受体（MR）的富含半胱氨酸结构域[53-54] 在将糖复合物转运至外周淋巴器官以清除 B 细胞或抗原依赖性激活 B 细胞的过程中起作用[61]。DEC205 被用于有效地将抗原靶向至 DCs[112]。树突状细胞相关性 C 型植物血凝素的 ITAM 样基序，即 β 葡聚糖受体（βGR）与 TLR[59,62,91,113] 及 NLR 相互协作，在髓样细胞及 Th17 对真菌颗粒的淋巴样应答过程中必不可少。CTLD，C 型凝集素结构域

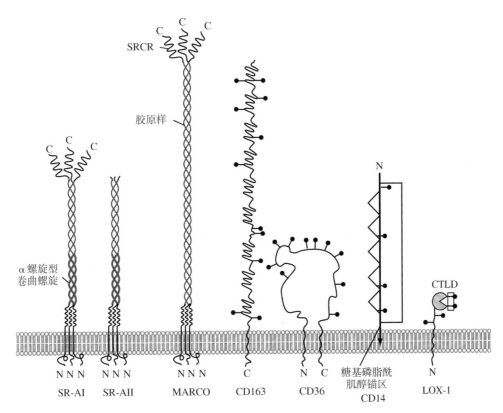

图 10-8　清道夫受体。这些非 TLRs 受体由多种不同结构组成，并且能够与许多微生物源性的和内源性的配体结合（表 10-3）[114-115]。它们的调节和表达各不相同，为巨噬细胞活化（CD14，MARCO）、异质性（CD163，清除结合珠蛋白 - 血红蛋白复合体的清道夫受体（SR））[95] 以及脂类稳定（SR-A，CD36，LOX-1）[114] 提供有用标记 [15,115-116]。清道夫受体（如 MARCO）在抗原呈递细胞对微生物的应答过程中能与 TLRs 相互协作 [117]。CTLD，C 型凝集素结构域；GPI，糖基磷酸肌醇；SRCR，富含半胱氨酸的清道夫受体

更深入的理解 [67]。补体在滤泡 DCs 上的沉积与 B 细胞的活化有关。补体调节蛋白在多种细胞类型和 APCs 上都有表达，在限制细胞活化中起重要作用。此外，补体受体与其他受体相互协作，调节髓样细胞的应答，但与 Fc 受体相比，它们的信号通路了解较少。

Fc 受体

　　APCs 表达多种多样的针对单体和复合的免疫球蛋白的受体，这些受体调节对抗原应答的效应。图 10-13 展示了人类 Fc 受体的特征，即在其胞内区含有激活性或抑制性的基序。Fc 受体的多态性与系统性红斑狼疮等自身免疫性疾病有关。在基因改造的小鼠模型中的研究使我们对 Fc 受体在自身免疫致病过程中的作用的认识更加深入。Fc 受体能够与趋化因子以及其他受体协同作用。Fc 依赖或 Fc 非依赖的抗体与 APCs 间的相互作用的本质和作用正在研究中，包括唾液酸

化残基 [68] 和甘露糖残基 [69] 的凝集素样识别过程。

细胞质受体

　　通过鉴定，人们发现微生物肽聚糖分解物和其他产物是一个含 LRR 的细胞质感受器并且能调节半胱天冬酶和 IL-1β 活化（尤其是巨噬细胞中）的胞内家族的配体，这一发现极大地促进了这一新兴领域的发展 [2,18]。其他章节描述了一些 NLRs 的实例和它们在过度炎症反应综合征中的作用，以及 RIG- 样受体和其他核酸感受受体。NLRs 和其他细胞质受体参与 TLR 发挥功能相关的信号通路，并且在炎性体活化、半胱天冬酶 -1 活化以及 IL-1 和 IL-18 的释放中发挥重要作用。

　　RIG-I 和 MDA-5 是 RIG-I 样受体（RIG-I-like receptor，RLR）RNA 解旋酶家族的成员，在巨噬细胞和其他髓样细胞以及非造血细胞中被发现。它们在病毒

表 10-3　非调理素性和非 Toll 样受体的配体

种类	受体	微生物源性配体	内源性配体	功能
清道夫受体	SR-A Ⅰ / Ⅱ	革兰氏阳性 / 革兰氏阴性细菌	凋亡细胞	吞噬
		脂磷壁酸	修饰过的低密度脂蛋白	内吞
		脂质 A	AGE 修饰过的蛋白	黏附
		奈瑟菌表面蛋白	β 淀粉样蛋白	泡沫细胞的形成
	MARCO	革兰氏阳性 / 革兰氏阴性细菌	边缘区 B 淋巴细胞	黏附
		奈瑟菌表面蛋白	子宫珠蛋白相关蛋白	吞噬
				天然活化
	CD36	来源于革兰氏阳性菌的二酰脂肽	凋亡细胞（含血小板反应素和玻连蛋白）	脂质摄入和交换，巨噬细胞融合
		恶性疟原虫寄生的红细胞	HDL 视杆细胞外节膜盘	黏附
凝集素	树突状细胞相关性 C 型植物血凝素	β- 葡聚糖	T 细胞（非碳水化合物）	真菌摄入和免疫调节
	DC-SIGN	甘露糖 / 岩藻糖复合物包括病毒（如 1 型人类免疫缺陷病毒）	ICAM2/3 T 细胞	黏附
				内吞
	甘露糖受体 CRD	细菌、病毒（如登革热）、真菌和寄生虫上的甘露糖 / 岩藻糖复合物	溶酶体水解酶 甲状腺球蛋白 核糖核酸酶 β- 淀粉酶	黏附 内吞
	富含半胱氨酸结构域		边缘区（脾）和被膜下窦（淋巴结）中的硫酸化糖	抗原靶向
	Ⅱ 型纤连蛋白结构域		胶原	黏附

注：这张表格选择性地阐述一些非 Toll 样受体的双重识别性能以及多种细胞功能。欲了解更多详情，参见参考文献 53，115 和 122-125。
AGE，晚期糖基化终末产物；CRD，碳水化合物识别结构域（Ga++ 依赖）；DC-SIGN，树突状细胞特异的胞内黏附分子 3（ICAM-3）获取非整合素；HDL，高密度脂蛋白；ICAM，血管细胞黏附分子；MARCO，伴有胶原结构的巨噬细胞受体

RNA ［如含 5′ 三磷酸单链 RNA 和（或）双链 RNA］的识别过程中发挥作用（见后续讨论）。虽然存在差别，但是它们在信号转导方面有相似的特征 ［如通过 IPS 适配器（又名 *MAVS*、*CARDIF* 或 *VISA*）招募至线粒体外膜］，并能活化与 Ⅰ 型干扰素诱导和抗病毒免疫相关的转录因子。巨噬细胞、cDCs 和成纤维细胞中 RLR 对 RNA 的识别占主导地位，但是在 pDCs 中则优先使用 TLR[70]。基因删除 [71] 或基因沉默已经证实 RIG-I 调节不存在病毒感染时粒细胞的产生和分化，并且参与 LPS- 激发的巨噬细胞对细菌的吞噬，表明其在固有免疫中发挥广泛的功能 [72]。

AIM-2 是一种感受 DNA 的胞内蛋白，能诱发包含 NACHT 结构域、LRR 结构域及 PYD 蛋白（NALP）不依赖的炎症体 [55]。它包括一个 N 端热蛋白结构域和 C 端寡核苷酸结合域。AIM-2 能与双链 DNA 结合，招募炎性体适配器 ASC 并定位于含 ASC 的散斑中，形成焦亡小体并且诱导有半胱天冬酶 -1 介导的细胞焦亡。RNA 沉默损害人类 THP-1 单核细胞中 DNA 诱导的 IL-1β 的成熟，阻止双链 DNA 或牛痘感染引起的半胱天冬酶 -1 活化。PYHIN 蛋白 AIM-2 和 IFI16 形成一种新的天然 DNA 感受器家族，称为 AIM-2 样受体（AIM-2-like receptors，ALRs）[73]。

损伤 / 危险相关分子模式（Damage/Danger-Associated Molecular Patterns，DAMPs）

能活化 TLR 通路和炎性体（如 NLRP3）的宿主来源的分子包括细胞核和细胞质蛋白（如 HMGB1、S100）、基质成分（透明质酸盐）、腺苷三磷酸

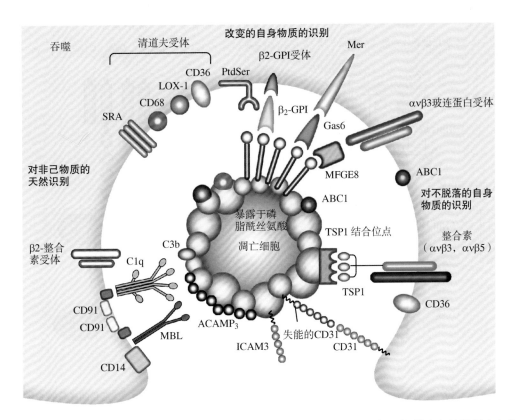

图 10-9　吞噬凋亡细胞的吞噬受体 [118]。巨噬细胞（MØ）和未成熟的髓样树突状细胞（DCs）是参与清除凋亡细胞的主要免疫细胞。它们广泛表达多种相似受体，这些受体能直接结合或者通过调理性的可溶性蛋白结合配体 [如甘露糖结合凝集素（mannose-binding lectins，MBLs）与配体结合]。磷脂酰丝氨酸（phosphatidylserine，PtdSer）暴露于凋亡细胞的表面，但其受体的探寻经历了很长时间。定居的巨噬细胞（MØ）上发现了一种新的受体（TIM4 和相关的 TIM11），该受体对 PtdSer 有特异性。其他 MØ 类型将 MFGE8（一种 MØ 分泌的牛奶脂肪球蛋白）作为一种调理素。对非己物质和改变的自身物质的区分可能涉及多种不同吞噬受体的结合。凋亡细胞的摄入引起巨噬细胞的抗炎反应（如释放 TGF-β 和 PGE₂），并且参与 DCs 细胞的交叉抗原提呈。ABC1，腺苷三磷酸结合基因盒 1；ACAMP₃，凋亡细胞相关分子模式 3；GPI，糖基磷酸肌醇；ICAM3，胞内粘连分子 -3；LOX-1，凝集素样氧化 LDL 受体 -1；MFGE8，牛奶脂肪球蛋白 - 上皮样生长因子 8 蛋白；SRA，清道夫受体 A；TSP1，血小板反应蛋白 1。（From Savill J, Dransfield I, Gregory C, et al: A blast from the past: clearance of apoptotic cells regulates immune responses. Nat Rev Immunol 2:965-975, 2002.）

（ATP）和尿酸。它们在细胞应激，尤其是细胞坏死的情况下释放，有助于除菌和感染性炎症的启动和维持。其他受体包括晚期糖基化终末产物（advanced glycation end products, RAGE），可能还有清道夫受体，但它们的配体混杂且往往定义不明确。关于 DAMPs 的概念因 Matzinger 及其同事 [74] 的工作而广为人知。人们提出了多种关于炎性体活化的假说，包括 K⁺ 外流、膜孔隙形成、溶酶体裂解和组织蛋白酶释放以及活性氧（reactive oxygen species，ROS）学说，ROS 可能是半胱天冬酶活化的必要而非充分条件（图 10-14）[75]。

图 10-15 及图 10-16 总结胞内核酸识别及信号通路的特点，这些通路包括一种环鸟苷单磷酸盐（GMP）- 腺苷单磷酸盐（AMP）合成酶（cGAS）介导的胞质 DNA 感应模式。

应答和调节

本节总结了引起 APCs 抗原加工处理和提呈的一些主要细胞生物效应。其他章节将论述相关内容，如 CD1 对脂质的识别和相关分子的胞内转运。

吞噬和内吞：抗原加工处理

APCs 的空泡器官在图 10-17 中以图表的形式展

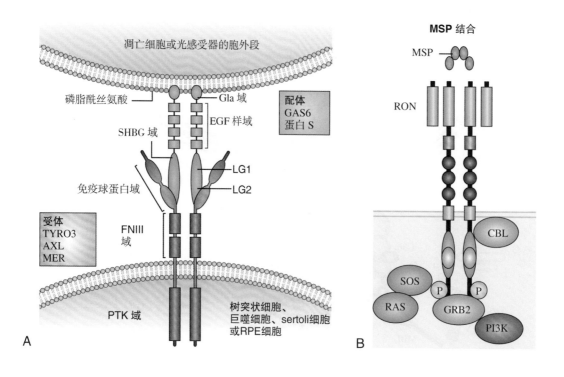

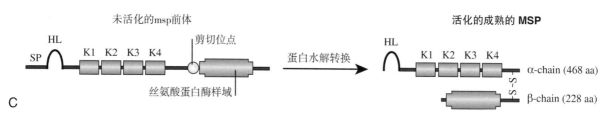

图 10-10 单个核吞噬细胞表达受体酪氨酸蛋白激酶。A，TYRO3，AXL 及 MER 是表达于树突状细胞（DCs），巨噬细胞、不成熟的自然杀伤（NAK）细胞、睾丸 Sertoli 细胞、眼视网膜色素上皮（RPE）细胞及若干种细胞类型上的受体蛋白酪氨酸激酶（PTKs）。TAM 受体二聚体，通过受体 N 端的两个免疫球素反域和配体由两个 C 端层黏连蛋白 G 区域形成的激素结合球蛋白（SHBG）域的相互作用，与它的两个配体 GAS6（growth-arrest-specific6）及蛋白 S 结合。（已知的 GAS6 SHBG 域与 AXL7 免疫球蛋白域结合的 X 线晶体结构提示配体及受体均为二聚体。）通过 N 端的 Gla 域，GAS6 和蛋白 S 可以与凋亡细胞浆膜的外表面上的或光感受器 B 外段上的磷脂酰丝氨酸结合。B，巨噬细胞激活蛋白（msp）诱导的 RON（Recepteur d' Origine Nantais）二聚体是经典的活化模式。Ron 选择性表达在定居的小聚噬细胞和酸骨细胞上。C，msp 前体在 Arg-554-val555 处被剪切，形成一条 50 kDa 的 α 链和一条 30 kDa 的 β 链，二者通过二硫键连接。α 链包括一个发卡环（HL，hairpin loop）和后面的四个 kringle 域（k1-k4）。β 链包括一个能与 RON 高亲和力结合的位点上的丝氨酸蛋白酶样域。CBL, Casitas B-lineage lymphoma E3 ubiquitin-protein ligase; EGF, epidermal growth factor; FNIII, fi bronectin type III; GRB2, growth factor receptor-bound protein 2; PI3K, phosphatidylinositol 3-kinase; RAS, small GTPase encoded by ras gene; SOS, son of sevenless; SP, transcription factor binding site SP-1. (A, From Lemke G, Rothlin CV: Immunobiology of the TAM receptors. Nat Rev Immunol 8:327-336, 2008. C, From Yao HP, Zhou YQ, Zhang R, Wang MH: MSP-RON signalling in cancer: pathogenesis and therapeutic potential. Nat Rev Cancer 13:466-481, 2013.)

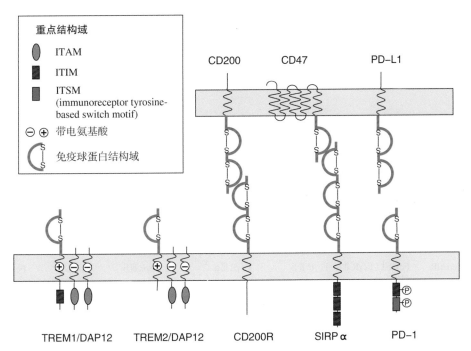

图 10-11　以单独或配对方式调节巨噬细胞反应的表面受体。图中描述的是免疫球蛋白超家族和使用 ITAM 或 ITIM 基序产生激活或抑制信号的相关跨膜分子。在巨噬细胞、树突状细胞、自然杀伤细胞中，DAP12 作为信号分子伴侣能与一系列其他膜分子相互结合[119]。注意跨膜区域中的带电氨基酸残基。在组织中广泛表达的 CD200 和 CD47，通过 CD200R[63] 和 SIRPα[55] 的介导，在巨噬细胞中产生抑制信号。在 CD200 敲除的小鼠体内，巨噬细胞表现出自发性的活化[109]。巨噬细胞本身被 Toll 样受体刺激后诱导产生 CD200[63]。程序性细胞死亡（PD-1）的胞外区由一个免疫球蛋白（Ig）V 样结构域组成，其胞浆区由 ITIM 和 ITSM 组成。T 细胞、B 细胞及髓样细胞均可诱导 PD-1 的表达，提示 PD-1 可持续在 T 细胞、B 细胞、巨噬细胞及树突状细胞中表达，并且当这些细胞被活化时，PD-1 表达升高。TREM，髓样细胞表达的继发受体（(From Okazaki T, Honjo T: The PD-1-PD-L pathway in immunological tolerance. Trends Immunol 27:195-201, 2006）

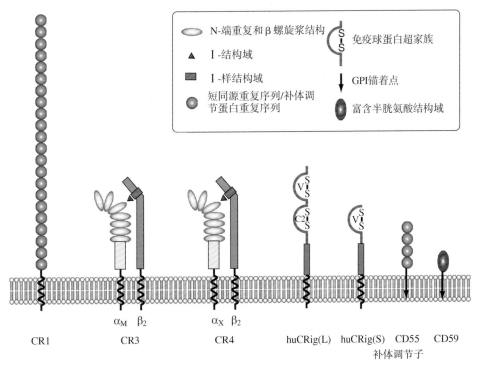

图 10-12　巨噬细胞表达的补体受体和膜调节子。CR1 广泛表达于有核细胞表面，作为活化补体的"凹槽"发挥作用；CR3（CD11b/CD18）是一个针对 C3b 包被颗粒的吞噬受体，CR4（CD11c/CD18）为 β2 整合素，它与 LFA-1（CD11a/CD 18）一起介导髓样细胞向内皮和细胞外基质的黏附和迁移。huCRIg（L/S）是于 Kupffer 细胞上新发现的一种补体结合受体，存在长和短两种形式，它们介导对调理素化细菌的摄取[66]。CD55 和 CD59 是补体活化过程中的糖基化磷脂酰肌醇（glycosyl phosphoinositide，GPI）锚定调节子

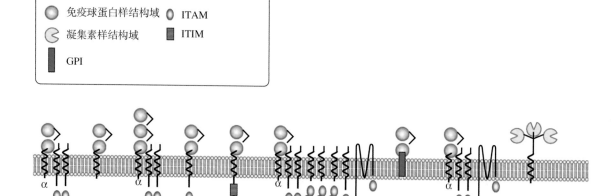

图 10-13　人类 Fc 受体。髓样细胞能表达一系列的经典 Fc 受体，这些受体能启动许多细胞应答过程，包括吞噬、抗体依赖的细胞介导的细胞毒作用、抗原提呈、呼吸爆发以及炎症介质的释放。免疫球蛋白亚群结合于细胞外区域；通过细胞质 ITAM/ITIM 途径的信号由相关跨膜多肽介导。激活和抑制性受体往往共同表达于细胞表面，并在功能上互相协调，以决定效应细胞反应的程度。一系列 Fc 受体样分子［免疫球蛋白超家族（immunoglobulin superfamily，IGSF）的细胞外结构域］主要表达于 B 细胞或 T/ 自然杀伤细胞，这些分子含有与经典的 Fc 受体相似的 ITAM/ITIM 细胞质基序；它们可能调节淋巴细胞的分化和应答[120]。GPI，糖基化磷脂酰肌醇

示[76-77]。细胞膜的内化引起吞噬体 / 内涵体的形成，依赖于小囊泡的运输和它们的水解内容物，逐渐进行酸化和消化作用。膜和受体被募集，经成熟过程而被修饰，并经再循环过程恢复。与高尔基体来源的小囊泡以及初级溶酶体的进一步融合产生吞噬溶酶体和次级溶酶体，pH 低至 5.5 ~ 6.0。依赖于细胞膜内化的体积和颗粒大小的不同，摄取的过程涉及细胞骨架成分[78]、小鸟苷三磷酸酶（guanosine triphosphatases，GTPases）和分子对接机器等因素。鸟苷三磷酸（guanosine triphosphate，GTP）的水解作用是控制胞内膜运输及其与细胞骨架偶联的重要机制。细胞因子如干扰素 -γ 对 GTP 结合蛋白的活化和移位起重要作用，有助于细胞和病原体间的相互作用[79]。

对分离的吞噬溶酶体进行蛋白质组学分析，并依据膜来源和多种被假定的功能进行分类，发现其含有超过 600 种成分[80]。尽管大部分的膜成分来源于细胞膜，但是内质网膜在其中的贡献也引起了相当多的兴趣，对其贡献的程度也有不同的估计[80-81]。另一个有争议的方面是关于 TLR 在参与促进成熟过程中的作用，这个过程不依赖于转录因子[82]。这方面产生的差别取决于细胞的类型和成熟期不同，细胞外的抗原物质是微生物（活的或已经死亡的）还是宿主来

源的，还有该过程是由自体吞噬（图 10-18）[83]还是异体吞噬引起的。细胞自体吞噬作用在细胞内病原体如结核分枝杆菌的耐受机制中的作用正引起越来越多的关注[84-85]。

未成熟 DCs 内吞和吞噬功能活跃，但是抗原提呈能力较弱，而成熟 DCs 的摄取能力下调但是获得高效的抗原提呈功能[20]。与 DC 成熟和抗原提呈相关的改变见图 10-19 及表 10-2。致病性细胞内生物体对前面提到的过程的破坏作用各不相同，对不同的阶段产生干扰，如细胞质中的信号转导机制、融合或者酸化，甚至在某些特定的情况下，诱导形成一种新的膜成分[86]。生物体能在成熟或者未成熟的隔室中复制，或将其基因组通过酸诱导的包膜融合或者空泡膜裂解将其基因组易位至细胞质中。

信号

巨噬细胞中了解最为深入的信号反应包括 TLR[87]、Ⅰ 型干扰素[88-89]和 Fc 受体诱导的通路[90]。多种多样的信号级联反应非常复杂，并且彼此间相互作用，引起磷酸化 / 去磷酸化，形成细胞质蛋白复合体，并且活化 NF-κB 等信号蛋白，该蛋白能够进入

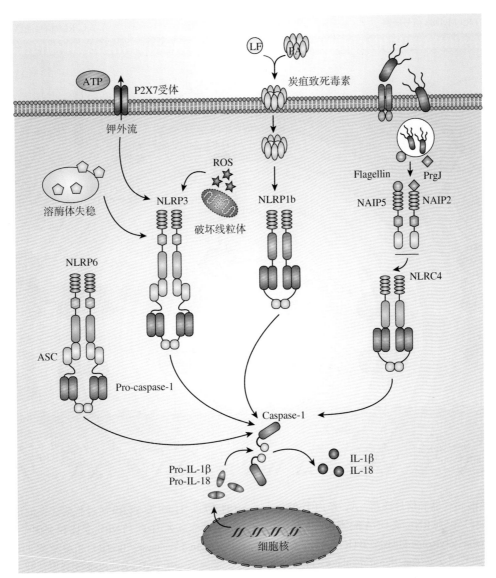

图 10-14　活化主要核苷寡聚结构域（nucleotide oligomarization domain，NOD）样受体（nucleotide oligomarization domain-like receptor，NLR）炎症体的基本机制。NLRP3 由三种常见的由不同刺激诱发的细胞事件活化：钾外流；活性氧物质（reactive oxygen species，ROS）产生；吞噬溶酶体去稳定及内源性调节因子释放至胞浆。NLRP1b 有炭疽致死毒素活化。在小鼠中，NLRC4 有神经元凋亡抑制蛋白（neuronal apoptosis inhibitory protein，NAIP）与特异配体结合而活化。NAIP5、NAIP6 与细菌鞭毛蛋白结合，NAIP2 与细菌 T3SS 成分 PrgJ 结合。这些 NAIP- 配体复合物随后与 NLRC4 结合并活化。ATP，三磷腺苷；IL，白介素；LF，致死因子；PA，保护性抗原。（From Rathinam VAK, Vanaja SK, Fitzgerald KS: Regulation of inflammasome signaling. Nat Immunol 13:333-342, 2012.）

细胞核中调节转录过程。在 TLR 依赖的"感受"过程中，有限数量的接头分子（如 MyD88、TIRAP-MAL 和 TRIF）引导信息流入细胞中。新出现的证据表明 NTR 诱导的信号通路 [如 β- 葡聚糖受体（dectin-1）的胞浆 ITAM 样基序][59] 与 TLR 及 NLR 信号通路在不同单核吞噬细胞的效应反应中相互协作，同时还有 syk 和 CARD9[91] 不同程度的参与。存在差异但又相互联系的通路还涉及干扰素调节因子，它是一个信号放大通路的组成部分，具有广泛的免疫调节功能，而不仅仅只是抗病毒作用。一个新近被定义的细胞质中专门抗病毒的通路涉及与线粒体成分的相互作用（图 10-15）[73]。细胞表面蛋白或细胞内蛋白可以作为负性调控子发挥作用，SOCS 家族成员就是其中一例。

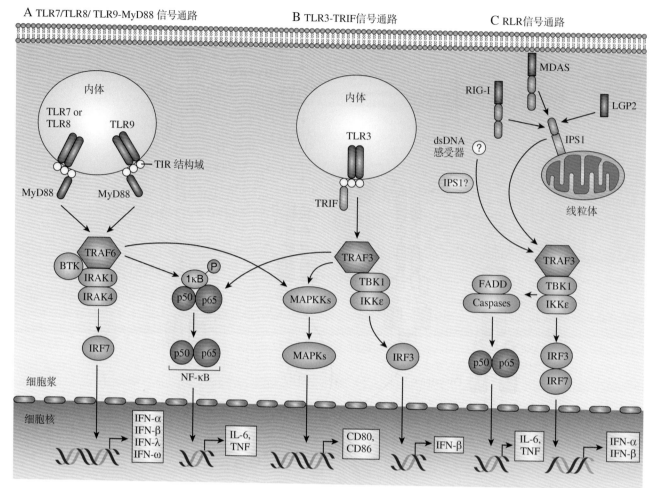

图 10-15 细胞内核酸感受器和信号通路。A，核内 Toll 样受体 7（TLR7）、TLR8 及 TLR9 通过胞浆关键的适应髓系分化初始 - 反应基因 88（MyD88）识别 RNA 及 DNA 配体和信号。MyD88 又与由肿瘤坏死因子（TNF）受体相关因子 6（TRAF6）、布鲁顿酪氨酸激酶（Bruton's tyrosine kinase，BTK）、白介素 1 受体（interleukin-1-receptor，IL-1R）相关激酶 4（IRAK4）及 IRAK1 组成，引起干扰素调节因子 7（interferon-regulatory factor 7，IRF7）、核因子 -κB（NF-κB）以及丝裂原活化蛋白激酶（mitogen-activated protein kinases，MAPK）活化的信号复合体相关。总的来说，这些通路可能诱导 I 型干扰素（type I interferons，IFNs，如 IFN-α，IFN-β，IFN-γ 及 IFN-ω）、促炎细胞因子的大量产生及共刺激分子的表达。B，或者，双链 RNA（double-stranded RNA，dsRNA）与核内体 TLR3 的结合引起由包含 Toll/IL-1R（TIR）结构域的适配蛋白介导的诱导 IFN-β（TRIF）（包括 TRAF3、TBK1 和 IKK-ε）的信号通路。随后 IRF3 活化引起 IFN-β 产生。TLR3-TRIF 信号通路也活化 NF-κB 及 MAPKs，引起促炎细胞因子的产生和共刺激分子（CD80 和 CD86）的表达。C，dsDNA 受体视黄酸诱导基因（RIG-1）、黑色素瘤分化相关基因（MDA5）及 LGP2 组成第三种核酸感受器系统，主要位于大部分细胞的胞浆。RIG-1、MDA5 以及 LGP2 通过共同的与线粒体相关的适配分子 IFN-β 启动子刺激物 1（IPS1）传达信号。通过与 TRAF3、TBK1 和 IKK-ε 偶联，IPS1 直接通过 FAS 相关的死亡结构域（FADD）、半胱氨酸蛋白酶 -8 及半胱氨酸蛋白酶 -10 活化 IRF3 及 NF-κB。这个通路诱导 I 型干扰素和其他细胞因子的产生。dsDNA 诱导的干扰素产生涉及一些目前仍未明确的感受器，这些感受器通过 RIG-I 样受体（RIG-I-like receptor，RLR）的某些成分，如 TBK1、IFR3 传导信号。IkB，NF-κB 抑制子；MAPKK，MAPK 激酶。（From Gilliet M, Cao W, Liu Y-J: Plasmacytoid dendritic cells: sensing nucleic acids in viral infection and autoimmune diseases. Nature Rev Immunol 8:594-606, 2008.）

图 10-19 显示了能引起效应应答的抗原在合成过程中被转运至细胞质，在蛋白酶体中加工处理，并与 I 类 MHC 分子结合以提呈至细胞表面的途径。效应应答伴侣分子如热休克蛋白可能参与抗原向细胞表面的转运过程。炎性体是另一个多种蛋白在细胞液中聚集的例子，NLRs 通过其引起 IL-1 活化。

以上描述的一些过程还涉及蛋白水解酶的参与，包括组织蛋白酶、半胱天冬酶和与脂类相互作用的分

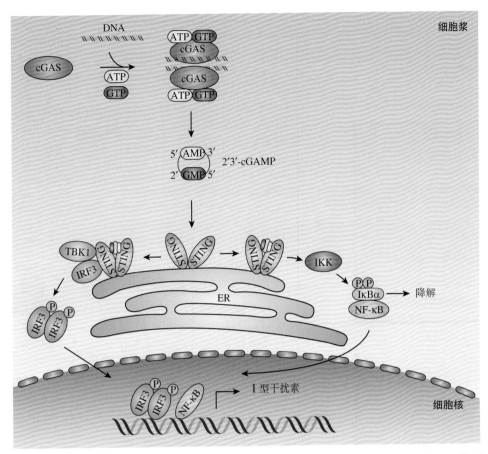

图 10-16 环鸟苷单磷酸盐（GMP）- 单磷酸腺苷（AMP）（cGAMP）合成酶（cGAS）介导的胞质 DNA 模型。胞质 DNA 活化 cGAS 形成 cGAS-DNA 二聚体复合物，该二聚体可从三磷腺苷（ATP）和三磷酸鸟苷（GTP）合成 2′3′-cGAMP。作为 STING 蛋白的高亲和力配体，2′3′-cGAMP 通过一系列结构改变与 STING 结合并激活 STING。活化 STING 募集 TNAK 结合激酶 1（TANK-binding kinase 1，TBK1），使干扰素调节因子 3(interferon-regulatory factor 3，IRF3) 磷酸化，并活化核因子抑制剂 -κB 激酶 [inhibitor of nuclear factor-κb（NF-κb）kinase]（IKK），使 IκBα 磷酸化，导致 IκBα 降解。IRF3 随后二聚体化并与 NF-κb 一同转移至核内，诱导 I 型干扰素和其他细胞因子的产生。ER，内质网；STING，干扰素基因刺激物

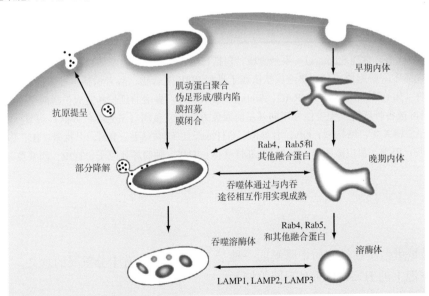

图 10-17 吞噬和内吞过程图解。颗粒的摄取是通过肌动蛋白依赖的顺序性成熟过程（包括膜的融合和分裂），该过程与内吞途径的数个阶段存在交叉。细胞质中小鸟苷三磷酸酶（GTPase）（Rabs）决定了细胞器特异性的相互作用。这些细胞器的膜带着处理过的抗原再循环至细胞膜（图 10-19）。逐渐的酸化作用和溶酶体水解酶的运输导致了最终的降解。胞浆内隔室膜表达标记蛋白如 LAMP1，泛巨噬细胞 CD68 抗原与晚期内体和溶酶体相关

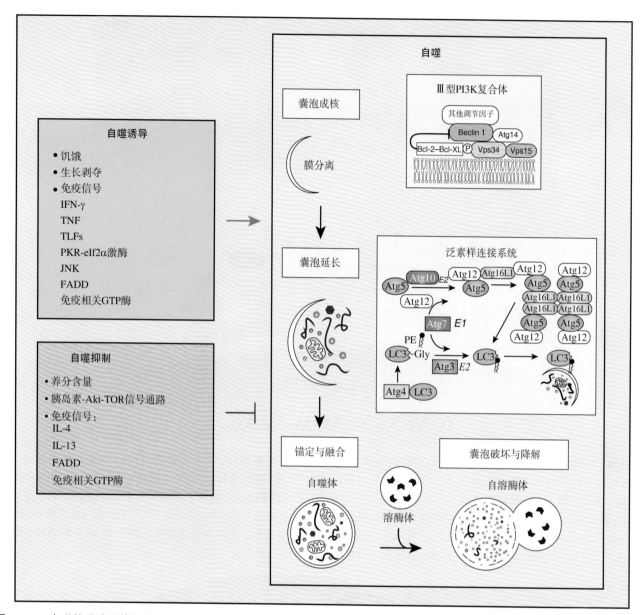

图 10-18 自噬的通路及其调节。自噬通路经过一系列阶段，包括自噬囊泡成核、自噬体膜的延长与关闭包裹胞浆成分，把自噬体与溶酶体锚定，并在自噬体中降解胞质成分。囊泡成核依赖于Ⅲ型 PI3K 复合物，后者包括多种蛋白（右侧黄色方框），及其他可调节该复合物活性的蛋白（如 rubicon 蛋白，UVRAG，Ambra-1 及 Bif-1）。囊泡的延长和完成包括两个泛素样连接系统的活性（右侧蓝色方框）。自噬通路可被各种环境及免疫信号正向（左侧绿色方框）或负向（左侧红色方框）调节。E1 及 E2，泛素样连接系统的连接酶；FADD，FAS 相关死亡结构域；Gly，甘氨酸；GTPase，三磷酸鸟苷；IFN，干扰素；IL，白介素；JnK，c-Jun N 端激酶；PE，磷脂酰乙醇胺；PKR，蛋白激酶 R；TLR，Toll 样受体；TNF，肿瘤坏死因子；TOR，西罗莫司靶点

子伴侣。泛素化途径是蛋白质在细胞质中降解的一种重要机制。此外，空泡上的 H⁺ ATP 酶对不同单核吞噬细胞的酸化过程起促进作用，在破骨细胞的功能中尤为重要。对巨噬细胞、DCs 和破骨细胞的细胞外信号通路和细胞内信号通路进行比较和进一步阐明它们

之间的偶联有十分重要的意义。

传出通路：基因表达和分泌

利用微阵列研究并在必要时佐以蛋白质和功能分

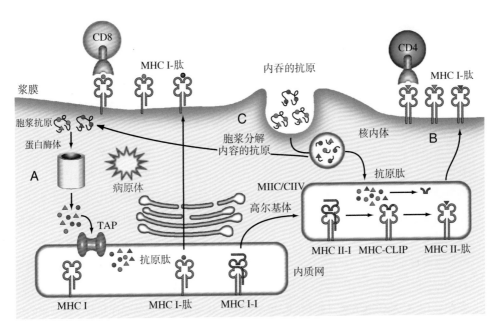

图 10-19 主要组织相容性抗原复合体 I 类（MHC I）和 II 类（MHC II）分子抗原处理的不同途径[121]。A，MHC I 类分子提呈的抗原主要来源于自身或病原体的内源性合成蛋白。这些蛋白在蛋白酶体中降解成肽，通过抗原加工转运体（transporters of antigen-processing，TAP）分子转运至内质网并组装在 MHC I 类分子上。B，MHC II 类分子提呈的是通过内吞途径进入细胞的蛋白。在 MHC II 类分子成熟的过程中，它们通过与恒定链（invariant chain，Ii）结合而避免与内质网中的抗原结合。恒定链 -MHCII 类分子复合体（MHCII -Ii）通过高尔基体转移至 MIIC/CIIV 隔室，在此恒定链降解成 II 类分子结合的恒定链肽（class II -associated invariant-chain peptide，CLIP）。CLIP 从 CLIP-MHC II 类分子复合体（MHC-CLIP）中移除并置换为抗原肽。C，树突状细胞能内吞来自其他细胞的抗原，并将其交叉提呈至 CD8+ 细胞毒性 T 细胞。大部分情况下这些抗原经过 MHCII 类分子途径提呈并被 CD4+ 辅助性 T 细胞识别。（From Heath WR, Carbone FR: Cross-presentation in viral immunity and self-tolerance. Nat Rev Immunol 1:126-134, 2001.）

析技术，不同单核细胞对内外刺激的复杂应答过程已经得到阐明。尽管主要的分化途径（巨噬细胞、未成熟和成熟 DC 以及破骨细胞）涉及基因表达的选择性和程序性改变，但这些细胞在原位上广泛表现出来的表型异质性和可塑性特征最近才开始被认识[4]。巨噬细胞被认为可以表达大量的核受体[92]，这些受体可以随着细胞分化、微环境、组蛋白表观遗传学修饰[93-94]以及微小 RNA 表达发生动态改变。接触特定细胞因子、激素和其他刺激（如微生物抗原和免疫复合物）能显著地和选择性地调节基因表达，并能诱导转录后和翻译后改变。通过可变剪切、糖基化作用以及无明显特征的蛋白修饰（如细胞核和细胞质中大分子物质的甲基化和乙酰化）等方式，这些接触使不同单核吞噬细胞在适应性和功能上具有更广泛的多样性。

表 10-4 列出了巨噬细胞分泌的部分产物，包括与炎症及其消退过程[95]以及抗微生物反应相关的低分子量代谢产物（氧、氮和脂源性物质），其他产物包括促炎性和抗炎性细胞因子以及中性蛋白酶。巨噬细胞分泌通路的细胞生物学研究才刚刚起步。炎症体激活后引起的 IL-1β 的释放不依赖于经典的信号序列。1 型辅助性 T 细胞和 2 型辅助性 T 细胞因子对一氧化氮的产生和分解的不同效应被认为与抗微生物机制以及修复有关[4]。DCs 和破骨细胞的分泌活性与它们特异性的功能（如淋巴细胞活化、骨重塑）有关，并依赖于极化分泌。

表 10-5 列举了经典激活和抑制刺激后的特征性效应的分类。通过天然刺激（包括暴露于脂多糖等微生物产物）、经典免疫激活的细胞因子（如干扰素 γ），以及 IL-4/IL-13 诱导的替代性激活通路[4]诱导产生的 IL-4/IL-13 等刺激因素，能把单核吞噬细胞的表型方便地区分出来。其他由免疫复合物诱导的常规反应可选择性地调节 IL-12/IL-10 表达[96]。天然刺激和免疫细胞因子刺激之间能彼此加强。

相反，去活性刺激物质如 IL-10、转化生长因子

表 10-4 巨噬细胞分泌的部分产物

蛋白	产物	注释
酶	溶菌酶	待包装产物
	尿激酶型纤溶酶原激活物	受炎症反应调节
	胶原酶	受炎症反应调节
	弹性蛋白酶	受炎症反应调节
	金属蛋白酶	也是抑制剂
	补体	所有成分及调节因子
	精氨酸酶	选择性活化
	血管紧张素转化酶	诱导性糖皮质激素，肉芽肿
	壳三糖酶	戈谢病，溶酶体贮积病
抑制剂	酸性水解酶	所有类别（主要为细胞内型）
	TIMP	
趋化因子	多种 C-C、C-X-C、CX3C（如 MCP、RANTES、IL-8）	启动髓样和淋巴样细胞的短程和长程募集
细胞因子	IL-1β，TNF，IL-6，IL-10，IL-12，IL-18，IL-23	促炎性和抗炎性
	Ⅰ型干扰素	也是拮抗剂（如 IL-1Ra）
		自分泌和旁分泌放大
载脂蛋白	载脂蛋白 E	来源于或继承转移后来源于骨髓
生长/分化因子	TGF-β	还有其他家族成员（激动素）
	M-CSF	髓样生长和分化
	GM-CSF	
	FGF	纤维化
	PDGF	修复
	VEGF	血管生成
调理素	纤连蛋白，穿透素（pentraxin，PTX3）	巨噬细胞上其他不典型受体
可溶性受体	甘露糖受体	可溶性甘露糖受体
阳离子肽	防御素	亚群和种属变异性
脂质	前凝血剂	促进凝血
	花生四烯酸代谢物	促炎和抗炎性介质
	前列腺素	
	白三烯	
	血栓素	
	消退素，消退介质（maresins）	
代谢物	活性氧中间体	呼吸爆发与信号
	活性氮中间体	抗微生物与信号
	血红蛋白分解物（胆色素）	
	铁，维生素 B12 结合蛋白	
	维生素 D 代谢物	细胞调节，包括破骨细胞

注：更多细节见参考文献 126 和 127。

FGF，成纤维细胞生长因子；GM-CSF，粒细胞 - 巨噬细胞集落刺激因子；IL，白介素；MCP，单核细胞趋化蛋白；M-CSF，巨噬细胞集落刺激因子；PDGF，血小板衍生生长因子；RANTES，受激活调节正常 T 细胞表达和假设分泌因子；TGF，转化生长因子；TIMP，金属蛋白酶组织抑制因子；TNF，肿瘤坏死因子；VEGF，血管内皮生长因子

表 10-5　巨噬细胞表型的免疫调节作用

刺激	分类	标志物	功能
微生物（细菌）	固有	诱导 MARCO	促进吞噬
	活化	共刺激分子	抗原提呈
		CD200	抑制（CD200R）
γ 干扰素	经典活化	诱导 II 类 MHC 分子	细胞介导的免疫 / 迟发型超敏反应
		增强固有标志物	
		TNF	促炎反应
		iNOS	抗微生物（NO），信号转导
		NAPDH，呼吸爆发	宿主防御，炎症反应
		诱导 LGP47	与吞噬体结合 / 杀伤细胞内病原体
		下调 MR	未知
		调节 FcR 表达	
		蛋白酶体形成	抗原提呈
IL-4/IL-13	选择性活化	增强型 MR	胞吞，清除
	上调	诱导精氨酸酶	Th2 应答，变态反应，抗寄生虫，修复
		诱导 YM1	
		FIZZI（小鼠）	
		诱导 CCL17（MDC）和 CCL22（TARC）	
		融合，巨细胞形成	
		CD23（FcR ε）	
IL-10	失活	下调 II 类 MHC 分子	免疫调节
TGF-β		及促炎症的 NO 及 ROI	免疫调节，修复，诱导 Treg
免疫复合物	修饰后活化	选择性下调 IL-12	
		诱导 IL-10	
糖皮质激素	失活	诱导 CD163	抗炎症反应，稳态，清除血红蛋白 - 结合珠蛋白复合物
		下调单核细胞募集	
		诱导 ACE	
		诱导稳定素	

注：更多细节见参考文献 4，17 和 128。

ACE，血管紧张素转化酶；FcR，Fc 受体；IFN，干扰素；IL，白介素；iNOS，诱导一氧化氮合酶；LGP47，溶酶体糖蛋白；MARCO，含有胶原结构的巨噬细胞受体；MDC，巨噬细胞来源的趋化因子；MHC，主要组织相容性复合体；MR，甘露糖受体；NADPH，烟酰胺腺嘌呤二核苷酸；NO，一氧化氮；ROI，活性氧中间体；TARC，胸腺和活化调节趋化因子；TNF，肿瘤坏死因子；Treg，调节性 T 细胞

（transforming growth factor，TGF）-β 以及糖皮质激素[97]则诱导各具特色的基因表达模式。CD163 是一种血红蛋白 - 结合珠蛋白的清道夫受体，其表达的上调是糖皮质激素增强胞吞功能的典型例子[98]。刺激迷走神经能够通过活化 JAK2/STAT3 信号通路[99]抑制巨噬细胞活化。巨噬细胞的失活通过一系列的信号转导途径和天然拮抗剂，在限制细胞因子（如 γ 干扰素）以及调理性刺激（FcR）和非调理性刺激（TLR、NLR、炎性体）诱导的促炎性激活过程中发挥重要作用。巨噬细胞失活是吞噬吸收凋亡细胞（图

10-9）的独有特征，该过程被认为由 TGF-β、前列腺素（prostaglandin，PG）E₂ 和 IL-10 介导，这些物质也能抑制活性氮和活性氧的产生。消退素和保护素来源于环氧化酶（cyclooxygenase，COX）-2 通路（尤其是在阿司匹林存在的情况下）产生的 Ω-3- 脂肪酸二十碳五烯酸（eicosapentanoic acid，EPA）和二十二碳六烯酸（docosahexaenoic acid，DHA）。它们抑制白细胞的产生和招募至炎症位点，缓解疼痛[100]。

引起巨噬细胞失活的细胞膜信号来源于 CD200（包括天然活化的巨噬细胞在内的许多细胞均有表达）与其属于免疫球蛋白超家族（immunoglobulin superfamily，IGSF）信号分子的配体 CD200R（仅选择性地表达于巨噬细胞[63]）的相互交联。另一对抑制性受体由 SIRPα 和 CD47 组成[64]，细胞质抑制因子还包括 SOCS 蛋白[22]。这些细胞外介质以及与表面表达分子间不甚明了的交互作用使不同 APCs 与其他免疫细胞 [辅助性和调节性 CD4 T 细胞，CD8 T 细胞，自然杀伤细胞和自然杀伤 T（natural killer T，NKT）细胞]、非造血细胞（如成纤维细胞、上皮细胞以及神经元）及肿瘤细胞[101]之间相互作用。巨噬细胞诱导的应答包括 II 类 MHC 分子改变和共刺激分子的表达、与细胞间相互作用相关的标记性抗原、吞噬和抗原提呈以及分泌功能改变。因此，不同的单核吞噬细胞能调节它们与 CD4 T 淋巴细胞、内皮细胞及其他类型的细胞、细胞外基质以及骨质之间的相互作用，引起营养性、细胞抑制 / 杀伤以及代谢性效应。

人类巨噬细胞对胞内病原体（如分枝杆菌）[102]应答的先天异常或缺陷已经在小鼠体内进行的细胞激活研究中得到证实。巨噬细胞在对同种异体的胚胎的免疫耐受过程中的免疫抑制效应已被归因于诱导吲哚胺 -2,3- 双加氧酶的产生，这种酶能分解 L- 色氨酸这种必需氨基酸[103]。巨噬细胞的产物主要在局部发挥效应，但也能发挥巨大的系统性的功能，调节宿主体内代谢性和调节性的应答过程。这些效应程序和产物为药物干预提供了靶点。

巨噬细胞的可塑性

不同器官中的巨噬细胞存在广泛异质性，这些差异表型与细胞活化、同一时期基因表达分析及治疗所致的可能的调节相关，使得巨噬细胞可塑性问题引起广泛兴趣。虽然对它的程度及机制尚无简单的结论，

但我们总结了当前所知的方面及局限。

把单个核吞噬细胞、不同组织微环境中微观不均一性的组织细胞和炎症、免疫及代谢刺激引起的生物合成、分泌适应的血单核细胞来源的单个核吞噬细胞区别开来是十分有用的。形态学、不同的抗原表达、原位 RNA 和蛋白表达分析对我们仅局限了解的细胞异质性有帮助。家系特异的生长和分化因子、选择性表达的转录因子、增强子、基因表观修饰及局部和系统性的调节因子如类视黄醇类物质、脂质，和微生物产物均可导致细胞异质性。例如，对细胞因子如干扰素 -γ、IL-4/IL-13，和感受器 TLRs 如何调理吞噬受体的体内外研究，为细胞活化的表型（被多方面地称为经典的、可选择的和天然的、或 M1/M2 活化）提供了典范。这些术语的特征描述和局限性在最近的综述中被广泛讨论[104]。有意见认为，连续的活化状态比单一的二元选择更合适，对实验的特异性的标准化和定义的建议已经被提出[105]。一般的结论是，特征应该使用多种潜在标志物组合来定义，而不是用单一的标志物来定义。

然而，为了获得对可塑性问题的深入了解，研究者在未来的研究中使用微阵列，RNA 测序，及原位基因和蛋白分析时应该谨记以下考量。在单一或复合刺激下，获得这些标志物的稳定性、完整性和可逆性。它们在不同时间、不同部位的动态改变如何？我们如何在细胞群体或单一细胞水平区分这些改变？不同种族之间，如人类和啮齿类动物的差异有多少？有多少表观遗传的机制发挥作用？我们对诱发与耐受的定义是什么？在此之上，是否存在把某种巨噬细胞表型从一种状态转变为另一种状态的可能性。虽然有报道称一种组织巨噬细胞可以通过过继转移而变成另一种巨噬细胞，而且不同分化的巨噬细胞均可以从来源于其他体细胞的多能前体细胞中分化而来[106]，但它们与体内巨噬细胞的一致性仍待大量工作来证实。目前相信可以直接调节促炎细胞，如使之转变成抗炎的、营养的或调节巨噬细胞，或通过简单的药物处理诱导促进肿瘤的巨噬细胞变成破坏肿瘤的细胞，仍为时过早。充分阐明表型异质性的复杂性和它的调节仍需要未来的系统研究。

与某些风湿性疾病的相关性

尽管不同的单个核吞噬细胞被认为是正常的宿主

自稳态调节系统的一部分，但在人类风湿性疾病和关节炎的动物模型中，无论在局部启动还是效应反应病理阶段，均有这类细胞发挥作用的典型例子。破骨细胞分化和功能的原发性缺陷导致骨硬化症，而在其功能过度活跃的情况下则出现骨质疏松。前面已经提到自身炎症反应综合征与新近发现的细胞质受体。痛风可能可以归于此类，因为尿酸结晶可为炎性体活化提供代谢性刺激。巨噬细胞在骨关节炎的致病过程以及并发症（包括对外源性植入物的反应）发生中发挥作用。DCs 和巨噬细胞与 T/B 淋巴细胞及其产物、免疫复合物及补体间相互协调作用，在自身免疫性关节炎的诱发及效应机制中起一定作用。共刺激受体如 PD-1 和它的配体已经为抗体治疗提供可能的靶点。TNF、IL-1、中性蛋白酶、活性氧自由基和花生四烯酸代谢物在分解代谢中的作用已经广为人知，目前了解较少的是巨噬细胞如何通过产生 TGF-β、生长因子和血管生成因子与成纤维细胞相互作用，以及如何通过替代性激活通路对其进行调节 [107]。由巨噬细胞和其他细胞产生的 I 型干扰素在自身免疫性炎症过程 [如系统性红斑狼疮（systemic lupus erythematosus，SLE）] 中发挥重要的放大作用。

虽然动物模型可能不能完全模拟人体内自然发生的疾病，但最近更多的例子表明，与识别修饰过的自身物质及外源性的微生物配体相关的 APC 膜受体可能与关节炎有关，如在链球菌所致的风湿性疾病和在 T 细胞转基因小鼠中酵母聚糖诱发的恶化的复发性关节炎中，通过 β- 葡聚糖的 APC 受体（Dectin-1）[108] 发挥作用。此外，抑制性膜受体间相互作用（CD200/CD200R）能限制巨噬细胞活化胶原诱导的小鼠关节炎 [63,109]。由单核吞噬细胞上的 C1q 受体（尚未确定）介导的凋亡细胞清除受损可能导致狼疮等自身免疫性疾病 [67]。最后，巨噬细胞和 DCs 还能参与广泛的结缔组织疾病（如硬皮病），因为它们能通过基质金属蛋白酶及 TGF-β 调控成纤维细胞及基质合成和更新；而在这些系统性疾病中，这些通路的异常调节在致病机制中的作用过去一直被忽视。

仍待进一步研究的问题

在我们盘点不断增长的单个核吞噬细胞生物学知识是如何影响我们对风湿性疾病致病机制和治疗的认识的同时，关于这些细胞的基本机制以及新的选择性靶点又提出了新问题。将巨噬细胞、DCs 和破骨细胞作为整个单个核吞噬细胞家族的特殊形式来处理有助于对它们共性和特性的理解。目前对巨噬细胞和 DCs 模式识别受体的选择性表达和信号通路的认识仍不甚清楚，但 TLR 信号通路的调节过程作为一个可能的药物靶点已经受到了相当多的关注。微生物来源和宿主来源的配体之间的区别可能可以解释分子模拟和自身抗原的交叉反应性，但调节内环境稳态和致耐受性反应的机制目前仍不明了。

在效应方面，抗 TNF 单克隆抗体的成功表明针对单个效应分子的靶向治疗可以取得成功，尤其是当这些分子表达于细胞表面以及在级联反应中近邻时，虽然对部分患者表现出的耐药性仍需进一步研究。关于抗 TNF 治疗对巨噬细胞功能的影响以及 TNF 阻断治疗的耐药机制了解甚微。目前关于表面分子抑制/激活配对作为 APC 通路的调节器的效应的研究仍较少，但是很有可能会成为研究的焦点。关于破骨细胞和肉芽肿巨噬细胞的分化和功能另一个被忽视的方面是多核巨细胞的融合机制以及其形成的可能的功能价值。关于这方面的基础知识仍较缺乏，但这些知识可能有助于更深地理解代谢性骨疾病致病机制以及其与免疫系统（包括固有免疫和适应性免疫）之间日益受关注的相互联系。

尽管 mRNA 和蛋白质组学分析以及利用 RNAi 抑制的基因沉默技术等有力的研究工具已成为可能，但是在人类组织中，尤其是在疾病的早期阶段，位于原位和其他不同部位的单个核吞噬细胞的异质性和复杂性的特点仍需进一步阐明。关于细胞营养过程、修复以及它们与炎症消退过程及纤维化之间的关系，需待努力之处仍多。这牵涉到目前了解甚少的细胞与细胞之间的相互作用，但其研究的必要性越来越明显。

 本章的参考文献也可以在 ExpertConsult.com 上找到。

参考文献

1. Feldman M, Nagase H, Saklatvala J, et al: The scientific basis of rheumatology. *Arthritis Res* 4:51, 2002.
2. Kastner DL, Aksentijevich I, Goldbach-Mansky R: Autoinflammatory disease reloaded: a clinical perspective. *Cell* 140:784–790, 2010.
3. Takayanagi H: Osteoimmunology: shared mechanisms and crosstalk between the immune and bone systems. *Nat Rev Immunol* 7:292–304, 2007.
4. Gordon S, Martinez FO: Alternative activation of macrophages: mechanisms and functions. *Immunity* 32:593–604, 2010.
5. Martinez FO, Helming L, Milde R, et al: Genetic programs expressed in resting and IL-4 alternatively activated mouse and human macrophages: similarities and differences. *Blood* 121:e57–e69, 2013.
6. Russell DG, Gordon S, editors: *Phagocyte-pathogen interactions: macrophages and the host response to infection*, Washington, DC, 2009, ASM Press.
7. Gordon S: Macrophages and phagocytosis. In Paul W, editor: *Fundamental immunology*, ed 6, Philadelphia, 2008, Lippincott Williams & Wilkins.
8. Gordon S, Hughes DA: Macrophages and their origins: heterogeneity in relation to tissue microenvironment. In Lipscomb M, Russell S, editors: *Lung macrophages and dendritic cells in health and disease*, New York, 1997, Marcel Dekker, pp 3–31.
9. Steinman RM, Cohn ZA: Pillars article: identification of a novel cell type in peripheral lymphoid organs of mice. I. Morphology, quantitation, tissue distribution. *J Exp Med* 137:1142–1162, 1973.
10. Moser M: Dendritic cells. In Paul W, editor: *Fundamental immunology*, ed 6, Philadelphia, 2008, Lippincott Williams & Wilkins.
11. Shortman K, Naik SH: Steady-state and inflammatory dendritic-cell development. *Nat Rev Immunol* 7:19–30, 2007.
12. Geissmann F, Manz MG, Jung S, et al: Development of monocytes, macrophages and dendritic cells. *Science* 327:656–661, 2010.
13. Bruzzaniti A, Baron R: Molecular regulation of osteoclast activity. *Rev Endocr Metab Disord* 7:123–139, 2006.
14. Geissmann F, Gordon S, Hume DA, et al: Unravelling mononuclear heterogeneity. *Nat Rev Immunol* 10:453–460, 2010.
15. Plüddemann A, Mukhopadhyay S, Gordon S: The interaction of macrophage receptors with bacterial ligands. *Expert Rev Mol Med* 8:1–25, 2006.
16. Fadok VA, Bratton DL, Henson PM: Phagocyte receptors for apoptotic cells: recognition, uptake, and consequences. *J Clin Invest* 108:957–962, 2001.
17. Mantovani A, Sica A, Locati M: New vistas on macrophage differentiation and activation. *Eur J Immunol* 37:14–16, 2007.
18. Meylan E, Tschopp J, Karin M: Intracellular pattern recognition receptors in the host response. *Nature* 442:39–44, 2006.
19. Li XD, Wu J, Gao D, et al: Pivotal roles of cGAS-cGAMP signaling in antiviral defense and immune adjuvant effects. *Science* 341:1390–1394, 2013.
20. Trombetta ES, Mellman I: Cell biology of antigen processing in vitro and in vivo. *Annu Rev Immunol* 23:975–1028, 2005.
21. Crocker PR, Morris L, Gordon S: Novel cell surface adhesion receptors involved in interactions between stromal macrophages and haematopoietic cells. *J Cell Sci Suppl* 9:185–206, 1988.
22. Elliott J, Johnston JA: SOCS: role in inflammation, allergy and homeostasis. *Trends Immunol* 25:434–440, 2004.
23. Chitu V, Stanley ER: Colony-stimulating factor-1 in immunity and inflammation. *Curr Opin Immunol* 18:39–48, 2006.
24. Witmer-Pack MD, Hughes DA, Schuler G, et al: Identification of macrophages and dendritic cells in the osteopetrotic (op/op) mouse. *J Cell Sci* 104(Pt 4):1021–1029, 1993.
25. Wiktor-Jedrzejczak W, Gordon S: Cytokine regulation of the macrophage (M phi) system studied using the colony stimulating factor-1-deficient op/op mouse. *Physiol Rev* 76:927–947, 1996.
26. Aziz A, Vanhille L, Mohideen P, et al: Development of macrophages with altered actin organization in the absence of MafB. *Mol Cell Biol* 26:6808–6818, 2006.
27. Okabe Y, Medzhitov R: Tissue-specific signals control reversible program of localization and functional polarization of macrophages. *Cell* 157:832–844, 2014.
28. Rosas M, Davies LC, Giles PJ, et al: The transcription factor Gata6 links tissue macrophage phenotype and proliferative renewal. *Science* 344:645–648, 2014.
29. Meredith MM, Liu K, Kamphorst AO, et al: Zinc finger transcription factor zDC is a negative regulator required to prevent activation of classical dendritic cells in the steady state. *J Exp Med* 209:1583–1593, 2012.
30. Jenkins SJ, Ruckerl R, Cook PC, et al: Local macrophage proliferation, rather than recruitment from the blood, is a signature of Th2 inflammation. *Science* 332:1284–1288, 2011.
31. Ziegler-Heitbrock L: The CD14+ CD16+ blood monocytes: their role in infection and inflammation. *J Leukoc Biol* 81:584–592, 2007.
32. Fogg DK, Sibon C, Miled C, et al: A clonogenic bone marrow progenitor specific for macrophages and dendritic cells. *Science* 311:83–87, 2006.
33. Geissmann F, Jung S, Littman DR: Blood monocytes consist of two principal subsets with distinct migratory properties. *Immunity* 19:71–82, 2003.
34. Tacke F, Randolph GJ: Migratory fate and differentiation of blood monocyte subsets. *Immunobiology* 211:609–618, 2006.
35. Zlotnik A, Yoshie O, Nomiyama H: The chemokine and chemokine receptor superfamilies and their molecular evolution. *Genome Biol* 7:243, 2006.
36. Yona S, Lin HH, Siu WO, et al: Adhesion-GPCR's: emerging roles for novel receptors. *Trends Biochem Sci* 33:491–500, 2008.
37. Stacey M, Chang GW, Davies JQ, et al: The epidermal growth factor-like domains of the human EMR2 receptor mediate cell attachment through chondroitin sulfate glycosaminoglycans. *Blood* 102:2916–2924, 2003.
38. Tsou CL, Peters W, Si Y, et al: Critical roles for CCR2 and MCP-3 in monocyte mobilization from bone marrow and recruitment to inflammatory sites. *J Clin Invest* 117:902–909, 2007.
39. Gordon S, Plüddemann A, Mukhopadhyay S: Sinusoidal immunity: macrophages at the lymphohematopoietic interface. *Cold Spring Harb Perspect Biol* 7:a016378, 2014.
40. Anderson DC, Springer TA: Leukocyte adhesion deficiency: an inherited defect in the Mac-1, LFA-1, and p150, 95 glycoproteins. *Annu Rev Med* 38:175–194, 1987.
41. Rosen H, Gordon S: Monoclonal antibody to the murine type 3 complement receptor inhibits adhesion of myelomonocytic cells in vitro and inflammatory cell recruitment in vivo. *J Exp Med* 166:1685–1701, 1987.
42. Gordon S, Plüddemann A, Martinez Estrada F: Macrophage heterogeneity in tissues: phenotypic diversity and functions. *Immunol Rev* 262:36–55, 2014.
43. Kraal G, Mebius R: New insights into the cell biology of the marginal zone of the spleen. *Int Rev Cytol* 250:175–215, 2006.
44. Gonzalez SF, Lukacs-Kornek V, Kuligowski MP, et al: Capture of influenza by medullary dendritic cells via SIGN-R1 is essential for humoral immunity in draining lymph nodes. *Nat Immunol* 11:427–434, 2010.
45. Colonna M: TREMs in the immune system and beyond. *Nat Rev Immunol* 3:445–453, 2003.
46. Adams DO: The granulomatous inflammatory response: a review. *Am J Pathol* 84:164–191, 1976.
47. Keshav S, Chung P, Milon G, et al: Lysozyme is an inducible marker of macrophage activation in murine tissues as demonstrated by in situ hybridization. *J Exp Med* 174:1049–1058, 1991.
48. Helming L, Gordon S: Molecular mediators of macrophage fusion. *Trends Cell Biol* 19:514–522, 2009.
49. Helming L, Winter J, Gordon S: The scavenger receptor CD 36 plays a role in cytokine-induced macrophage fusion. *J Cell Sci* 122:453–459, 2009.
50. Ginhoux F, Merad M: Ontogeny and homeostasis of Langerhans cells. *Immunol Cell Biol* 88:387–392, 2010.
51. Janeway CA, Jr, Medzhitov R: Innate immune recognition. *Annu Rev Immunol* 20:197–216, 2002.
52. Iwasaki A1, Medzhitov R1: Control of adaptive immunity by the innate immune system. *Nat Immunol* 16:343–353, 2015.
53. Taylor PR, Martinez-Pomares L, Stacey M, et al: Macrophage receptors and immune recognition. *Annu Rev Immunol* 23:901–944, 2005.
54. East L, Isacke CM: The mannose receptor family. *Biochim Biophys Acta* 1572:364–386, 2002.
55. Hornung V, Latz E: Intracellular DNA recognition. *Nat Rev Immunol* 10:123–130, 2010.
56. Gordon S: Pattern recognition receptors: doubling up for the immune

response. *Cell* 111:927–930, 2002.

57. Beutler B, Hoebe K, Georgel P, et al: Genetic analysis of innate immunity: identification and function of the TIR adapter proteins. *Adv Exp Med Biol* 560:29–39, 2005.

58. Doyle SL, O'Neill LA: Toll-like receptors: from the discovery of NFkappaB to new insights into transcriptional regulations in innate immunity. *Biochem Pharmacol* 72:1102–1113, 2006.

59. Brown GD: Dectin-1: a signalling non-TLR pattern-recognition receptor. *Nat Rev Immunol* 6:33–43, 2006.

60. Crocker PR, Paulson JC, Varki A: Siglecs and their roles in the immune system. *Nat Rev Immunol* 7:255–266, 2007.

61. Taylor PR, Gordon S, Martinez-Pomares L: The mannose receptor: linking homeostasis and immunity through sugar recognition. *Trends Immunol* 26:104–110, 2005.

62. Dostert C, Tschopp J: DEteCTINg fungal pathogens. *Nat Immunol* 8:17–18, 2007.

63. Mukhopadhyay S, Plüddemann A, Hoe JC, et al: Immune inhibitory ligand CD200 induction by TLRs and NLRs limits macrophage activation to protect the host from meningococcal septicemia. *Cell Host Microbe* 8:1–12, 2010.

64. Barclay AN, Brown MH: The SIRP family of receptors and immune regulation. *Nat Rev Immunol* 6:457–464, 2006.

65. Roozendaal R, Carroll MC: Emerging patterns in complement-mediated pathogen recognition. *Cell* 125:29–32, 2006.

66. Helmy KY, Katschke KJ, Jr, Gorgani NN, et al: CRIg: a macrophage complement receptor required for phagocytosis of circulating pathogens. *Cell* 124:915–927, 2006.

67. Taylor PR, Carugati A, Fadok VA, et al: A hierarchical role for classical pathway complement proteins in the clearance of apoptotic cells in vivo. *J Exp Med* 192:359–366, 2000.

68. Kaneko Y, Nimmerjahn F, Ravetch JV: Anti-inflammatory activity of immunoglobulin G resulting from Fc sialylation. *Science* 313:670–673, 2006.

69. Chavele KM, Martinez-Pomares L, Domin J, et al: Mannose receptor interacts with Fc receptors and is critical for the development of crescentic glomerulonephritis in mice. *J Clin Invest* 120:1469–1478, 2010.

70. Kato H, Sato SH, Yoneyama M, et al: Cell type-specific involvement of RIG-I in antiviral responses. *Immunity* 23:19–28, 2005.

71. Zhang NN, Shen SH, Jiang J, et al: RIG-I plays a critical role in negatively regulating granulocytic proliferation. *Proc Acad Natl Acad Sci U S A* 105:10553–10558, 2008.

72. Kong L, Sun L, Zhang H, et al: An essential role for RIG-I in Toll-like receptor stimulated phagocytosis. *Cell Host Microbe* 6:150–159, 2009.

73. Goubau D, Rehwinkel J, Reis e Sousa C: PYHIN proteins: center stage in DNA sensing. *Nat Immunol* 11:984–986, 2010.

74. Seong S, Matzinger P: Hydrophobicity, an ancient damage–associated molecular pattern that initiates innate immune responses. *Nat Rev Immunol* 4:469–478, 2004.

75. Tschopp J, Schroder K: NLRP3 inflammasome activation: the convergence of multiple signaling pathways on ROS production? *Nat Rev Immunol* 10:210–215, 2010.

76. Flannagan RS, Cosio G, Grinstein S: Antimicrobial mechanisms of phagocytes and bacterial evasion strategies. *Nat Rev Microbiol* 7:355–366, 2009.

77. Stuart LM, Ezekowitz RA: Phagocytosis: elegant complexity. *Immunity* 22:539–550, 2005.

78. May RC, Machesky LM: Phagocytosis and the actin cytoskeleton. *J Cell Sci* 114:1061–1077, 2001.

79. MacMicking JD, Taylor GA, McKinney JD: Immune control of tuberculosis by IFN-gamma-inducible LRG-47. *Science* 302:654–659, 2003.

80. Desjardins M: ER-mediated phagocytosis: a new membrane for new functions. *Nat Rev Immunol* 3:280–291, 2003.

81. Touret N, Paroutis P, Terebiznik M, et al: Quantitative and dynamic assessment of the contribution of the ER to phagosome formation. *Cell* 123:157–170, 2005.

82. Blander JM, Medzhitov R: Regulation of phagosome maturation by signals from toll-like receptors. *Science* 304:1014–1018, 2004.

83. Swanson MS: Autophagy: eating for good health. *J Immunol* 177:4945–4951, 2006.

84. Deretic V: Autophagy in innate and adaptive immunity. *Trends Immunol* 26:523–528, 2005.

85. Gutierrez MG, Master SS, Singh SB, et al: Autophagy is a defense mechanism inhibiting BCG and *Mycobacterium tuberculosis* survival in infected macrophages. *Cell* 119:753–766, 2004.

86. Roy CR, Salcedo SP, Gorvel JP: Pathogen-endoplasmic-reticulum interactions: in through the outdoor. *Nat Rev Immunol* 6:136–147, 2006.

87. Akira S, Takeda K: Toll-like receptor signalling. *Nat Rev Immunol* 4:499–511, 2004.

88. Honda K, Taniguchi T: IRFs: master regulators of signalling by Toll-like receptors and cytosolic pattern-recognition receptors. *Nat Rev Immunol* 6:644–658, 2006.

89. Ivashkiv LB, Donlin LT: Regulation of type I interferon responses. *Nat Rev Immunol* 14:36–49, 2014.

90. Nimmerjahn F, Ravetch JV: Fcgamma receptors: old friends and new family members. *Immunity* 24:19–28, 2006.

91. Gross O, Gewies A, Finger K, et al: Card9 controls a non-TLR signalling pathway for innate anti-fungal immunity. *Nature* 442:651–656, 2006.

92. Barish GD, Downes M, Alaynick WA, et al: A nuclear receptor atlas: macrophage activation. *Mol Endocrinol* 19:2466–2477, 2005.

93. Gosselin D1, Glass CK: Epigenomics of macrophages. *Immunol Rev* 262:96–112, 2014.

94. Lavin Y, Winter D, Blecher-Gonen R, et al: Tissue-resident macrophage enhancer landscapes are shaped by the local microenvironment. *Cell* 159:1312–1326, 2014.

95. Serhan CN, Brain SD, Buckley CD, et al: Resolution of inflammation: state of the art: definitions and terms. *FASEB J* 21:325–332, 2007.

96. Anderson CF, Mosser DM: A novel phenotype for an activated macrophage: the type 2 activated macrophage. *J Leukoc Biol* 72:101–106, 2002.

97. Yona S, Gordon S: Inflammation: glucocorticoids turn the monocyte switch. *Immunol Cell Biol* 85:81–82, 2007.

98. Kristiansen M, Graverson JH, Jacobsen C, et al: Identification of the haemoglobin scavenger receptor. *Nature* 409:198–201, 2001.

99. De Jonge WJ, Van der Zanden EP, The FO, et al: Stimulation of the vagus nerve attenuates macrophage activation by activating the Jak2-STAT3 signaling pathway. *Nat Immunol* 6:844–851, 2005.

100. Ariel A, Serhan CN: Resolvin and protectins in the termination program of acute infection. *Trends Immunol* 28:176–183, 2007.

101. Kitamura T, Qian BZ, Pollard JW: Immune cell promotion of metastasis. *Nat Rev Immunol* 15:73–86, 2015.

102. Casanova JL, Abel L: Genetic dissection of immunity to mycobacteria: the human model. *Annu Rev Immunol* 20:581–620, 2002.

103. Mellor AL, Munn DH: Tryptophan catabolism and regulation of adaptive immunity. *J Immunol* 170:5809–5813, 2003.

104. Martinez FO, Gordon S: The M1 and M2 paradigm of macrophage activation: time for reassessment. *F1000Prime Rep* 6:13, 2014.

105. Murray PJ, Allen JE, Biswas SK, et al: Macrophage activation and polarization: nomenclature and experimental guidelines. *Immunity* 41:14–20, 2014.

106. Hale C, Yeung A, Goulding D, et al: Induced pluripotent stem cell derived macrophages as a cellular system to study salmonella and other pathogens. *PLoS ONE* 10:e0124307, 2015.

107. Wynn TA: Fibrotic disease and the T(H)1/T(H)2 paradigm. *Nat Rev Immunol* 4:583–594, 2004.

108. Yoshitomi H, Sakaguchi N, Kobayashi K, et al: A role for fungal β-glucans and their receptor Dectin-1 in the induction of autoimmune arthritis in genetically susceptible mice. *J Exp Med* 201:949–960, 2005.

109. Hoek RM, Ruuls SR, Murphy CA, et al: Down-regulation of the macrophage lineage through interaction with OX2 (CD200). *Science* 290:1768–1771, 2000.

110. Lin HH, Faunce DE, Stacey M, et al: The macrophage F4/80 receptor is required for the induction of antigen-specific efferent regulatory T cells in peripheral tolerance. *J Exp Med* 201:1615–1625, 2005.

111. Hamann J, Vogel B, van Schijndel GM, et al: The seven-span transmembrane receptor CD97 has a cellular ligand (CD55, DAF). *J Exp Med* 184:1185–1189, 1996.

112. Bonifaz L, Donnyay D, Mahnke K, et al: Efficient targeting of protein antigen to the dendritic cell receptor DEC-205 in the steady state leads to antigen presentation on major histocompatibility complex class I products and peripheral CD8+ T cell tolerance. *J Exp Med* 196:1627–1638, 2002.

113. Taylor PR, Tsoni SV, Willment JA, et al: Dectin-1 is required for

beta-glucan recognition and control of fungal infection. *Nat Immunol* 8:31–38, 2007.

114. Febbraio M, Hajjar DP, Silverstein RL: CD36: a class B scavenger receptor involved in angiogenesis, atherosclerosis, inflammation, and lipid metabolism. *J Clin Invest* 108:785–791, 2001.

115. Areschoug T, Gordon S: Scavenger receptors: role in innate immunity and microbial pathogenesis. *Cell Microbiol* 11:1160–1169, 2009.

116. Elomaa O, Kangas M, Sahlberg C, et al: Cloning of a novel bacteria-binding receptor structurally related to scavenger receptors and expressed in a subset of macrophages. *Cell* 80:603–609, 1995.

117. Mukhopadhyay S, Herre J, Brown GD, et al: The potential for Toll-like receptors to collaborate with other innate immune receptors. *Immunology* 112:521–530, 2004.

118. Savill J, Dransfield I, Gregory C, et al: A blast from the past: clearance of apoptotic cells regulates immune responses. *Nat Rev Immunol* 2:965–975, 2002.

119. Turnbull IR, Colonna M: Activating and inhibitory functions of DAP12. *Nat Rev Immunol* 7:155–161, 2007.

120. Maltais LJ, Lovering RC, Taranin AV, et al: New nomenclature for Fc receptor-like molecules. *Nat Immunol* 7:431–432, 2006.

第 11 章

中性粒细胞

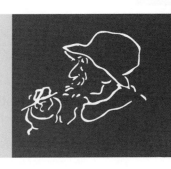

原著　Binita Shah · Nathalie Burg · Michael H. Pillinger
孙晓麟　译　孙晓麟　校

关键点

中性粒细胞属髓系细胞，胞浆中含有大量颗粒，这些颗粒中包含参与宿主防御的多种酶和其他潜在的毒性物质。

中性粒细胞是生存期很短的终末分化细胞，主要存在于血液中，参与宿主对外来微生物的监视。

中性粒细胞在急性感染中发挥作用，并在急性细菌感染中发挥关键防御作用；中性粒细胞功能异常很少见，但可导致危及生命的严重感染。

中性粒细胞的关键功能是吞噬并降解细菌等外来微生物，这种降解作用是通过激活蛋白酶类和其他的抗菌分子以及生成毒性氧自由基而实现的。

中性粒细胞在多种风湿性疾病中作为主要的炎性细胞发挥作用，它可以被多种非感染性的刺激吸引至组织中，这些刺激包括活化的补体和脂质炎性介质。

中性粒细胞胞外陷阱是喷出的中性粒细胞染色质和颗粒酶的聚合物，这种结构可以捕获和破坏细菌，但也在促进炎症和血栓形成中发挥作用。

中性粒细胞，也称多形核中性粒细胞，为多形核白细胞家族成员。该家族细胞来源于造血细胞，共同特征是具有多叶核和高度发达的胞浆内颗粒，因而又被称为粒细胞。根据胞浆内颗粒组织细胞化学染色性质的不同，可将粒细胞分为三类：中性粒细胞、嗜酸性粒细胞和嗜碱性粒细胞。中性粒细胞，其颗粒易被中性染料染色；嗜酸性粒细胞中的颗粒主要被酸性染料染色，而嗜碱性粒细胞颗粒则由碱性染料染色。外周血涂片在用标准瑞氏染色（Wright stain）后，中

性粒细胞、嗜酸性粒细胞和嗜碱性粒细胞的胞浆分别呈现淡紫色、粉红色和蓝色。这三种多形核白细胞不仅在外观上不同，而且在生化和功能上也不尽相同。多形核白细胞在机体的固有免疫系统中起着重要的作用：它们对外来生物体和（或）抗原的反应是先天形成的，不需要事先接触这些物质。

中性粒细胞构成机体抵御外来入侵者的第一道防线，是参与急性和部分慢性炎症反应的主要细胞类型。中性粒细胞功能有遗传性缺陷的患者，易于反复发生威胁生命的感染，表明中性粒细胞在防御细菌感染方面相当重要。在血液中，中性粒细胞是最常见的白细胞，一般占血液中所有白细胞的 50% 以上。在细菌感染的过程中，中性粒细胞所占比例可以达到80% 或更高。相比之下，正常组织中的中性粒细胞数量很低，但在感染和其他刺激下会增加。因此，中性粒细胞被认为是一种免疫监视细胞——随血液流动巡视和搜寻组织中的感染或其他炎症事件。然而，在某些情况下，中性粒细胞破坏外来病原的能力也可造成自身组织损伤。在本章中，我们将对中性粒细胞的发育、结构、功能、在抗感染中的作用及其在免疫缺陷疾病、自身免疫性疾病和自身炎症性疾病的致病机制中发挥的作用进行综述。

中性粒细胞的发育、形态和内含物

中性粒细胞的生成和清除

与中性粒细胞在外周血中占优势的情况一样，在骨髓中，大约 60% 的造血能力是用来生产中性粒细胞的。每天大约有 10^{11} 个中性粒细胞释放到外周血中。来源于造血干细胞的中性粒细胞在骨髓中的发育

大约需要 14 天。这些干细胞首先分化为原始粒细胞（myeloblast），它保留着向中性粒细胞、嗜酸性粒细胞和嗜碱性粒细胞分化的能力。随后分化生成早幼粒细胞（neutrophil promyelocyte），它是中性粒细胞的前体细胞，之后又经历中幼粒细胞、晚幼粒细胞、杆状核细胞直至成熟的中性粒细胞。在晚幼粒细胞阶段，中性粒细胞的有丝分裂停止，但其发育及颗粒的形成仍然继续。只有成熟的中性粒细胞具有典型的多叶状细胞核。中性粒细胞是终末分化细胞。从骨髓释放后，既不分裂，也不会改变其基本表型。但在某些感染发生时，如蠕虫类寄生虫的感染，一些中性粒细胞的基因表达谱会发生很大改变，并具有环状细胞核，与外周血中典型的多叶核中性粒细胞差异很大[1]。

由于来源于多能干细胞的中性粒细胞有明确的分化分期，因此调节中性粒细胞分化的机制引起了人们极大的兴趣。尽管这一过程尚未完全清楚，但是目前的研究证实，转录因子中的特定成分和细胞因子指导着早期细胞向中性粒细胞方向分化。有些髓系转录因子对中性粒细胞的转录调控是必需的，包括 LEF-1、CCAAT 增强结合蛋白 α 和 ε（C/EBPα 和 C/EBPε）和 GFI-1。调控粒细胞生成中主要的细胞因子是粒细胞集落刺激因子（granulocyte colony-stimulating factor，G-CSF）。G-CSF 的效应包括诱导髓系细胞分化、粒细胞前体细胞增殖及成熟的中性粒细胞自骨髓释放[2]。G-CSF 的生物学效应通过其受体（G-CSFR 或 CD114）介导，该受体是 I 型细胞因子受体家族成员。尽管其他细胞因子 [包括粒细胞 - 巨噬细胞集落刺激因子（GM-CSF）、IL-6 和 IL-3] 也在粒细胞的体内生成中发挥作用，但基因敲除小鼠的实验研究显示，这些因子的单独存在并非粒细胞生成所必需。

中性粒细胞一旦成熟，就会通过血窦内皮上的紧密小孔从骨髓释放进入循环。这个过程称为跨细胞迁移（transcellular migration）[3]。中性粒细胞从骨髓中释放后，在外周血中的半衰期大约为 6 小时，在组织中的半衰期也仅略微稍长一些。中性粒细胞的生存周期可能受可溶性信号分子的调节：当其暴露于肿瘤坏死因子 -α（TNF-α）和 Fas（CD95）配体等刺激时，中性粒细胞会发生凋亡或程序性细胞死亡[4-5]。中性粒细胞大量的产出和极短的半衰期提示体内存在针对中性粒细胞的清除机制。最近发现，中性粒细胞的清除与基质细胞衍生因子 -1（SDF-1）/CXC 趋化因子受体 4（CXCR4）信号系统有关。CXCR4 是一种 G 蛋白偶联受体，在成熟的中性粒细胞中有低水平的表达。随着中性粒细胞的衰老，其会改变表型并且上调 CXCR4。这种变化支持中性粒细胞在趋化因子 SDF-1（又称 CXCL12）的作用下回到骨髓。一旦回到骨髓，衰老的中性粒细胞会被基质巨噬细胞吞噬[6]。血流中衰老和凋亡的中性粒细胞会被肝和脾中的巨噬细胞（网状内皮系统）清除。虽然目前对肝脾中中性粒细胞清除的分子机制还知之甚少，但 Kupffer 细胞上黏附分子 P- 选择素（P-selectin）的表达上调可能与之相关。组织中的中性粒细胞是否主要由局部的巨噬细胞清除，还是需要首先经过淋巴循环系统离开组织，目前仍不能确定。

中性粒细胞的形态和内含物

中性粒细胞核的分叶比其他多形核细胞的核分叶要多，典型的为 3 ~ 5 叶（图 11-1，图 11-2）。中性粒细胞核的多叶核特性反映了染色质的浓缩，提示中性粒细胞可能不具有转录的能力。但目前基本肯定，它们仍保留了基本的特性和在刺激条件下合成蛋白质的能力，只是合成速度受到限制。

中性粒细胞的颗粒可被经典的组织化学染色分为两类（图 11-1，图 11-2）。而另外两类颗粒的识别和鉴定则需要专门的技术来实现。

初级颗粒

中性粒细胞首先形成初级颗粒，依据其染色特性（与蓝色的碱性染料有亲和力），也称为嗜天青颗粒[7]。这些颗粒呈大小各异的椭圆形或圆形，与其他细胞中的溶酶体很相似，功能也相当。嗜天青颗粒的特征是含有髓过氧化物酶（myeloperoxidase，MPO），这种酶可以在过氧化氢（H_2O_2）存在的情况下催化氯化物生成次氯酸。正是由于嗜天青颗粒中有大量这种酶的存在，导致中性粒细胞的聚积物（脓液）的颜色呈典型的草绿色。作为溶酶体，嗜天青颗粒还包含了许多不同种类的蛋白酶和其他酶，包括弹性蛋白酶、溶酶体酶、酸性磷酸酶、组织蛋白酶，以及针对核酸和糖类的酶（表 11-1）。然而，在膜结构方面，嗜天青颗粒又不同于真的溶酶体，其缺乏溶酶体相关膜蛋白 1 和 2（LAMP-1 和 LAMP-2）以及甘露糖 -6- 磷酸受体系统[8]。

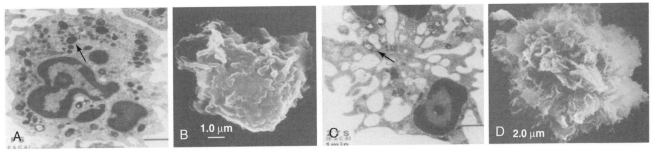

图 11-1 静止期和刺激后的中性粒细胞形态。**A** 和 **B**，静止中性粒细胞的透射电镜（A）和扫描电镜（B）照片。图 A 中，注意多叶核和大量的颗粒。至少可以识别两类颗粒：较大的、暗的代表初级颗粒（嗜天青颗粒），而较小的、略浅色的主要是次级颗粒（特异颗粒）和部分白明胶酶颗粒（箭头表示初级颗粒）。图 B 中，注意相对光滑的细胞表面区域有部分的不规则。C 和 D，用酵母聚糖刺激 1 分钟后的中性粒细胞透射电镜（C）和扫描电镜（D）照片。细胞直径增加，整个细胞质膜表面积大大增加。增大的质膜表面区域大部分由胞内颗粒膜与质膜融合而来。图 C 随着颗粒的损耗，颗粒融合明显，导致出现空泡（箭头所指出为一个部分损耗的初级颗粒，清晰的圆形区代表完全耗尽的小泡，其膜结构已完全与质膜融合）。图 D 中，这种融合非常明显，表现为质膜表面延伸的增长，这就是熟知的板状伪足。（纽约大学医学院，Courtesy G.Welssmann）

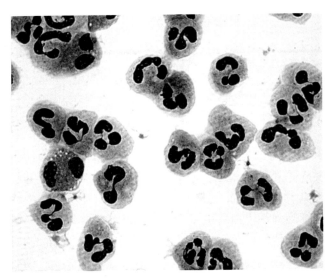

图 11-2 光学显微镜下静止期的中性粒细胞和嗜酸性粒细胞。用苏木素和伊红染色的血涂片所示的中性粒细胞和嗜酸性粒细胞；三叶核（多形核）是中性粒细胞的特征形态。两个嗜酸性粒细胞可通过其二叶核及染成粉红的颗粒与中性粒细胞区别开（伊红对碱性结构染色）。（CourtesyK.A.Zarember，美国国家卫生研究院，国家过敏症和传染病研究所，宿主防御实验室）

次级颗粒

与初级颗粒或嗜天青颗粒不同，中性粒细胞次级颗粒构成了中性粒细胞独特的颗粒类型，因而也被称为特异颗粒。特异颗粒中含有多种膜相关蛋白，包括细胞色素、信号分子和受体。特异颗粒作为蛋白质储存池，为吞噬小体外膜和质膜提供蛋白

质分子（表 11-1）[7]。中性粒细胞特异颗粒中还存在一组特别重要的蛋白酶——基质金属蛋白酶家族（MMPs），包括中性粒细胞胶原酶 -2（MMP-8）、明胶酶 -B（MMP-9）、基质溶素（MMP-3）和溶白细胞素（MMP-25）。这些基质金属蛋白酶类分子以无活性的酶原形式储存，在特异颗粒与吞噬小泡融合并与嗜天青颗粒内容物相互作用后，通过蛋白水解激活。MMP 激活使中性粒细胞获得改变和降解被吞噬的细菌细胞膜组成成分的能力。此外，中性粒细胞 MMP 的功能不仅在于杀死细菌，其对中性粒细胞外渗也很重要[9]。

嗜天青颗粒和特异颗粒中含有的抗微生物蛋白和多肽是固有免疫的基石。详细介绍中性粒细胞抵御外来入侵者的分子机制并非本章的范畴，但最近阐明的一些作用机制还是值得介绍。前文提到的弹性蛋白酶（elastase）可以通过降解细菌外膜蛋白 A 协助杀伤革兰氏阴性细菌[10]。弹性蛋白酶缺失的小鼠较野生型小鼠更易感染革兰氏阴性细菌（而不是革兰氏阳性细菌）。贮存于嗜天青颗粒中的防御素（defensin），在吞噬泡中可达到 mg/ml 的浓度水平（见后文），并可穿透靶细胞膜。同样位于嗜天青颗粒中的杀菌素 / 通透诱导蛋白可与防御素协同作用，并能有效地中和内毒素，杀伤革兰氏阴性细菌。杀菌素 / 通透诱导蛋白还能增强分泌性磷脂酶 A2 的活性，后者对革兰氏阴性和阳性细菌都有杀伤活性。特异颗粒中的乳铁蛋白可以从微生物中夺取铁，发挥抗病毒和抗细菌的

表 11-1 中性粒细胞颗粒的内含物

	分泌小泡	白明胶酶颗粒	特异颗粒	嗜天青颗粒
相对体积大小	最小	适中	适中	最大
可溶性成分	血浆蛋白	白明胶酶 乙酰转移酶	白明胶酶 MMP-3 MMP-8 MMP-9 乳铁蛋白 β2- 微球蛋白	髓过氧化物酶 葡萄糖醛醛酶 弹性蛋白酶 溶菌酶 蛋白酶 3 α1- 抗胰蛋白酶 防御素 组织蛋白酶 **BPI**
膜相关成分	FLMP 受体 CD11b/CD18 细胞色素 b588 碱性磷酸酶 尿激酶激活物 CD10, CD13, CD16, 　　CD45 CR1 促衰变因子	FLMP 受体 CD11b/CD18 脱酰基酶	苯丙氨酸受体 CD11b/CD18 细胞色素 b588 CD66, CD67 纤维蛋白受体 肿瘤坏死因子受体	CD63, CD68

BPI, 细菌通透诱导蛋白；FMLP, 甲酰甲硫氨酰 - 亮氨酸 - 苯丙氨酸；MMP, 基质金属蛋白酶；TNF, 肿瘤坏死因子

效应。其他颗粒相关蛋白如富含半胱氨酸分泌蛋白 3（CRISP3）和纤维胶凝蛋白 -1 近期也被报道，但它们的功能仍不清楚。

明胶酶颗粒和分泌小泡

进一步的研究已经明确中性粒细胞中还存在两种其他类型的囊泡结构。明胶酶颗粒（gelatinase granules）大小与特异颗粒基本一致，所内含的一些蛋白也与特异颗粒相同。然而，正如它们的名字那样，明胶酶颗粒最大的特点是它们含有高浓度的明胶酶，一种具有组织损伤能力的酶[11]。分泌小泡（secretory vesicles）比其他类型的颗粒更小、更轻，似乎不含有蛋白溶解酶[12]，但含有大量的膜相关蛋白，包括曾在质膜上发现的受体。这些结果提示分泌小泡是中性粒细胞质膜和膜蛋白的储存池（表 11-1）。

中性粒细胞的颗粒内含物发挥的重要作用不仅限于抗微生物效应，还具有放大或抑制固有和适应性免疫的作用。例如，细胞吞噬时释放的乳铁蛋白可通过降低 IL-2、TNF-α 和 IL-1b 的释放，抑制体外混合淋巴细胞培养导致的细胞增殖。在单核 / 中性粒细胞共培养过程中，蛋白酶 3 可通过促进细胞表面膜结合型 TNF-α 和 IL-1b 的解离而增强这些细胞因子的释放[13]。明胶酶 B 能够将无活性的 IL-1b 转化为活化形式，还能通过酶切修饰使趋化因子 IL-8 活化并促进其释放，从而放大中性粒细胞的内流[14-15]。中性粒细胞弹性蛋白酶也可能通过裂解并破坏巨噬细胞上的磷脂酰丝氨酸受体发挥促炎作用。凋亡细胞的膜改变会导致其细胞膜外表面磷脂酰丝氨酸的表达，磷脂酰丝氨酸及其受体的相互作用可引起巨噬细胞生成 TGF-β，以下调炎症反应[16]。中性粒细胞弹性蛋白酶可通过破坏这些相互作用使炎症持续。

中性粒细胞的活化和信号转导

外周血中的中性粒细胞要消灭外来目标质，它们必须首先在远距离感知这些目标质的存在，然后通过黏附分子和受体之间的多种相互作用（滚动和黏附）黏附在活化的血管内皮，穿过毛细血管微静脉的内皮后（渗出），迁移至信号来源部位（趋化作用）。最后，中性粒细胞与目标接触，并将其吞噬消灭。以上整个过程称为中性粒细胞的活化。由于具有导致组织损伤的可能，中性粒细胞的活化必须被精细地调控。

细胞将遭遇的刺激转化为特定的表型反应，这个内在反应过程称为"信号传导"（signal transduction）（图 11-3）[17]。

刺激与受体

经典的中性粒细胞趋化因子包括：脂质介质［例如，白三烯 B4（LTB4）、血小板激活因子］和蛋白质 / 多肽［甲酰化多肽、补体裂解产物 C5a 和白介素 -8（IL-8）］。体内的趋化因子在炎症部位形成——或由炎症细胞产生，如 LTB4 和 IL-8，或从已经合成的蛋白质中释放，如 C5a。甲酰化多肽如甲酰蛋氨酰亮氨酰苯丙氨酸（FMLP）刺激中性粒细胞的能力可能代表了一种相当原始的固有免疫反应，因为只有原核细胞，而不是真细胞，所合成的蛋白质中第一个氨基酸是甲酰蛋氨酸。趋化因子还具有刺激中性粒细

胞多方面活化的作用。然而，每种趋化因子在特定应答中的作用可能各不相同，这提示它们在中性粒细胞活化中的作用既具有特异性，又相互重叠[18]。CXC 是最近阐述的一组趋化因子，其 N 端含两个半胱氨酸，区别于其他酸性氨基酸是 C 端含两个半胱氨酸。很多 CXC 趋化因子在中性粒细胞的募集过程中发挥作用，如 IL-8（CXCL8）、KC（CXCL1），和 MIP-2（CXCL2）等。

血流中性粒细胞的活化依赖于特异性表面受体的存在。大部分趋化因子受体属于一种有 7 个跨膜区的受体，这种受体又称为七次跨膜受体或 G 蛋白偶联受体（GPCR），由一条蛋白单链组成，其中有 7 个疏水区穿越浆膜[19]。特异性趋化因子结合受体位于胞浆面的袋状结构，接近或低于浆膜平面。除趋化因子受体外，在中性粒细胞表面还存在其他可溶性配体的受体，包括生长因子受体、集落刺激因子受体和

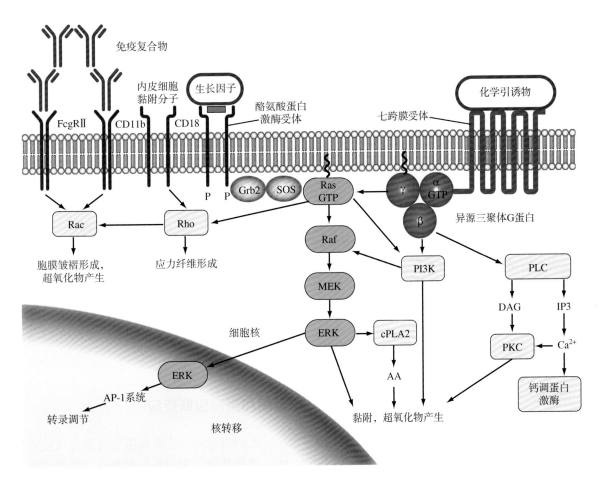

图 11-3 中性粒细胞活化的信号通路。与 Fc、生长因子、趋化因子受体和黏附分子结合后激活信号通路，从而引起中性粒细胞炎症反应包括细胞骨架和形态改变、黏附分子和过氧化物生成系统（NADPH 氧化酶）的激活和转录调节，本图显示了参与这些反应的部分已知路径（详述见正文）

细胞因子受体。这些受体属于其他非七次跨膜受体家族。生长因子受体属于酪氨酸蛋白激酶受体家族的成员，在该受体家族中，配体与两个相同或相关的受体相互作用，使它们相互接近，导致它们的磷酸化和激活。最近的系统生物学研究表明只有成熟的中性粒细胞受体在各种炎症刺激下会呈现高表达[20]。最显著的例子包括 CXC 和 CC 趋化因子受体比如 IL-8R-α 和 β；CXCR-4 和 CCR-1、2 和 3；肿瘤坏死因子（TNF）1 和 2 细胞因子受体；干扰素（IFN）-α 和 -γ；白介素受体 IL1R、IL4R、IL6R、IL10R，和 IL17R。一些非趋化性因子不能直接激活中性粒细胞，但可调节其功能。例如，中性粒细胞在用胰岛素或 GM-CSF 预处理后，对趋化因子的反应增强，这一过程称为初始化（priming）。

三磷酸鸟苷结合蛋白

具有 7 个跨膜区的受体与配体结合后，受体的胞浆部分与效应物三磷酸鸟苷结合蛋白（G 蛋白）相互作用。G 蛋白为异三聚体，由 α、β 和 γ 三个亚单位组成。G 蛋白的类型依据这些亚单位的特定组合而区分开来。在中性粒细胞中，占主导地位的 G 蛋白属于 Gi 家族[15]，其 G 蛋白的 γ 亚单位经修饰加入了异戊烯（聚异戊二烯）和 C 末端的甲基基团，以便于 G 蛋白锚定在浆膜上。所有的 G 蛋白都可通过 α 亚单位与 GTP 结合，随后将其水解为二磷酸鸟苷（GDP）。G 蛋白在与 GTP 结合后被激活，而与 GDP 结合时则失活。当 7 个跨膜区受体与适当的配体作用时，导致 GTP 与 α 亚单位结合。随后，异三聚体的 G 蛋白分解成为 α 和 β/γ 两个部分，每一部分都有特异的效应功能。

一组小分子（20 ~ 25 kD）GTP 结合蛋白单体（LMW-GBPs）在中性粒细胞的信号传导中同样发挥重要作用。由于最早发现的 LWM-GBP 是原癌基因 ras，所以也称其为相关蛋白或 Ras 超家族蛋白或小 GTP 酶。LMW-GBP 将 G 蛋白 γ 亚单位上的异戊烯（聚异戊二烯）和 C 末端的甲基基团修饰和 α 亚单位结合 GTP 的能力综合于单体分子上[21]。目前发现 LMW-GBP 的家族成员至少有 4 个：Ras 家族，在细胞生长和分化中起作用；Rho 家族，在细胞骨架的重排中发挥作用；Rab 和 Arf 家族，在小泡和内膜转运中至关重要[22]。LMW-GBP 的 4 个家族均存在于中性粒细胞中。

第二信使

第二信使是一些可扩散的小分子，在应答刺激反应时生成，可将膜受体的信号传递至下游效应蛋白。在中性粒细胞活化的经典模型中，受体的结合导致磷脂酶 C 的激活。活化的磷脂酶 C 将磷脂酰肌醇三磷酸分解为二酰甘油和 1，4，5- 三磷酸肌醇。二酰甘油和 1，4，5- 三磷酸肌醇介导钙内流和蛋白激酶 C 活化。存在于中性粒细胞中的其他磷脂酶还包括磷脂酶 2A 和磷脂酶 D。前者可以裂解磷脂酰胆碱和（或）乙醇胺，并促进花生碳四烯酸的生成；后者可以将磷脂酸胆碱分解为磷脂酸和胆碱[23]。尽管上述脂质第二信使可能在中性粒细胞的活化过程中发挥作用，但其他脂质介质则可能具有负向调节效应。例如，神经鞘氨醇和神经酰胺就能抑制中性粒细胞的吞噬作用。

除脂质介质外，还有其他有机和无机信使分子。环磷酸腺苷（cAMP）是一种经典的第二信使，当中性粒细胞暴露于刺激和抑制物时，其细胞内 cAMP 浓度迅速上升。在这种情况下，cAMP 可能提供一种负调节信号，因为直接暴露于 cAMP，可能通过激活蛋白激酶 A，抑制中性粒细胞的反应[18]。相反，细胞内磷酸鸟苷（cGMP）增高则对某些中性粒细胞的反应有适当的增强作用。一氧化氮（NO）是宿主防御反应调节中一种非常重要的分子，它也可以在中性粒细胞中生成，但是浓度很低[24]。中性粒细胞自身合成的 NO 可能在信号转导中发挥重要作用；一些研究表明，外源性添加的 NO 具有许多作用，包括抑制 NADPH 氧化酶（nicotinamide adenine dinucleotide phosphate）活性和肌动蛋白的多聚化，以及趋化作用（见后文）。而 NO 的过多生成已在很多风湿性疾病中得到证实[25]。

激酶和激酶级联反应

人们对激酶（一类能够通过酶促反应在靶分子上加上磷酸基团的蛋白质）在髓样和非髓样细胞信号传递过程中的作用有了大量的了解。蛋白激酶 C（实际上是一个激酶家族）是首先涉及中性粒细胞活化过程中的激酶之一，它在趋化因子的刺激下被激活。醋酸肉豆蔻酸佛波醇（phorbol myristate acetate），一种蛋白激酶C的合成激活物，能刺激中性粒细胞产生反应，包括黏附作用和超氧阴离子的生成，这一结果表明蛋白激酶C在中性粒细胞的活化中起到了一定作用[26]。另外，蛋白激酶C的抑制物（包括白屈菜赤碱氯化物和十字孢碱）可以阻断对中性粒细胞功能的刺激。

丝裂原活化蛋白激酶（mitogen-activated protein kinase，MAPKs）属于丝氨酸 - 蛋氨酸激酶大家族，包括 ERK、p38 和 Jun 激酶（JNK）家族。在中性粒细胞中，趋化因子和其他的刺激可以激活 p38、JNK 和 ERK，并与中性粒细胞活化的时间段基本一致。ERK 激活在中性粒细胞生成超氧阴离子的信号传递过程中，在中性粒细胞的黏附和吞噬中的作用都已证实[18,27]。磷脂酰肌醇 3 激酶（PI3K）是一组相互关联的酶，它们在中性粒细胞中的含量丰富，其主要功能并非水解蛋白质的磷酸基团，而是水解磷脂酰肌醇磷酸酯 3 位上的磷酸基团。磷脂酰肌醇 3 激酶的主要活性产物为磷脂酰肌醇三磷酸（PIP_3）。中性粒细胞中的磷脂酰肌醇 3 激酶如 FMLP 可被趋化因子迅速激活，继而在中性粒细胞的许多功能方面发挥作用，包括超氧阴离子形成、细胞黏附和脱颗粒[28]。磷脂酰肌醇 3 激酶还可以调节中性粒细胞的生存和凋亡。

中性粒细胞的功能

中性粒细胞的黏附

炎症反应最早期的重要步骤之一是血流中的中性粒细胞与血管内皮黏附，为迁移到组织做准备（图 11-4）。被刺激的中性粒细胞还可以彼此黏附，这一过程称作"同型聚集（homotypic aggregation）"，它可以使血流中的中性粒细胞被黏附在血管上的中性粒细胞所吸附而增加黏附，或使已渗入炎症部位的中性粒细胞彼此聚积在一起。大量的研究使我们对中性粒细胞黏附的机制有了重要的认识。在中性粒细胞和内皮细胞上存在多个相互作用的黏附分子家族，包括选择素（selectin）、整合素（integrin）、血管细胞黏附分子（ICAM）以及唾液酸化糖蛋白（sialylated glycoprotein）。

选择素和唾液酸化蛋白

选择素家族由 3 个相关的分子组成：白细胞上

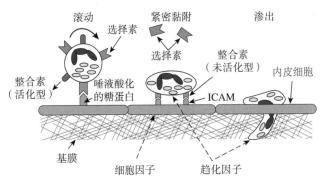

图 11-4 中性粒细胞向血管内皮的黏附。左，滚动的白细胞。未受刺激的中性粒细胞与毛细血管后微静脉内皮松散地黏在一起，这个过程由选择素（在中性粒细胞和内皮细胞上）和唾液酸化的糖蛋白的相互作用介导，导致中性粒细胞沿着血管内皮滚动。中，紧密黏附。中性粒细胞暴露于趋化因子将引起整合素（CD11a/CD18，CD11b/CD18）的激活；内皮细胞暴露于细胞因子引起 ICAM 表达增加，这些分子相互作用，引起紧密黏附。同时，选择素从细胞表面脱落。右，渗出。中性粒细胞历经渗出，穿过内皮，通过基底膜。血液中中性粒细胞在应答组织中的炎症信号时，与血管壁黏附并从血管中移出，进入组织。ICIM，血管细胞黏附分子

的 L- 选择素、内皮细胞上的 E- 选择素以及活化的血小板和内皮细胞上的 P- 选择素。这些分子均具有共同的结构：两个或两个以上的补体调节功能区（complement-regulatory domain），一个内皮生长因子样功能区和一个凝集素（1ectin）功能区。每一种选择素都可以与相应细胞表面的唾液酸化糖蛋白结合：E 选择素与中性粒细胞表面的唾液酸化路易寡糖抗原结合，P 选择素与中性粒细胞上的 P 选择素糖蛋白 -1 结合，而 L 选择素则与内皮细胞上的 P 选择素糖蛋白 -1 和 GlyCAM-1 分子结合。选择素主要为持续性表达，然而选择素 / 唾液酸化糖蛋白间的相互作用亲和力低且短暂。这些相互作用的结果导致血流中的中性粒细胞松散地贴着血管表面慢慢地滚动，其运动类似于"风吹草滚"。中性粒细胞和内皮细胞在经受适当的刺激时（如肾上腺素释放，糖皮质激素），选择素脱落，中性粒细胞被释放（应激性去边缘化），导致外周血中的中性粒细胞计数明显上升。

整合素和血管细胞黏附分子

整合素是一个由异二聚体分子组成的大家族，由 α 链和 β 链以不同的形式组合形成。与选择素一样，它们在与配体结合时也需要二价阳离子 [Ca^{2+} 或

（和）Mg²⁺]。中性粒细胞表达三种 β₂ 型整合素，由不同的 α 亚单位（CD11a、CD11b 或 CD11c）和相同的 β₂ 链（CD18）组成。ICAM 是整合素对应的配体。除了结合 ICAM 外，CD11a/CD18（也叫作 Mac-1 或 CR3）还可以结合纤维蛋白原、X 因子、肝素和补体成分 iC3b，是中性粒细胞 / 内皮细胞和中性粒细胞 / 中性粒细胞间相互作用中最重要的整合素。与选择素不同，中性粒细胞中持续表达的 CD11b/CD118 并无活性；中性粒细胞在趋化因子和其他介质的刺激下，CD11b/CD18 的活性状态发生改变，对 ICAM 和其他配体的亲和力增加[29]。而内皮细胞在经细胞因子如 IL-1b 刺激后导致 ICAM-1 和 ICAM-2 的表达增加，证明两者在调节黏附中具有协同机制。与选择素介导的黏附不同，整合素 /ICAM 间的相互作用具有高亲和力，而且为持续性的，使得滚动的中性粒细胞能与血管壁紧密结合，而成为中性粒细胞向组织运动迈出的第一步。此外，整合素与对应配体的结合也可向细胞传递信号（由外向内的信号），引起特定的细胞反应，如调节细胞骨架重排、氧化自由基生成和脱颗粒等。通过 CD11b/CD18 由外向里的信号传递与 Fc 受体 FcγRⅢ 传递的信号协同作用（见后文），调控多种不同的功能，包括介导 IgG 和补体成分 iC3b 调理颗粒的吞噬、免疫复合物介导的血管炎症中中性粒细胞依赖性的黏附[30]。中性粒细胞和内皮细胞间的相互作用也是依赖于 CD11b/CD18：中性粒细胞上的 CD18 与内皮细胞上的配体结合可以引起中性粒细胞释放蛋白酶，导致内皮细胞通透性的增加[31]。

虽然对中性粒细胞上 CD11a/CD18 [也被称为淋巴细胞功能相关抗原（LFA-1）]的功能仍存在争议，但越来越多的证据显示这种分子可能在介导中性粒细胞黏附和迁移的过程中是必需的[32]。中性粒细胞在发炎的内皮上滚动的过程中，PSGL-1 介导的中性粒细胞与内皮组织相互作用导致 CD11a/CD18 激活，进而进一步促进了对中性粒细胞的吸引[33]。尽管 CD11c/CD18 在中性粒细胞吞噬活性中可能发挥重要作用，但其功能尚不清楚。

渗出和趋化运动

渗出

中性粒细胞通过血管的机制尚不完全清楚。有一篇报道认为中性粒细胞直接通过由内皮细胞本身形成的小孔进入组织，但中性粒细胞也可能通过破坏内皮细胞间的连接，从内皮细胞间进入组织（图 11-5）[34]。渗出通过中性粒细胞与内皮细胞上的血小板 - 内皮细胞黏附分子（PECAMs）间协同作用完成。这些分子集中在内皮细胞连接处，在体外实验中，阻断 PECAM 的抗体可以通过限制中性粒细胞与内皮的贴壁，而抑制中性粒细胞的穿壁迁移。穿壁迁移的中性粒细胞发生 α6β1 的上调。α6β1 是一种能与层粘连蛋白（血管旁基膜的重要组成成分）结合的整合素。α6β1 抗体一般情况下都能阻断中性粒细胞的穿壁迁移，但在 PECAM 基因敲除鼠中则不具此功能，提示 α6β1/PECAM 对中性粒细胞通过血管壁向血管外迁移很重要[35]。CD47（又称为整合素相关蛋白）和 CD99（一种在中性粒细胞和内皮连接处表达的蛋白质）也均与中性粒细胞迁移穿过内皮的过程相关。

通过内皮细胞后，大部分中性粒细胞在穿越基膜之前往往要停顿一会儿。Huber 及 Weiss 的经典研究表明中性粒细胞通过主动破坏基膜结构而通过基膜，但尚未阐明有哪些已知的蛋白酶或氧化自由基参与

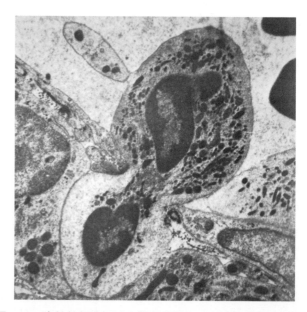

图 11-5 中性粒细胞通过血管内皮渗出。中性粒细胞经一个或多个血管内皮细胞穿越。中性粒细胞特征性的多叶核和多种颗粒类型显而易见。在相对缺乏颗粒的中性粒细胞前沿可以穿过血管内皮，表明其有特定结构的形成有助于渗出，包括了 F-肌动蛋白细胞骨架的形成

这一过程[36]。这种破坏由一种未知的机制迅速修补，很可能有内皮细胞的参与。

趋化运动

中性粒细胞向形成某一分子梯度的方向的趋化运动通过以下过程实现：首先细胞膜的皱褶（板状伪足）向这一方向延伸，并固定于底物，随后细胞的剩余部分则随之向这个方向运动。这些变化是经 GPCRs 和 PI3K 传递信号，中性粒细胞向梯度方向趋化后通过肌动蛋白细胞骨架的重排而实现。肌动蛋白是一种分子量为 41 kD 的蛋白质，以两种形式存在：一种是可溶性的球形单体（G- 肌动蛋白），另一种是不可溶的线性多聚体（F- 肌动蛋白）。在调节分子的作用下，F- 肌动蛋白在延伸端被装配，而在另一端则被拆卸。在趋化过程中，F- 肌动蛋白的形成和延伸都集中在中性粒细胞的前沿边缘，使细胞膜向前延伸（图 11-5）。趋化因子受体也集中于这一边缘，限定了细胞按趋化物质梯度方向运动（头灯现象）。随着中性粒细胞沿着这个方向的运动，开始在前沿端的受体被移向尾端并内吞。

吞噬作用和脱颗粒

吞噬作用

中性粒细胞对遭遇到的细菌或其他颗粒进行吞噬时需要与它们直接接触。中性粒细胞直接识别病原相关分子模式（PAMPs）可以激活吞噬。PAMPs 是存在于细菌和病毒（一般不见于哺乳动物细胞）表面和内部的小分子序列。PAMPs 能被 Toll 样受体（TLR）[37] 和其他模式识别受体（PRRs）识别。人类中性粒细胞表达除 TLR3 外的所有 TLR，TLR 通过促进结构和构象改变激活人中性粒细胞的吞噬作用[38]。一般来说，中性粒细胞吞噬未被修饰的目标的能力较差，尤其是带荚膜的细菌（图 11-6）。吞噬作用可被调理作用大幅增强（"调理"，opsonization，来源于希腊语，意思是"准备饭菜"）。调理作用指通过加上免疫球蛋白（Ig）和（或）补体成分，在吞噬目标表面进行修饰。

中性粒细胞表达两类 IgG 的 Fc 段受体：低亲和力的 FcγⅡa 和高亲和力的 FcγⅢb。在某些感染发生时，或者在体外经干扰素或 G-CSF 刺激后，中性粒细胞还可表达与单体 IgG 结合的高亲和力受体 FcγRⅠ。FcγⅡa 与 IgG 亚型结合的亲和力决定于 IgG 131 位氨基酸的多态性。FcγRⅢb 受体中的中性粒细胞抗原 NA1 和 NA2 的多态性也可决定与 IgG 不同亚型结合的能力。NA2 等位基因纯合子个体介导吞噬作用的能力较 NA1 纯合子个体低。这些差别在免疫复合物起到重要作用的风湿性疾病中有着重要的意义（见后文）。

吞噬作用是一个主动过程，涉及中性粒细胞膜的延伸（伪足和板状伪足的形成）和目标周围中性粒细胞胞膜的内陷。FcγR 和补体受体与相应的配体结合后，可以导致多种信号转导途径激活，并在吞噬过程中发挥不同作用[39]。补体受体 CR3（CD11a/CD18）与配体结合导致肌动蛋白应力纤维的形成和细胞膜的内陷，而与 FcγRⅡ 结合则主要引起细胞膜向外延伸以包绕目标。这些受体的信号传递依赖于 Rho 家族中 LMW-GBP 不同成员的活化。

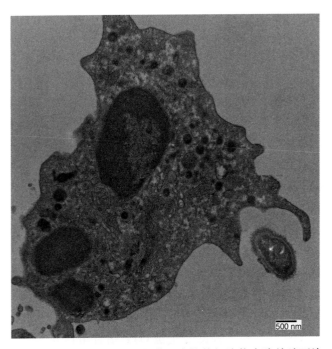

图 11-6　中性粒细胞吞噬细菌。中性粒细胞能内陷并杀死许多微生物。每次吞噬事件都导致吞噬体的形成，并有活性氧和水解酶分泌至吞噬体中。图示为细菌正被中性粒细胞吞噬时的透射电镜图（Courtesy K.A.Zarember，D.E.Greenberg，和 K.Nagashima，美国国家卫生研究院，国家过敏症和传染病研究所，宿主防御实验室）

脱颗粒

在捕获目标之后，中性粒细胞会发生脱颗粒。脱颗粒实际上反映了两个不同的过程：小泡结构可以与细胞膜融合，将其内容物释放至细胞外（图 11-1），或与吞噬体融合形成吞噬溶酶体。二者的调控方式不同。在应答刺激过程中，较轻颗粒易于移动（移动能力：分泌小泡 > 明胶酶颗粒 > 特异颗粒 > 嗜天青颗粒）。在后一种脱颗粒类型（吞噬溶酶体形成）中，嗜天青颗粒与吞噬体的融合使得蛋白溶解酶、髓过氧化物酶和抗菌蛋白质进入到被吞入细菌的位置。特异颗粒与吞噬体的融合可以输送胶原酶，也可使细胞色素 -b_{558} 获得合适的定位，而细胞色素 -b_{558} 为 NADPH 氧化酶所必需（见后文）。将具有潜在毒性的介质限定在吞噬溶酶体内，可以保持对宿主组织损伤和中性粒细胞自我损伤的监控。然而，这种对颗粒内容物的控制并不完美，毒性分子仍会被释放到胞外环境中。在一些风湿性疾病中，中性粒细胞的活化在诱导炎症和宿主组织损伤中起到重要作用，这些将在本章稍后部分讨论。

呼吸爆发

除了在颗粒中含有蛋白酶和其他抗菌蛋白质之外，中性粒细胞还能通过生成毒性氧代谢产物如一氧化氮（NO）、超氧离子（O_2^-）和过氧化氢（H_2O_2）来杀死细菌。这一过程由 NADPH（nicotinamide adenine dinucleotide phosphate）氧化酶系统介导，常常被称为呼吸爆发或氧化爆发（respiratory or oxidative burst），具有极强的破坏性，需要严密的调控机制以防止中性粒细胞的自我损伤[40]。NADPH 的核心成分是细胞色素 b_{558}，它位于特异颗粒的膜上，由两个亚单位组成：22 kD 部分（gp22^{phox}，为吞噬细胞氧化酶所必需）和 91 kD 部分（gp91^{phox}）。但这种细胞色素缺乏独立的活性，还需要三种胞浆蛋白质：一种 47 kD 的蛋白质、一种 67 kD 的蛋白质（p47^{phox} 和 p67^{phox}）和一种低分子量 GTP 结合蛋白 p21^{rac}[41]。当中性粒细胞受到刺激时，p47^{phox} 和 p67^{phox} 成分移位至颗粒的膜上，与细胞色素形成活性复合体（图 11-7）[41]。尽管 p21^{rac} 也可在应答刺激的反应时移位，但这种移位的意义存在争议[42]。该系统的第五种蛋白，p40^{phox}，与胞浆中 p47/p67 结合，调控氧化酶系统，并在胞吞诱导的过氧化物产生中发挥作用[43]。

当装配好并被激活后，NADPH 氧化酶可将电子从 NADPH 转移至 O_2 而生成 O_2^-：

$$2O_2 + NADPH \xrightarrow{\text{NADPH 氧化酶}} O_2^- + NADP^+ + H^+$$

随后，自发歧化反应，快速生成过氧化氢：

$$O_2^- + 2H^+ \longrightarrow H_2O_2 + O_2$$

尽管 O_2^- 和 H_2O_2 在体外对微生物具有杀伤作用，但它们的寿命很短，在正常情况下，NADPH 氧化酶

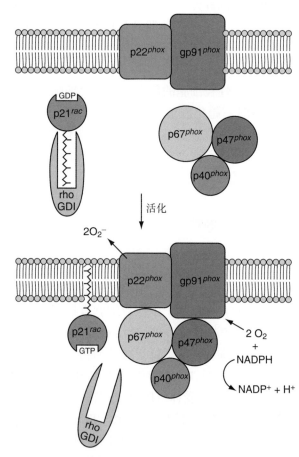

图 11-7　中性粒细胞 NADPH 氧化酶系统的组装。上图，静止状态下分布的 NADPH 氧化酶的基本组分。细胞色素 -b_{588} 与膜相关，由两个亚单位 gp91^{phox} 和 p40^{phox} 组成。而 p47^{phox}、p67^{phox}，和最近证实的 p40^{phox} 在胞浆中以复合物的形式存在。无活性的 P21^{phox} 和与 GDP 结合的 P21^{phox} 存在于胞浆，其疏水端连着由一种分子伴侣（Rho-GDI）形成的鞘套，以维持其水溶性。下图，活化的中性粒细胞可以引起胞质氧化酶组分向胞膜移位，在胞膜上与细胞色素形成有活性的复合物，导致超氧阴离子的产生。具有强大损伤作用的氧化酶系统通过分隔和组装自身组分进行精细调节

系统的绝大部分杀菌能力可能并非由它们完成。许多细菌也确实具有过氧化氢酶，以分解 H_2O_2。然而，H_2O_2 产生的部位正是髓过氧化物酶释放的部位，可导致次氯酸（氯漂白剂）的大量生成。次氯酸是一种强大的氧化剂，具有极强的杀菌能力。次氯酸还可以进一步与蛋白质反应，形成氯化氨（一种杀菌能力较弱，但寿命较长的氧化剂）。中性粒细胞产生的氧化物在机体防御微生物的过程中起到重要作用。

现有观点认为，通过髓过氧化物酶产生次氯酸是中性粒细胞杀伤微生物最有力的工具，然而这一观点已受到挑战。缺失 NADPH 氧化酶或弹性蛋白酶和组织蛋白酶 G 的小鼠均更易于发生感染，提示防御系统的两个方面——氧化物的产生和蛋白酶介导的微生物破坏——同等重要。吞噬体中超氧化合物的产生可使 pH 上升（继发于形成 H_2O_2 所致的质子消耗），这可导致 K^+ 的内流，而离子梯度的上升可使阳离子蛋白酶从阴离子蛋白多糖基质中释放，发挥杀伤细菌作用。在这个新的模型中，氧化物并不直接破坏微生物，而是协助蛋白裂解酶作用[44]。

中性粒细胞发挥作用的非吞噬机制

近年来发现的中性粒细胞非吞噬的细菌杀伤机制能增强宿主防御。

中性粒细胞胞外陷阱

中性粒细胞胞外诱网，NETs，是由中性粒细胞颗粒蛋白和染色质组成的胞外纤维，可以结合和杀死微生物（图 11-8）[45]。NETs 在活化细胞表面释放，可以在捕获细菌的同时，提供一个支架结构，促进该结构局部的抗菌成分浓度升高，由此杀死胞外细菌。NET 的形成对中性粒细胞而言可能会造成自杀性后果，该过程会导致中性粒细胞染色质的解浓缩（decondensation）、细胞核膨胀和细胞膜的穿孔[46]。染色质的解浓缩依赖胜肽精胺酸去亚胺酶 4（peptidylarginine deiminase 4，PAD4）催化介导的组蛋白高瓜氨酸化和中性粒细胞弹性蛋白酶对核小体组蛋白的消化而实现[47-48]。MPO 与染色质的结合可促进细胞核解浓缩并因此促进中性粒细胞形成 NETs（NETosis）[49]。但并非所有的 NETosis 都必然导致中性粒细胞死亡。在某些情况下，中性粒细胞会经历被称为"关键 NETosis"（vital NETosis）的过程。在这一过程中，中性粒细胞虽然丢失它们的细胞核成分，但仍然保持趋化运动和吞噬微生物的功能[50]。活性氧成分一定程度上也是驱动 NETosis 的因素，因为当中性粒细胞中的氧化剂生成被阻断时，其 NETosis 不会发生[51-52]。

微粒

中性粒细胞来源的微粒（microparticles）是由中性粒细胞释放出的由其质膜结构包围的含有胞质成分的小泡。类似 NETs，微粒在介导中性粒细胞的功能方面的作用，之前并未得到重视（图 11-9）。在激活过程中，中性粒细胞释放多种不同的小泡，这些小泡直径在 100 ~ 1000 nm，具有其母细胞的表面标志。微粒可与靶细胞（包括内皮细胞）以受体依赖性的方式结合，从而将母细胞的 mRNA 和 microRNA 传递到靶细胞中，因此促进细胞间的信号传递和反应。在脓毒血症和血管疾病中，微粒的数量上升，并可能在感染介导的血栓形成中发挥重要作用[53-56]。

中性粒细胞生成促炎症介质

花生四烯酸代谢物

中性粒细胞在受刺激后释放膜上的花生四烯酸被

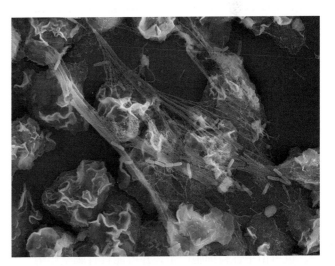

图 11-8 中性粒细胞胞外诱网（NETs）。NETs 是一个复杂的细胞外结构，由染色质和来源于中性粒细胞颗粒的特异蛋白组成。NETs 能捕获革兰氏阴性菌、革兰氏阳性菌和真菌。图示刺激后的中性粒细胞形成 NETs 捕获福氏志贺菌的扫描电镜图（Courtesy V.Brinkmann 和 A.Zychlinsky，Max Planck 感染研究所）

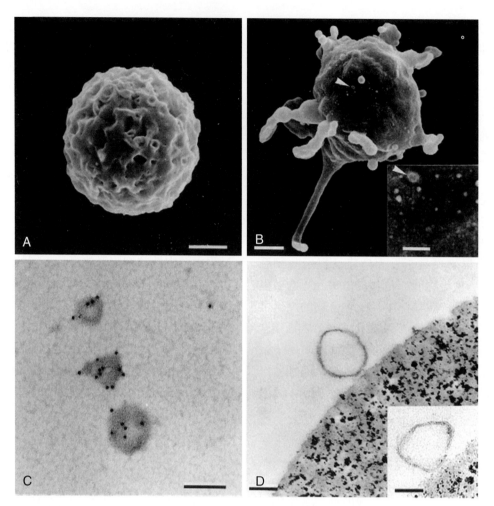

图 11-9　Neutrophil microparticles. **A,** Scanning electron micrograph of a resting neutrophil (scale bar: 1.5 μm). **B,** Scanning electron micrograph of a stimulated neutrophil 0.1 μM N-formyl-methionyl-leucyl-phenylalanine (FMLP). Note the large pseudopodia and budding of small vesicles (70-300 nm in size) from the neutrophil cell membrane (arrowhead ; inset, higher magnifi cation showing microparticle at arrowhead). **C,** Transmission electron micrograph of immunogold-labeled microparticles, indicating the presence of antigens also found on the neutrophil cell surface (also seen in D) (scale bar: 150 nm). **D,** Thin sections of microparticles precipitated with Dynabeads (Thermo Fisher Scientifi c, Waltham, Mass.) demonstrate bilamellar structure. (From Hess C, Sadallah S, Hefti A, et al: Ectosomes released by human neutrophils are specialized functional units. J Immunol 163:4564-4573, 1999.)

认为与急性炎症的加重有关。虽然花生四烯酸本身具有趋化和刺激中性粒细胞的能力[27,57-58]，但其代谢产物对炎症的调节作用更为重要。花生四烯酸中研究最多的是白三烯（LTs）。中性粒细胞能够产生 LTB$_4$，一种能够高效趋化其他中性粒细胞的脂质介质[57]。白三烯生成过程中的中间产物，如 5- 羟基二十碳四烯酸，也可由中性粒细胞产生，并可能具有刺激作用[27]。

环氧化酶（内过氧化物合酶）途径是花生四烯酸代谢的另一条主要途径。花生四烯酸经环氧化酶作用代谢后转变为前列腺素 H，前列腺素 H 进一步经细胞特定类型转化为多种其他前列腺素[59]。与炎症最相关的是前列腺素 E 系列，特别是前列腺素 E$_2$。前列腺素 E 系列具有促炎症效应，包括血管扩张、血管通透性增加和诱发疼痛。而前列腺素 E 对中性粒细胞的直接作用似乎是抑制性的，而这一作用很可能与其增加细胞内的 cAMP 浓度有关[60]。虽然静息的中性粒细胞几乎不表现出环氧化酶的活性，但中性粒细胞持续性的活化可以导致 COX-2 的上调，提示中性粒细胞生成的前列腺素既具有促炎作用，又可下调其自身表达的活性。

细胞因子产生

尽管中性粒细胞产生细胞因子的量相对较小，但在感染或炎症部位有大量中性粒细胞聚积，提示中性粒细胞产生的细胞因子总量足以协助将其他中性粒细胞募集到靶区域。中性粒细胞产生的细胞因子包括 IL-8、IL-12、巨噬细胞抑制蛋白 -1α 和 β（MIP-1α 和 β，也称 CCL3 和 CCL4）、生长相关的癌基因 -α（GRO-α）、制瘤素 M、单核细胞趋化蛋白 1（MCP-1），和转化生长因子 β（TGF-β）。多个研究表明中性粒细胞可能也是 IL-17 的来源，IL-17 是一种强效的促炎因子，能增强中性粒细胞的迁移和募集[61]。

中性粒细胞不产生 IL-1β、TNF 或 IL-6，这些细胞因子是巨噬细胞和滑膜细胞的典型产物[62]。终末分化的中性粒细胞表达趋化因子的转录过程需要特定刺激因子的组合。在脂多糖存在的情况下，TNF 促进 IL-8、GRO-α，和 MIP-1 的产生，而 IFN-γ 是产生 CXCL9 和 10 所必需的[63]。已经明确其他中性粒细胞衍生的分子在固有免疫和适应性免疫之间起着桥梁作用。在 G-CSF 或 IL-8 的刺激下，活化的中性粒细胞释放 B 淋巴细胞刺激因子（BLyS）和肿瘤坏死因子相关的凋亡诱导配体（TRAIL）[64-65]。而 BLyS

刺激 B 细胞增殖（通过 TNF 家族受体 BAFF-R、TACI 和 BCMA），TRAIL 诱导 T 细胞的抗肿瘤效应和凋亡。

TGF-β 是一种极强的中性粒细胞趋化因子，可在 fM 浓度水平发挥作用。由其募集至炎症部位的中性粒细胞又可产生更多的中性粒细胞因子，包括产生更多的 TGF-β[66]。但 TGF-β 也具有很强的抗炎作用，可在脂多糖、FMLP 和 TLR 配体的作用下，抑制中性粒细胞脱颗粒[16,67]。

中性粒细胞在血栓形成中的作用

最近的研究证据表明，中性粒细胞在血小板和凝血酶的激活中发挥关键作用，提示了炎症和血栓形成之间具有重要的相互作用。在炎症部位聚集的中性粒细胞与聚集的血小板一起发挥上述作用，并可进一步促进血小板聚集（图 11-10）。在系统性红斑狼疮和类风湿关节炎患者体内，血小板 - 中性粒细胞复合物水平升高，这可能是中性粒细胞激活的结果[68]。另

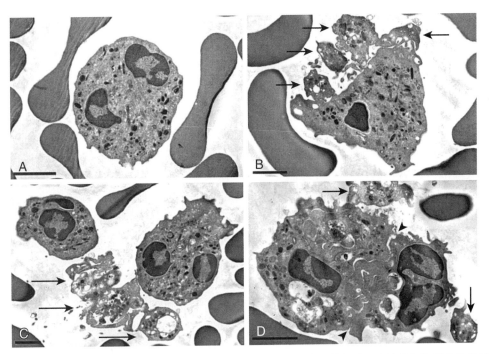

图 11-10 在血液样本的流体剪切力作用下，中性粒细胞 - 血小板相互作用和中性粒细胞 - 中性粒细胞聚集物的透射电镜照片；**A**，没有血小板黏附的单个中性粒细胞外观为圆形（未激活状态）；**B**，在与四个血小板结合后，中性粒细胞形状发生改变（与血小板的接触激活了中性粒细胞）；**C**，两个中性粒细胞依靠血小板形成的桥梁形成聚集；**D**，两个中性粒细胞形成聚集。在 B、C 和 D 图中，长尾箭头指示的是血小板；在 D 图中，无尾箭头指示的是中性粒细胞之间接触的区域（各图中比例尺均为 2 μm）。（图片来自 Konstantopoulos K, Neelamegham S, Burns AR, et al: Venous levels of shear support neutrophil-platelet adhesion and neutrophil aggregation in blood via P-selectin and beta2-integrin. Circulation 98：873-882, 1998.）

一方面，在血管和内皮损伤的情况下，被暴露的胶原激活的血小板表达 P- 选择素，从而通过与中性粒细胞上 PSGL-1 的作用，促进中性粒细胞 - 血小板的结合。由此导致的中性粒细胞活化会通过激活整合素 CD11b/CD18 黏附分子形成更牢固的结合[69]。

中性粒细胞 - 血小板的相互作用会开启凝血级联反应的组织因子在细胞表面的表达[70]。中性粒细胞 NETs 结构也在促进凝血过程中发挥作用，如散播血管内促凝物。在这一过程中，释放出的中性粒细胞染色质作为中性粒细胞弹性蛋白酶与抗血栓组织因子通路抑制剂（anti-thrombotic tissue factor pathway inhibitor，TFPI）共定位的平台。弹性蛋白酶导致的 TFPI 失活使凝血过程可以继续进行[71]。在流动限制性的深静脉血栓小鼠模型中，NETs 存在于血栓处，小鼠在接受 DNA 酶治疗或清除中性粒细胞后，可以避免血栓的形成[72]。

中性粒细胞浸润的消退

为避免过度的组织损伤并启动愈合过程，炎症反应需要最终实现消退。炎症消退是一个主动精细的调控过程。促炎症消退信号包括脂质介质如脂氧素（lipoxin）和消退素（resolvins）、膜联蛋白 A1（annexin A1）、趋化素衍生多肽（chemerin-derived peptides）、某些趋化因子和细胞因子。

消退素

根据脂质的来源不同，消退素可分为两类。消退素 E1 是二十五碳烯酸（EPA）的产物，可抑制单核细胞、巨噬细胞、树突状细胞和中性粒细胞[73-74]。消退素 D 来源于二十二碳六烯酸（DHA），可有效抑制中性粒细胞渗出和迁移[75]。炎症消退巨噬细胞介质 1（macrophage mediator in resolving inflammation-1，maresin-1），与消退素 D 有相似的特性[76]。一些前列腺素比如 15d-PGJ2 也具有抗炎特性[77]。

脂氧素

脂氧素来源于花生四烯酸，是强有力的抗炎分子[57]。脂毒素的合成需要中性粒细胞中的 5- 脂氧合酶与其他细胞（血小板或内皮细胞）中的相关酶（12- 脂氧合酶或 15- 脂氧合酶）协调作用（图 11-11）[78]。与白三烯和前列腺素不同，脂氧素发挥抗炎作用，提示

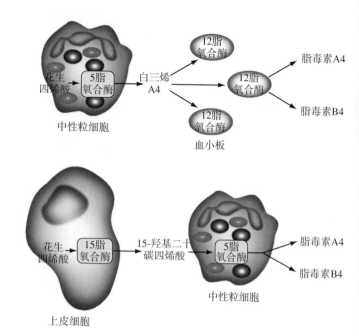

图 11-11　抗炎脂毒素 A4 和 B4 的产生依赖于两类不同炎性细胞之间的相互作用。上图，脂毒素由中性粒细胞和血小板产生。由活化中性粒细胞产生的花生四烯酸经中性粒细胞 5 脂氧合酶（5-LO）转化成白三烯 A4（LTA4）。LTA4 在邻近血小板中的 12 脂氧合酶的作用下转换成脂毒素 A4（LXA4）和脂毒素 B4（LXB4）。下图，脂毒素由上皮细胞和中性粒细胞产生。由上皮细胞产生的花生四烯酸在 15 脂氧合酶（15-LO）的作用下转化成 15- 羟基二十碳四烯酸（15-HETE）。在有炎症的情况下，来自邻近中性粒细胞的 5 脂氧合酶随后将 15-HETE 转化成 LXA4 和 LXB4

多种炎症细胞亚群聚集在一起可能将花生四烯酸代谢转向合成抗炎分子的方向，从而促进炎症缓解[79]。在某些情况下，在炎症部位凋亡的中性粒细胞会被该部位的巨噬细胞吞噬，促进脂氧素 A4 生成[80]。阿司匹林可刺激具有活性的脂氧素类分子的产生，提示其抗炎功能的机制尚未完全阐明[81]。

其他炎症消退因子

中性粒细胞激活后，在趋化因子刺激下，膜联蛋白 A1（lipocortin）被释放，下调中性粒细胞的迁移并促进中性粒细胞凋亡和清除[82]。趋化素衍生多肽也被报道有相似的活性[83]。活化的中性粒细胞还会表达 IL-1 受体拮抗剂（IL-1 receptor antagonist，IL-1ra）[84]，该分子目前已被用于治疗自身炎症性疾病，用于抑制炎症。基质金属蛋白酶（MMPs）介导的炎症消退机制已经被证实。巨噬细胞来源的基质金属蛋

白酶如 MMP-1、MMP-3 和 MMP-12 可裂解成 CXC 趋化因子，使这些因子失去募集中性粒细胞的活性，从而抑制中性粒细胞流入[85]。

凋亡中性粒细胞在炎症消退过程中的作用

凋亡的中性粒细胞可通过释放乳铁蛋白和膜联蛋白 A1 抑制粒细胞的迁移[86]，也可以抑制 IL-17/IL-23 轴活化引起的炎症反应，从而抑制粒细胞生成。在这个模型中，巨噬细胞和树突状细胞在损伤部位产生 IL-23，进而促进 T 细胞产生 IL-17 [Th17、γδT 细胞和自然杀伤（NK）T 细胞]。IL-17 能促进 G-CSF 的产生，对中性粒细胞有强大的趋化作用。募集的中性粒细胞凋亡后被巨噬细胞吞噬，导致 IL-23 表达减少。紧随其后，IL-17 和 G-CSF 产生减少，从而下调粒细胞的生成[87]。

有趣的是，中性粒细胞可能具有下调炎性蛋白介质的作用。凋亡的中性粒细胞（在炎症消退期出现）表面趋化因子受体 CCR5 表达增加（由 D 和 E 消退素介导），而该受体可清除并降低趋化因子如 CCL3 及 CCL5 的浓度。这些结果再一次强调中性粒细胞不仅仅是炎性细胞，其在随后的炎症消退中也发挥着直接作用[88]。

遗传性中性粒细胞功能紊乱

各种各样的后天环境导致中性粒细胞功能异常和（或）缺失，如恶性肿瘤（髓系白血病）、代谢异常（糖尿病）和药物影响（糖皮质激素、化疗）。此外，许多罕见的中性粒细胞先天性失调已经被发现（表 11-2）。一般来讲，先天性中性粒细胞功能受损患者易患细菌感染（主要是金黄色葡萄球菌、假单胞菌和伯霍尔德杆菌）和真菌（曲霉菌、念珠菌），而不是病毒和寄生虫。感染的主要部位包括皮肤、黏膜、肺，但任何部位都可发生感染，并且脓肿扩散很常见。在缺乏有效治疗时，这类疾病大多数都可能威胁生命。

中性粒细胞数量减少的疾病

严重的先天性中性粒细胞减少症（SCN，Kostmann's 综合征）起因于骨髓造血组织生成受抑，使中性粒细胞计数持续低于 $0.5 \times 10^9/L$。单基因

常染色体显性、隐性遗传、散发和多基因亚型等遗传类型在该病中均得到证实[89-90]。患者从早期婴儿期起就易患严重的细菌感染，包括脐带炎、肺炎、中耳炎、牙龈炎和肛周感染。由于缺乏急性炎症反应，因此感染往往在广泛蔓延之后才被察觉，死亡率极高。治疗包括使用抗生素和长期使用人重组 G-CSF，后者可以使中性粒细胞计数维持在正常或接近正常的水平。SCN 患者也有并发急性髓系白血病（AML）和骨髓增生异常综合征的风险[91]，尤其是那些对粒细胞集落刺激因子（G-CSF）治疗反应不好的患者。一种轻型中性粒细胞减少症（良性先天性中性粒细胞减少症）已被观察到，患者的中性粒细胞较多，相应的感染也少。中性粒细胞减少症的另外一种变异型是周期性中性粒细胞减少症，它以 21 天为一个周期，发生暂时的反复的中性粒细胞减少。研究提示中性粒细胞弹性蛋白酶的缺陷可影响中性粒细胞在骨髓中的存活，而这可能与严重的先天性中性粒细胞减少和周期性中性粒细胞减少的发生有关[92]。至少有 52 个不同的编码中性粒细胞弹性蛋白酶的 *ELANE* 基因突变，是大约一半的患者的病因[93]。*HAX-1* 和葡萄糖 6 磷酸酶催化亚基 3（*G6PC3*）基因突变，在 SCN 患者中小比例较小。另外，X 染色体连锁的中性粒细胞减少症（由 *WAS* 基因持续活化和部分骨髓转录因子缺陷导致）较少见。

白细胞黏附缺陷

白细胞黏附缺陷源于细胞黏附于胞外基质及血管内皮的缺陷。已发现三种不同的类型。1 型白细胞黏附缺陷（LAD1）由常染色体隐性遗传缺陷导致 β2 整合素 CD18 链细胞的合成障碍所致，继而造成中性粒细胞不能形成 β2 整合素，以至于血流中的中性粒细胞不能牢固地黏附在血管内皮上，也不能迁移至感染部位[94]。同时细胞的吞噬作用也受到了抑制。临床表现与中性粒细胞减少症相似，反复发生威胁生命的感染。但该疾病的外周血中性粒细胞计数呈现典型的增高，提示中性粒细胞不能移出血管系统。完全型 LAD1 在婴儿期就开始发病，以脐带炎、反复发生威胁生命的细菌和真菌感染、牙龈炎和伤口延迟愈合为特征。感染部位缺乏脓液是 LAD1 的标志。骨髓移植是唯一能够治愈的方法。2 型白细胞黏附缺陷（LAD2）则由常染色体隐性遗传缺陷所致的 sialyl-

表 11-2 遗传性中性粒细胞功能异常

功能异常	缺陷类型	遗传方式	临床表现	治疗	典型预后
中性粒细胞减少					
恶性先天性中性粒细胞减少（Kostmann's 综合征）	成熟停止（$< 0.5 \times 10^9$ PMN/L）	AR（HAX1 变异）	细菌感染（脐带炎、脓肿、牙龈炎、UTIs）	RhG-CSF	治疗后改善
良性先天性中性粒细胞减少	多病因（$0.2\text{-}2 \times 10^9$PMN/L）	多种情况	中度感染	无	好
周期性中性粒细胞减少	干细胞缺陷、弹性蛋白酶基因缺陷（每 21 天降至最低）	AD（ELA2）	白细胞最低时发生感染	重组人粒细胞集落刺激因子	治疗后改善
黏附缺陷					
白细胞黏附缺陷类型 1	CD18 缺如或异常、白细胞黏附分子的 β2 合素链缺陷	AR	白细胞增多，反复感染（皮肤黏膜、胃肠道）	骨髓移植	中等或差
白细胞黏附缺陷类型 2	Sialyl-Lewis^x 缺失	AR	中性粒细胞增多症、感染、发育迟滞、身材矮小		差
白细胞黏附缺陷类型 3	Rap1 GTP 酶活化受损	AR	白细胞增多症、反复感染、出血倾向		差
趋化缺陷					
高 IgE 综合征	趋化缺陷	AD	湿疹、反复感染、血清高 IgE 血症	皮肤护理、抗生素	好
颗粒异常					
Chediak-Higashi 综合征	溶酶体迁移调节基因缺陷	AR	白化病、感染	骨髓移植、抗生素	差
特异性粒细胞缺陷	特异颗粒和嗜天青颗粒异常或减少（乳铁蛋白缺陷）	AR?	皮肤、黏膜、肺感染		中等或好
髓过氧化物酶缺陷	髓过氧化物酶缺失	多种情况（大多为 AR）	无	如果严重输 HLA 同型白细胞	非常好
P14 缺陷	内涵体调节蛋白基因缺陷	隐性遗传	白化病、感染、身材矮小	目前未知	?
氧化酶缺陷					
慢性粒细胞肉芽肿性疾病（多种类型）	Gp91^{hox} 缺失 P22^{hox} 缺失 p47^{hox} 缺失 p67^{hox} 缺失 p40^{hox} 缺失	50% X 染色体连锁遗传 5% AR 35%AR 5% AR 5% AR	儿童早期感染尤其是皮肤和黏膜的感染，脓肿	γ 干扰素	治疗后改善

AD，常染色体显性遗传；AR，常染色体隐性遗传；HLA，人类白细胞抗原；PMN，多形核中性粒细胞；RhG-CSF，重组人粒细胞集落刺激因子；UTIs，尿路感染

Lewis^x（SLex 或 CD15s）糖基化，该分子是中性粒细胞的内皮选择素对应配体。LAD2 患者的中性粒细胞不能沿内皮滚动，其症状与 LAD1 相似，但还出现智力障碍、身材矮小、特殊面容和孟买（hh）血型 [95]。第三种类型白细胞黏附缺陷疾病（LAD3）也已被发现，LAD3 患者白细胞表面整合素表达正常，但缺乏将它们活化的能力 [96]。由于整合素活化障碍同样可以发生在血小板，因此患者发生感染和出血的危险性均增高。

中性粒细胞颗粒的缺陷

Chédiak-Higashi 综合征是最为熟知的中性粒胞颗粒形成缺陷性疾病，属一种常染色体隐性遗传的疾病。患者体内中性粒细胞、淋巴细胞、黑色素细胞、施旺细胞和其他类型细胞内的颗粒发生病理性的融合，形成巨大的无功能颗粒。病因可能与编码溶酶体转运蛋白（Lyst 或 CHS1）的基因缺陷有关 [97]。Chédiak-Higashi 综合征的患者表现为眼皮肤部分白化病、中性粒细胞减少症、反复感染、轻度的出血体质和神经异常。在那些儿童期后幸存下来的患者中，大约 85% 的人会在儿童时进入所谓的加速期，出现淋巴细胞和组织细胞淋巴瘤样的全身浸润，常导致死亡。其他中性粒细胞颗粒缺陷性疾病的预后往往没有这么凶险。一种新的、与内涵体接头蛋白（endosomal adapter protein）p14（由 LAMTOR2 基因编码）缺陷相关的免疫缺陷综合征已有报道。该病的患者存在先天性的中性粒细胞减少伴随中性粒细胞初级颗粒结构异常以及 B 细胞、细胞毒性 T 细胞及黑素细胞异常。临床上除表现外免疫功能缺陷外，还有身材矮小和部分白化病 [98]。

氧化酶缺陷——慢性肉芽肿病

慢性肉芽肿病（CGD）与其他中性粒细胞功能障碍性疾病一样，可以导致严重的、反复发作的皮肤和黏膜感染，骨髓炎和腹腔内脓肿也很常见。与其他中性粒细胞功能障碍性疾病不同的是，慢性肉芽肿病患者的感染一般中性粒细胞反应延迟，但反应程度（量）往往正常。然而，由于不能杀死有机生物体，中性粒细胞在感染部位的积聚导致肉芽肿的形成，而不是目标的清除。皮肤感染易表现为持续的流脓和瘢痕形成。由于中性粒细胞还是存在部分的反应能力，因而发生败血症的概率要较中性粒细胞完全缺失患者少得多。典型的 CGD 常发生于儿童早期，但也有部分轻型病例在较晚的时候才被发现。

事实上，CGD 是一组疾病。在每一种疾病中，NADPH 氧化酶不同成分的基因缺陷都可使中性粒细胞（和其他吞噬细胞）不能生成超氧阴离子，从而抑制胞内杀菌和中性粒细胞生成 NETS 的能力 [45-46]。X 染色体连锁 CGD 影响 gp91phox（CYBB 基因）最常见，约 70% 的病例属于此型，而其余则为常染色体隐性遗传 [99-100]。

在 CGD 的治疗方面，主要应用强效抗生素对慢性肉芽肿病进行预防和治疗，并联合重组人干扰素 -γ 的长期治疗以改善中性粒细胞功能。针对 X 染色体连锁 CGD 的基因治疗的临床试验也已经取得了令人鼓舞的结果 [101]。

TLR 信号通路缺陷

人类 TLR 信号通路缺陷包括 IRAK-4 和 MyD88 缺陷，导致中性粒细胞功能损伤和对细菌的易感性增加 [102-103]。

中性粒细胞与风湿性疾病的相关性

中性粒细胞介导的组织损伤

尽管机体内存在复杂的调节机制，但中性粒细胞造成的组织损伤仍很常见。有多种机制使中性粒细胞能够释放蛋白酶和氧自由基到细胞外基质中。首先，坏死或（和）损伤的中性粒细胞可以将胞内成分不加区分地释放到细胞外；其次，研究表明，在吞噬体完全闭合之前，细胞即开始脱颗粒和合成超氧阴离子，这些产物要么释放进入外环境（供给养料时回流），要么作用于目标表面。中性粒细胞可能会被误导而攻击宿主组织，造成组织损伤。尽管血清和关节液中都含有抗蛋白酶和抗氧化剂，但是中性粒细胞与组织表面（如软骨）之间的保护带（protected space）可能缺乏这些因子。另外，向细胞外基质释放的次氯酸、髓过氧化物酶和蛋白酶可以灭活这些保护性因子，形成"抗蛋白酶盾" [37]。

中性粒细胞 Fc 受体多态性

鉴于 FcγR 的多态性可以决定 IgG 亚型的吞噬能力，因此并不奇怪，在自身抗体起重要作用的疾病中，它们也能决定机体对疾病的易患性。有一种 FcγRⅡa 多态性（H131）的个体，其吞噬细胞能够结合并吞噬 IgG2，而另一种不同多态性（R131）个体的吞噬细胞则不能。在欧洲白种人和美国黑种人中，狼疮肾炎患者 FcγRⅡa-R131 的基因频率高于对照组，他们在清除免疫复合体方面的相对缺陷可能使他们更易于发生肾病[104]。在风湿性疾病中，不同 Fc 受体多态性的意义也不同。Tse 及其同事发现，FcγRⅡa 多态性与抗中性粒细胞胞浆抗体（ANCA）相关性血管炎无关，但他们发现抗髓过氧化酶抗体（MPO）阳性患者的 FcγRⅢb NA1 纯合子等位基因频率明显增高[104a,104b]。几乎没有 Fc 多态性与类风湿关节炎的发病和病情严重程度相关性的报道。最近的一项研究发现 FcγRⅡa 型与类风湿关节炎发病无关，但发现 R/R 131 纯合子基因型与关节外表现相关。FcγRⅢa 可能在类风湿关节炎患者中表达增高[105]。

痛风

痛风是典型的中性粒细胞性风湿病。尽管急性痛风的发作起始于滑膜巨噬细胞吞噬尿酸晶体和产生细胞因子如 IL-1 和 IL-8，但是急性痛风的标志是在受累关节腔内出现大量的中性粒细胞（有时甚至大于 100 000/mm^3）。关节内的尿酸结晶能与免疫球蛋白非特异性地结合，并通过补体激活的经典途径和旁路途径固定补体成分。补体级联反应中释放的 C5a 将中性粒细胞吸引至关节腔中。中性粒细胞再通过受体依赖的机制对晶体进行调理吞噬，导致中性粒细胞被进一步激活，生成 LTB4、IL-8 和其他介质。裸露的尿酸盐晶体也可以直接激活中性粒细胞。中性粒细胞的激活导致更多的中性粒细胞渗入关节腔。痛风关节中的中性粒细胞通过在吞噬过程中将其内含物直接释入关节液，或在尝试吞噬嵌入软骨或黏附在软骨表面的尿酸晶体时直接释放至软骨，从而可以损伤关节结构。另外，被吞噬的尿酸晶体与溶酶体膜的相互作用可以造成溶酶体溶解，导致溶酶体蛋白酶泄入胞浆中，并最终进入细胞外空间[106]。近年来的研究提示，NETs 在痛风炎症的消退，而非炎症的活化中发挥作用。在痛风发生后，更多数量的中性粒细胞被募集至关节滑液中，其 NETs 结构可聚集致炎因子并促进其降解，因而有助于打破炎症正反馈循环[107]。

类风湿关节炎

类风湿关节炎可被看作一种包括两个病灶区域的炎性疾病：在滑膜组织中，致病细胞主要为淋巴细胞、成纤维细胞和巨噬细胞，而关节腔中的细胞主要为中性粒细胞。经典理论认为，在血管翳中产生、以高浓度存在于关节腔中，基于类风湿因子和（或）抗瓜氨酸化蛋白抗体（ACPA）形成的免疫复合物可以激活补体，从而将中性粒细胞募集到关节腔中。类风湿关节炎成纤维细胞样滑膜细胞分泌 IL-1、IL-8 和其他细胞因子的能力说明血管翳本身就在将中性粒细胞从外周血吸引至关节的过程中发挥重要作用。进入 RA 关节的中性粒细胞也对血管翳的进一步增殖发挥促进作用。RA 中性粒细胞表达可以作用于滑膜的致炎性细胞因子，包括制瘤素 M、MIP-1a 和 IL-8[108]。在动物模型中，向关节中注射中性粒细胞颗粒的裂解物可产生与 RA 滑膜炎病理特征完全一致的滑膜炎症状，这一实验效果可以通过注射提纯的活化或未活化的髓过氧化物酶得到重现[109]。

通过从单核细胞表面裂解并释放活性 IL-1 和 TNF-α，中性粒细胞的蛋白酶 3 可以增强单核细胞的促炎效应。中性粒细胞的防御素可增强巨噬细胞的吞噬作用，刺激肥大细胞活化和脱颗粒。一项有趣的研究发现，肥大细胞缺乏的小鼠可低抗侵蚀性关节炎的发生[110]。中性粒细胞的蛋白酶介质还可增强类风湿滑膜成纤维细胞对关节软骨的黏附，并通过产生血管内皮生长因子，促进内皮增生，从而调控滑膜血管产生。Lee 等的研究确证，在类风湿关节炎小鼠模型中，中性粒细胞是疾病发展所必需的。这些研究提示，中性粒细胞产生 LTB4 的能力，和 FCγRⅡA 及 C5a 受体在中性粒细胞表面的表达，都是关节炎发展所必需的[111-112]。此外，一些研究提出，在特定的刺激条件下，中性粒细胞可以成为抗原递呈细胞。类风湿关节炎滑液中的中性粒细胞可以合成和表达大量的Ⅱ类主要组织相容性复合体（MHCⅡ）。

系统性红斑狼疮

　　直到近期，中性粒细胞在系统性红斑狼疮中的作用一直被认为仅限于作为炎症效应细胞。但 NETs 结构的发现，使我们对中性粒细胞在系统性红斑狼疮发病机制中的作用有了新的认识：中性粒细胞不仅会导致内皮损伤，而且可能是引发自身免疫反应的因素。NETs 表达多种狼疮自身抗体的靶抗原[113]。胜肽精氨酸去亚胺酶可协助 NET 形成，对该酶进行抑制可对狼疮小鼠模型的器官损伤起到保护作用[114]。NETs 可被 DNA 酶消除，而一些狼疮患者因体内存在针对 DNA 酶的抗体或抑制物，无法降解 NETs。降解 NETs 能力的丧失，与狼疮肾炎的发生相关[115]。此外，有研究显示，血清降解 NETs 活性较低的患者，与具有高 NETs 降解活性血清的患者相比，其自身抗体水平更高，C3 和 C4 水平较低。这是由未被降解的 NETs 结合并激活补体造成的[116]。NETs 通过激活 TLR9 刺激浆细胞样树突状细胞表达 IFN-a，因此也对系统性红斑狼疮的 IFN-a 标记的形成发挥促进作用[117]。

血管炎

　　在所有类型的血管炎病变部位都可以发现或多或少的中性粒细胞。中性粒细胞在病变血管聚集的机制可能有多种多样，然而，随着情况不同，主要机制也可能不同。早期观察发现，注射异种血清可以引起皮肤和关节的急性炎症（血清病），而且在皮下再次注入先前使用过的抗原，会引起严重的局部炎症（Arthus 反应）。这种现象导致了炎症模型的建立，其中免疫复合物沉积在血管上，导致补体的激活和中性粒细胞浸入受累部位。鉴于免疫复合物的形成是许多原发性风湿性血管病的标志（如原发性混合性冷球蛋白血症、超敏性血管炎、过敏性紫癜等），免疫复合物的沉积很可能在这些疾病的发生中起到了相当重要的作用。在某些血管炎性疾病中，中性粒细胞破坏和裂解成片（破碎）是主要的病理改变，因而统称为白细胞破碎性血管炎（leukocytoclastic vasculitis）。在某些风湿性疾病中如类风湿关节炎和系统性红斑狼疮中，血管炎属继发性，免疫复合物的沉积也在其发生中起到一定的作用。有报道称，在狼疮患者的肺及其他组织的小血管中发现有一过性的中性粒细胞聚集，这是由补体在这些血管内或在液相被激活所致[118]。

　　内皮细胞或（和）中性粒细胞黏附分子表达上调则是另一种促进中性粒细胞在血管上聚集的机制。Shwartzman 现象是通过这种机制引发血管炎的典型例子。Shwartzman 现象由再次注射细胞物质后导致血管炎，该血管炎通过细胞因子依赖性、免疫复合物非依赖性机制介导发生。黏附因子的上调尤其可能与那些不形成免疫复合物的血管病相关，如巨细胞动脉炎（颞动脉炎）。对参与巨细胞动脉炎的炎症细胞进行详细分析发现，病变部位存在的 T 细胞可以产生 IL-1β 和 IL-6，而这两种因子都可以作用于血管内皮[97]。在许多风湿性疾病并发的血管炎中，免疫复合物依赖性和非免疫复合物依赖性机制都很有可能在中性粒细胞进入血管的病理过程中发挥作用。除了免疫复合物的作用外，Belmont 和其同事[119]还发现，系统性红斑狼疮的血管炎有黏附分子的介入[119]。

　　某些血管炎具有一个显著的特点：患者的血清中存在直接针对中性粒细胞胞浆成分的抗体（ANCA）。在这类疾病中，中性粒细胞部分脱颗粒导致 ANCA 抗原（如 MPO、蛋白酶 3 等）的暴露，这一过程对疾病的发生十分重要。ANCA 阳性血管炎将在本书第 89 章详细讨论。

中性粒细胞性皮病和家族性地中海热

　　Sweet 综合征以发热、中性粒细胞增高以及痛性红斑丘疹、结节和斑块为特征。它可分为 5 个亚群：特发性、炎症相关性（与炎症性肠病或感染相关）、肿瘤相关性（最常见于白血病）、妊娠相关性和药物相关性（常为 G-CSF 治疗后）。临床上最重要的是，Sweet 综合征是排除性诊断。Sweet 综合征常见于上呼吸道感染后，易于累及面部、颈部和上肢。当发生在下肢时，易与结节红斑混淆。组织病理学特征为密集的中性粒细胞浸润浅表真皮、真皮乳头水肿和真皮乳头突起。尽管不存在血管损伤，但白细胞碎裂现象仍可能提示白细胞破碎性血管炎。本病常伴典型的外周血中性粒细胞计数增高。全身糖皮质激素治疗常可使皮肤病变和系统症状明显缓解。尽管本病的病因尚不清楚，但大部分学者认为 Sweet 综合征可能代表一种针对微生物或肿瘤抗原的超敏反应形式。抗生素治疗并不影响大多数患者的病程。

坏疽性脓皮病以下肢痛性溃疡性皮肤病变为特征，通常发生在原有炎性疾病的患者。尽管与恶性肿瘤的相关性已有报道，但只与坏疽性脓皮病相关的疾病中，炎症性肠病、类风湿关节炎和血清阴性关节炎是最常见的。15% 的患者有良性单克隆丙球蛋白增高，通常为 IgA。与 Sweet 综合征一样，坏疽性脓皮病也是排除性诊断，组织病理活检以中性粒细胞浸润为特征，全身使用糖皮质激素通常可获缓解，而局部外用或病变部位内注射糖皮质激素也可能有效。其他少见的中性粒细胞皮肤病包括类风湿中性粒细胞皮炎（rheumatoid neutrophilic dermatitis），表现为关节伸面对称性结节红斑；肠相关性皮肤病 - 关节炎综合征，通常发生在肥胖患者肠旁路手术术后；以及中性粒细胞分泌性汗腺炎，有时与急性髓细胞白血病有关。

家族性地中海热（第 97 章将详细讨论）患者会经历发作性的炎症加重，以中性粒细胞大量浸润为特征。抗炎的热蛋白（pyrin）的缺陷似乎与炎症不正常的发生有关。已经证实热蛋白仅表达于髓细胞，包括中性粒细胞和嗜酸性粒细胞。

抗风湿药对中性粒细胞功能的影响

许多目前使用的抗风湿治疗已被证实至少部分作用于中性粒细胞。非甾体抗炎药（NSAIDs）是最常应用的抗风湿药物。基于它们抑制环氧化酶活性和前列腺素产生的特性，适度剂量的 NSAID 对炎症有广泛的效应，包括抑制血管通透性的增加和调节疼痛。在更高的临床抗炎浓度时，NSAIDs 可以抑制趋化因子刺激诱导的中性粒细胞 CD11b/CD18 依赖性黏附、脱颗粒和 NADPH 氧化酶的活性[120-121]。然而，这些效应不太可能单单由于环氧化酶的抑制，因为：①如前所述，中性粒细胞在正常条件下几乎不表达环氧化酶的活性；②抑制中性粒细胞功能所需的 NSAIDs 浓度超过抑制环氧化酶所需的浓度。大剂量的 NSAID 似乎对中性粒细胞的信号传递还有其他多种影响。在 NSAID 药物中，水杨酸盐的独特之处在于，在高浓度时，其可以促进脂氧素形成以抑制中性粒细胞信号[122]。

糖皮质激素

糖皮质激素对中性粒细胞也有较强的作用，包括抑制中性粒细胞的吞噬活性和黏附功能。甾体类激素引起外周血中性粒细胞计数迅速增加的能力，称为去边缘化效应（demargination），这是由于黏附在血管壁上的中性粒细胞得到释放。此外，糖皮质激素可以抑制磷脂酶 A2、白三烯和前列腺素的产生。糖皮质激素还可以调节 COX-2 的表达，刺激膜联蛋白 A1 的释放，后者抑制膜上的花生四烯酸的释放。糖皮质激素对其他细胞的作用可抑制炎症部位的细胞因子，并可能因此降低中性粒细胞的反应。

缓解病情抗风湿药

一些缓解病情抗风湿药对中性粒细胞的作用已经得到了深入研究。在类风湿关节炎中广泛使用的甲氨蝶呤对中性粒细胞没有直接作用，但能产生间接效应，其很可能是通过刺激周围的细胞释放腺苷酸而实现。有研究表明，甲氨蝶呤诱导的腺苷酸释放可以抑制吞噬作用、超氧阴离子生成和细胞黏附，而甲氨蝶呤治疗可以抑制中性粒细胞产生 LTB4 的能力[123]。柳氮磺吡啶已被证实可以抑制中性粒细胞趋化运动和脱颗粒，以及超氧阴离子生成，并降低 LTB$_4$ 产生，清除氧代谢产物[120]。

秋水仙碱

秋水仙碱作为治疗痛风和家族性地中海热的标准药物，可以抑制微管的形成，并对中性粒细胞有多种影响，包括通过减少选择素的表达而抑制细胞黏附[124]。有研究发现，秋水仙碱可以刺激中性粒细胞吡啉的表达。由于吡啉缺陷参与家族性地中海热的发病，这提示了一种既往未被认识的秋水仙碱治疗中性粒细胞性疾病的作用机制[125]。

生物制剂

随着阻断 IL-1β 或 TNF-α 作用的制剂进入临床，生物制剂治疗的时代已经来临。如前所述，IL-1b 或 TNF-α 都能直接影响中性粒细胞的功能，包括启动刺激诱导的中性粒细胞反应如超氧阴离子生成、软骨破坏、促进 IL-8 和 LTB$_4$ 等细胞因子的产生。然而，用离体实验对抗 TNF 治疗对中性粒细胞功能的影响进行研究，未发现显著的效果。用依那昔普（etanercept）或阿达木单抗（adalimumab）治疗的患者并未发现对中性粒细胞在离体实验中的反应有影响，包括趋化运动、吞噬功能、超氧阴离子的生成（尽管 CD69 的水平有所降低）[126-127]。抗 TNF 治疗后的类风湿关节炎患者关节积液中性粒细胞数量减少，更大的可能是由于炎性环境得到改变，而非对中性粒细胞的直接作用。与之相似的是，最近的研究显示，使用妥珠单抗阻断 IL-6 作用的疗法可以造成患者中性粒细胞减少，但对中性粒细胞功能并没有直接作用[128]。

结论

中性粒细胞利用多种复杂的作用机制进行免疫监视和免疫反应，包括趋化运动、细胞吞噬、酶促反应和氧化反应介导的防御作用。这些机制使中性粒细胞可以感知并消灭外源微生物，从而在早期中止感染进展，或在更特异的免疫反应激活之前限制感染的发展。这些作用为机体抵御感染提供了强有力的防御功能。但是，当中性粒细胞的调控发生异常时，以上机制也会成为炎症疾病或自身免疫病的基础，并易导致组织破坏。此外，中性粒细胞在联结固有免疫和适应性免疫中的重要作用也日益得到重视，因此，中性粒细胞不再仅仅被视为风湿性疾病的效应细胞，其参与疾病发病的作用也得到了揭示。

 本章的参考文献也可以在 ExpertConsult.com 上找到。

参考文献

1. Chen F, Wu W, Millman A, et al: Neutrophils prime a long-lived effector macrophage phenotype that mediates accelerated helminth expulsion. *Nat Immunol* 15(10):938–946, 2014.
2. Lord BI, Bronchud MH, Owens S, et al: The kinetics of human granulopoiesis following treatment with granulocyte colony-stimulating factor in vivo. *Proc Natl Acad Sci U S A* 86(23):9499–9503, 1989.
3. Weiss L: Transmural cellular passage in vascular sinuses of rat bone marrow. *Blood* 36(2):189–208, 1970.
4. Murray J, Barbara JA, Dunkley SA, et al: Regulation of neutrophil apoptosis by tumor necrosis factor-alpha: requirement for TNFR55 and TNFR75 for induction of apoptosis in vitro. *Blood* 90(7):2772–2783, 1997.
5. Tortorella C, et al: Spontaneous and Fas-induced apoptotic cell death in aged neutrophils. *J Clin Immunol* 18(5):321–329, 1998.
6. Martin C, Burdon PC, Bridger G, et al: Chemokines acting via CXCR2 and CXCR4 control the release of neutrophils from the bone marrow and their return following senescence. *Immunity* 19(4):583–593, 2003.
7. Borregaard N, Lollike K, Kjeldsen L, et al: Human neutrophil granules and secretory vesicles. *Eur J Haematol* 51(4):187–198, 1993.
8. Nauseef WM, McCormick S, Yi H: Roles of heme insertion and the mannose-6-phosphate receptor in processing of the human myeloid lysosomal enzyme, myeloperoxidase. *Blood* 80(10):2622–2633, 1992.
9. Owen CA, Campbell EJ: The cell biology of leukocyte-mediated proteolysis. *J Leukoc Biol* 65(2):137–150, 1999.
10. Belaaouaj A, Kim KS, Shapiro SD: Degradation of outer membrane protein A in *Escherichia coli* killing by neutrophil elastase. *Science* 289(5482):1185–1188, 2000.
11. Dewald B, Bretz U, Baggiolini M: Release of gelatinase from a novel secretory compartment of human neutrophils. *J Clin Invest* 70(3):518–525, 1982.
12. Borregaard N, Miller LJ, Springer TA: Chemoattractant-regulated mobilization of a novel intracellular compartment in human neutrophils. *Science* 237(4819):1204–1206, 1987.
13. Coeshott C, Ohnemus C, Pilyavskaya A, et al: Converting enzyme-independent release of tumor necrosis factor alpha and IL-1beta from a stimulated human monocytic cell line in the presence of activated neutrophils or purified proteinase 3. *Proc Natl Acad Sci U S A* 96(11):6261–6266, 1999.
14. Schonbeck U, Mach F, Libby P: Generation of biologically active IL-1 beta by matrix metalloproteinases: a novel caspase-1-independent pathway of IL-1 beta processing. *J Immunol* 161(7):3340–3346, 1998.
15. Van den Steen PE, Proost P, Wuyts A, et al: Neutrophil gelatinase B potentiates interleukin-8 tenfold by aminoterminal processing, whereas it degrades CTAP-III, PF-4, and GRO-alpha and leaves RANTES and MCP-2 intact. *Blood* 96(8):2673–2681, 2000.
16. Huynh ML, Fadok VA, Henson PM: Phosphatidylserine-dependent ingestion of apoptotic cells promotes TGF-beta1 secretion and the resolution of inflammation. *J Clin Invest* 109(1):41–50, 2002.
17. Bokoch GM: Chemoattractant signaling and leukocyte activation. *Blood* 86(5):1649–1660, 1995.
18. Pillinger MH, Feoktistov AS, Capodici C, et al: Mitogen-activated protein kinase in neutrophils and enucleate neutrophil cytoplasts: evidence for regulation of cell-cell adhesion. *J Biol Chem* 271(20):12049–12056, 1996.
19. Murdoch C, Finn A: Chemokine receptors and their role in inflammation and infectious diseases. *Blood* 95(10):3032–3043, 2000.
20. Theilgaard-Monch K, Porse BT, Borregaard N: Systems biology of neutrophil differentiation and immune response. *Curr Opin Immunol* 18(1):54–60, 2006.
21. Philips MR, Pillinger MH, Staud R, et al: Carboxyl methylation of Ras-related proteins during signal transduction in neutrophils. *Science* 259(5097):977–980, 1993.
22. Kawasaki M, Nakayama K, Wakatsuki S: Membrane recruitment of effector proteins by Arf and Rab GTPases. *Curr Opin Struct Biol* 15(6):681–689, 2005.
23. Morgan CP, Sengelov H, Whatmore J, et al: ADP-ribosylation-factor-regulated phospholipase D activity localizes to secretory vesicles and mobilizes to the plasma membrane following N-formylmethionyl-leucyl-phenylalanine stimulation of human neutrophils. *Biochem J* 325(Pt 3):581–585, 1997.
24. Amin AR, Attur M, Vyas P, et al: Expression of nitric oxide synthase in human peripheral blood mononuclear cells and neutrophils. *J Inflamm* 47(4):190–205, 1995.
25. Scher JU, Pillinger MH, Abramson SB: Nitric oxide synthases and osteoarthritis. *Curr Rheumatol Rep* 9(1):9–15, 2007.
26. Nauseef WM, Volpp BD, McCormick S, et al: Assembly of the neutrophil respiratory burst oxidase. Protein kinase C promotes cytoskeletal and membrane association of cytosolic oxidase components. *J Biol Chem* 266(9):5911–5917, 1991.
27. Capodici C, Pillinger MH, Han G, et al: Integrin-dependent homotypic adhesion of neutrophils. Arachidonic acid activates Raf-1/Mek/Erk via a 5-lipoxygenase-dependent pathway. *J Clin Invest* 102(1):165–175, 1998.
28. Capodici C, Hanft S, Feoktistov M, et al: Phosphatidylinositol 3-kinase mediates chemoattractant-stimulated, CD11b/CD18-dependent cell-cell adhesion of human neutrophils: evidence for an ERK-independent pathway. *J Immunol* 160(4):1901–1909, 1998.
29. Philips MR, Buyon JP, Winchester R, et al: Up-regulation of the iC3b receptor (CR3) is neither necessary nor sufficient to promote neutrophil aggregation. *J Clin Invest* 82(2):495–501, 1988.
30. Tang T, Rosenkrantz A, Assmann KJ, et al: A role for Mac-1 (CD11b/CD18) in immune complex-stimulated neutrophil function in vivo: Mac-1 deficiency abrogates sustained Fcgamma receptor-dependent neutrophil adhesion and complement dependent proteinuria in acute glomerulonephritis. *J Exp Med* 186(11):1853–1863, 1997.
31. Gautam N, Herwald H, Hedqvist P, et al: Signaling via beta(2) integrins triggers neutrophil-dependent alteration in endothelial barrier

function. *J Exp Med* 191(11):1829–1839, 2000.

32. Ding ZM, Babensee JE, Simon SI, et al: Relative contribution of LFA-1 and Mac-1 to neutrophil adhesion and migration. *J Immunol* 163(9):5029–5038, 1999.

33. Lefort CT, Ley K: Neutrophil arrest by LFA-1 activation. *Front Immunol* 3:157, 2012.

34. Feng D, Nagy JA, Pyne K, et al: Neutrophils emigrate from venules by a transendothelial cell pathway in response to FMLP. *J Exp Med* 187(6):903–915, 1998.

35. Dangerfield J, Larbi KY, Huang MT, et al: PECAM-1 (CD31) homophilic interaction up-regulates alpha6beta1 on transmigrated neutrophils in vivo and plays a functional role in the ability of alpha6 integrins to mediate leukocyte migration through the perivascular basement membrane. *J Exp Med* 196(9):1201–1211, 2002.

36. Weiss SJ: Tissue destruction by neutrophils. *N Engl J Med* 320(6):365–376, 1989.

37. Ozinsky A, Underhill DM, Fontenot JD, et al: The repertoire for pattern recognition of pathogens by the innate immune system is defined by cooperation between toll-like receptors. *Proc Natl Acad Sci U S A* 97(25):13766–13771, 2000.

38. Hayashi F, Means TK, Luster AD: Toll-like receptors stimulate human neutrophil function. *Blood* 102(7):2660–2669, 2003.

39. Caron E, Hall A: Identification of two distinct mechanisms of phagocytosis controlled by different Rho GTPases. *Science* 282(5394):1717–1721, 1998.

40. DeLeo FR, Quinn MT: Assembly of the phagocyte NADPH oxidase: molecular interaction of oxidase proteins. *J Leukoc Biol* 60(6):677–691, 1996.

41. Clark RA, Volpp BD, Leidal KG, et al: Two cytosolic components of the human neutrophil respiratory burst oxidase translocate to the plasma membrane during cell activation. *J Clin Invest* 85(3):714–721, 1990.

42. Philips MR, Feoktistov A, Pillinger MH, et al: Translocation of p21rac2 from cytosol to plasma membrane is neither necessary nor sufficient for neutrophil NADPH oxidase activity. *J Biol Chem* 270(19):11514–11521, 1995.

43. Matute JD, Arias AA, Dinauer MC, et al: p40phox: the last NADPH oxidase subunit. *Blood Cells Mol Dis* 35(2):291–302, 2005.

44. Reeves EP, Lu H, Jacobs HL, et al: Killing activity of neutrophils is mediated through activation of proteases by K+ flux. *Nature* 416(6878):291–297, 2002.

45. Brinkmann V, Reichard U, Goosmann C, et al: Neutrophil extracellular traps kill bacteria. *Science* 303(5663):1532–1535, 2004.

46. Brinkmann V, Zychlinsky A: Beneficial suicide: why neutrophils die to make NETs. *Nat Rev Microbiol* 5(8):577–582, 2007.

47. Li P, Li M, Lindberg MR, et al: PAD4 is essential for antibacterial innate immunity mediated by neutrophil extracellular traps. *J Exp Med* 207(9):1853–1862, 2010.

48. Papayannopoulos V, Metzler KD, Hakkim A, et al: Neutrophil elastase and myeloperoxidase regulate the formation of neutrophil extracellular traps. *J Cell Biol* 191(3):677–691, 2010.

49. Metzler KD, Fuchs TA, Nauseef WM, et al: Myeloperoxidase is required for neutrophil extracellular trap formation: implications for innate immunity. *Blood* 117(3):953–959, 2011.

50. Yipp BG, Kubes P: NETosis: how vital is it. *Blood* 122(16):2784–2794, 2013.

51. Fuchs TA, Abed U, Goosmann C, et al: Novel cell death program leads to neutrophil extracellular traps. *J Cell Biol* 176(2):231–241, 2007.

52. Akong-Moore K, Chow OA, von Köckritz-Blickwede M, et al: Influences of chloride and hypochlorite on neutrophil extracellular trap formation. *PLoS ONE* 7(8):e42984, 2012.

53. Johnson BL, 3rd, Goetzman HS, Prakash PS, et al: Mechanisms underlying mouse TNF-α stimulated neutrophil derived microparticle generation. *Biochem Biophys Res Commun* 437(4):591–596, 2013.

54. Watanabe J, Marathe GK, Neilsen PO, et al: Endotoxins stimulate neutrophil adhesion followed by synthesis and release of platelet-activating factor in microparticles. *J Biol Chem* 278(35):33161–33168, 2003.

55. Chironi G, Simon A, Hugel B, et al: Circulating leukocyte-derived microparticles predict subclinical atherosclerosis burden in asymptomatic subjects. *Arterioscler Thromb Vasc Biol* 26(12):2775–2780, 2006.

56. Nomura S, Ozaki Y, Ikeda Y: Function and role of microparticles in various clinical settings. *Thromb Res* 123(1):8–23, 2008.

57. Samuelsson B, Dahlen SE, Lindgren JA, et al: Leukotrienes and lipoxins: structures, biosynthesis, and biological effects. *Science* 237(4819):1171–1176, 1987.

58. Abramson SB, Leszczynska-Piziak J, Weissmann G: Arachidonic acid as a second messenger. Interactions with a GTP-binding protein of human neutrophils. *J Immunol* 147(1):231–236, 1991.

59. Hamberg M, Svensson J, Samuelsson B: Prostaglandin endoperoxides. A new concept concerning the mode of action and release of prostaglandins. *Proc Natl Acad Sci U S A* 71(10):3824–3828, 1974.

60. Pillinger MH, Phillips MR, Feoktistov A, et al: Crosstalk in signal transduction via EP receptors: prostaglandin E1 inhibits chemoattractant-induced mitogen-activated protein kinase activity in human neutrophils. *Adv Prostaglandin Thromboxane Leukot Res* 23:311–316, 1995.

61. Li L, Huang L, Vergis AL, et al: IL-17 produced by neutrophils regulates IFN-gamma-mediated neutrophil migration in mouse kidney ischemia-reperfusion injury. *J Clin Invest* 120(1):331–342, 2010.

62. Scapini P, Lapinet-Vera JA, Gasperini S, et al: The neutrophil as a cellular source of chemokines. *Immunol Rev* 177:195–203, 2000.

63. Theilgaard-Monch K, Jacobsen LC, Borup R, et al: The transcriptional program of terminal granulocytic differentiation. *Blood* 105(4):1785–1796, 2005.

64. Scapini P, Carletto A, Nardelli B, et al: Proinflammatory mediators elicit secretion of the intracellular B-lymphocyte stimulator pool (BLyS) that is stored in activated neutrophils: implications for inflammatory diseases. *Blood* 105(2):830–837, 2005.

65. Cassatella MA: On the production of TNF-related apoptosis-inducing ligand (TRAIL/Apo-2L) by human neutrophils. *J Leukoc Biol* 79(6):1140–1149, 2006.

66. Reibman J, Meixler S, Lee TC, et al: Transforming growth factor beta 1, a potent chemoattractant for human neutrophils, bypasses classic signal-transduction pathways. *Proc Natl Acad Sci U S A* 88(15):6805–6809, 1991.

67. Shen L, Smith JM, Shen Z, et al: Inhibition of human neutrophil degranulation by transforming growth factor-beta1. *Clin Exp Immunol* 149(1):155–161, 2007.

68. Joseph JE, Harrison P, Mackie IJ, et al: Increased circulating platelet-leucocyte complexes and platelet activation in patients with antiphospholipid syndrome, systemic lupus erythematosus and rheumatoid arthritis. *Br J Haematol* 115(2):451–459, 2001.

69. Kleiman NS: Platelets, the cardiologist, and coronary artery disease: moving beyond aggregation. *J Am Coll Cardiol* 43(11):1989–1991, 2004.

70. Lindmark E, Tenno T, Siegbahn A: Role of platelet P-selectin and CD40 ligand in the induction of monocytic tissue factor expression. *Arterioscler Thromb Vasc Biol* 20(10):2322–2328, 2000.

71. Massberg S, Grahl L, von Bruehl ML, et al: Reciprocal coupling of coagulation and innate immunity via neutrophil serine proteases. *Nat Med* 16(8):887–896, 2010.

72. von Brühl ML, Stark K, Steinhart A, et al: Monocytes, neutrophils, and platelets cooperate to initiate and propagate venous thrombosis in mice in vivo. *J Exp Med* 209(4):819–835, 2012.

73. Arita M, Bianchini F, Aliberti J, et al: Stereochemical assignment, antiinflammatory properties, and receptor for the omega-3 lipid mediator resolvin E1. *J Exp Med* 201(5):713–722, 2005.

74. Arita M, Ohira T, Sun YP, et al: Resolvin E1 selectively interacts with leukotriene B4 receptor BLT1 and ChemR23 to regulate inflammation. *J Immunol* 178(6):3912–3917, 2007.

75. Serhan CN, Chiang N, Van Dyke TE: Resolving inflammation: dual anti-inflammatory and pro-resolution lipid mediators. *Nat Rev Immunol* 8(5):349–361, 2008.

76. Serhan CN, Yang R, Martinod K, et al: Maresins: novel macrophage mediators with potent antiinflammatory and proresolving actions. *J Exp Med* 206(1):15–23, 2009.

77. Scher JU, Pillinger MH: 15d-PGJ2: the anti-inflammatory prostaglandin? *Clin Immunol* 114(2):100–109, 2005.

78. Chiang N, Arita M, Serhan CN: Anti-inflammatory circuitry: lipoxin, aspirin-triggered lipoxins and their receptor ALX. *Prostaglandins Leukot Essent Fatty Acids* 73(3–4):163–177, 2005.

79. Serhan CN: Lipoxins and aspirin-triggered 15-epi-lipoxins are the first lipid mediators of endogenous anti-inflammation and resolution. *Prostaglandins Leukot Essent Fatty Acids* 73(3–4):141–162, 2005.

80. Freire-de-Lima CG, Xiao YQ, Gardai SJ, et al: Apoptotic cells, through transforming growth factor-beta, coordinately induce anti-

inflammatory and suppress pro-inflammatory eicosanoid and NO synthesis in murine macrophages. *J Biol Chem* 281(50):38376–38384, 2006.

81. Papayianni A, Serhan CN, Phillips ML, et al: Transcellular biosynthesis of lipoxin A4 during adhesion of platelets and neutrophils in experimental immune complex glomerulonephritis. *Kidney Int* 47(5):1295–1302, 1995.

82. Perretti M, D'Acquisto F: Annexin A1 and glucocorticoids as effectors of the resolution of inflammation. *Nat Rev Immunol* 9(1):62–70, 2009.

83. Cash JL, Hart R, Russ A, et al: Synthetic chemerin-derived peptides suppress inflammation through ChemR23. *J Exp Med* 205(4):767–775, 2008.

84. McColl SR, Paquin R, Menard C, et al: Human neutrophils produce high levels of the interleukin 1 receptor antagonist in response to granulocyte/macrophage colony-stimulating factor and tumor necrosis factor alpha. *J Exp Med* 176(2):593–598, 1992.

85. McQuibban GA, Gong JH, Tam EM, et al: Inflammation dampened by gelatinase A cleavage of monocyte chemoattractant protein-3. *Science* 289(5482):1202–1206, 2000.

86. Bournazou I, Pound JD, Duffin R, et al: Apoptotic human cells inhibit migration of granulocytes via release of lactoferrin. *J Clin Invest* 119(1):20–32, 2009.

87. Stark MA, Huo Y, Burcin TL, et al: Phagocytosis of apoptotic neutrophils regulates granulopoiesis via IL-23 and IL-17. *Immunity* 22(3):285–294, 2005.

88. Ariel A, Fredman G, Sun YP, et al: Apoptotic neutrophils and T cells sequester chemokines during immune response resolution through modulation of CCR5 expression. *Nat Immunol* 7(11):1209–1216, 2006.

89. Skokowa J, Germeshausen M, Zeidler C, et al: Severe congenital neutropenia: inheritance and pathophysiology. *Curr Opin Hematol* 14(1):22–28, 2007.

90. Germeshausen M, Zeidler C, Stuhrmann N, et al: Digenic mutations in severe congenital neutropenia. *Haematologica* 95(7):1207–1210, 2010.

91. Rosenberg PS, Zeidler C, Bolyard AA, et al: Stable long-term risk of leukaemia in patients with severe congenital neutropenia maintained on G-CSF therapy. *Br J Haematol* 150(2):196–199, 2010.

92. Horwitz MS, Duan Z, Korkmaz B, et al: Neutrophil elastase in cyclic and severe congenital neutropenia. *Blood* 109(5):1817–1824, 2007.

93. Zeidler C, Germeshausen M, Klein C, et al: Clinical implications of ELA2-, HAX1-, and G-CSF-receptor (CSF3R) mutations in severe congenital neutropenia. *Br J Haematol* 144(4):459–467, 2009.

94. Anderson DC, Springer TA: Leukocyte adhesion deficiency: an inherited defect in the Mac-1, LFA-1, and p150,95 glycoproteins. *Annu Rev Med* 38:175–194, 1987.

95. Etzioni A, Frydman M, Pollack S, et al: Brief report: recurrent severe infections caused by a novel leukocyte adhesion deficiency. *N Engl J Med* 327(25):1789–1792, 1992.

96. McDowall A, Inwald D, Leitinger B, et al: A novel form of integrin dysfunction involving beta1, beta2, and beta3 integrins. *J Clin Invest* 111(1):51–60, 2003.

97. Barbosa MD, Nguyen QA, Tchernev VT, et al: Identification of the homologous beige and Chediak-Higashi syndrome genes. *Nature* 382(6588):262–265, 1996.

98. Bohn G, Allroth A, Brandes G, et al: A novel human primary immunodeficiency syndrome caused by deficiency of the endosomal adaptor protein p14. *Nat Med* 13(1):38–45, 2007.

99. van den Berg JM, van Koppen E, Ahlin A, et al: Chronic granulomatous disease: the European experience. *PLoS ONE* 4(4):e5234, 2009.

100. Matute JD, Arias AA, Wright NA, et al: A new genetic subgroup of chronic granulomatous disease with autosomal recessive mutations in p40 phox and selective defects in neutrophil NADPH oxidase activity. *Blood* 114(15):3309–3315, 2009.

101. Stein S, Ott MG, Schultz-Strasser S, et al: Genomic instability and myelodysplasia with monosomy 7 consequent to EVI1 activation after gene therapy for chronic granulomatous disease. *Nat Med* 16(2):198–204, 2010.

102. Ku CL, von Bernuth H, Picard C, et al: Selective predisposition to bacterial infections in IRAK-4-deficient children: IRAK-4-dependent TLRs are otherwise redundant in protective immunity. *J Exp Med* 204(10):2407–2422, 2007.

103. von Bernuth H, Picard C, Jin Z, et al: Pyogenic bacterial infections in humans with MyD88 deficiency. *Science* 321(5889):691–696, 2008.

104. Salmon JE, Millard S, Schacter LA, et al: Fc gamma RIIA alleles are heritable risk factors for lupus nephritis in African Americans. *J Clin Invest* 97(5):1348–1354, 1996.

105. Morgan AW, Barrett JH, Griffiths B, et al: Analysis of Fcgamma receptor haplotypes in rheumatoid arthritis: FCGR3A remains a major susceptibility gene at this locus, with an additional contribution from FCGR3B. *Arthritis Res Ther* 8(1):R5, 2006.

106. Mandel NS: The structural basis of crystal-induced membranolysis. *Arthritis Rheum* 19(Suppl 3):439–445, 1976.

107. Schauer C, Janko C, Munoz LE, et al: Aggregated neutrophil extracellular traps limit inflammation by degrading cytokines and chemokines. *Nat Med* 20(5):511–517, 2014.

108. Cross A, Bakstad D, Allen JC, et al: Neutrophil gene expression in rheumatoid arthritis. *Pathophysiology* 12(3):191–202, 2005.

109. Weissmann G, Spilberg I, Krakauer K: Arthritis induced in rabbits by lysates of granulocyte lysosomes. *Arthritis Rheum* 12(2):103–116, 1969.

110. Befus AD, Mowat C, Gilchrist M, et al: Neutrophil defensins induce histamine secretion from mast cells: mechanisms of action. *J Immunol* 163(2):947–953, 1999.

111. Chen M, Lam BK, Kanaoka Y, et al: Neutrophil-derived leukotriene B4 is required for inflammatory arthritis. *J Exp Med* 203(4):837–842, 2006.

112. Tsuboi N, Ernandez T, Li X, et al: Human neutrophil FcγRIIA regulation by C5aR promotes inflammatory arthritis in mice. *Arthritis Rheum* 63(2):467–478, 2011.

113. Villanueva E, Yalavarthi S, Berthier CC, et al: Netting neutrophils induce endothelial damage, infiltrate tissues, and expose immunostimulatory molecules in systemic lupus erythematosus. *J Immunol* 187(1):538–552, 2011.

114. Knight JS, Zhao W, Luo W, et al: Peptidylarginine deiminase inhibition is immunomodulatory and vasculoprotective in murine lupus. *J Clin Invest* 123(7):2981–2993, 2013.

115. Hakkim A, Fürnrohr BG, Amann K, et al: Impairment of neutrophil extracellular trap degradation is associated with lupus nephritis. *Proc Natl Acad Sci U S A* 107(21):9813–9818, 2010.

116. Leffler J, Martin M, Gullstrand B, et al: Neutrophil extracellular traps that are not degraded in systemic lupus erythematosus activate complement exacerbating the disease. *J Immunol* 188(7):3522–3531, 2012.

117. Garcia-Romo GS, Caielli S, Vega B, et al: Netting neutrophils are major inducers of type I IFN production in pediatric systemic lupus erythematosus. *Sci Transl Med* 3(73):73ra20, 2011.

118. Abramson SB, Dobro J, Eberle MA, et al: Acute reversible hypoxemia in systemic lupus erythematosus. *Ann Intern Med* 114(11):941–947, 1991.

119. Belmont HM, Buyon J, Giorno R, et al: Up-regulation of endothelial cell adhesion molecules characterizes disease activity in systemic lupus erythematosus. The Shwartzman phenomenon revisited. *Arthritis Rheum* 37(3):376–383, 1994.

120. Pillinger MH, Abramson SB: The neutrophil in rheumatoid arthritis. *Rheum Dis Clin North Am* 21(3):691–714, 1995.

第 12 章

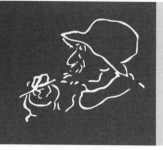

T 淋巴细胞

原著　Ralph C. Budd • Karen A. Fortner
许大康 译　粟占国 校

关键点

T 细胞（T cells）主要是在胸腺中发育完成的。在胸腺不能发育的患者中（例如完全 Digeorge 综合征），T 细胞会完全缺失，这也正说明了胸腺的重要性。

胸腺选择包括阳性选择和阴性选择阶段，在阳性选择阶段中的 T 细胞必须识别自身的 MHC 分子，而在阴性选择阶段中，表达对自身 MHC- 多肽复合物具有高亲和力的 T 细胞受体的胸腺细胞将通过细胞凋亡而被清除。

刚从胸腺中发育而成的 T 细胞是未被活化的初始 T 细胞，当这些细胞被活化后可以表达极低水平的大多数细胞因子。一旦这些细胞获得记忆性 T 细胞的表型（CD45RO+），它们将可以产生高水平的细胞因子。

初始 T 细胞在外周淋巴组织中可对自身 MHC 多肽反应并扩增产生相当数量的 T 细胞，这一过程需要 IL-7 和 IL-15 的参与。

Th1 和 Th17 细胞主要在如类风湿关节炎的炎性滑膜中聚集，而 Th2 细胞主要在如哮喘的过敏性变态反应部位聚集。

进化过程影响了免疫反应特定的构成，并促使其适应高度多样化的感染形式。在免疫系统中存在两种截然不同应对感染的策略。较原始的固有免疫反应（见第 17 章）通过有限的非多态性受体识别多种微生物的结构基序，包括脂糖和脂多肽。进化中形成新的适应性免疫反应（见第 18 章）则通过产生可以辨别微生物上的无数种受体发挥作用。固有免疫反应发生迅速，而适应性免疫反应虽慢但其作用对象范围更

广并且有免疫记忆效应。

T 淋巴细胞发育不断面临产生病原体特异性 T 细胞以抵抗感染而不引起对宿主的反应的困境。产生越来越多样化的抗原受体，以识别广泛的病原体，其代价是产生引起自身免疫病的自身反应性 T 细胞增加。因此，T 淋巴细胞在胸腺发育过程中经受严格的选择过程清除自身反应性 T 细胞（即外周耐受）。此外，T 细胞活化需要双信号，可防止不成熟的活化（即外周耐受）。最后，在外周中的稳态增殖的 T 细胞或感染引发的 T 细胞过度扩增可通过活化诱导的细胞凋亡而得到解决。没有任何其他器官能像淋巴细胞在免疫反应中那样具有如此活跃的细胞扩增与死亡现象。在任何一个步骤中，如果不能有效地将淋巴细胞去除就都会对机体造成严重后果。这个情况在人与小鼠身上都得到生动的体现，如自然产生的凋亡受体；如果 Fas（CD95）发生突变时会导致淋巴细胞的大量聚集以及自身免疫反应。第 28 章将更详细地讨论这些后果。

T 淋巴细胞的活化会产生多种对于抗感染至关重要的效应机制。杀伤性 T 细胞可以通过释放含有穿孔素和颗粒酶的颗粒来杀死受感染的细胞，这些颗粒分别在细胞膜上诱导孔并切割细胞底物，或者通过细胞凋亡受体（如 Fas 或 TNF-α 受体）的配体来杀死被感染的细胞。T 细胞分泌的细胞因子，如 IFN-γ，能够抑制病毒的复制，其他的一些细胞因子如 IL-4、IL-5 和 IL-21 对于 B 细胞的适度生长和免疫球蛋白的产生都至关重要 [1]。然而，如果这种机制调控异常也可造成对宿主组织的损伤并引发自身免疫反应，如关节炎的滑膜、1 型糖尿病的胰岛细胞、多发性硬化症的中枢神经系统等。但这些疾病组织损伤并不一定是 T 细胞识别的直接结果。T 细胞可能在其他位置被

激活，然后迁移到组织而将附近的无关细胞损伤。T 细胞还可通过改变 B 细胞的反应来促使机体自身免疫状态的产生。

T 细胞发育

T 细胞发育必须经过两个严格的关键环节。首先，T 细胞必须成功地重排 T 细胞受体（T cell antigen receptor，TCR）两条链的基因；其次，T 细胞必须通过胸腺选择以除掉自身反应性 T 细胞（T 细胞发育的阴性选择）。这个过程最小化自身反应性 T 细胞的逃逸进入外周的可能性被称为中枢耐受。

TCR 通常是由一条分子量为 48 ~ 54 kD 的 α 链和 37 ~ 42 kD 的 β 链组成的一个 80 ~ 90 kD 的聚合体。在 2% ~ 3% 的外周 T 细胞上表达另一种由 γ 和 σ 链组成的 TCR（将在后文讨论）。TCR 由一个细胞外配体结合区和细胞内短肽链组成，单独的 TCR 不能进行信号转导，它以非共价键的形式最多与五个 CD3 复合体的不可变链结合，从而通过免疫受体酪氨酸活化基序（immunoreceptor tyrosine activation motifs，ITAMs）实现细胞内的信号传导（见后续论述）。TCR 基因的结构与 B 细胞中免疫球蛋白基因的结构很相似（见第 13 章相关细节）。在这两种情况下，它们可利用人类仅有的三万个基因来编码大约一千万种不同特异性的 T 细胞和 B 细胞。为了使这种多样性更有效，基因重排（gene rearrangement）与剪接的过程利用了已存在的类似促使基因置换的机制。TCR 基因的 β 和 σ 链包括 4 个片段，它们是 V 区（可变区）、D 区（多样性区）、J 区（铰链区）以及 C 区（恒定区）。α 链和 γ 链相似，但是没有 J 部分。每一个片段都包含若干家族成员（50 ~ 100 个 V，15 个 D，6 ~ 60 个 J，1 ~ 2 个 C）。TCR 基因重排是一个按顺序进行的过程，D 片段结合到邻近 J 片段的区域，然后又结合到 V 片段。在转录以后，VDJ 序列结合到 C 片段产生成熟的 TCR mRNA。理论上，TCR 区域一个单链的随机重排能产生至少 $50V \times 15D \times 6J \times 2C$ 种组合，也就是大约 9000 种组合。在必须位于框架内才有功能的每个结合位置，还要加入额外的没有被基因组编码的核苷酸（所谓的 N- 区核苷酸），这就进一步增加了基因重排的多样性。来自两个 TCR 链的组合，加上 N 区多样性，产生至少 10^8 个理论上可能的组合。切割、重新排

列和剪接由特定的酶指导。这些过程中的基因突变会导致淋巴细胞的发育障碍。例如，编码受体基因重排所需的 DNA 依赖的蛋白激酶的基因突变会导致严重的联合免疫缺陷综合征（severe combined immunodeficiency，SCID）。

由于 T 细胞的发育中每一条染色体有两个拷贝，TCR 两条链中的每一条都有两个成功重排的机会。一旦进行成功的重排，在另一个或同一条染色体上进一步的 β 链重排会被抑制，这个过程叫作等位排斥。这就限制了单个 T 细胞上 TCR 双表达的机会。高比例的 T 细胞存在两条 β 链的基因重排说明这个复杂过程并不十分有效。而后在胸腺发育过程中以类似方式发生 α 链重排，但在这过程中没有明显的等位排斥，这会导致单一 T 细胞 TCR 的双表达。

T 细胞的发育发生于由胸腺上皮基质细胞提供的微环境中。胸腺基质是由胚胎的外胚层和内胚层组成的，然后造血细胞在此产生树突状细胞、巨噬细胞和发育中的 T 细胞。造血细胞和上皮细胞成分相结合形成组织学上明显不同的区域：包含不成熟胸腺细胞的皮质区和包括成熟胸腺细胞的髓质区（图 12-1A）。每天至少有 50 ~ 100 个骨髓来源的干细胞进入到胸腺。

胸腺细胞的发育阶段可以根据编码 TCR α 和 β 链的两个基因的重排与表达以及 CD4 和 CD8 的表达来定义，这是一个有序的过程：$CD4^- CD8^- \rightarrow CD4^+ CD8^+ \rightarrow CD4^+ CD8^-$ 或 $CD4^- CD8^+$（图 12-1B）。CD4 和 CD8 分别代表成熟的辅助性 T 细胞和杀伤性 T 细胞。

$CD4^- CD8^-$ 胸腺细胞根据是否表达 CD25（高亲和力 IL-2 受体 α 链）和 CD44（透明质酸受体）可以进一步划分。这一阶段的发育是沿着以下顺序进行：$CD25^- CD44^+ \rightarrow CD25^+ CD44^+ \rightarrow CD25^+ CD44^- \rightarrow CD25^- CD44^-$。这些亚群是和胸腺细胞的不同阶段相对应的。$CD25^- CD44^+$ 低表达 CD4，它们的 TCR 基因正处于胚系重组阶段。这些细胞下调 CD4 并上调 CD25 以产生 $CD25^+ CD44^+$，这种细胞表达表面 CD2 和低水平的 CD3ε。细胞在下一个阶段（$CD25^+ CD44^-$）有一个短暂、快速的扩增，随后重组活化酶 RAG-1 和 RAG-2 上调，并伴随着 TCR β 链基因的重排。有一小亚群的 T 细胞重排并表达被称为 γ 和 δ 的 TCR 的第二对基因。多产的 TCRβ 链的重排导致 RAG 下调以第二次快速扩增，并失去 CD25，然后

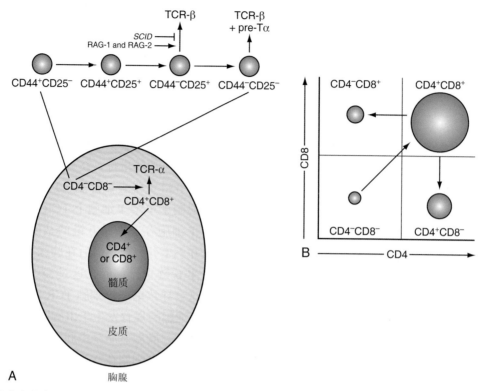

图 12-1 胸腺细胞发育的序列。**A**，最早的胸腺细胞前体缺乏 CD4 和 CD8（CD4⁻CD8⁻）的表达。这些可以基于 CD44 和 CD25 的顺序表达进一步分为四个亚群。在 T 细胞抗原的 CD44⁻CD25⁺ 阶段受体（TCR）β 链重排。SCID 突变或重排酶 RAG-1 和 RAG-2 的缺陷导致无法重排 β 链和成熟停滞在这个阶段。成功重排 β 链的胸腺细胞表达它与替代 α 链相关，称为前 Tα。伴随着增殖性爆发，发育可以进展到 TCRα 链的皮质中的 CD4⁺CD8⁺ 阶段重排并与 β 链配对，以表达成熟的 TCR 复合物。然后这些细胞进行胸腺阳性和阴性选择（图 3B）。成功完成这一严格的选择过程会在髓质中产生成熟的 CD4⁺ 或 CD8⁺ T 细胞，最终移植到外周淋巴部位。**B**，示意性双色流式细胞仪显示由 CD4 和 CD8 表达定义的胸腺细胞亚群的相对比例

产生 CD25⁻CD44⁻ 胸腺细胞。

没有 α 链，TCR 的 β 链就不能够稳定地表达。在 TCR 的 α 链没有进行重排前，TCR 前 α 链作为替代以双硫键与 β 链相连。当与 CD3 复合物的成分相连接后，就会在表面低表达 TCR 前体，并进入下一发展阶段。如果不能成功地进行 TCRβ 链重排，从 CD25⁺CD44⁻ 到 CD25⁻CD44⁻ 的发育会停滞。在 RAG 缺陷小鼠和 SCID 的小鼠和患者中都会见到这一现象[2]。

T 细胞的早期发育需要一些转录因子、受体和信号分子（图 12-2）。IKAROS 基因编码淋巴源性细胞的发育所需要的转录因子家族。Notch-1 是一个调节细胞命运的分子，在 T 细胞谱系发育的最早阶段也是必需的[3]。包括 IL-7 在内的细胞因子促进早期胸腺细胞生存与扩增。在下列相关基因的缺陷小鼠中，IL-7，它的受体成分 IL-7Rα 或 γc，或细胞因子受体

相关的信号分子 JAK-3，胸腺细胞的发育被抑制在 CD25⁻CD44⁺ 阶段。人类 γc 或 JAK-3 的突变最常见的是导致 SCID[4]。CD25⁺CD44⁻ 到 CD25⁻CD44⁻ 的转化需要前 -TCR 信号。因此，失去信号的成分，包括 Lck、SLP-76 和 LAT-1，会导致 T 细胞的发育在这一阶段阻断。CD4⁺CD8⁺ 的分化也需要 TCR 信号。ZAP-70 缺陷的患者（见后续）在胸腺和外周有 CD4⁺ T 细胞，但没有 CD8⁺ T 细胞[5]。

CD25⁻CD44⁻ 细胞上调 CD4 和 CD8 的表达转变为 CD4⁺CD8⁺。正像 CD4⁺CD8⁺ 胸腺细胞一样，TCR 的 α 链也可以发生重排。与 β 链不同，α 链的等位排斥不明显。α 链的重排可以在两条染色体上同时发生，如果一个重排成功，则另一个 Vα 片段的重复重排仍是可能的。有报道指在约 30% 的成熟 T 细胞上存在 TCR 的双表达，也就是同一 T 细胞表达不同的 α 链并与相同的 β 链配对[6]。但是在大多数情况下，阳性

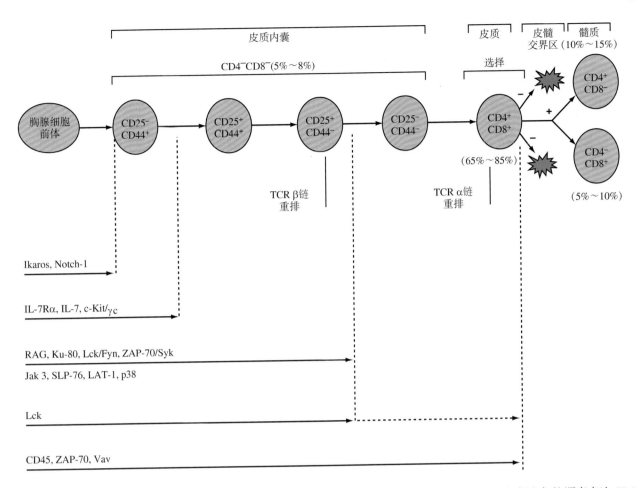

图 12-2 αβ T 细胞在胸腺的发育顺序。最早期的胸腺细胞前体不表达 CD4 和 CD8（CD4⁻ CD8⁻）。根据它们按顺序表达 CD44 和 CD25 的不同，可把这些细胞分为 4 个亚群。在 CD25⁺ CD44⁻ 阶段，T 细胞受体（TCR）β 链重排并与一个成为 Pre-Tα 的 α 链的替代物相连。伴随着增殖爆发，胸腺细胞进入到 CD4⁺ CD8⁺ 阶段，重排 TCR α 链并表达成熟的 TCR 复合物。那些通过严格选择过程的胸腺细胞分化成为成熟的 CD4⁺ 或 CD8⁺ T 细胞。图中还显示了胸腺细胞发育的特定阶段涉及的多种信号转导分子

选择过程中，在 Lck 和 Cbl 通过泛素化、内吞作用来下调 TCR 的双 α 链之一。

虽然免疫球蛋白和 TCR 的结构非常相似，但它们识别完全不同的抗原。免疫球蛋白识别完整的可溶性或者结合于膜表面的游离抗原，并且经常对抗原的四级结构敏感。TCRαβ 识别 MHC Ⅰ 类或 Ⅱ 类复合物凹槽中抗原肽的线性片段（图 12-3A）。胸腺选择塑造了新的 TCRs 库，他们能够识别自身 MHC 分子凹槽中的多肽，以保证与 T 细胞反应的自身 MHC 限制性。在第 18、19 和 21 章中有对 MHC 结构详细的描述。在 MHC 凹槽上有结合位点，它们可以与 MHC Ⅰ 类分子中的抗原肽的 7 ~ 9 个氨基酸结合或与 MHC Ⅱ 类分子中抗原肽的 9 ~ 15 个氨基酸结合。其结果根据特定 MHC 分子的差异而不同，有些氨基酸可以与 MHC 凹槽紧密接触，有些与 TCR 接触。

由结晶结构所揭示的 TCR 与抗原肽 -MHC 之间的接触是非常平坦的，而不是人们想象的锁与钥匙的结构 [7]。TCR 轴偏离 MHC Ⅰ 类分子长轴大约 30°，在 MHC Ⅱ 类分子中这个倾斜度要稍大一些。TCR 对抗原 / MHC 的亲和力在微摩尔范围内，其比许多抗体 - 抗原具有更低的亲和力，并且比很多酶 - 底物的亲和力要小数十倍。这一发现导致使人们意识到 TCR 与抗原 / MHC 的相互作用是短暂的，并且 T 细胞的成功激活需要多次相互作用，从而产生累积信号。

一旦 T 细胞进行成功的 TCR 基因重排，成功表达 TCR 并与 CD3 形成复合物，将会遇到 T 细胞发育中的第二个障碍：胸腺选择。选择分为两个阶段：阳

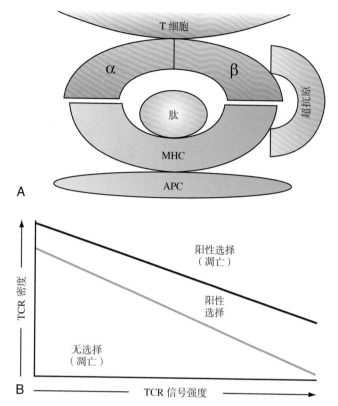

A

B

图 12-3 T 细胞抗原受体 (TCR) 与主要组织相容性抗原复合物 (MHC) - 多肽复合体的相互作用。**A**, 在 TCR 的 α 链和 β 链可变区的多种形态的残基与抗原呈递细胞上 MHC 分子的表位接触同肽类片段结合 MHC 凹槽一样。**B**, 图示在胸腺发育过程中, 那些有很低的信号强度 (无效选择) 或很高的信号强度 (阴性选择) 的 TCR 会导致凋亡。只有那些既能够与 MHC 多肽结合, 又能表达适当的信号强度的 TCR 能够通过阳性选择

性选择和阴性选择, 选择的结果在很大程度上依赖于 TCR 对上皮细胞和树突状细胞表达的自身 MHC 多肽的信号强度。TCR 信号太弱 (未被选择而死亡) 或过强 (阴性选择) 会导致细胞凋亡而被去除, 只有中等信号强度会幸免于阳性选择而存活下来 (图 12-3B)。在 CD4$^+$CD8$^+$ 阶段成功地进行阳性选择是与上调表面 TCR、活化表面标志 CD5 和 CD69 以及生存因子 Bcl-2 相一致的。带有识别 MHC I 类分子 TCR 的 T 细胞表达 CD8 并下调 CD4, 然后变为 CD4$^-$CD8$^+$T 细胞。表达能识别 MHC II 类分子的 TCR 的 T 细胞变为 CD4$^+$CD8$^-$ T 细胞。

关于胸腺选择的一个谜团是这些为数众多的自身蛋白是如何促使胸腺细胞发育, 从而使得自身反应性胸腺细胞经过阴性选择被成功清除。尤其是那些组织抗原或发育限制性表达的抗原。自身免疫调控子

(autoimmune regulator, *AIRE*) 基因的发现揭开了这一谜团。AIRE 是胸腺髓质上皮表达的一种转录因子, 它可诱导一系列器官特异性基因的转录, 如与发育胸腺细胞不相关的胰岛等[8]。在胸腺内有效地产生自身转录组决定哪些自身反应性 T 细胞被清除。AIRE 基因敲除小鼠和带有 *AIRE* 基因突变的自身免疫性多内分泌腺病综合征 (autoimmune polyendocrinopathy-candidiasis-ectodermal dystrophy, APECED) 患者可表现出多种自身免疫症状[9]。

很多种与 TCR 相互作用的信号分子对于胸腺选择是重要的。Lck、Ras ∏ Raf-1 ∏ MEK1 ∏ ERK 激酶级联、ZAP-70 激酶、CD45 磷酸化酶以及钙调磷酸酶 (calcineurin) 都与阳性选择有关。在这之中, Ras ∏ ERK 通路尤为重要, 因为这些分子主导显性负性突变可以干扰阳性选择。与之相反, 一个叫作 GRP1 的 RAS 活化因子帮助表达有微弱选择信号的胸腺细胞阳性选择。在 TCR 信号章节将会讨论更多细节。与之相反, 虽然某些分子可以促进阴性选择 (如 MAP 激酶 JNK 和 p38), 但这些分子很少会导致胸腺细胞的缺失。很少的几个例外包括 CD40、CD40L、CD30 和凋亡前分子 Bcl-2 家族基因 Bim, 在缺失这些分子的小鼠上可以观察到至少有一些有自身反应性 TCR 的胸腺细胞得以存活[10]。

经过 TCR 基因重排和胸腺选择这两个过程后, 只有不到 3% 的胸腺细胞得以存活。在胸腺细胞发育过程中高比例的细胞死亡反映了这一点。通过检测反映细胞凋亡最明显的标志的 DNA 降解可以展现这一现象 (图 12-4)。生存下来的细胞成为 CD4$^+$ 辅助性 T 细胞或 CD8$^+$ 杀伤性 T 细胞, 然后这些细胞在髓质区生长 12 ~ 14 天后进入到外周。决定 T 细胞向 CD4$^+$ 或 CD8$^+$T 细胞分化涉及进一步的发育信号, 如 Notch-1, 发育到 CD8$^+$T 细胞而不是 CD4$^+$ T 细胞需要 Notch-1 信号, 这种情况与 CD4$^+$T 细胞的发育需要较长时间 TCR 相互作用的观察相似, 而较短的 TCR 参与有利于 CD8$^+$ T 细胞的发育[11]。

人类 T 细胞的异常发育

T 细胞发育的过程中有大量与发育相关的因素, 因此, 有很多因素可以引起人类 T 细胞免疫缺陷[12]。胸腺基质细胞对于胸腺细胞个体发育的影响可以在 DiGeorge 综合征中看得更清楚, 该类疾病患者咽囊

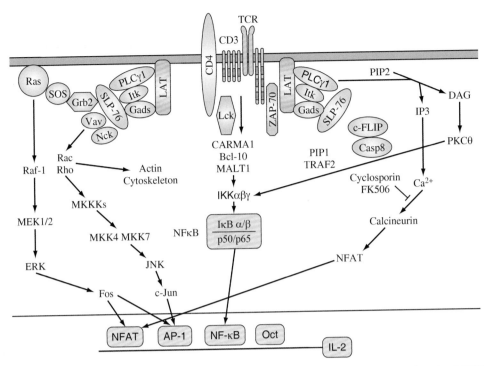

图 12-4 T 细胞受体（TCR）信号通路。图示由 TCR 活化的主要信号通路以及在白细胞介素 -2（IL-2）基因调节区域相互作用。详见正文

的发育受到干扰，原始胸腺无法形成。这会导致正常 T 细胞发育失败。轻度的 T 细胞发育缺陷与 MHC Ⅰ 类和（或）Ⅱ类分子不能正常表达有关（极少淋巴细胞综合征）；这些缺陷与引发成熟 CD8⁺ 和 CD4⁺ T 细胞的阳性选择直接相关。

代谢异常可更直接地影响胸腺细胞。功能正常的腺苷脱氨酶和嘌呤腺苷磷酸化酶缺失将导致对 T 淋巴细胞和 B 淋巴细胞发育有毒的代谢副产物蓄积，这最终会导致 SCID。

外围迁移和 T 细胞的自体增殖

初始 T 细胞向外周淋巴器官迁移或浸润到其他组织需要一系列细胞黏附分子的调节。T 细胞再循环对于宿主监视十分必要，这个过程被一系列特殊的归巢受体分子精细调节。从循环进入到组织是通过血管中扁平的内皮细胞或高内皮毛细血管后微静脉（HEV）来完成的。这个过程可分为 3 个部分：滚动、黏附和迁移[13]。由初始 T 细胞表达的 L- 选择素可以通过选择素部位与表达于内皮细胞，特别是高内皮毛细血管后微静脉的 GlyCAM-1 和 CD34 上的碳水化

合物部分结合（共称为外周淋巴结定位）。CD62L 与其配体微弱的结合会对血管壁有微弱的黏附作用，这个作用于血流的力量相加导致 T 细胞在内皮细胞上面滚动。增加的细胞接触有助于淋巴细胞上其他黏附分子，如整合素白细胞功能相关抗原 -1（LFA-1；CD11a/CD18），与其配体间黏附分子 1（ICAM-1；CD54）和 2（ICAM-2；CD102）的相互作用。这些相互作用会导致滚动的停滞和牢固连接。向组织中细胞外基质迁移可能涉及额外的淋巴细胞表面分子，比如透明质酸受体（CD44）或 α4β7 整合素（CD49d/β7）与黏膜细胞黏附分子 1（MAdCAM-1）结合在 Peyer's 皮氏小结的内皮细胞或其他内皮细胞上。

趋化因子对淋巴细胞归巢也发挥作用。趋化因子在结构和功能上与对硫酸肝素糖蛋白有亲和力的蛋白质有关，它们可促进多种细胞的迁移[14]。RANTES、MIP-1α、MIP-1β、MCP-1 和 IL-8 等趋化因子是由内皮细胞、活化的 T 细胞和单核细胞等多种细胞产生的，它们存在于诸如类风湿关节炎滑膜的炎症部位（见第 69 章）。

一旦进入外周淋巴组织淋巴结和脾后，成熟 T 淋巴细胞在自身 MHC 多肽以及 IL-7、IL-15 存

在的情况下会进行低水平的转变，称为自稳增殖（homestatic proliferation）[15]。这种低水平的转换用于稳定外周 T 细胞的数量，在放化疗引起的淋巴细胞减少情况下这一过程会被加速[16]。因为自稳增殖是由自身 MHC 多肽引起的，这一进程的加速可引起自身免疫综合征。与该过程相关的标准自身免疫病模型之一就是在第 3 天进行胸腺切除导致的淋巴细胞减少症[17]。研究自稳增殖在这种症状中可能的作用是非常有用的。非肥胖型糖尿病小鼠会发生慢性淋巴细胞减少症进而促进糖尿病[18]，在类风湿关节炎中也发现有扩大的自稳增殖[19]。

T 细胞的活化

T 细胞活化引发细胞内级联信号转导，这又激活转录因子并引起新的基因转录。依据细胞发育的阶段，这将最终导致细胞增殖、效应功能或死亡。为避免不成熟或过度的活化，T 细胞激活需要两个独立的信号。信号 1 是抗原特异的信号，它是由 MHC- 抗原肽复合物与 TCR 结合提供的信号。信号 2 是由细胞因子介导的或者由共刺激分子的结合产生的，这些共刺激分子包括在抗原呈递细胞上的 B7-1（CD80）和 B7-2（CD86）。只有信号 1 而没有共刺激分子会造成 T 细胞无反应或无能，这一现象被称为外周耐受的一个过程。

T 细胞受体与酪氨酸激酶

TCRαβ 和 γδ 有非常短的细胞质结构域，这些结构域不能进行信号转导。以非共价键与 TCR 相连的 CD3 是 TCR 耦合到细胞内的信号转导成分（图 12-4）。CD3 复合物包含多个成员，包括 CD3ε、CD3γ、CD3δ 以及 ξ、η 链，它们是同一个基因以不同剪切方式形成的，并与 CD3 在遗传上没有关联。虽然 TCR 的量化功能还没有完全界定，但现有的数据表明，每个 TCR 异质双体是与三个双体相关的：CD3εγ、CD3εδ 和 ξξ 或 ξ。CD3ε、γ 和 δ 有免疫球蛋白样细胞外结构域、一个跨膜区和一个中等程度的细胞质结构域，在这个区域 ξ 包含在胞质内的长尾。ξ 的跨膜结构域和 CD3 链包含负电荷的残基，它们与 TCR 跨膜结构域上的正电荷氨基酸相互作用。

TCR 复合物中没有一种蛋白质具有内在功能酶

活性。相反，细胞质结构域不变的 CD3 链含有保守的激活域，可将 TCR 偶联到细胞内所需的信号分子。这些免疫受体酪氨酸活化基序（ITAMS）包含成对酪氨酸（Y）和亮氨酸（L）的最小功能序列：（D/E）XXYXXL（X）6-8YXXL。ITAMs 是细胞质酪氨酸蛋白激酶（PTKs）的底物，一旦磷酸化会募集额外的分子到 TCR 复合物[20]。每个 ξ 链包含 3 个 ITAMs，而每个 CD3ε、γ 和 δ 链也有一个 ITAM，所以，每个 TCR 复合体可以含有 10 个 ITAMs。

PTKs 的活化是在 TCR 激活后最早的信号转导事件之一。已知有 4 个家族的 PTKs 涉及 TCR 信号转导：Src、Csk、Tec 和 Syk。Src 家族成员 Lck 和 FynT 在 TCR 信号转导中起着中心作用并且只表达于淋巴细胞。Src PTKs 包含多个结构域：① N 端的豆蔻酰化或棕榈酰化位点，起着与浆膜连接的作用；② Src 同源结构域 3（SH3），与富含脯氨酸的序列连接；③ SH2 结构域与含有磷酸化酶的蛋白结合；④羧基端负调节位点。

它们的催化活性由激酶与磷酸化酶的平衡来调节。酪氨酸保守羧基端的磷酸化会抑制活性，通过磷酸化酶 CD45 去磷酸化对于 TCR 引发的信号转导至关重要。此外，在激酶结构域的其他酪氨酸自主磷酸化会加强催化活性。Lck 在结构与功能上与 CD4 和 CD8 相关。全部 Lck 分子中的 50% ~ 90% 与 CD4 相关，10% ~ 25% 与 CD8 相关。CD4 和 CD8 在抗原刺激期间与 TCR/CD3 复合物物理结合，这是因为它们与 MHC Ⅱ 类和 Ⅰ 类分子相互作用，因此通过将 Lck 募集到 TCR 复合物中来增强 TCR 介导的信号。Lck 磷酸化 CD3 链、TCR ζ、ZAP-70、磷脂酶 Cγ1（PLCγ1）、Vav 和 Shc。Fyn 与 TCRζ 和 CD3ε 相结合，虽然它们的底物还不是十分确定，但是缺乏 Fyn 的 T 细胞减弱了对于 TCR 信号的反应[21]。缺乏维生素 D 与多种自身免疫性疾病相关，TCR 活化后维生素 D 可强有力地上调 PLC-γ1，增强信号传导[22]。此外，Src PTKs 的 SH2 和 SH3 结构域可以分别介导含有磷酸酪氨酸和脯氨酸分子的联系。

对于 Csk 和 TecPTKs，人们知道得就更少了。Csk 通过磷酸化 Lck 和 Fyn 的酪氨酸羧基端来对 TCR 的信号转导发挥负性调节作用。这个负性调节作用的酪氨酸去磷酸化是通过跨膜的酪氨酸磷酸化酶 CD45 来介导的。CD45 的活性对于 TCR 信号转导是必需的，CD45 缺陷 T 细胞不能被 TCR 的刺激所活化。Tec 家族成员 Itk 优先表达于 T 细胞。Itk 缺陷小鼠的 T 细胞对于 TCR 的刺激只有减弱的反应。虽然近期的研究已经表明 Itk 是在增加细胞钙内流的信号通道上的一个重要成分，但 Itk 调节 TCR 信号转导的机制还不清楚。

CD3 复合物上的 ITAMs 的磷酸化调节点通过串联 SH2 结构域来募集 Syk 激酶家族成员 ZAP-70。ZAP-70 只表达于 T 细胞，是 TCR 信号转导所需要的。TCR 活化后，刺激 ZAP-70 磷酸化，激活 Lck 的酪氨酸 493[23]。功能丧失的亚型等位基因 ZAP-70 导致 TCR 信号转导减少并倾向于引起自身免疫现象，如类风湿因子产生[24]。

配体蛋白

TCR 刺激后在 ITAMs 和 PTKs 上的酪氨酸残基磷酸化会产生适配蛋白的结合部位。配体蛋白不含有已知的酶活性或转录活性，但是可以介导蛋白质 - 蛋白质的相互作用或蛋白质 - 脂的相互作用。它们的功能是把蛋白质带到它们的底物或调节因子附近，以及把螯合信号分子带到特定的亚细胞部位。根据所包含分子的不同，形成的蛋白复合物可以作为 TCR 信号转导的正性或负性调节因子。

连接邻近和远端 TCR 信号的至关重要的两个配体蛋白是 76 kD 的包含 SH2 结构域白细胞蛋白（SLP-76）和 T 细胞活化的连接蛋白（linker for activation of T cells，LAT）（图 12-4）。失去这些配体蛋白对于 T 细胞的发育有较大的影响。LAT 或 SLP-76 缺陷小鼠在 T 细胞发育到 CD4⁻ CD8⁻ CD25⁺ CD44⁺ 阶段时阻滞。LAT 总是定位于脂筏，在 ZAP-70 活化后，ZAP-70 将 LAT 的酪氨酸残基磷酸化。磷酸化后的 LAT 募集包含 SH2 结构域的蛋白质，包括 PLCγ1、磷酸肌醇 -3 激酶的 p85 亚单位、IL-2 诱导激酶（Itk）以及适配蛋白 Grb2 和 Gads。因为 Gads 的 SH3 结构域总是与 SLP-76 相连，这就将 SLP-76 带到这个复合物，在此被 ZAP-70 磷酸化。SLP-76 包含三个蛋白结合基序：酪氨酸磷酸化部位、富含脯氨酸区域和 SH2 结构域。SLP-76 的 N 端包含酪氨酸残基，这个残基可以与 Vav 的 SH2 结构域，适配蛋白 Nck 和 Itk 相连。Vav 是一个 95 kD 的蛋白质，它可以作为鸟嘌呤核苷与小 G 蛋白家族 Rho/Rac/cdc42 交换因子。LAT、SLP-76/Gads、PLCγ1 的复合物和相关的

分子反应激活了 PLCγ1 全部活性，并活化了 Rac/Rho GTPases 和肌动蛋白细胞骨架。

除了作为 TCR 的正调节剂信号，配体蛋白也可以调节负调控。如前所述，Src 家族的活动激酶受激酶（Csk）和激酶的相互作用调节磷酸酶（CD45）特异性抑制 C 末端磷酸酪氨酸，由亚细胞决定这些调节分子的定位。第二种机制配体蛋白通过调节蛋白质稳定性负调节 TCR 的稳定性。通过 E1、E2、E3 泛素连接酶的一系列酶促反应，76- 氨基酸泛素化蛋白与换氨酸残基偶联，可以靶向降解蛋白。Cbl-b、c-Cbl、ITCH 和 GRAIL 是 E3 连接酶，缺乏这些蛋白质的小鼠表现出 T 细胞过度增殖和自身免疫表型[25]。

下游转录因子

前面提到的信号转导连接着 TCR 和下游通路，最终的增殖和效应功能还需要基因转录的变化（图 12-4）。研究最多的 T 细胞活化后的基因之一是 T 细胞生长因子 IL-2。TCR 活化后，IL-2 基因的转录调节通过转录因子激活蛋白 1（AP-1）、T 细胞活化核因子（nuclear factor of activated T cells，NFAT）和核因子 κB（NF-κB）实现。邻近的信号转导引发 Ras 和 PLCγ 的活化[26]。Ras 引发激酶的级联反应，包括 Raf-1、MEK 以及 MAP 激酶 ERK，这将导致转录因子 Fos 的产生。共刺激分子 CD28 的结合导致 MAP 激酶家族另一个成员 c-Jun N 端激酶（JNK）的活化，并磷酸化转录因子 c-Jun。c-Jun 与 Fos 连结组成 AP-1。PLCγ 水解膜上的肌醇磷脂产生磷酸肌醇第二信使，包括 1，4，5 三磷酸肌醇（IP3）和甘油二酯。IP3 刺激钙从细胞内蓄积部位向外流通。甘油二酯活化蛋白激酶 C（特别是 T 细胞的 PCKθ），并且和 CARMA 一起与 NF-κB 通路连接[26]。

胞内钙升高是不同形式的细胞活化的关键。钙离子激活钙依赖丝氨酸钙调磷酸酶，该酶可将 NFAT 去磷酸化[27]。去磷酸化的 NFAT 转移到细胞核，与 AP-1 三聚体形成 IL-2 基因转录因子。免疫抑制剂环磷酰胺 A 和 FK-506 专门抑制钙依赖的钙调磷酸酶，因而阻断 NFAT 和依赖于 NFAT 的细胞因子如 IL-2、IL-3、IL-4 和粒细胞 - 巨噬细胞集落刺激因子（granulocyte-macrophage colony stimulating factor，GM-CSF）转录的活化。最近，人们意识到钙信号介导的幅度与持续时间的不同可以导致不同的结果。虽

然在抗原刺激后的最初十分钟，在淋巴细胞中非常容易检测到迅速增加的高钙浓度，但持续几个小时的低水平钙信号对于全面活化是必需的。这些钙的流通量的精细调控是通过环磷酸腺苷（ADP）控制核糖和雷诺丁受体来实现的[28]。针对这些分子的选择性抑制剂可能导致新型特异性 T 细胞活化的阻断。

在 T 细胞活化研究中一个令人吃惊的发现就是观察到 caspase 的活性，特别是含半胱氨酸的天冬氨酸蛋白水解酶 -8（caspase-8）的活性，对于引发 T 细胞的增殖和 NF-κB 的激活是必要的[29-30]。先前所知的 caspase 的作用仅局限于细胞凋亡。然而，现在我们更清楚地知道在 TCR 结合以后，caspase-8 被活化并形成包括 NF-κB 适配蛋白 CARMAx、Bcl-10 和 MALT1 的复合体[31]。

T 细胞发育、增殖、分化和细胞凋亡受小 RNA 非编码分子 microRNA（miRNA）的调控。这些 miRNA 靶向结合 mRNA/ 与它们的靶 mRNA 结合，导致 mRNA 降解和蛋白质表达减少。miRNA 调节 TCR 信号强度，在胸腺细胞发育过程中的细胞凋亡和凋亡 CD4+ T 细胞亚群分化中发挥关键作用，特别是 T 调节细胞（Tregs）[32]。已知目标 miRNA 包括 IL-2、IL-10、FOXP3、FasL、Jak1、Bcl-2，和 Bim。miRNA 还调节 ERK 和 JNK 信号传导。miRNA 表达谱的失调与自身免疫性疾病相关，包括 RA 和系统性红斑狼疮（SLE）[32]。miRNA 的治疗潜力调制已经在狼疮的小鼠模型中进行了测试，其中 miRNA 的恢复可以防止 SLE 进展[32]。

共刺激信号

信号 2 由生长因子或细胞因子通过共刺激分子介导，其中的原型 CD28 与 CD80（B7-1）或（CD86）（B7-2）相互作用。CD28 是表达于 T 细胞表面的由二硫键连接的同型二聚体。所有鼠科动物 T 细胞都表达 CD28，而人类几乎所有的 CD4+ 和 50% 的 CD8+ 的 T 细胞都表达 CD28。CD28- T 细胞亚群表现为长期活化的亚群，并显示抑制活性。据报道，CD28- T 细胞水平在几种炎症和传染病的情况下增加，包括肉芽肿伴多血管炎（GPA）、RA、巨细胞病毒（CMV）和单核细胞增多症[33-35]。CD28 的细胞质结构域没有已知的酶活性，但含有两个 SH3 和一个 SH2 结合位点。如前所述，CD28 与 PI3 激酶和

GRB2 相互作用并促进 JNK 活化。单独的 CD28 连接不会传递对 T 细胞的增殖反应，但是与 TCR 结合一起，它在转录和翻译水平上增加 IL-2 的产生。它还促进其他细胞因子的产生，包括 IL-4、IL-5、IL-13、IFN-γ 和 TNF，以及趋化因子 IL-8 和 RANTES。CD28 超家族诱导型 T 细胞共刺激分子（ICOS）的另一成员在活化的 T 细胞上表达，并与 APC 上的 B7 相关蛋白（B7RP1）结合[36]，这对 CD4+ Th2 细胞非常重要。几种中止 ZCOS 信号的产品正在开发，并处于 SLE 试验的早期阶段。

CD28、CD80（B7-1）和 CD86（B7-2）的配体在 B 细胞、树突状细胞、单核细胞和活化的 T 细胞上限制性表达。CD80 和 CD86 具有相似的结构，但仅具有 25% 的氨基酸同源性。它们各自含有相当短的细胞质尾部，可以直接发出信号，并以不同的亲和力与 CD28 结合。据报道，SLE 患者可溶性共刺激分子 CTLA-4、CD28、CD80 和 CD86 水平升高，并与疾病活动相关[37]。最近的生物疗法研究揭示了共刺激分子的相互作用。例如，用抗 CD20（利妥昔单抗）消耗 B 细胞可导致 CD40L（一种 B 细胞共刺激分子）的 CD4T 细胞表达降低[38]。

免疫突触

在 T 细胞与 APC 抗原呈递细胞间抗原特异性的相互作用导致在它们之间形成专门化的接触区，这个接触区被称为免疫突触或超分子活化簇（SMAC）[39]（图 12-5）。突触的形成是一个需要特异性抗原来驱动的动态过程，仅靠 TCR-MHC 单独的相互作用是不够的。通过较长分子（如 ICAM-1、LFA-1 及 CD45）之间的相互作用，免疫突触克服了 TCR、MHC、CD4、CD8 等分子较短、不便介导 APC 与 T 细胞间接触的困难。免疫突触的形成可以通过两个阶段的组装来描述。在最初的阶段，细胞黏附分子，如 APC 上的 ICAM-1 和 T 细胞上的 LFA-1，在中心区域接触，周围是 MHC 与 TCR 的紧密接触[39]。几分钟之内结合的 TCR 向中心区域迁移，形成成熟的突触，在此最初的关系被逆转——该中心区包含 TCR、CD2、CD28 和 CD4，并且富含 Lck、Fyn 和 PKCθ。围绕中心结构域的是含有 CD45、LFA-11 以及其他分子的外周环。T 细胞活化导致活化的 TCR 分区，TCR 信号分子转移到浆膜上的脂筏[40]。脂筏主要由

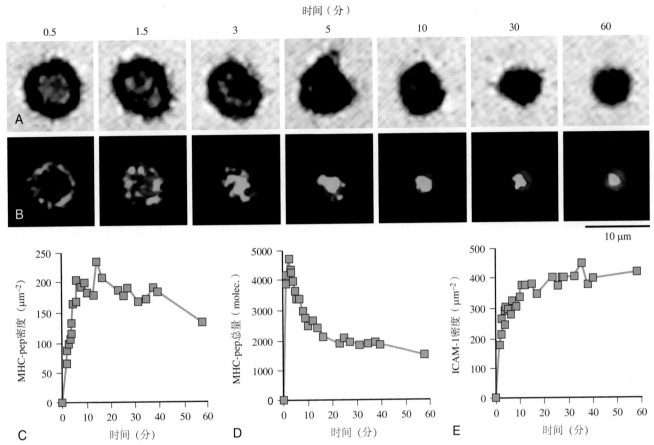

图 12-5 免疫突触的形成。**A**，亮背影上的深灰色表示 T 细胞接触区域的动态变化；**B**，影像包含俄勒冈绿 Ek 抗原（小鼠细胞色素肽 88-103）和 Cy5 染色的血管细胞黏附分子 1（ICAM-1）；**C**，聚集的 Ek-MCC88-103 密度；**D**，聚集的 Ek-MCC88-103 总量；**E**，聚集的 ICAM-1 密度。（From Grakoui S，Bromley K，Sumen C，et al：The immunological synapse：a molecular machine controlling T cell activation. Science 285：221-227，1999.）

糖鞘氨脂和胆固醇组成，并且富含信号分子、肌动蛋白和肌动蛋白结合蛋白。Src 家族激酶、Ras 样 G 蛋白、LAT 和磷脂酰肌糖锚定的膜蛋白都发现位于脂筏结构域。

T 细胞的完全活化需要至少与一个抗原呈递细胞上的 100～200 个 MHC- 多肽分子相结合，持续刺激 2000～8000 个 TCR。据估计，初始 T 细胞也需要持续 15～20 小时的刺激以进行增殖。T 细胞要完全活化面临着一些障碍，这包括较其他细胞表面分子小的 TCR 和 MHC 分子，TCR 对于 MHC/ 多肽复合物的低亲和力，以及在抗原呈递细胞表面含有抗原肽的 MHC 分子的数量较少。免疫突触可能提供了一种能克服这些障碍并获得持续的 TCR 刺激以进行细胞增殖的刺激方式[39]。抗原呈递细胞和 T 细胞的细胞膜相互平行，这有利于 TCR 与 MHC- 多肽复合物

的相互作用。可用的 MHC- 多肽复合物和 TCR 通过肌动蛋白细胞骨架介导的运输集中在接触位点周围。成熟突触形成的多步骤过程可能也使得 T 细胞能够分辨在抗原呈递细胞表面遇到的潜在的含有抗原的 MHC- 肽复合物。已有研究显示，共刺激信号可能通过引发转运包含激酶和接头蛋白的膜上脂筏接触位点来帮助形成突触，这些激酶和适配蛋白是 TCR 信号转导所需要的[41]。

最近观察到某些 CD4+ T 细胞可以对瓜氨酸化肽[42] 起反应，并且肽的这种瓜氨酸化是通过细胞应激期间细胞器的再加工过程自噬诱导的。此外，II 类人白细胞抗原（HLA）-DR4 分子（与 RA 相关的单倍型）非常有效地将瓜氨酸化肽呈递给 CD4+ T 细胞[42]。这可能可以解释为什么 HLA-DR4 与 RA 相关的谜团。

自身反应性 T 细胞的耐受和控制

免疫系统一直都要面对这样一个问题，即如何让 T 细胞只在真正需要对外来病原体做出反应时活化，而不会对自身成分反应。像所有的生物学过滤一样，胸腺并不是 100% 有效，并不是所有的自身反应性 T 细胞都能被清除。因而，多种机制可抑制这种不成熟 T 细胞的错误扩增。机制之一是需要来自两个分子不同的信号协同作用引发 T 细胞的活化和增殖。如果只接收到一个信号，T 细胞不会增殖，会进入一种称为耐受或失能的无反应状态。

由缺失 CD28 共刺激分子导致的失能状态不能够使 TCR 信号完全激活 Ras-MAP 激酶通路以及随后的 AP-1 转录活性。另外，对识别的多肽抗原进行氨基酸的置换可以导致 TCR 信号通路的不完整和无反应性。这些被称作替代多肽配体，导致 TCRζ 不适宜的磷酸化，从而不能有效募集 ZAP-70。

CD28 家族的其他成员用作抑制性分子，其中许多已被靶向用于自身免疫性疾病的治疗性干预。细胞溶解性 T 淋巴细胞相关蛋白 4（CTLA-4）也与 CD80 和 CD86 结合，其亲和力比 CD28 高 20 倍。与 CD28 不同，CTLA-4 仅在 T 细胞活化后瞬时表达，并赋予 T 细胞增殖抑制信号[43]。在这种能力中，CTLA-4 的作用是限制 CD28 诱导的 T 细胞克隆扩增（这个负性调控的缺失后果很严重）。小鼠中 Ctla4 基因的遗传缺失导致强烈的不受控制的 T 细胞扩增和自身免疫体质[44]。Ctla4 也被确定为 RA 的遗传风险因素[45]。CTLA4-Ig（abatacept）已在美国获得 RA 治疗许可，并已用于各种自身免疫性疾病的临床试验。

程序性细胞死亡 1（programmed cell death protein 1，PD-1）是 CD28 家族的另一个成员，在其胞浆尾部包含一个与酪氨酸磷酸酶 SHP2 相关的免疫受体酪氨酸为基础的抑制基序（ITIM）[46]。PD-1 不结合 CD28/CTLA-4 配体，CD80 或 CD86，但与 PD-L1 和 PD-L2 结合。PD-L1 表达与所有的淋巴细胞（如，调节性 CD4+CD25+ T 细胞，炎性巨噬细胞）以及心脏、胎盘、肺和胰腺等非淋巴组织。PD-L2 表达更加局限于巨噬细胞和树突状细胞[47]。T 细胞上 PD-1 的连接导致细胞周期抑制。用阻断抗体治疗小鼠 PD-L1 引起病毒特异性 CD8+ T 细胞标记扩张[46-47]。许多肿瘤也表达 PD-L1，这一事实可以增强感染与肿瘤发生中免疫反应抑制的逆转。在 PD-1 缺陷小鼠可以自发发

展成狼疮样关节炎和肾小球肾炎自身免疫病，这个事实也提出了增强对于通过调控 PDI 进行治疗的目的[48]。临床抗 PD-1 和抗 PD-L1 治疗各种肿瘤的试验应仔细观察潜在的对自身免疫的不利影响。

长期暴露于某些炎性细胞因子可引起 T 细胞无反应性，最常见的就是 TNF。已报道关节炎滑膜中的 T 细胞表现为增殖能力和细胞因子产生缺陷[49]。因为 TNF 是在关节滑液中能检测到的主要细胞因子之一，人们很快发现长期暴露于 TNF 中（如 10 ~ 12 天）的 T 细胞会抑制多达 70% 的由抗原引发的细胞增殖和细胞因子产生[50]。此外，给类风湿关节炎患者注射 TNF 受体的单克隆抗体会迅速恢复外周 T 细胞对于有丝分裂原和记忆抗原的反应[54]。利用 TNF 刺激 TCR 转基因小鼠也观察到类似现象[51]。在 TCR 结扎后，慢性 TNF 刺激抑制钙反应这一结果说明 TNF 可以解开 TCR 信号。可以推测，TNF 家族的其他成员可以引发类似的 T 细胞无反应性。

另外一个 T 细胞负性调节因子是 B 淋巴细胞诱导成熟蛋白 1（B lymphocyte-induced maturation protein 1，Blimp-1），早先认为它只表达于 B 细胞上。Blimp-1 缺陷小鼠表现为外周效应性 T 细胞水平增加，并早在六周龄时就患严重大肠炎[52]。随着 TCR 的活化，Blimp-1 mRNA 表达增加，Blimp-1 缺陷 T 细胞大量增殖，并产生更多的 IL-2 和 IFN-γ[52]。

另一层次的调节是通过一群被定义为 CD4+ CD25+ FoxP3+ 表型的调节性 T 细胞（regulatory T cells，Treg）进行的，它具有抑制抗原诱发的细胞增殖的能力[54]。这个亚群在外周少量存在，并具有部分胸腺依赖性。这一点非常有意义，因为有研究显示在动物出生第 3 天胸腺切除术导致的调节性 T 细胞缺失可导致这些动物发生自身免疫病。确实，在一些自身免疫病中已观察到 CD4+CD25+ 调节性 T 细胞的减少，并且对自身免疫病小鼠进行调节性 T 细胞的过继转移可以缓解某些症状。分泌 TGF-β 和 IL-10 对 Treg 细胞发挥免疫抑制功能至关重要[55]。由于调节性 T 细胞具有潜在的对自身免疫病的治疗价值以及调控分泌 IL-17 的 CD4+ T 细胞（TH17；见后文）生成的可能性，对其研究目前非常活跃[56]。就此而言，最近的研究中利用抗 CD3 抗体或 IL-2 增加 Treg 细胞数量和功能来治疗 1 型糖尿病显现出非常好的前景[57]。另外，最近对 RA 的基因组风险位点进行了遗传分析，发现在 34 种细胞类型研究中，Tregs 中

RA 风险因子组蛋白 H3 的三甲基化（trimethylation of histone H3 lysine 4，H3K4me3）得到了最大富集，进一步支持了 Tregs 在 RA 发病机制中的作用[58]。

T 细胞亚群和功能

CD4 辅助性 T 细胞和 CD8 杀伤性 T 细胞

根据识别 MHC I 类分子或 MHC II 类分子提呈的多肽的不同，αβ T 细胞可以分为两个亚群，它们分别表达 CD8 或 CD4。CD4⁺ T 细胞和 CD8⁺ T 细胞有着不同的功能，并且可以识别来自细胞不同部位衍生出来的抗原。由 MHC I 类分子提呈的肽是由蛋白酶体产生的[59]，在病毒感染过程中。它可能由自身蛋白或细胞内外源性蛋白衍生而来，MHC II 类分子结合的肽更多的是由细胞外的感染物或自身细胞表面分子被溶酶体复合物吞入并降解所产生。

CD4⁺ T 细胞表达一系列对 B 细胞增殖、免疫球蛋白生成以及 CD8⁺ T 细胞发挥功能的重要细胞因子和细胞表面分子。在抗原刺激之后，根据细胞分泌的细胞因子的不同，CD4⁺ T 细胞分化为不同的 T 细胞：辅助性 T 细胞 1（Th1），辅助性 T 细胞 2（Th2），辅助性 T 细胞 17（Th17），滤泡辅助 T 细胞（follicular T-helper-cell，Tfh）（见后文详述）和调节性 T 细胞（见前文详述）（图 12-6）。CD4 分子与免疫球蛋白在结构上是相关的，并且对于 MHC II 类分子上的非多态性氨基酸残基有亲和力。在这一方面，CD4 可能会增加 CD4⁺ T 细胞识别 MHC II 类分子中抗原的效率，MHC II 类分子只表达于 B 细胞、巨噬细胞、树突状细胞以及在炎症状态下的其他几种细胞。此外，CD4 分子的胞内部分与 Lck 结合可以促进 TCR 的信号转导，这在先前部分已有描述。然而，在 TCR 交联之前，CD4 与配体结合使得 T 细胞在 TCR 交联后易于凋亡[60]。这在临床上对于适应性免疫缺陷病毒（HIV）感染很重要，在这种情况下 HIV 的 gp120 分子与 CD4 结合，并在 TCR 被激活的情况下引发 T 细胞死亡。在适应性免疫缺陷综合征（AIDS）的患者中已发现 CD4⁺ T 细胞的凋亡加速[61]。

CD8⁺ T 细胞是一个高效的病原体感染细胞杀手。MHC II 类分子只表达于有限的细胞并被 CD4⁺ T 细胞所识别，与之相反，由于 MHC I 类分子的表达更为广泛，成熟的杀伤性 T 细胞可以识别被病毒感染的多种细胞。杀伤性 T 细胞产生穿孔素，在细胞膜上打孔引起靶细胞溶解，还可以通过表达 FasL 和 TNF 来引发细胞凋亡。在这方面，杀伤性 T 细胞通过杀死病毒感染的靶细胞来限制感染的扩散。与 CD4 类似，CD8 表现为与 MHC I 类分子的亲和，加强细胞毒 T 细胞的信号转导，并通过胞浆中的尾部与 Lck 结合。

固有免疫中的 T 细胞

除大量的抗原可被 αβ T 细胞识别外，人们也发现免疫系统中因为包含小的 T 细胞亚群，它们可特异性识别原核病原体或应激的宿主细胞所表达的保守结构。这些在第 17 章有详细的讨论。这些共同的抗原序列包括能够被 Toll 样受体 TLR-2 和 TLR-4 所识别的微生物脂蛋白、与 TLR-3 结合的 RNA 病毒上的双链 RNA、微生物 CpG 序列上的甲基化的胞核嘧啶残基以及与 TLR-9 结合的抗 DNA-DNA 复合物[62]。由抗原呈递细胞表达的 TLR 可以引发细胞因子的释放和 T 细胞的共刺激分子的表达。另一个可能与微生物成分结合的分子家族是 CD1。CD1 与 MHC I 类分子在结构上相似，但包含可以容纳某些脂肽或糖脂的更深、更加疏水的结合槽。通过使用这样的分子策略专注于共同和非多态分子，免疫系统能够在感染的早期快速做出反应。这种反应是固有免疫的一部分。即使它只代表了进化中原始免疫反应中存留的功能，它仍然提供了非常重要的早期防御系统。在 T 细胞当中，这个功能是由 γδ T 细胞和自然杀伤性（NK）T 细胞所提供的。

γδ T 细胞

寻找 TCRα 链基因时偶然发现的基因重排（而并非之前对它们存在和生物学功能的了解），促进了对于 γδ T 细胞的研究[63]。在结构上，γ 链位点包含至少 14 个 Vγ 区的基因，其中 6 个是假基因，每一个 γ 链都能够重排成任意五个 Jγ 区和两个 Cγ 区。δ 链基因嵌套在 α 链基因位点 Vα 和 Jα 之间，大约有 6 个 Vδ 区，两个 Dδ 和两个 Jδ 区，以及一个单独的 Cδ 基因。重排的 γ 和 δ 基因转录始于 αβ 基因之前，在小鼠 15～17 天胸腺发育时显现，而在这之后的成年胸腺中转录开始减少。除了 TCRγδ 出现先于

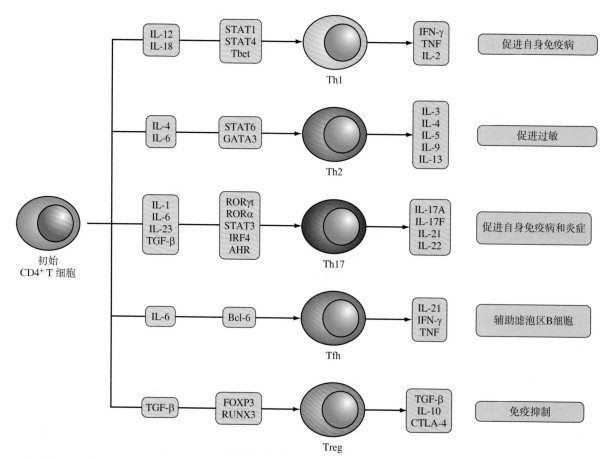

图 12-6　辅助性 T 细胞亚群。根据发育所处的细胞因子环境和表达特定转录因子的不同，初始 CD4+ T 细胞可分化成产生不同细胞因子的细胞亚群

TCRαβ 这个有序的过程之外，在早期胸腺发育过程中存在高度有序的 γ 和 δV 区基因的表达，这导致寡克隆（oligoclonal）的 γδ T 细胞持续性迁移到外周。对于这种严格调控的原因尚不清楚。

　　γδT 细胞与 αβT 表现一系列不同。γδ T 细胞经常出现上皮屏障或炎症部位，它们对于一系列靶目标表现出细胞毒性。与 αβ T 细胞相反，γδ T 细胞可以不受 MHC 的限制直接对抗原反应[64]，或者对没有多肽的 MHC 反应[65]。与 CD4+ T 细胞在 TCR 和细胞因子信号转导后分化为效应亚群不同。成熟的 γδT 细胞子集已经表现出独特的细胞因子表达谱，包括 IL-17、IFN-γ 和 IL-4 的产生。

　　人 γδT 细胞克隆，特别是那些表达 Vδ2 基因并从正常个体的外周血或类风湿关节炎患者滑膜液衍生出来的克隆，经常可以与分枝杆菌非蛋白反应[67]。主要刺激成分已被识别为三磷酸核苷酸[68]、焦磷酸异戊酯[69]、和烷基胺[70]。这些分子分别是 DNA 和

RNA 中的亚基，合成法呢基（farnesyl）焦磷酸盐时脂质代谢的底物以及有病原体的产物。这些含磷酸盐的非肽可以在微生物和哺乳动物细胞中发现。这个发现表明 γδ 细胞可能识别出一类由许多病原体，以及受损或转化的哺乳动物细胞共享的抗原，并可能对研究 γδ 细胞在感染中的作用及其在炎症部位的积聚提供视角。另一个表达 Vδ1 基因的 γδT 细胞亚群通常在肠中和炎症滑液中发现，并对 I 类 MHC 样分子以及 MICA 与 MICB 起反应[71]。不同于经典的 I 类 MHC 分子无处不在并且不断地表达，MICA 和 MICB 表达似乎仅限于肠上皮并且仅发生在压力期间，类似于热激反应。

　　γδT 细胞抗感染的功能已在小鼠上用多种病原体进行了检验，这些病原体包括李斯特菌、利什曼原虫、分枝杆菌、疟原虫和沙门菌。所有这些研究都表明 γδT 细胞具有中度保护作用。越来越多的证据表明 γδT 细胞可能不会直接与微生物组分发生反应，

而是间接通过微生物产物刺激固有免疫反应。一个典型的例子是来源于莱姆关节炎滑液的 γδ T 细胞被伯氏疏螺旋体菌外表面蛋白的酯化六肽活化的 TLR2 激活。

γδ T 细胞在自身免疫病中蓄积在炎症部位，比如类风湿关节炎[72]、腹腔炎[73] 和结节病[74]。这种聚集的原因仍然不明。然而，有证据表明 γδT 细胞对于包括 CD4[+] T 细胞在内的多种组织可能会有很强的细胞毒作用[75]，部分原因是它们表面持续高表达的 Fas 配体[76]。在这方面，各种自身免疫模型中 γδT 细胞的缺失常常导致疾病恶化[77-78]。它们的存在可能会高度影响浸润的 CD4[+] 细胞分泌的细胞因子类型，在有些情况下趋向于 Th1[79]，在另外一些情况下趋向于 Th2[80]。

自然杀伤 T 细胞

一小群带有 NK 表位的 T 细胞亚群表现为具有受限的 TCR 识别表位。在小鼠和人，NKT 细胞都发现于 CD4[+] 和 CD4[-] CD8[-] T 细胞亚群内，并表达一定数量的 TCR Vβ 链和不变的 α 链（在小鼠是 Vα 14，在人是 Vα 24）[81]。进一步说，多数的 NKT 细胞的反应局限于单型的 MHC I 类样分子，如 CD1d。最近对于 CD1d 的结晶学分析表明它含有一个比经典 MHC 分子更深的凹槽并有很强的疏水性，即它可能会与脂部分结合。以前认为 α 鞘脂半乳糖神经酰胺是唯一已知的 CD1d 配体。现在，内源的和细菌（鞘氨醇单胞菌和包柔螺旋体 Sphingomonas 和 B.burgdorferi）来源的与 CD1d 结合的鞘脂都已被鉴定[82-83]。这可能代表了另外一种类型的固有 T 细胞反应，在这种情况下，微生物脂或脂多肽可能会提呈给 NKT 细胞并引发快速的早期免疫反应。

在自身免疫病中，NKT 细胞潜在的重要性是源于快速产生高水平的某些细胞因子，特别是 IL-4 和 IFN-γ[81]。在这一方面，IL-4 反应对于调节 Th1 主导的炎症反应是重要的。已经在非肥胖型糖尿病小鼠（nonobese diabetic，NOD）模型上观察到 NKT 细胞减少[84]。通过输注 NKT 细胞可阻止 NOD 小鼠发生糖尿病[85]。有研究把这一观察扩展到人类 1 型糖尿病。相对于没有受到影响的兄妹，糖尿病患者个体 NKT 细胞产生更多的 IFN-γ 和更少的 IL-4[86]。也有报道发现在哮喘患者呼吸道的 CD4[+] T 细胞主要为

NKT 细胞[87]。因此，在早期应对某些感染或调节炎症损伤时，这些少数的 T 细胞可能发挥至关重要的作用。

初始 T 细胞和记忆 T 细胞

CD4[+] 和 CD8[+] T 细胞从胸腺迁移出来时带有初始的表型。初始 T 细胞产生 IL-2，但只产生少量的其他细胞因子，这样导致它们表现出很弱的 B 细胞辅助活性。它们在 MHC 分子存在的情况下，高表达 Bcl-2 并且在没有抗原的情况下能生存更长的时间。初始 T 细胞通过血液循环转移到抗原呈递细胞、T 胞以及 B 细胞都聚集的脾和淋巴结这一类淋巴组织。在这种环境中尤其重要的抗原呈递细胞树突状细胞，可从身体的其他部位如皮肤迁移而来，高效处理并递呈抗原给 T 细胞（见第 9 章）。这些细胞持续表达高水平的 MHC II 类分子和共刺激分子 B7-1（CD80）和 B7-2（CD86），这对初始 T 细胞的增殖十分重要。在这方面，树突状细胞特别适于促进抗原特异性 T 细胞克隆扩增。通过抗原肽 -MHC 四聚体技术可以利用流式细胞仪直接定量抗原特异性 CD8[+] T 细胞数量。病毒感染后病毒特异性 CD8[+] T 细胞可迅速扩增，从检测不到到可接近 CD8 细胞数量的 50%，相当于几天内扩增 1000 倍[88]。

在初始 T 细胞克隆扩增和分化成效应细胞和记忆性 T 细胞的过程中，涉及多达 100 个基因。主要表现为涉及细胞黏附与迁移的某些分子表达增加（CD44、ICAM-1、LFA-1、整合素 α4β1 和 α4β7，趋化因子受体 CXCR3）、活化（CD45 从高分子量的 CD45RA 到低分子量的 CD45RO）、细胞因子产生（IFN-γ、IL-3、IL-4 和 IL-5 产生增加）以及死亡受体（如 Fas/CD95）（表 12-1）。更短暂诱导 CD69、存活因子 Bcl-xL 和对 T 细胞增殖必要的 IL-2 的高亲和力受体 α 链（CD25）。在记忆阶段效应 T 细胞的存活一定程度上依赖于细胞因子 IL-7 和 IL-15[89]。

免疫记忆的概念从 Jenner 第一次成功地用免疫预防天花就存在了。小鼠中记忆性 T 细胞的有效标志是透明质酸受体 CD44。当成熟的单阳性 T 细胞从胸腺中出现时，表面 CD44 分子低表达，但首次在外周遇到抗原刺激，表达就会上调。IL-7 受体的表达也被证明是一群会发育成记忆性 T 细胞的效应性 T 细胞亚群。在受到最初抗原刺激时，其他几个标

表 12-1 初始和记忆性 T 细胞的表面标志

分子	其他名称	分子量（kD）	特征	表达 记忆	表达 初始
CD58	LFA-3	45 ~ 66	CD2 配体	+ +	+
CD2	T11	50	替代激活途径	+ + +	+ +
CD11a/CD18	LFA-1	180 ~ 195	ICAM-1，ICAM-2，ICAM-3 的受体	+ + +	+ +
CD29		130	β1（VLA）整合素 β 链	+ + + +	+
CD45RO		220	CD45 同源体	+ + + +	-
CD45RA		80 ~ 95	CD45 同源体	-	+ + + +
CD44	Pgp-1	90	透明质酸受体	+ + +	+ +
CD54	ICAM-1	120	LFA-1 的反受体	+	+
CD26		40	二肽基肽酶Ⅳ	+	-
CD7	多链复合物	T 细胞标志		+/-	+ +
CD3			TCR 复合物的组成部分	+	+

CD，分化簇；ICAM，血管细胞黏附分子；LFA，淋巴细胞功能相关抗原；TCR，T 细胞抗原受体；VLA，极晚期活化抗体

志也有变化。人 T 细胞中最引人注意的就是 CD45；CD45 是表达于初始 T 细胞 CD45RA 的异构体，而 CD45RO 表达于记忆 T 细胞（表 12-1）。通过利用这些标志就可能判断出初始 T 细胞与记忆 T 细胞一系列的不同。记忆 T 细胞的激活看起来比初始 T 细胞效率更高，并且不一定需要共刺激。记忆 T 细胞也能够迁移到非淋巴组织，比如肺、皮肤、肝和关节[90]。特别有趣的是最近有报道说效应 T 细胞的代谢状态可能会深刻影响哪些 T 细胞会转化为记忆状态。出人意料的是，抑制合成糖酵解代谢和促进分解脂肪酸代谢的物质如西罗莫司和二甲双胍可提高记忆性 T 细胞的存活[91]。

辅助性 T 细胞亚群

CD4[+] T 细胞可依据分泌细胞因子的不同而分不同的亚群，包括经典的 Th1 和 Th2 细胞、Th17 细胞、滤泡辅助性 T 细胞（Tfh），和调节性 T 细胞（图 12-6）。Th1 细胞参与细胞介导的炎症反应，激活巨噬细胞，并产生 IL-2、TNF 和 IFN-γ。Th2 细胞激活 B 细胞并产生 IL-4、IL-5、IL-6、IL-9 和 IL-10。目前已阐明 Th2 可根据分泌细胞因子的不同进一步分

群：TGF-β 和 IL-4 诱导下以分泌 IL-9 和 IL-10 为主的 Th9 细胞；抗原和 IL-33 诱导产生的以分泌 IL-5 为主的 Th5 细胞。IL-4 和 IL-5 是重要的 B 细胞生长因子[92]。此外，IL-4 促进 B 细胞分泌免疫球蛋白 IgG1 和 IgE，而 IFN-γ 推动 IgG$_{2a}$ 的生成。由于 Th1 和 Th2 介导不同的功能，由此而产生的反应可能影响对于疾病的易感性。一系列细胞因子和它们的特性在第 26 章详细阐述。这些免疫反应分型在长期感染中得到了最好的阐明。总的来说，Th1 反应帮助消除细胞内微生物，比如利什曼虫和布鲁菌[93]；而 Th2 反应能更好地控制细胞外病原体，比如巴西日圆线虫[94]。Th1 和 Th2 细胞产生的细胞因子的特性是相互抑制的，由抗原呈递细胞产生的 Th1 细胞因子 IFN-γ 或 IL-12 抑制 Th2 反应并增加 Th1 基因的表达，而抗原呈递细胞产生的 Th2 细胞因子 IL-4 或 IL-6 发挥相反的作用。在很多自身免疫病的炎症部位也存在细胞因子环境的极化现象。在系统性红斑狼疮模型和慢性过敏（如哮喘）中观察到了以免疫球蛋白和自身抗体的增加为典型症状的 Th2 偏移现象[95]。然而，人们频繁地观察到浸润淋巴细胞表现出 Th1 型细胞因子的偏向。这一偏向存在于多发性硬化症以及动物模型的脑浸润淋巴细胞、实验性过敏性脑脊髓

炎[96]、糖尿病患者的 β 胰岛淋巴细胞[97]以及关节炎炎症部位的关节液淋巴细胞[98]。与在感染中 Th1 反应的有益效果不同，在自身免疫病中，同样的细胞因子可能是有害的。因而，基于抑制某些 Th1 细胞因子的疗法有相当大的意义，而且常常有效，比如 TNF-α 抑制剂治疗类风湿关节炎[99]。有几个细胞因子可能是多效性的，预测它们的调控效果是复杂的。例如，尽管 IL-6 倾向于促进 Th2 细胞因子模式，但在类风湿关节炎中阻断 IL-6 可能非常有益[100]。

产生 IL-17 的 CD4⁺T 细胞（Th17）的亚群已经成为促进多种自身免疫疾病失调的关键。Th17 细胞受转录因子 RORγt 调节，可大致分为两组：第一，被 TGF-β 和 IL-6 激活并表达 IL-17 和 IL-10 的宿主保护细胞。第二，高度炎症的群体，其表达 IL-17、IL-22 和 IFN-γ 并被 IL-23 和 IL-1β 激活[101-102]。IL-22 在宿主防御的黏膜表面以及伤口修复中具有重要功能。它主要由 Th17 CD4⁺T 辅助细胞和先天性淋巴细胞产生，但仅作用于非造血基质细胞，特别是上皮细胞、角质形成细胞和肝细胞。除了加强上皮屏障功能外，过量的 IL-22 还可引起病理状态，如牛皮癣样皮肤炎症[101]，将 IL-23 注射到皮肤中会使表皮中的 IL-17 和类似牛皮癣的炎症性病变增加[103]。Th17 CD4⁺细胞在人类银屑病斑块、RA 滑液中[103]和多发性硬化症中增加[104]。全基因组关联研究（GWAS）已将和 Th17 细胞相关的基因与 RA 和克罗恩病联系起来[102]。此外，Th17 细胞抑制剂很可能应用于临床[105]。由于它们表达 B 细胞卵泡归巢受体 CXCR5[106]，另外的 CD4 T 辅助子集在次级淋巴器官的 B 细胞滤泡中被发现。这些 Tfhs 通过 CD40L、IL-4 和 IL-21 的表达促进 B 细胞活化和生发中心形成。Tfh 功能的失调可导致自身抗体产生和系统性自身免疫[107]。最后，早先已经描述过 CD4⁺FoxP3⁺Tregs。

分子模拟

分子模拟可能是最古老的解释自身免疫发生的概念，即当免疫系统对外来物质反应时可能会引起对自身蛋白的交叉反应。说明这个问题的最好例子就是风湿性心脏病，当 B 细胞产生的抗体与 A 链球菌细胞壁的成分反应时，会与心脏肌球蛋白交叉反应。T 细胞也类似，研究者利用由多发性硬化症患者 T 细胞克隆所识别的髓磷脂基础蛋白（myelin basic protein，

MBP）多肽序列来在感染物数据库中检索。由此而获得的一些候选序列能够激活针对 MBP 反应的 T 细胞克隆[108]。这第一次表明对于感染源反应的 T 细胞可能与自身多肽交叉反应。另一个例子是伯氏疏螺旋体外表面蛋白之一 OspA，它有可能引发交叉反应性 T 细胞免疫反应[109]，进而在 HLA-DR4 阳性的患者中鉴定出了 OspA 的 T 细胞免疫优势多肽，这种患者对于抗生素更有抗性，并且产生针对 OspA 抗体和 T 细胞反应[110]。在运用序列算法鉴定与 DR4 凹槽结合的同源多肽过程中，在对 OspA 存在免疫反应的患者中发现 LFA-1 中的一个序列能与 DR4 结合并刺激 T 细胞反应[109]。先前讨论的多肽 -MHC 四聚体技术将使研究者能够确定炎症滑膜的一个特定 T 细胞亚群是否对于外来病原体和自身蛋白产生交叉反应。

T 细胞的死亡

对维持机体的健康而言，在清除了微生物之后效应 T 细胞的迅速清除和在感染发生时效应 T 细胞克隆的扩增同样重要。不能够清除活化的淋巴细胞会增加与其自身抗原交叉反应的危险而可能导致持久的自身免疫反应。为保证快速消除免疫反应，多种机制会促进已克隆扩增的 T 细胞死亡。控制 T 细胞增殖的办法之一是限制生长因子的供应。T 细胞一旦被活化就会表达多种生长因子和细胞因子的受体长达 7～10 天，但它们只在最初的一段时间内产生细胞因子。这将会导致 T 细胞耗尽生长因子的不稳定情况的出现。如表达 IL-2R 的 T 细胞在没有 IL-2 的情况下会凋亡。再次刺激处于活跃分裂状态的 T 细胞的 TCR，也会引发激活诱导的细胞死亡（activation-induced cell death，AICD）。

由 T 细胞表达的死亡受体家族的发现阐明了另外的调节过程。这些分子在第 28 章（风湿性疾病中的细胞存活和死亡）有更广泛的描述，并且这里将仅讨论与 T 细胞功能相关的分子。研究最充分的是 Fas（CD95）。Fas 缺陷型小鼠和携带 Fas 突变的人（Canale-Smith 综合征）[111]均表现出伴随自身免疫体质的严重淋巴结病，这更说明了 T 细胞在激活后有效去除的重要性。几乎所有细胞都具有一定水平的表面 Fas，而其配体（FasL）的表达主要限于活化的 T 细胞和 B 细胞。因此，Fas 介导的细胞凋亡的调节在很大程度上受免疫系统的控制。此外，眼睛的某些组

分、睾丸的支持细胞以及一些肿瘤的 FasL 表达，在免疫应答难以启动时提供"免疫特权"位点[112]。这些非淋巴细胞表达 FasL 是为了防止在这些部位发生免疫反应而导致组织损伤。在 T 细胞活化期间，FasL 的表达被快速诱导，并且这些 T 细胞容易杀死 Fas 敏感的靶细胞。

在向小鼠使用被称为超级抗原的细菌或病毒衍生化合物后，图解显示随细胞死亡 T 细胞活化的序列。超抗原通过将 Ⅱ 类 MHC 分子与特定的 TCR 的 β- 链 V 家族直接交联来激活 T 细胞（图 12-2A）。超抗原葡萄球菌肠毒素 B（SEB）强烈激活 Vβ8+ T 细胞。这种活化在 2～3 天内引发 Vβ8+ T 细胞的快速扩增，随后同样迅速地丧失这些细胞，到第 7 天仍然存在极少数 Vβ8+ T 细胞[113]。类似的 T 细胞活化过程发生在人类疾病中毒性休克综合征中，其中相关的葡萄球菌毒素 TSST 刺激 Vβ2+ T 细胞的扩增[114]。大量 T 细胞的这种深度激活所致的破坏性疾病强调了快速消除活化 T 细胞的必要性。中毒性休克综合征中的一些损伤可能是由于 FasL 和 TNF 的广泛 T 细胞表达，特别是在某些组织如肝中。肝细胞对这些配体的损伤非常敏感。T 细胞的活化归巢至肝，用抗原免疫 TCR 转基因小鼠能够诱导自身免疫性肝炎症状[115]。因此，由于活化的 T 细胞向器官的迁移和 FasL 家族成员的表达而导致的非特异性损伤，某些自身免疫性疾病可能由"无辜的旁观者"细胞的死亡或损伤引起。Bcl-2 家族的促凋亡成员——Bim、Bad 和 Bax 似乎可以调节细胞因子戒断或急性外源抗原刺激后的体内死亡，与某些感染一样[116]。这些分子与细胞存活分子 Bcl-2 有关，但是更加短，仅含有 Bcl-2 的 BH3 结构域，因此它们被称为"只含 BH3"的家族。它们作为细胞内的哨兵，附着于各种细胞骨架蛋白和细胞器并感知细胞损伤。如果发生损伤，它们从这些隐蔽区域释放并迁移到线粒体以抑制 Bcl-2 的存活功能[116]。相比之下，Fas 可用于消除慢性 TCR 刺激后的 T 细胞，例如在稳态增殖或慢性感染中发生的 T 细胞[117-118]。

炎症部位的 T 细胞

T 细胞对靶器官的浸润见于多种自身免疫病，如类风湿关节炎、1 型糖尿病、多发性硬化等，由此引发了对不同疾病中 T 细胞亚群的进一步分析，特别是最近基于 TCR 的表达情况，对 T 细胞库进行了详细的研究。许多自身免疫疾病与 HLA Ⅱ 类分子相关，并往往伴有具有广泛 TCR 库的 CD4+ T 细胞的浸润[119]。就像前文讨论的一样，很多浸润的 CD4+ T 细胞也表现为 Th1 样细胞因子模式[96-98]。大量在这些疾病的动物模型上去除 CD4+ T 细胞的研究证明了 CD4+ T 细胞的浸润在发病中的重要性[120]。同样的情况常发生于同时感染 HIV 的自身免疫病患者。艾滋病导致的 CD4+ T 细胞的损耗实际上可以改善类风湿关节炎[121]。然而，在 HIV 感染时 CD8+ T 细胞占主导地位的现象可使银屑病关节炎和干燥综合征恶化，这表明 CD8+ T 细胞亚群在这些疾病中可有重要作用[120]。由于前文提到 T 细胞的代谢状态可能影响其生存，因此，今后在自身免疫组织炎症部位和感染时次级淋巴组织部位观察检测 T 细胞的代谢状态将具有重要意义。可以预见，炎症组织的细胞因子环境比感染状态更能提供有利于 T 细胞生存的代谢状态。

 本章的参考文献也可以在 ExpertConsult.com 上找到。

参考文献

1. Pawson T, Scott JD: Signaling through scaffold, anchoring, and adaptor proteins. *Science* 278:2075–2080, 1997.
2. Mombaerts P, Iacomini J, Johnson RS, et al: RAG-1-deficient mice have no mature B and T lymphocytes. *Cell* 68:869–877, 1992.
3. Radtke F, Wilson A, Stark G, et al: Deficient T cell fate specification in mice with an induced inactivation of Notch1. *Immunity* 10:547–558, 1999.
4. Uribe L, Weinberg KI: X-linked SCID and other defects of cytokine pathways. *Semin Hematol* 35:299–309, 1998.
5. Elder ME, Lin D, Clever J, et al: Human severe combined immunodeficiency due to a defect in ZAP-70, a T cell tyrosine kinase. *Science* 264:1596–1599, 1994.
6. Padovan E, Casorati G, Dellabona P, et al: Expression of two T cell receptor α chains: dual receptor T cells. *Science* 262:422–424, 1993.
7. Garboczi DN, Ghosh P, Utz U, et al: Structure of the complex between human T-cell receptor, viral peptide and HLA-A2. *Nature* 384:134–141, 1996.
8. Anderson MS, Venanzi ES, Klein L, et al: Projection of an immunological self shadow within the thymus by the aire protein. *Science* 298:1395–1401, 2002.
9. Ramsey C, Winqvist O, Puhakka L, et al: Aire deficient mice develop multiple features of APECED phenotype and show altered immune response. *Hum Mol Genet* 11:397–409, 2002.
10. Amakawa R, Hakem A, Kundig TM, et al: Impaired negative selection of T cells in Hodgkin's disease antigen CD30-deficient mice. *Cell* 84:551–562, 1996.
11. Yasutomo K, Doyle C, Miele L, et al: The duration of antigen receptor signalling determines CD4+ versus CD8+ T-cell lineage fate. *Nature* 404:506–510, 2000.
12. Buckley RH: Primary cellular immunodeficiencies. *J Allergy Clin Immunol* 109:747–757, 2002.
13. Butcher EC, Williams M, Youngman K, et al: Lymphocyte trafficking and regional immunity. *Adv Immunol* 72:209–253, 1999.

14. Szekanecz Z, Kim J, Koch AE: Chemokines and chemokine receptors in rheumatoid arthritis. *Semin Immunol* 15:15–21, 2003.

15. Goldrath AW, Bogatzki LY, Bevan MJ: Naive T cells transiently acquire a memory-like phenotype during homeostasis-driven proliferation. *J Exp Med* 192:557–564, 2000.

16. Min B, McHugh R, Sempowski GD, et al: Neonates support lymphopenia-induced proliferation. *Immunity* 18:131–140, 2003.

17. Yunis EJ, Hong R, Grewe MA, et al: Postthymectomy wasting associated with autoimmune phenomena. I. Antiglobulin-positive anemia in A and C57BL-6 Ks mice. *J Exp Med* 125:947–966, 1967.

18. King C, Ilic A, Koelsch K, et al: Homeostatic expansion of T cells during immune insufficiency generates autoimmunity. *Cell* 117:265–277, 2004.

19. Koetz K, Bryl E, Spickschen K, et al: T cell homeostasis in patients with rheumatoid arthritis. *Proc Natl Acad Sci U S A* 97:9203–9208, 2000.

20. Wange RL, Samelson LE: Complex complexes: signaling at the TCR. *Immunity* 5:197–205, 1996.

21. Appleby MW, Gross JA, Cooke MP, et al: Defective T cell receptor signaling in mice lacking the thymic isoform of p59^fyn. *Cell* 70:751–763, 1992.

22. von Essen MR, Kongsbak M, Schjerling P, et al: Vitamin D controls T cell antigen receptor signaling and activation of human T cells. *Nat Immunol* 11:344–349, 2010.

23. van Oers NS, Killeen N, Weiss A: ZAP-70 is constitutively associated with tyrosine-phosphorylated TCR ζ in murine thymocytes and lymph node T cells. *Immunity* 1:675–685, 1994.

24. Hsu LY, Tan YX, Xiao Z, et al: A hypomorphic allele of ZAP-70 reveals a distinct thymic threshold for autoimmune disease versus autoimmune reactivity. *J Exp Med* 206:2527–2541, 2009.

25. Naik E, Webster JD, DeVoss J, et al: Regulation of proximal T cell receptor signalling and tolerance induction by deubiquitinase Usp9X. *J Exp Med* 211:1947–1955, 2014.

26. Sun Z, Arendt CW, Ellmeier W, et al: PKC-theta is required for TCR-induced NF-kappaB activation in mature but not immature T lymphocytes. *Nature* 404:402–407, 2000.

27. Crabtree GR, Olson EN: NFAT signaling: choreographing the social lives of cells. *Cell* 109(Suppl):S67–S79, 2002.

28. Guse AH, da Silva CP, Berg I, et al: Regulation of calcium signalling in T lymphocytes by the second messenger cyclic ADP-ribose. *Nature* 398:70–73, 1999.

29. Kennedy NJ, Kataoka T, Tschopp J, et al: Caspase activation is required for T cell proliferation. *J Exp Med* 190:1891–1896, 1999.

30. Chun HJ, Zheng L, Ahmad M, et al: Pleiotropic defects in lymphocyte activation caused by caspase-8 mutations lead to human immunodeficiency. *Nature* 419:395–399, 2002.

31. Su H, Bidere N, Zheng L, et al: Requirement for caspase-8 in NF-kappaB activation by antigen receptor. *Science* 307:1465–1468, 2005.

32. Yan S, Yim LY, Lau CS, et al: MicroRNA regulation in systemic lupus erythematosus pathogenesis. *Immune Network* 14:138–148, 2014.

33. Lamprecht P, Moosig F, Csernok E, et al: CD28 negative T cells are enriched in granulomatous lesions of the respiratory tract in Wegener's granulomatosis. *Thorax* 56:751–757, 2001.

34. Fletcher JM, Vukmanovic-Stejic M, Dunne PJ, et al: Cytomegalovirus-specific CD4+ T cells in healthy carriers are continuously driven to replicative exhaustion. *J Immunol* 175:8218–8225, 2005.

35. Uda H, Mima T, Yamaguchi N, et al: Expansion of a CD28-intermediate subset among CD8 T cells in patients with infectious mononucleosis. *J Virol* 76:6602–6608, 2002.

36. Merrill JT: Co-stimulatory molecules as targets for treatment of lupus. *Clin Immunol* 148:369–375, 2013.

37. Wong CK, Lit LC, Tam LS, et al: Aberrant production of soluble costimulatory molecules CTLA-4, CD28, CD80 and CD86 in patients with systemic lupus erythematosus. *Rheumatology* 44:989–994, 2005.

38. Sfikakis PP, Boletis JN, Lionaki S, et al: Remission of proliferative lupus nephritis following B cell depletion therapy is preceded by down-regulation of the T cell costimulatory molecule CD40 ligand: an open-label trial. *Arthritis Rheum* 52:501–513, 2005.

39. Grakoui A, Bromley SK, Sumen C, et al: The immunological synapse: a molecular machine controlling T cell activation. *Science* 285:221–227, 1999.

40. Montixi C, Langlet C, Bernard A-M, et al: Engagement of T cell receptor triggers its recruitment to low-density detergent-insoluble membrane domains. *EMBO J* 17:5334–5348, 1998.

41. Lee K-M, Chuang E, Griffen M, et al: Molecular basis of T cell inactivation by CTLA-4. *Science* 282:2263–2266, 1998.

42. Hill JA, Southwood S, Sette A, et al: Cutting edge: the conversion of arginine to citrulline allows for a high-affinity peptide interaction with the rheumatoid arthritis-associated HLA-DRB1*0401 MHC class II molecule. *J Immunol* 171:538–541, 2003.

43. Krummel MF, Allison JP: CD28 and CTLA-4 have opposing effects on the response of T cells to stimulation. *J Exp Med* 182:459–465, 1995.

44. Tivol EA, Borriello F, Schweitzer AN, et al: Loss of CTLA-4 leads to massive lymphoproliferation and fatal multiorgan tissue destruction, revealing a critical negative regulatory role of CTLA-4. *Immunity* 3:541–547, 1995.

45. Stahl EA, Raychaudhuri S, Remmers EF, et al: Genome-wide association study meta-analysis identifies seven new rheumatoid arthritis risk loci. *Nat Genet* 42:508–514, 2010.

46. Ostrand-Rosenberg S, Horn LA, Haile ST: The Programmed death-1 immune suppressive pathway: barrier to antitumor immunity. *J Immunol* 193:3835–3841, 2014.

47. Khoury SJ, Sayegh MH: The roles of the new negative T cell costimulatory pathways in regulating autoimmunity. *Immunity* 20:529–538, 2004.

48. Nishimura H, Nose M, Hiai H, et al: Development of lupus-like autoimmune diseases by disruption of the PD-1 gene encoding an ITIM motif-carrying immunoreceptor. *Immunity* 11:141–151, 1999.

49. Firestein GS, Zvaifler NJ: Peripheral blood and synovial fluid monocyte activation in inflammatory arthritis. I. A cytofluorographic study of monocyte differentiation antigens and class II antigens and their regulation by gamma-interferon. *Arthritis Rheum* 30:857–863, 1987.

50. Cope AP, Londei M, Chu NR, et al: Chronic exposure to tumor necrosis factor (TNF) in vitro impairs the activation of T cells through the T cell receptor/CD3 complex; reversal in vivo by anti-TNF antibodies in patients with rheumatoid arthritis. *J Clin Invest* 94:749–760, 1994.

51. Cope AP, Liblau RS, Yang XD, et al: Chronic tumor necrosis factor alters T cell responses by attenuating T cell receptor signaling. *J Exp Med* 185:1573–1584, 1997.

52. Martins GA, Cimmino L, Shapiro-Shelef M, et al: Transcriptional repressor Blimp-1 regulates T cell homeostasis and function. *Nat Immunol* 7:457–465, 2006.

53. Sakaguchi S, Sakaguchi N, Shimizu J, et al: Immunologic tolerance maintained by CD25+ CD4+ regulatory T cells: their common role in controlling autoimmunity, tumor immunity, and transplantation tolerance. *Immunol Rev* 182:18–32, 2001.

54. Shevach EM, McHugh RS, Piccirillo CA, et al: Control of T-cell activation by CD4+ CD25+ suppressor T cells. *Immunol Rev* 182:58–67, 2001.

55. Veldhoen M, Hocking RJ, Atkins CJ, et al: TGFbeta in the context of an inflammatory cytokine milieu supports de novo differentiation of IL-17-producing T cells. *Immunity* 24:179–189, 2006.

56. Dong C: Diversification of T-helper-cell lineages: finding the family root of IL-17-producing cells. *Nat Rev Immunol* 6:329–333, 2006.

57. Nishio J, Feuerer M, Wong J, et al: Anti-CD3 therapy permits regulatory T cells to surmount T cell receptor-specified peripheral niche constraints. *J Exp Med* 207:1879–1889, 2010.

58. Okada Y, Wu D, Trynka G, et al: Genetics of rheumatoid arthritis contributes to biology and drug discovery. *Nature* 506:376–381, 2014.

59. Pamer E, Cresswell P: Mechanisms of MHC class I–restricted antigen processing. *Ann Rev Immunol* 16:323–358, 1998.

60. Newell MK, Haughn LJ, Maroun CR, et al: Death of mature T cells by separate ligation of CD4 and the T-cell receptor for antigen. *Nature* 347:286–289, 1990.

61. Casella CR, Finkel TH: Mechanisms of lymphocyte killing by HIV. *Curr Opin Hematol* 4:24–31, 1997.

62. Janeway CA, Jr, Medzhitov R: Innate immune recognition. *Annu Rev Immunol* 20:197–216, 2002.

63. Saito H, Kranz DM, Takagaki Y, et al: Complete primary structure of a heterodimeric T-cell receptor deduced from cDNA sequences. *Nature* 309:757–762, 1984.

64. Wright A, Lee JE, Link MP, et al: Cytotoxic T lymphocytes specific for self tumor immunoglobulin express T cell receptor delta chain.

J Exp Med 169:1557–1564, 1989.

65. Sciammas R, Johnson RM, Sperling AI, et al: Unique antigen recognition by a herpesvirus-specific TCR-gamma delta cell. *J Immunol* 152:5392–5397, 1994.

66. Schild H, Mavaddat N, Litzenberger C, et al: The nature of major histocompatibility complex recognition by gamma delta T cells. *Cell* 76:29–37, 1994.

67. Holoshitz J, Koning F, Coligan JE, et al: Isolation of CD4- CD8- mycobacteria-reactive T lymphocyte clones from rheumatoid arthritis synovial fluid. *Nature* 339:226–229, 1989.

68. Kabelitz D, Bender A, Schondelmaier S, et al: A large fraction of human peripheral blood γδ+ T cells is activated by Mycobacterium tuberculosis but not by its 65-kD heat shock protein. *J Exp Med* 171:667–679, 1990.

69. Constant P, Davodeau F, Peyrat MA, et al: Stimulation of human γδ T cells by nonpeptidic mycobacterial ligands. *Science* 264:267–270, 1994.

70. Bukowski JF, Morita CT, Brenner MB: Human γδ T cells recognize alkylamines derived from microbes, edible plants, and tea: implications for innate immunity. *Immunity* 11:57–65, 1999.

71. Groh V, Steinle A, Bauer S, et al: Recognition of stress-induced MHC molecules by intestinal epithelial γδ T cells. *Science* 279:1737–1740, 1998.

72. Brennan FM, Londei M, Jackson AM, et al: T cells expressing γδ chain receptors in rheumatoid arthritis. *J Autoimmun* 1:319–326, 1988.

73. Rust C, Kooy Y, Pena S, et al: Phenotypical and functional characterization of small intestinal TcR γδ+ T cells in coeliac disease. *Scand J Immunol* 35:459–468, 1992.

74. Balbi B, Moller DR, Kirby M, et al: Increased numbers of T lymphocytes with γδ+ antigen receptors in a subgroup of individuals with pulmonary sarcoidosis. *J Clin Invest* 85:1353–1361, 1990.

75. Vincent MS, Roessner K, Lynch D, et al: Apoptosis of Fashigh CD4+ synovial T cells by Borrelia-reactive Fas-ligand(high) gamma delta T cells in Lyme arthritis. *J Exp Med* 184:2109–2117, 1996.

76. Roessner K, Wolfe J, Shi C, et al: High expression of Fas ligand by synovial fluid-derived gamma delta T cells in Lyme arthritis. *J Immunol* 170:2702–2710, 2003.

77. Pelegri C, Kuhnlein P, Buchner E, et al: Depletion of gamma/delta T cells does not prevent or ameliorate, but rather aggravates, rat adjuvant arthritis. *Arthritis Rheum* 39:204–215, 1996.

78. Peng SL, Madaio MP, Hayday AC, et al: Propagation and regulation of systemic autoimmunity by gammadelta T cells. *J Immunol* 157:5689–5698, 1996.

79. Huber S, Shi C, Budd RC: Gammadelta T cells promote a Th1 response during coxsackievirus B3 infection in vivo: role of Fas and Fas ligand. *J Virol* 76:6487–6494, 2002.

80. Schramm CM, Puddington L, Yiamouyiannis CA, et al: Proinflammatory roles of T-cell receptor (TCR) gammadelta and TCR alphabeta lymphocytes in a murine model of asthma. *Am J Respir Cell Mol Biol* 22:218–225, 2000.

81. Bendelac A, Rivera MN, Park SH, et al: Mouse CD1-specific NK1 T cells: development, specificity, and function. *Annu Rev Immunol* 15:535–562, 1997.

82. Kinjo Y, Wu D, Kim G, et al: Recognition of bacterial glycosphingolipids by natural killer T cells. *Nature* 434:520–525, 2005.

83. Kinjo Y, Tupin E, Wu D, et al: Natural killer T cells recognize diacylglycerol antigens from pathogenic bacteria. *Nat Immunol* 7:978–986, 2006.

84. Lehuen A, Lantz O, Beaudoin L, et al: Overexpression of natural killer T cells protects Vα14-Jα281 transgenic nonobese diabetic mice against diabetes. *J Exp Med* 188:1831–1839, 1998.

85. Baxter AG, Kinder SJ, Hammond KJ, et al: Association between αβTCR+CD4–CD8– T-cell deficiency and IDDM in NOD/Lt mice. *Diabetes* 46:572–582, 1997.

86. Wilson SB, Kent SC, Patton KT, et al: Extreme Th1 bias of invariant Vα24JαQ T cells in type 1 diabetes. *Nature* 391:177–181, 1998.

87. Akbari O, Stock P, Meyer E, et al: Essential role of NKT cells producing IL-4 and IL-13 in the development of allergen-induced airway hyperreactivity. *Nat Med* 9:582–588, 2003.

88. Doherty PC: The new numerology of immunity mediated by virus-specific CD8(+) T cells. *Curr Opin Microbiol* 1:419–422, 1998.

89. Purton JF, Tan JT, Rubinstein MP, et al: Antiviral CD4+ memory T cells are IL-15 dependent. *J Exp Med* 204:951–961, 2007.

90. Masopust D, Vezys V, Marzo AL, et al: Preferential localization of effector memory cells in nonlymphoid tissue. *Science* 291:2413–2417, 2001.

91. Pearce EL, Walsh MC, Cejas PJ, et al: Enhancing CD8 T-cell memory by modulating fatty acid metabolism. *Nature* 460:103–107, 2009.

92. Schneider P, MacKay F, Steiner V, et al: BAFF, a novel ligand of the tumor necrosis factor family, stimulates B cell growth. *J Exp Med* 189:1747–1756, 1999.

93. Street NE, Schumacher JH, Fong TA, et al: Heterogeneity of mouse helper T cells. Evidence from bulk cultures and limiting dilution cloning for precursors of Th1 and Th2 cells. *J Immunol* 144:1629–1639, 1990.

94. Coffman RL, Seymour BW, Hudak S, et al: Antibody to interleukin-5 inhibits helminth-induced eosinophilia in mice. *Science* 245:308–310, 1989.

95. Fuss IJ, Strober W, Dale JK, et al: Characteristic T helper 2 T cell cytokine abnormalities in autoimmune lymphoproliferative syndrome, a syndrome marked by defective apoptosis and humoral autoimmunity. *J Immunol* 158:1912–1918, 1997.

96. Ruddle NH, Bergman CM, McGrath KM, et al: An antibody to lymphotoxin and tumor necrosis factor prevents transfer of experimental allergic encephalomyelitis. *J Exp Med* 172:1193–1200, 1990.

97. Heath WR, Allison J, Hoffmann MW, et al: Autoimmune diabetes as a consequence of locally produced interleukin-2. *Nature* 359:547–549, 1992.

98. Yssel H, Shanafelt MC, Soderberg C, et al: Borrelia burgdorferi activates a T helper type 1-like T cell subset in Lyme arthritis. *J Exp Med* 174:593–601, 1991.

99. Elliott MJ, Maini RN, Feldmann M, et al: Randomised double-blind comparison of chimeric monoclonal antibody to tumour necrosis factor alpha (cA2) versus placebo in rheumatoid arthritis. *Lancet* 344:1105–1110, 1994.

100. Choy EH, Isenberg DA, Garrood T, et al: Therapeutic benefit of blocking interleukin-6 activity with an anti-interleukin-6 receptor monoclonal antibody in rheumatoid arthritis: a randomized, double-blind, placebo-controlled, dose-escalation trial. *Arthritis Rheum* 46:3143–3150, 2002.

101. Rutz S, Eidenschenk C, Ouyang W: IL-22, not simply a Th17 cytokine. *Immunol Rev* 252:116–132, 2013.

102. Gaffen S, Jain R, Garg AV, et al: The IL-23-IL-17 immune axis: from mechanism to therapeutic testing. *Nat Rev Immunol* 14:585–600, 2014.

103. Chan JR, Blumenschein W, Murphy E, et al: IL-23 stimulates epidermal hyperplasia via TNF and IL-20R2-dependent mechanisms with implications for psoriasis pathogenesis. *J Exp Med* 203:2577–2587, 2006.

104. Steinman L: A brief history of T(H)17, the first major revision in the T(H)1/T(H)2 hypothesis of T cell-mediated tissue damage. *Nat Med* 13:139–145, 2007.

105. Huh JR, Leung MW, Huang P, et al: Digoxin and its derivatives suppress TH17 cell differentiation by antagonizing RORt activity. *Nature* 472:486–490, 2011.

106. Fazilleau N, Mark L, McHeyzer-Williams LJ, et al: Follicular helper T cells: lineage and location. *Immunity* 30:324–335, 2009.

107. Vinuesa CG, Cook MC, Angelucci C, et al: A RING-type ubiquitin ligase family member required to repress follicular helper T cells and autoimmunity. *Nature* 435:452–458, 2005.

108. Wucherpfennig KW, Strominger JL: Molecular mimicry in T cell-mediated autoimmunity: viral peptides activate human T cell clones specific for myelin basic protein. *Cell* 80:695–705, 1995.

109. Gross DM, Forsthuber T, Tary-Lehmann M, et al: Identification of LFA-1 as a candidate autoantigen in treatment-resistant Lyme arthritis. *Science* 281:703–706, 1998.

110. Kalish RA, Leong JM, Steere AC: Association of treatment-resistant chronic Lyme arthritis with HLA-DR4 and antibody reactivity to OspA and OspB of *Borrelia burgdorferi*. *Infect Immun* 61:2774–2779, 1993.

111. Vaishnaw AK, Orlinick JR, Chu JL, et al: The molecular basis for apoptotic defects in patients with CD95 (Fas/Apo-1) mutations. *J Clin Invest* 103:355–363, 1999.

112. Griffith TS, Brunner T, Fletcher SM, et al: Fas ligand-induced apoptosis as a mechanism of immune privilege. *Science* 17:1189–1192, 1995.

113. Kawabe Y, Ochi A: Selective anergy of V beta 8+,CD4+ T cells in Staphylococcus enterotoxin B-primed mice. *J Exper Med* 172:1065–1070, 1990.

114. Choi Y, Lafferty JA, Clements JR, et al: Selective expansion of T cells expressing V beta 2 in toxic shock syndrome. *J Exp Med* 172:981–984, 1990.

115. Russell JQ, Morrissette GJ, Weidner M, et al: Liver damage preferentially results from CD8(+) T cells triggered by high affinity peptide antigens. *J Exp Med* 188:1147–1157, 1998.

116. Hildeman DA, Zhu Y, Mitchell TC, et al: Activated T cell death in vivo mediated by proapoptotic bcl-2 family member bim. *Immunity* 16:759–767, 2002.

117. Fortner KA, Budd RC: The death receptor Fas (CD95/APO-1) mediates the deletion of T lymphocytes undergoing homeostatic prolifera-tion. *J Immunol* 175:4374–4382, 2005.

118. Hughes PD, Belz GT, Fortner KA, et al: Apoptosis regulators Fas and Bim cooperate in shutdown of chronic immune responses and prevention of autoimmunity. *Immunity* 28:197–205, 2008.

119. Steere AC, Duray PH, Butcher EC: Spirochetal antigens and lymphoid cell surface markers in Lyme synovitis. Comparison with rheumatoid synovium and tonsillar lymphoid tissue. *Arthritis Rheum* 31:487–495, 1988.

120. Ranges GE, Sriram S, Cooper SM: Prevention of type II collagen-induced arthritis by in vivo treatment with anti-L3T4. *J Exp Med* 162:1105–1110, 1985.

121. Winchester RJ: HIV infection and rheumatic disease. *Bull Rheum Dis* 43:5–8, 1994.

第 13 章

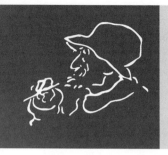

B 淋巴细胞

原著　Yong-Rui Zou · Christine Grimaldi · Betty Diamond
杨　冰译　刘万里校

关键点

免疫球蛋白（immunoglobulin，Ig）在 B 细胞行使功能的过程中发挥着重要作用，因为其既是抗原的识别受体，也是 B 细胞的主要分泌产物。Ig 的可变区能够识别并结合为数众多的抗原，此种识别不同抗原的特异性来源于其基因编码片段的随机重组。Ig 的恒定区（Fc）则决定其同种型（也称为抗体亚型）并介导效应功能。

膜表面 Ig 是 B 细胞受体（B cell receptor，BCR）复合物的主要组成成分，可以调控 B 细胞的选择、存活和活化。分泌型 Ig 具有多种功能，包括中和抗原、调理作用、补体活化以及与 Fc 受体结合后活化或抑制细胞。

B 细胞来源于骨髓造血祖细胞，经历多阶段的成熟与选择之后，分化发育为具备免疫功能的定位于外周淋巴器官的初始型 B 细胞，在受到抗原刺激活化之后，初始 B 细胞会分化为记忆性细胞和分泌 Ig 的浆细胞。

滤泡 B 细胞以一种 T 细胞依赖的方式对蛋白抗原做出反应，是 B 细胞记忆性的主要来源。而 B1 型和边缘区 B 细胞并不严格依赖 T 细胞辅助，且具有较为有限的 BCR 异质性。

所有个体均会产生自身反应性 B 细胞。在 B 细胞发育的早期和晚期存在多个"关卡"清除自身反应性 B 细胞。在具有自身免疫倾向的个体中，这些"关卡"中的一个或多个会丧失功能，从而导致自身反应性 B 细胞的成熟和活化。

免疫系统由多种参与固有免疫和适应性免疫应答的细胞组成。适应性免疫反应的特征是在对抗原进行初次免疫反应后会产生免疫记忆，从而使免疫系统再次遇到相同抗原时，能够迅速产生免疫应答。

B 淋巴细胞通过一种称为 B 细胞受体（BCR）的分子识别抗原。BCR 是由负责识别抗原的膜联免疫球蛋白与另外两个参与信号转导的跨膜分子以非共价结合形式组成的复合体。一旦遇到抗原，B 细胞便开始免疫活化的过程，包括抗体分泌以及免疫记忆的形成。这个过程会受到被抗原活化的 T 细胞、树突状细胞（DCs）、可溶性因子以及滤泡树突状细胞（FDCs）的严格调控。T 和 B 淋巴细胞均能从初始型细胞分化为记忆性细胞，但只有 B 细胞能够精细调整抗原受体分子的结构来增强其特异性和亲和力，从而产生更高效的抗体。除了分泌 Ig 之外，B 细胞还分泌细胞因子以及通过主要组织相容性复合体（major histocompatibility complex，MHC）Ⅱ类分子提呈抗原给 T 细胞，调控免疫反应。

B 细胞生物学的知识大多是通过小鼠模型研究获得的，然而在此章中，我们将尽可能多地介绍有关人 B 细胞的生物学相关知识。

免疫球蛋白：结构与功能

B 细胞的特点就在于 Ig 分子的表达。B 细胞会表达两种形式的 Ig 分子，分别为膜结合型 Ig 和分泌型 Ig，这两种 Ig 分子的表达是通过对信使 RNA（mRNA）进行选择性剪接产生的。表达于细胞表面的 Ig，也被称作 BCR，有助于 B 细胞的成熟和存活，并与抗原接触后启动 B 细胞的活化级联反应；

分泌型 Ig，也被称作抗体，在 B 细胞被抗原激活后产生，可以通过中和抗原来保护宿主。

　　在结构上，Ig 由四条多肽链组成：两条完全一致、分子量接近 25 kDa 的轻（L）链和两条完全一致、分子量为 50 ~ 65 kDa 的重（H）链。Ig 分子的每条多肽链均含有高度保守的蛋白折叠模体，即"Ig 结构域"。这些结构域组成 Ig 分子的骨架并帮助多肽链进行配对（图 13-1）。Ig 分子的四级结构为一个"Y"形构象，其中包含 2 个功能性区域：两个完全一致的抗原结合区域（可变区）组成 Y 的两臂；一个恒定区域形成 Y 的基底[1]。

　　Ig 分子功能区域的界定起源于早期针对 Ig 分子的水解研究。木瓜蛋白酶水解 Ig 分子后会产生两个保留抗原结合能力的相同片段，命名为 Fab，还有一个独特的可结晶片段 Fc，后者介导免疫效应功能，但不能与抗原产生相互作用[2]。

　　抗原结合区域由轻链可变区（variable domain of the L-chain，V_L）和重链可变区域（variable domain of the H-chain，V_H）配对而成。与 Ig 分子其他部分不同，可变区氨基酸序列具有丰富的多样性，从而形成可以识别众多不同抗原的 Ig 分子库。Ig 分子可变区内部是不连续的互补决定区（complementary determining region，CDR），与抗原直接接触。CDR 的氨基酸序列高度变化，并与氨基酸序列较为保守的框架区（framework region，FWR）相连，每条重链和轻链均含有 3 个 CDRs 区和 4 个 FWRs 区（图 13-1）。能够被 L 链和 H 链的可变区域所识别的最小抗原决定簇被称为一个抗原表位，可以是蛋白分子、碳水化合物、脂类或者核酸分子上的连续或不连续的区域。一个 Ig 分子单体拥有的两个相同的可变区（Y 型 Ig 分子的两臂）赋予其可以与多价抗原分子（例如多糖）的重复抗原决定簇进行相互作用的能力，或通过结合含有相同抗原决定簇的两个独立抗原分子来增强亲和力[1]。

　　Ig 分子恒定区介导 Ig 的免疫效应功能，包括杀死和清除入侵的病原体、免疫系统的活化和平衡等。严格意义上的 Ig 恒定区由相互配对的轻链恒定区（constant domain of the L-chain，C_L）和重链第一个恒定结构域 C_H1，以及相互配对的两条重链恒定区（IgM 中为 C_H2、C_H3、C_H4）组成。与恒定区相关的免疫效应功能是由重链恒定区介导完成的。

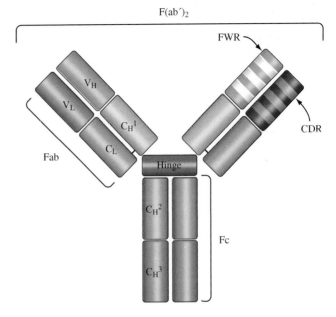

图 13-1　抗体分子的示意图。抗体单体由两条重链分子和两条轻链分子组成，每条重链和轻链分子共价结合在一起。抗体分子的可变区由重链的 V_H 功能域和轻链的 V_L 功能域组成。V_H 和 V_L 功能域分别包含 4 个框架区（FWRs）和 3 个互补决定区（CDRs），它们在一起组成了抗原结合区域。木瓜蛋白酶消化产生 Fab，Fab 由 V_H、C_H1、V_L 和 C_L 功能域组成，而胃蛋白酶消化产生两个共价结合的 Fab，称为 F（ab'）2。介导免疫效应功能的重链恒定区 Fc 段包含 C_H2、C_H3 两个功能域和抗体铰链区，后者仅在部分免疫球蛋白如 IgG、IgA 和 IgD 中存在，能够显著增加这类同种型抗体的柔韧性

免疫球蛋白重链恒定区

　　Ig 可变区与抗原之间的特异性结合可能足以阻断微生物感染或者中和毒素。但是病原体的清除却有赖于 Fc 段。抗原抗体复合物中暴露在外的抗体恒定区可以与血清因子结合启动补体级联反应，或者与具有细胞毒性以及吞噬能力的免疫细胞结合介导针对病原体的破坏和清除。在小鼠和人体内存在五种不同的重链恒定区类型或者同种型，分别命名为 IgM（μ）、IgD（δ）、IgG（γ）、IgA（α）和 IgE（ε）[3]，每种同种型均由人 4 号染色体或者小鼠 12 号染色体上重链基因座中不同的恒定区基因片段所编码。每一 Ig 同种型都具有特异的免疫效应功能，并且其所对应的细胞受体可以结合特定的同种型 Ig，并且启动不同的胞内信号级联反应。不同 Ig 同种型之间在 C_H 结构域数目、是否存在可以增加 Fab 区域之间的柔韧性的

铰链区、血清的半衰期、形成 Ig 分子多聚体的能力、补体活化以及 Fc 受体结合能力等方面均有差异。不同 Ig 同种型的特征见表 13-1[1,3-4]。当被抗原活化时，不同种型的 BCR 也可能传递不同的胞内信号。需要注意的是，抗体分子与表达有 Fc 受体的免疫细胞之间的相互作用不仅仅是为了清除病原体，也通过活化或抑制特定的免疫细胞[5]以及介导免疫细胞死亡[6]来调控和塑造免疫应答。

免疫球蛋白 M

IgM 是 B 细胞发育发展过程中首先表达的 Ig 同种型，也是初始免疫反应过程中诱导产生的第一种抗体。IgM 主要存在于血清中，但也存在于黏膜分泌物和母乳中。由于在初次免疫反应的早期阶段，抗体亲和力成熟过程尚未启动，IgM 抗体对抗原的亲和力通常较低。为增强 IgM 的亲和力，大多分泌型 IgM 以五聚体形式存在，五聚体 IgM 分子具备更多的抗原结合位点，与抗原之间产生更高的亲和力。IgM 也以单体或者六聚体的形式存在，但只有五聚体与连接链（joining-chain，J 链）相连。J 链可以促进 IgM 向黏膜分泌的主动运输[7]。

IgM 可以激活经典补体途径而介导多种生物功能[1]。补体级联反应包括一系列酶促反应，活化后可导致入侵生物体的裂解和清除。抗体或补体分子通过分子间相互作用而沉积在抗原表面以促进免疫细胞对抗原的吞噬。这类能够提高吞噬作用的蛋白，例如抗体和补体，被称为调理素。单核细胞、巨噬细胞或中性粒细胞表面表达 CD21，这是一种能够特异性识别补体 C3 片段的受体。一旦补体级联反应被活化，这类细胞就能通过 CD21 有效吞噬经过调理的抗原颗粒。补体途径的活化还能形成由末端补体成分组成的膜攻击复合体，进而直接裂解由 C3 补体调理过的病原体。经典的补体通路的激活需要抗原抗体复合物中暴露的 Fc 区域在空间上极为靠近，因此多价 IgM 一旦与相应抗原结合后就会成为补体活化的强有力激活剂。例如，IgM 六聚体的补体激活能力是 IgM 单体的 20 ~ 100 倍[8]。C1q 是一种早期补体因子，可以与 IgM 和 IgG 结合。含有 C1q 的免疫复合物可以下调免疫反应，因为 C1q 可以结合一种存在于骨髓细胞和淋巴细胞表面的负调节因子 LAIR-1。当与 C1q 相连时，LAIR-1 可以通过阻止 toll 样受体（toll-like receptors，TLRs）诱导的 DC 细胞成熟和活化来抑制炎症作用。

免疫球蛋白 G

IgG 是血清中最为常见的 Ig 同种型，占循环系统抗体总量的 70%。与 IgM 相比，IgG 具有更高的亲和力并在记忆免疫反应中占主导地位。在人体中存

表 13-1 人类免疫球蛋白（Ig）各同种型的特征

特性	IgM	IgG	IgA	IgE	IgD
结构	五聚体，六聚体	单体	二聚体（IgA₂），单体（IgA₁）	单体	单体
C_H 结构域	4	3	3	4	3
血清含量（mg/ml）	0.7 ~ 1.7	9.5 ~ 12.5	1.5 ~ 2.6	0.0003	0.04
血清半衰期（天）	5 ~ 10	7 ~ 24	11 ~ 14	1 ~ 5	2 ~ 8
补体活化经典途径	是	是	否	否	否
FcR 介导的细胞吞噬作用	否	是	是	否	否
抗体依赖型细胞介导的细胞毒性	否	是	否	否	否
胎盘转运	否	是	否	否	否
存在于黏膜分泌物	是	否	是	否	否
主要生物学特性	初始抗体反应	次级抗体反应	分泌免疫球蛋白	过敏和对寄生虫的反应	初始 B 细胞表面分子标记

C_H，重链恒定区；FcR，Fc 受体；Ig，免疫球蛋白

在四种 IgG 亚类：IgG1、IgG2、IgG3 和 IgG4。IgG1 和 IgG3 主要产生于针对病毒和蛋白抗原的免疫反应，IgG2 主要见于针对多糖抗原的免疫反应，IgG4 参与针对线虫的免疫反应，并在与 IgG4 相关的系统性疾病患者中也可以检测到[9]。

所有 IgG 亚类均以单体形式存在，并具有高度的结构相似性，但彼此之间的细小差异造成了各个 IgG 亚类具有截然不同的生物功能。IgG1 和 IgG3 能强有力地活化经典补体途径，而 IgG2 可以启动旁路补体活化途径（见第 23 章）。

IgG 亚类可以结合位于树突状细胞、巨噬细胞、中性粒细胞和自然杀伤细胞（Natural Killer，NK）表面的特定的 Fcγ 受体（Fc gamma receptor，FcγR）。具有吞噬能力的免疫细胞表面 FcγRs 一旦与 IgG 相结合，便能够有效地将免疫复合物从循环系统中清除，并启动抗体依赖的细胞介导的细胞毒性作用，进而释放含有穿孔素和颗粒酶的颗粒，在靶细胞的细胞膜上穿孔，后导致程序性细胞死亡（凋亡）[10-11]。交联 FcγR 受体也可以介导 II 类 MHC 分子的内吞和后续的抗原呈递。

IgG 是唯一可以穿越胎盘屏障的抗体，所以其对于胎儿的生存至关重要。IgG 分子由母体循环系统转运进入胎儿血液，由新生儿的 FcR（neonatal FcR，FcRn）所介导[12]。FcRn 也可通过阻断 IgG 分子在血清中的分解代谢延长 IgG 分子的半衰期[13]。FcRⅡb 是表达在骨髓细胞和 B 细胞上的一种重要的抑制型受体。其功能在后面的表面共受体部分有更详细的讨论。

免疫球蛋白 A

尽管 IgA 在血清中浓度相对较低，但机体内 IgA 产生量要多于其他所有同种型总量。大部分 IgA 以分泌型 IgA 形式（secretory IgA，SIgA）存在于黏膜腔、母乳和初乳中，血清中存在量很少。人类有两种 IgA 亚型：IgA1 和 IgA2。IgA1 主要以单体形式产生，IgA2 则以多聚体形式沿着黏膜表面产生[14]。

IgA 多聚体主要以包含一条 J 链（与链接 IgM 五聚体的 J 链相同）的二聚体的形式存在，并被表达于上皮细胞基底外侧面的多聚免疫球蛋白受体（polymeric immunoglobulin receptor，pIgR）捕获，通过转胞吞作用输送到上皮细胞顶端。IgA 被释放到黏膜分泌物中需要对 pIgR 进行切割，pIgR 被切割后

可以产生一种分泌型片段成分（secretory component，SC），并且始终与 SIgA 相结合，保护 SIgA 免于被蛋白酶降解，可以伴随 SIgA 一同被释放至黏膜分泌物中，增加 IgA 在黏膜黏液中的可溶性并中和毒素，阻止被 SIgA 包被的微生物对黏膜表面的黏附[15]。

IgA 缺陷患者的血清和黏膜中的 IgA 水平较低并容易罹患呼吸道感染和腹泻，自身免疫疾病发病率也有所增加[16]。中性粒细胞和巨噬细胞表面表达的 FcαR 对免疫系统具有调节作用，IgA 缺陷患者的自身免疫表型可能是由于 FcαR 介导的免疫调控反应缺失[17]。

免疫球蛋白 E

IgE 参与抗寄生虫免疫反应，也能够诱发与过敏反应相关的免疫应答。IgE 单体在血清中的存在量很少[18]。肥大细胞和嗜碱性粒细胞可表达高亲和力 IgE 受体（Fc epsilon receptor I，FcεR I），后者能够结合游离 IgE 分子。抗原结合 IgE 分子会导致 FcεR 发生交联，引发肥大细胞和嗜碱性粒细胞脱颗粒，释放前列腺素 D_2 和白三烯等脂质介质以及组胺和蛋白酶，这其中很多物质都与过敏反应相关。

免疫球蛋白 D

IgD 在体液免疫反应中发挥的作用尚不清楚。IgD 主要以膜联 Ig 的形式表达在成熟的初始型 B 细胞上。血清中几乎不存在可溶型 IgD，但是扁桃体和呼吸道相关组织中存在能产生 IgD 的浆细胞。免疫缺陷疾病患者的体内可以检测到高水平的分泌型 IgD[19]。

轻链

轻链分子有两种，分别称为 κ 链和 λ 链。轻链包括一个可变区和一个恒定区。尽管存在两种轻链同种型，但轻链恒定区的相关功能仍然未知。在人和小鼠的 Ig 分子中，κ 链的使用比 λ 链更普遍，分别占 65% 和 95%[20]。

免疫球蛋白可变区

为了识别无数的抗原，机体需要有相应的机制来产生特异性足够丰富的 Ig 分子。Ig 多样性产生的

分子基础已经比较清楚[21]。首先，Ig 分子由定位在不同染色体上的不同基因座内的基因片段编码（图 13-2）。人体中编码重链的基因定位在 14 号染色体[22]，编码 κ 链的基因定位在 2 号染色体，编码 λ 链的基因定位在 22 号染色体[23]。

重链的可变区由 V 片段（V_H）、D 片段（D_H）和起连接作用的 J 片段（J_H）三部分基因片段编码。轻链由 Vκ 和 Jκ 或者 Vλ 和 Jλ 基因片段编码，不包含 D 基因片段。编码人类重链的基因位点包含 38 ～ 46 个 V_H、23 个 D_H 和 9 个 J_H 功能基因（这只是一个典型的单体型所拥有的数量，不同个体间存在差异）。κ 链基因位点包含 31 ～ 35 个 Vκ 和 5 个 Jκ 功能基因，λ 链基因位点包含 29 ～ 32 个 Vλ 和 4 ～ 5 个 Jλ 功能基因[24]。

免疫球蛋白多样性的产生

在 B 细胞分化发育的过程中，不同的 V_H、D_H 和 J_H 或者 V_L 和 J_L 基因片段随机组合产生大量不同的 Ig 分子（图 13-2），这个过程称为 V（D）J 基因重组，在胎儿肝或成人骨髓中，该过程的发生不依赖于抗原刺激而发生。只有基因重组成功，B 细胞才能进入后续的成熟过程。本节讨论 V（D）J 基因重组的分子过程，重组对 B 细胞的功能和分化的影响将在后续章节进行讨论（见"B 细胞发育"部分）。

V（D）J 基因重组是有序进行的：首先，一个 D_H 基因片段与一个 J_H 基因片段重组连接，此 D_H-J_H 片段再与 V_H 基因片段进行连接重排。框内同码重组的缺失将诱导第二个等位基因的基因重组。轻链基因的重组也是分步进行。首先针对 κ 基因位点中的基因片段进行重组，如果 κ 链的基因重组没有成功，λ 链的基因片段就会进行重组[25]。

V（D）J 基因重组的完成主要依靠两种特异性重组酶，分别由重组激活基因 1（recombination-activating gene 1，RAG-1）和重组激活基因 2（recombination-activating gene 2，RAG-2）编码。重组酶复合体识别与 V、D、J 各个基因片段侧翼相连的高度保守重组信号序列（recombination signal sequences，RSS），后者由具有回文结构的七聚体（7 个碱基对）组成，两个 RSS 之间由特定的 DNA 序列所间隔开，这些 DNA 隔断由 12 ～ 23 个碱基对和

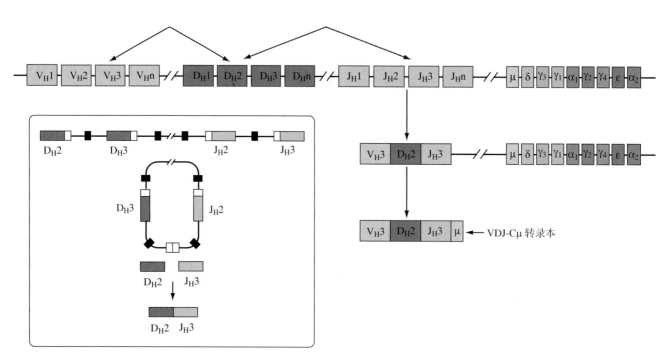

图 13-2 Ig 基因位点的 V（D）J 重组。重链的 V（D）J 重组（图的上部）：一个 V_H 基因片段与同一染色体上的一个 D_H 和 J_H 基因片段随机重组。$V_H D_H J_H$ 重组发生后，产生一个包含 IgM 重链恒定区基因（Cμ）的转录产物，插图所示发生于单个 D_H 和 J_H 基因片段之间的重组；白色方框代表 V（D）J 重组信号序列的七聚物，黑色方框则代表九聚物。这些重组信号序列被识别和剪切以后，重排的 D_H 和 J_H 基因片段的编码区重新连接在一起，重排的 $D_H J_H$ 片段再与 V_H 基因片段进行重组。轻链的基因重排也由同样的机制所介导

富含腺苷 / 胸苷（AT）的 9 个碱基对构成[26]。重组酶复合体识别并在 RSS 位点产生双链 DNA（double-stranded DNA，dsDNA）断裂。随后，细胞内的 DNA 修复复合体识别并对断裂的核酸片段进行连接。

V、D、J 基因片段的随机重组能够在不需要大量重链和轻链基因的前提下，产生丰富多样的免疫球蛋白库。重链重组过程中，在末端脱氧核苷酸转移酶（terminal deoxynucleotidyl transferase，TdT）催化下，V_HD_H 和 D_HJ_H 连接处可以加入一些核苷酸，这些非胚系来源序列被称为 N 插入。只要这些核苷酸的加入不会破坏氨基酸编码阅读框或者提前引入终止密码子，这种 N 序列的随机添加增加了氨基酸序列的多样性。编码区连接处的不精确连接可能会导致核苷酸丢失，也增加氨基酸序列的多样性。最终，重链和轻链的随机配对会进一步增加免疫球蛋白的多样性。

B 细胞发育

B 细胞发育成熟的最终结果是在不影响自身组成成分完整性的前提下，产生可以表达丰富多样的抗原特异性 Ig 的成熟 B 细胞克隆库，从而能够识别和清除外源的致病性抗原。因此，Ig 分子多样性产生的过程伴随着针对自身抗原特异性的监督。

与其他由原始造血细胞分化而来细胞一样，B 细胞由非定型的 CD34[+] 造血干细胞分化而来。造血干细胞分化发育成为具有限制性分化潜能的淋巴细胞生成前体细胞，这些细胞称为共同淋巴祖系（common lymphoid progenitors，CLPs），具有分化为 NK 细胞、T 细胞和 B 细胞的潜能。早期 B 细胞前体细胞开始表达 DNA 重组相关基因以及 B 细胞程序性转录因子。众多转录因子之间协同作用控制 B 细胞的发育，其中 Ikaros、E2A、EBF 和 Pax5 是最为重要的几个[27]。Pax5 是 B 细胞发育调控中的核心转录因子，因为它在 B 细胞发育的最早期阶段，强有力地抑制分化为髓单核细胞所需的基因的表达，并且活化包括 Ig 基因、CD19 和其他信号分子在内的 B 细胞特异性基因，调控 B 细胞的定向性发育分化[28]。

人类 B 细胞发育场所

从胎儿在子宫内发育的第一周起，由 CD34[+] 造血干细胞向成熟 B 细胞分化的过程就已经开始。到第 8 个妊娠周时，胎儿的肝和网膜中就可检测到早期 B 细胞前体细胞。从妊娠期第 34 周到胎儿发育为成年人，骨髓都是 B 淋巴细胞生成的中心器官[29]。小鼠研究已一致认为胎儿期起源的 B 细胞和成年期产生的 B 细胞之间存在差异，这种现象在人类 B 细胞中也存在。B 细胞前体细胞对雌激素比较敏感，怀孕期间母源 B 细胞的成熟过程会滞留在原 B 细胞阶段。相反，胎儿 B 细胞前体细胞因为缺少雌激素受体而不会受到激素的影响[30]。胎儿时期起源的 B 细胞使用 D_H 和 J_H 基因片段有倾向性，并且 TdT 表达量低，致使 B 细胞 Ig 多样性受到局限，并且 CDR3 的氨基酸长度较短[31]。

无论在胎儿阶段还是成人阶段，多能祖细胞分化而来的 B 细胞的成熟依赖于基质细胞的存在，后者可以为 B 细胞提供接触依赖性和可溶性信号。基质细胞可通过相互作用为 B 细胞的成熟创建适宜的环境，包括提供 B 淋巴细胞的存活和增殖信号，但其分子机制尚未可知。早期 B 细胞前体细胞向淋巴细胞增殖部位的归巢需要基质细胞衍生因子 -1（stromal derived factor 1，SDF-1）[32]。基质细胞表面血管细胞黏附分子 -1（vascular cell adhesion molecule-1，VCAM-1）与晚期活化抗原 -4（very late activation antigen-4，VLA-4）的相互作用对 B 细胞的分化是必要的。IL-7、IL-3 和 Flt-3（Fms-like tyrosine kinase-3）配体可促进 B 细胞增殖，但对于人类 B 细胞发育而言，IL-7 似乎不是必要的。另外，微环境中的基质分子，如硫酸类肝素蛋白多糖，被认为可以"诱捕"关键可溶性因子[33]。

B 细胞个体发生

根据 Ig 基因重组状态、细胞内部和质膜表面蛋白分子的表达情况可以将 B 细胞发育过程划分为不同阶段。对于部分 B 细胞发育阶段的命名以及分类，这个领域的不同实验室之间略有不同。简单起见，我们把 B 细胞生成和分化发育的整个过程划分为早期 B 细胞祖细胞、原 B、前 B、未成熟、过渡性和成熟的初始型 B 细胞 6 个阶段（表 13-2）。当共同淋巴祖系细胞内部开始转录翻译 B 细胞成熟所需要的蛋白分子 E2A 和 EBF 时，细胞转变为早期 B 细胞祖细胞。这两个转录因子的表达也促进重组机制相关蛋白的基因转录，例如 RAG-1/RAG-2。D 和 J 基因片段

表 13-2 不同发育阶段的人类 B 细胞亚群的分子标记

分子标记	HSC	祖 B 细胞	前体 B 细胞	未成熟 B 细胞	过渡期 1 B 细胞	过渡期 2 B 细胞	浆细胞
CD34	+	+	−	−	−	−	−
CD19	−	+	+	+	+	+	+
CD10	−	+	+	+	+	+	−
CD20	−	+	+	+	+	+	+
CD21	−	−	−	−	−	+	−
CD22	−	−	+	+	+	+	
CD23							
CD38	−	+	+	+	+	+	+
CD40	−	+	+	+	+	+	+
CD45	+	+	+	+	+	+	+
CD138	−	−	−	−	−	−	+
RAG-1	+	+	+/−	+/−	+/−	−	
RAG-2	−	+	+	+/−	+/−	+/−	−
TdT	−	+	+	−	−	−	−
Igα	−	+	+	+	+	+	+
Igβ	−	+	+	+	+	+	+
重链	−	− (D_H-J_H)	+ (V_H-D_H-J_H)	+	+	+	+
前体 BCR	−	−	+	−	−	−	−
表面 IgM	−	−	−	+	+	+	+
表面 IgD	−	−	−	−	−	+	−
轻链	−	−	+ (V_κ-J_κ V_λ-J_λ)	+	+	+	+

BCR，B 细胞受体；CD，分化簇；HSC，造血干细胞；Ig，免疫球蛋白；RAG，重组激活基因；Tdt，末端脱氧核苷酰转移酶

在 IgH 基因座上重组的开始标志着 B 细胞发育进入祖 B 细胞阶段。

祖 B 细胞阶段的主要特征是 IgH 基因片段的重组和 μ- 多肽的合成。祖 B 细胞依赖于与基质内皮细胞的相互作用。VLA-4 整合素和 CD44 在祖 B 细胞上高度表达，它们均可介导祖 B 细胞对基质细胞的黏附，并且对祖 B 细胞后续分化发育起到非常重要的作用 [34]。祖 B 细胞也高水平表达 Bcl-2 以防止 B 细胞凋亡。祖 B 细胞在发育伊始，重链和轻链基因位点的可变区基因片段虽然处于未重组的胚系基因状态，但已经能够与重组酶复合物相互作用。D_H 基因片段往往与处于同一条重链基因染色体上的 J_H 基因片段进行重组，并常伴随着两个基因片段连接处非模板核苷酸的引入。随后，一个 V_H 基因片段再与 D_H J_H 基因片段进行重组。$V_H D_H J_H$ 基因片段重组完成产生包括 IgM 恒定区（$C\mu$）在内的重链基因转录本。IgM 恒定区（$C\mu$）基因在染色体上的位置最接近可变区基因（图 13-2）。

μ- 多肽链产生后，与 λ5 和 Vpre-B 多肽链共同构成的替代轻链，连同 Igα/Igβ 二聚体，一起表达在细胞膜表面，形成前 B 细胞受体（pre-B cell receptor，pre-BCR）。pre-BCR 的出现标志着祖 B 阶段基因重组的完成。这是 B 细胞发育过程的关键节点，也是进入下一个发育阶段——前 B 细胞阶段的检查点 [35]。对 pre-BCR 复合物的需要决定了 B 细胞没有重链产生就无法进入后续的分化过程。

pre-BCR 能通过高效的 IgH 重排刺激祖 B 细胞增殖。不仅如此，其还能够传递信号，告知表达此

pre-BCR 的 B 细胞的 V（D）J 重排已经完成，从而阻止重链等位基因的第二次重组过程的发生。这个机制被称为等位基因排斥，能够确保每个 B 细胞表达的所有 Ig 分子一致，具有相同的抗原识别特异性。如果一条染色体上的重链等位基因没有 μ- 多肽链产生，另外一条染色体就会启动重组过程。如果第二条染色体上的重链等位基因重排仍然不能产生 μ- 多肽链分子，那么 pre-BCR 的缺失将会诱导细胞凋亡。每次 V（D）J 重组事件中，只有 1/3 的概率是成功的，因此，在所有开启基因重组的细胞中，接近 50% 的细胞不能够进入后续的发育过程。

前 B 细胞

前 B 细胞阶段的主要特征是轻链基因的重组。该阶段的开启需要 pre-BCR 的存在以及功能性信号转导机制。

在从祖 B 细胞到前 B 细胞的过渡阶段，pre-BCR 的表达诱导细胞进入分裂高峰，产生大量具有相同重链的子代细胞，并因为具有不同的轻链而产生特异性多元化。靶向性敲除 pre-BCR 复合物编码基因，比如 IgM 跨膜恒定区结构域、λ5，或者 Igα/Igβ 辅受体分子基因，会导致发育中的 B 细胞数量大量减少。另外，衔接分子 BLNK、λ5，或者酪氨酸激酶 Btk 的缺失也会导致 pre-B 细胞成熟障碍。pre-BCR 上的带电残基可能会诱导自身发生聚集，从而激活 pre-BCR 复合物的持续内吞和信号传导，导致具有特定 pre-BCR 的前体 B 细胞发生克隆扩增[36]。

pre-BCR 的表达是瞬时的。在细胞分裂繁殖高峰之后，前 B 细胞会进行轻链基因重组，μ- 多肽链仅存在于胞质中。轻链基因重组的整体过程与 V（D）J 基因重组过程类似，都需要 RAG-1/RAG-2 的存在。但由于 TdT 在这个阶段并不表达，所以轻链 V_LJ_L 连接处通常不会包含 N 插入。新生轻链与胞质中的 μ- 多肽链配对形成完整的 IgM 分子，并与 Igα/Igβ 形成复合物，最终一起表达在细胞膜表面，形成 B 细胞受体复合物。其在非成熟 B 细胞表面的表达能够传递等位基因排斥信号，增强轻链的等位基因排斥作用，以及下调 RAG 基因表达。非成熟 B 细胞阶段已经完成了所有基因重组过程，随后进入 B 细胞选择过程[37]。

非成熟 B 细胞

B 细胞在骨髓中一旦完成膜联 IgM 分子的表达就会进入中枢耐受的审查过程。在这一过程中，自身抗原交联 IgM-BCR 后能够启动一种或者几种耐受机制，包括 B 细胞清除、受体编辑、失能等，以减少成熟 B 细胞群中的自身反应性 B 细胞（查看关于阴性选择的后续讨论）。

随着在骨髓中的发育，B 细胞会逐渐摆脱对与基质细胞相互作用的依赖性并向骨腔转移。一旦开始表达 IgM 分子，B 细胞就会开始迁移进入血液，在这里它们被称为"过渡 B 细胞"。

外周初始 B 细胞亚群

随着 B 细胞的发育成熟以及对基质细胞互作的依赖性降低，B 细胞离开骨髓并在脾中成熟，然后归巢到其他的外周淋巴组织，如淋巴结、扁桃体、派氏小结等。在这些次级淋巴组织中，成熟 B 细胞与外来抗原相互作用，并启动体液免疫应答反应。

过渡 B 细胞

未成熟 B 细胞一旦迁离骨髓，就被称为"过渡 B 细胞"。过渡 B 细胞是健康人体的外周淋巴组织中够检测到的最早的 B 细胞类型，它们最终进入脾完成 B 细胞的成熟过程。

过渡 B 细胞是最后一群表达发育标志分子 CD24 的 B 细胞亚群。B 细胞在这个阶段开始表达膜表面 IgD 分子。IgD 分子和 IgM 分子具有相同的抗原特异性，因为它们的重链由相同的 V、D、J 基因重组片段编码，不同之处在于 IgD 用 $C_δ$ 恒定区取代了 IgM 的 Cμ 恒定区。根据 IgD 分子的表达与否，过渡 B 细胞可以被划分为两个不同的成熟阶段：刚由骨髓迁移出但不表达 IgD 分子的过渡期 1（transitional 1，T1）B 细胞群和表达 IgD 分子并进入后续成熟阶段的过渡期 2（transitional 2，T2）B 细胞群[38]。是否存在 T3 类过渡 B 细胞及其功能特征仍具有争议。

过渡 B 细胞在发育阶段受多种机制调控。首先，过渡 B 细胞必须与已经在外周存在的成熟的初始型 B 细胞竞争生存微环境。过渡 B 细胞高度依赖于 B 细胞存活因子（B cell activating factor，BAFF 或者 BLyS）。缺失 BAFF 会导致 B 细胞发育停滞在 T1 阶段[39]。其次，交联 T1 阶段过渡 B 细胞的 BCR，极易诱导 B 细胞耐受反应的发生。体外交联 T1 期过渡 B 细胞的 BCR，会导致其死亡。但是交联 T2 期过渡

B 细胞的 BCR，细胞会发生增殖并分化发育为成熟的初始型 B 细胞。

BAFF 家族细胞因子

B 细胞周围的细胞因子环境复杂多变。调节 B 细胞发育分化的细胞因子众多，肿瘤坏死因子（TNF）家族的两个成员 BAFF（B cell-activating factor，BLyS）和增殖诱导配体 APRIL（A proliferation-inducing ligand，APRIL）是近几年发现的 B 细胞关键生存因子，在 B 细胞分化发育过程中的两个调节性环节中发挥重要作用：外周淋巴系统中的未成熟 B 细胞向成熟初始型 B 细胞的转化，以及新生浆细胞的存活。BAFF 和 APRIL 由基质细胞和参与固有免疫反应的巨噬细胞和树突状细胞（DC）产生，主要以膜联蛋白或者可溶性三聚体两种形式存在。从 T2 期过渡 B 细胞阶段开始一直到最终分化为浆细胞，B 细胞膜表面会表达 3 种 BAFF 和 APRIL 通用的受体分子：BAFF-R、TACI 和 BCMA。其中，BAFF 可以与三种受体结合，而 APRIL 只能与 BCMA 和 TACI 两种受体结合。这两类细胞因子和三种受体互作的生物学效应并不相同：BAFF 与 BAFF-R 之间的互作提供 B 细胞的生存和活化信号；而 BAFF 与 TACI 互作产生的信号用于削减 B 细胞库的大小。APRIL 并不参与体内 B 细胞稳态的调控，但似乎对骨髓中的浆母细胞的存活很重要[40]。

在小鼠体内过表达 BAFF 能够增强自身反应性 B 细胞的生存和活化[41]。在患有系统性红斑狼疮（systemic lupus erythematosus，SLE）、类风湿关节炎和干燥综合征等自身免疫疾病的一些患者的血清中，检测到了 BAFF 的表达水平升高，这可能是致病的原因之一。因为在正常情况下应该被限制存活的自身反应性 B 细胞，由于 BAFF 过度表达而获得显著的存活优势[42]（图 13-3）。

成熟 B 细胞

B 细胞在脾中最终发育成为成熟的初始型 B 细胞的机制尚不完全清楚，但是目前较为认可的理论是循环系统中的成熟初始型 B 细胞是由 T2 期过渡 B 细胞产生。小鼠体内存在两类在表型和功能方面差异明显的成熟初始型 B 细胞群：滤泡 B 细胞和边缘区

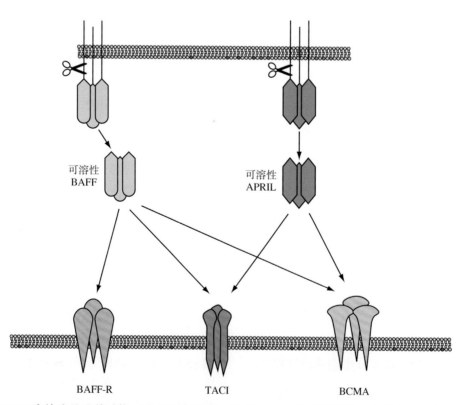

图 13-3 细胞因子 BAFF 家族成员及其受体。BAFF（也叫 BLyS）和 APRIL 为膜联蛋白，经蛋白酶切割后转变为可溶性蛋白。BAFF 可以与三种受体结合：BAFF-R、TACI 和 BCMA；而 APRIL 只能与 BCMA 和 TACI 两种受体结合

(marginal aone，MZ）B 细胞。人类初始 B 细胞占循环系统 B 细胞库的 60% ~ 70%，并且主要定居于脾和淋巴结中。人的初始型 B 细胞包含两部分，一部分是循环系统中的 IgM+ IgD+ CD27- 细胞亚群，这群细胞没有经历抗原刺激，在膜上存在三磷腺苷结合盆（ATP-binding cassette，ABC）转运体，与小鼠体内的滤泡 B 细胞相对应[43]。还有一群 IgM+CD27+B 细胞亚群存在于血液中，这群细胞与（小鼠）中的边缘区 B 细胞对应起来，但是小鼠边缘区 B 细胞不能够再循环[44]。

边缘区 B 细胞

边缘区 B 细胞属于非循环的成熟 B 细胞，定居在啮齿类动物脾边缘区域。啮齿动物的边缘区 B 细胞在细胞形态和功能上与滤泡 B 细胞不同，边缘区 B 细胞可以对血液中的抗原产生反应，还能识别带有重复性抗原结构的多糖抗原。

人体脾边缘区的结构学定义与 B 细胞滤泡外围区域并非严格对应。但有一种亚群 B 细胞与小鼠边缘区 B 细胞功能特点相似：活化阈值较低，对多糖抗原反应强烈，有明显的可以被区分出来的表面表型（IgM^{high} IgD^{low} CD27+ CD21+ CD1c+）[44-45]，这群细胞也被定义为边缘区样 B 细胞或者未转换记忆 B 细胞。这群细胞并非仅仅局限分布在人的脾中，在外周血循环系统、淋巴结、扁桃体、派氏小结中均有存在[45-46]。

边缘区样 B 细胞拥有"记忆性"B 细胞的标志分子 CD27，有人认为这群细胞已经历过抗原刺激；但是，X- 连锁无丙种球蛋白血症患者（CD40L 缺失）也存在边缘区样 B 细胞，这说明即使边缘区样 B 细胞经历过抗原刺激，也并未经历 T-B 细胞相互作用。

有趣的是，人出生时边缘区样 B 细胞就已存在，但这时的边缘区样 B 细胞功能尚不健全。2 岁的婴儿对荚膜细菌引发的感染特别敏感，这种现象可能是由于边缘区样 B 细胞的功能不成熟或者是缺少抗原捕获微结构所致。

B1 细胞

小鼠 B1 细胞群数目较少，主要定位于胸膜和腹膜腔中。被命名为 B1 细胞亚群是因为这群细胞在胚胎发育过程中最先发育。

从功能而言，B1 细胞可以进行自我更新，其 BCR 库的多样性存在局限，以低亲和力与菌体胞壁的磷脂和糖类结构等在内的众多抗原进行反应。尽管 B1 细胞群数量有限，却是机体内大部分天然抗体（在机体初次免疫之前出现的抗体）的主要分泌来源，也被认为是大部分归巢到肠黏膜固有层的浆细胞的前体。从表型上来讲，这部分细胞表面高表达 IgM，低表达 IgD。其中 70% 左右的细胞表面表达 CD5。

人类 B1 细胞群的定义尚未确定，CD5 分子只能作为初步的 B1 细胞筛选分子标志被广泛应用，因为活化的人体 B 细胞也会上调表达 CD5 分子[47]。

B 细胞的归巢与活化

离开骨髓的未成熟 B 细胞会归巢到次级淋巴组织，继续发育至成熟 B 细胞，次级淋巴组织具有滞留和活化 B 细胞所需的微环境和生理结构。次级淋巴组织包括脾、淋巴结以及黏膜组织中的淋巴结构（例如：派氏小结、阑尾、扁桃体）。次级淋巴组织的结构特点令其特别适于捕获循环系统中的抗原，刺激活化 B 细胞，进而介导 B 细胞与 T 细胞以及其他共刺激信号提供细胞之间的相互作用。外周淋巴组织含有特化的抗原呈递细胞——DC 细胞。肠道的派氏小结则通过名为 M 细胞的特化上皮细胞摄取抗原。虽然外周淋巴组织在生理结构以及细胞组成上有所不同，但它们都具有抗原呈递细胞及被 T 细胞富集区环绕的富含 B 细胞的滤泡区结构[48]。本章后面会具体讨论到，抗原、T 细胞和 DC 细胞对于 B 细胞活化及终分化为分泌 Ig 的浆细胞或记忆性 B 细胞是必需的。

循环与归巢

B1 细胞主要归巢到胸腔和腹腔的次级淋巴组织，只有少部分会归巢到脾内。初始型 B 细胞通过次级淋巴组织窦状隙的内皮层进入外周循环，并在所有的次级淋巴组织滤泡中再循环。B 细胞在次级淋巴组织中的进入、滞留和再循环依赖于黏附分子和趋化因子受体[49-50]。B 细胞需要表达 LFA-1 和 VLA-4 黏附分子才能进入淋巴组织，此后，趋化因子受体 CXCR5 和 CCR7 则指导 B 细胞在淋巴组织中的正确定位。所有成熟 B 细胞都表达 CXCR5 分子，CXCR5 分子与滤泡基质细胞产生的趋化因子 CXCL13 互作，介导 B 细胞迁移进入滤泡区。作为反馈调节机制，滤泡基质细胞分泌 CXCL13 的能力又受到 B 细胞产生的淋巴毒素的调节。滤泡中的 B 细胞通过与滤泡树突状细胞、被膜下巨噬细胞和树突状细胞等潜在的抗原呈递细胞进行接触，来搜寻它们识别的特异性抗原。如果没有遇到抗原，B 细胞会通过与 S1P（Sphingasine 1 phosphate）的互作而经由输出淋巴管离开淋巴组织。中和 S1P 会导致 B 细胞在淋巴组织内的非正常滞留 [51]。

如果遇到抗原，B 细胞则上调 CCR7 的表达而停留在淋巴组织中，CCL19 和 CCL21 作为 CCR7 的配体参与 T 细胞区的组织构建，并吸引抗原活化的 B 细胞进入此区域，进而与 T 细胞进行识别互作。

相反，边缘区样 B 细胞对抗原刺激的活化应答无须抗原特异性 T 细胞辅助。小鼠边缘区 B 细胞仅存在于脾中并且不参与再循环，而人边缘区 B 细胞存在于脾、扁桃体和血液中。边缘区 B 细胞定位于淋巴组织滤泡区的外层，最早遇到血源抗原。黏附分子 ICAM-1 和 VCAM-1、S1P 和大麻素受体 2 负责将边缘区 B 细胞圈围在边缘窦内。

趋化因子及其对应的趋化因子受体的诱导表达在淋巴组织的生发中心（germinal center，GC）反应中发挥重要作用。在 B 细胞的体细胞高频突变和亚型转换的过程中，趋化因子 CXCL12 使中央母细胞滞留在暗带。CXCL13 则调控 B 细胞向明带进行迁移。在明带内，B 细胞和 FDCs 与表达 CXCR5 的滤泡辅助 T 细胞（T follicular helper，Tfh）之间进行相互作用，以调节细胞存活和亲和力选择 [52]。此外，CXCL12 能促进浆母细胞迁移进入骨髓，继续分化发育为长寿命的浆细胞。

黏膜组织相关免疫系统

在黏膜组织相关免疫系统中，诱导免疫反应发生的区域与效应细胞的驻留区域是独立分开的。黏膜组织中有两个主要的免疫反应发生区域：第一个是黏膜相关淋巴组织（mucosa associated lymphoid tissue，MALT），包括派氏小结、鼻咽相关组织和离散淋巴滤泡，在这个区域内，外来抗原由特化 M 细胞进行提呈并转运至淋巴滤泡；第二个是黏膜引流淋巴结，包括肠系膜淋巴结和子宫颈淋巴结等 [52]。

B 细胞通过系统循环进入上述黏膜组织相关免疫

系统，B 细胞一旦被抗原刺激活化，会归巢到位于肠道和呼吸道固有层的效应区域，分化成为主要分泌 IgA 同种型的浆细胞。黏膜免疫系统中诱导产生的浆细胞有一个有趣的特征——选择性地进入黏膜系统的效应区域。鼻腔免疫刺激诱导高表达 CCR10 和整合素 α4β1 的 IgA 分泌细胞，通过与相应的配体 CCL28 和 VCAM-1 互作，进入效应区域——呼吸道和泌尿生殖道。口腔免疫刺激则诱导 B 细胞表达趋化因子受体 CCR9 和相关的整合素，通过与相应的配体 CCL25 和 MADCAM1/ VCAM-1 互作，迁徙进入肠道固有层 [53]。

B 细胞活化与分化

抗原与 B 细胞表面的 Ig 结合会触发一系列细胞层面的分子事件，以调节 B 细胞的增殖及分化。BCR 分子的交联使其重新定位到质膜上的细微结构——脂筏内，这种重定位能够迅速活化 BCR 传导通路的信号分子 [54]，导致第二信使相关信号分子磷脂酶 C、PI3K 和 Ras 的活化。这一系列信号通路的启动最终将 B 细胞的活化信号传递到细胞核内，启动新基因的表达。根据所传递信号的类型及 B 细胞所处的发育分化阶段的不同，B 细胞或分化成记忆性细胞和浆细胞，或凋亡。除了 B 细胞表面的膜联 Ig 外，其他一些膜受体也调节抗原诱导的信号转导。

B 细胞受体的信号传导

BCR 会识别结合特异性的抗原，从而引发 B 细胞的活化。活化的最终结果要根据抗原的特点、被活化 B 细胞的亚群种类，以及由抗原本身、T 细胞和微环境所提供的共刺激信号等诸多因素综合决定。

BCR 复合体由膜联 Ig 分子与 Igα/Igβ 异源二聚体通过非共价键链接共同组成。成熟的初始型 B 细胞表面 Ig 分子包括 IgM 和 IgD 两种类型。Ig 分子负责识别外源抗原；Igα/Igβ 异质二聚体则通过其胞内区上的免疫受体酪氨酸活化基序（immunoreceptor tyrosine-based activation motif，ITAM）进行下游信号转导，每个 ITAM 包含两个酪氨酸残基，在活化过程中可以被磷酸化。磷酸化的 ITAM 基序作为 Src 同源序列 2（Src homology 2，SH2）结构域的停泊位点来招募酪氨酸激酶和其他信号分子。

静息态 B 细胞膜表面的 BCR 具有高度的流动性，它们会产生一种和配体无关的信号，对 B 细胞的生存至关重要[55-56]。当 BCR 被抗原交联之后，会寡聚化并重新定位到细胞质膜上富含胆固醇和鞘脂类的区域——脂筏中[54]。交联 BCR 后信号转导的启动依赖于一系列的胞内激酶，包括 Lyn、Fyn、Btk 及 Syk 的近膜招募与活化。交联 BCR 后最早期的分子事件是 Lyn 和 CD45 的活化。CD45 能够有效地解除 Src-PTK（Lyn、Fyn、Blk 和 Lck）上的抑制性的磷酸根，后者可促进 Igα 和 Igβ 胞内区 ITAM 基序上特定的酪氨酸残基发生磷酸化。除此之外 Lyn 的活化还能引发 Syk 和 Btk 的活化[57]。如果偶联 CD19，一种活化型的 BCR 共受体，便可募集并活化 Vav、PI3K、Fyn、Lyn 及 Lck[58]。之后，酪氨酸激酶 Syk 和 Btk 通过相应位点的酪氨酸磷酸化也被激活。Syk 的磷酸化使得磷脂酶 C（PLC）、PI3K 及 Ras 通路被有效活化。Syk 的活化对于 BCR 介导的信号转导似乎是必不可少的，在 Syk 缺陷细胞系中，抗原诱导的 BCR 活化信号完全丧失。Btk 对于第二信使通路活化也是必需的。在 X- 连锁无丙种球蛋白血症患者中，*Btk* 基因突变导致前 B 细胞的 BCR 信号转导受阻[57]，因此患者体内成熟 B 细胞数目减少，抗体应答显著减弱。在小鼠模型中，Btk 基因突变导致 X 性染色体关联的免疫缺陷疾病，其 B 细胞发育在过渡期 T2 阶段出现障碍，少数能走向成熟的 B 细胞也不能对某些 T 细胞非依赖抗原产生有效应答。

胞内激酶的募集和活化启动了下游的信号通路。Btk、Syk 和接头分子 BLNK 参与了磷脂酶 Cγ 的活化。活化后磷脂酶 Cγ 水解了磷酸肌醇 4 磷酸形成 DAG 和 IP₃，触发胞内钙库释放钙离子，并促使活化 T 细胞核因子（nuclear factor of activated T cell, NFAT）发生核转位。此外，Btk 会活化 Ras，使转录因子活化蛋白 1（activator protein 1，AP-1）转位入核。交联 BCR 后也可以活化 MAP（mitogen-activated protein）激酶（图 13-4）。

BCR 信号最终通过以上途径转导入核，进行整合并调控基因表达。与 B 细胞活化相关的主要转录活化因子之一是核因子 NF-κB，一种由不同亚单位组成的同源二聚体或者异源二聚体转录因子家族。NF-κB 调控了 B 细胞从活化到分化为记忆性 B 细胞和浆细胞，甚至到凋亡的整个过程。

表面辅受体

包括膜 Ig 分子在内，许多分子都可以通过增强或者削弱抗原触发的活化信号来调控 BCR 信号转导。这些分子包括但并不仅仅局限于 B 细胞辅受体复合物（CD19/CD21/CD81/Leu-13）、SHP1、SHP2、SHIP、CD45、CD22、FcγRⅡB1、CD5、CD72、PIR-B 以及 PD-1 等（图 13-4）。所有这些信号需要彼此协调，相互整合来调控 BCR 活化信号的阈值。

由 CD19、CD21、CD81 和干扰素诱导分子 Leu-13 组成的 BCR 辅受体复合物是主要的 B 细胞活化正向调控因子[59]。抗原交联膜联 Ig 诱导 CD19 分子胞内区的酪氨酸残基被迅速磷酸化，虽然 CD19 的天然配体至今不明确，但体外实验揭示在抗 CD19 抗体刺激后，BCR 介导的 B 细胞活化阈值显著降低，而且抗 IgM 抗体介导的 B 细胞增殖效应显著增强[60]。基于 CD19 缺陷或过表达小鼠模型的体内实验进一步证实，CD19 在 B 细胞活化中发挥极为重要的作用[61]。无论是 T 细胞非依赖性的，还是 T 细胞依赖性的 B 细胞反应，以及生发中心的形成，都需要 CD19 的参与。CD21 是补体 C3 成分的剪切片段的受体，补体包被形式的抗原能够同时交联 BCR 和 CD21，从而触发 CD19 胞内区的活化。CD21 缺陷小鼠的 T 细胞依赖或 T 细胞非依赖的免疫应答以及 GC 的形成均有缺陷[62]。该 BCR 辅受体复合物中另外两个组分 CD81 和 Leu-13 的功能尚不清楚，推断可能参与同型细胞的黏附。

相反，CD22 是与 BCR 互作的负向调控因子。虽然 CD22 的胞内区含有 ITAM，并且也可招募 Src 酪氨酸激酶到其胞内区[63]，但 CD22 的胞内区同时也包含一个被称为免疫受体酪氨酸抑制基序（immunoreceptor tyrosine-based inhibition motif, ITIM）的特别基序。与 ITAM 类似，ITIM 中也存在一个参与免疫细胞信号转导的关键性酪氨酸残基。当 Lyn 被 CD45 活化后，CD22 的 ITIM 被 Lyn 磷酸化，继而可以募集并活化包括 SHP1 在内的磷酸酶，并下调 BCR 活化级联反应[64]。

FcγRⅡB

同时交联 BCR 和 FcγRⅡB1 能传递一种抑制信号，阻止抗原诱导的初始型和记忆性 B 细胞的活化。这种抑制信号由抗原抗体免疫复合物触发，提

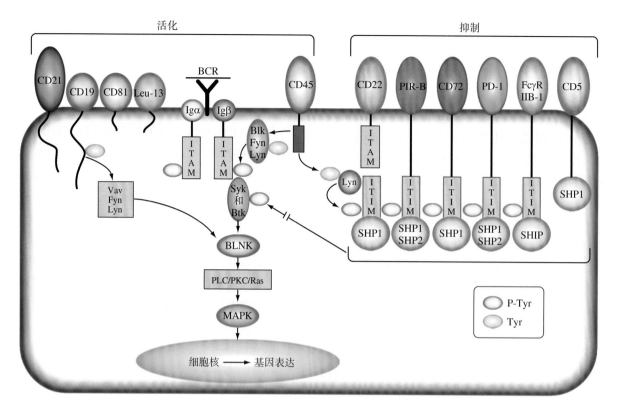

图 13-4   调节 B 细胞活化状态的分子。表面 Ig 的交联使 Igα 和 Igβ 胞内区的免疫受体酪氨酸活化基序（ITAM）上特定的酪氨酸残基发生磷酸化。ITAM 磷酸化的先决条件是磷酸酶 CD45 催化去除多种 BCR 相关的胞浆激酶的抑制性酪氨酸残基，这些胞浆激酶包括 Blk、Fyn 及 Lyn 等。磷酸化的 ITAM 募集并活化 Syk 和 Btk 激酶，这两个激酶的活化会再激活一系列的第二信使相关的信号通路（如 PLC、PKC 及 Ras），使得 B 细胞活化和存活所必需的基因上调。BCR 辅受体复合物（CD19、CD21、CD81 及 Leu-13）的共交联致使 CD19 胞内区的酪氨酸残基发生磷酸化。胞浆内的激酶等信号分子包括 Vav、Fyn 及 Lyn 等被激活，并可进一步的强化 BCR 介导的活化信号。伴随远端 BCR 信号通路分子，如 PLC、PKC 及 Ras 的活化，MAPK 被激活，并转位到胞核调控下游基因的表达。CD22、PIR-B、CD72、PD-1、FcγRⅡB1 及 CD5 则传递负向调控信号，这些负向调控分子的胞内区末端的免疫受体酪氨酸抑制基序（ITIM）发生磷酸化后，招募并活化磷酸酶 SHP1、SHP2 和 SHIP，能够有效阻断远端 BCR 信号分子的活化

供一种负反馈机制来减弱抗原诱导的抗体应答反应。FcγRⅡB1 与 BCR 交联后，Lyn 会磷酸化 FcγRⅡB1[65]。SHIP（SH2 containing inositol 5-phosphatase）遂与磷酸化的 FcγRⅡB1 结合，并介导 PI3K 的主要产物磷脂酰肌醇-（3,4,5）三磷酸 [phosphatidylinositol（3,4,5）-triphosphate，PIP₃] 发生去磷酸化，从而抑制 Btk 和 Akt 的募集和活化，进而减弱 BCR 信号。

CD5

CD5 对 B1a 细胞功能的调节作用并不清楚。BCR 交联后，CD5 介导的信号能阻止 B1 亚群 B 细胞的增殖且诱导凋亡[66]，而且抗 CD5 的单抗交联 CD5 后能够导致 B1 亚群 B 细胞的凋亡。有证据揭示 CD5 的胞内区结构域能够招募具有抑制作用的蛋白酪氨酸磷酸酶 SHP1，然而不同于 CD22 和

FcγRⅡB1，CD5 胞内区并没有典型的 ITIM 基序，因此 CD5 对 SHP1 的招募很有可能是间接性的[67]。CD5 的配体结合区还未被阐明，但近年来的一些证据表明，CD5 可能是另一个 BCR 负调控辅受体 CD72 的一个配体。

CD72

CD72 是一个以同源二聚体形式存在的跨膜受体。CD72 的胞内区含有 ITIMs 基序。CD72 敲除小鼠模型研究表明，CD72 可能通过招募 SHP1 在 B 细胞活化中起负向调节作用。CD72 敲除小鼠的 B 细胞与可育 Motheaten 小鼠（viable motheaten mice，mer/mev）（因其皮毛外观的独特特征而被命名）体内的 B 细胞表型相似——B1 细胞数目增多，BCR 交联诱导的 B 细胞活化过度，对 BCR 介导的 B 细胞凋亡具有

更强的抗性[68]。CD72 公认的配体包括 CD5 及 CD100。

PIR

犹如其名字所揭示的，配对免疫球蛋白样受体 PIR-A（paired Ig-like receptor）和 PIR-B 以配对的方式表达。这两种受体呈现相反的功能，PIR-A 诱导活化信号，而 PIR-B 则诱导抑制信号。PIR-A 和 PIR-B 的配体还不清楚。PIR-A 在 B 细胞活化中的作用也不甚清楚，最新实验证据显示 PIR-B 可以下调 B 细胞的免疫应答。PIR-B 的胞内区端含有数个能够招募 SHP1 的 ITIMs。PIR-B 基因敲除鼠与其他含有 ITIM 抑制性基序的受体缺失小鼠具有相似的表型，如 B1 细胞的扩增和 B 细胞高反应性[69]。

PD-1

PD-1 是一个抑制性分子，主要表达于活化的 B 细胞和 T 细胞表面。其配体结合域与 PD-1L 结合，其胞内区的 ITIM 基序磷酸化后可募集 SHP2 而抑制 BCR 活化信号。PD-1 基因缺陷小鼠的 B 细胞对 BCR 信号具有过度反应性，并且这些小鼠对 T 细胞非依赖 II 型抗原的免疫反应明显增强。在某些遗传背景下，PD-1 缺陷会导致自身免疫疾病表型的出现[70]。

磷酸酶

总体上，胞内信号的调节就是磷酸化与去磷酸化的平衡。磷酸酶在限制 BCR 信号转导的强度和持续时间上发挥了重要作用。在众多磷酸酶中，SHP1 是一个强有力的负向调控分子。SHP1 可以与跨膜蛋白 CD22、FcγRⅡB1、CD5、CD72 和 PIR-B 相互作用。SHP1 通过抑制磷酸酶的活性有效地拮抗 BCR 活化[67]。SHP-1 基因自发突变的小鼠被广泛用作 SHP-1 的功能研究。该小鼠 B2 亚群的 B 细胞数目减少，B1 亚群 B 细胞数目则增多，进而发展成具有致死性的自身免疫病和炎症[71]。上述严重缺陷凸显出 SHP1 在抑制 BCR 活化信号强度方面的重要作用。与 SHP1 相反，胞内酪氨酸磷酸酶 SHP2 虽然在结构上与 SHP1 相似，却能够增强 ERK 的活化，从而正向调控 BCR 信号传导[72]。除此之外，蛋白酪氨酸磷酸酶 PTPN22 能够调节 Src 家族酪氨酸激酶的活化，从而进一步体现了这一系列的磷酸酶在调控 B 细胞活化方面的重要性。的确，PTPN22 的突变会显著增加

机体产生多种自身免疫疾病的危险性，揭示其在自身免疫疾病的发生与控制中的重要作用[73]。

另一个重要的磷酸酶家族成员 SHIP 是一种肌醇磷酸酶。PIP_3 可以招募 PLCγ2、Btk、Akt 等包含 PH（pleckstrin homology，PH）结构域的信号分子，而 SHIP 可以移去 PIP_3 位于 5' 位的磷酸基团，从而强有力的抑制 B 细胞活化。与 SHP1 和 SHP2 相似，BCR 发生交联后，SHIP 被招募至 FcγRⅡB 胞内区的 ITIM 基序。SHIP 基因缺陷小鼠出现脾增大，以及血清抗体水平升高的病理表型[74]。

未成熟及成熟 B 细胞中的 BCR 信号传导比较

脂筏是胞膜上一种富含脂质的微区，它可以将必要的信号分子进行聚集，以便于在三维空间层面对 B 细胞的功能进行协调整合。B 细胞活化过程中，BCR 信号分子向脂筏的聚集是 BCR 信号转导中十分重要的事件。与抗原结合之后，BCR 转移到脂筏区，接着引发 BCR 信号分子在此簇集化，从而有效地启动了 BCR 信号级联反应。不仅是活化信号分子，抑制性分子也定位在脂筏区域，从而负向调节 B 细胞的活化。如之后所述，在未成熟和过渡 B 细胞阶段，交联 BCR 仅介导 B 细胞的阴性选择，而在成熟 B 细胞阶段，交联 BCR 则驱动了 B 细胞的有效活化，这两种截然不同的结果产生的原因尚不明确。虽然上述几种 B 细胞具备相同的 BCR 信号分子，但是它们的质膜胆固醇含量的差异限制了未成熟 B 细胞中 BCR 向脂筏的有效转移[75]。另外，还有证据表明未成熟及成熟 B 细胞在 BCR 信号强度、持续时间及阶段特异性信号分子表达模式方面存在差异[76]。

B 细胞活化

体内产生的 B 细胞在对抗原的特异性上并不存在偏好，这才能保证 B 细胞作为一个群体所产生的 Ig 分子库有足够的多样性。受抗原和树突状细胞、T 细胞等辅助性细胞共同刺激活化的 B 细胞可以进行克隆增殖，而未接触抗原的 B 细胞则在几天或几周时间内经历程序性细胞死亡。B1 和 B2 细胞亚群受不同的活化机制调控，并在不同的免疫应答中发挥作用（表 13-3）。

表 13-3 人类成熟 B 细胞亚群的分子标记

特性	初始 B 细胞	类型转换前的记忆细胞	类型转换后的记忆细胞	B1
表面 IgM	高	高	低	高
表面 IgD	低	低	高	低
CD5	+	−	−	−/+
CD21	−	−	+	++
CD23	−	−	+	−
CD11b/CD18	+	+	−	−
骨髓祖细胞	−	+	+	+
自我更新能力	+	+	−	−
对非 T 细胞依赖性抗原反应	+	+	+/−	+
对 T 细胞依赖性抗原反应	+/−	+/−	+	+/−
主要 Ig 亚型	IgM	IgM	IgG	IgM
组织学定位	腹膜、胸膜、脾	腹膜、胸膜、脾	脾、淋巴结、派氏小结、扁桃体、外周血	脾、扁桃体

CD，分化簇；Ig，免疫球蛋白

B1 细胞活化

B1 细胞定位于胸腔和腹腔的次级淋巴组织中，介导对 T 细胞非依赖型抗原的免疫应答。已知 T 细胞非依赖型抗原有两类：I 型包括脂多糖，而 II 型则包括大分子的多价抗原，它们含有多个重复抗原表位，通常存在于细菌表面。T 细胞非依赖型抗原可直接活化 B 细胞，诱导抗体分泌。一些可溶性细胞因子，如 IL-5、IL-10 也可能参与了 B1 细胞的维持和活化。

B1 细胞活化不需要抗原特异性 T 细胞辅助，但是活化的 T 细胞和巨噬细胞可能会增强 B1 细胞的活化反应，提高 Ig 的产生，并影响抗体的类别转换，因此 B1 细胞也可以产生 IgA 和 IgG 同种型的抗体。

边缘区 B 细胞活化

边缘区 B 细胞位于边缘窦，此处的树突状细胞和特化的巨噬细胞能捕获并清除来自循环系统的抗原。与 B1 细胞相似，许多边缘区 B 细胞能表达多反应性的 BCR，特异性结合蛋白和糖类分子等微生物抗原。微生物经血液到达次级淋巴组织后，边缘区 B 细胞可以识别这些微生物的糖类物质，进而触发类似于先天性免疫反应的 T 细胞非依赖性反应。边缘区 B 细胞触发针对微生物蛋白抗原的 T 细胞依赖性免疫应答。一些可溶性细胞因子，如 BAFF 和其他 T 细胞来源的细胞因子对边缘区 B 细胞活化十分重要。T 细胞表面的 CD40 配体可以增强边缘区 B 细胞的活化，这种效应的产生甚至不需要由抗原特异性介导的同源 T 细胞互作的存在。被抗原激活后，边缘区 B 细胞会组成性地部分激活，并迅速分化为能够分泌抗体的短寿命浆细胞，虽然机制尚不明确。边缘区 B 细胞主要分泌 IgM，而较少分泌未经亲和成熟过程的 IgG 抗体。因此这些抗体与抗原之间呈现较低或者中等的亲和力。

滤泡 B 细胞活化

BCR 识别抗原信号后，B 细胞开始内吞抗原并对抗原进行胞内加工处理，产生的抗原肽与 MHC II 分子结合被运送到 B 细胞表面，并呈递给活化过的辅助 T（T helper，Th）细胞。T 细胞通过 T 细胞受体识别 B 细胞上的抗原肽 -MHC 复合物，并通过 B 细胞表面的共刺激分子 B7 和 CD40 与 T 细胞表面 CD28 和 CD40L 的识别来介导 B 细胞与 T 细胞发生相互作用（图 13-5）。被抗原刺激后，B 细胞表面的 B7 分子表达上调。另外，T 细胞依赖性的 B 细胞活化还需要 B 细胞表达的 CD40 与 T 细胞表达的 CD40-CD40L 的相互作用[77]。针对 X- 连锁的高 IgM

综合征（一种源于 CD40L 缺陷的免疫缺陷）患者的研究，充分显示了 CD40 与 CD40L 的相互作用在 B 细胞活化的信号转导中的重要性。这类患者不能对 T 细胞依赖型抗原产生有效免疫应答；其血液循环中含有高浓度的 IgM，但仅有微量的 IgG，且这类抗体的亲和力很低。辅助 T 细胞可以分泌细胞因子，比如 IL-2、IL-3、IL-4、IL-5、IL-10、IL-17 和 IFN-γ，以及提供共刺激信号，这些对 B 细胞成熟和分化至关重要[78]。

与抗原之间存在高亲和力的初始型 B 细胞（或者记忆性 B 细胞）被抗原活化后可以不经历体细胞突变，直接分化成为能够分泌 IgM 或者 IgG 抗体的浆细胞。如果被抗原活化的 B 细胞与抗原之间仅存在较低或者中等的亲和力，那么它们将会首先迁移到次级淋巴组织滤泡的 T 细胞区域，随后形成生发中心[79]。

生发中心

形成生发中心（germinal center，GC）的 B 细胞需要与抗原特异性辅助 T 细胞相互作用，这群特殊的 T 辅助细胞亚群被称为滤泡辅助 T 细胞（T follicular helper，Tfh）。Tfh 细胞表达 CXCR5 和 S1P 受体 2，因此能够迁移进入并留在 B 细胞滤泡中，与预先活化 B 细胞互作，并形成独立而离散的结构，这些结构被称为生发中心。在生发中心内，抗原活化过的 B 细胞经历抗体类型转换重组（class switch recombination，CSR）、高频体细胞突变（somatic hypermutation，SHM）引起的亲和力成熟，并最终分化发育为记忆细胞和长寿浆细胞。

生发中心可以被划分为暗区和明区两个不同的区域，对应着生发中心 B 细胞分化发育的不同阶段（图 13-6）。暗区是中央母细胞快速分裂增殖起始的地方，而中央母细胞是来源于数目相对较少抗原活化过的 B 细胞（表 13-4）。暗区 B 细胞内抗凋亡的 Bcl-2 蛋白分子表达量较低，但是促凋亡的 Fas 蛋白

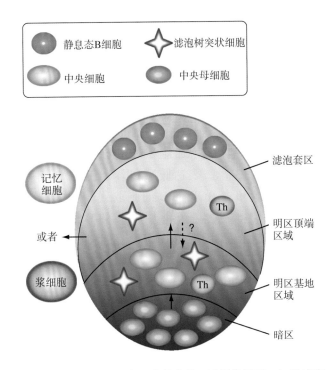

图 13-6　B 细胞在生发中心中的成熟。识别抗原后，初级滤泡中的 B 细胞形成生发中心，或迁入早先形成的生发中心。位于暗带的中央母细胞经历增殖和体细胞突变。少数增殖性的中央母细胞产生大量的中央细胞，并定位于明区基底部。当中央细胞通过由滤泡树突状细胞（FDCs）和辅助 T 细胞（Th）构成的密集网络时，带有高亲和力 BCR 的那些细胞会被阳性选择从而存活下来。而明区顶端的中央细胞是非分裂细胞，可分化为记忆细胞或浆细胞。中央细胞有可能重返暗区，并在那里经历额外的体细胞突变。未被抗原活化的静息态 B 细胞被排斥在一旁而形成滤泡冠状带

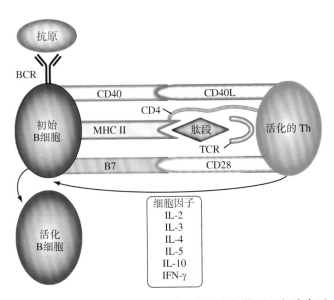

图 13-5　B 细胞作为抗原呈递细胞。抗原与初始型 B 细胞表面免疫球蛋白结合，触发抗原的内吞和胞内加工。B 细胞可以和抗原特异 T 细胞结合，TCR 可以识别外源多肽，CD4 分子可以结合 MHC II 的保守区域。B 细胞提呈抗原给 T 细胞时，表达于 B 细胞上的 CD40 及 B7 和 T 细胞上的 CD40L 及 CD28 分别发生互作，为 B 细胞活化提供关键性共刺激信号及所需的细胞因子。BCR，B 细胞受体；IFN，干扰素；IL，白介素

表 13-4　次级淋巴组织中破抗原活化后 B 细胞的表面标志物

分子标记	初始 B 细胞	中心母细胞	中心细胞	记忆 B 细胞	浆细胞
表面 IgD	+	–	–	–	–
表面 IgM/IgG/IgA/IgE	+	–	+	+	–
CD10	–	+	+	–	–
CD20	+	+	+	+	–
CD38	–	+	+	–	+
CD77	–	+	–	–	–
体细胞突变	–	+	+	+	+
抗体类型转换	–	–	+	+	+
Bcl-2	+	–	+/–*	+	+
Fas	+	+	+	+	–
AICDA	–	+	–	–	–
Blimp-1	–	–	–	?	+

AICDA，激活诱导胞嘧脱氨酶；Bcl-2，B 细胞淋巴瘤 2；Blimp-1，B 细胞诱导的成熟蛋白 -1；CD，分化簇；Ig，免疫球蛋白
* 在和滤泡树突状细胞相互作用后，Bcl-2 才会表达在中心细胞上

表达量上调。低水平的 Bcl-2 蛋白表达导致这类 B
细胞容易凋亡，但是抗原特异性辅助 T 细胞提供的
CD40-CD40L 互作信号可以挽救这些细胞免于凋亡。
当中央母细胞迁移进入明区，就被称为中央细胞，在
这里它们与滤泡树突状细胞和 Tfh 交织而成的密集网
络相遇（图 13-7）。表达低亲和力 BCR 的 B 细胞将
被表达高亲和力 BCR 的 B 细胞取代，增强的抗原
获取能力使得表达高亲和力 BCR 的 B 细胞与同源
Tfh 细胞的相互作用更强，因而它们将经历更多的细
胞分裂[80]。

SHM 过程发生于中央母细胞阶段。在这一过程
中，DNA 序列上会发生某一特定核苷酸碱基对的改
变。每一次细胞分裂，重链和轻链可变区基因在复制
过程中的突变频率大约为每 1000 个碱基对中发生 1
个。SHM 的发生机制比较复杂，需要激活诱导嘧啶
核苷脱氨酶（activation induced cytidine deaminase，
AICDA），并与位于重链和轻链可变区基因特定的热
点 DNA 序列相结合[81]。SHM 使得抗体亲和力成熟
得以实现，经体细胞突变获得更高亲和力 BCR 的 B
细胞克隆在亲和力成熟的过程中被选择性扩增，而
那些突变后对抗原亲和力降低的 B 细胞或者能够与
自身抗原产生结合力的 B 细胞将被凋亡或反应沉默。
AICDA 基因突变者的免疫功能严重受损，凸显出免

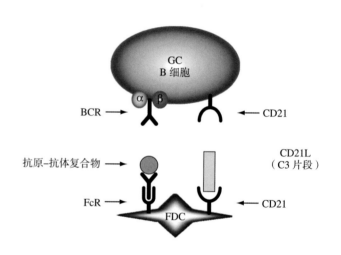

图 13-7　B 细胞与滤泡树突状细胞（FDC）的交联。FDC 与 B
细胞的互作介导了生发中心（GC）中 B 细胞的阳性选择信号。
附着在 FDC 表面的抗原 - 抗体复合物传递第一信号给 BCR，
而 B 细胞上的 CD21 与 FDC 表面的补体 C3 组分相结合传递第
二信号。FcR，Fc 受体

疫应答过程中 AID 介导的体细胞突变和亲和力成熟
的重要性。

除了体细胞高频突变之外，AICDA 对于 CSR 也
是至关重要的。在 B 细胞中，IgM 和 IgD 的表达是
由一个包含 Cδ 和 Cμ 基因的长转录本经过 mRNA 的

选择性剪接产生的。但是任何其他 Ig 同种型分子的产生需要切除 V（D）J 重组区与同种型对应恒定区之间的重链基因片段。同种型转换需要事先对即将进入抗体重链区基因重组的特定 DNA 序列进行预活化，而这个过程是由 B 细胞被活化时所处的细胞因子环境所决定的。在 SHM 和 CSR 中，AICDA 都通过诱导胞嘧啶进行脱氨基产生 dU：dG（而不是 dC：dG），激活核内的 DNA 修复机制，产生 SHM 和 CSR 所需要的分子环境。对于 CSR 而言，CD40-CD40L 相互作用和相关细胞因子的存在也都是必需的。

中央母细胞转变为中央细胞的过程中，需要 FDCs 提供存活信号来克服其 Bcl-2 的低表达和 Fas 蛋白的高表达所诱导的促凋亡特性。FDC 是基质衍生细胞，可以通过其细胞表面的 FcγR 与免疫复合物包被小体（immune complex-coated bodies, iccosomes）中的补体受体来捕获抗原抗体复合物。免疫复合物包被小体将抗原特异性信号通过 BCR 传递给生发中心的 B 细胞（图 13-8）。能够特异性识别并且获取 FDC 上抗原的中央细胞通过上调 Bcl-2 分子而免于凋亡。此外，结合于 FDC 上的补体 C3 组分（iC3b、C3dg 和 C3d）可以交联 B 细胞上的补体受体 CR1 和 CR2（又名 CD21 和 CD35），从而传递共刺激信号[82]。如果未能获得这些正向选择信号，中央细胞会迅速通过 Fas 依赖途径介导死亡。如果获得存活信号，它们会继续分化成为记忆性 B 细胞或者浆细胞。

异位淋巴结构

作为诱导体液免疫反应的最典型结构，生发中心并不只出现于淋巴组织中。具有 GC 样结构特点的异位淋巴结构（ectopic lymphoid structure，eLS）也存在于慢性炎症发生部位：例如类风湿关节炎患者的滑膜组织、1 型糖尿病患者的胰岛、干燥综合征患者的唾液腺等[83]。

GC 样结构似乎由慢性炎症反应所释放的可溶性调控因子（像趋化因子 CCL21 和 CXCL12）招募而来的淋巴细胞形成[84]。这些淋巴细胞活化后会分泌淋巴毒素等细胞因子，通过旁分泌的方式参与到 GC 样结构的组织和形成等调节过程中，这些 GC 样结构也包含暗区和明区，并且局部性地诱导 AICDA 表达。但是与次级淋巴组织中的 GC 结构不同的是，GC 样结构并非处于封闭的组织环境中。GC 样结构中的 B 细胞可以持续性地暴露于局部存在的抗原环境（在淋巴组织中不存在这样的抗原）[85]以及炎症微环境；炎症微环境可以促使 GC 样结构中的 B 细胞跨越分化发育过程中的关键调控点，从而产生潜在的自身免疫倾向。尽管目前没有证据表明 GC 样结构是任何疾病的病因，但是在某些疾病中，GC 样结构可能会与组织病理学以及自身免疫性浆细胞和记忆性 B 细胞的增多有关。机体内还有些异位淋巴组织并不具有与 GC 类似的生理结构。目前并不清楚这两类不同的异位淋巴组织哪种对机体的损害更大。

B 细胞分化

被抗原活化后，B1 细胞和 MZ B 细胞无须 T 细胞辅助即可迅速分化为分泌抗体的浆细胞。这种类似固有免疫反应的体液免疫反应会生成很多短寿命的浆细胞，且只能产生低亲和力的抗体，但它为机体提供了抵抗血液传播微生物的早期快速保护。抗原活化后的滤泡 B 细胞则通过 GC 反应来产生长寿命的记忆 B 细胞和浆细胞，从而产生适应性抗体应答反应。

记忆性 B 细胞

经历了 GC 反应后形成的记忆性 B 细胞，表达的是经历过抗体类别转换和体细胞突变的 Ig 基因。人体内的记忆性 B 细胞表面表达特异性分子标记 CD27。CD40-CD40L 的互作能够驱动生发中心 B 细胞成熟分化为长寿的记忆性 B 细胞，虽然记忆性 B 细胞的确切寿命还不明确，但是推测这些记忆性 B 细胞可能伴随宿主的整个生命过程[81]，它们可能通过非特异性[86]或者抗原特异性刺激[87]进行持续性的更新。

记忆性 B 细胞以静态 B 细胞的形式在全身循环，直到再次遇到特异性抗原并启动强烈的再次（记忆性）免疫应答。与启动初次免疫应答的初始型 B 细胞相比，记忆性 B 细胞只需要较少量的抗原刺激就能以更快的速度产生再次免疫应答，后者甚至在缺乏 IL-2 或者 IL-15 等可溶性调控因子的情况下也可以顺利发生，这在某种程度上跟记忆性 B 细胞的 BCR 已经预先转移定位到质膜表面的脂筏区域有关。如同初始型 B 细胞一样，记忆性 B 细胞在被抗原活化后，

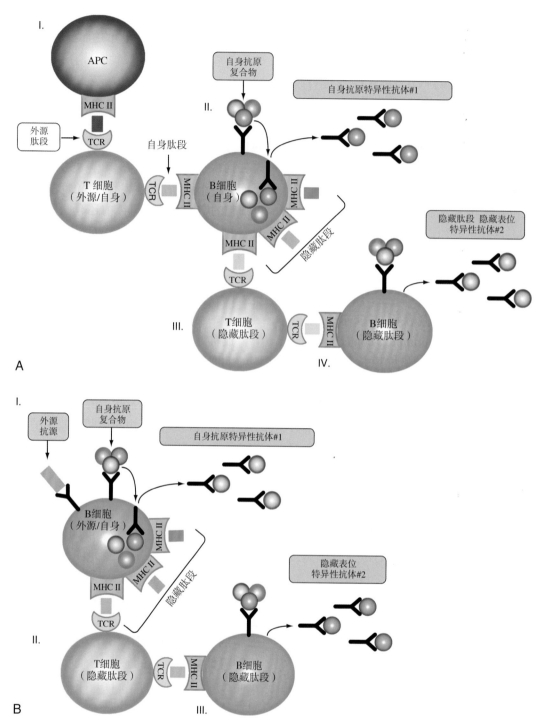

图 13-8 表位扩展。**A**，交叉反应性 T 细胞活化所致的表位扩展。①交叉反应性 T 细胞识别 APC 提呈的外源肽后，将共刺激信号传递给自身反应性 B 细胞，这些 B 细胞的 Ig 能够识别包含在自身分子复合物中的自身抗原；②获取 T 细胞共刺激信号后的自身反应性 B 细胞产生针对自身抗原的特异性抗体，并通过 BCR 识别自身分子复合物将其内吞；③自身反应性 B 细胞加工自身分子复合物，并将隐藏的 T 细胞表位肽通过 MHC Ⅱ 提呈到细胞表面；④如果这些隐藏的 T 细胞表位肽被没有经历过免疫耐受的自身反应性 T 细胞所识别，那么能够提呈这些隐藏表位肽的相关 B 细胞会被活化，从而使得自身抗体反应扩展到自身抗原复合物的其他组分。**B**，自身反应性 B 细胞活化所致的表位扩展。①模拟自身抗原分子的外源抗原在活化 B 细胞的同时，介导 B 细胞内吞包含在自身抗原复合物中的自身抗原分子，后者经加工处理后，隐藏的 T 细胞表位肽通过 MHCⅡ 提呈在 B 细胞表面；②随后隐藏的 T 细胞表位肽会被没有经历过免疫耐受的自身反应性 T 细胞所识别；③这些 T 细胞则为能识别这些隐藏表位肽的相关 B 细胞提供共刺激信号，导致机体产生更多种的自身反应性抗体。APC，抗原呈递细胞；TCR，T 细胞受体）

也会内吞抗原，并通过抗原肽 -MHCⅡ的形式转运到细胞表面并且提呈给辅助性 T 细胞，此后，记忆性 B 细胞能够进一步扩增繁殖，并且分化成浆细胞。

浆细胞

　　B 细胞的发育分化以浆细胞的产生而告终。在分子水平，浆细胞的分化程序是由被称为 B 淋巴细胞诱导成熟转录因子（B lymphocyte induced maturation transcription factor，Blimp-1）的转录抑制子介导启动的[88]。Blimp-1 的调控使得浆细胞失去某些表面分子的表达，这些分子包括膜联 Ig 分子、MHC 分子和 CD20。为了便于分泌抗体，浆细胞具有较大的细胞质空间来容纳其成熟的内质网系统，从而合成大量分泌型抗体蛋白。

　　Blimp-1 也会沉默 CXCR5 的表达，因此分化成为浆细胞的 B 细胞会离开次级淋巴组织滤泡区，迁移至滤泡外区域或骨髓，并在此完成浆细胞的最终成熟。细胞因子 IL-5、IL-6 和 IL-21 可诱导生发中心 B 细胞转变为浆细胞，然而浆细胞的寿命长短不一，起源于滤泡外区反应的短寿命浆细胞仅能存活几天，而产生于生发中心归巢至骨髓中的长寿浆细胞则可以存活几年[89]。

　　骨髓中的浆细胞寿命之所以长是因为骨髓中的微环境可以提供 CXCL12、IL-6、APRIL 和 TNF 等促进存活的细胞因子。另外，交联浆细胞表面的 FcγRⅡB 可以诱导细胞凋亡，以此途径免疫系统可以随时整理和维持浆细胞库的大小[6]。

免疫后细胞的转运

　　浆细胞会下调 CXCR5 表达并上调 EBI2 的表达，EBI2 是引导细胞到达外滤泡区和滤泡外区域的趋化受体。记忆细胞和浆细胞的表面均表达趋化因子受体 CXCR4，使得这两类免疫后细胞既可以归巢到骨髓中，也可以定位于淋巴组织中。因此在生发中心或者 B 细胞淋巴滤泡区的周边都可以发现 CXCR4 阳性的浆细胞[90]。另外，表达 CXCR3 的浆细胞可以向 CXCL9 和 CXCL10 等炎症趋化因子富集的区域进行趋化性迁移[91]。

非传统的 B 细胞活化

　　尽管识别结合特异性抗原是 B 细胞活化的核心模式，但是几年前人们就认识到在感染时引发的抗体反应中，仅有一小部分被活化的 B 细胞是针对特异性微生物抗原的，这种现象被称为多克隆活化。多克隆活化是由超级抗原、细胞因子或者非同源 T 细胞提供共刺激信号等几种调控因素引发的，该过程也可以产生自我反应性抗体。

　　B 细胞超抗原包括金黄色葡萄球菌蛋白 A（Staphylococcus Aureus protein A，SpA）、HIV-1 的 gp120 蛋白和镰状疟原虫的红细胞膜蛋白 1。这些蛋白都具有相同的能力，可以避开与 CDR 的结合，而直接与抗体分子共有的框架区域相结合。超抗原可以活化多种 B 细胞克隆，例如，SpA 可以识别抗体的 V_H3 区域，而 50% 的 IgM B 细胞膜联 Ig 都有 V_H3[92]。尽管病原体同时活化多种 B 细胞克隆对宿主看起来是有利的，但是 B 细胞的多克隆活化会诱导淋巴滤泡外的抗体反应，产生过多的短寿命浆细胞而导致瞬时的高球蛋白血症，耗损 B 细胞库，使机体处于容易受损伤的状态。

　　B 细胞的非抗原交联活化现象还发生于那些很容易被 IL-2、IL-15 和 CpG 等可溶性调控因素活化的记忆性 B 细胞上（见记忆性 B 细胞）[86]。在慢性感染中，B 细胞的多克隆活化似乎是由两种完全不存在交叉性的独立机制引发的：一种较为简单的机制是炎症因子对非抗原特异性 B 细胞的旁路激活；第二种机制是 CD45 阳性 T 细胞介导的共刺激作用。在实验性感染或者天然感染中都可以观察到非抗原特异性如 B 细胞活化带来了激活自身反应性 B 细胞的内在风险[93]。

黏膜免疫系统中 T 细胞非依赖型的抗体类别转换重组

　　黏膜系统中，针对于共生细菌的特异性 IgA 可通过 T 细胞非依赖性方式在组织化的淋巴组织外而产生[94]。由于这个过程缺少 T 细胞的帮助，所以一定会有其他途径为抗体 CSR 提供所需的信号。其中一个候选分子是黏膜免疫组织的树突状细胞中表达的 BAFF（BLyS），因为 BAFF 能够在 IL-10 或者 TGF-β 存在的条件下，诱导 B 细胞发生 CSR，而 IL-10 和 TGF-β 都存在于黏膜组织这一微环境[95]。

B 细胞库选择

对免疫系统而言，能够正确地区分外源抗原与自身抗原与产生有效的保护性免疫反应同样重要。来源于宿主细胞胞内和胞外的任何分子都是自身抗原。在 B 细胞成熟的过程中，通过 B 细胞自身存在的多种机制，以及其他辅助性免疫细胞所提供的调控信号，可以共同完成针对自身抗原反应的监督。

耐受

V（D）J 重排的随机过程产生了大量具有不同特异性的 BCR，几乎可以识别所有抗原，因而不可避免地可以识别自身抗原。生发中心反应中的 SHM 也会产生具有自身反应性 BCR 的 B 细胞。这些自身反应性 B 细胞需要通过免疫耐受过程被清除掉。

B 细胞需要对来自 BCR、BCR 辅受体、炎症调节因子和代谢副产物的不同信号进行整合才能有效地实现免疫耐受，在 B 细胞的不同发育阶段，这种多信号的整合是不相同的。在 B 细胞发育过程中或者在缺乏共刺激信号的情况下，交联 BCR 反而可以激活未成熟 B 细胞和过渡 B 细胞的免疫耐受机制。但是诱发针对自身抗原的免疫耐受的机制其实同样也可以诱发针对病原体的免疫耐受，由于某些自身抗原可以隐藏在免疫豁免区域，因此针对这些自身抗原的 B 细胞不会受免疫耐受机制的调控。

免疫耐受机制的启动是由 B 细胞所处的发育阶段以及抗原与 BCR 互作介导的 BCR 信号转导强度所决定的。自身抗原的浓度，以及抗原与抗体之间的亲和力决定了 BCR 的交联活化程度，进而影响 B 细胞活化信号的跨膜转导强度。如果自身抗原浓度较低或者其与抗体的亲和力较小，就无法对 BCR 进行有效的交联活化，从而无法产生 BCR 信号转导，自身免疫 B 细胞也就不会变得免疫耐受。有三种机制可以介导免疫耐受：受体编辑、B 细胞失能和 B 细胞清除。如果调节自身反应性 B 细胞的免疫耐受的机制失效，自身耐受将被破坏，最终将导致自身免疫性疾病的发生。

B 细胞发育过程中，未成熟 B 细胞表面开始表达已经完成 V（D）J 重排的 Ig，这时骨髓中会开始出现自身反应性的 B 细胞。由于抗体重链和轻链可变区基因的随机重组以及重链和轻链分子的随机组合，因此产生的抗体能够识别所有的抗原（也包括自身抗原），故所有的个体都会产生自身反应性 B 细胞。阻止自身反应性 B 细胞成熟的耐受过程非常高效，尽管超过 75% 的未成熟 B 细胞表达有不同程度的自身反应性 BCR，但在初始 B 细胞阶段，这个比例降到了约 30%[96]，因此中枢耐受是一个十分有效的调控过程。

受体编辑

B 细胞发育过程中，对 BCR 进行高度交联活化会导致受体编辑的发生。这个过程主要包括抗体重链或者轻链可变区基因的二次基因重组。受体编辑需要抗体重组分子机制的再次活化以及 RAG-1/RAG-2 的再次表达。如果受体编辑成功的话，新产生的 BCR 与所在环境中存在的抗原之间将呈现低亲和力或者没有亲和力，那么 B 细胞就能继续后续的发育过程。RAG-1/RAG-2 也可以在生发中心或者淋巴滤泡外区域的 B 细胞中被发现，这揭示受体编辑也会在 B 细胞发育后期出现。

清除

高强度的 BCR 交联会引发凋亡，从而实现对自身免疫性 B 细胞的清除。克隆清除是最先被发现的一种 B 细胞免疫耐受机制[97]，并且长期以来一直被认为是中枢耐受的主要机制。尽管如此，克隆清除只有在受体编辑无法降低 BCR 的自身反应性的情况下才会发生。在外周免疫组织中，如果 B 细胞在缺乏辅助 T 细胞共刺激的情况下，出现过度活化状况，克隆清除机制也会被启动。由清除实现的免疫耐受主要通过一系列胞内蛋白酶的活化来实现，Fas 和 Bcl-2 信号途径在凋亡调控过程中发挥重要作用。

Fas（又称为 CD95 或 Apo-1）是肿瘤坏死因子受体家族的成员，和其配体一样作为跨膜蛋白表达在多种不同类型的细胞表面。Fas 配体作为一个同源三聚体，可以结合 3 个 Fas 分子。Fas 和 Fas 配体结合后，Fas 在细胞表面聚集化而启动细胞凋亡程序[98]。在缺少 BCR 交联时，B 细胞表达的 CD40 与辅助性 T 细胞上表达的 CD40L 结合后，Fas 也将引发凋亡[99-100]。小鼠中 Fas (*lpr*) 的突变或 Fas 配体 (*gld*) 的突变导致类似 SLE 的症状，产生致病性自身抗体和淋巴结病变。在人类中，相似的突变导致淋巴结病变和抗红细胞抗体产生，但不会出现抗 DNA 抗体和肾小球肾炎[101]。

Bcl-2 家族则包含多种能在不同类型细胞中抑制或诱导凋亡的分子，该家族不同成员的相对表达水平决定了细胞的存亡，例如过量的 Bcl-2 或者 Bcl-xL 可以促进细胞存活，而过量的 Bax 或者 Bim 则引起细胞死亡[102]。Bcl-2 和 Bcl-xL 在 B 细胞发育的关键点表达量上升，但很容易被 BCR 交联所平衡而降低表达量。某些小鼠 B 细胞中因过度表达 Bcl-2 而产生自身反应性抗体的事实凸显了凋亡（B 细胞清除）在免疫耐受中的重要作用[103]。

失能

失能是未成熟 B 细胞受到中等强度 BCR 交联刺激之后呈现的低反应性状态。失能 B 细胞下调表面 Ig 受体，其 BCR 呈脱敏状态，从而阻断了下游信号分子的活化。此外，失能 B 细胞通常是短寿的。Goodnow 及其同事[104]在 B 细胞耐受方面有经典的研究，他们制备的转基因小鼠的 B 细胞表达抗鸡卵溶菌菌 (hen egg lysozyme，HEL) 抗体，同时也表达作为自身抗原的可溶性 HEL。这种转基因小鼠中，表达 HEL 特异性 BCR 的 B 细胞遭遇可溶性的、单价 HEL 后被诱导失能。这些 B 细胞定居于次级淋巴组织，但不能分泌抗 HEL 抗体，也不能被招募进入 B 细胞淋巴滤泡区，这一现象被称为滤泡排斥[105]。

尽管处于失能状态的细胞不能够被 BCR 交联激活，但是可以被脂多糖、IL-4 和非抗原特异性 T 细胞提供的共刺激所激活。体内处于失能状态的 B 细胞，在预活化辅助 T 细胞存在的情况下，也可以被多价抗原刺激活化[106]。所以，处于失能状态的 B 细胞可以作为自身反应抗体的潜在来源，它们能够在炎症条件下被激活。最近研究表明，与抗原和 IL-6 进行慢性长时间的接触可以阻断 B 细胞的活化，而如果将 IL-6 从微环境中去除，这些处于慢性活化状态的 B 细胞将开始分泌抗体。

作为免疫调控者的 B 细胞

B 细胞产生细胞因子对环境做出反应。B 细胞的几个亚群，如 CD1d^hi^CD5^+^ B 细胞和过渡 B 细胞能够抑制自身免疫。这些调节性 B 细胞 (B regulatory cells，Bregs) 通过产生 IL-10 来抑制免疫反应[107]，Bregs 的调控功能依赖于 CD40 和 BCR 接收到的刺激。在健康人体内，CD40 交联活化后可以诱导 Bregs 分泌 IL-10，而 SLE 患者的调控 B 细胞亚群则不会出现类似的反应[108]。Bregs 还可介导 IL-10 非依赖型的免疫抑制。近期的研究确定了 IL-35 是调控 B 细胞功能的另外一个效应分子[109-110]。一些分泌 IL-35 的 Bregs 表达 CD138 和 Blimp-1 分子。因此，活化的 B 细胞和浆细胞在调控免疫应答方面发挥着重要作用。Bregs 不仅控制自身免疫，还能限制抗微生物感染的免疫应答。

小分子参与的调控方式

除了上述活化和调控的经典途径之外，以下所描述的几种分子在 B 细胞生物学过程中同样起到了非常重要的调控作用，这类生物分子具有作为生物标志物和治疗药物的潜能。

维生素 D

维生素 D 可以通过饮食或者皮肤细胞的合成而获得，随后进入肝和肾转变成为有生物活性的产物，其活性代谢物 1，25- 二羟维生素 D_3 可以减弱 B 细胞活化强度和繁殖速度，阻碍其向记忆性 B 细胞分化的进程。虽然自身免疫疾病患者体内循环系统中维生素 D 水平有所下降，但是目前尚未可知这种降低的维生素 D 水平是否与疾病进程有关。

雌激素

研究发现，女性更容易患上自身免疫疾病，这一病理表征，提示雌激素在自身免疫疾病中可能发挥着一定作用。例如，雌激素可以介导自身反应性 B 细胞的存活，对 B 细胞克隆库的细胞类型进行调整，此外，雌激素还可以影响小鼠外周免疫组织中的 B 细胞种类[111]。

瘦素

尽管瘦素最先被发现的功能是调控内分泌激素的代谢，后来的研究表明瘦素具有显著的免疫调节功能。例如，小鼠模型研究表明，瘦素受体缺陷小鼠呈现明显减弱的实验性关节炎症状[112]。近来的研究结果表明，瘦素可以通过诱导 Bcl-2 和细胞周期蛋白 D1 的表达而促进 B 细胞存活和增殖[113]。

B 细胞介导的自身免疫性疾病

B 细胞介导的自身免疫性疾病是由自身免疫抗体的产生所引起。我们已经详细叙述了在整个 B 细胞成熟和分化过程中存在的避免产生自身免疫性问题的多重审查及调控机制。如果只是一个免疫耐受审查程序失效，几乎不会引起自身免疫性疾病[114]，但却可以在不引发临床疾病的情况下，增加血液循环系统中的自身反应性抗体的含量。

B 细胞介导的自身免疫性疾病的发生涉及如下相关的三个方面：①带有自身反应性 BCR 的 B 细胞的产生；②这类自身反应性 B 细胞突破了正常的审查和调控机制，从而分化成为成熟的短寿或者长寿浆细胞；③自身反应性抗体通过相关的组织效应诱导临床症状的出现。

自身反应性 B 细胞的起源

任何 B 细胞亚群理论上都会产生自身反应性 B 细胞。小鼠中，表达亲和力低的非特异性 BCR 的 B1 细胞会产生自身反应性抗体，但是这些自身反应性抗体往往可以帮助机体清除细胞碎片，保护机体免受致病性自身免疫反应的伤害。此外，还有证据表明，边缘区 B 细胞可以分泌自身反应性抗体，但是这些抗体在功能上也一般是生理性而非病理性的。

免疫反应前 B 细胞自身反应性

健康人外周 B 细胞中有 30% 的成熟初始型 B 细胞带有不同程度的自身反应性。尽管如此，由于这些细胞与自身抗原之间的亲和力较低，它们很少成为潜在的致病因素[96]。但是在 SLE 患者的初始型 B 细胞中，具有自身免疫反应性的 B 细胞的比例却高达 50%[115]，而且在疾病活动期，这类细胞的比例达到最高峰，随着病程进入缓解期，自身免疫反应性细胞的比例也逐渐降低[116]，这说明，炎症微环境可能会影响 B 细胞选择。

免疫后 B 细胞库的自身反应性

自身免疫性疾病患者机体内绝大多数的自身反应抗体，是来源于经过生发中心中的高频体细胞突变和抗体类别转换的抗体。尽管 B 细胞在经过生发中心后存在受体编辑和 B 细胞清除机制来阻断 B 细胞的自身反应性，但是生发中心本身并没有一个防护机制来有效清除那些经历过高频体细胞突变而产生的自身反应性 B 细胞。目前对于生发中心阻止自身反应性记忆性 B 细胞和浆细胞产生的免疫耐受机制的认识还不完全。

自身免疫活性的分子触发

目前有几种假说试图解释本该处于静息态的自身免疫性 B 细胞活化和增殖的原因。一般认为，这是由多种环境因素和遗传缺陷的共同作用导致的，前者如某些感染性病原体能够启动自身免疫反应的发生，后者则导致自身免疫性 B 细胞的异常调控。这几种假说模型包括：①外来抗原和自身抗原的交叉反应性；②不恰当的共刺激；③ BCR 信号阈值的改变。

人们对自身免疫耐受失衡和自身免疫性疾病进展的理解，多来自于小鼠模型的研究。自身免疫性疾病小鼠模型可分为两大类：诱导性或自发性。虽然人类自身免疫性疾病的进程是一个高度复杂的过程，涉及多重遗传和环境因素，但是这些相对简单的小鼠动物模型的研究，仍然为我们理解自身耐受失衡的分子机制提供了很多信息。

分子模拟

一个解释自身免疫反应启动的模型是自身抗原浓度太低而不能诱导某些既能识别自身抗原又能识别外来抗原的 B 细胞的免疫耐受（所以这类 B 细胞没有完成中枢免疫耐受），或者针对自身抗原的抗体的亲和力在 B 细胞活化信号阈值以下（所以这类 B 细胞也没有发生免疫活化）。但是在外周免疫系统，这类自身反应性 B 细胞却可以被与自身抗原类似的外来病原体抗原所激活（因为外来病原体抗原的浓度可以足够高），从而产生既能结合外来抗原，也能结合自身抗原的抗体。这种交叉反应称之为分子模拟。这是用来解释多种自身免疫疾病发生机制的一个较为认可的模型[117]。一旦病原体被清除，由于抗原特异性 T 细胞辅助作用的消失，自身抗体反应通常会终止，除非产生了大量的长寿命浆细胞。然而，在具有自身免疫倾向的个体中，即使外来抗原消失了，内在的 B 细胞异常可能仍会持续产生自身抗体。部分数据表明，某些情况下，分子模拟是 B 细胞介导自身免疫性疾病的一种触发机制；例如，某些针对感染性病原体的特异抗体和某些自身免疫病相关的自体特异性分子之间存在交叉反应性[118]（表 13-5）。较为突出的例子包括：A 型链球菌 M 蛋白与风湿性心脏病中心肌球蛋白之间的交叉反应，弯曲杆菌和水通道蛋白之间的交叉反应。

因为无论是正常人还是具有自身免疫倾向性的个体都会产生自我反应性抗体，所以单纯的自身抗原与外来抗原之间的交叉反应并不足以引起自身免疫耐受的失衡。一个合理的解释是外来抗原作为触发因素能够触发机体对自身分子的免疫反应，而 B 细胞活化调控方面的缺陷导致了自身免疫反应的扩大化。

最初的免疫反应一般是针对一组显性表位的，之后的免疫反应才是针对次级或"隐藏"表位，整个过程被称为表位扩展[119]。因为表位扩展介导的针对多个抗原决定簇的识别可以显著提高中和反应和病原清除的效率，因此表位扩展是保护性免疫应答的一个重要方面。但是自身免疫反应一旦启动，表位扩展也会

使得机体产生针对多种自身抗原的新的自身抗体。表位扩展可能借助数种不同的机制来活化 T 和 B 细胞，例如，抗原递呈细胞可向 T 细胞提呈一个模拟自身抗原的外源肽（图 13-8A），这时，交叉反应性 T 细胞就会被活化，并为自身反应性 B 细胞提供共刺激信号，这将导致机体产生针对 T 细胞所识别抗原的自身抗体。另外，自身抗原在被自身反应性 B 细胞内吞后，将被加工处理，如此自身抗原中所包含的隐藏性 T 细胞表位将被提呈给 T 细胞。由于能够结合自身抗原的 B 细胞不但能内吞所结合的自身抗原，还能吞噬任何包含该自身抗原的分子复合物，因此 B 细胞能够提呈很多自身抗原的隐藏表位，通过多个特异性表位来活化多种自身反应性 T 细胞。在外周，识别这些隐藏表位的 T 细胞可能并未被免疫耐受，所以这些 T 细胞能够被有效活化，而这些被活化的 T 细胞反过来又会通过提供共刺激信号活化其他自身反应性 B 细胞。

另一种可能是，交叉反应性 B 细胞首先在 T 细胞辅助下被外来抗原活化（图 13-8B）。活化 B 细胞内吞自身抗原，将隐藏表位提呈给未被诱导耐受的 T 细胞，从而导致自身反应性 T 细胞的活化及启动免疫活化的级联反应。因此，只要自身抗原能在体内形成免疫复合物，分子模拟和表位扩展就可能致使多种自身抗原特异性的 T 细胞和 B 细胞活化。

超适度的 B 细胞共刺激

T 细胞提供的共刺激信号在 B 细胞活化中起着重要作用。因此，非适度的共刺激信号可能导致直接针对自身抗原免疫应答的扩大化。B 细胞表面的 B7 和 T 细胞表面的 CD28 分子的互作对抗原特异性 T 细胞和 B 细胞的活化至关重要。在自身免疫疾病小鼠模型中，用遗传变异的蛋白封阻 B7-CD28 之间的互作后，该小鼠的病情进展会得以终止[120]；相反，过表达 B7 的转基因小鼠的自身反应性 B 细胞对 Fas 杀伤不敏感，并产生高滴度的自身抗体[118]；另外，过表达 CD40 或 CD40L 也可能活化自身免疫反应。体外实验显示，在 IL-4 存在的情况下，CD40-CD40L 相互作用能活化失能细胞。的确，相关研究发现 CD40L 在 SLE 患者的淋巴细胞呈现过表达水平[5,121]。

Roquin-1/RC3H1 被推定为泛素连接酶（E3）家族的成员，可以调控 Tfh 细胞的分化。Roquin-1 是调节 mRNA 降解的 RNA 结合蛋白[122]，可以抑制

表 13-5 外来抗原和自身抗原特异的抗体存在交叉反应的证据

外来抗原	自身抗原
耶尔森菌，克雷伯杆菌，链球菌[a]	DNA
Epstein-Barr 病毒核蛋白 1[a]	核糖核蛋白 SmD
链球菌 M 蛋白[b]	心肌肌球蛋白
柯萨奇病毒 B3 衣壳蛋白[c]	心肌肌球蛋白
克雷白菌固氮酶[d]	人白细胞抗原 B27
耶尔森菌脂蛋白[e]	促甲状腺激素受体
分枝杆菌热休克蛋白[f]	线粒体成分
埃希杆菌，克雷白杆菌，变形杆菌[g]	乙酰胆碱受体
单纯疱疹病毒源 gpD[g]	乙酰胆碱受体

能够产生交叉反应抗体的自身免疫疾病：a，系统性红斑狼疮；b，风湿热；c，心肌炎；d，强直性脊柱炎；e，Graves' 病；f，原发性胆汁性肝硬化；g，重症肌无力

包括共刺激分子 ICOS 在内的多种炎症性细胞因子的表达，对滤泡辅助 T 细胞的发育和功能起重要作用。滤泡辅助性 T 细胞可以在生发中心提供强有力的共刺激。Roqiun 突变体小鼠的生发中心以及滤泡辅助性 T 细胞数量显著增多，会产生高亲和力的抗 dsDNA 抗体[123]。

干扰素调节因子 4 结合蛋白（interferon regulatory factor-4 binding protein，IBP）也能够调节 T 细胞的共刺激信号[124]。IBP 是一种 Rho 鸟苷三磷酸酶（guanosine triphosphatases，GTPases）的活化因子，T 细胞受体交联后，该分子被招募到免疫突触中，介导细胞骨架重构。IBP 缺陷小鼠呈现以 dsDNA 抗体和肾小球肾炎为特征的自身性免疫疾病表型。IBP 在记忆性 T 细胞的存活和效应功能中起重要作用，并螯合转录因子 IRF4，从而阻断 IL-7 和 IL-21 的表达[125]。

TLRs 属于病原识别受体家族，这类受体启动针对多种病原体成分的固有免疫应答。TLR 在细胞表面表达并存在于内体中。B 细胞质膜上的 TLR4 可以结合细菌的脂多糖，而 TLR7 和 TLR-9 则可以识别 RNA 和包含去甲基化 CpG 的核酸序列。TLR 不仅在树突状细胞成熟和 T 细胞免疫活化与分化中发挥作用，还直接参与抗体应答中的多个步骤。以 LPS 为代表的 T 细胞非依赖型抗原同时通过 BCR 和 TLR 信号通路来诱导较强的 B 细胞活化。在 T 细胞依赖性免疫应答中，TLR 共刺激增强 BCR 介导的抗原摄取，并增强 CSR 和 GC 反应。众多数据表明，BCR 和 TLR 被含有核酸抗原的自身免疫复合物共交联后能够触发核酸特异性 B 细胞的活化，提示 TLR7 和 TLR9 在某些情况下能促进自身反应性 B 细胞的活化[126-128]。

B 细胞信号阈值

多个动物模型的研究已证明改变 BCR 信号的阈值所诱导产生的病理效应。例如，在过表达 BCR 活化性辅受体 CD19 的转基因鼠中，失能 B 细胞被活化并分泌自身抗体[129]，这说明降低 BCR 活化的低限阈值，将导致自身反应性 B 细胞的非正常活化。由于 BCR 信号转导的负调控分子 SHP1 磷酸酶的天然缺陷，自身免疫综合征还出现于可存活的 moth-eaten 小鼠[71]，这种小鼠中的 B1 细胞是 IgM 型抗 DNA 抗体的来源。此外，自身抗体还见于某些信号分子缺失小鼠中，这些信号分子的缺失可降低 BCR 活化的阈值，如 CD22[62] 和 Lyn[65] 缺陷型小鼠。因此，抗原诱导的 B 细胞活化阈值的改变有可能致使自身反应性 B 细胞的活化。

结论

高度多样性的抗体分子库的产生为抵抗微生物感染提供了一道重要防线。免疫系统在多个层面受到精确调控，从而在产生保护性抗体的同时，避免自身抗体的产生（图 13-9）。仅一小部分前体 B 细胞能够完成整个成熟过程，而在原 B 和前 B 细胞发育阶段，重链或轻链发生异常重组的 B 细胞将被清除。余下的前体 B 细胞会发育成未成熟 B 细胞，但是这些细胞需要再经历中枢耐受阴性选择，使得识别自身抗原的未成熟 B 细胞或被清除或被灭活，剩余的没有自身反应活性的 B 细胞则被释放到外周免疫系统。在这里，只有受到外来抗原刺激的 B 细胞才能选择性地扩增，其 Ig 基因还需要经历进一步的体细胞高频突变，在此之后，表达高亲和力 BCR 的 B 细胞被阳性选择生存下来，而表达低亲和力或获得自身反应性的 B 细胞则被消除。如上所述，只有成功经过各个发育检查点的 B 细胞才能最终分化为长寿的记忆性 B 细胞或浆细胞。虽然与 B 细胞相关的自身免疫性疾病的发病原因尚未完全明确，但是正如本章详细阐述的免疫系统存在针对自身反应性 B 细胞的存活或活化的多重关键点一样，控制 B 细胞成熟和分化的调节机制需要同时出现多种缺陷才能导致自身免疫性疾病的发生。

🌐 本章的参考文献也可以在 ExpertConsult.com 上找到。

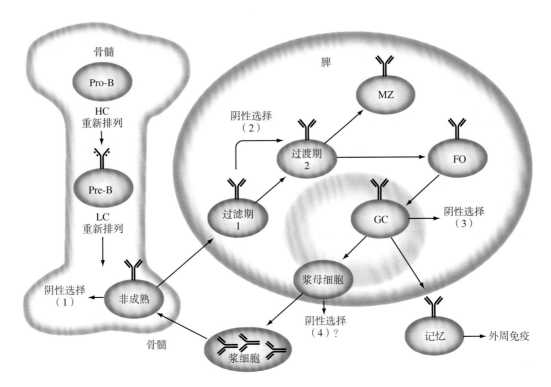

图 13-9 细胞成熟中的选择节点。自身反应性 B 细胞在多个发育节点被审查：①骨髓中的未成熟 B 细胞表达膜联 Ig，这些 B 细胞在遭遇自身抗原后被阴性选择；②在骨髓中未被清除的自身反应性 B 细胞，在过渡 B 细胞阶段会继续被阴性选择。完成阴性选择的过渡 B 细胞会发育成滤泡或边缘区 B 细胞。在抗原刺激和抗原特异性 T 细胞辅助下，活化的滤泡 B 细胞分化为生发中心 B 细胞；③经历体细胞超突变而获得对自身抗原高亲和力的生发中心 B 细胞会被及时清除，防止这些细胞进一步发育为长寿浆细胞或记忆性 B 细胞；④不仅如此，自身反应性浆母细胞也需要经历阴性选择，经过选择后的长寿浆细胞主要归巢到骨髓，而记忆性 B 细胞则在外周循环。HC，重链；LC，轻链

参考文献

1. Schroeder H, Wald D, Greenspan N: Immunoglobulins: structure and function. In Paul W, editor: *Fundamental immunology*, Philadelphia, 2008, Lippincott-Raven, pp 125–151.
2. Janeway CJ, Travers P, Walport M, et al: The structure of a typical antibody molecule. In *Immunobiology*, New York, 2001, Garland, p 96.
3. Janeway CJ, Travers P, Walport M, et al: Structural variation in immunoglobulin constant regions. In *Immunobiology*, New York, 2001, Garland, p 142.
4. Raghavan M, Bjorkman PJ: Fc receptors and their interactions with immunoglobulins. *Annu Rev Cell Dev Biol* 12:181–220, 1996.
5. Desai DD, et al: Fc gamma receptor IIB on dendritic cells enforces peripheral tolerance by inhibiting effector T cell responses. *J Immunol* 178:6217–6226, 2007.
6. Xiang Z, et al: FcgammaRIIb controls bone marrow plasma cell persistence and apoptosis. *Nat Immunol* 8:419–429, 2007.
7. Johansen FE, Braathen R, Brandtzaeg P: Role of J chain in secretory immunoglobulin formation. *Scand J Immunol* 52:240–248, 2000.
8. Wiersma EJ, Collins C, Fazel S, et al: Structural and functional analysis of J chain-deficient IgM. *J Immunol* 160:5979–5989, 1998.
9. Snapper C, Finkelman F: Immunoglobulin class switching. In Paul W, editor: *Fundamental Immunology*, Philadelphia, 1999, Lippincott-Raven, p 831.
10. Froelich CJ, et al: Granzyme B/perforin-mediated apoptosis of Jurkat

cells results in cleavage of poly(ADP-ribose) polymerase to the 89-kDa apoptotic fragment and less abundant 64-kDa fragment. *Biochem Biophys Res Commun* 227:658–665, 1996.
11. Janssen EM, et al: Distinct roles of cytolytic effector molecules for antigen-restricted killing by CTL in vivo. *Immunol Cell Biol* 88:761–765, 2010.
12. Simister NE, Mostov KE: An Fc receptor structurally related to MHC class I antigens. *Nature* 337:184–187, 1989.
13. Roopenian DC, et al: The MHC class I-like IgG receptor controls perinatal IgG transport, IgG homeostasis, and fate of IgG-Fc-coupled drugs. *J Immunol* 170:3528–3533, 2003.
14. Macpherson AJ, McCoy KD, Johansen FE, et al: The immune geography of IgA induction and function. *Mucosal Immunol* 1:11–22, 2008.
15. Woof JM, Kerr MA: The function of immunoglobulin A in immunity. *J Pathol* 208:270–282, 2006.
16. Yel L: Selective IgA deficiency. *J Clin Immunol* 30:10–16, 2010.
17. Pasquier B, et al: Identification of FcalphaRI as an inhibitory receptor that controls inflammation: dual role of FcRgamma ITAM. *Immunity* 22:31–42, 2005.
18. Gould HJ, Sutton BJ: IgE in allergy and asthma today. *Nat Rev Immunol* 8:205–217, 2008.
19. Chen K, Cerutti A: New insights into the enigma of immunoglobulin D. *Immunol Rev* 237:160–179, 2010.

20. Gorman JR, Alt FW: Regulation of immunoglobulin light chain isotype expression. *Adv Immunol* 69:113–181, 1998.

21. Brack C, Hirama M, Lenhard-Schuller R, et al: A complete immunoglobulin gene is created by somatic recombination. *Cell* 15:1–14, 1978.

22. Croce CM, et al: Chromosomal location of the genes for human immunoglobulin heavy chains. *Proc Natl Acad Sci U S A* 76:3416–3419, 1979.

23. McBride OW, et al: Chromosomal location of human kappa and lambda immunoglobulin light chain constant region genes. *J Exp Med* 155:1480–1490, 1982.

24. Lefranc MP: Nomenclature of the human immunoglobulin genes. *Curr Protoc Immunol* Appendix 1, Appendix 1P, 2001.

25. Thomas LR, Cobb RM, Oltz EM: Dynamic regulation of antigen receptor gene assembly. *Adv Exp Med Biol* 650:103–115, 2009.

26. Akira S, Okazaki K, Sakano H: Two pairs of recombination signals are sufficient to cause immunoglobulin V-(D)-J joining. *Science* 238:1134–1138, 1987.

27. Ramirez J, Lukin K, Hagman J: From hematopoietic progenitors to B cells: mechanisms of lineage restriction and commitment. *Curr Opin Immunol* 22:177–184, 2010.

28. Nutt SL, Heavey B, Rolink AG, et al: Commitment to the B-lymphoid lineage depends on the transcription factor Pax5. *Nature* 401:556–562, 1999.

29. Solvason N, Kearney JF: The human fetal omentum: a site of B cell generation. *J Exp Med* 175:397–404, 1992.

30. Igarashi H, Kouro T, Yokota T, et al: Age and stage dependency of estrogen receptor expression by lymphocyte precursors. *Proc Natl Acad Sci U S A* 98:15131–15136, 2001.

31. Souto-Carneiro MM, Sims GP, Girschik H, et al: Developmental changes in the human heavy chain CDR3. *J Immunol* 175:7425–7436, 2005.

32. Coulomb-L'Hermin A, et al: Stromal cell-derived factor 1 (SDF-1) and antenatal human B cell lymphopoiesis: expression of SDF-1 by mesothelial cells and biliary ductal plate epithelial cells. *Proc Natl Acad Sci U S A* 96:8585–8590, 1999.

33. Gupta P, McCarthy JB, Verfaillie CM: Stromal fibroblast heparan sulfate is required for cytokine-mediated ex vivo maintenance of human long-term culture-initiating cells. *Blood* 87:3229–3236, 1996.

34. Duchosal MA: B-cell development and differentiation. *Semin Hematol* 34:2–12, 1997.

35. Herzog S, Reth M, Jumaa H: Regulation of B-cell proliferation and differentiation by pre-B-cell receptor signalling. *Nat Rev Immunol* 9:195–205, 2009.

36. Ohnishi K, Melchers F: The nonimmunoglobulin portion of lambda5 mediates cell-autonomous pre-B cell receptor signaling. *Nat Immunol* 4:849–856, 2003.

37. Lortan JE, Oldfield S, Roobottom CA, et al: Migration of newly-produced virgin B cells from bone marrow to secondary lymphoid organs. *Adv Exp Med Biol* 237:87–92, 1988.

38. Carsetti R, Rosado MM: Wardmann, H. Peripheral development of B cells in mouse and man. *Immunol Rev* 197:179–191, 2004.

39. Gross JA, et al: TACI-Ig neutralizes molecules critical for B cell development and autoimmune disease. impaired B cell maturation in mice lacking BLyS. *Immunity* 15:289–302, 2001.

40. Mackay F, Schneider P: Cracking the BAFF code. *Nat Rev Immunol* 9:491–502, 2009.

41. Mackay F, et al: Mice transgenic for BAFF develop lymphocytic disorders along with autoimmune manifestations. *J Exp Med* 190:1697–1710, 1999.

42. Moisini I, Davidson A: BAFF: a local and systemic target in autoimmune diseases. *Clin Exp Immunol* 158:155–163, 2009.

43. Wirths S, Lanzavecchia A: ABCB1 transporter discriminates human resting naive B cells from cycling transitional and memory B cells. *Eur J Immunol* 35:3433–3441, 2005.

44. Weller S, et al: Human blood IgM "memory" B cells are circulating splenic marginal zone B cells harboring a prediversified immunoglobulin repertoire. *Blood* 104:3647–3654, 2004.

45. Kruetzmann S, et al: Human immunoglobulin M memory B cells controlling *Streptococcus pneumoniae* infections are generated in the spleen. *J Exp Med* 197:939–945, 2003.

46. Weill JC, Weller S, Reynaud CA: Human marginal zone B cells. *Annu Rev Immunol* 27:267–285, 2009.

47. Griffin DO, Holodick NE, Rothstein TL: Human B1 cells in umbilical cord and adult peripheral blood express the novel phenotype CD20+ CD27+ CD43+ CD70. *J Exp Med* 208:67–80, 2011.

48. Manser T: Textbook germinal centers? *J Immunol* 172:3369–3375, 2004.

49. Kim CH: The greater chemotactic network for lymphocyte trafficking: chemokines and beyond. *Curr Opin Hematol* 12:298–304, 2005.

50. Muller G, Lipp M: Concerted action of the chemokine and lymphotoxin system in secondary lymphoid-organ development. *Curr Opin Immunol* 15:217–224, 2003.

51. Pereira JP, Kelly LM, Cyster JG: Finding the right niche: B-cell migration in the early phases of T-dependent antibody responses. *Int Immunol* 22:413–419, 2010.

52. Allen CD, et al: Germinal center dark and light zone organization is mediated by CXCR4 and CXCR5. *Nat Immunol* 5:943–952, 2004.

53. Kiyono H, Fukuyama S: NALT- versus Peyer's-patch-mediated mucosal immunity. *Nat Rev Immunol* 4:699–710, 2004.

54. Cherukuri A, Dykstra M, Pierce SK: Floating the raft hypothesis: lipid rafts play a role in immune cell activation. *Immunity* 14:657–660, 2001.

55. Srinivasan L, et al: PI3 kinase signals BCR-dependent mature B cell survival. *Cell* 139:573–586, 2009.

56. Treanor B, et al: The membrane skeleton controls diffusion dynamics and signaling through the B cell receptor. *Immunity* 32:187–199, 2010.

57. Kurosaki T: Molecular mechanisms in B cell antigen receptor signaling. *Curr Opin Immunol* 9:309–318, 1997.

58. Sato S, Jansen PJ, Tedder TF: CD19 and CD22 expression reciprocally regulates tyrosine phosphorylation of Vav protein during B lymphocyte signaling. *Proc Natl Acad Sci U S A* 94:13158–13162, 1997.

59. Bradbury LE, Kansas GS, Levy S, et al: The CD19/CD21 signal transducing complex of human B lymphocytes includes the target of antiproliferative antibody-1 and Leu-13 molecules. *J Immunol* 149:2841–2850, 1992.

60. Carter RH, Fearon DT: CD19: lowering the threshold for antigen receptor stimulation of B lymphocytes. *Science* 256:105–107, 1992.

61. Tedder TF, Inaoki M, Sato S: The CD19-CD21 complex regulates signal transduction thresholds governing humoral immunity and autoimmunity. *Immunity* 6:107–118, 1997.

62. Haas KM, et al: Complement receptors CD21/35 link innate and protective immunity during *Streptococcus pneumoniae* infection by regulating IgG3 antibody responses. *Immunity* 17:713–723, 2002.

63. Sato S, et al: CD22 is both a positive and negative regulator of B lymphocyte antigen receptor signal transduction: altered signaling in CD22-deficient mice. *Immunity* 5:551–562, 1996.

64. Muller J, Nitschke L: The role of CD22 and Siglec-G in B-cell tolerance and autoimmune disease. *Nat Rev Rheumatol* 10:422–428, 2014.

65. Chan VW, Meng F, Soriano P, et al: Characterization of the B lymphocyte populations in Lyn-deficient mice and the role of Lyn in signal initiation and down-regulation. *Immunity* 7:69–81, 1997.

66. Bikah G, Carey J, Ciallella JR, et al: CD5-mediated negative regulation of antigen receptor-induced growth signals in B-1 B cells. *Science* 274:1906–1909, 1996.

67. Neel BG: Role of phosphatases in lymphocyte activation. *Curr Opin Immunol* 9:405–420, 1997.

68. Pan C, Baumgarth N, Parnes JR: CD72-deficient mice reveal nonredundant roles of CD72 in B cell development and activation. *Immunity* 11:495–506, 1999.

69. Ujike A, et al: Impaired dendritic cell maturation and increased T(H)2 responses in PIR-B(-/-) mice. *Nat Immunol* 3:542–548, 2002.

70. Nishimura H, Nose M, Hiai H, et al: Development of lupus-like autoimmune diseases by disruption of the PD-1 gene encoding an ITIM motif-carrying immunoreceptor. *Immunity* 11:141–151, 1999.

71. Westhoff CM, et al: DNA-binding antibodies from viable motheaten mutant mice: implications for B cell tolerance. *J Immunol* 159:3024–3033, 1997.

72. Qu CK, et al: Biased suppression of hematopoiesis and multiple developmental defects in chimeric mice containing Shp-2 mutant cells. *Mol Cell Biol* 18:6075–6082, 1998.

73. Gregersen PK, Lee HS, Batliwalla F, et al: PTPN22: setting thresholds for autoimmunity. *Semin Immunol* 18:214–223, 2006.

74. Helgason CD, et al: A dual role for Src homology 2 domain-containing inositol-5-phosphatase (SHIP) in immunity: aberrant development and enhanced function of b lymphocytes in ship -/- mice. *J Exp Med* 191:781–794, 2000.

75. Karnell FG, Brezski RJ, King LB, et al: Membrane cholesterol content accounts for developmental differences in surface B cell receptor

compartmentalization and signaling. *J Biol Chem* 280:25621–25628, 2005.

76. Harnett MM, Katz E, Ford CA: Differential signalling during B-cell maturation. *Immunol Lett* 98:33–44, 2005.

77. van Kooten C, Banchereau J: Functions of CD40 on B cells, dendritic cells and other cells. *Curr Opin Immunol* 9:330–333, 1997.

78. Abbas AK, Murphy KM, Sher A: Functional diversity of helper T lymphocytes. *Nature* 383:787–793, 1996.

79. Paus D, et al: Antigen recognition strength regulates the choice between extrafollicular plasma cell and germinal center B cell differentiation. *J Exp Med* 203:1081–1091, 2006.

80. Gitlin AD, Shulman Z, Nussenzweig MC: Clonal selection in the germinal centre by regulated proliferation and hypermutation. *Nature* 509:637–640, 2014.

81. Maruyama M, Lam KP, Rajewsky K, et al: Cell persistence is independent of persisting immunizing antigen. *Nature* 407:636–642, 2000.

82. Tew JG, et al: Follicular dendritic cells and presentation of antigen and costimulatory signals to B cells. *Immunol Rev* 156:39–52, 1997.

83. Schroder AE, Greiner A, Seyfert C, et al: Differentiation of B cells in the nonlymphoid tissue of the synovial membrane of patients with rheumatoid arthritis. *Proc Natl Acad Sci U S A* 93:221–225, 1996.

84. Gommerman JL, Browning JL: Lymphotoxin/light, lymphoid microenvironments and autoimmune disease. *Nat Rev Immunol* 3:642–655, 2003.

85. Aloisi F, Pujol-Borrell R: Lymphoid neogenesis in chronic inflammatory diseases. *Nat Rev Immunol* 6:205–217, 2006.

86. Bernasconi NL, Traggiai E, Lanzavecchia A: Maintenance of serological memory by polyclonal activation of human memory B cells. *Science* 298:2199–2202, 2002.

87. Bachmann MF, Odermatt B, Hengartner H, et al: Induction of long-lived germinal centers associated with persisting antigen after viral infection. *J Exp Med* 183:2259–2269, 1996.

88. Shaffer AL, et al: Blimp-1 orchestrates plasma cell differentiation by extinguishing the mature B cell gene expression program. *Immunity* 17:51–62, 2002.

89. Slifka MK, Ahmed R: Long-lived plasma cells: a mechanism for maintaining persistent antibody production. *Curr Opin Immunol* 10:252–258, 1998.

90. Kunkel EJ, Butcher EC: Plasma-cell homing. *Nat Rev Immunol* 3:822–829, 2003.

91. Muehlinghaus G, et al: Regulation of CXCR3 and CXCR4 expression during terminal differentiation of memory B cells into plasma cells. *Blood* 105:3965–3971, 2005.

92. Silverman GJ, Goodyear CS: Confounding B-cell defenses: lessons from a staphylococcal superantigen. *Nat Rev Immunol* 6:465–475, 2006.

93. Hunziker L, et al: Hypergammaglobulinemia and autoantibody induction mechanisms in viral infections. *Nat Immunol* 4:343–349, 2003.

94. Macpherson AJ, et al: A primitive T cell-independent mechanism of intestinal mucosal IgA responses to commensal bacteria. *Science* 288:2222–2226, 2000.

95. Litinskiy MB, et al: DCs induce CD40-independent immunoglobulin class switching through BLyS and APRIL. *Nat Immunol* 3:822–829, 2002.

96. Wardemann H, et al: Predominant autoantibody production by early human B cell precursors. *Science* 301:1374–1377, 2003.

97. Hartley SB, Goodnow CC: Censoring of self-reactive B cells with a range of receptor affinities in transgenic mice expressing heavy chains for a lysozyme-specific antibody. *Int Immunol* 6:1417–1425, 1994.

98. Ashkenazi A, Dixit VM: Death receptors: signaling and modulation. *Science* 281:1305–1308, 1998.

99. Garrone P, et al: Fas ligation induces apoptosis of CD40-activated human B lymphocytes. *J Exp Med* 182:1265–1273, 1995.

100. Schattner EJ, et al: CD40 ligation induces Apo-1/Fas expression on human B lymphocytes and facilitates apoptosis through the Apo-1/Fas pathway. *J Exp Med* 182:1557–1565, 1995.

101. Elkon KB, Marshak-Rothstein A: B cells in systemic autoimmune disease: recent insights from Fas-deficient mice and men. *Curr Opin Immunol* 8:852–859, 1996.

102. Knudson CM, Korsmeyer SJ: Bcl-2 and Bax function independently to regulate cell death. *Nat Genet* 16:358–363, 1997.

103. Strasser A, et al: Enforced BCL2 expression in B-lymphoid cells prolongs antibody responses and elicits autoimmune disease. *Proc Natl Acad Sci U S A* 88:8661–8665, 1991.

104. Goodnow CC, et al: Altered immunoglobulin expression and functional silencing of self-reactive B lymphocytes in transgenic mice. *Nature* 334:676–682, 1988.

105. Cyster JG, Hartley SB, Goodnow CC: Competition for follicular niches excludes self-reactive cells from the recirculating B-cell repertoire. *Nature* 371:389–395, 1994.

106. Cooke MP, et al: Immunoglobulin signal transduction guides the specificity of B cell-T cell interactions and is blocked in tolerant self-reactive B cells. *J Exp Med* 179:425–438, 1994.

107. Mauri C: Regulation of immunity and autoimmunity by B cells. *Curr Opin Immunol* 22:761–767, 2010.

108. Blair PA, et al: CD19(+)CD24(hi)CD38(hi) B cells exhibit regulatory capacity in healthy individuals but are functionally impaired in systemic lupus erythematosus patients. *Immunity* 32:129–140, 2010.

109. Shen P, et al: IL-35-producing B cells are critical regulators of immunity during autoimmune and infectious diseases. *Nature* 507:366–370, 2014.

110. Wang RX, et al: Interleukin-35 induces regulatory B cells that suppress autoimmune disease. *Nat Med* 20:633–641, 2014.

111. Grimaldi CM, Cleary J, Dagtas AS, et al: Estrogen alters thresholds for B cell apoptosis and activation. *J Clin Invest* 109:1625–1633, 2002.

112. Busso N, et al: Leptin signaling deficiency impairs humoral and cellular immune responses and attenuates experimental arthritis. *J Immunol* 168:875–882, 2002.

113. Lam QL, Wang S, Ko OK, et al: Leptin signaling maintains B-cell homeostasis via induction of Bcl-2 and Cyclin D1. *Proc Natl Acad Sci U S A* 107:13812–13817, 2010.

114. Goodnow CC: Multistep pathogenesis of autoimmune disease. *Cell* 130:25–35, 2007.

115. Yurasov S, et al: Defective B cell tolerance checkpoints in systemic lupus erythematosus. *J Exp Med* 201:703–711, 2005.

116. Yurasov S, et al: Persistent expression of autoantibodies in SLE patients in remission. *J Exp Med* 203:2255–2261, 2006.

117. Davies JM: Molecular mimicry: can epitope mimicry induce autoimmune disease? *Immunol Cell Biol* 75:113–126, 1997.

118. Munz C, Lunemann JD, Getts MT, et al: Antiviral immune responses: triggers of or triggered by autoimmunity? *Nat Rev Immunol* 9:246–258, 2009.

119. McCluskey J, et al: Determinant spreading: lessons from animal models and human disease. *Immunol Rev* 164:209–229, 1998.

120. Daikh DI, Finck BK, Linsley PS, et al: Long-term inhibition of murine lupus by brief simultaneous blockade of the B7/CD28 and CD40/gp39 costimulation pathways. *J Immunol* 159:3104–3108, 1997.

第14章

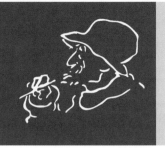

成纤维细胞和成纤维样滑膜细胞

原著　Christopher D. Buckley • Andrew Filer

王　平 译　胡凡磊 校

关键点

成纤维细胞是受表观遗传调控而分化的具有组织和器官特异性的细胞，具有独特的结构和功能。然而，正是这些独特性导致了组织器官特异性疾病。

组织的成纤维细胞可以来源于骨髓、血液和局部的基质细胞，并担任着器官特异性的固有免疫哨兵（感受）细胞的作用。

在炎性环境中，成纤维细胞变成了免疫系统中关键的细胞：它们招募和调控炎性细胞、维持浸润到炎症部位的免疫细胞的存活。

暴露于炎症和环境应激中的成纤维细胞能够在表观遗传调控下分化，继而参与炎症发生，结果加剧了炎症反应并导致了炎症的持续发生。

在滑膜中，成纤维细胞持续存在的异常特性导致软骨和骨等重要关节结构的持续性损伤，如果不加控制将导致关节功能损坏和畸形。

什么是成纤维细胞

器官和组织的结构与其功能密切相关，以提供能够高效执行特定功能的微环境。这种微环境的性质和特征主要是由组织中的基质细胞决定的。基质中最丰富的细胞类型是成纤维细胞，它负责细胞外基质成分（extracellular matrix，ECM）的合成和重塑。此外，它们产生和响应生长因子和细胞因子的能力，使得它们能够与邻近的上皮和内皮结构以及与局部浸润的白细胞相互作用。成纤维细胞还能整合微环境中的应激，如氧分压和pH。因此，成纤维细胞在组织发育和内稳态中起着关键作用，通常被描述为具有"园林美化"功能。

成纤维细胞的鉴定和微环境

尽管都是单核/巨噬细胞家族成员，但是定居在不同组织中的巨噬细胞的功能可能完全不同，如肝中的Kupffer细胞（Kupffer cells）和肺组织中的肺泡巨噬细胞（alveolar macrophages）的功能和脑组织中的胶质细胞（glial cells）、皮肤的朗格汉斯细胞（Langerhans cells）的功能完全不同。虽然，直到不久前成纤维细胞一直被认为是普遍存在的、具有共同表型的常见细胞，然而现在我们知道：来源于不同器官组织的成纤维细胞与其所在部位的巨噬细胞更加相似：具有独特的形态，能产生ECM蛋白、细胞因子、共刺激分子和趋化因子并由此造就了所在部位独特的微环境。这种特性也延伸到它们作为"免疫前哨"细胞的功能，表达固有免疫系统模式识别受体，如Toll样受体（Toll-like receptors，TLRs），当被细菌或病毒决定簇连接时，触发促炎反应。

用微阵列技术检测成纤维细胞转录谱，发现成纤维细胞对其在体内的解剖位置和功能有很强的记忆能力。早期的研究表明，根据成纤维细胞的组织来源以及当其暴露于肿瘤坏死因子（tumor necrosis factor，TNF）、白细胞介素（interleukin，IL）-4或干扰素（interferon，IFN）-γ等炎症介质中时，转录谱可能发生改变的潜能，成纤维细胞的转录组（即用微阵列测量的转录基因的全貌）可以分为外周（滑膜关节或皮肤）和淋巴组织（扁桃体或淋巴结）两组。Rinn和他的同事[1]更广泛地分析了人原代成纤维细胞的表达，发现在三个解剖分区的成纤维细胞存在着较大的差异：前端 - 后端，近端 - 远端和真皮 - 非真皮。这些不同可能是由于参与模式形成、细胞信号传导和基质重塑的基因导致的[1]。因此，成纤维细胞的基因表达可能在生物体内的位置识别中起着重要的作用。

最近，研究发现，这些基因转录的稳定变化是通过表观遗传、激活和沉默关键标志基因 HOX 家族实现的[2]。这种表观遗传模式，即通过共价修饰 DNA 调节区或组蛋白，从而控制转录复合物的进入，是成纤维细胞基因转录稳定变化的原型。表观遗传修饰导致基因表达的稳定变化，这种变化在没有初级 DNA 序列突变的情况下，在细胞中世代存在，从而驱动疾病的持续，第 22 章中会有更详细的描述。

胚胎来源

由于缺乏特异性细胞表面标志，因此区别不同来源或者成熟的成纤维细胞十分困难。尽管分化群（cluster of differentiation，CD）标志在白细胞的分离

和研究中已经获得革命性的成功，但是，这些 CD 标志几乎没有，或者说不能用于区分和鉴定成纤维细胞亚群。传统的研究中，一直使用下列方法鉴定成纤维细胞：特有的梭形形态（图 14-1）、产生 ECM、缺乏内皮细胞、上皮细胞和血细胞表面的阳性标志。

然而，越来越多的证据表明：虽然不是造血细胞，但是成纤维细胞的确是像巨噬细胞和树突状细胞（dendritic cells，DC）的一类细胞亚群。很有可能是：结缔组织含有多种成纤维细胞系组成的混合物，成熟的成纤维细胞与更多的不成熟的成纤维细胞并列存在，这些不成熟的成纤维细胞可以进一步分化为其他结缔组织细胞。基质细胞与成纤维细胞的作用不同，最近的研究已经发现一些新的基质细胞标志能区别分化过程中的基质细胞亚群，也是鉴定不同成纤维细胞亚群的潜在标志。这些标志包括平滑肌肌动蛋白，阳性者代表一群具有分泌功能、活化的细胞，称为肌成纤维细胞（myofibroblasts）。还有最近发现的标志如

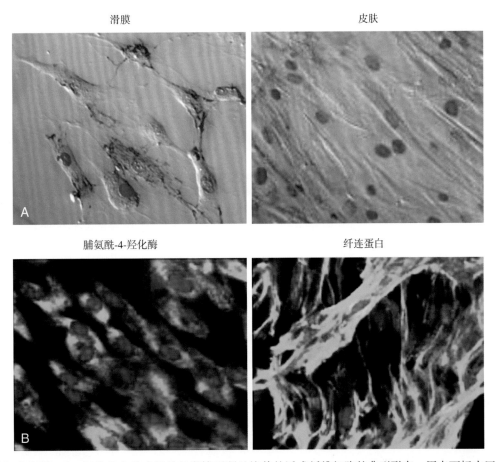

滑膜　　　　　　　　　　　　　　皮肤

脯氨酰-4-羟化酶　　　　　　　　　纤连蛋白

图 14-1　成纤维细胞表型。**A**，经染色和分光相差显微镜下所见培养的活成纤维细胞的典型形态。用表面标志区分的类风湿关节炎关节的滑膜成纤维细胞和皮肤成纤维细胞。红色（纤维连接蛋白）表明产生基质，蓝色表示细胞核。**B**，荧光显微镜显示的基质细胞形态及其皮肤成纤维细胞内的胶原蛋白合成酶（脯氨酰 -4- 羟化酶）、位于皮肤成纤维细胞表面的所产生的基质（纤连蛋白）

CD248 和 gp38（即平足蛋白，肾小球足突细胞膜蛋白，podoplanin）（详见表 14-1[3-14] 和本文后部）。根据胚系来源和谱系关系可定义成纤维细胞，通常认为其为间质起源。虽然，现在的鉴定方法已经能够区分造血细胞和非造血细胞，但还有一些来自于意想不到的细胞系分化漂移，如有报道称神经干细胞能够分化为髓系和淋巴系造血细胞，正是由于这些现象，细胞分化来源的分类越发显得困难。

组织成纤维细胞的来源

形成新组织是炎症和损伤修复的共同特点。然而，最新研究表明，新组织形成是由于邻近损伤部位的细胞增殖，而并非需要新细胞。这一观点非常重要：因为表面上看起来成纤维细胞的增殖效率很低，在类风湿关节炎（rheumatoid arthritis，RA）和纤维化疾病中成纤维细胞数量增加非常多。这些细胞主要来源于局部的受到刺激的基质干细胞分化成为新的成纤维细胞。实际上，增加的成纤维细胞还有其他来源（图 14-2）。第一位的来源就是由局部的上皮细胞的间充质转化（epithelial to mesenchymal transition，EMT），这是形成复杂组织中细胞多样化的基本而又重要的生理性进化机制。成年后的组织中，当表皮细胞受到应激刺激（如炎症或者组织损伤）时，成纤维细胞也同样能来源于上皮细胞的间充质转化。EMT

既能使上皮细胞发生崩解，也能使它们改变形状并发生迁移。这样，上皮细胞失去其特有的极性，即失去黏附连接、紧密连接、桥粒和细胞角质蛋白纤维。上皮细胞还能重排其 F- 肌动蛋白应激纤维，并表达丝状伪足和板状伪足，在此过程中，细胞因子、基质金属蛋白酶（matrix metalloproteinases，MMPs）以及基底膜降解产物起重要作用。在癌症、一些纤维化性疾病中的肺组织和肾中发现存在着上皮细胞转化为间充质细胞的现象[15]。早期的研究已经表明类似的过程也发生在 RA 的滑膜组织中[16]。

对于慢性炎性疾病，如 RA，基质细胞的增加还可能来源于血液来源的前体细胞。20 世纪 90 年代中期，在兔的损伤缺血后肢的模型中发现，血管内皮前体细胞（即成血管母细胞）也能出现在正常个体的血循环中，并且向着损伤部位的成血管处聚集[17]。这说明在造血系统之外，有间充质细胞存在并在全身游走。后来的研究工作证实了在人体中也有能够循环的间充质细胞表型阳性细胞。在 RA 患者的关节部位能发现这些细胞，其表型与滑膜纤维细胞非常相似，尽管这些细胞几乎不增殖，但是它们大量堆积在滑膜的衬里层。有趣的是，Marinova-Mutafchieva 及其同事[18] 在胶原诱导性关节炎的小鼠模型中发现，在炎症出现之前就能发现这样的细胞大量出现，提示骨髓基质前体细胞可能参与了炎性疾病的启动。更有证

表 14-1　滑膜间质标志及其所在部位和功能意义

标志	相关细胞类型	滑膜中定位	功能意义
CD55	成纤维细胞样滑膜细胞	衬里层	滑膜巨噬细胞的 CD97[3] 的受体 / 配体
VCAM-1	成纤维细胞样滑膜细胞	衬里层	活化的衬里层成纤维细胞；黏附分子[4]
α- 平滑肌肌动蛋白（α-SMA）	肌成纤维细胞	可变的，少数亚群	分泌性，促纤维化成纤维细胞[5]
CD248/ 内皮唾酸蛋白	周细胞	衬里下层成纤维细胞，周细胞	急性炎症[6]，肿瘤和血管生成[7]
gp38/ 平足蛋白，肾小球足突细胞膜蛋白	周细胞和淋巴内皮细胞	衬里下层成纤维细胞，周细胞和淋巴内皮细胞	结构，促血管生成淋巴结生成[8]，肿瘤中促进肠蠕动[9]
5B5/ 脯氨酰 -4- 羟化酶	体内广泛的成纤维细胞标志物	衬里和衬里下层细胞	表示正在合成胶原[10]
S100A4/FSP-1/Mts-1	—	衬里和衬里下层细胞，侵袭区域	癌症，由于运动和凋亡异常所导致的侵袭作用[11]
成纤维细胞激活蛋白（FAP）	αSMA- 阳性成纤维细胞相关蛋白[12]	衬里层	癌症成纤维细胞的标志[13]，胞外酶，如果被阻断证明在类风湿关节炎中有保护作用[14]

α-SMA，α- 平滑肌肌动蛋白；FAP，成纤维细胞激活蛋白；VCAM-1，血管细胞黏附分子 -1

据表明，滑膜成纤维细胞本身能够迁移到血流中，人们将人的软骨细胞接种至 SCID 小鼠，结果发现在远离接种部位的地方发现了滑膜细胞[19]，这与癌症细胞类似的行为，使得有人甚至认为 RA 是基质组织的一种恶性疾病。

在疾病中，能够导致成纤维细胞增加的循环前体细胞是纤维细胞。纤维细胞大约在外周血的非红细胞中占 0.1% ~ 0.5%，在肺部炎性疾病模型中发现这些细胞能迅速进入组织损伤部位并参与组织重塑过程[20]。这些细胞来源于外周血 CD14+ 的单核细胞，为贴壁细胞，呈梭型形态，表达 MHCⅡ类分子和Ⅰ型胶原[21]。纤维细胞作为组织基质，在细胞因子，尤其是转化生长因子 β（transforming growth factor-β，TGF-β）的影响下向成纤维细胞分化。这种单核细胞能转化为成纤维细胞一类的间充质基质细胞系的事实再一次表明：细胞的可塑性很强，那种仅仅采用血细胞系和非血细胞系进行的分类很难区分细胞的来源。

成纤维细胞与间充质前体细胞

循环中的间充质前体细胞（mesenchymal progenitor cells，MPCs），又称为间充质干细胞（mesenchymal stem cells，MSCs）、间充质基质细胞（mesenchymal stromal cells）。MPC 是组织成纤维细胞的重要来源，因为这类细胞已经被发现具有分化成结缔组织中的多种细胞的能力，如能分化成软骨细胞、骨细胞、脂肪细胞和平滑肌细胞等。这种能力最初在骨髓基质细胞、RA 滑膜成纤维细胞和循环间充质细胞中被证实。因此，基于类风湿关节炎滑膜被大量来源于骨髓的间充质祖细胞填充这一假设，可以定义一个特征性的间充质表型。然而，三向分化能力（又称为"多能性"）已经发现也是许多成年组织成纤维细胞的特性，尽管来源于不同组织的成纤维细胞的分化能力有差异，但是体内基质细胞群的可塑性能力的确是不容置疑的[22]。这些发现使得间充质前体细胞生物学领域和疾病中的成纤维细胞生物学这两个截然分开的领域迅速融合起来，但是，骨髓基质前体细胞的说法尚有

组织成纤维细胞分化路线

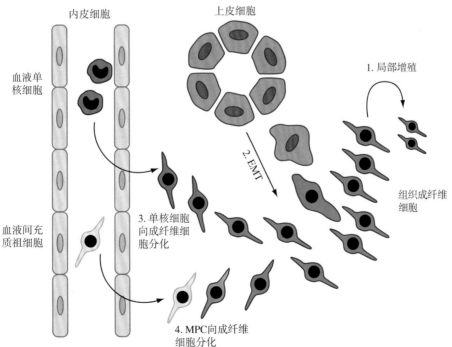

图 14-2 组织成纤维细胞分化路线。作为对损伤或炎症的反应，组织内成纤维细胞数量增加。1，可以局部成纤维细胞增殖而产生新的成纤维细胞；2，上皮细胞向间质细胞群转化，这已经在肿瘤和肺、肾疾病中得到证实，可能在滑膜疾病中也存在类似机制；3，血液中单核细胞分化为组织纤维细胞；4，血源性间充质祖细胞（MPC）被招募到组织并在局部分化为组织成纤维细胞。EMT，即上皮细胞间质化

待证实，在含有带有绿色荧光蛋白（green fluorescent protein，GFP）标签的骨髓细胞的嵌合小鼠模型中，已经发现在关节炎的关节部位处所聚集的 GFP 阳性的细胞要远多于那些没有炎症的关节部位的 GFP 阳性细胞，这说明扩增的成纤维细胞来源于骨髓[23]。

成纤维细胞的生理特征和功能

产生 ECM 分子

保证 ECM 组分的内源性稳定是成纤维细胞的首要任务。因此，成纤维细胞同时具备合成与降解 ECM 的两种能力，同时还具备黏附到并与那些已有的基质成分相互作用的能力。成纤维细胞产生多种 ECM 分子、纤维蛋白和多糖凝胶物质，如胶原、纤连蛋白、玻连蛋白、糖蛋白等，这些分子随后组装成具有三维结构的网络。这就提供了一种构架供这些细胞相互作用，使得它们能够通过不同方式依据 ECM 的导航而运动[24]，同时这种构架也为组织（而非液体）的趋触性定居提供了底物，因为在这样的构架中，具有梯度性趋化因子和大量生长因子储存，从而介导了上述趋触性的运动和定居[25]。由不同组织器官来源的成纤维细胞所产生的 ECM 分子的种类也是不同的。例如，皮肤成纤维细胞能产生大量的Ⅶ型胶原，介导皮肤的表皮与真皮层的黏附。而其他器官，如肺和肾的成纤维细胞主要产生间质性、纤维性胶原（主要是Ⅰ型和Ⅲ型胶原）。

在滑膜组织外膜上的成纤维细胞还具有屏障功能，如它们提供给关节腔和关节软骨的润滑分子，如透明质酸和血浆来源的营养成分。从解剖学上说，滑膜的内膜部分也不是普通的结构，它能在没有富含层粘连蛋白的基底膜存在（就像表皮结构中所见那样）的情况下仍然维持屏障功能。除了缺乏基底膜，成纤维样滑膜细胞也缺乏紧密连接和桥粒。然而，黏附分子钙黏蛋白 -11（详见后述）能介导滑膜细胞间的高效黏附，使得成纤维细胞能够组成滑膜组织。疾病中，成纤维细胞必须迁移到损伤的组织部位，或通过表面特异性受体与 ECM 分子相互作用并参与组织重塑。通过这些受体，成纤维细胞才能感受结缔组织的结构和细胞成分的变化并做出相应反应，如对产生的 ECM 分子进行动态调节并与合适的基质蛋白分子发生交联与互动。

与细胞外基质蛋白发生黏附并相互作用

整合素

整合素是介导细胞与基质蛋白、细胞与细胞间黏附和相互作用的关键分子。整合素是一种穿膜蛋白，由 α 和 β 亚单位组成的异二聚体。迄今为止发现至少有 25 种 αβ 异二聚体组合（表 14-2）。$\alpha_1\beta_1$ 和 $\alpha_2\beta$ 整合素是介导成纤维细胞黏附到胶原的主要黏附分子，而其他带有 β_1 的整合素分子如 $\alpha_4\beta_1$ 和 $\alpha_5\beta_1$ 则介导成纤维细胞与纤维连接蛋白及其各种剪切体的吸附和相互作用。此外，由 α_v 组成的整合素介导成纤维细胞与玻连蛋白的相互作用。

硫酸肝素蛋白多糖

除了常见的整合素与配体的结合外，还有其他分子能够调控黏附和局部生长因子信号的相互作用。硫酸肝素蛋白多糖是一个家族，这个家族分子由四个单独穿膜结构的蛋白分子组成，每个分子都带有 3 ~ 5 个硫酸肝素分子和硫酸软骨素支链，从而能够介导与多种配体的相互作用，包括成纤维细胞生长因子、血管内皮生长因子（vascular endothelial growth factor，VEGF）、TGF-β，和 ECM 分子（如纤维连接蛋白）[26]等。硫酸肝素蛋白多糖表达在成纤维细胞膜上，具有组织特异性和发育依赖性的特点。从硫酸肝素蛋白多糖敲除小鼠的研究数据表明，硫酸肝素蛋白多糖 -4 参与组织损伤，硫酸肝素蛋白多糖 -4 缺陷型成纤维细胞与纤维连接蛋白的黏附能力明显受损[27]。

免疫球蛋白超家族受体

免疫球蛋白超家族是一组多样性的穿膜糖蛋白，其分子特点是含有一个或多个免疫球蛋白样重复，这些重复由 60 ~ 100 个含单硫酸键的氨基酸组成[28]。此外，很多适应性免疫系统基因编码蛋白 [如免疫球蛋白，T 细胞受体，主要组织相容性复合体（MHC）]，黏附蛋白血管细胞黏附分子（intercelluar adhesion molecules，ICAMs），如 ICAMs 1 ~ 3，血管细胞黏附分子（vascular cell adhesion molecule，VCAM），和黏膜附素细胞黏附分子（mucosal addressin cell adhesion molecule，MadCAM）也能够介导细胞与细胞的相互作用，也涉及与整合素分子的相互作用（表 14-2）。

表 14-2 细胞黏附分子及其受体 / 配体分子

家族	细胞黏附分子	其他名称	配体
整合素	$\alpha_1\beta_1$	VLA-1	层粘连蛋白，胶原
	$\alpha_2\beta_1$	VLA-2	层粘连蛋白，胶原
	$\alpha_3\beta_1$	VLA-3	层粘连蛋白，胶原，纤维连接蛋白
	$\alpha_4\beta_1$	VLA-4，CD49d/CD29	VCAM-1，CS1 纤维连接蛋白
	$\alpha_5\beta_1$	VLA-5	纤维连接蛋白
	$\alpha_6\beta_1$	VLA-6	层粘连蛋白
	$\alpha_L\beta_2$	LFA-1，CD11a/CD18	ICAM-1，ICAM-2，ICAM-3，JAM-A
	$\alpha_M\beta_2$	Mac-1，CR3，CD11b/CD18	ICAM-2，iC3b，纤维连接蛋白，X 因子
	$\alpha_X\beta_2$	P150，95，CD11c/CD18	iC3b，纤维连接蛋白
	$\alpha_E\beta_2$		E- 钙黏蛋白
	$\alpha_4\beta_7$	CD49d	纤维连接蛋白，VCAM-1，MadCAM-1
	$\alpha_v\beta_3$	CD52/CD61，玻连蛋白受体	玻连蛋白，纤维连接蛋白，骨桥蛋白，血小板反应蛋白 -1，肌腱蛋白
免疫球蛋白超家族	ICAM-1	CD54	LFA-1，Mac-1
	ICAM-2		LFA-1
	ICAM-3		LFA-1
	VCAM-1		$\alpha_4\beta_1$，$\alpha_4\beta_7$
	MadCAM-1		$\alpha_4\beta_7$，L- 选择素
钙黏蛋白	E- 钙黏蛋白	钙黏蛋白 -1	E- 钙黏蛋白
	N- 钙黏蛋白	钙黏蛋白 -2	N- 钙黏蛋白
	钙黏蛋白 -11	OB- 钙黏蛋白	钙黏蛋白 -11

ICAM，血管细胞黏附分子；JAM，交界黏连分子；LFA，淋巴细胞功能相关抗原；MadCAM，黏膜附素细胞黏附分子；VCAM，血管细胞黏附分子；VLA，非常晚期抗原

钙黏连蛋白

钙黏连蛋白介导表达在相邻细胞表面的、同源性的、相同钙黏连蛋白相互的吸附性作用，为钙离子依赖性相互作用 [29]。经典的钙黏连蛋白有 5 个细胞外结构域，1 个穿膜结构域，还有一个高度保守的胞内段。其分子的胞内段能与 β- 链蛋白相互作用，后者再结合到 α 链蛋白，由此连接钙黏连蛋白和链蛋白复合体与细胞骨架肌动蛋白。钙黏连蛋白的表达调控非常严密，这对保证正确的胚胎发育和组织形成与组织特异性细胞分化十分重要。钙黏连蛋白也通过活化细胞能信号转导途径、调节基质金属蛋白酶的产生以及与生长因子受体的相互作用而调节细胞增殖和侵袭 [30-32]。

黏附分子介导的信号转导

重要的是，钙黏连蛋白与黏附分子相互作用不仅调节黏附和运动性，而且直接影响成纤维细胞和其他细胞的活化状态，细胞凋亡以及抗炎反应。细胞黏附分子如成纤维细胞细胞表面的整合素受体还介导细胞表面的黏着复合体形成，这种复合体能激活细胞内信号级联反应，从而调节细胞增殖和存活，分泌细胞因子和趋化因子，促进基质沉积和骨吸收。尤其是整合素 - 纤连蛋白聚合会导致基质金属蛋白酶表达，从而将细胞黏附与基质重塑连接起来（图 14-3）[33]。黏着斑激酶（focal adhesion kinase，FAK）在传导整合素活化细胞内部的信号通路中起着核心作用 [34]。FAK 是一种酪氨酸激酶，当 FAK 被招募到新形成的

滑膜成纤维细胞中重要的信号传导通路

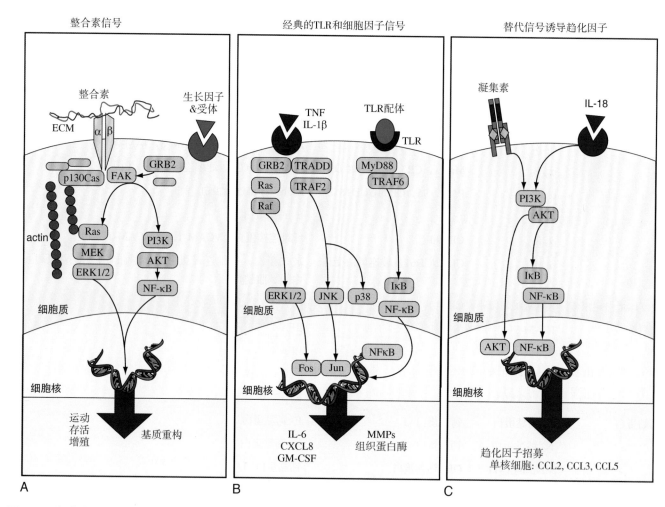

图 14-3　滑膜成纤维细胞中重要的信号转导通路。**A**，成纤维细胞中的整合素信号。成纤维细胞表面的整合素和胞外基质结合生长因子结合后活化信号通路的级联反应，结果是①通过细胞骨架重组而介导细胞运动；②细胞存活（例如，通过激活 Akt 的 NF-κB 信号途径），和③产生基质分子、基质降解酶，并通过促分裂原活化蛋白激酶（MAPK）活化产生可溶性介质。**B**，三种（MAPK）途径是滑膜成纤维细胞中前炎症因子发生活化的关键途径，如肿瘤坏死因子、IL-1β 和 IL-6 都能够活化这三个主要途径。尤其是 JNK 和 p38 MAPK 途径对于蛋白酶如胶原酶的产生至关重要。Fos 蛋白家族成员和 jun 二聚化共同形成激活蛋白 -1（AP-1）的转录因子，在多种前炎症因子，包括 MMPs 的基因上有 AP-1 的结合位点。**C**，有证据表明对于一个散在的前炎症因子途径的配体来说可绕过经典的 MAPK 和 NF-κB/AP-1 通路，通过活化 PI3K 信号途径而导致趋化因子产生。趋化因子特异性招募单核细胞亚群，这在炎性疾病的维持中占主要地位。GM-CSF，粒细胞 - 巨噬细胞集落刺激因子；TLR，Toll 样受体

黏着斑复合体后又能反过来招募接头蛋白分子，如 p130Cas 和 Grb2。这个过程导致磷脂酰肌醇 3- 激酶（phosphatidylinositide 3-kinase，PI3K） 和 SRC-激酶的活化，由此促进了多种信号的级联反应，最终导致了细胞外调节激酶（extra-cellular regulating kinase，ERK）和有丝分裂原活化蛋白激酶（mitogen-activated protein kinase，MAPK）的活化，启动下游

的转录因子活化。这样的信号转导也能通过不依赖于 FAK 活化的其他途径发生活化，如通过生长因子受体配体的相互作用而激活。还有更多的活化机制存在，如由不同的信号途径相互配合介导成纤维细胞的特殊反应，但是这些途径如何介导疾病的发生尚不完全清楚。

成纤维细胞的细胞外基质降解作用

ECM 的重塑需要成纤维细胞表达多种具有不同特异性的基质降解酶。虽然这些基质降解酶对组织的维护和修复非常重要，但这些酶的不恰当过度表达也是造成炎性疾病中关节损伤，特别是软骨损伤的关键因素。这些酶分属许多种类，包括基质金属蛋白酶（MMPs）、金属蛋白酶组织抑制因子（tissue inhibitors of metalloproteinase，TIMPs）、组织蛋白酶和蛋白聚糖酶。这些酶类在第 8 章中有详细介绍。

除由成纤维细胞组成性表达的 MMP-2 和膜型（MT）-MMPs 之外，金属蛋白酶的表达都是受细胞外信号调节的。这种调节通过成纤维细胞的转录激活来完成。诱导金属蛋白酶表达的分子主要分为三大类：促炎细胞因子、生长因子和基质分子。在细胞因子中，IL-1 可能是多种金属蛋白酶，如 MMP-1、MMP-3、MMP-8、MMP-13 和 MMP-14 最强有力的诱导剂。成纤维细胞生长因子（fibroblast growth factor，FGF）和血小板衍生生长因子（platelet-derived growth factor，PDGF）也是 MMPs 的诱导剂，因为它们能加强 IL-1 诱导成纤维细胞表达 MMPs 的作用。除 MMP-2 之外，所有的基质金属蛋白酶基因启动子区域都含有激活蛋白 -1（activator protein-1，AP-1）结合位点；然而，有可靠的证据表明，除核因子 κB（nuclear factor-κB，NF-κB）激活剂、信号转导及转录激活因子（signal transducer and activators of transcription，STAT）和 ETS 转录因子之外，所有的 MAPK 家族 [ERK、c-Jun N-terminal kinase（JNK），和 p38 通路；图 14-3] 都参与基质金属蛋白酶的表达调控[35-39]。基质蛋白（如胶原蛋白，纤连蛋白），尤其是其降解产物，亦可激活成纤维细胞表达 MMPs，这为基质降解区的位置特异性 MMPs 的激活提供了可能[40]。

成纤维细胞是固有免疫的哨兵

经典研究表明，在应答固有免疫刺激的过程中，巨噬细胞是许多炎性细胞因子和趋化因子的来源。因此，巨噬细胞被形象地称为免疫哨兵细胞。然而，当成纤维细胞被组织损伤时的释放物，或入侵微生物的产物激活时，它们也可以合成多种炎性介质。这一点充分证实了将成纤维细胞归类为免疫哨兵细胞的合理性。因其表达 Toll 样受体 2、3 和 4，成纤维细胞可通过激活经典的 NF-κB 和 AP-1 炎性通路，产生可招募炎性细胞的趋化因子和降解基质的金属蛋白酶，继而对细菌产物如脂多糖（lipopolysaccharide，LPS）作出反应[41-43]。然而，在局部微环境中的促炎细胞因子 TNF 和 IL-1β 可致 TLR 的表达上调[44]。内源性细胞碎片（如滑液中坏死细胞的碎片）亦可激活 TLR 的表达，从而引起疾病中广泛的成纤维细胞活化[45]。作为免疫哨兵，成纤维细胞通过表达 CD40 分子衔接固有和适应性免疫应答。最初认为，CD40 分子仅限制性地表达于抗原呈递细胞，如巨噬细胞和树突状细胞。然而实际上，CD40 广泛地表达于不同组织的成纤维细胞上。CD40 的配体 CD40L 限制性表达于特定的免疫细胞，如活化的 T 淋巴细胞上。在免疫应答中，CD40 与 CD40L 的相互作用是进一步诱导促炎因子和趋化因子产生的关键，也是表达 CD40 的 B 淋巴细胞产生抗体的关键。

成纤维细胞还需要具有对更普遍意义上的危险信号做出反应的能力。最近已经明确，核苷酸结合寡居化结构域（nucleotide-binding oligomerization domain，NOD）样受体家族成员是对危险信号（如高浓度尿酸盐）做出反应的胞内分子。NOD 样家族分子由 NOD 和 NALP [如 NACHT 结构域，富含亮氨酸重复（LRR）结构域，以及含吡啶结构域（PYD）的蛋白质] 受体组成。濒死细胞释放的尿酸在局部达到很高的浓度。这种高浓度的尿酸触发了活化的 NALP3 炎性复合体的形成，从而导致 IL-1 的释放[46]。

现已发现，RA 滑膜中的 NOD-1、NOD-2 和 NALP3（cryopyrin）呈高水平表达。而这种高水平表达可由 TLR 配体和（或）TNF 诱导产生。此外，近期的研究表明，应对 NOD-1、TLR2 和 TLR4 配体的刺激，TLR 和 NOD 之间具有伴随 IL-6 生成增多的协同效应。在 RA 滑膜成纤维细胞中，细胞因子 IL-17 也调节着多种 TLRs。

专职成纤维细胞亚群在组织微环境中的作用

将细胞表面标志及其相应的功能结合起来，是近几十年来白细胞生物学领域发展的关键。相比之下，明显没有这么多稳定的标志可供基质细胞生物学家研究。不过，这种情况正在逐渐改变：发育生物学某些领域的研究，通过人成纤维细胞免疫动物率先鉴定出潜在的标志（如 CD248），从而分类并鉴定出易处理器官中的基质细胞亚群。例如，在小鼠胸腺瘤中已经发现具有稳定分布与功能的细胞亚群。例如，Link 及其同事发现 CD45⁻、gp38⁺ 细胞亚群是胸腺中 T 区中的成纤维网状细胞[47]。这群限制性分布于 T 区的细胞，为 T 细胞提供数量有限的必需的稳态存活因子（IL-7 和 CCL19），发挥着关键的生态位功能。适应性免疫细胞必须竞争以获取这些关键的细胞因子[47]。gp38 也是淋巴结中成纤维网状细胞的表面标志，这种细胞调节着树突状细胞的迁移[48]。

　　另一群间充质源的专职成纤维细胞样细胞是周细胞。这些细胞包围着小血管（如小动脉、毛细血管和小动脉）并参与血管生成、基质稳定和免疫防御的功能。有假设认为，周细胞是淋巴组织外间充质祖细胞，它们与间充质干细胞表达相同的标志。它们进一步被 CD248 和 CD146 等新的基质细胞标志定义，将会成为一个新的间充质祖细胞龛[49]。

正常滑膜中的成纤维细胞样滑膜细胞

　　正常滑膜是包括各种成纤维细胞亚群的极好的组织模型，这些成纤维细胞可用已知标志进行鉴别，其中有些标志物与疾病相关。健康人的滑膜是一种易碎、纤薄的双层结构，附着在骨和关节囊表面。在这种双层结构中，一层是两到三层细胞组成的衬里层，主要由等量的 CD68⁺ A 型巨噬细胞样滑膜和 B 型间充质、成纤维细胞样滑膜细胞（fibroblast-like synoviocytes，FLS）所组成。这一层具有屏障功能，而 FLS 分泌一些润滑物质，如透明质酸和润滑素，以及能够润滑衬里层的基质物质。第二层是衬里下层，是由沿着血管网分布的巨噬细胞和成纤维细胞组成的疏松基质组织。位于衬里层的 FLS 与许多细胞标志物相关（表 14-1），包括 CD55［衰变加速因子（DAF）］、VCAM-1（除 T 细胞 - 整合素相互作用以外，通常只表达于骨髓成纤维细胞的表面，为 B 细胞发育龛提供支持[50]）、反映合成乙酰透明质酸的能力的尿苷二磷酸葡萄糖脱氢酶（uridine diphosphoglucose dehydrogenase，UDPGD）及新标志物 gp38[51]。衬里下层的 FLS 标志物是非特异性的细胞标志 CD90（Thy-1）和最近发现的标志 CD248。CD90 也是内皮细胞的表面标志，而 CD248 是外周和基质成纤维细胞的标志。gp38 是位于衬里下层的细胞的标志，这

个区域还包含淋巴管内皮细胞和周细胞（图 14-4）。

　　正如前面提到的，独特的衬里层的屏障功能不是由基底膜和常规的紧密连接，而是由同型的钙黏蛋白 11 分子间的相互作用产生的[52]。随机分布的细胞会表达经典的钙黏蛋白，如钙黏蛋白 11，从而使细胞本身以一种钙黏蛋白特异性的方式相互作用，这说明它们在产生和维持器官的完整性中十分重要。钙黏蛋白 11 介导间充质（而不是上皮组织）之间的选择性相互作用，这种作用在关节、肺和睾丸等组织的胚胎发生后发挥出来[53]。钙黏蛋白 11 基因敲除小鼠表现出滑膜衬里层发育不全伴细胞数量减少和 ECM 缺乏[54]。A 型和 B 型滑膜细胞之间的黏附通过 ICAM-1：β₂ 整合素以及 VCAM-1：α₄β₁ 整合素之间的相互作用维持。

　　由于成纤维细胞和其他基质细胞在确定特定组织框架结构中的作用，它们在活体中是存在于三维环境中的，但是，现在实验室中绝大多数使用成纤维细胞的实验仍旧在二维环境中进行。此外，这些成纤维细胞多生长于非生理性刺激物，比如血清当中。而正常情况下成纤维细胞不会暴露于血清，除非有组织损伤发生。当成纤维细胞在三维环境中培养时，细胞行为会与二维环境中明显不同[55]。在此基础上，更加值得注意的是，用传统二维技术培养的成纤维细胞仍保有某些特性，比如定位记忆和独特的细胞因子表达谱。

　　近期的工作解决了三维滑膜模型的构建问题。在所谓的"微团（micromass）培养"中，FLS 而不是皮肤成纤维细胞，在含有层粘连蛋白的环境中增殖产生一种衬里层结构，这种结构产生润滑素、支持共培养的单核细胞，在促炎刺激物（如 TNF）的刺激下发生增殖。还有部分细胞仍留在密度低的"衬里下层"[56]。因此，FLS 具有在器官样组织中自我组织的能力，这些能力包括了一些滑膜的主要特征。这些发现进一步证明了表观遗传过程的强大作用。表观遗传决定了位置和器官的特异性。

风湿性疾病中的成纤维细胞

成纤维细胞在持续性炎症中的作用

　　炎症反应得以持续必须依赖于特殊的基质微环境。组织损伤的反应涉及一系列多种细胞、体液和结

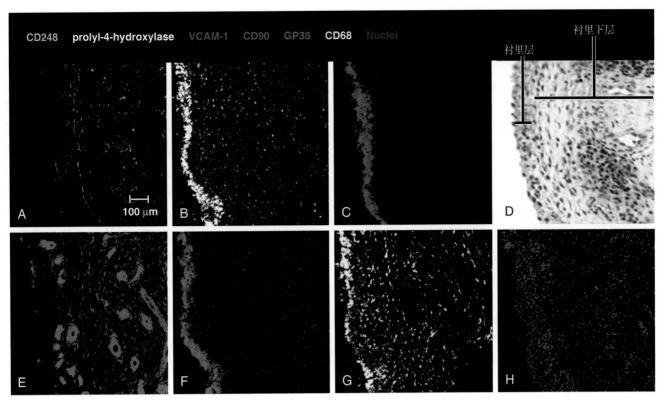

图 14-4 滑膜和间质细胞标志物在显微镜下的形态。苏木精和伊红染色的滑膜微观结构，D 表示衬里层和衬里下层。这种位置上的结构通过间质细胞标志染色后可在类风湿关节炎滑膜的连续冰冻切片观察到（AC，EG）。例如，核染色见于 H. A，CD248 染色尽见于衬里层成纤维细胞。**B**，脯氨酰 -4- 羟化酶染色见于大部分滑膜成纤维细胞。**C**，VCAM-1（CD106）仅特异性地见于衬里层。**E**，CD90（Thy-1）染色主要见于衬里下层，但在滑膜血管表面的内皮细胞也呈强阳性。**F**，gp38 是区别衬里层细胞和衬里下层细胞比例的标志。**G**，CD68 是衬里层巨噬细胞样滑膜细胞以及衬里下层局部组织巨噬细胞的标志

缔组织元素之间的，精细调控的相互作用。为了使炎症缓解，必须清除那些在活动期被招募并扩大到炎症部位的死亡或多余的细胞。此外，局部的成纤维细胞也参与修复受损的组织。

越来越明确，成纤维细胞不仅是免疫应答的被动参与者，还能主动地直接影响调控急性炎症向慢性炎症的转化和慢性、持续性炎症的缓解或进展。"向缓解的转变"的信号在组织修复和促进免疫细胞返回引流淋巴组织（淋巴结）并建立免疫记忆中十分重要。然而，在免疫介导的慢性炎性疾病，如类风湿关节炎中，成纤维细胞招募了过多的白细胞，并使之在局部或器官定居，导致局部组织和定居部位的炎症启动及其慢性迁延性炎性疾病复发，实际上起到一种"持续化转变"的作用[57]。

现在认识到，成纤维细胞在应对类似的环境刺激时，其自身可能发生了根本性的变化。已知在伤口愈合和纤维化的情况下，某些成纤维细胞样细胞转化为肌成纤维细胞，其在表型及行为方面与组织成纤维细胞有明显不同[58]。这种持续性表型转变由细胞增殖维持，其机制很有可能与启动子及与其紧密相关的组蛋白的表型修饰有关（见第 22 章）。最近研究表明，在人和鼠肾纤维变性疾病中，ras 癌基因抑制部位的启动子区域发生高甲基化后能导致该基因沉默，继而发生 ras 通路活化并介导持续性纤维化[59]。成纤维细胞发生纤维性转换也是系统性硬化症的特征。系统性硬化症是一种广义的纤维化疾病，能侵犯皮肤和各种内脏器官如肺、心脏和胃肠道（见第 84 章）。ECM 成分产生过多，尤其是由皮肤成纤维细胞产生过多的 I、III、VI 和 VII 型胶原，也是这种疾病的重要特点，与疾病特异性成纤维细胞激活密切相关。这种激活模式不仅包括 ECM 产生过多这一明显的特点，而且还改变了对炎症介质和免疫细胞的反应[60]。从这个角度说，虽然 RA 的成纤维细胞表型不是本质上的纤维化细胞，但是不论体外还是体内，这些细胞的特征相

对比较稳定，即使在没有炎性触发物或白细胞持续刺激的情况下，这些表型仍然存在。

类风湿关节炎中的成纤维样滑膜细胞

在炎症性关节炎如类风湿关节炎，滑膜的两部分发生了巨大变化。滑膜的衬里层显著增生，有时细胞厚度可达 10 ~ 20 层，其中 A 型和 B 型细胞数量增加并与衬里下层融合。在关节边界处的滑膜，增厚的衬里层可能演变为一团"血管翳"组织。这种"血管翳"组织富含 FLS 和破骨细胞，分别侵犯邻近的关节软骨和软骨下骨。衬里下层也发生扩增，有时伴有大量炎性细胞浸润，这些细胞包括巨噬细胞、肥大细胞、T 细胞、B 细胞和浆细胞，以及树突状细胞。T 和 B 细胞可能仅发生弥散性浸润，但在 20% 的样本中，则会合并形成团块，这些团块形态大小各异，有的是直径只有几个细胞大小的血管周"翻边"样物，有的则是与 B 细胞滤泡相仿的结构[61]。尽管炎症中的滑膜处于相对缺氧状态，但这种增强的活性还是在后续 ECM 生成和新生血管形成的作用下得到支持[62]。

如前所述，钙黏蛋白 11 在保存滑膜衬里层的完整性中起到了必不可少的作用。钙黏蛋白 11 基因敲除小鼠的衬里层发育不全。然而，当钙黏蛋白 11 基因小鼠在 K/BxN 血清转移模型中进行评估时，侵袭能力减弱并伴有 50% 的炎症减少。同样，培养的钙黏蛋白 11 突变成纤维细胞也表现出软骨侵袭能力受损[54,63]。RA 中，钙黏蛋白 11 的表达也比骨关节炎（osteoarthritis，OA）或正常滑膜中显著增多。这种独特的结构分子也许会因此成为治疗靶点[54]；因为在侵袭性疾病中发挥着相同的作用，乳腺癌中该分子的靶向治疗也正在开发中[64]。

类风湿关节炎滑膜中持续活化的成纤维细胞表型

钙黏蛋白 11 的表达增加，只是类风湿关节炎滑膜的持久性活化的一个表型，钙黏蛋白 11 表达稳定，在体外培养中甚至可以保持好几个月。这些细胞通过多种基质金属蛋白酶和组织蛋白酶降解关节部位的软骨和骨组织，直接导致组织损伤。体外功能测定，如测定体外培养的成纤维细胞的基质胶侵袭能力获得耐

人寻味的结果：即滑膜成纤维细胞的侵袭能力与采样患者的关节影像学观察到的关节破坏呈正相关[65]。侵袭性是持久性表型中最引人注意的，证据就是在无白细胞等免疫细胞的 SCID 关节炎小鼠模型证实了富含纤连蛋白的基质如人的软骨具有侵袭性[66]。将成纤维细胞构建入人类软骨组织并植入免疫无能 SCID 或 RAG[-/-] 老鼠的肾囊或皮肤。多次传代所培养的类风湿关节炎 FLS，能够侵入并破坏联合植入人体的软骨，但骨关节炎或正常 FLS 没有这样的作用。该模型已用于体内研究侵袭的调控机制。例如，使用核酶靶向作用于 MMP-1 和组织蛋白酶 L 能够抑制软骨破坏[67-68]。已有研究表明糖皮质激素和不同类型的甲氨蝶呤制剂能有效阻止这种侵蚀作用[69-70]。

近年来，用于确定成纤维细胞侵袭性关键调节因子的无偏倚性方法取得了很大的进展。将 RA 成纤维细胞和巨噬细胞的基因表达联系在一起的转录学方法揭示了：互补性巨噬细胞炎症通路调控的成纤维细胞中的侵袭性途径，由 IL-1β 刺激强烈驱动。关键基因包括骨膜素成骨细胞特异性因子（periostin osteoblast-specific factor，POSTN）和扭曲基本螺旋-环-螺旋转录因子 1（Twist1）[71-72]。对于 TNF 和 IL-17 刺激对 RA 成纤维细胞转录组影响的研究，揭示了与侵袭性相关的关键缺氧调控基因，包括基质金属蛋白酶 -2（MMP-2）和趋化因子受体 CXCR4，这些基因与疾病的持续存在有关[73]。

另一种无偏倚的功能剖析方法包括平行研究介导关键信号分子 [蛋白酪氨酸磷酸酶（protein tyrosine phosphatases，PTPs）] 酪氨酸磷酸化的细胞酶。对 RA 和 OA 滑膜成纤维细胞的 PTPome 的研究表明，Src 同源区 2（SH2）蛋白酪氨酸磷酸酶 2（SH2 domain-containing phosphatase2，SHP2）具有双重作用，该酶的敲除降低了 RA 滑膜细胞的侵袭力和存活率，提示其是 RA FLS 的一个重要的信号分子[72]。

植入软骨的成纤维细胞迁移到对侧的无细胞植入物，皮下、腹腔和静脉注射的成纤维细胞也将迁移到人软骨的切片上，这表明成纤维细胞对受损的软骨组织具有趋向性。这一重要的发现提出了这样一个问题：当组织被消化并在体外培养贴壁细胞时，哪群细胞来自滑膜：衬里层细胞、衬里下层细胞，还是两者的混合物？从方法论的角度来看，回答这个问题是一个挑战。然而，通过转录学方法发现，表型在组织培养中比预期的更稳定，第 1 ~ 4 代几乎没有转录差

异，而平行培养之间基因差异表达的水平只有在第 7 代后才上升到 10% 以上 [74]。

这些模型表明培养的 RA 滑膜成纤维细胞具有明显的稳定性和疾病特异性表型，其中 IL-6、趋化因子的基础表达和对刺激的反应都明显增高（稍后讨论）[75]。RA 滑膜成纤维细胞中也表达特征性的黏附分子和免疫调节分子，如 VCAM-1、半乳糖凝集素 -3，和介导固有免疫的 TLR 库。RA 滑膜成纤维细胞的表型稳定的满意解释直到最近才被本领域接受。然而，表观遗传学的变化，包括 DNA 甲基化、组蛋白修饰，例如乙酰化、甲基化和瓜氨酸化，以及 microRNA 表达均参与成纤维细胞基因转录和转录后抑制（详见 22 章）。在第 69 章中将对 RA FLS 的表型和生物学特性进行充分讨论。

成纤维细胞与白细胞的相互作用

招募炎性细胞浸润至关节

基质细胞，如滑膜成纤维细胞在炎性滑膜内受前炎症因子网络的作用。与其他浸润细胞如 T 淋巴细胞直接接触的相互作用导致多种炎症趋化因子的高水平表达（图 14-3）。受到刺激的成纤维细胞表达高水平的中性粒细胞趋化因子，包括 CXCL8（IL-8）；CXCL5（上皮细胞衍生的嗜中性白细胞趋化因子，ENA-78）；和 CXCL1（生长相关癌基因 α，GROα）[76-78]。已在滑膜中发现高表达趋化因子，能招募单核细胞和 T 细胞，如 CXCL10（IP-10）和 CXCL9（Mig）高表达在滑膜组织和滑液中 [79]。CXCL16 也高表达在 RA 滑膜中，并能有效地趋化 T 细胞 [80]。由滑液中的 CCL2（MCP-1）滑液成纤维细胞产生，是关键的单核细胞趋化因子 [81]。滑膜成纤维细胞还产生趋化单核细胞和淋巴细胞的 CCL3（Mip-1α）、CCL4（Mip-1β），和 CCL5（RANTES）[79,82]。CCL20（MIP-3α）也被过度表达在滑膜中，并通过其特异性受体 CCR6 导致类似的趋化作用 [83]。CX3CL1（fractalkine）也广泛地表达于类风湿关节炎滑膜中。已经发现一些趋化因子受体在外周血和滑液白细胞之间是有差异的，提示这些受体介导内皮细胞表达趋化因子的选择性招募，也可能是在所招募的微环境中受到上调。

成纤维细胞支持白细胞生存

基质细胞支持白细胞存活对保证机体某些器官的生理功能非常重要。在特定微环境中，基质细胞具有选择性招募和支持造血细胞的重要生理功能。例如，未成熟的 B 淋巴细胞完全依赖于由骨髓基质细胞产生的因子如 IL-6 才能生存。虽然骨髓小室不仅在骨髓白系细胞的早期发育中起关键作用，在白细胞亚群包括 CD4 和 CD8 T 细胞和中性粒细胞的终末分化中也起积极作用。因此，骨髓基质微环境不仅维持所有不成熟的造血细胞系使之能够发生选择性存活、分化和增殖，而且在某些情况下，同样对其成熟的细胞有相同作用。基质微环境在维持这样的生存龛中起着至关重要的作用，不仅仅是简单的维持，而且具有高度器官和组织特异性，从而导致不同的基质细胞能支持的白细胞亚群发生部位特异性聚集。

在炎症反应时，尽快清除在炎症活动期中所招募并扩增的大量免疫细胞才能使炎症消退。一些研究已表明在病毒感染中，外周血 T 细胞在感染后的最初几天即可大量增加，然后就是活化的 T 细胞发生凋亡。同样的情况也发生在组织中，其中诱导细胞凋亡的 Fas 分子在炎症的高峰迅速表达，从而介导细胞凋亡而限制进一步的免疫反应，减轻炎症。相反，在炎症的恢复期，细胞凋亡主要是由细胞因子剥夺诱导的，在此期间由微环境提供的生长因子减少，无法支撑白细胞生存，从而导致这些细胞的程序性死亡。

在 RA，炎症的消退失控。最近的研究表明，滑膜 T 细胞未发生细胞凋亡，而是持续性浸润，由此介导了炎症的持续。T 细胞的生存通路与基质细胞相同，如细胞因子介导的机制（高表达 Bcl-XL，低表达 Bcl-2 和缺乏细胞增殖）。由滑膜成纤维细胞和巨噬细胞产生的 I 型干扰素（干扰素 α 和 β），是类风湿关节炎中负责维持 T 细胞存活的主要因素之一（图 14-5）[57]。有趣的是，虽然 I 型干扰素有益于多发性硬化症（一种疾病，可见瘢痕组织和低水平的 T 细胞浸润），但是 I 型干扰素用于治疗类风湿关节炎的临床试验已经失败，这也证实上述结论 [84]。现已表明，基质细胞介导的白细胞存活（如 T 细胞浸润）的机制发生在许多慢性炎性疾病中。

毫不奇怪，其他的白细胞亚群也显示受到基质细胞的支持。虽然成纤维细胞支持 T 细胞和 B 细胞的存活具有部位特异性，而依赖于成纤维细胞的细胞因

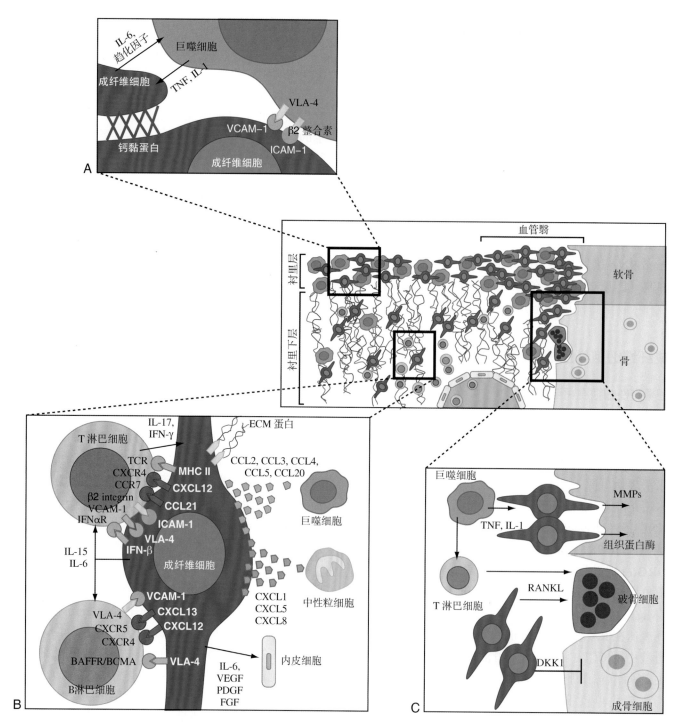

图 14-5 滑膜中细胞‑细胞相互作用。在类风湿关节炎滑膜中，滑膜成纤维细胞与多种细胞相互作用，以维持炎症的持续和关节破坏。**A**，在 RA 的滑膜衬里层，滑膜成纤维细胞样细胞与巨噬细胞样滑膜细胞通过分泌可溶性因子和细胞表面受体相互作用，以维持衬里层结构，并促进两种细胞活化。关键性的可溶性相互作用包括巨噬细胞产生 IL‑1 和 TNF，成纤维细胞产生 IL‑6。由整合素受体介导的黏附作用包括如本文所描述的通过钙黏蛋白 11 的同型相互。**B**，衬里下层的滑膜成纤维细胞与许多细胞相互作用，这些细胞包括肥大细胞和浆细胞（未显示）、T 细胞、B 细胞、间质巨噬细胞和内皮细胞，从而导致这些细胞被招募、滞留、活化和分化。通过细胞表面受体相互作用和通过分泌介质相互作用在这一过程中都很重要。由成纤维细胞分泌的趋化因子如 CXCL12、CCL5 和 CX3CL1（fractalkine 的）介导了 T 细胞‑成纤维细胞相互作用，包括 T 细胞被招募和滞留在局部。此外，成纤维细胞可通过抗原呈递，共刺激受体（例如 CD40、ICAM‑1）和分泌细胞因子而激活 T 细胞。成纤维细胞产生的细胞因子，如 IL‑6 和 IL‑15 对于 Th17 细胞分化、分泌 IFN‑β 用于支持 T 细胞存活十分重要。反过来，成纤维细胞通过与这些细胞表面相互作用，或者与 T 细胞产生的细胞因子，如 IL‑17 和 IFN‑γ 的相互作用而活化。B 细胞同样由成纤维细胞分泌的趋化因子如 CXCL12 和 CXCL13

而被招募，并通过细胞表面黏附的相互作用（例如 VLA-4 和 VCAM-1）而被滞留在炎症局部。成纤维细胞通过产生 BAFF（BLYS）和 April 而维持 B 细胞的存活和分化。中性粒细胞和单核细胞 / 巨噬细胞也通过成纤维细胞产生的趋化因子被招募。反过来，巨噬细胞通过产生细胞因子如 IL-1 和 TNF 而促进滑膜衬里下层的成纤维细胞活化。最后，滑膜衬里下层成纤维细胞通过产生促血管生成因子如 VEGF 和 PDGF 而促进血管生成，并且可以通过产生细胞因子如 IL-6 而介导炎性细胞直接招募至内皮细胞。C，血管翳组织，作为由活化的 MLS 和 FLS 组成的增生性滑膜衬里层的一部分，能够通过产生基质降解酶如基质金属蛋白酶和组织蛋白酶而主动降解软骨和骨。此外，成纤维细胞和 T 细胞分泌的 RANKL 能够促进破骨细胞分化和活化，从而导致骨侵蚀。此外，DKK-1 的产生能抑制 Wnt 信号通路，从而导致在正常情况下促进成骨细胞活性与代谢的途径被阻断，由此抑制了骨侵蚀的修复。CD40L，CD40 配体；DKK-1，dickkopf-1；FGF，成纤维细胞生长因子；ICAM-1，血管细胞黏附分子 1；IFN-γ，干扰素 -γ；IL，白细胞介素；MHC Ⅱ类分子，Ⅱ类主要组织相容性复合体；MMPs，基质金属蛋白酶；PDGF，血小板衍生的生长因子；RANKL，核因子 κB 配体的受体活化剂；TCR，T 细胞受体；TNF，肿瘤坏死因子；VCAM-1，血管细胞黏附分子 1；VCAM-1，血管内皮生长因子；VLA-4，非常晚期抗原 4

子存活的中性粒细胞并无解剖部位上的差异 [75]。同样浆细胞也在骨髓干细胞龛中避免凋亡 [85]，但肠道肥大细胞受肠成纤维细胞支持存活 [86]，而真皮成纤维细胞维持朗格汉斯细胞在皮肤中存活 [87]。随着分化的极化巨噬细胞作用的日益突出，成纤维细胞对单核细胞系细胞炎症和分化途径的调控成为近年来研究的热点。最近对共培养的 RA FLS 和巨噬细胞的转录分析表明，两种细胞类型不仅共享炎症通路，而且共培养的 RA FLS 调节巨噬细胞高达三分之一的 TNF 调节通路 [88]。

组织成纤维细胞介导白细胞滞留

尽管由基质细胞在慢性炎症部位抑制 T 细胞的死亡有助于 T 细胞的积累，但它不太可能是唯一的机制，因为即使凋亡被抑制，淋巴细胞应该能够在炎症消退时离开曾经有过炎症的组织。最近大量的研究报道表明，滑膜微环境通过主动的趋化因子依赖性过程而直接介导关节内 T 细胞的异常潴留。由间质细胞产生的高水平炎症趋化因子，是环境（如类风湿关节炎滑膜）的一个特征。然而最近有数据表明，参与淋巴细胞向二级淋巴组织招募的异常趋化因子在免疫介导的炎性疾病中发生异位表达。组成性表达的趋化因子 CXCL12（SDF-1）及其受体 CXCR4 异常表达，是 T 淋巴细胞在类风湿关节炎滑膜微环境异常聚集的关键。这种趋化因子受体无论是在淋巴细胞的迁延，还是导致血细胞招募或潴留在骨髓中均十分重要。但意外的是发现了类风湿关节炎滑膜中 CD45RO+ T 淋巴细胞高表达 CXCR4 受体。CXCR4 的配体 CXCL12 高表达在 T 细胞聚集部位的内皮细胞上 [89-90]。此外，基质细胞来源的 TGF-β 负责上调滑膜内的 T 细胞上的 CXCR4 受体表达 [89]。研究证据还表明，淋巴细胞浸润的稳定性是一个正反馈调控，其中组织 CXCL12 促进 CD40 配体表达在 T 细胞上，后者又通过表达 CD40 的滑膜成纤维细胞进一步刺激 CXCL12 表达。此外，最近已显示由滑膜成纤维细胞分泌的 CXCL12 水平部分地受 T 细胞来源的 IL-17 调控 [91]。

因此，这明确地证实了由滑膜基质细胞异常表达的趋化因子如 CXCL12、CCL19、CCL21 有助于 T 细胞在 RA 滑膜内滞留的假说。

类风湿炎症浸润的其他细胞成分可能会受 CXCL12/CXCR4 轴影响。Blades 及其同事 [92] 发现在 RA 滑膜组织中单核细胞 / 巨噬细胞表达 CXCL12/CXCR4 远远高于骨关节炎。此外，在 SCID 小鼠植入人类滑膜组织的研究表明单核细胞的确是由 CXCL12 招募入滑膜组织的 [92]。由滑膜成纤维细胞介导的接触性 B 细胞存活也依赖于 CXCL12、B 细胞活化因子（B cell activating factor，BAFF）BLyS 和 CD106（VCAM-1）依赖途径，与 TNF 无关 [50,93]。用 cDNA 阵列分析显示，相对于骨关节炎滑液 CXCL12 过表达是类风湿关节炎的显著特征。体内数据显示，用特异性 CXCR4 拮抗剂 AMD3100 处理 RA 动物模型，即 DBA/1 干扰素 -γ 受体缺陷小鼠胶原诱导性关节炎模型，能显著减轻疾病的严重程度 [94]。在另一种胶原诱导性关节炎小鼠模型中，小分子 CXCR4 拮抗剂 4F- 苯甲酰基 -TN14003 能改善临床严重程度和抑制迟发型超敏（delayed-type hypersensitivity，DTH）反应 [95]。提示 CXCL12/CXCR4 在淋巴细胞滞留在类风湿关节炎中起重要作用。

这些实验对于了解微环境内的成纤维细胞和白细胞的行为是非常必要的，这就要求我们要考虑所有相关细胞群的相互作用。Lally 和 Smith[96] 建立了能检测细胞向类风湿滑膜趋化的体外动态模型。皮肤和 RA 滑膜成纤维细胞与内皮细胞共培养显示，从滑膜（但不是皮肤）的成纤维细胞释放的 IL-6 能够诱导趋化因子和黏附分子产生，募集更多的中性粒细胞到滑膜部位。使用低密度基因阵列系统分析的后续工作表明，从滑液成纤维细胞释放嗜中性粒细胞趋化因子如 CXCL5 是依赖于趋化因子转运分子 DARC（达菲抗原的趋化因子受体）的，而成纤维细胞与内皮细胞共培养也能诱导这一分子表达[96]。

持续性趋化因子产生和淋巴新生

RA 是众多炎性疾病之一，其中炎症浸润与淋巴组织有许多共同特征。滤泡增生形成生发中心可见于自身免疫性甲状腺疾病、重症肌无力、干燥综合征和 RA，在幽门螺旋杆菌和螺旋体感染过程中也能发生。从组织学分析，在类风湿滑膜的淋巴浸润可分为至少三种，从散在浸润淋巴细胞到组织的淋巴聚集再到清除生发中心反应均不同。但是，这些不同的组织学类型与疾病活动的其他血清指标也有矛盾之处。这种炎症性新生淋巴的形式是异常的，但是由成纤维细胞表达 CXCL13 和 CCL21 是高度受调控的瞬时表达，也是淋巴器官形成的生理性需求。

淋巴结内淋巴细胞间质相互作用的完美配合是由黏附分子和趋化因子共同调控的。一旦它们遇到了新抗原，在炎性细胞因子和细菌和病毒产物影响下，局部 DC 即发生成熟并启动抗原递呈。其结果是，炎症趋化因子受体下调和组成型受体 CCR4、CCR7 和 CXCR4 上调，继而介导 DC 迁移至局部引流淋巴管，从而进入外周淋巴结。B 和 T 细胞趋化受 CXCL13（BCA-1，B 细胞趋化因子 1，受体为 CXCR5）以及 CCL21 和 CCL19（ELC，受体均为 CCRT）调控。淋巴结内 CXCR5⁺ B 细胞被吸引到滤泡部位，而 T 细胞和 DC 是在 CCL21 和 CCL19 表达的调控下固定在滤泡旁区。一些 T 细胞成功地接受来自于 DCs 递呈的抗原，然后上调 CXCR5，这允许它们向 B 细胞迁移并相互作用[97-99]。

疾病中（如糖尿病和类风湿关节炎）的淋巴滤泡形成依赖于这种组成趋化因子的表达并与淋巴毒

素 α 和 β（LT-α 和 LT-β）和肿瘤坏死因子相互共同作用[100]。在这方面，要注意重要的是，过度表达肿瘤坏死因子的转基因动物的淋巴细胞大量聚集，并发展成类似 RA 的一种慢性关节炎[101]。显然，抗 -TNF 治疗作用的许多机制之一可能就是抑制这样的聚集。在转基因小鼠模型，在胰岛表达 CXCL13 足以保证 T 和 B 细胞群发育，但由于它们缺乏滤泡树突状细胞而不能形成真正的生发中心[102]。在某些情况下，CCL21 确实能支持淋巴结形成；鼠胰岛模型已经证明，在 CCL21 存在下形成的淋巴结样结构，受 CCL19 表达的调控发生淋巴浸润。已经证实在类风湿滑膜中出现淋巴组织的程度与趋化因子 CCL21 和 CXCL13 的表达相关，虽然这些趋化因子也与减少的组织淋巴聚集有关[103]。CCL21 的表达仅限于有共同表型和功能的血管周围成纤维网状细胞与次级淋巴和炎性细胞趋化的组织[104]。CXCR5 在类风湿关节炎滑膜的过度表达，与其招募 B 和 T 淋巴细胞在 RA 滑膜聚集与定位的作用是一致的。因此，这可能是淋巴细胞表达组成趋化因子的作用，有助于淋巴细胞进入，并在 RA 滑膜淋巴细胞出口部位定居。因为发现干燥综合征患者的唾液腺成纤维细胞能异常表达另一个 B 细胞趋化因子 CXCL13（BCA-1），因此，趋化因子的异位表达也许是多种慢性风湿性疾病的共同特征[105]。

有趣的是，见于 RA 的异位淋巴样结构能充当次级淋巴组织结构，包括产生经过类别转换的高亲和力抗体，证据就是表达活化诱导的胞苷脱氨酶（AID），这种酶是免疫球蛋白基因在发生体细胞突变过程中经历的类别转换重组（classs switch recombination，CSR）所必需的[106]。在类风湿滑膜也有表达 CXCR3 的浆细胞，这些细胞被招募再次证明成纤维细胞能异位产生 CXCR3 的配体 CXCL9，特别是在衬里层淋巴细胞聚集的部位[107]。

成纤维细胞亚群在疾病中的作用

前面讨论过的滑膜成纤维细胞的扩增及其多种潜在来源与体内存在功能多样的成纤维细胞系和亚群相对应。Kasperkovitz 及其同事使用微阵列分析转录格局后将 RA 滑膜成纤维细胞分为表达"高"（称为肌成纤维细胞）和"低"（称为生长因子产生型成纤维细胞）两大群。这些亚群被证明能代表炎症发生组织的异质性程度，表明关节存在转录和功能不同的成纤维细胞亚群。例如，一些 CD248+ 细胞可能与那些在内皮细胞周围的多能性、干细胞样细胞亚群相当，作用是在炎症过程中随时提供新的基质细胞[108]。有趣的是，删除或移除 CD248+ 部分细胞能降低基质细胞聚集，并缓解小鼠的胶原抗体诱导的关节炎（collagen antibody-induced arthritis，CAIA）症状[109]。此外，类风湿滑膜中普遍存在的缺氧状况可增强 CD248 表达，这由缺氧诱导因子 -2（hypoxia-inducible factor-2，HIF-2）结合到低氧反应元件后所调控，并且反过来又促进了血管增生[110]。

至于这些标志是否与功能不同的亚群相关或者干脆有助于扩大多能间充质前体群均不清楚。但是这些标志的发现很明显与功能相关，这提供了了解这些问题的有力工具。表面标志物 gp38（podoplanin）是一种潜在的治疗靶标，可以标记成纤维细胞（成纤维细胞网状细胞），这些成纤维细胞可以调节淋巴结内的树突状细胞等免疫细胞的运输[48]。RA 中的衬里层成纤维细胞高度表达表面标志物 gp38，但其在滑膜中的表达在 TNF 阻断期间减少。体外数据显示它的表达与炎症有关，因为 gp38 由促炎细胞因子诱导表达，而表达量降低会减少 IL-6 和 IL-8 的产生[111-112]。研究结果表明基质细胞亚群与疾病的预后和治疗反应有关，这为第一次尝试将基质细胞作为治疗靶点提供了有力证据。另一组与滑膜成纤维细胞相关的标志物的发现是来自肿瘤学研究的结果。

风湿性疾病中成纤维细胞基因表达的表观遗传调控

表观遗传调控意味着在缺乏遗传突变的情况下基因转录调控的可遗传改变。表观遗传密码本身受专用酶复合物调控，该复合物由两种主要的共价修饰组成：其一，DNA 基因启动子区域中 CpG 二核苷酸的甲基化和羟甲基化；其二，与 DNA 共包裹在染色质中的组蛋白的多重修饰，其中包括乙酰化、甲基化和瓜氨酸化[113]；这些修饰控制着转录复合物对染色质的访问。在 RA FLS 中记录了 DNA 甲基化的整体变化，与人类肿瘤中的变化相似，它通过去甲基化剂诱导"正常"滑膜成纤维细胞中的所有 DNA 去甲基化，诱导基因向 RA FLS 样表型改变[114]。同样，已经证实了组蛋白乙酰化、组蛋白乙酰转移酶（histone acetyltrans ferase，HAT）的水平和组蛋白去乙酰化酶（histone deacetylase，HDAC）在 RA FLS[115-116] 复

合物中对它们的调控作用。已经提出 HDAC 抑制剂在体外和使用滑膜组织的离体模型中显示出有益效果[117-118]。

转录组学已被用于鉴定 RA FLS 中过度表达的基因，其已经鉴定了关键 T-box 转录因子 5（T-box transcription factor 5，TBX5）基因中的启动子低甲基化和特定的局部组蛋白修饰，例如对应于开放的染色质结构和活性转录具有组蛋白 4 赖氨酸 4 三甲基化。TBX5 作为细胞因子（IL-1β）和 TLR 刺激的靶标而存在，并且是多种通路的驱动因素，包括趋化因子表达，因此鉴定了 RA FLS 的表观遗传调节中的关键因子[119]。最近在 RA FLS 的表观遗传调控中其他基因被鉴定为关键因子的包括细胞因子 IL-6[120] 和趋化因子 CXCL12[121]。细胞因子刺激可以调节启动子 DNA 甲基化，例如 OA 中 IL-1β 响应的候选基因的可逆短期低甲基化和 RA 成纤维细胞通过 DNA 甲基转移酶活性的变化而调节。然而，虽然这表明促炎细胞因子可以驱动表观遗传调控，但 IL-1β 暴露修饰的启动子有限，这表明其他因素会影响长期疾病中持续存在的变化[122]。全甲基组织比较分析 RA FLS 和 OA FLS 显示关键基因的表观遗传变化，包括关键信号组分 STAT3 和 MAP3K5（ASK1），这是 TLR 诱导的炎症通路和细胞应激反应中细胞凋亡的关键组成部分[123-124]。

快速的进展有助于确定系统性硬化症中成纤维细胞改变的促纤维化表型。初步研究再次集中在全基因组调控上；阻断真核成纤维细胞的组蛋白 3 赖氨酸 27 三甲基化，一种与基因沉默相关的充分表征的组蛋白修饰，导致体外和纤维化动物模型中胶原蛋白的释放显著增加[125]。重点研究与 Wnt 通路相互作用的蛋白质调节骨转换和纤维化过程揭示了 DKK1 和 SFRP1 的启动子的高甲基化。使用全基因组去甲基化剂 5- 氮杂胞苷逆转了这种修饰并改善了实验性纤维化[126]。虽然这代表了一种修饰单个基因调控的非特异性方法，但 5- 氮杂胞苷已被用于治疗多种基因骨髓瘤，此类药物是新药的前体，这些药物将通过阻断产生和消除表观基因修饰的色素修饰复合物的调节亚基来靶向调节特定基因组[127]。

表观遗传调控决定疾病表型的概念来自最近的全基因组 DNA 甲基化研究，该研究比较了弥散性硬化症患者、局限性硬化症患者和对照受试者。不仅在各组之间发现差异甲基化 DNA 位点，而且这些位点也

经常与纤维化途径中的关键基因相关，包括金属蛋白酶 ADAM12、胶原基因和已知可驱动胶原合成的 RUNX 家族的转录因子。本研究鉴定的多个额外候选者将进一步阐明成纤维细胞在系统性硬化症中的作用和相互作用[128]。

整体表观遗传变化虽然在骨髓瘤等血液系统恶性肿瘤中具有潜在的治疗作用，但在慢性炎症性疾病的治疗中不太可能被接受，正如早期试验中所见的在青少年特发性关节炎（Juvenile idiopathic arthritis，JIA）中的高水平不良事件所反映的那样[129]。我们靶向特定表观遗传修饰复合物从而影响单个基因或基因组的能力目前受到限制[130]，但未来几年将迅速扩大。

微小 RNA 和成纤维细胞样滑膜细胞

MiRNA 是大约在 22 个核苷酸长度的小段 RNA，通过与基因转录产物的 3′ 端 UTR 和 RNA 介导的基因沉默复合物相互作用来调节众多基因的表达[131]，主要干扰 mRNA 的翻译或者导致 mRNA 的降解。截至目前，人体中已经鉴定出了 1900 多种 miRNA，而它们的靶基因还有待探索。

MiRNA 经常沿着表观修饰位点聚集，而表观修饰在疾病进程中是更改基因表达的关键分子，这是由于 miRNA 基因受到高度表观遗传学调控。这种现象可以在单个基因层面上得到证明，例如 miR-203，其在 DNA 甲基化修饰作用下在 RA FLS 中过量表达，进而增强 MMP 和 IL-6 的生理作用[132]。在基因组层面上也有类似的调控关系，通过比较 RA FLS 和 OA FLS，鉴定出了一系列呈差异性表达的 miRNA，它们距离不同程度富含甲基化 CpG 区域的 DNA 分子很近，提示 miRNA 谱的差异与 DNA 甲基化密切相关。通过生物信息学方法结合不同的 CpG 区域甲基化和 miRNA 的表达数据来预测 miRNA 的靶基因，这种方法经过改进之后可以应用在进行性 RA FLS 表型中[133]。

MiR-146 和 MiR-155 是对免疫功能至关重要的两个 miRNA，相较于 RA FLS，它们在细胞因子和 TLR 配体的作用下，在 RA FLS 中呈现过表达趋势。目前的主流观点是，MiR-155 使 MMP 的功能区域发生变化[134]，虽然体外实验证明是 miR-155 的调节性作用抑制 MMP 的表达[135]。MiR-146 在抗炎调节网络中的重要作用已经被关节炎性 Chikungunya 病毒的研究工作证实。Chikungunya 病毒感染滑膜成纤维细胞，通过上调 miR-146 进而下调炎性信号如 TRAF6、IRAK1 和 IRAK2，导致 NF-κB 细胞相应的磷酸化程度降低。这项工作证明了 miRNA 在炎症调节过程中的重要作用[136]。

RA FLS 的生存率升高也与 miRNA 有关系，miR-34 的启动子在 RA FLS 中表现出甲基化，导致它们对 Fas 配体和 TNF 诱导凋亡相关配体（TNF-related apoptosis-inducing ligand，TRAIL）介导的细胞凋亡响应度降低[137]。最近的研究表明，类风湿关节炎患者中的 p53 发生的突变和 miRNA 调节的 RA FLS 增殖密切相关；突变的 p53 无法驱使 miR-22 的表达，miR-22 是抑制促增殖蛋白质 Cry61 的关键分子。这个发现符合 RA 的滑膜组织中 miR-22 的表达量降低这个发现，为滑膜上 RA FLS 数目增加的现象提供了新思路[138]。MiR-20 是调节细胞存活和炎症反应的 miRNA，RA FLS 中过表达 miR-20 降低 ASK1 mRNA 的稳定性并且抑制 LPS 导致的 IL-6 和 CXCL10 的表达[139]。这个发现也为阐释 miRNA 调节 TLR 引起的后续反应增砖添瓦。例如，以前的工作显示 miR-19a/b 在 RA FLS 中调节 TLR2 的表达[140]。

更值得注意的是，相较于目前针对单一细胞因子和细胞类型的疗法，通过调节 miRNA 的表达来调控基因的表达具有重要的临床意义。采用众多不同手段开展的 miRNA 疗法可以刺激或抑制内源性 miRNA 的表达，包括摄入外源性的 miRNA 和不同的组分。例如，石斛醌组分可以上调 miR-146a 的表达，从而阻断 OA FLS 对 IL-1β 的响应[141]。

来自癌症研究的启示

与炎症领域的研究相同，肿瘤研究不仅对成纤维细胞和基质细胞的生物学行为愈加重视，也关注这些细胞与肿瘤细胞最初发生转化时相互作用的机制[142]。许多重要的细胞因子会通过癌症相关成纤维细胞影响健康细胞向癌症细胞转化，包括肝细胞生长因子（hepatocyte growth factor，HGF）和 TGF-β。关键是，肿瘤相关成纤维细胞能够促进正常细胞转化，例如转化为癌前细胞[142]。肿瘤相关成纤维细胞，又称癌相关成纤维细胞（cancer associated fibroblasts，CAFs）已被证明在乳腺癌发生中十分重要，因为只有与人肿瘤成纤维细胞同时植入的人乳腺癌细胞才能在小鼠体内生长，否则，没有肿瘤成纤维细胞，植入物无法生长[143]。有趣的是，已经发现在癌细胞偏爱转移的部位有类似的分子信号。尤其是在异位表达和 CXCL12/CXCR4 配体 - 受体对的功能与在 RA 中所见非常相似，提示在乳腺癌细胞的转移中表现出持久性和组织嗜性。与对照组的成纤维细胞相比，肿瘤相关成纤维细胞分泌 CXCL12 而促进癌细胞的增殖、迁移和侵袭，同时也招募了内皮前体细胞[144,145]。

此外，关节的成纤维细胞亚群的分子标记与癌细胞的活性和侵袭性相关。这些包括肿瘤相关基质标记物，如表达的成纤维细胞活化蛋白（fibroblast activation protein，FAP）[12-13]、半乳糖凝集素 -3[146-147]，和 S100A4[148]。有趣的是，已证实半乳糖凝集素 3 表达受表观遗传学调控[147,149]。gp38 和 CD248 也与肿瘤进展强相关[9,150]。

这些在 RA 滑膜成纤维细胞和肿瘤相关成纤维细胞之间有相同或相似性，即 RA 滑膜成纤维细胞本身就包含与"转化"细胞相关的元素，这包括密度和紧密连接导致的限制性细胞增长，这通常是体外培养成纤维细胞的关键、黏附到软骨的细胞外基质成分，以及在嵌合性 SCID 小鼠模型已经观察到的侵袭性。另一个有助于解释其表型的 RA 滑膜成纤维细胞的鉴定特征是原癌基因和抑癌基因表达异常。这再次表明是由于表观遗传失调所致。然而，在全基因组水平保持持续表型的确切机制尚未阐明。

此外，RA 是一种累及多个关节的全身性疾病，因此成纤维细胞的表型改变是由于全基因组改变，还是因为暴露于炎性细胞因子、基质蛋白或者细胞环境局部所致尚不完全清楚。最近的数据证实在 SCID 小鼠模型中，人的 RA 滑膜成纤维细胞可通过淋巴和血液系统迁延到无接种细胞的人软骨上定居，继而侵袭软骨[19]。因此，至少有一个可能性，那就是在局部受到炎症影响而发生"活化"的成纤维细胞可能破坏那些已经有轻度损伤或免疫反应的关节。在癌症研究领域，肿瘤基质"正常化"的概念现已成为被接受的肿瘤治疗新理念。血管生成抑制剂及抗细胞外基质成分，如肌腱蛋白的临床研究已经受到热捧，而抑制基质金属蛋白酶、过表达 TIMPs 以及阻断整合素信号通路临床前试验已经获许[151]。来自于血管内皮细胞与其相关周细胞之间相互作用的研究结果提示靶向基质对整体治疗的重要性。Bergers 及其同事[152] 的研究表明，血管内皮细胞释放的 PDGF 能诱导周细胞产生 VEGF，导致两种细胞之间发生双向作用。已

证明用生长因子抑制剂阻断这种双向作用比单独使用 VEGF 抑制剂更加有效。有趣的是，尽管 VEGF 抑制剂在肿瘤后期失去抑制效果，但是阻断周细胞的靶向治疗甚至能使晚期肿瘤消退[152]。作者后来的研究已经证明周细胞前体细胞能部分地被从骨髓募集到肿瘤血管周围的部位[153]。

细胞周期蛋白依赖性激酶（cyclin-dependent kinases，CDKs）是一类维持细胞增殖和存活的酶，其由特异性抑制剂（CDKis）控制平衡。CDK 失调已在许多肿瘤中得到证实，因此它们被用于开发抗癌药物，包括 CDKi 抑制剂[154]。RA 成纤维细胞表达的低水平 CDKi p21 和腺病毒介导的 p21 基因[155] 转入 RA 成纤维细胞均可以诱导细胞周期停滞以及下调细胞因子、MMPs 和组织蛋白酶的表达[156]，提示了针对 RA FLS 中疾病特异性表型的新疗法。最近已发现抑制 TNF 途径和 CDK 抑制剂在改善小鼠胶原诱导性关节炎中的协同作用并且不会增加免疫抑制。目前，对于 RA 早期临床试验，这种方法可能会取得较好的治疗效果[157]。

结论

成纤维细胞的结构类似于间充质细胞，在大部分内脏器官中形成疏松组织和器官的分界，例如滑膜组织。它们主要参与 ECM 的沉积和再吸收，由此维持组织内环境稳定。然而，成纤维细胞远远不止是结构上的功能，也不是仅仅作为维持器官特异性支柱的被动反应细胞。相反，它们对环境变化十分敏感，能以特定的方式应对各种刺激，并且能够积极地影响 ECM 和组织细胞的成分、并可作为组织屏障。在炎性疾病中，成纤维细胞作为器官特异性的固有免疫系统的哨兵细胞参与器官损伤，在疾病从急性转向慢性迁延性的过程中也起到开关作用。我们现在已经知道存在功能不同的成纤维细胞亚群，而且能以新的标志来识别这些亚群，这对更好地了解那些在很大程度上受控于表观遗传调控的发育模式、伤口愈合和炎症反应的持续有重要意义。成纤维细胞样滑膜细胞的特性，如侵袭性及其活化表型在 RA 发病机制中的关键作用已经得到证实。而且，成纤维细胞样滑膜细胞除了能够招募炎性细胞浸润之外，它们还能调节这些细胞的存活与行为，反过来也一样，那些新被招募的炎性细胞也同样能调节成纤维细胞样滑膜细胞的存活与

行为。更重要的是，成纤维细胞样滑膜细胞是增生性衬里层的主要细胞，也是破坏软骨的关键细胞。新的数据不仅提供了那些由表观遗传学调控的细胞浸润在疾病早期由关节炎部位向非炎性关节浸润的可能性，而且提供了同时将基质亚群作为治疗的特殊靶点的可能性。

 本章的参考文献也可以在 ExpertConsult.com 上找到。

参考文献

1. Rinn JL, et al: Anatomic demarcation by positional variation in fibroblast gene expression programs. *PLoS Genet* 2(7):e119, 2006.
2. Rinn JL, et al: Functional demarcation of active and silent chromatin domains in human HOX loci by noncoding RNAs. *Cell* 129(7):1311–1323, 2007.
3. Hamann J, et al: Expression of the activation antigen CD97 and its ligand CD55 in rheumatoid synovial tissue. *Arthritis Rheum* 42(4):650–658, 1999.
4. Wilkinson LS, et al: Expression of vascular cell adhesion molecule-1 in normal and inflamed synovium. *Lab Invest* 68(1):82–88, 1993.
5. Kasperkovitz PV, et al: Fibroblast-like synoviocytes derived from patients with rheumatoid arthritis show the imprint of synovial tissue heterogeneity: evidence of a link between an increased myofibroblast-like phenotype and high-inflammation synovitis. *Arthritis Rheum* 52(2):430–441, 2005.
6. Lax S, et al: CD248/Endosialin is dynamically expressed on a subset of stromal cells during lymphoid tissue development, splenic remodeling and repair. *FEBS Lett* 581(18):3550–3556, 2007.
7. Tomkowicz B, et al: Interaction of endosialin/TEM1 with extracellular matrix proteins mediates cell adhesion and migration. *Proc Natl Acad Sci U S A* 104(46):17965–17970, 2007.
8. Katakai T, et al: Lymph node fibroblastic reticular cells construct the stromal reticulum via contact with lymphocytes. *J Exp Med* 200(6):783–795, 2004.
9. Wicki A, et al: Tumor invasion in the absence of epithelial-mesenchymal transition: podoplanin-mediated remodeling of the actin cytoskeleton. *Cancer Cell* 9(4):261–272, 2006.
10. Smith SC, et al: An immunocytochemical study of the distribution of proline-4-hydroxylase in normal, osteoarthritic and rheumatoid arthritic synovium at both the light and electron microscopic level. *Br J Rheumatol* 37(3):287–291, 1998.
11. Senolt L, et al: S100A4 is expressed at site of invasion in rheumatoid arthritis synovium and modulates production of matrix metalloproteinases. *Ann Rheum Dis* 65(12):1645–1648, 2006.
12. Bauer S, et al: Fibroblast activation protein is expressed by rheumatoid myofibroblast-like synoviocytes. *Arthritis Res Ther* 8(6):R171, 2006.
13. Henry LR, et al: Clinical implications of fibroblast activation protein in patients with colon cancer. *Clin Cancer Res* 13(6):1736–1741, 2007.
14. Ospelt C, et al: Inhibition of fibroblast activation protein and dipeptidylpeptidase 4 increases cartilage invasion by rheumatoid arthritis synovial fibroblasts. *Arthritis Rheum* 62(5):1224–1235, 2010.
15. Kalluri R, Neilson EG: Epithelial-mesenchymal transition and its implications for fibrosis. *J Clin Invest* 112(12):1776–1784, 2003.
16. Steenvoorden MM, et al: Transition of healthy to diseased synovial tissue in rheumatoid arthritis is associated with gain of mesenchymal/fibrotic characteristics. *Arthritis Res Ther* 8(6):R165, 2006.
17. Asahara T, et al: Isolation of putative progenitor endothelial cells for angiogenesis. *Science* 275(5302):964–967, 1997.
18. Marinova-Mutafchieva L, et al: Inflammation is preceded by tumor necrosis factor-dependent infiltration of mesenchymal cells in experimental arthritis. *Arthritis Rheum* 46(2):507–513, 2002.
19. Lefevre S, et al: Synovial fibroblasts spread rheumatoid arthritis to unaffected joints. *Nat Med* 15(12):1414–1420, 2009.
20. Phillips RJ, et al: Circulating fibrocytes traffic to the lungs in response to CXCL12 and mediate fibrosis. *J Clin Invest* 114(3):438–446, 2004.
21. Abe R, et al: Peripheral blood fibrocytes: differentiation pathway and migration to wound sites. *J Immunol* 166(12):7556–7562, 2001.
22. Haniffa MA, et al: Adult human fibroblasts are potent immunoregulatory cells and functionally equivalent to mesenchymal stem cells. *J Immunol* 179(3):1595–1604, 2007.
23. Li X, Makarov SS: An essential role of NF-kappaB in the "tumor-like" phenotype of arthritic synoviocytes. *Proc Natl Acad Sci U S A* 103:17432–17437, 2006.
24. Friedl P, Zanker KS, Brocker EB: Cell migration strategies in 3-D extracellular matrix: differences in morphology, cell matrix interactions, and integrin function. *Microsc Res Tech* 43(5):369–378, 1998.
25. Kuschert GS: Glycosaminoglycans interact selectively with chemokines and modulate receptor binding and cellular responses. *Biochemistry* 38(39):12959–12968, 1999.
26. Echtermeyer F, et al: Syndecan-4 core protein is sufficient for the assembly of focal adhesions and actin stress fibers. *J Cell Sci* 112 (Pt 20):3433–3441, 1999.
27. Echtermeyer F, et al: Delayed wound repair and impaired angiogenesis in mice lacking syndecan-4. *J Clin Invest* 107(2):R9–R14, 2001.
28. Petruzzelli L, Takami M, Humes HD: Structure and function of cell adhesion molecules. *Am J Med* 106(4):467–476, 1999.
29. Wheelock MJ, Johnson KR: Cadherins as modulators of cellular phenotype. *Annu Rev Cell Dev Biol* 19:207–235, 2003.
30. Tran NL, et al: Signal transduction from N-cadherin increases Bcl-2. Regulation of the phosphatidylinositol 3-kinase/Akt pathway by homophilic adhesion and actin cytoskeletal organization. *J Biol Chem* 277(36):32905–32914, 2002.
31. Kim JB, et al: N-Cadherin extracellular repeat 4 mediates epithelial to mesenchymal transition and increased motility. *J Cell Biol* 151(6):1193–1206, 2000.
32. Hazan RB, et al: Exogenous expression of N-cadherin in breast cancer cells induces cell migration, invasion, and metastasis. *J Cell Biol* 148(4):779–790, 2000.
33. Werb Z, et al: Signal transduction through the fibronectin receptor induces collagenase and stromelysin gene expression. *J Cell Biol* 109(4):877–889, 1989.
34. Mitra SK, Hanson DA, Schlaepfer DD: Focal adhesion kinase: in command and control of cell motility. *Nat Rev Mol Cell Biol* 6(1):56–68, 2005.
35. Westermarck J, Seth A, Kahari VM: Differential regulation of interstitial collagenase (MMP-1) gene expression by ETS transcription factors. *Oncogene* 14(22):2651–2660, 1997.
36. Li WQ, Dehnade F, Zafarullah M: Oncostatin M-induced matrix metalloproteinase and tissue inhibitor of metalloproteinase-3 genes expression in chondrocytes requires Janus kinase/STAT signaling pathway. *J Immunol* 166(5):3491–3498, 2001.
37. Mengshol JA, et al: Interleukin-1 induction of collagenase 3 (matrix metalloproteinase 13) gene expression in chondrocytes requires p38, c-Jun N-terminal kinase, and nuclear factor kappaB: differential regulation of collagenase 1 and collagenase 3. *Arthritis Rheum* 43(4):801–811, 2000.
38. Barchowsky A, Frleta D, Vincenti MP: Integration of the NF-kappaB and mitogen-activated protein kinase/AP-1 pathways at the collagenase-1 promoter: divergence of IL-1 and TNF-dependent signal transduction in rabbit primary synovial fibroblasts. *Cytokine* 12(10):1469–1479, 2000.
39. Brauchle M, et al: Independent role of p38 and ERK1/2 mitogen-activated kinases in the upregulation of matrix metalloproteinase-1. *Exp Cell Res* 258(1):135–144, 2000.
40. Loeser RF, et al: Fibronectin fragment activation of proline-rich tyrosine kinase PYK2 mediates integrin signals regulating collagenase-3 expression by human chondrocytes through a protein kinase C-dependent pathway. *J Biol Chem* 278(27):24577–24585, 2003.
41. Pierer M, et al: Chemokine secretion of rheumatoid arthritis synovial fibroblasts stimulated by toll-like receptor 2 ligands. *J Immunol* 172(2):1256–1265, 2004.
42. Ospelt C, et al: Overexpression of toll-like receptors 3 and 4 in

synovial tissue from patients with early rheumatoid arthritis: toll-like receptor expression in early and longstanding arthritis. *Arthritis Rheum* 58(12):3684–3692, 2008.

43. Brentano F, et al: Pre-B cell colony-enhancing factor/visfatin, a new marker of inflammation in rheumatoid arthritis with proinflammatory and matrix-degrading activities. *Arthritis Rheum* 56(9):2829–2839, 2007.

44. Seibl R, et al: Expression and regulation of Toll-like receptor 2 in rheumatoid arthritis synovium. *Am J Pathol* 162(4):1221–1227, 2003.

45. Brentano F, et al: RNA released from necrotic synovial fluid cells activates rheumatoid arthritis synovial fibroblasts via Toll-like receptor 3. *Arthritis Rheum* 52(9):2656–2665, 2005.

46. Martinon F, et al: Gout-associated uric acid crystals activate the NALP3 inflammasome. *Nature* 440(7081):237–241, 2006.

47. Link A, et al: Fibroblastic reticular cells in lymph nodes regulate the homeostasis of naive T cells. *Nat Immunol* 8(11):1255–1265, 2007.

48. Acton SE, et al: Podoplanin-rich stromal networks induce dendritic cell motility via activation of the C-type lectin receptor CLEC-2. *Immunity* 37(2):276–289, 2012.

49. Augello A, Kurth TB, De Bari BC: Mesenchymal stem cells: a perspective from in vitro cultures to in vivo migration and niches. *Eur Cell Mater* 20:121–133, 2010.

50. Burger JA, et al: Fibroblast-like synoviocytes support B-cell pseudoemperipolesis via a stromal cell-derived factor-1- and CD106 (VCAM-1)-dependent mechanism. *J Clin Invest* 107(3):305–315, 2001.

51. Boland JM, et al: Clusterin is expressed in normal synoviocytes and in tenosynovial giant cell tumors of localized and diffuse types: diagnostic and histogenetic implications. *Am J Surg Pathol* 33(8):1225–1229, 2009.

52. Valencia X, et al: Cadherin-11 provides specific cellular adhesion between fibroblast-like synoviocytes. *J Exp Med* 200(12):1673–1679, 2004.

53. Kimura Y, et al: Cadherin-11 expressed in association with mesenchymal morphogenesis in the head, somite, and limb bud of early mouse embryos. *Dev Biol* 169(1):347–358, 1995.

54. Chang SK, Gu Z, Brenner MB: Fibroblast-like synoviocytes in inflammatory arthritis pathology: the emerging role of cadherin-11. *Immunol Rev* 233(1):256–266, 2010.

55. Friedl P, et al: CD4+ T lymphocytes migrating in three-dimensional collagen lattices lack focal adhesions and utilize beta1 integrin-independent strategies for polarization, interaction with collagen fibers and locomotion. *Eur J Immunol* 28(8):2331–2343, 1998.

56. Kiener HP, et al: Synovial fibroblasts self-direct multicellular lining architecture and synthetic function in three-dimensional organ culture. *Arthritis Rheum* 62(3):742–752, 2010.

57. Buckley CD, et al: Fibroblasts regulate the switch from acute resolving to chronic persistent inflammation. *Trends Immunol* 22(4):199–204, 2001.

58. Kissin EY, Merkel PA, Lafyatis R: Myofibroblasts and hyalinized collagen as markers of skin disease in systemic sclerosis. *Arthritis Rheum* 54(11):3655–3660, 2006.

59. Bechtel W, et al: Methylation determines fibroblast activation and fibrogenesis in the kidney. *Nat Med* 16(5):544–550, 2010.

60. Distler O, et al: Overexpression of monocyte chemoattractant protein 1 in systemic sclerosis: role of platelet-derived growth factor and effects on monocyte chemotaxis and collagen synthesis. *Arthritis Rheum* 44(11):2665–2678, 2001.

61. Takemura S, et al: Lymphoid neogenesis in rheumatoid synovitis. *J Immunol* 167(2):1072–1080, 2001.

62. Taylor PC, Sivakumar B: Hypoxia and angiogenesis in rheumatoid arthritis. *Curr Opin Rheumatol* 17(3):293–298, 2005.

63. Kiener HP, et al: Cadherin 11 promotes invasive behavior of fibroblast-like synoviocytes. *Arthritis Rheum* 60(5):1305–1310, 2009.

64. Assefnia S, et al: Cadherin-11 in poor prognosis malignancies and rheumatoid arthritis: common target, common therapies. *Oncotarget* 5(6):1458–1474, 2014.

65. Tolboom TC, et al: Invasiveness of fibroblast-like synoviocytes is an individual patient characteristic associated with the rate of joint destruction in patients with rheumatoid arthritis. *Arthritis Rheum* 52(7):1999–2002, 2005.

66. Muller-Ladner U, et al: Synovial fibroblasts of patients with rheumatoid arthritis attach to and invade normal human cartilage when engrafted into SCID mice. *Am J Pathol* 149(5):1607–1615, 1996.

67. Rutkauskaite E, et al: Ribozymes that inhibit the production of matrix metalloproteinase 1 reduce the invasiveness of rheumatoid arthritis synovial fibroblasts. *Arthritis Rheum* 50(5):1448–1456, 2004.

68. Schedel J, et al: Targeting cathepsin L (CL) by specific ribozymes decreases CL protein synthesis and cartilage destruction in rheumatoid arthritis. *Gene Ther* 11(13):1040–1047, 2004.

69. Lowin T, et al: Glucocorticoids increase alpha5 integrin expression and adhesion of synovial fibroblasts but inhibit ERK signaling, migration, and cartilage invasion. *Arthritis Rheum* 60(12):3623–3632, 2009.

70. Fiehn C, et al: Methotrexate (MTX) and albumin coupled with MTX (MTX-HSA) suppress synovial fibroblast invasion and cartilage degradation in vivo. *Ann Rheum Dis* 63(7):884–886, 2004.

71. You S, et al: Identification of key regulators for the migration and invasion of rheumatoid synoviocytes through a systems approach. *Proc Natl Acad Sci U S A* 111(1):550–555, 2014.

72. Stanford SM, et al: Protein tyrosine phosphatase expression profile of rheumatoid arthritis fibroblast-like synoviocytes: a novel role of SH2 domain-containing phosphatase 2 as a modulator of invasion and survival. *Arthritis Rheum* 65(5):1171–1180, 2013.

73. Hot A, et al: IL-17 and tumour necrosis factor alpha combination induces a HIF-1alpha-dependent invasive phenotype in synoviocytes. *Ann Rheum Dis* 71(8):1393–1401, 2012.

74. Neumann E, et al: Cell culture and passaging alters gene expression pattern and proliferation rate in rheumatoid arthritis synovial fibroblasts. *Arthritis Res Ther* 12(3):R83, 2010.

75. Filer A, et al: Differential survival of leukocyte subsets mediated by synovial, bone marrow, and skin fibroblasts: Site-specific versus activation-dependent survival of T cells and neutrophils. *Arthritis Rheum* 54(7):2096–2108, 2006.

76. Koch AE, et al: Epithelial neutrophil activating peptide-78: a novel chemotactic cytokine for neutrophils in arthritis. *J Clin Invest* 94(3):1012–1018, 1994.

77. Koch AE, et al: Growth-related gene product alpha. A chemotactic cytokine for neutrophils in rheumatoid arthritis. *J Immunol* 155(7):3660–3666, 1995.

78. Koch AE, et al: Synovial tissue macrophage as a source of the chemotactic cytokine IL-8. *J Immunol* 147(7):2187–2195, 1991.

79. Patel DD, Zachariah JP, Whichard LP: CXCR3 and CCR5 ligands in rheumatoid arthritis synovium. *Clin Immunol* 98(1):39–45, 2001.

80. Nanki T, et al: Pathogenic role of the CXCL16-CXCR6 pathway in rheumatoid arthritis. *Arthritis Rheum* 52(10):3004–3014, 2005.

81. Villiger PM, Terkeltaub R, Lotz M: Production of monocyte chemoattractant protein-1 by inflamed synovial tissue and cultured synoviocytes. *J Immunol* 149(2):722–727, 1992.

82. Hosaka S, et al: Expression of the chemokine superfamily in rheumatoid arthritis. *Clin Exp Immunol* 97(3):451–457, 1994.

83. Matsui T, et al: Selective recruitment of CCR6-expressing cells by increased production of MIP-3 alpha in rheumatoid arthritis. *Clin Exp Immunol* 125(1):155–161, 2001.

84. van HJ, et al: A multicentre, randomised, double blind, placebo controlled phase II study of subcutaneous interferon beta-1a in the treatment of patients with active rheumatoid arthritis. *Ann Rheum Dis* 64(1):64–69, 2005.

85. Merville P, et al: Bcl-2+ tonsillar plasma cells are rescued from apoptosis by bone marrow fibroblasts. *J Exp Med* 183(1):227–236, 1996.

86. Sellge G, et al: Human intestinal fibroblasts prevent apoptosis in human intestinal mast cells by a mechanism independent of stem cell factor, IL-3, IL-4, and nerve growth factor. *J Immunol* 172(1):260–267, 2004.

87. Takashima A, et al: Colony-stimulating factor-1 secreted by fibroblasts promotes the growth of dendritic cell lines (XS series) derived from murine epidermis. *J Immunol* 154(10):5128–5135, 1995.

88. Donlin LT, et al: Modulation of TNF-induced macrophage polarization by synovial fibroblasts. *J Immunol* 193(5):2373–2383, 2014.

89. Buckley CD, et al: Persistent induction of the chemokine receptor CXCR4 by TGF-beta 1 on synovial T cells contributes to their accumulation within the rheumatoid synovium. *J Immunol* 165(6):3423–3429, 2000.

90. Nanki T, et al: Stromal cell-derived factor-1-CXC chemokine receptor 4 interactions play a central role in CD4+ T cell accumulation in rheumatoid arthritis synovium. *J Immunol* 165(11):6590–6598,

2000.

91. Kim KW, et al: Up-regulation of stromal cell-derived factor 1 (CXCL12) production in rheumatoid synovial fibroblasts through interactions with T lymphocytes: role of interleukin-17 and CD40L-CD40 interaction. *Arthritis Rheum* 56(4):1076–1086, 2007.

92. Blades MC, et al: Stromal cell-derived factor 1 (CXCL12) induces monocyte migration into human synovium transplanted onto SCID mice. *Arthritis Rheum* 46(3):824–836, 2002.

93. Ohata J, et al: Fibroblast-like synoviocytes of mesenchymal origin express functional B cell-activating factor of the TNF family in response to proinflammatory cytokines. *J Immunol* 174(2):864–870, 2005.

94. Matthys P, et al: AMD3100, a potent and specific antagonist of the stromal cell-derived factor-1 chemokine receptor CXCR4, inhibits autoimmune joint inflammation in IFN-gamma receptor-deficient mice. *J Immunol* 167(8):4686–4692, 2001.

95. Tamamura H, et al: Identification of a CXCR4 antagonist, a T140 analog, as an anti-rheumatoid arthritis agent. *FEBS Lett* 569(1–3):99–104, 2004.

96. Lally F, et al: A novel mechanism of neutrophil recruitment in a coculture model of the rheumatoid synovium. *Arthritis Rheum* 52(11):3460–3469, 2005.

97. Luther SA, et al: Differing activities of homeostatic chemokines CCL19, CCL21, and CXCL12 in lymphocyte and dendritic cell recruitment and lymphoid neogenesis. *J Immunol* 169(1):424–433, 2002.

98. Cyster JG: Chemokines and cell migration in secondary lymphoid organs. *Science* 286(5447):2098–2102, 1999.

99. Ebisuno Y, et al: Cutting edge: the B cell chemokine CXC chemokine ligand 13/B lymphocyte chemoattractant is expressed in the high endothelial venules of lymph nodes and Peyer's patches and affects B cell trafficking across high endothelial venules. *J Immunol* 171(4):1642–1646, 2003.

100. Hjelmstrom P, et al: Lymphoid tissue homing chemokines are expressed in chronic inflammation. *Am J Pathol* 156(4):1133–1138, 2000.

101. Keffer J, et al: Transgenic mice expressing human tumour necrosis factor: a predictive genetic model of arthritis. *EMBO J* 10(13):4025–4031, 1991.

102. Luther SA, et al: BLC expression in pancreatic islets causes B cell recruitment and lymphotoxin-dependent lymphoid neogenesis. *Immunity* 12(5):471–481, 2000.

103. Manzo A, et al: Systematic microanatomical analysis of CXCL13 and CCL21 in situ production and progressive lymphoid organization in rheumatoid synovitis. *Eur J Immunol* 35(5):1347–1359, 2005.

104. Manzo A, et al: CCL21 expression pattern of human secondary lymphoid organ stroma is conserved in inflammatory lesions with lymphoid neogenesis. *Am J Pathol* 171(5):1549–1562, 2007.

105. Amft N, et al: Ectopic expression of the B cell-attracting chemokine BCA-1 (CXCL13) on endothelial cells and within lymphoid follicles contributes to the establishment of germinal center-like structures in Sjögren's syndrome. *Arthritis Rheum* 44(11):2633–2641, 2001.

106. Humby F, et al: Ectopic lymphoid structures support ongoing production of class-switched autoantibodies in rheumatoid synovium. *PLoS Med* 6(1):e1, 2009.

107. Tsubaki T, et al: Accumulation of plasma cells expressing CXCR3 in the synovial sublining regions of early rheumatoid arthritis in association with production of Mig/CXCL9 by synovial fibroblasts. *Clin Exp Immunol* 141(2):363–371, 2005.

108. Crisan M, et al: A perivascular origin for mesenchymal stem cells in multiple human organs. *Cell Stem Cell* 3(3):301–313, 2008.

109. Maia M, et al: CD248 and its cytoplasmic domain: a therapeutic target for arthritis. *Arthritis Rheum* 62(12):3595–3606, 2010.

110. Ohradanova A, et al: Hypoxia upregulates expression of human endosialin gene via hypoxia-inducible factor 2. *Br J Cancer* 99(8):1348–1356, 2008.

111. Ekwall AK, et al: The tumour-associated glycoprotein podoplanin is expressed in fibroblast-like synoviocytes of the hyperplastic synovial lining layer in rheumatoid arthritis. *Arthritis Res Ther* 13(2):R40, 2011.

112. Del Rey MJ, et al: Clinicopathological correlations of podoplanin (gp38) expression in rheumatoid synovium and its potential contribution to fibroblast platelet crosstalk. *PLoS ONE* 9(6):e99607, 2014.

113. Tarakhovsky A: Tools and landscapes of epigenetics. *Nat Immunol* 11(7):565–568, 2010.

114. Karouzakis E, et al: DNA hypomethylation in rheumatoid arthritis synovial fibroblasts. *Arthritis Rheum* 60(12):3613–3622, 2009.

115. Huber LC, et al: Histone deacetylase/acetylase activity in total synovial tissue derived from rheumatoid arthritis and osteoarthritis patients. *Arthritis Rheum* 56(4):1087–1093, 2007.

116. Kawabata T, et al: Increased activity and expression of histone deacetylase 1 in relation to tumor necrosis factor-alpha in synovial tissue of rheumatoid arthritis. *Arthritis Res Ther* 12(4):R133, 2010.

117. Grabiec AM, et al: Histone deacetylase inhibitors suppress inflammatory activation of rheumatoid arthritis patient synovial macrophages and tissue. *J Immunol* 184(5):2718–2728, 2010.

118. Grabiec AM, et al: Histone deacetylase inhibitors suppress rheumatoid arthritis fibroblast-like synoviocyte and macrophage IL-6 production by accelerating mRNA decay. *Ann Rheum Dis* 71(3):424–431, 2012.

119. Karouzakis E, et al: Epigenome analysis reveals TBX5 as a novel transcription factor involved in the activation of rheumatoid arthritis synovial fibroblasts. *J Immunol* 193(10):4945–4951, 2014.

120. Wada TT, et al: Aberrant histone acetylation contributes to elevated interleukin-6 production in rheumatoid arthritis synovial fibroblasts. *Biochem Biophys Res Commun* 444(4):682–686, 2014.

第 15 章

肥大细胞

原著　Peter A. Nigrovic

陆智敏　译　达展云　校

关键点

肥大细胞（mast cells，MCs）由骨髓产生，以不成熟前体细胞的形成存在于循环中，进入周围组织后分化为功能性肥大细胞。

肥大细胞的表型多样，具有可塑性，受淋巴细胞、成纤维细胞等局部微环境信号的调控。

在健康组织中，肥大细胞作为"免疫哨兵"，参与抵御细菌和寄生虫。

肥大细胞聚集于损伤和炎症组织，参与或者抑制炎症反应。

肥大细胞参与自身免疫性疾病，包括炎性关节病，但其作为治疗靶点的作用仍不明确。

肥大细胞是骨髓来源的细胞，虽然该细胞以参与过敏反应著称，但其具有的免疫功能远超出介导免疫球蛋白（immunoglobulin，Ig）E 相关疾病的范畴。肥大细胞广泛分布于富含血管的组织，聚集于与外界环境接触处、易受损伤的体腔衬里层以及血管和神经的周围。在这些部位，肥大细胞作为免疫系统的"哨兵"，"装备"了一系列病原受体和各种介质，可以迅速募集多种免疫效应细胞。肥大细胞还可以聚集于损伤和慢性炎症组织中，但目前其作用尚不完全清楚。该种细胞在经过至少 5 亿年的进化后依然存在，它的其他功能也有待进一步探索。

间接的和实验室资料均表明，肥大细胞参与了风湿病的发病机制。尽管在正常关节的滑膜构成中存在着肥大细胞，但在炎性滑膜组织中其数量明显增加。而且，炎症性关节液中可检测到肥大细胞分泌的介质。并且，动物模型提示肥大细胞在实验性关节炎的发病中发挥了重要作用。这种细胞还参与了其他自身免疫性疾病的病理过程，包括多发性硬化、大疱性类天疱疮和系统性硬化等。

肥大细胞的基本生物学特性

发育和组织分布

肥大细胞具有独特的外观。直径 10 ~ 60 μm，圆形或椭圆形的胞核位于细胞中央，丰富的胞浆中布满多种小颗粒。1878 年，德国病理学家 Paul Ehrlich 将此种细胞命名为 Mastzellen，因为他误认为这是一种营养过剩的结缔组织细胞（"mästen"在德语里是"饲养或养肥的动物"的意思）[1]。电镜下，肥大细胞的胞膜有多个细小的胞浆突起，可和周围组织广泛接触（图 15-1A）。肥大细胞分布广泛。在组织内，它们多聚集在血管和神经周围，邻近上皮和黏膜表面。肥大细胞存在于易受损伤的体腔衬里层，如腹腔和动关节内。根据分布特点，肥大细胞是首先遭遇直接从外界或通过血流入侵组织的病原的免疫细胞，与它们"免疫哨兵"的身份相符。

肥大细胞是造血组织来源的细胞。自骨髓产生后，通过血循环迁移、沉积到组织内（图 15-2）[2-3]。和多数髓系细胞，如单核细胞和中性粒细胞不同，肥大细胞的最终分化并不在骨髓里，而是以表面表达 CD34⁺/c-kit⁺/CD13⁺ 的定向祖细胞形式存在于外周循环[4]。其更详尽的发育机制是利用小鼠得到广泛研究。妊娠末期循环中前体细胞迅速增加，提示肥大细胞主要在发育早期形成，随后募集至炎症部位，此情况与小鼠组织中单核巨噬细胞特定亚型类似[3]。进入组织后，小鼠的肥大细胞发育为经典的颗粒成熟细

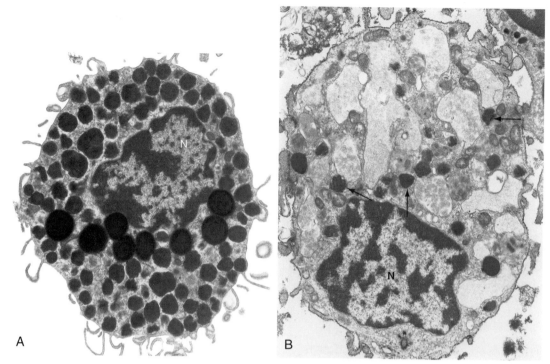

图 15-1 肥大细胞形态学。**A**，完整的肥大细胞；**B**，经过敏反应脱颗粒的肥大细胞；细胞中的颗粒相互融合，最后形成一个迷宫式的交联的通道，将颗粒内容物释放到细胞外。箭头指示的是残存的颗粒。N，细胞核。(Images courtesy Dr. A. Dvorak, Beth Israel Deaconess Medical Center, Boston, Mass. From Dvorak AM, Schleimer RP, Lichtenstein LM: Morphologic mast cell cycles, Cell Immunol 105:199-204, 1987; and Galli SJ, Dvorak AM, Dvorak HF: Basophils and mast cells: morphologic insights into their biology, secretory patterns, and function. In Ishizaka K, editor: Progress in allergy: mast cell activation and mediator release , Basel, 1984, S Karger, pp 1-141.)

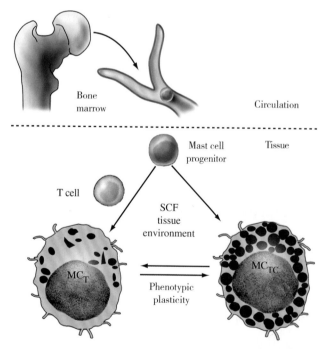

Figure 15-2 Mast cell origin and differentiation. Mast cells arise in the bone marrow, circulate as committed progenitors, and differentiate into mature mast cells upon entering tissue. Human mast cells may be classified on the basis of granule proteases into tryptase + mast cells (MC TC) and tryptase + /chymase + mast cells (MC TC), with characteristic tissue localization and mediator production. SCF, Stem cell factor.

胞，或者保持无颗粒的前体细胞形式，等待局部信号以分化成熟。比较小鼠的肺和小肠组织发现，不同组织采用完全不同的途径调控肥大细胞前体的组织结构和定向聚集，提示肥大细胞归巢是一个精确调控的过程[5-6]。

　　肥大细胞定居于组织后，可以存活数月。虽然组织内肥大细胞数量的增加主要通过从外周循环中募集前体细胞，但是成熟的肥大细胞仍可进行有丝分裂。肥大细胞数量减少的机制为凋亡，在组织局部缺乏一种对肥大细胞的存活很关键的信号——干细胞因子（stem cell factor，SCF）[7]。在特定条件下，肥大细胞还可通过淋巴管迁移，和树突状细胞一样出现于引流区的淋巴结[8]。肥大细胞在炎症组织中聚集的机制尚不明确，仅发现局部产生的细胞因子白细胞介素（interleukin，IL）-4 和 IL-33 可以减少其凋亡[9-10]。

肥大细胞的异质性：共同的祖细胞、多种亚型、表型可塑性

　　尽管所有类型的肥大细胞来源于共同的祖细胞谱

系，但完全分化成熟的组织肥大细胞表型具有异质性。人类肥大细胞根据其所含的蛋白酶颗粒不同一般可分为两大类（图 15-2）。MC_{TC} 的颗粒为圆形，包含类胰蛋白酶（tryptase，T）和糜蛋白酶（chymase，C）两种酶类。而 MC_T 的颗粒小且形状不规则，胞浆中仅包含类胰蛋白酶，而没有糜蛋白酶。MC_{TC} 还表达其他蛋白酶类，包括羧肽酶和组织蛋白酶 G。肥大细胞亚型的分布也不同，但广泛存在于很多部位。MC_{TC} 更常见于结缔组织，例如正常皮肤、肌肉、肠黏膜下层和滑膜中，而 MC_T 主要分布在黏膜部位，包括内脏和呼吸道的衬里层。除了所包含的蛋白酶不同，各亚型肥大细胞的差异还包括所含的细胞因子和细胞表面受体的不同。当然，这两种亚型肥大细胞的表型都存在组织特异性（例如 MC_{TC} 和 MC_T 都不是只有一种细胞亚群）。

MC_{TC} 和 MC_T 的关系备受争议。它们是和淋巴细胞的 CD4、CD8 亚型同属一类的定向亚型，还是受不同微环境影响而产生的不同功能状态呢？在小鼠中，也存在结缔组织型肥大细胞（connective tissue mast cells，CTMCs）和黏膜型肥大细胞（mucosal mast cells，MMCs）两种特征不同的亚型，但支持表型可变性的证据更为充分。在培养体系和体内，CTMCS 可分化（或诱导分化）为 MMCS，反之亦然[11-12]。此外，还发现一些表达中间状态蛋白酶谱的肥大细胞。连续观察发现，在炎性刺激下，肥大细胞可出现循序渐进的变化，从一种亚型演变成另一种亚型。上述变化是否可在单细胞水平发生仍没有定论[13]。与此类似，在鼠类和人类肥大细胞增多症，克隆增殖的肥大细胞根据其组织分布的差异，呈现出不同的表型[14-15]。综上所述，这些资料支持如下假说：即肥大细胞在局部环境的调控下，可呈现特定的表型，但当环境变化时可彻底转换表型。

干细胞因子

干细胞因子（stem cell factor，SCF）是局部组织给予肥大细胞最重要的信号之一。SCF 的受体 c-kit 广泛表达于造血细胞系的分化早期，但在成熟细胞系中，只有肥大细胞依然表达高水平的 c-kit。SCF 刺激肥大细胞成熟和表型分化、抑制凋亡和诱导趋化。它也可直接活化肥大细胞，释放各种介质。对于小鼠和人类的组织肥大细胞，SCF 是不可替代的生存信号。SCF 或 c-kit 缺陷的小鼠明显缺乏成熟的组织肥大细胞（如 W/W^v、Sl/Sl^d 和 W^{sh} 品系）。与此类似，系统性肥大细胞增多症患者体内的肥大细胞克隆都表达活化型的 c-kit。

SCF 经不同的 mRNA 剪切表现为两种不同的形式：可溶性形式和膜结合形式。后一种形式的 SCF 在 Sl/Sl^d 小鼠中非常重要，此种小鼠仅缺乏 SCF 膜结合异构体，因而只有很少的组织肥大细胞[16]。SCF 可由多种细胞系合成，包括肥大细胞本身，其中成纤维细胞来源的 SCF 可能尤为重要，因为观察发现，这种细胞可以与原位的肥大细胞密切接触。SCF/c-Kit 轴介导肥大细胞和成纤维细胞之间的细胞黏附，不依赖于受体的激酶活性[17]。如和成纤维细胞共同培养，啮齿动物肥大细胞的生存时间可延长，并更倾向于分化为结缔组织表型，产生致炎性花生四烯酸衍生物的能力进一步提高。成纤维细胞对肥大细胞的作用途径至少部分通过直接接触，包括 SCF 和 c-kit 的相互作用[18-19]。在人类是否存在类似的调控机制尚不肯定[20]。据报道，一些其他细胞系也表达 SCF，包括巨噬细胞、血管内皮细胞和气管上皮细胞，这可能是组织调节局部肥大细胞群的关键途径。

T 淋巴细胞和其他细胞

T 淋巴细胞对肥大细胞表型发育发挥了重要作用。缺乏 T 淋巴细胞的重症联合免疫缺陷（severe combined immunodeficiency，SCID）小鼠不能产生黏膜型肥大细胞，而输注 T 细胞可以纠正这一缺陷[21]。在先天性或适应性免疫缺陷综合征（acquired immunodeficiency syndrome，AIDS）继发 T 细胞缺乏的患者中，也可观察到类似现象。此类患者的肠活检标本中，MMCs（MC_T）明显减少，而 CTMCs（MC_{TC}）的数量正常[22]。T 细胞发挥此重要作用的途径尚未阐明。但在体外培养体系中证实，T 细胞衍生的细胞因子如 IL-3、IL-4、IL-6，IL-9 和转化生长因子（transforming growth factor，TGF）-β 对肥大细胞成熟中的表型表达有重要作用。相反，干扰素（interferon，IFN）-γ 抑制肥大细胞增殖，也可能诱导其凋亡。这些现象提示，募集到炎症组织的 T 细胞对局部肥大细胞的表型发育发挥了重要的作用。类风湿关节炎的滑膜就是一个例证：正常滑膜中主要的肥大细胞亚型为 MC_{TC}，存在于关节深部、纤维化程度较高的部位；而在炎性滑膜中出现了大量的 MC_T，尤其在白细胞浸润的部位[23]。有趣的是，调节性 T

细胞（regulatory T，Treg）可直接影响肥大细胞的功能，包括细胞募集、受体表达、脱颗粒及细胞因子表达[24-27]。

在组织中，除了 T 细胞之外的其他细胞也与肥大细胞有潜在的相互作用。特别是成纤维细胞和肥大细胞通常在相近的物理空间表达。成纤维细胞可以分泌如 IL-1 家族成员 IL-33，IL-33 和 SCF 一样，在肥大细胞的蛋白酶表达、效应表型转化及存活中发挥决定性作用[10,28-29]。树突状细胞也参与了肥大细胞向炎症组织的募集[30]。

MC_T 和 MC_TC 型肥大细胞的不同功能

在不同物种中，保留不同类型的肥大细胞意味着这些亚型具有独特但不重叠的作用。目前，对 MC_T 或 MC_TC 功能的认识有限，但有假说认为 MC_T 主要为致炎作用，而 MC_TC 更特异地发挥细胞间质重塑作用[31]。这一假说可以解释：①组织中的 T 细胞促进 MC_T 发育；② MC_T 和 MC_TC 分别进入滑膜的炎性和纤维化的区域；③ MC_T 主要分泌炎性介质 IL-5 和 IL-6，而 MC_TC 则倾向于分泌促纤维化介质 IL-4 等诸多现象[32]。当然，并非所有现象均可用这种二分类法来解释，例如 MC_TC 表达强力的致炎性过敏毒素受体 C5aR（CD88），而 MC_T 则不表达[33]。目前来说，关于肥大细胞亚群的实际功能还是知之甚少，很难下一个肯定的结论。

肥大细胞活化

IgE

传统的肥大细胞活化途径是通过 IgE 及其受体 FcεRⅠ 来实现的。该受体的结合解离常数 Ka 值为 $10^{10}/M$，在 IgE 血清浓度正常时，两者的结合自发地呈持续饱和状态。此结合不仅使肥大细胞捕捉到靶抗原，同时也促进肥大细胞存活，在某些情况下还可以促进细胞因子的产生。多价抗原可诱导与 FcεRⅠ 结合的 IgE 交联，产生快速、强效的反应。在数分钟内，肥大细胞内的颗粒相互融合，并和表面细胞膜一起形成一个迷宫般的通道，使颗粒内的内容物得以迅速释放（图 15-1B）[34]，这一系列外分泌活动称为过敏性脱颗粒。在随后的数分钟里，由内膜上的脂类切割下来的花生四烯酸重新合成二十酸类衍生物。紧

接着，FcεRⅠ 传递的信号诱导新的基因转录，合成多种趋化因子和细胞因子（图 15-3）。在活化的终止阶段，细胞外膜会封闭由颗粒形成的通道，这些原来的胞膜脱落到胞浆中，重新形成散在的颗粒[34]。在数天至数周内，新的介质就会逐渐补充到这些颗粒里[35]。

IgG 和免疫复合物

IgE 只是肥大细胞激活的多种途径之一。在人类和小鼠中，另一种关键的激活物是 IgG，可通过 IgG Fc 片段的受体（FcγR）而发挥活化作用。这一途径的重要性最早是在 IgE 基因缺陷的小鼠中发现的。与预期相反，这些小鼠仍然容易发生过敏反应，可通过 IgG 及其低亲和力受体 FcγRⅢ 介导过敏反应[36-37]。

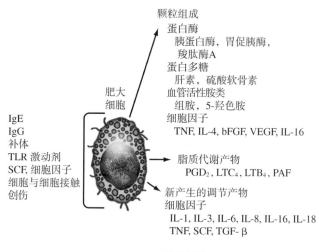

图 15-3　人类肥大细胞产生的介质（部分列举）。肥大细胞活化后释放的介质类型根据其分化状态和刺激物性质的不同而各异（完整的介质列表见参考文献 91）。bFGF，碱性成纤维细胞生长因子；GM-CSF，粒细胞 - 巨噬细胞集落刺激因子；IL，白细胞介素；Ig，免疫球蛋白；LTB_4，白三烯 B_4；LTC_4，白三烯 C_4；MCP，单核细胞趋化蛋白；PAF，血小板活化因子；PDGF，血小板衍化生长因子；PGD_2，前列腺素 D_2；RANTES，正常 T 细胞表达和分泌调节活化因子；SCF，干细胞因子；TARC，胸腺和活化相关趋化因子；TGF-β，转化生长因子 -β；TLR，Toll 样受体；TNF，肿瘤坏死因子；VEGF，血管内皮细胞生长因子

在人类，对应的受体 FcγRⅡa 也有同样的功能来诱导肥大细胞活化[38-39]。人类肥大细胞在诱导下也可表达高亲和力受体 FcγRI，使其易于发生 IgG 介导的活化[40-41]。

这些 IgG 受体与肥大细胞参与 IgG 介导的疾病有关。在小鼠，肥大细胞参与了 IgG 介导的免疫复合物性腹膜炎、皮肤 Arthus 反应、实验性大疱性类天疱疮等疾病的病理过程[42-44]。通过 Fcγ 受体这一活化途径，肥大细胞也参与了抗体介导的小鼠关节炎[45]。

可溶性介质和细胞 – 细胞相互接触

除抗体反应外，肥大细胞还可通过其他机制与免疫及非免疫细胞相互作用，包括可溶性介质及其表面受体，如肿瘤坏死因子（tumor necrosis factor，TNF）-α 等细胞因子和神经肽物质 P 等也可促使肥大细胞脱颗粒[46-47]。和其他细胞的物理接触同样可诱导肥大细胞活化。淋巴细胞表面的 CD30 可和肥大细胞表面的 CD30L 结合，诱导产生多种趋化因子[48]。有趣的是，此途径并不诱导释放颗粒内容物或脂类介质，提示肥大细胞的反应具有可选择性。

危险和损伤

肥大细胞可以不需要其他细胞系的辅助，直接通过一系列病原受体——包括多种 Toll 样受体（Toll-like receptors，TLRs）和 CD48[一种能识别菌（伞）毛抗原 Fim H 的表面蛋白] 识别外来危险。这些受体与肥大细胞对病原体的反应有关，有助于肥大细胞参与疾病，如特异性皮炎（皮肤中存在异常细菌）[49-50]。补体也可激活肥大细胞，包括过敏毒素 C3a 和 C5a[39,47]。肥大细胞还能直接对创伤、温度和渗透压等物理刺激产生反应[51]。最后，肥大细胞可以被包括 IL-33 和尿酸盐结晶诱发的危险信号触发[52-54]。总之，上述受体使得肥大细胞得以广泛地参与到各种免疫和非免疫反应中。

肥大细胞的抑制信号

和其他免疫细胞一样，肥大细胞也可被负调节和正调节，包括 TGF-β 及 IL-10 细胞因子可以抑制肥大细胞的功能[55-56]。抑制性受体包括 IgG 受体 FcγRⅡb 和磷脂酰丝氨酸受体 CD300A。基因缺陷动物模型的研究表明这些受体十分重要。缺乏 FcγRⅡb 的小鼠具有超强的通过 IgG 和 IgE 活化肥大细胞的能力（分别结合低亲和力受体 FcγRⅢ 和高亲和力受体 FcεRⅠ）[57-58]。CD300A 通过凋亡碎片抑制肥大细胞活化[59]。尽管如此，调节这些抑制性受体在细胞表面的表达是调控组织内肥大细胞激活阈值的重要机制。

肥大细胞介质

颗粒内容物：蛋白酶类、胺类、蛋白多糖和细胞因子

成熟肥大细胞的颗粒中含有多种介质，随时可与细胞外膜融合后释放。其中含量最高的为中性蛋白酶，因其于中性 pH 时生理状态下在细胞外发挥酶活性而得名，但血管活性胺类、蛋白多糖类如肝素、储备的细胞因子等其他介质也在肥大细胞脱颗粒后发挥重要而独特的生理作用。这些介质并非以全或无方式释放，除过敏性脱颗粒外，肥大细胞一次仅释放少量颗粒，称为"持续少量脱颗粒"[60]。进一步研究表明，肥大细胞可以仅释放其中一种颗粒[61]。此外在特定条件下，例如通过 CD30L 活化时，肥大细胞还可新产生细胞因子和趋化因子，而完全不释放颗粒内容物[48]。尽管肥大细胞随时可以释放大量已合成的介质，但它同样也能根据活化刺激物的不同而产生适宜的反应。

类胰蛋白酶　类胰蛋白酶（tryptase）是人类肥大细胞颗粒中含量最丰富的蛋白类，因其类似于胰腺来源的胰蛋白酶而得名。除肥大细胞外，该酶只在嗜酸性粒细胞中少量合成，在其他细胞系中均不表达，因而也是肥大细胞必不可少的特异性标志。肥大细胞颗粒中的此种酶为 β 异构体，可借助蛋白多糖肝素的骨架作用，催化同源四聚体形成[62]。肥大细胞也合成不具有酶活性的 α- 类胰蛋白酶，但不能催化同源四聚体形成。和 β- 类胰蛋白酶不同，α 异构体不储存于颗粒中，而是持续释放入血循环，其功能不详。区别类胰蛋白酶异构体对诊断非常重要：作为脱颗粒的一种标志，全身的 β- 类胰蛋白酶水平是近期过敏反应的标志[63]。相反，α- 类胰蛋白酶是一个系统性肥大细胞增多症的有用的生物标志，反映了全身肥大细胞的数量[64]。

类胰蛋白酶能直接切割结构蛋白，如纤黏蛋白和 Ⅳ 型胶原，并可活化能激活胶原酶的一种酶类——基质溶解酶[65]。纤维蛋白原是一种底物，提

示肥大细胞在组织中阻止纤维蛋白沉积和血液凝固的作用[66]。类胰蛋白酶还能促进成纤维细胞、气管平滑肌细胞和上皮细胞的增生和活化。蛋白酶活化的受体如 PAR2 裂解可能参与了以上生理活动，然而其他研究证明了间质细胞中存在非 PAR2 依赖的类胰蛋白酶活化途径[67]。总之，类胰蛋白酶的上述功能均提示其在基质重建中具有重要作用。此外，这种酶还促进中性粒细胞和嗜酸性粒细胞募集，并切割 C3、C4 和 C5 产生过敏毒素[68-70]。类胰蛋白酶可以切割 IgE 和 IL-6，从而潜在地下调炎症反应[71-72]。

糜蛋白酶　糜蛋白酶是类似于胰凝乳蛋白酶的中性蛋白酶，分布于人类肥大细胞亚型 MC_{TC}，和类胰蛋白酶包裹在同一颗粒内。与类胰蛋白酶相似，糜蛋白酶也能切割基质成分和活化基质溶解酶，并可直接活化胶原酶，提示其也参与了基质重构[73]。糜蛋白酶可激活血管紧张素 Ⅰ，导致血管收缩性血管紧张素 Ⅱ 激活，该途径不依赖血管紧张素转换酶（angiotensin-converting enzyme，ACE）途径[74]。糜蛋白酶还影响细胞因子功能，具有将前 IL-1β 切割加工为活性形式的能力，但它同时也可以灭活一些致炎因子（如 IL-6 和 TNF）以及一些危险信号（包括热休克蛋白 70 和 IL-33）[75]。

β-己糖胺酶　β-己糖胺酶存在于许多细胞的溶酶体中。在肥大细胞分泌颗粒丰富，在脱粒过程中释放到周围环境。近年来研究发现，该酶具有降解细菌细胞肽聚糖的能力，肥大细胞释放的 β-己糖胺酶在小鼠实验性葡萄球菌感染中具有重要的防御作用[76]。

血管活性胺　人类肥大细胞可以合成和储存组胺和复合胺等生物胺，提示其与血管通透性增加有关[77]。组胺是 MC_T 和 MC_{TC} 中的血管活性物质，尽管它并不仅仅存在于肥大细胞中，但在此细胞系中含量远高于其他细胞系。组胺通过增加血管通透性、促进跨内皮细胞的小囊转运和神经源性血管舒张等机制，参与了过敏原刺激后的皮疹和皮肤红肿反应。这些反应主要通过 H1 受体介导。细胞表面的其他组胺受体 H2、H3、H4 广泛分布于多种免疫和非免疫细胞系，参与了胃酸分泌、朗格汉斯细胞迁移和 B 细胞增殖等不同的生理活动[78]。肥大细胞引起血管通透性增加的另一个重要机制是肝素介导的激肽释放（见下一部分）。

肝素和硫酸软骨素 E　肝素和硫酸软骨素 E 是大分子的蛋白多糖类，能协助人类肥大细胞颗粒内的介质有序装载[79-80]。其负电荷的糖基侧链可紧密地络合正电荷的蛋白类，使得 β-类胰蛋白酶和其他蛋白酶类的局部浓度很高。肝素只在肥大细胞中合成，可促进类胰蛋白酶在颗粒内自发蛋白水解的活化过程，并稳定其活性形式的同源四聚体结构。在肥大细胞外，肝素还具有其他多种生理活性，并有潜在的促血管形成的作用。与肝素结合后，抗凝血酶 Ⅲ 被活化，是抗凝作用的基础；与肝素的结合也可抑制趋化因子活性，阻抑补体激活的经典及替代途径，同时抑制 Treg 细胞功能[81-82]。但目前肥大细胞来源的肝素在细胞外的生理意义尚不明了。有说服力的体内研究表明，肝素表面的负电荷可以激活因子Ⅻ。该酶原进一步激活激肽释放酶（该酶切割激肽原生成缓激肽，促进血管通透性增加）。该机制可以解释遗传性血管水肿（该疾病中 C1 酯酶抑制物缺乏）患者对抗组胺治疗抵抗，C1 酯酶抑制物本身是激活因子Ⅻ和激肽释放酶抑制物[83]。

贮存的细胞因子和趋化因子　肥大细胞可以在其颗粒中预合成并贮存特定的细胞因子，以便于快速释放。最早发现的预合成的细胞因子是 TNF[84]。在小鼠腹膜炎，贮存池中的 TNF 参与了中性粒细胞向腹膜的快速募集过程[42,85]。胞外分泌颗粒持续向环境中释放 TNF，促进细胞因子免疫效应，在此过程中含有 TNF 的颗粒到达淋巴引流部位，从而促进成熟免疫反应[86-88]。其他可能贮存在肥大细胞颗粒中的细胞因子包括 IL-4、IL-16、碱性成纤维细胞生长因子（basic fibroblast growth factor，bFGF）和血管内皮生长因子（vascular endothelial growth factor，VEGF）。贮存在肥大细胞颗粒中的趋化因子包括中性粒细胞趋化因子 CXCL1 和 CXCL2[89]。

新合成的介质：脂类介质、细胞因子、趋化因子和生长因子

除了已产生并贮存于颗粒中的介质，活化的肥大细胞还可新合成多种其他介质。这些介质可在接受刺激后数分钟至数小时内释放，从时间和范围上扩大活化的肥大细胞对周围组织的影响。

脂类介质　肥大细胞在活化后数分钟内即开始释放细胞膜磷脂的脂类代谢产物。由于此过程所需的酶类（包括起始的磷脂酶 A2 等）都已在胞浆中存在，仅需钙流出和胞内信使的磷酸化即可被激活，磷脂也可从核膜的外层获得，因此该过程十分

迅速。人类肥大细胞的特异性前列腺素是前列腺素 D_2（prostaglandin D_2，PGD_2），可以诱导气管狭窄、血管渗漏和中性粒细胞募集。其他前列腺素和凝血氧烷也有少量合成。肥大细胞衍生的白三烯类（leukotrienes，LTs）情况相似，但通常作用更强。LTC_4 是肥大细胞产生的主要 LT，它和它的代谢产物 LTD_4、LTE_4 均是增加血管通透性的强效促进剂。同时产生的还有少量趋化因子 LTB_4 和血小板活化因子（platelet-activating factor，PAF）等。肥大细胞产生的脂类介质类型可随局部环境信号的不同而改变。皮肤中的肥大细胞通常产生 PDG_2 多于 LTC_4，而从肺和骨关节炎滑膜组织中分离的肥大细胞所产生的这两种介质几乎是等量的[90]。

细胞因子、趋化因子和生长因子 活化后的数小时内，由于基因转录和翻译被诱导激活，肥大细胞开始精密地重新合成介质。这些介质种类繁多（图15-3），包括传统的致炎因子 TNF、IL-1 和 IL-6；Th2细胞因子 IL-4、IL-5、IL-10 和 IL-13；趋化因子 IL-8、巨噬细胞炎性蛋白（macrophage inflammatory protein，MIP）-1α 和 RANTES（由活化的正常 T 细胞表达和分泌）；成纤维细胞、血管内皮和其他细胞的生长因子如碱性成纤维细胞生长因子（bFGF）、血管内皮细胞生长因子（VEGF）和血小板生长因子（platelet-derived growth factor，PDGF）[91]。IL-17存在于组织肥大细胞中，刺激培养的肥大细胞也可产生[92-94]。正如上文所提及，以上介质也可在颗粒中预先合成并贮存，以便快速释放。肥大细胞合成的介质类型取决于其分化的状态和活化信号，而且可以在没有脱颗粒的情况下进行。

肥大细胞的生理和病理作用

对于肥大细胞在生理和疾病中的作用的认识，很大程度上得益于完全缺乏肥大细胞或缺乏肥大细胞特异性产物（如肝素或颗粒蛋白酶）的小鼠。虽然这些小鼠的大部分组织丧失了肥大细胞对其结构和功能的基本作用，导致多种表型异常，但它们尚能存活。当给予生理刺激时，例如在疾病的实验模型中，肥大细胞缺陷鼠与野生型小鼠的差异就会体现得非常明显。多数情况下，此种差异可通过移植体外培养的肥大细胞而纠正[95]，提示肥大细胞在许多疾病的发病过程中都发挥了作用（表15-1）。小鼠实验结果对人类疾病的推断受到多种因素的限制。最明显的是，人类不是小鼠，实验系统通常最多只能模拟相应人类状况的某些方面。此外，许多小鼠在肥大细胞谱系之外表现出"脱靶"表型，使结果的解读变得复杂，尤其在一种肥大细胞缺陷小鼠与另一种缺陷小鼠不同时。在肥大细胞相关文献中，这些差异引起了相当大的争议[96-97]。但结合体外实验和对正常个体及疾病的仔细观察，这些肥大细胞缺陷小鼠的实验依然为我们认识肥大细胞的生理和病理作用作出了巨大贡献。

肥大细胞与过敏性疾病：过敏反应、过敏性疾病和哮喘

肥大细胞是全身性过敏反应的主要介导者，这一观点在肥大细胞缺陷小鼠中得到了证明。肥大细胞缺乏的小鼠不出现对 IgE 介导的过敏反应，移植入肥大细胞后则可以被修复正常[98]。β- 类胰蛋白酶是肥大细胞脱颗粒的特异性标志，过敏患者血清中 β- 类胰蛋白酶水平升高，证明肥大细胞参与了过敏反应[63]。值得注意的是，过敏反应可能是由 IgG 介导的，在IgG 中肥大细胞只起部分作用，而中性粒细胞则起主要作用[99]。在过敏反应中，肥大细胞聚集于黏膜组织，在接触抗原后发生脱颗粒现象，导致组织水肿以及黏液过量产生[100]。肥大细胞还聚集在哮喘患者的气道内，包括气道内里的平滑肌细胞内；在气道高反应和黏膜病的人和动物中也观察到同样的结果。

肥大细胞与非过敏性炎症

病原体防御：肥大细胞是固有免疫的哨兵

肥大细胞参与过敏性疾病发病的证据充分，但不能解释其进化的高度保守性[101]。相反，肥大细胞必须以某种方式促进生物体的生存。其中最可能机制是防御感染。这一假说来源于如下现象：肥大细胞常集中分布在易被病原体侵袭的部位，包括上皮表面附近和血管周围等。

肥大细胞是抗菌作用强大的防御性细胞。它们表达 TLRs 以及其他细菌抗原的受体，一经活化，即可吞噬细菌并产生抗菌分子，例如抗菌肽[102-103]。虽然肥大细胞数量相对较少，但在防御反应中作为免疫哨兵发挥了重要的作用，如监视感染的早期迹象，并在需要时迅速募集中性粒细胞和其他炎症细胞。肥大细

胞的"哨兵"功能在小鼠模型中得到了证实，肥大细胞缺乏的小鼠患细菌性腹膜炎后死亡率明显增加，其机制与通过 TNF 和 LTS 募集中性粒细胞延迟有关，补充肥大细胞可使中性粒细胞的流入量和存活恢复正常，然而在严重感染时，肥大细胞及 TNF 实际上促进其死亡[85,104-106]。在肥大细胞缺乏鼠，细菌从肺组织清除的时间亦延迟，并同样可通过补充外源性肥大细胞恢复[85]。在其他细菌感染的模型中也能观察到相似的结果。因此，肥大细胞在主动防御细菌感染中发挥了重要作用。

肥大细胞还参与防御寄生虫感染。肥大细胞缺乏的动物清除多种肠道和皮肤寄生虫的能力均下降，此能力与 IgE 相关[107-108]。目前肥大细胞防御寄生虫的机制不明，但可能包括直接杀伤病原体、募集炎症细胞如中性粒细胞和嗜酸性粒细胞、破坏黏膜层的紧密连接以利于排出寄生虫等[107,109-110]。有限的数据表明肥大细胞参与抵御病毒（包括登革热、牛痘和巨细胞病毒）。肥大细胞在此情况下的作用包括招募 CD8 T 细胞和其他细胞毒性细胞，以及通过产生 I 型干扰素帮助邻近细胞抵御感染。

肥大细胞和适应性免疫应答

除了募集固有免疫的效应细胞外，肥大细胞还能动员适应性免疫系统中的 T 和 B 淋巴细胞等[91]。肥大细胞表达组织相容性复合物（major histocompatibility complex，MHC）Ⅱ和它的共刺激分子，如 CD80 和 CD86，因此可作为 CD4 T 细胞的抗原呈递细胞。肥大细胞可以启动及增强 CD8 T 细胞免疫反应[111]。它们携带抗原从周围组织迁移到淋巴结，通过 MIP-1β 和 TNF 等介质将 T 细胞募集到淋巴结[8,86,112]。在无肥大细胞时，感染不能诱导淋巴结增生。肥大细胞还能通过另一种介质 LTB4 募集 CD4 和 CD8 效应 T 细胞至外周组织[113-115]，并通过包括组胺在内的其他介质参与表皮朗格汉斯细胞及其他树突状细胞迁移至淋巴结的过程[116-118]。肥大细胞通过诱导 CD40L 和细胞因子表达刺激 B 细胞和诱导抗体亚类转换为 IgA 或者 IgE[119-120]。上述生理功能随环境而改变，例如皮肤中的迟发型超敏反应在特定条件下是肥大细胞依赖性的，但也有与肥大细胞无关的情况[91]。近期研究证实肥大细胞激活剂是有效的疫苗佐剂，提示其在适应性免疫中潜在的重要作用[87]。

神经性炎症

除了沿血管分布，肥大细胞还聚集于外周神经附近，甚至神经内。除了已知对神经免疫系统具有潜在的双向调节功能外，肥大细胞在这些部位的独特功能尚不清楚。组胺等肥大细胞介质可直接活化神经元，而分布在活化神经元附近的肥大细胞又可被诱导脱颗粒[121]。皮肤中的神经介质 P 物质导致血管通透性增加以及中性粒细胞浸润即是由肥大细胞介导的[122-123]。神经元可募集肥大细胞作为效应细胞诱发神经炎症。

自身免疫病

肥大细胞缺陷鼠的重建实验说明：肥大细胞参与多种小鼠模型的病理性炎症过程（表 15-1），包括多种自身免疫病，如大疱性类天疱疮、多发性硬化、硬皮病以及炎性关节病。在类天疱疮中，抗半桥粒抗原的 IgG 型抗体激活肥大细胞，进而募集中性粒细胞，形成水疱[44]。肥大细胞在小鼠实验性自身免疫性脑脊髓炎（autoimmune encephalomyelitis，EAE）中的作用机制更为复杂。虽然肥大细胞移植可打破实验性 W/Wᵛ 小鼠 EAE 的耐受，但是肥大细胞并不浸润脑和脊髓，提示其并非该疾病模型中的局部效应细胞[124-125]。该现象可能的机制是肥大细胞能促进适应性免疫应答，移植入 W/Wᵛ 小鼠的肥大细胞增强了 T 细胞对髓磷脂抗原的免疫反应[126-127]。肥大细胞在多发性硬化中的作用尚不清楚。肥大细胞在硬皮病皮肤中分泌 TGF-β，同时与局部淋巴细胞和成纤维细胞紧密相互作用，甚至参与缝隙连接的形成，从而与成纤维细胞形成细胞质连续性[128-129]。研究发现多发性肌炎患者（非皮肌炎）炎症肌肉中肥大细胞密度增加；类似的表型也见于皮肌炎患者皮肤[130-131]。小鼠研究表明，这些细胞可能在疾病的发病机制中发挥作用，因为在肥大细胞缺乏的动物中实验性肌炎减轻，这可通过肥大细胞移植部分逆转[131]。在后面的章节中，我们将讨论肥大细胞在关节炎中的作用。

肥大细胞的抗炎作用

近几年的研究表明，肥大细胞还有抑制免疫应答的作用，其机制之一是降解致炎介质。肥大细胞的蛋白酶类能裂解和灭活细胞因子 IL-5、IL-6、IL-13、IL-33、TNF、内皮素 -1 和过敏毒素 C3a[69,75,132-134]。

表 15-1 肥大细胞在小鼠疾病模型中参与的作用（部分列出）

对宿主的有利作用	对宿主的不利作用
血管生成	过敏反应*
控制焦虑	关节炎*
细菌性膀胱炎	主动脉瘤*
细菌性腹膜炎*	哮喘
骨重建	动脉粥样硬化*
脑外伤	特应性皮炎
登革热	心房颤动
皮炎	自身炎症性疾病
蜇伤*	细菌性膀胱炎
肾小球肾炎*	烧伤
移植物耐受*	大疱性类天疱疮*
肠上皮屏障*	心肌纤维化
细菌性肺部感染*	心肌病
病毒性肺部感染*	慢性阻塞性肺疾病
肠道寄生虫*	结肠炎
肌肉寄生虫*	结肠息肉
皮肤寄生虫*	刺激性皮炎*
消化性溃疡	晒伤性皮炎
血管栓塞	胃炎
抑制肿瘤*	肾小球肾炎*
创伤愈合*	痛风
	免疫复合物腹膜炎*
	缺血再灌注损伤
	肾损伤*
	肺纤维化
	疟疾
	多发性硬化*
	肌炎*
	神经炎*
	肥胖*
	刺激性腹膜炎*
	腹膜粘连
	肺炎
	肾纤维化*
	硬皮病
	败血症*
	肿瘤血管生成

肥大细胞缺陷鼠的表型异常或者缺失肥大细胞特异性介质提示了肥大细胞在这些疾病中的重要作用。

* 通过移植培养的肥大细胞可以使这些异常得以逆转，为这一细胞系的重要性提供了直接的证据

蛋白酶还能降解组织产生的危险信号，包括热休克蛋白 70[75]。这一重要功能在小鼠败血症模型中得到了证实。在该模型中，肥大细胞可通过抑制过度炎症降低小鼠病死率，其作用为蛋白酶依赖性[134]。

另有研究表明，肥大细胞可以通过产生抗炎介质（如 IL-10）发挥免疫抑制作用；同时产生的致炎因子，如 TNF 及粒 - 巨噬细胞集落刺激因子（granulocyte-macrophage colony-stimulating factor，GM-CSF），在适当的微环境中也可发挥免疫抑制作用[135-136]。因此，肥大细胞可以促进皮肤移植的免疫耐受及减轻紫外线所致组织炎症损害[72,136-138]。实验性皮炎的研究表明，肥大细胞产生 IL-2 可通过促进 Treg 抑制该皮肤炎症，同时促进分泌 IL-10 的调节 B 细胞的作用[139-140]。肥大细胞可协同小鼠骨髓源性抑制细胞的免疫抑制作用，该作用对机体可能有益也可能有害[141-142]。

肥大细胞与结缔组织

创伤修复与组织纤维化

很久以前，人们就观察到在愈合伤口的边缘有大量肥大细胞聚集。在正常受试者接受试验性创伤和重复组织活检 10 天后，切口中肥大细胞的数量增加了 6 倍。肥大细胞倾向于聚集在伤口的纤维化部位，并大量表达能够诱导成纤维细胞增殖和胶原合成的细胞因子 IL-4[143]。体外研究证明肥大细胞可刺激成纤维细胞增殖[144]。除 IL-4 外，类胰蛋白酶、组胺、LTC4 以及碱性成纤维细胞生长因子均可能促进了此过程。尽管其他肥大细胞缺陷小鼠创面愈合无明显缺陷，肥大细胞缺乏的 W/Wv 小鼠的皮肤伤口收缩和愈合均延迟，而通过移植肥大细胞可以恢复正常[145-146]。

肥大细胞还聚集于病理性纤维化的部位，包括硬皮病患者的皮肤和肺。虽然肥大细胞可能参与了疾病的发展，但在实验性皮肤纤维化模型中，肥大细胞缺乏小鼠与正常鼠在发病强度和发展速度上只有很小差异，因此该细胞很可能不是人类硬皮病中唯一的效应细胞。

骨

肥大细胞也参与了骨的重建。肥大细胞常分布在骨折愈合处，在一般情况下它们可能参与了正常骨代谢[147-148]。肥大细胞也聚集在骨质疏松的骨中，全身

骨质疏松是肥大细胞增多症的并发症之一[149-150]。肝素是导致骨丢失的重要潜在介质，因为它直接促进破骨细胞的分化和活化[151]。肥大细胞产生的其他介质如 IL-1、TNF 及 MIP-1α 等也有相似的活性。

血管生成

基质中肥大细胞的重要功能之一是促进血管生成。缺乏肥大细胞的鼠模型提示，肥大细胞聚集在早期肿瘤血管生长的部位，对正常脉管系统的发育并非必不可少，但在特定的条件下参与血管生成[152-153]。肝素是第一个被确认的促血管形成的肥大细胞介质；bFGF 和 VEGF 也是内皮移行和增殖的强效刺激物。

关节炎中的肥大细胞

正常滑膜的特点是只有少量肥大细胞。这些细胞不在滑膜衬里层，而是分布在滑膜下层，邻近血管和神经，约占关节腔内 70 μm 范围内细胞总数的 3%[154]。不管是在小鼠还是人类，滑膜中的肥大细胞亚型主要是 MC$_{TC}$，和其他结缔组织内肥大细胞的亚型类似[23,155]。紧邻滑膜衬里层的肥大细胞的数目是更深部位的结缔组织的数倍，支持肥大细胞参与关节腔内免疫监视这一假说[23]。从肥大细胞分布在腹膜等其他易受损体腔的功能推断，滑膜肥大细胞的任务也是监测关节感染的早期迹象。

在关节炎中，滑膜肥大细胞的数量可显著增多（图 15-4）。超过 2/3 的类风湿关节炎（rheumatoid arthritis，RA）患者的滑膜标本出现大量的肥大细胞，平均超过正常人的 10 倍以上[156]。与这些组织学发现一致的是，RA 滑液中含有大量的组胺和类胰蛋白酶[157-158]。与正常关节不同，RA 关节中肥大细胞的两种亚型在数量上大致相等。MC$_T$ 更接近滑膜血管翳和浸润的白细胞附近，而 MC$_{TC}$ 聚集于更深层的、纤维化程度更重的滑膜部位[23]。已知肥大细胞邻近血管翳和软骨的交界处[159]，在滑液中几乎找不到[160]。在滑膜的肥大细胞中并未发现大量有丝分裂象，也没有抗增殖抗原 Ki-67 的染色，这说明肥大细胞的增多不是通过局部增殖，而是通过募集血循环中的前体细胞[161]。虽然引发该募集的信号还不清楚，但 TNF 等炎性因子刺激滑膜成纤维细胞表达 SCF，SCF 进而促进肥大细胞趋化和存活是其机制之一[162]。炎症的程度与关节中肥大细胞的数量成正相

关[156,163-164]。RA 滑液中其他未知的因素也可促进肥大细胞的分化和增殖[165]。

肥大细胞数量的增加并非仅见于 RA，也可出现于多种炎性关节病（表 15-2），如骨关节炎（osteoarthritis，OA）。其数量常与 RA 相当[166]。OA 滑液中组胺和类胰蛋白酶的水平也与 RA 类似。与 RA 不同的是，OA 中肥大细胞的增生主要由 MC$_T$ 数量的增加引起，该亚型一般与 T 细胞以及炎症部位相邻[23,167]。

人类滑膜肥大细胞的研究证实，它们可以被与关节炎生物学相关的途径（包括补体、Fc 受体和 TLR 配体）激活[41,168-169]。肥大细胞也是 RA 中致病的瓜

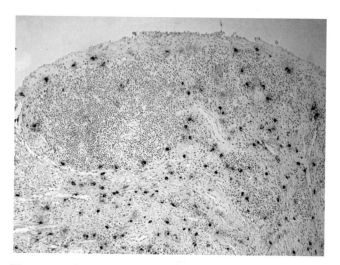

图 15-4　肥大细胞在类风湿关节炎滑膜中表达。抗类胰蛋白酶染色为红色，肥大细胞大量存在于慢性类风湿关节炎患者的滑膜活检组织中，图示为滑膜衬里层中肥大细胞的增殖。(From Nigrovic PA, Lee DM: Synovial mast cells: role in acute and chronic arthritis. Immunol Rev 217:19-37, 2007.)

表 15-2　伴有滑膜肥大细胞增生的关节病

慢性感染
痛风
幼年特发性关节炎
骨关节炎
银屑病关节炎
类风湿关节炎
风湿热
创伤性关节炎
结核

氨酸化自身抗原的潜在来源，尽管它们在这方面的相对重要性尚不清楚[170]。

肥大细胞与急性关节炎：来自于动物模型的启示

小鼠模型可帮助我们了解肥大细胞在炎性关节病中的作用。肥大细胞缺陷的几种品系的小鼠抵抗 IgG 抗体诱导的关节炎，移植体外培养表达 IgG 和 C5a 受体的肥大细胞后可以恢复[39,45,171-173]。肥大细胞通过多种机制参与了关节炎的发生。首先，肥大细胞使血管通透性增加，自身抗体更容易进入关节内[174-175]。其次，肥大细胞释放 IL-1 等促炎介质诱发炎症，其发挥作用可能是通过内皮细胞，也可能与局部的巨噬细胞和成纤维细胞等其他细胞亚群相关[45,173]。上述功能似乎在疾病的初期更为重要，使关节的急性炎症有一个"爆发式启动"。肥大细胞的这些作用与在其他

IgG 介导的疾病模型中相似，例如 IgG 介导的免疫复合物腹膜炎、鼠大疱性类天疱疮以及过敏反应。这些模型中，肥大细胞在组织中发挥免疫防御作用，与自身抗体协同促发病理性炎症（图 15-5，顶部）。肥大细胞也参与了实验性痛风中的针状尿酸盐结晶感知和细胞因子的产生[54]。

值得注意的是，并非所有缺乏肥大细胞的小鼠都对实验性关节炎有抵抗力[45,176-177]。这种不一致的基础还没有完全被理解，但可能反映了一些因素，包括产生关节炎刺激的强度和背景的易感性。在缺乏特定肥大细胞蛋白酶的小鼠身上进行的研究进一步证实了这一观点，在这些小鼠中仅仅在次极大的关节炎刺激下，对关节炎的部分保护作用才是显而易见的[67,178]。这些数据表明肥大细胞是导致关节炎症的一个潜在因素，但它们的重要性因环境而异。

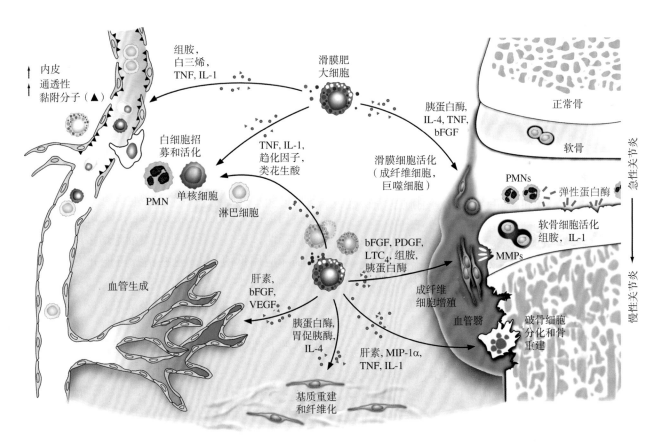

图 15-5 肥大细胞在急性和慢性关节炎中的潜在作用。在关节炎的急性阶段，肥大细胞可能通过增加血管的通透性促发关节炎，募集和活化循环中的白细胞，并刺激局部成纤维细胞和巨噬细胞。在已发病的关节炎模型中，这些细胞的活化可能影响间质，包括促进血管翳形成、血管新生、成纤维化以及软骨和骨丢失。肥大细胞潜在的抗炎作用尚未描述。图中所列出的只是具有代表性的介质，而非所有介质。bFGF，碱性成纤维生长因子；IL，白介素；LTC$_4$，白三烯 C$_4$；MIP-1α，巨噬细胞炎性蛋白 -1α；MMP，基质金属蛋白酶；PDGF，血小板衍生生长因子；PMN，多核白细胞；TNF，肿瘤坏死因子；VEGF，血管内皮生长因子。（From Nigrovic PA, Lee DM: Synovial mast cells: role in acute and chronic arthritis, Immunol Rev 217:19-37, 2007.）

肥大细胞与慢性关节炎

与关节炎的急性期不同，肥大细胞在关节炎形成后的作用尚不清楚。关节炎滑膜中肥大细胞数量的增加提示其发挥了重要的作用。参考肥大细胞在其他部位的作用，它可能参与了炎症过程以及间质反应（图15-5，底部）[166]。

有数个研究均提示肥大细胞与关节炎症有关。首先，如文献所述，滑膜中浸润的肥大细胞以 MC_T 为主。在其他部位的研究证明，该亚型与细胞因子的产生有关，例如与 RA 发病相关的 IL-6。免疫荧光染色也已经证实了在 RA 滑膜肥大细胞中存在 TNF 和 IL-17[7,93,179]，并可能存在其他炎性介质。其次，来源于 RA 的滑膜肥大细胞表达过敏毒素 C5a 的受体，骨关节炎中的肥大细胞则不表达，而过敏毒素 C5a 在滑液中存在[168]。RA 关节中的免疫复合物为滑膜肥大细胞的活化提供了其他可能的途径[180]。超微结构观察表明，RA 滑膜中的肥大细胞存在不间断的脱颗粒行为[167]。对小鼠及关节炎患者 c-kit 抑制研究提示了其重要功能，然而是该介质拮抗组织中肥大细胞功能，还是它们发挥自身的效能（本身对多种激酶都有影响并且影响范围很广），目前仍不明确[181-182]。

肥大细胞在已存在的滑膜炎症中的作用难以预测。但和在急性关节炎中一样，活化的肥大细胞可促进白细胞的募集和活化。另一方面，蛋白酶可降解炎性介质，合成的抗炎介质例如 IL-10 和 TGF-β 也能够减轻关节炎症，该过程可能受 Treg 细胞支配，如小鼠耐受皮肤移植物的实验中所见[137]。

肥大细胞也可能调节炎症的基质细胞的反应。在 RA 发病中，滑膜成纤维细胞的增生和活化是一个重要步骤，肥大细胞能够促进上述过程。通过与破骨细胞的相互作用，肥大细胞也能促进局部骨侵蚀和关节周围骨量的减少。肥大细胞分泌的类胰蛋白酶不仅可以促进炎症，而且可以通过刺激滑膜成纤维细胞分泌细胞因子或者裂解基质（如软骨聚集蛋白聚糖）直接发挥关节损伤作用，二者均直接或通过蛋白水解激活基质金属蛋白酶[67,178,183-185]。此外，通过产生促血管生成的介质，肥大细胞还可促进血管新生，为薄滑膜层增生成厚血管翳提供了血管网。但证实这些作用还需要进一步的实验数据。

拮抗肥大细胞治疗在风湿病的潜力

肥大细胞在健康和疾病中的广泛参与，表明靶向这一细胞可能具有潜在的治疗价值。目前多种阻断肥大细胞活性的策略正在被积极考虑[186]。在过敏性疾病的背景中，靶向 IgE 及其受体 FcεR I 的研究提供了诱人的前景，该靶向作用拮抗疾病相关通路，同时保留最具保护性的肥大细胞功能。然而，在风湿病中，这种特异性将更难实现，因为肥大细胞参与的通路及其下游效应反应通常与免疫防御有关，并与多种造血细胞相关。

肥大细胞蛋白酶抑制剂

肥大细胞蛋白酶构成了这些细胞的大部分蛋白质；如前所述，在多数情况下，肥大细胞蛋白酶在很大程度上有谱系特异性。因此，靶向这些蛋白提供了选择性拮抗肥大细胞的途径，特别是肥大细胞蛋白酶作为促炎因子和组织损伤介质直接参与关节炎的发病[67,178,185]。蛋白酶抑制剂已经产生，但目前还没有在临床关节炎中应用[186]。

SCF/c-kit 拮抗剂

考虑到 SCF/c-kit 轴对肥大细胞的发育和存活至关重要，人们开始关注激酶抑制剂作为肥大细胞拮抗剂的潜力。虽然没有一种抑制剂是完全针对 c-kit 的，但酪氨酸激酶抑制剂伊马替尼和马司替尼以及下游蛋白激酶 C 抑制剂米多赛特宁对 c-kit 表现出相对的选择性，在一些系统性肥大细胞增多症的病例中具有临床应用价值[187]。这些治疗可能并发中性粒细胞减少症和血小板减少症，这反映了 c-kit 在其他造血细胞的重要性。伊马替尼对小鼠关节炎有效，呈剂量依赖影响体外肥大细胞的活化；同样，伊马替尼处理培养的人源滑膜可诱导肥大细胞凋亡并抑制细胞因子的产生[7,93,181]。然而，即使是在体外，这种制剂对多种滑膜细胞的作用掩盖了肥大细胞靶向作用[181]。伊马替尼在拮抗固化的 SCF 刺激的 c-Kit 方面效果较差，如在组织肥大细胞和相邻的成纤维细胞之间时[17]。此外，体外和体内的数据表明，c-kit 信号至少可以被炎症环境中的其他生存信号部分替代，如 IL-33[10,188]。综上所述，这些结果表明 c-kit 阻断不太可能成为肥大细胞特异性治疗方法，尽管对肥大细胞的影响肯定有助于的一些风湿病患者（包括使用激酶抑制剂治疗的 RA 患者）的临床改善[182,189-191]。

信号通路

肥大细胞与其他细胞共享细胞内信号通路，但个体信号通路的不均衡表达可能提供药物治疗的可能。此途径的例子包括 δ 型同种型磷酸肌醇 3 激酶（pathways include the delta isoform of phosphoinositide 3 kinase，PI3Kδ）和 Ras 鸟嘌呤核苷酸释放蛋白 4(Ras guanine nucleotide-releasing protein-4，Ras GRP4）。PI3Kδ 在肥大细胞参与胞内信号（包括 c-kit 的下游），缺乏该受体的小鼠表现出在某些组织中部分缺乏肥大细胞，同时 IgE 介导的信号明显减少并且过敏反应明显减轻[192-193]。缺乏 RasGRP4（主要在肥大细胞中表达的鸟嘌呤核交换因子）的小鼠，在结肠炎和关节炎模型中表现为介质生成减少和炎症减轻[194-195]。这些拮抗剂靶向治疗作用有望限制肥大细胞在人类疾病的致病作用，尽管这种靶向封闭的临床疗效和副作用很大程度上取决于复杂通路在人类肥大细胞的可用性和其他细胞中这些靶标的表达情况。

结论

肥大细胞是多功能的免疫细胞，以表型多样性和极其广泛的生理及病理功能为特征。除了介导过敏性疾病之外，肥大细胞在抵御病原体入侵时充当着重要的哨兵功能。在特定条件下，它们可能参与免疫反应及组织基质的重塑。在关节炎等多种炎性疾病中，肥大细胞可被自身抗体和其他潜在的信号异常活化，从而在组织炎症和损伤的发展过程中发挥关键作用，并可能为未来的抗炎治疗提供新的治疗靶点。

 本章的参考文献也可以在 ExpertConsult.com 上找到。

参考文献

1. Ehrlich P: *Beiträge zur Theorie und Praxis der Histologischen Färbung,* Leipzig, 1878, Leipzig University.
2. Kitamura Y, Go S, Hatanaka K: Decrease of mast cells in W/Wv mice and their increase by bone marrow transplantation. *Blood* 52:447–452, 1978.
3. Rodewald HR, Dessing M, Dvorak AM, et al: Identification of a committed precursor for the mast cell lineage. *Science* 271:818–822, 1996.
4. Kirshenbaum AS, Kessler SW, Goff JP, et al: Demonstration of the origin of human mast cells from CD34+ bone marrow progenitor cells. *J Immunol* 146:1410–1415, 1991.
5. Gurish MF, et al: Intestinal mast cell progenitors require CD49dbeta7 (alpha4beta7 integrin) for tissue-specific homing. *J Exp Med* 194: 1243–1252, 2001.
6. Bankova LG, Dwyer DF, Liu AY, et al: Maturation of mast cell progenitors to mucosal mast cells during allergic pulmonary inflammation in mice. *Mucosal Immunol* 8:596–606, 2015.
8. Wang HW, Tedla N, Lloyd AR, et al: Mast cell activation and migration to lymph nodes during induction of an immune response in mice. *J Clin Invest* 102:1617–1626, 1998.
10. Wang JX, et al: IL-33/ST2 axis promotes mast cell survival via BCLXL. *Proc Natl Acad Sci U S A* 111:10281–10286, 2014.
12. Kanakura Y, et al: Multiple bidirectional alterations of phenotype and changes in proliferative potential during the in vitro and in vivo passage of clonal mast cell populations derived from mouse peritoneal mast cells. *Blood* 72:877–885, 1988.
14. Gurish MF, et al: Tissue-regulated differentiation and maturation of a v-abl-immortalized mast cell-committed progenitor. *Immunity* 3: 175–186, 1995.
16. Flanagan JG, Chan DC, Leder P: Transmembrane form of the kit ligand growth factor is determined by alternative splicing and is missing in the Sld mutant. *Cell* 64:1025–1035, 1991.
17. Tabone-Eglinger S, et al: Niche anchorage and signaling through membrane-bound Kit-ligand/c-kit receptor are kinase independent and imatinib insensitive. *FASEB J* 28:4441–4456, 2014.
18. Levi-Schaffer F, et al: Fibroblasts maintain the phenotype and viability of the rat heparin-containing mast cell in vitro. *J Immunol* 135:3454–3462, 1985.
21. Ruitenberg EJ, Elgersma A: Absence of intestinal mast cell response in congenitally athymic mice during *Trichinella spiralis* infection. *Nature* 264:258–260, 1976.
22. Irani AM, et al: Deficiency of the tryptase-positive, chymase-negative mast cell type in gastrointestinal mucosa of patients with defective T lymphocyte function. *J Immunol* 138:4381–4386, 1987.
23. Gotis-Graham I, McNeil HP: Mast cell responses in rheumatoid synovium. Association of the MCTC subset with matrix turnover and clinical progression. *Arthritis Rheum* 40:479–489, 1997.
24. Jones TG, Finkelman FD, Austen KF, et al: T regulatory cells control antigen-induced recruitment of mast cell progenitors to the lungs of C57BL/6 mice. *J Immunol* 185:1804–1811, 2010.
25. Gri G, et al: CD4+CD25+ regulatory T cells suppress mast cell degranulation and allergic responses through OX40-OX40L interaction. *Immunity* 29:771–781, 2008.
28. Kaieda S, et al: Interleukin-33 primes mast cells for activation by IgG immune complexes. *PLoS ONE* 7:e47252, 2012.
30. Alcaide P, et al: Dendritic cell expression of the transcription factor T-bet regulates mast cell progenitor homing to mucosal tissue. *J Exp Med* 204:431–439, 2007.
34. Dvorak AM, Schleimer RP, Schulman ES, et al: Human mast cells use conservation and condensation mechanisms during recovery from degranulation. In vitro studies with mast cells purified from human lungs. *Lab Invest* 54:663–678, 1986.

36. Oettgen HC, et al: Active anaphylaxis in IgE-deficient mice. *Nature* 370:367–370, 1994.

38. Zhao W, et al: Fc gamma RIIa, not Fc gamma RIIb, is constitutively and functionally expressed on skin-derived human mast cells. *J Immunol* 177:694–701, 2006.

39. Nigrovic PA, et al: C5a receptor enables participation of mast cells in immune complex arthritis independently of Fcgamma receptor modulation. *Arthritis Rheum* 62:3322–3333, 2010.

41. Lee H, et al: Activation of human synovial mast cells from rheumatoid arthritis or osteoarthritis patients in response to aggregated IgG through Fcgamma receptor I and Fcgamma receptor II. *Arthritis Rheum* 65:109–119, 2013.

42. Zhang Y, Ramos BF, Jakschik BA: Neutrophil recruitment by tumor necrosis factor from mast cells in immune complex peritonitis. *Science* 258:1957–1959, 1992.

43. Sylvestre DL, Ravetch JV: A dominant role for mast cell Fc receptors in the Arthus reaction. *Immunity* 5:387–390, 1996.

44. Chen R, et al: Mast cells play a key role in neutrophil recruitment in experimental bullous pemphigoid. *J Clin Invest* 108:1151–1158, 2001.

45. Nigrovic PA, et al: Mast cells contribute to initiation of autoantibody-mediated arthritis via IL-1. *Proc Natl Acad Sci U S A* 104:2325–2330, 2007.

47. Lawrence ID, et al: Purification and characterization of human skin mast cells. Evidence for human mast cell heterogeneity. *J Immunol* 139:3062–3069, 1987.

50. Nakamura Y, et al: Staphylococcus delta-toxin induces allergic skin disease by activating mast cells. *Nature* 503:397–401, 2013.

52. Enoksson M, et al: Mast cells as sensors of cell injury through IL-33 recognition. *J Immunol* 186:2523–2528, 2011.

54. Reber LL, et al: Contribution of mast cell-derived interleukin-1beta to uric acid crystal-induced acute arthritis in mice. *Arthritis Rheumatol* 66:2881–2891, 2014.

60. Dvorak AM, Kissell S: Granule changes of human skin mast cells characteristic of piecemeal degranulation and associated with recovery during wound healing in situ. *J Leukoc Biol* 49:197–210, 1991.

62. Schwartz LB, Bradford TR: Regulation of tryptase from human lung mast cells by heparin. Stabilization of the active tetramer. *J Biol Chem* 261:7372–7379, 1986.

63. Schwartz LB, Metcalfe DD, Miller JS, et al: Tryptase levels as an indicator of mast-cell activation in systemic anaphylaxis and mastocytosis. *N Engl J Med* 316:1622–1626, 1987.

64. Schwartz LB, et al: The alpha form of human tryptase is the predominant type present in blood at baseline in normal subjects and is elevated in those with systemic mastocytosis. *J Clin Invest* 96:2702–2710, 1995.

65. Gruber BL, et al: Synovial procollagenase activation by human mast cell tryptase dependence upon matrix metalloproteinase 3 activation. *J Clin Invest* 84:1657–1662, 1989.

66. Prieto-Garcia A, et al: Mast cell restricted mouse and human tryptase•heparin complexes hinder thrombin-induced coagulation of plasma and the generation of fibrin by proteolytically destroying fibrinogen. *J Biol Chem* 287:7834–7844, 2012.

67. Shin K, et al: Mast cells contribute to autoimmune inflammatory arthritis via their tryptase/heparin complexes. *J Immunol* 182:647–656, 2009.

69. Schwartz LB, et al: Generation of C3a anaphylatoxin from human C3 by human mast cell tryptase. *J Immunol* 130:1891–1895, 1983.

70. Fukuoka Y, et al: Generation of anaphylatoxins by human beta-tryptase from C3, C4, and C5. *J Immunol* 180:6307–6316, 2008.

75. Roy A, et al: Mast cell chymase degrades the alarmins heat shock protein 70, biglycan, HMGB1, and interleukin-33 (IL-33) and limits danger-induced inflammation. *J Biol Chem* 289:237–250, 2014.

76. Fukuishi N, et al: Does beta-hexosaminidase function only as a degranulation indicator in mast cells? The primary role of beta-hexosaminidase in mast cell granules. *J Immunol* 193:1886–1894, 2014.

79. Humphries DE, et al: Heparin is essential for the storage of specific granule proteases in mast cells. *Nature* 400:769–772, 1999.

80. Forsberg E, et al: Abnormal mast cells in mice deficient in a heparin-synthesizing enzyme. *Nature* 400:773–776, 1999.

82. Forward NA, Furlong SJ, Yang Y, et al: Mast cells down-regulate CD4+CD25+ T regulatory cell suppressor function via histamine H1 receptor interaction. *J Immunol* 183:3014–3022, 2009.

83. Oschatz C, et al: Mast cells increase vascular permeability by heparin-initiated bradykinin formation in vivo. *Immunity* 34:258–

268, 2011.

84. Gordon JR, Galli SJ: Mast cells as a source of both preformed and immunologically inducible TNF-alpha/cachectin. *Nature* 346:274–276, 1990.

85. Malaviya R, Ikeda T, Ross E, et al: Mast cell modulation of neutrophil influx and bacterial clearance at sites of infection through TNF-alpha. *Nature* 381:77–80, 1996.

86. McLachlan JB, et al: Mast cell-derived tumor necrosis factor induces hypertrophy of draining lymph nodes during infection. *Nat Immunol* 4:1199–1205, 2003.

87. McLachlan JB, et al: Mast cell activators: a new class of highly effective vaccine adjuvants. *Nat Med* 14:536–541, 2008.

88. Kunder CA, et al: Mast cell-derived particles deliver peripheral signals to remote lymph nodes. *J Exp Med* 206:2455–2467, 2009.

89. De Filippo K, et al: Mast cell and macrophage chemokines CXCL1/CXCL2 control the early stage of neutrophil recruitment during tissue inflammation. *Blood* 121:4930–4937, 2013.

90. de Paulis A, et al: Human synovial mast cells. I. Ultrastructural in situ and in vitro immunologic characterization. *Arthritis Rheum* 39:1222–1233, 1996.

92. Lin AM, et al: Mast cells and neutrophils release IL-17 through extracellular trap formation in psoriasis. *J Immunol* 187:490–500, 2011.

93. Noordenbos T, et al: Interleukin-17-positive mast cells contribute to synovial inflammation in spondylarthritis. *Arthritis Rheum* 64:99–109, 2012.

96. Rodewald HR, Feyerabend TB: Widespread immunological functions of mast cells: fact or fiction? *Immunity* 37:13–24, 2012.

97. Reber LL, Marichal T, Galli SJ: New models for analyzing mast cell functions in vivo. *Trends Immunol* 33:613–625, 2012.

98. Martin TR, Galli SJ, Katona IM, et al: Role of mast cells in anaphylaxis. Evidence for the importance of mast cells in the cardiopulmonary alterations and death induced by anti-IgE in mice. *J Clin Invest* 83:1375–1383, 1989.

99. Jonsson F, et al: Mouse and human neutrophils induce anaphylaxis. *J Clin Invest* 121:1484–1496, 2011.

101. Wong GW, et al: Ancient origin of mast cells. *Biochem Biophys Res Commun* 451:314–318, 2014.

104. Echtenacher B, Mannel DN, Hultner L: Critical protective role of mast cells in a model of acute septic peritonitis. *Nature* 381:75–77, 1996.

105. Malaviya R, Abraham SN: Role of mast cell leukotrienes in neutrophil recruitment and bacterial clearance in infectious peritonitis. *J Leukoc Biol* 67:841–846, 2000.

106. Piliponsky AM, et al: Mast cell-derived TNF can exacerbate mortality during severe bacterial infections in C57BL/6-KitW-sh/W-sh mice. *Am J Pathol* 176:926–938, 2010.

111. Stelekati E, et al: Mast cell-mediated antigen presentation regulates CD8+ T cell effector functions. *Immunity* 31:665–676, 2009.

113. Ott VL, Cambier JC, Kappler J, et al: Mast cell-dependent migration of effector CD8+ T cells through production of leukotriene B4. *Nat Immunol* 4:974–981, 2003.

116. Bryce PJ, et al: Immune sensitization in the skin is enhanced by antigen-independent effects of IgE. *Immunity* 20:1–20, 2004.

119. Gauchat JF, et al: Induction of human IgE synthesis in B cells by mast cells and basophils. *Nature* 365:340–343, 1993.

120. Merluzzi S, et al: Mast cells enhance proliferation of B lymphocytes and drive their differentiation toward IgA-secreting plasma cells. *Blood* 115:2810–2817, 2010.

122. Yano H, Wershil BK, Arizono N, et al: Substance P-induced augmentation of cutaneous vascular permeability and granulocyte infiltration in mice is mast cell dependent. *J Clin Invest* 84:1276–1286, 1989.

123. Matsuda H, Kawakita K, Kiso Y, et al: Substance P induces granulocyte infiltration through degranulation of mast cells. *J Immunol* 142:927–931, 1989.

124. Secor VH, Secor WE, Gutekunst CA, et al: Mast cells are essential for early onset and severe disease in a murine model of multiple sclerosis. *J Exp Med* 191:813–822, 2000.

128. Hugle T, Hogan V, White KE: Mast cells are a source of transforming growth factor beta in systemic sclerosis. *Arthritis Rheum* 63:795–799, 2011.

129. Hugle T, White K, van Laar JM: Cell-to-cell contact of activated mast cells with fibroblasts and lymphocytes in systemic sclerosis. *Ann Rheum Dis* 71:1582, 2012.

130. Shrestha S, et al: Lesional and nonlesional skin from patients with

untreated juvenile dermatomyositis displays increased numbers of mast cells and mature plasmacytoid dendritic cells. *Arthritis Rheum* 62:2813–2822, 2010.

131. Yokota M, et al: Roles of mast cells in the pathogenesis of inflammatory myopathy. *Arthritis Res Ther* 16:R72, 2014.

132. Mallen-St Clair J, Pham CT, Villalta SA, et al: Mast cell dipeptidyl peptidase I mediates survival from sepsis. *J Clin Invest* 113:628–634, 2004.

134. Maurer M, et al: Mast cells promote homeostasis by limiting endothelin-1-induced toxicity. *Nature* 432:512–516, 2004.

136. de Vries VC, et al: Mast cells condition dendritic cells to mediate allograft tolerance. *Immunity* 35:550–561, 2011.

137. Lu LF, et al: Mast cells are essential intermediaries in regulatory T-cell tolerance. *Nature* 442:997–1002, 2006.

138. Grimbaldeston MA, Nakae S, Kalesnikoff J, et al: Mast cell-derived interleukin 10 limits skin pathology in contact dermatitis and chronic irradiation with ultraviolet B. *Nat Immunol* 8:1095–1104, 2007.

139. Hershko AY, et al: Mast cell interleukin-2 production contributes to suppression of chronic allergic dermatitis. *Immunity* 35:562–571, 2011.

140. Mion F, et al: Mast cells control the expansion and differentiation of IL-10-competent B cells. *J Immunol* 193:4568–4579, 2014.

141. Saleem SJ, et al: Cutting edge: mast cells critically augment myeloid-derived suppressor cell activity. *J Immunol* 189:511–515, 2012.

154. Castor W: The microscopic structure of normal human synovial tissue. *Arthritis Rheum* 3:140–151, 1960.

155. Shin K, et al: Lymphocyte-independent connective tissue mast cells populate murine synovium. *Arthritis Rheum* 54:2863–2871, 2006.

156. Crisp AJ, Chapman CM, Kirkham SE, et al: Articular mastocytosis in rheumatoid arthritis. *Arthritis Rheum* 27:845–851, 1984.

157. Frewin DB, Cleland LG, Jonsson JR, et al: Histamine levels in human synovial fluid. *J Rheumatol* 13:13–14, 1986.

158. Buckley MG, et al: Mast cell activation in arthritis: detection of alpha- and beta-tryptase, histamine and eosinophil cationic protein in synovial fluid. *Clin Sci (Lond)* 93:363–370, 1997.

159. Bromley M, Fisher WD, Woolley DE: Mast cells at sites of cartilage erosion in the rheumatoid joint. *Ann Rheum Dis* 43:76–79, 1984.

160. Malone DG, Irani AM, Schwartz LB, et al: Mast cell numbers and histamine levels in synovial fluids from patients with diverse arthritides. *Arthritis Rheum* 29:956–963, 1986.

161. Ceponis A, et al: Expression of stem cell factor (SCF) and SCF receptor (c-kit) in synovial membrane in arthritis: correlation with synovial mast cell hyperplasia and inflammation. *J Rheumatol* 25:2304–2314, 1998.

162. Kiener HP, et al: Tumor necrosis factor alpha promotes the expression of stem cell factor in synovial fibroblasts and their capacity to induce mast cell chemotaxis. *Arthritis Rheum* 43:164–174, 2000.

163. Malone DG, Wilder RL, Saavedra-Delgado AM, et al: Mast cell numbers in rheumatoid synovial tissues. Correlations with quantitative measures of lymphocytic infiltration and modulation by antiinflammatory therapy. *Arthritis Rheum* 30:130–137, 1987.

164. Gotis-Graham I, Smith MD, Parker A, et al: Synovial mast cell responses during clinical improvement in early rheumatoid arthritis. *Ann Rheum Dis* 57:664–671, 1998.

165. Firestein GS, et al: Cytokines in chronic inflammatory arthritis. I. Failure to detect T cell lymphokines (interleukin 2 and interleukin 3) and presence of macrophage colony-stimulating factor (CSF-1) and a novel mast cell growth factor in rheumatoid synovitis. *J Exp Med* 168:1573–1586, 1988.

166. Nigrovic PA, Lee DM: Synovial mast cells: role in acute and chronic arthritis. *Immunol Rev* 217:19–37, 2007.

167. Buckley MG, Gallagher PJ, Walls AF: Mast cell subpopulations in the synovial tissue of patients with osteoarthritis: selective increase in numbers of tryptase-positive, chymase-negative mast cells. *J Pathol* 186:67–74, 1998.

168. Kiener HP, et al: Expression of the C5a receptor (CD88) on synovial mast cells in patients with rheumatoid arthritis. *Arthritis Rheum* 41:233–245, 1998.

169. Suurmond J, et al: Toll-like receptor triggering augments activation of human mast cells by anti-citrullinated protein antibodies. *Ann Rheum Dis* 74:1915–1923, 2015.

171. Lee DM, et al: Mast cells: a cellular link between autoantibodies and inflammatory arthritis. *Science* 297:1689–1692, 2002.

172. Corr M, Crain B: The role of FcgammaR signaling in the K/B x N serum transfer model of arthritis. *J Immunol* 169:6604–6609, 2002.

173. Guma M, et al: JNK1 controls mast cell degranulation and IL-1β production in inflammatory arthritis. *Proc Natl Acad Sci U S A* 107:22122–22127, 2010.

174. Wipke BT, Wang Z, Nagengast W, et al: Staging the initiation of autoantibody-induced arthritis: a critical role for immune complexes. *J Immunol* 172:7694–7702, 2004.

175. Binstadt BA, et al: Particularities of the vasculature can promote the organ specificity of autoimmune attack. *Nat Immunol* 7:284–292, 2006.

176. Zhou JS, Xing W, Friend DS, et al: Mast cell deficiency in Kit(W-sh) mice does not impair antibody-mediated arthritis. *J Exp Med* 204:2797–2802, 2007.

177. Feyerabend TB, et al: Cre-mediated cell ablation contests mast cell contribution in models of antibody- and T cell-mediated autoimmunity. *Immunity* 35:832–844, 2011.

178. McNeil HP, et al: The mouse mast cell-restricted tetramer-forming tryptases mouse mast cell protease 6 and mouse mast cell protease 7 are critical mediators in inflammatory arthritis. *Arthritis Rheum* 58:2338–2346, 2008.

179. Hueber AJ, et al: Mast cells express IL-17A in rheumatoid arthritis synovium. *J Immunol* 184:3336–3340, 2010.

180. Nigrovic PA, Lee DM: Immune complexes and innate immunity in rheumatoid arthritis. In Firestein GS, Panayi GS, Wollheim FA, editors: *Rheumatoid arthritis: new frontiers in pathogenesis and treatment*, Oxford, 2006, Oxford University Press, pp 135–156.

181. Paniagua RT, et al: Selective tyrosine kinase inhibition by imatinib mesylate for the treatment of autoimmune arthritis. *J Clin Invest* 116:2633–2642, 2006.

182. Tebib J, et al: Masitinib in the treatment of active rheumatoid arthritis: results of a multicentre, open-label, dose-ranging, phase 2a study. *Arthritis Res Ther* 11:R95, 2009.

184. Sawamukai N, et al: Mast cell-derived tryptase inhibits apoptosis of human rheumatoid synovial fibroblasts via rho-mediated signaling. *Arthritis Rheum* 62:952–959, 2010.

185. Magarinos NJ, et al: Mast cell-restricted, tetramer-forming tryptases induce aggrecanolysis in articular cartilage by activating matrix metalloproteinase-3 and -13 zymogens. *J Immunol* 191:1404–1412, 2013.

186. Harvima IT, et al: Molecular targets on mast cells and basophils for novel therapies. *J Allergy Clin Immunol* 134:530–544, 2014.

188. Waskow C, Bartels S, Schlenner SM, et al: Kit is essential for PMA-inflammation-induced mast-cell accumulation in the skin. *Blood* 109:5363–5370, 2007.

190. Eklund KK, Remitz A, Kautiainen H, et al: Three months treatment of active spondyloarthritis with imatinib mesylate: an open-label pilot study with six patients. *Rheumatology (Oxford)* 45:1573–1575, 2006.

191. Fraticelli P, et al: Low-dose oral imatinib in the treatment of systemic sclerosis interstitial lung disease unresponsive to cyclophosphamide: a phase II pilot study. *Arthritis Res Ther* 16:R144, 2014.

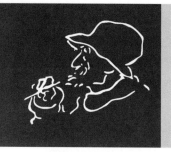

第16章

血小板

原著　Eric Boilard · Peter A. Nigrovic
张晓辉 译　张晓辉 校

关键点

血小板是血液循环中的微小亚细胞碎片，在止血过程中起重要作用。

炎症过程中，血小板表达活化受体和大量介质。

血小板功能抑制通常包括 G 蛋白偶联受体可溶性激动剂的阻断（如血栓素、凝血酶和二磷酸腺苷）；而炎症部位的血小板免疫受体酪氨酸活化基序信号也与此有关。

研究表明血小板参与了某些风湿性疾病的发生，包括类风湿关节炎及系统性红斑狼疮。

特异性阻断血小板促炎功能可能是治疗风湿性疾病及其相关心血管风险的一种新方法。

血小板在血管系统中"巡逻"，发挥促进止血的作用。在血液中，血小板是数量仅次于红细胞的第二大细胞系，超过白细胞数个数量级。当血管系统受损时，血小板迅速反应以防止失血。然而，除了促进血栓形成，血小板还参与血液和淋巴系统分离、维持炎症中血管系统的完整性，以及免疫反应方面发挥了重要作用。大量证据表明，血小板及其生物活性介质是风湿性疾病发病的重要因素。

血小板结构

血小板是血液循环中的微小亚细胞碎片。在人体中，正常血小板计数范围为 $150 \times 10^6/ml \sim 450 \times 10^6/ml$，是数量仅次于红细胞的第二大细胞系。结构上，静息状态下的血小板类似于直径 $2 \sim 5 \mu m$、厚度 $0.5 \mu m$ 的不规则圆盘，体积为 $6 \sim 10$ 毫微微升。相

比之下，淋巴细胞和中性粒细胞的体积分别为 218 和 330 毫微微升[1-2]。由于血小板体积小且呈盘状，血流不断将其推向血管边缘，使之处于以供识别内皮损伤的最佳位置。因此，由于特有结构和在血液中的丰富性，血小板能发挥其止血功能：维持血管完整性[3]。

细胞骨架是维持血小板盘形所必需的结构[4]。收缩蛋白组成的细胞骨架与质膜的胞质侧相互联系，沿细胞圆周形成微管线圈，同时，$2\,000 \sim 5\,000$ 个肌动蛋白线性聚合物（血小板表达最丰富的蛋白质）填充细胞质[5-7]。这些细胞骨架成分在高流体剪切力的作用下维持血小板的结构，并激活构象发生变化，形成手指状的丝状伪足[8]。在这种情况下，血小板结构发生了显著重塑，从盘状变为多刺的球体。

静息状态下的血小板质膜由磷脂组成，在电子显微镜下，它表面光滑，呈细小波纹状，如同大脑表层[9-10]。表面膜含有通道和弯曲的内陷，被称为开放管道系统（open canicular system, OCS）[11]。OCS 增加了血小板直接与细胞外环境接触的表面积。血浆成分（如血清素和纤维蛋白原）通过该系统进入血小板，同时 OCS 也成为释放储存在血小板中介质的管道[12-13]。构成 OCS 的管道也是血小板重要形态变化所必需的膜源，如血小板被激活时迅速形成的丝状伪足和延伸，使其暴露表面积增加 420%[14]。人们观察到黏附的血小板将长（$250 \mu m$）卷须伸入血管腔，进一步增加其接触表面，促进与循环白细胞相互作用[15]。

血小板胞质内有许多小细胞器，包括三种主要类型的分泌颗粒：α- 颗粒、致密体（δ 颗粒）和溶酶体（表 16-1）。α- 颗粒是血小板中最丰富的细胞器（每血小板中 $40 \sim 80$ 个）[16-17]。它们呈圆形或椭圆形，直径为 200 ~ 500 nm，在其腔内或膜上含有蛋白

表 **16-1** 参与炎症反应的血小板组分

	血小板组分	作用
表面分子	P- 选择素（CD62P）, PECAM（CD31）, GPIbα	白细胞黏附对象
	PAF, ROS, CD154（CD40 配体）	中性粒细胞活化 内皮细胞激动剂
可溶因子	血清素，组胺 β- 血小板球蛋白，PF4	血管渗透性调节 化学趋化
	酸性水解酶，ROS, PDGF, TGF-ß	组织损伤，细胞有丝分裂原，趋化因子
血小板促凝行为的最终产物	凝血酶、纤维蛋白	促进白细胞积聚

GPI，糖基磷脂酰肌醇；PAF，血小板活化因子；PDGF，血小板衍生生长因子；PECAM，血小板 - 内皮细胞黏附分子；PF4，血小板因子 -4；ROS，活性氧；TGF，转化生长因子

质，如 von willebrand 因子（vWF）、P- 选择素、凝血因子 V、血小板反应蛋白、纤维蛋白原、血小板因子 -4（platelet factor-4，也称为 CXCL4），以及多种生长因子，如血小板衍生生长因子（platelet-derived growth factor，PDGF）和肿瘤生长因子 β（tumor growth factor-β，TCF-β）等[18]。致密体小于 α 颗粒，数量较少（每血小板中 4 ～ 8 个），富含钙、镁、二磷酸腺苷（adenosine diphosphate，ADP）、三磷腺苷（adenosine triphosphate，ATP）、血清素和组胺[19,20]。钙和血清素是导致电子显微镜下致密体不透明的原因。血小板通常含有一个溶酶体（有时无，最多不超过三个）。这些溶酶体可作为体内消化室，但此功能在止血中的重要性尚不清楚。蛋白水解也可以在血小板蛋白酶体中发生[21]。蛋白水解酶对血小板发挥功能十分必要，因为蛋白酶体抑制剂硼替佐米（用于多发性骨髓瘤患者）的药物阻断能抑制血小板血栓活性和血小板生成[22-23]。血小板表达高尔基复合体的残余碎片以及功能性线粒体（每血小板中 4 ～ 7 个），该线粒体与能量的产生和血小板活化有关[21,24]。

血小板生成

　　绝大多数血小板不会参与任何止血过程，并在衰老时通过肝和脾的网状内皮系统被清除。由于血小板在循环中的寿命相对较短（10 天），人体每天必须产生大约 1 000 亿个血小板。血小板本身不是细胞；它们是由巨核细胞产生的碎片，因此不具备细胞核[25-26]。血小板生成素是一种在肝和肾中产生的激素，可促进巨核细胞成熟、数量增加和体积增大，以及阻止巨核细胞凋亡。在血小板生成素控制下，巨核细胞由骨髓中的主干细胞（master stem cell）产生[27-28]。血小板生成素是一种可溶的 80 ～ 90 kDa 蛋白，通过与巨核细胞和血小板表达的受体 c-MPL 结合而起作用。血小板生成素与血小板的结合诱导其分解代谢。因此，血小板生成素可较多地用于血小板计数较低的人，从而增强巨核细胞活性。此外，老化的血小板直接诱导肝细胞中的血小板生成素表达，从而通过去唾液酸血小板表面聚糖和肝唾液酸糖蛋白受体之间的相互作用被清除[29]。

　　白细胞介素（IL）-1、IL-3、IL-6、IL-11、干细胞因子（也称为 Kit 配体）和粒细胞 - 巨噬细胞集落刺激因子等细胞因子可促进巨核细胞的产生[30-32]。通过测量血小板平均体积（mean platelet volume，MPV）可评估血小板增多的情况，MPV 通常是完整血细胞计数（complete blood cell count，CBC）的一部分。当巨核细胞产生的血小板增加时，血小板的平均大小就会增加，这通常反映了免疫性血小板减少性紫癜（immune thrombocytopenic purpura，ITP）、骨髓增生性疾病和 Bernard-Soulier 综合征中对于血小板破坏加速的代偿[33]。

　　成熟的巨核细胞体积巨大（直径 50 ～ 100 μm），能够核内有丝分裂，这意味着它在不进行细胞分裂的情况下重复着 DNA 复制，从而形成多倍体，通常高达 16N（128N 也可见）[34]。这种 DNA 扩增导致基因扩增，蛋白质产生增多，每个巨核细胞从而必然产生多达 5000 个血小板。在血小板形成过程中，巨核细胞发出长（毫米长）的延伸胞质，并从血管窦内部的骨髓中伸出。这个延伸过程被称为前血小板加工，通过微管的作用而拉长，微管即作为从母巨核细胞向远端输送细胞膜、细胞器和颗粒至新血小板的通道。肌动蛋白丝参与前血小板的分支过程。母巨核细胞和新生血小板之间的胞质连续性也使血小板能够携带功能性 microRNA、信使 RNA，以及将后者有效转化为蛋白质所需的分子机器[35-36]。

　　随后，来自前血小板加工过程的碎片以球状或杠

铃形前血小板的形式释放到血液中（图 16-1）。这些相互转换的形式产生血小板裂变。此外，独立血小板可以分裂[37]。这些观察表明血小板在循环中继续成熟。有趣的是，巨核细胞可以迁移到血液中，且有证据表明一定部分的血小板是由居住在肺部的巨核细胞产生的[25,38]。

血小板和止血

防止失血的过程总称止血。早在 1882 年，意大利科学家 Bizzozero 进行的活体内显微镜分析表明血小板可以识别受损的血管并形成栓子[1]。此后，人们描述了促进止血的分子成分。完整的内皮细胞产生诸如前列环素（PGI_2）、一氧化氮和血栓调节蛋白等分子，这些分子与细胞相关内皮腺磷酸酶（ADP 酶；CD39）结合[39]，抑制血小板活化。内皮损伤引起血管收缩，从而减少血流并使内皮下基质暴露。在此阶段，涉及的主要血小板糖蛋白（GP）受体是 GP-IB-IX-V 复合物（25 000 份 / 血小板）和整合素 $\alpha IIb\beta 3$（GPIIb-IIa 复合物；80 000 份 / 血小板）家族中的成员[40-41]。

在高剪切力的刺激下，GPIb-IX-V 复合物结合于 vWF，vWF 本身附着于富含胶原纤维的伤口，从而介导瞬时黏附（也称栓？ tethering）[42]。糖蛋白 VI（Glycoprotein VI，GP VI）与 Fc 受体 γ 链同源二聚体形成复合物[43-44]，GP VI 和 α2β1 通过与胶原直接结合而稳定该连接。尽管 GPIIb-IIIa 是多种配体（纤维连接蛋白、纤维蛋白原、vWF、血小板反应素及玻璃粘连蛋白）的受体，但只有它的活化形式能与纤维蛋白原结合。通过 GPIb-IX 和 GPVI 激活血小板，促进了"内向外"信号传导（inside-out signaling），形成 GPIIb-IIIa 活化，并使后者与纤维蛋白原结合，从而将血小板桥接在一起，并将更多的血小板聚集到黏附的血小板上[40-42,45-46]。GPIb-IX-V 复合物和 GPIIb-IIIa 复合物组分缺乏分别导致先天性出血性疾病 Bernard-Soulier 病和 Glanzmann 血小板无力症[47-48]。金属蛋白酶 ADAMTS-13 介导 vWF 的降解，ADAMTS-13 在血浆中表达，是一种天然抗血栓因子。ADAMTS-13 基因突变和抗 ADAMTS-13 自身抗体可分别导致家族性和获得性血小板减少性紫癜。

血小板活化参与细胞内信号传导。肌动蛋白细胞骨架将颗粒推向血小板膜。可溶性 N- 乙基马来酰亚胺敏感因子附着蛋白（soluble N-ethylmaleimide-sensitive factor attachment protein，SNAP）受体（SNAP

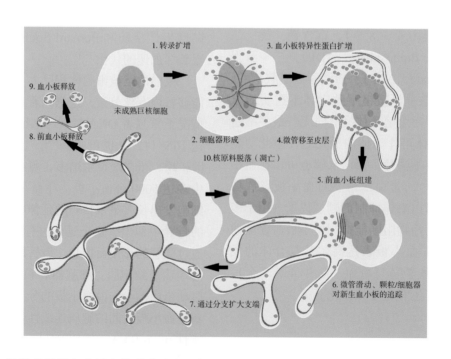

图 16-1　根据前血小板模型所得血小板生物形成过程。(From Italiano JE Jr, Hartwig J: Megakaryocyte development and platelet formation. In Michelson AD, editor: Platelets , ed 3, Amsterdam, 2013, Elsevier, pp 27-50.)

receptor，SNARE）复合物介导颗粒与质膜的融合，进一步通过 OCS 途径释放颗粒内容物[49]。释放的 ADP 通过 P2Y12 受体进一步激活血小板。由于磷脂是脂肪酸，如花生四烯酸（arachidonic acid，AA），的一种贮存形式，因此磷脂酶 A2 剪切磷脂产生溶血磷脂，进一步可代谢为血小板活化因子（platelet activating factor，PAF）和 AA。AA 作为血小板中的环氧化酶 1（cyclo-oxygenase 1，COX-1）的底物，进一步产生血栓素 A_2[50]。血栓素 A_2 通过血栓素 A_2 受体，在诱导血小板聚集和血管收缩方面具有很强作用。由此，血小板栓子生长，凝血级联反应开始，发生进一步导致凝血酶生成和纤维蛋白凝块形成。根据这些激活途径的重要性，在有心肌梗死和血栓性卒中风险的人中经常应用 $P2Y1_2$ 受体拮抗剂（如氯吡格雷）抑制 ADP 活性，并且使用 COX-1 抑制剂（如阿司匹林）抑制血栓素 A_2 的合成。

血小板受到剪切应力并活化后，还释放一种称为微颗粒（microparticles）的胞外小囊泡。血小板微颗粒最初被研究者称为"血小板尘埃"[51]，是由细胞质的空泡化和分裂产生的。血小板微颗粒的直径为 100 ~ 1000 nm，与胞外体不同，后者通过胞吐作用产生的起源于多胞体和 α- 颗粒且较小（直径 50 ~ 100 nm）[52]。巨核细胞也可以直接产生血小板微颗粒，并且不依赖于血小板合成[53]。由 GPⅡb（CD41）的表达可以证实，血小板和巨核细胞是循环血液中主要的血小板微颗粒来源[54]。在微粒释放过程中，通常会发生膜不对称性的丢失，导致血小板微粒体表面暴露磷脂酰丝氨酸（phosphatidylserine，PS）[55]。暴露的 PS 可促进血液凝固[56]。血小板微粒参与一些炎症病理的发病机制，包括风湿性疾病（稍后讨论）。

在保护受损血管的作用以外，血小板似乎在维持内皮完整性方面，也发挥了作用，目前尚未研究清楚。研究发现严重血小板减少症的患者出现内皮异常，如变薄、穿孔和血管通透性增强[57-58]。相应地，实验性严重血小板减少症动物在皮肤、肺或大脑的炎症部位出现出血[57-60]。

血小板激活的信号通路

ADP、血栓素 A_2 和凝血酶中，后者通过与蛋白酶活化受体（protease-activating receptors，PARs）结合，通过 G 蛋白偶联受体（G protein-coupled receptors，GPCRs）与其余两者共享信号[60-61]。然而，GPCR 信号对于血小板在炎症中的止血作用并非必要，这表明在血小板中存在其他重要的激活信号通路。

免疫受体酪氨酸激活基序（immunoreceptor tyrosine-based activation motif，ITAM）信号可以发挥血小板激活的作用。血小板表达三种属于 ITAM 受体家族的受体：Fc 受体 γⅡA（一种低亲和力的 IgG 免疫复合物受体）[62]、Fc 受体 γ 链（与 GPⅥ非共价结合，对 GPⅥ功能[43-44]来说是必需的），和 C 型凝集素 2（C-type lectin 2，CLEC2），CLEC2 是肾小球足突细胞膜黏蛋白（podoplanin）的受体[63]。

Fc 受体 γⅡA（Fc receptor γⅡA，FcγRⅡA）在人血小板上表达（但在小鼠中不表达）[62,64]，在免疫介导的血小板减少症、细菌败血症相关的血小板减少症、弥散性血管内凝血以及抗磷脂综合征的多种血栓表现中，FcγRⅡA 的激活是重要的发病机制[60]。重要的是，FcγRⅡA 还通过促进整合素外向内的信号传导而增加血小板聚集和血栓形成[60-61]。

为了确定血小板在炎症过程中是如何预防出血的（之前讨论过），在转基因小鼠的血小板表面表达嵌合人类 IL-4 受体 α/GPⅠbα（chimeric human IL-4 receptor α/GPⅠbα，hIL-4Rα/GPⅠbα）蛋白取代 GPⅠbα 以诱导血小板减少。通过输注抗 hIL-4Rα 的抗体，产生了严重的血小板减少症，并在诱发 Arthus 反应后观察到皮肤出血。由于野生型（WT）血小板对抗 IL4Rα 抗体清除血小板不敏感 [它们不表达嵌合 α/GPⅠbα（hIL-4Rα/GPⅠbα）蛋白]，因此将 WT 血小板输注到血小板减少症小鼠体内可以挽救炎症部位的出血[59]。重要的是，输注缺乏 GPⅥ 和 CLEC2 表达的血小板，在 Arthus 反应中不能阻止皮肤出血，表明 GPⅥ 和 CLEC2 信号在血小板维持内皮完整性中具有关键作用。

血小板 ITAMs 的另一个止血作用是分离血管和淋巴管[65]。缺乏 CLEC2 的小鼠胚胎中的淋巴管内充满血液，并在出生后不久死亡，这与在缺乏脾酪氨酸激酶（spleen tyrosine kinase，Syk）和 SLP-76（CLEC2 信号下游的两种激酶）的小鼠中观察到的致死情况相似[66-69]。致死剂量照射的成熟小鼠在缺乏 CLEC2、Syk 或 SLP-76 表达的骨髓移植后，也会出现淋巴管血液充盈，并死于淋巴系统紊乱，这表明 CLEC2 及其信号参与成人的血液和淋巴分离[60,70]。

治疗慢性炎性疾病，如类风湿关节炎（rheumatoid arthritis，RA）的药物中，靶向 Syk 的药物是否可能会影响血管与淋巴管分离目前尚不清楚。

总之，这些研究结果表明"经典的"抗血小板药物，如 ADP 拮抗剂、阿司匹林和凝血酶拮抗剂，并非能够抑制所有的血小板功能（图 16-2）。

血小板作为炎症细胞

有核的血小板，称为血细胞，在低等脊椎动物（两栖动物、鸟类、鱼类和爬行动物）中既参与止血，也参与免疫防御[71]。目前普遍认为，这些更原始的多功能细胞逐渐进化为特殊功能化的哺乳动物血小板。尽管如此，血小板仍保留着产生多种炎症介质的能力，越来越多的证据表明血小板在固有免疫和适应性免疫中起着积极的作用。

炎症发生在固有免疫和适应性免疫反应以及组织修复过程中，有时对人类疾病起着关键作用。白细胞在组织中的聚集是炎症反应的重要环节。当血管受损时，血小板不仅能迅速阻挡血管渗漏，而且还能招募白细胞，以抵抗受伤部位可能发生的感染。由于血液中血小板及其黏附受体数量多，血小板对于免疫细胞渗出血管壁有重要作用。血小板 P- 选择素通过与白细胞上的白细胞 P- 选择素糖蛋白配体 -1（P-selectin glycoprotein ligand-1，PSGL-1）结合，使白细胞黏附在活化的血小板上滚动。牢固的白细胞黏附是通过白细胞整合素 αMβ2（CD11b/CD18，Mac-1）和血小板 GPⅠb 之间的相互作用实现的[72-73]。

CD40L（CD154）是肿瘤坏死因子（tumor necrosis factor，TNF）受体家族的跨膜蛋白，在 T 细胞和血小板中均有表达。其相应的配体 CD40 由巨噬细胞、树突状细胞、B 细胞、血小板本身以及内皮细胞等多系细胞表达。血小板源性 CD40L 可促进 B 细胞分化和免疫球蛋白类别转换，诱导血管细胞黏附分子 -1（intercellular adhesion molecule-1，ICAM-1）、血管细胞黏附分子 -1（vascular cell adhesion molecule-1，VCAM-1）的表达，以及内皮细胞释放趋化因子（CC motif）配体 2（CCL2），从而促进白细胞黏附和渗[71]。血小板是人体内最大的可溶性 CD40L 储存库，血浆 CD40L 水平与血小板活化有关。

血小板也表达 Toll 样受体（Toll-like receptors，TLRs），TLRs 是模式识别受体家族的成员，识别

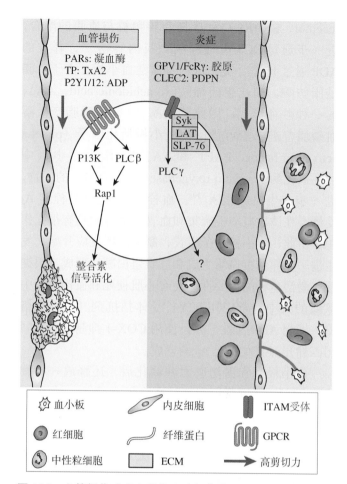

图 16-2 血管损伤后炎症部位血小板依赖性止血。示意图展示了血小板依赖性止血过程中重要的分子机制。在血管损伤部位，血小板活化和黏附强烈依赖于可溶性配体以及相应的血小板表面的 G 蛋白偶联受体（G protein–coupled receptors，GPCRs）。GPCRs 的活化导致磷脂酶 Cβ2（phospholipase Cβ2，PLCβ2）和磷脂酰肌醇 3- 激酶（phosphatidylinositol 3-kinase，PI3K）的快速激活，对于激活小鸟苷酸三磷酸酶 Rap1、调节血小板整合素的亲和力以及形成血小板聚集至关重要。在血管损伤部位的血小板活化过程中，免疫受体酪氨酸激活基序（immunoreceptor tyrosine-based activation motif，ITAM）偶联受体的作用比 GPCRs 弱。相反，炎症部位的止血主要依赖于血小板 ITAM 信号传导，与主要血小板黏附受体无关。在炎症条件下，血小板还能促进中性粒细胞渗出血管壁并且产生中性粒细胞外杀菌网络。这些发现提示了以下模型，即血小板在血管外的低流量 / 无流量条件下被激活，并且释放保护血管完整性的可溶性因子。目前尚不清楚炎症中 PLCγ2 下游信号通路和血小板所产生的维持血管完整性的介质。CLEC2，C 型凝集素 2；ECM，细胞外基质；FcRγ，Fc 受体 γ 链；GPVI，糖蛋白 Ⅵ；LAT，T 细胞活化连接因子；PAR，蛋白酶活化受体；PDPN，肾小球足突细胞膜黏蛋白；SLP-76，76 kDa 的含 SH2 白细胞蛋白；TP，TxA2 受体；以及 TxA2，血栓素 A2。（修改自 Boulaftali Y，Hess PR，Kahn ML，Bergmeier W：Platelet immunoreceptor tyrosine-based activation motif [ITAM] signaling and vascular integrity. Circ Res 114：1174–1184，2014. 经美国心脏协会许可转载。）

病原体中常见的保守分子基序。血小板表达 TLRs 1 ~ 9，体内血小板 TLR 激活引起血小板减少，并参与 TNF 的产生[74-77]。当血小板 TLR4 被细菌脂多糖（lipopolysaccharide，LPS）激活时，它促进血小板与中性粒细胞的相互作用，协助触发中性粒细胞脱颗粒并且释放中性粒细胞胞外诱捕网（neutrophil extra-cellular traps，NETs），进一步加强血液中的血小板 - 中性粒细胞聚集[78]。在 RA、系统性红斑狼疮（systemic lupus erythematosus，SLE）和痛风中已经观察到 NET 形成。血小板诱导产生的 NETs 有益或有害尚不清楚，但最近的痛风研究表明 NETs 可能形成能够捕获细胞因子的聚集物，从而限制炎症[79-82]。

除了血小板表面受体，血小板源性的可溶性分子也可以通过生长因子、细胞因子、趋化因子和脂类信号分子等调节因子的作用来促进炎症反应（表 16-1）。活化的血小板释放 PDGF 和 TGF-β，这两种因子介导了慢性炎症中的纤维增生反应。PDGF 可以趋化平滑肌细胞、成纤维细胞和巨噬细胞，在损伤修复过程中发挥核心作用[83]。血小板是人体内主要的 TGF-β 储存库之一（每千克血小板含有数毫克 TGF-β），可以调节其在血液中的浓度[71]。TGF-β 也是白细胞的趋化因子，主要功能是抑制炎症反应，其依据包括：在大鼠实验中 TGF-β 全身给药缓解了炎症性关节炎的进展[84]，而且 TGF-β 在 CD4+ CD25+ Foxp3+ 调节性 T 细胞（regulatory T cells，Treg）的发育过程中也是必需的[71]。然而其过表达可能有促进纤维化的作用[85]，TGF-β 表达的精确调控也十分重要。

人们发现血小板分泌的一些其他因子与交织的血栓前状态和炎症前期反应有关，包括 CXC 型趋化因子 PF4 和 CC 型趋化因子 RANTES，两者均贮存在 α 颗粒中。考虑到灰色血小板综合征（血小板 α 颗粒存在缺陷）的患者并不表现出反复感染，有学者认为血小板的促炎活性可能依托于其他贮存区室或与新合成的调节因子有关。实际上，活化的血小板可以迅速合成并释放 IL-1β[35,86]。综上所述，血小板在炎症反应中起到了多方面的作用。血小板可以表达炎症介质，而且其中大多数都并非凝血功能所必需，这一现象说明血小板可能在炎症反应，例如风湿性疾病中发挥了一定的作用。

血小板与风湿病

类风湿关节炎

在类风湿关节炎患者中可以观察到血小板数量的变化和血小板激活的征象。血小板增多症（即血小板数目增加）在活动性 RA 中十分常见[87-88]，且与疾病的严重程度和复发有关，这说明血小板的产生可能受到 IL-1、IL-6 或 TNF 等炎性细胞因子的诱导[31,89]。另一方面，RA 中的血小板减少则可能是金制剂、环磷酰胺、甲氨蝶呤和硫唑嘌呤等药物治疗所引起的，这些药物可以抑制巨核细胞的发育。另一种更罕见的情况是药物诱导的免疫性血小板减少症，其特征是免疫球蛋白 G（IgG）包被的血小板在脾内被清除，可见于 1% ~ 3% 接受金制剂肌内注射治疗的患者[90]。Felty 综合征是血清阳性类风湿关节炎中一种罕见但十分严重的并发症，该病患者脾大，从而导致了血小板清除增加，但很少发生出血，因为血小板水平通常维持在 50 000/μL 以上[91]。

类风湿关节炎患者的血液和关节液中都有明显的血小板激活征象。在 RA 患者的血液中，血小板 - 白细胞聚集体、血小板微颗粒、可溶性 P- 选择素和可溶性 CD40L 的水平均高于健康人。从 RA 患者的血液中分离的血小板在体外表现出对刺激的高反应性，说明其在体内可能已经过初免[92-100]。炎症累及的滑膜腔中可以发现血小板和血小板蛋白[88,101-103]，滑膜组织中亦可检测到血小板 CLEC2，伴随着血小板血栓形成和滑膜血管内的纤维素沉积[104-106]。已经有研究通过识别 GPⅡb（CD41）表达的方法，在 RA 患者的关节液中检测到血小板微颗粒的存在[107-110]。RA 患者关节液中的血小板微颗粒含量远高于骨关节炎患者，但在活动的银屑病关节炎、幼年特发性关节炎和痛风患者的关节液中也可检测出较高水平的微颗粒。在 RA 患者的关节液中，血小板微颗粒表达瓜氨酸化的纤维蛋白原和波形蛋白等自身抗原，从而被自身抗体和补体所包被，但在 RA 患者血液和银屑病关节炎患者的关节液中并无此种现象[108,111]。因此，血小板微颗粒可能是 RA 患者体内自身抗原的重要来源之一。此外，血小板微颗粒还可能是免疫复合物的一种重要成核因子，这些免疫复合物在血清阳性 RA 患者体内含量其高，在血清阴性 RA 中则不然 [112-113]。

血小板黏附于迁移的白细胞是血小板源性组分在关节液中聚集的一条可能路径，此外，通透性升高的脉管系统亦可允许血小板微颗粒直接进入关节液中。在炎症情况下，血小板可以调节血管通透性，导致液体渗出和组织水肿 [114]。在人类志愿者的皮肤内注射血小板内容物可以诱发肿胀、触痛、局部发红，在动物当中，皮内注射血小板则可引起中性粒细胞聚集和水肿 [115]。

考虑到在类风湿关节炎中滑膜脉管系统的通透性升高 [104-105,116-117]，有学者利用活体成像评估了关节炎小鼠体内血小板对血管通透性的影响 [104]。他们观察到事先经小鼠尾静脉注射的荧光微滴可以通过炎症关节血管壁的间隙，并在小鼠的滑膜组织内、脉管系统之外聚积。值得一提的是，这些间隙在健康小鼠中并不存在，也没有微滴能够进入炎症未累及的关节。这些间隙是由血小板源性的 5- 羟色胺介导产生的。5- 羟色胺与受体结合转运入胞内，随后贮存在血小板的致密颗粒中；该受体正是作为抗抑郁药物作用靶点的 5- 羟色胺重摄取受体，而应用氟西汀可以降低炎症关节的血管通透性 [104]。由此可见，至少在小鼠当中，血小板在维持炎症滑膜升高的血管通透性方面起到了关键作用。

在 K/BxN 关节炎模型小鼠中，血小板耗竭可以缓解关节炎症（图 16-3）[104,107-118]。对这一模型的研究表明，血小板激活可以诱发 GPVI 介导的微颗粒生成，该过程与 P2Y12、GPⅠb 和血栓素 A₂ 无关。GPVI 诱导的血小板微颗粒含有 IL-1α 和 IL-1β，因此可以激活成纤维样滑膜细胞，使之产生炎症因子 [107]。这些结果提示我们：GPVI 及其 ITAM 信号级联通路可以成为关节炎治疗的潜在靶点（图 16-4）。

系统性红斑狼疮

在 SLE 患者血液中，可以观察到血栓素 [119]、可溶性和细胞表面 P- 选择素 [120-122]、血小板 - 单核细胞聚集体 [123] 与血小板微颗粒 [52,97,124] 的显著增多以及明显的血小板超微结构改变（例如胞质起泡）[125]。有报道称在 SLE 患者的血小板表面检测到了补体 C4d 以及抗 GPⅡbⅢa 和 GPVI 的 IgG 型自身抗体 [126-128]，还有观点认为 SLE 中十分丰富的抗 DNA 抗体可以与

GPⅡbⅢa 发生交叉反应 [126]。

血小板尚有可能通过 FcγRⅡA 与免疫复合物结合，遗传学研究表明这种受体与 SLE 的发病机制有关 [129-130]。实际上，SLE 患者的血清可以通过 FcγRⅡA 受体诱导 P- 选择素（血小板激活标志物）的表达，健康志愿者的血清则无此作用 [131-132]。通过 FcγRⅡA 受体被激活的血小板可以诱导髓样树突状细胞和浆细胞样树突状细胞产生 IFN-α，从而促进 B 细胞产生自身抗体 [131]。对 SLE 易感小鼠模型的研究显示血小板促进了炎症过程，其依据是血小板耗竭和血小板功能抑制（利用 P2Y12 阻断剂）均可使小鼠的增生性肾炎显著减轻 [131,133-134]（图 16-5）。

SLE 患者发生血栓的风险较高，这可能与血小板源性微颗粒水平的升高有关 [135]。SLE 中循环可溶性 CD40L 的水平升高主要是由激活血小板释放

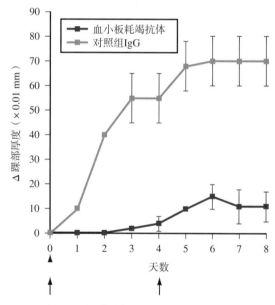

图 16-3　血小板可能参与了关节炎的发病过程。被动 K/BxN 关节炎模型是用含有抗葡糖 -6- 磷酸异构酶（glucose-6-phosphate isomerase，GPI）抗体的关节炎致病血清诱导产生的。图片展示了对应用血小板耗竭抗体的实验组（红色方块）以及同种型的对照组（蓝色方块）分别静脉输入 K/BxN 血清后，两组小鼠的关节炎严重程度。数据显示平均值 ± 标准误（standard error of the mean，SEM）[42]。箭头所示为血小板耗竭抗体肠外给药的时间；短箭头为 K/BxN 给药时间。这些发现表明在本模型中，关节炎在体内的进展需要血小板参与。（From Boilard E, Nigrovic PA, Larabee K, et al: Platelets amplify inflammation in arthritis via collagen-dependent microparticle production. Science 327:580-583, 2010.）

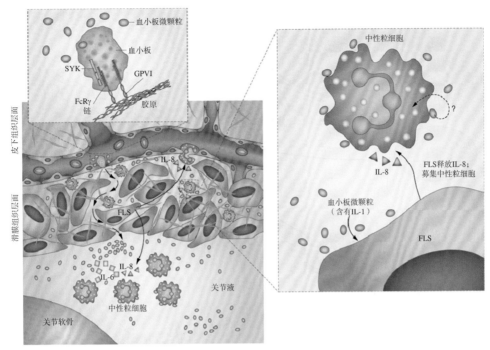

图 16-4 类风湿关节炎中血小板促进炎症反应的机制。表达糖蛋白（glycoprotein，GP）VI 的血小板被 GPVI 配体（胶原或层粘连蛋白）激活后，释放富含白介素（IL）-1 的微颗粒（主图及各插图）。血小板激活的精确解剖定位和血小板微颗粒进入关节腔的途径仍有待探究，但有可能是经由白细胞转运，并依赖于关节血管内皮细胞间隙的存在，这些间隙是由血小板源性的 5- 羟色胺介导产生的。GPVI 受到刺激后通过 Src 激酶调节血小板的激活，这一过程依赖于 SYK 通路的活性（上方插图）。在炎症关节的滑液中可以检测到高水平的血小板微颗粒（直径：~ 100 ~ 1000 nm），后者与包括成纤维样滑膜细胞（fibroblast-like synoviocytes，FLS）和关节液白细胞（右侧插图）在内的组织细胞相互作用，诱使靶细胞发挥更强的促炎效应，从而加重滑膜炎。对于 FLS，血小板微颗粒促进其表达 IL-6、IL-8 以及其他可以将白细胞趋化至关节区域的调节因子（右侧插图）。对病变关节液的研究表明，附着于中性粒细胞的血小板微颗粒或许亦可激发前者的表症效应器作用。（From Boilard E, Blanco P, Nigrovic PA: Platelets: active players in the pathogenesis of arthritis and SLE. Nat Rev Rheumatol 8:534-542, 2012. Reprinted with permission from Nature Publishing Group.）

CD40L 导致的，其含量与疾病活动性一致[131]。已有两个独立的临床试验评估了 CD40L 阻断对 SLE 的影响。尽管在活动性增生性狼疮性肾炎患者当中，CD40L 的抑制有效地减少了蛋白尿症状，但这项试验却因为观察到用药患者出现血栓事件而告中止[136]。与之一致的是，在 FcγRIIA 转基因小鼠中静脉注射 CD40 抗体和可溶性 CD40L 的混合物诱发了血栓形成，可见这一干预通过特异的 Fc 受体激活了血小板[137]。在第二项研究中，CD40L 的抑制并未影响 SLE 的临床特征，也未观察到不良反应[136,138]。

其他风湿性疾病

血小板很可能还参与了其他风湿性疾病的发病。在抗磷脂综合征、系统性硬化症、强直性脊柱炎、Arthus 反应和雷诺现象的患者中均已检测到血小板激活、血小板聚集、可溶性 P- 选择素和血小板源性微颗粒[123,139-148]。用靶向 5- 羟色胺摄取的抗抑郁药治疗雷诺现象似乎有效[149]，可见血小板源性的 5- 羟色胺有可能参与了雷诺现象。尽管如此，血小板在雷诺现象中的真正作用仍有待明确。

结论

血小板在防止出血方面的关键作用已广为人知。血小板尚有一些相对研究较少的作用，包括血管内皮完整性的维持、血管通透性的调控、从淋巴管中分离血管，以及对炎症反应严重程度和进程的调节。随着人们对于血小板这些凝血以外的功能的认知逐步增加，血小板在风湿性疾病，包括类风湿关节炎和狼疮等疾病中的潜在作用也得到了新的理解。然而，许多通路都可以导致血小板激活，传统的抗血栓药物对于

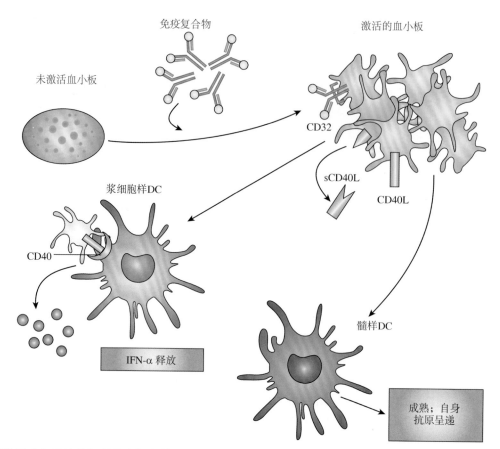

图 16-5 血小板激活参与系统性红斑狼疮发病的过程。血小板被循环免疫复合物激活后表达细胞表面 CD40 配体（CD40L），后者可以促进血小板聚集、与髓样树突状细胞（dendritic cells，DCs）结合诱导其成熟，以及与浆细胞样树突状细胞结合，促进干扰素（IFN）-α 的分泌。sCD40L，可溶性 CD40 配体；SLE，系统性红斑狼疮。（From Boilard E, Blanco P, Nigrovic PA: Platelets: active players in the pathogenesis of arthritis and SLE. Nat Rev Rheumatol 8:534-542, 2012. Reprinted with permission from Nature Publishing Group.）

血小板的免疫学活性的治疗作用似乎并不充分。理想的治疗方案是在保护血小板维持血管完整性的功能的同时，选择性阻断其参与炎症反应的作用，而要达到这一终极目标，尚需通过进一步研究来提高我们对于血小板在宿主防御反应和炎症性疾病中的众多作用的综合理解。

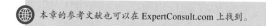 本章的参考文献也可以在 ExpertConsult.com 上找到。

参考文献

3. White JG: Platelet structure. In Michelson AD, editor: *Platelets*, ed 3, Amsterdam, 2013, Elsevier, pp 117–144.

4. Hartwig JH: The platelet cytoskeleton. In Michelson AD, editor: *Platelets*, ed 3, Amsterdam, 2013, Elsevier, pp 145–168.

5. Fox JE, Boyles JK, Berndt MC, et al: Identification of a membrane skeleton in platelets. *J Cell Biol* 106:1525–1538, 1988.

14. Escolar G, Leistikow E, White JG: The fate of the open canalicular system in surface and suspension-activated platelets. *Blood* 74:1983–1988, 1989.

15. Tersteeg C, Heijnen HF, Eckly A, et al: FLow-induced PRotrusions (FLIPRs): a platelet-derived platform for the retrieval of microparticles by monocytes and neutrophils. *Circ Res* 114:780–791, 2014.

16. King SM, Reed GL: Development of platelet secretory granules. *Semin Cell Dev Biol* 13:293–302, 2002.

18. Maynard DM, Heijnen HF, Horne MK, et al: Proteomic analysis of platelet alpha-granules using mass spectrometry. *J Thromb Haemost* 5:1945–1955, 2007.

22. Shi DS, Smith MC, Campbell RA, et al: Proteasome function is required for platelet production. *J Clin Invest* 124:3757–3766, 2014.

23. Gupta N, Li W, Willard B, et al: Proteasome proteolysis supports stimulated platelet function and thrombosis. *Arterioscler Thromb Vasc Biol* 34:160–168, 2014.

24. Choo HJ, Saafir TB, Mkumba L, et al: Mitochondrial calcium and reactive oxygen species regulate agonist-initiated platelet phosphatidylserine exposure. *Arterioscler Thromb Vasc Biol* 32:2946–2955, 2012.

25. Hartwig J, Italiano J, Jr: The birth of the platelet. *J Thromb Haemost* 1:1580–1586, 2003.

26. Josefsson EC, Dowling MR, Lebois M, et al: The regulation of platelet life span. In Michelson AD, editor: *Platelets*, ed 3, Amsterdam, 2013, Elsevier, pp 51–66.

27. Kaushansky K, Broudy VC, Lin N, et al: Thrombopoietin, the Mpl ligand, is essential for full megakaryocyte development. *Proc Natl Acad Sci U S A* 92:3234–3238, 1995.

28. Akkerman JW: Thrombopoietin and platelet function. *Semin Thromb Hemost* 32:295–304, 2006.

29. Grozovsky R, Begonja AJ, Liu K, et al: The Ashwell-Morell receptor regulates hepatic thrombopoietin production via JAK2-STAT3 signaling. *Nat Med* 21:47–54, 2015.

35. Denis MM, Tolley ND, Bunting M, et al: Escaping the nuclear confines: signal-dependent pre-mRNA splicing in anucleate platelets. *Cell* 122:379–391, 2005.

36. Landry P, Plante I, Ouellet DL, et al: Existence of a microRNA pathway in anucleate platelets. *Nat Struct Mol Biol* 16:961–966, 2009.

37. Schwertz H, Koster S, Kahr WH, et al: Anucleate platelets generate progeny. *Blood* 115:3801–3809, 2010.

38. Italiano JE, Jr, Hartwig J: Megakaryocyte development and platelet formation. In Michelson AD, editor: *Platelets*, ed 3, Amsterdam, 2013, Elsevier, pp 27–50.

40. George JN: Platelets. *Lancet* 355:1531–1539, 2000.

41. Nieswandt B, Varga-Szabo D, Elvers M: Integrins in platelet activation. *J Thromb Haemost* 7(Suppl 1):206–209, 2009.

42. Clemetson KJ: Platelets and primary haemostasis. *Thromb Res* 129(3):220–224, 2012.

43. Jandrot-Perrus M, Busfield S, Lagrue AH, et al: Cloning, characterization, and functional studies of human and mouse glycoprotein VI: a platelet-specific collagen receptor from the immunoglobulin superfamily. *Blood* 96:1798–1807, 2000.

44. Clemetson JM, Polgar J, Magnenat E, et al: The platelet collagen receptor glycoprotein VI is a member of the immunoglobulin superfamily closely related to FcalphaR and the natural killer receptors. *J Biol Chem* 274:29019–29024, 1999.

46. Zaffran Y, Meyer SC, Negrescu E, et al: Signaling across the platelet adhesion receptor glycoprotein Ib-IX induces alpha IIbbeta 3 activation both in platelets and a transfected Chinese hamster ovary cell system. *J Biol Chem* 275:16779–16787, 2000.

48. Nurden AT: Platelet membrane glycoproteins: a historical review. *Semin Thromb Hemost* 40:577–584, 2014.

49. Koseoglu S, Flaumenhaft R: Advances in platelet granule biology. *Curr Opin Hematol* 20:464–471, 2013.

50. Nieswandt B, Pleines I, Bender M: Platelet adhesion and activation mechanisms in arterial thrombosis and ischaemic stroke. *J Thromb Haemost* 9(Suppl 1):92–104, 2011.

52. Buzas EI, Gyorgy B, Nagy G, et al: Emerging role of extracellular vesicles in inflammatory diseases. *Nat Rev Rheumatol*. 10:356–364, 2014.

53. Flaumenhaft R, Dilks JR, Richardson J, et al: Megakaryocyte-derived microparticles: direct visualization and distinction from platelet-derived microparticles. *Blood* 113:1112–1121, 2009.

54. Arraud N, Linares R, Tan S, et al: Extracellular vesicles from blood plasma: determination of their morphology, size, phenotype and concentration. *J Thromb Haemost* 12:614–627, 2014.

55. Morel O, Jesel L, Freyssinet JM, et al: Cellular mechanisms underlying the formation of circulating microparticles. *Arterioscler Thromb Vasc Biol* 31:15–26, 2011.

56. Owens AP, 3rd, Mackman N: Microparticles in hemostasis and thrombosis. *Circ Res* 108:1284–1297, 2011.

57. Goerge T, Ho-Tin-Noe B, Carbo C, et al: Inflammation induces hemorrhage in thrombocytopenia. *Blood* 111:4958–4964, 2008.

58. Ho-Tin-Noe B, Demers M, Wagner DD: How platelets safeguard vascular integrity. *J Thromb Haemost* 9(Suppl 1):56–65, 2011.

59. Boulaftali Y, Hess PR, Getz TM, et al: Platelet ITAM signaling is critical for vascular integrity in inflammation. *J Clin Invest* 123:908–916, 2013.

60. Boulaftali Y, Hess PR, Kahn ML, et al: Platelet immunoreceptor tyrosine-based activation motif (ITAM) signaling and vascular integrity. *Circ Res* 114:1174–1184, 2014.

61. Stegner D, Haining EJ, Nieswandt B: Targeting glycoprotein VI and the immunoreceptor tyrosine-based activation motif signaling pathway. *Arterioscler Thromb Vasc Biol* 34:1615–1620, 2014.

63. Suzuki-Inoue K, Fuller GL, Garcia A, et al: A novel Syk-dependent mechanism of platelet activation by the C-type lectin receptor CLEC-2. *Blood* 107:542–549, 2006.

64. McKenzie SE, Taylor SM, Malladi P, et al: The role of the human Fc receptor Fc gamma RIIA in the immune clearance of platelets: a transgenic mouse model. *J Immunol* 162:4311–4318, 1999.

65. Osada M, Inoue O, Ding G, et al: Platelet activation receptor CLEC-2 regulates blood/lymphatic vessel separation by inhibiting proliferation, migration, and tube formation of lymphatic endothelial cells. *J Biol Chem* 287:22241–22252, 2012.

66. Clements JL, Lee JR, Gross B, et al: Fetal hemorrhage and platelet dysfunction in SLP-76-deficient mice. *J Clin Invest* 103:19–25, 1999.

67. Abtahian F, Guerriero A, Sebzda E, et al: Regulation of blood and lymphatic vascular separation by signaling proteins SLP-76 and Syk. *Science* 299:247–251, 2003.

68. Ichise H, Ichise T, Ohtani O, et al: Phospholipase Cgamma2 is necessary for separation of blood and lymphatic vasculature in mice. *Development* 136:191–195, 2009.

69. Finney BA, Schweighoffer E, Navarro-Nunez L, et al: CLEC-2 and Syk in the megakaryocytic/platelet lineage are essential for development. *Blood* 119:1747–1756, 2012.

70. Hess PR, Rawnsley DR, Jakus Z, et al: Platelets mediate lymphovenous hemostasis to maintain blood-lymphatic separation throughout life. *J Clin Invest* 124:273–284, 2014.

71. Semple JW, Italiano JE, Freedman J: Platelets and the immune continuum. *Nat Rev Immunol* 11:264–274, 2011.

72. Ehlers R, Ustinov V, Chen Z, et al: Targeting platelet-leukocyte interactions: identification of the integrin Mac-1 binding site for the platelet counter receptor glycoprotein Ibalpha. *J Exp Med* 198:1077–1088, 2003.

73. Furie B, Furie BC: The molecular basis of platelet and endothelial cell interaction with neutrophils and monocytes: role of P-selectin and the P-selectin ligand, PSGL-1. *Thromb Haemost* 74:224–227, 1995.

74. Andonegui G, Kerfoot SM, McNagny K, et al: Platelets express functional Toll-like receptor-4. *Blood* 106:2417–2423, 2005.

75. Cognasse F, Hamzeh H, Chavarin P, et al: Evidence of Toll-like receptor molecules on human platelets. *Immunol Cell Biol* 83:196–198, 2005.

76. Aslam R, Speck ER, Kim M, et al: Platelet Toll-like receptor expression modulates lipopolysaccharide-induced thrombocytopenia and tumor necrosis factor-alpha production in vivo. *Blood* 107:637–641, 2006.

77. Semple JW, Aslam R, Kim M, et al: Platelet-bound lipopolysaccharide enhances Fc receptor-mediated phagocytosis of IgG-opsonized platelets. *Blood* 109:4803–4805, 2007.

78. Brinkmann V, Reichard U, Goosmann C, et al: Neutrophil extracellular traps kill bacteria. *Science* 303:1532–1535, 2004.

79. Schauer C, Janko C, Munoz LE, et al: Aggregated neutrophil extracellular traps limit inflammation by degrading cytokines and chemokines. *Nat Med* 20:511–517, 2014.

80. Khandpur R, Carmona-Rivera C, Vivekanandan-Giri A, et al: NETs are a source of citrullinated autoantigens and stimulate inflammatory responses in rheumatoid arthritis. *Sci Transl Med*. 5:178ra40, 2013.

81. Garcia-Romo GS, Caielli S, Vega B, et al: Netting neutrophils are major inducers of type I IFN production in pediatric systemic lupus erythematosus. *Sci Transl Med*. 3:73ra20, 2011.

82. Hakkim A, Furnrohr BG, Amann K, et al: Impairment of neutrophil extracellular trap degradation is associated with lupus nephritis. *Proc Natl Acad Sci U S A* 107:9813–9818, 2010.

83. Ross R, Raines EW, Bowen-Pope DF: The biology of platelet-derived growth factor. *Cell* 46:155–169, 1986.

85. Denton CP, Abraham DJ: Transforming growth factor-beta and connective tissue growth factor: key cytokines in scleroderma pathogenesis. *Curr Opin Rheumatol* 13:505–511, 2001.

86. Lindemann S, Tolley ND, Dixon DA, et al: Activated platelets mediate inflammatory signaling by regulated interleukin 1beta synthesis. *J Cell Biol* 154:485–490, 2001.

87. Selroos O: Thrombocytosis in rheumatoid arthritis. *Scand J Rheumatol* 1:136–140, 1972.

89. Ertenli I, Kiraz S, Ozturk MA, et al: Pathologic thrombopoiesis of rheumatoid arthritis. *Rheumatol Int* 23:49–60, 2003.

91. Bowman SJ: Hematological manifestations of rheumatoid arthritis. *Scand J Rheumatol* 31:251–259, 2002.

92. Wang F, Wang NS, Yan CG, et al: The significance of platelet activation in rheumatoid arthritis. *Clin Rheumatol* 26:768–771, 2007.

94. Mac Mullan PA, Peace AJ, Madigan AM, et al: Platelet hyperreactivity in active inflammatory arthritis is unique to the adenosine

diphosphate pathway: a novel finding and potential therapeutic target. *Rheumatology (Oxford)* 49:240–245, 2010.

95. Knijff-Dutmer EA, Koerts J, Nieuwland R, et al: Elevated levels of platelet microparticles are associated with disease activity in rheumatoid arthritis. *Arthritis Rheum* 46:1498–1503, 2002.

96. Bunescu A, Seideman P, Lenkei R, et al: Enhanced Fcgamma receptor I, alphaMbeta2 integrin receptor expression by monocytes and neutrophils in rheumatoid arthritis: interaction with platelets. *J Rheumatol* 31:2347–2355, 2004.

97. Sellam J, Proulle V, Jungel A, et al: Increased levels of circulating microparticles in primary Sjögren's syndrome, systemic lupus erythematosus and rheumatoid arthritis and relation with disease activity. *Arthritis Res Ther* 11:R156, 2009.

98. Goules A, Tzioufas AG, Manousakis MN, et al: Elevated levels of soluble CD40 ligand (sCD40L) in serum of patients with systemic autoimmune diseases. *J Autoimmun* 26:165–171, 2006.

99. Pamuk GE, Vural O, Turgut B, et al: Increased platelet activation markers in rheumatoid arthritis: are they related with subclinical atherosclerosis? *Platelets* 19:146–154, 2008.

100. Gitz E, Pollitt AY, Gitz-Francois JJ, et al: CLEC-2 expression is maintained on activated platelets and on platelet microparticles. *Blood* 124:2262–2270, 2014.

101. Ginsberg MH, Breth G, Skosey JL: Platelets in the synovial space. *Arthritis Rheum* 21:994–995, 1978.

102. Yaron M, Djaldetti M: Platelets in synovial fluid. *Arthritis Rheum* 21:607–608, 1978.

103. Endresen GK: Investigation of blood platelets in synovial fluid from patients with rheumatoid arthritis. *Scand J Rheumatol* 10:204–208, 1981.

104. Cloutier N, Pare A, Farndale RW, et al: Platelets can enhance vascular permeability. *Blood* 120:1334–1343, 2012.

106. Del Rey MJ, Fare R, Izquierdo E, et al: Clinicopathological correlations of podoplanin (gp38) expression in rheumatoid synovium and its potential contribution to fibroblast platelet crosstalk. *PLoS ONE* 9:e99607, 2014.

107. Boilard E, Nigrovic PA, Larabee K, et al: Platelets amplify inflammation in arthritis via collagen-dependent microparticle production. *Science* 327:580–583, 2010.

108. Cloutier N, Tan S, Boudreau LH, et al: The exposure of autoantigens by microparticles underlies the formation of potent inflammatory components: the microparticle-associated immune complexes. *EMBO Mol Med.* 5:235–249, 2013.

109. Gyorgy B, Szabo TG, Turiak L, et al: Improved flow cytometric assessment reveals distinct microvesicle (cell-derived microparticle) signatures in joint diseases. *PLoS ONE* 7:e49726, 2012.

110. Boudreau LH, Duchez AC, Cloutier N, et al: Platelets release mitochondria serving as substrate for bactericidal group IIA secreted phospholipase A2 to promote inflammation. *Blood* 124:2173–2183, 2014.

111. Biro E, Nieuwland R, Tak PP, et al: Activated complement components and complement activator molecules on the surface of cell-derived microparticles in patients with rheumatoid arthritis and healthy individuals. *Ann Rheum Dis* 66:1085–1092, 2007.

114. Bozza FA, Shah AM, Weyrich AS, et al: Amicus or adversary: platelets in lung biology, acute injury, and inflammation. *Am J Respir Cell Mol Biol* 40:123–134, 2009.

115. Vieira de Abreu A, Rondina MT, Weyrich AS, et al: Michelson AD, editor: *Platelets,* ed 3, Amsterdam, 2013, Elsevier, pp 733–767.

118. Mott PJ, Lazarus AH: CD44 antibodies and immune thrombocytopenia in the amelioration of murine inflammatory arthritis. *PLoS ONE* 8:e65805, 2013.

120. Nagahama M, Nomura S, Ozaki Y, et al: Platelet activation markers and soluble adhesion molecules in patients with systemic lupus erythematosus. *Autoimmunity* 33:85–94, 2001.

121. Tam LS, Fan B, Li EK, et al: Patients with systemic lupus erythematosus show increased platelet activation and endothelial dysfunction induced by acute hyperhomocysteinemia. *J Rheumatol* 30:1479–1484, 2003.

122. Ekdahl KN, Bengtsson AA, Andersson J, et al: Thrombotic disease in systemic lupus erythematosus is associated with a maintained systemic platelet activation. *Br J Haematol* 125:74–78, 2004.

123. Joseph JE, Harrison P, Mackie IJ, et al: Increased circulating platelet-leucocyte complexes and platelet activation in patients with antiphospholipid syndrome, systemic lupus erythematosus and rheumatoid arthritis. *Br J Haematol* 115:451–459, 2001.

125. Pretorius E, du Plooy J, Soma P, et al: An ultrastructural analysis of platelets, erythrocytes, white blood cells, and fibrin network in systemic lupus erythematosus. *Rheumatol Int* 34:1005–1009, 2014.

126. Zhang W, Dang S, Wang J, et al: Specific cross-reaction of anti-dsDNA antibody with platelet integrin GPIIIa49-66. *Autoimmunity* 43:682–689, 2010.

128. Takahashi H, Moroi M: Antibody against platelet membrane glycoprotein VI in a patient with systemic lupus erythematosus. *Am J Hematol* 67:262–267, 2001.

129. Reveille JD: The genetic basis of autoantibody production. *Autoimmun Rev* 5:389–398, 2006.

130. Balada E, Villarreal-Tolchinsky J, Ordi-Ros J, et al: Multiplex family-based study in systemic lupus erythematosus: association between the R620W polymorphism of PTPN22 and the FcgammaRIIa (CD32A) R131 allele. *Tissue Antigens* 68:432–438, 2006.

131. Duffau P, Seneschal J, Nicco C, et al: Platelet CD154 potentiates interferon-alpha secretion by plasmacytoid dendritic cells in systemic lupus erythematosus. *Sci Transl Med.* 2:47ra63, 2010.

132. Berlacher MD, Vieth JA, Heflin BC, et al: FcgammaRIIa ligation induces platelet hypersensitivity to thrombotic stimuli. *Am J Pathol* 182:244–254, 2013.

135. Pereira J, Alfaro G, Goycoolea M, et al: Circulating platelet-derived microparticles in systemic lupus erythematosus. Association with increased thrombin generation and procoagulant state. *Thromb Haemost* 95:94–99, 2006.

136. Boumpas DT, Furie R, Manzi S, et al: A short course of BG9588 (anti-CD40 ligand antibody) improves serologic activity and decreases hematuria in patients with proliferative lupus glomerulonephritis. *Arthritis Rheum* 48:719–727, 2003.

137. Robles-Carrillo L, Meyer T, Hatfield M, et al: Anti-CD40L immune complexes potently activate platelets in vitro and cause thrombosis in FCGR2A transgenic mice. *J Immunol* 185:1577–1583, 2010.

138. Kalunian KC, Davis JC, Jr, Merrill JT, et al: Treatment of systemic lupus erythematosus by inhibition of T cell costimulation with anti-CD154: a randomized, double-blind, placebo-controlled trial. *Arthritis Rheum* 46:3251–3258, 2002.

139. Postlethwaite AE, Chiang TM: Platelet contributions to the pathogenesis of systemic sclerosis. *Curr Opin Rheumatol* 19:574–579, 2007.

140. Silveri F, De Angelis R, Poggi A, et al: Relative roles of endothelial cell damage and platelet activation in primary Raynaud's phenomenon (RP) and RP secondary to systemic sclerosis. *Scand J Rheumatol* 30:290–296, 2001.

141. Chiang TM, Takayama H, Postlethwaite AE: Increase in platelet non-integrin type I collagen receptor in patients with systemic sclerosis. *Thromb Res* 117:299–306, 2006.

142. Wang F, Yan CG, Xiang HY, et al: The significance of platelet activation in ankylosing spondylitis. *Clin Rheumatol* 27:767–769, 2008.

143. Hara T, Shimizu K, Ogawa F, et al: Platelets control leukocyte recruitment in a murine model of cutaneous Arthus reaction. *Am J Pathol* 176:259–269, 2010.

144. Pauling JD, O'Donnell VB, McHugh NJ: The contribution of platelets to the pathogenesis of Raynaud's phenomenon and systemic sclerosis. *Platelets* 24:503–515, 2013.

145. Iversen LV, Ostergaard O, Ullman S, et al: Circulating microparticles and plasma levels of soluble E- and P-selectins in patients with systemic sclerosis. *Scand J Rheumatol* 42:473–482, 2013.

146. Guiducci S, Distler JH, Jungel A, et al: The relationship between plasma microparticles and disease manifestations in patients with systemic sclerosis. *Arthritis Rheum* 58:2845–2853, 2008.

147. Oyabu C, Morinobu A, Sugiyama D, et al: Plasma platelet-derived microparticles in patients with connective tissue diseases. *J Rheumatol* 38:680–684, 2011.

148. Pamuk GE, Turgut B, Pamuk ON, et al: Increased circulating platelet-leucocyte complexes in patients with primary Raynaud's phenomenon and Raynaud's phenomenon secondary to systemic sclerosis: a comparative study. *Blood Coagul Fibrinolysis* 18:297–302, 2007.

149. Coleiro B, Marshall SE, Denton CP, et al: Treatment of Raynaud's phenomenon with the selective serotonin reuptake inhibitor fluoxetine. *Rheumatology (Oxford)* 40:1038–1043, 2001.

第 17 章

固有免疫

原著 Steven A. Porcelli

张明徽 译 张明徽 校

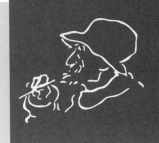

关键点

固有免疫主要识别存在于众多微生物中的保守分子模式。

模式识别受体是触发固有免疫应答的关键。

Toll 样受体及其他富含亮氨酸重复结构域的模式识别受体在固有免疫识别中发挥关键作用。

抗菌多肽是固有免疫中的重要效应因子。

吞噬细胞及数种先天样淋巴细胞是固有免疫系统中的关键细胞类型。

固有免疫应答对适应性免疫的发生和发展具有重要作用。

固有免疫系统的缺陷与感染、自身免疫疾病的易感性密切相关。

机体的免疫防御系统通常分为适应性免疫（adaptive immunity）和固有免疫（innate immunity）两部分，这种分类方法为脊椎动物免疫系统的众多细胞、受体和效应分子的分类提供了依据（表 17-1）。适应性免疫又称为特异性免疫，能针对某一病原产生抗体或 T 细胞，这种特异性应答是在个体接触病原体的过程中不断适应而逐渐形成的。适应性免疫包括 T 细胞和 B 细胞的克隆扩增反应，T 细胞和 B 细胞携带了由体细胞产生的庞大受体库，经过选择几乎能识别所有病原体。每个机体的适应性免疫都是在一生中遭受各种免疫刺激而逐渐成型的。对触发因子的高度特异性识

别是适应性免疫反应的特征，也是免疫记忆的基础。免疫记忆为适应性免疫反应赋予了"可预测性"，能够针对同一病原的再次感染产生更强大的抵抗力，这也是疫苗能够抵抗再次感染的主要机制。

适应性免疫对于所有的哺乳动物和大部分脊椎动物的存活是至关重要的，但完善的免疫保护还包括众多不涉及抗原特异性淋巴细胞的其他免疫机制。这些防御机制的放大作用并不需要对特异病原的先期接触，因而被统称为固有免疫。固有免疫应答是由存在于所有正常个体中可遗传的种系基因控制的。固有免疫包含组成性和诱导性两部分，涉及多种识别和效应机制。近年来，我们已明确固有免疫应答对适应性免疫应答的发生和结果有着深远的影响，这提示固有免疫可从多方面影响特异性免疫和自身免疫疾病的发展。

固有免疫的演化起源

尽管适应性免疫对大多数脊椎动物非常重要，但它却是生物进化晚期的产物（图 17-1）。大部分脊椎动物的适应性免疫系统以大量多样的具有免疫球蛋白样结构的淋巴细胞受体为基础。这种能力之所以被保留下来，主要归功于获得了一个可以重组 T 细胞和 B 细胞受体家族的基因片段的特殊系统，这很可能是由转位元件或携带此类结构的病毒感染原始脊椎动物基因组所致 [1]。免疫系统演化中的这一关键步骤可追溯到现今的颌鱼类祖先。它们是已知现存的最低等的，

表 17-1 固有免疫系统和适应性免疫系统的相对特征

性质	固有免疫	适应性免疫
受体	相对较少（数百？）	众多（可能为 10^{14} 或更多）
	在基因组中固定	以基因片段编码
	无需基因重排	需基因重排
分布	非克隆性	克隆性
	同类细胞完全一致	同类细胞各异
靶点	保守的分子模式	分子结构细化
	脂多糖	蛋白
	脂磷壁酸	肽段
	聚糖和肽聚糖	碳水化合物
	其他	
区分自体与非自体	相对固定：被演化过程所选择	不固定：由个别体细胞选择
作用时间	即时或迅速（数秒至数小时）	延迟性（数天至数周）
应答	杀灭微生物的作用分子	特异性 T 细胞和 B 细胞克隆性扩增或失能化
	抗菌肽	细胞因子（IL-2，IL-4，IFN-γ 及其他）
	过氧化物	产生特异性抗体
	一氧化氮	产生特异性杀伤性 T 细胞
	细胞因子（IL-1，IL-6 及其他）	
	趋化因子（IL-8 及其他）	

IFN，干扰素；IL，白介素

Modified from Medzhitov R，Janeway CA Jr：Innate immune recognition. *Annu Rev Immunol* 20：197，2002.

通过产生多种免疫球蛋白样特异性受体而获得适应性免疫系统的物种[2]。最近在七鳃鳗和盲鳗这类无颌鱼中，发现了其他的多样性淋巴细胞受体系统，这些受体虽与免疫球蛋白无关，却也是适应性免疫应答的基础[3]。这一发现表明，距今五亿年前脊椎动物演化前出现的适应性免疫系统至少有两种进化途径。这一发现也进一步强调了适应性免疫对于脊椎动物谱系的生存及进一步演化的重要性。

尽管适应性免疫对脊椎动物的演化和生存至关重要，令人吃惊的是，所有的无脊椎动物和某些最初级的脊椎动物却完全缺失能产生多样化抗原受体的淋巴细胞[4-5]。这些动物完全依靠固有免疫抵御病原入侵。固有免疫的关键成分似乎存在于所有的动植物中并随着最早的多细胞生命形式而一起进化。在许多情况下，从最初级的无脊椎动物到最复杂的脊椎动物，都在结构和功能上明显地保留了固有免疫系统的组成部

分。在漫长的演化过程中，即使在已进化出最复杂的适应性免疫系统的动物中，固有免疫系统及其功能也还是稳定地保存下来了，其重要性不言而喻。

固有免疫系统识别病原

固有免疫系统的某些机制是组成性的，这意味着它们是持续表达的，是否感染微生物对其没有影响。例如，持续暴露在微生物菌群下的皮肤、肠道和生殖道的上皮表面所提供的屏障功能。与此不同，固有免疫中的可诱导机制，如暴露于不同样的微生物而引起的效应因子的产量增加和功能提高，与介导适应性免疫的特异性抗体和 T 细胞相比，代表了一种低特异性的免疫识别形式。模式识别是这种免疫应答形式的基本原理。这种应答策略是基于相对保守且常见的微生物结构成分和产物中的模式分子的识别形成的。

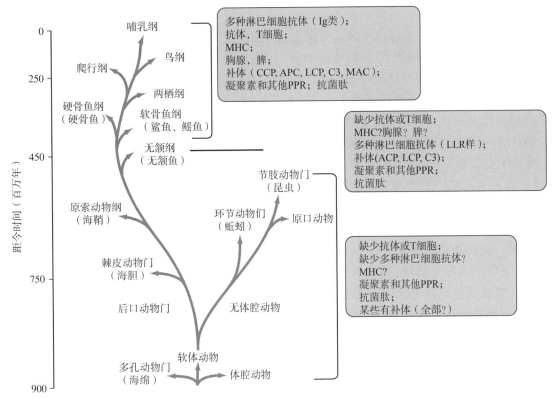

图 17-1 固有免疫系统的古老演化起源。对于大量脊椎动物和无脊椎动物免疫系统的研究表明，即使最原始的无脊椎动物也具有固有免疫的多种成分（如凝集素家族和 Toll 样家族的模式识别受体、抗菌肽和补体蛋白）。因此，固有免疫系统是极其古老的，出现在多细胞生命演化的早期。与此相反，适应性免疫系统却是近期的产物，直至大约 4 亿年前现今鲨鱼和鳐鱼的祖先出现后才形成。具有以免疫球蛋白样受体为基础的适应性免疫系统的第一个物种在现今无颌鱼（七鳃鳗和盲鳗）直系祖先出现后才诞生，无颌鱼是现存的不具有产生大量不同免疫球蛋白淋巴细胞受体能力的生物物种中进化程度最高的。ACP，替代补体途径；CCP，经典补体途径；LCP，凝集素活化补体途径；LRR，富含亮氨酸的重复结构域；MAC，膜攻击复合物；MHC，主要组织相容性复合体；PRR，模式识别受体。（Modified from Sunyer JO, Zarkadis IK, Lambris JD: Complement diversity: a mechanism for generating immune diversity? Immunol Today 19:519, 1998.）

PAMPs 和 DAMPs：固有免疫识别的模式

病原相关的分子模式

固有免疫在微生物上的识别靶标通常被命名为病原相关的分子模式（pathogen-associated molecular patterns，PAMPs）。这些微生物所特有的结构特征或成分通常不会在动物宿主中存在。细菌脂多糖（lipopolysaccharide，LPS）是最为熟知的一种PAMP，它是一种革兰氏阴性细菌外膜中普通存在的糖脂成分。而几乎所有细菌细胞壁的基础成分肽聚糖则是另一种重要的 PAMPs。不同细菌之间这些分子结构不尽相同，但其基础元件是保守的，由此使得通过识别单一的或少量的 PAMPs 而识别多种多样的病原成为可能。研究表明，作为固有免疫识别靶标的众多 PAMPs 都与细菌、真菌和病毒相关。

固有免疫系统不仅可以直接识别不同微生物产生的分子，也可以识别细胞坏死而释放出的宿主衍生的分子模式。这类分子被称为损伤相关的分子模式（damage-associated molecular patterns，DAMPs），包括多种不同的蛋白质家族，以及非蛋白类物质，例如尿酸微结晶[6-7]。因此，对 DAMPs 的应答可以是对微生物入侵的一种间接应答反应，也可以由其他类型的组织损伤所引起，如局部缺血造成的无菌性炎症。

模式识别受体

PAMPs 和 DAMPs 的识别是由一组胚系编码的被统称为模式识别受体（pattern recognition receptors，

PRRs）的分子介导的（表 17-2）。这些来源于宿主的受体蛋白历经了上百万年的自然选择而形成，对微生物所表达的某种 PAMPs 或 DAMPs 的识别具有一定的精确性和特异性。如在人类这种复杂的脊椎动物体内，PRR 的总量约为数百种，其数量是由动物基因组大小及免疫相关的基因数目决定的。以人类为例，其基因组含 20 000 ~ 35 000 个基因，但是大部分基因并不与免疫系统直接相关。而适应性免疫系统具有 10[14] 数量级的针对外来抗原的体细胞（非胚系）来源的受体，即抗体和 T 细胞受体。这一差别显示了固有免疫与适应性免疫之间的强烈差异。由于其受体陈列非常有限，固有免疫系统采用了针对高度保守的 PAMPs 的策略，这些 PAMPs 被大量微生物广泛共享。由于大多数病原包含 PAMPs，所以固有免疫系统使用这种策略即可产生针对大多数感染的免疫保护。

多种细胞都表达 PRR，包括专职的免疫效应细胞（如中性粒细胞、巨噬细胞、树突状细胞和淋巴细胞）和某些非免疫细胞（如上皮细胞和内皮细胞）。与用于适应性免疫识别的 T 细胞和 B 细胞受体不同，PRR 在细胞上的表达并不是克隆性的，即在特定类型的细胞（如巨噬细胞）上的所有受体的结构和特异性都相同。当 PRR 与对应的 PAMPs 和 DAMPs 结合时，表达 PRR 的细胞就会被激活而迅速发挥其免疫效应。而不像适应性免疫应答中效应细胞要经过增殖或扩增才会发挥作用。这是固有免疫应答启动更加迅速的主要原因。

近年来，在鉴定参与诱导固有免疫的重要 PRR 这一领域取得了长足的进展。PRR 可按照功能分为三类：分泌型 PRR、内吞型 PRR 和信号 PRR（表 17-2）。另外，也可依据结构域将多种已知的 PRR 分为不同的家族，包括钙依赖性凝聚素结构域、清道夫

表 17-2 模式识别受体

受体家族	举例	显著表达位置	主要配体	功能
分泌型 PRRs	凝集素 结合甘露聚糖凝集素 无花果酶 表面活性剂蛋白（SP-A，SP-B） 正五聚体蛋白 短正五聚体蛋白（CRP，SAP） 长正五聚体蛋白	细胞质	细菌荚膜、真菌及其他微生物的典型碳水化合物序列 凋亡细胞，细胞残骸，包括染色质	活化补体 调理作用
内吞型 PRRs	凝集素家族受体 巨噬细胞甘露醣受体 DEC-205 Dectin-1 清道夫受体 A MARCO 补体受体 CD11b/CD18（CR3） CD21/35（CR2/1）	巨噬细胞，树突状细胞，某些内皮细胞和平滑肌细胞	细胞壁脂多糖（甘露聚糖和葡聚糖），LPS、LTA 及调理作用后的细胞和颗粒	吞噬细胞摄取病原传递配体至抗原处理区 清除细胞残骸及细胞外残骸
信号 PRRs	Toll 样受体 CARD/NOD 蛋白 热蛋白结构域蛋白 PYHIN 蛋白 RIG-Ⅰ样受体	巨噬细胞，树突状细胞，上皮细胞	多种保守的病原相关的分子模式（LPS、LTA、dsRNA、脂蛋白、鞭毛蛋白、细菌 DNA 及其他）	活化诱导固有免疫（抗菌肽，细胞因子，氧自由基或氮自由基的中间产物）指导适应性免疫应答

CARD，半胱天冬酶募集活化域；CR，补体受体；CRP，C 反应蛋白；DEC-205，树突状和内皮细胞 205 kDa；dsRNA，双链 RNA；LPS，脂多糖；LTA，脂磷壁酸；MARCO，具有胶原结构的巨噬细胞受体；NOD，核苷酸结合寡聚化结构域；PRR，模式识别受体；PYHIN，含嘧啶和 hin-200 结构域的蛋白质；RIG-I，维 A 酸诱导基因 -I；SAP，血清淀粉样蛋白 P；SP，表面活性蛋白

受体结构域和富含亮氨酸重复结构域的蛋白质。

凝聚素家族的模式识别受体

钙依赖性凝聚素结构域是能结合碳水化合物结构的分泌型和膜蛋白的通用结构域。这一家族典型成员有甘露聚糖结合凝聚素（mannan-binding lectin，MBL），也被称为可溶性甘露糖结合蛋白（soluble mannose-binding protein），它是分泌型 PRR 的代表，主要功能是启动补体级联反应（图 17-2）[8-9]。肝是合成这种蛋白的主要脏器。其含量在通常情况下比较稳定，而在多种感染的急性期会升高。MBL 结合细菌、真菌、某些病毒和寄生虫外膜和荚膜中的碳水化合物类。虽然正常哺乳动物细胞上也存在能与 MBL 结合的甘露糖和果糖，但它们密度过低或结构有差异，故不能与 MBL 中的凝聚素结构域有效结合。与此相反，这些碳水化合物类在许多微生物的表面异常丰富，因而可与 MBL 紧密结合。因此，在这种情况下，特定碳水化合物残基的空间结构和方向构成了触发 MBL 激活固有免疫的 PAMPs。MBL 是少数能够通过凝集素通路激活补体系统的分泌型 PRR，除

MBL 外，人血浆中至少存在另外两种被称为无花果酶（无花果酶 /P35A 和 H- 无花果酶）的可溶蛋白，它们在与细菌脂多糖结合后也会启动凝聚素通路而激活补体[10]。

某些可溶性凝聚素类 PRR 可结合细菌表面，将细菌导向到吞噬细胞的表面受体，借此发挥着重要的调理作用。这类 PRR 包括肺表面活性蛋白 SP-A 和 SP-D，两者都以相似的模式识别并结合呼吸道微生物表面特有的糖类[11]。这些蛋白与 MBL 结构相似，都具有类胶原蛋白结构域和凝聚素结构域，组成了被称为胶原凝聚素（collectins）的可溶性 PRR 家族。另一个可溶性 PRR 家族是正五聚蛋白（pentraxin），因由五个相同的蛋白亚基组成而得名[12]，它们在血浆中发挥相似的功能。这一家族包括急性时相反应物 C 反应蛋白（C-reactive protein，CRP）和血清淀粉样蛋白（serum amyloid protein，SAP），以及数种被称为长正五聚蛋白的蛋白。它们有延伸的多肽结构，仅在其羟基末端结构域与经典短正五聚蛋白（如 CRP 和 SAP）同源。长正五聚蛋白在多种组织和细胞中表达，其具体功能虽然尚未明确，但长正五聚蛋

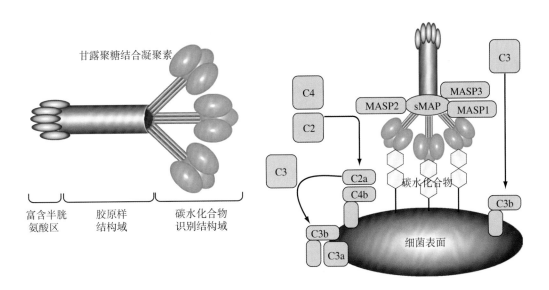

图 17-2 甘露聚醣结合凝聚素（MBL），一种可溶性模式识别受体的结构和功能。图左，MBL 是一种多聚体蛋白结构，具有多个结合碳水化合物凝集素结构域。三个相同的 32 kD 多肽联合形成一个亚基，进而寡聚形成功能性复合物（图示为包含三个亚基的三聚体，是已知的 MBL 几种不同的寡聚体形式之一）。亚基中的每个多肽都有一个富含半胱氨酸的氨基末端结构域、一个胶原样结构域、一个颈区和一个识别碳水化合物的羧基末端结构域。图右，MBL 启动凝集素通路以活化补体。MBL 的碳水化合物识别结构域与细菌表面特有的碳水化合物结合，募集其他几种血清蛋白，包括小 MBL 相关蛋白（small MBL-associated protein，sMAP）和三个 MBL 相关丝氨酸蛋白酶（MBL-associated serine proteases，MASP1，MASP2，MASP3）。MASP2 具有蛋白酶活性，剪切补体 C4 和 C2 亚单位，产生 C3 转换酶（C4bC2a）。MASP1 能够直接剪切 C3，C3 剪切后的产物积聚在细菌表面，导致细菌被调理和吞噬

白 PTX3 被证明在对小鼠抵抗真菌感染中不可或缺。近期研究表明 PTX3 是抗体的功能祖先，能识别微生物并通过激活补体及细胞吞噬来促进清除微生物[13]。

除了这些可溶的蛋白，还存在大量具有凝聚素结构域的膜结合型糖蛋白，其中一些作为内吞型PRR，可通过摄取微生物或细菌的产物来参与固有免疫[14-15]（图 17-3）。其中，巨噬细胞甘露糖受体（macrophage mannose receptor，MMR）是研究最为深入的[16]。尽管它最初是在肺泡巨噬细胞上被发现，但它不仅在全身的巨噬细胞亚群中表达，在其他类型细胞中也有表达，诸如某些内皮细胞、上皮细胞及平滑肌细胞中。MMR 是一种膜锚定的多凝集素结构域蛋白，广泛结合不同的病原体，通过内吞作用和吞噬作用致使病原体内化。虽然 MMR 的主要作用是指导其配体的摄取，但证据显示在受体与配体结合后MMR 能传导信号，改变巨噬细胞功能[17]。这个受体家族中的另一成员，细胞表面结合 β- 葡聚糖凝聚素（dectin-1），能调节感染诱导的小鼠关节炎模型的炎症反应[18]。

清道夫受体家族的模式识别受体

清道夫受体家族包括众多结构不同的细胞表面蛋白，这些蛋白主要表达于巨噬细胞、树突状细胞和内皮细胞[19]（图 17-3）。尽管最初发现它能结合并摄取修饰后的血清脂蛋白，但这类受体也能结合种类繁多的其他配体，例如细菌及其衍生产物等。这一家族的多个成员都被认为是固有免疫中的 PRRs，包括清道夫受体 A（scavenger receptor A，SR-A）和与其相关的胶原结构巨噬细胞受体（macrophage receptor with collagenous structure，MARCO）[20]。两种蛋白均有含三个螺旋结构的胶原样柄并在膜远端含有富含半胱氨酸的清道夫受体结构域。两者都能结合细菌，SR-A 还能结合熟知的 PAMP，诸如脂磷壁酸和脂多糖[21-22]。通过基因敲除而导致的 SR-A 基因缺失小鼠更易受到多种细菌感染，这为清道夫受体在免疫保护中的作用提供了证据，而它的免疫保护作用很可能通过激活固有免疫机制而实现[23-24]。已发现 B 类清道夫受体家族的成员，例如 CD36 和 SR-BI/CLA-1，可以识别多种来源于病原体的分子[19]。尽管这些清道夫受体家族的成员作为内吞型 PPR 摄取微生物的功能已明确，但他们是否能作为信号通路受体尚不可知。然而，一些清道夫家族受体在由 Toll 样受体

（Toll-like receptor，TLR）介导的信号转导中作为辅助受体，它们的功能很可能是捕获特异性配体并传输至附近的 TLRs 上[19]。

富含亮氨酸重复结构域的模式识别受体

富含亮氨酸重复结构域（leucine-rich repeat domain，LRR）存在于众多蛋白中，包括参与活化固有免疫信号传导的 PRRs。该类受体还包括著名的哺乳动物 TLRs。膜结合型信号传导分子 TLRs 在识别细胞外与液泡病原体中发挥主要作用[25]。还有两个含 LRR 的胞浆受体家族，它们能识别细胞内病原所表达的

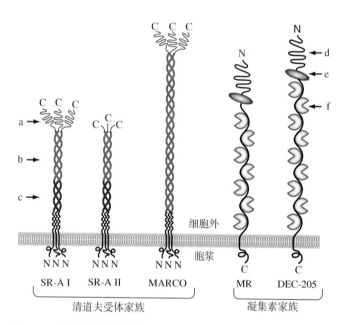

图 17-3 清道夫受体家族和凝集素家族的内吞型模式识别受体。图左，三个清道夫受体家族成员的图示。三个受体均为Ⅱ型跨膜多肽的三聚复合体，氨基末端位于胞浆内，羧基端位于细胞外。图中显示了三个各异的细胞外结构域：(a) 清道夫受体富含半胱氨酸（scavenger receptor cysteine-rich，SRCR）结构域（SR-AⅡ无此结构），目前其功能不明；(b) 胶原样结构域，参与结合多聚阴离子配体；(c) α- 螺旋卷曲螺旋结构域 [胶原样结构巨噬细胞受体（macrophage receptor with collagenous structure，MARCO）无此结构]，被认为可辅助受体形成三聚体。图右，两个内吞型多价凝集素结构域模式识别受体，即巨噬细胞甘露醣受体（macrophage mannose receptor，MMR）和 DEC-205 的图示。这一类受体独特的细胞外结构域有 (d) 富含半胱氨酸的氨基末端结构域，(e) 纤维连接蛋白样结构域，和 (f) 多个钙依赖（C 型）凝集素结构域，后者能结合多种碳水化合物配体。(Modified from Peiser L, Mukhopadhyay S, Gordon S: Scavenger receptors in innate immunity. Curr Opin Immunol 14:123, 2002.)

PAMPs，在固有免疫识别中发挥了重要作用。这两个家族包括半胱天冬酶活化和募集结构域（caspase activation and recruitment domain，CARD）蛋白家族和热蛋白结构域的蛋白家族[26]。这些分子与无脊椎动物和植物中参与抵抗病原体的蛋白在结构和功能上密切相关，提示这些宿主防御信号通路有古老的起源。这些信号通路经历了约十亿年的演化后其保守程度依然清晰可辨。

Toll 样受体

　　果蝇的 Toll 蛋白是第一个被发现的 Toll 家族成员，它被鉴定为在果蝇胚胎发育过程中控制背腹极性的信号通路成员[27]。Toll 的序列显示其为跨膜蛋白，带有庞大的胞外区。在胞外区氨基末端，多个串联的 LRRs 重复序列连接着一个富含半胱氨酸结构域和一个胞内信号传导结构域（图 17-4）。Toll 的胞内区与哺乳动物白细胞介素 -1 受体（IL-1R）胞浆区同源，提示 Toll 蛋白可能在免疫应答中发挥作用[28]。这一推测被进一步的研究证实，表明 Toll 蛋白对果蝇的抗真菌感染至关重要，这首次将这一信号通路与固有免疫联系起来[29]。果蝇 Toll 蛋白的发现推动了对哺乳动物类似蛋白的研究，并取得了丰富的成果，发现了由 12 个小鼠 TLR 和 10 个人类 TLR 组成的蛋白家族[30]。其中，TLR1 至 TLR9 在小鼠和人类之间是保守的，TLR10 只存在于人类，TLR11 至 TLR13 只在小鼠中表达[30]。这些分子都包含具有多个 LRR 的庞大胞外区和胞内信号转导结构域区称为 Tou/IL-1R 或 TIR 结构域的[31]。很多 TLRs 的功能已被证实是通过识别不同微生物的多种 PAMPs 参与了固有免疫应答[32]。

Toll 样受体 4 与脂多糖应答

　　TLR4 是第一个被鉴定的人类 TLR，它是可以识

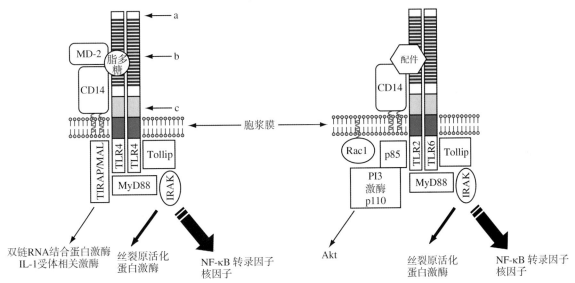

图 17-4 Toll 样受体（TLR）及相关蛋白。图左，TLR4 是以同源二聚体形式存在于细胞膜中的跨膜多肽，有三个各异的细胞外区：(a) 氨基末端侧翼区；(b) 富含亮氨酸重复区（LRR），包含 21 个富含亮氨酸的基序，被认为能直接结合脂多糖（LPS）及其他配体；(c) 羟基末端侧翼含半胱氨酸结构域。TLR4 和其他所有 TLR 的胞浆结构域均与人白介素（interleukin，IL）-1 受体同源而命名为 Toll-IL-1 受体（TIR）结构域。TLR4 的胞外部分可结合至少两种其他的蛋白，其中有 CD14 和 MD-2，这两者参与配体识别。TLR 细胞内结构域与多种接头蛋白（MyD88、TIRAP/MAL、Tollip）相关，接头蛋白将受体复合物连接到活化信号级联反应的激酶。对于 TLR4，甚至其他大部分的 TLR 而言，激活 IL-1 受体相关激酶（IL-1 receptor-associated kinase，IRAK）是导致转录因子核因子 κB（NF-κB）活性形式释放的重要步骤。此外，TLR4 传导的信号还可通过活化丝裂原激活蛋白激酶（mitogen-activated proteinkinases，MAPKs）、双链 RNA 结合蛋白激酶（double-stranded RNA-binding protein kinase，PKR）和其他 IRAK 家族成员如 IRAK-2 等，向下游传导信号。图右，另一组不同的配体被 TLR2 识别，TLR2 可与其他 TLR 如 TLR6 形成异源二聚体。在所结合的蛋白方面，TLR2-TLR6 复合物与 TLR4 复合物有许多相似之处。然而，TLR2 的 TIR 结构域还能够招募磷脂酰肌醇 -3- 羟基激酶 [PI3 激酶（PI3 kinase）、p85 和 p110 亚单位] 和膜相联 GTP 酶 Racl，这些酶可活化其他信号传导分子如丝氨酸 - 苏氨酸激酶 Akt。因此，尽管不同的 TLR 所活化的主要信号通路相似或相同（如活化 NF-κB 和 MAPK），但每个 TLR 复合物却有可能在其次要的信号通路上有细微差别，这些差别导致不同 TLR 复合物识别配体产生的应答结果不尽相同。（Modified from Underhill DM, Ozinsky A: Toll-like receptors: key mediators of microbe detection. Curr Opin Immunol 14:103, 2002.）

别最常见的 PAMPs 之一的细菌 LPS 的主要组成成分[33]。LPS 应答的早期研究发现了两个蛋白，分别是 CD14 及 LPS 结合蛋白，两者都可参与 LPS 在细胞表面的结合反应。但这些分子却不能向细胞内传导信号，因此当时并不清楚 LPS 的结合是如何激活革兰氏阴性菌感染相关的细胞应答。对 LPS 低应答的 C3H/HeJ 小鼠进行 LPS 相关基因定向克隆研究解答了这一问题[34]。研究发现 TLR4 信号区内的一个单氨基酸发生了替代突变。后续用基因干扰技术特异性敲除 TLR4 基因，发现 TLR4 敲除小鼠对 LPS 几乎无法应答，对内毒素性休克高度耐受，这证实了这个分子在 LPS 应答中的关键作用[35-36]。生化研究发现结合在细胞表面的 LPS 与 CD14 和 TLR4 两者均有紧密结合，同时结合的还有 MD-2 蛋白，此蛋白可能辅助 LPS 与受体复合物结合，这些研究进一步支持了 TLR4 参与构成 LPS 受体的观点[37]。进一步的研究揭示了 TLR4 信号通路下游的诸多成分，这些分子将 TLR4 与可诱导的固有免疫基因活化相连[38]（图 17-4）。对果蝇 Toll 信号通路的研究证实核因子活化 B 细胞 κ 轻链增强子是 LPS 结合 Toll 分子后活化基因的关键作用因子之一。包括哺乳动物在内的高等动物 TLR 信号也在很大程度上保留了果蝇的这一基本通路[39]。

Toll 样受体识别的其他病原相关的分子模式

通过各种 TLRs 配体的研究发现，TLRs 这一 PRRs 家族成员通过识别种类繁多的 PAMPs 共同参与固有免疫应答。TLR4 除了在 LPS 的信号传导中发挥主要作用外，还参与多种不同的自身配体和非自身配体的信号传导[32]。抗有丝分裂剂和癌症化疗药物紫杉醇（Taxol）可在小鼠细胞内模拟 LPS 诱导的信号传导，而该信号通路需要 TLR4 和 MD-2[40]的参与。TLR4 的其他外源配体包括呼吸道合胞病毒的融合蛋白[41]（fusion protein）以及衣原体的热休克蛋白 60（heat shock protein 60，HSP60）[42]。HSP60 在细胞应激或受损时表达增加并极可能被这些细胞释放，TLR4 可在针对哺乳动物 HSP60 的应答中传导信号[43]。这体现了模式识别原则的一种变体，即受识别的模式不再是病原直接产生的 PAMPs，而是受损宿主细胞释放的作为 DAMPs 的内源分子。TLR4 识别 DAMPs 的其他例证还包括对组织透明质酸寡糖分解产物和纤维连接蛋白附加 A 区的应答，后者是组织损伤或炎症导致的 RNA 替代切割的产物[32,44]。

TLR2 识别的 PAMP 可能较 TLR4 范围更广。TLR2 参与针对多种革兰氏阴性和革兰氏阳性细菌的 PAMPs 应答中的信号传导，这些 PAMPs 包括细菌糖脂、细菌脂蛋白、寄生虫衍生的糖脂以及真菌细胞壁中的多聚糖等结构[32]。在对这些 PAMPs 发生应答时 TLR2 并非独立发挥作用，而是与 TLR1 或 TLR6 形成异源二聚体。这种与其他 TLRs 配对的能力似乎是 TLR2 所特有的，因为研究证实其他的 TLR（如 TLR4 和 TLR5）多以单体或同源二聚体发挥功能。其他配体已知的 TLR 有 TLR5（参与对细菌鞭毛蛋白的反应）、TLR3（双链 RNA）、TLR7（单链 RNA）和 TLR9（非甲基化细菌 DNA）[32]。显然，大多数微生物含有多种可被不同 TLRs 识别的 PAMPs。例如，通常表达 LPS 的细菌也含有非甲基化 DNA，因此可以通过 LPS 激活 TLR4，还可能通过 TLR9 产生信号。由于不同的 TLR 能激活不同的级联信号（图 17-4），因此单个细胞通过多种 TLR 可以同时检测一个病原的几种不同特征，这将有助于固有免疫更精确地应答特定刺激[45]。

含 CARD 和 Pyrin 结构域蛋白

已鉴定出大量与膜结合型 TLRs 结构相似的胞浆蛋白，它们能识别细胞内病原体 PAMPs 并调节固有免疫应答。这类蛋白大多具有 LRR 结构域，能根据 CARD 或 Pyrin 结构域进行分类。这一类固有免疫感受因子和调节因子的家族成员的数量在不断增加，其命名和分类的方式也在逐渐完善，有人提议将之划归为 CATERPILLER [CARD，R（嘌呤）结合，热蛋白，大量亮氨酸重复序列] 一族[46]。然而，最近的文献却趋向将这类蛋白称为 NLR 家族，NLR 是"核酸结合结构域，富含亮氨酸重复蛋白（nucleotide-binding domain，leucinerich repeat protein）"[47]或者"Nod 样受体（Nod-like receptor）"的缩写[30]。Nod1 和 Nod2 蛋白是该家族中最早被记录的细胞内微生物感受因子，这两个蛋白所含有的 LRR 结构域与位于中部的核酸结合及寡聚结构域（NOD 或 NACHT）相联，在氨基末端则均有 CARD 结构域[48]。与 TLR 相似，NOD1 与 NOD2 的 LRR 结构域可识别病原衍生分子和多种作为 DAMPs 的宿主成分，其 CARD 结构域与固有免疫活化中的下游信号传导相关。尽管最初认为 Nod1 和 Nod2 参与 LPS 的应答，但现在普遍认为二者主要参与识别细菌细胞壁肽聚糖所释放的胞壁酸肽单体[26]。如同 TLR 信号传导，Nod1 和

Nod2 识别肽聚糖成分后，传导信号从而活化 NF-κB 通路。然而，两者也可能触发其他的信号通路，如通过 CARD 结构域间的相互作用激活原天冬氨酸蛋白酶 -1 （procaspase-1）和半胱氨酸天冬氨酸蛋白酶 -9 （caspase-9），从而增加 IL-1β 产生并加剧细胞死亡（细胞焦亡）（pyroptosis）[47]。

含 Pyrin （吡啉）结构域的蛋白代表了 NLR 的一个主要亚类，被认为在微生物入侵和细胞应激时介导信号传导。这一家族的典型成员热蛋白，是家族性地中海热患者基因突变的产物[46]。尽管热蛋白本身缺乏 LRR 结构域，但这一家族的众多其他成员均包含一个连接到中心 NOD 结构域和氨基末端热蛋白结构域的 LRR。这些成员中包括冷吡啉蛋白（cryopyrin，也称为 NLRP3 或 NALP3），它在一系列遗传性炎症性疾病患者中发生突变，这类疾病被统称为 Cryopyrin 相关周期性综合征[47]。冷吡啉蛋白和数种相关蛋白组成了 NLRP 家族（NLRPYRIN domain），或称 Nalp 家族（NACHT-LRR-PYRIN domain-containing protein）[26]。人类基因组中含有 14 个编码 NLRP 蛋白的基因，其确切功能目前仍不清楚[30]。然而一些 NLRP 蛋白，特别是 NLRP3 和 NLRP1，已被鉴定为是形成细胞内炎性小体（inflammasome）的关键成分，这些胞质蛋白复合物充当参与活化半胱氨酸天冬氨酸酶（caspase）的平台，即处理炎症类细胞因子（如 IL-1β 和 IL-18）所必需的细胞内蛋白酶[47,49]。尽管早期研究提示 NLRP 蛋白可作为直接或间接传感器去感受包括细菌成分（肽聚糖、细菌 RNA、外毒素）、病毒（双链 RNA）以及尿酸结晶在内的多种刺激[30,47,50-53]，但 NLPR 蛋白能否直接识别特异性 PAMPs 还有待证实。

NLRP 蛋白除了可作为 PAMPs 识别外源核酸外，还可能在抗病毒固有免疫中发挥重要作用。最近的研究发现并描述了一个复杂的其他蛋白阵列（需明确），这些蛋白质可作为细胞内 DNA 或 RNA 的传感器，可能参与抗病毒固有免疫过程。一个突出的例子是 pyhin 蛋白家族，它存在于胞浆或胞核中，带有能与 DNA 结合域 HIN-200 相连的 pyrin 域[54]。其中一些蛋白，例如黑色素瘤 -2 缺失蛋白（AIM2）已经被鉴定为细胞内病毒 DNA 的传感器，可以触发一系列的先天免疫反应。一系列候选的其他胞内蛋白被认为可能在对 DNA 的固有免疫应答过程中发挥重要作用，特别是那些被干扰素激活蛋白（sting）信号通路

所活化的蛋白[55]。作为胞浆 RNA 传感器的蛋白在不断被发现和探索中，其中，RIG-I 样受体（RLRs）是目前研究最为透彻的。RLRs 包括维 A 酸诱导基因 -Ⅰ （RIG-Ⅰ）、黑色素瘤分化因子 5（MDA5）和 LGP2 （laboratory of genetics and physiology 2）[56]。这些蛋白质表达于大部分细胞的胞质中，并能识别许多病毒 RNA 分子中存在的结构基序，诱导 Ⅰ 型干扰素 （IFN）和其他抗病毒效应分子的产生。

固有免疫应答中的效应机制

固有免疫应答是通过 PRRs 识别病原体从而激活多种抗微生物的防御机制。固有免疫应答可通过产生能接灭菌的效应分子消灭病原体，这些分子包括膜攻击补体复合物、多种抗菌肽以及吞噬细胞内生成的腐蚀性活性氧和活性氮的中间产物。这些机制几乎代表了无脊椎动物对抗微生物入侵的全部保护性应答。而在大多数脊椎动物，包括哺乳动物，固有免疫识别还对触发和指导随后发生的适应性免疫应答发挥作用。固有免疫应答对适应性免疫应答的辅助功能对于形成抗感染的长期免疫保护具有重大意义，并在自身免疫病发病机制中发挥重要作用。

固有免疫中的效应细胞类型

多种细胞类型对 PAMP 识别后产生的应答是有限的，但是专职吞噬细胞，例如巨噬细胞、中性粒细胞及树突状细胞却能被充分激活。专职吞噬细胞一旦受到微生物刺激，这些细胞就能在吞噬小体膜上聚集 NAPDH 氧化酶复合体的各个成分，增强酶的活性，通过快速氧化产生杀菌超氧离子[57]。很多吞噬细胞在接触各种 PAMPs 后增加诱导性一氧化氮合酶（inducible nitric oxide synthase，iNOS 或 NOS2）的表达[58]，生成一氧化氮、过氧亚硝酸离子等活性氮中间产物，这些产物均有强大的直接抗菌活性。活性氮中间产物的表达常可提升吞噬细胞氧化酶系统的抗菌活性，所以这类应答具有协同作用。

先天样淋巴细胞

多种不同的淋巴细胞亚群在固有免疫应答中发挥重要作用。在这些亚群中有一群缺失 T 和 B 细胞

谱系标志物的复杂的混合淋巴细胞群体，被统称为先天性淋巴细胞（innate lymphoid cells，ILCs）。目前，ILC 群体的复杂性仍在不断地被探索解答。最近的分类标准通过表型标志和分泌的细胞因子差异来区分三种不同的谱系，即 ILC1、ILC2 和 ILC3 细胞[59]。ILC1 亚群主要由 IFN-γ 分泌细胞组成，包括自然杀伤（NK）细胞。这些淋巴细胞不表达由体细胞重组产生的受体，因此此类细胞针对病原感染细胞应答时主要依赖胚系基因编码的受体[59]。NK 细胞通过细胞毒活性及分泌细胞因子，针对被病毒乃至细菌感染的细胞发挥早期固有免疫应答效应[60]。

已证实几种属于 T、B 细胞系的其他淋巴细胞亚群也参与宿主未曾接触过的病原体的快速免疫应答。这些细胞表达经体细胞重组的多克隆抗原受体（T 细胞抗原受体或膜结合型免疫球蛋白），尽管它们也可被视为适应性免疫系统的成分，但其发挥功能的方式更具固有免疫的特点。这些先天样淋巴细胞（innate like lymphocytes，ILLs）可能是最早的初级适应性免疫系统的残留，由于这些细胞仍对宿主免疫有特殊贡献，所以被不同程度地保留下来[61]。

目前已知的 ILLs 中有两类 B 细胞亚群，被称为 B1 细胞和边缘区 B 细胞[62-63]。它们自发产生天然抗体，这些抗体大多是胚系基因编码的免疫球蛋白，与常见的微生物发生决定簇反应。此外，受到细菌刺激后，这两群 B 细胞均可在不依赖 T 细胞的情况下迅速应答，因而在适应性免疫启动前的一线免疫防御中发挥重要作用。

在 T 细胞中，已明确三个 ILLs 亚群的详细特征，这三个亚群是 γδT 细胞、NK T 细胞和黏膜相关恒定 T 细胞（MAIT）。γδT 细胞表达的体细胞重组受体，只用了数目有限的可变区基因，识别窄谱的外来抗原或自身配体[64]。两种人类 γδT 细胞亚群的特异性至少已部分明确。其中一类在循环中占绝大多数并表达 Vδ2 基因产物，在无预先免疫的情况下对多种细菌产生的不同小分子磷酸烷基酯和烷基胺复合物产生快速应答。另一亚群，以表达 Vδ1 基因产物为特征，对主要组织相容性复合体（major histocompatibility complex，MHC）Ⅰ类相关自身分子 -MHCⅠ类链相关 A 和 B（MHC classⅠ chain related A and B，MICA/B）以及 CD1 家族[64]产生应答。作为细胞应激状态的标志物，在感染或炎症时，这些分子在细胞表面的表达上调，活化了携带 Vδ1 的 T 细胞。

NK T 细胞也以相似的原理发挥功能。NK T 细胞因其同时表达 αβT 细胞抗原受体和多种典型与 NK 细胞相关受体而得名[65]。与 γδT 细胞类似，NK T 细胞也表达以数量有限的 V 基因进行体细胞重组的抗原受体，可能主要识别窄谱的体外抗原或自身抗原。NK T 细胞的一个主要群体能与 MHC Ⅰ类分子类似的 CD1d 分子反应，这群细胞在识别 CD1d 递呈的多种脂类配体或糖脂配体后活化。最近，已证实几种细菌糖脂是激活 NK T 细胞的特异性抗原，提示这些细胞可能是抗菌固有免疫中的快速应答者[65]。多种小鼠疾病模型显示 NK T 细胞对适应性免疫应答的发展有重大贡献，并可能在防止产生自身免疫的免疫调节中发挥特殊的重要作用[65]。同样，MAIT 细胞是一类独立的类先天性 T 细胞群体，最近已有研究表明这类细胞利用其表达的 αβT 细胞抗原受体识别由多种细菌产生和分泌的共同维生素 B 代谢产物[66]。

抗菌肽

在许多无脊椎动物中，抗菌肽是介导固有免疫的关键作用因子，目前越来越多的研究表明，抗菌肽还是包括哺乳动物在内的更高等动物固有免疫中的重要成分[67]。它们是宿主防御系统演化中的古老成分，广泛分布于动植物界的所有多细胞生物体内。已知有 1000 多种抗菌肽，但这些分子差异过大而难以归类。然而多数肽在结构和机制上有几种共同特点：构成它们的氨基酸通常排列为两极性结构，具有疏水区和阳离子亲水区。阳离子区结合的靶点是微生物与多细胞动物在细胞膜结构上有本质差异的结构，即存在与脂质双层的外层带有阴离子电荷的丰富磷脂基团。抗菌肽趋向与微生物膜结合，并很可能通过抗菌肽的疏水区与微生物膜的相互作用破坏后者[68]。

在多种 PRRs 参与的应答中所产生的抗菌肽，是很多无脊椎动物和植物诱导性免疫抵御微生物的主要成分。尽管这些肽在大多数脊椎动物的免疫中可能并不处于主导地位，然而研究表明它们对进化度更高的动物包括哺乳动物的免疫系统却有重要贡献[69]。人体皮肤、胃肠道上皮和呼吸道上皮细胞可稳定产生或诱导产生如 α 防御素和 β 防御素等活化的抗菌肽[70]。上皮组织常暴露于微生物群落甚至有微生物定植，而这些抗菌肽很可能是上皮组织的天然保护剂。敏感菌株对抗菌肽产生耐受极为罕见，因而研发抗菌肽作为新型抗菌药物的前景极受关注[70-71]。

固有免疫对于适应性免疫的影响

除了发挥抵御病原入侵的一线防御功能外，哺乳动物等高等动物的固有免疫可以活化自身的适应性免疫系统。目前已证明在多数情况下，适应性免疫系统只在病原体经固有免疫系统 PRRs 产生信号后才能启动针对该病原的应答，这一原则是佐剂效应的基础。所谓佐剂效应，即针对蛋白质抗原的抗体和 T 细胞应答在非特异性激活剂同时参与时才能充分产生，非特异性免疫激活剂即为佐剂。大多数佐剂实际上是细菌提取物或产物，佐剂效应是激活固有免疫应答

的结果[72]。

固有免疫应答可以通过多种方式启动或增强适应性免疫应答（图 17-5）。上调共刺激分子是 T 细胞应答中一个极其重要的机制。活化静息状态的初始 T 细胞至少需要两个信号。T 细胞抗原受体识别由 MHC-Ⅰ类分子或 MHC-Ⅱ 类分子提呈的特异性多肽，由此提供了第一信号。专职的抗原呈递细胞如树突状细胞所表达的数种共刺激分子提供第二信号。共刺激分子中研究最为透彻的是 B7 家族的 B7-1（CD80）和 B7-2（CD86）分子。两者能够结合 T 细胞表面的活化受体 CD28。固有免疫系统控制 B7 家族共刺激分子在抗原呈递细胞表面的表达，这些分子只在 TLR 家族成员的 PRR 识别相应 PAMPs 或 DAMPs 而

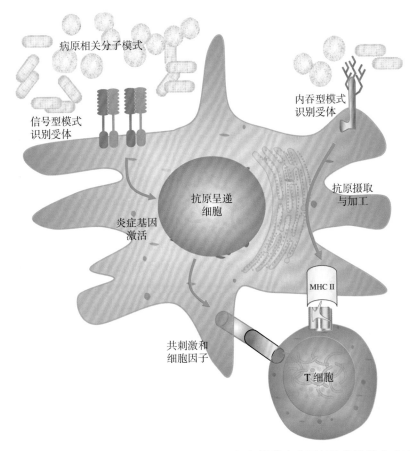

图 17-5 固有免疫应答介导适应性免疫应答。当抗原呈递细胞（APC）与携带有病原相关分子模式（PAMPs）的病原接触时，经固有免疫机制触发的免疫应答可显著改变 APC 的性能以刺激适应性免疫（T 细胞介导的）应答。例如，Toll 样受体 4（TLR4）与 PAMPs 如脂多糖相接触，产生的信号可活化转录因子核因子 B（NF-κB），后者可进入 APC 核内，协助启动细胞因子（如 IL-1、IL-6、IL-12 以及多种趋化因子）和共刺激分子（如 B7 家族成员 CD80 和 CD86）的基因转录。此外，病原和内吞型模式识别受体（PRRs）如甘露糖受体结合可促使病原体被输送至核内体（Endo）和溶酶体（Lys）中。然后，病原的蛋白质抗原被部分降解产生抗原性多肽，再由主要组织相容性复合体Ⅱ类分子提呈以供特异性 T 细胞抗原受体（TCRs）识别。固有免疫系统通过模式识别产生的这些效应促进相应信号分子的表达，而这些信号分子是抗原特异性 T 细胞由静止到活化及其后产生特异性抗体所必需的

被活化后，才能上调至功能水平 [33]。

近期研究显示，由 TLR 转导的固有免疫信号对于吞噬性抗原呈递细胞的应答有重要影响，并为 B 细胞产生免疫球蛋白提供重要的第二信号。对于吞噬细胞而言，在通过吞噬作用摄取微生物以及随后的吞噬体成熟过程都受到并行的 TLR 信号激活 [73]。树突状细胞是启动 T 细胞应答的主要抗原呈递细胞，MHC-Ⅱ类分子能否有效提呈树突状细胞吞噬的微生物的抗原，主要受到 TLR 信号转导的影响 [74]。已证实 B 细胞应答外源性抗原时，多种 TLR 信号是有效激活 T 细胞依赖性 B 细胞向浆细胞分化及随后分泌抗体所必需的 [75]。这一原理同样适用于 T 细胞对自体抗原的应答反应，包括风湿病中成为自身抗体结合靶点的几种重要的细胞核抗原 [76-77]。

固有免疫应答还能触发多种细胞因子和趋化因子的产生，这些因子能促进适应性免疫应答的产生并对其发挥免疫调节作用。例如，树突状细胞与 LPS 或细菌脂蛋白等 PAMPs 接触后，TLRs 信号激活后会产生 IL-12 [72,78]。该细胞因子作用于抗原特异性 T 细胞，促进其分化为 1 型 T 辅助细胞，进一步产生干扰素 γ 以及其他作用机制，有助于清除细菌病原 [79]。TLRs（可能包括其他 PRRs）的信号可诱导髓系树突状细胞成熟，增加抗原提呈分子和共刺激分子表达，从而有效激活初始抗原特异性 T 细胞 [80]。

T 细胞应答初始化和 T 细胞分化所必备的分子需要由固有免疫应答启动其表达，这一机制确保在必要的感染情况下才会激活炎性适应性免疫应答。辅助性 T 细胞活化后能调节适应性免疫的其他组成成分，诸如活化杀伤性 T 细胞、B 细胞和巨噬细胞等。因此，固有免疫通过 PRR 初步识别微生物，进一步影响着适应性免疫应答的主要进程。自体分子可以作为 DAMPs，这一发现将上述理论推广到由组织损伤引起的免疫反应上，有时被称为"危险模型"（danger model），这有助于解释为何因感染或组织损伤产生的某些自身配体，能产生的与微生物相关的 PAMPs 相似的效应 [81-82]。

固有免疫相关的疾病

已知固有免疫应答在几乎所有类型的感染病中均发挥明显作用，由此可以推测固有免疫机制的重大缺陷相对较少发生，也较少出现与之相关的临床免疫缺陷疾病。事实上，越来越多的证据表明导致各种固有免疫信号通路失活的突变可致人体和实验小鼠对病原体更敏感 [8,23,69,83-84]。反复或持续免疫刺激会放大固有免疫的信号通路，而这些信号通路也必然参与慢性炎症疾病引起的组织损伤。此外，炎症增加某些自体分子的产生或释放，包括热休克蛋白、核酸、尿酸钠结晶或焦磷酸钙，这些分子发挥类似于 DAMPs 的作用 [42,76-77,83-84]，可能通过 TLRs 或其他 PRRs 转导信号，发挥类似佐剂效应，使自身反应性淋巴细胞更易被活化。

固有免疫的某些缺陷与自身免疫病易感性相关，这一发现也许更令人惊讶。人们已提出几种不同的机制来解释这种自相矛盾的关联现象。固有免疫应答在清除坏死细胞或凋亡细胞所释放的自身抗原中发挥重要作用，这种清除过程不引起炎症，有助于产生耐受而非免疫激活 [87]。若这种清除失败可导致过多的自身抗原的暴露，使通常休眠的自身反应性淋巴细胞克隆扩增并分化为效应细胞。这可以解释为何短 pentraxin SAP 基因敲除小鼠会出现狼疮样自身免疫。短 pentraxin SAP 基因与固有免疫系统的其他成分一起，在清除 DNA 染色质复合物中发挥重要功能 [88]。人体内血清甘露糖结合凝集素水平降低也许是导致系统性红斑狼疮的危险因素之一，可能是因为这种可溶的 PRR 能促进清除凋亡的细胞 [89]。

补体经典激活信号通路中早期成分的缺乏与人类和小鼠模型中的狼疮样自身免疫症状紧密相关 [90-94]。这可能是由凋亡细胞或其他来源的自身抗原清除发生障碍，处于静息态的自身反应性淋巴细胞被激活 [95-96] 引起的。另外一个不能排除的机制是，补体系统尤其是补体早期成分 C1 和 C4，可使包括双链 DNA 和核蛋白在内的自身抗原更局限于初级淋巴组织中，从而促进和诱导适应性免疫系统对自身抗原产生耐受 [90,97-98]。因此，缺乏 C1 或 C4 可导致骨髓淋巴细胞增殖过程中出现的自身反应性 B 细胞克隆难以被清除或灭活 [97,99]。在小鼠模型中的研究提示，缺乏某些其他固有免疫成分，如 SAP 和补体受体 CD21/CD35，可在一定程度上扰乱动物体内的这种耐受形成 [88,97]。

固有免疫系统的信号受体缺陷与慢性炎症疾病的相关性已有很多研究支持，这些例证来自对胞浆 PRR 中 CARD 和 PYRIN 家族的研究 [30,47]。IBD1 基因能增加某些 Crohn 病患者患病的风险 [100-103]，研究者在确定 IBD1 位点产物是 Nod2 蛋白的基因图谱的研究中首次发现了这种相关性。这一 CARD 家族的可溶 PRR 在应答细菌肽聚糖时，本应通过诱导细胞因子的生成而发挥功能，但其等位基因突变造成上述功能缺陷，可能增加 Crohn 病的发病风险[100]。在这种情况下，固有免疫不足以控制肠内细菌定植或感染以致最终发病。与此观点一致，近期的研究显示 Nod2 突变的 Crohn 病患者，其回肠潘氏细胞内的一类抗菌肽 [称为隐藏防御素（cryptdin）的 β 防御素（β-defensin）] 表达降低[104]。其他证据表明，Nod2 变异造成的信号缺陷降低了免疫调节性细胞因子如 IL-10 的产量，导致肠道的炎症的失控[105]。其他的研究也证实了多个 pyrin 家族成员和某些特定慢性炎症性疾病的关联，这包括 pyrin 突变与家族性地中海热，以及冷吡啉蛋白和冷吡啉相关周期性综合征间的因果关系[46-47]。上述疾病及其他与固有免疫缺陷相关的慢性炎症性紊乱或自身免疫性紊乱，常被统称为自身炎症性疾病[106]。这些疾病常与炎症性细胞因子特别是 IL-1β 的生成失控相关，基于这一认识，对某些患者实施 IL-1 受体拮抗剂 anakinra 全身用药治疗获得了显著效果[107-109]。

　　至少 NK 细胞和 NK T 细胞这两群 ILLs 的缺陷与人类和小鼠的多发自身免疫综合征相关[65,110-112]。尽管它们发挥作用的具体机制不明，但这一现象却体现了这些 ILLs 在调节适应性免疫应答中的突出作用。固有免疫和适应性免疫之间有复杂的相互关系，固有免疫的改变与自身免疫性疾病之间的关系将会不断明确。更全面地了解文中所提到疾病与固有免疫之间的关联，将有助于我们发展针对自身免疫病和自身炎症性疾病更有效的治疗方法。

展望

　　近 20 年的免疫学研究更加重视固有免疫在免疫应答中所发挥的基本作用。人类的固有免疫系统是自初级生命体，历经众多演化阶段和自然选择不断积累形成的。由于固有免疫系统渊源久远，这个领域某些最重要的发现也是基于研究相对简单的动物而来，例如蝇类与蠕虫。目前已发现这一精密系统的诸多成分并将其分门别类，后继的研究工作将不断转向探索人类。这些工作将有助于我们阐明当前尚无法解释的疾病，并为探索新的治疗方法提供靶标。

与临床的关联

* 固有免疫是整个免疫系统的基础，其在一定程度上参与了所有的感染、炎症及自身免疫病。
* 以固有免疫效应分子为靶点的有效治疗药物开始出现。
* 固有免疫效应分子是诱发与尿酸结晶相关的临床综合征和其他种类晶体诱发性关节炎的因素。
* 特定的固有免疫分子出现重大缺陷可导致一系列罕见的被称为自身炎症性疾病的病征。
* 很多系统性自身免疫疾病与固有免疫应答分子的遗传多态性相关。
* 对固有免疫的深入研究为常见自身免疫病的潜在机制提供了新的见解，如 Crohn 病和系统性红斑狼疮。

 本章的参考文献也可以在 ExpertConsult.com 上找到。

参考文献

1. Schatz DG: Transposition mediated by RAG1 and RAG2 and the evolution of the adaptive immune system. *Immunol Res* 19:169, 1999.
2. Pancer Z, Cooper MD: The evolution of adaptive immunity. *Annu Rev Immunol* 24:497, 2006.
3. Boehm TL, McCurley N, Sutoh Y, et al: VLR-based adaptive immunity. *Annu Rev Immunol* 30:203, 2012.
4. Hoffmann JA, Reichhart JM: *Drosophila* innate immunity: an evolutionary perspective. *Nat Immunol* 3:121, 2002.
5. Kingsolver MB, Huang Z, Hardy RW: Insect antiviral innate immunity: pathways, effectors, and connections. *J Mol Biol* 425:4921, 2013.
6. Castiglioni A, Canti V, Rovere-Querini P, et al: High-mobility group box 1 (HMGB1) as a master regulator of innate immunity. *Cell Tissue Res* 343:189, 2011.
7. Kataoka H, Kono H, Patel Z, et al: Evaluation of the contribution of multiple DAMPs and DAMP receptors in cell death-induced sterile inflammatory responses. *PLoS ONE* 9:e104741, 2014.
8. Jack DL, Klein NJ, Turner MW: Mannose-binding lectin: targeting the microbial world for complement attack and opsonophagocytosis. *Immunol Rev* 180:86, 2001.
9. Eisen DP: Mannose-binding lectin deficiency and respiratory tract infection. *J Innate Immun* 2:114, 2010.
10. Matsushita M: Ficolins: complement-activating lectins involved in innate immunity. *J Innate Immun* 2:24, 2010.
11. Seaton BA, Crouch EC, McCormack FX, et al: Structural determinants of pattern recognition by lung collectins. *Innate Immun* 16:143, 2010.
12. Cieślik P: Hrycek A: Long pentraxin 3 (PTX3) in the light of its structure, mechanism of action and clinical implications. *Autoimmunity* 45:119, 2012.
13. Bottazzi B, Garlanda C, Cotena A, et al: The long pentraxin PTX3 as a prototypical humoral pattern recognition receptor: interplay with cellular innate immunity. *Immunol Rev* 227:9, 2009.
14. Taylor PR, Martinez-Pomares L, Stacey M, et al: Macrophage receptors and immune recognition. *Annu Rev Immunol* 23:901, 2005.
15. Graham LM, Brown GD: The dectin-2 family of C-type lectins in immunity and homeostasis. *Cytokine* 48:148, 2009.

16. Martinez-Pomares L: The mannose receptor. *J Leukoc Biol* 92:1177, 2012.

17. Nigou J, Zelle-Rieser C, Gilleron M, et al: Mannosylated lipoarabinomannans inhibit IL-12 production by human dendritic cells: evidence for a negative signal delivered through the mannose receptor. *J Immunol* 166:7477, 2001.

18. Rosenzweig HL, Clowers JS, Nunez G, et al: Dectin-1 and NOD2 mediate cathepsin activation in zymosan-induced arthritis in mice. *Inflamm Res* 60:705, 2011.

19. Canton J, Neculai D, Grinstein S: Scavenger receptors in homeostasis and immunity. *Nat Rev Immunol* 13:621, 2013.

20. Jing J, Yang IV, Hui L, et al: Role of macrophage receptor with collagenous structure in innate immune tolerance. *J Immunol* 190:6360, 2013.

21. Hampton RY, Golenbock DT, Penman M, et al: Recognition and plasma clearance of endotoxin by scavenger receptors. *Nature* 352:342, 1991.

22. Dunne DW, Resnick D, Greenberg J, et al: The type I macrophage scavenger receptor binds to gram-positive bacteria and recognizes lipoteichoic acid. *Proc Natl Acad Sci U S A* 91:1863, 1994.

23. Thomas CA, Li Y, Kodama T, et al: Protection from lethal gram-positive infection by macrophage scavenger receptor-dependent phagocytosis. *J Exp Med* 191:147, 2000.

24. Haworth R, Platt N, Keshav S, et al: The macrophage scavenger receptor type A is expressed by activated macrophages and protects the host against lethal endotoxic shock. *J Exp Med* 186:1431, 1997.

25. Kawai T, Akira S: The role of pattern-recognition receptors in innate immunity: update on Toll-like receptors. *Nat Immunol* 11:373–384, 2010.

26. Werts C, Girardin SE, Philpott DJ: TIR, CARD and PYRIN: three domains for an antimicrobial triad. *Cell Death Differ* 13:798, 2006.

27. Hashimoto C, Hudson KL, Anderson KV: The Toll gene of *Drosophila*, required for dorsal-ventral embryonic polarity, appears to encode a transmembrane protein. *Cell* 52:269, 1988.

28. Gay NJ, Keith FJ: *Drosophila* Toll and IL-1 receptor. *Nature* 351:355, 1991.

29. Lemaitre B, Nicolas E, Michaut L, et al: The dorsoventral regulatory gene cassette spatzle/Toll/cactus controls the potent antifungal response in *Drosophila* adults. *Cell* 86:973, 1996.

30. Fukata M, Vamadevan AS, Abreu MT: Toll-like receptors (TLRs) and Nod-like receptors (NLRs) in inflammatory disorders. *Semin Immunol* 21:242, 2009.

31. Gay NJ, Symmons MF, Gangloff M, et al: Assembly and localization of Toll-like receptor signalling complexes. *Nat Rev Immunol* 14:546, 2014.

32. Sasai M, Yamamoto M: Pathogen recognition receptors: ligands and signaling pathways by Toll-like receptors. *Int Rev Immunol* 32:116–133, 2013.

33. Medzhitov R, Preston-Hurlburt P, Janeway CA, Jr: A human homologue of the *Drosophila* Toll protein signals activation of adaptive immunity. *Nature* 388:394, 1997.

34. Poltorak A, He X, Smirnova I, et al: Defective LPS signaling in C3H/HeJ and C57BL/10ScCr mice: mutations in TLR4 gene. *Science* 282:2085, 1998.

35. Hoshino K, Takeuchi O, Kawai T, et al: Cutting edge: Toll-like receptor 4 (TLR4)-deficient mice are hyporesponsive to lipopolysaccharide: evidence for TLR4 as the LPS gene product. *J Immunol* 162:3749, 1999.

36. Takeuchi O, Hoshino K, Kawai T, et al: Differential roles of TLR2 and TLR4 in recognition of gram-negative and gram-positive bacterial cell wall components. *Immunity* 11:443, 1999.

37. da Silva CJ, Soldau K, Christen U, et al: Lipopolysaccharide is in close proximity to each of the proteins in its membrane receptor complex transfer from CD14 to TLR4 and MD-2. *J Biol Chem* 276:21129, 2001.

38. Kawai T, Akira S: TLR signaling. *Cell Death Differ* 13:816, 2006.

39. Belvin MP, Anderson KV: A conserved signaling pathway: the *Drosophila* Toll-dorsal pathway. *Annu Rev Cell Dev Biol* 12:393, 1996.

40. Kawasaki K, Gomi K, Nishijima M: Cutting edge: Gln22 of mouse MD-2 is essential for species-specific lipopolysaccharide mimetic action of Taxol. *J Immunol* 166:11, 2001.

41. Haynes LM, Moore DD, Kurt-Jones EA, et al: Involvement of Toll-like receptor 4 in innate immunity to respiratory syncytial virus.

J Virol 75:10730, 2001.

42. Vabulas RM, Ahmad-Nejad P, da Costa C, et al: Endocytosed HSP60s use Toll-like receptor 2 (TLR2) and TLR4 to activate the Toll/interleukin-1 receptor signaling pathway in innate immune cells. *J Biol Chem* 276:31332, 2001.

43. Ohashi K, Burkart V, Flohe S, et al: Cutting edge: heat shock protein 60 is a putative endogenous ligand of the Toll-like receptor-4 complex. *J Immunol* 164:558, 2000.

44. Okamura Y, Watari M, Jerud ES, et al: The extra domain A of fibronectin activates Toll-like receptor 4. *J Biol Chem* 276:10229, 2001.

45. Underhill DM, Ozinsky A: Toll-like receptors: key mediators of microbe detection. *Curr Opin Immunol* 14:103, 2002.

46. Ting JP, Kastner DL, Hoffman HM: CATERPILLERs, pyrin and hereditary immunological disorders. *Nat Rev Immunol* 6:183, 2006.

47. Jha S, Ting JP-Y: Inflammasome-associated nucleotide-binding domain, leucine-rich repeat proteins and inflammatory diseases. *J Immunol* 183:7623, 2009.

48. Kufer TA, Banks DJ, Philpott DJ: Innate immune sensing of microbes by Nod proteins. *Ann N Y Acad Sci* 1072:19, 2006.

49. Zambetti LP, Laudisi F, Licandro G, et al: The rhapsody of NLRPs: master players of inflammation ... and a lot more. *Immunol Res* 53:78, 2012.

50. Martinon F, Petrilli V, Mayor A, et al: Gout-associated uric acid crystals activate the NALP3 inflammasome. *Nature* 440:237, 2006.

51. Kannegati TD, Ozoren N, Body-Malapel M, et al: Bacterial RNA and small antiviral compounds activate caspase-1 through cryopyrin/Nalp3. *Nature* 440:233, 2006.

52. Kannegati TD, Body-Malapel M, Amer A, et al: Critical role for cryopyrin/Nalp3 in activation of caspase-1 in response to viral infection and double-stranded RNA. *J Biol Chem* 281:36560, 2006.

53. Boyden ED, Dietrich WF: Nalp1b controls mouse macrophage susceptibility to anthrax lethal toxin. *Nat Genet* 38:240, 2006.

54. Schattgen SA, Fitzgerald KA: The PYHIN protein family as mediators of host defenses. *Immunol Rev* 243:109, 2011.

55. Paludan SR, Bowie AG: Immune sensing of DNA. *Immunity* 38:870, 2013.

56. Vabret N, Blander JM: Sensing microbial RNA in the cytosol. *Front Immunol* 4:468, 2013.

57. Nauseef WM, Borregaard N: Neutrophils at work. *Nat Immunol* 15:602, 2014.

58. Fang FC: Antimicrobial reactive oxygen and nitrogen species: concepts and controversies. *Nature Rev Microbiol* 2:820, 2004.

59. Walker JA, Barlow JL, McKenzie ANJ: Innate lymphoid cells—how did we miss them? *Nat Rev Immunol* 13:75, 2013.

60. Lee SH, Biron CA: Here today—not gone tomorrow: roles for activating receptors in sustaining NK cells during viral infections. *Eur J Immunol* 40:923, 2010.

61. Bendelac A, Bonneville M, Kearney JF: Autoreactivity by design: innate B and T lymphocytes. *Nat Rev Immunol* 1:177, 2001.

62. Zhang X: Regulatory functions of innate-like B cells. *Cell Mol Immunol* 10:113, 2013.

63. Cerutti A, Cols M, Puga I: Marginal zone B cells: virtues of innate-like antibody-producing lymphocytes. *Nat Rev Immunol* 13:118, 2013.

64. Bonneville M, O'Brien RL, Born WK: Gamma delta T cell effector functions: a blend of innate programming and acquired plasticity. *Nat Rev Immunol* 10:467, 2010.

65. Cerundolo V, Kronenberg M: The role of invariant NKT cells at the interface of innate and adaptive immunity. *Semin Immunol* 22:59, 2010.

66. Kjer-Nielsen L, Patel O, Corbett AJ, et al: MR1 presents microbial vitamin B metabolites to MAIT cells. *Nature* 491:717, 2012.

67. Zasloff M: Antimicrobial peptides of multicellular organisms. *Nature* 415:389, 2002.

68. Steinstraesser L, Kraneburg U, Jacobsen F, et al: Host defense peptides and their antimicrobial-immunomodulatory duality. *Immunobiology* 216:322, 2011.

69. Mansour SC, Pena OM, Hancock R: Host defense peptides: frontline immunomodulators. *Trends Immunol* 35:443, 2014.

70. Hazlett L, Wu M: Defensins in innate immunity. *Cell Tissue Res* 343:175, 2011.

71. Shai Y: From innate immunity to de-novo designed antimicrobial peptides. *Curr Pharm Des* 8:715, 2002.

72. Maisonneuve C, Bertholet S, Philpott DJ, et al: Unleashing the potential of NOD- and Toll-like agonists as vaccine adjuvants. *Proc*

Nat Acad Sci U S A 111:12294, 2014.

73. Blander JM, Medzhitov R: Regulation of phagosome maturation by signals from Toll-like receptors. *Science* 304:1,014, 2004.

74. Blander JM, Medzhitov R: Toll-dependent selection of microbial antigens for presentation by dendritic cells. *Nature* 440:808, 2006.

75. Pasare C, Medzhitov R: Control of B-cell responses by Toll-like receptors. *Nature* 438:364, 2005.

76. Leadbetter EA, Rifkin IR, Hohlbaum AM, et al: Chromatin-IgG complexes activate B cells by dual engagement of IgM and Toll-like receptors. *Nature* 416:603, 2002.

77. Lau CM, Broughton C, Tabor AS, et al: RNA-associated autoantigens activate B cells by combined B cell antigen receptor/Toll-like receptor 7 engagement. *J Exp Med* 202:1171, 2005.

78. Barton GM, Medzhitov R: Control of adaptive immune responses by Toll-like receptors. *Curr Opin Immunol* 14:380, 2002.

79. Murphy KM, Stockinger B: Effector T cell plasticity: flexibility in the face of changing circumstances. *Nat Immunol* 11:674, 2010.

80. Palucka K, Banchereau J, Mellman I: Designing vaccines based on biology of human dendritic cell subsets. *Immunity* 33:464, 2010.

81. Seong SY, Matzinger P: Hydrophobicity: an ancient damage-associated molecular pattern that initiates innate immune responses. *Nat Rev Immunol* 4:469, 2004.

82. Shi Y, Evans JE, Rock KL: Molecular identification of a danger signal that alerts the immune system to dying cells. *Nature* 425:516, 2003.

83. Casanova JL, Abel L, Quintana-Murci L: Human TLRs and IL-1Rs in host defense: natural insights from evolutionary, epidemiological, and clinical genetics. *Annu Rev Immunol* 29:447, 2011.

84. Corr SC, O'Neill LA: Genetic variation in Toll-like receptor signalling and the risk of inflammatory and immune diseases. *J Innate Immun* 1:350, 2009.

85. Liu-Bryan R, Scott P, Sydlaske A, et al: Innate immunity conferred by Toll-like receptors 2 and 4 and myeloid differentiation factor 88 expression is pivotal to monosodium urate monohydrate crystal-induced inflammation. *Arthritis Rheum* 52:2936, 2005.

86. Liu-Bryan R, Pritzker K, Firestein GS, et al: TLR2 signaling in chondrocytes drives calcium pyrophosphate dihydrate and monosodium urate crystal-induced nitric oxide generation. *J Immunol* 174:5016, 2005.

87. Gershov D, Kim S, Brot N, et al: C-reactive protein binds to apoptotic cells, protects the cells from assembly of the terminal complement components, and sustains an antiinflammatory innate immune response: implications for systemic autoimmunity. *J Exp Med* 192: 1353, 2000.

88. Kravitz MS, Pitashny M, Shoenfeld Y: Protective molecules—C-reactive protein (CRP), serum amyloid P (SAP), pentraxin3 (PTX3), mannose-binding lectin (MBL), and apolipoprotein A1 (Apo A1), and their autoantibodies: prevalence and clinical significance in autoimmunity. *J Clin Immunol* 25:582, 2005.

89. Tsutsumi A, Takahashi R, Sumida T: Mannose binding lectin: genetics and autoimmune disease. *Autoimmun Rev* 4:364, 2005.

90. Leffler J, Bengtsson AA, Blom AM: The complement system in systemic lupus erythematosus: an update. *Ann Rheum Dis* 73:1601, 2014.

91. Einav S, Pozdnyakova OO, Ma M, et al: Complement C4 is protective for lupus disease independent of C3. *J Immunol* 168:1036, 2002.

92. Paul E, Pozdnyakova OO, Mitchell E, et al: Anti-DNA autoreactivity in C4-deficient mice. *Eur J Immunol* 32:2672, 2002.

93. Mitchell DA, Pickering MC, Warren J, et al: C1q deficiency and autoimmunity: the effects of genetic background on disease expression. *J Immunol* 168:2538, 2002.

94. Chen Z, Koralov SB, Kelsoe G: Complement C4 inhibits systemic autoimmunity through a mechanism independent of complement receptors CR1 and CR2. *J Exp Med* 192:1339, 2000.

95. Munoz LE, Lauber K, Schiller M, et al: The role of defective clearance of apoptotic cells in systemic autoimmunity. *Nat Rev Rheumatol* 6:280, 2010.

96. Mevorach D: Clearance of dying cells and systemic lupus erythematosus: the role of C1q and the complement system. *Apoptosis* 15:1114, 2010.

97. Prodeus AP, Goerg S, Shen LM, et al: A critical role for complement in maintenance of self-tolerance. *Immunity* 9:721, 1998.

98. Paul E, Carroll MC: SAP-less chromatin triggers systemic lupus erythematosus. *Nat Med* 5:607, 1999.

99. Goodnow CC, Cyster JG, Hartley SB, et al: Self-tolerance checkpoints in B lymphocyte development. *Adv Immunol* 59:279, 1995.

100. Ogura Y, Bonen DK, Inohara N, et al: A frameshift mutation in NOD2 associated with susceptibility to Crohn's disease. *Nature* 411:603, 2001.

101. Hugot JP, Chamaillard M, Zouali H, et al: Association of NOD2 leucine-rich repeat variants with susceptibility to Crohn's disease. *Nature* 411:599, 2001.

102. Corridoni D, Arseneau KO, Cifone MG, et al: The dual role of nod-like receptors in mucosal innate immunity and chronic intestinal inflammation. *Front Immunol* 5:317, 2014.

103. Hampe J, Cuthbert A, Croucher PJ, et al: Association between insertion mutation in NOD2 gene and Crohn's disease in German and British populations. *Lancet* 357:1925, 2001.

104. Wehkamp J, Harder J, Weichenthal M, et al: NOD2 (CARD15) mutations in Crohn's disease are associated with diminished mucosal alpha-defensin expression. *Gut* 53:1658, 2004.

105. Philpott DJ, Girardin SE: Crohn's disease-associated Nod2 mutants reduce *IL10* transcription. *Nat Immunol* 10:455, 2009.

106. Rigante D, Vitale A, Lucherini OM, et al: The hereditary autoinflammatory disorders uncovered. *Autoimmun Rev* 13:892, 2014.

107. Metyas SK, Hoffman HM: Anakinra prevents symptoms of familial cold autoinflammatory syndrome and Raynaud's disease. *J Rheumatol* 33:2085, 2006.

108. Goldbach-Mansky R, Dailey NJ, Canna SW, et al: Neonatal-onset multisystem inflammatory disease responsive to interleukin-1β inhibition. *N Engl J Med* 355:581, 2006.

109. Mirault T, Launay D, Cuisset L, et al: Recovery from deafness in a patient with Muckle-Wells syndrome treated with anakinra. *Arthritis Rheum* 54:1697, 2006.

110. van der Vliet HJ, von Blomberg BM, Nishi N, et al: Circulating Vα24+ Vβ11+ NKT cell numbers are decreased in a wide variety of diseases that are characterized by autoreactive tissue damage. *Clin Immunol* 100:144, 2001.

111. Fort MM, Leach MW, Rennick DM: A role for NK cells as regulators of CD4+ T cells in a transfer model of colitis. *J Immunol* 161:3256, 1998.

112. Shi FD, Wang HB, Li H, et al: Natural killer cells determine the outcome of B cell-mediated autoimmunity. *Nat Immunol* 1:245, 2000.

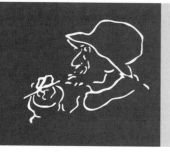

第18章

适应性免疫与淋巴组织

原著 MichaelL. Dustin

于 蒙 译 邱晓彦 校

关键点

淋巴细胞的生成和许多自身反应性淋巴细胞的清除均发生于初级淋巴组织。

免疫应答通常发生于次级淋巴组织。

第三级淋巴组织位于炎症部位,可促进组织特异性自身免疫反应的发生。

建立自身免疫耐受须经过初级淋巴组织或其他非炎症部位的抗原识别。

适应性免疫应答的发生依赖于固有免疫系统的激活。

一些固有免疫细胞使用抗原受体。

树突状细胞通过感受组织特异性因子和固有免疫的刺激而塑造 T 细胞对抗原的应答。

改变 T 细胞分化的肠道微生物增加了关节炎症的易感性,而特定的肠道微生物群特征与新发的类风湿关节炎有关。

适应性免疫系统的命名源于它可以适应几乎任何进入机体的病原体或毒素。无脊椎动物仅通过固有免疫保护自己[1],脊椎动物都拥有某种形式的适应性免疫(adaptive immunity),即通过基因重组机制产生新受体来识别病原体快速进化过程中产生的不同大分子[2]。能够被适应性免疫系统识别的分子称为抗原(表18-1)。

机体可产生能攻击各种生物结构的分子和细胞的能力是一把双刃剑。在无脊椎动物(只靠固有免疫系统发挥免疫排斥)体内从未见病理性自身免疫现象,但在脊椎动物体内,病理性自身免疫现象是普遍现象[3]。必须通过复杂的机制消除自我识别以建立自身耐受。本章将重点讨论自身免疫耐受的多种机制及其解剖学背景。除自身抗原外,具有适应性免疫能力的动物还暴露于无害的环境抗原中,这些抗原可能引发过敏反应[4]。区分自身抗原与非己抗原、无害性和有害性非己抗原及一些大分子是成功发挥适应性免疫的关键过程。其核心机制是由 Janeway 提出的适应性免疫与固有免疫之间的必不可少的合作关系[5]。尽管适应性免疫系统能够识别任何敌人并利用其强大的效应机制来摧毁该敌人,但其对特定抗原是产生免疫应答还是产生免疫耐受是由固有免疫识别病原相关分子模式(PAMPs)或引发炎症的组织损伤相关分子模式(DAMPs)决定的。

适应性免疫系统的功能与其解剖学结构密切相关[6-7]。从某种意义上讲,T 淋巴细胞是一种广泛存在的细胞,可在任何时间和任何组织中被发现。T 淋巴细胞和 B 淋巴细胞稳定存在于正常个体的血液中,因此患者的淋巴细胞很容易监测。但大多数 T 淋巴细胞和 B 淋巴细胞存在于次级淋巴组织,它们在那寻找抗原。淋巴细胞集中分布于三种类型的淋巴组织:初级淋巴组织是淋巴细胞的产地,次级淋巴组织是淋巴细胞寻找抗原并启动免疫反应的地方,第三级淋巴组织则形成于慢性炎症部位。B 细胞区和 T 细胞区是次级和第三级淋巴组织的特征性结构,具有重要功能。事实上,前面提到的所有组织学发现都与适应性免疫系统的功能密切相关,这将在后面具体阐明。

本章阐述了适应性免疫的基本概念,以及在发生这些反应的解剖学结构中适应性免疫与固有免疫的关系。

淋巴细胞归巢、间质内移动和输出的迁移模式

现在讨论的适应性免疫发生于次级淋巴组织，所以让我们首先回顾一下淋巴细胞的迁移。自 20 世纪 60 年代早期，就已发现淋巴细胞在次级淋巴组织和血液之间的"再循环"现象。该现象一旦被激活，淋巴细胞就获得向不同组织特异性归巢的能力，并由此影响其功能[8]。如果人为地将循环的起点定为血液中的初始 T 细胞，则可分为三个不同的时相：①与血管壁相互作用并渗出；②在组织间隙中穿行；③从实质性组织或有时通过淋巴返回血液。这里将讨论这三个步骤的基本特性，随后在讨论适应性免疫的不同功能时将涉及更多细节。

淋巴细胞的多步骤外渗模式

淋巴细胞从血液向组织的迁移因其在血管中的高速流动而变得复杂化。Springer、Butcher 及其同事建立了 T 细胞外渗的"多步模型"[9-15]。

首先，自由流动的白细胞黏附于血管壁。选择素和它们的多糖配体介导了这一过程（表 18-1）[10]。选择素作为特殊的黏附分子，其家族包括三个成员，分别为 L- 选择素、E- 选择素和 P- 选择素。L- 选择素表达于初始 T、B 细胞，决定着它们进入淋巴结而非脾[11]。L- 选择素的配体为硫酸唾液酸，它由复杂的多糖与不同的蛋白质骨架相连而构成，表达于初级、次级和第三级淋巴组织的毛细血管后的高内皮细胞[10]。Gowans 及其同事首先注意到这些内皮细胞的独特形态，这是由于大量的转移淋巴细胞使原本扁平的细胞膨胀[8]。E- 选择素和 P- 选择素表达于各种组织炎症部位中活化的内皮细胞[12]。其配体是表达于白细胞的糖蛋白，为具有末端唾液酸化的 Lewis x 寡糖的血型抗原或其他类似结构修饰[13]。P- 选择素的高亲和力配体是含有硫酸酪氨酸分支的骨架蛋白 PSGL-1。PSGL-1 表达于淋巴细胞，无须修饰即可作为 P- 选择素的配体。P- 选择素与免疫球蛋白 Fc 段的融合蛋白经纯化和荧光标记后，可作为检测白细胞能否与表达 P- 选择素的内皮细胞相结合的最好探针。组装选择素配体的遗传基础十分复杂，需要表达核心蛋白、特定唾液酸转移酶、岩藻糖转移酶和磺基转移酶[13]。岩藻糖代谢缺陷可导致一种罕见的遗传性免疫缺陷智力低下综合征，称为白细胞黏附缺陷症 II 型（LAD- II）[14]。选择素仅介导白细胞的黏附与滚动，与白细胞的捕获和外渗无关。

选择素介导的黏附作用使白细胞所携带的 G 蛋白偶联受体靠近血管壁并结合到其配体上[15]。趋化因子受体信号对于激活紧密相连的整合素家族成员与其配体间的结合十分重要[16]。趋化因子信号对百日咳毒素敏感，说明其中涉及 Giα 偶联受体。CCR7、CXCR4 和 CXCR5 三种趋化因子受体参与淋巴细胞再循环。CCR7 与配体 CCL19 和 CCL21 结合，是影响 T 细胞进入次级淋巴组织最重要的趋化因子系统[17]。CXCR4 与配体 CXCL12 也影响 T 细胞和 B 细胞的进入[18]。CXCR5 与配体 CXCL13 是控制 B 细胞进入次级淋巴组织的主要趋化因子系统[19]。活化后的效应 T 细胞多数下调 CCR7，上调其他趋化因子，进而使它们返回外周炎症部位[20]。这些组织中活化的内皮细胞表达配体，能够选择性募集活化的 T 细胞亚群。与此对应，活化的 B 细胞或转变为仍表达 CXCR5 和 CCR7 的记忆细胞[21]，或分化为下调 CXCR5、CCR7，上调 CXCR4 的浆细胞，通过一种新的迁移机制靶向介导此类细胞至髓质和骨髓的归巢[22]。

整合素家族成员是趋化因子的直接受体，可迅速捕获流动的粒细胞，启动外渗过程[16]。在次级淋巴组织的归巢中，发挥主要作用的整合素是 LFA-1，它由 αL 和 β2 亚基组成。LFA-1 仅表达于白细胞，并能与血管细胞黏附分子（intercellular adhesion molecules，ICAMs）相结合，其中描述最为详尽的是 ICAM-1 和 ICAM2[23]。内皮细胞表达的 ICAM 主要为 ICAM-1 和 ICAM-2，其中 ICAM-1 的表达受肿瘤坏死因子（tumor necrosis factor，TNF）和干扰素（IFN）-γ 等炎症介质的调控。

整合素 β2 亚单位的缺失可导致一种罕见的遗传综合征，称为 I 型白细胞黏附缺陷（leukocyteadhesiondeficiencytypeI，LAD-I）。由于白细胞向炎症部位的外渗功能缺失，导致患者的皮肤和黏膜极易发生细菌感染。LAD-1 患者发育正常，通过骨髓移植治愈的成功率很高[24]。另外还发现 III 型白细胞黏附缺陷，患者白细胞的多个整合素存在 Rap1 调控障碍，Rap1 是一种小 G 蛋白，参与 LFA 的调控[25]。

整合素的结构显示了它不同寻常的黏附调控机制[26]。未活化形式折叠成致密的球形，与配体相结合的结构域指向白细胞表面。被趋化因子活化后，整

合素的高度加倍，使配体结合位点凸出于白细胞膜表面 20 nm 以上，指向内皮细胞表面 [27]。这种剧烈变化伴随着细胞骨架的融合，从而为细胞捕获以及与配体结合后细胞伸展提供锚定位点 [28]。

由 α4 和 β1 亚基组成 VLA-4，是表达在初始和活化淋巴细胞的第二种整合素，可辅助细胞进入淋巴结，但其更重要的作用是趋化淋巴细胞进入炎症部位。其配体是血管细胞黏附分子（VCAM），是一种受炎性细胞因子调控的免疫球蛋白超家族的成员 [29]。针对 VLA-4 的单克隆抗体（那他珠单抗）可以抑制白细胞进入中枢神经系统，因此被批准用于治疗多发性硬化症 [30]。但有报道称单克隆抗体疗法也可能激活 JC 病毒导致严重感染而产生罕见的进行性多灶性脑白质病变 [31]。因此，免疫抑制疗法的利弊应慎重权衡，即使该疗法仅影响某一种特定的免疫通路。当 T 淋巴细胞活化归巢至黏膜效应部位时，T 淋巴细胞上调整合素 β7 亚单位，与 α4 结合形成肠道归巢整合素 α4β7，配体为肠道内皮细胞表面的免疫球蛋白超家族成员 MAdCAM（黏膜地址素细胞黏附分子）[32]。

外渗过程涉及淋巴细胞在内皮细胞之间或通过内皮细胞的运动 [33]。内皮连接复合物包括需要瞬时脱离的特殊黏附分子，以允许内皮细胞之间的淋巴细胞通过。当内皮细胞连接特别紧密时，如在大脑、胸腺或淋巴结，跨细胞途径是最主要的方式。细胞内和细胞间穿越途径是一个由淋巴细胞和内皮细胞发起的主动过程，不受归巢信号的调控。

总而言之，三类受体及其配体决定淋巴细胞的归巢。三者之间须相互配合才能使淋巴细胞进入组织。如果缺乏选择素 - 配体，白细胞不能黏附到内皮细胞壁而是直接流过。如果缺乏趋化因子受体 - 趋化因子，那么即使选择素 - 配体介导了白细胞的流动与黏附，也不能活化整合素，白细胞将重新回到血液中。如果整合素 - 配体不相配，则即使存在选择素 - 配体和趋化因子 - 配体，细胞也不能被捕获以及外渗。这些分子受体配体就好比淋巴细胞归巢的邮政编码，只有数字、顺序都正确的淋巴细胞才能由血液进入组织 [34]。

组织结构及间质迁移

经典组织学和小鼠遗传学原理可阐明次级淋巴组织中 T 细胞和 B 细胞隔离的分子机制。T 细胞区由

基质细胞表达的 CCL19 和 CCL21 以及 T 细胞表达的 CCR7 定义 [17]。有趣的是，这些也是促进内皮细胞捕获 T 细胞进入组织的信号。T 细胞区也存在大量的树突状细胞（dendritic cells，DC），成熟时可表达 CCR7。DC 似乎可形成网状纤维的支架 [35]。淋巴结实质和脾白髓结节被成纤维细胞及网状细胞包裹的厚胶原束纵横交错 [36]。这些纤维的内腔室在淋巴结和脾形成一个导管网络，使实质中的 DC 细胞分别进入淋巴或血液。B 细胞滤泡依赖于滤泡基质细胞表达的 CXCL13 和 B 细胞表达的 CXCR5。事实上，B 细胞表达 CXCR5 和 CCR7 的平衡决定了 B 细胞与 T、B 交界区的距离，B 细胞可以在这个边界上接触辅助性 T 细胞 [21]。B 细胞区也由不同数量的卵泡树突状细胞组成，它们是分化的基质细胞而不是造血细胞。

双光子激光扫描荧光显微镜显示了次级淋巴组织中免疫细胞的动态变化。荧光标记 T 细胞在 T 细胞区移动平均速度为 12 μm/min，而活鼠短期器官培养的淋巴结滤泡内 B 细胞移动的速度比 T 细胞慢 30% [37]。T 和 B 细胞的运动轨迹看似随机，但对荧光标记的淋巴细胞与不同方法标记的基质细胞的分析表明，淋巴细胞的运动是由纵横交错的基质细胞网络引导的，在它们遇到基质框架分支时经常会改变移动方向 [38]。DC 细胞网络由基质网络支撑，以保证 T 细胞在沿着基质网络随机移动时可以接触 DC 细胞 [35]。来自外周的携带抗原的 DC 细胞将抗原提呈给 T 细胞的过程是以每小时与成千上万个 T 细胞随机接触的方式进行的，与淋巴细胞这种随机性作用模式称为"随机库扫描"。

目前认为淋巴结内激发这种快速性随机迁移的信号主要是基质细胞表面的趋化因子。B 淋巴细胞迁移速度在 G 蛋白偶联受体亚基 $G_{i\alpha2}$ 缺陷小鼠体内明显降低，是进一步支持趋化因子在该过程中发挥作用的模型 [39]。趋化因子可作为趋化诱导剂，也能在某些条件下激发随机性迁移，称作趋化运动 [40]。在体外，T 细胞的快速运动能仅在包覆 CCR7 配体的表面上重现 [40]。令人意外的是，整合素（如 LFA-1）对 DC 细胞和 T 细胞的迁移影响甚微 [40-41]。

虽然淋巴细胞间最初的扫描过程是随机的，但一旦携带抗原的 DC 细胞开始与抗原特异性 T 细胞相互作用，就建立了许多非随机性迁移。抗原识别性 B 细胞上调 CCR7，下调 CXCR5 以抵达 T、B 细胞交界处 [21]。与 CD4⁺T 细胞接触的 DC 细胞产生 CCL3

表 18-1 术语与定义

术语	定义
抗原	可以被适应性免疫系统识别的分子结构。为 B 细胞受体 (BCR) / 抗体或是 T 细胞受体 (TCR) 的配体
趋化因子	可与 G 蛋白偶联受体结合，激活或招募细胞或脱落蛋白家族（典型大小为 8 kDa）；诱导运动的化学分子
整合素	在迁移和增殖过程对收缩力 / 机械维持起特定介导作用的黏附分子家族。整合素为非共价异源二聚体结构，受体趋化因子受体和抗原受体的信号调控
选择素	特异介导淋巴细胞从血流中到血管壁进行初始附着的黏附分子家族。具有 Ca^{2+} 依赖性凝集素结构域的氨基端，可结合碳水化合物基团，即为选择素的配体结合部位

和 CCL4，在炎症条件下招募 CD8$^+$T 细胞[42]。DC 细胞与 T 细胞接触并接受 T 细胞的辅助后，可以增强其与抗原的结合能力，趋化并可能增加了 CD8$^+$T 细胞 TCR 对 DC 细胞表面携带的抗原库扫描效率。

免疫突触保障与树突状细胞的抗原特异性相互作用

在免疫反应中，迁移的淋巴细胞发生的最大变化是几乎停止移动以形成一个免疫突触[43]。体外研究发现，迁移的 T 细胞停止移动后与携带 MHC- 肽复合物的 DC 细胞相互作用，形成精巧的结构[44]。体内影像分析也发现稳定的 T 细胞与 DC 细胞的相互作用是高亲和力配体诱导的免疫耐受或免疫活化的共同特征[45]。尽管 LFA-1 和 ICAM-1 的相互作用对淋巴结内的细胞迁移并非必需，但这些黏附分子对形成稳定的免疫突触是必要的[46]。有研究认为免疫突触可导致非对称细胞分裂，从而产生效应 T 和记忆 T 细胞的前体细胞[47]。另一种可能性是启动过程中稳定的免疫突触与有丝分裂前效应因子的传递有关，包括调节细胞因子，如白细胞介素 (IL) -2[48]。T 细胞和 DC 细胞的动态相互作用被称为"动态结构"，可能产生对称细胞分裂以协助保持这些前体细胞的分化状态[49]。

从淋巴结和胸腺迁出——鞘氨醇 -1- 磷酸

再循环的淋巴细胞会周期性停止它们在次级淋巴组织的监视功能或活化过程，进入到淋巴或血中，这一过程称为迁出。该过程对于刚成熟的淋巴细胞离开骨髓或胸腺进入次级淋巴组织也至关重要。研究淋巴细胞从淋巴结和胸腺迁出的分子机制可通过观察真菌代谢产物 FTY720 的过程来进行。FTY720 已获审批用于治疗复发 - 缓解型多发性硬化症[50]。FTY720 干预可迅速降低外周血中 T 细胞和 B 细胞的数量。FTY720 被鞘氨醇激酶磷酸化后，作为表达在许多淋巴细胞和内皮细胞上鞘氨醇 -1- 磷酸钠受体的激动剂而发挥作用。更进一步的观察来自骨髓嵌合小鼠的研究。该小鼠是通过利用胚胎致死性鞘氨醇 -1- 磷酸钠受体 (sphingosine-1-phosphate receptor 1，S1P1) 敲除小鼠的胎肝细胞重建致死剂量辐射的同系基因型野生型小鼠来构建的[51]。S1P1 缺陷的单阳性胸腺细胞不能离开胸腺，当其成熟胸腺细胞转移到野生型受体上时，它们能够正常进入淋巴结，但是因为无法对抗依赖于 CCR7 的保留信号而不能迁出淋巴结。这些结果提示了 T 细胞离开胸腺和淋巴结存在自发性缺陷。虽然 FTY-720-P 是 S1P1 的激动剂，但它具有下调受体表达的效应，因此重现了基因敲除的表型。采用可逆的 S1P1 激动剂和拮抗剂的平行研究提示 S1P1 在控制淋巴内皮通透性方面也发挥着一定的作用，进而阻止迁出，这与 T 细胞的自主效应类似[52]。

初级淋巴组织：T 细胞和 B 细胞产生以及自身耐受机制启动的场所

T 细胞和 B 细胞的关键事件是抗原受体基因的重排以产生细胞表面的 T 细胞抗原受体 (TCR) 和 B 细胞抗原受体 (BCR)。每一个 T 细胞和 B 细胞都有一个抗原受体，如同出生证明和身份证。这些细胞的生存、死亡、扩增决定这个抗原结合结构对适应性免疫系统的影响。这是 20 世纪 50 年代 Burnett 最先提出的克隆选择理论的核心。自身反应性细胞在出生后即被清除或重新定位。对于 B 细胞而言，这个过程发生在骨髓。对于 T 细胞而言，这个过程发生在胸腺。这两个部位的解剖学结构完全不同，B 细胞和 T 细胞的识别模式也迥异。在此先讨论骨髓，随后介绍胸腺的功能性解剖结构。

骨髓中的 B 细胞发育

非成熟 B 细胞表面表达的 BCR 由表面免疫球蛋白与信号转导亚基 Igα 和 Igβ 非共价结合组成（见第 13 章）[52]。大多数非成熟 B 细胞与自身抗原反应，甚至表现出"多反应性"，即这些 B 细胞产生的抗体可与多个自身抗原反应[53]。这些自身抗原反应性细胞主要在两个检查点处被清除——骨髓中未成熟 B 细胞与抗原结合时，或进入次级淋巴组织时初级成熟的 B 细胞与抗原结合时[54]。第一个依赖于骨髓中的抗原提呈。第一种抗原来源是骨髓细胞或细胞外基质。如果未成熟 B 细胞的 BCR 与骨髓细胞或细胞外基质中的抗原相接触，它们会启动凋亡程序。第二个来源是血液，这些血浆抗原存在于网状内皮细胞形成的骨髓血窦中。当这些可溶性抗原结合到 BCR，如果抗原是多价并使 BCR 发生交联，诱导了较强的信号，B 细胞便发生凋亡；如果抗原是单价，则 B 细胞进入失能状态，即一种因 BCR 传递信号微弱所诱导的无应答状态。在第二个检查点处，从骨髓迁出的新成熟的 B 细胞与各种细胞的表面抗原接触。例如，DC 细胞向 B 细胞提呈完整的抗原[55]，又因为 DC 细胞会摄取很多组织抗原，这个过程会为 B 细胞提供更广泛的组织特异性自身抗原。这些选择检查点使自身免疫性 B 细胞和多反应性 B 细胞的水平降低 10 倍以上，但仍有一些多反应性 B 细胞会在淋巴细胞库中保留。多反应性 B 细胞可能对病原体识别有帮助，这一点可见于最近发现的低密度 HIV 包膜糖蛋白的中和抗体[56]。如此看来，适应性免疫系统可能随时需要耐受一定程度的自身免疫反应以使机体对抗千变万化的病原体。

胸腺中的 T 细胞发育

前体 T 细胞到达胸腺后，在这个微环境中启动 TCR 基因重排（见第 12 章）。胸腺是一个由第三咽弓发育而来的上皮器官。在组织结构上，该组织清晰地分为皮质、髓质以及血管的皮髓质连接部[7]。图 18-1 来自最近的一篇关于胸腺中的 T 细胞选择机制的研究论文[57]。左边显示了荧光标志 Ulex europeus antigen-1（UEA-1）植物血凝素（一种胸腺髓质的标志物），右边显示了荧光标志胸腺皮质内 MHC II 类抗原的情况。左边勾勒出淋巴细胞迁移的每一步途径。早期 CD4⁻ 和 CD8⁻ 祖细胞通过皮髓交界处的毛细静脉进入皮质的被膜下区域（第一步），TCR 基因在此发生重排，细胞表面表达 CD4 和 CD8，成为非成熟 T 细胞，也称为淋巴细胞（第二步）。这些细胞在皮质内胸腺上皮细胞之间进行随机迁移，结合自身 -MHC- 肽复合物（第三步）。它们通过表达的 TCR 与自身 -MHC- 肽复合物以低亲和力的结合状态相互识别，进行"阳性选择"。阳性选择后的淋巴细胞成熟为 CD4⁺ 或 CD8⁺ 细胞，在 CCR7 配体的控制下迁移到髓质（第四步）[58]。髓质的胸腺上皮细胞表达 AIRE 转录因子，介导多种组织特异性基因的表达[59]。AIRE 无表达的患者很少表现为多种内分泌病为特征的自身免疫和其他组织特异性自身免疫性疾病。假设胸腺上皮细胞内通过 AIRE 介导组织特异性基因转录，促进一些自身反应性 T 细胞的阴性选择，那么，也促进组织特异性抗原调节性 T 细胞（Treg）的产生（第五步）。常规阳性选择要求 Ras 在细胞内膜激活，而更强烈的细胞膜 Ras 激活介导阴性选择[60]。调节性 T 细胞的产生需要蛋白激酶 C-θ 和转录因子 c-Rel 的信号刺激[61]。少部分表达 TCR 的胸腺细胞经历了阳性选择和阴性选择后，下调 CD69 和 S1PR1，成为初始的"常规"T 细胞离开胸腺（第六步）。

次级淋巴组织：抗原识别少量特异性 T 细胞和 B 细胞的场所

初始 T 细胞识别某一特定抗原的效率非常低，因此估测初始 T 细胞数量曾经是一个很大的挑战。现在采用抗体包被磁珠，用高亲和力 MHC 肽四聚体标记探针，经流式细胞仪可直接富集前体细胞[62]。大多数小鼠品系的所有次级淋巴组织（脾和淋巴结）内的淋巴细胞中，特异性针对常用结构抗原的细胞数大约为 500 个。在这些组织中大约有 5 亿个 CD4⁺ T 细胞，因此递呈抗原的 DC 细胞需要接触 100 万个 T 细胞才能找到 1 个特异性 T 细胞。因此在感染早期，少数抗原阳性的 DC 细胞需要在次级淋巴组织内高浓度地富集大量的 T 细胞，以便找到抗原特异性的 T 细胞，进而激活和扩增这些 T 细胞。正如先前所述，这个寻找过程最初是随机的，一旦作为应答过程，它将变得更直接、更有效率。虽然初始 T 细胞以公平的方式在次级淋巴组织中进行再循环，携带抗原的细

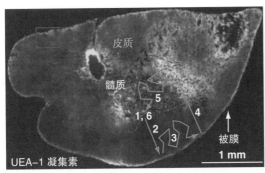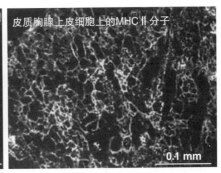

皮质

髓质

5

1,6

2

3

4

被膜

UEA-1 凝集素

1 mm

皮质胸腺上皮细胞上的MHC II分子

0.1 mm

图 18-1　免疫荧光显微镜观察染色小鼠胸腺切片，左图：Ulex europeus antigen-1（UEA-1）凝集素；右图抗 II 类主要组织相容性复合体（MHC）。UEA-I 染色在髓质中最强，同样在皮质的包膜和基质也非常明显。皮质胸腺上皮细胞对 MHC 分子呈强阳性，这使得胸腺细胞有正向和负向的选择。蓝色箭头表示一个发育中的 T 细胞（胸腺细胞）通过胸腺的假想路径：①通过皮质髓质交界处进入，②迁移到皮质，③在皮质内支架随机游走，在此过程中可以进行阳性选择或阴性选择；④阳性选择发生时，胸腺细胞定向迁移至髓质，阴性选择或转化为胸腺调节性 T 细胞（见下文）仍有可能；⑤成熟的单个阳性胸腺细胞在鞘氨醇 -1 磷酸盐介导的趋化控制下，迁移回皮质髓质交界处⑥。（图片由斯坦福大学的 Richard Lewis 提供）[57]

胞（主要为 DC 细胞，它在次级淋巴组织中具有高度区域选择性），因此人们认为它们可传送固有免疫刺激和抗原来源的组织信号。

当这些抗原特异性 T 细胞与 DC 细胞接触时，它们与多个 DC 形成免疫突触：①通过 TCR 和固有免疫系统辅助 T 细胞活化的共刺激配体形成整合信号；②形成更稳定的突触相互作用，将早期效应细胞因子传递给 DC 等 T 细胞；这时它们大约以 6 小时的短细胞周期来分裂 20 次[63]。CD8+T 细胞能够转变为细胞毒效应细胞，它们的增殖能力普遍要比能够转变为各类辅助性 T 细胞的 CD4+T 细胞强。T 细胞与 DC 细胞接触后的第 7 ~ 10 天，T 细胞的增殖达到峰值。通常情况下，此时体内的病原体已经被清除，绝大多数的效应 T 细胞开始凋亡。与病毒感染相关的流感样症状是由分裂、分化的 T 细胞产生的细胞因子导致。

因为初次建立适应性免疫应答需要一周或者更长时间，所以宿主需要依赖固有免疫机制，例如天然抗体、中性粒细胞、干扰素以及自然杀伤（natural killer，NK）细胞来控制感染，直到机体产生足够数量的效应 T 细胞。病原体被消灭后，存活下来的成千上万个 T 细胞会变为记忆细胞[64]。细胞不对称分裂过程可能对记忆细胞和效应细胞的产生有所贡献，但是单一的不对称分裂模型不能完全解释这一事件，一定还存在其他的随机事件，这些事件可能通过影响多潜能前体细胞谱系来实现，这需要体内试验证明[65]。

记忆 T 细胞有两类亚群：①中央记忆 T 细胞，表达 L-selectin、CCR7，高表达 LFA-1，通过次级淋巴组织反复循环；②效应记忆 T 细胞，不表达 L-selectin、CCR7，但是可能表达 P-selectin 配体、E-selectin 配体以及其他趋化因子受体，比如 CXCR3、CCR5、CCR4 或者 CCR9[66]。被膜下淋巴窦巨噬细胞能够产生 CXCL9，将 CXCR3+ 记忆 T 细胞招募到滤泡间区，在这里，CXCR3+ 记忆 T 细胞将与通过被膜下淋巴窦并进入 T 细胞区的 DC 细胞相遇[67]。这些效应记忆性细胞大多迁移到外周炎症部位，一旦遭遇抗原便会快速发挥效应功能。如果记忆细胞第二次遭遇到相同抗原，便能够对再次发生的相同感染作出快速应答，与抗体一起迅速清除病原体。这些记忆细胞也可能与其他病原体发生交叉反应，对其他病原体的快速清除或是引起不良反应依赖于交叉反应的程度。

血液中的抗原被最有效地识别于脾和肝（门静脉系统）

脾是一个很大的内脏器官，过滤的血液大约占心脏输出的 5%。脾的红髓是清理外周循环中衰老红细胞的重要部位。红髓也含有许多具有专职清除能力的巨噬细胞[68] 和与血液中初始 T 细胞直接接触的 DC 细胞，红髓中的这些 DC 细胞的功能还不清楚，人们把更多的注意力集中在了发生 T-DC 细胞相互作用的白髓以及进行抗原捕获的边缘区上（图 18-2，左）。血液通过一条动脉流入脾并分支为多股小动脉流入边缘区和红髓的静脉窦中（图 18-2，右），然后血液会被门静脉系统重新收集进入肝，而白髓 T 细胞区中的 T 细胞会围绕动脉形成动脉周围淋巴鞘（the periarterial lymphoid sheath，PALS）。桥连通道连接红髓和 PALS，淋巴细胞在红髓中离开血液，并以百日咳毒素敏感的方式在 PALS 中迁移[69]。B 细胞滤泡和边缘区围绕着 PALS，巨噬细胞、DC 细胞和边缘区 B 细胞聚集在边缘区，它们在此可以直接接触血液中的抗原。DC 细胞在边缘区捕获抗原后，可在 9 小时内迁移到 PALS[70]。网状纤维连接着边缘区和 PALS，来自于血液的可溶性抗原能够借此与驻留在 PALS 的 DC 细胞接触，因此脾提供了众多针对血液中颗粒性抗原或可溶性抗原启动初次免疫应答和再次免疫应答的机会。

正如前面提及的，脾中的静脉血会进入肝，虽然我们对肝中的免疫应答了解甚少，但是肝作为许多病原体的寄居地而在免疫应答中具有重要地位。有两套血液循环系统负责供应肝，一套是来自于肠和脾的门静脉缺氧血，另一套是肝动脉中的富氧血。这些血液在肝窦中混合，肝窦是一个穿插在肝细胞间连接肝门静脉和中央静脉的低压血液空间网络，因此，大部分肝实质是以肝细胞与血窦交替的形式呈现的（图

18-3，左）。肝中富含一类特定的巨噬细胞，称为库普弗细胞，还有巡察的淋巴细胞，尤其是小鼠中的 NKT 细胞和人类中的黏膜相关恒定 T 细胞（mucosal-associated invariant T cell，MAIT）（图 18-3，右）[71-72]，这些细胞都参与了抗细菌免疫。肝中主要的抗原呈递细胞不是库普弗细胞，而是血管周围的 Ito 细胞[73]。在对类风湿关节炎患者应用抗 CD20 抗体清除 B 细胞的治疗中，肝也起到了重要作用[74]。

黏膜表面的抗原被有效地识别于派氏结和肠系膜淋巴结

黏膜相关的淋巴组织包括了扁桃体、派氏结、黏膜固有层、隐窝区以及阑尾。派氏结和黏膜固有层的 DC 细胞摄取肠腔内容物的机制不同，派氏结是由大 B 细胞滤泡和小 T 细胞区组成（图 18-4，上和右下）。具有高内皮微静脉，可有效地使具有道归巢表型的记忆细胞、初始 T 细胞和 B 细胞进入。派氏结中的大滤泡会引起圆顶效应，使上皮细胞突出伸入管腔，派氏结圆顶区中一些带有微绒毛具有吸收功能的上皮细胞会被滑面 M 细胞代替，这些细胞将构成一个肠道病原体进入派氏结圆顶区的中继点，在圆顶

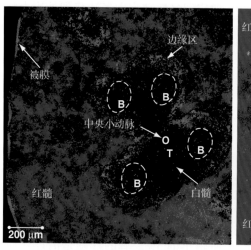
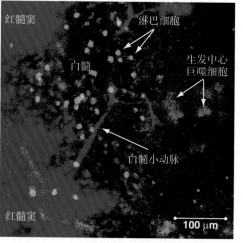

图 18-2 脾结构。左图，注射了低分子量荧光葡聚糖（蓝）和注射了高分子量荧光葡聚糖（红）小鼠的组织切片。低分子量荧光葡聚糖标记红髓，高分子量荧光葡聚糖标记边缘区的巨噬细胞。每立方厘米含有大约 10^9 个淋巴细胞的白髓就是暗区，白髓束围绕中央动脉形成，中央动脉则分出更小的动脉分支到红髓窦中。B 细胞和 T 细胞被分隔成滤泡（B 细胞）和淋巴鞘（T 细胞）（比例尺 0.2 mm）。右图，是注射低分子量荧光葡聚糖的活体小鼠脾成像。血液携带葡聚糖通过中央动脉（未显示）分出的小血管（箭头）流经白髓后即进入迅速充满血液的红髓窦、边缘窦。图中，动脉周围淋巴鞘中大约有 0.3% 的 T 细胞标记了荧光染料。这些区域充满了 T 细胞和 B 细胞。边缘区巨噬细胞和 B 细胞直接进入血液捕获病原体。白髓淋巴细胞不直接与血液接触，需要边缘区迁移来的细胞递呈抗原，或通过网状纤维将抗原传递给树突状细胞（比例尺 0.1 mm）

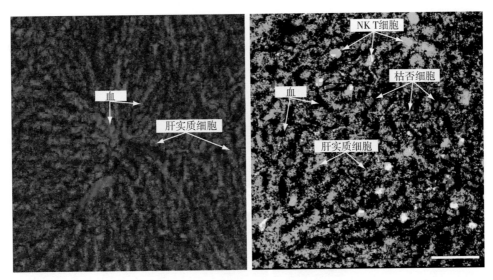

图 18-3　肝微循环和免疫细胞。左图，小鼠肝血窦造影，共聚焦成像显示肝细胞（绿色自体荧光）和血窦（红色荧光葡聚糖），血液流向图中央部分。右图，活体成像显示位于肝血窦（暗区）中肝细胞（绿色自发荧光）间的 NKT 细胞（蓝绿色）和 SIGN R1⁺ 库普弗细胞。在血窦边缘有 Ito 细胞，但在血窦内另一侧是内皮细胞（Courtesy Tom Cameron，纽约大学）

区中有一群 CCR6⁺DC 细胞会有效地将病原相关抗原提呈，有效诱导局部 T 细胞的应答[75]（图 18-4，左下）。与派氏结相反，在回肠末端小肠绒毛中心存在着大量活化的 T 细胞、浆细胞、DC 细胞和巨噬细胞。这些 DC 细胞会迁移至肠系膜淋巴结将抗原提呈并激活调节性 T 细胞和效应 T 细胞来平衡肠道耐受和免疫应答[76]。CX3CR1⁺ 巨噬细胞积极摄取肠道内容物，然后可能将抗原提呈给在固有层中巡逻的调节性 T 细胞和效应 T 细胞[77]（图 18-4，左下）。肠道是宿主与上亿共生菌以及食物抗原之间的屏障，有很多病原体比如细菌、病毒、原虫和寄生虫也会利用这一位置，最近已经发现新发类风湿关节炎就与肠道当中特定的微生物类群的增殖有关[78]。因此相关研究领域的发展十分迅速，在 T 细胞分化领域也有所涉及。

来自其他组织和实质器官的抗原被识别于外周淋巴结

外周广泛的淋巴结网络可以过滤来自皮肤、内脏器官和神经系统的淋巴液。淋巴液由血管渗入组织的体液组成，输入淋巴管收集组织中的淋巴液之后流经至少一个淋巴结，从淋巴结流出成为输出淋巴液，再通过胸导管返回血液。淋巴结的输入淋巴管连接淋巴结的被膜，将淋巴液引流到含有许多巨噬细胞的被膜下淋巴窦中（图 18-5）。被膜下淋巴窦的底部覆盖淋巴结实质，网状纤维网络由此连接到高内皮微静脉和髓索（细胞在这里从淋巴小结实质进入输出淋巴液）。淋巴液并不是直接进入实质细胞间与其接触，是实质细胞沿着网状纤维以及高内皮微静脉与网状成纤维之间的空隙排列，从而暴露在淋巴液中[36]。根据间质细胞是否表达 CCL19/21 和 CXCL13，淋巴结间质被分为 T 细胞区和 B 细胞区（图 18-5），DC 细胞以 CCR7 依赖性的方式从外周组织迁移到 T 细胞区内的 DC 细胞网络并分散在滤泡当中[35]。迁移进来的 DC 细胞分布在高内皮微静脉周围，有效地与渗出的 T、B 细胞相遇。在实验模型中，结合抗原的 DC 细胞能够阻止 T、B 细胞的迁移[45,55]。之前讨论过，这些免疫突触在将抗原转移给 B 细胞以及 T 细胞增殖应答的启动过程中都发挥重要的作用。目前已经知道不同的 DC 细胞群体比如真皮 DC 细胞和朗格汉斯细胞都填充在 T 细胞区不同的分区，但是这个现象的重要性还不清楚。

稳态条件下诱导外周耐受

淋巴结与外周免疫耐受有关。稳态条件下，DC 细胞提呈抗原诱导 T 细胞增殖，增殖 7 天后被清除或失能[79]。这个过程对稳态条件下对未在胸腺中呈

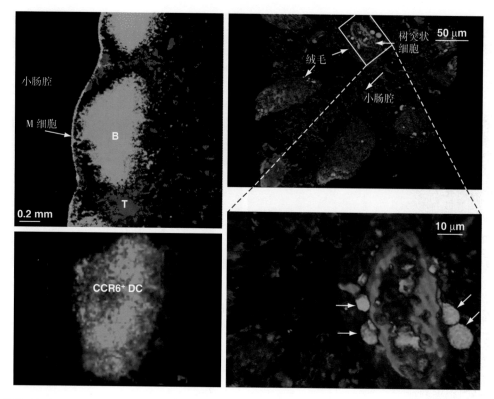

图 18-4 肠道相关淋巴组织。左上图，派氏结免疫荧光成像，其中绿色代表 B 细胞，红色代表 T 细胞[109]。左下图，小鼠派氏结定向观察，gfp 靶向 CCR6 基因座后，CCR6+ 树突状细胞（DC）也表达绿色荧光蛋白[72]。右图，回肠末端微绒毛尖端 CD11c+DC 细胞成像。树突状细胞伸展穿过上皮层，有利于摄取肠道抗原（右下角的箭头指向肠腔内 DC 的投影）[110]

现的组织特异性抗原耐受可能是非常重要的[80]。目前已知低亲和力自身抗原能够通过此机制逃逸外周耐受[80]。在感染的情况下，病原体引起的强固有免疫刺激可激活自身抗原特异性的低亲和力 T 细胞，进而诱导组织特异性自身免疫[80]。

调节性 T 细胞通过抑制免疫突触的形成降低自身反应性

调节性 T 细胞是 IL-2 依赖性的 CD25+T 细胞，表达 FoxP3 转录因子，它能抑制针对组织特异性自身抗原的免疫应答[81]。这些细胞还具有另一方面的调节功能，即通过适应性免疫来避免自身免疫的攻击。其中一个方式是调节性 T 细胞阻止 T 细胞与提呈自身抗原的 DC 细胞形成免疫突触[82]。这个机制似乎对低亲和力自身抗原起作用，因为它们是自身反应性 T 细胞逃逸其他外周耐受机制最可能的方式。另外，通过阻止长寿 T 细胞与 DC 细胞之间的相互作用，可能降低自身反应性 T 细胞的增殖和细胞因子

的产生。

感染和接种疫苗期间淋巴结的变化

组织中的感染或疫苗接种都会在引流淋巴结中引起强烈反应。固有免疫信号引发炎症因子的产生，导致血流量增加、黏附分子和细胞因子的表达增加，从而增加 T 细胞和 B 细胞进入淋巴结，并且通过下调 S1PR1[83] 抑制 T 细胞和 B 细胞迁出淋巴结。反应性淋巴结中的 DC 细胞表达更高水平的共刺激分子如 CD80、CD86，促进抗原特异性 T 细胞的增殖、存活和分化。淋巴结中活化的 T 细胞在 3～4 天后重新表达包括 S1P1 在内的一组新的归巢分子，并迁移到效应部位。

未成熟的 DC 细胞所在的组织环境决定了 T 细胞的性质

当 T 细胞在淋巴结中被激活时，活化的效应 T

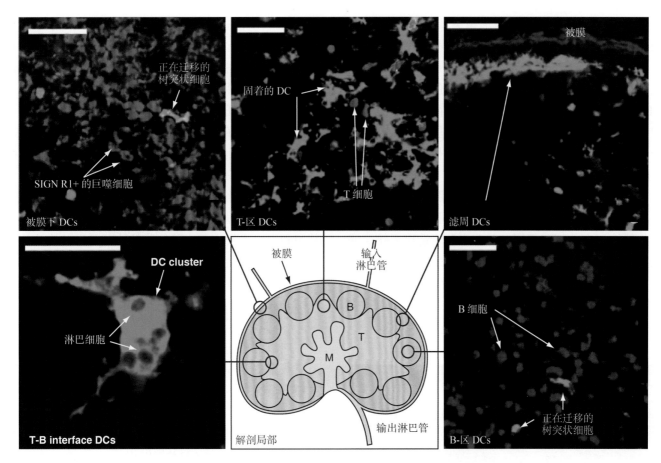

图 18-5　淋巴结示意图和树突状细胞（DC）结构。CD11c-YFP 小鼠淋巴结内 DC 细胞活体显微成像（所有标尺都是 50 μm）。示意图：淋巴液经输入淋巴管流入，经输出淋巴管流出。T 细胞经高内皮微静脉进入淋巴结，通过髓质离开，进入输出淋巴管。B，B 细胞滤泡；M，髓索；T，T 细胞区（From Lindquist RL，Shakhar G，Dudziak D, et al：Visualizing dendritic cell networks in vivo. Nat Immunol 5：1243-1250, 2004.）

细胞表达的归巢分子部分由 DC 细胞的组织来源决定[84]。DC 细胞起源于一种通过血液转移到组织的单核细胞样前体。来源于肠道的 DC 细胞通过维生素 A 产生维 A 酸。在成熟并迁移到引流淋巴结之后，这群 DC 细胞就分泌维 A 酸，促使活化的 T 细胞表达归巢肠道的细胞因子受体如 CCR9，以及肠道特异性整合素如 α4β7。由于肠道相关的毛细血管后微静脉表达 MAdCAM 和 CCL125（CCR9 的配体），这些效应 T 细胞就倾向于向肠道归巢。在缺乏肠道来源的 DC 所分泌的维 A 酸时，来源于皮肤的 DC 可诱导 T 细胞表面表达 E- 选择素、P- 选择素的配体以及 CCR4[84]。由于皮肤相关的毛细血管后微静脉内皮细胞表达 P- 选择素和 CCL17，这些 T 细胞就倾向于归巢到皮肤发生炎症的部位。最近有研究表明，皮肤能够代谢维生素 D 以产生信号，使 T 细胞表达

CCR10，从而使这群细胞在 CCL27 的作用下迁移到表皮。尽管 DC 细胞会强烈地诱导 T 细胞向自己来源的部位迁移，淋巴细胞归巢受体和趋化因子的表达也是具有随机性的。这意味着效应细胞和记忆细胞会分散在外周的不同部位，从而使效应 T 细胞能够在任何时间出现在任何组织中。总而言之，这些结果表明，DC 细胞在 T 细胞应答发生的过程中能够感知其组织环境和固有免疫的活化信号。

生发中心反应：抗体亲和力成熟和类别转换重组的场所

进入被膜下淋巴窦的低分子量抗原可以直接接近 B 细胞[85]。颗粒抗原由被膜下的巨噬细胞捕获并转移给 B 细胞，B 细胞再将其通过补体受体依赖的

非抗原特异性作用转移到滤泡树突状细胞[86]。抗原诱导的 B 细胞活化以及补体受体或其他固有免疫信号的共同刺激，可使 B 细胞立刻增殖，并在子代细胞中形成产生 IgM 的浆细胞[87]。滤泡辅助性 T 细胞（Tfh）中的一个特殊亚群通过严格依赖诱导性 T 细胞共刺激分子（ICOS）的途径，促进二级淋巴组织内 B 细胞区形成生发中心[88]。生发中心是成百个抗原特异性 B 细胞集合成的球体结构，这些 B 细胞在明区与 Tfh 相互作用，在暗区增殖（图 18-6）[89]。

明区由 Tfh 细胞和基质滤泡树突状细胞组成，后者与传统树突状细胞不同，并非来源于造血系统。滤泡树突状细胞通过补体受体将免疫复合物固定在表面，呈递给抗原特异性 B 细胞。Tfh 细胞为 B 细胞提供帮助，维持或增加其对抗原的亲和力，也可以提供细胞因子以促进类别转换。活体显微镜研究表明，生发中心是一个动态开放结构，抗原特异性 B 细胞连续运动，滤泡树突状细胞可与具有不同受体特异性的 B 细胞相互作用[90]。因此抗原特异性 B 细胞可以在这个过程中的任何时候被招募到生发中心反应中，并且可以与之前存在的 B 细胞展开竞争[91]。明区 Tfh 细胞和中心细胞的相互作用也是高度动态化的，并且依赖于 SLAM 相关蛋白（SAP）的衔接蛋白[92]。T 细胞有助于 B 细胞在明区、暗区间的迁移和亲和力成熟[84]。由于大多数体细胞突变会破坏 BCR 或降低其亲和力，生发中心中除了细胞大量增殖为突变提供原料之外，也会出现大量的凋亡。

三级淋巴组织产生于慢性炎症的部位

三级淋巴组织与二级淋巴组织在各方面很相似，但三级淋巴组织在成人中是对局部慢性炎症的反应，在稳态情况下不存在。三级淋巴组织被诱导产生的过程与正常淋巴结的形成过程相类似。正常淋巴结的发育过程，包括结缔组织在特征性血管连接中的定植，由 RORγt 依赖性的 CD4+、淋巴毒素阳性的淋巴组织诱导细胞介导[93]。这类细胞通过表面的淋巴毒素和 TNF 诱导局部基质细胞表达 ICAM-1 和 VCAM-1，产生 CCL19/21 或 CXCL13，诱导淋巴结基质与网状纤维导管系统的发育，并使其最终整合到发育中的淋巴管系统中。因此炎性细胞因子的持续表达在这一过程中起关键作用。该过程也可以在成人身体中重现：由于慢性炎症诱导正常组织产生 TNF 和淋巴毒素，导致间质细胞在炎症部位有组织地形成滤泡和 T 细胞区。在小鼠中通过转基因异位表达 CXCL13，可导致组织中产生完全发育的 B 细胞滤泡[94]，说明间质细胞被诱导产生 CCL19/21 和（或）CXCL13 很可能在整个过程中非常重要。因此 B 细胞或许有着诱导三级淋巴组织产生的特殊能力。自身免疫病中的抗 TNF 治疗方法可能与抑制这些组织产生有关[95]。

三级淋巴组织常与自身免疫病（包括类风湿关节炎）以及幼稚 T 细胞在高浓度组织特异性自身抗原的局部浸润有关，并且固有免疫的刺激会通过形成新的 T 细胞和 B 细胞刺激信号而促进疾病的进展[96]。对这一环路的破坏可能是抗细胞因子治疗和抗 B 细胞治疗的关键，这些治疗方式非常有效，将在后面的章节中予以讨论。

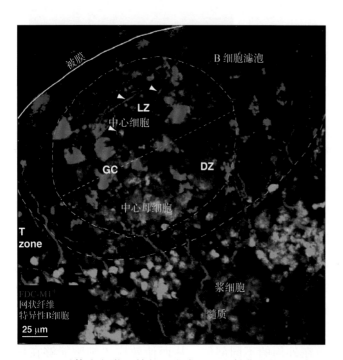

图 18-6　活体小鼠淋巴结的生发中心。注射荧光抗原和抗原特异性 B 细胞后，通过疫苗诱导生发中心形成。滤泡树突状细胞用偶联红色荧光染料的 FDC-M1 抗体标记。输送抗原进入滤泡的网状纤维用蓝色标记。图中描出了生发中心的轮廓，并将其分为包含聚集的中心母细胞（绿色）的暗区（DZ）和包含松散聚集的中心细胞、滤泡树突状细胞（FDC-M1+）和滤泡 T 细胞（未显示）的明区（LZ）。周围的生发中心中密集分布着旁邻 B 细胞（未显示），它们经常进入并穿过生发中心。髓质区的绿色细胞是生发中心反应中产生的浆细胞。（From Schwickert TA, Lindquist RL, Shakhar G, et al: In vivo imaging of germinal centres reveals a dynamic open structure. Nature 446：83-87, 2007.）

效应 T 细胞的五个主要类型

　　CD8⁺效应 T 细胞通常具有细胞毒性，参与对感染细胞的杀伤。CD8⁺T 细胞的应答不需要 CD4⁺T 的帮助即可发生，但是 CD8⁺T 细胞的记忆功能需要 CD4⁺T 的辅助[97]。影响 CD8⁺T 细胞分化的重要转录因子是 Tbet 和中胚层上皮素[98]。CD4⁺效应 T 细胞被分为三种主要类型（见第 12 章）。第一种分化轴是将 CD4⁺T 细胞分为产生 IFN-γ，主要表达转录因子 Tbet 的细胞群和产生 IL-4，主要表达转录因子 GATA3 的细胞群[99]。其中产生 IFN-γ 的细胞被称为 Th1 细胞，辅助炎症性细胞毒性 T 细胞和巨噬细胞应答。而产生 IL-4 的细胞称为 Th2 细胞，辅助抗寄生虫的 B 细胞反应，导致 IgE 产生和嗜酸性粒细胞浸润。在不存在 IL-4 的情况下，促进 Th1 反应的细胞因子主要是 IFN-γ 和 IL-12，而 IL-4 是诱导 Th2 反应的主要细胞因子。近期，人们发现第三类产生 IL-17 的效应 T 细胞，并且该类细胞在很多炎症性疾病中非常重要。这类 Th17 细胞的分化需要细胞核激素受体 ROR-γt[100]。可诱使 Th17 细胞发育的细胞因子是转化生长因子（TGF）-β 和 IL-6 或者 IL-1β，以及 IL-23 起到维持分化的作用[101]。TGF-β 的辅助使得 Th17 与诱导型调节性 T 细胞（Tregs）处于同一分化轴，而 IL-6 或 IL-1β 作为决定因素，有利于细胞向 Th17 分化而不被诱导为 Treg[102]。Th17 是高度促炎的细胞，触发中性粒细胞的募集，以对抗胞外细菌感染。小鼠中肠道相关 Th17 的产生与一种特殊的分节丝状菌有关[103]。共生菌的存在促进了肠道病原细菌被 Th17 依赖性地清除，但也使宿主更容易患自身免疫性关节炎[104]。最新近发现的 Th 细胞亚群是 Tfh 细胞，与生发中心 B 细胞一样表达 Bcl-6 这一转录因子。Tfh 的标志性细胞因子是 IL-21，是促进 B 细胞分化的关键细胞因子[105]。

结论

　　适应性免疫反应具有一定的可塑性，这在分子识别系统中是独一无二的。这样的可塑性具有潜在的自身免疫风险，这种危险受到解剖结构的限制，并与固有免疫联系紧密。当免疫耐受机制的薄弱环节与感染或组织损伤并存时，可能发生自身免疫疾病，导致适应性免疫系统通过破坏组织、引发炎症、产生不正常

的解剖结构（如三级淋巴组织的生成），进一步放大免疫反应和攻击自身器官，形成恶性循环。以上这些病理进程都与类风湿疾病高度相关。例如，一种自身免疫性风湿病小鼠模型（KRN 转基因小鼠）会产生 T 细胞和 B 细胞依赖性的关节疾病[104]。与之相似的是，SKG 小鼠模型能够识别与人类类风湿关节炎相关的自身抗原，而 T 细胞信号蛋白 ZAP-70 突变可导致这种小鼠免疫耐受机制的失效[106]。通过非特异性地攻击固有免疫或适应性免疫系统的成分以打断这样的恶性循环已经取得了成功，但更加特异性的疗法也许能够减少免疫抑制治疗的负面效果[107]。

 本章的参考文献也可以在 ExpertConsult.com 上找到。

参考文献

1. Hoffmann JA: The immune response of *Drosophila*. *Nature* 426:33–38, 2003.
2. Cooper MD, Alder MN: The evolution of adaptive immune systems. *Cell* 124:815–822, 2006.
3. Hafler DA, Slavik JM, Anderson DE, et al: Multiple sclerosis. *Immunol Rev* 204:208–231, 2005.
4. Umetsu DT, DeKruyff RH: The regulation of allergy and asthma. *Immunol Rev* 212:238–255, 2006.
5. Janeway CA, Jr, Medzhitov R: Innate immune recognition. *Annu Rev Immunol* 20:197–216, 2002.
6. von Andrian UH, Mackay CR: T-cell function and migration. Two sides of the same coin. *N Engl J Med* 343:1020–1034, 2000.
7. Petrie HT: Cell migration and the control of post-natal T-cell lymphopoiesis in the thymus. *Nat Rev Immunol* 3:859–866, 2003.
8. Gowans JL, Knight EJ: The route of re-circulation of lymphocytes in the rat. *Proc Roy Soc* 159:257–282, 1964.
9. Lawrence MB, Springer TA: Leukocytes roll on a selectin at physiologic flow rates: distinction from and prerequisite for adhesion through integrins. *Cell* 65:859–873, 1991.
10. Rosen SD: Ligands for L-selectin: homing, inflammation, and beyond. *Annu Rev Immunol* 22:129–156, 2004.
11. Arbones ML, Ord DC, Ley K, et al: Lymphocyte homing and leukocyte rolling and migration are impaired in L-selectin-deficient mice. *Immunity* 1:247–260, 1994.
12. Wong J, Johnston B, Lee SS, et al: A minimal role for selectins in the recruitment of leukocytes into the inflamed liver microvasculature. *J Clin Invest* 99:2782–2790, 1997.
13. Lowe JB: Glycosyltransferases and glycan structures contributing to the adhesive activities of L-, E- and P-selectin counter-receptors. *Biochem Soc Symp* 69:33–45, 2002.
14. Wild MK, Luhn K, Marquardt T, et al: Leukocyte adhesion deficiency II: therapy and genetic defect. *Cells Tissues Organs* 172:161–173, 2002.
15. Bargatze RF, Butcher EC: Rapid G protein-regulated activation event involved in lymphocyte binding to high endothelial venules. *J Exp Med* 178:367–372, 1993.
16. Shamri R, Grabovsky V, Gauguet JM, et al: Lymphocyte arrest requires instantaneous induction of an extended LFA-1 conformation mediated by endothelium-bound chemokines. *Nat Immunol* 6:497–506, 2005.
17. Forster R, Schubel A, Breitfeld D, et al: CCR7 coordinates the primary immune response by establishing functional microenvironments in secondary lymphoid organs. *Cell* 99:23–33, 1999.
18. Scimone ML, Felbinger TW, Mazo IB, et al: CXCL12 mediates

CCR7-independent homing of central memory cells, but not naive T cells, in peripheral lymph nodes. *J Exp Med* 199:1113–1120, 2004.

19. Okada T, Ngo VN, Ekland EH, et al: Chemokine requirements for B cell entry to lymph nodes and Peyer's patches. *J Exp Med* 196:65–75, 2002.

20. Sallusto F, Lenig D, Mackay CR, et al: Flexible programs of chemokine receptor expression on human polarized T helper 1 and 2 lymphocytes. *J Exp Med* 187:875–883, 1998.

21. Okada T, Miller MJ, Parker I, et al: Antigen-engaged B cells undergo chemotaxis toward the T zone and form motile conjugates with helper T cells. *PLoS Biol* 3:e150, 2005.

22. Fooksman DR, Schwickert TA, Victora GD, et al: Development and migration of plasma cells in the mouse lymph node. *Immunity* 33:118–127, 2010.

23. Dustin ML, Rothlein R, Bhan AK, et al: Induction by IL-1 and interferon, tissue distribution, biochemistry, and function of a natural adherence molecule (ICAM-1). *J Immunol* 137:245–254, 1986.

24. Thomas C, Le Deist F, Cavazzana-Calvo M, et al: Results of allogeneic bone marrow transplantation in patients with leukocyte adhesion deficiency. *Blood* 86:1629–1635, 1995.

25. Kinashi T, Aker M, Sokolovsky-Eisenberg M, et al: LAD-III, a leukocyte adhesion deficiency syndrome associated with defective Rap1 activation and impaired stabilization of integrin bonds. *Blood* 103:1033–1036, 2003.

26. Xiong JP, Stehle T, Diefenbach B, et al: Crystal structure of the extracellular segment of integrin alpha Vbeta3. *Science* 294:339–345, 2001.

27. Kim M, Carman CV, Springer TA: Bidirectional transmembrane signaling by cytoplasmic domain separation in integrins. *Science* 301:1720–1725, 2003.

28. Cairo CW, Mirchev R, Golan DE: Cytoskeletal regulation couples LFA-1 conformational changes to receptor lateral mobility and clustering. *Immunity* 25:297–308, 2006.

29. Elices MJ, Osborn L, Takada Y, et al: VCAM-1 on activated endothelium interacts with the leukocyte integrin VLA-4 at a site distinct from the VLA-4/fibronectin binding site. *Cell* 60:577–584, 1990.

30. Polman CH, O'Connor PW, Havrdova E, et al: A randomized, placebo-controlled trial of natalizumab for relapsing multiple sclerosis. *N Engl J Med* 354:899–910, 2006.

31. Major EO: Progressive multifocal leukoencephalopathy in patients on immunomodulatory therapies. *Annu Rev Med* 61:35–47, 2010.

32. Briskin MJ, McEvoy LM, Butcher EC: MAdCAM-1 has homology to immunoglobulin and mucin-like adhesion receptors and to IgA1. *Nature* 363:461–464, 1993.

33. Carman CV, Springer TA: A transmigratory cup in leukocyte diapedesis both through individual vascular endothelial cells and between them. *J Cell Biol* 167:377–388, 2004.

34. Springer TA: Traffic signals on endothelium for lymphocyte recirculation and leukocyte emigration. *Annu Rev Physiol* 57:827–872, 1995.

35. Lindquist RL, Shakhar G, Dudziak D, et al: Visualizing dendritic cell networks in vivo. *Nat Immunol* 5:1243–1250, 2004.

36. Sixt M, Kanazawa N, Selg M, et al: The conduit system transports soluble antigens from the afferent lymph to resident dendritic cells in the T cell area of the lymph node. *Immunity* 22:19–29, 2005.

37. Miller MJ, Wei SH, Parker I, et al: Two-photon imaging of lymphocyte motility and antigen response in intact lymph node. *Science* 296:1869–1873, 2002.

38. Bajenoff M, Egen JG, Koo LY, et al: Stromal cell networks regulate lymphocyte entry, migration, and territoriality in lymph nodes. *Immunity* 25:989–1001, 2006.

39. Han SB, Moratz C, Huang NN, et al: RGS1 and GNAI2 regulate the entrance of B lymphocytes into lymph nodes and B cell motility within lymph node follicles. *Immunity* 22:343–354, 2005.

40. Woolf E, Grigorova I, Sagiv A, et al: Lymph node chemokines promote sustained T lymphocyte motility without triggering stable integrin adhesiveness in the absence of shear forces. *Nat Immunol* 8:1076–1085, 2007.

41. Lammermann T, Bader BL, Monkley SJ, et al: Rapid leukocyte migration by integrin-independent flowing and squeezing. *Nature* 453:51–55, 2008.

42. Castellino F, Huang AY, Altan-Bonnet G, et al: Chemokines enhance immunity by guiding naïve CD8+ T cells to sites of CD4+ T cell-dendritic cell interaction. *Nature* 440:890–895, 2006.

43. Grakoui A, Bromley SK, Sumen C, et al: The immunological synapse: a molecular machine controlling T cell activation. *Science*

285:221–227, 1999.

44. Benvenuti F, Lagaudriere-Gesbert C, Grandjean I, et al: Dendritic cell maturation controls adhesion, synapse formation, and the duration of the interactions with naïve T lymphocytes. *J Immunol* 172:292–301, 2004.

45. Mempel TR, Henrickson SE, Von Andrian UH: T-cell priming by dendritic cells in lymph nodes occurs in three distinct phases. *Nature* 427:154–159, 2004.

46. Scholer A, Hugues S, Boissonnas A, et al: Intercellular adhesion molecule-1-dependent stable interactions between T cells and dendritic cells determine CD8+ T cell memory. *Immunity* 28:258–270, 2008.

47. Chang JT, Palanivel VR, Kinjyo I, et al: Asymmetric T lymphocyte division in the initiation of adaptive immune responses. *Science* 315:1687–1691, 2007.

48. Gerard A, Khan O, Beemiller P, et al: Secondary T cell-T cell synaptic interactions drive the differentiation of protective CD8+ T cells. *Nat Immunol* 14:356–363, 2013.

49. Dustin ML: T-cell activation through immunological synapses and kinapses. *Immunol Rev* 221:77–89, 2008.

50. Kappos L, Radue EW, O'Connor P, et al: A placebo-controlled trial of oral fingolimod in relapsing multiple sclerosis. *N Engl J Med* 362:387–401, 2010.

51. Matloubian M, Lo CG, Cinamon G, et al: Lymphocyte egress from thymus and peripheral lymphoid organs is dependent on S1P receptor 1. *Nature* 427:355–360, 2004.

52. Wei SH, Rosen H, Matheu MP, et al: Sphingosine 1-phosphate type 1 receptor agonism inhibits transendothelial migration of medullary T cells to lymphatic sinuses. *Nat Immunol* 6:1228–1235, 2005.

53. DeFranco AL: Structure and function of the B cell antigen receptor. *Annu Rev Cell Biol* 9:377–410, 1993.

54. Wardemann H, Yurasov S, Schaefer A, et al: Predominant autoantibody production by early human B cell precursors. *Science* 301:1374–1377, 2003.

55. Qi H, Egen JG, Huang AY, et al: Extrafollicular activation of lymph node B cells by antigen-bearing dendritic cells. *Science* 312:1672–1676, 2006.

56. Mouquet H, Scheid JF, Zoller MJ, et al: Polyreactivity increases the apparent affinity of anti-HIV antibodies by heteroligation. *Nature* 467:591–595, 2010.

57. Bhakta NR, Oh DY, Lewis RS: Calcium oscillations regulate thymocyte motility during positive selection in the three-dimensional thymic environment. *Nat Immunol* 6:143–151, 2005.

58. Witt CM, Raychaudhuri S, Schaefer B, et al: Directed migration of positively selected thymocytes visualized in real time. *PLoS Biol* 3:e160, 2005.

59. Abramson J, Giraud M, Benoist C, et al: AIRE's partners in the molecular control of immunological tolerance. *Cell* 140:123–135, 2010.

60. Daniels MA, Teixeiro E, Gill J, et al: Thymic selection threshold defined by compartmentalization of Ras/MAPK signalling. *Nature* 444:724–729, 2006.

61. Long M, Park SG, Strickland I, et al: Nuclear factor-kappaB modulates regulatory T cell development by directly regulating expression of Foxp3 transcription factor. *Immunity* 31:921–931, 2009.

62. Hataye J, Moon JJ, Khoruts A, et al: Naive and memory CD4+ T cell survival controlled by clonal abundance. *Science* 312:114–116, 2006.

63. van Stipdonk MJ, Hardenberg G, Bijker MS, et al: Dynamic programming of CD8+ T lymphocyte responses. *Nat Immunol* 4:361–365, 2003.

64. Pulendran B, Ahmed R: Translating innate immunity into immunological memory: implications for vaccine development. *Cell* 124:849–863, 2006.

65. Buchholz VR, Flossdorf M, Hensel I, et al: Disparate individual fates compose robust CD8+ T cell immunity. *Science* 340:630–635, 2013.

66. Sallusto F, Lenig D, Forster R, et al: Two subsets of memory T lymphocytes with distinct homing potentials and effector functions. *Nature* 401:708–712, 1999.

67. Kastenmuller W, Brandes M, Wang Z, et al: Peripheral prepositioning and local CXCL9 chemokine-mediated guidance orchestrate rapid memory CD8+ T cell responses in the lymph node. *Immunity* 38:502–513, 2013.

68. Kohyama M, Ise W, Edelson BT, et al: Role for Spi-C in the development of red pulp macrophages and splenic iron homeostasis. *Nature*

457:318–321, 2009.

69. Cyster JG, Goodnow CC: Pertussis toxin inhibits migration of B and T lymphocytes into splenic white pulp cords. *J Exp Med* 182:581–586, 1995.

70. Aoshi T, Zinselmeyer BH, Konjufca V, et al: Bacterial entry to the splenic white pulp initiates antigen presentation to CD8+ T cells. *Immunity* 29:476–486, 2008.

71. Geissmann F, Cameron TO, Sidobre S, et al: Intravascular immune surveillance by CXCR6+ NKT cells patrolling liver sinusoids. *PLoS Biol* 3:e113, 2005.

72. Walker LJ, Kang YH, Smith MO, et al: Human MAIT and CD8αα cells develop from a pool of type-17 precommitted CD8+ T cells. *Blood* 119:422–433, 2012.

73. Winau F, Hegasy G, Weiskirchen R, et al: Ito cells are liver-resident antigen-presenting cells for activating T cell responses. *Immunity* 26:117–129, 2007.

74. Gong Q, Ou Q, Ye S, et al: Importance of cellular microenvironment and circulatory dynamics in B cell immunotherapy. *J Immunol* 174:817–826, 2005.

75. Salazar-Gonzalez RM, Niess JH, Zammit DJ, et al: CCR6-mediated dendritic cell activation of pathogen-specific T cells in Peyer's patches. *Immunity* 24:623–632, 2006.

76. Coombes JL, Siddiqui KR, Arancibia-Carcamo CV, et al: A functionally specialized population of mucosal CD103+ DCs induces Foxp3+ regulatory T cells via a TGF-beta and retinoic acid-dependent mechanism. *J Exp Med* 204:1757–1764, 2007.

77. Niess JH, Brand S, Gu X, et al: CX3CR1-mediated dendritic cell access to the intestinal lumen and bacterial clearance. *Science* 307:254–258, 2005.

78. Scher JU, Sczesnak A, Longman RS, et al: Expansion of intestinal *Prevotella copri* correlates with enhanced susceptibility to arthritis. *eLife* 2:e01202, 2013.

79. Redmond WL, Sherman LA: Peripheral tolerance of CD8 T lymphocytes. *Immunity* 22:275–284, 2005.

80. Zehn D, Bevan MJ: T cells with low avidity for a tissue-restricted antigen routinely evade central and peripheral tolerance and cause autoimmunity. *Immunity* 25:261–270, 2006.

81. Sakaguchi S: Naturally arising Foxp3-expressing CD25+CD4+ regulatory T cells in immunological tolerance to self and non-self. *Nat Immunol* 6:345–352, 2005.

82. Tadokoro CE, Shakhar G, Shen S, et al: Regulatory T cells inhibit stable contacts between CD4+ T cells and dendritic cells in vivo. *J Exp Med* 203:505–511, 2006.

83. Shiow LR, Rosen DB, Brdickova N, et al: CD69 acts downstream of interferon-alpha/beta to inhibit S1P1 and lymphocyte egress from lymphoid organs. *Nature* 440:540–544, 2006.

84. Mora JR, Cheng G, Picarella D, et al: Reciprocal and dynamic control of CD8 T cell homing by dendritic cells from skin- and gut-associated lymphoid tissues. *J Exp Med* 201:303–316, 2005.

85. Pape KA, Catron DM, Itano AA, et al: The humoral immune response is initiated in lymph nodes by B cells that acquire soluble antigen directly in the follicles. *Immunity* 26:491–502, 2007.

86. Phan TG, Grigorova I, Okada T, et al: Subcapsular encounter and complement-dependent transport of immune complexes by lymph node B cells. *Nat Immunol* 8:992–1000, 2007.

87. Jacob J, Kassir R, Kelsoe G: In situ studies of the primary immune response to (4-hydroxy-3-nitrophenyl)acetyl. I. The architecture and dynamics of responding cell populations. *J Exp Med* 173:1165–1175, 1991.

88. Liu D, Xu H, Shih C, et al: T-B-cell entanglement and ICOSL-driven feed-forward regulation of germinal centre reaction. *Nature* 517:214–218, 2014.

89. Victora GD, Schwickert TA, Meyer-Hermann ME, et al: Germinal center selection mechanisms revealed by multiphoton microscopy using photoactivatable green fluorescent protein. *Cell* 143:592–605, 2010.

90. Schwickert TA, Lindquist RL, Shakhar G, et al: In vivo imaging of germinal centres reveals a dynamic open structure. *Nature* 446:83–87, 2007.

91. Schwickert TA, Alabyev B, Manser T, et al: Germinal center reutilization by newly activated B cells. *J Exp Med* 206:2907–2914, 2009.

92. Qi H, Cannons JL, Klauschen F, et al: SAP-controlled T-B cell interactions underlie germinal centre formation. *Nature* 455:764–769, 2008.

93. Sun Z, Unutmaz D, Zou YR, et al: Requirement for RORγ in thymocyte survival and lymphoid organ development. *Science* 288:2369–2373, 2000.

94. Luther SA, Bidgol A, Hargreaves DC, et al: Differing activities of homeostatic chemokines CCL19, CCL21, and CXCL12 in lymphocyte and dendritic cell recruitment and lymphoid neogenesis. *J Immunol* 169:424–433, 2002.

95. Anolik JH, Ravikumar R, Barnard J, et al: Cutting edge: anti-tumor necrosis factor therapy in rheumatoid arthritis inhibits memory B lymphocytes via effects on lymphoid germinal centers and follicular dendritic cell networks. *J Immunol* 180:688–692, 2008.

96. Weninger W, Carlsen HS, Goodarzi M, et al: Naive T cell recruitment to nonlymphoid tissues: a role for endothelium-expressed CC chemokine ligand 21 in autoimmune disease and lymphoid neogenesis. *J Immunol* 170:4638–4648, 2003.

97. Masopust D, Ahmed R: Reflections on CD8 T-cell activation and memory. *Immunol Res* 29:151–160, 2004.

98. Pearce EL, Mullen AC, Martins GA, et al: Control of effector CD8+ T cell function by the transcription factor Eomesodermin. *Science* 302:1041–1043, 2003.

99. Szabo SJ, Sullivan BM, Peng SL, et al: Molecular mechanisms regulating Th1 immune responses. *Annu Rev Immunol* 21:713–758, 2003.

100. Ivanov II, McKenzie BS, Zhou L, et al: The orphan nuclear receptor RORgammat directs the differentiation program of proinflammatory IL-17+ T helper cells. *Cell* 126:1121–1133, 2006.

101. Veldhoen M, Hocking RJ, Atkins CJ, et al: TGF-β in the context of an inflammatory cytokine milieu supports de novo differentiation of IL-17-producing T cells. *Immunity* 24:179–189, 2006.

102. Zhou L, Lopes JE, Chong MM, et al: TGF-β-induced FOXp3 inhibits T(H)17 cell differentiation by antagonizing RORγt function. *Nature* 453:236–240, 2008.

103. Ivanov II, Atarashi K, Manel N, et al: Induction of intestinal Th17 cells by segmented filamentous bacteria. *Cell* 139:485–498, 2009.

104. Wu HJ, Ivanov II, Darce J, et al: Gut-residing segmented filamentous bacteria drive autoimmune arthritis via T helper 17 cells. *Immunity* 32:815–827, 2010.

105. Crotty S: Follicular helper CD4 T cells (TFH). *Annu Rev Immunol* 29:621–663, 2011.

106. Ito Y, Hashimoto M, Hirota K, et al: Detection of T cell responses to a ubiquitous cellular protein in autoimmune disease. *Science* 346:363–368, 2014.

107. Steinman L: Inverse vaccination, the opposite of Jenner's concept, for therapy of autoimmunity. *J Intern Med* 267:441–451, 2010.

108. Nolte MA, Belien JA, Schadee-Eestermans I, et al: A conduit system distributes chemokines and small blood-borne molecules through the splenic white pulp. *J Exp Med* 198:505–512, 2003.

109. Forster R, Mattis AE, Kremmer E, et al: A putative chemokine receptor, BLR1, directs B cell migration to defined lymphoid organs and specific anatomic compartments of the spleen. *Cell* 87:1037–1047, 1996.

110. Chieppa M, Rescigno M, Huang AY, et al: Dynamic imaging of dendritic cell extension into the small bowel lumen in response to epithelial cell TLR engagement. *J Exp Med* 203:2841–2852, 2006.

第 19 章

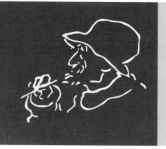

自身免疫

原著　Dwight H. Kono • Argyrios N. Theofilopoulos
高　扬译　高　扬校

关键点

自身免疫主要包括生理性的自身反应和病理性的自身免疫性疾病，这在一定程度上说明了免疫系统的复杂性，存在着多个水平的耐受机制，以及遗传异质性。

自身免疫性疾病可分为系统性和器官特异性，固有免疫系统和效应机制也参与应答反应。但每种自身免疫性疾病都有其独特的病理生理特征。

对固有免疫和适应性免疫的划分促进了对自身免疫病相关机制的认识。

引起自身免疫病有许多因素，涉及遗传、环境、性别和其他的影响因素，这些因素在疾病中的贡献是不同的，其中遗传因素起到了重要作用。

动物模型是了解自身免疫机制的关键，为疾病的遗传、发病机制和病理过程研究提供了新的思路。但大多数自身免疫疾病不存在自发性的动物模型。

对信号通路的研究发现了一些自身免疫性疾病重要的致病因子，这些因子都是潜在的治疗靶点。

自身免疫性疾病是一种危害人类健康的常见疾病，占总人口的 3% ~ 9%。与其他专科疾病相比，风湿性疾病涉及了更多的器官和系统（表 19-1）[1-3]。风湿病学家对自身免疫性疾病的病因和病理过程表现出了浓厚的兴趣，并将相关研究应用于临床。

正常情况下，免疫系统必须能有效防御各种各样的病原体的入侵，同时也要维持对自身抗原的耐受。最近的研究进展阐明了这种平衡是如何建立和维持的。目前已经确定了参与自身免疫性疾病的病理生理过程的重要因子和通路。在本章中，我们主要讨论

表 19-1　风湿自身免疫病的种类

类风湿关节炎
幼年型炎性关节炎
系统性红斑狼疮
新生儿狼疮
系统性硬化症
CREST 综合征
混合性结缔组织病
抗磷脂综合征
血管炎
巨细胞动脉炎 / 风湿性多肌痛
多发性大动脉炎
肉芽肿性多血管炎
Churg-Strauss 综合征
结节性多动脉炎
显微镜下多血管炎
多发性肌炎 / 皮肌炎
复发性多软骨炎
干燥综合征
白塞病
川崎病
结节病

CREST，钙质沉着、雷诺现象、食道功能障碍、硬指和毛细血管扩张

自身免疫疾病的定义、T 细胞和 B 细胞的免疫耐受机制、自身免疫耐受是如何被破坏的、遗传和环境因素破坏免疫耐受并导致疾病的方式。本章重点是自身免疫性疾病的临床表现和有关风湿病的发病机制。

致病性自身免疫的定义和分类

自身免疫是指对自身机体组织的免疫反应，20世纪初由 Paul Ehrlich 提出，当时称其为"恐怖的自身毒性"，用来形容这种情况的后果不堪设想[4]。事实上，自身反应的程度可轻可重：低水平的自身反应是生理性的自身免疫反应，这在淋巴细胞的选择和免疫系统平衡的维系中发挥不可或缺的作用；中等水平的自身反应是未能引起临床后果的自身抗体的产生和组织浸润；高水平的自身反应是致病性的自身免疫性疾病，是由免疫介导的功能障碍或相关的损伤。从临床角度看，自身免疫性疾病是指从轻微的自身反应到明显致病的自身免疫的转变。

自身免疫性疾病的诊断通常是建立在自身反应性抗体和特异性 T 细胞之上，二者引起适应性免疫应答介导的病理过程。对于许多常见的自身免疫性疾病来说，更确切的诊断依据为自身抗体或自身反应 T 细胞，以及患者与动物模型中表现出一致的特征。但是，由于没有公认的诊断标准，且一些疾病的特征也不明显，目前认为其他因素也可以导致自身免疫性疾病。

例如有些特别的免疫性疾病，它们的发病机制不同于自身免疫，被称为自身炎症疾病综合征[5-8]。这些疾病中的代表大多为罕见的单基因疾病，以发热、皮疹、浆膜炎和关节炎为特征。这些疾病是由于基本的炎症反应通路缺陷引起的，包括家族性地中海热、冷素病变（cryopyrinopathies），以反复发热为特征的高 IgD 血症、家族性寒冷性荨麻疹和布劳综合征等。这些疾病被认为是广义的自身免疫病的一类，它们的病理生理过程完全依赖于固有免疫应答系统。自身免疫和自身炎症之间的界限并不十分明朗，因为以往就发现白塞综合征、全身型幼年类风湿关节炎和克罗恩病等同时具有自身炎症和自身免疫特征。

根据临床病理的特征，自身免疫性疾病可为系统性或器官特异性（表 19-2）。系统性疾病包括系统性红斑狼疮（systemic lupus erythematosus，SLE）、类风湿关节炎（rheumatoid arthritis，RA）、硬皮病、原发性干燥综合征、皮肌炎、系统性血管炎等。在这类疾病中，自身免疫的作用靶点通常是在全身普遍表达的自身抗原，终端器官的损伤主要由自身抗体介导，少数情况下也可由自身特异性 T 细胞介导。与此相反，器官特异性疾病的自身抗原的定位通常是细胞或组织特异性的，且在空间上具有可接近性，器官的损害通常由自身抗体和（或）特异性 T 细胞介导。器官特异性自身免疫性疾病中有一些十分有名的例子，几乎涵盖所有的器官系统，包括桥本甲状腺炎、Graves 病、多发性硬化症（multiple sclerosis，MS）、1 型糖尿病（type 1 diabetes mellitus，T1DM）、抗磷脂综合征（anti-phospholipid syndrome，APS）、寻常型天疱疮、自身免疫性溶血性贫血、特发性血小板减少性紫癜和重症肌无力。应当指出的是，虽然系统性和器官特异性是自身免疫性疾病分类的总体框架，但自身免疫性疾病的病理生理机制可能比这个简单的分类更为复杂。自身免疫性疾病也可以根据适应性免疫介导的损伤机制，即超敏反应的类型来进行分类[9]，详见本章后面讨论。

自身免疫性疾病动物模型

我们所了解的免疫系统和自身免疫的研究数据大部分来自于动物实验，特别是小鼠，其具有与人类相似的基因组与免疫系统。目前已经有很多十分成熟的自身免疫模型，研究者可以操纵它们的基因组和免疫系统，对其进行干预，改变其所处的环境。根据制备方法，可将动物模型分为三个类型：①自发性的；②遗传修饰的；③诱导的。表 19-3 列出了一些较为常见的类型。

自发性的动物模型有系统性红斑狼疮、类风湿关节炎和 1 型糖尿病。具有狼疮倾向的小鼠通常会产生抗 DNA 抗体，出现免疫复合物介导的肾损伤。但不同品种的狼疮倾向小鼠也具有独特的表型和易感基因。ZAP-70 突变介导的 SKG 关节炎模型是一种自发的、炎症性的、侵袭性的关节炎模型[10]。该模型类似于 RA，其发生关节炎与类风湿因子（RF）和抗瓜氨酸化蛋白抗体相关[11]。非肥胖性糖尿病小鼠（NOD）和 BB 大鼠是由 T 细胞介导了胰岛 β 细胞的破坏，可发展为 1 型糖尿病[12]。

基因修饰的动物模型，包含转基因、基因的定向替换（基因敲除或插入）和 N- 乙基 -N- 亚硝基脲（ENU）突变小鼠。基因修饰的动物模型的种类最多，仅狼疮就拥有超过 95 种不同的类型。对于许多器官特异性疾病，特别是 1 型糖尿病和多发性硬化的动物模型，也具有较多种类[10,12]。狼疮模型多为单基因敲除或转基因小鼠，为免疫耐受机制和疾病

表 19-2 自身免疫性疾病的分类、机制和模型

综合征	自身抗原	结局	超敏反应类型	动物模型（示例）
系统性				
抗磷脂综合征	β2-GP1（apo H）	血管血栓形成、反复流产	II	（NZW×BXSB）F1
显微镜下多血管炎	p-ANCA（MPO）	肾小球肾炎、白细胞破碎性血管炎、多发性单神经炎、肺部炎症	III	anti-MPO
肉芽肿性多血管炎	c-ANCA（PR3）	肾、上呼吸道和肺的血管炎	III	无
冷球蛋白血症	未知	皮肤血管炎、肾小球肾炎	III	MRL-*Fas*^{lpr}
系统性红斑狼疮	核酸	肾小球肾炎、皮肤损伤、关节炎、中枢神经系统狼疮和其他	III	MR-*Fas*^{lpr}，BWF1，BXSB，NZM2410
系统性硬化	未知	多器官纤维化	III	Tsk/⁺ 小鼠，博来霉素诱导
类风湿关节炎†	RF IgG 免疫复合物，瓜氨酸化蛋白和其他关节抗原	关节炎、类风湿结节、类风湿肺、Felty 综合征	III	CIA，PGIA，AA，SKG，K/BxN，BXD2 小鼠，瓜氨酸化蛋白免疫 DR4-IE 转基因鼠
器官特异性				
Graves 病	TSH 受体	刺激受体、甲亢	II	EAT
重症肌无力	ACh 受体	阻断／修饰受体、神经肌肉麻痹	II	EAMG
自身免疫性溶血性贫血	红细胞膜抗原	C' 和 FcγR-介导的细胞破坏、贫血	II	NZB
特发性血小板减少性紫癜	血小板整合素 GPIIb/IIIa	血小板减少、紫癜、出血	II	（NZW×BXSB）F1
Goodpasture 综合征	IV 型胶原*和其他基底膜抗原	肺出血、肾小球肾炎	II	抗-CIV，抗层粘连蛋白
寻常型天疱疮	表皮钙黏蛋白（Dsg3）	大疱性皮肤病变	II	抗 Dsg3
新生儿狼疮	Ro/La	皮肤红斑狼疮、心脏传导阻滞	II	抗-Ro52[254]
1 型糖尿病	胰腺 β 细胞抗原	胰岛炎症、糖尿病	IV	NOD、BB
多发性硬化	中枢抗原，MBP，PLP，动物模型中的 MOG	进展性中枢神经系统炎症、偏瘫	IV	EAE、Theiler 病毒感染

†：既是器官特异性，也是系统性

*：最有可能是高敏类型

AA，佐剂关节炎；ACh，乙酰胆碱；ANCA，抗中性粒细胞胞浆抗体；anti-CIV，抗 IV 型胶原；anti-Dsg3，抗桥粒核心糖蛋白 3；β2-GP1，β2-糖蛋白；CIA，胶原诱导的关节炎；EAE，实验性自身免疫性脑膜炎；EAMG，实验性自身免疫性重症肌无力；EAT，实验性自身免疫性甲状腺炎；MBP，髓鞘碱性蛋白；MOG，髓鞘少突胶质糖蛋白；MPO，髓过氧化物酶；PGIA，蛋白多糖诱导的关节炎；PLP，蛋白脂质蛋白；PR3，蛋白酶 3；RF，类风湿因子；TSH，甲状腺刺激激素；其他的缩写都是小鼠品系

表 19-3　部分自身免疫性疾病模型

模型	自身免疫性疾病	动物种类	显著特征
自发性的			
MRL-FAS^{lpr}	SLE	小鼠	Fas 突变，凋亡缺陷，淋巴增生，在人类对应的是 ALPS
（NZB×NZW）F1	SLE	小鼠	雌性多见
NZB	SLE，AIHA	小鼠	抗红细胞
BXSB	SLE	小鼠	Yaa 突变（Y 染色体上的 TLR7 基因出现在 X 染色体上）
（NZW×BXSB）F1	SLE，APS，ITP	小鼠	抗心磷脂，抗血小板
BXD2	SLE，RA	小鼠	狼疮和炎症性关节炎
SKG	RA	小鼠	ZAP-70 突变
NOD	T1DM	小鼠	MHC（H-2^{g7}）与造成 T1DM 的 HLA 相似
BB	T1DM	大鼠	淋巴细胞减少
遗传修饰的			
C1q 敲除	SLE	小鼠	凋亡细胞清除缺陷
FcγⅡb 敲除	SLE	小鼠	B 细胞和抗原递呈细胞调节受损
BAFF 转基因	SLE	小鼠	B 细胞存活力增强
TLR7 转基因	SLE	小鼠	B 细胞和 DC 的存活以及活化能力增强
Sanroque 小鼠（roquin 基因）	SLE	小鼠	Rc3h1 M199R 突变，导致 ICOS 表达增加，促进 Tfh 细胞扩增
miR-17-92 转基因	SLE	小鼠	miRNA- 诱导的自身免疫
K/BxN，TCR 转基因	RA	小鼠	抗 GPI 介导的关节炎
MBP 特异性的 TCR 转基因小鼠	MS	小鼠	自发的自身免疫性脑膜炎
anti-GP TCR 和胰岛素启动子 -GP（GP 为 LCMV 的糖蛋白）的双转基因	T1DM	小鼠	失能的转基因 T 细胞被 LCMV 感染活化，引起胰岛炎和糖尿病
诱导的			
TMPD（降植烷）诱导的自身免疫	SLE	小鼠	IFN-α 和 TLR7 依赖性
Hg 诱导的自身免疫	SLE	小鼠、大鼠	IFN-γ 依赖性
慢性移植物抗宿主病	SLE	小鼠	第一代
胶原诱导的关节炎	RA	小鼠、大鼠	针对Ⅱ型胶原自身免疫
PG 诱导的关节炎	RA	小鼠	针对蛋白聚糖自身免疫
佐剂关节炎	RA	小鼠、大鼠	通过福氏完全佐剂或矿物油诱导炎症性关节炎
瓜氨酸化蛋白免疫 DR4-IE 转基因鼠	RA	小鼠	针对瓜氨酸化蛋白纤维蛋白原或烯醇化酶（人和细菌）的自身免疫
EAE	MS	小鼠、大鼠	针对 MBP、MOG 或 PLP 自身免疫，具有 MHC 单倍体依赖性
EAT	甲状腺炎	小鼠、大鼠	针对甲状腺球蛋白自身免疫
EAMG	MG	大鼠	针对乙酰胆碱受体自身免疫

AIHA，自身免疫性溶血性贫血；ALPS，自身免疫增殖性综合征；APS，抗磷脂综合征；EAE，实验性自身免疫性脑膜炎；GPI，葡萄糖 6 磷酸异构酶；ITP，特发性血小板减少性紫癜；MBP，髓鞘碱性蛋白；MS，多发性硬化；MOG，髓鞘少突糖蛋白；PLP，脂蛋白；T1DM，1 型糖尿病；TMPD，2,6,10,14- 四甲基戊烷

发病机制研究提供了大量的信息。例如：①验证人类 SLE 基因之间的关联，阐明其机制（补体 C1q 和 FcγRⅡb 基因敲除小鼠）；②发现新的发病机制（如改变 *Sanroque* 中的 mRNA 调节和 miR-17-92 转基因小鼠）；③识别出了一些具有治疗价值的新通路（如 BAFF 转基因）。

通过遗传修饰的方式建立关节炎模型的一个例子就是 K/BxN 小鼠。将 B6 与 NOD 杂交，其后代表达转基因 T 细胞受体为 KRN，可识别 MHC Ⅰ 类分子 H-2K 上的牛核糖核酸酶肽[13]。这些小鼠可发生一种急性重型关节炎，这种关节炎是由抗葡萄糖 -6- 磷酸异构酶（GPI）引起的。尽管 GPI 是一种细胞内广泛表达的蛋白，但其主要在关节中和其抗体结合[14]。尽管 GPI 不是 RA 或其他自身免疫性关节炎的主要靶抗原，但该模型仍然有助于研究关节炎中的炎性机制[15]。

其他遗传修饰的自发性关节炎模型还包括 HTLV-Ⅰ tax 转基因模型、肿瘤坏死因子转基因模型、IL-1 受体拮抗剂转基因模型、IL-1 转基因模型和 CD130 分子修饰模型。CD130 分子修饰模型是将一个功能片段插入到 CD130 中，这个功能片段是一些细胞因子（包括 IL-6、IL-11、IL-27 和 LIF）的信号组成部分[16]。科学家已经研发出了一些 T 细胞介导的器官特异性疾病的遗传学修饰模型，包括 TCR 转基因模型，TCR 转基因的 T 细胞可以识别含有组织特异性抗原，如脑和胰岛的抗原。对其稍加修饰，可产生双转基因小鼠，即目标组织的抗原和相应的 TCR 均转基因的小鼠[17-20]。通过分析这些模型中的单个自身反应性 T 细胞克隆，可以更好地了解自身免疫耐受机制和疾病的病理生理学过程。同样，研究人员已经开发出自身反应性 B 细胞受体的转基因或基因敲除模型，这些模型对于了解 B 细胞耐受机制具有重要意义[21-27]。

诱导模型涵盖多种系统性和器官特异性疾病。系统性疾病的常见动物模型包括异十八烷（2，6，10，14-tetramethylpentadecane，TMPD）诱导的自身免疫、汞诱发自身免疫性疾病和慢性移植物抗宿主病[28-30]。这些模型和人类 SLE 患者在产生抗核抗体及免疫复合物沉积方面有相似之处，但它们的病理生理过程以及人群易感性却有不同。对于器官特异性疾病的诱导模型，一个常用的方法是使用自身抗原或密切相关的肽，或外来抗原对啮齿动物进行免疫，辅之以强效的佐剂（通常为弗氏完全佐剂）。这种方法在几乎所有的器官系统都能够诱导自身免疫，并产生由细胞和体液机制介导的疾病。一些更常用的研究器官特异性疾病的动物模型也采用了该法，包括胶原诱导的关节炎（CIA）、蛋白聚糖诱导的关节炎（PGIA）和实验性自身免疫性脑脊髓炎（EAE）。也有针对甲状腺、眼睛、性腺、神经、神经 - 肌肉接头（乙酰胆碱受体）、肌肉、心脏、肾上腺、膀胱、胃、肝、内耳、肾和前列腺组织的自身免疫反应的动物模型。在某些易感的大鼠中，也可以通过皮下注射弗氏完全佐剂或含矿物油成分（如 TMPD）的弗氏佐剂的方法来诱导进展性炎性侵蚀性关节炎，即佐剂性关节炎。关节炎的其他诱导模型包括链球菌细胞壁和抗原诱导的关节炎类型[16]。最近，有学者发现在接种了人瓜氨酸纤维蛋白原的 HLA-DR4-IE 转基因小鼠模型中，关节炎的特点表现为滑膜增生和关节强直[31-32]。

耐受机制

在过去的 60 年中，人们对免疫系统区分"自我与非我"的机制进行了不断探索，对免疫系统的了解也日益加深。在 50 多年前，Burnet 和 Medawar 提出了一种极为重要的概念，即免疫耐受是个体发育早期自身反应性淋巴细胞的克隆消除（即中心耐受）[33-34]。随后，人们发现了成熟的 B 细胞在外周可以发生体细胞高频突变，因此，Bretscher 和 Cohn 提出同时从 B 细胞和 T 细胞的角度去破坏免疫耐受时，才可能阻止自身抗体的产生[35]。1975 年，在研究同种异体反应中，Lafferty 和 Cunningham 假设，T 细胞的活化涉及第二信号，该信号与抗原无关，提示来自抗原递呈细胞的共刺激信号是淋巴细胞活化的关键因素[36]。1987 年，Jenkins 和 Schwartz 进一步阐明了共刺激（或者说双信号）的本质。他们发现，仅仅有来自抗原受体的信号，而无第二信号时，T 细胞并不活化。1989 年，Janeway 推进了这项工作，他将固有免疫系统融入到免疫系统识别"自我与非我"的机制中。他假设：抗原递呈细胞对 T 细胞的活化至关重要，除非抗原递呈细胞上的 PRR 被微生物产物激活，否则 T 细胞将一直处于静息状态[38]。1994 年，Matzinger 进一步丰富了 Janeway 的理论，他提出了"危险模式"的概念，认为外源或者与组织应激和破坏有关的内源性因素均可活化免疫系统[39]。这些模型为我们去认识当前"识别自我与非我"这一颇为复杂的问题奠定了基础。在"自我与非我"的过程中，耐受是固有免疫和适应性免疫共同作用的结果，其在各个层面的机制贯穿于淋巴细胞发育和活化的各个阶段（表19-4）。

克隆特异性的自我与非我的识别

固有免疫细胞必须在模式识别受体（PRRs）识别到微生物之后才能活化，淋巴细胞则与之不同，其具有严格的特异性，因此自我与非我的识别必须从克隆的水平来实现。T 细胞和 B 细胞主要通过三种基本策略来实现这一机制。第一，在发育阶段控制细胞的反应类型。例如，当抗原受体接收到来自死亡细胞的

强烈刺激时，幼稚淋巴细胞可以发生反应，而在成熟的细胞内，类似的信号可导致细胞活化。通过这种机制，可以从新生的淋巴细胞中清除自身反应性克隆，因为这些细胞可以引起损伤。第二，成熟淋巴细胞的活化，除了要有抗原抗体的结合之外，还需要第二共同刺激信号。如果此信号缺失，则会导致细胞失能或者死亡。在大多数情况下，共刺激信号可以限制自身反应，因为该信号在很大程度上是由活化的固有免疫细胞提供的。第三，淋巴细胞有一个相当广泛的调节因子系列，以各种方式对淋巴细胞进行精细的调控，这对于控制自身反应克隆是十分必要的[40-42]。在 B 细胞（而不是 T 细胞）中，抗原受体（膜免疫球蛋

表 19-4　多层次的耐受

类型	细胞类型	部位	机制
中枢部位			
中枢耐受	T 细胞	胸腺	以清除、无反应为主，也可为编辑
	B 细胞	骨髓	编辑，无反应，清除
周围部位			
未成熟 B 细胞耐受	过度（T1）B 细胞	外周	清除，活化无反应
外周无反应	T 细胞和 B 细胞	次级淋巴器官和外周组织	异常的信号诱导细胞失活
无反应性	T 细胞，B 细胞可能	外周组织和次级淋巴器官	自身抗原或协同刺激信号不足
难捕获的自身抗原	T 细胞，B 细胞	外周淋巴器官	隔离，屏蔽
调节	T 细胞，B 细胞	次级淋巴器官和炎症部位	调节性细胞通过细胞内信号通路和细胞因子介导抑制作用
活化细胞的克隆清除	T 细胞，B 细胞	炎症部位和次级淋巴器官	促存活因子下降引起的细胞凋亡
细胞因子失衡	T 细胞	炎症部位和次级淋巴器官	病原性 Th 细胞亚类分化趋势减少
后体细胞高频突变	B 细胞	生发中心	缺乏 CD4 T 细胞辅助，清除（Fas 途径）
组织排斥	T 细胞，B 细胞	外周组织	抑制细胞内信号和细胞因子
固有免疫机制			
活化需要的 PRR 机制	固有免疫细胞	炎症部位	自我 - 非我识别的简单机制
适应性免疫反应抑制	不成熟和成熟 DC	炎症部位和次级淋巴器官	抑制信号的传递和 Treg 活化
凋亡细胞清除	补体，吞噬细胞	外周组织	清除潜在的促炎物质和自身抗原
适应性免疫反应中补体介导的效应	淋巴因子固有免疫细胞	次级淋巴器官，外周组织	激活机制的调节

PRR，模式识别受体；Treg，调节性 T 细胞

白 [Ig] M）表达和钙流的能力与自身反应程度存在逆相关[43]。

这些机制的缺乏可以广泛影响淋巴细胞上其他表面受体，包括促存活信号（IL-7R、BAFF R、IL-2R）、促凋亡信号（TNFRs、FasL 蛋白、TRAIL）、共刺激信号（CD28、CD40、Toll 样受体）、分化信号[IL-12R、IL-4R、IFNγR、IL-23R、维 A 酸受体、β 转化生长因子（TGF）受体、SAP/ SLAM 家族成员、OX40、ICOS/ ICOSL]、抑制信号（FcγRⅡb、CD22、CTLA4、PD-1）、抗原受体信号的调制信号（CD19、CD45）和活化信号（SAP/SLAM 家族）。已经证实这些分子的活性可以影响自身免疫的发展[10]。总之，这些自我与非我的免疫的识别机制勾勒出了细胞间的基本作用模式，即固有免疫和适应性免疫系统使各个 T 细胞和 B 细胞克隆对自身抗原耐受，对自身疾病呈现抗性。

固有免疫系统及耐受

鉴于固有免疫系统在启动和调节适应性免疫应答中起到至关重要的作用，其对耐受和自身免疫有巨大的影响也不足为奇。虽然固有免疫系统对自身免疫的贡献尚未被完全阐明，但已经发现了一些固有免疫系统影响自身耐受的方式。

第一，在正常情况下，固有免疫系统的活化通常需要微生物与模式识别受体的结合，这种直接和简单的方法使得免疫系统可以来区分自身抗原和外来抗原[44]。PRR 能够识别病原体结构和少数自身分子，某些损伤相关模式分子（DAMPs），如细胞应激、损伤或死亡时释放的热休克蛋白[45]。PRR 能够通过定位不同，分为分泌性（如 collectin，pentraxins，ficolins）、跨膜性（如 TLR、某些 C 型植物血凝素受体、蛋氨酸受体）、包浆型（如 TLRs）或细胞器性（如维 A 酸诱导基因相关受体，NOD 相关受体）、DNA 受体 [如 IF116、AIMZ、环鸟嘌呤核苷 - 腺苷单磷酸同工酶 - 干扰素基因刺激因子（STING）通路][46-48]。通过自发基因重复或转基因方法过表达 TLR7 能促进系统性自身免疫，表明了这种机制的重要性[49]。某些 PRR 介导了事件的发生，如 TLR7 和 TLR9，二者对外来和自身核酸具有相同的敏感性。通过在亚细胞成分中的定位，避免了与内源性核酸的接触[50]。然而，在 TLR7 过表达的情况下，可使正常情况下亚兴奋数量

的内源性 RNA 活化免疫细胞。因此，病原微生物的识别通常需要某些旁路机制。

第二，在某些情况下，固有免疫系统的一些细胞会积极地抑制适应性免疫系统的活性。已经证实未成熟的（在某些情况下甚至可以是成熟的）树突状细胞能够通过诱导 CD4 T 调节细胞（Treg）和其他机制来促进耐受[51-52]。

第三，固有免疫系统的另一个重要功能是以非炎症反应的方式迅速地清除凋亡细胞[53,54]。若此功能缺失，则会引起具有自体抗原特性的物质（包括核酸、继发性坏死产物、释放炎症因子）的增加，进而导致系统性自身免疫性疾病[55]。因此，一些清除凋亡细胞的关键分子缺失与自身免疫相关，包括：①吞噬细胞上与 Gas6 或蛋白 S 结合的 Tyro3 Axl Mer 受体、凋亡细胞上暴露的磷脂酰丝氨酸（PS）[56]；②乳脂球表皮生长因子 8（MFG-E8）蛋白，该蛋白可以与吞噬细胞上的 αVβ3 整合素和凋亡细胞上的 PS 桥接[57,58]；③能够结合 PS 的驻留巨噬细胞表达 Tim4[59]；④ 12/15 油酸氧化酶控制吞噬凋亡细胞的吞噬细胞亚群[60]。⑤天然 IgM 或补体 C1q，二者结合后可促进对凋亡细胞的清除[61-64]。

第四，人们已经证实补体的一些成分可直接参与自身免疫。例如，补体经典途径的近端组成（包括 C1q、C4 和 C2）部分缺失与 SLE 有关。其中的机制尚不明确，但已经发现补体的这种缺失会导致清除凋亡细胞产物或者免疫复合物的能力受损，淋巴细胞活化的阈值发生变化[65]。另一个例子是 CD55（或衰变加速因子），这是一个可以限制补体活化的细胞表面蛋白，其缺失与 T 细胞反应增强、动物模型中的神经炎症反应和狼疮加重有关[66-67]。因此，在很多层面上，固有免疫系统在维持自身耐受和控制自身免疫中都起着关键的作用。

第五，固有免疫系统可能是自身抗原物质的主要来源。如中性粒细胞细胞外陷阱（NETs）是核酸物质，是与细菌作战的中性粒细胞挤出的网格结构，能够收集自身反应抗原，其在疾病维持中的作用已经被确定[68]。因此，在许多层面中，固有免疫系统在维持耐受和控制自身免疫中发挥重要作用。

T 细胞耐受

T 细胞在建立和调节高度特异性的耐受过程中发

挥关键作用，研究人员已经证实三种相关机制：中枢耐受，T 细胞在这个过程中首先获得其抗原受体；外周耐受，T 细胞在此过程中遭遇不存在于胸腺的自身抗原；激活后调控，活化和增殖的 T 细胞克隆在此过程中恢复到静息状态。中枢耐受发生于在胸腺中发育的自身反应特异性的 T 细胞，其机制主要是清除和失能，也可能是 TCR α 链受体编辑[69-70]。这一过程虽然非常有效，但作用并不完全。大部分自身反应性 T 细胞对自身抗原仅有中等甚至更低的亲和力，有的自身抗原也并不在胸腺中表达，导致这些细胞无法被清除。因此，会有很大一部分自身反应性 T 细胞迁移到外周。从维持免疫系统抗原识别能力的角度来讲，这是十分必要的，但这在另一方面也使得机体容易遭受自身免疫。在此情况下，外周耐受就显得十分必要。

目前已经发现了多种在外周能够避免自身反应发生的机制。其中，一个常见的解释是，由于丰度较低、性质或者位置特殊，大多数组织相关的自身抗原并不接触免疫细胞，因此无法引发自身免疫反应。这种机制也得到了实验的证实：即通过转基因的手段使 T 细胞过表达某些组织特异性自身抗原对应的 TCR，也不会导致 T 细胞被清除或者活化，同时也不会引起自身免疫性疾病。然而，这些所谓的"无能"T 细胞的功能是完好的，当其出现在某些常见的情况（如炎症或组织损伤）下时，也可以对自身抗原起反应[20,71]。一些自身抗原，比如存在于眼睛的前房、中枢神经系统，或其他所谓的免疫特殊部位的抗原（最初发现其可进行同种异体移植），由于所处的解剖位置较为封闭，不易接触到血液细胞且无淋巴液经过，因而对自身反应具有抗性[72]。无淋巴细胞经过是十分重要的，因为 T 细胞通常是在次级淋巴器官内首次活化，然后迁移到靶器官，并在靶器官中被抗原递呈细胞重新活化，并产生促炎因子，引起组织损伤[73]。然而，对于一个组织来说，仅仅具有封闭的解剖结构是不能称之为免疫特殊部位的，因为这种结构可能还存在其他一些机制，这个问题我们将在后面进行阐述[74-75]。

另一个外周机制是"双信号"原则，即 T 细胞的活化同时需要 TCR 提供的抗原信号和 CD28 提供的共刺激信号。因为 CD28 的两个配体 CD80 和 CD86 主要在活化的专职抗原递呈细胞中高水平表达。静息的抗原递呈细胞由于缺乏 CD80 和 CD86，若递呈自身抗原就会导致耐受。未成熟 DCs 就是通

过这种方式促进耐受的。在 MHC 分子上组成性的递呈低剂量的自身抗原，会导致相应的 T 细胞死亡或者失能[76]。

T 细胞外周免疫耐受的维持也可以通过免疫系统中的免疫调节细胞来实现，CD4+ 调节性 T 细胞（Treg）就是典型代表。Treg 由一群独特的 αβT 细胞亚群构成，可以产生于胸腺（自然 Treg，nTreg），也可以由外周暴露于 TGF-β 的外周幼稚或成熟的 CD4+T 细胞（诱导 Treg，iTreg）分化。这两种 Treg 的发育都受转录因子 FOXP3 的诱导。典型特征是表达高水平的 IL-2 受体成分 IL-2Rα（CD25），并且需要 IL-2 才能存活。Treg 在常规 T 细胞活化的同时便被激活，参与每个适应性免疫反应过程，对于维持合适的免疫反应强度至关重要。一般认为，Treg 通过以下方式抑制免疫反应的强度：①通过与 IL-2 竞争而抑制 DC 的功能，进而抑制 T 细胞的活化；②产生一些免疫抑制细胞因子，如 TGF-β、IL-10 和 IL-35；③通过抑制性的细胞 - 细胞受体相互作用而杀伤细胞，或诱导负向调节信号[81]。Treg 的这些抑制作用仅与 Treg 自身有关，与其作用的 T 细胞的抗原特异性无关[96]。在自身免疫的过程中，还有其他一些具有调节功能的 T 细胞，包括 Tr1、CD8+ Treg、Qa-1/HLA-E- 限制的 CD8 T 细胞和 γδT 细胞，但对这些细胞的研究尚不深入[83-87]。

组织本身也具有抑制自身反应的机制，可以形成免疫特殊结构。这些组织可以分为三大类[74,88-90]：第一，某些组织上分布有一些细胞表面分子，可以清除或者削弱自身反应性 T 细胞的活性，如促进凋亡的 FasL 和 TRAIL，具有淋巴细胞抑制功能和增强 Treg 功能的 PD-L2，补体调节蛋白、CD46、CD55 等。第二，某些组织可以分泌具有抑制炎症和免疫活性功能的可溶性分子。特别是在眼房水中有分布广泛的调节分子，包括 TGF-β、α 黑素细胞刺激素、血管活性肽、降钙素相关的多肽、生长抑素、巨噬细胞抑制因子、补体抑制分子等。第三，淋巴结内定植的基质细胞能诱导具有识别外周组织限制性自身抗原功能的 CD8+ T 细胞产生耐受[91-92]。因此，有学者提出，淋巴结和组织间质干细胞可以清除能与组织限制性抗原结合的 T 细胞，这些组织限制性自身抗原并不存在于胸腺。第四，眼的前房有一种独特的免疫反应类型，可以通过一个复杂的、多步骤的过程削弱破坏组织的免疫反应强度，这个过程被称为前房相关免疫偏

离（ACAID）[74,90,93]。虽然在很长的一段时间内，人们都认为 ACAID 对于耐受有十分重要的作用，但是最近的观点认为其主要功能是调节免疫反应，使眼睛能在不破坏完整性的情况下应对感染[94]。

另一个可能的外周耐受机制是免疫偏离，使机体偏离容易诱发疾病的细胞因子模式，如，若细胞因子格局从 Th1 向 Th2 型偏移，则可以抑制自身免疫性疾病的发展[95]；同样，可以使 α 神经酰胺活化 NKT 细胞，诱导 IFN-γ 产生，进而可以削弱适应性免疫中的 Th1 和 Th17 反应，保护机体免遭实验性自身免疫性葡萄膜炎[96]。在这些模型中，自身反应性 T 细胞是活化的，但无法产生能损伤组织的炎症因子。

除了中枢和外周免疫耐受，免疫系统还必须通过对活化或增殖的 T 细胞进行抑制或清除的方式来避免自身免疫。这种调节方式由几个方式介导，包括上调抑制性受体（如 CTLA4，PD-1）的表达[97]、表达类似于 Fas 的促进凋亡受体、合成代谢酶吲哚胺 -2,3- 双加氧酶（indoleamine-2,3-dioxygenase，IDO）[98]、释放诸如 BIM 的细胞内促凋亡因子。若这些控制 T 细胞反应强度的介质缺失，将导致淋巴细胞重度增殖，引发不同程度的自身免疫。

B 细胞耐受

B 细胞不仅可以产生抗体，也可作为 T 细胞和滤泡树突状细胞潜在的抗原呈递细胞，同时也具有免疫调节作用[99]。此外，在诸如 1 型糖尿病[100] 和多发性硬化[101] 这类 T 细胞介导的自身免疫性疾病中，以利妥昔单抗降低 B 细胞也可以缓解病情。因此，确定 B 细胞的耐受机制和 B 细胞在自身免疫性疾病耐受中的具体作用，是一项非常有意义的工作。

在讨论具体的免疫耐受性机制之前，应该强调的是，在中枢耐受形成的过程中，B 细胞的选择并不是十分严格。因此，当 B 细胞受体交联后，其命运远比 T 细胞复杂。B 细胞的命运在很大程度上取决于发育阶段、外界信号的强度和性质，以及抗原的特性。目前已经确定了一些对调节自身反应性 B 细胞、维持自身耐受的关键节点，很多节点与 T 细胞的中枢和外周耐受机制相似，此外还有一些别的机制。

B 细胞的中枢耐受发生在骨髓前 B 细胞向未成熟的 B 细胞转化的过程中，此时 B 细胞在其膜表面表达重排的免疫球蛋白基因（Ig）[102]。对膜结合自身抗原而言，高亲和力的 B 细胞发生中枢耐受的主要机制可能是受体编辑（即取代 L 链），在少数情况下也可以失能；而对可溶性自身抗原而言，耐受的机制则主要是受体的编辑和失能[103-104]。失能 B 细胞在人外周血中（IgD⁺IgM⁻ 细胞）[105] 及小鼠脾中（T3 过渡 B 细胞）[106] 中均可检测到。其存活时间较短，这至少与其 BAFF 受体下调有关，该受体影响 B 细胞存活。这一特点使得失能 B 细胞与其他未成熟 B 细胞相比并无优势，因此难以进入 B 细胞滤泡。

在外周，最早的耐受节点发生在过渡阶段 1（T1）B 细胞，经过两天的发育，其将转化为过渡阶段 2（T2）B 细胞，随后成为初始 B 细胞亚群[102,107-109]。T1 B 细胞是一群并不在骨髓中长期驻留的细胞，保留了不成熟的表型，其存活依赖于 BAFF。重要的是，当用一些在外周存在、但是不表达于骨髓的抗原进行刺激时，B 细胞并不被活化，甚至可能发生凋亡，这一特性导致了 B 细胞的清除。因此，B 细胞的这个特有机制表明了中枢耐受向外周耐受拓展的必要性。

其他外周耐受机制很多与前文描述的 T 细胞耐受机制相似，但也存在一些差异，因为 B 细胞和 T 细胞抗原识别方式和分化途径各不相同，如，BCR 结合的抗原实际上是三级结构，TCR 则仅能结合宿主细胞表面的自身 MHC / 肽的复合物。因此，对相应的自身抗原而言，B 细胞是可以忽略的，因为其数量较少，不易结合，而且 BCR 与抗原结合后，如果无共刺激信号（双信号）存在，就可能发生死亡或者失能。可以不知道 B 细胞相应的自身抗原，如果仅有 BCR 结合而无共刺激信号，由于数量或结合位点的不足结果是无应答和细胞死亡[110]。

另一个重要的节点是在 T 细胞依赖的免疫应答过程中，此时 B 细胞在生发中心（germinal centers，GCs）经历亲和力成熟后获得新的反应特异性，其中可能包括自身反应性。有证据表明，自身免疫性疾病在这个关键点上常常是缺失的，因为多数自身抗体是通过体细胞高频突变才获得自身反应性的，且其类别可以转换[111-113]，表明自身抗体是在生发中心成熟的。虽然对外界抗原具有高亲和力的 B 细胞克隆在生发中心形成的机制研究中取得了重要进展，但仍然不能确定具有类别转换能力的自身反应性 B 细胞是如何形成的。一些强有力的证据表明：①因为自身反应性 B 细胞的 BCR 与抗原的结合并不牢固，导致抗原不易被内化处理并递呈给 T 细胞，所以自身反应性 B 细胞与同源 T 细胞的协作机会较少，在生发中心难以生存[114-116]；② B 细胞上的 BCR 在对膜抗原形成高亲和力时可被 Fas 依赖机制抵消[117-118]。

自身免疫理论

自身免疫性疾病的发展在不同程度上受遗传、环境、性别和其他因素的影响，目前的研究表明遗传易感性是疾病发生的必备条件（图 19-1）。因此，有关自身免疫和耐受被打破的理论都与遗传因素密切相关。此外，这些理论也解释了在其他正常动物中诱导自身免疫时，免疫耐受是如何被打破的。若同时考虑到这些因素并加以简化，可将自身免疫性疾病的理论归纳为两个机制，即一个连续进程的两个终端（发育过程中的耐受和反应过程中的耐受），大多数疾病的发生都同时与这两个结果有关。一方面，中央和（或）外周耐受机制的遗传学缺陷是导致耐受缺失，以及随之而来的自身免疫性疾病的原因；另一方面，自身免疫源自于在常规免疫反应过程中，免疫系统对自身抗原并不完全耐受（表 19-5）。一般来说，大多数的系统性自身免疫性疾病是由耐受性缺陷引起的，而器官特异性的自身免疫性疾病则可由任何一种机制介导。

耐受的缺失

虽然可以认为耐受缺陷是引起自身免疫性疾病的

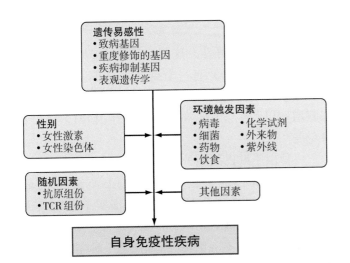

图 19-1　自身免疫性疾病的发病机制。自身免疫性疾病通常是在遗传因素的主导下，由具有促进自身免疫作用的环境、性别和其他因素共同作用的结果

基础，但是很难界定常见的自身免疫性疾病和特异性的免疫耐受缺陷，大概是因为一般性的缺陷可发生在多个时间节点。然而，对单基因的人类自身免疫性疾病和动物模型的研究，已经确定了中枢和外周耐受各种层次的耐受缺陷。这类缺陷是由不同的遗传异常引起的，由多种类型的淋巴细胞或淋巴细胞因子介导。以下是几个有代表性的例子。

长期以来，人们一直怀疑中枢免疫耐受缺陷是引起自身免疫性疾病的原因。因为已经明确了其在清除新生的自身反应性淋巴细胞中的作用，但仍缺乏确凿的证据。一个突破是发现在转录因子 AIRE，即自身免疫调节因子的突变会引起自身免疫性 - 多内分泌腺 - 念珠菌性 - 外胚层营养不良（APECED）（一种罕见的遗传性疾病，与 T 细胞和抗体介导的多发性内分泌器官自身免疫性损伤有关[119-121]）。AIRE 缺陷小鼠模型具有类似的症状，这与胸腺髓质上皮细胞上外周组织基因表达降低，无法清除这些基因产物特异性的 T 细胞有关。实验发现 AIRE 结合某些抑制转录复制的物质，如靶向特异性核抗原甲基化胞嘧啶 - 磷脂酰嘌呤（CpG）二核苷酸的 MBD1-ATF7ip。因此，AIRE 的主要功能似乎是通过去除识别外周组织自身抗原的 T 细胞，防止自身免疫的发生。

改变胸腺选择过程导致自身免疫性疾病的另一个例子是 SKG 关节炎模型，只不过这个模型是 T 细胞缺陷造成的[122]。在这个模型中，ZAP-70 的 C- 末端的 SH2 结构域发生了一个影响其功能的突变。已知 ZAP-70 是一个 Syk 酪氨酸激酶家族成员，可以被 T 细胞受体复合物 ζ 链活化，其可以削弱 TCR 信号，导致胸腺内 T 细胞和 nTreg 缺失，促进了自身反应性 T 细胞的阳性选择[123]。有趣的是，使用几个不同的 ZAP-70 的突变体，研究人员发现 ZAP-70 介导的不同信号强度的差异可以影响关节炎易感性[123-124]。

对 B 细胞而言，很难证实中枢耐受的缺失会导致自身免疫，而且也未发现类似于 AIRE 缺陷的模型。推测因为从骨髓发生的未成熟 B 细胞的选择过程会持续数天，允许暴露于周围抗原，在 SLE 和 RA 患者中具有较多自身反应性的幼稚成熟 B 细胞，表明中枢耐受也参与了自身免疫的发生[125-127]。

在外周，外周耐受缺陷促进自身免疫的一个例子是 Fas 缺陷[128]。Fas 是促进凋亡的表面受体，其具有可以通过清除冗余细胞的功能，因而在维持免疫平衡中起到至关重要的作用。Fas 缺陷会引

表 19-5　自身免疫性疾病的机制

示例	疾病	机制
耐受缺陷		
中枢缺陷		
AIRE 缺陷	APECED 综合征	因为外周的抗原在胸腺内表达减少而导致自身反应性 T 细胞清除失败
ZAP-70 缺陷	炎症性侵袭性关节炎（小鼠）	T 细胞活化和胸腺选择过程缺陷
外周缺陷		
FAS/FASLG 缺陷	自身反应性淋巴细胞增生综合征（ALPS）	凋亡缺陷
Rc3h1（M199R）突变	狼疮（小鼠）	Tfh 细胞上 ICOS 表达增加，促进了增殖
TREX1（DNA 酶Ⅲ）缺陷	Aicardi-Goutières 综合征，冻疮样狼疮	细胞内 DNA 聚集诱导了 IFN-α 的产生
FOXP3 缺陷	IPEX 综合征	Treg 细胞缺失
PD-1 缺陷	狼疮，心肌炎（小鼠）	T 细胞外周耐受功能缺陷
非耐受性淋巴细胞活化		
穿透损伤	交感性眼炎	在炎症环境下自身抗原的释放
柯萨奇 B 病毒感染	T1DM（小鼠）	在炎症环境下，感染介导的自身抗原的释放
用自身抗原和强效佐剂进行免疫	EAE（小鼠）	失能 T 细胞的活化
蛋白质瓜氨酸化	RA	产生新的自身抗原
通过形成二硫键的方式导致Ⅳ型胶原结构的改变	肺出血肾炎综合征	形成新的自身抗原构想
A 组链球菌和心肌抗原存在交叉反应	风湿热	分子模拟
疾病相关的 IL-21 导致淋巴细胞减少	T1DM（NOD 小鼠）	淋巴细胞减少诱导的代偿性增生

AIRE，自身免疫调节因子；APECED，自身免疫性多内分泌腺病变 - 念珠菌感染 - 外胚层营养不良；EAE，自身免疫性脑膜炎；FASLG；FAS 配体；ICOS，诱导的 T 细胞共刺激因子；IFN-α，干扰素 -α；IL-21，白细胞介素 -21；IPEX，X 连锁的免疫失调 - 多内分泌腺体病变 - 肠道病变；NOD，非肥胖型糖尿病（小鼠品系）；PD-1，程序性细胞死亡因子 -1；RA，类风湿关节炎；T1DM，1 型糖尿病；Tfh，滤泡 T 辅助细胞；Treg，调节性 T 细胞

起自身免疫性淋巴细胞增生综合征（autoimmune lymphoproliferative syndrome，ALPS），也被称为 Canale-Smith 综合征。在小鼠中，该病也被称为淋巴组织增生性疾病（lymphoproliferative，LPR）。这两种疾病都表现为次级淋巴器官的肿大和各种自身免疫症状。淋巴器官肿大主要是由于淋巴器官内聚集了大量在正常情况下很少见到的所谓"双阴性 T 细胞"（缺乏 CD4 和 CD8 共受体）。Lpr 小鼠在外周 B 细胞清除缺陷，导致外周自身反应，这通常是体细胞在生发中心高频突变时发生的[117]。人和小鼠的 Fas 和 FASL 配体缺失也可以出现类似的异常[129]。

在 Sanroque 小鼠中，滤泡辅助性 T 细胞（T follicular helper，Tfh）上共刺激分子 ICOS 过表达也可以破坏外周耐受。这些小鼠在 Rc3h1 基因（一个环状的泛素化酶）有一个点突变，可以削弱 ICOS mRNA 的降解能力[130]。ICOS 表达增强可以促进 Tfh 细胞增殖以及生发中心的形成，产生 IL-21，诱发自身免疫[131]。

一种由于淋巴细胞外在的原因导致免疫耐受丢失和自身免疫的例子是 3′ 核酸外切酶 1 [deoxyribonuclease（DNase）Ⅲ，TREX1] 缺陷。已经证实 TREX1 基因的功能性突变与 Aicardi-Goutières 综合征和冻疮样狼疮有关。Aicardi-Goutières 综合征是一种罕见的进展性脑病，与脑脊液中的 IFN-γ 水平增高有关。冻疮样狼疮是一种系统性红斑狼疮的少见类型，以疼痛、暴露于低温环境的皮肤出现蓝红色病变的皮肤炎症为典

型特征[132-133]。内源性反转录因子通常会被 TREX1 降解并产生 ssDNA，ssDNA 在细胞内聚集会导致细胞内 DNA 感受器的活化，产生大量的 IFN-α，最终引发自身免疫[134-136]。令人感兴趣的是在紫外线皮肤损伤和 NETs 表达的氧化 DNA 能够抵抗 TREX1 降解，并促进 STING 活性和 Ⅰ 型干扰素产生，TREX1 通路在 SLE 病理过程中扮演重要角色。DNA 酶 Ⅰ 缺失与人和老鼠狼疮的发生均有关，这也进一步证实了细胞内 DNA 的处置在狼疮发病机制中有重要的作用[138-139]。

Treg 缺乏也可以导致自身免疫耐受被打破和自身免疫性疾病的发生[140-141]。在人类，FOXP3 是 Treg 发育的必需基因，FOXP3 单基因缺陷与 IPEX（免疫调节异常、多内分泌腺病变、X 连锁性肠炎）综合征有关。该病是一种严重的系统性自身免疫性疾病，与腹泻、湿疹性皮炎和内分泌病变有关，在发生后第一年通常是致命的。1 型糖尿病、自身免疫性血细胞减少和肾炎也是该综合征较为少见的自身免疫的表现。在自发的 Foxp3 功能突变的 scurfy 小鼠也有类似发现。

由活化耐受或部分耐受的 T 细胞引发的自身免疫

另一个理论是，自身免疫的发生是通过自身反应性 T 细胞的常规活化来实现的。自身反应性 T 细胞在胸腺中没有被清除，在迁移到外周后仍然对相应的自身抗原无反应力。这种对自身抗原无反应力的 T 细胞在正常人和动物的外周普遍存在，可被天然炎症环境中的专职抗原呈递细胞以抗原递呈的方式活化。这种 T 细胞一旦活化，便可以接触到几乎所有的组织，当再次在局部被激活时，它们就可以释放炎症因子，造成组织损伤[73]。这种机制导致的耐受破坏通常与器官特异性疾病有关，因为组织特异性抗原不太可能在胸腺中表达。这一理论得到了以下事实的支持：在 BB 大鼠和 NOD 小鼠胸腺内移植胰岛细胞[142-143]，或在 NOD 小鼠胸腺内注射 GAD（该糖尿病模型中胰岛的主要自身抗原），可以阻止 1 型糖尿病的发生[144-145]。同理，在胸腺内注射碱性髓鞘蛋白或主要的脑膜炎致病肽表位，也可以阻止自身免疫性脑膜炎的发生[146]。在具有狼疮倾向的小鼠胸腺内注射多核小体后，自身抗体的产生就会延迟疾病的发

生[147]。总之，这些结果表明中枢耐受机制不健全，自身抗原就会激活淋巴细胞，导致自身免疫。这种机制类似 AIRE 缺乏引起的 APECED 综合征，只是 APECED 的中枢耐受是否有缺陷尚不明确。

对自身抗原无反应的淋巴细胞的免疫耐受能力能否被打破常常取决于多种因素，包括：①自身抗原的特性；②抗原暴露的强度；③抗原受体的亲和力；④自身反应性淋巴细胞的数量；⑤共刺激分子的类型和表达水平；⑥细胞因子和趋化因子格局；⑦是否存在炎症反应[20,148-154]。需要强调的是，尽管机体存在可以识别自身抗原的淋巴细胞，但在正常情况下，外周耐受机制是很难被打破的。因此，虽然实验性自身免疫性模型具有高度可重复性，但建立模型往往需要超生理剂量的自身抗原和强效佐剂，同时也要求动物有特定的 MHC 单倍型，其遗传背景对破坏耐受的因素易感。基于大量的实验证据，研究人员已经确定了多种可以破坏免疫耐受、活化自身反应性淋巴细胞和引发自身免疫性疾病的机制。尽管这些机制对人类疾病的具体贡献还不清楚，但是仍然为我们了解自身免疫发生的机制提供了一个大致的框架。

与普通的免疫反应类似，自身免疫反应启动的关键因素是非特异性炎症反应和共刺激因子，这些因素可以促进自身反应性淋巴细胞的初级活化和增殖。这些因素通过下述方式促进自身免疫反应的发生：细胞损伤或死亡后释放了自身抗原，增加了 MHC/肽和共刺激因子的表达，活化特异性抗原呈递细胞[149-150,155]。事实上，当发生中度至重度的组织坏死时，往往会出现一些与自身反应有关的证据，虽然这种情况很少会进展为自身免疫性疾病[156-157]。在自身免疫性疾病中，组织或者细胞的慢性损伤，以及自身抗原的持续释放，可以促进抗原递呈的发生和共刺激分子的表达，导致表位的扩展，使得扩增的淋巴细胞所能识别的自身抗原不仅仅局限在最初暴露的抗原[158-159]。这个过程被认为是免疫性疾病进程的一部分。总之，相关研究结果支持这一理论，在某些条件下，如感染或创伤，自身抗原会被释放。若此时存在炎症因子和活化的固有免疫系统应答，就可以引起识别自身抗原的淋巴细胞扩增，导致自身免疫性疾病。

除了释放隐蔽的自身抗原外，目前推测还存在一些启动对自身抗原不耐受淋巴细胞活化的机制。一些研究者提出，初次反应可能取决于某些决定因素，这

些决定因素基于"隐秘性"的概念[160-161]。这种"隐秘性"是指蛋白质存在显性和隐蔽表位的层次结构，而这种层次结构取决于表位与 MHC 的结合亲和力、蛋白质加工的差异、抗原呈递细胞的种类，以及表位特异性 T 细胞谱[159]。因此，在胸腺选择的过程中，假设 T 细胞识别优势表位的能力被削弱，但是其仍然可以识别具有抗原性的、十分丰富的隐蔽表位。这些 T 细胞随后迁移到外周组织，在某些炎症情况下也可以被隐蔽抗原激活。

自身抗原激活无耐受能力的淋巴细胞的另一种机制就是通过后翻译或者化学修饰的方式来产生新生抗原。这方面的一个典型的例子就是瓜氨酸蛋白，它是由精氨酸肽脱氨酶（peptidylarginine deiminase, PADI）催化精氨酸残基的脱氨作用形成的。瓜氨酸蛋白是 RA 中很多自身抗体的主要靶抗原，在疾病的发病机制中发挥重要的作用[162-167]。L- 异天冬氨酸 O-甲基转移酶（PIMT）可以催化异天冬氨酸转化为异天冬氨酸衍生物的能力，促进异天冬氨酸蛋白质的形成。这一过程也会导致天冬氨酸蛋白质的聚集，在小鼠中引起狼疮[165]。此外，在 EAE 的 PL/J 模型中，T 细胞的活化需要致脑炎的髓鞘碱性蛋白 Ac1-11 肽的乙酰化，其至还需要未经修饰的肽链结合到 MHC 上[166]。研究表明，蛋白质的修饰不管是直接形成新的结构（比如瓜氨酸），还是间接地改变 MHC 结合力或修饰蛋白质处理过程，均可以产生新的和（或）隐蔽表位[167]。

新的自身抗原的出现也可以是整体结构的改变。这方面的一个例子是由无抗原性的可溶性 IgG 单体形成具有免疫原性的免疫复合物，这种针对 IgG 复合物 Fc 段的抗体就是类风湿因子[168-169]。同理，在肺出血肾炎综合征中，由于硫亚胺键的相互结合，导致 IV 型胶原构象的变化，新的靶抗原出现可能成为诱发疾病的自身抗原。这一机制与"构象病"相似[170]。

触发易感个体自身免疫的另一个潜在机制是淋巴细胞减少诱导的 T 细胞稳态扩增[171-172]。当 TCR 与 MHC/ 自身肽的结合力较低时，由于存在大量促进存活的细胞因子（IL-7，IL-15），即使细胞没有被完全活化，也可以出现低水平的增殖，导致细胞扩增。其中，因为结合自身 MHC 的低亲和力 TCR 的参与，导致诱导性 T 细胞没有充分激活、增殖。因此，有研究认为自身反应可以引起自身反应性 T 细胞的扩增，导致自身免疫[171]。这一假说也得到了很多事实

的支持：在某些自身免疫性疾病（如系统性红斑狼疮和类风湿关节炎）中，可以出现淋巴细胞减少的情况，一些原发性免疫缺陷患者也具有淋巴细胞减少的表现以及来自动物模型的相似结论。

除了自身抗原外，具有足够的序列或结构相似性的外来抗原也可与未耐受的 T（和 B）细胞发生交叉反应，这种现象被称为"分子模拟"[173]。对于 T 细胞而言，很多研究结果都支持了这一观点：①交叉反应只需要 8 ~ 15 个氨基酸长度的短肽；② T 细胞识别的抗原是高度变化的，很大程度上取决于少数重要的氨基酸残基，以相同的氨基酸在任何位置模拟表位都是可行的[174-175]；③据估计，单个 T 细胞可以与 10^4 ~ 10^8 种不同的肽发生反应[176]；④ MS 患者体内的 MBP- 特异性 T 细胞克隆可以被多种微生物肽激活[177-178]；⑤用经过修饰的泰勒病毒来表达具有交叉反应性的外源性的流感嗜血杆菌蛋白酶 IV 蛋白（13 个氨基酸中有 6 个与自身抗原相同）可以诱导 T 细胞对髓鞘蛋白、蛋白脂质蛋白（PLP）发生反应，导致中枢神经系统的自身免疫性疾病[179]。然而，目前还没有令人信服的证据能将特定的针对微生物的 T 细胞的表位模拟与自身免疫性疾病关联起来[180-181]。

相反，已经有大量的证据表明，在一些自身免疫性疾病中，分子模拟可以影响自身反应性 B 细胞的功能。最好的有关交叉反应的例子包括：①在 ANCA 阳性的免疫性局灶性坏死性肾小球肾炎中，细菌黏附素 FimH 和 LAMP-2（溶酶体膜 -2）具有交叉反应[182]；②在风湿热中，A 组链球菌糖原表位、N- 乙酰葡萄糖胺和 M 蛋白可以与心肌肌球蛋白发生交叉反应[183]；③在 Guillain-Barré 综合征的一种名为急性运动轴索神经病变的亚型中，因为具有相同的决定簇，空肠弯曲菌的脂性寡聚糖可以与末梢神经的神经节苷脂发生交叉反应[184-185]。然而，尽管分子模拟是一个吸引人的假说，但对大多数自身免疫性疾病而言，仍然缺乏支持性的证据。这到底是由于各种来源的多个模拟表位，还是 T 细胞受体强大的可塑性介导是一个悬而未决的问题。

组织炎症反应和功能紊乱的免疫机制

与免疫系统的作用机制一样，自身免疫反应通过中和病原体的方式对自身分子、细胞和组织产生一系列损伤作用。大体上可以分为 II 至 IV 型超敏反应，分

别涉及抗体、免疫复合物和 T 细胞介导的过程（表 19-2）。

在 II 型超敏反应中，病理性自身抗体与主要位于细胞表面或组织中的自身抗原结合，通过以下三种机制介导自身免疫性疾病：①改变靶抗原的功能；②促进细胞损伤或死亡；③诱导炎症反应。II 型超敏反应的一种特殊类型是阻断或增强自身分子功能，仅通过自身抗体即可产生自身免疫表现。比如在 Graves' 病中，抗 TSH 受体激动剂抗体可以刺激甲状腺细胞生长和甲状腺激素产生；在重症肌无力中，抗乙酰胆碱受体抗体可以阻断神经肌肉信号传递；在抗磷脂综合征中，抗 β2- 糖蛋白 I 型抗体可改变对抗凝血活性的调节[186]。IgM 或 IgG 与表面抗原结合后，通过补体活化直接裂解细胞或通过沉积的 C3 片段与 CR1 和 CR3 受体间的相互作用，引起吞噬作用，导致细胞直接损伤或死亡。结合的 IgG 也可以通过与 Fc 受体的相互作用促进吞噬，如自身免疫性溶血性贫血、特发性血小板减少症、自身免疫性中性粒细胞减少症。最后，与组织抗原结合的抗体，通过激活补体促进炎症反应，即产生趋化因子 C5a 和激活白细胞的 C3 片段，再与 FCγR 结合，激活外周的白细胞如中性粒细胞和巨噬细胞，以及组织中的肥大细胞和嗜碱性粒细胞。这些细胞产生的促炎症细胞因子，通过募集并激活循环中其他的白细胞，进一步促进炎症反应。

III 型超敏反应是由组织中 IgG 抗体和可溶性抗原形成的免疫复合物异常沉积引起。这种免疫复合物也包括结合型的 C3 补体片段，通常是通过红细胞膜上的补体受体，和单核吞噬细胞以及血小板上的补体受体和 FCγR，从循环中被清除。然而，在一定的条件下，如免疫复合物产生过多或者其中抗原含量过多，此时较少的抗体会降低补体沉积和 Fc 区域聚集，从而导致清除效率降低。一旦免疫复合物在组织中沉积，即可通过补体激活和与 FCγR 结合，启动与 II 型反应一样的炎症瀑布，通过这种机制介导的自身免疫性疾病如 SLE 和 RA。

IV 型超敏反应围绕活化 T 细胞介导的组织和细胞损伤，在 CD8+ T 细胞或者主要由 CD4+ T 细胞产生的促炎因子存在的情况下，T 细胞的溶细胞活性激活，发生细胞和组织损伤。在动物模型中，有直接证据证明这种机制的存在，但建模的方法不适于人体研究。此外，还有一些间接证据也支持这种机制，包括

自身免疫性疾病患者中自身反应性效应 T 细胞频率增高、免疫病理学发现与 T 细胞介导的自身免疫模型类似、与 T 细胞阻断剂如环孢素 A 间的抑制作用[187]。IV 型反应疾病包括 T1DM 和 MS 等。

但需要注意，某些疾病的机制并不总是显而易见的。如在 RA 中，损伤或功能紊乱的机制可能包括几种超敏反应[188-189]。而在 SLE 等其他疾病中，不同的机制引起的临床表现不同，如，抗神经元抗体介导的中枢神经系统病理学改变是 II 型的过程，而肾小球肾炎则是 III 型超敏反应[190-193]。最后，对于某些疾病如皮肌炎和系统性硬化症，其组织损伤机制类型还不明确。

自身免疫性风湿性疾病的病理生理机制

虽然对耐受缺失和自身免疫性疾病大体机制的研究给我们奠定了概念性的基础，但是其真正的病理生理学过程可能也会涉及疾病特异的和唯一的机制。两个典型的例子是关于系统性红斑狼疮中的抗核抗体产生和类风湿关节炎中的关节炎的病理生理学机制，详见下文对它们在自身免疫性疾病中的讨论。

最近关于 SLE 的病理生理学模型研究解释了为什么即使有极大的遗传和临床异质性，抗核抗体几乎总是存在于狼疮患者中[49,194]。首先，自身反应性的 BCR 与核小体或者 RNPs 结合后，使自身反应性 B 细胞活化，并将抗原内吞进入内溶酶体中；在内溶酶体中释放的核酸与 TLR7 和 TLR9 接触，提供活化的第二信号。这种活化的 B 细胞可以作为高效的 T 淋巴细胞抗原呈递细胞，类别转换重组后，产生 IgG 自身抗体。然后，这些自身抗体与含有核酸序列的物质结合，形成免疫复合物，激活 pDCs 和 DCs，进而通过 FCγR II A（小鼠模型中为 FCγR III）发生内化作用，再通过核酸与 TLRs 进行接触。由 pDCs 和 DCs 产生的 I 型干扰素和 BAFF，以及抗原提呈能力的增高，被认为可以进一步促进耐受丧失、自身反应 B 细胞活化，及自身抗体的产生，然后形成一个放大循环。因此在狼疮易感个体中，限制结合核酸的 TLRs 与内溶酶体并不足以抑制它们可以通过少量自身核酸而激活的能力。这种机制解释了在 SLE 中自身抗体的高出现率，这些自身抗体或与核酸结合，或与核酸复合物中的自身抗原如 DNA、核小体、RNP 和髓过氧化物酶（ANCA）结合，或者与这些抗体有交叉反

应的物质结合。重要的是，这增加了其他自身免疫性疾病也由特异的病原识别受体（PRRs）介导的可能性。

RA 的病理生理过程，涉及共通和特异的途径，主要通过三个阶段促进炎症性关结膜炎[195-199]，HLA-DR1*401（DR4）抗环瓜氨酸肽（CCP）抗体阳性的 RA 患者疾病程度比较严重。在出现临床症状一年前的启动阶段，主要包括关节区域外的 T 细胞和 B 细胞活化。凋亡的中性粒细胞和单核巨噬细胞释放的肽精氨酸脱氨酶组分环瓜氨酸肽诱导自身抗体的产生。抗 CCP 的靶点包括纤维蛋白原、波形蛋白和 α 烯醇化酶，这些抗体被认为在疾病的发病机制中发挥了重要作用，但作用机制尚不十分清楚。ACPA 的作用靶点还不清楚，但有证据支持由环境因素如吸烟、矽肺、牙周疾病、肠道微生物介导的黏膜炎症限制ACPA 反应，减少炎症范围的扩散和疾病的临床过程。

关节炎早期阶段后的阶段应答被局限在免疫反应和关节炎症。免疫复合物和活化的 T 细胞可以刺激巨噬细胞、滑膜成纤维细胞、内皮细胞、肥大细胞、破骨细胞，最终产生促炎性细胞因子如 TNF、IL-1、IFN-γ、IL-17A、IL-23、金属蛋白酶、骨桥蛋白等，能够介导滑膜炎、血管栓塞、骨侵蚀，破坏软骨的其他物质[200]。最后一个炎症和组织损伤阶段主要由活化的成纤维样滑膜细胞介导的，这种细胞产生一系列炎症介质，促进循环和局部的免疫细胞的募集和活化。也有研究认为关节炎扩散到未受影响的关节，实际上就是由这些活化的成纤维样滑膜细胞的迁移介导的[201]。RA 的病理生理机制也说明在自身免疫性疾病的免疫系统中存在固有免疫和适应性免疫互相作用，但是有两个独特的特点：第一，主要自身抗原瓜氨酸蛋白质，是这种疾病的一种新型特异性靶抗原；第二，组织损伤最终是由成纤维样滑膜细胞介导的。

自身免疫性疾病的遗传学

在过去的 20 年中，自身免疫性疾病易感性的基因研究，已经深入到包括人类和动物研究中。得益于基因组序列技术发展，成千上万患者和对照的标本收集以及众多主要技术和分析方法的进步，对人群中基因变异和单倍体进行了定型分析[202-203]。特别是基因研究，从测试几个特定的候选基因多态性进展到对数百例基因组的家系分析，甚至更大规模的涉及

数千例的基因组关联性研究（GWAS）[204-205]，从而能够捕捉对常见疾病易感性有影响的基因变异。在 SLE 和 RA 中，用这些方法已经确定了 30 多个候选基因，在系统性硬化症中超过 10 种，在 Kawasaki's 病和 Behçet 病中也有少部分报道（详见参考文献 206-219，www.genome.gov/gwastudies）[206-219]。这些候选基因包括天然和适应性免疫系统的领域，但也包括具有未知免疫功能的一些基因位点。例如，系统性红斑狼疮，可能是在所有风湿性疾病中遗传层面最明确的，其候选基因包括参与抗原呈递的（HLA-DR3）；B、T 细胞受体信号（PTPN22，Bank1，BLK），CD4 T 辅助细胞调节（OX40L 或 TNFSF4）；T 细胞介导的调节（PDCD1）；细胞因子信号（STAT4）；干扰素和 TLR7/9 信号（IRF5，TNFAIP3，IRAK1，IRF7，TYK2）；Fc 受体功能，关于含核酸的免疫复合物到含 TLR7/9 的内涵体（FCGR2A）的转移；中性粒细胞功能（ITGAM）；自身抗原的清除（C1Q，C2，C4）；胞浆内 DNA 清除（TREX1）；也有几个与免疫系统或系统性红斑狼疮没有关联的基因位点。以上研究对认识 SLE 的特异性通路提供了线索，相关结果已经在小鼠模型中得到了实验验证[10]。

在 GWAS 和其他包括动物模型的相关研究中，可以得出关于更常见自身免疫性疾病的遗传易感性。第一，自身免疫性疾病与大量易感基因有关，这些基因涉及广泛，包括免疫、细胞和终末器官的功能，这些功能可以增强、修饰或者甚至抑制相关病理生理过程。

第二，无论其表型是如 RA 均一还是如 SLE 多变，在个体和群体水平都有相当大的遗传异质性。此外，虽然有大量的易感基因，但只有小部分基因足以影响疾病发展。这种异质性的程度是由于共同途径还是许多特异通路的缺陷所造成的，仍不明确。

第三，候补基因或基因位点的绝大多数效应值较低，大部分 OR 小于 1.5，虽然在某些疾病，特别是系统性红斑狼疮中，有一些罕见变异与疾病高度相关，例如 C1q 缺乏与 90% SLE 的发病有关，*TREX1* 基因突变可导致冻疮样狼疮。另一个 GWAS 研究发现，对于大多数的自身免疫性疾病，HLA 等位基因一直都有最高或最高之一的影响。这符合抗原呈递和 T 细胞在调节对特异性抗原的适应性免疫反应中的中枢作用。总的来说，对于大多数候选基因的变异，由于它们的效应作用较小，其在自身免疫性疾病机制中

的角色会受到限制。

第四，一些变异的基因位点在自身免疫性疾病中都是存在的，提示它们有着共通的机制[220]。值得注意的例子是 *PTPN22* 和许多自身免疫性疾病均有关联，包括 1 型糖尿病、类风湿关节炎、系统性红斑狼疮、幼年特发性关节炎、Grave 病、系统性硬化症、重症肌无力、全身白癜风和肉芽肿与血管炎（以前称为 Wegener 肉芽肿），但不包括多发性硬化症[221]、STAT4 与 RA、系统性红斑狼疮、系统性硬化症，和干燥综合征有关[217-218]。以上这些结果提示在一些家系中许多不同类型的自身免疫性疾病的发生与遗传因素有关。

第五，在自身免疫性疾病中，共通的单核苷酸多态性（SNP）变异仅占总遗传性的一部分（20% ~ 60%）[202,203-224]，其中 HLA 区域通常又占了很大一部分。已经提出了几种关于遗传性缺失的原因：①由于 SNP 含量不足或者存在如拷贝数量变异等促进疾病的非 SNP 基因组变异，使得 SNP 未检出；②大量共通变异的效应值很微弱（OR < 1.1 ~ 1.2），尽管是大样本研究，但是微弱效应和人群中变异频率较低均会降低统计效能，所以不能检出；③是少见的变异（1% ~ 5%）或罕见的与疾病相关的风险等位基因（< 1% 的频率），为了克服这些困难，一个好的稀有基因变化研究要用超过 2500 份样本[225]。所有这些可能性都对进一步确定基因易感性带来挑战。还应指出的是，常见的与疾病相关的 SNP 变异不会影响编码区，所以很难确定这个 SNP 变异是否是与疾病相关的真正改变，以及确定其对于基因功能和自身免疫的影响。

最后，迄今为止的遗传基因研究，无论是现在还是将来，均不能用于确定高危个体，因为其效应微弱，已知的风险等位基因频率较高，以及遗传报告不完整[203]。然而，这些数据有助于明确疾病发生的相关途径，以及识别潜在的治疗靶点。

性别与自身免疫性疾病

早期研究发现，自身免疫性疾病有显著的女性性别倾向，这些为疾病的发病机制提供了重要线索[226]。然而，这种女性倾向有很强的多发特性，80% ~ 95% 的女性患者有甲状腺炎、系统性红斑狼疮、干燥综合征和抗磷脂综合征，60% ~ 75% 的女性患者有类风湿关节炎、硬皮病、重症肌无力和多发

性硬化，接近 50% 的患有 T1DM 和自身免疫性心肌炎[227]。性别因素对自身免疫性疾病的影响较大的原因并不清楚，但在一些女性高发疾病中，疾病特征的缺乏表明可能存在多种致病机制。

事实上，根据疾病程度不同，存在性激素和性染色体两种说法[228-229]。此外，胎儿嵌合体也被认为是另一个因素，但目前仍然存在争议[230]。在性激素方面，体外实验、动物实验和临床研究的大量结果证明，自身免疫性疾病的发病率和严重程度受到女性和男性的性激素影响。例如，在系统性红斑狼疮中，雌激素和催乳素的分泌已被证明会加重病情。在动物实验中，两种激素均能够降低耐受力，并且促进 B 细胞增殖。同时，雌激素也能够增强 Bcl-2 的表达[231]。另外，消除激素和激素替代后的狼疮易感小鼠模型研究也证明了雌激素对自发性系统性自身免疫病的促进作用[232]。

有研究表明，性染色体在自身免疫性疾病中有易感性作用。克氏综合征（XXY）个体 SLE 的发病率较高，但是特纳综合征（XO）个体发病率低[233-34]。此外，利用遗传学手段和性手术，可以在小鼠体内直接比较研究一个或两个 X 染色体对自身免疫性的影响，以及 SJL 小鼠中并发 EAE 的易感性。研究显示，TMPD 诱导狼疮在基因型为 XX 的小鼠中更为严重[235-236]。由此可见，激素和染色体在自身免疫性疾病的女性性别倾向机制中发挥了重要作用。

微生物和其他环境诱因

大量证据表明，环境因素可以在不同程度上影响自身免疫性疾病的发展。虽然一些疾病已被证明有明确的因果效应，然而，同卵双胞胎患相同自身免疫性疾病的比率较低，符合率为 20% ~ 50%，这说明环境因素起到重要作用。尽管如此，特殊的环境因素对大多数的自身免疫性疾病的诱导和加重病情的原因仍然未知。造成这种情况的原因可能有很多种，包括疾病本身、未知的环境危害、复合因素、对整体环境造成影响的累积因素、暴露和发病的时间间隔和暴露后的低发病率等。此外，另一个重要问题是相关的流行病学数据难以统计。由于存在这些困难，我们只能通过动物实验研究疾病的发病机制。

尽管存在局限性，大量环境因素还是参与其中[237]。值得注意的是，最重要的因素是感染和暴露微生物。

流行病学和动物实验表明，自身免疫的增强或抑制取决于暴露和疾病的类型[238-239]。微生物诱发或加重自身免疫存在多种机制：①分子模拟[183]；②活化的抗原呈递细胞激活自身反应性 T 细胞[240]；③靶组织的炎症和自身抗原的释放[241]；④促进疾病的细胞因子分泌，如 IFN-α[49]。病原菌对自身免疫性疾病的抑制作用最初是由 1 型糖尿病和多发性硬化症与"卫生假说"相符的流行病学证据所证实，即在西方国家，降低感染的发生率能够增加过敏性疾病发病率[242]。尽管微生物的种类、暴露的类型和机制仍不明确，但这个观点也得到其他的流行病学和实验研究证明。近期研究发现，1 型糖尿病倾向的 NOD 小鼠在清洁的环境中病情会加重，而暴露于微生物的环境时病情会好转。这些结果表明，肠道菌群的相互作用可以影响并调节宿主的免疫和炎症部位，说明环境是一个重要的影响因素[243-246]。这些机制不需要特殊的病原体，而是能被广谱的生物种群介导。最后，自身免疫性疾病的动物模型只有在无菌条件下才能排除微生物环境和感染的影响，只有这种情况下才能说明疾病诱因是自身导致，其中最有可能是由于细胞损伤所致。例如，NOD 小鼠和 BB 大鼠的 1 型糖尿病模型，AIRE 敲除小鼠 APECED 模型，Foxp3 敲除小鼠 IPEX 模型，以及 MRL-lpr 小鼠狼疮模型[247-251]。有趣的是，在 MRL-lpr 小鼠的饮食中减少 PAMPS 的含量能够降低疾病的严重程度。这些结果表明，在这个小鼠模型中，微生物能够部分影响疾病的易感性，这意味着完全的无菌模型很难做到。

除微生物以外的环境因素，常见类型有：①药物如普鲁卡因胺、氯金化钠和干扰素，通常导致轻微的自身免疫性疾病，停药后会消除；②外伤，穿透伤损伤眼球导致交感性眼炎；③各种环境影响如地沟油（导致油毒综合征）、紫外线辐射（加重全身性自身免疫性疾病）、碘（自身免疫性甲状腺炎）、二氧化硅（RA、红斑狼疮、系统性硬化症）和吸烟等（诱导抗 CCP+ HLA-DR4+ RA）[164,237]。

结论

1904 年，Donath 和 Landsteiner 首次报道了阵发性血红蛋白尿中存在自身反应[252]，从那时起，自身免疫领域的基础科学和临床水平均取得了长足的进步。值得注意的是，最近的进展为人们剖析遗传易感性、环境因素与病理生理过程的内在联系提供了可能。从中的确也发现了一些新的贯穿发病机制和免疫病理学的通路。最近的研究也很好地阐释了固有免疫反应在自身免疫的适应性免疫应答发展过程中起核心作用，固有免疫应答反应的性质决定了获得性自身免疫反应的类型以及自身免疫性疾病的种类。大规模的遗传学研究正被用于确定疾病的种类和特征。风湿疾病的研究进展正在逐步确定疾病的关键通路和分子。对患者临床治疗更为重要的免疫相关分子治疗靶点的研究持续进展，使个体化的转化医学走向成功。尽管如此，自身免疫的许多重大问题尚不十分清楚，患者的治疗也不尽如人意。寻找重建患者特异性耐受的努力也未达到理想的目标[253]。广泛应用的免疫抑制治疗在获得临床疗效的同时，伴有感染和肿瘤的危险。因此，今后的研究应该重点关注自身免疫的基本过程，发展新的、更有效的临床治疗方案。

 本章的参考文献也可以在 *ExpertConsult.com* 上找到。

参考文献

1. Shapira Y, Agmon-Levin N, Shoenfeld Y: Geoepidemiology of autoimmune rheumatic diseases. *Nat Rev Rheumatol* 6:468–476, 2010.
2. Cooper GS, Bynum ML, Somers EC: Recent insights in the epidemiology of autoimmune diseases: improved prevalence estimates and understanding of clustering of diseases. *J Autoimmun* 33:197–207, 2009.
3. Jacobson DL, Gange SJ, Rose NR, et al: Epidemiology and estimated population burden of selected autoimmune diseases in the United States. *Clin Immunol Immunopathol* 84:223–243, 1997.
4. Silverstein AM: *A history of immunology*, ed 2, London, 2009, Elsevier Inc.
5. Masters SL, Simon A, Aksentijevich I, et al: Horror autoinflammaticus: the molecular pathophysiology of autoinflammatory disease (*). *Annu Rev Immunol* 27:621–668, 2009.
6. Ombrello MJ, Kastner DL: Autoinflammation in 2010: expanding clinical spectrum and broadening therapeutic horizons. *Nat Rev Rheumatol* 7:82–84, 2011.
7. Schroder K, Tschopp J: The inflammasomes. *Cell* 140:821–832, 2010.
8. Martinon F, Aksentijevich I: New players driving inflammation in monogenic autoinflammatory diseases. *Nat Rev Rheumatol* 11:11–20, 2015.
9. Gell PGH, Coombs RRA: *Clinical aspects of immunology*, ed 1, Oxford, 1963, Blackwell.
10. Kono DH, Theofilopoulos AN: Genetics of lupus in mice. In Lahita RG, editor: *Systemic lupus erythematosus*, San Diego, 2011, Academic Press, pp 63–105.

11. Sakaguchi N, Takahashi T, Hata H, et al: Altered thymic T-cell selection due to a mutation of the ZAP-70 gene causes autoimmune arthritis in mice. *Nature* 426:454–460, 2003.

12. Yang Y, Santamaria P: Lessons on autoimmune diabetes from animal models. *Clin Sci (Lond)* 110:627–639, 2006.

13. Kouskoff V, Korganow AS, Duchatelle V, et al: Organ-specific disease provoked by systemic autoimmunity. *Cell* 87:811–822, 1996.

14. Wipke BT, Wang Z, Kim J, et al: Dynamic visualization of a joint-specific autoimmune response through positron emission tomography. *Nat Immunol* 3:366–372, 2002.

15. Matsumoto I, Lee DM, Goldbach-Mansky R, et al: Low prevalence of antibodies to glucose-6-phosphate isomerase in patients with rheumatoid arthritis and a spectrum of other chronic autoimmune disorders. *Arthritis Rheum* 48:944–954, 2003.

16. van den Berg WB: Lessons from animal models of arthritis over the past decade. *Arthritis Res Ther* 11:250, 2009.

17. Goverman J, Woods A, Larson L, et al: Transgenic mice that express a myelin basic protein-specific T cell receptor develop spontaneous autoimmunity. *Cell* 72:551–560, 1993.

18. Lafaille JJ, Nagashima K, Katsuki M, et al: High incidence of spontaneous autoimmune encephalomyelitis in immunodeficient anti-myelin basic protein T cell receptor transgenic mice. *Cell* 78:399–408, 1994.

19. Katz JD, Wang B, Haskins K, et al: Following a diabetogenic T cell from genesis through pathogenesis. *Cell* 74:1089–1100, 1993.

20. von Herrath MG, Evans CF, Horwitz MS, et al: Using transgenic mouse models to dissect the pathogenesis of virus-induced autoimmune disorders of the islets of Langerhans and the central nervous system. *Immunol Rev* 152:111–143, 1996.

21. Akkaraju S, Canaan K, Goodnow CC: Self-reactive B cells are not eliminated or inactivated by autoantigen expressed on thyroid epithelial cells. *J Exp Med* 186:2005–2012, 1997.

22. Rathmell JC, Cooke MP, Ho WY, et al: CD95 (Fas)-dependent elimination of self-reactive B cells upon interaction with CD4+ T cells. *Nature* 376:181–183, 1995.

23. Li Y, Li H, Ni D, et al: Anti-DNA B cells in MRL/lpr mice show altered differentiation and editing pattern. *J Exp Med* 196:1543–1552, 2002.

24. Heltemes-Harris L, Liu X, Manser T: Progressive surface B cell antigen receptor down-regulation accompanies efficient development of antinuclear antigen B cells to mature, follicular phenotype. *J Immunol* 172:823–833, 2004.

25. Clarke SH: Anti-Sm B cell tolerance and tolerance loss in systemic lupus erythematosus. *Immunol Res* 41:203–216, 2008.

26. Murakami M, Honjo T: Anti-red blood cell autoantibody transgenic mice: murine model of autoimmune hemolytic anemia. *Semin Immunol* 8:3–9, 1996.

27. Kim-Saijo M, Akamizu T, Ikuta K, et al: Generation of a transgenic animal model of hyperthyroid Graves' disease. *Eur J Immunol* 33:2531–2538, 2003.

28. Reeves WH, Lee PY, Weinstein JS, et al: Induction of autoimmunity by pristane and other naturally occurring hydrocarbons. *Trends Immunol* 30:455–464, 2009.

29. Pollard KM, Hultman P, Kono DH: Immunology and genetics of induced systemic autoimmunity. *Autoimmun Rev* 4:282–288, 2005.

30. Via CS: Advances in lupus stemming from the parent-into-F1 model. *Trends Immunol* 31:236–245, 2010.

31. Hill JA, Bell DA, Brintnell W, et al: Arthritis induced by posttranslationally modified (citrullinated) fibrinogen in DR4-IE transgenic mice. *J Exp Med* 205:967–979, 2008.

32. Kinloch AJ, Alzabin S, Brintnell W, et al: Immunization with Porphyromonas gingivalis enolase induces autoimmunity to mammalian α-enolase and arthritis in DR4-IE-transgenic mice. *Arthritis Rheum* 63:3818–3823, 2011.

33. Burnet FM: Immunological recognition of self. *Science* 133:307–311, 1961.

34. Billingham RE, Brent L, Medawar PB: Actively acquired tolerance of foreign cells. *Nature* 172:603–606, 1953.

35. Bretscher P, Cohn M: A theory of self-nonself discrimination. *Science* 169:1042–1049, 1970.

36. Lafferty KJ, Cunningham AJ: A new analysis of allogeneic interactions. *Aust J Exp Biol Med Sci* 53:27–42, 1975.

37. Jenkins MK, Schwartz RH: Antigen presentation by chemically modified splenocytes induces antigen-specific T cell unresponsiveness in vitro and in vivo. *J Exp Med* 165:302–319, 1987.

38. Janeway CA, Jr: Approaching the asymptote? Evolution and revolution in immunology. *Cold Spring Harb Symp Quant Biol* 54(Pt 1):1–13, 1989.

39. Matzinger P: Tolerance, danger, and the extended family. *Annu Rev Immunol* 12:991–1045, 1994.

40. Ohashi PS, DeFranco AL: Making and breaking tolerance. *Curr Opin Immunol* 14:744–759, 2002.

41. Goodnow CC, Vinuesa CG, Randall KL, et al: Control systems and decision making for antibody production. *Nat Immunol* 11:681–688, 2010.

42. Goodnow CC: Multistep pathogenesis of autoimmune disease. *Cell* 130:25–35, 2007.

43. Zikherman J, Parameswaran R, Weiss A: Endogenous antigen tunes the responsiveness of naive B cells but not T cells. *Nature* 489:160–164, 2012.

44. Janeway CA, Jr, Medzhitov R: Innate immune recognition. *Annu Rev Immunol* 20:197–216, 2002.

45. Piccinini AM, Midwood KS: DAMPening inflammation by modulating TLR signalling. *Mediators Inflamm* 2010:2010.

46. Iwasaki A, Medzhitov R: Regulation of adaptive immunity by the innate immune system. *Science* 327:291–295, 2010.

47. Wu J, Chen ZJ: Innate immune sensing and signaling of cytosolic nucleic acids. *Annu Rev Immunol* 32:461–488, 2014.

48. Brubaker SW, Bonham KS, Zanoni I, et al: Innate Immune Pattern Recognition: A Cell Biological Perspective. *Annu Rev Immunol* 33:257–290, 2015.

49. Theofilopoulos AN, Gonzalez-Quintial R, Lawson BR, et al: Sensors of the innate immune system: their link to rheumatic diseases. *Nat Rev Rheumatol* 6:146–156, 2010.

50. Wagner H: The sweetness of the DNA backbone drives Toll-like receptor 9. *Curr Opin Immunol* 20:396–400, 2008.

51. Maldonado RA, von Andrian UH: How tolerogenic dendritic cells induce regulatory T cells. *Adv Immunol* 108:111–165, 2010.

52. Mayer CT, Berod L, Sparwasser T: Layers of dendritic cell-mediated T cell tolerance, their regulation and the prevention of autoimmunity. *Front Immunol* 3:183, 2012.

53. Ravichandran KS: Find-me and eat-me signals in apoptotic cell clearance: progress and conundrums. *J Exp Med* 207:1807–1817, 2010.

54. Colonna L, Lood C, Elkon KB: Beyond apoptosis in lupus. *Curr Opin Rheumatol* 26:459–466, 2014.

55. Nagata S, Hanayama R, Kawane K: Autoimmunity and the clearance of dead cells. *Cell* 140:619–630, 2010.

56. Rothlin CV, Lemke G: TAM receptor signaling and autoimmune disease. *Curr Opin Immunol* 22:740–746, 2010.

57. Hanayama R, Tanaka M, Miyasaka K, et al: Autoimmune disease and impaired uptake of apoptotic cells in MFG-E8-deficient mice. *Science* 304:1147–1150, 2004.

58. Peng Y, Elkon KB: Autoimmunity in MFG-E8-deficient mice is associated with altered trafficking and enhanced cross-presentation of apoptotic cell antigens. *J Clin Invest* 121:2221–2241, 2011.

59. Miyanishi M, Segawa K, Nagata S: Synergistic effect of Tim4 and MFG-E8 null mutations on the development of autoimmunity. *Int Immunol* 24:551–559, 2012.

60. Uderhardt S, Herrmann M, Oskolkova OV, et al: 12/15-lipoxygenase orchestrates the clearance of apoptotic cells and maintains immunologic tolerance. *Immunity* 36:834–846, 2012.

61. Botto M: Links between complement deficiency and apoptosis. *Arthritis Res* 3:207–210, 2001.

62. Chen Y, Khanna S, Goodyear CS, et al: Regulation of dendritic cells and macrophages by an anti-apoptotic cell natural antibody that suppresses TLR responses and inhibits inflammatory arthritis. *J Immunol* 183:1346–1359, 2009.

63. Ehrenstein MR, Notley CA: The importance of natural IgM: scavenger, protector and regulator. *Nat Rev Immunol* 10:778–786, 2010.

64. Ramirez-Ortiz ZG, Pendergraft WF, 3rd, Prasad A, et al: The scavenger receptor SCARF1 mediates the clearance of apoptotic cells and prevents autoimmunity. *Nat Immunol* 14:917–926, 2013.

65. Cook HT, Botto M: Mechanisms of disease: the complement system and the pathogenesis of systemic lupus erythematosus. *Nat Clin Pract Rheumatol* 2:330–337, 2006.

66. Liu J, Miwa T, Hilliard B, et al: The complement inhibitory protein DAF (CD55) suppresses T cell immunity in vivo. *J Exp Med* 201:567–577, 2005.

67. Miwa T, Maldonado MA, Zhou L, et al: Deletion of decay-accelerating factor (CD55) exacerbates autoimmune disease development in MRL/lpr mice. *Am J Pathol* 161:1077–1086, 2002.

68. Knight JS, Kaplan MJ: Lupus neutrophils: 'NET' gain in understanding lupus pathogenesis. *Curr Opin Rheumatol* 24:441–450, 2012.

69. McCaughtry TM, Hogquist KA: Central tolerance: what have we learned from mice? *Semin Immunopathol* 30:399–409, 2008.

70. Jenkins MK, Chu HH, McLachlan JB, et al: On the composition of the preimmune repertoire of T cells specific for Peptide-major histocompatibility complex ligands. *Annu Rev Immunol* 28:275–294, 2010.

71. Zinkernagel RM, Pircher HP, Ohashi P, et al: T and B cell tolerance and responses to viral antigens in transgenic mice: implications for the pathogenesis of autoimmune versus immunopathological disease. *Immunol Rev* 122:133–171, 1991.

72. Weller RO, Galea I, Carare RO, et al: Pathophysiology of the lymphatic drainage of the central nervous system: implications for pathogenesis and therapy of multiple sclerosis. *Pathophysiology* 17:295–306, 2010.

73. Kawakami N, Flugel A: Knocking at the brain's door: intravital two-photon imaging of autoreactive T cell interactions with CNS structures. *Semin Immunopathol* 32:275–287, 2010.

74. Niederkorn JY: See no evil, hear no evil, do no evil: the lessons of immune privilege. *Nat Immunol* 7:354–359, 2006.

75. Caspi RR: A look at autoimmunity and inflammation in the eye. *J Clin Invest* 120:3073–3083, 2010.

76. Steinman RM, Hawiger D, Nussenzweig MC: Tolerogenic dendritic cells. *Annu Rev Immunol* 21:685–711, 2003.

77. Smigiel KS, Srivastava S, Stolley JM, et al: Regulatory T-cell homeostasis: steady-state maintenance and modulation during inflammation. *Immunol Rev* 259:40–59, 2014.

78. Grant CR, Liberal R, Mieli-Vergani G, et al: Regulatory T-cells in autoimmune diseases: challenges, controversies and-yet-unanswered questions. *Autoimmun Rev* 14:105–116, 2015.

79. Ohkura N, Kitagawa Y, Sakaguchi S: Development and maintenance of regulatory T cells. *Immunity* 38:414–423, 2013.

80. Liston A, Gray DH: Homeostatic control of regulatory T cell diversity. *Nat Rev Immunol* 14:154–165, 2014.

81. Sakaguchi S, Yamaguchi T, Nomura T, et al: Regulatory T cells and immune tolerance. *Cell* 133:775–787, 2008.

82. Tarbell KV, Yamazaki S, Olson K, et al: CD25+ CD4+ T cells, expanded with dendritic cells presenting a single autoantigenic peptide, suppress autoimmune diabetes. *J Exp Med* 199:1467–1477, 2004.

83. Apetoh L, Quintana FJ, Pot C, et al: The aryl hydrocarbon receptor interacts with c-Maf to promote the differentiation of type 1 regulatory T cells induced by IL-27. *Nat Immunol* 11:854–861, 2010.

84. Blink SE, Miller SD: The contribution of gammadelta T cells to the pathogenesis of EAE and MS. *Curr Mol Med* 9:15–22, 2009.

85. Dinesh RK, Skaggs BJ, La Cava A, et al: CD8+ Tregs in lupus, autoimmunity, and beyond. *Autoimmun Rev* 9:560–568, 2010.

86. Jiang H, Chess L: Qa-1/HLA-E-restricted regulatory CD8+ T cells and self-nonself discrimination: an essay on peripheral T-cell regulation. *Hum Immunol* 69:721–727, 2008.

87. Fujio K, Okamura T, Yamamoto K: The family of IL-10-secreting CD4+ T cells. *Adv Immunol* 105:99–130, 2010.

88. Wing K, Sakaguchi S: Regulatory T cells exert checks and balances on self tolerance and autoimmunity. *Nat Immunol* 11:7–13, 2010.

89. Francisco LM, Sage PT, Sharpe AH: The PD-1 pathway in tolerance and autoimmunity. *Immunol Rev* 236:219–242, 2010.

90. Caspi RR: Ocular autoimmunity: the price of privilege? *Immunol Rev* 213:23–35, 2006.

91. Fletcher AL, Malhotra D, Turley SJ: Lymph node stroma broaden the peripheral tolerance paradigm. *Trends Immunol* 32:12–18, 2011.

92. Turley SJ, Fletcher AL, Elpek KG: The stromal and haematopoietic antigen-presenting cells that reside in secondary lymphoid organs. *Nat Rev Immunol* 10:813–825, 2010.

93. Streilein JW: Ocular immune privilege: therapeutic opportunities from an experiment of nature. *Nat Rev Immunol* 3:879–889, 2003.

94. Matzinger P, Kamala T: Tissue-based class control: the other side of tolerance. *Nat Rev Immunol* 11:221–230, 2011.

95. Finkelman FD: Relationships among antigen presentation, cytokines, immune deviation, and autoimmune disease. *J Exp Med* 182:279–282, 1995.

96. Grajewski RS, Hansen AM, Agarwal RK, et al: Activation of invariant NKT cells ameliorates experimental ocular autoimmunity by a mechanism involving innate IFN-gamma production and dampening of the adaptive Th1 and Th17 responses. *J Immunol* 181:4791–4797, 2008.

97. Gianchecchi E, Delfino DV, Fierabracci A: Recent insights into the role of the PD-1/PD-L1 pathway in immunological tolerance and autoimmunity. *Autoimmun Rev* 12:1091–1100, 2013.

98. Fallarino F, Grohmann U, Puccetti P: Indoleamine 2,3-dioxygenase: from catalyst to signaling function. *Eur J Immunol* 42:1932–1937, 2012.

99. Lund FE, Randall TD: Effector and regulatory B cells: modulators of CD4(+) T cell immunity. *Nat Rev Immunol* 10:236–247, 2010.

100. Pescovitz MD, Greenbaum CJ, Krause-Steinrauf H, et al: Rituximab, B-lymphocyte depletion, and preservation of beta-cell function. *N Engl J Med* 361:2143–2152, 2009.

101. Hauser SL, Waubant E, Arnold DL, et al: B-cell depletion with rituximab in relapsing-remitting multiple sclerosis. *N Engl J Med* 358:676–688, 2008.

102. Tussiwand R, Bosco N, Ceredig R, et al: Tolerance checkpoints in B-cell development: Johnny B good. *Eur J Immunol* 39:2317–2324, 2009.

103. Tiegs SL, Russell DM, Nemazee D: Receptor editing in self-reactive bone marrow B cells. *J Exp Med* 177:1009–1020, 1993.

104. Hippen KL, Schram BR, Tze LE, et al: In vivo assessment of the relative contributions of deletion, anergy, and editing to B cell self-tolerance. *J Immunol* 175:909–916, 2005.

105. Duty JA, Szodoray P, Zheng NY, et al: Functional anergy in a subpopulation of naive B cells from healthy humans that express autoreactive immunoglobulin receptors. *J Exp Med* 206:139–151, 2009.

106. Teague BN, Pan Y, Mudd PA, et al: Cutting edge: transitional T3 B cells do not give rise to mature B cells, have undergone selection, and are reduced in murine lupus. *J Immunol* 178:7511–7515, 2007.

107. Monroe JG, Dorshkind K: Fate decisions regulating bone marrow and peripheral B lymphocyte development. *Adv Immunol* 95:1–50, 2007.

108. Cambier JC, Gauld SB, Merrell KT, et al: B-cell anergy: from transgenic models to naturally occurring anergic B cells? *Nat Rev Immunol* 7:633–643, 2007.

109. Duong BH, Ota T, Ait-Azzouzene D, et al: Peripheral B cell tolerance and function in transgenic mice expressing an IgD superantigen. *J Immunol* 184:4143–4158, 2010.

110. Lam KP, Rajewsky K: Rapid elimination of mature autoreactive B cells demonstrated by Cre-induced change in B cell antigen receptor specificity in vivo. *Proc Natl Acad Sci U S A* 95:13171–13175, 1998.

111. Diamond B, Katz JB, Paul E, et al: The role of somatic mutation in the pathogenic anti-DNA response. *Annu Rev Immunol* 10:731–757, 1992.

112. Mietzner B, Tsuiji M, Scheid J, et al: Autoreactive IgG memory antibodies in patients with systemic lupus erythematosus arise from nonreactive and polyreactive precursors. *Proc Natl Acad Sci U S A* 105:9727–9732, 2008.

113. Zhang J, Jacobi AM, Wang T, et al: Pathogenic autoantibodies in systemic lupus erythematosus are derived from both self-reactive and non-self-reactive B cells. *Mol Med* 14:675–681, 2008.

114. Cornall RJ, Goodnow CC, Cyster JG: The regulation of self-reactive B cells. *Curr Opin Immunol* 7:804–811, 1995.

115. Victora GD, Schwickert TA, Fooksman DR, et al: Germinal center dynamics revealed by multiphoton microscopy with a photoactivatable fluorescent reporter. *Cell* 143:592–605, 2010.

116. Schwickert TA, Victora GD, Fooksman DR, et al: A dynamic T cell-limited checkpoint regulates affinity-dependent B cell entry into the germinal center. *J Exp Med* 208:1243–1252, 2011.

117. Ait-Azzouzene D, Kono DH, Gonzalez-Quintial R, et al: Deletion of IgG-switched autoreactive B cells and defects in Fas(lpr) lupus mice. *J Immunol* 185:1015–1027, 2010.

118. Chan TD, Wood K, Hermes JR, et al: Elimination of germinal-center-derived self-reactive B cells is governed by the location and concentration of self-antigen. *Immunity* 37:893–904, 2012.

119. Mathis D, Benoist C: Aire. *Annu Rev Immunol* 27:287–312, 2009.

120. Anderson MS, Su MA: Aire and T cell development. *Curr Opin Immunol* 23:198–206, 2011.

第 20 章

免疫的代谢调节

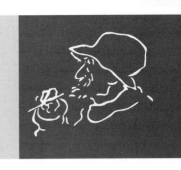

原著　Ruoning Wang · Tingting Wang · Stephen Tait
李　敏译　何　菁校

关键点

免疫信号驱动固有性与适应性免疫细胞的代谢重组。

代谢转化使免疫细胞高度依赖于某些代谢途径。

线粒体作为指导固有免疫应答和适应性免疫应答的信号转导中心。

细胞外代谢物可介导细胞间的代谢对话而影响免疫反应。

概述

　　脊椎动物免疫最终进化形成了一种有效而复杂的连锁反应，包括特异固有免疫细胞——主要是中性粒细胞、巨噬细胞和树突细胞（DCs）的快速反应；其次是适应性免疫细胞的迅速增殖和功能性极化，如 B 细胞和 T 细胞。由于脊椎动物的入侵病原体通常在其宿主中快速繁殖和传播，因此，有效的宿主介导的免疫反应必须是快速且高能量的。正如我们在本章中所讨论的，免疫信号驱动的固有免疫细胞和适应性免疫细胞中的代谢重编程，对于免疫细胞的激活、增殖和极化十分关键，并在这些细胞引起的后续功能效应中发挥至关重要的作用（图 20-1）。

固有免疫的代谢重组

巨噬细胞代谢

　　巨噬细胞和树突细胞被认为是第一线的固有免疫防线。基于它们在病原体或细胞因子刺激下特定的功能，巨噬细胞可以大致被定义为两种不同的亚型：经典活化的巨噬细胞（M1）和替代性活化的巨噬细胞（M2）。巨噬细胞的经典活化通常由细菌产物脂多糖（lipopolysaccharide，LPS）和细胞因子如干扰素 -γ（interferon-γ，IFN-γ）共同诱导，而替代性活化的巨噬细胞功能极化是在暴露于细胞因子白细胞介素（interleukin，IL）-4 或 IL-13[1] 后产生的。M1 型巨噬细胞产生一氧化氮 [其源于诱导型一氧化氮合酶（inducible nitric oxide synthase，iNOS）介导的精氨酸的降解]、活性氧成分（reactive oxygen species，ROS）和促炎细胞因子，包括肿瘤坏死因子（tumor necrosis factor，TNF）、IL-1β、IL-6 和 IL-12，继而对高度增殖的细胞内病原体产生快速有效的免疫反应。相反，M2 型巨噬细胞产生高水平的 IL-10 和 IL-1 受体拮抗剂（IL-1 receptor antagonist，IL-1ra），同时精氨酸的分解代谢从 iNOS 介导产生 NO 转变为精氨酸酶 I（arginase I，ArgI）介导分解为尿素和鸟氨酸，从而起到抗寄生虫感染、促进组织愈合、减轻炎症的作用 [2-4]。因此，M1 巨噬细胞促进炎症，而 M2 巨噬细胞抑制炎症并促进组织修复。除了 iNOS 依赖性或 ArgI 依赖性精氨酸分解代谢程序的差异性以外，M1 和 M2 巨噬细胞的差异也反映在它们的其他代谢谱中。炎性 M1 巨噬细胞中主要发生糖酵解和磷酸戊糖旁路（pentose phosphate shunt，PPP）代谢，而抗炎性 M2 巨噬细胞中脂质氧化活跃 [1,5]。

　　M1 巨噬细胞中的糖酵解增强为三磷腺苷的产生所需，也提供许多糖酵解中间代谢产物，作为脂质和氨基酸生物合成的直接前体。尽管新合成的脂质参与了病原体入侵后大量的细胞内膜重构，但脂质和氨基酸都是产生和分泌促炎细胞因子所需的 [6-9]。同时，PPP 途径提供了烟酰胺腺嘌

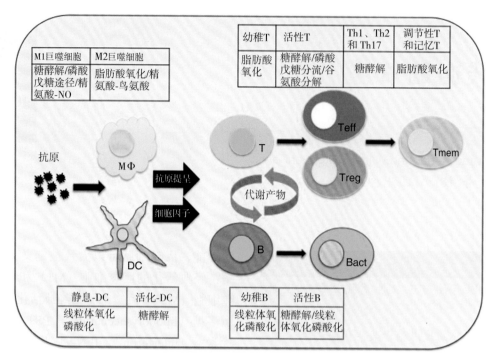

图 20-1 代谢重编程和免疫相互作用。静息树突状细胞（DCs）主要依赖于线粒体氧化磷酸化（OXPHOS）代谢途径，而活化的 DCs 在激活后迅速从 OXPHOS 转换为糖酵解。M1 巨噬细胞（MΦ）参与糖酵解，磷酸戊糖途径（PPP）和诱导型一氧化氮合酶（iNOS）介导的精氨酸分解代谢产生一氧化氮（NO），而 M2MΦ 主要依赖于脂肪酸氧化（FAO）和转化精氨酸为鸟氨酸和尿素。在抗原和细胞因子刺激后，幼稚 T（Tnai）细胞活化并经历从脂肪酸氧化（FAO）转变为糖酵解、PPP 和谷氨酰胺分解的代谢重编程。然后，活性 T（Tact）细胞分化为糖酵解增强的效应 T（Teff）细胞，以及依赖于 FAO 的调节性 T（Treg）和记忆 T（Tmem）细胞。与 T 细胞不同，幼稚 B（Bnai）细胞依赖于 OXPHOS，而活性 B（Bact）细胞表现为糖酵解和 OXPHOS 的平衡的增加。除此之外，不同的免疫群体可能通过竞争营养物质或代谢共生的形成而相互影响

吟二核苷酸磷酸（nicotinamide adenine dinucleotide phosphate，NADPH），其作用是维持还原型谷胱甘肽和限制 M1 巨噬细胞中的氧化应激[10-12]。M1 巨噬细胞中增强的糖酵解和 PPP 也导致葡萄糖耗竭和微环境酸化，形成可能会抑制病原体增殖的恶性环境。在恶性环境中可能抑制病原体增殖[13]。已有研究证明 M1 巨噬细胞的代谢重编程需要代谢酶的转录和转录后调节紧密协调。M1 巨噬细胞中的 LPS 刺激导致糖酵解酶的转录诱导，例如磷酸甘油酸激酶（phosphoglycerate kinase，PGK）、葡萄糖转运蛋白 1（glucose transporter-1，GLUT-1）和普遍存在的 6-磷酸果糖 -2- 激酶 / 果糖 -2,6- 二磷酸酶（ubiquitous 6-phosphofructo-2-kinase/fructose-2,6-bisphosphatase，uPFK2），促进糖酵解，同时抑制线粒体酶的表达[14-15]。此外，LPS 刺激导致大量的 NO 产生，这不仅在破坏入侵的微生物中起着不可或缺的作用，而且还可能通过线粒体代谢酶的 S- 亚硝基化抑制线粒体氧化

磷酸化[16-17]。转录因子缺氧诱导因子 1α（hypoxia-inducible factor-1α，HIF-1α）除了具有促进巨噬细胞中促血管生成因子和促炎性细胞因子转录的作用[15,18]外，也参与糖酵解的调节。另一个新近的研究发现，在 LPS 刺激后，M1 巨噬细胞中糖激酶样蛋白（carbohydrate kinase-like protein，CARKL）的快速下调是将葡萄糖分解代谢分流到 PPP 的氧化途径中所必需的。它表明 CARKL 具有与庚酮糖激酶相同的催化活性，后者通过非氧化途径促进代谢通量，从而减少 PPP 氧化途径的代谢通量。PPP 的非氧化性途径用于产生核糖 -5- 磷酸（ribose-5-phosphate，R5P），而 PPP 的氧化途径产生 NADPH，从而调节氧化还原平衡。有趣的是，M2 巨噬细胞比 M1 巨噬细胞具有更高的 CARKL 表达，提示 CARKL 可能是协调巨噬细胞代谢途径和功能极化的"变阻器"[19]。除此之外，一种 M2 巨噬细胞刺激因子 IL-4，可显著诱导信号转导和转录激活因子 6（the signal transducer and activator of transcription 6，STAT6），促进 Arg1 的转录，从而将精氨酸分解代谢从 iNOS 介导的 NO 产生转变为尿素和鸟嘌呤的产生[20]。STAT6 还联合过氧化物酶增殖物激活受体 γ（peroxisome proliferator-activated receptor γ，PPARγ）共激活因子 -1β（PGC-1β），诱导 M2 巨噬细胞中脂肪酸氧化（fatty acid oxidation，FAO）和线粒体生物合成相关基因的表达[21]。

树突状细胞代谢

树突状细胞（DCs）是免疫和耐受的关键参与者，通过抗原呈递和产生细胞因子，在驱动 T 细胞活化和分化方面发挥着至关重要的作用。DCs 可以分为几个亚型，包括传统 DCs（conventional DCs，cDCs）、炎性 DCs（inflammatory DCs，infDC）和浆细胞样 DCs（plasmacytoid DCs，pDCs）[22-24]。静息状态的 DCs 是指大部分未成熟且弱免疫原性者，主要依赖于线粒体氧化磷酸化（oxidative phosphorylation，OXPHOS）代谢途径。在病原体衍生的 Toll 样受体（TLR）配体刺激下，DCs 变得具有活性和免疫原性，并经历从 OXPHOS 到糖酵解的快速代谢转换，以满足其生物能量需求[25-27]。此外，糖酵解途径的许多中间代谢产物为氨基酸生物合成和脂肪酸从头合成提供碳源，后者是合成内质网和高尔基体膜所必需的，以促进与 DCs 活化和成熟相关的蛋白质的合成、运输与分泌[25,28]。从机制上来看，TLR 配体的结合导致磷脂酰肌醇 3- 激酶（phosphatidylinositol 3-kinase，PI3K）/ 蛋白激酶 B（protein kinase B，Akt）途径的激活，可能直接促进 DCs 中的 GLUT 膜易位并增强其葡萄糖摄取[25,29-30]。作为 PI3K/Akt 信号通路的重要下游信号节点，哺乳动物的雷帕霉素靶蛋白（mammalian target of rapamycin，mTOR）也参与调节 cDC 和 infDC 的代谢程序[25,29,31]。mTOR 的激活导致转录因子 HIF-1α 的表达和稳定，其调节参与糖酵解的基因表达。转录因子甾醇调节元件结合蛋白（sterol-regulatory element binding protein，SREBP）是 mTOR 的另一个下游靶点，负责控制与脂质合成相关的基因[32-34]。与 M1 巨噬细胞相似，iNOS 衍生的 NO 可能在抑制线粒体 OXPHOS 中起关键作用，从而促进 DCs 中的代谢从线粒体依赖性代谢转变为糖酵解。其他报道还表明，cDCs 中的代谢转换需要自分泌产生的 I 型 IFN[26-27,35]。TLR 诱导的 DC 激活和

免疫原性需要糖酵解参与，而线粒体 OXPHOS 可能参与了 DC 介导的免疫耐受。与其他免疫细胞的研究结果一致，最近的研究表明，腺苷一磷酸（adenosine monophosphate，AMP）活化蛋白激酶（AMP-activated protein kinase，AMPK）和过氧化物酶体增殖物激活受体 -γ 共激活因子 1α（peroxisome proliferator-activated receptor-γ coactivator-1α，PGC-1α）形成信号轴，协调调节线粒体生物合成、OXPHOS 和 DCs 中的其他分解代谢，从而有利于获得致耐受性 DCs[25,36-39]。

适应性免疫的代谢重组

T 细胞代谢

作为适应性免疫的重要组成部分，T 细胞可以识别外来抗原，并从静止状态迅速转变为与细胞生长（细胞大小增加）和增殖相伴随的活化状态。随后，活化和增殖的 T 细胞可以分化成各种功能亚群，这依赖于抗原刺激的性质和周围细胞因子的环境。在 T 细胞扩增和抗原清除达到峰值之后，绝大多数 T 细胞将在收缩期发生程序性细胞死亡（细胞凋亡）。剩余的部分恢复到静止状态并形成记忆亚群，在其遇到相同的病原体时能更快速有效地反应。为了满足 T 细胞各种功能阶段的生物能量和生物合成需求，T 细胞活跃地进行不同的信号传导途径和转录调节，从而相应地改变其代谢方式。

T 细胞激活

在抗原和共刺激分子结合后，静息 T 细胞经历快速生长和增殖过程。伴随这一过程，作为激活信号传导的结果，T 细胞代谢谱发生重编程，从 FAO 转变为强有力的有氧糖酵解、PPP 和谷氨酰胺分解。幼稚 T 细胞依赖 OXPHOS 产生能量以满足细胞功能和存活的基本需求。活化 T 细胞中有氧糖酵解和谷氨酰胺分解的增强不仅支持 ATP 生成，还提供生物合成中间体作为氨基酸、核苷酸和脂质的组成部分，以满足细胞快速生长和增殖的生物合成需求。此外，活性 T 细胞中的谷氨酰胺分解和糖酵解为其他生长和增殖相关的生物合成途径提供碳和氮，例如己糖胺和多胺生物合成。将葡萄糖分流到 PPP 途径中导致 R5P 和 NADPH 的产生。而 R5P 是核糖核酸生物合成的前体，NADPH 通过提供还原当量来决定细胞

氧化还原平衡并协调 FFA 和胆固醇的生物合成[40-43]。

T 细胞活化后代谢途径的重组由几个信号通路导协调调节，包括丝裂原活化蛋白激酶（mitogen-activated protein kinase，MAPK）/ 细胞外信号调节激酶（extra-cellular signal-regulated kinase，ERK）和 PI3K/Akt/mTOR 级联[40,44]。Akt 信号的激活促进 GLUT-1 在细胞表面的表达和运输，加速葡萄糖摄取[45-46]，另一方面，ERK 信号通过调节钠依赖性中性氨基酸转运载体 2（sodium-dependent neutral amino acid transporter-2，SNAT2）的表达和细胞膜运输来促进谷氨酰胺摄取[47]。除了葡萄糖和谷氨酰胺摄取的调节之外，T 细胞激活信号驱动整体的代谢 - 转录组改变，包括参与上述分解代谢和生物合成途径的大多数关键代谢酶的改变。对 T 细胞这些基因的启动子和候选转录因子的后续遗传调控的研究表明，原癌基因 Myc 是 T 细胞激活驱动的葡萄糖和谷氨酰胺分解代谢所必需的[40,44]。同时，参与脂质代谢、胆固醇从头生物合成和转运的代谢基因受转录因子、核受体肝 X 受体（nuclear receptor liver X receptor，LXR）和孤儿类固醇受体雌激素受体相关受体 α（orphan steroid receptor estrogen receptor-related α，ERRα）的动态调节[48-50]。

T 细胞分化

在快速的初始生长阶段后，T 细胞进入增殖期，随后分化成各种表型和功能性亚群。针对不同的抗原攻击和细胞外细胞因子信号，激活的 CD4+T 细胞分化为免疫抑制性调节性 T 细胞（regulatory T cells，Tregs）或炎性 T 效应细胞，如 T 辅助细胞（T helper，Th）1、Th2 和 Th17（见第 12 章）。Th1 细胞介导对细胞内病原体的反应。Th2 细胞控制对细胞外细菌和蠕虫的反应。Th17 细胞在抗真菌防御和炎症中起重要作用[51-53]。尽管它们在免疫中具有不同的功能，但 Th1、Th2 和 Th17 细胞均维持较高的糖酵解，而 Treg 细胞则表现出糖酵解减少[49,54]。Th1 和 Th2 细胞中增强的糖酵解的调节机制仍不清楚，但 HIF-1α 在 Th17 分化过程中是不可或缺的，能够驱动分化和维持 Th17 分化过程中所需的升高的糖酵解代谢[49,54]。与 mTOR 在调节 T 细胞发育中的关键作用一致[55-56]，在 Th17 分化期间，HIF-1α 的表达依赖于 mTOR 的功能。鉴于 Th17 的分化和功能需要增强的糖酵解[54]，HIF-1α 似乎也直接调节 Th17 的分化，至少部分是通过 Th17 主转录因子 RAR 相关

的孤儿受体 γ（RAR-related orphan receptor γ，RORγt）（Th17 主转录因子，RAR 相关孤儿受体 γ），直接增强 Th17 分化，至少部分是通过 RORγt 的直接转录激活，从而增强 Th17 分化[57]。另一方面，HIF-1α 部分通过拮抗 Treg 分化的主要转录因子 Foxp3（forkhead box protein 3，Foxp3）抑制 Treg 分化[57]。Treg 细胞通过抑制 T 细胞活化和炎症反应发挥免疫抑制作用。与主要发生糖酵解的其他 Th 细胞相反，Treg 细胞依赖线粒体相关的脂质氧化来产生能量[49]。与这种机制一致，外源性脂肪酸补充的适度增强 Treg 分化，同时抑制 Th1、Th2 和 Th17 分化[49]。此外，丁酸，一种共生的微生物衍生的短链脂肪酸，优先诱导 Treg 分化，其原因可能是丁酸盐对组蛋白去乙酰化酶的活性具有抑制作用[58-59]。与 CD4+ T 细胞类似，活化的 CD8+ T 细胞也从脂肪酸氧化（FAO）转变为有氧糖酵解，并维持升高的糖酵解和合成代谢，以支持 CD8+ T 细胞生长并分化为细胞毒性 T 细胞[60]。细胞增殖和分化峰值后，T 细胞的代谢特征从糖酵解转变回脂肪酸氧化，部分原因是 mTOR 信号减少[61-63]。因此，推测代谢类型转换是记忆 CD8+ T 细胞生成所必需的。总之，T 细胞的活化和分化与代谢重编程密切相关。

B 细胞代谢

B 细胞产生针对病原体的抗体，代表了适应性免疫中的另一个关键组成部分。T 细胞在抗原刺激后迅速进行强大的糖酵解，而 B 细胞在 B 细胞抗原受体（B cell antigen receptor，BCR）的参与或 LPS 介导的 TLR 信号传导激活后，有氧糖酵解和线粒体葡萄糖氧化平衡增加。这种平衡增加可能是因为 GLUT 和线粒体质量按比例上调[64-65]。越来越多的证据表明糖酵解的参与受到 B 细胞激活后细胞内信号转导通路的严格调节，并且是 B 细胞增殖和抗体产生所必需的。据报道，PI3K/Akt 通路对于葡萄糖摄取和利用是必不可少的，因为 Akt 的激活足以增加 B 细胞中的葡萄糖代谢[66-68]。B 细胞分化为浆细胞，伴随着细胞内膜网络的扩展，产生和分泌免疫球蛋白。这种内膜网络扩展需要脂肪酸从头合成的参与。PI3K/Akt 信号通路是激活 ATP- 枸橼酸裂解酶（ATP-citrate lyase，ACLY）所需要的，ACLY 是一种通过枸橼酸转化为细胞溶质乙酰辅酶 A（coenzyme A，CoA）将葡萄糖中的碳引导至脂质的关键酶[69-70]。此外，已

有研究显示 IL-4 可通过 Janus 激酶 1/3（Janus kinase 1/3，JAK1/3）-STAT6 信号传导通路调节葡萄糖代谢来促进 B 细胞存活[65]。多聚 [腺苷二磷酸（ADP）核糖] 聚合酶 14 [Poly（adenosine diphosphate（ADP）-ribose] polymerase 14，PARP14），一种 ADP 核糖基转移酶，可能代表 IL-4 信号传导的另一个重要的下游效应物，与 STAT6 相互作用并调节 B 细胞中的糖酵解[71]。HIF-1α 是调节骨髓 B 细胞发育中的糖酵解的必要条件[72]，它对于驱动活性 B 细胞中的糖酵解也是必需的。相较而言，B 细胞活化后进行糖酵解需要 GLUT1 的 Myc 依赖性上调和可能的其他糖酵解基因[64]。

线粒体和免疫

最近研究逐渐发现，线粒体在免疫中的多方面均有重要作用。线粒体除了具有关键的生物合成功能外，还可作为各种信号级联的启动子和转运体，与免疫密切相关。免疫可依据其病原体入侵后的进行性反应，分为固有免疫、预先存在的免疫或适应性免疫。线粒体的直接信号传导作用在固有性免疫中尤为突出，包括巨噬细胞或 DCs 在内的先天免疫细胞通过病原体识别受体（pathogen recognition receptors，PRRs）检测感染性病原体或受损细胞[73]。PRRs 识别微生物 [病原体相关分子模式（pathogen-associated molecular patterns，PAMPs）] 和受损细胞 [损伤相关分子模式（DAMPs）] 共有的保守分子模式。PRR 通路活化导致产生各种促炎和抗微生物细胞因子，包括 I 型 IFNs 和 IL-1。通过它们的作用，这些细胞因子同时产生抗微生物环境，并促进形成针对入侵病原体的适应性免疫。正如我们现在将要讨论的，线粒体调节固有免疫信号的多个方面，其中它们既作为 PRR 信号传导的启动因素又作为效应因素。下文将综述线粒体在以下三种独立的 PRR 家族引发的转录信号中的作用：视黄酸诱导基因（RIG-I）样受体（retinoic acid inducible gene（RIG-I）-like receptors，RLRs）、TLRs 和核寡聚化结构域样受体 [nuclear oligomerization domain（NOD）-like receptors，NLRs]。

线粒体和 NOD 样受体信号

许多 PAMPs 和 DAMPs 激活细胞质复合物称为炎性小体[74]。激活后，炎性小体激活蛋白酶 caspase-1，进而切割多种促炎细胞因子，致使其成熟和释放。目前，细胞质 NLR 中研究最明确的是 NLRP3。NLRP3 炎性小体通过衔接蛋白 ASC 募集并激活蛋白酶 -1。线粒体促进 NLRP3 活化的各种作用已经被提出，例如，最近的数据提示了线粒体蛋白质 MAVS 在 NLRP3 炎性体激活中的作用。MAVS 是 RLR 介导的抗病毒免疫的关键参与者。另外，MAVS 近期也被证明与 NLRP3 相互作用，导致 NLRP3 线粒体募集，从而促进 NLRP3- 炎性小体组装和激活[75-76]。尽管如此，虽然 MAVS 促进 NLRP3 活化，但不是必需的，因为 MAVS 缺陷细胞仍保留 NRLP3 活性[77]。在另一项研究中，线粒体向内质网（ER）的依赖性微管转运通过将关键的炎性小体衔接分子、ASC（存在于线粒体上）和 NLRP3（存在于 ER 上）聚集在一起促进 NLRP3- 炎症小体的活化[78]。前期的研究也支持了该模型，表明活性 NLRP3 炎性小体存在于线粒体 -ER 接触位点[79]。有趣的是，线粒体转运依赖于乙酰化微管蛋白，提示线粒体代谢（产生乙酰化所需的乙酰辅酶 A）可能也调节炎性小体活性。然而，为什么通过 MAVS 或 ASC 向线粒体内募集 NLRP3 加速了炎性小体的活性呢？推测线粒体可能仅仅作为促进炎性小体组装的物理支架，或者线粒体可以积极参与炎性小体激活。由研究证明，线粒体 ROS 可促进 NLRP3 活性[79-80]。不同的 DAMPs 和 PAMPs 触发线粒体 ROS，通过阻断 ROS 产生（使用 ROS 清除剂）可以有效阻断 NLRP3- 炎性小体激活[79]。目前，ROS 如何促进 NLRP3- 炎性小体激活尚不清楚；同样，这种不同的刺激如何产生 ROS 也不清楚。除线粒体 ROS 外，其他线粒体分子如心磷脂和线粒体 DNA（mitochondrial DNA，mtDNA）已被提出可以促进 NLRP3 活化[80-81]。正如我们所讨论的，线粒体可以通过多种方式提高 NLRP3 活性；然而，这些方式仍然是有争议的。应用新近的技术手段可以构建线粒体缺陷细胞，相信很快就能回答线粒体是否是 NLRP3 激活所必需的这个问题[82]。

线粒体和 RIG-I 样信号

RLRs 是识别细胞质病毒双链 RNA（dsRNA）的主要手段。RLR 信号传导最终导致 1 型 IFN 和促炎细胞因子的产生，从而抑制病毒复制并促进适应性免疫。简言之，病毒 dsRNA 与 RIG-I 或黑素瘤分化相关蛋白 5（melanoma differentiation-associated protern 5，MDA5）的结合促进其与线粒体外膜上的 MAVS 结合。然后 MAVS 进行寡聚化，使其结合衔接分子 TRAF3 和 TRAF6；这些分子随后激活干扰素调节因子（interferon regulatory factor，IRF）和核因子 κB（nuclear factor-κB，NF-κB）转录因子，导致抗病毒干扰素和促炎细胞因子的产生[83]。MAVS 是一种残留的线粒体外膜蛋白，各种报道强调线粒体动力学在调节 RLR、MAVS 依赖性信号传导中的积极作用。线粒体不断地经历多次分裂和融合，促进线粒体稳态形成。有趣的是，依赖 MAVS 的 RLR 信号传导需要线粒体融合，因为视神经萎缩 Ⅰ 型，缺乏线粒体融合蛋白（mitofusins，MFN）1 和 2 或 OPA-1（optic atrophy type 1）（它们是线粒体融合所需的蛋白）的细胞中，MAVS 信号传导中存在缺陷[84-85]。同样，线粒体膜电位（Ψm）的破坏，导致线粒体断裂，同样抑制 MAVS 依赖性信号传导[86]。研究中显示，MAVS 激活以朊病毒样的方式发生，即一个活化的 MAVS 分子激活另一个 MAVS 分子[87-88]，但目前完整的线粒体网络支持 MAVS 信号仍不清楚。连续的融合的线粒体网络可能促进足够的 MAVS 寡聚化以支持下游信号传导。值得注意的是，由于其多效性，线粒体膜电位的破坏可能通过除破坏线粒体融合之外的其他手段影响 MAVS 信号传导。同样，MFN2 具有额外的融合非依赖性功能，例如线粒体 - 内质网的融合聚集[89]。

线粒体和 Toll 样受体信号

TLRs 定位于质膜和包括溶酶体和核内体的各种细胞内细胞器。这个包含九个成员的家族对来自细菌、病毒、真菌和寄生虫的各种 PAMPs 作出反应、信号传导，最终导致促炎细胞因子的产生。

先天免疫的一个关键作用是破坏细胞内细菌。经过吞噬作用后，ROS 被诱导产生，导致细胞内细菌的死亡。在此过程中产生的 ROS 大多数来自 NADPH 氧化酶；然而，最近的证据也证明了 TLR 驱动的线粒体 ROS 具有重要作用[90]。特异性 TLRs 的触发可促进 TLR- 衔接分子 TRAF6 易位至线粒体。在线粒体中，TRAF6 泛素化 toll 途径中进化保守信号中间物（evolutionarily conserved signaling intermediate in toll pathways，ECSIT），其参与了复合物 Ⅰ 相关蛋白

质的聚集[91]。泛素化 ECSIT 诱导线粒体 ROS 产生和病原体清除，目前其机制不明。除了这些影响，TLR 已被证明以其他方式参与并影响线粒体代谢。例如，LPS 增加线粒体克雷布斯循环（Krebs cycle）中间代谢物琥珀酸，诱导促炎性 IL-1β 表达[18]。

线粒体是危险信号的来源

到目前为止，我们已经讨论了线粒体是各种固有信号级联中的关键信号传导平台。可能与线粒体的细菌起源有关，线粒体也是 DAMPs 的丰富来源。其中最主要的是 mtDNA，其含有与细菌 DNA 相似的低甲基化胞嘧啶 - 磷脂酰 - 鸟嘌呤（CpG）基序。与促炎功能一致，直接注射 mtDNA 而不是细胞核 DNA 会导致炎症反应[92]。此外，创伤后 mtDNA 的全身释放被认为是全身性炎症反应综合征（一种感染性休克）的基础。除了 mtDNA 外，其他线粒体分子也可以作为 DAMPs。同样，与细菌类似，线粒体也使用 N- 甲酰基 - 甲硫氨酸作为翻译起始残基。两者都可以在与甲酰肽受体（formyl peptide receptors，FPRs）结合后刺激细胞因子的产生[93]。

免疫微环境中代谢的相互作用

有氧糖酵解、谷氨酰胺分解和其他氨基酸分解代谢是许多接触病原体的免疫细胞的主要代谢途径。因此，那些高度分解代谢途径引起局部营养物（例如葡萄糖和谷氨酰胺）耗竭和感染及炎症部位的代谢终末产物（例如乳酸、质子和 NO）聚集。某些免疫细胞之间代谢程序的相似性可能导致对有限营养源的潜在代谢拮抗作用。相反，某些免疫细胞可能倾向利用其他免疫细胞的代谢产物，从而与其形成潜在的代谢共生（图 20-1）。

免疫中的代谢拮抗作用

活化的 T 细胞、B 细胞和 DCs 之间的代谢竞争可导致免疫激活后快速瞬时的营养物耗尽。葡萄糖和谷氨酰胺的限制导致代谢应激，并因此通过 AMPK 和 mTOR 引发信号反应，从而调节免疫反应[41,56,94]。此外，表达氨基酸分解代谢酶（例如吲哚胺 2,3- 双加氧酶（indolamine 2,3-dioxygenase，IDO）、色氨

酸 -2,3- 双加氧酶（tryptophan-2,3-dioxygenase，TDO）和精氨酸酶 I（arginase I，ArgI）的 DCs 和巨噬细胞对细胞外色氨酸或精氨酸的消耗经常导致局部氨基酸的耗竭，并因此导致 T 细胞中蛋白激酶 GCN2（general control nonrepressed 2）的激活[95-98]。因此 Th17 分化被抑制，而 Treg 发育和 T 细胞失能增强[95,99]。此外，分泌的代谢产物可能会显著改变局部代谢环境，并可能形成额外的代谢拮抗作用来塑造免疫细胞功能。由糖酵解和谷氨酰胺分解产生的乳酸和二氧化碳导致微环境酸化，从而抑制 T 细胞增殖，损害 NK 细胞和 T 细胞细胞因子的产生，并对单核细胞分化产生巨大的影响[100-103]。除此之外，钠离子的跨膜运输与质子和氨基酸的转运密切相关并对免疫功能产生极大的影响[104-105]。最近的研究表明，高氯化钠条件诱导致病性 Th17 细胞的发育和促炎性细胞因子 [粒细胞 - 巨噬细胞集落刺激因子（granulocyte-macrophage colony-stimulating factor，GM-CSF）、TNF 和 IL-2] 释放增加，从而促进组织炎症[106-107]。此外，iNOS 介导的精氨酸分解为 NO 会影响细胞内和细胞外氧化还原平衡，因此引发免疫调节作用[108-109]。

免疫中的代谢共生

乳酸已经被证明可以介导肌肉、大脑和某些肿瘤中的代谢共生形成[110-112]。虽然尚不明确，但 Treg 细胞线粒体依赖性氧化代谢的倾向性提示 Treg 细胞可能利用乳酸并与其他产生乳酸的免疫细胞形成代谢共生。在生理和病理条件下，脊椎动物血浆中乳酸的浓度范围为 1 ～ 30 mM[113]。早期研究表明，乳酸通过刺激 IL-2 的产生增强 Treg 分化，在另一种条件下，促进髓系来源的抑制细胞（myeloid-derived suppressor cells，MDSCs）发育[100,114-115]。此外，乳酸和酸性环境对肿瘤相关的巨噬细胞（tumor-associated macrophages，TAMs）有深远的影响，促进肿瘤血管生成[103,116-118]。除此之外，色氨酸转化为犬尿氨酸和抗原呈递细胞中潜在的其他中间代谢物的分解导致芳香烃受体（aryl hydrocarbon receptor，AHR）的天然配体在局部微环境中的累积，其在调节免疫中起广泛作用[119-120]。因此，犬尿氨酸的细胞外积累引起 AHR 介导的反应，以相互增强 Tregs 的功能并抑制效应 T（Teff）细胞的功能和 DCs 的免疫原性[121-123]。所以，犬尿氨酸是免疫中代谢共生的另一种形式。

结论

本章概述了新的免疫细胞学相关代谢方面的研究。此外，我们还讨论了代谢重编程的可能调节机制以及代谢干预后特殊代谢途径对免疫反应的影响。免疫细胞在静息和活化之间的过渡期间的代谢转变，通常与显著增加的生物能量和生物合成需求相关。这也可能导致活化的免疫细胞"嗜好"某种代谢途径，而静息细胞则不然。因此，调节这种"嗜好"，也就是通过生物学方法增强或抑制免疫细胞中特殊通路，可能会提供改善免疫不应答或抑制过度免疫应答的新的治疗策略。除了其他已知的可溶性蛋白质因子，例如细胞因子和趋化因子，感染 / 炎症微环境中特定代谢物可能是影响免疫应答的促炎或抗炎信号通路的一部分。与其生物能燃料的功能无关，并且可能代表由代谢物介导的细胞间对话的普遍特征。对细胞代谢重新燃起的研究热潮揭示了许多基本的生物学见解和机制，并可能在不久的将来形成新的免疫疾病治疗策略。

 本章的参考文献也可以在 ExpertConsult.com 上找到。

参考文献

1. Martinez J, Verbist K, Wang R, et al: The relationship between metabolism and the autophagy machinery during the innate immune response. *Cell Metab* 17:895–900, 2013.
2. Gordon S: Alternative activation of macrophages. *Nat Rev Immunol* 3:23–35, 2003.
3. Thompson RW, Pesce JT, Ramalingam T, et al: Cationic amino acid transporter-2 regulates immunity by modulating arginase activity. *PLoS Pathog* 4:e1000023, 2008.
4. Qualls JE, Subramanian C, Rafi W, et al: Sustained generation of nitric oxide and control of mycobacterial infection requires argininosuccinate synthase 1. *Cell Host Microbe* 12:313–323, 2012.
5. Mills E, O'Neill LA: Succinate: a metabolic signal in inflammation. *Trends Cell Biol* 24:313–320, 2014.
6. Galvan-Pena S, O'Neill LA: Metabolic reprogramming in macrophage polarization. *Front Immunol* 5:420, 2014.
7. Bordbar A, Mo ML, Nakayasu ES, et al: Model-driven multi-omic data analysis elucidates metabolic immunomodulators of macrophage activation. *Mol Syst Biol* 8:558, 2012.
8. Shapiro H, Lutaty A, Ariel A: Macrophages, meta-inflammation, and immuno-metabolism. *Scientificworldjournal* 11:2509–2529, 2011.
9. Stubbs M, Kuhner AV, Glass EA, et al: Metabolic and functional studies on activated mouse macrophages. *J Exp Med* 137:537–542, 1973.

10. Pollak N, Dolle C, Ziegler M: The power to reduce: pyridine nucleotides—small molecules with a multitude of functions. *Biochem J* 402:205–218, 2007.

11. Maeng O, Kim YC, Shin HJ, et al: Cytosolic NADP(+)-dependent isocitrate dehydrogenase protects macrophages from LPS-induced nitric oxide and reactive oxygen species. *Biochem Biophys Res Commun* 317:558–564, 2004.

12. Newsholme P, Costa Rosa LF, Newsholme EA, et al: The importance of fuel metabolism to macrophage function. *Cell Biochem Funct* 14:1–10, 1996.

13. Bellocq A, Suberville S, Philippe C, et al: Low environmental pH is responsible for the induction of nitric-oxide synthase in macrophages. Evidence for involvement of nuclear factor-kappaB activation. *J Biol Chem* 273:5086–5092, 1998.

14. Rodriguez-Prados JC, Traves PG, Cuenca J, et al: Substrate fate in activated macrophages: a comparison between innate, classic, and alternative activation. *J Immunol* 185:605–614, 2010.

15. Cramer T, Yamanishi Y, Clausen BE, et al: HIF-1alpha is essential for myeloid cell-mediated inflammation. *Cell* 112:645–657, 2003.

16. Moncada S, Erusalimsky JD: Does nitric oxide modulate mitochondrial energy generation and apoptosis? *Nat Rev Mol Cell Biol* 3:214–220, 2002.

17. Doulias PT, Tenopoulou M, Greene JL, et al: Nitric oxide regulates mitochondrial fatty acid metabolism through reversible protein S-nitrosylation. *Sci Signal* 6:rs1, 2013.

18. Tannahill GM, Curtis AM, Adamik J, et al: Succinate is an inflammatory signal that induces IL-1beta through HIF-1alpha. *Nature* 496:238–242, 2013.

19. Haschemi A, Kosma P, Gille L, et al: The sedoheptulose kinase CARKL directs macrophage polarization through control of glucose metabolism. *Cell Metab* 15:813–826, 2012.

20. Sinha P, Clements VK, Miller S, et al: Tumor immunity: a balancing act between T cell activation, macrophage activation and tumor-induced immune suppression. *Cancer Immunol Immunother* 54:1137–1142, 2005.

21. Vats D, Mukundan L, Odegaard JI, et al: Oxidative metabolism and PGC-1beta attenuate macrophage-mediated inflammation. *Cell Metab* 4:13–24, 2006.

22. Merad M, Sathe P, Helft J, et al: The dendritic cell lineage: ontogeny and function of dendritic cells and their subsets in the steady state and the inflamed setting. *Annu Rev Immunol* 31:563–604, 2013.

23. Collin M, McGovern N, Haniffa M: Human dendritic cell subsets. *Immunology* 140:22–30, 2013.

24. Mildner A, Jung S: Development and function of dendritic cell subsets. *Immunity* 40:642–656, 2014.

25. Krawczyk CM, Holowka T, Sun J, et al: Toll-like receptor-induced changes in glycolytic metabolism regulate dendritic cell activation. *Blood* 115:4742–4749, 2010.

26. Everts B, Amiel E, van der Windt GJ, et al: Commitment to glycolysis sustains survival of NO-producing inflammatory dendritic cells. *Blood* 120:1422–1431, 2012.

27. Pantel A, Teixeira A, Haddad E, et al: Direct type I IFN but not MDA5/TLR3 activation of dendritic cells is required for maturation and metabolic shift to glycolysis after poly IC stimulation. *PLoS Biol* 12:e1001759, 2014.

28. Everts B, Pearce EJ: Metabolic control of dendritic cell activation and function: recent advances and clinical implications. *Front Immunol* 5:203, 2014.

29. Amiel E, Everts B, Freitas TC, et al: Inhibition of mechanistic target of rapamycin promotes dendritic cell activation and enhances therapeutic autologous vaccination in mice. *J Immunol* 189:2151–2158, 2012.

30. Weichhart T, Saemann MD: The PI3K/Akt/mTOR pathway in innate immune cells: emerging therapeutic applications. *Ann Rheum Dis* 67(Suppl 3):iii70–iii74, 2008.

31. Wang Y, Huang G, Zeng H, et al: Tuberous sclerosis 1 (Tsc1)-dependent metabolic checkpoint controls development of dendritic cells. *Proc Natl Acad Sci U S A* 110:E4894–E4903, 2013.

32. Wobben R, Husecken Y, Lodewick C, et al: Role of hypoxia inducible factor-1alpha for interferon synthesis in mouse dendritic cells. *Biol Chem* 394:495–505, 2013.

33. Jantsch J, Chakravortty D, Turza N, et al: Hypoxia and hypoxia-inducible factor-1 alpha modulate lipopolysaccharide-induced dendritic cell activation and function. *J Immunol* 180:4697–4705, 2008.

34. Land SC, Tee AR: Hypoxia-inducible factor 1alpha is regulated by the mammalian target of rapamycin (mTOR) via an mTOR signaling motif. *J Biol Chem* 282:20534–20543, 2007.

35. Cleeter MW, Cooper JM, Darley-Usmar VM, et al: Reversible inhibition of cytochrome c oxidase, the terminal enzyme of the mitochondrial respiratory chain, by nitric oxide. Implications for neurodegenerative diseases. *FEBS Lett* 345:50–54, 1994.

36. Carroll KC, Viollet B, Suttles J: AMPKalpha1 deficiency amplifies proinflammatory myeloid APC activity and CD40 signaling. *J Leukoc Biol* 94:1113–1121, 2013.

37. Lagouge M, Argmann C, Gerhart-Hines Z, et al: Resveratrol improves mitochondrial function and protects against metabolic disease by activating SIRT1 and PGC-1alpha. *Cell* 127:1109–1122, 2006.

38. Svajger U, Obermajer N, Jeras M: Dendritic cells treated with resveratrol during differentiation from monocytes gain substantial tolerogenic properties upon activation. *Immunology* 129:525–535, 2010.

39. Rangasamy T, Williams MA, Bauer S, et al: Nuclear erythroid 2 p45-related factor 2 inhibits the maturation of murine dendritic cells by ragweed extract. *Am J Respir Cell Mol Biol* 43:276–285, 2010.

40. Wang R, Dillon CP, Shi LZ, et al: The transcription factor Myc controls metabolic reprogramming upon T lymphocyte activation. *Immunity* 35:871–882, 2011.

41. Wang R, Green DR: Metabolic checkpoints in activated T cells. *Nat Immunol* 13:907–915, 2012.

42. Wang R, Green DR: Metabolic reprogramming and metabolic dependency in T cells. *Immunol Rev* 249:14–26, 2012.

43. Wang R, Green DR: The immune diet: meeting the metabolic demands of lymphocyte activation. *F1000 Biol Rep* 4:9, 2012.

44. Grumont R, Lock P, Mollinari M, et al: The mitogen-induced increase in T cell size involves PKC and NFAT activation of Rel/NF-kappaB-dependent c-myc expression. *Immunity* 21:19–30, 2004.

45. Frauwirth KA, Riley JL, Harris MH, et al: The CD28 signaling pathway regulates glucose metabolism. *Immunity* 16:769–777, 2002.

46. Jacobs SR, Herman CE, Maciver NJ, et al: Glucose uptake is limiting in T cell activation and requires CD28-mediated Akt-dependent and independent pathways. *J Immunol* 180:4476–4486, 2008.

47. Carr EL, Kelman A, Wu GS, et al: Glutamine uptake and metabolism are coordinately regulated by ERK/MAPK during T lymphocyte activation. *J Immunol* 185:1037–1044, 2010.

48. Bensinger SJ, Bradley MN, Joseph SB, et al: LXR signaling couples sterol metabolism to proliferation in the acquired immune response. *Cell* 134:97–111, 2008.

49. Michalek RD, Gerriets VA, Jacobs SR, et al: Cutting edge: distinct glycolytic and lipid oxidative metabolic programs are essential for effector and regulatory CD4+ T cell subsets. *J Immunol* 186:3299–3303, 2011.

50. Kidani Y, Elsaesser H, Hock MB, et al: Sterol regulatory element-binding proteins are essential for the metabolic programming of effector T cells and adaptive immunity. *Nat Immunol* 14:489–499, 2013.

51. Luckheeram RV, Zhou R, Verma AD, et al: CD4(+)T cells: differentiation and functions. *Clin Dev Immunol* 2012:925135, 2012.

52. Romagnani S: Type 1 T helper and type 2 T helper cells: functions, regulation and role in protection and disease. *Int J Clin Lab Res* 21:152–158, 1991.

53. Korn T, Bettelli E, Oukka M, et al: IL-17 and Th17 Cells. *Annu Rev Immunol* 27:485–517, 2009.

54. Shi LZ, Wang R, Huang G, et al: HIF1alpha-dependent glycolytic pathway orchestrates a metabolic checkpoint for the differentiation of TH17 and Treg cells. *J Exp Med* 208:1367–1376, 2011.

55. Peter C, Waldmann H, Cobbold SP: mTOR signalling and metabolic regulation of T cell differentiation. *Curr Opin Immunol* 22:655–661, 2010.

56. Chi H: Regulation and function of mTOR signalling in T cell fate decisions. *Nat Rev Immunol* 12:325–338, 2012.

57. Dang EV, Barbi J, Yang HY, et al: Control of T(H)17/T(reg) balance by hypoxia-inducible factor 1. *Cell* 146:772–784, 2011.

58. Furusawa Y, Obata Y, Fukuda S, et al: Commensal microbe-derived butyrate induces the differentiation of colonic regulatory T cells. *Nature* 504:446–450, 2013.

59. Arpaia N, Campbell C, Fan X, et al: Metabolites produced by commensal bacteria promote peripheral regulatory T-cell generation. *Nature* 504:451–455, 2013.

60. Finlay D, Cantrell DA: Metabolism, migration and memory in cytotoxic T cells. *Nat Rev Immunol* 11:109–117, 2011.

61. Pearce EL, Walsh MC, Cejas PJ, et al: Enhancing CD8 T-cell memory by modulating fatty acid metabolism. *Nature* 460:103–107, 2009.

62. Araki K, Turner AP, Shaffer VO, et al: mTOR regulates memory CD8 T-cell differentiation. *Nature* 460:108–112, 2009.

63. van der Windt GJ, Everts B, Chang CH, et al: Mitochondrial respiratory capacity is a critical regulator of CD8+ T cell memory development. *Immunity* 36:68–78, 2012.

64. Caro-Maldonado A, Wang R, Nichols AG, et al: Metabolic reprogramming is required for antibody production that is suppressed in anergic but exaggerated in chronically BAFF-exposed B cells. *J Immunol* 192:3626–3636, 2014.

65. Dufort FJ, Bleiman BF, Gumina MR, et al: Cutting edge: IL-4-mediated protection of primary B lymphocytes from apoptosis via Stat6-dependent regulation of glycolytic metabolism. *J Immunol* 179:4953–4957, 2007.

66. Doughty CA, Bleiman BF, Wagner DJ, et al: Antigen receptor-mediated changes in glucose metabolism in B lymphocytes: role of phosphatidylinositol 3-kinase signaling in the glycolytic control of growth. *Blood* 107:4458–4465, 2006.

67. Donahue AC, Fruman DA: Proliferation and survival of activated B cells requires sustained antigen receptor engagement and phosphoinositide 3-kinase activation. *J Immunol* 170:5851–5860, 2003.

68. Woodland RT, Fox CJ, Schmidt MR, et al: Multiple signaling pathways promote B lymphocyte stimulator dependent B-cell growth and survival. *Blood* 111:750–760, 2008.

69. Dufort FJ, Gumina MR, Ta NL, et al: Glucose-dependent de novo lipogenesis in B lymphocytes: a requirement for ATP-citrate lyase in lipopolysaccharide-induced differentiation. *J Biol Chem* 289:7011–7024, 2014.

70. Bauer DE, Hatzivassiliou G, Zhao F, et al: ATP citrate lyase is an important component of cell growth and transformation. *Oncogene* 24:6314–6322, 2005.

71. Cho SH, Ahn AK, Bhargava P, et al: Glycolytic rate and lymphomagenesis depend on PARP14, an ADP ribosyltransferase of the B aggressive lymphoma (BAL) family. *Proc Natl Acad Sci U S A* 108:15972–15977, 2011.

72. Kojima H, Kobayashi A, Sakurai D, et al: Differentiation stage-specific requirement in hypoxia-inducible factor-1alpha-regulated glycolytic pathway during murine B cell development in bone marrow. *J Immunol* 184:154–163, 2010.

73. Janeway CA, Jr, Medzhitov R: Innate immune recognition. *Annu Rev Immunol* 20:197–216, 2002.

74. Strowig T, Henao-Mejia J, Elinav E, et al: Inflammasomes in health and disease. *Nature* 481:278–286, 2012.

75. Subramanian N, Natarajan K, Clatworthy MR, et al: The adaptor MAVS promotes NLRP3 mitochondrial localization and inflammasome activation. *Cell* 153:348–361, 2013.

76. Park S, Juliana C, Hong S, et al: The mitochondrial antiviral protein MAVS associates with NLRP3 and regulates its inflammasome activity. *J Immunol* 191:4358–4366, 2013.

77. Allam R, Lawlor KE, Yu EC, et al: Mitochondrial apoptosis is dispensable for NLRP3 inflammasome activation but non-apoptotic caspase-8 is required for inflammasome priming. *EMBO Rep* 15:982–990, 2014.

78. Misawa T, Takahama M, Kozaki T, et al: Microtubule-driven spatial arrangement of mitochondria promotes activation of the NLRP3 inflammasome. *Nat Immunol* 14:454–460, 2013.

79. Zhou R, Yazdi AS, Menu P, et al: A role for mitochondria in NLRP3 inflammasome activation. *Nature* 469:221–225, 2011.

80. Nakahira K, Haspel JA, Rathinam VA, et al: Autophagy proteins regulate innate immune responses by inhibiting the release of mitochondrial DNA mediated by the NALP3 inflammasome. *Nat Immunol* 12:222–230, 2011.

81. Iyer SS, He Q, Janczy JR, et al: Mitochondrial cardiolipin is required for Nlrp3 inflammasome activation. *Immunity* 39:311–323, 2013.

82. Tait SW, Oberst A, Quarato G, et al: Widespread mitochondrial depletion via mitophagy does not compromise necroptosis. *Cell Rep* 5:878–885, 2013.

83. Dixit E, Kagan JC: Intracellular pathogen detection by RIG-I-like receptors. *Adv Immunol* 117:99–125, 2013.

84. Pourcelot M, Arnoult D: Mitochondrial dynamics and the innate antiviral immune response. *FEBS J* 281:3791–3802, 2014.

85. Castanier C, Garcin D, Vazquez A, et al: Mitochondrial dynamics regulate the RIG-I-like receptor antiviral pathway. *EMBO Rep* 11:133–138, 2010.

86. Koshiba T, Yasukawa K, Yanagi Y, et al: Mitochondrial membrane potential is required for MAVS-mediated antiviral signaling. *Sci Signal* 4:ra7, 2011.

87. Cai X, Chen J, Xu H, et al: Prion-like polymerization underlies signal transduction in antiviral immune defense and inflammasome activation. *Cell* 156:1207–1222, 2014.

88. Hou F, Sun L, Zheng H, et al: MAVS forms functional prion-like aggregates to activate and propagate antiviral innate immune response. *Cell* 146:448–461, 2011.

89. de Brito OM, Scorrano L: Mitofusin 2 tethers endoplasmic reticulum to mitochondria. *Nature* 456:605–610, 2008.

90. West AP, Brodsky IE, Rahner C, et al: TLR signalling augments macrophage bactericidal activity through mitochondrial ROS. *Nature* 472:476–480, 2011.

91. Vogel RO, Janssen RJ, van den Brand MA, et al: Cytosolic signaling protein ECSIT also localizes to mitochondria where it interacts with chaperone NDUFAF1 and functions in complex I assembly. *Genes Dev* 21:615–624, 2007.

92. Collins LV, Hajizadeh S, Holme E, et al: Endogenously oxidized mitochondrial DNA induces in vivo and in vitro inflammatory responses. *J Leukoc Biol* 75:995–1000, 2004.

93. Zhang Q, Raoof M, Chen Y, et al: Circulating mitochondrial DAMPs cause inflammatory responses to injury. *Nature* 464:104–107, 2010.

94. Waickman AT, Powell JD: mTOR, metabolism, and the regulation of T-cell differentiation and function. *Immunol Rev* 249:43–58, 2012.

95. Sundrud MS, Koralov SB, Feuerer M, et al: Halofuginone inhibits TH17 cell differentiation by activating the amino acid starvation response. *Science* 324:1334–1338, 2009.

96. Huang L, Baban B, Johnson BA, 3rd, et al: Dendritic cells, indolamine 2,3 dioxygenase and acquired immune privilege. *Int Rev Immunol* 29:133–155, 2010.

97. Bunpo P, Cundiff JK, Reinert RB, et al: The eIF2 kinase GCN2 is essential for the murine immune system to adapt to amino acid deprivation by asparaginase. *J Nutr* 140:2020–2027, 2010.

98. Nicholson LB, Raveney BJ, Munder M: Monocyte dependent regulation of autoimmune inflammation. *Curr Mol Med* 9:23–29, 2009.

99. Munn DH, Sharma MD, Baban B, et al: GCN2 kinase in T cells mediates proliferative arrest and anergy induction in response to indolamine 2,3-dioxygenase. *Immunity* 22:633–642, 2005.

100. Husain Z, Huang Y, Seth P, et al: Tumor-derived lactate modifies antitumor immune response: effect on myeloid-derived suppressor cells and NK cells. *J Immunol* 191:1486–1495, 2013.

101. Fischer K, Hoffmann P, Voelkl S, et al: Inhibitory effect of tumor cell-derived lactic acid on human T cells. *Blood* 109:3812–3819, 2007.

102. Dietl K, Renner K, Dettmer K, et al: Lactic acid and acidification inhibit TNF secretion and glycolysis of human monocytes. *J Immunol* 184:1200–1209, 2010.

103. Samuvel DJ, Sundararaj KP, Nareika A, et al: Lactate boosts TLR4 signaling and NF-kappaB pathway-mediated gene transcription in macrophages via monocarboxylate transporters and MD-2 up-regulation. *J Immunol* 182:2476–2484, 2009.

104. Reshkin SJ, Cardone RA, Harguindey S: Na+-H+ exchanger, pH regulation and cancer. *Recent Pat Anticancer Drug Discov* 8:85–99, 2013.

105. Estrella V, Chen T, Lloyd M, et al: Acidity generated by the tumor microenvironment drives local invasion. *Cancer Res* 73:1524–1535, 2013.

106. Kleinewietfeld M, Manzel A, Titze J, et al: Sodium chloride drives autoimmune disease by the induction of pathogenic TH17 cells. *Nature* 496:518–522, 2013.

107. Wu C, Yosef N, Thalhamer T, et al: Induction of pathogenic TH17 cells by inducible salt-sensing kinase SGK1. *Nature* 496:513–517, 2013.

108. Wink DA, Hines HB, Cheng RY, et al: Nitric oxide and redox mechanisms in the immune response. *J Leukoc Biol* 89:873–891, 2011.

109. Bogdan C: Nitric oxide and the immune response. *Nat Immunol* 2:907–916, 2001.

110. Gladden LB: Lactate metabolism: a new paradigm for the third millennium. *J Physiol* 558:5–30, 2004.

111. Philp A, Macdonald AL, Watt PW: Lactate—a signal coordinating cell and systemic function. *J Exp Biol* 208:4561–4575, 2005.

112. Dhup S, Dadhich RK, Porporato PE, et al: Multiple biological activities of lactic acid in cancer: influences on tumor growth, angiogenesis and metastasis. *Curr Pharm Des* 18:1319–1330, 2012.

113. Merezhinskaya N, Fishbein WN: Monocarboxylate transporters: past, present, and future. *Histol Histopathol* 24:243–264, 2009.

114. Roth S, Droge W: Regulation of interleukin 2 production, interleukin 2 mRNA expression and intracellular glutathione levels in ex vivo derived T lymphocytes by lactate. *Eur J Immunol* 21:1933–1937, 1991.

115. Roth S, Gmunder H, Droge W: Regulation of intracellular glutathione levels and lymphocyte functions by lactate. *Cell Immunol* 136:95–104, 1991.

116. Shime H, Yabu M, Akazawa T, et al: Tumor-secreted lactic acid promotes IL-23/IL-17 proinflammatory pathway. *J Immunol* 180:7175–7183, 2008.

117. Crowther M, Brown NJ, Bishop ET, et al: Microenvironmental influence on macrophage regulation of angiogenesis in wounds and malignant tumors. *J Leukoc Biol* 70:478–490, 2001.

118. Colegio OR, Chu NQ, Szabo AL, et al: Functional polarization of tumour-associated macrophages by tumour-derived lactic acid. *Nature* 513:559–563, 2014.

119. Veldhoen M, Hirota K, Christensen J, et al: Natural agonists for aryl hydrocarbon receptor in culture medium are essential for optimal differentiation of Th17 T cells. *J Exp Med* 206:43–49, 2009.

120. Nguyen NT, Hanieh H, Nakahama T, et al: The roles of aryl hydrocarbon receptor in immune responses. *Int Immunol* 25:335–343, 2013.

121. Nguyen NT, Kimura A, Nakahama T, et al: Aryl hydrocarbon receptor negatively regulates dendritic cell immunogenicity via a kynurenine-dependent mechanism. *Proc Natl Acad Sci U S A* 107:19961–19966, 2010.

122. Mezrich JD, Fechner JH, Zhang X, et al: An interaction between kynurenine and the aryl hydrocarbon receptor can generate regulatory T cells. *J Immunol* 185:3190–3198, 2010.

123. Opitz CA, Litzenburger UM, Sahm F, et al: An endogenous tumour-promoting ligand of the human aryl hydrocarbon receptor. *Nature* 478:197–203, 2011.

第 21 章

风湿性疾病遗传学

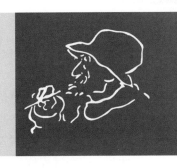

原著　Stephen Eyre · Peter Gregersen · Anne Barton
施春花 译　施春花 校

关键点

近年来，我们在肌肉骨骼疾病的遗传基础知识方面取得了重大进展。

尽管在很多情况下疾病与基因之间的关联性已被证实，但其致病基因及致病变异仍未确定。

利用现有的基因数据来深入了解疾病的关键致病途径和主要的细胞类型，并可能出现新药物开发的靶点。

将基因检测应用到临床中还为时过早，还需要做更多的工作并可能与其他数据进行整合，以确定药物反应和预后的特征。

风湿病学家认为在遗传易感人群中发生许多肌肉骨骼疾病是由于其周围的环境损害所引发的。因此，这些疾病之所以被称为复杂疾病，是因为基因和环境都会增加疾病发展的风险。遗传风险因素比环境风险因素更容易研究，因为遗传变异在受孕后就存在（所以遗传变异必然在发病前就出现，而且与疾病可能有因果联系），在人的一生中稳定存在，并且容易检测。相反，与环境相关风险因素的信息通常是在疾病发生之后收集，这种环境暴露可能发生在发病前很多年，因此会引起回忆偏倚，或因环境暴露是在初始症状出现后测定，所以使其难以区分是发病的原因或结果。此外，环境风险因素往往不能可靠或一致地测定。因此，虽然一些研究已经能够鉴别导致疾病易感性的一些环境因素，相比之下，人们对遗传影响风湿性疾病方面的认识已经有了极大的进步。

风湿病遗传成分的证据

要证实任何一个疾病的遗传因素研究，首先需要有一些证据表明基因在这种疾病中起作用。虽然收养研究和移民研究的结果也可以为遗传成分提供证据，但基因在这种疾病中起作用的证据通常来自双生子研究或家系研究。经典的双生子研究比较了单卵双生（monozygotic，MZ）和异卵双生（dizygotic，DZ）中疾病的共患率。在单卵双生子研究中，较高的疾病共患率为遗传因素提供证据，可用来估计疾病的遗传率。在同一个时间点以单卵双生子（MZ）的疾病共患率计算往往会低估那些通常发病年龄较晚的遗传基因疾病风险，如许多肌肉骨骼疾病，因为随着时间的推移，MZ 双胞胎的疾病共患率可能会随着年龄的增加而增加。因此，英国一项双胞胎研究中单卵双生子（MZ）的疾病共患率为 15%，而在异卵双生子（DZ）中为 4%，这相当于 60% 的遗传率[1]。

对于较少见的风湿病，可能无法收集足够的双生子研究的数据用以说明数据的可靠性。然而，家系研究可以。同胞患病风险率定义为：

$$\lambda_s = \frac{患者同胞的患病风险}{一般人群患病风险}$$

家族成员中发病率高的疾病可能有遗传因素。要获得可靠的 λs 值，需要对两个被比较人群的患病率做出精确的评估，而这并不是一件容易的事情。大规模流行病学调查中，有时很难对风湿性疾病做出肯定的诊断，对发病率估算过低或过高都有可能。如果疾病已不再处于活动期则可能未被报告，从而导致发病率的低估，而如果对其他原因所致各种自身免疫疾病未能进行充分鉴别，则可能导致发病率的过高估算。表 21-1 列出了某些风湿病的遗传率估计值和同胞患病风险率。

如果全基因组基因型数据可用的话，现在也可以利用统计学方法从数据本身估计遗传可能性，这些方法是通过假设患病者总体上比对照者更具有遗传相似性[2]，这个过程称为全基因组复杂性状分析（genome-wide complex trait analysis，GCTA）。然而，在某些情况下，遗传数据可能比原来的双生子研究估计值低，例如，基于双生子研究方法学的"冷酷无情特质"行为的遗传率估计值是 64%，而基因组测序得出的估计值为 7%[3]。

表 21-1 某些常见风湿病同胞患病风险率和遗传估计值

风湿病	同胞患病风险率	遗传度（%）
类风湿关节炎	3 ~ 19	60
幼年特发性关节炎	15 ~ 20	
银屑病关节炎	40	
强直性脊柱炎	54	> 90
系统性红斑狼疮	20 ~ 40	66
骨关节炎		
髋	2 ~ 4	60
膝	2 ~ 5	40
手	4	60

研究设计

当要设计一个研究用来鉴别出疾病的基因变异时，会存在着许多重要的考虑。这些考虑的因素包括连锁分析（表 21-2）与关联法、病例对照与家族研究、待测标记的选择，以及候选基因与全基因组方法的比较。根据成本、性能和（或）样品的可用性的不同，选择不同的方法。以下各节将概述这些方法。

连锁分析

连锁分析主要是追踪家族中的多态性遗传标记物，分析在有多个成员受累的家族中这些遗传标记物与疾病表现型共同分离的现象。所以，连锁分析需要尽可能纳入各种不同的家系。其具体的统计学方法非常复杂，但基本原则都是测定某种特定的共遗传标志物和疾病连锁的可能性，并与不连锁的可能性无效假设进行比较（无效假设）。这种可能性的测定被称为 LOD（log of the odds），在全基因组遗传标志物测定时，LOD 评分大于 3 通常表明此连锁有统计学意义，Ott 和 Bhat[4] 于 1999 年详细介绍了连锁分析方法。

连锁分析的一个优点是方便快捷，使用不到 500 个微卫星标记物或 5000 个 SNP 就可以将整个基因组的情况有效测定出来。连锁分析已成功地应用于分析具有明显孟德尔遗传模式的（如显性或隐性）风湿病。例如，1992 年，家族性地中海热的易患基因被

表 21-2 专业术语表

等位基因	特定位点上的一个基因的不同形式或变异体；
同种异型抗血清	检测同一种群中不同个体抗原区别的抗血清；这个词通常用于特指检测不同个体携带的人白细胞抗原分子的血清
单倍体	在同一染色体上相邻的或紧密连锁的一群基因，它们通常作为一个整体被遗传
杂合子	两条同源染色体上同一位点遗传了两个不同等位基因的个体
杂合性	种群中特定基因位点上某一杂合子出现的频率
连锁	基因组上相邻的同一家族两个基因具有共同遗传的趋势。当亲本中杂合子的这两个基因位点不能产生重组配子时则会发生完全连锁
连锁不平衡	种群中两个等位基因或突变的连锁频率高于预期频率。连锁不平衡通过统计学来检测，除了特殊情况下，其都意味着两个等位基因在基因组上位于相邻的位置
多态性	种群中某一位点基因变异的程度；如果种群中某一位点最高的等位基因频率不大于 98%，则称此位点有多样性。偶尔多样性也同样用于指特定的基因变异体
外显度	潜在基因型有条件地导致疾病或表型的可能性

初步定位到 16 号染色体上[5]，并最终于 1997 年成功鉴定出相关的疾病基因[6]。另外，一种新的家族性周期性发热综合征也被证实是由于 12 号染色体的 TNF 受体 1 基因的突变所致[7]。因此，对于高度外显的孟德尔疾病来说，经典的连锁分析是确定疾病分子基础的有效方法。然而，经典的连锁分析关联分析只能有效地分析具有高度外显率以及已知遗传模式（如显性/隐性）的疾病，这是其不足之处，而以连锁为基础的另一种方法，通常被称为"等位基因共享法"，则更适用于具有复杂遗传背景的肌肉骨骼疾病的研究[8]。

等位基因共享法最常见的是患病同胞配对（affected sibling pair，ASP）法。这个方法是基于一个简单的推论：当两个同胞共同罹患相同的疾病时，他们是否会在某些特定的遗传标志物上存在出现频率较机会频率为高的等位基因？其基本方法如图 21-1 所示。在这一家族中，姐弟二人都患有此病，先出生的姐姐（同胞 1）在一个标志遗传位点 X 上遗传了等位基因 1 和 3。根据孟德尔遗传定律，弟弟有 25% 的机会也遗传了这两个等位基因，也有 25% 的机会不会遗传上述任何一个等位基因（即弟弟遗传 2，4或，在 X 基因位点上与姐姐没有相同的等位基因）。同理，他们有 50% 的可能性仅拥有一个相同的等位基因。如果疾病和标志遗传位点没有连锁的话，预期共享 0 个、1 个、2 个单型体的概率应该按 25：50：25

的比例分配。然而，如果标志遗传位点与疾病易患基因位置接近的话，患病同胞间出现相同标志遗传位点的概率也会出现明显的偏差。标志遗传位点与疾病易患基因位置越接近，其偏离 25：50：25 比例分布的程度就越大。通过检测大量的患病同胞对，研究人员可以采用标准卡方分析取得统计学证据，而其无效假设是在遗传标志位点上基因共享性并无增加。

患病同胞配对法有其独特的优缺点。因为研究只纳入患病个体，所以不会存在将家庭成员错误地归为"未患病"组的问题，而这在许多发病年龄偏大的肌肉骨骼疾病中是一个主要的问题。患病同胞配对分析也不受特定的遗传模式（即隐性或显性）的限制。但是，与连锁分析一样，患病同胞配对分析方法对中等风险基因的检测能力较差。因此，这意味着研究要通常纳入成百上千的家系（图 21-1），以获得具有意义的统计学结果。

20 世纪 90 年代开始，以共享等位基因为基础的连锁分析逐渐应用于遗传上比较复杂的风湿病和自身免疫疾病的研究，并取得了一些成功，最瞩目的就是鉴定出 *NOD2* 基因是 Crohn 病的主要危险因素[9-10]。连锁分析还发现了很多参与系统性红斑狼疮（SLE）相关的危险基因[11]，最近，RA 患病同胞队的研究显示染色体 2q 存在一个强连锁性的位点（LOD 评分 > 3.5）[12]，而进一步的研究发现了 RA 和 SLE 的危险基因-*STAT4*[13]。因此，虽然操作有一定的难度，但连锁分析也可成功应用于不具有典型孟德尔分离现象的复杂疾病。

人群－关联研究和比值比的计算，相对风险的评估

要确定一种遗传性变异体（等位基因）是否与某一疾病的危险性有关，最理想的方法是进行前瞻性队列研究。在这类研究中，一组携带（暴露于）某种等位基因的个体与一组匹配的不携带此等位基因的对照组进行比较。通过一段时间（最好是终生）的随访，观察携带这种等位基因的群体是否显示出更高的疾病发病率。研究结果可以列于一个四格表中（21-3）。在表 21-3 上半部分中，我们可以看到携带这种等位基因个体的患病比率为 a/（a+b），而未携带此等位基因个体的患病比率是 c/（c+d）。这两个比率的比值就是我们所说的相对危险度（relative risk，RR）=a/

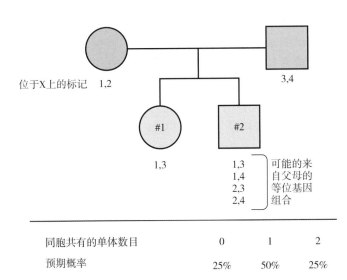

位于 X 上的标记　1,2　　　　　3,4

#1　　　#2

1,3　　　1,3
　　　　1,4
　　　　2,3　　可能的来
　　　　2,4　　自父母的
　　　　　　　等位基因
　　　　　　　组合

同胞共有的单体数目	0	1	2
预期概率	25%	50%	25%

图 21-1　有两个患病子女（患病同胞对）的核心家系。2 号同胞（#2）在常染色体基因位点 X 上可能出现的等位基因组合，以及患病同胞间出现各种共有单体型数目的预期概率。这样的家系也可以通过患病同胞对分析用于连锁分析（见正文）

(a+b)÷c/（c+d）=（ac+ad）/（ac+bc）。如果该病在人群中发病率很低，那么 ac 值就非常小，RR 约为（a×d）/（b×c），也被称为*向量积*（cross-product）。实际上，这种前瞻性队列研究常常不太可行，所以我们经常使用回顾性病例对照研究。在这种研究中，根据被研究者是否患有某种疾病来确定为研究对象，而没有此疾病的个体则为对照。研究数据可依表 21-3 下半部分的形式制成表格。这种情况下，向量积或（a×d）/（b×c）值就是我们所说的比值比（odds ratio，OR）。实际上，当疾病发病率很低时，向量积和相对危险度的值非常接近，所以也被称为估计的相对危险度。当 OR 为 1 表明这种遗传因素对疾病没有任何影响；当 OR 小于 1 时，表明所研究的遗传因素与疾病呈负相关（也就是说，它是保护性因素）。通常，OR 主要是针对较不常见的遗传变异（小的等位基因），因此此时 OR 小于 1 表明其是带来风险因素主要等位基因。然而，有时候会有一些与风险变量相关的 OR（不管是主等位基因还是小等位基因），在这种情况下，如果结果有统计学意义，则 OR 总是大于 1。

病例对照研究的潜在缺点之一是，如果病例主体和对照对象不是从同一个人群中抽样（人口分层），就可能会产生虚假关联——例如，如果所有的疾病受试者都是苏格兰人，而所有对照组都是西班牙人。具有红色头发的基因变异在无论是否患病的苏格兰人群中更为普遍。因此，在这样的研究中，红色头发的基因可能会与疾病有关，但是这种关联是假阳性的。在现实中，如果可以从整个基因组中获得大量基因变体的信息，或者已知不同血统不同种群变体的信息，那么在分析中，就可以纠正群体分层，但最好的解决方案是在研究设计中考虑这种潜在的混淆因素。

家系研究与病例对照研究

以家族为基础的对照常用于关联性研究，如图 21-2 所示的家系。患儿携带等位基因 A 和 B 分别来自父母的一方。根据孟德尔遗传规律，父母双方都有一个等位基因不会遗传至后代——在这个例子中，父亲的 a 和母亲的 b 均未遗传给子代。可以将这两个未遗传的单倍体考虑为一个"对照"个体的基因型。用这种方法，患者和对照样本都来源于同一基因库，人群分层问题就不复存在了。这种研究疾病关联性的方法最初由 Falk 和 Rubinstein 提出，称为单倍体相对危险度方法[14]。它的准确性依赖于许多假设情况，如所研究的遗传标记物不会影响配偶选择以及配子生成。在这种方法上进一步发展出的方法是传递不平衡检测（transmission disequilibrium test，TDT）[15]。仍使用图 21-2 所示的家系，对于某一个杂合子亲代而言（如此例中的父亲，携带了 a 和 c），任何一个等位基因（如此例中的"a"）传递给孩子的概率为0.5。如果"a"等位基因与疾病危险性无关，那么对患儿来说，传递（transmission，T）的概率与不传递（nontransmission，NT）的概率相等，这可以简单地表示为 P（T/D）= P（NT/D）。在 P（NT/D）中，D 表示后代罹患疾病。然而，如果所研究的等位基因与疾病危险性相关，则 P（T/D）＞ P（NT/D）。如果对大量的杂合子父母和患病的子代进行研究，通过与未被遗传的等位基因进行比较，TDT 就可以明确疾病和被检测的等位基因之间是否存在关联。虽然 TDT 是解决人口分层问题的巧妙方法，但也存在一些缺点，如价格昂贵，并且从统计学角度而言不及标准的病例 - 对照研究（图 21-2）。

表 21-3 队列与病例对照研究四格表*

队列研究

	患病	非患病
暴露	a	b
非暴露	c	d

病例 - 对照研究

	暴露	非暴露
患病	a	b
非患病	c	d

*a、b、c、d，各类别中观察到的个体数

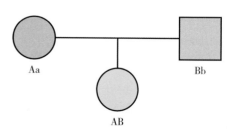

图 21-2 传递失衡检测分析的三人家系图

遗传标志物的选择

在过去几年，遗传学知识更新突飞猛进，而这种趋势还将持续一段时间。目前遗传学知识的更新主要是基于人类基因组计划的完成[16]，这一计划提供了人类基因组所有 32 亿个碱基对的参考序列，而随后进行的人类基因组单体型图（HapMap）计划（http：//HapMap.ncbi.nlm.nih.gov）提供了人类基因组中常见的序列变异。在基因组中，最常见的变异形式是单个碱基发生改变——例如，在 DNA 序列中从腺嘌呤（A）到鸟嘌呤（G）。这种变化被称为单核苷酸多态性（SNPs），现在一个在线 SNP 参考数据库（www.ncbi.nlm.nih.gov/SNP）中，智人有超过 3000 万个 SNP。除了单核苷酸多态性（SNPs）外，还有成千上万数量不等的串联重复序列（variable numbers of tandem repeats，VNTRs），其中比较常见的形式称为是微卫星。在 GWAS 和 SNPs 之前的时代，微卫星技术被广泛应用于连锁分析。在基因组中存在大量的插入和缺失现象[17]，有些是新生突变，这可能是与疾病相关的个体遗传变异的另一原因。例如，Huntington 病是由 Huntington 基因中一个 CAG 三重体重复多次引起的。较小的插入和缺失正逐步被收录，因此，随着更多的人类基因组测序的完成，这些遗传变异的数量将大幅度增加。

候选基因与全基因组关联研究

第一批关于复杂疾病的遗传学研究主要集中在候选基因。因为与其他疾病有关联，所以选择候选基因要基于生物学上的可能性，或者是基于动物模型研究。然而，在过去从至少 30 000 个已知的蛋白质编码基因中检测到一个关联基因的概率非常低，特别是在基因组位置中测试一个或几个标记物时，在这类候选基因的研究中，这种情况是常见的。此外，由于研究测试病例和对照对象的样本量比较少，因此很难有比较准确的结果。尽管如此，在许多复杂疾病中检测到与 HLA 和 PTPN22 基因关联。

由于 The HapMap 计划的出现以及技术进步大，加速了对基因组遗传变异的认识，这意味着现在可以通过跨基因组测试 SNP 标记物来进行关联性研究，这就是所谓的全基因组关联分析（GWAS）。2005 年，补体调节蛋白 H 因子被确定为年龄相关性黄斑变性

的一个显著的危险因素[18]，这个研究拉开了 GWAS 的序幕。此后不久，第二个主要的 GWAS 研究发现了 IL-23 受体是 Crohn 病的危险基因[19]。而 2007 年的一个重大进展就是我们认识到对于大多数复杂疾病来说，单个变异体对疾病的影响不大，因此检测其相关性需要大样本量。这一进展首先是由威康信托基金会病例控制协会（Wellcome Trust Case Control Consortium，WTCCC）提出的[20]。WTCCC 首次就采用了很好的研究设计，其中包括 7 种疾病的 2000 例患者和 3000 名普通对照者。该研究检测了跨基因组的 50 万个 SNP 标记物，并应用稳健统计阈值验证了其相关性。新的基因位点被识别出来，随后，通过研究更多的独立样本又进一步证实了这些基因位点。在接下来的 10 年间可以看出，将 GWAS 应用于自身免疫性疾病是很有成效的。同时，目前已确定了有近 200 个不同的染色体区域是几个主要自身免疫性疾病的风险位点（https：//www.genome.gov/26525384）。随着一些比较罕见或研究较少的自身免疫性疾病的大量数据收集，GWAS 将在剖析肌肉骨骼性疾病遗传基因方面发挥着主要作用。

全基因组关联研究

从统计学角度看来，比起连锁分析，关联研究可以更好地检测遗传的影响[21]。用于连锁研究的标记物数量相对较少，而用于关联方法对遗传影响研究的遗传标记物有几十万甚至几百万个。要扫描整个基因组，GWAS 基本取代了连锁分析，除非在一些特殊情况下，比如存在孟德尔模式的多发家系。

测试这么多的标记物可能会产生检测关联出现偶然性。因此，遗传学界通过估计整个基因组中有 100 万个独立（非相关的）SNPs，应用 Bonferroni 法对这 100 万个标记进行校正，相当于超过了已经被确认有关联的 $P < 5 \times 10^{-8}$ 的统计阈值。反过来，这也可以暗示研究能力，并且它与基因位点的效应大小、统计阈值和风险等位基因的频率有关，这些都会影响到检测关联所需的样本量。因此，预期影响越小，所使用的 P 值阈值越低，较小等位基因的频率越低，检测关联所需的样本量就越大。效应值大小反映了一个特定位点对疾病易感性的作用，用 OR 来衡量。在第一项研究中，由于"胜利者的诅咒"现象[22]，一个位点被认为与一种疾病相关，此时 OR 往往被高估。

因为大多数研究无法检测所有易感性位点。如果检测到关联性，很可能也是偶然的机会中，在被测试的人群中的风险等位基因比较丰富。在独立的人群中的风险等位基因的真实概率会更低，因此需要更大的样本量来验证这种关联。

全基因组关联研究的成功关键取决于利用基因组中潜在的单倍型结构，这反过来反映了在基因组中普遍存在的连锁不平衡（LD）。下面一节将更详细地讨论 LD，并指出相邻基因位点的遗传变异常常比预期的更接近。长距离的 LD 是人白细胞抗原（HLA）区域的一个特别突出的特征，特别是对于某些单倍体来说。

连锁不平衡

连锁不平衡的概念对于理解基因关联是非常重要的。两个等位基因同时出现在一个单倍体上的概率超过了预期的概率时，则意味着出现了连锁不平衡。例如，白种人 MHC 单倍体上通常带有一个特定的连锁不平衡等位基因 A*0101-B*0801-DRB1*03011，通常被称为 A1-B8-DR3 单体型，最近则被称为 "8.1" 单倍型[23]。在典型的北欧白种人丹麦人群中，这种单倍体的存在频率大约为 9%。为了便于理解为什么这个频率反映出存在连锁不平衡，请先了解以下事实，在丹麦人中，A1 等位基因频率是 17%，B8 等位基因频率为 12.7%。因此 A1-B8 出现的理论频率是 $12.7\% \times 17\% = 2.1\%$，远低于其实际出现的频率 9%。两者之间的区别用于计算连锁不平衡的强度，定义为 D；这个例子中 D = (0.09–0.021) = 0.069。表 21-4 介绍了最基本的双位点，双等位基因的 D 值计算方法。由于 D 值受不同等位基因的相对频率影响很大，因此实际应用中通常对其进行校准，包括 D′ 和 r^2，如表 21-4 所示。

由于人类全基因连锁不平衡图谱数据大量出现，并且使用工具（见 http：//hapmap.ncbi.nlm.nih.gov）能够容易地进行观察，因此理解连锁不平衡的计算是很有帮助的。图 21-3 的下部分显示了使用 D′ 计算 1 号染色体上的 PTPN22 基因周边区域连锁不平衡的可视化结果。任何两个标记之间的 D′ 数值通过热图来反映（红色 D′=1；白色 D′=0）。在这个例子中，连锁不平衡远远超出了 PTPN22 基因本身的范围。事实上，如图 21-3 所示，尽管 SNP 标记 rs6679677 距离 PTPN22 基因内部 RA 相关 SNPrs2476601 有 100 kb

之远，但这个标记仍然被 WTCCC 用于检测 RA 和 PTPN22 之间的潜在相关性。

了解连锁不平衡如何产生，要知道在减数分裂过程中重组发生会导致基因组的重改，类似于洗牌。对于连锁不平衡的存在有三个可能的解释。第一个解释，这个种群可能是由两个种群混杂衍生而来，而其中一个种群的某个特定单倍体具有较高的频率。如果这种事件是最近发生的，就没有足够的时间（足够的繁殖代数）使得两个紧密连锁的位点的等位基因通过减数分裂中的基因重组获得随机化，这就是群体混合。就好比玩扑克牌一样，考虑两副牌（如方块和黑桃）的情况，如果洗牌的次数少于 10 次，发牌时，会有大量相同花色的连续牌。由于人类历史经历了多次大的种群迁移，因此人群混杂也许能够用于解释大量连锁不平衡的出现。第二个解释与第一个解释有关，基于我们观察到基因组上的一些特定区域在减数分裂中出现重组的频率相对较低（例如，由于某种原因，某些卡片从不会因重排而分开，而是粘在一起），这可能与基因组结构有关。因此，这些区域的各种基因经过多代次后仍然倾向于共同存在于同一单倍体上，甚至在这一单倍体进入某一种群很久以后仍然存在。在遗传学界，这个概念对于理解连锁不平衡的重要性仍然存在争议。

对于连锁不平衡的第三个解释则是认为连锁不平衡中的等位基因由于选择优势而被维持在一起。例如，我们前面提到的 A1-B8-DR3 单倍体，这可能是由于携带这种单倍体的个体在免疫防御上更具有优势造成的。因此，尽管感染是儿童最主要的死亡原因，但拥有这种单倍体的个体可能更有生存优势。单倍型在人群中会变得更加常见，但如果人们的存活率增加，同样的单倍型可能由于免疫反应增强而更易患自身免疫疾病。这种假设似乎是合理的，但对于某个特定的单体型，这个假设很难被证明。

正如图 21-3 所示，对于 1 号染色体上的基因 PTPN22 附近的区域，大多数基因区域的常见变化可以只用几个标记来显示常见的单体型结构，因此连锁不平衡对于遗传关联是很有用的。我们可以把这些单倍体变异的模式看作是一种跨越基因组区域的常见单倍体的"条型码"。正如图 21-3 的中心区域以及如表 21-4 所描述。综上所述，国际 HapMap 计划建立了网上数据库，使用户可以轻松获知基因组任何区域的单体型结构。这个网站还提供了遗传多样性信息，并

表 21-4 检测连锁不平衡

染色体某个区域有两个相邻的基因位点，A 和 B。每个位点有两个可能的等位基因 1 和 2。则存在 4 中可能的等位基因或单倍体组合。下图中用颜色条来代表种群中这些单倍体的频率。

A_1___B_1		频率 = X_{11}
A_1___B_2		频率 = X_{12}
A_2___B_1		频率 = X_{21}
A_2___B_2		频率 = X_{22}

标记位点 A 等位基因频率为 p_1 和 p_2

标记位点 B 等位基因的频率为 q_1 和 q_2

那么

$p_1 = x_{11} + x_{12}$

$p_2 = x_{21} + x_{22}$

$q_1 = x_{11} + x_{21}$

$q_2 = x_{12} + x_{22}$

简单地计算 $D = X_{11} - p_1 * q_1$。这个数值表示了观察到的单倍体频率（在本例中为 X_{11}）和理论上每个位点每个等位基因随机相关产生的频率（在本例中为 $p_1 * q_1$）之间的区别。对于已知数据的任何等位基因组合，尽管单倍体上等位基因相关性的方向标记（+ 或 –）可能不同，但是 D 值是一样的。

一个更标准化的 D 检测，标记为 D′，在实际应用中更有用。D′ 是指观察到的 D 值和给出的实际等位基因频率可能产生的最大（或 最小）D 值的比值。

$$D' = \frac{D}{D_{max}} \text{ when } D \geq 0 \text{ 和 } D' = \frac{D}{D_{min}} \text{ when } D < 0.$$

D′ 值介于 0 ~ 1。它测量的是通过两个位点等位基因变异体频率校准后的连锁不平衡度。

另一个有用的连锁不平衡测量指标是等位基因 A 和 B 之间的相关系数 r^2。与 D′ 相似，r^2 值仍然在 0 ~ 1。r^2 更全局地显示了两个位点之间等位基因是如何相关的。

$$r = \frac{D}{\sqrt{p_1 p_2 q_1 q_2}}$$

当 $r^2 = 1$ 时，存在两种可能的单倍体，通过位点 A 的等位基因完全能够预测位点 B 的等位基因。在这种情况下，D′ = 1。但是当 $r^2 < 1$ 时 D′ 也可以是 1。在这种情况下，这个种群中只有 3 种可能的单倍体。如果 D′ < 1，这个种群中则有 4 中单倍体。这在后面 的双位点单倍体彩图中有描述。

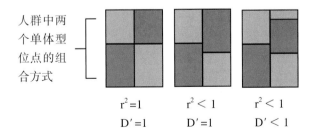

人群中两个单体型位点的组合方式

$r^2 = 1$	$r^2 < 1$	$r^2 < 1$
D′ = 1	D′ = 1	D′ < 1

图 21-3 中展示了一个类似于 *PTPN22* 基因区域的单倍体。

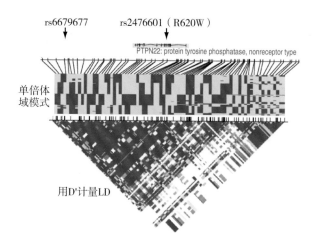

图 21-3 染色体 1p13 包括约 200 000 个碱基对的 *PTPN22* 基因区域。图中央区域的蓝色和黄色的单体型是通过观察单核苷酸多态性与 HapMap 计划的 90 个白色区域（SNP）的等位基因组合产生的，它类似于表 21-4 中讨论的连锁不平衡。尽管有大量的 SNP，但每一个条形码代表单体型模式的有限数量。该图的下部表示出了热图，其中的红色的强度反映的是整个区域的 SNPs 之间由刻度线表示的相关程度 [连锁不平衡（LD）用 D 计量']。需要注意的是广泛分离的 SNPs 是高度相关的。与 1 型糖尿病（及其他自身免疫性疾病）相关联的两个遗传标记显示在顶部。rs2476601 可能是这个区域的致病突变，并导致密码子 620 区的氨基酸改变。另一个在 100 kb 附近的遗传标记（rs6679677）也与糖尿病显著关联，需要注意的是，当广泛的连锁不平衡存在于同一个区域，只依据关联性分析判断致病基因是有困难的

包括了如何使用这些资源的教程。

常见变异和罕见变异

关于人类疾病的整体遗传"结构"的争论仍在继续[24]。直到最近，人们还认为，人群常见疾病的遗传风险因素中，常见等位基因变异很可能占有很大一部分。这一假设是依据"常见病，常见变异"这个观点，即常见疾病是由人群中的对于个体疾病风险没有很大影响的遗传变异引起的，因而这些疾病发病率高[25]。如果一种变异对疾病风险有很大影响，它可能会降低生殖能力，因而不会在几代人中持续存在，因此它的发病率很低。这一事实表明常见病是常见的，造成这些疾病的遗传变异并不会影响生殖健康度，因此预计在几代人中持续存在，并且人群中的发病率很高。常见变异通常是指在人群中出现频率在 5% 以上的变异不低于 1%。

许多复杂疾病的发现为这一理论提供了证据；例

如，与许多风湿病相关的 HLA 等位基因和 *PTPN22* 基因变异，它们在人群中以适度的频率发生风险变异。然而，迄今为止确定的常见变异并不能解释疾病的所有遗传因素，也没有任何先验的理由来否定许多罕见的变异实际上在疾病的遗传负担中占很大一部分这一假设。常见变异成为研究焦点的主要原因是，目前的技术特别适合研究它们。因此，常见疾病、常见变异假说目前是一个自我实现的预言，因为技术平台一直专注于检测常见变体。随着允许大规模重组新技术的出现，这种情况将会改变。整个人类基因组的常规测序可能还不到 5 年时间，却出现了引起自身免疫性疾病的罕见变异[26]。这种进展反过来又促进了分析大型数据集的复杂统计方法的发展，同时突出了将遗传知识与临床数据结合起来的必要性，最终对研究人员和从业者来说是便于管理和有意义的。大量的基因数据集将可以被利用，这就要求采用新的、更有效的方法来存储和分析数据。因此，在基因图谱的全基因组时代，我们仍处于早期阶段。

从病例对照研究解读统计关联

近年来，几乎所有复杂疾病研究都会涉及人群关联研究，而这主要是通过回顾性病例对照研究来进行检测的。所以我们要了解这种方法在遗传分析上的优缺点，从而更好地理解并判断这些关联的重要性。

通常，一旦满足了可接受的统计标准，就有三个可能的理由来检测一个特定等位基因和疾病之间的关联（见前面的文本）。首先，所研究的等位基因可能直接参与了该病的发病过程。第二个必须考虑的原因可能是对患者和对照组进行人为分层导致的结果。尤其要引起注意的是，对照组与疾病组在那些与疾病无关的基因位点上可能并不匹配，当对照组与疾病组来自不同的种族时，就常常出现这种情况。遗传匹配的缺乏通常是基因病例控制研究中的一个主要问题，目前已经提出了许多办法来控制这种情况[27]，如使用专门反映族裔背景的基因标志物。这些方法可以纠正潜在的人口遗传亚结构，现在已被广泛接受，通常需要发表在领先的遗传学期刊上。一般来说，将自我报告的族裔特征作为匹配病例组和对照组的基础是不够的。

第三个也是更为常见的原因是，致病基因实际上就是 LD 中的某个检测基因，可能是 SNP，也可能是特定的 HLA 变异体。因此，一旦检测到关联，就需

要进行更精细的测定，以定位具有最大统计关联证据的标志，并探索这些变异是否是功能性的及是否有因果关系。

类风湿关节炎易感基因

在 GWAS 时代之前，研究人员只能将两个基因位点——HLA-DRB1 和 PTPN22 基因——确定为与 RA 易感性相关的因素，而且它们仍然是迄今为止已知的最大的遗传风险因子。与大多数自身免疫性疾病一样，人类白细胞抗原区域（HLA）是类风湿关节炎（RA）的最大遗传风险，约占遗传负荷的 60%。这么大的效应值使人们在现代遗传时代之前的 30 年中，只需使用相当小的样本量就可以得出 HLA 区域在 RA 中的参与这个可靠的结论。

Ⅰ类和Ⅱ类人白细胞抗原同型：功能相关性

HLAⅡ类分子具有有限的组织分布，通常可见于免疫系统的抗原呈递细胞，如 B 细胞、巨噬细胞、树突状细胞和某些 T 细胞亚群。这个分布特点反映了在免疫应答的初期和增殖期，HLAⅡ类分子主要参与了向 CD4$^+$T 细胞呈递外源抗原的过程。然而，在 γ 干扰素等促炎因子的作用下，HLAⅡ类分子还可被诱导表达于许多其他类型的细胞，使这些细胞能够向 CD4$^+$ T 细胞进行抗原呈递。相反，HLAⅠ类分子广泛分布于除红细胞以外的几乎所有的体细胞。这种分布特点反映其主要功能是向 CD8$^+$ 效应性或细胞毒性 T 细胞呈递抗原。

HLAⅠ类分子和Ⅱ类分子的另一个主要的功能差异是其凹槽内所结合抗原肽的来源不同。通常，HLAⅠ类分子呈递的抗原主要来自于内质网中主动合成的蛋白质，而 HLAⅡ类分子则呈递的抗原多来源于细胞外部，通过胞吞作用进入细胞内。这些差异也反映在 HLAⅠ类分子和 HLAⅡ类分子中抗原呈递体系和运输模式的差异。这一复杂过程将在第 10 章和第 18 章中详细探讨。

类风湿关节炎：HLA-DRB1 关联性和共享表位

关于 RA 与 HLAⅡ类分子等位基因关联性研究，

最早见于 20 世纪 70 年代 Stastny 的报道[28]。当时采用的是细胞学和血清学抗体的方法，这些方法目前已不再常规用于 HLA 的分型，但是，HLA 等位基因的命名与这些早期的分型方法是有一定渊源关系的。DRB1*0401 等位基因（即 Stastny 最初报道的"Dw4"型）是第一个报道的与 RA 相关联的 HLA 多态性位点。大量研究证实，它也是 RA 关联性最强的等位基因，至少在白种人中如此。另外，还有其他几种 HLA-DRB1 等位基因也被报道与 RA 相关，但其关联性程度有所差异。在某些种族，RA 与 HLA-DR4 等位基因无明显关联，而与 HLA-DR1[29] 或 HLA-DR10[30] 有关。目前普遍认为下述等位基因是 DRB1 位点上与 RA 相关的主要易感基因：DRB1*0401、*0404、*0405、*0101 和 *1001。此外，这些等位基因的一些较少见类型和其他等位基因（DRB1*1402）也可能与疾病易感性有关，而 DRB1*0901 则是亚洲人群中较常见的易感基因。如表 21-6 所示，这些易感基因大多具有一个共同序列。这种共有的氨基酸序列 Q or K-R-R-A-A 也被称为"共享表位"，这一结构特征位于 DRβ 链的 α 螺旋部分，它既影响肽段的结合，也影响 T 细胞受体（TCR）与 DRB1 分子的相互作用。在 DRB1*1001 易感等位基因，这一共同序列出现了氨基酸的保守性变异，从而使其 70 位点上的谷氨酰胺 Q 变为精氨酸 R；在亚洲人群中较常见的与 RA 关联的 DRB1*0901 等位基因，情况也是如此（表 21-6）。

针对共享表位与 RA 关联性的原因，提出了许多不同的假说。假定鉴于基因组中的某一区域编码氨基酸，这些氨基酸形成 DRB1 蛋白的凹槽形状，该蛋白负责结合异物（抗原）并呈递给免疫系统，很有可能的是，一种特定的 RA 抗原（可能是一种自体抗原）以错误控制免疫反应的方式呈现给免疫系统，最终导

表 21-5 DRB1 基因在类风湿关节炎中的相对危险度

DRB1 基因型	相对危险度	P 值
0101/DRX	2.3	10^{-3}
0401/DRX	4.7	10^{-12}
0404/DRX	5	10^{-9}
0101/0401	6.4	10^{-4}
0401/0404	31.3	10^{-33}

表 21-6 与类风湿关节炎相关的 DRB 1 等位基因 70～74 位点共享表位的氨基酸替换

	氨基酸位置				
DRB1 等位基因	70	71	72	73	74
0101	谷氨酰胺	精氨酸	精氨酸	丙氨酸	丙氨酸
0401	—	赖氨酸			
0404	—	—	—	—	—
0405					
0408					
1402	—	—	—	—	—
1001	精氨酸	—	—		

致关节组织的炎症性破坏。尽管有许多抗原可能会这样，但多年的研究并没有明确地证明 RA 自身抗原是由共享表位呈递的。但是考虑到共享表位阳性等位基因与抗瓜氨酸化蛋白抗体（ACPA）有很强的相关性，推测瓜氨酸肽段可能与 DRB1*0401 存在特定的亲和性，这一点值得关注[32]。

第二个主要假设是，这些易感等位基因可能在胸腺选择时，通过作用于特定 T 细胞受体的选择过程，进而调节外周 T 细胞库的可能性。已有人体试验的证据支持 DR4 等位基因在外周 T 细胞库的形成过程发挥一定作用[33]。然而，目前尚不清楚这种对 T 细胞受体库的作用是否与疾病易感性有关。另外，还有很多其他有趣的假说，包括分子模拟[34-35]、细胞内运输过程中等位基因特异性差异[36]、NO 产物调节[37]，但仍需要进一步的实验证实。

近年来，对共同表位假说进行了很多研究，但仍无法完全解释 HLA 与 RA 的关联性，因为并非所有的共享位点的等位基因均携带同等程度的遗传风险；而关联性的强度在不同人群也有所不同。通常在 RA 中，等位基因 DRB1*0101 比 DRB1*0401 和 *0404 相对危险度低，DRB1*0101 则是某些种族的主要风险基因。而在非洲裔美国人和一些西班牙人群中，共同表位本身似乎并未显示出与 RA 有明显关联[39-40]。此外，存在某些 DRB1 等位基因的特定组合携带危险性明显升高的现象[41]。例如在白种人中，DRB1*0401 与 DRB1*0404 组合携带的相对危险度超过了 30[38]。而这两种等位基因的各自的相对危险性

只有 4～5。表 21-5 归纳总结了部分关于此方面关联性的例子。

在 1987 年首次提出共享表位参与 RA 的观点，大体上仍然是正确的，但在最近几年稍有修改。利用大量高通量的遗传技术以及强大的生物信息学和统计分析，HLA-DRB1 基因与 RA 的关联已精炼为与 RA 易感性相关的三种氨基酸，其中两种氨基酸位于共享表位区域[42]。目前对 HLA 区域内的 RA 相关性的了解可以看出，在 HLA-DRB1 的第 11 位的氨基酸仍然在肽结合槽内，但不在经典的共享表位序列中——与疾病易感性关系最密切，其次是在 SE 中氨基酸 71 和 74 的另外两个关联。此外，在 HLA-B（位置 9）和 HLA-DPB1（位置 9）中的氨基酸也显示出与 RA 有很强的相关性，甚至在校正与 HLA-DRB1 氨基酸的关联后也表现出很好的相关性。这五种氨基酸解释了几乎所有在 MHC 基因区域观察到的关联（在 ACPA 阳性的欧洲类风湿关节炎患者中）。

在前现代遗传学时代，与 RA 易感性密切相关的另一个基因是 PTPN22。2004 年，文献报道胞内磷酸酶 PTPN22 与 1 型糖尿病[43]、类风湿关节炎[44]、系统性红斑狼疮[45] 和自身免疫性甲状腺疾病[46] 等相关，其 OR 一直波动在 1.5～2，这是第一个被证实的非 HLA 的等位基因导致多种不同自身免疫性疾病风险性增加的基因[47]，这一发现得到反复证实。在此例中，研究显示 PTPN22 上述各 SH3 结合位点之一发生非同义替代（在密码子 620 处色氨酸代替精氨酸）可导致 PTPN22 与细胞内色氨酸激酶 Csk 的正常关联中断[43-44]。基因敲除 PTPN22 的小鼠导致 T 细胞过度活化，但是在人类中，PTPN22 风险等位基因具体功能尚不清楚。然而，毫无疑问的是 PTPN22 通过影响 Lck[48-49] 而参与调节了 TCR 和 BCR 信号阈值[50]。在许多造血细胞中也发现了 PTPN22，而其在这些细胞中的功能尚不清楚。

有趣的是，所有与 PTPN22 相关的自身免疫性疾病均表现出显著的自身抗体的产生，提示 PTPN22 在体液免疫反应调节方面发挥着独特作用。值得注意的是，对于 Crohn 病 PTPN22 等位基因具有保护作用，在多发性硬化中也未显示出风险性，提示 PTPN22 在不同的疾病中发挥的作用各异[51]。这个例子为疾病的机制提供了特别的角度，并对于药物开发有一些明显的启示，例如对于类风湿关节炎和其他自身免疫性疾病有效的激动剂反过来可能加剧 Crohn 病。因此，

PTPN22 是一个很好的例子，它说明了如何发现与疾病关联性较弱的遗传因子，从而将基于假设的研究转向新的途径。在不同疾病中具有相同易感等位基因的常见基因具有共同的潜在机制，但并不能解释这些基因变异是如何影响正常免疫反应的问题。这些基因变异是否赋予生存优势？在不确定复杂的潜在基因的情况下，我们是否可以通过检查免疫反应表型的"正常"范围来检测风险状态？是什么构成正常免疫功能范围的问题重新引起人们的关注[52]，并促使人们对无疾病的人进行关于自身免疫风险基因位点功能的研究[53]。事实上，对正常免疫系统的研究可能是了解复杂的风险等位基因序列如何使人们患病的关键[54]。因此，自身免疫遗传学的进步除了需要进一步扩大基因发现外，也需要更复杂的方法来区分正常的免疫系统以及疾病本身。

类风湿关节炎遗传学的全基因组关联研究时代

2007 年，WTCCC 发现了 RA 的易感基因[20]，由此迈出了第一步，随后人类基因组遗传结构知识和基因分型技术的巨大进步使设计的芯片阵列能够在一次实验中以低成本价格分析超过 50 万个变异体，从而实现了这一步的发现率的改变。同时遗传学界认识到，需要大量的病例和对照个体才能获得足够有价值的数据，并且需要发展新的更好的统计方法来分析这些数据。随着时间的推移，GWAS 方法得到了改进，越来越多的遗传变异被分析，样本量也越来越多，因此，最新的 RA 基因研究纳入了 29 880 例患者和 73 758 名对照者，将已确认的遗传易感基因位点总数增加到 101 个[51]。从目前已知的 101 个基因位点中，我们可以学到很多东西：

1. *可能有更多与 RA 相关的基因位点有待发现。* 要估计像 RA 这样复杂疾病的基因成分的真实大小是很困难的。用于估计 RA 遗传力的双生子研究相对较小，导致了完全不同的结果，但即使使用较低的估计，目前已确认的基因结果也只占 RA 遗传易感性的 60% 左右。许多理论已经提出了这种"缺失"的遗传力[56]，包括异位显性的作用，基因之间或基因与环境因素之间的倍增相互作用，比单纯的叠加带来更大的风险。其他的理论包括遗传变异，例如拷贝数的变异和罕见变异，这些变异还没有得到很好的研究。

当前的基因分型技术并不能很好地分析这些类型的变异。表观遗传学——即与 DNA 的非序列相关的改变——也可能起作用。然而，很有可能的是，过高估计了 RA 的遗传成分及很多使 RA 易感性减小的基因位点的存在可能在"缺失"遗传中发挥很大的作用。大量的基因变异与疾病易感性密切相关，但仍处于不能被确认的阶段（$P < 10^{-5}$，但 $> 10^{-8}$）。对其他疾病和特征（如身高和炎症性肠病）的研究表明，检测到的样本越多，被确认的基因位点越多——在 RA 中，此种情况可能会持续下去[2,57]。

2. *不是所有的风险变异都存在于每个患者身上。* 发现与疾病相关的遗传变异是很普遍的，也就是说，它们存在于 5% 以上的人口中。因此，许多未患病的人都有遗传风险评分，及携带风险变异基因。同样，所有患者的遗传风险评分通常高于对照组，但其基于风险变量的子集，而不是全部。在患者亚组中确定哪些特定的变异是重要的，有可能将患者分为更同质的亚组，这可能对治疗和结果预测有好处。统计模型显示，携带一组风险变异子集（*HLA*、*PTPN22* 和 *STAT4*）的患者与没有这些变异的患者相比，其发生 RA 的相对风险度大于 15。这些工作将会为高危人群及其对不同治疗方法的反应和最终结果提供更多的认识。

3. *在 RA 的血清型中 HLA 关联是不同的，虽然它们有很强的遗传关联，但它们不是引发疾病的必要条件或充分条件。* 长期以来，RA 与 HLA 基因位点的关联给我们提供了关于这种疾病的大量信息。在人类白细胞抗原（HLA）中，一组独特的 DRB1 位点氨基酸的出现频率显著增加，这表明共同抗原的呈现对大多数（而不是所有的 RA 患者）都是重要的。这种情况与其他自身免疫疾病明显不同，后者可能与 HLA 位点密切相关，但具有不同的基因或等位基因。此外，HLA 风险阴性的 RA 患者可能暴露于不同的环境抗原，从而引发疾病。的确，有证据明确地表明，ACPA 血清阳性和血清阴性的患者与 *HLA-DRB1* 基因内不同的风险等位基因有关联，这反映了血清阳性和阴性患者中氨基酸本身是不同的[59]。与血清反应阳性疾病相似的是，血清阴性疾病与 HLA II 类（*HLA-DRB1*）和 I

类（*HLA-B*）基因有独立的遗传联系。同样，在肽结合凹槽内的 HLA-DRB1 第 11 位和 HLA-B 第 9 位上，也可以看到这样的独立关联。这些氨基酸位置因此与这两种形式的疾病有联系，但重要的是，血清反应阳性和血清阴性疾病的风险是由于的氨基酸残基，这表明在不同形式的 RA 中分离抗原可能是重要的。例如，丝氨酸 11 号位对 ACPA⁺ 的疾病有保护作用，但也会使 ACPA⁻ 的疾病产生风险 [59]。除了与疾病血清型相关的基因位点在强度和效果上不同的其他证据外 [60]，HLA 基因位点提供了令人信服的证据，说明这两种疾病在遗传上的确是不同的。在血清阳性亚组内，HLA 基因上的五个最重要位点的氨基酸决定其风险等级，这种风险等级也与疾病严重程度相关（见参考文献 60a）[42]。

4. 在不同人群和种族中，类风湿关节炎的遗传风险因素既有重叠，又有明显的差异。最新的大规模荟萃分析证实了与 RA 相关的基因数量达到 101，这项国际研究使用了大量亚洲人和白种人样本 [55]。研究表明，这些群体之间共享许多 RA 基因位点，包括 *IL6R*、*STAT4*、*TNFAIP3* 和 *IRF5* 这些关键的免疫基因。虽然在不同种族背景的 RA 患者中这些基因位点都有共享，但同样的遗传变异在两个人群中是否具有因果关系仍有待确定。在不同的自身免疫性疾病中观察到同一基因有不同的遗传变异；例如，*TNFAIP3* 基因内部和周围的不同基因变异与 RA 和 SLE 均有关联，但不清楚对于不同人群中的 RA 是否是真实的 [61-62]。如果在同一种疾病的不同群体中发现了不同的致病变异，这将表明该基因是导致疾病易感性的根本，但这种基因突变产生于不同的祖先背景。两个种族之间共享一些基因位点，但是还没有明显的候选基因作为可能的因果目标。例如，在亚洲人群和高加索人群中，可以发现 AFF3 基因启动子区域与 RA 有密切相关，该转录因子在免疫疾病中具有未知的功能 [55]。在特定人群中也存在着相关基因位点，这为我们提供了一个有趣视角，了解可能在疾病发生中起作用的不同通路、不同进化限制和基因环境的相互作用。令人惊讶的是，这些基因包括 *REL* 基因（NF-κB 的一个亚单位），它们是免疫反应的关键驱动因子，也参与大多数

自身免疫性疾病中的重要途径。该关联只在欧洲人群中发现，亚洲人群中没有。其他仅在欧洲范围内发现的易感性基因位点包括：*IL2RA*、*PRKCQ*、*CD5*、*CD28* 和 *IFNGR2*。只存在于亚洲人群中的基因位点包括：*PRKCH*、*CD83* 和 *IL3*，这表明了在不同人群中导致 RA 的免疫途径可能不同。

5. 自身免疫性疾病之间存在重叠。现代遗传 GWAS 时代的一个显著发现是，不同疾病，尤其是自身免疫性疾病之间的遗传风险因素出现了意想不到的重叠。事实上，这一发现引出了一个成功的研究，就是去设计一个定制的 Illumina 基因分型芯片——免疫芯片，它密集地绘制了一系列自身免疫性疾病的共同基因位点，包括类风湿关节炎、1 型糖尿病、炎症性肠病和腹腔疾病 [63-64]。这项研究是深入调查疾病之间遗传共享程度的起点，不管这种遗传共享是与同一种疾病类型相关还是与共有基因位点相关，都具有不同的因果变异。可以通过理解哪个位点与特定疾病的独特相关性而获得一些有趣的见解。该分析已经为研究跨疾病遗传风险提供了很好的视角。例如，尽管包括类风湿关节炎在内的大多数自身免疫性疾病都有 *PTPN22* 基因的风险变异，但同样的变异体却对克罗恩病有保护作用。同样，在 *IL-6R* 基因上，一种对类风湿关节炎和心血管疾病有保护作用的基因变异会增加患哮喘的风险。有趣的是，增加 TL-6R 从膜结合转变为可溶性形式，这种变异与可溶性 IL-6R 水平和功能高度相关。这种可溶性 IL-6R 的增加模拟了托珠单抗（tocilizumab）的作用，托珠单抗是一种用于治疗类风湿关节炎的可溶性 IL-6R 制剂。对于类风湿关节炎，与其有最大重叠的疾病似乎是 1 型糖尿病，这些结果可能源于这些疾病测试的样本量较大，从而出现了很多关联。疾病之间基因重叠的更有趣的方面也许是某种疾病特有的基因。对于类风湿关节炎而言，到目前为止发现的 101 个基因中只有 2 个基因是 RA 独特的易感性基因。第一个是 *PADI4* 基因，它编码一种负责瓜氨酸化的蛋白质，鉴于 ACPA 自身抗体在疾病中的特异性，它可能是 RA 特异性的基因。更令人惊讶的是，编码一般细胞因子的 *CCL21* 基因似乎也与 RA 有独特的关联。这种趋化因子负责淋巴

结（包括三级、异位淋巴结）的形成和 T 细胞在淋巴结间的迁移，也参与血管生成，可能很好地解释了 RA 血管翳和结节的形成。

6. *遗传学可以提供疾病发生发展的线索，包括在疾病发生过程中最重要的细胞类型。* T 细胞和 B 细胞都被认为是类风湿关节炎的关键驱动因子。研究显示了每个细胞类型中活跃的 DNA 基因组区域的表观遗传标记，已经有报道表明，在活跃的 DNA CD⁺ T 细胞区域有丰富的 RA 遗传关联，表明这种细胞类型与易感性有关[65]。然而，这些发现只是初步的，因为越来越明显的是，基因组的不同区域在不同的刺激和慢性条件下是活跃的[66]；在这些不同的条件下，能否继续观察 CD4⁺ T 细胞活性 DNA 区域 RA 基因位点的富集还有待证实。正在进行的工作将阐明，例如，对于维持从早期炎症性关节痛进展到 RA，滑膜组织中的基因变化是否更为重要。

幼年特发性关节炎

幼年特发性关节炎（juvenile idiopathic arthritis，JIA）可能是最具异质性的复杂风湿疾病。JIA 分为几个亚组，包括关节受累的数量和时间，合并症和自身抗体状态。虽然将 JIA 分为不同的类别可能会有争议，但在主要类别之间有明确的划分。也存在有银屑病、脊柱受累、全身性疾病以及抗体阳性和抗体阴性疾病的亚组。可以推测，这些亚组是银屑病性关节炎（PsA）、强直性脊柱炎（AS）、系统性红斑狼疮（SLE）、类风湿关节炎（RA）和"真实的"幼年特发性关节炎（JIA）的早期形式，遗传学对于了解这些疾病之间的重叠方面具有明显的作用。反过来，这可能提供更合理或有针对性的疾病管理方法。

JIA 易感性的主要基因位点是 HLA 区域，占到疾病总遗传风险的 13%[67]。由于 HLA 区域的遗传复杂性以及每个 JIA 亚群样本量太少而造成不能有足够的数据确定子群之间的差异，所以对 JIA 抗原区域的研究往往滞后于 RA，但仍在进行中。目前的证据表明，与类风湿关节炎相似，尽管有不同的等位基因，但 I 类和 II 类基因都在疾病易感性中发挥作用。例如，I 类等位基因 HLA-A2 和 HLA-B27 及 II 类基因 HLA-DRB1 和 HLA-DP 都与不同亚型的 JIA 有关联。在未来，人们将会对 HLA 类型和在 JIA 的同质

亚型中引起疾病风险的氨基酸以及它们是否与成人疾病（如 AS 和银屑病）相对应等发现感兴趣。临床上有一组不同于成人炎症性关节炎形式的亚群，包括早期发病亚群、抗核抗原（ANA）⁺亚群，同样，探索与 SLE 的重叠以及了解这些亚群之间的关键差异是很有趣的。

GWAS 和免疫芯片研究已经证实在 HLA 区域之外与 JIA 易感性相关的基因有 17 个[67]。了解这些基因可以提供对疾病发病机制的认识。例如，JIA 与成人型类风湿关节炎有许多共同的基因位点，包括在 PTPN22、IL2 和 IL2RA 基因上的关联。然而，在幼年型疾病中，IL2 通路更普遍，IL2 和 IL2RA 提供了比在 RA 中更大的效应，包括 PTPN2 和 RUNX1 等其他基因也与之相关。1 型糖尿病患者的 IL2 通路基因富集程度高，1 型糖尿病与 JIA 共享的基因位点似乎比与 RA 的更多。

银屑病关节炎

家系学和家族研究表明，遗传对 PsA 的影响大于对银屑病的影响。家族研究估计同胞复发的风险大约有 40 个区域，也已确定有很多基因位点与银屑病共有。这个发现并不奇怪，因为大多数患者都会有银屑病，到目前为止，GWAS 研究使用的 PsA 患者的样本量并不大。早期的 GWAS 研究发现，TRAF3IP2 基因与 PsA 的发生有关，其影响程度比银屑病患者的大[68]。然而，在银屑病患者中也观察到了这种关联，其中一些人可能也有 PsA，这意味着很难证明 PsA 特异性位点的存在。在一项后续研究中，研究了 17 个在原始 GWAS 中没有达到全基因组水平显著性的位点，在 PsA 和银屑病中都证实了 RUNX3 基因与之关联[69]。迄今为止最大的遗传学研究使用免疫芯片序列测试了近 2000 名 PsA 患者和 9000 名对照者[69a]。有 8 个位点显示了与全基因组显著相关，其中 7 个（HLA-C、TRAF3IP2、IL12B、IL23R、IL23A-STAT2、TNIP1 和 TYK2）在以往的报道中与银屑病相关。然而，在银屑病和 PsA 中，至少有一个位点（IL23R）的 SNPs 易感基因存在差异。此外，还发现两个 PsA 特异性位点：一个位于 5q31 染色体，另一个位于 MHC（HLA-B27）。与 MHC 的联系是复杂的，与 PsA 有关联的三个主要位点是：经典的银屑病相关的 HLA-C*0602、HLA-B27，和 HLA-A*02。

一项只针对 MHC 基因的独立研究也发现，HLA-B 相关性可区分 PsA 患者和单纯银屑病患者。在该研究中，在 *HLA-B27* 等位基因上发现的 45 号位氨基酸与 PsA 完全相关[70]。随着 PsA 样本量的增加，可能会有更多的位点被确定，并且有可能对这些重叠疾病的共享和不同的位点进行分离。这种区分很重要，因为它可能为筛查银屑病患者的 PsA 发展风险铺平道路。

强直性脊柱炎

家族研究表明，AS 具有重要的遗传成分，兄弟姐妹的复发风险为 9.2%，而普通人群的复发风险为 0.1% ~ 0.4%[71]。根据这些数据估计遗传力超过了 95%。

AS 最强的遗传易感性因子是携带 *HLA-B27* 等位基因。在白种人中，超过 90% 的 AS 患者携带 HLA-B27，而健康人的这一比例约为 8%，估计 RR 值为 50 ~ 100 或更高[72]。然而，在 HLA-B27 阳性的人群中只有 2% 的人会发展为 AS，这表明存在其他遗传、环境和随机风险。在大部分种族中，AS 与 HLA-B27 的一致性支持了 HLA-B27 直接参与了 AS 的发病机制[73-74]。*HLA-B27* 还与反应性关节炎和炎症肠病性关节炎相关。*HLA-B27* 的血清学特异性实际上包含许多不同的 HLA I 类等位基因。这些等位基因在许多氨基酸位置上彼此不同，其中大多数涉及肽结合袋内和周围的氨基酸替换。这一事实很自然地引出了一个问题，即这些 B27 等位基因之间是否存在疾病关联方面的差异。大多数数据表明情况并非如此，尽管在某些人群中可能存在一些例外[73]。这些例外可能为 HLA-B27 分子在发病机制中的作用提供线索。然而，总的来说，似乎大多数 B27 等位基因之间的结构差异并不影响疾病风险。

最近的遗传研究已确定了 HLA 基因位点之外的 25 个危险位点[75]。这些发现突出了对疾病发生的潜在通路和机制的几个重要见解。首先，几个氨基肽酶基因（*ERAP1*、*ERAP2*、*LNPEP* 和 *NPEPPS*）的关联增强了抗原表达在发病机制中的重要性，因为这些基因编码的蛋白质可以修饰肽段，使其呈现给 HLA 分子。有趣的是，*ERAP1* 关联只在 *HLA-B27⁺* 人群中发现，是最早的遗传异位显性的例子之一；也就是说，*HLA-B27* 和 *ERAP1* 风险变异的存在成倍地增加了疾病风险[76]。相反，*ERAP2* 也与 *HLA-B27⁻* AS 有关。在小鼠身上的研究特别表明 *ERAP1* 与病

毒肽的产生和表达有关。其次，参与 IL23 通路的基因富集，包括 *IL23R*、*IL-12B*、*IL27*。该通路驱动产生 IL-17 的 CD4⁺ Th17 细胞的分化，产生 IL-17。令人鼓舞的是，针对 IL-23 和 IL-17 信号通路的生物药物的早期临床试验在 AS 患者中显示出了很好的效果。第三，涉及 T 细胞分化的通路（*EOMES*，*IL7R*，*RUNX3*，*ZMIZ1*，*BACH2*，*SH2B3*）和 G 蛋白偶联受体（*GPR35*，*GPR37*，*GPR65*，*GPR25*）也已被识别。尽管在一些研究中发现了 IL1 基因簇，但研究结果并不一致，抗 IL-1 药物阿那白滞素也未能成功治疗 AS[77-78]。最后，在易感 AS 和克罗恩病的基因中似乎有相当多的重叠。鉴于已报道多达 60% 的 AS 患者有肠道炎症的组织病理学证据，并且在克罗恩病中发现了一个包含抗病原体相关基因的通路，所以现在人们对肠道微生物群在 AS 易感性中的作用非常感兴趣[79]。

系统性红斑狼疮干扰素通路的识别

2005 年，研究人员发现干扰素调节因子 5（IFN regulatory factor 5，*IRF5*）与系统性红斑狼疮的易感性相关[80]，并且他们很快又证实了这一发现[81]。这一观察结果令人满意，因为干扰素通路的激活显然是狼疮和相关疾病发病的核心[82]。从最开始的观察以来，很明显地发现 IFN 通路中存在多个基因参与了狼疮易感性[83]。IFN 已成为一种潜在的药物靶点，人们对 IFN 调控在免疫应答中的作用重新产生了兴趣[84]。多个基因参与 IFN 通路成为自身免疫性疾病的危险因素，为该领域的持续生物学研究提供了重要支持，同时也为进一步了解该通路如何调控细节提供了可能。

研究人员对 SLE 基因的贡献，开创了疾病发生的关键生物学途径的方法。这些突破源于 GWAS 和免疫芯片技术，但也纳入了来自家庭研究、单基因研究以及跨种族研究的发现。单基因疾病，如 Aicardii-Goutières 综合征，具有许多 SLE 复杂遗传形式的表型[85]。在这些研究中使用家族关联方法发现了关键基因和生物学途径，包括 *TREX1*（IFN-α 产生中有重要作用）、补体缺乏和 Fas 配体（与细胞凋亡有关）。

将这些发现与病例对照研究产生的数据结合起来，已经初步确定了与 SLE 易感性有关的四个关键通路。这些通路为 1 型干扰素通路，如 *IRF5*、*IFIH1* 和 *TYK2* 的关联；NF-κB 通路（*TNFAIP3* 和 *IRAK1*）；B 和 T 细胞信号通路（*PTPN22* 和 *BLK*）；

细胞凋亡（*ITGAM* 和 *FCGR2A*）[86]。这些突破性的发现是向分层医学方法迈出的第一步，例如，患有 B 细胞信号驱动疾病的 SLE 患者可以被归为一类，并可能对特定的治疗方法有更好的反应。

骨关节炎

骨关节炎（OA）是最常见的肌肉骨骼疾病，但由于其在所谓的"健康对照人群"中的高患病率，确定这种疾病的基因非常具有挑战性，因为大量的"对照人群"会在以后患 OA。此外，不同的临床联合参与模式也很明显，并在遗传学时代之前就被描述了。遗传学研究证实，这些亚群表型的基础应该是不同的基因。GWAS 现已证实在全基因组阈值范围下有 11 个基因组相关[87]（表 21-7）。

应该指出的是，和其他 GWAS 一样，它通常是一个染色体区域，而不是能够精确定位于某个基因。该基因位点通常根据其最接近及最具有强关联信号的基因或基于现有知识下最有可能的候选基因来命名。然而，在大多数情况下，造成风险的基因尚未得到最终确定。迄今为止，最深入研究的基因位点是 20 号染色体上的 *GDF5* 基因。有趣的是，这是两个区域之一（*GDF5* 和 *DOT1L*）也与身高成反比（与 OA 相关的风险等位基因相对较小[88]）。*GDF5* 的风险基因在非洲人群中并不存在，在欧洲人群中很常见，在

表 21-7　2014 年 8 月在全基因组水平上骨关节炎相关基因 / 位点综述

基因 / 染色体位点	关节	人群
GDF5	膝	欧洲人和亚洲人
7q22	膝	欧洲人
COL6A4P1	膝	亚洲人
HLA-BTNL2	膝	亚洲人
MCF2L	膝和髋	欧洲人
GLN3	膝和髋	欧洲人
ASTN2	髋关节置换	欧洲人（女性）
CHST11	髋关节置换	欧洲人
FILIP1/SENP6	髋	欧洲人
KLHL42	髋	欧洲人
DOT1L	髋	欧洲人（男性）

东亚人群中显示出阳性选择，这表明它们可能会带来生存优势，但这种生存优势是什么尚不清楚。有观点认为，WNT 信号通路在 OA 发病中起着关键作用，遗传学研究提供了一些证据支持这个观点。例如，有研究发现，*GDF5* 基因通过 WNT 通路降低基质金属蛋白酶 13 的表达[89]；7q22 区域含有 HBP1 基因，能抑制 WNT 信号[90]，而 *DOT1L* 基因编码的是作用于同一途径的甲基转移酶[91]。然而，还需要进一步的研究来证实这一通路在骨关节炎发病机制中的重要性。很明显，更多的 OA 基因还没有被发现，这需要在更多的样本量下进行 GWAS。

临床转化

GWAS 只是了解肌肉骨骼疾病遗传基础的一个起点。该技术通常确定一个人们感兴趣的区域，从而对该区域进行进一步的精细定位或重新测序研究，以细化关联的峰值并确定一组可能的因果变异。生物信息学分析可以用来确定一个区域内可能的候选基因和可能的因果变异的优先级，但最终需要实验验证和功能研究来证明因果关系。只有确定了致病基因，才能进行可靠的通路分析。在撰写本章时，只有少数病例明确地确定了相关基因位点内的致病基因[63]。然而，正如所概述的那样，遗传学研究有可能以其他方式为临床实践提供信息。

药物作用靶点的识别：类风湿关节炎遗传学的经验

在 RA GWAS 中发现三个基因，它们是对控制疾病活动非常有效的药物靶点：阿巴西普（abatacept）是 *CTLA4* 基因编码的分子的类似物；托珠单抗（tocilizumab）是一种生物制剂，它完美地模拟了 *IL6R* 基因中 RA 相关变异性的作用；托法替布（tofacitinib）作用于 JAK/STAT 通路，其中与 RA 相关基因 *TYK2* 起着至关重要的作用。事实上，根据报道，对 RA 基因研究的分析丰富了药物作用靶点，该研究鉴定了 100 多个 RA 易感基因[5]。因此，基因研究可以突出药物开发的新目标或途径。在遗传数据的支持下，一些针对 PsA 和 AS 中 IL-17 和 IL-23 通路的药物以及针对 SLE 中 IFN 通路的药物正在进行早期临床试验。

预后

肌肉骨骼性疾病的病程存在着很大的可变性，目前还没有可靠的预测预后的因子。在类风湿关节炎中，基线时测定 ACPA 抗体比类风湿因子更能预测关节侵蚀的进展，但不能完全解释结果的差异[92]。然而，早期一个类风湿关节炎的家族研究证实基因决定了疾病的严重程度[93]。

有很多项目去研究其他的非 HLA 基因或基因位点是否也可以预测严重程度。大部分支持的证据表明与疾病严重程度相关的是 *HLA-DRB1SE* 等位基因。在多个人群中，*TRAF1/C5* 位点也与关节侵蚀有关[94-97]，但在随后的研究中并没有证实[98]。有两项研究报道了 *IL4R* 基因与预后的关系[99-100]。另外两项研究报道了 *IL2RA* 基因与关节侵蚀之间的关系[101-102]。然而，许多结果并没有在所有的研究中得到证实，这些结果中没有一个可以提供足够的识别能力而运用到临床上。

治疗反应

目前尤其在 RA 方面，有一些针对特定通路的生物治疗方法。然而，对于每一种或每一类药物，只有不到一半的患者达到缓解。目前，药物的使用是在药物试错法的基础上进行的，通常是按照它们上市的顺序，而不是根据任何科学原理。很容易猜测，就是如果最初就选择针对调节炎症主要途径的生物制剂可能会提高缓解率，这就是所谓的精准医学。但其前提是明确在人体中参与的路径。目前这种方法是局限的，因为在大多数相关的基因位点中，主要基因是未知的。正如前所述，基因名称分配在一个基因座，常常根据生物学上的合理性或因为它们是某个区域中与变异基因最接近的基因。然而，有许多例子证明这种假设是错误的。例如，在基因 CELSR2 中发现了与胆固醇水平密切相关的一个 SNP rs12740374，但是它已被明确地证明是通过改变肝中 SORT1 基因的表达而影响胆固醇水平，而这个基因是从其他两个基因（PSRC1 和 MYBPHL）在染色体 CELSR2 中分离的。如果错误的基因被分配到一个位点上，那么对根据主要通路定义的患者亚组进行下游通路分析，这可能是灾难性的影响。基于这种分组得到的治疗反应率也不可能得到改善。因此，只有识别出某个区域中负责关联信号的基因，使用遗传生物标记物来实现精准医学才有可能成功。

与此同时，我们正在努力根据患者对药物治疗反应的差异将其分为不同的层次，这就是所谓的分层医学。一些国家正在进行纵向队列研究，从接受药物治疗的患者（通常是生物药物）中得到遗传数据，这些患者对治疗的反应是用标准化的反应定义记录的。在欧洲和美国，逐渐采用 DAS28 或欧洲风湿联盟（European League against Rheumatism，EULAR）反应标准的疾病活动评分的变化进行结果衡量，这些结果是建立在 DAS28 基础上的[104-105]。有几个原因可以解释为什么对于治疗的遗传预测因子的研究滞后于对于遗传易感性的研究。首先，对药物有无反应者之间的差别比有无患病者之间的差别微妙。例如，中度应答者如何分类这个问题可能会使表型定义变得复杂。此外，对于结果的衡量本身就是综合性的，包括主观测量（例如压痛关节计数和患者整体健康评分）和客观测量（例如肿胀关节计数、红细胞沉降率，或 C 反应蛋白）。第二，到目前为止进行的遗传研究的样本量并不大。例如，抗 TNF 治疗反应的首个 GWAS 的其中之一是在 566 个患者中进行的，包括了应答良好、应答不良和中等应答者，因此研究把握度是一个主要的限制[106]。第三，如本研究中所述，作用于同一通路的生物制剂已归类，但是也有证据表明依那西普和单克隆抗 TNF 药物其实有不同的特性。因此，分层医学的进展一直很缓慢，但最近经过国际合作终于产生了第一个中等效应量的 GWAS，它证实 CD84 基因接近跟依那西普药物反应有关的全基因组水平[107]。丹麦和西班牙的独立研究也证实了 PDE3A-SLCO1C1 的关联，并且在一项综合分析中，这个关联已经超过了整个基因组的统计学阈值[108]。两个单独的群体研究中发现 PTPRC 基因与抗 TNF 治疗反应有关，但联合分析仍然没有达到确认关联的阈值[109-110]。仍需要继续努力，但目前我们已经可以得出这样的结论：没有一个主要的基因决定抗 -TNF 应答的效应量，这 HLA 区域没有一个主要基因与 RA 的关联类似。相反，这个反应很可能是由大量的基因介导的，这些基因每一个都有很小的个体效应，使得反应的特征可能更实际。

高危人群的识别

由于许多风湿性疾病的患病率较低（除骨关节炎之外），而且所确定的大多数风险位点的效力值都很低，因此，通过筛查人群来确定患病风险是不太可能的。即使在年龄相关性黄斑变性方面，也发现为数不多的基因有大效应，但检测的敏感性和特异性意味着人口筛查可能并不具有成本效益。然而，在像有 RA 家族史或者 ACPA⁺ 这类已经是高风险群体中进行基因检测更有用处。对于 PsA 来说更可行，因为与一般人群相比，银屑病患者有更大的风险发生 PsA。这可能为将来对高危个体的预防性治疗铺平道路，一些队列研究正在进行，以进一步确定可能增加风险的其他因素。

 本章的参考文献也可以在 ExpertConsult.com 上找到。

参考文献

1. MacGregor AJ, Snieder H, Rigby AS, et al: Characterizing the quantitative genetic contribution to rheumatoid arthritis using data from twins. *Arthritis Rheum* 43(1):30–37, 2000.
2. Yang J, Benyamin B, McEvoy BP, et al: Common SNPs explain a large proportion of the heritability for human height. *Nat Genet* 42(7):565–569, 2010.
3. Viding E, Price TS, Jaffee SR, et al: Genetics of callous-unemotional behavior in children. *PLoS ONE* 8(7):e65789, 2013.
4. Ott J, Bhat A: Linkage analysis in heterogeneous and complex traits. *Eur Child Adolesc Psychiatry* 8(Suppl 3):43–46, 1999.
5. Pras E, Aksentijevich I, Gruberg L, et al: Mapping of a gene causing familial Mediterranean fever to the short arm of chromosome 16. *N Engl J Med* 326(23):1509–1513, 1992.
6. The International FMF Consortium: Ancient missense mutations in a new member of the RoRet gene family are likely to cause familial Mediterranean fever. *Cell* 90(4):797–807, 1997.
7. Hull KM, Drewe E, Aksentijevich I, et al: The TNF receptor-associated periodic syndrome (TRAPS): emerging concepts of an autoinflammatory disorder. *Medicine (Baltimore)* 81(5):349–368, 2002.
8. Risch NJ: Searching for genetic determinants in the new millennium. *Nature* 405(6788):847–856, 2000.
9. Hugot JP, Chamaillard M, Zouali H, et al: Association of NOD2 leucine-rich repeat variants with susceptibility to Crohn's disease. *Nature* 411(6837):599–603, 2001.
10. Ogura Y, Bonen DK, Inohara N, et al: A frameshift mutation in NOD2 associated with susceptibility to Crohn's disease. *Nature* 411(6837):603–606, 2001.
11. Forabosco P, Gorman JD, Cleveland C, et al: Meta-analysis of genome-wide linkage studies of systemic lupus erythematosus. *Genes Immun* 7(7):609–614, 2006.
12. Amos CI, Chen WV, Lee A, et al: High-density SNP analysis of 642 Caucasian families with rheumatoid arthritis identifies two new linkage regions on 11p12 and 2q33. *Genes Immun* 7(4):277–286, 2006.
13. Lee HS, Remmers EF, Le JM, et al: Association of STAT4 with rheumatoid arthritis in the Korean population. *Mol Med* 13(9–10):455–460, 2007.
14. Falk CT, Rubinstein P: Haplotype relative risks: an easy reliable way to construct a proper control sample for risk calculations. *Ann Hum Genet* 51(Pt 3):227–233, 1987.
15. Spielman RS, McGinnis RE, Ewens WJ: Transmission test for linkage disequilibrium: the insulin gene region and insulin-dependent diabetes mellitus (IDDM). *Am J Hum Genet* 52(3):506–516, 1993.
16. Lander ES, Linton LM, Birren B, et al: Initial sequencing and analysis of the human genome. *Nature* 409(6822):860–921, 2001.
17. Sebat J, Lakshmi B, Malhotra D, et al: Strong association of de novo copy number mutations with autism. *Science* 316(5823):445–449, 2007.
18. Klein RJ, Zeiss C, Chew EY, et al: Complement factor H polymorphism in age-related macular degeneration. *Science* 308(5720):385–389, 2005.
19. Duerr RH, Taylor KD, Brant SR, et al: A genome-wide association study identifies IL23R as an inflammatory bowel disease gene. *Science* 314(5804):1461–1463, 2006.
20. Wellcome Trust Case Control Consortium: Genome-wide association study of 14,000 cases of seven common diseases and 3,000 shared controls. *Nature* 447(7145):661–678, 2007.
21. Palmer LJ, Cardon LR: Shaking the tree: mapping complex disease genes with linkage disequilibrium. *Lancet* 366(9492):1223–1234, 2005.
22. Zollner S, Pritchard JK: Overcoming the winner's curse: estimating penetrance parameters from case-control data. *Am J Hum Genet* 80(4):605–615, 2007.
23. Price P, Witt C, Allcock R, et al: The genetic basis for the association of the 8.1 ancestral haplotype (A1, B8, DR3) with multiple immunopathological diseases. *Immunol Rev* 167:257–274, 1999.
24. Pritchard JK, Cox NJ: The allelic architecture of human disease genes: common disease-common variant … or not? *Hum Mol Genet* 11(20):2417–2423, 2002.
25. Peng B, Kimmel M: Simulations provide support for the common disease-common variant hypothesis. *Genetics* 175(2):763–776, 2007.
26. Lee-Kirsch MA, Gong M, Chowdhury D, et al: Mutations in the gene encoding the 3′-5′ DNA exonuclease TREX1 are associated with systemic lupus erythematosus. *Nat Genet* 39(9):1065–1067, 2007.
27. Price AL, Patterson NJ, Plenge RM, et al: Principal components analysis corrects for stratification in genome-wide association studies. *Nat Genet* 38(8):904–909, 2006.
28. Stastny P: Association of the B-cell alloantigen DRw4 with rheumatoid arthritis. *N Engl J Med* 298(16):869–871, 1978.
29. Nichol FE, Woodrow JC: HLA DR antigens in Indian patients with rheumatoid arthritis. *Lancet* 1(8213):220–221, 1981.
30. Sanchez B, Moreno I, Magarino R, et al: HLA-DRw10 confers the highest susceptibility to rheumatoid arthritis in a Spanish population. *Tissue Antigens* 36(4):174–176, 1990.
31. Gregersen PK, Silver J, Winchester RJ: The shared epitope hypothesis. An approach to understanding the molecular genetics of susceptibility to rheumatoid arthritis. *Arthritis Rheum* 30(11):1205–1213, 1987.
32. Hill JA, Southwood S, Sette A, et al: Cutting edge: the conversion of arginine to citrulline allows for a high-affinity peptide interaction with the rheumatoid arthritis-associated HLA-DRB1*0401 MHC class II molecule. *J Immunol* 171(2):538–541, 2003.
33. Walser-Kuntz DR, Weyand CM, Weaver AJ, et al: Mechanisms underlying the formation of the T cell receptor repertoire in rheumatoid arthritis. *Immunity* 2(6):597–605, 1995.
34. Roudier J, Petersen J, Rhodes GH, et al: Susceptibility to rheumatoid arthritis maps to a T-cell epitope shared by the HLA-Dw4 DR beta-1 chain and the Epstein-Barr virus glycoprotein gp110. *Proc Natl Acad Sci U S A* 86(13):5104–5108, 1989.
35. Albani S, Keystone EC, Nelson JL, et al: Positive selection in autoimmunity: abnormal immune responses to a bacterial dnaJ antigenic determinant in patients with early rheumatoid arthritis. *Nat Med* 1(5):448–452, 1995.
36. Auger I, Toussirot E, Roudier J: HLA-DRB1 motifs and heat shock proteins in rheumatoid arthritis. *Int Rev Immunol* 17(5–6):263–271, 1998.
37. Ling S, Li Z, Borschukova O, et al: The rheumatoid arthritis shared epitope increases cellular susceptibility to oxidative stress by antagonizing an adenosine-mediated anti-oxidative pathway. *Arthritis Res Ther* 9(1):R5, 2007.
38. Hall FC, Weeks DE, Camilleri JP, et al: Influence of the HLA-DRB1 locus on susceptibility and severity in rheumatoid arthritis. *QJM* 89(11):821–829, 1996.
39. McDaniel DO, Alarcon GS, Pratt PW, et al: Most African-American patients with rheumatoid arthritis do not have the rheumatoid antigenic determinant (epitope). *Ann Intern Med* 123(3):181–187, 1995.
40. Teller K, Budhai L, Zhang M, et al: HLA-DRB1 and DQB typing of Hispanic American patients with rheumatoid arthritis: the "shared epitope" hypothesis may not apply. *J Rheumatol* 23(8):1363–1368, 1996.

41. Nepom BS, Nepom GT, Mickelson E, et al: Specific HLA-DR4-associated histocompatibility molecules characterize patients with seropositive juvenile rheumatoid arthritis. *J Clin Invest* 74(1):287–291, 1984.

42. Raychaudhuri S, Sandor C, Stahl EA, et al: Five amino acids in three HLA proteins explain most of the association between MHC and seropositive rheumatoid arthritis. *Nat Genet* 44(3):291–296, 2012.

43. Bottini N, Musumeci L, Alonso A, et al: A functional variant of lymphoid tyrosine phosphatase is associated with type I diabetes. *Nat Genet* 36(4):337–338, 2004.

44. Begovich AB, Carlton VE, Honigberg LA, et al: A missense single-nucleotide polymorphism in a gene encoding a protein tyrosine phosphatase (PTPN22) is associated with rheumatoid arthritis. *Am J Hum Genet* 75(2):330–337, 2004.

45. Kyogoku C, Langefeld CD, Ortmann WA, et al: Genetic association of the R620W polymorphism of protein tyrosine phosphatase PTPN22 with human SLE. *Am J Hum Genet* 75(3):504–507, 2004.

46. Criswell LA, Pfeiffer KA, Lum RF, et al: Analysis of families in the multiple autoimmune disease genetics consortium (MADGC) collection: the PTPN22 620W allele associates with multiple autoimmune phenotypes. *Am J Hum Genet* 76(4):561–571, 2005.

47. Gregersen PK, Lee HS, Batliwalla F, et al: PTPN22: setting thresholds for autoimmunity. *Semin Immunol* 18(4):214–223, 2006.

48. Vang T, Congia M, Macis MD, et al: Autoimmune-associated lymphoid tyrosine phosphatase is a gain-of-function variant. *Nat Genet* 37(12):1317–1319, 2005.

49. Rieck M, Arechiga A, Onengut-Gumuscu S, et al: Genetic variation in PTPN22 corresponds to altered function of T and B lymphocytes. *J Immunol* 179(7):4704–4710, 2007.

50. Arechiga AF, Habib T, He Y, et al: Cutting edge: the PTPN22 allelic variant associated with autoimmunity impairs B cell signaling. *J Immunol* 182(6):3343–3347, 2009.

51. De Jager PL, Sawcer S, Waliszewska A, et al: Evaluating the role of the 620W allele of protein tyrosine phosphatase PTPN22 in Crohn's disease and multiple sclerosis. *Eur J Hum Genet* 14(3):317–321, 2006.

52. Davis MM: A prescription for human immunology. *Immunity* 29(6):835–838, 2008.

53. Dendrou CA, Plagnol V, Fung E, et al: Cell-specific protein phenotypes for the autoimmune locus IL2RA using a genotype-selectable human bioresource. *Nat Genet* 41(9):1011–1015, 2009.

54. Gregersen PK: Closing the gap between genotype and phenotype. *Nat Genet* 41(9):958–959, 2009.

55. Okada Y, Wu D, Trynka G, et al: Genetics of rheumatoid arthritis contributes to biology and drug discovery. *Nature* 506(7488):376–381, 2014.

56. Eichler EE, Flint J, Gibson G, et al: Missing heritability and strategies for finding the underlying causes of complex disease. *Nat Rev Genet* 11(6):446–450, 2010.

57. Jostins L, Ripke S, Weersma RK, et al: Host-microbe interactions have shaped the genetic architecture of inflammatory bowel disease. *Nature* 491(7422):119–124, 2012.

58. McClure A, Lunt M, Eyre S, et al: Investigating the viability of genetic screening/testing for RA susceptibility using combinations of five confirmed risk loci. *Rheumatology (Oxford)* 48(11):1369–1374, 2009.

59. Han B, Diogo D, Eyre S, et al: Fine mapping seronegative and seropositive rheumatoid arthritis to shared and distinct HLA alleles by adjusting for the effects of heterogeneity. *Am J Hum Genet* 94(4):522–532, 2014.

60. Viatte S, Plant D, Bowes J, et al: Genetic markers of rheumatoid arthritis susceptibility in anti-citrullinated peptide antibody negative patients. *Ann Rheum Dis* 71(12):1984–1990, 2012.

60a. Viatte S, Plant D, Han B, et al: Association of HLA-DRB1 haplotypes with rheumatoid arthritis severity, mortality, and treatment response. *JAMA* 313:1645–1656, 2015.

61. Thomson W, Barton A, Ke X, et al: Rheumatoid arthritis association at 6q23. *Nat Genet* 39(12):1431–1433, 2007.

62. Graham RR, Cotsapas C, Davies L, et al: Genetic variants near TNFAIP3 on 6q23 are associated with systemic lupus erythematosus. *Nat Genet* 40(9):1059–1061, 2008.

63. Eyre S, Bowes J, Diogo D, et al: High-density genetic mapping identifies new susceptibility loci for rheumatoid arthritis. *Nat Genet* 44(12):1336–1340, 2012.

64. Cortes A, Brown MA: Promise and pitfalls of the Immunochip. *Arthritis Res Ther* 13(1):101, 2011.

65. Trynka G, Sandor C, Han B, et al: Chromatin marks identify critical cell types for fine mapping complex trait variants. *Nat Genet* 45(2):124–130, 2013.

66. Fairfax BP, Humburg P, Makino S, et al: Innate immune activity conditions the effect of regulatory variants upon monocyte gene expression. *Science* 343(6175):1246949, 2014.

67. Hinks A, Cobb J, Marion MC, et al: Dense genotyping of immune-related disease regions identifies 14 new susceptibility loci for juvenile idiopathic arthritis. *Nat Genet* 45(6):664–669, 2013.

68. Huffmeier U, Uebe S, Ekici AB, et al: Common variants at TRAF3IP2 are associated with susceptibility to psoriatic arthritis and psoriasis. *Nat Genet* 42(11):996–999, 2010.

69. Apel M, Uebe S, Bowes J, et al: Variants in RUNX3 contribute to susceptibility to psoriatic arthritis, exhibiting further common ground with ankylosing spondylitis. *Arthritis Rheum* 65(5):1224–1231, 2013.

69a. Bowes J, Budu-Aggrey A, Huffmeier U, et al: Dense genotyping of immune-related susceptibility loci reveals new insights into the genetics of psoriatic arthritis. *Nat Commun* 6:6046, 2015.

70. Okada Y, Han B, Tsoi LC, et al: Fine mapping major histocompatibility complex associations in psoriasis and its clinical subtypes. *Am J Hum Genet* 95(2):162–172, 2014.

71. Tsui FW, Tsui HW, Akram A, et al: The genetic basis of ankylosing spondylitis: new insights into disease pathogenesis. *Appl Clin Genet* 7:105–115, 2014.

72. Brewerton DA, Hart FD, Nicholls A, et al: Ankylosing spondylitis and HL-A 27. *Lancet* 1(7809):904–907, 1973.

73. Reveille JD, Ball EJ, Khan MA: HLA-B27 and genetic predisposing factors in spondyloarthropathies. *Curr Opin Rheumatol* 13(4):265–272, 2001.

74. Khan MA, Mathieu A, Sorrentino R, et al: The pathogenetic role of HLA-B27 and its subtypes. *Autoimmun Rev* 6(3):183–189, 2007.

75. Cortes A, Hadler J, Pointon JP, et al: Identification of multiple risk variants for ankylosing spondylitis through high-density genotyping of immune-related loci. *Nat Genet* 45(7):730–738, 2013.

76. Reveille JD, Sims AM, Danoy P, et al: Genome-wide association study of ankylosing spondylitis identifies non-MHC susceptibility loci. *Nat Genet* 42(2):123–127, 2010.

77. Haibel H, Rudwaleit M, Listing J, et al: Open label trial of anakinra in active ankylosing spondylitis over 24 weeks. *Ann Rheum Dis* 64(2):296–298, 2005.

78. Sims AM, Timms AE, Bruges-Armas J, et al: Prospective meta-analysis of interleukin 1 gene complex polymorphisms confirms associations with ankylosing spondylitis. *Ann Rheum Dis* 67(9):1305–1309, 2008.

79. Van PL, Van den Bosch FE, Jacques P, et al: Microscopic gut inflammation in axial spondyloarthritis: a multiparametric predictive model. *Ann Rheum Dis* 72(3):414–417, 2013.

80. Sigurdsson S, Nordmark G, Goring HH, et al: Polymorphisms in the tyrosine kinase 2 and interferon regulatory factor 5 genes are associated with systemic lupus erythematosus. *Am J Hum Genet* 76(3):528–537, 2005.

81. Graham RR, Kozyrev SV, Baechler EC, et al: A common haplotype of interferon regulatory factor 5 (IRF5) regulates splicing and expression and is associated with increased risk of systemic lupus erythematosus. *Nat Genet* 38(5):550–555, 2006.

82. Crow MK: Interferon pathway activation in systemic lupus erythematosus. *Curr Rheumatol Rep* 7(6):463–468, 2005.

83. Flesher DL, Sun X, Behrens TW, et al: Recent advances in the genetics of systemic lupus erythematosus. *Expert Rev Clin Immunol* 6(3):461–479, 2010.

84. Crow MK: Interferon-alpha: a therapeutic target in systemic lupus erythematosus. *Rheum Dis Clin North Am* 36(1):173–186, 2010.

85. Rice GI, Kasher PR, Forte GM, et al: Mutations in ADAR1 cause Aicardi-Goutieres syndrome associated with a type I interferon signature. *Nat Genet* 44(11):1243–1248, 2012.

86. Liu Z, Davidson A: Taming lupus-a new understanding of pathogenesis is leading to clinical advances. *Nat Med* 18(6):871–882, 2012.

87. Gonzalez A: Osteoarthritis year 2013 in review: genetics and genomics. *Osteoarthritis Cartilage* 21(10):1443–1451, 2013.

88. Sanna S, Jackson AU, Nagaraja R, et al: Common variants in the GDF5-UQCC region are associated with variation in human height. *Nat Genet* 40(2):198–203, 2008.

89. Enochson L, Stenberg J, Brittberg M, et al: GDF5 reduces MMP13

expression in human chondrocytes via DKK1 mediated canonical Wnt signaling inhibition. *Osteoarthritis Cartilage* 22(4):566–577, 2014.

90. Raine EV, Wreglesworth N, Dodd AW, et al: Gene expression analysis reveals HBP1 as a key target for the osteoarthritis susceptibility locus that maps to chromosome 7q22. *Ann Rheum Dis* 71(12):2020–2027, 2012.

91. Castano Betancourt MC, Cailotto F, Kerkhof HJ, et al: Genome-wide association and functional studies identify the DOT1L gene to be involved in cartilage thickness and hip osteoarthritis. *Proc Natl Acad Sci U S A* 109(21):8218–8223, 2012.

92. Bukhari M, Thomson W, Naseem H, et al: The performance of anti-cyclic citrullinated peptide antibodies in predicting the severity of radiologic damage in inflammatory polyarthritis: results from the Norfolk Arthritis Register. *Arthritis Rheum* 56(9):2929–2935, 2007.

93. Knevel R, Grondal G, Huizinga TW, et al: Genetic predisposition of the severity of joint destruction in rheumatoid arthritis: a population-based study. *Ann Rheum Dis* 71(5):707–709, 2012.

94. Kurreeman FA, Padyukov L, Marques RB, et al: A candidate gene approach identifies the TRAF1/C5 region as a risk factor for rheumatoid arthritis. *PLoS Med* 4(9):e278, 2007.

95. Plant D, Thomson W, Lunt M, et al: The role of rheumatoid arthritis genetic susceptibility markers in the prediction of erosive disease in patients with early inflammatory polyarthritis: results from the Norfolk Arthritis Register. *Rheumatology (Oxford)* 50(1):78–84, 2011.

96. Viatte S, Plant D, Lunt M, et al: Investigation of rheumatoid arthritis genetic susceptibility markers in the early rheumatoid arthritis study further replicates the TRAF1 association with radiological damage. *J Rheumatol* 40(2):144–156, 2013.

97. Mohamed RH, Pasha HF, El-Shahawy EE: Influence of TRAF1/C5 and STAT4 genes polymorphisms on susceptibility and severity of rheumatoid arthritis in Egyptian population. *Cell Immunol* 273(1):67–72, 2012.

98. Knevel R, de Rooy DP, Gregersen PK, et al: Studying associations between variants in TRAF1-C5 and TNFAIP3-OLIG3 and the progression of joint destruction in rheumatoid arthritis in multiple cohorts. *Ann Rheum Dis* 71(10):1753–1755, 2012.

99. Krabben A, Wilson AG, de Rooy DP, et al: Association of genetic variants in the IL4 and IL4R genes with the severity of joint damage in rheumatoid arthritis: a study in seven cohorts. *Arthritis Rheum* 65(12):3051–3057, 2013.

100. Leipe J, Schramm MA, Prots I, et al: Increased Th17 cell frequency and poor clinical outcome in rheumatoid arthritis are associated with a genetic variant in the IL4R gene, rs1805010. *Arthritis Rheumatol* 66(5):1165–1175, 2014.

101. Knevel R, de Rooy DP, Zhernakova A, et al: Association of variants in IL2RA with progression of joint destruction in rheumatoid arthritis. *Arthritis Rheum* 65(7):1684–1693, 2013.

102. Ruyssen-Witrand A, Lukas C, Nigon D, et al: Association of IL-2RA and IL-2RB genes with erosive status in early rheumatoid arthritis patients (ESPOIR and RMP cohorts). *Joint Bone Spine* 81(3):228–234, 2014.

103. Musunuru K, Strong A, Frank-Kamenetsky M, et al: From noncoding variant to phenotype via SORT1 at the 1p13 cholesterol locus. *Nature* 466(7307):714–719, 2010.

104. van Gestel AM, Prevoo ML, van't Hof MA, et al: Development and validation of the European League Against Rheumatism response criteria for rheumatoid arthritis. Comparison with the preliminary American College of Rheumatology and the World Health Organization/International League Against Rheumatism Criteria. *Arthritis Rheum* 39(1):34–40, 1996.

105. Prevoo ML, van't Hof MA, Kuper HH, et al: Modified disease activity scores that include twenty-eight-joint counts. Development and validation in a prospective longitudinal study of patients with rheumatoid arthritis. *Arthritis Rheum* 38(1):44–48, 1995.

106. Plant D, Bowes J, Potter C, et al: Genome-wide association study of genetic predictors of anti-tumor necrosis factor treatment efficacy in rheumatoid arthritis identifies associations with polymorphisms at seven loci. *Arthritis Rheum* 63(3):645–653, 2011.

107. Cui J, Stahl EA, Saevarsdottir S, et al: Genome-wide association study and gene expression analysis identifies CD84 as a predictor of response to etanercept therapy in rheumatoid arthritis. *PLoS Genet* 9(3):e1003394, 2013.

108. Acosta-Colman I, Palau N, Tornero J, et al: GWAS replication study confirms the association of PDE3A-SLCO1C1 with anti-TNF therapy response in rheumatoid arthritis. *Pharmacogenomics* 14(7):727–734, 2013.

109. Cui J, Saevarsdottir S, Thomson B, et al: Rheumatoid arthritis risk allele PTPRC is also associated with response to anti-tumor necrosis factor alpha therapy. *Arthritis Rheum* 62(7):1849–1861, 2010.

110. Plant D, Prajapati R, Hyrich KL, et al: Replication of association of the PTPRC gene with response to anti-tumor necrosis factor therapy in a large UK cohort. *Arthritis Rheum* 64(3):665–670, 2012.

第 22 章

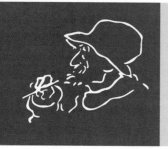

风湿性疾病表观遗传学

原著　Amr H. Sawalha

宋　洋 译　吕良敬 校

关键点

表观遗传学机制包括 DNA 甲基化、组蛋白修饰以及非编码核糖核酸调控。总体来说，表观遗传学机制决定了组蛋白的构架、基因位点与转录因子的结合，以及基因表达水平的高低。

表观遗传学改变具有细胞特异性，表观遗传学调控在许多正常的免疫应答过程中均发挥重要作用，比如 T 细胞分化。表观遗传学改变在多种风湿病的发病机制中均发挥重要作用，这一观点已经逐渐得到认同。

在风湿病学中，表观遗传学研究主要集中于 DNA 甲基化研究，进而揭示了许多免疫介导疾病中新的靶基因及发病机制。

表观基因组处于动态变化状态，因而有助于发现疾病活动的新型生物标志物，也可能与疾病的特定表现及治疗反应相关。

某些表观遗传学改变反映了在遗传易感人群中，环境因素对发病的作用。综合的"组学"角度可以帮助我们更好地理解风湿病学的发病机制。

表观遗传学（epigenetis）是指在不改变其 DNA 序列的情况下基因调控的改变。这些改变通常是"可遗传的"，即在细胞分裂过程中这些表观遗传学改变相对稳定。目前认为，三种主要的表观遗传学机制共同参与了组蛋白的结构调控过程，从而控制基因调节位点与转录因子的结合。因此，表观遗传学改变通常被描述为"沉默"或"激活"，表明这些既定的遗传学改变在基因表达（转录）中的效应。DNA 甲基化、组蛋白修饰以及调节一些 RNA，比如 microRNA，

在哺乳动物体系已经经历了一系列复杂的表观遗传学改变，这些改变决定特定基因位点的特定染色质结构的变化，从而调控基因表达。这些表观遗传学机制对发育和组织分化必不可少，在不同细胞类型和组织及基因表达信号传递中也至关重要。每个有核细胞都包含同样的人类基因组信息，但每种细胞恒定地表达特定的基因以维持其功能，而其余的基因则处于沉默状态。这种沉默即是通过表观遗传学改变，以及相对的出现或缺失的转录因子共同作用完成的。事实上，对于任何类型的细胞中的任何基因，两种因素必须共同存在：染色质结构的可读性和适宜的转录因子。对于单个的基因而言，缺失两者中任一因素均可导致基因无法表达。

表观遗传学调控

核酸碱基内承载着遗传学密码的遗传物质（DNA）在核内与组蛋白紧密组配在一起，共同形成了染色质。染色质的基本单位被称为核小体，由 DNA 中约 147 个的碱基对（base pairs，bp）缠绕一个核心蛋白构成的八聚体组成，后者包括 H2A、H2B、H3，及 H4 四种组蛋白，每种各两个[1]。这种结构有两个作用，首先，这种结构保证了 DNA 可以紧密压缩在核内有限的空间里，其次，这种结构为通过表观遗传学进行基因表达调控提供了可能，具体将在下文中详述。

DNA 甲基化是研究最多的表观遗传学机制，被认为是表观遗传学的基石。DNA 甲基化是指在胞嘧啶环的第五位碳原子上加上一个甲基（–CH3）[2]。此过程由一组称为 DNA 甲基转移酶（DNA methyltransferases，DNMTs）的蛋白介导。DNMT3A

及 3B 被认为是初始 DNMT，因为他们在胚胎时期即决定并建立了 DNA 的甲基化模式 [3]。DNMT1 是"维持"DNMT，因为它在出生后细胞分裂过程中保持 DNA 甲基化模式的稳定 [4-6]。以上所述为一般规律，但也存在一些特例，例如有研究发现某些特定情况及特定细胞类型中存在其他的 DNMT。DNA 甲基化反应中的甲基来源于 S 腺苷甲硫氨酸，后者在去甲基后转化为 S 腺苷同型半胱氨酸（图 22-1）。因此，某些饮食变化可能影响到体内微量元素的水平，进而影响 S 腺苷甲硫氨酸的代谢，从而可能改变 DNA 甲基化过程，可能成为代谢和基因表达模式间的连接点 [7]。DNA 甲基化最常发生在胞嘧啶 - 鸟嘌呤（cytosine-guanosine，CG）二核苷酸的胞嘧啶残基端。然而，最近有研究发现，非 CG 甲基化，这种在植物中非常常见的甲基化方式，在哺乳动物细胞中亦存在。典型的非 CG 甲基化发生在 CA 或 CT 二核苷酸的胞嘧啶端且仅限于胚胎干细胞及发育中的脑组织 [8-9]。

　　基因组中，启动子或调控序列区域的 DNA 甲基化通常使基因表达沉默。相反，去甲基化或低甲基化与基因转录激活相关。DNA 甲基化可通过若干机制抑制基因表达。其中一个重要的机制为诱导组蛋白的去乙酰化（图 22-2）。甲基化的 DNA 招募有可与甲基结合结构域的蛋白，如甲基胞嘧啶磷脂酰鸟嘌呤结合蛋白 2（methyl-cytosine-phosphatidyl-guanine-binding protein 2，MeCP-2）。MeCP-2 招募并结合组蛋白去乙酰酶 1 及 2（histone deacetylases，HDAC），HDAC2 从乙酰化的组蛋白尾部切除乙酰化基团，进而增加组蛋白核心与 DNA 链间的电荷吸引力，使得

染色质的结构更为紧密，从而使其不能结合转录原件，导致基因沉默 [10-11]。

　　许多组蛋白尾部的修饰均在表观遗传学调控中起到一定作用。如前所述，组蛋白乙酰化（主要是组蛋白 H3 及 H4）与转录因子的可结合性及活跃的基因表达有关。H3 及 H4 的去乙酰化使基因沉默。其他组蛋白尾部修饰对基因表达的影响则各异，主要依特定的修饰及这些修饰在组蛋白内的具体位置而定。这些组蛋白修饰的具体方式不在本章讨论范围之内，但一般来说，包括乙酰化、甲基化、磷酸化、泛素化等 [12]。组蛋白改变产生的效应的复杂性已经日益被认知到。最近 ENCODE 计划证明，测绘不同基因、不同细胞和组织的组蛋白修饰情况有助于更好地了解染色质调控和构造 [13]。

　　最近，一项诺贝尔医学及生理学奖揭示了非编码 RNA（比如 microRNA）在基因调控中的作用，该奖项于 2006 年颁给 Andrew Fire 及 Craig Mello。MicroRNA 是一类分子量为 19 ～ 25 个核苷酸的小分子 RNA，可通过结合靶基因的调控元件调节靶基因的表达，例如结合 3′ 非编码区（3′ untranslated regions，3′-UTR）[14]。我们对于不同的调控 RNA 的认知，包括其生物学特点、调节潜能、功能及特定靶位点和靶基因等，均处于不断更新中。在本章中，我们主要关注 microRNA 这一研究最多的调控 RNA，研究其在自身免疫及风湿性疾病中的作用。

　　一些重要的表观遗传学发现及进展时间线见图 22-3。

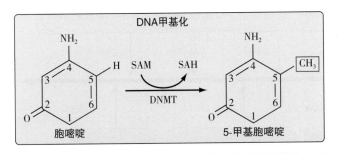

图 22-1　DNA 甲基化是指在胞嘧啶环第五位碳原子增加一个甲基，大部分 DNA 甲基化发生在胞嘧啶鸟嘌呤（CG）二核苷酸残基，但非 CG 胞嘧啶甲基化近年来也有所报道。DNA 甲基化由 DNA 甲基转移酶（DNMT）介导，使用 S- 腺苷甲硫氨酸作为甲基供体。SAM，S- 腺苷甲硫氨酸；SAH，S- 腺苷同型半胱氨酸

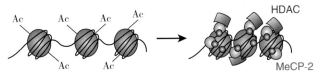

去甲基化的 DNA：可转录　　　　甲基化的 DNA：不可转录

图 22-2　DNA 甲基化抑制基因表达。基因组中的可转录区域一般以 DNA 去甲基化和组蛋白尾部乙酰化为特点。当 DNA 甲基化时（红色圆圈所示），可招募甲基化结合蛋白包括甲基胞嘧啶磷脂酰鸟嘌呤（MeCP-2，绿色所示），后者招募组蛋白去乙酰化酶（HDAC）1 及 2。HDAC 将组蛋白尾部的乙酰化基团切掉，增加了 DNA 和自蛋白核心之间的电荷吸引力，进而增加了染色质的致密性，减少转录因子的结合 . 甲基结合蛋白和 HDAC 的存在也阻挡了转录因子的结合。

表观遗传学与免疫应答

表观遗传学调控是正常免疫应答的众多调节机制中的重要一环[15]。本章我们仅举几例以说明以下两个重要的问题：表观遗传学改变对那些被认为在自身免疫及炎症性疾病中起到关键作用的免疫细胞生理功能的影响，以及免疫介导疾病的表观遗传学研究中关注某些特定细胞类型（而不是一群混合的细胞）的重要性。

T 细胞激活与白介素（interleukin，IL）-2 的迅速产生有关，反馈性地引起 IL-2 高亲和力受体 α（IL-2Rα，或 CD25）的高表达，进而导致了 IL-2 的产生增多（自分泌机制）。这种快速有效的 IL-2 的产生与 IL-2 启动子序列显著快速的去甲基化有关。事实上，这种去甲基化在 T 细胞激活后数分钟即开始，独立于细胞周期及细胞分裂而存在[16-17]。这种特性与传统意义上 DNA 去甲基化的概念不一致，后者认为 DNA 去甲基化是一种被动的且细胞周期依赖性的生物行为。后续的几年中，DNA 去甲基化的这一特性被逐渐认为是一种主动过程，由 TET（ten-eleven translocation）系统介导，产生 5-羟甲基胞嘧啶和 5-羧甲基胞嘧啶，后两者均为去甲基化过程中胞嘧啶端从甲基化到去甲基化的中间产物[18-19]。

初始 CD4+ T 细胞向 Th1 细胞及 Th2 细胞的分化过程伴随着十分重要的位点特异性的表观遗传学变化[15]。初始 CD4+T 细胞中，Th1 位点（*IFNG*）和 Th2 位点（*IL4、5、及 13* 共同调节区域位点）是无法转录的，因为 DNA 处于甲基化状态，并且这两个位点的组蛋白尾部处于去乙酰化状态，导致染色质结构紧密而处于转录抑制的状态。在 Th1 细胞的分化方面，Th1 位点（*IFNG*）去甲基化，并且组蛋白尾部乙酰化导致位点特异性的染色质开放，产生 Th1 的关键细胞因子干扰素（IFN）-γ。与此同时，Th2 位点调控区甲基化与初始 CD4+ T 细胞相比程度更深，从而保证没有 Th2 细胞因子的产生[20-21]。初始 CD4+ T 细胞向 Th2 效应细胞分化与 Th1 IFNG 位点的变化则正相反[22-24]。重要的是，这些位点特异性的甲基化变化在记忆性 Th1 及 Th2 细胞中均保存下来，以保证再次暴露于同一抗原时快速 T 细胞反应增殖。事实上，初始 Th1 及 Th2 细胞完成免疫应答需要 2～3 天，这段时间同时也是前述位点特异性甲基化改变所需的时间，这就解释了为何记忆性 T 细胞的二次应答更为迅速[25]。产生 IL-17 的 Th17 细胞也与之相似，伴有 *IL17A* 和 *17F* 位点的染色质重构[26]。调节性 T 细胞（Tregs）*FOXP3* 位点去甲基化可产生 FOXP3，后者为这些细胞免疫调节功能的关键转录因子[27]。因此，基因位点特异性的表观遗传学改变在 T 细胞向具有特定细胞功能和产生不同细胞因子的亚群分化中起到重要作用。

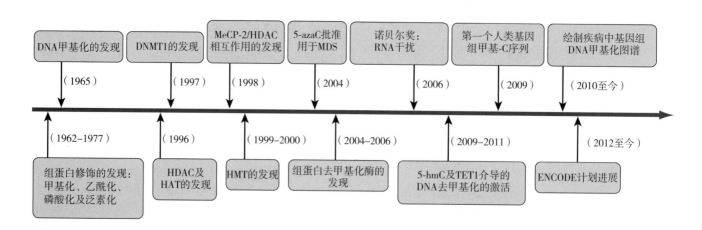

图 22-3 表观遗传学重要发现和进展时间线。DNMT1，DNA 甲基转移酶 1；HDAC，组蛋白去乙酰化酶；HAT，组蛋白乙酰化转移酶；HMT，组蛋白甲基化转移酶；MDS，骨髓增生异常综合征；TET1，十-十一易位甲基胞嘧啶加双氧酶 1；ENCODE，DNA 元素百科全书；MecP-2，甲基胞嘧啶磷脂酰鸟嘌呤结合蛋白 2

表观遗传学与风湿性疾病

系统性红斑狼疮

系统性红斑狼疮（systemic lupus erythematosus，SLE）的病因目前并未完全阐明。越来越多的文献表明，表观遗传学改变在 SLE 的发病机制中起到一定作用[28-30]。这些研究中的绝大部分均集中在 T 细胞，因为在动物模型中，去甲基化的 T 细胞无法诱导 SLE 发病。SLE，或者说风湿性疾病中表观遗传学最早的研究由密歇根大学的 Dr. Bruce Richardson 发起。他的研究成果及后续学者的研究均证实，表观遗传学在狼疮发病机制中处于中心地位。无可厚非的是，表观遗传学是连接自身免疫性疾病中环境诱发因素与基因易感性之间的桥梁。

DNA 甲基化调节与候选基因在系统性红斑狼疮 T 细胞中的研究

早期研究证实普鲁卡因胺和肼屈嗪可通过 T 细胞去甲基化，诱导 T 细胞自身反应性，进而造成药物诱导的 SLE。普鲁卡因胺和肼屈嗪均可抑 DNA 甲基转移酶 DNMT1 的活性。普鲁卡因胺直接抑制 T 细胞中的 DNMT1，而肼屈嗪抑制 MEK/ERK 信号通路，后者可调控 DNMT1 表达[31-32]。普鲁卡因胺或肼苯哒处理过的 CD4+ T 细胞、DNA 甲基化抑制剂 5- 氮杂胞苷，及 MEK/ERK 通路抑制剂均可使甲基化敏感的基因过表达信使 RNA（mRNA）及蛋白质（例如 CD11a、CD70、穿孔素、CD40L 及杀伤细胞免疫蛋白样受体 KIR 家族）并且具有自身反应性，体外实验中可杀伤自体巨噬细胞，并刺激 B 细胞免疫球蛋白的产生[28]。体内试验中，将经过类似处理的去甲基化 T 细胞过继转移到同源小鼠中，可引起自身抗体的产生及 SLE 样疾病[28]。SLE 患者中分离出的 T 细胞 MEK/ERK 信号通路减弱，DNMT1 的表达及活性均降低，启动子序列去甲基化引起 CD11a、CD70、穿孔素、CD40L 及 KIRs 过表达，与 5 氮杂胞苷处理的 T 细胞相似[28]。因此，狼疮患者的 T 细胞与使用 MEK/ERK 通路抑制剂或 DNA 甲基化抑制剂处理过的正常 T 细胞类似。SLE 患者 T 细胞 MEK/ERK 通路中 DNMT 的减少及缺陷的程度与疾病活动度呈正相关，与非活动性患者相比，活动性 SLE 患者中分离的 T 细胞去甲基化更为广泛[33]。

为了进一步验证 T 细胞 MEK/ERK 信号通路抑制是否导致 T 细胞低甲基化及 SLE 的发病，而并非（虽然存在这种可能性）所观察到的 SLE 中 MEK/ERK 通路抑制可能只是结果而不是引起疾病的原因，研究者培育出一种转基因鼠模型，这种模型鼠 T 细胞中 MEK/ERK 信号通路呈诱导缺陷[34]。该模型鼠证明，MEK/ERK 通路诱导缺陷导致 DNMT1 表达减少，甲基化敏感基因去甲基化，后者基因表达增加，与 SLE 患者中分离的 T 细胞相似[34-35]。此外，这种模型鼠可产生 dsDNA 抗体和一种 T 细胞干扰素表达信号分子，一种 SLE 患者中回忆性干扰素通路信号分子[34]。当存在自身免疫背景时，这种鼠模型可有 SLE 样的临床表现如肾小球肾炎[35]。总体来说，在自身免疫性疾病非易感基因背景宿主中，诱导 T 细胞中 DNA 甲基化缺陷足以导致自身免疫的产生，而在自身免疫易感宿主中可引起 SLE 样表型。这项发现与之前的报道相似，该研究发现，服用肼屈嗪（为 MEK/ERK 抑制剂）的患者中，绝大部分可产生自身抗体，而这其中仅一小部分出现 SLE 样表现，推测可能与基因背景的 SLE 易感性有关。这项研究为 SLE 发病机制中基因 - 表观遗传相互作用学说提供了基础；其他关于这种相互作用的支持证据将在后续的章节中讨论。

在后续研究中，研究者描绘了 SLE 患者 T 细胞中的 MEK/ERK 信号通路缺陷的起源，这种缺陷引起了 DNA 甲基化缺陷以及上游信号通路蛋白激酶 C（protein kinase C，PKC）-δ 缺陷[36]。有趣的是，氧化应激比如氧自由基可导致 PKC-δI 信号通路缺陷，后者与 SLE 患者 T 细胞中观察到的相似，可导致 T 细胞 DNA 甲基化[37-38]。这些数据将氧化应激的环境触发因素（比如感染）与易感宿主的自身免疫疾病连接在了一起。感染是已知的可引起 SLE 活动的因素，这种反应可能至少部分与氧化应激的增强有关，后者导致了 T 细胞的去甲基化。事实上，线粒体功能紊乱可导致 SLE 患者 T 细胞活性氧自由基的产生增多，而抗氧化谷胱甘肽水平降低[39]。SLE 患者 T 细胞氧化应激水平的增加也导致了 mTOR（the mammalian target of rapamycin）通路的激活，该通路同样可抑制 DNMT1[39]。SLE 患者使用抗氧化治疗或谷胱甘肽前体 N- 乙酰半胱氨酸治疗可阻断 T 细胞 mTOR 通路，改善疾病活动性[40]。

最近的研究也为 SLE 患者 T 细胞中 DNA 甲

基化缺陷的机制提供了新线索。例如，蛋白磷酸酶 2A（protein phosphatase 2A，PP2A），这一参与多种细胞内生物活动（如增殖活化等）的分子，在 SLE 患者 T 细胞中呈过表达。PP2A 过表达和激活与 IL-2 的产生减少有关，此为 SLE T 细胞的特点[41]。最近有证据表明，增多的 PP2A 可能导致 SLE 患者 T 细胞中 DNA 甲基化缺陷，其机制为通过诱导 MEK/ERK 信号通路缺陷，进而导致 DNMT1 表达减少。事实上，抑制 SLE 患者中的 T 细胞中的 PP2A 可提高 DNMT1 的 mRNA 的表达，减少甲基化敏感基因例如 CD70 等的表达[42]。此外，SLE 患者 T 细胞中 PP2A 增加可诱导 IL17 位点的表观遗传学改变。PP2A 催化亚基（PP2Ac）转基因鼠可产生 IL-17 依赖性的肾小球肾炎[43]。

生长抑制及 DNA 损伤诱导的 45α（The growth arrest and DNA damage-induced 45α，GADD45α）（参与在 DNA 修复及 DNA 甲基化过程的分子），在 SLE 患者 CD4+T 细胞中 mRNA 及蛋白质均呈过表达[44]。使用 siRNA 抑制 SLE 患者 CD4+T 细胞中 GADD45α 的表达可提高 ITGAL（encoding CD11a）及 CD70（TNFSF7）启动子区域的甲基化水平，抑制 ITGAL 及 CD70 的 mRNA 表达水平，进而 T 细胞增殖降低，与 B 细胞共刺激时的自身反应性降低[44]。

另一个可导致 SLE CD4+ T 细胞中 DNA 甲基化缺陷和甲基化敏感基因过表达的因素为调节因子 X1（regulatory factor X1，RFX1）下调。RFX1 可招募 DNMT1 及 HDAC，抑制 CD11a 及 CD70 的表达。而 RFX1 的表达下调与 SLE CD4+ T 细胞中 CD11a and CD70 的过表达有关[45]。

系统性红斑狼疮患者 T 细胞全基因组 DNA 甲基化研究

近日关于 SLE 全基因组学 DNA 甲基化的研究已经陆续展开。这些研究为 DNA 甲基化基因谱提供了客观依据，并且已发现一系列新的甲基化基因位点可能在发病机制中起到重要作用。通过同卵双生子 SLE 单方发病的人群研究，Javierre 及研究团队[6] 探索了外周血白细胞中约 1500 个 CpG 位点的 SLE 相关甲基化改变。此为，首个 SLE 全基因组学 DNA 甲基化研究，紧随其后的是另外一项检测了约 27 000 CpG 位点的研究，该研究比较了 SLE 患者和年龄、性别及种族与之匹配的健康志愿者 CD4+T 细胞中的基因位点[47]。已证实 CD4+T 细胞中存在数个不同的甲基化区域，包括 CD9（T 细胞共刺激分子）、MMP9（自身免疫中矩阵金属蛋白酶）、PDGFR4（血小板来源生长因子受体 α 前体）、CASP1（caspase 1），及干扰素调节基因如 IFI44L 及 BST2 等的低甲基[47]。

Coit 及其研究团队所做的后续工作[8] 发现了 SLE 初始 CD4+T 细胞全基因组中超过 485 000 个甲基化位点。这项研究设计包括了发现人群及重复人群，用以更有力地认证和重复 DNA 甲基化改变，还包括同样的样本中不同亚组基因验证表达谱研究。该研究首次证实 SLE 中干扰素通路处于低甲基化状态，且先于基因表达的改变[48]。因此，SLE 患者的初始 T 细胞似乎在细胞激活前其 I 型干扰素调节基因在表观遗传学上就处于易于高表达的状态（图 22-4）。这些数据从机制上解释了之前报道过的 SLE 外周血单个核细胞（PBMC）中 I 型干扰素敏感性的增加，并且赋予了异常甲基化的 DNA 在 SLE 发病机制中的新角色[48]。后续研究者重复验证了 SLE 患者中 IFN 调节基因的低甲基化并且扩展到了 B 细胞及单核细胞[49]。近日，SLE 患者 CD4+T 细胞中全基因组 DNA 甲基化、转录组学，及 microRNA 组学研究发现了 SLE DNA 中新的甲基化改变，例如差异甲基化及新的靶基因的过表达，包括 NLRP2（炎性小体组成基因）、CD300LB（一种免疫球蛋白家族非经典促炎激活受体），及 S1PR3（一种促炎的 G 蛋白偶联受体）[50]。此外，这项研究发现了一些 SLE 不同临床亚型的特异性的甲基化改变，例如肾炎特异性和皮损特异性改变[50]。

系统性红斑狼疮中基因－表观遗传学相互作用

由 MECP2 基因编码的 MeCP-2 蛋白是关键性的转录调节因子，与 DNA 甲基化介导的转录抑制紧密相关。多项研究已经反复验证了 MECP2 与 SLE 的基因相关性，表明 MECP2 基因内突变与 SLE 高发病风险相关[51-53]。这是基因－表观遗传学相互作用在 SLE 发病机制中的首项证据。后续研究表明经过刺激的 T 细胞中，SLE 风险相关的 MECP2 基因内变异与该基因中一个转录本的 mRNA 转录水平上调相关，而非刺激的 T 细胞中无此相关性。过表达人类 MeCP-2 的模型鼠会产生抗核抗体，且激活的 CD4+T 细胞中 IFN 信号分子家族表达增高[54]。更重要的是，携带 MECP2（被认为与 SLE 发病风险相关）的健康人群经过刺激的 T 细胞中一些 IFN 调节基因呈低

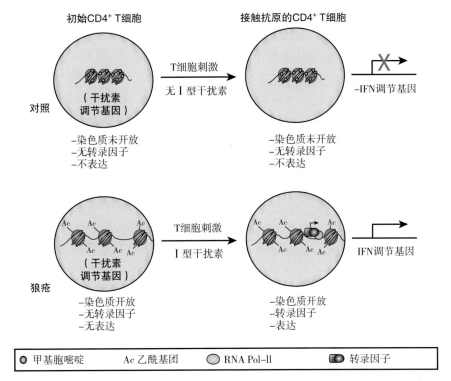

初始CD4⁺ T细胞　　　　　　　　　接触抗原的CD4⁺ T细胞

对照

（干扰素调节基因）

T细胞刺激
无 I 型干扰素

–IFN调节基因

–染色质未开放
–无转录因子
–不表达

–染色质未开放
–无转录因子
–不表达

狼疮

（干扰素调节基因）

T细胞刺激
I 型干扰素

IFN调节基因

–染色质开放
–无转录因子
–无表达

–染色质开放
–转录因子
–表达

甲基胞嘧啶　　　Ac 乙酰基团　　　RNA Pol–II　　　转录因子

图 22-4 SLE 患者初始 CD4⁺ T 细胞干扰素（IFN）调节基因已处于表观遗传学调控状态，因为 SLE 患者 T 细胞激活前已存在异常的 DNA 甲基化。上图提出了一种模式，即 IFN 调节基因表观遗传学上处于 T 细胞激活时 I 型干扰素反应状态。这些数据为表观遗传的结构偏好提供了证据，也解释了 SLE 患者 T 细胞中 I 型干扰素的高反应性

甲基化[54]。

　　基因 - 表观遗传学相互作用在 SLE 患者疾病活动中起到重要作用[55]。此外，男性 SLE 患者较病情严重度相同的女性而言，与疾病活动的基因易感性更高且（或）T 细胞 DNA 甲基化程度更低[55]。仅基因易感性或 T 细胞 DNA 甲基化并不能解释男性和女性 SLE 患者的差异。这些数据为 SLE 中基因 - 表观遗传学相互作用提供了更多证据，提示尽管基因易感性在相当长的时间内保持相对稳定，但 T 细胞 DNA 甲基化可呈动态变化，可能在 SLE 疾病活动中起到一定作用，与 SLE 易感性相互影响。

系统性红斑狼疮组蛋白修饰

　　组蛋白乙酰化状态是组蛋白乙酰化转移酶和组蛋白去乙酰酶达到平衡的结果。顾名思义，前者增加组蛋白乙酰化，而后者减少乙酰化。前文提到，组蛋白乙酰化酶 / 去乙酰化决定了染色质的开放状态，并且受到 DNA 甲基化状态的影响（图 22-2）。最早的有关 SLE 组蛋白改变的报道提示组蛋白去乙酰化酶抑

制剂可阻止模型鼠中 SLE 样疾病的发生。组蛋白去乙酰化酶抑制剂在 MRL/lpr 模型鼠中可下调数种细胞因子，包括 IFN-γ、IL-12、IL-10a 及 IL-6。此外，使用组蛋白去乙酰化酶抑制剂处理的模型鼠组蛋白 H3 及 H4 乙酰化均增加，与之前推测的一致。更重要的是，这些处理过的模型鼠肾病明显缓解[56]。同样，经过组蛋白去乙酰化酶抑制剂处理过的 NZB/W SLE 模型鼠肾病也显著改善，Th17 细胞减少，Treg 细胞增多，Treg 核心转录因子 *FoxP3* 基因乙酰化增加。因此，组蛋白去乙酰化酶抑制剂可通过改变 T 细胞亚群比例，减少病理性的 Th17 细胞而增加 Treg 细胞，从而在 SLE 中具有治疗价值[57]。

　　人类疾病中的基因特异性研究证实了组蛋白变化在抑制 IL-2 及诱导 SLE T 细胞产生 IL-17 过程中的重要性[58]。SLE 患者单核细胞中基因 *TNF*（编码 TNF）位点与健康对照相比乙酰化程度更深，且这种高乙酰化与 TNF mRNA 水平增高有关[59]。

　　在全基因组水平，SLE 中组蛋白改变不像 DNA 甲基化的研究那么广泛，SLE 患者 CD4⁺T 细胞中 H3

及 H4 的乙酰化程度总体均降低[60]。这项研究与之前提到的一项关于 SLE 模型鼠使用 HDAC 抑制剂后产生有益效应的研究结果一致。SLE 患者单核细胞中的组蛋白 H4 乙酰化研究表明大部分高乙酰化状态位点均受 I 型干扰素的潜在调控[61]。

MicroRNAs 及系统性红斑狼疮的发病机制

已有报道，SLE 患者体内的不同细胞亚群中存在差异表达的 microRNA[14,62]。由于 microRNA 表达参与正常免疫反应应答调控的许多方面，因此，不难推测上述 microRNA 表达差异的背景可能与自身免疫疾病有关。SLE 中某些 microRNA 失调可能确与发病机制中某些环节相关，因此未来可能成为疾病治疗的新靶点。SLE 患者 CD4[+] T 细胞中某些过表达的 microRNA 参与前述的 DNA 甲基化缺陷。miR-126 及 miR-148a 在 SLE CD4[+] T 细胞中表达上调，且两者均可直接靶向 *DNMT1* 并抑制其表达[63-64]。MiR-21 在 SLE CD4[+] T 细胞中表达也上调，可通过靶向 *RASGRP1* 抑制 DNA 甲基化。该基因是调节 *DNMT1* 表达的 MEK/ERK 信号通路中的上游分子之一[64]。这些数据表明 SLE 中两种不同的表观遗传学机制、DNA 甲基化及 microRNA 调节存在相互作用。

SLE 中表达下调的 mircroRNA 中，最经典的分子为 miR-31。miR-31 的下调可直接靶向并抑制 RhoA，并参与了 SLE 患者 T 细胞中 IL-2 的产生缺陷[65]。另一个 SLE 中下调的 microRNA 是 miR-146a，后者靶向一些干扰素调节基因例如 *IRAK1*、*TRAF6*、*IRF5*，及 *STAT1*[66-67]。miR-146a 的下调导致了 I 型干扰素活性的增强，后者是 SLE 的典型发病特点[67]。有趣的是，已有关于 *miR146a* 基因位点与 SLE 间的基因相关性的研究报道，该位点的基因变异与 *miR146a* 的表达下调相关[68]。这是另一个基因 - 表观遗传学相互作用的例子，此处基因变异可能通过影响表观遗传学调控的相关分子的表达参与 SLE 的发病。SLE 患者中 *TLR7* 基因的 3′ UTR 区基因多态性就是这样的一个例子，该区是 miR-3148 的结合位点，表明 *TLR7* 的基因多态性可通过改变这一基因位点的表观遗传学调控参与疾病发生。事实上，SLE 相关的这一基因位点的变异与 TLR7 mRNA 的蛋白表达升高有关，SLE 及正常外周血单个核细胞中 *TLR7* 的 mRNA 表达水平与 miR-3148 的表达呈负相关[69]。

类风湿关节炎

成纤维细胞样的滑膜细胞（fibroblast-like synoviocytes，FLS）被认为在类风湿关节炎（rheumatoicl arlhritis，RA）中起重要作用。FLS 激活后可在 RA 患者关节中产生许多细胞因子。此外，这种促炎表型与关节滑液中特定的基质金属蛋白酶产生增多有关，进而导致关节损毁。早期研究表明 RA 患者 FLS 中的 DNA 普遍呈低甲基化，进而表达 L1 反转录原件；推测这种普遍的低甲基化可能与 DNMT1 的表达降低有关[70]。使用 DNA 甲基化抑制剂处理的正常 FLS 可导致类似于 RA 患者中激活的 FLS 表型转变，同时引起包括 miR-203 在内的某些基因产物过表达，该分子在 RA FLS 中表达升高且与 IL-6 的表达水平相关[71]。许多其他 microRNAs 在 RA FLS 中也呈过表达，比如 miR-155，该分子在 RA 的外周血 PBMC 及滑膜巨噬细胞中表达也上调[72-73]。miR-155 是一种促炎 microRNA，依据是 miR-155 缺陷小鼠可抵抗胶原诱导的关节炎的发生[73]。miR-223 在 RA 患者滑膜外周血初始 CD4[+] T 细胞中及 RA 患者血清中均过表达。在未经治疗的早期 RA 患者中，其表达水平与疾病活动度相关[74-76]。

miR-223 作为 RA 治疗靶点的作用目前仍存在争议。在体外实验中，过表达 miR-223 可抑制破骨细胞生成，表明过表达 miR-223 可能具有潜在治疗作用[75]；然而，体内试验中，抑制 miR-223 可缓解胶原诱导小鼠的关节炎病情、减少骨破坏及破骨细胞生成[77]，表明同一种 microRNA 也可具有致病性作用。有趣的是，miR-146a，这一在 SLE 外周血淋巴细胞中表达下调的分子，在 RA 患者 PBMC 及 FLS 中均表达下调[72,78]，但目前 miR-146a 在 RA 中的具体作用目前尚未阐明。

已有研究阐述了 RA 患者 T 细胞 DNA 甲基化水平整体降低以及 DNA 甲基化酶活性降低，但较活动性 SLE 患者程度低[79]。此外，在只有一方 RA 发病的同卵双生子中进行的全基因组 DNA 甲基化研究中，两方外周血淋巴细胞中的 DNA 甲基化程度并没有发现明显差异，与该研究中的 SLE 患者的结果相反[46]。RA 患者中，一种低甲基化的"衰老"CD4[+] T 细胞亚群（CD4[+] CD28[-] T 细胞）比例显著增多，且过表达一系列由甲基敏感基因编码的蛋白，例如 CD70、穿孔素，及 KIRs[80]。这种 T 细胞亚群在 RA

中起什么作用以及起多大作用目前尚不清楚，但这种亚群似乎不是 RA 特异性的，因为这种亚群在多种慢性炎症性疾病中均显著增多。然而有趣的是，这群细胞也被发现存在于动脉粥样硬化斑块中，并且牵涉进斑块形成及破裂病理过程中[81-82]，而 RA 是动脉粥样硬化性心血管疾病的独立危险因素。

最近 RA 患者的全基因组 DNA 甲基化研究主要集中于阐述骨关节炎（OA）患者 FLS 中 DNA 甲基化与健康对照者中的差异。在一项包含 6 例 RA 患者和 5 例健康对照者中分离出的 FLS 中的 DNA 甲基化研究中，许多甲基化状态存在差异且在 RA 中起到一定作用的基因被揭示出来，包括低甲基化的 *CASP1*、*STAT3*、*MMP20*、*TRAF2*，及 *MEFV* 等等[83]。低甲基化在细胞迁移、黏附及细胞外基质相互作用通路中均十分常见。有趣的是，TNF 基因编码区一些 CG 位点在 RA 患者 FLS 中呈低甲基化状态[83]。另一项研究比对及整合了 6 名 RA 患者及 6 名 OA 患者 FLS 中 DNA 甲基化改变与 micoRNA 的基因表达谱[84]。这项研究发现了 RA 中甲基化状态有差异的新基因，包括低甲基化的 *IL6R*、*CD74*、*TNFAIP8*，及 *CAPN8*、高甲基化的 *DPP4*、*CCR6*，及 *HOXC4* 等。这些数据也证实，RA 患者中超过 200 个基因均存在 DNA 甲基化水平及基因表达的负相关性。重要的是，该研究还发现了一些新的下调的 microRNA，比如 miR-503、-551b、-550，及 -625[84]。

原发性干燥综合征

原发性干燥综合征（primary Sjögren's syndrome，pSS）是一种系统性自身免疫性疾病，以外分泌腺体，主要是唾液腺和泪腺的淋巴细胞浸润为主要特征，导致眼干、口干症状。原发性干燥综合征患者唇腺上皮细胞 DNA 甲基化水平整体均下降，并且这种降低与低 DNMT1 表达水平和去甲基化共刺激因子 GADD45α 的表达升高相关[85]。pSS 患者唾液腺上皮细胞中 DNA 甲基化缺陷的广泛存在与 B 细胞的浸润相关，这一现象已在体外实验中使用唾液腺上皮细胞及 B 细胞共培养得以进一步证实[85]。然而，外周血 B 细胞及 T 细胞中未发现明显的甲基化水平减低[85]。pSS 患者外周血 CD4+T 细胞基因特异性 DNA 甲基化研究提示，共刺激分子 CD70 的低甲基化及过表达与 SLE 患者中观察到的相似[86]。相比而言，*FOXP3* 在

pSS 患者 CD4+T 细胞中高甲基化而呈转录抑制状态，与之前报道的 pSS 中 Treg 功能缺陷一致[87]。

在目前 pSS 中唯一的全基因组 DNA 甲基化研究中，pSS 患者较同年龄、性别及种族的健康志愿者而言，初始 CD4+ T 细胞中检索了超过 485 000 个 DNA 甲基化差异基因位点[88]。这项研究发现了 753 个甲基化差异位点，其中大部分在 pSS 患者中较健康对照者为低甲基化，包括 *CD247*、*TNFRSF25*、*PTPRC*、*GSTM1*，及 *PDCD1* 等。一些干扰素调节基因也呈低甲基化状态，与 pSS 中低甲基化的干扰素标志基因一致[88]。*LTA*，编码淋巴毒素 -α（LTα，or TNF-β）并促进 IFN 产生，在 pSSCD4+T 细胞中也呈低甲基化状态。LTα 在 pSS 血清及唾液腺中过表达，目前一项关于阻滞淋巴毒素通路作为 pSS 的新治疗方法的临床试验正在进行中。十分有趣的是，pSS 初始 CD4+ T 细胞中还发现一组可溶性载体蛋白基因存在甲基化差异[88]。

系统性硬化

系统性硬化（systemic sclerosis，又称硬皮病）是一种自身免疫疾病，以免疫激活、血管病变包括微血管内皮细胞功能失调，以及皮肤及内脏器官过多胶原产生及纤维化为典型特征。因此，关于硬皮病的表观遗传学研究主要集中于纤维化、微血管内皮细胞及 CD4+T 细胞[89-90]。

硬皮病患者成纤维细胞中 FLi-1 表达下调，后者是一种胶原合成的负向调节因子[91]，与健康对照相比，硬皮病患者成纤维细胞中该基因呈高甲基化状态[92]。此外，*FLI1* 启动子区域 H3 及 H4 乙酰化水平减低，可能也是导致转录抑制的原因之一。甲基化抑制剂及组蛋白去乙酰化抑制剂处理过的硬皮病成纤维细胞中，*FLI1* 表达升高并且胶原的产生回复到正常成纤维细胞的水平[92]。这些数据表明硬皮病成纤维细胞中的 *FLI1* 高甲基化和低乙酰化可能在这类纤维化疾病中扮演重要角色。事实上，DNMT1 及组蛋白去乙酰化酶 HDAC1 及 HDAC6 的蛋白表达水平已被证明在硬皮病成纤维细胞中呈上调状态[92]，这便可以解释 *FLI1* 的高甲基化及去乙酰化抑制状态。最近研究表明硬皮病患者 Wnt 通路信号拮抗基因 *DKK1* 及 *SFRP1* 表达下调是由于高甲基化而导致的基因沉默[93]。十分重要的是，抑制 DNMT1 可减少硬皮病患者经

典 Wnt 信号通路信号并且减少小鼠体内博来霉素诱导的纤维化[93]。已证实，与健康对照相比，硬皮病成纤维细胞中存在多种 microRNA 调节异常，这些 microRNA 的靶基因均为转化生长因子（TGF）-β 信号通路的组成成分。例如，miR-21 及 -146 均呈过表达状态，推测可能分别靶向 SMAD4 及 SMAD7[90]。

最近一项全基因组 DNA 甲基化研究发现，与年龄、性别及种族匹配的健康对照者相比，弥漫性及局限性硬皮病患者皮肤成纤维细胞中存在大量差异表达的基因[94]。有趣的是，尽管之前的报道表明硬皮病患者 DNMT1 表达上调，与对照相比，患者中大部分可检测到的 DNA 甲基化改变为低甲基化改变。该研究表明，弥漫性与局限性硬皮病间的甲基化差异是十分常见的，疾病不同分型间特异性 DNA 甲基化差异也广泛存在。该研究揭示了低甲基化基因在弥漫性及局限性硬皮病患者中均存在，包括胶原相关基因 如 *COL4A2*、*COL23A1*、*PAX9*、*TNXB*、*ITGA9*、*ADAM12* 以及 RUNX 转录家族成员 *RUNX1*、*RUNX2* 及 *RUNX3*。该研究也证实了这些低甲基化基因中，一些基因的 mRNA 表达水平也呈上调状态[94]。

硬皮病微血管内皮细胞研究表明编码骨形成蛋白受体 II（bone morphogenic protein receptor II，*BMPR2*）的表达上调在内皮细胞抗凋亡中起到一定作用。BMPR2 在硬皮病患者的微血管内皮细胞中低表达，体外条件下使用 DNA 甲基化/组蛋白去乙酰化抑制剂可使 BMPR2 表达水平回复到与健康对照者相似的程度[95]。

与健康对照者相比硬皮病患者 CD4+ T 细胞中 DNMT1 表达减低[96]。甲基化敏感基因编码蛋白如 *CD70* 及 *CD40L* 则表达增高，这些基因的启动子序列也呈低甲基化状态[97-98]。这与之前 SLE CD4+ T 细胞中的结果十分相似。

白塞病

白塞病（Behçet's disease）是一种免疫介导的炎症性疾病，以反复发生的口腔生殖器溃疡、炎症性眼炎、皮肤受累、中枢神经系统受累及复发性血栓为主要特点。白塞病的病因还不是十分清楚，但毫无疑问的是，基因和环境因素均在发病机制中起一定作用。最近的一项白塞病全基因组 DNA 甲基化研究阐明了活动性未治疗的白塞病患者的 CD4+ T 细胞及单核细胞的表观遗传学结构与健康对照者的异同[99]。

这项研究发现了白塞病基因组中关键的差异性甲基化位点及通路，有望作为未来新型治疗靶点。白塞病中一些调节性及结构性的细胞组分呈现出一致的 DNA 甲基化改变，这些变化在患者 CD4+ T 细胞及单核细胞中均可观察到。白塞病中差异表达的甲基化基因包括 *RAC1*、*RGS14*、*FSCN2* 等。此外，这些表观遗传学变化是动态的，因为该研究通过对同一个患者在疾病缓解后定期进行基因检测的方法清楚地证明了 DNA 甲基化改变的可逆性[99]。因此，这项白塞病的研究表明，DNA 甲基化在疾病病程中可产生变化，一些表观遗传学改变的基因位点可能成为潜在新型的疾病生物标志物和治疗靶点。

骨关节炎

最近一些关节软骨的全基因组 DNA 甲基化研究报道表明，表观遗传学特点研究可以帮助研究者们发现骨关节炎（osteoarthritis，OA）中新型的致病基因、疾病特点、治疗靶点、疾病亚型及评估疾病严重性的表观遗传学生物标志物[100-102]。一项研究检测了 OA 患者及健康对照者膝关节软骨组织约 27 000 个 GC 甲基化位点，发现两组间存在 91 个差异甲基化的 GC 位点。重要的是，全基因组甲基化数据及基因表达特点发现，有一小群 OA 患者更倾向于"炎症性"疾病[100]。这些数据表明，根据表观遗传学及转录特点，可以将 OA 进行疾病亚组分型，这可能有助于未来更为个体化的靶向治疗方案的制订。

另外一项研究检测了 OA 患者髋关节超过 485 000 个 DNA 甲基化位点，并且使用一种独特的方法比较同一关节中侵蚀及未侵蚀关节软骨的变化[101]。这一举措可有效消除组间基因变异导致的混杂因素。这项研究发现，之前研究报道过的 OA 患者基因风险变异中，约 40% 存在差异性甲基化表达，这一显著变化表明基因 - 表观遗传学相互作用可能在 OA 发病机制中起到一定作用，且这些基因及表观遗传学改变均与 OA 发病风险相关联。该研究总共揭示了 OA 患者中 550 个差异甲基化的基因，其中三分之二是低甲基化状态。生物信息学分析发现，这些差异甲基化的基因存在功能的调节因子，包括 TGF-β1 及一些 microRNAs，比如 miR-128、-27a 及 -9。更重要的是，这项研究揭示了 OA 中 20 个 CG 位点的 DNA 甲基化均存在与组织学严重性评分的相关性[101]。

未来研究方向

表观遗传学失调已经越来越被认为是风湿性疾病的主要致病因素之一。在过去几年中，越来越多表观遗传学研究关注于各种炎症性、非炎症性风湿性疾病及健康对照者间的表观遗传学差异。表观遗传学的应用拓展了我们的认知，使得新型表观遗传学改变的基因位点的发现成为可能，后者可以使我们更好地理解疾病的发病机制，也为疾病治疗提供新靶点。

尽管风湿病表观遗传学及表观遗传组学研究众多，但需谨记以下几点。表观遗传学改变具有细胞特异性，因此，进一步来看，最重要的是检测患者及健康对照的某种特定细胞亚群中的表观遗传学差异（后者即代表了基因疾病相关的差异），而不是细胞组分或细胞激活状态的差异。由于临床疾病的异质性特点，应强调严格的患者表型筛选及健康对照的选择，以保证研究结果更有说服力。

遗传学改变的动态变化本质为新型疾病标志物的发现提供了可能。事实上，风湿病学中确实存在少部分可靠的生物标志物。未来研究将着眼于并扩展到疾病亚组特异性的表观遗传学改变，希望可以解答一些疑问，如哪种特定的 DNA 甲基化改变可以预测 SLE 患者狼疮肾炎的发生，哪种表观遗传学改变可以预测干燥综合征患者淋巴瘤的发生，或硬皮病患者严重肺累及的发生。一些亟须发现和验证的表观遗传学变化可以帮助我们评估疾病活动性，预测疾病暴发，或决定选用哪种治疗方案以满足个体化用药需求。一种可以达到这个目标的方法是在风湿病中进行纵向表观遗传学研究，即随访同一组患者相当长的一段时间，而不是目前更为常见的横断面研究。纵向研究方法也可以帮助我们回答许多疾病中表观遗传学改变的"病因"与"效应"的问题。比较理想的情况是，一个纵向的研究包含一组人群疾病发生前的随访及生物样本收集，这样便可为区分因果关系提供最为有效的信息。

未来风湿病学表观遗传学研究应该更为综合地关注基因 - 表观遗传学相互作用，以及环境诱发因素、表观遗传学变化以及疾病基因背景之前的相互作用。已有研究开始着眼于等位基因特异性的表观遗传学变化以阐明某些基因变异是如何与疾病诱发风险发生关联的。这些尝试需要扩展到基因组学层面。整合的"组学"概念，包括基因组学、表观遗传组学、转录组学及外来体（环境暴露）可能会在不久的将来为综合理解疾病本质及更好的治疗风湿性疾病提供更多信息和方向。

 本章的参考文献也可以在 ExpertConsult.com 上找到。

参考文献

1. Luger K, Mader AW, Richmond RK, et al: Crystal structure of the nucleosome core particle at 2.8 A resolution. *Nature* 389:251–260, 1997.
2. Razin A, Riggs AD: DNA methylation and gene function. *Science* 210:604–610, 1980.
3. Okano M, Bell DW, Haber DA, et al: DNA methyltransferases Dnmt3a and Dnmt3b are essential for de novo methylation and mammalian development. *Cell* 99:247–257, 1999.
4. Riggs AD: X inactivation, differentiation, and DNA methylation. *Cytogenet Cell Genet* 14:9–25, 1975.
5. Bird AP: Use of restriction enzymes to study eukaryotic DNA methylation: II. The symmetry of methylated sites supports semi-conservative copying of the methylation pattern. *J Mol Biol* 118:49–60, 1978.
6. Holliday R, Pugh JE: DNA modification mechanisms and gene activity during development. *Science* 187:226–232, 1975.
7. Oaks Z, Perl A: Metabolic control of the epigenome in systemic lupus erythematosus. *Autoimmunity* 47:256–264, 2014.
8. Lister R, Pelizzola M, Dowen RH, et al: Human DNA methylomes at base resolution show widespread epigenomic differences. *Nature* 462:315–322, 2009.
9. Lister R, Mukamel EA, Nery JR, et al: Global epigenomic reconfiguration during mammalian brain development. *Science* 341:1237905, 2013.
10. Nan X, Ng HH, Johnson CA, et al: Transcriptional repression by the methyl-CpG-binding protein MeCP2 involves a histone deacetylase complex. *Nature* 393:386–389, 1998.
11. Jones PL, Veenstra GJ, Wade PA, et al: Methylated DNA and MeCP2 recruit histone deacetylase to repress transcription. *Nat Genet* 19:187–191, 1998.
12. Xu YM, Du JY, Lau AT: Posttranslational modifications of human histone H3: an update. *Proteomics* 14:2047–2060, 2014.
13. Consortium EP: An integrated encyclopedia of DNA elements in the human genome. *Nature* 489:57–74, 2012.
14. Shen N, Liang D, Tang Y, et al: MicroRNAs—novel regulators of systemic lupus erythematosus pathogenesis. *Nat Rev Rheumatol* 8:701–709, 2012.
15. Sawalha AH: Epigenetics and T-cell immunity. *Autoimmunity* 41:245–252, 2008.
16. Bruniquel D, Schwartz RH: Selective, stable demethylation of the interleukin-2 gene enhances transcription by an active process. *Nat Immunol* 4:235–240, 2003.
17. Bird A: IL2 transcription unleashed by active DNA demethylation. *Nat Immunol* 4:208–209, 2003.
18. Ito S, Shen L, Dai Q, et al: Tet proteins can convert 5-methylcytosine to 5-formylcytosine and 5-carboxylcytosine. *Science* 333:1300–1303, 2011.
19. He YF, Li BZ, Li Z, et al: Tet-mediated formation of 5-carboxylcytosine and its excision by TDG in mammalian DNA. *Science* 333:1303–1307, 2011.
20. Mullen AC, Hutchins AS, High FA, et al: Hlx is induced by and genetically interacts with T-bet to promote heritable T(H)1 gene induction. *Nat Immunol* 3:652–658, 2002.
21. Agarwal S, Rao A: Modulation of chromatin structure regulates cytokine gene expression during T cell differentiation. *Immunity* 9:765–775, 1998.
22. Lee DU, Agarwal S, Rao A: Th2 lineage commitment and efficient IL-4 production involves extended demethylation of the IL-4 gene.

Immunity 16:649–660, 2002.

23. Santangelo S, Cousins DJ, Winkelmann NE, et al: DNA methylation changes at human Th2 cytokine genes coincide with DNase I hypersensitive site formation during CD4(+) T cell differentiation. *J Immunol* 169:1893–1903, 2002.

24. Young HA, Ghosh P, Ye J, et al: Differentiation of the T helper phenotypes by analysis of the methylation state of the IFN-gamma gene. *J Immunol* 153:3603–3610, 1994.

25. Cuddapah S, Barski A, Zhao K: Epigenomics of T cell activation, differentiation, and memory. *Curr Opin Immunol* 22:341–347, 2010.

26. Akimzhanov AM, Yang XO, Dong C: Chromatin remodeling of interleukin-17 (IL-17)-IL-17F cytokine gene locus during inflammatory helper T cell differentiation. *J Biol Chem* 282:5969–5972, 2007.

27. Kim HP, Leonard WJ: CREB/ATF-dependent T cell receptor-induced FoxP3 gene expression: a role for DNA methylation. *J Exp Med* 204:1543–1551, 2007.

28. Altorok N, Sawalha AH: Epigenetics in the pathogenesis of systemic lupus erythematosus. *Curr Opin Rheumatol* 25:569–576, 2013.

29. Guo Y, Sawalha AH, Lu Q: Epigenetics in the treatment of systemic lupus erythematosus: potential clinical application. *Clin Immunol* 155:79–90, 2014.

30. Richardson BC, Patel DR: Epigenetics in 2013. DNA methylation and miRNA—key roles in systemic autoimmunity. *Nat Rev Rheumatol* 10:72–74, 2014.

31. Scheinbart LS, Johnson MA, Gross LA, et al: Procainamide inhibits DNA methyltransferase in a human T cell line. *J Rheumatol* 18:530–534, 1991.

32. Deng C, Lu Q, Zhang Z, et al: Hydralazine may induce autoimmunity by inhibiting extracellular signal-regulated kinase pathway signaling. *Arthritis Rheumatol* 48:746–756, 2003.

33. Zhang Y, Zhao M, Sawalha AH, et al: Impaired DNA methylation and its mechanisms in CD4(+)T cells of systemic lupus erythematosus. *J Autoimmun* 41:92–99, 2013.

34. Sawalha AH, Jeffries M, Webb R, et al: Defective T-cell ERK signaling induces interferon-regulated gene expression and overexpression of methylation-sensitive genes similar to lupus patients. *Genes Immun* 9:368–378, 2008.

35. Strickland FM, Hewagama A, Lu Q, et al: Environmental exposure, estrogen and two X chromosomes are required for disease development in an epigenetic model of lupus. *J Autoimmun* 38:J135–J143, 2012.

36. Gorelik G, Fang JY, Wu A, et al: Impaired T cell protein kinase C delta activation decreases ERK pathway signaling in idiopathic and hydralazine-induced lupus. *J Immunol* 179:5553–5563, 2007.

37. Gorelik GJ, Yarlagadda S, Patel DR, et al: Protein kinase Cdelta oxidation contributes to ERK inactivation in lupus T cells. *Arthritis Rheumatol* 64:2964–2974, 2012.

38. Li Y, Gorelik G, Strickland FM, et al: Oxidative stress, T cell DNA methylation, and lupus. *Arthritis Rheumatol* 66:1574–1582, 2014.

39. Perl A: Oxidative stress in the pathology and treatment of systemic lupus erythematosus. *Nat Rev Rheumatol* 9:674–686, 2013.

40. Lai ZW, Hanczko R, Bonilla E, et al: N-acetylcysteine reduces disease activity by blocking mammalian target of rapamycin in T cells from systemic lupus erythematosus patients: a randomized, double-blind, placebo-controlled trial. *Arthritis Rheumatol* 64:2937–2946, 2012.

41. Katsiari CG, Kyttaris VC, Juang YT, et al: Protein phosphatase 2A is a negative regulator of IL-2 production in patients with systemic lupus erythematosus. *J Clin Invest* 115:3193–3204, 2005.

42. Sunahori K, Nagpal K, Hedrich CM, et al: The catalytic subunit of protein phosphatase 2A (PP2Ac) promotes DNA hypomethylation by suppressing the phosphorylated mitogen-activated protein kinase/extracellular signal-regulated kinase (ERK) kinase (MEK)/phosphorylated ERK/DNMT1 protein pathway in T-cells from controls and systemic lupus erythematosus patients. *J Biol Chem* 288:21936–21944, 2013.

43. Apostolidis SA, Rauen T, Hedrich CM, et al: Protein phosphatase 2A enables expression of interleukin 17 (IL-17) through chromatin remodeling. *J Biol Chem* 288:26775–26784, 2013.

44. Li Y, Zhao M, Yin H, et al: Overexpression of the growth arrest and DNA damage-induced 45alpha gene contributes to autoimmunity by promoting DNA demethylation in lupus T cells. *Arthritis Rheumatol* 62:1438–1447, 2010.

45. Zhao M, Sun Y, Gao F, et al: Epigenetics and SLE: RFX1 downregulation causes CD11a and CD70 overexpression by altering epigenetic

46. Javierre BM, Fernandez AF, Richter J, et al: Changes in the pattern of DNA methylation associate with twin discordance in systemic lupus erythematosus. *Genome Res* 20:170–179, 2010.

47. Jeffries MA, Dozmorov M, Tang Y, et al: Genome-wide DNA methylation patterns in CD4+ T cells from patients with systemic lupus erythematosus. *Epigenetics* 6:593–601, 2011.

48. Coit P, Jeffries M, Altorok N, et al: Genome-wide DNA methylation study suggests epigenetic accessibility and transcriptional poising of interferon-regulated genes in naive CD4+ T cells from lupus patients. *J Autoimmun* 43:78–84, 2013.

49. Absher DM, Li X, Waite LL, et al: Genome-wide DNA methylation analysis of systemic lupus erythematosus reveals persistent hypomethylation of interferon genes and compositional changes to CD4+ T-cell populations. *PLoS Genet* 9:e1003678, 2013.

50. Zhao M, Liu S, Luo S, et al: DNA methylation and mRNA and microRNA expression of SLE CD4+ T cells correlate with disease phenotype. *J Autoimmun* 54:127–136, 2014.

51. Sawalha AH, Webb R, Han S, et al: Common variants within MECP2 confer risk of systemic lupus erythematosus. *PLoS ONE* 3:e1727, 2008.

52. Webb R, Wren JD, Jeffries M, et al: Variants within MECP2, a key transcription regulator, are associated with increased susceptibility to lupus and differential gene expression in patients with systemic lupus erythematosus. *Arthritis Rheumatol* 60:1076–1084, 2009.

53. Kaufman KM, Zhao J, Kelly JA, et al: Fine mapping of Xq28: both MECP2 and IRAK1 contribute to risk for systemic lupus erythematosus in multiple ancestral groups. *Ann Rheum Dis* 72:437–444, 2013.

54. Koelsch KA, Webb R, Jeffries M, et al: Functional characterization of the MECP2/IRAK1 lupus risk haplotype in human T cells and a human MECP2 transgenic mouse. *J Autoimmun* 41:168–174, 2013.

55. Sawalha AH, Wang L, Nadig A, et al: Sex-specific differences in the relationship between genetic susceptibility, T cell DNA demethylation and lupus flare severity. *J Autoimmun* 38:J216–J222, 2012.

56. Mishra N, Reilly CM, Brown DR, et al: Histone deacetylase inhibitors modulate renal disease in the MRL-lpr/lpr mouse. *J Clin Invest* 111:539–552, 2003.

57. Regna NL, Chafin CB, Hammond SE, et al: Class I and II histone deacetylase inhibition by ITF2357 reduces SLE pathogenesis in vivo. *Clin Immunol* 151:29–42, 2014.

58. Rauen T, Hedrich CM, Tenbrock K, et al: cAMP responsive element modulator: a critical regulator of cytokine production. *Trends Mol Med* 19:262–269, 2013.

59. Sullivan KE, Suriano A, Dietzmann K, et al: The TNFalpha locus is altered in monocytes from patients with systemic lupus erythematosus. *Clin Immunol* 123:74–81, 2007.

60. Hu N, Qiu X, Luo Y, et al: Abnormal histone modification patterns in lupus CD4+ T cells. *J Rheumatol* 35:804–810, 2008.

61. Zhang Z, Song L, Maurer K, et al: Global H4 acetylation analysis by ChIP-chip in systemic lupus erythematosus monocytes. *Genes Immun* 11:124–133, 2010.

62. Zan H, Tat C, Casali P: MicroRNAs in lupus. *Autoimmunity* 47:272–285, 2014.

63. Zhao S, Wang Y, Liang Y, et al: MicroRNA-126 regulates DNA methylation in CD4+ T cells and contributes to systemic lupus erythematosus by targeting DNA methyltransferase 1. *Arthritis Rheum* 63:1376–1386, 2011.

64. Pan W, Zhu S, Yuan M, et al: MicroRNA-21 and microRNA-148a contribute to DNA hypomethylation in lupus CD4+ T cells by directly and indirectly targeting DNA methyltransferase 1. *J Immunol* 184:6773–6781, 2010.

65. Fan W, Liang D, Tang Y, et al: Identification of microRNA-31 as a novel regulator contributing to impaired interleukin-2 production in T cells from patients with systemic lupus erythematosus. *Arthritis Rheumatol* 64:3715–3725, 2012.

66. Taganov KD, Boldin MP, Chang KJ, et al: NF-kappaB-dependent induction of microRNA miR-146, an inhibitor targeted to signaling proteins of innate immune responses. *Proc Natl Acad Sci U S A* 103:12481–12486, 2006.

67. Tang Y, Luo X, Cui H, et al: MicroRNA-146A contributes to abnormal activation of the type I interferon pathway in human lupus by targeting the key signaling proteins. *Arthritis Rheumatol* 60:1065–1075, 2009.

68. Luo X, Yang W, Ye DQ, et al: A functional variant in microRNA-146a promoter modulates its expression and confers disease risk for

systemic lupus erythematosus. *PLoS Genet* 7:e1002128, 2011.

69. Deng Y, Zhao J, Sakurai D, et al: MicroRNA-3148 modulates allelic expression of toll-like receptor 7 variant associated with systemic lupus erythematosus. *PLoS Genet* 9:e1003336, 2013.

70. Karouzakis E, Gay RE, Michel BA, et al: DNA hypomethylation in rheumatoid arthritis synovial fibroblasts. *Arthritis Rheumatol* 60:3613–3622, 2009.

71. Stanczyk J, Ospelt C, Karouzakis E, et al: Altered expression of microRNA-203 in rheumatoid arthritis synovial fibroblasts and its role in fibroblast activation. *Arthritis Rheumatol* 63:373–381, 2011.

72. Pauley KM, Satoh M, Chan AL, et al: Upregulated miR-146a expression in peripheral blood mononuclear cells from rheumatoid arthritis patients. *Arthritis Res Ther* 10:R101, 2008.

73. Kurowska-Stolarska M, Alivernini S, Ballantine LE, et al: MicroRNA-155 as a proinflammatory regulator in clinical and experimental arthritis. *Proc Natl Acad Sci U S A* 108:11193–11198, 2011.

74. Fulci V, Scappucci G, Sebastiani GD, et al: miR-223 is overexpressed in T-lymphocytes of patients affected by rheumatoid arthritis. *Hum Immunol* 71:206–211, 2010.

75. Shibuya H, Nakasa T, Adachi N, et al: Overexpression of microRNA-223 in rheumatoid arthritis synovium controls osteoclast differentiation. *Mod Rheumatol* 23:674–685, 2013.

76. Filkova M, Aradi B, Senolt L, et al: Association of circulating miR-223 and miR-16 with disease activity in patients with early rheumatoid arthritis. *Ann Rheum Dis* 73:1898–1904, 2014.

77. Li YT, Chen SY, Wang CR, et al: Brief report: amelioration of collagen-induced arthritis in mice by lentivirus-mediated silencing of microRNA-223. *Arthritis Rheumatol* 64:3240–3245, 2012.

78. Stanczyk J, Pedrioli DM, Brentano F, et al: Altered expression of MicroRNA in synovial fibroblasts and synovial tissue in rheumatoid arthritis. *Arthritis Rheumatol* 58:1001–1009, 2008.

79. Richardson B, Scheinbart L, Strahler J, et al: Evidence for impaired T cell DNA methylation in systemic lupus erythematosus and rheumatoid arthritis. *Arthritis Rheumatol* 33:1665–1673, 1990.

80. Liu Y, Chen Y, Richardson B: Decreased DNA methyltransferase levels correlate with abnormal gene expression in "senescent" CD4(+) CD28(−) T cells. *Clin Immunol* 132:257–265, 2009.

81. Liuzzo G, Goronzy JJ, Yang H, et al: Monoclonal T-cell proliferation and plaque instability in acute coronary syndromes. *Circulation* 101:2883–2888, 2000.

82. Gerli R, Schillaci G, Giordano A, et al: CD4+CD28− T lymphocytes contribute to early atherosclerotic damage in rheumatoid arthritis patients. *Circulation* 109:2744–2748, 2004.

83. Nakano K, Whitaker JW, Boyle DL, et al: DNA methylome signature in rheumatoid arthritis. *Ann Rheum Dis* 72:110–117, 2013.

84. de la Rica L, Urquiza JM, Gomez-Cabrero D, et al: Identification of novel markers in rheumatoid arthritis through integrated analysis of DNA methylation and microRNA expression. *J Autoimmun* 41:6–16, 2013.

85. Thabet Y, Le Dantec C, Ghedira I, et al: Epigenetic dysregulation in salivary glands from patients with primary Sjögren's syndrome may be ascribed to infiltrating B cells. *J Autoimmun* 41:175–181, 2013.

86. Yin H, Zhao M, Wu X, et al: Hypomethylation and overexpression of CD70 (TNFSF7) in CD4+ T cells of patients with primary Sjögren's syndrome. *J Dermatol Sci* 59:198–203, 2010.

87. Yu X, Liang G, Yin H, et al: DNA hypermethylation leads to lower FOXP3 expression in CD4+ T cells of patients with primary Sjögren's syndrome. *Clin Immunol* 148:254–257, 2013.

88. Altorok N, Coit P, Hughes T, et al: Genome-wide DNA methylation patterns in naive CD4+ T cells from patients with primary Sjögren's syndrome. *Arthritis Rheumatol* 66:731–739, 2014.

89. Luo Y, Wang Y, Wang Q, et al: Systemic sclerosis: genetics and epigenetics. *J Autoimmun* 41:161–167, 2013.

90. Altorok N, Almeshal N, Wang Y, et al: Epigenetics, the holy grail in the pathogenesis of systemic sclerosis. *Rheumatology* 2014. [Epub ahead of print]

91. Kubo M, Czuwara-Ladykowska J, Moussa O, et al: Persistent down-regulation of Fli1, a suppressor of collagen transcription, in fibrotic scleroderma skin. *Am J Pathol* 163:571–581, 2003.

92. Wang Y, Fan PS, Kahaleh B: Association between enhanced type I collagen expression and epigenetic repression of the FLI1 gene in scleroderma fibroblasts. *Arthritis Rheumatol* 54:2271–2279, 2006.

93. Dees C, Schlottmann I, Funke R, et al: The Wnt antagonists DKK1 and SFRP1 are downregulated by promoter hypermethylation in systemic sclerosis. *Ann Rheum Dis* 73:1232–1239, 2014.

94. Altorok N, Tsou PS, Coit P, et al: Genome-wide DNA methylation analysis in dermal fibroblasts from patients with diffuse and limited systemic sclerosis reveals common and subset-specific DNA methylation aberrancies. *Ann Rheum Dis* 74:1612–1620, 2015. doi: 10.1136/annrheumdis-2014-205303.

95. Wang Y, Kahaleh B: Epigenetic repression of bone morphogenetic protein receptor II expression in scleroderma. *J Cell Mol Med* 17:1291–1299, 2013.

96. Lei W, Luo Y, Lei W, et al: Abnormal DNA methylation in CD4+ T cells from patients with systemic lupus erythematosus, systemic sclerosis, and dermatomyositis. *Scand J Rheumatol* 38:369–374, 2009.

97. Lian X, Xiao R, Hu X, et al: DNA demethylation of CD40l in CD4+ T cells from women with systemic sclerosis: a possible explanation for female susceptibility. *Arthritis Rheumatol* 64:2338–2345, 2012.

98. Jiang H, Xiao R, Lian X, et al: Demethylation of TNFSF7 contributes to CD70 overexpression in CD4+ T cells from patients with systemic sclerosis. *Clin Immunol* 143:39–44, 2012.

99. Hughes T, Ture-Ozdemir F, Alibaz-Oner F, et al: Epigenome-wide scan identifies a treatment-responsive pattern of altered DNA methylation among cytoskeletal remodeling genes in monocytes and CD4+ T cells from patients with Behçet's disease. *Arthritis Rheumatol* 66:1648–1658, 2014.

100. Fernandez-Tajes J, Soto-Hermida A, Vazquez-Mosquera ME, et al: Genome-wide DNA methylation analysis of articular chondrocytes reveals a cluster of osteoarthritic patients. *Ann Rheum Dis* 73:668–677, 2014.

101. Jeffries MA, Donica M, Baker L, et al: Genome-wide DNA methylation study identifies significant epigenomic changes in osteoarthritic cartilage. *Arthritis Rheumatol* 66:2804–2815, 2014.

102. Rushton MD, Reynard LN, Barter MJ, et al: Characterization of the cartilage DNA methylome in knee and hip osteoarthritis. *Arthritis Rheumatol* 66:2450–2460, 2014.

第23章

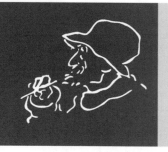

补体系统

原著　Leendert A.Trouw
李　蕴译　赵文明　校

关键点

补体系统是一套精细平衡的蛋白质级联激活系统，其中补体调节因子可防止生理条件下不必要和过度的补体激活。

在某些类型的关节炎中，关节内的补体被激活。

自身抗体沉积是补体激活的一个重要诱因。

检测补体含量和激活片段可用于对系统性红斑狼疮患者的诊断和随访，但尚不确认是否适用于其他风湿性疾病。

除传统的补体激活级联反应外，补体蛋白还可发挥更多作用。

补体曾被认为主要通过形成膜攻击复合物（membrane attack complex，MAC）发挥抗菌防御作用，但近年来随着对补体蛋白分子功能的研究进展，在患者中进行治疗性补体激活调节的可能性发生重大改变。本章旨在为风湿病学家提供补体系统在风湿性疾病中生理和病理作用的新观点。虽然目前有很多用于监测补体水平和补体激活的方法，但这些检测结果的释义并不直接明确。本章将为几种风湿性疾病的实验室检测结果解读提供指导。

补体系统的功能

补体系统在一个多世纪前即被发现，后被认为仅参与机体的抗菌防御机制。科学家们在发现补体的实验中，了解到血液非细胞成分中存在一种具有杀死细菌能力的物质，这种物质与抗体的性质大不相同：前者呈现热不稳定性，并存在于所有的个体，而抗体具有热稳定性，需要预先接触或接种某些细菌后产生。一系列实验最终表明，该物质和抗体对溶菌作用均为必需，被认为是抗体介导细胞裂解和发挥宿主保护作用的必要"补充"，故被命名为补体[1]。

多年来，鉴定补体及其活性均以溶解实验为基础，提示溶解作用是补体的主要效应机制。目前人们认识到，虽然补体溶解作用发生于体内，并可能造成组织损伤，但补体的抗感染防御机制并不仅限于此，还有其他作用机制存在，比简单的打孔溶解有更高的影响力，如补体通过调理作用及过敏毒素的广泛免疫激活作用，可协同固有免疫和适应性免疫系统的其他成分共同介导宿主保护机制[1]。

目前已明确补体参与机体的固有免疫防御和适应性免疫反应的诱导过程。此外，补体在废物清除方面发挥重要作用，如可清除凋亡和坏死的细胞、免疫复合物、朊病毒及 β- 淀粉样蛋白聚集体等；补体还参与凝血、组织修复、血管生成、胎盘形成和肿瘤细胞存活等过程。揭示补体激活在临床疾病中的参与机制通常较困难，如相似的 C3b 沉积既可导致组织损伤也可刺激组织再生；C1q 分子在系统性红斑狼疮（systemic lupus erythematosus，SLE）患者中参与免疫复合物介导的自身组织损伤，但 C1q 缺陷又是 SLE 发生的最强遗传危险因素。这些例子说明包括补体激活通路的活动性、循环补体激活片段的存在或组织沉积等实验室检测结果所阐释的意义并不直接明确。目前补体在风湿性疾病中的整体作用机制还远未被完全阐明，本章仅概述当前研究观点供大家参考。

补体及其激活片段的命名

对于不以补体作为日常研究对象的科学家和临床

医生，可能对不同补体成分的命名易产生混淆，尤其是对补体转化酶和补体激活产物。但补体的命名方式有一定的逻辑性。在国际补体学会（the International Complement Society，ICS）和欧洲补体网络（the European Complement Network，ECN）的支持下，一个致力于加强新旧蛋白质标准化术语使用的常务委员会最近完成了系列亟须的更新[2]。补体蛋白质大部分由大写字母后接一个数字和一个小写字母后缀（如 C5a 和 C5b）表示。字母"a"表示较小的补体分子裂解片段，"b"表示补体较大裂解片段。该命名规则的唯一例外是 C2，C2 的大裂解片段用字母"a"表示，小片段用字母"b"表示。补体命名委员会尚未就是否改变 C2 的"a"和"b"这一特殊用法达成一致意见，因此本章对 C2 的命名方式仍沿用该原始特殊规则[2]。

补体主要有三条激活途径，分别是经典途径、凝集素途径和旁路途径，通过不同的途径裂解和激活补体中心成分 C3（图 23-1）。C3 被裂解后，三条途径经过共同终末通路产生膜攻击复合物（the membrane attack complex，MAC）（图 23-1）。

最先被发现的补体激活途径是经典途径，参与经典激活途径的九种补体蛋白用大写字母 C 后面附带阿拉伯数字表示（如 C2），虽然多数参与经典途径的补体蛋白是根据激活先后按数字顺序排列，但 C4 的命名是个例外，它于 C3 之前与 C2 一起被裂解。凝集素途径的多数补体成分与经典途径相似，但其特有的补体蛋白成分不遵循补体的常规命名方式。旁路途径中所涉及的大多数补体蛋白的命名规则是大写字母后加"因子"表示（如 B 因子）。具有酶活性成分的蛋白质复合物通常在名称上方加一横线表示（如 $\overline{C3Bb}$）。在被补体抑制剂灭活后，一些补体蛋白不再参与进一步的补体激活，则以小写前缀"i"表示"失活"（如 iC3b）。

补体激活途径

补体有三种不同的传统激活途径：经典途径、凝集素途径和旁路途径（图 23-1）。除此三条途径外，还存在几条统称为外源补体激活（extrinsic complement activation）快捷途径，对其将仅作简要论述。

识别分子 C1q 与其配体结合后可激活补体经典

途径。虽然最初认为 C1q 的主要配体是 IgM/IgG- 抗原免疫复合物，但目前发现还存在其他的配体，包括 C- 反应蛋白（C-reactive protein，CRP）、DNA、微生物成分及凋亡和坏死细胞等[3]。C1 复合物的主要组成部分是 C1q，还包括两个 C1r 和两个 C1s 分子。C1q 与其配体结合后，C1r 和 C1s 相继被活化[4]。活化的 C1s 具有酶活性，可将 C4 裂解为 C4a 和 C4b，C4b 借暴露的硫醚残基与物体表面共价结合于邻近 C1q 及其配体结合的位置。这种快速的共价结合确保补体调理作用的合理定位。

活化的 C1s 随后裂解与 C4b 结合的 C2，产生 C2a 和 C2b，进而形成经典途径的 C3 转化酶 C4b2a。C3 转化酶是具有酶活性的蛋白复合物，可将 C3 裂解为活性片段 C3a（过敏毒素）和 C3b（调理素）。与 C4b 相似，C3b 可迅速与附近的抗原表面共价结合。C3 被认为是补体激活的中心成分，因三条补体激活通路均需激活 C3 然后经过相同的补体终末通路形成攻膜复合物（MAC）（图 23-1）。

凝集素途径与经典途径相似，区别在于使用不同的识别分子 [甘露聚糖结合凝集素（MBL）和纤维胶原素] 和不同的丝氨酸蛋白酶 [MBL 相关丝氨酸蛋白酶（MASP）；图 23-1]。最重要的是识别配体不同，凝集素途径识别的配体主要是由碳水化合物组成。MASP 与 MBL 结合后，MASP-2 同时裂解 C4 和 C2，产生与经典途径完全相同的 C3 转化酶。

补体的旁路激活途径不同于其他两种通路，采

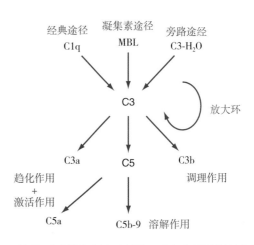

图 23-1 补体不同激活途径示意图。重点介绍了每条途径的关键识别分子、关键成分和活化产物。MBL，甘露聚糖结合凝集素

用"怠速运转"(tick-over) 机制, 是一种重要的独立激活途径, 同时也为经典途径和旁路途径提供放大环。介导旁路途径激活的怠速运转机制, 是指循环中的 C3 有一小部分水解成 $C3_{H2O}$。$C3_{H2O}$ 暴露与 B 因子的结合位点, 与 B 因子结合后被 D 因子裂解并产生液相 C3 转化酶 $C3_{H2O}Bb$, 进而裂解 C3 生成 C3a 和 C3b。与 C4b 类似, C3b 与外来抗原表面共价结合, 并成为新生成的 C3 转化酶 C3bBb 的起点。与宿主自身细胞结合的 C3b 会被补体抑制剂特别是 H 因子迅速裂解, 而外源细胞缺乏充分的补体抑制作用, 会迅速产生 C3b 和 C3 转化酶的大量沉积, 实现补体对自己和非己的免疫识别差异。

备解素与旁路途径 C3 转化酶结合形成 C3bBbP, 延长复合物的半衰期, 形成稳定的 C3 转化酶。目前认为备解素是一种模式识别分子, 可通过吸引 C3b 形成旁路途径的 C3 转化酶, 将补体激活定位在病原体或死细胞表面 [5]。补体旁路激活途径的放大功能经常被忽视, 但经典或凝集素活化通路沉积的 C3 中多达 80% 可能来源于旁路途径的放大环路 [6]。无论何种途径产生的 C3b, 一旦发生沉积即可激活该放大环。沉积的 C3b 是形成旁路途径 C3 转化酶的前提, 也是更多旁路途径活化的起点。

三种补体激活途径共用相同的终末通路。更多的 C3b 片段经经典、凝集素或旁路途径及其放大环产生, 与 C3 转化酶结合形成新的复合物: C4b2aC3b 和 C3bBbC3b, 即 C5 转化酶。C5 转化酶可裂解 C5 生成 C5a 和 C5b。C5a 是一种强大的过敏毒素, C5b 与 C6 和 C7 相互作用形成 C5b67 复合物并附着在细胞表面, 随后与 C8 相互作用并结合, 继续与多个 C9 分子结合后在细胞表面穿膜打孔, 最终形成的复合物分子称为攻膜复合物 (MAC) 或 C5b9。根据 MAC 形成量和所涉及的细胞类型, 一定数量 MAC 的插入可导致细胞激活、凋亡或溶解。

如前所述, 体内还存在其他不同于传统的补体激活通路的活化途径。外源补体激活途径是指补体蛋白被非补体蛋白, 如纤溶酶、凝血酶、弹性蛋白酶和血浆激肽释放酶等裂解并激活的情况 [7-8]。这些非补体蛋白酶可裂解 C5 生成活性片段 C5a [7-8]。

补体活化的调节

针对补体系统具有的侵略性和潜在高度破坏性,

人体自身配备有大量补体调节因子和抑制剂对补体蛋白的活化时间和位点进行精密调控 (表 23-1), 确保补体在抗感染和清除碎片方面发挥最大功效, 同时减少对宿主自身的损害 [9]。补体调控的另一个重要意义是保持体内有足够数量的补体片段以维持其抗感染作用。当机体缺乏液相补体抑制剂 I 因子和 H 因子时, 补体系统通过旁路途径被激活, 直至被完全消耗后引发继发性 C3 缺陷。液相和膜结合补体抑制剂的功能主要是通过阻断补体激活途径的启动阶段、C3 转化酶的形成阶段或 MAC 插入阶段的不必要补体激活。

液相补体调节因子与所有其他补体蛋白一起参与体内循环, 生理条件下发挥防止补体激活的作用 (图 23-2)。C1 抑制物 (C1-INH) 可抑制经典途径和凝集素途径中的 C1r、C1s 和 MASP 的酶活性。H 因子是重要的液相补体抑制剂, 既可作为促衰变因子 (减少 C3 转化酶的半衰期), 也可以作为 I 因子辅助因子参与裂解 C3b [10]。I 因子存在于无已知抑制剂的体液中, 仅在辅助因子存在时方能降解 C3b [11]; 如 C3b 一旦与 H 因子结合, I 因子即可裂解 C3b 生成 iC3b (即灭活的 C3b), iC3b 不再形成新的 C3 转化酶, 但仍可被补体受体识别。H 因子是旁路途径的主要液相调节因子, C4b 结合蛋白 (C4b binding protein, C4BP) 则在经典和凝集素途径中发挥类似作用 [12]。玻连蛋白和凝聚素是抑制 MAC 插入细胞膜的液相调节因子。血清羧肽酶 N 可通过去除 C3a 和 C5a 的 C 末端精氨酸残基使其过敏毒素活性丧失。

膜结合调节因子为宿主细胞提供重要防护, 防止补体的过度攻击 (图 23-2)。除 CD59 是抑制 MAC 插入细胞膜外, 多数膜结合抑制剂的作用靶点为 C3 转化酶的组成成分。衰变加速因子 (decay-accelerating Factor, DAF; CD55) 和补体受体 1 (complement receptor 1, CR1; CD35) 通过减少 C3 转化酶的半衰期而抑制其作用。膜辅因子蛋白 (membrane-cofactor protein, MCP; CD46) 和 CR1 是 I 因子的辅助因子。

补体片段的受体

尽管补体可通过形成 MAC 发挥溶解作用已被熟知, 但补体与相应受体结合后可激活 (免疫) 细胞的能力在机体生理与病理状态下发挥着更重要作用。补体受体 (表 23-2) 分布于大量的免疫细胞和基质细胞

表 23-1　补体调节因子概览

调节因子	别称	功能
C1 抑制物（C1 INH）	丝氨酸蛋白酶抑制剂 1（SERPIN1）	抑制 C1r/s 和 MASPs 酶活性
小 MBL 相关蛋白（sMAP）	MBL 相关蛋白 19（MAP19）	与 MASPs 竞争结合 MBL
微管结合蛋白（MAP-1）	磷酸化微管相关蛋白 44（MAP44）	与 MBL/ 纤维胶原素结合，抑制 C4 沉积
C4 结合蛋白（C4BP）	C4b- 结合蛋白	促进凝集素途径 / 经典途径转化酶衰变；是 I 因子的辅助因子
H 因子	补体 H 因子（CFH）	I 因子的辅助因子；可识别自身细胞表面，促进转化酶裂解
H 因子样蛋白 1（FHL-1）	补调连蛋白 1，补体因子 H 相关蛋白 1（CFHL1）	促进转化酶衰变，I 因子的辅助因子
膜辅助蛋白（MCP）	CD46	I 因子的膜结合辅助因子
衰变加速因子（DAF）	CD55	膜结合的促转化酶衰变因子
CD59	防护素	膜结合蛋白，与 C8 和 C9 结合，抑制 TCC 的组装
补体因子 H 相关蛋白 1（CFHR-1）	H 因子相关蛋白 1（FHR-1）	识别自身表面和 C5；抑制 C5 裂解和 TCC 的形成
玻连蛋白	S 蛋白	与 C5b-9 结合，阻止 TCC 的组装
聚集素	载脂蛋白 J；SP-40，40	与 C7-9 结合，阻止 TCC 的组装
羧肽酶 N		将 C3a 和 C5a 降解为去精氨酸形式

MBL，甘露聚糖结合凝集素；MASP，MBL 相关丝氨酸蛋白酶；TCC，终末补体复合物。
改选自 Ricklin D，Hajishengallis G，Yang K，Lambris JD：Complement：a key system for immune surveillance and homeostasis. *Nat Immunol* 11：785–797，2010

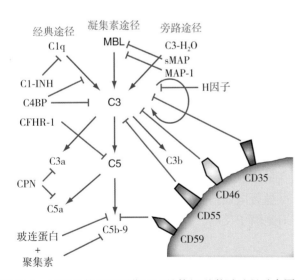

图 23-2　不同补体抑制剂作用于补体级联激活过程示意图。重点标记了主要补体抑制剂及其作用靶点。请注意，I 因子未被注明；I 因子是一种酶，需与该方案中重点标记的一些抑制剂一起裂解和失活 C3b 和 C4b。C1-INH，C1 抑制物；C4BP，C4 结合蛋白；CFHR-1，补体因子 H 相关蛋白 1；CPN，羧肽酶 N；MAP-1，MBL/ 纤维胶原素相关蛋白；MBL，甘露聚糖结合凝集素；sMAP，小甘露糖结合凝集素相关蛋白

上，在细胞的多种生物学过程中发挥重要作用，如细胞激活、分化和凋亡。根据识别配体不同，补体受体分为三类，其相应配体分别为 C1q、过敏毒素 C3a 和 C5a，以及 C3、C4 的降解产物。

目前已发现 C1q 有多个受体分子，多数可与 C1q 结合，但是否为必不可少的 C1q 信号分子还存在争议。C1q 与相应受体结合后可诱导细胞迁移和吞噬功能，但 C1q 具体结合蛋白及 C1q 受体的分子组成仍有待深入研究。

检测过敏毒素 C3a 的作用可通过细胞表面的 C3a 受体（C3aR）。C3aR 存在于肥大细胞、平滑肌细胞、上皮细胞、内皮细胞以及髓系细胞。触发该受体可激活细胞，并使细胞脱颗粒和发生趋化。根据微环境不同，C3a-C3aR 信号通路可介导促炎或抗炎作用。检测过敏毒素 C5a 的作用则可通过 C5a 受体，C5aR1（CD88）。C5a 受体普遍存在于免疫细胞和非免疫细胞，一经触发可引起强烈的趋化作用、细胞活化、脱颗粒及普遍的免疫激活。C5a 的一种替代性受体，

表 23-2 补体受体概览

受体	别称	功能
补体受体 1（CR1）	CD35；C3b/C4b 受体	结合 C3b/iC3b；诱导吞噬作用；加速转化酶的衰变；Ⅰ因子的辅助因子
补体受体 2（CR2）	CD21；C3d 受体	结合 iC3b/C3dg/C3d；降低 B 细胞抗原刺激活化阈值
补体受体 3（CR3）	CD11b/CD18；Mac-1；整合素 αMβ2	通过与 iC3b 的相互作用诱导吞噬；调节 APCs 中的 IL-12 家族表达
补体受体 4（CR4）	CD11c/CD18；整合素 αXβ2	通过与 iC3b 相互作用诱导吞噬作用
C3a 受体（C3aR）		结合 C3a；触发促炎 / 抗炎信号
C5a 受体 1（C5aR1）	CD88	结合 C5a；触发促炎信号
C5a 受体 2（C5aR2）	C5L2，GPR77	结合 C5a（强烈）和 C5adesArg（弱）；或许可结合 C3a/C3adesArg；功能没有完全确定
免疫球蛋白超家族补体受体（CRIg）	Z93Ig，VSIG4	通过与 iC3b/C3c 的相互作用诱导吞噬作用；对 C5 转化酶具有调节作用
胶原样区 C1q 球状结构域受体（cC1qR）	钙网蛋白	识别结合的 C1q；通过 CD91 诱导吞噬信号传导
识别功能的 C1q 球状结构域受体（gC1qR）	C1q 结合蛋白	识别 C1q；潜在的促吞噬和信号传导作用；对 APC 上的 IL-12 表达具调节作用
C1qRp	CD93+ 未知蛋白	结合 C1q 的受体复合物的一部分，介导吞噬作用

APC，抗原呈递细胞；IL，白细胞介素

改选自 Ricklin D, Hajishengallis G, Yang K, Lambris JD: Complement: a key system for immune surveillance and homeostasis. *Nat Immunol* 11: 785-797, 2010

C5aR2（也称 C5L2），可与 C5a 强结合，与 C5a$_{desarg}$ 弱结合，也可与 C3a/C3a$_{desarg}$ 相互作用。

细胞表面识别 C3 和 C4 片段的受体有 CR1、CR2、CR3 和 CR4。尽管名称相似，但各有不同的结构、配体、表达谱和功能。CR1（CD35）表达在某些免疫细胞和红细胞上，与 C3b/C4b 结合后可增强免疫细胞吞噬功能；CR1 还可作为Ⅰ因子的辅助因子灭火细胞表面结合的 C3b 和 C4b 被灭活[13]；CR1 也是唯一促使Ⅰ因子二次裂解 iC3b 产生 C3dg 的辅助因子。表达在红细胞上的 CR1 可介导 C3b/C4b 调理的免疫复合物与红细胞结合（免疫黏附），红细胞将免疫复合物运送至肝和脾后，由巨噬样细胞裂解 CR1 使红细胞与免疫复合物解离[14]。狼疮患者体内有较频繁的免疫复合物转运和清除，某些狼疮患者中可观察到重返血循环的红细胞表面表达有较少的残留 CR1。表达在粒细胞和单核细胞上的 CR1 可诱导补体调理细胞对免疫复合物的内化和降解，而滤泡树突状细胞上的 CR1 可助其捕获细胞外的免疫复合物和抗原并进行呈递。

CR2（CD21）表达于 B 细胞和滤泡树突状细胞表面；作为 B 细胞共受体，可辅助 B 细胞受体活化信号传递。抗原结合的 C3d/C3dg 与 B 细胞上的 CR2 结合，可显著降低 B 细胞活化的阈值，诱导 B 细胞活化和分化[15]。

CR3（CD11b-CD18）和 CR4（CD11c-CD18）是表达在髓系细胞上的整合素受体，两者均与 iC3b 结合，可显著增强细胞吞噬功能。CR3 参与免疫激活及调节细胞因子反应。

补体系统的功能

固有免疫应答

如上所述，补体在抗感染固有免疫防御中发挥重要作用。尽管补体通过形成 MAC 发挥溶解作用，但在日本发病率较高的 C9 缺乏症仅与奈瑟菌感染有关；

相反，C3 缺乏与大量的反复性感染疾病有关，这些发现表明，除奈瑟菌外，其他病原微生物的清除并不依赖于 MAC，而是通过 C3b 介导的调理作用、补体受体介导的细胞内吞以及 C3a、C5a 介导的免疫细胞激活等机制。补体还可与其他固有免疫防御分子相互作用，如与细胞上的 Toll 样受体（Toll-like receptors，TLRs）[16] 之间存在明显的双向相互作用，如 C3aR 或 C5aR/C5L2 可通过调节 TLR4 影响细胞对脂多糖（lipopolysaccharide，LPS）的反应。

补体系统的某些成分也可与凝血级联成分相互作用，共同增强局部凝血反应以防止病原体的播散，如 C5a 可增强组织因子（tissue factor，TF）表达，刺激凝血 [17]，同时凝血酶也被证明可裂解 C5 产生 C5a[7]。

清除免疫复合物和凋亡物质

对补体缺陷患者的研究发现，补体在清除机体免疫复合物和死亡细胞的过程中发挥重要作用。参与经典途径早期反应的补体成分缺陷与系统性红斑狼疮的发生有关，且补体级联反应中早期成分缺陷的致病风险更高（C1q-/- > C4-/- > C2-/-）[18]。有研究发现 C1q 缺陷小鼠中出现凋亡细胞堆积，因此提出废物处理假说：C1q 可结合凋亡和坏死细胞并激活补体经典途径 [19-20]，若机体缺乏经典途径早期成分则不能有效清除凋亡细胞 [21]。更重要的是，早期补体成分与凋亡细胞结合可增强免疫调理和吞噬功能，同时与补体液相抑制剂的结合可对机体提供保护，防止补体过度攻击和溶解作用 [22]。

补体通过两种机制调控免疫复合物的清除：第一种机制是通过激活补体经典途径，并由红细胞将免疫复合物运输至肝、脾进行清除，防止发生组织沉积 [23]；第二种机制是通过补体旁路途径溶解已形成的免疫复合物。除凋亡物质和免疫复合物外，许多其他形式碎片的清除也主要通过补体激活，如对淀粉样蛋白 -β 沉积、尿酸结晶、胆固醇晶体、氧化脂质和细胞外脱氧核糖核酸的清除等。

调节适应性免疫应答

补体系统对适应性免疫应答过程发挥着重要的调节作用。调节对象的焦点已由最初的 B 细胞和抗体应答转移至对 T 细胞 - 树突状细胞之间的相互作用及

T 细胞的细胞内环境的影响。C3dg 是 C3b 的终末降解产物，作为一种天然佐剂，与 B 细胞共受体复合物中的 CR2 结合可为 B 细胞提供共刺激信号 [24]。除参与激活 B 细胞外，CR2 还介导滤泡树突状细胞捕获和呈递补体调理抗原 [15]。补体可影响抗体的效应机制，可通过经典激活途径或调节细胞 Fcγ 受体的表达水平，如活化 C5aR 可改变细胞表面激活性和抑制性 Fcγ 受体的表达水平，使细胞更易被抗体诱发反应 [25]。有趣的是，Fcγ 受体信号通路还可促进 C5 的合成 [26]，增强 C5a-Fcγ 受体的相互影响 [25-26]。

探讨补体对 T 细胞免疫的直接影响作用可利用补体缺陷动物进行相关研究，如移植排斥反应研究 [27]。T 细胞 - 树突状细胞免疫突触局部存在的过敏毒素 C3a 和 C5a 可高度决定二者相互作用的结果 [28]。补体抑制分子如衰变加速因子（DAF，CD55）表达水平影响补体的激活程度，进而调节树突状细胞及 T 细胞的活化程度。此外，特异性激活膜结合的补体抑制分子，如 CD59 和 DAF，可限制 T 细胞的活化，甚至可诱导其向调节性 T 细胞方向分化 [29-30]。

补体活化的测定

监测补体的活性、活化状态和补体蛋白的抗原水平有多种不同检测方法。根据不同的临床问题，可使用不同的检测方法或不同的检测组合。检测活化补体裂解片段在靶器官如肾小球中的沉积可为狼疮性肾炎的发生提供重要临床信息。

检测补体活化功能最常用的方法是针对经典途径和旁路途径活化的溶血活性试验（CH50 和 AP50）。检测经典途径活化的 CH50 是测定血清对兔 IgG 抗体结合绵羊红细胞的溶解能力。旁路途径活化的试验 AP50 是测定 50% 的兔红细胞在无经典途径补体活性的溶液中被溶解的能力。CH50 和 AP50 是确定溶解 50% 细胞所需的血清稀释度，这些方法可从激活途径的启动到形成 MAC 定量检测血清总补体活性。这些检测方法可用于筛查补体缺陷，但也可用于评估疾病活动和补体的消耗，如对系统性红斑狼疮发作期的检测。有更多现代检测手段可通过固相吸附不同抗体，筛选检测经典途径、旁路途径及凝集素途径中的补体活化片段，以判断不同途径的活性 [31]。这些检测较易操作，但通常只能定性而不能定量，因而更适合于鉴定缺陷而不是监测疾病活动度。

检测机体内补体裂解片段如 C3a、C5a、C4d、C3d 和 C5b-9 等的含量可判断补体系统的激活状态。监测这些标志性补体片段在不同时间内的含量改变有助于评估潜在的疾病活动性。但由于价格因素、实验室的操作条件以及对结果释义不明等原因，这些方法的实际利用率并不高。一般而言，样品的质量在很大程度上决定了补体测定结果的可靠性。补体是一种热敏感系统，对样品的不当操作会使某些酶活性成分很快失活，同时可能产生新的补体激活片段。多数实验室常规应用散射比浊法或透射比浊法进行补体蛋白 C3 和 C4 的抗原性筛查，这种方法常特别应用于 SLE 患者的诊断和随访。

目前研究已发现体内有补体自身抗体的存在[32]，风湿病学中发现的补体自身抗体有抗 C1-INH 抗体、抗 CR1 抗体和抗 H 因子抗体等，但许多进行常规诊断试验的实验室仅供检测 C1q 自身抗体。抗 C1q 自身抗体与狼疮性肾炎进程密切相关[33]，相关内容将在 SLE 的章节中深入讨论。

补体缺陷

原发性补体缺陷

几乎有所有的补体成分发生原发性缺陷的描述，表 23-3 列出了最常见的补体缺陷。除属于 X 连锁基因编码的备解素和 D 因子缺陷表现为常染色体显性遗传外，多数补体缺陷为常染色体隐性遗传。几乎所有的补体缺陷都会增加机体细菌感染风险，但某些补体缺陷引起的感染只在免疫功能低下患者中有明显表现。补体经典途径的早期参与成分 C1q、C4 和 C2 的缺乏与系统性红斑狼疮（SLE）样综合征的自身免疫发展高度相关[34]，但有意思的是，此现象仅限于 SLE，并未有干燥综合征、类风湿关节炎（RA）或血管炎等表现。虽多数 SLE 患者发生于经典途径早期补体成分缺乏的个体中，但只有少数患者是原发性缺陷。在疾病发作期，许多 SLE 患者体内经典途径补体成分含量极低，与免疫复合物介导的补体激活和耗竭引起的继发性缺陷有关。补体成分缺陷与 SLE 相关性最强的是 C1q（90%），其次是 C4（70%）和 C2（15%），但 C1q 缺陷症较少见，目前已知 C1q 缺陷病例仅约 70 例[35]，C1r 和 C1s 缺陷症也较少见[36]。这些患者除感染风险增加之外，90% 以上会发生 SLE。

C4 蛋白由两个不同的多态性基因编码，即 *C4A*

表 23-3 主要补体缺陷概览

补体	发病频率*	关联疾病
C1q	罕见；< 100 例	SLE；肾小球肾炎；感染
C1r 或 C1s	罕见；< 50 例	SLE；肾小球肾炎
C2	1 : 20 000	SLE；感染
C4	罕见；< 50 例	SLE；肾小球肾炎；感染
C3	罕见；< 50 例	反复感染；SLE；肾小球肾炎
MBL	常见；1 : 10	易感染
D 因子	罕见；< 20 例	奈瑟菌感染
备解素	罕见；< 100 例	脑膜炎球菌病
C5/6/7/8	罕见；< 100 例	健康；奈瑟菌感染
C9	日本发病率为 1 : 1000	健康；奈瑟菌感染
C1-INH	1 : 50，000	遗传性血管神经性水肿

* 估测高加索人群的频率（蛋白质 C9 除外）。
MBL，甘露聚糖结合凝集素；SLE，系统性红斑狼疮。
改选自 Sturfelt G，Truedsson L：Complement in the immunopathogenesis of rheumatic disease. *Nat Rev Rheumatol* 8：458-468，2012.

（编码酸性蛋白 C4A）和 *C4B*（编码碱性蛋白 C4B）（并非指补体裂解产物 C4a 和 C4b，请勿混淆）。C4A 和 C4B 的功能差异影响 SLE 的发病风险及疾病严重程度。C4A 纯合子编码产物可与免疫复合物密切相互作用，因此 C4A 纯合子缺陷是 SLE 发生的易感因素[37]。除 C4 基因完全缺陷外，其基因低拷贝数变异也与 SLE 发病风险增加有关[38]，但这一关联尚未被完全证实。

C2 缺陷症相对较常见，在白种人群中的发生率约为 1 : 20000[39]。C2 缺陷患者中 SLE 发病率约为 15%，临床表现不同于 C1q 或 C4 缺陷相关的 SLE[39]。

其他补体成分如 C3、B 因子、D 因子和备解素的缺乏均与严重感染相关[40]。MBL 缺乏在白种人群发生频率约为 1 : 10，只与免疫力低下人群中的感染发生相关[40]，但 MBL 缺乏是否与 SLE 和 RA 的发病风险增加有关仍存在争议，即使关联性存在，发生概率也极低。膜攻击复合物成分的缺乏如 C9 缺乏，在日本人中的发病频率约为 1:1000，仅会增高奈瑟氏菌属感染风险，对其他病原菌感染并无显著影响[40]。

继发性补体缺陷

继发性（获得性）补体缺陷主要由补体过度激

活引发过度消耗所致，而非合成减少，可能与补体激活过程缺乏抑制有关，如 I 因子或 H 因子缺乏可导致旁路途径补体成分的激活和耗竭，继而造成继发性 C3 缺乏，增加感染风险。大多数（部分）继发性补体缺陷的发生是因为补体激活而消耗的蛋白多于肝及其他组织合成。尤其在 SLE 患者中，CH50 和 AP50 水平降低，与循环中 C1q、C3 及 C4 水平的降低成正比[42]。低补体血症在 SLE 患者中是一个不良征象，因其与组织（如肾）结合的补体被激活和消耗有关[42]。在一部分混合型冷球蛋白血症和干燥综合征等疾病患者中可观察到经典途径补体成分水平下降。干燥综合征患者 C3 和 C4 水平的下降是预后不良标志，如发生淋巴瘤、严重的疾病表现和过早死亡[43]。

补体靶向治疗

　　风湿性疾病的补体靶向治疗主要通过以下两方面：①补充缺乏的补体成分；②抑制补体激活。

　　针对原发补体缺陷进行相应调整的方法已经使用多年，纯化的补体蛋白如 MBL、C1-INH 或新鲜的冷冻血浆均可用以补充补体成分。多数补体组分由肝产生，肝移植可纠正某些补体缺陷，如 MBL[44]，但这显然不是治疗补体缺陷的常规方法。对于主要由巨噬细胞和树突状细胞等造血来源细胞产生的 C1q 缺陷，可通过造血干细胞移植进行纠正[45]。这种方法可以恢复循环 C1q 水平并减轻狼疮症状，已成功应用于临床[46]。

　　补体缺陷与风湿性疾病之间的关联为研究提供重要线索，但只少数风湿病患者有补体缺陷。与"狼疮悖论"（lupus paradox）一致，缺乏补体将导致 SLE，但多数 SLE 患者体内补体参与组织损伤，因此治疗 SLE 还需进行补体抑制，目前已有几种临床批准的干预措施（可查阅相关详细资料）[47]。以利用可溶性 CR1（sCR1）进行补体抑制为例，表达在红细胞上的 CR1 可作为 I 因子的辅助因子灭活 C3b 和 C4b，并加速 C3 转化酶衰变[13]；有趣的是 sCR1 也保留了这些功能活性，已证明改良型 sCR1 治疗心肌梗死有效[48]。另一个干预的补体靶点是 C5——可利用阻断抗体或拮抗肽阻断 C5 分子本身或 C5a-C5a 受体的相互作用，人源化 C5 靶向抗体已被成功用于治疗阵发性睡眠性血红蛋白尿（paroxysmal nocturnal hemoglobinuria，PNH）和非典型溶血性尿毒综合征（atypical hemolytic uremic syndrome，AHUS），针对

其他几种疾病的治疗研究正在进行临床试验[47]。小规模 RA 患者临床试验结果提示，抑制 C5a 与 C5a 受体相互作用的肽段对 RA 无明显疗效。针对 C5a 受体的阻断抗体疗效研究正在进行临床试验[49]。对 RA 的补体治疗方案详见后述。

补体在风湿病中的作用

系统性红斑狼疮

　　关于补体激活参与 SLE 的发病机制已达成共识，激活的补体片段可使组织受损，同时几种关键补体成分的血清含量可因过度消耗而降低[42]。如前所述，"狼疮悖论"使人们很难确定补体是否在 SLE 患者体内发挥必要作用。根据 SLE 发作期 C1q 的组织沉积和循环水平的显著下降，推测 C1q 可能通过结合沉积的免疫复合物和激活经典途径而发挥重要作用。但 C1q 缺陷患者并不能免除狼疮发病，相反，发生 SLE 样疾病的概率很高，提示 C1q 可能不仅参与 SLE 的发生发展过程，还部分与补体激活引发的组织破坏有关。

　　SLE 的主要特征是机体对细胞核成分（如双链 DNA）的耐受被打破。抗核抗体与死细胞中释放的核抗原结合形成免疫复合物并沉积于组织，进而激活补体，最终通过形成 MAC 和释放 C5a 等促炎介质而造成组织损伤。免疫复合物还可刺激浆细胞样树突状细胞（plasmacytoid dendritic cells，pDC）产生 I 型干扰素，进一步加重疾病进程[50]。狼疮性肾炎发病过程较为复杂（详细可查阅相关资料）[51]，大量资料证实补体的沉积及循环水平下降与狼疮性肾炎临床发作有关。

　　疾病活动指数 SLEDAI 包含循环补体 C3 和 C4 的水平[52]。关于判断 SLE 中补体活化状态的方法，测定细胞结合的补体激活片段较传统测定降低的循环补体水平更为敏感[42]，但这种方法目前还未能取代实验室常规检测方法。

　　在 SLE 中可检测到抗 C1q 自身抗体，且 C1q 抗体的出现与狼疮肾炎有关[53]，C1q 自身抗体阴性与肾未受累显著相关[54]。但由于抗 C1q 自身抗体也可出现在无任何肾病的健康人中，需要更多的研究深入探讨抗 C1q 自身抗体在肾病患者中的具体作用机制[33]。另有小鼠实验研究发现只有足够量 C1q 的免疫复合物在肾小球内沉积才可导致肾损伤[55]。

　　鉴于补体在狼疮性肾炎的发病机制中发挥重要

作用，研究补体阻断治疗效果的相关临床试验已在开展[56]。但在首次小规模研究中，较短的随访时间内并未发现阻断补体有明显疗效[56]。

类风湿关节炎

RA 患者体内发生的补体沉积[57]、关节液补体含量下降[58] 和补体激活片段的存在[59-60] 提示补体参与 RA 发病机制[61]。但 RA 患者并未发生如发作期 SLE 患者中出现的显著低补体血症。此外，与 SLE 相关的经典途径补体成分缺乏可能与某些类型关节炎相关，但并非是 RA 的诱发因素。关于自身抗体、B 细胞、T 细胞和其他免疫分子在 RA 中的参与机制一直存有不同的研究观点，目前的关注点之一是 B 细胞及其产生的自身抗体[62]。除了众所周知的类风湿因子（rheumatoid factor，RF）外，抗瓜氨酸化蛋白抗体（anti-citrullinated protein antibodies，ACPAs）[63] 和新近鉴定的抗氨基甲酰化蛋白抗体[64] 亦被认为参与 RA 的进程。

值得注意的是，血清中存在的自身抗体在 RA 确诊之前早已在体内存在多年[65-66]。此外，抗 II 型胶原等组织特异性自身抗体也参与部分患者的发病机制[67]。这些抗体与关节损伤严重程度虽密切相关[64,67-68]，但确定其直接致病作用还需更强有力的实验室证据。

体外实验表明，ACPAs 可通过补体经典途径或旁路途径激活补体[69]。但对关节炎小鼠模型研究发现，仅旁路途径的补体激活在自身抗体介导的关节炎发展中发挥关键作用，经典途径的补体激活并未发现有明显作用[70]。

RA 患者中可检测到补体激活片段，且关节滑液中的补体浓度远高于血清[59-60,71-73]，提示不仅有补体的系统性激活，同时也有受损关节局部补体的激活。补体局部激活原因尚不清楚，可能与几个互不排斥的来源相关。自身抗体与关节特异性抗原结合形成的免疫复合物、关节慢性炎症反应中积累的死亡细胞或受损软骨释放的基质成分均可能参与患者体内检测到的补体激活[67,69,74-75]。随即引起 C3a 和 C5a 的释放以及亚溶破 MAC 的插入可激活免疫细胞和滑膜细胞。此外 MAC 的插入可能与关节中瓜氨酸化抗原的产生有关[76]，瓜氨酸化抗原可能与 ACPAs 结合最终形成免疫复合物。

关节炎动物模型的研究数据显示补体在全身病变的发生发展中发挥必要作用[61]，但补体激活在关节

炎患者中是否发挥重要作用尚不明确。一些通过抑制补体激活或阻断补体受体信号转导的临床干预研究已完成或正在进行中，其中利用抑制 C5a-C5a 受体信号通路的拮抗肽进行的临床研究目前尚未取得令人满意的结果[49]。人源化抗 C5 单克隆抗体在一项 I 期临床试验中被证明具有良好的耐受性，并在一项 II 期研究中显示具有疗效[56]。但到目前为止，这种生物制剂大部分因价格高昂等原因还未进入临床应用。另有抗 C5a 受体阻断性抗体的一些研究目前正在进行中。一些基于不同作用机制的实验性治疗正在做临床前模型验证，包括通过主动免疫使局部产生具有阻断 C5 作用的抗体[77]，或利用含有 CR2 组分的结构与激活的补体片段结合进行靶向抑制[78]，以及使用 H 因子结构域抑制补体[79-80] 等。

支持补体参与其他类型关节炎疾病进程的证据较少[81]，如在银屑病关节炎中，虽 C3 水平升高但并无激活迹象，可能是急性期反应所致[82]；骨关节炎（osteoarthritis，OA）和脊柱关节炎中或不存在补体激活或仅发生有限的激活[57,82-83]，但新近一项研究发现补体激活在 OA 中发挥有相应作用[84]。总体而言，确定补体激活对不同条件下疾病进程中的作用还需要更多的探索，尤其是需要针对患者的研究。

其他系统性风湿病

在几乎所有系统性风湿疾病中，可根据血清中补体水平的改变或激活补体成分的组织沉积确定补体的参与作用[81]。某些情况下，低补体血症——即低 C3 和（或）C4 已被列入疾病活动评分。但补体异常的成因及对整个疾病过程的参与机制仍有待确定。

结论

本章概述了目前补体系统在健康机体和风湿病状态下所发挥作用的研究进展。多年来，补体在风湿性疾病中的作用仅局限于将检测补体消耗作为指示疾病活动的标志。随着第一批靶向补体激活的药物在临床上得到广泛应用，随着补体激活在疾病过程中的重要作用被了解和重视，一个新的时代已经开始。由于补体在体内所发挥的积极作用，我们需确定长期的补体抑制在风湿病中能否成为标准治疗方法，还是仅限于特定的临床情况，如狼疮性肾炎的发作期。此外，随

着补体生物标志物领域的快速发展，为特定的临床问题选择合适的生物标志物将会是一个有趣的挑战。

 本章的参考文献也可以在 *ExpertConsult.com* 上找到。

参考文献

1. Ricklin D, Hajishengallis G, Yang K, et al: Complement: a key system for immune surveillance and homeostasis. *Nat Immunol* 11:785–797, 2010.
2. Kemper C, Pangburn MK, Fishelson Z: Complement nomenclature 2014. *Mol Immunol* 61:56–58, 2014.
3. Nayak A, Pednekar L, Reid KB, et al: Complement and non-complement activating functions of C1q: a prototypical innate immune molecule. *Innate Immun* 18:350–363, 2012.
4. Gaboriaud C, Thielens NM, Gregory LA, et al: Structure and activation of the C1 complex of complement: unraveling the puzzle. *Trends Immunol* 25:368–373, 2004.
5. Spitzer D, Mitchell LM, Atkinson JP, et al: Properdin can initiate complement activation by binding specific target surfaces and providing a platform for de novo convertase assembly. *J Immunol* 179:2600–2608, 2007.
6. Harboe M, Mollnes TE: The alternative complement pathway revisited. *J Cell Mol Med* 12:1074–1084, 2008.
7. Huber-Lang M, Sarma JV, Zetoune FS, et al: Generation of C5a in the absence of C3: a new complement activation pathway. *Nat Med* 12:682–687, 2006.
8. Markiewski MM, Nilsson B, Ekdahl KN, et al: Complement and coagulation: strangers or partners in crime? *Trends Immunol* 28:184–192, 2007.
9. Sjoberg AP, Trouw LA, Blom AM: Complement activation and inhibition: a delicate balance. *Trends Immunol* 30:83–90, 2009.
10. Zipfel PF, Skerka C: Complement regulators and inhibitory proteins. *Nat Rev Immunol* 9:729–740, 2009.
11. Nilsson SC, Sim RB, Lea SM, et al: Complement factor I in health and disease. *Mol Immunol* 48:1611–1620, 2011.
12. Blom AM, Villoutreix BO, Dahlback B: Complement inhibitor C4b-binding protein-friend or foe in the innate immune system? *Mol Immunol* 40:1333–1346, 2004.
13. Krych-Goldberg M, Atkinson JP: Structure-function relationships of complement receptor type 1. *Immunol Rev* 180:112–122, 2001.
14. Craig ML, Bankovich AJ, Taylor RP: Visualization of the transfer reaction: tracking immune complexes from erythrocyte complement receptor 1 to macrophages. *Clin Immunol* 105:36–47, 2002.
15. Roozendaal R, Carroll MC: Complement receptors CD21 and CD35 in humoral immunity. *Immunol Rev* 219:157–166, 2007.
16. Hajishengallis G, Lambris JD: Crosstalk pathways between toll-like receptors and the complement system. *Trends Immunol* 31:154–163, 2010.
17. Ritis K, Doumas M, Mastellos D, et al: A novel C5a receptor-tissue factor cross-talk in neutrophils links innate immunity to coagulation pathways. *J Immunol* 177:4794–4802, 2006.
18. Manderson AP, Botto M, Walport MJ: The role of complement in the development of systemic lupus erythematosus. *Annu Rev Immunol* 22:431–456, 2004.
19. Nauta AJ, Trouw LA, Daha MR, et al: Direct binding of C1q to apoptotic cells and cell blebs induces complement activation. *Eur J Immunol* 32:1726–1736, 2002.
20. Navratil JS, Watkins SC, Wisnieski JJ, et al: The globular heads of C1q specifically recognize surface blebs of apoptotic vascular endothelial cells. *J Immunol* 166:3231–3239, 2001.
21. Gullstrand B, Martensson U, Sturfelt G, et al: Complement classical pathway components are all important in clearance of apoptotic and secondary necrotic cells. *Clin Exp Immunol* 156:303–311, 2009.
22. Trouw LA, Bengtsson AA, Gelderman KA, et al: C4b-binding protein and factor H compensate for the loss of membrane bound complement inhibitors to protect apoptotic cells against excessive complement attack. *J Biol Chem* 282:28540–28548, 2007.
23. Arason GJ, Steinsson K, Kolka R, et al: Patients with systemic lupus erythematosus are deficient in complement-dependent prevention of immune precipitation. *Rheumatology (Oxford)* 43:783–789, 2004.
24. Dempsey PW, Allison ME, Akkaraju S, et al: C3d of complement as a molecular adjuvant: bridging innate and acquired immunity. *Science* 271:348–350, 1996.
25. Shushakova N, Skokowa J, Schulman J, et al: C5a anaphylatoxin is a major regulator of activating versus inhibitory FcgammaRs in immune complex-induced lung disease. *J Clin Invest* 110:1823–1830, 2002.
26. Kumar V, Ali SR, Konrad S, et al: Cell-derived anaphylatoxins as key mediators of antibody-dependent type II autoimmunity in mice. *J Clin Invest* 116:512–520, 2006.
27. Pratt JR, Basheer SA, Sacks SH: Local synthesis of complement component C3 regulates acute renal transplant rejection. *Nat Med* 8:582–587, 2002.
28. Strainic MG, Liu J, Huang D, et al: Locally produced complement fragments C5a and C3a provide both costimulatory and survival signals to naive CD4+ T cells. *Immunity* 28:425–435, 2008.
29. Kemper C, Chan AC, Green JM, et al: Activation of human CD4+ cells with CD3 and CD46 induces a T-regulatory cell 1 phenotype. *Nature* 421:388–392, 2003.
30. Longhi MP, Sivasankar B, Omidvar N, et al: Cutting edge: murine CD59a modulates antiviral CD4+ T cell activity in a complement-independent manner. *J Immunol* 175:7098–7102, 2005.
31. Seelen MA, Roos A, Wieslander J, et al: Functional analysis of the classical, alternative, and MBL pathways of the complement system: standardization and validation of a simple ELISA. *J Immunol Methods* 296:187–198, 2005.
32. Dragon-Durey MA, Blanc C, Marinozzi MC, et al: Autoantibodies against complement components and functional consequences. *Mol Immunol* 56:213–221, 2013.
33. Mahler M, van Schaarenburg RA, Trouw LA: Anti-C1q autoantibodies, novel tests, and clinical consequences. *Front Immunol* 4:117, 2013.
34. Sturfelt G, Truedsson L: Complement in the immunopathogenesis of rheumatic disease. *Nat Rev Rheumatol* 8:458–468, 2012.
35. Schejbel L, Skattum L, Hagelberg S, et al: Molecular basis of hereditary C1q deficiency—revisited: identification of several novel disease-causing mutations. *Genes Immun* 12:626–634, 2011.
36. Wu YL, Brookshire BP, Verani RR, et al: Clinical presentations and molecular basis of complement C1r deficiency in a male African-American patient with systemic lupus erythematosus. *Lupus* 20:1126–1134, 2011.
37. Sturfelt G, Truedsson L, Johansen P, et al: Homozygous C4A deficiency in systemic lupus erythematosus: analysis of patients from a defined population. *Clin Genet* 38:427–433, 1990.
38. Yang Y, Chung EK, Wu YL, et al: Gene copy-number variation and associated polymorphisms of complement component C4 in human systemic lupus erythematosus (SLE): low copy number is a risk factor for and high copy number is a protective factor against SLE susceptibility in European Americans. *Am J Hum Genet* 80:1037–1054, 2007.
39. Pickering MC, Botto M, Taylor PR, et al: Systemic lupus erythematosus, complement deficiency, and apoptosis. *Adv Immunol* 76:227–324, 2000.
40. Skattum L, van DM, van der Poll T, et al: Complement deficiency states and associated infections. *Mol Immunol* 48:1643–1655, 2011.
41. Nilsson SC, Trouw LA, Renault N, et al: Genetic, molecular and functional analyses of complement factor I deficiency. *Eur J Immunol* 39:310–323, 2009.
42. Leffler J, Bengtsson AA, Blom AM: The complement system in systemic lupus erythematosus: an update. *Ann Rheum Dis* 73:1601–1606, 2014.
43. Theander E, Manthorpe R, Jacobsson LT: Mortality and causes of death in primary Sjögren's syndrome: a prospective cohort study. *Arthritis Rheum* 50:1262–1269, 2004.
44. Bouwman LH, Roos A, Terpstra OT, et al: Mannose binding lectin gene polymorphisms confer a major risk for severe infections after liver transplantation. *Gastroenterology* 129:408–414, 2005.
45. Castellano G, Woltman AM, Nauta AJ, et al: Maturation of dendritic cells abrogates C1q production in vivo and in vitro. *Blood* 103:3813–3820, 2004.
46. Arkwright PD, Riley P, Hughes SM, et al: Successful cure of C1q deficiency in human subjects treated with hematopoietic stem cell transplantation. *J Allergy Clin Immunol* 133:265–267, 2014.

47. Ricklin D, Lambris JD: Complement in immune and inflammatory disorders: therapeutic interventions. *J Immunol* 190:3839–3847, 2013.

48. Rioux P: TP-10 (AVANT Immunotherapeutics). *Curr Opin Investig Drugs* 2:364–371, 2001.

49. Vergunst CE, Gerlag DM, Dinant H, et al: Blocking the receptor for C5a in patients with rheumatoid arthritis does not reduce synovial inflammation. *Rheumatology (Oxford)* 46:1773–1778, 2007.

50. Lovgren T, Eloranta ML, Bave U, et al: Induction of interferon-alpha production in plasmacytoid dendritic cells by immune complexes containing nucleic acid released by necrotic or late apoptotic cells and lupus IgG. *Arthritis Rheum* 50:1861–1872, 2004.

51. Lech M, Anders HJ: The pathogenesis of lupus nephritis. *J Am Soc Nephrol* 24:1357–1366, 2013.

52. Bombardier C, Gladman DD, Urowitz MB, et al: Derivation of the SLEDAI. A disease activity index for lupus patients. The Committee on Prognosis Studies in SLE. *Arthritis Rheum* 35:630–640, 1992.

53. Siegert C, Daha M, Westedt ML, et al: IgG autoantibodies against C1q are correlated with nephritis, hypocomplementemia, and dsDNA antibodies in systemic lupus erythematosus. *J Rheumatol* 18:230–234, 1991.

54. Trendelenburg M, Marfurt J, Gerber I, et al: Lack of occurrence of severe lupus nephritis among anti-C1q autoantibody-negative patients. *Arthritis Rheum* 42:187–188, 1999.

55. Trouw LA, Groeneveld TW, Seelen MA, et al: Anti-C1q autoantibodies deposit in glomeruli but are only pathogenic in combination with glomerular C1q-containing immune complexes. *J Clin Invest* 114:679–688, 2004.

56. Barilla-Labarca ML, Toder K, Furie R: Targeting the complement system in systemic lupus erythematosus and other diseases. *Clin Immunol* 148:313–321, 2013.

57. Konttinen YT, Ceponis A, Meri S, et al: Complement in acute and chronic arthritides: assessment of C3c, C9, and protectin (CD59) in synovial membrane. *Ann Rheum Dis* 55:888–894, 1996.

58. Swaak AJ, van Rooyen A, Planten O, et al: An analysis of the levels of complement components in the synovial fluid in rheumatic diseases. *Clin Rheumatol* 6:350–357, 1987.

59. Jose PJ, Moss IK, Maini RN, et al: Measurement of the chemotactic complement fragment C5a in rheumatoid synovial fluids by radioimmunoassay: role of C5a in the acute inflammatory phase. *Ann Rheum Dis* 49:747–752, 1990.

60. Moxley G, Ruddy S: Elevated C3 anaphylatoxin levels in synovial fluids from patients with rheumatoid arthritis. *Arthritis Rheum* 28:1089–1095, 1985.

61. Okroj M, Heinegard D, Holmdahl R, et al: Rheumatoid arthritis and the complement system. *Ann Med* 39:517–530, 2007.

62. Scott DL, Wolfe F, Huizinga TW: Rheumatoid arthritis. *Lancet* 376:1094–1108, 2010.

63. Schellekens GA, de Jong BA, van den Hoogen FH, et al: Citrulline is an essential constituent of antigenic determinants recognized by rheumatoid arthritis-specific autoantibodies. *J Clin Invest* 101:273–281, 1998.

64. Shi J, Knevel R, Suwannalai P, et al: Autoantibodies recognizing carbamylated proteins are present in sera of patients with rheumatoid arthritis and predict joint damage. *Proc Natl Acad Sci U S A* 108:17372–17377, 2011.

65. Nielen MM, van SD, Reesink HW, et al: Specific autoantibodies precede the symptoms of rheumatoid arthritis: a study of serial measurements in blood donors. *Arthritis Rheum* 50:380–386, 2004.

66. Shi J, van de Stadt LA, Levarht EW, et al: Anti-carbamylated protein (anti-CarP) antibodies precede the onset of rheumatoid arthritis. *Ann Rheum Dis* 73:780–783, 2014.

67. Mullazehi M, Wick MC, Klareskog L, et al: Anti-type II collagen antibodies are associated with early radiographic destruction in rheumatoid arthritis. *Arthritis Res Ther* 14:R100, 2012.

68. Huizinga TW, Amos CI, van der Helm-van Mil AH, et al: Refining the complex rheumatoid arthritis phenotype based on specificity of the HLA-DRB1 shared epitope for antibodies to citrullinated proteins. *Arthritis Rheum* 52:3433–3438, 2005.

69. Trouw LA, Haisma EM, Levarht EW, et al: Anti-cyclic citrullinated peptide antibodies from rheumatoid arthritis patients activate complement via both the classical and alternative pathways. *Arthritis Rheum* 60:1923–1931, 2009.

70. Ji H, Ohmura K, Mahmood U, et al: Arthritis critically dependent on innate immune system players. *Immunity* 16:157–168, 2002.

71. Brodeur JP, Ruddy S, Schwartz LB, et al: Synovial fluid levels of complement SC5b-9 and fragment Bb are elevated in patients with rheumatoid arthritis. *Arthritis Rheum* 34:1531–1537, 1991.

72. Mollnes TE, Paus A: Complement activation in synovial fluid and tissue from patients with juvenile rheumatoid arthritis. *Arthritis Rheum* 29:1359–1364, 1986.

73. Morgan BP, Daniels RH, Williams BD: Measurement of terminal complement complexes in rheumatoid arthritis. *Clin Exp Immunol* 73:473–478, 1988.

74. Happonen KE, Heinegard D, Saxne T, et al: Interactions of the complement system with molecules of extracellular matrix: relevance for joint diseases. *Immunobiology* 217:1088–1096, 2012.

75. Trouw LA, Blom AM, Gasque P: Role of complement and complement regulators in the removal of apoptotic cells. *Mol Immunol* 45:1199–1207, 2008.

76. Romero V, Fert-Bober J, Nigrovic PA, et al: Immune-mediated pore-forming pathways induce cellular hypercitrullination and generate citrullinated autoantigens in rheumatoid arthritis. *Sci Transl Med* 5:209ra150, 2013.

77. Nandakumar KS, Jansson A, Xu B, et al: A recombinant vaccine effectively induces c5a-specific neutralizing antibodies and prevents arthritis. *PLoS ONE* 5:e13511, 2010.

78. Durigutto P, Macor P, Ziller F, et al: Prevention of arthritis by locally synthesized recombinant antibody neutralizing complement component C5. *PLoS ONE* 8:e58696, 2013.

79. Banda NK, Levitt B, Glogowska MJ, et al: Targeted inhibition of the complement alternative pathway with complement receptor 2 and factor H attenuates collagen antibody-induced arthritis in mice. *J Immunol* 183:5928–5937, 2009.

80. Holers VM, Rohrer B, Tomlinson S: CR2-mediated targeting of complement inhibitors: bench-to-bedside using a novel strategy for site-specific complement modulation. *Adv Exp Med Biol* 735:137–154, 2013.

81. Ballanti E, Perricone C, Greco E, et al: Complement and autoimmunity. *Immunol Res* 56:477–491, 2013.

82. Chimenti MS, Perricone C, Graceffa D, et al: Complement system in psoriatic arthritis: a useful marker in response prediction and monitoring of anti-TNF treatment. *Clin Exp Rheumatol* 30:23–30, 2012.

83. Sjoholm AG, Berglund K, Johnson U, et al: C1 activation, with C1q in excess of functional C1 in synovial fluid from patients with rheumatoid arthritis. *Int Arch Allergy Appl Immunol* 79:113–119, 1986.

84. Wang Q, Rozelle AL, Lepus CM, et al: Identification of a central role for complement in osteoarthritis. *Nat Med* 17:1674–1679, 2011.

第 24 章

前列腺素、白三烯和相关化合物

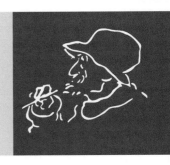

原著　Robert B. Zurier

林舒缓　译　郑祥雄　校

关键点

类花生酸（eicosanoid）由环氧合酶（cyclooxygenases）和脂氧化酶（lipoxygenases）催化合成。

内过氧化物前列腺素 H_2（prostaglandin H_2）的转换需要特定末端酶的活性。

类花生酸及其受体可调节炎症和免疫应答。

给予脂肪酸前体（precursor fatty acids）能改变类花生酸的合成。

几乎所有类型的人体细胞都能通过氧化花生四烯酸（arachidonic acid，AA）和其他不与膜磷脂相连的多价不饱和脂肪酸（polyunsaturated fatty acids）生成几种具有生物活性的产物，称之为类花生酸，其中包括前列腺素（prostaglandins，PGs）、前列环素（prostacyclin，PGI）、血栓烷素（thromboxanes，TXs）、白三烯（leukotrienes，LTs）和脂氧素（lipoxins，LXs）。所有这些化合物在免疫和炎症以及其他病理生理过程中，都是至关重要的。尽管这些类花生酸来源于含 20 个碳原子的多价不饱和脂肪酸（eicosa = 20），但是在这些多烯酸（polyenoic acids）中，只有小部分参与了类花生酸的合成，它们是二高 -γ 亚麻酸（dihomogamma linolenic acid，DGLA；8，11，14- 二十碳三烯酸）、花生四烯酸（AA），即 5，8，11，14- 二十碳四烯酸以及 5，8，11，14，17- 二十碳五烯酸（EPA）（图 24-1）。

人体中有两类脂肪酸是必需的，即来源于亚油酸（18：2 n-6）的 ω-6 系列和来自 α 亚麻酸（18：3 n-3）的 ω-3 系列。其中，n 表示从脂肪酸链的甲基端（ω 端）到第一个双键之间的碳原子数（以 ω-3 和 ω-6 表示）。18 代表脂肪酸中的碳原子数，其后的数字代表不饱和度（碳碳双键的数目）。脂肪酸通过去饱和作用（如脱去两个氢离子）以及延长作用（如增加两个碳原子）改变序列进行代谢。膜上的磷脂是多价不饱和脂肪酸的主要来源，其中特别富含类花生酸的前体，它们位于磷脂二位酰基（sn-2）键（图 24-2）。由于哺乳动物自身无法转化 n-3 和 n-6 脂肪酸，因此膜磷脂的组成成分是由外来脂肪酸决定的。

类花生酸的生物合成

磷脂酶

磷脂酶 A_2（phospholipase A_2，PLA_2）位于溶酶体内或连接于细胞膜上，具有催化磷脂二位酰基（Sn-2）键水解、协助花生四烯酸或其他多价不饱和脂肪酸释放的作用（图 24-2）。此酶在调节类花生酸的生物合成中起关键作用，因为多不饱和脂肪酸前体必须以非酯化的游离形式才能进入类花生酸的合成级联反应。当 AA 共价结合于膜磷脂时，只有极少量的 15 位碳可发生氧化[1]。

基于一级结构、位置及 Ca^{2+} 需求这三项特征，至今已明确了大量 PLA_2 异构体的特征和分组[2]。第四组胞浆型 PLA_2（$cPLA_2$）是一种分子量为 85 kD 的单体胞浆蛋白，是催化花生四烯酸生成 PG 及 LT 的主要催化剂。PLA_2 作用后"剩余"的溶血磷脂（lysophospholipids）是血小板活化因子（platelet-activating facto，PAF）的直接前体。PAF 是一种强大的炎症介质，是溶血磷脂开放的 sn-2 酰基化（如入脂肪酸）的产物。

4 种不同的 PLA_2 均可以水解脂肪酸 sn-2 位点酯键。分泌型 PLA_2（$sPLA_2$）是一种二硫键交联的小分

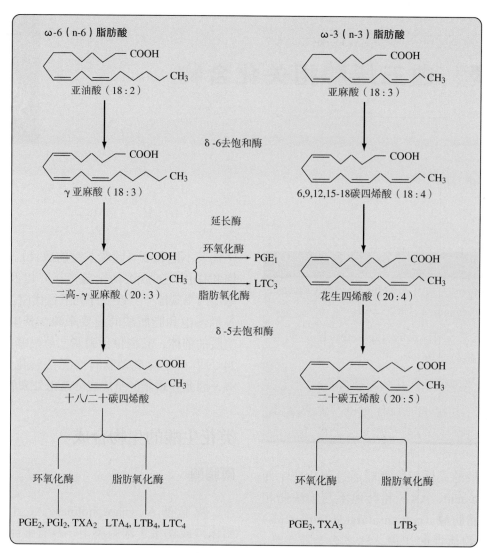

图 24-1 必需脂肪酸（essential fatty acids）的代谢途径。以上途径显示了逐步去饱和延长反应的一部分。类花生酸的前体包括二高 -γ- 亚麻酸、花生四烯酸、二十碳五烯酸。LT，白三烯；PG，前列腺素；TX，血栓烷素

子蛋白，其最佳活性的发挥需要毫摩尔每升浓度 Ca^{2+} 的参与；$cPLA_2$ 是一种需要微微摩尔每升浓度 Ca^{2+} 和分子量较大的蛋白质，且是一种花生四烯酸选择性酶，可使二酰基磷脂完全脱酰基，从而防止具有潜在毒性的溶血磷脂堆积；Ca^{2+} 非依赖型 PLA_2（$iPLA_2$）特异性作用于缩醛磷脂底物；以及血小板活化因子乙酰水解酶（$PAF-PLA_2$），是一系列对短链脂肪酸具有特异性的同工酶[3-4]。

在基础状态下，AA 在 $iPLA_2$ 的作用下变成游离状态，之后（再酰化）重新结合回细胞膜，通常不参与类花生酸的生物合成。乙酰化酶可以竞争性抑制环氧合酶同工酶。受体激活细胞后，细胞内 Ca^{2+} 水平增高，Ca^{2+} 依赖 $cPLA_2$ 释放 AA 的速率超过再

酰化的速率，剩余的 AA 由 COX 同工酶及脂氧合酶（LOs）代谢。$cPLA_2$、COX-1 和胞浆内 PGH-PGE 异构酶优先耦合形成最初的 PGE_2。在较严重的炎症反应时，会导致分泌性 $sPLA_2$ 的参与和 COX-2 诱导合成的 PGE_2 增加。因此，认为 AA 产生是细胞内类花生酸合成的唯一限速步骤就过于简单化了。

磷脂酶 C（PLC）通过水解磷脂的极性头端基团 [例如肌醇（inositol）和胆碱（choline）] 生成甘油二酯（DAG）和极性头端基团。利用蛋白分离和分子克隆技术，我们发现哺乳动物组织中存在多种 PLC 同工酶。磷脂酰肌醇磷脂酶 C 以胞浆型（cPLC）和分泌型（sPLC）两种形式存在。根据其底物特异性分为 3 种主要亚型（PLC-β、PLC-γ、

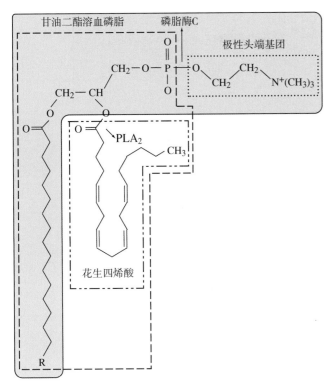

图 24-2 花生四烯酸从磷脂中释放。此处显示的是磷脂酸胆碱，多价不饱和脂肪酸在膜上的主要储存位置。PLA2，磷脂酶 A2；PLC，磷脂酶 C

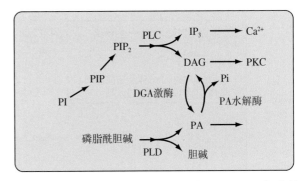

图 24-3 由磷脂酶 C 和 D 催化的反应，显示二酯酰甘油（DAG）和磷脂酰酸（PA）的相互转化

PLC-δ）。PLC 特异性作用于磷脂酰肌醇（PI）和磷酸化的磷脂酰肌醇，是磷脂酰肌醇介导信号传导通路的重要成分。DAG 是蛋白激酶 C（protein kinase，PKC）的活化剂，磷脂酰肌醇 -PLC 水解磷酸化的磷脂酰肌醇，快速生成 DAG，是信号传导的第一步。随后通过甘油二酯脂肪酶（diglyceride lipase）和甘油单酯脂肪酶（monolyceride lipase）的作用进一步产生花生四烯酸[5]。此外，PLC 对磷脂酰胆碱的活性作用已被证实。类风湿关节炎（rheumatoid arthritis，RA）患者外周血单个核细胞的 PLA$_2$ 和 PLC 活性较健康志愿者高；PLA$_2$ 浓度与疾病活动性无相关性，但病情最严重、持久、增生明显的患者细胞中 PLC 酶活性增加最明显；而在疾病活动度最高的患者细胞中 PLC 活性并不增加[6]。人体中有 9 种 sPLA$_2$，其既有促炎作用，又有抗炎作用，与机体调节炎症反应的平衡需求相适应。在免疫性侵袭性关节炎的小鼠模型中观察到，第 V 组 sPLA$_2$ 通过调节半胱氨酸白三烯的合成及促进免疫复合物清除来对抗第 ⅡA 组 sPLA$_2$ 的炎症活性作用。有意思的是，在 RA 患者的

关节滑液中，后者的浓度远高于前者[7]。基于生物学和病理过程的复杂性这一事实，sPLA（2）- ⅡA 抑制剂对 RA 患者只有短暂的疗效，sPLA（2）- ⅡA 除了酶活性还有诱导 COX-2 的活性[8]。

磷脂酶 D（PLD）水解磷脂产生磷脂酸（phosphatidic acid，PA）和相应的极性头端基团。细胞可以通过细胞内特异的磷酸酶和激酶进行 PA 和 DAG 相互转换（图 24-3），提示 PLD 活性可以调节 DAG 释放 AA 及一系列细胞内信号传导及蛋白转运过程。已经发现 PLD$_2$ 分子中磷酸化的靶点，也是其调控的关键点。PLD 活化可依赖或不依赖于 PLC 活化[9]。

在西式饮食人群中，四烯酸前体（tetraenoic precursor，AA）是细胞内 3 种脂肪酸前体中含量最丰富的一种。花生四烯酸的代谢产物由 "2" 系列（双烯酸）PGs（分子中有双键）组成，这一代谢途径称为花生四烯酸 AA 级联反应。而富含二十碳五烯酸或 γ- 亚油酸等其他类花生酸前体的饮食可以生成不同的类花生酸。图 24-4 展示了这一级联反应中 COX 和 5- 脂氧合酶途径。

由于磷脂酶参与细胞信号转导和急性炎症反应，有时会逃逸机体的调节，因此 sPLA$_2$、cPLA$_2$ 和 PLD 的抑制剂正在开发中。提高这些抑制剂的选择性是很重要的[10]。

环氧合酶途径

"前列腺素"（前列腺素、血栓烷素、前列环素）生物合成的第一步是由具有双重功能的前列腺素内过氧化物合成酶 1 的同工酶 PGHS-1 [也称为前列腺素 G/H 合成酶 1（PGHS-1）或 COX-1] 和 PGHS-2

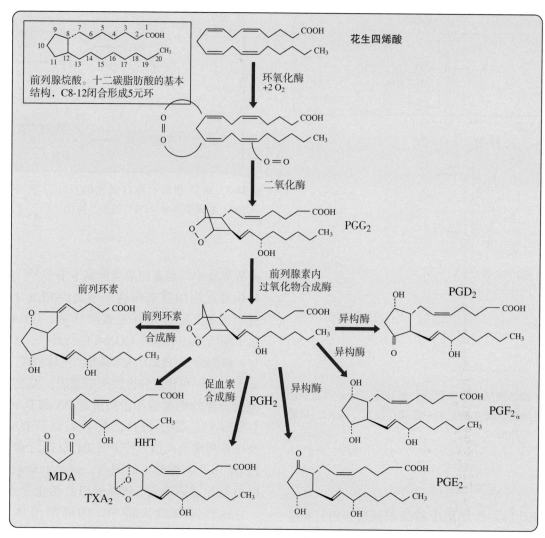

图 24-4 花生四烯酸代谢的环氧合酶途径。MDA，丙二醛；PG，前列腺素；TX，促凝血素（血栓烷素）

（COX-2）催化的。COX 是嵌入细胞膜脂质双分子层单个小叶的同二聚体酶，其活性面是一长疏水通道。阿司匹林和其他大多数非甾体抗炎解热镇痛药（nonsteroidal anti-inflammatory drugs，NSAIDs）将花生四烯酸从疏水通道的上部排出[11]。为了形成特征性的五碳环状结构（血栓烷素含有一个六碳环），脂肪酸前体必须在碳 8，11，14（从羧基方向数）上存在双键。当一个氧分子插入碳 9 和 11 之间时，经酶催化在 C8 和 C12 形成闭合性环，生成不稳定的前列腺素内过氧化物 PGG，随后过氧化生成常有环戊烷环的 PGH。PGH 是前列腺素、前列环素和血栓烷素的共同前体，三者的形成还受末端合成酶的影响（图 24-4）。除了磷脂酶活性外，前列腺素合成的调控还受到前列腺素内过氧化物合成酶（PGHS）基因

表达水平的调控。白介素 -1（IL-1）、血小板衍生生长因子（platelet-derived growth factor，PDGF）和表皮生长因子（epidermal growth factor，EGF）等能增加前列腺素合成的物质，都可以提高 PGHS 的表达水平。

细胞膜是底物 AA 的来源，且是类花生酸合成酶的作用位点。此外，前列腺素也可在脂质体中合成。脂质体是在炎症相关细胞中一种非膜结合的、富含脂质的胞浆内容物。从人单核细胞中分离的脂质体表达 PGHS 活性。脂质体是花生四烯酰磷脂的储存池，是炎症反应中前列腺素合成的场所[12]。

PGHS 是众所周知的非甾体抗炎药（NSAIDs）的靶点，存在两种同工酶形式，它们在氨基酸序列上（大约 60% 的相同性）、催化特性上以及底物特异性

上都很相似，但在基因组调节方面彼此不同[13]。

环氧合酶 –1 表达的调节

COX-1 基因（PTGS1）在特定细胞中倾向于组成性高水平表达，如内皮、单核细胞、血小板、肾集合管和精囊。由于该酶的表达水平变化不大，因此较难研究其转录调节。此基因含有 TATA 频率低的启动子，具有多个转录起始位点。目前已知，启动子中的 Spl/Cis 调节元件结合 SP1 转录因子诱导 COX-1 基因表达。此外，COX-1 和 COX-2 剪切变异体参与了特定组织的正常和病理过程，可能代表了新的治疗靶点[14]。在基础状态下，COX-1 表达于几乎所有组织中，提示它的主要功能是为生理调节提供类花生酸。这种作用在血小板中充分体现：由于血小板没有细胞核，因此其在激活状态下也无法生成任何诱导酶。相反，血栓烷素是机体组成性表达的，因此可以完成血小板的聚集。

环氧合酶 –2 表达的调节

类花生酸合成的调节提示细胞具有相当客观的增强其合成类花生酸速度和数量的能力。多种进程参与了该调节，包括由 COX-2 引起的 sPLA2 表达沉默，COX-2、其他氧化酶和合成酶的自身灭活（"自杀灭活"）。此外，COX-2 转录含有至少 12 个 AUUUA RNA 基序（motif）的拷贝，这使其不稳定，易被迅速降解。调控 COX-2 表达的因子取决于其参与的生理过程。例如，肾致密斑内 COX-2 的表达依赖于管腔内盐的浓度；IL-1β 和肿瘤坏死因子（TNF）等炎症介质对 COX-2 基因转录的活化，可能是由转录因子 NF-κB 和 CCAAT/ 增强子结合蛋白（C/EBP）调控的。在 COX-2 基因 5′ 侧翼区数个已被证实的调节序列中，最为重要的可能是转录激活因子 / 环磷酸腺苷（cAMP）反应元件（ATF/CRE），此区域可被转录活化蛋白 -1（activator protein-1，AP-1）和 cAMP 调节结合蛋白活化。COX-2 在基础条件下组成表达水平太低，不能通过 northern blot 检测，目前已常规使用定量聚合酶链反应分析法检测该基因表达[15]。根据细胞和组织的特异性，数种信号传导通路（激酶、Rho、环鸟苷酸、Wnt）和转录因子 [NF-κB，AP-1、活化 T 细胞核因子（nuclear factor of activation T cell，NFAT）] 参与 COX-2 表达[16]。

COX-1 和 COX-2 的作用在某些生理和病理情况下形成平衡，其中特别有趣的是它们在肾和胃中的作用。在低血容量的条件下，肾释放血管紧张素和其他因子，通过系统性血管收缩来维持血压。血管紧张素也启动肾中前列腺素的合成。在血管、肾小球和集合管中表达的 COX-1 产生有舒张血管作用的前列腺素，从而在系统血管收缩的情况下保证肾血流和肾小球滤过。在胃窦中，COX-1 诱导前列腺素的产生，增加胃的血流和黏液分泌。NSAIDs 对 COX-1 的抑制可破坏这些保护机制，在易感个体中导致肾缺血、损伤和胃溃疡（主要在胃窦部）。这些临床观察资料引发了选择性抑制 COX-2 而不抑制 COX-1 的 NSAIDs 的研发。AA 通过疏水通道进入 COX 的活性位点，在 COX-1 的 530 位丝氨酸和 COX-2 的 516 位丝氨酸插入乙酰化残基，可阻断 AA 与酶的接触。这种相互作用的不可逆性和无核血小板中 COX-1 的特异表达，是小剂量阿司匹林产生临床疗效的机制。非乙酰化 NSAIDs 与 AA 竞争活性部位，会干扰阿司匹林的持续性。尽管 COX 同工酶的结构相似，COX-2 具有延伸至疏水通道的侧袋，其为选择性 COX-2 抑制剂的作用位点[13]。

NSAIDs 的主要副作用——胃、十二指肠损伤和肾功能受损，以及诱导心肌梗死和卒中，是由于抑制了 COX-1 而造成的，而 NSIADs 的镇静和抗炎作用部分依赖于对 COX-2 的抑制。然而，COX-2 似乎也在肾、脑、胃肠道、卵巢和骨中起功能调节作用。COX-2 也可表达于内皮细胞，抑制 COX-2 能够抑制内皮细胞合成前列环素[17]。COX-2 在炎症的启动及消散阶段均起作用。在大鼠鹿角菜胶诱导的胸膜炎早期，COX-2 的表达一过性增高。在炎症应答的随后阶段，COX-2 的表达水平甚至更高，引起前列腺素 PGD₂ 及其脱水产物 15- 脱氧 -δ12，14-PGJ₂（15δPGJ₂）的合成。COX-2 的早期表达与炎症性前列腺素合成相关，而后期的高峰则造成抗炎前列腺素的合成[18]。在 COX-2 敲除小鼠中，炎症仍能发生[19]。这提醒我们，正如 Lewis Thomas 所说的："炎症将不惜任何代价地发生[20]。"然而寻找选择性更高及更局部化的 COX-2 抑制剂的研究仍在进行。一种使用 RNA 干扰（RNAi）机制的策略获得了成功。已经通过生物工程方法改造非致病性大肠埃希菌，使其攻击肿瘤细胞（也许可以设计用来攻击滑膜细胞），并产生抗 -COX-2 siRNA 分子（siCOX-2），来抑制 COX-2 的过度表达。miRNAs 参与 COX-2 的转录后调节提示可能存在内源性沉默机制，减少 COX-2 的表达[21]。

环氧合酶 -3

对乙酰氨基酚类似于 NSAIDs，是一种解热镇痛药物。但它不具有抗炎作用。虽然其应用广泛，但作用机制尚不明确。发现对乙酰氨基酚对犬脑组织匀浆中的 COX 活性的抑制作用强于其对脾组织匀浆中 COX 的抑制，引发存在 COX 变异体的设想，不同变异体对对乙酰氨基酚的敏感性不同。环氧合酶 -3（cyclooxygenase-3，COX-3）是 COX-1 的剪切变异体，在 mRNA 水平保留了内含子 -1 基因序列，该基因在酶蛋白的 N- 末端疏水信号肽插入 30 个氨基酸序列。在人类及大鼠的组织中已发现了 COX-3 蛋白及 mRNA 转录子，在大脑皮质及心脏中表达最为丰富，然而 COX-3 mRNA 转换为活性酶的机制仍不清楚[11,22]。这些发现导致了对 COX 其他变异体的寻找。现已发现，0.5 mM 双氯芬酸通过刺激核受体过氧化物酶体增殖物激活受体（peroxisome proliferator-activated receptor，PPARγ）（前消散 15- 脱氧 -δ12，14 PGJ$_2$ 的受体）可诱导产生一种 COX-2 变异体。双氯芬酸诱导的 COX-2 释放抗炎细胞因子 TGF-β 和 IL-10，而 LPS 诱导 COX-2 释放炎症性细胞因子 IL-6 和 TNF。

前列腺素合成酶

内过氧化物中间体 PGH$_2$ 转变为各种 PGs 需要特定末端酶的活性。如造血前列腺素 D 合成酶（hematopoietic PGD synthase，H-PGDS）催化免疫和炎症细胞中的 PGH$_2$ 异构化成为 PGD$_2$；胞浆 PGE 合成酶（cPGES）参与 PGE$_2$ 组成性表达；微粒体 PGE 合成酶（mPGES）诱导在炎症刺激下 PGE 的表达。至少有 10 种前列腺素合成酶可转化 PG 前体成为有生物活性的前列腺素，并且在炎症反应过程中产生的活性氧可致 mpges-1 表达[23-24]。对前列腺素合成酶活性的抑制是一种介于通过抑制 COX 而达到全部抑制与阻断单一类花生酸受体之间的一种替代策略。包括选择性 COX-2 抑制剂在内的 NSAIDs 除了众所周知的不良反应外，其新增加的不良反应是增加纤维化[25]。因此人们已转而努力研发抑制 mPGES-1 的药物，而不是 COX-2 的药物，从而抑制 PGE$_2$ 产生而不抑制前列环素产生[26]。由于 PGE$_2$ 对诱导基质金属蛋白酶（matrix metalloproteinases）MMP-3 和 MMP-

13 也很重要，因此抑制 mPGES-1 可能阻止炎症性关节炎患者的关节软骨降解[27]。

环氧合酶途径的产物

前列腺素

所有前列腺素（prostaglanelins）的基本结构是"前列腺酸"骨架，由 20 碳脂肪酸组成，其在 C8 到 C12 位存在一个五碳环（图 24-4 的插图）。前列腺素这一术语的使用范围很广，但更精确地说，它只能用来描述那些含有五碳环的氧化产物。前列腺素最初是在精液中发现的一组酸性脂类，由于当时认为它们是在前列腺中生成的，而非精囊，所以将它们误称为前列腺素[28-30]。前列腺素的字母顺序命名（如 PGE、PGF、PGD）与环戊烷环的化学结构有关。例如，PGE 和 PGF 的唯一区别就是在 C9 上有不同官能团，一个酮基或一个羟基（图 24-4）。这些化合物是由许多不同的酶生成的（如 PGE$_2$ 和 PGD$_2$ 由异构酶生成，而 PGF2$_\alpha$ 由还原酶生成）。根据命名规则，字母后的下标表示在烷基和羧酸侧链中的不饱和的程度。数字 1 表示在 C13-C14 中有一个双键（PGE$_1$），2 表示在 C5-C6 还有一个双键（PGE$_2$），3 则表示在 C17-C18 有第三个双键（PGE$_3$）。

前列腺素是按需产生的，可对来源细胞或附近结构发挥作用。前列腺素不在细胞内储存，在体内通过 15- 羟前列腺素脱氢酶（PGDH）快速代谢并从肺部排出。大量的实验证据显示前列腺素参与炎症反应的进展。PGE$_2$ 是诱导类花生酸产生的中心成分，类花生酸的产生是炎症体依赖的，可引起血管内液体丢失[31]。与直接诱导炎症的作用相比，前列腺素可能更善于增强其他炎症介质的效应。PGE 化合物和花生四烯酸的过氧化氢中间产物都可以提高机体对组胺和缓激肽所致疼痛的敏感性。PGE 的效应是累积性的，并具有浓度和时间依赖性。即使微量的前列腺素在损伤部位持续存在就可引起疼痛。

PGE$_2$ 能够刺激骨质的吸收[32]，它的 13，14- 双氢衍生物也几乎同样有效。这之所以能引起大家注意是因为通常认为具有生物学活性的前列腺素的衍生物并没有生物功能。在培养基中加入血清可以刺激骨吸收，这一过程依赖于补体，且由前列腺素介导。这一机制可能有助于解释 RA 患者关节骨质被侵蚀的原因。在 RA 中补体被激活的同时，PGE_2 的浓度也很高。另外有人发现 PGE_1 可以刺激骨的形成，提示了前列腺素生理上参与骨的形成和吸收平衡[33]。例如家族遗传病特发性肥大性骨关节病（primary idiopathic hypertrophic osteoarthropathy）是一种遗传性疾病，与 PDGH 基因突变及随之 PG 的降解障碍有关。这些患者的 PGE 水平慢性升高，出现杵状指及指骨骨形成与吸收同时增加的迹象[34]。IL-1 和 TNF 对细胞的很多效应都与其刺激前列腺素的生成和致炎相关。来自骨关节炎患者的软骨移植物可以表达 COX-2（但不表达 COX-1），在体外培养中它所释放的 PGE_2 比正常软骨细胞多 50 倍，比经细胞因子和脂多糖刺激后软骨细胞释放的 PGE_2 多 18 倍。来自骨关节炎患者的移植物释放白介素 -1β（IL-1β），而在正常软骨不会自发表达 pro-IL-1β 的 mRNA 或释放 IL-1β。似乎在骨关节炎中，也可能在 RA 中，软骨 IL-1β 表达的上调以及随后产生的 PGE_2 可以导致软骨的降解[35-36]。

肥大细胞在炎症反应中的作用常常被忽略，其实它大量存在于早期 RA 患者滑膜中[37]。PGD_2 是肥大细胞合成的最主要前列腺素，也可由嗜酸性粒细胞、辅助性 T 淋巴细胞 2（Th2）合成。PGD_2 通过激活 Th2 细胞上表达的趋化因子受体同源分子（CRTH2）来诱导 Th2 细胞的趋化性，而 CRTH2 拮抗剂可阻断这一作用并降低过敏原诱导的炎症反应。PGJ_2 是由 PGD_2 经脱水反应形成，能作为炎症反应的"刹车器"，还可降低巨噬细胞的活性、减少活化的细胞生成一氧化氮和诱导肿瘤细胞系的凋亡。PGJ_2 最终转化为具有生物活性的 15- 脱氧 δ12、$14PGJ_2$ 和 $δ12PGJ_2$[38]。目前还不清楚环戊烷环脱水形成的 PGA 是否具有生物学活性。然而在体外 HL-60 细胞中 PGA_2 可诱导细胞凋亡，并通过作用于一种核受体增加胰岛素敏感性[39]。

前列环素

1976 年发现了前列环素（prostacyclin）[40]，目前我们已经能够将其提纯，前列环素合成酶的 cDNA 也已经被克隆。除了五碳环之外，前列环素在 C6 和 C9 之间由氧原子搭桥形成第二个环。前列环素是经过另一种前列环素合成酶的作用从 PGH_2 生成，这种酶的分子量是 56 kDa，主要存在于内皮细胞和血管

平滑肌细胞中，是细胞色素 P-450 超家族的成员之一[15]。前列环素的产物可经由凝血酶刺激或由血小板来源的 PGH_2 转化，或可以通过与活化的白细胞接触和通过拉伸动脉壁来刺激生成。前列环素可通过激活腺苷酸环化酶导致细胞内环磷酸腺苷（cAMP）升高，抑制血小板聚集。前列环素的产物代谢迅速（血浆中的半衰期短于一个循环周期），转换为稳定但生物学活性极低的 6- 酮 - 前列腺素 $F_{1α}$。它的代谢产物 2,3- 二 去 甲 -6- 酮 -$PGF_{1α}$ 和 6,15- 二 - 酮 -2,3- 二 去 甲 -$PGF_{1α}$ 的酶促产物在化学上也很稳定，但几乎没有生物学活性。它们是尿中主要的前列环素代谢产物，其含量可作为体内前列环素生成的指标。

血管壁生成的前列环素具有抗血小板和血管扩张的功能。而血小板来源的血栓烷素 A_2（TXA_2）尽管与前列环素均来自同一前体，却可诱导血小板聚集和血管收缩。这两种类花生酸代表了生物学上相反的两极，揭示了血小板和血管壁之间相互作用的调节机制，以及止血栓子和动脉内血栓的形成机制。由于血小板在炎症反应中处于中心的位置，所以前列环素 - 血栓烷素平衡在炎症调节中处于非常重要的地位。在抗磷脂综合征（antiphospholipid antibody syndrome）患者、使用环孢素治疗的患者、使用 NSAIDs 特别是选择性 COX-2 抑制剂的患者中，这种平衡可能被打破。虽然 COX-2 抑制剂有降低结肠腺瘤复发的作用，但可增加心血管不良事件如心肌梗死及脑卒中的风险[41]。

根据前列环素的生理作用，静脉内注射前列环素也可以减少与肺栓塞相关的临床表现。前列环素极不稳定，这给前列环素治疗疾病带来了很大的困难。它已被试用于治疗包括雷诺综合征（Raynaud's syndrome）在内的外周血管疾病，但其疗效有限。前列环素类似物及前列环素受体拮抗剂，可作为治疗结节病和系统性硬化患者肺动脉高压的一类新药物，但是由于必须静脉内给药，这些药物都有不良反应[42-43]。吸入性前列环素类似物由于较低的血药浓度，可以克服静脉给药的部分不良反应[44]。

血栓烷素

在血栓烷素合成酶的作用下，内过氧化物 PGH_2 可以转变为各种血栓烷素。血栓烷素合成酶处于微粒体中，分子量为 60 kDa，属于细胞色素 P-450 家族

的成员，在血小板中非常活跃，编码此酶的基因已经被克隆。与前列腺素的环戊烷环不同，血栓烷素含有一个由 6 个分子组成的环氧乙烷环。血栓烷素合成酶可以使 PGH_2 生成等量的 TAX_2 和 12 左旋 - 羟基 -5，8，10 十七碳三烯酸。TXA_2 可以刺激血小板活化，协助血小板在血管内的聚集，收缩小动脉和支气管平滑肌。TXA_2 很快被水解（半衰期为 30 s）成无活性的、稳定的、可测定的产物 TXB_2，TXA_2 仅作用于局部微环境。

血小板与受损组织黏附，聚集并释放强效生物活性物质的快速性非比寻常，这表明血小板很适合作为炎症过程产生的细胞触发器。抑制血栓烷素的合成和血小板的聚集可以抑制炎症反应，尤其是在冠状动脉中。抑制血小板聚集是阿司匹林和其他 NSAIDs 抗炎机制的重要方面。在体外实验中，长期小剂量服用阿司匹林（40 mg/d，根据数学模型得出的完全抑制血清中血栓烷素所需的最小剂量）对血小板体外功能的抑制作用与每天服用 325 mg 阿司匹林所产生的对血小板的抑制效应无明显差异[45]。阿司匹林在由肝代谢之前在门静脉内浓度高，在此它使血小板内的 COX 乙酰化，血小板丧失聚集功能，直到大约一个星期后新的血小板生成才能恢复，这就解释了为什么 81 mg 阿司匹林这一计量可以非常有效地预防心脏病发作和卒中[11]。由于阿司匹林治疗的反应存在个体差异，因此生物标志物检测血栓烷素产物和评估阿司匹林的疗效（还未成为必需的常规检查）可以降低与阿司匹林治疗相关的风险[46]。一些慢性炎症患者血小板更新率高可能会降低阿司匹林的疗效，这一现象被称为阿司匹林抵抗[47]。

对血栓烷素合成酶的选择性抑制可以在不减少前列环素合成的情况下达到降低 TXA_2 生成的效果。服用血栓烷素抑制酶之后可在体内发现有内过氧化物酶窃取现象的作用。目前已经研制出内过氧化物和 TXA_2 共同的受体拮抗剂，这种制剂可以在血栓烷素合成酶抑制剂抵抗的患者中抑制血小板的聚集。针对 TX 受体和 TX 合成酶的新药已经改善了血管炎、心血管和肾病的治疗[48]。目前，已经克隆和鉴定了血栓烷素受体，这为特异性抑制血栓烷素活性提供了可能[49]。

脂氧合酶途径

在环氧合酶途径中，稳定的 AA 产物有 3 个氧原子共价连接于 AA 的 2 摩尔氧分子，与环氧合酶途径不同，脂氧合酶途径在 AA 分子结构中插入了一个氧原子。不同脂氧合酶存在于不同细胞中，且对其底物有严格的空间结构要求。在哺乳动物中，存在 3 种脂氧合酶，可以分别将氧原子插入 AA 的 5、12 或 15 位，形成新的双键和过氧化氢。过氧化氢脂肪酸（过氧化氢花生四烯酸，HPETE）可以被细胞中的过氧化酶还原，生成相应的羟基脂肪酸（羟基花生四烯酸，HETE）。例如，人血小板中独有的脂氧合酶产物 12 过氧化氢花生四烯酸（12-HPETE），在过氧化氢基团被还原后，生成 12- 羟基花生四烯酸（12-HETE）。相比之下，人类中性粒细胞主要生成 5-HPETE，但当加入高浓度的 AA 时，也可以出现 15- 脂氧合酶。作用于 AA 的脂氧合酶位于胞浆中。

人类的 5- 脂氧合酶基因已被分离并鉴定[50-51]，其编码产物为一个 78 kDa 的酶。在髓细胞系中，5- 脂氧合酶途径可诱导具有生物活性的白三烯合成（图 24-5），这种物质之所以称为白三烯，是因为它最初在白细胞中被发现，并含有 3 个双键（三烯）。细胞的活化使 5- 脂氧合酶从细胞液中易位到核膜，在此处遇到 18 kDa 的 5- 脂氧合酶 - 激活蛋白（5-lipoxygenase-activating protein，FLAP）。花生四烯酸也易位到 FLAP，并被提呈给 5- 脂氧合酶（5-LO）。此外，细胞刺激后 cPLA2 被激活，与核膜关联并靠近 FLAP。因此，FLAP 抑制剂是一种抑制炎症的途径[52]。在固有免疫反应中，巨噬细胞和树突状细胞的功能即受到 5-LO 和 12-LO 的调节[53]。不稳定的 HPETE 是每一条脂氧合酶通路最初的代谢产物。HPETE 被氧化为更稳定的 HETE 或被 5-LO 转化为白三烯 $A4(LTA_4)$。LTA_4 又可转变为 LTB_4（在中性粒细胞和巨噬细胞中）或与还原型谷胱甘肽结合形成 LTC_4（在嗜酸性粒细胞、肥大细胞、内皮细胞和巨噬细胞中）。与脂氧合酶主要分布于髓样细胞中不同，LTA_4 水解酶（5，12- 二羟基花生四烯酸酸）是一种可将 LTA4 转化为 LTB_4 的锌依赖酶，其分布很广泛。根据 LTA_4 的 cDNA 序列我们得知，LTA_4 的 mRNA 的半衰期很短，这可能是 LTB_4 和其他花生四烯酸合成和关闭极为迅速的原因。

LTA_4 可以从最初合成的细胞中输出，经 LTA_4 水解酶作用转变为 LTB_4。这种内过氧化物窃取的变异——或许称为"跨细胞代谢"更好，也适用于 LTA_4 向 LTC_4 转化。该作用是由 LTC_4 合成酶催化，

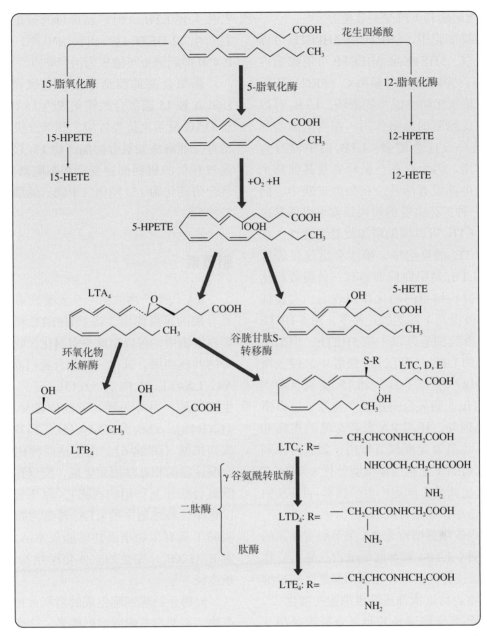

图 24-5　生四烯酸的 5- 脂氧合酶途径。HETE，羟基脂肪酸；HPETE，过氧化氢脂肪酸；LT，白三烯

它是一种谷胱甘肽 -S- 转化酶[54]。尽管人类的内皮细胞不能产生 5- 脂氧合酶系统的终末产物，但它们确实能将中性粒细胞提供的 LTA$_4$ 转变为 LTC$_4$。LTC$_4$ 及其产物 LTD$_4$ 和 LTE$_4$ 组成的混合物就是我们在过去所谓的过敏反应慢反应物质。LTC$_4$ 去除 γ- 谷氨酰后生成 LTD$_4$，随后再去除甘氨酸，则形成 LTE$_4$。γ 谷氨酰转肽酶存在于许多细胞中，是参与谷胱甘肽生物合成和氨基酸转运的复合物酶系统的一部分。在许多系统中主要硫化肽白三烯被认为是 LTD$_4$ 而不是其

前体 LTC$_4$。LTD$_4$ 去除甘氨酸后生成 LTE$_4$，同时也失去了相当多的生物活性。灭活 LTB$_4$ 的主要途径是 ω 氧化。

脂氧合酶途径的产物

脂氧合酶途径产物的生物效应表明它们在炎症性疾病中起重要作用[55]。它们是花生四烯酸的氧化产物，是许多疾病中重要的炎症介质，诸如炎性肠病、

系统性硬化症、银屑病和类风湿关节炎等。

在人类中性粒细胞中，5HETE 和 5HPETE 可以刺激超氧化物生成。5HETE 和 5HPETE 可使细胞内钙离子水平增高，并协助蛋白激酶 C（PKC）依赖的中性粒细胞中超氧化物生成系统激活。LTB₄ 可以提高白细胞与内皮细胞的黏附作用，在内皮细胞暴露于 TNF 时，这一反应会增强。LTB₄ 似乎没有直接收缩血管的作用，因为它在仓鼠颊囊及其他几个微血管系统实验中都没有活性。在兔的皮肤中，同时使用 LTB₄ 和一种扩张血管的前列腺素可以诱导血浆的渗出，表明 LTB₄ 可以辅助增加血管通透性。在 LTC₄、LTD₄ 和 LTE₄ 的反应中，确实会出现微静脉通透性的增高。LTB₄ 对中性粒细胞有一种强效趋化作用，而对嗜酸性粒细胞的趋化作用较弱。实验证明，LTB₄ 可在体外提高 T 细胞的迁移率，而 5-HETE 作用相对较弱。滑膜细胞可以生成 5HETE，但似乎不能生成有效量的 LTB₄。而在 RA 患者中，侵入滑膜的巨噬细胞可以产生较多的 5- 和 15- 脂氧合酶产物，其中包括 LTB₄。脂氧合酶途径产物除了可以诱导炎症的局部表现外，还与 RA 患者常见的疼痛和压痛有关。LTB₄ 也具有免疫调节作用，如它可以刺激缺乏 CD8 标志物的 T 细胞前体细胞分化为 CD8⁺ T 淋巴细胞。LTB₄ 也刺激 T 细胞产生干扰素 -γ（IFN-γ）和 IL-2，以及刺激单核细胞合成 IL-1[56]。

滑膜细胞和内皮细胞增殖是 RA 关节病变蔓延的中心环节。在体外，LTB4 和半胱氨酰白三烯可以作为一些细胞的生长或分化因子。在前列腺素合成被抑制时，这些化合物也可以增加成纤维细胞的增生[57]。这一发现强调了环氧合酶途径和脂氧合酶途径相互作用的重要性，也提示 NSAIDs 在治疗 RA 时的局限性。

通过抑制白三烯生成或白三烯拮抗治疗的策略，包括研发选择性白三烯受体拮抗剂和阻断 5- 脂氧合酶的活性从而抑制白三烯的生成。对白三烯级联反应较远（上游）酶的抑制，如对 LTA₄ 水解酶进行抑制[58]，也是一种有前途的抗炎药物开发策略。在动物模型中，一种抑制 5- 脂氧合酶与 5- 脂氧合酶活性蛋白相结合的化合物也显示出了抗炎效果。尽管脂氧合酶抑制剂对炎症性疾病的患者不是非常有效，但基于对抑制活性分子层面的更好理解，研发新化合物似乎更具有发展前景[59]。此外，现有的药物可能作用于错误的靶点。成纤维细胞——如滑膜细胞虽然不能

产生大量 LTB₄，但它们可以通过细胞色素 P-450 途径产生 12-HETE 这一生长因子[60]。因此，细胞色素 P-450 抑制剂更可能成为治疗靶点[61]。

脂氧合酶的激活不仅仅导致炎症介质的产生。DGLA 被 15 脂氧合酶转化成为 15-HETE，它通过结合 DAG 显示出抗炎效应，其部分机制是干扰 PKC-β 活性。亚麻酸脂氧合酶的产物 13- 羟化亚油酸也可以通过相似的机制抑制炎症和细胞增生[62]。EPA 被脂氧合酶转化为 15- 羟化二十碳五烯酸，它也具有抗炎特性[63]。

脂氧素

AA 代谢产物的另一个大家族来源于 5- 和 15- 脂氧合酶的序贯作用。将 15HPETE 和 15HETE 加入人类白细胞中，可以生成一对氧化产物。其包含一个独特的共轭四烯。其中一种化合物 [脂氧素 A₄（lipoxin A4，LX4）] 结构为 5,6,15L- 三羟基 -7,9,11,13- 花生四烯酸，另外一种是它的位置异构体 [脂氧素 B₄（LXB4）]，结构为 5D-14,15- 三羟基 -6,8,10,12- 二十碳四烯酸（图 24-6）。由于这两种化合物是通过脂氧合酶途径的相互作用而生成，所以称之为脂氧素（即脂氧合酶相互作用的产物）。血小板 12- 脂氧合酶可以将中性粒细胞中的 LTA₄ 转变为脂氧素。目前已经明确了具有生物学活性的脂氧素 A₄（LXA₄）和脂氧素 B₄（LXB₄）完整的立体化学结构和生物合成的多条途径[64]。

虹鳟鱼巨噬细胞生成的脂氧素是 AA 代谢的主要产物，而非白三烯或前列腺素，这提示脂氧素有着很长的进化历史。在鱼类中，白三烯和脂氧素可以同时生成。而在人类，这一过程歧化为双细胞系统。通过跨细胞和细胞与细胞之间的相互作用而完成的类花生酸的生物合成被认为是生成和增加脂质衍生物来源的一条重要途径。脂氧素可在血小板和白细胞相互作用时在血管腔内生成，也可通过白细胞 - 上皮细胞相互作用而在黏膜表面生成。在人类，脂氧素在炎症、动脉粥样硬化和哮喘等多细胞应答中生成。这些含四烯产物可作为停止信号，因为它们可防止白三烯介导的组织损伤。急性炎症反应是一种原始的保护性反应[65]，慢性炎症则与阻止急性炎症反应机制的失效有关。在 RA 患者以及其他慢性炎症和组织损伤的患者的关节中，最主要的问题是炎症时常不能缓解。脂

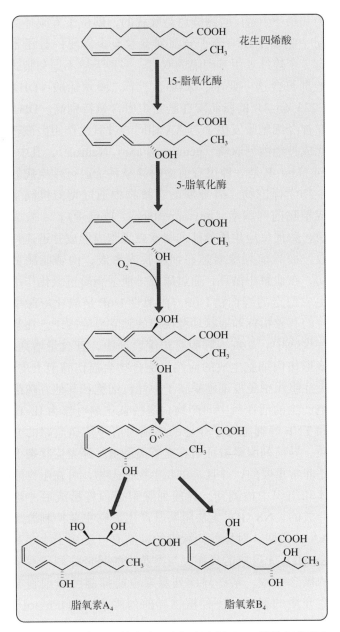

图 24-6 脂氧素的生物合成。脂氧素来源于 15- 脂肪氧化酶和 5- 脂肪氧化酶对花生四烯酸的顺次作用

氧素和阿司匹林诱导的 15- 表 - 脂氧素是控制炎症消退的内源性成分。阿司匹林通过内皮细胞内 COX-2 的乙酰化来抑制前列腺素的合成，同时促进 AA 生成 15R-HETE，后者经由白细胞以血管内皮细胞或上皮细胞参与的跨细胞生物合成途径，转变为 15- 表 - 脂氧素。这种 15- 表 - 脂氧素在体外和体内都可以表现出抗炎症和抗增生作用。在动物模型中，LXA_4 阿司匹林触发的脂氧素（aspirin-triggered lipoxin，ATL）的稳定类似物也可以抑制炎症反应。此外，作为受体

$CysLT_1$ 的拮抗剂，ATL 类似物可拮抗半胱氨酰白三烯的促炎作用[66]。这些发现将有助于我们开发新的抗炎药物。例如，干扰素诱导的特定基因被认为是系统性红斑狼疮（SLE）发病的一个重要机制。在免疫性肾炎小鼠动物模型中，LXA_4 的稳定类似物不仅能抑制干扰素诱导基因表达，而且可以减少肾损害[67]。

脂氧素可以阻断人类多形核白细胞的趋化性，却可激发单核细胞的趋化和黏附。单核细胞在脂氧素的刺激下不能释放炎症介质，而脂氧素则被单核细胞迅速转化为无活性的化合物。这种在趋化作用中的选择性效应提示脂氧素在伤口愈合中起一定作用。在体内，LXA_4 可以拮抗 LTD_4 诱导的血管收缩，阻断 LTD_4 与肾小球系膜上的相应受体结合。LXA_4 可以抑制 LTB_4 诱导的血管漏出和白细胞迁移，阻断 LTB_4 诱导的中性粒细胞中三磷酸肌醇酯的生成和钙动员，但不会影响超氧阴离子的生成。相反，LXA_4 可以激活 PKC，在这方面它比 DAG 和花生四烯酸更强效。LXA_4 似乎对 PKC 的 γ 亚类有特异性。这些结果显示脂氧素可以调节血管收缩剂白三烯类物质的活性，提示 LXA_4 可能是细胞内信号转导的重要调节剂。

长期以来人们认为，炎症消退是一被动过程。与此观点相反，炎症不是消退而是由 COX 与 LO 的产物以及这些酶的乙酰化产物介导的主动过程[68]。人们发现酶促氧化反应能产生具有强效抗炎作用及促消退作用的脂类介质，ω-6 和 ω-3 多不饱和脂肪酸也是酶促氧化反应的底物。这一发现提高了我们对炎症反应的认识水平。除脂氧素之外，整个特殊促消退介质（specialized pro-resolving mediators，SPM）的谱系已被发现，包括消退素、保护素和抑制素[69]。与脂氧素相似，消退素是 n-6 和 n-3 脂肪酸通过特定的跨细胞生物合成途径所生成。EPA 来源（E 类消退素，E-series）的在消散的渗出物中形成的细胞相互作用产物被称为消退素（RvE1 和 E2）。ω3 二十二碳六烯酸（DHA）通过 15-LO 途径催化产生的二羟基产物（D 类消退素 D1-D5）可刺激炎症消退并加强先天宿主防御机制。脂氧素和消退素在低浓度（pM 至 nM）及特定的 G 蛋白偶联跨膜受体（G protein-coupled membrane spanning receptors）存在的情况下起到内源性受体激动剂的作用，可积极下调炎性反应，促进炎性渗出物消退。单一的细胞类型也可以生产有反向调节作用的氧化脂质介质。DHA 也可以通过 15-LO 途径催化生成一种称为保护素 D1（protectin D1，

PD1）的二羟基产物，它可以防止组织损伤和促进炎症反应消退。在另一条单氧合途径，通过人类 12-LO 途径生成的脂质介质称为抑制素（巨噬细胞来源的炎症消退介质）。抑制素的生物合成途径在巨噬细胞吞噬过程中被激活。抑制素 1（MaR1）减少中性粒细胞的迁移，并增加了巨噬细胞对凋亡细胞吞噬作用，从而表现出 SPM 的特性。现已清楚，炎症不能及时消退可能使疾病进展为慢性炎症阶段[70]。

异类花生酸

异类花生酸是酶促反应生成的类花生酸的同分异构体，为 ω-3 和 ω-6 脂肪酸由游离自由基介导的过氧化反应自身氧化的产物[71]。它们包括异前列腺素（IsoP）的成员 F、D 和 E，异血栓烷素和异白三烯。异前列腺素反映体内脂质过氧化反应的情况，因此可以作为氧化应激反应的生物标志。有一种 F 型 IsoP（iPF$_{2\alpha}$Ⅲ，从前称 8-isoiPF$_{2\alpha}$）在体外具有生物活性，因此得到详细的研究。异前列腺素 F$_{2\alpha}$ Ⅲ（图 24-7）是一种强有力的血管收缩物质，也可起有丝分裂原的作用，其功能可以被血栓烷素受体拮抗剂阻断。尽管异前列腺素可以作为血栓烷素或前列腺素受体的配体（8,12-iso-iPF$_{2\alpha}$-Ⅲ 可以激活 PGF$_{2\alpha}$ 受体），但其也可激活特异性的异前列腺素受体。

异前列腺素

所有异前列腺素（isoprostanes）都有一个共同特点，也是与前列腺素的不同之处，在于最上（α）

的和最下（ω）的侧链总是顺式的，即位于五碳环的同一侧。生成一分子异前列腺素至少需要一分子带有 3 个连续亚甲基间隔的双键，多种天然不饱和脂肪酸都符合这一要求。来源于二十二碳六烯酸（DHA C22：6n-3）的脂肪酸在脑组织中含量特别高。DHA 在神经细胞膜发生了与 AA 相同的过氧化作用后被转化成神经前列腺素（neuroprostanes，NeuroP）。其中，F4-NeuroP 是一种很有前途的神经系统退行性疾病的生物学标志物。α- 亚麻酸在植物中通过类似机制生成植物前列腺素（phytoprostanes，PhytoP）。一般来说，酶促反应生成的前列腺素在细胞内形成并迅速释放，而异前列腺素是在细胞膜内形成，由磷脂酶剪切，在血浆中循环，通过尿液排泄。脂质过氧化作用生成稳定的终产物 IsoP，内源性 IsoP 是氧化应激反应的有效指标和冠状动脉疾病的独立危险因子。在某些疾病中，如成人呼吸窘迫综合征中，其含量增高。多形核白细胞生成的活性氧化合物会损伤肺泡上皮。炎症组织中免疫细胞暴露于中性粒细胞和其他吞噬细胞产生的活性氧中间产物。这些氧化剂可作为 IL-1β 和 TNF 等细胞因子介导的细胞内信号传递通路的介质。异前列腺素被证明在血管炎和 RA 等炎症状态下是非常重要的，并且是重要生物标志物，可在生物液体和组织中检测到。异前列腺素是预先形成后才被释放的，NSAIDs 无法阻断其产生，它主要抑制游离 AA 的代谢。对异前列腺素的抑制有可能用于治疗对 NSAIDs 无反应的炎症。与类花生酸是炎症调节因子的概念一致，某些异前列腺素也能抑制巨噬细胞炎症介质的释放，一种植物异前列腺素（E1-PhytoP）

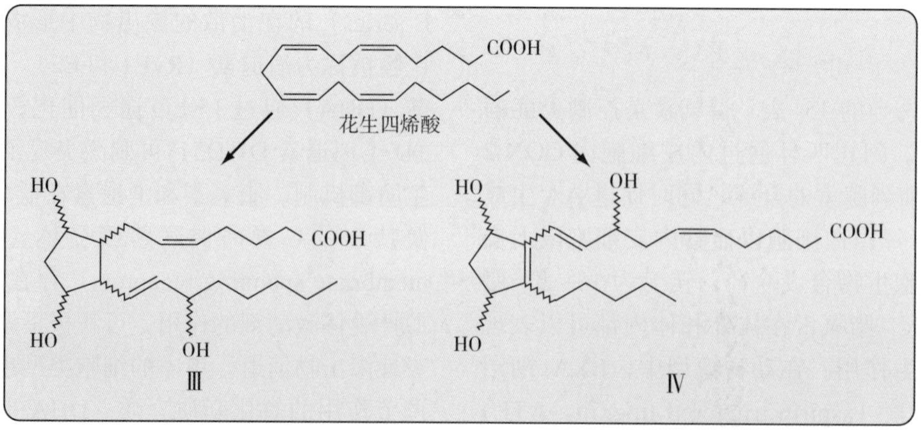

图 24-7 前列腺素 F$_{2\alpha}$ 的结构。折线处表示化合物的立体结构尚不清楚

通过 PPARγ 和 NF-κB 信号通路可抑制活化的树突状细胞产生 IL-12，并减少 Th1 和 Th2 细胞生成细胞因子[72-73]。

内源性大麻素

内源性大麻素（endocannabinoids）是类花生酸超家族中一些自然形成的组分，它们能激活大麻受体，是长链脂肪酸衍生物。内源性大麻素不储存于细胞中，而是脂质前体以前列腺素和白三烯的方式快速合成，由免疫细胞在免疫/炎症应答中释放。随后，内源性大麻素激活同一或相邻细胞上的大麻素受体，并且由特定的丝氨酸水解酶、脂肪酰胺水解酶（fatty acid amide hydrolase，FAAH）、单酸甘油酯脂肪酶或 N-乙酰基乙醇胺迅速代谢。因此抑制 FAAH 将成为治疗慢性炎性疼痛的新策略[74]。内源性大麻素中最重要的是一种称为大麻素的物质（来自梵语，意思为"极乐、狂喜"）。大麻素即为 AA 和乙醇胺的酰胺共轭物（花生四烯乙醇胺）（图 24-8）。花生四烯乙醇胺和其他内源性大麻素，如 2-花生丙三醇和乙醇胺，通过大麻素 1（CB1）和大麻素 2（CB2）受体亚型介导致 G（i/o）蛋白家族的 G 蛋白活化，从而参与感知疼痛和调节免疫反应等广泛功能。特别在关节中，花生四烯酸通过直接抑制 I-κ-B 激酶从而抑制 TNF 诱导的 NF-κB 活化，而不依赖 CB1 或 CB2 的活化导致组织损伤。

内源性的脂氨基酸（elmiric acid）是大麻素的同源酸，可调节组织中大麻素的水平，并具有抗炎与消炎作用。N-花生丙二醇（N-arachidonylglycine，NAGly）是其中的一种脂氨基酸，在许多组织中发现其浓度高于大麻素。它具有类似大麻素的镇痛作用，但没有精神作用。目前，内源性脂氨基酸（n-3 和 n-6）的基因库已被成功合成，其中一些化合物可能部分提高 PGJ$_2$ 的合成，具有抗炎活性，并参与免疫应答调节[75-77]。对天然产生大麻素的发现、人工类似物合成以及其代谢产物的研究表明，这种具有生物

活性的物质确实存在。在哺乳动物的大脑中，已经发现了多价不饱和酰胺的物质：二高-γ-亚麻酰（20：3 n-6）乙醇胺和二十二碳四烯酸（22：4 n-6）乙醇胺[78]。在哺乳动物组织中，还可能存在 n-3 脂肪酰乙醇胺。在巨噬细胞中，大麻素可在严重炎症以及过度免疫应答时增加自身产量，起对抗作用。大麻素可经 COX-2（非 COX-1）转化为 PGE$_2$ 或 PGF$_{2\alpha}$ 乙醇胺，无须通过游离 AA 阶段[78]。这些新的 PGs（"前列腺胺"）具有药理学作用[79]。因为大麻素是 COX-2 的底物，COX-2 抑制剂可降低大麻素代谢，从而提高大麻素的含量。在实验模型中，大麻素与 NSAIDs 联合使用可减轻胃损伤并产生协同镇痛效应[80]。此外，N-花生丙二醇（NAgly），一种天然脂氨基酸，也是 COX-2 的底物，能增加前列腺素与氨基酸的共轭率[81]。

类花生酸受体

与常规描述的肽分子受体相反，多年以来，我们一直认为亲脂性类花生酸只是简单地"扩散"进细胞膜，或由结合蛋白携带转运。然而，对类花生酸受体的分离和克隆改变了此观念[82]。

前列腺素受体

前列腺素通常是经由 G 蛋白偶联受体（G protein-coupled receptor，GPCRs）发挥其作用。COX 产物的受体称之为 P 受体，根据与其亲和力最高的二十碳不饱和脂肪酸衍生物类型命名。它们包括：PGD 受体（DP）；PGE 受体的 4 个亚型（EP1 ～ EP4）；PG 的受体 FP；PGI$_2$ 受体（IP）和血栓素受体（TP）。IP、DP、EP2 和 EP4 受体能介导细胞内 cAMP 的升高，而 TP、FP、EPI 受体能诱导钙离子的流动。EP2、EP4、IP 以相似作用方式来调节巨噬细胞的细胞因子生成。经由这些受体的信号传递途径不出所料非常复杂。旨在理解 PGE$_2$ 信号传导的研究表明 PI3 激酶、丝裂原活化蛋白激酶（mitogen-activated protein kinase，MAPK）、Wnt 信号通路参与了 EP2R/EP4R 对细胞生长、迁移及凋亡的调控作用[34]。PGE$_2$ 是 RA 患者关节间隙含量最多的主要类花生酸。通过受体缺乏小鼠模型，已经阐明 PGE$_2$ 经不同亚型 EP 介导发挥作用的分子机制[83]。PGD$_2$ 作为 DP2 受体的配体，DP2 受体拮抗剂的研发已用于

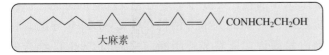

大麻素

CONHCH$_2$CH$_2$OH

图 24-8 大麻素（花生四烯乙醇胺）的化学结构

治疗哮喘和气道炎症性疾病[84]。

在免疫或炎症反应中，前列腺素对免疫细胞和周围细胞的功能影响是通过这些细胞表达的 PG 受体谱的不同来实现的。已经培育出各 EP 受体亚型缺失小鼠，并且开发了这些受体的高选择性激动剂。如前所述[34]，PGE 能够抑制或诱导骨形成。EP2 和 EP4 敲除小鼠表现为破骨细胞生成以及炎症诱导的骨吸收障碍。虽然有人已提出 EP2R 和 EP4R 可介导 PGE_2 对骨的合成代谢作用，但是介导 PGE 引起骨形成的受体仍不明了。在动物模型中，IP 缺陷的小鼠完全不存在急性炎症和疼痛。前列腺素的生成谱随免疫应答进入慢性阶段而改变，因此可能有其他受体的参与。所以，阻断一个受体不太可能完全阻断炎症反应。更鼓舞人心的是，各类前列腺素参与了痛觉过敏，即对一个通常不引起疼痛的刺激产生疼痛反应。P 受体在痛觉过敏中的作用可协助我们更好地治疗神经痛和肌筋膜疼痛综合征，如纤维肌痛征。

刺激血栓素 / 内过氧化物受体（thromboxane/endoperoxide receptors，TP）诱发血小板聚集和血管平滑肌收缩，促进黏附分子表达，随后单核细胞 / 巨噬细胞从血液循环移动到组织。因此 TP 拮抗剂可减轻血管炎症、抗血栓形成、维持血管舒张，可作为治疗具有慢性炎症特征疾病的潜在药物[85]。

目前已经克隆出了 P 受体，有助于开发更有效的受体活化药物。PGI_2 类似物伊洛前列腺素（iloprost）在治疗外周血管疾病和肺动脉高压中有效。然而，尽管伊洛前列腺素以高亲和力与 IP 结合，它也同时结合了 EP1 和 EP3。与传统那些作用于"上游"的药物，如 COX-2 抑制剂或传统 NSAID 相比，针对某一个 P 受体或一组特异性的 P 受体活化、阻断或两者兼而有之的靶向性药物将更有优势。例如，前列腺素 E 是对胃肠道功能和黏膜完整性调节最重要的内源性类花生酸。PGE_2 对酸反流性食管炎与乙醇和吲哚美辛诱发的胃黏膜损伤起到保护作用，EP1 激动剂可模拟该保护作用，EP1 拮抗剂则减弱该作用，而 EP4 的拮抗作用不影响胃肠道黏膜完整性。此外，在 EP1 基因敲除的小鼠 PGE_2 不表现出胃细胞保护作用。在小肠中 EP3 和 EP4 受体激动剂均可模拟 PGE_2 对吲哚美辛介导损伤的保护作用。

类花生酸对免疫细胞的功能和免疫应答调控重要性的进一步证据来自 PG 受体缺失小鼠实验。该实验结果表明，PGE_2 协助并放大了 IL-12 介导的 T 辅助细胞（T helper 1 cell，Th1）分化及 IL-23 介导的 Th17 细胞扩增。受体缺失小鼠实验也发现了 PGE_2、PGD_2 及 PGI_2 均可影响免疫性疾病的发展[86]。博莱霉素不能诱导 $PGF_{2\alpha}$ 受体缺乏的小鼠产生肺纤维化[87]，这一发现对系统性硬化症的治疗很有意义。

以上新认识对疾病治疗的意义明确且鼓舞人心，然而，具有选择性结合受体的前列腺素类似物仍需继续研究。目前已有一些进展，除了 EP4，在动物中去除 P 受体不会导致严重的胚胎发育障碍或生理功能异常。

白三烯受体

LTB_4 的表面受体，包括 BLT1 与 BLT2（LTB_4R-1 和 LTB_4R-2），以及包括 Th2 淋巴细胞在内的固有免疫系统细胞生成的半胱氨酰白三烯表面受体（cysLTs），这三者均通过跨膜 G 蛋白偶联受体发挥作用。高亲和力的 LTB_4 受体可以转导趋化反应和黏附反应，而低亲和力的受体则负责颗粒内容物的分泌和超氧化物的生成。cysLTs 对以急性和慢性炎症为特征疾病的发病具有重要作用，这一认识促进了选择性 cysLTs 受体拮抗剂的发展[88-89]。BLT2 基因敲除小鼠能够表达正常水平 BLT1，免于发生 K/BxN 炎症关节炎[90]。血栓素合成时产生的 COX-1 衍生物配体 12（S）- 羟十七碳 -5Z，8E，10E- 三烯酸（12-HHT）是 BLT2（现在称为 BLT2/HHTR）的内源性高亲和性配体，这是 LO 和 COX 途径之间关联性的另一例子。动脉粥样硬化已经成为炎性关节炎和红斑狼疮患者的主要问题，而 LTs 中尤其是 LTB_4 参与了动脉粥样硬化。半胱氨酰白三烯受体包括两个亚型：$CysLT_1$ 和 $CysLT_2$。现已解析了 $CysLT_2$ 的分子结构；$CysLT_1$ 含有 336 个氨基酸残基，编码该受体的基因位于 X 染色体。$CysLT_2$ 含有 345 个氨基酸，与 $CysLT_1$ 基因序列 40% 一致。$CysLT_1$ 介导的钙流动并抑制腺苷酸环化酶，而 $CysLT_2$ 介导的钙流动则提高 cAMP 浓度。$CysLT_1$ 的首选配体是 LTD_4 > LTC_4 > LTE_4。$CysLT_2$ 等量结合 LTC_4 和 LTD_4，而 LTE_4 对 $CysLT_2$ 受体的亲和力较低。两种受体都广泛分布于组织和细胞，并分布于参与免疫反应的细胞[3]。半胱氨酰白三烯的大部分活性是由 $CysLT_1$ 介导的。目前已发现许多能特异性阻断白三烯与 $CysLT_1$ 结合的选择性拮抗剂，且彼此之间化学性质不同。这些药物在临床上主要用于治疗哮喘。选择性 LTB4 受体拮抗剂在临床前模型中有效，可能开发应用于治疗性疾病[91]。"抗受体治疗"面临的挑战是与疾病相关的 G 蛋白偶联受体的遗传变异[92]，使问题更加复杂的是，基因变异造成疾病易感性改变，而不是改变疾病的临床表现。不过每种变异都能有助于了解受体的功能，比如再循环或脱敏作用，从而增强药物的潜在疗效。

脂氧素受体

脂氧素可以作用于 LXA4 和 LXB4 的特异性受体，LXA4 可以与 LTD4 受体的一个亚型相互作用。脂氧素也可作用于其来源细胞或者摄取后细胞的细胞内靶点。被命名为 ALX/FPR2 的 LXA4 受体（Kd ≈ 0.7 nM）有 7 个跨膜基团并与 G 蛋白偶联，其 cDNA 已经被克隆。该受体信号传导通路涉及一条新的聚异戊二烯 - 磷酸盐通路，该通路调节磷脂酶 D[93]。脂氧素的作用具有细胞类型特异性。单核细胞与中性粒细胞的 LXA4 受体在 cDNA 水平上是一样的，但是它们可以激活不同的反应；内皮细胞上的 LXA4 受体则似乎为另外一种结构形式。LXA4 还可与人类孤儿受体 GPR32 结合，后者隶属于趋化受体家族。15-epi-LXA4 是一种抗炎的 SPM，它可结合并激活 ALX/FPR2（Kd ≈ 2 nM）。口服或局部应用脂氧素 B4（LXB4）及阿司匹林触发的 15-epi-LXB4 均有抗炎作用。这些化合物的立体选择作用现象提示它们各自都有尚未明确的受体。来自 omega-3 脂肪酸的消退素可激活 gpr32 和 chemr23 受体。

核受体

核受体是一组配体调节转录因子超家族成员，与其他转录因子、共同调节剂相互作用，起到提高（共激活）或抑制（共抑制物）转录作用。参与炎症反应的调节的主要核受体是糖皮质激素受体（glucocorticoid receptors，GRS）、过氧化物酶体增殖物激活受体、肝 X 受体（liver X receptor，LXRs）和孤儿受体核受体相关蛋白（nuclear receptor related proteins，Nurr1）。核受体家族中其他有助于炎症调节的成员包括雌激素受体、维生素 D 受体和维 A 酸受体。糖皮质激素的临床疗效众所周知，但其作用机制的研究进展缓慢。GR 能抑制炎症反应一部分是由

于干扰了其他信号依赖转录因子和解离激活物 / 共激活物复合物。过氧化酶体增殖物活化受体（PPAR）属于转录因子的核受体家族，是一大类多样的蛋白质，能介导配体依赖的转录活化和抑制。PPAR 是最早被克隆的核受体，介导对过氧化酶体增殖物的基因转录。PPARγ 抗炎作用机制包括抑制 NF-κB、抑制趋化因子、IL-1β、IL-12 和 MMP-9 基因的转录；促进包括 IL-10 和 LXR 在内的抗炎介质的表达。PPARγ 可通过翻译后修饰（PTMS）进行调节。因此，与现有的 PPARγ 活化剂相比，调节 PTMS 可能是更好的疾病治疗方法[94]。当发现 PPAR 能够被包括 NSAID、PGD2 及其代谢产物 15- 脱氧 -δ12，14 PGJ2 活化时，对 PPAR 的兴趣显著提高[95]。大部分关于 PPAR 在炎症中作用的研究都与 PPARγ 相关。一种 PPARα 激动剂十六酰胺乙醇，有望用于缓解慢性疼痛[96]。PPARα 主要表达于脂肪酸代谢水平高的组织中，包括肝和免疫系统。LTB4 是 PPARα 的激活物和天然配体。PPARα 的激活可以提高参与脂肪酸氧化通路的基因水平，从而降解脂肪酸以及包括 LTB4 在内的衍生物。因此这就形成了一种控制炎症反应的反馈机制。PPARβ/δ 抗炎作用机制包括诱导抗炎共抑制蛋白、抑制 NF-κB 和诱导抗炎症介质表达。敲除 PPAR 小鼠实验提示，PPARα 可以抑制 LTB4 介导的炎症。目前正在开发以 PPAR 为靶点的选择性 PPAR 激动剂[97]。Nurr 受体过表达可减少炎性细胞因子的表达，而 Nurr1 基因突变可降低炎症的逆调节[98]。

目前已经发现了一些可促进共抑制物转运的激酶。这些激酶代表了重要的药物靶点，因为对其抑制可阻断炎症介质基因的表达，同时避免了直接阻断核受体相关的显著临床不良反应。例如，可通过抑制细胞周期蛋白依赖激酶来阻止软骨基质降解[98]。

血小板活化因子

血小板活化因子（platelet-activating factor，PAF；1-0- 烷基 -2- 乙酰 -sn- 甘油 -3- 磷酸胆碱）是强有力的炎症介质，除了可以导致血小板活化之外，还可以引起中性粒细胞活化、血管通透性增加、血管扩张和支气管收缩。能够生成 PAF 的细胞类型比类花生酸少，主要有白细胞、血小板和内皮细胞。然而，由于这些细胞在机体中分布广泛，所以 PAF 几乎在每一

个器官系统中都起作用。与磷脂酰胆碱的两条酰基长链不同，PAF 有一条烷基长链，在甘油骨架的位置 1 以醚键与甘油相连，在位置 2 则有一个乙酰基团（图 24-9）。PAF 实际属于磷脂的一个家族（PAF- 样磷脂：PAF-LL），因为 1 位置的烷基基团长度可以为 12 ～ 18 个碳原子不等。与类花生酸一样，PAF 无法在细胞内储存，当细胞受刺激后，PAF 可在细胞内合成，这时烷基基团的组分也会发生改变。PAF 的即刻效应是由一种细胞表面 G 蛋白偶联受体（GPCR）和 PAFR 介导的，PAFR 与 Gi、Gq 和 G12/13 相偶联。PAFR 活化可抑制环磷酸腺苷（cAMP）、钙离子动员和激活丝裂原活化的蛋白激酶（MAPKs），而长期效应则依赖于胞内受体的激活[99]。

虽然 PAF 有着强大的炎症效应，但是，在动物模型中抑制 PAF 并未显著抑制炎症反应。在动脉粥样硬化损伤中发现，PAF- 乙酰水解酶（PAF-AH）可与脂蛋白结合并在血液中循环，可水解 PAF，因此被认为具有抗炎特性，可作为心血管疾病的标志物。然而，PAF-AH 也产生具有促炎活性的化合物，这或许能够解释为何在三个临床试验中，PAF-AH 抑制剂未能影响 C 反应蛋白水平、冠状动脉粥样硬化或心血管死亡时间[100-101]。但是以 PAF 代谢、信号转导和 PAF 受体为靶点的药物，不论是作为单药或与其他药物联合使用，均有希望用于抑制炎症和肿瘤[102]。

类花生酸对炎症和免疫应答的调节功能

很明显，除了它们作为炎症介质的作用外，稳定的 PGs、PGE 和 PGI₂ 还具有抗炎、炎症和免疫调节作用[103-104]。据文献记录[68-70]，PGJ、LXs 和一系列类花生酸似乎可迅速防止炎症反应失控；甚至是 LTB₄ 也能控制炎症和免疫应答[56]；PGE₁ 可以抑制血小板的聚集，可以抑制动物模型中急慢性炎症和关

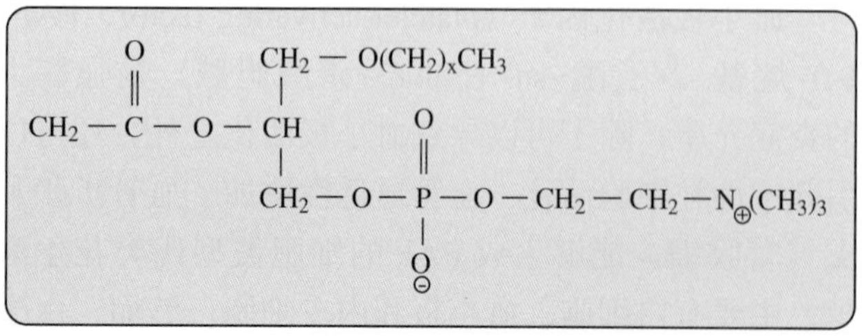

节组织损伤，这导致形成了 AA 的 COX 代谢产物具有抗炎作用的观念。我们越来越清楚 NSAIDs 除了干扰 COX 产生和抑制前列腺素合成外，还具有抗炎效果[106]，前列腺素潜在的保护作用已经引起了关注。

在类花生酸中 PGE₁ 仍然是个孤儿，主要是因为长期以来的观念认为，人类细胞中生成的 PGE₁ 的量太少，不足以起到任何作用，且其生物学效应与 PGE₂ 和 PGI₂ 没有区别。与通常观点不同，PGE₁ 在人类细胞中的量不少，且具有生理学重要意义。淹没在 AA 级联反应海量文献中的是 Bygdeman 和 Samuelson[107] 的观察，他们发现（使用生物检定法）人类精液中 PGE₁ 浓度（16 μg/ml）比 PGE₂（13 μg/ml）、PGE₃（3 μg/ml）、PGE₁α（2μg/ml）、PGE₂α（12 μg/ml）的浓度都高。Karim 和同事[108] 发现 PGE₁ 是人类胸腺中唯一的 PGE。前列腺素的免疫测定通常不能区分 PGE₁ 和 PGE₂。为了确定 PGE₁，必须先通过薄层色谱法或高效液相色谱法将 PGE₁ 从 PGE₂ 中分离出来。当使用这一方法时，我们发现 PGE₁ 始终在于血小板、白细胞、巨噬细胞、输精管、输卵管、子宫、心脏和皮肤中[109]。体外和体内试验表明，前列腺素尤其是其中的 PGE 化合物可以抑制炎症的多种效应系统；PGE 可以增强和降低细胞和体液免疫应答，这些发现进一步证实这些化合物是细胞功能的调节者。这些类花生酸的作用依赖于炎症刺激物、宿主反应中特定时间里产生的主要类花生酸及其受体的表达谱[110-111]。

"2" 系列前列腺素（如 E2，D2，I2）也可调节 T 细胞功能和免疫应答。PGE₂ 可降低诸如 TNF、IFN-γ 和 IL-12 炎性细胞因子的生成，减少 SLE 患者的浆细胞样树突细胞（plasmacytoid dendritic cell，PDCs）产生 IFN-α。PGE₂ 处理 SLE 患者的 PDCs 还可诱导 CD4⁺ T 细胞增殖，并使细胞因子的产生偏向 Th2 细胞因子[112]。在胶原诱导性关节炎的小鼠模型中，PGE₂ 通过增加有促进炎症消退作用的脂氧素 A₄ 的产生而具有维持炎症缓解的作用，这是 COX 与 LO 途径之间内在联系的另一例子[113]。

服用脂肪酸前体对类花生酸合成的调控

van Drop 及其同事[114] 和 Bergstrom 及其同事[115] 的研究组同时发现必需脂肪酸和前列腺素的关系。这两组研究都发现 AA 可以转化为 PGE₂，不久后又发

图 24-9 血小板活化因子的化学结构

现 DGLA 转化为 PGE[116]。为了调节类花生酸的合成，研究者以非花生四烯酸的脂肪酸作为氧化酶底物，试图生成一种具有免疫抑制和抗炎效应的独特类花生酸谱[63,117]。这些脂肪酸本身可以进入信号转导元件，对细胞的炎症和免疫应答具有非类花生酸依赖的调节作用[118]。

目前，已经进行了通过抑制血栓素的合成、增加前列环素的生成以及抑制血小板聚集来试图限制炎症反应的实验。在西方饮食的人群中，其细胞中 EPA 的含量并不多。鱼油富含 EPA（20：5 n-3），可抑制经 COX 酶代谢形成的花生四烯酸衍生物（如 TXA_2、PGE_2）的形成，而新形成的 TXA_3 在血管收缩和血小板聚集方面都明显不及 TXA_2。EPA 成分的增加并不能显著降低内皮细胞产生的前列腺素 PGI_2（前列环素），并且新合成的 PGI_3 的生物活性可增强 PGI_2 的活性。给人服用鱼油，可以使激活的中性粒细胞和单核细胞通过 5-LO 途径产生的 LTB_4 减少，而且还能诱导 EPA 衍生的 LTB_5 合成，后者的生物活性远远低于 LTB_4。鱼油还可减少活化单核细胞所产生的 IL-1β、TNF 和 PAF。随机对照试验分析显示，类风湿关节炎患者服用鱼油后，压痛关节计数、晨僵持续时间、NSAIDs 的使用均有减少[119]。鱼油治疗早期 RA 患者（< 12 个月）可降低三联 DMARDs 治疗方案的失败率，并提高 ACR 缓解率[119]。由于 NSAIDs 可增加心血管疾病的风险，并且 RA 患者心血管疾病死亡率增加，服用鱼油可以带给 RA 患者额外的好处是直接减少心血管疾病风险，并通过减少 NSAIDs 的使用间接减少患心血管疾病风险[120]。饮食中增加 ω-3 脂肪酸的另一潜在获益可能是 EPA 和 DHA 更多地形成消退素、保护素和促消退素，所有这些物质均参与了炎症消退过程[66,68-70]。

通过服用某些植物籽油尤其是月见草（夜来香）和玻璃苣（紫草）籽，其提炼油可以增加另一种类花生酸前体脂肪酸——DGLA（20：3 n-6）的体内含量，这些植物籽油含有较多的 γ 亚麻酸（GLA）。GLA 可以转变为 DGLA，后者是 PGE_1 的直接前体，已知具有抗炎和免疫调节的特性[103]。健康志愿者和 RA 患者服用 GLA 后，刺激后外周血单核细胞的 PGE_1 生成增加，而炎症性类花生酸 PGE_2、LTB_4 和 LTC_4 的生成减少。除了与 AA 竞争氧化酶外，DGLA 无法转化为炎症性白三烯。但是，它可以由 15-LO 转化为

15- 羟基 -DGLA，后者还可抑制 5- 和 12-LO 的活性。DGLA 应该还具有抗炎功能，因为它能通过环氧合酶和脂氧合酶两条途径减少 AA 氧化产物的合成[117,121]。

除了作为类花生酸的前体，必需脂肪酸还对维持细胞膜的结构和功能以及保护胃黏膜免受 NSAID 损伤等方面起重要作用。DGLA 也可以不依赖类花生酸途径来调节免疫反应。在体外，DGLA 可以抑制单核细胞生成 IL-2，抑制 IL-2 依赖性外周血细胞和滑膜 T 淋巴细胞的增殖，并直接降低 T 细胞活化标志物的表达，这些都与它向类花生酸转化无关。口服富含 GLA 的油可以减少由 T 细胞受体复合物激活的淋巴细胞增生，而服用富含亚油酸（n-6 脂肪酸的母体）或 α- 亚麻酸（n-3 脂肪酸的母体）的油则无此功能[122]。

在体外的外周血单核细胞中加入 GLA，或给予志愿者服用 GLA，可以使受刺激的单核细胞减少 IL-1β 和 TNF 的分泌，减少 IL-1β 的自身诱导，从而在抑制这种细胞因子过度表达的同时，维持其保护效应[123]。在一些关节炎动物模型中，GLA 可抑制急性期和慢性期炎症。在 RA 和活动性滑膜炎的患者中，使用 GLA 做随机、双盲、安慰剂对照试验发现：GLA 治疗与基线情况和安慰剂治疗相比，可显著减轻临床相关的疾病活动体征和症状。另外，GLA 也可减少 NSAID 和皮质激素的使用量[124-125]。

EPA 可以抑制 DGLA 向 AA 的转化，联合使用富含 EPA 和 GLA 的油在减轻动物模型滑膜炎方面显示出协同效应[126]。此外，使用含 n-3 脂肪酸 α- 亚麻酸（可转化为 EPA）和 n-6GLA 的黑加仑籽油，可抑制 RA 患者滑膜炎的活动[127]。在一项为期 18 个月的 RA 患者鱼油和琉璃苣油联合治疗双盲试验中，动物模型中观察到的协同效应没能得到重复。然而，一项 RA 注册试验中观察到，两种油单独使用和联合使用都有临床意义，包括与匹配的患者相比更少的 DMARD 药物用量。此外，这三个治疗组的总胆固醇、低密度脂蛋白胆固醇和三酰甘油均显著降低，高密度脂蛋白胆固醇增加，血浆动脉粥样硬化指数改善[128-129]。相比于天然油，应用更小的胶囊来容纳更多的多不饱和脂肪酸（GLA、EPA 和 DHA），这是一种提高依从性的策略。

本章的参考文献也可以在 ExpertConsult.com 上找到。

参考文献

1. Brash AR: Specific lipoxygenase attack on arachidonic acid and linoleate esterified in phosphatidylcholine: precedent for an alternative mechanism in activation of eicosanoid biosynthesis. *Adv Prostaglandin Thromboxane Leukot Res* 15:197, 1985.
2. Dennis EA, Cao J, Hsu YH, et al: Phospholipase A2 enzymes: physical structure, biological function, disease implication, chemical inhibition, and therapeutic intervention. *Chem Rev* 111:6130, 2011.
3. Krizaj J: Roles of secreted phospholipases A2 in the mammalian immune system. *Protein Pept Lett* 21:1201–1208, 2014.
4. Sun GY, Chuang DY, Zong Y, et al: Role of cytosolic phospholipase A2 in oxidative and inflammatory signaling pathways in different cell types in the central nervous system. *Mol Neurobiol* 50:6–14, 2014.
5. Hasham SN, Pillarisetti S: Vascular lipases, inflammation, and atherosclerosis. *Clin Chim Acta* 372:179, 2006.
6. Bomalaski JS, Clark MA, Zurier RB: Enhanced phospholipase activity in peripheral blood monocytes from patients with rheumatoid arthritis. *Arthritis Rheum* 29:312, 1986.
7. Boillard E, Lai Y, Larabee K, et al: A novel anti-inflammatory role for phospholipase A2 in immune complex-mediated arthritis. *EMBO Mol Med* 2:172, 2010.
8. Bryant KJ, Bidgood MJ, Lei PW: A bifunctional role for group IIA secreted phospholipase A2 in human rheumatoid fibroblast-like synoviocyte arachidonic acid metabolism. *J Biol Chem* 286:2492, 2011.
9. Gomez-Cambronero J: New concepts in phospholipase D signaling in inflammation and cancer. *Sci World J* 10:1356, 2010.
10. Budd DC, Qian Y: Development of lysophosphatidic acid pathway modulators as therapies for fibrosis. *Future Med Chem* 5:1935, 2013.
11. Botting RM: Vane's discovery of the mechanism of action of aspirin changed our understanding of its clinical pharmacology. *Pharmacol Rep* 62:518, 2010.
12. Bozza PT, Yu W, Penrose JF, et al: Eosinophil lipid bodies: specific, inducible intracellular sites for enhanced eicosanoid formation. *J Exp Med* 186:909, 1997.
13. Smith WL, DeWitt DL, Garavito RM: Cyclooxygenases: structural, cellular, and molecular biology. *Annu Rev Biochem* 69:145, 2000.
14. Roos KL, Simmons DL: Cyclooxygenase variants: the role of alternative splicing. *Biochem Biophys Res Commun* 338:62, 2005.
15. Rouzer CA, Marnett LJ: Cyclooxygenases: structural and functional insights. *J Lipid Res* 50:S29, 2009.
16. Telliez A, Furman C, Pommery N, et al: Mechanisms leading to COX-2 expression and COX-2 induced tumorigenesis: topical therapeutic strategies targeting COX-2 expression and activity. *Anticancer Agents Med Chem* 6:187, 2006.
17. Debey S, Meyer-Kirchrath J, Schror K: Regulation of cyclooxygenase-2 expression in iloprost in human vascular smooth muscle cells: role of transcription factors CREB and ICER. *Biochem Pharmacol* 65:979, 2003.
18. Morris T, Stables M, Gilroy DW: New perspectives on aspirin and the endogenous control of acute inflammatory resolution. *Sci World J* 6:1048, 2006.
19. Dinchuk JE, Car BD, Focht RJ, et al: Renal abnormalities and an altered inflammatory response in mice lacking cyclooxygenase II. *Nature* 378:406, 1995.
20. Lewis T: *The lives of a cell*, New York, 1995, Penguin.
21. Cornett AL, Lutz CS: Regulation of COX-2 expression by miR-146a in lung cancer cells. *RNA* 20:1419, 2014.
22. Snipes JA: Cloning and characterization of cyclooxygenase-1b (putative Cox-3) in rat. *J Pharm Exp Ther* 313:668, 2005.
23. Wu KK, Liou JY: Cellular and molecular biology of prostacyclin synthase. *Biochem Biophys Res Commun* 338:45, 2005.
24. Korbecki J, Baranowska-Bosiacka I, Gutowska I, et al: The effect of reactive oxygen species on the synthesis of prostanoids from arachidonic acid. *J Physiol Pharmacol* 64:409, 2013.
25. Liu F, Mih JD, Shea BS, et al: Feedback amplification of fibrosis through matrix stiffening and COX-2 suppression. *J Cell Biol* 190:693, 2010.
26. Koeberle A, Werz O: Inhibitors of the microsomal prostaglandin E(2) synthase-1 as alternative to non steroidal anti-inflammatory drugs (NSAIDs)—a critical review. *Curr Med Chem* 16:4274, 2009.
27. Gosset M, Pigenet A, Salvat C, et al: Inhibition of matrix metalloproteinase-3 and -13 synthesis induced by IL-1β in chondrocytes from mice lacking microsomal prostaglandin E synthase-1. *J Immunol* 185:6244, 2010.
28. Kurzrock R, Lieb CC: Biochemical studies of human semen, II: the action of semen on the human uterus. *Proc Soc Exp Biol Med* 28:268, 1930.
29. von Euler US: On the specific vasodilating and plain muscle stimulating substances from accessory genital glands in man and certain animals (prostaglandin and vesiglandin). *J Physiol (Lond)* 88:213, 1936.
30. Bergstrom S, Ryhage R, Samuelsson B: The structure of prostaglandins F_1, F_1, and F_2. *Acta Chem Scand* 16:501, 1962.
31. Rodriguez M, Domingo E, Municio C, et al: Polarization of the innate immune response by prostaglandin E2: a puzzle of receptors and signals. *Mol Pharmacol* 85:187, 2014.
32. Raisz LG: Pathogenesis of osteoporosis: concepts, conflicts, and prospects. *J Clin Invest* 115:3318, 2005.
33. Marks SC, Miller SC: Prostaglandins and the skeleton: the legacy and challenges of two decades of research. *Endocr J* 1:337, 1993.
34. Blackwell CA, Raisz LG, Pilbeam CC: Prostaglandins in bone: bad cop, good cop? *Trends Endocrinol Metab* 21:294, 2010.
35. Abramson SB, Yazici Y: Biologics in development for rheumatoid arthritis: relevance to osteoarthritis. *Adv Drug Deliv Rev* 58:212, 2006.
36. Abramson SB: Developments in the scientific understanding of osteoarthritis. *Arthritis Res Ther* 11:227, 2009.
37. Hueber AJ, Asquith DL, Miller AM, et al: Mast cells express IL-17A in rheumatoid arthritis synovium. *J Immunol* 184:3336, 2010.
38. Scher JU, Pillinger MH: The anti-inflammatory effects of prostaglandins. *J Investig Med* 57:703, 2009.
39. Zhu X, Walton RG, Tian L, et al: Prostaglandin A2 enhances cellular insulin sensitivity via a mechanism that involves the orphan nuclear receptor NR4A3. *Horm Metab Res* 45:213, 2013.
40. Moncada S, Gryglewski R, Bunting S, et al: An enzyme isolated from arteries transforms prostaglandin endoperoxides to an unstable substance that inhibits platelet aggregation. *Nature* 263:663, 1976.
41. Bertagnolli MM, Eagle CJ, Zauber AG, et al: Celecoxib for the prevention of sporadic colorectal adenomas. *N Engl J Med* 355:873, 2006.
42. Zamanian RT, Kudelko KT, Sung YK, et al: Current clinical management of pulmonary arterial hypertension. *Circ Res* 115:131, 2014.
43. Sharma M, Pinnamaneni S, Aronow WS, et al: Existing drugs and drugs under investigation for pulmonary arterial hypertension. *Cardiol Rev* 22:297–305, 2014.
44. Vorhies EE, Caruthers RL, Rosenberg H, et al: Use of inhaled iloprost for the management of postoperative pulmonary hypertension in congenital heart surgery patients: review of a transition protocol. *Pediatr Cardiol* 35:1337–1343, 2014.
45. Remuzzi G, Fitzgerald GA, Patrono C: Thromboxane synthesis and action within the kidney. *Kidney Int* 41:1483, 1992.
46. Neath SX, Jefferies JL, Berger JS, et al: The current and future landscape of urinary thromboxane testing to evaluate atherothrombotic risk. *Rev Cardiovasc Med* 15:119, 2014.
47. Floyd CN, Ferro A: Mechanisms of aspirin resistance. *Pharmacol Ther* 141:69, 2014.
48. Sakariassen KS, Alberts P, Fontana P, et al: Effect of pharmaceutical interventions targeting thromboxane receptors and thromboxane synthase in cardiovascular and renal diseases. *Future Cardiol* 5:479, 2009.
49. Shankar H, Kahner B, Kunapuli SP: G-protein dependent platelet signaling: perspectives for therapy. *Curr Drug Targets* 7:1253, 2006.
50. Osher E, Weisinger G, Limor R, et al: The 5 lipoxygenase system in the vasculature: emerging role in health and disease. *Mol Cell Endocrinol* 252:201, 2006.
51. Chang WC, Chen BK: Transcription factor Sp1 functions as an anchor protein in gene transcription of human 12(S)-lipoxygenase. *Biochem Biophys Res Commun* 338:117, 2005.
52. Corser-Jensen CE, Goodell DJ, Freund RK, et al: Blocking leukotriene synthesis attenuates the pathophysiology of traumatic brain injury and associated cognitive deficits. *Exp Neurol* 256:7, 2014.
53. Rådmark O, Werz O, Steinhilber D, et al: 5-Lipoxygenase, a key enzyme for leukotriene biosynthesis in health and disease. *Biochim Biophys Acta* 1851:331, 2015.
54. Folco G, Murphy RC: Eicosanoid transcellular biosynthesis: from cell-cell interactions to in vivo tissue responses. *Pharmacol Rev*

58:375, 2006.

55. Korotkova M, Lundberg IE: The skeletal muscle arachidonic acid cascade in health and inflammatory disease. *Nat Rev Rheumatol* 10:295, 2014.

56. Le Bel M, Brunet A, Gosselin J: Leukotriene B4, an endogenous stimulator of the innate immune response against pathogens. *J Innate Immun* 6:159, 2014.

57. Kanaoka Y, Boyce JA: Cysteinyl leukotrienes and their receptors; emerging concepts. *Allergy Asthma Immunol Res* 6:288, 2014.

58. Caliskan B, Banoglu E: Overview of recent drug discovery approaches for new generation leukotriene A4 hydrolase inhibitors. *Expert Opin Drug Discov* 8:49, 2013.

59. Bukhari SN, Lauro G, Jantan I, et al: Pharmacological evaluation and docking studies of alpha,beta-unsaturated carbonyl based synthetic compounds as inhibitors of secretory phospholipase A2, cyclooxygenases, lipoxygenase and proinflammatory cytokines. *Bioorg Med Chem* 22:4151, 2014.

60. Nieves D, Moreno JJ: Hydroxyeicosatetraenoic acids released through cytochrome P450 pathway regulate 3T6 fibroblast growth. *J Lipid Res* 47:2681–2689, 2006.

61. Meirer K, Steinhilber D, Proschak E: Inhibitors of the arachidonic acid cascade: interfering with multiple pathways. *Basic Clin Pharmacol Toxicol* 114:83, 2014.

62. Mani I, Iversen L, Ziboh VA: Upregulation of nuclear PKC and MAP-kinase during hyperproliferation of guinea pig epidermis: modulation by 13-(s) hydroxyoctadecadienoic acid (13-HODE). *Cell Signal* 10:143, 1998.

63. Calder PC: Marine omega-3 fatty acids and inflammatory processes: Effects, mechanisms, and clinical relevance. *Biochim Biophys Acta* 1851:469–484, 2014.

64. Serhan CN, Cish CB, Brannon J, et al: Anti-microinflammatory lipid signals generated from dietary N-3 fatty acids via cyclooxygease-2 and transcellular processing: a novel mechanism for NSAID and N-3 PUFA therapeutic actions. *J Physiol Pharmacol* 51:643, 2000.

65. Ryan GB, Majno G: Acute inflammation. A review. *Am J Pathol* 86:185, 1977.

66. Serhan CN, Chiang N: Resolution phase mediators of inflammation: agonists of resolution. *Curr Opin Pharmacol* 13:1, 2013.

67. Ohse T, Ota T, Godson C, et al: Modulation of interferon induced genes by lipoxin analogue in anti-glomerular basement membrane nephritis. *J Am Soc Nephrol* 15:919, 2004.

68. Buckley CD, Gilroy DW, Serhan CN: Proresolving lipid mediators and mechanisms in the resolution of acute inflammation. *Immunity* 40:315, 2014.

69. Serhan CN: Pro-resolving lipid mediators are leads for resolution physiology. *Nature* 510:92, 2014.

70. Spite M, Claria J, Serhan CN: Resolvins, specialized pro-resolving lipid mediators, and their potential roles in metabolic diseases. *Cell Metab* 19:21, 2014.

71. Vigor C, Bertrand-Michel J, Pinot E, et al: Nonenzymatic lipid oxidation products in biological systems: assessment of the metabolites from polyunsaturated fatty acids. *J Chromatogr B Analyt Technol Biomed Life Sci* 964:65, 2014.

72. Leung KS, Galano JM, Durand T, et al: Current development in non-enzymatic lipid peroxidation products, isoprostanoids, and isofuranoids in novel biological samples. *Free Radic Res* 3:1, 2014.

73. Bauerova K, Acquaviva A, Ponist S, et al: Markers of inflammation and oxidative stress studied in adjuvant induced arthritis in the rat on systemic and local level affected by pinosylvin and methotrexate and their combination. *Autoimmunity* 21:1, 2014.

74. Pertwee RG: Elevating endocannabinoid levels: pharmacological strategies and potential therapeutic applications. *Proc Nutr Soc* 73:96, 2014.

75. Burstein S: The elmiric acids: Biologically active anandamide analogs. *Neuropharmacology* 55:1259, 2008.

76. Sido JM, Nagarkatti PS, Nagarkatti M: Role of endocannabinoid activation of peripheral CB1 receptors in the regulation of autoimmune diseases. *Int Rev Immunol* 34:403–414, 2014.

77. Witkampf R, Meijerink J: The endocannabinoid system: an emerging key player in inflammation. *Curr Opin Clin Nutr Metab Care* 17:130, 2014.

78. Alhouayek M, Muccioli GG: COX-2 derived endocannabinoid metabolites as novel inflammatory mediators. *Trends Pharmacol Sci* 35:284, 2014.

79. Davis MP: Cannabinoids in pain management: CB1, CB2 and non-classic receptor ligands. *Expert Opin Investig Drugs* 23:1123, 2014.

80. Cipriano M, Bjorklund E, Wilson AA, et al: Inhibition of fatty acid amide hydrolase and cyclooxygenase by the N-(3-methylpyridin-2-yl)amide derivatives of flurbiprofen and naproxen. *Eur J Pharmacol* 720:383, 2013.

81. Kohno M, Hasegawa H, Inoue A, et al: Identification of N-arachidonylglycine as the endogenous ligand for the orphan G-protein-coupled receptor GPR18. *Biochem Biophys Res Commun* 347:827, 2006.

82. Hata AN, Breyer RM: Pharmacology and signaling of prostaglandin receptors: multiple roles in inflammation and immune modulation. *Pharmacol Ther* 103:147, 2006.

83. Clark P, Rowland S, Denis D: MF498[N-{[4-(5,9-diethoxy-6-oxo-6,8-dihydro-7H-pyrrolo[3,4-g]quinolin-7-yl)-3-methylbenzyl]sulfonyl}-2-(2-methoxyphenyl)acetamide], a selective prostanoid receptor 4 antagonist, relieves joint inflammation and pain in rodent models of rheumatoid and osteoarthritis. *J Pharmacol Exp Ther* 325:425, 2008.

84. Norman P: Update on the status of DP2 receptor antagonists: from proof of concept through clinical failures to promising new drugs. *Expert Opin Investig Drugs* 23:55, 2014.

85. Capra V, Back M, Angiolillo DJ, et al: Impact of vascular thromboxane prostanoid receptor activation on hemostasis, thrombosis, oxidative stress, and inflammation. *J Thromb Haemost* 12:126, 2014.

86. Sakata D, Yao C, Narumiya S: Emerging roles of prostanoids in T cell-mediated immunity. *IUBMB Life* 62:591, 2010.

87. Oga T, Matsuoka T, Yao C, et al: Prostaglandin F(2alpha) receptor signaling facilitates bleomycin-induced pulmonary fibrosis independently of transforming growth factor-beta. *Nat Med* 15:1426, 2009.

88. Kanaoka Y, Boyce JA: Cysteinyl leukotrienes and their receptors; emerging concepts. *Allergy Asthma Immunol Res* 6:288, 2014.

89. Theron AJ, Steel HC, Tintiger GR, et al: Cysteinyl leukotriene receptor-1 antagonists as modulators of innate immune cell function. *J Immunol Res* 2014:608930, 2014.

90. Mathis SP, Jala VR, Lee D, et al: Nonredundant roles for leukotriene receptors BLT1 and BLT2 in inflammatory arthritis. *J Immunol* 185:3049, 2010.

91. Di Gennaro A, Haeggstrom JZ: Targeting leukotriene B4 in inflammation. *Expert Opin Ther Targets* 18:79, 2014.

92. Thompson MD, Hendy GN, Percy ME, et al: G protein-coupled receptor mutations in human genetic disease. *Methods Mol Biol* 1175:153, 2014.

93. Back M, Powell WS, Dahlen S-E, et al: Update on leukotriene, lipoxin and oxoeicosanoid receptors: IUPHAR Review 7. *Br J Pharmacol* 171:3551, 2014.

94. Choi SS, Park J, Choi JH: Revisiting PPARγ as a target for treatment of metabolic disorders. *BMB Rep* 47:599–608, 2014.

95. Ricote M, Li AC, Willson TM, et al: The peroxisome-proliferator-activated receptor-gamma is a negative regulator of macrophage activation. *Nature* 391:79, 1998.

96. Freitag CM, Miller RJ: Peroxisome proliferator-activated receptor agonists modulate neuropathic pain: a link to chemokines? *Front Cell Neurosci* 8:238, 2014.

97. Wright MB, Bortolini M, Tadayyon M, et al: Minireview: Challenges and opportunities in development of PPAR agonists. *Mol Endocrinol* 28:1756–1768, 2014.

98. Yik JH, Hu Z, Kumari R, et al: Cyclin-dependent kinase 9 inhibition protects cartilage from the catabolic effects of proinflammatory cytokines. *Arthritis Rheumatol* 66:1537, 2014.

99. Xu H, Valenzuela N, Fai S, et al: Targeted lipidomics—advances in profiling lysophosphocholine and platelet-activating factor second messengers. *FEBS J* 280:5652, 2013.

100. Marathe GK, Pandit CL, Lakshmikanth VH, et al: To hydrolyse or not to hydrolyse: the dilemma of platelet activating factor acetyl hydrolase (PAF-AH). *J Lipid Res* 55:1847, 2014.

101. Stafforini DM, Zimmerman GA: Unraveling the PAF-AH/Lp-PLA2 controversy. *J Lipid Res* 55:1811, 2014.

102. Yu Y, Zhang M, Cai Q, et al: Synergistic effects of combined platelet-activating factor receptor and epidermal growth factor receptor targeting in ovarian cancer cells. *J Hematol Oncol* 7:39, 2014.

103. Zurier RB: Prostaglandins: then, now, and next. *Semin Arth Rheum* 33:137, 2003.

104. Manferdini C, Maumus M, Gabusi E, et al: Adipose-derived mesenchymal stem cells exert anti-inflammatory effects on chondrocytes and synoviocytes from osteoarthritic patients through prostaglandin

E2. *Arthritis Rheum* 65:1271, 2013.

105. Zurier RB, Hoffstein S, Weissmann G: Suppression of acute and chronic inflammation in adrenalectomized rats by pharmacologic amounts of prostaglandins. *Arthritis Rheum* 16:606, 1973.
106. Weissmann G, Montesinos MC, Pillinger M, et al: Non-prostaglandin effects of aspirin III and salicylate: inhibition of integrin-dependent human neutrophil aggregation and inflammation in COX2 and NF kappa B (P105)-knockout mice. *Adv Exp Med Biol* 507:571, 2002.
107. Bygdeman M, Samuelsson B: Quantitative determination of prostaglandins in human semen. *Clin Chim Acta* 10:566, 1964.
108. Karim SMM, Soindler M, Williams ED: Distribution of prostaglandins in human tissues. *Br J Pharmacol Chemother* 31:340, 1967.
109. Horrobin DF: The roles of essential fatty acids in the development of diabetic neuropathy and other complications of diabetes mellitus. *Prostaglandins Leukot Essent Fatty Acids* 31:181, 1988.
110. Ricciotti E, Fitzgerald GA: Prostaglandins and inflammation. *Arterioscler Thromb Vasc Biol* 31:986, 2011.
111. Torres R, Herrerias A, Sera-Pages M, et al: Locally administered prostaglandin E2 prevents aeroallergen-induced airway sensitization in mice through immunomodulatory mechanisms. *Pharmacol Res* 70:50, 2013.
112. Fabricus D, Neubauer M, Mandel B, et al: Prostaglandin E2 inhibits IFN-α secretion and Th1 costimulation by human plasmacytoid dendritic cells via E-prostanoid 2 and E-prostanoid 4 receptor engagement. *J Immunol* 184:677, 2010.
113. Chan MM, Moore AR: Resolution of inflammation in murine auto-immune arthritis is disrupted by cyclooxygenase-2 inhibition and restored by prostaglandin E2-mediated lipoxin A4 production. *J Immunol* 184:6418, 2010.
114. van Dorp DA, Beer Thuis RK, Nugteren DH: The biosynthesis of prostaglandins. *Biochim Biophys Acta* 90:204, 1964.
115. Bergstrom S, Daniellson H, Samuelsson B: The enzymatic formation of prostaglandin E_2 from arachidonic acid. *Biochim Biophys Acta* 90:207, 1964.
116. Bergstrom S, Daniellson H, Klenberg D, et al: The enzymatic conversion of essential fatty acids into prostaglandins. *J Biol Chem* 239:4006, 1964.
117. Yates CM, Calder PC, Rainger GE: Pharmacology and therapeutics of omega-3 polyunsaturated fatty acids in chronic inflammatory disease. *Pharmacol Ther* 141:272, 2014.
118. Legrand-Poels S, Esser N, L'homme L, et al: Free fatty acids as modulators of the NLRP3 inflammasome in obesity/type 2 diabetes. *Biochem Pharmacol* 92:131–141, 2014.
119. Proudman SM, James MJ, Spargo LD, et al: Fish oil in recent onset rheumatoid arthritis: a randomized, double blind controlled trial within algorithm-based drug use. *Ann Rheum Dis* 74:89–95, 2015.
120. Kremer JM: Effects of modulation of inflammatory and immune parameters in patients with rheumatic and inflammatory disease receiving dietary supplementation of n-3 and n-6 fatty acids. *Lipids* 31:S253, 1996.

第 25 章

细胞募集与血管生成

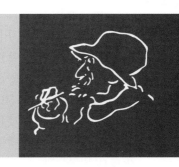

原著 Zoltán Szekanecz • Alisa E. Koch
张 葵 译 吴振彪 校

关键点

白细胞通过血管壁进入滑膜募集到局部组织中是炎性疾病发病中的关键步骤。

多种细胞黏附分子参与了白细胞的外渗。

趋化因子及其受体作用下中性粒细胞、淋巴细胞及单核细胞向组织局部趋化。

血管生成即新血管的形成，与炎症及肿瘤的进展有关。

包括趋化因子及黏附受体在内的许多可溶型和膜型因子，可能促进或抑制血管生成。

以白细胞黏附、趋化因子或血管生成作为特异性靶点可能有益于未来风湿病的治疗，然而截至目前的临床研究结果显示是阴性或有争议。

炎性白细胞、内皮细胞（endothelial cells，ECs）、滑膜成纤维细胞、可溶性介质和细胞黏附分子（cell adhesion molecules，CAMs）参与了炎性风湿病中细胞趋化的过程[1-6]（图 25-1）。白细胞通过黏附并跨过内皮细胞，然后通过内皮细胞迁移而进入局部炎症组织[3-6]。这种跨内皮迁移或渗出在炎症反应过程中可能是不可逆的[6]。这些炎性细胞的趋化主要由趋化因子和其受体所调节[7-11]。在原有血管系统基础上形成新的毛细血管称为血管生成，是组织炎症发生发展的关键事件，这使得局部组织中白细胞源源不断地黏附并募集[8,12-18]。另一方面，内皮祖细胞（endothelial progenitor cells，EPCs）来源的新生血管即小血管发生，也加重关节炎性病变[16-20]。炎症部位存在包括细胞、黏附分子、趋化因子以及血管生成因子在内的网络。类风湿关节炎（rheumatoid arthritis，RA）是

一类非常具有代表性的慢性炎性疾病，因此这里对炎症过程的描述多源于对这一疾病的研究。首先，本章将就内皮细胞的生物学、黏附分子、趋化因子、血管生成和小血管发生等关键特征进行阐述，随后对白细胞趋化功能进行描述，最后将介绍靶向黏附分子、趋化因子和新血管发生治疗的研究内容。

炎症中血管内皮细胞的病理生理学

内皮细胞的渗透性

内皮细胞（ECs）位于血管壁的管腔一侧，以此与血液和血管壁的细胞外基质（extracellular matrix，ECM）分隔和联系。内皮系统参与多种稳态机制，也包括诸如炎症的病理过程[21-24]。

ECs 表达多种细胞膜表面分子，并且能合成及释放多种可溶性介质。在诸如关节炎在内的炎症反应中，ECs 与包括白细胞、成纤维细胞、平滑肌细胞在

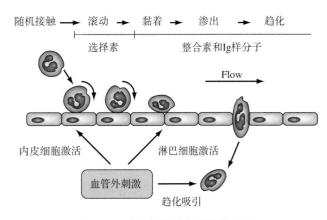

图 25-1 白细胞渗透入滑膜的过程

内的多种细胞相互作用。ECs 可以表达多种黏附分子，贴附于细胞外基质，分泌大量炎性介质，包括细胞因子、一氧化氮（nitric oxide，NO）、前列腺素、内皮素 1（endothelin 1，ET-1）和蛋白酶等，进而调控周围组织中的炎症反应。另一方面，ECs 可以作为白细胞产生炎症介质的靶细胞，对外源刺激产生活化反应[21-23,25-30]。

在炎症条件下，血管内皮系统会发生形态学改变，包括血管舒张和通透性增加（渗漏）。这种形态学改变可能有多种机制参与，包括 ECs 收缩及挛缩、白细胞或抗内皮细胞抗体（antiendothelial antibody，AECA）介导的血管损伤及 ECs 再生[21,26,31-32]。ECs 和白细胞可以分泌多种导致血管舒张的因子，包括前列环素（prostacyclin，PGI）、一氧化氮（nitric oxide，NO）及血小板活化因子（platelet-activating factor，PAF）等[21-22,27,33]。造成内皮细胞渗漏的因子包括组胺、血清素、补体、缓激肽、白三烯、PAF 和 AECA。ECs 被促炎因子活化的情况下，可能发生伴随细胞骨架重组的细胞黏附，其中的促炎细胞因子包括白细胞介素（interleukin，IL）-1、肿瘤坏死因子（tumor necrosis factor，TNF）和干扰素（interferon，IFN）-γ[21,33-35]。

内皮损伤和再生

在炎症状态，炎症细胞和可溶性介质均可以造成内皮的损伤[23,36-38]。白细胞 - 内皮细胞的相互作用可能导致内皮受损并造成血管渗漏增加，这些互相作用将在后文详述。内皮细胞损伤主要由炎性白细胞产生的活性氧成分（reactive oxygen intermediates，ROI）和基质金属蛋白酶（matrix metalloproteinase，MMP）造成[23-25,38-39]。除了白细胞，多种由内皮细胞自身和其他细胞分泌的介质均可导致内皮受损。ECs 可产生 NO、前列腺素、内皮素 -1 等其他成分[21-23,28,30,39-40]。在炎症过程中，ECs 和白细胞可产生大量 NO[23,41]，并且 NO 和 ROI 可以相互作用[23,39-40]。非对称性二甲基精氨酸（asymmetric dimethylarginine，ADMA）是一种自然产生的氨基酸，其可以在血浆中循环。ADMA 产生增多与血管损伤和炎性风湿病发生相关[23,40,42-43]。ET-1 是一种具有血管收缩作用的肽段，可以激活白细胞附壁，也可以参与细胞外基质重构和血管损伤[23,44]。

发生于炎症损伤后的血管再生与 EPCs 和血管发生机制有关，将在本章之后部分涉及。除了导致再生的自然过程外，有许多其他措施尝试用于防止内皮损伤，其中包括通过有机硝酸盐（二硝酸异山梨酯和单硝酸异山梨酯）增加 NO 产生、血栓调节蛋白、组织因子、前列环素（prostacyclin，PGI）、脂联素、去乙酰化酶（sirtuins，Sirt-1）或川芎嗪[45]。

细胞黏附分子

细胞黏附和迁移在炎症、恶性疾病、组织发育和修复中均有作用。细胞黏附分子依据其结构可以分为整合素、选择素、免疫球蛋白超家族和钙黏蛋白超家族成员[3,4,6,46]（表 25-1）。

整合素

整合素是由 α、β 两条链组成的异二聚体，每一个共同 β 链中与一种或多种 α 亚单位相关联[46-47]。细胞与细胞外基质（extracellular matrix，ECM）结合多由 β_1 和 β_3 链介导，细胞间的连接多通过 β_1 和 β_2 链介导[2,46-47]。表达于 ECs 的包括 β_1 和 β_3 链的整合素超家族属于白细胞的 CAMs[47]。在 RA 中整合素亚单位 α_1-α_6、α_V、α_L、α_M、α_X 和 β_1-β_7 均可以被检测到[3-5,48]。下文仅就比较重要的整合素进行阐述。

在 β_1 整合素成员中，$\alpha_4\beta_1$ 异二聚体，也叫迟发抗原（very late antigen 4，VLA-4），在淋巴细胞 - 内皮细胞相互作用中具有重要作用。这一分子至少识别 2 个配体，其一是免疫球蛋白超家族成员血管细胞黏附分子 1（vascular cell adhesion molecule-1，VCAM-1），另一个是纤维连接蛋白的 CS-1 区域。VLA-4 表达于单个核白细胞[3,46-47]。在 RA 滑膜中，可以发现这三个分子表达于多种细胞[3-4]。其他 β_1 整合素成员在炎症条件下的淋巴细胞上表达增高[3-4,48]。例如，滑膜衬里细胞也表达 β_1 整合素成员，ECs 表达 $\alpha_1\beta_1$、$\alpha_3\beta_1$ 和 $\alpha_5\beta_1$ 成员[3]。

所有 β_2 整合素家族成员中，淋巴细胞功能相关抗原（lymphocyte function-associated antigen 1，LFA-1）（$\alpha_L\beta_2$ 二聚体）、the Mac-1（$\alpha_M\beta_2$）和 p150,95（$\alpha_X\beta_2$）分子在中性粒细胞和单核细胞均有表达。其中，只有 LFA-1 表达于淋巴细胞。LFA-1 的配体血管细胞黏附分子（intercellular adhesion molecule，ICAM），包括

表 25-1 一些炎症相关的黏附受体 - 配体配对

黏附分子受体	配体
整合素	
$\alpha_1\beta_1$（VLA-1）	层粘连蛋白，胶原
$\alpha_2\beta_1$（VLA-2）	层粘连蛋白，胶原
$\alpha_3\beta_1$（VLA-3）	层粘连蛋白，胶原，纤维连接蛋白
$\alpha_4\beta_1$（VLA-4）	纤维连接蛋白，VCAM-1
$\alpha_5\beta_1$（VLA-5）	纤维连接蛋白
$\alpha_6\beta_1$（VLA-6）	层粘连蛋白
$\alpha_L\beta_2$（LFA-1，CD11a/CD18）	ICAM-1，ICAM-2，ICAM-3，JAM-A
$\alpha_M\beta_2$（Mac-1，CD11b/CD18）	ICAM-2，iC3b
$\alpha_X\beta_2$（CD11c/CD18）	iC3b，纤维连接蛋白
$\alpha_E\beta_7$	上皮钙黏着素
$\alpha_4\beta_7$	纤维连接蛋白，VCAM-1，MadCAM-1
免疫球蛋白超家族	
ICAM-1（CD54）	LFA-1，Mac-1
ICAM-2	LFA-1
ICAM-3	LFA-1
VCAM-1	$\alpha_4\beta_1$，$\alpha_4\beta_7$
MadCAM-1	$\alpha_4\beta_7$，L- 选择素
CD2	LFA-3
PECAM-1（CD31）	PECAM-1，$\alpha_V\beta_3$
选择素	
L- 选择素（CD62L，LAM-1）	唾液酸化的糖，糖基化依赖的细胞黏附分子 1
E- 选择素（CD62E，ELAM-1）	唾液酸化的路易斯寡糖
P- 选择素（CD62P）	唾液酸化的路易斯寡糖，其他糖类
钙黏着素	
上皮钙黏着素（Cadherin-1）	上皮钙黏着素
神经钙黏着素（Cadherin-2）	神经钙黏着素
钙黏着素 11	钙黏着素 11
其他	
CD44	透明质酸，纤连蛋白
Endoglin（TGF-β3 受体，CD105）	TGF-β1，TGF-β3
JAMs	JAMs

ELAM，内皮白细胞黏附分子；ESGL，E- 选择素糖蛋白配体；Glycam，糖基化依赖性细胞黏附分子；ICAM，血管细胞黏附分子；JAM-A，连接黏附分子 -A；LAM，白细胞黏附分子；LFA，淋巴细胞功能相关抗原；MAC-1，巨噬细胞抗原 -1；MADCAM，黏膜地址素细胞黏附分子；PECAM，血小板内皮黏附分子；PSGL，P- 选择素配体；TGF，转化生长因子；VLA，迟发抗原；VCAM，血管细胞黏附分子

ICAM-1、ICAM-2 和 ICAM-3 均属于免疫球蛋白超家族，Mac-1 可以结合 ICAM-1 以及其他非 CAM 配体。所有 β_2 整合素家族成员均表达于滑膜细胞 [3-5]。

β_3 整合素家族成员（gpⅡb/Ⅲa 分子，α_gpⅡbβ_3，玻连蛋白受体和 $\alpha_v\beta_3$）在 RA 滑膜巨噬细胞、衬里细胞和成纤维细胞均有发现 [3,48]。其他整合素家族成员包括 α_v 亚单位、纤维连接蛋白 - 玻连蛋白受体，$\alpha_v\beta_5$ 表达较广泛，然而 $\alpha_v\beta_1$ 和 $\alpha_v\beta_3$ 被发现表达于滑膜衬里细胞。它们的配体纤维连接蛋白和玻连蛋白也表达于滑膜衬里细胞 [3,48]。另一包含 α_4 亚基的整合素家族成员 $\alpha_4\beta_7$，也与 VCAM-1 和 CS-1 肽段结合 [47]。$\alpha_4\beta_7$ 高表达于例如肠道、皮肤以及滑膜的黏膜相关淋巴组织（mucosa-associated lymphoid tissue，MALT）中。因此这一整合素家族成员可能将关节炎与炎性肠病或银屑病的发病联系起来 [49]。

免疫球蛋白超家族

免疫球蛋白超家族是一组跨膜糖蛋白，其组成包括一个或多个 Ig 样结构域 [46-47]。之前提到的 VCAM-1 分子在 ECs 持续表达，并且在促炎因子作用下，其表达上调 [3,46]。在炎症滑膜组织中有大量 VCAM-1 表达 [3-5]。

ICAM-1 作为 $\beta2$ 整合素家族成员的受体，表达于内皮细胞和白细胞 [3,46-47,50]。ICAM-2 持续表达于内皮细胞，可能没有参与炎症跨内皮迁移 [50]。ICAM-3 是一种白细胞的 CAM，但其也表达于一些内皮细胞 [50]。ICAM-1 和 ICAM-3 的表达在 RA 等炎症条件下会上调 [3-4,50]。ICAM-1 和 VCAM-1 在细胞渗出过程中会在细胞膜前部聚集，并在跨内皮迁移之前形成富含肌动蛋白对接的结构 [6]。

其他免疫球蛋白超家族成员包括 CD2 和 LFA-3。这些细胞黏附分子可以相互结合 [3,46-47]。其中 CD2 是 T 细胞标志，LFA-3 表达于滑膜衬里细胞、巨噬细胞和成纤维细胞 [3-4]。

血小板内皮黏附分子（platelet-endothelial adhesion molecule 1，PECAM-1）可以介导同一分子的同型黏附，也可以介导与其他整合素成员 $\alpha_v\beta_3$ 结合的异型黏附 [3,46,51]。PECAM-1 是 ECs 的标志 [46,51]，在 RA 滑膜衬里细胞和间质中巨噬细胞中其表达均上调 [3,48,51]。

有意思的是，一些唾液酸化和糖基化的 CAMs 也是肿瘤相关抗原，例如一些癌胚抗原家族成员（CD66）也属于 Ig 超家族。在结构上，CD66a-e 分子分别与 PECAM-1 和 CD66 分子较为接近，与 PECAM-1 表达趋势相似，这些分子在 RA 滑膜髓样细胞上大量表达 [1,3]。

选择素

选择素家族都含有一个凝集素样细胞外 N 末端结构域，一个表皮生长因子（epidermal growth factor，EGF）样结构域，以及 2 ～ 9 个与补体调节蛋白有关的结构域 [47,52]。E- 和 P- 选择素表达于内皮细胞，而 L- 选择素主要表达于白细胞 [52]。E- 选择素是一种细胞因子诱导内皮细胞活化的标志 [52]。E- 选择素的配体 -1（e-selectin ligand-1，ESL-1）和 P- 选择素配体 -1（p-selectin ligand-1，PSGL-1），含有唾液酸化的多糖基序，如唾液酸化的路易斯 -X（sLe^x）[52]。P-选择素组成性地表达于内皮细胞 Weibel-Palade 体的膜上 [52]。L- 选择素可作为淋巴细胞归巢受体，通过特定的高内皮小静脉（high-endothelial venules，HEVs）介导幼稚淋巴细胞的生理性再循环 [46,52]。然而，L-选择素可能也参与炎性白细胞的募集 [3,52]。

与非炎症性滑膜内皮细胞相比，E 和 P- 选择素在 RA 的表达升高，同时 E 和 P- 选择素可以诱导内皮细胞活化，在细胞因子治疗后 L- 选择素的细胞表达通过剪切而降低 [3-4,48,53]。

钙黏素

钙黏素是钙依赖的细胞黏附分子，其中 N-、P-和 E- 钙黏素主要参与胚胎发生和组织发育，然而滑膜成纤维细胞中的钙黏蛋白 -11 与关节炎有关 [3-4,46-47]。

其他黏附受体

CD44 表现为蛋白聚糖样结构，是透明质酸的受体，表达于炎症部位活化的内皮细胞上 [3-4,46,48,53-54]。CD44 表达于多数滑膜淋巴细胞，还包括衬里细胞、白细胞、ECs 和成纤维细胞 [3-4,53]。

血管黏附蛋白 1（vascular adhesion protein 1，VAP-1）最初由滑膜内皮细胞分离得来。VAP-1 在炎症中表达增加，可以作为活化内皮细胞的标志 [55]。

内皮糖蛋白是转化生长因子（transforming

growth factor，TGF）-β1 和 -β3 的受体。分子中包括精氨酸 - 甘氨酸 - 天冬氨酸（arginine-glycine-aspartate，RGD）序列，其存在于许多整合素细胞外基质的配体分子中。内皮糖蛋白可能参与细胞黏附，表达于多数内皮细胞，并在 RA 滑膜衬里细胞和巨噬细胞中表达增加 [1,3]。

连接细胞黏附分子（junctional cell adhesion molecules，JAMs）也参与白细胞跨内皮迁移，其中 JAM-A 和 JAM-C 参与 RA 炎性条件下的黏附作用 [2,6,56]。

其他参与各种炎症条件下白细胞跨内皮迁移的 CAMs 包括脊髓灰质炎病毒受体（CD155）、MUC18（CD146）、CD166 和整合素相关蛋白（CD47）[6,57-59]。

趋化因子及趋化因子受体

趋化因子超家族和其受体

趋化因子被分为 4 型不同的超基因家族。这些家族为：CXC、CC、C 和 CX3C [60-63]。考虑所有趋化因子作为其各自受体的配体，传统的趋化因子命名被取代为统一命名，分别为 CXCL、CCL、XCL 或 CX3CL [61-63]。CXC 型趋化因子结构中包括两个保守的 C 残基以及间隔的非保守的氨基酸。这型趋化因子可以趋化中性粒细胞、淋巴细胞和单核细胞。其机制包括白细胞整合素的表达、L- 选择素的剪切、细胞骨架的重构、中性粒细胞脱颗粒、吞噬作用、产生 MMP 和其他炎性因子 [10-11,61-62,64]。CC 型趋化因子结构中包括两个邻近的 C 残基，这种趋化因子主要趋化单核细胞和淋巴细胞 [61-63]。C 型趋化因子超家族包括两个成员，分别是 XCL1（淋巴细胞趋化因子）和 XCL2（single C motif 1β，SCM-1β）。CX3C 家族只有一个成员 CX₃CL1（不规则趋化因子，fractalkine）。趋化因子可以趋化单核细胞、介导 T 细胞黏附和细胞因子产生、调节细胞骨架结构、增殖以及滑膜成纤维细胞迁移。CX₃CL1 还是血管生成的介质 [65-66]（表 25-2）。

趋化因子受体表达于靶细胞上并具有 7 次跨膜结构，被命名为 CXCR、CCR、CR 和 CX3CR [60-63]。尽管一些受体（例如 CXCR2、CCR1、CCR2、CCR3 和 CCR5）具有多种趋化因子配体，其他的受体（例如 CXCR4、CXCR5、CXCR6、CCR8 和 CCR9）则

为某个单一配体的特异性受体 [10-11,61]（表 25-2）。

关节炎中 CXC 趋化因子

关节炎发病过程中最相关的 CXC 趋化因子包括 CXCL1（GROα）、CXCL4（血小板因子 4，PF4）、CXCL5（上皮 - 中性粒细胞激活蛋白 78，ENA-78）、CXCL6（粒细胞趋化蛋白 2，GCP-2）、CXCL7（结缔组织激活蛋白Ⅲ，CTAP-Ⅲ）；CXCL8（白细胞介素 -8，IL-8）、CXCL9（干扰素 -γ，诱导的单核因子 Mig）、CXCL10（诱生干扰素 -γ 的 10kD 蛋白，IP-10）、CXCL12（基质细胞衍生因子 1，SDF-1）、

表 25-2　关节炎相关趋化因子及其受体

趋化因子受体	趋化因子配体
CXC 趋化因子受体	
CXCR1	CXCL8，CXCL6
CXCR2	CXCL8，CXCL5，CXCL1，CXCL7，CXCL6
CXCR3	CXCL10，CXCL4，CXCL9
CXCR4	CXCL12
CXCR5	CXCL13
CXCR6	CXCL16
CXCR2	CXCL11，CXCL12
CC 趋化因子受体	
CCR1	CCL3，CCL5，CCL7，CCL14，CCL15，CCL16
CCR2	CCL2，CCL7，CCL16
CCR3	CCL5，CCL8，CCL7，CCL15
CCR4	CCL17，CKLF1
CCR5	CCL3，CCL5，CCL8，CCL14
CCR6	CCL20
CCR7	CCL21
C 趋化因子受体	
XCR1	XCL1
C-X3-C 趋化因子受体	
CX3CR1	CX3CL1

趋化因子根据 N 端保守的 4 个半胱氨酸（C）中前两个的位置分类：CC 趋化因子配体（CCL），前两个半胱氨酸相邻；CXC 趋化因子配体（CXCL），前两个半胱氨酸由半胱氨酸以外的氨基酸 X 分离；CCR，CC 趋化因子受体；CXCR，CXC 趋化因子受体

CXCL13（B 细 胞 活 化 趋 化 因 子 1，BCA-1） 和 CXCL16。以上因子在 RA 患者血清、滑液和组织中均大量表达[60,67]。

过去十几年，抗瓜氨酸肽抗体（anti-citrullinated peptide antibodies，ACPA）成为 RA 的预测分子[68-69]。基于这一重要发现，我们最近发现 CXCL5（ENA-78）上仅仅 1 个氨基酸从精氨酸变为瓜氨酸就可以改变这一分子功能，从非单核细胞招募的趋化因子变为单核细胞招募的趋化因子[70]。

滑膜巨噬细胞是 CXC 趋化因子的主要来源[67,71]。CXCL12、CXCL13 和 CXCL16 在多种情况下是最特异的 CXC 趋化因子。首先，尽管其他 CXC 趋化因子具有共同受体，但 CXCL12、CXCL13 和 CXCL16 分别是 CXCR4、CXCR5 和 CXCR6 的特异性配体[67,71]。CXCL12 尽管缺乏血管新生的相关谷氨酰亮氨酸精氨酸酰（glutamyl-leucyl-arginyl，ELR）基序，但其仍可以促进血管生成[8,72-73]。在 RA 中，CXCL12 可以诱导 CXCR4 依赖的整合素 - 介导淋巴细胞和单核细胞黏附、迁移，以及造成破骨细胞生成、骨吸收等放射影像学进展[74-80]。CXCL13 表达于 RA 滑膜成纤维细胞、T 细胞和内皮细胞[81-82]。CXCL16 由滑膜巨噬细胞和成纤维细胞分泌并参加募集单核细胞至 RA 滑膜局部[83-86]。

类风湿关节炎发病中的 CC 型趋化因子

CCL2（单核细胞趋化蛋白 1，MCP-1）、CCL3（巨噬细胞炎症蛋白 1α，MIP-1α）、CCL5（活化调节，正常 T 细胞表达和分泌，RANTES）、CCL7（MCP-3）、CCL8（MCP-2）、CCL13（MCP-4）、CCL14[hemofiltrate CC chemokine（HCC）-1]、CCL15（HCC-2）、CCL16（HCC-3）、CCL17（thymus-and activation-regulated chemokine，TARC）、CCL18（PARC）、CCL19（EB 病毒诱导基因 1 配位趋化因子，ELC）、CCL20（MIP-3α）和 CCL21（二级淋巴组织趋化因子，SLC）均可以存在于 RA 的血清和滑液中[67,71,87]。

在所有这些趋化因子中，CCL20 可以募集 Th17 细胞[88]，诱导成骨细胞增殖、破骨细胞分化，与 RANK 配体系统共同作用于 RA 新骨形成和骨吸收过程[89-90]。CCL13 与 RA 软骨相关，并由关节软骨细胞释放[91-92]。

类风湿关节炎发病中的 C 和 CX₃C 型趋化因子

淋巴细胞趋化因子（lymphotactin，XCL1）参与受 RA 影响关节中 T 细胞的聚集[93-94]。CX3CL1 在 RA 的关节局部表达上调[65]，其还与加速 RA 动脉粥样硬化导致心血管恶性事件发病率增加有关[65,95]。

关节炎发病中的趋化因子受体

通常，多数 CXCRs 型受体均参与关节炎的发病。CXCR1 与 CXCR2 与炎症反应和血管新生相关[10,63,96]。CXCR3 可能在白细胞归巢至 Th1- 型炎症部位中（比如 RA 滑膜局部）具有更重要的作用[97-98]。CXCR4 与 CXCL12 依赖的淋巴细胞迁移有关[78]。CXCR4、CXCR5 和 CXCR6 则参与滑膜局部淋巴管新生[8,87]。

CCRs 型受体中，CCR1、2、3、4、5、6 和 7 在 RA 滑膜及滑液细胞均大量表达[8,67]。CCR5 是 Th1 型炎性浸润最为重要的 CCR 型受体[98-99]。在一些研究中发现，由于单基因多态性导致 Δ32-CCR5 非功能性受体等位基因的截短，从而对 RA 有保护作用[100-103]。CCR6 在 Th17 细胞迁移至关节局部具有作用[88,104]。CCR7 与滑膜淋巴管新生有关[105]。

XCR1 表达于 RA 滑膜淋巴细胞、巨噬细胞和成纤维细胞，然而，CX₃CR1 表达于巨噬细胞和树突状细胞[61,65,106]。CX₃CR1 被认为在 Th1 型淋巴细胞募集至关节局部过程中起作用[106]。

炎症反应中的血管生成

血管生成过程

滑膜血管生成（angiogenesis）是指在已有血管基础上新毛细血管形成的一系列事件。首先，血管生成因子活化内皮细胞且活化过程与蛋白酶产生密切相关，而这些酶降解内皮细胞基层和细胞外基质，从而使内皮细胞增生。疏松内皮细胞迁移可引起毛细血管出芽，随之在芽内形成管腔。两个血管的芽互相吻合形成毛细血管祥，并随之形成新的基底膜。内皮细胞持续的迁移就进一步形成新的血管。最终，血管生成是基于血管生成因子和血管抑制因子之间平衡的失调[14,107-110]。

RA 中血管生成因子

许多细胞因子、生长因子、趋化因子及其受体、黏附分子以及其他介质可以调节 RA 炎症反应中的新血管形成[1,14-16,109-110]（表 25-3）。

在生长因子中，血管内皮生长因子（vascular endothelial growth factor，VEGF）和低氧诱导因子（hypoxia-inducible factors，HIF）- 血管生成素 -1（angiopoietin-1，Ang1）/Tie2 复合体轴在 RA 相关血管生成中具有重要作用（图 25-2）。VEGF 在 RA 中可以被低氧条件或低氧诱导因子（hypoxia-inducible factors，HIF）1 和 2 诱导产生[11,73,80-85]。RA 关节中可以观察到特征性的低氧现象。这种低氧与炎症活动度以及促血管生成的 VEGF 水平增加有关。低氧可以造成血管生长不成熟或不稳定。HIFs 是继发于低氧反应的关键调控因子。HIF 分子是由 HIF-α 和 HIF-β 组成的异源二聚转录因子。而 VEGF 基因包含低氧反应原件（hypoxia responsive elements，HRE），可以作为 HIFs 的靶标。高氧条件下会使 HIF-α 羟化并降解，而低氧则抑制了 HIF-α 的羟化，使 HIF-α 稳定并与 HIF-β 形成聚体（图 25-2）。然而，低氧因素也可能通过包括过氧物酶体 - 增强子 - 活化受体（peroxisome-proliferator-activated receptors，PPARs）在内的 HIF 依赖的调节通路起作用。血管生成素 -1（angiopoietin-1，Ang1）/Tie2 复合体与 VEGF 可以在稳定新生血管的过程中相互作用。而 Ang2 和 Ang1 的拮抗剂可以抑制血管生成。即使在非常早期的阶段，RA 滑膜细胞中均可检测到 VEGF、HIF-1α、HIF-2α、Ang1 和 Tie2 的存在。Toll 样受体（Toll-like receptors，TLR）例如 TLR2，也可以诱导 VEGF 依赖的血管生成，在 RA 发病中，此过程可以通过 Tie2 信号通路实现[111]。生存素（凋亡抑制分子 survivin）也参与 VEGF 依赖的血管生成。低氧还可以刺激 RA 滑膜成纤维细胞产生 CXCL12[14,112-117]。其他血管生成介质，例如 IL-6、IL-17、IL-18、NO、单核 / 巨噬细胞迁移抑制因子（monocyte/macrophage migration inhibitory factor，MIF）、ET-1 和其他因子，也可能通过 VEGF 依赖的机制刺激血管生成[14,112,115]。

胎盘生长因子（placenta growth factor，PIGF）是 VEGF 家族成员，可结合 VEGF 受体，且在关节炎滑膜组织中大量表达。其他生长因子，包括成纤维细胞生长因子（fibroblast growth factors，FGF）-1 和 -2、上皮细胞生长因子（EGF）、肝细胞生长因子（HGF）、角化细胞生长因子（KGF）、胰岛素生长因子 -I（IGF-I）、结缔组织生长因子（connective tissue growth factor，CTGF）、血小板衍生生长因子（platelet-derived growth factor，PDGF）和 TGF-β 均参与滑膜血管生成。许多生长因子结合于滑液细胞外基质的肝素和类肝素硫酸蛋白聚糖类，从而可以在新血管发生过程中通过蛋白酶作用释放出来[1,14-16,109-110]。

促炎症性细胞因子可能具有直接的促血管生成的活性或者可能作为 VEGF 依赖通路的间接途径，这些因子主要包括 TNF、IL-1、IL-6、IL-15、IL-17、IL-18、制瘤素 M、MIF、粒细胞集落刺激因子（granulocyte colony-stimulating factors，G-CSF）和粒细胞 - 巨噬细胞集落刺激因子（granulocyte-macrophage colony-stimulating factors，GM-CSFs），

表 25-3　类风湿关节炎中一些促血管生成及血管生成抑制因子*

	介导因子	抑制因子
趋化因子	CXCL1，CXCL5，CXCL7，CXCL8，XCL12，CCL2，CCL21，CCL23，CX3CL1	CXCL4，CXCL9，CXCL10，CCL21
基质分子	I 型胶原，纤连蛋白，胶原，层粘连蛋白，肝素，硫酸乙酰肝素	凝血酶敏感蛋白，RGD 序列
细胞黏附分子	β₁ 和 β₃ 整合素，E 选择素，P 选择素，CD34，VCAM-1，CD105，PECAM-1，VE- 钙黏着蛋白，：Leʸ/H，MUC18	RGD 序列（整合素配体）
生长因子	VEGF，bFGF，aFGF，PDGF，EGF，IGF-I，HIF-1，TGF-β	TGF-β
细胞因子	TNF，IL-6.，IL-15，IL-18	IL-4，IL-6.，IFN-α，IFN-γ
蛋白酶	MMPs，纤维蛋白溶酶原活化因子	TIMPs，纤维蛋白溶酶原活化抑制因子
其他	血管生成素，P 物质，泌乳素	DMARDs，英夫利昔单抗，依那西普，血管抑制因子，内皮抑素

* 既具有促血管生成也具有抗血管生成作用的因子。

aFGF，酸性成纤维细胞生长因子；bFGF，碱性成纤维细胞生长因子；DMARDs，改善病情抗风湿药；EGF，内皮生长因子；HIF-1，缺氧诱导因子 -1；IFN，干扰素；IGF，胰岛素样生长因子；IL，白细胞介素；MMPs，基质金属蛋白酶；MUC18，黏蛋白样蛋白 18；PDGF，血小板衍生生长因子；PECAM，血小板内皮黏附分子；RGD，精氨酸 - 甘氨酸 - 天冬氨酸；TGF，转化生长因子；TIMPs，金属蛋白酶组织抑制剂；TNF，肿瘤坏死因子；VCAM，血管细胞黏附分子；VEGF，血管内皮生长因子。

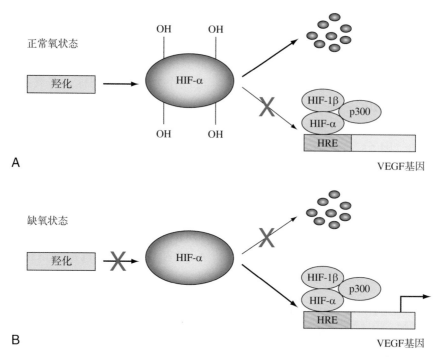

图 25-2 缺氧 - 缺氧诱导因子（HIF）- 血管内皮生长因子（VEGF）级联中的调节。在正常有氧状态下，HIF-α 严重羟基化导致 HIF 降解。缺氧状态下，HIF-α 脱氢后转移到细胞核与 HIF-1β 结合。最终导致 HIF 复合物与在 VEGF 基因和其他血管生成介质中发现的缺氧反应元件（HRE）结合

都参与滑膜血管生成 [14,110,118-120]。

大量趋化因子和其受体也参与 RA 血管生成。多数 CXC 趋化因子所具有的血管生成特性与其结构中存在的 ELR 氨基酸基序有关。其中，对介导血管生成最相关的包含 ELR 的 CXC 趋化因子是 CXCL1、5、7 和 8 [13,16,64,121]。而缺乏 ELR 的 CXCL4、9 和 10 则抑制血管生成 [8]。CXCL12 尽管没有 ELR 也可以促进血管生成 [7]。在 CC 趋化因子中，CCL2 在体外可以诱导内皮细胞趋化，并在体内试验中促进血管生成。CCL23 也参与血管内皮细胞迁移和 MMP 分泌。CX3CL1 和炎症性风湿病的血管新生及动脉粥样硬化的发病机制有关。在趋化因子受体中，CXCR2 与具有 ELR 的 CXC 趋化因子相关，其中包括内皮细胞上的 CXCL1、5 和 8。CCR2-CCL2 和 CCR7-CCL21 的相互作用也参与滑膜新血管生成 [8,116]。

细胞外基质、细胞黏附分子和蛋白酶均参与介导了 RA 炎症血管生成过程和黏附作用 [4,14,114]。在细胞外基质成分中，Ⅰ型和其他各型胶原、纤连蛋白、肝素、层粘连蛋白、黏蛋白和纤维蛋白原促进内皮细胞黏附和血管生成，而凝血酶敏感素

（thrombospondin-1，TSP-1）则抑制内皮细胞黏附和血管生成。如前所述，一些生长因子在血管发生过程中结合于蛋白聚糖。在 CAMs 中，表达于内皮细胞的多数 β1 和 β3 整合素、E- 选择素、L- 选择素配体 CD34、选择素相关糖复合物（Lewis^y/H 和 MUC18）、VCAM-1、PECAM-1、CD105 和 JAMs 等均可以促进血管生成。MMPs、ADAM 和 ADAMTS 蛋白酶可以消化 ECM，释放生长因子和其他血管生成介质，从而促进 RA 新血管生成 [3-4,14,107-108,122-123]。

Lewis^y/H 和可以生成 Lewis^y/H 的岩溶基转移酶 1（fucosyl-transferase 1，FUT1）均在血管生成、滑膜成纤维细胞增殖和单核细胞募集中发挥作用 [124-126]。Lewis^y/H 和其类似物 H-2g 可以刺激内皮细胞黏附分子表达并释放血管生成生长因子 [125]。在 K/BxN 血清转移模型即小鼠炎性关节炎模型中，FUT1 基因缺陷小鼠难以形成关节炎，也表现出血管生成的减少以及迁移至炎性关节部位的白细胞减少 [127]。进一步研究发现，FUT1 与许多人滑膜 RA 抗原的岩藻糖基化有关。例如，与正常滑膜组织 ECs 对比，RA 表达的 α$^{[1-2]}$ 链接岩藻糖基化蛋白水平高。在 RA 滑液中去除

这些蛋白可以降低这些蛋白诱导 EC 迁移的能力[128]。这些研究提示 FUT1 可能是 RA 新的治疗靶标。

其他之前没有提及的与 RA 相关的血管生成介质还包括：血清淀粉样蛋白 A（serum amyloid A，SAA）、内皮缩血管肽 1（endothelin 1，ET-1）、环加氧酶 -2（cyclooxygenase-2，COX-2）- 前列腺素 E_2 网络、血管生成素、促血管素、多效生长因子、血小板活化因子（platelet-activating factor，PAF）、P 物质、红细胞生成素、腺苷、组胺、催乳激素、凝血酶和鞘氨醇 -1- 磷酸盐（sphingosine-1-phosphate，S1P）等许多因子[1,14,16,109,115]。

关节炎中的血管发生

EPCs 是造血干细胞，可以表达 CD34、CD133、VEGF 受体 -2 和趋化因子受体 CXCR4 等分子。在小血管发生过程中，EPCs 分化为成熟的内皮细胞。许多研究发现在 RA 中，小血管发生缺陷与 EPCs 数量不足和功能降低有关。而应用激素和 TNF 拮抗剂能有效地控制炎症，可能与刺激 EPCs 进而恢复小血管发生有关。而且，诱导小血管发生可能抑制 RA 进程中过早发生的动脉粥样硬化[16,129,130]。

白细胞募集和血管生成的细胞与分子调控

炎症中白细胞的外渗过程

外周血白细胞黏附 ECs 导致白细胞穿过内皮迁移到炎症病灶，关节炎滑膜就属于这类局部病灶[2-4]。HEVs 被发现主要存在于淋巴器官，也存在于滑膜组织的淋巴再生局部区域[3,131-132]。淋巴细胞归巢过程中通过 HEVs 再循环，因此，炎症性白细胞募集的过程可以被认为是"病理性归巢"[3-4,132]。

在白细胞黏附和跨内皮细胞迁移的过程中，早期的弱黏附被称为"滚动"。这种"滚动"现象是最先发生的，并且这一现象的完成需要选择素和其配体参与，并最终导致白细胞的活化。活化依赖的强黏附主要需要整合素依赖的互相作用，也需要大量趋化因子分泌，这些因子主要是 ICAM-1 和 VCAM-1 等分子。趋化因子优先吸引锚定于内皮细胞的白细胞，进入炎症局部跨内皮细胞迁移是不可逆的[2,6,133-134]。

趋化因子、黏附受体和血管生成因子的相互作用

趋化因子诱导黏附分子表达的分子机制和信号通路在许多研究中得到阐释。趋化因子处理细胞后可以通过与 PI3K 的相互作用诱导非典型蛋白激酶 C（活化 protein kinase C，PKC-ξ），最终通过进一步的信号传导使细胞表面整合素表达增加[1]。另一个趋化因子与黏附分子互相作用的例子是 CCL2 通过 Ets-1 转录因子和 ERK-1/2 分子信号的传递调节整合素 β_3 的表达。且这一信号通路都参与炎症和血管生成的过程[135]。CCL21-CCR7 的互相作用导致 LFA-1 和 ICAM-1 依赖的黏附作用的刺激信号产生[136]。在抗原诱导性关节炎（antigen-induced arthritis，AgIA）模型中，刺激 CXCR1 和 CXCR2 依赖的信号通路导致黏附于内皮细胞的嗜中性粒细胞增加[137]。多种趋化因子和趋化因子受体均参与白细胞跨内皮细胞的迁移过程。

如前所述，多种包含 ELR 基序的 CXC 型、CC 型趋化因子、CX_3CL1 和它们的受体都会参与 RA 的血管生成过程[8,15,121]。目前关于 CC 型趋化因子对血管生成作用的研究尚不多。CCL2 诱导血管生成与其结合的整合素 β_3 有关[135]。CCL23 与血管内皮细胞迁移有关[48]。最后，CX_3CL1 和炎症性风湿性疾病的血管生成及动脉粥样硬化的发病机制有关[8,37-38]。

细胞黏附分子和其细胞外基质的配体都可以在炎症性新血管形成过程中介导黏附作用[4,15,138]。很多细胞外基质成分均促进血管生成[14,138]。层粘连蛋白基质胶可以刺激小血管发生（Corning Life Sciences，Tewksbury，Mass.）[139]。某些内皮细胞黏附因子包括 E- 选择素、可溶性 P- 选择素、L- 选择素配体 CD34、可溶性 VCAM-1，某些内皮细胞的 β_1、β_3 和 β_5 整合素，PECAM-1，CD105，以及某些钙黏素均已被发现参与血管生成[14,15,140-143]。整合素 $\alpha_V\beta_3$ 和 ITGAV 基因在血管生成过程中起重要作用。而且整合素已经成为一类主要的特异性治疗靶标[135,142-144]。其他血管生成因子如趋化因子可能通过整合素依赖的途径发挥作用[135]。黏着斑激酶（focal adhesion kinases，FAKs）参与了 $\alpha_V\beta_3$ 整合素信号相关的滑膜炎和血管生成[145]。在具有黏附特性的糖配体中，血型抗原 Lewis^y 和 H 可以促进血管新生[124]。JAMs 也参与 RA 情况下的黏附作用和滑膜血管生成[56,12]。小

血管发生也需要大量整合素发挥作用，例如 $\alpha_V\beta_3$ 和 E- 选择素等 [1,146-149]。

在炎性风湿病中靶向细胞黏附、趋化因子、血管生成和血管发生

白细胞募集的抑制可能是非特异性抗炎治疗的结果。多数传统和生物的改变病情抗阻湿药（biologic disease-modifying drugs，DMARDs）和免疫抑制剂除其他效应之外，也可以抑制白细胞募集、趋化因子产生以及血管生成。抑制细胞黏附、迁移、血管生成以及采用特异性抗体或纯化的配体抑制趋化因子和趋化因子受体，已被证明是研究 RA 分子发病机制的重要方向。其中某些研究策略可能用于未来针对关节炎的治疗 [3-4,8,15-16,150-153]。

抑制细胞黏附受体

激素和其他免疫抑制剂可以对 CAM 表达和炎性细胞黏附具有调节作用 [3-4,154]，这些将在下文的非特异性治疗中提及。

在特异性抗人黏附分子的药物中，抗人 ICAM-1 抗体（莫恩单抗）被用于治疗难治性 RA。不利的是，反复给予该抗体可导致药效减低和不良反应事件频发。因此，在 RA 患者应用莫恩单抗治疗需要更进一步的研究 [3]。两种抗整合素疗法，①依法利珠单抗（抗 -LFA-1）和②阿法赛特（LFA-3-Ig 融合蛋白），已被注册用来治疗原发性银屑病。阿法赛特对银屑病性关节炎有相对温和的疗效 [155]。依法利珠单抗由于其严重副作用已被撤出市场。多种其他抗整合素抗体和抗 CD44 抗体也已经在关节炎动物模型中进行相关研究，但其在人类疾病中尚未应用 [3-4,53]。RGD 和其他可以封闭 CAMs 的肽段也已经用于关节炎模型研究 [156]。CAMs 数量众多、黏附网络以及调控通路复杂，可能造成靶向单一 CAM 治疗虽在技术上可行，但在临床试验中结果不理想。

靶向趋化因子和趋化因子受体

靶向趋化因子和趋化因子受体治疗，可以通过间接、非特异和直接的特异靶向趋化因子途径进行。本章将就特异的靶向治疗详细讨论，但是非甾体抗炎药物（nonsteroidal anti-inflammatory drugs，NSAIDs）、激素、传统 DMARDs 或生物制剂也可以通过其抗炎效果抑制趋化因子和其受体 [10,61,67,157-159]。

其他合成药物包括天然产物也可以影响趋化因子的分泌。例如，抗氧化剂（如乙酰半胱氨酸和 2- 氧代噻唑烷、生物类黄酮槲皮素和降脂药物辛伐他汀）可以抑制人滑膜成纤维细胞的 CXCL8 和 CCL2 的表达 [160-162]。EGCG（epigallocatechin-3-gallate）是一种来自绿茶的化合物和提取物，在大鼠关节炎模型中，通过与 RA 滑膜成纤维细胞、骨细胞的培养，可抑制多种趋化因子（包括 CXCL1、CXCL5、CCL2 和 CCL5）的产生 [163-165]。过氧物酶体 - 增强子 - 活化受体（peroxisome-proliferator-activated receptor，PPAR）γ 可以抑制单核细胞表达 CCL2 [166]。PPARγ 激动剂比如格列他嗪（glitazones），可以抑制趋化因子的产生。一些传统口服药物产生抗关节炎疗效也可能是由于其对趋化因子和其受体的抑制，如雷公藤内酯醇、灵芝、姜黄素、通痹灵，和厚朴酚等其他药物 [158,167-173]。

对于特异的分子靶标，在各种 RA 动物模型中，许多中和抗体用于治疗或预防关节炎发生，其针对的靶标包括 CXCL1、5、8 和 16 分子，CCL2、3、5 和 24 分子，以及 CX3CL1 [85,174-180]。不过由于趋化因子网络的复杂性以及其调控环节众多，多数针对 RA 患者的研究都失败了。仅有为数不多的抗趋化因子试验进入了临床阶段。抗 CCL2 抗体即 ABN912，经过随机安慰剂对照研究，其中 33 个患者使用药物，12 个为安慰剂，收集了血清、关节镜活检标本。ABN912 治疗耐受性良好，但均未发现明显的临床获益或滑膜标志物改变 [181]。这项研究在 2006 年完成后，再无更多的后续研究，提示靶向单一的趋化因子治疗可能对关节炎无效。

由于趋化因子受体可以识别多个配体，靶向趋化因子受体的治疗方案可能更具有可行性。一些 CXCR 拮抗剂已经在动物实验中使用，但是在 RA 患者还没有应用过 [182-189]。据目前报道，还没有 CXCR 相关拮抗剂治疗关节炎的临床研究发表。

CCR1、2 和 5 分子可结合多个 CC 型趋化因子配体，如 CCL3、5、7、8、14、15 和 16 分子，这些配体分子在 RA 发病机制中起重要作用。因此最近很多人工合成或生物制剂靶向 CCR1、2 和 5 分子的拮抗剂被开发出来 [157,190-198]。CCR1 是趋化因子 CCL3、5、

7、14、15 和 16 的受体。在早期针对 CCR1 拮抗剂的研究中，J-113863 可以减轻胶原诱导小鼠关节炎模型的滑膜炎症和关节损伤[199]。CCR1/CCR5 双拮抗剂 Met-RANTES 可以抑制小鼠和大鼠佐剂诱导关节炎模型[200-201]。随之还有两种口服的拮抗剂药物 CP-481，715 和 MLN3897 用于 RA 患者临床试验。在 CP-481，715 的一期临床试验中，有 78 名正常对照者口服剂量爬坡至最高 3000 mg，药物具有较好的耐受性[176]。还进行了 2 周的 Ib 期临床试验，针对 RA 患者验证研究使用剂量为 300 mg/8 h。16 个患者按 3∶1 随机分配至药物组和安慰剂组，治疗 14 天可以减少滑膜中总巨噬细胞、内膜巨噬细胞和 CCR1+ 细胞的数量。约有三分之一患者达到了美国风湿病学会诊疗标准（American College of Rheumatology Response Criteria，ACR20）的临床缓解标准[202]。在随后的 IIa 期临床研究中，在使用甲氨蝶呤仍病情活动的患者，在继续使用 MTX 的同时，每天接受 10 mg 的 MLN3897 治疗或口服安慰剂对照。尽管 MLN3897 的药物耐受性较好，但两组之间在 ACR20 缓解率上未见差异。有意思的是，通过 CCL3 的相关试验发现，MLN3897 反应与 CCR1 的高水平表达（≥ 90%）相关[191]。

CCR2 可以识别 CCL2、CCL7 和 CCL16。一些 CCR2 抑制剂已进行动物实验和临床实验[203]。在一项使用 CCR2 阻断抗体 MLN1202 的 IIa 期临床试验中，32 个病情活动 RA 患者在 6 周内接受 3 次安慰剂、0.5 mg/kg 或 1.5 mg/kg 抗 CCR2 抗体输注；或抗体治疗组可降低 CD14+ 单核细胞的 CCR2 水平，然而临床症状缓解不明显[190]。

CCR5 可以结合 CCL3、5、8、和 14 分子。如前所述，在早期研究中，Met-RANTES 和其他小分子拮抗剂可以在临床前研究中取得一定效果[200-201,204]。CCR5 小分子拮抗剂 AZD5672 已经进入临床前 I 和 IIb 期研究。在 IIb 期试验中，371 名病情活动的 RA 患者，每日接受不同剂量的口服 AZD5672，对照组为安慰剂口服，或标签开放的依那西普，每周 50 mg 皮下注射。药物组和安慰剂组患者数目没有统计学差别。此外，依那西普比 AZD5672 和安慰剂更有效[196]。另一种针对 CCR5 的口服小分子抑制剂 SCH351125 也在进行 Ib 期临床试验。32 位病情活动的 RA 患者，20 人接受有效药物，12 人使用安慰剂，但是滑液指标、磁共振（magnetic resonance

imaging，MRI）指标和临床指标均未见明确改善[197]。另一种 CCR5 抑制剂马拉维罗克（maraviroc），已经在进行治疗 RA 的 II 期临床研究[205]。总之，目前靶向阻断 CCR2 和 CCR5 治疗 RA 的试验结果是令人失望的，阻断 CCR1 的结果是不确定的。

以血管生成为靶向：抗血管生成复合物的应用

血管生成的抑制可以通过阻断血管生成因子或抗血管生成复合物而实现[14,112,115,152-153]（表 25-3）。目前所使用的抗风湿药，如罗非昔布、地塞米松、氯喹、柳氮磺胺吡啶、甲氨蝶呤、硫唑嘌呤、环磷酰胺、来氟米特、沙利度胺、他克莫司、米诺环素、抗 TNF 制剂以及环孢素 A，除了能发挥其抗炎作用外，均具有通过 VEGF 和（或）Ang1/Tie2 途径非特异性抑制血管生成的作用[14,152-153]。例如，TNF 抑制剂英夫利昔单抗，可以减少 RA 滑膜中 VEGF 表达和血管分布，其还可以降低滑液中 Ang1 和 Tie2 的水平。赛妥珠单抗可以抑制 TNF 依赖的血管生成。抗 IL-6 受体抗体托珠单抗可以减少 RA 滑膜 VEGF 水平[14,115,118,206]。IL-17 在炎性血管生成中具有重要作用，因而阻断 IL-17 的拮抗剂也可能具有这方面作用[120]。RGD 和其他短肽可以用于抑制血管生成，许多相关研究也在关节炎动物模型中开展[156]。

血管生成中所涉及的白细胞募集、血管细胞黏附分子、趋化因子及其受体，均可作为靶点。前面已经对这些抗黏附和抗趋化的策略进行了讨论。VEGF 抑制剂已经在治疗关节炎和肿瘤的研究中进行了试验。这些抑制剂可能包括 VEGF 或其受体的单抗、可溶性 VEGFR 的合成物、小分子量 VEGF 和 VEGFR 抑制剂以及 VEGF 及其受体信号通路的抑制剂等。VEGF 酪氨酸激酶抑制剂瓦他拉尼碱（PTK787）和 VEGFR1 抗体在关节炎动物模型中产生了确定的抗血管生成和抗关节炎疗效。可溶性 VEGFR1 嵌合蛋白可以抑制滑膜内皮细胞增生[1,14,112,115,152-153]。

前文中已经述及 PPARs 参与低氧条件诱导的 VEGF 产生。PPARγ 配体（罗格列酮和吡格列酮）可以抑制 VEGF 诱导的血管生成[14]。通过抑制 HIFs 也可以作为治疗关节炎的靶标。例如，可溶性鸟苷酸环化酶的超氧化物敏感刺激因子 YC-1 可以作为 HIF-1 抑制剂，可能用于抑制炎症性血管生成[114,152]。对于 Ang1/Tie2 系统，可溶性 Tie2 受体转录因子通过腺病毒载体感染小鼠可以降低胶原诱导关节炎小鼠的发病率和疾病严重程度[14,152]。将在基因水平上一个靶向 Ang2- 肽段与抗 TNF 抗体阿达木融合表达，这种双特异性抗体增强了抗 TNF 的效果[156]。

多种抗生素包括米诺环素、烟曲霉素类似物、脱氧精瓜素、罗红霉素和克拉霉素均可以抑制 VEGF 和其他血管生成介质的释放，进而影响新血管的形成。合成的烟曲霉素衍生物 TNP-470 和 PPI-2458 可以抑制 VEGF 以及依赖的血管生成。在 RA 的临床试验中，米诺环素、罗红霉素和克拉霉素均有中等但是显著的临床疗效[14,109,152-153]。

在其他促血管生成介质中，目前用来治疗肺动脉高压的药物内皮素 -1 拮抗剂可能具有抗血管生成的效果[207]。鞘胺醇 -1- 磷酸（sphingosine-1-phosphate，S1P）抑制剂也可以作为血管生成相关药物，例如芬戈莫德（FTY720），被应用在多种自身免疫病的临床研究中。如前所述，FTY720 是一种 FAKs 抑制剂[14,123,152-153]，作为从噬菌体库中分离的肽段，其可以归巢至大鼠 AIA 模型炎症关节局部。一些肽段还可以结合至滑膜内皮细胞，并通过抑制 VEGF 信号通路和血管生成从而抑制关节炎症[156]。

近来，传统的中国和朝鲜草药成分也在进行新血管生成研究。这些成分在关节炎发病中可能具有抗血管生成效果[14]，例如东莨菪苷，一种在旋花科植物丁公藤的香豆素衍生物；雷公藤红素，雷公藤的有效成分；漆树富含黄酮醇的成分（RVHxR），具有效成分是漆黄素。

重建受损的血管发生

激素和 TNF 拮抗剂可以刺激内皮细胞，并重建 RA 患者体内的血管发生。CXCL12 抑制剂双环类药物（AMD3100）可以改善小鼠内皮细胞系统。由于内皮细胞数量与 RADAS28 活动度的改善相关，任何控制系统炎症和疾病活动度的方法均可能改善血管发生[16,130]。

结论

白细胞 - 内皮细胞黏附、黏附分子、趋化因子、趋化因子受体、新生血管及血管生成在炎症疾病下对白细胞募集均可能发挥作用。这些多种多样 CAMs、

趋化因子的存在，以及这些分子间的相互作用，决定了白细胞内皮细胞募集的多样性和特异性。许多可溶型或膜型因子可能刺激或抑制血管发生。炎症或其他"血管源性疾病"的结局，如各种形式的关节炎，均有赖于促血管生成因子和抑制血管生成因子的失衡。一些 CAMs 及趋化因子，包括生长因子、蛋白酶、抗生素和其他成分也参与新生血管生成。受损的内皮细胞功能和血管发生与活动性关节炎有关，如前所述，已有多项通过干预其细胞和分子机制而进行治疗的尝试性研究。已经在动物模型中进行了特异性靶向作用于白细胞黏附、CAMs、趋化因子、趋化因子受体和（或）血管生成，以及重建受损的血管发生的研究，但是尚缺乏基于人体的试验研究。

 本章的参考文献也可以在 ExpertConsult.com 上找到。

参考文献

1. Szekanecz Z, Koch AE: Vascular involvement in rheumatic diseases: vascular rheumatology. *Arthritis Res Ther* 10(5):224, 2008.
2. Imhof BA, Aurrand-Lions M: Adhesion mechanisms regulating the migration of monocytes. *Nat Rev Immunol* 4(6):432–444, 2004.
4. Agarwal SK, Brenner MB: Role of adhesion molecules in synovial inflammation. *Curr Opin Rheumatol* 18(3):268–276, 2006.
5. Haskard DO: Cell adhesion molecules in rheumatoid arthritis. *Curr Opin Rheumatol* 7(3):229–234, 1995.
6. Muller WA: Mechanisms of transendothelial migration of leukocytes. *Circ Res* 105(3):223–320, 2009.
8. Szekanecz Z, Pakozdi A, Szentpetery A, et al: Chemokines and angiogenesis in rheumatoid arthritis. *Front Biosci (Elite Ed)* 1:44–51, 2009.
11. Vergunst CE, Tak PP: Chemokines: their role in rheumatoid arthritis. *Curr Rheumatol Rep* 7(5):382, 2005.
12. Fearon U, Veale DJ: Angiogenesis in arthritis: methodological and analytical details. *Methods Mol Med* 135:343–357, 2007.
13. Szekanecz Z, Koch AE: Chemokines and angiogenesis. *Curr Opin Rheumatol* 13(3):202–208, 2001.
16. Szekanecz Z, Besenyei T, Szentpetery A, et al: Angiogenesis and vasculogenesis in rheumatoid arthritis. *Curr Opin Rheumatol* 22(3):299–306, 2010.
17. Jodon de Villeroche V, Avouac J, Ponceau A, et al: Enhanced late-outgrowth circulating endothelial progenitor cell levels in rheumatoid arthritis and correlation with disease activity. *Arthritis Res Ther* 12(1):R27, 2011.
18. Pakozdi A, Besenyei T, Paragh G, et al: Endothelial progenitor cells in arthritis-associated vasculogenesis and atherosclerosis. *Joint Bone Spine* 76(6):581–583, 2009.
20. Grisar J, Aletaha D, Steiner CW, et al: Depletion of endothelial progenitor cells in the peripheral blood of patients with rheumatoid arthritis. *Circulation* 111(2):204–211, 2005.
22. Szekanecz Z, Koch AE: Endothelial cells in inflammation and angiogenesis. *Curr Drug Targets Inflamm Allergy* 4(3):319–323, 2005.
23. Tesfamariam B, DeFelice AF: Endothelial injury in the initiation and progression of vascular disorders. *Vascul Pharmacol* 46(4):229–237, 2007.
25. Lum H, Roebuck KA: Oxidant stress and endothelial cell dysfunction. *Am J Physiol Cell Physiol* 280(4):C719–C741, 2001.
27. Pober JS, Cotran RS: Cytokines and endothelial cell biology. *Physiol*

Rev 70(2):427–451, 1990.

29. Blann AD, Woywodt A, Bertolini F, et al: Circulating endothelial cells. Biomarker of vascular disease. *Thromb Haemost* 93(2):228–235, 2005.

30. Giannotti G, Landmesser U: Endothelial dysfunction as an early sign of atherosclerosis. *Herz* 32(7):568–572, 2007.

32. Zhang C: The role of inflammatory cytokines in endothelial dysfunction. *Basic Res Cardiol* 103(5):398–406, 2008.

33. Brenner BM, Troy JL, Ballermann BJ: Endothelium-dependent vascular responses. Mediators and mechanisms. *J Clin Invest* 84(5):1373–1378, 1989.

34. Joris I, Majno G, Corey EJ, et al: The mechanism of vascular leakage induced by leukotriene E4. Endothelial contraction. *Am J Pathol* 126(1):19–24, 1987.

37. Szekanecz Z, Kerekes G, Der H, et al: Accelerated atherosclerosis in rheumatoid arthritis. *Ann N Y Acad Sci* 1108:349–358, 2007.

39. Kvietys PR, Granger DN: Role of reactive oxygen and nitrogen species in the vascular responses to inflammation. *Free Radic Biol Med* 52(3):556–592, 2012.

41. Gunnett CA, Lund DD, McDowell AK, et al: Mechanisms of inducible nitric oxide synthase-mediated vascular dysfunction. *Arterioscler Thromb Vasc Biol* 25(8):1617–1622, 2005.

42. Kemeny-Beke A, Gesztelyi R, Bodnar N, et al: Increased production of asymmetric dimethylarginine (ADMA) in ankylosing spondylitis: association with other clinical and laboratory parameters. *Joint Bone Spine* 78(2):184–187, 2011.

44. Zouki C, Baron C, Fournier A, et al: Endothelin-1 enhances neutrophil adhesion to human coronary artery endothelial cells: role of ET(A) receptors and platelet-activating factor. *Br J Pharmacol* 127(4):969–979, 1999.

46. Springer TA: Adhesion receptors of the immune system. *Nature* 346(6283):425–434, 1990.

48. Johnson BA, Haines GK, Harlow LA, et al: Adhesion molecule expression in human synovial tissue. *Arthritis Rheum* 36(2):137–146, 1993.

50. Szekanecz Z, Haines GK, Lin TR, et al: Differential distribution of intercellular adhesion molecules (ICAM-1, ICAM-2, and ICAM-3) and the MS-1 antigen in normal and diseased human synovia. Their possible pathogenetic and clinical significance in rheumatoid arthritis. *Arthritis Rheum* 37(2):221–231, 1994.

52. Patel KD, Cuvelier SL, Wiehler S: Selectins: critical mediators of leukocyte recruitment. *Semin Immunol* 14(2):73–81, 2002.

53. Sarraj B, Ludanyi K, Glant TT, et al: Expression of CD44 and L-selectin in the innate immune system is required for severe joint inflammation in the proteoglycan-induced murine model of rheumatoid arthritis. *J Immunol* 177(3):1932–1940, 2006.

55. Salmi M, Kalimo K, Jalkanen S: Induction and function of vascular adhesion protein-1 at sites of inflammation. *J Exp Med* 178(6):2255–2260, 1993.

56. Rabquer BJ, Pakozdi A, Michel JE, et al: Junctional adhesion molecule C mediates leukocyte adhesion to rheumatoid arthritis synovium. *Arthritis Rheum* 58(10):3020–3029, 2008.

58. Joo YS, Singer NG, Endres JL, et al: Evidence for the expression of a second CD6 ligand by synovial fibroblasts. *Arthritis Rheum* 43(2):329–335, 2000.

59. Neidhart M, Wehrli R, Bruhlmann P, et al: Synovial fluid CD146 (MUC18), a marker for synovial membrane angiogenesis in rheumatoid arthritis. *Arthritis Rheum* 42(4):622–630, 1999.

61. Szekanecz Z, Vegvari A, Szabo Z, et al: Chemokines and chemokine receptors in arthritis. *Front Biosci (Schol Ed)* 2:153–167, 2010.

63. Bacon K, Baggiolini M, Broxmeyer H, et al: Chemokine/chemokine receptor nomenclature. *J Interferon Cytokine Res* 22(10):1067–1068, 2002.

64. Strieter RM, Polverini PJ, Kunkel SL, et al: The functional role of the ELR motif in CXC chemokine-mediated angiogenesis. *J Biol Chem* 270(45):27348–27357, 1995.

66. Volin MV, Woods JM, Amin MA, et al: Fractalkine: a novel angiogenic chemokine in rheumatoid arthritis. *Am J Pathol* 159(4):1521–1530, 2001.

67. Szekanecz Z, Koch AE, Tak PP: Chemokine and chemokine receptor blockade in arthritis, a prototype of immune-mediated inflammatory diseases. *Neth J Med* 69(9):356–366, 2011.

68. van Venrooij WJ, Pruijn GJ: Citrullination: a small change for a protein with great consequences for rheumatoid arthritis. *Arthritis Res*

2(4):249–251, 2000.

69. Szodoray P, Szabo Z, Kapitany A, et al: Anti-citrullinated protein/peptide autoantibodies in association with genetic and environmental factors as indicators of disease outcome in rheumatoid arthritis. *Autoimmun Rev* 9(3):140–143, 2010.

70. Yoshida K, Korchynskyi O, Tak PP, et al: Citrullination of epithelial neutrophil-activating peptide 78/CXCL5 results in conversion from a non-monocyte-recruiting chemokine to a monocyte-recruiting chemokine. *Arthritis Rheumatol* 66(10):2716–2727, 2014.

72. Petit I, Jin D, Rafii S: The SDF-1-CXCR4 signaling pathway: a molecular hub modulating neo-angiogenesis. *Trends Immunol* 28(7):299–307, 2007.

75. Kim KW, Cho ML, Kim HR, et al: Up-regulation of stromal cell-derived factor 1 (CXCL12) production in rheumatoid synovial fibroblasts through interactions with T lymphocytes: role of interleukin-17 and CD40L-CD40 interaction. *Arthritis Rheum* 56(4):1076–1086, 2007.

78. Nanki T, Hayashida K, El-Gabalawy HS, et al: Stromal cell-derived factor-1-CXC chemokine receptor 4 interactions play a central role in CD4+ T cell accumulation in rheumatoid arthritis synovium. *J Immunol* 165(11):6590–6598, 2000.

81. Manzo A, Paoletti S, Carulli M, et al: Systematic microanatomical analysis of CXCL13 and CCL21 in situ production and progressive lymphoid organization in rheumatoid synovitis. *Eur J Immunol* 35(5):1347–1359, 2005.

82. Manzo A, Vitolo B, Humby F, et al: Mature antigen-experienced T helper cells synthesize and secrete the B cell chemoattractant CXCL13 in the inflammatory environment of the rheumatoid joint. *Arthritis Rheum* 58(11):3377–3387, 2008.

83. Szekanecz Z, Koch AE: Macrophages and their products in rheumatoid arthritis. *Curr Opin Rheumatol* 19(3):289–295, 2007.

84. Ruth JH, Haas CS, Park CC, et al: CXCL16-mediated cell recruitment to rheumatoid arthritis synovial tissue and murine lymph nodes is dependent upon the MAPK pathway. *Arthritis Rheum* 54(3):765–778, 2006.

85. Nanki T, Shimaoka T, Hayashida K, et al: Pathogenic role of the CXCL16-CXCR6 pathway in rheumatoid arthritis. *Arthritis Rheum* 52(10):3004–3014, 2005.

87. Haringman JJ, Smeets TJ, Reinders-Blankert P, et al: Chemokine and chemokine receptor expression in paired peripheral blood mononuclear cells and synovial tissue of patients with rheumatoid arthritis, osteoarthritis, and reactive arthritis. *Ann Rheum Dis* 65(3):294–300, 2006.

89. Lisignoli G, Piacentini A, Cristino S, et al: CCL20 chemokine induces both osteoblast proliferation and osteoclast differentiation: increased levels of CCL20 are expressed in subchondral bone tissue of rheumatoid arthritis patients. *J Cell Physiol* 210(3):798–806, 2007.

90. Lisignoli G, Manferdini C, Codeluppi K, et al: CCL20/CCR6 chemokine/receptor expression in bone tissue from osteoarthritis and rheumatoid arthritis patients: different response of osteoblasts in the two groups. *J Cell Physiol* 221(1):154–160, 2009.

91. Iwamoto T, Okamoto H, Iikuni N, et al: Monocyte chemoattractant protein-4 (MCP-4)/CCL13 is highly expressed in cartilage from patients with rheumatoid arthritis. *Rheumatology (Oxford)* 45(4):421–424, 2006.

93. Borthwick NJ, Akbar AN, MacCormac LP, et al: Selective migration of highly differentiated primed T cells, defined by low expression of CD45RB, across human umbilical vein endothelial cells: effects of viral infection on transmigration. *Immunology* 90(2):272–280, 1997.

94. Kelner GS, Kennedy J, Bacon KB, et al: Lymphotactin: a cytokine that represents a new class of chemokine. *Science* 266(5189):1395–1399, 1994.

95. Pingiotti E, Cipriani P, Marrelli A, et al: Surface expression of fractalkine receptor (CX3CR1) on CD4+/CD28 T cells in RA patients and correlation with atherosclerotic damage. *Ann N Y Acad Sci* 1107:32–41, 2007.

96. D'Ambrosio D, Panina-Bordignon P, Sinigaglia F: Chemokine receptors in inflammation: an overview. *J Immunol Methods* 273(1–2):3–13, 2003.

98. Qin S, Rottman JB, Myers P, et al: The chemokine receptors CXCR3 and CCR5 mark subsets of T cells associated with certain inflammatory reactions. *J Clin Invest* 101(4):746–754, 1998.

99. Loetscher P, Uguccioni M, Bordoli L, et al: CCR5 is characteristic of Th1 lymphocytes. *Nature* 391(6665):344–345, 1998.

101. Prahalad S: Negative association between the chemokine receptor

CCR5-Delta32 polymorphism and rheumatoid arthritis: a meta-analysis. *Genes Immun* 7(3):264–268, 2006.

104. Matsui T, Akahoshi T, Namai R, et al: Selective recruitment of CCR6-expressing cells by increased production of MIP-3 alpha in rheumatoid arthritis. *Clin Exp Immunol* 125(1):155–161, 2001.

105. Wengner AM, Hopken UE, Petrow PK, et al: CXCR5- and CCR7-dependent lymphoid neogenesis in a murine model of chronic antigen-induced arthritis. *Arthritis Rheum* 56(10):3271–3283, 2007.

106. Nanki T, Imai T, Nagasaka K, et al: Migration of CX3CR1-positive T cells producing type 1 cytokines and cytotoxic molecules into the synovium of patients with rheumatoid arthritis. *Arthritis Rheum* 46(11):2878–2883, 2002.

107. Folkman J: Angiogenesis in cancer, vascular, rheumatoid and other disease. *Nat Med* 1(1):27–31, 1995.

108. Madri JA, Williams SK: Capillary endothelial cell cultures: phenotypic modulation by matrix components. *J Cell Biol* 97(1):153–165, 1983.

110. Marrelli A, Cipriani P, Liakouli V, et al: Angiogenesis in rheumatoid arthritis: a disease specific process or a common response to chronic inflammation? *Autoimmun Rev* 10(10):595–598, 2011.

111. Saber T, Veale DJ, Balogh E, et al: Toll-like receptor 2 induced angiogenesis and invasion is mediated through the Tie2 signalling pathway in rheumatoid arthritis. *PLoS One* 6(8):e23540, 2011.

112. Kiselyov A, Balakin KV, Tkachenko SE: VEGF/VEGFR signalling as a target for inhibiting angiogenesis. *Expert Opin Investig Drugs* 16(1):83–107, 2007.

113. Konisti S, Kiriakidis S, Paleolog EM: Hypoxia–a key regulator of angiogenesis and inflammation in rheumatoid arthritis. *Nat Rev Rheumatol* 8(3):153–162, 2012.

115. Shibuya M: Vascular endothelial growth factor-dependent and -independent regulation of angiogenesis. *BMB Rep* 41(4):278–286, 2008.

117. Taylor PC, Sivakumar B: Hypoxia and angiogenesis in rheumatoid arthritis. *Curr Opin Rheumatol* 17(3):293–298, 2005.

118. Brennan F, Beech J: Update on cytokines in rheumatoid arthritis. *Curr Opin Rheumatol* 19(3):296–301, 2007.

119. Szekanecz Z, Koch AE, Kunkel SL, et al: Cytokines in rheumatoid arthritis. Potential targets for pharmacological intervention. *Drugs Aging* 12(5):377–390, 1998.

120. Moran EM, Connolly M, Gao W, et al: Interleukin-17A induction of angiogenesis, cell migration, and cytoskeletal rearrangement. *Arthritis Rheum* 63(11):3263–3273, 2011.

121. Koch AE, Volin MV, Woods JM, et al: Regulation of angiogenesis by the C-X-C chemokines interleukin-8 and epithelial neutrophil activating peptide 78 in the rheumatoid joint. *Arthritis Rheum* 44(1):31–40, 2001.

122. Naik TU, Naik MU, Naik UP: Junctional adhesion molecules in angiogenesis. *Front Biosci* 13:258–262, 2008.

123. Infusino GA, Jacobson JR: Endothelial FAK as a therapeutic target in disease. *Microvasc Res* 83(1):89–96, 2012.

124. Halloran MM, Carley WW, Polverini PJ, et al: Ley/H: an endothelial-selective, cytokine-inducible, angiogenic mediator. *J Immunol* 164(9):4868–4877, 2000.

125. Zhu K, Amin MA, Zha Y, et al: Mechanism by which H-2g, a glucose analog of blood group H antigen, mediates angiogenesis. *Blood* 105(6):2343–2349, 2005.

126. Isozaki T, Ruth JH, Amin MA, et al: Fucosyltransferase 1 mediates angiogenesis, cell adhesion and rheumatoid arthritis synovial tissue fibroblast proliferation. *Arthritis Res Ther* 16(1):R28, 2014.

128. Isozaki T, Amin MA, Ruth JH, et al: Fucosyltransferase 1 mediates angiogenesis in rheumatoid arthritis. *Arthritis Rheumatol* 66(8):2047–2058, 2014.

129. Paleolog E: It's all in the blood: circulating endothelial progenitor cells link synovial vascularity with cardiovascular mortality in rheumatoid arthritis? *Arthritis Res Ther* 7(6):270–272, 2005.

130. Pakozdi A, Besenyei T, Paragh G, et al: Endothelial progenitor cells in arthritis-associated vasculogenesis and atherosclerosis. *Joint Bone Spine* 76:581–583, 2009.

131. Pablos JL, Santiago B, Tsay D, et al: A HEV-restricted sulfotransferase is expressed in rheumatoid arthritis synovium and is induced by lymphotoxin-alpha/beta and TNF-alpha in cultured endothelial cells. *BMC Immunol* 6(1):6, 2005.

133. Springer TA: Traffic signals for lymphocyte recirculation and leukocyte emigration: the multistep paradigm. *Cell* 76(2):301–314, 1994.

134. Butcher EC: Leukocyte-endothelial cell recognition: three (or more)

steps to specificity and diversity. *Cell* 67(6):1033–1036, 1991.

135. Stamatovic SM, Keep RF, Mostarica-Stojkovic M, et al: CCL2 regulates angiogenesis via activation of Ets-1 transcription factor. *J Immunol* 177(4):2651–2661, 2006.

136. Flaishon L, Hart G, Zelman E, et al: Anti-inflammatory effects of an inflammatory chemokine: CCL2 inhibits lymphocyte homing by modulation of CCL21-triggered integrin-mediated adhesions. *Blood* 112(13):5016–5025, 2008.

138. Madri JA, Pratt BM, Tucker AM: Phenotypic modulation of endothelial cells by transforming growth factor-beta depends upon the composition and organization of the extra-cellular matrix. *J Cell Biol* 106(4):1375–1384, 1988.

139. Fan Y, Ye J, Shen F, et al: Interleukin-6 stimulates circulating blood-derived endothelial progenitor cell angiogenesis in vitro. *J Cereb Blood Flow Metab* 28(1):90–98, 2008.

140. Koch AE, Halloran MM, Haskell CJ, et al: Angiogenesis mediated by soluble forms of E-selectin and vascular cell adhesion molecule-1. *Nature* 376(6540):517–519, 1995.

141. Hartwell DW, Butterfield CE, Frenette PS, et al: Angiogenesis in P- and E-selectin-deficient mice. *Microcirculation* 5(2–3):173–178, 1998.

142. Hollis-Moffatt JE, Rowley KA, Phipps-Green AJ, et al: The ITGAV rs3738919 variant and susceptibility to rheumatoid arthritis in four Caucasian sample sets. *Arthritis Res Ther* 11(5):R152, 2009.

144. Brooks PC, Clark RA, Cheresh DA: Requirement of vascular integrin alpha v beta 3 for angiogenesis. *Science* 264(5158):569–571, 1994.

145. Shahrara S, Castro-Rueda HP, Haines GK, et al: Differential expression of the FAK family kinases in rheumatoid arthritis and osteoarthritis synovial tissues. *Arthritis Res Ther* 9(5):R112, 2007.

147. Szekanecz Z, Koch AE: Vasculogenesis in rheumatoid arthritis. *Arthritis Res Ther* 12(2):110, 2010.

148. Rupp PA, Czirok A, Little CD: alphavbeta3 integrin-dependent endothelial cell dynamics in vivo. *Development* 131(12):2887–2897, 2004.

149. Chavakis E, Aicher A, Heeschen C, et al: Role of beta2-integrins for homing and neovascularization capacity of endothelial progenitor cells. *J Exp Med* 201(1):63–72, 2005.

150. Szekanecz Z, Koch AE: Therapeutic inhibition of leukocyte recruitment in inflammatory diseases. *Curr Opin Pharmacol* 4(4):423–428, 2004.

152. Lainer-Carr D, Brahn E: Angiogenesis inhibition as a therapeutic approach for inflammatory synovitis. *Nat Clin Pract Rheumatol* 3(8):434–442, 2007.

153. Veale DJ, Fearon U: Inhibition of angiogenic pathways in rheumatoid arthritis: potential for therapeutic targeting. *Best Pract Res Clin Rheumatol* 20(5):941–947, 2006.

154. Gonzalez-Gay MA, Garcia-Unzueta MT, De Matias JM, et al: Influence of anti-TNF-alpha infliximab therapy on adhesion molecules associated with atherogenesis in patients with rheumatoid arthritis. *Clin Exp Rheumatol* 24(4):373–379, 2006.

157. Tak PP: Chemokine inhibition in inflammatory arthritis. *Best Pract Res Clin Rheumatol* 20(5):929–939, 2006.

158. Chen X, Oppenheim JJ, Howard OM: Chemokines and chemokine receptors as novel therapeutic targets in rheumatoid arthritis (RA): inhibitory effects of traditional Chinese medicinal components. *Cell Mol Immunol* 1(5):336–342, 2004.

161. Sato M, Miyazaki T, Nagaya T, et al: Antioxidants inhibit tumor necrosis factor-alpha mediated stimulation of interleukin-8, monocyte chemoattractant protein-1, and collagenase expression in cultured human synovial cells. *J Rheumatol* 23(3):432–438, 1996.

162. Yokota K, Miyazaki T, Hirano M, et al: Simvastatin inhibits production of interleukin 6 (IL-6) and IL-8 and cell proliferation induced by tumor necrosis factor-alpha in fibroblast-like synoviocytes from patients with rheumatoid arthritis. *J Rheumatol* 33(3):463–471, 2006.

164. Ahmed S, Pakozdi A, Koch AE: Regulation of interleukin-1beta-induced chemokine production and matrix metalloproteinase 2 activation by epigallocatechin-3-gallate in rheumatoid arthritis synovial fibroblasts. *Arthritis Rheum* 54(8):2393–2401, 2006.

175. Halloran MM, Woods JM, Strieter RM, et al: The role of an epithelial neutrophil-activating peptide-78-like protein in rat adjuvant-induced arthritis. *J Immunol* 162(12):7492–7500, 1999.

177. Kasama T, Strieter RM, Lukacs NW, et al: Interleukin-10 expression and chemokine regulation during the evolution of murine type II collagen-induced arthritis. *J Clin Invest* 95(6):2868–2876, 1995.

179. Barnes DA, Tse J, Kaufhold M, et al: Polyclonal antibody directed against human RANTES ameliorates disease in the Lewis rat adjuvant-induced arthritis model. *J Clin Invest* 101(12):2910–2919, 1998.

181. Haringman JJ, Gerlag DM, Smeets TJ, et al: A randomized controlled trial with an anti-CCL2 (anti-monocyte chemotactic protein 1) monoclonal antibody in patients with rheumatoid arthritis. *Arthritis Rheum* 54(8):2387–2392, 2006.

182. Khan A, Greenman J, Archibald SJ: Small molecule CXCR4 chemokine receptor antagonists: developing drug candidates. *Curr Med Chem* 14(21):2257–2277, 2007.

187. Tamamura H, Fujii N: The therapeutic potential of CXCR4 antagonists in the treatment of HIV infection, cancer metastasis and rheumatoid arthritis. *Expert Opin Ther Targets* 9(6):1267–1282, 2005.

190. Vergunst CE, Gerlag DM, Lopatinskaya L, et al: Modulation of CCR2 in rheumatoid arthritis: a double-blind, randomized, placebo-controlled clinical trial. *Arthritis Rheum* 58(7):1931–1939, 2008.

193. Gladue RP, Brown MF, Zwillich SH: CCR1 antagonists: what have we learned from clinical trials. *Curr Top Med Chem* 10(13):1268–1277, 2010.

197. van Kuijk AW, Vergunst CE, Gerlag DM, et al: CCR5 blockade in rheumatoid arthritis: a randomised, double-blind, placebo-controlled clinical trial. *Ann Rheum Dis* 69(11):2013–2016, 2010.

202. Haringman JJ, Kraan MC, Smeets TJ, et al: Chemokine blockade and chronic inflammatory disease: proof of concept in patients with rheumatoid arthritis. *Ann Rheum Dis* 62(8):715–721, 2003.

206. Shu Q, Amin MA, Ruth JH, et al: Suppression of endothelial cell activity by inhibition of TNFalpha. *Arthritis Res Ther* 14(2):R88, 2012.

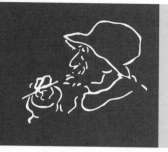

第 26 章

细胞因子

原著 Iain B. McInnes
付文艳 译 杨 光 校

关键点

细胞因子是一类具有重要功能的多肽，其不仅参与免疫系统内信号传递，还能介导免疫系统与宿主组织细胞之间的信息交流。

细胞因子通过与受体结合，将信号传递至受体细胞，使细胞发生功能或表型改变。这样的信号级联过程很复杂，其整合了诸多环境因素。

细胞因子存在多个家族，它们结构相关，但功能可能相差甚远，如肿瘤坏死因子（TNF）/肿瘤坏死因子受体超家族、白细胞介素-1超家族，以及白细胞介素-6超家族。

细胞因子靶向性治疗，尤其是抑制 TNF 和 IL-6 功能的治疗，已被证明在多种风湿病中有效，而更多的细胞因子正在研究中，它们可作为治疗的靶标或本身作为治疗药物。

免疫功能依赖于众多被称为细胞因子（cytokines）的小糖蛋白信使分子的生物学活性。最初细胞因子的发现和定义是依据其生物学功能，而现在则主要以结构命名。细胞因子具有广泛的功能活性，不仅介导效应分子与免疫调节作用，而且对多种组织和系统发挥更广泛的作用。因此，细胞因子不仅参与宿主防御机制，而且还参与许多正常的生理和代谢过程。事实上，通过这种方式，它们将宿主防御与代谢功能整合起来。人类基因组计划推动了大量细胞因子的发现，同时也对阐释它们在健康与疾病的各种复杂组织中各自的以及协同的作用提出了巨大挑战。然而，这样的研究对于临床上日益增多的细胞因子靶向治疗非常必要。本章将综述细胞因子的一般生物学特征，以及细胞因子发挥作用的细胞和分子网络，重点讲述细胞因子在慢性炎症和风湿性疾病中重要的效应分子功能。

细胞因子分类

因缺乏统一的分类系统，细胞因子依据不同的原则命名，有的按照发现的顺序编号［现在已发现了白细胞介素-1（IL-1）到 IL-38］；有的根据功能活性［如肿瘤坏死因子（TNF）、粒细胞集落刺激因子］；有的根据炎症反应中的动力学或功能作用（早期或晚期，天然或适应性的，促炎的或抗炎的）；有的根据主要的细胞来源（单核因子即单核细胞来源，淋巴因子即淋巴细胞来源）；而最近，则根据相关分子的共有结构命名。细胞因子超家族具有序列相似性、其受体系统也具有同源性以及一定程度的交互性（图26-1），但其功能无相似之处。细胞因子超家族也包括重要的调节性细胞膜受体-配体对，其反映了进化压力使得高等哺乳动物利用共同的结构基序发挥多种免疫功能。TNF/TNF 受体超家族由免疫调节性的细胞因子组成，包括 TNF、淋巴细胞毒素，以及细胞配体如介导 B 细胞和 T 细胞活化的 CD40L、促使细胞凋亡的 FasL（CD95）[1]。同样，IL-1/IL-1 受体超家族[2]由介导生理功能和宿主防御功能的细胞因子组成，包括 IL-1β、IL-1α、IL-18、IL-33、IL-36（α，β，γ）、IL 受体拮抗剂 IL-1RA，IL-36 受体拮抗剂，IL-38，以及抗炎细胞因子 IL-37；也包括 Toll 样受体（TLRs），它们是一系列哺乳动物模式识别分子，在固有免疫反应早期识别微生物的过程中发挥着重要作用。

细胞因子体内外功能的评价

最初细胞因子是通过生物学活性进行鉴定和生物

学检测进行定量，但现在大多数细胞因子是通过与同源性的受体结合或基因数据库中序列同源性比对来鉴定的。其在生物溶液中的定量通过酶联免疫吸附实验、多重检测技术或者细观平台技术完成，后者可测定一个小样本（约 20 µl）中的多种（25～360 种）细胞因子。通常使用定量聚合酶链反应（PCR）或基于 Taqman 低密度阵列（TLDA）的方法对细胞因子在信使 RNA（mRNA）水平进行测定；后者可在微量样本中同时鉴定多种细胞因子。细胞因子的转录后调节是很常见的，但这仅是通过对 mRNA 数据分析进行的谨慎解释。此外，细胞因子功能则是通过研究细胞因子的细胞来源、天然刺激、受体分布特征以及对靶细胞功能等来认定。体内实验模型利用特异性的细胞因子中和抗体或可溶性受体（通常以可结晶片段融合蛋白或聚乙二醇修饰的蛋白形式延长半衰期，调节与白细胞间的相互作用）调节细胞因子功能。基因改造过的基因敲除／敲入小鼠（通过胚胎干细胞技术改造细胞因子或受体）或转基因小鼠（组织／细胞系特异性的过表达）已经证实尤其有效。条件性基因靶向方法（如使用 Cre 系统）有助于避免胚胎致死性缺陷，或动态评价整个反应过程相关的细胞因子功能。并且近年出现的多光子显微技术能够从三维组织定位水平实时评价体内细胞因子的功能。在体外，细胞因子功能的评价是利用重组表达的细胞因子、特异性抗细胞因子抗体或可溶性受体刺激原代或转染的细胞

系。siRNA 或反义核酸等敲减基因表达水平的方法也逐渐加以应用。最近，以 CRISPR（规律间隔成簇短回文重复序列）和 TALEN（转录激活因子样效应核酸酶）为基础的技术，促进了细胞因子和细胞因子受体基因的高度特异性敲除工作。

在风湿病研究中，这些常规方法非常重要。已有的研究表明，在滑膜组织培养物或分散的细胞群、软骨细胞培养物、骨组织培养模型、皮肤、肾组织培养物或细胞系中，加入或中和细胞因子是有益的。离体方法学包括胞内荧光激活细胞分选法、激光共聚焦扫描显微镜法和利用自动影像分析系统进行组织学定量分析。这些方法大大提高了人们对细胞因子基本功能和致病性的认识，特别是可以了解整个治疗过程中炎症组织的变化。对英夫利昔单抗、阿达木单抗、阿贝西普、利妥昔单抗、托珠单抗、IL-1Rα、IL-10 和 β-干扰素（IFN-β）等治疗前后的类风湿关节炎滑膜组织活检样本进行分析，结果有力地证明了这些方法是有效的[3-4]。

细胞因子受体

细胞因子受体以结构相关的超家族形式存在，由介导细胞因子信号传递的高亲和力信号分子复合物组成（图 26-1）。这些复合物常含有异源二聚体或异源三聚体结构，其具有独特的细胞因子特异性识别受体

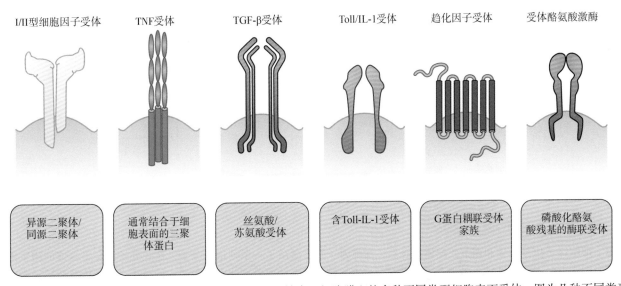

图 26-1 细胞因子受体。细胞因子、趋化因子和生长因子结合于细胞膜上的多种不同类型细胞表面受体。图为几种不同类型的受体和重要的代表性配体。每一种受体与不同的信号传导机制关联，当配体与之结合后，协调和整合细胞反应。IL-1，白细胞介素 -1；TGF-β，转化生长因子 β；TNF，肿瘤坏死因子

和整个超家族的共享受体链。例如，IL-6 超家族的成员 IL-2、IL-4、IL-7、IL-9、IL-15、IL-21 和糖蛋白 130（gp130）等共享 γ 链受体 [5-6]。另外，不同的受体还可以具有共同的信号结构域。许多 TNF 超家族成员具有同源性的死亡结构域。类似的还有：IL-1 的信号结构域不仅存在于 IL-1 受体，而且也存在于其他 IL-1 受体超家族成员，包括 IL-18 受体、IL-33 受体和 Toll 样受体（Toll-like receptors，TLRs）[2]。最近的研究发现，非关联的细胞因子受体系统可以在细胞膜上进行密切的交互作用，使得细胞能够整合各种外部刺激，随着环境变化实时优化信号传导通路和细胞反应。表皮生长因子受体系统已经很好地阐释了这一现象，而共享链 γ 链的超家族成员也证实了这一点。相关的信号通路将在其他章节详述（详见第 27 章）。

细胞因子受体通过多种机制发挥作用。具有完整细胞内信号转导结构域的膜受体与可溶性的细胞因子结合后，能够将信号传递给靶细胞核，并引发效应功能（图 26-2）。膜受体也可与细胞膜上的细胞因子结合，以帮助相邻细胞进行信号交叉传递。膜结合的细胞因子与可溶性的细胞因子可以引发不同的效应器功能。类风湿关节炎中就有相关的例子，TNF 与 TNF-RI、TNF-R II 结合的亲和力相同，但是其与 TNF-RI 的解离速率稍慢。可溶性的 TNF 能够迅速地从 TNF-R II 上解离下来，而结合到 TNF-RI 上，优先通过后者进行信号传递（配体传递）[1]。相反，当细胞与细胞发生接触，稳定的 TNF/TNF-RI 及 TNF/ TNF-R II 复合物形成，则可以通过两种受体传递不同的信号。

细胞因子受体 / 细胞因子复合物也能以反式机制发挥作用，即配体 - 受体复合物的组成部分来源于邻近细胞。IL-15/IL-15Rα 在一个细胞上形成的复合物，可与其他细胞上的 IL-15Rβ/γ 结合 [7]。受体也以可溶形式存在，其可能是 mRNA 加工过程中产生缺少跨膜区或胞内区的受体，或是由细胞表面的受体经酶解

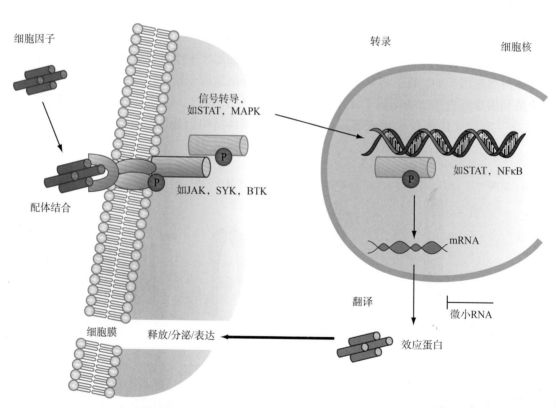

图 26-2 细胞因子信号传导和调节。配体结合后，细胞因子受体激活了一系列信号分子，这些分子结合于受体的胞浆部分或细胞膜。图中 Janus 激酶（JAK）或脾酪氨酸激酶（SYK）被激活，继而磷酸化其他胞浆中的分子 [信号传导及转录激活因子（STAT）]；之后，有丝分裂原激活蛋白激酶（MAPK）转导入核，直接或通过其他中间分子激活基因转录。mRNA 表达水平也可以在转录后被微小 RNA 调节。最终，翻译的蛋白被加工，从细胞释放到周围微环境中，或在细胞膜表达、结合其他细胞。BTK，Bruton 酪氨酸激酶；NF-κB，核转录因子

产生（如 sRNF-R、sIL-1R1）。可溶性受体可以拮抗细胞因子的功能，以调节各种反应；也可先与细胞因子形成复合物，继而促进靶细胞上配体 - 受体复合物的形成，从而增强其功能。通过配体传递的机制，可溶性受体能够在细胞膜上传递细胞因子。鉴于 IL-6 在一系列风湿病中的核心作用，其是特别重要的因子。IL-6 与由异源二聚体（IL-6R 与 gp130）组成的受体结合，通过传统的 STAT3 通路激活细胞。因此 IL-6 可以通过传统的（顺式）信号传导激活组合表达 IL-6R 与 gp130 的细胞。此外，循环中可溶性的 IL-6R 却可在任何表达膜 gp130 的细胞上形成功能性的 gp130/IL-6R 效应复合物，并通过这种方式赋予循环 IL-6 发挥更广泛的功能（反式信号）。最后，目前认为一些膜结合细胞因子本身就具有信号分子的功能（反向信号）。

细胞因子表达的调节

细胞因子在内质网合成，可经高尔基体转运以可溶性介质释放；或以膜结合形式存在，或是被加工成胞浆溶质形式，能够在细胞内转运，甚至重返细胞核作为转录调节因子发挥作用。细胞因子的自分泌功能是通过释放到胞外或膜表达形式，直接介导起源细胞表面或内部的受体交联。另外，细胞因子也可以旁分泌方式起作用，不仅协助局部细胞间的接触，而且允许细胞间的联系。然而，细胞因子的有效作用距离与动力学受多种因素的限制，包括多肽本身结构的理化特性、与细胞外基质（如硫酸乙酰肝素）结合、酶解作用（如丝氨酸蛋白酶降解 IL-18）、可溶性受体的存在（如 TNF/ 可溶性 TNF-RI 和 TNF-RII、IL-2/ 可溶性 IL-2Rα）或炎症环境中新的细胞因子结合蛋白（如 IL-18/ IL-18 结合蛋白）[8]。

体内的许多因素促进细胞因子表达（图 26-3），包括细胞间接触、免疫复合物 / 自身抗体、局部补体激活、微生物及其可溶性产物（尤其通过 TLRs 和核苷酸寡聚化结构域样受体 NLRs）、反应性的氧和氮的中间产物、创伤、剪切力、局部缺血、辐射、紫外线照射、细胞外基质成分、DNA（哺乳动物或微生物的）、热休克蛋白、电解质（如 K^+ 通过 P2X7 受体）以及自分泌环路中细胞因子本身的作用。常用的体外刺激包括一些以上提到的因素，以及化学物质如佛波酯、钙离子载体、凝集素（如植物血凝素），

还有受体特异性抗体如促 T 细胞活化的抗 CD3 和抗 CD28 抗体、促 B 细胞活化的抗免疫球蛋白抗体和抗 CD40 抗体。

细胞内细胞因子的表达调节可以从几个层面分析（图 26-2）。转录水平的调节依赖于不同转录因子募集到细胞因子启动子区。一些刺激可通过许多信号通路传递，使转录因子结合至启动子区，从而调节细胞因子表达。有几种转录因子 [如核转录因子（nuclear factor-κB，NF-κB）、转录因子激活蛋白 -1（activator protein，AP-1）、活化的 T 细胞核因子] 对细胞因子的产生至关重要。在体内和体外实验中，利用化学抑制物或腺病毒载体表达的调节肽抑制 NF-κB 活性，可以缓解滑膜炎症状 [9]。细胞因子启动子序列的多态性可使个体间细胞因子差异表达，从而具有抗感染的选择优势，但也提高了自身免疫的易感性或加速了其进程。最好的例子就是 TNF-α 和 IL-1 的启动子 [10-11]。体外白细胞刺激导致 TNF 释放水平的不同，与 TNF 启动子区的单核苷酸多态性（如，-308）有关。通过同样的方式，IL-1β +3954 位的 A2 等位基因纯合子在脂多糖刺激下可产生更多的 IL-1β。*IL-1RA* 基因也存在序列多态性，这使得不同个体的单核苷酸多态性对于 IL-1 蛋白释放的重要性难以判定。一般而言，单倍型的净效应在功能水平上可能更重要，或者仅在多个次要多态性可以协同作用的网络环境中发挥作用，特别是考虑它们与疾病本身的相关性时。

转录后调节对于细胞因子的持续表达非常重要。其作用机制有促进翻译起始、增加 mRNA 稳定性和

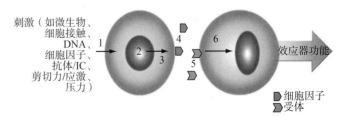

图 26-3 细胞因子调节功能概况。大量的、多种多样的刺激①，通过新基因表达②或是活化已产生的细胞因子③提高细胞因子的表达水平。其后，细胞因子蛋白表达于胞浆内、细胞膜上，或是以可溶形式分泌至细胞外环境④。细胞因子与存在于靶细胞膜上或液相中的相应受体结合⑤。膜受体与细胞因子结合后信号传递至受体细胞核⑥，驱动新的基因表达促使效应器功能的发挥。细胞因子作用的每一个阶段均极具治疗潜能。IC，免疫复合物

多腺苷酸化。在细胞因子 52 或 32 非翻译区（UTRs）富含 AU 的元件（AREs）对于 mRNA 稳定性起着重要作用；TNF 32UTR 的 AREs 下调 TNF 的表达，因此缺少该区域的转基因小鼠会罹患自发性关节炎和肠炎[12]。调节蛋白与 AREs 结合可介导这些效应。HuR 和 AUF1 发挥相反的作用，稳定和破坏含有 ARE 的转录物[13]。TIA-1 和 TIAR 是 RNA 识别基序家族成员[14]，其功能是翻译沉默子。TIA-1 缺陷的巨噬细胞产生过量的 TNF，而 TIA-1 缺陷的淋巴细胞 TNF 分泌水平则正常，表明不同类型的细胞 mRNA 调节机制也有差别[15]。此外，细胞因子可优先产生稳定的 mRNA 以辅助组织内快速的后续反应。IL-15 mRNA 的 5'UTR 含有 12 个 AUG 三联密码，明显降低了 IL-15 的翻译效率。将这段序列去除，IL-15 才能分泌。IL-15 mRNA 能够产生由 48 个氨基酸组成的信号肽，它使得 IL-15 得以分泌，而稍短的由 21 个氨基酸组成的信号肽则引导其在细胞内分布；进而不同形式的 IL-15 发挥不同的功能[16]。

翻译后调节也通过几种机制调节细胞因子表达。糖基化修饰对于细胞因子功能很重要，能够调节其细胞内转运[16]。改变引导序列也可改变细胞内细胞因子的转运。一些细胞因子的翻译产物无引导序列，其分泌依赖于非传统的分泌途径，对此知之寥寥。IL-1β 利用一个嘌呤依赖的通路（P_2X_7）释放[17]。细胞因子常通过酶解激活，即非功能前体分子经酶切产生功能性的亚单位。例如，IL-1β 前体经半胱氨酸天冬氨酸酶酶切，产生活性的 IL-1β；同样，IL-18 前体经酶切，产生 18 kD 的活性形式[18]。这一过程在细胞内有序地（时间上）按照一定方向（空间上）进行。IL-1 的加工是在胞浆内的一个蛋白复合物中进行的，该复合物被称为炎性体。近年来，后者引起了广泛关注，其有望作为一些疾病的治疗靶点，如结晶诱导的关节炎和由某些炎性体基因（如比林蛋白）突变导致的疾病等（见第 27、94、96、97 章）。

细胞因子的其他加工过程涉及丝氨酸蛋白酶、蛋白水解酶 3、胰肽酶及去整合素基质金属蛋白酶家族成员。酶解发生在细胞内或细胞外，使细胞外的细胞因子得以活化。同样，细胞膜上的酶作用于膜表达细胞因子。去整合素基质金属蛋白酶家族成员调节 TNF 释放，TNF 转化酶酶切并介导 TNF 及其受体的释放[19]。广泛的分子机制不仅严格调节细胞因子 mRNA 的产生及其稳定性，而且还调节其翻译、细胞内表达和分布。在每一个调节水平，均存在通过调节细胞因子进行干预和治疗的机会。

细胞因子的效应功能

在急性和慢性炎症反应过程中，细胞因子具有多种强大的效应功能。在人类自身免疫和慢性炎症发病机制中具有重要意义的细胞因子特性、受体特异性和关键作用总结在表 26-1 至表 26-8 中。

急性炎症中的细胞因子

细胞因子在急性炎症反应重要早期事件的各个阶段均可发挥作用。参与固有免疫反应的细胞包括中性粒细胞、自然杀伤细胞、巨噬细胞、肥大细胞和嗜酸性粒细胞，它们均会在组织损伤后的数秒钟内分泌细胞因子并对其做出反应。细胞因子启动白细胞对微生物以及化学刺激的反应，上调迁移的白细胞和内皮细胞上黏附分子的表达，增加活性氧中间体、一氧化氮、血管胺和神经肽的释放，活化细胞分裂素、花生四烯酸衍生物、前列腺素和白三烯，从而调节细胞因子的释放。同样，细胞因子调节加工过程中的补体和膜防御分子、清道夫受体、NLRs 和 TLRs 的表达。细胞因子，尤其是 IL-1、TNF 和 IL-6，在推动急性期反应的过程中至关重要。一部分细胞因子由于能够被快速诱导或优先表达，以及其在炎症初期发挥重要作用而被认为是"警示因子"。表 26-1 至表 26-8 列出了急性炎症反应中表达的细胞因子功能。

慢性炎症中的细胞因子

细胞因子精细调节细胞间相互作用是慢性炎症的特征。研究表明，实时影像分析技术如双光子显微镜和共聚焦扫描，可以显示炎症过程中细胞的连续运动。炎症损伤在液体环境中发生，不同的细胞在细胞因子控制下，形成瞬时功能亚单位，如异常的生发中心、滑膜衬里层或间质性肾炎，但仍保持在细胞外基质中趋化因子浓度梯度影响下迁移的能力。细胞因子可以通过降低浓度（如 IL-2、IL-7、IL-15 和 Ⅰ 型干扰素）或与含有死亡结构域的细胞因子受体结合来促进细胞死亡（细胞凋亡）（如 TNF-R1）。细胞因子以动态平衡而不是静止的线性方式，在炎症损伤发

表 26-1　白细胞介素 -1 超家族细胞因子在风湿病中的作用

细胞因子	大小（kD）*	受体	主要细胞来源	部分功能
IL-1β	35（前体）	IL-1RI	单核细胞，B 细胞，成纤维细胞，软骨细胞，角质形成细胞	成纤维细胞因子，趋化因子，MMP，iNOS，PG 释放↑
	17（活性形式）	IL-1RAcP		单核细胞因子，ROI，PG ↑
		IL-1RII（诱饵）		破骨细胞激活
				软骨细胞 GAG 合成↓；iNOS，MMP 和聚蛋白多糖酶↑
				内皮细胞黏附分子表达
IL-1α	35（前体）†	IL-1RI	单核细胞，B 细胞，PMNs，上皮细胞，角质形成细胞	与 IL-1β 相似
	17（活性形式）	IL-1RAcP		自分泌生长因子（如角质形成细胞）
		IL-1RII（诱饵）		
IL-1Ra	22	IL-1RI	单核细胞	拮抗 IL-1β 和 IL-1α
		IL-1RAcP		
		IL-1RII		
IL-18	23（前体）	IL-18R	单核细胞，B 细胞，PMNs，树突状细胞，血小板内皮细胞	效应 T 细胞极化（Th1 与 IL-12/Th2 与 IL-4）
	18（活性形式）	IL-18Rβα		软骨细胞合成 GAG ↓；iNOS 表达
				NK 细胞激活，细胞因子分泌，细胞毒性
				单核细胞因子分泌，黏附分子表达
				PMN 激活，细胞因子分泌，迁移
				内皮细胞 - 促血管生成
IL-36（αβγ）	35	IL-1Rrp2	巨噬细胞，树突状细胞，淋巴细胞，上皮细胞（皮肤，支气管），成纤维样滑膜细胞	激活固有免疫细胞，产生细胞因子
		IL-1RAcP		角化细胞增殖
IL-37	35	IL-18Rα	尚不明确	抗炎功能：转基因小鼠免于结肠炎，缺血再灌注损伤
IL-33	30（前体）	ST2L	上皮细胞，单核细胞，平滑肌细胞，角质形成细胞	促进 Th2 细胞激活，肥大细胞激活和细胞因子产生
	18（活性形式）	IL-1RAcP		

* 前体形式被蛋白酶包括半胱氨酸天冬氨酸蛋白酶 -1、钙蛋白酶、弹性蛋白酶、组织蛋白酶 G 切割成活性成分
† IL-1α 前体剪切之前具有生物活性
DC，树突状细胞；FLS，成纤维样滑膜细胞；IL，白细胞介素；GAG，黏多糖；iNOS，诱导型一氧化氮合酶；MMP，金属基质蛋白酶；NK，自然杀伤细胞；PG，肽聚糖；PMN，多形核白细胞；ROI，活性氧中间体；Th，辅助 T 细胞

表 26-2 肿瘤坏死因子超家族细胞因子 [*] 在风湿病中的重要作用

细胞因子	大小（kD）	受体	主要细胞来源	部分功能
TNF	26（前体）	TNF-RI (p55)	单核细胞，T、B、NK 细胞，PMNs，嗜酸性粒细胞，肥大细胞，成纤维细胞，角质形成细胞，神经胶质细胞，成骨细胞，平滑肌	单核细胞激活，细胞因子和 PG ↑
		TNF-RII (p75)		PMN 初始化，凋亡，呼吸爆发 ↑
				内皮细胞黏附分子，细胞因子分泌↑；成纤维细胞增殖和胶原合成 ↓
				MMP 和细胞因子↑
				T 细胞凋亡，克隆（自身）调节，TCR 功能障碍
				脂肪细胞 FFA 分泌↑
				内分泌效应—ACTH，催乳素↑；TSH，FSH，GH ↓
LTα	22-26	TNF-RI	T 细胞，单核细胞，成纤维细胞，星形胶质细胞，骨髓瘤，内皮细胞，上皮细胞	外周淋巴系统发育
		TNF-RII		与 TNF 生物学功能相似
RANK 配体	35	RANK	基质细胞，成骨细胞，T 细胞	通过破骨细胞成熟和激活刺激骨吸收
				调节 T 细胞 -DC 细胞相互作用
OPG	55	RANKL	基质细胞，成骨细胞	RANKL 可溶性受体
BLyS [†]	18-32	TACI BCMA	单核细胞，T 细胞，DCs	B 细胞增殖，免疫球蛋白分泌，类型转换存活
		BLyS-R		T 细胞共刺激
APRIL	–	TACI	单核细胞，T 细胞，肿瘤细胞	B 细胞增殖
		BCMA		肿瘤增长

[*] 其他的重要成员包括 TRAIL、TWEAK、CD70、FasL 和 CD40L，目前报道的该家族成员至少有 18 个。

[†] 也称为 BAFF。

ACTH，促肾上腺皮质激素；APRIL，增殖诱导的配体；BCMA，B 细胞成熟因子；BlyS，B 淋巴细胞刺激因子；DC，树突状细胞；FFA，游离脂肪酸；FSH，尿促卵泡素；GH，生长激素；LT，淋巴毒素；MMP，金属基质蛋白酶；NK，自然杀伤细胞；OPG，骨保护素；PG，肽聚糖；PMN，多形核中性粒细胞；RANK，NF-κB 受体活化因子配基；TACI，跨膜激活剂及钙调亲环素配体相互作用分子；TCR，T 细胞受体；TNF，肿瘤坏死因子；TRAIL，TNF 相关的凋亡诱导配体；TSH，促甲状腺激素；TWEAK，肿瘤坏死因子样凋亡微弱诱导剂

表 26-3　与 T 细胞效应功能相关的主要细胞因子[*]

细胞因子	大小（kD）	受体	主要细胞来源	重要功能
Ⅱ型干扰素				
IFN-γ	20-25	IFNγR	Th/c1 细胞，NK 细胞，γδT 细胞，B 细胞，巨噬细胞 / DCs	巨噬细胞激活，DC 细胞 APC 功能↑
				内皮细胞黏附分子↑
				MHCⅡ类分子表达↑
				T 细胞生长↓；与 Th2 反应相反
				骨吸收↓；成纤维细胞增殖和胶原合成
4α- 螺旋家族				
IL-2	15	IL-2Rα IL-2/15Rβγ 链	Th/c 细胞，NK 细胞	T 细胞分裂，成熟，细胞因子分泌和细胞毒性
				NK 细胞因子分泌，细胞毒性，单核细胞激活
				淋巴细胞凋亡↓
IL-4	20	IL-4Rα/γ 链 IL-4Rα/IL-13R1	Th/c 细胞（Th2）；NK 细胞	Th2 分化，成熟，凋亡↓
				B 细胞成熟；类型转换（IgE）
				嗜酸性粒细胞迁移，凋亡↓
				内皮细胞激活，黏附分子表达
IL-5	25 单体	IL-5Rα	Th/c2 细胞，NK 细胞，肥大细胞，上皮细胞	B 细胞分化，免疫球蛋白产生（IgA）
	50 同源二聚体	IL-5Rβ		嗜酸性粒细胞分化与激活
				Th/c 成熟
IL-17 家族[†]				
IL-17A/F	20-30	IL-17R	T 细胞（Th17），成纤维细胞	趋化因子释放，成纤维细胞因子分泌，MMP 释放↑
				破骨细胞生成，造血作用
				软骨细胞 GAG 合成↓
				白细胞因子产生↑
IL-25（IL-17E）	20-30	IL-17R	Th2 细胞	Th2 细胞因子分泌，细胞 IgA 与 IgE 合成，巨酸性粒细胞增多，上皮细胞

[*] 其他可能引起关注的 T 细胞来源细胞因子包括 Th2 和 NK2 细胞分泌的 IL-13。

[†] IL-17 家族也包括 IL-17B 和 IL-17C，其确切功能尚不明确。

APC，抗原呈递细胞；DC，树突状细胞；GAG，黏多糖；IFN，干扰素；Ig，免疫球蛋白；IL，白细胞介素，MHC，主要组织相容性复合体；MMP，金属基质蛋白酶；NK，自然杀伤细胞；Th/c，T 辅助细胞 / 细胞毒性的

表 26-4　最初认为对调节性 T 细胞起主要作用的细胞因子[*]

细胞因子	大小（kD）	受体	主要细胞来源	重要功能
IL-12	IL-12/23p40	IL-12Rα	巨噬细胞，DCs	Th1 细胞增殖，成熟
	IL-12p35	IL-12Rβ1		T 细胞细胞毒性
		IL-12Rβ2		B 细胞激活
IL-15	15	IL-15Rα	单核细胞，成纤维细胞，肥大细胞，B 细胞，PMNs，DC 细胞	T 细胞化学促活，激活，记忆维持
		IL-2/15Rβγ 链		NK 细胞成熟，激活，细胞毒性
				巨噬细胞激活，抑制（剂量依赖）
				PMN 激活，黏附分子，呼吸爆发
				成纤维细胞激活
				B 细胞分化和类型转换
IL-21	15	IL-21Rγ 链	活化的 T 细胞，其他（？）	B 细胞激活
IL-23	IL-12/23p40	IL-23R	巨噬细胞，DCs	Th17 细胞扩增和激活，IL-17 分泌
	IL-23p19	IL-12Rβ1		

[*] 目前认为，本表中的细胞因子具有许多与上述不一致的功能。其他已报道的调节 T 细胞的细胞因子包括 IL-27，其功能尚在研究中。
DC，树突状细胞；IL，白细胞介素；NK，自然杀伤细胞；PMN，多形核白细胞；Th，辅助 T 细胞

表 26-5　IL-10 超家族细胞因子[*]

细胞因子	受体	主要细胞来源	重要功能
IL-10	IL-10R1	单核细胞，T 细胞，B 细胞，DCs，上皮细胞，角质形成细胞	巨噬细胞因子分泌，iNOS，ROI↓，可溶性受体↑
	IL-10R2		T 细胞因子分泌，MHC 表达↓；诱导失能
			Treg 细胞成熟，效应器功能（？）
			DC 激活，细胞因子分泌↓
			成纤维细胞 MMP，胶原释放↓；对 TIMP 无作用
			B 细胞类型转换增强
IL-19	IL-20R1/IL-20R2	单核细胞，其他（？）	单核细胞因子和 ROI 释放，单核细胞凋亡
IL-20	IL-22R/IL-20R2	角质形成细胞，其他（？）	角质形成细胞生长的自我分泌
	IL-20R1/IL-20R2		
IL-22	IL-22R/IL-10R2	Th17 细胞，CD8 T 细胞，γδ T 细胞，NK 细胞	急性期反应，角质形成细胞激活增殖↑
IL-24	IL-22R/IL-20R2	单核细胞，T 细胞	肿瘤凋亡，PBMC 分泌 Th1 细胞因子
	IL-20R1/IL-20R2		

[*] 其他成员包括 IL-26、IL-28 和 IL-28A。IL-10 超家族的多种功能知之寥寥，但是可能不局限于免疫系统。
DC，树突状细胞；IL，白细胞介素，iNOS，诱导型一氧化氮合酶；MMP，金属基质蛋白酶；NK，自然杀伤细胞；PBMC，外周单核细胞；ROI，活性氧中间体；Th，辅助 T 细胞；TIMP，金属蛋白酶组织抑制因子；Treg，调节性 T 细胞

表 26-6　IL-6 超家族细胞因子[*]

细胞因子	大小（kD）	受体	主要细胞来源	重要功能
IL-6	21-28	IL-6R[†] gp130	单核细胞，成纤维细胞，B 细胞，T 细胞	B 细胞增殖，免疫球蛋白产生 造血作用，血栓形成 T 细胞增殖，分化，细胞毒性 肝急性期反应 下丘脑 - 垂体 - 肾上腺轴 对单核细胞分泌细胞因子的不同作用
抑瘤素 M	28	OMR gp130	单核细胞，活化的 T 细胞	巨核细胞分化 成纤维细胞，TIMP 和细胞因子分泌 急性期反应，成纤维细胞蛋白酶抑制因子 ↑ 单核细胞 TNF 释放 ↓；IL-1 效应器功能 ↓ 下丘脑 - 垂体轴↑，皮质类固醇释放 成骨细胞调节效应（?） 某些模型中促炎效应（?）
白血病抑制因子	58	LIFR gp130	成纤维细胞，单核细胞，淋巴细胞，系膜细胞，平滑肌细胞，上皮细胞，肥大细胞	急性期反应 ↑ 造血作用，血栓形成 神经发育，神经效应器功能和植入中的作用 骨代谢，细胞外基质调节 白细胞黏附分子表达 嗜酸性粒细胞初始化 模型中促炎对抗炎的复合效应

[*] 其他可能具有重要作用的成员包括 IL-11、嗜心素、睫状节神经细胞营养因子。注意家族中的重叠效应。

[†] 膜表达或可溶形式能够使 gp130 形成二聚体以促进信号传递，其促进信号转导。

gp130，糖蛋白 130；IL，白细胞介素；LIFR，白血病抑制因子受体；OMR，抑瘤素 M 受体；TIMP，金属蛋白酶组织抑制因子；TNF，肿瘤坏死因子

表 26-7　风湿病相关的生长因子

细胞因子	受体	细胞来源	重要功能
TGF-β[*]	Ⅰ 型 TGFβR	广泛：包括成纤维细胞，单核细胞，T 细胞，血小板	损伤修复，基质维持，纤维化
Isoforms 1-3[†]	Ⅱ 型 TGFβR 其他		先激活后抑制炎性反应 T 细胞（Treg 和 Th17）和 NK 细胞增殖、效应器功能 ↓ 早期白细胞化学趋化因子，明胶酶，整合素表达 ↑ 早期巨噬细胞激活，后抑制，并减少 iNOS 表达
BMP 家族（BMP2-15）	BMPRI BMPRII	变化的（如上皮细胞，间质组织），骨来源的细胞系	在软骨生成、骨生成和组织（如心脏，皮肤，眼）形态行程中，调节重要的趋化作用、有丝分裂和分化过程
PDGF	PDGFRα PDGFRβ	血小板，巨噬细胞，内皮细胞，成纤维细胞，神经胶质细胞，星形胶质细胞，成肌细胞，平滑肌细胞	局部旁分泌或自分泌多种细胞系的生长因子 损伤修复

续表

细胞因子	受体	细胞来源	重要功能
FGF 家族	FGFR（不同种类的）		间质细胞、上皮细胞和神经外胚层细胞的生长和分化
	碱性的 FGF		
	酸性的 FGF		

* TGF-β 超家族成员包括 BMP、生长和分化因子、抑制素 A、抑制素 B、Müllerian 抑制物、神经胶质来源的神经营养因子和巨噬细胞抑制因子。
† 与潜在相关肽结合形成小的潜在复合物，与潜在的 TGF-β 结合蛋白形成大的潜在复合物；经蛋白水解或非蛋白水解途径激活。
BMP，骨形态发生蛋白；FGF，成纤维细胞生长因子；iNOS，诱导型一氧化氮合酶；NK，自然杀伤细胞；PDGF，血小板来源生长因子；TGF，转化生长因子；Th，辅助 T 细胞；Treg，调节 T 细胞

表 26-8 几种在风湿性疾病中具有潜在作用的细胞因子

细胞因子	大小（kD）	受体	细胞来源	重要功能
MIF	12	未知	巨噬细胞，活化的 T 细胞，成纤维细胞（滑膜细胞）	巨噬细胞因子分泌，吞噬作用，NO 释放↑
				T 细胞激活，DTH
				成纤维细胞增殖，COX 表达，PLA_2 表达
				内在的氧化还原酶活性（"凝血激酶"）
HMGB1	30	RAGE，dsDNA	广泛表达，坏死细胞，巨噬细胞，垂体细胞	DNA 结合转录因子
		其他（?）		坏疽诱导的炎症
				巨噬细胞激活延迟促炎分子
				平滑肌趋化作用
				破坏上皮屏障功能
				杀伤细菌（直接）
GM-CSF	14-35	GM-CSFRα	T 细胞，巨噬细胞，内皮细胞，成纤维细胞	粒细胞和单核细胞成熟，造血作用
		GM-CSFRβ		白细胞 PG 释放，DC 成熟
				肺泡表面活性物质生成量
G-CSF	19	G-CSFR	单核细胞，PMNs，内皮细胞，成纤维细胞，多种肿瘤细胞，基质细胞	粒细胞成熟，增强 PMN 功能
M-CSF	28-44	M-CSFR	单核细胞，成纤维细胞，内皮细胞	单核细胞激活，成熟
IL-32α-δ	未知	未知	单核细胞，T 细胞，NK 细胞，上皮细胞	促进多种细胞分泌促炎细胞因子
I 型干扰素 IFNα/β 家族	多种不同的	IFNαβR	广泛	抗病毒反应
				广泛的免疫调节作用（促进 MHC 表达）
				巨噬细胞激活，淋巴细胞激活与存活
				抗增殖，细胞骨架改变，分化↑

COX，环氧化酶；DC，树突状细胞；dsDNA，双链 DNA；DTH，迟发型超敏反应；G-CSF，粒细胞集落刺激因子；GM-CSF，粒 - 巨噬细胞集落刺激因子；HMGB，高迁移率族蛋白；IFN，干扰素；M-CSF，巨噬细胞集落刺激因子；MHC，组织相容复合物；MIF，巨噬细胞抑制因子；NO，一氧化氮；PG，前列腺素；PLA，磷脂酶 A；PMN，多形核白细胞；RAGE，晚期糖基化终产物受体

展的各个阶段发挥作用。风湿性疾病中的慢性炎症通常包含固有免疫和适应性免疫反应的记忆性细胞因子活动。方便起见，可以根据细胞因子对细胞亚群和细胞间相互作用的影响来研究它们（图 26-2 描述了进行性慢性损伤中细胞因子活性的作用）。至关重要的是，细胞因子可通过其时空表达谱在促炎和抗炎过程中发挥作用。

慢性炎症中 T 细胞效应功能

T 细胞在每一个发育阶段均依赖于细胞因子的作用，从骨髓干细胞成熟，到胸腺发育，再到初次或再次接触抗原后的功能分化和成熟（详见第 12 章）。后者极为重要，因为通过改变周围细胞因子的环境，可以促成 T 细胞表型的再分化。T 细胞和树突状细胞相互作用过程中，T 细胞受体 - 肽 - 主要组织相容性复合体（MHC）的相互作用所产生的功能效果，由共刺激分子和局部细胞因子的表达决定（表 26-3，表 26-4）。在 IL-18 存在时，IL-12 促进 Ⅰ 型表型发育，最终的效应细胞为产生 IFN-γ 的 Ⅰ 型 T 辅助细胞（Th1）[20]。IFN-γ 刺激巨噬细胞致敏、活化、和黏附分子表达，促进肉芽肿形成和微生物杀伤作用。然而，从 IFN-γ 缺陷小鼠和 IFN-γ 受体缺陷小鼠炎症模型上获得了相反的结果，因此 IFN-γ 破坏组织的作用复杂。IFN-γ 最终可能通过抑制破骨细胞活化而延缓组织破坏[21]。

Th17 效应细胞是一种 T 细胞亚群，主要分泌 IL-17A 以及在许多自身免疫疾病中起关键作用的 IL-22。Th17 是在 IL-6 和转化生长因子（TGF）-β 存在下产生的，在 IL-1β 和 IL-23 刺激下扩增，并被 IL-25（IL-17E）、IL-10 和干扰素 -γ 拮抗。IL-17A 造成组织破坏是通过直接快速的途径，如中性粒细胞募集和活化、软骨细胞活化、角化细胞活化及破骨细胞活化或成纤维细胞样滑膜细胞（FLS）激活[22]。目前 Th17 在人类自身免疫性疾病中的确切作用机制正在被解析，其他谱系，比如天然淋巴细胞，也促进了疾病的发生。从啮齿类动物模型获得的强有力数据提示，其作为启动细胞和效应细胞，具有非常重要的作用。靶向 IL-17A 的临床试验正在不同的风湿病中进行，二期临床和三期临床的数据充分表明靶向 IL-17A 对牛皮癣、银屑病关节炎和脊柱关节炎患者的症状具有明显的缓解作用。由于 IL-17A 的选择性抑制剂对类风湿关节炎的无明显益处，因此 IL-17A 在类

风湿关节炎发生发展中的作用尚不清楚。

T 细胞 - 树突状细胞相互作用的过程中，IL-18 的存在使 IL-4 起主导作用，导致 Ⅱ 型反应发生，即由主要合成 IL-4、IL-5、IL-10 和 IL-13 的 Th2 细胞引发体液免疫，其发病机制很可能由 B 细胞介导。调节 T 细胞发育的细胞因子还不明确，然而高水平的 IL-10 或 TGF-β 可能参与这一过程[23]。效应 T 细胞通过其先前的活化状态决定细胞因子的分泌进而发挥作用。

细胞间相互作用

在许多炎症损伤中，尽管有大量促炎症因子表达，但也会有相对少量诱导型 T 细胞来源的细胞因子（尤其是 IL-17A 或 INF-γ）参与。白细胞亚群之间、组织细胞与白细胞之间细胞膜的相互作用是维持慢性炎症的主要机制。细胞因子从几个层面参与这些相互作用，包括作为膜表达配体的直接作用、通过激活细胞的间接作用，以及增强其下游反应性的协同作用。滑膜组织中细胞因子与细胞之间的相互作用研究得非常清楚，这也适用于许多炎性损伤。大量数据表明，T 细胞与其邻近的巨噬细胞间的同源相互作用是驱动细胞因子释放的主要途径，而细胞因子又维系了这一通路。这样的相互作用不依赖于 T 细胞受体介导的 T 细胞活化，是一条 T 细胞不依赖于识别局部自身抗原而促进炎症发展的途径。

Vey 等[24]首先观察到单核细胞通过与丝裂原刺激的 T 细胞接触而被活化。新鲜分离的滑膜 T 细胞通过这一机制激活巨噬细胞，证实了接触诱导细胞活化是炎性 T 细胞的基本特征[25]。非抗原依赖的、细胞因子介导的旁路活化使得人 CD4+ 记忆 T 细胞具有这一功能[26]。类风湿关节炎和银屑病关节炎组织来源的滑膜 T 细胞的研究表明，具有协同作用的细胞因子，尤其是 IL-15、TNF 和 IL-6，能够非常有效地活化记忆性 T 细胞[27-28]。细胞因子也可直接作用于巨噬细胞，协同 T 细胞接触效应而发挥功能。在这方面，IFN-γ 和 IL-18 最为有效，它们通过提高黏附分子表达而发挥作用。

活化的记忆性 CD4+ 和 CD8+ T 细胞通过多种膜配体，包括 LFA-1/ICAM-1、CD69 和 CD40/CD154，促使巨噬细胞释放细胞因子[27,29]。巨噬细胞与 T 细胞接触后，TNF 和 IL-1 的分泌水平提高，而 IL-10 却不是，同时 IL-1Ra 水平降低。共培养的 Th1 细胞

比 Th2 细胞释放更多的促炎细胞因子。该发现提示它们的功能表型从细胞因子分泌扩展至膜受体谱[30]。而 Th1 细胞（CD40L、CCR5、IL-18Rα）与 Th2 细胞（IL-33R/ST2、CXCR3）表型的差异也进一步佐证了这一观点。最近的研究表明 Th17 细胞也有相似的细胞间相互作用。T 细胞膜相互作用活化单核细胞的信号传导通路，有别于通常细胞因子诱导剂激活的通路。磷脂酰肌醇 -3 激酶、NF-κB、p38 分裂素激活蛋白激酶（MAPK）信号通路发挥了不同的作用[31]。同样，巨噬细胞与细胞因子活化 T 细胞（类似于滑膜 T 细胞）接触产生的信号不同于与 T 细胞受体活化的 T 细胞接触所产生信号[32]。这种差异使得靶向细胞因子激活、T 细胞驱动信号通路，而抗原驱动反应不变的治疗具有应用前景。活化记忆性 T 细胞对于前面提到相互作用的必要性仍然存在争议。在 IL-17 协同作用下，纯化的静息 T 细胞亚群激活滑膜成纤维细胞释放 IL-6、IL-8、金属基质蛋白酶 3（MMP3）和前列腺素[33]。

T 细胞可能被不同的成分活化，包括细胞外基质成分和潜在自身抗原。然而，已证实细胞因子通过活化 T 细胞维持慢性炎症，而不需要局部（自身）抗原识别，因此，其具有巨大的治疗前景。

慢性炎症中细胞因子激动剂／拮抗剂功能

复合物调节性相互作用抑制炎症反应的进行，常通过同时分泌的拮抗性细胞因子和可溶性受体调节细胞因子效应通路而实现。Th1 反应可被 Th2 型的细胞因子（如 IL-4、IL-10）部分抑制，因此 Th2 反应缺陷模型中，Th1 反应明显增强[20]。同样，Th1 细胞和 Th2 细胞限制 Th17 细胞扩增[22]。其他白细胞中也存在类似的调节环路，例如 TNF 和 IL-10 对巨噬细胞细胞因子释放和效应器功能具有"阴阳"调节作用[34]。

细胞因子抑制功能通常是对于促炎细胞因子而言，在其他情况下，它们可能具有完全不同的功能，因此判断其在炎症反应中的作用很困难。IL-10 的生物学效应与 TNF 和 IL-1β 的诸多促炎效应（如减少黏附分子和 MHC 的表达、间质金属蛋白酶的释放）相反，但它能够活化 B 细胞、促进免疫球蛋白分泌[34]。同样，一般被认为是促炎成分的 TNF 也可能具有重要的调节 T 细胞功能的作用，因为慢性炎症部位分离的 T 细胞通过 T 细胞受体传递信号的能力减弱，但中和 TNF 可以恢复这种能力[35]。而局部环境中

细胞因子与可溶性受体的精确比例关系，如 TNF 与 sTNF-R，或 IL-10 与 sIL-10R，使这种调节更为复杂。与之相符，抗炎细胞因子如 IL-4、IL-10 和 IL-11，治疗临床上的炎性疾病，未能取得满意的疗效。抑制 IL-10 分泌可能是 p38 MAP 激酶抑制剂意想不到的作用，其与这些试剂的有效性相关，并强调了考虑促炎和抗炎细胞因子之间复杂相互作用的重要性。一个重要警示是，细胞因子有可能需要联合使用（如 IL-4、IL-10 和 IL-11 的组合），以优化抗炎作用。更深层次细胞因子拮抗功能的例子是 IL-1β 与 IL-1Ra 以及 IL-18 与 IL-18 结合蛋白在调节巨噬细胞活化过程中的拮抗作用。

最近发现，细胞因子也能调节白细胞间的同源相互作用。虽然细胞接触很少诱导抗炎信号通路，但细胞因子活化的 T 细胞能够诱导单核细胞释放 IL-10[32]。类风湿关节炎滑膜 IL-10 的释放，部分依赖于 T 细胞，可反馈调节 TNF 释放。炎症损伤部位相邻细胞谱系产生的细胞因子也可以是抑制性的。IFN-β 能够减少有丝分裂原活化的、T 细胞诱导的巨噬细胞释放 TNF 和 IL-1，而增加 IL-1Ra 的释放[36]。这其中的机制是 I 型 IFN 能够改变促炎细胞因子的产生，其调节范围超出传统意义的细胞因子活性。前列腺素和脂蛋白成分，尤其是高密度脂蛋白，能够抑制细胞因子介导的 T 细胞 - 巨噬细胞相互作用[37]。

改善病情的抗风湿药物

传统的改善病情的抗风湿药物（disease-modifying anti-rheumatic drugs，DMARDs）也能够通过调节细胞因子产生而起效。在体外，甲氨蝶呤可以调节多种细胞因子释放，其中部分是由腺苷 - 环单磷酸腺苷通路介导[38]。双氢乳清酸脱氢酶抑制物来氟米特的活性代谢物 A77 11726，能够减少接触有丝分裂原活化 T 细胞的单核细胞释放 TNF、IL-1β、IL-6 和 MMP-1，但不减少 IL-1Ra 释放[39-40]。来氟米特可通过调节 NF-κB（IκB）α 的磷酸化和降解抑制剂以及 AP-1 和 c-Jun 氨基端蛋白激酶活化等途径来介导这些功能[41]。磺胺吡啶是促炎细胞因子诱导 NF-κB 的抑制物。生物制剂可能在不同疾病阶段调节细胞因子的表达。信号传导抑制剂如 JAK 和 Syk 抑制物不仅能够抑制细胞因子的活性，而且能够抑制下游更多细胞因子的分泌，这些细胞因子能够加重疾病。

不同组织间的细胞相互作用

细胞因子促进一些组织的同种细胞间相互作用。与黏附分子和共刺激信号通路参与的 T 细胞 - 巨噬细胞、T 细胞 - 树突状细胞间作用不同，除白细胞 - 白细胞间作用外，细胞 - 细胞膜信息交流通常由膜细胞因子表达所介导。T 细胞接触介导的成纤维细胞活化，是通过膜 TNF 和 IFN-γ 增加成纤维细胞细胞因子的分泌和 MMP（而不是金属蛋白酶组织抑制物）的表达，而促进组织破坏[29]。成纤维细胞的来源和活化状态非常重要，成纤维细胞样的滑膜细胞能够有效地被此通路活化，而表皮成纤维细胞则不能。其他研究显示，T 细胞接触可介导中性粒细胞、角质化细胞、肾小球膜细胞（通过膜细胞因子和 CD40L 共表达）、血小板和肾小管上皮细胞的活化。细胞因子活化的巨噬细胞（通过 IFN-γ 和 sCD40L）可能通过与肾小球膜细胞接触，激活后者分泌黏附分子和趋化因子。免疫系统的细胞与其他细胞之间的接触可能代表一种普遍存在的机制，其阐释了局部细胞因子的产生可以有效地维持慢性炎症状态。

慢性炎症中的 B 细胞和细胞因子释放

细胞因子对于 B 细胞的成熟、增殖、活化、类型转换和存活至关重要（见第 14 章）。细胞因子介导的 B 细胞活化在免疫复合物形成、B 细胞抗原提呈、B 细胞 -T 细胞相互作用和生发中心形成等过程中起着重要作用。而 TNF 超家族的 BLyS 和 APRIL 尤其重要。这些细胞因子对于 B 细胞的发育、存活和适当活化至关重要。然而，它们的重要性至少在 RA 生物学中引发争论，因为临床应用靶向这两种细胞因子的药物阿塞西普（中和 BLyS 和 APRIL 的作用）治疗 RA 未产生疗效。中和 BLyS 的单克隆抗体用于 SLE 治疗取得了可喜的效果，但治疗 RA 的结果却不尽如人意。继而 B 细胞也成为重要的细胞因子来源，如 IL-6、IL-10。B 细胞也被认为是诱导巨噬细胞来源细胞因子分泌的重要诱导物。该过程可能主要通过免疫复合物的形成[42]或通过调节 T 细胞活化（B 细胞辅助下）起作用。包括细胞因子表达和 B 细胞的复杂反馈调节环路在一系列风湿病的病理生理学中有极为重要的意义。这可能是利用 B 细胞耗竭策略（例如，通过使用利妥昔单抗）治疗风湿性疾病的核心机制。

在慢性炎症中的固有免疫细胞谱系

细胞因子有效地活化固有免疫应答细胞，从而造成多种风湿性疾病的慢性炎症损伤。表 26-1 至表 26-8 列出了相关例子，其中在合适的细胞因子组合存在下，中性粒细胞、自然杀伤细胞、嗜酸性粒细胞和肥大细胞可以被募集和激活。

在慢性炎症中的生长因子

大量研究数据表明生长因子家族在慢性炎症中的重要性，尤其以 TGF-β 超家族成员，包括 TGF-β 异构体和骨形态发生蛋白家族成员为代表。TGF-β 在细胞增殖、分化、炎症和创伤愈合中发挥着重要作用[43]。骨形态发生蛋白除了调节炎症反应外，在软骨和骨组织发育和重建过程中也起着决定性作用[44]。因此，它们在几种风湿病发病机制中的作用引起越来越多的关注。

细胞因子的非免疫调节作用

细胞因子的突出特点是其广泛的多效性，其在正常的生理和适应性过程中均可发挥作用。细胞因子在肌肉、脂肪组织、中枢神经系统和肝中，均可参与代谢途径的正常调节和组织环境变化导致的调节作用。例如，脂肪细胞因子的分泌可以调节脂肪代谢途径，炎性滑膜炎的脂肪垫可分泌普通的细胞因子。细胞因子介导正常的和病理生理性的功能活动，因此对于它们可能造成几种风湿病的血管、中枢神经系统和骨组织共同发病的作用逐渐加以认识。从初级靶组织（如关节、肾）产生的细胞因子或它们的受体可以"渗漏"到循环系统中，促进其他组织过多的病理改变。与此一致，靶向这些细胞因子可以改变共患病的风险。例如，接受 TNF 抑制物治疗的患者血管病发生率降低。然而，靶向细胞因子治疗也会出现一些相反的效应，例如，托珠单抗能够抑制 IL-6R，但会提高总胆固醇和低密度脂蛋白胆固醇的水平。尽管这种效应对血管的长期影响尚不清楚，但其为研究细胞因子与代谢过程之间复杂的相互作用提供了大量证据。

结论

细胞因子是具有广泛组织活性的、多种成员组成的糖蛋白家族，其功能的多效性、易产生协同作用和复杂性，使其成为颇受关注的治疗靶标。目前，靶向单一细胞因子的治疗效果在几种风湿病中已经得到验证。进一步阐明这个不断扩大生物活性家族的生物学和相互作用功能，可能有助于解决发病机制和产生新的治疗选择。特别是靶向细胞因子的生物制剂将会进一步细化风湿性疾病新的分子分型 [45-47]。

 本章的参考文献也可以在 ExpertConsult.com 上找到。

参考文献

1. Locksley RM, Killeen N, Lenardo MJ: The TNF and TNF receptor superfamilies: integrating mammalian biology. *Cell* 104:487, 2001.
2. Garlanda C, Dinarello C, Mantovani A: The interleukin-1 family: back to the future. *Immunity* 39:1003, 2013.
3. Bresnihan B, Baeten D, Firestein GS, et al: OMERACT 7 Special Interest Group: synovial tissue analysis in clinical trials. *J Rheumatol* 32:2481, 2005.
4. Haringman JJ, Gerlag DM, Zwinderman AH, et al: Synovial tissue macrophages: a sensitive biomarker for response to treatment in patients with rheumatoid arthritis. *Ann Rheum Dis* 64:834, 2005.
5. Gadina M, Hilton D, Johnston JA, et al: Signaling by type I and II cytokine receptors: ten years after. *Curr Opin Immunol* 13:363, 2001.
6. Bravo J, Heath JK: Receptor recognition by gp130 cytokines. *EMBO J* 19:2399, 2000.
7. Dubois S, Mariner J, Waldmann TA, et al: IL-15Ralpha recycles and presents IL-15 in trans to neighboring cells. *Immunity* 17:537, 2002.
8. Francis K, Palsson BO: Effective intercellular communication distances are determined by the relative time constants for cyto/chemokine secretion and diffusion. *Proc Natl Acad Sci U S A* 94:12258, 1997.
9. Feldmann M, Andreakos E, Smith C, et al: Is NF-kappaB a useful therapeutic target in rheumatoid arthritis? *Ann Rheum Dis* 61(Suppl 2):13, 2002.
10. Hajeer AH, Hutchinson IV: TNF-alpha gene polymorphism: clinical and biological implications. *Microsc Res Tech* 50:216, 2000.
11. Hurme M, Lahdenpohja N, Santtila S: Gene polymorphisms of interleukins 1 and 10 in infectious and autoimmune diseases. *Ann Med* 30:469, 1998.
12. Kontoyiannis D, Pasparakis M, Pizarro TT, et al: Impaired on/off regulation of TNF biosynthesis in mice lacking TNF AU-rich elements: implications for joint and gut-associated immunopathologies. *Immunity* 10:387, 1999.
13. Anderson P: Post-transcriptional regulation of tumour necrosis factor alpha production. *Ann Rheum Dis* 59:3, 2000.
14. Gueydan C, Droogmans L, Chalon P, et al: Identification of TIAR as a protein binding to the translational regulatory AU-rich element of tumor necrosis factor alpha mRNA. *J Biol Chem* 274:2322, 1999.
15. Saito K, Chen S, Piecyk M, et al: TIA-1 regulates the production of tumor necrosis factor in macrophages, but not in lymphocytes. *Arthritis Rheum* 44:2879, 2001.
16. Budagian V, Bulanova E, Paus R, et al: IL-15/IL-15 receptor biology: a guided tour through an expanding universe. *Cytokine Growth Factor Rev* 17:259, 2006.
17. Ferrari D, Chiozzi P, Falzoni S, et al: Extracellular ATP triggers IL-1 beta release by activating the purinergic P2Z receptor of human macrophages. *J Immunol* 159:1451, 1997.
18. Fantuzzi G, Dinarello CA: Interleukin-18 and interleukin-1 beta: two cytokine substrates for ICE (caspase-1). *J Clin Immunol* 19:1, 1999.
19. Wallach D, Varfolomeev EE, Malinin NL, et al: Tumor necrosis factor receptor and Fas signaling mechanisms. *Annu Rev Immunol* 17:331, 1999.
20. Liew FY: T(H)1 and T(H)2 cells: a historical perspective. *Nat Rev Immunol* 2:55, 2002.
21. Takayanagi H, Kim S, Taniguchi T: Signaling crosstalk between RANKL and interferons in osteoclast differentiation. *Arthritis Res* 4(Suppl 3):S227, 2002.
22. Weaver CT, Harrington LE, Mangan PR, et al: Th17: an effector CD4 T cell lineage with regulatory T cell ties. *Immunity* 24:677, 2006.
23. Shevach EM, DiPaolo RA, Andersson J, et al: The lifestyle of naturally occurring CD4+ CD25+ Foxp3+ regulatory T cells. *Immunol Rev* 212:60, 2006.
24. Vey E, Zhang JH, Dayer JM: IFN-gamma and 1,25(OH)$_2$D$_3$ induce on THP-1 cells distinct patterns of cell surface antigen expression, cytokine production, and responsiveness to contact with activated T cells. *J Immunol* 149:2040, 1992.
25. McInnes IB, Leung BP, Sturrock RD, et al: Interleukin-15 mediates T cell-dependent regulation of tumor necrosis factor-alpha production in rheumatoid arthritis. *Nat Med* 3:189, 1997.
26. Unutmaz D, Pileri P, Abrignani S: Antigen-independent activation of naive and memory resting T cells by a cytokine combination. *J Exp Med* 180:1159, 1994.
27. McInnes IB, Leung BP, Liew FY: Cell-cell interactions in synovitis: interactions between T lymphocytes and synovial cells. *Arthritis Res* 2:374, 2000.
28. Sebbag M, Parry SL, Brennan FM, et al: Cytokine stimulation of T lymphocytes regulates their capacity to induce monocyte production of tumor necrosis factor-alpha, but not interleukin-10: possible relevance to pathophysiology of rheumatoid arthritis. *Eur J Immunol* 27:624, 1997.
29. Dayer JM, Burger D: Cytokines and direct cell contact in synovitis: relevance to therapeutic intervention. *Arthritis Res* 1:17, 1999.
30. Ribbens C, Dayer JM, Chizzolini C: CD40-CD40 ligand (CD154) engagement is required but may not be sufficient for human T helper 1 cell induction of interleukin-2- or interleukin-15-driven, contact-dependent, interleukin-1beta production by monocytes. *Immunology* 99:279, 2000.
31. Hayes AL, Smith C, Foxwell BM, et al: CD45-induced tumor necrosis factor alpha production in monocytes is phosphatidylinositol 3-kinase-dependent and nuclear factor-kappaB-independent. *J Biol Chem* 274:33455, 1999.
32. Foey A, Green P, Foxwell B, et al: Cytokine-stimulated T cells induce macrophage IL-10 production dependent on phosphatidylinositol 3-kinase and p70S6K: implications for rheumatoid arthritis. *Arthritis Res* 4:64, 2002.
33. Yamamura Y, Gupta R, Morita Y, et al: Effector function of resting T cells: activation of synovial fibroblasts. *J Immunol* 166:2270, 2001.
34. Fickenscher H, Hor S, Kupers H, et al: The interleukin-10 family of cytokines. *Trends Immunol* 23:89, 2002.
35. Cope AP: Studies of T-cell activation in chronic inflammation. *Arthritis Res* 4(Suppl 3):S197, 2002.
36. Jungo F, Dayer JM, Modoux C, et al: IFN-beta inhibits the ability of T lymphocytes to induce TNF-alpha and IL-1beta production in monocytes upon direct cell-cell contact. *Cytokine* 14:272, 2001.
37. Hyka N, Dayer JM, Modoux C, et al: Apolipoprotein A-I inhibits the production of interleukin-1beta and tumor necrosis factor-alpha by blocking contact-mediated activation of monocytes by T lymphocytes. *Blood* 97:2381, 2001.
38. Chan ES, Cronstein BN: Molecular action of methotrexate in inflammatory diseases. *Arthritis Res* 4:266, 2002.
39. Breedveld FC, Dayer JM: Leflunomide: mode of action in the treatment of rheumatoid arthritis. *Ann Rheum Dis* 59:841, 2000.
40. Burger D, Begue-Pastor N, Benavent S, et al: The active metabolite of leflunomide, A77 1726, inhibits the production of prostaglandin E(2), matrix metalloproteinase 1 and interleukin 6 in human fibroblast-like synoviocytes. *Rheumatology (Oxford)* 42:89, 2003.
41. Manna SK, Mukhopadhyay A, Aggarwal BB: Leflunomide suppresses TNF-induced cellular responses: effects on NF-kappa B, activator protein-1, c-Jun N-terminal protein kinase, and apoptosis. *J Immunol* 165:5962, 2000.
42. Chantry D, Winearls CG, Maini RN, et al: Mechanism of immune complex-mediated damage: induction of interleukin 1 by immune complexes and synergy with interferon-gamma and tumor necrosis factor-alpha. *Eur J Immunol* 19:189, 1989.
43. Chen W, Wahl SM: TGF-beta: receptors, signaling pathways and autoimmunity. *Curr Dir Autoimmun* 5:62, 2002.
44. Abe E: Function of BMPs and BMP antagonists in adult bone. *Ann*

N Y Acad Sci 1068:41, 2006.

45. Schett G, Elewaut D, McInnes IB, et al: How cytokine networks fuel inflammation: toward a cytokine-based disease taxonomy. *Nat Med* 19:822, 2013.

46. McInnes IB, Schett G: The pathogenesis of rheumatoid arthritis. *N Engl J Med* 365:2205, 2011.

47. McInnes IB, Schett G: Cytokines in the pathogenesis of rheumatoid arthritis. *Nat Rev Immunol* 7:429, 2007.

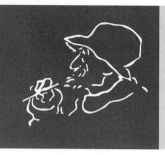

第 27 章

信号通路的原理

原著　Vaishali R. Moulton · Abel Suarez-Fueyo · Sean Bradley · George C. Tsokos
刘昱东　译　刘昱东　校

关键点

免疫细胞通过细胞表面或者细胞内的受体感知外界环境刺激。

配体与受体的相互作用启动了信号传导级联反应，从而将外界刺激信号传递到细胞内并改变细胞功能。

信号通路通常涉及分子的磷酸化（激酶）和去磷酸化（磷酸酶）。

信号传导最终导致一系列细胞应答，例如生长、活化、增殖和分化的变化。

免疫细胞通过对各种刺激作出反应从而发挥其在维持免疫系统稳态中的作用。一些生理性的、无害的、外来的或者危险的信号被细胞识别，并且在细胞内进行信息处理以转换成为不同的细胞应答，比如形状改变、运动、生长、活化、分化或者产生效应分子。细胞通过不同分子间相互作用产生的级联反应将其感知的外界刺激传递到细胞质和（或）细胞核中，从而直接或通过调节基因转录和蛋白质翻译引起效应功能。根据感知环境刺激的机制不同，可以将信号通路进行分类，例如，细胞表面受体介导的相互作用或细胞内脂溶性分子受体的识别等。受体介导的信号通路可以根据酶的活性进行进一步分类。本章主要介绍基于上述受体以及其细胞内信号传导通路的一些基本概念。

具有酶活性的受体

由于很多配体是水溶性的，不能通过细胞膜的脂质双分子层，而只能与细胞表面的相应受体结合。这些配体包括抗原、免疫复合物、趋化因子、细胞因子

和微生物的组分。配体与其受体的相互作用启动受体下游催化活性并募集相关信号分子或衔接分子。具有酶活性的受体包括细胞外配体结合结构域、跨膜结构域和细胞内信号传导结构域。这类受体所具有内在酶活性包括激酶活性、磷酸酶活性或鸟苷酸环化酶活性等。

受体酪氨酸激酶（RTK）家族是这类受体中常见的一种。人类 RTK 家族由 20 个亚家族组成。这些亚家族所结合的配体包括干细胞因子、胰岛素、表皮生长因子（EGF）、血管内皮生长因子（VEGF）、血小板衍生生长因子（PDGF）、集落刺激因子（CSF）和成纤维细胞生长因子（FGF）等[1]。这些受体在通常情况下没有被活化，但当其相应配体与之结合后，这些受体会聚集形成二聚体，同时其激酶结构域会进行自身磷酸化。同时，受体活化后会招募其他激酶或细胞质分子用于下游信号的活化和传递。除结合受体外，配体以及相关辅助分子也会介导受体二聚化。例如，FGF 与硫酸肝素蛋白聚糖结合，使得 FGF 受体相互交联并且二聚化（FGFR）[2]。此外也有一些受体，即使在没有相应配体存在的情况下也可以发生二聚化，例如二硫键连接的胰岛素受体和胰岛素样生长因子（IGF）-1 受体。配体的结合。通过多种机制诱导其受体发生结构变化，以激活这些受体以及其下游信号传导通路[1]。

磷酸化可以发生在酪氨酸、丝氨酸或苏氨酸残基上。酪氨酸的磷酸化可被含有 Src 同源结构域（SH）2 以及磷酸酪氨酸结合结构域的蛋白所识别。这些蛋白可以是激酶或磷酸酶，或者是缺乏酶活性但是可以作为中间体的衔接蛋白（adaptor proteins）。含有 SH2 结构域的蛋白包括磷脂酶 Cγ（PLCγ）、磷脂酰肌醇 -3-OH 激酶（PI3K）和 SHP 磷酸酶等。衔接

蛋白包括 Grb-2 和 SHP2 等，其中 Grb-2 募集鸟嘌呤核苷酸交换因子（GEF）SOS。SOS 激活小 G 蛋白 Ras 从而活化丝裂原活化蛋白激酶（MAPK）通路。此外，RTKs 可激活 PI3K，而 PI3K 可活化形成磷脂酰肌醇 -3,4,5- 三磷酸（PIP3）。PLCγ 也被 RTK 磷酸化而活化，导致磷脂酰肌醇 4,5 二磷酸（PIP2）水解，产生肌醇 -1,4,5- 三磷酸（IP3）和二酰基甘油（DAG）。

　　转化生长因子 -β（TGF-β）是一种抗炎细胞因子，它与类似 RTK 家族的受体结合，从而调节多种细胞反应过程[3]。TGF-β 配体超家族包括骨形态发生蛋白，生长和分化因子（GDFs），激活素，TGF-β1、2 和 3。TGF-β 与携带丝氨酸苏氨酸激酶的 Ⅱ 型受体结合，从而介导 Ⅰ 型受体的磷酸化，进而与配体一起形成一个异源三聚体复合物。该复合物募集并磷酸化细胞内的 SMAD 蛋白。SMAD 蛋白包括受体 Smads 1、2、3、5 和 9。一旦被磷酸化，r-Smads 2 和 3 与共同介体 Smad 4 寡聚化，并转入细胞核以调节基因转录（图 27-1B）[4]。

一些受体具有磷酸酶活性，例如蛋白酪氨酸磷酸酶（PTP）。Src 家族激酶就是一个很好的例子，Src 家族激酶含有活化和抑制性的酪氨酸残基。C- 末端 Src 激酶（Csk）磷酸化抑制性的酪氨酸，而跨膜酪氨酸磷酸酶 CD45 除去这一磷酸化，而上述过程对于启动淋巴细胞信号传导通路必不可少。

募集具有酶活性分子的受体

细胞因子受体

　　细胞因子是可溶性肽调节分子，对于免疫稳态以及自身炎症性疾病的发生具有重要作用[5]。细胞因子受体根据其结构域以及结构分为四类。

1. Ⅰ 类受体　此类受体的特征在于其含有 WSXWS 基序，并且可以根据结构同源性或共同信号传导亚基的使用情况进行进一步分类。这类受体包括白细胞介素（IL）-2、IL-6、IL-7、IL-15 受体，以及促红细胞生成素和催乳素等激素的受体[6]。

2. Ⅱ 类受体　此类受体包括 Ⅰ 型和 Ⅱ 型干扰素（IFN）受体，以及 IL-10、IL-20、IL-22、IL-26、IL-28 和 IL-29 的受体[7]。

3. 肿瘤坏死因子（TNF）受体以及与其具有共同结构的一些非细胞因子受体如 CD95 等[8]。

4. IL-1 受体以及与之类似的 Toll 样受体（TLR）[9]。

　　这些受体复合物一般含有两个或多个单次跨膜亚基，其包括募集活化时所需信号蛋白结构域以及细胞外结合结构域亚基。尽管 Ⅰ 类和 Ⅱ 类细胞因子受体使用 Janus 激酶（JAK）/ 信号转导子与转录激活子（STAT）信号通路，但 TNF 受体（TNFR）使用 TNFR 相关因子（TRAF）作为衔接分子来募集具有不同功能的复合物。

JAK/STAT 信号通路

　　哺乳动物的 JAK 家族包括四种酪氨酸激酶：JAK1、JAK2、JAK3 和酪氨酸激酶 2（Tyk2）（图 27-2）。上述四种蛋白都具有一个保守的激酶结构域和一个相关的假激酶调节结构域。JAK1 和 JAK2 参与包括生长和发育、造血和炎症在内的一系列细胞功能，而 JAK3 和 Tyk2 主要在免疫应答中起重要的作用。JAK 主要通过翻译后修饰机制进行调控。超过 30 种 Ⅰ 类细胞因子受体和约 12 种 Ⅱ 类细胞因子受体通过活化

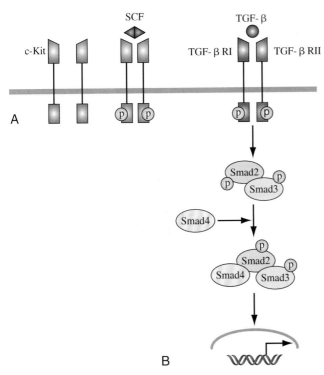

图 27-1　**A**，受体酪氨酸激酶 c-kit，干细胞因子受体（SCF）以无活性形式描述为单体（左）。在与其配体结合后，受体二聚化并且激酶结构域彼此磷酸化（右）。**B**，示意图描绘了转化生长因子（TGF）-β-TGFβ 受体信号传导途径。P，磷酸盐

JAK 家族成员进行信号传导。JAK 结构与其他酪氨酸激酶不同。JAK 家族蛋白的 N- 末端含有两个结构域：一个 SH2 结构域和一个 FERM 结构域。值得注意的是，SH2 结构域并不起磷酸酪氨酸残基的作用，而是起到一个支架的作用。当细胞因子与其受体结合后，JAK 通过相互磷酸化而被激活，进而磷酸化受体细胞质尾端的结构域。这一过程导致了含有 SH2 结构域的蛋白 STAT（STAT1、2、3、4、5A、5B 和 6）的募集和活化。STAT 蛋白的 SH2 结构域具有高度同源性：其包含一个 DNA 结合结构域和一个反式激活结构域。STAT 通过其 SH2 结构域与磷酸化受体结合，进而被 JAK 磷酸化而激活。STAT 在磷酸化后发生构象改变，与受体分离并与另一个 STAT 分子形成二聚体。二聚体可以是同源二聚体或异源二聚体，上述二聚体随后转入细胞核以调节基因表达 [10-11]。

STAT 对于细胞因子和（或）生长因子 / 激素的信号传导具有重要作用（图 27-2）。除募集 STAT 蛋白外，JAK 的活化还导致了 SHP2、Shc、p85 和细胞因子信号传导抑制因子 3（SOCS3）的募集，上述分子通过调节 Ras/MAPK 和 PI3K 通路而发挥作用。

STAT 蛋白在细胞质和细胞核之间不断运转，以发挥其作为转录因子的作用 [12]。但是并非所有 STAT 都以相同的方式运转，STAT1 和 STAT4 进入细胞核的方式取决于其酪氨酸磷酸化形成二聚体后所产生的核定位信号。未磷酸化的 STAT2 不断地与干扰素调节因子（IRF）-9 一起进入细胞核，但由于其携带核输出信号因而被运转回细胞质。而当 STAT2 被磷酸化后，它可以与 STAT1 形成二聚体而进入细胞核。无论其酪氨酸磷酸化状态如何，STAT3、5 和 6 都可以不断地进入细胞核。

细胞因子引起的反应以及 JAK-STAT 通路的活化水平受到很多分子的严格调控，这些分子包括蛋白酪氨酸磷酸酶（PTPs）、活化 STAT 蛋白抑制剂（PIAS）和 SOCS[13]。PTP 包括含有 SH2 的 PTP1（SHP1）、SHP2、CD45 和 T 细胞 PTP（TCPTP）。PTP 和 PIAS 蛋白不是 JAK-STAT 通路的专有调控因子，其也可调控其他细胞功能。PIAS 通过干扰 STAT 的 DNA 结合功能来抑制 STAT，同时也可以通过募集组蛋白去乙酰化酶来抑制 STAT。SOCS 家族包括 8 个成员：SOCS 1-7 和细胞因子诱导的 STAT 抑制

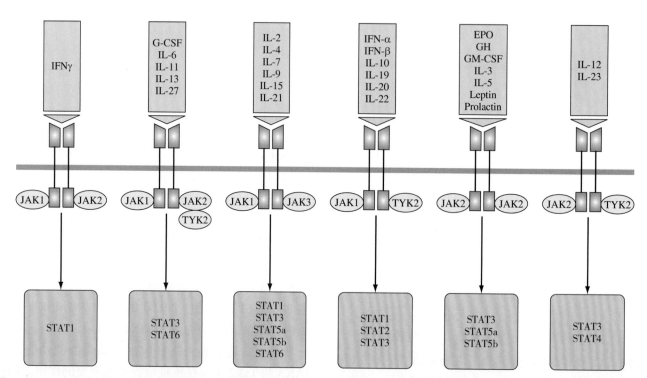

图 27-2 Janus 激酶（JAK）/ 信号转导子与转录激活子（STAT）信号通路。主要细胞因子激活不同的 JAK/STAT 组合。细胞因子受体募集并激活特异性 JAK 激酶，引起 STAT 磷酸化和二聚化。STAT 二聚体作为转录因子转入细胞核中。EPO，促红细胞生成素；G-CSF，粒细胞集落刺激因子；GH，生长激素；GM-CSF，粒细胞 - 巨噬细胞集落刺激因子；IFN，干扰素；IL，白细胞介素

剂（CIS），它们抑制 STAT 的活化。SOCS3 主要通过结合 JAK 和细胞因子受体而抑制 STAT3 活化。除 STAT3 外，SOCS3 还可通过作用于其他 STAT 来调节信号传导。此外，SOCS3 可抑制 JAK 活化或者通过泛素 - 蛋白酶体介导受体的降解。

肿瘤坏死因子通路

TNF 超家族由 19 个配体和 29 个受体组成，它们在炎症、细胞凋亡和增殖中发挥重要作用[14]。TNF 成员所具有的促炎功能部分通过核因子 -κB（NF-κB）途径完成。TNF 和淋巴毒素 -α（也称为 TNFβ）是该家族最初发现的两个成员，这两个成员的蛋白质序列具有约 50% 的同源性。该超家族的其他成员包括淋巴毒素 -β、CD40L、FasL、CD30L、4-1BBL、CD27L、OX40L、TNF 相关凋亡诱导配体（TRAIL）、T 细胞上可诱导表达的与 HSV 上糖蛋白 D 竞争结合 HVEM 的淋巴毒素样配体（LIGHT）、NF-κB 配体的受体激活剂（RANKL）、TNF 相关弱凋亡诱导因子（TWEAK）、增殖诱导配体（APRIL）、B 细胞激活因子（BAFF）、血管内皮细胞生长抑制剂（VEGI）、ectodysplasin A（EDA）-A1、EDA-A2 和糖皮质激素诱导的 TNF 受体（TNFR）家族配体（GITRL）等。

TNF 可结合两种不同的受体：TNFR1 和 TNFR2（图 27-3）。TNF 超家族的受体可以基于细胞内是否存在死亡结构域（DD）来进行分类，其中含 DD 的受体表达较为普遍。如含有 DD 的 TNFR1，其可表

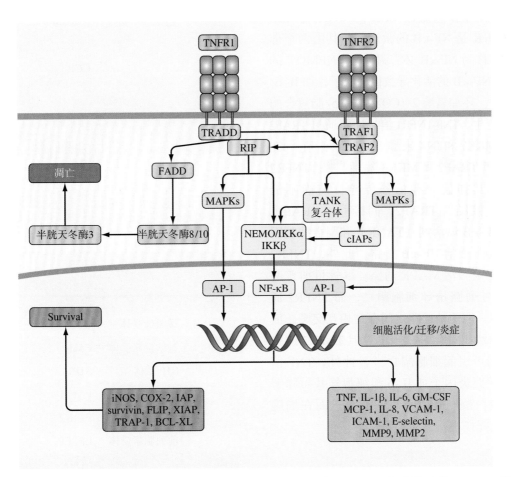

图 27-3 肿瘤坏死因子受体 1（TNFR1）和 TNFR2 信号通路。AP，活化蛋白；BCL，B 细胞淋巴瘤；cIAPs，凋亡的细胞抑制剂；COX，环加氧酶；FADD，Fas 相关蛋白与死亡域；FLIP，FLICE 样抑制蛋白；GM-CSF，粒细胞 - 巨噬细胞集落刺激因子；IAP，凋亡抑制剂；ICAM，血管细胞黏附分子；IKK，IκB（κB 抑制剂）激酶；IL，白细胞介素；iNOS，诱导型一氧化氮合成酶；MAPK，丝裂原活化蛋白激酶；MCP，单核细胞趋化蛋白；MMP，基质金属蛋白酶；NEMO，NF-κB 必需调节剂；NF-κB，核因子 -κB；RIP，受体相互作用的丝氨酸 / 苏氨酸 - 蛋白激酶 1；TANK，TRAF 家族成员相关的 NF-κB 激活剂；TRADD，肿瘤坏死因子受体 1 型相关死亡域；TRAP，TNF 受体相关蛋白；VCAM，血管细胞黏附蛋白；XIAP，X 连锁凋亡蛋白抑制剂

达于几乎所有细胞类型，而 TNFR2 主要表达于免疫细胞、内皮细胞和神经细胞。TNF 即可以以可溶形式，也可以作为跨膜蛋白表达在细胞表面上，而淋巴毒素 -α 仅以可溶性蛋白形式表达。TNF 信号通路可以引起下列几种信号通路活化，包括 NF-κB 通路、MAPK 通路和细胞凋亡通路。当 TNF 与 TNFR1 结合后，DD 募集 TNFR 相关死亡结构域（TRADD）蛋白，TRADD 则进一步募集 Fas 相关死亡结构域蛋白（FADD）。这一过程会激活半胱天冬酶 8 和半胱天冬酶 -3，引起细胞凋亡。TNF 还可以通过线粒体途径、细胞色素 C 释放以及半胱天冬酶 -9 和半胱天冬酶 -3 活化来引起凋亡。另一方面，TNF 可以激活 NF-κB 通路，引起细胞存活和增殖。这一过程通过如下途径实现：首先 TNF 与 TNFR1 结合后募集 TRADD，进而募集 TNFR 相关因子 2（TRAF2/TRAF5）、受体相互作用蛋白（RIP）、TAK1 和 IκB 激酶（IKK）。IKK 是 NF-κB 的激活剂，其由两个催化亚基和一个被称为 NF-κB 必需调节剂（NEMO）的调节亚基组成。NF-κB 的活化导致促炎因子，如 IL-6、IL-18、趋化因子、环加氧酶 2（COX2）和 5- 脂氧合酶（5-LOX）等的产生。TNF-TNFR1 信号通路通过 TRAF2 激活 MEKK1、MKK7 和 JNK 来调节细胞增殖。p38 MAPK 通路通过 TRAF2 和 MKK3 激活[14-15]。TNFR2 缺乏 DD，因此其如何介导信号传导目前尚不清楚。TNF 可以直接结合 TRAF2，间接募集 TRAF1、TRAF 相关的 NF-κB 激活剂（TANK）和凋亡抑制因子（cIAPs），从而激活 NF-κB 通路。此外，TNFR2 信号通路还可有效激活 MAPK 通路。尽管目前普遍认为 TNFR1 信号通路诱导细胞凋亡，而 TNFR2 通路促进细胞存活，但两种通路之间存在相互交叉。值得注意的是，虽然 TNFR2 缺乏 DD，但 TNFR2 通路在某些细胞中仍可引起细胞凋亡[16]。此外，TNF 信号通路还可诱导促炎因子如 IL-6 和细胞外基质降解酶 - 基质金属蛋白酶（MMP）的表达，进而在细胞活化和迁移中发挥作用。

G 蛋白偶联受体

G 蛋白偶联受体（GPCR）是大约有 350 个成员的大家族，其可结合多种配体，包括激素、脂质、趋化因子和白三烯等。它们为含有七个跨膜结构域的蛋白质，与细胞内三聚体 G 蛋白（α、β 或 γ）相结合。

GPCR 分为五个家族：视紫红质（rhodopsin）、分泌素（secretin）、谷氨酸（glutamate）、黏附（adhesion），以及 Frizzled/Taste2（表 27-1）。当 GPCR 与配体结合后，GPCR 发生构象改变，此时三磷酸鸟苷（GTP）通过交换 G 蛋白上本来结合着的二磷酸鸟苷（GDP）使 G 蛋白的 α 亚基与 β、γ 亚基分离。

基于 GPCR 的 α- 亚基结构差异，G 蛋白分为四个亚家族：Gαs，Gαi/o，Gαq/11 和 Gα12/13。每个 Gα 都有特定的靶点：Gαs 和 Gαi/o 激活或抑制腺

表 27-1 G 蛋白偶联受体（GPCR）及其配体的实例

GPCR 超家族	GPCR 家族	GPCR	配体
视紫红质	腺苷受体	A_2AR	腺苷
	趋化因子受体	CXCR4	SDF1
		CCR2	CCL2
		CCR3	CCL5
			CCL7
			CCL11
			CCL13
			CCL26
		CCR4	CCL2
			CCL4
			CCL5
			CCL17
			CCL22
		CCR5	CCL3
			CCL4
			CCL5
	缓激肽受体	B_2R	缓激肽
	过敏毒素受体	C5aR	C5a
	S1P 受体	S1P1	S1P
	蛋白酶激活受体	PAR-1	凝血酶
		PAR-2	胰蛋白酶
	前列腺素受体	EP_2/EP_4	前列腺素 E2
黏附		CD97	CD55
分泌素		GCG-R	胰高血糖素
谷氨酸		红藻氨酸谷氨酸受体	谷氨酸
Frizzled/Taste2		FZ5	Wnt5a

苷酸环化酶（AC），通过调节 cAMP 水平以影响几种离子通道和激活蛋白激酶 A（PKA），而 Gαq/11 激活磷脂酶 C（PLC）-β 从而水解 PIP2 生成 IP3 和 DAG，最终导致 Ca^{2+} 和蛋白激酶 C（PKC）途径的活化。Gα12/13 的靶点是三个 RhoGEF，它们可以激活小 GTP 酶 Rho，进而通过应激活化的 MAPK 途径，在调节细胞骨架中发挥重要作用。此外，Gβγ-复合物可以调节数种离子通道，以及 AC、PLC 和 PI3K 特定亚型（图 27-4）[17]。Gβγ 二聚体激活 Rho 家族 G 蛋白，以调节肌动蛋白丝重组，并由此诱导细胞骨架变化，从而影响细胞内运输。这些变化对于应对趋化因子、过敏毒素或组胺的作用非常重要。鞘氨醇 -1- 磷酸（S1P）是存在于血液和淋巴中的脂质信号分子。其受体在内皮细胞上大量表达，对于淋巴细胞离开胸腺和淋巴结至关重要。

免疫受体：T 细胞受体、B 细胞受体和 Fc 受体

免疫细胞表达抗原识别受体，而其受体是由一种非常复杂的方式选择产生[18-19]。T 细胞和 NKT 细胞表达 T 细胞受体（TCR），其分别识别主要组织相容性复合体（MHC）或与 CD1d 相结合的肽或脂质。B 细胞通过 B 细胞受体（BCR）识别可溶性抗原。淋巴和髓系细胞，例如 NK 细胞和巨噬细胞，表达 FcR 家族的受体。FcR 与抗原抗体复合物结合后引起这些细胞的活化。这些受体是异源多聚体复合物，具有一个或两个识别抗原的亚基（TCRα 和 TCRβ）和 CD3 亚基。CD3 亚基是具有一至六个含有免疫受体酪氨

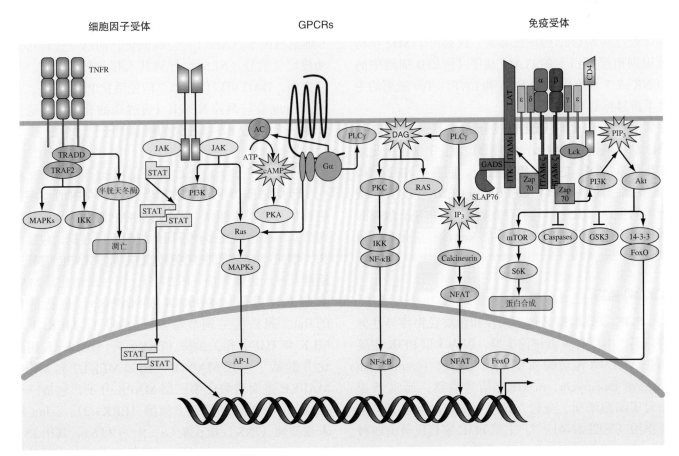

图 27-4 示意图描绘了细胞因子受体、G 蛋白偶联受体（GPCR）和免疫受体的信号传导通路。AC，腺苷酸环化酶；AP-1，活化蛋白 -1；GADS，生长因子受体结合蛋白 -2 相关衔接蛋白 -2；ITAM，免疫受体酪氨酸激活基序；JAK，Janus 激酶；LAT，用于激活 T 细胞的接头；MAPK，丝裂原活化蛋白激酶；NFAT，活化 T 细胞的核因子；PI3K，磷脂酰肌醇 -3-OH 激酶；PIP3，磷脂酰肌醇 -3，4，5- 三磷酸；PKA，蛋白激酶 A；PLC，磷脂酶 C；SLAP，Src 样衔接蛋白；STAT，信号转导和转录激活因子；TNFR，肿瘤坏死因子受体；TRAF，TNFR 相关因子；TRADD，TNFR 相关死亡域

酸活化基序（ITAM）结构域链的亚基（图 27-4）。

抗原识别引起膜近端早期激酶包括 Src、Syk 和 Tec 等的活化。Src 家族磷酸酪氨酸激酶（PTK）包含八种激酶，分别为 Fgr、Fyn、Src、Yes、Blk、Hck、Lck 和 Lyn。这些激酶在不同的细胞中与不同受体相连。被激活后，它们首先自身磷酸化并磷酸化 ITAM 结构域的酪氨酸。它们的功能受到激酶 Csk 和蛋白酪氨酸磷酸酶 CD45 的调节[20-22]。ITAM 磷酸化后通过 SH2 结构域募集 Syk 家族激酶并使其活化。BCR 募集 Syk，而 ZAP-70 与 TCR 内 CD3ζ 磷酸化的 ITAM 结合。由于 Syk 与它们的共同 γ 链结合，因此两种激酶都参与了 Fc 受体信号传导。值得注意的是也有一些激酶通过与 CD3ζ 结合而募集 ZAP-70。这些激酶通过自身磷酸化来产生与 SH2 蛋白相互作用的位点[23]。

Tec 家族包含五种不同的激酶（Bmx、Btk、Itk、Tec 和 Txk/Rlk），它们通过其 PH 结构域（pleckstrin homology）转移到细胞膜上以与 PIP3 结合。它们也可以通过其 SH2 结构域被募集，这是由于 SH2 结构域识别衔接蛋白上的 ITAM 基序（例如 B 细胞中的 BLNK 或 T 细胞中的 SLP-76 和 LAT）。Tec 激酶的主要下游目标是 PLCγ[23-24]。

衔接蛋白是非催化性的蛋白，其通过 SH2 和 SH3 结构域作为其他蛋白的停靠位点。T 细胞活化连接蛋白（LAT）是一个跨膜蛋白，而含有 SH2 结构域的白细胞蛋白 -76（SLP-76）和 BLNK 是存在于细胞质的蛋白。因此当其不存在时，Src 和 Syk 激酶的活化则不能引起由 PLCγ 诱导的 Ras 途径活化和钙离子流动[25]。

PI3K/Akt 通路

PI3K 家族根据结构、调控和脂质底物特异性分为三类。本章将重点讨论 I 型，因为 I 型 PI3K 主要调控 AKT/ 哺乳动物西罗莫司靶蛋白（mammalian target of rapamycin，mTOR）信号通路，而这条通路对于细胞增殖、分化、运动和细胞内运输具有重要作用（见图 27-4）[26]。I 型 PI3K 家族成员由四种异二聚体蛋白组成，包括一个催化（p110）亚基和一个调节（p85）亚基，其在活化后产生 PIP3。I 型 PI3K 家族根据它们结合的调节亚基可进一步分为亚类。IA 类由 p110α、β 和 δ 催化亚基组成，其结合 p85 亚型，并可被酪氨酸激酶相关受体激活。不

同 ITAM 的磷酸化导致 PI3K 通过 SH2 结构域被募集，并最终水解 PIP2 产生 PIP3[27]。Akt 是丝氨酸 / 苏氨酸激酶，其通过 PH 结构域被募集到细胞质膜上并在此结合 PIP3。Akt 通过磷酸肌醇依赖性激酶 1（PDK-1）和 mTOR 复合物 2 被磷酸化而活化。活化的 Akt 可以磷酸化许多下游分子，比如 FOXO1、3A 和 4，GSK3α/β，RAF1，TSC2 以及 PRAS40（活化的 Akt 磷酸化 PRAS40 后，两者都被抑制，使得 mTOR1 具备功能），IKKα（IKKα 的磷酸化导致 NF-κB 通路活化），p21CIP1，BAD 或半胱天冬酶 9。

磷脂酶 C 信号：钙离子流动和蛋白激酶 C 活化

活化的 PLC 导致 PIP2 水解生成 IP3 和 DAG。IP3 是可溶性第二信使，其可导致储存的 Ca^{2+} 释放到细胞质中。该第二信使可激活钙调蛋白和其他 Ca^{2+} 结合蛋白。钙调蛋白通过间接激活 Ras 而活化 Ras/MAPK 通路，也可直接激活 Raf-1[28]。此外，钙调蛋白可以激活丝氨酸 / 苏氨酸钙调神经磷酸酶，使活化 T 细胞核因子（NFAT）去磷酸化。而这一过程可启动核定位信号（NLS），导致其入核和转录调控。另一方面，DAG 可以作为第二信使活化 PKC 通路。上述蛋白也参与调控 NF-κB（通过磷酸化 IKK）通路和激活蛋白（AP）-1 相关的转录因子[30]。

MAP 激酶通路

包括细胞因子、应激和生长因子在内的很多细胞外信号都可以激活一系列的 MAP 激酶，从而最终调节基因表达以及多种不同的细胞反应过程，包括生长、增殖、存活和炎症免疫反应等。MAPK 信号通路涉及三层级联反应（图 27-5）。第一级活化是 MAP 激酶激酶激酶（MAPKKK 或 MAP3K），包括活化的 Raf、凋亡信号调节激酶（ASK）1、MEKK1-4、MLK 和 TGF-β 相关激酶（TAK）1。MAPKKK 磷酸化并激活下一层 MAPKK，比如 MEK1/2 和 MKK。MAPKK 进而磷酸化第三层 MAPK 分子，包括三个家族，即细胞外信号调节激酶（ERK1/2）、c-Jun N-末端激酶（JNK）和 p38（α、β、γ 和 δ），其中 JNK 和 p38 是应激活化的 MAPK。最后，ERK、JNK 和 p38 激活转录因子，包括 Ets、Elk-1、c-Myc 激活转录因子（ATF）2、p53、CREB、NF-κB 和 AP-1 等。转录因子的活化可以直接通过磷酸化作用，也可以通过其他激酶的作用。比如在 CREB 中，转录因子的

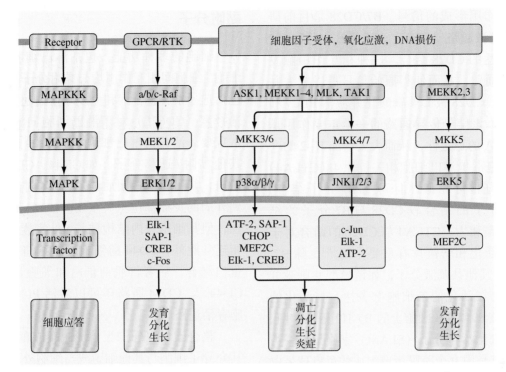

图 27-5 丝裂原活化蛋白激酶途径（MAPK）。左侧显示了 MAPK 信号通路的示意图。右侧是特定受体和 MAPK 级联反应。示意图显示通过不同途径活化的转录因子和细胞反应。ASK，凋亡信号调节激酶；ATF2，激活转录因子 2；C/EBP，CCAAT 增强子结合蛋白；CHOP，C/EBP 同源蛋白；CREB，环磷酸腺苷（AMP）反应元件结合蛋白；ERK，细胞外信号调节激酶；GPCR，G 蛋白偶联受体；JNK，c-Jun N- 末端激酶；MEF2C，肌细胞增强因子 2C；MLK，混合谱系激酶；RTK，受体酪氨酸激酶；SAPK，应激活化蛋白激酶；TAK，TGF-β 相关激酶

活化是通过调节核糖体 S6 激酶活性，而在 NF-κB 中则是通过 IKK。JNK 也可以调节非转录因子的活性，比如凋亡相关的 Bcl-2 分子。

不同的信号可以激活 MAPK 家族的三个成员 -ERK1/2、p38 和 JNK（尽管这三个家族可能存在交叉）。ERK1 和 2 是丝氨酸 / 苏氨酸激酶，它们是 MAPK 通路 Ras-Raf-MEK-ERK 级联的组分[31]。尽管 Raf 和 MEK 激酶的底物特异性有限，但 ERK1/2 可磷酸化并激活大量细胞内下游分子，包括大量的转录因子。ERK1/2 可被多种不同细胞来源的刺激所活化，包括缓激肽、表皮生长因子、FGF、胰岛素 IGF1、PDGF、细胞因子和渗透压等。该途径的活化对于调节细胞黏附、迁移、存活、增殖和分化具有重要意义。p38 的 α 和 β 亚型分布比较广泛，而 γ 亚型主要在骨骼肌中表达，δ 亚型则主要在睾丸、胰腺和小肠中表达。p38 MAPK 通过促炎因子和脂多糖（LPS）被活化。p38 MAPK 通路对于 IL-1、TNF 和 IL-6 等促炎因子产生至关重要。JNK 蛋白由 *JNK1*、

JNK2 和 *JNK3* 基因编码，而这些基因的选择性剪接又可以形成更多的亚型，使得 JNK 蛋白更具复杂性。JNK1 和 JNK2 普遍存在于多种组织中，而 JNK3 主要表达于脑、心脏和睾丸。促炎因子（如 IL-1 和 TNF）以及紫外线（UV）辐射也可导致 JNK 磷酸化。JNKs 通过产生金属蛋白酶参与细胞外基质的调节[32]。MAP 激酶磷酸酶（MKP）是一组使 MAPKs 失活的特异性蛋白酪氨酸磷酸酶，包括 MKP1、3、5 和 7，其可以使 JNK 失活从而调节 MAPK 活性。

因此，MAPK 可以整合来自不同受体的信号，通过调控转录因子来调控不同基因的表达，从而最终在生理和病理条件下调节细胞存活、增殖和分化[33-35]。

共刺激受体

T 细胞活化需要两个信号：一个信号由 T 细胞受体介导，另一个信号称为共刺激信号。该信号是 T 细胞和抗原呈递细胞（APC）之间的一组由受体 - 配

体分子间相互作用形成的信号。B7/CD28 是目前研究较明确的共刺激通路。APC 上表达的 B7-1 和 B7-2 与 T 细胞上表达的 CD28 结合。这种相互作用触发下游信号传导通路，从而使得原始信号得以放大并启动效应反应。CD28 被 Lck 磷酸化并激活 PLCγ 和 PI3K/Akt 途径。该信号传导通路的一个重要作用是增强 IL-2 mRNA 的稳定性，从而大大增加 IL-2 的产生和分泌。细胞毒 T 淋巴细胞相关抗原 4（CTLA4）与 CD28 的结构非常相似，且可与 B7 分子结合。CTLA4 与 B7 分子的结合较 CD28 与 B7 分子的结合具有更高的亲和力。CTLA4 与 CD28 的结合对于抑制 T 细胞的活化和增殖具有重要作用[36]。除 B7-CD28 组合外，其他共刺激分子，如诱导型共刺激分子（ICOS），其在活化的 T 细胞上表达，与活化的树突细胞、单核细胞和 B 细胞上的 B7-H2 相互作用。信号传导淋巴细胞活化分子（SLAM）家族是另一类共刺激分子，其是由九个跨膜蛋白组成的免疫球蛋白超家族的亚型。SLAM 通过嗜同性（homophilic）和嗜异性（heterophilic）相互作用对多种细胞，包括 T 细胞、B 细胞和 NK 细胞产生效应。SLAM 蛋白具有基于酪氨酸的开关基序，通过此基序 SLAM 蛋白可以高亲和力地结合携带 SH2 的蛋白，如 SLAM 相关蛋白（SAP）和 EAT2 等[37]。

活化的 T 细胞也会表达其他共刺激分子，如 CD40L 和程序性细胞死亡 1（PD-1）受体。CD40L 与表达于 APC 的 CD40 相互作用，而这一相互作用对于 T 细胞的效应功能具有重要作用，如 B 细胞的活化以及抗体的产生。而 T 细胞上表达的 PD-1 与 APC 上表达的 B7-H1/PDL1 和 B7-DC/PDL2 的结合则是负向调控的共刺激信号[38]。PD-1 属于免疫球蛋白超家族，其细胞内结构域具有一个基于免疫受体酪氨酸的抑制基序（ITIM）和一个基于免疫受体酪氨酸的开关基序（ITSM）。ITSM 中的酪氨酸与磷酸酶 SHP1 和 SHP2 结合，磷酸酶 SHP1 和 SHP2 起到抑制 PI3K/Akt 通路的作用。PD-1 信号通路抑制抗凋亡分子 BcL-xL 和转录因子（如 T-bet、GATA-3 和 Eomes）的表达，而上述转录因子表达对于 T 细胞分化具有非常重要的作用。

因此，共刺激信号不仅可以活化细胞，从而促进其免疫应答过程中所需的增殖和效应功能，同时还可抑制免疫应答的过度活化，而后者对于诱导免疫耐受非常重要。

黏附分子

细胞的多种功能，包括淋巴细胞活化、迁移和细胞 - 细胞间相互作用均与黏附分子有关。黏附分子包括选择素、整合素和免疫球蛋白超家族分子等。L- 选择素（CD62L）对于淋巴细胞向淋巴组织归巢非常重要。活化的淋巴细胞可下调 L- 选择素同时上调其他黏附 / 迁移分子，如 CD44。CD44 是一种跨膜蛋白，其可识别透明质酸。CD44 对于免疫细胞迁移到外周的炎症部位至关重要。CD44 缺乏内在激酶活性，但其细胞质内结构域与 Src 家族激酶 Lck 和 Fyn 相连。此外，CD44 的细胞质尾端与磷酸化的 pERM 蛋白结合，后者将肌动蛋白和细胞骨架蛋白交联至 CD44[39]。CD44 通路还可以激活 PI3K/Akt 介导的细胞存活通路[40]。

整合素是以异二聚体形式存在的细胞表面蛋白，其介导了细胞与其他细胞或与细胞外基质间的相互作用，可允许细胞迁移至效应部位。很多趋化因子可以激活整合素，从而介导细胞向淋巴或非淋巴组织迁移。T 淋巴细胞整合素包括白细胞功能相关抗原（LFA）-1、LPAM-1 和极晚期活化抗原（VLA）-4，它们分别结合免疫球蛋白超家族成员 ICAM-1、MAdCAM-1 和 VCAM-1。整合素的活化导致由内向外的信号传导，其调节了整合素受体与细胞外配体的亲和力。该信号传导途径的成员包括小 GTP 酶 RAP1、GEFs talin 和 kindlin3[41-43]。

先天免疫受体通路

TLR 和核苷酸结合寡聚化结构域 NOD 样受体（NLRs）构成先天免疫系统的主要病原体识别受体，其以细胞自主方式启动抗菌反应，包括炎症和细胞凋亡（图 27-6）。由病原体相关分子模式（PAMP）识别所引发级联反应的主要下游效应是通过转录因子 IRF 对于 IFN 基因的转录激活，从而引发炎症以及组织修复。PAMPs 是通过各种在内体以及细胞表面上表达的 TLRs 被识别的。这些受体通过具有富含亮氨酸的重复结构域来结合配体，同时还具有一个单次跨膜结构域和一个细胞内 Toll- 白细胞介素 -1 受体（TIR）基序以向胞内传递信号。TLRs 主要在巨噬细胞、单核细胞和树突细胞上表达。

TLR1、2、4 和 6 主要识别来自革兰氏阴性菌

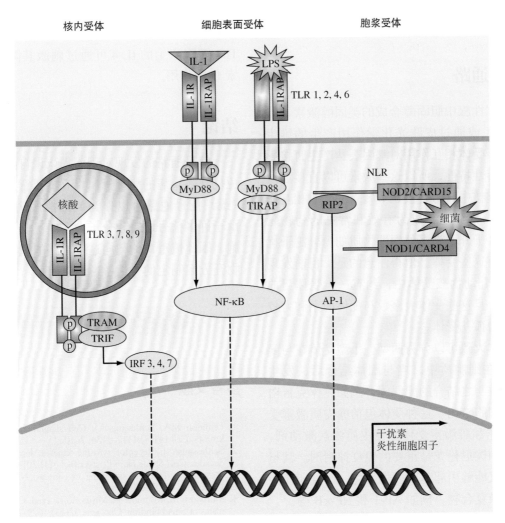

图 27-6　示意图描绘了通过内体受体，细胞表面 Toll 样受体（TLR）和细胞溶质核苷酸结合寡聚化结构域（NOD）样受体（NLR）的信号传导。AP-1，活化蛋白 -1；CARD，半胱天冬酶招募领域；IL-1RAP，IL-1 受体辅助蛋白；IRF，干扰素调节因子；LPS，脂多糖；MyD88，髓样分化因子 88；NF-κB，核因子 -κB；TIRAP，含有 Tir 结构域的衔接蛋白；TRAM，TRIF 相关的衔接分子；TRIF，含 Tir 结构域的衔接子诱导干扰素 -β

的多种内毒素脂多糖，而 TLR3、7、8 和 9 主要识别源自病毒的核酸。TLR11 主要识别细菌的鞭毛，而 TLR10 的配体目前仍不明确。配体与受体结合后，引起受体的二聚化，进而多种衔接蛋白被募集并锚定到受体上，包括髓样分化因子（MyD）88、含 TIR 结构域接头蛋白诱导的 IFN-β、TIR 相关蛋白（TIRAP）和 TRIF 相关的衔接分子（TRAM）。这些级联反应的共同下游通路是 NF-κB 通路，此通路的活化激活炎性因子和 IFN 转录。

NLR 识别细胞质内的 PAMP 和内源性炎症信号。这些受体中的常见基序包括核苷酸结合寡聚化结构域（NOD）和富含亮氨酸的重复序列（LRR）。哺乳动物中有超过 20 种这类受体，其中目前研究最深入的

是 NOD1/CARD4 和 NOD2/CARD15。NOD1 识别革兰氏阴性菌的内消旋 - 二氨基庚二酸，而 NOD2 配体是胞壁酰二肽，其存在于所有细菌。

病原体被识别后的常见下游效应是 IFN 的产生和释放。这些糖蛋白根据其所活化的受体分为三型。Ⅰ 型 IFN 结合 IFNA 受体（IFNAR）。Ⅰ 型 IFN 包括 IFN-α、IFN-β、IFN-ε、IFN-κ 和 IFN-ω。IFN-γ 是人类 Ⅱ 型 IFN 的唯一成员，它结合 IFNGR。Ⅲ 型 IFN 包括 IL-29、IL-28A 和 IL-28B，激活由 IL-10R2 和 IFNLR1 组成的受体复合物。上述 IFN 和受体的结合激活 JAK-STAT 信号通路。活化的 JAK-STAT 信号通路与 IRF 蛋白共同作用，引起基因的转录，如引起干扰素特征基因（ISG）的表达以促进抗病毒活

性，或者增强 MHC 呈递功能和细胞凋亡等。

细胞内受体通路

由肾上腺和性腺中胆固醇合成的类固醇激素，以及膳食来源的，或通过皮肤光化学作用产生的维生素 D，通过与核受体相互作用对基因表达产生直接影响。由于其脂溶性特性，所以这些激素可以直接通过质膜扩散到细胞核中，与直接调节转录的受体相互作用。它们的这一特征使其成为有效和常见的药物靶点。除内源性分子外，许多外源性物质如内分泌干扰物，也可以调节这些受体。值得注意的是，目前发现的大约 50 个哺乳动物核受体中，约有一半受体目前仍未研究清楚，且这些受体大多数与配体的亲和力较低，因此被称为孤儿受体。

核激素受体大致可以分为两型。Ⅰ型受体在与配体结合前一直在细胞质中，当与配体结合后，发生构象改变，释放与之结合的配偶体，例如热休克蛋白等，随后转入细胞核内。这种受体包括糖皮质激素受体、雄激素受体和雌激素受体。糖皮质激素激动剂，例如地塞米松和泼尼松龙是重要的免疫抑制剂。其与受体的结合不仅能够引起基因表达变化，而且还能转录抑制促炎转录复合物，例如 AP-1 和 NF-κB 等。

另一个在免疫信号传导中具有重要作用的 Ⅰ 型核受体是 RAR 相关的孤儿受体 γ（RORγ）。RORγ 源自 RORC 基因，该蛋白的 mRNA 可在多种组织中检测到，但其生理作用主要限于一个亚型 RORγt。RORγt 对于 Th17 细胞的分化和维持具有重要作用。Th17 细胞是促炎性细胞因子 IL-17 的主要来源。鉴于 RORγt 在 Th17 细胞形成中的重要作用，RORγt 已成为一些新型药物拮抗剂的靶点[44]。

Ⅱ 型核受体通常存在于脱氧核糖核酸上，并被共抑制蛋白所抑制。当配体与 Ⅱ 型核受体结合后，其抑制才会被解除。Ⅱ 型核受体包括甲状腺激素受体（TR）、视黄酸受体（RAR）和维生素 D 受体（VDR）。这类受体与 cor 受体一起形成异二聚体。类视黄醇 X 受体（RXR）是 cor 受体中最常见的一个。以往研究认为维生素 D 的主要作用是调节肠道中钙吸收和骨重塑，但越来越多的研究表明，维生素 D 具有免疫调节功能。肉芽肿内的巨噬细胞可将维生素 D 转化为其活性形式，而后者可作为先天免疫调节级联的一部分[45]。活化的单核细胞也可以产生

这种代谢产物，其作用可被 IFNγ 加强。与之相反，Th2 细胞产生的 IL-4 可通过刺激其降解来减弱维生素 D 的作用。

结论

信号通路的发现对于深入认识自身免疫性疾病和免疫缺陷疾病的病理机制具有重要意义。很多受体和（或）信号通路可以作为风湿性疾病潜在药物靶点。由于许多信号通路和分子大多广泛表达于多个组织细胞，因此慎重评估靶向这些通路的风险和利益将是药物开方案制定的关键考虑因素。

 本章的参考文献也可以在 ExpertConsult.com 上找到。

参考文献

1. Lemmon MA, Schlessinger J: Cell signaling by receptor tyrosine kinases. *Cell* 141(7):1117–1134, 2010.
2. Schlessinger J: Receptor tyrosine kinases: legacy of the first two decades. *Cold Spring Harb Perspect Biol* 6(3):2014. pii: a008912.
3. Massague J: TGFbeta signalling in context. *Nat Rev Mol Cell Biol* 13(10):616–630, 2012.
4. Morikawa M, Koinuma D, Miyazono K, et al: Genome-wide mechanisms of Smad binding. *Oncogene* 32(13):1609–1615, 2013.
5. Shachar I, Karin N: The dual roles of inflammatory cytokines and chemokines in the regulation of autoimmune diseases and their clinical implications. *J Leukoc Biol* 93(1):51–61, 2013.
6. Wang X, Lupardus P, Laporte SL, et al: Structural biology of shared cytokine receptors. *Annu Rev Immunol* 27:29–60, 2009.
7. Renauld JC: Class II cytokine receptors and their ligands: key antiviral and inflammatory modulators. *Nat Rev Immunol* 3(8):667–676, 2003.
8. Locksley RM, Killeen N, Lenardo MJ: The TNF and TNF receptor superfamilies: integrating mammalian biology. *Cell* 104(4):487–501, 2001.
9. Dunne A, O'Neill LA: The interleukin-1 receptor/Toll-like receptor superfamily: signal transduction during inflammation and host defense. *Sci STK* 2003(171):re3, 2003.
10. O'Shea JJ, Holland SM, Staudt LM: JAKs and STATs in immunity, immunodeficiency, and cancer. *N Engl J Med* 368(2):161–170, 2013.
11. Rawlings JS, Rosler KM, Harrison DA: The JAK/STAT signaling pathway. *J Cell Sci* 117(Pt 8):1281–1283, 2004.
12. Reich NC: STATs get their move on. *Jakstat* 2(4):e27080, 2013.
13. Carow B, Rottenberg ME: SOCS3, a major regulator of infection and inflammation. *Front Immunol* 5:58, 2014.
14. Aggarwal BB, Gupta SC, Kim JH: Historical perspectives on tumor necrosis factor and its superfamily: 25 years later, a golden journey. *Blood* 119(3):651–665, 2012.
15. Bradley JR, Pober JS: Tumor necrosis factor receptor-associated factors (TRAFs). *Oncogene* 20(44):6482–6491, 2001.
16. Naude PJ, den Boer JA, Luiten PG, et al: Tumor necrosis factor receptor cross-talk. *FEBS J* 278(6):888–898, 2011.
17. Wettschureck N, Offermanns S: Mammalian G proteins and their cell type specific functions. *Physiol Rev* 85(4):1159–1204, 2005.
18. Hertz M, Kouskoff V, Nakamura T, et al: V(D)J recombinase induction in splenic B lymphocytes is inhibited by antigen-receptor signalling. *Nature* 394(6690):292–295, 1998.
19. Love PE, Bhandoola A: Signal integration and crosstalk during thy-

mocyte migration and emigration. *Nat Rev Immunol* 11(7):469–477, 2011.

20. Thomas SM, Brugge JS: Cellular functions regulated by Src family kinases. *Annu Rev Cell Dev Biol* 13:513–609, 1997.
21. Miller AT, Berg LJ: New insights into the regulation and functions of Tec family tyrosine kinases in the immune system. *Curr Opin Immunol* 14(3):331–340, 2002.
22. Gilfillan AM, Rivera J: The tyrosine kinase network regulating mast cell activation. *Immunol Rev* 228(1):149–169, 2009.
23. Bradshaw JM: The Src, Syk, and Tec family kinases: distinct types of molecular switches. *Cell Signal* 22(8):1175–1184, 2010.
24. Mano H: Tec family of protein-tyrosine kinases: an overview of their structure and function. *Cytokine Growth Factor Rev* 10(3–4):267–280, 1999.
25. Yablonski D, Weiss A: Mechanisms of signaling by the hematopoietic-specific adaptor proteins, SLP-76 and LAT and their B cell counterpart, BLNK/SLP-65. *Adv Immunol* 79:93–128, 2001.
26. Manning BD, Cantley LC: AKT/PKB signaling: navigating downstream. *Cell* 129(7):1261–1274, 2007.
27. Deane JA, Fruman DA: Phosphoinositide 3-kinase: diverse roles in immune cell activation. *Annu Rev Immunol* 22:563–598, 2004.
28. Agell N, Bachs O, Rocamora N, et al: Modulation of the Ras/Raf/MEK/ERK pathway by Ca(2+), and calmodulin. *Cell Signal* 14(8):649–654, 2002.
29. Macian F: NFAT proteins: key regulators of T-cell development and function. *Nat Rev Immunol* 5(6):472–484, 2005.
30. Tan SL, Parker PJ: Emerging and diverse roles of protein kinase C in immune cell signalling. *Biochem J* 376(Pt 3):545–552, 2003.
31. Roskoski R Jr: ERK1/2 MAP kinases: structure, function, and regulation. *Pharmacol Res* 66(2):105–143, 2012.
32. Sweeney SE, Firestein GS: Mitogen activated protein kinase inhibi-

tors: where are we now and where are we going? *Ann Rheum Dis* 65:83–88, 2006.

33. Dong C, Davis RJ, Flavell RA: MAP kinases in the immune response. *Annu Rev Immunol* 20:55–72, 2002.
34. Huang G, Shi LZ, Chi H: Regulation of JNK and p38 MAPK in the immune system: signal integration, propagation and termination. *Cytokine* 48(3):16116–16119, 2009.
35. Guma M, Firestein GS, c-Jun N: Terminal kinase in inflammation and rheumatic diseases. *Open Rheumatol J* 6:220–231, 2012.
36. Chen L, Flies DB: Molecular mechanisms of T cell co-stimulation and co-inhibition. *Nat Rev Immunol* 13(4):227–242, 2013.
37. Detre C, Keszei M, Romero X, et al: SLAM family receptors and the SLAM-associated protein (SAP) modulate T cell functions. *Semin Immunol* 32(2):157–171, 2010.
38. Francisco LM, Sage PT, Sharpe AH: The PD-1 pathway in tolerance and autoimmunity. *Immunol Rev* 236:219–242, 2010.
39. Ponta H, Sherman L, Herrlich PA: CD44: from adhesion molecules to signalling regulators. *Nat Rev Mol Cell Bio* 4(1):33–45, 2003.
40. Baaten BJ, Li CR, Bradley LM: Multifaceted regulation of T cells by CD44. *Commun Integr Biol* 3(6):508–512, 2010.
41. Shattil SJ, Kim C, Ginsberg MH: The final steps of integrin activation: the end game. *Nat Rev Mol Cell Biol* 11(4):288–300, 2010.
42. Hogg N, Patzak I, Willenbrock F: The insider's guide to leukocyte integrin signalling and function. *Nat Rev Immunol* 11(6):416–426, 2011.
43. Springer TA, Dustin ML: Integrin inside-out signaling and the immunological synapse. *Curr Opin Cell Biol* 24(1):107–115, 2012.
44. Kojetin DJ, Burris TP: REV-ERB and ROR nuclear receptors as drug targets. *Nat Rev Drug Discov* 13(3):197–216, 2014.
45. Lagishetty V, Liu NQ, Hewison M: Vitamin D metabolism and innate immunity. *Mol Cell Endocrinol* 347(1–2):97–105, 2011.

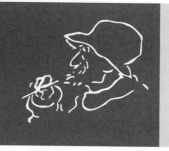

第28章

细胞死亡的免疫反应

原著　Helen M. Beere • Douglas R. Green
朱佳宁　王世瑶　译　吴华香　校

关键点

凋亡是由多种刺激诱导的一种细胞死亡形式。它是由一组半胱氨酸蛋白酶，被称为半胱天冬酶（caspase）的活性介导的。这种细胞死亡的特征是核 DNA 的降解，通常是非炎性的。

细胞凋亡和半胱天冬酶的激活可通过与胞外死亡受体的结合或胞内线粒体损伤和细胞色素 C 的释放以及半胱天冬酶 / 第二线粒体衍生激活剂（second mitochondrial-derived activator of caspase，SMAC）/DIABLO 在凋亡小体处激活半胱天冬酶来触发。

B 细胞淋巴瘤 2（B cell lymphoma 2，BCL-2）家族包括通过调节线粒体外膜电位来控制细胞死亡的促凋亡蛋白和抗凋亡蛋白。

细胞坏死和程序性坏死是涉及细胞肿胀和质膜破裂的死亡过程，可导致炎症反应。

细胞程序性坏死是一种特殊形式的坏死，由死亡配体启动，并由信号通路调节，这对细胞凋亡的调节也很重要。

NOD 样受体分子作为细胞应激传感器触发半胱天冬酶-1 的炎症分子组装和激活，介导促炎细胞因子 IL-1β 和 IL-18 的产生和分泌。

自噬是一种正常细胞对营养缺乏的反应，其特征是细胞成分的降解和循环再利用。

细胞在各种应激源、信号通路和细胞内或细胞外损伤的诱导下死亡。正如存在多种类型的死亡诱导触发因素一样，也存在数种不同的细胞死亡途径，每种途径都具有特定的表型和分子特征高效清除。一个

受损或功能失调的细胞需要通过不同类型的刺激进行细胞自我破坏，这些刺激可能是 DNA 损伤、代谢紊乱或者感染。但是为什么会进化出通过不同途径清除细胞的能力，且每种途径都只有独特的表型和分子印记？一旦细胞注定要死亡，为什么这个细胞通过何种途径死亡至关重要呢？

上述问题的答案比人们预想的更复杂有趣。事实证明，并非所有的细胞死亡都是等同的，至少从免疫功能的角度来看，某些途径比其他途径更复杂。死亡或正在死亡的细胞可以将信号传递给相邻的细胞，这些信号反过来决定了宿主细胞生存所必需的关键生理反应。细胞死亡的类型和细胞死亡的途径决定了这些信号的性质和特性，这些特定的信号最终决定了细胞死亡过程的非炎症性或炎症性，甚至在某些情况下可能具有抑制炎症的功能。在本文中，我们将介绍几种不同类型的细胞死亡，并讨论每种死亡的定义特征。这些细胞死亡途径对免疫功能的影响将在与异常免疫调节和细胞死亡途径缺陷相关的疾病病理学中讨论。

细胞死亡类型

细胞凋亡

程序化细胞死亡或凋亡（Ⅰ型细胞死亡）可能是最具代表性的细胞死亡路径。凋亡最显著的表型特征包括质膜的扰动和起泡，从中释放出小的膜结合囊泡，即所谓的"凋亡小体"。质膜保持其完整性，但经历胞质重组以使细胞表面上的磷脂外化。正如我们将要看到的，这一事件对于免疫系统如何检测凋亡细胞特别重要。在凋亡细胞内，染色质凝聚以及核小体间 DNA 切割将在琼脂糖凝胶分离时产生标志性

DNA"梯状条带"。然后死亡的细胞开始收缩，如果它与周围的组织存在黏附，它就会从邻近的细胞和周围的基质中分离出来。

与凋亡细胞死亡相关的表型变化是否由半胱氨酸蛋白酶家族半胱天冬酶整体介导。这些酶通常以无活性的酶原形式存在，被激活后，可介导、协调和执行凋亡细胞的消亡。因此，半胱天冬酶激活是凋亡细胞死亡最基础和最具意义的生化特征之一。当然，半胱天冬酶家族并不是那么简单——体内存在几种不同的半胱天冬酶，每种半胱天冬酶都被不同的信号通路激活和调节，从而在多种损伤或应激下启动凋亡细胞死亡。

一旦半胱天冬酶裂解了其目标底物，正在凋亡的细胞就可以通过吞噬作用迅速地从体内去除。因此，与其他类型的细胞死亡相比，细胞凋亡通常（但并非总是）不引起炎症反应。尽管如此，用免疫沉默来描述细胞凋亡还是有些误导。因为一个凋亡的细胞，尽管它被巨噬细胞吞噬，还依然可以作为信号源来调节免疫功能的各个成分。

坏死——经典还是非经典？

坏死（Ⅲ型细胞死亡）可能是一种非程序性、无序的死亡类型，其特征是细胞及其细胞内细胞器肿胀、质膜破裂和细胞内容物释放。这种死亡可能是由诸如张力改变、热或物理创伤等应激以及诸如 Ca^{2+} 流出等细胞内改变或三磷腺苷（adenosine triphosphate，ATP）水平的快速下降而引起。其他形式的坏死，称为坏死性凋亡或程序性坏死，也以质膜破裂为特征，但从根本上不同于"经典"坏死，因为它们由特定的信号介导[1-2]。细胞破裂，无论其与"经典"或程序性坏死的关联如何，都将释放出许多免疫激活剂或危险相关分子模式（danger associated molecular patterns，DAMPs）进入细胞外环境。因此，坏死通常具有免疫反应性，因为它能产生有效的炎症反应。

我们通常在处于坏死性死亡的细胞中也可以发现与凋亡相关的一些特征，包括磷脂酰丝氨酸的外化、染色质浓缩以及它们被免疫系统的吞噬细胞摄取。凋亡和坏死通常可通过细胞死亡过程对半胱天冬酶活性的需求来区分。然而，坏死性细胞死亡并非必需半胱天冬酶活化，而且程序性坏死实际上可能需要抑制其活性。

程序性坏死可由肿瘤坏死因子（tumor necrosis factor，TNF）超家族的死亡受体、免疫感知 Toll 样受体（Toll-like receptors，TLRs）成员诱导，也是干扰素（interferon，IFN）反应的一部分。因此，可发生免疫系统的信号传导组分与程序性坏死性凋亡的信号组分功能之间的紧密且在某些情况下重叠的作用关系。此外，上游死亡受体信号系统的一些关键分子对程序性坏死和凋亡都很常见。我们如何协调常见上游信号成分与不同生物学结果之间的明显矛盾？答案是死亡途径特异性衔接子的选择性，能够整合多种信号，以使死亡途径相关的效应分子活化。在程序性坏死的情况下，关键效应分子似乎是受体相互作用蛋白激酶3（receptor-interacting protein kinase 3，RIPK3）及其底物-混合谱系激酶结构域样（mixed lineage kinase domain-like，MLKL）。尽管已经提出了几种可能性，MLKL 功能诱导细胞溶解的确切机制尚不完全清楚。

细胞焦亡

细胞焦亡也是坏死的一种形式，是一种与炎症相关的细胞溶解性死亡。它是由所谓的"炎性半胱天冬酶"催化活性介导的，包括半胱天冬酶-1 和某些情况下的半胱天冬酶-5（以及啮齿动物中的半胱天冬酶-11）[3]。

除诱导细胞焦亡明确需要半胱天冬酶-1 以外，其下游底物如何介导这种类型的细胞死亡仍不明确。我们所知道的是，细胞焦亡的形态学特征包括细胞膜破裂及细胞内物质释放到细胞外。在胞外形成一个潜在的促炎分子的局部池，包括免疫细胞的直接激活剂，如细胞因子和趋化因子，以及其他信号分子或所谓的"危险信号"，能够触发各种类型细胞炎症分子的产生。细胞因细胞焦亡而破裂之前，细胞体积显著增加，这归因于半胱天冬酶-1 依赖性膜孔的形成。随之而来的是细胞膜上离子梯度的破坏和渗透压的增加导致细胞肿胀，最终导致膜破裂。尽管与细胞凋亡相比，核完整性保持不变，但细胞焦亡也与 DNA 裂解和核浓缩有关。虽然这是一个半胱天冬酶-1 依赖性过程，但在细胞焦亡过程中，负责 DNA 裂解具体核酸酶仍然未知。

自噬

自噬是一种自我消化的分解代谢过程，细胞的组分被包裹在一个双膜结构内，形成一个自噬体，然后运送到溶酶体进行降解。自噬通常被认为是维持细胞生存的重要手段，在饥饿时期提供能量和代谢物，并清除受损的细胞器和长寿命蛋白。有人还提出，在强制自噬的情况下自噬可能导致细胞死亡（Ⅱ型细胞死亡）。然而，自噬诱导的细胞死亡和细胞死亡导致的自噬之间缺乏严格的实验区分，这是富有争议的。为了确定自噬性细胞死亡是否是一种真正的细胞死亡类型，人们提出了一个严格的定义，即自噬性细胞死亡一词只能从功能角度应用，并且只能应用于通过抑制自噬的关键调节器来抑制细胞死亡的情景。然而，我们对自噬性细胞死亡的理解是极其有限的，对自噬性细胞死亡的生理条件也了解甚少。

细胞死亡的分子机制

细胞凋亡

凋亡性细胞死亡是由一个或多个半胱天冬酶执行的，半胱天冬酶是对天冬氨酸（aspartate，ASP/D）残基具有选择性的半胱氨酸蛋白酶家族，该家族在 P1 位置含有天冬氨酸的四肽序列后切割它们的靶底物，例如，DEVD[4]。所有的半胱天冬酶均以无活性的单体酶原形式合成，需要二聚化及其他事件以获得催化能力。非活性半胱天冬酶前体的基本结构包括 N 末端前结构域和 C 末端蛋白酶结构域，其由大、小亚基以及具有催化活性的半胱氨酸残基组成。

半胱天冬酶根据功能被大致分类。"执行型"半胱天冬酶包括半胱天冬酶 -3、-6 和 -7；即它们通过对特定靶蛋白的水解，以启动细胞的破坏和死亡细胞的清除；"启动型"半胱天冬酶，包括半胱天冬酶 -8 和 -9，提供分子"点火"以启动蛋白水解级联并促进执行型半胱天冬酶的功能。启动型半胱天冬酶也包括所谓的炎性半胱天冬酶：半胱天冬酶 -1 和 -5/11，它们引发顶端事件以促进多个下游信号转导，其生理作用主要涉及免疫调节，但新发现其作用也涉及细胞死亡。半胱天冬酶 -2 与原始生物体内发现的半胱天冬酶具有显著的序列同源性，虽然半胱天冬酶 -2 的活化分子机制已很明确，但其确切的生理作用及其关键靶底物的特性仍有待确定。

半胱天冬酶底物

目前已经鉴定出许多半胱天冬酶底物，但其中只有相对较少的半胱天冬酶底物具有功能意义。关键的半胱天冬酶裂解事件主要由启动型半胱天冬酶介导，该半胱天冬酶进行自我裂解以稳定活化的二聚体（如半胱天冬酶 -2、-8 和 -10）或使其失稳（如半胱天冬酶 -9）。启动型半胱天冬酶也负责执行型半胱天冬酶 -3 和 -7 的裂解及激活（执行型半胱天冬酶 -6 随后被这些执行型半胱天冬酶裂解和激活）。一旦酶活性增强，执行型半胱天冬酶就会裂解其目标底物，从而影响细胞凋亡的表型和生化特征。这些目标底物包括半胱天冬酶激活的脱氧核糖核酸酶抑制剂（inhibitor of caspose-activated deoxyribonuclease，iCAD），以产生活性 CAD[5-6]，CAD 是一种内切核酸酶，其在核小体之间切割以产生经典的"DNA 梯状条带"；聚 ADP 核糖基转移酶（poly-ADP-ribosyltransferase，PARP），一种对 DNA 修复至关重要的酶[7]；细胞骨架和基质的组成成分；负责磷脂酰丝氨酸外化的靶点，以产生关键的细胞外信号用于吞噬细胞去除死亡细胞。

尽管半胱天冬酶 -2 的作用尚不明确，但它能裂解 BH3 相互作用结构域死亡激动剂（BH3 interacting domain death agonist，BID）[8-9]，产生一种能诱导线粒体外膜通透性（mitochondrial outer membrane permeabilization，MOMP，稍后将详细讨论）的活性 BH3-only 蛋白。BID 也可作为包括半胱天冬酶 -8[10] 和 -1[11] 在内的半胱天冬酶的靶标，半胱天冬酶 -2 的另一个底物是高尔基 160，尽管这种裂解机制的确切作用尚不清楚[12]。

半胱天冬酶 -1 是最具代表性的炎症性半胱天冬酶，直接靶向裂解两种促炎细胞因子：白细胞介素（interleukin，IL）-1β 和 IL-18，以产生可分泌的生物活性细胞因子。此外，半胱天冬酶 -1 的底物还包括肌动蛋白细胞骨架成分、细胞凋亡蛋白抑制剂（cellular inhibitor of apoptosis proteins，cIAPs）和代谢酶，尽管这些裂解作用与半胱天冬酶 -1 依赖性细胞死亡的相关性尚不清楚。与半胱天冬酶 -1 不同，半胱天冬酶 -5/11 不分解这些细胞因子前体，目前后者导致细胞死亡的机制尚不清楚。

半胱天冬酶调节：激活和抑制

简单地说，有两种半胱天冬酶，分别称为启动型和执行型，它们需要不同的机制来获得催化能力。起始半胱天冬酶或顶端半胱天冬酶具有长前驱体，以无活性单体形式存在，需要二聚化来稳定催化位点并生成两个具有催化活性的半胱氨酸，每个单体一个。这一激活步骤通过寡聚信号复合物的集合而实现，寡聚信号复合物包括顶端半胱天冬酶、特异的接头蛋白和辅助调节蛋白，上述是所谓的半胱天冬酶激活"邻近"模型的一个例子。相比之下，执行型半胱天冬酶具有最小的前体蛋白，并且以非活性二聚体的前体存在，通过裂解在大和小亚基之间的域内连接区内的 DEVD 酶切位点使其活性增强，由此产生构象变化，产生具有催化活性的半胱天冬酶二聚体。因此，顶端半胱天冬酶的二聚化，通过招募其特定的激活复合物来产生一种活性酶，反过来分裂并激活下游执行型半胱天冬酶，以介导特定靶蛋白的水解（如前所述），最终导致细胞的破坏。

半胱天冬酶抑制剂（凋亡蛋白抑制剂）

尽管作为细胞凋亡的关键事件，在某些情况下半胱天冬酶介导的底物裂解的不可逆后果可能对细胞是不利的。为此，以一个或多个拷贝的叫作杆状病毒 IAP 重复序列（baculovirus IAP repeat，BIR）的基序为特征的凋亡蛋白抑制剂（inhibitor of apoptosis proteins，IAPs）可以结合并抑制活性半胱天冬酶，从而抑制其破坏通路[13]。这些半胱天冬酶抑制剂首先在病毒中被鉴定出来，并起到维持宿主细胞存活的功能，从而确保了病毒复制的有效时间[14-16]。随后，基于 BIR 结构域同源性，在脊椎动物中鉴定出一个含有 BIR 的蛋白家族，包括 X 连锁凋亡蛋白抑制剂（X-linked inhibitor of apoptosis protein，XIAP）[17]、c-IAP1、c-IAP2[18]、神经元凋亡抑制蛋白（neuronal apoptosis inhibitory protein，NAIP）[19-20] 和生存素[21]。

尽管该家族的一些成员参与了细胞凋亡的调节，但只有 XIAP 能通过与活性半胱天冬酶的相互作用来直接抑制其活性[17]。XIAP 的特征是三个 BIR 结构域，其中 BIR3 和相邻的 RING 结构域介导了对半胱天冬酶 -9 和 BIR2 的抑制，相邻的连接子区域抑制了执行型半胱天冬酶 -3 和 -7[22]。XIAP 和其他 IAP，包括 c-IAP1 和 c-IAP2，可以通过其 RING 结构域作为 E3 连接酶，促进其靶蛋白底物的泛素化和蛋白酶体降解[23]。通过上述方式，XIAP 也可以通过诱导蛋白质降解来终止半胱天冬酶活性。

在正常生理条件下，支持 XIAP 关键作用的证据是有限的，尤其是 XIAP 缺陷小鼠并没有明显的发育

缺陷[24]。然而，在某些情况下，XIAP 表达可能是细胞对某些凋亡途径敏感的关键决定因素（稍后将详细讨论）。

半胱天冬酶募集结构域和死亡效应器结构域——启动型半胱天冬酶激活平台

顶端半胱天冬酶激活的关键事件之一是它们被募集到大蛋白复合物或信号平台。该步骤促进半胱天冬酶的二聚化和活化。复合物的特异性由这些复合物中的特异性配位分子的特性和半胱天冬酶本身的相互结合域决定。启动型半胱天冬酶的前体包含两个特异性结合结构域中的一个：半胱天冬酶募集结构域（caspose recruitment domain，CARD），存在于半胱天冬酶 -1、-2、-4、-5、-9、-11 和 -12 中；死亡效应结构域（death effector domain，DED），存在于半胱天冬酶 -8 和 -10 中。尽管 DED 和 CARD 均形成所谓的"死亡折叠"，但是 DED 和 CARD 结构域没有序列同源性。在综述中讨论的其他蛋白结构域，虽然不是半胱天冬酶本身的结构特征，但在参与半胱天冬酶激活的其他分子中发现。这些包括死亡结构域（death domain，DD）和热蛋白样结构域（pyrin，PYD）。正是这些相互作用结构域促进半胱天冬酶向其各自的活化复合物（CARDs 和 DEDs）的募集和（或）参与其调节中涉及的辅助信号转导事件（DDs 和 PYDs）。

半胱天冬酶 -1 和 -11 前体的炎性小体激活平台

半胱天冬酶 -1 是典型的人类炎性半胱天冬酶，尽管半胱天冬酶 -5（啮齿动物为半胱天冬酶 -11）也有类似的作用。作为启动型半胱天冬酶，半胱天冬酶 -1 以非活性单体形式存在，需要二聚化才能获得催化活性。这是通过其半胱天冬酶募集结构域依赖性募集到一个多蛋白复合物，即"炎性小体"，从而触发其激活和自我剪切。与其他半胱天冬酶不同，半胱天冬酶 -1 是一个非常理想的结合蛋白，多个潜在的适配子或接头蛋白可与之竞争性结合。据推测，多种接头蛋白的功能多样性和可及性确保了由多种类型的应激引起的上游信号转导事件都可以集中在该途径的一个关键组分——半胱天冬酶 -1 的激活上。

如前所述，IL-1β 和 IL-18 从非活性形式转化为活性形式需半胱天冬酶 -1 参与。这些具有生物活

性的细胞因子从细胞内释放的过程也需要半胱天冬酶 -1 起作用,这种释放通过一种定义不明确的非经典分泌途径进行。由于 IL-1β 和 IL-18 是针对自身和病原体来源的多种刺激导致的炎症反应的关键调节器,因此须随时合成和释放生物活性的 IL-1β 和 IL-18。为了满足这一需要,接头蛋白必须将来自不同来源和不同性质的信号与半胱天冬酶 -1 激活所需的机制结合起来。来自宿主和外源性(通常与病原体的成分有关)的多种刺激物触发依赖半胱天冬酶 -1 的 IL-1β/IL-18 的释放。半胱天冬酶 -1 激活的触发因素统称为 DAMPs 或"危险信号",它们通过与 NOD 样受体(NOD-like receptor,NLR)家族成员结合而起作用。这些细胞内传感器能够协同对多个应激源作出反应,参与半胱天冬酶 -1 依赖性的 IL-1β/IL-18 加工。关于 NLR 介导的半胱天冬酶 -1 激活和半胱天冬酶 -5/11 激活的细节将在后面进行更详细的讨论。

半胱天冬酶 -2 前体的 PIDDosome 激活平台

尽管半胱天冬酶 -2 是所有物种中最保守的半胱天冬酶,但它的功能仍然是一个谜,部分原因可能是只发现了它极少数的几种目标底物[25]。半胱天冬酶 -2 的激活是在一系列不同的应激反应中被发现,包括热应激、代谢紊乱和 DNA 损伤,尽管它能通过裂解 BID 参与线粒体依赖性凋亡,但是效果很差且不是必要条件,这表明半胱天冬酶 -2 的主要作用不是诱导细胞死亡。

尽管其确切作用尚不清楚,现已证实半胱天冬酶 -2 激活的分子机制,与其他启动型半胱天冬酶一样,需要一个大蛋白复合物(称为 PIDDosome)的调节装配,介导半胱天冬酶二聚体化和激活[26]。参与此过程的特异性接头蛋白是受体相互作用蛋白(receptor-interacting protein,RIP)相关的 ICH-1/CED-3 同源死亡蛋白的死亡结构域(RIP-associated ICH-1/CED-3 homologous death protein with a death domain,RAIDD),这是一种含有 CARD 的蛋白,可以与半胱天冬酶 -2 前体的 CARD 结构域相互作用。RAIDD 还包含有一个 DD,DD 通过与另一种辅助蛋白 [具有死亡结构域的 P53 诱导蛋白(P53-induced protein with a death domain,PIDD)]的死亡结构域结合[27],产生 pro 半胱天冬酶 -9-RAIDD-PIDD 多聚

体。这一过程反过来导致半胱天冬酶 -2 前体形成二聚体和激活、自我裂解并能够稳定半胱天冬酶 -2 活性[25,28]。接下来发生的事情仍然是一个"黑匣子",半胱天冬酶 -2 及其调节蛋白的不同活性,包括在肿瘤抑制中的作用[29-30],表明这种半胱天冬酶的众多活性我们还需要进一步了解。

半胱天冬酶 -8 前体的死亡诱导信号复合激活平台

半胱天冬酶 -8 和 -10(在啮齿类动物中尚未发现)的激活可能来自多种信号转导途径,这些信号途径来源于少数所谓的死亡受体(TNF 受体家族的一个子集)与其同源死亡配体(它们也是 TNF 样分子)连接之时。依赖于激活信号复合物中辅助蛋白的精确识别,半胱天冬酶 -8 前体的裂解和(或)激活可参与多种生物途径。尽管如此,一些关键的介质通过这些启动型半胱天冬酶的激活所共有的适配结构域、DD 和 DEDs 参与了半胱天冬酶 -8 的招募和激活。

结构性三聚体化死亡受体被死亡配体三聚体激活,暴露细胞内 DD,然后多种同型 DD-DD 即可与数种接头分子之一 [包括具有死亡结构域的 Fas 相关蛋白(Fas-associated protein with a death domain,FADD)]相互作用。这种相互作用触发 FADD DED 结构域的暴露,并且通过这些启动型半胱天冬酶的两个 DED 结构域之一募集半胱天冬酶 -8 前体和半胱天冬酶 -10 前体,形成死亡诱导信号复合物(death-inducing signaling complex,DISC)。这种强制二聚化能形成一个活性催化位点,然后促进活性半胱天冬酶二聚体的自动裂解和稳定,然后裂解并激活效应半胱天冬酶 -3 和 7,也就是说,除非半胱天冬酶 -8 前体与催化惰性同源物(FADD 同源 ICE/CED3 样蛋白酶,FADD-homologous ICE/CED-3-like protese,FLICE)样抑制蛋白,FADD-homologous ICE/CED-3-like protese-like inhibitory protein,FLIP),是一种半胱天冬酶 -8 前体活性的负调节因子)形成异二聚体。FLIP-pro 半胱天冬酶 -8 异二聚体虽然缺乏促进细胞凋亡的能力,但仍保留足够的催化活性,以抑制另一种形式的细胞死亡,即坏死性凋亡,这将在后面进行更详细的讨论。

半胱天冬酶 -9 前体的凋亡小体激活平台

半胱天冬酶 -9 前体通过招募一种叫作凋亡小体的大蛋白复合物而具有催化活性，该复合物包括半胱天冬酶 -9 前体、凋亡蛋白酶激活因子 -1（apoptotic protease activating factor-1，APAF-1）和附加调节蛋白[31-32]。APAF-1 是一种包含 N 末端 CARD 结构域和包含多次 WD 重复的 C 末端蛋白结合结构域的特异性接头蛋白。APAF-1 对发育很重要[33-34]，是一种细胞溶质分子，一旦细胞色素 C 从线粒体膜间释放出来，就会被细胞色素 C 结合触发进行自我寡聚[32]。与细胞色素 C 的结合，以及脱氧核苷酸 [脱氧腺苷三磷酸（deoxyadenosine triphosphate，dATP）] 的结合和水解，诱导 APAF-1 分子的构象变化，暴露 C 端 CARD 结构域。然后，这个过程经由同型 CARD-CARD 相互作用使半胱天冬酶 -9 前体招募到复合物[35]，以帮助催化二聚化和活性半胱天冬酶 -9 的生成[36]。成熟的半胱天冬酶 -9- 激活复合物或凋亡小体由一个 APAF-1 七聚体组成，每个 APAF-1 分子都能够招募并激活半胱天冬酶 -9 的二聚体。一旦激活，半胱天冬酶 -9 分裂并激活执行型半胱天冬酶 3、6 和 7。半胱天冬酶 -9 的自我裂解使其从 APAF-1 中释放，且半胱天冬酶现在处于非活性状态。这一作用释放了 APAF-1 以招募额外的半胱天冬酶 -9 前体，导致活性半胱天冬酶 -9 的"停滞"，直到产生足够的活性执行型半胱天冬酶来传导凋亡信号。

线粒体与细胞凋亡——内在凋亡

释放线粒体间调节因子以激活半胱天冬酶

一般说来，半胱天冬酶依赖性凋亡存在两种途径，在大多数情况下，它们彼此独立进行——线粒体依赖性"内源性"途径和由死亡受体 / 死亡配体相互作用介导的"外源性"途径（稍后将详细讨论）。前一种途径依赖于启动型半胱天冬酶 -9，其特征是线粒体外膜的透化作用，将电子传导链的膜间成分即细胞色素 C 释放到细胞溶质中[37-39]。一旦释放，细胞色素 C 与 APAF-1 结合，以促进凋亡小体的组装，激活半胱天冬酶 -9 前体（先前描述过）。另外还释放了一些其他蛋白质，包括第二个线粒体衍生半胱天冬酶激活剂（second mitochondrial-derived activator of 半胱天冬酶，SMAC），也被称为 DIABLO；OMI/ 高温需求 A2（high temperature requirement A2，HTRA2），和凋亡诱导因子（apoptosis-inducing factor，AIF）[40-42]。SMAC 和 OMI 通过结合和拮抗 XIAP 间接参与半胱天冬酶激活（后面将更详细地讨论）。

线粒体外膜通透性与凋亡

MOMP 是一种调节过程，它允许对诱导和调节细胞凋亡至关重要的蛋白质的释放[38-41]。尽管线粒体外膜存在转运子，例如内膜移位酶（translocase of the inner membrane，TIM）蛋白复合物[40]，可以调节蛋白质的进出；参与细胞死亡的线粒体蛋白的释放是由完全独立的机制介导的，该机制只响应凋亡刺激。那么，由多种类型的凋亡诱导刺激和本质上存在巨大差异的特异信号是如何最终破坏线粒体外膜，从而释放细胞色素 C 呢？

线粒体外膜通透性的调控

MOMP 是内在凋亡途径的主要特征之一，由 B 细胞淋巴瘤 -2（B cell lymphoma 2，BCL-2）蛋白家族的协同作用正向和负向调节（图 28-1；综述见参考文献 43 和 44）[43-44]。BCL-2 蛋白在功能上分为促进和抑制细胞死亡的蛋白，根据其特定的结构特征直接或间接调节 MOMP[45]。BCL-2 蛋白的特征是一个或多个 20 个氨基酸延伸的保守残基，与 α- 螺旋片段相对应，构成所谓的 BH（BCL-2 同源）结构域，编号为 1 到 4（BH1、-2、-3 和 -4）。抗凋亡蛋白和 BCL-2 效应器蛋白都具有多个 BH 基序，顾名思义，"BH3-only"BCL-2 蛋白仅具有单个 BH3 结构域。

凋亡前体多结构域效应蛋白 BAX 和 BAK 可直接渗透线粒体外膜；而包括 BCL-2 本身、BCL-X$_L$、A1、BCL-B、BCL-w，和 MCL-1 在内的抗凋亡家族成员主要起到阻止 MOMP 的作用。所谓的 BH3-only 凋亡前体蛋白，包括 BID、BIM、PUMA、NOXA、HRK、BIK、BMF 和 BAD 也能促进 MOMP，但它们通过激活 BAX 和 BAK 效应子或通过抑制抗凋亡的 BCL-2 蛋白间接促进 MOMP[46]。

虽然 BAX 和 BAK 是 MOMP 的主要介质，但我们对它们仅部分了解。如何实现膜渗透的精确机制。在它们各自的非活性状态下，在胞浆中发现单体 BAX，而 BAK 位于线粒体外膜上，锚定在其羧基末端区域。转化为其活性状态需要与一个或多个 BH3-only 蛋白进行短暂的相互作用，以诱导其构象

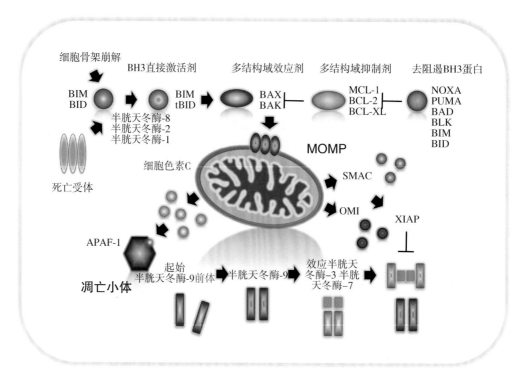

图 28-1 B 细胞淋巴瘤 2（BCL-2）蛋白质调节的线粒体外膜的透化（MOMP）是内源性凋亡通路中的关键事件。BCL-2 蛋白调节 MOMP 以对大量信号进行应答，从而参与内源性凋亡通路。多结构域促凋亡效应分子 BAX 和 BAK 经历几种修饰，包括构象变化 和寡聚化以诱导 MOMP。多结构域抗凋亡 BCL-2 蛋白包括 BCL-2、BCL-X$_L$，以及 MCL-1，它们抑制 BAX/BAK 诱导的 MOMP。 BH3-only 促凋亡效应蛋白可通过直接激活（直接 BH3 激活剂包括 BIM 和 BID），或置换抑制性抗凋亡 BCL-2 蛋白（去阻遏物 BH3 蛋白包括 NOXA，PUMA 和 BAD）间接激活 BAX 和 BAK。BH3 蛋白可作为不同类型应激的传感器，并可以通过几种机制 进行修饰。例如，BID 被半胱天冬酶 -8 裂解并激活以应答死亡受体介导的信号转导事件，而 BIM 的活化可由细胞骨架的破坏介 导。MOMP 允许释放几种膜间隙蛋白，包括细胞色素 -c、第二个线粒体衍生的半胱天冬酶激活剂（SMAC）以及 OMI，所有这些 都调节细胞凋亡通路。细胞色素 C 与接头蛋白凋亡蛋白酶激活因子 -1（APAF-1）结合，以触发无活性半胱天冬酶 -9 前体单体的 募集和凋亡小体复合物的组装。该作用导致半胱天冬酶 -9 前体的自身裂解以产生催化活性的半胱天冬酶 -9 二聚体，该二聚体继而 裂解并激活效应半胱天冬酶 -3 和 -7。X 连锁的凋亡抑制剂（XIAP），一种 E3 连接酶，通过阻断催化位点或促进其泛素依赖性降 解来负调节半胱天冬酶 -9、-7 和 -3 的活性。SMAC 和 OMI 分别结合或切割 XIAP 以抑制其活性并促进细胞凋亡。（From Tait SW, Green DR: Mitochondrial regulation of cell death. Cold Spring Harb Perspect Biol 5, 2013.）

的改变并聚合成为大的同源寡聚体，在 BAX 存在的 情况下易位到线粒体外膜。膜间隙蛋白的后续释放显 然需要膜渗透，但是 BAX 和 BAK 寡聚体是否通过 膜插入和自身形成孔直接实现这种效果，或通过触 发脂质孔的形成间接达到这一效果，我们还不得而 知。尽管如此，在实现透化后，细胞色素 C、SMAC （DIABLO）和 OMI（HTRA2）从线粒体膜间隙释放 到胞浆中，激活半胱天冬酶并介导凋亡性细胞死亡。

第三个 BCL-2 家族成员 BOK 也与效应子 BAX 和 BAK 联系在一起，由于其也包含 BH 结构域 1-3[47]。BOK 过表达时可以诱导细胞死亡[48-50]，但是 它是否能促进膜渗透和 MOMP 尚未得到令人信服的

证据。无论是敲除 Bok 的表达，或者同时敲除 Bax 或 Bak 的表达，均未显示任何明显的发育表型[51]， 表明如果 BOK 确实在细胞死亡中起作用，那么这种 作用要么是微小的，要么对发育来说是多余的。有 趣的是，最近的体外研究结果描述了 BOK 的 BAX/ BAK 依赖性前驱死亡功能，这是由于 BOK 在内质 网（endoplasmic reticulum，ER）和（或）高尔基体 上占据主要定位[31]。尽管考虑到该领域的发展速度 很快，它的生理作用被揭示可能只是一个时间问题， 然而，目前我们仍不清楚 BOK 的作用。值得注意的 是，与 Bax 和 Bak 不同，Bok 经常在癌症患者中缺 失[52]，增加了对它未知功能进一步研究的兴趣。

尽管 BCL-2 蛋白具有众多结构和功能特性，且有大量证据表明抗凋亡性 BCL-2 蛋白可抑制 BAK 和 BAX 介导的 MOMP，但该作用的具体分子机制我们尚不清楚。我们所知道的是，BCL-2 蛋白可与 BAX 和 BAK 相互作用，以防止它们的寡聚。这种相互作用由 BAX 和 BAK 的 BH3 结构域和一个结槽介导，上述结合槽为所有抗凋亡蛋白所共有，由含有 BH 结构域 1-3 的多个 α-螺旋组成。由于在组合条件下，BAX 和 BAK 的 BH3 结构域被"掩埋"，因此无法结合，有证据表明，其插入线粒体外膜时伴随着构象变化，暴露了这些蛋白质中的 BH3 结构域。因此，BAK 或 BAX 的 BH3 结构域的暴露使其促进自我寡聚化以诱导 MOMP 或与抗凋亡分子相互作用，从而抑制 MOMP。有趣的是，BAX 和 BAK 对不同的抗凋亡蛋白具有选择性，BAK 优先与 BCL-X$_L$ 和 MCL-2 相互作用，而 BAX "倾向于"与 BCL-2 和 BCL-X$_L$ 相关（与 MCL-1 的相关性较小）。然而，在三种抗凋亡的 BCL-2 蛋白中，每一种都同样有效地抑制由 BAX 或 BAK 引起的凋亡细胞死亡。因此，尽管抗凋亡蛋白通过抑制 BAX 和 BAK 的活性来抑制 MOMP 的模型得到了充分证实，但其对 BAX 和 BAK 以及所有抗凋亡 BCL-2 蛋白的应用是非常有限的。为了充分了解抗凋亡 BCL-2 蛋白对 BAX 和 BAK 调控的复杂性，还必须考虑 BH3 蛋白的活性。

促凋亡的 BH3-only 蛋白作为上游传感器，整合细胞内应激产生的信号，通过 BAX 和 BAK 参与细胞凋亡。虽然 BAX 和 BAK 是 MOMP 的末端效应器，它们通过与 BCL-2 蛋白的直接相互作用而受到负调控，但是 BH3-only 蛋白和抗凋亡 BCL-2 蛋白之间的相互作用也可能对 BAX 和 BAK 介导的 MOMP 产生影响。BH3-only 蛋白对抗凋亡 BCL-2 蛋白的隔离有助于中和其抑制活性，增加 BAX 和 BAK 激活诱导 MOMP 的可能性。重要的是，在这些条件下，细胞对 BAK 和 BAX 介导的凋亡的敏感性最终取决于给定的 BH3-only 蛋白的可及性及其对特定抗凋亡蛋白的结合特异性 [53-54]。

我们已经描述了如何通过与抗凋亡的 BCL-2 蛋白的结合来抑制 BAX 和 BAK 的活性，以及它们如何通过与特定的单一 BH3 蛋白的相互作用而被中和。那么，以结构性惰性状态存在的 BAX 和 BAK 是如何被激活以发挥其促凋亡活性的？解决这个难题的办法在于某些 BH3-only 蛋白能够直接触发 BAX 和 BAK 的激活。但这些所谓的"直接激活器"仍然没有定论，目前为止只有 BID、BIM 能够满足成员要求，PUMA 可能也有此作用。与抗凋亡 BCL-2 蛋白和促凋亡多域效应器或 BH3 蛋白之间的相互作用不同，这两种蛋白都可以作为杂合 -BCL-2 蛋白复合物（hetero-BCL-2 protein complexes）分离，由短暂的"点击 - 运行型"相互作用替代直接激活剂激活 BAX 或 BAK。BH3 活化剂和效应分子之间的相互作用导致 BAK 或 BAX 的 BH3 结构域的暴露，从而使其可用于同种寡聚、孔形成和 MOMP。

尽管 BH3 蛋白激活 BAX 和 BAK 的确切机制仍需进一步讨论，但所提出的两个模型似乎并不相互排斥，并且在某些具体情况下，可能会同样有效 [55]。"中和"模型认为 BH3 介导的 BCL-2 效应分子与抗凋亡 BCL-2 蛋白之间相互作用的阻断，可释放 BAX 或 BAK，又使其功能上有能力诱导 MOMP 和凋亡。由该模型进一步引申，促凋亡 BCL-2 蛋白与抗凋亡 BCL-2 蛋白的相对比率决定细胞的存活或死亡。另一个"去抑制"模型也提出，BH3-only 和抗凋亡 BCL-2 蛋白之间的相互作用可以减轻 BAX 和 BAK 对 BCL-2 介导的抑制作用。然而，该模型进一步表明，BAK 和 BAX 的释放并不等同于成孔活性。相反，一旦 BH3 介导，阻断 BAX 或 BAK 与抗凋亡 BCL-2 蛋白之间的相互作用而释放效应分子，MOMP 只能在 BAX 或 BAK 首先被 BID 或 BIM 等"直接激活物"激活时进行。

这两种模型并不矛盾，两者之间的主要区别在于，BH3 蛋白从抗凋亡蛋白中取代活性 BAX 或 BAK，相比于通过两种不同但互补的 BH3 依赖机制来取代和激活 BAX 和 BAK，这对 BCL-2 蛋白功能的药理调节剂的设计具有重要意义。

除了 BID、BIM 和 PUMA 外，其他 BH3 蛋白是否也具有直接激活 BAX 和（或）BAK 的能力，仍有待观察，但很明显大多数蛋白没有这种能力。尽管如此，细胞质 p53 作为多结构域 BCL-2 效应器的直接激活剂的证实 [56]，增加了非 BH3 蛋白能够直接激活 BAX 和 BAK 的可能性。

BCL-2 蛋白功能的翻译后调控

BCL-2 蛋白也可以通过几种翻译后修饰来调节。BCL-2 蛋白的翻译后修饰是一种普遍的机制，通过这种机制，不同类型的应激引起的上游信号事件可以选择性地与一个或多个下游 BCL-2 蛋白结合来调节细胞死亡。修饰包括磷酸化、泛素介导的降解、蛋白酶介导的裂解、肉豆素溶解和内酯基化。在大多数情况下，这些修饰的精确功能结果并不清楚。

作为多种应激的上游传感器，BH3 蛋白能与下游促凋亡效应分子 BAX 和 BAK 结合。在许多情况下，这种效应是通过应激特异性激活激酶来实现的，这些激酶反过来通过位点特异性磷酸化来修饰 BH3 蛋白。营养素流失和细胞内能量储存的减少是一种有效的细胞死亡激活剂，这归因于 BH3-only 蛋白 BIM 和 BAD 的促凋亡活性。至少在一定程度上，激酶介导的这些 BH3-only 蛋白内特异性残基的磷酸化对于与生长因子撤除相关的上游信号转导事件和下游凋亡效应物的激活的整合至关重要。通过生长因子受体激活 AKT（一种丝氨酸 - 苏氨酸激酶），导致 14-3-3 蛋白质介导的转录因子 FOXO3a 的磷酸化和胞质固位[57]。然而，在营养素流失条件下破坏信号通路，允许 FOXO3a 易位至细胞核，在那里它诱导许多基因的转录，包括 *Bcl2-like11*（Bcl2l11）[58]。细胞外信号调节激酶（extra-cellular-signal regulated kinase，ERK）在丝氨酸 69 处对 BIM 进行磷酸化，该激酶是一种有丝分裂原激活的蛋白激酶（mitogen-activated protein kinase，MAPK），被生长因子激活，可促进 BIM 的蛋白质体降解，有利于细胞存活[59]。相反，MAPK、JNK 对 BIM 进行磷酸化，使蛋白质稳定，并以 BAX 依赖的方式促进细胞死亡[60]。AKT 对 BAD Ser-112 和 Ser-136 位残基的磷酸化，通过促进与 14-3-3[61] 的结合和隔离使其失去活性，而作为营养缺乏的反应，BAD 的去磷酸化通过触发其与 BCL-X_L 或 BCL-2 蛋白的相互作用来中和其促凋亡活性[62-64]。蛋白激酶 A（protein kinase A，PKA）介导的 BAD 丝氨酸 -112 位的磷酸化也通过在胞浆中维持 BAD 来抑制凋亡，从而抑制线粒体膜上 BAK/BAX 的活化[65]。尽管 BIM 是 BAX 和 BAK 的直接活化剂，但 BAD 是一种通过中和抗凋亡 BCL-2 蛋白、BCL-2 和 BCL-X_L 来促进凋亡的去阻遏蛋白。

多重磷酸化和泛素化事件也有助于调节髓系细胞白血病 1（myeloid cell leukemia 1，MCL-1）的稳定性[66]。在营养缺失条件下，AKT 活性的破坏缓解了对激酶 - 糖原合成酶激酶 3（glycogen synthase kinase 3，GSK3）的抑制，后者进而能够磷酸化 MCL-1。

这种磷酸化事件促进 MCL-1 的降解，降低其抗凋亡作用，从而促进细胞凋亡[67]。同时，尽管它含有一个 BH3 结构域，CL-1 泛素连接酶 E3（MCL-1 ubiquitin ligase E3，MULE）也参与了 MCL-1 蛋白转换的调节。通过 MULE 的 BH3 结构域与 MCL-1 的相互作用限制了它的酶活性，但一旦被一种 BH3-only 促凋亡蛋白（如 NOXA）所取代，它就能够引起 MCL-1 的泛素化，使其易于降解[68]。控制 MCL-1 稳定性的其他蛋白包括 FBW-7[69]，这是一种在恶性肿瘤中经常缺失的肿瘤抑制因子，以及在多种肿瘤类型中表达的去泛素化酶 USP9X[70]。抗凋亡蛋白 BCL-2 和 BCL-X_L 的转换同样受到翻译后修饰的调节[71-72]。例如，在 BH3 和 BH4 结构域[73] 之间的柔性环内或在 BCL-2 的丝氨酸 -87 上，ERK1/2 介导的丝氨酸残基（serine residue，Ser-70）修饰至少都在某种程度上通过维持蛋白质的稳定性[74] 参考其抗凋亡活性。而通过与此相反蛋白磷酸酶 2A（PPA2）的去磷酸作用，可中和 BCL-2[75] 的抗凋亡活性。在 BH4 和 BH1 之间的非结构环中，两个天冬酰胺残基的去酰胺作用则破坏了 BLC-X_L 的抗凋亡活性[76]。

特定的裂解事件也可以增强某些 BCL-2 蛋白的功能。BH3-only 蛋白质 BID 在 BH3 家族中独一无二，因为在其原生状态中，它的 BH3 结构域被埋藏在分子的三级结构中。如果没有暴露该结构域，BID 不能与其他 BCL-2 蛋白相互作用，因而具有生物学惰性。然而，通过数种蛋白酶中的一种，包括半胱天冬酶 -8[77] 和 -2[8]、颗粒酶 B[78]、溶酶体蛋白酶（组织蛋白酶）[79]、钙激活蛋白酶 - 钙蛋白酶[80] 在 BID 内裂解一个柔性连接体，产生一种活性的裂解产物 tBID，使其能够与抗凋亡蛋白结合或作为 BAX 和 BAK 的直接激活物发挥作用。通过这种方式，上游细胞质事件导致这些蛋白酶的激活，可以通过直接裂解和激活 BH3 蛋白、BID，参与线粒体依赖性凋亡。有研究表明，钙蛋白酶介导的 BAX 分裂，可以增强其凋亡活性[81]，虽然这一过程的生理意义尚未被完全阐明。与 BIM 一样，活性 BID 能够直接激活 BAX 和 BAK。

基因表达的调节也是通过调节 BCL-2 蛋白的水平来影响细胞对凋亡的整体易感性的一种机制。多种转录因子参与了促凋亡和抗凋亡 Bcl-2 基因表达的调控，包括 p53、核因子 -κB（nuclear factor-κB，NF-κB）和 FOXO 3a。一些 microRNA（microRNAs， miRNAs），包括 miR-17-92、miR-15 和 miR-16，也被证明能分别特异性地降低 Bim 和 Bcl-2 RNA 的表达水平。一些 BCL-2 蛋白以多种剪接变体的形式存在，包括 BCL-X$_L$、BAX 和 PUMA，对它们的特殊作用我们知之甚少。然而，由于动力蛋白轻链结合区的存在与否，多种亚型的 BIM（包括 BIM$_S$、BIM$_L$ 和 BIM$_{EL}$）似乎具有不同的促凋亡潜能。失巢凋亡是由于细胞骨架的扰动和细胞从基底膜分离而引起的凋亡性细胞死亡，由 BIM 和另一种 BH3 蛋白，即 BCL-2 修饰因子（BCL-2 modifying factor，BMF）介导。BIM 锚定于微管复合体上，而 BMF 则被肌动蛋白细胞骨架所隔离，每个肌动蛋白细胞骨架都被各自的动力蛋白轻链结合区域隔离。细胞骨架的破坏会导致 BIM 和 BMF 的释放，从而促进 MOMP 并参与凋亡。

BCL-2 蛋白的其他作用

我们对 BCL-2 功能的讨论主要集中于其在 MOMP 调节背景下对细胞死亡的调节作用。尽管这一作用至关重要，但很明显，BCL-2 蛋白的功能并不局限于细胞死亡的调节，对其他一些信号通路也可能产生重大影响，包括调节线粒体动力学[82]、对 DNA 损伤的应答[83-84]、代谢生物能量学[85-87]、Ca^{2+} 稳态[88]、内质网功能和自噬[89]。

MOMP 真的是所有的终结吗？

MOMP 显然是凋亡性细胞死亡的关键事件，并受 BCL-2 蛋白家族的共同调节。然而，MOMP 的诱导对于半胱天冬酶非依赖性细胞死亡（caspase-independent cell death，CICD）同样重要，并且和凋亡一样，它依赖于 BCL-2 蛋白功能。在半胱天冬酶抑制的情况下细胞死亡的参与可以促进一种以 MOMP- 所谓的 CICD 为特征的细胞死亡。这种类型的细胞死亡可能是在发育期间最常见的，特别是在某些半胱天冬酶激活途径被灭活的情况下，例如 Apaf-1 缺陷模型。在这种情况下，因为线粒体发生 MOMP，导致功能丧失，细胞因生物能量耗尽而死亡。MOMP（包括 AIF）上的膜间隙蛋白的释放也被认为参与这种形式的细胞死亡。

尽管 MOMP 通常被认为是导致细胞不可逆性死亡的关键点，但是在特定情况下也有例外。肿瘤细胞能够通过抑制半胱天冬酶活性和保留能够再生和恢复细胞生物能量学的完整线粒体的小孔来规避 MOMP 的终末后果。半胱天冬酶活性的抑制可以通过几种方法来实现，包括利用 XIAP 活性和通过诸如表观遗传沉默和泛素介导的降解机制，下调凋亡机制的关键组分。因此，MOMP 并不总是导致细胞死亡。可能除了诸如神经元之类的有丝分裂后细胞，其最常与多种疾病的病理相关，而不是与正常的细胞功能相关。

死亡受体相关信号事件——外源性细胞凋亡

细胞凋亡的所谓"外源性"途径是由细胞外"死亡配体"与细胞表面上各自的细胞外"死亡受体"相互作用引发的，以应对各种不同类型的应激和发育信号。用于死亡配体介导的细胞凋亡的专属半胱天冬酶是半胱天冬酶 -8，与其他启动型半胱天冬酶一样，它作为无活性单体存在并且需要同源二聚化以产生酶活性。死亡配体及其受体分别代表 TNF 和 TNF 受体（TNF receptor，TNFR）超家族的亚群。受体包括 TNFR1、CD95（也称之为 Fas 或 Apo-1）、死亡受体（death receptor，DR）3（DR3）、TNF 相关凋亡诱导配体（TNF-related apoptosis-inducing ligand，TRAIL）受体、TRAIL 受体 1（或 DR4）、TRAIL 受体 2（在人类中称之为 DR5）和 DR6。它们相应的活化配体是 TNF 本身、CD95 配体（或 FasL）和 TRAIL，它们都参与细胞凋亡。DR3 和 DR6（其配体尚未被鉴定）都不会促进细胞凋亡。

DR 和它们的配体以预先形成的三聚体形式存在。在 DR 与适当配体相互作用后，构象变化暴露受体中的特异蛋白质结合结构域 DD（已在前面描述）。DD 的暴露使其可与含有 DD 的几种接头蛋白中的一种相互作用。

FASL（CD95 配体）与其受体 FAS（CD95）之间的相互作用使细胞内含 DD 的受体区域开放，然后 FADD 通过其自身的 DD 与其进行相互作用。这种相互作用伴随着 FADD 的构象变化，暴露出第二个特化结合域 DED。FAS-FADD 复合物的多聚化归因于 DDs 在三个不同界面处结合的能力，并且已经显示对于随后半胱天冬酶 -8 的募集和活化是必需的。通过在其前结构域中的两个 DED 之一与 FADD 的 DED 之间的相互作用，募集半胱天冬酶 -8 前体来完成成熟信号转导复合物或 CD95 DISC 的组装。随后的半胱天冬酶 -8 前体的二聚化允许活性半胱天冬酶的自我裂解和稳定化，进而引起效应子半胱天冬酶 -3 和 -7 的蛋白水解和活化。DISC 的形成是一种效率极高的过程，受到半胱天冬酶 -8 与其催化失活的同系物 FLIP 的二聚化的负调节。尽管这种相互作用阻止了半胱天冬酶 -8 的二聚化和裂解，但它不能完全抑制其催化活性，这导致 FLIP 的裂解，但并不诱导细胞凋亡。最近，研究进一步表明，FADD、FLIP 和半胱天冬酶 -8 之间结合的复杂性，证明它是进行细胞死亡、细胞凋亡或坏死细胞凋亡的重要决定因素（后面将详细讨论）。

TRAIL 与其受体的连接，以 FAS 及其配体 FASL 类似的方式，参与半胱天冬酶 -8 活化和随后的凋亡细胞死亡。TRAIL 诱导细胞死亡的负调节机制特征不明显，但至少部分可能涉及 FLIP 介导的事件。

由 TNFR1 激活引起的信号转导通路是非常复杂的，受各种调节机制的影响，并导致细胞存活、细胞凋亡或程序性坏死，这取决于募集到 TNFR1 受体 - 信号复合物的蛋白质的特性，这些复合物称为复合物 Ⅰ、Ⅱa 和 Ⅱb（图 28-2）。TNFR1 的活化可以由两种配体之一：TNF 本身或淋巴毒素介导，两者都触发受体的细胞内结构域构象变化以暴露 DD、E3 连接酶的其他结合位点以及 TNF 受体相关因子 2（TNF receptor-associated factor 2，TRAF2）。随后通过它们各自的 DD 结构域向 TNFR1 募集 TNFR1 相关死亡结构域（TNFR1-associated death domain，TRADD），用于稳定 TRAF2-TNFR1 相互作用并募集 RIPK1。所谓复合物 Ⅰ 的其他组分包括 cIAP1、cIAP2[90] 和线性泛素链组装复合体（linear ubiquitin chain assembly complex，LUBAC），其本身是由 HOIL-1、HOIP 和 SHARPIN 组成的复合物。通过一种或多种 E3 连接酶，包括 TRAF2、cIAP1、cIAP2 和 HOIL-1 对该复合物内的组分进行泛素化，这对于其他信号蛋白的募集和激活是必需的（图 28-2A）。RIPK1 是一种功能多样的分子，能够促进几种 TNFR1 信号复合物的活性，其中一些需要其激酶活性，而另一些则不需要。在复合物 Ⅰ 中，一旦经 TRAF2 介导的赖氨酸 63 连接的多泛素化修饰，RIPK1 以不依赖激酶的方式向 TNFR1 复合物募集额外的信号转导所需成分。其中一种成分是 NF-κB 必需调节剂（NF-κB essential modulator，NEMO），它是 IκB 激酶（IκB kinase，

IKK）复合物的一种成分，可刺激 IκBα 的磷酸化、泛素化和降解，从而展现出 NF-κB 的转录活性。需要重点关注的是，在这些条件下，细胞死亡不会继续进行；相反，NF-κB 诱导细胞存活相关基因的转录，包括编码 cIAP1、cIAP2、FLIP 和其他参与炎症反应的基因。

在 NF-κB 缺陷小鼠中，通过同时敲除 TNFR1 来拯救胚胎的死亡，证明了这种信号转导复合物的重要生理学特性。然而，由 NF-κB 缺失诱导的胚胎死亡可与 TRAF2、cIAP1 和 cIAP2 破坏相关的胚胎死亡区分开，表明 TNFR1 介导的存活也可以以 NF-κB 非依赖性方式进行。

在某些情况下，TNFR1 释放 TRADD-TRAF2-RIPK1 信号转导复合物，该复合物具有 TRADD 的 DD 结构域，其在从 TNFR1 分离后可用于招募 FADD。这种情况与两种信号复合物之一的形成相容，称为复合物 Ⅱa 和 Ⅱb（图 28-2B）。募集长型 FLIP（FLIP long form，FLIP_L）与半胱天冬酶 -8 形成异二聚体可防止催化活性半胱天冬酶 -8 同源二聚体的组装，从而抑制细胞凋亡，但保留了半胱天冬酶 -8 裂解和灭活 RIPK1 和 RIPK3 的能力（参与坏死性凋亡；后面会有描述）。然而，在没有 FLIP_L 的情况下，半胱天冬酶 -8 的催化活性不受限制，因此能够促进细胞凋亡。相比之下，半胱天冬酶 -8 或其必需的衔接子 FADD 的抑制促进了复合物 Ⅱb（也称为坏死体）的组装（图 28-2C），通过允许 RIPK1 和 RIPK3 的募集和稳定反而引发坏死性凋亡。通过这种方式，FLIP_L 提供了一个关键点，TNFR1 信号转导事件在该临界点被整合，以确定参与的细胞死亡方式。

线粒体通路的分子间相互作用——半胱天冬酶 -8/BID

在很大程度上，内源性和外源性凋亡通路的顶端信号事件各自独立进行，仅在终末效应阶段——半胱天冬酶 -3 激活时汇合。然而，尽管 MOMP 通常与内源性死亡途径有关，它也可以通过半胱天冬酶 -8 介导的 BH3 蛋白 -BID 的裂解和激活参与死亡受体介导的凋亡（图 28-1）。死亡信号通路中的线粒体成分的功能重要性在不同的细胞类型之间有所差异，据此可将细胞分为 Ⅰ 型细胞及 Ⅱ 型细胞。Ⅰ 型细胞发生死亡受体介导的细胞死亡时不涉及 MOMP，Ⅱ 型细

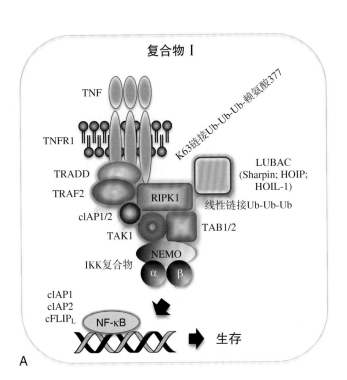

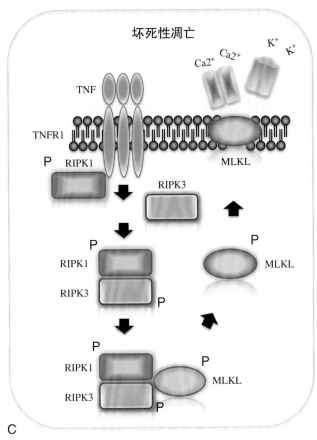

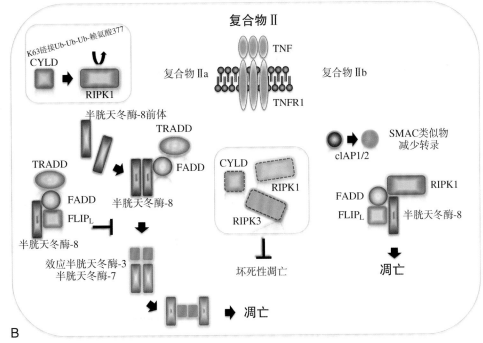

图 28-2 多种肿瘤坏死因子（TNF）- 肿瘤坏死因子受体 1（TNFR1）复合物形成，每一种都有不同的生物学结果。**A**，复合物 Ⅰ：TNF 与其三聚体受体 TNFR1 的结合触发包含 TNFR 相关死亡结构域（TRADD）、受体相互作用蛋白激酶 1（RIPK1）和 E3 泛素酶、细胞凋亡抑制剂 1（cIAP1）、cIAP2、TNFR 相关因子 2（TRAF2）和线性泛素链组装复合物（LUBAC）的 HOIL-1 的复合物 Ⅰ 的组装。cIAP1/2 介导 RIPK1 赖氨酸 377 位上的 K63 连接的多泛素化，促进了复合物 Ⅰ 的 RIPK1 依赖性稳定性，并募集了 ① TAB-TAK 复合物和 ② 核因子 -κb（NF-κB）活化的 IKK 复合物。LUBAC 的 E3 连接酶活性进一步促进了 RIPK1 泛素化、复合物稳定性和 NF-κB 活化。NF-κB 依赖的 cFLIPL（cellular FLICE-like inhibitory protein long form）的转录和 cIAP1 和 -2 通过稳定复合物 Ⅰ 和抑制凋亡前复合物 Ⅱ 的装配促进细胞存活。**B**，复合物 Ⅱa：复合物 Ⅱa 的形成是由 TNF-TNFR1 相互作用触发的，当复合物 Ⅰ 不稳定时可以出现在细胞质中。一种可能发生这种情况的方法是通过 CYLD 从 RIPK1 中去除 K63 连接的多泛素化，促进复合物 Ⅰ 的不稳定化及 RIPK1 的离解，以参与另一种 TNF 诱导的信号复合物。复合 Ⅱa 的装配需要通过 TRADD 间接招募 FADD（Fas-associated protein with death domain）到 TNFR1。该活动促进了半胱天冬酶 -8 前体单体的结合，形成催化活性的半胱天冬酶 -8 二聚体。活化的半胱天冬酶 -8 可以裂解并激活下游的效应半胱天冬酶 -3 和 -7 来介导细胞凋亡。FLIPL 还可以与 FADD 和（或）半胱天冬酶 -8 前体结合。在这些条件下，与 FLIPL 形成二聚体的半胱天冬酶 -8 具有不完全的催化活性，改变了底物特异性，不能参与凋亡。复合物 Ⅱb（坏死性凋亡小体）：当在 cIAP 下降或抑制时，稳定的 RIPK1 依赖性复合物 Ⅰ 形成的可能性较小，但可以形成复合物 Ⅱb。这种胞质复合物与 TRADD 无关，由 RIPK1、FADD 和 FLIPL – 半胱天冬酶 -8 异二聚体组成。在这些条件下，促凋亡的 RIPK1 功能是有利的。FLIPL 还可以与 FADD 结合，并作为半胱天冬酶 -8-FADD 结合的竞争性抑制剂，以防止凋亡。RIPK3、MLKL（mixed lineage kinase domain-like）和活化半胱天冬酶 -8 水平的改变也可导致坏死。**C**，TNF 诱导的坏死：对 TNF-TNFR1 连接的应答诱导的坏死性凋亡。RIPK1 和 RIPK3 的寡聚体诱导 RIPK3 的自磷酸化，并以 RIPK3 依赖的方式招募和磷酸化 MLKL。MLKL 如何诱导细胞膜破裂尚不清楚，但可能的机制包括由 MLKL 自身直接渗透，或 MLKL 依赖的 Ca^{2+} 和（或）K^+ 离子通道聚集，这些机制影响离子平衡的变化、导致了细胞肿胀，最终使细胞膜破裂。NEMO，NF-κB 必要调节因子；SMAC，半胱天冬酶第二线粒体衍生激活剂（From Weinlich R, Green DR: The two faces of receptor interacting protein kinase-1. Mol Cell 56:469–480, 2014, and Pasparaki, M, Vandenabeele P: Necroptosis and its role in inflammation. Nature 517:311–320, 2015）

胞的凋亡由死亡配体诱导，并需要线粒体参与，其对 BCL-2 介导的抑制作用的易感性可以证明这一点。XIAP 似乎是外源性凋亡途径中 BID 介导的 MOMP 的主要决定因素[90a]。XIAP 结合并阻断半胱天冬酶 -9、-3 和 -7 的蛋白水解酶活性，其对半胱天冬酶 -8 无效（除非被 SMAC 和 OMI 替代，两者都在 MOMP 后从线粒体释放）。MOMP 促进死亡受体介导的凋亡的能力不依赖于 APAF-1，表明 XIAP 对半胱天冬酶 -8 介导的半胱天冬酶激活功能的拮抗作用是 MOMP 在 Ⅱ 型细胞死亡受体介导的凋亡中的主要作用。

半胱天冬酶介导细胞死亡的非经典模式

细胞死亡、炎性小体，以及半胱天冬酶 -1 的激活

除了凋亡，半胱天冬酶蛋白酶也可以介导其他类型的细胞死亡，包括半胱天冬酶 -1 依赖的细胞焦亡（前文已介绍）。无活性的半胱天冬酶 -1 前体募集形成多蛋白复合物——炎性小体，导致自身裂解，产生具有酶活性的半胱天冬酶 -1。具有生物学活性的半胱天冬酶 -1 最显著的作用是加工并活化其底物——IL-1β[91] 和 IL-18[92-93]。这些细胞因子和其他缺乏信号肽的蛋白质，如 IL-33[94]、IL-1 前体及成纤维细胞生长因子（fibroblast growth factor，FGF）-2 的释放经由一条需要半胱天冬酶 -1 的非经典通路完成，然而这条通路目前仍未被充分认识[95]。

炎性小体复合物的组装及激活启动了致炎因子如 IL-1β、IL-18 的产生，是固有免疫抗感染及无菌性损伤的重要组成部分。当某一感应分子、核苷酸结合域 - 富含亮氨酸的重复序列（nucleotide-binding domain，leucinerich repeat-containing，NBD-LRR）或 NLRs 监测到刺激时将会启动炎性小体的组装。NLRs 的激活剂统称 DAMPs，DAMPs 可以是内源性的或外源性的，大部分与感染物质或病原相关分子模式（pathogen-associated molecular patterns，PAMPs）相关。

NLRs 属于模式识别受体（pattern recognition receptors，PPRs）。模式识别受体还包括 TLRs、C 型凝集素受体（C-type lectin receptors，CLRs）、黑

色素瘤 2 缺乏 (absent in melanoma 2，AIM2) 样受体 (AIM2-like receptor，ALR) 家族、视黄酸诱导基因 - I (retinoic acid inducible gene I，RIG-I) 样受体 (RIG-I-like receptors，RLRs)。NLR 家族成员包括 NLRP-1 (包含 NOD-，LRR-，和 pyrin 结构域 1)、NLRP3，-6，-7，-12 (也叫 IPAF)，它们有三个不同的结构域，N 末端包含了 pyrin、CARD 或杆状病毒抑制域，该区域决定了 NLR 的功能分类；中间区域也称为 NBD 域或 NACHT 域，其介导了脱氧核苷三磷酸疏解及多聚化；C 末端 LRR 域可以促进结构稳定性及大量的蛋白 - 蛋白相互作用，被认为在一些炎性小体复合物中具有自发抑制作用。

尽管对于炎性小体的生物学功能研究已有重大进展，但仍有一些重要的问题需解决。尚未发现 NLR 和它的同源配体存在直接结合，因此受体激活后，确切的炎性小体的聚集方式仍是一个谜。此外，精确调控形成某一类型的炎性小体而非另一种炎性小体的环境及它们独特的生理作用也仍未明确。尽管如此，半胱天冬酶 -1 活性在免疫调节中起着关键作用。接下来，我们将在半胱天冬酶 -1 介导的细胞死亡的背景下，讨论炎性小体的生物学，以及它们的失调如何介导几种自身炎症性疾病的潜在病理生理。

虽然通常认为，炎性小体与可活化半胱天冬酶 -8 的 DISC 及可活化半胱天冬酶 -9 的凋亡小体在结构上类似，但是炎性小体与半胱天冬酶激活的复合物仍存在区别。由于不同的衔接子本身具有某个不同的蛋白结合域，炎性小体复合物的分子组成可能不同 (图 28-3)。尽管炎性小体复合物的组分有差异，但是它们的主要作用均为直接或间接地通过与半胱天冬酶 -1 的 CARD 结构域相互作用来诱导半胱天冬酶的活性。炎性小体组装所需的最常见的衔接子之一是包含 CARD 的凋亡相关斑点样蛋白 (apoptotic speck-forming CARD，ASC)。ASC 通过它和半胱天冬酶 -1 的 CARD 结构域的同类多聚体相互作用介导了 IL-1 和 IL-18 的加工。ASC 也包含一个 PYD，一个死亡结构域家族的成员，其可介导数个 NLR 家族成员如 NLRP1，-3，-6，-7，-12 及 NLRC4 之 间 的 PYD 结构域相互作用，从而促进炎性小体的装配。激活的配体有多种来源，包括内源性配体，如葡萄糖、β- 淀粉样蛋白；环境应激，如石棉及紫外线；感染，如细菌、病毒、真菌及原虫。

经典的 NLRP3 炎性小体

在大多数情况下[96-97]，包含活化 NLRP3 的炎性小体的组装需要两个独立的信号事件。第一信号是 TLR 或 TNFR1 的激活导致 NF-κB 的活化，进而诱导 NLRP3 的表达，为炎性小体的形成做好了细胞准备[98]。第二信号由某种 DAMPs 或 PAMPs 激活 NLPR3 介导。NLRP3 本身是否为一个受体尚不清楚，但是当受到多种信号分子刺激时可以诱导依赖 NLRP3 炎性小体的形成，这些信号分子包括石棉[99]、β- 淀粉样蛋白[100]、尿酸[101]、胞壁酰二肽[102]、焦磷酸盐 (calcium pyrophosphate dehydrate，CPPD)[103] 及源于多种病原体的细菌 RNA[104] 及病毒成分。当受到这些刺激时，NLRP3 通过它的 PYD 结构域与含有 PYD 结构域的配体 ASC 相连。然后 ASC 的 CARD 结构域与半胱天冬酶 -1 的结构域发生作用，促进炎性小体的形成及 IL-1β/IL-18 的加工。

按理说有这么多杂乱的机制激活 NLRP3，可能会有一个共通的机制来介导它们，而不是多个因素都直接与 NLRP3 相互作用以促进炎性小体的装配。然而，虽然已经提出了多种潜在触发因子 (图 28-2A)，但尚未发现统一的机制。这些潜在的触发因子包括一些线粒体内发生的事件，如活性氧自由基 (reactive oxygen species，ROS)[105] 的 产 生、线 粒体 DNA 的氧化[106]、心磷脂的转位[107]，及 K63 泛素化 NLRP3[108] 与线粒体抗病毒信号 (mitochondrial anti-viral signaling，MAVS) 蛋白[109] 或线粒体融合蛋白[110] 之间的直接联系。与 NLRP3 相互作用促进炎性小体装配的分子包括双链 RNA 依赖性蛋白激酶 (RNA-dependent protein kinase，PKR)[111] 和 鸟 苷酸结合蛋白 (guanylate binding protein，GBP)[112]。其他几个调节因素包括钾离子外流[113-114]、钙离子内流[115-116]、ATP 触发的嘌呤信号事件[117] 及 NLRP3 的 LRR 域与包括 HSP90 和 SGT1 在内的伴侣蛋白相互作用，该作用可以使该复合物维持稳定但不活跃[118]。

近来发现了一个完全独立的信号通路参与了 NLRP3 介导的炎性小体组装的调节，直接将其与细胞死亡的调节联系起来。通过证明脂多糖 (LPS；第一信号) 与 SMAC 模拟物的结合促进了 cIAP-1 和 -2 调节的 IL-1β 加工的降解，首次揭示了细胞死亡信号与炎性小体调节的公认成分的功能整合。值得注意的是，IL-1β 的成熟和分泌均以 NLRP3-ASC- 半胱

天冬酶 -1 依赖和半胱天冬酶 -8 依赖半胱天冬酶 -1 非依赖的方式介导[119]。在这两种情况下都需要生成 RIPK3 和 ROS。随后，FADD[120] 和半胱天冬酶 -8[120-121] 都被证明对 TLR 启动的 NLRP3 炎性小体组装是必需的。当然并非所有细胞类型都是这样[122]。

现已发现多种 NLRP3 的遗传性突变及新发突变，其中很多集中在 NBD 结构域，进一步提示包含 NACHT、LRR 和 PYD 结 构 域 蛋 白 3（NACHT，LRR，and PYD domain-containing protein 3，NALP3）炎性小体形成的遗传倾向。IL-1β 的生成增多参与

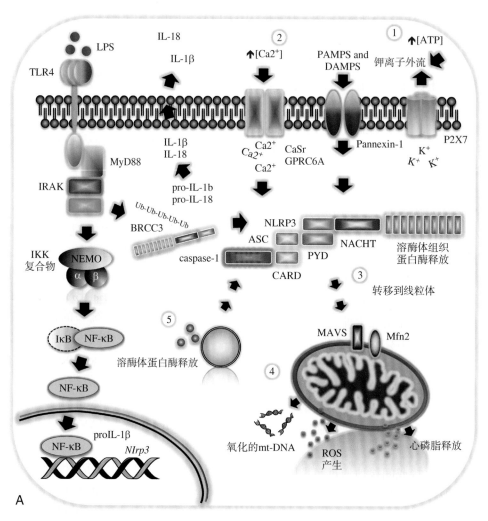

图 28-3 炎性小体是半胱天冬酶 -1 的激活平台，根据特异性 NLR 和接头蛋白的特征可以分为不同的炎性小体复合物。**A**，NLRP3（NALP3 经典炎性小体）。NLRP3 炎性小体装配是由病毒和细菌病原体相关分子模式（PAMPs）和内外源性的危险相关分子模式（DAMPs）诱导的，包括穿孔素、淀粉样聚集体、细胞外三磷腺苷（ATP）、透明质酸、单钠尿酸盐（MSU）晶体、石棉、二氧化硅、明矾和紫外线照射。NLRP3 炎性小体的组装是由 NLRP3 的 PYD 结构域与 ASC 之间的相互作用以及 ASC 和半胱天冬酶 -1 之间的 CARD-CARD 相互作用介导的。这导致半胱天冬酶 -1 的激活、pro-IL-1β 及 pro-IL-18 的裂解，以及后续 IL-1β 及 IL-1β 的释放。NLRP3 在应对这些不同的刺激时如何激活尚不清楚，现已提出了数种作用机制：①细胞外 ATP 的升高通过 ATP 门控 K⁺ 通道（P2X7）触发钾离子外流，并促进泛连接蛋白 -1 孔的组装，PAMPs 和 DAMPs 可通过这些孔进入胞质溶胶；②细胞内储存的 Ca²⁺ 和细胞外来源的 Ca²⁺ 的储备增加也激活了 NLRP3 炎性小体的组装，有几种机制可以解释上述现象，包括细胞外钙离子通过 G 蛋白偶联的钙敏感受体（CaSRs）进入细胞内，线粒体也可能作为几种激活刺激物的来源；③ NLRP3 与 MAVS（mitochondrial anti-viral signaling）蛋白或 Mfn2（mitofusin2）相互作用或④对线粒体释放的心磷脂、活性氧或氧化 DNA 作出反应；以及⑤溶酶体破裂和组织蛋白酶释放。除了这些激活刺激中的一种或多种外，NF-κB 启动信号通过 toll 样受体（TLRs，图中显示 LPS 介导的 TLR4 激活）或肿瘤坏死因子受体 1（TNFR1）诱导 NLRP3 和 pro-Il-1β 的转录。通过 BRCC3 使 NLRP3 去泛素化对于 NLRP3 炎性小体的组装也是必需的

了家族性冷卟啉病或冷卟啉相关周期性发热综合征 (cryopryinopathies or cryopyrin-associated periodic fever syndromes，CAPS) 的病理生理过程，这组疾病包括家族性寒冷型自身炎症综合征 (familiar cold-induced autoinflammatory syndrome，FCAS)、Muckle-Wells 综合征 (Muckle-Wells syndrome，MWS)、新生儿期多系统炎症综合征或慢性炎症性神经皮肤关节综合征 (neonatal onset multisystem infl amatory disorder or chronic infantile neurologic cutaneous and articular syndrome，NOMID/CINCA)[123]。利用含有与 MWS

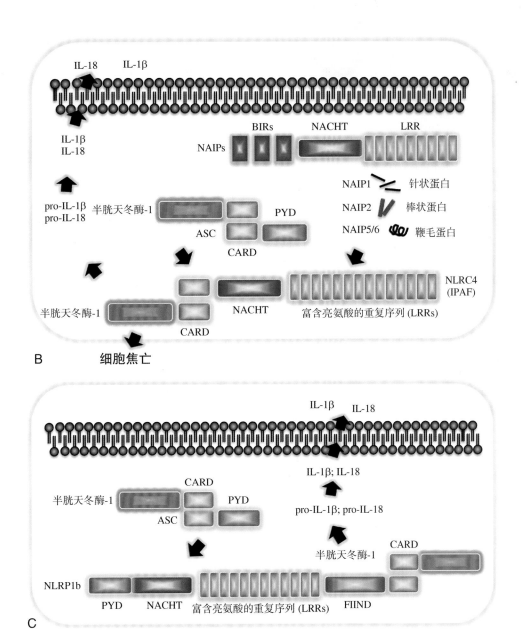

图 28-3B 及 C　**B**，NLRC4 炎性小体。细菌的鞭毛及 Ⅳ、Ⅲ 型细菌分泌体通过 NAIPs (neuronal apoptosis inhibitory proteins) NACHT 结构域触发 NLRC4 炎性小体的装配。NAIP1 是上游针状蛋白传感器，NAIP2 感应棒状蛋白，NAIP5/6 BIRS 则由鞭毛触发。NIAPs 和 NLRC4 之间的相互作用可能会触发 NLRC4 寡聚，并直接与 NLRC4 和半胱天冬酶 -1 的 CARDs 发生相互作用，使炎性小体完全形成，促进 IL-1β/IL-18 的分泌。在一些特殊的情况下，ASC 也可以触发 NLRC4 炎性小体的装配。**C**，NLRP1b 炎性小体。其激活剂包括 ATP、MDP (bacterial peptidoglycan dipeptide) 和炭疽杆菌致死毒素。半胱天冬酶 -1 的 CARD 结构域可以与 NLRP1b 的 CARD 结构域相互作用，形成炎性小体。ASC 可以使它们的相互作用更加牢固并增强炎性小体的活性。NLRP1b 的 FIIND 结构域的裂解可能是其活性所必需的

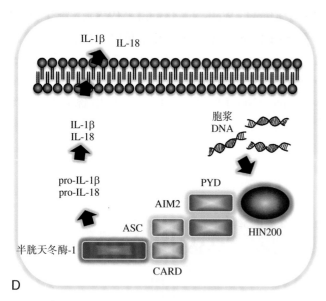

图 28-3D AIM2（absent in melanoma 2）炎性小体。AIM2 炎性小体的激活因子包括来自细胞内细菌和病毒的 DNA，以及自身的双链 DNA。胞质 DNA 结合到 AIM2 炎性小体的 HIN200 结构域上，使 ASC 和 AIM2 炎性小体通过各自的 PYD 结构域发生相互作用。接着半胱天冬酶 -1 通过其 CARD 结构域与 ASC 的 CARD 结构域结合而被募集。活化的半胱天冬酶 -1 紧接着对 pro-IL-1β 和 pro-IL-18 进行加工，使它们成为成熟的蛋白质。IKK，IκB 激酶；IL，白介素；IRAK，白介素 -1 受体相关激酶；LRR，富含亮氨酸重复片段；mt-DNA，线粒体 DNA；NEMO，NF-κB 主要调节因子；TRAF，TNFR 相关因子（From Wen H, Miao EA, Ting JP: Mechanisms of NOD-like receptorassociated infl-ammasome activation. Immunity 39:432-441, 2013, and Lamkanfi M, Dixit VM: Modulation of inflammasome pathways by bacterial and viral pathogens. J Immunol 187:597-602, 2011.）

和 FCAS 相关的特异性 NLRP3 突变的基因敲入小鼠模型，发现 NLRP3 在 CAPS 中的作用的遗传特征[124]。在造血细胞中引入这些 NLRP3 突变后可以表现出人类综合征的一些临床特点，包括中性粒细胞皮肤浸润、周期性发热、Th-17 相关细胞因子升高。抗 IL-1 治疗后这些症状可以大部分缓解，这意味着潜在的病理生理可归因于含有 NLRP3 的炎性小体的形成增多导致了 IL-1β 分泌增加。

其他一些与促炎细胞因子（包括 IL-1β）大量产生相关的病理生理也与 NLRP3 功能有关。内源性分子的异常聚集可以触发 NLPR3 依赖性炎性小体形成，这些异常聚集包括与痛风——一种炎症性疾病相关的关节内单钠尿酸盐晶体沉积、粥样斑块内胆固醇沉积以及 Alzheimer's 病的 β- 淀粉样蛋白不可溶性

聚集。缺血再灌注损伤导致的组织破坏，或肺纤维化或哮喘中肺部过量炎症导致的组织损伤过程中均有多种 DAMPs 的释放。这些 DAMPs 包括细胞外 ATP、尿酸、嘌呤能受体 P2X7 及透明质酸（细胞外基质的一种成分），它们均可以直接诱导形成 NLRP3 依赖的炎性小体。而且环境因素如石棉及硅导致的肺部炎症很可能是由这些物质引起的 NLRP3 依赖性 IL-1β 及 IL-18 产生所致。虽然 NLRP3 在所有这些异常炎症中的直接作用仍有待充分探究，但是它在相关病理生理中可能起到了促进作用。

NLRP3 炎性小体是宿主对于多种细菌、真菌、病毒病原体免疫反应的重要组成成分，比如包括金黄色葡萄球菌、单核细胞李斯特菌、大肠埃希菌、肺炎克雷伯杆菌、福氏志贺杆菌、白色念珠菌和酿酒酵母[125]。其中一些微生物表达穿孔素，现已证明这些穿孔素可以诱导细胞膜破裂及 NLRP3 依赖性炎性小体的激活及焦亡。这些毒素包括艰难梭菌毒素 A 及毒素 B[126]、肺炎链球菌的肺炎链球菌溶血毒素[127]、多种链霉菌菌株的尼日利亚毒素[128]、α-，β- 及 γ- 溶血素、金黄葡萄球菌的毒力因子[129]、单核李斯特菌的李斯特菌溶血素[130]。

宿主介导的对一些 DNA 病毒如流感[131-132]、疱疹[133-134]、仙台病毒[135]的免疫可能也需要 NLRP3 炎性小体的激活[136]。然而，将 AIM2 作为核酸的主要传感器来触发 ASC 依赖性炎性小体激活[137]可能会在某些条件下限制 NLRP3 的作用。尽管如此，显然 NLRP3 是有效的宿主防御多种细菌病原体和自生 DAMPs 的关键组成部分。

NLRC4（IPAF 或 CARD12 炎性小体）

与 NLRP3 炎性小体中半胱天冬酶 -1 必需的 ASC 依赖性激活相反，NLRC4 自身包含了一个 CARD 结构域，可以与半胱天冬酶 -1 的 CARD 结构域直接相连，使其加工，裂解并分泌 IL-1β 和 IL-18[138-139]。但是，在某些条件下，NLRC4 和 ASC 可能通过各自的 CARD 域相互作用，这种作用不会阻止 ASC 与半胱天冬酶 -1 的相互作用。这种情况为基于 ASC 活性的另一种生物学功能提供了条件。例如，IL-1β/IL-18 的生成需要依赖于 ASC 的炎性体的形成，而在其缺失的情况下仍可以进行细胞焦亡[140]。

NLRC4 炎性小体胞浆内组装是由 Ⅲ 型或 Ⅳ 型分

泌系统的成分或鞭毛细菌（包括福氏志贺氏菌、铜绿假单胞菌和鼠伤寒沙门菌）触发的。NLRC4 是 NLR 家族的一个独特成员，对其病原体应答机制已了解清楚。NLR 凋亡抑制蛋白（NLR-apoptosis inhibitory protein，NAIP）家族的成员和小鼠有六个同源基因，作为上游传感器直接参与 NLRC4 炎性小体组装和 IL-1β 成熟[141]。NAIP 蛋白的特征是包含三个 BIR 重复的 N 端结构域、包含多个 α-螺旋的核苷酸结合寡聚结构域（nucleotide-binding oligomerization domain，NOD）和 C 端 LRR。NAIP1[142-143] 对细菌 3 型分泌系统的针状蛋白起反应，NAIP2 对于细菌 3 型分泌系统的棒状蛋白有应答[144-147]，而 NAIP5、6 则是细菌鞭毛蛋白的感受器。NAIP 与其各自配体的联接由 NBD 介导，而不是原先认为的 BIR 结构域，并触发后续的与 NLRC4 的相互作用以促进炎性小体的装配[148]。NAIP-NLRC4 相互作用的确切细节尚不清楚，但至少在某些情况下可能涉及蛋白激酶 C（protein kinase C，PKC）-δ 的磷酸化[149-150]。

最近发现了两个独立的 NLRC4 获得性功能点突变，两者都使 NLRC4 炎性小体具有结构活性，并与周期性发热有关[151-153]。功能分析显示，从患者身上分离出的巨噬细胞群对细胞焦亡的敏感性增加，IL1-β/IL-18 产生异常。

NLRP1b 炎性小体

NLRP1 是第一个被鉴定为炎性小体介质的 NLR[154]，在人类中是由一个单基因编码的，但在小鼠则由三个原始基因编码，分别是 *NLRP1a*、*NLRP1b* 和 *NLRP1c*[155]。不同于人类 NLRP 包含一个 pyrin 域，小鼠的同源体不包含这个域，而是由一个 NBD、一个 LRR 区域、一个 FIIND（"function to find" 结构域）及一个 C 末端 CARD 组成。尽管 *Nlrp1b* 基因位点的调节机制和功能方面仍不清楚，但它最常与炎性小体的形成和半胱天冬酶 -1 的激活有关。胞壁酰二肽常见于革兰氏阳性菌及革兰氏阴性菌中，是一种极小的生物活性肽聚糖肽，最初被鉴定为 NLRP1b 介导的炎性小体形成的配体。然而，NLRP1b 介导的炎性小体形成和半胱天冬酶 -1 加工是否需要与 ASC 相关的 pyrin 结构域，或者是通过 NLRP1 和半胱天冬酶 -1 经各自的 CARD 结构域直接相互作用而发生，目前尚不清楚[156]。有研究在 NLRP1 表达缺失

的细胞中发现 MDP 介导的半胱天冬酶 -1 加工单独依赖于 NLRP3 或需要与 NOD2 协同[157-158]。

致死毒素（lethal toxin，LT）是炭疽杆菌的主要毒力因子，是 NLRP1b 依赖性炎性小体形成的有效配体，可触发巨噬细胞的 IL-1β 和 IL-18 加工和广泛的细胞焦亡。致死毒素促进了 NLRPb1 的裂解[159,160]，据报道这一事件对于炎性小体的组装是充要条件[161]。尽管 NLRP3 的自溶作用也与 LT 诱导的炎性小体组装的易感性有关，但它不足以激活 pro-IL-1β[162-164]。与细胞对 LT、炎性小体形成和细胞焦亡的易感性相关的其他因素包括细胞外 ATP 释放和 p38 介导的生存率降低[165]。

在表达 LT 敏感的 NLRP1b 等位基因的小鼠中观察到的对炭疽杆菌感染的抵抗支持了 NLRP1b 炎性小体对于 LT 应答的生理意义[166]。然而，其他研究表明，对炭疽杆菌的抵抗和 IL-1β 的产生并不一定与 NLRP1b 的激活有关[155]，表明了其他因素也发挥作用。

NLRP1a 也与炎性小体的形成和随后的 IL-1β 和 IL-18 的分泌相关，且并不依赖 ASC[167]。可以在多个水平实现 NLRP1a 活性的调节，通过 NF-κB 启动子元件可以诱导其表达，通过翻译后自我加工可以使其活化，通过 LRR 介导的与抗凋亡的 BCL-2 家族成员——BCL-2 和 BCL-X_L 的联接可以抑制其作用。有趣的是，一种 NLRP1 的激活突变可以促进炎性小体形成，虽然与通过 IL-1β 引起的致死性全身性炎症有关，但也导致了 IL-1β 非依赖的半胱天冬酶 -1 激活和造血细胞广泛的细胞焦亡。因此，NLRP1a 介导的炎性小体形成和细胞焦亡可能具有不依赖于 IL-1β 介导的炎症的其他作用。

NLRP6 炎性小体

NLRP6 主要在肠上皮细胞中表达，并能介导依赖 ASC 的炎性小体装配、半胱天冬酶 -1 加工，增强 IL-1β 和 IL-18 分泌。目前 NALP6 的生理意义仍然不清楚。缺乏 NLRP6、ASC 或半胱天冬酶 -1 的小鼠结肠炎明显加重，对损伤相关的肠道肿瘤发生的敏感性增强[167a-167b,167c,167d]。导致这一结果的原因为上皮细胞转换的破坏，表明局部炎症对组织修复至关重要[167e]。NLRP6 通过促进依赖于 ASC 的炎性小体组装和 IL-18 分泌，调节肠道菌群以维持上皮屏障的完整性并降低结肠炎的发生率[167f]。因此，NLRP6 缺乏

可负性调节炎性小体的形成，通过损伤诱导微生物群促进肠道的异常定植，并导致局部炎症反应。

与其他 NLRs 的主要起促炎作用不同，NLRP6 反而负性调节炎症信号以延缓病原体清除。因此，缺乏 Nlrp6 的小鼠对单核李斯特菌、鼠伤寒沙门菌和大肠埃希菌高度耐受，这归因于 NLRP6 介导的 TLR 生成的 MAPK 和 NF-κB 信号事件的抑制 [167]g。这一发现是否代表了作为关键免疫抑制因子的 NLRs 亚类还有待确定。然而，它确实提供了诱人的证据，证明 NLR 和 TLR 家族成员之间存在调节上的相互作用。

AIM2（pyrin）炎性小体

虽然 AIM2 不是一个 NLR，但它含有 pyrin 的蛋白，对病原体或宿主来源的胞质 DNA 产生应答 [168]，并可以介导炎性小体的形成 [169,170]。AIM2 通过其 HIN-200 结构域 [171] 直接与它的激动剂 DNA 接触，募集配位 ASC，并以 PYD 依赖的方式促进半胱天冬酶 -1 的激活 [172-173]。

通过调节 IL-1β 和 IL-18 水平，AIM2 在对一些胞质内复制细菌如土拉弗朗西斯菌 [137,174-175]、单核李斯特菌、DNA 病毒、牛痘、巨细胞病毒的抗病原体免疫中发挥重要作用 [137]。尽管 I 型 IFN 信号事件有助于对细菌 DNA 而非病毒 DNA 的应答 [175-176]，但是 AIM2 通过何种机制感知胞质内 DNA 尚未完全阐明，AIM2 炎性小体的装配受到宿主和病原体来源的因子的负调控，包括仅含 PYRIN 结构域的蛋白质（PYRIN domain-only proteins，POPs）[177] 和含 HIN-200 的蛋白质 [178]，两者都与 ASC 竞争结合 AIM2。

AIM2 识别宿主细胞溶质 DNA 并对其作出应答的能力介导自发炎症反应的病理生理过程，包括系统性红斑狼疮 [179] 和银屑病 [180]。尽管并未发现直接的因果关系，但是一些研究也将某种肿瘤类型的易感性与 AIM2 依赖性炎性小体形成相关联 [181-182]。

非经典的炎性小体

NLRP3 除了在经典炎性小体组装中起激活半胱天冬酶 -1 的关键作用（前文已述）外，还参与半胱天冬酶 -11 依赖的非经典炎性小体形成 [183]。炎症性半胱天冬酶除半胱天冬酶 -1 外，还包括小鼠半胱天冬

酶 -11 和人半胱天冬酶 -4、-5 和 -12。半胱天冬酶 -11 能以半胱天冬酶 -1 依赖的方式诱导 IL-1β 依赖性细胞焦亡 [183a]。一些致病细菌，包括大肠埃希菌、霍乱弧菌、鼠伤寒杆菌和嗜肺军团菌，通过装配一种非经典 NLRP3 炎症体来诱导 pro 半胱天冬酶 -11 前体的活化。半胱天冬酶 -11 的结构性低表达是由几种促炎刺激引起的，包括通过 LPS、IFNs、IFN-γ 和 IFN-β 激活 TLR4-TIR 结构域、接头蛋白诱导 IFN-β（TLR4-TIRdomain-containing adapter-inducing IFN-β，TRIF），至少部分依赖于 NF-κB 以及信号转导子和转录激活子（signal transducer and activator of transcription，STAT）信号。脂质 A 是脂多糖的一个核心结构部分，被认为是半胱天冬酶 -4、-5 和 -11 在接触革兰氏阴性菌后激活和细胞焦亡的必要因素。最近的观察表明，这些半胱天冬酶的激活可能是由脂多糖和半胱天冬酶本身的 CARD 直接相互作用所致的 [183b]。由负责其执行的同一分子启动一个过程，这一发现给我们对半胱天冬酶生物学和固有免疫的基本调节的理解，带来了意想不到的转折。这种观察是否只是首次将半胱天冬酶定义为病原体源性 PAMPs 的一类新受体，还是半胱天冬酶激活的一种额外途径，仍有待观察。

然而，并非所有 IL-1β 的产生都是由胞质 NLR 的激活介导的。在最近的一项研究中，半胱天冬酶 -8 与黏膜相关淋巴组织（mucosa-associated lymphoid tissue，MALT）-1 和 ASC 构成复合物，通过细胞外树突状细胞相关性 C 型植物血凝素 -1 对真菌和分枝杆菌的应答，以 SYK 依赖的方式介导 IL-1β 的加工 [184]。这种非经典的半胱天冬酶 -8 炎性小体是否可以以树突状细胞相关性 C 型植物血凝素 -1 依赖性或树突状细胞相关性 C 型植物血凝素 -1 独立性的方式参与对其他胞外的反应，或者其他上游半胱天冬酶的活化是否可以类似地参与宿主免疫防御均有待研究。

非凋亡性细胞死亡信号通路

坏死和继发性坏死

正如我们在引言中所简要讨论的，坏死的典型特征是细胞肿胀、质膜破裂以及随后细胞内容物溢出到周围组织中。坏死可由多种不同的刺激直接诱导，包

括 ATP 的消耗、营养素的流失和过高的 ROS 水平。然而，坏死也可作为细胞凋亡的结果发生，因此称为继发性坏死。这种类型的坏死性细胞死亡在体外观察中最普遍，因为通常体内活化的吞噬细胞迅速清除凋亡导致的死亡细胞。然而，这些吞噬细胞的正常功能受损可以导致继发性坏死。进行继发性坏死的细胞出现染色质凝聚（一个典型的与细胞凋亡相关的特征）及细胞膜通透性增高（坏死的标志之一）。其他几种形式的坏死可以完全独立于细胞凋亡进行，并且可以通过几种不同的特征来识别，这些特征可以揭示细胞死亡的途径。

坏死与线粒体通透性转换

在某些形式的非半胱天冬酶依赖的细胞死亡中，包括缺血/再灌注损伤导致的坏死性死亡，MOMP 可能是通透性转换孔（permeability transition pore，PTP）激活的结果，这是线粒体内膜中一个易受多种刺激调节的通道，包括高浓度的钙离子，神经系统、活性氧和细胞酸碱度的波动，以及对某些药物的反应。

PTP 的准确身份及其在细胞死亡中发挥的作用仍有争议。一旦 PTP 开启，它将迅速诱导线粒体内膜通透性的快速丧失，从而导致跨膜电位消失，或叫作线粒体通透性转换（mitochondrial permeability transition，MPT）。这一过程反过来触发溶质的流入，然后水进入线粒体基质，使线粒体肿胀，最终导致线粒体外膜破裂。重要的是，尽管这种现象导致线粒体成分溢出到胞质中，但没有有力的证据表明它能激活凋亡信号，就像以 BAX/BAK 依赖性方式介导 MOMP 的情况一样。

PTP 由几种成分构成，包括线粒体内膜的 F0F1 腺苷三磷酸酶（adenosine triphosphatase，ATP 酶）、一种调节腺苷二磷酸（adenosine diphosphate，ADP）和 ATP 跨线粒体内膜转运的腺苷核苷酸转运子（adenosine nucleotide transporter，ANT）、线粒体外膜的电压依赖性离子通道（voltage-dependent anion channel，VDCA）。然而，ANT 或 VDCA 的缺失对于 PTP 的活动没有影响。相反，线粒体缺乏亲环素 D（一种基质肽基脯氨酸异构酶）表现为对钙应答的 MPT 反应减弱。然而这种缺陷不导致细胞的异常凋亡及发育异常。

多聚 ADP 核糖聚合酶与坏死（依赖性细胞死亡）

糖酵解、Krebs 循环及氧化磷酸化共同产生了 ATP，为维持正常的细胞功能提供所需的能量。这些通路的中断或对细胞内能量消耗的需求的增加，可能导致生物能量衰竭和后续的坏死。PARP 是 DNA 修复所必需的酶，它可消耗大量的烟酰胺腺嘌呤二核苷酸（nicotinamide adenine dinucleotide，NAD^+），是一个高耗能的过程，从而限制了线粒体 ATP 的生成。因此，细胞损伤需要大量的 PARP 依赖性 DNA 修复，可破坏氧化磷酸化，导致坏死细胞死亡，也称为依赖性细胞死亡。

当然，生物学没有那么简单。PARP 还可通过与 p53 的直接作用调节细胞对 DNA 损伤诱导的凋亡的敏感性。在这种情况下，p53 的 PARP 依赖性核糖基化负性调节 p53 的功能以指导 DNA 修复，并抑制 p53 依赖性凋亡细胞的死亡。然而当 DNA 发生不可逆损伤时，PARP 和 p53 的相互作用可能可以促进细胞凋亡。同样，p53 的功能可以正向调控 PARP 的活动，当发生大量 ROS 产生导致的 DNA 损伤时可以促进坏死。与此一致，$p53^{-/-}$ 小鼠胚胎成纤维细胞（murine embryonic fibroblasts，MEFs）对 H_2O_2 诱导的 DNA 损伤的抵抗与 DNA 修复和细胞内 NAD^+ 水平的恢复相关。此外，p53 活性的丧失或 p53 介导的凋亡（BAK 和 BAX）的下游介质的破坏，与 PARP 活性的降低有关。因此，PARP 和 p53 共同参与调节细胞对 DNA 损伤的反应，以确定 DNA 修复是否可以使细胞存活，或启动细胞死亡。此外，参与 p53 依赖性凋亡或 PARP 依赖性坏死的死亡类型是由这两种蛋白之间的复杂相互作用决定的。

兴奋性毒性和坏死

兴奋性毒性细胞死亡和兴奋性毒性诱导的坏死是神经元细胞所特有的，由高水平的主要兴奋性神经递质——谷氨酸或谷氨酸模拟物 [如 N-甲基-D-天冬氨酸（N-methyl-D-aspartate，NMDA）和红藻氨酸] 诱导。谷氨酸的活性由钙渗透性离子型受体介导，该受体包括 NMDA 和 α-氨基-3-羟基-5-甲基-4-异噁唑丙酸（α-amino-3-hydroxy-5-methyl-4-isoxazolepropionic acid，AMPA）受体（NMDAR 和 AMPAR）。谷氨酸

触发 Ca^{2+} 流入，在正常生理条件下，通过各种汇集和排出通路缓冲，以维持正常的 Ca^{2+} 稳态。上述机制包括钠钙交换体（sodium-calcium exchanger，NCX）在谷氨酸刺激后，排出钙以帮助恢复正常的钙水平；以及线粒体，二者均可促进 ATP 依赖性钙排出并作为钙池，以帮助降低细胞内钙水平。

虽然谷氨酸对神经组织的很多功能是必不可少的，但是过量的谷氨酸积累会引起大量钙的涌入，从而导致神经细胞死亡或兴奋性毒性。谷氨酸也能引起一些形态变化，包括神经元肿胀，一种典型的坏死特征。然而，通过去除细胞外的 Na^+ 抑制神经元肿胀并不能抑制谷氨酸诱导的 Ca^{2+} 依赖性兴奋性毒性死亡，这表明这一事件是独立的，并非因果关系。谷氨酸受体由几种亚型组成，其中 NMDAR 是钙通透性最强的，最常与兴奋性毒性神经元死亡有关。然而，NMDAR 激活并非总是对细胞产生毒性的，据报道在某些情况下也可促进神经元存活。这一结果可能归因于只有突触外 NMDAR（由超出突触空间的过量谷氨酸激活）与触发兴奋性毒性的 Ca^{2+} 信号相关。

尽管 Ca^{2+} 在谷氨酸介导的神经毒性中起着关键作用，但介导这类死亡的准确分子途径仍有待充分探究。烟酰胺腺嘌呤二核苷酸磷酸酯（nicotinamide adenine dinucleotide phosphate，NADPH）氧化酶是一种膜结合酶，能催化一个电子从 NADH 或 NADPH 转移到 O_2 中产生超氧化物———一种 ROS。与作为电子传递链的一部分产生能量的线粒体 NADPH 氧化酶反应不同，由非线粒体形式的 NADPH 产生超氧化物的过程产生质子。为了防止质子的积累，质子从细胞中被泵出，但这样做会产生很高的跨膜电位。正是这种跨膜大电荷差在谷氨酸暴露的神经元中被检测为兴奋性毒性信号。由 NADPH 氧化酶产生的超氧化物活化 PARP，进而耗尽细胞内的 ATP 并导致坏死性细胞死亡（前文已述）。ATP 生成的减少也限制了维持必要的电化学梯度所需的能量，包括支持谷氨酸转运体的功能。这种限制不仅阻止细胞外谷氨酸的摄取，而且还促进转运蛋白功能的逆转，进一步增加细胞外谷氨酸的浓度，并加剧兴奋性毒性死亡。

在兴奋性谷氨酸信号传导过程中，线粒体对钙的吸收也能触发活性氧的产生，导致 PTP 的开放、线粒体去极化、Ca^{2+} 流出和神经元细胞死亡。Ca^{2+} 是激活钙蛋白酶所必需的，它能够分裂和灭活各种靶蛋白。钙蛋白酶底物有助于谷氨酸诱导的神经元细胞死

亡，包括 NCX（前文已述）、p35、CDK5 的调节器和 NMDAR。

由于 NMDAR 通透性明确与 Ca^{2+} 流量相关，促进兴奋性毒性神经元死亡，有人提出，这可能与死亡信号蛋白存在密切的功能和（或）物理联系。与此一致，NMDAR 的胞质尾部可以直接与死亡相关蛋白激酶 1（death-associated protein kinase 1，DAPK1）、CDK5 或磷酸酶和紧张素同源物（phosphatase and tensin homolog，PTEN）结合来调节神经元对谷氨酸信号的敏感性。此外，PSD95，一种膜相关的鸟苷酸激酶，与 NMDAR 和神经元一氧化氮合酶（neuronal nitric oxide synthase，nNOS）联合介导谷氨酸诱导的 Ca^{2+} 依赖性 NO 的产生。过氧亚硝酸盐（$ONOO^-$）是由自由基形式的（NO^*）和超氧阴离子 NO^- 反应产生的，具有很高的毒性，会对包括脂质和 DNA 在内的一系列生物分子造成损害。值得注意的是，正如前面所讨论的，ONOO 介导的 DNA 损伤可以参与 PARP 活性来促进神经元坏死。

细胞外过量谷氨酸水平可由其摄取、分解和（或）释放功能损害引起。谷氨酸的异常贮积和由此导致的兴奋性毒性神经元细胞死亡与多种病理状态有关，包括脑缺血或卒中，其特征是不可修复的谷氨酸依赖性神经元损伤。在这些条件下，受损神经元释放的谷氨酸会刺激更多的谷氨酸释放和贮积，而与缺血损伤相关的其他因素，如氧气和葡萄糖供应减少，会进一步加剧这种情况。糖尿病患者中，依赖谷氨酰胺降解的葡萄糖也可以在低血糖相关神经元细胞死亡中表现出来。谷氨酰胺诱导的细胞毒性也与多种神经退行性疾病有关，包括多发性硬化症、亨廷顿舞蹈症、帕金森病和肌萎缩侧索硬化症（amyotrophic lateral sclerosis，ALS）。

铁死亡

铁死亡或者铁依赖的细胞死亡是一种相对较新的非凋亡性细胞死亡类型，尚需进一步研究[185]。尽管如此，这种细胞死亡的一些特点和其对多种临床疾病（尤其是与铁异常贮积有关的疾病）的治疗潜力已有描述[186-187]。铁及其衍生物对于调控多种产生 ROS 的酶至关重要，包括脂肪酸氧化酶、线粒体呼吸链的亚单位、NADPH 和抗氧化剂、过氧化氢酶。铁死亡，作为一种独特的坏死细胞死亡形式，其识别和特征来

自于对致癌 RAS 转化子具有特殊毒性的小分子弹性蛋白的识别，因此被称为 RAS 选择性致死（RAS-selective lethal，RSL）。RSL 诱导死亡的特异性特征包括不依赖于线粒体功能的 ROS 贮积和铁的螯合 [186,188]。铁死亡抑制剂——铁蛋白 -1 也可以阻止谷氨酸诱导的神经元细胞死亡（前面已讨论过），提示存在一个类似的潜在机制 [185,187]。

铁死亡的进一步研究表明，铁死亡只针对铁而非其他金属，并且可以通过形态学和代谢标准将其与其他形式的死亡区分开来，包括死亡和坏死。发生铁死亡的细胞特征为线粒体体积缩小，但细胞膜密度增加。然而，与其他形式的坏死性细胞死亡相反，铁死亡不能归因于 ATP 水平急剧下降和生物能量衰竭。通过对线粒体脂肪酸代谢中涉及的柠檬酸合酶和酰基 Co-A 合酶家族成员（acyl Co-A synthase family member，ACSF2）等铁死亡基因的识别表明脂质合成可能是调控铁死亡的一条途径。进一步的特征研究表明，依赖铁产生的脂质衍生 ROS 可以通过包括 NADPH 氧化酶家族成员的多种酶的活性诱导铁死亡。

铁水平调控异常与细胞死亡相关的其他情况包括遗传性血色素沉着症（hereditary hemochromatosis，HHC），一种以铁贮积过量为特征的疾病，以及肝硬化和心力衰竭等疾病。一种观点认为，在 HHC 中观察到的铁过量与相关组织损伤之间的机制，包括铁依赖的 ROS 产生和线粒体功能障碍，都符合铁死亡的特征。有趣的是，一些神经退行性疾病，包括帕金森病，可以通过阻止铁的吸收来缓解，这也暗示了铁死亡的致病作用。

程序性坏死或坏死性凋亡

即使现在，我们对坏死的理解仍比较有限，主要是由于缺乏对一些潜在的分子机制的推测。然而，调控性坏死或程序性坏死（坏死性凋亡）的识别为确定这种类型死亡的分子基础、对宿主的生物学作用以及其调控通路是否可用于临床获益提供了研究动力 [2,189]。

虽然一些刺激物可以诱导程序性坏死，但 TNF 及其死亡受体 TNFR1 的激活对这种坏死性细胞死亡的分子基础提供了最深入的了解。正如我们已经讨论的，TNFR1 信号比较复杂，比如 TNFR1 诱导的 NF-κB 激活促进细胞存活，而死亡受体诱导的半胱

天冬酶 -8 激活则是诱导细胞凋亡的关键。然而，早在我们定义其分子基础或为其命名之前，另一种死亡受体诱导死亡的形式也被描述为独立于半胱天冬酶激活并且需要 RIPK1 活性 [190-192]。最近的遗传学研究将这种 TNF 诱导的与半胱天冬酶无关的细胞死亡形式描述为坏死性凋亡，并定义了作为基本调节因子的死亡受体信号的关键成分，包括半胱天冬酶 -8、FLIP 和 FADD。

是我们遗漏了什么吗？

关于半胱天冬酶 -8、FADD 和 FLIP 参与未知死亡通路的假设基于明显矛盾的发现，这些发现不能用它们在凋亡中的已知作用解释。这些发现包括与半胱天冬酶 -8 或 FADD 缺失相关的意外胚胎致死，既往研究都报道这两种蛋白质（半胱天冬酶 -8 或 FADD）只与促进凋亡细胞死亡相关，因此可用来预测在 Apaf-1 或半胱天冬酶 -9 缺失胚胎中的拟表型细胞累积 [193-195]。上述发现通过同时敲除两种相关激酶 RIPK1 和 -3 中的任何一种，以对半胱天冬酶 -8 或 FADD 缺陷的早期致命进行遗传拯救而得到验证 [196-198]。因此，程序性坏死或者坏死性凋亡，是一个仅在半胱天冬酶 -8 缺乏活性的情况下，由 RIPK1 和 -3 介导的死亡通路。

TNF 诱导细胞凋亡和 TNF 诱导坏死性凋亡都需要多个信号成分，而这些信号成分的重叠要求，使得人们不禁要问，在生理状态下，如何调控半胱天冬酶 -8 的活性，从而通过凋亡或坏死性凋亡介导细胞死亡，甚至，在某些情况下维持细胞存活。据推测，多个检查点不仅决定 TNFR1 信号复合物的组成，还决定这些成分的活性，以确保适当的生物应答。

程序性坏死的分子调节

研究发现 RIPK3 是 TNF 诱导的 RIPK1- 依赖性坏死所必需的，这为后来解答机制谜题，确定 MLKL 为 RIPK3 的靶点和坏死性凋亡的终末效应器 [202-203] 提供了关键线索 [199-201]。催化活性 RIPK1 和 RIPK3 之间的相互作用是由它们各自的受体相互作用蛋白（receptor interacting protein，RIP）同型相互作用基序（RIP homotypic interaction motifs，RHIMs）介导的 [199,200,204]。无论是缺乏 RHIM 域的

RIPK1 的 N 末端（RIPK1 lacking a RHIM domain, RIPK1$^{\Delta RHIM}$）同源二聚化或 RIPK1$^{\Delta RHIM}$ 和 RIPK3$^{\Delta RHIM}$ 同源二聚化都能够触发坏死性凋亡。然而，RIPK1 或 RIPK1$^{\Delta RHIM}$ 的 N 末端和 RIPK3 的强行二聚化也能够触发坏死性凋亡，同源寡聚体也能够，RIPK3$^{\Delta RHIM}$ 的 C 末端二聚体、RIPK3$^{\Delta RHIM}$ 的 N 末端二聚体却不行[205]。

RIPK1 和 RIPK3 激酶的 RHIM 依赖的相互作用触发了大型异源寡聚 RIPK 复合物的前馈自增长，这些复合物对于激酶活性和坏死性凋亡的执行都是必不可少的[199-200,204]。这些高阶 RIPK1 和 -3 寡聚体的特性与淀粉样聚集体惊人得相似，揭示了激酶活化和坏死小体组装之间相互促进的潜在机制[206]。淀粉样结构本身可以是有毒的。然而，相对复合物本身引起的毒性而言，通过 RIPK1 和 -3 复合物的组装而获得的激酶活性与特定 RIPK 底物介导坏死性凋亡的需求更重要。最近发现，假激酶 MLKL 的 RIPK- 依赖磷酸化可以诱导其活化、寡聚和易位到质膜[202-203,207]。这种破坏是通过 MLKL 与细胞膜磷脂成分的直接结合发生的，还是通过其与 Ca$^{[2]+}$ 或钠离子通道的结合发生的，还有待确定[208-211]。

RIPK1——凋亡、坏死性凋亡或存活——随你挑

RIPK1 的活性对 TNFR1 介导的 RIPK3 激活和坏死性凋亡的发生至关重要，其调节细胞死亡机制的能力还包括某些情况下在 TNF 诱导的凋亡中发挥作用，以及抑制与 RIPK3 和半胱天冬酶 -8 活性相关的异常炎症。因此，RIPK1 清楚地代表了几个通路中的关键信号连接，包括 TNF、TLRs、DNA 传感通路和 IFNs 诱导的通路。它对多种下游信号通路的影响及其生物学影响证明了其调控活动的多种结果[212]。

已有研究深入探讨 RIPK1 的活动能分别调控多种信号通路的机制。RIPK1 缺失与围产期死亡有关，其特点是多器官炎症和广泛细胞死亡[213]。然而，携带某种致 RIPK1 激酶活性缺失的纯合点突变的小鼠是能存活的[214-216]。近年来的遗传学研究不仅开始阐明与 RIPK1 缺失相关的产后致死的分子基础，而且也开始阐明由 RIPK1 调控的信号通路的识别及介导其作用的机制。尽管 FADD、RIPK3 或半胱天冬酶 -8 的单独缺失都不能影响观测 RIPK1$^{-/-}$ 小鼠的致死表型，但在 RIPK1$^{-/-}$ 的环境中，同时清除 RIPK3 和半

胱天冬酶 -8 或者 RIPK3 和 FADD 完全挽救了产后致死[217-219]。RIPK1 和 RIPK3 以及半胱天冬酶 -8 激活所需的衔接分子 FADD 缺失的小鼠也能正常发育[217]。从这些研究中得出的明确结论是，RIPK1 是与胎死相关的两个独立通路的抑制剂，一个由 FADD/ 半胱天冬酶 -8 介导，另一个是由 RIPK3 介导的致死通路。这一结论与 RIPK1 在抑制细胞凋亡和坏死性凋亡中的作用是一致的。然而，促进细胞死亡不是需要 RIPK1 吗？事实上，这种说法也是有明确的遗传学数据支持的，尤其是，与半胱天冬酶 -8 或者 FADD 敲除相关的胚胎致死能够完全被 RIPK3 或 RIPK1 的共同缺失所拯救[197-198]。上述简单的结论是 RIPK1 必须驱动或调节来自半胱天冬酶 -8 或者 FADD 敲除产生的致死信号。那么，我们确定能得出这个"并非那么简单"的结论吗：RIPK1 既能促进也能抑制细胞死亡。正如我们将要讨论的，情况确实如此。

可以通过接头蛋白 TRADD 和 FADD 连接 TNFR1 触发半胱天冬酶 -8 的同源二聚化和激活，从而促进细胞凋亡[194,220-221]。NF-κB 也可以被 TNFR1 连接激活，通过诱导 FLIP（一种无催化活性的半胱天冬酶 -8）转录抑制半胱天冬酶 -8 依赖性细胞死亡。FLIP 通过与半胱天冬酶 -8 形成异二聚体，阻止半胱天冬酶 -8 的同源二聚化来抑制凋亡。RIP1K，作为信号复合物中的支架蛋白，它可以为 NF-κB 提供一个至关重要的激活信号[222]或促进 NF-κB 介导的转录的放大[223-225]。无论哪种方式，在 TNFR1 连接的情况下，RIPK1 活化可以促进细胞存活。缺乏 MEFs 的 RIPK1，而非那些表达激酶失活版本的 RIPK1，对 TNF 诱导的细胞凋亡更敏感[223]。此外，成年小鼠 RIP1K 的肠道特异性敲除与产后致死有关，其特征是肠道上皮细胞的广泛凋亡和全身炎症。这种 RIPK1 缺失表型可以通过组织特异性的半胱天冬酶 -8 或 FADD 的共敲除来拯救，但不能通过引入无催化活性的 RIPK1 来拯救[226-227]。在 RIPK1 缺乏组织中观测到的 cIAP1 和 TRAF2 累积与模型相符合，该模型中 cIAP1/TRAF2 介导的 NF-κB 诱导激酶（NF-κB-inducing kinase, NIK）的稳定性降低，导致 NF-κB 活性增加，反过来促进 TNF 转录，从而诱导细胞凋亡。通过同时敲除 TNFR1，可以部分拯救与肠特异性 RIPK1 缺失相关的过度凋亡以及 *RIPK1$^{-/-}$*/Ripk3$^{-/-}$ 诱导的致死，上述现象支持该模型。

RIPK1 还可以通过介导 FADD 依赖的半胱天冬酶 -8 激活来促进细胞凋亡，以应对多种刺激，包括 cIAPs、TNF 和 TLR 激活的缺失[228-230]。FADD 的 DDs 与 RIPK1 之间的同源相互作用招募并激活半胱天冬酶 -8 前体构成所谓的"核小体"。TLR 诱导核小体形成是由 TRIF 和 RIPK1 各自的 RHIM 域相互作用介导的[231-233]。RIPK1 的这种预死亡作用由几项遗传学研究所证实，在这些研究中，RIPK1（或半胱天冬酶 -8）的缺失可以挽救与无催化活性 RIPK3^{D161N} 相关的胚胎死亡[215]。同样，MLKL 是 RIPK3 的靶点，也是坏死性凋亡所必需的，敲除 MLKL 可通过 RIPK3/RIPK1/半胱天冬酶 -8 依赖通路促进细胞凋亡[234]。

RIPK1 的死亡诱导作用在 RIPK3/MLKL 依赖的坏死性凋亡中也很明显，但仅发生在半胱天冬酶 -8 活性破坏的情况下。RHIM- 介导的 RIPK1 和 RIPK3 之间的相互作用对于 RIP3K 活化和通过 TNFR1 连接的坏死性凋亡是必不可少的。为此，尽管确切的原因尚不清楚，但 RIP1K 绝对需要其激酶活性，原因是可以检测到 RIPK1 介导的自身磷酸化，而不能检测到 RIPK3。因此，RIPK1 的自磷酸化和由此引起的构象变化可能介导其与 RIPK3 的相互作用，或者，参与激活 RIPK3 以促进坏死性凋亡的其他 RIPK1 底物，这些仍有待确定。

RIPK1 依赖性坏死性凋亡

虽然 RIPK1 的泛活化对于细胞存活、凋亡或程序性坏死起关键作用，但在 RIPK1 缺失的情况下，RIPK3/MLKL 依赖性坏死性凋亡也可以进行[235]（图 28-4A）。TRIF 是与 TLR3 或 -4 激活相关的信号适配器，它可以在 RIPK1 缺失的情况下，直接结合和激活 RIPK3 来促进坏死性凋亡[236]。TRIF 无关的 TLR 信号也可通过自分泌或旁分泌介导的 TNF 活化诱导坏死性凋亡[237]。DNA 传感器是 IFN- 调节因子（DAI）的 DNA 依赖激活因子，它被病毒感染激活，并且包含一个 RHIM 域，该域也能够在 RIPK1 缺失的情况下直接参与 RIPK3 功能，以促进坏死性凋亡[238-240]。在半胱天冬酶 -8 或 FADD 失活情况下，Ⅰ 型（α/β）和 Ⅱ（γ）型干扰素也可以参与坏死性凋亡。虽然 IFN 诱导的坏死性凋亡是通过 RIPK1-RIPK3 复合物介导的，但并不需要 RIPK1 的激酶活性。相反，RNA 反应性激酶（RNA-responsive

kinase，PKR）与 RIPK1 相互作用，诱导 RIPK1-RIPK3 异二聚体的形成和坏死性凋亡[235,241]。如果 RIPK1 在上述任何一种情况下存在，只有当促凋亡的 FADD- 半胱天冬酶 -8-FLIP 轴被破坏时，坏死性凋亡才能发生。

这些观察结果与对 RIPK3/MLKL 介导的坏死性凋亡的 RIPK1 依赖性抑制是一致的。RIPK1 可以通过两种已知的途径抑制 RIPK3 介导的坏死性凋亡。第一种途径需要其与 FADD 结合，组装成 FADD- 半胱天冬酶 -8-FLIP 复合物，以促进 FLIP- 半胱天冬酶 -8 异二聚体的形成（图 28-4B）。这种异二聚体虽然不能裂解和激活半胱天冬酶 -8 促进细胞凋亡[242-244]，但其活性足以裂解坏死小体及其调节因子的成分[198,245]，包括 RIPK1 和 RIPK3，并抑制 MLKL 介导的坏死性凋亡[246-248]。另一种途径：由半胱天冬酶抑制和 TLR 连接或 IFN 治疗启动的坏死性凋亡被 RIPK1 抑制剂——程序性坏死特异性抑制剂导致的 RIPK1 活性破坏所抑制（图 28-4C）[236-237,249]。此外，当被 TLR 信号和半胱天冬酶抑制作用触发时，失去催化活性的 RIPK1 突变体，或与坏死抑制素结合的 RIPK1，仍可与 RIPK3 结合，但其确实阻止了 RIPK3 和 MLKL 之间的相互作用[217]。

程序性坏死的促炎作用

通过深入研究程序性坏死的分子机制，得到大和丰富的研究结果，同时也促进了对程序性坏死所需的关键因素不断地重新评估。到目前为止，程序性坏死在调节免疫功能中的作用还有待阐明。然而，随着坏死性凋亡和促炎症通路中共有成分的证实，合理的推测可能有关免疫调节程序性坏死中的作用。我们的认识才刚刚开始，这些通路的破坏可能是众多病理生理学病因的基础。

RIPK3 或 MLKL 的表达和（或）功能破坏的小鼠模型为体内炎症中坏死性凋亡的作用提供了一些证据。RIPK3 的缺失阻止了与肠上皮间室[250]和皮肤角质形成细胞[251]的组织特异性 FADD 缺失相关的自发性炎症的发生，这与坏死性坏死的促炎作用一致。同样，在肠道或皮肤的组织特异性半胱天冬酶 -8 缺失引起的炎症也会因 RIPK3 的共同缺失而消除[252]。RIPK3 或 MLKL 的缺失也可改善表皮 RIPK1 缺陷的角质细胞的坏死性凋亡和皮肤免疫浸润[226]。坏死性

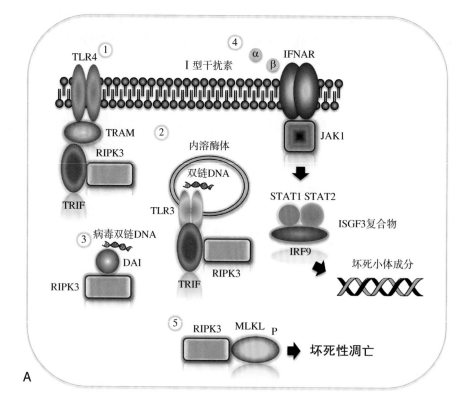

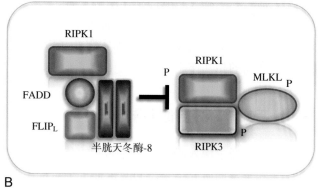

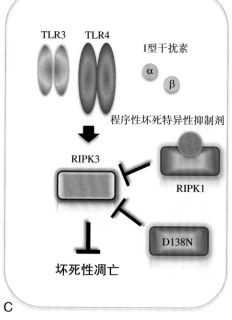

图 28-4 "信号 2"依赖性坏死性凋亡。**A**，坏死性凋亡可以通过不依赖 RIPK-1 的方式参与 TLR4 ①、TLR3 ②、IFN- 调节因子的 DNA- 依赖激活剂（DAI）③和 I 型干扰素④应答。这些通路均会导致 MLKL 的 RIPK-3 依赖募集和活化，以促进坏死性凋亡⑤。RIPK1 可以通过两种途径活化抑制 RIPK3，见 **B** 和 **C**。**B**，RIPK-1- 死亡结构域（DD）与 FAS 相关蛋白相互作用，通过死亡结构域（FADD）-DD 募集 FLIP_L 和半胱天冬酶 -8，导致半胱天冬酶 -8- 诱导的坏死性凋亡受抑制，但保留充分的半胱天冬酶 -8 活性来裂解和失活 RIPK1 和 RIPK3，从而阻断需要 MLKL 活化的复合物。**C**，或者，无激酶活性的 RIPK1 或者其被坏死抑制素抑制也可以抑制 TLR 诱导的坏死性凋亡。因此，无激酶活性的 RIPK1 可以阻断 RIPK3-MLKL 依赖坏死性凋亡。dsDNA，双链 DNA；dsRNA，双链 RNA；IRF9，干扰素调节因子 -9；ISGF3，干扰素刺激基因因子 3；STAT，转录的信号传感器及活化剂；TRAM，易位相关膜；TRIF，TIR- 区域 - 诱导干扰素 β。（From Weinlich R, Green DR: The two faces of receptor interacting protein kinase-1. Mol Cell 56:469-480, 2014, and Pasparakis M, Vandenabeele P: Necroptosis and its role in inflammation. Nature 517:311-320, 2015.）

凋亡抑制剂也是一种有用的工具，它可以在多种生理条件下研究其重要性或坏死性信号事件，并确定坏死性凋亡抑制是否对治疗有利[253]。但在某些情况下，RIPK1 功能对于 RIPK3-MLKL 依赖的坏死性凋亡是不必要的，这一认识应该被纳入仅仅依赖于使用坏死性凋亡抑制剂的任何结论中。尽管如此，在一些模拟多种病理生理条件的模型中，包括缺血性脑损伤、心肌梗死和肾缺血 - 再灌注损伤，程序性坏死特异性抑制剂被证明对组织损伤具有显著的预测作用，并且，在某些情况下还能消除有害免疫细胞浸润[189]。

坏死性凋亡引发炎症的机制尚未完全确定，但可能与 DAMPs 的释放有关，从而触发大量炎症信号事件[254]，或通过损害皮肤或肠道等组织中上皮屏障的完整性而间接发挥作用[255]。然而，也许更有趣的是最近关于在没有坏死性凋亡存在的情况下 RIPK-3 依赖的促炎通路发生的描述[119-122]。

自噬

自噬是一种细胞垃圾处理机制，参与多种应激反应，包括蛋白聚集、代谢功能障碍和癌症化疗，以诱导长寿命蛋白和受损细胞器的降解。三个不同的途径可以介导自噬降解：微自噬、伴侣介导的自噬，以及在这里最常描述和讨论的巨自噬（这里，"自噬"将被用来表示巨自噬）。自噬，很大程度上被认为是在应激期，如营养缺乏，启动的一种分解代谢的生存机制，目的是产生一种可替代的细胞内能源并维持生物能量平衡。然而，目前由过度激活途径触发的自噬诱导的细胞死亡（autophagy-induced cell death，ACD）正在成为一种真正的途径[256-259]。自噬与多种疾病有关，包括 Ⅱ 型糖尿病、神经退行性变和 Chiron's 病，使其成为潜在临床干预的一个有吸引力的靶点[260]。随着我们对自噬潜在机制的了解越来越多，显而易见的是，它的主要作用之一是在免疫功能背景下，大量免疫调节事件与自噬信号网络交叉，以提供保护对抗疾病和微生物感染[261-262]。

自噬的分子机制

一般来说，自噬的过程包括在吞噬细胞或隔离膜内形成胞质成分包涵体，然后成熟为双膜囊，称为自噬体。产生双膜的脂质来源仍不清楚，但可能有多个来源，包括 ER 膜。然后自噬体与溶酶体或内泌体融合生成自溶酶体，在此过程中，囊泡货物消化继续生成大分子，以便在细胞代谢过程中重复使用。自噬的分子细节复杂，但在大多数情况下，其都具有相当好的特征（图 28-5A，B）。常见的自噬相关基因家族（autophagy-related genes，ATGs）包括那些合成自噬体所需的构成关键核心机制的基因——ATG1/UNC51 样激酶（UNC51-like kinase，ULK）复合物；ATG12 和 ATG8（LC3）结合体系；Ⅲ 类磷脂酰肌醇 -3- 激酶（phosphatidylinositol-3-kinase，PI3K）/VPS34 复合物；以及跨膜蛋白 ATG9 和液泡膜蛋白 1（vacuole membrane protein 1，VMP1）。

这一多步骤、ATG 依赖的自噬过程主要受哺乳动物西罗莫司靶点（mammalian target of rapamycin，mTOR）复合物的控制[263-264]。mTOR 是一种丝氨酸苏氨酸激酶，其对生长因子信号、营养有效性变化和能量状态都有反应。它在含有 RAPTOR 的 mTORC1 复合物中发挥功能[265]，以整合 AKT 通路在营养有效性条件下产生的信号来抑制自噬[264]。然而，当营养物质有限时，mTOR 活性受抑，自噬过程开始。mTOR 活性的下游中介物是 ULK 复合物，包括自噬体形成所需的几种蛋白质[266-267]。在哺乳动物中，有三个 ULK 成员，ULK1、ULK2 和 ULK3，据报道其都参与了自噬通路。然而，它们各自的作用是否在机制上不同和（或）与不同的应激刺激和（或）细胞类型有关仍不清楚[259]。ULK1 和 ULK2 是包含 ATG13 和支架蛋白 FIP200 的大型复合物的一部分[266-268]。重要的是，尽管这种复合物是独立于营养有效性形成的，但它是通过一种营养依赖的方式进行调控的。营养充足刺激 mTORC1 进入 ULK1 复合物从而促进 mTOR 介导的磷酸化并抑制 ULK1、ULK2 和 ATG13。然而，在饥饿、缺乏亮氨酸和（或）西罗莫司介导的 mTOR 抑制条件下，mTORC2 从复合物中解离，恢复 ULK1 和 -2 的活性，导致 FIP200 和 ULK1 以 ULK1 依赖的方式磷酸化[266-267]。

苄氯素 -1（Bcl-2 相互作用盘绕蛋白）（mATG6）是哺乳动物自噬的关键蛋白[269]，并形成三个独立的复合物共同调控下一阶段的自噬，形成成熟的自噬体。这三种复合物包括①苄氯素 -1、VPS34 [产生三磷酸磷脂酰肌醇的 PI3K（phosphatidylinositol triphosphate，PIP3）]、VPS15 和 ATG14L；②苄氯素 -1、VPS34、VPS15、抗紫外线相关基因（ultraviolet

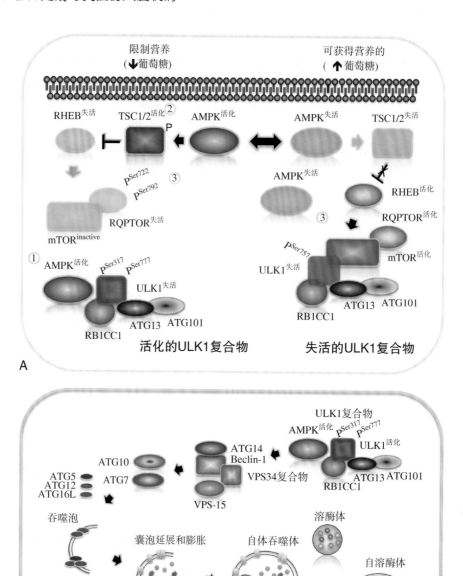

图 28-5　自噬是在多种影响因素下发生的，包括蛋白聚集体、细胞内病原体、代谢功能紊乱，以及肿瘤化疗药物所诱导的长寿蛋白的降解和细胞器的损伤。**A**，上游信号：哺乳动物的西罗莫司（mTOR）靶点与 UNC51 样激酶（ULK）复合体以相反的方式起作用，mTOR 抑制自噬，而 ULK 复合体则激活自噬。在葡萄糖限制或是其他应激条件下，磷酸腺苷活化蛋白激酶（AMPK）磷酸化并激活 ULK1（Ser317 和 Ser777），①启动包含 ULK1、自噬相关基因（ATG）13、ATG101 和 RB1CC2（或 FIP200）在内的 ULK 复合物的装配。这种复合物对于引发自噬是至关重要的。AMPK 下调 mTOR 通路是通过磷酸化来实现的，一方面磷酸化结节性硬化症复合体（TSC）以②抑制脑中富含的 Ras 同源物（Ras homolog enriched in brain，RHEB），另一方面磷酸化 RAPTOR（Ser722 和 Ser792）③，后者为 mTOR 活性所必需的蛋白质。相反，在营养充足的条件下，AMPK 活性受到抑制，TSC 失活，RHEB 活化，磷酸化 ULK1（Ser757）以破坏其与 AMPK 的相互作用并激活 mTOR。**B**，下游事件：在应对诸如营养缺乏的应激事件时，ULK 复合物激活，启动磷脂酰肌醇 3（PI3）激酶 VPS34 复合物的组装，从而促使自噬体膜的重要组分之——PI3P 的生成。然后引发体膜或是吞噬泡（其准确来源仍是未知），通过结合两种 ATG 结合复合物——ATG-10，和 -7 与 ATG3，-4，和 -7，修饰 ATG5-ATG12-ATG16L 复合物和脂质化 LC3（LC3-Ⅱ）。然后双层膜延展开，包裹用以处置的货物，包括病原体、功能失调的细胞器和过大不溶的蛋白质聚集体。该作用形成自噬体，它与溶酶体融合形成自溶酶体。溶酶体蛋白酶介导货物的蛋白水解破坏，从而灭活病原体和（或）提供营养物质，以便在营养物有限的条件下回收和恢复生物能量潜力。（From Yang Z, Klionsky DJ: Mammalian autophagy: core molecular machinery and signaling regulation. Curr Opin Cell Biol 22:124-131, 2010.）

irradiation resistance-associated gene，UVRAG）；③苄氯素 -1、VPS34、VPS15、UVRAG、Rubicon（含有苄氯素 -1 相互作用蛋白的 RUN 结构域和富半胱氨酸结构域）[270-271]。第一个复合物启动自噬，并被认为生成必需的 PIP3 和"标记"吞噬细胞膜，以便随后补充额外的 ATG 蛋白，如 ATG16L 和 LC3。UVRAG 是第二复合物的一个组成部分，它和 ATG14L 竞争与苄氯素 -1 的结合，通过刺激 VPS34 活性促进自噬体的形成。Rubicon 通过与 VPS34 的直接交互作用抑制 PIP3 的生成和自噬体的组装，从而阻止了这种活动。

在 VPS34- 苄氯素 -1 复合物形成吞噬泡后，通过两个泛素化样结合途径来完成囊泡膜的扩张，而这两者都需要 E1 连接酶的 ATG7 活性。在其中一个途径中，将 ATG7 和 ATG10 作为 E1 和 E2 连接酶，把小蛋白质 ATG12 与 ATG5 结合起来。然后 ATG5-ATG12 结合物与 ATG16L 相互作用形成大的复合物。在第二种途径中，ATG4 裂解 pro-LC3 产生胞质中的 LC-1，LC-1 在 ATG7 和 ATG3 作为 E2 连接酶的作用下，与脂质磷脂酰乙醇胺结合。脂质形式化的 LC3，LC3-II 将插入自噬体膜中。尽管将 LC-1 转化为脂质化的 LC3- Ⅱ 转变形式通常被作为自噬的标志物，但 LC3 相关的吞噬作用（LC3-associated phagocytosis，LAP）是一种与自噬共有共同信号成分的过程，其特征还存在于修饰有 LC3- Ⅱ 的膜结合的囊泡的形成中 [272]。成熟的 LC3- Ⅱ+ 自噬体与溶酶体融合形成自溶酶体，然后启动蛋白水解和囊泡运送物的消化。

在肿瘤生长时，自噬的生物学意义是显著的。在一些小鼠模型中 Beclin-1/ATG6 的杂合子缺失促进了肿瘤的形成，相似现象在一些人类肿瘤的单等位基因缺失中也能观察到。此外，一些 Beclin-1 相互作用的蛋白参与肿瘤发生和增殖的调节，包括 BIF-1（Endophilin B1）、AMBRA（activating molecule in Beclin-regulated autophagy，Beclin 调节的自噬中的活化分子）和 BCL-2。苄氯素 -1 和自噬在肿瘤抑制中的作用可能反映了其有效去除潜在毒性的蛋白质聚集物和功能失调细胞器的能力，从而限制 ROS 的产生和基因组病变的有害后果。然而，正如许多细胞凋亡调节因子（包括 BCL-2 和 p53）的促肿瘤或抗肿瘤发生活性所证明的那样，细胞死亡也是一种有效的肿瘤抑制机制。因此可以想象，苄氯素 -1 的抑制肿瘤活性可以反映在其促进自体吞噬细胞死亡中的作用上。

然而，自噬在促进细胞死亡方面的直接作用难以证实。一直以来，由于死亡细胞的破坏而产生或者同时出现自噬标记物，以及直接由自噬产生的信号引起的细胞死亡，此二者间混乱的界定使得 ACD 的定义模糊不清。然而，现在遗传工具的应用已经提供了一种自噬细胞死亡形式的明确表征，它可以通过自噬途径的过度活化来触发。因此，在某些情况下，自噬途径的一个或多个成分的缺失足以抑制细胞死亡——这个标准能应用于确定细胞死亡由自噬驱动的真实性。

暴饮暴食对你有好处——自噬和免疫系统

通过 NLRs 的自噬调节——即通过一些 NLRs 的缺失来抑制炎性小体的形成——可以促进自噬，表明炎性小体可能可以负性调节自噬，或者可能通过细胞焦亡的抑制参与自噬过程，以促进另一种类型的细胞死亡。相反，有证据表明自噬抑制炎性小体，自噬的缺陷或多态性与炎性疾病有关。例如，系统性红斑狼疮和克罗恩病分别与 Atg5 和 Atg16 的多态性相关。

线粒体自噬

线粒体自噬是一种特殊的自噬过程，可以去除功能失调的细胞器，以维持线粒体的整体完整性，并为线粒体再生提供必要的成分。选择性靶向 LC3+ 吞噬泡介导受损线粒体的去除，从而促进自噬体的吞噬和降解。线粒体效应蛋白可以启动两种线粒体途径中的一种——泛素或是受体介导的途径——分别是由泛素标记蛋白或含有 LC3 相互作用区域（LC3-interacting regions，LIRs）的蛋白质启动的。

线粒体外膜上含 LIR 的蛋白质 NIX1，也被称为 BNIP3L、BNIP3（BCL-2 和腺病毒 E1B 19-kDa 相互作用蛋白 3）和 FUNDC1（含有 FUN14 结构域 1），能在不同的生理条件下触发线粒体自噬。例如，NIX1 介导网织红细胞中的线粒体去除，这是成熟红细胞发育过程中的关键步骤，而 BNIP3 和 FUNDC1 对于缺氧导致的线粒体去除非常重要。与 BNIP3 的 LIR 结构域相邻的丝氨酸磷酸化，以及 FUNDC1 的去磷酸化/磷酸化，在还原的条件下调节它们与 LC3 的相互作用。通常，位于线粒体内膜上的心磷脂的外化也促进与 LC3 的结合和神经元细胞中受损线粒体的去除。

泛素依赖的线粒体自噬是由丝氨酸 - 苏氨酸激酶

PTEN 诱导的激酶 1（PTEN-induced putative kinase 1，PINK1）和 Parkin（一种 E3 连接酶）的活性协调介导的。PINK1 在线粒体外表面的积聚触发了激酶依赖性的 Parkin 募集和激活，促进泛素与线粒体外膜（outer mitochondrial membrane，OMM）内的几种蛋白质的附着。PINK1 的结构型更新防止了线粒体的不当缺失，并且它受到转运蛋白外膜（transporter outer membrane，TOM）依赖性地转运至线粒体内膜的调节和菱形蛋白酶介导的蛋白质水解的调节，这些蛋白酶是与早老素相关的菱形蛋白酶（presenilins associated rhomboid-like protease，PARL）。然而，当外膜电位丧失，或为应对线粒体基质中过量未折叠蛋白的积累时，PINK1 的运入受到抑制，蛋白水解被阻止，于是它积聚在线粒体的表面上。PINK1 介导的、Parkin 的泛素化结构域和泛素本身的丝氨酸残基的磷酸化，会引起 Parkin 的构象变化并使 E3 连接酶获得活性。Parkin 介导了几种底物的赖氨酸 48- 连接泛素化，包括由 Mfn1/Mfn2 基因编码的融合蛋白线粒体融合蛋白 -1/ 线粒体融合蛋白 -2，这会促进它们的降解，使线粒体自噬变得更为容易。许多其他辅助蛋白似乎也与 Parkin 介导的线粒体自噬有关，但它们的确切作用仍不清楚。这些包括几种额外的 Parkin 底物和自噬接头蛋白 ULK1、ATG14 和 ATG16L1，所有这些蛋白都在线粒体自噬过程中易位至线粒体。

泛素介导的自噬的生理学意义可以通过 PINK 和 Parkin 的频繁突变以及伴随着的、在某些帕金森病患者的常染色体隐性形式中线粒体功能障碍的例子来说明。线粒体自噬还与异体吞噬有许多共同的信号组分，异体吞噬是一种依赖自噬过程，介导细胞内细菌的破坏。实际上，Parkin 涉及结核分枝杆菌的泛素化和清除，以及小鼠和果蝇对几种细胞内感染的易感性。有趣的是，人类 Parkin 基因 PARK2 中的多态性与对麻风分枝杆菌和肠沙门菌的易感性增加相关。

线粒体自噬和免疫功能

显然，线粒体在各种细胞的死亡中对免疫调节有重要意义。然而，其他的依赖线粒体的行为，包括其在 MAVS 介导的信号传导中的地位，以及作为诸如 ROS 和线粒体 DNA 的来源 DAMPs，都强调了线粒体完整性的重要性和线粒体自噬在先天免疫应答中的作用。

显然，维持线粒体功能至关重要，这不仅仅是为了维持氧化磷酸化（ATP 的关键来源），而对于调节 ROS 产生以调节细胞氧化也是必不可少的。受损的线粒体是 ROS 的丰富来源，需要通过线粒体自噬来有效去除，限制潜在的氧化损伤。线粒体介导的 ROS 产生，是线粒体自噬缺陷和受损线粒体积累的结果，同时也是激活 NLRP3 依赖性炎性体和产生 IL-1β 的有效介质。依赖于 RIPK2 的 ULK1 磷酸化在促进线粒体自噬的同时，限制了病毒感染期间异常的 NALP3 炎性体组装和炎症。有效的抗病毒免疫还有线粒体定位的 MAVS 的作用，MAVS 是一种以 RIG-1 依赖性方式促进炎症的接头蛋白。MAVS 信号传导的负调节因子有泛素连接酶类、SMURF1（SMAD 泛素化调节因子 1）、MUL1（线粒体泛素连接酶 1）和 Gp78，所有这些都与线粒体自噬的调节有关。此外，线粒体膜电位的损耗严重限制了 MAVS 介导的信号传导。因此，维持线粒体保真度是免疫调节的重要组成部分。

"正如所有成功的人际关系一样，它是复杂的" ——细胞死亡和免疫功能之间的相互作用

免疫系统和细胞死亡之间存在着互补的关系。正如我们在本章中所讨论的那样，炎症反应的成分，如 TNF 和 IL-1β，可以诱导细胞死亡，并且同样，死亡或垂死的细胞可以对免疫功能产生显著影响。细胞死亡在免疫系统的发育、维持正常的体内平衡，以及在应对病原性入侵时调节免疫功能中起着关键作用。然而，哪一种特定类型的细胞死亡，它是如何诱导的，以及其相关的信号转导和分子效应可以相应地改变炎症反应。

TLR 和 NLR 对于检测病原体至关重要，通过对 PAMPs 的应答，病原体衍生的组分触发 TLR 和 NLR 信号传导，从而引发炎症。在大多数情况下，这些反应的核心属于炎性半胱天冬酶的半胱天冬酶 -1，它由炎性小体的组装而激活，从而裂解、激活并分泌 IL-1β 和 IL-18。某通路检测、响应以及清除病原体的效率，仅与病原体表达的破坏检测、破坏关键促炎信号和逃避清除的同等有效的机制相匹配。病原体是主要的操纵者，它们进化出能够利用有益的宿主来源的途径，并破坏对其复制和存活有害的机制。因此，对于病毒和细菌都已经进化出多种巧妙的机制来逃避

宿主介导的消除，并不足为奇，它们能表达一些蛋白质，调控细胞凋亡的组分和坏死性信号传导机制。

半胱天冬酶-1 凭借其裂解和激活 pro-IL-18 和 pro-IL-1β 的能力，处于炎症反应和宿主免疫防御的中心，这两者在免疫调节和对细菌和病毒感染的防护中具有不同的作用。因此，病原体已经进化表达出了多种毒力因子，它们能够破坏炎性小体组装和（或）抑制其下游促炎作用，这也不足为奇（参考文献 273-275）[273-275]。下面举一些实例。

痘病毒家族成员表达了其中之一，即所谓的"serpins（丝氨酸蛋白酶）"，包括牛痘病毒蛋白细胞因子反应调节剂 A（cytokine response modifier A，CRMA），能直接抑制半胱天冬酶-1 和半胱天冬酶-8 的酶活性的 SPI-1 和 SPI-2 [276-278]。CRMA 作为半胱天冬酶-1 的假底物，与半胱天冬酶-1 中的活性位点半胱氨酸形成共价键，使其具有催化惰性 [279-280]。毒力因子破坏炎性体的促炎活性的其他机制，包括分泌可溶性清除蛋白（它们能中和宿主来源的细胞因子），如 IL-1β 受体、可溶性 IL-18 抑制结合蛋白，前者能够结合和灭活宿主来源的 IL-1β[281]，后者可中和宿主来源的 IL-18[282]。通过诱饵蛋白的表达，几种毒力因子也可以直接破坏炎性体形成。以疱疹病毒衍生蛋白 Orf63 为例，它是一种 NLRP1 的同源物，缺乏 CARD 和 pyrin 相互作用基序，与宿主的 NLRP1 或 NLRP3 结合后，可防止半胱天冬酶-1 募集和激活 [283]。病毒来源的 POPs 也可作为诱饵，抑制参与炎性小体组装的包含 PYD 的宿主蛋白，包括接头蛋白 ASC [284-285]。

Yersinia Yop 蛋白是具有使炎性因子 -IL-1β/IL-18 轴失调作用的细菌因子之一，作为一种 Rho 鸟苷三磷酸酶的负调节因子，它能抑制半胱天冬酶-1 激活 [288]，并且能够逃避 NLRs、NLRP3 和 NLRC4 的识别，以阻止炎性小体组装 [287]。其他几种细菌衍生蛋白在不同排列之后，负性调节不同类型炎性小体的组装或直接抑制半胱天冬酶-1 的活性，但这些调节作用的确切机制仍不清楚。这些蛋白有 ExoU——一种具有磷脂酶 A2 活性的蛋白质、ADP-核糖基转移酶、ExoS[288-289]、Zmp1——一种 Zn[2]+ 金属蛋白酶，以及脂质翻转酶 mviN。

凋亡型半胱天冬酶 s 编排细胞的死亡，因此根据定义，它似乎是那些意图生存的病原体的非常脆弱的目标。正如我们已经讨论过的，哺乳动物细胞也

表达自己的半胱天冬酶抑制剂 XIAP。而病原体也是如此——实际上，第一个被鉴定的 IAP 就是从杆状病毒中分离出来的，为随后在脊椎动物中基于 BIR 结构域同源性的鉴定提供了基础。由痘病毒表达的 CRMA，是半胱天冬酶-1 功能的有效抑制剂（先前已讨论过），也可抑制半胱天冬酶-8 功能的催化活性。杆状病毒还表达 p35 蛋白，一旦被裂解和加工，就会作为半胱天冬酶的假底物起作用，从而结合并抑制有催化活性的半胱氨酸并防止靶底物的蛋白水解。

疱疹病毒，如鼠巨细胞病毒（murine cytomegalovirus，MCMV），可以表达半胱天冬酶-8 加工的病毒抑制剂（viral inhibitor of 半胱天冬酶-8，vICA），规避感染的宿主细胞的死亡。显然，这种活性可以有效地抑制半胱天冬酶-8 依赖性细胞凋亡并限制病毒复制，但它巧合地引发了坏死性凋亡——一种替代性细胞死亡途径，其在抗病毒免疫中也具有关键作用。然而，被 MCMV 感染的细胞既不会死于凋亡也不会死于坏死性凋亡，因为它也表达含有 RHIM 样结构域的蛋白质 vIRA，这种 M45 基因产物，阻止 RIPK3 和 DAI（病毒感染传感器）之间相互作用。病毒蛋白酶 NS3/4a 与线粒体结合，在线粒体中裂解重要的信号转导衔接子 MAVS，从而产生内源性 IFN，阻止病毒清除。作为诱导坏死性凋亡的宿主防御机制的一部分，病毒感染还会引发 TNF 产生。*Ripk1*[-/-] 和 *Ripk3*[-/-] 细胞均对 TNF 诱导的程序性坏死有折射作用，这可通过 RIPK3 缺乏的小鼠中坏死和炎症的消除来证明。然而，诱导坏死性凋亡的失败表明病毒复制不受控制，不能清除感染，并最终导致宿主死亡。因此，坏死性凋亡可能作为一种抵抗病毒感染的防御形式。

细菌还进化出多种机制来调节细胞死亡和炎症的途径，这些机制都可能对其存活有害（参考文献 274 和 275）。致病细菌的组分通常以 TNF 诱导的传导信号为靶点，阻止由 TNF 诱导的炎症或细胞死亡所引起的细菌消除。细胞死亡也是 PAMPs 的丰富来源之一，既可引发炎症，也可限制细菌的复制。NF-κB，作为 TNF 诱导的信号传导的一个组成部分，能够诱导转录一些细胞因子，是炎症的关键调节因子。沙门菌和其他致病性大肠埃希菌菌株会表达 NleB 和各种同源物，这些是针对 TNF 诱导的 NF-κB 活化的有效抑制剂。其中一种机制，就是由 NleB 蛋白的异常作用介导的，通过 N-乙酰葡糖胺转移酶修饰精氨酸残基来实现。NleB 可以修饰高度保守的精氨酸残基，

这对于 TNF 诱导信号传导的多种成分 DD 分子间的相互作用至关重要，包括 TRADD、FADD、TNFR1、RIPK1、FAS/CD95、DR3 和 TRAIL 受体[290]。紧密素易位蛋白受体（translocated-intimin receptor，Tir）是一种以 ITIM 样基序（基于酪氨酸的免疫受体的抑制基序）为特征的细菌蛋白，也是 NF-κB 的有效抑制剂。尽管在哺乳动物细胞中，该过程介导的确切机制尚不清楚，但 ITIM 确实存在于 T 细胞和 B 细胞受体的细胞质信号传导结构域中，并且起到负性调节免疫信号转导事件和限制效应子功能的作用，这说明细菌 Tir 可能以类似的方式运作。

正如我们已讨论的，一些 TNF-R 信号转导复合物的组分的泛素化可以深刻地改变生物学结果，并可以决定细胞是存活还是死亡。已经证明，细菌蛋白质可以通过某些机制破坏泛素化进程，影响 TNF-R 复合物中信号转导中间体的稳定性。例如，在一些像志贺菌和沙门菌这样的细菌中，NleE 及其相关蛋白起到了修饰蛋白质中关键半胱氨酸残基的作用，而这对协调 NF-κB 活化所需的泛素化事件而言是必需的。其他的细菌蛋白质可通过直接与泛素缀合物相互作用或通过靶向针对 NEMO 进行蛋白酶体破坏，从而抑制 IκB 的降解来阻止 NF-κB 活化。细菌锌金属蛋白酶 NleC 也可以直接裂解和灭活 NF-κB、p65 和 p50 的亚基[291]。

如前所述，促凋亡或抗凋亡的 BCL-2 蛋白的异源和同源二聚化能调节线粒体事件，特别是 MOMP，这是激活半胱天冬酶 -9 来促进或抑制细胞凋亡所必需的。可能像我们预测的那样，这一事件的重要性并没有逃过狡猾的病毒的眼睛。最终，人们确认了几种病毒 BCL-2 蛋白，它们的功能是模拟哺乳动物促生存蛋白的活性，中和 BAX 和 BAK 的效应并维持细胞生存。尽管在许多情况下，v-BCL-2 蛋白与其哺乳动物同源物有着非常有限的同源序列，但由于它们的结构可塑性，以及能采用模拟 BCL-2 功能所需的构象的能力，它们能够与效应分子 BAX 和 BAK 结合来抑制其 MOMP 诱导活性，或者结合并隔离 BH3-仅有的蛋白，然后破坏促凋亡的 BCL-2 蛋白的功能。虽然 v-BCL-2 蛋白可以有效地抑制细胞死亡，但与哺乳动物 BCL-2 相比，对促凋亡蛋白的亲和力大大降低。有趣的是，人们推测，v-BCL-2 蛋白的"次优"性能可能会因其调节对细胞死亡诱导其他重要的信号传导途径的能力来得到补充。实际上，近期的证据表

明，牛痘病毒的 BCL-2 同源基因 F1L，可以抑制半胱天冬酶 -9 活性，同时破坏炎性体组装。对于哺乳动物 BCL-2 蛋白的功能，仍然需要进一步研究，新的研究结果可指导我们对 v-BCL-2 蛋白更加深入的了解，这只是时间问题，也是常有之事，病毒给了我们带来了新知识。

结论

我们揭示了不同细胞死亡途径的分子特征和调控成分，以及它们与特定生理情况的相关性，但在病理生理条件下，药理学干预对于恢复正常功能的可能性更大。为了治疗一系列潜在的适应病症，包括那些以异常细胞死亡和免疫功能障碍为特征的疾病，目前一些调控细胞死亡的药理试剂正在开发和（或）在临床中试验。

半胱天冬酶抑制剂

目前，没有半胱天冬酶抑制剂正在进行临床试验。而实验使用的几种药理抑制剂有基于肽的抑制剂 z-VAD-fmk 和 qVD-oph，以及小分子抑制剂 IDN-6556。

坏死性凋亡抑制剂

RIP 激酶在坏死性凋亡中的作用促使人们寻找这些激酶的抑制剂。实验中广泛使用的 RIPK1 抑制剂程序性坏死特异性抑制剂 -1，同样也具有抑制 IDO 酶的作用，这是有免疫学效应的。但另一种 RIPK1 抑制剂程序性坏死特异性抑制剂 -1s 不具有这种交叉反应。RIPK3 抑制剂，包括 GSK2399872B 在内，也被认为有这样的作用。另外，MLKL 可以抑制坏死性凋亡。MLKL 药理抑制剂抑制人类的 MLKL 但不抑制小鼠的，并且迄今尚未发现啮齿类动物抑制剂。目前，并没有批准用于人类使用的坏死性凋亡抑制剂。

BH3 模拟剂 和 BCL-2/MCL-1 抑制剂

人们发现了一些抗凋亡 BCL-2 蛋白的抑制剂，有奥巴克拉（GX15-070）、棉酚（AT-101）——天然酚类化合物和棉酚衍生物萨布克拉（ONT-701）。然

而，这些药物均未显示出对其目标的特异性。而更具潜力的是 BH3 模拟化合物，诸如实验中的化合物 ABT-737（BCL-X$_L$，BCL-2 和 BCL-w 的抑制剂）、WEHI-539（BCL-X$_L$ 选择性抑制剂）和 UMI-77（MCL-1 选择性抑制剂）和药物 ABT-263（ABT-263）（BCL-X$_L$，BCL-2 和 BCL-w 的抑制剂）、维奈托克（ABT-199）（BCL-2 选择性抑制剂），和 A-1155463（BCL-X$_L$ 选择性抑制剂）。BH3 模拟剂表现出对抗凋亡 Bcl-2 蛋白的精确特异性，并且正在应用于许多人类恶性肿瘤的临床试验中。

IAP 的拮抗剂

SMAC 模拟物（SM）作为 IAP 的拮抗剂，促进 IAP 的自身泛素化和降解，使细胞存活下来，增加细胞对 RIPK 介导的坏死的敏感性。该方法可能在临床上有重要意义，它避开通常情况下癌细胞对凋亡性死亡的抵抗，而是以 RIPK 依赖性方式死亡。也许到我们洞悉 RIPK 介导的死亡是如何与免疫相关的时候，利用 SM 来引发针对肿瘤衍生抗原的免疫功能也会成为可能。备受关注的一种途径是，激活免疫系统直接针对肿瘤靶细胞（通常情况下，肿瘤细胞能够逃避免疫监测），利用或释放宿主自身的防御机制。似乎可行的是，通常以突变和凋亡通路的失活为特征的肿瘤细胞，可能由 SMAC 介导的增敏作用，诱使其程序性坏死，以期望相关的免疫功能激活以促进肿瘤消退。

自噬调节剂

自噬受到 TORC1 的负调控，因此，TORC1 抑制剂是在营养充足条件下参与细胞自噬的有效途径。氯喹及其相关化合物可以解除溶酶体降解的最后步骤的抑制，研究已经发现了 TORC1 抑制剂和氯喹的组合使用可作为人恶性肿瘤的治疗剂。尽管广泛的 PI3K 抑制剂（包括 Wortmanin 和 3- 甲基腺苷）可以抑制经典自噬，但尚未报道有对自噬早期步骤的抑制剂。但将诸如破坏自噬性细胞死亡的方式作为治疗方法，有效抑制自噬，尚未显示出远大前景。

 本章的参考文献也可以在 ExpertConsult.com 上找到。

参考文献

1. Vanden Berghe T, Linkermann A, Jouan-Lanhouet S, et al: Regulated necrosis: the expanding network of non-apoptotic cell death pathways. *Nat Rev Mol Cell Biol* 15:135–147, 2014.
2. Galluzzi L, Kepp O, Krautwald S, et al: Molecular mechanisms of regulated necrosis. *Semin Cell Dev Biol* 35:24–32, 2014.
3. Bergsbaken T, Fink SL, Cookson BT: Pyroptosis: host cell death and inflammation. *Nat Rev Microbiol* 7:99–109, 2009.
4. Alnemri ES: Mammalian cell death proteases: a family of highly conserved aspartate specific cysteine proteases. *J Cell Biochem* 64:33–42, 1997.
5. Sakahira H, Enari M, Nagata S: Cleavage of CAD inhibitor in CAD activation and DNA degradation during apoptosis. *Nature* 391:96–99, 1998.
6. Enari M, Sakahira H, Yokoyama H, et al: A caspase-activated DNase that degrades DNA during apoptosis, and its inhibitor ICAD. *Nature* 391:43–50, 1998.
7. Lazebnik YA, Kaufmann SH, Desnoyers S, et al: Cleavage of poly(ADP-ribose) polymerase by a proteinase with properties like ICE. *Nature* 371:346–347, 1994.
8. Bonzon C, Bouchier-Hayes L, Pagliari LJ, et al: Caspase-2-induced apoptosis requires bid cleavage: a physiological role for bid in heat shock-induced death. *Mol Biol Cell* 17:2150–2157, 2006.
9. Upton JP, Austgen K, Nishino M, et al: Caspase-2 cleavage of BID is a critical apoptotic signal downstream of endoplasmic reticulum stress. *Mol Cell Biol* 28:3943–3951, 2008.
10. Luo X, Budihardjo I, Zou H, et al: Bid, a Bcl2 interacting protein, mediates cytochrome c release from mitochondria in response to activation of cell surface death receptors. *Cell* 94:481–490, 1998.
11. Guegan C, Vila M, Teismann P, et al: Instrumental activation of bid by caspase-1 in a transgenic mouse model of ALS. *Mol Cell Neurosci* 20:553–562, 2002.
12. Mancini M, Machamer CE, Roy S, et al: Caspase-2 is localized at the Golgi complex and cleaves golgin-160 during apoptosis. *J Cell Biol* 149:603–612, 2000.
13. Hawkins CJ, Ekert PG, Uren AG, et al: Anti-apoptotic potential of insect cellular and viral IAPs in mammalian cells. *Cell Death Differ* 5:569–576, 1998.
14. Bump NJ, Hackett M, Hugunin M, et al: Inhibition of ICE family proteases by baculovirus antiapoptotic protein p35. *Science* 269:1885–1888, 1995.
15. Xue D, Horvitz HR: Inhibition of the *Caenorhabditis elegans* cell-death protease CED-3 by a CED-3 cleavage site in baculovirus p35 protein. *Nature* 377:248–251, 1995.
16. Clem RJ, Fechheimer M, Miller LK: Prevention of apoptosis by a baculovirus gene during infection of insect cells. *Science* 254:1388–1390, 1991.
17. Deveraux QL, Takahashi R, Salvesen GS, et al: X-linked IAP is a direct inhibitor of cell-death proteases. *Nature* 388:300–304, 1997.
18. Duckett CS, Nava VE, Gedrich RW, et al: A conserved family of cellular genes related to the baculovirus iap gene and encoding apoptosis inhibitors. *EMBO J* 15:2685–2694, 1996.
19. Liston P, Roy N, Tamai K, et al: Suppression of apoptosis in mammalian cells by NAIP and a related family of IAP genes. *Nature* 379:349–353, 1996.
20. Roy N, Mahadevan MS, McLean M, et al: The gene for neuronal apoptosis inhibitory protein is partially deleted in individuals with spinal muscular atrophy. *Cell* 80:167–178, 1995.
21. Ambrosini G, Adida C, Altieri DC: A novel anti-apoptosis gene, survivin, expressed in cancer and lymphoma. *Nat Med* 3:917–921, 1997.
22. Sun C, Cai M, Gunasekera AH, et al: NMR structure and mutagenesis of the inhibitor-of-apoptosis protein XIAP. *Nature* 401:818–822, 1999.
23. Vaux DL, Silke J: IAPs, RINGs and ubiquitylation. *Nat Rev Mol Cell Biol* 6:287–297, 2005.
24. Harlin H, Reffey SB, Duckett CS, et al: Characterization of XIAP-deficient mice. *Mol Cell Biol* 21:3604–3608, 2001.
25. Bouchier-Hayes L, Green DR: Caspase-2: the orphan caspase. *Cell Death Differ* 19:51–57, 2012.
26. Tinel A, Tschopp J: The PIDDosome, a protein complex implicated in activation of caspase-2 in response to genotoxic stress. *Science* 304:843–846, 2004.

27. Lin Y, Ma W, Benchimol S: Pidd, a new death-domain-containing protein, is induced by p53 and promotes apoptosis. *Nat Genet* 26:122–127, 2000.

28. Bouchier-Hayes L, Oberst A, McStay GP, et al: Characterization of cytoplasmic caspase-2 activation by induced proximity. *Mol Cell* 35:830–840, 2009.

29. Puccini J, Shalini S, Voss AK, et al: Loss of caspase-2 augments lymphomagenesis and enhances genomic instability in Atm-deficient mice. *Proc Natl Acad Sci U S A* 110:19920–19925, 2013.

30. Ho LH, Taylor R, Dorstyn L, et al: A tumor suppressor function for caspase-2. *Proc Natl Acad Sci U S A* 106:5336–5341, 2009.

31. Zou H, Henzel WJ, Liu X, et al: Apaf-1, a human protein homologous to C. *elegans* CED-4, participates in cytochrome c-dependent activation of caspase-3. *Cell* 90:405–413, 1997.

32. Li P, Nijhawan D, Budihardjo I, et al: Cytochrome c and dATP-dependent formation of Apaf-1/caspase-9 complex initiates an apoptotic protease cascade. *Cell* 91:479–489, 1997.

33. Yoshida H, Kong YY, Yoshida R, et al: Apaf1 is required for mitochondrial pathways of apoptosis and brain development. *Cell* 94:739–750, 1998.

34. Cecconi F, Alvarez-Bolado G, Meyer BI, et al: Apaf1 (CED-4 homolog) regulates programmed cell death in mammalian development. *Cell* 94:727–737, 1998.

35. Qin H, Srinivasula SM, Wu G, et al: Structural basis of procaspase-9 recruitment by the apoptotic protease-activating factor 1. *Nature* 399:549–557, 1999.

36. Srinivasula SM, Ahmad M, Fernandes-Alnemri T, et al: Autoactivation of procaspase-9 by Apaf-1-mediated oligomerization. *Mol Cell* 1:949–957, 1998.

37. Liu X, Kim CN, Yang J, et al: Induction of apoptotic program in cell-free extracts: requirement for dATP and cytochrome c. *Cell* 86:147–157, 1996.

38. Kluck RM, Bossy-Wetzel E, Green DR, et al: The release of cytochrome c from mitochondria: a primary site for Bcl-2 regulation of apoptosis. *Science* 275:1132–1136, 1997.

39. Yang J, Liu X, Bhalla K, et al: Prevention of apoptosis by Bcl-2: release of cytochrome c from mitochondria blocked. *Science* 275:1129–1132, 1997.

40. Du C, Fang M, Li Y, et al: Smac, a mitochondrial protein that promotes cytochrome c-dependent caspase activation by eliminating IAP inhibition. *Cell* 102:33–42, 2000.

41. Suzuki Y, Imai Y, Nakayama H, et al: A serine protease, HtrA2, is released from the mitochondria and interacts with XIAP, inducing cell death. *Mol Cell* 8:613–621, 2001.

42. Susin SA, Zamzami N, Castedo M, et al: Bcl-2 inhibits the mitochondrial release of an apoptogenic protease. *J Exp Med* 184:1331–1341, 1996.

43. Volkmann N, Marassi FM, Newmeyer DD, et al: The rheostat in the membrane: BCL-2 family proteins and apoptosis. *Cell Death Differ* 21:206–215, 2014.

44. Tait SW, Green DR: Mitochondrial regulation of cell death. *Cold Spring Harb Perspect Biol* 5:2013.

45. Moldoveanu T, Follis AV, Kriwacki RW, et al: Many players in BCL-2 family affairs. *Trends Biochem Sci* 39:101–111, 2014.

46. Bender T, Martinou JC: Where killers meet—permeabilization of the outer mitochondrial membrane during apoptosis. *Cold Spring Harb Perspect Biol* 5:a011106, 2013.

47. Hsu SY, Kaipia A, McGee E, et al: Bok is a pro-apoptotic Bcl-2 protein with restricted expression in reproductive tissues and heterodimerizes with selective anti-apoptotic Bcl-2 family members. *Proc Natl Acad Sci U S A* 94:12401–12406, 1997.

48. Inohara N, Ekhterae D, Garcia I, et al: Mtd, a novel Bcl-2 family member activates apoptosis in the absence of heterodimerization with Bcl-2 and Bcl-XL. *J Biol Chem* 273:8705–8710, 1998.

49. Hsu SY, Hsueh AJ: A splicing variant of the Bcl-2 member Bok with a truncated BH3 domain induces apoptosis but does not dimerize with antiapoptotic Bcl-2 proteins in vitro. *J Biol Chem* 273:30139–30146, 1998.

50. Hsu SY, Lin P, Hsueh AJ: BOD (Bcl-2-related ovarian death gene) is an ovarian BH3 domain-containing proapoptotic Bcl-2 protein capable of dimerization with diverse antiapoptotic Bcl-2 members. *Mol Endocrinol* 12:1432–1440, 1998.

51. Ke F, Bouillet P, Kaufmann T, et al: Consequences of the combined loss of BOK and BAK or BOK and BAX. *Cell Death Dis* 4:e650, 2013.

52. Beroukhim R, Mermel CH, Porter D, et al: The landscape of somatic copy-number alteration across human cancers. *Nature* 463:899–905, 2010.

53. Kuwana T, Bouchier-Hayes L, Chipuk JE, et al: BH3 domains of BH3-only proteins differentially regulate Bax-mediated mitochondrial membrane permeabilization both directly and indirectly. *Mol Cell* 17:525–535, 2005.

54. Chen L, Willis SN, Wei A, et al: Differential targeting of prosurvival Bcl-2 proteins by their BH3-only ligands allows complementary apoptotic function. *Mol Cell* 17:393–403, 2005.

55. Llambi F, Moldoveanu T, Tait SW, et al: A unified model of mammalian BCL-2 protein family interactions at the mitochondria. *Mol Cell* 44:517–531, 2011.

56. Chipuk JE, Kuwana T, Bouchier-Hayes L, et al: Direct activation of Bax by p53 mediates mitochondrial membrane permeabilization and apoptosis. *Science* 303:1010–1014, 2004.

57. Brunet A, Bonni A, Zigmond MJ, et al: Akt promotes cell survival by phosphorylating and inhibiting a Forkhead transcription factor. *Cell* 96:857–868, 1999.

58. Gilley J, Coffer PJ, Ham J: FOXO transcription factors directly activate bim gene expression and promote apoptosis in sympathetic neurons. *J Cell Biol* 162:613–622, 2003.

59. Luciano F, Jacquel A, Colosetti P, et al: Phosphorylation of Bim-EL by Erk1/2 on serine 69 promotes its degradation via the proteasome pathway and regulates its proapoptotic function. *Oncogene* 22:6785–6793, 2003.

60. Lei K, Davis RJ: JNK phosphorylation of Bim-related members of the Bcl2 family induces Bax-dependent apoptosis. *Proc Natl Acad Sci U S A* 100:2432–2437, 2003.

61. Datta SR, Katsov A, Hu L, et al: 14-3-3 proteins and survival kinases cooperate to inactivate BAD by BH3 domain phosphorylation. *Mol Cell* 6:41–51, 2000.

62. Yang E, Zha J, Jockel J, et al: Bad, a heterodimeric partner for Bcl-XL and Bcl-2, displaces Bax and promotes cell death. *Cell* 80:285–291, 1995.

63. Zha J, Harada H, Yang E, et al: Serine phosphorylation of death agonist BAD in response to survival factor results in binding to 14-3-3 not BCL-X(L). *Cell* 87:619–628, 1996.

64. Datta SR, Dudek H, Tao X, et al: Akt phosphorylation of BAD couples survival signals to the cell-intrinsic death machinery. *Cell* 91:231–241, 1997.

65. Harada H, Becknell B, Wilm M, et al: Phosphorylation and inactivation of BAD by mitochondria-anchored protein kinase A. *Mol Cell* 3:413–422, 1999.

66. Perciavalle RM, Opferman JT: Delving deeper: MCL-1's contributions to normal and cancer biology. *Trends Cell Biol* 23:22–29, 2013.

67. Maurer U, Charvet C, Wagman AS, et al: Glycogen synthase kinase-3 regulates mitochondrial outer membrane permeabilization and apoptosis by destabilization of MCL-1. *Mol Cell* 21:749–760, 2006.

68. Zhong Q, Gao W, Du F, et al: Mule/ARF-BP1, a BH3-only E3 ubiquitin ligase, catalyzes the polyubiquitination of Mcl-1 and regulates apoptosis. *Cell* 121:1085–1095, 2005.

69. Inuzuka H, Shaik S, Onoyama I, et al: SCF(FBW7 regulates cellular apoptosis by targeting MCL1 for ubiquitylation and destruction. *Nature* 471:104–109, 2011.

70. Schwickart M, Huang X, Lill JR, et al: Deubiquitinase USP9X stabilizes MCL1 and promotes tumour cell survival. *Nature* 463:103–107, 2010.

71. Ito T, Deng X, Carr B, et al: Bcl-2 phosphorylation required for anti-apoptosis function. *J Biol Chem* 272:11671–11673, 1997.

72. Kutuk O, Letai A: Regulation of Bcl-2 family proteins by posttranslational modifications. *Curr Mol Med* 8:102–118, 2008.

73. Deng X, Ruvolo P, Carr B, et al: Survival function of ERK1/2 as IL-3-activated, staurosporine-resistant Bcl2 kinases. *Proc Natl Acad Sci U S A* 97:1578–1583, 2000.

74. Deng X, Gao F, Flagg T, et al: Mono- and multisite phosphorylation enhances Bcl2's antiapoptotic function and inhibition of cell cycle entry functions. *Proc Natl Acad Sci U S A* 101:153–158, 2004.

75. Deng X, Gao F, May WS: Protein phosphatase 2A inactivates Bcl2's antiapoptotic function by dephosphorylation and up-regulation of Bcl2-p53 binding. *Blood* 113:422–428, 2009.

76. Deverman BE, Cook BL, Manson SR, et al: Bcl-xL deamidation is a

critical switch in the regulation of the response to DNA damage. *Cell* 111:51–62, 2002.

77. Li H, Zhu H, Xu CJ, et al: Cleavage of BID by caspase 8 mediates the mitochondrial damage in the Fas pathway of apoptosis. *Cell* 94:491–501, 1998.

78. Barry M, Heibein JA, Pinkoski MJ, et al: Granzyme B short-circuits the need for caspase 8 activity during granule-mediated cytotoxic T-lymphocyte killing by directly cleaving Bid. *Mol Cell Biol* 20:3781–3794, 2000.

79. Stoka V, Turk B, Schendel SL, et al: Lysosomal protease pathways to apoptosis. Cleavage of bid, not pro-caspases, is the most likely route. *J Biol Chem* 276:3149–3157, 2001.

80. Chen M, He H, Zhan S, et al: Bid is cleaved by calpain to an active fragment in vitro and during myocardial ischemia/reperfusion. *J Biol Chem* 276:30724–30728, 2001.

81. Wood DE, Thomas A, Devi LA, et al: Bax cleavage is mediated by calpain during drug-induced apoptosis. *Oncogene* 17:1069–1078, 1998.

82. Karbowski M, Norris KL, Cleland MM, et al: Role of Bax and Bak in mitochondrial morphogenesis. *Nature* 443:658–662, 2006.

83. Zinkel SS, Hurov KE, Ong C, et al: A role for proapoptotic BID in the DNA-damage response. *Cell* 122:579–591, 2005.

84. Kamer I, Sarig R, Zaltsman Y, et al: Proapoptotic BID is an ATM effector in the DNA-damage response. *Cell* 122:593–603, 2005.

85. Danial NN, Gramm CF, Scorrano L, et al: BAD and glucokinase reside in a mitochondrial complex that integrates glycolysis and apoptosis. *Nature* 424:952–956, 2003.

86. Gimenez-Cassina A, Danial NN: Regulation of mitochondrial nutrient and energy metabolism by BCL-2 family proteins. *Trends Endocrinol Metab* 26:165–175, 2015.

87. Perciavalle RM, Stewart DP, Koss B, et al: Anti-apoptotic MCL-1 localizes to the mitochondrial matrix and couples mitochondrial fusion to respiration. *Nature Cell Biol* 14:575–583, 2012.

88. Pinton P, Rizzuto R: Bcl-2 and Ca2+ homeostasis in the endoplasmic reticulum. *Cell Death Differ* 13:1409–1418, 2006.

89. Levine B, Sinha S, Kroemer G: Bcl-2 family members: dual regulators of apoptosis and autophagy. *Autophagy* 4:600–606, 2008.

90. Rothe M, Sarma V, Dixit VM, et al: TRAF2-mediated activation of NF-kappa B by TNF receptor 2 and CD40. *Science* 269:1424–1427, 1995.

91. Miura M, Zhu H, Rotello R, et al: Induction of apoptosis in fibroblasts by IL-1 beta-converting enzyme, a mammalian homolog of the *C. elegans* cell death gene ced-3. *Cell* 75:653–660, 1993.

92. Ghayur T, Banerjee S, Hugunin M, et al: Caspase-1 processes IFN-gamma-inducing factor and regulates LPS-induced IFN-gamma production. *Nature* 386:619–623, 1997.

93. Gu Y, Kuida K, Tsutsui H, et al: Activation of interferon-gamma inducing factor mediated by interleukin-1beta converting enzyme. *Science* 275:206–209, 1997.

94. Dinarello CA: An IL-1 family member requires caspase-1 processing and signals through the ST2 receptor. *Immunity* 23:461–462, 2005.

95. Keller M, Ruegg A, Werner S, et al: Active caspase-1 is a regulator of unconventional protein secretion. *Cell* 132:818–831, 2008.

96. Lin KM, Hu W, Troutman TD, et al: IRAK-1 bypasses priming and directly links TLRs to rapid NLRP3 inflammasome activation. *Proc Natl Acad Sci U S A* 111:775–780, 2014.

97. Fernandes-Alnemri T, Kang S, Anderson C, et al: Cutting edge: TLR signaling licenses IRAK1 for rapid activation of the NLRP3 inflammasome. *J Immunol* 191:3995–3999, 2013.

98. Bauernfeind FG, Horvath G, Stutz A, et al: Cutting edge: NF-kappaB activating pattern recognition and cytokine receptors license NLRP3 inflammasome activation by regulating NLRP3 expression. *J Immunol* 183:787–791, 2009.

99. Dostert C, Petrilli V, Van Bruggen R, et al: Innate immune activation through Nalp3 inflammasome sensing of asbestos and silica. *Science* 320:674–677, 2008.

100. Halle A, Hornung V, Petzold GC, et al: The NALP3 inflammasome is involved in the innate immune response to amyloid-beta. *Nat Immunol* 9:857–865, 2008.

101. Martinon F, Petrilli V, Mayor A, et al: Gout-associated uric acid crystals activate the NALP3 inflammasome. *Nature* 440:237–241, 2006.

102. Martinon F, Agostini L, Meylan E, et al: Identification of bacterial muramyl dipeptide as activator of the NALP3/cryopyrin inflammasome. *Curr Biol* 14:1929–1934, 2004.

103. Narayan S, Pazar B, Ea HK, et al: Octacalcium phosphate crystals induce inflammation in vivo through interleukin-1 but independent of the NLRP3 inflammasome in mice. *Arthritis Rheum* 63:422–433, 2011.

104. Kanneganti TD, Ozoren N, Body-Malapel M, et al: Bacterial RNA and small antiviral compounds activate caspase-1 through cryopyrin/Nalp3. *Nature* 440:233–236, 2006.

105. Zhou R, Yazdi AS, Menu P, et al: A role for mitochondria in NLRP3 inflammasome activation. *Nature* 469:221–225, 2011.

106. Shimada K, Crother TR, Karlin J, et al: Oxidized mitochondrial DNA activates the NLRP3 inflammasome during apoptosis. *Immunity* 36:401–414, 2012.

107. Iyer SS, He Q, Janczy JR, et al: Mitochondrial cardiolipin is required for Nlrp3 inflammasome activation. *Immunity* 39:311–323, 2013.

108. Guan K, Wei C, Zheng Z, et al: MAVS promotes inflammasome activation by targeting ASC for K63-linked ubiquitination via the E3 ligase TRAF3. *J Immunol* 194:4880–4890, 2015.

109. Subramanian N, Natarajan K, Clatworthy MR, et al: The adaptor MAVS promotes NLRP3 mitochondrial localization and inflammasome activation. *Cell* 153:348–361, 2013.

110. Ichinohe T, Yamazaki T, Koshiba T, et al: Mitochondrial protein mitofusin 2 is required for NLRP3 inflammasome activation after RNA virus infection. *Proc Natl Acad Sci U S A* 110:17963–17968, 2013.

111. Lu B, Nakamura T, Inouye K, et al: Novel role of PKR in inflammasome activation and HMGB1 release. *Nature* 488:670–674, 2012.

112. Shenoy AR, Wellington DA, Kumar P, et al: GBP5 promotes NLRP3 inflammasome assembly and immunity in mammals. *Science* 336:481–485, 2012.

113. Petrilli V, Papin S, Dostert C, et al: Activation of the NALP3 inflammasome is triggered by low intracellular potassium concentration. *Cell Death Differ* 14:1583–1589, 2007.

114. Munoz-Planillo R, Kuffa P, Martinez-Colon G, et al: K(+) efflux is the common trigger of NLRP3 inflammasome activation by bacterial toxins and particulate matter. *Immunity* 38:1142–1153, 2013.

115. Murakami T, Ockinger J, Yu J, et al: Critical role for calcium mobilization in activation of the NLRP3 inflammasome. *Proc Natl Acad Sci U S A* 109:11282–11287, 2012.

116. Lee GS, Subramanian N, Kim AI, et al: The calcium-sensing receptor regulates the NLRP3 inflammasome through Ca2+ and cAMP. *Nature* 492:123–127, 2012.

117. Riteau N, Baron L, Villeret B, et al: ATP release and purinergic signaling: a common pathway for particle-mediated inflammasome activation. *Cell Death Dis* 3:e403, 2012.

118. Mayor A, Martinon F, De Smedt T, et al: A crucial function of SGT1 and HSP90 in inflammasome activity links mammalian and plant innate immune responses. *Nat Immunol* 8:497–503, 2007.

119. Vince JE, Wong WW, Gentle I, et al: Inhibitor of apoptosis proteins limit RIP3 kinase-dependent interleukin-1 activation. *Immunity* 36:215–227, 2012.

120. Gurung P, Anand PK, Malireddi RK, et al: FADD and caspase-8 mediate priming and activation of the canonical and noncanonical Nlrp3 inflammasomes. *J Immunol* 192:1835–1846, 2014.

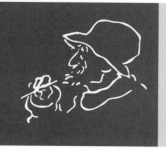

第 29 章

类风湿关节炎的实验模型

原著 Rikard Holmdahl

唐蕴荻 译 郭建萍 校

关键点

动物模型是研究类风湿关节炎（rheumatoid arthritis，RA）发病机制基本的工具。

类风湿关节炎动物模型包括胶原诱导性关节炎、胶原抗体诱导性关节炎、佐剂（姥鲛烷）诱导性关节炎等不同动物模型。

动物通过免疫软骨成分、佐剂、细菌或病毒成分，或通过基因修饰等方法诱导出关节炎。

动物模型具有明确的病程，有助于研究 RA 三个病程阶段：发病前期、临床发病期、慢性期。

动物模型的应用使在特定实验环境与实验动物遗传背景下的对照试验具有可行性。

动物模型对研究新的治疗方法有着重要的作用，例如细胞因子拮抗剂在 RA 治疗中的应用。

为进一步深入理解类风湿关节炎（RA）发病机制的复杂性，动物模型的应用很有必要。虽然不同的物种具有不同的遗传背景和环境因素，但关节炎动物模型并不能完全模拟人类 RA。

动物模型具有以下三个主要优点。

1. 近交系动物的遗传背景和环境因素具有可控性。
2. 动物实验具有可操纵性。可通过对基因的突变、插入和敲除等来改变近交系基因组。环境也具有可控性；可通过免疫或感染动物等改变环境因素来诱导关节炎。动物实验可获得理想的对照。
3. 与人体试验相比，动物实验更符合道德伦理。

为更有效地评估和选择关节炎动物模型，该模型需具备一些 RA 的基本特征。以下是 RA 的主要临床特征。

- *疾病先于临床诊断。* 临床发病前数年就会出现自身免疫和炎症反应。

- *组织特异性。* RA 以累及机动关节、外周关节和软骨关节组织的特异性炎症反应为特征。虽然通常存在系统性免疫反应和表型，但炎症反应主要发生在外周关节。

- *慢性持久性。* 该病具有慢性组织特异性。迄今为止，尚无证据显示发病组织中存在致病感染性病原体。针对感染的生理反应以及其他炎症反应性疾病中，普遍存在急性关节炎症的表型。但对于 RA，慢性病程是一个重要的临床特征。RA 有明显的复发倾向，持续进展性关节破坏始终存在。

- *自身抗体。* 发病前血清自身抗体水平的升高与 RA 发病密切相关。其中，抗瓜氨酸化蛋白抗体（ACPA）的特异性和敏感性最高，其次为抗免疫球蛋白抗体（类风湿因子），但针对其他抗原的自身抗体同样可见于 RA 其他亚群，如抗 Ⅱ 型胶原蛋白（CⅡ）抗体和抗核蛋白 A2 抗体。

- *主要组织相容性复合体（MHC）Ⅱ 类分子的遗传相关性。* 此遗传作用重要且复杂。到目前为止，MHC Ⅱ 类分子被公认为对遗传权重最大的基因簇，尤其是 HLA-DR4 分子结合肽段上的某些结构域与 RA 易感性高度相关。其他数个 RA 易感基因，如 PTPN22、CTLA4 和 IL-21，已被证实与适应性免疫相关，这进一步证明 RA 是一种自身免疫性疾病。

大量研究表明，RA 的疾病进展分为三个阶段：发病前期、临床发病期、慢性期（表 29-1）。由于 RA 在临床发病前的数年内就出现自身抗体水平的增高（ACPA 和 RF）和炎症标志物的高表达，因此说明 RA 的病因学因素很可能存在于疾病的早期阶段。有些研究人员认为，吸烟和各种慢性感染如牙周炎与早期疾病过程有关[1]，然而，这个过程并非关节特异性，关节组织中自身免疫反应可能在关节炎发病前进一步蔓延。大量临床研究表明，初发性关节炎需具备慢性进展性关节炎症特征，才能诊断为 RA。然而，目前动物模型通常仅用于第二阶段（临床表现期）的研究，尚未被用于慢性关节炎期的研究（表 29-1）。

研究普遍认为，感染性病原体在 RA 的三个病程阶段均发挥关键作用，但作用机制有所不同。在发病前期，感染因子诱发瓜氨酸化相关的炎症反应，例如牙龈卟啉单胞菌引起的慢性牙龈炎。在发病初期，关节感染可引发关节炎症，如包柔螺旋体菌，并可在关节内持续存在，与疾病慢性复发相关。另外，初始免疫反应也可能由造成慢性炎症的非感染性因子所引发，这些非感染性因子可诱发内源性自身抗原的瓜氨酸化并打破免疫耐受。关节抗原耐受性的打破同样可以解释 RA 关节特异性炎症和慢性复发的特征。

适应性免疫系统对于疾病前期和发病都十分重要，这两个阶段与 MHC Ⅱ 类分子和淋巴细胞激活基因密切相关；目前还没有充分的证据表明，慢性复发阶段由适应性免疫反应驱动。长期慢性活化的成纤维细胞和巨噬细胞可能会导致疾病发生。

由于 RA 发病原因和驱动因素尚不明确，在不同疾病阶段可有不同的致病机制，因此，RA 又被认为是一种综合征。

动物模型对于理解免疫系统及如何导致疾病的机制是一种非常有效的工具，疾病模型能够分析不同途径并反映人类疾病的不同亚型。动物模型模拟人类疾病不同方面以及遗传研究方法的日臻完善，大大提高了动物模型的利用价值。此论述不仅包括了 RA 的动物模型，还简要地介绍了其他关节疾病的模型，如银屑病关节炎、赖特尔病、强直性脊柱炎、莱姆病和化脓性关节炎（表 29-2）。但重点仍然在目前常用于学术研究的 RA 经典模型：大鼠佐剂性关节炎模型、胶原诱导性关节炎（CIA），和胶原蛋白抗体诱导性关节炎（CAIA）。

感染性病原体所致关节炎

数种感染源能侵犯关节并持续存在，从而导致关节炎的发生。正如大多数持续存在的感染性病原体，寄生虫和宿主之间的免疫平衡通常是可以实现的。而炎症可能不仅直接由寄生虫引起，同样也可以由宿主的异常炎症反应引起。当微生物作用于靶组织时，慢性自身免疫可能通过以下不同机制所维持：如超抗原介导的 T 细胞活化，交叉反应性免疫应答，或是佐剂物质对自身抗原呈递作用的增强。数个此类感染因子已在实验动物模型中被描述，其中的一部分可模拟人类相应的传染性疾病。

支原体所致关节炎

支原体感染相关的关节炎在农场动物中较多见。此外，鼠类在支原体接种免疫后，也可能诱导关节炎的发生。然而，在 RA 患者的关节中很难找到支原体，尽管在严重 B 细胞缺陷的个体，支原体可能诱发关节炎。接种小鼠体内可发现持续存在的支原体，并出现轻度慢性关节炎症状，这是由支原体衍生的超抗原激活免疫系统所致[2]。与人类观察结果一致，B

表 29-1 人类和动物模型中类风湿关节炎的三个阶段

疾病阶段	人类研究	动物模型研究	不同阶段的适用模型
RA 发病前期	少数回顾性研究	研究较多但不能模拟 RA 发病前期	没有模型利用 MHC Ⅱ 类分子相关性和 APCA 反应来模拟 RA 发病前期。最有效的模型是通过多种佐剂成分诱导自身免疫
临床发病期	少数研究	大部分研究	大部分模型均有效。每种模型通过特定的途径诱导关节炎的不同亚型
慢性关节炎期	绝大部分研究	极少数研究、模型	DA 大鼠和 C57Bl 小鼠通过佐剂（姥鲛烷）或软骨成分/抗原诱导的关节炎可作为慢性复发性模型。几种自发性关节炎模型显示慢性进行性关节炎

RA 在三个不连续的阶段发展，但在人类 RA 和动物模型中对不同阶段的关注是不同的。
ACPA，抗瓜氨酸化蛋白抗体；MHC，主要组织相容性复合体；RA，类风湿关节炎

表 29-2 动物关节炎模型概览

模型	物种	遗传学特点	疾病特征	参考文献
感染引起的关节炎				
支原体诱导的关节炎	大鼠和小鼠	在 B 细胞缺陷的小鼠中更明显	轻度慢性关节炎	2
包柔螺旋体诱导的关节炎	小鼠	主要组织相容性复合体（MHC）	严重的侵蚀性关节炎关节上有螺旋体	62
葡萄球菌诱导的关节炎	大鼠和小鼠	MHC	严重关节炎	4
耶尔森鼠疫杆菌诱导的关节炎	大鼠和小鼠	LEW 和 SHR 大鼠，而非 DA 和 BN 大鼠	严重关节炎，关节中有细菌	63
细菌成分引起的关节炎				
分枝杆菌诱导的关节炎（佐剂诱导性关节炎，AA）	大鼠	MHC，非 MHC 基因（LEW > F344）	急性和一般的炎症性疾病包括侵蚀性关节炎	6
链球菌细胞壁诱导的关节炎	小鼠和大鼠	非 MHC 基因（LEW > F344）(DBA/1 = Balb/c > B10)	严重侵蚀性关节炎	64
佐剂诱导性关节炎				
阿夫立定诱导的关节炎（AvIA）	大鼠	MHC（f）	严重侵蚀性慢性关节炎	65
矿物油诱导的关节炎（OIA）	DA 大鼠	位于 4，10 染色体上的非 MHC 基因位点	外周关节的急性和自限性炎症	10
姥鲛烷诱导的关节炎（PIA）	大鼠	MHC，位于 1，4，6，12，14 染色体上的非 MHC 基因位点	外周关节的慢性侵蚀性关节炎，可通过 ab T 细胞被动过继转移	11
PIA	小鼠	MHC（q, d）？遗传背景下的 Balb/c，DBA 和 C3H	慢性和影响关节的一般炎症性疾病	17
甘露聚糖诱导的银屑病和银屑病性关节炎	小鼠	B10.Q，B10.R Ⅲ Ncf1 基因突变增强关节炎	注射甘露聚糖数天后，可发生银屑病和银屑病性关节炎，为巨噬细胞、gd T 细胞、中性粒细胞依赖性	20
软骨蛋白免疫诱导的关节炎				
CⅡ（在矿物油中异源或同源的 CⅡ）诱导的关节炎（CIA）	大鼠	MHC（a, l, f 和 u），位于 1，4，7，10 染色体上的非 MHC 位点	外周关节的慢性侵蚀性关节炎	66
CⅡ（在 CFA 中异源的或同源的 CⅡ）诱导的关节炎（CIA）	小鼠	MHC（q 和 r），位于 1，2，3，6，7，8，10，15 染色体上的非 MHC 位点	外周关节的侵蚀性关节炎	27，67
CXI（在 IFA 中 CXI 大鼠）诱导的关节炎	大鼠	MHC（f, u）	严重慢性关节	24
人类蛋白多糖（在完全弗氏佐剂中）诱导的关节炎	BALB/c 小鼠	MHC（d），一些非 MHC 位点	慢性关节炎	23
软骨寡聚基质蛋白（COMP）（在矿物油中）诱导的关节炎	大鼠，小鼠	MHC（RT1u，H2q）	急性自限性炎症	25，44

续表

模型	物种	遗传学特点	疾病特征	参考文献
G6PI 诱导的关节炎	小鼠	MHC（H2q），C3HQ＞DBA/1＞B10.Q	急性自限性炎症	18，76
抗体诱导关节炎模型				
胶原蛋白抗体诱导的关节炎（CAIA）	小鼠，	Balb/c＞B10.RIII＞B6	急性关节炎	77
KXBN 血清诱导的关节炎（SIA）	小鼠		严重急性关节炎	68
"自发性"关节炎模型				
HLA-B27 转基因动物	小鼠和大鼠	B27 转基因重链	强直性脊柱炎，结肠炎，龟头炎，关节炎	5
MRL/lpr 小鼠（突变的 fas 基因控制细胞凋亡）	小鼠	lpr	部分狼疮疾病的广泛炎症反应，也会影响关节	53
压力诱导的关节炎	DBA/1 小鼠	非 MHC 基因	接骨点病变反应没有免疫参与的证据。银屑病关节炎的一个模型	52
TNF 转基因小鼠（TNF 过量产生）	小鼠	TNF 转基因	侵蚀性关节炎以及广泛的组织炎症	54
IL-1R 拮抗缺陷小鼠	Balb/c 小鼠	IL-1Ra 缺陷	关节炎	57
Gp130 IL-6R 突变小鼠	C57 黑鼠	IL-6R 突变	关节炎	58
KxBN		转入特异性识别葡萄糖 -6- 磷酸异构酶（G6PI）来源肽段的 TCR	G6PI 特异性自身反应所致严重关节炎	68
ZAP70 突变	Balb/c 小鼠	ZAP70 自发性突变	自身反应性严重关节炎	19
严重联合免疫缺陷（SCID）小鼠	小鼠	局部注射成纤维细胞至免疫缺陷的 SCID 小鼠	持续的破坏性关节炎	60

细胞耗竭的小鼠更容易发生支原体诱导性关节炎。

莱姆关节炎

包柔螺旋体是一种可能在关节中存在并导致关节炎的微生物。其临床表现类似 RA，具有慢性炎症特征，并且与 MHC Ⅱ 类分子 DR4 遗传易感相关。该活细菌长期存在于关节中，但对于很多患者，识别炎症关节内的螺旋体较为困难。感染包柔螺旋体的小鼠可发生类似人类 RA 的关节炎。和人类一样，MHC 控制关节炎的易感性，针对包柔螺旋体衍生抗原的免疫反应已被证明与鼠类 MHC Ⅱ 类分子相关[3]。另一方面，尽管一些小鼠品系的关节内存在大量螺旋体并不会导致关节炎的发生，但螺旋体的持续存在仍被认为是关节炎发生的一个必要条件。

葡萄球菌关节炎

化脓性关节炎最常见的原因是金黄色葡萄球菌的持续感染。这种细菌往往在关节组织包括关节滑液中生长并持续数年。接种某些金黄色葡萄球菌菌株，可在很多大鼠和小鼠品系中诱导化脓性关节炎[4]。和人类葡萄球菌关节炎相类似，鼠类受感染的关节表现出严重而持续的炎症。有趣的是，宿主的保护机制严重依赖于诸如中性粒细胞和补体的天然防御系统，而适应性免疫反应却不是那么有效。然而，明显异常的适应性免疫反应可促进关节炎的发展。

胞内菌诱导的关节炎和强直性脊柱炎

一些有能力侵入细胞并造成感染的细菌（如耶尔

森鼠疫杆菌）被认为与感染后关节炎如反应性关节炎和强直性脊柱炎有关。这些疾病与 MHC I 类分子的 B 等位基因 HLA-B27 相关。HLA-B27 转基因大鼠和小鼠能很好地模拟人类疾病[5]，如 B27 转基因大鼠可以发生自发强直性脊柱炎、龟头炎，结肠炎、皮炎和关节炎。然而，如果转基因大鼠一直处于无菌环境，将不会发生关节炎症，这表明迄今为止存在某个不为所知的重要的传染性病原体。类似的现象同样发生于 B27 转基因小鼠，即在普通级别的饲养条件下会发生关节炎。值得注意的是，关节炎的发展很可能与来自病原体的佐剂片段引发的炎症相关。

细菌成分所致关节炎

细菌感染后能发生感染后关节炎。几种不同的细菌成分均可诱导关节炎的发生，如细胞壁片段、DNA 和热休克蛋白。细菌细胞壁片段难以降解，可能造成巨噬细胞和滑膜巨噬细胞的持续激活。首个描述的 RA 动物模型是佐剂性关节炎（AA），它是用矿物油（如完全弗氏佐剂，CFA）乳化分枝杆菌细胞壁诱导的大鼠关节炎模型[6]。虽然有报道，部分个体在接受分枝杆菌疫苗治疗后，会出现关节肉芽肿，但只有大鼠（而非小鼠或灵长类动物）在注射分枝杆菌后能发生关节炎。CFA 是一种强效佐剂，它能够活化很多模式识别受体，激活抗原呈递细胞并增强 T 细胞免疫力。大鼠皮下注射 CFA 导致多个器官的肉芽肿性炎症（如脾、肝、骨髓、皮肤和眼）和外周关节的持续性炎症。AA 是一种严重但自限性的疾病，5～7 周后炎症会减退。分枝杆菌细胞壁碎片很可能播散到全身组织并被组织中的巨噬细胞所吞噬，但难以降解的细菌细胞壁结构会导致这些炎性细胞处于持续的活化状态，从而引发炎症反应。

如果清除经典的 α/β T 细胞，则不能诱导 AA 的发生，而脾来源的 T 细胞则可以过继转移的方法诱导关节炎。尽管已有理论认为，细菌结构和自身成分之间存在交叉反应的可能性，然而这类 T 细胞的特异性仍有待进一步证实。虽然热休克蛋白作为 T 细胞特异性抗原的这一命题还未得以证实，但它们在关节炎的发生中起到调节作用。目前已发现，分枝杆菌肽聚糖的基本结构元素 - 胞壁酰二肽为关节炎抗原决定表位之一，可诱导关节炎。有意思的是，T 细胞并不能识别这一结构，但这一表位可与抗原呈递细胞

的天然免疫受体（NOD2）相结合，进而活化炎性小体，从而发挥强有效的佐剂功能。已有研究表明，细菌的非甲基化 DNA 能够独立诱发小鼠关节炎，并加重大鼠 AA 的严重程度。细菌 DNA 可激活抗原呈递细胞和炎性巨噬细胞的 Toll 样受体，因此，可以分别作用于 T 细胞依赖性和炎症反应两条通路。另一个 T 细胞依赖性关节炎致病通路可通过乳化分枝杆菌的矿物油而激活，稍后将会更详细的讨论。因此，经典的"佐剂诱导性关节炎"是通过不同且相互作用的通路而调节，不仅依赖于不同分枝杆菌的细胞成分，如肽聚糖、DNA，和热休克蛋白，也依赖于乳化分枝杆菌的矿物油所介导的佐剂活性。

个体在遭受链球菌感染后，也可能诱发感染后关节炎。鼠类在系统性接种链球菌细胞壁成分后，可能迅速诱发急性关节炎症，但并不发生于灵长类动物[7]。经肠外途径给药的肽聚糖可迅速在全身播散，包括关节。但肽聚糖难以被巨噬细胞所降解，因此滑膜巨噬细胞被持续激活。此外，T 细胞对关节炎的发生和发展是必不可缺的。

由人牙龈卟啉单胞菌引起的慢性牙周炎可能参与 RA 的初始发病[8]，但迄今为止，还没有动物模型使用活菌或人牙龈卟啉单胞菌组分免疫诱导关节炎。

佐剂诱导性关节炎

研究发现，大鼠关节炎模型不仅依赖于分枝杆菌，还依赖于乳化分枝杆菌的矿物油（见综述[9]）。有趣的是，并不是所有矿物油都可诱导关节炎的产生。很多年后，人们进一步发现乳化分枝杆菌的矿物油本身也可诱导关节炎的发生[10]。研究还发现，诸如姥鲛烷、十六烷、角鲨烯这些非细菌性佐剂化合物的皮下给药可非常有效地诱导关节炎[11]。在大部分情况下，这些佐剂化合物可诱导局限于关节的炎症。和之前常用的佐剂性关节炎（例如矿物油乳化分枝杆菌诱导关节炎模型）相比较，其为 RA 研究提供了更适合的实验模型。

大鼠矿物油诱导的关节炎（OIA）、阿夫立定诱导的关节炎（AvIA）、姥鲛烷诱导的关节炎（PIA）、十六烷 - 诱导的关节炎，以及角鲨烯 - 诱导的关节炎等佐剂性关节炎模型有很多共同特征，但在病程慢性程度上有所不同（图 29-1）。这些关节炎模型具有共同特征，即单纯的佐剂成分可诱导关节炎的发生而不

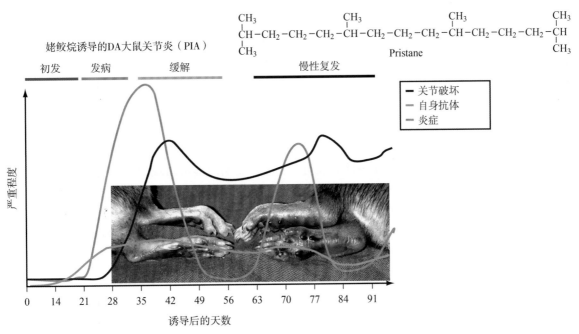

图 29-1 姥鲛烷诱导性关节炎（PIA 模型，DA 大鼠）；皮下注射姥鲛烷后 10 ~ 14 天开始发病，随后病情加重并发展为慢性复发性关节炎

依赖于免疫原的存在（即不引起特异性免疫反应）。而且，一次性皮下注射这类佐剂后，它们可迅速蔓延于全身，穿透细胞膜进入细胞，与未知的细胞表面受体和细胞内蛋白相互作用。注射后 1 ~ 2 周，关节炎会突然发生。和 RA 类似，关节炎症主要表现在外周关节，其他关节偶尔受累，但目前尚未见其他组织系统受累的报道。在某些大鼠品系，特别是在 PIA 模型中，关节炎的进展与慢性复发性疾病相类似。有意思的是，在这一模型中，系统性免疫应答导致抗RA33 抗体和类风湿因子的产生，但有关特异性针对软骨成分或瓜氨酸化蛋白的免疫反应尚未观察到[12]。软骨蛋白在调节疾病活动度方面具有一定的作用，例如，鼻腔接种多种软骨蛋白可以预防和改善疾病。有意思的是，该疾病的最初急性期表现为 MHC II 类分子依赖性，而 αβ T 细胞在疾病的所有阶段都起着关键作用。T 细胞过继实验显示似乎具有寡克隆而不是单克隆特性，而且至今还没有发现识别特异性抗原的T 细胞[13]。虽然只有普通级别的大鼠对热休克蛋白产生免疫反应，但就疾病易感性而言，无菌环境和普通级别的大鼠并无差别，说明环境感染病原体的作用并不明显[14]。迄今为止，没有证据表明 PIA 是通过淋巴细胞受体或先天免疫相关受体的识别而发病。令

人惊讶的是，事实上某些关节炎佐剂的致病成分在机体内天然存在。例如，姥鲛烷是叶绿素的一种成分，通常所有的哺乳动物，包括实验大鼠都会摄入。姥鲛烷通过肠道吸收后扩散至全身。然而，所有致病性佐剂都可以穿透细胞膜进入细胞，从而改变细胞膜的通透性和调节转录水平，并且高剂量的佐剂可诱导细胞的凋亡。此外，注射途径和剂量同样至关重要（也就是说，它们决定哪些细胞首先被激活并到何种程度）。

通过对 PIA 模型进行遗传分析，发现该疾病模型呈现多基因性[15]，并且已发现的基因座分别控制疾病的不同阶段，如关节炎发病时间、临床严重程度、关节侵蚀和慢性程度。一些重要的基因已被确定。其中，在近交系和野生型大鼠中发现的 Ncf1 基因多态性与疾病强相关[16]。Ncf1 基因编码 NOX2 复合物的组分 p47phox 分子，具有控制氧化爆发的功能。出人意料的是，较高的氧化爆发能力与更严重的关节炎相关。该效应发生于 T 细胞活化之前，因而连接固有免疫和适应性免疫，从而控制自身免疫的程度。重要的是，控制适应性 T 细胞免疫应答的MHC 区域以及在抗原呈递细胞摄取抗原中可能起到重要作用的 C- 型凝集素基因簇（APLEC）已被确认

在 PIA 的发病机制中发挥重要作用。

相对于大鼠而言，佐剂性关节炎在其他物种不易诱导。之前提到的 AIA 模型中，只有 PIA 已在小鼠中被描述[17]。然而，小鼠建立 PIA 模型，需要反复腹腔内注射姥鲛烷，所诱发的关节炎症表现为起病晚且隐匿，并伴发广泛的全身炎性反应。事实上，上述模型模拟了系统性红斑狼疮（SLE），而不是 RA[18]。该模型显然不同于大鼠 PIA。相同的诱导条件并没有在大鼠诱发相同疾病，且其病程和临床特征也无相似之处。另一个佐剂相关的模型是通过关节腔内注射药物激活巨噬细胞而产生的轻微关节炎，如未甲基化的 DNA。近期研究发现，一些早期被认为是自发性关节炎模型的小鼠，事实上明显依赖于佐剂的作用，因此，须归类于佐剂诱导性关节炎。通过对自发关节炎的日本 BALB/c 小鼠亚系进行研究，发现 ZAP70 分子存在氨基酸替代突变[19]。Zap70 基因的突变（W163C）导致 TCR 介导的传导信号减弱，且在关节炎症状出现之前，已有分泌 IL-17 的自身反应性 T 细胞水平的增高。ZAP70 基因突变导致 T 细胞阳性选择的缺陷以及针对关节组织的自身反应性 T 细胞的增加。其结果是，该小鼠体内可检测到类风湿因子和抗 CII 抗体的存在。然而，在无特定病原体（SPF级别）环境下，该小鼠不会发生关节炎，而给予 β-聚糖或甘露聚糖则可诱导关节炎。因此，这个模型类似于小鼠 AIA。然而，根据诱导因子和遗传背景的不同，所诱导的关节炎模型也会有所区别。例如，给某些活性氧产生缺陷的小鼠品系注射甘露聚糖，会诱导银屑病关节炎样关节炎症，而非典型的 RA 症状[20]。

其他自发型关节炎模型，如 KxB/N 模型和 IL-1R 缺陷型小鼠，已被证明是由类似佐剂的成分介导的免疫反应，因为在无菌条件下，这些小鼠不发生关节炎或炎症明显减弱[21-22]。具有关节炎致病作用的分子结构已被证明存在于肠道细菌、分节丝状菌（SFB）[21]和乳酸菌[22]。

综上所述，目前已有相当数量的小鼠和大鼠佐剂性关节炎模型应用于研究。

软骨蛋白诱导的关节炎

多种软骨蛋白均可诱导关节炎，如蛋白多糖[23]、XI 型胶原 CXI[24]、软骨寡聚基质蛋白（COMP）[25]，以及 CII[26]。上述成分所诱导的关节炎模型具有不同特征及遗传性状。其中由 CII 诱导的 CIA 模型是目前最常用的 RA 动物模型。此模型最初用大鼠构建[26]，随后在其他物种如小鼠[27]及灵长类动物[28]也有报道。

II 型胶原诱导性关节炎

软骨内免疫接种 II 型胶原可以产生自身免疫反应，短期内即可出现严重的关节炎症状。虽然对于大鼠模型，通常乳化 II 型胶原时需辅以矿物油如不完全佐剂，而小鼠则需完全弗氏佐剂。该疾病模型可根据不同佐剂类型加以区分。CIA 模型的发病率受诸多因素影响，主要包括实验动物品系、佐剂类型以及 CII 的来源，如同源性或异源性等。

对大鼠和小鼠进行异源性 CII 免疫，免疫后 2～3 周出现严重的侵蚀性多关节炎，3～4 周症状减轻（图 29-2）。最常用的 DBA/1 小鼠品系通常症状很重却只表现为急性发病过程。而在 C57B1 小鼠诱导的 CIA 模型则表现为较轻关节炎症状，但随后可能表现出慢性复发性疾病状态（图 29-3），显然遗传因素的影响是不容忽视的。所有动物模型在侵蚀性炎症期之后则进入缓解期，伴有新软骨和骨的形成，临床上很难与炎症活跃期区别开来。从发病机制方面，CIA 依赖于 CII 诱导的 T、B 细胞介导的免疫反应，病理性自身抗体的产生在炎症过程中同样起重要作用[29]。CAIA 是由特异性抗 CII 单克隆抗体诱导的关节炎模型[30]（图 29-4），这些 CII 特异性抗体可与软骨结合，并浸润至软骨基质，触发炎症反应，释放补体吸引中性粒细胞，以及活化表达于炎性细胞表面的 FcR[31]。有意思的是，能被识别的 CII 抗原表位含有精氨酸，而该氨基酸具有潜在的瓜氨酸化可能。近期有研究显示，其中的一个主要 CII 抗原表位被瓜氨酸化，针对这一瓜氨酸化表位的特异性单克隆抗体可诱导关节炎的发生，表明 CIA 模型与人类 RA 有相似之处[32]。

采用同源性 CII 诱导的鼠类关节炎模型的发病率比异源性低，但发病程度更重，且易转化为慢性。目前仍不清楚慢性胶原性关节炎的病理机制，可能与自身反应性 T、B 细胞活化有关。总之，CIA 模型已被公认为经典 RA 研究动物模型，对我们有效控制关节炎遗传背景以及探讨自身免疫与软骨的相互作用具有重要价值，为进一步发展全新的治疗手段以及新药筛选提供方向。

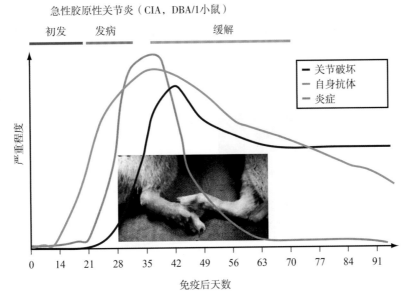

图 29-2 胶原性关节炎模型（DBA/1 小鼠），异源性（牛，鸡，大鼠）CⅡ与完全弗氏佐剂混合乳化后免疫小鼠。免疫后 3～4 周出现严重关节炎，尽管存在严重的骨侵蚀和骨重塑，却未见慢性复发性炎症过程发生

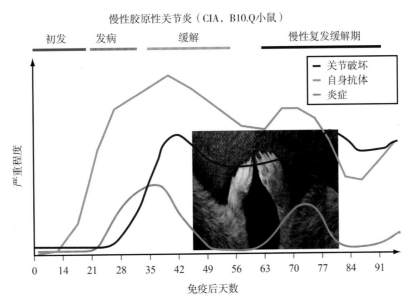

图 29-3 胶原性关节炎（B10.Q 小鼠）。大鼠 CⅡ与完全弗氏佐剂混合乳化后免疫小鼠，免疫后 3～5 周出现轻度关节炎症状，但常伴有骨侵蚀和骨重塑，并进入慢性复发性阶段

胶原诱导性关节炎的遗传特征

不同近交系的鼠类对 CIA 易感性有很大差别。与前文所述的佐剂性关节炎模型相类似，CIA 是一种复杂的多基因病。CIA 模型的自身免疫过程由特定抗原诱导的免疫反应决定。毋庸置疑 MHCⅡ类分子多

态性与 CIA 易感性密切相关，而 MHC 区域以外的大量基因同样有重要作用。在小鼠和大鼠中，目前已通过遗传分离研究明确了一些主要基因区域，使我们对关节炎遗传易感性有了全面认识[33]。和其他复杂性疾病相类似，这些易感基因通过基因 - 基因相互作用而发挥功能，因此，只有通过控制遗传背景和

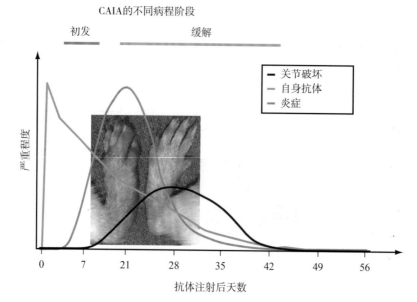

图 29-4 CAIA 模型（Balb/c 小鼠）：经静脉注射抗 II 型胶原单克隆抗体所诱导，免疫后 48 小时出现轻度关节炎，腹腔额外注射 LPS 后发生严重关节炎，此模型呈性炎症伴轻度关节侵蚀，无明显骨重塑。该病呈急性起病，几周后恢复正常

环境因素的方法，可明确真正的易感基因。迄今为止，采用基因定位分析法，已经发现 MHCII 类基因（Aq）、*Ncf1*，和补体 C5 为关节炎易感基因。通过对大鼠 PIA 和 CIA 模型的研究，进一步明确了 *Ncf1* 基因对关节炎的作用[34]。C57B1/10 小鼠携带有 CIA 易感的 MHCII 类等位基因 Aq，在此遗传背景下，一个 *Ncf1* 基因的自发性突变，可导致慢性复发性 CIA[35]。此外，这类小鼠在产后易发生严重的慢性关节炎，并自发产生抗 CII 抗体。另一个重要的易感基因是补体 C5，该基因在多种小鼠品系缺失，C5 基因的缺失会导致该品系小鼠抵抗 CIA 的发病，说明补体经典途径在关节炎中的重要作用。然而，C5 在支原体诱导性关节炎模型中却扮演了相反的角色。补体旁路途径和 FcR 介导的补体途径的作用也在 CIA 和 CAIA 模型中得到证实[36-37]。近年来，迅速发展的全基因组关联分析（GWAS）通过大样本人群数据分析，在基因和基因簇层面为一些常见疾病（如 RA）提供了更为直接的遗传信息。然而，仍需通过动物模型来了解基因的相关功能，鉴定动物模型中调控相应疾病的基因。

胶原诱导性关节炎中组织相容性复合体与自身免疫的关系

通过对鼠类 CIA 模型的研究，人们发现 MHC 区域在关节炎发病过程中发挥重要作用。小鼠中，无论采用同源还是异源性 CII 诱导所致的 CIA 都与 H2q 和 H2r 单倍体强相关，而大多数诸如 b、s、d、p 等单倍体却具有疾病抵抗特征[38]。已证实 H2q 单倍体内的 Aq *beta* 为主要的关节炎致病基因[39]，进一步研究发现，可与关节炎易感相关位点 Aq 结合的 CII 分子中的主要抗原表位为 CII259-271[40]。这一核心肽段的赖氨酸侧链发生糖基化，可以被 CII 反应性 T 细胞所识别。有意思的是，这一肽段同样可以与 RA 易感相关的 DR4（DRB1*0401/DRA）和 DR1 分子（即共同表位 SE）相结合。DR4 或 DR1 转基因鼠对 CIA 易感，并对 CII259-271 肽段产生免疫应答，而 RA 患者的 CII 反应性 T 细胞则可识别糖基化的 CII 259-271 肽[41]。总之，研究 RA 模型不仅仅只是模拟 RA 一些基本的病理特征，更重要的是认识二者在结构功能上的共同之处。

在不表达 q 或 r 的小鼠品系，同样可以诱导关节炎的产生，通常须用高剂量的鸡或牛 CII 加入含结核分枝杆菌的 CFA 乳化来诱导。在这些模型中，有关 CII 自身反应性 T 细胞的作用尚无定论，很可能是 T 细胞直接与 CFA 中的一些成分产生免疫反应，如基质蛋白或胃蛋白酶等。此类 T 细胞可以辅助 B 细胞产生抗 CII 抗体，从而解释关节炎的发生[42]。

需要强调的是，MHCII 类分子 - 抗原肽 -T 细胞

（三分子结构）之间的相互作用并不能回答 CIA（或 RA）的致病机制，但为进一步研究其发病机制提供了有力的工具。然而，需要回答的问题是：免疫系统如何与外周关节产生相互作用（通常处于耐受状态的自身反应性 T、B 细胞，在 CII 免疫后发生了怎样的病理反应）。多数与大鼠 CII 259-271 肽段发生反应的 T 细胞并不会与小鼠相应的 CII 片段发生交叉反应。同源和异源性肽段二者不同之处在于第 266 号氨基酸位点序列的差异，大鼠此位点为谷氨酸（E），而小鼠则是天冬氨酸（D），这是导致小鼠 CII 259-271 肽段与 Aq 位点结合力减弱的原因。二者之间的微小差异得以证明，是通过在转基因鼠体内构建 CII 突变体，即在第 266 位点表达谷氨酸而实现的[43]。在软骨中表达突变的 CII 胶原，将导致 CII 反应性 T 细胞的免疫耐受（部分但非完全）。与小鼠免疫同源性 CII 的临床表型类似，这类转基因鼠对关节炎较易感，发病率却低。这些结果显示，通常软骨与 T 细胞之间的反应可导致 T 细胞活化，但这些 T 细胞诱导关节炎的能力较弱或由此诱导产生了具有调节功能的 T 细胞。这些 CII 自身反应性 T 细胞可能在极端条件下（如 CII 免疫）产生致病性。相比之下，CII 反应性 B 细胞不会产生免疫耐受，一旦 T 细胞被活化，即使是处于部分耐受状态，T 细胞也会辅助 B 细胞产生致病性自身抗体。在人体内也可能出现类似情形，这就能解释为何在 RA 患者关节中，不易分离出 CII 反应性 T 细胞，而较易检测到 CII 反应性 B 细胞。

其他软骨和关节相关蛋白诱导的关节炎

XI 型胶原诱导的关节炎

XI 型胶原（CXI）在结构上与 CII 相似，二者在很大程度上位于同一区域。CXI 是由三条不同 α 链组成的异源三聚体，其中一条链与 CII 共享（α3 链）。同源和异源 CXI 均被报道可诱导大鼠关节炎[24]。有意思的是，同源 CXI 诱导的关节炎属于慢性复发性，这与异源性 CXI 及 CII 诱导的 CIA 具有很大的差别。

软骨寡聚基质蛋白诱导的关节炎

另外一个软骨蛋白是软骨寡聚基质蛋白（COMP）。同源 COMP 可诱导鼠类的关节炎[25,44]。

蛋白多糖（聚蛋白多糖）诱导的关节炎

关节软骨其他主要成分是蛋白多糖，其中主要为聚蛋白多糖。用人类胎儿的聚蛋白多糖免疫 Balb/c 小鼠可诱导产生慢性关节炎[23]，其病理过程中 T、B 细胞均有参与。识别聚蛋白多糖 G1 结构域的自身反应性 T 细胞已被发现[45]。特异性识别这一新抗原表位的 T 细胞受体转基因高龄小鼠可自发关节炎。通过遗传定位分析，发现该转基因鼠模型的诸多易感基因区域与 CIA 共享。

抗原诱导性关节炎

抗原诱导的关节炎是一类经典 RA 模型，由外源抗原免疫动物诱导而成，通常使用的是牛血清蛋白，并在关节内注射相同的抗原。结果注射关节内出现破坏性关节炎，其病理特征具有显著的 T 细胞依赖性和免疫复合物的形成。这一模型易于控制，已被用于软骨破坏期的研究[46]。

葡萄糖 -6- 磷酸异构酶诱导的关节炎

通过佐剂的辅助作用，免疫接种重组葡萄糖 -6-磷酸异构酶（G6PI）可成功诱导关节炎模型[47]。这一发现是源于 NOD 小鼠在转入特异性识别 GPI 的 T 细胞受体（TCR）基因后可发生自发性关节炎（又称 K/BxN 模型）[47]a。GPI 诱导的关节炎属于 MHC 依赖性，与 H2q 单倍体相关（和 CIA 一样），GPI 肽段与 Aq 相结合可诱发关节炎[48]。GPI 与软骨之间存在一种独特的亲和力，能与软骨蛋白多聚体高效结合[49]；首先在 K/BxN 小鼠的腹股沟淋巴结中产生自发性免疫反应[50]。尽管体内广泛表达 GPI，但只有关节内 GPI 才能被免疫系统特异性识别。GPI 诱导性关节炎具有 T 细胞和 B 细胞依赖性。有意思的是，FoxP3 阳性 Treg 细胞的缺失会导致慢性病程[51]。

自发性关节炎

很多经典近交系鼠类有自发关节炎的倾向，尤其是在特定环境下（表 29-3）。一些品系如 DBA/1，由于雄性鼠之间存在攻击性，这种压力似乎与严重关节炎的发生相关[52]。此类压力诱导的关节炎不同于炎症性关节炎，如 CIA，其滑膜炎症浸润较轻，但主要表现为接骨点病变和新软骨及骨形成，与银屑病性关节炎更相似,以关节的病理改变为主。此外,一些基因的突变与自发关节炎易感明显相关,其中一个突变发生于 *Fas* 基因,该基因在细胞凋亡过程中扮演重要角色。在 MRL 小鼠,关节炎与狼疮并发[53],其他基因如前文提到的 *Ncf1*[35] 或 *ZAP70*[19] 基因突变。

基因修饰品系鼠的自发性关节炎

通过建立基因修饰小鼠品系,使自发性关节炎动物模型成为可能。典型的例子是过表达 TNF 导致严重关节炎[54]。这一模型主要用于对 TNF 介导的关节炎的功能性研究。其他基因突变也可导致 TNF 过表达,从而发生严重的自发性关节炎,如滑膜细胞中一个控制 TNF 分泌的上游调控元件的缺乏,导致 TNF 过表达[55],或慢性刺激状态下的巨噬细胞因 DNasⅡ 酶的缺失,致使 TNF 的异常表达[56]。TNF 过表达小鼠自发关节炎主要通过固有免疫机制发挥作用,而与 T 细胞和 B 细胞的适应性免疫无关。除此之外,TNF 过表达小鼠另一个重要特征为其主要表现为关节炎症,少数情况下伴发结肠炎和脑脊髓膜炎。

随后数个自发关节炎的基因修饰小鼠模型被相继报道,如小鼠 IL-1 受体拮抗剂缺失[57] 可诱发关节炎,其不仅通过影响 IL-1 下游分子的功能,还依赖 T 细胞活化而发挥作用。

老龄大鼠 IL-6 受体的 gp130 亚基突变也可导致自发性关节炎[58]。这一突变导致多克隆自身反应性 CD4+T 细胞聚集并分泌多种炎症因子,表明 IL-6 受体在适应性免疫中具有调节作用。

通过对 T 细胞受体转基因鼠的研究,发现了另

表 29-3 环境因素对关节炎模型的影响

环境因素	对关节炎的影响	参考文献
同笼分组	+	52
噪音压力	++	69
捕食压力	-	70
怀孕	-	71
产后	+	72
雌激素		73
黑暗	+	74
感染	-/+	14, 21, 75

+,关节炎加重;-,关节炎减轻

一类型自发性关节炎模型,该转基因鼠的 TCR 可特异性识别与 KxBN 小鼠 MHCⅡ 类分子 Ag7 相结合的、来源于 G6PI 蛋白的肽段[59]。然而,如前一节所述,关节炎需肠道菌群中存在 SFB 细菌,提示疾病并非完全自发,需利用细菌成分作为佐剂辅助发病。该疾病模型的致病途径主要依赖于抗 G6PI 抗体。和 CAIA 的抗 CⅡ 抗体的致病机制相类似,通过过继转移 K/BxN 小鼠的血清,使抗 G6PI 抗体与关节软骨相结合,可以诱导血清性关节炎(SIA)的发生。G6PI 抗体诱导关节炎模型可用于研究关节受累的早期炎症反应特征,包括旁路途径补体的活化、肥大细胞活化和中性粒细胞的浸润。目前已明确,该 TCR 转基因模型主要侵犯关节组织,而在关节这一特定环境中,有关 T 细胞和抗体如何特异性识别 G6PI 这一泛表达的自身抗原,还需进一步阐明。

还有一种模型是将人滑膜成纤维细胞移植到免疫缺陷鼠(SCID 小鼠)体内,从而诱导关节炎的产生[60-61]。通过移植鼠类成纤维细胞系,同样可以诱导与上述临床表型相似的关节炎。这一模型与其他关节炎模型如 CIA 和 PIA 相比具有不同特征,可能反映了滑膜成纤维细胞介导的炎症反应机制具有其固有属性。

这些模型代表了关节炎过程的不同方面,取决于转基因、基因缺陷或所移植特定细胞的特性。

动物模型的应用

加深对疾病的认识

理想的人类 RA 模型应该可模拟人类疾病的复杂性,兼有多基因性和环境因素的依赖性。动物模型的优势在于能对遗传和环境因素加以控制。关节炎具有多种类型,不同 RA 亚型有可能会被进一步细分,例如,有 ACPA 阳性 RA,也有血清阴性 RA,而动物模型恰恰可以通过不同途径来模拟关节炎的不同类型。

理想情况下,动物模型应该模拟 RA 的各种亚型。随着对 RA 认识的加深,诸如新 RA 诊断标记物 ACPA 以及新的 RA 易感基因的发现,对动物模型有了更高要求。迄今为止,还没有一种动物模型能表达 ACPA,也没有开发出一种在病理生理上模拟人类基因多态性的人源化小鼠模型。为阐明新基因(如人类 MHCⅡ 类基因)或环境因素(如吸烟)对 RA 的致

病作用，适当控制动物模型的遗传背景和环境因素至关重要。例如，将人类 MHC II 类分子作为转基因导入小鼠体内，产生了大量伪表型，其中一些表型涉及人类和小鼠基因之间非生理性的相互作用。然而，通过对遗传背景和环境因素均得到严格控制的小鼠模型进行研究，将为我们进一步理解关节炎的分子机制提供详细信息。为此，对鼠类基因进行修饰有望成为一种强有力的工具，并由此而设立的对照实验为其重要的优势所在。

发展新型治疗策略

为评估新药的疗效和新的治疗方法，有必要根据其作用机制，针对性地从众多不同动物模型中选择有关模型进行研究。显然最理想的 RA 模型并不存在。而我们前面所描述的动物模型都具有一定的利用价值，因为它们代表着 RA 发病机制中的不同方面。因此，应根据不同问题和治疗方案，应用不同的模型。目前用于评估新治疗手段最常见模型是 CIA，并已被公认为参考模型。通过评估抗肿瘤坏死因子的疗效，该模型的利用价值被充分体现，有关研究结果随后被应用于人类 RA 的治疗。

综合前面提到的 RA 疾病发展的三个阶段——发病前期、临床发病期、慢性期，理想的动物模型应该有助于研究这三个阶段特定的重要信号通路。常见的错误为，只使用急性期模型和仅用于疾病预防，而不是建立慢性疾病模型用于研究。了解具体环境对鼠类关节炎的影响也极为重要。尤其是压力的影响，将来自不同窝的幼鼠放进同一个鼠笼中，幼鼠很容易产生压力，这将会导致鼠笼依赖效应。其他重要的因素有性激素，很可能还有神经激素。这些环境因素在调节疾病的活动度方面起重要作用，例如动物发情周期、怀孕、和光效果的影响。显然，环境和遗传因素的影响须被控制。遗传因素的控制通常是通过近交系的标准化监测来实现。问题在于，由于遗传污染，导致同一品系的不同克隆之间差异很大。尽管存在这些问题，但毫无疑问，实验动物模型能够更好地控制环境和遗传因素，比直接在人类研究更容易实现目标。

伦理学问题

应用 RA 实验模型的一个重要弊端是动物需遭受痛苦。然而，鉴于人类利用动物开展多种多样的活动，将动物模型应用于科学研究不应该有较大异议。事实上，如果不利用动物模型来进行科学研究，才可能是缺乏道德的表现，因为这会阻碍我们进一步认识人类疾病，其结果是人类继续遭受着本有可能治愈或可预防的疾病。还应强调的是，目前 RA 动物模型已经有了更精确具体的应用，因此而减轻了动物所遭受的痛苦。例如，之前最常用的 RA 动物模型——分枝杆菌诱导性佐剂关节炎是一种系统的炎症性疾病，而姥鲛烷诱导性关节炎和胶原诱导性关节炎则主要表现为关节部位的炎症。

结论

实验动物模型不仅是研究 RA 致病机制的重要工具，也是开发新治疗方法的重要手段。本章对多种关节炎模型进行了详细的描述，每一个模型代表了疾病的不同方面。因此，关键是依据研究目的而确定不同的动物模型。需要强调的是，关节炎模型应具备 RA 的基本特征，它们应反映的事实为 RA 是由多种未知环境因素所触发的多基因遗传性疾病。

 本章的参考文献也可以在 ExpertConsult.com 上找到。

参考文献

1. Klareskog L, Lundberg K, Malmström V: Autoimmunity in rheumatoid arthritis: citrulline immunity and beyond. *Adv Immunol* 118:129–158, 2013.
2. Cole BC, Knudtson KL, Oliphant A, et al: The sequence of the Mycoplasma arthritidis superantigen, MAM: identification of functional domains and comparison with microbial superantigens and plant lectin mitogens. *J Exp Med* 183(3):1105–1110, 1996.
3. Iliopoulou BP, Guerau-de-Arellano M, Huber BT: HLA-DR alleles determine responsiveness to Borrelia burgdorferi antigens in a mouse model of self-perpetuating arthritis. *Arthritis Rheum* 60(12):3831–3840, 2009.
4. Bremell T, Lange S, Yacoub A, et al: Experimental Staphylococcus aureus arthritis in mice. *Infect Immun* 59(8):2615–2623, 1991.
5. Hammer RE, Maika SD, Richardson JA, et al: Spontaneous inflammatory disease in transgenic rats expressing HLA-B27 and human beta 2m: an animal model of HLA-B27-associated human disorders. *Cell* 63(5):1099–1112, 1990.
6. Pearson CM, Wood FD: Studies of polyarthritis and other lesions induced in rats by injection of mycobacterial adjuvant. I. General clinical and pathologic characteristics and some modifying factors. *Arthritis Rheum* 2:440–459, 1959.
7. Koga T, Kakimoto K, Hirofuji T, et al: Acute joint inflammation in mice after systemic injection of the cell wall, its peptidoglycan, and chemically defined peptidoglycan subunits from various bacteria. *Infect Immun* 50(1):27–34, 1985.
8. Lundberg K, Kinloch A, Fisher BA, et al: Antibodies to citrullinated

alpha-enolase peptide 1 are specific for rheumatoid arthritis and cross-react with bacterial enolase. *Arthritis Rheum* 58(10):3009–3019, 2008.

9. Holmdahl R, Lorentzen JC, Lu S, et al: Arthritis induced in rats with nonimmunogenic adjuvants as models for rheumatoid arthritis. *Immunol Rev* 184:184–202, 2001.

10. Holmdahl R, Goldschmidt TJ, Kleinau S, et al: Arthritis induced in rats with adjuvant oil is a genetically restricted, alpha beta T-cell dependent autoimmune disease. *Immunology* 76(2):197–202, 1992.

11. Vingsbo C, Sahlstrand P, Brun JG, et al: Pristane-induced arthritis in rats: a new model for rheumatoid arthritis with a chronic disease course influenced by both major histocompatibility complex and non-major histocompatibility complex genes. *Am J Pathol* 149(5):1675–1683, 1996.

12. Tuncel J, Haag S, Carlsen S, et al: Class II major histocompatibility complex-associated response to type XI collagen regulates the development of chronic arthritis in rats. *Arthritis Rheum* 64(8):2537–2547, 2012.

13. Holmberg J, Tuncel J, Yamada H, et al: Pristane, a non-antigenic adjuvant, induces MHC class II-restricted, arthritogenic T cells in the rat. *J Immunol* 176(2):1172–1179, 2006.

14. Björk J, Kleinau S, Midtvedt T, et al: Role of the bowel flora for development of immunity to hsp 65 and arthritis in three experimental models. *Scand J Immunol* 40(6):648–652, 1994.

15. Vingsbo-Lundberg C, Nordquist N, Olofsson P, et al: Genetic control of arthritis onset, severity and chronicity in a model for rheumatoid arthritis in rats. *Nat Genet* 20(4):401–404, 1998.

16. Olofsson P, Holmberg J, Tordsson J, et al: Positional identification of Ncf1 as a gene that regulates arthritis severity in rats. *Nat Genet* 33(1):25–32, 2003.

17. Wooley PH, Seibold JR, Whalen JD, et al: Pristane-induced arthritis. The immunologic and genetic features of an experimental murine model of autoimmune disease. *Arthritis Rheum* 32(8):1022–1030, 1989.

18. Satoh M, Reeves WH: Induction of lupus-associated autoantibodies in BALB/c mice by intraperitoneal injection of pristane. *J Exp Med* 180(6):2341–2346, 1994.

19. Sakaguchi N, Takahashi T, Hata H, et al: Altered thymic T-cell selection due to a mutation of the ZAP-70 gene causes autoimmune arthritis in mice. *Nature* 426(6965):454–460, 2003.

20. Khmaladze I, Kelkka T, Guerard S, et al: Mannan induces ROS-regulated, IL-17A-dependent psoriasis arthritis-like disease in mice. *Proc Natl Acad Sci USA.* 111(35):E3669–E3678, 2014.

21. Wu H-J, Ivanov II, Darce J, et al: Gut-residing segmented filamentous bacteria drive autoimmune arthritis via T helper 17 cells. *Immunity* 32(6):815–827, 2010.

22. Abdollahi-Roodsaz S, Koenders MI, et al: Toll-like Receptor 2 Controls Acute Immune Complex-Driven Arthritis in Mice by Regulating the Inhibitory Fcγ Receptor IIB. *Arthritis Rheum* 65(10):2583–2593, 2013.

23. Zhang Y, Guerassimov A, Leroux JY, et al: Arthritis induced by proteoglycan aggrecan G1 domain in BALB/c mice. Evidence for t cell involvement and the immunosuppressive influence of keratan sulfate on recognition of t and b cell epitopes. *J Clin Invest* 101(8):1678–1686, 1998.

24. Cremer MA, Ye XJ, Terato K, et al: Type XI collagen-induced arthritis in the Lewis rat. Characterization of cellular and humoral immune responses to native types XI, V, and II collagen and constituent alpha-chains. *J Immunol* 153(2):824–832, 1994.

25. Carlsén S, Hansson AS, Olsson H, et al: Cartilage oligomeric matrix protein (COMP)-induced arthritis in rats. *Clin Exp Immunol* 114(3):477–484, 1998.

26. Trentham DE, Townes AS, Kang AH: Autoimmunity to type II collagen an experimental model of arthritis. *J Exp Med* 146(3):857–868, 1977.

27. Courtenay JS, Dallman MJ, Dayan AD, et al: Immunisation against heterologous type II collagen induces arthritis in mice. *Nature* 283(5748):666–668, 1980.

28. Yoo TJ, Kim SY, Stuart JM, et al: Induction of arthritis in monkeys by immunization with type II collagen. *J Exp Med* 168(2):777–782, 1988.

29. Stuart JM, Dixon FJ: Serum transfer of collagen-induced arthritis in mice. *J Exp Med* 158(2):378–392, 1983.

30. Holmdahl R, Rubin K, Klareskog L, et al: Characterization of the antibody response in mice with type II collagen-induced arthritis,

using monoclonal anti-type II collagen antibodies. *Arthritis Rheum* 29(3):400–410, 1986.

31. Rowley MJ, Nandakumar KS, Holmdahl R: The role of collagen antibodies in mediating arthritis. *Mod Rheumatol* 18(5):429–441, 2008.

32. Uysal H, Bockermann R, Nandakumar KS, et al: Structure and pathogenicity of antibodies specific for citrullinated collagen type II in experimental arthritis. *J Exp Med* 206(2):449–462, 2009.

33. Ahlqvist E, Ekman D, Lindvall T, et al: High-resolution mapping of a complex disease, a model for rheumatoid arthritis, using heterogeneous stock mice. *Hum Mol Genet* 20(15):3031–3041, 2011.

34. Olofsson P, Holmberg J, Tordsson J, et al: Positional identification of Ncf1 as a gene that regulates arthritis severity in rats. *Nat Genet.* Nature Publishing Group 33(1):25–32, 2002.

35. Hultqvist M, Olofsson P, Holmberg J, et al: Enhanced autoimmunity, arthritis, and encephalomyelitis in mice with a reduced oxidative burst due to a mutation in the Ncf1 gene. *Proc Natl Acad Sci USA.* 101(34):12646–12651, 2004.

36. Banda NK, Takahashi K, Wood AK, et al: Pathogenic complement activation in collagen antibody-induced arthritis in mice requires amplification by the alternative pathway. *J Immunol* 179(6):4101–4109, 2007.

37. Kleinau S, Martinsson P, Heyman B: Induction and suppression of collagen-induced arthritis is dependent on distinct fcgamma receptors. *J Exp Med* 191(9):1611–1616, 2000.

38. Wooley PH, Luthra HS, Stuart JM, et al: Type II collagen-induced arthritis in mice. I. Major histocompatibility complex (I region) linkage and antibody correlates. *J Exp Med* 154(3):688–700, 1981.

39. Brunsberg U, Gustafsson K, Jansson L, et al: Expression of a transgenic class II Ab gene confers susceptibility to collagen-induced arthritis. *Eur J Immunol* J24(7):1698–1702, 1994.

40. Michaëlsson E, Malmström V, Reis S, et al: T cell recognition of carbohydrates on type II collagen. *J Exp Med* 180(2):745–749, 1994.

41. Bäcklund J, Carlsen S, Höger T, et al: Predominant selection of T cells specific for the glycosylated collagen type II epitope (263-270) in humanized transgenic mice and in rheumatoid arthritis. *Proc Natl Acad Sci USA.* 99(15):9960–9965, 2002.

42. Bäcklund J, Li C, Jansson E, et al: C57BL/6 mice need MHC class II Aq to develop collagen-induced arthritis dependent on autoreactive T cells. *Ann Rheum Dis* 72(7):1225–1232, 2012.

43. Malmström V, Michaëlsson E, Burkhardt H, et al: Systemic versus cartilage-specific expression of a type II collagen-specific T-cell epitope determines the level of tolerance and susceptibility to arthritis. *Proc Natl Acad Sci USA.* 93(9):4480–4485, 1996.

44. Carlsen S, Nandakumar KS, Bäcklund J, et al: Cartilage oligomeric matrix protein induction of chronic arthritis in mice. *Arthritis Rheum* 58(7):2000–2011, 2008.

45. Boldizsar F, Kis-Toth K, Tarjanyi O, et al: Impaired activation-induced cell death promotes spontaneous arthritis in antigen (cartilage proteoglycan)-specific T cell receptor-transgenic mice. *Arthritis Rheum* 62(10):2984–2994, 2010.

46. van Lent PLEM, Hofkens W, Blom AB, et al: Scavenger receptor class A type I/II determines matrix metalloproteinase-mediated cartilage destruction and chondrocyte death in antigen-induced arthritis. *Arthritis Rheum* 60(10):2954–2965, 2009.

47. Schubert D, Maier B, Morawietz L, et al: Immunization with glucose-6-phosphate isomerase induces T cell-dependent peripheral polyarthritis in genetically unaltered mice. *J Immunol* 172(7):4503–4509, 2004.

47a. Kouskoff V, Korganow AS, Duchatelle V, et al: Organ-specific disease provoked by systemic autoimmunity. *Cell* 87(5):811–822, 1996.

48. Iwanami K, Matsumoto I, Tanaka Y, et al: Arthritogenic T cell epitope in glucose-6-phosphate isomerase-induced arthritis. *Arthritis Res Ther* 10(6):R130, 2008.

49. Studelska DR, Mandik-Nayak L, Zhou X, et al: High affinity glycosaminoglycan and autoantigen interaction explains joint specificity in a mouse model of rheumatoid arthritis. *J Biol Chem* 284(4):2354–2362, 2009.

50. Mandik-Nayak L, Wipke BT, Shih FF, et al: Despite ubiquitous autoantigen expression, arthritogenic autoantibody response initiates in the local lymph node. *Proc Natl Acad Sci USA.* 99(22):14368–14373, 2002.

51. Frey O, Reichel A, Bonhagen K, et al: Regulatory T cells control the transition from acute into chronic inflammation in glucose-6-phosphate isomerase-induced arthritis. *Ann Rheum Dis* 69(8):1511–1518, 2010.

52. Holmdahl R, Jansson L, Andersson M, et al: Genetic, hormonal and

behavioural influence on spontaneously developing arthritis in normal mice. *Clin Exp Immunol* 88(3):467–472, 1992.

53. Hang L, Theofilopoulos AN, Dixon FJ: A spontaneous rheumatoid arthritis-like disease in MRL/l mice. *J Exp Med* 155(6):1690–1701, 1982.

54. Keffer J, Probert L, Cazlaris H, et al: Transgenic mice expressing human tumour necrosis factor: a predictive genetic model of arthritis. *EMBO J* 10(13):4025–4031, 1991.

55. Kontoyiannis D, Pasparakis M, Pizarro TT, et al: Impaired on/off regulation of TNF biosynthesis in mice lacking TNF AU-rich elements: implications for joint and gut-associated immunopathologies. *Immunity* 10(3):387–398, 1999.

56. Kawane K, Ohtani M, Miwa K, et al: Chronic polyarthritis caused by mammalian DNA that escapes from degradation in macrophages. *Nature* 443(7114):998–1002, 2006.

57. Horai R, Saijo S, Tanioka H, et al: Development of chronic inflammatory arthropathy resembling rheumatoid arthritis in interleukin 1 receptor antagonist-deficient mice. *J Exp Med* 191(2):313–320, 2000.

58. Sawa S-I, Kamimura D, Jin G-H, et al: Autoimmune arthritis associated with mutated interleukin (IL)-6 receptor gp130 is driven by STAT3/IL-7-dependent homeostatic proliferation of CD4+ T cells. *J Exp Med* 203(6):1459–1470, 2006.

59. Korganow AS, Ji H, Mangialaio S, et al: From systemic T cell self-reactivity to organ-specific autoimmune disease via immunoglobulins. *Immunity* 10(4):451–461, 1999.

60. Geiler T, Kriegsmann J, Keyszer GM, et al: A new model for rheumatoid arthritis generated by engraftment of rheumatoid synovial tissue and normal human cartilage into SCID mice. *Arthritis Rheum* 37(11):1664–1671, 1994.

61. Lefèvre S, Knedla A, Tennie C, et al: Synovial fibroblasts spread rheumatoid arthritis to unaffected joints. *Nat Med* 15(12):1414–1420, 2009.

62. Schaible UE, Kramer MD, Wallich R, et al: Experimental Borrelia burgdorferi infection in inbred mouse strains: antibody response and association of H-2 genes with resistance and susceptibility to development of arthritis. *Eur J Immunol* 21(10):2397–2405, 1991.

63. Hill JL, Yu DT: Development of an experimental animal model for reactive arthritis induced by Yersinia enterocolitica infection. *Infect Immun* 55(3):721–726, 1987.

64. Dalldorf FG, Cromartie WJ, Anderle SK, et al: The relation of experimental arthritis to the distribution of streptococcal cell wall fragments. *Am J Pathol* 100(2):383–402, 1980.

65. Chang YH, Pearson CM, Abe C: Adjuvant polyarthritis. IV. Induction by a synthetic adjuvant: immunologic, histopathologic, and other studies. *Arthritis Rheum* 23(1):62–71, 1980.

66. Trentham DE, McCune WJ, Susman P, et al: Autoimmunity to collagen in adjuvant arthritis of rats. *J Clin Invest* 66(5):1109–1117, 1980.

67. Holmdahl R, Jansson L, Larsson E, et al: Homologous type II collagen induces chronic and progressive arthritis in mice. *Arthritis Rheum* 29(1):106–113, 1986.

68. Matsumoto I, Staub A, Benoist C, et al: Arthritis provoked by linked T and B cell recognition of a glycolytic enzyme. *Science* 286(5445):1732–1735, 1999.

69. Rogers MP, Trentham DE, Dynesius-Trentham R, et al: Exacerbation of collagen arthritis by noise stress. *J Rheumatol* 10(4):651–654, 1983.

70. Rogers MP, Trentham DE, McCune WJ, et al: Effect of psychological stress on the induction of arthritis in rats. *Arthritis Rheum* 23(12):1337–1342, 1980.

71. Waites GT, Whyte A: Effect of pregnancy on collagen-induced arthritis in mice. *Clin Exp Immunol* 67(3):467–476, 1987.

72. Mattsson R, Mattsson A, Holmdahl R, et al: Maintained pregnancy levels of oestrogen afford complete protection from post-partum exacerbation of collagen-induced arthritis. *Clin Exp Immunol* 85(1):41–47, 1991.

73. Jansson L, Mattsson A, Mattsson R, et al: Estrogen induced suppression of collagen arthritis. V: Physiological level of estrogen in DBA/1 mice is therapeutic on established arthritis, suppresses anti-type II collagen T-cell dependent immunity and stimulates polyclonal B-cell activity. *J Autoimmun* J3(3):257–270, 1990.

74. Hansson I, Holmdahl R, Mattsson R: Constant darkness enhances autoimmunity to type II collagen and exaggerates development of collagen-induced arthritis in DBA/1 mice. *J Neuroimmunol* 27(1):79–84, 1990.

75. Kohashi O, Kohashi Y, Takahashi T, et al: Suppressive effect of Escherichia coli on adjuvant-induced arthritis in germ-free rats. *Arthritis Rheum* 29(4):547–553, 1986.

76. Bockermann R, Schubert D, Kamradt T: Induction of a B-cell-dependent chronic arthritis with glucose-6-phosphate isomerase. *Arthritis Res Ther* 7(6):R1316–R1324, 2005.

77. Nandakumar KS, Svensson L, Holmdahl R: Collagen type II-specific monoclonal antibody-induced arthritis in mice: description of the disease and the influence of age, sex, and genes. *Am J Pathol* 163(5):1827–1837, 2003.

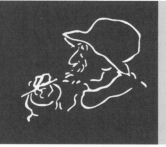

第30章

疼痛和炎症的神经调节

原著　Camilla I. Svensson · Linda S. Sorkin
赵　义译　赵　义校

关键点

炎症可放大疼痛信号。

周围感觉神经元具有促进炎症的传出功能，包括轴突和背根反射。

神经源性炎症可导致组织红热、水肿和疼痛加剧。

交感神经系统可通过肾上腺素能受体调节（增强或减弱）许多免疫细胞类型。

在炎症性关节炎模型中，刺激迷走神经可降低疾病活动度。

炎症的神经调控涉及包括躯体、交感和副交感神经系统以及下丘脑 - 垂体 - 肾上腺轴等多个反馈回路。

在过去，疼痛被视为一种症状而不是炎症过程的促进因素。但是，在 20 世纪初，开始有文献显示刺激背根和背根神经节（dorsal root ganglia，DRG）神经元可导致周围血管扩张[1]，表明感觉神经元不仅能向脊髓传递信息，而且还具有传出功能。此后研究者们在此基础上揭示出炎症的四大基本特征——红、热（继发于血管扩张）、肿胀（继发于血浆外渗）和超敏化（继发于附近感觉神经元兴奋性改变所致的疼痛）——可由神经激活而产生，而且皮肤的热、机械和化学损伤等足以触发这些反射。

这些所谓的轴突和背根反射导致周围神经末梢释放生物活性物质，这些物质反过来作用于外周的靶细胞，如肥大细胞、白细胞和淋巴细胞，以及血管平滑肌细胞。这种现象被称为"神经源性炎症"。因此，在炎症过程和感觉激活之间存在一种双向关系。神经系统被炎症介质激活，导致周围痛觉感觉纤维兴奋性增强，造成炎性疼痛。反过来，神经系统也对外周炎症过程进行反馈。这种作用是通过不同层面的输出系统来实现的，包括初级传入纤维（轴突反射）、脊髓（背根反射）和大脑（神经内分泌功能）。我们对炎症过程和神经系统之间相互作用的认识已扩展到包括交感神经和副交感神经在内的传出神经系统。

1903 年的一份报告得出结论，交感神经是通过神经功能而非通过血管收缩和血管扩张来影响炎症过程[2]。此后，在交感神经系统与免疫系统间的一些相互作用得到确认。淋巴组织受交感神经纤维的高度支配，在初级和次级淋巴组织中，人们发现交感神经末梢与免疫细胞非常接近[3]。虽然交感神经末梢能够释放多种神经介质，但大多数研究都集中于去甲肾上腺素的作用。药理学和分子生物学研究表明，大多数免疫细胞表达功能性肾上腺素能受体，可将神经元信号转化为免疫细胞的信号。多种肾上腺素受体激动剂或拮抗剂可影响（增强或减弱）免疫系统[4]。尽管传出连接的机制是一个被热议的话题[4]，但副交感神经系统，特别是迷走神经，在免疫调节中的作用也已被证明[5]。

人们早就从临床上认识到大脑和炎性组织之间紧密联系的重要性。在 20 世纪 60 年代初，人们就已知干扰这种联系，例如卒中，可导致类风湿关节炎（rheumatoid arthritis，RA）患者瘫痪一侧的炎症减轻[6]。不久，关于外周炎症中可存在完整的神经支配这一观点为人们所接受。然而，患肢免于炎性疾病既可以是卒中所致瘫痪和上运动神经元缺失的结果，也可以是下运动神经元和周围神经支配缺失的结果[6-9]。因为这两种机制差别较大，很难确定哪一种保护方式更常见。

在动物实验中，人们观察到通常对称性的炎症会局限于受神经支配 / 正常的肢体，而在镜像位的瘫痪肢体中缺失或大大减少，这也证实了瘫痪后的患肢可免于炎性疾病这一观点[10]。然而，有些研究者认为这种保护作用源于制动而非去神经支配。在过去几年中，令人感兴趣的发现为，这种去神经的保护作用可能并非严格的归于神经问题，而可能是一种由炎症引发的血管渗漏所致的躯体特定区域特异性抑制的结果，这种观点已经在文献中有所体现[11]。总之，在破译神经系统如何调节免疫系统的细节方面已取得很大进展，虽然人们认识到在这两个系统之间存在着重要的双向作用，但需要注意的是，许多二者间的作用机制仍有待阐明。

初级传入纤维

痛觉感受器 - 即疼痛信号的外周受体 - 传统意义上被认为是负责传递来自于外界的真实存在或即将发生的组织损伤信息。越来越多的证据表明，除了感觉自身和外部环境界面间的变化外，许多痛觉纤维信号还会在内环境的酸性、温度、二氧化碳和代谢状态偏离预先的设定点后发生改变。因此，痛觉感受器也可以被看做是稳态传感器和反馈回路的组成部分[12-13]。在慢性炎症和病理性疼痛状态下，这些反馈机制经常出错并且成为病理过程的参与者。

尽管痛觉感受器常与远端小血管、淋巴管和肥大细胞紧密接触，但因其没有髓鞘包裹或不同于传统的受体结构，痛觉感受器被称为"游离神经末梢"[14]。这种解剖上的邻近表明功能上的关联性（见下文"敏化作用"一节）。皮肤痛觉感受器与 Aδ（细髓鞘）和 C（无髓鞘）轴突有关。对于来自关节和肌肉的传入纤维，有一个不同的命名法，称为 I - IV 类纤维。第 III 类和第 IV 类纤维分别与 Aδ 和 C 纤维非常相似，第 III 类纤维属于细髓鞘纤维，而第 IV 类纤维属于无髓鞘纤维，这两类纤维都有大量的痛觉感受器。所有初级传入纤维都是谷氨酸能的，许多都含有一种或多种神经递质，特别是多肽，包括 P 物质（substance P，SP）、降钙素基因相关肽（calcitonin gene-related peptide，CGRP）、生长抑素和甘丙肽。多种组织损伤产物，包括促炎细胞因子、类花生酸[15-17]、谷氨酸盐[18-19]和质子（酸性）[17]等炎症介质，可使这些化学敏感性传入纤维被激活和（或）致敏。

皮肤

许多 Aδ 和 C 纤维属于多觉型痛觉感受器 - 也就是它们可对机械性、温度和（或）化学刺激导致的组织损伤程度做出反应[20-21]。而其他神经纤维则是机械刺激、热或冷的特定感受器。

关节传入神经

虽然大多数的关节结构都存在神经支配，但重要的是，它们神经支配的密度或疼痛信号的传递是不相同的。软骨中不存在痛觉感受器，而且神经支配仅限于半月板的外三分之一；然而，痛觉感受器支配着滑膜、纤维囊、韧带和骨骼。存在于关节内的神经纤维仅有 20% 为有髓鞘纤维，其中以感知疼痛的细髓鞘第 III 类纤维为主。无髓鞘纤维均匀分布在交感传出纤维和第 IV 类感觉纤维之间，几乎一半以上为痛觉感受器[22]。许多第 IV 类痛觉感知纤维通常处于静止状态，对正常范围的运动没有反应。有些神经纤维仅在组织损伤后才激发动作电位（action potentials，APs），因此被称为静默型痛觉感受器（见下文讨论）。在炎症期间，这些纤维可被前列腺素 E_2 等介质致敏（见下文讨论），因此，即使正常范围内的运动也能诱发 APs。其他第 IV 类痛觉感受器主要或选择性地被伤害性压力或关节过度扭转所激活[23]。交感神经纤维能够调节关节内的血流，并通过直接或间接机制调节关节内的血管通透性[24]。

筋膜

筋膜受第 III 类和第 IV 类神经纤维支配[25-27]，主要集中在邻近皮肤的外层，而覆盖肌肉的内层仅有稀疏的神经支配。胶原纤维束似乎不受痛觉感受器的支配[27]。第 III 类纤维是唯一的机械感受器，而第 IV 纤维则包含大量对热/冷和化学因子以及挤压和压力做出反应的多觉型痛觉感受器。

肌肉

几乎所有的能够对高强度的局部压力发生反应的痛觉传入神经也是化学感受性的[28]。对志愿者第 III 类和第 IV 类肌肉传入纤维进行单独的神经内微刺激，可产生定位明确的肌肉痛性痉挛，这与肌腱传入神经受刺激所引发的尖锐疼痛明显不同[29-30]。

机械敏感性传入神经—"静息痛觉感受器"

皮肤和关节的痛觉感受器包括一组称为机械不敏感的传入神经或静息痛觉感受器[31-32]。这些痛觉感受器通常情况下无反应，而一旦经炎症或组织损伤致敏后其阈值会大大下降。这些痛觉感受器的化学刺激物主要来自于损伤关节、血浆外渗的脉管系统、激活的常驻细胞例如肥大细胞和胶质细胞以及浸润的免疫细胞[33]。致敏后这些痛觉感受器会对无害及有害刺激均反应，通常包括轻触和正常关节运动。

致敏

致敏定义为反应性增加及刺激阈值下降，且可以发生在任何神经轴水平。致敏可以在瞬间发生或长时间延迟及持续。受体磷酸化或去磷酸化以及质膜内外受体和通道的转运导致短时间致敏。而 mRNA 转录和受体及离子通道合成的增加可引起长期持续致敏[34]。

在初级传入纤维中，蛋白合成可能发生在背神经根神经节（DRG），然后被转运至末梢[35]，或为缩短转运时间而直接在末梢合成[36]。致敏可能包括 DRG 中卫星细胞和中枢神经系统（CNS）中星形胶质细胞和小胶质细胞的激活，其结果是细胞因子和其他促炎介质的释放。CNS 中细胞因子的释放导致病理性疼痛和疾病表现[37]。慢性损伤发生后，巨噬细胞和其他免疫细胞可能也会浸润至 DRG 和 CNS[38-39]。

初级传入纤维的传出功能

神经源性炎症

在无组织损伤情况下，周围神经或其末梢的活化会导致神经递质在外周释放，这与神经中枢（脊髓）末端释放的神经递质相同。痛觉感受器中传向脊髓方向的动作电位（顺向传导）可导致痛感。然而，远离脊髓方向的动作电位（逆向传导）会导致神经递质在该神经纤维所有分支的外周释放，此过程称之为"轴突反射"（图 30-1）。神经肽 SP 和 CGRP 在外周的释放会分别导致血流量增加和水肿，进而引发神经源性炎症[40-43]。这种"无损伤"炎症可表现为由血流量增加和血管扩张所致的轻度发红（flare）、由血浆外渗引起的水肿，以及额外的痛觉末梢被激活后所导致

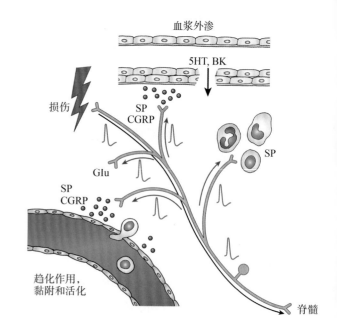

图 30-1 损伤和炎症激活外周组织内的痛觉感受器引发轴突反射。有害刺激激活初级传入纤维时，动作电位（APs）被传送到脊髓（黑色箭头）。然而，在每一个神经纤维分叉点，APs 可沿着每一个可能的方向传导，包括顺行传导（红色箭头）。因此产生逆向轴突反射并诱导外周释放神经肽。神经递质将信号传递给血管内皮细胞，增加血流并导致血浆外渗（蛋白、5-羟色胺 5-HT 和缓激肽 BK 从血管内漏出以及水肿），从而使肥大细胞脱颗粒并激活其他神经纤维。虽然轴突反射本身不足以招募免疫细胞，但在已致敏系统中，它可辅助炎性白细胞的招募。总之，这些活动会造成损伤部位的炎性发红。CGRP，降钙素基因相关肽；Glu，谷氨酸；SP，P 物质

的疼痛。

以 Aδ 强度电刺激神经会导致血管扩张，但不会出现血浆外渗，而以 C 纤维强度电刺激则既会导致血管扩张，也会引起血浆外渗[43]。重要的是，在没有炎症或免疫系统直接活化的情况下，免疫细胞不会因神经刺激或皮内 SP 而发生局部浸润[44-45]。然而，有报道称电刺激神经后肥大细胞会发生脱颗粒，表明神经源性炎症可激活这些驻留性免疫细胞[46]。另外，在关节滑膜中，肽能 C 纤维和交感神经对肥大细胞密度有营养促进作用，从而提供了一条特殊途径，使得 CNS 借此能够影响神经源性炎症和其他炎症状态[47]。

神经源性炎症一个重要的方面是脊髓也起着积极的作用。背根神经切断术将脊髓和外周之间的感觉交通中断，而保留了交感神经系统和外周末梢的完整性（图 30-2）。辣椒素可活化表达于含肽 C 纤维上的 1

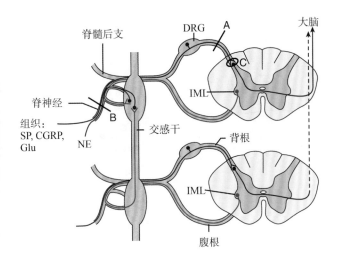

图 30-2 用于评价炎症神经调控通路的病变路线图。图中所示为胸髓的两个连续节段的横截面。在每一层面上，都显示有感觉神经元（紫色）、交感节前神经元（蓝色，位于中间外侧柱 IML）和交感节后纤维（红色）。节前纤维在交感神经节进入部位形成突触，并沿此链接将附带信息传递给交感神经节。背根神经切断术（病变 A）只切断感觉传入纤维。脊髓神经横断（病变 B）能切断感觉传入纤维和传出交感神经节后轴突，包括支配血管的轴突。鞘内注射辣椒素能破坏（双侧）肽能 C 纤维的中心末梢（病损 C）；重要的是，在背根神经节（dorsal root ganglia，DRG）和周围末梢的细胞胞体可完整保留。如果在刚出生时注射辣椒素，所有的肽能纤维都会丢失。CGRP，降钙素基因相关肽；Glu，谷氨酸；n，神经；NE，去甲肾上腺素；SP，P 物质

型辣椒素受体（TRPV1），引发灼痛感，并导致神经源性炎症。值得注意的是，腰椎感觉根切断术可减少皮内辣椒素引起的血流增加和鼠爪水肿[40,48-51]。肽能 C 纤维的丢失、神经递质的消耗或 SP 受体拮抗剂的使用均可阻断或减少神经源性炎症引发的血管变化。

神经源性抗炎作用

某些神经源性成分能加剧炎症；然而，在周围神经中的传出活动也有抗炎作用。在细菌感染、完全弗氏佐剂诱导的炎症或 K/BxN 小鼠关节炎模型等情况下，痛觉感受器也可释放一些神经肽（CGRP、生长抑素和甘丙肽），来调节引流淋巴结中的巨噬细胞，使浸润的巨噬细胞促炎因子的释放减少。生长抑素和甘丙肽也能抑制肽能神经末梢在外周释放感觉神

经肽，进而抑制血浆外渗[52-53]。不足为奇的是，由基因改变而导致痛觉感受器活性下降或肽能 C 纤维缺失的动物，其对疼痛的反应是减低的。出乎意料的是，在之前所述的炎症情况下，这些动物却表现出更显著的水肿、免疫细胞浸润和引流淋巴结肿大[54-56]。这可能与痛觉感受器缺失或改变导致抗炎神经肽释放减少有关。当然，生长抑素具有抗炎作用是不难理解的，因为长期使用类生长抑素治疗已被证明能够改善难治性类风湿关节炎患者的病情[57]。关于调控神经源性神经递质，最终发挥促炎作用还是抗炎作用之间平衡的因素目前尚未明确。

背根反射

背根反射（dorsal root reflex，DRR）是一种严格的体细胞正反馈机制，在痛觉传入纤维受到强烈的外周激活后，该机制可参与神经源性炎症（图 30-3A）。来自 Aδ 纤维和 C 纤维的顺行动作电位在周围组织产生后，可通过谷氨酸能神经传导系统激活上行脊髓痛觉通路和脊髓内含 γ- 氨基丁酸（γ-aminobutyric acid，GABA）的抑制性神经元。抑制性神经元在 Aδ 纤维和 C 纤维的中心末端存在侧支突触[58-59]。该系统中的低频放电可导致突触前抑制和脊髓神经递质的释放减少，此过程被称为初级传入去极化（primary afferent depolarization，PrAD）[60]。截然不同的是，大量的组织炎症或损伤会导致过多的 PrAD，并造成 GABA 在中枢释放增加[61-62]，进而导致传入纤维产生经脊髓到损伤组织的顺行传导 APs。神经源性炎症是由周围神经递质释放所引起的，这些神经递质包括谷氨酸、SP 和 CGRP。

值得注意的是，在初发组织损伤的对侧神经中，已经记录到了 DRRs[63-65]。这一发现与单侧肢体的炎症会导致对侧镜像肢体也发生炎症的理念是一致的[63,66-67]。这似乎属于一种神经多突触途径，而非由体液因子所介导[66]。重要的是，实验性单关节炎可以特异性地引发镜像对侧关节的炎细胞浸润和温度升高[68]。由这些研究也可推断出交感传出纤维可能在非损伤侧具有一定作用。尽管该通路的解剖学细节仍不清楚，但 DRRs 沿（第 IV 类）C 纤维走行，引发神经源性炎症这一特征可作为最终的输出途径的一种解释。

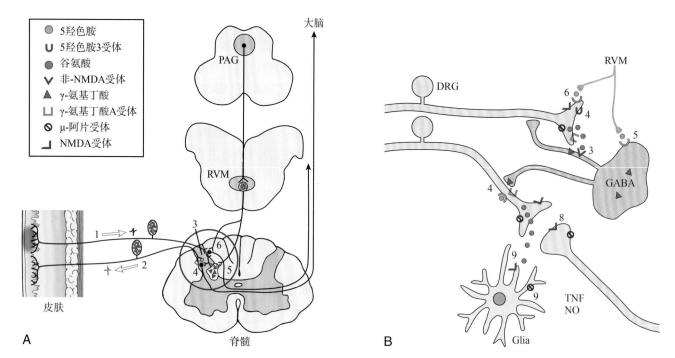

图 30-3　**A**，背根反射（DRR）。当①动作电位（APs）到达脊髓，然后②顺行传回组织时，就会产生 DRR。它的产生依赖于传入纤维中枢末梢受到超过动作电位（AP）阈值水平从而导致初级传入去极化强度的刺激。如图所示，传入性动作电位激活③ γ- 氨基丁酸（GABA）能神经元上的非 N- 甲基 -D- 天冬氨酸（NMDA）连接。④过量的 GABA 作用于中枢末梢的 GABA$_A$ 受体，引发 PrAD。GABA 和（或）非 NMDA 受体的拮抗作用可阻断 DRR。⑤由中缝核 - 脊髓系统释放的 5- 羟色胺（5-HT）也可激发此系统，并作用于抑制性中间神经元或⑥终末端上的 5-HT-3 受体。**B**，A 中插图放大。脊髓阿片受体的激活和 NMDA 受体的拮抗作用在一些持久性模型中也发挥作用。这些药物可通过⑦阻断神经递质的突触前释放，或者通过直接抑制或去除谷氨酸能正反馈来起作用。或者，它们可以⑧作用于突触后疼痛传递神经元，或者⑨通过阻断神经胶质细胞的活化及所致的中枢促炎因子如一氧化氮（NO）和肿瘤坏死因子（TNF）的释放来发挥作用。DRG，背根神经节；PAG，导水管周围灰质；RVM，延髓头端腹内侧区

背角疼痛传递

不考虑其神经支配结构，痛觉初级传入纤维从周围组织连接到脊髓背角。不出所料的是，脊髓痛觉投射神经元反映了初级传入纤维的局部终止模式。因此，Aδ 和 C（第Ⅲ和第Ⅳ类）纤维以单突触形式投射到浅背角[69-71]，这是痛觉特异性神经元密度最大的区域。这些神经元被细分为具有来自 Aδ 或 C 纤维优势输入，并分别传递锐痛或灼痛信息的神经元[72]。外侧深背角（Ⅴ层）接收来自皮肤和关节的 Aδ 痛觉传入[69]，而且也具有低阈值 Aβ 传入。此位置的神经元绝大部分具有广泛的动态范围，这意味着它们的反应范围包括从无害到伤害性传入，但针对更高强度刺激有更高频率的放电。来自肌肉和皮肤的传入纤维（包括本体感受器和伤害性感受器）则会聚到中间区和中央腹角的疼痛投射神经元[69]。

接收疼痛和炎症信号的投射神经元会将这些信号传递给各种脊髓上结构。这些神经元在疼痛的感觉辨别、机体稳态和情感组成以及由疼痛刺激引发的自主反应中都发挥着作用。经典意义上的脊髓丘脑束（spinothalamic tract，STT）投射到腹后外侧丘脑（ventral posterior lateral thalamus，VPL）和躯体感觉皮层。该通路在痛觉刺激的感觉辨别中起着重要作用。第二个 STT 束（仅有Ⅰ层神经元）投射到内侧丘脑（medial thalamus，MDc）的中部，然后投射到前扣带回，对疼痛的情感而非感觉组成发挥作用。第三个 STT 束通向腹内侧丘脑（ventral medial thalamus，VMpo）后部，也会接收特有的Ⅰ层神经元投射，随后背向地投射到岛叶后部以及皮质的 3a 区域。该区域被认为是用于稳态输入的皮层处理区，描述了化学检测的疼痛感受 C 纤维和炎性疼痛的细胞外环境，以及某种程度上的感觉辨别和影响[73]。

脊髓中脑束和脊髓网状束的投射贯穿整个脑干的

网状结构。除了Ⅰ层对中脑导水管周围灰质（midbrain periaqueductal gray，PAG）和周围臂旁区有很强的作用外，这两束还提供了一些来自于更深脊髓层面的输入。臂旁区域与整个脑干的自主控制中心有许多双向连接[74]并投射到包括杏仁核在内的边缘结构。还有一个Ⅰ层背角投射到延髓去甲肾上腺素能神经核，整合自主神经输入以及投射回中间角节前神经元，从而参与重要的交感脊髓-球-脊髓反馈回路。重要的是，迷走神经孤束核也是Ⅰ层神经元的终末点，因此也涉及副交感神经系统。更深层（Ⅶ-Ⅷ）的神经元对脑干有强烈的双侧投射（图 30-4A）。

下行调节

虽然早期文献提示疼痛选择性的下行调节仅仅是抑制性的[75]，但现在人们认识到，重要的兴奋性下行通路是存在的。随着关节炎症的发展和关节痛觉传入神经活动的增加，对脊髓痛觉神经元的抑制作用也相应地增加[76]。这种抑制反馈回路能够减弱痛觉活动的上升效应。而其他条件下，正反馈则会使之加剧[77]。最能体现下行抑制调节作用的是从 PAG 到脊髓的联系，这是通过中缝核或脑干去甲肾上腺素能核而实现的（图 30-4B）。PAG 处理来自上行疼痛通路、边缘系统以及皮质疼痛处理中心的间接输入。刺激动物和人体腹外侧 PAG 可产生强烈的镇痛作用。中缝核主要具有将血清素投射到浅背角的作用，实际上这是背角血清素的唯一来源。脊髓释放的血清素（5- 羟色胺 5-HT）在下列情况下可能具有镇痛效应：①有疼痛投射神经元（如脊髓丘脑束）上的抑制性 5-HT-1 或 5-HT-2 受体的参与，或②与位于 GABA 能抑制性中间神经元或浅背角内痛觉传入神经末梢上的兴奋性 5-HT-3 受体结合。

虽然激活抑制通路具有镇痛效果，但血清素与 5-HT-3 受体作用则会促进疼痛，这是因为①在炎症存在的情况下，抑制性神经元引起的 5-HT-3 受体过度活化就像过量的 GABA 一样，导致 DRR 生成、炎症增加以及疼痛[63]；②一些痛觉投射神经元也具有 5-HT-3 受体[78]。疼痛增强受来自中缝区的易化作用影响，并与关节和组织炎症相关，而与手术切口无关[79-81]。与之平行的 PAG- 脊髓去甲肾上腺素能通路具有相似的易化和抑制反馈组成。在有毛发覆盖的皮肤内，炎症通过这种通路接受 α2- 肾上腺素能介

导的下行抑制的支配，而在无毛发覆盖的皮肤内则无此种作用[82]。临床上，鞘内给予 α2- 肾上腺素能激动剂可产生镇痛作用。然而，与血清素能系统的受体二分法很相似，α1- 肾上腺素能拮抗剂可促进疼痛。

杏仁核之所以值得关注不仅是因为它对于疼痛的处理很重要，而且还因为它具有不寻常的偏向优势。在诱导产生单侧单关节炎后，无论炎症部位在哪侧，杏仁核的右侧中央核神经元（而非左侧）会产生增强的痛觉反应[83]。更有趣的是，在有炎症的动物体内，局部给予拮抗剂阻断通向右侧杏仁核的第二信使通路，会导致由身体任何部位刺激而引发的疼痛行为减少 / 受阻。

急性炎症模型中炎症的神经调节

膝关节内注射高岭土和角叉菜胶可引起急性炎症。在此模型中，可在Ⅱ、Ⅲ类和Ⅳ类纤维中记录到 DRRs，说明它们由大的有髓（Ⅱ类）纤维、细小的有髓纤维以及无髓的痛觉传入纤维产生[84]。如果急性炎症含有 DRR 成份，那么对脊髓抑制神经元上的谷氨酸受体（非 N- 甲基 -D- 天冬氨酸非 -NMDA）的脊髓阻断或者对位于痛觉传入纤维中间末梢突触前 GABAa 受体的拮抗作用都应该使 DRR 反射和周围炎症体征减轻。

采用其中任何一种制剂进行预处理，不仅能有效阻断实际的顺行传递的 DRRs[85]，还能减少炎症关节或组织内的水肿和皮温升高，以及爪部的疼痛[86-88]。NMDA 或 GABAB 受体拮抗剂对此不起作用。如前所述，这些数据与起源于关节内传入神经 DRR 的参与相一致。这些数据反驳了对于激活的脊髓胶质细胞的需求，这种激活与 NMDA 受体介导的脊髓敏化作用关联更加密切并在反射活动中起着重要作用。出乎意料的是，使用非 NMDA 和 GABAA 拮抗剂对脊髓进行后处理可部分逆转已经形成的膝关节肿胀，但不能降低已经升高的关节温度[86]，这说明炎症的不同方面可能受不同机制的独立调控，甚至在急性模型中也是如此，这些形式变化可发生在炎症开始之后。

采用辣椒素注入皮肤替代关节内注入高岭土和角叉菜胶来重复进行试验。辣椒素也能在 Aδ 纤维和 C 纤维中诱导顺行 DRRs，但与关节的神经传入不同，它不在 Aβ 纤维中诱导 DRRs[89-90]。在该模型中用脊髓 GABAA 和非 NMDA 谷氨酸受体拮抗剂进行预处

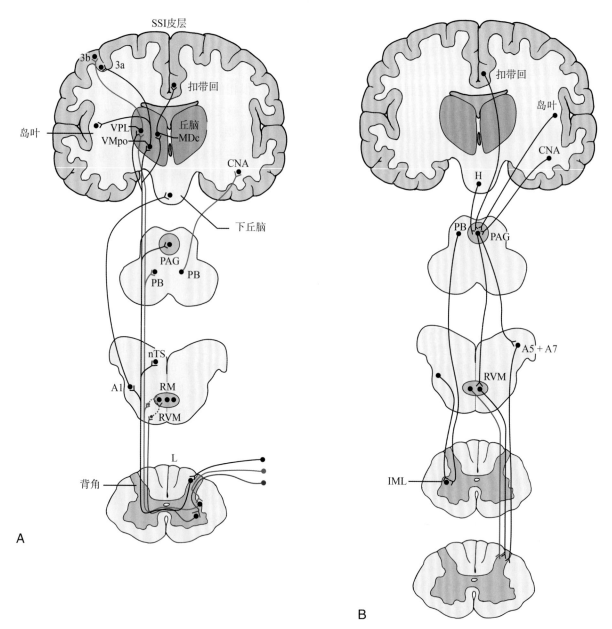

图 30-4 A，上行疼痛通路。痛觉传入纤维通过背根进入脊髓，激活 I 层（黑色）、V 层（蓝色）和 Ⅶ - Ⅷ层（红色）内的神经元。I 层神经元具有较强的单突触 C 纤维输入（慢的，灼痛），并直接投射到迷走神经核、导水管周围灰质（PAG）、臂旁核（PB）和丘脑核、丘脑背内侧核（MDc）和腹后内侧核（VMpo），小部分投射到腹后丘脑（VPL）。重要的是，脊髓迷走连接是由内脏而非皮肤的痛觉刺激而触发。外侧 PAG 投射到杏仁核上，而 VMpo 投射到深部初级本体感觉皮层（SSI）内的岛叶皮层和 3a 区。因此，3a 区主要为 C 纤维输入，这可能解释该区与烧灼样疼痛和炎症有关。MDc 投射到扣带回（24c 区）。I 层也可投射到延髓腹外侧包括孤束核（nucleus of solitary tract，nTS）在内的几个儿茶酚胺细胞群和 A1，而 A1 是一个向下丘脑的中继站，主要参与痛觉刺激诱导的促肾上腺皮质激素（adrenocorticotrophic hormone，ACTH）的释放。V - Ⅷ层神经元也可投射到脑干网状结构和 PAG 以及 VPL 丘脑上。虽然几乎所有脊髓投射主要是投向对侧的，但脊髓网状束却是双侧投射的（无图示）。虚线代表间接连接。**B**，下行调节通路。有几个皮质区投射到腹外侧 PAG，包括岛叶、扣带回、额叶和杏仁核。下丘脑也有明显的联系。PAG 依次投射到几个去甲肾上腺素能脑干核（包括 A5 和 A7），并进而投射到延髓吻侧腹侧区（rostral ventral medulla，RVM）的神经核团。重要的是，这些 RVM 神经元含有 P 物质和其他神经递质以及血清素，并对上行的疼痛冲动进行双向（兴奋性和抑制性）调控。对中间外侧细胞柱（IML）内节前神经元的下行控制来自外侧 PB 和腹外侧延髓。CNA，杏仁核中央核；H，下丘脑；L，腰椎

理和后处理都是有效的，但与之前的形式相比，脊髓 NMDA 受体拮抗剂除了能减少周围红肿外，还能阻断增强的 DRRs[90]。尚不清楚 NMDA 受体依赖性是由于损伤部位（关节或皮肤）不同还是实验设计导致的差异。

DRR 理论的解剖基础除了需要脊髓抑制性神经元参与外，还需要感觉纤维穿过背根作为反射的传入支和传出支。理论上，这不需要自主神经系统、脊髓上中枢或肾上腺下丘脑轴的参与。在高岭土/角叉菜胶模型的急性炎症期，外科交感神经切除术或高脊髓横断均不能阻止 DRRs 和水肿的产生，但神经根切断术、周围神经注射利多卡因或神经结扎术却可很容易地产生阻断作用[91-92]。然而，由于初级传入神经纤维功能丧失导致周围炎症减轻并不能说明神经纤维对于反射的传入支、传出支或两者是必需的部分。抑制性中间神经元释放 GABA 引发 DRR 的必然结果就是任何能活化中间神经元的物质都会增加神经源性炎症，而能对抑制性中间神经元起抑制作用的因子则会减少外周效应。如前所述，血清素作用于中间神经元上的突触后 5-HT-3 受体，可促进 GABA 的释放[93]。因此，尽管脊髓上回路对于 DRR 诱导的神经源性炎症并不是必需的，但 PAG 或中缝核的激活对其具有增强作用[63,94]。

另一种急性膝关节炎模型是先将角叉菜胶注入膝关节预先致敏然后再向关节内注射脂多糖（lipopolysaccharide，LPS），从而产生反应性的单关节炎，这种关节炎以滑液内白细胞浸润和关节肿胀为炎症特征。该模型与之前的高岭土/角叉菜胶模型有根本不同，因为脊髓胶质细胞抑制剂可阻止炎症的发生[95]。此结果与观察到的关节损伤和炎症对于 NMDA 受体活化的依赖性相一致[96]。

采用肿瘤坏死因子（TNF）拮抗剂或中和抗体进行脊髓预处理也能减少膝关节内的血管渗出和滑液中多形核白细胞的浸润[95,97]。脊髓 PrAD 抑制剂（呋塞米）也可成功阻断该模型中的外周炎症[95]。呋塞米与神经胶质细胞抑制剂联合使用并没有产生累加效应，这可能提示二者也许在共同的通路中串联起作用。因此，在第三种中间持续模型中，DRRs 与外周炎症的脊髓调节相关，并需要神经胶质细胞的活化串联。这些结果不受皮质类固醇合成抑制剂的影响，说明下丘脑-垂体-肾上腺（hypothalamic-pituitary-adrenal，HPA）轴并未参与此过程。

在单关节炎模型中，向脊髓注射吗啡能防止膝关节肿胀，保持关节完整性，并且有一种不显著的趋势，即免疫细胞渗入关节间隙的数量减少[96]。阿片类药物可能通过以下方式发挥作用：①在突触前抑制痛觉传入信号、减少传入性递质的释放，阻断 GABA 能中间神经元的活化、阻止 GABA 释放和 DRR 的产生；②在突触后抑制痛觉传导通路上的神经胶质细胞或神经元。活化的神经胶质细胞可释放 TNF 和一氧化氮（NO），进一步驱动和敏化系统（图 30-3B）。

在第四种模型中，通过在爪子皮内或皮下注射角叉菜胶来诱发皮肤急性炎症，而后测量血管渗漏（水肿）或中性粒细胞的浸润。分别采用非甾体抗炎药、吗啡或抑制 NO/环鸟苷-磷酸（cyclic guanosine monophosphate，cGMP）途径的药物进行鞘内注射预处理，所有药物都能阻止水肿但不会减少中性粒细胞的浸润[98-99]。从机制上讲，这些药物都能减少脊髓内因痛觉感受器兴奋而释放的神经递质。在类似的实验中，用 5-HT-1 受体激动剂或 5-HT-2 受体拮抗剂进行脊髓预处理能够减少爪的肿胀[98,100]。这一结果符合阻止引起免疫细胞趋化性的 DRRs 的阻断，而不是其他因素的阻断。

与此形成鲜明对比的是，脊髓内注射腺苷 A1-特异性（A1）激动剂可抑制由皮内注射角叉菜胶引起的中性粒细胞聚积，而腺苷 A2-特异性（A2）激动剂则无此作用[101-102]。脊髓内应用 NMDA 拮抗剂可模拟腺苷作用，而 NMDA 激动剂则能逆转腺苷作用。后者实验证实了 NMDA 连接的是腺苷作用的下游[44]。对细胞浸润的抑制作用进一步说明，脊髓 A1 的保护作用不只是通过直接抑制脊髓末端来阻断 DRR 这一种途径来实现的。有趣的是，鼠爪内注射角叉菜胶引起周围腺苷大幅下降，此时与中性粒细胞的浸润存在时间关联。脊髓内给予 NMDA 拮抗剂进行预处理可阻止腺苷的丢失，避免中性粒细胞聚积的增加。

外周腺苷与 A2 受体作用能够抑制外周中性粒细胞的浸润[103-104]，因此维持外周腺苷的水平被认为是脊髓内腺苷 A1 激动剂和 NMDA 受体拮抗剂抗痛觉敏化作用的基础[101]。令人惊奇的是，虽然 SP 和 TNF 在炎症皮肤内是增加的，但脊髓内给予腺苷 A1 激动剂和 NMDA 拮抗剂在这种急性模型中均不影响这些因子的水平。脊髓内腺苷 A1 介导的炎症调节依赖于完整的背根（感觉纤维），而不依赖于交感神经传出纤维[102]。与其他皮肤模型不同，非 NMDA 谷氨酸能受体对脊髓的抑制或辣椒素敏感性 C 纤维的功能性消除不会影响皮内注射角叉菜胶诱导的炎症。

慢性炎症模型中炎症的神经调节

持续数周或更长时间的关节炎动物模型被用来研究脊髓对 RA 周围炎症的控制，这些动物模型包括大鼠佐剂诱导性关节炎（adjuvant-induced arthritis，AIA）、小鼠抗原诱导性关节炎（antigen-induced arthritis，AA）和小鼠胶原诱导性关节炎（collagen-induced arthritis，CIA）。与急性炎症模型一样，腰主神经干的切断能大大减少去神经支配肢体的炎症发展[105-106]。

当首次局部注射辣椒素时，传入神经元释放动作电位，引起灼痛。高剂量或重复应用辣椒素可使感觉神经元去敏化，最终经过治疗节段的神经传导会在辣椒素敏感性（某些肽能 C）纤维内被选择性地阻断。当鞘内注射大剂量辣椒素时，会导致脊髓初级传入终末区内的轴突末梢遭到破坏（图 30-2）。新生大鼠接受辣椒素全身性给药可导致 DRG 细胞亚群的破坏，表现为 SP 和 CGRP 免疫反应性的丧失和感觉缺失。用辣椒素对新生大鼠进行鞘内或全身性给药，以清除中枢肽能感觉纤维，或分别清除中枢和外周末梢，可使 AIA 模型中炎症的严重程度得到持续缓解，表明这类感觉传入纤维以及脊髓内可能被激活的某些因素，导致了炎症的发生[66,107-109]。有趣的是，用足以降低感觉神经活性剂量的辣椒素进行预处理，也能减少 AIA 诱导的滑膜内 T 细胞的浸润[107]。

尚不清楚是何原因，在诱导 AIA 之前行腰椎背根神经根切断术能够缩短由被切断的神经根所支配肢体出现临床体征的时间[66]。这三种病变的共性是肽能传入纤维连接的丢失。辣椒素和神经根切断术都保留了交感神经传出纤维。尽管新生大鼠在接受全身性辣椒素处理后存在全部肽能纤维的丢失，但神经根切断术和鞘内注射辣椒素被认为使所有 DRGs 和外周肽能纤维得以保留[110]。此外，神经根切断术和辣椒素处理后仍保留了运动功能（图 30-2）。有趣的是，在一项联合损伤研究中，先用辣椒素对动物进行双侧预处理，之后再进行单侧神经根切断术，结果发现在单纯辣椒素预处理一侧的关节损伤减轻，而在损伤加辣椒素预处理一侧的关节病变程度则加重[66]。这些结

果表明，外周去神经化对大鼠关节炎症程度的作用不仅仅依赖于特定神经元亚群的丢失，更是传入和传出性周围神经元活动变化的反应。除神经分布的复杂性之外，自主神经功能和内分泌反馈回路在此系统中也起作用。

与急性炎症模型中脊髓 A1 腺苷（Ado）受体激动剂对真皮内中性粒细胞浸润的作用一致，腺苷 A1 受体激动剂的连续脊髓给药可大大缓解 AIA 的严重程度。即使在免疫后的第 8 天当动物刚刚出现临床表现时，这种脊髓给药也能发挥作用，但在临床表现已经完全建立之后（第 14 天）再进行给药，则其对于鼠爪肿胀的作用减小很多甚至无效[111]。对传入纤维的有害刺激可导致脊髓背角神经元核中 c-Fos 表达增加，这被认为是神经元活动水平增加的反应[112]。尽管鞘内给予腺苷 A1 激动剂治疗可使 AIA 诱导的临床表现减轻 80% 以上，但与此同时浅背角内 AIA 诱导的 c-Fos 表达下降仅有 22%[111]。

在其他脊髓层面 c-Fos 表达的下降并不受 A1 激动剂的影响。综上所述，这意味着脊髓腺苷激动剂仅仅能轻微减轻疼痛。类似的抗炎效果也见于鞘内注射 TNF 中和抗体或一种 p38 丝裂原活化的蛋白激酶（mitogen-activated protein kinase，MAPK）抑制剂（SB203580）。此外，这些药物也可抑制滑膜内免疫细胞的浸润和促炎细胞因子白细胞介素（interleukin，IL）-1β、IL-6、TNF 和基质金属蛋白酶（matrix metalloproteinase，MMP）-3 的表达[113-114]。

与副交感神经系统的张力相比，关节炎可引起交感神经张力相对增加；而阻断脊髓 TNF 的作用可阻止这种张力变化[114]。在整个 3 周 AIA 的过程中，持续给予脊髓注射吗啡或 NMDA 拮抗剂氯胺酮可导致关节肿胀和滑膜炎症细胞浸润的显著减少[96]。这可能分别是由于 μ 阿片样受体和 NMDA 受体的突触前作用导致 DRRs 缺失的结果。这种阿片类药物减轻关节肿胀的作用可在整个实验期内保持不变，并不会产生耐受性。

交感神经对周围炎症的作用为时间依赖性

在被激活后，大多数交感神经节后神经元将释放去甲肾上腺素，从而激活表达于周围靶组织上的肾上腺素能受体。肾上腺素能受体分为两种类型（α 和

β），并进一步分为几种亚型（α1、α2、α3、β1 和 β2）。固有免疫系统内的细胞主要表达 α1、α2 和 β2 受体，而适应性免疫系统中的细胞主要表达 β2 亚型[4]。重要的是，刺激不同亚型的受体可引起不同的功能效应。例如，刺激 α2 受体可活化巨噬细胞，而 β2 受体刺激则具有抑制作用[4]。因此，在免疫细胞行使功能中交感神经系统的作用是复杂的，在关节炎动物模型中进行的直接药理学研究得到了不同的结果，既有病变改善作用也有加重疾病的作用。人们认为在炎症的早期阶段，存在着一种"自主神经平衡向交感神经优势状态的转变"[114]。

从交感神经末梢释放的神经活性物质可增加关节和组织的肿胀。其机制不尽相同，包括血流的增加，炎症部位白细胞的再分布、迁移和趋化，以及 β2 介导的白介素的释放和由驻留角质细胞释放的其他疼痛物质[115-116]。因此，关节炎诱导和疾病发病相关的治疗时机不同可部分解释有关肾上腺素能药物作用的矛盾数据。

在 AIA、CIA 和 AA 诱导前或诱导时进行交感神经切断术，会伴随着炎性关节内交感神经末梢的丢失，这会导致骨破坏的减轻和关节炎临床发病的延迟[66,117-119]。反之，如果在炎症早期阶段之后阻断交感神经系统，则不会改变关节肿胀和组织病理学评分，甚至使疾病加重[118-121]。这些研究表明，交感神经系统在关节炎模型中具有免疫调节作用：在免疫前或炎症早期，它具有促炎作用，而在发病后可能具有抗炎作用。这种变化可能由炎症组织内交感神经的支配功能随时间推移而丧失所致；这种功能丧失已在 RA 患者和 RA 动物模型中被观察到[116,122-123]。事实上，酪氨酸羟化酶（tyrosine hydroxylase，TH）-阳性的神经纤维（一种交感神经元的儿茶酚胺能标记物）与 RA 患者滑膜组织炎症指数和释放的 IL-6 水平之间存在着相反的关系[124]。肾上腺素能神经末梢的这种减少是特异性的，可能是由于交感神经轴突排斥介质（如信号素 3c）分泌增加所致；肽能感觉神经纤维是不受此影响的[125]。

交感系统的双相性在多关节炎模型中尤为突出，在多关节炎模型的实验期内，肿胀和炎症表现会持续存在，通常 2 个月。在前面提到的急性单关节炎模型中，关节肿胀在第 1 天出现，并在 7 到 10 天内消退[119]。与多关节炎模型一样，在单关节炎模型中，如在肿胀出现前进行交感神经切断术可使疾病减轻，而肿胀出现后再治疗则没有效果。然而，如果在初次发作消退后再次向关节内注射抗原引发二次发作，则注射前的交感神经切断术会再次有效。此结果提示，这个模型或许在临床 RA 中，交感神经末梢可能会在两次发作之间恢复功能。

对肾上腺素能受体亚型更为细致的研究表明 β2 肾上腺素能受体在交感神经系统的时间依赖性免疫调节中发挥着重要作用。连续给予儿茶酚胺再摄取抑制剂或在疾病诱导前给予 β2- 肾上腺素能受体拮抗剂的大鼠，与对照组相比，其临床症状出现较晚，严重的关节破坏较少[126]。当治疗被限定于临床疾病出现之前或之后的这段时期，这些药物对关节损伤具有较小的但仍明显的保护作用，这说明在整个 28 天的治疗过程中内源性儿茶酚胺的下降是有好处的。

其他研究小组的后续研究证实早期系统性的 β2 受体激活可促进关节的破坏，并且有报道指出在发病时或发病后不久给予 β2 受体激动剂会增加疾病的严重程度[120]。对 α- 肾上腺素能受体亚型在实验性关节炎中作用的体内研究表明，免疫前给予非选择性 α1/2 拮抗剂是无效的，免疫时给药会使疾病加重，而疾病发作时给药则使病情减轻[120,126]。在免疫前给予 α1 或 α2 选择性拮抗剂均是无效的[126-127]。在免疫前给予 α2 选择性激动剂可使关节炎的严重程度减轻[128]。因此，尽管 α 和 β 肾上腺素能受体似乎都参与了炎症过程，但是在不同时期不同肾上腺素能受体亚型的意义尚不清楚。在这些肾上腺素能依赖性机制之外，还存在着炎症的肾上腺素能非依赖性机制。局部产生的炎性因子如缓激肽可直接作用于交感神经末梢的膨体，从而释放前列腺素和腺苷[129]。针对不同受体亚型，腺苷和去甲肾上腺素具有浓度依赖特性的受体倾向，交感神经作用的复杂性在很大程度上来源于此。这些受体亚型的激活会导致不同的结局（促炎或抗炎）。

副交感神经对外周炎症的作用

副交感神经节前神经元存在于脑干和脊髓尾部（从 S2 到 S4 段）。迷走神经是主要的副交感神经，连接着脑和躯体。一组证据表明，刺激迷走神经可使处于稳态的"胆碱能抗炎反射"被活化，从而抑制炎症[130]。该假说认为，外周炎症使得高阈值的感觉和（或）迷走传入神经活化，向脑干的迷走神经核传入信号，进而活化副交感神经传出通路。此过程以乙酰胆碱（acetylcholine，ACh）在外周的释放达到顶峰，乙酰胆碱可结合表达于免疫细胞上的烟碱型 ACh 受体亚基 7（α7nAChR）。然而，确切的抗炎传出联系尚不确定，问题仍有待回答。动物模型实验结果表明传出性迷走神经将信号传递给腹腔神经丛并激活脾神经，导致局部释放去甲肾上腺素。去甲肾上腺素可活化脾 T 细胞，促进局部 ACh 的产生和释放，进而作用于巨噬细胞和其他免疫细胞并抑制细胞因子的释放（图 30-5A）。然而，这种抗炎传出途径的细节仍然存在争议。淋巴组织不受迷走神经支配，传出性迷走神经是否与腹腔丛中的脾神经有功能性的联系一直是个疑问 [4,131]。

另一种解释是迷走神经可能存在尚未确定的靶点，可刺激并动员淋巴组织内合成 ACh 的 T 细胞。一旦被动员，这一群 T 细胞会在脾中被隔离出来。基于这个假设，ACh 活化脾交感神经外周末梢的 α7nAChR，导致去甲肾上腺素释放而后作用于脾巨噬细胞上的 β-肾上腺素能受体，抑制其产生细胞因子 [131]（图 30-5B）。值得注意的是，传入神经信号也可激活 HPA 轴，促进肾上腺释放糖皮质激素（图 30-5）。

迷走神经的作用已在实验性结肠炎和内毒素血症模型中广泛研究，但在周围炎症动物模型中迷走神经的作用仅有少量的一些研究所证实。在鼠爪内注射角叉菜胶前 1 小时，向脑室内注射促炎介质合成抑制剂 CNI-1493，可预防水肿的发生。刺激迷走神经可模拟这种抗炎作用，而且双侧颈部迷走神经切断术或全身给予阿托品可使该作用减弱，因此这充分证实了迷走神经的作用 [132-133]。类似的迷走神经兴奋作用也可见于 CIA（水肿、血管翳形成和骨侵蚀均减轻）[134]。系统应用尼古丁或 α7nAChR 特异性激动剂治疗可改善疾病活动性，而单侧颈部迷走神经切断术则会使疾病的严重程度加重 [135]。此外，与野生型同窝小鼠相比，α7 缺陷小鼠的滑膜炎症显著增加 [136]。刺激迷走神经或直接激活 α7nAChR 可抑制炎症体活化 [137] 并释放细胞外高迁移族蛋白 Box-1（high mobility group box-1，HMGB1）[138]，后者与 CIA 患者的关节病变相关 [139]。有趣的是，鞘内注射 p38MAPK 抑制剂 SB203580 可急剧增加迷走神经外流和由此而导致的外周胆碱能活性 [140]。在关节炎动物模型中，抑制 p38MAPK 产生的关节保护作用可能来自迷走神经外流增加而非 DRR 活性降低。

疼痛在炎性疾病中的作用

中枢神经系统活化在炎症调节中的作用可能并不明显。除产生痛觉外，痛觉感受器的激活可导致局部轴突反射造成周围感觉神经末梢释放神经递质。这种机制主要是以促炎方式调节小血管，同时还调节免疫细胞的趋化和活化来发挥作用，而且重要的是，这种作用受到空间上的制约。痛觉感受器的激活也能产生背根反射，该反射除可在外周刺激部位引发神经源性炎症外，还能在对侧身体镜像部位引起类似的反应。相反，自主神经刺激对于免疫系统既有局部作用也有全身效应。

交感神经外流可能影响特定交感神经支配组织的炎症过程，或通过促进肾上腺髓质分泌儿茶酚胺发挥广泛的作用并由此影响免疫细胞，或者通过调节交感神经支配的免疫器官如淋巴结和脾而起作用。虽然连接迷走神经抗炎通路的细节仍有待完善，但副交感神经对免疫系统的影响证据充足，并且指向了传出性迷走神经和效应部位之间的非神经元联系。很明显，躯体感觉和自主神经免疫的相互作用比之前想象得要更加复杂。而且，这种相互作用很可能不是由单独的神经过程和分子来完成，而是依赖于活化与抑制神经元信号的特定组合，通过影响免疫反应的不同阶段和类型来完成的。

目前，阻止或减少感觉神经系统的活化成为一种治疗的靶向，主要用于控制疼痛症状。然而，由于痛觉感受器的激活会促进神经元释放引发神经源性炎症的因子，因此，免疫疾病的治疗靶点不仅有免疫细胞，还应包括痛觉感受器。由此可见，随着人们在感觉神经系统和免疫系统之间分子水平的相互作用以及调节感觉神经元兴奋性能力方面的认识不断加深，必然为许多疾病包括（但不限于）偏头痛、关节炎、哮喘和炎性肠病等的治疗带来巨大影响。

自主神经系统在免疫调节中的作用导致慢性炎性疾病新的抗炎治疗方法的提出。基于之前提到的动物模型，可以预见对交感神经或副交感神经系统的活性进行调节可以控制炎症。目前尚无有关肾上腺素能药物用于治疗慢性炎性关节病患者的临床研究数据。这是由于从动物模型中获得的针对肾上腺素能受体的数据变化较大，需要更多的研究来充分了解儿茶酚胺是如何影响特定免疫细胞群的功能状态；如果没有这些信息，很难得出确切结论，到底是哪种治疗更适合于

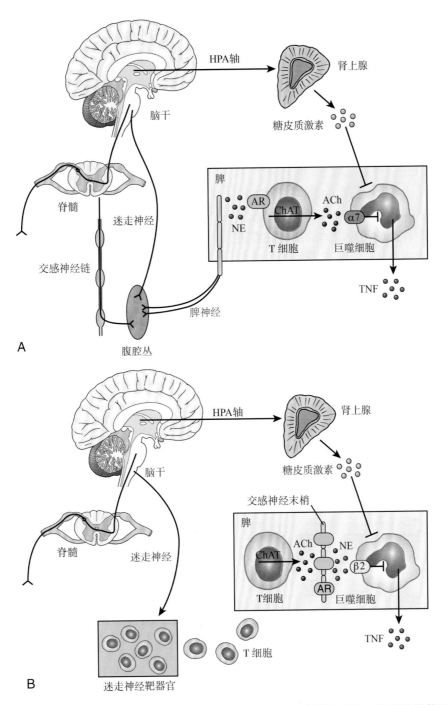

图 30-5 刺激传出性迷走神经可抑制脾中肿瘤坏死因子（TNF）的产生。图中描述了这一抗炎途径的两种模型。**A**，迷走神经传出臂受到刺激后将信号传到腹腔神经丛，激活脾神经。脾神经释放去甲肾上腺素（NE），活化乙酰胆碱转移酶（choline acetyltransferase，ChAT）阳性 T 细胞上的肾上腺素能受体（adrenergic receptors，AR）。然后 T 细胞产生并释放乙酰胆碱（ACh），作用于巨噬细胞和其他免疫细胞表面的 α7nACh 受体（α7）并抑制细胞因子的释放。**B**，此模型基于迷走神经和脾之间缺乏直接的神经联系，提示二者之间存在非神经联系。迷走神经支配着某种（尚未确定的）结构，在此结构中，迷走神经与 ChAT 阳性 T 细胞紧密接触，后者在脾中被动员和隔离。T 细胞释放的 ACh 活化脾交感神经周围末梢的 α7nAChR，释放去甲肾上腺素。去甲肾上腺素随后作用于巨噬细胞上的 β- 肾上腺素受体并抑制其产生 TNF。最后，随着感觉传入脑干，信号也被传递给控制下丘脑 - 垂体 - 肾上腺（HPA）轴的功能核群。这导致肾上腺糖皮质激素释放增加，同时也将神经网络与体液抗炎机制联系起来

哪类患者。

　　就副交感神经系统和治疗而言，药物激活 α7nAChR 或刺激迷走神经是两个主要的选择。尼古丁是一种强效 α7nAChR 激动剂，但因其缺乏特异性以及它的毒性，尼古丁的治疗价值有限。更特异的 α7nAChR 激动剂在健康志愿者和精神分裂症患者中具有很好的耐受性[141-142]。然而，与安慰剂相比，最高耐受剂量的 GST-21（一种 α7nAChR 激动剂）并未降低人体内由 LPS 诱导的固有免疫应答（TNF、IL-6、IL-10 和 IL-1 受体拮抗剂的释放）[143]。有关探索刺激 RA 患者迷走神经的治疗潜力的研究正在进行。迷走神经刺激已经在临床上用于治疗难治性癫痫和抑郁症[144-145]。令人兴奋的是，与对照组相比，长期接受迷走神经刺激可使癫痫患者血浆中的细胞因子和皮质醇水平达到正常[146]。但是，需要进一步的临床前研究和临床研究来探讨刺激迷走神经作为炎性疾病患者治疗方案的潜力和安全性。

 本章的参考文献也可以在 ExpertConsult.com 上找到。

参考文献

1. Bayliss WM: On the origin from the spinal cord of the vaso-dilator fibres of the hind-limb, and on the nature of these fibres. *J Physiol* 26:173–209, 1901.
2. Meltzer SJ, Meltzer C: On a difference in the influence upon inflammation between the section of the sympathetic nerve and the removal of the sympathetic ganglion. *J Med Res* 10:135–141, 1903.
3. Felten DL, Felten SY, Bellinger DL, et al: Noradrenergic sympathetic neural interactions with the immune system: structure and function. *Immunol Rev* 100:225–260, 1987.
4. Bellinger DL, Lorton D: Autonomic regulation of cellular immune function. *Auton Neurosci* 182:15–41, 2014.
5. Olofsson PS, Rosas-Ballina M, Levine YA, et al: Rethinking inflammation: neural circuits in the regulation of immunity. *Immunol Rev* 248:188–204, 2012.
7. Nakamura K, Akizuki M, Kimura A, et al: [A case of polyarthritis developed on the non-paralytic side in a hemiplegic patient]. *Ryumachi* 34:656–661, 1994.
10. Brown JH, Kissel JW, Lish PM: Studies on the acute inflammatory response. I. Involvement of the central nervous system in certain models of inflammation. *J Pharmacol Exp Ther* 160:231–242, 1968.
11. Stangenberg L, Burzyn D, Binstadt BA, et al: Denervation protects limbs from inflammatory arthritis via an impact on the microvasculature. *Proc Natl Acad Sci U S A* 111:11419–11424, 2014.
12. Craig AD: How do you feel? Interoception: the sense of the physiological condition of the body. *Nat Rev Neurosci* 3:655–666, 2002.
13. Craig AD: Interoception: the sense of the physiological condition of the body. *Curr Opin Neurobiol* 13:500–505, 2003.
14. Heppelmann B, Messlinger K, Neiss WF, et al: Fine sensory innervation of the knee joint capsule by group III and group IV nerve fibers in the cat. *J Comp Neurol* 351:415–428, 1995.
15. Junger H, Sorkin LS: C-nociceptor sensitization by isoprostanes is cyclooxygenase dependent. *Brain Res* 867:255–258, 2000.
16. Kress M, Koltzenburg M, Reeh PW, et al: Responsiveness and functional attributes of electrically localized terminals of cutaneous C-fibers in vivo and in vitro. *J Neurophysiol* 68:581–595, 1992.
17. Steen K, Reeh P, Anton F, et al: Protons selectively induce lasting excitation and sensitization to mechanical stimulation of nociceptors in rat skin, in vitro. *J Neurosci* 12:86–95, 1992.
18. Carlton SM, Zhou S, Coggeshall RE: Evidence for the interaction of glutamate and NK1 receptors in the periphery. *Brain Res* 790:160–169, 1998.
19. Du J, Koltzenburg M, Carlton SM: Glutamate-induced excitation and sensitization of nociceptors in rat glabrous skin. *Pain* 89:187–198, 2001.
21. Simone DA, Kajander KC: Responses of cutaneous A-fiber nociceptors to noxious cold. *J Neurophysiol* 77:2049–2060, 1997.
22. Langford LA, Schmidt RF: Afferent and efferent axons in the medial and posterior articular nerves of the cat. *Anat Rec* 206:71–78, 1983.
23. Ebinger M, Schmidt RF, Heppelmann B: Composition of the medial and posterior articular nerves of the mouse knee joint. *Somatosens Mot Res* 18:62–65, 2001.
24. Schaible HG, Straub RH: Function of the sympathetic supply in acute and chronic experimental joint inflammation. *Auton Neurosci* 182:55–64, 2014.
25. Hoheisel U, Taguchi T, Treede RD, et al: Nociceptive input from the rat thoracolumbar fascia to lumbar dorsal horn neurones. *Eur J Pain* 15:810–815, 2011.
26. Tesarz J, Hoheisel U, Wiedenhofer B, et al: Sensory innervation of the thoracolumbar fascia in rats and humans. *Neuroscience* 194:302–308, 2011.
27. Taguchi T, Yasui M, Kubo A, et al: Nociception originating from the crural fascia in rats. *Pain* 154:1103–1114, 2013.
28. Kniffki KD, Mense S, Schmidt RF: Responses of group IV afferent units from skeletal muscle to stretch, contraction and chemical stimulation. *Exp Brain Res* 31:511–522, 1978.
29. Simone DA, Marchettini P, Caputi G, et al: Identification of muscle afferents subserving sensation of deep pain in humans. *J Neurophysiol* 72:883–889, 1994.
30. Marchettini P, Simone DA, Caputi G, et al: Pain from excitation of identified muscle nociceptors in humans. *Brain Res* 740:109–116, 1996.
32. Schmidt R, Schmelz M, Torebjork HE, et al: Mechano-insensitive nociceptors encode pain evoked by tonic pressure to human skin. *Neuroscience* 98:793–800, 2000.
33. Barr TP, Albrecht PJ, Hou Q, et al: Air-stimulated ATP release from keratinocytes occurs through connexin hemichannels. *PLoS One* 8:e56744, 2013.
35. Ji R, Samad T, Jin S, et al: p38 MAPK Activation by NGF in primary sensory neurons after inflammation increases TRPV1 levels and maintains heat hyperalgesia. *Neuron* 36:57, 2002.
36. Jimenez-Diaz L, Geranton SM, Passmore GM, et al: Local translation in primary afferent fibers regulates nociception. *PLoS One* 3:e1961, 2008.
37. Watkins LR, Maier SF: Beyond neurons: evidence that immune and glial cells contribute to pathological pain states. *Phys Rev* 82:981–1011, 2002.
38. Echeverry S, Shi XQ, Rivest S, et al: Peripheral nerve injury alters blood-spinal cord barrier functional and molecular integrity through a selective inflammatory pathway. *J Neurosci* 31:10819–10828, 2011.
39. Sweitzer SM, Hickey WF, Rutkowski MD, et al: Focal peripheral nerve injury induces leukocyte trafficking into the central nervous system: potential relationship to neuropathic pain. *Pain* 100:163–170, 2002.
40. Carpenter SE, Lynn B: Vascular and sensory responses of human skin to mild injury after topical treatment with capsaicin. *Br J Pharmacol* 73:755–758, 1981.
42. Ferrell WR, Russell NJ: Extravasation in the knee induced by antidromic stimulation of articular C fibre afferents of the anaesthetized cat. *J Physiol* 379:407–416, 1986.
43. Janig W, Lisney SJ: Small diameter myelinated afferents produce vasodilatation but not plasma extravasation in rat skin. *J Physiol* 415:477–486, 1989.
44. Pinter E, Than M, Chu DQ, et al: Interaction between interleukin 1beta and endogenous neurokinin 1 receptor agonists in mediating plasma extravasation and neutrophil accumulation in the cutaneous microvasculature of the rat. *Neurosci Lett* 318:13–16, 2002.
45. Cao T, Pinter E, Al-Rashed S, et al: Neurokinin-1 receptor agonists are involved in mediating neutrophil accumulation in the inflamed,

but not normal, cutaneous microvasculature: an in vivo study using neurokinin-1 receptor knockout mice. *J Immunol* 164:5424–5429, 2000.

47. Levine JD, Coderre TJ, Covinsky K, et al: Neural influences on synovial mast cell density in rat. *J Neurosci Res* 26:301–307, 1990.

48. Saria A, Lundberg JM, Skofitsch G, et al: Vascular protein linkage in various tissue induced by substance P, capsaicin, bradykinin, serotonin, histamine and by antigen challenge. *Naunyn Schmiedebergs Arch Pharmacol* 324:212–218, 1983.

49. Lembeck F, Holzer P: Substance P as neurogenic mediator of antidromic vasodilation and neurogenic plasma extravasation. *Nauntn Schmiedebergs Arch Pharmacol* 310:175–183, 1979.

50. Willis WD Jr: Dorsal root potentials and dorsal root reflexes: a double-edged sword. *Exp Brain Res* 124:395–421, 1999.

51. Gamse R, Posch M, Saria A, et al: Several mediators appear to interact in neurogenic inflammation. *Acta Physiol Hung* 69:343–354, 1987.

52. Pinter E, Helyes Z, Nemeth J, et al: Pharmacological characterisation of the somatostatin analogue TT-232: effects on neurogenic and non-neurogenic inflammation and neuropathic hyperalgesia. *Naunyn Schmiedebergs Arch Pharmacol* 366:142–150, 2002.

54. Chiu IM, Heesters BA, Ghasemlou N, et al: Bacteria activate sensory neurons that modulate pain and inflammation. *Nature* 501:52–57, 2013.

55. Borbely E, Botz B, Bolcskei K, et al: Capsaicin-sensitive sensory nerves exert complex regulatory functions in the serum-transfer mouse model of autoimmune arthritis. *Brain Behav Immun* 45:50–59, 2015.

57. Paran D, Elkayam O, Mayo A, et al: A pilot study of a long acting somatostatin analogue for the treatment of refractory rheumatoid arthritis. *Ann Rheum Dis* 60:888–891, 2001.

58. Alvarez FJ, Kavookjian AM, Light AR: Synaptic interactions between GABA-immunoreactive profiles and the terminals of functionally defined myelinated nociceptors in the monkey and cat spinal cord. *J Neurosci* 12:2901–2917, 1992.

59. Barber RP, Vaughn JE, Saito K, et al: GABAergic terminals are presynaptic to primary afferent terminals in the substantia gelatinosa of the rat spinal cord. *Brain Res* 141:35–55, 1978.

60. Schmidt RF: Presynaptic inhibition in the vertebrate nervous system. *Rev Physiol Biochem Pharm* 63:21–101, 1971.

61. Castro-Lopes JM, Tavares I, Tolle TR, et al: Increase in GABAergic cells and GABA levels in the spinal cord in unilateral inflammation of the hindlimb in the rat. *Eur J Neurosci* 4:296–301, 1992.

63. Peng YB, Wu J, Willis WD, et al: GABA(A) and 5-HT(3) receptors are involved in dorsal root reflexes: possible role in periaqueductal gray descending inhibition. *J Neurophysiol* 86:49–58, 2001.

65. Bagust J, Kerkut GA, Rakkah NI: The dorsal root reflex in isolated mammalian spinal cord. *Comp Biochem Physiol A Comp Physiol* 93:151–160, 1989.

66. Levine JD, Dardick SJ, Roizen MF, et al: Contribution of sensory afferents and sympathetic efferents to joint injury in experimental arthritis. *J Neurosci* 6:3423–3429, 1986.

68. Kidd BL, Mapp PI, Gibson SJ, et al: A neurogenic mechanism for symmetrical arthritis. *Lancet* 2:1128–1130, 1989.

70. Mense S, Meyer H: Different types of slowly conducting afferent units in cat skeletal muscle and tendon. *J Physiol* 363:403–417, 1985.

72. Craig AD: Pain mechanisms: labeled lines versus convergence in central processing. *Annu Rev Neurosci* 26:1–30, 2003.

73. Vierck CJ, Whitsel BL, Favorov OV, et al: Role of primary somatosensory cortex in the coding of pain. *Pain* 154:334–344, 2013.

75. Mayer DJ, Price DD: Central nervous system mechanisms of analgesia. *Pain* 2:379–404, 1976.

76. Cervero F, Schaible HG, Schmidt RF: Tonic descending inhibition of spinal cord neurones driven by joint afferents in normal cats and in cats with an inflamed knee joint. *Exp Brain Res* 83:675–678, 1991.

77. Kovelowski CJ, Ossipov MH, Sun H, et al: Supraspinal cholecystokinin may drive tonic descending facilitation mechanisms to maintain neuropathic pain in the rat. *Pain* 87:265–273, 2000.

78. Suzuki R, Morcuende S, Webber M, et al: Superficial NK1-expressing neurons control spinal excitability through activation of descending pathways. *Nat Neurosci* 5:1319–1326, 2002.

79. Urban MO, Zahn PK, Gebhart GF: Descending facilitatory influences from the rostral medial medulla mediate secondary, but not primary hyperalgesia in the rat. *Neuroscience* 90:349–352, 1999.

80. Pogatzki EM, Urban MO, Brennan TJ, et al: Role of the rostral medial medulla in the development of primary and secondary hyperalgesia after incision in the rat. *Anesthesiology* 96:1153–1160, 2002.

82. Drake RA, Hulse RP, Lumb BM, et al: The degree of acute descending control of spinal nociception in an area of primary hyperalgesia is dependent on the peripheral domain of afferent input. *J Physiol* 592(Pt 16):3611–3624, 2014.

83. Ji G, Neugebauer V: Hemispheric lateralization of pain processing by amygdala neurons. *J Neurophysiol* 102:2253–2264, 2009.

84. Sluka KA, Rees H, Westlund KN, et al: Fiber types contributing to dorsal root reflexes induced by joint inflammation in cats and monkeys. *J Neurophysiol* 74:981–989, 1995.

85. Rees H, Sluka KA, Westlund KN, et al: The role of glutamate and GABA receptors in the generation of dorsal root reflexes by acute arthritis in the anaesthetized rat. *J Physiol (Lond)* 484(Pt 2):437–445, 1995.

86. Sluka KA, Jordan HH, Westlund KN: Reduction in joint swelling and hyperalgesia following post-treatment with a non-NMDA glutamate receptor antagonist. *Pain* 59:95–100, 1994.

87. Sluka KA, Westlund KN: Centrally administered non-NMDA but not NMDA receptor antagonists block peripheral knee joint inflammation. *Pain* 55:217–225, 1993.

88. Sluka KA, Willis WD, Westlund KN: Joint inflammation and hyperalgesia are reduced by spinal bicuculline. *Neuroreport* 5:109–112, 1993.

89. Lin Q, Zou X, Willis WD: Adelta and C primary afferents convey dorsal root reflexes after intradermal injection of capsaicin in rats. *J Neurophysiol* 84:2695–2698, 2000.

92. Sluka KA, Lawand NB, Westlund KN: Joint inflammation is reduced by dorsal rhizotomy and not by sympathectomy or spinal cord transection. *Ann Rheum Dis* 53:309–314, 1994.

94. Peng YB, Lin Q, Willis WD: Effects of GABA and glycine receptor antagonists on the activity and PAG-induced inhibition of rat dorsal horn neurons. *Brain Res* 736:189–201, 1996.

95. Bressan E, Peres KC, Tonussi CR: Evidence that LPS-reactive arthritis in rats depends on the glial activity and the fractalkine-TNF-alpha signaling in the spinal cord. *Neuropharmacology* 62:947–958, 2012.

96. Boettger MK, Weber K, Gajda M, et al: Spinally applied ketamine or morphine attenuate peripheral inflammation and hyperalgesia in acute and chronic phases of experimental arthritis. *Brain Behav Immun* 24:474–485, 2010.

98. Daher JB, Tonussi CR: A spinal mechanism for the peripheral anti-inflammatory action of indomethacin. *Brain Res* 962:207–212, 2003.

99. Brock SC, Tonussi CR: Intrathecally injected morphine inhibits inflammatory paw edema: the involvement of nitric oxide and cyclic-guanosine monophosphate. *Anesth Analg* 106:965–971, 2008.

101. Bong GW, Rosengren S, Firestein GS: Spinal cord adenosine receptor stimulation in rats inhibits peripheral neutrophil accumulation. The role of N-methyl-D-aspartate receptors. *J Clin Invest* 98:2779–2785, 1996.

102. Sorkin LS, Moore J, Boyle DL, et al: Regulation of peripheral inflammation by spinal adenosine: role of somatic afferent fibers. *Exp Neurol* 184:162–168, 2003.

103. Cronstein BN, Levin RI, Philips M, et al: Neutrophil adherence to endothelium is enhanced via adenosine A1 receptors and inhibited via adenosine A2 receptors. *J Immunol* 148:2201–2206, 1992.

104. Nolte D, Lorenzen A, Lehr HA, et al: Reduction of postischemic leukocyte-endothelium interaction by adenosine via A2 receptor. *Naunyn Schmiedebergs Arch Pharmacol* 346:234–237, 1992.

105. Courtright LJ, Kuzell WC: Sparing effect of neurological deficit and trauma on the course of adjuvant arthritis in the rat. *Ann Rheum Dis* 24:360–368, 1965.

106. Kane D, Lockhart JC, Balint PV, et al: Protective effect of sensory denervation in inflammatory arthritis (evidence of regulatory neuroimmune pathways in the arthritic joint). *Ann Rheum Dis* 64:325–327, 2005.

107. Hood VC, Cruwys SC, Urban L, et al: The neurogenic contribution to synovial leucocyte infiltration and other outcome measures in a guinea pig model of arthritis. *Neurosci Lett* 299:201–204, 2001.

108. Cruwys SC, Garrett NE, Kidd BL: Sensory denervation with capsaicin attenuates inflammation and nociception in arthritic rats. *Neurosci Lett* 193:205–207, 1995.

110. Holzer P: Capsaicin: cellular targets, mechanisms of action, and selec-

tivity for thin sensory neurons. *Pharmacol Rev* 43:144–201, 1991.

111. Boyle DL, Moore J, Yang L, et al: Stimulation of spinal adenosine (ADO) receptors inhibits inflammation and joint destruction in rat adjuvant arthritis. *Arthritis Rheum* 46:3076–3082, 2002.

112. Hunt SP, Pini A, Evan G: Induction of c-fos-like protein in spinal cord neurons following sensory stimulation. *Nature* 328:632–634, 1987.

113. Boyle DL, Jones TL, Hammaker D, et al: Regulation of peripheral inflammation by spinal p38 MAP kinase in rats. *PLoS Med* 3:e338, 2006.

114. Boettger MK, Weber K, Grossmann D, et al: Spinal tumor necrosis factor alpha neutralization reduces peripheral inflammation and hyperalgesia and suppresses autonomic responses in experimental arthritis: a role for spinal tumor necrosis factor alpha during induction and maintenance of peripheral inflammation. *Arthritis Rheum* 62:1308–1318, 2010.

115. Li W, Shi X, Wang L, et al: Epidermal adrenergic signaling contributes to inflammation and pain sensitization in a rat model of complex regional pain syndrome. *Pain* 154:1224–1236, 2013.

116. Straub RH, Harle P: Sympathetic neurotransmitters in joint inflammation. *Rheum Dis Clin North Am* 31:43–59, viii, 2005.

117. Levine JD, Moskowitz MA, Basbaum AI: The contribution of neurogenic inflammation in experimental arthritis. *J Immunol* 135 (Suppl 2):843s–847s, 1985.

118. Harle P, Pongratz G, Albrecht J, et al: An early sympathetic nervous system influence exacerbates collagen-induced arthritis via CD4+CD25+ cells. *Arthritis Rheum* 58:2347–2355, 2008.

119. Ebbinghaus M, Gajda M, Boettger MK, et al: The anti-inflammatory effects of sympathectomy in murine antigen-induced arthritis are associated with a reduction of Th1 and Th17 responses. *Ann Rheum Dis* 71:253–261, 2012.

120. Lubahn CL, Schaller JA, Bellinger DL, et al: The importance of timing of adrenergic drug delivery in relation to the induction and onset of adjuvant-induced arthritis. *Brain Behav Immun* 18:563–571, 2004.

121. Harle P, Mobius D, Carr DJ, et al: An opposing time-dependent immune-modulating effect of the sympathetic nervous system conferred by altering the cytokine profile in the local lymph nodes and spleen of mice with type II collagen-induced arthritis. *Arthritis Rheum* 52:1305–1313, 2005.

122. Donnerer J, Amann R, Lembeck F: Neurogenic and non-neurogenic inflammation in the rat paw following chemical sympathectomy. *Neuroscience* 45:761–765, 1991.

123. Mapp PI, Kidd BL, Gibson SJ, et al: Substance P-, calcitonin gene-related peptide- and C-flanking peptide of neuropeptide Y-immunoreactive fibres are present in normal synovium but depleted in patients with rheumatoid arthritis. *Neuroscience* 37:143–153, 1990.

124. Miller LE, Justen HP, Scholmerich J, et al: The loss of sympathetic nerve fibers in the synovial tissue of patients with rheumatoid arthritis is accompanied by increased norepinephrine release from synovial macrophages. *FASEB J* 14:2097–2107, 2000.

125. Miller LE, Weidler C, Falk W, et al: Increased prevalence of semaphorin 3C, a repellent of sympathetic nerve fibers, in the synovial tissue of patients with rheumatoid arthritis. *Arthritis Rheum* 50:1156–1163, 2004.

126. Levine JD, Coderre TJ, Helms C, et al: Beta 2-adrenergic mechanisms in experimental arthritis. *Proc Natl Acad Sci U S A* 85:4553–4556, 1988.

127. Coderre TJ, Basbaum AI, Dallman MF, et al: Epinephrine exacerbates arthritis by an action at presynaptic B2-adrenoceptors. *Neuroscience* 34:521–523, 1990.

128. Coderre TJ, Basbaum AI, Helms C, et al: High-dose epinephrine acts at alpha 2-adrenoceptors to suppress experimental arthritis. *Brain Res* 544:325–328, 1991.

129. Green PG, Miao FJ, Strausbaugh H, et al: Endocrine and vagal controls of sympathetically dependent neurogenic inflammation. *Ann N Y Acad Sci* 840:282–288, 1998.

130. Tracey KJ: Reflex control of immunity. *Nat Rev Immunol* 9:418–428, 2009.

131. Martelli D, McKinley MJ, McAllen RM: The cholinergic anti-inflammatory pathway: a critical review. *Auton Neurosci* 182:65–69, 2014.

132. Borovikova LV, Ivanova S, Zhang M, et al: Vagus nerve stimulation attenuates the systemic inflammatory response to endotoxin. *Nature* 405:458–462, 2000.

133. Borovikova LV, Ivanova S, Nardi D, et al: Role of vagus nerve signaling in CNI-1493-mediated suppression of acute inflammation. *Auton Neurosci* 85:141–147, 2000.

134. Levine YA, Koopman FA, Faltys M, et al: Neurostimulation of the cholinergic anti-inflammatory pathway ameliorates disease in rat collagen-induced arthritis. *PLoS One* 9:e104530, 2014.

135. van Maanen MA, Lebre MC, van der Poll T, et al: Stimulation of nicotinic acetylcholine receptors attenuates collagen-induced arthritis in mice. *Arthritis Rheum* 60:114–122, 2009.

136. van Maanen MA, Stoof SP, Larosa GJ, et al: Role of the cholinergic nervous system in rheumatoid arthritis: aggravation of arthritis in nicotinic acetylcholine receptor alpha7 subunit gene knockout mice. *Ann Rheum Dis* 69:1717–1723, 2010.

137. Lu B, Kwan K, Levine YA, et al: alpha7 nicotinic acetylcholine receptor signaling inhibits inflammasome activation by preventing mitochondrial DNA release. *Mol Med* 20:350–358, 2014.

138. Huston JM, Gallowitsch-Puerta M, Ochani M, et al: Transcutaneous vagus nerve stimulation reduces serum high mobility group box 1 levels and improves survival in murine sepsis. *Crit Care Med* 35:2762–2768, 2007.

139. Kokkola R, Li J, Sundberg E, et al: Successful treatment of collagen-induced arthritis in mice and rats by targeting extracellular high mobility group box chromosomal protein 1 activity. *Arthritis Rheum* 48:2052–2058, 2003.

140. Waldburger JM, Boyle DL, Edgar M, et al: Spinal p38 MAP kinase regulates peripheral cholinergic outflow. *Arthritis Rheum* 58:2919–2921, 2008.

142. Umbricht D, Keefe RS, Murray S, et al: A randomized, placebo-controlled study investigating the nicotinic alpha7 agonist, RG3487, for cognitive deficits in schizophrenia. *Neuropsychopharmacology* 39:1568–1577, 2014.

143. Kox M, Pompe JC, Gordinou de Gouberville MC, et al: Effects of the alpha7 nicotinic acetylcholine receptor agonist GTS-21 on the innate immune response in humans. *Shock* 36:5–11, 2011.

145. Chambers A, Bowen JM: Electrical stimulation for drug-resistant epilepsy: an evidence-based analysis. *Ont Health Technol Assess Ser* 13:1–37, 2013.

146. Majoie HJ, Rijkers K, Berfelo MW, et al: Vagus nerve stimulation in refractory epilepsy: effects on pro- and anti-inflammatory cytokines in peripheral blood. *Neuroimmunomodulation* 18:52–56, 2011.

风湿性疾病的相关问题　第4篇

第31章

风湿性疾病的临床研究方法

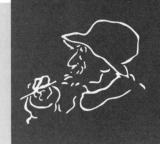

原著　Yvonne M. Golightly · Joanne M. Jordan · Kenneth G. Saag

叶玉津 译　杨岫岩 校

关键点

流行病学主要研究疾病的分布及其在人群中的决定因素。流行病学研究方法可以用来描述疾病的发生频率或发展情况，并确定潜在的危险因素。

患病率是指特定时间内人群中疾病的发生频率，包括现有病例和新发病例。发病率是指特定时间内人群中新发病例在该人群中所占的比率。

优势比/比值比（OR）是将暴露人群与未暴露或无危险因素影响的人群的发病风险进行比较。相对风险（RR）是指与未暴露人群相比，暴露人群随着时间的推移发生疾病的风险。在疾病发病率很低的情况下，OR与RR很接近。

研究可信度的影响因素包括概率、系统偏倚和混杂。当某种外来因素与感兴趣的暴露因素和疾病都相关，但不是暴露因素和疾病发生之间因果关系的一部分，这个外来因素叠加在真实的危险因素和疾病发生的因果关系上时，称为混杂。

病例对照研究是调查已经患有该病的人群中危险因素的暴露情况，并将其与来自同一人群的其他背景相似但无疾病的个体的暴露情况进行比较。这种研究设计可能会受到回忆偏倚的影响，这种偏倚体现为有疾病的人比没有疾病的人更容易回忆起暴露在危险因素下的情况，但这种方法更适合用于少见病的研究。

队列研究是随访暴露或无暴露于危险因素的人群，以明确随时间的进展疾病的发生情况。因为暴露因素的评估先于疾病的发生，时间可以帮助确定病因。

随机对照试验（RCT）与正式试验最为相似。在正式试验中，研究者控制危险因素暴露，并比较接受积极措施的干预组和接受安慰剂或其他比较剂的对照组之间的疾病反应。一项实用的临床试验可提供真实世界有效性的证据。

　　流行病学是研究疾病在人群中的分布及其决定因素的学科[1]。其目的是描述疾病发生的频率，确定导致疾病发生变化的危险因素和原因。比较危险因素的相对强度并评估其普遍适用性，有利于将研究结果推广至更广泛的人群。在观察性研究中，因果关系往往很难确定，特别是只根据单个研究的结果。评估因果关系可能性的标准程序包括考虑相关性的强度、生物可信度、与其他调查研究的一致性、时间序列和剂量-效应关系[2]。本章讲述了基本的流行病学概念和定义；描述主要的研究设计，它们的优势和缺点，以及它们在推断因果关系方面的意义；同时说明了流行病学在风湿性疾病研究中的特殊应用。术语"疾病"将用于表示疾病、死亡或其他结局，术语"暴露"将用于表示与疾病相关的"危险因素"或"保护因素"。

疾病发生的评估方法

在任何特定时间内，某一人群中所有患此病的病例在该人群中所占的比率称为患病率。它是用来表示在某一特定时间、所有患此病的人数占研究总人数的百分比，包括已经患病以及新发的病例。一段时间内多次评估疾病的患病率，通常用于确定疾病发生的动态发展趋势或卫生服务的需要。

发病率

为了描述疾病随时间发展的动态趋势，观察同一人群中新发病例与未发病例数是非常重要的。发病比例，或称发病风险，是指具有高发病风险但基线时还没发病的人群在特定时间内新发病例的频率。在观察期间，一个人可能会出现似是而非的疾病表现、因竞争性风险导致死亡或失访。所有这些情况都会导致那个人不再计入分母贡献风险时间。人时（person-time）的概念包括每个研究对象所贡献的实际风险时间。例如，考察 10 年期间系统性红斑狼疮（systemic lupus erythematosus，SLE）发病率的假设示例（图31-1）。在观察期内，该疾病可能不会在研究对象 A 身上发生，但他或她可能因为竞争性原因在第 5 年死亡；此人为分母贡献了 5 人年的时间。研究对象 B 可能在研究开始后的第 4 年内发生 SLE，此时他或她不再处于危险因素之中；此人将为分母贡献 4 人年的风险时间。研究对象 C 在第 2 年加入研究，在第 9 年失访，贡献 7 人年的风险时间。研究对象 D 在第 1 年参加研究，在第 5 年失访，贡献 4 人年的风险时

间。研究对象 E 在第 2 年参加研究，在第 8 年和第 9 年之间出现 SLE，造成 6.5 人年的风险时间。发病率定义如下[2]：

发病率 = 观察期内新发病例数 / 研究开始时有发病风险但没有患病的所有研究对象的总人时

在本例中，观察到两个新发 SLE 病例，研究对象 A 到 E 的风险人年总和等于 5.0 + 4.0 + 7.0 + 4.0 + 6.5 = 26.5 人年。因此，该病的发病率为 2/26.5 人年，或 1/13.25 人年，可以表示为 0.0754 例 / 人年或 7.54 例 /100 人年。

效果评估

疾病与暴露或危险因素之间的关系比描述疾病的发病频率或其发展更重要。有一种研究方法是比较特定暴露组与未暴露组的患病率或发病率。为了评估潜在的暴露因素与疾病相关性，暴露组和未暴露组具有可比性至关重要。描述疾病发生和暴露因素之间关系的检测方法根据研究设计各不相同。横断面研究和病例 - 对照研究使用比值比（OR），这是对暴露组与非暴露组相比疾病发生概率的描述（患病率比值比 = 患病率 /1- 患病率；发病率比值比 = 发病率 /1- 发病率）。纵向设计可计算出暴露组与未暴露组发病的 RR 值（风险比）。

临床研究设计

临床研究设计包括生态研究、横断面研究、病例 - 对照研究、队列研究和随机对照临床试验。后者

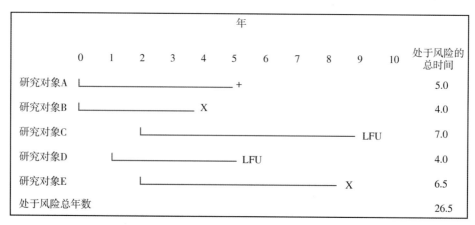

图 31-1　关于研究 SLE 10 年间发病情况的人 - 时间风险推算。I，初始观察时间；LFU，失访；+，死亡；X，发病

通常被认为是最严谨的、最具代表性的试验设计。每个研究设计都有自身的优点和缺点（表 31-1），研究设计的选择取决于研究问题、所研究疾病的罕见性、研究的可获得性和具有可比性的对照人群、开展研究的可用资源和组织工作 [3-4]。

观察性研究

在观察性研究中，暴露因素并不是随机分布于一个群体中。研究者观察暴露因素而不选择某个研究对象的暴露状态 [5]。观察研究包括 4 种类型：生态学研究、横断面研究、病例 - 对照研究和队列研究。

疾病注册登记可能是一些横断面研究和队列研究的数据来源。从特定地理区域内的多种来源获得某种疾病研究对象的发病情况，形成经典的疾病登记表。不同来源的数据被链接起来，以避免重复的案例。疾病注册可基于人群、医院或诊所。以医院和诊所为基础的疾病注册可确定临床研究的潜在研究对象 [5-6]。收集风湿性疾病的基于人群纵向数据的疾病注册包括国家风湿性疾病数据库（http：//www.arthritis research.org/）和关节炎互联网注册（https：//www.arthritis-research.org/join-research/arthritis-Internet-registry）。

生态学研究

在本研究设计中，观察对象是以组为单位，而非个体 [6]。通过比较疾病发生率和危险因素的汇总数据，以检验疾病发生频率和暴露因素之间的相关性。生态学研究往往是一种权宜之计，利用个体水平的数据提出假说，以进行更严格的深入研究 [4]。其主要缺点之一是混杂。混杂是由于存在一个非因果关系的外来因素与该疾病和某暴露因素都相关，掩盖了暴露因素和疾病之间的真实关系 [7]。此外，由汇总的数据推断出的相关性对个体来说未必成立 [4]。这一概念被称为生态学谬误。举一个假设性的例子，在香烟销售量高的国家，某种癌症的发病率也可能高。从这项研究设计中我们不能作出判断买烟（或吸烟）者是否是患癌症的个体。

横断面研究

本研究设计的目的通常是描述性的，包括发病及未发病的人群中的所有个体，或具有代表性的样本、在某一时间点的情况，无须随访。调查可以估计某一人群中特定疾病的患病率，并且可以用于卫生服务需求和资源分配 [4]。通常，可同时获得有关危险因素的信息。这些危险因素的数据可能会或者不会呈现最确切的暴露时间，也无法确定暴露因素与疾病的因果关系 [3]。

举个横断面研究的例子，美国大约每十年进行一次国家健康和营养检查的调查。这项研究对相连的 48 个州的居民进行抽样调查，并测量各种健康状态和生活习惯，如血压、血脂、身高、体重、吸烟和饮食摄入。这些调查结果已被用于风湿病学，以了解不同年龄、性别和种族的人群放射性学阳性的膝关节和髋关节骨关节炎（osteoarthritis，OA）的患病率。

病例对照研究

病例对照研究因其易出现偏倚而备受非议，它是研究设计的选择之一，在某些情况下甚至是唯一合适的研究设计，特别是在研究罕见疾病时。通常，病例对照研究包括的研究对象比队列研究少，且研究成本更低，效率更高。这是由于它的研究对象为已经患有特定疾病的人群，而非观察某一人群在一段特定时间内发病的人数。在病例 - 对照研究的设计中，最重要的是：①选择的对照组必须与病例组具有可比性；②认识到可能影响有效性的潜在偏倚。

严格定义上讲，病例 - 对照研究将来自同一群体的患有某种疾病的患者（病例组）与没有患病的人群（对照组）进行比较 [1,7]。研究群体可以是特定地理区域的居民或某医院转诊基地的居民。对照组用于对目标人群中暴露因素分布的评估，因此，对照组抽样必须独立于其暴露状态 [1,7]。例如，如果研究人员有兴趣调查吸烟与进行性系统性硬化症（progressive systemic sclerosis，PSS）之间的可能联系，对照组必须来自同一群体（如果可以明确有这样一个群体的话），并且必须在不考虑其吸烟状况的情况下进行抽样。

病例 - 对照研究中对照组的选择

如果病例的来源是一个定义明确的人群，则可以直接从该人群中取样确定对照组。如果源人群太大，无法进行完整的统计，则可以在同一社区的居民中对

表 31-1 常用流行病学研究设计及其优缺点

研究设计	定义	效力测量值	优点	缺点
生态学	收集暴露因素和疾病的数据；统计是以组为单位而不是个人	优势比（OR）	费用低廉 时间短 产生假说	易受混淆因素影响 生态学谬误
横断面调查	在某个时间点获取某个区域患病和没患病的所有研究对象（或在其中抽样）的暴露因素和疾病情况	患病优势比	可研究几个结局 时间短 可估算总体人群患病率和危险因素分布	不能确定疾病是否先于暴露因素出现 不适用于罕见病 不能估计发病率或相对风险
病例-对照研究	研究某种疾病的患者和没有患病的对照者（来自患者同一群体）之间暴露因素和疾病的关系	优势比	最适合研究罕见病和潜伏期长的疾病 时间短 样本量小* 费用低廉* 优势比接近相对风险	不适合罕见暴露因素 患者和对照抽样时分别存在潜在的偏倚 可能不能确定暴露因素是否先于疾病出现 潜在的回忆偏倚 潜在的生存偏倚 不能估算患病率和发病率
队列研究	没有患病的研究对象在一定时间内随访以确定哪些特征对发病有预测性而哪些没有	发病相对风险	可确定事件发生的时间顺序 对生存偏倚和计算预测因子时的偏倚不敏感 可研究多个结局 可估算人群发病率和相对风险	通常需要大样本量 不适用于罕见结局 费用相对较高 时间长
前瞻性研究	由研究者选择受试者并随访一定时间以了解疾病进展	发病相对风险	研究者可以很好地控制对参与者的选择和测量	费用高 时间长
回顾性研究	研究已经发生的样本和一定时间内暴露因素和疾病的关系	发病相对风险	费用相对低廉 时间短	对参与者的选择和测量控制力度不足
嵌套病例-对照和病例-队列研究	在前瞻性或回顾性队列研究背景下的病例对照研究	发病相对风险	在一定背景下的队列研究设计相对研究整个队列费用低	可能需要建立样本库用于将来结局出现时或出现后检测
随机临床试验	暴露因素（药物、非药物设备、教育干预）有研究者控制的研究	相对风险的风险比（HR）	最接近真正意义上的实验 严格的实验设计以获得因果关系的依据 随机分配干预措施使混淆因素的影响最小 对于某些科学问题可能比观察研究更快捷和低费用	费用高、需时长 不适合罕见病或受伦理限制的某些科学问题 因为对研究环境的严格控制，不能反映真实世界的临床实践情况，其结论不能普遍推广 反映的科学问题可能较为局限
真实世界的临床研究	在日常临床实践中评估干预措施的有效性	相对风险的风险比（HR）	检测干预措施在真实临床实践中的作用 参与者更能代表具有被研究科学问题的大部分研究对象 研究结果更容易推广至临床实践，也较临床试验更适合患者	研究设计者和参与者都不是盲态，因此评估者对研究分组的盲态至关重要

*相关队列设计（Modified from Hennekens CH and Buring JE: Epidemiology in medicine, Little Brown and Company, 1987, and Hulley SB, Cummings SR: Designing clinical research: an epidemiologic approach, Williams & Wilkins, 1988.）

每一个病例选择匹配的对照。随机拨打电话号码可用于选择对照，但这种消耗人力的方法不能覆盖那些没有电话或无法联系到的人[1]。如果病例是从特定的医院或诊所提取的，那么研究群体应是指患病并在该医院或诊所进行治疗的患者，但通常情况下，这类群体很难确定，并受医疗行为的影响[1]。可以使用医院或诊所的相关人群作为对照，但这种方法有特殊的缺陷，因为对照组可能不是独立于暴露因素而选择的。例如，在一项医院 SLE 患者吸烟情况的研究中，因其他疾病（如心肌梗死或肺炎）住院的个体可能存在与一般的源人群不同的暴露状态（本研究中是吸烟），特别是在这种情况下，暴露因素（吸烟）可导致或阻止其成为"对照"病例。避免这种情况的一种方法是排除已知与研究中暴露因素有关的疾病，但这可能会产生其他偏倚。另一种方法是选择与研究中的疾病或暴露因素无关的疾病（如创伤性腿骨折）患者作为对照组[1]，或使用不同方法选择几个对照组[4]。例如，可以从住院患者中抽样选择不同于被研究疾病的其他疾病患者作为对照，或者同一医疗保健系统的非住院患者，或普通人群中的非住院患者，将每个对照组与患病组分别进行比较。

病例 – 对照研究设计的缺点

从病例对照研究中无法估算发病率或患病率。这种方法很容易出现偏倚，这种偏倚可以由试验的设计造成，因为病例和对照是分别抽样的，并且是回顾性分析其与暴露的关系[4]。病例组和对照组在年龄、性别或种族 / 族裔等因素上的匹配，可以在一定程度上确保两组间的可比性。如上所述，如果发现总是存在不同的抽样偏倚时，我们可以应用不同的方法选择多个对照组。巢式病例 - 对照设计（稍后描述），是指在一项大型队列研究中的病例 - 对照研究，由于这些病例组和对照组的抽样均在队列研究之前完成，因此其具有最小的抽样偏倚[4]。

病例对照研究中的另一个主要偏倚来源是回忆偏倚，病例组对既往暴露情况的记忆深度和详细程度通常超过对照组，由此造成回忆偏倚在各比较组中分布不同。这种偏倚是可以避免的，例如在发病前进行暴露的评估，或者使研究者和研究对象对暴露因素呈盲态，如果可能的话，使研究者及研究对象对暴露和研究疾病均为盲态。例如，在一项病例 - 对照研究中，将种族 / 族裔差异作为 SLE 的暴露因素进行研究，

由于种族 / 族裔是不可变的，因此不受回忆偏倚的影响。相反，如果研究者要研究暴露于染发剂和 SLE 发病的相关性，那么那些 SLE 患者可能比对照组更容易"记住"他们的染发剂接触情况。研究者通过获得多种潜在暴露因素的信息乃至包括几个"虚假"暴露因素，以掩盖真实的假设，以尽量减少这种类型的偏倚[9]。

队列研究

队列研究是在一定时间内跟踪随访一个未患有某种特定疾病的人群，以描述疾病的发生或发病率，并比较具有不同危险因素或暴露因素的人群之间的疾病发病率。队列可以是前瞻性的，也可以是回顾性的[1,4]。

前瞻性队列研究

前瞻性队列研究的特征是在结果发生之前选择队列和评估危险因素或暴露因素，从而确定时间先后顺序，这是确定因果关系的一个重要因素。与病例 - 对照研究相比，这种实验设计具有明显的优势，因为在病例 - 对照研究中，暴露因素和疾病是同时评估的。

前瞻性队列研究的主要缺点是耗时耗力。它需要随访大量的个体，可能需要很长的时间。偏倚可能会逐渐蔓延扩散，尤其是在失访严重的情况下。对于罕见病，这项研究设计效率很低而不适合，但其效率随着人群中该疾病发生频率的增加而提高[4]。例如，前瞻性队列研究不适合对罕见病 PSS 进行研究，但非常适合研究诸如 OA 等的常见疾病[10-11]。

回顾性队列研究

在一项回顾性队列研究中，研究对象被随访一段时间，但队列选择和数据收集已经发生，有时收集数据是为了不同于目前正在研究疾病的其他目的。例如，一项回顾性队列研究，研究对象为自 1990 年至 1992 年间就诊于某医院的小血管炎患者的队列，在首次评估患者时，提取患者的基线血清学、体检和组织病理学检查结果等数据。然后，对卒中或透析依赖性肾病等转归的评估可以在 2000 年通过病历回顾或对被确认的患者进行回访来确定。由于暴露或危险因素的评估先于结果评估，因此本研究设计像前瞻性队列研究一样可建立时序性，且较少受到如病例 - 对照研究中回忆偏倚的影响。通过从同一来源人群中选

择病例和对照组，本研究设计还避免了病例 - 对照研究中的一些选择偏倚，后者病例和对照组是分开取样的。回顾性队列研究比前瞻性队列研究成本更低、更有效，但由于数据收集已经存在，因此从这类研究中得出的推论高度依赖于原始危险因素评估的质量、完整性和适当性，以评估它们与相关疾病的相关性[4]。

巢式病例 - 对照和病例 - 队列研究

这些研究是介于前瞻性或回顾性队列之间的病例 - 非病例研究，尤其有助于评估成本高、不宜对所有对象进行评估的危险因素，如生物性或遗传性检测[4]。在这些设计中，在观察期内发生某个特定的结局的所有队列成员（病例）被挑选出来，并与同一队列中未发生该结局的对象进行比较。然后收集全部暴露或危险因素信息。这些非病例的抽样在巢式病例 - 对照研究和病例 - 队列研究中有所不同。在巢式病例 - 对照研究中，确定病例组的同时可以从存在结局风险的个体（即他们目前还没有出现某种结局，但将来可能会出现）中抽取对照组。选择与病例在潜在混杂变量（见混杂的定义）方面相匹配的对照，形成匹配的病例 - 对照对。在巢式病例 - 对照样本中（即病例和与之匹配的抽样对照），观察暴露变量和协变量。在病例 - 队列研究中，对照来自于从基线队列中抽样的子队列[12]。该子队列是整个队列的随机样本，这意味着该子队列的选择与个体是否患病无关；子队列可能偶然包含了病例。然后收集并观察病例和子队列样本的暴露因素和协变量数据。

临床试验

临床试验设计总则

本章前面描述的研究都是观察性研究，对暴露因素或结果没有进行干预。实验研究设计或干预包括临床试验、现场试验和社区干预试验[6]。与观察性研究相比，这种试验的样本量足够大，并且是随机分配，不容易受到偏倚和其他不利于研究有效性因素的影响。理论上讲，尽管干预组和对照组之间的危险因素可能会偶尔发生一些变化，随机化应该可以消除大部分混杂因素的影响。如果研究样本数较小，则更可能出现这种情况，必要时应在分析中确定并解释说明这种可能性。随机对照试验得出的结论的有效性部分取决于避免失访或参与者退出。

RCT 可用于药物或非药物干预，如饮食、体育活动、辅助设备或教育干预。试验可包括一组或多组剂量的研究干预组、安慰剂对照组、阳性对照组（拟进行的干预与另一种已知疗效的干预措施进行比较），以及混合干预组。例如，氨基葡萄糖 / 软骨素关节炎干预试验（the glucosamine/chondroitin arthritis intervention trial，GAIT）分别比较了单独使用盐酸氨基葡萄糖、单独使用硫酸软骨素、氨基葡萄糖联合软骨素与安慰剂和活性药物塞来昔布混合干预组对膝关节 OA 症状的治疗效果[13-16]。关节炎的强化饮食和运动（the intensive diet and exercise for arthritis，IDEA）试验是一项非药理学的严格减肥干预，在这项试验中，对强化的饮食控制、运动以及饮食和运动的结合进行了比较[17]。此类非药理学试验可能包括一项"关注 - 对照"，在该对照组中，受试者没有获得具体有效干预，但确实获得了研究者对受试者至少最低限度的关注，因为我们知道，即使与受试者最低限度的接触也能改善结果[18]。为了最大限度地减少偏倚，理想的研究应该是双盲的，在研究中，受试者和评估者都不知道具体的治疗分组。交叉设计是一种患者内部设计，使每个研究对象都成为自我对照，先接受主动干预，随后是"洗脱"期，洗脱期间不接受主动或非主动干预，然后再接受对照干预，反之亦然。这种设计有一些优点，特别是在样本量受限时，但当活性药物治疗的遗留效应明显延续至"对照"观察期时会导致偏倚出现[6]。治疗反应也可能因在安慰剂或其他对照药物之前或之后接受活性药物治疗而有所不同[19-20]。

在 RCT 中，另一需要考虑的重要因素是必须预先设定主要和次要结局的选择和评估方法。转归包括疾病变化、症状变化、副作用或其他不良反应的发生频率。症状改善试验通常较疾病改善试验持续时间短，费用低，而后者通常更注重对远期转归的研究。比如在类风湿关节炎生物制剂的随机对照试验中，对症状的影响通常可以在数周至数月内评估，而对放射学骨侵蚀进展的预防或治疗效果的影响可能需要更长的随访时间[21]。利用放射学评估骨关节炎疾病改善情况的大规模试验，需要随访至少 2 年，主要是因为对最小关节间隙宽度变化的反应至少需要两年[22-23]。基于磁共振成像的转归判断的研究在构建和预测有效性方面显示了中等强度的依据，而在可靠性和反应性方面提供了良好证据，可允许较小的样本量和较短的观察时间来证明治疗的有效性[24]。骨关节炎国际研究协会在 2011 年向联邦药物管理局提出了关于研究设计、影像学检查的选择和其他有关 OA 结构改善相关问题的推荐建议[24]。

其他试验设计可以将干预措施应用于整个社区或可以检测其患者转归的卫生保健工作者。有关后者的一个例子是患者和研究者干预在初级医疗机构骨关节炎管理中的作用（the patient and provider interventions for managing osteoarthritis in primary care，PRIMO）研究[25]，在该研究中，将患者个体化的膝关节和髋关节 OA 的行为方式干预和临床治疗方案（如体重管理、体力活动）建议提供给初级保健的执行者（如医生）。医生接受这些推荐意见，但具体方案是否用于患者的治疗，以及患者症状是否得到改善，是通过对患者的评估来衡量。

尽管 RCT 是最接近受控试验的"最终"研究设计，但仍有很多因素影响其有效性和可靠性。重要的是，并非所有条件都可以随机化。例如，在研究吸烟与类风湿关节炎之间的关系时，随机分配参与者吸烟是不符合伦理的，因此只可能进行观察性研究。RCT 的另一个挑战是研究时间通常太短，无法充分评估许多药物和器械的治疗安全性，而观察这些药物和器械的长期转归符合公共卫生利益；而最重要的产生偏倚的原因之一是大量失访病例。为了尽量减少这种偏倚，应尽一切努力持续获得所有参与者的转归信息，甚至是那些可能中断研究的参与者。因为所有中断研究的预测因素都不清楚，而且因为失访者不同于那些留在研究中的个体，常常以无法控制的方式脱落，以传统方法分析治疗转归则有争议[6]。数据可能需要以意向 - 治疗分析方式（ITT）进行分析，在这种方式中，所有随机分配的受试者都被作为初始研究小组的一员进行分析，不管他们是否真正完成初始小组的干预方案，由于存在不依从干预方案导致治疗状态错误分类，这种分析方法易产生偏倚[6]。Mark 和 Robins[26] 提出了一个解决治疗依从性欠佳的方法，即将既定的治疗方案设定为固定的协变量，并在结构性失效 - 时间模型中将接受治疗作为时间依赖性暴露。完成者或"依从遵照治疗方案"的参与者中，只有那些遵从他们既定治疗方案的人被纳入分析。在治疗性试验中，按方案进行的分析通常不是针对疗效的分析，但可能是检验安全性结局的最重要分析。随机分组前的筛查和导入（run-in）期可以避免随机分配

那些不可能坚持或完成计划的人，从而最大限度减少费用和维持效果[27-28]。另外需要在解释 RCT 结果时考虑的问题是普遍性，以及受控制环境下的有效性与真实世界中日常实践的有效性之间的差异（见真实的临床试验）。上市后的观察结果往往可以揭示干预措施的副作用或预期外的后果，这在高度受控的试验中可能并不明显。

非劣效性试验

最常见的随机对照试验是优效性试验，即研究者确定新治疗方法是否比安慰剂、无治疗、低剂量的试验治疗、广泛使用的或已知有效的既定治疗更有效。而另一方面，非劣效性试验用于确定新治疗的效果是否不劣于参考治疗[29-31]。这与等效性试验不同，后者旨在证明新治疗与参考治疗的效果相似[29]。

非劣效性试验的设计和解释可能具有挑战性，因为本研究与优效性试验相比存在一些弱点。意向治疗分析（优效试验中常用的方法，并非所有参与者都完成了治疗方案）在非劣效性试验中是不可能的。意向性治疗倾向于使结果偏向无差别（治疗等效性），在非劣效性试验中，这将导致效果较差的治疗被错误地标记为非劣效[29-30]。此外，必须预先确定劣效性界值，而该界限的确定可能主观上基于对最低重要疗效的期望，或客观地基于对既往研究中的参考治疗效果[30-31]。对于后者，假设参考治疗在非劣效性试验中的效果与其在先前试验中的效果相似，如果当前实验和既往实验的关键因素（即被研究人群）不同，这种假设可能不准确[29,30]。

真实世界的临床试验

真实世界的试验用来评估干预措施在常规临床实践条件下的有效性[32]。本研究设计不同于疗效试验（图 31-2），后者检测严格符合纳入和排除标准的参与者在理想条件下的干预措施的效果。真实世界的研究和疗效试验设计之间存在连续性[33]，纯真实世界的试验设计是罕见的。疗效试验用于检验在特定条件下具有特定人口统计学和临床特征的患者中，干预措施是否有效，而真实世界的研究则是检验在真实世界试验条件下，干预措施能否通过与患者相关且常规条件下可推广的方式来起作用。因此，真实世界的研究提供更高的外部效力，而疗效试验提供更高的内部效力。由于排除标准有意设定得不太严格（例如，只

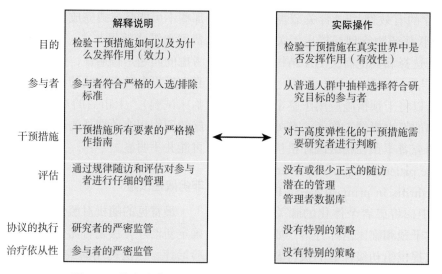

图 31-2　临床试验：理想化流程和实际执行过程的统一体

排除那些有重大安全隐患不能参与研究的人），因此选择参加真实世界研究的参与者很可能代表大多数有相关疾病或状况的人。例如，在"有效运动治疗膝关节疼痛的益处"（benefits of effective exercise for knee pain，BEEP）研究中[34]，研究者故意选择不将膝关节 OA 的放射诊断作为研究纳入的标准，因为他们希望研究参与者能代表通常在初级医疗机构中看到的患者。

群体随机实施试验

　　群体随机实施试验不是在个体水平上进行随机分配，而是按组（如临床中心或医院）进行。这种类型的试验设计尤其在比较有效性和实施研究中有用，特别是在群体水平实施干预，例如在医疗保健提供者团队[35]。此外，群体随机设计可利用位置或时间进行分组，有助于防止治疗组间干扰[35]。然而，如果群体之间存在治疗和对照条件的暴露溢出效应，群体随机试验的结果可能会受到干扰。例如，可以对患者进行教育干预，目的是"激活"患者，从而促进医患之间对有关骨质疏松治疗处方有效性的沟通。因为处方由医生开出，所以随机分配是由医生执行，患者和医生群体混杂在一起。如果一名医生被随机分配到对照组，但他（她）的一些患者无意中暴露在教育干预下，这种混杂可能会影响该医生对对照组内其他患者的管理方式，并对研究结果的内部有效性产生不利影响。为了降低患者招募偏倚的风险，参与者或参与者的招聘者在注册时应该对群体分组不知情（盲法）[36]，或群体的随机分配在注册后进行。计算样本量大小的标准方法会提供一个低估的样本量。因为同一个群体中个体之间缺乏独立性，所以必须考虑平均群体规模和群体内部联系的紧密程度，而在样本规模计算中应该包括"设计效应"（膨胀因素）[32]。效力受群体数量而不是群体规模的影响[37]。此外，分析方法应考虑分析的单位（群体）[37]，如混合线性模型、分层线性模型和通用评估方程等。

比较疗效研究和以患者为中心的结局研究

　　让制订医疗决策的临床医生、患者和护理者知晓有关治疗有效性的证据是非常有必要的，有利于降低医疗成本和改善患者转归。比较疗效研究（comparative effectiveness research，CER）为治疗的有效性提供了证据，其目的是确定哪种治疗在特定条件下对特定人群最有效，以改善治疗质量和结果[38]。可以进行系统回顾，荟萃现有研究的所有结果，对不同人群的治疗效果和风险进行评估。另外，可以在特定人群中针对某个特定结果进行新的研究，通过比较新方法与其他现有治疗方法在患者获益、副作用和成本等方面的差异来检验治疗的有效性。

　　在过去的十年中，美国的医疗保健质量一直在不断提高，但医疗保健成本和财政负担的增加以及治疗用途、成本和结果方面的区域差异需要引起重视[38-39]。

例如，Fisher 等人[40] 报告，医疗支出最高地区的个体比支出最低地区的个体得到高出 60% 的医疗保健服务，但这种额外的医疗保健并未改善患者死亡率、功能状态或患者满意度。不断上升的医疗保健成本和令人痛苦的地区差异促使人们把重点放在全国范围内的 CER 上。根据 2009 年的《美国复兴和再投资法》（*the American Recovery and Reinvestment Act*，ARRA），国会拨款 11 亿美元在全国范围内推动 CER 的提升，以提高医疗质量，同时降低成本[38]。根据 ARRA 的要求，医学研究所（the Institute of Medicine，IOM）比较疗效研究优先委员会基于公共投入和私人捐助，选择了 100 个需要 CER 的健康主题，包括骨关节炎（肌肉骨骼疾病）和类风湿关节炎、银屑病关节炎（免疫系统、结缔组织和关节疾病）[38]。关于国家重点的 CER，IOM 的首要国家重点 CER 的更多信息，可参见国家科学院新闻网站（www.nap.edu）。

患者报告结局

以患者为中心的结局研究（patient-centered outcomes research，PCOR）的核心是检测对患者最重要的转归。在英国国家健康与管理卓越研究所（National Institute for Health and Care Excellence，NICE）和德国健康管理质量与效率研究所（Institute for Quality and Efficacy in Health Care，IQWIG）[41] 等国际组织的支持和认可下，正促进提升患者的参与度，以确定和改进特定条件下的健康管理质量标准，例如在风湿病学领域，围绕患者报告结局（patient-reported outcome，PROs）已取得了很大进展。这些将在第 33 章中进行讨论，已有的和较新的 PROs 对很多疾病的状态研究都至关重要，前者如健康评估问卷（HAQ），后者如患者指数数据的常规评估（routine assessment of patient index data，RAPID 3）。PRO 领域正朝着在项目响应理论（IRT）的基础上，计算机适应测试（computer adaptive testing，CAT）方向发展[42]。这种新形式的 PROs 的原理是使用初始问题的响应来引导下一个 PRO 问题。例如，一个能跑一英里的患者不会被问到日常生活活动的能力，而会根据他们的表现水平选择下一个调查项目。这些方法的人口标准化数据不断增长，其中一项采用患者报告结果信息系统（patient-reported outcomes information system，PROMIS）[43] 的新方案成为最先进的 PRO 测定方法，获得了国际认可。

研究设计中的偏倚

研究中的错误可能是随机的（偶然）或系统的（偏倚）。偏倚包括参与者选择的错误、变量测量的错误或混杂。偏倚可能会对暴露因素与疾病之间的关系得出错误的结论。

选择偏倚

在选择研究对象和研究相关因素的过程中，可能导致研究对象与非研究对象之间存在不同的暴露 - 疾病关联。选择偏倚可能发生在任何研究设计中，尤其是在回顾性或病例对照研究中，暴露和结果都在选择参与者之前发生。在队列研究或临床试验中，可能会因失访而出现差异参与，特别是研究对象因暴露因素或疾病原因而中断研究。

信息和回忆偏倚

检测或收集信息时也可能发生错误。如果某个变量是分类测量的，那么有可能错误分类研究对象的信息。当错误分类与疾病的发生无关时，必然会发生暴露因素的无差异错误分类[1]。如果暴露因素根据疾病状态变化而变化，错误分类是有差异的[1]。同样，如果疾病不随暴露状态不同而改变，则出现无差异错误分类；而疾病根据暴露状态不同发生改变时，产生的错误分类也不相同。非差异错误分类使暴露因素和疾病之间的关联偏向于零，除非二者确实不存在关联。差异性错误分类可能使暴露因素和疾病的关联向任一方向产生偏倚。

在病例对照研究中，与非病例相比，病例组对暴露史的回忆可能不同。这种回忆上的差异可能导致对暴露因素和疾病之间关联的评估出现偏倚。回忆偏倚是差异性错误分类，因为暴露因素在病例和对照组中已被错误分类[1]。减少回忆偏倚的方法包括通过结构化的问题同时改进两组参与者回忆的准确性，选择更可能对暴露史有良好回忆的对照组，或采用例如医疗记录等的信息记录而非问诊的形式[1]。

混杂

当暴露、结局和第三方因素之间存在"混合效应"时，就会发生混杂[44]。具体来说，混杂变量是疾病的危险因素，也与主要暴露因素相关，并且不是从暴露到疾病发生的因果途径的中间步骤[6]。例如，在一项队列研究中，当将下肢不等长作为下肢 OA 发生的危险因素时，一个可能的混杂变量是下肢损伤。损伤是 OA 的一个危险因素，也与下肢不等长有关（下肢严重损伤可导致该肢体缩短），它先于 OA 和下肢不等长出现。控制混杂的方法包括用混杂变量对数据进行分层，或在多变量统计模型中将混杂变量作为协变量。匹配可以减少病例对照研究中的混杂。在实验研究中，随机分配是一种减少混杂的策略。

混杂的数量决定了是否应在分析中对其进行控制，这是一个重要的考虑因素[6]。如果在校正潜在混杂变量后（如未校正的优势比 [OR]=2.62，校正后 OR=2.58），两者关联的估算发生非常小的变化，则将变量作为协变量纳入多变量分析的必要性不大。但是，如果估计值发生了显著的变化（例如，未校正 OR=2.62，校正后 OR=1.05），则应使用控制混杂的方法来减少二者相关性中的偏倚。

疗效观察研究中的指征与渠道混杂

在疗效观察研究中，所提供的治疗方案不是随机的，治疗的原因可能是基于健康风险[45-46]。由于治疗组和对照组之间的危险因素不同，结果可能有偏差。在观察性研究中，当根据预后特征或疾病严重程度给患者开不同的药物通道时，就产生了（channelling）[47]。通道效应可使与药物相关的研究结果比实际情况更好或更差，错误地将健康益处或不良事件归因于药物。指征混杂是一种通道偏倚，当给药指征（药物暴露）是一个独立的危险因素时，就会发生这种偏倚[45-46]。例如，在类风湿关节炎治疗中，关于低剂量糖皮质激素的作用及其与不良结局的关系（例如感染和心血管疾病）存在相当大的争议。很明显，在糖皮质激素的使用指征方面存在着相当大的混杂因素，因为活动性 / 严重性类风湿关节炎的患者更可能被给予糖皮质激素，而反过来，这些患者同样也是最有可能经历不良结局的群体，这些不良结局可能或不完全归因于低剂量糖皮质激素，其潜在疾病状态也是危险因素之一[48]。

解决指征性混杂的分析方法

可用于解释观察性研究中由指征引起的混杂的方法包括倾向性评分、工具变量和边缘结构模型。倾向性得分是受试者接受治疗的概率[49]。在随机对照研究中，如果通过掷硬币决定分配，每个受试者的倾向性得分将为 0.5。在观察性研究中，倾向性评分是未知的，需根据基线参与者特征进行估计。倾向性评分可以用不同的分析方法来帮助平衡研究组，使其具有可比性。通过在比较组间差异性时考虑倾向性得分，观察研究变得类似于随机分组研究，其中每个分组代表一组具有相同倾向的参与者。工具变量的使用是另一种控制指征混淆的方法。总体目标是选择一个与治疗密切相关但与潜在结果或可能的混杂因素（共变量）没有关联的因素或工具。这一因素包括在统计模型中，在许多方面模拟了 RCT。风湿病学中的一个例子是一项关于环氧化酶（COX）-2 选择性非甾体抗炎药（也称为 coxibs）与胃肠道（GI）出血相关性的观察性研究[50]。在这项研究中，一个指定医生的最后一个非甾体抗炎药处方（传统非选择性或 coxib）被用作校正混杂的工具，以反映对胃肠道出血风险较高的患者优先选择 coxibs 的倾向性。最后，一种涉及具有逆概率权重的边际结构模型的更新方法，为部分解决这一问题提供了更精确的分析方法[51]。

效应修正作用

如果两个因素的联合效应等于叠加效应，则认为这两个因素是相互独立的。如果一个因素的影响取决于另一个因素的影响，则存在效应修正作用。这个概念也被称为统计交互。检验效应修正作用需要研究不同亚组中暴露因素与疾病之间的关联是否不同。例如，Krishnan 及其同事[52] 报告了男性吸烟史与类风湿关节炎（OR，2.0；95% 可信区间，1.2-3.2）之间的密切联系，但这种关联不存在于女性（OR，0.9；95% 可信区间，0.6-1.3）。经过进一步研究，这种关联只存在于类风湿因子阳性的类风湿关节炎患者中。如果不考虑效应修正作用，结果可能会有偏倚，或忽略重要的目标干预组。

筛查

筛查是降低发病率和死亡率的一项重要公共卫生战略[44]。筛查试验将无症状者归类为可能或不可能患有该病的人。这与诊断性检查不同，后者是确定一个有疾病症状或体征的人是否真的患有这种疾病。如果筛查试验表明与某种疾病有高度相关性，就可以进行进一步的诊断评估以确诊。虽然筛查不适用于所有疾病，但与晚期症状出现时才诊断疾病相比，无症状时就早期察觉疾病的患者可以获得更有效的治疗[44]。为了确定筛查或诊断试验的有效性，必须确定该试验对疾病的敏感性或特异性。通常，一个新的试验可以与疾病定义的"金标准"相比较，尽管该标准可能不能涵盖该疾病的所有症状和体征。例如，为了发现 OA 的关节早期变化，生物标记物可能是有效的筛选工具。OA 的放射学特征可以作为比较的"金标准"，但是这一定义缺乏其他用于诊断疾病的要素，如疼痛或关节僵硬。

敏感性

敏感性是指某项测试能够正确分辨是否患病的概率，表示为通过这项测试确定的病例数占实际疾病个体总数的比例。在筛查过程中，敏感性是指将筛查个体正确分类为可检测的、尚处临床前病例的概率。如果一项测试正确地为 43 名疾病患者中的 37 人提供了阳性测试结果，则该测试的敏感性为 86%（表 31-2）。

特异性

特异性是指某项测试能够正确分辨非疾病的概率，表示为经检测确定的未患病个体占所有实际未患疾病个体总数的比例。如果一项测试正确地为 66 名无病患者中的 62 人提供了阴性测试结果，则该测试的特异性为 94%（表 31-2）。

预测值

预测值是通过检查某项测试对个体的正确分类情况来解释测试结果的。这种测量方法很有价值，因为人们很难知道一个人是否真的患病（确定敏感性或特异性），但是一个测试的阳性或阴性结果是已知的。阳性预测值是指在所有阳性检测结果中确定的病例数的比例。如 41 名测试结果阳性的患者中有 37 人真的患有疾病，则其阳性预测值为 90%（表 31-2）。阴性

表 31-2 由疾病和检验结果做出的患者假设分布

	患病	未患病	总计
阳性测试	37	4	41
阴性测试	6	62	68
合计	43	66	

预测值是指在所有阴性测试结果中确定的非病例的比例。如 68 名阴性测试结果的患者中有 62 人确实没有患病，则其阴性预测值为 94%（表 31-2）。

结论

流行病学方法可用来检测疾病的发生频率或发展程度，评估疾病发生的危险因素或保护因素。研究设计的选择取决于多种因素，包括研究问题、研究的疾病、是否有合适的研究人群和可用的资源。每项研究设计都有其自身的优缺点，临床试验的要求最为严格。

 本章的参考文献也可以在 ExpertConsult.com 上找到。

参考文献

1. Rothman KJ: *Epidemiology: an introduction*, New York, 2002, Oxford University Press, Inc.
2. Bradford Hill A: The Environment and disease: association or causation? *Proc R Soc Med* 58:295–300, 1965.
3. Hennekins CH, Buring JE: *Epidemiology in medicine*, Boston, 1987, Little Brown and Company.
4. Hulley SB, Cummings SR: *Designing clinical research*, Baltimore, 1988, Williams & Wilkins.
5. Koepsell TD, Weiss NS: *Epidemiologic methods: studying the occurrence of illness*, New York, 2003, Oxford University Press.
6. Rothman KJ, Greenland S: *Modern epidemiology*, Philadelphia, 1998, Lippincott Williams & Wilkins.
7. Rothman KJ: *Modern epidemiology*, Boston/Toronto, 1986, Little Brown and Company.
8. Dillon CF, Rasch EK, Gu Q, et al: Prevalence of knee osteoarthritis in the United States: arthritis data from the Third National Health and Nutrition Examination Survey. *J Rheumatol* 33:2271–2279, 2006.
9. Cooper GS, Dooley MA, Treadwell EL, et al: Smoking and use of hair treatments in relation to risk of developing systemic lupus erythematosus. *J Rheumatol* 28:2653–2656, 2001.
10. Felson DT, Zhang Y, Hannan MT, et al: Risk factors for incident radiographic knee osteoarthritis in the elderly: the Framingham Study. *Arthritis Rheum* 40:728–733, 1997.
11. Jordan JM, Helmick CG, Renner JB, et al: Prevalence of knee symptoms and radiographic and symptomatic knee osteoarthritis in African Americans and Caucasians: The Johnston County Osteoarthritis Project. *J Rheumatol* 34:172–180, 2007.

12. Ganna A, Reilly M, de Faire U, et al: Risk prediction measures for case-cohort and nested case-control designs: an application to cardiovascular disease. *Am J Epidemiol* 175:715–724, 2012.

13. Clegg DO, Reda DJ, Harris CL, et al: Glucosamine, chondroitin sulfate, and the two in combination for painful knee osteoarthritis. *N Engl J Med* 354:795–808, 2006.

14. Sawitzke AD, Shi H, Finco MF, et al: Clinical efficacy and safety of glucosamine, chondroitin sulphate, their combination, celecoxib or placebo taken to treat osteoarthritis of the knee: 2-year results from GAIT. *Ann Rheum Dis* 69:1459–1464, 2010.

15. Sawitzke AD, Shi H, Finco MF, et al: The effect of glucosamine and/or chondroitin sulfate on the progression of knee osteoarthritis: a report from the glucosamine/chondroitin arthritis intervention trial. *Arthritis Rheum* 58:3183–3191, 2008.

16. National Center for Complimentary and Alternative Medicine: The NIH Glucosamine/Chondroitin Arthritis Intervention Trial (GAIT). *J Pain Palliat Care Pharmacother* 22:39–43, 2008.

17. Messier SP, Legault C, Mihalko S, et al: The Intensive Diet and Exercise for Arthritis (IDEA) trial: design and rationale. *BMC Musculoskelet Disord* 10:93, 2009.

18. Rene J, Weinberger M, Mazzuca SA, et al: Reduction of joint pain in patients with knee osteoarthritis who have received monthly telephone calls from lay personnel and whose medical treatment regimens have remained stable. *Arthritis Rheum* 35:511–515, 1992.

19. Schiff MH, Jaffe JS, Freundlich B: Head-to-head, randomised, crossover study of oral versus subcutaneous methotrexate in patients with rheumatoid arthritis: drug-exposure limitations of oral methotrexate at doses ≥15 mg may be overcome with subcutaneous administration. *Ann Rheum Dis* 73:1549–1551, 2014.

20. Trudeau J, Van Inwegen R, Eaton T, et al: Assessment of pain and activity using an electronic pain diary and actigraphy device in a randomized, placebo-controlled crossover trial of celecoxib in osteoarthritis of the knee. *Pain Pract* 15(3):247–255, 2015.

21. van der Heijde D, Klareskog L, Rodriguez-Velderde V, et al: Comparison of etanercept and methotrexate, alone and combined, in the treatment of rheumatoid arthritis: two-year clinical and radiographic results from the TEMPO study, a double-blind, randomized trial. *Arthritis Rheum* 54:1063–1074, 2006.

22. Reichmann WM, Maillefert JF, Hunter DJ, et al: Responsiveness to change and reliability of measurement of radiographic joint space width in osteoarthritis of the knee: a systematic review. *Osteoarthritis Cartilage* 19:550–556, 2011.

23. Brandt KD, Mazzuca SA, Conrozier T, et al: Which is the best radiographic protocol for a clinical trial of a structure modifying drug in patients with knee osteoarthritis? *J Rheumatol* 29:1308–1320, 2002.

24. Conaghan PG, Hunter DJ, Maillefert JF, et al: Summary and recommendations of the OARSI FDA osteoarthritis Assessment of Structural Change Working Group. *Osteoarthritis Cartilage* 19:606–610, 2011.

25. Allen KD, Bosworth HB, Chatterjee R, et al: Clinic variation in recruitment metrics, patient characteristics and treatment use in a randomized clinical trial of osteoarthritis management. *BMC Musculoskelet Disord* 15:413, 2014.

26. Mark SD, Robins JM: A method for the analysis of randomized trials with compliance information: an application to the Multiple Risk Factor Intervenion Trial. *Control Clin Trials* 14:79–97, 1993.

27. Brandt KD, Muzzuca SA: Lessons learned from nine clinical trials of disease-modifying osteoarthritis drugs. *Arthritis Rheum* 52:3349–3359, 2005.

28. Brandt KD, Mazzuca SA, Katz BP: Effects of doxycycline on progression of osteoarthritis: results of a randomized, placebo-controlled, double-blind trial. *Arthritis Rheum* 52:2015–2025, 2005.

29. Snapinn SM: Noninferiority trials. *Curr Control Trials Cardiovasc Med* 1:19–21, 2000.

30. Piaggio G, Elbourne DR, Altman DG, et al: Reporting of noninferiority and equivalence randomized trials: An extension of the CONSORT statement. *JAMA* 295:1152–1160, 2006.

31. D'Agostino RB, Massaro JM, Sullivan LM: Non-inferiority trials: design concepts and issues—the encounters of academic consultants in statistics. *Stat Med* 22:169–186, 2003.

32. Friedman LM, Furberg CD, DeMets DL: *Fundamentals of Clinical Trials*, ed 3, New York, NY, 2010, Springer.

33. Thorpe KE, Zwarenstein M, Oxman AD, et al: A pragmatic-explanatory continuum indicator summary (PRECIS): a tool to help trial designers. *CMAJ* 180:E47–E57, 2009.

34. Foster NE, Healey EL, Holden MA, et al: A multicentre, pragmatic, parallel group, randomised controlled trial to compare the clinical and cost-effectiveness of three physiotherapy-led exercise interventions for knee osteoarthritis in older adults: the BEEP trial protocol (ISRCTN: 93634563). *BMC Musculoskelet Disord* 15:254, 2014.

35. Hutton JL: Are distinctive ethical principles required for cluster randomized controlled trials? *Stat Med* 20:473–488, 2001.

36. Allen KD, Bosworth HB, Brock DS, et al: Patient and provider interventions for managing osteoarthritis in primary care: protocols for two randomized controlled trials. *BMC Musculoskelet Disord* 13:60, 2012.

37. Campbell MK, Piaggio G, Elbourne DR, et al: Consort 2010 statement: extension to cluster randomised trials. *BMJ* 345:e5661, 2012.

38. Committee on Comparative Effectiveness Research Prioritization, Institute of Medicine. *Initial National Priorities for Comparative Effectiveness Research*, Washington D.C., 2009, The National Academies Press.

39. Sisko A, Truffer C, Smith S, et al: Health spending projections through 2018: Recession effects add uncertainity to the outlook. *Health Aff* 28:w346–W357, 2009.

40. Fisher ES, Wennberg DE, Stukel TA, et al: The implications of regional variations in Medicare spending. Part 2: health outcomes and satisfaction with care. *Ann Intern Med* 138:288–298, 2003.

41. Doward LC, Gnanasakthy A, Baker MG: Patient reported outcomes: looking beyond the label claim. *Health Qual Life Outcomes* 8:89, 2010.

42. Jette AM, McDonough CM, Ni P, et al: A functional difficulty and functional pain instrument for hip and knee osteoarthritis. *Arthritis Res Ther* 11:R107, 2009.

43. Cella D, Riley W, Stone A, et al: The Patient-Reported Outcomes Measurement Information System (PROMIS) developed and tested its first wave of adult self-reported health outcome item banks: 2005-2008. *J Clin Epidemiol* 63:1179–1194, 2010.

44. Aschengrau A, III GRS: *Essentials of epidemiology in public health*, Sudbury, MA, 2008, Jones and Bartlett Publishers.

45. Signorello LB, McLaughlin JK, Lipworth L, et al: Confounding by indication in epidemiologic studies of commonly used analgesics. *Am J Ther* 9:199–205, 2002.

46. Salas M, Hofman A, Stricker BH: Confounding by indication: an example of variation in the use of epidemiologic terminology. *Am J Epidemiol* 149:981–983, 1999.

47. Blais L, Ernst P, Suissa S: Confounding by indication and channeling over time: the risks of beta 2-agonists. *Am J Epidemiol* 144:1161–1169, 1996.

48. van Sijl AM, Boers M, Voskuyl AE, et al: Confounding by indication probably distorts the relationship between steroid use and cardiovascular disease in rheumatoid arthritis: results from a prospective cohort study. *PLoS One* 9:e87965, 2014.

49. Austin PC: An introduction to propensity score methods for reducing the effects of confounding in observational studies. *Multivariate Behav Res* 46:399–424, 2011.

50. Brookhart MA, Wang PS, Solomon DH, et al: Evaluating short-term drug effects using a physician-specific prescribing preference as an instrumental variable. *Epidemiology* 17:268–275, 2006.

51. Robins JM, Hernán MA, Brumback B: Marginal structural models and causal inference in epidemiology. *Epidemiology* 11:550–560, 2000.

52. Krishnan E, Sokka T, Hannonen P: Smoking-gender interaction and risk for rheumatoid arthritis. *Arthritis Res Ther* 5:158–162, 2003.

第32章

风湿性疾病的经济负担

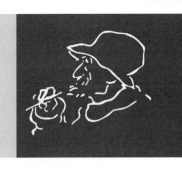

原著 Edward Yelin
代思明 译 张志毅 校

关键点

疾病的经济负担研究对于死亡率较低的肌肉骨骼系统疾病的医疗资源分配尤有帮助。

经济负担由医疗保健支出（称为"直接成本"）以及其他活动中的收入损失和生产力损失价值（称为"间接成本"）之和所决定。过去20年，美国肌肉骨骼系统疾病的人均直接成本上升超过61%，达到2011年的7768美元。

美国肌肉骨骼系统疾病患者经济成本的增高在很大程度上是由于每年使用的处方药增加了60%和每张处方的价格增加了68%。

肌肉骨骼疾病患者的人均收入损失在同一时间内上升了近105%，达到2011年的1244美元。

有保险的肌肉骨骼系统疾病患者的医疗费用要显著高于无保险的患者。这表明，在美国健康立法之前，没有保险的患者不能得到他们所需的医疗照顾。

在过去20年，肌肉骨骼系统疾病对美国经济的影响总计增长了约120%，相当于国内生产总值的3.4%上升至7.6%。

类风湿关节炎生物制剂使用的增加导致与该病相关的直接成本快速增长。仅生物制剂的花费就已超过生物制剂出现前RA治疗的直接和间接成本之和。

疾病成本研究能够用来评估医疗条件的影响，并改变决策者仅关注那些高死亡率的疾病，而忽略那些对生活质量有很大影响的疾病的倾向。

对美国肌肉骨骼系统疾病整体经济影响的研究始于20世纪60年代早期，使用了公开的数据来源。这些研究结果显示在之前30年中，肌肉骨骼系统疾病对经济的影响从约相当于美国国内生产总值（gross domestic product，GDP）的0.5%增加至2.5%以上。在过去的20年，随着美国一个设计精良的个人数据库——医疗支出小组调查的应用，研究人员得以更精确地评估肌肉骨骼系统疾病的经济影响。该数据库显示，仅在过去的20年里，肌肉骨骼系统疾病带来的经济影响从占GDP的大约4个百分点增加至接近8%。在始于2008年的金融危机期间，美国GDP下降了约7%，因此虽然肌肉骨骼系统疾病对经济的影响是缓慢而非急速的，但其最终的效果堪比一场大规模的金融危机。

目前，关于类风湿关节炎（rheumatoid arthritis，RA）、系统性红斑狼疮（systemic lupus erythematosus，SLE）和骨关节炎（osteoarthritis，OA）的经济学影响有大量的文献报告。这些研究主要基于临床样本，大部分来自三级医疗中心，研究结果表明上述三种疾病常伴随高昂的花费。对RA而言，这种情况早在生物制剂出现之前就已如此。近期有关RA经济学研究结果显示，随着生物制剂的应用，RA的治疗成本飞速上涨，仅生物制剂一项的花费就远远高于生物制剂出现之前所有RA导致的医疗成本和工资损失之和。

在发展中国家，肌肉骨骼系统疾病带来的经济负担正在迅速增加。每个学科会使用不同的工具来评估疾病的负担。风湿病学专业人员会根据疾病引起的不适、残疾来评估其影响，并评估他们通过提供医疗保健能够缓解这些因素的程度。心理学家会根据达到心理平衡，或与之相反的心理不适的程度来评估肌肉骨骼系统疾病的影响。经济学家则会将其他学科的评估结果转换成货币等价物来评估肌肉骨骼系统疾病相关负担的大小。因此，经济学家关心的是用于医疗卫生的资源投入的货币价值以及使用资源在减少疾病对疼痛和功能方面影响的回报。疾病的成本包括追求健康而花费的资源以及在这之后遗留的不适和残疾的剩余量的核算[1-4]（表 32-1）。

经济学远不止是一门实证科学，换句话说它是一门观察事物如何发展而不是试图改变事物的学科。这门学科的规范部分具有双面性，有时甚至是竞争的目标[5-6]。一方面要确保资源公平分配（即确保它们公平地分配于不同的个体），另一方面要确保它们被高效地使用（即产品生产符合当前的技术标准）[7]。在健康方面，如果健康水平相近的人能够相对平等地获得可以减少疾病负担的卫生保健服务，并且基于对治疗方案的全面了解自行选择治疗方案，那么医疗资源将会被公平的分配。与之相似，在医疗过程中如果资源的使用能够产生人们期待的健康获益同时又能最大限度地满足其他目的，那么这些资源将被有效利用，经济学家称之为这些资源的"机会成本"。

对公平和效率的追求可协调一致。如果资源被高效地用于提供医疗保健，那么更多的资源可以被分配

表 32-1　评估疾病成本的主要方法

评估疾病成本有两种主要方法：

人力资本法，由 Dorothy Rice 在社会保障局和国家卫生统计中心开发[1,4]，支付意愿法[5]。

这两种方法在评估医疗直接成本的方式上没有差异。对于与功能丧失和疾病无形影响相关的间接成本，人力资本方法应用劳动力的市场价值来减少影响（例如，通过雇用替工）。

人力资本法的一个变体称为摩合成本法[3]，这种方法评估损失是从雇主的角度估计的，指工人因疾病离开工作岗位到其他人接替其工作期间的损失及培训新雇员达到与疾病下岗职工相同生产力的成本。

从这一点来看，雇主不承担工人患病的额外费用。支付意愿方法将功能损失价值视为受影响的个人为恢复功能而支付的金额，这可能多于、等于或少于在劳工市场中更换工人所需的金额。

人力资本法在评估丧失劳动力的患者的经济影响方面更为可靠，因为劳工成本在所有先进社会中已经确立，因此易于评估。

然而，人力资本法只列举了疾病的无形影响（例如与剧烈疼痛体验相关的负担），但并未将其转化为经济层面。支付意愿法理论上可以在这些层面上纳入疾病的所有成本，尽管实际上仍然存在一些问题[6]。

以确保每个人都能获得他们想要的均等服务。反之亦然：如果资源未被高效率利用，"浪费"就不能重新分配以确保每个人都有平等的获得医疗保健的机会。

近几十年来，美国卫生保健资源配置低效性的证据不断增加，这些证据来源于美国国内[8-10]以及美国与其他国家的对比研究[11-13]。然而最近，资源分配的不公也成了分析和政策的焦点。资源配置低效的标志包括应用任何检测手段或程序后发现这些手段或程序无效或不如可获得的替代物有效。任意一项对比研究都不能减少效果较差的比较器的使用，因此意味着卫生系统的效率低下。然而最有说服力的证据是比较各地区人群应用所选的检测手段和程序的研究，结果并未发现使用一种以上的方法可以带来更多的健康获益[14]。同样，国际性对比研究结果通常显示美国医疗的额外开销并未提高健康相关的生活质量及国民的寿命[11]。这些研究也未能证明额外的开销能够产生对医疗许多方面更高的满意度。

自从 Dorothy Rice 及其同事第一次完成整个美国的疾病成本研究以来，评估疾病经济负担的方法和数据来源——健康经济学的积极方面已得到显著改善。继 Rice 等开发了疾病成本研究方法之后，一些个体研究人员开始应用这些方法和可获得的临床样本对单个风湿病做出了高特异性评估，尤其是 RA[15]。在国家层面的评估，美国联邦政府开展了一项年度调查，即医疗支出小组调查（medical expenditures panel survey，MEPS），为个体医疗成本进行可靠评估[16-18]。Rice 之前的研究是建立在包括门诊、住院和家庭护理这些独立的数据源基础上。每个数据源均未包含相同的个体，但事实上，数据库应基于医疗护理样本而并非具有特定条件的患者个人。MEPS 通过对美国人群进行系统抽样，提供了对相同个体的每一种卫生措施的评估。对于某些非常罕见的疾病，由于每年收集的数据具有均一性，因此可将多年数据合并分析，以达到能有效评估这些疾病成本的样本数量[19]。同样，通过比较调查反应与医疗记录和账单信息的可靠研究，对每一领域中（如门诊护理的规模）用于衡量影响的一系列条目进行了仔细审查。由于与死亡率相关的间接成本不能用 MEPS 进行重复分析，所以一个完整的疾病成本分析应包括对疾病过早死亡者收入损失的折现现值的评估。尽管炎性风湿病患者死亡率较前有所提高[20-23]，但通常情况下，肌肉骨骼系统疾病并不与显著的高死亡率相关联，因此通过使用

MEPS 数据评估这些疾病的成本所产生的偏倚相对较小。

尽管存在一系列抽样的全面性和可靠性的问题，Rice 及其同事关于各种疾病在美国的整体研究以及在临床样本中对特定疾病的研究还是经得起时间考验的。因此早期以及当前研究均强调人口动力学影响，尤其是人口老龄化；医疗服务种类改变及单价升高引发的医疗成本上升；就业环境改变以及肌肉骨骼系统疾病所致的工资损失等因素在其中的作用[19]。

经济学规范分析工具也随着时间推移而不断发展（表 32-2）。这些工具的规范性在于它们是建立在这样一个概念的基础上，即从其他用途转移出来的资源对于有些医疗保健支出如一些特殊的疾病，或针对这些疾病特殊的治疗是不必要的，社会应该通过市场或监管手段形成资源配置机制，重新分配这些资源。RA 治疗中直接的医疗保健支出等同于"x（十亿美金）"是一种实证描述；那么社会不应在 RA 的特定治疗中花费"y（十亿美金）"，这就是一种规范描述；如果成本效益分析可得出某种治疗方法比另一种治疗方法达到治疗终点（如延长生命或减少伤残调整生命年，DALYs）的花费要少的结论，则这种成本效益分析就可以作为一种工具，指导 RA 治疗中医疗资源的重新分配利用，制定相应政策落实一种观念，即在 RA 的特定治疗上花费"y（十亿美金）"并不能很好

表 32-2 健康干预措施效价的经济学评估方法

简要回顾是依据健康相关生活质量（包括其中一个方面，即就业）评估医疗保健支出与支出回报之间关系的可利用的方法。

如果可选择的卫生支出可以增加获益，则需要尝试减少卫生支出的浪费，这就是"成本最小化研究"的主旨。

如果某种疾病可选择的治疗可行，就会利用"成本效益分析"评估，这些治疗的相对回报常采用常见的自然指标（如寿命）表示。

在比较不同条件下的可选择的投资时，需要同样适用于所有条件的结果指标；通常最简单的普遍适用于获益评估的指标就是损失工资的美元价值，即"成本效益分析"。但还存在将结果转化为以美元计算的固有问题。

经济学家已经制定了通用指标，如质量调整生命年，即考虑个人在社会中达到同等转归的价值（经济学家使用术语效用来进行这些评估，并应用成本-效用分析来评估医疗支出的回报）。

地利用这些资源。

本章总结了当前肌肉骨骼系统疾病的总体负担以及该总体指标中的特定情况的累积证据。这就类似指示出室外温度，但不提示该温度的冷暖。因此不能确定是否应使用类似于成本效益分析等工具进行资源重新分配。然而，尽管证据是基于肌肉骨骼系统疾病的个体化治疗，如在 RA 治疗中用一种或一种以上改善病情抗风湿药，或是疾病的整体治疗策略，如对 OA 同时使用药物和行为干预，我们还是开始有办法能够将健康经济学的实证转向规范分析。

各种肌肉骨骼系统疾病的成本研究

这一部分总结了美国以及其他地区肌肉骨骼疾病作为一个整体对经济影响的研究结果 *（*结果基于作者对 MEPS 数据的分析。这些方法在 2001 年的文章中有所描述[24]，并在随后的文章中再次提到[25-26]）。利用三年平均值消除任何一年因样本量小所致的个体差异。第一个三年周期合并了 1996—1998 年的数据，最后一个合并从 2009—2011 年的数据。所有数据均用年化数表示。1996—1998 年和 2009—2011 年相比，肌肉骨骼系统疾病门诊就诊与住院治疗情况相差甚微。在每三年的观察周期中，约 85% 的患者有一次或一次以上门诊就诊并且平均每人门诊就诊次数不变，第一个三年及最后一个三年周期平均每年约 5.6 次。同样，一次或一次以上住院治疗比例仍然维持在每年 11% ~ 12%，稳定在平均 0.2 人次 / 年。与门诊就诊及住院情况不同的是，其他门诊护理（如物理治疗师、职业诊疗师、护士和护理人员、医师助理和脊椎按摩师）以及处方药的使用却大幅增加。2009—2011 年与 1996—1998 年相比，除内科医师以外的门诊护理相对增长了 30%，从略低于 40% 上升到近 52%，门诊护理次数从每年平均的 2.6 次增加到 3.7 次，上涨了 42%。处方药的使用量大幅增长。虽然单个或多个处方的比例从大约 81% 缓慢上升到 84%，但人均用药数量从 13.1 提高到 20.8，增长了约 60%。

门诊就诊单次费用（包括医师就诊及非医师就诊费用）从 1996—1998 年的 186 美元上升至 2009—2011 年的 281 美元，实际增长 51%。单次住院费用亦大幅上升，由 1996—1998 年的 8792 美元增长至 2009—2011 年的 11184 美元，相对涨幅超过四分之

一。药品处方单价增长最明显，由 1996—1998 年的 51 美元增长至 2009—2011 年的 85 美元，涨幅达 65%。第三部分，即人均成本，显示所用服务的平均数量和单位价格的乘积。1996—1998 年与 2009—2011 年相比，总的人均成本由 4832 美元增至 7768 美元，增幅约为 60%。总体增长的主要原因是处方药费用的增加，门诊和住院费用的影响较小。在 1996—1998 年和 2009—2011 年期间，以定值美元计算，处方药费用增加了 167%，从 665 美元增至 1778 美元。在此期间，门诊费用从 1522 美元增长至 2614 美元，涨幅超过 70%，住院费用从 1996—1998 年的人均 1758 美元增加到 2009—2011 年的 2237 美元，上升了约四分之一。由于处方药费用的增长，所有可归因于药物的医疗费用比例从总数的 14% 增加到 23%，由门诊护理产生的医疗费用仅略微增加至 34%，而由住院治疗及其他类别产生的医疗费用实际上有所下降。另一种评估疾病成本的方法是估算总费用的增加超过与肌肉骨骼系统疾病相似但实际上没有这种疾病的人的可能发生的费用。这里有两种评估的方法：一种是询问个人有关医疗保健方面的资金分配；另一种是利用回归技术分析个人的健康和人口学特征（因为个人归因分析可能不可靠）。通过第二种方法，肌肉骨骼系统疾病患者约 30% 的费用可归因于这些情况。

肌肉骨骼系统疾病相关的总医疗费用是每个患者的费用与任何时候患者数的乘积。在美国，人口老龄化导致患有肌肉骨骼系统疾病的人数及百分比大幅增加。在 1996—1998 年和 2009—2011 年期间，报道的患有一种或多种肌肉骨骼系统疾病的人数从 7600 万人增加到 1.025 亿人，相对增长了三分之一以上，而患有这种疾病的人口比例从 28% 上升至 33.2%，相对增长了五分之一。当与每三年观察周期分析的人均成本相乘后，总医疗成本从 3671 亿美元上升至 7963 亿美元（以美元计算），相对增长 117%。人口老龄化以及每例患者成本动态增加在肌肉骨骼系统疾病总成本中的双重重要性可以由以下事实看出：前者增加超过三分之一，后者增加 61%，都是很重要的。

如果肌肉骨骼系统疾病中的绝大多数患者不是 OA 及类似的机械性疾病，而是像 RA 和 SLE 这样的自身免疫疾病，那么所有肌肉骨骼系统疾病的单个患者的成本相对涨幅会更大。这是由于 OA 的治疗方法随着时间的推移已经相对稳定。但正如后面所解释的那样，在过去十年，随着如 RA 的生物制剂治疗等新疗法的使用，单个自身免疫疾病的成本已经大幅上升。

肌肉骨骼系统疾病在女性中更为常见；患有这种疾病的女性人均医疗费用略高于男性，女性为 8075 美元，而男性为 7865 美元。当联合分析女性患者的高发病率及高人均花费时，女性患者的总治疗费用为 4646 亿美元，男性仅为 3625 亿美元。与肌肉骨骼系统疾病相关的人均医疗费用随年龄的增长而增加，从 18 岁以下人群的低至 3288 美元到 65 岁或以上人群的高达 11 708 美元。然而，由于 45～64 岁患者组人数的数量最多，这组患者的疾病总花费实际上略高于 65 岁或以上患者组，分别为 3489 亿美元和 3054 亿美元。非白种人与白种人肌肉骨骼系统疾病患者人均费用相当，分别为 7949 美元和 8154 美元。但是，西班牙裔肌肉骨骼疾病的患者人均医疗费用为 6305 美元，较非西班牙裔的 8180 美元相对下降约四分之一。不同教育水平患者的人均医疗花费没有明显差异。离婚、丧偶或分居的患者的人均疾病花费（8849 美元）要高于已婚或与伴侣同居（7970 美元），特别是未婚的患者（6612 美元），这一点可能反映了年龄及疾病的严重程度。值得注意的是，有公共医疗保险的肌肉骨骼系统疾病患者的医疗花费较有商业医疗保险的患者高（10142 美元和 7842 美元，相差约四分之一），但这两组的医疗花费都远高于那些没有医疗保险的患者，这部分患者的平均医疗花费仅为 2479 美元，相较拥有商业医疗保险患者医疗花费差额超过三分之二，相较任何形式的公共医疗保险患者差额为 75%。因此，没有保险的人可能未得到充分治疗。分析 2009—2011 年间的数据时，美国近期的医疗保健立法尚未全面实施。

劳动年龄人口中因肌肉骨骼系统疾病所致的收入损失，是 MEPS 中可计算的间接成本的重要组成部分，数量大并且按实值计算在持续增长。18～64 岁的劳动年龄人口数量从最初的三年周期的 4850 万人增长到上一个三年周期的 6340 万人，涨幅约三分之一。同时，患有肌肉骨骼系统疾病的劳动年龄人口的人均收入损失从 596 美元增加到 1224 美元，实际增长超过 100%（尽管在最近的三年期间有所下降）。由于高危人口比例及该人群人均收入损失的增加，使得肌肉骨骼系统疾病患者总的收入损失从 1996—1998 年的 289 亿美元增加到 2003—2005 年的 1286 亿美

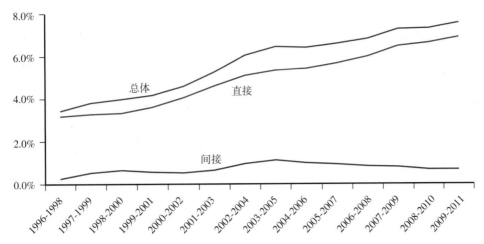

图 32-1　美国选定年份的肌肉骨骼系统疾病的直接、间接及总成本占国民生产总值百分比 [数据来源于（1995 年前）Rice D, Hodgson T, Kopstein A: The economic costs of illness: a replication and update. Health Care Fin Rev 7:61-80, 1985; Badley E: The economic burden of musculoskeletal disorders in Canada is similar to that for cancer, and may be higher. J Rheumatol 22:204-206, 1995; Odonnell S LC, McRae L, Bancej C: Life with arthritis in Canada: a personal and public health challenge. Chronic Dis Inj Can 31:135-136, 2011; Arthritis Foundation of Australia: Cost of arthritis to the Australian community. Industry Commission Report 14-22, 1994; and Arthritis and Osteoporosis Victoria: A problem worth solving , 2013. 数据来源于医疗支出小组调查的作者分析（1996 年以后）[references 16 and 17）]

元，之后又降到了 775 亿美元。人均收入损失及总收入损失的下降可能反映了美国工资增长的相对停滞，这种现象可能会影响失业风险人群，即由于肌肉骨骼系统疾病导致身体损伤而无法继续从事体力劳动的人群。

　　图 32-1 总结了自 1996 年 MEPS 启动以来肌肉骨骼系统疾病的总体经济影响。在 MEPS 启动后的不到 20 年间里，肌肉骨骼系统疾病的总支出占 GDP 的比重已从 3.4% 上升到 7.6%。大部分成本以及成本增长的大部分是医疗成本增加的结果。全年龄段肌肉骨骼系统疾病患者的医疗支出占 GDP 的比重从 3.2% 上升至 6.9%，相对增长约 117%，如只考虑 18 ～ 64 岁人群的收入损失，在近期下降之后，占 GDP 的比重也已从 0.3% 上升到 0.7%。

　　经济衰退的定义是连续两个或两个以上季度经济萎缩占 GDP 比重的 1% 或更多。在 2007 年开始的深度经济衰退中，按年度计算 GDP 下降了约 7%[27]。因此，尽管随着时间推移判断疾病发病更慢，但肌肉骨骼系统疾病对经济影响可以说相当于一次严重的经济衰退。然而，这种影响是持续性的，至少要持续到医疗保健支出可以实现功能改善，同时减少收入损失，或者在不存在以上影响的情况下医疗保健支出随医疗保健总成本和（或）治疗肌肉骨骼疾病的卫生保健服务的单价降低而下降。

其他国家

　　许多国家已对肌肉骨骼系统疾病的经济影响进行了研究，包括加拿大[28-29]、澳大利亚[30-31]、英国[32]、瑞典[33]和荷兰[34-35]。同时兼顾方法学[36]及不同国家证据全面评价的系统综述已经发表[37]。所用研究的方法均与美国 Rice 及其同事的研究方法大致相似[38]。发表于 2011 年的最近期的加拿大的研究[29]使用了 2000 年的数据，显示肌肉骨骼系统疾病的经济损失大约是 223 亿加元，约占该国当年 GDP 的 2.1%，与 Rice 等近期的美国研究相似。在加拿大的研究中，与收入损失相关的间接成本远远大于治疗这些疾病的直接医疗成本。荷兰的初步研究颇具有指导价值。荷兰肌肉骨骼疾病在所有主要疾病分类中的医疗成本中排名第二，超过冠状动脉疾病及其他循环系统疾病，仅次于智力低下。澳大利亚的研究显示[31]，成本集中于某些特定的情况或疾病，其中背部疾病及 OA 的成本最高。总成本达 551 亿澳元。

　　已经进行这些研究的发达国家的人口结构是相似的，由于人口的老龄化，每个国家都面临着肌肉骨骼疾病的大流行。在许多发达国家，肌肉骨骼疾病的增加也可能与肥胖患病率升高有关，如肥胖与 OA 相关。然而，目前尚缺少发展中国家肌肉骨骼疾病医疗成本的系统研究。

单个疾病成本

首个有关单个风湿病的疾病成本研究是关于 RA 的，这说明 RA 在风湿科医生和其他风湿病卫生专业人员临床实践中的重要性，RA 的经济影响仍是研究人员广泛关注的话题。然而，有关 SLE 和 OA 的经济影响也有相当多的文献，关于强直性脊柱炎、银屑病关节炎、痛风、纤维肌痛综合征的疾病成本也有少量的研究发表。

类风湿关节炎

有关 RA 的成本研究已经有许多文章进行了综述[39-46]，其中最近的一篇包含 127 篇文章的系统综述对 RA 的各种经济损失进行了总结[47]，而另一篇文章则针对劳动力丧失的影响进行了分析[48]。一些研究剖析了各文献研究方法的不同，包括分析的角度（从患者角度，关注个人支出占总成本的比例；从付款人角度，关注健康保险计划支出部分或者国家健康保险支出部分；从社会的角度，关注某一疾病的所有卫生保健资源和丧失的劳动力，不论谁为这些资源及放弃的生产力付费）；研究病例的类型（常见的或是偶发的）；特定治疗方法的效果，包括但不局限于生物制剂。

在 RA 的非新发病例和生物制剂应用前的研究中，大多数研究显示直接成本为每年 5000 ～ 7000 美元，间接成本平均为直接成本的 2 ～ 3 倍。尽管研究中每年入院的患者不到 10%，直接成本中仍有约 2/3 是住院成本。在这些住院患者中，绝大多数接受了手术干预，主要是关节置换手术。

每年有大约 90% 的 RA 患者未收入院，这些患者在前生物制剂时代的治疗费用非常低。一项研究显示，这一时期 RA 患者平均花费为 685 美元 / 年，而 RA 患者的整体花费中位数为 2715 美元 / 年。然而在第 90 百分位，花费高于 8000 美元 / 年，在第 95 百分位，花费超过 30 000 美元 / 年[49]。

RA 的高间接成本是工作残疾发生率的函数，随一项研究的低至 34% 到另一项研究的高达 59% 变化

而改变[50]。一项研究报道了从 RA 发病到出现工作残疾的间隔时间。10% 的 RA 患者在发病后的第一年停止工作，将近半数患者在发病后的第一个十年停止工作，90% 的患者在正常退休年龄之前离开工作[51]。

生物制剂对 RA 的成本影响巨大，以至于需要将研究分为生物制剂应用之前和之后。在一些研究中，RA 应用生物制剂的比例已经达到或超过了 1/3[52]。应用生物制剂的患者大约年花费为 20 000 美元，仅生物制剂一项花费就超过了前生物制剂时代包括间接成本在内的疾病总花费。一些研究量化了与生物制剂应用相关的增量成本，超出了与 RA 患者健康状况相似人群的预期成本。Michaud 及其同事[53] 报道，即便考虑到两组人群的差异，应用生物制剂的 RA 患者每年的医疗费用仍超过 19 000 美元，而未应用生物制剂的患者每年仅约为 6000 美元。Fautrel 及其同事报道[54]，与依那西普和英夫利昔单抗相关的增量成本每年为 23 000 ～ 25 000 美元，超过应用生物制剂前每年直接成本的 3 倍。Sorensen 和 Anderson[55] 研究了生物制剂对丹麦医疗保健服务的潜在影响，结果显示在不同情况下，生物制剂将 RA 的治疗成本从 50% 提高到 500%。在一项针对老年 RA 患者的研究中，Weycker 和同事[56] 指出，在生物制剂时代 RA 治疗的成本平均在 12 000 美元～ 23 000 美元之间，超过前生物制剂时代的两倍。

然而，也许衡量生物制剂对 RA 花费影响的最好方法是仅仅注意到，在这种人群患病率不到 1% 的疾病中，制药公司发现在美国的国家电视节目上为这些药物做广告是有利可图的。假定 RA 在美国约 2.5 亿成年人中的患病率为 0.5%，即 125 万人，这其中约 1/4 的患者应用生物制剂，而这些药物每年花费 20 000 美元，所以生物制剂占据的 RA 医疗保健支出将达到每年 60 亿美元。

RA 在发病早期的花费可能很高。Merkesdal 及其同事[57] 发现年间接成本来自于疾病前 3 年内的工资损失。然而，值得注意的是，他们发现第一年短期病假的损失要高于后来的两年，但永久性工作残疾损失的增加部分抵消了病假损伤减少。同样，Hallert 及其同事[58] 发现，RA 诊断后第一年的直接成本平均将近 5000 美元，但间接成本则高出两倍。在血清学阳性 RA 患者将近 6 个月的疾病持续时间内，Newhall-Perry 和同事[58] 发现直接和间接成本分别为每月 200 美元和 300 美元。相对较高的间接成本是由于高失业

率（超过患者的 10%）和病假（＞5%）造成的。

与 RA 相关的高医疗成本即使在那些新近发病的患者中也有体现，这使得患者个人和成本支付方层面以及成本支付方和社会层面对 RA 治疗方法的选择出现了自相矛盾的情况。一方面，通过及时使用新开发的高效的生物制剂可以有很大机会减少关节置换等外科治疗的非药物治疗成本和因工资损失导致的间接成本；另一方面，缺乏生物制剂能降低关节置换和失业发生概率的铁证来证明成本效益。证据缺乏的部分源于所进行研究中的方法学问题，包括缺乏头对头研究以及已完成的研究结果的不确定性[60]。因此，我们知道 RA 相关的医疗成本高且持续增长是因为生物制剂的应用，但我们不知道应用生物制剂是否能减少间接成本及导致关节置换手术的功能丧失。

尽管现在关于 RA 经济影响的大量文献来自于临床样本，但应用 MEPS 数据仍可以对整个美国的经济影响进行估算，但需要注意的是，MEPS 调查中可能有个别受访者即使已被医生确诊为 RA，却不清楚自己患有的特定类型关节炎的诊断名称；而另一些患者又错误地认为自己患有 RA。MEPS 的优势在于其样本大多数来自于社区，这消除了从三级医疗中心及选定的健康计划取样的偏差。MEPS 的估算是通过整合 2008—2011 年的五个年度数据得出的。在美国，RA 患者平均每年的直接成本略高于 17 000 美元，而 18～64 岁的患者总收入损失约为每年 14 000 美元。总体而言，在所分析的年份中，与 RA 相关的直接成本和收入损失总计每年平均 301 亿美元，约占国家年均 GDP 的 0.2%。

系统性红斑狼疮

第一个有关 RA 成本的研究发表于 19 世纪 70 年代中期；而第一个关于 SLE 成本的研究晚了将近二十年。但尽管如此，现在已经有了大量的横跨三大洲[61-62]、关注各种类型 SLE、不同疾病活动度[63]及特殊器官受累[64-67]、对直接和间接成本有影响的研究。近期还有一篇有关 SLE 经济学负担的综述发表[68]。正如我们已知的，历来 RA 的成本主要由工作能力丧失和关节置换决定，但现在生物制剂的支出已经起了重要的作用。SLE 的成本也与高失业率及器官受累相关，特别是因肾衰竭和神经精神功能障碍住院产生的高额医疗花费。然而，对于 SLE 而言，生物制剂的应用目前只是一个前景，因此生物制剂对 SLE 的成本影响不大。SLE 患者的工作损伤对成本的影响很大，这不仅是由于大部分 SLE 患者会暂时或永久地丧失工作能力，还因为 SLE 的平均发病年龄比 RA 要早 10 年[69]。

Meacock 及其同事的综述显示[68]，不同研究中 SLE 的医疗成本从低至 2214 美元到高至 14 604 美元不等，平均为每年 9000 美元。在一个重要的研究中，Clarke 和同事比较了美国、英国及加拿大 SLE 的成本[61]。为了确保评估不受服务价格的影响，他们在每个国家使用了同样的单价。结果显示，加拿大和英国的 SLE 的成本相似，均比美国少 10% ～ 15%。但美国额外的高成本并没有取得更好的预后。

间接成本的评估是通过比直接成本更为异质性的方法得出的，但方法相似的研究结果显示间接成本大约是直接成本的 2 倍[70]。Meacock 等最近的综述指出[68]，间接成本约为直接成本的 1.25 倍，按照 2010 年的价格平均间接成本约为 11 000 美元。高失业率导致了 SLE 患者的高间接成本；在确诊后第一个 5 年内失业的患者占 15%，在确诊后第一个 20 年内失业的占 63%[71]。尽管高失业率本身需要引起人们的重视，但是，SLE 患者的劳动力市场表现却比其他一些有严重程度相似疾病的患者更糟，这是因为如乏力、疼痛、神经认知缺陷这些症状对外行人来说并不那么容易被察觉，并可能影响工作能力[69]。

在研究特定的疾病活动度和器官受累对直接和间接成本的影响时，越来越多的证据表明狼疮肾炎、其他类型肾损害、神经精神症状包括记忆缺失、疾病活动度和严重程度以及疾病复发均对 SLE 的成本有显著的影响。例如，在一项研究中，Zhu 和同事观察到[62]，在 SLE 患者中，SLE 复发的患者的成本是无复发患者成本的二倍，而那些表现为肾和神经系统复发的患者的成本是最高的。同样，一项研究表明，失业在有脏器受累及高疾病活动度的 SLE 患者中更为常见[72]。有效的治疗如防止重要脏器损伤、降低复发率和复发的严重程度可显著降低 SLE 的成本。

骨关节炎

相比而言，关于 OA 成本的研究很少。一部分原因是相对于它实际的高发病率只有比较少的患者得到了正式的诊断，因为即使诊断，治疗方法也无变化。因此，许多 OA 的成本都被纳入"关节炎"和"肌肉骨骼疾病"这个大类别里。再者，当我们列举出 OA 的大部分成本时，我们发现大多是非甾体抗炎药（nonsteroidal anti-inflammatory drugs，NSAIDs）的副作用如消化性溃疡或者关节置换术产生的成本。另一项大的成本是由于使用了为降低 NSAIDs 胃病发生率的药物产生的，包括使用传统的 NSAIDs 时加用的胃黏膜保护剂或应用低胃病发生率的选择性 COX-2 抑制剂[73]。

近来，Chen 和同事对研究 OA 费用的 11 项研究进行了综述[74]。文章指出，以 2010 年价格计算，平均直接成本大约为 3100 美元，间接成本接近 4000 美元。这篇综述还表明如果因发生 NSAIDs 并发症或进行手术干预而需要住院的话，平均直接成本将会成倍上升。此外，所列举的间接成本相对较少，这是因为很多 OA 患者年龄大于正常退休年龄，可能没有因该病造成工资损失。

在一项使用 MEPS 数据的研究中，OA 的直接成本大约每例患者为 11 000 美元，18 ～ 64 岁的患者工资损失将近 7500 美元。在这项研究中 OA 的直接成本总计低于 3400 亿美元，而间接成本为 1210 亿美元。我们还评估了 OA 患者与相同年龄和性别其他人群的增量成本。结果显示，总直接成本增加为 620 亿，间接成本增加为 800 亿。

背部疾病

MEPS 数据十分适合评估与背部疾病相关的经济负担，因为其不需要医生做出特异性诊断，相反，可由有背部疾病病史的患者自己报告。应用 MEPS 数据，作者估计患者自我报告的背部疾病发病率在 1996—1998 年和 2002—2004 年期间升高了 13%，从 2740 万增长到 3100 万，但疾病发病率是不变的，占总体人群的 10.1%。

在研究期间，每例背部疾病的直接成本按 2010 年价格计算，从 4835 美元增加到 8150 美元，增长了 68%。这项增长主要是由于背部疾病患者每例处方量增加了 70%，每张处方费用增加了 57%，处方药总支出增长 167% 所致。18 ～ 64 岁有背部疾病的患者的工资损失相对较少，这是由于大部分背部疾病的患者都是暂时丧失工作能力，而不是永久残疾。应

该指出的是，虽然背部疾病是造成工作损失的常见原因，但与背部疾病的人群高患病率相比，失业比率相对较低。

强直性脊柱炎

Boonen 和他的同事[75] 首先对强直性脊柱炎疾病成本研究进行了系统综述，率先确定了强直性脊柱炎相关负担的特征，描述了多种情况对该疾病的影响[76]。先前发表的文章指出，包括直接成本在内的与强直性脊柱炎相关的总成本在 7243 美元到 11840 美元之间，与前生物制剂时代 RA 的治疗成本不相上下。Woolf[77] 观察到，典型的强直性脊柱炎患者需花费相对较高的辅助器具和护理人员成本，同时还遭受巨大的收入损失。然而，成本种类的分布因国家而异。在美国，物理疗法的覆盖相对较差并且强直性脊柱炎患者入院治疗后报销比例很小，因此相比其他国家，该病收入损失在总成本中占有更大的比例。

纤维肌痛综合征

作为一个颇具争议的疾病，纤维肌痛综合征被定义为持续、广泛的疼痛，或是与未患该病的人群相比对疼痛刺激有更高的反应性。与该病相关的症状包括睡眠障碍和情绪抑郁。纤维肌痛综合征对女性有不同程度的影响，其中很多人无业在家，而其他外出工作的人则易遭遇到行业歧视，女性尤其常见。Annemans 和他的同事[78] 最近就纤维肌痛综合征的经济影响进行了文献综述，在该文章之后又有许多研究发表证实了他们所列举的疾病对经济的影响程度[79-82]。这篇综述报道，纤维肌痛综合征的直接成本平均为 5000 美元 ～ 6000 美元，多于由工资损失造成的间接成本（平均 2000 美元 ～ 3000 美元）。尽管有证据表明有相对较高比例的患者在发病时已经停止工作、减少工作时间，或出现暂时性残疾，这种情况还是会发生。还有的患者通过改变工作任务或更换工作来减轻症状。需要注意的是，研究表明，与纤维肌痛综合征相关的直接成本在诊断前有个高峰，因为诊断性检查造成了大量的社会经济负担，然而在确诊之后和（或）纤维肌痛综合征患者适应了疾病，或应用了常用的镇痛药和抗抑郁药物之后，直接成本

就会减少。

痛风

最近，Trieste 及同事[83] 分析了近十年有关痛风的经济影响的十项研究并进行了综述。在他们的综述后，另有一项研究也已发表[84]，其结果与 Trieste 和同事的结论一致。这篇研究综述发现，痛风引起的直接医疗费用每年增加 100～1000 美元，超出了该年龄段人群的预期水平。预期成本增加的最主要原因是门诊和住院率的上升，而不是处方药，因为大部分的后期治疗药物的价格都不高。虽然支出的平均增量可能相对较小，但一项针对雇员的调查表明，一半的痛风患者的医疗支出费用是匹配的普通人群的两倍。一项未被 Trieste 和同事纳入综述的针对新发痛风患者的成本研究显示，2003 年美国这些新发痛风患者的总直接成本为 2700 万[85]。

结论

研究人员应用疾病成本研究来描述不同疾病对于个体和社会的影响（实证功能），并且协助决策者分配资源来减轻疾病负担（规范功能）。有些人对这些评估方法的开发持批判态度，因为这些评估将关注点从分配相关的资源转移到可能降低疾病成本的干预措施上（即仅计算干预措施的成本效益，而不考虑其应用于何种疾病上）[86]。从本质上讲，他们认为大量的疾病负担评估可能意味着资源从疾病发病率低、成本效益高的情况下被转移，甚至发生在发病率和影响高但无有效的干预措施的情况下，实际上是对金钱的浪费。

尽管如此，一种有力的相反观点是资源分配决策仍将按标准制定而不是由成本效益决定。例如，Verbrugge[87] 很久之前就注意到，致死性疾病更容易受到决策者更多关注。这将不利于那些具有显著低死亡率但严重致残的疾病患者。她观察到，男性患有许多致死疾病的比率更高，特别是心血管疾病，而女性患有肌肉骨骼疾病和神经系统疾病的比率更高，而这些疾病可能产生严重的影响，但通常认为不会导致死亡。

诚然，社会应该根据投资的回报情况分配医疗服务，但是我们也必须要确定对于那些所患疾病得到关注的程度与疾病对其生活造成影响的程度不成正比的患者不会受到过度歧视。至少，我们必须承认疾病成本研究的积极作用是协助根除疾病，它描述了如何将疾病转移的资源用于其他目的，以便在出现有效干预措施时提供一种潜在回报的衡量标准。

尽管有关疾病成本研究作用的辩论仍在继续，但毫无疑问的是肌肉骨骼疾病确实将大量资源从其他用途中转移出来，转移的金额随着人口老龄化以及治疗成本特别是药品成本的增加而增加。自美国政府从 20 余年前起开始收集 MEPS 数据以来，肌肉骨骼疾病总体经济影响已从相当于 GDP 的超过 4% 上升至 7.6%。如果仅考虑同年龄和性别人群的预期增量，其影响较小，但也并不是很小，约占总量的三分之一。肌肉骨骼疾病由于医疗保健的大量开支、通过剥夺经济工作中的生产力以及因疾病导致的其他活动力的丧失所造成的大量经济损失，确实从其他用途中转移了大量的经济资源。

 本章的参考文献也可以在 *ExpertConsult*.com 上找到。

参考文献

1. Rice D: Estimating the cost of illness. *Am J Public Health Nations Health* 57:424–440, 1967.
2. Drummond M, Stoddart G, Torrance G: *Methods for the economic evaluation of health care programmes*, New York, 1987, Oxford University Press.
3. van den Hout W: The value of productivity: human-capital versus friction-cost method. *Ann Rheum Dis* 69:i89–i91, 2010.
4. Rice D, Hodgson T, Kopstein A: The economic costs of illness: A replication and update. *Health Care Fin Rev* 7:61–80, 1985.
5. Robinson J: Philosophical origins of the economic valuation of life. *Milbank Q* 64:133–155, 1986.
6. Olsen J, Smith R: Theory versus practice: a review of 'willingness-to-pay' in health and health care. *Health Econ* 10:39–52, 2001.
7. Gold M, Siegel J, Russell L, et al, editors: *Cost-effectiveness in health and medicine*, New York, 1996, Oxford University Press.
8. Wennberg J, Gittelsohn J: Small area variations in health care delivery. *Science* 182:1102–1108, 1973.
9. Wennberg J: Practice variation: implications for our health care system. *Manag Care* 13:3–7, 2004.
10. Gawande A: Getting there from here: how should Obama reform health care? *New Yorker* 26–33, 2009.
11. The Commonwealth Fund Commission on a High Performance Health System: Why not the best? Results from a national scorecard on U.S. health system performance. *Commonw Fund* 2006.
12. Anderson G, Frogner B: Health spending in OECD countries: obtaining value per dollar. *Health Aff (Millwood)* 27:1718–1727, 2008.
13. Anderson G, Squires D: Measuring the U.S. Health Care System: A cross-national comparison. *Commonw Fund* 2010.
14. Fisher E, Wennberg J: Health care quality, geographic variations, and the challenge of supply-sensitive care. *Perspect Biol Med* 46:69–79, 2003.
15. Meenan R, Yelin E, Henke C, et al: The costs of rheumatoid arthritis. A patient-oriented study of chronic disease costs. *Arthritis Rheum* 21:

827–833, 1978.

16. Cohen S: *Sample design of the 1996 Medical Expenditure Panel Survey Household Component*, Rockville, Maryland, 1997, Agency for Health Care Policy and Research. AHCPR Publication No. 97-0027.

17. Cohen J, Monheit A, Beauregard K, et al: The Medical Expenditures panel survey: a national information resource. *Inquiry* 33:373–389, 1996/97.

18. Yelin E, Cisternas M, Pasta D, et al: Medical care expenditures and earnings losses of persons with arthritis and other rheumatic conditions in the United States in 1997: total and incremental estimates. *Arthritis Rheum* 50:2317–2326, 2004.

19. Decade BaJ: *Health care utilization and economic cost of musculoskeletal diseases. The Burden of Musculoskeletal Diseases in the United States*, Rosemont, IL, 2008, American Academy of Orthopaedic Surgeons, pp 195–211.

20. Avina-Zubieta J, Choi H, Sadatsafavi M, et al: Risk of cardiovascular mortality in patients with rheumatoid arthritis: A meta-analysis of observational studies. *Arth Care Res* 59:1690–1697, 2008.

21. Naz S, Symmons D: Mortality in established rheumatoid arthritis. *Best Pract Res Clin Rheumatol* 21:871–883, 2007.

22. Borchers A, Keen C, Shoenfeld Y, et al: Surviving the butterfly and the wolf: mortality trends in systemic lupus erythematosus. *Autoimmun Rev* 3:423–453, 2004.

23. Ippolito A, Petri M: An update on mortality in systemic lupus erythematosus. *Clin Exp Rheumatol* 26(5 Suppl):S72–S79, 2008.

24. Yelin E, Herrndorf A, Trupin L, et al: A national study of medical care expenditures for musculoskeletal conditions: The impact of health insurance and managed care. *Arthritis Rheum* 44:1160–1169, 2001.

25. Yelin E, Murphy L, Cisternas MG, et al: Medical care expenditures and earnings losses among persons with arthritis and other rheumatic conditions in 2003, and comparisons with 1997. *Arthritis Rheum* 56:1397–1407, 2007.

26. Cisternas MG, Murphy LB, Yelin EH, et al: Trends in medical care expenditures of US adults with arthritis and other rheumatic conditions 1997 to 2005. *J Rheumatol* 36:2531–2538, 2009.

27. Geithner T: *Welcome to the recovery. The New York Times*, New York, 2010, p A23.

28. Badley E: The economic burden of musculoskeletal disorders in Canada is similar to that for cancer, and may be higher. *J Rheumatol* 22:204–206, 1995.

29. Odonnell SLC, McRae L, Bancej C: Life with arthritis in Canada: a personal and public health challenge. *Chronic Dis Inj Can* 31:135–136, 2011.

30. Arthritis Foundation of Australia: *Cost of arthritis to the Australian Community. Industry Commission Report*, 1994, pp 14–22.

31. Arthritis and osteoporosis Victoria. *A problem worth solving*, Elsternwick, 2013, Arthritis and Osteoporosis Victoria.

32. Freedman D: *Arthritis: The painful challenge. Searle Social Research Fellowship Report*, 1989.

33. Jonsson D, Husberg M: Socioeconomic costs of rheumatic diseases. Implications for technology assessment. *Int J Technol Assess Health Care* 16:1193–1200, 2000.

34. Meerding W, Bonneux L, Polder JJ, et al: Demographic and epidemiological determinants of healthcare costs in Netherlands: cost of illness study. *BMJ* 317:111–115, 1998.

35. Elske van den Akker-van Marle M, Chorus AM, Vliet Vlieland TP, et al: Cost of rheumatic disorders in the Netherlands. *Best Pract Res Clin Rheumatol* 26:721–731, 2012.

36. Woolf AVT, March M: How to measure the impact of musculoskeletal conditions. *Best Pract Res Clin Rheumatol* 24:723–732, 2010.

37. Woolf AEJ, March M: The need to address the burden of musculoskeletal conditions. *Best Pract Res Clin Rheumatol* 26:183–224, 2012.

38. Lubeck D: The costs of musculoskeletal disease: health needs assessment and health economics. *Best Pract Res Clin Rheumatol* 17:529–539, 2003.

39. Cooper N: Economic burden of rheumatoid arthritis: a systematic review. *Rheumatology (Oxford)* 39:28–33, 2000.

40. Pugner K, Scott D, Holmes J, et al: The costs of rheumatoid arthritis: an international long-term view. *Semin Arthritis Rheum* 29:305–320, 2000.

41. Chevat C, Pena B, Al M, et al: Healthcare resource utilisation and costs of treating NSAID-associated gastrointestinal toxicity. A multinational perspective. *Pharmacoeconomics* 19:17–32, 2001.

42. Lubeck D: A review of the direct costs of rheumatoid arthritis:

managed care versus fee-for-service settings. *Pharmacoeconomics* 19:811–818, 2001.

43. Hunsche E, Chancellor J, Bruce N: The burden of arthritis and non-steroidal anti-inflammatory treatment. A European literature review. *Pharmacoeconomics* 19:1–15, 2001.

44. Rat A, Boissier M: Rheumatoid arthritis: direct and indirect costs. *Joint Bone Spine* 71:518–524, 2004.

45. Rosery H, Bergemann R, Maxion-Bergemann S: International variation in resource utilisation and treatment costs for rheumatoid arthritis: a systematic literature review. *Pharmacoeconomics* 23:243–257, 2005.

46. Bansback N, Ara R, Kamon J, et al: Economic evaluations in rheumatoid arthritis: a critical review of measures used to define health States. *Pharmacoeconomics* 26:395–408, 2008.

47. Furneri G, Mantovani LG, Belisari A, et al: Systematic literature review on economic implications and pharmacoeconomic issues of rheumatoid arthritis. *Clin Exp Rheumatol* 30:S72–S84, 2012.

48. Filipovic I, Walker D, Forster F, et al: Quantifying the economic burden of productivity loss in rheumatoid arthritis. *Rheumatology (Oxford)* 50:1083–1090, 2011.

49. Yelin E, Wanke L: An assessment of the annual and long-term direct costs of rheumatoid arthritis: the impact of poor function and functional decline. *Arthritis Rheum* 42:1209–1218, 1999.

50. Felts W, Yelin E: The economic impact of the rheumatic diseases in the United States. *J Rheumatol* 16:867–884, 1989.

51. Yelin E, Henke C, Epstein W: Work dynamics of the person with rheumatoid arthritis. *Arthritis Rheum* 30:507–512, 1987.

52. Wolfe F, Michaud K: Biologic treatment of rheumatoid arthritis and the risk of malignancy: analyses from a large US observational study. *Arth Rheum* 56:2886–2895, 2007.

53. Michaud K, Messer J, Choi H, et al: Direct medical costs and their predictors in patients with rheumatoid arthritis: a three-year study of 7,527 patients. *Arthritis Rheum* 48:2750–2762, 2003.

54. Fautrel B, Woronoff-Lemsi M, Ethgen M, et al: Impact of medical practices on the costs of management of rheumatoid arthritis by anti-TNFalpha biological therapy in France. *Joint Bone Spine* 72:163–170, 2005.

55. Sorensen J, Andersen L: The case of tumour necrosis factor-alpha inhibitors in the treatment of rheumatoid arthritis. *Pharmacoeconomics* 23:289–298, 2005.

56. Weycker D, Yu E, Woolley J, et al: Restrospective study of costs of care during the first year of therapy with Etanercept or Infliximab among patients aged greater than or equal to 65 years with rheumatoid arthritis. *Clin Ther* 27:646–656, 2005.

57. Merkesdal S, Ruof J, Schoeffski O, et al: Indirect medical costs in early rheumatoid arthritis: Composition of and changes in indirect costs within the first three years of the disease. *Arth Rheum* 44:528–534, 2001.

58. Hallert E, Husberg M, Jonsson D, et al: Rheumatoid arthritis is already expensive during the first year of the disease (the Swedish TIRA project). *Rheumatology* 43:1374–1382, 2004.

59. Newhall-Perry K, Law N, Ramos B, et al: Direct and indirect costs associated with the onset of seropositive rheumatoid arthritis. *J Rheumatol* 27:1156–1163, 2000.

60. Barbieri M, Wong J, Drummond M: The cost effectiveness of infliximab for severe treatment-resistant rheumatoid arthritis in the UK. *Pharmacoeconomics* 23:607–618, 2005.

61. Clarke A, Petri M, Manzi S, et al: An international perspective on the well-being and health care costs for patients with systemic lupus erythematosus. *J Rheumatol* 26:1500–1511, 1999.

62. Zhu T, Tam L, Lee V, et al: Systemic lupus erythematosus with neuro-psychiatric manifestation incurs high disease costs: a cost-of-illness study in Hong Kong. *Rheumatol* 48:564–568, 2009.

63. LaCaille D, Clarke A, Bloch D, et al: The impact of disease activity, treatment, and disease severity on short term costs of systemic lupus erythematosus. *J Rheumatol* 21:448–453, 1994.

64. Carls G, Li T, Panopalis P, et al: Direct and indirect costs to employers of patients with systemic lupus erythematosus with and without nephritis. *J Occup Environ Med* 51:66–79, 2009.

65. Pelletier E, Ogale S, Yu E, et al: Economic outcomes in patients diagnosed with systemic lupus erythematosus with versus without nephritis: results from an analysis of data from a US claims database. *Clin Ther* 31:2653–2664, 2009.

66. Clarke A, Panopalis P, Petri M, et al: SLE patients with renal damage

incur higher health care costs. *Rheumatol* 47:329–333, 2008.

67. Li T, Carls G, Panopalis P, et al: Long-term medical costs and resource utilization in systemic lupus erythematosus and lupus nephritis: a five-year analysis of a large medicaid population. *Arth Rheum* 61:755–763, 2009.

68. Meacock R, Dale N, Harrison MJ: The humanistic and economic burden of systemic lupus erythematosus : a systematic review. *Pharmacoeconomics* 31:49–61, 2013.

69. Scofield L, Reinlib L, Alarcon G, et al: Employment and disability issure in systemic lupus erythematosus: A review. *Arth Rheum* 59:1475–1479, 2008.

70. Sutcliffe N, Clarke A, Taylor R, et al: Total costs and predictors of costs in patients with systemic lupus erythematosus. *Rheumatology (Oxford)* 40:37–47, 2001.

71. Yelin E, Trupin L, Katz P, et al: Work dynamics among persons with systemic lupus erythematosus. *Arth Rheum* 57:56–63, 2007.

72. Yelin E, Tonner C, Trupin L, et al: Longitudinal study of the impact of incident organ manifestations and increased disease activity on work loss among persons with systemic lupus erythematosus. *Arthritis Care Res (Hoboken)* 64:169–175, 2012.

73. Moore R: The hidden costs of arthritis treatment and the cost of new therapy–the burden of non-steroidal anti-inflammatory drug gastropathy. *Rheumatology (Oxford)* 41:7–15, 2002.

74. Chen AGC, Akhtar K, Smith P, et al: The global economic cost of osteoarthritis: how the UK compares. *Arthritis* 2012:2012.

75. Boonen A, van der Heijde D: Review of the costs of illness of anklylosing spondylitis and methodologic notes. *Expert Rev Pharmacoecon Outcomes Res* 5:163–181, 2005.

76. Boonen A, van der Linden S: The burden of ankylosing spondylitis. *J Rheumatol* 33:4–11, 2006.

77. Woolf A: Economic Burden of Rheumatic Diseases. In Firestein G, Kelley W, editors: *Kelley's Text of Rheumatology*, Phildephia, 2009, Saunders/Elsevier, pp 439–449.

78. Annemans L, Le Lay K, Taieb C: Societal and patient burden of fibromyalgia syndrome. *Pharmacoeconomics* 27:547–559, 2009.

79. Thompson JM, Luedtke CA, Oh TH, et al: Direct medical costs in patients with fibromyalgia: cost of illness and impact of a brief multidisciplinary treatment program. *Am J Phys Med Rehabil* 90:40–46, 2011.

80. Chandran A, Schaefer C, Ryan K, et al: The comparative economic burden of mild, moderate, and severe fibromyalgia: results from a retrospective chart review and cross-sectional survey of working-age U.S. adults. *J Manag Care Pharm* 18:415–426, 2012.

81. Lachaine J, Beauchemin C, Landry PA: Clinical and economic characteristics of patients with fibromyalgia syndrome. *Clin J Pain* 26:284–290, 2010.

82. Perrot S, Schaefer C, Knight T, et al: Societal and individual burden of illness among fibromyalgia patients in France: association between disease severity and OMERACT core domains. *BMC Musculoskelet Disord* 13:22, 2012.

83. Trieste L, Palla I, Fusco F, et al: The economic impact of gout: a systematic literature review. *Clin Exp Rheumatol* 30:S145–S148, 2012.

84. Park H, Rascati KL, Prasla K, et al: Evaluation of health care costs and utilization patterns for patients with gout. *Clin Ther* 34:640–652, 2012.

85. Kim KSR, Hunsche E, Wertheimer A, et al: A literature review of the epidemiology and treatment of acute gout. *Clin Ther* 25:1593–1617, 2003.

86. Mooney G, Wiseman V: Burden of disease and priority setting. *Health Econ* 9:369–372, 2000.

87. Verbrugge L: Longer life but worsening health? Trends in health and mortality of middle-ages and older persons. *Milbank Mem Fund Q Health Soc* 62:475–519, 1984.

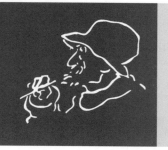

第33章

健康结局的评估

原著 Dorcas E. Beaton • Maarten Boers • Peter Tugwell
王志强 译 李振彬 校

关键点

任何单一的健康结局只能反映疾病对患者影响的部分情况。确保你对目前的目标或问题有正确的看法。

"核心项目"是最小的，但并非唯一的专业团队达成共识的结果领域，能够包括某一疾病的所有研究（如果可以的话）这一点很重要。他们可用于若干风湿性疾病的评价。

明确和理解研究者需要评估的内容是选择正确评估工具的关键。

选择评估工具需要遵循循序渐进的过程-寻找使用这些评估工具的实用性以及方法学/统计学方面的证据。

如果选择的评估工具缺乏某一属性的证据，则可设立研究来增加证据，而不是废弃这种评估工具。

在医疗保健成本上升、医疗提供者责任增加[1]以及日益重视评估对患者重要性[2-3]的时代，健康结局评估需要适当的高质量评估工具。研究人员、行业、监管机构和临床医生都需要了解要评估的健康结局以及如何评估这些结局，以便能够在研究、资源分配、政策和临床决策制订中使用这些信息。以患者为中心的结局研究[例如以患者为中心的结局研究所（Patient-Centered Outcomes Research Institute，PCORI）]的倡议已经改变了我们对健康结局的通常观点，将重点放在对患者及其家属更重要的结局上[3]，以便临床试验和其他研究的结果对患者和临床决策的现状都具有更大的相关性和更多的信息[2,4]。这通常意味着包括框架右侧的结局，例如功能、国际分类

标准、残疾和死亡分类标准（ICF）[5]：更加适应运作和参与工作和家庭角色的因素、生活质量、症状程度、生物标志物、疾病活动度和药物反应[6]。它还意味着要开辟新的方式来理解熟悉的概念。过去，通过倾听患者的诉求，帮助我们对于一些概念（如疲劳[7]）有了更新的理解，创造出新的评估工具以理解骨关节炎（osteoarthritis，OA）患者的疼痛[8]。评估手段越能有效获取患者的感受，我们就越有可能使用正确的评估工具应用于临床实践。

虽然20世纪后期用于获取健康和生活质量等结局的评估工具数量激增，但直到过去10~15年来，这些评估工具的标准化才取得进展。Reeve建立了与患者报告结局选择相关的28个指导性文件[9]。一些标准，如美国食品药品监督管理局（FDA）的指导声明[10]、欧洲药品管理局（the European Medicines Agency，EMA）的意见或风湿病学的结局评估（the outcome measures in rheumatology，OMERACT）筛选程序的更新意见[11]，定义了需要什么样的证据（评估属性）才能确保评估工具可以执行某些临床评估[12]。其他标准关注测量工具性能方面研究的评价和整合，在如患者报告结局评估的评价（evaluation of the measurement of patient-reported outcomes，EMPRO）[13]和基于共识的健康状况测量评估工具选择标准（consensus-based standards for the selection of health status measurement instruments，COSMIN）[14]等组织的努力下，概述了测量特征研究的系统综述（搜索、评估和综合）的方法。其他寻求研究间的标准化结局途径仍在探索中。一项美国联邦基金资助计划PRO测量信息系统（PRO measurement information system，PROMIS，www.promis.org）已经创建了一个针对一般人群校准的大型项目库，并且能够通过计

算机自适应测试（computer adaptive testing，CAT）测量不同的健康领域（包括疼痛、功能、抑郁）。反应模式的可预测性允许使用少量项目来关注个体的评分[15]。这有可能成为比较疾病或将不同尺度校准到共同指标上的有力评估工具。所有这些努力都旨在将最好的评估工具应用到实践当中，并提供研究间一致性的、高质量的数据，以支持研究结果的汇总及其在临床治疗中的应用。

在本章中，我们将回顾结局测量需求的方法，以及如何选择评估工具。一个结局评估工具类似于一个建筑物或家中的窗户。它仅能提供一个由其位置和大小（或者就结局评估工具来说即为内容和反应组）定义的视野。决定使用哪种评估工具从逻辑上必须开始于回答问题"你想通过什么窗口看？"和"你希望能看到什么？"。在此情况下我们越清楚地了解所希望衡量的内容，就越容易做出更好的选择。以上看似简单，但在选择健康结局评估工具时经常忽略回答这些问题。一旦有一个好的候选者，就会进入一个与该领域其他几个标准一致的决策过程，此处为OMERACT 筛选程序推荐[11,16]。该程序（目前是 2.0版本）是一组能够满足确保评估工具最适合于该测量目标域 / 概念的标准。这要通过积累一组测量属性的高质量证据来判断。本章阐述了以下 3 个问题：①在关节炎中哪些类型的结局是评估的主要内容？②如何知道需要评估什么？③如何发现满足需要的评估工具？

关节炎中哪些类型的结局是典型的评估内容？

在阅读风湿病文献及监测患者的临床护理中，会出现某些高度相关的结果。这些经常出现的组群被称为"核心项目"。

关节炎 / 疾病特异性评估工具：核心结局组

核心结局组（core outcome sets，COS）是在关节炎研究中测量的最小但并非唯一的一组领域。它们通常被一些组织推荐，如 OMERACT、欧洲抗风湿联盟（European League of Assoviations for rheumatology，EULAR）、国际风湿病学会（Internadional League of

Associations for rheumatology，ILAR）、美国风湿病学会（American College of Rheumatology，ACR）等团体推荐，或特定疾病组织，如强直性脊柱炎的 ASAS 或银屑病关节炎的 GRAPPA。可以使用多种方法来确定核心项目，但最普遍的是基于关键利益相关者（研究人员、行业、监管机构、患者和临床医生）的共识 [OMERACT，有效性试验中的核心结局测量（core outcome measures in effectivness trails，COMET）] [11,17]。COS 标准化结局应用于一个领域的每项研究中，以获得更大的可比性和更少的与系统综述中结局异质性相关的偏倚风险。表 33-1 列出了 9 种风湿性疾病临床试验的核心结局组[18-32]。它还显示了每个组织推荐 [R] 作为要考虑的额外领域，或者在它们作为每个研究中要测量的核心项目的一部分之前需要更多的研究。第一列显示了最新OMERACT 筛选程序 2.0[11]。建议的可能核心区和核心领域。OMERACT 要求专业组织确保每个核心区至少涵盖一个结局领域（生命影响、病理生理学表现、不良反应、死亡或任选的组合利用）。其余列显示了目前在不同风湿性疾病中选择的核心项目。存在许多共同点：大多数组包括或建议包括疼痛、躯体功能、患者和临床医生的总体评估以及炎症标志物。这些评估内容应该出现在这些疾病的所有临床试验或其他研究项目中。其他还包括疾病活动度和（或）损伤指数，这些通常是反映该时间点疾病活动度的各种临床表现（受累关节计数、急性期反应物和严重程度的总体分级）的总体临床指标。一些核心项目包含反映疾病的特有领域（如强直性脊柱炎中的脊柱活动度）[33]，或研究的特有目标（如痛风中痛风石的测量）[31]（表 33-1）。

虽然表 33-1 侧重于核心结局组，但在某些情况下还提出了一种评估工具选择，例如，炎症性关节炎（inflammatory arthritis，IA）中残疾的健康评估问卷（the health assessment questionnaire，HAQ）。还有多种其他选项可以选择。Strand 回顾了狼疮中的 6 个疾病活动指数，发现它们具有可比性[34]。在某些情况下，这些领域是共享的，但测量技术在疾病内或疾病间会有差异。在类风湿关节炎，DAS28 计数 28 个关节[6]，而在强直性脊柱炎，则需计数 44 个关节[33]。我们将简要回顾一些上述核心领域在关节炎中常用的一些评估工具。

表 33-1 目前不同风湿性疾病组的核心结局项目的核心区域

可包含在核心项目的核心区域和领域 Wolfe, 1999; Boers, 2014	疾病组的核心项目（如果提到的是评估工具）								痛风	
	类风湿关节炎	骨质疏松	骨关节炎	系统性红斑狼疮	强直性脊柱炎	银屑病关节炎	血管炎	纤维肌痛	急性	慢性
	Boers, 1994 Felson, 1993 Kirwan, 2007 Bartlett, 2012	Cranney, 1997	Bellamy, 1997	Smolen1999 Strand, 1999	van der Heijde, 1999	Gladman, 2005 Gladman, 2007	Merkel, 2009 Merkel, 2011	Mease, 2009 Choy, 2009	Schumacher, 2009 Grainger, 2009	
病理生理学表现										
合计指数	✓（EULAR DAS）			✓DAI，R：疾病严重度		✓	✓BVASv3			
生物标记		✓生化	Opt				R	脑脊液（R）		血尿酸
关节压痛	✓28或68个关节				✓44个外周关节	✓		✓	✓	✓
附着点炎					附着点炎†	R			✓	Opt
关节肿胀	✓		Opt			R		僵硬（R）		✓（痛风石）
关节强直					✓脊柱强直 ✓脊柱活动度	R		认知（Opt）	Opt	Opt
急性期反应物	✓		Opt	R	✓†	✓			R	R
放射影像学	✓>1年	✓（BMD）	✓（>1年）		✓脊柱和髋‡	✓结构的	R	R		Opt
畸形										
器官损伤		R（BL）/✓* 骨折 R（BL）/✓* 身高变化		✓损伤指数		✓皮肤、甲	✓			
生活影响										
总体疾病 患者 医生	✓ ✓		✓ R	✓ —	✓	✓ ✓	✓ —	✓ —	✓ Opt	Opt
生活质量	R（应用）	R（BL）/✓*	R	✓	✓	✓	✓	✓		✓

续表

可包含在核心项目的核心区域和领域 Wolfe, 1999; Boers, 2014	疾病组的核心项目（如果提到的是评估工具）									
	类风湿关节炎	骨质疏松	骨关节炎	系统性红斑狼疮	强直性脊柱炎	银屑病关节炎	血管炎	纤维肌痛	痛风 急性	痛风 慢性
	Boers, 1994 Felson, 1993 Kirwan, 2007 Bartlett, 2012	Cranney, 1997	Bellamy, 1997	Smolen1999 Strand, 1999	van der Heijde, 1999	Gladman, 2005 Gladman, 2007	Merkel, 2009 Merkel, 2011	Mease, 2009 Choy, 2009	Schumacher, 2009 Grainger, 2009	
症状	疼痛 R（疲劳）	R（背）*	√疼痛	R（疲劳）	√疼痛 √疲劳	疼痛 疲劳		√疼痛 麻木 疲劳	√疼痛	√ 疼痛
躯体功能	√残疾	R*	√	R	√	√	Opt, R	√	√	√
心理	R			R				Dep（Opt） Anx（R）		
角色参与							Opt, R			
资源使用										
费用 [R]	R	R*		R			R		Opt	Opt
劳动力丧失 [R]				R		R	R		Opt	
死亡							√			
不良事件	R	√		√						

阴影行反映目前核心区域。根据风湿病学结局测量领域分行。

骨质疏松：核心项目为研究热点。* 旨在降低骨折发生率的研究。(Data from Cranney A, et al: Osteoporosis clinical trial endpoints: candidate variables and clinimetric properties. J Rheumatol 24(6):1222–1229, 1997.)

强直性脊柱炎：核心项目元素为研究热点。† 临床记录和症状改变，‡ 仅疾病变化；其他 = 所有研究。

Anx，焦虑，BL，骨丢失研究；BMD，骨矿物质密度；BVASv3，Birmingham 血管炎活动性评分第 3 版；√，核心区域；CSF，脑脊液；DAI，疾病活动指数；Dep，抑郁；EULAR DAS，欧洲抗风湿联盟疾病活动量表（或修订的 DAS28）；HCU，卫生保健利用；Opt，任意结局；R，进一步研究建议并可能纳入核心项目

疾病的病理生理学表现指标

疾病活动度是疾病病理生理学表现中最常测量的指标之一。类风湿关节炎疾病活动度（炎症活动的指标）最常用的指标之一是 DAS[35] 和 DAS28[6]，综合一组核心结局（即急性期反应物、关节计数和整体分级）形成加权评分，提供了 2～10（DAS）或 0～9（DAS28）的积分，由此明确定义疾病的高中低活动状态。低疾病活动状态（DAS28 < 2.6）被认为是关节炎缓解的指标，今后可能会进一步修订。最近，提出了类风湿关节炎新的缓解标准。该标准提示即使疾病活动度评分较低时，也可能有显著的疾病活动，疾病活动评分不够敏感，因此需开发其他改进标准或新的标准[36]。其他疾病活动指数（DAIs）包括 Bath 强直性脊柱炎疾病活动指数（BASDAI）[37] 和系统性红斑狼疮的六种疾病活动评估[34]。当有多种方法可用时，可寻找直接比较的方法，正如通过 Strand 操作评估可比较的信息[34,38]。重点关注基于循证医学证据和专家共识的关节炎活动或加重定义的工作也在进行中[39]，以用于描述临床试验中病情的加重状态。

损伤指数是关节结构损伤的指标，通常表现为关节间隙变窄、侵蚀、软骨下囊肿或骨赘形成。Van der Heijde 研究 RA 时特别关注上述典型表现，应用了三种方法（Sharp、Larsen/Scott 和 Van der Heijde 方法）评估关节损伤和关节损伤的进展。进展常用"可探测的最小改变"来测量，精确度取决于阈值，误差来源于观察者之间放射测量的差异[33]。

疾病对生活的影响

健康状态

健康状态提供了多种情况下某一健康方面的信息。因此，理论上可用于比较关节炎或糖尿病伴发的下腰痛。这种评估工具依赖于收集患者症状的能力。一般的评估工具具有进行疾病间比较以及涵盖更广泛健康问题的优点，而核心项目可能忽略了这些问题（如心理健康）。然而，常常由于其宽泛性，一般的评估工具不利于深入探究某一种疾病。因此，一般评估工具检测疾病特异性改变及疾病活动的敏感性不足，常需要补充疾病特异性评估工具[40]。常用的一般评估工具包括 SF-36[41]。一般评估工具的直接比较显示出通过不同评估工具得出的评分惊人的不一致性[42-44]。如果使用不同的健康状况量表，临床研究的结果可能无法进行比较。

实用性：健康状况的价值

实用性量表提供了健康状态评估的整体评分，将死亡设定为 0，完全健康设定为 1。其重点不是描述状态，而是指定状态的重要性、价值或偏向[45-46]。经济评估需要实用性评价来评估健康状态与治疗成本的价值权衡比较。实用性状态可通过直接或间接方法获得。直接法，例如标准竞技和计时测试，包括通过运动后机体的反应得出他 / 她自身健康状态的数值，该数值对应于运动的时间或其他体能指标[45]。间接法，则通过搜集标准化问题并应用预设的权重来推测[46]。例如，EQ-5D 是通过五项内容（三种反应类型）联合描述一种健康状态。同样，健康实用性指数（health utility index，HUI）收集 6 或 7 个方面（取决于版本）的健康信息，用 5 项至 6 项反应量表来定义健康状态[46]。然后，随着六维实用指数短表（SF-6D）的日益普及[47]，这两个量表通过不同人群的权重对健康状态赋值—即"间接"加权。不同方法获得的绝对值会有所不同[45,48]。

症状

疼痛的强度通常应用 10 cm 视觉模拟标尺或 0 ~ 10 数值评定量表来评估[49]。这种简单的评估方法易于操作且易于理解。然而，Hawker 领导的一项旨在更好地了解髋关节疼痛的研究发现，患者在描述间歇性和持续性疼痛方面存在差异。由此产生了一种疼痛评估的新工具[8,50]。疲劳是另一种重要的症状，与疲倦大不相同[7,51]。推荐使用全身指数或 OMERACT 研究者回顾得出的几个可获得的标尺之一[52-54]。OMERACT 研究对睡眠问题评估提供了一个好模板，其工作贯穿睡眠障碍的概念、限定其范围，并重点研究那些把握了概念和定义的可用标尺[55-56]。

残疾量表

躯体残疾是关节炎健康状况的疾病特异性评估的一个例子，因为它经常受到其他因素的影响，需要专注于关节炎的更特异的评估工具。通常用 HAQ 残疾指数（HAQ disability index，HAQ-DI）来进行评估[57]，该指数涵盖了日常功能不同方面的 20 项内容。每项得分为 0 ~ 3 分，3 代表最严重的残疾。获取每项评分，计算出总体评分，同样采样 0 ~ 3 的等级表示。如果完成一项任务需要辅助，则得分调整为原评分的 2/3。HAQ-DI 的相关细节可以通过书籍和网络获取。HAQ 是与 PROMIS 数据库相链接的评估工具之一[15]。

还有其他有关躯体功能的评估量表或子量表，例如关节炎影响评估量表（arthritis impact measurement scale，AIMS）[58] 和 AIMS2[59]，以及特异性更强的评估方法，例如 WOMAC 骨关节炎指数（western ontario and mcmaster universities osteoarthritis index，WOMAC）[60] 或膝关节损伤和骨关节炎结局量表（knee injury and osteoarthritis outcome scale，KOOS）[61]，后者是下肢 OA 最常用的量表。AUSCAN 骨关节炎指数（Australian-Canadian osteoarthritis index，AUSCAN）应用于手骨关节炎（osteoarthritis，OA）[62]。

患者自我效能 / 效用

自我管理正在成为许多慢性病患者管理计划的一部分。对关节炎患者来说，这些计划可以提高自我效率，也就是说他们会更有信心有效地管理疼痛和疾病。Lorig 自我管理标尺是此类型研究最常用的方法之一[63]。Tugwell 团队制作了一个手册——"有效用户日表"，该量表包括了患者有效管理自我医疗保健决策、与卫生保健组织的合作以及疾病监测等行为[64]。在关节炎中，它是一种可靠、有效和反应良好的工具，得到了关节炎患者的认可[65]。

劳动能力丧失：不限于缺勤

随着对早期风湿性疾病更积极的治疗，越来越多的关节炎患者可以工作，从而需要进一步记录他们在工作中的自我管理能力[2,51,66]。由于职业和工作环境不同，个人工作能力难以评估，评估应该明确具体情况。在 OMERACT 开展的工作中，确定了 20 多种评估方法[67]。对这些评估工具的 6 年研究中，研究人员通过对内容和概念重点的审查进行了七个尺度的筛选，然后回顾和创建了必要的评估手段满足 OMERACT 筛选程序的属性[66,68-69]。发布了一系列报道多条目和整体量表的证据。虽然这些量表之间的相关性较小，但已经积累了足够的证据来支持这些评估工具的效力。

无薪工作的角色

参与如养育子女、志愿者工作或业余活动等有价值的无薪工作，是反映疾病负担的重要方面[65]。需要仔细考量这一概念，并在未来对反映这一概念的评估工具进行测试或开发。

患者特异性指数

患者特异性量表允许患者提出自己的条目，并创建他们自己的结局量表。大多数研究者鼓励患者提出 3～5 条项目，通常是那些对这个人来说最具挑战性的条目。Jolles 及其同事开发并回顾了大量此类量表[71]。每个量表都包含与患者非常相关的内容并随之改变[72]。如何对患者个体的条目进行数学上的量化分析具有挑战性。个体化的定量分析或许是最佳的，比如患者达到目标、改善他们选择的活动的比例。

毒性或不良事件

许多风湿病的药物及非药物治疗伴随着毒性和不良反应的风险[73]，其中大多数难以预料。由于治疗时患者、医生和政策制定者在考虑干预时需权衡利弊，所以在疗效以外，系统性阐述一系列不良事件在结局评估中是非常重要的[10,74-75]。

死亡

风湿性疾病与死亡率增加相关，因此应该对关节炎特异性死亡率加以监测。

资源利用（成本）

在考虑一种治疗与另一种治疗的获益时，与治疗（药物、设备和医生诊治）相关的成本十分重要。因此，OMERACT 筛选程序 2 将资源利用作为重要但可选的领域包括在内。除直接成本外，还应考虑间接成本（如丧失生产力和需要照顾）。协调比较各研究中的成本估算非常重要[76]。

本部分回顾了迄今为止已制定的标准。随着对以患者为中心的结局的重新认识，可能会出现新的评估方法和概念。下面两节将帮助读者解决想要测量的方面或在不同评估工具之间做出选择的问题。

如何决定评价什么：定义个体的评价需求

正如进行一个临床试验前，研究者需要确定研究问题一样，选择评估工具进行健康结局评估之前应该确定评估的问题[12,77]。这个定义包括三个部分：评估什么？为什么评估？评估谁？

评估什么？

在选择评估工具之前，理解个体应该测量的概念非常重要。这样就能选择一种适合的评估工具，一个有效的工具将使应用者少受干扰。患者自身的体验可以帮助理清测量领域的范围和内容，如康复[78]或疲劳[54]，并对研究者的资料加以补充。该想法是基于相关的临床需求、患者的观点和患者优先权，因此对于患者来说浅显易懂且与患者密切相关[79-80]。EULAR 或 FDA 等组织已把患者参与作为新量表开发的必备因素[78]［比如类风湿关节炎疾病影响（rheumatoid arthritis impact of disease，RAID）的开发][81]。在研究中纳入患者存在一些实际困难，比如交流障碍及运用科学方法和专业术语沟通等实践问题[82]，但是在理解想要测量的概念（"什么"）方面的优势是十分显著的。

概念框架的使用有助于定义关键概念或结局。2001 年世界卫生组织认可的国际功能分类（international classification of functioning，ICF）已日益普及[5,83]。它描述了三个主要概念（图 33-1）：①损伤（症状、结构限制）；②活动限制（完成工作困难）；③参与受限（参与社会职能）。ICF 还增加了环境因素（比如工作需求、环境障碍、天气）和个人因素（体质、心理应对策略）的重要性。OMERACT 利用 ICF 制定筛选程序 2[11]中的核心评估领域。选择有助于定义的框架并仔细斟酌想要评估的项目将有利于研究结果的诠释。它们构成了理解研究观察项目、检验假设和

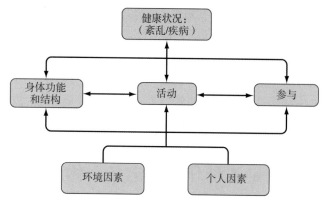

图 33-1 国际功能分类（ICF）概念框架分类显示损伤、活动受限和参与限制之间的假设关系，以及环境和个人因素对这些领域的直接影响

数据分析的基础。在回顾任何评估工具或核心项目之前，都应该对概念深思熟虑并进行细致而清晰的定义。此评估工具应满足需要，而不是相反。

为什么评估？

明确一种工具的评估目的有助于选择正确的评估工具[12,77]。Kirshner 和 Guyatt 描述了 3 个目的：描述[及时基于一点评测一个概念，如疾病负担（即，这组病情比那组病情更严重）]、预测（提供有关未来的信息，如 HAQ 在关节炎中的死亡率预测）和评估（随时间改变措施，如治疗的利弊）[84]。每种目的均需要参选工具的评测性质。在本章中，我们将重点放在与健康结局评估相关的目的上：描述某一试验某一时间点的状态（Kirshner 描述性目的）和评估其随时间变化的情况（Kirshner 评估性目的[84]）。

目标人群？

目标人群很关键，但常被忽视。例如，一种评估工具可以很好地应用于严重的髋骨关节炎的评估，但对疾病早期症状不敏感。确定一种工具用于评估个体患者还是评估临床试验中的患者组同样重要。前者需要更高水平的评估特质，例如可信度 > 0.90，而对于临床试验中整体的描述，0.75 ～ 0.80 已足够充分[85]。

基于以上三点的决策制定将有助于定义评估工具并为评论备选评估工具提供更坚实的基础。

选择能满足评测需求的结局决策工具

有了清晰明确的需求后，结局评估工具的选择可以遵循一系列步骤。任何一个步骤的失败都会导致重新选择另一个候选评估工具。测量属性的缺少是一个缺陷，但通常可以通过额外的研究来纠正。许多指南提供了比本章描述更详细的结局评估方法[9]，尤其在可信度和效度方面。本部分我们将描述一个决策程序，用于评价一个评估工具是否符合明确的测量需求。如图 33-2 所示，此过程建立在 Law[86]、Lohr[87]、Mokkink[14]、Reeve[9] 和 OMERACT 程序[88] 的工作基础上，并强调了已发表的每个领域的关键概念。

这一决策过程有三个值得注意的关键特征。首先，一旦选择一种工具，程序便以对评估目的的清晰阐述作为开始。其次，如果可能的话，在寻找相关性和统计学效应大小之前[69,89]，可以利用用户导向的反馈例如患者的反馈来做许多事情。可能存在普遍误解认为所有评估都与统计相关，而许多却与常识有关。最后，早期阶段无法提示难以校正的不匹配，从而提示最好更换评估工具。换言之，在随后的以数据为基础的阶段，可以进行小规模研究来获取证据（"操作"循环）直到其成为一个很好的工具，而非弃用。考虑到这些要点，我们接下来回顾这个过程。

第 1 步：评估工具是否良好地匹配评估需求？

仔细思考概念，然后根据候选评估工具及其条目衡量工具概念与评估需求（概念、人群、目的）是否匹配[77]。研究者应当将目标概念的可行性定义、适用人群（患者或一般人群）和预期目的联系在一起，并满足目前需要[10,87,90]。如果不是或者匹配不好，则选择其他候选评估工具，因为这一评估工具可能无效[91]。例如目标可能是躯体功能，而评估只包含简要的躯体功能但情绪及社会心理健康所占成分更多，甚至已用于研究。如果概念与目标匹配不佳，那么就放弃。

第 2 步：可行性如何？

可行性涵盖了预期设置的应用这一量表的实用性[86-88]。是否费时？获得许可的费用是否过高？是否需要特殊设备？是否会给你的患者造成过多负担

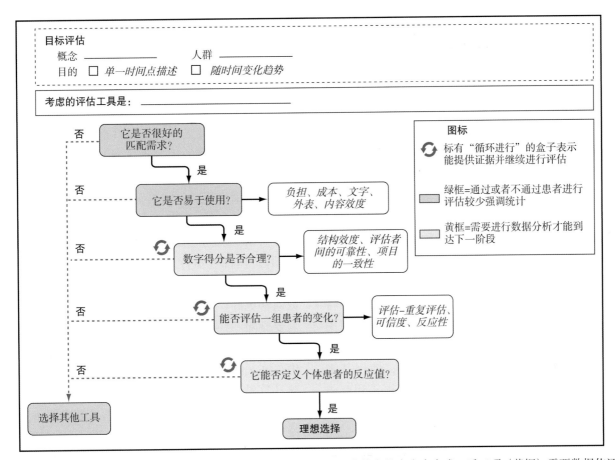

图 33-2 评价候选评估工具的决策流程。前两项（绿框）可以通过输入决策者的态度来完成。后三项（黄框）需要数据佐证。许多评估工具在第1、2、3步就被否决，这是无法逆转的。条件循环意味着任一阶段可以暂停以确定是否需要补充其他证据，而并不一定要放弃评估工具

（语言方面、文化程度和问题的可接受性）？页面格式是否合理？结果对给定的目的和问题是否有意义？问题是否简单明了？是否附有必要的评分说明？评分结果是否易于解释？对这些问题中任何一个的否定回答都引导你选择另一个更可行的评估工具。可行性常左右你的选择[88-89]。其他可能称此为评估工具的"敏感性"或"临床实用性"。通常通过调查者（调查）完成评估，但通过患者填表可以获取更多关于时间长度、困难度以及问卷调查带来的负担方面的信息[89]。

内容稳定性

候选评估工具是否能够很好地涵盖概念的主体？在这些内容中的条款是否匹配？现在我们已经很清楚为什么在此之前必须很好地表达和阐述测量需求以避免不必要重复。与第二步一样，这通常由临床医生或研究人员完成，但患者也能够提供有价值的资料以确保内容的全面性。

内容稳定性评价了一个量表的条目和适用范围，以及设计者是否涵盖了概念的广度和深度[85]。换言之，是否包括所有的重要领域及有足够的深度以涵盖了患者的感受？

第3步：数值评分是否有意义？（建构效度）

确定了内容可信和量表的可行性之后，下一步将开始进行更多密集数据评估。

条目到量表（仅适用于多项目反应性量表）：结构效度

第一阶段处于量表条目水平：收集关于量表条目水平是否以其应有的方式执行的数据。这通常称为结构效度，要确认其分量表上的条目结构与开发人员的期望一致。它将内容与结构联系起来，且通常与内容更加一致，之所以需要对此进行考量是基于对数据的

分析。通过如因子分析（假设此工具被设计为具有与一个潜在特征相对的复杂条款）或项目反应理论[92-93]方法评估这个结构效度，去观察是否满意条款的设计，以期获得连续性数值。应该注意的是，因子分析将有利于复杂条目以相似的方式得到验证。因子分析的目标是确定类似条目是否具有足够相关性，以表明它们是否在不同人群之间反应模式一致。如果存在多个子量表，则这些子量表将作为不同的反应模式分离，子量表中的条目间的相关性大于子量表间的相关性。这一切都具有逻辑意义，并通过条目间相关性、条目与总体相关性和因子分析进行数学概括。

如果另一种方法，如项目反应理论（item response theory，IRT），已用于选择一个量表的条目，那么将选择更广泛的次相关性条目来获取所有等级的潜在特征，传统的因子分析方法无法进行很好的概括。使用的方法需与开发中应用的方法相匹配。基于 IRT 的工具需在现代测量方法中评价结构效度，使用基于 IRT 的方法检查条目的稳定性及其在疾病严重程度或疾病类型（差异条目功能）中的分级 / 权重。IRT 最简单的一种形式是作为单维度线性测量模板的 Rasch 模型，当 Rasch 拟合时，这些条目代表潜在特征以确认其结构。在 IRT 的其他形式中，需要调整模型以适应数据而不是改变量表（如在 Rasch 中），并且模型拟合在新样本中和（或）不同组间的稳定性用于对量表结构的确认。

分值水平分析：建构效度

下一步是数据探索，以明确评估工具的数字评分是否有意义，并且与我们期望的在该领域的表现方式是否相同。无论最终目的（描述性或评价性）如何，都应建立对结构效度的置信度，因为它回答了该工具是否评估了要求测量内容的问题。有时评估工具不再强调对变化和反应进行更详细的评价；然而，其他人（包括这些设计者）强调了在专注于评分改变之前，应确保清楚地了解测量结果的重要性。

建构效度一般通过与其他相似的量表或相关的结构（如疼痛和功能水平的高低）进行比较。在分析之前建立理论背景，显示预期关系的方向和大小，然后进行检验[77,87,91,93]。理想情况下，在使用该工具评估时测量具有高度相关和无相关性的量表将提供更多可信度的证据。还应进行已知（严重性高低）不同的组间比较，或发现所用量表之间有无相关性。再次以前

面的理论为基础，去观察备选评估工具与该理论是否相符[91]。如果证据无效，或不针对目标人群，你可以放弃该评估工具，或进行寻找证据的研究，然后继续下一步。

除理解建构效度外，评估的精确性仍旧十分重要。如果量表为二分类变量（是 / 否），可通过多项目量表或调查表的内容部连贯性和 Cronbach-α 系数或其等效的 Kuder-Richardson 20 来评估。基于 IRT 评分的精确概念反映在人员分离指数（person separation index，PSI）中。高横断面高精确度表明，真实评分位于计算或观察到的分数附近的较小范围内（误差范围）。内部连贯性系数介于 0 ~ 1 之间。虽然高于 0.95 的系数提示条目中存在冗余，但内部连贯性系数通常更好，如果冗余的条目造成了评估负担则可能需要删除一些条目。内部连贯性可信度可通过计算精确度范围转换为量表得分 [用 95% 范围，真实值表中 $1.96 \times s(1-r)^{1/2}$，其中 r= 内部连贯性，s= 标准差]。此计算结果告诉我们可以找到个体真实值的变化范围。包含不同属性的加权总和不是量表的一个特征，例如疾病活动度评估[94]。

如果多人收集数据，应该用同类相关系数（intraclass correlation coefficient，ICC）或有序分类的加权 κ 对内部评定者 / 观察者的可信度进行评估或定量[95]。这对于基于 IRT 量表或总结的多条目量表以及更多基于观察者的临床医生报告结局或临床指标（疾病活动指数）都很重要。ICC 的不同类型取决于变量评估的模型，其类型应据此命名[95]。ICC 和加权 κ 评估实际数值得分的可比性，优于仅寻找趋势而与数值无直接匹配的相关系数。截取界值确实具有挑战性，但一般而言，组间分析的可信度（例如和临床试验中的平均分比较一样，常对患者进行组间比较）应不低于 0.75[85,87]。描述个体患者 ICC 应介于 0.90 ~ 0.95 之间[85,87]。

第 4 步：此评估工具能否评估一组患者随时间所发生的变化？

在验证了评估工具的结构效度后，我们想知道这一结局能否评价随时间的变化。只有人们想要评估变化时这才重要。在最初的 OMERACT 筛选表中，这是信息需求"辨别"的组成部分。该工具足够细微到能发现我们所要求的变化吗？如果目标是描述一个

结果，如治疗后疼痛的程度，在步骤 3 中可能存在足够的信息，或研究者可能要检测其描述患者个体水平变化的能力。如果不止一个评估者，评估者之间的信度至关重要。在一组（观察对象）中评估变化能力的标志是双重的：首先，当目标概念不随时间变化时评分是否相同 [检验 - 再检验可信度（test-retest reliability）]？第二，当概念改变时，这一工具的评分是否随之变化（反应性或者对变化的敏感性）？

检验 - 再检验可信度

当已经确定的目标概念未发生变化时，在一定时间段内检验 - 再检验可信度需要两个措施评估。作为一个可靠性研究的读者，应当确信在这种目标状态下（如疼痛、功能及疾病活动度），这些患者没有出现变化 [14,96-97]。通常情况下，应当建立进行重测信度的研究，其中应该出现一个没有变化的临床情况或他们使用一个外部引导语言（例如，你的疼痛和上次一样吗？）发现尚未改变的患者。像观察者间的可靠性，对于连续性评分，ICC 是首选的统计值，同样对于分类评分，首选加权 κ 值，它们是等效的 [95]。通过 $1.96 \times s [2(1-r)]^{1/2}$ 转换成"可检测的最小变化" [98]，其中 s= 标准差，r= 检验 - 再检验可信度（ICC）[85,98]。95% 的稳定受试者评分变化小于该值，稳定的患者评分不应大于该值。它成为有意义变化的一个较低分界线——任何低于该值的情况都会出现评分的每日波动。

疗效是变化发生时的精确检测。与结构效度相似，反应性依赖于先前的理论关系——在这种关系中性质随时间而改变（如随时间变化疼痛的改变）。通常人们关注变化的程度，而非评估工具所获取的分值与实际发生或预期发生的变化的程度与类型相匹配。如果我们期望小的变化，大的改变则是错误。疗效研究中的结构应该仔细描述，并与预期应用（评估需要）明确匹配 [99]。如果目的是检测临床试验中的变化，那么评估该工具检测治疗组与对照组之间变化差异的能力是重要的。如果目的是检测队列中的变化，检测一个单组可能更有用，而这个单组，也许在一个已知有效的治疗组（如髋关节置换术）中，或者在认为自己改善得比一个外部数值（如变化的总体指数）更多的研究对象中。反应性可以用超过误差变化的统计所概括，如标准化的反应均数（均数变化 / 变

化的标准差）、t 统计值（均数变化 / 标准误）和效应度（超过基线标准差的均数变化）[95]。如果结构变化（预期的大小和方向）没有因果关系，则这些统计数据本身并无意义。

当目标要求是治疗组和对照组之间相对变化的量化时，如在临床试验中需要量表在该水平上的分辨能力，以及与目标要求中的类似组的分辨能力，上述统计值的大小可以反应两组间的相对变化 [72,100]，或者可以计算标准化的平均差异。

Deyo 也描述了相关性方法（相关变化和变化的另一标志）作为横断面建构效度的一个直接对比方法 [101]。他还建议受试者工作特征（receiver-operator characteristic，ROC）曲线方法（由个体变化引起的相对外部金标准的不同变化评分）。这提供了关于不同变化评分对个体要求的敏感性和特异性以及曲线下面积（the area under the curve，AUC）的信息，曲线下面积是一个概括的统计 [101]。所有这些方法都依赖于已经发生变化的外部锚，这是该研究的重要部分。无论采用何种方法，反应性的数值概括，如效果区或曲线下的效应值，都应与预期变化类型相符。曲线下大的效果值或效应区并不意味这一工具"敏感"。无论大小，都应该与研究中预期的变化相符。如果在同一研究中比较不同的工具，那么效应值的比较是有用的，正如 Buchbinder[72] 或 Verhoeven[100] 在早期 RA 中对反应性的关注。但在比较不同研究的工具时应谨慎使用。反应性具有高度情景模式属性，同一工具在另一种情况下可能并不敏感（例如，疾病的早期与晚期、OA 与 RA、随访 2 周与 6 个月）[87]。

第 5 步：该量表是否定义了意义界值？

最后一步是对评分的解释，通常认为是最难理解的 [102]。响应者以提高"比重"的方式分析了对治疗有反应的量化结果，或者对有反应或无反应的个体进行分类和计数 [10]，尽管错误分类误差可能不会影响组间比例，但确实对患者作出临床决策产生影响，故应考虑预期的要求。

确定状态

临床试验结束时，一个患者在疼痛量表的评分是 2/10。它是一个好的结局吗？健康结局评估不同得分

的意义是用于临床试验开始和结束时受试者的分类。这样做的目的是与其他已知的健康状态对比，如严重指数、工作能力或自我评定[103]。我们通过不同的方案来获得"痊愈"或"缓解"的置信度就能逐渐发现足够的趋势[78,104]。在风湿病学中，我们把低疾病活动状态（low or minimal disease activity states，LDAS、MDA）[105-107]、患者可耐受的状态（patient acceptable symptom state，PASS）[108]、DSA28 的缓解标准[38]作为界值，当低于界值的情况出现，研究对象被认为处于可以接受的状态（不需要改变药物治疗的可以耐受的症状或疾病活动性）。鉴于此，这些界值被确立，并与改变的界值相似，用方法学工作和临床实践应用进行分类，我们可以发现这些值的变异性[38]。

状态变化

第二种解释与变化评分相关。

美国风湿病学会反应标准

ACR 采用核心组评估，如果观察到压痛关节数、肿胀关节数和至少以下三方面：①红细胞沉降率（erythrocyte sedimentation rate，ESR）或 C 反应蛋白（C-reactiue protein，CRP）；②医生总体评价、患者总体评价、疼痛；③躯体残疾，有 XX% 的变化，则具有临床反应，该患者被分至有效组。百分比（XX%）通常是 20%，但 50% 和 70% 也会被考虑。ACR20 用途广泛，多方面反映治疗的应答，可以很好地评价临床试验疗效[100]。

临床最小的重要差别和改善

一个患者的结局已经有重要的改变，定义此变化的界值就像 Kirwan 所描述的"难以触摸的彩虹尽头的碎金"[102]。然而已经取得了重要进展。2000年，Wells 描述了从文献中获得的临床最小重要差别（minimum clinically important differences，MCID）的九种不同方法[109]。一部分用的是分布截取值（如1/2 标准差、0.2 或 0.5 的效应值）[110]，这些曾被批判缺乏任何有意义的标准。其他方法依靠一些外部标准得到显著改进，但有时这些方法受到标准依赖性和个人（患者、医生和支付人）看法影响的挑战。临床上最小重要差别会反复随基线状态[111]、改善与恶化的对比[112] 以及分开看待[113] 而呈现差异。在 MCID

工作中需要使用数值范围[114-115]，而不是绝对值。同样重要的是，检验情况和研究设计（变化的类型、变化的锚点）与预期用途相似，结果才可信。

联合的方法：变化和状态

尽管经常被忽视，但联合变化和状态是有吸引力的选择。1996 年，EULAR 把临床反应定义为 DAS28 改善超过 1.2，并且最终 DAS28 评分 < 2.4[35]。Jacobson 用同样的方法对心理疗法反应作了定义，即超过误差的变化（变化 > 误差）加上一个最终的"正常"状态[116]。这种组合得到了患者如何定义"更好"的研究的支持[78,104,117]。使患者达到一个健康的状态，让他们感觉更好都是必要的。

之前描述的方法重点在于解释个体水平，可能用于临床实践、临床试验的反应性分析或经济学评价（反应者百分数）。Verhoeven 证实同一评估工具在一个反应性分析和群组水平变化方面并不能起到同样良好的作用。

在此评估的每一个阶段，都有一个判断的因素。但似乎没有一个适用于所有阶段的完美判断因素。使用者需要评估接受小于理想证据的潜在风险，或者放弃这一量表。然而使用者也可以通过自身实践建立证据。一个评估工具通过这种评价才能更好地适应评估需要。若非如此，则常导致错误解释或易于被误解。通过从上到下的操作，那些没有满足正确概念或没有达到预期目标的量表，在广泛回顾评估属性的文献之前可以被立即剔除。

健康结局评估的新领域

测量属性的系统回顾

随着针对特定工具的测量属性文献量的增加，文献评论以及最近的系统回顾数量也逐渐增多（n > 489，www.cosmin.nl）。关于系统化，我们指的是检索文献的标准化方法、相关文献的选择、偏倚风险的批判性评估和综合分析。目前有多种推荐方法；然而，COSMIN 是一种有价值的资源，既可用于检索策略，也可用于对评估工具进行评价（无偏倚风险）。目前有多种重要评估工具可用，大多数侧重于报告质量和方法质量与偏倚风险。与干预研究的系统评价相似，系统评价每个测量属性的文章都涉及大量工作。但是前面我们强调的要点可以简化这个过程：首先，如果没有匹配的概念，就没必要继续下去；其次，在决策中需要权衡测量属性高低质量的研究。与干预研究的系统评价不同，测量属性的系统评价实际上是几个平行评论，每个属性有相应的评估手段。

亚组中的可能信息：聚类分析的兴起揭示了反应模式

临床医生和研究人员总是试图最大限度地理解结局测量中获得的信息，以获取患者的真实感受。近年来，着重探索患者的反应模式而不是仅关注其变化。这种类型的分析需要至少三个测量点和大样本，但允许识别诸如"快速反应者"与"一段时间内无改变"的亚组。这些纵向数据点的潜在特征聚类分析允许对反应类型或可能的持续过程提出新的见解。这对于临床医生意义重大，例如识别出随着时间的快速持续的积极反应和功能缓慢进展恶化的患者。这些模式类型只能通过更长期的随访和潜在的亚组分析来获取。

适应疾病的进程

在本章中，我们重点关注健康状态及其随时间变化的改善或恶化的评估。然而，慢性疾病患者会通过行为性策略或重新构建对身体状态的认知来适应疾病的进展[118]。这在患者中非常普遍，而治疗者试图帮助他们应对疾病的影响。在这样的循环中，有些是"调整"[117]，有些是"转换反应"[119]。健康结局评估的挑战是这种类型的结局并不能从治疗前后的变化评分中有效获取。许多研究小组正在探索如何把适应纳入健康结局评估。

结论

本章所提出的主题已经引起了以患者为中心的治疗计划，例如以患者为中心的结局研究的广泛关注。对重要结果的关注，以及在临床治疗或分类中实现这些措施标准性的提升，意味着未来几年将会在健康结果评估中产生更多的进展和选择。标准化集合并不意味着限制研究人员的结果选择，而是敞开大门来提高不同研究、干预和患者体验之间的可比性。本章中提到的 RA 趋势表明，自发布以来，核心组合的使用不

断增加，因此我们更加有信心对结果进行整合。

确保检验工具充分满足测量需求（由目标概念、人群和目的来定义）将更为慎重，并且将更加关注评估工具的有效性。随着临床研究和团体的不断努力，评估工具以及我们使用其进行评分的能力将越来越好。

本领域将通过项目反应理论和计算机适应性测试在广大医疗环境中起到决定性作用。改进 PROMIS 和源于 PCORI 网络平台的访问将有助于上述目标的实现。然而，尽管在为复杂的健康状态赋值方面取得了进展，但对得分进行解释的努力仍在继续。在患者 - 临床医生决策的真实世界中，数字评分意味着什么？从问卷得分到临床意义并不总是一种简单的翻译。健康结局评估在关节炎研究方面取得了极大进展，我们非常感谢许多专家及患者 / 实践者团体多年来的工作和承担的义务。在关节炎结果评估领域努力与患者及家属、临床医生、研究人员和政策制定者的需求保持同步，与此同时，技术的应用、结局的广度和深度、评估的质量将持续进步。

 本章的参考文献也可以在 ExpertConsult.com 上找到。

参考文献

1. Orszag PR, Emanuel EJ: Health care reform and cost control. *N Engl J Med* 363(7):601–603, 2010.
2. Frank L, Basch E, Selby JV: The PCORI perspective on patient-centered outcomes research. *JAMA* 312(15):1513–1514, 2014.
3. Gabriel SE, Normand SL: Getting the methods right–the foundation of patient-centered outcomes research. *N Engl J Med* 367(9):787–790, 2012.
4. Methodology Committee of the Patient-Centered Outcomes Research Institute (PCORI): Methodological standards and patient-centeredness in comparative effectiveness research: the PCORI perspective. *JAMA* 307(15):1636–1640, 2012.
5. World Health Organization: *International Classification of functioning, disabilty and health*, Geneva, 2001, World Health Organization.
6. Prevoo MLL, Van't Hof MA, Kuper HH, et al: Modified disease activity scores that include twenty-eight-joint counts. Development and validation in a prospective longitudinal study of patients with rheumatoid arthritis. *Arthritis Rheum* 38(1):44–48, 1995.
7. Hewlett S, Choy E, Kirwan J: Furthering our understanding of fatigue in rheumatoid arthritis. *J Rheumatol* 39(9):1775–1777, 2012.
8. Hawker GA, Davis AM, French MR, et al: Development and preliminary psychometric testing of a new OA pain measure–an OARSI/OMERACT initiative. *Osteoarthritis Cartilage* 16(4):409–414, 2008.
9. Reeve BB, Wyrwich KW, Wu AW, et al: ISOQOL recommends minimum standards for patient-reported outcome measures used in patient-centered outcomes and comparative effectiveness research. *Qual Life Res* 22(8):1889–1905, 2013.
10. U.S. Department of Health and Human Services Food and Drug Administration Center for Drug Evaluation and Research (CDER): *Guidance for industry: patient-reported outcome measures: use in medical product development to support labeling claims*. <http://www.fdagov/

cder/gdlns/prolbl.htm>, 2009.

11. Boers M, Kirwan JR, Wells G, et al: Developing core outcome measurement sets for clinical trials: OMERACT filter 2.0. *J Clin Epidemiol* 67(7):745–753, 2014.

12. Kane MT: Validating the interpretations and uses of test scores. *J Educ Meas* 50(1):1–73, 2013.

13. Valderas JM, Ferrer M, Mendivil J, et al: Development of EMPRO: a tool for the standardized assessment of patient-reported outcome measures. *Value Health* 11(4):700–708, 2008.

14. Mokkink LB, Terwee CB, Patrick DL, et al: The COSMIN checklist for assessing the methodological quality of studies on measurement properties of health status measurement instruments: an international Delphi study. *Qual Life Res* 19(4):539–549, 2010.

15. Fries JF, Cella D, Rose M, et al: Progress in assessing physical function in arthritis: PROMIS short forms and computerized adaptive testing. *J Rheumatol* 36(9):2061–2066, 2009.

16. Tugwell P, Boers M, D'Agostino MA, et al: Updating the OMERACT filter: implications of filter 2.0 to select outcome instruments through assessment of "truth": content, face, and construct validity. *J Rheumatol* 41(5):1000–1004, 2014.

17. Prinsen CA, Vohra S, Rose MR, et al: Core Outcome Measures in Effectiveness Trials (COMET) initiative: protocol for an international Delphi study to achieve consensus on how to select outcome measurement instruments for outcomes included in a 'core outcome set'. *Trials* 15:247, 2014.

18. van der Heijde D, van der Linden S, et al: Which domains should be included in a core set for endpoints in ankylosing spondylitis? Introduction to the ankylosing spondylitis module of OMERACT IV. *J Rheumatol* 26(4):945–947, 1999.

19. Gladman DD, Mease PJ, Healy P, et al: Outcome measures in psoriatic arthritis (PsA). *J Rheumatol* 34:1159–1166, 2007.

20. Guidelines of Osteoporosis Trials (Workshop Report). *J Rheumatol* 24(6):1234–1236, 1997.

21. Gladman DD, Mease PJ, Strand V, et al: Consensus on a core set of domains for psoriatic arthritis. OMERACT 8 PsA Module Report. *J Rheumatol* 34:1167–1170, 2007.

22. Gladman DD, Strand V, Mease PJ, et al: OMERACT 7 psoriatic arthritis workshop: synopsis. *Ann Rheum Dis* 64(Suppl II):ii115–ii116, 2005.

23. Bellamy N, Kirwan J, Boers M, et al: Recommendations for a core set of outcome measures for future phase III clinical trials in knee, hip, and hand osteoarthritis. Consensus Development at OMERACT III. *J Rheumatol* 24:799–802, 1997.

24. Smolen JS, Strand V, Cardiel M, et al: Randomized clinical trials and longitudinal observational studies in systemic lupus erythematosus: consensus on a preliminary core set of outcome domains. *J Rheumatol* 26(2):504–507, 1999.

25. Boers M, Tugwell P, Felson DT, et al: World Health Organization and International League of Associations for Rheumatology core endpoints for symptom modifying antirheumatic drugs in rheumatoid arthritis clinical trials. *J Rheumatol* 21(Suppl 41):86–89, 1994.

26. Wolfe F, Lassere M, van der Heijde D, et al: Prelminary core set of domains and reporting requirements for longitudinal observational studies in rheumatology. *J Rheumatol* 26:484–489, 1999.

27. Felson DT, Anderson JJ, Boers M, et al: The American College of Rheumatology preliminary core set of disease activity measures for rheumatoid arthritis clinical trials. The Committee on Outcome Measures in Rheumatoid Arthritis Clinical Trials. *Arthritis Rheum* 36(6):729–740, 1993.

28. Grainger R, Taylor WJ, Dalbeth N, et al: Progress in measurement instruments for acute and chronic gout studies. *J Rheumatol* 36(10): 2346–2355, 2009.

29. Mokkink LB, Terwee CB, Knol DL, et al: The COSMIN checklist for evaluating the methodological quality of studies on measurement properties: a clarification of its content. *BMC Med Res Methodol* 10:22, 2010.

30. Mease P, Arnold LM, Choy EH, et al: Fibromyalgia syndrome module at OMERACT 9: domain construct. *J Rheumatol* 36(10):2318–2329, 2009.

31. Schumacher HR, Taylor W, Edwards L, et al: Outcome domains for studies of acute and chronic gout. *J Rheumatol* 36(10):2342–2345, 2009.

32. Merkel PA, Herlyn K, Mahr AD, et al: Progress towards a core set of outcome measures in small-vessel vasculitis. Report from OMERACT 9. *J Rheumatol* 36(10):2362–2368, 2009.

33. van der Heijde D, Landewe R: Selection of a method for scoring radiographs for ankylosing spondyolitis clinical trials, by the Assessment in Ankylosing Spondylitis working groups (ASAS) and OMERACT. *J Rheumatol* 32(10):2048–2049, 2005.

34. Strand V, Gladman DD, Isenberg D, et al: Outcome measures to be used in clinical trials in systemic lupus erythematosus. *J Rheumatol* 26(2):490–497, 1999.

35. Van Gestel AM, Prevoo MLL, Van't Hof MA, et al: Development and validation of the European League Against Rheumatism response criteria for rheumatoid arthritis. *Arthritis Rheum* 39:34–40, 1996.

36. Felson DT, Smolen J, Wells G: American College of Rheumatology/European League against Rheumatism preliminary definition of remission in rheumatoid arthritis for clinical trials. *Ann Rheum Dis* In press, 2010.

37. Garrett S, Jenkinson T, Kennedy LG, et al: A new approach to defining disease status in ankylosing spondylitis: the BATH Ankylosing Spondylitis Disease Activity Index. *J Rheumatol* 21(12):2286–2291, 1994.

38. Aletaha D, Ward MM, Machold KP, et al: Remission and active disease in rheumatoid arthritis: defining criteria for disease activity states. *Arthritis Rheum* 52(9):2625–2636, 2005.

39. Bingham CO, Pohl C, Woodworth TG, et al: Developing a standardized definition for disease "flare" in rheumatoid arthritis (OMERACT 9 Special Interest Group). *J Rheumatol* 36(10):2335–2341, 2009.

40. Patrick DL, Deyo RA: Generic and disease-specific measures in assessing health status and quality of life. *Med Care* 27(Suppl 3): S217–S232, 1989.

41. Ware JE Jr: SF-36 health survey update. *Spine* 25(24):3130–3139, 2000.

42. Beaton DE, Bombardier C, Hogg-Johnson SA: Measuring health in injured workers: a cross-sectional comparison of five generic health status instruments in workers with musculoskeletal injuries. *Am J Ind Med* 29(6):618–631, 1996.

43. Beaton DE, Hogg-Johnson S, Bombardier C: Evaluating changes in health status: reliability and responsiveness of five generic health status measures in workers with musculoskeletal disorders. *J Clin Epidemiol* 50(1):79–93, 1997.

44. Visser MC, Fletcher AE, Parr G, et al: A comparison of three quality of life instruments in subjects with angina pectoris: the sickness impact profile, the nottingham health profile, and the quality of well being scale. *J Clin Epidemiol* 47(2):157–163, 1994.

45. Revicki DA, Kaplan RM: Relationship between psychometric and utility-based approaches to the measurement of health-related quality of life. *Qual Life Res* 2(6):477–487, 1993.

46. Feeny D: Preference-based measures: utility and quality-adjusted life years. In Fayers P, Hays R, editors: *Assessing quality of life in clinical trials: methods and practice*, ed 2, New York, 2005, Oxford University Press, pp 405–429.

47. Brazier J, Roberts J, Deverill M: The estimation of a preference-based measure of health from the SF-36. *J Health Econ* 21(2):271–292, 2002.

48. Boonen A, Maetzel A, Drummond M, et al: The OMERACT Initiative. Towards a reference approach to derive QALY for economic evaluations in rheumatology. *J Rheumatol* 36(9):2045–2049, 2009.

49. Farrar JT, Portenoy RK, Berlin JA, et al: Defining the clinically important difference in pain outcome measures. *Pain* 88(3):287–294, 2000.

50. Hawker GA, Mian S, Kendzerska T, et al: Measures of adult pain: Visual Analog Scale for Pain (VAS Pain), Numeric Rating Scale for Pain (NRS Pain), McGill Pain Questionnaire (MPQ), Short-Form McGill Pain Questionnaire (SF-MPQ), Chronic Pain Grade Scale (CPGS), Short Form-36 Bodily Pain Scale (SF-36 BPS), and Measure of Intermittent and Constant Osteoarthritis Pain (ICOAP). *Arthritis Care Res (Hoboken)* 63(Suppl 11):S240–S252, 2011.

51. Kirwan JR, Newman S, Tugwell PS, et al: Progress on incorporating the patient perspective in outcome assessment in rheumatology and the emergence of life impact measures at OMERACT 9. *J Rheumatol* 36(9):2071–2076, 2009.

52. Choy EH, Arnold LM, Clauw DJ, et al: Content and criterion validity of the preliminary core dataset for clinical trials in fibromyalgia syndrome. *J Rheumatol* 36(10):2330–2334, 2009.

53. Gossec L, Dougados M, Rincheval N, et al: Elaboration of the preliminary Rheumatoid Arthritis Impact of Disease (RAID) score: a EULAR initiative. *Ann Rheum Dis* 68(11):1680–1685, 2009.

54. Kirwan JR, Minnock P, Adebajo A, et al: Patient perspective: fatigue

as a recommended patient centered outcome measure in rheumatoid arthritis. *J Rheumatol* 34(5):1174–1177, 2007.

55. Kirwan JR, Newman S, Tugwell PS, et al: Patient perspective on outcomes in rheumatology—a position paper for OMERACT 9. *J Rheumatol* 36(9):2067–2070, 2009.

56. Wells GA, Li T, Kirwan JR, et al: Assessing quality of sleep in patients with rheumatoid arthritis. *J Rheumatol* 36(9):2077–2086, 2009.

57. Fries JF: The hierarchy of quality-of-life assessment, the health assessment questionnnaire (HAQ), and issues mandating development of a toxicity index. *Control Clin Trials* 12:106S–117S, 1991.

58. Meenan RF, Gertman PM, Mason JH: Measuring health status in arthritis. The Arthritis Impact Measurement Scales. *Arthritis Rheum* 23(2):146–152, 1980.

59. Meenan RF, Mason JH, Anderson JJ, et al: Aims2: the content and properties of a revised and expanded arthritis impact measurement scales health status questionnaire. *Arthritis Rheum* 35(1):1–10, 1992.

60. Bellamy N, Buchanan WW, Goldsmith CH, et al: Validation study of WOMAC: a health status instrument for measuring clinically-important patient-relevant outcomes following total hip or knee arthroplasty in osteoarthritis. *J Orthop Rheumatol* 1:95–108, 1988.

61. Roos EM, Toksvig-Larsen S: Knee injury and Osteoarthritis Outcome Score (KOOS)—validation and comparison to the WOMAC in total knee replacement. *Health Qual Life Outcomes* 1:17, 2003.

62. Bellamy N, Campbell J, Haraoui B, et al: Clinimetric properties of the AUSCAN osteoarthritis hand index: an evaluation of reliability, validity and responsiveness. *Osteoarthritis Cartilage* 10(11):863–869, 2002.

63. Lorig K, Chastain RL, Ung E, et al: Development and evaluation of a scale to measure perceived self- efficacy in people with arthritis. *Arthritis Rheum* 32(1):37–44, 1989.

64. Kristjansson E, Tugwell PS, Wilson AJ, et al: Development of the effective musculoskeletal consumer scale. *J Rheumatol* 34:1392–1400, 2007.

65. Santesso N, Rader T, Wells GA, et al: Responsiveness of the Effective Consumer Scale (EC-17). *J Rheumatol* 36(9):2087–2091, 2009.

66. Beaton D, Bombardier C, Escorpizo R, et al: Measuring worker productivity: frameworks and measures. *J Rheumatol* 36(9):2100–2109, 2009.

67. Escorpizo R, Bombardier C, Boonen A, et al: Worker productivity outcome measures in arthritis. *J Rheumatol* 34:1372–1380, 2007.

68. Beaton DE, Tang K, Gignac MA, et al: Reliability, validity, and responsiveness of five at-work productivity measures in patients with rheumatoid arthritis or osteoarthritis. *Arthritis Care Res (Hoboken)* 62(1):28–37, 2010.

69. Tang K, Beaton DE, Lacaille D, et al: Sensibility of five at-work productivity measures was endorsed by patients with osteoarthritis or rheumatoid arthritis. *J Clin Epidemiol* 66(5):546–556, 2013.

70. Backman C, Kennedy SM, Chalmers A, et al: Participation in paid and unpaid work by adults with rheumatoid arthritis. *J Rheumatol* 31:47–57, 2004.

71. Jolles BM, Buchbinder R, Beaton DE: A study compared nine patient-specific indices for musculoskeletal disorders. *J Clin Epidemiol* 58(8):791–801, 2005.

72. Buchbinder R, Bombardier C, Yeung M, et al: Which outcome measures should be used in rheumatoid arthritis clinical trials? *Arthritis Rheum* 38(11):1568–1580, 1995.

73. Lassere M, Johnson K, Van Santen S, et al: Generic patient self-report and investigator report instruments of therapeutic safety and tolerability. *J Rheumatol* 32:2033–2036, 2005.

74. Woodworth T, Furst DE, Alten R, et al: Standardizing assessment and reporting of adverse effects in rheumatology clinical trials II: Rheumatology common toxicity criteria v2.0. *J Rheumatol* 34:1411–1414, 2007.

75. Simon LS, Strand CV, Boers M, et al: How to ascertain drug safety in the context of benefit. Controversies and concerns. *J Rheumatol* 36(9):2114–2121, 2009.

76. Gabriel S, Drummond M, Maetzel A, et al: OMERACT 6 Economics Working Group report: a proposal for a reference case for economic evaluation in rheumatoid arthritis. *J Rheumatol* 30(4):886–890, 2003.

77. Kane MT: Validation as a pragmatic, scientific activity. *J Educ Meas* 50(1):115–122, 2013.

78. Beaton DE, Tarasuk V, Katz JN, et al: Are you better? A qualitative study of the meaning of being better. *Arthritis Care Res* 7(3):313–320, 2001.

79. Staley K: *Exploring impact: public involvement in NHS, public health and social care research*. INVOLVE; 2009.

80. Hewlett S, Wit M, Richards P, et al: Patients and professionals as research partners: challenges, practicalities, and benefits. *Arthritis Rheum* 55(4):676–680, 2006.

81. Gossec L, Dougados M, Rincheval N, et al: Elaboration of the preliminary Rheumatoid Arthritis Impact of Disease (RAID) score: a EULAR initiative. *Ann Rheum Dis* 68(11):1680–1685, 2009.

82. Hewlett S, Wit M, Richards P: Patients and professionals as research partners: challenges, practicalities, and benefits. *Arthritis Rheum* 55:678–680, 2006.

83. Stucki G, Boonen A, Tugwell P, et al: The World Health Organisation International Classification of Functioning, Disability and Health (ICF): a conceptual model and interface for the OMERACT process. *J Rheumatol* 34:600–6066, 2007.

84. Kirshner B, Guyatt GH: A methodological framework for assessing health indices. *J Chronic Dis* 38(1):27–36, 1985.

85. McHorney CA, Tarlov AR: Individual patient monitoring in clinical practice: are available health status surveys adequate? *Qual Life Res* 4:293, 1995.

86. Law M: Measurement in occupational therapy: scientific criteria for evaluation. *CJOT* 54(3):133–138, 1987.

87. Scientific Advisory Committee of the Medical Outcomes Trust: assessing health status and quality of life instruments: attributes and review criteria. *Qual Life Res* 11:193–205, 2002.

88. Boers M, Brooks P, Strand V, et al: The OMERACT Filter for outcome measures in rheumatology. *J Rheumatol* 25(2):198–199, 1998.

89. Auger C, Demers L, Swaine B: Making sense of pragmatic criteria for the selection of geriatric rehabilitation measurement tools. *Arch Gerontol Geriatr* 43(1):65–83, 2006.

90. Bergner M: Health status measures: an overview and guide for selection. *Annu Rev Public Health* 8:191–210, 1987.

91. McDowell I, Jenkinson C: Development standards for health measures. *J Health Serv Res Policy* 1(4):238–246, 1996.

92. Tennant A, Conaghan PG: The Rasch measurement model in rheumatology: what is it and why use it? When should it be applied, and what should one look for in a Rasch paper? *Arthritis Rheum* 57(8):1358–1362, 2007.

93. Mokkink LB, Terwee CB, Patrick DL, et al: The COSMIN checklist for assessing the methodological quality of studies on measurement properties of health status measurement instruments: an international Delphi study. *Qual Life Res* 19(4):539–549, 2010.

94. Vrijhoef HJM, Diederiks JPM, Spreeuwenberg C, et al: Applying low disease activity criteria using the DAS28 to assess stability in patients with rheumatoid arthritis. *Ann Rheum Dis* 62:419–422, 2003.

95. Hays RD, Revicki D: Reliability and validity (including responsiveness). In Fayers P, Hays R, editors: *Assessing quality of life in clinical trials: methods and practice*, ed 2, New York, 2005, Oxford University Press, pp 25–39.

96. Terwee CB, Mokkink LB, van Poppel MN, et al: Qualitative attributes and measurement properties of physical activity questionnaires: a checklist. *Sports Med* 40(7):525–537, 2010.

97. Lohr KN, Aaronson NK, Alonso J, et al: Evaluating quality-of-life and health status instruments: development of scientific review criteria. *Clin Ther* 18(5):979–992, 1996.

98. Stratford PW, Binkley JM: Applying the results of self-report measures to individual patients: an example using the Roland-Morris Questionnaire. *J Orthop Sports Phys Ther* 29(4):232–239, 1999.

99. Beaton DE, Bombardier C, Katz JN, et al: A taxonomy for responsiveness. *J Clin Epidemiol* 54(12):1204–1217, 2001.

100. Verhoeven A, Boers M, van der Linden S: Responsiveness of the core set, response criteria, and utilities in early rheumatoid arthritis. *Ann Rheum Dis* 59:966–974, 2000.

101. Deyo RA, Centor RM: Assessing the responsiveness of functional scales to clinical change: an analogy to diagnostic test performance. *J Chronic Dis* 39(11):897–906, 1986.

102. Kirwan J: Minimum clinically important difference: the crock of gold at the end of the rainbow? *J Rheumatol* 28:439–444, 2001.

103. Deyo RA, Carter WB: Strategies for improving and expanding the application of health status measures in clinical settings: a researcher-developer viewpoint. *Med Care* 30(Suppl 5):MS176–MS186, 1992.

104. Tubach F, Dougados M, Falissard B, et al: Feeling good rather than feeling better matters more to patients. *Arthritis Rheum* 55(4):526–530, 2006.

105. Boers M, Anderson JJ, Felson D: Deriving an operational definition of low disease activity state in rheumatoid arthritis. *J Rheumatol* 30(5):1112–1114, 2003.

106. Tubach F, Wells GA, Ravaud P, et al: Minimal clinically important difference, low disease activity state and patient acceptable symptom state: methodological issues. *J Rheumatol* 32(10):2025–2029, 2005.

107. Wells GA, Boers M, Shea B, et al: Minimal disease activity for rheumatoid arthritis: a preliminary definition. *J Rheumatol* 32(10):2016–2024, 2005.

108. Tubach F, Ravaud P, Baron G, et al: Evaluation of clinically relevant states in patient reported outcomes in knee and hip osteoarthritis: the patient acceptable symptom state. *Ann Rheum Dis* 64:34–37, 2005.

109. Wells GA, Beaton DE, Shea B, et al: Minimal clinically important differeneces: review of methods. *J Rheumatol* 28(2):406–412, 2001.

110. Norman GR, Sloan JA, Wyrwich KW: Interpretation of changes in health-related quality of life: the remarkable universality of half a standard deviation. *Med Care* 41(5):582–592, 2003.

111. Salaffi F, Stancati A, Silvestri CA, et al: Minimal clinically important changes in chronic musculoskeletal pain intensity measures on a numerical rating scale. *Eur J Pain* 8:283–291, 2004.

112. Angst F, Aeschlimann A, Stucki G: Smallest detectable and minimal clinically important differences of rehabilitation intervention with their implications for required sample sizes using WOMAC and SF-36 quality of life measurement instruments in patients with osteoarthritis of the lower extremities. *Arthritis Care Res* 45:384–391, 2001.

113. Tubach F, Ravaud P, Baron G, et al: Evaluation of clinically relevant changes in patient reported outcomes in knee and hip osteoarthritis: the minimal clinically important improvement. *Ann Rheum Dis* 64:29–33, 2005.

114. Beaton DE, Boers M, Wells GA: Many faces of the minimal clinically important difference (MCID): a literature review and directions for future research. *Curr Opin Rheumatol* 14:109–114, 2002.

115. U.S. Department of Health and Human Services Food and Drug Administration Center for Drug Evaluation and Research (CDER): *Guidance for industry: patient-reported outcome measures: use in medical product development to support labeling claims: draft guidance.* <http://www fdagov/cder/gdlns/prolbl.htm>, 2006.

116. Jacobson NS, Roberts LJ, Berns SB, et al: Methods for defining and determining the clinical significance of treatment effects: description, application, alternatives. *J Consult Clin Psychol* 67(3):300–307, 1999.

117. Norman G: Hi! How are you? Response shift, implicit theories and differing epistemologies. *Qual Life Res* 12(239):249, 2003.

118. Shaul MP: From early twinges to mastery: the process of adjustment in living with rheumatoid arthritis. *Arthritis Care Res* 8(4):290–297, 1995.

119. Schwartz C, Sprangers M, Fayers P: Response shift: you know it's there but how do you capture it? Challenges for the next phase of research. In Fayers P, Hays R, editors: *Assessing quality of life in clinical trials: methods and practice,* ed 2, New York, 2005, Oxford University Press, pp 275–290.

第 34 章

临床试验与临床护理中的生物学标志物

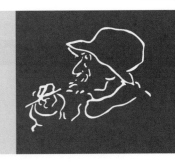

原著　David L. Boyle · William H. Robinson
邹　强译　邹　强校

关键点

生物标志物有助于风湿性疾病的诊断、分层和治疗管理

生物标志物的验证要求在多中心独立数据中仔细证实

实用性生物标志物能指导治疗和临床决策

"机制性"生物标志物是基于疾病发病机制

预测和药效学生物标志物通过鉴定最受益药效反应个体，有利于促进药物研发

替代性生物标志物可用于药物批准中的监管处理

多重生物标志物相比单一标志物具有更多应用价值

风湿性疾病中的药物开发主要依赖于临床终点，例如死亡率、关节损伤或其他易于量化的指标[1]。针对这些参数的临床试验通常需要非常多的患者，早期"参与，还是不参与"的决定以及试验需要很长的观察时间线，导致开展临床试验的动力不足[2-3]。另外，风湿病患者护理通常采用标准实验室检查的传统评估与临床评估相结合的方法[4-5]。迫切需要在临床和药物研发中整合实验室或成像方法，以辅助患者分类并进行个体化治疗[6-7]。

为了满足这一需求，多方已共同努力开发新型生物标志物。尽管生物标志物的定义有多种提法，但其中最广泛和最贴切的定义是由美国食品药品监督管理局（Food and Drug Administration，FDA）提供的："生物学标志物（biological marker），简称生物标志物（biomarker），是一种可以客观测量和评价的特征，用以反映正常生理过程、病理过程，或对治疗干预的药理学反应。"[8]

一些生物标志物已被常规用于临床实践，例如C-反应蛋白（C-reactive protein，CRP）用于评估疾病活动状态或肝酶活性以监测药物毒性[9-10]。成像技术如能量多普勒超声，可用于评估滑膜炎[11]。基因组学研究最终可能纳入临床评估，以帮助实现个性化治疗。

生物标志物根据其应用可分为多种，包括易感性、探索性、概念验证及其他[12]。其中一类生物标志物需要经过严格验证，称为替代性生物标志物。替代性生物标志物是由监管机构批准，可在药物批准过程中，作为测试终点替代临床结果[13]。例如，血红蛋白A1c的降低足以支持某种糖尿病药物获得监管批准。在风湿病学中，关节损伤的放射影像学变化可用于类风湿关节炎的"疾病改善"证据而不是关节置换手术[14]。另一方面，其他检测，如磁共振成像（MRI）或超声波，尚未得到监管当局充分验证而可能不被接受[15]。

分子生物标志物

分子生物标志物是生物化学变量，包括对血液、体液（如滑膜液）或组织中蛋白质、RNA、脂质、碳水化合物、代谢物等生物大分子的测量。分子生物标志物可通过各种技术被客观测量，因此可作为生理或病理过程的指标，也可作为治疗反应的指标[16]。大规模核酸测序、其他基因组学、蛋白质组学、脂质组学、糖组学和代谢组学技术的出现，使得能够鉴定二代分子生物标志物。表34-1列举了自身免疫和炎症相关的分子生物标志物，并在下文中详细讨论。

表 34-1 自身免疫性疾病分子生物标志物示例 *

类型	生物标志物	应用	数据源
细胞因子	IL-7	预测 MS 中对 IFN-β 的反应性	来自临床试验样品的回顾性测试
趋化因子	CXCL13	评估 RA 的疾病活动度	来自临床试验样品的回顾性测试
		预测 RA 的疾病进展	
		评估对 TNF 阻断的反应性	
		预测利妥昔单抗治疗后 B 细胞的再生率	
细胞分型	Th1 细胞，Th17 细胞	预测 MS 中对 IFN-β 的反应性	来自临床试验样品的回顾性测试
自身抗体	ACPA	症状性 RA 的诊断	临床实践
		无症状 RA 的诊断	临床试验样本的回顾性测试
	ANA	症状性 SLE 的诊断	临床实践
信号分子	Erb2	预测乳腺癌中抗 ErbB2 单克隆抗体和酪氨酸激酶抑制剂的反应性	临床实践
基因表达	伤口愈合的特征	鉴定不需要辅助化疗的乳腺癌女性	临床试验样本的回顾性测试
	IFN-α/β- 诱导基因特征	评估 SLE 中抗 IFN-α 单克隆抗体疗法中和 IFN-α 以及下游信号传导的功效	临床试验中的前瞻性试验
	伊马替尼反应基因特征	鉴定最有可能对酪氨酸激酶抑制剂伊马替尼治疗有反应的系统性硬化症患者	来自临床试验样品的回顾性测试

* 表中概述了类风湿关节炎（rheumatoid arthritis，RA）和其他自身免疫性风湿性疾病中，涉及自身免疫反应的起始和进展的分子和细胞机制。表中所概述的分子、分子途径和细胞反应可被检测，并作为表征 RA 和其他风湿性疾病的生物标志物。
ACPA，抗瓜氨酸化蛋白自抗体；ANA，抗核抗体；CXCL13，C-X-C 基序趋化因子 13；ErbB2，受体酪氨酸蛋白激酶 ErbB2；MS，多发性硬化；RA，类风湿关节炎；SLE，系统性红斑狼疮；Th1，T 辅助细胞 1；Th17，T 辅助细胞 17；TNF，肿瘤坏死因子 [35]

生物标志物检测的特征

分子生物标志物通过各种专业检测平台进行检测。特定检测方法的表现特征很大程度上决定了检测的效用。关键的表现特征包括敏感性、特异性、预测值和可重复性 [17]。一旦有可能，将候选生物标志物从发现平台过渡到临床等级的检测，可以显著提升其表现。例如，使用 DNA 微阵列或 RNA 测序可以初步确定 mRNA 生物标志物，并在每次实验中检测到大量的 RNA 转录体，但实验重复性差。于是，为了应用于临床医学或临床试验，通常会开发检测范围更窄的方法，例如定量聚合酶链反应（quantitative polymerase chain reaction PCR，qPCR）测定，能够稳定且可重复地测量某组具有预测和（或）药效（pharmacodynamic，PD）价值的 mRNA。在风湿病学中，这种方法，即通过 DNA 微阵列的初筛和 qPCR 法临床检测 I 型干扰素 mRNA，可以预测类风湿关节炎（rheumatoid arthritis，RA）患者对利妥昔单抗的反应性 [18]。

检测应具有两个基本特征 [19]：
- 准确性。检测结果是否反映了被分析物的真实价值？这需要一个"金标准"来比较所有结果。
- 精确性。检测是否可重复？通常要求重复检测结果均在一个变异范围内。

生物标志物的三个额外特征 [20-21]：
- 灵敏性。该检测方法能否区分两种状态（例如 RA 的有或无）[22]？
- 特异性。该检测方法能否区分两种状态，并且无假阳性 [例如，在患有系统性红斑狼疮（systemic lupus erythematous，SLE）的患者中诊断出 RA] [23]。
- 稳定性。在收集和测量的时间段和条件下，被分析物和检测方法是否稳定？换句话说，在数周或数月内多次重复测量会得到相同的结果吗 [24]？

生物标志物的验证

生物标志物和检测方法的验证是一个复杂的过程，包括①检测方法的技术验证和②生物标志物的应用验证，以回答或解决临床问题[25-26]。基本参数包括一个参考标准，以便从中确定测定工作范围和精确度[16]。样品处理时需调至测定的线性范围内的某个合适值。FDA 确定了可接受的精确度，即变异系数范围在 15% ~ 20%[27]。由此确定了分析物的可测定性，但还不能保证其效用。

解决特定临床问题的验证（例如，它是否与疾病活动度或临床终点的变化相关）则需要多个独立研究，建立共识，甚至经荟萃分析来证实结论。对于替代标志物尤其如此，因为它是出于监管目的而替代临床终点[28]。生物标志物要成为替代生物标志物，必须满足更高标准的技术验证，并能在药物批准中作为传统终点的预测指标。在实践中，很少有疾病特异性替代标志物已经达到上述水平[29]。

最近有个概念在使用：对于不符合替代标准的生物标志物设立一个中间水平的验证，即"针对目的"的分析性验证[30]。这种方法包括生物标志物的应用验证，如一些用于反映药物剂量的药物动力学标志物以及与一些不适合替代的临床反应密切相关的敏感分子检测。这些"可操作的"生物标志物可用于对患者进行分层或监测治疗，并建立伴随诊断。

有些检测是要谨慎的，例如是否存在基因突变。其他检测为持续性检测法，如 CRP 水平。无论标记物如何被检测和报告，生物标志物的敏感性和选择性必须要考虑。敏感性反映了真正的阳性结果，而选择性反映了真正的阴性结果。描述敏感性和特异性这两个性能参数的统计模型为受试者工作特征（receiver operating characteristic，ROC）[31]。敏感性对比特异性的 ROC 曲线划分被认为是 I 型（假阳性）错误或 II 型（假阴性）错误的图形化表示方式[32]。例如，CRP 对于炎症反应具有良好的敏感性，但是对风湿性疾病的特异性很差，而抗双链 DNA 抗体标记物可能是狼疮很好的特异性标志，但敏感性差。ROC 的二元特性说明一个生物标志物不仅仅是分析物的检测。作为生物标志物，它必须能区分生物过程、病理过程，或对治疗的反应。

生物标志物的检测时机

生物标志物的检测时机是决定检测价值的重要参数。虽然我们通常考虑血清或尿液生物标志物的昼夜变化，但生物标志物的效用可能在更长的时间内波动[33]。疾病进展的不同时期，其病理过程也在发生改变。另一方面，不同发病机制的疾病到达晚期阶段时，可能具有相似的最终共同途径。例如，RA 遗传标记和表观遗传标志可能对疾病早期（或甚至在临床症状之前）更有意义，但在出现临床症状后，反映疾病活动度的标志物具有更大的价值。生物标志物并不凭空存在：CRP 在关节炎临床前期缺乏诊断价值，但在疾病确诊后，它与疾病活动度密切相关。确定反映疾病状态的标志物，如从疾病早期到确诊过程中的标志物，对于选择治疗方式或者确定何时开始治疗具有很大的价值[34]。

机制性和描述性生物标志物

动态生物标志物的检测可用于指导临床疾病管理[35]。例如，诊断性生物标志物应符合疾病诊断标准，以便于指导何时开始疾病的治疗。机制性生物标志物源自疾病的生物学机制，可能为临床决策提供重要的潜在性帮助[35]。RA 和其他自身免疫性风湿病的发生发展过程中，可在不同时间点上检测多种可操作性标志物，用于指导临床决策，包括类风湿因子或抗瓜氨酸化蛋白的抗体（anti-citrullinated protein antibodies，ACPA）。机制性生物标志物的价值通常优于其他类型生物标志物[36]。

描述性生物标志物，包括红细胞沉降率（erythrocyte sedimentation rate，ESR）和 CRP，可以反映疾病的状态但不直接涉及疾病发病机制。例如，ESR 和 CRP 均是 RA 疾病活动评分（disease activity score，DAS）的考虑因素之一[37]，但这些临床实验室检测的生物标志物并不是 RA 特有的，它们在许多感染性和炎性疾病中均有所升高。描述性生物标志物不直接涉及疾病发病机制，仅提供有限的诊断和预后价值[35]。

机制性生物标志物的优势远大于描述性生物标志物。前者直接参与疾病发病机制，多为疾病特异性。此外，它们直接反映发病机制中分子信号通路的失调，因此可作为预测性和药效性生物标志物提供更多的效用。

生物标志物检测的样品来源

多种生物样品可用于分子生物标志物检测。最易获得的生物样本包括可通过非侵入性或微创获取的样本，包括尿液、唾液和外周血[38]。然而，尿液和唾液可能被限于某些组学分析（例如，蛋白质组学分析），如检测尿液中某些关节和软骨分解产物以作为骨关节炎（osteoarthritis，OA）的生物标志物[39]。由于易获得，血液被广泛用作生物标志物检测的生物样本。虽然血液通常含有参与风湿性疾病发病机制的免疫细胞和分子，但血液并不是直接参与风湿性疾病发病的组织。因此，与失调信号通路及其分子的相互关系并不明确。许多研究小组正在检测来自 RA、OA 和其他风湿性疾病患者滑膜组织中的生物分子标志物。虽然滑膜可以最大限度地提供机制性生物标志物，为疾病发病机制和治疗的作用机制提供深入视角，但滑膜通常难以获得，而且由于取样误差和组织内存在的多种细胞而使检测变得复杂[40]。

关节组织的采集因实际操作困难而受限，只能应用于小规模概念验证临床试验，需从另外一个生物标志物验证的维度来考虑[41-42]。滑膜是一个在健康和疾病状态中具有多种功能的复杂组织[43]。发炎时，滑膜炎按照在关节内以及不同受累关节之间的位置变化差异很大。为了检测滑膜生物标志物，需要收集典型病理样本。为减少病患内部差异，用于生物标志物检测的滑膜组织活检至少需要取六个组织碎片样本[44]。

滑膜组织检查研究可对疾病过程和治疗机制做深入了解。一种应用是鉴定血液中能被检测到的来自关节产生的可溶性因子。最近，滑膜活组织检查已经可以根据组织学模式的不同对患者进行分层，并被提议作为临床生物标志物的来源之一[6,45-46]。当关节作为生物标志物材料的来源时，滑液因其最接近关节组织，并且采集方便，而被考虑成为样本来源之一[47]。然而，滑液体积本身不是一个理想的生物标志物，在很多临床实践中，下滑膜组织的变异性使它成为一个不可靠的生物标志物来源。

生物标志物的发现

可检测大量分析物如蛋白质或代谢物的检测系统，理论上是发现生物标志物的丰富来源。有些国家和国际社会正在共同努力，采用高通量的遗传、表观遗传和蛋白质组学方法筛查风湿性疾病的生物标志物。"组学"检测的成本正在下降，信息分析的方法也在不断改进[48]。尽管如此，我们仍然面临着如何

将这些方法应用于复杂疾病的挑战，而统计障碍也令人望而生畏，因为需要对多重比较进行校正。这些方法通常被用于生成假设，筛选到的分析物需要随后进行严格的验证[49]。因此，研究的样本量和统计阈值设置需要适当妥协，任何候选生物标志物都需要进一步做独立的单一分析物检测。对单个标志物的检测，无论是从组学检测分析结果中获得，还是从疾病过程或药理学中推断而来，都需要在多个独立队列中进行正式验证。

用于生物标志物筛查的临床样本来源限制了所评估的生物标志物类型。尽管风湿性疾病通常不是血液性疾病，但外周血是生物标志物研究最常用的材料。血液中存在的任何特征或标志可以源自发病部位或反映病变部位的状态[50]。在关节炎研究中使用的关节组织具有挑战性，但它增加了可能的标志物，包括细胞内和组织特异性因子或在局部微环境富集的介质。一个笼统的策略是从病变部位开始，再确定可行的分析方法。理想情况是，可以开发一种直接测定标志物或其替代物的血液检测方法。如不行，则需证明滑膜或其他固体组织活检可作为可操作的生物标志物，用于辅助临床决策[51]。

生物标志物谱

在无主观偏倚的组学检测和单一分析物检测之间还有一种筛查生物标志物的替代方法——多重分析物组合。缩小候选分析物的范围虽然限制了可能性，但极大增加了实用性与可行性。许多检测血浆炎症介质（例如细胞因子、趋化因子和生长因子）的研究，尚未找到一种新的具有敏感性和特异性的得到验证的生物标志物[52]。但是，使用候选生物标志物相对较少的组合具有内在的统计优势，它允许组合本身被看作一个组合的生物标志物[53]。单个分析物的表现可以模式化，并在组合中给出统计权重[54]。一些标志物会获得更大权重；一些标志物则会获得"0"权重并被删除[55]。甚至可以使用负权重。多重检测可以实现自动化，并保证良好的技术品质。经常忽略的一个关键问题是，组合中的生物标志物应该是独立的，而不是临床疾病评分的一部分。例如，许多分析物，如 CRP 和血清淀粉样蛋白 A，受白细胞介素（interleukin，IL）-6 调控。因此，任何降低 IL-6 的过程都也会同时降低其他分析物，导致组合生物标志

物检测中 IL-6 降低的效应被放大。同样，如果将生物标志物改变用于显示与疾病活动评分（DAS）的相关性，临床解释将变得困难，因为 CRP 同时包含在临床和生物标志物分析中。

在许多风湿性疾病中，多种生物标志物的组合在指导诊断和治疗决策方面提升了准确性和实用性。在风湿性疾病中，患者个体的生物标志物通常与群体水平的诊断或疾病状态相关联，但尚无足够的预测效力用于患者个体的水平。多重候选生物标志物检测技术的发展极大地促进了具有较强诊断和预测效力的生物标志物谱鉴定 [56-57]。将来，很有可能发展多种具有较高通量的无偏倚的候选生物标志物组合谱。

生物标志物在临床实践和药物研发中的应用

已发疾病的诊断

常用一个可操作的生物标志物来诊断已有明显症状的疾病，为治疗干预奠定基础。例如，检测自身抗体，包括类风湿因子和 ACPA，有助于 RA 的诊断；抗核抗体（anti-nuclear antibodies，ANA）的检测有助于 SLE 的诊断，抗中性粒细胞胞浆抗体（anti-neutrophil cytoplasmic antibodies，ANCA）的检测有助于诊断 ANCA 相关血管炎。这些自身抗体可能参与了疾病发病机制 [58-61]，因此可被归类为可操作的机制性生物标志物。

临床前或无症状疾病的诊断

生物标志物的一个重要应用是发现处于疾病临床前状态的个体。在个体临床疾病发作之前进行鉴定，为患者提供干预治疗的机会，可避免症状性疾病的发展，或降低症状性疾病的严重性 [62-63]。例如，检测血液中 ANA 的特定亚群，可鉴别出最终会进展为临床 SLE 的个体 [62]，并且有助于该个体及时开始治疗以预防发展为具有临床症状的 SLE。在 RA 中，血液中自身抗体和细胞因子可用于鉴定可能进展为 RA 的无症状个体 [56-57,64]。临床前 RA 患者的早期干预治疗可降低这些个体 RA 的发生率或严重程度 [65]。

评估疾病活动度与预后

评估疾病活动度的生物标志物可筛选出疾病进展

可能性大的患者，从而指导临床医生提供更有效的治疗方案。此类生物标志物在疾病，尤其是临床症状和疾病活动度不一致的患者中特别有价值，便于指导选择合适的治疗方案 [66]。许多生物标志物是有些瑕疵的。目前疾病活动度和预后生物标志物包括 ESR、CRP、补体蛋白 C3 和 C4，以及抗 DNA 抗体。这些生物标志物的敏感性、特异性和实用性均有一定的局限性。近年来，炎性细胞因子和相关分子组合系列已被研发出来用于评估 RA 疾病活动度 [67-68]。尽管如此，目前尚不清楚这个组合系列相比于已建立的 DAS-28[37] 是否更有效，或者对 RA 是否具有特异性（相对于其他自身免疫性疾病、炎症和感染性疾病）。

药效动力学的生物标志物

评估对治疗的反应

PD 生物标志物可用于监测对治疗的反应。PD 生物标志物可以是机制性的，也可以是描述性的。机制性 PD 生物标志物与疾病过程的生物学机制直接相关，这种生物学机制也可以成为治疗干预的靶点 [35]。描述性 PD 生物标志物通常是一般炎症或组织损伤的生物标志物，这类标志物可用于评估对治疗的反应，但与疾病的生物学机制无直接关系。

在风湿病学临床实践中，使用机制性 PD 生物标志物的实例有 RA 患者接受利妥昔单抗治疗后的外周 B 细胞和外周血浆母细胞分析 [68-69]。流式细胞术操作较复杂，且不易于在临床上广泛推广使用，因此采用 PCR 法检测 IgJ 转录产物；一个分泌抗体的浆母细胞标志物，已经被开发出来作为一个用于指导临床决策的生物标志物 [70]。对利妥昔单抗临床试验中抗 TNF 反应不足的样本进行 IgJ mRNA 检测，发现有 25% 受试者的 IgJ mRNA 基线水平升高，反映出临床响应答率降低 [70]。

在风湿病学的临床实践中，使用描述性 PD 生物标志物的实例还包括多肌痛的 ESR 和反映 RA 疾病活动度的风湿和炎症分子组合系列标志物 [67]。在 SLE 中，蛋白尿的量化和尿沉渣的分析可用于评估对治疗的反应 [71]。影像技术，如 MRI[72] 和超声波 [73]，能够评估 RA 和其他炎症性关节炎中的滑膜炎，是疾病活动度的另一个生物标志物。

PD 生物标志物在促进治疗发展中发挥着核心作

用，特别是在药物研发早期阶段进行临床概念验证和毒性评估时。FDA 提出的关键路径倡议把 PD 生物标志物列为首位，认为它有可能替代临床终点，并且能够"反映患者的感觉、功能或生存状态"[74-76]。PD 生物标志物可以线性化展现临床进展，并通过快速证明候选治疗方法调控病理机制来降低成本。尽管 PD 生物标志物可用于加速药物研发并降低成本，但临床终点仍然是 FDA 和其他机构批准监管的基础。

PD 生物标志物用于观察自身免疫性风湿性疾病的候选治疗反应已有几十年历史。例如，在 20 世纪 90 年代已证实血液中 IL-1 水平的降低与甲氨蝶呤的临床反应相关[77]，血液 CRP 水平的降低与英夫利昔单抗治疗的反应相关[78]。

外周血细胞转录谱正在成为 RA 和其他风湿性疾病中的潜在生物标志物[18]。例如，报告表明外周血 RNA 转录谱可以预测 RA 患者对利妥昔单抗[18]和抗 TNF 治疗的反应[79]。虽然相关性统计显著，但对于临床决策尚缺乏足够效力。此外，在源自血液或皮肤的样品中，与 I 型 IFN 途径相关的基因转录谱检测可望作为监测 SLE[80]和硬皮病的治疗反应的标志物[81]。

分子生物标志物研究可延伸到 RA 疾病发病机制的原始病灶——滑膜。滑膜衬里层中巨噬细胞数量的减少是 RA 治疗疗效的早期敏感生物标志物，但对利妥昔单抗、阿巴西普和托法替布的反应与此

生物标志物无关而限制了其效力[82]。信号转导子和活化转录因子（signal transducer and activator of transcription，STAT）1 和 STAT3 在滑膜衬里层中的活化状态检测已被证实与 RA 托法替布的临床反应相关（图 34-1）[83]。在 RA 滑膜和参与风湿性疾病其他组织中的转录谱也提供了 PD 标志物。在系统性硬化症中，皮肤活检组织的转录谱检测可确定皮肤硬化患者是由酪氨酸激酶血小板衍生生长因子受体（platelet-derived growth factor receptor，PDGF）和 Abl 驱动，因此可能对酪氨酸激酶受体抑制剂的治疗有反应[84]。在 RA 中，基因表达分析可以揭示与利妥昔单抗[85]和抗 TNF[86]治疗不同反应密切相关的滑膜表型。

评估毒性

PD 生物标志物可以通过早期检测药物相关毒性来促进药物研发，这是人体试验中新型受试药物失败的重要原因[87]。PD 毒性生物标志物的例子包括临床实验室指标，如肝功能和肾功能检查，以及心脏毒性生物标志物，如心电图 QT 间期延长、血压上升和脂质谱的改变。展望未来，发现和确定更多的新生物标志物，以反映器官或组织毒性，将进一步加速开发 RA 和其他风湿性疾病的新疗法。

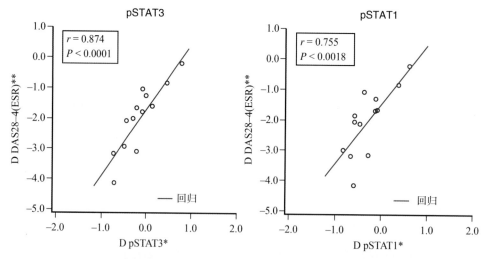

图 34-1 托法替布（Tofacitinib）诱导的滑膜 pSTAT3 和 pSTAT1 变化可预测第 4 个月的临床反应。类风湿关节炎患者经托法替布治疗后，连续检测其滑膜活组织中 pSTAT1 和 pSTAT3，结果发现，pSTAT1 和 pSTAT3 的改变与临床反应相关。* 从基线（第 7 天）到第 28 天生物标志物数据的改变；** 从第 1 天到第 4 个月疾病活动量表（disease activity scale，DAS）28-4（红细胞沉降率）的改变。pSTAT，磷酸化信号转导和转录激活因子；r，相关系数。(From Boyle DL, Soma K, Hodge J, et al: The JAK inhibitor tofacitinib suppresses synovial JAK1-STAT signalling in rheumatoid arthritis. Ann Rheum Dis 74:1311–1116, 2015.)

预测性生物标志物

预测性生物标志物可在治疗开始前预测患者对治疗的反应。临床实践和药物开发中最大的挑战在于如何选择某个特定的患者群体，其体内存在药物作用的靶点[88]。可在治疗前就确定可能的药物反应者，将为患者带来显著益处，包括降低医疗护理成本和加速新一代治疗方式的临床开发[89]。

在肿瘤学领域，预测性单基因生物标志物已常规用于临床实践和药物开发。例如，乳腺癌 HER2 的过表达表明对抗 Her 抗体（曲妥珠单抗，帕妥珠单抗）的反应性，而在慢性粒细胞白血病中，*BCR-ABL1* 易位表明对伊马替尼的反应性。相比之下，RA 和其他风湿性疾病不是由单基因突变驱动的，单基因生物标志物和多基因生物标志物迄今尚未发现显著的预测效用[90]。目前正在研究的 RA 表观生物标志物有着巨大潜力[91]。

药物研发者和 FDA 已充分认识到预测性生物标志物的机遇和重要性，并且 FDA 已经采取措施促进研发候选疗法的预测性生物标志物和 PD 生物标志物[74-76]。过去几十年来，治疗方法的研发成本急剧上升[92]，预测性和药效性生物标志物的综合使用是简化临床开发从而降低下一代治疗药物研发成本的重要策略[35]。

机制性生物标志物

细胞因子

风湿性疾病诊断，例如 SLE 和 RA，通常包括多种疾病亚型，它们表现出相似的临床表现，但在分子表型上显著不同。探索疾病的发病机制为开发机制性生物标志物以区分这些疾病的分子亚型提供了可能，可用于指导每个患者选择最合适的疗法。尽管靶向 TNF、IL-6、IL-1 和其他细胞因子已经改善了 RA 患者和其他自身免疫性风湿性疾病患者的预后，但迄今为止，对血液、滑膜组织或滑膜液中相应的细胞因子水平进行简单测量，均未能发现预测性生物标志物[93]。

对于 RA，潜在的细胞因子生物标志物是 CXCL13，也称为 B 淋巴细胞趋化因子。CXCL13 在生发中心的形成中起关键作用。RA 滑膜中 CXCL13 mRNA 水平升高伴滑膜生发中心和血液 CXCL13 增加[94]。除了 B 细胞外，成骨细胞还表达 CXCL13 的 CXCR5 受体。CXCL13 可刺激成骨细胞释放降解酶[95]，并已被确定为侵蚀进展的潜在生物标志物。抗 TNF 治疗可导致血中 CXCL13 水平下降[96]。已经开发出一株人抗 CXCL13 单克隆抗体，目前正在审评中。需要深入研究以进一步确定血液 CXCL13 作为 RA 潜在机制性生物标志物的敏感性、特异性和预测能力。14-3-3n 是血清中一种可测量的可溶性信号分子，与 RA 的关节损伤相关，也已作为潜在的生物标志物[97]。

在寻找 SLE 的机制性生物标志物时，采用了更先进的方法，而不是简单地测量血液或滑膜液中细胞因子。SLE 与血液中 I 型 IFN 水平升高有关，并且 I 型 IFN 被认为参与了 SLE 的发病[98]。I 型 IFN- 诱导的 mRNA 水平增加，与 SLE 的疾病活动度增加相关联[99]。I 型 IFN 的 mRNA 已经在临床试验中用作评估疾病活动度的生物标志物[80]。I 型 IFN 诱导的转录信号有望作为 SLE 可操作的机制性生物标志物。

自身抗体

自身抗体是 RA、SLE 和某些其他自身免疫性风湿性疾病最典型的机制性生物标志物。在 SLE 中，针对 RNA-、DNA- 或染色质相关蛋白的特异性自身抗体形成免疫复合物，通过 Toll 样受体（Toll-like receptors，TLR）7 或 9 双重刺激树突细胞产生 I 型 IFN[100-101]。由于这种自身抗体可体外诱导 IFN 诱导的基因表达，因此与血液 IFN-α 活性增加有关（图 34-2）[102]。RNA-、DNA- 和染色质相关自身抗原也可以通过膜 Ig 和 TLR7 或 TLR9 双重刺激自身反应性 B 细胞以产生自身抗体[101]。

在 RA 患者体内，ACPA 可结合瓜氨酸化纤维蛋白原、波形蛋白、组蛋白和多种其他瓜氨酸化抗原[103-104]。瓜氨酸化纤维蛋白原结合 TLR4 刺激巨噬细胞产生 TNF，瓜氨酸化纤维蛋白原免疫复合物也可通过共连接 TLR4 和 Fcγ 受体，协同刺激巨噬细胞产生 TNF[60]。因此，在 SLE 和 RA 中，自身抗体结合自身抗原（如 RNA、DNA 染色质，或瓜氨酸化纤维蛋白原）驱动活化炎症信号通路。因此，这些自身抗体可作为机制性生物标志物的代表。

自身抗体分析已被证明可用于早期诊断和识别可能进展为 SLE 或 RA 的高危个体。在 SLE[62] 或 RA 临床发病之前，血液中便可检测到自身抗体的存在[105-106]。同样，在 RA 发病前，血液中细胞因子[57] 和其他炎症标志物[105] 的水平也会增加。此外，表位扩展和多种

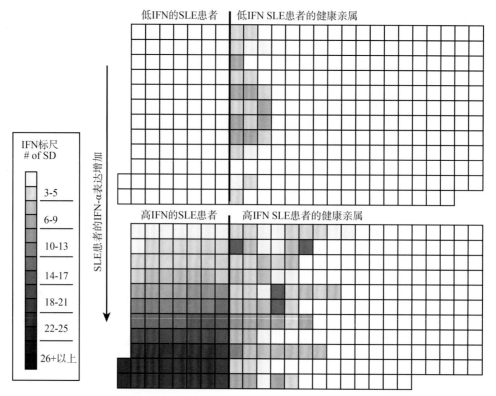

图 34-2 系统性红斑狼疮（systemic lupus erythematosus，SLE）患者一级亲属 IFN-α 活性的家族聚集和相关性。每个方框代表一个人，坚实的粗线将 SLE 患者与健康的一级亲属分开。白色阴影表示与健康无关供体无显著差异，黄色至红色阴影逐渐加深表明定量检测 IFN-α 活性增加。按照升序排列 SLE 患者定量检测 IFN-α 活性，左上角最低，右下角最高。图中间的间隙代表 SLE 患者中高与低 IFN 活性的分类截止值。然后将健康亲属排列在粗线的右侧，按其相应的受 SLE 影响的家族的 IFN-α 活性值排序，以显示家族性 IFN-α 活性的变化，因为它与同一家庭中受影响的 SLE 有关。代表着高 IFN-α 活性的家族成员的盒子在同一行内向中间移动，以便更容易地比较行之间高 IFN-α 家族成员的相对比例。（From Niewold TB, Hua J, Lehman TJ, et al: High serum IFN-alpha activity is a heritable risk factor for systemic lupus erythematosus. Genes Immun 8:492-502, 2007.）

抗体特异性的积累也早于 RA 的临床症状发作[63,103]。

对于 RA，在疾病早期或高风险个体中检测自身抗体也可用于指导治疗。例如，在患有未分化关节炎（undifferentiated arthritis）的个体中，甲氨蝶呤治疗降低了进展至临床 RA 的速度，但这种效果仅存在于 ACPA⁺ 个体中[107]。因此，对未分化关节炎患者，ACPA 可作为潜在的机制性生物标志物用于指导干预治疗。在另一维度，未来检测靶向免疫活性抗原的自身抗体，将使得特异性针对下游相关炎症途径的治疗成为可能（例如，针对 Janus 激酶、脾酪氨酸激酶、IL-6、TNF、IL-1，和 IL-17）。

表观遗传生物标志物

表观遗传标志代表了一类新兴的机制性生物标志物。表观遗传调节因子包括 DNA 甲基化、组蛋白修饰和微小 RNA（miRNAs），这些因子均参与自身免疫的致病机制[91]。例如，即使在非常早期 RA 的成纤维细胞样滑膜细胞（fibroblast-like synoviocytes，FLS）中，DNA 甲基化印迹的改变已能调控细胞迁移、基质代谢和免疫应答[108]。

miRNA 属于另一类表观遗传因子，也可调节风湿性疾病[109]。个体 miRNA 调节 mRNA 稳定性和多个基因的翻译，从而发挥广泛的生物学作用。miR-146a 由活化的 T 细胞表达，可抑制细胞凋亡和 IL-2 产生[110]。miR-146a 在 RA 滑膜中表达，且与疾病活动度增加相关。另一种候选 miRNA 生物标志物是 miR-155，可诱导 Th1 细胞和 Th17 细胞的发育[111]，并且在 RA 患者的外周血单核细胞中表达增加。上述结果提示 miRNA 有潜力成为生物标志物。下一步研究将严格评估 miRNA 作为 RA 和其他风湿性疾病的生物标志物的预测价值、检测的可重复性和实用性。

代谢组学

　　代谢组学是一个新兴研究领域[112]。T 细胞的代谢改变与 RA 有关[113]，未来的研究将确定这些改变能否作为机制性生物标志物发挥作用。已发现 RA 患者 FLS 胆碱代谢的改变，可作为代谢酶如何靶向治疗风湿性疾病的线索[114]。目前正在研究 RA 和其他风湿性疾病中的一系列代谢物，尚未确定能否找到一种可操作性或机制性生物标志物。

组织降解产物生物标志物

　　关节、软骨和其他组织降解产物代表另一类生物标志物。虽然软骨分解产物通常用于监测 OA 或 RA 中的组织损伤[115]，但最近已证实软骨和组织的分解产物具有损伤相关分子模式（damage-associated molecular patterns，DAMPs）的功能[116]，如刺激固有免疫活性、组织修复 - 促进活性，或两者兼而有之。例如，多配体聚糖是在关节组织损伤期间释放

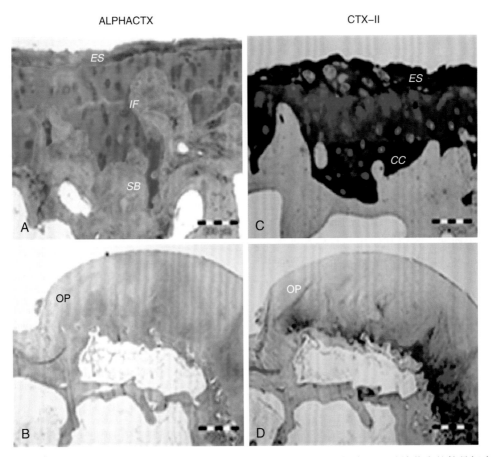

图 34-3　软骨和骨损伤的生物标志物可与组织损伤相关联。严重软骨侵蚀患者的骨标本和人骨关节炎的软骨标本中，Ⅰ型胶原蛋白（α-CTX）的 α-C- 端肽和Ⅱ型胶原（CTX-Ⅱ）的 C- 端肽存在免疫共定位。A 和 C，α-CTX（A）和 CTX-Ⅱ（C）在严重侵蚀区域的染色，表面有侵蚀（eroded surface，ES），软骨下骨增厚（subchondral bone，SB）和骨侵入前沿（invasion fronts，IF）通过钙化软骨（calcified cartilage，CC）。B 和 D，α-CTX（B）和 CTX-Ⅱ（D）的染色分别来自软骨边缘区域，其中骨赘（osteophyte，OP）正在形成（即软骨细胞），可通过组织的扩散结构看到。IgG 对照组未观察到背景免疫染色（结果未显示）。在 A 和 C，标尺长度为 200 μm；在 B 和 D，标尺长度为 500 μm。IFN，干扰素；SLE，系统性红斑狼疮。（From Huebner JL, Bay-Jensen AC, Huffman KM, et al: Alpha C-telopeptide of type I collagen is associated with subchondral bone turnover and predicts progression of joint space narrowing and osteophytes in osteoarthritis. Arthritis Rheumatol 66:2440-2449, 2014.）

的蛋白多糖，可促进软骨发育和重塑[117]。相反，生腱蛋白 C（tenascin-C）是在 RA 和 OA 中释放的软骨蛋白，与 TLR4 结合刺激固有免疫介导的炎症反应[118]。在另一例子中，软骨基质蛋白纤维已被证实可激活补体系统，产生膜攻击复合物，参与 OA 的发病机制[119]。尿液中 I 型胶原蛋白（α-CTX）的 α-C- 端肽和 II 型胶原（CTX-II）的 C- 端肽反映骨更新和骨赘活动度（图 34-3）[120]。因此软骨和组织降解产物代表了 RA 和 OA 可能的机制性生物标志物。此外，它们有可能提供关于机体对新型组织损伤治疗药物反应的早期信息。

结论

对于将生物标志物用于诊断和风湿性疾病分层的设想，目前尚没有一个简单的答案，或者某个能够满足条件的单一标志物。复杂疾病可能需要一个整合的方法，其中包括多种技术平台以及对无偏倚检测平台的仔细评估。替代性生物标志物的发现依然难以捉摸。另一方面，生物标志物验证的新标准已经建立，并提供了应用特异性的验证方法。了解一个被推荐的生物标志物的生物学作用和背景至关重要。单次分析多种生物标志物在机制性研究和伴随诊断中的使用已在逐渐增加。分析物组合或源自组学的标志物可以更敏感地反映疾病活动度。鉴定和使用与目标相匹配的标志物，以实现患者分层和靶向治疗，将有望实现。

 本章的参考文献也可以在 ExpertConsult.com 上找到。

参考文献

1. Aletaha D, Landewe R, Karonitsch T, et al: Reporting disease activity in clinical trials of patients with rheumatoid arthritis: EULAR/ACR collaborative recommendations. *Arthritis Rheum* 59:1371–1377, 2008.
2. Buch MH, Silva-Fernandez L, Carmona L, et al: Development of EULAR recommendations for the reporting of clinical trial extension studies in rheumatology. *Ann Rheum Dis* 74:969, 2014.
3. Chuang-Stein C, et al: A quantitative approach for making go/no-go decisions in drug development. *Drug Inf J* 45:187–202, 2011.
4. van der Heijden JW, Dijkmans BAC, Scheper RJ, et al: Drug insight: resistance to methotrexate and other disease-modifying antirheumatic drugs—from bench to bedside. *Nat Clin Pract Rheumatol* 3:26–34, 2007.
5. Dessein PH, Semb AG: Could cardiovascular disease risk stratification and management in rheumatoid arthritis be enhanced? *Ann Rheum Dis* 72:1743–1746, 2013.
6. Townsend MJ: Molecular and cellular heterogeneity in the rheumatoid arthritis synovium: clinical correlates of synovitis. *Best Pract Res Clin Rheumatol* 28:539–549, 2014.
7. Plenge RM, Bridges SL: Personalized medicine in rheumatoid arthritis: miles to go before we sleep. *Arthritis Rheum* 63:590–593, 2011.
8. Biomarkers Definitions Working Group: Biomarkers and surrogate endpoints: preferred definitions and conceptual framework. *Clin Pharmacol Ther* 69:89–95, 2001.
9. Rhodes B, Furnrohr BG, Vyse TJ: C-reactive protein in rheumatology: biology and genetics. *Nature reviews. Rheumatology* 7:282–289, 2011.
10. Beyeler C, Reichen J, Thomann SR, et al: Quantitative liver function in patients with rheumatoid arthritis treated with low-dose methotrexate: a longitudinal study. *Rheumatology* 36:338–344, 1997.
11. Cheung PP, Dougados M, Gossec L: Reliability of ultrasonography to detect synovitis in rheumatoid arthritis: a systematic literature review of 35 studies (1,415 patients). *Arthritis Care Res (Hoboken)* 62:323–334, 2010.
12. Mayeux R: Biomarkers: potential uses and limitations. *NeuroRx* 1:182–188, 2004.
13. Fleming TR: Surrogate endpoints and FDA's accelerated approval process. *Health Aff (Millwood)* 24:67–78, 2005.
14. Smolen JS, van der Heijde D, Machold KP, et al: Proposal for a new nomenclature of disease-modifying antirheumatic drugs. *Ann Rheum Dis* 73:3–5, 2014.
15. Colebatch AN, Edwards CJ, Østergaard M, et al: EULAR recommendations for the use of imaging of the joints in the clinical management of rheumatoid arthritis. *Ann Rheum Dis* 72:804–814, 2013.
16. Vasan RS: Biomarkers of cardiovascular disease: molecular basis and practical considerations. *Circulation* 113:2335–2362, 2006.
17. Hundt S, Haug U, Brenner H: Blood markers for early detection of colorectal cancer: a systematic review. *Cancer Epidemiol Biomarkers Prev* 16:1935–1953, 2007.
18. Raterman HG, Vosslamber S, de Ridder S, et al: The interferon type I signature towards prediction of non-response to rituximab in rheumatoid arthritis patients. *Arthritis Res Ther* 14:R95, 2012.
19. Smolec J, De Silva B, Smith W, et al: Bioanalytical method validation for macromolecules in support of pharmacokinetic studies. *Pharm Res* 22:1425–1431, 2005.
20. Rifai N, Gillette MA, Carr SA: Protein biomarker discovery and validation: the long and uncertain path to clinical utility. *Nat Biotechnol* 24:971–983, 2006.
21. Maksimowicz-McKinnon K, Bhatt DL, Calabrese LH: Recent advances in vascular inflammation: C-reactive protein and other inflammatory biomarkers. *Curr Opin Rheumatol* 16:18–24, 2004.
22. Taylor W, Gladman D, Helliwell P, et al: Classification criteria for psoriatic arthritis: development of new criteria from a large international study. *Arthritis Rheum* 54:2665–2673, 2006.
23. Zayat AS, Ellegaard K, Conaghan PG, et al: The specificity of ultrasound-detected bone erosions for rheumatoid arthritis. *Ann Rheum Dis* 74:897–903, 2015.
24. Wehrens R, Franceschi P, Vrhovsek U, et al: Stability-based biomarker selection. *Anal Chim Acta* 705:15–23, 2011.
25. Chau CH, Rixe O, McLeod H, et al: Validation of analytical methods for biomarkers employed in drug development. *Clin Cancer Res* 14:5967–5976, 2008.
26. Paulovich AG, Whiteaker JR, Hoofnagle AN, et al: The interface between biomarker discovery and clinical validation: the tar pit of the protein biomarker pipeline. *Proteomics Clin Appl* 2:1386–1402, 2008.
27. United States Department of Health and Human Services, Food and Drug Administration, Center for Drug Evaluation and Research. *Guidance for industry: bioanalytical method validation*. 2001.
28. Hunter DJ, Losina E, Guermazi A, et al: A pathway and approach to biomarker validation and qualification for osteoarthritis clinical trials. *Curr Drug Targets* 11:536–545, 2010.
29. Dancey JE, Dobbin KK, Groshen S, et al: Guidelines for the development and incorporation of biomarker studies in early clinical trials of novel agents. *Clin Cancer Res* 16:1745–1755, 2010.
30. Lee J, Devanarayan V, Barrett YC, et al: Fit-for-purpose method development and validation for successful biomarker measurement. *Pharm Res* 23:312–328, 2006.
31. Zou KH, O'Malley AJ, Mauri L: Receiver-operating characteristic analysis for evaluating diagnostic tests and predictive models. *Circula-

tion 115:654–657, 2007.

32. Lasko TA, Bhagwat JG, Zou KH, et al: The use of receiver operating characteristic curves in biomedical informatics. *J Biomed Inform* 38:404–415, 2005.

33. Baeten D, et al: Synovial inflammation does not change in the absence of effective treatment: implications for the use of synovial histopathology as biomarker in early phase clinical trials in rheumatoid arthritis. *Ann Rheum Dis* 65:990–997, 2006.

34. Young-Min S, Cawston T, Marshall N, et al: Biomarkers predict radiographic progression in early rheumatoid arthritis and perform well compared with traditional markers. *Arthritis Rheum* 56:3236–3247, 2007.

35. Robinson WH, Lindstrom TM, Cheung RK, et al: Mechanistic biomarkers for clinical decision making in rheumatic diseases. *Nature reviews. Rheumatology* 9:267–276, 2013.

36. Lindstrom TM, Robinson WH: Biomarkers for rheumatoid arthritis: making it personal. *Scand J Clin Lab Invest Suppl* 242:79–84, 2010.

37. Fransen J, van Riel PL: The Disease Activity Score and the EULAR response criteria. *Clin Exp Rheumatol* 23:S93–S99, 2005.

38. Anderson NL, Anderson NG: The human plasma proteome: history, character, and diagnostic prospects. *Mol Cell Proteomics* 1:845–867, 2002.

39. Qvist P, Bay-Jensen AC, Christiansen C, et al: Molecular serum and urine marker repertoire supporting clinical research on joint diseases. *Best Pract Res Clin Rheumatol* 25:859–872, 2011.

40. Kelly S, Humby F, Filer A, et al: Ultrasound-guided synovial biopsy: a safe, well-tolerated and reliable technique for obtaining high-quality synovial tissue from both large and small joints in early arthritis patients. *Ann Rheum Dis* 74:611–617, 2015.

41. Rosengren S, Firestein GS, Boyle DL: Measurement of inflammatory biomarkers in synovial tissue extracts by enzyme-linked immunosorbent assay. *Clin Diagn Lab Immunol* 10:1002–1010, 2003.

42. Gerlag DM, Haringman JJ, Smeets TJ, et al: Effects of oral prednisolone on biomarkers in synovial tissue and clinical improvement in rheumatoid arthritis. *Arthritis Rheum* 50:3783–3791, 2004.

43. Wechalekar MD, Smith MD: Utility of arthroscopic guided synovial biopsy in understanding synovial tissue pathology in health and disease states. *World J Orthop* 5:566–573, 2014.

44. Boyle DL, Rosengren S, Bugbee W, et al: Quantitative biomarker analysis of synovial gene expression by real-time PCR. *Arthritis Res Ther* 5:R352–R360, 2003.

45. Slansky E, Li J, Häupl T, et al: Quantitative determination of the diagnostic accuracy of the synovitis score and its components. *Histopathology* 57:436–443, 2010.

46. Dennis G Jr, Holweng CT, Kummerfeld SK, et al: Synovial phenotypes in rheumatoid arthritis correlate with response to biologic therapeutics. *Arthritis Res Ther* 16:R90, 2014.

47. Gobezie R, Kho A, Krastins B, et al: High abundance synovial fluid proteome: distinct profiles in health and osteoarthritis. *Arthritis Res Ther* 9:R36, 2007.

48. Arriens C, Mohan C: Systemic lupus erythematosus diagnostics in the 'omics' era. *Int J Clin Rheumatol* 8:671–687, 2013.

49. Lay JO Jr, Liyanage R, Borgmann S, et al: Problems with the "omics". *TrAC Trends Analyt Chem* 25:1046–1056, 2006.

50. Burska A, Boissinot M, Ponchel F: Cytokines as biomarkers in rheumatoid arthritis. *Mediators Inflamm* 2014:24, 2014.

51. Davis JM, 3rd, Knutson KL, Strausbach MA, et al: Analysis of complex biomarkers for human immune-mediated disorders based on cytokine responsiveness of peripheral blood cells. *J Immunol* 184:7297–7304, 2010.

52. Niu X, Chen G: Clinical biomarkers and pathogenic-related cytokines in rheumatoid arthritis. *J Immunol Res* 2014:698192, 2014.

53. Hirata S, Dirven L, Shen Y, et al: A multi-biomarker score measures rheumatoid arthritis disease activity in the BeSt study. *Rheumatology (Oxford)* 52:1202–1207, 2013.

54. Karlson EW, Chibnik LB, Twroger SS, et al: Biomarkers of inflammation and development of rheumatoid arthritis in women from two prospective cohort studies. *Arthritis Rheum* 60:641–652, 2009.

55. Centola M, Cavet G, Shen Y, et al: Development of a multi-biomarker disease activity test for rheumatoid arthritis. *PLoS One* 8:e60635, 2013.

56. Sokolove J, Bromberg R, Deane KD, et al: Autoantibody epitope spreading in the pre-clinical phase predicts progression to rheumatoid arthritis. *PLoS One* 7:e35296, 2012.

57. Deane KD, Norris JM, Holers VM: Preclinical rheumatoid arthritis: identification, evaluation, and future directions for investigation. *Rheum Dis Clin North Am* 36:213–241, 2010.

58. Segovia-Miranda F, Serrano F, Dyrda A, et al: Pathogenicity of lupus anti-ribosomal P antibodies: role of cross-reacting neuronal surface P-antigen in glutamatergic transmission and plasticity. *Arthritis Rheumatol* 67:1598–1610, 2015.

59. Kuhn KA, Kulik L, Tomooka B, et al: Antibodies against citrullinated proteins enhance tissue injury in experimental autoimmune arthritis. *J Clin Invest* 116:961–973, 2006.

60. Sokolove J, Zhao X, Chandra PE, et al: Immune complexes containing citrullinated fibrinogen costimulate macrophages via Toll-like receptor 4 and Fcgamma receptor. *Arthritis Rheum* 63:53–62, 2011.

61. Little MA, Al-Ani B, Ren S, et al: Anti-proteinase 3 anti-neutrophil cytoplasm autoantibodies recapitulate systemic vasculitis in mice with a humanized immune system. *PLoS One* 7:e28626, 2012.

62. Arbuckle MR, McClain MT, Rubertone MV, et al: Development of autoantibodies before the clinical onset of systemic lupus erythematosus. *N Engl J Med* 349:1526–1533, 2003.

63. Berger T, Rubner P, Schautzer F, et al: Antimyelin antibodies as a predictor of clinically definite multiple sclerosis after a first demyelinating event. *N Engl J Med* 349:139–145, 2003.

64. Hughes-Austin JM, Deane KD, Derber LA, et al: Multiple cytokines and chemokines are associated with rheumatoid arthritis-related autoimmunity in first-degree relatives without rheumatoid arthritis: Studies of the Aetiology of Rheumatoid Arthritis (SERA). *Ann Rheum Dis* 72:901–907, 2013.

65. Holers VM: Insights from populations at risk for the future development of classified rheumatoid arthritis. *Rheum Dis Clin North Am* 40:605–620, 2014.

66. Liu R, Wang X, Aihara K, et al: Early diagnosis of complex diseases by molecular biomarkers, network biomarkers, and dynamical network biomarkers. *Med Res Rev* 34:455–478, 2014.

67. Eastman PS, Manning WC, Qureshi F, et al: Characterization of a multiplex, 12-biomarker test for rheumatoid arthritis. *J Pharm Biomed Anal* 70:415–424, 2012.

68. Edwards JC, Szczepanski L, Szechinki J, et al: Efficacy of B-cell-targeted therapy with rituximab in patients with rheumatoid arthritis. *N Engl J Med* 350:2572–2581, 2004.

69. Cambridge G, Perry HC, Nogueira L, et al: The effect of B-cell depletion therapy on serological evidence of B-cell and plasmablast activation in patients with rheumatoid arthritis over multiple cycles of rituximab treatment. *J Autoimmun* 50:67–76, 2014.

70. Owczarczyk K, Lal P, Abbas R, et al: A plasmablast biomarker for nonresponse to antibody therapy to CD20 in rheumatoid arthritis. *Sci Transl Med* 3:101ra192, 2011.

71. Kasitanon N, Petri M, Haas M, et al: Mycophenolate mofetil as the primary treatment of membranous lupus nephritis with and without concurrent proliferative disease: a retrospective study of 29 cases. *Lupus* 17:40–45, 2008.

72. Syversen SW, Haavardsholm EA, Bøyesen P, et al: Biomarkers in early rheumatoid arthritis: longitudinal associations with inflammation and joint destruction measured by magnetic resonance imaging and conventional radiographs. *Ann Rheum Dis* 69:845–850, 2010.

73. Hama M, Uehara T, Takase K, et al: Power Doppler ultrasonography is useful for assessing disease activity and predicting joint destruction in rheumatoid arthritis patients receiving tocilizumab–preliminary data. *Rheumatol Int* 32:1327–1333, 2012.

74. Psaty BM, Weiss NS, Furberg CD, et al: Surrogate end points, health outcomes, and the drug-approval process for the treatment of risk factors for cardiovascular disease. *JAMA* 282:786–790, 1999.

75. Parekh A, Buckman-Garner S, McCune S, et al: Catalyzing the Critical Path Initiative: FDA's progress in drug development activities. *Clin Pharmacol Ther* 97:221–233, 2015.

76. Woodcock J, Woosley R: The FDA critical path initiative and its influence on new drug development. *Annu Rev Med* 59:1–12, 2008.

77. Chang DM, Weinblatt ME, Schur PH: The effects of methotrexate on interleukin 1 in patients with rheumatoid arthritis. *J Rheumatol* 19:1678–1682, 1992.

78. Elliott MJ, Feldmann M, Maini RN: TNF alpha blockade in rheumatoid arthritis: rationale, clinical outcomes and mechanisms of action. *Int J Immunopharmacol* 17:141–145, 1995.

79. Oswald M, Curran ME, Lamberth SL, et al: Modular analysis of peripheral blood gene expression in rheumatoid arthritis captures

reproducible gene expression changes in tumor necrosis factor responders. *Arthritis Rheumatol* 67:344–351, 2015.

80. Yao Y, Richman L, Higgs BW, et al: Neutralization of interferon-alpha/beta-inducible genes and downstream effect in a phase I trial of an anti-interferon-alpha monoclonal antibody in systemic lupus erythematosus. *Arthritis Rheum* 60:1785–1796, 2009.

81. Farina G, Lafyatis D, Lemaire R, et al: A four-gene biomarker predicts skin disease in patients with diffuse cutaneous systemic sclerosis. *Arthritis Rheum* 62:580–588, 2010.

82. Choi IY, Gerlag DM, Holzinger D, et al: From synovial tissue to peripheral blood: myeloid related protein 8/14 is a sensitive biomarker for effective treatment in early drug development in patients with rheumatoid arthritis. *PLoS One* 9:e106253, 2014.

83. Boyle DL, Soma K, Hodge J, et al: The JAK inhibitor tofacitinib suppresses synovial JAK1-STAT signalling in rheumatoid arthritis. *Ann Rheum Dis* 74:1311–1316, 2015.

84. Chung L, Fiorentino DF, Benbarak MJ, et al: Molecular framework for response to imatinib mesylate in systemic sclerosis. *Arthritis Rheum* 60:584–591, 2009.

85. Hogan VE, Holweg T, Choy DF, et al: Pretreatment synovial transcriptional profile is associated with early and late clinical response in rheumatoid arthritis patients treated with rituximab. *Ann Rheum Dis* 71:1888–1894, 2012.

86. Hosack DA, Dennis G Jr, Sherman BT, et al: Identifying biological themes within lists of genes with EASE. *Genome Biol* 4:R70, 2003.

87. Arrowsmith J: Trial watch: phase II failures: 2008-2010. *Nat Rev Drug Discov* 10:328–329, 2011.

88. Marotte H, Miossec P: Biomarkers for prediction of TNFα blockers response in rheumatoid arthritis. *Joint Bone Spine* 77:297–305, 2010.

89. La Thangue NB, Kerr DJ: Predictive biomarkers: a paradigm shift towards personalized cancer medicine. *Nat Rev Clin Oncol* 8:587–596, 2011.

90. Arron JR, Townsend MJ, Keir ME, et al: Stratified medicine in inflammatory disorders: from theory to practice. *Clin Immunol* 16:11–22, 2015, April 28.

91. Bottini N, Firestein GS: Epigenetics in rheumatoid arthritis: a primer for rheumatologists. *Curr Rheumatol Rep* 15:372, 2013.

92. Dickson M, Gagnon JP: Key factors in the rising cost of new drug discovery and development. *Nat Rev Drug Discov* 3:417–429, 2004.

93. Cuppen BV, Welsing PM, Sprengers JJ, et al: Personalized biological treatment for rheumatoid arthritis: a systematic review with a focus on clinical applicability. *Rheumatology (Oxford)* 2015. pii: kev421. [Epub ahead of print].

94. Rosengren S, Wei N, Kalunian KC, et al: CXCL13: a novel biomarker of B-cell return following rituximab treatment and synovitis in patients with rheumatoid arthritis. *Rheumatology (Oxford)* 50:603–610, 2011.

95. Lisignoli G, Toneguzzi S, Piacentini A, et al: Human osteoblasts express functional CXC chemokine receptors 3 and 5: activation by their ligands, CXCL10 and CXCL13, significantly induces alkaline phosphatase and beta-N-acetylhexosaminidase release. *J Cell Physiol* 194:71–79, 2003.

96. Bugatti S, Manzo A, Benaglio F, et al: Serum levels of CXCL13 are associated with ultrasonographic synovitis and predict power Doppler persistence in early rheumatoid arthritis treated with non-biological disease-modifying anti-rheumatic drugs. *Arthritis Res Ther* 14:R34, 2012.

97. Maksymowych WP, Naides SJ, Bykerk V, et al: Serum 14-3-3eta is a novel marker that complements current serological measurements to enhance detection of patients with rheumatoid arthritis. *J Rheumatol* 41:2104–2113, 2014.

98. Niewold TB: Interferon alpha as a primary pathogenic factor in human lupus. *J Interferon Cytokine Res* 31:887–892, 2011.

99. Hua J, Kirou K, Lee C, et al: Functional assay of type I interferon in systemic lupus erythematosus plasma and association with anti-RNA binding protein autoantibodies. *Arthritis Rheum* 54:1906–1916, 2006.

100. Boulé MW, Broughton C, Mackay F, et al: Toll-like receptor 9-dependent and -independent dendritic cell activation by chromatin-immunoglobulin G complexes. *J Exp Med* 199:1631–1640, 2004.

101. Marshak-Rothstein A, Rifkin IR: Immunologically active autoantigens: the role of toll-like receptors in the development of chronic inflammatory disease. *Annu Rev Immunol* 25:419–441, 2007.

102. Niewold TB, Hua J, Lehman TJ, et al: High serum IFN-alpha activity is a heritable risk factor for systemic lupus erythematosus. *Genes Immun* 8:492–502, 2007.

103. Hughes-Austin JM, Deane KD, Derber LA, et al: Multiple cytokines and chemokines are associated with rheumatoid arthritis-related autoimmunity in first-degree relatives without rheumatoid arthritis: Studies of the Aetiology of Rheumatoid Arthritis (SERA). *Ann Rheum Dis* 72:901–907, 2012.

104. Hueber W, Kidd BA, Tomooka BH, et al: Antigen microarray profiling of autoantibodies in rheumatoid arthritis. *Arthritis Rheum* 52:2645–2655, 2005.

105. Nielen MM, van Schaardenburg D, Reesink HW, et al: Increased levels of C-reactive protein in serum from blood donors before the onset of rheumatoid arthritis. *Arthritis Rheum* 50:2423–2427, 2004.

106. Rantapaa-Dahlqvist S, de Jong BA, Berglin E, et al: Antibodies against cyclic citrullinated peptide and IgA rheumatoid factor predict the development of rheumatoid arthritis. *Arthritis Rheum* 48:2741–2749, 2003.

107. van Dongen H, Van Aken J, Lard LR, et al: Efficacy of methotrexate treatment in patients with probable rheumatoid arthritis: a double-blind, randomized, placebo-controlled trial. *Arthritis Rheum* 56:1424–1432, 2007.

108. Ai R, Whitaker JW, Boyle DL, et al: DNA methylome signature in early rheumatoid arthritis synoviocytes compared with longstanding rheumatoid arthritis synoviocytes. *Arthritis Rheumatol* 67:1978–1980, 2015.

109. Alevizos I, Illei GG: MicroRNAs as biomarkers in rheumatic diseases. *Nat Rev Rheumatol* 6:391–398, 2010.

110. Curtale G, Citarella F, Carissimi C, et al: An emerging player in the adaptive immune response: microRNA-146a is a modulator of IL-2 expression and activation-induced cell death in T lymphocytes. *Blood* 115:265–273, 2010.

111. O'Connell RM, Kahn D, Gibson WS, et al: MicroRNA-155 promotes autoimmune inflammation by enhancing inflammatory T cell development. *Immunity* 33:607–619, 2010.

112. Alonso A, Marsal S, Julia A: Analytical methods in untargeted metabolomics: state of the art in 2015. *Front Bioeng Biotechnol* 3:23, 2015.

113. Yang Z, Fujii H, Mohan SV, et al: Phosphofructokinase deficiency impairs ATP generation, autophagy, and redox balance in rheumatoid arthritis T cells. *J Exp Med* 210:2119–2134, 2013.

114. Guma M, Sanchez-Lopez E, Lodi A, et al: Choline kinase inhibition in rheumatoid arthritis. *Ann Rheum Dis* 74:1399–1407, 2015.

115. Lotz M, et al: Value of biomarkers in osteoarthritis: current status and perspectives. *Ann Rheum Dis* 72:1756–1763, 2013.

116. Pisetsky DS: The effectors of innate immunity: DAMPs, DAMEs, or DIMEs? *Arthritis Res Ther* 15:123, 2013.

117. Pap T, Bertrand J: Syndecans in cartilage breakdown and synovial inflammation. *Nat Rev Rheumatol* 9:43–55, 2013.

118. Midwood K, Sacre S, Piccinni AM, et al: Tenascin-C is an endogenous activator of Toll-like receptor 4 that is essential for maintaining inflammation in arthritic joint disease. *Nat Med* 15:774–780, 2009.

119. Wang Q, Rozelle AL, Lepus CM, et al: Identification of a central role for complement in osteoarthritis. *Nat Med* 17:1674–1679, 2011.

120. Huebner JL, Bay-Jensen AC, Huffman KM, et al: Alpha C-telopeptide of type I collagen is associated with subchondral bone turnover and predicts progression of joint space narrowing and osteophytes in osteoarthritis. *Arthritis Rheumatol* 66:2440–2449, 2014.

第 35 章

职业和非职业相关性肌肉骨骼疾病

原著 Richard S. Panush

林金盈 译 林金盈 校

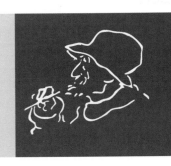

关键点

某些职业性和娱乐性活动与肌肉骨骼综合征或疾病有关，这些问题包括某些以颈部疼痛为表现的综合征；肩、肘、手或腕关节的疼痛或肌腱炎；腕管综合征和手-臂震颤综合征。它们之间的关系仍不明确。

所谓的"累积性损伤"和"劳损"，虽然平时很常见，但鲜有文献支持。大多数职业活动或运动与这些"综合征"之间的因果关系尚未明确。

某些活动和机械应力与特定部位的骨关节炎相关。例如农民的髋关节，工作时需要频繁屈膝的工人的膝关节，以及从事手部重复性操作的工人的手关节。

某些风湿性疾病与环境或职业性危险因素有关。

对健康人而言，关节在生理范围内活动通常不会造成损伤。但如果关节本身、关节活动、应力或者生物力学异常，则可能会造成关节损伤。

大多数正常人可以舒适地进行合理的娱乐活动，已经有学者对跑步运动员做了相关的深入研究，并没有证据证明合理的娱乐活动会造成软组织或关节永久性损伤。相反，在运动中有疼痛、渗液、潜在的关节异常或生物力学异常者，以及职业运动员，关节损伤的风险可能会增加。

与运动员相似，表演艺术家、歌手、舞蹈演员以及音乐家也有发生软组织和关节损伤的风险。

"因为这一技艺导致的疾病有以下三个因素：第一，久坐；第二，手以相同方式不停地运动；第三，注意力与精神集中……由于肌肉和肌腱的持续紧张，连续书写也可使手和手臂非常疲劳……——Ramazzini 1713[1]

"当某种工作要求反复、过度使用关节或肌肉时，就可能导致创伤发生。因此，创伤是因为工作中骨骼肌肉系统相关的生物力学的过度负荷所致。"—*National Institute for Occupational Safety and Health*，1986[2]

某些职业和娱乐活动与肌肉骨骼疾病的可能联系并不像以前所认为的那样清楚。传统观念认为，某些活动所引起的"磨损"会导致肌肉骨骼系统发生可逆或不可逆的损害[2-5]。工作或娱乐活动可能会引起风湿性和肌肉骨骼疾病或软组织综合征，这种观点表面上看起来似乎符合逻辑，但是它们的相关性是存在争议的，并且很可能是错误的。许多现有的研究资料都存在混杂因素，本章将对此进行讨论。

职业相关性肌肉骨骼疾病

表 35-1[1-8] 描述并列举了许多可能与工作相关的肌肉骨骼疾病。尽管这些生动形象的名称暗示了职业与疾病的联系，但两者之间的关系尚未得到明确[1-8]。与工作相关的肌肉骨骼损伤至少占导致短期无法工作的非致死性事件的 50%[9]。肌肉骨骼疾病中，与工作相关的残疾产生的费用约相当于美国国民生产总值的 1%，已成为社会的一大负担[10]。据估计，2010 年由于职业性因素所致的下腰部疼痛患者占到全世界总人口的 26%[11]。肌肉骨骼疾病发生率最高的行业包括肉类加工、针织品、制造业、汽车制造、禽类加工、邮递、健康评估及治疗、建筑、屠宰、食品加工、机器操作、牙医、数据录入员、手工打磨和抛光、

表 35-1　职业相关性肌肉骨骼综合征

樱桃去核工人的拇指	猎场看守人的拇指
钉枪腕管综合征	咖啡制作者的腕
砖匠的肩	咖啡制作者的肘
木匠的肘	比萨饼制作者麻痹
锅炉工的肘	海报张贴者的拇指
裁缝的腕	绳索制作工的爪形手
棉纱捻接工的手	电报员痉挛
书写痉挛	侍者肩
打保龄球者的拇指	攀梯者胫
宝石匠的拇指	烟叶采摘者的腕
	地毯铺设者的膝

From Mani L, Gerr F: Work-related upper extremity musculoskeletal disorders. Primary Care 27:845-864, 2000; and Colombini D, Occhipinti E, Delleman N, et al: Exposure assessment of upper limb repetitive movements: a consensus document developed by the Technical Committee on Musculoskeletal Disorders of International Ergonomics Association endorsed by International Commission on Occupation Health. G Ital Med Lav Ergon 23:129-142, 2000.

木工、载重汽车和拖拉机操作、护理、保洁以及农业。到目前为止，尚不明确工作相关肌肉骨骼综合征与年龄、性别、健康状况以及体重之间的相关性 [6-8,11]。

目前已经有文献报道了许多与工作相关的局部肌肉骨骼综合征，包括颈、肩、肘、手、腕、腰部和下肢等部位的疾病 [7]（表 35-2），其中一些综合征在其他章节有详细论述。颈部肌肉骨骼疾病与反复运动、用力过度、强迫或静态姿势有关。肩部肌肉骨骼疾病发生于工作高度在肩或肩以上水平、举重物、静态姿势、手 - 臂振动以及重复运动时。网球肘的危险因素包括肘关节伸展时手指和腕伸肌的用力过度和姿势不良有关。手 - 腕肌腱炎及工作相关的腕管综合征与重复性劳作、剧烈活动、腕部屈曲及用力持续时间有关 [1,7]。手 - 臂振动综合征（雷诺样现象）[12] 与振动的强度和持续时间有关。工作相关性下腰部疾病与反复运动、提举物品的重量、扭腰以及用力不当有关，特别是务农者 [11,13]。累及背部的工作相关性肌肉骨骼疾病的其他危险因素还有不良姿势、长时间静态肌肉负荷、手和腕的过度用力、突然用力、工作循环周期短、工作任务单一、经常性限期紧迫、休息或恢复时间不足、认知要求高、工作难以操控、寒冷的

表 35-2　局部职业相关性肌肉骨骼综合征的部分文献资料

综合征	流行病学研究数量	比值比 / 相对危险度
颈痛	26	0.7 ~ 6.9
肩肌腱炎	22	0.9 ~ 13
肘肌腱炎	14	0.7 ~ 5.5
手 - 腕肌腱炎	16	0.6 ~ 31.7
腕管综合征	22	1 ~ 34
手 - 臂振动综合征	8	0.5 ~ 41

工作环境、组织的局部机械应力过大以及脊柱支持力不足 [1]。

以上这些职业相关性肌肉骨骼疾病的康复需要工人、雇主、保险公司以及医疗专业人士的共同合作。整个过程分为几个阶段：预防和消除症状、恢复体力和活动稳定性、重返工作。

直到最近，人们仍普遍认为肌肉骨骼疾病与持续和特定的工作相关。但现在这种观点正受到极大的质疑与批评 [2,18-20]。尽管现在已有不少有关职业性肌肉骨骼疾病的文献发表（表 35-2），但引用的文献多有瑕疵，质量良莠不齐，甚至有的质量很差。肌肉骨骼疾病的定义不严谨，依据风湿病学标准进行的诊断不多；研究通常不是前瞻性，并存在选择和记忆力偏倚；在推论性观察研究中，调查人员难以对活动进行量化，也无法明确对健康的影响。评价结果的指标各不相同，观察资料的质量参差不齐；心理因素及其相关的影响常被忽略；采用问卷调查时，常缺少对研究对象主诉的验证；假设的诱发因素难以量化。有一篇这方面的综述指出，过去已发表的研究都不能证实工作与不同疾病之间的因果关系 [17]。事实上，有人强烈反对在一些领域存在工作相关性肌肉骨骼疾病的说法。例如在立陶宛，因为保险范围有限，残疾没有得到社会关注或享有应有的权利，车祸引起的"挥鞭样损伤"的概念并不存在 [16]。在澳大利亚，随着赔偿方面的立法越来越严格，挥鞭样损伤和劳损日趋减少 [18-19]。在美国，患者的症状与能否获得赔偿紧密相关 [21]。在某些情况下，人们发现人体工程学干预对所谓的工作相关性症状并无作用。另外，与工作相关的肌肉骨骼疾病的流行病学研究结果也存在明显的差异 [14]。日本的一项研究发现，身体活动与肌肉骨骼疼痛之间没有关系 [22]。有趣的是，另一项研究发

现慢性肌肉骨骼疼痛与家族相关[23]。因此，美国手外科学会工业损伤委员会、英国矫形外科协会工作组和世界卫生组织[2,14,17-18]都表示目前的医学文献尚不能提供足够的证据证明特定工作与公认的疾病之间存在因果关系。此外，很多人认为这已经成为一个社会政治问题，并且敦促人们在考虑相关问题时保持理智[15]。Hadler[2,14]也特别强调，有关工作相关性肌肉骨骼疾病的观点普遍是建立在不充分的科学基础之上的。

心理社会因素在影响工作能力方面的重要性已经开始引起人们的关注。这些因素包括缺乏对工作的掌控、害怕失业、乏味、工作不满意、绩效评价不满意、与同事或上级相处不愉快、重复性的任务、持续的工作、睡眠质量不佳、应变能力差、离婚、低收入、低教育水平、社会支持的缺乏、患有慢性疾病、自我感知的空气质量不佳及不良的办公人体工效学[2,14-21,25]。以前曾有关于硅胶隆胸术与风湿病相关的假说。该案例与工作相关性肌肉骨骼疾病的病例一样存在诸多因素掺杂，包括假说过于简单或未经检验、假设与科学验证之间的混淆、媒体的夸大其词、公众舆论对政治和政府管理机构的影响，混淆了赔偿、诉讼以及科学性不足等。这些因素混淆和曲解了硅胶隆胸术事件[26]，也可能混淆了对工作相关性肌肉骨骼疾病循证方面的解释。因此，需要进行更多高质量、标准化的研究，以了解工作相关性肌肉骨骼疾病，并明确它们在什么情况下出现。工作相关性肌肉骨骼疾病可能存在，但也许不如原先认为的那么普遍，危害性也较小。

职业相关性风湿病

职业相关性风湿病与相关的肌肉骨骼疾病相比，职业与风湿病之间的关系更加明确。以下内容概述了关节使用会导致磨损这样一个简单的观点。然而，这样的理解既不一定符合逻辑，也不一定正确。

骨关节炎

机械应力是引起骨关节炎（osteoarthritis，OA）的原因之一吗？OA 的具体阐述详见第 98 ～ 100 章，本章简单讨论某些职业和娱乐活动与 OA 之间的关系。反复创伤引起的退行性关节炎的流行病学研究，可为活动与关节疾病之间的相关性提供依据。多数针

对 OA 发病机制的研究都将"应力"的作用包括在内[27-40]。一些研究发现，以下人群特定部位 OA 的患病率高：矿工的肘、膝和脊柱[31-33]，地板安装工和其他跪着工作的工人的膝，造船工人和工作时需要屈膝的工人的膝，风钻操作员的肩、肘、腕和掌指关节[34]，码头工人的椎间盘、远端指间关节、肘和膝[32]，棉花工人[35]、钻石切割工[31,36]、女裁缝[36]和纺织工人[14,37]，农民的膝和髋，铸造工人的脊柱[39-40]（表 35-3）。研究显示，农民、消防员、工厂工人、码头工人、女邮递员、未经专门培训的体力劳动者、渔民和矿工的髋关节 OA 发病率升高，而农民、消防员、建筑工人、房屋和酒店清洁工、手工艺人、劳动者和服务人员的膝关节 OA 发病率也升高[39-40]。导致 OA 早发风险增加的活动包括用力紧握、搬运、抬举、身体负荷增加、静态负荷增加、跪、行走、下蹲和弯腰[39-40]。最近的研究及系统评价已经证实，举重物、爬行、登山与膝和髋 OA 相关。但是各个研究结论不一致，且规模较小，因而说服力有限[41]。在工作相关性 OA 中，体重指数成为外翻畸形的膝关节 OA 的易感因素[42-43]。最近的一项系统评价和荟萃分析得出结论，OA 风险提高的活动包括重体力劳动［平均相对风险（RR），1.45；范围，1.20 ～ 1.76，精英运动（RR，1.72；范围，1.35 ～ 2.20），跪（RR，1.30；范围，1.03 ～ 1.63），下蹲（RR，1.40；范围，1.21 ～ 1.61），提 / 搬运（RR，1.58；范围，1.28 ～ 1.94），爬楼梯（RR，1.29；范围，1.08 ～ 1.55），站立工作（RR，1.11；范围，0.81 ～ 1.51），膝盖弯曲 / 过度使用（RR，1.60；范围，1.15 ～ 2.21）］[44]。一般认为，职业活动导致膝关节 OA 是由于关节负荷累积[45]。通过客观评价发现[47-49]，在无症状人群中磁共振成像出现软骨异常与屈曲有关[46]；损伤则加速膝关节 OA 的进展[50]。

对不同人群的骨骼研究发现，疾病发病年龄、频率以及骨关节炎部位与体力活动的性质和程度直接相关[51]。然而，并不是所有这些研究都采用相同的标准进行，研究结果也没有得到证实。例如，有一篇文献报道，电钻使用者 OA 的发病率并没有增加，并指出从前的研究样本可能存在数量不足、缺乏统计学分析、没有适当的对照人群等缺陷[33]。该研究者还进一步指出，早期的工作"常被曲解"，他们的研究表明"如果没有受伤或既往关节外形、韧带的异常，应力本身不太可能引起骨关节炎的发生"[34]。

表 35-3 体力职业活动与骨关节炎的可能相关性

职业	受累关节	OA 风险性	参考文献*
矿工	肘、髋、膝、脊柱	增加	Lawrence[32]（1955），Kellgren and Lawrence[33]（1958），Felson et al.[39,40]（1997，1998）
气动钻机操作员	肩、肘、腕、MCP 关节	增加 / 不变	Jurmain（1977；cited in reference 47），Burke et al.[34]（1977）
码头工人	椎间盘、DIP 关节、肘、髋、膝	增加	Lawrence[32]（1955）；Anderson and Felson[38]（1988）；Felson et al.[39,40]（1997，1998）
纱厂工人	手	增加	Lawrence[35]（1961）
钻石工人	手	增加	Kellgren and Lawrence[31]（1957），Tempelaar and Van Breeman[36]（1932）
造船工人	膝	增加	Goldberg and Montgomery（1987；cited in Felson et al.,[39-40] 1997，1998）
铸造工人	腰椎	增加	Lawrence et al.（1966；cited in Felson et al.,[39-40] 1997，1998）
女裁缝	手	增加	Tempelaar and Van Breeman[36]（1932）
纺织工人	手	增加	Hadler et al.[37]（1978）
手工劳动者	MCP 关节、髋	增加	Williams et al.（1987；cited in Felson et al.,[39-40] 1997，1998）；Anderson and Felson[38]（1988）；Felson et al.[39-40]（1997,1998）；McWilliams et al.[44]（2011）
需要膝关节屈曲的职业	膝	增加	Anderson and Felson[38]（1988）；Felson et al.[39-40]（1997，1998）；McWilliams et al.[44]（2011）
农民	髋、膝	增加	Anderson and Felson[38]（1988）；Felson et al.[39-40]（1997，1998）
消防员	髋、膝	增加	Anderson and Felson[38]（1988）；Felson et al.[39-40]（1997，1998）
工厂工人	髋	增加	Anderson and Felson[38]（1988）；Felson et al.[39-40]（1997，1998）
女邮递员	髋	增加	Anderson and Felson[38]（1988）；Felson et al.[39-40]（1997，1998）
渔夫	髋	增加	Anderson and Felson[38]（1988）；Felson et al.[39-40]（1997，1998）
建筑工人	膝	增加	Anderson and Felson[38]（1988）；Felson et al.[39-40]（1997，1998）
房屋清洁工	膝	增加	Anderson and Felson[38]（1988）；Felson et al.[39-40]（1997，1998）
工匠	膝	增加	Anderson and Felson[38]（1988）；Felson et al.[39-40]（1997，1998）
服务员	膝	增加	Anderson and Felson[38]（1988）；Felson et al.[39-40]（1997，1998）
重物搬运工	髋、膝	增加	Allen et al.（2010）[41]
爬行	髋、膝	增加	Allen et al.（2010）[41]
跪	膝	增加	McWilliams et al.[44]（2011）
蹲	膝	增加	McWilliams et al.[44]（2011）
举 / 抬	膝	增加	McWilliams et al.[44]（2011）
爬梯	膝	增加	McWilliams et al.[44]（2011）
站立工作	膝	增加	McWilliams et al.[44]（2011）

引用于 Greer JM, Panush RS: Musculoskeletal problems of performing artists. Baillieres Clin Rheumatol 8:103, 1994.

DIP，远端指间关节；MCP，掌指关节；OA，骨关节炎

OA 的流行病学研究是否提示物理或机械性因素与疾病易感性或进展有关？1971—1975 年进行的第一次全国健康营养检查调查（the first national Health and Nutrition Examination Survey，HANES Ⅰ）和 Framingham 研究，目的是寻找膝关节 OA 的放射学改变与可能的危险因素之间是否存在横向关联[38-43,52]。研究发现，膝关节 OA 与肥胖、膝关节弯曲加重的职业密切相关，但不是所有的体育活动和日常锻炼（跑步、步行、团体运动、球拍类运动以及其他）都与膝关节 OA 有关[27-29,53-55]（有关 OA 的发病机制的详见第 98 章）。

其他职业性风湿病

某些风湿病除劳损或累积性创伤外，也与职业性危险因素有关，包括创伤后反射性交感神经营养不良；接触化学药品（特别是聚氯乙烯）所致的雷诺现象；与学校教学、耕作、接触动物及杀虫剂的某些职业、采矿、纺织机的使用和装修业相关的自身免疫病[40,56]；接触化学制品、二氧化硅、溶剂引起的硬皮病[57-58]；菜籽油和左旋色氨酸所致的硬皮病样综合征[58-59]；阳光、二氧化硅、汞、杀虫剂、指甲油、涂料、染料、刀豆氨酸、肼和溶剂[60-61]以及轮班工作和接触患者[62]引起的系统性红斑狼疮；宠物所致的狼疮、硬皮病和 Paget's 病[63]；接触汞和铅引起的肉芽肿性血管炎[64]；耕作、二氧化硅、溶剂和过敏所致的原发性系统性血管炎[65]；暴露于灰尘、气体和烟雾中所致的抗合成酶综合征[66]；银屑病因感染需要抗生素和提重物所致的关节炎[67]；应激所致的脊柱关节病[68]；铅中毒导致的痛风（铅中毒性）和高尿酸血症[69]；与二氧化硅、耕作、采矿、采石、电气工程、建筑和发动机操作、护理、宗教、司法及其他社会科学相关工作有关的类风湿关节炎（Caplan综合征）[70-72]（表 35-4）。

娱乐和运动相关性肌肉骨骼疾病

娱乐和运动是否能导致肌肉骨骼疾病[72-98]？研究提示，进行高强度扭转负荷的体育运动会增加关节退变的风险[72]。同样，存在既往关节损伤、手术、关节炎、关节不稳和（或）对线不良、神经肌肉失调以及肌力差时，体育运动引起关节损伤的风险也

表 35-4 其他职业相关性风湿性疾病

疾病或综合征	职业或危险因素
反射性交感神经营养不良	创伤
雷诺现象	振动
	化学制品（聚氯乙烯）
自身免疫病[40,56]	教学
硬皮病[57-58]	氯化烃类
	有机溶剂
	二氧化硅
血管炎[64-65]	汞、铅、二氧化硅、溶剂、过敏
硬皮病样综合征[58-59]	菜籽油
	左旋色氨酸
抗合成酶综合征[66]	灰尘、气体、烟雾暴露
系统性红斑狼疮[61-63]	刀豆氨酸、肼、水银、杀虫剂、溶剂、轮班、接触患者
狼疮、硬皮病和 Paget 病[63]	饲养宠物
类风湿关节炎（Caplan's 综合征）[70-71]	二氧化硅、杀虫剂、交通、污染、吸烟、牙周病
银屑病性关节炎[67]	提重物、需要抗生素治疗的感染
脊柱关节炎[68]	紧张
痛风（铅中毒性）[69]	铅

会升高[72]。运动（如高山速滑和足球）导致前交叉韧带和内侧副韧带损伤的患者更容易出现髌骨软化和 OA 的影像学异常（20%～52%）[27-29]。回顾性研究表明，内翻畸形、半月板切除、相对体重增加均可能与 OA 的病变进展有关[73-74,99]。部分或全部的半月板切除术均与关节退行性变相关。早期进行关节稳定术以及直接进行半月板修补术可能会降低提前出现 OA 的概率。这些观察显示，不论是先天性还是继发于关节损伤的生物力学异常，都是运动相关性 OA 发生的重要因素[27-29]。还有文献综述指出，参与者的某些身体特点、生物力学和生物化学因素、年龄、性别、激素、营养、运动场地的特性、特殊运动的特点以及参与运动的时间和强度等，都会对运动相关性 OA 的发展产生重要作用[27-29]。人们逐渐认识到生物力学因素是 OA 进展的重要影响因素。

经常参加体育运动是否与退行性关节炎有关？一

些动物研究提示运动可能与 OA 相关。例如，拉雪橇的哈士奇狗容易出现与之有关的髋及肩关节炎；老虎和狮子出现与奔跑相关的前腿 OA；赛马和工作马可分别出现前腿和后腿 OA，发生关节炎的部位与其承受身体压力的模式一致[27,29]。将实验性关节炎的兔子（单侧后腿）放到跑步机上锻炼，OA 并没有进展，然而，在水泥地上行走的健康绵羊会发生 OA。另有研究发现，每天奔跑 4 ~ 20 km 的狗（小猎犬）不会发生 OA[27-29]；终身体育运动（跑步）小鼠不会得 OA[100]，每三周跑 30 km 或每 6 周跑 55 km 的大鼠会诱发 OA[101]；其他的大鼠跑步会加剧诱导 OA 的发生[102]。尽管这些观察结果并不完全一致，但是它们提示在某些情况下，运动有可能诱发退行性关节病。

在对人类的研究中也有一些相关的观察报道[27-29]（表 35-5）。摔跤运动员腰椎、颈椎和膝关节与拳击运动员腕掌关节 OA 的发病率增加；同样，跳伞运动员的膝关节、踝关节、脊椎 OA 发病率也可能增加，但尚未经证实；自行车运动员的髌骨、板球运动员的手指、篮球和排球运动员的膝关节 OA 发生率增加[27-29,42]；此外，据报道，一些需要反复向高处投掷的运动员，如篮球、网球、排球、游泳运动员，提前发生盂肱关节炎的发病率增加[77]；在青少年有关的体育运动中导致半月板和前交叉韧带损伤的选手膝关节 OA 的发生率增高[78]；足球运动员的距骨关节、踝关节、颈椎、膝关节和髋关节 OA 的发病率均较高[27-29,79-82,99]；冲击运动优秀运动员的臀部和膝关节 OA 也增多[30]。有研究报道，美式橄榄球运动员易出现膝关节 OA，特别是那些在运动中持续膝关节损伤者[30]。职业队主力橄榄球运动员（平均年龄 23 岁）中，90% 存在足部或踝部的影像学异常表现，与此相比，年龄匹配的对照组的发生率仅为 4%；前锋队员的病变程度最严重，其次为持球队员或中后卫，侧卫和防守后卫的受累程度最轻。拥有 9 年及以上球龄的橄榄球运动员几乎均存在放射学的异常表现[27-30,78]。但上述研究多数存在以下几个方面的缺陷：OA（或者骨关节病、退行性关节病或异常）的诊断标准不明确，缺乏特异性和一致性；随访时间通常未标明或不足以明确随后发生肌肉骨骼疾病的风险；体育运动的强度及时间不同，难以量化；运动或不运动个体存在选择偏倚；其他可导致肌肉骨骼疾病的危险因素和易感性很少考虑在内；选取对照不当，未采用"盲法"；非职业的、业余的运动员资料太少；

有关功能状况的临床资料太少[27-29,75-76,99]。

许多研究提示，跑步与 OA 可能存在一定的相关性。非对照性观察性研究发现，没有潜在的下肢关节生物力学异常的运动员关节炎发生率与不跑步的正常人群没有差别。然而，既往有关节损伤（可能是优秀运动员，特别是女性），并有潜在关节生物力学问题的运动员以后发展为 OA 的风险更大。早期的研究发现，与不跑步的对照组相比，长时间、高强度的跑步组 OA 的发生率与之相似（都较低），提示以娱乐为目的的跑步运动并不一定会导致 OA[103]。上述观察结果已得到原著作者在长期随访研究[85]和其他研究[27-29,75-76,79,84-86,91,98,103]以及综述[98-99,104]证实（表 35-6）。长达 8 年和 9 年的随访观察研究都证实，大部分既往研究中的跑步者之后仍继续跑步，其 OA 的发生率与对照组类似[76]。也许更有意义的是，越来越多的证据证明，跑步以及其他有氧运动可以防止残障和早期死亡的发生[84]。另一研究[85]将高校既往长跑运动员与游泳运动员进行对比，发现中等强度的跑步或者跑步的年数与症状性 OA 的发生无相关性。另有研究显示，跑步本身并不能导致 OA，然而既往的关节损伤病史以及解剖学变化可导致一些不同[27-29,103]。前瞻性研究发现，赛跑运动员没有早发膝关节 OA 的危险[85-90]。跑步者的髋关节置换率低于其他人（可能与跑步者的 BMI 较低有关）[91]。然而，最近的另一项研究发现，对于年龄小于 50 岁的男性，每周跑步 20 英里与 OA 的风险比（Hazard ratio，HR）相关[92]。

对退役运动员髋关节 OA 的研究[93-97]发现，前长跑运动冠军 OA 的临床或放射学证据并不比非运动员多[89]。然而，另一个研究发现，与雪橇运动员和对照组相比，前国家队长跑运动员中因髋关节退行性变出现放射学改变的发生率更高[105]。在 1973 年的研究中，针对所有受试者研究发现年龄和跑步里程数是髋关节 OA 放射学改变的强预测因子；对于赛跑运动员而言，其在 1973 年跑步的速度是以后在 1988 年出现髋关节放射学改变的最强预测因子。由此得出结论，高强度、长距离的跑步可能导致早发髋关节 OA。其他报道显示前顶尖足球运动员和举重运动员患膝关节 OA 的危险性增加，而赛跑运动员未增加[79,96]。但另有报道显示，前运动员似乎因为患髋关节、膝关节或踝关节 OA 而入院的比例较高[96]。一个关于精英和田径运动员的问卷调查显示，这些运动

表 35-5 运动类型和骨关节炎可能的相关性

运动	部位（关节）	危险度	参考文献*
芭蕾	距骨	可能会增加，具体取决于参与的类型、强度和持续时间†	Ottani and Betti（1953），Coste et al.（1960），Brodelius（1961），Miller et al.（1975）
	踝 颈椎 髋		Washington（1978），Ende and Wickstrom（1982）
	膝 跖趾		Washington（1978）
棒球	肘		Adams（1965），Hansen（1982）
	肩		Bennett（1941）
拳击	手（腕掌关节）		Iselin（1960）
板球	手指		Vere Hodge（1971）
自行车	手指		Bagneres（1967）
美式橄榄球	踝		Vincelette et al.（1972）
	足		Rall et al.（1964）
	膝		Richmond et al.[99]（2013）
	脊柱		Ferguson et al.（1975），Albright et al.（1976），Moretz et al.（1984）
体操	肘		Bozdech（1971）
	肩 腕		
	髋		Murray and Duncan（1971），Richmond et al.[99]（2013）
	膝		Richmond et al.[99]（2013）
长曲棍球	踝 膝		Thomas（1971）
武术	脊柱		Rubens-Duval et al.（1960）
跳伞	踝 膝		Murray and Duncan（1971）
	脊柱		Murray-Leslie et al.（1977）
英式橄榄球	膝		Slocum（1960）
赛跑（表 35-6）	膝	较小	McDermott and Freyne（1983），Lane et al.（1986，1987，1998），Panush et al.（1986），Cheng et al.[92]（2000），Thelin et al.[97]（2006），Chakravarty et al.[85]（2008），Hansen et al.[104]（2012），Tveit et al.[83]（2012），Williams[91]（2013），Richmond et al.[99]（2013），Miller et al.[98]（2014）
	髋		Puranen et al.（1975），de Carvalho and Langfeldt（1977），McDermott and Freyne（1983），Lane et al.（1986，1987，1998），Panush et al.（1986），Konradsen et al.（1990），Richmond et al.[99]（2013）
	踝		Konradsen et al.（1990），Marti et al.（1990）

续表

运动	部位（关节）	危险度	参考文献[*]
足球	踝 - 足		Pellissier et al.（1952），Pellegrini et al.（1964），Sortland et al.（1982）
	髋		Klunder et al.（1980），Kuijt et al.[82]（2012）. Tveit[83]（2012），Richmond et al.[99]（2013）
	膝		Pellissier et al.（1952），Solonen（1966），Klunder et al.（1980），Thelin et al.[97]（2006），Kuijt et al.[82]（2012），Tveit[83]（2012），Richmond et al.[99]（2013）
	距骨		Brodelius（1961），Solonen（1966）
	距腓关节		Burel et al.（1960）
举重	脊柱		Aggrawal et al.（1965），Muenchow and Albert（1969），Fitzgerald and McLatchie（1980）
摔跤	颈椎 肘 膝		Layani et al.（1960）

[*]Cited in Panush RS, Lane NE: Exercise and the musculoskeletal system. Baillieres Clin Rheumatol 8:79, 1994; Panush RS: Physical activity, fitness, and osteoarthritis. In Bouchard C, Shephard RJ, Stephens T, editors: Physical activity, fitness, and health. International Proceedings and Consensus Statement. Champaign, Ill., 1994, Human Kinetics Publishers, pp 712-723; and Panush RS: Does exercise cause arthritis? Long-term consequences of exercise on the musculoskeletal system. Rheum Dis Clin North Am 16:827, 1990.）

[†] 这种风险程度存在于除了赛跑以外的所有运动中

表 35-6　跑步和发生骨关节炎危险度的研究

参考文献	跑步者人数	平均年龄（岁）	平均跑步年数	英里/周	注释
Minor 等（1989；引用参考文献 27～29）	319	NA	NA	NA	与非运动员相比，前赛跑运动员 OA 发病率高（伴有解剖学"倾斜"异常——骨骺分离）
Puranen 等（1975；引用参考文献 27～29）	74	56	21	NA	60～70 岁时，长跑冠军髋关节 OA 的发病率并不高于非赛跑运动员
De Carvalho 和 Langfeldt（1977；引用参考文献 27～29）	32	NA	NA	NA	赛跑运动员髋、膝关节的 X 线表现与对照组类似
Marti 等[94]（1990）	20	35	13	48	OA 发生在具有潜在解剖学（生物力学）异常的跑步者中
Sohn 和 Micheli[88]（1985）	504	57	9～15	18～19	中等强度长跑与 OA（髋关节和膝关节）的进展之间没有关联
Panush 等[84]（1986）	17	53	12	28	赛跑运动员与非赛跑运动员下肢 OA 的发病率均较低
Lane 等[75]（1986）	41	58	9	5 小时/周	与对照组相比，赛跑运动员在软骨丢失、骨擦音、关节稳定性或症状方面无差异
Lane 等（1987；引用参考文献 27～29）	498	59	12	27	在某些条件下被认为易患 OA 和肌肉骨骼疾病的各组之间没有差别
Marti 等[93,94]（1989，1990）	27	42	NA	61	与雪橇运动员和对照组相比，瑞士前国家队长跑运动员髋关节 OA 的放射学改变更多，出现 OA 临床症状者不多；各组间踝关节无差异

参考文献	跑步者人数	平均年龄（岁）	平均跑步年数	英里/周	注释
Konradsen 等[89]（1990）	30	58	40	12～24	赛跑运动员与非赛跑运动员在髋、膝、踝关节的临床表现或放射学改变方面没有差异
Vingard 等[95]（1995）	114	50～80	NA	NA	尚未经验证问卷调查显示，前运动员的髋关节病发病率升高3倍
Kujala 等[90]（1994）	342	NA	NA	NA	因髋关节 OA 住院的前运动员比预期多
Kujala 等[79]（1995）	28	60	32	NA	女足球运动员、举重运动员、非赛跑运动员有早发 OA 的风险
Panush 等[103]（1995）	16	63	22	22	自1986年开始长达8年的随访观察发现，赛跑运动员与非赛跑运动员无差异
Lane 等[76]（1998）	35	60	10～13	23～28	跑步似乎对放射学 OA 的发生没有影响（可能女性骨刺形成除外）
Cheng 等[92]（2000）	16 691 subjects	40%＞50	不定		＞20英里/周（2000年）与男性 OA 的风险比为2.4
Chakravarty 等[85]（2008）	1/45	58	18	183.5 小时/周	跑步者没有增加 OA
Hansen 等[104]（2012）	NA	NA	NA	NA	体外、动物和人体研究的很多文献综述显示："低和中等强度的跑步者似乎没有比非跑步者发展 OA 的风险更多。对于大量跑步，现有文献尚无定论……"
Williams[91]（2013）	74, 752	46	13	＜1, 8－＞5.4MET 小时/天	跑步者的髋和膝关节置换术更少

MET，工作的代谢当量；NA，无资料；OA，骨关节炎

员中患髋关节 OA 的人数增多[95]。同样，有人报道曾经是赛跑运动员和网球运动员的女性患有髋、膝关节的放射学 OA[96]。另有一些研究报道 OA 与跑步之间没有相关性，而是与其他运动有关，尤其是足球和网球（膝盖受伤很普遍）[97]。据推测，跑步与某些其他运动相比，每单位距离的最大负荷较小（步幅和接地时间短），这就是为什么跑步受伤较少以及 OA 的患病率较低[98]。

必须谨慎分析有关负重运动对髋关节、膝关节、踝关节和足部 OA 的影响的横断面研究结果。因为每个研究小组采用的放射学评分方法不同，其研究结果的可靠性尚未得到充分验证。当研究的主要终点为 OA 的放射学改变时，其相关信息显得尤为重要。

表演艺术相关性肌肉骨骼疾病

肌肉骨骼问题在表演艺术家中很常见。表演艺术家，尤其是音乐家和舞蹈家具有一些特有的医学上的问题和肌肉骨骼相关的问题，值得引起我们的关注。有的伤害对他人而言可能微不足道，但对这些艺术家来说可能是灾难性的。这种损伤常常与艺术家们超负荷工作有关：组织的压力超出解剖学或正常的人体极限。了解表演艺术所需的技术要求和生物力学原理，以及在这一领域追求成功所需的生活方式，能使内科医生更好地了解导致这些损伤的原因。

以下要素对于治疗此类患者非常重要：

①骨骼肌肉疾病成为了这一人群的重大健康问题。

②表演艺术家通常对医生的咨询很谨慎，并对其

专业知识持怀疑态度。

③应由熟悉患者表演所需的技术和生物力学方面要求的专业人士进行恰当的评估，评估考虑乐器、乐器使用及携带、鞋子、演出的地面和环境、练习和表演的习惯、保留节目、训练、生活方式以及心理因素等。

④评估应关注艺术家的关节松弛度和其它身体特征，及其与表演之间的关系。考虑的情况如表 35-7 所列 [105-109]。同时要评估肌肉紧张度和疲劳程度。患者应展示他们如何使用乐器，这样身体活动的部分和相对静止的部分都能检查到 [105,110-111]。

⑤应该询问所有的处方和非处方治疗、营养和锻炼情况以及非主流 [所谓的 "补充和（或）替代"] 的治疗方法。

⑥医师应理解和同情这些表演艺术家特别的期待，并具有评估医疗问题和制订治疗计划的专业知识。

⑦应强调预防——保证演出能力，提高耐力和调节力，保持良好姿势，保护关节，维持适当的人体工效学以及制订合适的锻炼方案 [110-111]。

⑧通常采取保守治疗。

乐器演奏者

音乐家们出现肌肉骨骼问题与运动员出现功能障碍的频率相当。82% 的管弦音乐家有与其职业相关的医学问题，而且主要是肌肉骨骼问题。76% 的音乐家患有某种肌肉骨骼疾病，并影响到他们的演艺能力 [105,112]。与其他种类乐器演奏家和男性演奏家相比，木管乐器演奏家和女性演奏家似乎更易受累。最常见的是肌腱的过度使用或反复应力损伤、神经卡压疾病和局灶性肌张力障碍（表 35-7）[105-106]。

这些肌肉骨骼问题的病因、发病机制及治疗尚不清楚。过度使用、肌腱炎、累积性创伤疾病、重复性运动疾病、职业性颈臂疾病及局部疼痛综合征可能是音乐家发生关节松弛的主要危险因素 [112]。关节松弛随年龄增长而减少，并与性别有关，男性起病早，而女性在 40 岁左右患病。音乐家们主诉的伴随症状与某个部位是否存在运动过度有关。音乐家的过度活动可能会产生利和弊，其取决于松弛部位和演奏何种乐器 [113]。例如，帕格尼尼的手指很长且可以过度伸展，在小提琴上的手指伸展范围比同时代人更宽，但他可能因此更容易患上 OA。有趣且似乎难以解释的

是，女性出现症状的频率更高（68% ~ 84%），这可能与她们过度活动的发生率更高有关 [112]。应激也可能导致运动功能问题，如职业性痉挛。治疗此类问题通常需要医生和治疗师团队的努力 [112-115]。

声乐艺术家

歌唱家的肌肉骨骼问题还没有被人们广泛重视。乐器演奏家和歌剧演唱家出现骨骼肌肉问题的频率相同。但是，歌唱家的髋关节、膝关节和足部关节的主诉更多，这可能与他们长期站立有关 [114]。

舞蹈演员

舞蹈一直被看成是一种苛刻的艺术形式。在同时具有身体和精神压力的活动中，排第一位的是古典芭蕾舞，其次是职业橄榄球和曲棍球。舞蹈演员和运动员有许多共同之处，但在造成损伤的训练和表演技巧方面却有很大差别。此外，社会文化差异也影响他们的医疗保健。专业舞蹈演员（以及音乐家和歌唱家）通常不相信大多数医生能有效处理舞蹈和音乐引起的独特问题。因受伤而就医的舞蹈演员经常被告知治疗方法就是停止跳舞。另外，来寻求减肥帮助的舞蹈演员却被告知要增加体重。舞蹈演员很少跟医生报告他们受伤的情况，而是寻求非医疗治疗师的帮助。

舞蹈相关损伤的发生率为 17% ~ 95% [116]，受伤的主要部位是足、踝以及膝关节。因为 "舞蹈" 及其训练、表演和场景不同，因此很难概括舞蹈造成的损伤。不论舞蹈的风格或是环境如何，大多数损伤都与关节过度使用有关，很少有严重损伤 [112]。损伤的部位受到舞蹈的类型、风格以及人群的年龄、性别等因素的显著影响 [113,117]。为了解舞蹈演员损伤的类型，需要对舞蹈所需的技术和美学要求以及达到这些要求所包含的生物力学原理有很好的理解。例如，编舞中强调大幅度跳跃和平衡等高难度技巧的芭蕾舞演员比其他人更容易患跟腱炎。男性芭蕾舞演员由于需要跳跃和托举，更容易损伤背部，而跳舞的女性更容易出现足趾、足和踝问题。同样在芭蕾舞中，最重要的身体特征是髋关节适度外开，这需要使下肢极度外旋，可导致腰椎过度前凸、前足旋前的足跟外翻和膝外旋 [116,118]。

趾屈肌腱的肌腱炎，通常称为舞蹈肌腱炎，由于

表 35-7 与表演艺术家过度使用相关的肌肉骨骼和风湿性疾病

乐器	病痛（常用名）	参考文献[*]
钢琴，键盘乐器	肌痛	Hochberg et al.（1983），Knishkowy and Lederman（1986）
	肌腱炎	Hochberg et al.（1983），Caldron et al.（1986），Knishkowy and Lederman（1986），Newmark and Hochberg（1987）
	滑膜炎	Hochberg et al.（1983），Knishkowy and Lederman（1986）
	挛缩	Hochberg et al.（1983），Knishkowy and Lederman（1986）
	神经卡压	
	正中神经（腕管 - 旋前肌综合征）	Hochberg et al.（1983），Knishkowy and Lederman（1986）
	尺神经	Hochberg et al.（1983），Knishkowy and Lederman（1986）
	臂丛神经	Hochberg et al.（1983），Knishkowy and Lederman（1986）
	桡神经骨间后支	Hochberg et al.（1983），Charness et al.（1985）
	胸廓出口综合征	Hochberg et al.（1983），Knishkowy and Lederman（1986），Lederman（1987）
	运动麻痹	Hochberg et al.（1983），Schott（1983），Caldron et al.（1986），Knishkowy and Lederman（1986），Merriman et al.（1986），Cohen et al.（1987），Jankovic and Shale（1989）
	骨关节炎	Bard et al.（1984）
弦乐		
小提琴、中提琴	肌痛	Fry（1986b），Hiner et al.（1987），Bryant（1989）
	肌腱炎	Fry（1986b），Hiner et al.（1987）
	上髁炎	Fry（1986b），Hiner et al.（1987）
	颈椎病	Fry（1986b），Hiner et al.（1987）
	肩袖撕裂	Fry（1986b），Newmark and Hochberg（1987）
	胸廓出口综合征	Roos（1986），Lederman（1986）
	颞下颌关节综合征	Hirsch et al.（1982），Ward（1990），Kovera（1989）
	运动麻痹	Schott（1983），Knishkowy and Lederman（1986），Hiner et al.（1987），Jankovic and Shale（1989）
	加罗德垫	Bird（1987）
	神经卡压	
	尺神经	Knishkowy and Lederman（1986）
	骨间神经	Maffulli and Maffulli（1991）
大提琴	肌痛	Fry（1986b）
	肌腱炎	Caldron et al.（1986），Fry（1986b）
	上髁炎	Fry（1986b）
	下腰痛	Fry（1986b）
	神经卡压	Caldron et al.（1986），Knishkowy and Lederman（1986）
	运动麻痹	Schott（1983）
	胸廓出口综合征	Lederman（1987），Palmer et al.（1991）

续表

乐器	病痛（常用名）	参考文献[*]
贝斯	下腰痛	Fry（1986b）
	肌痛	Fry（1986b）
	肌腱炎	Caldron et al.（1986），Fry（1986b），Mandell et al.（1986）
	运动麻痹	Caldron et al.（1986）
古大提琴	隐神经压迫（Gamba 腿）	Schwartz and Hodson（1980），Howard（1982）
竖琴	肌腱炎	Caldron et al.（1986）
	神经卡压	Caldron et al.（1986）
木管乐器		
单簧管和双簧管	虎口肌肉劳损	Fry（1986b），Newmark and Hochberg（1987）
	肌腱炎	Dawson（1986），Fry（1986b）
	运动麻痹	Jankovic and Shale（1989）
长笛	肌痛	Fry（1986b）
	脊柱疼痛	Fry（1986b）
	颞下颌关节综合征	La France（1985）
	肌腱炎	Patrone et al.（1988）
	神经卡压	
	指间神经	Cynamon（1981）
	骨间后神经	Charness et al.（1985）
	胸廓出口综合征	Lederman（1987）
铜管乐器		
小号、短号	运动麻痹	Turner（1893），Dibbell（1977），Dibbell et al.（1979）
	口轮匝肌撕裂（Satchmo 综合征）	Planas（1982，1988），Planas and Kaye（1982）
英国管	桡骨茎突狭窄性腱鞘炎	Studman and Milberg（1982）
圆号	运动麻痹	James and Cook（1983），Jankovic and Shale（1989）
萨克斯管	胸廓出口综合征	Lederman（1987）
打击乐器	骨关节炎	Caldron et al.（1986）
鼓	肌腱炎	Fry（1986b），Caldron et al.（1986）
	肌痛	Fry（1986b）
	神经卡压	Makin and Brown（1985）
钹	二头肌腱鞘炎（钹演奏者肩）	Huddleston and Pratt（1983）
其他		
吉他、弦乐	肌腱炎	Newmark and Hochberg（1987）
	滑膜炎	Mortanroth（1978），Bird and Wright（1981）
	运动麻痹	Mladinich and De Witt（1974），Cohen et al.（1987），Jankovic and Shale（1989）
康加鼓	酱油尿	Fenichel（1974），Furie and Penn（1974）
勺子	胫骨应力性骨折（勺子演奏者胫骨）	O'Donoghue（1984）

（[*]As cited in Greer JM, Panush RS: Musculoskeletal problems of performing artists. Baillieres Clin Rheumatol 8:103, 1994.）

疼痛部位在踝关节后内侧，可能会与胫后肌腱炎混淆。其他舞蹈和环境相关因素增加了舞蹈相关伤害的风险，包括营养状态、鞋类和地板的不当支撑，以及排练和演出的安排[116,118]。大多数的舞鞋没有减震底，一些舞蹈需要赤脚表演[118]。传统的芭蕾舞鞋用纸、胶水、绸缎或者帆布或皮革等材料做成，非常柔软。因此芭蕾舞鞋一旦损坏，会造成踝关节受伤。为舞蹈演员提供医疗服务时，必须考虑到演出季头几个月以及之前的高强度排练、受伤后仍需迅速回到工作岗位的压力以及"演出必须进行下去"的心态等因素[112,118]。巡回演出剧团可能会遇到没有弹性的地面，如混凝土地面，这容易造成舞蹈演员出现外胫夹和应力性骨折。应力性骨折可能与维持一定重量的压力有关，而控制体重可能导致闭经、饮食失调和骨密度降低。医生在为舞蹈演员，特别是不同级别的芭蕾舞演员诊治时，必须意识到演员承受着要求苗条的审美压力及其潜在健康后果。不幸的是，舞蹈界还存在着其他严重的医学问题，包括精神疾病、药物滥用以及 HIV 感染[112]。

 本章的参考文献也可以在 ExpertConsult.com 上找到。

参考文献

1. Buckle PW: Work factors and upper limb disorders. *BMJ* 315:1360, 1997.
2. Hadler NM: Repetitive upper-extremity motions in the workplace are not hazardous. *J Hand Surg [Am]* 22:19, 1997.
3. Yassi A: Work-related musculoskeletal disorders. *Curr Opin Rheumatol* 12:124–130, 2000.
4. Schouten SAG, de Bie RA, Swaen G: An update on the relationship between occupational factors and osteoarthritis of the hip and knee. *Curr Opin Rheumatol* 14:89–92, 2002.
5. Mani L, Gerr F: Work-related upper extremity musculoskeletal disorders. *Prim Care* 27:845–864, 2000.
6. Colombini D, Occhipinti E, Delleman N, et al: Exposure assessment of upper limb repetitive movements: a consensus document developed by the technical committee on musculoskeletal disorders of International Ergonomics Association endorsed by International Commission on Occupation Health. *G Ital Med Lav Ergon* 23:129–142, 2000.
7. Hales TR, Bernard BP: Epidemiology of work-related musculoskeletal disorders. *Orthop Clin North Am* 27:679, 1996.
8. Malchaire N, Cook N, Vergracht S: Review of the factors associated with musculoskeletal problems in epidemiologic studies. *Arch Occup Environ Health* 74:79–90, 2001.
9. American Academy of Orthopedic Surgeons: *The burden of musculoskeletal diseases in the United States: prevalence, societal and economic cost*, Rosemont, Ill, 2008, American Academy of Orthopedic Surgeons, pp 130–137.
10. Harrington JM: Occupational medicine and rheumatic diseases. *Br J Rheumatol* 36:153, 1997.
11. Driscoll T, Jacklyn G, Orchard J, et al: The global burden of occupationally related low back pain: estimates from the global Burden of Disease 2010 study. *Ann Rheum Dis* 73:975–981, 2013.
12. Hadler NM: Vibration white finger revisited. *J Occup Environ Med* 41:772, 1998.
13. Viikari-Juntura ERA: The scientific basis for making guidelines and standards to prevent work-related musculoskeletal disorders. *Ergonomics* 40:1097, 1997.
14. Hadler NM: *Occupational musculosketal disorders*, ed 3, Philadelphia, 2004, Lippincott Williams & Wilkins.
15. Lister GD: Ergonomic disorders [editorial]. *J Hand Surg [Am]* 20:353, 1995.
16. Schrader H, Obelieniene D, Bovim G, et al: Natural evolution of late whiplash syndrome outside the medicolegal context. *Lancet* 347:1207, 1996.
17. Vender MI, Kasdan ML, Truppa KL: Upper extremity disorders: a literature review to determine work-relatedness. *J Hand Surg [Am]* 20:534, 1995.
18. Reilly PA, Travers R, Littlejohn GO: Epidemiology of soft tissue rheumatism: the influence of the law [editorial]. *J Rheumatol* 18:1448, 1991.
19. Bell DS: "Repetition strain injury": an iatrogenic epidemic of simulated injury. *Med J Aust* 151:280, 1989.
20. Davis TR: Do repetitive tasks give rise to musculoskeletal disorders? *Occup Med* 49:257–258, 1999.
21. Higgs PE, Edwards D, Martin DS, et al: Carpal tunnel surgery outcomes in workers: effect of workers' compensation status. *J Hand Surg [Am]* 20:354, 1995.
22. Kamada M, Kitayuguchi J, Lee IM, et al: Relationship between physical activity and chronic musculoskeletal pain among community-dwelling Japanese adults. *J Epidemiol* 24:474–483, 2014.
23. Lier R, Nilsen TIL, Mork PJ: Parental chronic pain in relation to chronic pain in their adult offspring: family-linkage within the HUNT study, Norway. *BMC Public Health* 14:797, 2014.
24. Macfarlane GJ, Pallewatte N, Paudyal P, et al: Evaluation of work-related psychosocial factors and regional musculoskeletal pain: results from a EULAR task force. *Ann Rheum Dis* 68:885–891, 2009.
25. Harkness EF, Macfarlane GJ, Nahit E, et al: Mechanical injury and psychosocial factors in the work place predict the onset of widespread body pain: a two-year prospective study among cohorts of newly employed workers. *Arthritis Rheum* 50:1655–1664, 2004.
26. Angell M: *Science on trial: the clash of medical evidence and the law in the breast implant case*, New York, 1997, Norton.
27. Panush RS, Lane NE: Exercise and the musculoskeletal system. *Baillieres Clin Rheumatol* 8:79, 1994.
28. Panush RS: Physical activity, fitness, and osteoarthritis. In Bouchard C, Shephard RJ, Stephens T, editors: *Physical activity, fitness, and health: international proceedings and consensus statement*, Champaign, Ill, 1994, Human Kinetics, pp 712–723.
29. Panush RS: Does exercise cause arthritis? Long-term consequences of exercise on the musculoskeletal system. *Rheum Dis Clin North Am* 16:827, 1990.
30. Golightly YM, Marshall SW, Callahan LF, et al: Early-onset arthritis in retired National Football League players. *J Phys Act Health* 6:638, 2009.
31. Kellgren JH, Lawrence JS: Radiological assessment of osteoarthrosis. *Ann Rheum Dis* 16:494, 1957.
32. Lawrence JS: Rheumatism in coal miners. III. Occupational factors. *Br J Ind Med* 12:249, 1955.
33. Kellgren JH, Lawrence JS: Osteoarthritis and disc degeneration in an urban population. *Ann Rheum Dis* 12:5, 1958.
34. Burke MJ, Fear EC, Wright V: Bone and joint changes in pneumatic drillers. *Ann Rheum Dis* 36:276, 1977.
35. Lawrence JS: Rheumatism in cotton operatives. *Br J Ind Med* 18:270, 1961.
36. Tempelaar HHG, Van Breeman J: Rheumatism and occupation. *Acta Rheumatol* 4:36, 1932.
37. Hadler NM, Gillings DB, Imbus HR: Hand structure and function in an industrial setting: the influence of the three patterns of stereotyped, repetitive usage. *Arthritis Rheum* 21:210, 1978.
38. Anderson J, Felson DR: Factors associated with knee osteoarthritis

(OA) in the HANES I survey: evidence for an association with overweight, race and physical demands of work. *Am J Epidemiol* 128:179, 1988.

39. Felson DT, Zhang Y, Hannan MT, et al: Risk factors for incident radiographic knee osteoarthritis in the elderly: the Framingham Study. *Arthritis Rheum* 40:728, 1997.

40. Felson DT, Zhang Y: An update on the epidemiology of knee and hip osteoarthritis with a view to prevention. *Arthritis Rheum* 41:1343, 1998.

41. Allen KD, Chen JC, Callahan LF, et al: Associations of occupational tasks with knee and hip osteoarthritis: the Johnston county osteoarthritis project. *J Rheumatol* 37:842–850, 2010.

42. Vrezas I, Elsner G, Bolm-Audorff U, et al: Case-control study of knee osteoarthritis and lifestyle factors considering their interaction with physical workload. *Int Arch Occup Environ Health* 83:291–300, 2010.

43. Niu J, Zhang YQ, Torner J, et al: Is obesity a risk factor for progressive radiographic knee osteoarthritis? *Arthritis Rheum* 61:329–335, 2009.

44. McWilliams DF, Leeb SG, Doherty M, et al: Occupational risk factors for osteoarthritis of the knee: a meta-analysis. *Osteoarthritis Cartilage* 19:829–839, 2011.

45. Exxat AM, Cibere J, Koehoorn M, et al: Association between cumulative joint loading from occupational activities and knee osteoarthritis. *Arthritis Care Res* 65:1634–1642, 2013.

46. Virayavanich W, Alizai H, Baum T, et al: Association of frequent knee bending activity with focal knee lesions detected with 3T magnetic resonance imaging: data from the Osteoarthritis Initiative. *Arthritis Care Res* 65:1441–1448, 2013.

47. Dore DA, Winzenberg TM, Ding C, et al: The association between objectively measured physical activity and knee structural change using MRI. *Ann Rheum Dis* 72:1170–1175, 2013.

48. Lin W, Alizai H, Joseph GB, et al: Physical activity in relation to knee cartilage T2 progression measured with 3 T MRI over a period of 4 years: data from the Osteoarthritis Initiative. *Osteoarthritis Cartilage* 21:1558–1566, 2013.

49. Mosher TJ, Liu Y, Torok CM, et al: Functional cartilage MRI T2 mapping: evaluating the effect of age and training on knee cartilage response to running. *Osteoarthritis Cartilage* 18:358–364, 2009.

50. Driban JB, Eaton CB, Lo GH, et al: Knee injuries are associated with accelerated knee osteoarthritis progression: data from the Osteoarthritis Initiative. *Arthritis Care Res* 66:1673–1679, 2014.

51. Molleson T: The eloquent bones of Abu Hureyra. *Sci Am* 271:70–75, 1994.

52. Felson DT: Developments in the clinical understanding of osteoarthritis. *Arthritis Res Ther* 11:203, 2009.

53. Wang Y, Simpson JA, Wluka AE, et al: Is physical activity a risk factor for primary knee or hip replacement due to osteoarthritis? A prospective cohort study. *J Rheumatol* 38:350–357, 2011.

54. Lohmander LS, Gerhardsson de Verdier M, Rollof J, et al: Incidence of severe knee and hip osteoarthritis in relation to different measures of body mass: a population-based prospective cohort study. *Ann Rheum Dis* 68:490–496, 2009.

55. Felson DT, Niu J, Clancy M, et al: Effect of recreational physical activities on the development of knee osteoarthritis in older adults of different weights: the Framingham Study. *Arthritis Rheum* 57:6–12, 2007.

56. Gold LS, Ward MH, Dosemeci M, et al: Systemic autoimmune disease mortality and occupational exposures. *Arthritis Rheum* 56:3189–3201, 2007.

57. Mora GF: Systemic sclerosis: environmental factors. *J Rheumatol* 36:2383–2396, 2009.

58. Nietert PJ, Silver RM: Systemic sclerosis: environmental and occupational risk factors. *Curr Opin Rheumatol* 12:520–526, 2000.

59. Dospinescu P, Jones GT, Basu N: Environmental risk factors in systemic sclerosis. *Curr Opin Rheumatol* 25:179–183, 2013.

60. Parks CG, Cooper GS, Nylander-French LA, et al: Occupational exposure to crystalline silica and risk of systemic lupus erythematosus: a population-based, case-control study in the southeastern United States. *Arthritis Rheum* 46:1840–1850, 2002.

61. Cooper GS, Wither J, Bernatsky S, et al: Occupational and environmental exposures and risk of systemic lupus erythematosus: silica, sunlight, solvents. *Rheumatology (Oxford)* 49:2172–2180, 2010.

62. Cooper GS, Parks CG, Treadwell EL, et al: Occupational risk factors for the development of systemic lupus erythematosus. *J Rheumatol*

31:1928–1933, 2004.

63. Panush RS, Levine ML, Reichlin M: Do I need an ANA? Some thoughts about man's best friend and the transmissibility of lupus. *J Rheumatol* 27:287–291, 2000.

64. Albert D, Clarkin C, Komoroski J, et al: Wegener's granulomatosis: possible role of environmental agents in its pathogenesis. *Arthritis Rheum* 51:656–664, 2004.

65. Lane SE, Watts RA, Bentham G, et al: Are environmental factors important in primary systemic vasculitis? A case control study. *Arthritis Rheum* 48:814–823, 2003.

66. Labirua-Iturburu A, Selva-O'Callaghan A, Zock JP, et al: Occupational exposure in patients with the antisynthetase syndrome. *Clin Rheumatol* 33:221–225, 2014.

67. Eder L, Law T, Chandran V, et al: Association between environmental factors and onset of psoriatic arthritis in patients with psoriasis. *Arthritis Care Res* 63:1091–1097, 2011.

68. Zeboulon-Ktorza N, Boelle PY, Nahal RS, et al: Influence of environmental factors on disease activity in spondyloarthritis: a prospective cohort study. *J Rheumatol* 40:469–475, 2013.

69. Shadick NA, Kim R, Weiss S, et al: Effect of low level lead exposure on hyperuicemia and gout among middle-aged and elderly men. *J Rheumatol* 27:1708–1712, 2000.

70. Sverdrup B, Kallberg H, Bengtsson C, et al: Association between occupational exposure to mineral oil and rheumatoid arthritis: results from the Swedish EIRA case-control study. *Arthritis Res Ther* 7:R1296–R1303, 2005.

71. Li X, Sundquist J, Sundquist K: Socioeconomic and occupational risk factors for rheumatoid arthritis: a nationwide study based on hospitalizations in Sweden. *J Rheumatol* 35:986–991, 2008.

72. Karlson EW, Deane K: Environmental and gene-environment interactions and risk of rheumatoid arthritis. *Rheum Dis Clin N Am* 38:405–426, 2012.

73. Buckwalter JA, Martin JA: Sports and osteoarthritis. *Curr Opin Rheumatol* 16:634–639, 2004.

74. Videman T: The effect of running on the osteoarthritic joint: an experimental matched-pair study with rabbits. *Rheumatol Rehabil* 21(1):1–8, 1982.

75. Lane NE, Bloch DA, Jones HH, et al: Long-distance running, bone density and osteoarthritis. *JAMA* 255:1147–1151, 1986.

76. Lane NE, Oehlert JW, Bloch DA, et al: The relationship of running to osteoarthritis of the knee and hip and bone mineral density of the spine: 9 year longitudinal study. *J Rheumatol* 25:334–341, 1998.

77. Reineck JR, Krishnan SG, Burkhead WZ: Early glenohumeral arthritis in the competing athlete. *Clin Sports Med* 27:803–819, 2008.

78. Maffulli N, Longo UG, Gougoulias N, et al: Long-term health outcomes of youth sports injuries. *Br J Sports Med* 44:21–25, 2010.

79. Kujala UM, Kettunen J, Paananen H, et al: Knee osteoarthritis in former runners, soccer players, weight lifters, and shooters. *Arthritis Rheum* 38:539–546, 1995.

80. Lohmander LS, Ostenberg A, Englund M, et al: High prevalence of knee osteoarthritis, pain, and functional limitations in female soccer players twelve years after anterior cruciate ligament injury. *Arthritis Rheum* 50:3145–3152, 2004.

81. Elleuch MH, Guermazi M, Mezghanni M, et al: Knee osteoarthritis in 50 former top-level soccer players: a comparative study. *Ann Readapt Med Phys* 51:174–178, 2008.

82. Kuijt MT, Inklaar H, Gouttebarge V, et al: Knee and ankle osteoarthritis in former elite soccer players: a systematic review of the recent literature. *J Sci Med Sport* 15:480–487, 2012.

83. Tveit M, Rosengren BE, Nilsson JA, et al: Former male elite athletes have a higher prevalence of osteoarthritis and arthoplasty in the hip and knee than expected. *Am J Sports Med* 40:527–533, 2012.

84. Panush RS, Schmidt C, Caldwell J, et al: Is running associated with degenerative joint disease? *JAMA* 255:1152–1154, 1986.

85. Chakravarty F, Hubert HB, Lingala V, et al: Long distance running and knee osteoarthritis. A prospective study. *Am J Prev Med* 35:133–138, 2008.

86. Wang WE, Ramey DR, Schettler JD, et al: Postponed development of disability in elderly runners: a 13-year longitudinal study. *Arch Intern Med* 162:2285–2294, 2002.

87. Fries JF, Singh G, Morfeld D, et al: Running and the development of disability with age. *Ann Intern Med* 121:502–509, 1994.

88. Sohn RS, Micheli LJ: The effect of running on the pathogenesis of osteoarthritis of the hips and knees. *Clin Orthop Relat Res* 198:106–

109, 1985.

89. Konradsen L, Hansen EM, Søndergaard L: Long distance running and osteoarthrosis. *Am J Sports Med* 18:379–381, 1990.
90. Kujala UM, Kapriio J, Samo S: Osteoarthritis of weight-bearing joints in former elite male athletes. *BMJ* 308:231–234, 1994.
91. Williams PT: Effects of running and walking on osteoarthritis and hip replacement risk. *Med Sci Sports Exerc* 45:1292–1297, 2013.
92. Cheng Y, Macera CA, Davis DR, et al: Physical activity and self-reported, physician-diagnosed osteoarthritis: is physical activity a risk factor? *J Clin Epidemiol* 53:315–322, 2000.
93. Marti B, Knobloch M, Tschopp A, et al: Is excessive running predictive of degenerative hip disease? Controlled study of former elite athletes. *BMJ* 299:91–93, 1989.
94. Marti B, Biedert R, Howald H: Risk of arthrosis of the upper ankle joint in long distance runners: controlled follow-up of former elite athletes. *Sportverletz Sportschaden* 4:175–179, 1990.
95. Vingard E, Sandmark H, Alfredsson L: Musculoskeletal disorders in former athletes. A cohort study in 114 track and field champions. *Acta Orthop Scand* 66:289–291, 1995.
96. Specter TD, Harris PA, Hart DJ, et al: Risk of osteoarthritis associated with long-term weight-bearing sports. *Arthritis Rheum* 39:988–995, 1996.
97. Thelin N, Holmberg S, Thelin A: Knee injuries account for the sports-related increased risk of knee osteoarthritis. *Scand J Med Sci Sports* 16:329–333, 2006.
98. Miller RJ, Edwards WB, Brandon SCE, et al: Why don't most runners get knee osteoarthritis. A case for per-unit-distance loads. *Med Sci Sports Exerc* 46:572–579, 2014.
99. Richmond SA, Fukuchi RK, Ezzat A, et al: Are joint injury, sport activity, physical activity, obesity, or occupational activities predictors for osteoarthritis. A systematic review. *J Orthop Sports Phys Ther* 43:515–533, 2013.
100. Hubbard-Turner T, Guderian S, Turner MJ: Lifelong physical activity and knee osteoarthritis development in mice. *Int J Rheum Dis* 18:33–39, 2015.
101. Beckett J, Schultz M, Tolbert D, et al: Excessive running induces cartilage degeneration in knee joints and alters gait of rats. *J Orthop Res* 30:1604–1610, 2012.
102. Siebelt M, Groen HC, Koelwijn SJ, et al: Increased physical activity severely induces osteoarthritic changes in knee joints with papain induced sulfate-glycosaminoglycan depleted cartilage. *Arthritis Res Ther* 16:R32, 2014.
103. Panush RS, Hanson CS, Caldwell JR, et al: Is running associated with osteoarthritis? An eight-year follow-up study. *J Clin Rheum* 1:35, 1995.
104. Hansen P, English M, Willick SE: Does running cause osteoarthritis in the hip or knee? *PM R* 4:S117–S121, 2012.
105. Brandfonbrener AG: Musculoskeletal problems of instrumental musicians. *Hand Clin* 19:231–239, 2003.
106. Shafer-Crane GA: Repetitive stress and strain injuries: preventive exercises for the musician. *Phys Med Rehabil Clin North Am* 17:827–842, 2006.
107. Tubiana R: Musician's focal dystonia. *Hand Clin* 19:303–308, 2003.
108. Lederman RJ: Focal peripheral neuropathies in instrumental musicians. *Phys Med Rehabil Clin North Am* 17:761–779, 2006.
109. Rasker JJ, Bird HA: Introductory editorial: a themed issue on performing arts medicine. *Clin Rheum* 32:419–535, 2013.
110. Storm SA: Assessing the instrumentalist interface: modifications, ergonomics and maintenance of play. *Phys Med Rehabil Clin North Am* 17:893–903, 2006.
111. Hansen PA, Reed K: Common musculoskeletal problems in the performing artist. *Phys Med Rehabil Clin North Am* 17:789–801, 2006.
112. Baum J, Calabrese LH, Greer JM, et al: Performing arts rheumatology. *Bull Rheum Dis* 44:5–8, 1995.
113. Larsson LG, Baum J, Mudholkar GS, et al: Benefits and disadvantages of joint hypermobility among musicians. *N Engl J Med* 329:1079–1082, 1993.
114. Greer JM, Panush RS: Musculoskeletal problems of performing artists. *Baillieres Clin Rheumatol* 8:103–135, 1994.
115. Hoppman RA: Instrumental musicians' hazards. *Occup Med* 16:619–631, 2001.
116. Motta-Valencia K: Dance-related injury. *Phys Med Rehabil Clin North Am* 17:697–723, 2006.
117. Zaza C: Playing-related musculoskeletal disorders in musicians: a systematic review of incidence and prevalence. *CMAJ* 158:1019, 1998.
118. Kadel NJ: Foot and ankle injuries in dance. *Phys Med Rehabil Clin North Am* 17:813–826, 2006.

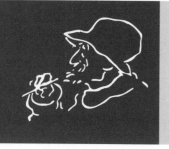

第 36 章

炎性风湿性疾病的心血管风险

原著 Sherine E. Gabriel • Cynthia S. Crowson

王书雅 译 梅轶芳 校

关键点

近半个世纪以来的研究发现，炎性风湿病患者心血管病的发生率明显增高。

类风湿关节炎（RA）和（或）系统性红斑狼疮（SLE）以及其他某些自身免疫病患者与一般同龄人群相比，心血管（cardiovascular，CV）事件，尤其是缺血性心脏病及心力衰竭的死亡率和发病率明显增高。

除吸烟外，传统 CV 危险因素的发生率在 RA 患者中并无显著升高。

尽管一些传统的 CV 危险因素在 SLE 患者中的发生率升高，但仅仅是这些危险因素的升高并不足以解释 SLE 患者的 CV 高发风险。

一些传统的危险因素（如血脂异常）在 RA 和 SLE 中的作用是相互矛盾的，这种矛盾特别在风险评估方面混淆了临床工作。

系统性炎症反应及免疫功能障碍不仅是风湿性疾病的特征，而且成为风湿病患者发生 CV 风险的驱动因素。

由于混杂有药物适应证／禁忌证的影响，很难区分抗风湿药和 CV 风险之间的关系。

近半个世纪以来的研究表明，在炎性风湿病患者中，心血管事件（cardiovascular disease，CVD）的发生率是升高的[1-3]。近期的研究证实，炎症反应及免疫机制介导了动脉粥样硬化的发生，这一发现重新燃起了学者们研究 CVD 风险与风湿性疾病之间关系的兴趣。本章中，我们回顾了风湿性疾病，特别是类风湿关节炎（rheumatoid arthritis，RA）和系统性红斑狼（systemic lupus erythematosus，SLE）合并心血管疾病的风险。另外，我们也讨论了传统和非传统因素对 CVD 高发风险的作用。

生物学机制：炎症与心血管疾病的关系

直到最近我们才认识到炎症在心脏病发展中的作用。风湿病可以看作是慢性炎症与心血管疾病相互作用的"自然反应"，进一步阐明炎症可加速动脉粥样硬化和心脏病发展的基本机制。RA、SLE、干燥综合征、系统性硬化症、炎症性肌炎和银屑病关节炎的特征是身体各系统的慢性炎症，最常见的是关节、皮肤、眼睛、肺和肾，也包括心脏和血管系统。RA 是最常见和研究最多的自身免疫性风湿病。CVD 和 RA 的免疫基础有许多相似之处。循环急性期反应物，如 C- 反应蛋白（C-reactive protein，CRP），在 RA 患者中升高，是普通人群中心脏病的危险标志物。新的证据表明 T 淋巴细胞在 RA 和 CVD 中都起着重要的致病作用[4-5]。RA 的主要危险基因 *HLA-DRB1* 通过促进自身反应性 CD4$^+$T 细胞的选择和存活而易患疾病。HLA-DRB1 等位基因还与心肌梗死（MI）和各种形式的非 RA 相关心脏病的风险增加相关。从 RA 患者关节中分离的 T 细胞可增加干扰素 -γ 和白细胞介素（IL）-17 的产生，从而可能调节慢性炎症[6-7]。抗 T 细胞共刺激的有效性可能是证明 T 细胞在 RA 中具有致病性的有力证据[8]。同样，洗脱 T 细胞抑制药物（如西罗莫司）处理的经皮支架可防止冠状动脉疾病（CAD）患者的支架内再狭窄，并有助于血运重建[9]。

RA 或 CVD 患者 CD4$^+$T 细胞的特征是缺乏共刺激分子 CD28 的表达，该分子通常提供 T 细胞活化所需的"第二信号"。所谓的"CD28null"T 细胞被认为已经经过重新编辑,导致过早衰老[10-11]。RA 患者这些衰老细胞的增多与关节外炎症表现有关,包括血管炎和肺病,以及 CAD[10-11]。心脏病患者 CD28null T 细胞出现在动脉粥样硬化斑块中,它们通过产生细胞因子和杀死血管平滑肌细胞来促进炎症过程[12]。有趣的是,上述 RA 风险基因 *HLA-DRB1* 也容易使 RA 和 CAD 患者中出现 CD28null T 细胞[13]。

RA 中 T 细胞的过早衰老可能是由造血系统的基本缺陷引起。CD34+ 的造血细胞加速了端粒侵蚀,这是衰老的迹象[14]。RA 患者初始 T 细胞由于基本的 DNA 修复酶的活性不足,其 DNA 的脆弱性和损伤增加,导致过早老化[15]。同样,造血祖细胞端粒缩短与 CAD 患者心肌功能障碍相关[16]。在过去的五十年里,RA 和 CVD 发病认为均与初始 T 细胞衰老及异常分化相关,这表明 T 细胞衰老可能是这两种年龄相关疾病发病机制的基础。未来,利用恢复基因组修复和完整性的新药物使衰老的 T 细胞恢复活力可能成为预防和治疗 CVD 的有效策略[17]。

RA 和 SLE 心血管病发病率

类风湿关节炎

RA 患者合并缺血性心脏病

RA 患者合并缺血性心脏病(ischemic heart disease, IHD)的风险明显增加[3,18-20]。来自罗切斯特流行病学研究(Rochester epidemiology project)的数据表明,与同年龄和同性别的对照组相比,RA 患者在符合美国风湿病学会(American College of Rheumatology, ACR)1987 年标准的前 2 年,更容易因 MI(OR,3.17;95%CI,1.16 ~ 8.68)和无症状的(静息的)MI(OR,5.86;95%CI,1.29 ~ 26.64)而住院治疗。RA 确诊后,发生无症状 MI 的风险持续增加(HR,2.13;95%CI,1.13 ~ 4.03)。尽管有报道表明,在 RA 症状出现前发生 MI、心绞痛或心力衰竭的风险有增加的趋势,但 Holmqvist 及其同事们在以瑞典患者为研究对象的两项大型研究中,未能证明上述的这些增加趋势具有统计学意义[21]。针对死亡率的研究结果表明,加速进展的动脉粥样硬化开始于类风湿关节炎症状出现时,甚至更早,而不是在 RA 确诊时或之后。

与正常人群相比,RA 并发 MI 的临床诊治和预后不同。一些研究表明,尽管 RA 患者同非 RA 患者接受同样 MI 治疗方案,但 RA 患者更易出现 MI 后心力衰竭及死亡(图 36-1)[20,22-23]。然而,近年来,另有研究表明,发生急性心肌梗死的 RA 患者接受急性期再灌注治疗率和二级预防药物(包括 β-受体阻断剂和降脂药)率低于对照组[24]。而且,另一项研究表明,MI 合并 RA 的患者可能更接受溶栓及经皮冠状动脉介入治疗(percutaneous coronary intervention,PCI),而较少接受药物治疗和(或)冠状动脉旁路移植术[25]。该研究还表明,尽管不能排除潜在的混杂因素,RA 患者中尤其是那些接受药物治疗和 PCI 的患者,可能在住院期间生存率更高。

心力衰竭

RA 患者发生心力衰竭的风险也比普通人群高[26-27]。罗切斯特一项随访 30 年的队列研究表明,RA 患者充血性心力衰竭(congestive heart failure,CHF;根据 Framingham 诊断标准)的累积发病率为 34%,而非 RA 人群则为 25%(图 36-2)[27]。即使在校正了人口统计资料、CV 危险因素及 IHD 之后,RA 患者发生 CHF 的概率仍接近非 RA 患者的两倍(HR,1.87;95%CI,1.47 ~ 2.39),而且 RF 阳性的 RA 患者更易出现 CHF(RF 阳性患者的 HR,2.59;95%CI,

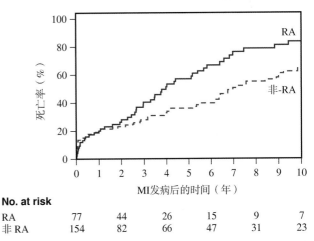

No. at risk						
RA	77	44	26	15	9	7
非 RA	154	82	66	47	31	23

图 36-1　77 例 RA 患者和 154 例非 RA 患者 MI 后累积死亡率(RA 患者 55 例死亡,非 RA 患者 85 例死亡;log-rank *P*=0.036)。(From McCoy SS, Crowson CS, MaraditKremers H, et al: Longterm outcomes and treatment after myocardial infarction in patients with rheumatoid arthritis. J Rheumatology 40:605-610, 2013.)

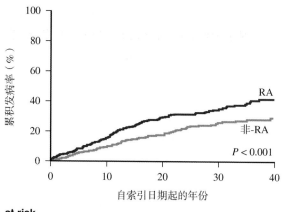

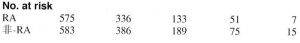

No. at risk

| RA | 575 | 336 | 133 | 51 | 7 |
| 非-RA | 583 | 386 | 189 | 75 | 15 |

图 36-2 RA 患者和非 RA 队列人群中充血性心力衰竭累积发生率的比较，依据从发病后的年数（RA 患者的发病日期），用死亡的竞争风险来校正。（From Nicola PJ, Maradit-Kremers H, Roger VL, et al: The risk of congestive heart failure in rheumatoid arthritis: a population-based study over 46 years. Arthritis Rheum 52:412-420, 2005. Permission to reprint from John Wiley & Sons.）

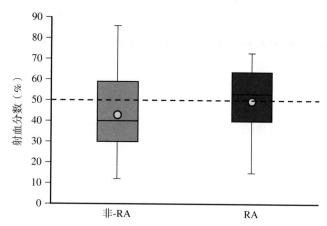

图 36-3 RA 患者和非 RA 患者发生心力衰竭时射血分数（EF）的分布。数据以直方图表示，方框代表第 25 至 75 百分位，垂直线代表第 10 和 90 百分位，圆圈代表平均值，方框内的线代表中间值，虚线代表 50%EF 的参考值。（From Davis JM, Roger VL, Crowson CS, et al: The presentation and outcome of heart failure in patients with rheumatoid arthritis differs from that in general population. Am Coll Rheumatol 58:2603-2611, 2008. Permission to reprint from John Wiley & Sons.）

1.95 ～ 3.43，RF 阴性患者的 HR 为 1.28；95%CI，0.93 ～ 1.78）。

RA 患者 HF 的临床表现与非 RA 患者不同[28]。伴发 CHF 的 RA 患者较少出现肥胖、高血压或临床 IHD，而且，通常不出现 HF 典型的症状和体征。重要的是，RA 合并 HF 患者的射血分数正常（> 50%）的概率较非 RA 患者显著增高（图 36-3）[28]。

研究还表明，RA 合并 HF 的患者与无 RA 患者相比更不易得到积极的观察和治疗[28]。最终，合并 HF 的 RA 患者预后差（图 36-4），发生心力衰竭后死亡的风险几乎是非 RA 患者的两倍[29]。

系统性红斑狼疮

SLE 患者缺血性心脏病

加速进展的动脉粥样硬化是 SLE 明确的并发症[30-35]。动脉粥样硬化性血管事件的患病率从 SLE 发病早期的 1.8% 升高至病程晚期的 27% 以上[34]。大量研究表明，SLE 患者患 MI 的风险增加，是普通人群的 2 ～ 10 倍[33-34,36]。在年轻的 SLE 患者中，MI 发病的相对风险（RR）更高。最有力的证据来自匹兹堡大学弗雷明翰后代队列研究中，35 ～ 44 岁女

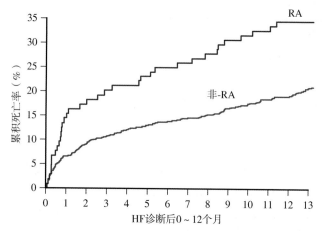

图 36-4 类风湿关节炎（RA）和非 RA 患者出现心力衰竭（HF）一年死亡率。（From Davis JM, Roger VL, Crowson CS, et al: The presentation and outcome of heart failure in patients with rheumatoid arthritis differs from that in general population. Am Coll Rheumatol 58:2603-2611, 2008. Permission to reprint from John Wiley & Sons.）

性 SLE 患者患 MI 的概率是非 SLE 女性的 50 倍以上 [相对风险（relative risk，RR），52.43；95% CI，21.6 ～ 98.5][34]。并且，大部分（67%）女性 SLE 患者首次发生心血管事件的年龄都小于 55 岁。另外，

18 ～ 44 岁的年轻女性 SLE 患者，因 MI 而住院的风险是非 SLE 患者的两倍以上（OR，2.27；95% CI，1.08 ～ 3.46）[37-38]。近来一项包含 70 例 SLE 患者和 2565 例非 SLE 患者的大型研究表明，同 RA 患者一样，SLE 患者出现 CVD 风险增高，可能发生于 SLE 诊断之前（OR，3.7；95%CI，1.8 ～ 7.9）[39]。尽管育龄期妇女的心血管疾病罕见，但成功分娩的 SLE 妇女的心血管疾病风险和死亡率也增加了 10 倍[40]。

近来，一项有关行冠状动脉重建术患者的研究发现，SLE 患者与非 SLE 患者相比冠状动脉狭窄及完全闭塞的平均百分比没有显著差异[41]。SLE 患者与非 SLE 患者相比，除了左前降支动脉局部病变的可能性增加外（42% vs. 19%，P=0.003），动脉优势型和冠状动脉多支血管病变患病率均相似。然而，该研究发现，SLE 患者 PCI 术后一年的心血管事件并发症更加严重，即使用主要共同变量校正后，与非 SLE 患者相比，SLE 患者患 MI 的风险更高（16% vs. 5%，P=0.01），而且需行二次 PCI 治疗的概率也更高（31% vs. 12%，P=0.009）[37,41]。SLE 患者动脉粥样硬化斑块的脆性增加，无论斑块大小，都可能增加血管闭塞的风险。因此，与非 SLE 患者相比，SLE 患者发生心血管不良事件的风险会增加[42]。

加利福尼亚一项 1996—2000 年接受住院治疗 AMI 的大样本试验中，校正年龄、人种、民族、医疗保险类型和察尔森指数后，SLE 和非 SLE 患者的住院死亡率和住院时间基本相似。与此相反，针对 1993—2002 年美国全国范围住院患者的研究结果显示，与对照组相比，校正年龄、性别、种族、收入及 HF 后，SLE 合并 AMI 的患者的住院死亡率显著增加（RR，1.46；95%CI，1.31 ～ 1.61），并且住院时间延长（RR，1.68；95% CI，1.43 ～ 2.04）[37]。上述矛盾的结果可能部分源于研究方法上的差异（例如早期的研究中样本量少、SLE 患者和对照组的年龄较大以及后期研究中观察时间较短）。由于存在心肌受累、慢性全身性炎症反应、血管炎、高黏滞血症，可以推测 SLE 患者发生急性冠状动脉事件及给予相应介入治疗的预后较差[43]，然而这需要进一步研究证实。

SLE 患者合并心力衰竭

SLE 患者发生 CHF 及其相关的住院风险大幅度增加[37-38]。与非 SLE 相比，SLE 患者，特别是 18 ～ 44 岁的年轻女性患者，校正年龄、种族、保险状况、

医院特点、高血压、糖尿病、慢性肾衰竭等影响因素后，其因患 HF 住院治疗的风险增至非 SLE 患者的 2.5 倍以上[44]。SLE 患者伴发 CHF 是多因素共同作用的结果，动脉粥样硬化仅是其中的一部分原因[45-46]。从症状明显的严重充血性心力衰竭到无症状的心肌受累，HF 在 SLE 中的临床表现各不相同[45-49]。最终，合并 HF 的 SLE 患者死亡率大约是普通人群中的 HF 患者的 3.5 倍（18% vs. 6%；P < 0.001）[37,45]。

RA 和 SLE 患者心血管病的死亡率

类风湿关节炎

众所周知 RA 患者死亡率高于普通人群。一项荟萃分析检索了 1970—2005 年已发表过的论文，共纳入 24 项有关 RA 死亡率的研究，分析表明 RA 患者加权组合全因标准化死亡率（met-SMR）为 1.50 [95% 可信区间（CI）]，IHD（met-SMR，1.59；95% CI，1.46 ～ 1.73）、卒中（met-SMR，1.52，95%CI，1.40 ～ 1.67）、男性（met-SMR，1.45）及女性（met-SMR，1.58）的死亡率也有类似的增加[50-52]。在这些死亡的 RA 患者中，大约 50% 死于心血管病，包括缺血性心脏病（ischemic heart disease，IHD）及卒中[53]，并且 RA 患者发生 CVD 的年龄要早于正常人群。这与近年提出的 RA 患者加速老化的假说一致[54]。此外，RA 患者常表现为"无症状"IHD 和（或）无症状性心肌梗死（myocardial infarction，MI），即在心源性猝死前无任何症状。在 RA 患者中，心源性猝死的发生率几乎是正常人群的两倍 [风险比（HR），1.99；95% CI，1.06 ～ 3.55][18]。

RA 患者心血管病死亡率增高可能限于类风湿因子阳性患者，或者可以说，在类风湿因子阳性患者心血管死亡率显著高于阴性患者[55-57]。这一现象在抗环瓜氨酸蛋白抗体（anticitrullined protein antibody，ACPA）阳性的患者更明显[58]。正如研究者们所预想的，年轻患者（年龄小于 55 岁的人群）及女性患者的心血管病死亡相对风险最高，而老年人群及男性患者危险度最高[19,56,59]。

在 RA 患者中，出现症状后多久会出现 CV 死亡率明显增加和（或）是否（与正常人群一样）存在降低心血管疾病死亡率的长期趋势始终存在争议。部分可以用随访时间的差异来解释，如随访从疾病症状

出现开始，还是医生诊断为 RA 开始或从符合 ACR 诊断标准或其他诊断标准开始。后者可能在初始症状出现后多年才出现。诺福克关节炎注册（Norfolk arthritis register，NOAR）研究表明，大量心血管死亡事件发生在起始症状出现七年左右[55]。在 1985—2007 年纳入的 1049 例荷兰 RA 患者中，大量 CV 死亡事件出现在确诊后 10 年左右（所有受试者症状持续时间均 < 1 年）[60]。新的证据表明，RA 患者的死亡率可能有所改善，但普通人群的 CV 死亡率也有所改善，因此相对增加的 CV 死亡率并没有改变[61]。一项纳入 17 个研究（9 1916 名患者）的荟萃分析报道了 1976—2007 年的心血管病死亡率，结果表明，随着时间的推移，CVD 的死亡率并没有改善[62]。

系统性红斑狼疮

1976 年，Urowitz 和他的同事们[2] 首次描述了 SLE 患者死亡率存在两个高峰，即早高峰（确诊 1 年内）和晚高峰期（确诊后 > 5 年）。据报道 SLE 的 5 年生存率已从 20 世纪 50 年代的 50% 左右提高到 20 世纪 90 年代的 90% 以上[63]。然而其原因尚不清楚，部分可能是由于轻症病例早期确诊率提高。来自多伦多一项纳入 1970—2005 年的 1241 例 SLE 患者的研究显示，SMR 从 1970—1978 年入组患者的 13.84（95%CI，9.78 ~ 19.76）提高至 1997—2005 年入组患者的 3.81（95%CI，1.98 ~ 7.32）[64]。在不考虑病程的情况下，1997—2005 年的受试者与 1970—1978 年（SMR 3.23）及 1988—1996 年的受试者（SMR 3.93）在 SMR 方面无显著差异。同样，明尼苏达州奥姆斯特德研究结果显示，近几十年来 SLE 患者的生存率显著提高，SMR 达到 2.70[65]。韩国首尔的一项研究中，1992—2002 年共随访 434 名女性 SLE 患者，结果显示 SMR 为 3.02（95%CI，1.45 ~ 5.55）[66]。近来一项以人群为基础的队列研究对 1991—2008 年 70 例 SLE 患者进行研究，报告显示死亡率增加了将近两倍，CVD 发生率也增加了两倍。此外，在接受手术的 SLE 女性患者中，即使低风险手术，围术期死亡率和 CVD 事件率也增加（OR，1.54；95% CI，1.00 ~ 2.37）[67]。

心血管疾病的危险因素

炎症在增加 RA 患者 CVD 风险中起着关键的作用。然而，尽管加强炎症控制，但 RA 患者 CVD 风险仍然升高。此外，对于 RA 患者 CVD 风险的临床生物学标志物的识别十分困难[68]。在下一节中，我们重点介绍并讨论了关于传统和非传统危险因素（如炎症标志物和 RA 特征）在 RA 患者发生 CVD 中的作用，并为未来的研究指出了方向[69]。

RA 患者合并心血管疾病的传统危险因素：发生和影响

传统的危险因素在 RA 患者 CVD 发展中的作用是研究热点。RA 患者 CVD 患病率的增加，可能是由于传统的 CVD 危险因素更常见于 RA 患者或者传统 CVD 危险因素的情况在 RA 患者中更为严重，也可能是由 RA 患者血管壁的炎症及免疫性改变而导致的。然而，最可能的是传统的风险因素和炎症是紧密联系在一起的，二者起到协同作用（图 36-5）[70]。事实上，一项研究表明早期 RA 患者发生新的 CV 事件可由传统的心血管危险因素预测，但这也预示着高疾病活动度[71]。

吸烟与类风湿关节炎

众所周知，吸烟是 RA 病情进展的危险因素，特别是在 RF 和 ACPA 阳性的 RA 患者中[72]。因此，正如预期的一样，在吸烟和已戒烟人群中 RA 的患病率较正常人群高。一项对 RA 患者中 CVD 传统危险因素的荟萃分析发现，四组病例对照研究（1415 例 RA 患者）中，RA 患者吸烟率明显高于对照组（OR，1.56；95% CI，1.35 ~ 1.80）[73]。而且，RA 患者中吸烟者的 RF 滴度更高，在功能障碍、影像学损害和对治疗反应方面预后更差[74]。众所周知，吸烟、人类白细胞抗原（human leukocyte antigen，HLA）DR1 共同表位（shared epitope，SE）的等位基因和 ACPA 的产生有相互联系[75]，RA 患者 CVD 的过早死亡率中，也存在吸烟、ACPA 与共同表位相互关联[76]。

类风湿关节炎与高血压

高血压在 RA 患者中是很常见的，但是否高于正

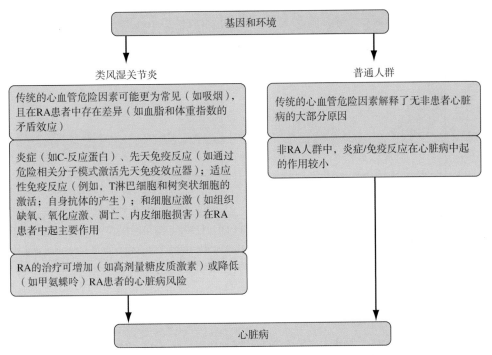

图 36-5　为什么 RA 患者会合并心脏病？RA 患者与普通人群发生心脏疾病的决定因素。（From Crowson CS, Liao KP, Davis JM, et al: Rheumatoid arthritis and cardiovascular disease. Am Heart J 166:622–628, 2013. Permission to reprint from Elsevier.）

常人群尚不明确。一些研究发现高血压是 RA 患者发生 CVD 的重要危险因素[77]。最近一项纳入七个病例对照研究（1053 名 RA 者）的荟萃分析结果表明 RA 患者高血压病患病率与对照组相似（OR，1.09；95% CI，0.91 ～ 1.31）[73]。然而，另有一些证据表明 RA 患者合并高血压存在诊断不足或治疗不足[78]。RA 患者血压的控制存在多重影响因素，包括缺乏运动、肥胖、特定的基因多态性以及抗风湿药物如非甾类抗炎药（nonsteroidal anti-inflammatory drugs，NSAIDs）、激素、来氟米特及环孢素的应用。

类风湿关节炎与血脂异常

尽管研究结果尚不一致，但高脂血症与 RA 的 CV 风险似乎存在矛盾，即血脂水平降低，CVD 的发病风险增加（图 36-6）[79-80]。RA 发病前 3 ～ 5 年血清总胆固醇和低密度脂蛋白（low-density lipoprotein，LDL）明显下降[81]，而且总胆固醇和低水平 LDL 与 CVD 风险升高相关[80]。已有研究表明，急性或慢性严重炎症反应中，总胆固醇和 LDL 水平下降，而高密度脂蛋白（high density lipoprotein，HDL）的下降更加明显，因此导致了动脉硬化指数的增加（总胆固醇 /HDL 比值）[82]。这可以解释为什么 RA 患者血脂升高（高总胆固醇或 LDL）的概率低于非 RA 人群[79,83-84]。事实上，即使在以前有过 MI 的患者中，RA 患者的总胆固醇和 LDL 水平也明显低于没有 RA 的患者[85]。血脂异常（即根据具体情况确定的个别脂质组分及其比率的变化）可能影响到半数以上的 RA 患者[86]。最近的一项荟萃分析表明 RA 与血脂异常相关，主要是与 HDL 胆固醇降低相关[87]。体外动物模型实验和非 RA 体内试验都明确表明，炎症和血脂之间的相互作用十分复杂，远不仅仅局限于血清水平的简单变化（图 36-7）[88]。

炎症诱导的结构和功能转变在三酰甘油和 LDL 中也可出现。上述变化需要更深入的研究，特别是在使用生物、非生物改善病情抗风湿药（disease-modifying antirheumatic drugs，DMARDs）治疗的病例对照研究中[89]。几项研究表明风湿病的治疗药物，包括糖皮质激素、羟氯喹、金制剂、环孢素和肿瘤坏死因子（tumor necrosis factor，TNF）抑制剂、利妥昔单抗及托珠单抗会影响血脂水平[90]。这些研究都是短期研究，仍需进行大量研究。其他因素也会影响血脂的调节和功能，包括体力活动、肥胖、饮食、饮

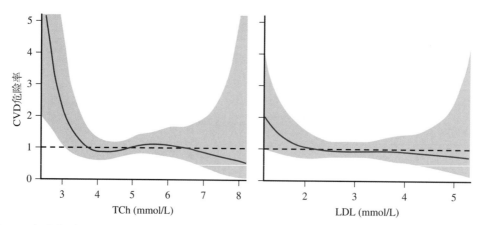

图 36-6 RA 患者 CVD 危险率（RA：实线），根据 TCH（左侧）和 LDL（右侧）。阴影区代表 95% 置信区间。（From Myasoedova E, Crowson CS, MaraditKremers H, et al: Lipid paradox in rheumatoid arthritis: the impact of serum lipid measures and systemic inflammation on the risk of cardiovascular disease. Ann Rheumatic Dis 70:482-487, 2011. Permission to reprint from BMJ Publishing Group LTD.）

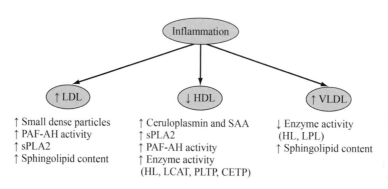

Figure 36-7 The effects of infl ammation on lipid and function. CETP, Cholesterol ester transfer protein; HDL, high-density lipoprotein; HL, hepatic lipase; LCAT, lecithin cholesterol acyltransferase; LDL, low-density lipoprotein; LPL, lipoprotein lipase; PAF-AH, platelet-activating factor acetylhydrolase; PLTP, phospholipid transfer protein; SAA, serum amyloid A; sPLA 2 , secretory phospholipase A; VLDL, very low density lipoprotein. (From Toms TE, Symmons DP, Kitas GD: Dyslipidaemia in rheumatoid arthritis: the role of infl ammation, drugs lifestyle and genetic factors. Curr Vasc Pharmacol 8:301-326, 2010. Permission to reprint from Bentham Science Publishers LTD.)

酒和吸烟。然而，这些因素的作用并没有在 RA 患者中得到确切的评估。同样，RA 患者中脂质代谢基因调控，尤其是基因与环境之间的相互作用尚不明确。由于血脂改变常发生在 RA 诊断之前，因此上述研究更有意义 [91]。尽管血脂与 RA 患者 CVD 发生的关系十分复杂，但对 RA 患者进行主要脂质筛查的重要性毋庸置疑。不幸的是，RA 患者脂质筛查和他汀药物使用率非常低 [86,92,93]。

RA 患者合并糖尿病与代谢综合征

最近对 7 项病例对照研究（1230 例 RA 患者）进行的荟萃分析表明，与对照组相比，RA 患者糖尿病患病率增加（OR，1.74；95%CI，1.22 ～ 2.50）[73]。同样，与非 RA 患者相比 RA 患者更容易患代谢综合征 [94-95]。腹部肥胖、降压药、疾病活动度和使用糖皮质激素均会影响 RA 患者的糖代谢 [96]。另外，研究表明使用羟氯喹可以降低 RA 患者 77% 的患糖尿病风险 [97]。

RA 患者身体组成 / 肥胖

Escalante 和他的同事 [98] 报道了"体重指数对 RA 患者生存率的矛盾效应"，研究表明，随着体重指数（body mass index，BMI）的下降，RA 患者的生存率也下降。在非 RA 人群中，低 BMI 与 CV 死亡风险的增加无关。然而，在 RA 患者中低 BMI 可能代表难以控制的全身活动性炎症，即使在校正了心脏病史、吸烟、糖尿病、高血压和恶性肿瘤这些因素后，低 BMI 的 RA 患者 CV 死亡风险也增加了三倍[99]。

肥胖也与 RA 的发展有关[100-101]。RA 患者中肥胖也与传统 CV 风险因素增加有关[102]。特别是 RA 患者的腹部脂肪与胰岛素抵抗有关，新的研究结果表明，这些患者腹部脂肪在内脏和皮下分布不同，内脏脂肪与心脏代谢风险关系更为密切[103-104]。脂肪组织具有代谢活性，通过脂肪细胞因子网络，不仅能调节能量的摄入和消耗，而且还调节炎症。对于全面体育锻炼等对 RA 恶病质的情况逆转、控制肥胖和胰岛素抵抗的干预措施的研究并不充分。

RA 非传统 CV 风险因素：发生和影响

普通人群中，全血黏度、血浆黏度、红细胞变形性、聚集性和红细胞一氧化氮（nitric oxide，NO）生成等流变学特征与 CVD 风险的关系日益密切[105-107]。最近的一项研究表明，既往无 CV 事件的女性 RA 患者，全血黏度和红细胞 NO 生成与亚临床动脉粥样硬化的发生独立相关[108]。该研究还表明疾病活动和传统 CV 风险因素与紊乱和异常的血流变学相关。因此，血液中，异常的血流变学特征可能是重要的、非传统的危险因素，预示着另一种可能引起炎症性风湿病动脉粥样硬化的不同机制。同样，细胞因子（如 IL-17、IL-6 和 TNF，以及更多的细胞因子 / 趋化因子）也可能起到了作用[109-110]。

RA 的活动性和严重程度对合并 CV 的影响

许多研究认为 CV 的共患病风险与 RA 疾病活动度的标志物，如基线 CRP 和红细胞沉降率（erythrocyte sedimentation rate，ESR）有关[18,112]。一项对 231 名患有 RA 的男性退伍军人的研究结果表明，基线期疾病活动评分（disease activity score，DAS28）大于等于 5.1，预示着 CV 事件的发生（HR，1.3；95%CI，1.1 ~ 1.6）[113]。即使校正了传统的心血管风险因素，疾病严重程度的标志物（如 RF、ACPA、身体残疾、影像学关节破坏、血管炎、类风湿结节、类风湿性肺病和糖皮质激素的使用）与 CV 事件和（或）死亡的风险增加显著相关[58,114-118]。对于 172 名 RA 合并 HF

患者的研究表明，整个随访期间，在诊断 HF 前 6 个月 ESR 水平明显升高的患者（≥ 40 mm/h）占 HF 的比例最高（图 36-8）[114]。即使在没有 RA 患者中，RF 和 ANA 也是 MI、HF 和（或）血管疾病的危险因素。这说明不仅在风湿病患者中，普通人群中免疫功能障碍也可能促进 CVD 的发生[115]。

药物作为 CV 危险因素

用于治疗风湿病的药物也会影响 CVD 的风险。由于 NSAIDs 的广泛应用以及对应用 NSAIDs 相关的 CVD 风险的广泛关注，这部分内容已经研究得很详尽。尽管有研究表明 NSAID 的应用与 RA 患者 CVD 风险增加无关[119]，但最近对 116 429 名患者的 31 项试验进行的荟萃分析得出结论，几乎没有证据表明任何研究药物（即萘普生、布洛芬、双氯芬酸、塞来昔布、依托咪昔布、罗非昔布或鲁米尔）是安全的[120]。相反，DMARDs（特别是甲氨蝶呤）和（或）生物制剂可以降低 CVD 风险[121-125]，并能改善内皮功能（图 36-9）[70,126]。这可能是由于长期有效地控制了系统炎症。由于存在药物的适应证和（或）禁忌证的混杂因素，这些研究结果并不能成为这些药物减少 CV 发生风险的确切证据。他汀类药物具有脂质修饰和抗炎作用，在普通人群和高危人群（如糖尿病患者）中对 CV 事件的一级预防有效。然而，它们在

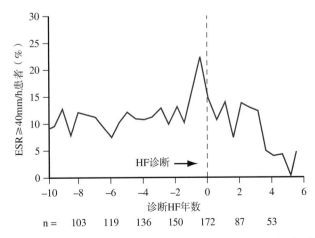

图 36-8 HF 发病前后 6 个月中 ESR ≥ 40 mm/h 的患者比率（172 名合并 HF 的 RA 患者）。N，观察期间患者数量。（Maradit-Kremers H，Nicola PJ，Crowson CS，et al: Raised erthrocyte sedimentation rate signals heart failure in patients with rheumatoid arthritis. Ann Rheumatic Dis 66:76-80, 2007. Permission to reprint from BMJ Publishing Group LTD.）

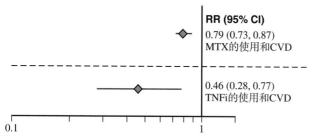

图 36-9 应用甲氨蝶呤和 TNF 抑制剂治疗 RA 患者 CVD 风险荟萃分析。CI，置信区间。(From Crowson CS, Liao KP, Davis JM, et al: Rheumatoid arthritis and cardiovascular disease. Am Heart J 166:622-628, 2013. Permission to reprint from Elsevier.)

RA 中的作用最近才得到研究证实[86,127]。

SLE 患者的传统和非传统 CV 危险因素

众所周知，传统的危险因素给普通人群带来了高 CVD 风险。其中部分危险因素在 SLE 患者中发生率更高，包括久坐生活方式、极低密度脂蛋白胆固醇和三酰甘油升高、吸烟、过早绝经、慢性肾损害、高血压、高同型胱氨酸血症、代谢综合征和胰岛素抵抗[128-133]。然而，传统的 CV 危险因素不能单独解释 SLE 患者高 CVD 风险。近来研究表明，非传统的危险因素是造成这种高风险的主要因素。SLE 最常出现的非传统 CVD 危险因素包括疾病活动、疾病持续时间和皮质类固醇的使用。虽然 SLE 患者发生的 CVD 遗传基因尚不明确，然而早期研究表明单核苷酸多态性（single nucleotide polymorphisms，SNP）也是普通人群血栓形成的风险[134]。研究表明，一些标志物与 SLE 患者 CVD 风险相关，包括抗心磷脂抗体（anti-phospholipid antibody，aPL）、抗载脂蛋白 A 自身抗体、HDL、热休克蛋白[135-138]以及促炎性 HDL 和超敏 CRP。干扰素作为疾病发病机制的介质，甚至作为 SLE 治疗的靶点，受到人们的关注。现在越来越多的研究表明在 SLE 发病期间，IFN 可能通过促进内皮损伤和异常修复，严重影响 CVD 风险[139-140]。正如 RA 一样，SLE 治疗可能对 CVD 风险产生混合影响。众所周知，皮质类固醇的使用时间是 SLE 患者 CVD 的独立影响因素，但是积极的免疫抑制和抗炎治疗也能减少 CVD 的发生[35]。在所有的 SLE 疗法中，有极强的证据表明抗疟药对血管具有保护作用[141]。这些药物除了对血栓性血管事件有保护作用外，还能够降低血管硬度、减少颈动脉斑块、降低胆固醇水平[142-143]。尽管有证据表明，霉酚酸酯类药物也可以预防 SLE 患者的 CVD，但这些结果并不如抗疟药物的报道那样一致[144]。尽管有越来越多的证据表明 SLE 患者存在 CVD 的危险因素，但尚无随机对照实验（randomized controlled trials，RCTs）来验证预防心血管疾病的策略。因此，必须针对每个 SLE 患者对危险因素进行个性化管理，及时治疗可控的传统危险因素（包括他汀类药物的使用），对疾病的进展进行强化治疗。

其他风湿性疾病的心血管死亡率、发病率和危险因素

强直性脊柱炎

强直性脊柱炎（ankylosing spondylitis，AS）是脊柱关节炎的原型，其特征是中轴性疾病、附着点炎和寡关节炎。尽管对 AS 患者的 CVD 风险的认识水平没有 RA 患者高，但对这类患者的 CVD 风险认识也逐渐在增加[145-148]。一项纳入 8616 名 AS 患者的研究表明，IHD 性别标准化患病率为 1.37（95%CI，1.31 ~ 1.44），HF 为 1.34（95%CI，1.26 ~ 1.42）[146]。

银屑病和银屑病关节炎

银屑病和银屑病关节炎患者 CVD 风险较普通人群高。银屑病患者传统 CVD 风险升高，但即使校正这些变量，IHD 风险仍高（OR，1.78；95% CI，1.51 ~ 2.11），近来研究表明银屑病是 MI 的独立危险因素[149-151]。银屑病关节炎患者较正常人相比更易出现亚临床动脉粥样硬化，增加 CVD 的风险[148,152-154]。一项纳入多伦多大学数据库 648 名银屑病关节炎患者的研究表明，银屑病关节炎患者 MI 和心绞痛风险均高于普通人群（标准化患病率分别为 2.57；95%CI，1.73 ~ 3.80 和 1.97；95%CI，1.24 ~ 3.12），银屑病越严重，MI 和心绞痛风险越高[155]。

巨细胞动脉炎和风湿性多肌痛

巨细胞动脉炎患者的 CVD 风险是否增加尚不清楚。两项研究表明其风险增高 2 ~ 3 倍，而另外一项

研究表明患病风险并不增加[156-158]。风湿性多肌痛患者 CVD 的风险尚未得到很好的研究。一些研究报道风湿性多肌痛 CVD 的风险与其他炎症性疾病相似[159-160]。然而最近一项荟萃分析结果表明各研究存在异质性，提示需要更多研究来证明风湿性多肌痛患者 CVD 的风险是否增加[161]。

皮肌炎和多发性肌炎

由于缺乏对肌炎患者 CVD 风险的大量流行病学研究，因此肌炎患者 CVD 发生率尚不清楚，但公认心脏受累是肌炎重要的临床表现[162]。最近一份美国住院患者样本的报道发现，美国 1/5 住院的皮肌炎患者都合并动脉粥样硬化性 CV，CVD 皮肌炎患者住院死亡率是对照组和无 CVD 的皮肌炎患者的两倍[163]。在加拿大的一项研究中，皮肌炎和多发性肌炎患者的 CVD 发生率很高（MI 是 12/1000 人 - 年），与加拿大普通人群数据相比，发生率更高[164]。值得注意的是，使用 DMARDs 能降低动脉事件风险（校正后的 RR，0.5；95%CI，0.2 ～ 1.0），这表明控制全身性炎症可降低 CVD 风险[165]。

骨关节炎

尽管骨关节炎是最常见的风湿病，但对于骨关节炎和 CVD 之间的关系知之甚少。骨关节炎可能由于其滑膜炎症、肌肉无力或缺少运动及 NSAID 药物的应用增加 CVD 风险[166]。Rahman 等[166]发现，骨关节炎增加了 IHD（RR，1.3；95% CI，1.19 ～ 1.42）及 HF（RR，1.15；95% CI，1.04 ～ 1.28）风险。Hawker 等[167]发现重度骨关节炎较中度骨关节炎患者 CV 事件风险更高。

儿童风湿病

CVD 在儿童风湿病患者（如幼年特发性关节炎、儿童 SLE 和儿童皮肌炎）中的研究很困难，因为在年轻人中 CV 事件很少发生[168]。近年来，用测定血流介导的舒张功能、心血管内膜中层厚度和脉搏波速等替代措施研究儿童风湿病的 CVD。这些亚临床 CVD 和血脂指标研究表明，患有幼年特发性关节炎、儿童 SLE 和儿童皮肌炎的患者血脂水平升高[169-173]。

这些患者成年后很可能有高 CVD 发病率和死亡率。但还需要更多的研究来明确儿童风湿病患者 CVD 风险是否增加以及制订预防策略，从而改善患者的长期预后。

尽管对于风湿病增加 CVD 风险缺乏广泛研究，但 CVD 已经被认为是增加这类人群死亡率和病残率的重要原因，且已经成为研究热点。

心血管风险评估

如前所述，传统和非传统危险因素都会影响 RA 和 SLE 患者 CVD 的发展。仅传统的 CVD 危险因素不能解释这些患者 CVD 风险的增加[33,175]。传统 CVD 危险因素在 RA 和 SLE 患者中的作用与普通人群的不同，提示仅仅基于传统 CVD 危险因素的评估不能准确估计 RA 和 SLE 患者的 CVD 患病风险。事实上，最近研究表明，这种风险评分（如 Framingham）将 RA 患者的 CVD 风险评估低了两倍[176]。SCORE、QRISK II 和 Reynolds CVD 风险评估也低估了除了高风险人群外 RA 患者 CV 事件的发生率[174,176-177]。在最新的欧洲心脏病学会（European League Against Rheumatism，EVLAR）CVD 预防指南中[178]，RA 等免疫性疾病首次被提及并归类为 CVD 危险因素，同时也被纳入最新版本的英国 CVD 风险计算器 QRISK II 中[179]。EULAR 的专家共识表明，炎症性关节疾病的患者 CVD 的风险增加，并提出了治疗 CV 危险因素的推荐意见[174]。尽管缺乏证据，但 EULAR 工作组仍保守推荐，如果 RA 患者存在以下因素中的两个或两个以上因素：疾病持续时间超过 10 年、RF/ACPA 阳性或关节外表现，则 SCORE 计算 CVD 的风险系数增加到 1.5 倍。Corrales 及其同事[180]研究表明，1.5 倍风险系数仅将 0.03% 的患者重新分类为更合适的 CVD 风险级别，并不能充分识别高风险的患者和无症状颈动脉粥样硬化患者。因此，风险系数并不能完全校正 RA 增加的 CVD 风险，需要进一步开发准确的评估 RA 和 SLE 患者 CVD 风险的工具，以纳入可能有助于预测这些患者 CVD 炎症和疾病的相关因素，比如，近来跨大西洋类风湿关节炎的心血管病风险计算器（a transatlantic cardiovascular risk calculator for rheumatoid arthritis，ATACC-RA）联盟开发的 RA 特异的风险计算器[80,176,178,181-187]。

与临床的联系

风险评分和风险标志物：亚临床疾病的生物标志物及检测方法

低估 RA 患者 CVD 风险的一个原因是无症状动脉粥样硬化在 RA 中发生率很高。这种无症状动脉粥样硬化可以通过颈动脉彩超很容易发现[181-184]。另外，RA 患者颈动脉斑块是急性冠脉综合征的预测指标[185]。此外，在最近的欧洲 CVD 预防指南[178]中，颈动脉斑块被认为与 CVD 具有同样的风险，这表明，将颈动脉超声纳入 CVD 风险评估将增加正确风险管理的比例[183,186-187]。对评估 RA 患者 CVD 风险可能有用的亚临床疾病的其他指标包括主动脉脉搏波速和脂蛋白（a）[188]。可溶性生物标志物成本较低，很有应用前景[68]。但由于其与 CVD 和风湿病的双重关系，因此很难在风湿病患者解释清楚（图 36-10）[68]。

这些评估工具目前还不能在风湿病门诊中应用，但如果作为将来的风险评估工具将具备巨大优势。总之，为普通人群开发的 CVD 风险计算器虽然严重低估了 RA 患者的 CVD 风险，但目前仍是评估这些患者 CVD 风险的最佳工具。

将理论知识转化为临床实践

尽管越来越多的研究表明即使控制传统 CVD 危险因素，RA 和其他风湿病患者的 CVD 风险仍有增加[33,176]，也很少进行临床干预。炎症和免疫机制是动脉粥样硬化的基础[189]。由于传统的危险因素本身并不能解释风湿病患者 CVD 风险的升高，因此控制炎症对于降低 CVD 风险至关重要[190]。

风湿科医生和心脏科医生之间的密切合作至关重要[191-193]。不仅需要积极治疗风湿病以减轻炎症负担，还需要识别和适当治疗传统的 CVD 危险因素。专门针对风湿病患者的 CV 诊所，可以通过更严谨的方法，进行统一的评估和纵向随访。这类诊所的例子包括美国预防心脏 - 风湿诊所、挪威和德国 Diakonhjemmet 医院的风湿病学心血管科的心脏 - 风湿诊所、明尼苏达州罗切斯特市梅奥诊所。这种模式代表了风湿病学和预防性心脏病学临床学科之间深入和持续的合作。其组成部分是：①在 RA 等自身免疫病的独特环境中，对患者进行广泛的关于 CVD 风险

的教育；②通过病史、体格检查和使用相关风险评分以及无创和有创测量技术进行 CVD 风险全面评估；③制订降低 CVD 风险的计划，不仅要考虑到传统的 CVD 风险，而且要严格控制系统性炎症以及实现 RA 的达标治疗。每个项目还包括一个旨在持续评估和改进预防性护理模式的临床研究。

风湿病患者 CVD 风险管理

与普通人群相比，欧洲和美国的 RA 患者接受 CVD 预防措施的可能性明显降低[194]。一项研究表明，尽管使用相同的治疗方案，患有 MI 的 RA 患者比未患有 MI 的患者长期预后差[23]。Primdahl 及其同事对 836 名 RA 患者的心血管危险因素的控制进行调查，结果表明 CVD 危险因素的管理存在不足[195]。

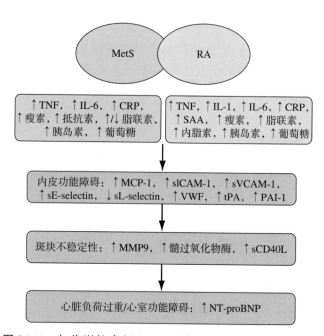

图 36-10 与代谢综合征和 RA 动脉粥样硬化通路不同阶段相关的关键可溶性生物标志物。CRP，C- 反应蛋白；IL，白细胞介素；MCP，单核细胞趋化蛋白；MetS，代谢综合征；MMP，基质金属蛋白酶；NT-proBNP，N 端脑钠肽；PAI-1，纤溶酶原激活物抑制剂；SAA，血清淀粉样蛋白 A；sICAM，可溶性血管细胞黏附分子；sVCAM，可溶性血管细胞黏附分子；TNF，肿瘤坏死因子；tPA，组织纤溶酶原激活剂；VWF，von Willebrand 因 子。(From Kozera L, Andrews J, Morgan AW: Cardiovascular risk and rheumatoid arthritis-the next step: differentiating true soluble biomarkers of cardiovascular risk from surrogate measures of inflammation. Rheumatology 50:1944-1954, 2011. Permission to reprint from Oxford University Press.)

其中最重要的发现是在 644 名没有 CV 或糖尿病的患者中，36% 和 55% 的患者血压和血脂控制欠佳。一家预防心脏 - 风湿医院的研究结果显示，63% 的患者需要进行 CVD 预防性治疗[184]。

并且由于 CVD 风险管理的不确定性，目前没有证据表明 RA 患者的 CVD 预防性治疗有效。迄今为止，还没有发表比较 RA 患者不同的一级预防策略（例如，降血脂或抗高血压药物）或以 CVD 结果为主要终点的不同抗风湿药物的效果的随机对照前瞻性试验。这些试验需要大样本的患者进行长时间的监测，而且成本很高。两个具有 CVD 终点的大型他汀类药物试验的事后分析结果显示，他汀类药物对患和不患 RA 的患者脂肪减少和 CVD 事件的疗效相似[196]。一项他汀类药物和安慰剂对比的 RCTS 试验 [> 3000 名 RA 的患者被纳入阿托伐他汀对 RA 患者 CVD 一级预防的试验（trial of atorvastatin for the primary prevention of CVD events in patients with rheumatoid arthritis，TRACE RA）]，由于原发性 CVD 终点发生率低而提前终止。

脂质水平是普通人群重要的 CVD 危险因素，而对于炎性关节炎疾病患者并不重要[80]。随机对照试验荟萃分析结果显示，无论基线期血脂水平如何，普通人群中的患者都能从降脂治疗中获益[197]。目前关于炎性关节疾病中使用 CVD 预防药物的临床经验很少。一家预防心脏 - 风湿病学诊所针对炎性关节疾病患者的经验表明，90% 没有严重不良事件的患者，通过不到三次的咨询就达到了血脂目标[184]。研究结果表明，用他汀类药物治疗 RA 患者，使其达到推荐的血脂目标是安全的。但是，还需要进行前瞻性的纵向研究来证明 RA 患者是否需要达到非 RA 患者同样低的血脂指标，或者血脂降低的多少对 RA 患者是否会产生与非 RA 患者相同的 CVD 保护作用。

现代 RA 和多种并发症的治疗需要多种药物联合治疗，增加了药物与 CVD 预防药物（如他汀类药物）相互作用的可能性。非甾体抗炎药（NSAIDs）等抗风湿病治疗及合成或生物 DMARDs 与 CVD 预防药物的相互作用也是不确定的。他汀类药物对 RA 患者的临床反应和利妥昔单抗治疗后 B 细胞去除的影响尚不明确[198-199]。研究表明普通人群中非甾体抗炎药增加 CVD 风险[120,200]，但最近丹麦全国性研究表示，RA 患者应用非甾体抗炎药引起的 CVD 明显低于非 RA 患者[201]。此外，非甾体抗炎药干扰阿司匹林对血小板的抑制作用，使 CVD 二级预防更加复杂[202]。观察性研究表明，使用合成和生物 DMARDs 可降低 RA 患者的 CVD 风险[122,124]。然而，目前这种作用与减少炎症、对抗生物 DMARDs 引起的动脉粥样硬化血脂水平增加以及 HDL 功能改善是否相关尚不明确[203]。还需要进行研究来阐述这些问题。

预防 RA 患者的 CVD 受很多药物和疾病相关的复杂因素的影响。在过去二十年中，风湿病的治疗和 CVD 预防策略飞速发展。文献表明，普通人群中 CVD 预防性药物使用严重不足[204-205]。最新的血脂异常国际研究（DYSIS）报告表明，半数以上的患者在一般治疗中没有达到低密度脂蛋白治疗目标[204]。这些结果也得到了 Eurospire Ⅲ 报告的支持，该报告表明二级预防治疗的临床实施仍然不理想[205]。

努力解决风湿病患者的高 CVD 风险应成为心脏病学界和风湿病学专家关注的重点，从而使更多的 RA 患者接受 CVD 风险评估，并在必要时制订预防措施。

患者对心血管疾病风险的认识

沟通未来 CVD 风险和预防性治疗的需求是患者 / 健康专业人员互动最具挑战性的内容之一。了解患者的 CVD 风险，对改变生活方式相关的 CVD 危险因素预防策略的成功实现十分重要[206]。虽然评估 RA 患者 CVD 风险的计划已经制订完成，但要充分执行这些计划还需要很大的努力，这些策略包括医疗保健专业人员的教育、书面材料以及患者及其家属的在线和集体教育。作为实施全面教育计划的开端，即使从简单的信息和手册开始，也是向前迈出的一步。对于风湿病患者来说，至关重要是有效的 CVD 风险管理，不仅包括对传统的 CVD 危险因素的充分治疗，还包括对风湿性疾病活动的严格控制。

未来展望

CVD 仍然是系统性炎症性疾病患者的主要问题。系统性炎症及其与传统和非传统 CVD 危险因素的相互作用起到了重要作用。今后的工作应着重于进一步阐明所涉及的潜在生物学机制，开发和评估风险评估工具、生物标志物以及针对风湿患者群的预防和治疗策略。虽然对传统风险因素进行有效控制势在必行，但仍不足以降低风湿病患者的 CVD 风险，还需要严格控制全身炎症，以达到最佳效果。

 本章的参考文献也可以在 ExpertConsult.com 上找到。

参考文献

1. Cobb S, Anderson F, Bauer W: Length of life and cause of death in rheumatoid arthritis. *N Engl J Med* 249:553–556, 1953.
2. Urowitz MB, Bookman AA, Koehler BE, et al: The bimodal mortality pattern of systemic lupus erythematosus. *Am J Med* 60:221–225, 1976.
4. Weber C, Noels H: Atherosclerosis: current pathogenesis and therapeutic options. *Nat Med* 17:1410–1422, 2011.
5. McInnes IB, Schett G: The pathogenesis of rheumatoid arthritis. *N Engl J Med* 365:2205–2219, 2011.
6. Eid RE, Rao DA, Zhou J, et al: Interleukin-17 and interferon-gamma are produced concomitantly by human coronary artery-infiltrating T cells and act synergistically on vascular smooth muscle cells. *Circulation* 119:1424–1432, 2009.
8. Kremer JM, Genant HK, Moreland LW, et al: Effects of abatacept in patients with methotrexate-resistant active rheumatoid arthritis: a randomized trial. *Ann Intern Med* 144:865–876, 2006.
9. Schomig A, Dibra A, Windecker S, et al: A meta-analysis of 16 randomized trials of sirolimus-eluting stents versus paclitaxel-eluting stents in patients with coronary artery disease. *J Am Coll Cardiol* 50:1373–1380, 2007.
10. Gerli R, Schillaci G, Giordano A, et al: CD4+CD28- T lymphocytes contribute to early atherosclerotic damage in rheumatoid arthritis patients. *Circulation* 109:2744–2748, 2004.
12. Nakajima T, Schulte S, Warrington KJ, et al: T-cell-mediated lysis of endothelial cells in acute coronary syndromes. *Circulation* 105:570–575, 2002.
13. Sun W, Cui Y, Zhen L, et al: Association between HLA-DRB1, HLA-DRQB1 alleles, and CD4(+)CD28(null) T cells in a Chinese population with coronary heart disease. *Mol Biol Rep* 38:1675–1679, 2011.
14. Colmegna I, Diaz-Borjon A, Fujii H, et al: Defective proliferative capacity and accelerated telomeric loss of hematopoietic progenitor cells in rheumatoid arthritis. *Arthritis Rheum* 58:990–1000, 2008.
15. Shao L, Fujii H, Colmegna I, et al: Deficiency of the DNA repair enzyme ATM in rheumatoid arthritis. *J Exp Med* 206:1435–1449, 2009.
16. Spyridopoulos I, Hoffmann J, Aicher A, et al: Accelerated telomere shortening in leukocyte subpopulations of patients with coronary heart disease: role of cytomegalovirus seropositivity. *Circulation* 120:1364–1372, 2009.
17. Weyand CM, Fujii H, Shao L, et al: Rejuvenating the immune system in rheumatoid arthritis. *Nat Rev Rheumatol* 5:583–588, 2009.
18. Maradit-Kremers H, Crowson CS, Nicola PJ, et al: Increased unrecognized coronary heart disease and sudden deaths in rheumatoid arthritis: a population-based cohort study. *Arthritis Rheum* 52:402–411, 2005.
21. Holmqvist ME, Wedren S, Jacobsson LT, et al: No increased occurrence of ischemic heart disease prior to the onset of rheumatoid arthritis: results from two Swedish population-based rheumatoid arthritis cohorts. *Arthritis Rheum* 60:2861–2869, 2009.
23. McCoy SS, Crowson CS, Maradit-Kremers H, et al: Longterm outcomes and treatment after myocardial infarction in patients with rheumatoid arthritis. *J Rheumatol* 40:605–610, 2013.
24. Van Doornum S, Brand C, Sundararajan V, et al: Rheumatoid arthritis patients receive less frequent acute reperfusion and secondary prevention therapy after myocardial infarction compared with the general population. *Arthritis Res Ther* 12:R183, 2010.
25. Francis ML, Varghese JJ, Mathew JM, et al: Outcomes in patients with rheumatoid arthritis and myocardial infarction. *Am J Med* 123:922–928, 2010.

27. Nicola PJ, Maradit-Kremers H, Roger VL, et al: The risk of congestive heart failure in rheumatoid arthritis: a population-based study over 46 years. *Arthritis Rheum* 52:412–420, 2005.
28. Davis JM, 3rd, Roger VL, Crowson CS, et al: The presentation and outcome of heart failure in patients with rheumatoid arthritis differs from that in the general population. *Arthritis Rheum* 58:2603–2611, 2008.
29. Davis JM, Crowson CS, Maradit Kremers H, et al: Mortality following heart failure is higher among rheumatoid arthritis subjects compared to non-RA subjects. *Arthritis Rheum* 54:S387, 2006.
33. Esdaile JM, Abrahamowicz M, Grodzicky T, et al: Traditional Framingham risk factors fail to fully account for accelerated atherosclerosis in systemic lupus erythematosus. *Arthritis Rheum* 44:2331–2337, 2001.
34. Manzi S, Meilahn EN, Rairie JE, et al: Age-specific incidence rates of myocardial infarction and angina in women with systemic lupus erythematosus: comparison with the Framingham Study. *Am J Epidemiol* 145:408–415, 1997.
37. Shah MA, Shah AM, Krishnan E: Poor outcomes after acute myocardial infarction in systemic lupus erythematosus. *J Rheumatol* 36:570–575, 2009.
38. Ward MM: Outcomes of hospitalizations for myocardial infarctions and cerebrovascular accidents in patients with systemic lupus erythematosus. *Arthritis Rheum* 50:3170–3176, 2004.
39. Bartels CM, Buhr KA, Goldberg JW, et al: Mortality and cardiovascular burden of systemic lupus erythematosus in a US population-based cohort. *J Rheumatol* 41:680–687, 2014.
40. Wu LS, Tang CH, Lin YS, et al: Major adverse cardiovascular events and mortality in systemic lupus erythematosus patients after successful delivery: a population-based study. *Am J Med Sci* 347:42–49, 2014.
41. Maksimowicz-McKinnon K, Selzer F, Manzi S, et al: Poor 1-year outcomes after percutaneous coronary interventions in systemic lupus erythematosus: report from the National Heart, Lung, and Blood Institute Dynamic Registry. *Circ Cardiovasc Interv* 1:201–208, 2008.
42. Von Feldt J: Premature atherosclerotic cardiovascular disease and systemic lupus erythematosus from bedside to bench. *Bull NYU Hosp Jt Dis* 66:184–187, 2008.
43. Nikpour M, Urowitz MB, Gladman DD: Epidemiology of atherosclerosis in systemic lupus erythematosus. *Curr Rheumatol Rep* 11:248–254, 2009.
44. Ward MM: Premature morbidity from cardiovascular and cerebrovascular diseases in women with systemic lupus erythematosus. *Arthritis Rheum* 42:338–346, 1999.
50. Avina-Zubieta JA, Choi HK, Sadatsafavi M, et al: Risk of cardiovascular mortality in patients with rheumatoid arthritis: a meta-analysis of observational studies. *Arthritis Rheum* 59:1690–1697, 2008.
53. Maradit-Kremers H, Nicola PJ, Crowson CS, et al: Cardiovascular death in rheumatoid arthritis: a population-based study. *Arthritis Rheum* 52:722–732, 2005.
54. Crowson CS, Liang KP, Therneau TM, et al: Could accelerated aging explain the excess mortality in patients with seropositive rheumatoid arthritis? *Arthritis Rheum* 62:378–382, 2010.
55. Goodson NJ, Wiles NJ, Lunt M, et al: Mortality in early inflammatory polyarthritis: cardiovascular mortality is increased in seropositive patients. *Arthritis Rheum* 46:2010–2019, 2002.
56. Naz SM, Farragher TM, Bunn DK, et al: The influence of age at symptom onset and length of followup on mortality in patients with recent-onset inflammatory polyarthritis. *Arthritis Rheum* 58:985–989, 2008.
57. Gonzalez A, Icen M, Kremers HM, et al: Mortality trends in rheumatoid arthritis: the role of rheumatoid factor. *J Rheumatol* 35:1009–1014, 2008.
58. Farragher TM, Goodson NJ, Naseem H, et al: Association of the HLA-DRB1 gene with premature death, particularly from cardiovascular disease, in patients with rheumatoid arthritis and inflammatory polyarthritis. *Arthritis Rheum* 58:359–369, 2008.
60. Radovits BJ, Fransen J, Al Shamma S, et al: Excess mortality emerges after 10 years in an inception cohort of early rheumatoid arthritis. *Arthritis Care Res (Hoboken)* 62:362–370, 2010.
61. Dadoun S, Zeboulon-Ktorza N, Combescure C, et al: Mortality in rheumatoid arthritis over the last fifty years: systematic review and meta-analysis. *Joint Bone Spine* 80:29–33, 2013.
62. Meune C, Touze E, Trinquart L, et al: Trends in cardiovascular mortality in patients with rheumatoid arthritis over 50 years: a systematic review and meta-analysis of cohort studies. *Rheumatology (Oxford)*

48:1309–1313, 2009.

63. Haque S, Bruce IN: Cardiovascular outcomes in systemic lupus erythematosus: big studies for big questions. *J Rheumatol* 36:467–469, 2009.

64. Urowitz MB, Gladman DD, Tom BD, et al: Changing patterns in mortality and disease outcomes for patients with systemic lupus erythematosus. *J Rheumatol* 35:2152–2158, 2008.

65. Uramoto KM, Michet CJ, Thumboo J, et al: Trends in the incidence and mortality of systemic lupus erythematosus (SLE)—1950–1992. *Arthritis Rheum* 42:46–50, 1999.

66. Chun BC, Bae SC: Mortality and cancer incidence in Korean patients with systemic lupus erythematosus: results from the Hanyang lupus cohort in Seoul, Korea. *Lupus* 14:635–638, 2005.

67. Yazdanyar A, Wasko MC, Scalzi LV, et al: Short-term perioperative all-cause mortality and cardiovascular events in women with systemic lupus erythematosus. *Arthritis Care Res* 65:986–991, 2013.

68. Kozera L, Andrews J, Morgan AW: Cardiovascular risk and rheumatoid arthritis—the next step: differentiating true soluble biomarkers of cardiovascular risk from surrogate measures of inflammation. *Rheumatology (Oxford)* 50:1944–1954, 2011.

70. Crowson CS, Liao KP, Davis JM, 3rd, et al: Rheumatoid arthritis and cardiovascular disease. *Am Heart J* 166:622–628, 2013.

73. Boyer JF, Gourraud PA, Cantagrel A, et al: Traditional risk factors in rheumatoid arthritis: a meta-analysis. *Joint Bone Spine* 78:179–183, 2011.

74. Rojas-Serrano J, Perez LL, Garcia CG, et al: Current smoking status is associated to a non-ACR 50 response in early rheumatoid arthritis. A cohort study. *Clin Rheumatol* 30:1589–1593, 2011.

75. Klareskog L, Catrina AI, Paget S: Rheumatoid arthritis. *Lancet* 373:659–672, 2009.

78. Panoulas VF, Douglas KM, Milionis HJ, et al: Prevalence and associations of hypertension and its control in patients with rheumatoid arthritis. *Rheumatology (Oxford)* 46:1477–1482, 2007.

80. Myasoedova E, Crowson CS, Kremers HM, et al: Lipid paradox in rheumatoid arthritis: the impact of serum lipid measures and systemic inflammation on the risk of cardiovascular disease. *Ann Rheum Dis* 70:482–487, 2011.

81. Myasoedova E, Maradit Kremers H, Fitz-Gibbon P, et al: Lipid profile improves with the onset of rheumatoid arthritis. *Ann Rheum Dis* 68(Suppl 3):78, 2009.

82. Hahn BH, Grossman J, Chen W, et al: The pathogenesis of atherosclerosis in autoimmune rheumatic diseases: roles of inflammation and dyslipidemia. *J Autoimmun* 28:69–75, 2007.

85. Semb AG, Holme I, Kvien TK, et al: Intensive lipid lowering in patients with rheumatoid arthritis and previous myocardial infarction: an explorative analysis from the incremental decrease in endpoints through aggressive lipid lowering (IDEAL) trial. *Rheumatology (Oxford)* 50:324–329, 2011.

86. Toms TE, Panoulas VF, Douglas KM, et al: Statin use in rheumatoid arthritis in relation to actual cardiovascular risk: evidence for substantial undertreatment of lipid-associated cardiovascular risk? *Ann Rheum Dis* 69:683–688, 2010.

87. Steiner G, Urowitz MB: Lipid profiles in patients with rheumatoid arthritis: mechanisms and the impact of treatment. *Semin Arthritis Rheum* 38:372–381, 2009.

88. Toms TE, Symmons DP, Kitas GD: Dyslipidaemia in rheumatoid arthritis: the role of inflammation, drugs, lifestyle and genetic factors. *Curr Vasc Pharmacol* 8:301–326, 2010.

89. Kitas GD, Gabriel SE: Cardiovascular disease in rheumatoid arthritis: state of the art and future perspectives. *Ann Rheum Dis* 70:8–14, 2011.

90. van Sijl AM, Peters MJ, Knol DL, et al: The effect of TNF-alpha blocking therapy on lipid levels in rheumatoid arthritis: a meta-analysis. *Semin Arthritis Rheum* 41:393–400, 2011.

92. Bartels CM, Kind AJ, Everett C, et al: Low frequency of primary lipid screening among Medicare patients with rheumatoid arthritis. *Arthritis Rheum* 63:1221–1230, 2011.

94. Crowson CS, Myasoedova E, Davis JM, 3rd, et al: Increased prevalence of metabolic syndrome associated with rheumatoid arthritis in patients without clinical cardiovascular disease. *J Rheumatol* 38:29–35, 2011.

96. Dessein PH, Joffe BI: Insulin resistance and impaired beta cell function in rheumatoid arthritis. *Arthritis Rheum* 54:2765–2775, 2006.

97. Wasko MC, Hubert HB, Lingala VB, et al: Hydroxychloroquine and risk of diabetes in patients with rheumatoid arthritis. *JAMA* 298:187–

193, 2007.

98. Escalante A, Haas RW, del Rincon I: Paradoxical effect of body mass index on survival in rheumatoid arthritis: role of comorbidity and systemic inflammation. *Arch Intern Med* 165:1624–1629, 2005.

99. Maradit Kremers HM, Nicola PJ, Crowson CS, et al: Prognostic importance of low body mass index in relation to cardiovascular mortality in rheumatoid arthritis. *Arthritis Rheum* 50:3450–3457, 2004.

100. Symmons DP, Bankhead CR, Harrison BJ, et al: Blood transfusion, smoking, and obesity as risk factors for the development of rheumatoid arthritis: results from a primary care-based incident case-control study in Norfolk, England. *Arthritis Rheum* 40:1955–1961, 1997.

102. Stavropoulos-Kalinoglou A, Metsios GS, Panoulas VF, et al: Associations of obesity with modifiable risk factors for the development of cardiovascular disease in patients with rheumatoid arthritis. *Ann Rheum Dis* 68:242–245, 2009.

104. Giles JT, Allison M, Blumenthal RS, et al: Abdominal adiposity in rheumatoid arthritis: association with cardiometabolic risk factors and disease characteristics. *Arthritis Rheum* 62:3173–3182, 2010.

105. Koenig W, Sund M, Filipiak B, et al: Plasma viscosity and the risk of coronary heart disease: results from the MONICA-Augsburg Cohort Study, 1984 to 1992. *Arterioscler Thromb Vasc Biol* 18:768–772, 1998.

108. Santos MJ, Pedro LM, Canhao H, et al: Hemorheological parameters are related to subclinical atherosclerosis in systemic lupus erythematosus and rheumatoid arthritis patients. *Atherosclerosis* 219:821–826, 2011.

109. Marder W, Khalatbari S, Myles JD, et al: Interleukin 17 as a novel predictor of vascular function in rheumatoid arthritis. *Ann Rheum Dis* 70:1550–1555, 2011.

113. Banerjee S, Compton AP, Hooker RS, et al: Cardiovascular outcomes in male veterans with rheumatoid arthritis. *Am J Cardiol* 101:1201–1205, 2008.

114. Maradit-Kremers H, Nicola PJ, Crowson CS, et al: Raised erythrocyte sedimentation rate signals heart failure in patients with rheumatoid arthritis. *Ann Rheum Dis* 66:76–80, 2007.

115. Liang KP, Kremers HM, Crowson CS, et al: Autoantibodies and the risk of cardiovascular events. *J Rheumatol* 36:2462–2469, 2009.

119. Goodson NJ, Brookhart AM, Symmons DP, et al: Non-steroidal anti-inflammatory drug use does not appear to be associated with increased cardiovascular mortality in patients with inflammatory polyarthritis: results from a primary care based inception cohort of patients. *Ann Rheum Dis* 68:367–372, 2009.

120. Trelle S, Reichenbach S, Wandael S, et al: Cardiovascular safety of non-steroidal anti-inflammatory drugs: network meta-analysis. *Br Med J* 342:c7086, 2011.

133. Gustafsson JT, Simard JF, Gunnarsson I, et al: Risk factors for cardiovascular mortality in patients with systemic lupus erythematosus, a prospective cohort study. *Arthritis Res Ther* 14:R46, 2012.

134. Kaiser R, Li Y, Chang M, et al: Genetic risk factors for thrombosis in systemic lupus erythematosus. *J Rheumatol* 39:1603–1610, 2012.

137. Ames PR, Margarita A, Alves JD: Antiphospholipid antibodies and atherosclerosis: insights from systemic lupus erythematosus and primary antiphospholipid syndrome. *Clin Rev Allergy Immunol* 37:29–35, 2009.

139. Thacker SG, Zhao W, Smith CK, et al: Type I interferons modulate vascular function, repair, thrombosis, and plaque progression in murine models of lupus and atherosclerosis. *Arthritis Rheum* 64:2975–2985, 2012.

141. Selzer F, Sutton-Tyrrell K, Fitzgerald S, et al: Vascular stiffness in women with systemic lupus erythematosus. *Hypertension* 37:1075–1082, 2001.

143. Jung H, Bobba R, Su J, et al: The protective effect of antimalarial drugs on thrombovascular events in systemic lupus erythematosus. *Arthritis Rheum* 62:863–868, 2010.

144. van Leuven SI, van Wijk DF, Volger OL, et al: Mycophenolate mofetil attenuates plaque inflammation in patients with symptomatic carotid artery stenosis. *Atherosclerosis* 211:231–236, 2010.

146. Szabo SM, Levy AR, Rao SR, et al: Increased risk of cardiovascular and cerebrovascular diseases in individuals with ankylosing spondylitis: a population-based study. *Arthritis Rheum* 63:3294–3304, 2011.

151. Gelfand JM, Neimann AL, Shin DB, et al: Risk of myocardial infarction in patients with psoriasis. *JAMA* 296:1735–1741, 2006.

154. Jamnitski A, Symmons D, Peters MJ, et al: Cardiovascular comorbidities in patients with psoriatic arthritis: a systematic review. *Ann*

Rheum Dis 72:211–216, 2013.

155. Gladman DD, Ang M, Su L, et al: Cardiovascular morbidity in psoriatic arthritis. *Ann Rheum Dis* 68:1131–1135, 2009.

156. Tomasson G, Peloquin C, Mohammad A, et al: Risk for cardiovascular disease early and late after a diagnosis of giant-cell arteritis: a cohort study. *Ann Intern Med* 160:73–80, 2014.

157. Uddhammar A, Eriksson AL, Nystrom L, et al: Increased mortality due to cardiovascular disease in patients with giant cell arteritis in northern Sweden. *J Rheumatol* 29:737–742, 2002.

158. Udayakumar PD, Chandran AK, Crowson CS, et al: Cardiovascular risk and acute coronary syndrome in giant cell arteritis: a population based retrospective cohort study. *Arthritis Care Res (Hoboken)* 67:396–402, 2015.

159. Hancock AT, Mallen CD, Muller S, et al: Risk of vascular events in patients with polymyalgia rheumatica. *CMAJ* 186:495–501, 2014.

161. Hancock AT, Mallen CD, Belcher J, et al: Association between polymyalgia rheumatica and vascular disease: a systematic review. *Arthritis Care Res* 64:1301–1305, 2012.

163. Linos E, Fiorentino D, Lingala B, et al: Atherosclerotic cardiovascular disease and dermatomyositis: an analysis of the Nationwide Inpatient Sample survey. *Arthritis Res Ther* 15:R7, 2013.

164. Tisseverasinghe A, Bernatsky S, Pineau CA: Arterial events in persons with dermatomyositis and polymyositis. *J Rheumatol* 36:1943–1946, 2009.

165. Roifman I, Beck PL, Anderson TJ, et al: Chronic inflammatory diseases and cardiovascular risk: a systematic review. *Can J Cardiol* 27:174–182, 2011.

166. Rahman MM, Kopec JA, Anis AH, et al: Risk of cardiovascular disease in patients with osteoarthritis: a prospective longitudinal study. *Arthritis Care Res* 65:1951–1958, 2013.

167. Hawker GA, Croxford R, Bierman AS, et al: All-cause mortality and serious cardiovascular events in people with hip and knee osteoarthritis: a population based cohort study. *PLoS One* 9:e91286, 2014.

168. Barsalou J, Bradley TJ, Silverman ED: Cardiovascular risk in pediatric-onset rheumatological diseases. *Arthritis Res Ther* 15:212, 2013.

170. Schanberg LE, Sandborg C, Barnhart HX, et al: Premature atherosclerosis in pediatric systemic lupus erythematosus: risk factors for increased carotid intima-media thickness in the atherosclerosis prevention in pediatric lupus erythematosus cohort. *Arthritis Rheum* 60:1496–1507, 2009.

174. Peters MJ, Symmons DP, McCarey D, et al: EULAR evidence-based recommendations for cardiovascular risk management in patients with rheumatoid arthritis and other forms of inflammatory arthritis. *Ann Rheum Dis* 69:325–331, 2010.

176. Crowson CS, Matteson EL, Roger VL, et al: Usefulness of risk scores to estimate the risk of cardiovascular disease in patients with rheumatoid arthritis. *Am J Cardiol* 110:420–424, 2012.

178. Perk J, De Backer G, Gohlke H, et al: European Guidelines on cardiovascular disease prevention in clinical practice (version 2012): The Fifth Joint Task Force of the European Society of Cardiology and Other Societies on Cardiovascular Disease Prevention in Clinical Practice (constituted by representatives of nine societies and by invited experts). *Atherosclerosis* 223:1–68, 2012.

179. Hippisley-Cox J, Coupland C, Vinogradova Y, et al: Predicting cardiovascular risk in England and Wales: prospective derivation and validation of QRISK2. *BMJ* 336:1475–1482, 2008.

180. Corrales A, Parra JA, Gonzalez-Juanatey C, et al: Cardiovascular risk stratification in rheumatic diseases: carotid ultrasound is more sensitive than Coronary Artery Calcification Score to detect subclinical atherosclerosis in patients with rheumatoid arthritis. *Ann Rheum Dis* 72:1764–1770, 2013.

184. Rollefstad S, Kvien TK, Holme I, et al: Treatment to lipid targets in patients with inflammatory joint diseases in a preventive cardiorheuma clinic. *Ann Rheum Dis* 72:1968–1974, 2013.

189. Hansson GK: Inflammation, atherosclerosis, and coronary artery disease. *N Engl J Med* 352:1685–1695, 2005.

190. Choi HK, Hernán MA, Seeger JD, et al: Methotrexate and mortality in patients with rheumatoid arthritis: a prospective study. *Lancet* 359:1173–1177, 2002.

192. Tyrrell PN, Beyene J, Feldman BM, et al: Rheumatic disease and carotid intima-media thickness: a systematic review and meta-analysis. *Arterioscler Thromb Vasc Biol* 30:1014–1026, 2010.

193. Friedewald VE, Ganz P, Kremer JM, et al: AJC editor's consensus: rheumatoid arthritis and atherosclerotic cardiovascular disease. *Am J Cardiol* 106:442–447, 2010.

194. Lindhardsen J, Ahlehoff O, Gislason GH, et al: Initiation and adherence to secondary prevention pharmacotherapy after myocardial infarction in patients with rheumatoid arthritis: a nationwide cohort study. *Ann Rheum Dis* 71:1496–1501, 2012.

195. Primdahl J, Clausen J, Horslev-Petersen K: Results from systematic screening for cardiovascular risk in outpatients with rheumatoid arthritis in accordance with the EULAR recommendations. *Ann Rheum Dis* 72:1771–1776, 2013.

196. Semb AG, Kvien TK, DeMicco DA, et al: Effect of intensive lipid-lowering therapy on cardiovascular outcome in patients with and those without inflammatory joint disease. *Arthritis Rheum* 64:2836–2846, 2012.

197. Mihaylova B, Emberson J, Blackwell L, et al: The effects of lowering LDL cholesterol with statin therapy in people at low risk of vascular disease: meta-analysis of individual data from 27 randomised trials. *Lancet* 380:581–590, 2012.

198. Arts EE, Jansen TL, Den Broeder A, et al: Statins inhibit the antirheumatic effects of rituximab in rheumatoid arthritis: results from the Dutch Rheumatoid Arthritis Monitoring (DREAM) registry. *Ann Rheum Dis* 70:877–878, 2011.

199. Das S, Fernandez Matilla M, Dass S, et al: Statins do not influence clinical response and B cell depletion after rituximab treatment in rheumatoid arthritis. *Ann Rheum Dis* 72:463–464, 2013.

201. Lindhardsen J, Gislason GH, Jacobsen S, et al: Non-steroidal anti-inflammatory drugs and risk of cardiovascular disease in patients with rheumatoid arthritis: a nationwide cohort study. *Ann Rheum Dis* 2013. [Epub ahead of print].

202. Meek IL, Vonkeman HE, Kasemier J, et al: Interference of NSAIDs with the thrombocyte inhibitory effect of aspirin: a placebo-controlled, ex vivo, serial placebo-controlled serial crossover study. *Eur J Clin Pharmacol* 69:365–371, 2013.

205. Reiner Z, De Bacquer D, Kotseva K, et al: Treatment potential for dyslipidaemia management in patients with coronary heart disease across Europe: findings from the EUROASPIRE III survey. *Atherosclerosis* 231:300–307, 2013.

风湿性疾病的肿瘤风险

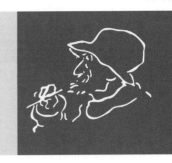

原著　Eric L. Matteson

陈家丽　译　姚海红　校

关键点

自身免疫性风湿病肿瘤的发生风险增高，尤其是淋巴增殖性肿瘤。

风湿病患者发生肿瘤会降低生活质量，缩短平均寿命。

肿瘤风险与风湿病的病理生理有关，包括炎症、免疫缺陷如 *Bcl-2* 致癌基因过度表达、传统危险因素如吸烟，以及某些情况与病毒感染有关。

自身免疫病的某些免疫调节治疗，尤其是化学治疗，也会增加肿瘤发生风险。

进行免疫调节治疗时需考虑风湿病患者本身及环境中的肿瘤相关危险因素。有效的筛查与监测能显著降低这些患者肿瘤的发生率。

鉴于系统性风湿病对于肿瘤的免疫效应及风湿病的药物治疗，系统性风湿病发生恶性肿瘤的风险增高。

免疫缺陷小鼠体内肿瘤细胞生长加速以及重度免疫抑制的移植患者肿瘤风险增高均提示，免疫系统是机体抑制肿瘤细胞的潜在屏障[1-2]。人们可能认为免疫抑制治疗不可避免会促进肿瘤细胞生长，然而，正如 Rudolph Virchow 于 1863 年首次提出，越来越多的证据证实炎症是肿瘤发生发展的关键步骤，控制系统炎症也许能降低炎症状态下的肿瘤风险[3]。

风湿病患者的肿瘤风险需要终身评估，西欧和北美风湿病患者终身发生肿瘤的概率为 20%，而普通人群既往有肿瘤史或存在现症肿瘤者仅占 5%[4]。约 1/10 的女性发生乳腺癌，1/8 的男性发生前列腺癌，1/25 发生大肠癌，1/40 发生肺癌，1/100 发生淋巴瘤或其他淋巴增殖性肿瘤[4]。

不同风湿病某些肿瘤的风险增加，而某些肿瘤的风险降低，总体上可能产生中和效应，因此识别某些特异性少见肿瘤的相关危险因素至关重要。利用统计学方法在有限的肿瘤事件中寻找差异可能导致解读结果出现重大偏差，尤其在某些情况下，肿瘤发生研究之外预设的结局，且预测比例风险模型及肿瘤的发生和时间变化呈稳定的线性关系[5]。

自身免疫性风湿病的恶性肿瘤

某些风湿病，尤其淋巴增殖性疾病发生恶性肿瘤的风险增高。与恶性肿瘤相关的风湿病见表 37-1。通过瑞典及丹麦的人口注册数据库全面评估霍奇金淋巴瘤的易感性，自身免疫病患者发生霍奇金淋巴瘤的风险显著增高，其优势比及 95% 可信区间分别如下：类风湿关节炎（rheumatoid arthritis，RA）2.7（1.9 ~ 4.0），系统性红斑狼疮（systemic lupus erythematosus，SLE）5.8（2.2 ~ 15.1），结节病 14.1（5.4 ~ 36.8），免疫性血小板减少性紫癜（∞，$P =$ 0.022）[5]。有结节病及溃疡性结肠炎家族史的患者发生霍奇金淋巴瘤的风险显著升高，其优势比及 95% 可信区间分别为 1.8（1.01 ~ 3.1）及 1.6（1.02 ~ 2.6）[5]。

发生肿瘤对于本已免疫缺乏的风湿病患者无疑是雪上加霜，可能影响患者寿命。英国一项研究显示，发生肿瘤的炎性关节炎患者生存率低于普通人群[6]。使用改善病情抗风湿药（disease modifying antirheumatic drugs，DMARDs）不影响肿瘤发生后的生存率[6]。

表 37-1 与风湿病相关的恶性肿瘤

结缔组织病	恶性肿瘤	相关因素	临床警示
干燥综合征	淋巴增殖性疾病	腺体特征： 淋巴结病 腮腺或唾液腺肿大 腺体外特征 紫癜，血管炎，脾大，淋巴细胞减少，低补体 C4，冷球蛋白	由假性淋巴瘤进展为淋巴瘤的线索包括临床特征恶化、类风湿因子转阴及 IgM 降低
类风湿关节炎	淋巴增殖性疾病	副蛋白血症，疾病活动度高，病程长，免疫抑制，Felty 综合征	快速进展；病程长且难治性复发可能提示潜在肿瘤
系统性红斑狼疮	淋巴增殖性疾病	—	SLE 患者出现腺体病变或者包块时应该考虑非霍奇金淋巴瘤；脾淋巴瘤是 SLE 脾增大的另一原因
系统性硬化症（硬皮病）	肺泡细胞癌	肺纤维化，间质性肺病	发现肺纤维化后每年进行肺部影像学检查
	非黑色素皮肤癌	皮肤硬化及纤维化区域	皮肤特征改变或者皮肤破溃难以愈合时
	食道腺癌	Barrett 化生	如果有提示，应该进行食道镜及远端缩窄性病变部位活检
皮肌炎	西方人群为卵巢、肺及消化道肿瘤；亚洲人群为鼻咽癌	老年，肌酸肌酶水平正常，皮肤血管炎，出现非肌炎特异性抗体	根据患者年龄、症状及体征进行相应的肿瘤评估

类风湿关节炎

> **关键点**
>
> 类风湿关节炎患者发生淋巴瘤的风险是普通人群的 2 倍以上，尤其是高疾病活动度及病情严重，包括关节外表现者。
>
> 发生实体肿瘤的风险不确定，肺癌风险增高，但结直肠癌、乳腺癌及男性和女性泌尿生殖系统肿瘤风险可能降低。

众多证据表明类风湿关节炎（rheumatoid arthritis，RA）是淋巴瘤发生发展的危险因素。丹麦一项大于 20,000 例 RA 患者的人口研究发现，淋巴瘤的标准化发病比（SIR）为 2.4，美国一项纳入 19 591 例患者的研究提示，RA 患者淋巴瘤的发病风险为普通人群的 1.8 倍（95% 可信区间 [CI] 1.5 ~ 2.2）[7-8]。

一项荟萃分析使用随机效应模型，计算出 RA 发生淋巴瘤的 SIR 为 3.9[9]。在病例对照研究中，使用其他方法计算的优势比（OR）为 1.3 ~ 1.5[10]。

RA 患者发生非霍奇金淋巴瘤的风险可能增高，尤其是弥漫性大 B 细胞淋巴瘤 [9]。RA 患者发生非霍奇金淋巴瘤中，2/3 为弥漫性大 B 细胞淋巴瘤 [5-6]，普通人群中弥漫性大 B 细胞淋巴瘤所占比例为非霍奇金淋巴瘤的 2 倍。然而，RA 患者发生淋巴瘤的免疫表型、分级及组织学与普通人群无异。

许多研究发现，疾病早期发生肿瘤风险更高，持续高疾病活动度、累积疾病活动度高、疾病严重及类风湿因子阳性患者发生肿瘤风险更高（SIR，3.6；95% CI，1.3 ~ 7.8）[10-11]。瑞典一项病例对照注册研究提示，比较平均疾病活动度的最高四分位数及最低四分位数非校正 OR 为 71.3（95% CI，24.1 ~ 211.4），比较累积疾病活动度的第 10 等分及第 1 等分的 OR 值为 61.6（95% CI，21.0 ~ 181.0）[11]。

RA 的关节外表现尤其是 Felty 综合征及干燥综合征可进一步增加非霍奇金淋巴瘤的风险；一项纳入 906 例男性 RA 患者的研究发现，Felty 综合征肿瘤的总体发生率增加 2 倍 [12]。RA 患者似乎很少发生大颗粒 T 细胞淋巴瘤（T-LGL）[13]，且常进展缓慢，极少患者进展迅速。

目前尚不明确除淋巴瘤外，RA 患者发生其他淋巴增殖性疾病的风险是否增高。一项荟萃分析纳入了 1990—2007 年共 21 篇文献，总结了 RA 恶性肿瘤的风险 [14]。淋巴瘤风险约增加 2 倍（SIR，2.08；95% CI，1.8 ~ 2.39），霍奇金淋巴瘤及非霍奇金淋巴瘤的风险更高。肺癌风险也增加（SIR，1.63；95% CI，1.43 ~ 1.87）。结直肠癌（SIR，0.77；95% CI，0.65 ~ 0.90）及乳腺癌（SIR，1.05；95% CI，1.01 ~ 1.09）风险降低。RA 肿瘤风险的总体增加主要归结于淋巴增殖性肿瘤。

美国退伍军人中 RA 肺癌的风险也增加。校正年龄、性别、种族、吸烟及石棉暴露后，RA 患者罹患肺部肿瘤的风险较非 RA 增加 43%（OR，1.43）。英国的 RA 患者在使用非生物 DMARDs 后肺癌的发生风险也升高（SIR 2.39；95%CI，1.79 ~ 5.07）[15,16]。

瑞典一项纳入从 1980—2004 年共 42 262 例住院 RA 患者的全国肿瘤注册研究发现，霍奇金及非霍奇金淋巴瘤 SIR 高于上消化道肿瘤及皮肤鳞癌，RA 发生非甲状腺内分泌肿瘤也增加 [17]。RA 患者结肠、直肠及内分泌肿瘤的发生率下降。其中结直肠癌风险的下降可能与长期使用非甾体抗炎药有关 [18]。

总之，普通人群中肿瘤常见，RA 肿瘤发生率至少不低于一般人群。55 岁确诊 RA 的患者中有 1/5 存在癌症；然而，大部分与 RA 本身或与 RA 的治疗无关，仅反映了肿瘤发生的风险。

系统性红斑狼疮

关键点

系统性红斑狼疮（SLE）患者发生淋巴瘤的风险至少升高 2 倍。

尽管发生宫颈癌及前列腺癌的风险可能降低，但发生实体肿瘤包括肺癌、甲状腺癌、肾癌及皮肤癌的风险均升高。某些研究显示乳腺癌的风险升高，而另一些研究显示其风险降低。

某些肿瘤的发生风险似乎增加，总体 SIR 为 1.1 ~ 2.6[19]，风险最高的是淋巴瘤（非霍奇金淋巴瘤 SIR 为 3.57，霍奇金淋巴瘤 SIR 为 2.35）[19-20]；尤其

是弥漫性大 B 细胞淋巴瘤，且常为侵袭性 [21-22]。

一项大型多中心（23 个中心）国际队列纳入 9547 例患者，平均随访 8 年，证实 SLE 肿瘤风险增加 [20]。所有肿瘤的 SIR 为 1.15（95% CI，1.05 ~ 1.27）；所有血液系统肿瘤的 SIR 为 2.75（95% CI，2.13 ~ 3.49）；非霍奇金淋巴瘤 SIR 为 3.65（95% CI，2.63 ~ 4.93）。肺癌（SIR，1.37；95% CI，1.05 ~ 1.76）及肝癌（SIR，2.60；95% CI，1.25 ~ 4.78）的风险也增加 [20]。

对加利福尼亚出院数据库登记的 1991—2001 年出院的患者进行随访，将根据肿瘤注册数据库记录观察到的肿瘤发生情况与基于加利福尼亚州人群的年龄、性别及特异肿瘤发生率的预测值进行比较 [23]。30 478 例 SLE 患者，观察 157 969 人年，共计 1273 例发生肿瘤，肿瘤总体发生率显著升高（SIR，1.14；95% CI，1.07 ~ 1.20）。SLE 患者发生阴道/外阴癌及肝癌的风险的增高，SIR 分别为 3.27（95% CI，2.41 ~ 4.31）及 2.70（95% CI，1.54 ~ 4.24）。此外，肺癌、肾癌、甲状腺癌及血液系统肿瘤的风险增高，而一些可筛查的肿瘤如乳腺癌、宫颈癌及前列腺癌发生风险降低。但研究未评价药物的影响 [23]。

其他研究报道了 SLE 患者发生非淋巴增殖性肿瘤的风险可能增高。患者发生甲状腺癌的风险可能轻度增高 [24]。一项纳入了 238 例 SLE 患者的研究提示皮肤鳞状细胞癌的风险增高 [25]。另有研究报道，即使考虑了年龄、性别、家族史及外源性雌激素等因素 [19,26]，SLE 患者发生乳腺癌的风险可能也比普通人群增加 1.5 ~ 2 倍。尽管侵袭性宫颈癌的风险并未升高，但 SLE 女性患者宫颈刮片异常及宫颈非典型增生的风险似乎高于非 SLE 女性 [20]。

SLE 患者肿瘤风险升高的原因尚不明确，尽管似乎与免疫抑制剂及细胞毒性药物无关。但许多研究的样本量太小，在短时间观察中发生肿瘤事件少，因此不能得出有统计学意义的结果。现有研究未确定种族是 SLE 合并肿瘤的重要因素 [27]。早期的研究曾提示抗疟药物可能影响肿瘤的相对风险，但未得到进一步证实 [28]。

血液系统肿瘤的危险因素可能包括炎症、疾病活动程度、免疫缺陷、Bcl-2 致癌基因过度表达及病毒感染，尤其是 EB 病毒 [29]。一项病例对照研究纳入了瑞典全国肿瘤注册系统共 6438 例 SLE 患者，发现非免疫抑制剂导致的白细胞减少是白血病的危险因素。

建议长期存在白细胞减少及贫血的 SLE 患者进行骨髓检查 [30]。病程长及中重度终末器官损伤是发生非霍奇金淋巴瘤的预测因素 [31]。

出于对药物副作用及妊娠影响疾病治疗的考虑，女性 SLE 患者较正常女性更少使用口服避孕药物，且不育的概率更高，这可能影响其肿瘤风险。此外，乳腺癌风险可能升高提示其他未知因素似乎增加女性患者的肿瘤风险，然而至少有一项研究显示 SLE 患者乳腺癌筛查的概率低于正常女性 [32]。SLE 患者进行常规巴氏试验的概率也低于正常人。人乳头瘤状病毒（human papillomavirus，HPV）感染率升高及使用免疫抑制剂可能导致 SLE 患者巴氏涂片异常及宫颈非典型性增生的概率升高 [33]。

女性 SLE 患者似乎是肺癌的高危人群，吸烟是预测因素之一 [29]。与 RA 相似，吸烟是患 SLE 及肺癌的共同危险因素，提示疾病易患因素之间存在复杂的相互作用。

系统性硬化症（硬皮病）

关键点
硬皮病患者发生淋巴瘤、皮肤癌及肺癌风险显著升高。
Barrett 食管及肺纤维化是硬皮病发生肿瘤的危险因素。前者与食管病变有关，后者与肺癌相关。

尽管有至少一项基于人群的研究发现硬皮病发生肿瘤风险并不增加，然而大多数综述及报道结果与此相反 [34-35]。与正常人群相比，硬皮病发生肿瘤的总体风险估计 SIR 从 1.5 至 5.1 不等 [36-37]。其中 SIR 最高的是肺癌及非霍奇金淋巴瘤，发生率比值比（IRR）分别高达 7.8 及 9.6。

瑞典一项基于人群疾病与肿瘤注册回顾性队列研究通过对患者进行随访，1965—1983 年，肿瘤总体 SIR 为 1.5，其中肺癌最高（SIR，4.9），其次是皮肤癌（SIR，4.2）、肝癌（SIR，3.3）及血液系统肿瘤（SIR，2.3）[36]。另一项研究从 1987 年随访患者至 2002 年，发现口腔癌（SIR，9.63；95% CI，2.97 ~ 16.3）及食道癌（SIR，15.9；95% CI，4.2 ~ 27.6）的风险显著增加，肿瘤总体风险的升高程度类似（SIR，1.55）[36]。12.7% 硬皮病患者有食管受累，可能增加

Barrett 食管风险 [37]。

有研究称 50 岁前发病的硬皮病患者巴氏涂片异常率高，患者自我报告的发病率为 25.4%（95% CI，20.9 ~ 30.4），而加拿大普通人群的自我报告异常率为 13.8%（95% CI，11.6 ~ 16.4）。患者自我报告的巴氏涂片异常与弥漫性疾病及发病年龄早有关 [38]。

硬皮病患者肿瘤类型中 30% 为肺癌，某些研究推测与纤维化有关，和吸烟的关系尚存在争议 [35-36,39]。

硬皮病发生肿瘤的机制尚不清楚。危险因素可能包括炎症及受累器官纤维化。吸烟是否为危险因素还存在争议 [35,39]。与其他自身免疫病一样，疾病早期发生肿瘤风险更高，但诊断时年龄较大的患者其风险可能同样升高 [36,40]。尚不明确硬皮病特异性抗体包括拓扑异构酶抗体（Scl-70）和 RNA 聚合酶 I / III 是否与肿瘤风险增高有关 [34,40-41]。一些硬皮病患者体内具有针对由 PLOR3A 基因编码的 RNA 聚合酶亚型 RPC1 的自身抗体，这可能导致硬皮病发病和肿瘤发生 [41]。与系统性硬化症相反，局限性硬皮病包括硬斑病及线状硬皮病肿瘤风险并未升高 [42]。

特发性炎性肌病

关键点
特发性炎性肌病肿瘤风险是普通人群的 5 ~ 7 倍。
恶性肿瘤与皮肌炎高度相关，且常出现在皮肌炎疾病早期。
炎性肌病最常见的肿瘤是腺癌。
尤其当患者出现肌肉及皮肤活动性炎症而肌酶水平正常、甲周红斑及发病年龄大于 50 岁时，应高度怀疑是否合并肿瘤。

成人皮肌炎及多肌炎均与肿瘤有关。尽管潜在机制尚不明确，但新诊断的皮肌炎与肿瘤的联系最为密切，其次是多肌炎及包涵体肌炎。

恶性肿瘤与自身免疫病间的时间关系使肿瘤风险的评估复杂化。尤其是肿瘤先于炎性肌病发生时，最好将炎性肌病诊断为副肿瘤综合征（见第 85 章和第 123 章）；同样，炎性肌病也可能是随后发生肿瘤的危险因素之一 [43]。

炎性肌病发生恶性肿瘤的风险是普通人群的 5 ~ 7 倍 [44]。恶性肿瘤发生率是 25%，皮肌炎相对较高，

为 6% ~ 60% 不等，多肌炎为 0 ~ 28%[45]。

许多研究发现，肿瘤出现在炎性肌病首次诊断前或后 2 年[46-47]。炎性肌病可能最开始表现为既往肿瘤的复发。肿瘤可能导致非活动期炎性肌病重新活动，也因此提示自身抗原是炎性疾病的促发因素。

恶性肿瘤与炎性肌病之间的关系并非一成不变。来自梅奥诊所的研究并未发现炎性肌病的肿瘤风险增高，而最近瑞典的一项纳入了 788 例患者的注册研究，发现患者在 1963—1978 年诊断为皮肌炎或多肌炎，其中 392 例皮肌炎患者中 15% 在确诊之时或确诊之后诊断为肿瘤，男性及女性的相对风险度分别为 2.4(95% CI,1.6 ~ 3.6) 及 3.4(95% CI,2.4 ~ 4.7)[43,46]。396 例多肌炎患者上述比例为 9%，男性及女性的相对风险度分别为 (95% CI,1.1 ~ 2.7) 以及 1.7 (95% CI, 1.0 ~ 2.5)。

澳大利亚维多利亚州一项基于人群的回顾性研究纳入 537 例患者，经活检证实为皮肌炎或多肌炎，皮肌炎发生恶性肿瘤相对风险为多肌炎的 2.4 倍 (95% CI,1.3 ~ 4.2)，皮肌炎的 SIR (6.2) 较多肌炎 (2.0) 更高[47]。一项大型荟萃分析也发现，皮肌炎肿瘤的风险比为 4.4，多肌炎为 2.1[48]。

许多类型的恶性肿瘤与皮肌炎及多肌炎有关。北欧人群最常见的为宫颈癌、肺癌、卵巢癌、胰腺癌、膀胱癌及胃腺癌，占肿瘤的 2/3 以上[43-44,48]。在东南亚，鼻咽癌发病率高，其次是肺癌[49]。

炎性肌病少见类型与肿瘤的关系不甚明确。具有典型皮肤表现但无肌肉受累的无肌病性皮肌炎与肿瘤有关，但由于发生率低，目前尚无确切的肿瘤风险评估数据[50]。尽管包涵体肌炎的总体肿瘤风险为 2.4，提示二者可能相关，但基于上述同样的原因，研究并未深入[47]。

疾病的发病机制可能是潜在的肿瘤表达相关抗原并对肌肉造成影响。肌炎患者肌肉再生时会表达肌炎特异性抗原；这些抗原与导致炎性肌病的某些肿瘤表达的自身抗原一致[51]。研究发现在 83% 的肿瘤相关肌炎患者中，可以检测出抗核基质蛋白 NXP-2 或者转录中间因子 1γ (TIF1γ)[52]。移除肿瘤后某些患者的肌炎改善，也进一步证实了二者间的关系[53]。

某些疾病特征预示发生肿瘤的风险更高，包括炎症活动但肌酶正常、远端肌无力、鼻咽部和膈受累以及白细胞破碎性血管炎[54-55]。一项纳入 92 例患者的研究发现，皮肌炎发生肿瘤的其他独立危险因

素包括诊断时年龄大于 52 岁 (HR, 7.24；95% CI, 2.35 ~ 22.41)、进展迅速的皮肤和（或）肌肉症状 (HR, 3.11；95% CI, 1.07 ~ 9.02)、甲周红斑 (HR, 3.93；95% CI, 1.16 ~ 13.24) 及基线补体 4 水平低 (HR, 2.74；95% CI, 1.11-6.75)，拓扑异构酶 I 也可能是危险因素之一[56-57]。尽管评价的样本量少，有研究发现基线淋巴细胞低是肿瘤的保护性因素 (HR, 0.33；95% CI, 0.14 ~ 0.80)[56]。

干燥综合征

> **关键点**
>
> 原发性干燥综合征发生淋巴增殖性肿瘤，尤其是各种类型淋巴瘤的风险至少增加 6 倍。
>
> 免疫紊乱包括 p35 突变、B 细胞激活及幽门螺旋杆菌 (Helicobacter pylori, HP) 感染均可能是危险因素。

原发性干燥综合征 (primary Sjögren's Syndrome, pSS) 发生淋巴增殖性疾病的风险增高。肿瘤的总体风险高于正常人群 (总 RR 1.53；95%CI, 1.17 ~ 1.88)[57]。在各项研究中，发生淋巴增殖性疾病的相对风险为 6 ~ 44 倍，对队列研究进行荟萃分析后汇总 SIR 为 18.8[58]。4% ~ 10% 的 pSS 患者最终出现淋巴增殖性疾病，5% 可能出现非霍奇金淋巴瘤 (NHL)[8,58-61]。

除 NHL 外，pSS 出现的淋巴增殖性疾病还有低分化 B 细胞淋巴瘤及弥漫性大 B 细胞淋巴瘤，包括滤泡中心淋巴瘤；而淋巴细胞白血病、华氏巨球蛋白血症及多发性骨髓瘤少见[60]。除甲状腺癌 (RR, 2.58) 外，SS 发生其他肿瘤的风险并未显著升高[57,60-61]。发生淋巴瘤及恶性肿瘤似乎并未影响死亡率[8,61]。

SS 出现淋巴增殖性疾病的机制不明。SS 特征性 B 细胞激活可能是潜在危险因素之一。大多数，SS 相关的淋巴瘤主要来源于唾液腺淋巴上皮或淋巴上皮良性病变，并可能与 P53 突变有关[62]。尽管还只是猜测，但感染因素包括丙肝病毒、EB 病毒感染也可能是机制之一。黏膜相关淋巴组织 (mucosa-associated lymphoid tissue, MALT) 淋巴瘤与幽门螺杆菌 (HP) 有关[63]。

应该对有症状的患者进行合适的评估例如 HP 诊

断试验[64]。至今仍未阐明原癌基因 *Bcl-2* 易位是否与, SS 发生肿瘤有关, 但基因检测可能有益于早期筛查[65-66]。

血管炎

关键点

除外药物因素, 血管炎本身是否增加肿瘤风险目前尚不清楚。

8% 恶性肿瘤患者的副肿瘤综合征可能表现为血管炎 (第 123 章)[67]。尚无研究深入探讨血管炎患者发生原发恶性肿瘤风险。尽管基于丹麦癌症注册系统数据的一项研究发现, 诊断 ANCA 相关血管炎 (ANCA-associated vasculitis, AAV, 肉芽肿性多血管炎, granulomatosis with polyangiitis, GPA) 2 年内发生非黑色素瘤的风险增高 (OR, 4.0; 95% CI, 1.4 ~ 12)[68], 但多数情况下, 肿瘤的发生似乎与治疗有关[68]。

目前的资料并未发现恶性肿瘤可诱发 AAV (GPA), 也未证实除外药物因素的血管炎本身能诱发恶性肿瘤。然而, 多项研究显示与正常人群相比, AAV 发生肿瘤的 SIR 是 1.6 ~ 2.0, 且 GPA 患者风险高于显微镜下多血管炎 (micro-scopic polyangiitis, MPA)[69]。

一项纳入 204 例巨细胞动脉炎患者及 407 例年龄及性别匹配的对照人群研究并未发现巨细胞动脉炎患者发生恶性肿瘤的风险升高[70]。

血清阴性脊柱关节炎

关键点

血清阴性脊柱关节炎似乎不增加肿瘤的总体风险。

与 RA 及其他结缔组织病不同, 尚无研究深入探讨血清阴性脊柱关节炎的肿瘤风险。加拿大一项队列纳入 655 例银屑病关节炎患者的研究发现, 所有肿瘤的总体 SIR 为 0.98 (95% CI, 0.77 ~ 1.24), 血液系统肿瘤、肺癌以及乳腺癌的类别特异性 SIR 也未升高[71]。美国一项纳入 2970 例银屑病关节炎和 19 260 例 RA 患者的研究发现, 两种疾病的恶性肿瘤发生率类似, 约为 0.56%, 且恶性肿瘤的比例亦类似[72]。

瑞典一项研究纳入了 1965—1995 年在肿瘤登记系统及死亡登记系统登记过的全国出院患者, 该研究并未发现强直性脊柱炎肿瘤总体发病风险增加, 包括淋巴瘤[73-74]。澳大利亚一项研究显示, 强直性脊柱炎恶性肿瘤发病率为 6.8%, 与西方国家普通人群发病率一致[75]。相反, 一项来自中国台湾的全国健康保险系统数据显示, 亚洲人群强直性脊柱炎肿瘤发生风险升高, 该研究共纳入 4133 例患者并采取 1 : 4 配比研究, 肿瘤发生风险 (HR) 为 1.38 (95%CI, 1.18 ~ 1.60)[76]。

抗风湿药物与肿瘤

关键点

很难将药物治疗相关性肿瘤风险与疾病本身对肿瘤的影响区分开来。

非甾体抗炎药及糖皮质激素不增加肿瘤风险。

化学治疗药物达到最高累积量的患者肿瘤风险最高。

慢性活动性炎症是 RA 发生淋巴瘤的危险因素, 有效的控制病情有利于降低肿瘤风险。

鉴于风湿病患者发生肿瘤总体风险高于普通人群、不同病种发生肿瘤的风险各异及治疗药物的潜在致癌风险, 评价非生物及生物 DMARDs 相关性肿瘤风险并非易事。疾病严重程度可能是肿瘤的危险因素之一, 重症患者使用强效免疫抑制治疗时需要考虑混杂偏倚和选择偏倚。序贯及药物联合治疗进一步增加了评价单一药物对肿瘤影响的难度。此外, 对于有肿瘤病史或现症肿瘤的患者, 需要考虑到免疫抑制治疗的潜在致癌性, 以及此类患者能否应用 DMARDs, 若使用, 应选用何种药物。肿瘤患者出现风湿病时关于 DMARDs 药物的选择尚缺乏管理推荐意见[77-78]。

非甾体抗炎药及糖皮质激素似乎不增加 RA 或其他风湿病的肿瘤风险[79]。瑞典一项大规模人口研究发现, 口服糖皮质激素总疗程小于 2 年不增加淋巴瘤的风险 (OR, 0.87; 95% CI, 0.51 ~ 1.5), 而疗程大于 2 年能降低淋巴瘤的风险 (OR, 0.43; 95% CI, 0.26 ~ 0.72)[86]。口服糖皮质激素起始治疗时的病程不影响 RA 患者发生淋巴瘤的风险。目前尚不清楚淋巴瘤风险降低是因疾病活动度降低还是激素的普遍作用, 且是否仅限于 RA[80]。

非生物改善病情抗风湿药物治疗

关键点

非生物改善病情抗风湿药（nonbiologic disease-modifying anti-rheumatic drugs，nb-DMARDs）包括金制剂、羟氯喹、青霉胺及柳氮磺胺吡啶不增加肿瘤风险。

使用甲氨蝶呤可能增加淋巴瘤风险，尤其是 B 细胞淋巴瘤。一些患者停用甲氨蝶呤后肿瘤可能消退。

硫唑嘌呤增加淋巴瘤发生风险，烷化剂增加多种恶性肿瘤的发生风险，例如环磷酰胺可导致膀胱癌、肺癌及白血病。

非生物 DMARDs 柳氮磺胺吡啶、羟氯喹、金制剂及青霉胺似乎不增加肿瘤发生风险。由于放疗不再用于治疗风湿病，故不再讨论。尽管没有报道提示来氟米特增加肿瘤风险，但目前少数资料提示来氟米特存在远期发生恶性肿瘤的风险[81]。

所有用于预防移植物排斥及治疗肿瘤的抗代谢药物都有致癌风险，通常都可能或者确实会增加恶性肿瘤的风险。化学治疗时应用的非生物 DMARDs，尤其是环磷酰胺会增加恶性肿瘤风险。尽管其他非生物 DMARDs 的资料相对稀少，但硫唑嘌呤、甲氨蝶呤及环孢素均可能增加某些肿瘤尤其是淋巴增殖性疾病的风险。尽管确有使用霉酚酸酯的患者罹患癌症，但目前关于该药导致风湿病患者发生肿瘤的风险数据寥寥无几[82]。

对英国风湿病学会生物制剂注册系统中 3771 例使用非生物 DMARDs 的 RA 患者回顾分析，发现肿瘤发生的总体风险较正常人群升高 28%[16]。与使用不足 1 年的患者相比，非生物 DMARDs 达到最高累积剂量时发生淋巴增殖性疾病的总体风险最高（SIR，4.82）[83]。英国的研究中仅纳入了 367 例暴露于硫唑嘌呤或环孢素或环磷酰胺的患者，肿瘤发生的相对风险增加 65%[16]。

甲氨蝶呤

尽管许多研究显示甲氨蝶呤可能增加淋巴增殖性疾病风险，但似乎并不增加风湿病患者恶性肿瘤的总体风险。这主要是与甲氨蝶呤每周使用剂量相关，与累积剂量无关[84]。

多数情况下，甲氨蝶呤相关的淋巴瘤以 B 细胞淋巴瘤为主，常出现结外受累[85]。一项研究中 17 例患者有 7 例（41%）EBV 阳性[85]。另一项研究发现，50 例 B 细胞淋巴瘤患者有 8 例自行缓解，其中包括 4 例 EBV 阳性者，进一步证实甲氨蝶呤与淋巴瘤有关[85]。研究提示，甲氨蝶呤可能通过直接致癌作用、降低受累 B 细胞凋亡和降低自然杀伤细胞活性而促进 B 细胞的持续免疫刺激、克隆选择及恶性迁移[85]。

硫唑嘌呤

硫唑嘌呤可能增加淋巴增殖性疾病的风险。加拿大的注册研究显示，使用硫唑嘌呤的 RA 患者淋巴增殖性疾病略高于普通人群（SIR，8.05）[86]。一项英国研究同样发现使用硫唑嘌呤的 RA 患者淋巴瘤风险显著升高，每 1000 人年中有 1 例发生淋巴瘤[87]。大剂量（高达 300 mg/d）的风险最高。

尽管至少有一项研究报道风险升高，但硫唑嘌呤通常不增加 SLE 患者发生白血病风险[88]。一项随访长达 24 年的纵向研究发现，5.4% 使用硫唑嘌呤的患者发生恶性肿瘤，无一为淋巴瘤，而未使用硫唑嘌呤的患者 6.7% 发生恶性肿瘤，其中 3 例为淋巴瘤[88]。

环孢素

极少对使用环孢素治疗的风湿病患者进行长期随访，因此评估肿瘤风险并非易事。与甲氨蝶呤相似，环孢素与少数 RA 患者发生 EB 病毒相关淋巴瘤有关[89]。一项回顾性研究汇总了临床试验中超过 1000 例使用环孢素的 RA 患者，并未发现肿瘤风险增加，至少不高于其他 DMARDs[90]。

烷化剂

烷化剂增加 RA、SLE 及血管炎患者非霍奇金淋巴瘤、白血病、皮肤癌、膀胱癌及实体肿瘤风险[91-93]。在上述疾病中，多数患者使用了环磷酰胺而非苯丁酸氮芥。

使用环磷酰胺的风湿病患者恶性肿瘤总体风险为对照的 1.5～4.1 倍。ANCA 相关血管炎（尤其是坏死性肉芽肿性多血管炎）研究最为深入，其发生膀胱癌（SIR，4.8）、白血病（SIR，5.7）以及淋巴瘤（SIR，4.2）的风险最高；尤需警惕膀胱癌，大剂量、长疗程及吸烟患者尤甚[92]。环磷酰胺相关膀胱癌可发生在初始治疗 1 年内至停用 15 年，甚至更长时间

之后 [92]。

环磷酰胺代谢产物，尤其是丙烯醛可增加出血性膀胱炎或膀胱癌风险。鉴于此，目前的推荐意见将环磷酰胺疗程限制为 6 个月以下，且只有危及生命或器官功能时才用。尽管肿瘤的总体风险并未降低，但静脉脉冲式给药的膀胱癌发生风险可能低于每日口服给药。某些研究者提倡使用美司钠使尿中的丙烯醛失活，在静脉输注环磷酰胺时可同时使用或者每日口服，但由于其口感不佳而很少使用。

生物制剂

关键点

与基线肿瘤风险相比，生物制剂并未显著增加 RA 患者肿瘤发生的总体风险。

使用抗肿瘤坏死因子的生物制剂治疗患者罹患皮肤癌尤其是非黑色素皮肤癌的风险在某种程度升高 1.5 倍。

生物制剂主要针对自身免疫病如 RA 及 AS 发病机制中涉及的特异性通路。但这种靶向性并不意味着这些药物对于生理与病理性过程具有绝对的选择性。生物制剂治疗增加肿瘤的风险可能和药物的特异性机制相关。然而，一项关于多种生物制剂的系统综述共纳入 63 个随机对照试验，29 423 例患者，疗程至少 6 个月，包括阿巴西普、阿达木单抗、阿那白滞素、赛妥珠单抗、依那西普、戈利木单抗、英夫利昔单抗、利妥昔单抗和托珠单抗，结果发现生物制剂并没有显著增加肿瘤的发生风险 [94]。其中一个非常重要的因素是所有生物制剂的随机临床试验都必须排除肿瘤病史，有时是排除非黑色素皮肤癌（nonmelanoma skin cancer，NMSC）。

抗肿瘤坏死因子抑制剂

自从抗 TNF 抑制剂在临床开始应用，多个试验研究了 TNF 抑制剂在各种适应证中的应用。来自研究 TNF 作用机制的动物模型、体外实验及人体试验均提示 TNF 在肿瘤发生及发展过程中发挥重要作用。确实，尽管临床证据有限，但癌症患者甚至可能受益于 TNF 抑制剂 [95]。一项病例报道提示接受 TNF 抑制剂治疗的非小细胞肺癌患者肿瘤消退，此项有趣的观察进一步提示对于个别敏感患者，使用 TNF 抑制剂具有生物学合理性 [96]。

与使用非生物 DMARDs 相比，使用抗 TNF 抑制剂患者发生肿瘤 [97-100] 和淋巴瘤的风险并未增加 [98-102]。NMSC 发生风险无区别 [99,103-104]，但是黑色素瘤发生风险增加 [105]。表 37-2 包括了 RA 使用 TNF 抑制剂与实体肿瘤、淋巴瘤、NMSC 和黑色素瘤发生风险的荟萃分析及队列研究。

随机临床试验荟萃分析中 RA 患者发生恶性肿瘤风险增加的原因之一，可能和使用 TNF 抑制剂早期恶性肿瘤的风险增加有关。一项纳入 9 个随机临床试验的荟萃分析显示，与安慰剂组相比，使用英夫利昔单抗或阿达木单抗的患者发生肿瘤的风险比为 2.4 [106]。另一项荟萃分析纳入了多项随机对照试验，包括 15 418 例抗 TNF 抑制剂使用者和 7486 例对照者，结果未发现抗 TNF 治疗和短时间内肿瘤发生有关 [107]。

一项纳入依那西普、英夫利昔单抗及阿达木单抗的随机对照试验数据汇总分析，欲探讨推荐剂量与更高剂量对非黑色素皮肤癌以外肿瘤的影响。暴露校正分析显示，使用推荐剂量患者其肿瘤风险比为 1.21（95% CI，0.79 ~ 4.28），更高剂量的风险比是 3.04（95% CI，0.05 ~ 9.68）[108]。

更大规模的观察性研究结果与荟萃分析不一致。瑞典生物制剂注册研究发现，使用 TNF 抑制剂的 RA 患者肿瘤发生总体风险与 3 组不同对照组相似 [97]，长期使用 TNF 抑制剂并不增加恶性肿瘤概率。来自德国及英国的生物制剂注册数据及北美的队列研究显示，恶性肿瘤的总体发生率并未显著增加 [99-100,109-110]。

使用 TNF 抑制剂可能增加非黑色素皮肤癌风险。美国国家风湿病数据库的数据显示，非黑色素皮肤癌的风险比为 1.5（95% CI，1.2 ~ 1.8）[109]。此人群的队列研究显示，与对照相比，TNF 抑制剂联合甲氨蝶呤增加非黑色素皮肤癌风险（HR=1.97；95% CI，1.51 ~ 2.58），而单用 TNF 抑制剂的风险为 1.24（95% CI，0.97 ~ 1.58）。此结果提示，联合治疗可能增加肿瘤风险。另一项纳入 180 例 ANCA 相关血管炎（肉芽肿性多血管炎）患者的随机临床试验证实了此结论。研究中，使用依那西普发生实体肿瘤及皮肤癌的概率高于单用环磷酰胺组 [111]。

肿瘤风险研究结果不一致可能归结于研究人群及

表 37-2 RA 患者使用抗 TNF 治疗后发生实体肿瘤 / 淋巴瘤的荟萃分析及队列研究

参考文献	注册	试验组	对照组	对照组人数	调整的 HR 值（试验组 vs 对照组）	调整的 HR 值（试验组 vs 对照组人数）	偏倚风险
所有肿瘤类型							
Asking, 2009[97]	ARTIS	3 TNFi	nb-DMARDs	正常人群	TNFi vs MTX：1.0 (0.8 ~ 1.2) TNFi vs/nb-DMARDs 1.0 (0.7 ~ 1.4)	1.1 (1.0 ~ 1.3)	低
Carnoma, 2011[98]	BIOBADASER	3 TNFi	nb-DMARDs	正常人群	0.5 (0.1 ~ 2.5)	0.7 (0.5 ~ 0.9)	低
Haynes, 2013[99]	索赔数据库	3 TNFi	nb-DMARDs	不详	0.8 (0.6 ~ 1.1)；曾经分析 0.9 (0.8 ~ 1.1)	不详	中等
Strangfeld, 2010[100]	RABBIT	3 TNFi + ANA	nb-DMARDs	正常人群	TNFi vs nb-DMARDs 0.7 (0.4 ~ 1.1)；ANA vs nb-DMARDs 1.4 (0.6 ~ 3.5)	0.8 (0.5, 1.0)	低
具有肿瘤病史的患者							
Dixon, 2010[110]	BSRBR	3 TNFi	nb-DMARDs	不详	0.5 (0.1 ~ 2.2)；出现第一例肿瘤后核查 0.5 (0.1 ~ 2.2)	不详	低
淋巴瘤							
Asking, 2009[102]	ARTIS	3 TNFi	nb-DMARDs	正常人群	1.4 (0.8 ~ 2.1)	2.7 (1.8 ~ 4.1)	低
Carmona, 2011[98]	BIOADASER	3 TNFi	nb-DMARDs	正常人群	不详	霍奇金淋巴瘤, 5.3 (0.1 ~ 29.5)；非霍奇金淋巴瘤,1.5 (0.31 ~ 4.4)	低
Haynes, 2013[99]	索赔数据库	3 TNFi	nb-DMARDs	不详	0.8 (0.3 ~ 2.1) 曾经分析 1.3 (0.7 ~ 2.2)；任何淋巴瘤或白血病：0.7 (0.3 ~ 1.5)；曾经分析 1.0 (0.6 ~ 1.6)	不详	中等
非黑色素皮肤癌							
Amari, 2011[103]	索赔数据库	3 TNFi	nb-DMARDs	不详	1.4 (1.2 ~ 1.6)；TNFi vs MTX 1.4 (1.2 ~ 1.7)	不详	中等
Mercer, 2012[104]	BSRBR	3 TNFi	nb-DMARDs	正常人群	BCC 1.0 (0.5 ~ 0.7)，SCC 1.2 (0.4 ~ 3.8)；每例 BCC 后出现第一例肿瘤 0.8 (0.5 ~ 1.5)	1.7 (1.4, 2.0)	低
Haynes, 2013[99]	索赔数据库	3 TNFi	nb-DMARDs	不详	0.8 (0.5 ~ 1.4)；曾经分析 1.1 (0.8 ~ 1.5)	不详	中等
黑色素瘤							
Raaschou, 2013[105]	ARTIS	3 TNFi	nb-DMARDs	不详	1.5 (1.0 ~ 2.2)	不详	低

ANA，阿那白滞素；ARTIS，瑞典生物制剂注册系统；BCC，基底细胞癌；BIOBADASER，西班牙生物制剂注册系统；BSRBR，英国社会风湿病生物制剂注册系统；nb-DMARDs，传统及合成的非生物改变病情抗风湿病药物；MTX，甲氨蝶呤；N/A，不详；pts.，患者；RABBIT，德国生物制剂注册系统；SCC，鳞状细胞癌；TNFi，肿瘤坏死因子抑制剂

药物暴露的差异。临床试验荟萃分析只反映了相对短期的效应，但随机在很大程度上消除了合并疾病及用药史导致的可变性；长期观察性研究更关注中期或远期结果。但无论是荟萃分析抑或长期观察性研究，若癌症以非线性形式发生，有癌症风险的患者早期就退出研究，那么即使研究随访多年，最后的数据总结分析也可能会遗漏此类信息。

有肿瘤病史的患者是否应使用 TNF 抑制剂或其他免疫抑制剂是临床实践中的关键问题。由于临床试验除外了有肿瘤病史的患者，且临床医生不愿对有肿瘤病史的患者使用 TNF 抑制剂，实际上导致肿瘤风险低的人群才使用上述药物。英国一项生物制剂注册数据研究并未发现有肿瘤病史的患者出现复发（IRR，0.53；95% CI，0.22 ~ 1.26）[110]。德国的生物制剂注册数据分析结果类似（IRR，1.4；95% CI，0.5 ~ 5.5）[100]。但上述分析只纳入了少数事件，不能通过个体患者以推断肿瘤的总体风险或肿瘤类别特异性风险。

利妥昔单抗

B 细胞参与抗肿瘤反应，并在维持促进癌变及肿瘤生长的炎症状态中至关重要。缺乏 B 细胞例如低丙种球蛋白血症并不增加恶性肿瘤易感性，利妥昔单抗清除 B 细胞能减缓小鼠实体非血液系统肿瘤的生长[112]。

对使用利妥昔单抗治疗 RA 超过 5000 人年的随机对照试验安全性数据进行汇总分析，非黑色素皮肤癌以外的肿瘤发生率为 0.84/1000 人年（SIR，1.05；95% CI，0.76 ~ 1.42）[113]。即使多次使用利妥昔单抗，肿瘤发生率也保持稳定，未观察到少见的恶性肿瘤类型。

阿巴西普

阿巴西普是一种融合蛋白，由人毒性 T 淋巴细胞相关抗原 4（CTLA-4）的胞外段与人类免疫球蛋白 Fc 段组成。CTLA-4 介导的 T 细胞抑制在许多肿瘤的病理机制中至关重要，尤其是恶性黑色素瘤[114]。由于阿巴西普阻断了新型抗肿瘤药物作用的关键信号通路，因此理论上可能促进肿瘤生长。然而，但目前为止，还未发现此类药物导致肿瘤的病例[94,115]。

托珠单抗

托珠单抗是 IL-6 受体的人源化单克隆抗体。IL-6 可以抑制凋亡、促进血管生成、诱导调节细胞增殖基因的表达，在炎症及促发各种类型的肿瘤发生十分重要[116]。

IL-6 拮抗剂在 RA 应用中更为广泛。到目前为止，来自 RA 的数据未发现肿瘤风险增高[94]。其说明书标示"与免疫抑制剂联用可能增加癌症风险"，但并无特殊的用药警告。

阿那白滞素

IL-1 受体拮抗剂阿那白滞素在 RA 的研究中最为深入。与许多生物制剂一样，阿那白滞素常联合甲氨蝶呤以改善生物制剂疗效。使用阿那白滞素的肿瘤风险为 0.12/100 人年。RA 的临床试验中，5300 例患者使用 15 个月，有 8 例出现淋巴瘤[117]，此结果提示发生淋巴瘤的风险比普通人群高 3.6 倍。此研究中淋巴瘤 SIR 为 3.71（95% CI，0.77 ~ 11.0），与针对 RA 患者的其他临床研究结果一致。报道称使用此药物的患者可发生实体肿瘤[94]。

托法替布

和其他 DMARDs 类似，JAK3 抑制剂托法替布的说明书中针对潜在肿瘤风险标有美国 FDA 黑框警告。托法替布的随机临床试验中有肿瘤发生的个例，但是关于药物肿瘤风险的安全数据，包括系统综述仍是缺乏的[118]。

风湿病患者的肿瘤筛查

风湿病患者肿瘤风险证据对于制订肿瘤筛查临床推荐意见大有裨益。首先，在控制炎症方面，应尽可能使用最温和的治疗方案达到临床最低疾病活动度以及最佳疾病控制。其次，对于接受免疫抑制治疗包括非生物 DMARDs 及生物 DMARDs 的患者，应根据其年龄、性别、肿瘤家族史及危险因素如吸烟进行适当的肿瘤筛查。最后，由于肿瘤可能在治疗开始的几个月到 1 年迅速进展，应让患者经常随访，密切询问并检查与肿瘤相关的症状及体征，尤其是初始治疗阶段，且随访应持续整个治疗期间。

开始治疗时应该进行常规血细胞计数及分类计数，以给予合适的治疗药物。建议根据年龄及性别酌情进行结直肠癌、前列腺癌、乳腺癌及宫颈癌筛查。对于肿瘤高危人群如皮肌炎患者，发病的前 1 年或 2 年内应每年筛查肿瘤标记物如 CA-125，并行胸、腹和盆腔放射学检查，之后根据临床需要进行合适检查[119]。

使用烷化剂如环磷酰胺的患者发生恶性肿瘤概率可能更高。使用环磷酰胺后的 15 年内应常规进行如巴氏刮片及尿检等筛查。基于此，可以降低风湿病患者的合并症及死亡率。

结论

评价风湿病患者的肿瘤风险十分复杂。有些风湿病如皮肌炎、干燥综合征发生肿瘤的概率似乎更高，尤其是淋巴增殖性疾病。由于肿瘤发生相对罕见，因此需要对大样本患者群进行更精确的风险评估或长期研究以得到稳定可靠的风险评价。

当患者因潜在肿瘤诱发肌肉骨骼症状时，或有自身免疫病病史的患者出现与潜在肿瘤相关的症状及体征时，应考虑恶性肿瘤及副肿瘤综合征。

许多用于治疗这些疾病的药物旨在调节免疫反应，其中一些包括烷化剂已知具有致癌作用。其他药物可能通过调节免疫反应以减弱肿瘤监视。个体宿主的易感因素包括存在致癌基因如 *Blc-2*、家族史及环境因素如病毒可能增强治疗的致癌风险，因而使肿瘤风险愈加复杂化。

治疗推荐意见必须包括对疾病及治疗相关恶性肿瘤的总体了解，以及基于治疗风险与收益的个体化医患沟通，了解疾病的活动性及严重程度，更为重要的是关注患者对治疗的意向。

 本章的参考文献也可以在 ExpertConsult.com 上找到。

参考文献

1. Shankaran V, Ikeda H, Bruce AT, et al: IFN gamma and lymphocytes prevent primary tumour development and shape tumour immunogenicity. *Nature* 410:1107, 2001.
2. Vajdic CM, McDonald SP, McCredie MR, et al: Cancer incidence before and after kidney transplantation. *JAMA* 296:2823, 2006.
3. Balkwill F, Mantovani A: Inflammation and cancer: back to Virchow? *Lancet* 357:539, 2001.
4. Ljung R, Talbäck M, Haglund B, et al: *Cancer incidence in Sweden 2005*, Stockholm, 2007, National Board of Health and Welfare.
5. Landgren O, Engels EA, Pfeiffer RM, et al: Autoimmunity and susceptibility to Hodgkin lymphoma: a population-based case-control study in Scandinavia. *J Natl Cancer Inst* 98:1321, 2006.
6. Franklin J, Lunt M, Bunn D, et al: Influence of inflammatory polyarthritis on cancer incidence and survival: results from a community-based prospective study. *Arthritis Rheum* 56:790, 2007.
7. Mellemkjaer L, Linet MS, Gridley G, et al: Rheumatoid arthritis and cancer risk. *Eur J Cancer* 32:1753, 1996.
8. Wolfe F, Michaud K: The effect of methotrexate and anti-tumor necrosis factor therapy on the risk of lymphoma in rheumatoid arthritis in 19,562 patients during 89,710 person-years of observation. *Arthritis Rheum* 56:1433, 2007.
9. Baecklund E, Sundstrom C, Ekbom A, et al: Lymphoma subtypes in patients with rheumatoid arthritis: increased proportion of diffuse large B-cell lymphoma. *Arthritis Rheum* 48:1543, 2003.
10. Franklin J, Lunt M, Bunn D, et al: Incidence of lymphoma in a large primary care derived cohort of cases of inflammatory polyarthritis. *Ann Rheum Dis* 65:617, 2006.
11. Baecklung E, Iliadou A, Askling J, et al: Association of chronic inflammation, not its treatment, with increased lymphoma risk in rheumatoid arthritis. *Arthritis Rheum* 54:692, 2006.
12. Gridley G, Klippel JH, Hoover RN, et al: Incidence of cancer among men with Felty syndrome. *Ann Intern Med* 120:35, 1994.
13. Lamy T, Loughran TP Jr: Current concepts: large granular lymphocyte leukemia. *Blood Rev* 13:230, 1999.
14. Smitten AL, Simon TA, Hochberg MC, et al: A meta-analysis of the incidence of malignancy in adult patients with rheumatoid arthritis. *Arthritis Res Ther* 10:R45, 2008.
15. Khurana R, Wolf R, Berney S, et al: Risk of development of lung cancer is increased in patients with rheumatoid arthritis: a large case control study in US veterans. *J Rheumatol* 35:1704, 2008.
16. Mercer LK, Davies R, Galloway JB, et al: Risk of cancer in patients receiving non-biologic disease-modifying therapy for rheumatoid arthritis compared with the UK general population. *Rheumatology* 52:91, 2013.
17. Hemminki K, Li X, Sundquist K, et al: Cancer risk in hospitalized rheumatoid arthritis patients. *Rheumatology* 47:698, 2008.
18. Berkel H, Holcombe RF, Middlebrooks M, et al: Nonsteroidal anti-inflammatory drugs and colorectal cancer. *Epidemiol Rev* 18:205, 1996.
19. Bernatsky S, Boivin J, Clarke A, et al: Cancer risk in SLE: a meta-analysis. *Arthritis Rheum* 44:S244, 2001.
20. Bernatsky S, Boivin JF, Joseph L, et al: An international cohort study of cancer in systemic lupus erythematosus. *Arthritis Rheum* 52:1481, 2005.
21. Bernatsky S, Ramsey-Goldman R, Rajan R, et al: Non-Hodgkin's lymphoma in systemic lupus erythematosus. *Ann Rheum Dis* 64:1507, 2005.
22. Lofstrom B, Backlin C, Sundstrom C, et al: A closer look at non-Hodgkin's lymphoma cases in a national Swedish systemic lupus erythematosus cohort: a nested case-control study. *Ann Rheum Dis* 66:1627, 2007.
23. Parikh-Patel AR, White H, Allen M, et al: Cancer risk in a cohort of patients with systemic lupus erythematosus (SLE) in California. *Cancer Causes Control* 19:887, 2008.
24. Antonelli A, Mosca M, Fallahi P, et al: Thyroid cancer in systemic lupus erythematosus: a case-control study. *J Clin Endocrinol Metab* 95:314, 2010.
25. Ragnarsson O, Grondal G, Steinsson K: Risk of malignancy in an unselected cohort of Icelandic patients with systemic lupus erythematosus. *Lupus* 12:687, 2003.
26. Bernatsky S, Clarke A, Ramsey-Goldman R, et al: Hormonal exposures and breast cancer in a sample of women with systemic lupus erythematosus. *Rheumatology (Oxford)* 43:1178, 2004.
27. Bernatsky S, Boivin JF, Joseph L, et al: Race/ethnicity and cancer occurrence in systemic lupus erythematosus. *Arthritis Rheum* 53:781, 2005.
28. Xu Y, Wiernik PH: Systemic lupus erythematosus and B-cell hematologic neoplasm. *Lupus* 10:841, 2001.
29. Gayed M, Bernatsky S, Ramsey-Goldman R, et al: Lupus and cancer. *Lupus* 18:479, 2009.
30. Lofstrom B, Backlin C, Sundstrom C, et al: Myeloid leukemia in systemic lupus erythematosus: a nested case-control study based on Swedish registers. *Rheumatology* 48:1222, 2009.
31. King JK, Costenbader KH: Characteristics of patients with systemic lupus erythematosus (SLE) and non-Hodgkin's lymphoma (NHL). *Clin Rheumatol* 26:1491, 2007.
32. Bernatsky SR, Cooper GS, Mill C, et al: Cancer screening in patients with systemic lupus erythematosus. *J Rheumatol* 33:45, 2006.
33. Dhar JP, Kmak D, Bhan R, et al: Abnormal cervicovaginal cytology

in women with lupus: a retrospective cohort study. *Gynecol Oncol* 82:4, 2001.

34. Rosenthal AK, McLaughlin JK, Linet MS, et al: Scleroderma and malignancy: an epidemiological study. *Ann Rheum Dis* 52:531, 1993.
35. Chatterjee S, Dombi GW, Severson RK, et al: Risk of malignancy in scleroderma: a population-based cohort study. *Arthritis Rheum* 52:2415, 2005.
36. Derk CT, Rasheed M, Artlett CM, et al: A cohort study of cancer incidence in systemic sclerosis. *J Rheumatol* 33:1113, 2006.
37. Wipff J, Allanore Y, Soussi F, et al: Prevalence of Barrett's esophagus in systemic sclerosis. *Arthritis Rheum* 52:2882, 2005.
38. Bernatsky S, Hudson M, Pope J, et al: Reports of abnormal cervical cancer screening tests in systemic sclerosis. *Rheumatology* 48:149, 2009.
39. Pontifex EK, Hill CL, Roberts-Thomson P: Risk factors for lung cancer in patients with scleroderma: a nested case-control study. *Ann Rheum Dis* 66:551, 2007.
40. Abu-Shakra M, Guillemin F, Lee P: Cancer in systemic sclerosis. *Arthritis Rheum* 36:460, 1993.
41. Joseph CG, Farah E, Shah AA: Association of the autoimmune disease scleroderma with an immunologic response to cancer. *Science* 343:152, 2014.
42. Rosenthal AK, McLaughlin JK, Gridley G, et al: Incidence of cancer among patients with systemic sclerosis. *Cancer* 76:910, 1995.
43. Lakhanpal S, Bunch TW, Ilstrup DM, et al: Polymyositis-dermatomyositis and malignant lesions: does an association exist? *Mayo Clin Proc* 61:645, 1986.
44. Hill CL, Zhang Y, Sigurgeirsson B, et al: Frequency of specific cancer types in dermatomyositis and polymyositis: a population based study. *Lancet* 357:96, 2001.
45. Barnes B: Dermatomyositis and malignancy: a review of the literature. *Ann Intern Med* 84:68, 1976.
46. Sigurgeirsson B, Lindelof B, Edhag O, et al: Risk of cancer in patients with dermatomyositis or polymyositis. *N Engl J Med* 326:363, 1992.
47. Buchbinder F, Forbes A, Hall S, et al: Incidence of malignant disease in biopsy-proven inflammatory myopathy. *Ann Intern Med* 134:1087, 2001.
48. Zantos D, Zhang Y, Felson D: The overall and temporal association of cancer with polymyositis and dermatomyositis. *J Rheumatol* 21:1855, 1994.
49. Huang YL, Chen YJ, Lin MW, et al: Malignancies associated with dermatomyositis and polymyositis in Taiwan: a nationwide population-based study. *Br J Dermatol* 161:854, 2009.
50. Bendewald MJ, Wetter DA, Li X, et al: Incidence of dermatomyositis and clinically amyopathic dermatomyositis: a population-based study in Olmsted County. *Arch Dermatol* 146:26, 2010.
51. Casciola-Rosen L, Nagaraju K, Plotz P, et al: Enhanced autoantigen expression in regenerating muscle cells in idiopathic inflammatory myopathy. *J Exp Med* 201:591, 2005.
52. Fiorentino DF, Chung LS, Christopher-Stine L, et al: Most patients with cancer-associated dermatomyositis have antibodies to nuclear matrix protein NXP-2 or transcription intermediary factor 1γ. *Arthritis Rheum* 65:2954, 2013.
53. Hidano A, Kaneko K, Arai Y, et al: Survey of the prognosis for dermatomyositis with special reference to its association with malignancy and pulmonary fibrosis. *J Dermatol* 13:233, 1986.
54. Fudman EJ, Schnitzer TJ: Dermatomyositis without creatine kinase elevation: a poor prognostic sign. *Am J Med* 80:329, 1986.
55. Hunger RE, Durr C, Brand CU: Cutaneous leukocytoclastic vasculitis in dermatomyositis suggests malignancy. *Dermatology* 202:123, 2001.
56. Fardet L, Dupuy A, Gain M, et al: Factors associated with underlying malignancy in a retrospective cohort of 121 patients with dermatomyositis. *Medicine* 88:91, 2009.
57. Liang Y, Yang Z, Qin B, et al: Primary Sjögren's syndrome and malignancy risk: a systematic review and meta-analysis. *Ann Rheum Dis* 73:1151, 2014.
58. Smedby KE, Hjalgrim H, Askling J, et al: Autoimmune and chronic inflammatory disorders and risk of non-Hodgkin's lymphoma by subtype. *J Natl Cancer Inst* 98:51, 2006.
59. Voulgarelis M, Dafni RG, Isenberg DA, et al: Malignant lymphoma in primary Sjögren's syndrome: a multicenter retrospective clinical study by the European concerted action on Sjögren's syndrome. *Arthritis Rheum* 42:1765, 1999.
60. Pertovaara M, Pukkala E, Laippala P, et al: A longitudinal cohort study of Finnish patients with primary Sjögren's syndrome: clinical,

61. immunological, and epidemiological aspects. *Ann Rheum Dis* 60:467, 2001.
61. Theander E, Henriksson G, Ljungbery O, et al: Lymphoma and other malignancies in primary Sjögren's syndrome. *Ann Rheum Dis* 65:796, 2006.
62. Tapinos NI, Polihronis M, Moutsopoulos HM: Lymphoma development in Sjögren's syndrome: novel p53 mutations. *Arthritis Rheum* 42:1466, 1999.
63. Voulgarelis M, Moutsopoulos HM: Mucosa-associated lymphoid tissue lymphoma in Sjögren's syndrome: risks, management, and prognosis. *Rheum Dis Clin N Am* 34:921, 2008.
64. Raderer M, Osterreicher C, Machold K, et al: Impaired response of gastric MALT-lymphoma to *Helicobacter pylori* eradication in patients with autoimmune disease. *Ann Oncol* 12:937, 2001.
65. Takacs I, Zeher M, Urban L, et al: Frequency and evaluation of (14;18) translocations in Sjögren's syndrome. *Ann Hematol* 79:444, 2000.
66. Banks PM, Witrak GA, Conn DL: Lymphoid neoplasia developing after connective tissue disease. *Mayo Clin Proc* 54:104, 1979.
67. Gonzalez-Gay MA, Garcia-Porrua C, Salvarani C, et al: Cutaneous vasculitis and cancer: a clinical approach. *Clin Exp Rheumatol* 18:305, 2000.
68. Faurschou M, Mellemkjaer L, Sorensen IJ, et al: Cancer preceding Wegener's granulomatosis: a case-control study. *Rheumatology* 48:421, 2009.
69. Mahr A, Heijl C, Le Guenno G, et al: ANCA-associated vasculitis and malignancy: current evidence for cause and consequence relationships. *Best Pract Res Clin Rheumatol* 27:45, 2013.
70. Kermani TA, Schäfer VS, Crowson CS, et al: Malignancy risk in patients with giant cell arteritis: a population-based cohort study. *Arthritis Care Res* 62:149, 2010.
71. Rohekar S, Tom B, Hassa A, et al: Prevalence of malignancy in psoriatic arthritis. *Arthritis Rheum* 58:82, 2007.
72. Gross RL, Schwartzman-Moris JS, Krathen M, et al: A comparison of the malignancy incidence among patients with psoriatic arthritis and patients with rheumatoid arthritis in a large US cohort. *Arthritis Rheum* 66:1471, 2014.
73. Feltelius N, Ekbom A, Blomqvist P: Cancer incidence among patients with ankylosing spondylitis in Sweden 1965-95: a population based cohort study. *Ann Rheum Dis* 62:1185, 2003.
74. Askling J, Klareskog L, Blomqvist P, et al: Risk for malignant lymphoma in ankylosing spondylitis: a nationwide Swedish case-control study. *Ann Rheum Dis* 65:1184, 2006.
75. Oldroyd J, Schachna L, Buchbinder R, et al: Ankylosing spondylitis patients commencing biologic therapy have high baseline levels of comorbidity: a report from the Australian Rheumatology Association database. *Int J Rheumatol* 10:1155, 2009.
76. Sun LM, Muo CH, Liang JA, et al: Increased risk of cancer for patients with ankylosing spondylitis: a nationwide population-based retrospective cohort study. *Scand J Rheumatol* 43:301, 2014.
77. Singh JA, Furst DE, Bharat A, et al: 2012 update of the 2008 American College of Rheumatology Recommendations for the use of disease-modifying antirheumatic drugs and biologic agents in the treatment of rheumatoid arthritis. *Arthritis Care Res* 64:625, 2012.
78. Smolen JS, Landewe R, Breedveld FC, et al: EULAR recommendations for the management of rheumatoid arthritis with synthetic and biological disease-modifying antirheumatic drugs: 2013 update. *Ann Rheum Dis* 73:492, 2014.
79. Bernatsky S, Lee JL, Rahme E: Non-Hodgkin's lymphoma—meta-analyses of the effects of corticosteroids and non-steroidal anti-inflammatories. *Rheumatology (Oxford)* 46:690, 2007.
80. Hellgren K, Iliadou A, Rosenquist R, et al: Rheumatoid arthritis, treatment with corticosteroids and risk of malignant lymphomas: results from a case-control study. *Ann Rheum Dis* 69:654, 2010.
81. *European Medicines Agency: Initial scientific discussion for the approval of Arava.* <www.ema.europa.eu/docs/en_GB/document_library/EPAR_Scientific_Discussion/human/000235/WC500026286.pdf>. Accessed November 24, 2010.
82. Dasgupta N, Gelber AC, Racke F, et al: Central nervous system lymphoma associated with mycophenolate mofetil in lupus nephritis. *Lupus* 14:910, 2005.
83. Asten P, Barrett J, Symmons D: Risk of developing certain malignancies is related to duration of immunosuppressive drug exposure in patients with rheumatic diseases. *J Rheumatol* 26:1705, 1999.
84. Kameda T, Dobashi H, Miyatake N, et al: Association of higher

methotrexate dose with lymphoproliferative disease onset in rheumatoid arthritis patients. *Arthritis Care Res* 66:1302, 2014.

85. Georgescu L, Quinn GC, Schwartzman S, et al: Lymphoma in patients with rheumatoid arthritis: association with the disease state or methotrexate treatment. *Semin Arthritis Rheum* 26:794, 1997.

86. Matteson EL, Hickey AR, Maguire L, et al: Occurrence of neoplasia in patients with rheumatoid arthritis enrolled in a DMARD Registry: Rheumatoid Arthritis Azathioprine Registry Steering Committee. *J Rheumatol* 18:809, 1991.

87. Silman AJ, Petrie J, Hazleman B, et al: Lymphoproliferative cancer and other malignancy in patients with rheumatoid arthritis treated with azathioprine: a 20-year follow-up study. *Ann Rheum Dis* 47:988, 1988.

88. Nero P, Rahman A, Isenberg DA: Does long-term treatment with azathioprine predispose to malignancy and death in patients with systemic lupus erythematosus? *Ann Rheum Dis* 63:325, 2004.

89. Zijlmans JM, van Rijthoven AW, Kluin PM, et al: Epstein-Barr virus-associated lymphoma in a patient with rheumatoid arthritis treated with cyclosporine. *N Engl J Med* 326:1363, 1992.

90. Arellano F, Krupp P: Malignancies in rheumatoid arthritis patients treated with cyclosporin A. *Br J Rheumatol* 32(Suppl 1):72, 1993.

91. Vasquez S, Kavanaugh AF, Schneider NR, et al: Acute non-lymphocytic leukemia after treatment of systemic lupus erythematosus with immunosuppressive agents. *J Rheumatol* 19:1625, 1992.

92. Radis CD, Kahl LE, Baker GL, et al: Effects of cyclophosphamide on the development of malignancy and on long-term survival in patients with rheumatoid arthritis: a 20-year follow-up study. *Arthritis Rheum* 38:1120, 1995.

93. Bernatsky S, Clarke AE, Suissa S: Hematologic malignant neoplasms after drug exposure in rheumatoid arthritis. *Arch Intern Med* 168:378, 2008.

94. Lopez-Olivo MA, Tayar JH, Martinez-Lopez JA, et al: Risk of malignancies in patients with rheumatoid arthritis treated with biologic therapy: a meta-analysis. *JAMA* 308:898, 2012.

95. Madhusudan S, Muthuramalingam SR, Braybrooke JP, et al: Study of etanercept, a tumor necrosis factor-alpha inhibitor, in recurrent ovarian cancer. *J Clin Oncol* 23:5950, 2005.

96. Lees CW, Ironside J, Wallace WA, et al: Resolution of non-small-cell lung cancer after withdrawal of anti-TNF therapy. *N Engl J Med* 359:320, 2008.

97. Askling J, van Vollenhoven RF, Granath F, et al: Cancer risk in patients with rheumatoid arthritis treated with anti-tumor necrosis factor alpha therapies: does the risk change with the time since start of treatment? *Arthritis Rheum* 60:3180, 2009.

98. Carmona L, Abasolo L, Descalzo MA, et al: Cancer in patients with rheumatic diseases exposed to TNF antagonists. *Semin Arthritis Rheum* 41:71, 2011.

99. Haynes K, Beukelman T, Curtis JR, et al: Tumor necrosis factor alpha inhibitor therapy and cancer risk in chronic immune-mediated diseases. *Arthritis Rheum* 65:48, 2013.

100. Strangfeld A, Hierse F, Rau R, et al: Risk of incident or recurrent malignancies among patients with rheumatoid arthritis exposed to biologic therapy in the German Biologics register RABBIT. *Arthritis Res Ther* 12:R5, 2010.

101. Ramiro S, Gaujoux-Viala C, Nam JL, et al: Safety of synthetic and biological DMARDs: a systematic literature review informing the 2013 update of the EULAR recommendations for management of rheumatoid arthritis. *Ann Rheum Dis* 73:529, 2014.

102. Askling J, Baecklund E, Granath F, et al: Anti-tumour necrosis factor therapy in rheumatoid arthritis and risk of malignant lymphomas: relative risks and time trends in the Swedish Biologics Register. *Ann Rheum Dis* 68:648, 2009.

103. Amari W, Zeringue AL, McDonald JR, et al: Risk of non-melanoma skin cancer in a national cohort of veterans with rheumatoid arthritis. *Rheumatology* 50:1431, 2011.

104. Mercer LK, Green AC, Galloway JB, et al: The influence of anti-TNF therapy upon incidence of keratinocyte skin cancer in patients with rheumatoid arthritis: longitudinal results from the British Society for Rheumatology Biologics Register. *Ann Rheum Dis* 71:869, 2012.

105. Raaschou P, Simaard JF, Holmqvist M, et al: Rheumatoid arthritis, anti-tumour necrosis factor therapy, and risk of malignant melanoma: nationwide population based prospective cohort study from Sweden. *BMJ* 346:f1939, 2013.

106. Bongartz T, Sutton AJ, Sweeting MJ, et al: Anti-TNF antibody therapy in rheumatoid arthritis and the risk of serious infections and malignancies: systematic review and meta-analysis of rare harmful effects in randomized controlled trials. *JAMA* 295:2275, 2006.

107. Askling J, Fahrbach K, Nordstrom B, et al: Cancer risk with numor necrosis factor alpha (TNF) inhibitors: meta-analysis of randomized controlled trials of adalimumab, etanercept, and infliximab using patient level data. *Pharmacoepidemiol Drug Saf* 20:119, 2011.

108. Leombruno JP, Einarson TR, Keystone EC: The safety of anti-tumor necrosis factor treatments in rheumatoid arthritis: meta and exposure adjusted pooled analysis of serious adverse events. *Ann Rheum Dis* 68:1136, 2009.

109. Wolfe F, Michaud K: Biologic treatment of rheumatoid arthritis and the risk of malignancy: analyses from a large US observational study. *Arthritis Rheum* 56:2886, 2007.

110. Dixon WG, Watson KD, Lunt M, et al: The influence of anti-tumor necrosis factor therapy on cancer incidence in patients with rheumatoid arthritis who have had a prior malignancy: results from the British Society for Rheumatology Biologics Register. *Arthritis Rheum* 62:775, 2010.

111. Stone JH, Holbrook JT, Marriott MA, et al: Solid malignancies among patients in the Wegener's Granulomatosis Etanercept Trial. *Arthritis Rheum* 54:1608, 2006.

112. Kim S, Fridlender ZG, Dunn R, et al: B-cell depletion using an anti-CD20 antibody augments anti-tumor immune responses and immunotherapy in non-hematopoietic murine tumor models. *J Immunother* 31:446, 2008.

113. Van Vollenhoven RF, Emery P, Bingham CO, et al: Long term safety of patients receiving rituximab in rheumatoid arthritis clinical trials. *J Rheumatol* 37:558, 2010.

114. O'Day SJ, Hamid O, Urba WJ: Targeting cytotoxic T-lymphocyte antigen-4 (CTLA-4): a novel strategy for the treatment of melanoma and other malignancies. *Cancer* 110:2614, 2007.

115. Simon TA, Smitten AL, Franklin J, et al: Malignancies in the rheumatoid arthritis abatacept clinical development programme: an epidemiological assessment. *Ann Rheum Dis* 68:1819, 2009.

116. Becker C, Fantini MC, Schramm C, et al: TGF-beta suppresses tumor progression in colon cancer by inhibition of IL-6 trans-signaling. *Immunity* 21:491, 2004.

117. Fleischmann RM, Tesser J, Schiff MH, et al: Safety of extended treatment with anakinra in patients with rheumatoid arthritis. *Ann Rheum Dis* 65:1006, 2006.

118. He Y, Wong AYS, Chan EW, et al: Efficacy and safety of tofacitinib in the treatment of rheumatoid arthritis: a systematic review and meta-analysis. *BMC Musculoskelet Disord* 14:298, 2013.

119. Chow WH, Gridley G, Mellemkjaer L, et al: Cancer risk following polymyositis and dermatomyositis: a nationwide cohort study in Denmark. *Cancer Causes Control* 6:9, 1995.

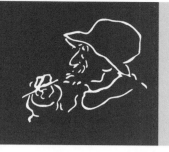

第38章

物理医学、物理治疗和康复

原著　Maura D. Iversen

曾惠琼 译　叶志中 校

关键点

康复的目的是使功能和参与度最大化，将活动受限和损伤最小化。

国际功能、残疾和健康分类提供了康复的总框架。

现代康复应用是以患者为中心的跨学科方法。

功能训练对各种风湿病的治疗始终是有效的。

物理治疗可以作为主动疗法的辅助治疗手段。

康复包括对伤残个体的训练，以及对环境适应的干预。

康复是一个将药物疗法与非药物干预相结合的专业医学领域，其目的是减轻症状，使功能、独立性和社会参与度最大化。康复领域将国际功能、残疾和健康分类（international classification of functioning, disability and health，ICF）作为框架[1]，制订干预措施以解决疾病所导致的问题，并制订沟通策略使患者能充分融入社会和制订康复医学研究[2-7]（图 38-1）。

康复干预多种多样，旨在帮助关节炎患者带病生存[8-15]。功能训练是研究最多并且被证明是效果最好的干预措施[15-17]。物理治疗如超声、经皮神经电刺激疗法（transcutaneous electric nerves simulation，TENS）和热疗是功能训练的辅助措施，有助于减轻疼痛、伸展及放松组织[8-10,13-15]。对于采用其他治疗措施仍存在困难的患者可以采用支具、步行辅助器具、夹板和适应性器具来克服障碍，使患者充分参与到社会活动中[18-20]。

肌肉骨骼康复方案的设计基于疾病状态、严重程度、药物的剂型和用法、社会、心理和环境因素。本章主要介绍物理医学与康复，着重强调非药物干预措施，也将讨论康复的基本原则和特定风湿病的管理策略。

风湿病康复简史

早期的风湿病康复着重于卧床休息、夹板固定和关节活动度（range of motion，ROM）练习。医师和康复专家都认为体力活动和剧烈运动会加剧疼痛，加重关节肿胀和发热，加速关节损害。在 20 世纪 40 年代，随着高效而强有力的非甾体抗炎药、类固醇激素的引入，康复的重心转移到夹板疗法和鼓励患者使用辅助器具来改善活动功能。在 20 世纪 60 和 70 年代，开始使用外科方法如关节置换术来"阻止"疾病的进展，同时应用手术后康复干预，以恢复患者功能使其独立性最大化。从 20 世纪 70 年代到 80 年代，随着疾病缓解制剂如硫代苹果酸金钠、甲氨蝶呤和柳氮磺吡啶的使用，康复方案开始在疾病早期与动态运动和功能活动相结合。研究人员也开始评估等长和低强度等张运动对免疫反应和功能方面的影响。这些试验的早期数据显示其对控制疾病活动度和减轻疾病严重度有益[21-22]。随着更多的药物进入市场和改善病情抗风湿药（disease modifying anti-rheumatic drugs，DMARDs）广泛应用于临床实践，康复研究转向了评估不同强度、频率和不同模式的强化运动对病情转归的影响。从 20 世纪 90 年代中期开始，研究表明有氧运动对心血管功能有益，而对关节和软组织无害[23-25]。在 21 世纪，随着影像学的发展以及生物疗法的出现，研究者们开始探索不同强度负重锻炼活动对于关节炎患者关节完整性的影响[26]，并通过运动疗法来改善生活质量、功能和参与度，最终达到改善健康的目的[27-28]。

康复目标、康复团队成员和团队护理模式

康复干预措施涉及患者身体状态的各个方面，其目的是最大程度发挥其功能、独立性、参与度。因此，干预措施从适应性器具如夹板、支具和步行器具的应用，到物理治疗仪的使用，还包括运动的指导和自我管理策略（如放松和适当休息）。经过培训的康复专家能够评估环境因素的影响，从而能使他们最有效地解决影响患者康复的不利因素及发挥有利因素[29]。

康复过程的初始阶段包括对患者生活和病情的综合评估。鉴于很多风湿病病情的波动性，需要具有不同专长各种技术的多个康复专家的共同协作。康复团队的组成受患者居住地的医疗系统的结构、功能及资源的影响[30-31]。接受过医学和康复方面培训的物理治疗师和康复医学医生可以治疗关节炎患者，并可指导其他技术娴熟的康复专业人员[29]。然而，在某些情况下，风湿病专家可能是唯一参与患者护理的医生。其他参与患者的专业人员包括初级医生、护士从业者／护理专家、护士、物理治疗师、职业治疗师、社会工作者、营养师、心理学家、足疗师和职业康复师，他们与家属一起努力来治疗患者[30]。

团队与个体治疗模式的比较研究显示，协调的团队合作可产生更好的结果[32-34]。在所有病例中，患者都是团队工作的中心。传统的团队护理模式分为跨学科／跨专业、多学科或跨专业模式。在跨学科／跨专业模式中，每个专家对患者进行独立评估并在团队会议上分享信息，以实现团队目标。协商、沟通和合作是普遍原则。多学科保健团队不鼓励专业人员之间以协调的方式进行沟通[35]。每个专业人员对患者进行检查，并与患者合作制订个体化治疗目标，并记录检查结果。跨学科模式允许专业人员角色的转换，跨越专业人员之间的界线（如理疗师可以执行护士的一些功能）[36-38]，以上任何一种保健模式都可能出现在住院或门诊患者的康复治疗过程中。

虽然团队保健管理在欧洲广泛应用，但北美地区的情况并不如此[37]，部分原因是由于预算限制和保健专业人员的短缺，尤其在农村地区[39]。因此，创新保健模式如临床护士 - 专科医生模式[37,38]、初级医疗模式[36]和远程医学模式应运而生。

国际功能、残疾和健康分类：康复管理框架

ICF 通过全面评估个人健康状况，为制订和实施康复干预措施提供了框架[1]。术语"功能"一词表示身体功能、活动和参与度；术语"残疾"一词指的是损伤、活动受限和参与限制。ICF 也考虑到与身体功能、身体结构、活动和参与相互作用的环境（例如：楼梯和路边）与个人因素[1]。这种框架以一种生态学的视角整合生物心理医学模式，同时强调生态因素，如个人和环境的背景因素，有助于康复专家获得识别或解决提供便利性抑或形成障碍的独立因素。提供者将 ICF 作为一种与患者交流健康状况、干预措施、活动实施与社会参与的通用语言[1-8]（图 38-1）。研究者们应用 ICF 去巩固和检测与康复临床研究有关的核心结构[3,6-7]。这些核心结构已经与经过验证的测量结果进行比较，有助于确定最突出的测量结果用于康复临床试验中[3]。

评估工具与康复周期

康复的第一步是根据完整的病史和利用可靠而有效的健康测量方法进行体格检查来确定问题。这些数据被用来制订干预措施，并对结果进行评估。康复专业人员使用了多种多样的评估方法，包括以下几个方面：

- 技术评估：电生理学，生物力学和计算机设备
- 临床试验：韧带松弛测试，ROM 和强度测试
- 执行评估：步速，移动性和平衡试验
- 以患者为中心的评估：患者和代理人就健康状况、生活质量和健康偏好进行自我报告。

康复的主要目的是减少损伤、恢复功能和提高社会参与度，因此康复检查的重点是评估功能和社会参与度[35]。

身体结构和功能元素如关节 ROM 可以通过简单的观察、测量或高速电影摄影术进行主观评估。测角法，通过使用一种称为测角仪的设备测量关节 ROM，因其价格低廉、易于操作及心理接受较好，故常用于临床实践中。肌力通常应用徒手肌力试验程序来测定，尽管它的可信度和效度因关节的位置和疾病而

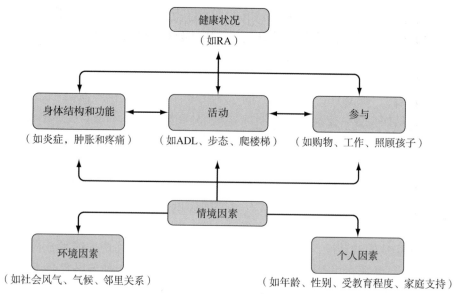

图 38-1 国际功能、残疾和健康分类（ICF）在类风湿关节炎中的应用。ADL，日常活动

有所不同。当患者患有炎性关节炎时，应用便携式测力计进行最大等长肌力测量的定量方法是可信的[35,39-40]，患有退行性腰椎管狭窄时也是如此[41]。握力可以应用液压式手持式测力计进行测量[42]。

步速是计算步行特定距离所需时间，可用于测量和评估行走的灵活性[43]，并可作为一种下肢功能的测试方法。"起立和步行时间"测试[44]是一项基本的运动试验，它测量患者从扶手椅上起身（坐高 46 m，扶手高 65 cm），步行 3 m，然后转回身再坐到椅子上所花费的时间。这项指标建立了不同年龄组的正常运动参考值。

患者自我报告的方法目前广泛应用于各种风湿病的核心检测方法中。在炎性关节炎中，健康评估问卷（Health Assessment Questionnaire，HAQ）评估健康维度，包括残疾、疼痛、药效和费用[45]。修订版的 HAQ（MHAQ）使用了较少的项目，但仍能维持良好的心理测量特性，尽管在残疾评分上，HAQ 与 MHAQ 存在明显差异[46]。日常生活一般能力测量会用 Katz 日常生活功能指数和 MacMaster 多伦多关节炎残疾问卷（macmaster toronto arthritis preference disabilitym，MACTAR），MACTAR 的独特性在于它允许患者选择那些对他们而言很重要的活动[35]。

一系列以患者为中心、对特定疾病的功能和症状的测量方法可用于评估疼痛、心理状况、幸福感、疲劳、睡眠和生活质量[12]。对临床医生和研究人员而言，很难为患者选择一种最适当的测量方法。为着手解决这个问题，可以参考 ICF 功能框架，该框架提供了每项方法涉及哪些健康领域的清晰图案。ICF 已经建立相关技术与临床测量、健康状况测量和干预措施的连接规则[4]。

目前指南如何选择风湿病康复管理？

临床管理指南一直在推广运动、体力活动及物理治疗等方法的应用[47-58]。指南上的建议是基于患者运动的随机对照研究（randomized controlled trials，RCT）的确凿证据[59-63]，这些证据表明运动在缓解疼痛、功能和肌肉强度方面有中等效应。然而，特定的运动处方是匮缺的。早期临床试验中对运动强度、频率、模式和运动时间信息的不一致导致运动处方缺乏特异性[64]。最近的研究坚持规范化的报告标准，如 GRADE（评定、发展和评价的推荐等级）框架[65]，因此可提供运动干预的详细信息，以更好地进行数据整合、分析。关于接受临床康复治疗的信息，请参见具体诊断和干预措施部分。

风湿病的非药物性干预管理

用于治疗风湿病症状的非药物干预措施包括休息（全身或局部）、按摩和触发点技术、运动、辅助器具、矫形和夹板、咨询、健康教育和自我管理、手法治疗 / 松动术、步态训练和步行器具的指导、移动器具、康复工程和职业康复。表 38-1[8,13,66-76] 描述了干预措施及其在管理中的作用。在这些干预措施中，运动、患者健康教育项目和自我管理干预措施是研究最多和最有效的。在疾病过程中，功能训练，无论是动态还是静态，在力量、疼痛和功能方面均显示出中等改善作用（效应值 4 ~ 6），在心情、睡眠质量、睡眠方式和心理幸福感方面产生小至中等程度的改善[15,17,62-64,77]。运动可以提高耐力，减少炎症[78-80]。

患者健康教育是康复管理的一个组成部分。患者健康教育项目提供关于疾病、药物及其使用、何时和如何进行运动、疾病管理策略（如能量储存、休息）和社区资源的结构化信息。这些项目与自我管理干预不同，后者提供执行和规划，相对于行为干预，它更着重于信息传递[81]。例如强直性脊柱炎健康教育计划是让患者了解他们的疾病、药物使用、良好姿势的重要性、促进伸展的日常活动和应对技能。

自我管理项目是以患者为中心，患者驱动和行为为导向的[81]。这些项目结合健康教育、行为干预和认知策略促使患者解决、处理问题，以使功能和独立性达到最大化。这些项目的焦点是评估和改变患者对疾病的态度和信心以及他们管理疾病的能力。自我管理项目展现了与疾病结局相关的益处[81-82]，被证明是有成本效益的[82]。

有证据显示物理治疗、治疗性拉伸技术（按摩、触发点治疗）、夹板、矫形术和步态偏差干预的益处因疾病和干预类型的不同而不同。总之，证据不足[8-10,12,83]。然而，值得注意的是，放松方式、替代治疗（针灸）和物理治疗是为患者做动态运动、灵活性训练或步态训练做准备的辅助治疗方法，而不是独立的干预措施[12,83-84]。并且，多数患者反映对这些治疗很满意，并且偏爱这些治疗[84]。

风湿病患者康复指导原则

风湿病患者康复治疗的研究和临床管理结果建议以下指导原则：

- 一级、二级及三级项目是患者管理不可或缺的组成部分。一级预防着重于疾病预防。二级预防指的是在症状出现前检测出疾病。三级预防，关节炎中最常见，着重对已出现疾病症状的患者进

行干预，以求改善症状，并使功能、独立性和社会参与度最大化。
- 系统性炎性疾病患者运动处方的制订基于疾病状态（活动与非活动）、疾病严重度、患者爱好及目的、药物使用与相应的副作用、潜伏期[83]。
- 与健康对照者相比，关节炎患者活动量少[85-87]。
- 系统性炎症患者可能出现与疾病不成比例的无症状性心脏病，他们对运动的反应可能会发生改变；因此，在运动前、运动期间及运动后需仔细监测心肺反应[83]。
- 存在关节紊乱和腘窝囊肿时应避免动力性抗阻练习[83]。
- 在肌炎活动期和肌酸磷酸激酶（creatine phosphokinase，CPK）水平升高时，运动仅限于 ROM 及日常的功能活动，并应鼓励患者休息。

美国疾病控制预防中心（Centers for Disease Control and Prevention，CDC）与美国运动协会（American College of Sports Medicine，ACSM）联合制订了体育活动指南，以促进包括风湿病患者在内的全美人民的健康（表 38-2）[88-90]。CDC 谨慎地制订这些建议而不是采用传统的生理参数，以便使用者能更好地理解运动期望值并采纳这些建议。目前在美国，医生诊断为关节炎的患者中，体能活动不足已成为一个公共的健康问题，只有 17.2% 的关节炎患者符合 CDC 的适度体育运动的建议[88]。

不同风湿病的康复策略

在这个部分，将讨论各种风湿病的情况及相关康复干预措施的证据。虽然各种风湿病患者是独特的临床群体，将按照其相似性进行分组，以阐述基于相似的损害、功能限制和活动参与所制订的干预措施的基本原理。

类风湿关节炎和炎性关节炎

类风湿关节炎（rheumatoid arthritis，RA）和银屑病关节炎（psoriatic arthritis，PsA）都是影响结缔组织和关节的慢性系统性炎症性风湿病。在这两种疾病中，RA 更常见。虽然 RA 和 PsA 的起源和发病率不同，但在症状方面有一定的相似性。例如，患者表现为多关节对称性关节受累、萎靡、晨僵、活动后疼

表 38-1 常见康复的定义、说明和目的：治疗关节炎症状的干预措施

干预措施	说明
保持体能／全身休息	炎性风湿病在白天间歇休息（半小时），夜晚有 8～10 小时的休息很重要[83]。
局部休息／静态夹板	静态夹板（在夜间或在全身休息时戴上以防止关节移动）使关节局部休息并维持关节对位。在 RA 和其他系统性炎性疾病中，静息腕关节夹板具有良好的耐受性和有效性[14]。
手法治疗／关节松动术／推拿术	操作时以低或高速，小或大的幅度进行的一种被动运动技术。手法治疗／关节松动术后进行柔韧性和强化运动训练可获得满意的效果。在治疗髋部和下背部疾病方面证据显著，但疗效较弱[64,103,105]。
触发点治疗	用于治疗肌肉疼痛。包括触发点的缺血性挤压，随后是等张收缩或肌组织拉伸。其他技术包括肌筋膜松动术、触发点注射、触发点干针疗法和肌肉内的手法治疗。局部抽搐反应、牵涉痛的激活和随后的紧带区的放松提示上述疗法应用成功[35]。
按摩	增加局部血液和淋巴流动，促进肌肉放松和减轻肌肉僵硬、疼痛和痉挛。按摩技术包括滑动、揉捏、深层按摩与拍打。滑动和揉捏减轻肌张力、改善循环和减轻水肿。按摩治疗摩擦可减少粘连。淋巴引流增加淋巴流动和减轻水肿[68]。按摩对恶性肿瘤、开放性伤口、血栓性静脉炎和组织感染是禁忌的。当患者患有充血性心力衰竭时，应该避免淋巴引流[35,67]。
运动	
关节活动度（ROM）和柔韧性练习	维持关节活动和功能可由治疗师完成或由患者主动参与。在主动辅助练习时，患者在治疗师的辅助下，运用一些力量使关节活动。主动的 ROM 要求患者运用肌力以达到所希望达到的 ROM[35,83]。柔韧性或拉伸运动可增强肌组织的伸展性。拉伸需温和、平稳地进行，然后维持住拉伸状态 2～15 秒。
等长（静态）运动	肌收缩时无关节范围和肌长度的改变。与动态运动相比，这些运动对关节产生较小的张力[83]。
等张／动态／等速运动	等张运动通过拉长（偏心）或缩短（同心）使肌纤维长度发生变化。这些运动是在不同的阻力条件下以固定的关节 ROM 和速度（velocity）进行。机器提供的阻力和运动速度与患者在运动范围的任意一点所产生的力相匹配。这种设备可以计算出运动时的扭矩[35]。注意：避免在炎症、腘窝囊肿和关节紊乱时进行[83]。
有氧运动或耐力运动	有氧运动有助于提高心血管功能，增强肌力、减轻炎症和体重。中等强度持续的运动可获得中等效应。有氧运动模式包括散步、跑步、远足、骑自行车、游泳和爬楼梯[23-25]。
水上运动、水疗、浴疗法	水的物理特性（如浮力、分子粘附性、温度）可提供物理益处如肌肉松弛和轻松地移动。水中运动有浮力支持体重和使关节无负荷。水的黏附特性可提供运动时的阻力。水上运动也有利尿和血液稀释的生理效应。建议水温在 33℃～34℃（92 ℉～94 ℉）。一篇随机对照试验的综述显示浴疗有一定作用。然而，就正式结论而言，关节炎患者水浴疗法疗效的证据尚不足够[10]。
物理治疗	
浅层热疗／冷疗	辐射（红外线）和传导（热敷、石蜡或水）是产生浅层热／冷的机制，可应用 20 分钟。浅层热疗通过作用于游离神经末梢增加痛阈，减少肌肉痉挛和镇痛。注意：当患者有急性炎症或感觉异常应禁用热疗。冷疗应用冰袋、冷蒸汽喷雾或冷水浴。冷疗导致表层和关节内组织血管收缩、减少局部代谢和减慢神经传导，因而减轻疼痛和炎症。冷疗的并发症包括冻伤、冷性荨麻疹和神经损伤。在患者有雷诺现象或冷球蛋白血症时需谨慎使用冷疗[35]。虽然证据显示热疗和冷疗的生理学效应微乎其微[9]，但患者诉有心理效益。
电疗	应用电流刺激神经和肌肉以减轻疼痛。表面电极是常见的传导介质。只有电刺激和脊髓背角刺激采用经皮针状电极。电疗使用直接连续的伽伐尼电流和经调制的直流电。伽伐尼电流在慢的无髓鞘神经纤维（C 纤维）中减少疼痛传导以减轻疼痛。调制中频电疗抑制脊髓和脊髓上水平的疼痛相关电位。快速传导的有髓神经纤维的电刺激通过抑制缓慢的由无髓神经纤维传导的疼痛刺激可减轻部分疼痛。更快的刺激首先到达脊髓背角水平并且"关门"。经皮神经电刺激（TENS）被用于治疗肌肉骨骼疼痛、创伤后或手术后疼痛、外周神经损伤、神经源性疼痛和交感神经源性疼痛[12,35]。电疗禁用于装有心脏起搏器或植入心脏除颤器的患者，有皮肤萎缩的患者亦需小心使用[35]。TENS 的随机对照试验的回顾性分析报告显示，在改善 RA 症状[12]和 OA 下腰背痛、膝骨关节炎患者的疼痛和晨僵方面，其结果并不一致。

续表

干预措施	说明
深层热疗 / 超声和透热疗法	不同的设备有不同的应用参数。由于有深部组织如皮肤、脂肪、肌肉和骨骼灼伤的风险，必须由技术娴熟的操作者使用。加热最常发生在组织分界处（如骨 - 软组织界面）。根据所选择的能量水平和频率，超声能渗透 7 ～ 8 cm 的脂肪，但骨骼则小于 1 mm。实际上，频率为 0.1 ～ 1 MHz 的超声能在 7 ～ 8 cm 的深度增加温度 4 ～ 5 ℃ [35]。两项有关超声的系统分析 [8,71] 显示，在疼痛、膝和手的僵硬、握力和手关节的肿胀和压痛方面 [8] 有小小的益处。注意：当患者感知异常、有植入物或癌症病史时避免深层热疗。超声必须在关节和骨表面持续移动或在水浴中使用以避免骨被加热。

稳定和保护关节器具

干预措施	说明
矫形器 / 支具	矫形器具包括支架、夹板、束腰带、颈圈和矫形鞋。矫形器具通过稳定、重新对线和（或）增大关节位置改变生物力学从而减轻疼痛。矫形器可以减轻一些疼痛，但在长期改善功能方面的证据不确定 [18-19]。成功使用矫形器要求识别功能受限（在所有的 ICF 水平），同时与患者配合调整矫形器。器具可以简单而便宜，也可以是专门设计因此比较昂贵 [35]。支具用于稳定关节，最常用的是在膝 OA 中使用膝固定带 [19]。
动态夹板	动态夹板在功能活动过程中维持关节对位对线和减轻疼痛。在 RA 中最常被应用的动态性夹板是功能性腕夹板，很多其他的夹板也被用于手的小关节。在 OA 中，拇指的夹板是最常见的。2003 年的一项 Cochrane 系统评价认为动态腕夹板明显增加握力但不影响疼痛、晨僵、指捏力或生活质量。无证据显示静态夹板能改变疼痛、握力、疼痛或肿胀关节数量。与不使用相比，患者情愿使用这些夹板 [20,35]。
颈圈 / 束腰带	颈圈包括软颈圈、Philadelphia 颈圈和胸骨枕骨下颌骨石膏固定术。这些器具提供不同水平的稳定性。不能防止半脱位或移位。夜间带软颈圈可缓解患者因颈椎间盘综合征导致的夜间痛 [69]。束腰和束腹带稳定性有限 [35]。
辅助器具	大多数器具被用于辅助功能及减少独立性的障碍。例如纽扣钩、助臂夹、穿袜辅助器、改良的餐具（有垫的手柄）、开瓶器和改良的容器盖。物理或职业治疗师可能会建议使用经改良的门把手、马桶增高器、洗脸台、浴室墙上的安全棒或升高浴盆以确保在卫生活动中的安全并极大增加独立性。
移动器具	辅助器具，如手杖、拐杖（腋下、前臂和平台）、轮式扶车和轮椅在下肢关节不稳定、疼痛、无力和疲乏或平衡问题导致行走受限时使用。这些器具容易取得并且马上提供帮助，但相对于正常的步行，它们要求有更好的体力。这些辅助器具的选择基于损害及所导致的残疾（如 RA 患者有双上肢累及和腿部无力时使用平台拐杖可能较之腋下拐杖更安全）。有平衡障碍和腿部无力的患者更适合使用步行器具。器具类型也影响到承重状况。如单点手杖承受体重大约 25%，腋下或前臂拐杖大约 50%，轮式扶车超过 50%[70]。当患者不能使用器具行走时必须使用轮椅。在这些患者中，轮椅通过维持一部分移动可改善生活质量。不能驾驶手动轮椅的部分患者可从电动轮椅中获益。当穿越斜坡、步行道和街道时可能会发生意外 [35]。
职业康复	职业康复是一种多学科研究方法，使患者能获得和维持有报酬的工作，因国家不同而有所不同。共同的特点包括工作中问题评估和发展个体解决方案。研究显示职业支持可预防或延迟就业障碍，改善疲倦和心理健康 [71]。
工作强化 / 功能恢复项目	这些高度结构化、以目标为导向、量身定做的项目由多学科专业团队提供，用于解决功能、身体、行为和职业需求以促进恢复工作 [71]。工作强化项目消除初始受伤与回归工作之间的间隙。很多项目包括正式工作场所的人体工程学，以解决工作场所设计问题和改善功能的同时减少受伤的风险，也包括社会干预。康复设施认证委员会定义和发展了工作强化实践的标准，使项目内容和实施标准化 [71]。工作强化项目整合真实或类似的工作活动以模拟恰当的行为，同时评估功能、生物力学、神经肌肉、心血管 / 代谢、行为、态度和职业性能 [71]。这些项目的系统回顾提供的证据显示可明显减少病假时间。
自我管理和健康教育	患者健康教育是一组用于改善患者的健康行为和（或）健康状况的计划教育活动。大部分患者的教育项目已被提供使用并在发展中。自我管理项目以患者为中心，患者是主动积极的，此项目将教育与认知行为策略相结合，影响患者对疾病和疾病管理的态度 [81-82]。
认知行为疗法 (CBT)	CTB 认为疼痛和其所导致的残疾受躯体病理、心理和社会因素的影响。一般而言，三种行为治疗方法被分为：操作、认知和应答。优先考虑的是减少残疾。一篇包含 21 项研究的综述发现，不同的 CBT 方式之间无显著差异，CBT 与运动之间也无差异。至于临床医生应该将患有下背痛的患者实施行为治疗还是进行积极的保守治疗，尚不明确 [76]。

表 38-2 疾病控制和预防中心和美国运动医学院体育活动指南

每天 30 分钟的中等强度 * 体力活动，每周 5 天

或

每次 20 分钟的剧烈运动，每周 3 次

* 中等强度活动定义为呼吸或心率增加；在自感用力度 20 的范围值中达 11 ~ 14[90]，或 3 ~ 6 个代谢当量，或每分钟燃烧 3.5 ~ 7 千卡（kcal/min）的任何活动中 [88-89]

痛缓解、肌无力、附着点炎和（或）足底筋膜炎与心肺累及。两种疾病均以加重和缓解交替为特征。这些疾病的差异在于关节受累、皮肤病变、指趾炎 [91] 和主要的病理表现方面。PsA 的主要病理是附着点炎和中轴骨骼受累。慢性炎症最后导致脊柱强直，主要影响躯干的 ROM 和胸廓扩张。RA 是一种滑膜异常增生疾病，主要影响手、足、腕和承重关节。虽然 RA 大部分不影响脊柱，但可能发生寰枢椎关节半脱位 [83]。

这两种疾病所导致的全身特征有疲乏、萎靡、发热、肌无力、有氧活动减少、关节活动度受限，姿势不稳定、心肺功能不全和抑郁 [91-92]，并且与显著残疾和早逝相关。这些疾病的药物治疗包括生物制剂、DMARDs、类固醇、非甾体抗炎药的使用。康复专业人员如果要调整治疗方案以使患者对药物增强反应时，也必须注意这些药物的适应证，潜在的副作用，以及疗效的潜伏期。

鉴于这两种疾病的作用机制不同，所选择的康复干预措施因疾病活动而异。表 38-3 提供了干预措施的运用原则，阐明了用于治疗这些疾病在急性、亚急性和慢性阶段的运动方式和干预措施。当 RA 或 PsA 高度活动时，患者可能有低热、疲乏或萎靡，可表现为关节发热、肿胀和压痛。患者基于炎症和疼痛用上了关节保护性夹板后可能会使软组织、关节和肌腱发生适应性变短。在 RA 中，掌指关节和指间关节的半脱位，以及手指的尺侧偏斜和手腕的桡侧偏斜常见，而 PsA 可能存在指趾炎 [91]。这两种疾病均可因软组织炎症而导致足内跗肌的萎缩和足底脂肪垫的丢失或半脱位。因此，患者可能表现为跖底筋膜炎和跗着点炎。肌炎也可能存在。最终可能导致软骨缺损、疾病加重、关节半脱位和错位。这些关节病变可能导致功能受限、步态异常和健康的恶化 [83,91]。

用于治疗急性炎性症状的干预措施包括患者自我管理策略、ROM 练习、等长（静态）训练、物理治疗、全身休息和夹板。运动的频率和强度一般设置在每天 2 次，每次重复 3 ~ 5 遍。无论何种运动均有益。为提高依从性，指导患者每天做关节检查，即简单检查每个关节以确定哪个关节活动受限最大，以便当天重点练习。能量守恒策略相当重要。建议患者每晚睡眠 8 ~ 10 小时，白天也经常休息。休息和动态夹板可保持关节对齐、减轻疼痛和控制炎症。睡眠时可使用静态夹板，保持关节在中位，限制所有的活动，动态夹板允许关节运动和适应功能活动。在急性炎症期，使用冷疗（冰袋、冰按摩）而不是热疗来减轻肿胀和疼痛。然而热疗（热/冷）在伴有感觉异常和血管病患者群中是禁忌的 [83]。可以使用辅助/适应性器具和移动装置（如：长手柄的助臂夹、拐杖）来最大限度地改善功能与提高参与度。在出现足部受累畸形情况下，辅助器具和矫正术尤其重要，以求重新分布重量和改变下肢生物力学。矫正术可以改善功能和减轻疼痛 [18]。当累及腕和手时，平台附件（platform attachments）辅助设备是有必要的。当选择步行器具时，需考虑患者的喜好，以增强患者的依从性。

当症状减轻（如亚急性期），干预措施可做调整，包括增加 ROM 练习的次数，逐渐地从等长运动到动态运动（每次运动重复 5 ~ 10 遍，每日 3 次）。然而，如果有肌炎或腘窝囊肿，应避免主动的抗阻性运动。柔韧性训练可以减轻软组织的紧张和挛缩。拉伸之前，热疗和（或）按摩可减轻肌肉痉挛和增强关节活动度。热疗的临床试验显示，它对减轻肌肉痉挛、疼痛和软组织的扩展性有一定作用 [9]。TENS、激光、按摩和触发点治疗不一致但作用有限 [8-9,13,93-95]。核心稳定和平衡训练可用于评估肌肉不平衡问题。随机对照试验提示：中等强度的运动在改善力量、功能和情绪以及减轻疼痛、僵硬和炎症方面有中等强度的效应并且不会对关节产生有害的影响 [12,14,21,94-95]。鼓励水上运动，它可以促进柔韧性、改善步态、增强力量和增加独立性。水的浮力有利于运动和减轻关节负荷。

当疾病呈慢性或稳定状态时，患者应该进行动力性强化抗阻运动（每天重复 8 ~ 10 次）。研究表明，动态运动能有效增强肌力、体力和有氧运动能力 [21]。进行有氧运动（每周 3 ~ 5 次，每次 30 分钟）对降低心血管风险、提高有氧能力和增加肌力很有必要 [96,97]。患者咨询时应强调全身体育运动及积极的生活方式以预防因不活动而导致的继发效应 [85-87]。体

表 38-3　针对各种疾病活动阶段的炎症性关节炎的物理治疗干预

急性炎症期	亚急性炎症期	非活动 / 慢性期
休息并适当活动	适度的身体活动（每周 4 ~ 5 次，每次 30 分钟）	剧烈的体力活动（每周 3 次，每次 20 分钟）或适度的体力活动（每周 5 次，每次 30 分钟）
被动和主动 ROM	主动 ROM	主动 ROM
等长练习	有抵抗力，有氧运动的动态运动 心率 70% ~ 80%	有抵抗力，有氧运动的动态运动 心率 70% ~ 80%
疼痛和炎症的模式	符合人体工程学的干预措施，工作环境	符合人体工程学的干预措施，工作环境
根据需要选择静态夹板，动态夹板，矫形器和辅助 / 移动设备	根据需要选择静态夹板，动态夹板，矫形器和辅助 / 移动设备	根据需要选择动态夹板，矫形器和辅助 / 移动设备

力活动和运动最常见的方式是低强度的运动，如步行、水上运动、舞蹈、自行车和动力性抗阻运动。最近的临床研究显示高强度的体力活动能明显改善有氧运动能力、握力、体力活动、焦虑和抑郁，这些运动是安全和有效的 [26]，除非在负重活动开始之前出现大的承重关节的病变、关节错位和软骨磨损。

系统性红斑狼疮

系统性红斑狼疮（systemic lupus erythematosus, SLE）是一种系统性炎性疾病，主要影响育龄妇女，在非洲裔美国人中更常见。其病因不明。SLE 影响多个器官系统，包括关节、皮肤、肾、心脏、肺、脑和胃肠道。疲乏常见，可因肌炎、贫血、抑郁、肺疾病或健康状况恶化而加重。与 RA 和 PsA 不同，关节累及并不常见，如果出现，手的小关节，特别是近端指间关节是最常被累及，其建议与对 RA 患者的建议相似。病程中可能发生髋关节的无菌性坏死。对于单侧髋部病变，在对侧使用辅助器具可减少髋臼负荷和髋部外展肌活动，因而可减轻髋关节的负荷和疼痛。最终，患者可能需要全关节置换术 [83]。

无症状冠心病是导致死亡的主要原因。因此，需要进行全面的心肺系统检查，干预措施应重点关注运动方式以增强心血管功能，如：骑自行车、步行和中等强度的动态运动（50% ~ 70% 最多重复一次）。为安全起见，需评估基线时生命体征，运动期间也要定期评估 [98]。体力极度虚弱的患者也可从间歇运动中获益（每天 2 次，每次 10 ~ 15 分钟）以增强有氧活动。

SLE 中关于运动的研究有限。固定周期开展

按个体量身定做的阻力设置的早期耐力训练试验在 SLE 患者的功能方面有着轻至中度的作用，但对 VO2max（最大耗氧量）无明显影响 [99]。一篇关于 SLE 患者运动的综述认为，SLE 患者可以从中至高强度的运动中获得中等益处；而在有氧运动能力、疲乏、身体功能和抑郁方面获得明显的益处 [100]。

骨关节炎

骨关节炎（osteoarthritis，OA）是一种多层面的渐进性的软骨疾病，可导致软骨和骨的磨损。典型的关节累及包括髋、膝、脊柱和手（远端和近端指间关节，第一腕掌关节和第一跖趾关节）。内在和外在因素，如关节损伤、排列不齐、创伤、肥胖和股四头肌无力都与 OA 的发展有关。患者典型的表现有短暂的晨僵（< 30 分钟）或长时间不动之后的僵硬。超重与不良的关节生物力学可使 OA 的风险增加大约三倍。

患者诉有特定的关节疼痛、肌无力和 ROM 受限。如果神经根因骨赘和骨碎片压迫会产生神经根痛并使运动受限，在远端指间关节的内侧和背外侧可出现 Heberden 结节和（或）在近端指间关节可出现 Bouchard 结节。髋部疼痛经常位于关节间隙，但也可能放射到腹股沟、臀部、大腿前面或膝部，影响髋部活动功能和健康状态。膝骨关节炎（knee osteoarthritis，KOA）表现为膝关节不稳定、关节活动度受限、骨擦音、负荷活动时疼痛或移动和行走时腿部弯曲。

OA 一般的干预措施包括动力性抗阻运动（开链式运动和闭链式运动）、核心稳定性运动、健康教

育、平衡运动、有氧运动（骑自行车、游泳）、关节活动度训练、支撑系统（严重病例）、步态训练、使用矫正术和合适的鞋子[58]。包括深层热疗（超声）有助于减轻疼痛、增强组织伸展性和减轻晨僵[14]。蜡疗有助于手的治疗，因为它可以作为一种媒介使热扩散到小关节。锻炼能有效地改善功能、减轻晨僵和使独立性最大化。最近关于运动 KOA 和髋 OA（hip osteoarthritis，HOA）作用的综述报道，以不同强度、频度和时间的运动在肌肉强度和功能方面有中等效用（效应值为 0.3 ~ 0.6）[16,62-65,75,101-103]。患者健康教育强调关节防护技术、调整活动、减轻体重和使关节负荷减轻的策略。

KOA 患者的手法治疗技术包括活动胫骨和髌骨关节。手法治疗后，可做股四头肌、股后肌群、阔筋膜张肌、髂胫带（ITB）、髋部屈肌、腓肠肌和比目鱼肌的拉伸和软组织活动。这些干预措施相结合对关节活动度和功能均有益处[75,81,101-103]。开链式等长运动如股四头肌运动可进展至闭链运动如微微下蹲和起立[64]。平衡运动如平衡木上的运动、单腿站立和跳跃用于促进同步收缩，肌收缩的协调对促进膝稳定而言是非常有用的运动技术。感觉运动的干预可以提供必需的本体感受的输入，其疗效尚不清楚[104]。KOA 患者穿上外侧楔形垫的矫形鞋可改变作用于膝上的生物力学负荷并且耐受性良好[19]。随着疾病的进展和稳定性丧失，膝固定带被用于减轻关节面压力以免导致内翻足。膝固定带疗效的系统评价显示其对疼痛减轻和功能改善效果有限。然而，需引起重视的是避免过依赖这些器具[19]。

HOA 经常导致髋关节内旋受限和影响步态。髋关节的活动和操作目的在于改善髋关节囊和周围肌肉的弹性。关节活动与训练相结合比单独的运动更有效[16,64,105]。步行器具（手杖、拐杖）可以减轻关节负荷并增强患者的独立性。

强直性脊柱炎

强直性脊柱炎（ankylosing spondylitis，AS）一种系统性炎性疾病，其靶器官是骶髂关节和中轴关节。全身特征包括疲乏、不适和肌无力，导致体力活动减少。肌腱附着点炎常见并影响步态和行走。由于持续的炎症，可以发生脊柱强直[106]，限制躯干 ROM 和胸廓扩张度。AS 也可累及髋和肩关节。也

可看到心血管和肺的表现，当躯干和胸廓活动受限，同时存在可能的肋软骨炎时，有氧运动能力会受到明显影响[83]。

AS 患者的康复干预措施包括物理治疗如使软组织放松，并为患者进行柔韧性练习做准备的热疗、手法治疗、辅助和步行辅助器具、矫正器和功能活动。AS 患者采用理疗的原因与 PsA 类似。柔韧性练习被用来促进伸展和维持脊柱在中立位。将姿势和柔韧性练习融入到日常生活中能增强依从性和维持关节关节 ROM。例如，鼓励患者俯卧在地板上读报纸或经常伸伸懒腰以避免长时间坐在电脑前面。鉴于有潜在的胸廓扩张度减少，可采用深呼吸练习，尽管其疗效尚未被证明。姿势肌的动力性渐进性强化练习（以中等强度）和运动控制活动对增强力量和功能有益。三项 RCT 的循证医学证据报告，发现接受理疗的实验组患者的脊柱活动度和患者整体评估有较大的改善[107]。水上运动是另一项可选择的较好运动，其浮力可促进运动。然而，AS 患者水上运动治疗的研究显示其疗效有限，作用较弱[108]。当疾病进展或髋关节疼痛不能承受负荷时，可能需要使用辅助器具。患者健康教育的重点在禁烟、关节保护、运动指导和应对策略。

提高对锻炼和康复的依从性策略

康复干预要求患者主动参与，并从中获得益处。团队必须以患者为中心，与患者共同设置目标和解决问题。就治疗期望值而言，小型的、渐进性的、切实可行的阶段性目标的确立，进行简洁、明了的沟通非常重要。在制订适当和可接受的干预措施时，必须考虑潜在的参加运动阻力，如担心关节损害或疼痛加剧、缺乏运动的社会支持、疲乏、缺乏转换的运动工具或费用。就系统性炎性疾病而言，疾病活动主要影响所规定的运动模式、频率和强度制订，尽管其他因素包括疾病严重度、系统症状并存的其他疾病和患者喜好也会影响到干预措施的选择。自我管理计划是促进对运动和积极生活依从的工具，并且非常有效[81]。将患者与社区资源连接起来，如关节炎基金会锻炼项目（例如：行走自如，健身强体）允许患者拓展社交网络，分享患有关节炎的生活经验，提供运动场所。目前正在尝试移动应用程序以免费或适当收费的方式促进体育锻炼，以求支持主动健康生活方式以及促进社交网络。但是它们的有效性尚不清楚。

结论

康复干预包含了大量的干预方法。物理治疗附属于运动和自我管理，在减轻疼痛方面有一定的益处。虽然依从性也可能影响结果，但矫形和支具的证据仍较弱。运动是研究最多的干预方式。在多种疾病中，它在减轻疼痛、力量、功能、情绪和关节僵硬方面有中等益处。系统性炎性疾病康复措施的选择首先会受到疾病状态的影响，但也受疾病的严重度、药物潜伏期、并发症和患者喜好的影响。

 本章的参考文献也可以在 ExpertConsult.com 上找到。

参考文献

1. Leonardi M, Ustun TB; World Health Organization: *International classification of functioning, disability and health*, Geneva, 2001, WHO.
2. Stucki G, Cieza A, Geyh S, et al: ICF core sets for rheumatoid arthritis. *J Rehabil Med* 36:87–93, 2004.
3. Brockow T, Cieza A, Kuhlow H, et al: Identifying the concepts contained in outcome measures of clinical trials on musculoskeletal disorders and chronic widespread pain using the International Classification of Functioning, Disability and Health as a reference. *J Rehabil Med* 36:30–36, 2004.
4. Uhlig T, Lillemo S, Moe RH, et al: Reliability of the ICF core set for rheumatoid arthritis. *Ann Rheum Dis* 66:1078–1084, 2007.
5. Ewert T, Allen D, Wilson M, et al: Validation of the International Classification of Functioning, Disability and Health framework using multidimensional item response modeling. *Disabil Rehabil* 32:1397–1405, 2010.
6. Rauch A, Kirchberger I, Boldt C, et al: Does the Comprehensive International Classification of Functioning, Disability, and Health (ICF) core set for rheumatoid arthritis capture nursing practice: a Delphi survey. *Int J Nurs Stud* 46:1320–1334, 2009.
7. Kirchberger I, Glaessel A, Stucki G, et al: Validation of the comprehensive International Classification of Functioning, Disability and Health core set for rheumatoid arthritis: the perspective of physical therapists. *Phys Ther* 87:368–384, 2007.
8. Casimiro L, Brosseau L, Robinson V, et al: Therapeutic ultrasound for the treatment of rheumatoid arthritis. *Cochrane Database Syst Rev* (3):CD003787, 2002.
9. Brosseau L, Yonge KA, Robinson V, et al: Thermotherapy for treatment of osteoarthritis. *Cochrane Database Syst Rev* (4):CD004522, 2003.
10. Nauman J, Sadaghiani C: Therapeutic benefit of balneotherapy and hydrotherapy in the management of fibromyalgia syndrome: a qualitative systematic review and meta-analysis of randomized controlled trials. *Arthritis Res Ther* 16:R141, 2014.
11. Riemsma RP, Kirwan JR, Taal E, et al: Patient education for adults with rheumatoid arthritis. *Cochrane Database Syst Rev* (2):CD003688, 2003.
12. Brosseau L, Judd MG, Marchand S, et al: Transcutaneous electrical nerve stimulation (TENS) for the treatment of rheumatoid arthritis in the hand. *Cochrane Database Syst Rev* (3):CD004377, 2003.
13. Tuntland H, Kjeken I, Nordheim LV, et al: Assistive technology for rheumatoid arthritis. *Cochrane Database Syst Rev* (4):CD006729, 2009.
14. Brosseau L, Rahman P, Poitras S, et al: A systematic critical appraisal of non-pharmacological management of rheumatoid arthritis with appraisal of guidelines for research and evaluation II. *PLoS One* 9:e95369, 2014.
15. Silva KNG, Mizusaki Imoto A, Almeida GJM, et al: Balance training (proprioceptive training) for patients with rheumatoid arthritis. *Cochrane Database Syst Rev* (5):CD007648, 2010.
16. Fransen M, McConnell S, Hernandez-Molina G, et al: Exercise for osteoarthritis of the hip. *Cochrane Database Syst Rev* (3):CD007912, 2009.
17. Fransen M, McConnell S, Hernandez-Molina G, et al: Exercise for osteoarthritis of the knee. *Cochrane Database Syst Rev* (3):CD004376, 2009.
18. Oldfield V, Felson D: Exercise therapy and orthotic devices in rheumatoid arthritis: evidence-based review. *Curr Opin Rheumatol* 20:353–359, 2008.
19. Raja K, Dewan N: Efficacy of knee braces and foot orthoses in conservative management of knee osteoarthritis: a systematic review. *Am J Phys Med Rehabil* 90:247–262, 2011.
20. Egan M, Brosseau L, Farmer M, et al: Splints/orthoses in the treatment of rheumatoid arthritis. *Cochrane Database Syst Rev* (1):CD004018, 2003.
21. Hurkmans E, van der Giesen FJ, Vliet Vlieland TPM, et al: Dynamic exercise programs (aerobic capacity and/or muscle strength training) in patients with rheumatoid arthritis. *Cochrane Database Syst Rev* (4):CD006853, 2009.
22. Brosseau L, MacLeay L, Robinson V, et al: Intensity of exercise of the treatment of osteoarthritis. *Cochrane Database Syst Rev* (2):CD004259, 2003.
23. Ettinger W, Burns R, Messier S, et al: A randomized trial comparing aerobic exercise and resistance exercise with a health education program in older adults with knee osteoarthritis. *JAMA* 277:25–31, 1997.
24. Stenstrom CH, Minor MA: Evidence for the benefit of aerobic and strengthening exercise in rheumatoid arthritis. *Arthritis Care Res* 49:428–434, 2003.
25. Clarke-Jenssen AC, Fredriksen PM, Lilleby V, et al: Effects of supervised aerobic exercise in patients with systemic lupus erythematosus: a pilot study. *Arthritis Care Res* 53:308–312, 2005.
26. de Jong Z, Munneke M, Zwinderman AH, et al: Is a long-term high-intensity exercise program effective and safe in patients with rheumatoid arthritis? Results of a randomized controlled trial. *Arthritis Rheum* 48:2415–2424, 2003.
27. Cramp F, Berry J, Gardiner M, et al: Health behavior change interventions for the promotion of physical activity in rheumatoid arthritis: a systematic review. *Musculoskeletal Care* 11:238–247, 2013.
28. Brodin N, Eurenius E, Jensen I, et al: Coaching patients with early rheumatoid arthritis to healthy physical activity: a multicenter randomized controlled trial. *Arthritis Rheum [Arthritis Care Res]* 59:325–331, 2008.
29. Ebenbichler G, Kerschan-Schindl K, Brockow T, et al: The future of physical and rehabilitation medicine as a medical specialty in the era of evidence-based medicine. *Am J Phys Med Rehabil* 87:1–3, 2008.
30. National Health Service: *Rheumatoid arthritis: national clinical guideline for management and treatment in adults*, London, 2009, Royal College of Physicians.
31. Iversen MD, Petersson IF: Design issues and priorities in team and non-pharmacological arthritis care. *J Rheumatol* 33:1904–1907, 2006.
32. Meesters J, Hagel S, Klokkerud M, et al: Goal-setting in multidisciplinary team care for patients with rheumatoid arthritis: an international multi-center evaluation of the contents using the International Classification of Functioning, Disability and Health as a reference. *J Rehabil Med* 45:888–899, 2013.
33. Vliet Vlieland TPM: Multidisciplinary team care and outcomes in rheumatoid arthritis. *Curr Opin Rheumatol* 16:153–156, 2004.
34. Nordmark B, Blomqvist P, Andersson B, et al: A two-year follow-up of work capacity in early rheumatoid arthritis: a study of multidisciplinary team care with emphasis on vocational support. *Scand J Rheumatol* 35:7–14, 2006.
35. Oesch PR, Bachmann S: Introduction to physical medicine and rehabilitation. In Firestein GS, Budd RC, Harris ED Jr, et al, editors: *Kelley's textbook of rheumatology*, ed 8, Philadelphia, 2009, Elsevier Saunders, pp 1023–1033.
36. Li LC, Davis AM, Lineker SC, et al: Effectiveness of the primary therapist model for rheumatoid arthritis rehabilitation: a randomized controlled trial. *Arthritis Rheum* 55:42–52, 2006.
37. Tijhuis GJ, Zwinderman AH, Hazes JM, et al: A randomized comparison of care provided by a clinical nurse specialist, an inpatient team, and a day patient team in rheumatoid arthritis. *Arthritis Rheum*

47:525–531, 2002.

38. Davis AM, Kitchlu N, MacKay C, et al: *Models of care delivery for people with arthritis. Toronto General Hospital Arthritis Community Research and Evolution Unit.* doi: MOCA2010-07/004, 2010.

39. Cuthbert SC, Goodheart GJ: On the reliability and validity of manual muscle testing: a literature review. *Chiropr Osteopat* 15:4, 2007.

40. Fulcher ML, Hanna CM, Elley Raina C: Reliability of handheld dynamometry in assessment of hip strength n adult male football players. *J Sci Med Sport* 13:80–84, 2010.

41. Dunn JC, Iversen MD: Inter-rater reliability of knee muscle forces obtained by hand-held dynamometer from elderly subjects with degenerative back pain. *Geriatric Phys Ther* 26:23–29, 2003.

42. Poulsen E, Christensen HW, Penny JO, et al: Reproducibility of range of motion and muscle strength measurements in patients with hip osteoarthritis—an inter-rater study. *BMC Musculoskelet Disord* 13:242, 2012.

43. Ward MM: Clinical measures in rheumatoid arthritis: which are most useful in assessing patients? *J Rheumatol* 21:17–27, 1994.

44. Podsiadlo D, Richardson S: The timed "Up & Go": a test of basic functional mobility for frail elderly persons. *J Am Geriatr Soc* 39:142–148, 1991.

45. Fries JF, Spitz P, Kraines RG, et al: Measurement of patient outcome in arthritis. *Arthritis Rheum* 23:137–145, 1980.

46. Uhlig T, Haavardsholm EA, Kvien TK: Comparison of the Health Assessment Questionnaire (HAQ) and the modified HAQ (MHAQ) in patients with rheumatoid arthritis. *Rheumatology* 45:454–458, 2005.

47. Zhang W, Moskowitz RW, Nuki G, et al: OARSI recommendations for the management of hip and knee osteoarthritis, part I: critical appraisal of existing treatment guidelines and systematic review of current research evidence. *Osteoarthritis Cartilage* 15:981–1000, 2007.

48. Zhang W, Moskowitz RW, Nuki G, et al: OARSI recommendations for the management of hip and knee osteoarthritis, part II: OARSI evidence-based, expert consensus guidelines. *Osteoarthritis Cartilage* 16:137–162, 2008.

49. Zhang W, Doherty M, Arden N, et al: EULAR evidence based recommendations for the management of hip osteoarthritis: report of a Task Force of the EULAR Standing Committee for International Clinical Studies Including Therapeutics (ESCISIT). *Ann Rheum Dis* 64:669–681, 2005.

50. Zochling J, van der Heijde D, Burgos-Vargas R, et al: ASAS/EULAR recommendations for the management of ankylosing spondylitis. *Ann Rheum Dis* 65:442–452, 2006.

51. Roddy E, Zhang W, Doherty M, et al: Evidence-based recommendations for the role of exercise in the management of osteoarthritis of the hip or knee—the MOVE consensus. *Rheumatology* 44:67–73, 2005.

52. Mazieres B, Thevenon A, Coudeyre E, et al: Adherence to, and results of, physical therapy programs in patients with hip or knee osteoarthritis: development of French clinical practice guidelines. *Joint Bone Spine* 75:589–596, 2008.

53. Misso ML, Pitt VJ, Jones KM, et al: Quality and consistency of clinical practice guidelines for diagnosis and management of osteoarthritis of the hip and knee: a descriptive overview of published guidelines. *Med J Aust* 189:394–399, 2008.

54. Vignon E, Valat J, Rossignol M, et al: Osteoarthritis of the knee and hip and activity: a systematic international review and synthesis (OASIS). *Joint Bone Spine* 73:442–455, 2006.

55. Hocherbg MC, Vignon RD, April KT, et al: American College of Rheumatology 2012 recommendations for the use of nonpharmacologic and pharmacologic therapies in osteoarthritis of the hand, hip, and knee. *Arthritis Care Res* 64:465–474, 2012.

56. ACR Ad Hoc Committee on Systemic Lupus Erythematosus Guidelines: Guidelines for referral and management of systemic lupus erythematosus in adults. *Arthritis Rheum* 42:1785–1796, 1999.

57. Ritchlin CT, Kavanaugh A, Gladman DD, et al: Treatment recommendations for psoriatic arthritis. *Ann Rheum Dis* 68:1387–1394, 2009.

58. Hochberg MC, Altman RD, Brandt KD, et al: Guidelines for the medical management of osteoarthritis. Part 1: osteoarthritis of the hip. *Arthritis Rheum* 38:1535–1540, 1995.

59. Fransen M, Nairn L, Winstanley J, et al: The Physical Activity for Osteoarthritis Management (PAFORM) study: a randomized con-

trolled clinical trial evaluating hydrotherapy and Tai Chi classes. *Arthritis Care Res* 57:407–414, 2007.

60. Hinman RS, Heywood SE, Day AR: Aquatic physical therapy for hip and knee osteoarthritis: results of a single-blind randomized controlled trial. *Phys Ther* 87:32–43, 2007.

61. Thorstensson CA, Roos EM, Petersson IF, et al: Six-week high-intensity exercise program for middle-aged patients with knee osteoarthritis: a randomized controlled trial [ISRCTN20244858]. *BMC Musculoskelet Disord* 6:27, 2005.

62. van Baar ME, Assendelft WJ, Dekker J, et al: Effectiveness of exercise therapy in patients with osteoarthritis of the hip or knee: a systematic review of randomized clinical trials. *Arthritis Rheum* 42:1361–1369, 2009.

63. Lund H, Weile U, Christensen R, et al: A randomized controlled trial of aquatic and land-based exercise in patients with knee osteoarthritis. *J Rehabil Med* 40:137–144, 2008.

64. Iversen MD: Managing hip and knee osteoarthritis with exercise: what is the best prescription? *Ther Adv Musculoskelet Dis* 2:279–290, 2010.

65. Guyatt GH, Oxman AD, Vist GE, et al: GRADE: an emerging consensus on rating quality of evidence and strength of recommendations. *BMJ* 336:924–926, 2008.

66. Iversen MD, Choudhary VR, Patel SC: Therapeutic exercise and manual therapy for persons with lumbar spinal stenosis. *Int J Clin Rheumatol* 5:425–437, 2010.

67. Haraldsson BG, Gross AR, Myers CD, et al: Massage for mechanical neck disorders. *Cochrane Database Syst Rev* (3):CD004871, 2006.

68. Brosseau L, Casimiro L, Robinson V, et al: Therapeutic ultrasound for treating patellofemoral pain syndrome. *Cochrane Database Syst Rev* (4):CD003375, 2001.

69. Bednar DA: Efficacy of orthotic immobilization of the unstable subaxial cervical spine of the elderly patient: investigation in a cadaver model. *Can J Surg* 47:251–256, 2004.

70. Youdas JW, Kotajarvi BJ, Padgett DJ, et al: Partial weight-bearing gait using conventional assistive devices. *Arch Phys Med Rehabil* 86:394–398, 2005.

71. Vliet Vlieland TPM, de Buck PDM, van den Hout WB: Vocational rehabilitation programs for individuals with chronic arthritis. *Curr Opin Rheumatol* 21:183–188, 2009.

72. Maloof M: *CARF: standards manual for organizations serving people with disabilities*, Tuscon, Ariz, 1989, Commission on Accreditation of Rehabilitation Facilities.

73. Ostelo R, van Tulder M, Vlaeyen J, et al: Behavioural treatment for chronic low back pain. *Cochrane Database Syst Rev* (2):CD002014, 2005.

74. Pisters MF, Veenhof C, van Meeteren NL, et al: Long-term effectiveness of exercise therapy in patients with osteoarthritis of the hip or knee: a systematic review. *Arthritis Rheum* 57:1245–1253, 2007.

75. Moe RH, Haavardsholm EA, Christie A, et al: Effectiveness of non-pharmacological and nonsurgical interventions for hip osteoarthritis: an umbrella review of high-quality systematic reviews. *Phys Ther* 87:1716–1727, 2007.

76. deCarvalho MRP, Sato EI, Tebexreni AS, et al: Effects of supervised cardiovascular training program on exercise tolerance, aerobic capacity, and quality of life in patients with systemic lupus erythematosus. *Arthritis Care Res* 53:838–844, 2005.

77. Baillet A, Payraud E, Niderprim VA, et al: A dynamic exercise programme to improve patients' disability in rheumatoid arthritis: a prospective randomized controlled trial. *Rheumatology* 48:410–415, 2009.

78. Bostrom C, Dupre B, Tengvar P, et al: Aerobic capacity correlates to self-assessed physical function but not to overall disease activity or organ damage in women with systemic lupus erythematosus with low-to-moderate disease activity and organ damage. *Lupus* 17:100–104, 2008.

79. Lamonte M, Ainsworth B, Durstine J: Influence of cardiorespiratory fitness on the association between C-reactive protein and metabolic syndrome prevalence in racially diverse women. *J Womens Health* 14:233–239, 2005.

80. Colbert LH, Visser M, Simonsick EM, et al: Physical activity, exercise, and inflammatory markers in older adults: findings from the Health, Aging and Body Composition Study. *J Am Geriatr Soc* 52:1098–1104, 2004.

81. Iversen MD, Hammond A, Betteridge N: Self-management of rheu-

matic diseases: state of the art and future perspectives. *Ann Rheum Dis* 69:955–963, 2010.

82. Lorig KR, Mazonson PD, Holman HR: Evidence suggesting that health education for self-management in patients with chronic arthritis has sustained health benefits while reducing health care costs. *Arthritis Rheum* 34:647–652, 1993.

83. Iversen MD, Finckh A, Liang MH: Exercise prescriptions for the major inflammatory and on-inflammatory arthridties. In Frontera WR, Dawson DM, Slovik DM, editors: *Exercise in rehabilitation medicine,* Champaign, Ill, 2005, Human Kinetics, pp 157–179.

84. Efthimiou P, Kukar M: Complementary and alternative medicine use in rheumatoid arthritis: proposed mechanism of action and efficacy of commonly used modalities. *Rheumatol Int* 30:571–586, 2010.

85. Sokka T, Häkkinen A, Kautiainen H, et al: Physical inactivity in patients with rheumatoid arthritis: data from twenty-one countries in a cross-sectional, international study. *Arthritis Rheum* 59:42–50, 2009.

86. van den Berg MH, de Boer IG, le Cessie S, et al: Are patients with rheumatoid arthritis less physically active than the general population? *J Clin Rheumatol* 13:181–186, 2007.

87. Bailet A, Zeboulon N, Gossec L, et al: Efficacy of cardiorespiratory aerobic exercise in rheumatoid arthritis: meta-analysis of randomized controlled trials. *Arthritis Rheum* 62:984–992, 2010.

88. Centers for Disease Control and Prevention: National and state medical expenditures and lost earnings attributable to arthritis and other rheumatic conditions: United States, 2003. *MMWR Morb Mortal Wkly Rep* 56:4–7, 2007.

89. Haskell WL, Lee I-M, Pate RR, et al: Physical activity and public health: updated recommendation for adults from the American College of Sports Medicine and the American Heart Association. *Circulation* 116:1081–1093, 2007.

90. Borg GAV: Psychophysical bases of perceived exertion. *Med Sci Sports Exerc* 14:377–381, 1982.

91. Gladman DD: Psoriatic arthritis. *Dermatol Ther* 22:40–55, 2009.

92. Ritchlin CT, Kavanaugh A, Gladman DD, et al: Treatment recommendations for psoriatic arthritis. *Ann Rheum Dis* 68:1387–1394, 2009.

93. Meireles SM, Jones A, Jennings F, et al: Assessment of the effectiveness of low-level laser therapy on the hands of patients with rheumatoid arthritis: a randomized double-blind controlled trial. *Clin Rheumatol* 29:501–509, 2010.

94. Furlan AD, Imamura M, Dryden T, et al: Massage for low-back pain. *Cochrane Database Syst Rev* (4):CD001929, 2008.

95. Lemmey AB, Marcora S, Chester K, et al: Effects of high-intensity resistance training in patients with rheumatoid arthritis: a randomized controlled trial. *Arthritis Rheum* 61:1726–1734, 2009.

96. Volkmann ER, Grossman JM, Sahakian LJ, et al: Low physical activity is associated with proinflammatory high-density lipoprotein and increased subclinical atherosclerosis in women with systemic lupus erythematosus. *Arthritis Care Res* 62:258–265, 2010.

97. Fontaine KR, Bartlett SJ, Heo M: Are health care professionals advising adults with arthritis to become more physically active? *Arthritis Care Res* 53:279–283, 2005.

98. Ayan C, Martin V: Systemic lupus erythematosus and exercise. *Lupus* 16:5–9, 2007.

99. Daltroy LH, Robb-Nicholson C, Iversen MD, et al: Effectiveness of minimally supervised home aerobic training in patients with systemic rheumatic diseases. *Br J Rheumatol* 34:1064–1069, 1995.

100. Strombeck B, Jacobsson LTH: The role of exercise in the rehabilitation of patients with systemic lupus erythematosus and patients with primary Sjögren's syndrome. *Curr Opin Rheumatol* 19:197–203, 2007.

101. Farrar EK, Mitchell H: Osteoarthritis and exercise: a review of the literature. *J South Carolina Med Assoc* 105:8–11, 2009.

102. Jamtvedt G, Dahm KT, Christie A, et al: Physical therapy interventions for patients with osteoarthritis of the knee: an overview of systematic reviews. *Phys Ther* 88:123–136, 2008.

103. Abbott JH, Robertson MC, Chapple C, et al: Manual therapy, exercise therapy, or both, in addition to usual care, for osteoarthritis of the hip or knee: a randomized controlled trial. 1: clinical effectiveness. *Osteoarthritis Cartilage* 21:525–534, 2013.

104. French H, Brennan A, White B, et al: Manual therapy for osteoarthritis of the hip or knee—a systematic review. *Man Ther* 16:109–117, 2011.

105. Tsauo JY, Cheng PF: The effects of sensorimotor training on knee proprioception and function for patients with knee osteoarthritis: a preliminary report. *Clin Rehabil* 22:448–457, 2008.

106. Sieper J, Appel H, Braun J, et al: Critical appraisal of assessment of structural damage in ankylosing spondylitis. *Arthritis Rheum* 58:649–656, 2008.

107. Dagfinrud H, Hagen KB, Kvien TK: Physiotherapy interventions for ankylosing spondylitis. *Cochrane Database Syst Rev* (1):CD002822, 2008.

108. van Tubergen A, Landewe R, van der Heijde D, et al: Combined spa-exercise therapy is effective in patients with ankylosing spondylitis: a randomized controlled trial. *Arthritis Care Res* 45:430–438, 2001.

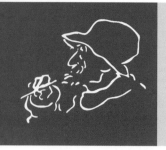

第 39 章

风湿性疾病与妊娠

原著　Lisa R. Sammaritano · Bonnie L. Bermas
郁　欣译　郑文洁　校

关键点

仔细的规划与团队合作可帮助大多数女性风湿病患者成功妊娠。

为保证母婴健康，风湿病患者应在低疾病活动度期，且使用对妊娠低风险的药物时怀孕。

风湿病患者应在孕前评估疾病严重度和活动度、药物安全性以及相关自身抗体。

并非所有的抗风湿病药物都可用于妊娠期或者哺乳期，但近期的研究为很多药物的使用提供了指导。

使用安全有效的避孕措施对风湿病患者，尤其是对于病情重、疾病活动度高或者服用致畸药物的患者非常重要。

许多风湿性疾病以育龄期女性高发，因此妊娠管理在患者的整体治疗中至关重要。随着风湿性疾病治疗方案及不良妊娠结局预测手段的改进，越来越多的患者有可能获得怀孕的机会。

风湿性疾病与妊娠生理的关系

关键点

正常妊娠可引起多种生理改变，从而影响风湿性疾病的临床表现。

妊娠期高血压可能会使先前存在的风湿性疾病病情复杂化，难以与病情活动鉴别。

理解妊娠和风湿病的内在关联需要对妊娠生理有一个基本的了解。为确保胎儿存活，妊娠期间母体的免疫系统会发生许多变化。简言之包括细胞免疫减

弱，免疫球蛋白分泌增多，和妊娠特异性蛋白抑制淋巴细胞功能。补体水平会因其合成增多而升高。Th2型细胞主导的细胞因子谱对维持妊娠有重要作用，在不同自身免疫性疾病中也可能发挥不同作用 [1]。

妊娠期间，大多数器官、系统会发生不同程度的改变。血容量会上升 30% ~ 50%，可能引起心、肾功能不全的患者不能耐受。正常妊娠期间肾小球滤过率（glomerular filtration rate，GFR）将上升约 50%，故先前有蛋白尿的患者尿蛋白增多，可能增加肾疾病活动的风险。妊娠可引起血栓前状态，而雌激素诱导的血液高凝状态、静脉淤滞以及妊娠子宫的压迫的共同作用可使正常妊娠合并静脉血栓栓塞的风险提高五倍。妊娠期红细胞数量的增幅小于血浆体积，因此会发生血液相对稀释而导致贫血。约 8% 的无并发症的妊娠会有血小板减少症。妊娠期间白细胞计数和红细胞沉降率都会增加而无法作为炎症的评估指标。黄体酮水平升高会降低胃肠道运动和括约肌张力——加之妊娠子宫的压迫，多达 80% 的孕妇会出现胃反流。在一些疾病如系统性硬化症（systemic sclerosis，SSc）中，肠道蠕动的减弱会加剧胃反流和便秘。妊娠相关的皮疹有时易和自身免疫性疾病的皮肤表现混淆。较常见的是，妊娠导致的血管扩张可引起面部和手掌红斑，其形态类似炎症性皮疹。雌激素引起的面部色素沉着可导致妊娠黄褐斑，与颧部皮疹类似。激素相关的韧带松弛引起关节痛也可能被误诊为关节炎症。最后，妊娠期和哺乳期都会发生可逆性骨量减少，这对于由类风湿关节炎（rheumatoid arthritis，RA）或长期应用糖皮质激素引起的骨质疏松症患者尤为不利 [2]。

在一般的妊娠群体中，10% 的孕妇会并发高血压，而在风湿病孕妇患者中，这一比例更高。高血压

是引起孕妇、胎儿与新生儿并发症的主要原因。妊娠期高血压和先兆子痫（pre-eclampsia）在系统性红斑狼疮（systemic lupus erythematosus，SLE）或其他病因引起肾病的孕妇中更常见。先兆子痫相关的高血压、蛋白尿、肾功能不全和水肿可与狼疮性肾炎、硬皮病肾危象（scleroderma renal crisis，SRC）或血管炎复发相混淆。由子痫诱发的癫痫和卒中可与狼疮中枢神经系统受累或中枢神经系统血管炎混淆。HELLP 综合征（溶血、肝酶升高、低血小板）作为子痫的严重并发症，以溶血、肝酶升高、低血小板为特点。

妊娠与风湿性疾病的一般原则：孕前评估

> **关键点**
>
> 为获得最佳的妊娠结局，女性风湿性疾病患者应当在疾病非活动期怀孕。
>
> 孕前评估应包括对疾病损害、目前疾病活动度、妊娠期用药安全性评估，以及 aPL、抗 Ro/SS-A 和抗 La/SS-B 抗体等自身抗体检测。

风湿病患者孕期管理的一般原则包括对孕产妇及产科并发症的妊娠前系统评估、贯穿孕期始终的风险与预后的医患沟通、风湿科与产科对孕妇的协作管理。计划怀孕的风湿病患者，其疾病评估应遵循相同的方案，而不必考虑特定的疾病诊断。风险判断应包括识别可能影响患者安全生产的疾病相关的严重器官损伤、评估当前和近期的疾病活动度、评价药物安全性，以及与母体、胎儿与新生儿不良结局相关的自身抗体的血清学检测。

严重疾病损害

严重的疾病损害，如严重心肌病、心脏瓣膜病、肺动脉高压（pulmonary arterial hypertension，PAH）、间质性肺病、神经系统表现和肾功能不全可能会影响妊娠，其中 PAH 与妊娠相关死亡风险高度相关[3]。慢性肾病（chronic kidney disease，CKD）孕妇发生不可逆肾病最重要的预测指标为 GFR < 40 ml（min·1.73 m)^2，以及 24 小时尿蛋白 > 1 g[4]。严重

慢性疾病潜在的并发症会使孕妇妊娠风险增加。若患者仍渴望妊娠，可考虑体外受精技术（in vitro fertilization，IVF）。

疾病活动度

几乎所有风湿病合并妊娠的研究表明，疾病活动会增加妊娠不良事件的发生，故这类患者应尽可能推迟妊娠，使用适当的避孕措施，并积极治疗，直至疾病稳定持续约 6 个月时再重新评估[5]。即使是 RA 患者，孕期的疾病活动度也与低体重儿出生和早产风险增加相关[6]。

治疗概述

若患者的疾病处于稳定期且无严重损害的迹象，此时可评估患者当前的治疗方案。若当前药物为孕妇禁用，一种方案是逐渐减量至停药，直到药物完全代谢并观测疾病在此阶段内是否稳定；另一种方案是改用妊娠期可用的药物，并观察使用新方案后病情是否稳定。

自身抗体的评估

自身抗体的评估有助于确定孕期监测的类型和频次、是否可能需要额外的治疗，并提示医师和患者有关风险。所有 SLE 患者和有不良生育史或血栓病史的患者均应评估是否存在 aPL 阳性。SLE、RA、未分化结缔组织病（undifferentiated connective tissue disease，UCTD）和干燥综合征（Sjögren's disease，SS）患者均应检测是否存在抗 Ro/SS-A 和 La/SS-B 抗体。

健康咨询

孕前访视期间应从怀孕到哺乳作全面评估。患者教育应考虑到各患者个体的临床情况，并基于其损伤程度、疾病活动度、肾功能、aPL、抗 Ro/SS-A 和 La/SS-B 抗体以及用药情况，告知其怀孕风险。患者及其伴侣均需了解母体的健康风险、预期的妊娠结局以及后代的潜在风险（最常见的是早产或足月低体重儿）。妊娠期应行必要的随访和监测，且确保出现并发症时可对新生儿进行支持治疗。风湿病患者

后代的长期预后近来开始受到关注。目前观点认为，同时患有 SLE 和抗磷脂综合征（anti-phospholipid syndrome，APS）的患者的后代发育障碍的风险略有增加，故需密切检测[7]。

系统性红斑狼疮

关键点

SLE 孕妇发生先兆子痫、早产、流产及低体重儿的风险增加。

SLE 可在妊娠期间出现病情活动，是先前就存在肾疾病或在病情高度活动时受孕的患者尤其容易发生。

抗疟药物应在 SLE 患者孕期继续使用，如有必要可加用泼尼松、泼尼松龙、硫唑嘌呤、环孢素和他克莫司。

SLE 主要影响育龄期女性，因此怀孕是经常遇到的难题。若患者没有严重的病情活动，或无环磷酰胺注射史，生育能力一般不受累。

妊娠结局

过去认为大多数 SLE 患者在妊娠期病情会恶化，因此不建议 SLE 患者怀孕。随着治疗手段的进步和对 SLE 合并妊娠的深入理解，这一观点已经过时。目前，大多数 SLE 女性都能成功怀孕并产下健康的婴儿。然而，部分患者在妊娠期间可能出现 SLE 病情复发，且妊娠相关并发症发生率更高。目前关于 SLE 在妊娠期间会严重恶化还是保持稳定尚无定论[8-9]，这可能由于各研究对 SLE 病情活动的定义不一、入组患者具有异质性、缺少对照组以及治疗手段不尽相同。大多数观点认为妊娠前 6 个月处于疾病活动期的患者在妊娠期间病情活动的风险最大。活动期患者的孕期病情活动发生率可能为 60%，而稳定期患者则低至 10%[10-11]。

SLE 女性妊娠的并发症发生率增加 2 ~ 4 倍，25% 的 SLE 女性妊娠期间会合并先兆子痫[12]。SLE 病情活动与先兆子痫很难鉴别。通常，我们通过实验室检查和临床表现来判断狼疮病情活动，而先兆子痫尽管也有蛋白尿，但往往病情指标稳定且无细胞

尿（表 39-1）。二者的鉴别非常重要，因为先兆子痫需要分娩，而 SLE 活动需要治疗。但事实上，治疗与进行分娩这两种手段会同时进行，因为先兆子痫和 SLE 有时难以鉴别，且可能并存。除了先兆子痫发病率更高外，约三分之一的 SLE 患者会并发早产，约三分之一的患者会采用剖宫产分娩[13]。

胎儿与新生儿预后

SLE 女性妊娠的胎儿丢失率（流产与死胎）近 20%。尽管其流产率并不显著高于一般人群，但死胎率显著增加[14]。早产、疾病活动（尤其是肾炎）和妊娠期用药可能会增加胎儿宫内生长受限（intrauterine growth restriction，IUGR）、低出生体重和孕妇先兆子痫的风险[15-16]。SLE 孕妇的胎盘检查提示，无论患者体内是否存在 aPL，胎盘的血管病变都可能发挥重要作用[17]。抗 Ro/SS-A 和抗 La/SS-B 抗体阳性孕妇的后代有可能患新生儿狼疮与先天性完全性心脏传导阻滞[18]。

疾病管理

SLE 患者需要风湿科医师与母胎医学医师的共同管理。妊娠前，患者应进行基线评估，包括病史、查体和实验室检查，如表 39-2 所示。研究表明抗疟药物对母亲和新生儿有益处，因此应贯穿患者的整个孕期[19]。有活动性肾疾病、中枢神经系统疾病、近期脑血管意外或 PAH 的患者不建议怀孕。aPL 阳性

表 39-1 妊娠期间系统性红斑狼疮病情活动与先兆子痫的鉴别

系统性红斑狼疮病情活动	先兆子痫
血白细胞计数降低	血白细胞计数正常或升高
偶有血小板减少	常有血小板减少
肝功能指标正常	肝功能指标升高
血压升高	血压升高
蛋白尿	蛋白尿
红细胞尿与管型尿	尿液细胞阴性
尿酸正常	尿酸升高
补体降低	补体正常或升高
抗双链 DNA 抗体滴度升高	抗双链 DNA 抗体滴度正常

表 39-2 系统性红斑狼疮孕前检查

血常规
血生化
尿常规与镜检
尿蛋白与肌酐的比值，或 24 小时蛋白尿 *
补体（C3，C4）
抗双链 DNA 抗体
抗 Ro/SS-A 和 La/SS-B 抗体
抗磷脂抗体：抗心磷脂抗体，抗 β2 糖蛋白 1 抗体，狼疮抗凝物
血尿酸

* 为推荐项目

或有其他可引起先兆子痫的危险因素的患者应使用低剂量阿司匹林。合并 APS 的患者的治疗概述如下：在尝试受孕前 6 个月，患者应在服用低风险药物的情况下控制病情。若病情发作，可使用无氟类糖皮质激素治疗。如有必要，可加用孕期可用的免疫抑制剂。

混合性结缔组织病和未分化结缔组织病

> **关键点**
>
> 混合性结缔组织病或未分化结缔组织病患者的妊娠期一般无并发症，除非伴有肺动脉高压或进一步发展为更明确的系统性风湿性疾病。

混合性结缔组织病（mixed connective tissue disease，MCTD）和 SLE 有许多相似的临床表现。UCTD 指自身抗体阳性且具有风湿病的临床表现，但不能归类于任何一种特定风湿病。MCTD 和 UCTD 女性患者的生育能力不会降低。

妊娠结局

关于此类患者妊娠预后的研究数据有限。在一项纳入 10 例 MCTD 患者的研究中，有 3 例患者在妊娠期间病情活动[20]。病情活动的表现包括蛋白尿、肌炎、滑膜炎和浆膜炎。还有一些 MCTD 孕妇合并肺动脉高压的病例报道[21]，因此孕前应行超声心动图筛查肺动脉高压。在一项纳入 25 例 UCTD 孕妇的研究中，6 例出现病情活动，1 例患者的症状符合新发 SLE 的诊断标准[22]。

胎儿与新生儿预后

尽管有个别 MCTD 患者的后代骨骼发育异常的病例报道，但 MCTD 女性患者的流产率无明显升高[24]。尽管 MCTD 和 UCTD 女性患者的妊娠预后通常良好，但是在孕期仍应密切监测以防病情活动及进展为其他系统性风湿性疾病。

干燥综合征

> **关键点**
>
> 建议对抗 Ro/SS-A 和抗 La/SS-B 抗体阳性的孕妇进行连续胎儿超声心动图检查，以评估胎儿先天性完全性房室传导阻滞的可能；羟氯喹（hydroxychloroquine，HCQ）可能有助于预防先天性完全性房室传导阻滞。

尽管没有关于 SS 女性生育力下降的报道，但一些患者可能由于该病而出现外分泌失调，导致阴道干涩，引起性交不适。

妊娠结局

目前仅有 SS 患者妊娠期新发肾疾病与心包炎的病例报道[25]，尚无大规模研究表明妊娠可引起疾病活动。

胎儿与新生儿预后

一些小型系列研究显示，患 SS 的女性胎儿丢失的风险增加[26]，但另一些更大的研究并不支持这个结论[27]。60% 的 SS 患者抗 Ro/SS-A 和抗 La/SS-B 抗体阳性，这些抗体可增加后代先天性三度房室传导阻滞（complete heart block，CHB）（风险率约 2%）和新生儿狼疮表现（风险率 7% ~ 16%）的风险，后者的症状包括可逆性血小板减少症、转氨酶升高以及光过敏皮疹[18]。

疾病管理

抗体阳性的女性应在怀孕 18～28 周行胎儿超声心动图检查以监测先天性三度房室传导阻滞发生。当检测到一度或二度房室传导阻滞时，目前普遍使用氟化糖皮质激素和静脉注射丙种球蛋白（intravenous immunoglobulin，IVIG）以预防先天性三度房室传导阻滞；不过临床对照研究未能证明这种做法的有效性。目前只有一些初步的数据表明 HCQ 可能降低先天性三度房室传导阻滞风险[28]。

抗磷脂抗体

> **关键点**
>
> 对于 aPL 抗体阳性的女性患者，狼疮抗凝物（lupus anticoagulant，LAC）阳性是其妊娠预后不良最重要的风险因素。
>
> 产科抗磷脂综合征（obstetric anti-phospholipid syndrome，OB-APS）的标准预防性治疗为联合使用低剂量阿司匹林与低剂量肝素（低分子量肝素或普通肝素）。

抗磷脂抗体（anti-phospholipid antibody，aPL）阳性是流产和其他不良妊娠预后的风险因素，当合并 SLE 时这一特点更为显著。OB-APS 的临床标准包括由于先兆子痫、胎儿宫内生长受限或胎儿呼吸窘迫而导致的流产（三次或以上妊娠 10 周前自然流产，或一次或以上妊娠 10 周及以后流产）或 34 周前早产。实验室诊断标准包括持续存在的 LAC，或中至高滴度的 IgG 或 IgM 型 aCL 或抗 β-2 糖蛋白 I 抗体[29]。值得注意的是，必须通过适当的生殖医学评估来排除其他可导致流产的原因。当考虑 OB-APS 诊断时，所有三个标准 aPL（狼疮抗凝物、抗心磷脂抗体、抗 β-2 糖蛋白 I 抗体）都需检测。其他（非标准）抗磷脂抗体检测的意义尚不明确。

aPL 抗体对女性生育能力的潜在影响一直存有争议，一些观点认为其会影响胚胎在宫内的着床，特别是 IVF 之后。然而，美国生殖医学学会执行委员会基于大量文献发布的指南指出，没有证据表明应把 aPL 作为生育能力检查的一部分，也没有证据表明治疗 aPL 阳性女性可获得更好的体外受精结果[30]。

妊娠结局

OB-APS 相关母体并发症包括妊娠丢失、先兆子痫、子痫以及 HELLP 综合征。HELLP 综合征相关的抗磷脂抗体通常较早出现（妊娠 28～36 周），约三分之一的病例可出现肝梗死及急性进展为其他血栓性并发症[31]。其他母体的并发症包括血栓（包括恶性抗磷脂综合征）和严重的孕晚期血小板减少症。

胎儿与新生儿结局

最常见的新生儿并发症包括早产和胎儿宫内生长受限。早产在同时患有 APS 和 SLE 的患者中更常见。在原发性 APS 患者中，新生儿不良结局的风险因素总体上和妊娠不良结局的预测因素一致，包括狼疮抗凝物、抗体三联阳性（即狼疮抗凝物、抗心磷脂抗体、抗 β-2 糖蛋白 I 抗体）以及血栓病史。若患者仅有流产史而无血栓史，则其新生儿预后一般更好[32]。研究表明抗心磷脂抗体可通过胎盘传递，但胎儿与新生儿的血栓较为少见。新生儿抗磷脂综合征仅有不到 20 例报道，且其中许多新生儿有其他血栓风险因素，例如留置导尿管[33]。

治疗

aPL 阳性患者孕期的有效管理需要对妊娠不良结局的风险因素进行准确评估。在一项前瞻性多中心的"妊娠结局预测因子：抗磷脂综合征和系统性红斑狼疮生物标志物"（predictors of pregnancy outcome：biomarkers in anti-phospholipid syndrome and systemic lupus erythematosus，PROM-ISSE）研究中，LAC 被认为是 aPL 抗体阳性女性妊娠不良结局最重要的风险因素，多变量分析提示其相对危险度（RR）高达 12.33[34]。该研究中的其他风险因素包括低孕龄、血栓病史以及 SLE。值得注意的是，aCL 和 aβ2GPI 抗体并非不良妊娠结局的独立危险因素[35]。其他队列研究提示抗磷脂抗体三联阳性、低补体水平也是重要的危险因素[36]。

Cowchock 等在 1992 年做的一项前瞻性研究表明，小剂量肝素 [低分子肝素（low-molecular-weight heparin，LMWH] 或普通肝素（unfractionated heparin，UF）联合小剂量阿司匹林的治疗效果同之前激素联用小剂量阿司匹林相当，而前者的副作用更少[37]，故目前已成为标准治疗方案。临床试验的荟萃分析结果也佐证了该方案的有效性，然而在该方案疗效的细节上仍有争议。一项纳入 5 项研究、包括 334 名原发性抗磷脂综合征患者的荟萃分析显示，肝素与阿司匹林联合用药的治愈率为 75%，而单独使用小剂量阿司匹林治愈率为 56%[38]。另一项荟萃分析提示联合用药可能仅对早期流产而非晚期流产有效，且只有普通肝素能改善结局，LMWH 不能[39]。根据病例报道，当一线方案失败时，该疾病的二线治疗方案通常为加用 IVIG；然而临床随机对照研究的结果并未证明其有效性[40]。基于小鼠动物模型的研究表明，未来的治疗方案可能包括抗补体抗体[41] 和肿瘤坏死因子抑制剂[42]。目前并无很强的证据支持对无症状的 APL 阳性的产妇进行治疗，但一般临床上会对有高风险 aPL 抗体谱的患者经验性使用小剂量阿司匹林。既往经验提示小剂量阿司匹林似乎对伴有其他风险因素的患者尤为有效，如伴发 SLE、高血压或肾功能不全引起先兆子痫。有血栓史的患者应在整个孕期使用肝素予以治疗，且在受孕前或妊娠六周之前停用华法林，以避免其引起胚胎疾病。由于机体代谢率增加，肝素的使用剂量通常需在妊娠后期进行调整，且 LMWH 通常在临产前调整为普通肝素，因为后者的半衰期更短。应在孕晚期常规进行无应激性胎心检测、多普勒彩超与连续的超声检测。产后的抗凝治疗应持续 6 ～ 12 周。尽管一项大型观察性队列研究显示无血栓史的 OB-APS 患者产后深静脉血栓与卒中风险增加，但目前尚缺乏该类患者长期预防性抗血栓用药的明确建议[43]。

炎性关节炎

关键点
RA 的症状通常会在孕期改善。
孕期的 RA 活动可导致低体重儿。
炎性关节炎患者孕前应进行药物调整：抗疟药与柳氮磺胺吡啶可尝试继续使用，甲氨蝶呤和来氟米特必须停用。近期数据表明，必要可继续使用肿瘤坏死因子抑制剂。

类风湿关节炎

风湿科医生经常会对 RA 孕妇进行孕期管理，有时还包括银屑病关节炎（psoriatic arthritis，PsA）孕妇和脊柱关节炎（spondyloarthritis，SpA）孕妇。据报道，在生育前诊断为 RA 的女性，其家庭规模一般较小[44-45]，这可能是多因素导致的，包括因疾病活动度或药物调整而导致的受孕延迟等。患者的生育力下降似乎和卵巢功能无关，因为该类患者抗缪勒激素水平（卵巢储备功能的标记）一般是正常的[46]。

妊娠结局

一般难以定义孕期 RA 患者临床意义的缓解，部分原因是炎性指标，包括红细胞沉降率（ESR）和 C 反应蛋白（CRP）在健康孕妇也会升高，故无法很好地反应疾病活动度。Hench 在 20 世纪 30 年代首次注意到许多患者在孕期时其 RA 症状会改善[47]。尽管早期的病例报道提示约 70% 的 RA 患者在孕期可出现疾病缓解[48]，然而 2008 年的一项研究显示，根据 DAS28 评分，仅 48% 的 RA 患者有症状改善[49]。抗 CCP 抗体、类风湿因子均阴性的患者更容易缓解[50]。

胎儿与新生儿结局

RA 不会增加妊娠期间的流产率[51]。但即使使用药物控制病情后，病情活动的 RA 孕妇在妊娠期仍有出生低体重儿的风险[6,52]。尽可能减少疾病活动度可能对改善胎儿结局十分重要。

银屑病关节炎与脊柱关节病

病例系列研究提示 PsA 患者的缓解率和 RA 接近[53]，而在脊柱关节病中则分歧较大。一项纳入 649 名女性强直性脊柱炎（ankylosing spondylitis，AS）患者的研究显示，约三分之一的患者在孕期病情恶化，三分之一病情稳定，其余三分之一有症状改善[53-54]。在另一项纳入 35 例患者的病例对照研究中，51% 的 AS 孕妇称其疼痛在孕期缓解[55]。另一项研究显示，脊柱关节病孕妇的剖宫产率高达 58%，流产率达 15%，而顺产率正常[53-54]。

治疗

妊娠前需停用可致畸的药物如甲氨蝶呤（methotrexate，MTX）、来氟米特。目前的证据显示，其他药物如抗疟药、柳氮磺胺吡啶等可以在孕期继续使用。最近的研究表明伴有活动性 RA 的患者可继续使用 TNF 抑制剂至孕中期。非甾体抗炎药（nonsteroidal anti-inflammatory deugs，NSAIDs）与激素可在孕期减量使用。此外我们建议在产前评估颈椎稳定性与髋关节活动度。

炎性肌病

> **关键点**
>
> 特发性炎性肌病患者若在疾病稳定期受孕，则其妊娠预后通常较好。
>
> 激素、静脉注射丙种球蛋白以及硫唑嘌呤对病情活动的特发性炎性肌病孕妇有效。

特发性炎性肌病（idiopathic inflammatory myopathies，IIM）包括多发性肌炎（poly-myositis，PM）、皮肌炎（dermatomyositis，DM）、幼年性肌炎（juvenile myositis，JM）和包涵体肌炎（inclusion body myositis，IBM）。由于发病年龄在儿童期与老年期呈双峰分布，在成年后起病且被诊断为肌炎的妊娠患者较为少见，且相关研究数据也很少。一项研究显示仅 14% 的肌炎在育龄期前或育龄期发病[56]。近期的另一项研究显示，被确诊为肌炎后，51 名患者中仅有 8 名患者怀孕[57]。目前尚无特发性炎性肌病对生育能力影响的研究。

妊娠结局

目前均有静止期与活动期的炎症性肌病患者合并妊娠的病例报道，还有一些报道描述了妊娠期间或怀孕后新发疾病的现象[56,58]。妊娠期间新发的疾病通常急性起病且病情严重，可有横纹肌溶解症和肌红蛋白尿[58]。疾病缓解期怀孕的患者，其孕期病情活动的风险较低[57]；尽管妊娠期发病者的病情更为严重，但妊娠期预后总体仍较好，孕妇死亡率很低。

胎儿与新生儿结局

如在孕前被诊断出疾病，且在疾病缓解期怀孕的患者其新生儿预后最好，且流产风险无明显增加。妊娠早期的疾病活动对胎儿和新生儿预后有不利影响，但妊娠晚期病情活动则影响较少。在孕期新发炎性肌病的孕妇，其新生儿结局最差，存活率仅 38%[59-60]。除流产外，还有早产、胎儿宫内生长受限及其他罕见的胎儿预后不良的病例报道，如新生儿血肌酸激酶升高（2 例）[61]、胎盘大量绒毛纤维蛋白沉积[56,58,62]；后者常提示胎盘功能不全与胎儿结局不良。

治疗

若特发性炎性肌病患者在疾病静止期受孕，则更易成功妊娠。尚无证据支持预防性使用激素的有效性，但密切随访并在病情轻度活动时就给予恰当的处理可改善妊娠结局。IVIG 可成功治疗孕早期发病的患者。也可考虑单用 AZA 或联合 IVIG 治疗[63]。

系统性硬化症

> **关键点**
>
> 系统性硬化症患者如合并活动性肾病、肺动脉高压或严重心血管损害，其不良妊娠结局的风险极高，应避免妊娠。
>
> 早期出现弥漫性病变的系统性硬化症患者。发生硬皮病肾危象的风险极高，故应推迟妊娠。

系统性硬化症（systemic sclerosis，SSc）相对罕见，好发于 50 ～ 60 岁女性，因此关于这类疾病合并妊娠的研究有限。然而现在越来越多的女性推迟至 40 多岁生育，故 SSc 患者的妊娠问题逐渐引起关注。关于 SSc 是否影响生育能力尚有争议。一项回顾性研究报道，SSc 患者在疾病诊断前的不孕率比健康对照高 2 倍多[64]，而另一些研究并未发现这类患者生育能力降低[65]。

妊娠结局

由于外周血流增加，SSc 患者的雷诺现象通常会在孕期改善；而胃食管反流会因为膈松弛而加剧。疾病的皮肤表现通常不会加重[66]。早期弥漫性硬皮病患者与活动性皮肤增厚的患者在孕期发生 SRC 的风险可能增加[67]。妊娠期肾危象治疗较为棘手，因为 ACEI 与 ARB 药物属于禁忌药物，但疾病危及生命时，应该使用这些药物。SRC 可能和先兆子痫难以区分。孕前患有 PAH 的 SSc 患者在孕期发生严重并发症的风险很高；如因妊娠期间尤其是产程中血液流体力学改变而导致的右心衰竭，在某些情况下甚至导致死亡[3]。应建议这些患者避免怀孕。

胎儿结局

回顾性研究显示妊娠后被诊断为 SSc 的患者，其自发性流产率比健康对照高了 2 倍多[68]，且早产率也更高。其他报道过的并发症包括 IUGR 和新生儿低体重[66]。

治疗

考虑到肾危象的潜在风险，风湿科医生、母婴医学专家应共同参与 SSc 患者的随访。合并 PAH 的患者应告知孕期患病率与死亡率的风险。孕前患有肾疾病的患者应当使用妊娠期可用的药物控制病情。

血管炎

关键点

Takayasu 动脉炎的妊娠期结局主要取决于高血压以及孕前的血管损害情况。主动脉瓣疾病和主动脉瘤、肾动脉瘤是妊娠的禁忌证。

中小血管炎患者若在疾病缓解期妊娠，通常能安全顺利生产。

妊娠对白塞病患者的疾病活动度影响不一；但总体而言，新生儿与胎儿无不良结局。

血管炎患者孕期的治疗包括激素、硫唑嘌呤、静脉注射丙种球蛋白。环磷酰胺仅在孕晚期当病情危及生命时使用。

关于血管炎患者妊娠的病例报道较少，可能由于血管炎起病年龄较晚且以男性患病为主。现有研究表明，受孕时疾病活动或孕期疾病新发是导致妊娠期不良预后的最重要因素。血管炎活动与靶器官损害可同时影响妊娠结局。目前没有关于血管炎影响生育能力的数据；总体而言，血管炎孕妇流产率和早产率均明显升高[69]。孕期血管炎复发率为 18% ~ 50.6%[9,70]。一项前瞻性研究显示，血管炎患者流产率为 20%，胎膜早破率为 33%，早产率达 50%[70]。

大血管炎：Takayasu 动脉炎

Takayasu 动脉炎在血管炎中较为特别，多见于年轻女性。其妊娠期并发症通常是由于血管损伤而非疾病活动所致。受累血管少的患者，其妊娠结局通常更好。Takayasu 动脉炎患者孕期发生高血压、先兆子痫和 IUGR 的风险很高，而疾病本身在孕期复发的风险较低。在一项纳入 214 例 Takayasu 动脉炎患者的大型系统性综述中，先兆子痫发生率约 45%，早产约 16%[71]。尽管妊娠并不影响疾病活动度，但是孕前已存在的主动脉瓣疾病、主动脉瘤和肾动脉瘤等会增加孕妇死亡风险。另一项病例报告显示，Takayasu 动脉炎的孕期并发症还包括充血性心力衰竭、肾功能不全及脑出血。新生儿不良事件包括新生儿低体重、早产、IUGR（以上合计约见于 40% 的新生儿），但总体上 85% 的新生儿预后良好[72]。

由于分娩时局部血流波动，因而此时 Takayasu 动脉炎患者脑出血或脑梗死等并发症的风险最高。我们推荐对患有严重血管疾病的患者监测其中心动脉压，并谨慎使用硬膜外麻醉以避免血压波动。由于疾病活动在孕期罕见，绝大多数患者无须免疫抑制剂治疗。

中等血管炎：结节性多动脉炎

最早的研究表明，结节性多动脉炎（polyarteritis nodosa，PAN）患者在孕期的病死率较高。孕期初发的疾病表现类似先兆子痫，因此临床上往往不能做出及时的诊断[73]。近期的研究显示缓解期怀孕通常有更好的妊娠期预后[74]。总体而言，胎儿预后良好。由于新发的 PAN 一般在孕晚期或产后出现，因此主要的不良预后为早产、低体重儿而非胎儿丢失。一些病例报道提示婴儿可能会出现一过性皮肤血管炎[75]。治疗药物包括激素和免疫抑制剂。

ANCA 相关血管炎

肉芽肿性多血管炎（granulomatosis with polyangiitis, GPA）在孕期的复发率是 25%，但患者妊娠期预后一般较好。和 PAN 一样，孕期活动性或初发 GPA 的不良结局风险更高[76-77]。由于绝大多数病例都是在孕晚期被诊断，故大多数患者都可以分娩活婴，但也可发生早产。患者在疾病稳定期怀孕，往往预后更好。目前有成功运用 IVIG、口服硫唑嘌呤和血浆置换治疗 GPA 孕妇的病例报道。在少见的情况下，当病情极度严重时，在孕中期或晚期使用环磷酰胺治疗可获得较好的新生儿结局[76]。合并严重的声门下狭窄的患者分娩时需要临时进行气管切开术以保护气道。

研究表明，嗜酸性肉芽肿性多血管炎（eosinophilic granulomatosis with polyangiitis, EGPA；Churg-Strauss 综合征）孕妇的死亡率低于肺动脉高压[78]。显微镜下多血管炎（microscopic polyangiitis, MPA）合并妊娠的报道较少，仅有一例抗髓过氧化物酶抗体阳性、伴随肺出血和肾疾病的新生儿病例报道[79]。

白塞病

妊娠对白塞病（Behcet's disease, BD）患者疾病活动度的影响尚无定论。最近的一项纳入 220 例患者的文献综述显示，63% 的孕妇疾病活动度改善，而 28% 的孕妇疾病复发[80]。有两例胎盘中显示坏死性中性粒细胞性血管炎的病例报告[81]。BD 患者妊娠期预后总体而言较好，流产率约为 20%[82]。有新生儿患有脓疱性皮损的病例报道[83]，血栓风险可能会增高。

妊娠期与哺乳期用药

关键点

NSAIDs 可能和早期流产有关，因此在孕早期应尽可能减少使用；应在孕周 30 周以后停用 NSAIDs，否则会增加动脉导管早闭的风险。

泼尼松和泼尼松龙因其较少通过胎盘可作为孕期首选的激素。氟化类固醇激素如地塞米松、倍他米松等，可在需要治疗胎儿时使用。

羟氯喹、柳氮磺胺吡啶、硫唑嘌呤、6- 巯基嘌呤、环孢素、他克莫司和 IVIG 均可在妊娠期使用。

孕期可使用肿瘤坏死因子抑制剂以控制活动性炎性关节炎，但应在妊娠中后期尽可能停用，以避免对新生儿的免疫抑制；在孕期使用生物制剂后，婴儿出生后六个月内应避免活疫苗注射。

妊娠期和哺乳期用药是我们要面对的挑战。我们必须权衡妊娠、分娩与疾病控制之间的风险和收益。孕期的药物安全性研究较少，目前美国食品药品监督管理局（Food and Drug Administration, FDA）的药物标签系统尚不完善，它采用 A，B，C，D 和 X 等不同等级来评价药物，错误地暗示更高的字母等级意味着更高的药物风险。FDA 即将推出的新药信息系统将包括三项：风险概要，临床考虑因素以及数据部分。在评估药物时，必须以约 3% 的胎儿先天性异常率作为参考水平来衡量风险。虽然母乳喂养对婴儿和母亲都有益处，但在产后用药会使情况复杂化。药物扩散转移到母乳中，其中未与蛋白质结合的、低分子量的、非离子化的和脂溶性的药物最易进入母乳[84]。表 39-3 总结了各常用风湿病药物在妊娠期和哺乳期的安全性问题。

理想情况下，应在怀孕前进行药物调整，但孕妇无意中接触致畸药物的情况时有发生，此时应告知患者药物的潜在风险，并通过合适的注册机构，如畸胎信息专科医师组织（OTSI，www.mothertobaby.org）获取相关信息。如有可能，应行高分辨率超声评估胎儿是否畸形。

阿司匹林、非甾体抗炎药物和环氧合酶 -2 抑制剂

大剂量阿司匹林和 NSAIDs 在动物中可致畸，但在人类中尚没有致畸的报道[85]。NSAIDs 可在孕晚期引起胎儿动脉导管早闭，故应在 30 周后停药。NSAIDs 和环氧合酶 -2（cyclooxygenase-2, COX-2）都可影响胚胎的着床和孕妇排卵，故应在备孕期避免使用[86]；然而关于二者是否会增加孕早期自发性流产的风险仍有争议[87-88]。尽管目前尚无定论，但似乎孕期应减少这类药物的使用。NSAIDs 极少进入母

表 39-3　风湿免疫病药物在孕期与哺乳期的风险

药物	母亲	胎儿	哺乳期
极低风险			
羟氯喹	无	无	可用
柳氮磺胺吡啶	由于该药会使叶酸吸收减少，故需同时补充叶酸	无	可用。有一例新生儿血性腹泻的报道
IVIG	丙肝感染风险	丙肝感染风险	可用
普通肝素	出血	无	可用
低分子肝素	出血	无	可用
阿司匹林（小剂量）	出血	无	可用
低至中度风险			
NSAIDs	影响排卵和胚胎着床；可能在孕早期增加流产风险	安全；在妊娠 30 周后停用，否则会增加动脉导管早闭的风险	可用；但避免使用长半衰期、经肠肝循环的 NSAIDs
泼尼松和泼尼松龙	胎膜早破，妊娠糖尿病，高血压	可用；不会增加致畸风险	可用；当剂量大于 20 mg/d，应在给药后 4 小时内避免哺乳
硫唑嘌呤	无	有关移植和 IBD 的文献确认了这类免疫抑制剂在孕期的安全性；但它们都可增加胎膜早破、小于胎龄儿和 IUGR 的风险	低风险
6- 巯基嘌呤	无		低风险
环孢素	无		低风险
他克莫司	肾功能不全 无		低风险 低风险
依那西普	无		TNF 抑制剂：在母乳中浓度较低；低风险
阿达木单抗	无		
英夫利昔单抗	无		
戈利木单抗	无		
赛妥珠单抗	无		
秋水仙碱	无	少数关于 FMF 的研究表明秋水仙碱可用于孕期	
高风险			
甲氨蝶呤		胚胎毒性、致畸性	避免使用
来氟米特		先天异常胎儿报道	避免使用
环磷酰胺	增加孕妇感染风险	致畸性	避免使用
霉酚酸酯		先天异常胎儿报道	避免使用
华法林	出血	致畸性	避免使用
未知风险			避免使用
利妥昔单抗			
阿巴西普			避免使用
托珠单抗			避免使用
阿那白滞素			避免使用
贝利木单抗			避免使用
托法替布			避免使用

IBD，炎症性肠病；FMF，家族性地中海热；NSAIDS，非甾体抗炎药；TNF，肿瘤坏死因子

参考：*The medical management of the rheumatology patient during pregnancy in Contraception and pregnancy in patients with rheumatic disease. Springer New York, 2014, p.*

乳，因此可在哺乳期使用。若新生儿有黄疸，则其母亲应避免使用通过肝代谢的药物；若新生儿有血小板减少症，则其母亲应在哺乳期禁用 NSAIDs。

糖皮质激素

常用于治疗风湿性疾病的非氟化糖皮质激素如泼尼松、泼尼松龙不易穿过胎盘。相反，氟化糖皮质激素如倍他米松可轻易穿过胎盘，进入发育中的胎儿体内[89]。最新的证据表明，胎儿先天异常的风险不会因为宫内糖皮质激素暴露而增加[90]。整个孕期使用糖皮质激素会增加早产、小于胎龄儿、孕妇高血压和妊娠糖尿病的风险。泼尼松和泼尼松龙极少进入母乳，故可用于哺乳期女性[91]。当每日激素剂量大于 20 mg 时，我们推荐在给药后 4 小时内避免哺乳。

抗疟药

小鼠动物模型表明，抗疟药在宫内接触胚胎可导致脉络膜视网膜毒性；一例病例报道显示孕期使用氯喹治疗可导致其婴儿出现听力问题[92]。然而，多项病例报道并未显示孕期使用抗疟药会增加致畸风险[93]。2002 年一项对北美风湿科医生的调查显示，69% 的医生曾给孕妇处方过抗疟药[94]。值得注意的是，一项纳入 588 名宫内接触抗疟药的新生儿的研究显示，这些新生儿并无眼部损害表现[95]。抗疟药可低剂量进入母乳，但不会造成新生儿的眼部损害[96]，故这类药物可在新生儿哺乳时使用。

柳氮磺胺吡啶

尽管柳氮磺胺吡啶及其代谢物可以通过胎盘，许多文献中并未显示其致畸性[97]。柳氮磺胺吡啶可干扰叶酸吸收，故服用该药的孕妇应额外补充叶酸。若有生育计划，接受柳氮磺胺吡啶治疗的男性也应停药 3 个月以避免无精症。柳氮磺胺吡啶可以较高浓度的形式存在于母乳；有一例母乳喂养的婴儿血性腹泻的病例报道[98]，但临床上普遍认为其可以在新生儿哺乳期使用。由于柳氮磺胺吡啶的活性代谢产物可置换胆红素，故早产儿、高胆红素血症或缺乏葡萄糖 -6-磷酸脱氢酶的新生儿的母亲应避免使用。

免疫抑制剂

甲氨蝶呤同时具有致畸和促流产的作用，故在孕期禁忌。研究表明妊娠期间（特别是在第 6 ~ 8 周）使用甲氨蝶呤可导致胎儿颅面、四肢畸形与显著的发育迟缓[99]。尽管尚无明确的数据表明男性服用这类药物可导致先天畸形儿童的风险增加，我们建议男性也在妻子受孕前 3 个月停用甲氨蝶呤以利于生精。对于女性，甲氨蝶呤也应在怀孕前 3 个月停用。少量证据表明甲氨蝶呤难以进入母乳，然而目前的指南不建议在哺乳期使用。

来氟米特在鼠类动物模型中展现出致畸性[100]。尽管最近的研究表明来氟米特早期暴露在人类中极少致畸[101]，目前的指南仍推荐在孕前 2 年停药，或在计划受孕前行考来烯胺洗脱治疗。目前尚无关于来氟米特是否会高浓度进入乳汁的研究。然而，考虑到其半衰期较长，来氟米特禁止在哺乳期使用。

尽管根据美国食品药品监督管理局标准，硫唑嘌呤和 6- 巯基嘌呤（6-mercaptopurine，6-MP）属于 D 类药物，但是移植登记处通过随访数千例经治患者的妊娠情况发现，这类药物并不会增加婴儿的先天性异常发生率[102]。这类药物可微量进入母乳[103]，因此在足月儿的护理期母亲使用这类药物的风险较低，但仍需检测新生儿体内的硫代嘌呤 S- 甲基转移酶（thiopurine S-methytransferase，TPMT）水平。环孢素不会增加先天性异常的风险；尽管其浓度在母乳中浓度一般很低，仍然有一例婴儿在母乳喂养后体内环孢素浓度达到治疗浓度的病例报道[104]。他克莫司用于狼疮性肾炎的治疗，在孕期可以使用[105]。母乳中他克莫司浓度一般较低，故哺乳期女性使用这类药物对新生儿的风险较低[106]。霉酚酸酯尽管是治疗狼疮性肾炎的基础用药，但可能和胎儿先天性畸形有关，故在孕期与哺乳期禁用[107]。环磷酰胺具有高致畸性，因此也在孕期禁用；但有个别病例在孕晚期治疗血管炎的报道[108]。哺乳期禁用环磷酰胺。

静脉注射丙种球蛋白

关于 IVIG 孕期安全性的研究有限，但目前没有其导致先天性畸形的报道[109]。IVIG 可在孕期、哺乳期间使用。

肿瘤坏死因子抑制剂

在妊娠 15 周之前，大多数 TNF 抑制剂难以通过胎盘；而 15 周之后，脐血药浓度明显上升。2009 年的一项研究集中报道了多例母亲孕期使用过 TNF 抑制剂的新生儿出现了与 VACTERL 综合征（脊椎畸形、肛门闭锁、心脏缺陷、气道食管瘘、食管闭锁、肾异常和肢体发育异常）相关的先天性异常的病例[110]。尽管后续研究没有支持这一结论[111]，但这一发现仍为许多风湿病医生避免给孕期患者开具 TNF 抑制剂提供了决策依据。聚乙二醇化肿瘤坏死因子抑制剂难以通过胎盘，故可在孕期使用[112]。一项病例报道显示，一位母亲在孕期接受英夫利昔单抗治疗后，其婴儿在 3 个月时死于播散性卡介苗感染[113]，故目前指南不推荐患者孕晚期使用 TNF 抑制剂；若孕期使用过 TNF 抑制剂，其婴儿应在出生 6 个月内避免活疫苗接种。TNF 抑制剂难以从体内进入母乳[114]。

其他生物制剂

关于其他生物制剂在孕期安全性的数据较少。一项纳入 153 例利妥昔单抗暴露的胎儿的研究显示，胎儿先天性畸形率和对照组无明显差异[115]。鉴于妊娠 12 周以前穿过胎盘的 IgG 型抗体较少，在受孕前停止使用药物就不会导致大量生物制剂进入胎儿体内。药品生产商给出的受孕前停药时间的建议不一，范围从几个月（贝利木单抗，阿巴西普）到一年（利妥昔单抗）不等。

其他药物

抗凝是妊娠期抗磷脂综合征的主要治疗手段。尽管妊娠期间华法林因其致畸性而禁忌使用，但肝素和低分子量肝素（LMWH）可用于孕期和哺乳期。关于新型抗凝药在妊娠期和哺乳期的安全性的研究较少。秋水仙碱在孕期很少使用，但一些研究表明其在孕期不会导致先天性异常[116]。由于存在羊水过少和新生儿肾衰竭的风险，ACEI 和 ARB 药物禁用于孕期和哺乳期；若孕前患者正使用这类药物治疗高血压，临床上推荐在受孕前逐步过渡到其他抗高血压药物。

风湿性疾病患者妊娠相关事项

> **关键点**
>
> 应同所有育龄期女性患者讨论避孕措施，并根据患者的个人医疗和社会情况提出建议。
>
> 联合激素类避孕药可用于病情稳定的系统性红斑狼疮（SLE）患者，但禁用于抗磷脂抗体阳性的患者。
>
> 左炔诺孕酮宫内节育器（levonorgestrel intrauterine device，LNG-IUD）或左炔诺孕酮皮下植入剂是大多数抗磷脂抗体阳性患者的一个不错的替代方案。

避孕

若风湿性疾病患者有严重的疾病相关损害、活动性疾病或使用致畸药物，我们强烈推荐她们使用避孕措施。而事实上许多风湿性疾病患者未充分利用有效的避孕措施。在一项纳入 97 名有怀孕风险的 SLE 患者的研究中，23% 的患者"在大部分时间"都进行过无保护措施的性行为[117]；在另一项研究中，55% 的有过避孕措施的患者使用效果较差的屏障避孕法，甚至有些还使用致畸药物[118]。避孕措施的不统一可能反映这类患者缺乏医师的建议[119]。提供教育材料、使用机构质量评价指标以及遵循 FDA 的建议利于患者教育正规化，并增强医师和患者对有效避孕措施的认识。

避孕措施

目前的避孕措施包括屏障避孕法、激素避孕法、宫内节育器（intrauterine device，IUD）避孕法及皮下植入剂。一般而言，长效且可逆的避孕措施如 IUD 或皮下植入物避孕效果最好，其次是激素避孕药，而屏障避孕法或自然避孕法效果最差。

IUD 通常含有孕酮（左炔诺孕酮）或铜。大多数患者使用它们的感染风险较低；但针对接受免疫抑制剂治疗的患者的这类研究较少。令人欣慰的是，研究表明，患艾滋病的女性使用这类避孕措施时其感染风险不会增加[120]。

激素避孕手段包括雌孕激素联用或单用孕酮。联合激素避孕手段包括药片、皮肤贴片和阴道环，其严重副作用包括静脉血栓风险增加 3～5 倍，卒中风险增加 2 倍。常用的药物如华法林和麦考酚酯可能会与这些药物互相作用。过去，人们担心雌激素可能导致病情活动，故较少对 SLE 患者使用联合口服激素避孕药；而一项前瞻性对照研究表明轻度活动或病情稳定的患者口服联合激素避孕药后不会增加病情活动的风险[121-122]。含有孕酮屈螺酮的口服避孕药可能提高钾离子水平，故对于有肾炎或正在使用 ACEI 的患者应谨慎使用。阴道环相比口服药物释放相当或更低剂量的雌激素，而皮肤贴片释放的雌激素水平比药物高 60%，因此会提升血栓风险。不建议对 aPL 阳性的患者使用含雌激素的避孕药。

仅含有孕激素的避孕措施包括口服或肌内注射药物、IUD 以及皮下孕激素植入剂。长效醋酸甲羟孕酮（depot medroxyprogesterone acetate，DMPA）可能会通过抑制排卵而降低骨密度，故最好避免用于接受糖皮质激素治疗的患者。单纯孕激素避孕措施是抗磷脂抗体阳性患者的最佳选择，其血栓风险低，且能减少月经量，有益于接受抗凝治疗的患者。紧急避孕可用于所有风湿病患者，其措施包括含铜宫内节育器、处方类孕激素受体调节剂及非处方左炔诺孕酮。左炔诺孕酮对有易栓症和心血管疾病的患者方便有效且无禁忌。

风湿性疾病患者的避孕选择虽然棘手但极其重要。多数患者应优先选择含孕激素的宫内节育器或皮下植入剂。总之，这类患者避孕方式的选择应综合考虑副作用、意外怀孕的风险、易用性以及有效性。具体见表 39-4。

生育能力与辅助生殖技术

关键点
保护风湿病患者生育能力的措施包括在治疗期间联用环磷酰胺与亮丙瑞林，以及冷冻卵子、冷冻胚胎。
SLE 患者、aPL 阳性 / APS 患者在接受诱导排卵 / 体外受精时应注意狼疮病情活动与血栓形成的风险。谨慎的医疗措施往往会获得较好的预后。

风湿性疾病通常不影响生育能力，但也有例外。如接受环磷酰胺的患者（特别是年龄较大且累积剂量较大的患者）易存在性腺功能衰竭的风险[123]。活动性疾病、大剂量皮质醇激素以及慢性肾衰竭都会对下丘脑 - 垂体 - 卵巢轴产生不利影响。卵巢储备功能测试包括促卵泡激素（follicle-stimulating hormone，FSH）、窦卵泡计数（antral follicle count，AFC）以及抗苗勒管激素水平。

预防药物引起的不孕症很重要。尽管缺乏长期数据，但目前的文献表明联合使用长效 GnRH 类似物药物（如亮丙瑞林）治疗可降低接受环磷酰胺的患者卵巢早衰的风险[124]。冷冻胚胎和冷冻卵子可用于病情稳定能耐受卵巢过度刺激但尚不能或未准备好怀孕的患者，以保存其生育能力。

常用的辅助生殖技术包括伴或不伴随体外受精的排卵诱导以及胚胎移植。体外受精的过程常需要更强的卵巢刺激、手术提取卵母细胞、体外受精与再植入。卵巢过度刺激综合征（ovarian hyperstimulation syndrome，OHSS）尽管罕见，但却是重要的并发症，它可导致毛细血管渗漏引起胸腔积液与腹水。严重的 OHSS 会增加血栓形成与肾受损的风险，这一点是风湿病患者尤其要注意的。风湿病患者重要的风险与雌激素水平升高相关，包括狼疮病情活动和血栓形成[125-126]。尽管大多数病例报道中患者大多已预防性使用阿司匹林或 LMWH，伴随排卵诱导 / 体外受精导致的病情活动的 SLE 患者通常预后良好。接受排卵诱导 / 体外受精的 aPL 阳性或 APS 患者血栓形成的风险似乎较小。目前的临床数据不认为 aPL 是引起体外受精失败或不孕症的原因，故抗凝治疗可能无法改善体外受精的结局[30]。风湿病患者的体外受精前评估应同产前评估一样。排卵诱导 / 体外受精应对经（可用于孕期的）药物控制后病情稳定不活动的患者施行。预防性抗凝措施应用于有高风险 aPL 谱的患者；对于确诊 APS 的患者则必须使用。

结论

育龄期风湿病患者的管理既具有挑战性，又有收益。所有使用有潜在致畸性的药物的育龄期风湿病患者应该向医生咨询有效的避孕措施。在行环磷酰胺治疗前，医生、患者应细致地讨论保留生育能力的方法。不考虑特定的疾病，风湿病患者妊娠期间的治疗原则包括：发现少数伴有疾病相关的严重损害而需要避孕的患者；建议患者在服用对妊娠低风险的药物治疗后病情稳定且不活动时怀孕；评估与预后相关

表 39-4 风湿病患者避孕措施的益处与风险

	含铜宫内节育器	左炔诺孕酮宫内节育器（LNG-IUD）	孕激素避孕药	长效醋酸甲羟孕酮（DMPA）注射液	孕激素皮下植入剂	联合口服避孕药	阴道避孕环	避孕贴
频次	放置时间约10年；须由医生进行操作	放置时间3～5年；须由医生进行操作	每日定时口服	每3个月注射一次；须由医生进行操作	放置时间约3年；须由医生进行操作	每日口服	每月更换	每周更换
相关的副作用	子宫痉挛与出血风险增加	几乎没有全身性孕激素效应；子宫痉挛与出血减少	点状出血	生育能力恢复延迟；骨密度降低	生育能力恢复较快；对骨密度无影响	促血栓形成；药物相互作用较多；可能引起骨密度增高		
风湿病相关的注意事项	使用免疫抑制的患者的感染风险不确定，但风险增加可能性不大*；左炔诺孕酮宫内节育器可减少使用抗凝药的患者月经期出血；无明显的血栓形成或狼疮活动风险	月经期出血减少；无明显的血栓形成或狼疮活动的风险	月经期出血减少；无明显的血栓形成或狼疮活动的风险；显著的骨质疏松风险；避免用于类风湿关节炎（RA）或使用糖皮质激素治疗的患者	月经期出血减少；无明显的血栓形成或狼疮活动的风险	不会增加病情稳定的狼疮患者病情复发的风险；血栓风险增加：避免用于aPL阳性的患者	雌激素水平和口服避孕药相当；血栓的风险增加：避免用于aPL阳性的患者	雌激素水平比口服避孕药更高；血栓的风险增加：避免用于aPL阳性的患者

* 若患者有多名性伴侣，则不推荐使用

aPL，抗磷脂抗体；DMPA，长效醋酸甲羟孕酮；IUD，宫内节育器；LNG IUD，左炔诺孕酮宫内节育器；OC，口服避孕药

的特定的风险因素，如 APL，以及抗 Ro/SS-A 和 La/SS-B 抗体。最后，患者和临床医生应当在怀孕开始时共同讨论孕期风湿病疾病活动时的用药方案并达成一致。通过细致的规划，大多数风湿病女性患者都能成功妊娠且预后良好。

 本章的参考文献也可以在 ExpertConsult.com 上找到。

参考文献

1. Betz AG: Immunology: tolerating pregnancy. *Nature* 490:47–48, 2012.
2. Branch DW, Wong LF: Normal pregnancy, pregnancy complications, and obstetric management. In Sammaritano LR, Bermas BL, editors: *Contraception and pregnancy in patients with rheumatic disease*, New York, 2014, Springer, pp 31–62.
3. Hsu CH, Gomberg-Maitland M, Glassner C, et al: The management of pregnancy and pregnancy-related medical conditions in pulmonary arterial hypertension patients. *Int J Clin Pract Suppl* 172:6–14, 2011.
4. Imbasciati E, Gregorini G, Cabiddu G, et al: Pregnancy in CKD stages 3 to 5: fetal and maternal outcomes. *Am J Kidney Dis* 49:753–762, 2007.
5. Chakravarty EF, Colon I, Langer ES, et al: Factors that predict prematurity and preeclampsia in pregnancies that are complicated by SLE. *Am J Obstet Gynecol* 192:1897–1904, 2005.
6. Wallenius M, Skomsvoll JF, Irgens LM, et al: Pregnancy and delivery in women with chronic inflammatory arthrides with a specific focus on first birth. *Arthritis Rheum* 63(6):1534–1542, 2011.
7. Nalli C, Iodice A, Reggia R, et al: Long-term outcome of children of rheumatic disease patients. In Sammaritano LR, Bermas BL, editors: *Contraception and pregnancy in patients with rheumatic disease*, New York, 2014, Springer, pp 289–303.
8. Lockshin MD: Pregnancy does not cause systemic lupus erythematosus to worsen. *Arthritis Rheum* 32:665–670, 1989.
9. Petri M, Howard D, Repke J: Frequency of lupus flare in pregnancy. The Hopkins Lupus Pregnancy Center experience. *Arthritis Rheum* 34:1538–1545, 1991.
10. Clowse ME, Magder LS, Witter F, et al: Early risk factors for pregnancy loss in lupus. *Obstet Gynecol* 107:293–299, 2006.
11. Ruiz-Irastorza G, Lima F, Alves J, et al: Increased rate of lupus flare during pregnancy and the puerperium: a prospective study of 78 pregnancies. *Br J Rheumatol* 35:133–138, 1996.
12. Clowse ME, Jamison M, Myers E, et al: A national study of the complications of lupus in pregnancy. *Am J Obstet Gynecol* 199:127.e1–127.e6, 2008.
13. Barbhaiya M, Bermas BL: Evaluation and management of systemic

lupus erythematosus and rheumatoid arthritis during pregnancy. *Clin Immunol* 149:225–235, 2013.

14. Yasmeen S, Wilkins EE, Field NT, et al: Pregnancy outcomes in women with systemic lupus erythematosus. *J Matern Fetal Med* 10:91–96, 2001.

15. Rahman P, Gladman DD, Urowitz MB: Clinical predictors of fetal outcome in systemic lupus erythematosus. *J Rheumatol* 25:1526–1530, 1998.

16. Wagner SJ, Craici I, Reed D, et al: Maternal and fetal outcomes in pregnant patients with active lupus nephritis. *Lupus* 18:342–347, 2009.

17. Magid MS, Kaplan C, Sammaritano LR, et al: Placental pathology in systemic lupus erythematosus: a prospective study. *Am J Obstet Gynecol* 179:226–234, 1988.

18. Mendez B, Saxena A, Buyon JP, et al: Neonatal lupus. In Sammaritano LR, Bermas BL, editors: *Contraception and pregnancy in patients with rheumatic disease*, New York, 2014, Springer, pp 251–272.

19. Clowse ME, Magder L, Witter F, et al: Hydroxychloroquine in lupus pregnancy. *Arthritis Rheum* 54:3640–3647, 2006.

20. Kitridou RC: Pregnancy in mixed connective tissue disease. *Rheum Dis Clin North Am* 31:497–508, 2005.

21. Watanabe R, Tatsumi K, Uchiyama T, et al: Puerperal secondary pulmonary hypertension in a patient with mixed connective tissue disease. *Nihon Kyobu Shikkan Gakkai Zasshi* 33:883–887, 1995.

22. Mosca M, Neri R, Strigini F, et al: Pregnancy outcome in patients with undifferentiated connective tissue disease: a preliminary study on 25 pregnancies. *Lupus* 11(5):304–307, 2002.

23. Lundberg I, Hedfors E: Pregnancy outcome in patients with high titer anti-RNP antibodies. A retrospective study of 40 pregnancies. *J Rheumatol* 18:359–362, 1991.

24. Shultz SW, Bober M, Johnson C, et al: Maternal connective disease and offspring with chondrodysdysplasia punctata. *Semin Arthritis Rheum* 39:410–416, 2010.

25. Mutsukuru K, Nakamura H, Iwanaga N, et al: Successful treatment of a patient with primary Sjögren's syndrome complicated with pericarditis during pregnancy. *Intern Med* 46:1143–1147, 2007.

26. Julkunen H, Kaaja R, Kurki P, et al: Fetal outcome in women with primary Sjögren's syndrome. A retrospective case controlled study. *Clin Exp Rheumatol* 13:65–71, 1995.

27. Hussein SZ, Jacobson LT, Linquist PG, et al: Pregnancy and fetal outcome in women with primary Sjögren's syndrome compared with women in the general population: a nested case-control study. *Rheumatology* 50:1612–1617, 2011.

28. Izmirly PM, Kim MY, Llanos C, et al: Evaluation of the risk of anti-SSA/Ro-SSB/La antibody–associated cardiac manifestations of neonatal lupus in fetuses of mothers with systemic lupus erythematosus exposed to hydroxychloroquine. *Ann Rheum Dis* 69:1827–1830, 2010.

29. Miyakis S, Lockshin MD, Atsumi T, et al: International consensus statement on an update of the classification criteria for definne antiphospholipid syndrome (APS). *J Thromb Haemost* 4(2):295–306, 2006.

30. Practice Committee of the American Society for Reproductive Medicine: Anti-phospholipid antibodies do not affect IVF success. *Fertil Steril* 90:S172–S173, 2008.

31. Appenzeller S, Souza FH, Wagner Silva de Souza A, et al: HELLP syndrome and its relationship with antiphospholid syndrome and antiphospholipid antibodies. *Semin Arthritis Rheum* 41:517–523, 2011.

32. Ruffatti A, Calligaro A, Hoxha A, et al: Laboratory and clinical features of pregnant women with antiphospholipid syndrome and neonatal outcome. *Arthritis Care Res* 62:302–309, 2010.

33. Boffa MC, Lachassinne E: Infant perinatal thrombosis and antiphospholipid antibody: a review. *Lupus* 16(18):634–641, 2007.

34. Lockshin MD, Kim M, Laskin CA, et al: Prediction of adverse pregnancy outcome by the presence of lupus anticoagulant, but not anticardiolipin antibody, in patients with antiphospholipid antibody. *Arthritis Rheum* 64(7):2311–2318, 2012.

35. Ruffatti A, Tonello M, Visentin MS, et al: Risk factors for pregnancy failure in patients with anti-phospholipid syndrome treated with conventional therapies: a multicentre case–control study. *Rheumatology* 15(9):1684–1689, 2011.

36. De Carolis S, Botta A, Santucci S, et al: Complementemia and obstetric outcome in pregnancy with antiphospholipid syndrome.

Lupus 21(7):776–778, 2012.

37. Cowchock FS, Reece EA, Balaban D, et al: Repeated fetal losses associated with antiphospholipid antibody: a collaborative randomized trial comparing prednisone with low-dose heparin treatment. *Am J Obstet Gynecol* 166:1318–1323, 1992.

38. Mak A, Cheung MWL, Cheak AAC, et al: Combination of heparin and aspirin is superior to aspirin alone in enhancing live births in patients with recurrent pregnancy loss and positive anti-phospholipid antibodies: a meta-analysis of randomized controlled trials and meta-regression. *Rheumatology* 49(2):281–288, 2010.

39. Ziakas PD, Pavlou M, Voulgarelis M: Heparin treatment in antiphospholipid syndrome with recurrent pregnancy loss: a systematic review and meta-analysis. *Obstet Gynecol* 115(6):1256–1261, 2010.

40. Branch DW, Peaceman AM, Druzin M, et al: A multicenter placebo-controlled pilot study of intravenous immunoglobulin treatment of antiphospholipid syndrome during pregnancy. The Pregnancy Loss Study Group. *Am J Obstet Gynecol* 182:122–127, 2000.

41. Salmon JE, Girardi G, Holers NM: Activation of complement mediates antiphospholipid antibody-induced pregnancy loss. *Lupus* 12(7):535–538, 2003.

42. Berman J, Girardi G, Salmon JE: TNF-α is a critical effector and a target for therapy in antiphospholipid antibody-induced pregnancy loss. *J Immunol* 174(1):485–490, 2005.

43. Gris JC, Bouvier S, Molinari N, et al: Comparative incidence of a first thrombotic event in purely obstetric antiphospholipid aydnroem with pregnancy loss: the NOH-APS observational study. *Blood* 119(11):2624–2632, 2012.

44. Wallenius M, Skomsvoll JF, Irgens LM, et al: Parity in women with chronic inflammatory arthritides childless at time of diagnosis. *Scan J Rheumatolol* 41:202–207, 2012.

45. Clowse ME, Chakravarty E, Costenbader KH, et al: Effects of infertility, pregnancy loss and patient concerns on family size of women with rheumatoid arthritis and systemic lupus erythematosus. *Arthritis Care Res* 64:668–674, 2012.

46. Brouwer J, Laven JS, Hazes JM, et al: Levels of serum anti-Müllerian hormone, a marker for ovarian reserve, in women with rheumatoid arthritis. *Arthritis Care Res* 65:1534–1538, 2013.

47. Hench PS: The ameliorating effect of pregnancy on chronic atrophic (infectious rheumatoid arthritis, fibrosis and intermittent hydrarthrosis. *Mayo Clin Proc* 13(161):7, 1938.

48. Perselin RH: The effect of pregnancy on rheumatoid arthritis. *Bull Rheum Dis* 27:922–927, 1976–1977.

49. De Man YA, Dolhain RJEM, van de Geijn FE, et al: Disease activity of rheumatoid arthritis during pregnancy: results from a nationwide prospective study. *Arthritis Rheum* 59:1241–1248, 2009.

50. De Man YA, Bakker-Jonges LE, Gorberth CM, et al: Women with rheumatoid arthritis negative for anti-cyclic citrullinated peptide and rheumatoid factor are more likely to improve during pregnancy, whereas in autoantibody-positive women autoantibody levels are not influenced by pregnancy. *Ann Rheum Dis* 69:420–423, 2010.

51. Ostensen M, Husby G: A prospective clinical study of the effects of pregnancy on rheumatoid arthritis and ankylosing spondylitis. *Arthritis Rheum* 26:1155–1159, 1983.

52. De Man YA, Hazes JM, Van der heide H, et al: Association of higher rheumatoid arthritis disease activity during pregnancy with lower birth weight: results of a national prospective study. *Arthritis Rheum* 60:3196–3206, 2009.

53. Ostensen M: The effect of pregnancy on ankylosing sponylitis, psoriatic arthritis and juvenile rheumatoid arthritis. *Am J Reprod Immunol* 28:235–237, 1992.

54. Ostensen M, Ostensen H: Ankylosing spondylitis-the female aspect. *J Rheumatol* 25:120–124, 1998.

55. Lui NL, Haroon N, Carty A, et al: Effect of pregnancy on ankylosing spondylitis: a case-controlled study. *J Rheumatol* 38:2442–2444, 2011.

56. Silva CA, Sultan SM, Isenberg DA: Pregnancy outcome in adult-onset idiopathic inflammatory myopathy. *Rheumatology* 42:1168–1172, 2003.

57. Iago PF, Albert SOC, Andreu FC, et al: Pregnancy in adult-onset idiopathic inflammatory myopathy: Report from a cohort of myositis patients from a single center. *Sem Arthritis Rheumatism* 2014. doi: 10.1016/j.semarthrit.2014.05.004.

58. Kofteridis DP, Malliotakis PI, Sotsiou F, et al: Acute onset of derma-

tomyositis presenting in pregnancy with rhabdomyolysis and fetal loss: case report. *Scand J Rheumatol* 28(3):192–194, 1999.

59. Doria A, Iaccarino L, Ghirardello A, et al: Pregnancy in rare autoimmune rheumatic diseases: UCTD, MCTD, myositis, systemic vasculitis and Bechet disease. *Lupus* 13:690–695, 2004.

60. Vancsa A, Ponyi A, Constantin T, et al: Pregnancy outcome in idiopathic inflammatory myopathy. *Rheumatol Int* 27:435–439, 2007.

61. Messina S, Fagiolari G, Lamperti C, et al: Women with pregnancy-related polymyositis and high serum CK levels in the newborn. *Neurology* 58:482–484, 2002.

62. Al-Adnani M, Kiho L, Scheimberg I: Recurrent placental massive perivillous fibrin deposition associated with polymyositis: A case report and review of the literature. *Ped Dev Pathol* 11:226–229, 2008.

63. Williams L, Chang PY, Park E, et al: Successful treatment of dermatomyositis during pregnancy with intravenous immunoglobulin monotherapy. *Obstet Gynecol* 109:561–563, 2007.

64. Englert H, Brennan P, McNeil D, et al: Reproductive function prior to disease onset in women with sclerodrema. *J Rheumatol* 19:1575–1579, 1992.

65. Steen VD, Medsger TA: Fertility and pregnancy outcome in women with systemic sclerosis. *Arthritis Rheum* 42:763–768, 1999.

66. Taraborelli M, Ramoni V, Brucato A, et al: Brief report: Successful pregnancy but a higher risk of preterm births in patients with systemic sclerosis: an Italian multicenter study. *Arthritis Rheum* 64:1970–1977, 2012.

67. Steen VD, Conte C, Day N, et al: Pregnancy in women with systemic sclerosis. *Arthritis Rheum* 32:151–157, 1989.

68. Silman AJ, Black C: Increased incidence of spontaneous abortion and infertility in women with scleroderma before disease onset: a controlled study. *Ann Rheum Dis* 47:441–444, 1988.

69. Clowse ME, Richeson RL, Pieper C, et al: Pregnancy outcomes among patients with vasculitis. *Arthritis Care Res* 65:1370–1374, 2013.

70. Pagnoux C, Le Guern V, Goffinet F, et al: Pregnancies in systemic necrotizing vasculitides: report on 12 women and their 20 pregnancies. *Rheumatology* 50:953–961, 2011.

71. Gatto M, Iaccarino L, Canova M, et al: Pregnancy and vasculitis: a systematic review of the literature. *Autoimmun Rev* 11:A447–A459, 2012.

72. Khandelwal M, Lal N, Fischer RL, et al: Takayasu arteritis and pregnancy: case report and review of the literature. *Obstet Gynecol Survey* 64:258–262, 2009.

73. Burkett G, Richard R: Periarteritis nodosa and pregnancy. *Obstet Gynecol* 59:252–253, 1982.

74. Owen J, Hauth JC: Polyarteritis nodosa in pregnancy: a case report and brief literature review. *Am J Obstet Gynecol* 160:606–611, 1989.

75. Stone MS, Olson RR, Weismann DN, et al: Cutaneous vasculitis in the newborn of a mother with cutaneous polyarteritis nodosa. *J Am Acad Dermatol* 28:101–105, 1993.

76. Auzary C, Wechsler B, Vauthier-Brouzes D, et al: Pregnancy in patients with Wegener's granulomatosis: report of five cases in three women. *Ann Rheum Dis* 59:800–804, 2000.

77. Tuin J, Sanders JSF, de Joode AAE, et al: Pregnancy in women diagnosed with antineutrophil cytoplasmic antibody–associated vasculitis: Outcome for the mother and the child. *Arthritis Care Res* 64:539–545, 2012.

78. Priori R, Tomassini M, Magrini L, et al: Churg-Strauss syndrome during pregnancy after steroid withdrawal. *The Lancet* 352(9140):1599–1600, 1998.

79. Schlieben DJ, Korbet SM, Kimura RE, et al: Pulmonary-renal syndrome in a newborn with placental transmission of ANCAs. *Am J Kidney Dis* 45:758–761, 2005.

80. Doria A, Bajocchi G, Tonon M, et al: Pre-pregnancy counseling of patients with vasculitis. *Rheumatology* 47(Suppl 3):iii13–iii15, 2008.

81. Hwang I, Lee CK, Yoo B, et al: Necrotizing villitis and decidual vasculitis in the placentas of mothers with Behçet disease. *Hum Path* 40(1):135–138, 2009.

82. Jadaon J, Shushan A, Ezra Y, et al: Behçet's disease and pregnancy. *Acta Obstet Gynecol Scand* 84(10):939–944, 2005.

83. Fam AG, Siminovitch KA, Carette S, et al: Neonatal Behçet's syndrome in an infant of a mother with the disease. *Ann Rheum Dis* 40(5):509–512, 1981.

84. Niebyl JR, Simpson JL: Drugs and environmental agents in pregnancy and lactation: embryology, teratology, epidemiology. In Gabbe

SG, Nielbly JR, Simpson JL, et al, editors: *Obstetrics: normal and problem pregnancies*, ed 6, Philadelphia, 2012, WB Saunders (Elsevier), pp 141–165.

85. Van Gelder MM, Roeleveld N, Nordeng H: Exposure to nonsteroidal anti-inflammatory drugs during pregnancy and the risk of selected birth defects: a prospective cohort study. *PLoS ONE* 6:e22174, 2011.

86. Pall M, Friden BE, Brannstrom M: Induction of delayed follicular rupture in the human by the selective COX-2 inhibitor rofecoxib: a randomized double-blind study. *Hum Reprod* 16:1323–1328, 2001.

87. Nakhai-Pour HR, Broy P, Sheehy O, et al: Use of non-aspirin nonsteroidal anti-inflammatory drugs during pregnancy and the risk of spontaneous abortion. *CMAJ* 183:1713–1720, 2011.

88. Edwards DR, Aldridge T, Baird DD, et al: Periconceptional over-the-counter nonsteroidal anti-inflammatory drug exposure and risk for spontaneous abortion. *Obstet Gynecol* 120:113–122, 2012.

89. Blanford AT, Murphy BE: In vitro metabolism of prednisolone, dexamethasone, betamethasone, and cortisol by the human placenta. *Am J Obstet Gynecol* 127:264–267, 1977.

90. Flint J, Panchal M, Hurrell A, et al: BSR and BHPR guideline on prescribing drugs in pregnancy and breastfeeding—part 1: standard and biologic disease modifying anti-rheumatic drugs and corticosteroids. *Rheumatology* 2016. Advanced Access.

91. Ost L, Wettresll G, Bjorkhem I, et al: Prednisolone excretion in human milk. *J Pediatr* 106:1008–1011, 1985.

92. Hart CW, Naunton RF: The ototoxicity of chloroquine phosphate. *Arch Otolaryngol* 80:407–412, 1964.

93. Costedoat-Chalumeau N, Amoura Z, Houng DL, et al: Safety of hydroxychloroquine in pregnant patients with connective tissue diseases: review of the literature. *Autoimmun Rev* 4:111–115, 2005.

94. Al-Herz A, Schulzer M, Esdaile JM: Survey of antimalarial use in lupus pregnancy and lactation. *J Rheumatol* 29:700–708, 2002.

95. Osadchy A, Ratnapalan T, Koren G: Ocular toxicity in children exposed in utero to antimalarial drugs: review of the literature. *J Rheumatol* 38:2504–2508, 2011.

96. Motta M, Tincani A, Faden D, et al: Follow-up of infants exposed to hydroxychloroquine given to mothers during pregnancy and lactation. *J Perinatol* 25:86–89, 2005.

97. Mogadam M, Dobbins WO, Korelitz BI, et al: Pregnancy in inflammatory bowel disease: effect of sulfasalazine and corticosteroids on fetal outcome. *Gastroenterolog* 80:72–76, 1981.

98. Branski D, Kerem E, Gross-Kieselstein E, et al: Bloody diarrhea: a possible complication of sulphasalazine transferred through breast milk. *J Ped Gastroenterol Nutr* 5:316–317, 1986.

99. Feldcamp M, Carey JC: Clinical teratology counseling and consultation case report: low dose methotrexate exposure in the early weeks of pregnancy. *Teratology* 47:553–559, 1993.

100. Brent RL: Teratogen update: Reproductive risks of leflunomide (arava); a pyrimidine synthesis inhibitor: counseling women taking leflunomide before and during pregnancy and men taking leflunomide who are contemplating fathering a child. *Teratology* 63:106–112, 2001.

101. Cassina M, Johnson DL, Robinson LK, et al: Pregnancy outcome in women exposed to leflunomide before or during pregnancy. *Arthritis Rheum* 64:2085–2094, 2012.

102. Radomski JS, Ahlswede BA, Jarrell BE, et al: Outcomes of 500 pregnancies in 335 female kidney, liver, and heart transplant recipients. *Transplant Proc* 27:1089–1090, 1995.

103. Gardner SJ, Gearry RB, Roberts RL, et al: Exposure to thiopurine drugs through breast milk is low based on metabolite concentration in mother-infant pairs. *Br J Clin Pharmacol* 62:453–456, 2006.

104. Moretti ME, Sgro M, Johnson DW, et al: Cyclosporine excretion in breast milk. *Transplant* 75:2144–2146, 2003.

105. Kaintz A, Harabacz I, Cowlrick IS, et al: Review of the course and outcome of 100 pregnancies in 84 women treated with tacrolimus. *Transplantation* 70:1718–1721, 2000.

106. Bramham K, Chusney G, Lee J, et al: Breastfeeding and tacrolimus: serial monitoring in breast-fed and bottle-fed infants. *Clin J Am Soc Nephrol* 8:563–567, 2013.

107. Perez-Aytes A, Ledo A, Boso V, et al: In utero exposure to mycophenolate mofetil: a characteristic phenotype? *Am J Med Genet A* 146A:1–7, 2008.

108. Fields CL, Ossorio MA, Roy TM, et al: Wegener's granulomatosus complicated by pregnancy. A case report. *J Reprod Med* 36:463–466, 1991.

109. Parke A: The role of IVIG in the management of patients with antiphospholipid antibodies and recurrent pregnancy losses. *Clin Rev Allergy* 10:106–118, 1992.

110. Carter JD, Ladhani A, Ricca LR, et al: A safety assessment of tumor necrosis factor antagonists during pregnancy: a review of the Food and Drug Administration database. *J Rheumatol* 36:635–641, 2009.

111. Crijns HJ, Jentink J, Garne E, et al: The distribution of congenital anomalies within the VACTERL association among tumor necrosis factor antagonist-exposed pregnancies is similar to the general population. *J Rheumatol* 38:1871–1874, 2011.

112. Mahadevan U, Wolf DC, Dubinsky M, et al: Placental transfer of anti-tumor necrosis factor agents in pregnant patients with inflammatory bowel disease. *Clin Gastroenterol Hepatol* 11:286–292, 2013.

113. Cheeni K, Nolan J, Shariq S, et al: Case report: fatal case of disseminated BCG infection in an infant born to a mother taking infliximab for Crohn's disease. *J Crohn's Colitis* 4(5):603–605, 2010.

114. Raja H, Matteson EL, Michel CJ, et al: Safety of tumor necrosis factor inhibitors during pregnancy and breastfeeding. *TVST* 1:6, article 5, 2012.

115. Chakravarty EF, Murray ER, Kelman A, et al: Pregnancy outcomes after maternal exposure to rituximab. *Blood* 117(5):1499–1506, 2011.

116. Diav-Citrin O, Shechtman S, Schwartz V, et al: Pregnancy outcome after in utero exposure to colchicine. *Am J Obstet Gynecol* 203:144e1–144e6, 2010.

117. Schwartz EB, Manzi S: Risk of unintended pregnancy among women with systemic lupus erythematosus. *Arthritis Rheum* 59(6):863–866, 2008.

118. Yazdany J, Trupin L, Kaiser R, et al: Contraceptive counseling and use among women with systemic lupus: a gap in health care quality? *Arthritis Care Res* 63(3):358–365, 2011.

119. Britto MT, Rosenthal SL, Taylor J, et al: Improving rheumatologist' screening for alcohol and sexual activity. *Arch Ped Adolesc Med* 154(5):478–483, 2000.

120. Stringer EM, Kaseba C, Levy J, et al: A randomized trial of the intrauterine device versus hormonal contraception in women who are infected with the human immunodeficiency virus. *Am J Obstet Gynecol* 197(2):144e1–144e8, 2007.

121. Petri M, Kim MY, Kalunian KC, et al: Combined oral contraceptives in women with systemic lupus erythematosus. *N Engl J Med* 353:2550–2558, 2005.

122. Sanchez-Guerrero J, Uribe AG, Jimenez-Santana L, et al: A trial of contraceptive methods in women with systemic lupus erythematosus. *N Engl J Med* 353:2539–2549, 2005.

123. Boumpas DT, Austin HA, Vaughan EM, et al: Risk for sustained amenorrhea in patients with systemic lupus erythematosus receiving intermittent pulse cyclophosphamide therapy. *Ann Int Med* 119(5):366–369, 1993.

124. Dooley MA, Nair R: Therapy Insight: preserving fertility in cyclophosphamide-treated patients with rheumatic disease. *Nat Clin Pract Rheumatol* 4:250–257, 2008.

125. Guballa N, Sammaritano L, Schwartzman S, et al: Ovulation induction and in vitro fertilization in systemic lupus erythematosus and antiphospholipid syndrome. *Arthritis Rheum* 43:550–556, 2000.

126. Bellver J, Pellicer A: Ovarian stimulation for ovulation induction and in vitro fertilization in patients with systemic lupus erythematosus and antiphospholipid syndrome. *Fertil Steril* 92:1803–1810, 2009.

第 40 章

肌肉骨骼系统的病史和体格检查

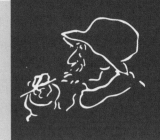

原著 John M. Davis III · Kevin G. Moder · Gene G. Hunder
赵丽珂 译 黄慈波 校

关键点

对肌肉骨骼系统疾病患者，详细准确地采集病史对做出正确的诊断非常关键。

肌肉骨骼系统疾病的主要症状包括疼痛、僵硬、肿胀、活动受限、无力、疲劳和功能丧失。

了解关节解剖、运动平面，尤其是滑膜衬里的结构，对正确诊断肌肉骨骼疾病十分重要。

记录关节检查的定性和定量数据对于监测炎性关节病患者的疾病活动度非常重要。

及早发现患者的心理因素如何影响其肌肉骨骼症状和检查能够提高临床评估质量。

肌肉骨骼疾病患者的病史

准确而全面地了解患者肌肉骨骼症状对做出正确的诊断非常关键。医生必须准确地理解患者描述的症状，并且详细记录症状发作情况、累及部位、进展情况、严重程度、加重和缓解因素及伴随症状。社会心理压力与症状的关系非常重要，应该给予考虑。必须评估症状对患者各方面功能的影响，从而指导治疗。

患者目前或既往的治疗效果有助于评估目前的病情。对抗炎药物或糖皮质激素有效提示疾病为炎症所致。但这并非是炎性风湿性疾病的特异性反应，需要根据整体病史和体格检查综合考虑。医生必须评估

患者对肌肉骨骼疾病治疗的依从性。患者症状改善不明显时，则需要区分是治疗的依从性差，还是治疗失败。

当医生采集病史时，患者的语言和非语言行为均可为疾病的性质和患者的反应情况提供线索。早期类风湿关节炎（rheumatoid arthritis，RA）患者可能屈曲双手以降低关节内的压力，减轻疼痛。部分患者可能会过度关注不适症状，而另外一部分患者则可能漠不关心。医生在开始治疗时，必须注意患者对疾病的了解及其对疾病的态度。

疼痛

疼痛是肌肉骨骼疾病患者最常见的就诊原因。疼痛是一种主观的伤害性感觉或经历，可能被描述为多种术语，常为实际的或感知到的身体损害。疼痛是一种难以定义、描述和测量的复杂感觉。患者的疼痛可因情绪因素和既往经历而改变。

问诊时，最好尽早明确疼痛的特点，这将有助于对患者的主诉进行分类。关节疼痛提示关节炎性病变，而肢端"烧灼感"或"麻木"可能提示神经病变。如果患者能进行正常活动，但却描述有"极痛苦的"或"不可忍受"的疼痛时，提示情绪、社会心理因素影响或放大了症状。

医生应该知道患者疼痛的分布，并确定其是否与解剖结构相吻合。患者常用身体的部位来描述疼痛的位置，通常是非解剖的方式。例如患者通常主诉"髋

部"痛,而实际上却是在描述下腰部、臀部或大腿部的疼痛。接诊者可以通过让患者用手指指出疼痛区域的办法来明确疼痛部位。局限于单个或多个关节的疼痛倾向于提示关节疾病。位于滑囊、肌腱、韧带或神经分布区的疼痛提示相应结构的病变。与浅表结构的疼痛相比,深层结构的疼痛较难定位。同样,外周小关节的疼痛比近端大关节(如肩关节、髋关节)的定位更加精确。当疼痛弥漫、不易描述或与解剖结构无关时,通常提示慢性疼痛综合征,例如纤维肌痛综合征或精神疾病。

医生应当评估患者疼痛的严重程度。常用的方法是要求患者用 0(没有疼痛)~ 10(非常疼痛)的数字等级描述疼痛程度。让患者使用视觉模拟标尺(100 mm)标记过去一周的疼痛程度,非常有助于监测炎性关节炎的疾病活动程度。类似的标尺也被应用于评估工具中,如 McGill 疼痛问卷便是其中之一。

医生应当明确疼痛加重或缓解的因素。关节疼痛在休息时存在,活动后加重,则提示了炎症性过程;而如果疼痛主要在活动后发生,休息后缓解,则提示了一种机械性损伤,如退行性关节炎。此外,疼痛在一天中出现的时间也是重要信息,这将在下一部分中讨论。

僵硬

僵硬是关节炎患者的常见主诉。然而,僵硬的含义因患者而异。有些患者主诉的"僵硬"代表了疼痛、酸胀、无力、疲劳或活动受限[1]。风湿科医生通常将"僵硬"描述为患者在一段时间不活动后试图活动关节时的不适感和受限感。这种"胶着"现象常出现于一个小时或者数个小时不活动后。与不活动相关的僵硬感持续时间长短不一,轻度僵硬持续数分钟,而严重僵硬可持续数小时。

晨僵是炎性关节病的早期特征,通常 RA 和风湿性多肌痛患者比较明显,可以持续数小时。尽管没有晨僵不能排除炎性关节炎,但这种情况并不多见。评价晨僵情况可以提问患者:"早晨你需要活动多长时间才能使关节松弛达到日常水平?"与炎性关节疾病相比,非炎性关节疾病(例如退行性关节炎)相关的晨僵持续时间短(通常< 30 分钟),并且程度较轻。此外,在非炎性关节疾病中,僵硬程度与受损关节的使用程度有关:过度使用后僵硬程度加重,通常数天

后可逐渐缓解。晨僵并非炎性关节病所特有,纤维肌痛综合征、慢性先天性疼痛综合征、帕金森病(通常不会变松弛)等神经系统疾病和睡眠相关呼吸疾病同样可出现晨僵。

活动受限

活动受限是关节疾病患者常见的主诉。此症状应与僵硬相鉴别:僵硬通常时间短且不固定,而继发于关节疾病的活动受限是固定的,不太随时间变化。检查者应该明确由关节活动受限引起功能丧失的程度。关节活动受限的持续时间有助于预测给予口服或关节腔内注射糖皮质激素或物理治疗等干预后的改善程度。了解活动受限发生的急缓速度有助于鉴别诊断:突然发生的活动受限提示结构紊乱,例如肌腱断裂或膝半月板撕裂;逐渐发生的活动受限常见于炎性关节疾病。

肿胀

关节肿胀是风湿性疾病患者的一个重要症状。对于主诉有关节痛的患者,是否存在关节肿胀将有助于缩小鉴别诊断的范围。为了区分肿胀是与关节滑膜炎有关还是与软组织有关,了解解剖位置和肿胀的分布范围非常重要。广泛的软组织肿胀可由静脉或淋巴受阻、软组织损伤或者肥胖所致;这些患者常诉肿胀部位不明确,或肿胀没有分布于特定关节、滑囊或肌腱内。肥胖患者可能会将肘、膝关节内侧或踝关节外侧脂肪组织的正常聚集理解为肿胀。炎性关节炎患者关节肿胀的特殊区域分布有助于某些典型疾病的鉴别:RA 有对称性的掌指关节和腕关节肿胀,银屑病关节炎有数个足趾和膝关节的肿胀。

了解肿胀的起始、进展情况和影响因素非常有用。由滑膜炎或滑囊炎引起的关节肿胀在活动时通常会有不适,因为活动时肿胀的炎性组织张力增加。如果是关节周围的组织肿胀,关节活动时不会有不适感,因为炎性组织张力没有增加。密闭区域(例如滑膜腔或者滑囊)肿胀急性发作时,疼痛比较明显;而相似程度的肿胀缓慢发生时,疼痛则比较容易耐受。

无力

无力也是一种常见的有着各种不同主观意义的主

诉。真正的无力是指肌力的丧失，可以通过体格检查诊断。

无力的持续时间对于鉴别诊断非常重要。没有外伤而突然出现的无力常提示神经系统疾病，例如急性脑血管事件，所导致的结果通常为固定的、非进行性的障碍。隐袭起病的无力常提示肌肉病变，例如炎性肌病（如多肌炎），此类病变通常是持续的、进行性的。间歇性无力提示神经接头病变，例如重症肌无力。这些患者可能描述活动时肌肉疲劳，但并不是真正的无力。

应该确定患者无力的分布区域。双侧对称的近端无力提示炎性肌病。而包涵体肌炎可引起非对称性、更远端的无力。单侧或者孤立的无力常提示神经病变。没有关节病变的远端无力常提示神经系统疾病，如周围神经病变。周围神经病变患者常有疼痛和感觉症状，如感觉异常。而炎性肌病则通常表现为无痛性无力。

询问患者家族史能获得有价值的信息。如果其他家族成员也有类似症状，遗传性疾病的可能性更大，如肌营养不良或家族性神经病变。

询问患者近期或目前的用药情况也很重要。包括糖皮质激素和降脂药在内的许多药物都可以造成肌肉损伤。在一些少见情况下，环境因素也可能造成无力症状。重金属中毒可导致周围神经病变。还需调查饮食情况，例如食用未煮熟的猪肉可以引起旋毛虫病。饮酒过度与神经病变和肌病有关。

完整的系统回顾也有助于评价肌无力患者。全身症状，如体重下降和盗汗，可能提示是由恶性肿瘤引发的全身无力；皮疹、关节痛或雷诺现象则提示需要进一步排查结缔组织病。

疲劳

肌肉骨骼疾病患者经常主诉疲劳症状。"疲劳"可定义为不受疼痛和无力限制的一种休息倾向。疲劳于不同程度的活动后出现，休息后可以缓解。风湿性疾病患者即使不活动时也会有疲劳的症状。疲劳症状通常会随着系统性风湿性疾病的好转而改善。周身不适与疲劳常同时出现，但与疲劳并不完全相同。周身不适提示不够健康，常在疾病起病时出现。疲劳和周身不适都可在无明确器质病变时出现，社会心理因素、焦虑或抑郁都可能对症状产生影响。

功能丧失

由于功能丧失是肌肉骨骼疾病常见的表现，并且会对患者的健康状况和生活质量造成严重的影响，因此全面的病史还需要包含对患者日常生活能力的评估。残疾的程度表现不一，由关节炎造成的单个手指关节的功能丧失到严重的炎性多关节炎导致的身体完全失能均可出现。无论哪种原因，身体功能的丧失通常会对患者的社会活动能力、日常生活、工作能力甚至基本的自理能力产生深远的影响。评估是否存在功能障碍及其程度对于评价疾病的严重程度及制订治疗方案非常重要，而功能障碍作为 RA 长期预后和死亡率的最佳预测因子之一，在 RA 的评估中显得尤为重要[2-4]。

功能情况首先通过询问患者的日常活动能力来进行评估，包括梳洗、穿衣、洗澡、吃饭、走路、爬楼梯、开门、搬运物体等。若发现有特定功能的丧失，如开启牛奶盒困难，则需要做进一步的检查来明确困难的原因，这将有助于确认鉴别诊断和指导临床检查。这些情况同样可以为治疗管理提供重要信息，比如物理和职业治疗的可能性，如应用夹板或背带治疗等等。整体功能能力可通过健康评估问卷（详见第 33 章）之类的工具进行评价，这在科研及临床工作中被广泛用于评估 RA 及其他风湿性疾病患者治疗后身体功能的改善。

系统检查方法

肌肉骨骼检查是对关节、关节外软组织、肌腱、韧带、滑囊和肌肉状况的系统、全面的评估。风湿科医生通常从上肢开始检查，其次检查躯干和下肢。许多其他做法如果是系统、连贯的检查方法，也都是有效的。检查疼痛关节时动作应轻柔，这样可以提高患者的合作性，从而对关节做出准确评价。

通常关节检查的目的是检测结构和功能的异常。关节疾病的重要体征包括肿胀、压痛、活动受限、骨擦音（感）、畸形和不稳。

一般检查

需要对患者进行一般检查以发现系统性疾病的体征。检查内容需要包括皮肤，如苍白（可能提示贫血)、结节(可能提示 RA 或痛风)或皮疹(可能提示狼疮、血管炎或皮肌炎)。患者应尽量脱衣后接受检查。医生可以通过让患者在检查室或走廊步行来评估步态:减痛步态可见于多种脊柱或下肢的肌肉骨骼疾病,而在神经肌肉病患者则可见多种异常步态。患者起身及转移至检查台的能力也需要进行评估,这将为患者的疼痛情况、远端肌力以及整体功能提供信息。患者肌肉的外观也需要评估,包括体积、紧实度以及压痛情况。肌肉的体积需要对两侧进行对比,以明确是否存在不对称、肥大或者萎缩的情况。患者的态度和身体语言可以提供他 / 她的情绪及焦虑水平的信息,这在评价疼痛和压痛的时候是需要考虑的。

肿胀

关节周围肿胀的可能原因有关节内渗出、滑膜增生、关节周围皮下组织炎症、滑囊炎、肌腱炎、骨性肥大或关节外脂肪垫。熟悉各关节滑膜解剖结构有助于鉴别关节渗出引起的软组织肿胀与关节周围组织肿胀。首先,检查者应该观察关节是否有明显肿胀,例如失去了正常的骨突标志或者关节轮廓。通常通过比较双侧的关节可以发现细微的肿胀,并且能够观察到是否对称。

其次,检查者应该对每个关节进行触诊。正常的滑膜很薄,难以触及,而许多慢性炎性关节炎的滑膜常明显增厚,如 RA 的滑膜有"面团感"或"沼泽感"。在一些关节(如膝关节)中,滑膜腔的范围可以在体格检查中通过将液体压至滑膜腔的边界而显现,凸出的边缘可能更容易触及。如果这种可触及的边缘在滑膜的解剖范围之内,而减小压力后消失,这种膨胀通常代表滑膜渗出;如果持续存在,则提示滑膜增厚。然而,滑膜增厚与渗出并不一定能通过体格检查获得可靠的鉴别。超声作为体格检查的延伸获得了越来越多的应用,从而使得检查者能够鉴别滑膜增厚和渗出。

压痛

在肌肉骨骼检查中,压痛是指关节和关节外组织在触诊和施压时的不适感。通过触诊弄清压痛的范围将有助于检查者明确病变是在关节内还是在关节周围,如脂肪垫、肌腱附着点、韧带、滑囊、肌肉或者

皮肤。触诊未受累的结构有助于评估压痛的意义。相对于有很多其他肌筋膜压痛点的患者,压痛关节对于诊断关节炎的意义在没有关节外压痛的患者中更重要。

活动受限

活动受限是关节疾病的常见表现,因此检查者应该了解每一个关节的正常活动类型和范围。将受累关节与对侧未受累关节进行对比检查对评价个体差异非常重要。关节活动受限可能与关节本身或者关节周围结构病变有关。比较主动活动范围与被动活动范围有助于区分以上两种情况。如果被动活动范围大于主动活动范围,活动受限可能是由于疼痛、无力、关节或关节周围结构的异常造成的。区分肌张力增高和真正的关节活动受限也很重要,因此患者在检查时需要放松。关节在某个平面内被动活动达到受限范围后产生的疼痛被称为压力性疼痛。如果某个关节在主动活动和被动活动范围内均有疼痛,通常提示关节异常。

骨擦音(感)

骨擦音(感)是由活动引起的可闻及的摩擦音或可触到摩擦感。可伴或不伴不适感。当粗糙的关节或关节外表面通过主动活动或人为挤压在一起摩擦时,可出现骨擦音(感)。细骨擦感可在慢性炎性关节炎触及,常提示由于侵蚀或存在肉芽组织而引起的对向软骨面粗糙。粗骨擦音(感)可由炎性或非炎性关节炎所致。骨与骨之间的骨擦音(感)是更高频率的、可触及和可听到的噼啪声。关节内的骨擦音(感)应与活动时韧带或肌腱在骨面上滑动产生的爆鸣音相鉴别,后者通常对诊断关节疾病的意义较小,可以在正常关节听到。在硬皮病患者腱鞘上可触及或听到层次分明的、粗糙的、吱吱响的皮革样骨擦音(感)。

畸形

关节畸形表现为骨性肥大、关节半脱位、非解剖位挛缩或者强直。畸形的关节通常功能异常,会限制活动并可能伴有疼痛,特别是在过度使用时更加明显。个别情况下,畸形的关节可能仍保留良好的功能,但不甚美观。关节畸形可以是可逆的,也可以是

不可逆的。例如狼疮 Jaccoud 关节病的手指多发天鹅颈畸形可以通过手法矫正，但 RA 患者的手指畸形则通常不能矫正。

不稳

当关节在任一平面上的活动范围超过正常范围时，可出现关节不稳。半脱位是指关节面部分移位，但仍存在部分关节面与关节面之间的接触。全脱位是指关节丧失了所有软骨面与面之间的接触。检查不稳时最好将关节支撑在检查者两手之间，然后对邻近骨向正常关节不能活动的方向施力。检查中患者必须放松，因为肌张力可能对不稳关节产生稳定作用。例如如果评估时患者股四头肌收缩，存在韧带缺损的膝关节可能看上去仍然是稳定的。

其他检查

颈椎和下腰部的检查将分别在第 45 和第 47 章中讨论。

关节检查的记录

关节检查的文件记录对于制订治疗方案、监测关节炎活动度、明确干预的有效性均非常重要。目前有多种不同的记录方法。可以使用各个关节的简写，如 PIP 代表近端指间关节。过去也曾使用 S-T-L 系统，以定量估计等级为基础，记录每一个关节的肿胀（swelling，S）、压痛（tenderness，T）和活动受限（limitation，L）程度[5]；这种方法非常有效，但随着对电子病历依赖度的提高，现已不再常用。使用叙述的方式记录关节检查结果比较容易。如"第二和第三掌指（metacarpophalangeal，MCP）关节有 2+ 级肿胀"，0 级表示掌指关节无肿胀，1 级表示滑膜明显增厚，2 级表示正常关节轮廓消失，3 级表示严重的囊性肿胀。另外，也可以使用骨骼示意图或模拟人的方式记录关节检查结果。如果需要精确记录，可以使用角度计测量各个关节的活动范围。

关节计数正越来越多地在临床实践和研究中被应用于炎性关节炎疾病活动度的监测[6]。推荐使用 28 个关节的压痛和肿胀计数来监测 RA 的疾病活动度。评估压痛关节数时，检查者用可以使拇指和示指指甲变白的力度，施压于患者的关节，然后记录触痛关节的数目。评估肿胀关节计数时，检查者需要记录可触及软组织肿胀或波动的关节数目，但需要除外畸形或骨性肥大的情况。28 个关节计数[7]包括双侧的肩关节、肘关节、腕关节、第 1～5 掌指关节、第 1～5 近端指间关节和膝关节。相对于更精确的关节计数，28 个关节计数有快捷、易操作的优势，但其局限性在于不包括踝关节和跖趾关节，因此可能会低估足部的病情活动程度。28 个关节计数被应用于病情活动评分 28（Disease Activity Score 28，DAS28）的评估[8]，DAS28 已被证实是监测疾病活动程度的有效工具。

评估关节压痛、肿胀和活动范围不能用来监测关节功能，因此需要使用其他检查方法。其他测定关节功能的试验可通过评估患者执行协调任务的能力来测定（如肩关节圆弧运动，测量 50 英尺步行时间）。但是这些功能性试验结果可能会有所不同。生理因素也可以导致变异，如 RA 患者关节大小存在昼夜变化、握力在 24 小时内会有生理性变化。

关节检查的解释

医生必须理解关节检查结果（无论是阴性还是阳性）对于制订正确治疗方案的重要意义。与其他任何诊断评估手段一样，准确性和可靠性是关节检查的重点。关于炎性滑膜炎体格检查的准确性，很多研究已经证实，关节检查在发现滑膜炎或渗出上远不如高分辨率超声或者 MRI 敏感[9-11]。尽管关节肿胀是活动性滑膜炎更为特异的表现，但近期的临床研究表明关节压痛与肿胀一样，对于影像学关节破坏具有提示意义[12]。早期关节炎患者的体征可能会非常不明显[13]。MRI 骨髓水肿是影像学损害的一个预测指标，但值得注意的是一项研究显示 35%～57% 有骨髓水肿的关节并不表现出滑膜炎的相应体征[14]。因此，检查者应结合完整关节症状的病史，充分考虑体格检查的结果，以明确诊断、判断预后、制订治疗方案。超声检查也有助于明确对关节病变的判定，增强医生对临床治疗决策的信心[15]。

关节检查同样存在变异性。如关节压痛或握力检查，观察者间的差异通常比同一个观察者不同时间检查的差异更为明显。同一个观察者的变异可以体现在同一患者身上，甚至短时间内的检查也可以存在差异。通常不同检查者对于关节线性压痛较肿胀的判定更为可靠，并且与基础疾病相关，比如关节肿胀在 RA 中较银屑病关节炎更为可靠 [11]。

特殊关节的检查

颞颌关节

颞颌关节位于外耳道前方，由下颌骨髁突与颞骨关节窝组成。该关节的肿胀很难被观察到。触诊时，检查者将一手指置于外耳道前，嘱患者张口闭口，将下颌骨从一侧推至另一侧 [16]。单侧或与对侧相比不对称的滑膜增厚或是轻中度的肿胀，更容易被发现。颞颌关节垂直方向的运动可以通过测量患者最大限度张口时上切牙与下切牙的距离来评估，通常是 3 ～ 6 cm。横向运动的检测也以切牙作为界标。无论是否存在严重关节炎的证据，骨擦音（感）或关节喀嚓声都是可能存在的。

很多类型的关节炎都可累及颞颌关节，包括幼年型和成人 RA。如果儿童的颞颌关节受累，可能会因为下颌骨的生长受限而出现小颌畸形。非炎性关节炎的患者也会出现颞颌关节痛，这与颞颌关节综合征一致（详见第 51 章）。有些研究者认为此综合征是由磨牙症引起的，且与纤维肌痛综合征相似，可能是肌筋膜痛的一种。

环杓关节

成对的环杓关节是由小锥形杓状软骨基底部与环状软骨后上缘组成。声韧带（真声带）附着于杓状软骨。环杓关节是可动关节，在声带开闭时可向内、向外移动及旋转。检查该关节要用直接或间接喉镜。关节炎症可能会引起发红、肿胀及发声时灵活性下降。环杓关节在 RA、创伤和感染中均可受累。实际 RA 环杓关节受累比临床中确诊的更多。症状可能包括声嘶、咽喉发胀或不适感，症状在讲话或吞咽时加重，极少数情况会发生严重的气道阻塞。

胸锁、柄胸与胸肋关节

锁骨内侧端与每侧胸骨的上端形成胸锁关节。第 1 肋与胸骨的关节连接（胸肋关节）紧靠尾部。胸骨柄与胸骨体的连接位于第 2 肋软骨与胸骨的附着水平。第 3 ～ 7 胸肋关节沿胸骨外缘在远端形成关节连接。胸锁关节是这组关节中唯一总是可动的关节；其他均为微动关节或软骨融合。胸锁关节是肩胛带与躯干唯一的真性关节连接。这些关节都位于皮肤之下，所以滑膜炎通常是可看到和可触及的。这些关节均活动轻微，不能准确测量。

胸锁关节受累常见于强直性脊柱炎、RA 和退行性关节炎，但临床症状不易察觉。胸锁关节可能会发生化脓性关节炎，尤其在静脉吸毒者更为常见。因此应该检查这些关节的压痛、肿胀和骨性异常。胸骨柄或胸肋关节的压痛比实际肿胀更为常见。这些关节有压痛但无实际肿胀被称为肋软骨炎；如果有肿胀，则被称为 Tietze 综合征。

肩锁关节

肩锁关节由锁骨外侧端与肩胛肩峰内缘所组成。肩锁关节炎常继发于外伤导致的退行性关节炎。此关节的骨性增大可以明显地观察到，但是软组织肿胀通常不易被观察或触及。手臂经过胸壁内收时，肩锁关节的疼痛或压痛提示存在关节病变。肩锁关节在肩节活动时运动，活动程度难以准确测量。肩锁关节受累可见于 RA 或脊柱关节炎，但临床症状通常都不严重，不足以引起临床注意。

肩关节

详见第 46 章。

肘关节

肘关节由三个骨性关节组成（图 40-1）。主要的关节是肱尺关节，它是一个铰链关节。肱桡关节和近端桡尺关节可使前臂旋转运动。

检查肘关节时，检查者将拇指置于外上髁与鹰嘴突之间的外侧鹰嘴旁沟，另一个或两个手指置于对应的鹰嘴内侧沟。检查者使患者放松并对肘关节进行被动屈曲、伸展和旋转活动。应该仔细检查肘关节周围的皮肤，注意有无银屑病皮疹、类风湿结节或痛风石等异常。认真触诊鹰嘴滑囊对排除小结节或痛风石的存在非常重要。应该注意有无活动受限和骨擦音（感）。滑膜肿胀最易在肘关节被动伸展时被检查者

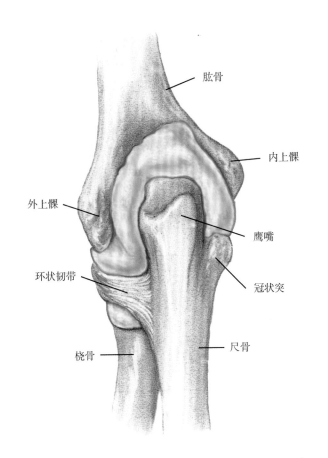

图 40-1 肘关节背面示意图。处于伸展位的桡骨和尺骨以及牵拉的滑膜分布。(From Polley HF, Hunder GG: Rheumatologic interviewing and physical examination of the joints , ed 2, Philadelphia, 1978, WB Saunders. With permission from the Mayo Foundation for Medical Education and Research.)

的拇指触及。有时可在鹰嘴突和肱骨远端之间的关节后方触及滑膜。滑膜炎或渗出常导致肘关节伸展受限。

鹰嘴滑囊位于尺骨鹰嘴突之上。鹰嘴滑囊炎常见于慢性局部创伤后和风湿性疾病，包括 RA 和痛风。也可出现化脓性鹰嘴滑囊炎。鹰嘴滑囊炎患者一般表现为鹰嘴突上肿胀，通常有压痛，可能有皮肤发红。大量液体聚集，可触及囊性肿块时，通常需要抽吸引流。肘关节活动时一般没有疼痛。

肱骨内、外上髁是常见的控制手和腕关节活动的屈肌腱和伸肌腱的附着点。上髁出现压痛，但无肿胀或其他炎症体征，提示肌腱使用过度导致的疾病，称为外上髁炎（网球肘）和内上髁炎（高尔夫球肘）。对抗阻力的前臂旋后或腕关节旋前运动均可引出外上髁炎患者的不适感[17]，而对抗阻力的腕关节旋后运动可引出内上髁炎患者的不适感。

肘关节的运动功能可通过检测屈曲和伸展运动进行评估。肘关节的主要屈肌是肱二头肌（C5 和 C6 神经根）、肱肌（C5 和 C6）和肱桡肌（C5 和 C6）。肘关节的主要伸肌是肱三头肌（C7 和 C8）。个别情况下，患者可能出现二头肌端的附着部位断裂，而导致上臂前方出现可见和可触及的肌肉肿胀。

腕及腕关节

腕是由桡骨、尺骨及腕骨之间数个关节连接而成的复杂关节。真性腕关节或桡腕关节是双轴椭圆形关节，近端为桡骨远端和三角纤维软骨，远端是三个腕骨：舟状骨（舟形）、月骨和三角骨（三角形）。远侧桡尺关节是单轴车轴关节。腕中关节由近侧列与远侧列腕骨连接而成。腕中关节腔和腕掌关节腔通常是相通的。腕骨间关节是指各腕骨之间的关节连接。

腕关节活动包括屈曲（掌屈）、伸展（背屈）、桡侧偏斜、尺侧偏斜和环形运动。手和前臂的旋前、旋后主要发生于近端和远端桡尺关节。腕掌关节中唯一活动范围较大的是拇指的腕掌关节。此关节为鞍形，可以在三个平面活动。由于退行性关节炎常会累及此关节，所以骨擦音（感）很常见。

腕关节正常情况下背屈范围为 70° ～ 80°，掌屈范围 80° ～ 90°。尺侧和桡侧偏斜程度分别为 50° 和 20° ～ 30°。背屈能力丧失是腕关节最具致残性的功能损害。

前臂肌肉的长屈肌腱通过腕关节掌面包绕于屈肌支持带（腕横韧带）下方的屈肌腱鞘中。屈肌支持带及其下的腕骨形成腕管。正中神经穿过屈肌腱表面的腕管。前臂肌肉的伸肌腱包绕在 6 个滑膜内衬间隔中。

掌腱膜（筋膜）从屈肌支持带延伸入手掌。Dupuytren 挛缩是累及掌腱膜的纤维化疾病，使之增厚、收缩，可引起一个或数个手指掌指关节屈曲畸形，通常最先受累的是环指。

腕部肿胀通常缘于腱鞘或（和）腕关节的渗出或滑膜增生（位于腱鞘的称为腱鞘炎）。如果是由腱鞘炎引起，肿胀常局限于某个特定的腱鞘或隔室的分布区域（如尺侧肿胀可能是尺侧腕屈肌腱腱鞘炎所致），范围比较局限，可随手指屈曲和伸展而移动（图 40-2）。关节肿胀则更加弥漫，从肌腱下向前或向后凸出（图 40-3）。

检查腕关节的滑膜炎最好触诊腕关节背面。由于腕关节掌面和背面的结构复杂，常难以精确定位滑膜边界。检查腕关节时，检查者将拇指置于关节背面、其余手指置于掌面，轻柔触诊。需要注意滑膜增厚或增生情况，如果有严重增厚或者增生，通常腕关节的活动范围会受限并伴有应力性疼痛。

腱鞘囊肿是源于关节囊的囊性肿大。腱鞘囊肿常特征性出现于腕部掌面或背面的肌腱之间。

严重慢性炎性关节炎可导致尺骨半脱位。半脱位的尺骨表现为腕部背外侧的凸出。伸肌腱的慢性炎症刺激，主要是第四和第五指伸肌腱，可引起肌腱断裂。

检查由狭窄性腱鞘炎引起的"扳机指"时，检查者可在患者缓慢屈曲、伸展手指，在掌面沿着肌腱触及骨擦感或结节[18]。患者常诉既往有受累手指活动时的扣锁感或锁定感。

De Quervain 腱鞘炎是指包含拇指拇长展肌和拇短伸肌在内的第一伸肌间隔的腱鞘炎。患者常诉腕部桡侧疼痛。触诊桡骨茎突附近可有压痛。Finkelstein 试验可用于检测 De Quervain 腱鞘炎，嘱患者将拇指置于手掌中握拳，然后患者将腕部尺侧偏斜。若桡骨茎突出现剧烈疼痛为阳性，常提示在狭窄腱鞘中拇指肌腱拉长。

腕管综合征缘于腕管正中神经受压。腕管综合征将在第 50 章中详细讨论。

腕关节的肌肉功能可通过检测前臂的屈曲、伸展、旋后和旋前而测定。腕部的主要屈肌是桡侧腕屈肌（C6 和 C7 神经根）和尺侧腕屈肌（C8 和 T1）。这些肌肉可分别检测。检查桡侧腕屈肌时，检查者在第二掌骨基部向伸展和尺侧偏斜方向施以对抗屈曲的阻力；检查尺侧腕屈肌时，在第五掌骨基部向伸展和桡侧偏斜方向施以阻力。腕关节的主要伸肌是桡侧腕长伸肌（C6 和 C7）、桡侧腕短伸肌（C6 和 C7）和尺侧腕伸肌（C7 和 C8）。检查者可以分别检测桡侧和尺侧伸肌。前臂主要的旋后肌是肱二头肌（C5

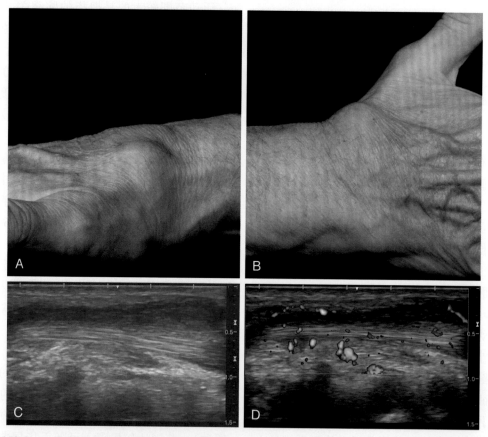

图 40-2 腕关节腱鞘炎。一位类风湿关节炎患者的腕关节桡侧面观（A）和背面观（B）。注意腕关节背部桡侧的局部肿胀。超声对该患者的评估显示，第三背伸肌间隔增厚呈低回声（C），能量多普勒检测呈充血信号（D），符合腱鞘炎炎症活动的表现

和 C6）和旋后肌（C6），主要的旋前肌是旋前圆肌（C6 和 C7）和旋前方肌（C8 和 T1）。

掌指关节、近端及远端指间关节

掌指关节是铰链关节。外侧副韧带在伸展时松弛，屈曲时收紧，可阻止手指向侧方运动。穿过每一关节背侧的伸肌腱可加强关节囊。当手指的伸肌腱到达掌骨头远端时，骨间肌和蚓状肌的纤维加入其中，并通过掌指关节的背面延伸至邻近指骨的背面。伸肌这种的伸展结构被称为伸肌腱帽。

近端和远端指间关节也是铰链关节。指间关节韧带类似于掌指关节的韧带。当手指屈曲时，近节指骨基部向掌骨头掌侧滑动。掌骨头形成指节的圆形突出，掌关节腔位于突出的顶部远端 1 cm 处。

检查掌指关节时，检查者应使各个掌指关节屈曲 20° ～ 30°，然后触诊各关节的背面及掌面（图 40-4）。手的掌面皮肤比较厚，皮肤和掌指关节之间

有一层脂肪垫，因此掌面关节的触诊比较困难。检查小关节时相互比较特别有助于发现轻度滑膜炎。如有滑膜炎，在第二和第五掌指关节基部轻柔地施以外侧压力，即可引出疼痛（挤压试验）。

检查近端和远端指间关节时，最好轻柔触诊关节的外侧面和内侧面，以避免屈肌和伸肌腱对滑膜评估的干扰。或者检查者一只手的拇指和示指前后按压关节，另一只手的拇指和示指在内侧和外侧触诊检查是否有滑膜扩张。Bunnell 试验有助于鉴别近端指间关节滑膜炎与内在肌紧张（参见第 50 章）。

手指肿胀可能由关节或关节周围的病因引起。滑膜肿胀通常会引起关节本身对称性肿大，而关节外肿胀可为弥漫性，可延伸至关节腔外。仅累及单侧手指或关节的不对称性肿大并不多见，通常提示关节外病变。整个手指的弥漫性肿胀可能是腱鞘炎引起，称为"指（趾）炎"和"腊肠指（趾）"，常见于脊柱关节炎，如反应性关节炎或银屑病关节炎。类风湿结节常见于慢性类风湿患者，是比较硬的关节外肿胀物，常

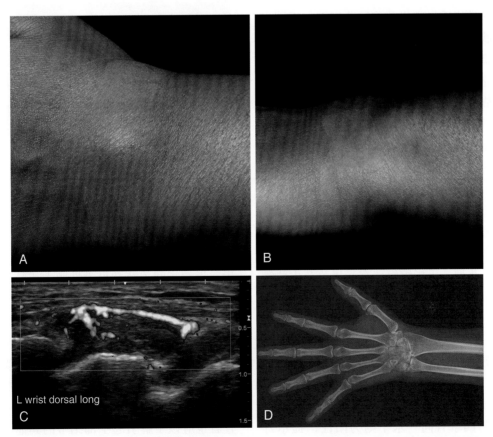

图 40-3　腕关节滑膜炎。（另一）类风湿关节炎患者的腕关节背面观（A）和桡侧面观（B）。注意腕关节背部肌间缝隙的弥漫性肿胀。超声评估显示肌间隔增厚呈低回声，能量多普勒检测呈充血信号（C），相应的腕关节平片显示腕骨侵蚀及关节间隙狭窄（D）

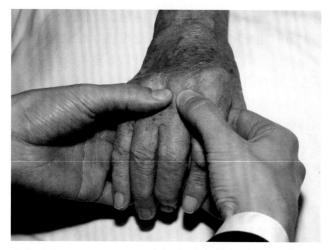

图 40-4 触诊掌指关节时，检查者的拇指触诊关节背侧面，示指触诊掌骨头的掌面。关节在被检查时应处于半屈曲松弛位

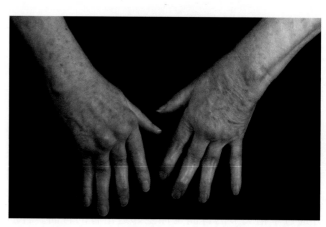

图 40-5 损毁性的类风湿关节炎。慢性滑膜血管翳侵犯双手掌指关节和双腕关节。右手掌指关节可见关节半脱位及尺偏畸形。右手第 3 ~ 5 指以及左手第 3 ~ 4 指可见天鹅颈畸形

位于关节或骨突之上。掌指关节的慢性肿胀易引起关节囊和韧带牵张和松弛。这种松弛联合肌肉失衡和其他压力，最终导致手指的伸肌腱从掌骨头滑脱至关节尺侧。移位肌腱的异常拉力是慢性炎性关节炎引起手指尺侧偏斜的原因之一（图 40-5）。

天鹅颈畸形是指手指掌指关节屈曲挛缩，近端指间关节过度伸展，远端指间关节屈曲。引起这些改变的原因是骨间肌和其他屈曲掌指关节和伸展近端指间关节的肌肉收缩。这种畸形是 RA 的特征，但也可见于其他慢性关节炎（图 40-6）。

钮扣花畸形是指近端指间关节屈曲挛缩伴远端指间关节过度伸展。这种畸形常见于 RA，缘于近端指间关节伸肌腱的中央腱束从中节指骨基部分离，形成侧束掌侧脱位。脱位的侧束越过了关节支点成为关节的屈肌，不再起到伸肌的作用。

另一种畸形是手指叠套或手指缩短，由继发于破坏性关节病的指骨末端吸收导致，可见于银屑病关节炎的残毁性关节型。手指缩短伴有受累关节皮肤皱缩，称为爪手，也称望远镜手。

锤状指是由于伸肌腱在远端指间关节撕脱或断裂而引起。患者不能伸展末节指骨，保持在屈曲位。这种畸形常由创伤性损伤所致。

Murphy 征是月骨脱位的检查。嘱患者握拳，第三掌骨头通常比第二和第四掌骨头突出。如果第三掌骨与第二、第四掌骨同一水平则为阳性，提示月骨脱位。

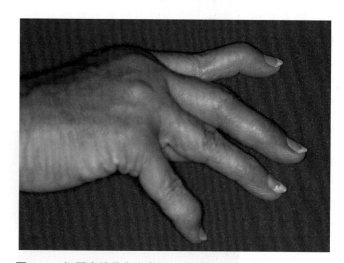

图 40-6 银屑病关节炎患者的天鹅颈畸形。示指的近端指间关节过度伸展和远端指间关节过度屈曲。第三和第四个手指指甲上可见银屑病样改变

RA 较少累及远端指间关节。骨关节炎患者的远、近端指间关节常见骨性肥大或骨赘形成。远端指间关节的骨性肥大称为 Heberden 结节，而近端指间关节出现的相似改变称为 Bouchard 结节。通常此病变触诊时质硬或为骨性，因此容易与炎性关节炎的滑膜炎相鉴别。此外，炎症体征轻微。Heberden 结节和 Bouchard 结节易与类风湿结节相鉴别。但患者在描述关节肿胀时，通常将它们混为一谈。因此，检查者也应该了解引起手部结节的其他原因，包括如痛风石性痛风（图 40-7）和较少见的多中心网状组织

细胞增多症。骨关节炎也常累及第一腕掌关节（图40-8）。

应检查患者的指甲是否有杵样变或其他异常迹象。银屑病关节炎患者常有甲嵴、甲松离或甲凹陷。有时，骨关节炎患者在有 Heberden 结节手指的指甲上会出现凹槽性变形（这种指甲变形称为 Heberden 结节甲）。通常认为这种变形是骨关节炎进程中继发于滑膜囊肿对甲床的侵蚀。随时间推移指甲可能会恢复正常。

让患者握拳可以粗略、有效地评估患者的手部功能。评估患者的握拳能力时，可以用拳头的百分比记录。100% 为完整的拳头，75% 为患者能用指尖接触手掌。由于握物或捏物的需要，对指能力、特别是拇指的对掌能力，是手部的关键功能。如果患者不能握拳，可嘱患者拾起一小物件以证实捏夹或对指能力。

可通过患者紧握检查者的两个或多个手指来粗略

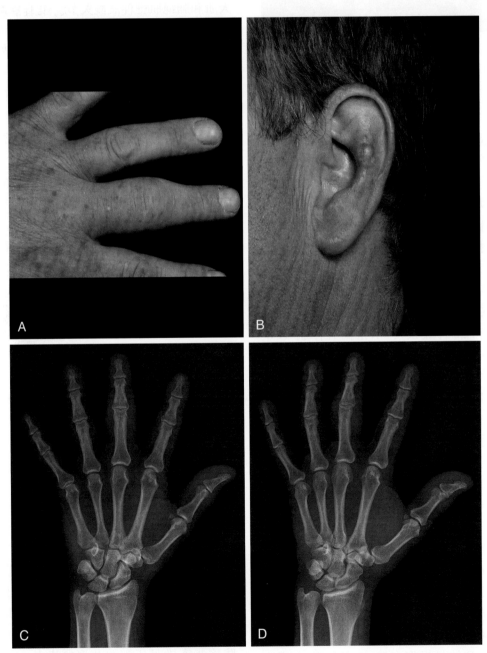

图 40-7　痛风。**A**，一位有痛风石的患者左侧第三近端指间关节肿胀和膨大；**B**，这位患者左耳发现有一个痛风石；**C** 和 **D**，手部前后位和斜位 X 线片显示相应的部位左侧第三近端指间关节软组织肿胀和密度增加可能是由于痛风石沉积所致

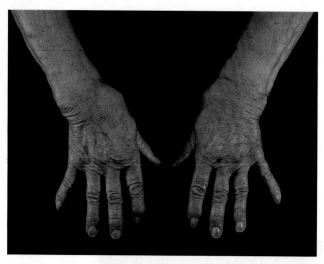

图 40-8　双手骨关节炎。双侧拇指基部可见关节膨大。双手第二指远端指间关节有重度骨性肥大，其他指间关节有中度改变

估计其手部力量。检查握力更精确的方法可通过使用握力计或让患者挤压部分膨胀的血压计（20 mmHg）。有时分别检测手指的力量非常有用。第 2 ～ 5 掌指关节屈曲的原动力是背侧及骨间掌侧肌（C8 和 T1 神经根）。当近端指间关节伸展时，蚓状肌（C6、C7 和 C8）屈曲掌指关节。近端指间关节的屈肌是指浅屈肌（C7、C8 和 T1），远端指间关节的屈肌是指深屈肌（C7、C8 和 T1）。

第 2 ～ 5MCP 关节和指间关节的主要伸肌是指总伸肌（C6、C7 和 C8 神经根）、示指固有伸肌（C6、C7 和 C8）和小指伸肌（C7）。骨间肌和蚓状肌同时屈曲掌指关节和伸展指间关节。骨间背侧肌（C8 和 T1）和小指展肌（C8）外展手指，而骨间掌侧肌内收手指。

拇指的活动依赖于数块肌肉。第 1 掌指关节的主要屈肌是拇短屈肌（C6、C7、C8 和 T1 神经根）。指间关节的主要屈肌是拇长屈肌（C8 和 T1）。拇指掌指关节由拇短伸肌伸展。指间关节的主要伸肌是拇长伸肌（C6、C7、C8 和 C9）。

拇指的主要展肌是拇长展肌（C6 和 C7 神经根）和拇短展肌（C6 和 C7）。活动主要发生于腕掌关节。拇指的主要内收肌是拇收肌（C8 和 T1），活动主要发生于腕掌关节。拇指与第 5 手指对掌的原动力是拇对掌肌（C6 和 C7）和小指对掌肌（C8 和 T1）。

上肢的感觉和神经损伤在第 45 章和第 50 章中讨论。

髋关节

髋关节是由股骨头与环状髋臼形成的球窝关节或杵臼关节（参见第 48 章）。关节的稳定性靠盂唇的纤维软骨缘、致密的关节囊和周围韧带来维持，包括加强关节囊的髂股韧带、耻骨韧带和坐骨囊韧带。髋关节周围的有力肌群也提供了支持。髋关节的主要屈肌是由缝匠肌和股直肌辅助的髂腰肌。髋关节的内收靠三块收肌（长收肌、短收肌和大收肌）加上股薄肌和耻骨肌来完成。臀中肌是髋关节的主要展肌，而臀大肌和腘绳肌腱伸展髋关节。髋关节周围分布数个有重要临床意义的滑囊。在前方，髂腰肌滑囊位于腰大肌与关节面之间。转子囊位于臀大肌与大转子后外侧之间，坐骨臀肌滑囊位于坐骨结节之上。

检查髋关节应从观察患者的姿势和步态开始。患者应站于检查者前方以便观察髂前上棘。骨盆倾斜可能与结构性脊柱侧凸、解剖性下肢不等长或髋关节疾病相关。

髋关节挛缩可能导致外展或内收畸形。为了代偿内收挛缩，骨盆向挛缩侧倾斜，能使两腿在行走和负重时保持平行。在固定性外展畸形中，正常侧骨盆在站立或行走时抬高，这会使正常的腿看上去变短，并会迫使患者用正常侧脚趾站立或行走，或者屈曲异常腿的膝关节。两腿平行时从后方观察，有髋关节疾病和内收髋关节挛缩的患者可能由于骨盆倾斜而出现臀褶不对称，患侧抬高。在这种情况下，患者站立时受累侧的脚不能平放在地面上。在外展挛缩中则相反，双腿伸展和平行时，未受累侧抬高。

髋关节屈曲畸形常见于髋关节疾病。站立时，单侧髋关节屈曲以减轻受累侧的负重，松弛关节囊，从而减轻疼痛。从侧面观察到患者的这种姿势最明显。腰椎过度前凸是对髋关节不能完全伸展的代偿。

应该对可能有髋关节疾病患者的步态进行评估。正常步态时，负重腿的展肌收缩以维持骨盆水平或者轻微抬高非负重侧。髋关节疾病患者有两种常见的异常步态。髋关节疼痛的患者中最常见的异常步态是防痛（跛行）步态。这种步态的患者在患侧关节负重时向患侧倾斜，将身体倚重于此关节之上，以避免患侧髋关节展肌收缩性疼痛。而在 Trendelenburg 步态中，骨盆随着患侧的负重而下降，躯干移向正常侧。尽管防痛步态常见于髋关节疼痛患者，Trendelenburg 步态常见于髋关节展肌无力的患者，但这两种步态均无

特异性，都有可能发生于其他原因导致的髋关节疼痛患者。轻度 Trendelenburg 步态常可见于正常人。

Trendelenburg 试验可评估髋关节的稳定性，以及髋关节展肌将骨盆稳定于股骨之上的能力[19]。它可以用来检测臀中肌外展髋关节的力量。嘱患者单腿站立。正常情况下，展肌将维持骨盆水平或非负重侧轻微抬高。如果非负重侧骨盆下降则试验阳性，说明负重侧髋关节展肌无力，特别是臀中肌。此试验是非特异性的，也适用于原发性神经或肌肉疾病以及引起髋关节展肌无力的髋关节疾病。

髋关节活动度应在患者仰卧位进行评估。髋关节活动范围包括屈曲、伸展、外展、内收、内旋、外旋和环形运动。屈曲的度数随评估方式的不同而不同。当膝关节屈曲 90° 时，髋关节正常可在股部和身体长轴间屈曲 120°；如果膝关节伸直，腘绳肌腱可限制髋关节屈曲至大约 90°；持续性腰椎前凸和骨盆倾斜提示存在髋关节屈曲挛缩，它可使受累腿仍能接触检查桌从而掩藏挛缩。Thomas 试验证实屈曲挛缩。此试验中，对侧髋关节完全屈曲，使腰椎前凸变平并固定骨盆，然后受累腿尽可能远地向检查桌伸展。患病髋关节的屈曲挛缩将变得非常明显，通过测量距离完全伸展的度数进行估计。检查下肢不等长时，嘱患者仰卧位，双腿完全伸展，测量从髂前上棘至内踝的距离。≤ 1 cm 时引起步态异常的可能性不大，可认为是正常的。除了真正的下肢不对称，骨盆倾斜、髋关节外展或内收挛缩均可造成明显的下肢不等长。

检查外展时，患者仰卧，腿垂直于骨盆取伸展位。检查者的一个手臂越过骨盆，将手置于对侧髂前上棘，从而稳定骨盆。检查者用另一手握住患者踝部，将腿外展至发现骨盆开始移动。外展 45° 是正常的。由于正常活动范围可能会变化，双侧相互比较会有所帮助。另外，检查者也可站在桌尾，握住患者双踝，同时外展双腿。髋关节疾病患者外展常受限。检查内收时，握住踝部，充分屈曲髋关节到受检腿穿过对侧腿而将腿抬离桌面。正常内收为 20° ~ 30°。检查髋关节旋转时，髋、膝关节同时屈曲 90° 或双腿伸直。正常髋关节外旋和内旋分别至 45° 和 40°。由于伸展体位时周围韧带使关节的稳定性增加，因此屈髋和伸髋时关节旋转的程度也有差别。伸展时旋转程度减少。检查髋关节旋转时，握住踝部上方伸直腿，从中间位向外、向内旋转。髋关节内旋受限是髋关节疾病的敏感指标。

检查伸展时患者取俯卧位。由于腰椎过度伸展、骨盆旋转、臀部软组织活动和对侧髋关节屈曲可引起一些明显的活动，所以很难估计髋关节的伸展度。检查者将一臂放于对侧髂后上棘和下位腰椎，可以部分稳定骨盆和腰椎，将另一手置于腿下，屈膝并尽量伸展大腿。正常伸展范围是 10° ~ 20°。伸展受限常继发于髋关节屈曲挛缩。

在检查中很少发现髋关节肿胀。FABER 试验，也称 Patrick 试验，通常作为筛选髋关节病变的试验[20]。患者取仰卧位，检查者将受检腿的足部置于对侧膝部上方，然后检查者轻压受检腿膝部以及对侧髂前上棘，使受检腿缓慢压向检查桌面。阴性结果是受检腿下落至与对侧腿平行。阳性结果是该操作手法引起患者疼痛。尽管 Patrick 试验对于诊断髋关节疾病较敏感，但该试验并非特异性的，Patrick 试验的阳性结果还可提示髂腰肌痉挛或髂骶关节病变。

髂胫束是阔筋膜的一部分，起于髂嵴、骶骨和大转子上方坐骨，沿着外侧肌腱系统延伸至外侧股骨髁、胫骨髁和腓骨头，分离腘绳肌腱与股外侧肌。爬楼时如果负重腿从髋关节屈曲、内收移至中立位，阔筋膜张肌在大转子上活动时能引出可听到的弹响。髋关节弹响最常见于年轻女性，通常不引起重度疼痛。Ober 试验评价髂胫束是否有挛缩。患者侧卧，并使下方肢体的髋关节、膝关节屈曲。检查者使上方肢体的膝关节屈曲 90°，同时外展和伸展大腿。髋关节应轻微伸展使得髂胫束通过大转子。检查者慢慢将肢体放低，并放松肌肉。如果下肢不能回落至桌面水平，则为阳性，提示髂胫束挛缩。

外侧髋痛的常见原因是转子滑囊炎。患者以受累侧躺下时或爬楼梯时常诉疼痛和压痛。检查时应触诊大转子，检查是否有压痛，并与对侧比较。转子滑囊炎时，此区域常有剧烈压痛。髋关节主动对抗性外展时，转子滑囊炎的疼痛加重。臀部疼痛和压痛可能是由坐骨滑囊炎所致。其他引起外侧和后侧髋部（臀部）不适的原因包括肌肉和肌腱附着点疼痛。

前髋和腹股沟疼痛可能继发于髋关节病变，最常见于退行性关节炎。应注意到这些患者的关节活动范围减小。其他原因包括髂腰肌滑囊炎，在腹股沟韧带外侧至股动脉搏动的 1/3 处可发现肿胀和压痛。髋关节伸展时疼痛加重，屈曲时减轻。滑囊炎可能是局部病变或髋关节滑膜炎的外延，仅靠体格检查无法鉴别出两者。如果患者髂腰肌滑囊区域出现压痛，但无法触及肿胀，检查者也应该考虑髂腰肌腱炎的可能。为了鉴别有无其他异常，应触诊腹股沟区域，如疝、股动脉瘤、淋巴结肿大、肿瘤、腰大肌脓肿或肿块。

肌力检测应包括髋关节屈肌、伸肌、展肌和收肌。髋关节的主要屈肌是髂腰肌（L2 和 L3 神经根）。检查屈曲时患者坐于桌缘，当患者尽力屈髋时，检查者一手向下压大腿，另一只手置于同侧髂嵴上稳定骨盆；或可让患者仰卧，保持髋关节屈曲 90°，检查者尽力拉直髋关节。

检查髋关节伸展时患者取俯卧位。髋关节的主要伸肌是臀大肌（L5 和 S1）。患者屈曲膝关节，以去除腘绳肌腱的作用，嘱患者伸展髋关节，并使大腿离开桌面，同时检查者将前臂置于对侧髂后上嵴以稳定骨盆，并向下施以压力，阻止外侧躯干肌将骨盆和腿抬离桌面。

检查外展时，患者取仰卧或俯卧位。患者对抗检查者在大腿中部施加的阻力外展大腿。

主要的收肌是长收肌（L3 和 L4 神经根）。当患者对抗并尽力内收腿时，检查者保持膝关节近端的大腿轻微外展。检测外展和内收应两腿同时进行。患者仰卧，同时腿完全伸展，髋关节中度外展。检查外展时，患者对抗检查者在外踝施加的阻力而主动向外推出。检查内收时患者对抗施加于内踝的阻力而活动。

膝关节

膝关节是由三个关节连接构成的复合性髁状关节：髌骨髁、胫骨外侧、内侧髁及其纤维软骨半月板。关节囊、髌韧带、内外侧副韧带、前后交叉韧带都具有稳定膝关节的作用。侧副韧带提供内外侧的稳定性，而交叉韧带提供前后和旋转的稳定性。正常膝关节运动包括屈曲或伸展与旋转。屈曲时，胫骨在股骨上内旋；伸展时则外旋。膝关节周围的滑膜是全身关节中最大的滑膜，因为髌上囊在股四头肌下方，因此滑膜可以延伸至关节近端 6 cm。膝关节周围有几个很重要的滑囊，包括髌前浅囊、髌下浅囊和髌下深囊、内侧胫骨平台远端的鹅足囊、后内侧半膜肌囊和后外侧腓肠肌滑囊。膝关节伸展主要靠股四头肌，屈曲主要靠腘绳肌。股二头肌使小腿在股骨上外旋，而腘肌和半腱肌参与了内旋。

在采集有膝关节不适主诉患者的病史时，应该询问患者是否有绞锁、扣锁或打软腿。绞锁是突然丧失

伸展膝关节的能力，常疼痛且伴有可闻及的杂音，如喀嚓音或爆裂音。它一般提示关节内的严重异常，包括游离体或软骨撕裂。扣锁是指膝关节可能锁定的一种主观感受。患者可能感到关节活动中瞬时中断，在短暂的停歇后能继续正常活动。扣锁感可发生于各种病变，提示病变较真正的绞锁稍轻微。打软腿提示膝关节在某些姿势或者活动中确实扣住并且不动。询问详细病史对确认这种主观感受非常重要。患者经常感到膝关节不能运动，但实际上不是这样。部分患者可能用此词描述剧烈疼痛而被迫停止活动。打软腿提示严重的关节内病变，如由于韧带损伤或功能不全所导致的不稳关节。

检查膝关节时应观察患者站立和行走时的情况（见第 48 章）。站立时最容易评价膝关节偏斜，包括膝内翻（膝关节外侧偏斜伴小腿内侧偏斜）、膝外翻（膝关节内侧偏斜伴小腿外侧偏斜）和膝反张。观察患者行走能够发现步态异常。

视诊时患者应取站立位和仰卧位。对双侧进行比较非常重要，注意有无肿胀或者肌肉萎缩引起的不对称。髌上肿胀伴大腿前侧远端胀满，常使髌骨周围正常的凹陷消失，提示膝关节积液或滑膜炎。局限性髌骨表面肿胀常继发于髌前滑囊炎（图 40-9）。应注意髌骨对线情况，包括高位髌骨或外侧移位的髌骨。检查者应从后方视诊膝关节，以识别由腘窝囊肿或 Baker 囊肿引起的腘窝肿胀。腘窝肿胀最常由内侧半膜肌囊肿引起。如果小腿不对称，应测量小腿周径并双侧比较。腘窝囊肿可能破裂并分解进入腓肠肌，引起肿大和可触及的饱满。如果囊肿引起静脉或淋巴阻塞，可能会有水肿。腘窝囊肿的急性破裂可引起与血栓性静脉炎相似的局部红、肿、热、痛。在 RA 患者的单侧小腿肿胀中，这可能是一个比深静脉血栓形成更为常见的原因。仅靠体格检查很难区分二者。

股四头肌萎缩常见于慢性膝关节炎。股内侧肌萎缩是最早的改变，通过比较两侧大腿可发现内侧不对称和周径不等。测量大腿周径应在膝关节以上 15 cm 处进行，以避免由于髌上渗出引起的结果偏差。

触诊膝关节时关节应该放松。最佳检查体位是仰卧位，膝关节完全伸展。触诊应从髌骨上 10 cm 的前股部开始。髌上囊是膝关节腔的延伸，为了明确它的上界，检查者应从远端开始向膝关节方向触诊前股部。应注意有无肿胀、增厚、结节、游离体、压痛和皮温增高。与周围软组织和肌肉不同，增厚的滑膜如

沼泽、面团。内侧髌上囊和内侧胫股关节可以早期触摸到滑膜。为了提高膝关节内液体的检出，用放置在髌骨近端的手掌挤压髌上囊中的液体，然后用在髌骨外侧和内侧的对侧拇指与示指触诊被挤入关节腔远端下方的滑液。检查者交替挤压和放松髌上囊，可鉴别诊断滑膜增厚和滑膜渗出。滑膜渗出会在对侧拇指与示指下间歇膨胀关节囊，而滑膜增厚则不会如此。

检查者不应过紧挤压髌上囊或向远端推动组织，因为髌骨或正常软组织（包括脂肪垫）将填满触诊间隙，而被误认为是滑膜炎或关节肿胀。大量渗出时，用左手维持对髌上的压迫，右手示指向后对着股骨推动髌骨，可有髌骨浮球感。

另一方面，4～8 ml 的少量渗出可通过引出膨出征而检测到。此试验中膝关节应伸展并放松。检查者用一手手掌向近端和外侧拍击或挤压膝关节内侧面，将液体移出此区域，然后轻敲或拍击膝关节外侧，可在内侧见到液波或膨出（图 40-10）。如果沿关节腔内侧挤压，液体在无任何压力或压迫的作用下沿关节外侧重新聚集，即所谓的自发性膨出征。

触诊胫股关节内侧和外侧缘检查是否有压痛和骨性唇状凸出或外生骨疣，这可见于退行性关节病。髋关节屈曲 45°，膝关节屈曲 90°，足置于检查桌上时，容易进行关节边缘的触诊。局限于内侧或外侧关节边缘的压痛可能代表有关节软骨疾病、内侧或外侧半月板异常、内侧或外侧副韧带损伤。引起压痛的其他原因包括其后骨性结构的病变。

滑囊炎是膝关节周围局限性压痛的另一原因，两个最常见部位是鹅足囊和髌前囊。如有滑囊炎存在，常可出现剧烈压痛，也可伴有轻度肿胀。个别情况下，髌前囊可以变得非常肿胀。注意不要将这种肿胀误认为是膝关节滑膜炎。两者易区分，滑囊炎可以触及滑囊边界，而缺乏其他真性关节积液的特征，如膨出征。

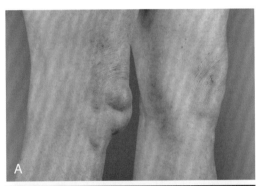

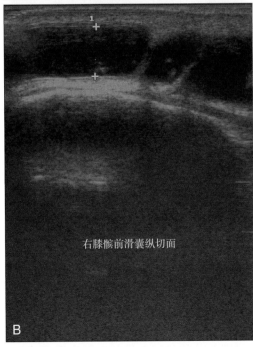

图 40-9 髌前滑囊炎。**A**，右侧髌骨上方的囊肿，有两个独立囊腔的肿胀；**B**，同一患者的高分辨超声图像显示有内部分隔的无回声液体区

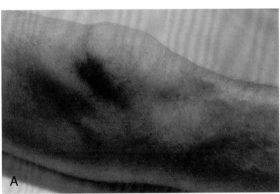

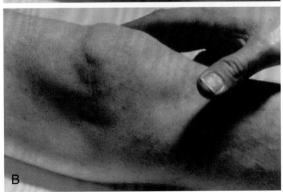

图 40-10 膝关节少量滑膜渗出的膨出征。**A**，拍击膝关节内侧面，移出此区域内的液体（图 A 中凹陷的区域）；**B**，显示了敲击膝关节外侧后，先前凹陷的区域凸出

髌股关节对合不良是膝痛的另一常见原因。由于女性骨盆较宽引起 Q 角较大，因此此种异常在女性患者更常见。Q 角是股四头肌与髌腱之间的夹角。髌股关节疾病患者可能诉膝关节在一段时间屈曲后感到僵硬（观影者征），或在上下楼梯时尤为困难。当髌骨在远端股骨上活动时，有些患者可能会有扣锁感。触诊髌骨时膝关节应伸展和松弛。挤压并移动髌骨以使它的整个关节面与其下股骨接触。很多功能正常的膝关节可有轻微骨擦音。疼痛伴骨擦音可能提示髌股退行性关节炎或髌骨软骨软化。

发生于主动屈曲和伸展膝关节时的髌后疼痛和继发于髌股疾病的髌后疼痛，应与胫股关节痛相鉴别。为此，检查者应在被动活动膝关节时尽力将髌骨抬离膝关节，如无疼痛，则提示髌股关节可能是疼痛的来源。此外，"髌骨研磨"试验对有严重髌股病变的患者有所帮助。在此试验中，检查者嘱患者等长收缩股四头肌时向远离股骨髁的方向挤压髌骨，如果出现突然的髌骨疼痛和股四头肌松弛，则提示阳性试验结果，但此试验常出现假阳性结果。

应评估髌骨稳定性。进行 Fairbanks 恐惧试验时，患者仰卧位，股四头肌松弛，膝关节屈曲 30°。检查者缓慢地将髌骨推向外侧。股四头肌突然收缩和患者痛苦反应是恐惧试验的阳性结果。既往有髌骨脱位的患者此试验常为阳性。检查髌骨半脱位时，将膝关节从完全屈曲移至完全伸展。

滑膜皱襞综合征有时也可引起提示髌股疾病的症状。皱襞是滑膜组织束，最常位于膝关节内侧。如果皱襞存在，可能触到与髌骨内缘平行的且有压痛的束带状结构。在屈曲和伸展中，可闻及或触及弹响，患者可能有扣锁症状。但是很多皱襞并无症状，也较常见，所以可认为是一种正常变异。

正常膝关节活动范围从完全伸展（0°）到完全屈曲 120° ~ 150°。部分正常人可伸展达 15°。由于膝关节积液或（和）滑膜炎造成的膝关节不能完全伸展通常是可逆的。而伴有膝关节慢性关节炎的屈曲挛缩则会造成膝关节完全伸展能力永久丧失。对于严重关节炎，例如 RA 的部分患者，可以观察到胫骨在股骨上向后半脱位。

第 48 章介绍了韧带和半月板功能的检查方法。

肌力检测包括由腘绳肌（即股二头肌、半腱肌和半膜肌）（L5 ~ S3 神经根）的屈曲检测和由股四头肌（L2、L3 和 L4）的伸展检测。检查腘绳肌时，患者俯卧并尽力将膝关节从屈曲 90° 至更大角度。踝部应保持中位或背屈位以去除腓肠肌作用。当腿外旋时，主要检测附着于腓骨和外侧胫骨的股二头肌。而屈曲伴内旋时检测半腱肌和半膜肌，它们附着于内侧胫骨。患者端坐且膝关节完全伸展时可检测伸展力。检查膝关节伸肌时，检查者稳住大腿，在膝关节近端施以向下压力，以稳定大腿并下压踝部。

踝关节

踝关节是铰链关节，活动限于跖屈和背屈。它由胫骨、腓骨远端和距骨体近段构成。内翻和外翻发生于距下关节（参见第 49 章）。胫骨是踝关节的负重部分，而腓骨在胫骨旁构成关节。胫骨髁和腓骨髁向下延伸超出关节负重部分，并与距骨两侧形成关节。踝通过类似榫眼的形式包绕距骨，从而提供了内侧和外侧稳定性。踝关节的关节囊在关节前、后部分是松弛的，允许伸展和屈曲，但其两侧被韧带紧密包绕。踝关节囊内的滑膜通常不与其他关节、滑囊或腱鞘相通。

包绕在踝关节内、外侧的韧带有助于关节的稳定。三角韧带是踝关节内侧唯一的韧带，为三角形纤维束，可防止足外翻。它在踝关节外翻扭伤中可能会撕裂。足外侧韧带包括三个独立的束带，组成后距腓韧带、跟腓韧带和前距腓韧带。这些韧带可能在踝关节内翻扭伤中损伤。

所有经过踝关节的肌腱都位于关节囊表面，走行于滑液鞘内。在踝关节前部，胫骨前肌、趾长伸肌、第三腓骨肌和拇长伸肌的肌腱和滑液腱鞘位于关节囊和滑膜的表面。在踝关节内面，胫骨后肌、趾长屈肌和拇长屈肌的屈肌腱和腱鞘位于内髁的后下方（图 40-11）。这三块肌肉使足跖屈和旋后。拇长屈肌腱比其他屈肌腱更靠后，其部分行程位于 Achilles 肌腱之下。跟骨肌腱（Achilles 肌腱）是腓肠肌和比目鱼肌共同的肌腱，附着于跟骨后，容易遭受外伤、各种炎症反应及骨刺的刺激。在踝关节外侧面、外踝后下方，滑液鞘包绕腓骨长肌和腓骨短肌腱。这些肌肉参与了踝关节的跖屈和足部外翻。邻近踝关节的每个肌腱在创伤或疾病过程中都可能单独累及。

通过踝关节的肌腱在足部走行中受到三组纤维束或支持带的牵制。伸肌支持带包括位于小腿前下段的上部（小腿横韧带）和位于足背近段的下部。屈肌支

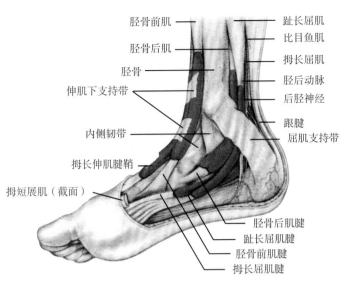

胫骨前肌 — 趾长屈肌
胫骨后肌 — 比目鱼肌
胫骨 — 拇长屈肌
伸肌下支持带 — 胫后动脉
后胫神经
内侧韧带 — 跟腱
屈肌支持带
拇长伸肌腱鞘
拇短展肌（截面）
胫骨后肌腱
趾长屈肌腱
胫骨前肌腱
拇长屈肌腱

图 40-11 踝关节图解。踝关节内侧观，显示肌腱、韧带、动脉和神经之间的关系。(From Polley HF, Hunder GG: Rheumatologic interviewing and physical examination of the joints, ed 2, Philadelphia, 1978, WB Saunders. With permission from the Mayo Foundation for Medical Education and Research.)

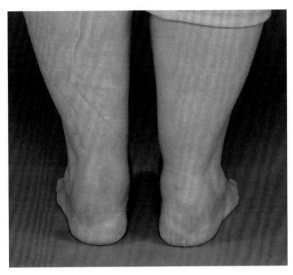

图 40-12 反应性关节炎患者的 Achilles 跟腱炎。由活动性附着点炎引起的左侧 Achilles 肌腱附着点肿胀和右侧 Achilles 肌腱附着点轻度肿胀。(经梅奥医学教育与研究基金会许可，2010 年。)

持带是踝关节内侧的增厚纤维束。在踝关节外侧，腓侧支持带形成了上、下纤维束。腓骨长肌和腓骨短肌腱在通过踝关节外侧时受到这些纤维束的紧缚。

踝关节滑膜肿胀极可能引起关节前侧或前外侧肿胀，这是因为关节囊在此区域更松弛。由于很多结构在关节表面通过，关节轻度肿胀可能不易被发现。应尽力区分局限于腱鞘分布区的浅表线性肿胀和踝关节受累引起的弥漫性肿胀。患者站立位，从后方观察足跟肿胀，足跟肿胀可能由 Achilles 肌腱附着点炎引起，常见于脊柱关节炎患者（图 40-12）。

观察跗骨间关节滑膜炎较困难，跗骨间关节滑膜炎可能引起足背的肿胀及红斑。

正常休息位，腿与足之间为直角，标为 0°。踝关节正常情况下可背屈 20°，跖屈 45°。足部内翻和外翻主要发生于踝关节和其他跗骨间关节。足部正常位置时，距下关节正常情况下可外翻 20°，内翻 30°。检查距下关节时，检查者固定踝关节不动，用一手握住跟骨，尽力将其内翻和外翻。

要求患者用脚趾和脚跟行走可大体评估踝关节的肌力。如果患者能顺利地完成脚趾和脚跟行走，那么其踝关节屈肌和伸肌肌力正常。如果患者不能完成该

检查，则需仔细检查各肌肉。

踝关节的主要屈肌是腓肠肌（S1 和 S2 神经根）和比目鱼肌（S1 和 S2）。胫骨前肌（L4、L5 和 S1）是最主要的伸肌（背屈）。胫骨后肌（L5 和 S1）是最主要的内翻肌。检查胫骨后肌时，足部应跖屈。当患者足内翻时，检查者在前足内缘施以不同级别的阻力。主要的足外翻肌是腓骨长肌（L4、L5 和 S1）和腓骨短肌（L4、L5 和 S1）。

足

参见第 49 章。

 本章的参考文献也可以在 ExpertConsult.com 上找到。

参考文献

1. Woolf AD: How to assess musculoskeletal conditions: history and physical examination. *Best Pract Res Clin Rheumatol* 17:381–402, 2003.
2. Leigh JP, Fries JF: Mortality predictors among 263 patients with rheumatoid arthritis. *J Rheumatol* 18:1307–1312, 1991.
3. Wolfe F, Michaud K, Gefeller O, et al: Predicting mortality in patients with rheumatoid arthritis. *Arthritis Rheum* 48:1530–1542, 2003.
4. Farragher TM, Lunt M, Bunn DK, et al: Early functional disability

predicts both all-cause and cardiovascular mortality in people with inflammatory polyarthritis: results from the Norfolk Arthritis Register. *Ann Rheum Dis* 66:486–492, 2007.

5. Polley HF, Hunder GG: *Rheumatologic interviewing and physical examination of the joints*, ed 2, Philadelphia, 1978, WB Saunders.

6. Sokka T, Pincus T: Quantitative joint assessment in rheumatoid arthritis. *Clin Exp Rheumatol* 23:S58–S62, 2005.

7. Fuchs HA, Brooks RH, Callahan LF, et al: A simplified twenty-eight-joint quantitative articular index in rheumatoid arthritis. *Arthritis Rheum* 32:531–537, 1989.

8. Prevoo ML, van't Hof MA, Kuper HH, et al: Modified disease activity scores that include twenty-eight-joint counts: development and validation in a prospective longitudinal study of patients with rheumatoid arthritis. *Arthritis Rheum* 38:44–48, 1995.

9. Brown AK, Quinn MA, Karim Z, et al: Presence of significant synovitis in rheumatoid arthritis patients with disease-modifying antirheumatic drug-induced clinical remission: evidence from an imaging study may explain structural progression. *Arthritis Rheum* 54:3761–3773, 2006.

10. Szkudlarek M, Klarlund M, Narvestad E, et al: Ultrasonography of the metacarpophalangeal and proximal interphalangeal joints in rheumatoid arthritis: a comparison with magnetic resonance imaging, conventional radiography and clinical examination. *Arthritis Res Ther* 8:R52, 2006.

11. Stone MA, White LM, Gladman DD, et al: Significance of clinical evaluation of the metacarpophalangeal joint in relation to synovial/bone pathology in rheumatoid and psoriatic arthritis detected by magnetic resonance imaging. *J Rheumatol* 36:2751–2757, 2009.

12. Klarenbeek NB, Guler-Yuksel M, van der Heijde DM, et al: Clinical synovitis in a particular joint is associated with progression of erosions and joint space narrowing in that same joint, but not in patients initially treated with infliximab. *Ann Rheum Dis* 69:2107–2113, 2010.

13. Wakefield RJ, Green MJ, Marzo-Ortega H, et al: Should oligoarthritis be reclassified? Ultrasound reveals a high prevalence of subclinical disease. *Ann Rheum Dis* 63:382–385, 2004.

14. Krabben A, Stomp W, Huizinga TW, et al: Concordance between inflammation at physical examination and on MRI in patients with early arthritis. *Ann Rheum Dis* 0:1–7, 2013.

15. Ceponis A, Onishi M, Bluestein HG, et al: Utility of the ultrasound examination of the hand and wrist joints in the management of established rheumatoid arthritis. *Arthritis Care Res* 66:236–244, 2014.

16. Doherty M, Hazleman BL, Hutton CW, et al: *Rheumatology examination and injection techniques*, ed 2, London, 1999, WB Saunders.

17. Malanga GA, Nadler SF: *Musculoskeletal physical examination: an evidence-based approach*, Philadelphia, 2006, Mosby.

18. Moore G: *Atlas of the musculoskeletal examination*, Philadelphia, 2003, American College of Physicians.

19. Waldman SD: *Physical diagnosis of pain: an atlas of signs and symptoms*, Philadelphia, 2006, Saunders.

20. Maslowski E, Sullivan W, Forster Harwood J, et al: The diagnostic validity of hip provocation maneuvers to detect intra-articular hip pathology. *PM R* 2:174–181, 2010.

第 41 章

急性单关节炎

原著　Laura McGregor · Max Field
杨　帆译　李　洋校

关键点

- 炎性关节炎可导致晨僵、疼痛伴有关节活动障碍。
- 运动后加重的疼痛通常提示机械性关节痛。
- 软组织疾病通常导致关节周围疼痛。
- 急性单关节炎（突然发生的）常与创伤有关。
- 单关节炎（1～2 天发生）常与炎症或感染相关。
- 慢性单关节炎提示先前存在关节疾病，但是急性单关节炎的病因需要排除。
- 滑液分析是急性单关节炎最有价值的实验室检查。

　　滑膜关节突然发生的单关节炎是重要的临床事件。最严重的病因是关节感染，因其所致的单关节炎死亡率较高（约 15%），并且可能导致关节功能长期受损。然而，最常见的诊断是创伤或炎症（表41-1）。每个单关节炎的表现都需要尽早检查和治疗，以减轻疼痛和预防关节损伤。英国风湿病学会和英国骨科协会联合发布了指南（图 41-1），根据病史、体格检查、放射学及血液和滑液的检查，来帮助医生对严重肿胀的关节进行诊断[1]。

　　单关节炎也可以是较慢性关节炎的一个新的临床表现，甚至单关节疼痛可以由非炎性关节病、关节周围病变及骨和软组织疾病所致。这些将在鉴别诊断的内容中进行讨论。

患者评估

病史

　　医生应该询问患者的年龄、职业和社交、药物使用、旅行和性交史。应该寻找疼痛和关节僵硬的昼夜变化、加重和缓解因素，并确定关节肿胀的病史。与之相关的特征包括创伤、关节绞锁及全身症状的表现（发热、出汗、寒战及体重减轻）。如果单关节炎是慢性关节病的一种表现，常与炎性疾病、感染后现象或结缔组织病相关，询问视觉、味觉、呼吸、胃肠道或皮肤症状可以帮助诊断。表 41-2 总结了炎性或非炎性关节病和软组织疾病[2]患者的特征性症状和体征，以帮助疾病的初步评估。

查体

　　肌肉骨骼系统的局部查体（the regional examination of the musculoskeletal system，REMS）可以用来识别单关节的异常[3]。医生应该采用视诊、触诊以及活动关节来比较受累关节和健侧关节，从而评估关节功能，并寻找是否存在其他疾病的证据。对于任一严重肿胀的关节，查体均应包括观察炎症的局部表现（疼痛、红斑、肿胀、发热及功能丧失）。原来已有关节炎的患者均应评估关节结构的慢性改变及残疾。必须详细查看局部滑膜肿胀和（或）渗出、关节失稳、活动受限和任何单关节畸形。局部单关节压痛而无肿胀可能提示肌腱端炎、肌腱炎、滑囊炎或骨骼疾病。一个完整的查体应格外关注眼部表现、皮疹、溃疡和结节。

辅助检查

血液

　　炎性、化脓性及晶体性关节炎可导致红细胞沉降

表 41-1 急性单关节或关节周围疼痛的病因 *

常见的急性单关节炎

　　化脓性关节炎（非淋球菌性、淋球菌性）

　　晶体性关节炎（痛风、假性痛风）

　　反应性关节炎

　　莱姆病

　　植入物刺激性滑膜炎

　　其他感染（结核分枝杆菌、病毒、软组织）

创伤或关节内紊乱

　　游离体

　　应力性骨折

　　缺血性坏死

　　关节血肿

存在炎症性多关节炎

　　银屑病关节炎

　　肠病性关节炎

　　类风湿关节炎 / 复发性风湿病

　　幼年型炎性关节炎

非炎症性关节疾病

　　骨关节炎

　　Charcot 关节

　　贮积病（血色素沉着病、褐黄病）

滑膜疾病

　　色素绒毛结节性滑膜炎

　　树枝状脂肪瘤

　　滑膜骨软骨瘤病

　　反射性交感神经营养不良

　　结节病

　　淀粉样变

存在系统性疾病

　　系统性红斑狼疮

　　血管炎（抗中性粒细胞胞浆抗体阳性和阴性）

　　过敏性紫癜

　　白塞病

　　细菌性心内膜炎

　　家族性地中海热

　　复发性多软骨炎

骨骼疾病

　　Paget's 病

　　骨髓炎（局限性骨脓肿）

　　成骨性 / 骨性骨瘤

　　转移性疾病

　　肺性肥大性骨关节病

软组织损伤

* 此表显示了任一关节的炎症（单关节炎）和无炎症的关节周围疼痛（单关节病）的病因

率（erythrocyte sedimentation rate，ESR）、C 反应蛋白（C-reactive protein，CRP）和白细胞计数（white cell count，WCC）升高，并常出现贫血。判断是否有系统性疾病，要进行肾、肝、肌肉或骨的生化筛查及蛋白电泳检查。尿酸水平升高提示痛风的诊断。急性关节血肿时，必须检测血小板计数、国际标准化比值及凝血实验。怀疑化脓性关节炎的患者必需在使用抗生素之前进行血培养。病毒筛查（IgG 和 IgM 抗体）、抗链球菌素 O 试验（antistreptolysin-O test，ASOT）和莱姆病血清学可以在相关情况下作为诊断的方法。

类风湿因子和抗核抗体（antinuclear antibodies，ANAs）提示类风湿关节炎（rheumatoid arthritis，RA）或系统性红斑狼疮（systemic lupus erythematosus，SLE），但自身抗体可以在感染性疾病、其他自身免疫病或正常人中出现。抗中性粒细胞胞浆抗体（antineutrophil cytoplasmic antibodies，ANCAs）和血管紧张素转化酶（angiotensin-converting enzyme，ACE）的检测也有类似的局限性，所以阳性结果仍应结合临床情况。抗瓜氨酸化蛋白抗体（anti-citrullinated protein antibody，ACPA）对 RA 的诊断敏感性很高，故可应用于疾病的早期诊断。其他相关的血液检测包括甲状腺功能、铁蛋白、维生素 D 水平及人类白细胞抗原（human leukocyte antigen，HLA）基因的检测。

尿液

在老年人化脓性关节炎中，尿路可能是革兰氏阴性菌的来源。明显的蛋白尿和（或）血尿及红细胞管型提示在 SLE、血管炎或亚急性细菌性心内膜炎中的肾损害。

影像学检查

影像学检查可以帮助诊断急性单关节炎 [4]。

- 普通 X 线检查有助于鉴别软组织肿胀、关节周围组织钙沉积、骨折、局部骨骼疾病和游离体，以及长期关节炎的损毁性改变。

- CT：CT 扫描能更好地鉴别骨折、骨骼疾病、腹腔和胸腔疾病，特别是患者存在行 MRI 检查禁忌时。在急性关节炎，CT 扫描可以显示急性炎

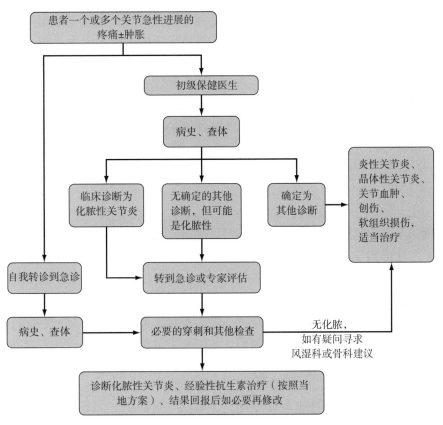

图 41-1 急性单关节炎患者的评估指南。A&E，急诊科（或急诊室）

表 41-2 炎症性关节痛、非炎症性关节痛和软组织问题时患者主诉的症状和体征 *

特点	炎性关节痛	非炎症性关节痛	软组织损伤
症状			
晨僵	通常 > 30 min	局限、通常 < 30 min	局限且短暂
全身症状	有（发热、乏力）	无	无
主要不适的时间	长时间不活动后	长时间活动后	活动时和活动后
绞索或不稳定性	急性关节疾病不太可能	提示关节内部紊乱	不常见，除非肌腱损伤或撕裂
体征			
肿胀	常见	可以是骨性	不常见
压痛	沿关节腔，为弥漫性	沿关节界限，较轻微	局限在关节周围
炎症	常见	不常见	影响肌腱或滑囊
不稳定性	不常见	偶尔	不常见
多系统疾病	更常见	无	不常见

* 摘自 1996 年 ACR 对成人急性肌肉骨骼症状的评估指南。（From Schmerling R, Fuchs H: Guidelines for the initial evaluation of the adult patient with acute musculoskeletal symptoms. Arthritis Rheum 39:1-8, 1996.）

症反应及骨髓炎。

- 肌肉骨骼超声：在风湿病学实践中，经过适当的培训后，超声成为一种越来越可靠的辅助检查手段[4]。超声是快速、高效、廉价的，且在检测滑膜炎[5]和急性肩关节损伤[6]的软组织损伤方面与 MRI 和临床查体一样有效。在急性单关节炎，超声可以显示滑膜腔积液，以更好地进行定位抽吸和注射[7]。能量多普勒视图可以显示在活动性滑膜炎中增加的血流[8]。超声被欧洲抗风湿病联盟（European League Against Rheumatism，EULAR）推荐用于在早期关节炎中检测滑膜炎[9]。

- MRI：尽管 MRI 是软组织显影最好的技术，但耗时长且昂贵。MRI 可以诊断内部的韧带损伤和肌腱端炎，且对识别缺血性骨坏死更有效。MRI 在确定急性单关节炎和亚临床关节损伤的炎症程度上也很有效。EULAR 也建议在急性早期关节炎诊断中应用 MRI[9]。

- 关节造影术：在注射不透射线物质后，联合 CT 扫描关节内结构成像对髋关节软骨撕裂和 MRI 不可行时是很有用的。

- 放射性核素扫描：用锝标记亚甲基二磷酸盐做骨扫描，可以识别骨样骨瘤、骨肉瘤、骨转移、骨髓炎和在普通放射线片上看不到的应力性骨折。骨成像对有慢性疼痛综合征的患者除外骨和关节疾病很有帮助。尽管在急性关节炎上不特异，但骨扫描可以显示在炎性和骨关节炎（osteoarthritis，OA）之间炎症模式的不同。标记白细胞扫描可以识别感染的区域，尤其是当化脓性关节炎患者的感染来源不确定时。

滑液

对急性单关节炎最有效的检查是滑液检查，不但包括分析其颜色和透明度（表 41-3），还包括用显微镜观察表征优势细胞、采用革兰染色来检测细菌、偏振光分析来识别尿酸或焦磷酸钙（calcium pyrophosphade dehydrate，CPPD）晶体[1]。滑液培养即使在革兰染色阴性时也可以检测到细菌生长。奈瑟菌属生物的生长条件很挑剔，培养产率低，但用聚合酶链式反应（polymerase chain reaction，PCR）可以检测到奈瑟菌特异的 DNA。

许多检验中心测量滑液 WCC，仅可以区分炎性和非炎性状态，但不能区分炎症和感染。化脓性关节炎滑液中可检测出少量糖、大量乳酸[10]及降钙素原[11]，但是仅有有限证据表明这对临床区分感染和炎性关节炎有意义。化脓性关节炎患者的滑液细菌鉴定可以被检测前期应用的抗生素所抑制，因此应询问详细的用药史[12]。CPPD 的晶体很难发现，如果症状、体征和检查都典型的情况下，临床不应该排除此诊断。

滑膜或骨活检

关节镜滑膜活检不是必需的，但在诊断结核、结节病、淀粉样变、色素绒毛结节性滑膜炎、树枝状脂肪瘤和异物滑膜炎时常常是需要的[13]。蛋白组学和基因组学实验可以显示慢性关节炎滑膜的不同，所以在未来滑膜活检可能应用得更为广泛。骨活检可用于不缓解的骨髓炎患者、肿瘤和其他相关病因的鉴别诊断。

特异性诊断

急性单关节炎

化脓性关节炎（细菌性）

在滑液中发现或滑液培养后发现细菌是一类紧急医疗事件，因为化脓性关节炎的急性死亡率为 7% ~ 15%[14-15]。四肢大关节最常受累[16]，通常与潜在的骨关节炎或炎性关节疾病尤其是 RA 相关[14]。在关节手术，包括关节置换和关节腔内注射，及有远隔感染[17]的患者中风险特别高。那些有原发疾病影响免疫反应或使用的药物损害免疫功能的患者、老年人及贫困人群都存在风险[14,18]。

化脓性关节炎病史通常表现为一种急性、疼痛、肿胀的单关节炎，但超过 10% 的原发关节感染的患者表现为多关节感染。在发病时，远隔位置的感染可能被发现，但是发热的发生率只有少于 50%，且出汗或寒战的发生率约 30%[15]。在患者的滑液培养阴性时，血培养仍可能检出细菌。发病时，几乎所有患者均 ESR 和 CRP 升高，但约 35% 的化脓性关节炎患者的 WCC 不升高。而当以 RA 为基础疾病伴发感染时，此比例达到 50%。发病时肾和肝功能受损提示预后不良[14]。放射线平片可以显示软组织肿胀，

表 41-3　临床中滑液的特点及要确定病因时最好的成像和检查技术

诊断	细胞	微生物	外观	影像方式	注释
细菌性关节炎	中性粒细胞 10 000 ~ 100 000	革兰染色通常阳性	混浊 / 脓性	抽液至干燥；可能需要超声	全身症状 革兰染色 血和滑液培养
淋球菌性关节炎	中性粒细 10 000 ~ 100 000	革兰染色通常阳性	混浊 / 脓性	抽液至干燥；可能需要超声	全身症状 革兰染色 血和滑液培养
晶体性关节炎	中性粒细胞 10 000 ~ 100 000	—	混浊 / 脓性	XR，CPPD	存在相应的晶体 急性期血清尿酸不可靠
结核性关节炎	单核细胞 5000 ~ 50 000	抗酸染色通常阴性	混浊 / 脓性		在高危人群中；抗酸染色活检可能是必需的
炎症性单关节病变	中性粒细胞 5000 ~ 50 000	—	稍有混浊	对早期滑膜炎和骨侵蚀应用超声 /MRI	血清自身抗体如 RF、ACPA、ANA
骨关节炎	单核细胞 0 ~ 2000	—	清澈	XR 改变	通常为非炎性，可能存在 CPPD
关节内紊乱	红细胞	—	清澈 / 混浊	MRI	关节镜检查可能是必需的
创伤	红细胞	—	清澈 / 混浊	XR	如果放射线正常，锝骨扫描可能帮助诊断
缺血性坏死		—		在疾病早期 MRI	XR 只在晚期病例异常
更罕见的病因					
结节病	单核细胞 5000 ~ 20 000			CXR	
PVNS	红细胞	—	混浊	超声和 MRI	必需行滑膜活检
Charcot 关节	单核细胞 0 ~ 2000			XR	可能存在 CPPD
莱姆病	中性粒细胞 0 ~ 5000	—	清澈 / 混浊		可能发现 SF 嗜酸性粒细胞增多 包柔螺旋体属的血清学检查
淀粉样变	单核细胞 2000 ~ 10 000	—	混浊		滑膜活检刚果红染色

ACPA，抗瓜氨酸化蛋白抗体；ANA，抗核抗体；CPPD，二水焦磷酸钙沉积；CXR，胸部 X 线；MRI，磁共振成像；PVNS，色素绒毛结节性滑膜炎；RF，类风湿因子；SF，滑液；Tc，锝；XR，X 线

但在初始检查时通常正常。超声可以定位滑膜炎并引导抽液。MRI 可以显示骨髓炎。

滑液通常是混浊外观，伴 WCC 升高，应行革兰染色检测[1]。滑液 WCC 水平通常显著升高，但不能鉴别化脓性关节炎和炎性关节炎。多个研究评估了其他血清和滑液标志物的应用，如降钙素原、白细胞介素（interleukin，IL）-6 和肿瘤坏死因子（tumor necrosis factor，TNF），已经获得了多种成功[19]。滑液培养是必需的，但仅在约 50% 的病例中能够检测

出微生物。因此在培养结果得到前就应局部应用抗生素。检测到的微生物一般包括葡萄球菌（金黄色葡萄球菌和表皮葡萄球菌）、链球菌和革兰氏阴性菌，及越来越广泛的耐甲氧西林金黄色葡萄球菌[12,20]。迅速干预可以减少死亡率[10,14]；因此关节必须抽液干净，且非外科干预就可以做到这一点[21]。

有趣的是，细菌学证实的化脓性关节炎患者与临床诊断化脓性关节炎但未分离出细菌的患者相比，其病史、查体、常规检查和结局均一致[12]。因此，当

临床强烈怀疑化脓性关节炎时，初步检查正常不应延误治疗。

性活跃的患者出现迁移性关节痛、腱鞘炎、皮疹和水疱时应该怀疑存在淋病奈瑟菌感染。未治疗的奈瑟菌感染可以导致损毁性关节炎。大多数患者会发热且急性期反应物和血 WCC 升高，但是像其他细菌导致的化脓性关节炎一样，发病时这些也可以是正常的[22]。检查应该包括尿道、宫颈、咽部和直肠的试纸（立即接种到 Thayer-Martin 培养基上）。与其他细菌感染不同，PCR 已经被用于滑液检测，以提高结果的阳性率[23]。

晶体性关节炎

详见于第 95 章，痛风的临床表现和治疗，和第 96 章，钙结晶疾病。

痛风

第一跖趾关节是足痛风最经典的单关节炎，但其他的下肢关节[24]及手部小关节、肘及关节周围组织也可以受累[25]。患者多为肥胖男性，年龄 40 ~ 50 岁，有高血压和过量饮酒者[26]。而低雌激素的绝经后妇女和用祥利尿药治疗高血压者患痛风比例增加。痛风石提示该诊断。

34% 的患者有发热，特别是在有多关节病变时[27]。在急性期，痛风患者血 WCC、ESR 和 CRP 升高，程度与化脓性关节炎相似。血清尿酸可能升高，但 33% 的急性期患者尿酸水平是低的[28]。病程中应该评估肾功能和肝功能。在滑液和痛风石中发现负双折射针状尿酸晶体可证实诊断[29]。应行滑液细菌检测以除外是否伴随化脓性关节炎。

常规放射线检查常显示无骨异常，但在反复或长期发作后可发现骨侵蚀。与传统放射线相比，超声和双能 CT（dual-energy CT，DECT）是更好的成像技术[30]。超声下软骨表面的双轨征提示痛风。而骨皮质侵蚀用 MRI 可能更容易识别[31]。

急性焦磷酸钙晶体性关节炎

急性焦磷酸钙（calcium pyrophosphate，CPP）晶体性关节炎以前被称为假性痛风，是第三大常见的炎性关节炎[32]。在 50 岁以下的患者中少见，其首发症状通常为单关节炎，膝和腕关节常见，常并发

OA[32]。经常在如感染、创伤或手术等诱因作用下急性发作[33]。也可以发生于一些特殊疾病，如血色沉着病和原发性甲状旁腺功能亢进。在放射线和超声下，可见到软骨和关节周围组织中的钙质沉着，而超声更加敏感[32]。滑液显微镜检查在 ×400 的放大倍率下显示有菱形晶体，这仍是诊断的金标准[34]。应行滑液培养以除外合并化脓性关节炎。关节血肿时须检查是否有未被发现的骨折。如果临床怀疑骨损伤，需反复进行影像学检查（如 MRI）来正式排除其存在。

急性钙化性关节周围炎

关节周围组织钙羟磷灰石沉积常见于肩部，但也可出现在全身其他部位。可能与潜在的炎性关节炎、代谢性疾病和反复损伤相关。高钙血症需要除外甲状旁腺功能亢进。许多患者是无症状的，而发作时常被误认为是更常见的晶体性关节炎[35]。钙结晶可以用常规放射线、超声或 MRI 识别[36]。

磷酸钙晶体性关节炎

碱性磷酸钙（basic calcium phosphate，BCP）在关节内沉积很少见，但可见于患有 OA 的老年女性、优势侧的破坏性的肩关节病 [密尔沃基肩病（Milwaukee shoulder）]，表现为慢性单关节炎的急性发作[37]。关节炎呈非炎性，但是滑液可呈黏稠、血性表现，且可以含有钙聚合体和软骨碎片。普通放射线显示肩关节向上脱位。CT 在识别钙沉积方面优于 X 线。腱鞘炎、周围神经、脊髓压迫和假性肿瘤等临床表现非常少见[38]。

胆固醇晶体性关节炎

胆固醇晶体存在于滑液中尽管少见，但已有文献报道，常与炎性关节病变相关。这些大的菱形晶体是否是滑膜炎的独立病因仍有待探讨。

反应性关节炎

反应性关节炎的典型表现是大关节的单关节炎、迁移性不对称性少关节炎或肌腱端炎，发病前可有咽部、泌尿生殖系或胃肠道感染的病史[39]。葡萄膜炎可能先于关节炎出现时需要紧急评估。患者可以同时存在漩涡状龟头炎、无菌性尿道炎和脓溢性皮肤角化

病。应该进行尿培养检查。炎性滑液，无细菌及晶体证据时，还应排除其他急性关节炎。急性期反应蛋白经常很高，常规放射线检查和超声可以识别滑膜肿胀和渗出。MRI 对于识别肌腱端炎和关节外软组织疾病帮助更大[36]。反应性关节炎属于脊柱关节炎，多达 30% 的患者有急性炎性腰背痛[40]。标准的骶髂关节放射学检查的高辐射性和不敏感性，导致了评估急性骶髂关节炎时 MRI 的应用增加。自身抗体检查通常阴性，与 HLA-B27 可能相关，但诊断价值有限[40]。衣原体、志贺菌、沙门菌和弯曲杆菌的抗体可阳性，但阳性率低[41]。

莱姆病

莱姆病患者有已知高危地区居住或旅游的流行病史，在疏螺旋体感染后（通常为伯氏疏螺旋体引起的"蜱虫可咬"后，可表现为扩散的红斑样皮疹（典型为游走性红斑）。多达 30% 的患者无皮疹[42]。大关节的单关节炎发生于初次感染后数周[43]，伴有 ESR 和 CRP 升高。在感染后 4 周可以检测到特异性 IgG 抗体有利于诊断。可以检测到低水平的类风湿因子和 ANAs。滑液中含有多形体，且可能培养出疏螺旋体，但应优先考虑 PCR 检查滑液中疏螺旋体属 DNA[44]。

植入物刺激性滑膜炎

异物包括植入物刺激，可导致手或足的关节及肌腱滑膜组织炎症，但可能缺乏穿透性创伤病史。超声、CT 和 MRI 在异物定位上很有帮助[45]，滑膜活检可以确定诊断。滑液量可以是很少的，尽管通常为无菌性，但也可有成团肠杆菌[46]——一种通常在土壤中发现的革兰氏阴性杆菌感染。

其他病原体所致的单关节炎

结核包括非典型结核导致单关节炎很常见[47]，在高危人群和相关社会背景的人群中应该考虑到。滑液包含单核细胞，但可能需要滑膜活检来鉴定病原体。

病毒感染后多关节痛常见。有报道风疹病毒、疱疹病毒、乙肝和丙肝病毒感染可表现为一种单关节炎。在感染和治疗人类免疫缺陷病毒时可出现关节病变。其他现病史和检查结果的特点可以帮助诊断。在

真菌和寄生虫感染后有报道出现关节炎、腱鞘炎和骨骼侵蚀，但多数感染性损伤是原发感染的延伸。其他部位的结核感染后会出现反应性关节炎，此时称为蓬塞病（Poncet's disease），这在病毒、真菌感染后也可出现。

创伤和关节内紊乱

创伤，无论是急性或反复性损伤，都是急性单关节痛的最常见原因，尤其是在膝关节和踝关节。在膝关节，半月板撕裂或滑液中游离体楔入关节面，可导致突发性绞索性疼痛及步行乏力，称为"打软腿"。病史有助于诊断，用回旋挤压试验（McMurray's test）进行 REMS 查体可以引出关节绞索。使用膝十字或侧韧带稳定性试验进行其他韧带损伤的查体是必需的。在踝关节单关节痛时，还必须仔细检查踝内翻和外翻的稳定性。放射线平片可以显示结构异常、脱位或游离体，但 MRI 在诊断上更有优势，通常用于确定创伤引起的相关诊断。评估髋部损伤，尤其是要确定髋臼唇撕裂时，可能需要关节造影术。

应力性骨折可以导致负重关节的单关节或关节周围疼痛，多发生于反复的微小创伤后（如第 3 跖骨骨折），但也可继发于原有的局部或全身骨疾病，尤其是在久坐和长期使用双磷酸盐治疗者[48]。这些骨折在标准放射线下可能被遗漏，因此 CT、MRI 或放射性核素骨显像检查可以对持续局限在局部的关节疼痛有帮助。

在儿童，骨坏死通常影响髋关节（Legg-Calvé-Perthes 病），也可以影响跖骨头（Freiberg 病）、肱骨或月状骨[49]。股骨颈或粗隆骨折后的骨坏死是由于缺乏血供，可以发生于结缔组织病患者，尤其是接受大剂量糖皮质激素治疗者。其他骨坏死的原因包括减压病、血红蛋白病及高脂血症、高尿酸血症和酗酒者。这些患者有单关节疼痛的病史，但查体可以是正常的。放射学平片通常是正常的，但早期行 MRI 检查可确定诊断[50]。

急性关节血肿的出现提示创伤、遗传性 / 获得性凝血异常、血管瘤或色素绒毛结节性滑膜炎（pigmented villonodular synovitis，PVNS）。如果局部干预如糖皮质激素注射无效、仍反复出现血性渗出液时，在行滑膜活检病理学证实 PVNS 的诊断前，应考虑行 MRI 检查[50]。

表现为急性单关节炎的多关节炎

患者本人或家族有银屑病病史者可能发生单关节炎、指炎、或肌腱端炎[51]。若病程较长，放射线可以显示沿掌骨干增生的新骨形成或关节周围骨侵蚀。超声和 MRI 可以区分肌腱附着点炎和滑膜炎[52]，并且可以定位滑液，如果抽吸，其性质通常是无菌性和炎症性的。

多达 25% 的炎性肠病患者可发生血清阴性下肢大关节的急性单关节炎[53]，通常在肠病症状恶化时出现。克罗恩病患者的滑膜活检可能会显示肉芽肿。在 Whipple's 病中，60% 的患者有迁移性大关节单关节炎或少关节炎[54]。血液检测证实有高急性期反应和白细胞减少，而滑液通常显示高 WCC。诊断则基于空肠或滑膜活检的组织学分析和对 Tropheryma whippelii 的分子生物学检测[54]。有研究报道，在大约 25% 的乳糜泻患者中有短期的外周关节少关节炎[55]。在肥胖症的空回肠手术后，可发生一种血清阴性侵蚀性关节炎，伴有炎性滑液、活检时有淋巴细胞浸润[56]，但关节疾病不是微创胃束带手术后的重要问题[57]。

临床上，伴有急性膝关节滑膜炎的早期关节炎的患者中有多达 20% 的人在 5 年内会发展为 RA（即使那些周期短的复发性风湿病）。患者有类风湿因子、ACPA 阳性和高急性期反应，应行 MRI 和（或）超声检查来明确滑膜炎的存在[58]。许多这样的患者可能满足美国风湿病学会（American College of Rheumatology，ACR）/EULAR 2010 年 RA 的诊断标准[59]，而且在此基础上应该早期治疗。

在青少年男性，一个单关节炎可能是脊柱关节炎的先兆。对于特征性炎性腰背痛，超过 3 个月的持续疼痛和 HLA-B27 阳性的患者应该提高警惕，且应立即评估外周和中轴炎性疾病。大多数接近 16 岁的患有单关节炎的幼年型炎性关节炎（juvenile inflammatory arthritis，JIA）患者有下肢关节炎，通常是膝或踝关节受累，且血液和放射学检查与成年发病者相似。伴有炎性关节炎的葡萄膜炎，提示 ANA 阳性改变并且需要定期进行眼科学检查。系统性成人 JIA 以多关节炎、短暂橙红色皮疹、发热和浆膜炎为特征。可以出现高血清铁蛋白和急性期反应，且肝功异常很常见。滑液显示高中性粒细胞性计数[60]。

其他关节疾病导致的单关节病

骨关节炎表现为慢性非炎症性多关节病变，并有典型的关节分布。关节内骨折、复发的职业相关性损伤（地毯安装工膝）或既往行关节手术的病史，可以导致更局限的骨关节炎。髋部骨关节炎的年轻患者，发病前可先有骨骺滑脱、先天性脱位或缺血性坏死。血液检验通常是正常的，并提示没有其他的病理学改变，滑液显示无炎症性水平的 WCC[61]。超声和 MRI 可帮助分辨炎症的范围，但放射学平片通常能确定诊断。在更多炎症性症状存在时，排除晶体沉积和（或）感染很重要[14]，但炎性骨关节炎也可能进展，且需要额外的治疗[61]。

下肢远端的放射线平片上表现严重的单关节骨关节炎，且伴有相关的已证实的外周神经病变时应怀疑神经性关节病 [夏科关节（Charcot's joint）]。在西方国家，梅毒的发生率降低，而糖尿病才是引起外周神经病变的最常见原因[62]。

血色素沉着病是由于铁在滑膜组织沉积所继发的关节病。肝功能及铁饱和度检测异常与调节铁转运的 HFE 基因的序列改变有关，在多数慢性病例中可在第 2、3 指出现骨质增生。与碱尿症相关的关节病在放射线中可见到脊柱和大关节的退行性关节炎。耳郭软骨和巩膜的变色具有诊断意义。

滑膜因素导致的非炎症性单关节痛

关节周围组织原发或继发肿瘤的患者可以表现为单关节疼痛，通常在进行常规放射线和（或）MRI 检查之后被诊断[36]。树枝状脂肪瘤是一种良性肿瘤，通常表现为膝关节肿胀，其滑膜被成熟的脂肪细胞所取代。这种肿瘤随着 MRI 的应用增多而被更广泛的认识，MRI 检查能够显示滑膜绒毛状增生及与皮下脂肪相似的特征[63]。

滑膜骨软骨瘤病患者首发表现为大关节的疼痛和绞锁症状，主要出现在髋和膝关节。滑液颜色较清亮，细胞数少。放射线平片显示滑膜组织钙化，滑膜活检后组织学显示在滑膜层有骨软骨体形成[64]。

Ⅰ型复杂性局部疼痛综合征（反射性交感神经营养不良或痛性营养不良）常常影响上肢远端，经常出现在诱发性事件之后。疼痛呈弥漫烧灼样，且在轻微刺激后加重，肢体局部乏力进而功能受限。相比健侧，患肢皮肤肿胀和皮温升高。骨显像可显示血流增加，而 MRI 显示骨质疏松。滑液中含高水平的蛋白质但细胞计数较低。滑膜活检可见血管增生和小动脉壁增厚及有限的细胞浸润或增殖[65]。

系统性疾病中的单关节炎

系统性血管炎包括巨细胞动脉炎、ANCA 相关血管炎、过敏性紫癜、白塞病和结缔组织病如干燥综合征和 SLE，可以表现为关节痛，偶见寡关节疼痛和滑膜炎。相关症状和体征及适当的检查可以明确诊断。在 SLE 患者，尤其是应用大剂量类固醇激素者，突然发生新的单关节症状，可能高度提示感染、肌腱损伤[66]或缺血性坏死的可能，应进行 MRI 检查[67]。

大约 4% 的结节病临床表现为早期滑膜炎，与踝关节炎、结节红斑和双肺门淋巴结病有关联[68]。患者常表现为类风湿因子阴性且有高急性期反应，但高钙血症不常见。ACE 水平在活动性大范围结节病患者可能升高，但在急性关节疾病时通常阴性[69]。滑液中含淋巴细胞，滑膜活检显示非干酪性肉芽肿[70]。慢性关节炎不常见，但骨结节病可能表现为指趾炎及放射线平片上的指骨骨囊肿[36]。

滑膜中许多不同的纤维蛋白沉积可能与关节疼痛有关。淀粉样蛋白沉积是由器官活检后，行刚果红染色呈现绿色双折射来诊断[71]。淀粉样变性在骨髓瘤患者可以是原发的（AL），伴有轻链沉积；而继发的（AA）淀粉样变性通常与慢性感染或炎性疾病或少见的家族性病因相关。据报道，超过 40% 的 AL 患者有关节相关症状，包括关节病，其中一些患者有滑膜淀粉样蛋白沉积[72]。

遗传性周期性发热综合征患者经常出现在地中海地区，可能有急性短暂的单关节炎发作，伴有浆膜炎和高热。急性期反应高，可能由滑膜中性粒细胞浸润导致。这些紊乱与 *HFE* 基因具有相关性[73]。

复发性多软骨炎在中年高加索人中是一种偶发疾病，其破坏滑膜关节软骨，并模拟急性单关节炎。耳郭、鼻、喉、支气管和巩膜均可受累，主动脉瓣和主动脉根部也可以受累。滑液是非炎症性的，但急性期反应物升高，通常有白细胞增多。活检显示软骨内有活跃的细胞浸润，且可以检测到各种软骨成分的抗体。反复发作会导致局部的损伤和畸形[74]。

肌肉骨骼疼痛的局部鉴别诊断

软组织损伤的疼痛出现在局部关节区域，通常会被患者误认为"单关节炎"。表 41-4 显示了一系列软组织损伤的最常见原因。这些情况不常与关节的活动性滑膜炎相关。血液化验通常正常，放射线平片也正常，除非有局部软组织肿胀、钙化或潜在的关节破

表 41-4 局限性损伤导致的常见软组织疾病（按部位区分）

上肢
肩
肩袖肌腱炎
肩袖撕裂
肩峰下滑囊炎
冻结肩
肩锁关节痛
牵涉痛
肘
肱骨内侧和外侧上髁炎
鹰嘴滑囊炎
腕和手
De Quervain's 腱鞘炎
扳机指 / 拇指
下肢
髋
髂腰肌滑囊炎
坐骨结节滑囊炎
大粗隆滑囊炎
内收肌腱炎
牵涉痛
膝
髌前滑囊炎
髌骨肌腱炎
鹅足滑囊炎
踝
跟腱炎
跟骨及跟骨后滑囊炎
足
足底筋膜炎
纵弓问题
拇趾外翻 / 僵硬
跖骨痛
Morton's 神经瘤

坏。超声是影像学中显示局部肌腱、肌腱端或滑囊损伤最快的方法 [75]。MRI 检查较为可靠，但价格昂贵 [36]。

关节周围疾病导致的单关节疼痛

局部皮肤感染可以模拟急性滑膜炎的疼痛，尤其是在表浅关节。深处的腹腔内感染可以导致股神经和坐骨神经压迫，表现为髋、膝或骶髂关节疼痛 [76]。由于体征有限，可能延误诊断导致系统性的毒性增加。检查与化脓性关节炎相似，但超声、CT 扫描、MRI 和核医学扫描，现在包括 PET[77]，可以定位不常见部位的感染。神经性疼痛可以模拟急性关节病。腕管综合征的疼痛可以从手臂辐射到手指，但症状也可以局限于上臂。超声和 MRI 可以用于识别正中神经压迫，但在注射或手术前应该行神经传导检查。腰和颈神经根的压迫可以导致疼痛放射至支配的肢体，且可以局限于某一关节。脊椎 MRI 是检查椎间盘突出或其他局部病变时应该选择的检查。血液化验通常是正常的。

慢性疼痛综合征患者可出现难以定位的弥漫性疼痛，经常伴有头痛、肠易激综合征、疲劳和多个压痛点。症状可以从单个区域的局部疼痛开始，可能出现在关节附近而模拟单关节炎。查体时可发现多个触痛点，但血清学、放射学检查，包括 MRI、骨显像和超声均正常。

表现为单关节疼痛的骨痛，可由未确诊的骨折、骨样骨瘤、Paget 病或骨髓炎导致。与青少年跛行相关的急性骨痛可能提示骨肉瘤。影像检查方面如果标准的放射线检查没有帮助，则可能需要行锝骨扫描或 MRI 检查。

结论

感染、炎症性和非炎症性病因均可导致单关节疼痛。采用紧急转诊门诊可以把适当的临床专家意见、恰当的血液和滑液检查及影像学检查集中在一起，使患者的问题得到有效的诊断。这样，可以在疾病管理的更早期采用更加有效的治疗，而且可以看到一些炎症性关节疾病患者的预后得到改善。

🌐 本章的参考文献也可以在 ExpertConsult.com 上找到。

参考文献

1. Matthews C, Coakley G, Field M, et al: BSR & BHPR, BOA, RCGP and BSAC guidelines for management of the hot swollen joint in adults. *Rheumatology* 45:1039–1041, 2006.
2. Schmerling R, Fuchs H: Guidelines for the initial evaluation of the adult patient with acute musculoskeletal symptoms. *Arthritis Rheum* 39:1–8, 1996.
3. Coady D, Walker D, Kay L: Regional Examination of the Musculoskeletal System (REMS): a core set of clinical skills for medical students. *Rheumatology* 43:633–639, 2004.
4. Backhaus M, Burmester G-R, Gerber T, et al: Guidelines for musculoskeletal ultrasound in rheumatology. *Ann Rheum Dis* 60:641–649, 2001.
5. Kane D, Balint PV, Sturrock RD: Ultrasonography is superior to clinical examination in the detection and localization of knee joint effusion in rheumatoid arthritis. *J Rheumatol* 30:966–971, 2004.
6. De Jesus JO, Parker L, Frangos AJ, et al: Accuracy of MRI, MR arthrography and ultrasound in the diagnosis of rotator cuff tears: a meta-analysis. *AJR Am J Roentgenol* 192:1701–1707, 2009.
7. Balint PV, Kane D, Hunter J, et al: Ultrasound guided versus conventional joint and soft tissue aspiration in rheumatology practice: a pilot study. *J Rheumatol* 29:2209–2213, 2002.
8. Cyteval C: Doppler ultrasonography and dynamic magnetic resonance imaging for assessment of synovitis in the hand and wrist of patients with rheumatoid arthritis. *Semin Musculoskelet Radiol* 13:66–73, 2009.
9. Combe B, Landewe R, Lukas C, et al: EULAR recommendations for the management of early arthritis: report of a task force of the European Standing Committee for International Clinical Studies Including Therapeutics (ESCISIT). *Rheum Dis* 66:34–45, 2007.
10. Matthews CM, Weston VC, Jones A, et al: Bacterial septic arthritis in adults. *Lancet* 374:1–10, 2009.
11. Hügle T, Schuetz P, Mueller B, et al: Serum procalcitonin for discrimination between septic and non-septic arthritis. *Clin Exp Rheumatol* 26:453–456, 2008.
12. Gupta M, Sturrock RD, Field M: Prospective comparative study of patients with culture proven and high suspicion of adult onset septic arthritis. *Ann Rheum Dis* 62:327–331, 2003.
13. Vordenbäumen S, Joosten LAB, Friemann J, et al: Utility of synovial biopsy. *Arthritis Res Ther* 11:256–262, 2009.
14. Gupta M, Sturrock RD, Field M: A prospective 2-year study of 75 patients with adult-onset septic arthritis. *Rheumatology* 40:24–30, 2001.
15. Margaretten ME, Kohlwes J, Moore D, et al: Does this adult patient have septic arthritis? *JAMA* 297:1478–1488, 2007.
16. Goldenberg DL: Septic arthritis. *Lancet* 351:197–202, 1998.
17. Weston VC, Jones AC, Bradbury N, et al: Clinical features and outcome of septic arthritis in a single UK health district. *Ann Rheum Dis* 58:214–219, 1999.
18. Edwards CJ, Cooper C, Fisher D, et al: The importance of the disease process and disease-modifying antirheumatic drug treatment in the development of septic arthritis in patients with rheumatoid arthritis. *Arthritis Care Res* 57:1151–1157, 2007.
19. Talebi-Taher M, Shirani F, Nikanjam N, et al: Septic versus inflammatory arthritis: discriminating the ability of serum inflammatory markers. *Rheumatol Int* 33:319–324, 2013.
20. Shafic S, Nammari A, Bobak P, et al: Methicillin resistant *Staphylococcus aureus* versus methicillin sensitive *Staphylococcus aureus* adult haematogenous septic arthritis. *Arch Orthop Trauma Surg* 127:537–542, 2007.
21. Field M: Optimum therapy in septic arthritis: to cut or not to cut? *Nat Rev Rheumatol* 6:8–10, 2010.
22. Wise CM, Morris CR, Wasilauskas BL, et al: Gonococcal arthritis in an era of increasing penicillin resistance: presentations and outcomes in 41 recent cases (1985-1991). *Arch Intern Med* 154:2690–2695, 1994.
23. Leibling MR, Arkefeld DG, Michelini GA, et al: Identification of *Neisseria gonorrhoeae* in synovial fluid using the polymerase chain reaction. *Arthritis Rheum* 37:702–709, 1994.
24. Richette P, Bardin T: Gout. *Lancet* 375:318–328, 2010.
25. Grassi W, De Angelis R: Clinical features of gout. *Rheumatismo* 63:238–245, 2012.

26. Zhang W, Doherty M, Pascual E, et al: EULAR evidence based recommendations for gout. Part 1. Diagnosis. *Ann Rheum Dis* 65:1301–1311, 2006.

27. Ho G, Denuccio M: Gout and pseudogout in hospitalized patients. *Arch Intern Med* 153:2787–2790, 1993.

28. Urano W, Yamanaka H, Tsutani H, et al: The inflammatory process in the mechanism of decreased serum uric acid concentrations during acute gouty arthritis. *J Rheumatol* 29:1950–1953, 2002.

29. Jordan KM, Cameron S, Snaith M, et al: British Society of Rheumatology and British Health Professionals in Rheumatology Guideline for the management of gout. *Rheumatology* 46:1372–1374, 2007.

30. Sivera F, Andres M, Carmonna L, et al: Multi-national evidence based recommendations for the diagnosis and management of gout: integrating systemic literature review and expert opinion of a broad panel of rheumatologists in the 3e initiative. *Ann Rheum Dis* 73:328–335, 2014.

31. Ogdie A, Taylor WJ, Weatherall M, et al: Imaging modalities for the classification of gout: systemic literature review and meta-analysis. *Ann Rheum Dis* 74:1868–1874, 2015.

32. Zhang W, Doherty M, Bardin T, et al: European League Against Rheumatism recommendations for calcium pyrophosphate deposition. Part 1: terminology and diagnosis. *Ann Rheum Dis* 70:563–570, 2011.

33. Richette P, Bardin T, Docherty M: An update on the epidemiology of calcium pyrophosphate dehydrate crystal deposition disease. *Rheumatology* 48:711–715, 2009.

34. Ivorra J, Rosas J, Pascual E: Most calcium pyrophosphate crystals appear as non-birefringent. *Ann Rheum Dis* 58:582–584, 1999.

35. Carica CR, Scibek JS: Causation and management of calcific tendonitis and periarthritis. *Curr Opin Rheumatol* 25:204–209, 2013.

36. O'Donnell PG, Ostlere SJ: Monoarthropathy. *Imaging* 11:60–72, 1999.

37. Dieppe PA, Docherty M, McFarlane DG, et al: Apatite associated destructive arthritis. *Br J Rheumatol* 23:84–91, 1984.

38. Ea HK, Liote F: Diagnosis and clinical manifestations of calcium pyrophosphate and basic calcium phosphate crystal deposition disease. *Rheum Dis Clin North Am* 40:207–229, 2014.

39. Carter JD, Hudson AP: Reactive arthritis: clinical aspects and medical management. *Rheum Dis Clin North Am* 35:21–44, 2009.

40. Selmi C, Gershwin ME: Diagnosis and classification of reactive arthritis. *Autoimmun Rev* 13:546–549, 2014.

41. Townes JM, Deodhar AA, Laine ES, et al: Reactive arthritis following culture-confirmed infections with bacterial enteric pathogens in Minnesota and Oregon: a population-based study. *Ann Rheum Dis* 67:1689–1696, 2008.

42. Schutzer SE: Atypical Erythema Migrans in patients with PCR positive Lyme disease. *Emerg Infect Dis* 19:815–817, 2013.

43. Steere AC: Lyme disease. *N Engl J Med* 345:115–125, 2001.

44. Nocton JJ, Dressler F, Rutledge BJ, et al: Detection of *Borrelia burgdorferi* DNA by polymerase chain reaction in synovial fluid in Lyme arthritis. *N Engl J Med* 330:229–234, 1994.

45. Tung C-H, Chen Y-H, Lan HHC, et al: Diagnosis of plant-thorn synovitis by high-resolution ultrasonography: a case report and literature review. *Clin Rheumatol* 26:849–851, 2007.

46. Baskar S, Mann J, Thomas AP, et al: Plant thorn tenosynovitis. *J Clin Rheumatol* 12:137–138, 2006.

47. Hsiao CH, Cheng A, Huang YT, et al: Clinical and pathological characteristics of mycobacterial tenosynovitis and arthritis. *Infection* 41:457–464, 2013.

48. Rizzoli R, Akesson K, Bouxsein M, et al: Subtrochanteric fractures after long term treatment with bisphosphonates: a European Society on Clinical and Economic Aspects of Osteoporosis and Osteoarthritis, and International Osteoporosis Foundation Working Group Report. *Osteoporos Int* 22:373–390, 2011.

49. Lafforgue P: Pathophysiology and natural history of avascular necrosis of bone. *Joint Bone Spine* 73:500–507, 2006.

50. Sharma H, Rana B, Mahendra A, et al: Outcome of 17 pigmented villonodular synovitis (PVNS) of the knee at 6 years mean follow-up. *Knee* 14:390–394, 2007.

51. Eder L, Chandran V, Shen H, et al: The incidence of arthritis in a prospective cohort of psoriasis patients. *Arthritis Care Res* 63:619–622, 2011.

52. McGonagle D, Gibbon W, Emery P: Classification of inflammatory arthritis by enthesitis. *Lancet* 352:1137–1140, 1998.

53. Holden W, Orchard T, Wordsworth P: Enteropathic arthritis. *Rheum Dis Clin North Am* 29:513–530, 2003.

54. Schneider T, Moos V, Loddenkemper C, et al: Whipple's disease: new aspects of pathogenesis and treatment. *Lancet Infect Dis* 8:179–190, 2008.

55. Lubrano E, Ciacci C, Ames PRJ, et al: The arthritis of coeliac disease: prevalence and pattern in 200 adult patients. *Br J Rheumatol* 35:1314–1318, 1996.

56. Delamere JP, Baddeley RM, Walton KW: Jejuno-ileal bypass arthropathy: its clinical features and associations. *Ann Rheum Dis* 42:553–557, 1983.

57. Brancatisano A, Wahlroos S, Brancatisano R: Improvement in co-morbid illness after the Swedish adjustable gastric band. *Surg Obes Relat Dis* 4:539–546, 2008.

58. Chen HH, Lan JL, Hung GD, et al: Association of ultrasonographic findings of synovitis with anti-cyclic citrullinated peptide antibodies and rheumatoid factor in patients with palindromic rheumatism during active episodes. *J Ultrasound Med* 28:1193–1199, 2009.

59. Aletaha D, Neogi T, Silman AJ, et al: 2010 Rheumatoid Arthritis Classification Criteria: an American College of Rheumatology/European League Against Rheumatism Collaborative Initiative. *Arthritis Rheum* 62:2569–2581, 2010.

60. Efthimiou P, Paik PK, Bielory L: Diagnosis and management of adult onset Still's disease. *Ann Rheum Dis* 65:564–572, 2006.

61. Felson DT: Clinical Practice. Osteoarthritis of the knee. *N Engl J Med* 354:841–848, 2006.

62. Armstrong DG, Todd WF, Lavery LA, et al: The natural history of acute Charcot's arthropathy in a diabetic foot specialty clinic. *Diabet Med* 14:357–363, 1997.

63. Vilanova JC, Barcelo J, Villalon M, et al: MR imaging of lipoma arborescens and the associated lesions. *Skeletal Radiol* 32:504–549, 2003.

64. Davis RI, Hamilton A, Biggart JD: Primary synovial chondromatosis: a clinicopathologic review and assessment of malignant potential. *Hum Pathol* 29:683–688, 1998.

65. Renier JC, Arlet J, Bregeon C, et al: The joint in algodystrophy. Joint fluid, synovium, cartilage. *Rev Rhum Mal Osteoartic* 50:255–260, 1983.

66. Cree C, Pillai A, Jones B, et al: Bilateral patellar tendon ruptures: a missed diagnosis: case report and literature review. *Knee Surg Sports Traumatol Arthrosc* 15:1350–1354, 2007.

67. Sayarlioglu M, Yuzbasioglu N, Inanc M, et al: Risk factors for avascular bone necrosis in patients with systemic lupus erythematosus. *Rheumatol Int* 32:177–182, 2012.

68. Visser H, Vos K, Zanelli E, et al: Sarcoid arthritis: clinical characteristics, diagnostic aspects and risk factors. *Ann Rheum Dis* 61:449–504, 2002.

69. Torralba KD, Quismorio FP: Sarcoidosis and the rheumatologist. *Curr Opin Rheumatol* 21:62–70, 2009.

70. Danielle M, Gerlag DM, Tak PP: How useful are synovial biopsies for the diagnosis of rheumatic diseases? *Nat Clin Pract Rheumatol* 3:248–249, 2007.

71. Gillmore JD, Hawkins PN: Pathophysiology and systemic treatment of amyloidosis. *Nat Rev Nephro* 9:574–586, 2013.

72. Prokaeva T, Spencer B, Kaur M, et al: Soft tissue, joint and bone manifestations of AL amyloidosis: clinical presentation, molecular features and survival. *Arthritis Rheum* 56:3858–3868, 2007.

73. Booth DR, Lachmann HJ, Gilmore JD, et al: Prevalence and significance of the familial Mediterranean fever gene mutation encoding pyrin Q148. *QJM* 94:527–531, 2001.

74. Sharma A, Gnanapandithan K, Sharma K, et al: Relapsing polychondritis: a review. *Clin Rheumatol* 32:1575–1583, 2013.

75. Grassi W, Filippucci E, Carotti M, et al: Imaging modalities for identifying the origin of regional musculoskeletal pain. *Clin Rheumatol* 17:17–32, 2003.

76. Hamilton J, Wilson H, Capell H, et al: The hip or not. *J Rheumatol* 28:1398–1400, 2001.

77. Gotthert M, Bleeker-Rovers CP, Boerman OC, et al: Imaging of inflammation by PET, conventional scintigraphy and other imaging techniques. *J Nucl Med Technol* 41:157–169, 2010.

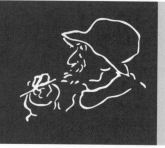

第 42 章

多关节炎的评估和鉴别诊断

原著　Ronald F. van Vollenhoven

高　娜译　王　天校

"对医生来说，认识到疾病是什么至关重要；医生要了解疾病从何而来，哪些疾病是长期的，哪些是短暂的；哪些正在转变成其他疾病；哪些是主要矛盾，哪些是次要矛盾"。

——希波克拉底

诊断以肌肉骨骼症状为表现的疾病仍然是风湿科医生的主要职责之一。虽然在整个医学领域，先进的实验室和影像学检查的应用已经取得了重大进展，但在风湿病学中，和希波克拉底时代一样，做出正确的诊断在今天仍然既是一门科学，又是一门艺术。此外，对于多关节炎患者，明确诊断可以进行早期干预，尤其是类风湿关节炎（rheumatoid arthritis，RA），这些优势使得有针对性、快速的检查变得更加重要。

本章将回顾成人多发性关节炎诊断的现状（儿童关节症状的评估见第 106、107 和 108 章），包括合理选择实验室检查和影像学检查，但详细的采集病史和全面的查体仍处于核心地位。

多关节炎的鉴别诊断

一般认为多关节炎累及 4 个或 4 个以上的关节，需要进行鉴别诊断的疾病很多；但是，对于许多病例，其起病表现可以缩小鉴别诊断的范围。因此，年轻女性在早春时节出现新发的多关节炎，并伴有发热和斑丘疹，很有可能是病毒感染，比如细小病毒 B19 感染。相反，如果一个接受血液透析治疗的中年男性在夜间出现 4 个足关节红肿、皮温升高，不需要专家诊断就可以怀疑是痛风。然而，肯定会有意外，因此在第一次评估患者时考虑所有可能的诊断仍然很重要。表 42-1 全面展示了多关节炎的鉴别诊断。以下各节概述了需要鉴别的最重要的疾病类别。

病毒感染

许多不同的病毒感染可以导致短暂的、自限性的多关节炎。人们可能会怀疑，在没有进一步解释的情况下，相对常见的自限性多关节炎的发生通常代表病毒感染，即使没有被诊断为病毒感染。病毒性关节炎通常是手和足的小关节的对称性多关节炎，因此可能引发早期 RA。在评估多关节炎时，必须考虑以下病毒感染情况：

- 细小病毒 B19 感染，为季节性发病，常见于青少年或年轻人中，有时很严重，甚至引起 RA。人们发现细小病毒 B19 感染可能与类风湿因子（rheumatoid factor，RF）的短暂阳性有关，因此猜测其可能是引发 RA 的原因[1]。后来的研究明确地排除了这种可能性[2-3]。细小病毒性关节炎的病程是自限性的，但治疗可能需要数天或数周[4]。

表 42-1 多关节炎的鉴别诊断

发病机制	疾病类型
感染	
病毒	细小病毒 B19
	风疹病毒
	甲型、乙型、丙型肝炎病毒
	人类免疫缺陷病毒
	包括基孔肯雅感染在内的 α 病毒
细菌	在大量脓毒症的情况下出现多个感染的关节
	淋病和衣原体的感染初期
	莱姆关节炎早期
由感染诱发的自身免疫性疾病	
反应性关节炎	泌尿生殖器官感染（衣原体和脲原体）后；胃肠道感染（耶尔森尼亚、志贺氏菌、弯曲杆菌和沙门菌）后
急性风湿热	A 型链球菌感染后
自身免疫性疾病	
原发性关节炎	类风湿关节炎
	银屑病关节炎
	脊柱关节炎
	幼年型炎性关节炎
一过性和复发性关节炎	回纹性风湿症
	复发性对称血清阴性滑膜炎伴有凹陷性水肿（RS3PE 综合征）
系统性自身免疫疾病	系统性红斑狼疮
	混合性结缔组织病
	原发性干燥综合征
	进行性系统性硬化症和局限性硬皮病
	白塞病
	结节病
	血管炎
自身炎症性疾病	成人 Still 病
	冷炎素相关的周期性综合征，包括家族性地中海热
	各种遗传自发炎症性疾病通常在儿童时期首次出现
退行性疾病	包括"侵袭性骨关节炎"
骨关节炎	
肥厚性骨关节病	
骨坏死	
代谢性疾病	
甲状腺疾病	甲状腺功能减退
	甲状腺功能亢进（Graves 病；早期桥本甲状腺炎）
血红蛋白病	镰状细胞性贫血
血色病	地中海贫血
晶体性疾病	痛风
	假性痛风
沉积性疾病	糖原贮积病；原发性淀粉样变性中淀粉样蛋白的沉积；粘多糖病；轻链和重链沉积病；其他
药物诱发的疾病	
全身性血管炎性药物反应、血清病	

- 虽然由于接种疫苗，风疹病毒感染已不常见，但在年轻人中仍可能不时遇到这种情况，当然，在怀孕时该诊断极为重要。风疹病毒感染是自限性的，通常是轻微的 [5]。
- 肝炎病毒感染：每一种肝炎病毒都能引起关节炎，可以是首发症状，有时也是唯一的临床表现 [6-8]。病毒性肝炎患者的 RF 是阳性的，这一事实甚至可能误导有经验的临床医生 [9]。
- HIV 感染可能导致多关节炎，这可能是 HIV 感染的首发表现 [10]。因为早期诊断和治疗非常重要，所以必须始终考虑这个疾病。与大多数类型的病毒性关节炎相比，HIV 相关的多关节炎可能更为严重 [11]。
- α 病毒感染，包括基孔肯雅关节炎：在热带国家，一些 α 病毒（即属于披膜病毒科的病毒和通过蚊虫传播的虫媒病毒）并不少见。这些具有奇特名字的感染如基孔肯雅 [12]（在 Akonde 语中为"弯腰"）、辛德毕斯 [13] 和阿尼昂尼昂 [14]（在东非 Acholi 语中意思是"严重的关节疼痛"）并不总是自限性的，有时可能具有破坏性。澳大利亚的罗斯河病毒关节炎也是由一种 α 病毒引起的 [15]。直到最近，这些类型的病毒性关节炎在热带地区以外的地区很少被发现，但是基孔肯雅病毒关节炎的流行病学正在发生显著的变化。就在 2013 年，这种病毒在加勒比海地区广泛传播，那里估计有超过 100 万人被感染 [16]。在该地区和北美之间的频繁旅行使得基孔肯雅感染普遍，特别是基孔肯雅关节炎，在美国和加拿大的临床工作中需要考虑这一诊断。此外，有证据表明，这种病毒正在适应在美国普遍存在的蚊株，因此这种感染也可能在美国流行。基孔肯雅感染几乎总能导致中度或重度的肌痛和关节痛，在其他急性感染迹象消退后，关节炎往往持续数周或数月 [17-18]。通常在小关节可以出现明显的关节炎，很难与血清阴性的 RA 相鉴别 [19]。

细菌感染

一般来说，细菌感染会导致化脓性单关节炎。在少数情况下，多个关节可以同时受累，但这在临床上通常会从一起病就得以明确。一些细菌感染表现不典型，如淋病，在相对早期阶段会导致小关节的多关节炎 [20]；这种情况的发生被认为是由于免疫复合物沉积于关节，而不是直接感染所致。同样，莱姆病最初被认为是一种新型的青少年炎性关节炎，在感染的早期阶段可能导致多关节炎 [21]。伯氏疏螺旋体的直接感染或病原微生物诱发的自身免疫反应都可能在该疾病中发挥作用；这种可能性在第 110 章中有更详细的讨论。

其他几种细菌感染也可能通过关节直接感染以外的机制导致风湿性综合征。在感染链球菌后的风湿热中，一项典型症状是游走性、无菌性大关节炎（进一步在第 115 章中讨论），胃肠道系统的各种革兰氏阴性杆菌感染（例如志贺杆菌和弯曲杆菌）和泌尿生殖道感染（例如衣原体和脲原体）可能引发反应性关节炎。

肿瘤相关的多关节炎

虽然肿瘤细胞对关节的直接侵袭或肿瘤转移至关节非常罕见，但多关节炎可能是一种副肿瘤现象 [22]。人们对肿瘤相关的多关节炎的流行病学或病理生理学了解相对较少。诊断依据可能是暴发性关节炎的发作和相关症状，如体重减轻和弥漫性疼痛；在缺乏明显线索的情况下，这些病例在诊断上非常具有挑战性 [23]。

晶体相关性多关节炎

大多数晶体沉积病从反复的单关节发作发展到寡关节受累阶段，再到多关节受累阶段，特别是在未治疗的情况下。痛风发作的最初位置通常是足、踝和膝关节，但后期也可能累及上肢关节。多关节受累阶段的痛风有时与 RA 类似，当患者接受了非甾体抗炎药（nonsteroidal anti-inflammatory drugs，NSAIDs）治疗时尤为需要考虑这种情况。痛风的首发表现形式几乎都不是多关节受累，但在焦磷酸钙晶体沉积所致的假性痛风中，有时会发生多关节受累。假性痛风多见于老年人，累及膝、踝关节，也可累及足趾关节，甚至腕关节和手关节，因此可以模拟许多其他疾病。羟基磷灰石晶体的沉积会引起肩关节炎症（"密尔沃基肩膀"）。

退行性关节炎

虽然骨关节炎（osteoarthritis，OA）被许多人认为是一种退行性疾病，但在受累的关节中经常检测到炎症。对于临床上偶尔出现的明显的炎症表现，可以称之为"侵袭性 OA"，尽管这个名称没有被很好地定义[24-25]。侵袭性 OA 的表现可能是真正的多关节炎，但经验丰富的临床医生根据受累关节的分布情况（主要是远端和近端指间关节、第一腕掌关节）以及典型的骨性肥大容易识别这一疾病。

代谢性疾病

代谢性疾病如血色病可能导致多个关节进行性退行性改变和炎症[26]，在原发性淀粉样变[27]和其他沉积病[28-30]中，有时会出现多关节表现。甲状腺功能减退和甲状腺功能亢进都可能与一系列肌肉骨骼症状有关[31-32]；伴有大关节腔积液的单关节或寡关节炎是最典型的甲状腺功能减退关节受累表现[33]，肌肉症状最典型的是甲状腺功能亢进肌肉骨骼症状[34]，但两者偶尔也都会出现明显的多关节炎。

自身免疫性疾病

在评估新发病的多关节炎患者时，关节的自身免疫炎症是风湿病专家最关注的问题。除了以多关节炎为主要表现形式的疾病外，如 RA 和银屑病关节炎（psoriatic arthritis，PsA），必须考虑脊柱关节病（spondyloarthropathies，SpAs）和可能以多关节炎为首发表现的全身炎症性疾病，包括系统性红斑狼疮（systemic lupus erythematosus，SLE）、系统性血管炎、干燥综合征、进行性系统性硬化症、白塞病、结节病和其他疾病。

表现为自限性但反复发作的多关节炎疾病包括回纹性风湿症[35]和复发性对称性滑膜炎伴凹陷性水肿（recurrent symmetric seronegative synovitis with peripheral edema，RS3PE 综合征）[36]。

高热、皮疹、淋巴结肿大和多关节炎等自身炎症性疾病在儿童中更常见，但有时也是成人的首发症状。多关节炎和发热患者需要重点考虑成人 Still 病和冷炎素相关的周期性综合征，包括家族性地中海热。

药物诱导的关节炎和血清病

药物诱导的血管炎或"血清病"的典型表现包括

多关节炎，也可以是寡关节炎[37]。通过临床表现易于明确诊断，病程呈自限性。

多关节炎患者的诊疗思路

病史

即使在这个高科技的时代，完整的病史采集仍然是诊断的必要条件。病历的现病史部分包括"七个层面"：部位、性质、数量、持续时间、临床背景、加重和缓解的因素以及伴随症状，都为诊断提供依据。我们通过有症状的部位明确是单关节、寡关节或多关节疾病，但患者有时可能只专注于一个特别严重的关节，虽然同时有其他关节受累。疼痛的性质可能提供一些信息；例如，持续的晨僵是炎症的显著特征，而胶着感——在刚开始活动时的一种更短暂的僵硬感——是 OA 的典型表现。确定症状的严重程度非常重要。应该询问患者症状的持续时间、最初是如何开始的、在白天是如何波动的，以及如何缓解。询问伴随症状也同样重要，包括发热、体重减轻、胃肠道症状、皮疹和黏膜病变、眼科问题以及泌尿生殖系统症状。临床医生通过了解患者通常认为不重要的相关特征，往往可以明确多关节炎的潜在原因。同样，我们必须研究多关节炎感染的危险因素，如病原微生物的暴露、性传播疾病的风险，以及近期到热带国家或莱姆病流行地区的旅行史。

体格检查

风湿科医生为自己能用简单的临床手段发现炎症而感到自豪，但他们必须不断磨炼这一技能。有炎症的关节通常是肿胀的，在触诊时呈柔软感或面团感，并不坚硬（如骨关节炎的关节）。滑膜肿胀在某些情况下可能很明显，但在另一些情况下则更难确定。即使有经验的医生也难以在是否肿胀之间划出界线。在一项研究中，6 名风湿病医生仅在 70% 的病例中达成了完全一致[38]，其他研究也强调了经验丰富的专家之间不能达到完全一致。幸运的是，其中一项研究还表明，专业培训可以提高这种一致性[39]。由于症状不典型的患者并不一定希望将关节定义为"肿胀"，笔者通常教导同事只需专注于评估关节肿胀。"挤压试验"是指侧向挤压掌指关节

（metacarpophalangeal，MCP）或跖趾关节时出现疼痛，一项研究显示该试验比其他关节炎查体方法特异性更高，但最近一项研究发现，这种试验的敏感度较低[40-40a]。

除了肿胀和压痛之外，发炎的关节还可能表现出其他典型的炎症症状。红肿经常出现在急性炎症的关节上，如化脓性关节炎或痛风，但红肿很少出现在 RA 和其他自身免疫性疾病中。与小关节相比，发热在大关节中更容易评估，这可能是一个有用的诊断依据，特别是在膝关节，因为正常的膝关节与周围组织的温度存在差异，比邻近肌肉的温度略低，炎症时则相反。功能受损是关节炎症的一个较为普遍的表现，重要的是要区分真正的活动受限和仅由疼痛造成的活动限制。

人们一直在讨论关节肿胀的合理查体方法。欧洲抗风湿病联盟（European League against Rheumatism，EULAR）公布了一套关节查体的建议以及教学图片，该手册可作为学习关节查体或实现不同地区查体标准化的一种方法。有炎症的大关节经常有明显的积液，膝关节的中等或大量积液可以出现"液波"和"浮髌"的症状。在关节炎患者的初步检查中，需要对每个炎症关节（包括足趾关节）进行详细的检查和记录，记录其运动范围（炎症关节运动范围变小）或早期的解剖变化。此外，在首次评估患者时，必须进行全面的关节检查，而在随诊时建议进行更有限但标准化的关节检查，最实用的是 28 个关节计数，其中检查双手的 MCP 和近端指间关节（proximal interphalangeal，PIP）、双腕关节、双肘关节、双肩关节和双膝关节[41]。在大多数就诊的病例中记录这种标准化的关节检查是一种很好的做法。更广泛的 44 个关节计数和基于 68 个关节的更全面的系统关节计数在实践中很少用于关节炎患者的长期随访。

也许从受累关节的查体中获得的两个最有用的信息是肿胀的性质（假设存在肿胀）和关节受累的模式。滑膜炎症触诊时呈柔软的面团感，包绕在关节周围，不能触到两侧的骨质边缘。相反，骨质边缘肥大（如 OA 患者）触诊坚硬。关节受累的模式很容易识别，腕关节、MCP、PIP 以及足趾关节的对称性受累往往提示 RA；不对称的下肢大关节受累主要见于反应性关节炎和 SpA；OA 患者常表现为多个远端指间关节（DIP）受累，这也可见于 PsA，后者可出现明显的指甲病变。表 42-2 总结了各类疾病的典型关节受累模式。图 42-1 进一步阐释了 RA 与 OA 的主要不同。

即使没有任何症状，也必须对脊柱进行检查，以发现 SpA 患者中轴关节受累的早期体征。

肩部和臀部周围的大肌肉群的深触诊有时表现为轻度压痛，结合患者 50 岁或以上的年龄，以及较高的红细胞沉降率（erythrocyte sedimentation rate，ESR），可能提示风湿性多肌痛（polymyalgia rheumatica，PMR），也可出现外周关节炎。

此外，应进行全面检查，特别注意皮肤（PsA 患者的牛皮癣和指甲顶针样改变）、黏膜（反应性关节炎、白塞病或 SLE 患者出现的溃疡）、淋巴结、唾液腺、甲状腺、心、肺、眼和其他脏器。

实验室检查

经过全面的病史采集和体格检查后，很可能需要进行实验室检查。虽然有些检查可以"常规"进行，但许多检查应该在这一阶段根据可能的鉴别诊断进行，在此阶段，需要鉴别的疾病范围往往已经大大缩小。

有几项常规检查可以反映炎症状态，包括白细胞增多、中性粒细胞增多、正细胞性贫血（"慢性病性

表 42-2 一些常见的多关节炎中的典型受累部位

	类风湿关节炎	骨关节炎	银屑病关节炎	痛风 / 假性痛风
大的承重关节	膝、踝关节，常为对称性；偶见于髋关节	髋、膝、踝关节	膝、踝关节，常为非对称性	膝、踝关节；假性痛风可累及腕关节
小关节	手 MCP 和 PIP 关节；足 MTP 关节	手 DIP、PIP 和第一 CMC 关节；足 MTP 关节	常为 DIP 伴指甲病变及其他小关节	足小关节；假性痛风时累及 MCP
脊柱	颈椎	颈椎和 LS 椎	LS 椎和 SI 关节	无

CMC，腕掌；DIP，远端指间；LS，腰骶；MCP，掌指；MTP，跖趾；PIP，近端指间；SI，骶髂

贫血")和血小板增多。特别是后者更可以提示系统性炎症的持续时间和严重程度。ESR 或 CRP 正常不支持感染所致的多关节炎，但风湿性疾病的 ESR 或 CRP 可以正常，如果 ESR 或 CRP 极度增高需考虑多关节炎背后是否存在更严重的疾病。

血清学检查是风湿病医生最注重的领域之一。20 世纪 40 年代，类风湿因子（与 IgG 结合的 IgM 抗体；RF）的发现首先揭示了 RA 是一种自身免疫性疾病[42-43]，而这一概念曾经并不被人接受。RFs 在 RA 中很常见，但敏感性不超过 60%～70%，在未确诊的多关节炎病例中，必须谨慎解释该检测的临床意义，因为一些病毒感染会导致伴随 RF 阳性的多关节炎，包括细小病毒和乙型、丙型肝炎病毒。此外，在很多风湿性疾病中 RF 呈阳性，例如除 RA 外，干燥综合征、硬皮病、SLE 和血管炎都可出现。然而，对于早期未分化关节炎，RF 阳性高度提示其发展为持久性病变和放射学损害的风险[44-47]。换而言之，虽然 RF 在诊断过程中很有用，但绝不能盲目依赖它；

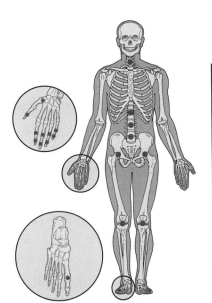

骨关节炎

发病年龄	大多数发生于50岁以上的人群
发病速度	缓慢；数年
系统症状	缺乏系统症状
关节症状	关节疼痛，不伴肿胀，或质硬的骨性膨大呈对称或非对称性累及小关节、大的承重关节（例如髋关节、膝关节）和（或）脊柱
僵硬感	短暂晨僵；"胶着感"；不动一段时间后开始活动时的僵硬感
影像学表现	关节间隙狭窄，软骨下硬化，囊性变，骨赘
实验室检查	基本正常，RF、抗CCP抗体阴性

类风湿关节炎

发病年龄	通常为40～60岁也可在任何年龄发病
发病速度	可以突然起病，也可在数周至数月内逐渐起病
系统症状	通常为乏力、低热、厌食、肌肉/关节疼痛，僵硬感关节外表现；类风湿结节干燥综合征
关节症状	关节疼痛、肿胀、僵硬；对称性关节受累；起初累及小关节，也可累及大关节关节肿胀、发热、压痛、疼痛
僵硬感	晨僵＞45分钟休息后可复发
影像学表现	骨侵蚀，软组织肿胀，成角畸形，关节周围骨量减少，关节间隙狭窄
实验室检查	ESR、CRP增高；正细胞性贫血；轻度白细胞增多；血小板增多；RF和（或）抗CCP抗体阳性

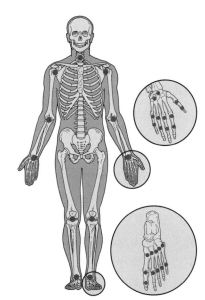

图 42-1 类风湿关节炎和骨关节炎受累关节的典型分布。请注意晚期类风湿关节炎可有髋关节受累。CCP，环瓜氨酸肽；CRP，C 反应蛋白；DIP，远端指间关节；ESR，红细胞沉降率；MCP，掌指关节；PIP，近端指间关节；RF，类风湿因子。（From http:// www.zoomout-ph.com/2012/02/rheumatoid-arthritis-conceptmap.html）

然而，一旦确诊为 RA，RF 阳性就意味着预后更差。

最近，使用一种基于环瓜氨酸肽（cyclic citrullinated peptides，CCPs）的检测方法来检测瓜氨酸化蛋白抗体已成为标准方法。该试验因此常被称为抗 CCP 试验，但被检测出的抗体更应该被称为抗瓜氨酸化蛋白抗体（anti-citrullinated protein antibodies，ACPA），因为 CCP 是实验室合成的，在自然界中并不存在。然而，抗 CCP 抗体或 APCA 对于 RA 来说与 RF 同样敏感，但更具有特异性 [48-49]。联合检测 RF 和 ACPA 是目前评估可能诊断为 RA 的多关节炎患者的标准检查。在一项研究中，两个抗体同时阳性诊断 RA 的特异性可达到 100% [49]，尽管敏感性降低。

其他的血清学检查也可用于多关节炎患者的评估，但必须更加谨慎地鉴别。抗核抗体（anti-nuclear antibodies，ANA）阳性可见于许多自身免疫性疾病，以及多种感染、恶性肿瘤、药物诱导的疾病。免疫荧光法检测人 ANAs 有助于评估疾病，ANA 阴性强烈不支持 SLE 的诊断，而 ANA 阳性（但不能诊断患者为任何特定疾病）则需要进一步检测更特异的自身抗体。酶联免疫吸附法（enzyme-linked immunosorbent assay，ELISA）可能有更多的假阴性结果。针对可提取核抗原（extractable nuclear antigens，ENAs）的抗体可以提示系统性炎性疾病，而抗 Ro/La（SS-A/SS-B）则提示干燥综合征，抗中性粒细胞胞浆抗体（anti-neutrophil lytoplasmic antibodies，ANCA）提示系统性血管炎。

在这一阶段，根据临床疑诊，也应该针对感染相关性多关节炎进行特异性检查。可以考虑对肝炎病毒、HIV 和其他多种病毒进行检测，但对所有患者的所有病毒进行检测是过度的。同理也适用于莱姆病或肠道、泌尿生殖系统病原体的血清学检查。

基因检测

HLA-B27 基因在人群中阳性率为 3% ~ 8%，但在超过 90% 的强直性脊柱炎患者和 50% ~ 80% 的其他 SpAs 患者中呈阳性。有观点认为，HLA-B27 检验没有意义，因为这种基因阳性在健康人中很普遍，但这种论点不符合小"概率"疾病的诊断；在临床工作中，HLA-B27 阳性可以将诊断的可能性从中等提升为较高。而且，只需进行一次 HLA-B27 检测即可，因此它是可获得额外诊断依据的成本效益相当高的方法。

在风湿科的临床实践中，其他基因检测尚未显示出其必要性。确定患者是否有"共同表位"（导致 RA 风险的 HLA-DR 基因位点）还不是标准诊疗的一部分。目前有遗传性血色病的基因检测，即 *HFE* 基因；可以在合适的患者中检测该基因。

滑液分析

如果可能的话，应在多关节炎的初步检查中抽取滑液并进行分析。来自无菌性关节炎的滑液通常是黄色、混浊的，含有 5000 ~ 50 000 个白细胞 /mm³，多为中性粒细胞。白细胞计数较高表明有细菌感染，但也可见于在晶体相关性疾病中，而在退行性关节炎中，白细胞计数可能较低。晶体性关节炎可以通过观察到关节液的细胞内晶体而最终确诊。

影像学检查和其他诊断方法

虽然常规的放射学检查并不是诊断多关节炎患者的关键，但是对受累关节进行普通 X 线检查可能有意义。X 线片可能揭示意外的发现，为诊断提供线索；此外，X 线片还可以显示炎症的严重程度（近关节处的骨量减少），并为今后的评估提供基线，有时它们可以用来确定诊断，例如当发现典型的侵蚀性病变时，就可以诊断为 RA。表 42-3 归纳了 X 线片上的典型表现。

磁共振成像（MRI）已经成为诊断肌肉骨骼疾病的一种重要方法，它已经在很大程度上取代了计算机断层扫描、常规断层扫描和闪烁显像。MRI 具有几个非常有利的属性：非侵入性、风险极低；可显示软

表 42-3　X 线平片的诊断影像学征象

表现	提示的疾病
骨量减少	早期 RA
关节间隙狭窄	RA、PsA 或 OA
软骨下硬化	OA
骨质硬化	OA
附着点钙化	PsA，SpA
骨侵蚀	RA，痛风
骨赘	OA
软骨钙质沉着	假性痛风

OA，骨关节炎；PsA，银屑病关节炎；RA，类风湿关节炎；SpA，强直性脊柱炎

组织中的精细结构；通过 T2 加权、流体衰减反转恢复（fluid-attenuated inversion recovery，FLAIR）序列以及对比剂的应用提示炎症。MRI 的缺点是对患者来说相当耗时，可能引起身体和心理上的不适（例如，平躺不适和幽闭恐惧症）；MRI 对骨骼的显影不如其他组织；只有在相对有限的区域可以一次成像，采集和传递成本都非常高。对于低磁强度的"办公室"核磁共振来说，这些缺点中的一些已经减少了[50]。使用一种在一般操作环境中容易操作的设备，可以以较低的成本获得质量合理的图像。但是，可以成像的区域较小，图像采集时间明显较长。基于所有这些考虑，很少应用 MRI 对多关节炎患者进行最初的评估。

肌肉骨骼超声检查（musculoskeletal ultrasound examination，MSUS）在过去的几年里迅速发展。MSUS 具有几个有吸引力的特点：它很容易适应于临床实践，甚至增加了患者和医生之间的互动；根据临床情况实时获得和评估高质量的图像；使用多普勒技术很容易发现炎症，而且成本是可以承受的。如图 42-2 所示，使用 MSUS 很容易识别炎症。MSUS 的明显缺点是，它需要有经验的医生或助理医生来完成，与 MRI 相比，主观性较大，软组织结构可以被覆盖的骨骼"隐藏"起来。尽管如此，MSUS 已经越来越成为风湿病学临床实践的一项有价值的检查，其敏感性和特异性已被证明与核磁共振相似[51-53]。此外，在评估多关节炎患者时，已经证明 MSUS 对提高风湿科医生的诊断确定性很有意义，MSUS 可以证明多关节炎确实存在[54]，能够帮助建立更为明确的诊断[55]。

荧光光学成像（fluorescence optical imaging，FOI；"风湿病扫描"）在欧洲被批准用于评估手部关节炎。该技术是基于静脉注射氟铬，之后用特配的相机对手部进行快速连续采集图像。FOI 已经在一些欧洲中心使用，最近的几项研究表明它与 MSUS 具有相似的敏感性和特异性[56-59]。然而，它仅应用于双手扫描，少数情况下静脉注射会引起过敏反应。这种设备在美国还没有被批准。

正式标准及其在临床诊断中的作用

许多风湿病的"分类标准"已经制订，其中最著名的是 RA。这些标准最初是为了在不同的医疗保健环境、地区或国家实现临床医生之间的一致性而制订的，主要是为了流行病学或其他研究目的。显然分类标准尚未发展为诊断标准。尽管如此，这些标准的存在本身已经导致了对 RA 和其他风湿病的认识发生改变，事实上，许多临床医生确实依靠分类标准来进行临床诊断。由美国风湿病学会（American College of Rheumatology，ACR）和 EULAR 制订的最新 RA 分类标准与以前的版本差别很大[60]（表 42-4）。首先，人们认识到，如果放射学显示出无可辩驳的证据，那么就可以对 RA 作出诊断，而不需要其他证据。不幸

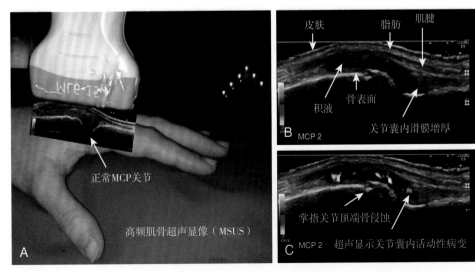

图 42-2　肌肉骨骼超声检查可以作为临床检测的补充。**A**，正常掌指（MCP）关节；**B**，"灰阶"模式下滑膜增厚和积液；**C**，滑膜部位明显的多普勒信号提示炎症（原图承蒙 Yogan Kisten 先生允许，Karolinska 研究所）

表 42-4 2010 年美国风湿病学会 / 欧洲抗风湿病联盟类风湿关节炎分类标准 *

标准	评分
关节受累情况	
2 ～ 10 个大关节	1
1 ～ 3 个小关节（伴或不伴大关节受累）	2
4 ～ 10 个小关节（伴或不伴大关节受累）	3
> 10 个关节（至少包括 1 个小关节）	5
血清学（至少需要 1 项结果）	
RF 和 ACPA 均阴性	0
RF 或 ACPA 低滴度阳性	2
RF 或 ACPA 高滴度阳性	3
急性期反应物	
CRP 和 ESR 均正常	0
CRP 或 ESR 异常	1
病程	
< 6 周	0
≥ 6 周	1

* 目标人群指可以使用该标准评估的人群：至少一个关节有明确滑膜炎（肿胀）的人，且滑膜炎不能用其他更好的原因解释。
• 将患者归类为确定的类风湿关节炎需要 6 分或更高。
• 如果存在明确的类风湿关节炎的放射学证据，即使不符合规定的标准，也可以作出诊断。
• 如果患者以前符合类风湿关节炎的标准，即使在当前的重新评估中不符合这些标准，也要维持诊断。

ACPA，抗瓜氨酸化蛋白抗体；CRP，C 反应蛋白；ESR，红细胞沉降率；RF，类风湿因子。

的是，这些标准并没有完全清楚地表明放射学证据必须有多确定，而且大多数放射学家也认为，对放射学发现的解释可能有很大的差异。

在缺乏放射学证据的情况下，根据评分点来分类，其中炎症关节的数量和性质，再加上其他几个特征，可以决定患者是否"有"或"没有"RA。必须强调的是，这些标准是以临床专科医生的意见为基准，并且有 90% 的敏感性和特异性，这表明每 10 个患者中就有 1 个有专家会不同意这些标准。这并不是贬低这些标准的重要性，而是强调这些标准的使用不应取代合格专家的临床判断。

其他风湿病的诊断也应考虑到这点，并附加说明，如 PsA[61]、强直性脊柱炎 [62] 和痛风 [63] 等疾病的分类标准敏感度和特异性低于 RA。

初步诊断、确定诊断、治疗方案和再评估：纵向观点

所有的医生都了解，即使考虑了所有的诊断可能性、应用了所有可用的检查后，诊断也可能不完全清楚。然而，还是到了必须作出初步诊断、必须通知患者、必须选择治疗方案的时候。这种情况给患者与医生之间的交流带来了一些挑战。可以理解的是，临床医生在与患者交谈时可能不想显得不确定，但尽管如此，最好还是坦诚一些，可以告诉患者"我认为你很可能患有某种疾病，但我们不能肯定。现在没有进一步的检查要做，我建议我们用某些药物来开始治疗。我们会在几周或几个月后重新评估。"

最重要的是，必须选择重新评估的时间点。这个时间点可能在几周或几个月后，取决于具体情况，但如果初步诊断必须修订，那么通过明确标记这一时间点，患者将更容易接受。

多关节炎的鉴别诊断：未来展望

对于有经验的专科医生，应用现代风湿病诊断方法可使 60% ～ 90% 的新发多关节炎患者中得到最终诊断 [64-65]。将来在早期诊断特定风湿病方面很有可能取得进一步的进展，特别是 RA；人们对这种可能性的兴趣不仅基于迅速诊断的愿望，而且还基于早期干预的可能性，利用假定的"机会窗"，从而使患者取得更好的长期效果 [66]。然而，如果要实现这种早期诊断，很可能需要在临床前阶段（即在患者实际发生多关节炎之前）完成。

总之，对于多关节炎患者，往往可以得到快速而明确的诊断。在诊断多关节炎的手段方面，很可能会有更多的改进，如果联合更好的医疗专业护理，有严重肌肉骨骼症状的患者将会得到更好的预后。

🌐 本章的参考文献也可以在 ExpertConsult.com 上找到。

参考文献

1. Luzzi GA, Kurtz JB, Chapel H: Human parvovirus arthropathy and rheumatoid factor. *Lancet* 1:1218, 1985.

2. Hajeer AH, MacGregor AJ, Rigby AS, et al: Influence of previous exposure to human parvovirus B19 infection in explaining susceptibility to rheumatoid arthritis: an analysis of disease discordant twin pairs. *Ann Rheum Dis* 53:137–139, 1994.

3. Harrison B, Silman A, Barrett E, et al: Low frequency of recent parvovirus infection in a population-based cohort of patients with early inflammatory polyarthritis. *Ann Rheum Dis* 57:375–377, 1998.

4. Gran JT, Johnsen V, Myklebust G, et al: The variable clinical picture of arthritis induced by human parvovirus B19. Report of seven adult cases and review of the literature. *Scand J Rheumatol* 24:174–179, 1995.

5. Smith CA, Petty RE, Tingle AJ: Rubella virus and arthritis. *Rheum Dis Clin North Am* 13:265–274, 1987.

6. Inman RD: Rheumatic manifestations of hepatitis B virus infection. *Semin Arthritis Rheum* 11:406–420, 1982.

7. Ramos-Casals M, Font J: Extrahepatic manifestations in patients with chronic hepatitis C virus infection. *Curr Opin Rheumatol* 17:447–455, 2005.

8. Schiff ER: Atypical clinical manifestations of hepatitis A. *Vaccine* 10(Suppl 1):S18–S20, 1992.

9. Holborow EJ, Asherson GL, Johnson GD, et al: Antinuclear factor and other antibodies in blood and liver diseases. *Br Med J* 1:656–658, 1963.

10. Brancato L, Itescu S, Skovron ML, et al: Aspects of the spectrum, prevalence and disease susceptibility determinants of Reiter's syndrome and related disorders associated with HIV infection. *Rheumatol Int* 9:137–141, 1989.

11. Calabrese LH: The rheumatic manifestations of infection with the human immunodeficiency virus. *Semin Arthritis Rheum* 18:225–239, 1989.

12. Ali Ou Alla S, Combe B: Arthritis after infection with Chikungunya virus. *Best Pract Res Clin Rheumatol* 25:337–346, 2011.

13. Laine M, Luukkainen R, Toivanen A: Sindbis viruses and other alphaviruses as cause of human arthritic disease. *J Intern Med* 256:457–471, 2004.

14. Rwaguma EB, Lutwama JJ, Sempala SD, et al: Emergence of epidemic O'nyong-nyong fever in southwestern Uganda, after an absence of 35 years. *Emerg Infect Dis* 3:77, 1997.

15. Fraser JR: Epidemic polyarthritis and Ross River virus disease. *Clin Rheum Dis* 12:369–388, 1986.

16. Weaver SC, Lecuit M: Chikungunya virus and the global spread of a mosquito-borne disease. *N Engl J Med* 372:1231–1239, 2015.

17. Burt F, Chen W, Mahalingam S: Chikungunya virus and arthritic disease. *Lancet Infect Dis* 14:789–790, 2014.

18. Javelle E, Ribera A, Degasne I, et al: Specific management of post-chikungunya rheumatic disorders: a retrospective study of 159 cases in Reunion Island from 2006-2012. *PLoS Negl Trop Dis* 9:e0003603, 2015.

19. Miner JJ, Aw Yeang HX, Fox JM, et al: Chikungunya viral arthritis in the United States: a mimic of seronegative rheumatoid arthritis. *Arthritis Rheumatol* 67:1214–1220, 2015.

20. Lightfoot RW Jr, Gotschlich EC: Gonococcal disease. *Am J Med* 56:327–356, 1974.

21. Malawista SE, Steere AC: Lyme disease: infectious in origin, rheumatic in expression. *Adv Intern Med* 31:147–166, 1986.

22. Libera I, Gburek Z, Klus D: Pseudorheumatoid paraneoplastic syndrome. *Reumatologia* 19:305–309, 1981.

23. Meyer B, Goldsmith E, Mustapha M: An internist's dilemma: differentiating paraneoplastic from primary rheumatologic disease. *Minn Med* 97:47, 2014.

24. Utsinger PD, Resnick D, Shapiro RF, et al: Roentgenologic, immunologic, and therapeutic study of erosive (inflammatory) osteoarthritis. *Arch Intern Med* 138:693–697, 1978.

25. Punzi L, Frigato M, Frallonardo P, et al: Inflammatory osteoarthritis of the hand. *Best Pract Res Clin Rheumatol* 24:301–312, 2010.

26. de Seze S, Solnica J, Mitrovic D, et al: Joint and bone disorders and hypoparathyroidism in hemochromatosis. *Semin Arthritis Rheum* 2:71–94, 1972.

27. Katoh N, Tazawa K, Ishii W, et al: Systemic AL amyloidosis mimicking rheumatoid arthritis. *Intern Med* 47:1133–1138, 2008.

28. McAdam LP, Pearson CM, Pitts WH, et al: Papular mucinosis with myopathy, arthritis, and eosinophilia. A histopathologic study. *Arthritis Rheum* 20:989–996, 1977.

29. Rivest C, Turgeon PP, Senecal JL: Lambda light chain deposition disease presenting as an amyloid-like arthropathy. *J Rheumatol* 20:880–884, 1993.

30. Husby G, Blichfeldt P, Brinch L, et al: Chronic arthritis and gamma heavy chain disease: coincidence or pathogenic link? *Scand J Rheumatol* 27:257–264, 1998.

31. Dux S, Pitlik S, Rosenfeld JB: Pseudogouty arthritis in hypothyroidism. *Arthritis Rheum* 22:1416–1417, 1979.

32. Vague J, Codaccioni JL: Rheumatic manifestations developing in association with hyperthyroidism; 5 case reports on scapulohumeral periarthritis. *Ann Endocrinol (Paris)* 18:737–744, 1957.

33. Dorwart BB, Schumacher HR: Joint effusions, chondrocalcinosis and other rheumatic manifestations in hypothyroidism. A clinicopathologic study. *Am J Med* 59:780–790, 1975.

34. Segal AM, Sheeler LR, Wilke WS: Myalgia as the primary manifestation of spontaneously resolving hyperthyroidism. *J Rheumatol* 9:459–461, 1982.

35. Wingfield A: Palindromic rheumatism. *Br Med J* 2:157, 1945.

36. McCarty DJ, O'Duffy JD, Pearson L, et al: Remitting seronegative symmetrical synovitis with pitting edema. RS3PE syndrome. *JAMA* 254:2763–2767, 1985.

37. Keith JR: The treatment of serum sickness occurring in diphtheria. *Br Med J* 2:105, 1911.

38. Gormley G, Steele K, Gilliland D, et al: Can rheumatologists agree on a diagnosis of inflammatory arthritis in an early synovitis clinic? *Ann Rheum Dis* 60:638–639, 2001.

39. Grunke M, Antoni CE, Kavanaugh A, et al: Standardization of joint examination technique leads to a significant decrease in variability among different examiners. *J Rheumatol* 37:860–864, 2010.

40. Quinn MA, Green MJ, Conaghan P, et al: How do you diagnose rheumatoid arthritis early? *Best Pract Res Clin Rheumatol* 15:49–66, 2001.

40a. van den Bosch WB, Mangnus L, Reijnierse M, et al: The diagnostic accuracy of the squeeze test to identify arthritis: a cross-sectional cohort study. *Ann Rheum Dis* 74(10):1886–1889, 2015.

41. Smolen JS, Breedveld FC, Eberl G, et al: Validity and reliability of the twenty-eight-joint count for the assessment of rheumatoid arthritis activity. *Arthritis Rheum* 38:38–43, 1995.

42. Rose HM, Ragan C, et al: Differential agglutination of normal and sensitized sheep erythrocytes by sera of patients with rheumatoid arthritis. *Proc Soc Exp Biol Med* 68:1–6, 1948.

43. Pike RM, Sulkin SE, Coggeshall HC: Concerning the nature of the factor in rheumatoid-arthritis serum responsible for increased agglutination of sensitized sheep erythrocytes. *J Immunol* 63:447–463, 1949.

44. Visser H, le Cessie S, Vos K, et al: How to diagnose rheumatoid arthritis early: a prediction model for persistent (erosive) arthritis. *Arthritis Rheum* 46:357–365, 2002.

45. Jansen LM, van der Horst-Bruinsma IE, van Schaardenburg D, et al: Predictors of radiographic joint damage in patients with early rheumatoid arthritis. *Ann Rheum Dis* 60:924–927, 2001.

46. Tunn EJ, Bacon PA: Differentiating persistent from self-limiting symmetrical synovitis in an early arthritis clinic. *Br J Rheumatol* 32:97–103, 1993.

47. Hulsemann JL, Zeidler H: Undifferentiated arthritis in an early synovitis out-patient clinic. *Clin Exp Rheumatol* 13:37–43, 1995.

48. Rantapaa-Dahlqvist S, de Jong BA, Berglin E, et al: Antibodies against cyclic citrullinated peptide and IgA rheumatoid factor predict the development of rheumatoid arthritis. *Arthritis Rheum* 48:2741–2749, 2003.

49. Raza K, Breese M, Nightingale P, et al: Predictive value of antibodies to cyclic citrullinated peptide in patients with very early inflammatory arthritis. *J Rheumatol* 32:231–238, 2005.

50. Schiff MH, Hobbs KF, Gensler T, et al: A retrospective analysis of low-field strength magnetic resonance imaging and the management of patients with rheumatoid arthritis. *Curr Med Res Opin* 23:961–968, 2007.

51. Szkudlarek M, Narvestad E, Klarlund M, et al: Ultrasonography of the metatarsophalangeal joints in rheumatoid arthritis: comparison

with magnetic resonance imaging, conventional radiography, and clinical examination. *Arthritis Rheum* 50:2103–2112, 2004.

52. Szkudlarek M, Klarlund M, Narvestad E, et al: Ultrasonography of the metacarpophalangeal and proximal interphalangeal joints in rheumatoid arthritis: a comparison with magnetic resonance imaging, conventional radiography and clinical examination. *Arthritis Res Ther* 8:R52, 2006.

53. Hoving JL, Buchbinder R, Hall S, et al: A comparison of magnetic resonance imaging, sonography, and radiography of the hand in patients with early rheumatoid arthritis. *J Rheumatol* 31:663–675, 2004.

54. Matsos M, Harish S, Zia P, et al: Ultrasound of the hands and feet for rheumatological disorders: influence on clinical diagnostic confidence and patient management. *Skeletal Radiol* 38:1049–1054, 2009.

55. Rezaei H, Torp-Pedersen S, Af Klint E, et al: Diagnostic utility of musculoskeletal ultrasound in patients with suspected arthritis inverted question mark a probabilistic approach. *Arthritis Res Ther* 16:448, 2014.

56. Werner SG, Langer HE, Ohrndorf S, et al: Inflammation assessment in patients with arthritis using a novel in vivo fluorescence optical imaging technology. *Ann Rheum Dis* 71:504–510, 2012.

57. Werner SG, Langer HE, Schott P, et al: Indocyanine green-enhanced fluorescence optical imaging in patients with early and very early arthritis: a comparative study with magnetic resonance imaging. *Arthritis Rheum* 65:3036–3044, 2013.

58. Kisten Y, Györi N, Rezaei H, et al: *The utility of digital activity fluorescence optical imaging in quantifying hand and wrist inflammation in rheumatic diseases*, Presented at the American College of Rheumatology Annual Congress. Boston, Mass, November 14-19, 2014.

59. Gyori N, Kisten Y, Rezaei H, et al: The diagnostic utility of fluorescence optical imaging in evaluating synovitis of the hands and wrists. *Ann Rheum Dis* 73(Suppl 2):671, 2014.

60. Aletaha D, Neogi T, Silman AJ, et al: 2010 Rheumatoid arthritis classification criteria: an American College of Rheumatology/European League against Rheumatism collaborative initiative. *Arthritis Rheum* 62:2569–2581, 2010.

61. Tillett W, Costa L, Jadon D, et al: The ClASsification for Psoriatic ARthritis (CASPAR) criteria—a retrospective feasibility, sensitivity, and specificity study. *J Rheumatol* 39:154–156, 2012.

62. Rudwaleit M, Khan MA, Sieper J: The challenge of diagnosis and classification in early ankylosing spondylitis: do we need new criteria? *Arthritis Rheum* 52:1000–1008, 2005.

63. Taylor WJ, Fransen J, Dalbeth N, et al: Performance of classification criteria for gout in early and established disease. *Ann Rheum Dis* 2014 Oct 28. [Epub ahead of print].

64. van der Horst-Bruinsma IE, Speyer I, Visser H, et al: Diagnosis and course of early-onset arthritis: results of a special early arthritis clinic compared to routine patient care. *Br J Rheumatol* 37:1084–1088, 1998.

65. Wolfe F, Ross K, Hawley DJ, et al: The prognosis of rheumatoid arthritis and undifferentiated polyarthritis syndrome in the clinic: a study of 1141 patients. *J Rheumatol* 20:2005–2009, 1993.

66. Mottonen T, Hannonen P, Korpela M, et al: Delay to institution of therapy and induction of remission using single-drug or combination-disease-modifying antirheumatic drug therapy in early rheumatoid arthritis. *Arthritis Rheum* 46:894–898, 2002.

第43章

皮肤与风湿性疾病

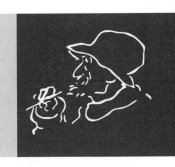

原著　Lela A. Lee · Victoria P. Werth

温广东 译　张建中 校

关键点

皮肤经常受到风湿病的影响，许多风湿病患者伴发皮肤症状。

准确诊断皮肤病变需要掌握其鉴别诊断、知道有无必要进行必要检查（如活检）以及结合临床表现解释检查结果。

炎症状态下的皮肤活检往往不能明确诊断。

风湿病相关皮损的诊断

皮肤是肉眼可见的器官，在风湿性疾病中经常受累。这些皮肤病的存在有助于风湿性疾病的诊断。在进行专业性的讨论前要考虑到以下两点：首先，非皮肤科专业医生往往缺乏皮肤病专业知识，对疾病的鉴别诊断考虑不够全面，如系统性红斑狼疮（systemic lupus erythematosus，SLE）患者常会出现颊部红斑，但颊部红斑还可见于多种疾病，如常见的玫瑰糠疹，少见病——Rothmund-Thomson综合征。风湿病患者经常会出现不止一种皮肤病，这使得诊断较为困难。

其次是关于皮肤活检。取什么样的皮损做病理检查更利于诊断，许多情况下需要专业的皮肤科知识和皮肤病理知识。如炎症性皮肤病，临床表现往往比病理表现更有利于诊断；且一般病理报告只有诊断，而无准确的皮肤病理描述。例如一个皮肤病理报告为银屑病，但根据特征性的皮肤表现，还可考虑钱币状湿疹、特应性皮炎、脂溢性皮炎、慢性单纯性苔藓、皮肤癣菌病和药疹的可能。所以，只有具备专业皮肤病理知识和皮肤科专业知识，并且能够将两者相结合，

才能做出正确的诊断。

尽管有这些困难，但掌握风湿病患者的皮肤表现对于内科医生治疗风湿病是很有帮助的。在本章中，将介绍几种常见皮肤病，包括临床表现、诊断和鉴别诊断，并对皮肤损害的治疗进行简要介绍。这些疾病的病因和发病机制将在其他章节中介绍。

银屑病

关键点

银屑病的主要表现类型为慢性斑块型、点滴型、局限脓疱型、泛发脓疱型和红皮病型。慢性斑块型和点滴型是最常见的表型。

点滴型银屑病可在链球菌感染后几周出现。

指甲变化是银屑病的常见表现，但不是特异性的。

在银屑病治疗中应尽可能避免全身使用糖皮质激素，因为在逐渐减量时可能发生病情的严重复发。

反应性关节炎的皮肤表现包括环状龟头炎、淋病性角皮病、口腔黏膜糜烂和银屑病样斑块。

皮肤活检无法鉴别银屑病和反应性关节炎。

银屑病是最常见的炎症性皮肤病之一，人群发病率约为2%。银屑病的严重程度因人而异，可以表现为轻的无症状斑块，也可以表现为广泛的、致残性皮损。此病可发生于任何年龄，可加重或缓解，但不能完全根治。一般来说，发生在儿童期预示着疾病较重。

银屑病特征性皮损是红斑基础上的界限清楚的斑块，上覆银白色鳞屑。尽管在治疗后或摩擦部位的

皮损鳞屑较少，但这些特征性的表现仍可存在。去除鳞屑后，可观察到点状出血现象（Auspitz 征）。外伤部位，如切口处可出现类似皮损，称为同形反应（Koebner 现象）。在某些病例中，银屑病皮损还可表现为小脓疱。

银屑病分为慢性斑块型、点滴型、局限脓疱型、泛发性脓疱型和红皮病型[1]。慢性斑块型和点滴型银屑病是最常见的类型，泛发性脓疱型和红皮病型银屑病是最严重的类型，可致残，甚至威胁生命。慢性斑块型银屑病的皮损一般较大，易发生于肘、膝、头皮、生殖器、腰部和臀部，全身均可累及。只有一处皮损的情况也很常见，如仅头皮出现皮损。点滴型银屑病的皮损相对较小，常密集分布，主要分布在躯干和四肢近端（图 43-1）。点滴型银屑病常见于儿童和青年，多在链球菌感染后数周出现。

约 1/2 的银屑病患者常有甲改变。银屑病性甲改变经常被误诊为甲真菌感染。甲改变包括甲板点状凹陷、甲剥离（"油斑"）、甲营养不良和甲板缺损。但这些并非银屑病特异的甲改变，如甲板点状凹陷也可见于创伤后，所以当发现甲板有凹点时并不能诊断银屑病。甲改变多见于伴远端指（趾）关节炎的银屑病患者[2]。

银屑病关节炎多发于皮损严重者，但并非所有银屑病关节炎患者均有皮损。关节炎症状的轻重并不与皮损的严重程度一致。尽管很多银屑病患者的关节炎与银屑病无关，但有银屑病皮损表现对于诊断银屑病关节炎是有帮助的。

银屑病皮损的诊断多依据临床表现，根据皮损的形态和分布，一般不难诊断。需与银屑病鉴别的疾病较多，包括钱币状湿疹、脂溢性皮炎、擦烂部位的念珠菌病、毛发红糠疹、Bowen 病或 Paget 病（孤立性皮损）、药疹、玫瑰糠疹、苔藓样糠疹、皮肤癣菌病、扁平苔藓、二期梅毒疹、副银屑病、皮肤型红斑狼疮（尤其是亚急性皮肤型红斑狼疮 [subacute cutaneous lupus erythematosus，SCLE]）和皮肌炎。对于诊断不明的病例，皮肤活检有助于诊断。通过皮肤组织病理表现，有时可明确诊断为银屑病，但有时并不能给出明确诊断。银屑病在组织病理上不易与反应性关节炎相鉴别。

治疗银屑病常用的外用药包括糖皮质激素、焦油制剂、地蒽酚、卡泊三醇和他扎罗汀[3]。光疗仍是许多患者的主要疗法，包括日光、窄谱中波紫外线（ultraviolet B，UVB）、补骨脂素加长波紫外线（psoralen ultraviolet A，PUVA）是常用疗法。常用的系统治疗包括甲氨蝶呤、阿维 A、环孢素和生物制剂，如肿瘤坏死因子（TNF-α）单抗或白介素（IL）-12/23 单抗。环孢素有助于对严重银屑病患者病情的快速控制，但不作为长期治疗方案。尽管银屑病可以外用糖皮质激素治疗，但应避免全身使用糖皮质激素治疗银屑病的皮肤损害，因撤药后可出现银屑病的严重复发。

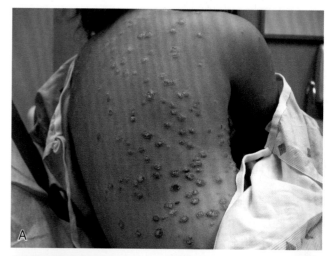

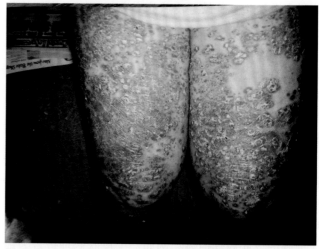

图 43-1　A，点滴型银屑病皮损，好发于躯干。临床表现为孤立的、上覆鳞屑的红色丘疹，呈点滴状。**B**，大腿上肥厚的云母状鳞屑的斑块型银屑病（A，Courtesy Dr. Nicole Rogers, Tulane University School of Medicine, New Orleans; B，courtesy Dr. Abby Van Voorhees, University of Pennsylvania）

反应性关节炎

环状龟头炎是反应性关节炎最常见的特征性皮肤黏膜损害[4]。龟头可见红斑、丘疹、脓疱，脓疱可融合，破溃后形成蔔行糜烂面，可见结痂。未做包皮环切的男性中，由于局部比较潮湿，所以病变处多表现为糜烂，很少见到结痂，而做过包皮环切的，可见较厚的结痂。

患者的手掌尤其是足底，也可出现与生殖器区域类似的红斑、丘疹和脓疱。随着病情发展，这些病变被称为淋病性角皮病（keratoderma blenorrhagica），往往会发生角化可度（图 43-2）。小的红斑丘疹可融合成大的斑块，或者形成整个足跖弥漫的过度角化；也可仅为直径数毫米的孤立的红色角化性丘疹。

这些红色、上覆鳞屑的丘疹可出现于头皮、肘部和膝盖等身体其他部位，此时不易与银屑病鉴别。当累及甲时，一般表现为甲下过度角化。甲板点状凹陷不是反应性关节炎的特征性表现，还可以表现为甲板增厚，出现甲峰和甲板脱落。口腔黏膜糜烂多发生于舌黏膜、颊黏膜和上颚处。

根据患者的临床表现，一般不难诊断。皮肤活检多用于排除其他疾病，但很难在病理上与银屑病相鉴别，而银屑病恰恰是最需要与之鉴别的疾病。反应性关节炎患者陈旧的渗出性皮肤角化性皮损可见明显的角质层增厚，临床上表现为角化过度性丘疹，这可以从某种程度上与银屑病鉴别。

生殖器部位的皮损应与念珠菌病、银屑病、皮炎、Bowen 病、Paget 病、鳞状细胞癌、Zoon 龟头炎、糜烂性扁平苔藓、硬化性苔藓（闭塞性干燥性龟头炎）、阿弗他溃疡、固定性药疹及某些感染性疾病相鉴别。掌跖部皮损应与银屑病、遗传性或获得性掌跖角化过度症、掌跖脓疱病、汗疱疹、疥疮及皮肤癣菌病相鉴别。口腔部皮损应与地图舌、扁平苔藓、念珠菌病、阿弗他溃疡及自身免疫性大疱病相鉴别。

皮损的治疗，尤其是对顽固性皮损的治疗方法与银屑病相似。由于受皮损部位的影响，局部用药有一定限制，如口腔黏膜很难应用局部外用药物治疗，此外，某些外用药物对生殖器部位皮肤有刺激性。局部用糖皮质激素由于其刺激性小，针对性强，疗效好，较适用于上述两部位。但局部用糖皮质激素在生殖器部位有时会导致念珠菌二重感染，故需同时局部或全身应用抗真菌药物。

类风湿关节炎

关键点
类风湿关节炎（rheumatoid arthritis，RA）的主要皮肤表现为肉芽肿性损害和嗜中性皮病损害。
主要的皮肤肉芽肿为类风湿结节。主要的嗜中性皮病为血管炎、Sweet 综合征和坏疽性脓皮病。
Sweet 综合征和坏疽性脓皮病是一组称为嗜中性粒细胞性皮肤病的非感染性炎症疾病的一部分。这些疾病可能与内科疾病有关，包括风湿性疾病。
间质肉芽肿性皮炎（interstitial granulomatous dermatitis，IGD）和栅栏状嗜中性粒细胞和肉芽肿性皮炎（palisaded neutrophilic and granulomatous dermatitis，PNGD）是罕见的疾病，可能与 RA 或其他风湿病有关。目前还不清楚 IGD 和 PNGD 是不同的疾病还是相同疾病的变异。
青少年特发性关节炎和成人 Still 病可能类似于病毒性疾病或药疹，但它们的独特之处在于在发作间隙皮疹可完全消退。

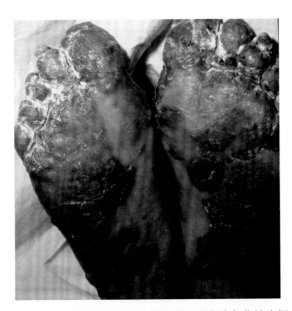

图 43-2 反应性关节炎患者足部渗出性皮肤角化性皮损

RA 的主要皮损表现可分为肉芽肿性损害（如类风湿结节）和嗜中性皮病损害（如血管炎和坏疽性脓皮病）两类。

类风湿结节是 RA 最常见的皮肤表现[5]，常见于血清学阳性的患者，并与高滴度类风湿因子、重度关节炎相关，易伴发血管炎。结节常较深，坚硬，为无痛性，好发于受压和外伤部位，如前臂伸侧、手指、鹰嘴突、坐骨结节、骶骨、膝、足跟和后枕部头皮（图 43-3）。戴眼镜的患者，结节可发生于鼻梁部。类风湿结节多位于皮下组织或真皮深层，有时也可较深或较表浅。

本病临床上需与多种疾病相鉴别，如感染、炎症性疾病和良性肿瘤。鉴别诊断有困难时，对结节进行活检有助于确诊。类风湿结节特征性的组织学表现为渐进性坏死——结缔组织纤维蛋白样变性，周围绕以栅栏状排列的组织细胞。渐进性坏死也是环状肉芽肿和糖尿病性类脂质渐进性坏死的特征性表现。虽然类风湿结节在临床上与糖尿病性类脂质渐进性坏死易于鉴别，但与皮下结节型环状肉芽肿在临床上和组织学上则较难鉴别。

类风湿结节病指具有皮下类风湿结节、骨囊性损害、类风湿因子阳性和关节痛等特征，没有或极少有 RA 的全身表现或关节侵蚀[6]。好发于老年男性。

有的学者发现 RA 患者在用甲氨蝶呤治疗过程中可出现新发结节，并把此称作加速性类风湿结节病[7]。此类结节好发于手部。也有报告在用依那西普治疗中出现新发结节。

RA 的另一种主要皮损类型为嗜中性皮病性皮损。类风湿性血管炎好发于血清学阳性和有类风湿结节的患者，并常发生于疾病的晚期[8]，大小血管均可受累。血管炎的皮肤表现为紫癜样丘疹和斑疹、结节、溃疡或坏死。Bywaters 病变是以甲周或指垫的紫癜样丘疹为表现的一种小血管炎，它们与其他部位的血管炎的皮损无必然联系。

紫癜样皮损的鉴别诊断包括淤积性皮炎、进行性色素性紫癜、血小板功能异常、紫癜性药疹、病毒疹、栓塞、血栓形成和淤血。在这些疾病中，进行性色素性紫癜（一种常见的与系统性疾病无关的症状）与小血管炎最易混淆。虽然类风湿性血管炎在组织学上与许多其他原因引起的小血管炎无法鉴别，但皮肤活检对血管炎，尤其是早期典型皮损的确诊很有帮助。早期皮损的免疫荧光检查有助于排除 IgA 沉积为主的血管炎。具有皮肤溃疡和梗死表现的疾病有很多，此时，病理学检查往往无明显帮助，皮损的非特异性改变临床意义也有限，但病理学检查发现皮肤溃疡或梗死则可明确血管炎的诊断。

嗜中性皮肤病是一组炎症性而非感染性疾病，以坏疽性脓皮病和 Sweet 综合征为代表。这些疾病与许多皮肤外疾病有关（包括 RA）。典型的坏疽性脓皮病的皮损表现为迅速出现的大的破坏性溃疡，溃疡边缘有潜行性破坏。Sweet 综合征的典型皮损表现为红斑水肿性斑块，表面往往呈乳头状隆起，可见假性水疱或针尖大小的水疱。也有介于这两种疾病间的临床表现。坏疽性脓皮病的鉴别诊断常包括小腿溃疡性疾病，诊断主要靠临床，病理学检查主要是用于排除性诊断。Sweet 综合征的鉴别诊断包括感染、卤代物皮疹和其他嗜中性皮肤病，病理学检查对明确诊断很有意义。对于这两种疾病急性皮损的治疗主要为系统应用糖皮质激素。对于顽固性皮损，尚有许多其他方法，其中最常用的是环孢素和英夫利昔单抗。此外，秋水仙碱或碘化钾可作为 Sweet 综合征的一线治疗，尤其是对于有感染或有糖皮质激素禁忌证的患者。

类风湿性嗜中性皮炎是指主要发生于上肢远端，表现为慢性红斑性荨麻疹样斑块的病变[9]。类风湿性嗜中性皮炎在临床上和组织学上与 Sweet 综合征极为相似，也可能是其中的一个亚型。

结缔组织病中的栅栏状嗜中性粒细胞和肉芽肿性生长（PNGD）很少见，用于描述这些病变的术语也在不断变化中。诊断主要依据组织学表现及病史，此病发生于有结缔组织病的患者，常为 RA 患者[10]。临床表现多样，可表现为手指和肘部红色或肉色丘疹，亦可表现为躯干部线状分布的肤色皮疹。一些学者还把后者分为皮肤型间质性肉芽肿性皮炎和关

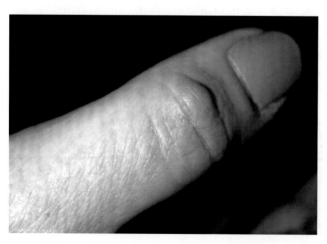

图 43-3 远端指间关节伸肌腱处的类风湿结节

炎型间质性肉芽肿性皮炎（interstitial granulomatous dermatitis with arthritis，IGDA）。PNGD 与 IGDA 治疗困难，氨苯砜或磺胺吡啶对 PNGD 有一定疗效。IGDA 可以用抗疟药或免疫抑制剂治疗，这些治疗均来自病例报告和小样本的病例总结。病情发展可导致严重的致畸性关节炎。有时还应与环状肉芽肿和类风湿结节相鉴别。

幼年型类风湿关节炎 /Still 病

大部分典型的 Still 病（Still's disease）患者表现为每日体温升高时发疹[11]，皮损易消退，一般不痒，为分布于躯干、四肢和面部的红色斑疹。鉴别诊断包括病毒疹、药疹、家族性周期性发热综合征和风湿热。在发热期间皮疹会更明显，不过病毒疹与药疹一般不会在两个发热峰值间完全消退。值得注意的是，由细小病毒 B19 引起的传染性红斑（第 5 病）的皮疹也可完全消退，在皮温升高如洗热水澡或运动时再次出现。成人型 Still 病的典型表现也为躯干及四肢易消退的、红斑性、有时为橙红色的皮疹，伴高热。皮肤病理为非特异性。一些成人 Still 病患者表现为更持久且瘙痒的损害。慢性病变表现为线性和波纹状的色素沉着斑块。这些病变可能表现出一种独特的组织学特征，包括表皮角化不良细胞，以及真皮黏液增多[12]。

皮下结节可同时发生于幼年型和成人型 Still 病，皮损的好发部位与类风湿结节的好发部位一致，在组织学上与风湿热结节相似。

红斑狼疮

关键点
红斑狼疮患者可以出现各种各样的狼疮特异性或非特异性皮损。
非特异性皮肤病变在系统性红斑狼疮或重叠综合征患者中更为常见。
急性皮肤型红斑狼疮系统受累的风险较高。
出现其他狼疮特异性皮肤病变的患者发生中重度系统受累的风险较低。

亚急性皮肤型红斑狼疮与抗 Ro/SSA 抗体有关，有时可能由药物引起。
新生儿狼疮与母体抗 Ro/SSA 的 IgG 自身抗体有关。临床表现可能包括皮肤病变、心脏病（通常为完全性心脏传导阻滞）、肝胆疾病或血液细胞减少。
干燥综合征的主要皮肤表现为皮肤干燥和黏膜干燥的后遗症。血管炎也是一个相对常见的表现。
一些干燥综合征患者有亚急性皮肤型红斑狼疮皮损或环形红斑。

大部分红斑狼疮（lupus erythematosus，LE）患者在疾病的发展过程中常累及皮肤，皮损表现对诊断很重要。一些皮损可能与系统性（即皮肤外）疾病有关，而其余的则可能与皮肤外疾病关系无明显相关。不伴有系统性疾病的狼疮性皮损之前被称为盘状狼疮，然而，盘状狼疮是皮肤科医生用来表示一种特殊皮损的术语，与有无系统性疾病无关。在本章节，我们采用后者的定义。

红斑狼疮特异性皮肤表现

James Gilliam 把红斑狼疮的皮肤表现分为特异性和非特异性皮肤表现，前者以盘状红斑狼疮损害为代表，后者以可触及的紫癜为代表[13]。虽然此分类法非常实用，但有时狼疮的特征性损害会发生于有其他自身免疫性疾病的患者，而非 LE 患者。如 SCLE 损害可发生于干燥综合征患者，盘状损害可见于许多疾病，如混合性结缔组织病。许多红斑狼疮的特异性皮损可发生于仅患有皮肤疾病的患者。

红斑狼疮特异性皮损的组织学特征是深而密集的炎症细胞浸润，可累及毛囊，伴或不伴有表皮基底细胞损害，真皮有大量黏蛋白沉积，可形成瘢痕。这些特征可能互相重叠，一个患者可能具有一种以上皮损，使得鉴别困难。由于大多数红斑狼疮的特征性皮损的治疗方法相同，故往往没有必要区分各种不同的类型。然而，组织学检查可判断是否易形成瘢痕，以采取积极的治疗，并可判断是否与系统性疾病相关。

急性皮肤型红斑狼疮（acute cutaneous lupus erythematosus，ACLE）损害的典型表现为颧部的红斑，即经典的蝶形红斑（图 43-4）。炎症比较表浅，很少留瘢痕。日晒诱发或加重皮损的现象很常见，皮

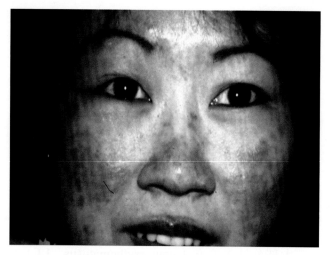

图 43-4 系统性红斑狼疮患者颊部的急性蝶形红斑

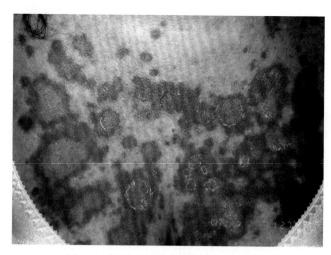

图 43-5 亚急性皮肤型红斑狼疮——环形红斑型

损好发于光暴露的部位，如面部、颈部、上肢伸侧及手背部，常有指关节皮肤的受累。皮损常为暂时性，但也可为永久性。

当面部受累严重时，面部水肿较显著。也经常同时伴发口腔溃疡。局部大量灶性基底细胞急性破坏，临床上表现为在红斑丘疹基础上的中心暗色点状皮损，类似于多形性红斑。识别 ACLE 的主要意义在于它与系统性疾病密切相关。面颊部皮损的鉴别诊断可以有很多种。在一些病例中，ACLE 的面部皮疹与酒渣鼻相似。另外，脂溢性皮炎、特应性皮炎和一些光敏性损害如多形性日光疹、药物引起的光敏感也应进行鉴别。皮肌炎（dermatomyositis，DM）也可出现面部光敏性的水肿性红斑，与 ACLE 的皮疹非常相似，但前者的皮疹颜色更偏紫红。位于颈部和躯干的持久性红斑与 SCLE 难以区分。红斑狼疮的盘状皮损有时会出现于蝶形红斑之内，一般都会造成损毁性瘢痕。一般不建议进行颊部红斑的皮肤活检，主要是基于以下的考虑：红斑多为暂时性，活检之后面部会遗留瘢痕，可考虑其他确诊 SLE 的方法。如果已经进行病理检查，也应了解皮肌炎、SCLE 与 ACLE 在组织病理学上的非鉴别性，皮肤活检的结果有时是非特异的。

SCLE 临床上表现为光敏感性的损害，并与抗 -Ro/SSA 自身抗体有关[14]。皮疹形态学主要分为两型：环形红斑型和丘疹鳞屑型。皮疹主要分布于光暴露部位如上肢、躯干上部、颈部和面部两侧（图 43-5）。令人费解的是，面部中央区域几乎不受累。此病在肤色较浅的人种中较多发。皮疹会演变为色素减退甚至色素脱失，但通常不会遗留瘢痕。一些药物，特别是氢氯噻嗪和特比萘芬曾被报导过引发 SCLE[15]。此病转化为系统性红斑狼疮的风险还不完全清楚，但大约 15% 的患者可转化为系统性疾病——通常是 SLE、干燥综合征或者重叠综合征。根据皮疹的形态和临床表现，鉴别诊断主要包括银屑病、体癣、多形日光疹、反应性红斑和多形性红斑。皮肤组织病理学通常可帮助验证诊断。免疫荧光的特征性表现为皮损以及未受累皮肤表皮的 IgG 颗粒样物质沉积（图 43-6）[16]。此免疫荧光特征可在抗 Ro 抗体的动物模型中复制。因此，免疫荧光检查可以证实血清学抗 Ro 抗体的存在[17]。正常皮肤的颗粒状表皮模式并不表明 SLE 风险增加。然而，在正常皮肤的真皮 - 表皮交界处发现 IgG 颗粒状沉积（非皮损区狼疮带试验），表明 SLE 风险增加。值得注意的是，许多免疫荧光实验室并不常规报告表皮颗粒状染色。

盘状红斑狼疮（discoid lupus erythematosus，DLE）在红斑狼疮持久性皮肤损害中最常见。基于人群的研究表明，包括 DLE 和 SCLE 在内的皮肤型狼疮的发病率与 SLE 相似[18-19]。活动期 DLE 皮疹表现为红色的丘疹或斑块，触诊时较硬，主要是由于真皮内大量的炎症细胞浸润。毛囊受累会出现明显的毛囊角栓和瘢痕性脱发。色素异常较常见，主要是中心的色素减退甚至色素脱失和周边的色素加深（图 43-7）。鳞屑较多见，在 DLE 的一种临床亚型肥厚型 DLE 鳞屑更明显。在持久性皮损中，瘢痕可导

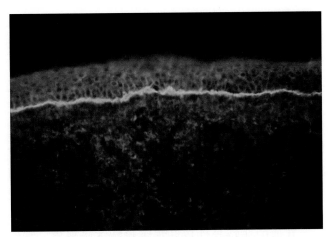

图 43-6　直接免疫荧光（狼疮带试验）显示 IgG 在表真皮交界处沉积

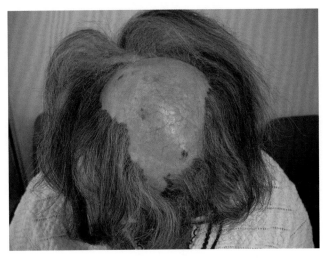

图 43-7　头皮盘状红斑狼疮，伴有瘢痕性脱发和中心色素减退。（Courtesy Dr. Nicole Rogers, Tulane University School of Medicine, New Orleans.）

致损毁性变化。皮疹通常发生于头皮、耳和面部，也可分布于全身各处，偶尔也可累及黏膜表面。一般累及颈部以上，而只累及颈部以下不常见。在一些病例中，阳光照射可使皮疹加重。常见到一些患者非光暴露部位如头皮和耳部也可发生皮疹，而一些经常受到光刺激部位反而不发生皮疹，说明光照可能不是所有DLE 患者发病的诱发因素。有报道，持续性的 DLE可以发展为鳞状细胞癌。虽然一些轻微的系统症状如关节疼痛较常见，但仅有 DLE 皮损的患者发展为系统性红斑狼疮的概率只有 5% ~ 10%。多达 15% ~ 20% 的人可能达到 SLE 的标准，但许多人仅仅是根据皮肤黏膜的症状来达到标准的[20]。DLE 的鉴别诊断主要包括一些淋巴细胞和粒细胞浸润性疾病，如结节病、Jessner 皮肤淋巴细胞浸润、面部肉芽肿、多形性日光疹、皮肤淋巴样增生以及皮肤淋巴瘤。头皮上的皮疹也要考虑毛发扁平苔藓以及其他可致瘢痕性脱发的疾病。皮肤组织病理学检查往往可确定诊断。在一些疑难病例，免疫荧光检查可以提供辅助性诊断。通常在表皮 - 真皮交界处有颗粒样的免疫球蛋白沉积。除非伴发系统性疾病，否则正常皮肤中不会出现免疫球蛋白的沉积。

肿胀型红斑狼疮（tumid lupus erythematosus，TLE）的皮疹与 DLE 的皮疹相似，表现为红斑和较坚实的丘疹斑块，病理学可见大量淋巴细胞浸润。肿胀型红斑狼疮不像 DLE，无表皮异常、毛囊受累以及瘢痕形成。TLE 组织学变化是真皮内有大量黏白沉积，使得 TLE 皮疹有泥样外观和质地。TLE 皮

疹主要位于面部，且光照后可诱发皮疹再次出现[21]。TLE 转化为 SLE 的风险很低，且皮肤免疫荧光检查通常无免疫球蛋白的沉积。鉴别诊断包括 Jessner 皮肤淋巴细胞浸润和其他淋巴细胞浸润性疾病，以及肉芽肿性疾病（如前文所述）。除与 Jessner 皮肤淋巴细胞浸润无法明确鉴别外，皮肤组织病理学检查可以确诊。有些学者认为 Jessner 皮肤淋巴细胞浸润与 TLE是同一种疾病，有许多争论认为 TLE 不应归纳为慢性皮肤型红斑狼疮的分类中，但很多红斑狼疮患者都有 TLE 样皮疹。

狼疮性脂膜炎（lupus panniculitis，LEP）的皮疹为皮下组织的炎症。表现为深在的、坚实的斑块，逐渐变为损毁性的凹陷（图 43-8）。面部、躯干上部、乳房、上臂以及臀部、大腿易受累。LEP 发展为 SLE的风险尚不明确，但比较明确的一点是有 LEP 皮损的患者中一些人会发展成 SLE。鉴别诊断主要是一些脂膜炎性疾病，LEP 皮疹的分布与其他类型的脂膜炎较为不同，一般结合临床表现以及皮肤组织病理可以确定诊断。

还有一些皮肤型红斑狼疮不常见的亚型，如冻疮样红斑狼疮（皮温较低区域如指尖、舌、鼻尖、肘部、膝部及小腿的红色或暗红色斑块）、红斑狼疮—扁平苔藓重叠综合征，以及与抗Ⅶ型胶原或其他基底膜区蛋白抗体相关的大疱性疾病。并非所有狼疮的大疱性皮损都与抗基底膜蛋白的自身抗体相关。

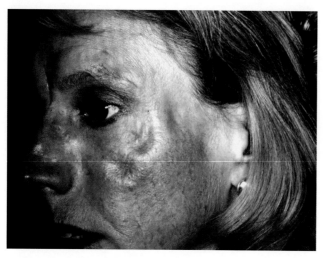

图 43-8 深在性红斑狼疮（狼疮脂膜炎）皮肤大面积萎缩

ACLE、SCLE，以及个别 DLE 的基底细胞破坏发展为大疱并不少见。

红斑狼疮特异性皮损各个亚型的治疗很相似，除个别例外[22]。对于光诱发和加重的皮疹，须进行光防护。绝大多数患者低估了防晒霜和光防护服装的重要性。每天的日常活动，似乎光暴露很少，但都会造成潜在性的光损害。烟草的使用似乎是一个加重因素，可以降低治疗的效果[23]。局部治疗可避免全身用药的副作用或提供辅助性治疗，不过局部治疗对于皮损比较深在的个体似乎效果不佳，比如狼疮脂膜炎。皮损内注射糖皮质激素是最常用的治疗，也有一些报道称外用钙调磷酸酶抑制剂（如他克莫司软膏）和局部应用维 A 酸类药物也是有效的。抗疟药是治疗皮肤型狼疮的一线药物，最常用的是羟氯喹。对羟氯喹无反应的皮肤病，改为氯喹或加用奎纳克林对某些患者有帮助。当抗疟药效果不佳时，可使用其他药物治疗。由于药物种类繁多，尚无确定的二线药物。在评估治疗反应时，对临床医生来说很重要的是区分活动性疾病（表现为红斑或新病变的发展）和"损伤"（表现为瘢痕或色素沉着）。虽然氨苯砜一直被争论是否对皮肤型狼疮有帮助，但它对中性粒细胞所致的大疱性皮损可能有效[24]。保温对冻疮样狼疮有益。

狼疮非特异性皮肤表现

狼疮非特异性皮肤损害有许多种。这些皮肤表现如血管炎可为伴发的其他疾病提供线索。在非特异性损害中，网状青斑最受关注。网状青斑的网状红斑性损害是一种血管表现，这种血管表现是由于某些血管供应的区域血液氧合作用减少引起的。在寒冷的环境中，血管的收缩都可以引发这种表现，在这种情况下，这种表现是一种生理现象。但如果网状青斑比正常时更明显，持续时间更长，并且不能通过保暖而缓解，就表明血管中的血流有减少，而这种血流减少是由于血管炎、动脉粥样硬化、血液淤积等引起的一种病理性损害。在狼疮中，如有网状青斑可能提示存在抗磷脂抗体[25]。

其他的非特异性皮肤损害包括雷诺现象、掌红斑、甲周毛细血管扩张、脱发、红斑性肢痛病、丘疹结节性黏蛋白沉积症和皮肤松垂。指端硬化、钙质沉着病和类风湿性结节虽也有报道，但这些表现更多见于重叠综合征中，在 SLE 中较少见。

新生儿狼疮综合征

新生儿狼疮综合征（neonatal lupus syndrome，NLE）与母亲来源的抗 Ro/SS-A 和抗 La/SS-B 的 IgG 自身抗体有关[26]。受累儿童可表现为皮肤损害、心脏疾病［完全性心脏传导阻滞和（或）心肌病］、肝胆管疾病和血细胞减少。多数儿童只有一两种临床表现。与抗 Ro/SS-A 抗体相关的 SCLE 成人患者类似，NLE 的皮肤损害多为光敏性的，炎症浸润相对较表浅，不形成瘢痕。NLE 皮损多出现于生后几周的新生儿，但也有出生后即有皮损的报告。本病为自然病程，皮损持续数周或数月后自行消退，且多不留任何痕迹。一些病例报告可出现持久性毛细血管扩张。个别病例还可表现为环状红色丘疹或斑块。面部、头皮的皮损较多，颈部和躯干也可出现类似皮损。融合性的眶周红斑，类似红色眼罩，多有助于诊断。即使 NLE 的皮损消退，并且患儿无其他系统损害，仍不能认为患儿是健康的，因为有 NLE 病史的患者到儿童期患自身免疫性疾病的概率有增高[27]。

NLE 的鉴别诊断包括反应性红斑、药疹、多形性红斑和荨麻疹。环状 NLE 皮损鳞屑较少，或者根本无鳞屑，而体癣的环状皮损周边鳞屑较多。在基底细胞损害严重处，皮损可能为结痂或大疱性脓疱病样皮疹。皮损的治疗包括避免日晒和局部应用弱效糖皮质激素。

NLE 的发病机制不明，但值得关注的是，SCLE

样抗 Ro/SS-A 相关皮肤损害可发生在婴儿期；但其他狼疮特异性皮损没有出现母婴传播的特性。

干燥综合征

　　干燥综合征最常见的皮肤黏膜损害与腺体的功能障碍有关。泪腺功能异常可引起眼干、眼涩，导致角膜炎、角膜溃疡。唾液腺功能异常可引起口干，导致口角炎和龋齿的发生。阴道干燥可导致烧灼感和性交困难。干燥综合征的皮肤表现为干燥、粗糙，并伴有瘙痒。生活在干燥环境中的很多正常人，他们的皮肤和黏膜也可表现为轻度干燥甚至重度干燥，所以皮肤干燥的原因应该具体问题具体分析。在日本，干燥综合征患者中可有环状红斑样皮损，这些皮损与 SCLE 或新生儿狼疮类似，不过通常质地较韧[28]。

　　血管炎是干燥综合征常见的表现。有学者对 558 例干燥综合征患者进行了观察，52 例患有血管炎，主要累及小血管。多数病例皮损表现为紫癜，但某些病例表现为荨麻疹样血管炎。有皮肤血管炎损害的患者通常有明显的系统受累[29]。

皮肌炎

关键点
皮肌炎（DM）患者可能只出现皮肤受累或皮肤和肺受累，而没有肌肉疾病。
DM 患者的上眼睑、手部关节上方、肘部和颧骨延伸至鼻唇沟的区域常有红斑。
皮肤活检对于排除其他类似皮肌炎的疾病很重要，如银屑病、湿疹或多中心网状组织细胞增多症。临床病理的相关性是至关重要的，因为皮肤型狼疮和皮肌炎的活检结果可以是相同的。
手指两侧受累的患者更容易发生肺间质病变。所有皮肌炎患者都应进行肺功能筛查。

　　目前美国风湿病学会（American College for Rheumatitis，ACR）的 DM 诊断标准仍不包括无肌病性皮肌炎（amyopathic dermatomyositis，ADM），这就导致对仅有皮肤受累的皮肌炎患者诊断困难。修订的分类标准[30]目前正在解决这个问题。ADM 有典型的皮肌炎皮肤损害，但无肌炎的表现。ADM 的定义为：发现典型的皮肌炎皮肤表现 6 个月或更长时间，并且经过皮肤病理证实，而无近端肌肉无力、血清肌酶异常或肌力检测异常，即可诊断为 ADM。此定义中排除在出现 DM 皮损的 6 个月内使用免疫抑制剂连续 2 个月或以上者，因这些治疗可使临床表现典型的肌炎得到缓解。也排除任何因使用药物如羟基脲导致的皮肌炎样皮损的患者[31]。

　　活动期 DM 最常见的皮肤表现包括特征性的 Gottron 丘疹（图 43-9）和 Gottron 征。DM 的其他特征性表现包括眶周和上眼睑区的水肿性、暗紫色红斑（图 43-10）、胸部 V 字区及背部披巾型红斑、表皮增生和甲周的毛细血管扩张。急性期患者躯干和四肢有泛发的红斑，特别是四肢伸侧和股外侧。头皮的红斑、脱屑可导致弥漫性脱发。手掌和手指侧面过度角化，被称为技工手，并可伴抗 Jo-1 自身抗体阳性和间质性肺炎。并发脂膜炎的患者非常罕见。也可伴发血管病变，如网状青斑和溃疡。瘙痒可以导致表皮抓破和苔藓样变。其他还包括炎症后色素沉着、皮肤异色症、钙质沉着、皮下脂肪萎缩和凹陷性瘢痕[32]。皮肤异色症是一种色素减退伴有棕色色素、毛细血管扩张和皮肤萎缩的皮损。

　　DM 的皮肤病理与皮肤型红斑狼疮表现相同。DM 的诊断需结合临床和病理，而不一定有肌病。对于无肌病患者的诊断，需要做肌酶检测、肺功能、胸部 X 线、心电图和其他排除潜在恶性肿瘤的检查。ADM 患者累及肺部的概率与皮肌炎相似，大约 25% 的患者都可在高分辨率 CT 检查下发现肺纤维化[33]。成人 DM（包括 ADM）和潜在的恶性肿瘤相关的比

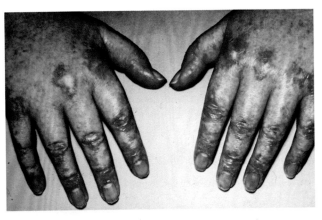

图 43-9　皮肌炎指间关节的 Gottron 丘疹

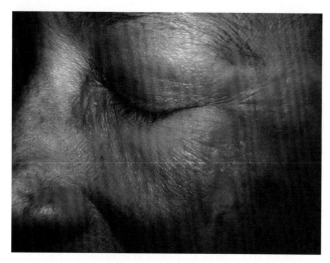

图 43-10 皮肌炎的眶周紫红色斑，伴特征性水肿

例越来越高。最常见的恶性肿瘤包括肺、卵巢、胰、胃、结直肠的肿瘤和非霍奇金淋巴瘤[34]。在 DM 的最初 5 年中发生恶性肿瘤的概率较高，所以患者在这段时期需要做常规的肿瘤筛查[35]。皮肌炎患者经常被误诊，以致延误诊断。光敏感、面颊部皮疹、口腔溃疡和抗核抗体（anti-nuclear antibody，ANA）阳性，这些表现符合 SLE 分类标准，使患者经常被误诊为 SLE。

对同时有皮肤和肌肉损害的患者，肌肉损害可在糖皮质激素或糖皮质激素联合免疫抑制剂的积极治疗下缓解。有时也可用静脉注射免疫球蛋白（intravenous immunoglobulin，IVIG）、环孢素或他克莫司。ADM 或经治疗后残留的皮损可口服羟氯喹。单用抗疟药效果不佳的患者可加用奎纳克林，或将羟氯喹换成氯喹[36]。甲氨蝶呤、硫唑嘌呤或霉酚酸酯等免疫抑制剂可应用于药物抵抗的患者。IVIG 对 DM 的皮损有益，关于生物制剂的作用仍在研究中[37]。

硬皮病与其他硬化性疾病

关键点

硬皮病包括局灶性硬皮病和系统性硬皮病。

局灶性硬皮病包括局限性硬斑病、泛发性硬斑病、线状硬皮病以及面部偏侧萎缩，面部偏侧萎缩又被称为 Parry-Romberg 综合征。

该病的线性形式在儿童中更常见，而硬斑病和硬皮病在成人中更常见。

嗜酸性筋膜炎累及脂肪下方的筋膜，可与组织中的嗜酸性粒细胞相关，对糖皮质激素的反应比局灶性硬皮病或系统性硬皮病更好。

一些纤维化疾病，包括硬化性黏液水肿和 POEMS，与单克隆球蛋白增多症有关。

肾源性系统性纤维化与肾功能下降患者钆暴露有关。组织学与硬化性黏液水肿难以区分。

硬斑病

硬皮病包括局灶性硬皮病和系统性硬皮病。局灶性硬皮病包括局限性硬斑病、泛发性硬斑病、线状硬皮病以及面部偏侧萎缩，面部偏侧萎缩又被称为 Parry-Romberg 综合征。发生在前额的线状硬皮病又称为刀砍状硬皮病（图 43-11）。硬斑病多见于成人，并随着年龄的增加发病率也逐渐增高，线状硬皮病多见于儿童和青少年[38]。虽然报道硬皮病出现 3～5 年后会有所缓和，但进行性的临床症状加重和皮损加重也不少见。

局灶性硬皮病患者无指端硬化、雷诺现象和内脏受累。局灶性硬皮病可以累及真皮层（硬斑病）、脂

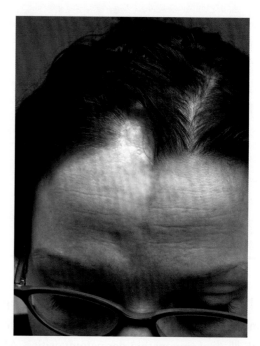

图 43-11 前额部线状硬皮病。（Courtesy Dr. Victoria Werth, University of Pennsylvania Department of Dermatology and Philadelphia Veterans Administration Medical Center, Philadelphia.）

肪层（皮下型硬斑病）、脂肪层和筋膜层（深部硬斑病）和筋膜层（嗜酸性筋膜炎）。硬斑病的主要表现是暗红色或紫色、光滑的硬结，逐渐发展为圆形或椭圆形的不规则斑块，经常发展为白色萎缩性皮损，某些患者可留有色素沉着。硬斑病有多种表现，当合并硬化萎缩性苔藓时，扁平丘疹可融合成白色斑块，有时可并发较深的硬斑病皮损。一些皮损小而圆，被称为点滴状硬皮病。局灶性硬皮病偶尔也会合并其他自身免疫病如系统性红斑狼疮。硬斑病需要与多种疾病鉴别，包括放射线诱发的硬斑病、注射引起的硬斑病样皮损、硬斑病样莱姆病（见于欧洲）、嗜酸性粒细胞增多 - 肌痛综合征、毒油综合征（toxic oil syndrome）和肾源性系统性纤维化（nephrogenic systemic fibrosis，NSF）。

线状硬皮病常累及下肢、上肢、前额部及躯干腹侧。该病常累及单侧，可导致关节畸形、关节挛缩和肢体萎缩。部分病例伴有癫痫发作或其他局灶性神经症状。在发病 10 年或 20 年内可出现 Parry-Romberg 综合征，其中 95% 的患者可出现单侧面萎缩。半数患者以刀砍状硬皮病为首发表现，并逐渐累及上面部的软组织。患者可出现癫痫、头痛、视力改变以及唾液腺萎缩和偏侧舌体萎缩。手术修复治疗应在进行性萎缩停止一年后进行。局限性硬皮病抗核抗体阳性率达 46%，与疾病的严重程度密切相关[39]。外周血嗜酸性粒细胞增多和高丙种球蛋白血症常见。

局灶性硬皮病的治疗包括避免外伤和冻伤、抗疟药（单用羟氯喹、羟氯喹和奎纳克林联合，单用氯喹或氯喹合并奎纳克林），小剂量泼尼松用于嗜酸性筋膜炎。也可以选用甲氨蝶呤、霉酚酸酯，局部外用卡泊三醇、窄波 UVB、UVA1、PUVA 及局部光动力疗法[40]。

系统性硬皮病

早期病变局限的硬皮病患者常有多年的雷诺现象，全身症状轻微，肿胀，局限性皮肤增厚和抗着丝粒抗体阳性。早期即为弥漫性硬皮病的患者雷诺现象出现较晚，快速起病，全身症状明显，如关节痛、腱、筋膜摩擦音，手部肿胀和早期弥漫性皮肤增厚；另外可能有抗 Scl-70 抗体和抗 RNA 聚合酶Ⅲ抗体的存在。弥漫性硬皮病的主要和次要诊断标准包括多种皮肤表现。主要标准为近端硬皮病。次要标准包括指端硬化（图 43-12）、指趾溃疡和指尖瘢痕，指垫萎

缩和双侧肺纤维化[41]。目前已经提出了识别早期疾病患者的新标准[42]。缺血和系统性硬皮病的皮肤改变是形成皮肤溃疡的主要原因。系统性硬皮病皮损的治疗包括：D- 青霉胺、甲氨蝶呤、环磷酰胺、霉酚酸酯、体外光化学疗法和造血干细胞移植[43-44]。对雷诺现象的治疗已在其他部分讲述。据报道，波生坦（一种非选择性内皮素受体拮抗剂）和磷酸二酯酶抑制剂如西地那非均有助于皮肤溃疡的治疗[45-46]。伴瘙痒的患者可使用抗组胺药。

嗜酸性筋膜炎

嗜酸性筋膜炎（eosinophilic fasciitis，EF）是受累的肌肉筋膜发生炎症反应并使肢体肿胀、继之出现纤维化和挛缩。通常不累及手指。急性起病，尤其是强体力活动之后。20 世纪 90 年代初认为暴露于 L- 色氨酸污染与嗜酸性筋膜样类疾病相关[47]。约 30% 患者伴发硬斑病。

诊断一般依据切取深达筋膜的皮肤组织病理检查确定。表现为胶原纤维的炎症细胞浸润、胶原层增厚、真皮和脂肪层或筋膜的硬化、汗腺和毛发消失。活动性嗜酸性筋膜炎的 MRI 显示覆盖在肌肉上的筋膜增厚、筋膜内液体敏感序列的高强度信号、静脉造影后筋膜信号增强[48]。

POEMS 综合征

POEMS 综合征包括多发性神经病变、脏器肿

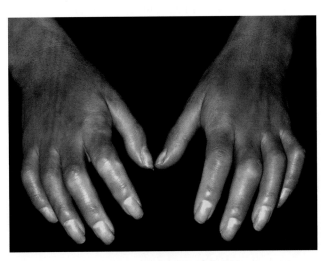

图 43-12　指端硬化伴屈曲挛缩

大症、内分泌病、单克隆丙种球蛋白病和皮肤病变。多发性神经病变和血浆单克隆增殖紊乱是必要标准，同时需具备一条次要标准，包括骨硬化病变、Castleman 病、脏器肿大、水肿、内分泌病变、视盘水肿或皮肤改变。其他可能的相关体征包括腹水、胸腔积液、血小板增多、杵状指和白甲。感觉运动的多神经病变的特征性改变为脱髓鞘和轴突变性，进展缓慢，大多数患者有虚弱感。脏器肿大症包括肝脾大或淋巴结肿大。内分泌病包括糖尿病、阳痿、男性乳房发育和甲状腺功能减退。单克隆（M）蛋白异常包括 IgA 和 IgG 重链与 λ 轻链。皮肤改变包括色素沉着、多毛症、多汗、皮肤增厚、毛细血管扩张和肾小球样血管瘤[49]。治疗可选用糖皮质激素、小剂量烷化剂类化疗药，大剂量马法兰和自体外周血干细胞移植据报道也有效[50-51]。

硬化性黏液水肿

硬化性黏液水肿（scleromyxedema）是一种少见病，特征性表现为异常蛋白血症和广泛的皮肤改变。异常蛋白可促进成纤维细胞产生黏蛋白，可能与疾病的发生有关，治疗时应降低其水平。患者表现为面部、颈部、躯干上部、前臂、手和大腿部位的蜡样丘疹，渐融合成片，并发生弥漫性浸润性硬化，致使关节挛缩、指端硬化和腕管综合征。常见的皮肤外表现包括上消化道动力障碍、肌肉无力、关节挛缩、神经症状（如癫痫、脑病、昏迷）和阻塞性或限制性肺疾病。90% 的患者有单克隆丙种球蛋白病，以 IgG-λ（+）常见，偶见 IgG-κ（+）[52-53]。

皮肤病理示黏蛋白沉积和真皮上层的成纤维细胞增生。治疗包括泼尼松、IVIG、PUVA、全身应用维 A 酸、沙利度胺、干扰素（interferon，IFN）-α2a、血浆置换、体外光化学疗法、小剂量马法兰和大剂量地塞米松[52]。也可用化疗药物如马法兰、环孢素、环磷酰胺、甲氨蝶呤和苯丁酸氮芥。另有报道称自体干细胞移植后病情缓解[54]。

肾源性系统纤维化

NSF 是一个近期被认识的疾病，通常发生于进行血液透析的肾功能不全的患者[55]。NSF 可表现为类硬斑病样或弥漫性肢端硬化。类硬皮病样表现包

括：边界不清的硬结斑块、少量呈岛状及指状突起，下肢较常受累。也可发生弥漫的融合性的指端硬化，有时躯干也可受累。结膜上常可出现黄色斑块。患者可自觉疼痛，严重瘙痒，关节挛缩，皮肤及皮下组织、筋膜、肌肉、心肌、肺、肾小管和睾丸的纤维化和钙化。通常不伴雷诺现象。皮肤病理表现与硬化性黏液水肿相同，可见星状成纤维细胞、黏多糖和胶原蛋白增多[56]。皮损处转化生长因子（transforming growth factor，TGF）-β 增高[57]。目前尚无有效的治疗方法，预后主要取决于皮损的范围和发展速度以及是否有严重的系统疾病[57]。可能有效的治疗包括血浆置换、IVIG、免疫抑制剂、糖皮质激素、IFN-α、沙利度胺、PUVA、UVA1，光分离置换法和甲磺酸伊马替尼[58]。近期研究提示 NSF 与钆的接触密切相关，有些病例在接触钆后较晚才发病[59]。

累及皮肤的原发性血管炎

关键点
在皮肤疾病中，血管炎是一类有代表性的疾病，其特征为血管壁的炎性损害及中性粒细胞或肉芽组织浸润。
临床表现的主要决定因素是受累血管的大小。
与风湿性疾病无关的小血管炎通常是短暂的，而且仅限于皮肤。
皮肤小血管炎的一种特征性病变是在身体相关部位可触及紫癜。其他大多数病变通常无法触及。
全身用糖皮质激素并不常规用于病变仅局限于皮肤的疾病。
荨麻疹性血管炎的病变在形态学上与荨麻疹相似，但更持久。补体降低的荨麻疹性血管炎与严重的系统疾病的高风险相关。
儿童小血管炎的两种主要形式是过敏性紫癜（与内脏疾病相关）和婴幼儿急性出血性水肿（良性可自愈）。
肉芽肿性多发性血管炎和嗜酸性肉芽肿性多发性血管炎的皮肤活检通常显示小血管炎，而不是真正的肉芽肿性血管炎。
结节性多动脉炎（PAN）的一种变异型，称为良性皮肤 PAN，或原发性皮肤 PAN，其特征是皮下结节变软和网状青斑。

在皮肤疾病中，血管炎是一类有代表性的疾病，其特征为血管壁的炎性损害及中性粒细胞或肉芽组织浸润。其分类、发病机制、诊断评估和治疗在其他章节已述。这里重点介绍皮肤表现和鉴别诊断。主要的临床形态学表现与其受累血管的大小相关。

皮肤小血管炎及其亚型

皮肤小血管炎最常见的组织学特征为血管壁的纤维素样坏死、中性粒细胞为主的浸润和白细胞破碎（即中性粒细胞凋亡后引起的胞核碎裂）[60]。在皮肤，受累血管位于真皮层，它的受累引起特有的皮损形态。其皮损表现为红斑和紫癜，当皮损内中性粒细胞较多时，可明显触及。这对体格检查的触诊很有帮助，因为大多数皮损都是不可触及的。紫癜性丘疹直径通常为 0.3 ~ 0.6 cm，大小不等（图 43-13）。单发皮损为圆形，中央可见色素沉着、脓疱、溃疡或血疱。皮损互相融合可形成大溃疡，此时应注意其中坏死组织的继发感染。皮损常发生在身体的下垂部位（受重力部位）。因此，对于非卧床患者，皮疹最常见于小腿。有时伴同形反应，沿皮肤受损处如抓痕处出现类似皮损。

在类风湿性血管炎章节已叙述过，紫癜和瘀点样皮疹的鉴别诊断包括淤积性皮炎、色素性紫癜性皮肤病、血小板功能障碍、瘀点型药疹、病毒疹、栓塞（胆固醇、脓毒症）、血栓症和淤血。通常皮肤活检有助于小血管炎的诊断，特别是在疾病早期。早期皮

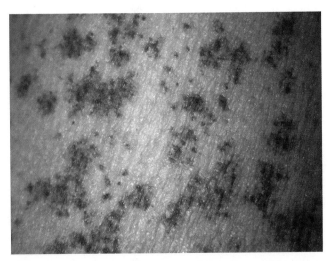

图 43-13 白细胞碎裂性血管炎，压之不褪色、紫癜样皮疹

损免疫荧光检查可确定其是否为 IgA 沉积为主的血管炎。

与结缔组织病无关且无 IgA 沉积的小血管炎称超敏性血管炎。通常只有皮肤受累，故预后良好。部分超敏性血管炎可能继发于感染或药物，但多数诱发因素不明确。治疗应针对潜在的病因。如果疾病仅限于皮肤，可对症治疗。抬高患肢，穿弹力袜，减少活动对本病有益。可试用非甾体抗炎药（nonsteroidal anti-inflammatory drugs，NSAIDs）或抗组胺药。对于仅有皮肤受累的病例不推荐全身使用糖皮质激素。对于顽固性皮损，可应用秋水仙碱或氨苯砜，在某些患者可获得明显疗效[61]。

小血管性血管炎的一个常见亚型是过敏性紫癜（HenochSchönlein purpura，HS purpura）。本病主要见于儿童，常伴胃肠道和肾受累等皮肤外表现。有 IgA 沉积的小血管性血管炎的典型表现是红斑或荨麻疹样的斑疹或丘疹，迅速演变成可触及性紫癜。有 IgA 沉积的血管炎可表现为可触及性紫癜或网状皮损[62]。活检和免疫荧光检测是确诊 IgA 沉积性血管炎最可靠的方法。IgA 沉积性血管炎多见于成人，发病前多有用药史；而儿童发病前多有上呼吸道感染。

混合性冷球蛋白血症可表现为血管炎。其他皮肤表现有网状青斑、荨麻疹样丘疹、寒冷性荨麻疹、雷诺现象、冻疮、腿部溃疡、指端溃疡或坏疽。也可见于丙型肝炎。I 型单克隆冷球蛋白血症患者出现紫癜是由于低温下血清蛋白发生沉淀而非真正的血管炎。

小血管炎的患者中有一种独特亚型，皮损表现为荨麻疹样，而非紫癜样。该病临床上应与荨麻疹鉴别。荨麻疹的单个损害持续时间短，通常不到 24 小时，而荨麻疹样血管炎的损害持续时间通常为数天。另外，皮损可有皮肤血管性水肿、网状青斑、结节和大疱。一些病灶可以看到局灶性紫癜。荨麻疹样血管炎包括两类：补体水平正常和低补体血症性荨麻疹样血管炎。低补体血症性荨麻疹样血管炎更有可能发生皮肤外受累，有些患者可合并潜在的 SLE。有人认为低补体性荨麻疹样血管炎有一个独特的亚型，其临床特征包括存在抗 C1q 的 IgG 抗体、血管性水肿、眼部炎症、关节炎、阻塞性肺疾病和肾疾病。肺部病变往往严重，可危及生命。这一亚型被称为低补体性荨麻疹样血管炎综合征[63-64]。

持久性隆起性红斑是小血管性血管炎中少见的一个类型，典型损害为红色到紫红色的丘疹、斑块、结

节，常发生于手背、耳、膝、足跟和臀部。临床鉴别诊断包括 Sweet 综合征、多中心网状组织细胞增生症、结节病、淋巴瘤等。随着时间的推移，可发生纤维化。损害可以发生变化，类似瘢痕疙瘩。虽然皮肤外受累不明确，但多数患者预后很好。本病可伴发各种自身免疫性疾病、感染性疾病和血液系统疾病，包括链球菌感染、异常蛋白血症、感染性肠病、RA、SLE 和 HIV。对活动性皮损，氨苯砜为首选药物[65]。局部注射糖皮质激素可能对慢性纤维化病灶有效。

儿童急性出血性水肿是一种少见的亚型，一般为良性和自限性，好发于 2 岁以下幼儿，通常近期有上呼吸道感染或用药史[66]。临床表现可十分严重，面部、耳和四肢出现大的紫癜性斑块。从皮损角度来讲，有时怀疑存在脑膜炎球菌血症，但急性出血性水肿的患儿一般状态较好。一般来说，皮肤外受累很少见。治疗为对症治疗。

肉芽肿性血管炎

皮损有时为肉芽肿性多血管炎的特征表现[67]。最常见的是可触及性紫癜，伴或不伴坏死。还有许多其他类型的皮损，包括丘疹、瘀斑、血疱、坏死性丘疹、皮下结节和溃疡。溃疡性病灶外观上可与坏疽性脓皮病相似，但无潜行性边缘。口腔溃疡常见但无特异性。一个比较有特异性的表现是牙龈肥大，伴瘀点。

皮肤活检对诊断有益，但往往不特异或仅表现为小血管炎。真正的肉芽肿性血管炎在切片中不常见。有时可见血管外肉芽肿性炎症，更多见于非紫癜性丘疹或结节性皮损，而不是可触及性紫癜性皮损。

皮损的鉴别诊断包括其他小血管炎，尤其是当损害有可触及性紫癜且活检表现为白细胞碎裂性血管炎时。如果有肉芽肿性炎症，鉴别诊断包括嗜酸性肉芽肿性血管炎（Churg-Strauss 综合征）、结节性多动脉炎、显微镜下多血管炎、RA、SLE、感染性疾病、淋巴增殖性疾病、慢性活动性肝炎、结节性红斑、环状肉芽肿和炎症性肠病。

嗜酸性肉芽肿性血管炎的典型表现是呼吸道症状，皮肤损害大多在疾病的血管炎阶段出现[68]。常见出血性皮损有瘀点、可触及性紫癜、瘀斑、伴或不伴溃疡的皮肤结节、皮下结节和非特异性红斑。与肉芽肿性多血管炎相似，出血性病变的病理通常表现为

小血管炎，而结节损害更可能表现为肉芽肿。从临床和病理角度需要与结节性多动脉炎、肉芽肿性多血管炎和显微镜下多血管炎相鉴别。如上文所述，组织学上 Churg-Strauss 肉芽肿并不是嗜酸性肉芽肿性血管炎的特异表现，其可以在多种疾病中出现。大量嗜酸性粒细胞浸润在诊断上有帮助，但不是最可靠的。嗜酸细胞增多综合征与嗜酸性肉芽肿性血管炎在临床表现和实验室检查方面部分相似，但无血管炎的。

结节性多动脉炎及相关疾病

既往经典的结节性多动脉炎（polyarteritis nodosa，PAN）和显微镜下多血管炎都被划归为结节性多动脉炎，但其所累及血管的大小却存在显著差异。典型的 PAN 侵犯中等大小的血管，而显微性多血管炎主要侵犯毛细血管到小动脉等血管。

典型结节性多动脉炎的皮肤损害表现为受累血管所供应组织的破坏，出现溃疡、指端坏疽，由于血管破裂而产生的瘀斑、网状青斑，沿动脉走行分布的皮下结节。因为受累血管接近皮肤，皮肤活检可能无特异性。

显微镜下多血管炎的皮肤表现反映出更小的血管受累。可出现瘀点、可触及性紫癜、紫癜性斑块、红斑结节和溃疡。也有网状青斑伴发显微镜下多血管炎的报道。病理表现为白细胞碎裂性血管炎，但与前述很多小血管炎不同的是，显微镜下多血管炎可累及小动脉。鉴别诊断主要是其他小血管炎。受损血管的大小、抗中性粒细胞胞浆抗体（anti-neutrophilic cytoplasmic antibody，ANCA）阳性、管壁少量或缺乏抗体沉积以及有皮肤外受累有助于与其他血管炎相鉴别。

结节性多动脉炎的一个亚型称为良性皮肤型结节性多动脉炎，或称为原发性皮肤型结节性多动脉炎。此型侵犯真皮下部和皮下脂肪的小动脉，通常表现为皮下结节和网状青斑。可合并克罗恩病、乙型肝炎和丙型肝炎。临床上类似脂膜炎如结节性红斑和硬红斑，不像网状青斑。活检应深达皮下脂肪。甚至组织学检查也难以排除显微镜下多血管炎。绝大多数皮肤结节性多动脉炎患者 ANCA 阴性，而多数显微镜下多血管炎患者 ANCA 阳性。预后较好，但常复发，病程长。治疗通常选用保守治疗，可病灶内注射糖质激素，应用非甾体抗炎药、低剂量的甲氨蝶呤、氨

苯砜，有时可考虑全身应用糖皮质激素。

　　川崎病被认为是结节性多动脉炎的一个亚型，有冠状动脉受累。皮肤表现可作为诊断标准之一。川崎病无特异的表现，但这些表现组合在一起就可确立诊断。川崎病多发于儿童，但成人发病也有报告。诊断标准为原因不明的发热至少 5 天，加以下 5 项中的 4 项：①双侧非化脓性结膜炎；②咽部充血、草莓舌、口唇充血或裂隙性唇炎；③掌跖红斑、手足部水肿，并在恢复期出现脱屑；④红斑性、多形性、全身性皮疹；⑤颈部淋巴结肿大。此外，会阴部红斑很常见，在少数病例可见甲板横线。

大血管血管炎

　　颞动脉炎（巨细胞性动脉炎）的皮肤表现主要有可触及的颞动脉、触痛、头皮结节或溃疡。Takayasu 动脉炎患者的皮损可有雷诺现象、网状青斑、溃疡性结节、皮下结节和坏疽性脓皮病样溃疡。大血管血管炎通常不进行皮肤活检。

感染

> **关键点**
> 感染经常发生于皮肤，并且可以模拟自身免疫性皮肤病。
> 皮肤活检有助于确诊某些类型的皮肤感染，有时还需对活检组织进行微生物培养及药敏试验。

　　有许多感染性疾病可同时出现皮肤表现和风湿性疾病表现[69]。本节着重介绍几种。

莱姆疏螺旋体病

　　在北美，伯氏疏螺旋体是引起莱姆病的病原体，与游走性红斑（erythema migrans，EM）有关。相关的基因型阿佛扎疏螺旋体见于欧洲，与 EM 和慢性萎缩性肢端皮炎（acrodermatitis chronica atrophicans，ACA）有关，几个来自欧洲的研究发现令人信服的证据，硬斑病患者具有阿佛扎疏螺旋体感染。而美国伯氏疏螺旋体和硬斑病之间无类似联系[70]。血源传播被认为是造成继发皮肤损害和皮肤外损害的原因，

只有伯氏疏螺旋体的某些亚型与传播有关。

　　莱姆病的患者 60%～80% 首先表现为游走性红斑，发病部位在蜱叮咬处[71]。叮咬后数天至 1 个月后出现皮疹，在此期间螺旋体进入血循环并播散。可伴发热、寒战、疲劳、头痛、颈部僵硬、肌痛、关节痛、结膜炎、咽部充血、区域或全身淋巴结肿大。EM 的皮损最初表现为突起的红色斑点，然后扩大形成红色环状斑块（图 43-14）。EM 有两种表现形式。一种表现为色泽不等的红色斑块，逐渐扩大。另一种呈现靶样外观，中央红色斑块外周包围有正常外观的皮肤，而正常皮肤又被另一红斑带包围。由于血行传播，皮损扩大速度可以很快，有 17% 的患者病灶为多发。随着皮损扩大，中央部皮损可消退，也可出现水肿、水疱、风团或结痂。圆形皮损最常见，三角形和细长的椭圆形皮损也有报告。最常见的部位为腹股沟区、腋窝、腹部和腘窝。移形性红斑的皮损通常无症状，但有时可伴有瘙痒或疼痛感。未经治疗的 EM 可持续 1 天至 14 个月，平均 28 天即可自愈。服用抗生素（多西环素或青霉素）可在几天内治愈。

　　ACA 与晚期莱姆病相关。它主要发生于 40～70 岁的女性。皮损始发于四肢，通常在小腿或足部，为蓝色的水肿性红斑。常常会形成纤维束，尤其在尺骨和胫骨部位，由此在关节附近会形成纤维结节。也经常表现为局部淋巴结病，多年之后可发生皮肤萎缩[72]。从 ACA 患者的皮损中已分离出了伯氏疏螺旋体[73]。

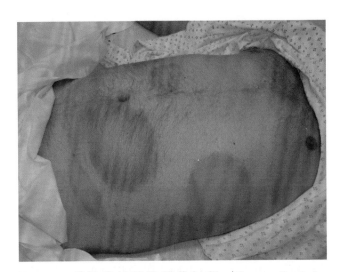

图 43-14　莱姆病特征性环状红斑。（Courtesy Dr. Joshua Levin, University of Pennsylvania Department of Dermatology, Philadelphia.）

细小病毒感染

感染 B19 细小病毒的一系列皮肤表现包括红斑状"打耳光面容"、四肢近端的花网状皮疹、大片发热性瘀点和丘疹紫癜性袜套综合征（papular-purpuric gloves and socks syndrome，PPGSS）。感染呈自限性，通常在 1 ~ 2 周内自行缓解。实验室检查结果包括轻至重度白细胞减少、一过性中性粒细胞减少或相对增多、嗜酸性粒细胞增多及轻度血小板减少。成人常通过接触患儿而感染病毒，一般表现为系统性疾病的症状，包括关节病和流感样症状，伴发花边状的皮损和紫癜 [74]。

非典型性感染：海分枝杆菌感染

许多分枝杆菌、非典型分枝杆菌以及深部真菌感染可影响到皮肤和关节。海分枝杆菌是其中一种，患者多有淡水、盐水、鱼缸、游泳池、鱼或水生生物、木材、裂片等的接触史。潜伏期一般为 3 个星期或者更长，通常病菌通过侵入磨损部位或者手指损伤部位而发病。病程呈慢性，形成结节或溃疡性斑块，偶尔延伸到深部组织。皮损常位于手指、手背和膝关节。皮损可呈局限性，或呈孢子丝菌样分布（25%），有 2% 的传染概率。

脂膜炎

关键点

脂膜炎的病因和类型很多。有些与全身疾病有关，需要详细的病史、体格检查以及皮肤活检来确定病因。

淀粉样变性和结节病等疾病可以累及皮肤并且可以通过皮肤活检确诊。这类皮肤病确诊后需要进一步排查系统受累。治疗方式取决于疾病的病因和受累的器官。

脂膜炎是一组表现为皮下脂肪炎症或变质的疾病。病因的复杂性（即使是单一形式的脂膜炎如结节性红斑）、由于大部分类型脂膜炎相对少见，不可有不同类型脂膜炎，使得脂膜炎发病机制变得复杂。许多类型脂膜炎的病因仍然未明。

脂膜炎可能是原发性的（无明确的原因）或是继发性的。继发性脂膜炎的原因包括感染、外伤、胰腺疾病、免疫缺陷、恶性肿瘤和结缔组织病。结节性红斑是一种最常见的脂膜炎。尽管它与一系列疾病和药物相关，但通常无明确的病因。与结节性红斑相关的潜在病因包括炎症性肠病、结节病、恶性肿瘤（白血病、淋巴瘤）、感染性疾病（细菌、耶尔森杆菌、立克次体、衣原体、螺旋体和原生动物）、妊娠、药物（磺胺类药物、避孕药）、自身免疫性疾病（白塞病、干燥综合征、反应性关节炎、SLE）[75]。

随着对小叶性脂膜炎了解的深入，曾经被归类到各种 Weber-Christian 的病例已被分类为狼疮性脂膜炎、组织细胞吞噬性脂膜炎、皮下脂膜炎样 T 细胞淋巴瘤、α_1- 抗胰蛋白酶缺陷、人工性脂膜炎、外伤性脂膜炎、钙防御反应以及药物性脂膜炎等 [76-78]。感染是脂膜炎的诱发因素。结节性红斑与链球菌感染、结节性多动脉炎与乙型和丙型肝炎病毒感染、免疫损伤相关的感染性脂膜炎以及新近发现的与结核分枝杆菌相关的硬红斑和结节性血管炎都证实了这一点。除此之外，非典型感染也可造成类似脂膜炎的皮损。

淋巴瘤是一种异质性疾病，可累及脂肪组织，在组织学和临床预后的鉴别方面有不少进展 [79]。如某些患者根据血细胞减少和实验室检查诊断为狼疮脂膜炎，但经过病理检查仔细鉴别后诊断为皮下型淋巴瘤 [79-80]。

脂膜炎患者通常出疼痛性红斑结节，由于临床表现不够特异，所以除组织病理学检查外，并不能明确地对脂膜炎分型。脂膜炎患者可能出现低热、疲乏、关节痛和肌痛等相关症状。

适当的皮肤活检（梭形切口）对于诊断不同类型的脂膜炎至关重要（表43-1）。脂膜炎分为典型的 4 个亚型：间隔性、小叶性、混合性和血管炎性。确定浸润细胞的确切性质有助于诊断。毫无疑问，这些分类在特定的病例分析中有助于缩小鉴别诊断的范围，但有时也由于一些相似的表现或者不同的表现不能做出确定诊断。临床和病理的联系非常重要。有文献综述详述了脂膜炎分类和临床病理联系的重要性 [81]。

曾有联合应用抗疟药（羟氯喹和奎纳克林）治疗皮下结节病的报道，由于缺乏科学论证，还不能确定其疗效。有一些报告联合应用免疫调节剂和镇静剂治疗结节性脂膜炎和结节性红斑 [82-83]。将来可能会有

表 43-1 脂膜炎的分类

Ⅰ. 无明显血管炎

  A. 间隔性炎症

    1. 淋巴细胞和混合细胞：结节性红斑和变异型

    2. 肉芽肿性：栅栏状肉芽肿，结节病，皮下感染：结核，梅毒

    3. 硬化性：硬皮病，嗜酸性筋膜炎

  B. 小叶性炎症

    1. 中性粒细胞：感染，毛囊炎和囊肿破裂，胰腺性脂肪坏死

    2. 淋巴细胞：狼疮性脂膜炎，类固醇激素后脂膜炎，淋巴瘤/白血病

    3. 巨噬细胞：组织细胞吞噬性脂膜炎

    4. 肉芽肿性：硬红斑/结节性血管炎，栅栏状肉芽肿疾病，结节病，克罗恩病

    5. 含多量泡沫细胞的混合炎症：α1-抗胰蛋白酶缺陷，Weber-Christian 病，外伤性脂肪坏死

    6. 嗜酸性粒细胞：嗜酸性脂膜炎，节肢动物，寄生虫叮咬

    7. 酶促脂肪坏死：胰酶脂膜炎

    8. 结晶沉积：新生儿硬肿症，新生儿皮下脂肪坏死，痛风，草酸增多症

    9. 胎儿脂肪型：脂肪萎缩，脂肪代谢障碍

Ⅱ. 有明显血管炎（间隔和小叶）

  A. 中性粒细胞：白细胞破碎性血管炎，皮下结节性多动脉炎，血栓性静脉炎，ENL

  B. 淋巴细胞：结节性血管炎，冻伤，血管中心性淋巴瘤

  C. 肉芽肿性：结节性血管炎/硬红斑，ENL，多血管炎肉芽肿病，Churg-Strauss 过敏性肉芽肿病

Ⅲ. 混合型

ENL，麻风结节性红斑（erythema nodosum leprosum）

新的药物，也会不断研究这些药物以及更强效药物（NSAIDs、抗疟药、甲氨蝶呤）的药效，并进一步系统评价这些药物的作用。

复发性多软骨炎

复发性多软骨炎（relapsing polychondritis，RP）的诊断一般基于典型的临床特征：90% 的患者出现耳部症状。也会出现鼻部和呼吸道软骨炎，同时伴随非侵蚀性关节炎、心瓣膜功能不全、血管炎、眼

和前庭损害。该病的发病率约为 3.5/ 百万，这使对照试验较难进行。其发病原因不明，但发病机制是由对 Ⅱ 型胶原蛋白的免疫反应介导的。临床上皮损包括耳部炎症，但不累及耳垂。确诊需要有血清抗 Ⅱ 型胶原抗体阳性和活检，活检显示软骨坏死和软骨组织周围以淋巴细胞和组织细胞浸润为主的炎症反应。其他软骨部位如上呼吸道也应检查。糖皮质激素是复发性多软骨炎患者的首选治疗，可减轻炎症反应。对于慢性患者，可应用免疫抑制剂作为激素减量配合治疗。对于难治性患者，也有应用 TNF 抑制剂、利妥昔单抗、托珠单抗、阿巴西普有效的报道[84]。

浸润性疾病

淀粉样变

AL 型淀粉样变性（原发性淀粉样变性）是罕见的，发病率不足十万分之一。皮损可达 40% 的患者。皮损可以作为疾病的早期表现，包括瘀点、紫癜、瘀斑，这些是由于淀粉样变造成血管渗透性增高引起的。其他皮肤表现包括秃发、丘疹、结节，通常发生在身体屈侧、面部和颊黏膜。偶尔会出现大疱和甲营养不良。皮损或者非皮损部位的活检，加上尿液和血清学免疫电泳表明循环单克隆蛋白的存在，有助于确诊。皮肤活检显示均质的透明纤维性沉积物，刚果红染色阳性。治疗包括自体干细胞移植，约 50% 的患者可以治愈。其他有效的治疗包括联用马法兰和大剂量地塞米松，或沙利度胺以及近期联合马法兰进行的干细胞移植[85-86]。预后取决于确诊时疾病所处的阶段。认识这一疾病非常重要。

结节病

20% ~ 25% 的结节病患者有皮肤损害，在疾病早期就可被发现。皮损可分为非特异性、典型的结节型红斑性和特异的肉芽肿性。结节型红斑是 Lofgren 综合征的临床表现之一，伴双侧肺门淋巴结病和急性虹膜睫状体炎。这种类型的预后很好，80% 患者在 2 年内可缓解。结节病的皮损几乎和预后及疾病的活动性无关，对病程也无影响，其数目与系统性疾病无关。皮肤斑块持续存在与疾病的慢性病程相关。冻疮样狼疮（图 43-15）可伴有鼻、耳、颊、唇、指部

的紫色斑疹，通常见于慢性结节病，同时也与上呼吸道受累和肺纤维化有关[87]。结节病的其他皮肤表现包括丘疹、毛囊性丘疹、皮下结节、溃疡、脱发和鱼鳞病样损害。结节病的皮肤损害可发生于瘢痕处。由于结节病皮损表现多样，诊断较难，需取皮肤活检来明确诊断。本病丘疹型皮损应与黄瘤、酒渣鼻、毛发上皮瘤、梅毒、LE、环状肉芽肿相鉴别。斑块型皮损应与寻常狼疮、类脂质渐进性坏死、硬斑病、麻风、利什曼病、LE 相鉴别。结节型皮损应与淋巴瘤或其他类型的脂膜炎相鉴别。皮肤结节病的治疗应根据其系统受累的情况而定。在临床治疗中，经常见到患者使用泼尼松治疗系统疾病后，其结节病的皮损也得到了缓解。孤立性皮损或不需要过于积极治疗的系统性疾病患者可采用外用和皮损内注射糖皮质激素、外用他克莫司、口服米诺环素、羟氯喹或联合使用羟氯喹、奎纳克林或氯喹。如果抗疟药疗效不佳，可口服甲氨蝶呤和维 A 酸类药物。有报告沙利度胺和 TNF-α 抑制剂可用于治疗结节病，激光可用于治疗冻疮样狼疮型皮损。有报告使用 TNF 抑制剂和 INF-α 治疗可诱发结节病。

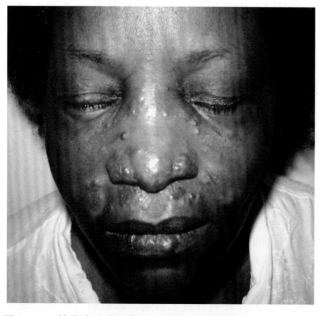

图 43-15　结节病患者面部的"苹果酱"样斑块和冻疮样狼疮（鼻周皮损）

其他皮肤病和关节炎

关键点

有许多自身炎症性疾病，包括白塞病、家族性地中海热和冷吡啉相关周期性综合征，这些疾病涉及炎性小体的突变，可以用上调的细胞因子抑制剂治疗。

白塞病

白塞病（Behçet's disease，BD）最好发于中东和远东地区。人类白细胞抗原（HLA-B5）和 HLA-B51 基因在疾病的发病机制中起着重要作用。BD 的诊断标准包括复发性口腔溃疡和生殖器溃疡、眼部损害（葡萄膜炎和视网膜血管炎）、特征性皮肤损害和针刺反应试验阳性[88]。针刺反应试验阳性，即用无菌针头刺入前臂皮肤，24 ~ 48 小时内在穿刺部位出现直径大于 2 mm 的红色点疹或无菌性脓疱。若患者有复发性口腔溃疡，加上至少 2 项其他表现，并排除其他诊断，即可诊断此病。皮肤损害包括结节性红斑、假性毛囊炎、丘疹脓疱性损害或青春期后的痤疮样结节。口腔溃疡一般为疼痛性，可发生于齿龈、舌、颊和唇黏膜。生殖器溃疡通常较口腔溃疡大、深，多发生于阴囊、阴茎和女性外阴。静脉受累时，表现为浅表血栓性静脉炎和深部静脉血栓。皮肤组织病理常见小血管炎。溃疡性损害的治疗包括外用糖皮质激素和口服秋水仙碱、沙利度胺。也有一些生物制剂治疗有效的报道，包括 IL-1、IL-6、IL-12/23 抑制剂与 TNF 的抑制剂[89]。难治性的结节性红斑可口服糖皮质激素。

家族性地中海热

家族性地中海热（familial mediferranean fever，FMF）是一种常染色体隐性遗传病，好发于犹太人、阿拉伯人、亚美尼亚人和土耳其人，突变位点位于 16 号染色体短臂上，突变蛋白 pyrin 可能在炎症反应中起抑制作用[90-91]，本病特征性表现为复发性、自限性腹膜炎、胸膜炎和滑膜炎，皮肤的特征性损害为丹毒样红斑，表现为小腿疼痛性的、境界清楚的红色斑块[92]。此病可由物理因素促发，48 ~ 72 小时卧床休息后自行消退。发病过程中可伴发热和白细胞增多。其他伴发的皮肤损害有过敏性紫癜、非特异性紫癜、面部、躯干和手掌红斑，血管性水肿、雷诺现象、脓皮病和皮下结节。继发广泛的皮肤淀粉样变可导致慢性肾功能不全和死亡。皮肤活检可见真皮浅层水肿，血管周围少量淋巴细胞和中性粒细胞浸润，并可见核尘，但无血管炎表现。直接免疫荧光可见浅层小血管壁 C3 沉积。早期使用秋水仙碱治疗有效，可阻止或减少炎症发作的频率和程度。难治性患者用 IL-1 抑制剂可获益。

多中心网状组织细胞增生症

多中心网状组织细胞增生症（multicentric reticulohistiocytosis，MRH）是一种病因不明的罕见病，好发于 50 ～ 60 岁的高加索女性。约 45% 的患者表现为损毁性的对称的关节炎，并伴发皮肤丘疹结节性损害。皮肤表现为红褐色丘疹和结节，好发于面部、手指背部、近端和远端指骨关节处，并可泛发全身。罕见的表现有光暴露部位的红斑，多累及关节，这种表现与皮肌炎不易鉴别 [93]。此病的诊断多依据皮肤活检，皮肤病理可见组织细胞和多核巨细胞的浸润。此外，心、肺、骨骼肌和胃肠道均可见类似表现。鉴别诊断包括其他浸润性疾病，如结节病、麻风。根据小样本病例报道，推荐的治疗方法有糖皮质激素和甲氨蝶呤。效果不佳的患者可加用环磷酰胺、苯丁酸氮芥 [94]。据报道环孢素、TNF 抑制剂和双膦酸盐亦有效 [95]。本病约 1/3 的患者可伴发恶性肿瘤，常伴发的恶性肿瘤包括乳房、宫颈、结肠、胃、肺、喉和卵巢的肿瘤，淋巴瘤，白血病，肉瘤，黑素瘤，间皮瘤和不明起源的转移癌。

冷吡啉相关周期性综合征

冷吡啉相关周期性综合征（cryopyrin-associated periodic syndromes，CAPS），是一种由于先天免疫系统的不当激活而导致全身炎症反复发作的遗传性自身炎症性疾病。这种综合征按病情由轻至重分为三种类型。最轻的是家族性寒冷性自身炎症综合征（familial cold autoinflammatory syndrome，FCAS）。FCAS 患者反复出现由寒冷引起的发热、荨麻疹样皮疹、关节痛和结膜炎。中度的是 Muckle-Wells 综合征（Muckle-Wells syndrome，MWS），慢性病程，伴有发热、皮疹、关节炎或关节痛；感觉神经性听力丧失；成年时出现 AA 型淀粉样变。最严重的是新生儿发作的多系统炎症性疾病（neonatal-onset multisystem inflammatory disease，NOMID），也称为婴儿慢性神经皮肤关节炎综合征（chronic infantile neurologic cutaneous articular syndrome，CINCA）。在 CINCA/NOMID 中，发热罕见。患者出现早发性、间歇性、荨麻疹样皮疹和神经感觉受累。CINCA/NOMID 严重感染的患者可发生伴有挛缩和骨畸形的肥厚性关节病。CAPS 由 NLRP3 基因显性遗传或新发功能突变引起。最近在 CINCA/NOMID 种系突变阴性的患者中发现了体细胞突变。NLRP3 编码 cryopyrin，这是一种控制 caspase-1 激活的细胞溶质蛋白复合物，可随后激活 IL-1β。NLRP3 的突变与炎性小体的过度活化有关，可导致 IL-1β 的过度表达。抑制 IL-1β 可以显著改善与这类炎症相关疾病的临床表现 [96]。也有个别报道显示，TNF 抑制剂和沙利度胺对这些患者有治疗作用。

 本章的参考文献也可以在 ExpertConsult.com 上找到。

参考文献

1. Naldi L, Gambini D: The clinical spectrum of psoriasis. *Clin Dermatol* 25(6):510–518, 2007.
2. Tan AL, Benjamin M, Toumi H, et al: The relationship between the extensor tendon enthesis and the nail in distal interphalangeal joint disease in psoriatic arthritis–a high-resolution MRI and histological study. *Rheumatology (Oxford)* 46(2):253–256, 2007.
3. Zeichner JA, Lebwohl MG, Menter A, et al: Optimizing topical therapies for treating psoriasis: a consensus conference. *Cutis* 86(Suppl 3): 5–31, quiz 2, 2010.
4. Wu IB, Schwartz RA: Reiter's syndrome: the classic triad and more. *J Am Acad Dermatol* 59(1):113–121, 2008.
5. Sayah A, English JC: Rheumatoid arthritis: a review of the cutaneous manifestations. *J Am Acad Dermatol* 53:191, 2005.
6. Maldonado I, Eid H, Rodriguez GR, et al: Rheumatoid nodulosis: is it a different subset of rheumatoid arthritis? *J Clin Rheumatol* 9(5):296–305, 2003.
7. Ahmed SS, Arnett FC, Smith CA, et al: The HLA-DRB1*0401 allele and the development of methotrexate-induced accelerated rheumatoid nodulosis: a follow-up study of 79 Caucasian patients with rheumatoid arthritis. *Medicine (Baltimore)* 80(4):271–278, 2001.
8. Vollertsen RS, Conn DL, Ballard DJ, et al: Rheumatoid vasculitis: survival and associated risk factors. *Medicine* 65:365, 1986.
9. Brown TS, Fearneyhough PK, Burruss JB, et al: Rheumatoid neutrophilic dermatitis in a woman with seronegative rheumatoid arthritis. *J Am Acad Dermatol* 45:596, 2001.
10. Sangueza OP, Caudell MD, Mengesha YM, et al: Palisaded neutrophilic granulomatous dermatitis in rheumatoid arthritis. *J Am Acad Dermatol* 47:251, 2002.
11. Schneider R, Passo MH: Juvenile rheumatoid arthritis. *Rheum Dis Clin*

N Am 28:503, 2002.

12. Woods MT, Gavino AC, Burford HN, et al: The evolution of histo-pathologic findings in adult Still disease. *Am J Dermatopathol* 33(7): 736–739, 2011.

13. Gilliam JN, Sontheimer RD: Distinctive cutaneous subsets in the spectrum of lupus erythematosus. *J Am Acad Dermatol* 4:471, 1981.

14. Sontheimer RD, Maddison PJ, Reichlin M, et al: Serologic and HLA associations in subacute cutaneous lupus erythematosus, a clinical subset of lupus erythematosus. *Ann Intern Med* 97:664, 1982.

15. Gronhagen CM, Fored CM, Linder M, et al: Subacute cutaneous lupus erythematosus and its association with drugs: a population-based matched case-control study of 234 patients in Sweden. *Br J Dermatol* 167(2):296–305, 2012.

16. David-Bajar KM, Bennion SD, DeSpain JD, et al: Clinical, histologic, and immunofluorescent distinctions between subacute cutaneous lupus erythematosus and discoid lupus erythematosus. *J Invest Dermatol* 99:251, 1992.

17. Lee LA, Gaither KK, Coulter SN, et al: Pattern of cutaneous immu-noglobulin G deposition in subacute cutaneous lupus erythematosus is reproduced by infusing purified anti-Ro (SSA) autoantibodies into human skin-grafted mice. *J Clin Invest* 83:1556, 1989.

18. Durosaro O, Davis MD, Reed KB, et al: Incidence of cutaneous lupus erythematosus, 1965-2005: a population-based study. *Arch Dermatol* 145(3):249–253, 2009.

19. Gronhagen CM, Fored CM, Granath F, et al: Cutaneous lupus erythe-matosus and the association with systemic lupus erythematosus: a population-based cohort of 1088 patients in Sweden. *Br J Dermatol* 164(6):1335–1341, 2011.

20. Wieczorek IT, Propert KJ, Okawa J, et al: Progression from cutaneous to systemic lupus erythematosus by ACR criteria usually occurs with mild disease and few systemic symptoms. *JAMA Dermatol* 150(3):291–296, 2014.

21. Kuhn A, Richter-Hintz D, Oslislo C, et al: Lupus erythematosus tumidus–a neglected subset of cutaneous lupus erythematosus: report of 40 cases. *Arch Dermatol* 136:1033, 2000.

22. Okon LG, Werth VP: Cutaneous lupus erythematosus: diagnosis and treatment. *Best Pract Res Clin Rheumatol* 27(3):391–404, 2013. PMCID: 3927537.

23. Piette EW, Foering KP, Chang AY, et al: Impact of smoking in cutane-ous lupus erythematosus. *Arch Dermatol* 148(3):317–322, 2012.

24. Hall RP, Lawley TJ, Smith HR, et al: Bullous eruption of systemic lupus erythematosus. Dramatic response to dapsone therapy. *Ann Intern Med* 97:165, 1982.

25. Frances C, Piette JC: The mystery of Sneddon syndrome: relationship with antiphospholipid syndrome and systemic lupus erythematosus. *J Autoimmun* 15:139, 2000.

26. Lee LA: Transient autoimmunity related to maternal autoantibodies: neonatal lupus. *Autoimmun Rev* 4:207, 2005.

27. Martin V, Lee LA, Askanase AD, et al: Long-term followup of chil-dren with neonatal lupus and their unaffected siblings. *Arthritis Rheum* 46:2377, 2002.

28. Nishikawa T, Provost TT: Differences in clinical, serologic, and immu-nogenetic features of white versus Oriental anti-SS-A/Ro-positive patients. *J Am Acad Dermatol* 25:563, 1991.

29. Ramos-Casals M, Anaya JM, Garcia-Carrasco M, et al: Cutaneous vasculitis in primary Sjogren syndrome: classification and clinical sig-nificance of 52 patients. *Medicine* 83:96, 2004.

30. Pilkington C, Tjarnlund A, Bottai M, et al: A47: progress report on the development of new classification criteria for adult and juvenile idiopathic inflammatory myopathies. *Arthritis Rheum* 66(Suppl 11): S70–S71, 2014.

31. Gerami P, Schope JM, McDonald L, et al: A systematic review of adult-onset clinically amyopathic dermatomyositis (dermatomyositis sine myositis): a missing link within the spectrum of the idiopathic inflammatory myopathies. *J Am Acad Dermatol* 54:597, 2006.

32. Sontheimer RD: Cutaneous features of classic dermatomyositis and amyopathic dermatomyositis. *Curr Opin Rheumatol* 11:475, 1999.

33. Morganroth PA, Kreider ME, Okawa J, et al: Interstitial lung disease in classic and clinically amyopathic dermatomyositis: a retrospective study with screening recommendations. *Arch Dermatol* 146:729–738, 2010.

34. Hill CL, Zhang Y, Sigurgeirsson B, et al: Frequency of specific cancer types in dermatomyositis and polymyositis: a population-based study. *Lancet* 357:96, 2001.

35. Buchbinder R, Forbes A, Hall S, et al: Incidence of malignant disease

in biopsy-proven inflammatory myopathy. A population-based cohort study. *Ann Intern Med* 134:1087, 2001.

36. Ang GC, Werth VP: Combination antimalarials in the treatment of cutaneous dermatomyositis: a retrospective study. *Arch Dermatol* 141:855, 2005.

37. Femia AN, Eastham AB, Lam C, et al: Intravenous immunoglobulin for refractory cutaneous dermatomyositis: a retrospective analysis from an academic medical center. *J Am Acad Dermatol* 69(4):654–657, 2013.

38. Fett N, Werth VP: Update on morphea, part I. Epidemiology, clinical presentation, and pathogenesis. *J Am Acad Dermatol* 64(2):217–228, quiz 29-30, 2011.

39. Leitenberger JJ, Cayce RL, Haley RW, et al: Distinct autoimmune syndromes in morphea: a review of 245 adult and pediatric cases. *Arch Dermatol* 145(5):545–550, 2009.

40. Fett N, Werth VP: Update on morphea, part II. Outcome measures and treatment. *J Am Acad Dermatol* 64(2):231–242, quiz 243-244, 2011.

41. Masi AT; Subcommittee for Scleroderma Criteria of the American Rheumatism Association Diagnostic and Therapeutic Criteria C: Pre-liminary criteria for the classification of systemic sclerosis (sclero-derma). *Arthritis Rheum* 5:581, 1980.

42. Hudson M, Fritzler MJ: Diagnostic criteria of systemic sclerosis. *J Autoimmun* 48-49:38–41, 2014.

43. van Laar JM, Farge D, Sont JK, et al: Autologous hematopoietic stem cell transplantation vs intravenous pulse cyclophosphamide in diffuse cutaneous systemic sclerosis: a randomized clinical trial. *JAMA* 311(24):2490–2498, 2014.

44. Khanna D, Georges GE, Couriel DR: Autologous hematopoietic stem cell therapy in severe systemic sclerosis: ready for clinical practice? *JAMA* 311(24):2485–2487, 2014.

45. Chung L, Fiorentino D: Digital ulcers in patients with systemic scle-rosis. *Autoimmun Rev* 5:125, 2006.

46. Korn JH, Mayes M, Matucci Cerinic M, et al: Digital ulcers in systemic sclerosis: prevention by treatment with bosentan, an oral endothelin receptor antagonist. *Arthritis Rheum* 50:3985, 2004.

47. Mayeno AN, Lin F, Foote CS, et al: Characterization of "peak E," a novel amino acid associated with eosinophilia-myalgia syndrome. *Science* 250:1707, 1990.

48. Moulton SJ, Kransdorf MJ, Ginsburg WW, et al: Eosinophilic fasci-itis: spectrum of MRI findings. *AJR Am J Roentgenol* 184(3):975–978, 2005.

49. Chan JK, Fletcher CD, Hicklin GA, et al: Glomeruloid hemangioma. A distinctive cutaneous lesion of multicentric Castleman's disease associated with POEMS syndrome. *Am J Surg Pathol* 14:1036, 1990.

50. Dispenzieri A: POEMS syndrome: 2014 update on diagnosis, risk-stratification, and management. *Am J Hematol* 89(2):214–223, 2014.

51. Zagouri F, Kastritis E, Gavriatopoulou M, et al: Lenalidomide in patients with POEMS syndrome: a systematic review and pooled analysis. *Leuk Lymphoma* 55(9):2018–2023, 2014.

52. Rongioletti F, Merlo G, Cinotti E, et al: Scleromyxedema: a multi-center study of characteristics, comorbidities, course, and therapy in 30 patients. *J Am Acad Dermatol* 69(1):66–72, 2013.

53. Dineen AM, Dicken CH: Scleromyxedema. *J Am Acad Dermatol* 33(1):37–43, 1995.

54. Shayegi N, Alakel N, Middeke JM, et al: Allogeneic stem cell trans-plantation for the treatment of refractory scleromyxedema. *Transl Res* 165:321–324, 2015.

55. Cowper SE, Su L, Robin H, et al: Nephrogenic fibrosing dermopathy. *Am J Dermatopath* 23:383, 2001.

56. Kucher C, Xu X, Pasha T, et al: Histopathologic comparison of neph-rogenic fibrosing dermopathy and scleromyxedema. *J Cut Pathol* 32:484, 2005.

57. Mendoza FA, Artlett CM, Sandorfi N, et al: Description of 12 cases of nephrogenic fibrosing dermopathy and review of the literature. *Semin Arthritis Rheum* 35:238, 2006.

58. Kay J, High WA: Imatinib mesylate treatment of nephrogenic systemic fibrosis. *Arthritis Rheum* 58(8):2543–2548, 2008.

59. Thomson LK, Thomson PC, Kingsmore DB, et al: Diagnosing neph-rogenic systemic fibrosis in the post-FDA restriction era. *J Magn Reson Imaging* 41:1268–1271, 2015.

60. Piette WW: Primary systemic vasculitis. In Sontheimer RD, Provost TT, editors: *Cutaneous manifestations of rheumatic diseases*, Philadel-phia, 2004, Lippincott Williams & Wilkins, p 159.

61. Callen JP: Colchicine is effective in controlling chronic cutaneous leukocytoclastic vasculitis. *J Am Acad Dermatol* 13:193, 1985.

62. Piette WW, Stone MS: A cutaneous sign of IgA-associated small dermal vessel leukocytoclastic vasculitis in adults (Henoch-Schonlein purpura). *Arch Dermatol* 125:53, 1989.

63. Wisnieski JJ, Baer AN, Christensen J, et al: Hypocomplementemic urticarial vasculitis syndrome. Clinical and serologic findings in 18 patients. *Medicine* 74:24, 1995.

64. Mehregan DR, Hall MJ, Gibson LE: Urticarial vasculitis: a histopathologic and clinical review of 72 cases. *J Am Acad Dermatol* 26:441, 1992.

65. Katz SI, Gallin JI, Hertz KC, et al: Erythema elevatum diutinum: skin and systemic manifestations, immunologic studies, and successful treatment with dapsone. *Medicine* 56:443, 1977.

66. Dubin BA, Bronson DM, Eng AM: Acute hemorrhagic edema of childhood: an unusual variant of leukocytoclastic vasculitis. *J Am Acad Dermatol* 23:347, 1990.

67. Frances C, Du LT, Piette JC, et al: Wegener's granulomatosis. Dermatological manifestations in 75 cases with clinicopathologic correlation. *Arch Dermatol* 130:861, 1994.

68. Comarmond C, Pagnoux C, Khellaf M, et al: Eosinophilic granulomatosis with polyangiitis (Churg-Strauss): clinical characteristics and long-term followup of the 383 patients enrolled in the French Vasculitis Study Group cohort. *Arthritis Rheum* 65(1):270–281, 2013.

69. Khan-Sabir SM, Werth VP: Infectious diseases that affect the skin and joint. In Sontheimer RD, Provost TT, editors: *Cutaneous manifestations of rheumatic diseases*, Philadelphia, 2004, Lippincott Williams & Wilkins, p 242.

70. Fujiwara H, Fujiwara K, Hashimoto K, et al: Detection of *Borrelia burgdorferi* DNA (*B. garnii* or *B. afzelii*) in morphea and lichen sclerosus et atrophicus tissues of German and Japanese but not of US patients. *Arch Dermatol* 133:41, 1997.

71. Steere A: Lyme disease. *N Engl J Med* 345:115, 2001.

72. Asbrink E, Hovmark A: Successful cultivation of spirochetes from skin lesions of patients with erythema chronicum migrans Afzelius and acrodermatitis chronica atrophicans. *Acta Pathol Microbiol Immunol Scand* 93:161, 1985.

73. Aberer E, Breier F, Stanek G, et al: Success and failure in the treatment of acrodermatitis chronica atrophicans. *Infection* 24:85, 1996.

74. Mage V, Lipsker D, Barbarot S, et al: Different patterns of skin manifestations associated with parvovirus B19 primary infection in adults. *J Am Acad Dermatol* 71(1):62–69, 2014.

75. Psychos DN, Voulgari PV, Skopouli FN, et al: Erythema nodosum: the underlying conditions. *Clin Rheumatol* 19:212, 2000.

76. White JW Jr, Winkelmann RK: Weber-Christian panniculitis: a review of 30 cases with this diagnosis. *J Am Acad Dermatol* 39:56, 1998.

77. Borroni G, Torti S, D'Ospina RM, et al: Drug-induced panniculitides. *G Ital Dermatol Venereol* 149(2):263–270, 2014.

78. Panush RS, Yonker RA, Dlesk A, et al: Weber-Christian disease. Analysis of 15 cases and review of the literature. *Medicine* 64:181, 1985.

79. Salhany KE, Macon WR, Choi JK, et al: Subcutaneous panniculitis-like T-cell lymphoma: clinicopathologic, immunophenotypic, and genotypic analysis of alpha/beta and gamma/delta subtypes. *Am J Surg Pathol* 22:881, 1998.

80. Arps DP, Patel RM: Lupus profundus (panniculitis): a potential mimic of subcutaneous panniculitis-like T-cell lymphoma. *Arch Pathol Lab Med* 137(9):1211–1215, 2013.

81. Peters MS, Su WP: Panniculitis. *Dermatol Clin* 10:37, 1992.

82. Enk AH, Knop J: Treatment of relapsing idiopathic nodular panniculitis (Pfeifer-Weber-Christian disease) with mycophenolate mofetil. *J Am Acad Dermatol* 39:508, 1998.

83. Calderon P, Anzilotti M, Phelps R: Thalidomide in dermatology. New indications for an old drug. *Int J Dermatol* 36:881, 1997.

84. Chopra R, Chaudhary N, Kay J: Relapsing polychondritis. *Rheum Dis Clin North Am* 39(2):263–276, 2013.

85. Rajkumar SV, Dispenzieri A, Kyle RA: Monoclonal gammopathy of undetermined significance, Waldenstrom macroglobulinemia, AL amyloidosis, and related plasma cell disorders: diagnosis and treatment. *Mayo Clin Proc* 81:693, 2006.

86. Sanchorawala V, Hoering A, Seldin DC, et al: Modified high-dose melphalan and autologous SCT for AL amyloidosis or high-risk myeloma: analysis of SWOG trial S0115. *Bone Marrow Transplant* 48(12):1537–1542, 2013.

87. Mana J, Marcoval J, Graells J, et al: Cutaneous involvement in sarcoidosis: relationship to systemic disease. *Arch Dermatol* 133:882, 1997.

88. International Study Group for Bechet's D: Criteria for diagnosis of Behçet's disease. *Lancet* 335:1078, 1990.

89. Caso F, Costa L, Rigante D, et al: Biological treatments in Behcet's disease: beyond anti-TNF therapy. *Mediators Inflamm* 2014:107421, 2014.

90. Anonymous: Ancient missense mutations in a new member of the *RoRet* gene family are likely to cause familial Mediterranean fever. The International FMF Consortium. *Cell* 90:797, 1997.

91. Pras E, Aksentijevich I, Gruberg L, et al: Mapping of a gene causing familial Mediterranean fever to the short arm of chromosome 16. *N Engl J Med* 326:1509, 1992.

92. Azizi E, Fisher BK: Cutaneous manifestations of familial Mediterranean fever. *Arch Dermatol* 112:364, 1976.

93. Hsuing SH, Werth VP: Multicentric reticulohistiocytosis presenting with clinical features of dermatomyositis. *J Am Acad Dermatol* 48:S11, 2003.

94. Liang GC, Granston AS: Complete remission of multicentric reticulohistiocytosis with combination therapy of steroid, cyclophosphamide, and low-dose pulse methotrexate. Case report, review of the literature, and proposal for treatment. *Arthritis Rheum* 39:171, 1996.

95. Goto H, Inaba M, Kobayashi K, et al: Successful treatment of multicentric reticulohistiocytosis with alendronate: evidence for a direct effect of bisphosphonate on histiocytes. *Arthritis Rheum* 48:35–38, 2003.

96. Levy R, Gerard L, Kuemmerle-Deschner J, et al: Phenotypic and genotypic characteristics of cryopyrin-associated periodic syndrome: a series of 136 patients from the Eurofever Registry. *Ann Rheum Dis* pii:annrheumdis-2013-204991, 2014. [Epub ahead of print].

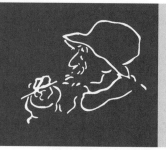

第 44 章

眼与风湿性疾病

原著　James T. Rosenbaum

陈　楠　译　王振刚　校

实际上，几乎所有需要风湿科医生治疗的全身炎症性疾病均有可能累及眼睛及其周围的附属器官。表44-1显示了类风湿关节炎、系统性红斑狼疮、干燥综合征、脊柱关节炎、血管病变包括肉芽肿性多血管炎和巨细胞动脉炎（亦称颞动脉炎）、硬皮病、白塞病、复发性多软骨炎和皮肌炎等在眼部的表现。这些疾病的内容详见本文有关章节。本章节重点介绍眼睛的各部分结构——葡萄膜、角膜、眼眶和视神经——及其每一部分的炎症与自身免疫或炎症过程的关系。

表 44-1　一些风湿病的常见眼部损害特征

疾病	常见眼部表现
类风湿关节炎	干眼症 巩膜炎
系统性红斑狼疮	干眼症 棉絮样渗出
干燥综合征	干眼症
脊柱关节炎	急性前葡萄膜炎
肉芽肿性多血管炎	巩膜炎 眶内炎症
颞动脉炎	前缺血性视神经病变
硬皮病	干眼症
白塞病	葡萄膜炎，视网膜动脉炎
复发性多软骨炎	巩膜炎，浅层巩膜炎，葡萄膜炎
皮肌炎	向阳疹

眼部的解剖与生理

图44-1为眼球的解剖示意图。眼球体积较小，但结构精细复杂。眼睛的前部为角膜；健康状态下，角膜是一个无血管的透明结构。晶体也是一个无血管的结构。前房里充满着房水，其性质与脑脊液等同。当血水屏障完整时，房水中不含白细胞，仅有非常少量的蛋白质。在前葡萄膜炎患者，与血滑膜屏障类似的血水屏障受到破坏。此时，常规的无创性生物显微镜检查或裂隙灯检查可以见到前房体液中白细胞和蛋白含量增加；此为眼科医生可以通过无创手段观察到的两个独特的炎症标志。

葡萄膜一词来源于拉丁文"葡萄"。前葡萄膜包

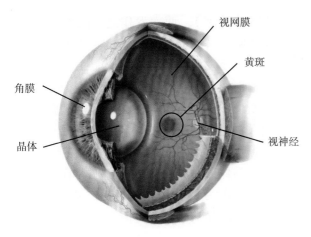

图 44-1　眼球解剖示意图

图中标注：视网膜、黄斑、视神经、角膜、晶体

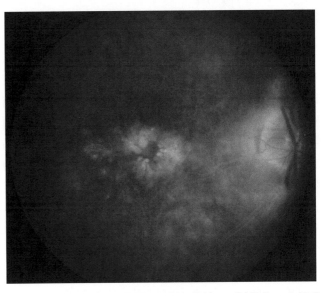

图 44-2　荧光造影。正常黄斑是无血管的，不被染色。本例黄斑水肿患者表现为图中央所示的面包圈状改变。视神经位于图的 3 点钟位置。黄斑水肿可伴有葡萄膜炎，甚至前葡萄膜炎

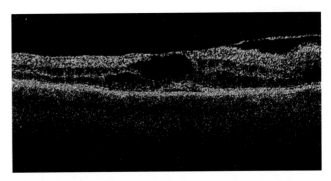

图 44-3　光学相干断层扫描（OCT）显示的视网膜的精细结构。图中央的卵圆形黑色区域为黄斑水肿，此为葡萄膜炎患者视力丧失的主要原因

括虹膜和睫状体。房水产生于睫状体。葡萄膜的后部为脉络膜（位于视网膜后方的多血管组织）；葡萄膜的任何部位均可以受到炎症损害，其邻近组织也经常会受到炎症牵连。解剖上，葡萄膜炎分为前葡萄膜炎［由虹膜炎或虹膜睫状体炎（睫状体炎）组成］、中间葡萄膜炎（玻璃体内出现白细胞）和后葡萄膜炎（为脉络膜和视网膜的炎症）。全葡萄膜炎为葡萄膜所有部分均有炎症。尽管葡萄膜炎命名小组已有标准化的命名和建议[1]，但目前并不是所有眼科医生均遵循这一标准化命名的定义。

葡萄膜炎的症状和体征与葡萄膜受累的部位有关。前葡萄膜炎，尤其是突然发作时，可见眼红、疼痛和畏光。可有不同程度的视力下降，多与黄斑水肿相关（图 44-2、图 44-3）。眼前漂浮物的常见原因与年龄或其他玻璃体改变有关，中间葡萄膜炎的症状多为眼前漂浮物（由于白细胞进入视轴线）。后葡萄膜炎本身不导致眼红和疼痛，其视力丧失的程度取决于炎症的部位和程度。

眼球的外层称之为巩膜。在眼的前部，巩膜与角膜缘相连接；眼睛的最内层为与视觉信号反应相关脑组织的延伸——视网膜。眼睛与关节存在一些共同特征，包括主要存在于玻璃体的透明质酸和 Ⅱ 型胶原蛋白，尽管没有胶原诱导关节炎伴发眼炎的报道。蛋白聚糖是一种存在于关节和眼睛的蛋白多糖，BALB/c 鼠的实验发现：对蛋白聚糖的自身免疫反应可以同时表现为关节炎和葡萄膜炎[2]。

基于关节炎和葡萄膜炎在多种疾病中的共存现象，有必要寻找其发生机制。很可能两者在强直性脊柱炎中共存的发病机制不同于其在 Blau 综合征或儿童特发性关节炎中的机制；在反应性关节炎，细菌代谢产物滞留于滑膜，进而成为免疫反应的靶标。诸多细菌代谢产物亦具有致眼炎性[3]，但由于难以获得葡萄膜炎的标本，类似的虹膜炎发病机制无法证实。由于眼睛与关节具有共同的特殊抗原如蛋白聚糖，因此，自身免疫反应可以解释同时发生的葡萄膜炎和关节炎。

眼的免疫反应

一般来说，眼睛是特殊的免疫部位[4]。从目的论的角度来说，诸多科学家认为：为了保证视力清晰，眼睛具有保护自己免受炎症侵害的机制。与大脑相似，眼球的内部不含有淋巴系统，仅有位于眼表的结膜具有淋巴引流。作为眼球的一部分——角膜和晶体不含血管。房水中亦含有一些具有免疫抑制作用的物质如转化生长因子 -β、α- 黑色素细胞刺激素。眼内的一些组织还表达促进凋亡的配体如诱导肿瘤坏死因子（tumor necrosis factor，TNF）相关凋亡的配体 TNF-related apoptosis-inducing ligand，TRAIL）和 Fas 配体。当可溶性抗原注入前房时，细胞免疫反应会受到抑制。此现象称之为前房相关免疫偏离（anterior chamber–associated immune deviation，ACAID）。这些因素均有助于理解眼睛作为炎症或免疫疾病靶器官的机制。

葡萄膜炎

风湿科医生有时会被邀请参加葡萄膜炎患者的会诊，以协助全身疾病的排查和为特定葡萄膜炎患者免疫制剂的使用提供帮助。一些研究显示：40% 的葡萄膜炎与全身疾病相关。表 44-2 列举了葡萄膜炎的鉴别诊断。最可能与葡萄膜炎相关的免疫疾病列举在表 44-3。

在北美最常见的与葡萄膜炎相关的全身疾病是强直性脊柱炎。流行病学的研究显示：前葡萄膜炎较后葡萄膜炎和中间葡萄膜炎更常见[5]。

约 50% 的前葡萄膜炎患者人类白细胞抗原（human leukocyte antigen，HLA）-B27 阳性[6]；HLA-B27 相关葡萄膜炎几乎都是单眼反复发作，病程较短（每次

表 44-2　葡萄膜炎的鉴别诊断

感染性疾病——弓形虫、梅毒、单纯疱疹、带状疱疹、巨细胞病毒
系统性疾病——免疫介导的疾病
伪装综合征——如淋巴瘤
仅限于眼的综合征——如睫状体扁平部炎（pars planitis）、鸟弹脉络膜视网膜病变（birdshot chorioretinopathy）、匐行性脉络膜炎（serpiginous choroiditis）

发作病程＜ 3 个月）、两次发作之间眼炎完全消退，且伴眼内压降低（与单纯疱疹病毒导致的前葡萄膜炎相反，后者反复发作伴眼压增高）[7]。HLA-B27 相关葡萄膜炎有时可见前房积脓（图 44-4）；反复发作者可以累及对侧眼，但双眼同时出现葡萄膜炎者少见。许多研究关注这样一个问题，即 HLA-B27 相关的前葡萄膜炎患者合并脊柱关节病的概率。各项研究的答案不一，其具体的百分率取决于脊柱关节病的定义。一个合理的推测为：80% 的 HLA-B27 阳性的急性单侧前葡萄膜炎患者伴有脊柱关节病[6]。

反应性关节炎相关的葡萄膜炎难以与强直性脊柱炎相关的葡萄膜炎区分。两者均有 40% 的患者发生急性前葡萄膜炎。尽管结膜炎是反应性关节炎"三联征"的一部分（与关节炎和非淋病性尿道炎有关），但结膜炎并不常见。急性前葡萄膜炎易感基因的全基因组检测分别检出了对强直性脊柱炎的易感基因和与强直性脊柱炎易感性似乎不相关的基因[8]。

约有 5% 的炎症性肠病患者和 7% 的银屑病患者发生葡萄膜炎。尽管一些患者亦为单侧、前房炎症、复发性，但多数为双侧发作、慢性病程和晶体后方的葡萄膜炎[9-10]。约半数克罗恩病、银屑病患者的葡萄

表 44-3　常与葡萄膜炎相关的免疫介导病

强直性脊柱炎
白塞病
药物 / 过敏反应
家族性肉芽肿性滑膜炎
炎性肠病
间质性肾炎
幼年型特发性关节炎
多发性硬化
新生儿发作的多系统炎症疾病
银屑病关节炎
反应性关节炎
结节病
Sweet 综合征
系统性红斑狼疮
血管炎，尤其是 Cogan's 综合征和川崎病
小柳原田综合征

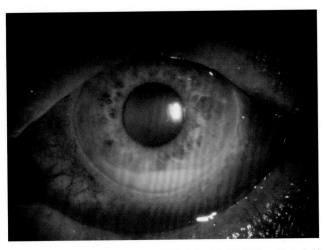

图 44-4　瞳孔底部的乳脂状物质为白细胞沉积所致,称之为前房积脓

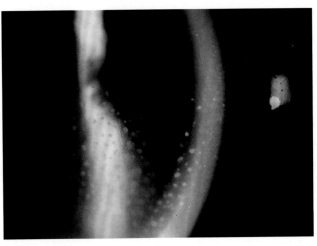

图 44-5　角膜沉积物。角膜内皮上的细胞沉积所致的白色凝固物。这些角膜沉积物体积较大,通常称之为肉芽肿,尽管病理上没有肉芽肿形成

膜炎为 HLA-B27（+）。

结节病是第二常见的与葡萄膜炎相关的全身疾病,至少在北美,在一些地区甚至比强直性脊柱炎更常见。结节病的眼部表现多种多样,可以累及眼睛的各个部分,包括眼眶、泪腺、前葡萄膜、玻璃体、脉络膜、视网膜或视神经。由于大量细胞沉积在角膜后,结节病的眼部炎症通常是肉芽肿性(图 44-5)。尽管系统性血管炎不是结节病的典型特征,但结节病可主要表现为视网膜血管炎,这种现象与视网膜血管炎的诊断方式有关。

由于视网膜组织取材的限制,血管壁结构破坏的组织学证据较少。取而代之,视网膜血管炎可分别依据眼底检查所示的沿血管走行的血管周围鞘(图44-6)、继发于血管损伤的视网膜内出血、荧光素血管造影所提示的血管渗透性增加[11]而做出诊断。由于经典的系统性血管炎如结节性多动脉炎、肉芽肿性多血管炎,较少与视网膜血管炎相关[12],视网膜血管炎一词常会误导风湿病医生。

结节病常表现为眼部受累[13]。以眼部症状为首发的概率几乎与结节病的肺部表现相似。结节病多累及结膜,此部位也是容易获得组织活检而确定诊断的部位。在多数葡萄膜炎的研究中约30%的患者忽略了结节病的鉴别诊断[14],这些患者可能伴有难以发现的眼外结节病。血清血管紧张素转化酶水平或镓扫描对眼部原发结节病的敏感性和特异性尚不明确。有作者建议对任何不明原因葡萄膜炎患者进行肺部计算

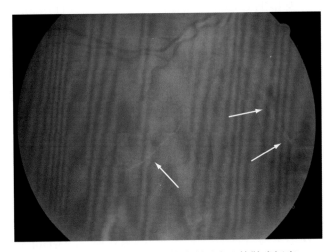

图 44-6　视网膜血管炎。箭头所示为血管鞘或闭塞

机断层扫描（CT）检查,以探查肺门的对称性病变[15],但需要平衡其结果的治疗意义与检查费用及 X 线暴露的潜在危害。

幼年特发性关节炎（juvenile idiopathic arthritis, JIA）包括数种不同的疾病。幼年强直性脊柱炎患者的临床表现与成人相似,表现为突然发作的单侧前葡萄膜炎。伴葡萄膜炎典型发作的 JIA 以女性多见,关节炎发作多在 2 ~ 8 岁[16]。关节炎多为少关节型,多数患者 ANA 阳性。葡萄膜炎多起病隐匿,几乎没有疼痛和眼红,关节病变亦可很轻微,以至于当患儿入学体检视力检查时才被发现。眼部受累多为双侧,持续性,有时也可以完全缓解。众所周知的条带状角

膜病变（角膜浅层的钙剂沉着）是此种葡萄膜炎常见的并发症（图 44-7）。患者亦可出现青光眼和虹膜后粘连（虹膜与晶体的粘连）。

其他与关节疾病相关的葡萄膜炎还有白塞病、复发性多软骨炎及血管炎如 Cogan's 综合征和川崎病。在白塞病，葡萄膜炎通常是"治疗导向性"的症状，即葡萄膜炎症状的出现通常需要免疫抑制治疗[17]。眼部炎症通常是双侧和复发性。与强直性脊柱炎葡萄膜炎的经典复发性不同，白塞病葡萄膜炎的两次发作之间通常没有完全缓解。与白塞病葡萄膜炎相关的标志是视网膜血管炎。视网膜动脉尤其容易受累。白塞病葡萄膜炎的视力预后很差，未治疗的白塞病葡萄膜炎通常会失明。

复发性多软骨炎可以累及眼睛的各个部分，包括浅层巩膜、巩膜、葡萄膜[18]，眼部炎症很常见。

典型的 Cogan's 综合征的定义为感音性听力丧失伴角膜病，尤其是间质性角膜炎。这一定义通常被泛化为包含眼部任何部位的炎症如葡萄膜炎或巩膜炎。尽管葡萄膜炎可以与多动脉炎伴发或肉芽肿病与多动脉炎伴发，巩膜疾病仍是最经典的。相反，前葡萄膜炎伴结膜炎则多见于川崎病。

葡萄膜炎和关节炎还偶见于感染性疾病如 Whipple's 病或莱姆病。有莱姆病伴葡萄膜受累的报道，但非常罕见。

一些自身炎症疾病可以伴发葡萄膜炎。自身炎症疾病的特征为广泛的炎症表现但没有可检测到的自身抗体。多数自身炎症疾病对白细胞介素（interleukin，IL）-1 抑制剂反应良好。Blau's 综合征（又称为家族性肉芽肿性滑膜炎）为 CARD15 基因（又称 NOD2 或 NLRC2[19]）的核苷酸结合位点上单个碱基改变的一种疾病。该基因其他位点的多态性对克罗恩病易感。Blau's 综合征的特点为儿童期发作的葡萄膜炎、关节炎和皮炎。亦有其他器官炎症的报道。该病是常染色体显性疾病。受累皮肤或关节的组织病理显示为类似于结节病的非干酪样肉芽肿。该病尚没有肺部受累的报道。但基因检测显示所谓早期发作肉芽肿的患者具有 NOD2 基因的新突变[20]。

新生儿发作的多器官炎症综合征（neonatal-onset multisystem inflammatory disease，NOMID），又称慢性婴幼儿神经皮肤关节综合征（chronic infantile neurologic cutaneous articular syndrome，CINCA），是一种常染色体显性自身炎症综合征。与 Blau's 综合征相比，NOMID 的眼部受累变异较大，其特点为视盘水肿及葡萄膜炎[21]。

葡萄膜炎的治疗取决于多重因素，如严重性、部位、患者意愿及特殊疾病诊断（如白塞病可能对 IFX[22] 或干扰素 α[23] 的治疗反应良好）。对于非感染性前葡萄膜炎，通常为局部使用激素、扩瞳（防治后粘连）、解除睫状体肌肉痉挛的治疗。眼周或眼内激素治疗（常用曲安奈德）多用于对局部治疗反应不良的晶体后炎症。局部使用激素可导致眼内压增高、诱发白内障、干扰对感染的反应及延迟伤口愈合。一种含有氟轻松的激素缓释埋置治疗已被美国 FDA 批准[24]。然而，所有没有晶体摘除的患者采用此种治疗方法均发生白内障，多数发生青光眼，且多数需要手术治疗控制眼内压。还可使用玻璃体内注射缓释地塞米松缓释制剂或曲安奈德。

对于活动性、非感染性的炎症需要全身使用免疫抑制剂。通常适用于双眼受累、眼部炎症影响日常生活者。诸多药物可用于治疗眼内炎症[25]，如硫唑嘌呤、苯丁酸氮芥、环磷酰胺、环孢素、达利珠单抗、英夫利昔单抗、甲氨蝶呤、霉酚酸酯、他克莫司。这些药物的合理选择取决于多种因素，尤其是任何治疗方法的经验结果。葡萄膜炎的维持治疗需要平衡药物的疗效与耐受性。在这方面有一项研究显示：甲氨蝶呤优于任何其他一种抗代谢药物[26]。由于疾病种类繁多以及患者治疗反应的多种多样，可供医生选择的各种方案亦有很多。

葡萄膜炎的最佳治疗选择取决于导致葡萄膜炎病因。对 JIA 相关葡萄膜炎的处理不同于 Vogt-

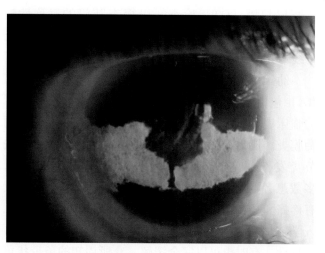

图 44-7 角膜上的钙化斑提示带状角膜病变

Koyanagi-Harada 综合征相关葡萄膜炎。但是，葡萄膜炎的相对少见性使得对有关特殊类型葡萄膜炎的研究较少。如对于 JIA 相关葡萄膜炎，医生多首先使用泼尼松龙滴眼液；如果每日三次点眼仍未能控制病情，则加用甲氨蝶呤；如果甲氨蝶呤仍未能控制炎症，则加用 TNF 单克隆抗体。

对免疫抑制剂治疗反应不佳的葡萄膜炎患者，生物制剂的使用越来越多。对于白塞病的葡萄膜炎，英夫利昔单抗的效果较好[22]。一项评价英夫利昔单抗治疗各种葡萄膜炎的前瞻性研究显示：尽管通常有效，但副作用亦较多[27]，因此，生物制剂在特殊形式葡萄膜炎的治疗方面还需要进一步研究[28]。

在一篇综述中，专家们总结了生物制剂在多种葡萄膜炎中的治疗价值[29]。目前仍有多种治疗葡萄膜炎的药物处于研究阶段，如针对 IL-17 的单克隆抗体、针对 IL-1β 的单克隆抗体以及玻璃体内注射西罗莫司。

巩膜炎与角膜溶解

许多疾病可以引起眼红，如结膜炎、角膜炎、虹膜炎、急性闭角型青光眼、浅层巩膜炎及巩膜炎。结膜炎与浅层巩膜炎和巩膜炎的比较见表 44-4。当眼红的患者伴有眼痛、畏光或视力下降时应请眼科会诊。持续眼红者亦需转诊至眼科。

通常，巩膜炎可以分为五种形式：弥漫性前巩膜炎、结节性巩膜炎、坏死性巩膜炎、穿透性巩膜软化和后巩膜炎（图 44-8）。前三种均可以导致眼红和疼痛；穿透性巩膜软化的疼痛程度变异较大，巩膜上可

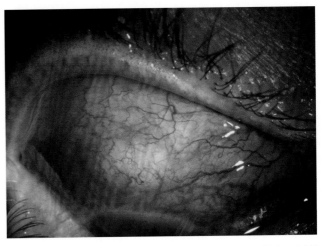

图 44-8 巩膜结节。位于角膜缘上方的活动性巩膜炎，呈结节状

形成病理上类似于类风湿结节样的结节（44-9）；后巩膜炎的疼痛变异亦较大；由于巩膜后延到视神经，后巩膜炎可以为局限型，此时的眼睛不发红。由于存在穿孔的风险，通常不做巩膜活检，但病理检查显示巩膜炎通常为巩膜组织的肉芽肿性炎症[30]。

巩膜炎患者可以出现眼内并发症，包括葡萄膜炎、青光眼、视神经水肿和视网膜或脉络膜脱离。有时严重巩膜炎还可以出现角膜溶解或角膜边缘变薄，显示其潜在的致盲危险性（图 44-10）。

约半数巩膜炎患者伴有全身性疾病[31]。最常见的疾病是局限性肉芽肿（granulomatosis with polyangiitis，GPA）和类风湿关节炎（rheumatoid arthritis，RA），后者多为长病程患者，且血清阳性。患者可以伴有结

表 44-4 红眼的部分病因比较

	结膜炎	浅层巩膜炎	巩膜炎
眼部不适	不严重	不严重	疼痛
眼红	弥漫性，包括睑结膜	弥漫性或不累及睑结膜的扇形分布	弥漫性或不累及睑结膜的扇形分布
病因	过敏、病毒、化学刺激	通常不明确，但可与免疫反应相关	通常不明确，但可与免疫反应相关；或感染性
与全身疾病的关系	少见	少见	常见（约 40%）

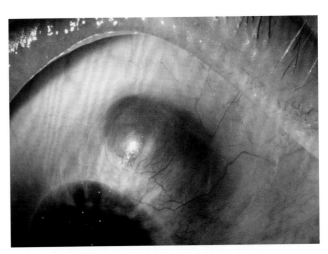

图 44-9 巩膜软化导致巩膜溃疡及巩膜蓝变

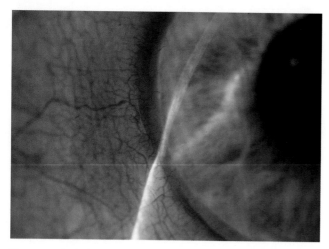

图 44-10　角膜溶解。当裂隙灯的白光通过变薄的角膜缘时变窄

节、血管炎或胸膜心包炎。与其他类型的 RA 患者相比，此类患者的平均寿命缩短[32]。以巩膜炎为首发症状的类风湿关节炎少见。

通常，GPA 多伴有巩膜炎。与 RA 不同，巩膜炎可以作为 GPA 的首发症状。对于不伴有明显全身疾病的巩膜炎患者应常规检测血清抗中性粒细胞胞浆抗体（anti-neutrophilic cytoplasmic antibody，ANCA）。其他与巩膜炎相关的全身疾病还包括炎性肠病、复发性多软骨炎、其他类型的血管炎如颞动脉炎、强直性脊柱炎。感染亦有可能导致巩膜炎，但少见。亦有痛风与巩膜炎相关的报道。

巩膜炎多伴有疼痛，病情迁延，通常病程可长达数年。相反，浅表巩膜炎仅累及浅层巩膜组织，多为短暂发作。浅层巩膜炎可以是 RA 的特点，尽管多数浅层巩膜炎的患者不伴有全身疾病。一般没有眼内并发症如青光眼或葡萄膜炎。通常仅表现为轻度不适而不是剧痛。与巩膜炎相反，眼部使用 2.5% 去氧肾上腺素后浅层巩膜炎患者的血管可以完全收缩。

一些巩膜炎患者，尤其是不伴有相关全身疾病的患者，使用口服非甾体抗炎药即可。对于巩膜变薄（坏死性巩膜炎的体征）的患者应避免使用激素局部注射。此外，理论上激素的使用有促进巩膜变薄的风险。通常，对非甾体抗炎药反应不佳的患者可以选择口服激素。一些患者用小剂量激素治疗即可有效，但大多数需要加用抗代谢药物以利于激素减量。治疗巩膜炎的潜在疾病亦可使巩膜炎好转，因此应积极治疗伴随的炎症性肠病、RA 等疾病。对于抗代谢药物治疗无效的巩膜炎，利妥昔单抗治疗通常有效[33]。

眼眶疾病

甲亢突眼是一种最常见的眼眶疾病，通常引起眶内肌炎，后者可被影像学检查如 CT、超声、核磁等检查所证实。从风湿病学角度来说，GPA 是最常见的累及眼眶的疾病。此种炎症可以导致剧烈疼痛和失明。与肉芽肿性多血管炎的其他部位受累相比，眼眶部位的肉芽肿治疗反应差。一个小型系列研究显示：利妥昔单抗对于包括眼眶受累在内的 GPA 有效[34]。

眼眶的假瘤或非特异性眼眶炎症性疾病的诊断是排他性的，其诊断需要依据影像学证实的眼眶肿胀和组织活检所显示的不能用其他原因（如甲亢突眼）解释的炎性改变。眼眶组织活检的标本并不是总可以得到，但组织活检对于排除淋巴瘤或眼转移瘤所致的突眼来说至关重要。对于非特异性炎症来说，甲氨蝶呤是一个治疗选择[35]。其他常累及眼眶的疾病还包括结节病。利妥昔单抗亦可用于抗代谢药物治疗无效的眼眶炎症[36]。

视神经炎

多种原因可以导致视神经疾病，包括毒物（一些毒物为药物）、血供不足（如动脉硬化性疾病、颞动脉炎）和免疫性疾病。常累及视神经的免疫介导疾病是多发性硬化。此类脱髓鞘疾病通常突然单眼发作伴疼痛、传入性瞳孔异常、色视减弱和典型视神经疾病的视野改变。早期，可见视盘水肿或正常（球后炎症时）。数周后，受累神经通常变苍白。

通常，累及视神经的脱髓鞘疾病不在风湿科治疗，但少数患者伴有炎性病变而需要长期免疫抑制剂治疗。这类患者的诊断具有多种自身免疫性视神经病变或激素敏感性视神经病变色彩。临床上，这类疾病的诊断与多发性硬化相关的视神经炎有诸多不同：头颅 MRI 上没有脱髓鞘病变、通常为双眼受累、疾病的发展亦有别于多发性硬化，并且通常对口服激素反应良好。在多数医疗中心，神经眼科专家参与该病的诊断。SLE 和结节病亦可累及视神经，但多数该类疾病的患者并不伴有相关系统性受累症状。烷化剂治疗或抗代谢药物治疗可使多数此类患者获益[37]。

突然失明是颞动脉炎最严重的后果。此病的特征为腰以上部位多处血管的肉芽肿性炎症，通常包括颞动脉和睫状后动脉。后两者部位的血管炎症导致前

缺血视神经改变 (anterior ischemic optic neuropathy, AION)，表现为突然视力丧失 (44-11)。颞动脉炎也累及视网膜中央动脉而导致失明。此时的眼底检查可见明显的血流减少和黄斑区樱桃红色的斑点。颞动脉炎还可以累及眼外肌的血液循环而导致复视。

与颞动脉炎相关的视力丧失通常诊断为动脉炎性 AION，以与更常见的非动脉炎性 AION 区分，后者多与小动脉粥样硬化有关。伴有经典动脉炎性 AION 的患者多为 50 岁以上、血沉 (erythrocyte sedimentation rate, ESR) 50 mm/h 以上；动脉炎性 AION 患者多伴有 PMR 症状、下颌咀嚼痛、头皮痛或颞动脉压痛。基于血管病变为节段性，如果活检标本长度合适，80% 颞动脉炎患者的颞动脉活检可见血管炎，20% 为阴性。非动脉炎性 AION 患者的视盘较小。

药物相关的眼毒性

许多药物可以导致葡萄膜炎。这些药物包括利福喷汀[38]、静脉输注二膦酸盐[39]、莫西沙星[40]TNF 抑制剂[41]、ipilumumab[42]。

风湿科医生需要格外警惕抗疟药物的视网膜毒性。光学相干断层成像技术 (optical coherence tomography, OCT) 可以精确、快速及无创性地显示视网膜层的结构。既往认为 HCQ 较少引起视网膜病变，但是 OCT 检查发现 7.5% 服用 HCQ 的患者出现视网膜病变 (图 44-12)[43]。其眼毒性与 HCQ 的剂量及疗程相关[43]。美国眼科协会更新了对抗疟药物眼毒性监测的推荐建议。推荐在用药前进行眼科基础检查，直到用药满 5 年后再定期进行眼科检查。除散瞳检查及视野检查外，还应使用 OCT、自体荧光眼底检查及或多焦视网膜电图检查技术，以早期发现 HCQ 的视网膜病变[44]。

结论

风湿病学家认为：在一定程度上，眼睛是全身的缩影。其复杂的结构通常可反映出体内某些部位的炎症。多种类型的眼部炎症治疗都需要眼科和风湿科医生的配合。

 本章的参考文献也可以在 ExpertConsult.com 上找到。

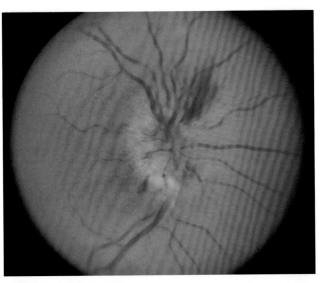

图 44-11　巨细胞动脉炎导致的前缺血性视神经病变。本图可见视神经水肿及其周边出血

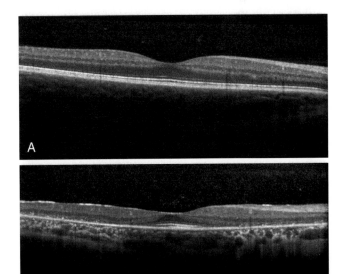

图 44-12　抗疟药物相关眼毒性的 OCT 典型表现。**A**，正常视网膜 OCT。图中央的小凹为黄斑。**B**，HCQ 眼毒性的特征性表现。小凹的外核层变薄所致的"飞碟征"(flying saucer sign)"

参考文献

1. Jabs DA, Nussenblatt RB, Rosenbaum JT: Standardization of uveitis nomenclature for reporting clinical data. Results of the First International Workshop. *Am J Ophthalmol* 140:509–516, 2005.

2. Rosenzweig HL, Martin TM, Planck SR, et al: Anterior uveitis accompanies joint disease in a murine model resembling ankylosing spondylitis. *Ophthalmic Res* 40:189–192, 2008.

3. Allensworth JJ, Planck SR, Rosenbaum JT, et al: Investigation of the differential potentials of TLR agonists to elicit uveitis in mice. *J Leukoc Biol* 90:1159–1166, 2011.

4. Niederkorn JY: See no evil, hear no evil, do no evil: the lessons of immune privilege. *Nat Immunol* 7:353–359, 2006.

5. Gritz DC, Wong IG: Incidence and prevalence of uveitis in Northern California; the Northern California Epidemiology of Uveitis Study. *Ophthalmology* 111:491–500, discussion 500, 2004.

6. Brewerton DA, Caffrey M, Nicholls A, et al: Acute anterior uveitis and HL-A 27. *Lancet* 302:994–996, 1973.

7. Rosenbaum JT: Characterization of uveitis associated with spondyloarthritis. *J Rheumatol* 16:792–796, 1989.

8. Martin TM, Zhang G, Luo J, et al: A locus on chromosome 9p predisposes to a specific disease manifestation, acute anterior uveitis, in ankylosing spondylitis, a genetically complex, multisystem, inflammatory disease. *Arthritis Rheum* 52:269–274, 2005.

9. Paiva ES, Macaluso DC, Edwards A, et al: Characterisation of uveitis in patients with psoriatic arthritis. *Ann Rheum Dis* 59:67–70, 2000.

10. van Lent PL, van den Bersselaar L, van den Hoek AE, et al: Reversible depletion of synovial lining cells after intra-articular treatment with liposome-encapsulated dichloromethylene diphosphonate. *Rheumatol Int* 13:21–30, 1993.

11. Rosenbaum JT, Robertson JE, Watzke RC: Retinal vasculitis: a primer. *West J Med* 154:182–185, 1991.

12. Rosenbaum JT, Ku J, Ali A, et al: Patients with retinal vasculitis rarely suffer from systemic vasculitis. *Semin Arthritis Rheum* 41:859–865, 2012.

13. Obenauf CD, Shaw HE, Sydnor CF, et al: Sarcoidosis and its ophthalmic manifestations. *Am J Ophthalmol* 86:648–655, 1978.

14. Rosenbaum JT: Uveitis. An internist's view. *Arch Intern Med* 149:1173–1176, 1989.

15. Kaiser PK, Lowder CY, Sullivan P, et al: Chest computerized tomography in the evaluation of uveitis in elderly women. *Am J Ophthalmol* 133:499–505, 2002.

16. Petty RE, Smith JR, Rosenbaum JT: Arthritis and uveitis in children. A pediatric rheumatology perspective. *Am J Ophthalmol* 135:879–884, 2003.

17. Yazici H, Pazarli H, Barnes CG, et al: A controlled trial of azathioprine in Behçet's syndrome. *N Engl J Med* 322:281–285, 1990.

18. Isaak BL, Liesegang TJ, Michet CJ Jr: Ocular and systemic findings in relapsing polychondritis. *Ophthalmology* 93:681–689, 1986.

19. Miceli-Richard C, Lesage S, Rybojad M, et al: CARD15 mutations in Blau syndrome. *Nat Genet* 29:19–20, 2001.

20. Cooper JD, Smyth DJ, Smiles AM, et al: Meta-analysis of genome-wide association study data identifies additional type 1 diabetes risk loci. *Nat Genet* 40:1399–1401, 2008.

21. Dollfus H, Hafner R, Hofmann HM, et al: Chronic infantile neurological cutaneous and articular/neonatal onset multisystem inflammatory disease syndrome: ocular manifestations in a recently recognized chronic inflammatory disease of childhood. *Arch Ophthalmol* 8:386–392, 2000.

22. Sfikakis PP, Theodossiadis PG, Katsiari CG, et al: Effect of infliximab on sight-threatening panuveitis in Behçet's disease. *Lancet* 358:295–296, 2001.

23. Kotter I, Zierhut M, Eckstein AK, et al: Human recombinant interferon alfa-2a for the treatment of Behçet's disease with sight threatening posterior or panuveitis. *Br J Ophthalmol* 87:423–431, 2003.

24. Lim LL, Smith JR, Rosenbaum JT: Retisert (Bausch & Lomb/Control Delivery Systems). *Curr Opin Investig Drugs* 6:1159–1167, 2005.

25. Jabs DA, Rosenbaum JT, Foster CS, et al: Guidelines for the use of immunosuppressive drugs in patients with ocular inflammatory disorders: recommendations of an expert panel. *Am J Ophthalmol* 130:492–513, 2000.

26. Baker KB, Spurrier NJ, Watkins AS, et al: Retention time for corticosteroid-sparing systemic immunosuppressive agents in patients with inflammatory eye disease. *Br J Ophthalmol* 90:1481–1485, 2006.

27. Suhler EB, Smith JR, Giles TR, et al: Infliximab therapy for refractory uveitis: 2-year results of a prospective trial. *Arch Ophthalmol* 127:819–822, 2009.

28. Rosenbaum JT: Future for biological therapy for uveitis. *Curr Opin Ophthalmol* 21:473–477, 2010.

29. Levy-Clarke G, Jabs DA, Read RW, et al: Expert panel recommendations for the use of anti-tumor necrosis factor biologic agents in patients with ocular inflammatory disorders. *Ophthalmology* 121:785–796, 2014.

30. Riono WP, Hidayat AA, Rao NA: Scleritis: a clinicopathologic study of 55 cases. *Ophthalmology* 106:1328–1333, 1999.

31. Akpek EK, Thorne JE, Qazi FA, et al: Evaluation of patients with scleritis for systemic disease. *Ophthalmology* 111:501–506, 2004.

32. Foster SC, Forstot SL, Wilson LA: Mortality rate in rheumatoid arthritis patients developing necrotizing scleritis or peripheral ulcerative keratitis. *Ophthalmology* 91:1253–1263, 1984.

33. Suhler EB, Lim LL, Beardsley RM, et al: Rituximab therapy for refractory scleritis: results of a phase I/II dose-ranging, randomized, clinical trial. *Ophthalmology* 121:1885–1891, 2014.

34. Keogh KA, Wylam ME, Stone JH, et al: Induction of remission by B lymphocyte depletion in eleven patients with refractory antineutrophil cytoplasmic antibody-associated vasculitis. *Arthritis Rheum* 52:262–268, 2005.

35. Smith JR, Rosenbaum JT: A role for methotrexate in the management of non-infectious orbital inflammatory disease. *Br J Ophthalmol* 85:1220–1224, 2001.

36. Suhler EB, Lim LL, Beardsley RM, et al: Rituximab therapy for refractory orbital inflammation: results of a phase 1/2, dose-ranging, randomized clinical trial. *JAMA Ophthalmol* 132:572–578, 2014.

37. Miller FW, Twitty SA, Biswas T, et al: Origin and regulation of a disease-specific autoantibody response. Antigenic epitopes, spectrotype stability, and isotype restriction of anti-Jo-1 autoantibodies. *J Clin Invest* 85:468–475, 1990.

38. Havlir D, Torriani F, Dube M: Uveitis associated with rifabutin prophylaxis. *Ann Intern Med* 121:510–512, 1994.

39. Macarol V, Fraunfelder FT: Pamidronate disodium and possible ocular adverse drug reactions. *Am J Ophthalmol* 118:220–224, 1994.

40. Eadie B, Etminan M, Mikelberg FS: Risk for uveitis with oral moxifloxacin: a comparative safety study. *JAMA Ophthalmol* 133:81–84, 2015.

41. Taban M, Dupps WJ, Mandell B, et al: Etanercept (Enbrel)-associated inflammatory eye disease: case report and review of the literature. *Ocul Immunol Inflamm* 14:145–150, 2006.

42. Della Vittoria Scarpati G, Fusciello C, Perri F, et al: Ipilimumab in the treatment of metastatic melanoma: management of adverse events. *Onco Targets Ther* 7:203–209, 2014.

43. Melles RB, Marmor MF: The risk of toxic retinopathy in patients on long-term hydroxychloroquine therapy. *JAMA Ophthalmol* 132:1453–1460, 2014.

44. Marmor MF, Kellner U, Lai TY, et al: Revised recommendations on screening for chloroquine and hydroxychloroquine retinopathy. *Ophthalmology* 118:415–422, 2011.

第 45 章

颈 痛

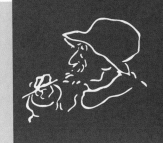

原著　Joseph S. Cheng · Raul Vasquez-Castellanos · Cyrus Wong

俞圣楠 译　李　芹 校

关键点

颈痛是一种普遍存在的疾病，在医疗和法律上耗资不菲。

医生需要注意鉴别颈痛的原因以确定采取保守治疗，还是更积极的治疗。

解剖学知识有助于颈痛的诊断，并可用于鉴别是肌肉骨骼、神经或血管因素引起的颈痛。

病史和各项临床检查有助于颈痛的鉴别诊断，帮助医生从解剖学和生理学角度确定颈痛来源。

影像学、神经生理学以及实验室检查有助于确定颈痛的诊断，并帮助制订患者的治疗方案。

若无脊柱失稳、神经功能缺失、感染或肿瘤，患者的颈痛很大程度上可在预期时间内通过保守治疗得以恢复。

流行病学

疼痛是在人类进化中逐渐形成的一种自我防御机制，可以防止组织进一步损伤。颈痛是一种非常普遍的疾病，终生患病率为 67% ~ 71%[1]。在瑞典，颈痛和下腰痛的直接医疗费虽仅占其中一小部分，但一年的总花费相当于年均国民生产总值（gross national product，GNP）的 1%[2-4]。颈痛相关的医疗和法律支出不菲，如在美国，急性颈部扭伤（挥鞭伤）的花费可达每年 290 亿美元[5]。

颈痛来源于不同的解剖学结构，包括椎旁软组织、椎间关节和椎间盘，脊髓或神经根压迫以及内脏牵涉痛。颈痛需要鉴别的原因很多，如创伤、退行性改变、感染、自身免疫性疾病如类风湿关节炎（rheumatoid arthritis，RA）、强直性脊柱炎，可控的生活方式如吸烟等。一些研究表明吸烟是肌筋膜疼痛综合征（包括颈痛）的病因[6-11]。

由于文化和社会背景的不同，不同地区对颈痛的认识和研究报道存在显著差异。Honeyman 和 Jacobs[12]指出，澳大利亚土著人很少报道颈痛及因颈痛致残的病例。社会环境因素也显著影响患者应对和解决颈痛的方式。研究表明，对于有索赔要求或诉讼请求的患者，椎间盘切除术后的结果常更糟糕[13]。这些研究结果表明，非器质性因素对颈痛的发生有间接作用。幸运的是，大多数急性颈痛发作可以随着时间的推移和患者教育逐渐好转。

医生需要鉴别颈痛的原因，以确定患者是需要保守治疗，还是采取更积极的处理措施。对解剖、生理学知识以及颈痛发病机制的掌握是获取全面的病史、体格检查和辅助检查的基础，以便最终达到有效的治疗。

解剖学

颈椎包括 7 个椎体（C1 至 C7；图 45-1）。寰椎 C1 和枢椎 C2 的骨性解剖独特，而 C3 至 C7 在解剖上比较一致[1]。寰椎没有椎体，其侧块上方与枕髁相

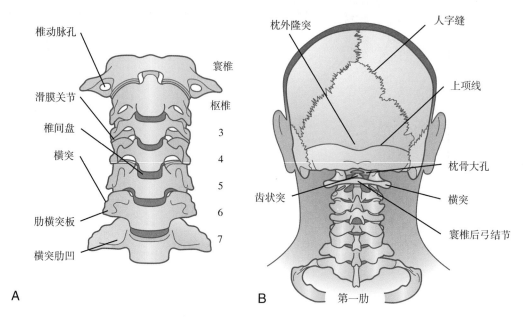

图 45-1 颈椎解剖。**A**，颈椎前面观；**B**，颈椎后面观

互关节，构成寰枕关节，该关节由前方和后方的枕骨膜支撑[14]。寰枕关节参与了大约50%的颈部屈伸运动，因此，当这种运动功能丧失时会产生很大影响。枢椎（C2）有一个齿突或称齿状突，该突起向前上方与寰椎前弓的后方相关节。横韧带是稳定齿状突和寰椎前弓的主要结构，翼状韧带和项韧带为二级稳定结构。它是一个真性滑膜关节，因此容易发生炎症，如类风湿关节炎。寰枕和寰枢关节之间没有椎间盘，由于没有椎间盘起稳定作用，具有破坏性的关节炎将会造成关节失稳[15]。寰枢关节参与了大约50%的颈椎旋转运动。

枢椎以下颈椎由 C3 ~ C7 椎骨组成，这些椎骨的解剖结构十分相似。每个椎骨由一个椎体、两个互连的椎弓根、两个侧块、两个横突、两个椎板和一个棘突组成。横突、棘突向外突出，为肌肉和韧带的附着点，并为运动提供力臂。C3 ~ C6 的棘突是分裂的，而 C7 棘突通常不分裂，C7 棘突很大并且最为突出，容易触及。

C2 ~ C7 椎骨之间有五个关节，包括椎间盘、两个钩椎关节和两个小关节（椎骨关节突关节）。小关节是关节突关节，含有透明软骨、半月板、滑膜和关节囊。这种结构组合容易发生退行性变和系统性关节炎。软骨与滑膜不受神经支配，而关节囊高度受脊神经背侧主支支配。小关节与横断面约成45°，与钩

椎关节和韧带相互关节、连结。

C2 椎体以下椎间盘的体积逐渐变大，使得颈椎形成特征性的前凸形。每个椎间盘由外纤维环、内髓核、头侧和尾侧终板组成。纤维环由 I 型胶原组成，构成椎间盘的盘状并提供抗拉伸强度。纤维环受窦椎神经支配，由腹侧神经根分支和交感神经丛组成[16]。髓核由 II 型胶原和蛋白聚糖组成，它与水相互作用以抵抗压力。俯屈体位时椎间盘内所受的压力最大，这可解释为何椎间盘突出患者常感到在该体位时最不舒服[17]。随着年龄增长，椎间盘发生退行性变，其水分丢失导致椎间盘高度降低、纤维环撕裂、黏液样变性，椎间盘突出发生的风险随之增加。椎间盘突出多发生于椎间盘后侧方、钩椎关节内侧，因为该处无后纵韧带，且纤维环后侧最为薄弱。

韧带和肌肉相互作用支撑脊柱（图 45-2）。前纵韧带以及后纵韧带分别沿着椎体的前方和后方向下延伸；前纵韧带可以防止脊柱过度伸展，后纵韧带则能抵抗过度屈曲。黄韧带连结相邻的椎板，其退变增厚可能导致椎管病理性狭窄，出现脊髓受压。棘间韧带以类似的方式连接邻近椎体的棘突。棘上韧带起于枕部项韧带，作为腱膜向尾侧延伸，直到附着于 C7 棘突顶端，然后延续到腰部。共有 14 对前、侧、后部的肌肉帮助协调颈部的复杂运动。

对脊髓和神经根解剖学知识的简要回顾有利于全

面评估病情。脊髓白质可分为后索、侧索和前索。后索传导本体觉、振动觉和触觉；侧索是运动纤维的通道，并可传导身体对侧的痛觉和温度觉；前索传导粗触觉。八对颈神经根从脊髓的背侧和腹侧发出后汇聚成脊神经，从椎间孔穿出。除 C8 走行于 C7 和 T1 之间，颈神经根均经过相应的椎弓根上方进入椎间孔。因此，C5 ～ C6 椎间盘向后外侧突出会累及 C6 神经根。颈神经根占大约三分之一的椎间孔（图 45-3），椎间孔会随颈部的后伸运动及退行性变而缩小，随颈部前屈运动而增大。

脊髓前动脉起于椎动脉，供血大部分脊髓，脊髓后索除外。其余血供来自两支脊髓后动脉，这两支动脉起于小脑下动脉或椎动脉。椎动脉起于锁骨下动脉，从 C6 横突孔向上穿六个颈椎横突孔，左右各一，走行于每一级突出的颈神经根前方。两条椎动脉经 C1 椎体侧块后方进入枕骨大孔。血管夹层等疾病可引起严重的颈痛，椎动脉血流减少可出现后循环受累的症状体征，如眼球震颤、眩晕、跌倒发作、构音障碍和视觉障碍。上述症状与头部位置相关，一旦血流严重减少，可以导致小脑梗死。

颈椎是脊柱活动度最大的节段，屈伸运动幅度

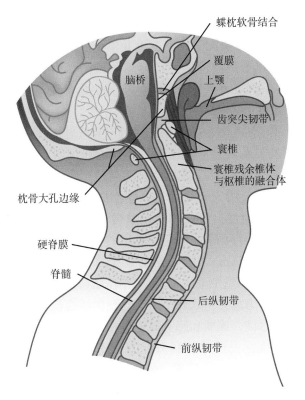

图 45-2 颈椎解剖：矢状面

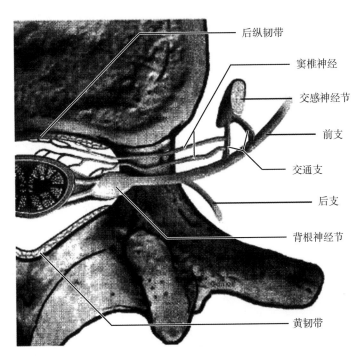

图 45-3 颈椎解剖。（选自 Levin KH，editor：Neck and back pain：continuum 7 [No. 1] . Philadelphia，2002，Lippincott Williams & Wilkins，p 9.）

大约 90°，其中四分之三通过颈部后伸运动实现（表 45-1）。在脊柱矢状面上，下颈椎（枢椎以下）在 C5～C6 水平活动度最大，这也是椎间盘出现退行性变的常见位置。颈椎旋转运动幅度可达 80°～90°，其中 50% 的旋转运动由寰枢关节实现。与伸展运动相似，旋转运动会使椎管横断面面积缩小。小关节定向移动可引起一定程度的旋转，因此颈椎在各个方向有 30° 的侧方活动度。

轴性颈痛

轴性颈痛可出现于颈部任何接受神经支配的组织，包括小关节、颈椎间盘、椎体骨膜、颈后肌肉、颈髓硬脊膜、枕寰枢关节和椎动脉。病因包括退行性变、外伤、恶性肿瘤、感染或全身性炎症反应及吸烟。有最直接证据支持颈椎小关节和椎间盘是轴性颈痛的起病部位。对健康志愿者进行小关节内注射可诱导枕部或轴性颈痛[18]。这种疼痛可通过关节囊内麻醉或阻滞背侧主支的方法在短时间内得到准确的诊断和治疗[19-21]。上颈椎（C1，C2）退行性关节炎可表现为枕下疼痛，即"颈源性头痛"，一般认为是枕大神经受到刺激而引起。寰枕关节炎在做颈部屈伸运动时疼痛加重，寰枢关节炎于旋转运动时加重。研究发现健康志愿者进行寰枕和寰枢关节注射后可出现颈痛，该研究结果正好支持上述现象[22]。通过 X 线引导介入治疗的方式向病变部位注射糖皮质激素可以缓解颈源性疼痛，难治性颈痛可以选择关节融合术。

颈椎间盘纤维环有丰富神经支配，损伤后出现疼痛，但颈椎间盘是否为轴性颈痛仍存在争议。这个观点是基于激发性椎间盘造影术提出的，在造影过程中向病变椎间盘注射造影剂会产生一定的压力，从而出现疼痛。我们知道阳性结果需要有很好的重复性和再现性，如果为真阳性结果或"一致性研究"，注射造影剂时邻近的正常椎间盘就不应产生疼痛。基于上述理论，一些实验研究表明轴性颈痛来源于颈椎椎间盘[16,23-24]。然而即使谨慎操作，假阳性的情况也会发生，"不一致研究"的情况也并不少见，即使是正常椎间盘也可引发疼痛[16]。尽管颈椎间盘很有可能造成轴性颈痛，但直接采用介入方式治疗单纯轴性颈痛的疗效难以预知。

颈部肌肉激惹的肌筋膜痛可以导致轴性颈痛。有证据表明慢性肌筋膜痛患者受累的肌肉组织中高能磷酸水平较低[25]。肌筋膜痛可能是颈痛的起源，颈痛更常见于由于姿势不当、受伤肌肉组织恢复后正常组织代偿性过度使用，以及吸烟等生活习惯而引发。肌筋膜痛的另一种更常见形式是纤维肌痛综合征（fibromyalgia），表现为累及全身的弥漫性疼痛，全身 18 个压痛点中至少有 11 个存在压痛点阳性。患者可出现乏力疲劳、认知障碍、肠预激综合征、非节段性感觉迟钝、虚弱和感觉异常等相关表现[26]。

系统性炎性关节病引起的颈痛，通常表现为典型的晨僵、多关节受累、强直以及关节外皮肤表现。类风湿关节炎常常累及颈椎，早期有僵硬感，晚期则引起疼痛，出现关节失稳。在类风湿关节炎中，颈椎是除四肢关节外最为常见的受累部位[27]，其中最常受累的是上颈椎（枕部至 C2），其次是下颈椎（C3～C7）。类风湿关节炎患者发生颈椎受累的风险可以由四肢关节的受累数量来预估。颅底凹陷症是类风湿关节炎颈椎受累的一种病理表现，由于 C1 侧块被侵蚀破坏，使得齿状突突入枕骨大孔压迫脑干，因此存在潜在猝死风险；寰枢关节若出现关节失稳也可能并发神经性损伤。由于这些潜在的危险并发症，在进行任何需要插管的操作前都必须拍动态颈椎 X 线片。可出现颈痛的血清阴性脊柱关节病包括强直性脊柱炎、银屑病关节炎和反应性关节炎。其中，约 70% 的银屑病关节炎患者，皮疹往往出现在关节炎症状之前，而反应性关节累及颈椎者较为少见。

强直性脊柱炎（ankylosing spondylitis，AS）通常累及整个中轴骨，早期腰部运动和胸部扩张受限，后期累及颈椎。病情进展快的强直性脊柱炎，颈椎会发生后凸畸形，且会随着椎体融合形成生物力学上和长骨相似的结构。对于这些患者来说，即使是引起颈痛的轻微外伤也应当积极谨慎处理。即便 X 线片无阳性结果，这些患者也应做 CT 检查，进行中线位校准（根据基线脊柱曲度而不同），定期进行神经系统评估，及早发现硬膜外血肿，并防止其进展。

感染和肿瘤破坏骨组织和椎体骨膜神经，改变小

表 45-1　年龄对应的颈椎活动范围

年龄（岁）	屈伸（度）	侧旋（度）	侧屈（度）
< 30	90	90	45
31～50	70	90	45
> 50	60	90	30

关节面和颈椎间盘的生物力学特征，从而引发轴性颈痛。临床医师应在初诊时及时、准确地识别这类患者，因为诊断延迟有可能造成严重后果；并且需要进一步寻找轴性颈痛伴随的危险因素，包括高龄、恶性肿瘤史、免疫功能低下、发热、寒战、不明原因体重减轻、乏力、夜间惊醒、前期菌血症和严重的非机械性颈痛[26]。

对接受过颈椎手术的患者，应该仔细评估术后是否形成假关节或出现医源性关节失稳。假关节是由失败的关节固定术或骨折后愈合的不连接骨而形成。患者在术后会出现一段"蜜月"时期，即在术后 3 ～ 6 个月内病情相对良好，但之后会出现更为严重的轴性颈痛与肩胛间区痛，并伴有头痛。假关节可以通过 X 线片来明确诊断，表现为动态图像上的关节松动。CT 冠矢状面影像重建对假关节的诊断更具决定性。一旦发现存在假关节，即需询问手术情况，并检查骨代谢指标，对于有吸烟习惯的患者应禁止吸烟，因为尼古丁与一氧化碳不利于骨愈合。另一种术后颈痛是医源性关节失稳所致，因而手术本身也可能造成病理性的关节活动，这就需要外科会诊评估关节稳定性。

神经根病和脊髓病

对于颈痛的诊治，临床医生不能忽略的一步是确定是否存在神经根压迫（即神经根病）和脊髓压迫（称为脊髓病）的证据。颈椎病所致的椎间盘病变可造成原有椎间盘厚度变薄，并向后方膨出，突入椎管与椎间孔内。由于椎间盘的塌陷，其后的软组织结构如黄韧带和小关节囊向椎管内折，累及椎管和神经。原本分散于整个椎间盘的压力被转移至小关节和钩突，导致骨质增生或骨赘形成，造成对神经根或脊髓的外在压迫。

神经根病是累及神经根的一类周围神经系统疾病。由于神经组织机械变形，导致血管的渗透性增加，出现慢性水肿，最终导致纤维化。该病理过程导致神经根过度敏感，对颈椎间盘和感觉神经元细胞释放的化学物质发生炎症反应[28]。背根神经节的压迫对于神经根痛的发生尤其重要，临床上这种压迫产生的疼痛有对应的体表定位，其中 C5 ～ T1 对应的定位区域易于识别。但高位颈神经根，如 C3 和 C4 对应的皮节沿后肩胛骨分布，不应与单纯轴性颈痛相混淆[30]。若患者症状轻微可耐受，可以进行保守治疗；

但长期的神经根压迫可能导致感觉的减弱或丧失。若出现神经功能缺失，患者应行手术治疗，因为长时间持续的神经压迫能导致不可逆变化。无神经功能缺失的患者，保守治疗预后良好[31]。

脊髓病是累及中枢神经系统的一类疾病，临床上表现为脊柱压迫引起的长束征。引起脊髓病的因素包括先天性椎管狭窄、动力性脊髓受压、动态脊髓增厚和血管病变。正常成人枢椎以下的椎管前后径为 17 ～ 18 mm，直径小于 13 mm 为先天性狭窄；脊髓前后径则为 10 mm。脊髓变形与脊髓病发生高度相关，98% 的轴位成像显示"香蕉形脊髓"的患者被证实为脊髓病[32]。Ono 等[33]描述了脊髓前后径与横径的比率。比率低于 0.40 的患者易出现严重神经功能缺损。部分患者仅在颈部屈伸运动过程中由于动态脊髓受压而出现脊髓病的症状和体征。因为黄韧带内折和椎板重叠，导致脊髓在颈部伸展时可用空间减小。此外，由于颈部伸展时颅底到颈椎的距离拉长而颈髓相对缩短，颈髓相对增粗则更容易被后方结构压迫；屈曲位时，颈髓延长并容易覆盖于变性椎间盘和骨赘的前上方[34]。

脊髓病可因退变的节段出现生物力学改变而加重。例如，脊椎某个节段出现硬化，在该节段以上的脊椎可动性会变大[35]。在缺乏机械性压迫的情况下，部分患者仍可发展为脊髓病，这被归因于缺血性损伤[36]。尽管普遍认为脊髓病发病与缺血相关，但精确的分子机制仍不明，缺血性损伤在脊髓病发病中的具体作用仍有争议，为此提出了更为复杂的双分子级联反应可能参与疾病发生的学说[37]。病情轻的脊髓病患者只需要多加注意即可以照常生活，不影响正常活动[38]。病情重或进行性加重的患者采取长期保守治疗会导致病情恶化，建议这类患者进行脊髓手术减压[39]。

感染 / 肿瘤

除退行性变之外，感染及肿瘤也是引起轴性颈痛或神经功能缺失的原因。从感染方面来说，椎间盘炎、骨髓炎、硬膜外脓肿较为常见。脊柱感染的危险因素包括免疫抑制、静脉用药、酗酒等，也可在腰椎穿刺或者硬膜外麻醉后出现。

脊柱感染最常见的临床症状是剧烈的疼痛和压痛伴全身症状，包括发热、盗汗、嗜睡等。疾病进展可能会最终导致神经功能缺失，例如运动障碍、感觉丧失、排尿／排便功能障碍。神经功能缺失常见于硬膜外脓肿，而在骨髓炎和椎间盘炎中较为少见。无论是 CT 还是 MRI，鉴别感染时均需要增强对比。MRI 评估硬膜外脓肿较为敏感，若 MRI 无特殊发现，CT 可以发现骨性破坏或者机械性不稳定。

脊柱感染中最常见的病原菌包括金黄色葡萄球菌、链球菌、大肠埃希菌、铜绿假单胞菌（尤其常见于静脉吸毒者）和流感嗜血杆菌（小儿椎间盘炎）。但在 29% ～ 50% 的病例中难以发现病原菌，特别是开始使用抗生素后[40]。

椎间盘炎和骨髓炎常通过非手术方式治疗。长期使用脊柱支架并联合抗生素可以治疗潜在感染，从而避免脊柱进行性畸形[40]。较常使用的抗生素包括万古霉素、利福平和三代头孢菌素（4 ～ 6 周，有或没有口服制剂）。这些患者需要密切关注疾病进展，包括有无疼痛加剧或神经功能缺失，同时监测炎性指标，如红细胞沉降率（erythrocyte sedimentation rate，ESR）和 C- 反应蛋白（C-reactive protein，CRP）变化。由于抗生素本身可加重肾负担，且治疗时间长，治疗过程中必须监测肾功能。难治性感染和（或）反复复发病例应转诊外科咨询。

由于硬膜外脓肿与脊髓邻近，且神经功能恶化较快，因此手术治疗指征较宽，外科会诊是通常要考虑的[40-43]。硬膜外脓肿较小且神经功能正常或者全身情况不稳定的患者可以选择非手术治疗[40]。在疾病进展较快或脓肿较大的情况下，手术的主要目标是神经减压并破坏脓肿壁，这有助于抗生素渗透和感染的控制。

肿瘤是引起颈痛的另一个原因。与感染引起的颈痛相似，肿瘤破坏骨质、刺激骨膜神经，引起小关节的和脊髓前索生物力学改变，从而引起颈痛，最终出现颈椎后凸畸形。脊柱是肿瘤骨转移最常见的部位，5% ～ 10% 的癌症患者会出现脊柱转移[44-47]。最常发生脊柱转移的肿瘤是肺癌、乳腺癌和前列腺癌。有一小部分颈椎肿瘤是原发性脊髓肿瘤，如室管膜瘤、星形细胞瘤、神经鞘瘤、神经纤维瘤或脑膜瘤。根据肿瘤的发生部位可将脊髓肿瘤分为硬脊膜外、髓外硬脊膜下及髓内肿瘤。增强 MRI 是肿瘤首选的影像学检查。建议所有肿瘤患者确诊后必须请脊柱外科医生会诊。

脊柱肿瘤的治疗决定于肿瘤类型、是否存在神经压迫以及有无脊柱失稳。就肿瘤生物学治疗而言，肿瘤细胞对放疗是否敏感十分重要。即使已经存在神经压迫，只要是放射敏感性肿瘤就应快速进行放疗。常见的放射敏感性肿瘤包括淋巴瘤和多发性骨髓瘤。目前立体定向放疗越来越普及，该治疗方法可以最大化地对肿瘤进行定向辐射，而不损害其他敏感的脊髓脊柱结构。

临床特征

就功能解剖学而言，颈痛是由躯体神经或自主神经系统介导的[53]。躯体痛常在皮节、肌节或骨节上被感知。源于自主神经或交感神经系统的疼痛可沿躯体节段性分布、血管分布、周围神经分布，或按非一致性模式分布。由于疼痛传导存在明显的交叉性，所以，当功能解剖难以进行定位时，可根据颈痛的其他临床特点，以及诊断学知识以辅助确定颈痛的来源。

病史

颈痛是颈椎疾病最常见的症状，掌握颈痛的临床特征有助于识别哪些情况需立即进行治疗。病史询问中需要重点注意颈痛的起病情况、部位、发作频率、持续时间、性质、加重因素，以及是否有神经系统症状。一般来说，间歇性疼痛可能是脊柱失稳或运动引起的疼痛，而持续和固定的疼痛被认为与占位性病变有关。新发和持续时间较短的颈痛可能与良性病理过程有关，如肌肉拉伤；而持续较长的颈痛则提示严重或进展的病理过程。定位明确的局部疼痛提示特定神经根的刺激，而定位不明确的疼痛可能是由于深部结缔组织结构的刺激，如肌肉、关节、骨骼或椎间盘。加重或减轻颈痛的因素有助于阐明颈椎出现了怎样的生物力学变化。

局限性轴性颈痛普遍认为是颈后来源的，疼痛可延伸到肩或枕部。肌筋膜起源的局部疼痛常因颈部屈曲而加重，颈椎间盘痛可因颈椎伸展或旋转运动而加剧。枕部牵涉痛通常表明病变在上颈椎，并可能向下放射至颈部及耳后。颈部疼痛引起的体位适应性改变会继发肩带疼痛。由于神经支配的交叉，肩部、心脏、肺、内脏以及颞颌关节的疼痛常会放射至颈部。颈痛症状可能继发于受体的刺激或激活，如关节痛、假关节痛、血管性头痛、颈源性头痛、假性心绞痛以及眼、耳或喉部症状。

小关节和钩椎关节受累会出现局部疼痛和关节僵直感。患者主诉多为静息痛或静止时症状加重，常自觉颈部有弹响或"砂砾"感。假关节痛可出现在肩肘关节，而其真正的病因位于颈部。骨赘或突出的椎间盘会压迫椎动脉，出现缺血症状，且症状可因颈部运动或特定体位而加重。腱鞘炎和肌腱炎可累及肩袖、肘、腕和手掌周围的肌腱。腱鞘或掌腱膜出现狭窄或纤维化导致受累关节周围出现"触发点"，临床上常误以为是局部病变所致[54]。

疼痛的定位

疼痛可能是躯体性神经痛或自主性神经痛，而且不一定总定位在精确的解剖区域。脊髓内感觉纤维的交叉重叠和脊髓节段的神经冲动放射可能导致定位困难。躯体性疼痛是由于颈神经根刺激引起，这是疼痛中最常见的类型，且糖尿病患者对这种神经刺激更为敏感。80% 患者的神经功能缺失与椎间盘受累的平面相对应[55]。

神经痛和肌痛症状继发于不同区域的神经根压迫。神经痛源于背侧感觉神经根刺激，有"过电"感，多沿皮节分布，伴有皮肤麻木和感觉异常。疼痛往往出现于近端，而感觉异常常发生于远端。肌痛与腹侧运动神经根刺激有关。疼痛常被描述为深部痛、钻孔样痛、有令人不愉快的感觉，且往往难以定位，

因为它牵涉到骨节分布。这些感觉与被压迫神经根支配的肌肉区域一致。自主神经症状包括眩晕、耳鸣、眼后疼痛、面部疼痛和下颌疼痛。

判断轴性颈痛是否孤立十分重要，或者说要注意颈痛有无伴随的放射痛、无力、感觉改变或本体觉改变。由于神经根支配按节段性分布，因此神经根压迫常可通过疼痛的位置、有无感觉异常或无力症状进行定位（表 45-2）。患者有时能明确感到麻木感，或仅能模糊描述为皮肤肿胀或出现皮肤海绵样改变。如果颜面、头部或者舌受累，提示颈丛的上三个神经根受累。颈、肩、上臂、前臂或手指的麻木提示 C5 ~ T1 受累。肌无力伴感觉异常可通过神经根压迫的程度进行分级。这种无力表现为临床上明显的功能障碍，或需要反复检查才能明确的轻微异常。临床医生必须熟悉患者对于无力的描述，如四肢沉重、容易疲劳和握力不足。由于同一肌肉有多水平神经支配，因此一组肌肉出现明显的萎缩，则表明有超过一个以上的神经根受累。本体感觉改变是由于脊髓后索受压引起，患者主诉多为动作笨拙、容易绊倒和持物易落，这些表现提示预后差。

典型颈椎病会引起孤立的轴性颈痛或沿肩部、上肢的放射痛（表 45-3），但却较少引起头痛、假性心绞痛和耳鼻喉的感觉异常。颈源性枕痛可出现后枕部肌群的适应性改变，通常波及眼部区域，且常表现为隐痛而非搏动性疼痛。这类疼痛会随颈部运动而加重，患者通常会出现典型的偏头痛样症状，比如恐声

表 45-2 颈神经根及对应临床症状

神经根	症状	其他
C3	枕下痛，延伸至耳后	若 C3、C4、C5 均受累，可能出现反常呼吸
C4	颈后部至肩上部痛	
C5	肩部向下至上臂中部麻木感；三角肌无力，肱二头肌反射可能受累	
C6	上臂及前臂外侧至拇指及示指的放射痛和麻木感；伸腕、屈肘、旋后无力；肱桡肌反射、肱二头肌反射减弱	感觉神经受累类似腕管综合征
C7	上臂及前臂向下至中指麻木感及疼痛；肱三头肌无力，屈腕、手指伸展无力	最常受累。骨间后神经卡压与运动神经受累症状相似，但无感觉神经受损表现
C8 T1	上臂内侧向下至前臂、第 4 第 5 指疼痛及麻木感；指深屈肌、示指、中指、拇长屈肌无力	前骨间神经卡压与 C8、T1 运动神经受累症状相似，但是，不会出现感觉改变及大鱼际肌受累；尺神经卡压会导致鱼际肌、拇收肌受累，拇长屈肌、指深屈肌、示指及中指不受累

表 45-3 颈神经根痛传导通路

疼痛位置	来源
颈上后外侧	C0 ~ C1，C1 ~ C2，C2 ~ C3
枕部	C2 ~ C3，C3
颈上后部	C2 ~ C3，C3 ~ C4，C3
颈中后部	C3 ~ C4，C4 ~ C5，C4
颈下后部	C4 ~ C5，C5 ~ C6，C4，C5
肩胛上区	C4 ~ C5，C5 ~ C6，C4
肩胛下角	C6 ~ C7，C6，C7
肩胛中区	C7 ~ T1，C7

与畏光。

有报道颈椎病引起的假性心绞痛可与心绞痛和女性的乳房痛混淆（图 45-4）。C6 ~ C7 水平损伤可出现神经肌肉痛，伴心前区或肩胛区压痛。上述症状与心脏疾病的鉴别应基于是否存在肌无力、肌束震颤、感觉或反射改变，但当真性心绞痛和假性心绞痛共存于同一患者时就很难鉴别[56]。

颈椎病可表现为眼、耳和咽喉的症状（图 45-4）。椎旁及颈内动脉周围的神经丛受激惹，从而导致眼和耳的症状出现。眼部症状常表现为视物模糊（可通过改变颈部姿势而减轻）以及溢泪、眼眶和眶后疼痛，

部分患者会有类似眼球"被向后拉"或"被向前推"的感觉。周围交感神经丛受激惹或椎动脉供血不足常导致平衡失调及步态不稳。听力受损可出现耳鸣和听觉灵敏度改变。咽部症状，例如吞咽困难，可能与椎体前方骨赘引起的神经压迫有关，或因颅神经和交感神经交通支受压所致。

颈椎病可引起呼吸困难、心律失常和跌倒发作。呼吸困难与 C3 ~ C5 神经支配的膈受累有关。颈椎病引起的心悸和心动过速与特殊体位及颈部过伸有关，应与其他病因引起的心脏症状相鉴别。纵隔、心包由 C4 支配，心脏交感神经受刺激是出现上述症状的解剖学基础。跌倒发作提示后循环缺血，导致本体感觉突然丧失，但意识尚存。

脊髓病变或脊髓受压的患者起初多表现为轻微的手部活动笨拙或平衡困难。几个月内患者会逐渐出现书写困难以及扣衣服纽扣困难，由于平衡失调而导致恶心呕吐。患者也会出现感觉异常和感觉迟钝，多累及双上肢，且多不按皮节分布，因此经常被误诊为周围神经病或腕管综合征，但当双侧肢体都有症状时不能排除周围神经病或腕管综合征。随着疾病的进展，会出现其他症状，最常见的是肱三头肌、手内肌、髋部屈肌无力，疾病后期的表现包括痉挛，以及肠与膀胱的功能紊乱。

最后一点，颈痛可能是全身系统性疾病的伴随症

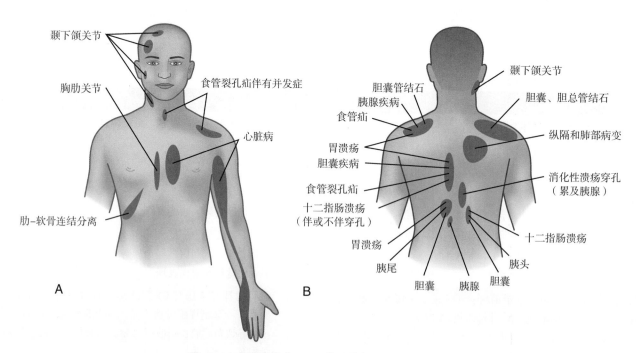

图 45-4 牵涉痛模式。A，前面分布；B，后面分布

状,如炎性关节病、感染、肿瘤、多发性硬化、脊髓亚急性联合变性或空洞,由于其表现多样,因而需要进一步的检查。炎性关节病常表现为晨僵、多关节受累或皮肤表现。发热、体重减轻、夜间疼痛多提示感染和肿瘤。肺上沟瘤(Pancoast's tumor)包绕肺尖,引起占位效应,压迫颈部、支配上肢的感觉和运动神经根。当一个人出现神经根症状并有吸烟史时,不能遗漏肺上沟瘤的诊断,需要完善胸部 X 线检查。特发性臂丛神经炎,以前认为是 Parsonage-Turne 综合征,由病毒感染臂丛神经引起,表现为累及多神经根的剧烈臂痛。典型病程以肩部和上肢剧烈疼痛起病,急性期过后出现肌无力、神经功能缺失。当下肢出现明显感觉障碍时,须考虑维生素 B$_{12}$ 缺失导致的脊髓亚急性联合变性。

临床检查

细致的临床检查有利于颈痛的鉴别诊断。需要注意观察患者的步态与头颈姿势,进行触诊、颈椎运动度检查及神经系统查体,包括运动、反射、感觉、自主神经和关节体征(表 45-4)。

通过仔细触诊颈部骨性和组织解剖标志可以对颈痛进行定位,明确病变的颈椎水平和位置。从前方或前外侧进行触诊,C1 横突可于乳突与下颌角之间触及,C3 横突位于舌骨水平,C4 ~ C5 在甲状软骨水平,C6 在环状软骨环和颈动脉结节水平。在检查过程中,临床医生须注意脊柱矢状面平衡,以及颈椎前凸是否变平或消失。其他体表标志,如枕骨、枕外隆突、上项线、C2 的乳突和棘突、C7 ~ T1 均可于脊柱后侧及后外侧触及。

检查部位还包括颈前、后三角的软组织,枕骨区以及脊柱后椎旁肌。急性颈椎过伸引起的挥鞭样损伤常累及胸锁乳突肌,触诊时压痛,且患者会出现颈部固定,头部偏向损伤肌对侧,该体征称为斜颈,临床医生检查时需注意患者的头部是偏向受损胸锁乳突肌对侧的。屈曲性损伤会累及斜方肌。颈正中线的压痛多与韧带损伤有关,而椎旁肌压痛多为慢性病理过程[57]。枕大神经位于枕外隆突后方,该神经常在过屈过伸损伤中受累,引起创伤性炎症,导致患者出现枕下痛,患者身上有外伤的痕迹对诊断有一定意义。

颈椎活动度检查可发现屈伸、侧屈、旋转位有无疼痛及活动受限。颈部屈曲运动 50% 由寰枕关节参

与完成,其余 50% 由 C2 ~ C7 颈椎完成。检查时嘱患者将颈部屈曲达到最大限度,若患者无法将下颌靠近前胸,则可用手指置于下颌与胸骨之间,测量下颌前胸指间距,即可了解颈部屈曲受限程度。一指宽提示颈部屈曲受限约 10°,三指宽提示屈曲受限 30°。颈部伸展受限的评估则需测量枕部基线与 T1 棘突之间的距离。正常情况下,侧屈时耳可触及肩,且所有颈椎均参与该运动;旋转运动时下颌可触及肩部,该运动 50% 由 C1 ~ C2 参与,剩下的 50% 由 C3 ~ C7 参与完成。即便在健康人群中,颈椎的活动度也会随着年龄的增长而逐渐降低[58]。

颈椎运动一定程度上依赖于韧带、关节囊及筋膜等结构的完整与协调,因此颈椎活动度检查也反映了上述结构的功能。肌肉痉挛或疼痛会使颈椎活动度降低。颈椎关节病变常出现的症状依次为:伴或不伴疼痛的活动受限、活动后关节痛及局部压痛。颈椎退行性变患者常出现背痛伴颈椎活动度受限,患者早期常出现颈部侧屈运动受限,而类风湿关节炎患者早期常出现颈部旋转运动受限,这是由于该病常累及齿状突所致。弥漫性特发性骨肥厚(约四分之一的老年人患此病)可引起颈强直,强直性脊柱炎及近期的颈椎外伤亦可出现颈强直[59]。若患者出现颈椎关节症状,则需注意有无其他脊椎椎体受累,以及有无外周关节、关节外症状,以与关节炎相鉴别。

主动及被动颈椎活动度检查之后,需进行颈椎抗阻力检查,检查的肌群包括颈屈肌与伸肌群。检查屈肌群时需将一只手置于前额和胸部之间,屈肌群中胸锁乳突肌是主动肌,次动肌是斜角肌和椎前肌。检查伸肌群时将一只手置于头部提供阻力,另一只手置于肩部,其中主动肌包括椎前肌、头夹肌、头半棘肌、斜方肌,次动肌包括部分小的颈内肌。检查旋转肌群时将一只手置于下颌提供阻力,另一只手置于肩部,颈内肌及胸锁乳突肌为主要旋转肌,提供旋转力。颈部抗阻力检查时,前屈、后伸、旋转均需达到最大活动度,这样才能有效检查抵抗阻力的能力。颈椎活动度降低的原因包括退行性变或关节病造成的关节交锁、关节强直、肌纤维挛缩、肌痉挛及疼痛造成的关节固定,以及神经根或脊髓受压。颈椎活动度降低伴疼痛、肌无力需要进一步检查。

轻触觉、针刺觉、温度觉及本体觉的检查十分必要,这些检查的主观性强,需要比较双上肢的感觉差异。将感觉未受累的区域(如面部)和感觉减退的区

表 **45-4** 主要肌肉的神经支配及检查方法

神经	神经根	肌肉	检查
副神经	脊神经	斜方肌	上抬肩部、肩部外展
	脊神经	胸锁乳突肌	头部向同侧倾斜并旋转至对侧
臂丛神经		胸大肌	
	C5，C6	锁骨部	上臂内收
	C7，C8，T1	胸肋部	上臂内收，向前下压
	C5，C6，C7	前锯肌	固定肩胛骨，上臂前伸
	C4，C5	菱形肌	固定肩胛骨，上臂上举
	C4，C5，C6	冈上肌	上臂外展
	（C4），C5，C6	冈下肌	上臂外旋
	C6，C7，C8	背阔肌	上臂水平内收外旋，咳嗽
腋神经	C5，C6	三角肌	上臂向前向外，水平上抬
肌皮神经	C5，C6	肱二头肌	前臂旋后屈曲
		肱肌	
桡神经	C6，C7，C8	肱三头肌	前臂伸展
	C5，C6	肱桡肌	前臂半屈曲
	C6，C7	桡侧腕长伸肌	腕关节向桡侧伸展
骨间后神经	C5，C6	旋后肌	前臂伸直旋后
	C7，C8	指伸肌	近端指节伸展
	C7，C8	尺侧腕伸肌	腕关节尺侧伸展
	C7，C8	示指伸肌	示指近端指节伸展
	C7，C8	拇长展肌	拇指外展
	C7，C8	拇长伸肌	第一指间关节伸展
	C7，C8	拇短伸肌	第一掌指关节伸展
正中神经	C6，C7	旋前圆肌	前臂伸直旋前
	C6，C7	桡侧腕屈肌	腕关节桡侧屈曲
	C7，C8，T1	指浅屈肌	近端指间关节屈曲
	C8，T1	指深屈肌（外侧头）	示指、中指远端指间关节屈曲
	C8，T1	拇长屈肌（骨间前神经）	拇指远端指节屈曲
	C8，T1	拇短展肌	拇指外展
	C8，T1	拇短屈肌	拇指近端指节屈曲
	C8，T1	拇对掌肌	拇指向第五指对掌
	C8，T1	第一第二蚓状肌	屈掌指关节，伸指间关节
尺神经	C7，C8	尺侧腕屈肌	检查小指展肌时观察肌腱
	C8，T1	指深屈肌（内侧头）	环指、小指远端指节屈曲
	C8，T1	小鱼际肌	小指外展及对掌运动
	C8，T1	第三第四蚓状肌	屈掌指关节，伸指间关节
	C8，T1	拇收肌	拇指内收
	C8，T1	拇短屈肌	拇指近端指节屈曲
	C8，T1	骨间肌	手指内收外展

域进行比较也可以帮助诊断。针刺觉的检查需要使用无菌针头，温度觉需使用酒精棉，检查结果可以反映脊髓丘脑束的传导功能。轻触觉和本体觉检查反映脊髓后索的传导功能。

皮区神经支配的解剖学分布如图 45-5 所示。根据胚胎发育规律，四肢以旋后位开始生长，再纵向、旋前生长，因此下肢有独特的皮区神经分布。会阴区和直肠的感觉检查很重要，如果出现异常提示脊髓和马尾压迫，须立即手术治疗。区分病变的水平有时可能比较困难。近端神经根受压后容易同时并发远端压迫，当近、远端神经均受压时则称为双卡综合征。在腕管、肘管综合征和周围神经病变患者中，应考虑颈椎病。辅助影像学资料和神经传导检查有助于阐明病因。

在进行颈椎触诊、活动度检查、感觉评估之后，应继续进行肌力检查。肌无力、肌张力减退和肌束震颤提示下运动神经元病，肌痉挛提示上运动神经元病。运动功能可按 0 ~ 5 级分级：0 级无功能，1 级肌肉轻微收缩，2 级可以带动关节水平活动，但不能对抗重力，3 级能对抗重力，4 级可对抗部分阻力，5 级肌力正常，可完全对抗阻力（表 45-5）。如果存在肌无力，需仔细检查同一神经根支配的其他区域的肌群。

深反射也应进行检查，根据反射强弱分 0 ~ 3 级。0 级无反射活动，1 级弱反射，2 级正常，3 级反射活动亢进。肱二头肌反射中枢为 C5，肱桡肌反射中枢为 C6，肱三头肌反射中枢为 C7，膑腱反射中枢为 L4，跟腱反射中枢为 S1。使用肌负荷或 Jendrassiks 手法（让患者双手指屈曲呈钩状交扣后用力分离）可辅助检查，通过转移应力使患者放松，更利于下肢反射的引出。如果反射引出困难，临床医生需确定有无周围神经病存在。除深反射外，也应评估腹壁反射、巴氏征及球海绵体反射等。

激发试验包括 Spurling 试验、臂外展试验、轴向压缩和牵引试验等，可以协助诊断硬膜外压迫性单神经病变。所有这些试验的原理都是通过改变椎间孔直径来加重或减轻症状，以确定有无颈椎病变。Spurling 试验时让患者端坐，头后仰并偏向患侧，术者用手掌在其头顶加压，出现颈部神经根痛加剧并向患侧放射者，称之为压头试验阳性，说明后侧椎间孔狭窄压迫神经根。患者将患侧手举起至头顶，颈痛减轻，则提示臂外展试验阳性[60]。患者端坐位，压迫其头顶，若受压后神经痛加重，或牵拉头部扩张椎间孔而神经痛减轻，则表明轴向压缩试验阳性。

激发试验如 Hoffmann 征、手指逃逸征、快速屈伸试验和 Lhermitte 征有助于神经根病的诊断。行 Hoffmann 征检查时需抓住患者中指向上提并后伸，

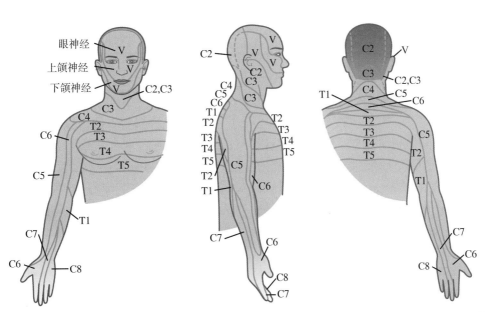

图 45-5 皮节分布。C1 ~ T5 的神经纤维皮节分布，传导痛觉、热觉、冷觉、振动觉、及头、颈、臂、手和胸部的触觉，骨节和肌节分布类似，但存在重叠。深筋膜以下结构的疼痛与皮节分布并不精确对应

表 45-5　肌力分级

0	肌肉完全麻痹，触诊肌肉完全无收缩力
1	可见或可触及肌肉轻微收缩
2	可以带动关节活动，但不能抵抗重力
3	能对抗重力做主动关节活动，但不能对抗阻力
4	能对抗重力做主动关节活动，仅能对抗部分阻力
5	正常肌力

迅速弹刮远端指间关节，病理情况下出现拇指和示指掌屈。手指逃逸征阳性指在患者手指伸直并拢时，尺侧二指无法内收和外展。快速屈伸试验异常是因为手指无力和僵硬，不能瞬间快速张开和握紧。Lhermitte 征用于评价脊髓病变，当患者颈部被动屈曲，产生电击样疼痛，并沿手臂和腿部放射时，即 Lhermitte 征阳性。这种改变提示脊髓白质损伤，可能由脊髓型颈椎病或多发性硬化导致。

诊断评价

在了解病史和完成临床检查后，影像学、神经生理学和实验室检查将有助于我们进行鉴别诊断，并为颈痛患者制订合理的治疗方案。在 60 岁左右且无症状的患者中，其颈椎 X 线常出现退行性改变征象[61]。对于无外伤、全身症状或进行性神经功能障碍的患者，可以在未行影像学检查前进行 4 ~ 6 周的保守治疗[62]。同时，由于存在 C1 ~ C2 椎体不稳的风险，气管插管前类风湿关节炎患者可行动态 X 线检查。研究显示，约有 61% 的类风湿关节炎患者术前检查有椎体失稳证据，X 线表现为寰枢椎半脱位至少 3 mm[63]。

在有严重退行性变和终板骨赘时，CT 脊髓造影有利于评估骨累及程度。CT 脊髓造影可视为 MRI 的补充检查[64]。除非患者存在禁忌，否则 MRI 是评价神经损伤的首选检查，因为它在评价脊髓病变如脊髓空洞症、脊髓软化症或肿瘤上具有优越性[65]。MRI 适用于检查进行性神经损伤、失用性无力和长束征象，建议已行 6 周保守治疗，但仍存在持续性颈神经根痛的患者进行 MRI 检查[62]。此外，钆增强扫描有助于感染、肿瘤的诊断，并可发现曾接受过脊柱手术的复发性椎间盘突出症患者的手术瘢痕。由于无症状

志愿者也会有异常的颈椎 MRI 表现，故 MRI 结果必须与体格检查相结合[53]。T2 信号增强提示病变由脊髓水肿进展到脊髓软化或空洞形成，因此，如果出现脊髓 T2 信号增强并伴有相关的症状和临床检查，则需要进行手术咨询，手术干预或者至少进行密切随诊。若 MRI 结果与病史和临床检查不符，则需进一步检查，比如 CT 脊髓造影。CT 脊髓造影是一种更先进的检查骨间孔（如椎间孔）狭窄的手段。核素骨扫描，如单光子发射计算机断层成像术（SPECT），可用于检查和描述隐匿性骨折、骨膜损伤和无阳性影像结果的创伤后骨关节炎[66]。

当临床检查和影像学检查不符合，或者当检查结果出现矛盾时，神经生理学检查具有指导意义。肌电图（EMG）、神经传导检查（NCSs）以及体感诱发电位（SERs）有助于区分颈椎病与神经卡压综合征，鉴别关节病变和神经根病变，这些检查是对 X 线、MRI 或 CT 脊髓造影的补充。

颈痛主要继发于机械性损伤，通常来说，实验室检查对颈痛的诊断是没有太多价值的，但在排除感染、肿瘤和系统性关节炎时，其意义重大。红细胞沉降率（ESR）间接提示炎症处于急性期，其敏感度高，但特异性差。50 岁以下患者的 ESR 应小于 20 mm/h，随年龄增加可有一定范围内的 ESR 增快，超过 100 mm/h 提示感染或肿瘤，轻度增高则常见于类风湿关节炎及外科术后的患者[67]。CRP 是一种由肝合成的急性期反应物，在急性刺激 2 天后达到峰值，刺激消失后 3 ~ 7 天降至正常。如果考虑脑脊髓膜炎，全血细胞计数和腰椎穿刺结果也是有诊断意义的。

鉴别诊断和治疗

通过结合病史、体格检查及诊断实验结果可鉴别良性轴性颈痛、神经根病、脊髓病、感染、肿瘤、系统性关节炎和牵涉痛。多数轴性颈痛有自限性，可通过适当的保守治疗好转[69]。伴有神经根病的轴性颈痛具有较为良性的病程，75% 接受保守治疗的患者在 19 年的后续随访中，仅出现一次复发或者有轻微症状[70]。孤立性颈痛且实验室和放射学检查阴性的患者，最好采用联合治疗；急性期可通过使用软颈托进行治疗以减轻炎症，但不能超过 2 周，以避免生理功能障碍。联合治疗包括本体感觉训练、抗阻力训练、肌肉放松和 NSAIDs 等，被认为是最有效的治疗

轴性颈痛的方法[71-76]。目前，尚无明确证据评估小关节面射频去神经支配术、针灸、经皮神经电刺激（TENS）、离子电渗透、肌电生物反馈以及局部注射治疗轴性颈痛的疗效[77-80]。

颈部牵引也可用于治疗颈痛。经典的治疗方案为：装置在屈曲位 20° ~ 25°，牵引力 3.5 ~ 4.5 kg，时长 15 ~ 20 分钟，但牵引仅能短期缓解神经根症状[81]。X 线引导下硬膜外自椎间孔注射糖皮质激素治疗神经根型腰椎病非常有效，但类似研究尚未见于颈椎病[82]。颈椎注射有很高的风险，据统计 16% 的患者出现并发症如神经功能缺失[83-84]。考虑到颈椎硬膜外注射的高风险，我们需要更为安全的治疗方式。寰枢关节骨关节炎可以使用关节面阻滞和 NSAIDs 治疗。如果 NSAIDs 等保守治疗无效，才考虑进行关节融合术治疗。

除了颈椎退行性变、创伤及急性椎间盘脱出外，尚有很多原因可引起颈痛，包括神经鞘瘤、肺上沟瘤、臂丛神经炎和复杂性区域性疼痛综合征。硬膜内神经鞘瘤可累及感觉神经根，导致皮区疼痛，出现脊髓病和神经根病；累及肺尖的肺上沟瘤常压迫神经根和臂丛神经，从而引起颈神经根尾部和交感神经病变。由病毒感染引起的特发性臂丛神经炎常导致严重的臂痛和肌无力，之后疼痛缓解，伴臂力恢复。少数病例可进展为复杂性区域性疼痛综合征，出现弥漫性烧灼痛、皮肤色素脱失。

颈痛患者需要定期随访，因为若出现进行性神经损伤、节段性不稳定和持续性神经根症状（至少持续 6 周）时，可能需手术干预。一项前瞻性的随机研究中，比较了使用手术、物理治疗或颈托治疗颈神经根病患者，结果表明，12 个月三组间无显著性差异[85]。颈椎病伴轻微神经损伤患者可密切随访，其自然病程往往是长期稳定与病情恶化交替出现。明确的手术指征包括：脊髓病持续 6 个月或以上，症状和体征进展，行走困难、肠道及膀胱功能受损。手术能直接使脊髓减压，防止疾病进一步恶化，但无法改善已造成的神经功能障碍。

系统性关节炎、感染和肿瘤可累及颈椎，出现各种神经症状和结构学改变。类风湿关节炎可引起寰枢关节半脱位、寰枢关节嵌顿和轴下半脱位（表45-6）。外科手术指征包括：进行性神经功能障碍或缺失，持续轴性颈痛伴放射学关节不稳，颈椎椎管直径小于或等于 14 mm（后寰齿间距），以及枢椎向

表 45-6　可导致颈痛的风湿性疾病

类风湿关节炎
- 寰枢关节未受累
- 有颈椎结构异常
  - 寰枢关节（C1 ~ C2）半脱位
  - C1 ~ C2 关节突关节受累

脊柱关节病
- 强直性脊柱炎
- 反应性关节炎
- 银屑病关节炎
- 肠病性关节炎

风湿性多肌痛

骨关节炎

纤维肌痛症

非特异性肌肉骨骼痛

其他脊柱关节病
- Whipple 病
- 贝赫切特综合征
- Paget 病
- 肢端肥大症
- 颈椎后纵韧带骨化症
- 弥漫性特发性骨肥厚

McGregor 线上方移动等于 5 mm 及以上。在寰枢关节脱位或轴下半脱位后，受累的关节发生融合，寰枢关节嵌顿可通过寰枢椎融合术治疗[15]。伴关节失稳的类风湿关节炎患者随病情发展逐渐表现出影像学进展，但影像学进展程度与神经系统受累程度常不匹配[86]。因此这些患者需要密切随访，类风湿关节炎患者一旦出现脊髓病进展导致颈髓受压，大多数患者在 1 年内死亡[87]。

强直性脊柱炎常累及颈椎，导致颈椎后凸畸形，造成生物力学改变，容易致创伤。后凸畸形对功能有很大影响，患者目光朝向地面，难以注视周围环境，虽然可通过矫形术治疗，但存在神经损伤和术中出血的风险。目前，强直性脊柱炎的早期诊断和肿瘤坏死因子拮抗剂的使用已经使得颈椎后凸畸形成为了过去[88]。

感染和肿瘤均会导致机械性或非机械性颈痛、全身症状或各种神经损伤。治疗目标为根除感染、肿瘤，如果存在神经损伤，则需减压和稳定脊柱。

总而言之，详细的病史、体格检查和辅助检查可帮助我们缩小诊断范围。在无脊柱不稳定、神经损伤、感染或者肿瘤的情况下，患者可通过保守治疗而受益，并取得预期内的康复。

 本章的参考文献也可以在 ExpertConsult.com 上找到。

参考文献

1. Nachemson AL, Jonsson E, editors: *Neck and back pain: the scientific evidence of causes, diagnosis, and treatment*, Philadelphia, 2000, Lippincott Williams & Wilkins.
2. Andersson HI, Ejlertsson G, Leden I, et al: Chronic pain in a geographically defined general population: studies of differences in age, gender, social class, and pain localization. *Clin J Pain* 9:174–182, 1993.
3. Hansson EK, Hansson TH: The costs for persons sick-listed more than one month because of low back or neck problems. A two-year prospective study of Swedish patients. *Eur Spine J* 14:337–345, 2005.
4. Mäkelä M, Heliövaara M, Sievers K, et al: Prevalence, determinants, and consequences of chronic neck pain in Finland. *Am J Epidemiol* 134:1356–1367, 1991.
5. Freeman MD, Croft AC, Rossignol AM, et al: A review and methodologic critique of the literature refuting whiplash syndrome. *Spine* 24:86–96, 1999.
6. Boshuizen HC, Verbeek JH, Broersen JP, et al: Do smokers get more back pain? *Spine* 18:35–40, 1993.
7. Andersson H, Ejlertsson G, Leden I: Widespread musculoskeletal chronic pain associated with smoking. An epidemiological study in a general rural population. *Scand J Rehabil Med* 30:185–191, 1998.
8. Zvolensky MJ, McMillan K, Gonzalez A, et al: Chronic pain and cigarette smoking and nicotine dependence among a representative sample of adults. *Nicotine Tob Res* 11:1407–1414, 2009.
9. McLean SM, May S, Klaber-Moffett J, et al: Risk factors for the onset of non-specific neck pain: a systematic review. *J Epidemiol Community Health* 64:565–572, 2010.
10. Mitchell MD, Mannino DM, Steinke DT, et al: Association of smoking and chronic pain syndromes in Kentucky women. *J Pain* 12:892–899, 2011.
11. Gill DK, Davis MC, Smith AJ, et al: Bidirectional relationships between cigarette use and spinal pain in adolescents accounting for psychosocial functioning. *Br J Health Psychol* 19:113–131, 2014.
12. Honeyman PT, Jacobs EA: Effects of culture on back pain in Australian Aboriginals. *Spine* 21:841–843, 1996.
13. Klekamp J, McCarty E, Spengler DM: Results of elective lumbar discectomy for patients involved in the workers' compensation system. *J Spinal Disord* 11:277–282, 1998.
14. Daniels DL, Williams AL, Haughton VM: Computed tomography of the articulations and ligaments at the occipito-atlantoaxial region. *Radiology* 146:709–716, 1983.
15. Kim DH, Hilibrand AS: Rheumatoid arthritis in the cervical spine. *J Am Acad Orthop Surg* 13:463–474, 2005.
16. Bogduk N, Aprill C: On the nature of neck pain, discography and cervical zygapophysial joint pain. *Pain* 54:213–217, 1993.
17. Nachemson AL: Disc pressure measurements. *Spine* 6:93–97, 1981.
18. Dwyer A, Aprill C, Bogduk N: Cervical zygapophyseal joint pain patterns: I. A study in normal volunteers. *Spine* 15:453–457, 1990.
19. Aprill C, Dwyer A, Bogduk N: Cervical zygapophyseal joint pain patterns: II. A clinical evaluation. *Spine* 15:458–461, 1990.
20. Bogduk N, Marsland A: The cervical zygapophyseal joints as a source of neck pain. *Spine* 13:610–617, 1988.
21. Cavanaugh JM, Lu Y, Chen C, et al: Pain generation in lumbar and cervical facet joints. *J Bone Joint Surg Am* 88(Suppl 2):63–67, 2006.
22. Dreyfuss P, Michaelsen M, Fletcher D: Atlantooccipital and lateral atlanto-axial joint pain patterns. *Spine* 19:1125–1131, 1994.
23. Grubb SA, Kelly CK: Cervical discography: clinical implications from 12 years of experience. *Spine* 25:1382–1389, 2000.
24. Schellhas KP, Smith MD, Gundry CR, et al: Cervical discogenic pain: prospective correlation of magnetic resonance imaging and discography in asymptomatic subjects and pain sufferers. *Spine* 21:300–311, discussion 311–2, 1996.
25. Bengtsson A, Henriksson KG, Larsson J: Reduced high-energy phosphate levels in the painful muscles of patients with primary fibromyalgia. *Arthritis Rheum* 29:817–821, 1986.
26. Dreyer SJ, Boden SD: Laboratory evaluation in neck pain. *Phys Med Rehabil Clin N Am* 14:589–604, 2003.
27. Crockard HA: Surgical management of cervical rheumatoid problems. *Spine* 20:2584–2590, 1995.
28. Cooper RG, Freemont AJ, Hoyland JA, et al: Herniated intervertebral disc-associated periradicular fibrosis and vascular abnormalities occur without inflammatory cell infiltration. *Spine* 20:591–598, 1995.
29. Chabot MC: The pathophysiology of axial and radicular neck pain. *Semin Spine Surg* 7:2–8, 1995.
30. An HS, Riley LH, III, editors: *An atlas of surgery of the spine*, London, 1998, Martin Dunitz Ltd.
31. Truumees E: Cervical spondylotic myelopathy and radiculopathy. *Instr Course Lect* 29:339–360, 2000.
32. Houser OW, Onofrio BM, Miller GM, et al: Cervical spondylotic stenosis and myelopathy: evaluation with computed tomographic myelography. *Mayo Clin Proc* 69:557–563, 1994.
33. Ono K, Tada K, Yamamoto T: Cervical myelopathy secondary to multiple spondylotic protrusions: a clinicopathologic study. *Spine* 2:109–125, 1977.
34. Breig A, Turnbull I, Hassler O: Effects of mechanical stresses on the spinal cord in cervical spondylosis. *J Neurosurg* 25:45–56, 1966.
35. Mihara H, Ohnari K, Hachiya M, et al: Cervical myelopathy caused by C3-C4 spondylosis in elderly patients: a radiographic analysis of pathogenesis. *Spine* 25:796–800, 2000.
36. Ferguson RJ, Caplan LR: Cervical spondylotic myelopathy. *Neurol Clin* 3:373–382, 1985.
37. Karadimas SK, Gatzounis G, Fehlings MG: Pathobiology of cervical spondylotic myelopathy. *Eur Spine J* 24(Suppl 2):132–138, 2015.
38. Nurick S: The pathogenesis of the spinal cord disorder associated with cervical spondylosis. *Brain* 95:87–100, 1972.
39. Sampath P, Bendebba M, Davis JD, et al: Outcome of patients treated for cervical myelopathy: a prospective, multicenter study with independent clinical review. *Spine* 25:670–676, 2000.
40. Vaccaro AR, Anderson D: *Decision making in spinal care*, New York, 2007, Thieme.
41. Byrne TN, Waxman SG, Benzel EC: *Diseases of the spine and spinal cord*, Oxford, 2000, Oxford UP.
42. Darouiche RO: Spinal epidural abscess. *N Engl J Med* 355:2012–2020, 2006.
43. Shah NH, Roos KL: Spinal epidural abscess and paralytic mechanisms. *Curr Opin Neurol* 26:314–317, 2013.
44. Aebi M: Spinal metastasis in the elderly. *Eur Spine J* 12(Suppl 2):S202–S213, 2003.
45. Parkin DM, Pisani P, Ferlay J: Global cancer statistics. *CA Cancer J Clin* 49:33–64, 1999.
46. Patil CG, Lad SP, Santarelli J, et al: National inpatient complications and outcomes after surgery for spinal metastasis from 1993-2002. *Cancer* 110:625–630, 2007.
47. Yoshihara H, Yoneoka D: Trends in the surgical treatment for spinal metastasis and the in-hospital patient outcomes in the United States from 2000 to 2009. *Spine* 14:1844–1849, 2014.
48. Gerszten PC, Mendel E, Yamada Y: Radiotherapy and radiosurgery for metastatic spine disease: what are the options, indications, and outcomes? *Spine* 34:S78–S92, 2009.
49. Harel R, Angelov L: Spine metastases: current treatments and future directions. *Eur J Cancer* 46:2696–2707, 2010.
50. Laufer I, Iorgulescu JB, Chapman T, et al: Local disease control for spinal metastases following "separation surgery" and adjuvant hypofractionated or high-dose single-fraction stereotactic radiosurgery: outcome analysis in 186 patients. *J Neurosurg Spine* 18:207–214, 2013.
51. Sahgal A, Bilsky M, Chang EL, et al: Stereotactic body radiotherapy for spinal metastases: current status, with a focus on its application in the postoperative patient. *J Neurosurg Spine* 14:151–166, 2011.
52. Patchell RA, Tibbs PA, Regine WF, et al: Direct decompressive surgi-

cal resection in the treatment of spinal cord compression caused by metastatic cancer: a randomised trial. *Lancet* 366:643–648, 2005.

53. Romanelli P, Esposito V: The functional anatomy of neuropathic pain. *Neurosurg Clin N Am* 15:257–268, 2004.

54. Mackley RJ: Role of trigger points in the management of head, neck, and face pain. *Funct Orthod* 7:4–14, 1990.

55. Henderson CM, Hennessy RG, Shuey HM, Jr, et al: Posterior-lateral foraminotomy as an exclusive operative technique for cervical radiculopathy: a review of 846 consecutively operated cases. *Neurosurgery* 13:504–512, 1983.

56. Frøbert O, Fossgreen J, Søndergaard-Petersen J, et al: Musculo-skeletal pathology in patients with angina pectoris and normal coronary angiograms. *J Intern Med* 245:237–246, 1999.

57. Hoffman JR, Mower WR, Wolfson AB, et al: National Emergency X-Radiography Utilization Study Group validity of a set of clinical criteria to rule out injury to the cervical spine in patients with blunt trauma. *N Engl J Med* 343:94–99, 2000.

58. Sforza C, Grassi G, Fragnito N, et al: Three-dimensional analysis of active head and cervical spine range of motion: effect of age in healthy male subjects. *Clin Biomech* 17:611–614, 2002.

59. Weinfeld RM, Olson PN, Maki DD, et al: The prevalence of diffuse idiopathic skeletal hyperostosis (DISH) in two large American Midwest metropolitan hospital populations. *Skeletal Radiol* 26:222–225, 1997.

60. Davidson RI, Dunn EJ: Metzmaker JN. The shoulder abduction test in the diagnosis of radicular pain in cervical extradural compressive monoradiculopathies. *Spine* 6:441–446, 1981.

61. Gore DR, Sepic SB, Gardner GM: Roentgenographic findings of the cervical spine in asymptomatic people. *Spine* 11:521–524, 1986.

62. Levine MJ, Albert TJ, Smith MD: Cervical radiculopathy: diagnosis and nonoperative management. *J Am Acad Orthop Surg* 4:305–316, 1996.

63. Collins DN, Barnes CL, FitzRandolph RL: Cervical spine instability in rheumatoid patients having total hip or knee arthroplasty. *Clin Orthop Relat Res* 272:127–135, 1991.

64. Modic MT, Masaryk TJ, Mulopulos GP, et al: Cervical radiculopathy: prospective evaluation with surface coil MR imaging, CT with metrizamide, and metrizamide myelography. *Radiology* 161:753–759, 1986.

65. Modic MT, Ross JS, Masaryk TJ: Imaging of degenerative disease of the cervical spine. *Clin Orthop Relat Res* 239:109–120, 1989.

66. Seitz JP, Unguez CE, Corbus HF, et al: SPECT of the cervical spine in the evaluation of neck pain after trauma. *Clin Nucl Med* 20:667–673, 1995.

67. Waddell G: An approach to backache. *Br J Hosp Med* 28:187–190, 1982.

68. Kushner HL: Acute phase response. *Clin Aspects Autoimmunity* 3:20–30, 1991.

69. Gore DR, Sepic SB, Gardner GM, et al: Neck pain: a long-term follow-up of 205 patients. *Spine* 12:1–5, 1987.

70. Saal JS, Saal JA, Yurth EF: Nonoperative management of herniated cervical intervertebral disc with radiculopathy. *Spine* 21:1877–1883, 1996.

71. Beebe FA, Barkin RL, Barkin S: A clinical and pharmacologic review of skeletal muscle relaxants for musculoskeletal conditions. *Am J Ther* 12:151–171, 2005.

72. Bronfort G, Evans R, Nelson B, et al: A randomized clinical trial of exercise and spinal manipulation for patients with chronic neck pain. *Spine* 26:788–797, discussion 798–9, 2001.

73. Gross AR, Kay T, Hondras M, et al: Manual therapy for mechanical neck disorders: a systematic review. *Man Ther* 7:131–149, 2002.

74. Kay TM, Gross A, Goldsmith C, et al: Exercises for mechanical neck disorders. *Cochrane Database Syst Rev* (3):CD004250, 2005.

75. Taimela S, Takala EP, Asklof T, et al: Active treatment of chronic neck pain. *Spine* 25:1021–1027, 2000.

76. Waling K, Sundelin G, Ahlgren C, et al: Perceived pain before and after three exercise programs: a controlled clinical trial of women with work-related trapezius myalgia. *Pain* 85:201–207, 2000.

77. Dagenais S, Haldeman S, Wooley JR: Intraligamentous injection of sclerosing solutions (prolotherapy) for spinal pain: a critical review of the literature. *Spine J* 5:310–328, 2005.

78. Irnich D, Behrens N, Molzen H, et al: Randomised trial of acupuncture compared with conventional massage and "sham" laser acupuncture for treatment of chronic neck pain. *BMJ* 322:1574–1578, 2001.

79. Kroeling PL, Gross AR, Goldsmith CH, et al: A Cochrane review of electrotherapy for mechanical neck disorders. *Spine* 30:E641–E648, 2005.

80. Niemisto L, Kalso E, Malmivaara A, et al: Radiofrequency denervation for neck and back pain. A systematic review of randomized controlled trials. *Cochrane Database Syst Rev* (1):CD004058, 2003.

81. Carette S, Fehlings MG: Clinical practice. Cervical radiculopathy. *N Engl J Med* 353:392–399, 2005.

82. Riew KD, Yin Y, Gilula L, et al: The effect of nerve-root injections on the need for operative treatment of lumbar radicular pain: a prospective, randomized, controlled, double-blind study. *J Bone Joint Surg Am* 82-A:1589–1593, 2000.

83. Abbasi AL, Malhotra G, Malanga G, et al: Complications of interlaminar cervical epidural steroid injections: a review of the literature. *Spine* 32:2144–2151, 2007.

84. Malhotra GL, Abbasi A, Rhee M: Complications of transforaminal cervical epidural steroid injections. *Spine* 34:731–739, 2009.

85. Truumees E: Cervical spondylotic myelopathy and radiculopathy. *Instr Course Lect* 29:339–360, 2000.

86. Pellicci PM, Ranawat CS, Tsairis P, et al: A prospective study of the progression of rheumatoid arthritis of the cervical spine. *J Bone Joint Surg Am* 63:342–350, 1981.

87. Marks JS, Sharp J: Rheumatoid cervical myelopathy. *Q J Med* 50:301–319, 1989.

88. Mansour M, Cheema GS, Naguwa SM, et al: Ankylosing spondylitis: a contemporary perspective on diagnosis and treatment. *Semin Arthritis Rheum* 36:210–223, 2007.

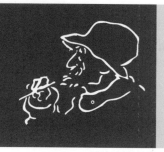

第 46 章

肩 痛

原著　Scott David Martin · Shivam Upadhyaya · Thomas S. Thornhill
于奕奕 译　赵东宝 校

关键点

对肩部功能解剖学的理解使得肩痛大多数病因的诊断依赖于临床检查。

病史、体格检查及辅助检查通常可以指导制订肩痛最适当的治疗方案。

肩痛的鉴别诊断不仅包括常见的局部疾病（例如肌腱和相邻结构），还应该考虑到通过牵涉痛机制引起的远端解剖部位的各种疾病。

一系列特殊诊断性试验对肩痛的诊断有很大帮助。

大多数病因所致的肩痛能采取物理方法治疗。成功的治疗可以使潜在的外科患者获益，包括那些保守治疗无效的患者。

系统性关节病有时可表现为肩部疾病，而且随着时间推移常累及肩部，对这类患者的早期评估是必不可少的。

肩痛是最常见的肌肉骨骼疾病之一，可能由多种因素导致。作为上肢和胸廓的连接，肩关节独特的解剖结构和部位使得确诊肩痛较为困难。肩关节是人体最复杂、活动性最大的关节之一，它被肌肉、肌腱和骨横贯，周围包绕重要的神经血管，这些都可能是局部疼痛和牵涉痛的原因。

明确肩痛的原因对于推荐合理的治疗方法是必不可少的。医生检查时必须能够鉴别肩痛是由内源性或局部因素引起，还是由外源性或远端因素引起，或者两者兼而有之。内源性因素源于肩胛带，包括盂肱关节和关节周围疾病，而外源性因素出现在肩胛带之外，伴有肩关节继发性牵涉痛（表 46-1）。例如左肩痛可作为冠状动脉疾病的首发症状，肝、胆、脾疾病

最初也可能表现为肩痛，这些都是外源性因素。

准确评估、诊断和治疗肩痛需要对肩部解剖有全面的了解，包括其牵涉痛的方式。完整、系统的体格检查是准确诊断的关键。初步诊断时，应仔细鉴别所有可能引起肩痛的原因。最终诊断可能要求对反复的查体、与症状相关的诊断性检查，及对选择性注射的反应等情况进行综合分析。磁共振成像（MRI）、计算机断层扫描（CT）关节造影、超声检查和肌电图（EMG）等诊断性检查的发展促进了肩痛的早期诊断，同时加深了对肩部疾病的认识。风湿科或全科医疗中都可能遇到肩痛，本章旨在为其诊断与治疗提供实践指南。本章将不涉及肩关节问题的详细分析及主要创伤的治疗，该部分内容超出本章范围，可参考其他作者的专著。

解剖与功能

由于肩关节的复杂性，治疗肩痛的医生必须了解肩关节的解剖和功能结构。肩关节是全身活动度最大的关节，是以牺牲稳定性为代价的。不论何时，肱骨头面仅有 25% 与关节盂接触。盂唇加大了关节面接触面积，能够增加关节的稳定性[1]。盂唇病变可能由肩关节不稳引起，其损伤类型可提示不稳类型，盂唇撕裂也可导致肩关节内紊乱引起疼痛[2]。关节的稳定性也可通过薄的关节囊以及前、后、下方加厚关节囊的盂肱韧带来实现[1]。关节前方的稳定性主要由下盂肱韧带的前束提供。

肩袖保证了关节动态稳定性；它由四组肌群组成，即冈上肌、冈下肌、后方的小圆肌和前方的肩胛下肌。肩关节由三个关节和两个滑面组成，即肩锁关节（acromioclavicular，AC）、胸锁关节、盂肱关节、

表 46-1 肩痛的常见原因

内源性原因

局部疾病

肩袖肌腱炎或撞击综合征

钙化性肌腱炎

肩袖撕裂

二头肌腱炎

肩锁关节炎

盂肱疾病

炎性关节炎

骨关节炎

骨坏死

肩袖关节病

化脓性关节炎

盂唇撕裂

粘连性关节囊炎

盂肱关节不稳

外源性原因

区域性疾病

颈神经根病

臂丛神经炎

神经卡压综合征

胸锁关节炎

反射性交感神经营养不良

纤维组织炎

肿瘤

其他

・胆囊疾病

・脾外伤

・膈下脓肿

・心肌梗死

・甲状腺疾病

・糖尿病

肾性骨营养不良

肩胛胸廓面和肩峰下面。

图 46-1 显示了常见肩痛的肌肉骨骼和体表的解剖定位。图 46-2 显示了经过肩峰前下方附着于肱骨大结节的三块组成后肩袖的肌肉解剖。肩胛下肌是唯一附着于肱骨小结节的前肩袖肌。通过了解肩袖与肩胛下区的关系，确定上界为肩峰下表面，下界为肱骨头，医生能将肩撞击综合征的问题具体化，并且能在此区域内准确注射。了解肱二头肌长头肌腱经过二头肌沟进入关节盂上方的路径有助于理解肱二头肌腱炎。临床医生在诊断和治疗肩痛之前，应该仔细回顾肩胛带结构与功能的关系 [3-4]。

诊断

肩关节临床评估

肩关节疾病的准确诊断和成功治疗首先要有完善的病史和体格检查。正确诊断所需的大部分信息可通过临床基本技能获得，而不是依赖昂贵且高科技辅助检查手段。只有在需要证实既定诊断或协助诊断疑难病症时才使用诊断性检查。

病史

患者的年龄和目前症状的主要原因是确诊的重点。对于 70 岁久坐的老人和 20 岁的运动员而言，肩痛的鉴别诊断完全不同。疼痛是缓慢发生的，还是在特定事件后突然发生？逐渐发作的肩关节前外侧区或三角肌区的疼痛，且在肩部向前抬举时加重、伴夜间痛，提示肩撞击征伴肩袖肌腱病变。头部活动时疼痛和显著无力提示肩撞击征伴肩袖撕裂。就像进入汽车后座，肩部外展和外旋到背后时，也可能出现疼痛和无力。应询问症状发作的诱因，并仔细记录任何肩痛或创伤的病史。

应评估疼痛的程度、性质、部位、周期性、加重或缓解的因素。用视觉模拟评分将疼痛以 0 ~ 10 分级；0 代表无痛，10 代表患者曾经历的最严重疼痛。疼痛严重程度的另一个指征是睡眠失调。应询问患者疼痛是否影响入睡或是否曾疼醒过，以及是否可以受累侧卧位睡。还应询问患者疼痛是锐痛，还是钝痛？肩上方的尖锐、烧灼样痛提示神经源性疼痛，而外侧三角肌上的钝痛、酸痛提示肩撞击征伴肩袖疾病。应明确疼痛的部位或分布：肩胛带周围的局部疼痛或放射至手臂的疼痛？以及是否合并有感觉缺失或无力？应明确疼痛的周期性是持续性的，还是间歇性的，有哪些加重或缓解的因素。肩袖肌腱病变的疼痛常因肘部远离体侧的重复活动而加重。

应考虑到是否有任何颈部和神经根疼痛病史，神经根型疼痛常延伸至肘下，伴有感觉缺失和无力。颈周疼痛可能提示源于颈部病变，或局限于斜方肌。斜方肌痛常与肩痛相关，是患者试图向肩部倾斜的结

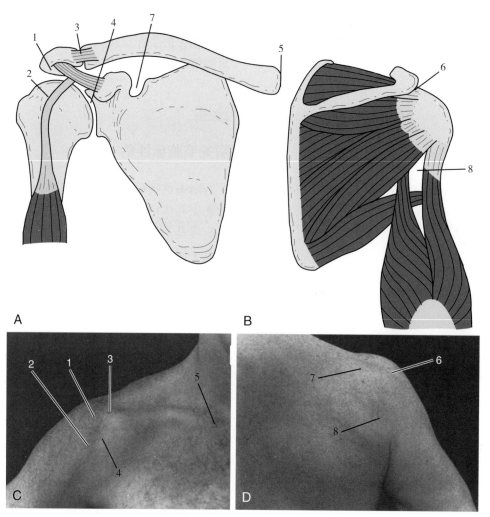

图 46-1　特定肩关节问题中疼痛和压痛的肌肉骨骼（**A** 和 **B**）和体表的解剖定位（**C** 和 **D**）。1. 肩峰下间隙（肩袖肌腱炎或撞击综合征、钙化性肌腱炎、肩袖撕裂）；2. 二头肌沟炎（二头肌腱炎、二头肌腱半脱位和撕裂）；3. 肩锁关节；4. 前盂肱关节（盂肱关节炎、骨坏死、盂肱撕裂、粘连性关节囊炎）；5. 胸锁关节；6. 肩峰后缘（肩袖肌腱炎、钙化性肌腱炎、肩袖撕裂）；7. 肩胛切迹（肩胛上神经卡压）；8. 四边孔（腋神经卡压）。这些疼痛和压痛区域常有重叠

果。保持军姿可能导致斜方肌的疲劳、痉挛和触发点疼痛。

　　还应考虑任何相关的既往史，如恶性肿瘤等。也应经常考虑的是，神经、内脏和血管疾病的牵涉痛会累及肩部，尤其是活动范围内无疼痛感的患者。

体格检查

　　正确的肩部体格检查包括从正面和背面进行肩胛带的仔细检查。体格检查时，患者取坐位或立位，医生立于患者身后，充分暴露患者双肩。先视诊正常肩部，并与患侧进行对比。检查双肩的外形和对称性，两侧对比，在肩水平位评定有无萎缩或不对称。棘肌萎缩可能是由废用、慢性肩袖撕裂、肩胛上或臂神经

疾病引起[5]。如果肩胛翼状突起明显，可要求患者对墙做支撑动作，这能使翼状肩更加明显。

　　应仔细记录肩关节运动范围，同时注意任何正常肩关节运动的缺失，或盂肱关节活动缺失后代偿性的肩胛胸廓活动过度。让患者用大拇指触及背部，同时检查者注意观察患者触及的脊椎水平，由此检查肩部的内旋。肩痛早期出现内旋缺失常提示肩关节囊后方有一定的紧张度。应对肱二头肌肌腱、喙突、小结节和大结节及后方肩袖触诊，并评估压痛（图 46-3A）。肱二头肌长头压痛常与肩袖肌腱病和大结节压痛有关。斜方肌或肩胛提肌痉挛或压痛可能与肩袖疾病或颈椎疾病有关。应检查颈部活动范围，并触诊颈旁肌肉。颈旁肌肉压痛和颈部活动范围受限可提示颈椎关

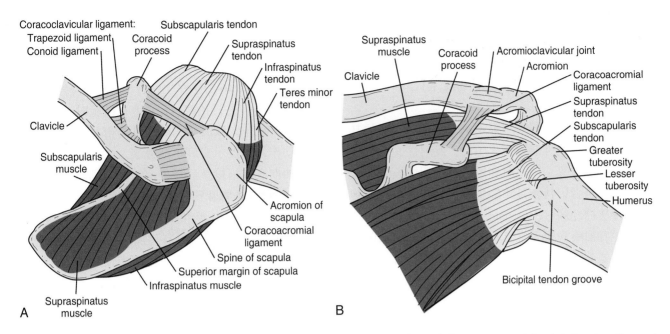

图 46-2　A, Superior view of the rotator cuff musculature as it courses anteriorly underneath the coracoacromial arch to insert on the greater tuberosity. B, Anterior view of the shoulder reveals the subscapularis, which is the only anterior rotator cuff muscle inserting on the lesser tuberosity. It internally rotates the humerus and provides dynamic anterior stability to the shoulder. (From the Ciba Collection of Medical Illustrations, Volume 8, Part I. Netter Illustration from www.netterimages.com . Copyright Elsevier Inc. All rights reserved.)

节强直或神经源性疾病。患者向侧方屈颈，检查者自患者头顶向下施以轴向压力，进行 Spurling 试验（椎间孔挤压试验）。产生放射至同侧肩部的疼痛为阳性试验结果，提示有神经根疾病。

为了引出撞击征，将患者肩部被动抬高于前屈位，同时用另一手下压肩胛骨，迫使大结节抵住前肩峰，撞击时则会产生疼痛（图 46-3B）[6]。该方法若用于其他疾病，如粘连性关节囊炎、盂肱关节炎和肩锁关节炎、盂肱关节不稳和钙化性肌腱炎，也可出现疼痛。肩关节环行内收运动检查是一种动态的撞击试验，又称 Clancy 试验，诊断肩袖肌腱病（包括部分性撕裂）的敏感度为 95%，特异度为 95%[7]。该试验中，患者取站立位，头转向对侧肩部。受累肩关节在肩水平环行运动、内收，同时保持肘部伸展、肩关节内旋及拇指指向地面（图 46-3C）。患者保持这个姿势，检查者对其伸展的手臂均衡向下施力时，嘱患者最大限度地进行对抗。此检查引出疼痛或无力，且疼痛位于前外侧肩关节，则为阳性结果。疼痛和无力与肩袖完全撕裂呈强正相关性[7]。

应观察胸锁关节和肩锁关节是否有突出，并触诊稳定性和有无压痛。由于远端锁骨的底面骨赘撞击肩袖，很多有撞击征的患者在直接向下触诊肩锁关节时有压痛[3,5]。

肩锁关节压痛也可能由原发肩锁关节病引起，应通过体格检查相鉴别，包括胸前交叉内收试验和 O'Brien 试验[8]。40 岁以上的患者常有肩锁关节病的 X 线证据，但通常不伴有疼痛[9]。

进行胸前交叉内收试验或水平内收试验时，患者肩关节前屈 90°，然后将手臂在胸前交叉并内收（图 46-3D）。肩锁关节疼痛是阳性试验结果。如果疼痛出现在肩关节后方，应怀疑关节囊后方较紧伴撞击。进行 O'Brien 试验时，患者前屈手臂 90°，并在身体矢状平面内收 10°。此试验分两部分，第一部分，要最大限度使手掌心向下，且拇指朝下；当检查者向患者手臂施以向下压力时，嘱患者进行抵抗。如果试验引出疼痛，询问患者疼痛是在肩顶部，还是在关节内。若定位于肩顶部，则提示肩锁关节痛；若定位于关节内，则提示上盂唇前后向（superior labrum anteriorposterior，SLAP）损伤。第二部分，检查者对手臂施以向下压力，嘱患者最大限度转动手使掌心向上。如果患者疼痛明显减轻，则提示 SLAP 损伤。如果疼痛没有变化，且定位于肩顶部，则提示肩锁关节病变阳性[8]。

如果对引起肩锁关节压痛的原因不确定，应进行利多卡因注射，医生应避免进针太深从下方穿过肩锁关节从而注入肩峰下间隙，这会导致错误解释。若肩锁关节疼痛减轻，则可能同时存在肩峰下撞击。如果考虑施行手术治疗（即远端锁骨切除术），则应对其彻底评估[10]。

如果疼痛与客观检查结果不符，应寻找肩痛的其他原因，包括钙化性肌腱炎、感染、反射性交感神经营养不良和骨折等。冈上肌和冈下肌失用性萎缩明显且后肩痛的患者，特别是年轻患者，可能有肩胛上神经病或臂丛神经病（Parsonage-Turner 综合征）[5,11]。

慢性肩袖疾病患者常有不同程度的冈上窝和冈下窝失用性萎缩。对于慢性大范围肩袖撕裂患者，可能存在严重萎缩和无力。应进行外旋肌力检查，检查者支撑患者肘部置于体侧，嘱患者当检查者施以阻力时

将肩关节从中立位（内收 0°）尽力外旋（图 46-3E）[12]。若产生无力，可提示冈下肌腱撕裂。外展肌力检查是使患者肩关节前屈 30°、外展 90°、拇指指向地面时，对抗阻力（图 46-3F）[13-14]。若出现无力，可提示冈上肌腱撕裂。进行抬离（lift-off）试验时，患者肩关节处于内旋位，嘱其尽力将手从背部拉开。若不能完成此动作，则提示肩胛下肌撕裂。

如彻底体格检查后怀疑有撞击，则应进行撞击试验，即将 5 ml 局麻药注入肩峰下间隙[15-16]。在进行此试验之前，嘱患者将撞击征中疼痛用 0 ~ 10 视觉模拟评分分级，0 代表没有疼痛，10 代表患者所经历过的最严重的疼痛。可根据医生习惯从前位、侧位或后位进行注射。肩峰下间隙注入局麻药 10 分钟后，患者根据同一量表再次将疼痛分级。疼痛减轻 50%

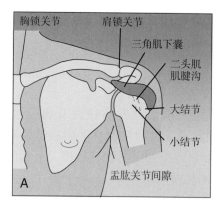
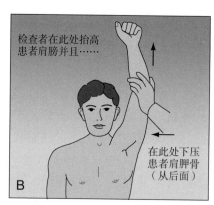
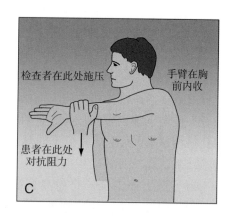
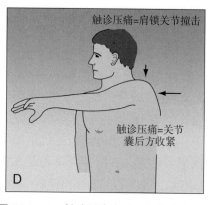
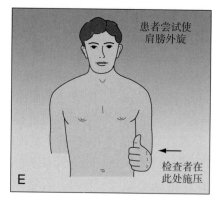
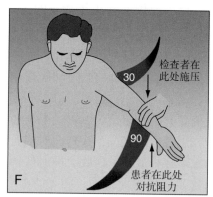

图 46-3 **A**，触诊压痛有助于定位病变位置。二头肌长头和大结节触诊压痛提示撞击伴肩袖肌腱病变的可能。**B**，为了引出撞击征，检查者在前屈位抬高患者肩膀，同时用另一只手下压患者肩胛骨，迫使大结节和肩袖抵抗前肩峰并产生疼痛，此即撞击征存在。局部注射麻醉剂后疼痛缓解（即撞击试验），给肩峰下病变提供了额外证据。**C**，Clancy 试验需要患者立位并将头部转向对侧肩部。受累手臂内收上抬至肩水平，保持肘部伸展，拇指指地。要求患者用此姿势对抗检查者对前臂施加的压力，如果出现肩关节前外侧疼痛或无力，提示试验阳性。**D**，患者上臂前屈 90°，交叉置于胸前并内收。肩锁关节局部疼痛，提示阳性结果。**E**，试验要求患者肘部屈曲 90°，检查者在患者一侧握住其手臂并施加阻力，要求患者尝试从中线位置（0° 内收）外旋肩膀。与对侧手臂的力量进行比较。**F**，外展肌力检查要求患者肩关节前屈 30°、外展 90° 及拇指指地。让患者对抗检查者施加在外展手臂上向下的压力。与对侧肌力进行比较。（From Martin TL, Martin SD: Rotator cuff tendinopathy. Hosp Med 12:23-31, 1998.）

或以上则为撞击试验阳性。否则，应考虑是否存在其他原因，或是局麻药注入部位不当。如果认为肩痛由肩锁关节引起，可将 1 ~ 2 ml 局麻药注入关节内，并再次检查肩关节。若认为肩痛是由肩峰下撞击和肩锁关节引起的，为降低患者不适，可能需要多次门诊就医，连续多次注射来检查肩关节[9]。

对二头肌腱炎可疑患者，可进行 Speed 试验。检查者对手臂向下施力，同时嘱患者屈曲肩关节，伸展肘部。若出现二头肌长头疼痛则为阳性，提示二头肌腱炎。

应进行上肢肌力检查，并对比双侧肌力，以检查有无肌肉萎缩。仔细检查双手的握力，作为是否存在内源性萎缩的证据。检查二头肌（C5）、三头肌（C7）和肱桡肌腱反射（C6）的对称性和灵敏性。

应进行浅触觉检查，浅触觉缺失的皮区分布可提示神经根病。应触诊颈区、锁骨上区、腋区和肱骨内上髁区是否有肿大的淋巴结，若有，则提示可能存在恶性疾病。

影像学

X 线评估

对非创伤性肩痛应进行标准 X 线检查。应行撞击系列 X 线检查，包括尾倾 30°的肩关节前后位片（Rockwood 位片）、出口位片（尾倾 10° ~ 15°的肩胛 Y 形）和腋位片。如果疑有钙化性肌腱炎或不稳，可摄内旋外旋位片。Rockwood 位片可以显示前肩峰和肩锁关节处的任何骨赘[17]。对创伤性损伤患者应行创伤系列 X 线检查，包括正前后位片、肩胛 Y 位片和腋位片。腋位片有助于评估肱骨头的前 / 后半脱位。如果诊断不稳定性有疑问时，可加拍附加片，如 West Point 位片可发现关节盂骨性 Bankart 损害的证据；Styker 切迹片可发现肱骨头的 Hill-Sachs 损伤。伴肱骨头半脱位的前移增加可造成继发性撞击型肩袖肌腱炎。此时，腋位片或 X 线透视检查有助于显示半脱位[18-19]。

当疑有肩锁关节病理改变时，应拍摄 Zanca 位片[20]，即头侧倾斜 10°、50% 显影的肩锁关节片（图 46-4）。摄肩锁关节应力片时，在患者前臂捆绑 5 ~ 10 磅的重物，判断肩锁关节分离情况。比较双侧肩关节的喙锁距离可能有所帮助。当有临床指征时，应进行颈椎 X 线检查，以排除可引起肩痛的颈椎病。

闪烁扫描术

[99]m Tc-MDP 或镓可能对评价肩关节骨骼病变有诊断价值。骨扫描对诊断非肿瘤或非感染性肩关节疾病一般没有帮助。

闪烁扫描术能识别进展至肩袖撕裂性关节病的完全性肩袖撕裂患者。这一鉴别非常重要，因为完全性肩袖撕裂患者可能一般情况好，但有进行性肩袖撕裂性关节病变化的患者可出现进行性关节炎、疼痛和明显的功能受损。滑膜炎或焦磷酸钙沉积症可能是肩袖撕裂性关节病发病机制的重要因素。在这种病例，闪烁扫描术能显示出与慢性滑膜炎相关的血流及血池增多。

关节摄影术

双重对比关节断层造影（double-contrast arthrotomography，DCAT）可用于评价肩袖、盂唇、二头肌腱和肩关节囊病变[21-24]。图 46-5 显示肩关节正常的 DCAT。单重对比或双重对比检查能发现肩袖

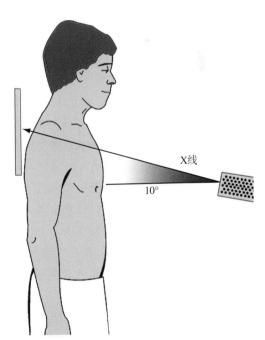

图 46-4 拍摄肩锁关节 Zanca 位片时，头侧倾斜 10°，50% 显影。（From Rockwood CA Jr, Young DC: Disorders of the acromioclavicular joint. In Rockwood CA Jr, Matsen TA III, editors: The shoulder . Philadelphia, 1985, WB Saunders, pp 413-476.）

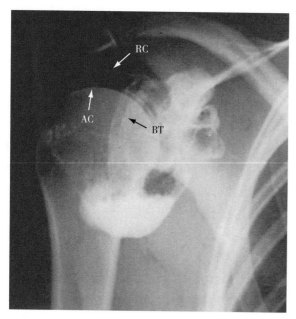

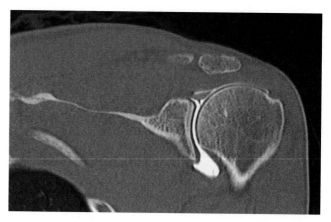

图 46-6　多排 CT 显示盂唇上部撕裂

图 46-5　正常的双重对比关节造影显示肩袖（RC）下缘（沿肩峰下间隙到大结节）、二头肌长头肌腱（BT）和肱骨头关节软骨（AC）

撕裂。双重对比关节摄影术支持者认为撕裂的程度、所选手术方式和明确肩袖组织性质最好由双重对比检查来确定 [21-26]。若不行 MRI 或 CT，单纯关节摄影术可能会漏诊和导致低估肩袖撕裂的程度。特别是对那些不能做 MRI 的患者，多排 CT 可以提高诊断盂唇和肩峰撕裂的准确性（图 46-6）。

　　不伴肩关节脱位的盂唇撕裂是运动员前肩疼痛的常见原因 [2]。不论有或无相关盂肱关节半脱位，盂唇撕裂（图 46-7）一般均可通过 DCAT 检查确诊 [24-25]。Kneisl 等 [27] 描述了 55 名先行 DCAT、然后行诊断性肩关节镜的患者。DACT 能预测关节镜发现的 76% 前唇和 96% 后唇病变。DCAT 对诊断完全性肩袖撕裂有 100% 的敏感度和 94% 的特异度。DCAT 确诊的部分性肩袖撕裂患者中 83% 被关节镜检查漏诊。研究者认为 DCAT 诊断关节不稳患者关节内和肩袖病变优于在仅有疼痛的患者中的效果 [27]。

　　肩关节造影可以通过显示伴有滑膜腔缩小的腋隐窝闭塞来证实粘连性关节囊炎的诊断（图 46-8）。肩峰下滑囊造影有助于显示撞击征病例的肩袖外表面和肩峰下间隙 [28-29]。Fukuda 等 [30] 报道了一小部分年轻患者（平均年龄 41.8 岁）在盂肱关节造影检查结果阴性时进行的肩峰下滑囊造影。这些患者均显示造影

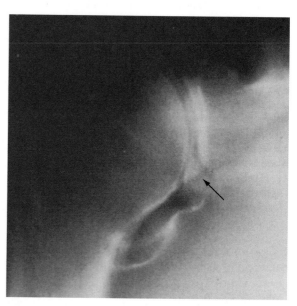

图 46-7　双重对比关节断层造影显示盂唇前下部撕裂（箭头）

剂汇聚在撕裂囊侧，这在手术中得到证实。肩峰下滑囊造影并不是常规诊断方法，在我们看来，它对设计外科手术意义不大。

CT

　　CT 对评价肌肉骨骼系统很有帮助，CT- 关节造影逐渐成为评价盂唇撕裂、游离体和软骨病变的主要诊断工具（图 46-9）。Rafii 等 [31] 报道了使用 CT- 关节造影评价肩关节紊乱的情况。此研究发现 CT- 关节造影评估盂唇和关节面病变的准确率达 95% [34]。最近，多排 CT- 关节造影扫描已用于评价部分性肩袖撕裂（图 46-10A）、囊性病变（图 46-10B）和钙

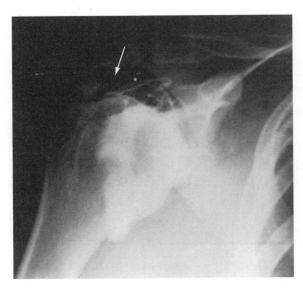

图 46-8 钙化性肌腱炎（箭头）和粘连性关节囊炎患者的双重对比关节造影。注意伴有滑膜腔缩小的关节囊收缩和腋隐窝闭塞

化性肌腱病（图 46-10C）。

超声检查

超声检查设备的技术改良使超声检查肩袖的水平得到提高。这是一种无创、快速且无放射性暴露的技术[27-29,32]。它在手臂处于不同位置时检查肩袖的水平面和横切面，以观察肩袖的各个区域。这些技术通常能显示最常发生撕裂的远端肩袖。图 46-11 显示肩袖纵切面和横切面正常和异常的超声影像。

一些研究报道超声技术诊断肩袖撕裂的敏感度和特异度较高[29-32]。据报道，关节摄影术及相关手术证明，其敏感度和特异度均高于 90%[31-32]。它也用于评价肩袖修补术后的情况和二头肌腱异常[33-37]。

Gardelin 和 Perin[38] 报道超声确诊肩袖和二头肌腱病变的敏感度为 96%。Mack 等[33] 发现，对于肩关节

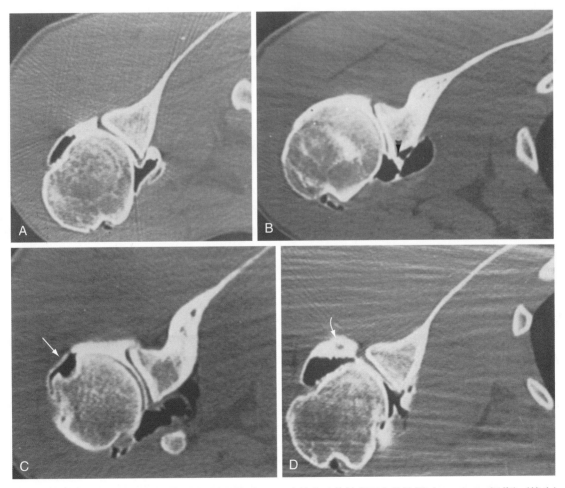

图 46-9 肩 CT- 关节造影。**A**，正常表现；**B**，前盂唇撕裂；**C**，肱骨头后方关节面大片缺损（Hill-Sachs 损伤）（箭头）；**D**，后隐窝中游离体（箭头）

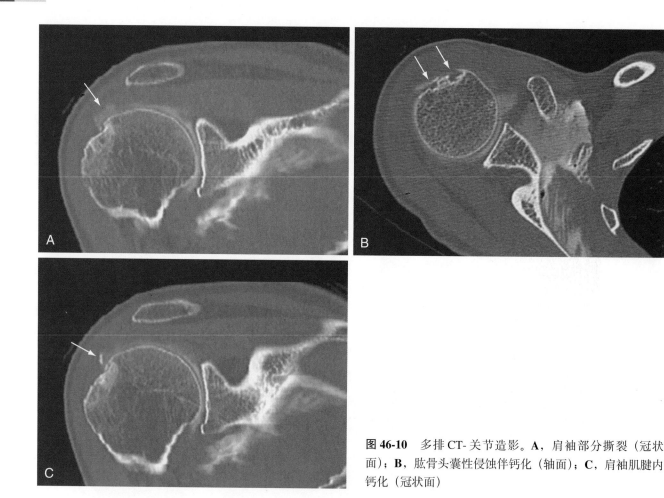

图 46-10 多排 CT- 关节造影。**A**，肩袖部分撕裂（冠状面）；**B**，肱骨头囊性侵蚀伴钙化（轴面）；**C**，肩袖肌腱内钙化（冠状面）

症状复发的术后患者而言，超声评估很有价值。在一项回顾性研究中，Hodler 等 [36] 比较了超声与 MRI 和关节造影评价 24 例肩关节肩袖病变的情况。15 例撕裂的肩袖中，超声发现 14 例，MRI 发现 10 例，关节造影发现 15 例 [36]。9 例未受损伤的肩袖中，超声准确比例为 7/9，MRI 为 8/9 [36]。Vestring 等 [39] 发现超声诊断肱骨头缺损和关节渗出的准确率与 MRI 相同，但诊断盂唇病变、肩袖病变、肩峰下骨刺和滑膜炎性疾病的准确率均低于 MRI。对于有经验的超声检查医生来说，超声可能是肩袖损伤初步评价中最具成本效益优势的检查方法，但大多数外科医生在手术探查前还是需要 CT 关节造影或 MRI 确认 [33,36,38-40]。

MRI

MRI 已用于诊断部分或全层肩袖撕裂、二头肌腱撕裂、肩袖撞击、滑膜炎、关节软骨损伤以及盂肱关节不稳相关盂唇病变 [41-43]。据报道，在类风湿关节炎中，MRI 诊断软组织异常和关节盂、肱骨头骨

性异常的敏感度高于平片 [44]。

MRI 诊断最有价值的病症之一是肩袖病变。Morrison 和 Offstein[45] 研究了 100 名慢性肩峰下撞击综合征患者应用关节造影和 MRI 的情况。MRI 确诊关节造影所证实的肩袖撕裂的敏感度为 100%，但特异度仅 88%。Nelson 等 [46] 研究了 21 名肩痛患者，发现 MRI 确诊部分肩袖撕裂的准确性高于 CT- 关节造影或超声。这些研究者也报道 MRI 诊断盂唇异常的准确度与 CT- 关节造影相同 [46]。

肩袖撕裂的特征性 MRI 表现包括：在 T1 加权像上，冈上肌腱复合体中有一低信号裂隙，肩峰下间隙缩窄伴冈上肌腱缺失；在 T2 加权像上，冈上肌腱内信号增强 [47]。Seeger 等 [48] 报道了 170 例 MRI 扫描结果，发现 T1 加权像对于发现冈上肌腱内异常的敏感度很高，但需要 T2 加权像鉴别肌腱炎与细小的冈上肌腱撕裂。但是大片的全层撕裂在 T1、T2 加权像都能显示。图 46-12 描述了 MRI 中常见的肩关节病变。MRI 诊断肩关节骨坏死和肿瘤病变的敏感度与

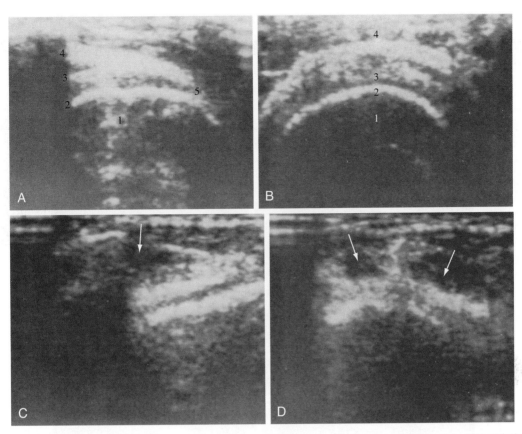

图 46-11　**A**，超声显示的肩袖正常纵面观：（1）肱骨头；（2）上关节面；（3）肩袖；（4）三角肌腱；（5）肩袖逐渐变细，附着于大结节。**B**．覆盖于肱骨头的正常完整的肩袖横断面观。**C**，肩袖撕裂，纵面观显示低回声区（箭头）。**D**，肩袖撕裂，横断面观显示低回声区（箭头）

闪烁扫描术接近，但特异度更高。

关节镜检查

　　在 20 世纪 80 年代，诊断肩关节病时关节镜检查反应用开始增加，部分原因是其精确性远高于临床检查，并优于同期的其他诊断技术。随着纤维光导、视频输出和关节镜仪器的技术进步，使用关节镜诊断和治疗肩关节疾病成指数增长，包括以前仅适用于开放技术的疾病[49]。

　　与 DCAT 相比，关节镜诊断肩痛相关关节内病变的准确性更高[27]。关节镜另一优势是可用于诊断和治疗盂肱关节和肩峰下区的肩关节问题。随着 MRI 关节摄影术检测部分性肩袖撕裂和盂唇损害准确性的提高，诊断性肩关节镜在缺乏明确指征和特定治疗计划时已较少使用。结合详细的病史、体格检查和麻醉下检查，肩关节镜有助于诊断慢性不稳的盂肱关节病变[49-52]。

　　随着技术进步和对肩关节问题病理生理理解的

加深，肩关节镜在肩关节常见疾病治疗中的指征和有效性持续增加。肩关节镜已常规用于明确和治疗 SLAP 病变、盂唇撕裂、部分性肩袖撕裂、顽固性粘连性关节囊炎、部分性二头肌腱撕裂和多向性不稳。其他常规使用关节镜治疗的疾病是肩袖撕裂、盂肱不稳、肩锁关节病变、游离体、败血症、剥脱性骨软骨炎、滑膜炎、软骨病变、肩峰下撞击征和钙化性肌腱炎[2,10,49,52]。

肌电图与神经传导速度检查

　　肌电图（EMG）和神经传导速度检查有助于鉴别神经源性肩痛，也有助于将神经源性疼痛定位于特定的颈神经根、臂丛或周围神经[53-54]。

注射诊疗

　　注射局麻药和糖皮质激素是诊断和治疗肩痛的有

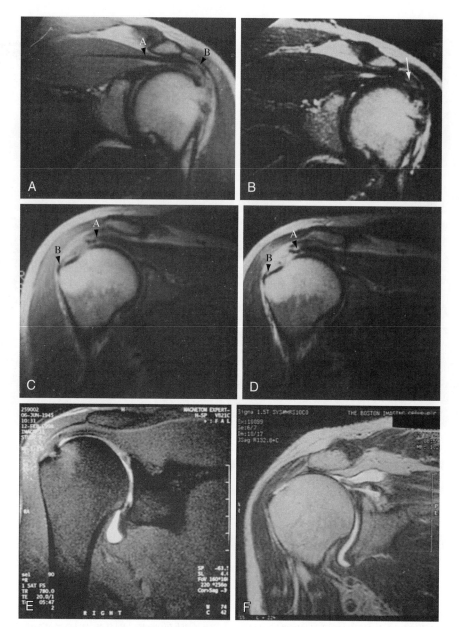

图 46-12 **A**，MRI 冠状面质子密度加权像显示冈上肌腱为一条黑带（A），信号增强，接近大结节附着点（B）。**B**，冠状面 T2 加权像显示信号增强为灰色（箭头），提示部分撕裂或肌腱炎。**C**，MRI 冠状面质子密度加权像显示冈上肌腱从右至左走行时的断点（A）。从 A 到 B 是信号增强区，其后是肌腱的短头（B）附着于大结节。**D**，冠状面 T2 加权像显示信号增强为白色（液体密度），提示完全肩袖撕裂间隙中的液体。**E**，MRI- 关节造影显示正常的肩袖。**F**，MRI- 关节造影显示慢性肩袖撕裂伴挛缩

效技术 [55]。为了能正确注射，医生必须对肩胛带的解剖结构有一个全面的了解，并有一个初步的诊断。在牵涉痛区域内注射是不恰当的。若患者外侧手臂痛是由冈上肌腱钙化性肌腱炎累及三角肌滑囊引起的，注射部位则应是肩峰下间隙，而不是三角肌的牵涉痛区域。当对伴有前方撞击综合征的肩袖肌腱炎患者进行注射时，较好的方法是选择后方或外侧的肩峰下进

路，因为从后方或外侧进入肩峰下区比较容易，且对挛缩的前方结构创伤较小。

静脉输注速效局麻药有助于明确肩痛的来源。沿二头肌沟注射局麻药，疼痛消失可明确二头肌腱炎的诊断。因为肩峰下间隙与肩胛带其他部分联系广泛，故向此处注射局麻药意义不大，但若注射后症状缓解，则可排除颈神经根病或卡压性神经病所致疼痛。

首选的诊断性检查

表 46-2 根据 2014 年医疗费用表和某一机构 2014 年的收费列出了各种肩关节诊断性检查的报销和收费情况。特殊检查的选择取决于其敏感性、特异性和成本 - 收益分析。病史和体格检查是建立肩痛诊断最重要的因素。首选的影像学检查应该是平片（三位片）。尽管其敏感性不如更高级的检查，但平片可以发现关节炎改变、钙化性肌腱炎、确定的骨坏死和大部分肿瘤。

若怀疑有关节内病变（如盂唇撕裂、关节囊撕裂、游离体、软骨缺损等），则优先选 MRI- 关节造影，而非 CT- 关节造影检查。在诊断年轻患者的急性肩袖撕裂时，超声是确定临床猜测成本 - 收益比例最高的方法。MRI 对撞击综合征敏感性较高，但如无 MRI- 关节造影，很难鉴别肌腱炎、部分性撕裂和较小的完全性撕裂。整形外科医生更喜欢行 MRI-关节造影来证实盂唇撕裂或部分性肩袖撕裂，对怀疑有全层肩袖撕裂的病例，MRI 更适合用于确定其撕裂大小、肌肉萎缩和肌腱挛缩程度，以及需要修复的剩余组织性质。

肩痛的内在因素

关节周围疾病

肩关节撞击与肩袖肌腱病

肩痛最常见的非创伤性因素之一是伴有肩袖肌腱病的肩撞击征。1972 年，Neer[6] 描述了他对 100 个肩关节的解剖结果，并创造了"撞击综合征"这一名词。"撞击"可被定义为在盂肱关节运动中肩袖从肩峰、喙肩韧带、喙突或 AC 关节下方通过时，对肩袖所造成的侵害。后肩袖的功能是外展和外旋肱骨。肩袖在协助三角肌抬高上臂时，同时协助二头肌腱为肱骨头减压，来维持肱骨头居中于关节窝的腱板[56-58]。

但是关于"肩撞击征"的具体原因仍有争议——它是否是手臂上抬时伴随头部上移的肌腱内原发性的、内在的、退行性病变和肩峰的继发撞击，还是继发于肩峰原发撞击的肌腱单纯性机械磨损。肩袖的机械性撞击可能受到肩峰形状和斜度变化的影响[59-60]。冈上肌出口可由于肩峰增生性骨刺或 AC 关节退行性改变而变得狭窄。这些改变连同肩袖的内在退行性改

表 46-2 2014 年肩痛诊断流程的相对费用

流程	初步费用（美元）	技术费用（美元）	解释费用（美元）
医疗保险 B 费用表			
初步的门诊就诊（30 分钟）	108.18		
平片（3 位片）		91.36	29.36
关节摄影术		340.49	72.78
磁共振成像（MRI）		492.63	86.33
计算机断层扫描（CT）		287.65	61.79
机构费用			
初步门诊就诊（30 分钟）	394.00		
平片（3 位片）		436.00	35.00
关节摄影术		625.00	302.00
磁共振成像（MRI）		4785.00	350.00
计算机断层扫描（CT）		2184.00	181.00

变可导致肩袖撕裂，但是具体的发病机制仍有争议。很多研究发现退行性肥大骨刺的形成及其导致的冈上肌出口狭窄与肩袖全层撕裂之间强相关[6,16,61-68]，但是临床研究并不能解释喙肩弓的肥大性改变与肩袖损害之间的因果关系。

Neer[6] 创建了一种描述肩关节撞击损伤的分期系统。I 期损伤包括肩袖的水肿和出血，常见于 25 岁以下热衷于重复性举臂过头类运动的年轻人。休息、抗炎药和物理治疗等保守治疗的效果较好。II 期损伤通常见于 30 ~ 40 岁的患者，表现为反复机械性撞击发作后的反应性肌腱纤维化和增厚。治疗上与 I 期一样，选择保守治疗，但是可能复发。如果充分保守治疗 6 ~ 12 个月后症状仍持续，则考虑手术干预。III 期损伤包括肩袖撕裂、二头肌腱断裂和骨性改变，很少见于 40 岁以下的人群。根据撕裂的分期不同，患者可能表现为疼痛、无力或冈上肌萎缩。应根据患者的年龄、功能丧失、无力和疼痛等情况决定是否采取手术治疗。

患者常向医生自诉有未缓解的疼痛，持续时间不一。创伤性肩袖撕裂的疼痛可以突然发生且使患者丧失活动能力，长期撞击的疼痛更多表现为一种钝痛。疼痛常位于肩关节的前外侧，可放射至三角肌外侧。受累肢体侧卧和举臂过头活动均可加重疼痛。触诊大结节和二头肌沟中二头肌长头可能引出压痛，提

示相应的二头肌腱炎。若伴随有肩锁关节的退行性改变，由于骨赘撞击下方肩袖，触诊肩锁关节可能出现压痛。

Neer[6]描述的撞击征（图 46-13）对诊断肩袖肌腱病非常有帮助。当手臂被抬过头时，患者常会形容有一种锁扣感，可观察到患者通过外展和外旋来抬高手臂以跳过肩峰大结节，绕过疼痛区域。典型的疼痛区常出现于外展 70° ～ 110°。Neer[6]也描述了一种将利多卡因注射入肩峰下囊的撞击试验。疼痛缓解是撞击试验阳性结果，通常提示肩袖性肩痛。

早期肩袖肌腱病的 X 线片可能显示正常或钩状肩峰。随着病情进展，可能出现硬化、囊性变、肩峰前 1/3 和大结节的硬化。前肩峰牵引性骨刺可能出现于肩锁关节外侧的肩峰底面，表示喙肩韧带挛缩。后期 X 线发现包括肩峰肱骨间隙狭窄，肱骨头相对于关节盂向上半脱位，以及前肩峰侵蚀性改变[71]。关节镜、MRI 和超声可能有助于诊断 III 期疾病相关的肩袖全层撕裂。在慢性肩袖大片撕裂的患者中，肱骨头近端移位会导致一种退行性关节炎，即肩袖撕裂关节病。

肩撞击征的分期和对疼痛的反应有助于选择治疗方法及预后。I 期疾病机械性撞击极少，大部分患者简单休息即可。因为肩关节囊和关节周围结构收缩可产生粘连性关节囊炎，所以在任何时候都不应制动肩关节，这一点非常重要。经过一段时间休息，渐进伸展和加强力量锻炼通常可使肩关节恢复到正常功能

水平。应用阿司匹林和其他非甾体抗炎药（NSAIDs）可缩短其病程。超声、神经探针和经皮电神经刺激等形式一般没有疗效。糖皮质激素和局部麻醉药注射对 I、II 期疾病患者效果很好。II 期疾病存在纤维化和前侧增厚，故采取后路注射较好。我们多将 1% 利多卡因 3 ml、0.5% 丁哌卡因 3 ml 和曲安西龙 20 mg 联合使用。其中，短效麻醉剂协助明确诊断，长效麻醉剂起镇痛作用，类固醇制剂有持久效应。

职业和物理治疗的综合模式通常可使 II 期疾病患者无须手术。肩使用过度所致的撞击综合征患者可通过调整工作来减轻症状。越来越多的管理人员意识到适当的人体工效学可节约成本[69-70]。

II 期撞击的初步恢复是停止反复举臂过头的活动，冰敷、NSAIDs 和局部注射也可能有效。初步物理治疗包括被动、主动协助和主动活动，结合伸展、松动锻炼，以防挛缩。疼痛和炎症减退后，进行等长或等张锻炼，以加强肩袖肌肉组织的力量。各种速度和各种位置的等速肌力锻炼应在患者恢复正常活动前开始进行。对于职业相关性损伤患者，检查和调整工作机械力学非常重要，以防反复发病而造成进一步的功能丧失，以致需要手术介入[69]。

Neer[16]建议采用喙肩韧带分离术和肩峰下囊滑囊切除术治疗难治性 II 期患者。Neer 所描述的开放性前肩峰成形术已开始作为治疗 II/III 期撞击损伤的选择方法，很多研究者报告了它在治疗撞击综合征和肩袖撕裂中的高成功率[71-74]。报道显示 71% ～ 87% 采用开放性手术治疗的患者的症状得到较好或极好的缓解[75-78]。

1985 年，ELLman[50]描述了关节镜肩峰下减压术。其最初结果[51]和其他人采取该技术取得的均与开放性手术结果相当[52,79]。关节镜肩峰下减压术已成为治疗难治性 II、III 期撞击损伤的常用治疗方法。它是一种门诊可施行的手术，由于不像开放手术那样需分离三角肌，故有助于康复和提高总体恢复率。

钙化性肌腱炎

钙化性肌腱炎是一种肩袖的疼痛疾病，与钙盐（主要是羟基磷灰石）的沉积有关[80-82]。钙化性肌腱炎的病因不明。一般认为是肌腱退行性变，由于营养不良导致钙化[82]。常见的临床病理关联是病程有三个明显的阶段：钙化前或形成阶段，此时相对不痛；钙化阶段，此阶段趋于静止，可能持续数月或数年；

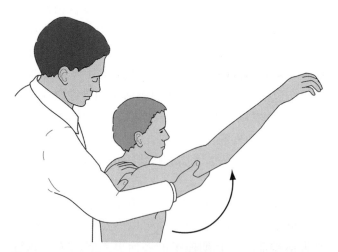

图 46-13　通过被动前抬手臂引出撞击征。大结节碰撞肩峰引起疼痛。检查者的手阻止患者肩胛旋转。这种检查在其他关节周围疾病中也可能阳性。（From Neer CS II: Impingement lesions. Clin Orthop Relat Res 173:70, 1983.）

吸收或钙化后阶段，此时由于钙晶体被吸收，可产生疼痛[80]。尽管好发于右肩，但双侧的发生率至少也有 6%。双肩受累患者常有钙化性关节周围炎，此时可在多部位发现钙羟磷灰石晶体[83]。在做举臂过头活动时，患者的受累关节通常出现撞击型疼痛；这种疼痛与客观的体检发现不成比例，侧卧和入睡都有困难，症状可能持续数周或数月。

文献报道的无症状性钙化性肌腱炎发病率差别很大，相关比例达 2.7% ~ 20%。大部分钙化性肌腱炎发生于冈上肌腱，57% ~ 76.7% 的患者为女性。患者的平均年龄为 40 ~ 50 岁[80,84]。

Codman[85] 指出钙化位置在冈上肌腱内。他详细描述了该病的症状和病程。在描述疼痛、痉挛、活动受限和萎缩等症状时，他注意到症状与钙沉积的大小没有相关性。在 Codman 看来，病程包括冈上肌腱退行性变和钙化，最终断裂进入肩峰下囊。在病程后期，疼痛和活动减少可导致粘连性关节囊炎（图 46-8）。

几项因素可能影响冈上肌内钙沉积的部位，很多这种患者表现为早期撞击征，在肩峰前部压迫冈上肌腱[6,16]。这种长期撞击可能导致肌腱纤维局部退行性变。在无撞击的患者，钙在冈上肌腱中的定位可能与肩袖的血供有关，它通常源于大结节或短回旋肌肌腹的血管吻合网[81]。这些来源的分水岭在冈上肌腱附着点的内侧[86]。Rathburn 和 Macnab[87] 认为这一分水岭是重要临界区，在肩部外展时，此区域可造成缺血。

治疗钙化性肌腱炎取决于临床表现和是否存在相关撞击。这些患者可有类似痛风的急性炎症反应。治疗急性炎症可选用局部糖皮质激素注射、NSAIDs，或两者同时使用。超声可能有所帮助。如果有相关撞击，治疗则取决于病情所处分期。钙化的 X 线表现可指导并预测治疗反应。在吸收期，沉积物呈絮片状，提示已经处于修复阶段，是保守治疗的适应证。

分散性钙化和相关性粘连性关节囊炎患者（图 46-8）可能处于稳定期，钙产生机械性阻塞且不太可能被吸收。这些患者可能需要钙化沉积物机械取出术，并纠正相关的病理改变[88-90]。钙化区域经皮分离术可在 X 线透视引导下用针进行。这种技术可予以灌洗和注射，但不能治疗相关的撞击。肩峰下关节镜允许直视下行钙化沉积物机械清创术，而且，这种技术可结合关节镜下炎性滑囊切除术和相关撞击减压

术。改良后技术可完全清除钙沉积[91]。撞击相关难治性钙化性肌腱炎适宜采取开放性或关节镜下肩峰成形术、肩峰下滑囊切除术和减压术。

肩袖撕裂

病理生理

自发性肩袖撕裂很少见于正常人[16]。它作为下面的血管翳侵蚀的部分病理改变，可见于类风湿关节炎和系统性红斑狼疮患者。代谢性疾病（如肾性骨营养不良）或药物（如糖皮质激素）有时也与肩袖撕裂有关。大部分患者报告有创伤性事件发生，如跌倒时压在伸展的手臂上或正举起重物时。症状通常表现为外展和外旋的疼痛、无力，可能有骨摩擦音，甚至可触及缺损。长期撕裂通常伴有冈上肌和冈下肌萎缩。痛性肌腱炎与部分或全层肩袖撕裂可能难以鉴别。

肩袖肌腱病的具体原因仍有争议[86,90,92-93]，最大可能是多种因素联合引起病理生理的改变，包括肌腱的血管分布和细胞结构减少，以及随着衰老出现的肌腱胶原纤维改变。

活动丧失以后的关节囊绷紧，特别是后侧关节囊，可能导致肱骨头向头侧移位，进而造成喙肩弓下肩袖撞击[94]。康复锻炼的重点是恢复正常的活动范围。要想恢复完全、无痛的活动，必须使盂肱活动与肩胛胸廓活动的关系恢复正常[13,15,95]。

诊断——病史

非创伤性肩袖撕裂患者诉有慢性撞击症状，包括上肢向运动端活动时活动能力丧失和僵硬感，伴随日常生活活动困难，如梳头、扣胸罩挂钩、穿衬衫或外套、伸手进后口袋等。慢性肩袖肌腱病患者常出现运动丧失。最初出现的内旋受限是由于后侧关节囊挛缩所致，常和内收同侧肩关节时后肩痛相关。由于肱骨头向上移位，抵靠前下肩峰，故前屈可加重肩关节撞击。这种向上平移类似于溜溜球沿绳上爬的动作[94,96]。随时间推移，肩关节被动和主动活动中可出现前屈、外展和外旋功能的丧失。

诊断——影像学检查

急性病例可能有创伤史，如跌倒时肩关节受力。对于肩关节前脱位伴肩袖无力的病例，除腋神经麻痹外，还应考虑大片肩袖撕裂或较大的结节撕脱。在年轻患者，由于受累肩关节被迫内收或因抵抗阻力而主动外展，过度张力负荷下肩袖创伤性功能障碍可能导致肩袖功能丧失，它也可与创伤性脱位同时出现。反

复性张力负荷过度也可导致需要重复性举臂过头运动的运动员的部分性肩袖撕裂。

伴肩袖肌腱病的撞击型肩痛的初步评估包括 X 线片。撞击系列检查包括显示前肩峰和肩锁关节骨赘的头侧倾斜 30° 的前后位片（Rockwood 位片），评价肩峰类型、显示前肩峰和肩锁关节骨赘的头侧倾斜 10° 的肩胛 Y 位片（冈上肌出口位片），以及评价肩峰骨的腋位片。肩袖肌腱内钙化沉积物最好采用转动性前后位 X 线片。若肩峰与肱骨的距离小于 7 mm 或大结节中囊肿形成、肱骨头骨质疏松、大结节周围硬化或肱骨头萎陷，则应考虑肩袖关节病。更严重的肩袖关节病，可能出现盂肱关节间隙完全丧失伴肱骨头上移、接界于肩峰底面[56]。

肩关节造影曾被认为是诊断肩袖全层撕裂和部分撕裂的金标准，敏感度和特异度都在 90% 以上[30,97]。如今，使用 CT 或 MRI 的关节造影检查已成为诊断肩袖疾病（包括全层撕裂和部分撕裂）的常规检查方法。

超声检查能准确诊断全层肩袖撕裂[36,98-101]。超声检查的优点是价廉且无创，缺点包括不能有效确定肩峰下撞击、关节囊和盂唇异常及部分性肩袖撕裂。此检查方法及其结果的准确性很大程度上取决于技师。超声检查对明确术后肩袖的完整性可能有用[35]。

MRI 对评价肩袖撕裂极为重要。它诊断全层肩袖撕裂的敏感度和特异度分别为 100% 和 95%[102]。通过使用钆或盐水，也可探测出其他常规成像难以检测出的部分性撕裂。

MRI 诊断肩袖撕裂通常基于 T1 加权像中肌腱的不连续和 T2 加权像中的液体信号。辅助发现包括 T2 加权像中肩峰下间隙有液体聚集，T1 加权像中肩峰下脂肪面缺失、肩峰或肩锁关节增生性骨刺形成。大片的慢性肩袖撕裂也可能与肱骨头向头部移位和冈上肌脂性萎缩有关。应仔细检查关节周围软组织，包括关节囊 - 盂唇复合体、二头肌腱和肩袖。应评价撕裂程度、肌腱回缩和肌肉萎缩的证据，这一切对制订肩袖修补术前准备方案很重要。

治疗——非手术治疗

1911 年，Codman 和 Akerson[61] 建议对急性全层肩袖撕裂施行早期手术修补，并报道了第一例修补术。Mclaughlin[63] 建议对移位严重的结节骨折或大片撕裂施行早期修补。一些其他临床研究则支持全层撕裂不会妨碍良好的肩关节功能这一观点。De-Palma[103] 认为，90% 的肩袖撕裂患者经保守治疗效果较好，如休息、镇痛药、抗炎药和物理治疗。

根据文献报道，非手术治疗的有效率为 33% ~ 90%[4,15,104]。保守治疗包括用 NSAIDs 控制疼痛、超声治疗、肩关节伸展运动前热身、举臂过头活动后冰敷。深按摩疗法可用以减轻斜方肌、肩胛提肌和肩胛周围肌肉内触发点的压痛。长期抗炎药物治疗患者应定期检测是否有胃肠道出血和肝肾功能受损。阿片类药物仅用于紧急情况，如跌倒后或围术期。

当患者疼痛明显且阻碍恢复时，可进行类固醇和局麻药注射。如有需要，注射应每 3 个月重复一次，避免注入肩袖肌腱中。如果患者经 3 个月保守治疗无效，或经 3 次连续注射无持续改善，可考虑手术治疗。

保守治疗的核心是锻炼。疼痛缓解康复锻炼目的是恢复关节的运动，加强剩余肩袖肌肉、三角肌和肩胛稳定肌群的力量。保守治疗可分为三个阶段。治疗第一阶段的目标是缓解疼痛，恢复肩关节的运动。运动治疗包括摆动练习、在健侧肩关节帮助下使用棍棒做被动运动、举臂过头的滑轮组运动和后方关节囊伸展运动。运动幅度逐步加大，应根据患者的不适感进行牵引，以防痛性撞击弧。

当运动恢复，举臂过头活动时无不适感时，即进入治疗的第二阶段。此阶段的重点是加强剩余肩袖肌肉组织、三角肌和肩胛周围肌肉的力量。使用弹力手术管进行加强力量的练习，管的大小不同，提供的阻力程度也不同。初始练习应在撞击弧（肩关节屈曲 70° ~ 120°）范围之外，此阶段的目标是加强肩关节力量，以防肩关节主动抬高时近端肱骨动力性移位、撞击[56,59]。要保证正常的肩关节运动学需要盂肱屈曲和肩胛旋转联合、同步进行[57,90]。除增强肩袖和三角肌力量外，还应增强肩胛回旋肌（包括斜方肌和前锯肌）的肌力[105]。

患者成功完成康复第二阶段，症状极少，肩关节功能良好之后，即进入最后阶段。第三阶段的特征是逐步恢复工作和体育活动中正常的举臂过头活动。此部分的康复计划应视每个患者对肩关节的需求而定。

治疗——手术治疗

手术治疗肩袖疾病有效性的循证医学评价并未得到任何肯定手术有效和安全性的结论[106]。

疼痛的严重程度和病程是手术干预肩袖撕裂的主要适应证。决定手术治疗的其他重要因素包括肩关节优势度、活动水平、生理年龄、急性撕裂、撕裂程度、功能丧失、肌腱收缩量和其余肩袖肌肉组织脂性萎缩。

肩袖手术适应证的系统评估发现，肩袖无力或者明显功能丧失的患者需要早期行手术治疗。此外，生理年龄大并不提示预后不良；然而，未决定的工人赔偿要求对治疗效果有负面影响[107]。

急性撕裂

急性肩袖撕裂可采取保守治疗，即通过加强肩胛周围和肩袖的力量以及关节囊的伸展，以恢复活动。但对于年轻患者，特别是从事举臂过头活动的运动员，应考虑及早手术干预。对于非手术的功能恢复结果可接受的久坐的老年患者，在决定手术之前应进行 3 ~ 6 个月的肩关节保守康复治疗。很多慢性肩袖撕裂的老年患者其功能尚可，但如果在慢性变基础上并发急性撕裂则会变得脆弱。这些患者可能需要手术干预才能恢复到基线功能水平，应修补急性撕裂并尽可能修补慢性撕裂。

慢性撕裂

对于疼痛和无力并不影响功能的慢性撕裂的老年患者，首选保守治疗。保守治疗效果不佳是老年患者慢性肩袖撕裂的主要手术指征。对于此类患者，手术应该在肩峰下注射类固醇等保守治疗至少 3 个月后再予以考虑。如果撕裂大且难以修补，可以进行清创术和肩峰下减压术，不需广泛手术和长期制动即可取得较好的疼痛缓解效果[51,79,108-112]。对于慢性撕裂和无力的年轻患者，需要采取手术修补肩袖，以加强力量，防止撕裂范围扩大[110]。伴盂肱关节退行性变的肩袖撕裂关节病需要施行反向人工全肩关节置换术。这种人工全肩关节置换术可恢复肩胛和肱骨之间的正常关系，使旋转中心向中远处移动，以增加三角肌杠杆臂的长度。三角肌会代偿肩袖的缺乏，以尽可能恢复正常功能（图 46-14）。一项最近报告也建议，丧失功能但无盂肱关节炎的难以修补性肩袖撕裂患者，可行反向人工全肩关节置换术[113]。

肩袖修复的经济学方面

随着最近医疗保健管理转向降低成本和有效治疗，肩袖修复已被纳入考虑范围。近年来评估费用（包括门诊和影像费用）逐渐增加，给医疗保健系统和整个经济带来更大的负担。未纳入考虑的医疗保健费用的一个共同方面是患者在选择寻求和遵循医疗建议时所面临的机会成本。为了充分了解肩袖修复的财务影响范围，必须在等式中加入间接成本，例如往返

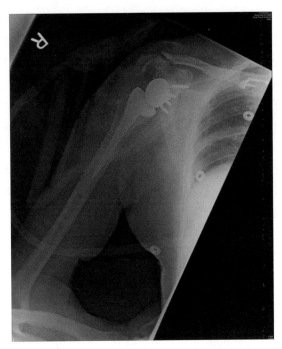

图 46-14 一名患有严重肩袖关节病的 72 岁老年男性的逆向全肩关节置换

医疗场所的交通费用、误工费用、劳动力和生产力的减少以及残障资助。间接成本加上表 46-2 中所示增加的成本，可以显示真正的财务重要性。

随后人们一直在争论手术治疗是否优于非手术治疗，双方都将隐性成本作为决定因素。Mather 等[114]的一项研究显示了在降低成本和社会效益方面的手术与非手术治疗的窘境。研究人员利用基于决策的半随机优化框架（马尔可夫决策过程），在假定非手术治疗失败后比较全层撕裂修复与非手术治疗。模型中的患者按当时平均医疗保险支出标准报销，并且使用前面提到的那些间接费用作为测量点。结果显示，在任何年龄段修复都有显著的成本效益，其中对年龄小于 40 岁的患者影响较大，因为他们的收入潜力和经济活动增加[114]。虽然所有年龄段的储蓄率都有所提高，但在 70 岁以上人群中这一比例较低。计算出的总节省额约为 34.4 亿美元，作者评论，虽然并非所有病例都需进行手术，但手术有助于控制肩袖撕裂管理的整体成本。

最近在挪威进行的一项 I 级研究纳入了 103 名随机行非手术或手术治疗的患者，其全层和部分撕裂均不超过 3 cm[115]。虽然这项研究没有关注护理的经济方面，但结果有利于手术治疗并表明了某些经济效

益。手术治疗效果显著且影响重大的两个主要领域是通过一些预后来评估的生活质量和 5 年复发率和持续撕裂率。可以预见，随着生活质量的提高和症状复发的减少，很可能患者残疾的持续时间更短，而用于症状评估和治疗的资源更少。

虽然这些研究突出了肩袖修复经济学的某些方面，但必须考虑到其中的一些局限性，例如样本量、开发逻辑模型的假设和财务动机。目前，对于有症状的肩袖撕裂接受治疗的患者，其医疗保健费用的财政环境仍然缺乏分析。

二头肌腱炎及断裂

二头肌长头经过二头肌沟、肱骨头，附着于关节盂上缘（图 46-1A）[116]。二头肌腱可辅助前臂屈曲，肘部屈曲时可使前臂旋前及旋后，还可使肩部向前抬高 [4]。二头肌腱炎、二头肌腱从二头肌沟内脱位或半脱位和二头肌长头撕裂都与前肩部疼痛有关。

二头肌腱炎有时是肩袖撕裂的相关特征。肩袖撕裂使肱骨头居中于关节盂内。这使二头肌长头机械负荷增加，从而导致肥大性肌腱炎 [117]。

二头肌长头脱位常合并肩胛下肌腱病变 [9]。当肩袖完整时，孤立的二头肌长头肌腱断裂很罕见。但是，当并存肩袖撕裂时，则会出现 [118]。肩袖撕裂和伴随的二头肌腱断裂对力量的影响是重大的 [9]。

早期二头肌腱炎与血管增多、肌腱水肿和腱鞘炎相关 [119]。此过程持续存在可导致肌腱与腱鞘之间粘连，在二头肌沟中正常的滑行机制受损。粘连扩展可能与慢性二头肌腱炎有关 [120]。诊断二头肌腱炎要基于压痛定位。它常与撞击综合征混淆，且常与撞击综合征同时存在 [21]。当手臂外展、外旋时，压痛区域沿二头肌沟移位这一现象可用以辨别孤立的二头肌腱炎。很多以人名命名的试验可用于确诊二头肌腱炎 [4]。Yergason 旋后征是指当患者肘部屈曲 90°、前臂旋后，受到检查者施加阻力时，二头肌沟中出现疼痛。Ludington 征是指当患者在头部交叉手指并主动外展手臂时二头肌沟中出现疼痛。

二头肌腱断裂可见于既往无肩痛病史的患者。患者常诉有急性发作的前肩部疼痛和瘀斑，以及二头肌肌腹凹陷。对这些患者通过临床检查应可以排除有无并发肩袖损伤。更常见的情况是二头肌腱断裂之前，出现肩关节疼痛症状，断裂后常会缓解或消失 [120-121]。

通常采取保守治疗，包括休息、镇痛药、NSAIDs

和糖皮质激素局部注射。此病使用超声和神经探针比在孤立性肩袖肌腱炎中有效。对于难治性二头肌腱炎和反复出现半脱位症状的患者，治疗方法是关节镜下二头肌腱固定术或开放手术，即打开二头肌沟，切除近端肌腱，采取肌腱固定术，将远端肌腱固定于沟中或胸肌腱下面。

肩锁关节疾病

肩锁关节是肩痛的常见来源。急性肩锁关节痛的原因常与受累肩关节直接创伤有关，这可导致伴有关节内软骨骨折的远端锁骨损伤或韧带断裂引起的肩锁关节不稳 [122]。

创伤后的远端锁骨骨质溶解和远端锁骨重吸收在肩关节损伤后 4 周出现，可导致肩锁关节疼痛 [123-124]。骨质溶解可能由软骨下骨的微小骨折和随后的自身修复引起 [125]。另一些人则认为是自主神经功能障碍影响了锁骨的血供，血供增加导致了远端锁骨骨质的重吸收 [123,126]。更常见的情况是举重、体操和游泳等运动引起肩锁关节反复微损伤，导致慢性骨质溶解 [125,127-128]。

基础的病理生理改变是软骨下骨应力性骨折和远端锁骨充血性重吸收导致的炎症过程 [125,129]。骨质溶解的其他原因包括类风湿关节炎、甲状旁腺功能亢进和结节病等，应作为鉴别诊断考虑，特别是当双侧起病时 [123-124]。对远端锁骨无创伤性骨质溶解患者，应预先注意其可能出现的双侧受累。一项长期随访调查报告双侧肩锁关节受累的发生率为 70%[130]。慢性 AC 关节痛的其他原因包括特发性关节内关节盘病变、关节不协调引起的创伤后退行性关节病、原发性退行性关节病和类风湿关节炎等。

评价该病应包括详细病史、体格检查和 X 线评估。可能有直接跌倒或同侧肩关节遭受打击的肩锁关节创伤史。不太常见的情况为间接损伤肩锁关节，如跌倒在伸展的手臂上时，力量经手臂传至肩锁关节，从而造成损伤 [122,131]。远端锁骨骨质溶解患者有时也可有急性创伤史，但更常见的原因是如举重、体操等运动引起的肩锁关节反复微损伤 [123-124,127-128]。

当内收患侧肩关节，如打高尔夫球挥杆或系紧安全带时，患者常诉有肩锁关节疼痛。通常睡在受累肩关节上会产生肩锁关节疼痛。运动员在做卧推、俯卧撑、引体向上运动时，也会出现肩锁关节疼痛 [130,132-133]。

前屈和内收手臂时，也可出现受累肩关节疼痛和无力 [123]。

体格检查时，肩峰内侧与远端锁骨之间有可见的局部错位征，提示可能有肩锁关节分离。通常直接触诊肩锁关节可引出疼痛，手臂交叉内收试验可加重疼痛。进行此试验时，手臂内旋，然后最大限度地在胸前内收，如果出现肩锁关节疼痛，则试验阳性（图46-3D）。将手臂从水平处外展移位到伸展位、肩关节处于最大内旋位时，也可引出疼痛 [132,134]。这些试验引起肩锁关节的旋转和压迫，其敏感性高，但特异性较低。它们在肩关节其他疾病中也可能出现阳性结果，如后侧关节囊僵硬 [135]。

肩锁关节疼痛常合并肩峰下撞击和肩袖病变。这些病例中撞击征阳性者，可能存在肩袖无力。否则，在手法抵抗检查中应该没有可检测出的肌肉无力，且无肌肉萎缩的证据 [130,135-136]。可能需要在不同时间对肩锁关节和肩峰下间隙进行注射以确定症状的真实来源。一些医生注意到肩锁关节症状与肩关节不稳之间的关联 [130]。盂肱关节的活动可发生改变，这取决于肩锁关节病变的长期性和孤立性。在孤立病例中，可由于疼痛而出现一定程度的受累肩关节内旋缺失。

X 线检查应包括肩胛中立位、内旋位和外旋位的肩关节前后位片、横肩胛 Y 位片、腋位片、Zanca 所描述的头侧倾斜 15°的 50% 显影的肩锁关节片（图46-4）[20]。拍摄应力位片时在患者前臂捆绑 5 ～ 10磅的重物，判断肩锁关节分离情况。比较双侧肩关节的喙锁距离也可能有所帮助。当有临床指征时，应拍摄颈椎 X 线片，以排除颈椎病。

X 线检查可能显示伴软骨下骨微囊性变、硬化、骨赘唇状突出和关节间隙狭窄的肩锁关节病变 [137]。在骨质溶解病例中，X 线片可显示锁骨远端软骨下骨缺失伴微囊性变和锁骨外侧 1/3 骨质减少 [124-125,127-128]。在骨质溶解晚期，锁骨远端重吸收可导致肩锁关节间隙明显增宽，有时会出现远端锁骨完全重吸收。肩锁关节分离明显时可出现喙锁距离增宽和喙锁韧带创伤后的骨化改变。

肩锁关节的症状与关节 X 线表现并不总是一致的。Depalma [138] 发现肩锁关节退行性变是一个与年龄相关的过程，症状不一定与肩锁关节病的 X 线发现一致 [20]。有时尽管 X 线片正常，但也可能会出现肩锁关节疼痛 [139]。

^{99m}Tc 磷酸盐骨扫描可帮助诊断，其可显示远端锁骨和肩峰内侧摄取增多 [125]。远端锁骨非创伤性骨质溶解时，摄取增多可能只局限于远端锁骨，但约 50% 的病例在邻近肩峰内侧的闪烁扫描中活动增强 [130]。当平片显示正常时，骨扫描可能发现肩锁关节病变。

在经过选择的病例中，MRI 有助于诊断和评价盂肱关节与肩峰下区共存的病变（图 46-15）。受累肩锁关节可显示关节液增多的滑膜炎改变、软组织肿胀、关节周围骨化伴其下滑囊和肩袖组织侵蚀。

非手术治疗对 AC 关节痛患者效果较好；但症状要完全缓解，可能需要很长时间。保守治疗包括热疗、NSAIDs、类固醇注射、肩关节康复、避免产生疼痛的体位和活动。若持续疼痛，可间隔 3 个月重复注射类固醇。

首先由 Gurd [140] 和 Mumford [141] 分别报道使用远端锁骨开放性切除术治疗慢性肩锁关节痛，效果均良好。从那时起，其他外科医生也报告了类似结果，但可出现明显并发症，如三角肌斜方肌筋膜断裂和前三角肌断裂等 [123-124,137,139,142]。根据报道，关节镜下远端锁骨切除术的效果与开放性切除术相似 [13,129,134-136,143-146]。

盂肱关节疾病

可累及肩关节的各种关节炎在其他章节中有详细

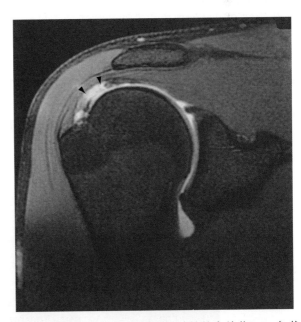

图 46-15 诉有肩痛的 32 岁举重运动员的肩关节 MRI 矢状位图像。其脂肪抑制的质子密度快速自旋回波图像显示部分性肩袖撕裂的滑囊侧高密度（箭头）

介绍,此处只讨论与盂肱关节有关的内容。关节内疾病的常见表现是活动时疼痛和内紊乱症状,如扣锁感、关节咔嚓作响。疼痛常波及整个肩胛带,有时牵涉到颈部、背部和上臂。通常对疼痛的反应是减少盂肱关节活动,代之以肩胛胸廓活动增多。肘部和肩胛胸廓活动充分的患者在日常活动中很少需要活动盂肱关节;但盂肱关节固定术后患者可获得充分的功能[147-148]。所以对疼痛的反应是活动减少、继发性软组织挛缩伴肌肉萎缩。随着无力增加和邻近关节受累,疼痛、活动受限和无力可导致盂肱关节的实质性功能缺陷。

炎性关节炎

尽管最常累及肩关节的炎性关节炎是类风湿关节炎,但其他系统性疾病(如系统性红斑狼疮、银屑病关节炎、强直性脊柱炎、反应性关节炎和硬皮病等)也可引起盂肱关节退行性变。活动受限可由夹板固定关节伴继发性软组织挛缩或原发性软组织受累伴瘢痕形成或断裂而引起。平片可证实盂肱关节受累(图46-16A),显示盂肱关节间隙缩窄,侵蚀和囊肿形成,无明显硬化或骨赘形成。随着疾病的进展,可出现关节盂上部和后部侵蚀伴肱骨头近端半脱位,最终可出现肱骨头继发性退行性改变,甚至骨坏死。

治疗上首先采用保守疗法,以控制疼痛、促使全身症状缓解和通过物理治疗维持关节活动为目标。关节内应用糖皮质激素可能有助于控制局部滑膜炎。在

类风湿关节炎中,关节周围结构受累伴肩峰下滑囊炎和肩袖断裂加大了其功能缺陷。当滑膜软骨相互作用引起明显症状和 X 线改变,且保守治疗不能控制时,应考虑施行盂肱关节面重建。

当接诊累及肩关节的类风湿关节炎患者时,风湿科医生应仔细检查肩关节的活动范围,并要求定期行 X 线检查。进行性活动丧失或 X 线有破坏性改变的患者应评价其是否需要外科治疗,其选择治疗是非限制性全肩关节成形术[149-150]。最好在终末期骨侵蚀和软组织挛缩出现之前,类风湿关节炎患者施行全肩关节成形术[151-152]。盂肱关节急性炎性关节炎也可能与痛风、假性痛风、肾性骨营养不良造成的羟基磷灰石沉积和复发性血友病关节积血有关。

骨关节炎

盂肱关节骨关节炎不如髋关节骨关节炎常见。这是由于肩关节的非负重特性和力量在肩胛带的分布所致。骨关节炎分为两种情况,一种与关节软骨单位负荷高有关,另一种是软骨固有的异常导致正常负荷下的异常磨损。由于正常情况下肩关节是非负重关节,对反复的高负荷不易受影响,故出现盂肱关节骨关节炎时,应提醒医生考虑其他因素:患者是否从事特殊的活动,如拳击、高强度施工或长期使用重锤等?是否存在像骨垢发育异常之类的疾病,导致关节面不协调,从而使关节软骨单位负荷增高?是否存在由糖尿病、脊髓空洞症或麻风病引起的神经病变?是否与

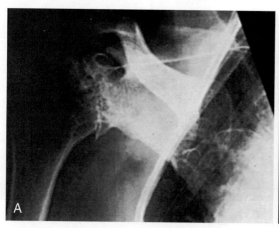
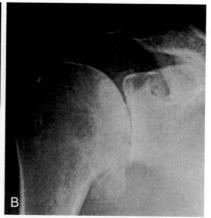

图 46-16 X 线平片。**A**,类风湿关节炎伴关节间隙丧失、囊性变、盂肱关节侵蚀和早期肱骨近端半脱位,提示肩袖撕裂;**B**,骨关节炎伴盂肱关节间隙狭窄、硬化和骨赘形成。注意肩峰下间隙完好,提示肩袖未受损伤

可能改变关节软骨承受正常负荷能力的血色病、血友病、痛风有关？是否由未被认识到的慢性脱位引起？

疼痛是常见症状，不像在炎性疾病中见到的那样尖锐或与痉挛有关。平片显示盂肱关节缩窄、骨赘形成、硬化和囊肿形成（图 46-16B）。由于肩袖常未受损伤，故关节盂骨侵蚀和肱骨近端半脱位不常见。盂肱骨关节炎患者通过功能调节和保守治疗后，一般情况良好。镇痛药和 NSAIDs 可能有助于缓解症状。除非有滑膜炎证据，否则糖皮质激素注射没有太多益处。对保守治疗无效、病情严重的患者，最好实施肩关节成形术。

骨坏死

肩关节骨坏死是指在多种疾病中肱骨头的坏死。症状由滑膜炎和重吸收、修复及重塑导致的关节不协调所致。

肩关节骨坏死最常见的原因是经肱骨解剖颈的骨折所造成的无血管滋养[153]。通过此区域的骨折使肱骨头的髓内和关节囊血供中断[154]。另一骨坏死常见原因是与器官移植、系统性红斑狼疮或哮喘有关的类固醇治疗。其他与肱骨头骨坏死相关的疾病包括血红蛋白病、胰腺炎和高压病等。

该病早期诊断困难，因为症状出现有很大延迟。骨扫描有助于发现在 X 线明显改变之前的早期病例。MRI 敏感性高，特异性高于闪烁扫描法。平片能显示进展期的骨坏死和修复。在早期，X 线片可能正常或显示骨质减少或骨硬化，在修复过程中可出现新月征，代表软骨下骨折或坏死节段的分界线。不能重塑的患者显示肱骨头塌陷伴继发性退行性改变，症状与 X 线表现常不一致，如广泛性骨改变的患者可能没有症状。治疗应以患者的症状为指导，而不是 X 线改变，具体方法与骨关节炎相似。关节镜可去除松散的软骨片，清除不协调的软骨有时会有所帮助[155]。对于保守方法不能控制症状的严重患者，最好采用非限制性肩关节成形术、半关节成形术或关节面重建术[149]。

肩袖撕裂关节病

1873 年，Adams 描述了肩关节类风湿关节炎的病理改变，以及一直被称为 Milwaukee 肩或肩袖撕裂关节病的状态[156]。McCarty 称这种肩痛类型为 Milwaukee 肩，报道了此综合征的易感因素，包括双水焦磷酸钙沉积、直接创伤、长期关节过度使用、慢性肾衰竭和去神经支配等[157,159]。Milwaukee 肩患者滑膜液中 5-核苷酸酶、无机焦磷酸和核苷焦磷酸水解酶的活性均增高[158]。

Neer 等[159] 报道了类似病症，未处理的大片肩袖撕裂伴肱骨头近端移位与肱骨头侵蚀有关。肱骨头侵蚀与在其他关节炎中所见的情况不同，推测可能是由于机械和营养因素联合作用于上盂肱软骨所致。

骨侵蚀和肩袖断裂影响非限制性修复术后肩关节功能的恢复[151]。治疗肩袖撕裂关节病比较困难，可施行半关节成形术或逆向全肩关节成形术[160-161]。治疗肩袖撕裂关节病的主要问题是那些大片肩袖撕裂患者可能发展为肩袖撕裂关节病综合征。出现局限性焦磷酸钙沉积的大片肩袖撕裂患者容易发生进一步的近端移位和关节破坏，这就使得医生进退两难。很多大片肩袖撕裂患者仍可保持关节稳定，很少需要治疗。有时，有症状的患者可施行关节镜下肩袖撕裂清创术。在最近的研究中，大片肩袖撕裂但无关节炎的患者通过逆向全肩关节成形术治疗后，一般情况良好[113]。因此，明确哪些患者将进展为肩袖撕裂关节病综合征非常重要。如果晶体沉积病使患者容易发生近端移位和关节破坏，应用关节吸引术进行晶体分析或闪烁扫描法以确定滑膜反应可能是有用的诊断工具。

Hamada 等[162] 对 22 名保守治疗的肩袖撕裂患者进行追踪，X 线发现有肩峰肱骨间隙缩窄及肱骨头、结节、肩峰、肩锁关节和盂肱关节的退行性改变等。7 位随访时间超过 8 年的患者中有 5 人进展为肩袖撕裂关节病。研究者总结认为进行性 X 线改变与反复抬高手臂、二头肌长头断裂、肱骨头撞击肩峰和外旋无力有关[162]。

化脓性关节炎

化脓性关节炎类似任意一种关节周围或盂肱关节疾病。由于早期诊断和及时治疗是获得良好功能结果所必需的，故败血症也必须包括在肩痛的鉴别诊断中。通过关节吸引术进行滑膜液分析和培养能证实诊断。培养应包括需氧菌、厌氧菌、结核杆菌和真菌培养。

盂唇撕裂

盂唇增加了关节盂的深度，是供盂肱韧带附着的锚。以前盂唇撕裂很难诊断，体格检查的发现易与撞击综合征、肩袖肌腱病和二头肌腱炎混淆。现在通过 MRI- 关节造影、CT- 关节造影和双重对比关节断层造影可明确诊断[24]。关节镜大大提高了人们对正常和病理情况下盂唇状况的了解，可协助诊断和治疗盂唇撕裂。

盂唇撕裂可有两种情况，一是与肩关节内紊乱症状相关，二是与肩关节前部或后部不稳相关。软组织的 Bankart 损害与下盂肱韧带前束撕裂及肩关节前部不稳有关，不伴韧带分离的孤立性盂唇撕裂可引起关节内紊乱症，关节镜下表现类似于膝关节半月板撕裂。

Andrews 和其助手[2]首次描述了常与二头肌腱撕裂有关的发生于投掷运动员的前上盂唇病变（10%）。这些撕裂缘于二头肌腱牵拉。Snyder 等[163]在 1990 年介绍了 SLAP 损伤这一名词，用以描述累及二头肌长头肌腱和盂唇上部的损伤。

二头肌长头肌腱起于关节盂最上方的盂上结节和盂唇。肌腱的主要部分与盂唇的后上部分融合。SLAP 损伤最常见的机制是肩关节外展、微前屈时跌倒，压在伸展的手臂上[163]。损害也可由急性牵拉和外展、外旋手臂引起[164-165]。

患者常诉有举臂过头活动时疼痛和肩关节扣锁感、爆裂感。最可靠的诊断试验是 O'Brien's 试验：在肘部伸展、前臂旋前时，前屈手臂对抗阻力；在试验的第二部分中手臂旋后，其他一样。如果在试验后一部分中疼痛减轻，则提示 SLAP 损伤[163]。最准确的诊断方法是钆 MRI- 关节造影[166]。有症状的 SLAP 损伤需要手术。

粘连性关节囊炎

粘连性关节囊炎或冻结肩综合征（frozen shoulder syndrome，FSS）是一种以肩关节活动受限伴过度活动时疼痛为特征的疾病。它是由 Putman 在 1882 年首次报道的[167]。随后报道的是 Codman[85]。初始症状是疼痛，可牵涉上臂、背部和颈部，并延续至全身。随着疼痛的加重，可出现关节活动丧失。这一过程通常是自限性的，除非有基础病变，否则大部分患者在 10 个月内可自行缓解。

FSS 的具体病因尚不清楚[90,168]。它常与一些疾病有关，如糖尿病、帕金森病、甲状腺疾病和心血管疾病等。当存在这些疾病时，常有引发冰冻肩的轻度创伤史。大部分骨骼创伤和软组织损伤可与 FSS 并存。它也可见于其他疾病，如肺尖肿瘤、肺结核、颈神经根病和心肌梗死后等[169-171]。一项对 140 名 FSS 患者的观察发现其中 3 人有局部原发侵袭性肿瘤[172]。另一项研究观察到 3 名粘连性关节囊炎患者肱骨干中段有肿瘤性病变[173]。有基础疾病的高危患者即使是远离肩的部位（如手）的小手术或创伤也可促发 FSS。

其病理生理改变涉及弥漫性炎性滑膜炎，随着关节囊粘连，失去正常腋窝和关节腔隙，导致明显的活动丧失。关节囊挛缩被认为是关节囊表面粘连或细胞因子反应性成纤维细胞增生所致[168,174-175]。此病常见于 40 ～ 50 岁的女性。典型病例中，患者诉有肩关节周围弥漫性钝痛，数月后出现无力和活动丧失。

通常此综合征有三个明显的临床阶段。一期是炎性疼痛或冰冻期。在此阶段，疼痛剧烈，任何运动的尝试都使之加重，持续数周或数月。当手臂置于身体一侧，处于内收内旋位时，患者感觉最为舒适。二期是粘连或僵硬期，通常持续 4 ～ 12 个月。尽管由于代偿性抬高手臂活动可能出现肩胛周围的症状，但此阶段疼痛最轻。三期是消散或溶解期，可能持续 5 ～ 26 个月。在此阶段疼痛减轻，活动缓慢改善，也有一些患者可能在短时间内出现快速好转[176]。

在疾病早期，肩关节尝试任何活动都可引起剧烈疼痛和无力。此综合征通常与长期制动有关[177]。夜间痛常见，不能睡在患侧肩关节上，这与撞击综合征的发现相似。

无明显创伤史的 FSS 应排除代谢性病因。应行全血细胞计数、红细胞沉降率、血清生化和甲状腺功能检查筛查。如结果提示患者可能患有系统性疾病，则需要进行下一步检查。平片应包括肩关节前后位片、腋位片和肩胛 Y 位片。若患者未检测出基础疾病，检查结果也为阴性，则 99mTc 高锝酸盐扫描可能显示 FSS 中摄取增多，更重要的是，它可排除隐匿性病变或转移[178]。

文献综述表明，许多治疗方法在精确报告治疗反应的疾病分期方面有明显缺陷[179]。

FSS 以保守治疗为主，包括关节内注射、热疗、轻柔伸展、NSAIDs 和其他疗法，如经皮电刺激神经疗法（transcutaneous electrical nerve stimulation, TENS）。此病通常为自限性，经过疼痛期后无严重功能丧失。由于此综合征消退缓慢，医生与患者间充分交流，详细解释病情至关重要。对保守治疗效果不好或诊断仍不明确的患者可施行手法推拿和手术（开放手术和关节镜下手术）。除了仔细识别高危患者外，预防 FSS 的首要原则是避免在肩关节小创伤后过度制动。

Fareed 和 Gallivian[180] 报道使用局麻药液压膨胀盂肱关节的效果良好。Rizk 等[181] 对 48 名 FSS 患者进行了前瞻性随机研究以评估注射类固醇或局麻药的效果。接受囊内注射或关节腔内注射的患者结果无显著差异。而且，类固醇、利多卡因联合注射与单用利多卡因，就恢复关节活动而言，没有差别。但是 2/3 接受类固醇治疗的患者可出现短暂的疼痛缓解[181]。

手法推拿有时需在全麻下进行。Hill 和 Bogumill[182] 报道了对物理治疗无效的 15 名患者中 17 个冰冻肩施行手法推拿治疗，78% 的患者在接受手法推拿治疗后平均 2.6 个月返回工作岗位。研究者认为与此病所报道的自然病程相比，手法推拿治疗使患者更快地恢复正常生活方式和工作[182]。手术治疗粘连性关节囊炎应只限于处理基础疾病，如钙化性肌腱炎或撞击综合征。

盂肱关节不稳

盂肱关节不稳是一种以疼痛为表现的病理情况，这种疼痛与肩关节活动中肱骨头在关节盂上移动过度有关。其形式既可是伴关节半脱位的过度松弛，也可为关节明显脱位。盂肱关节创伤性脱位有特征性的临床和 X 线发现，但这不在本章讨论范围之内，其他章节已有详细描述[183]。尽管人们越来越认识到肩关节后向和多向松弛是肩痛的一个原因，但最常见的不稳类型还是前向不稳。关节前脱位常伴随手臂外展外旋，其诊断通常比较显而易见。关节后脱位常与痉挛性疾病或手臂前屈内旋位创伤有关，容易漏诊；当创伤后患者不能外旋手臂时，应考虑此诊断。

不伴有脱位表现的复发性半脱位难以诊断，可能会误诊为伴有慢性肩袖肌腱炎的撞击。从事举臂过头项目的运动员可对肩关节产生反复应力，对静态稳定肌群造成微创伤。Jobe 等[18] 描述了举臂过头或投掷运动员的肩痛综合征，主要表现为撞击，但由关节前半脱位伴肱骨头撞击喙肩弓前部引起。Fu 等[184] 强调了这种差别，将肩袖肌腱炎的原因分为肌腱对喙肩弓的原发撞击和从事举臂过头项目的年轻运动员的前半脱位伴继发撞击。Walch 等[185] 描述了肩袖底面（冈上肌和冈下肌）与关节盂后上缘、盂唇之间的关节内撞击。这种"内撞击"常见于有轻微前盂肱不稳的举臂过头活动的运动员，易造成肩袖的肌腱炎或部分性撕裂（图 46-16）。

诊断伴有向一个或多个方向半脱位的盂肱不稳需要结合详尽的病史、体格检查和辅助检查，如关节造影、CT、MRI 和麻醉下关节镜检查等。多向不稳综合征见于除前向或后向不稳之外还有下方不稳症状的患者，其中约 50% 有全身性松弛。此综合征发生于关节松动的年轻运动员，特别是投手、球拍类运动员和游泳运动员的优势手臂。在这种运动中，反复微创伤可能引起肩关节牵拉，导致无盂唇剥脱的关节囊袋增大。创伤事件可损伤肩关节，导致多向不稳综合征和 Bankart 损伤[186]。

这些患者最常见的表现是疼痛，常被误认为是肩袖肌腱炎。患者可能有轻微创伤，造成持续数分钟或数小时的急性疼痛和"死臂"综合征。其他相关症状包括关节不稳、无力和提示神经病变的神经根症状。关节慢性半脱位或多向不稳的体格检查阳性结果极少或没有。患者可能有全身韧带松弛体征和由于盂肱关节多向半脱位引起的疼痛。对诊断下位松弛特别有用的体征是沟槽征，即当手臂置于体侧、向肱骨施以纵向牵拉时出现的肩峰下凹陷。此体征随肱骨头下移而出现。由于此综合征常见于肩胛带肌肉组织发达的运动员，故这些半脱位的体格检查发现可能难以在诊疗室中再现。

X 线片通常正常，但重物应力片可能显示向下半脱位。之前所讨论的特殊 X 线摄片可能显示 Bankart 损伤（即关节盂前下缘撕脱伤）或 Hill-Sachs 损伤（即肱骨头后缘骨软骨缺损），伴关节盂前缘肱骨头前向半脱位。CT- 关节造影或 MRI- 关节造影可能显示关节囊体积增大、盂唇剥脱或 Hill-Sachs 损伤（图 46-9）。当有手术指征时，麻醉下检查和肩关节镜有助于诊断多向不稳中不稳的主要方向。对于无多向不稳病史的创伤性前脱位患者，应施行关节镜下稳定术以稳定关节囊盂唇复合体。

治疗肩关节慢性半脱位或多向不稳综合征首先是

长期复健。应避免肩关节紧张和可产生症状的活动。加强肩胛带力量的锻炼可控制症状、动态稳定盂肱关节和避免手术干预。如果保守治疗失败，应在临床不稳症状最严重的一侧施行手术。稳定术使关节囊结构变紧以稳定盂肱关节 [186-187]。

肩痛的外在或局部因素

由于肩胛带连接胸廓与上肢，其主要神经和血管结构靠近关节附近，故很多非关节性疾病也表现为肩痛。

颈神经根病

颈神经根病可表现为相关肩关节的疼痛。牵涉痛区域是沿着与皮区神经根分布一致的皮区范围。疼痛分布常指明了相关神经根病的确切定位。根据病史、体格检查、EMG、颈部 X 线摄片、脊髓造影或 MRI 可将其与肩痛鉴别。由于引起颈痛疾病与引起肩痛的的疾病，如钙化性肌腱炎和颈神经根病，可能同时存在，故很难判定症状是由哪种病变引起的。此时可通过注射局麻药封闭某一疼痛成分来鉴别。

胸廓出口是指由前、中斜角肌和第一肋骨所形成的空隙，臂丛神经和血管穿过其中通向手臂。在胸廓出口综合征中，这些神经和血管受压常表现为不确切的肩痛，伴有同侧第 4、5 手指麻木。颈肋或斜角肌的肥大也可导致疼痛发作 [188-190]。疼痛的出现也与肩胛下垂、不良姿势和锁骨骨折伴畸形愈合或较多骨痂形成有关。

臂丛神经炎

在 20 世纪 40 年代, Spilane[191]、Parsonage 和 Tnrner[192-193] 描述了一种与活动受限有关的肩痛。随着疼痛消退、活动改善，肌肉无力和萎缩开始明显。尽管膈肌麻痹也有报道 [193,195]，但最常受累的肌肉还是三角肌、冈上肌、冈下肌、肱二头肌和三头肌 [194]。其病因仍不清楚，但病例的群聚性提示是一种病毒或病毒感染后综合征 [192-193]。偶有相关流感样综合征或之前有疫苗接种史的报道 [194]。

Hershman 等 [196] 描述了运动员的急性臂丛神经病，提示急性臂丛神经病的发现包括非创伤性的急性

疼痛发作、休息后不能缓解的持续性剧烈疼痛和局部神经体征。EMG 和神经传导检查能证实诊断 [196]。此病预后很好，但完全康复需要 2 ～ 3 年。Tsairis 等 [197] 报道 2 年内康复率为 80%，3 年内高于 90%。

神经卡压综合征

上肢的周围压迫性神经病也可产生肩部的牵涉痛。远端的压迫神经病，如腕管综合征（压迫正中神经）和肘管综合征（压迫尺神经），可能表现为共存或分离的肩关节撞击伴肩袖疾病。周围神经病与皮区分布相关的麻木和感觉异常常可指导检查者做出正确诊断。患者常有手中物品跌落史和受累手不灵活感。肘或腕部的卡压区域可引出 Tinel 征。激发性试验如 Phalen 试验阳性，提示腕部正中神经受压。震动觉减弱是疾病的早期发现，易于再现 [198-199]，而两点辨距觉减低和内在萎缩是在周围压迫性神经病晚期发现 [198]。

通过临床检查排除其他可能原因后，通常可做出诊断。EMG 和神经传导速度检测可能显示压迫点传导和反应时间减慢，这也有助于诊断。副脊神经损伤伴斜方肌去神经支配可引起与撞击综合征一致的无力和肩痛。损伤可以是颈部的牵拉伤或颈根部的直接打击或压迫。医源性神经损伤可发生于颈部手术（如淋巴结活检）[200]，导致肩外展无力并伴从颈部放射至肩部斜方肌的疼痛。其后斜方肌萎缩可能造成受累肩关节不对称和下垂、冈上肌出口狭窄和伴肩痛的继发性撞击。EMG 检查可明确诊断。

早期采用保守治疗，但如治疗 6 个月功能恢复不明显，可进行神经手术探查及可能的肌腱转移术 [201]。

胸长神经（颈第 5、6 和 7 神经根）损伤可导致肩胛骨翼状突起。伴随而来的肩胛运动节律障碍和无力可引起类似于肩袖病的肩痛 [200]。患者也诉主动前屈肩关节时，有疼痛和不适。保守治疗后仍有症状的患者可能需要进行肩胛胸廓融合术或肌腱转移术，用胸大肌或胸小肌来稳定肩胛 [202-203]。

四边孔综合征中，腋神经受到四边孔中纤维束的压迫 [200,204-205]。典型情况是手臂处于外展外旋位时，造成横过神经的纤维束绷紧 [206]。这最常见于举臂过头运动过度的年轻运动员，如投手、网球选手和游泳选手的优势肩关节。疼痛可出现于整个肩胛带，并以非皮区形式向下放射至臂部。EMG 和神经检查可能

正常。锁骨下动脉造影常可明确诊断。动脉造影结果阳性证明手臂处于外展外旋位时，旋肱后动脉横过四边孔处受压。保守治疗无效时，可进行小圆肌纤维束或肌腱松解术[200,207]。

肩胛上神经卡压综合征可由重复性举臂过头运动引起的牵引病变和（或）压迫病变而来，均涉及神经，原因在于肩胛上韧带在肩胛上切迹或横韧带在冈盂切迹造成神经压迫。它也可由占位性病变（如腱鞘囊肿或脂肪瘤）的直接压迫所引起。Rengachary 等[208]描述了使神经易于卡压的肩胛上切迹的大小和形状变异。一些研究者注意到肩胛上神经病变与大片肩袖撕裂间的关联，推测可能是由神经的牵拉损伤导致[209,210]。

肩胛后肩胛上神经病可引起后外侧肩痛，向同侧肢体、肩部或颈侧放射。尽管不常见、也不易诊断，但它有一个长期的功能丧失过程。由于肩胛上神经不支配皮肤，所以无相关的麻木、刺痛或感觉异常，但常发生外展外旋无力和明显萎缩。疼痛常被形容为一种深部烧灼感，定位清楚，通过触诊肩胛上切迹区可引出疼痛。任何带动肩胛向前的活动，如通过胸前伸手等，都可能加重疼痛[211]。疼痛的部位和其他症状类似于一些更常见的疾病，如撞击综合征、肩袖疾病、颈椎间盘病、臂丛神经病、二头肌腱炎、胸廓出口综合征、肩锁疾病和肩关节不稳等[212]。

Fritz 等[213]报道 MRI 能有效诊断继发于占位性病变的肩胛上神经卡压。通过 EMG 和神经传导检查可明确诊断。EMG 改变通常显示休息时肌肉自发性活动和肌纤维震颤，提示运动性萎缩和失神经支配。神经传导检查可显示通过卡压部位时速度减慢。与腋神经卡压一样，此综合征常与举臂过头运动过度的年轻运动员有关[214]，也与创伤有关[212,215-216]。

关于肩胛神经病的最佳治疗方法尚未达成共识[1,212,214,217-219]。Post 和 Grinblat[217]报道了 26 例手术治疗的患者，25 人效果较好或极好。但手术和非手术治疗在改善剩余萎缩和力量缺失方面无差异。Ferretti 等[214]调查了 1985 年欧洲锦标赛中 96 位顶级排球运动员，发现其中 12 位有孤立性肩胛上神经病变伴优势肩冈下肌萎缩。但所有运动员都没有意识到任何损伤，且运动不受限。排除占位性病变后，对部分患者可试行 6 个月的保守治疗。如果保守治疗后卡压没有改善或症状加重，可进行手术减压以缓解疼痛，但不能确保萎缩消退和力量恢复[212]。

胸锁关节炎

个别情况下，创伤性、非创伤性或感染性疾病也可引起胸锁关节疼痛（图 46-1）。最常见的情况是韧带损伤和关节疼痛性半脱位或脱位，根据在胸锁关节可触及的不稳和骨擦音可做出诊断。胸锁关节片可能显示脱位[220]。

胸锁关节炎性关节炎与类风湿关节炎、银屑病关节炎、强直性脊柱炎和化脓性关节炎有关。也有报道认为掌跖脓疱病与胸锁关节炎有关[221]。15 位患者经过活检确诊为该病，其中有 7 位培养出痤疮丙酸杆菌，提示了该病的感染性起源[221]。

其他累及胸锁关节的两种疾病为 Tietze 综合征（表现为关节和邻近胸骨软骨连接处的疼痛、非化脓性肿胀）和 Friedrich 综合征（表现为锁骨胸骨端疼痛性骨坏死）[4]。锁骨的致密性骨炎是一种罕见的发生于锁骨内 1/3 段的特发性损伤。这种情况称为锁骨无菌性扩大性骨硬化更合适，最常见于中年女性，表现为内 1/3 段锁骨压痛性肿胀[222]。

反射性交感神经营养不良

1864 年，Mitchell[223]首次报道了反射性交感神经营养不良（reflex sympathetic dystrophy，RSD），但至今人们仍对其所知甚少，也常将其忽略。其病因不清，可能与交感神经活动过度或通过交感系统的冲动短路有关。所有处理疼痛疾病的医生必须熟悉这种疾病的诊断和治疗。Bonica[224]提供了一份非常好的综述，涵盖了该病的临床表现、疾病的各个阶段以及早期干预以确保预后良好的重要性。

RSD 也曾被称为灼性神经痛、肩手综合征、Sudeck 萎缩等，这也引起了一些混淆。它一般与轻微创伤有关，需要与灼性神经痛鉴别，后者是由主要神经根的创伤所致[223]。RSD 分为三个阶段，这对决定治疗方法很重要[224]。第一阶段以交感神经活动过度伴弥漫性肿胀、疼痛、血管分布增多和骨质缺乏的 X 线证据为特征。如果 3 ~ 6 个月不处理可进展到第二阶段，此阶段以萎缩为特征，四肢远端可能发冷而有光泽，伴皮肤、肌肉萎缩。第三阶段表现为营养性改变的进展，伴不可逆的屈曲挛缩和四肢远端苍白、发冷、疼痛。目前推测第一阶段与周围神经冲动短路有关，第二阶段代表通过脊髓联络池的短路，第三阶段由更高级的丘脑中枢所控制 [224-225]。

Steinbrocker[226] 报道只要有肿胀和充血等血管舒缩活动的证据就有恢复的可能性。当确定为营养改变的二、三阶段后，预后则很差。由于早期干预控制疼痛是该病必须遵循的，所以迅速识别此综合征非常重要。由于很多这种患者受疼痛或基础疾病的影响，情绪易发生变化，所以仔细指导和使之放心是关键。交感神经阻滞可能使此综合征发生明显逆转。接受交感神经阻滞而只得到暂时缓解的患者，则可能需要施行交感神经切除术。

肿瘤

原发性或转移性肿瘤通过直接侵入肌肉骨骼系统或压迫（伴牵涉痛）都可能引起肩痛 [2,227]。原发性肿瘤发生于年轻患者的可能性更大。较常见的病变常有典型分布，如成软骨细胞瘤好发于近端肱骨骨骺，成骨性肉瘤好发于干骺端 [228]。老年患者自发性肩痛的鉴别诊断包括转移性病变和骨髓瘤。肿瘤最好通过 X 线平片、MRI、^{99m}Tc MDP 闪烁扫描法和 CT 来确定。

肿瘤也可通过转移而累及肩区。相关的癌症病史应提醒检查者有骨肿瘤的可能性，特别是转移至骨可能性大的恶性肿瘤（如甲状腺、肾、肺、前列腺、乳腺的肿瘤）。疼痛常为静息痛，夜间加重。无特殊皮区分布、注射不能缓解的非典型疼痛分布也应提醒检查者注意其他基础病变的可能性。应仔细评价 X 线片，看是否有骨皮质破坏或骨质溶解损伤。

Pancoast 综合征或肺尖肿瘤由于侵入臂丛或 C8、T1 神经根可能表现为肩痛或颈神经根炎 [229-231]。若侵入颈交感神经链，患者也可能出现 Homer 综合征。

其他疾病

随着长期维持性血液透析患者的增多，出现了一种被称为透析肩关节病的肩痛综合征。它表现为肩痛、无力、活动丧失和功能受限。此综合征的病因和发病机制尚不清楚，可能与肩袖疾病、病理性骨折、滑膜炎和局部淀粉样物质沉积有关 [232]。尚无充足的手术或尸检数据来明确该特殊诊断。这些患者通常对局部注射、热疗、NSAIDs 效果不佳，但通过纠正基础代谢性疾病（如骨软化症、继发性甲状腺功能亢进等），病情可能好转。

对于年龄超过 50 岁的双侧有关节疼痛僵硬的患者，应考虑诊断风湿性多肌痛。该病在女性中发病率约为男性的 2 倍，而且几乎仅发生于白种人 [233]。大多数患者的红细胞沉降率大于 40 mm/hr，并且对低剂量糖皮质激素治疗反应较好 [234]。

 本章的参考文献也可以在 ExpertConsult.com 上找到。

参考文献

1. O'Brien SJ, Arnoczky SP, Warren RF: Developmental anatomy of the shoulder and anatomy of the glenohumeral joint. In Rockwood CA, Matsen FA, III, editors: *The shoulder*, Philadelphia, 1990, WB Saunders.
2. Andrews JR, Carson W, McLeod W: Glenoid labrum tears related to the long head of the biceps. *Am J Sports Med* 13:337, 1985.
3. Bateman E: *The shoulder and neck*, ed 2, Philadelphia, 1978, WB Saunders.
4. Post M: *The shoulder: surgical and non-surgical management*, Philadelphia, 1988, Lea & Febiger.
5. Martin SD, Warren RF, Martin TL, et al: The non-operative management of suprascapular neuropathy. *J Bone Joint Surg Am* 79:1159, 1997.
6. Neer CS, II: Anterior acromioplasty for the chronic impingement syndrome in the shoulder: a preliminary report. *J Bone Joint Surg Am* 54:41, 1972.
7. Martin SD, Al-Zahrani SM, Andrews JR, et al: *The circumduction adduction shoulder test*. Presented at Sixty-Third Annual Meeting of the American Academy of Orthopedic Surgeons, February 22, 1996, Atlanta.
8. O'Brien SJ, Pagnani MJ, McGlynn SR, et al: *A new and effective test for diagnosing labral tears and AC joint pathology*. Presented at Sixty-Third Annual Meeting of the American Academy of Orthopedic Surgeons, February 22, 1996, Atlanta.
9. DePalma AF: Surgical anatomy of the acromioclavicular and sternoclavicular joints. *Surg Clin North Am* 43:1540, 1963.
10. Martin SD, Baumgarten T, Andrews JR: Arthroscopic subacromial decompression with concomitant distal clavicle resection. *J Bone Joint Surg Am* 85:328, 2001.
11. Dillin L, Hoaglund FT, Scheck M: Brachial neuritis. *J Bone Joint Surg Am* 67:878, 1985.
12. Kelly BT, Kadrmas WR, Speer KP: The manual muscle examination for rotator cuff strength. *Am J Sports Med* 24:581, 1996.
13. Saha AK: *Theory of shoulder mechanism*, Springfield, IL, 1961, Charles C Thomas.
14. Saha AK: Mechanics of elevation of glenohumeral joint: its application in rehabilitation of flail shoulder in upper brachial plexus injuries and poliomyelitis and in replacement of the upper humerus by prosthesis. *Acta Orthop Scand* 44:668, 1973.
15. Brown JT: Early assessment of supraspinatus tears: procaine infiltration as a guide to treatment. *J Bone Joint Surg Br* 31:423, 1949.
16. Neer CS: Impingement lesions. *Clin Orthop Relat Res* 173:70, 1983.
17. Rockwood CA: The role of anterior impingement in lesions of the rotator cuff. *J Bone Joint Surg Am* 62:274, 1980.
18. Jobe FW, Kvitne RS, Giangarra CE: Shoulder pain in the overhead or throwing athlete: the relationship of anterior instability and rotator cuff impingement. *Orthop Rev* 18:963, 1989.
19. Dalton SE, Snyder SJ: Glenohumeral instability. *Bailliéres Clin Rheumatol* 3:511, 1989.
20. Zanca P: Shoulder pain: involvement of the acromioclavicular joint (analysis of 1000 cases). *AJR Am J Roentgenol* 112:493, 1971.
21. Goldman AB: *Shoulder arthrography*, Boston, 1982, Little, Brown.
22. Goldman AB, Ghelman B: The double contrast shoulder arthrogram: a review of 158 studies. *Radiology* 127:655, 1978.

23. Mink J, Harris E: Double contrast shoulder arthrography: its use in evaluation of rotator cuff tears. *Orthop Trans* 7:71, 1983.

24. Braunstein EM, O'Connor G: Double-contrast arthrotomography of the shoulder. *J Bone Joint Surg Am* 64:192, 1982.

25. Ghelman B, Goldman AB: The double contrast shoulder arthrogram: evaluation of rotator cuff tears. *Radiology* 124:251, 1977.

26. Goldman AB, Ghelman B: The double contrast shoulder arthrogram. *Cardiology* 127:665, 1978.

27. Kneisl JS, Sweeney HJ, Paige ML: Correlation of pathology observed in double contrast arthrotomography. *Arthroscopy* 4:21, 1988.

28. Strizak AM, Danzig L, Jackson DW, et al: Subacromial bursography. *J Bone Joint Surg Am* 64:196, 1982.

29. Lie S: Subacromial bursography. *Radiology* 144:626, 1982.

30. Fukuda H, Mikasa M, Yamanaka K: Incomplete thickness rotator cuff tears diagnosed by subacromial bursography. *Clin Orthop Relat Res* 223:51, 1987.

31. Rafii M, Minkoff J, Bonana J, et al: Computed tomography (CT) arthrography of shoulder instabilities in athletes. *Am J Sports Med* 16:352, 1988.

32. el Khoury GY, Kathol MH, Chandler JB, et al: Shoulder instability: impact of glenohumeral arthrotomography on treatment. *Radiology* 160:669, 1986.

33. Mack LA, Matsen FA, Kilcoyne RF, et al: US evaluation of the rotator cuff. *Radiology* 157:206, 1985.

34. Crass JR, Craig EV, Bretzke C, et al: Ultrasonography of the rotator cuff. *Radiographics* 5:941, 1985.

35. Harryman DT, Mack LA, Wang KA, et al: *Integrity of the post-operative cuff: ultrasonography and function.* Presented at Fifty-Seventh Annual Meeting of the American Academy of Orthopedic Surgeons, February 9, 1990, New Orleans.

36. Hodler J, Fretz CJ, Terrier F, et al: Rotator cuff tears: correlation of sonic and surgical findings. *Radiology* 169:791, 1988.

37. Middleton WD, Edelstein G, Reinus WR, et al: Ultrasonography of the rotator cuff: technique and normal anatomy. *J Ultrasound Med* 3:549, 1984.

38. Gardelin G, Perin B: Ultrasonics of the shoulder: diagnostic possibilities in lesions of the rotator cuff. *Radiol Med (Torino)* 74:404, 1987.

39. Vestring T, Bongartz G, Konermann W, et al: The place of magnetic resonance tomography in the diagnosis of diseases of the shoulder joint. *Fortschr Geb Rontgenstr Neuen Bildgeb Verfahr* 154:143, 1991.

40. Ahovuo J, Paavolainen P, Slatis P: Diagnostic value of sonography in lesions of the biceps tendon. *Clin Orthop Relat Res* 202:184, 1986.

41. Zlatkin MB, Reicher MA, Kellerhouse LE, et al: The painful shoulder: MRI imaging of the glenohumeral joint. *J Comput Assist Tomogr* 12:995, 1988.

42. Meyer SJ, Dalinka MK: Magnetic resonance imaging of the shoulder. *Orthop Clin North Am* 21:497, 1990.

43. Seeger LL, Gold RH, Bassett LW: Shoulder instability: evaluation with MR imaging. *Radiology* 168:696, 1988.

44. Kieft GJ, Dijkmans BA, Bioem JL, et al: Magnetic resonance imaging of the shoulder in patients with rheumatoid arthritis. *Ann Rheum Dis* 49:7, 1990.

45. Morrison DS, Offstein R: The use of magnetic resonance imaging in the diagnosis of rotator cuff tears. *Orthopedics* 13:633, 1990.

46. Nelson MC, Leather GP, Nirschl RP, et al: Evaluation of the painful shoulder: a prospective comparison of magnetic resonance imaging, computerized tomographic arthrography. *J Bone Joint Surg Am* 73:707, 1991.

47. Reeder JD, Andelman S: The rotator cuff tear: MR evaluation. *Magn Reson Imaging* 5:331, 1987.

48. Seeger LL, Gold RH, Bassett LW, et al: Shoulder impingement syndrome: MR findings in 53 shoulders. *AJR Am J Roentgenol* 150:343, 1988.

49. Ogilvie-Harris DJ, D'Angelo G: Arthroscopic surgery of the shoulder. *Sports Med* 9:120, 1990.

50. Ellman H: Arthroscopic subacromial decompression. *Orthop Trans* 9:49, 1985.

51. Ellman H: Arthroscopic subacromial decompression: analysis of one-to three-year results. *Arthroscopy* 3:173, 1987.

52. Paulos LE, Franklin JL: Arthroscopic shoulder decompression development and application: a five year experience. *Am J Sports Med* 17:235, 1990.

53. Nakano KK: *Neurology of musculoskeletal and rheumatic disorders,* Boston, 1979, Houghton Mifflin.

54. Leffert RD: Brachial plexus injuries. *N Engl J Med* 291:1059, 1974.

55. Buchbinder R, Gren S, Youd J: Corticosteroid injections for shoulder pain. *Cochrane Database Syst Rev* (1):CD004016, 2003.

56. Altchek DW, Schwartz E, Warren RF, et al: *Radiologic measurement of superior migration of the humeral head in impingement syndrome.* Presented at the Sixth Open Meeting of the American Shoulder and Elbow Surgeons, February 11, 1990, New Orleans.

57. Inman VT, Saunders JB, Abbott LC: Observations on the functions of the shoulder joint. *J Bone Joint Surg Am* 26:1, 1944.

58. Poppen NK, Walker PS: Normal and abnormal motion of the shoulder. *J Bone Joint Surg Am* 58:195, 1976.

59. Bigliani LU, Morrison D, April EW: The morphology of the acromion and its relationship to rotator cuff tears. *Orthop Trans* 10:228, 1986.

60. Morrison DS, Bigliani LU: The clinical significance of variations in acromial morphology. *Orthop Trans* 11:234, 1987.

61. Codman E, Akerson TB: The pathology associated with rupture of the supraspinatus tendon. *Ann Surg* 93:354, 1911.

62. Fukuda H, Hamada K, Yamanaka K: Pathology and pathogenesis of bursal side rotator cuff tears: views from enbloc histological sections. *Clin Orthop Relat Res* 254:75, 1990.

63. McLaughlin HL: Lesions of the musculotendinous cuff of the shoulder. I. The exposure and treatment of tears with retraction. *J Bone Joint Surg Am* 26:31, 1944.

64. Neer CS, II, Flatow EL, Lech O: *Tears of the rotator cuff: long term results of anterior acromioplasty and repair.* Presented at Fourth Open Meeting of the American Shoulder and Elbow Surgeons, February 1988, Atlanta.

65. Ogata S, Uhthoff HK: Acromial enthesopathy and rotator cuff tears: a radiographic and histologic postmortem investigation of the coracoacromial arch. *Clin Orthop Relat Res* 254:39, 1990.

66. Olsson O: Degenerative changes in the shoulder joint and their connection with shoulder pain: a morphological and clinical investigation with special attention to the cuff and biceps tendon. *Acta Chir Scand* 181(Suppl):1, 1953.

67. Ozaki J, Fujimoto S, Nakagawa Y, et al: Tears of the rotator cuff of the shoulder associated with pathologic changes of the acromion: a study in cadavers. *J Bone Joint Surg Am* 70:1224, 1988.

68. Skinner HA: Anatomical consideration relative to ruptures of the supraspinatus tendon. *J Bone Joint Surg Br* 19:137, 1937.

69. Ellman H: Occupational supraspinatus tendinitis: the rotator cuff syndrome. *Ugeskr Laeger* 151:2355, 1989.

70. Scheib JS: Diagnosis and rehabilitation of the shoulder impingement syndrome in the overhand and throwing athlete. *Rheum Dis Clin North Am* 16:971, 1990.

71. Jackson DW: Chronic rotator cuff impingement in the throwing athlete. *Am J Sports Med* 4:231, 1976.

72. Hawkins RJ, Kennedy JC: Impingement syndrome in athletes. *Am J Sports Med* 8:151, 1980.

73. McShane RB, Leinberry CF, Fenlin JM: Conservative open anterior acromioplasty. *Clin Orthop Relat Res* 223:137, 1987.

74. Rockwood CA, Lyons FA: Shoulder impingement syndrome: diagnosis, radiographic evaluation, and treatment with a modified Neer acromioplasty. *J Bone Joint Surg Am* 75:1593, 1993.

75. Hawkins RJ, Brock RM, Abrams JS, et al: Acromioplasty for impingement with an intact rotator cuff. *J Bone Joint Surg Br* 70:797, 1988.

76. Stuart MJ, Azevedo AJ, Cofield RH: Anterior acromioplasty for treatment of the shoulder impingement syndrome. *Clin Orthop Relat Res* 260:195, 1990.

77. Bigliani LU, D'Alesandro DF, Duralde XA, et al: Anterior acromioplasty for subacromial impingement in patients younger than 40 years of age. *Clin Orthop Relat Res* 246:111, 1988.

78. Bjorkheim JM, Paavolainen P, Ahovuo J, et al: Surgical repair of the rotator cuff and the surrounding tissues: factors influencing the results. *Clin Orthop Relat Res* 236:148, 1988.

79. Levy HJ, Gardner RD, Lemak LJ: Arthroscopic subacromial decompression in the treatment of full-thickness rotator cuff tears. *Arthroscopy* 7:8, 1991.

80. McKendry RJR, Uhthoff HK, Sarkar K, et al: Calcifying tendinitis of the shoulder: prognostic value of clinical, histologic, and radiographic features in 57 surgically treated cases. *J Rheumatol* 9:75, 1982.

81. Uhthoff HK, Sarkar K, Maynard JA: Calcifying tendinitis, a new concept of its pathogenesis. *Clin Orthop Relat Res* 118:164, 1976.

82. Sarkar K, Uhthoff HK: Ultrastructure localization of calcium in cal-

cifying tendinitis. *Arch Pathol Lab Med* 102:266, 1978.

83. Hayes CW, Conway WF: Calcium hydroxyapatite deposition disease. *Radiographics* 10:1031, 1990.

84. Vebostad A: Calcific tendinitis in the shoulder region: a review of 43 operated shoulders. *Acta Orthop Scand* 46:205, 1975.

85. Codman EA: *The shoulder: rupture of the supraspinatus tendon and other lesions in or about the subacromial bursa*, Boston, 1934, Thomas Todd.

86. Moseley HF, Goldie I: The arterial pattern of the rotator cuff of the shoulder. *J Bone Joint Surg Br* 45:780, 1963.

87. Rathburn JB, Macnab I: The microvascular pattern of the rotator cuff. *J Bone Joint Surg Br* 52:540, 1970.

88. Bosworth BM: Calcium deposits in the shoulder and subacromial bursitis: a survey of 12,122 shoulders. *JAMA* 116:2477, 1941.

89. Bosworth BM: Examination of the shoulder for calcium deposits. *J Bone Joint Surg Am* 23:567, 1941.

90. DePalma AF, Kruper JS: Long term study of shoulder joints afflicted with and treated for calcified tendonitis. *Clin Orthop Relat Res* 20:61, 1961.

91. Rizzello G, Franceschi F, Ruzzini L, et al: Arthroscopic management of calcific tendinopathy of the shoulder. *Bull NYU Hosp Jt Dis* 67:330, 2009.

92. Linblom K: Arthrography and roentgenography in ruptures of the tendon of the shoulder joint. *Acta Radiol* 20:548, 1939.

93. Swiontkowski M, Iannotti JP, Herrmann HJ, et al: Intraoperative assessment of rotator cuff vascularity using laser Doppler flowmetry. In Post M, Morrey BE, Hawkins RJ, editors: *Surgery of the shoulder*, St Louis, 1990, Mosby, pp 208–212.

94. Matsen FA, III, Arntz CT: Subacromial impingement. In Rockwood CA, Jr, Matsen FA, III, editors: *The shoulder*, Philadelphia, 1990, WB Saunders, pp 623–646.

95. Neer CS, II, Poppen NK: Supraspinatus outlet. *Orthop Trans* 11:234, 1987.

96. Clark J, Sidles JA, Matsen FA: The relationship of the glenohumeral joint capsule to the rotator cuff. *Clin Orthop Relat Res* 254:29, 1990.

97. Samilson RL, Raphael RL, Post L, et al: Arthrography of the shoulder. *Clin Orthop Relat Res* 20:21, 1961.

98. Collins RA, Gristina AG, Carter RE, et al: Ultrasonography of the shoulder. *Orthop Clin North Am* 18:351, 1987.

99. Crass JR, Craig EV, Feinberg SB: Ultrasonography of rotator cuff tears: a review of 500 diagnostic studies. *J Clin Ultrasound* 16:313, 1988.

100. Crass JR, Craig EV, Feinberg SB: The hyperextended internal rotation view in rotator cuff ultrasonography. *J Clin Ultrasound* 15:415, 1987.

101. Mack LA, Gannon MK, Kilcoyne RF, et al: Sonographic evaluation of the rotator cuff: accuracy in patients without prior surgery. *Clin Orthop Relat Res* 234:21, 1988.

102. Iannotti JP, Zlatkin MB, Esterhai JL, et al: Magnetic resonance imaging of the shoulder: sensitivity, specificity, and predictive value. *J Bone Joint Surg Am* 73:17, 1991.

103. DePalma AF: *Surgery of the shoulder*, ed 2, Philadelphia, 1973, JB Lippincott.

104. Wolfgang GL: Surgical repair of tears of the rotator cuff of the shoulder: factors influencing the result. *J Bone Joint Surg Am* 56:14, 1974.

105. Jobe FW, Moynes DR: Delineation of diagnostic criteria and a rehabilitation program for rotator cuff injuries. *Am J Sports Med* 10:336, 1982.

106. Coghlan JA, Buchbinder R, Green S, et al: Surgery for rotator cuff disease. *Cochrane Database Syst Rev* (1):CD005619, 2009.

107. Oh L, Wolf B, Hall M, et al: Indications for rotator cuff repair. *Clin Orthop Relat Res* 455:52, 2007.

108. Earnshaw P, Desjardins D, Sakar K, et al: Rotator cuff tears: the role of surgery. *Can J Surg* 25:60, 1982.

109. Rockwood CA, Williams GR, Burkhead WZ: *Debridement of massive, degenerative lesions of the rotator cuff*. Presented at Seventh Open Meeting of the American Shoulder and Elbow Society Surgeons, March 10, 1991, Anaheim, CA.

110. Martin SD, Andrews JR: *The rotator cuff: open and miniopen repairs*. Presented at American Orthopaedic Society for Sports Medicine 20th Annual Meeting, June 26, 1994, Palm Desert, CA.

111. Rockwood CA, Jr: The shoulder: facts, confusion and myths. *Int Orthop* 15:401, 1991.

112. Steffens K, Konermann H: Rupture of the rotator cuff in the elderly. *Z Gerontol* 20:95, 1987.

113. Mulieri P, Dunning P, Klein S, et al: Reverse shoulder arthroplasty for the treatment of irreparable rotator cuff tear without glenohumeral arthritis. *J Bone Joint Surg Am* 92:2544, 2010.

114. Mather RC, Koenig L, Acevedo D, et al: The societal and economic value of rotator cuff repair. *J Bone Joint Surg Am* 95:1993–2000, 2013.

115. Moosmayer S, Lund G, Seljom US, et al: Tendon repair compared with physiotherapy in the treatment of rotator cuff tears: a randomized controlled study in 103 cases with a five-year follow-up. *J Bone Joint Surg* 96:1504–1514, 2014.

116. Goss CM: *Gray's anatomy of the human body*, ed 28, Philadelphia, 1966, Lea & Febiger.

117. Neer CS, Craig EV, Fukuda H: Cuff tear arthropathy. *J Bone Joint Surg Am* 65:1232, 1983.

118. Neer CS, II, Bigliani LU, Hawkins RJ: Rupture of the long head of the biceps related to subacromial impingement. *Orthop Trans* 1:111, 1977.

119. Crenshaw AH, Kilgore WE: Surgical treatment of bicipital tendonitis. *J Bone Joint Surg Am* 48:1496, 1966.

120. Hitchcock HH, Bechtol CO: Painful shoulder: observations on the role of the tendon of the long head of the biceps brachii in its causation. *J Bone Joint Surg Am* 30:263, 1948.

第 47 章

下腰痛

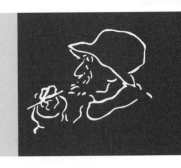

原著　Rajiv Dixit

林书典 译　詹　锋 校

关键点

多达 80% 的个体会经历下腰痛（LBP），腰椎退行性变是最常见病因。

超过 90% 的患者疼痛在 8 周内基本缓解。

初步评估应注重鉴别少数患有神经系统受累、骨折或可能存在系统性疾病（感染、恶性肿瘤、或脊柱关节炎）的患者，因为这类患者需要紧急或专业的治疗。

应评估心理社会因素和其他预测慢性致残 LBP 的危险因素。

无明显神经系统受累、创伤或疑为系统性疾病时，影像学极少有提示价值。

影像学异常表现为与年龄相关的退行性病变时，应仔细甄别，因为它常可出现于无症状的个体。

高达 85% 患者的疼痛原因不能作出精确的病理解剖学诊断。

对持续性 LBP 的患者应给予个体化治疗，包括镇痛、核心肌群训练、伸展运动、有氧运动、减肥及患者教育。

如果保守治疗失败，应加强跨学科康复治疗，重点是认知行为治疗。

对未出现椎间盘突出所致神经根病变的患者，硬膜外注射糖皮质激素治疗缺乏疗效证据。

许多注射治疗、物理疗法、非外科介入干预均缺少疗效证据。

背部手术的主要适应证是出现严重或进展性神经功能受损。

在无神经功能受损的情况下，背部手术治疗，尤其是针对退行性变的脊柱融合术，其疗效并不优于保守治疗。

流行病学

下腰痛（low back pain，LBP）是临床诊疗中最常见的症状之一，其疼痛累及的区域在背侧胸廓下缘至臀沟之间。

在人群中，65% ~ 80% 的个体在其一生中将经历 LBP[1]。LBP 是最常见的慢性疼痛综合征，并且是 45 岁以下年龄患者腰部活动受限的首要原因，同时也是患者就诊的第二大原因和第三大常见的外科手术指征[2]。LBP 的发病率随年龄增加而增加，直到 60 ~ 65 岁，此后逐渐下降[3]。LBP 在女性更常见。

下腰痛的自然病程，特别是它的持续时间和慢性过程仍然存在争议。尽管如此，研究表明大多数患者下腰部的疼痛和功能在 1 个月内有实质性的改善[4]，超过 90% 的患者在 8 周时缓解更明显[5]。然而，这些患者将来常有短暂的复发。其余 7% ~ 10% 的 LBP 患者呈慢性病程，这些患者往往需负担高额的 LBP 相关诊疗费用。近些年来在美国，尽管脊柱疾病患者的健康状况无明显改变，但用于脊柱疾病的支出却显著增加[6]。目前普遍认为，每年约有 900 亿美元支出用于 LBP 的诊治，同时其导致生产力下降而造成 100 ~ 200 亿美元的额外经济损失[6-8]。

与 LBP 相关的诸多危险因素，包括遗传、社会心理因素、负重、肥胖、妊娠、躯干无力和吸烟等[9]。致残性 LBP 持续存在与不适应疼痛的应对行为、非器官体征、功能障碍、不良的卫生状况及合并精神疾病有关[10]。

解剖学

腰椎由五个椎体构成，每一节椎体由前面的椎骨和后面围绕椎管的椎弓组成（图 47-1）。软骨终板覆盖于椎体上下表面。

相邻椎骨由椎间盘连接。椎间盘外周有多层致密坚韧的纤维组织包绕，即纤维环。纤维环内包裹着有减震作用的凝胶状髓核。每层腰椎，除了前方的椎间关节（由椎间盘和相邻椎体构成），其后外侧还有两个滑膜关节突（骨突）关节。它们则是由相邻椎骨的上下关节突构成的。

脊柱通过韧带和椎旁肌肉（竖脊肌、躯干和腹肌）加强稳定。前后纵韧带由上至下贯穿整条脊柱，锚定于椎体前后表面及椎间盘。黄韧带连接椎板，棘间韧带和棘上韧带连接棘突，横突间韧带连接横突。

骶髂关节连接脊柱与骨盆。关节前下部内衬有滑膜，而后上部为纤维。骶髂关节几乎无活动性。

腰椎椎管内含有马尾（椎管中脊髓以下的腰骶神经根束）、血管和脂肪。由于脊髓止于 L1 水平，腰椎病变通常不会出现脊髓受压的表现。每一层面的两条神经根自椎管发出，经椎间孔向外延伸。

临床评估

LBP 病因众多，临床表现广泛多样。多数患者表现为急性 LBP，病程呈自限性，无须特殊治疗，但另一些患者则表现为反复发作或慢性 LBP。详尽的病史采集对于临床评估而言最为重要，而影像学检查往往不是必需的。

病史

对 LBP 患者初始评估的重点是识别出神经受压、骨折或潜在的全身性疾病（如感染、恶性肿瘤或脊柱关节炎）相关的小部分患者[11]（＜5%）。这些患者需及早通过相关检查进行诊断（主要是影像学）并给予相应治疗（如针对脊椎骨髓炎使用抗生素）或者急诊处理（如对严重或进展性神经压迫的患者施行手术减压）。正因如此，对于上面提到的可能情况，需要仔细寻找相应的线索——"危险信号"[12-14]（表 47-1）。严重的脊柱疾病的发病率较低，且大多数危险信号的敏感性和特异性不高。因此，近来的研究强调大多数危险信号的预测价值有限，并提出对任何危险信号都进行影像学检查将导致不必要的影像检查过多。由此建议影像检查的使用应根据整体临床表现和动态观察，而不是不加鉴别地根据单个危险信号。多个危险信号同时存在时的预测价值更高[15]。同时，寻找社会或心理困扰因素同样重要，诸如对工作不满、残疾赔偿金的诉求及抑郁都可能加重或延长疼痛[14]。

机械性 LBP 是由于脊柱解剖或功能异常导致，与炎症或肿瘤性疾病无关。通常在躯体活动和立位时疼痛加剧，休息和卧位时缓解。超过 95% 的 LBP

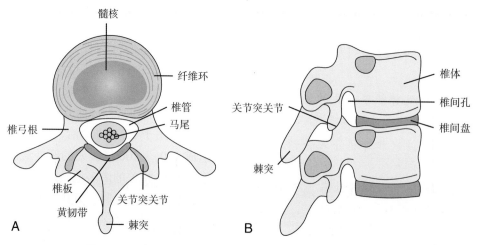

图 47-1 腰椎解剖。**A**，腰椎横断面视图；**B**，腰椎侧面视图

表 47-1　下腰痛潜在严重的危险信号（red flags）

脊柱骨折

明显外伤

长期应用糖皮质激素

年龄 > 50 岁

感染或癌症

癌症病史

不明原因的体重下降

免疫低下

静脉吸毒

夜间疼痛

年龄 > 50 岁

马尾综合征

尿潴留

充盈性尿失禁

大便失禁

双侧或进行性运动功能障碍

鞍区麻木

脊柱关节炎

严重晨僵

活动后而非休息后疼痛改善

下半夜疼痛

交替性臀部疼痛

年龄 < 40 岁

为机械性 [11]，腰椎退行性变是机械性 LBP 的最常见原因 [12]。在绝经后女性中，出现严重的急性机械性 LBP 应警惕继发于骨质疏松的压缩性骨折。夜间疼痛提示感染或肿瘤可能是其潜在病因。

炎性 LBP [16]，如脊柱关节炎，常见于年龄小于 40 岁的男性，伴有明显的持续 30 分钟以上晨僵。疼痛常于运动后缓解，在休息后不能改善。下半夜疼痛常加重，一些患者诉有臀部交替痛。

询问患者是否有背部疼痛放射至下肢非常重要，如果有则提示继发于椎管狭窄或坐骨神经痛（通常继发于椎间盘突出或椎管狭窄）的假性跛行（神经性跛行）。青壮年患者中椎间盘突出综合征多见，而老年患者则更易出现椎管狭窄的临床表现。坐骨神经痛源自神经根压迫，产生的疼痛按皮区（根性）分布，常达足或踝关节水平，疼痛的性质为刺痛、闪痛、锐痛，常伴有麻木和针刺感，可合并出现感觉和运动障碍。由椎间盘突出导致的坐骨神经痛常在咳嗽、打

喷嚏，或 Valsalva 动作时加剧。坐骨神经痛应与非神经源性骨节疼痛加以鉴别。后者可能来自椎间盘内、关节面，或腰椎旁肌肉和韧带的病变，与坐骨神经痛相似的是也常有下肢疼痛，不同的是呈非皮区分布，性质为钝痛，一般不放射到膝关节以下，通常无感觉异常。大多数的放射痛是骨节疼痛 [12]。肠道和膀胱功能障碍提示马尾综合征的可能。

体格检查

体格检查通常不会得出一个特定诊断。然而，全身体格检查，包括仔细的神经系统检查，却有助于确诊少数严重的 LBP，它们可能继发于某种系统性疾病或临床上有明显神经系统受累（表 47-1）。

查体可以发现脊柱侧凸，可为结构性或是功能性。结构性脊柱侧凸与脊柱结构改变有关，有时也与胸廓结构改变相关。虽然部分成人可能有幼年特发性脊柱侧凸的病史，但多数成人的结构性脊柱侧凸继发于退行性病变。躯干前屈时结构性脊柱侧凸持续存在。与之相反，由椎旁肌肉痉挛或下肢长度差异导致的功能性脊柱侧凸往往无这种表现。在腰椎区域长有一束体毛可能提示先天性结构异常，如隐性脊柱裂。

触诊可以发现椎旁肌肉痉挛，这经常会导致腰椎前凸消失。按压脊柱时出现压痛点对诊断椎体骨髓炎较为敏感，但无特异性。可触及的相邻棘突间错位提示腰椎滑脱。

脊柱活动受限（如前屈、后伸、侧屈及旋转）不能提示特异性的诊断，任何病因所导致的 LBP 均可有运动受限。而脊柱运动幅度的测量有助于监测治疗情况 [9]。胸廓扩张度小于 2.5 cm 对于诊断强直性脊柱炎具有特异性而缺乏敏感性 [16]。

由髋关节炎导致的髋关节活动范围减少者应做髋关节检查，髋关节炎常引起腹股沟痛，偶有背部放射痛。跨过股骨大转子伴有压痛的粗隆部滑囊炎可与 LBP 混淆难辨。当存在分布较广泛的压痛点时，尤其对于女性患者，提示 LBP 可能继发于纤维肌痛症。

当患者主诉为下肢不适的时候，也应行详细的神经系统体查，因为有时上肢神经体查的异常，如反射亢进，可能提示病变在较近端的神经。对于有下肢放射痛的 LBP 患者（坐骨神经痛、假性跛行、或骨节痛）应行直腿 - 抬高试验（图 47-2）。患者仰卧，检查者手握患者足跟，膝关节完全伸直，将腿逐渐抬

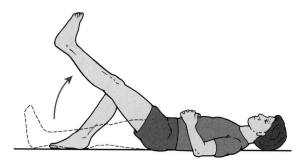

图 47-2 直腿 - 抬高试验。对 L4-5 和 L5-S1 神经根损伤非常敏感的检查

高。该动作可使坐骨神经（起源于 L4、L5、S1、S2 和 S3）的张力增加，进而牵拉神经根（特别是 L5、S1 和 S2）。如果相应神经根已受累及，如受到突出的椎间盘压迫，通过直腿 - 抬高试验进一步牵张神经根会导致根性疼痛，并延伸至膝部以下。下肢抬高小于 70° 时出现根性疼痛，即为试验阳性。踝关节背屈进一步牵拉坐骨神经，可增加试验的灵敏度。直腿 - 抬高试验检查时出现大腿后部或膝关节疼痛，通常是由于腘后肌腱紧张引起，不代表试验阳性。直腿 - 抬高试验对临床上显著的 L4～5 或 L5～S1 水平的椎间盘突出（有临床意义的椎间盘突出 95% 位于该节段）诊断具有敏感性而无特异性。假阴性较常见于 L4～5 水平以上的腰椎间盘突出症。椎管狭窄的患者直腿 - 提高试验通常为阴性。交叉直腿 - 抬高试验（当对侧腿抬高时再次出现坐骨神经痛）对临床上显著的椎间盘突出具有高度特异性，但敏感性不高[9,14,17-18]。

对坐骨神经痛患者下肢神经功能的评估（图 47-3）可以鉴别特定的神经根受累。评估应包括：运动功能测试，着重于足背屈（L4）、足拇趾背屈（L5）和足跖屈（S1）；检查膝（L4）和踝（S1）深腱反射；检查皮区感觉障碍。无法用足尖（多为 S1）和足跟行走（多为 L5）提示肌肉无力。肌肉萎缩可通过测量双侧下肢同一水平位置的大小腿周径以发现[9]。

在法律诉讼中或心理上忧虑痛苦的患者时常会夸大自身症状，他们可出现非躯体症状，客观发现与患者主观主诉不相匹配，例如出现非解剖性运动或感觉缺失。Waddell 及其同事提出了一些检查这种情况的方法[19]。其中最可重复的检查包括体表压痛、检查中的反应过度、坐位和仰卧位的直腿 - 抬高试验存在差异。

诊断性检查

影像学

在美国影像检查技术发达，而过多的腰椎影像检查令人担忧。不加区分的脊柱影像检查，使有意义的临床发现的概率降低，而误诊的概率升高，且放射线暴露以及费用增加[15]。诊断性检查的主要作用，尤其对于影像学检查而言，是能够早期识别少数有证据提示严重或进展性神经功能受损以及潜在系统性疾病的患者所存在的病变（表 47-1）。除非明显症状持续超过 6～8 周以上，否则影像学检查不是必需的。由

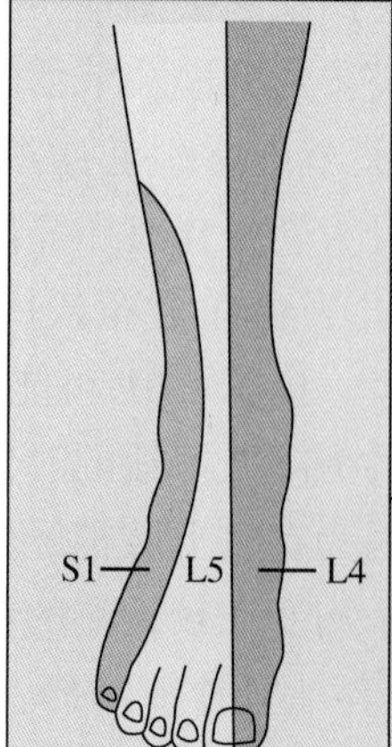

下肢皮区	椎间盘	神经根	运动障碍	感觉障碍	反射消失
	L3-4	L4	足背屈	足内侧	膝
	L4-5	L5	拇趾背屈	足背	无
	L5-S1	S1	足趾屈	足外侧	踝

图 47-3 腰骶部神经根病变的神经病学特征

于超过 90% 的患者在 8 周内基本缓解，这可以避免不必要的过早检查 [9,11]。而且，对 LBP 使用 MRI 或平片进行早期评估，不能改善临床结局、预测恢复过程，或减少疾病诊治的整体费用 [2,20]。

影像学研究的一个突出问题是，LBP 患者中存在的诸多解剖学上的异常也常见于无症状者，并通常与背痛无关 [12]。这些异常往往是年龄相关的退行性病变所导致，甚至可以出现在成年早期，是身体中最早出现的退行性病变之一 [21]。当患者缺乏相应临床表现而仅有影像学异常时不应做出病因诊断，否则可能导致一些不必要的有创且昂贵的干预措施 [22-23]，尽管这样做在临床上具有挑战性，有时甚至不太可能。

由于影像学异常和临床症状之间的关联性很小，不难理解，85% 以上患者不能明确腰背部疼痛的产生原因而做出精确的解剖病理学诊断 [14]。患者应该理解，影像检查的目的是为了排除一些严重的情况，而常见的退行性病变是预期存在的。仅根据影像学分析而做出诊断，可能增强患有严重疾病的疑虑（导致"恐惧逃避"行为），并夸大了非特异性检查结果的重要性，最终导致误诊。

普通 X 线片和 MRI 是 LBP 患者评估的主要手段。经过标准治疗，疼痛持续存在超过 6 ~ 8 周的 LBP 患者，若无神经根病或椎管狭窄的症状，X 线片是其合理的首选检查方式 [24]。通常站立正侧位片就可满足需要，加摄斜位片实际上加大了辐射量，而对增加诊断信息量作用不大。就女性而言，腰椎正侧位 X 线片对性腺的辐射量相当于每天摄一次胸片累计超过 1 年时间的辐射量 [24]。

影像学上的异常如单椎间盘退行性变、关节突关节退行性变、Schmorl's 结节（髓核突出进入椎骨骨松质）、腰椎峡部裂、轻度腰椎滑脱、椎体滑脱（S1"腰椎化"或 L5"骶骨化"）、隐性脊柱裂以及轻度脊柱侧凸对于伴或不伴 LBP 的个体同样常见 [11,12,25]。

对需要进一步行影像学检查的 LBP 患者来说，MRI 平扫通常是最佳的初步检查方式，也是脊椎感染和肿瘤、椎间盘突出及椎管狭窄的首选检查项目 [11]。MRI 用于 LBP 检查应主要仅限于那些怀疑有系统性疾病（如感染或恶性肿瘤）的患者，及为临床上具备手术指征拟行手术的患者进行术前评估 [14,24]（如存在明显或进展性的神经功能受损），或对伴有神经根病变需要硬膜外糖皮质激素治疗的患者 [24]。椎间盘异常通常在 MRI 上有明显表现，但往往与患者的症状关联较小甚至毫无联系。椎间盘膨出是椎间盘组织对称环行性扩展超出椎间隙，椎间盘突出则是局部或非对称性的扩展。突出又分为突出型和脱出型，突出型基底宽，而脱出型的基底部形成"颈"，相对于脱出的组织更狭小。在无症状的成人中，椎间盘膨出（52%）和突出（27%）常见，而椎间盘脱出罕见 [11]。静脉造影剂钆增强 MRI 扫描，对上背部手术的患者（体内无金属材料）进行评估是有用的，有助于鉴别复发性椎间盘突出和瘢痕组织。

在 LBP 患者的评估中 MRI 检查总体优于 CT，但是，当重点观察骨骼解剖结构时，CT 较好。与 MRI 不同，虽然体内金属成像时造成的伪影可能干扰阅片，但 CT 仍可安全用于体内植有磁性金属的患者。因此，外科手术植入脊柱金属材料的患者有时首选 CT 脊髓造影。

骨扫描主要用于识别感染、骨转移和隐匿性骨折，并与退行性变进行鉴别。骨扫描由于其空间分辨率差故而特异性不强，因此异常结果往往需要进一步影像学检查如 MRI 来验证。

电神经检查

电神经检查可以帮助评价一些伴有腰骶神经根病变的患者，其主要程序包括肌电图和神经传导分析。这些检查可以明确受压的神经根及其受损的范围和严重程度，MRI 成像分析仅能够提供解剖结构信息，而电神经检查可以提供生理学信息，进而对影像结果提供进一步支持或反对证据。因此，电神经检测主要应用于存在持续性神经根功能残损表现，且临床表现与影像结果不一致的神经根病变患者。肌电图和神经传导检查也有助于鉴别腓神经麻痹或由 L5 神经根的腰骶神经丛病变导致的肢体疼痛，同时也可排除患者人为的运动减弱。电神经检查对已明确神经根病变的患者不是必需的。需要强调的是，神经受损后相应肌肉去神经化可使肌电图发生改变，但在神经损伤发生的 2 ~ 3 周内相应的改变还不能检出。相反，在神经损伤后行神经传导检测即可发现异常。另一个局限是，减压手术后肌电图的异常可持续存在超过 1 年 [26]。

实验室检查

实验室检查主要用于鉴别系统性疾病导致的

LBP，当患者血细胞计数、红细胞沉降率和腰椎 X 线片均正常时，潜在的感染或恶性肿瘤导致 LBP 的可能性较小[27]。

鉴别诊断

LBP 通常是由腰椎或相关的肌肉和韧带病变所致（表 47-2），在极少数情况下，由内脏疾病反射至背部引起疼痛。在 LBP 患者中疼痛绝大多数是机械性因素所导致的[14]。腰椎退行性变是机械性因素引起 LBP 的最主要原因[11]（表 47-2），事实上，也是背痛最常见的原因。

腰椎病

目前常说的腰椎病包含两种退行性病变，即前方

表 47-2 下腰痛的病因

机械性
腰椎病*
椎间盘突出*
腰椎滑脱*
椎管狭窄*
骨折（多为骨质疏松症）
非特异性（特发性）
肿瘤
原发性
转移性
炎性
脊柱关节炎
感染
椎体骨髓炎
硬膜外脓肿
化脓性椎间盘炎
带状疱疹
代谢性
骨质疏松性压缩骨折
Paget's 病
牵涉痛
来自主要脏器、腹膜后结构、泌尿生殖系统、主动脉或臀部

*与退行性变有关

的椎间关节和后外侧的关节突关节退变[9]。这些退行性或骨关节炎改变在放射影像上表现为椎间盘或关节间隙狭窄、软骨下硬化和骨赘生成（图 47-4）。

在普通人群中腰椎病的影像学改变很常见，随年龄的增大愈加明显，并可能与背部症状无关。放射影像学异常如单个椎间盘退行性变、关节突关节退行性变、Schmorl's 结节、轻度腰椎滑脱及轻度脊柱侧凸在伴或不伴背痛的个体中同样普遍存在[28]。据临床观察，这种情形较为复杂，有时严重机械性 LBP 患者可能仅有轻微放射影像学异常，相反，影像学有进展性病变的患者也可能毫无症状。

机械性 LBP 临床疾病谱广，患者可表现为急性 LBP（有些患者反复发作），有些患者进展为慢性 LBP（通常伴有急性加重期）。躯体牵涉痛可导致骨节疼痛并放射至臀部和下肢。腰椎病患者易患腰椎间盘突出症、腰椎滑脱症和椎管狭窄。总之，腰椎退行性病变是引起背部病理改变和疼痛的最常见原因。

在有关节突骨关节炎的患者中，疼痛可放射至臀部及大腿后侧，前倾前屈时缓解，身体向病变关节侧弯曲时加剧（关节突综合征）。

椎间盘内破裂和椎间盘性下腰痛两个术语可通用，但在激发性椎间盘造影检查中仍是有争议性的诊断[17]。在激发性椎间盘造影检查中，通过在数个椎间盘间连续注入对比剂，可获得每个层面的放射影像学表现并对诱发出的疼痛进行评估，如果注射进某一椎间盘后重现患者以往类似的 LBP 表现，则试验为阳性。此项技术的倡导者认为造影阳性的异常椎间盘是产生疼痛的主要来源，并通常建议行脊柱融合术和椎间盘置换术[2]。但是，注入对比剂的椎间盘可以刺激产生与病变椎间盘不同性质和部位的疼痛[29]。此外，椎间盘造影异常及诱发疼痛也常见于无症状的个体，更重要的是，由于椎间盘破裂导致的椎间盘源性疼痛通常可自发性缓解[11,14]。随后对接受椎间盘造影术患者进行长期的随访观察，使人们关注到该手术本身可能导致椎间盘的加速退变和突出[30]。因此，经椎间盘造影在这种疾病诊断中的临床重要性及其正确处理仍不明确。

在腰椎 MRI 上常见的 Modic 改变是椎体终板和邻近骨髓的信号变化。Modic I 型改变继发于骨髓水肿，Modic II 型改变代表骨髓脂肪化，Modic III 型改变提示软骨下骨硬化[31-32]。随着年龄的增长，这些改变愈加普遍，或进展或退化，且似乎与椎间盘退行

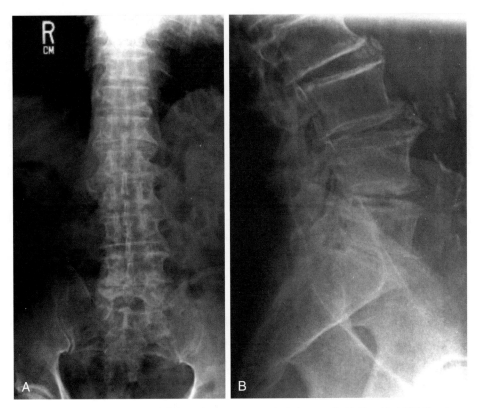

图 47-4 腰椎病。腰椎前后位（**A**）和侧位（**B**）X 线片显示椎间隙狭窄、边缘骨赘、终板硬化。（Courtesy Dr. John Crues, University of California, San Diego.）

性病变有关 [33]。Modic 改变见于 20% ~ 40% 的 LBP 患者，但也可见于多达 10% 无症状的成年人 [31-32]。对于治疗方案的选择，这些 MRI 上信号改变的临床价值仍不明确。

在 T2 加权 MRI 图像中见到的后椎间盘纤维环局部高信号，有时称为高强度区域，在纤维环内呈泪滴状，与激发性椎间盘造影的阳性结果相关 [11]。但在无症状个体中该高强度区域的出现率高，限制了它的临床应用价值 [35]。

脊柱不稳见于一些腰椎病患者，在侧位平片检查中，可通过腰椎屈伸运动鉴别异常的脊椎运动（前后移位或相邻椎骨过度成角改变）以明确。但是，这样的脊椎运动异常也可见于无症状的个体，并且其自然病史及与 LBP 病因的关系仍不明确。因此，脊柱不稳（无骨折或腰椎滑脱）作为 LBP 的病因，其诊断及通过脊柱融合进行治疗仍有争议。

腰椎间盘突出症

椎间盘突出发生于髓核从退变的椎间盘脱出并被

挤压出变弱的纤维环时，常出现在椎体的后外侧方。在普通人群中，影像学上表现为椎间盘突出较为普遍。一项研究发现，MRI 提示为腰椎间盘突出在无症状个体中高达 27%[36]。但是，有时突出的椎间盘可引起神经根受挤压导致腰骶神经根病（图 47-5 和图 47-6）。椎间盘突出是年轻人坐骨神经痛的最常见病因 [11]。

腰骶部脊柱因其活动性，容易发生椎间盘突出症。75% 的屈伸运动发生在腰骶关节（L5 ~ S1），20% 发生在 L4 ~ 5（L4 ~ 5 水平扭转动作较多）[37]。可能正是基于这个原因，90% ~ 95% 有明显临床症状的压迫性神经根病均发生在这两个层面 [14]。

随着年龄的增长，椎间盘突出症的发病率逐渐上升。在 L5 ~ S1 和 L4 ~ L5 水平椎间盘突出的高峰发病年龄在 44 ~ 50 岁，此后发病率逐步下降 [38]。

坐骨神经痛的发生既有机械因素（椎间盘组织压迫神经根），又有生物因素，炎症、血管受累、免疫反应及大量细胞因子共同参与。

腰椎间盘突出导致腰骶神经根病的临床特点已经讨论（详见病史、体格检查及图 47-3）。应当指出的

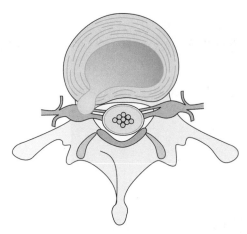

图 47-5　后外侧椎间盘突出导致神经根受压

是，未出现临床明显的神经功能缺陷及无潜在系统性疾病危险信号的患者，不必要立即进行影像学检查（表 47-1）。L1 神经根病变罕见，症状表现为腹股沟区疼痛、感觉异常和感觉消失[39]。L2、L3 和 L4 神经根病变不常见，多可见于伴有腰椎管狭窄的老年患者。

对于大多数患者，在其自然病程中，腰椎间盘突出有望逐步改善。一系列的 MRI 研究表明，椎间盘突出的部分随着时间的推移逐渐回缩，并且三分之二的病例在 6 个月后可部分或完全分解[14,40]。仅大约 10% 的患者在 6 周的保守治疗后仍有剧烈疼痛，对于此类患者需考虑减压手术[14]。即使是游离椎间盘组织碎片（突出组织脱落并游离在硬膜外间隙），随着时间的延长倾向于被逐渐再吸收[41]。

罕见大块椎间盘组织向中央突出，通常为 L4 ～ 5[12]，压迫马尾神经导致马尾综合征。患者通常表现出 LBP、双侧神经根性疼痛及双侧下肢运动障碍、无力，体格检查体征常呈非对称性。会阴部感觉缺失（鞍麻）较常见，且常出现尿潴留，并伴有充溢性尿失禁[14]，也可出现大便失禁。表 47-3 列举了马尾综合征的各种症状和体征。马尾综合征的其他病因包括肿瘤、硬膜外脓肿、血肿及少见的腰椎管狭窄。马尾综合征是外科急症，因为神经系统病变的预后取决于手术减压的及时性[9]。只要有可能，在发生尿失禁前识别马尾综合征，因为一旦发生尿潴留，预后更差[42]。

脊椎滑脱

脊椎滑脱是某一椎骨相对于其下一椎骨向前移位，有两种类型：峡部型和退变型。

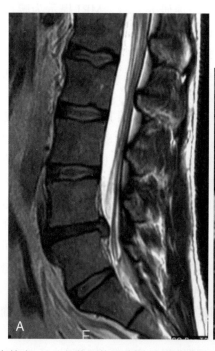

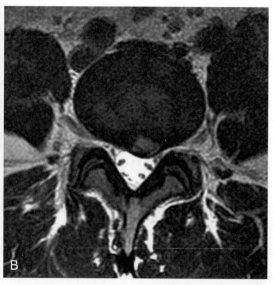

图 47-6　腰椎间盘挤出。**A**，矢状面核磁共振 T2 加权像显示 L4 ～ 5 层面挤出的椎间盘；**B**，L4 ～ 5 层面轴位像显示椎间盘被挤向椎管左侧并压缩 L5 神经根出口至左侧椎弓板。（Courtesy Dr. John Crues, University of California, San Diego.）

表 47-3 马尾综合征的症状及体征

尿意改变 / 减少

无憋尿感或尿流断续

性功能障碍

鞍区麻木

双侧（或单侧）坐骨神经痛

下肢运动无力

尿和（或）便失禁

丧失直肠张力

肛门自主收缩活动消失

峡部型脊椎滑脱（图 47-7）最常见于 L5 ～ S1 水平，是由双侧椎弓峡部裂所致。峡部裂是指椎弓峡部皮质缺损，最常见于 L5，典型的损害是劳力性骨折，常发生于幼年时期，尤以男孩更常见。成人中，峡部裂在 CT 影像上发现率约为 11.5%，接近平片中的两倍[43]。大约有 15% 的患者，峡部裂进展为脊椎滑脱[44]。

退行型脊柱滑脱见于一些关节突关节严重退行性变伴半脱位的患者，此时上下椎体发生前后移动。常见于老年人群（尤其大于 60 岁者），女性更常见，最常累及 L4 ～ 5 水平，且极少超过椎体宽度的 30%[12]。

大多数患者，尤其是轻度脊椎滑脱的患者无明显症状。有些患者可能主诉伴机械性疼痛的 LBP。较为严重的脊椎滑脱患者可发生神经系统并发症。神经根受压较多见于峡部型脊椎滑脱的患者（特别是 L5 神经根），而退变型椎体滑脱临床上更常表现为椎管狭窄，极端的椎体滑脱导致马尾综合征者罕见。鉴于脊椎的潜在动力学特性，如未拍摄立位平片，椎体滑脱有可能漏诊。

椎管狭窄

腰椎管狭窄的定义是腰椎中央椎管、外侧隐窝和神经孔的狭窄，可能导致腰骶神经根受压。椎管狭窄可发生于一个或多个腰椎水平，并可能不对称。需要知道的是仅年龄大于 60 岁的无症状成年人 20% ～ 30% 具有椎管狭窄的影像学证据[45]。有症状的腰椎椎管狭窄的患病率尚未明确，但在年龄大于 65 岁的患者中，它是最常见的脊柱手术指征。

先天特发性椎管狭窄（表 47-4）并非少见，是由先天性短椎弓根造成。这些患者症状往往出现较早（30 ～ 50 岁时），当合并正常情况下可以耐受的轻度退行性病变时，可导致椎管进一步狭窄而出现症状[45]。

在绝大多数情况下，腰椎退行性变是椎管狭窄的原因，由于退变椎间盘变薄，导致过多而肥厚的黄

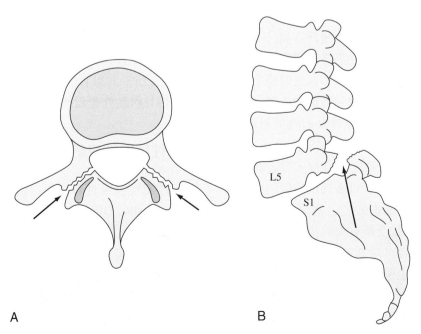

图 47-7 **A**，退变所致的双侧椎弓根峡部裂（箭头）；**B**，L5 椎骨的峡部裂（箭头）导致 L5-S1 峡部型腰椎滑脱

表 47-4　腰椎椎管狭窄的病因

先天性
特发性
软骨发育不全
获得性
退行性变
关节突关节肥大
黄韧带肥厚
椎间盘突出症
腰椎滑脱
脊柱侧弯
医源性
椎板切除术后
术后融合（postsurgical fusion）
其他
Paget's 病
氟骨病
弥漫性特发性骨肥厚症
强直性脊柱炎

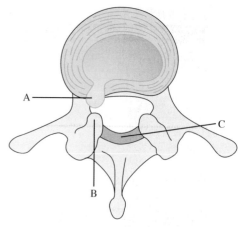

图 47-8　椎管狭窄继发于椎间盘突出症（**A**）、关节突关节肥大（**B**）、黄韧带肥厚（**C**）

韧带膨胀、屈曲进入椎管后部。退变的椎间盘突出可使椎管前方变窄，而过度增粗的关节突和骨赘可能在外侧隐窝或椎间孔压迫神经根（图 47-8 和图 47-9）。任何程度的腰椎滑脱都将进一步加重椎管狭窄。

椎管狭窄的临床特征性表现是神经性跛行（假性跛行），神经性跛行的症状通常是双侧的，但往往不对称。患者的主诉为臀部、大腿和腿部疼痛，可伴有感觉异常。臀部疼痛有时被描述为烧灼感。疼痛可能伴有感觉异常。神经性跛行在久站和行走时诱发，在坐位或前屈位时缓解，是因为这种前屈体位增加了椎管尺寸，以至于患者常采取类猿体位。故可想而知，这些患者可通过手推购物车向前弯腰的姿势（"购物车征"）获得缓解，并且在骑固定自行车时表现出惊人的耐力。神经性跛行的症状可表现出间歇的机械性和缺血性腰骶神经根功能丧失[46]。患者也常有下肢乏力感。与本体感觉纤维受压有关的步态不稳是患者常见的主诉。LBP 患者出现宽基步态，对腰椎椎管狭窄的诊断有 90% 以上的特异性[47]。患者行走时还可出现间断阴茎勃起[48]。支持神经性跛行而非血管性跛行的因素，包括存在足动脉搏动、通过久站或行走容易诱发症状、脊柱屈曲可缓解症状，以及最明显

不适的部位在大腿而非小腿。

腰椎管狭窄患者的体格检查往往不被重视[9]，严重的神经功能缺陷不常见。腰部活动范围可能正常或降低，直腿 - 抬高试验常阴性。部分患者闭目难立征（Romberg test）阳性。深反射和振动觉可能减弱。某些患者可出现下肢广泛乏力。这些查体结果的意义在老年患者中难以判别。然而，部分椎管狭窄的患者可出现某一固定的神经根损伤，导致腰骶神经根病或者罕见的马尾综合征。

病史中出现神经性跛行，是疑诊腰椎管狭窄最常见的情况，通过 MRI 检查进行证实最为可靠。

椎管狭窄通常进展缓慢，其症状逐渐演进，自然病程为良性过程。一项非手术治疗腰椎椎管狭窄患者 49 个月的随访研究显示，70% 的随访患者临床症状无变化，15% 的患者改善，15% 的患者恶化[49]。因此，预防性外科治疗是没有依据的[45]。

弥漫性特发性骨肥厚

弥漫性特发性骨肥厚（diffuse idiopathic skeletal hyperostosis，DISH）的特征是脊柱旁韧带和附着点钙化和骨化[50]，是一种病因不明的非炎症性疾病，与人类白细胞表面抗原（HLA）-B27 阳性无关。

DISH 与肥胖、糖尿病和肢端肥大症相关[51]，该病在 30 岁前很少有确诊，男性多见，患病率随着年龄增长而上升[52]。

虽然颈椎和腰椎也可能受影响，但胸椎受累最常

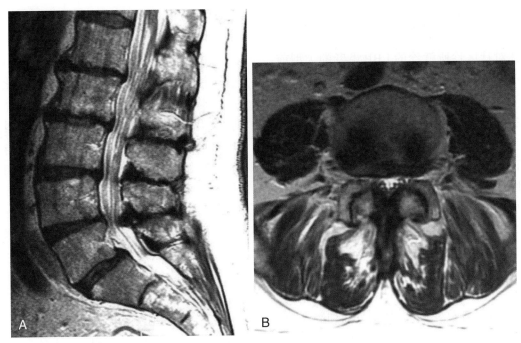

图 47-9 退变性椎管狭窄。**A**，由于黄韧带过多，矢状面 T2 加权核磁共振成像显示 L4-5 层面椎管前后径缩窄；**B**，腰 4～5 椎间盘层面轴位图显示后外侧关节突关节肥大引起硬膜囊截断面面积缩小（Courtesy Dr. John Crues, University of California, San Diego.）

见。前纵韧带骨化在胸椎侧位片上显示最佳。前纵韧带骨化及骨桥形成，在脊柱正位及右侧位 X 线片中显示出"流柱状"骨化，而内脏转位的患者左侧韧带骨化更常见，由此推断降主动脉对钙化部位有一定意义。椎间盘间隙和关节突关节保持完整（除非合并腰椎病）及骶髂关节表现正常，有助于鉴别 DISH 与腰椎病和脊柱关节炎。几乎所有脊柱外的骨关节部位均可受累[53]。不规则的新骨形成（"骨赘"）最易见于髂嵴、坐骨结节和股骨粗隆。附着点位置的肌腱和韧带的骨化（如髌骨、鹰嘴突和跟骨）和关节周围骨赘（如外侧髋臼和骨盆平片上骶髂关节下部分）也可见到。严重的韧带钙化可见于骶韧带和髂腰韧带，DISH 患者髋关节置换术后的异位骨形成也有报道[54]。

DISH 可完全无症状。最常见的主诉是受累脊椎的疼痛和僵硬，胸椎常见。一般仅有中度的脊柱活动受限。前纵韧带广泛骨化合并大范围脊柱前侧骨赘形成有时会压迫食管，引起吞咽困难[50]。后纵韧带骨化几乎仅见于颈椎，既可是一独立疾病也可是 DISH 的一部分，但极少引起颈髓病变。如果肌腱端出现疼痛和压痛，那么这些患者可能存在肱骨外上髁或内上髁炎、跟腱炎或者足底筋膜炎。

DISH 的治疗主要是对症的。对乙酰氨基酚、非甾体抗炎药（NSAIDs）对绝大多数患者有效，对于疼痛性肌腱端病变应谨慎使用糖皮质激素注射治疗。

非特异性腰背痛

非特异性 LBP 也称为特发性 LBP（idiopathic LBP）。如前所述，对于多达 85% 的患者，无法明确疼痛产生的准确部位并给出精确的病理解剖诊断，这主要是由 LBP 患者症状的非特异性，以及症状与影像学结果间的关联性差所致，因而一些词语如腰痛、拉伤和扭伤都被使用。拉伤和扭伤无相应的组织学描述，因此对急性机械性且大部分自限的 LBP 患者来说，非特异性 LBP 是一个较准确的名称。疼痛的严重程度从轻微到严重不等，有些患者背痛会在创伤后立即发生，如提重物或扭伤，另一些患者则仅在醒来时出现 LBP。大多数患者在 1～4 周内有好转[4]，但将来仍容易出现类似的发作。不足 10% 的患者进展为慢性非特异性 LBP。

肿瘤

肿瘤不是 LBP 的常见病因，但仍很重要。在基层医疗单位，因肿瘤导致的 LBP 所占比例不足 1%[14]。

在一项针对社区诊所就诊的 LBP 患者的大型前瞻性研究提示，有癌症病史、不明原因的体重减轻、经保守治疗 1 个月后病情未能改善、且年龄大于 50 岁的患者，提示癌症的可能性较高[55]。迄今为止，癌性 LBP 最重要的预测因素是既往的癌症病史。

继发于脊柱恶性肿瘤的 LBP 患者典型表现为持续性和渐进性疼痛，休息不能缓解，夜间通常加重。在一些患者中，脊柱肿物占位可导致腰骶神经根病或者马尾综合征。病理性骨折的患者可能出现急性 LBP。罕见的软脑膜癌（在患有乳腺癌、肺癌、淋巴瘤或者白血病的患者中）可表现为腰骶多发神经根病[56]。

大多数患者是由于转移癌[5]（特别是前列腺、肺、乳腺、甲状腺或肾）或者多发性骨髓瘤导致脊柱受累，转移性脊柱病变较多见于胸椎，占原发性肿瘤患者骨转移的 39%[57]。由脊髓肿瘤、原发性椎体肿瘤及腹膜后肿瘤引起的 LBP 罕见[14]。

骨样骨瘤，一种骨的良性肿瘤，在患者 20 ~ 30 岁时出现 LBP 典型症状。疼痛往往伴有继发于椎旁肌肉痉挛的功能性脊柱侧凸。疼痛甚至发生在骨样骨瘤出现明显放射影像学表现之前。骨样骨瘤主要侵犯脊柱后部，通常为神经弓。直径小于 1.5 cm 的硬化性病灶，伴有透亮影，是诊断骨样骨瘤的特异性标志[58]。如果怀疑骨样骨瘤但普通 X 线平片未发现，应该进行骨扫描、CT 扫描或者 MRI 等检查。非甾体抗炎药通常可控制症状，可能因为病灶产生了高水平的前列腺素。当疼痛不能耐受时，可以选择手术切除。骨样骨瘤可以在几年的时间里自发缓解[59]。

在肿瘤性病变的检查中，普通 X 线片较其他影像学检查敏感性差，因为对于溶骨性病变而言，大约 50% 的松质骨丢失后才可在 X 线片中检出[11]。转移性病灶可以是溶骨性的（透 X 线）、结节性（不透 X 线）或者是混合性的，大多数转移瘤是溶骨性病变。椎体最先受到侵犯的原因与其丰富的血供和红骨髓有关，而与感染不同，椎间隙通常不受影响。需强调的是，单纯溶骨性病变如多发性骨髓瘤，骨扫描不能发现。MRI 在脊柱肿瘤的评估中具有最高的敏感性和特异性，且通常列为首选。

放疗对控制骨转移瘤性疼痛有作用。如果脊髓肿块导致神经根受压综合征，通常需要进行减压手术。

感染

脊椎骨髓炎（vertebral osteomyelitis）（脊柱骨髓炎、脊柱椎间盘炎）可为急性（通常为化脓）或者慢性（化脓、真菌感染、肉芽肿）。急性脊椎骨髓炎通常在数天或数周内进展，为本节讨论的重点。

脊椎骨髓炎通常是由于血行播散、脊柱手术过程中直接种植感染，或者从感染的邻近软组织中蔓延扩散所致。腰椎是最常见的脊椎感染部位，其次为胸椎和颈椎[60]。金黄色葡萄球菌是引起感染最常见的病原微生物，其次为大肠埃希菌。脊柱手术，尤其是有内固定器械植入的情况下，导致外源性骨髓炎的发生，几乎都是由凝固酶阴性葡萄球菌和痤疮丙酸杆菌感染所致[60]。

在大约一半的脊椎骨髓炎中发现了明确的感染源，其中多达三分之一的病例伴有心内膜炎[60]。其他常见的原发感染灶为泌尿道、皮肤、软组织、血管、滑囊炎或化脓性关节炎[61]。大多数血源性化脓性脊椎骨髓炎患者都有基础疾病，如糖尿病、冠心病、免疫抑制、恶性肿瘤及肾衰竭[60-61]。静脉使用毒品也是脊椎骨髓炎发生的一个危险因素。

脊椎骨髓炎可并发硬膜外或椎旁脓肿，从而引起神经系统并发症。

背痛是大多数脊椎骨髓炎患者的首发症状，疼痛往往为持续性，休息时存在，活动时加剧，有时可准确定位。脊椎骨髓炎压痛点叩诊具有敏感性但无特异性。仅有半数患者出现发热[60]，部分原因是大多数患者使用了镇痛药。由于大部分脊椎骨髓炎是源于血行播散，所以其初始的主要临床征象可能为原发感染表现。硬膜外脓肿可能会引起神经根病或马尾综合征。

白细胞增多约仅见于三分之二的患者，但是，几乎所有的患者红细胞沉降率和 C 反应蛋白都升高，后者与治疗效果之间有最佳的相关性[61]。如果怀疑有脊椎骨髓炎的患者血培养为阴性，推荐进行骨活检（CT 引导下或开放性取材）并行恰当的组织培养和组织病理学分析。

普通 X 线片通常是初始的影像检查，但是，X 线影像改变出现相对较晚并且缺乏特异性。脊椎骨髓炎 X 线片特征性表现为椎间盘变薄和相邻椎体骨质溶解后椎骨皮质层界限模糊。MRI 是检查脊柱感染敏感性和特异性最高的影像学技术。化脓性骨髓炎的典型表现是侵犯两个椎体及其之间的椎间盘[11]。在神经系统受损的患者中，应尽早行 MRI 检查以排除硬膜外脓肿。只要有可能，抗菌治疗应直接针对明确敏感的病原菌，对于特定抗生素的治疗方案及其疗程，尚无随机、对照的研究用于指导[61]，通常推荐静脉使用抗生素治疗至少 4 ~ 6 周，可加用口服抗生素。尽管有些患者在 CT 引导下置管可以充分引流脓肿，但是外科手术清创脓腔仍可能是必需的。只要存在与人工椎体植入相关的感染，必须行外科手术移除植入物及清创[61]。

脊柱结核和非结核性肉芽肿感染（芽生菌病、隐球菌、放线菌、球孢子菌病、布氏杆菌病）需结合适当的临床和地理环境背景进行考虑。

带状疱疹患者通常有腰神经根受累，大多数情况下为单侧皮肤受累。疼痛往往严重，可先于斑丘疹出现，皮疹随后逐步形成为水泡和脓疱。

化脓性骶髂炎是罕见的。患者通常是儿童或青年，表现为背部疼痛，可放射到臀部或大腿后部。骶髂关节通常有明显压痛。MRI 是最敏感的影像检查手段。及时的 CT 引导下的穿刺活检和组织培养，并给予恰当的抗生素治疗，通常会带来良好的预后。

炎症

脊椎关节炎引起的炎性 LBP（见表 47-1）及其论述详见其他章节（见第 74 至 78 章）。

代谢性疾病

这里主要指骨质疏松（见第 101 章）患者出现椎体压缩性骨折继而导致急性机械性 LBP，大多数患者为绝经后妇女。

骨 Paget 病（见第 101 章）最常见于无症状患者，通过偶然发现碱性磷酸酶升高或特征性放射影像学异常而被诊断。脊柱是仅次于骨盆的第二常见好发部位，脊柱 L4 和 L5 椎体最常受累[63]。受累节段可为一个或多个椎体水平，椎体及椎弓可活动部分几乎均有累及。放射影像学上，Paget 病表现为骨膨大、骨小梁增厚增粗，常见到骨硬化和骨溶解并存的征象。受累椎体可膨大、变脆和断裂。LBP 可由于骨 Paget 病自身病变过程（骨膜牵拉和血管充血），以及轻微骨折、严重骨折、继发性关节突骨关节炎，伴或不伴脊椎滑脱的峡部裂或者肉瘤转化（罕见）[63]。由腰椎 Paget 病引起的神经系统并发症，包括神经根受压导致的坐骨神经痛、椎管狭窄和罕见的马尾综合征。

内脏疾病

与脊柱有相同节段神经支配的器官出现病变，所引起的疼痛可放射至脊柱。一般而言，骨盆疾病疼痛可放射至骶骨区，下腹部疾病放射至腰部，上腹部疾病放射至下胸椎区域。但缺乏脊柱疾病的局部征象如压痛、椎旁肌肉痉挛、脊柱活动时疼痛加重。

血管、胃肠道、泌尿生殖道或者腹膜后病变有时可能会引起 LBP，还有部分原因包括主动脉瘤不断增大、肾盂肾炎、肾结石导致输尿管梗阻、慢性前列腺炎、子宫内膜异位症、卵巢囊肿、炎症性肠病、结肠肿瘤、腹膜后出血（通常为服用抗凝剂的患者）。

大多数腹主动脉瘤是无症状的，但在其增大时会出现疼痛。动脉瘤出现疼痛常是其破裂的前兆，动脉瘤很少会发生破损渗漏，如果出现，会引起剧烈的腹痛和压痛。大多数动脉夹层的患者表现为胸部或上背部突发剧烈的"撕裂样"疼痛。源于空腔脏器的疼痛，如输尿管或者结肠，常表现为绞痛。

其他疾病

LBP 表现是许多临床疾病谱的一部分，在此全部讨论这些疾病是不切实际和毫无意义的。下面将讨论一些较重要的或富有争议性的 LBP 病因。

梨状肌综合征（piriformis syndrome）是累及坐骨神经的一种压迫性神经病变，与神经 - 肌肉解剖变异或过度劳损相关。梨状肌是一狭小肌肉，起始于骶骨前部，止于股骨大转子，其功能是使髋关节外旋。但是，由于缺乏客观、有效和标准化检查，对于梨状肌综合征作为一种独立疾病存在仍有争议，这是个临床诊断。患者诉有臀部疼痛和感觉异常，并向下放射至大腿到足底，与腰骶神经根压迫的坐骨神经痛不同，疼痛不限于特定皮肤区域，直腿 - 抬高试验通常阴性，坐骨切迹可有压痛。诊断梨状肌综合征的体格检查方法是基于拉伸刺激梨状肌的动作可能激发坐骨神经压迫导致疼痛的原理，通过髋关节内旋（Freiburg's 征），或者髋关节屈曲、内收和内旋

（FAIR 动作）以实现。物理治疗主要是伸展受牵拉的梨状肌，药物治疗通常是给予 NSAIDs 类药物。对于难治性患者，可以使用局部麻醉剂、皮质类固醇和肉毒杆菌毒素注射等。

骶髂关节功能障碍是一个有争议的诊断，它是一个用来描述骶髂区疼痛的术语，与异常的骶髂关节运动或对位有关。但是，骨盆对称性和骶髂关节运动的检查可靠性低，荧光透视下骶髂关节注射对于诊断和治疗可靠性欠佳[64-65]。在对 LBP 患者的评估中常常会关注到骶髂关节影像学上的退行性改变，但这些改变是否是背痛的主要原因仍不明确[66]。

腰骶移行椎体包括最底部腰椎体骶椎化（L5 与骶骨的同化）和骶骨最上段腰椎化（S1 和腰椎同化），在 15% ~ 35% 的普通人群中可以看到这些常见的变异[67]，它们与 LBP 的联系仍有争议。

"背鼠"（"back mouse"）是一种腰骶部皮下可移动的纤维 - 脂肪结节，结节可有触痛。尽管有病例报道 LBP 与"背鼠"同时存在[68]，但其与 LBP 的关系仍未证实。

硬膜外脂肪过多症可见于肥胖的患者，但更普遍认为是长期使用皮质激素后的一种罕见副作用，硬膜外脂肪组织增加，可引起椎管狭窄，并可能导致神经组织压迫，但多为偶然发现。

LBP 在妊娠期常见，疼痛通常在妊娠后第五个月至第七个月之间出现[69]。妊娠期间 LBP 的病因不明，生物力学、激素和血管因素均有参与，产后大多数妇女的疼痛会有缓解。

纤维肌痛（见第 52 章）和风湿性多肌痛（见第 88 章）是两种常见的风湿性疾病，LBP 可能是上述临床综合征的突出表现。

治疗

特异性治疗仅针对临床上有严重神经压迫或潜在系统性疾病（癌症、感染、内脏疾病及脊柱关节炎）的小部分 LBP 患者。对于绝大多数腰背痛患者，要么无法明确病因（如疼痛来源），要么病因确定，但无有效的特异性治疗措施。这些患者主要是靠内科保守治疗，包括镇痛、教育和物理疗法。治疗的目的是减轻疼痛和功能康复，极少需要手术治疗（图 47-10）。

应该警惕过度使用未经验证的药物治疗、手术及替代疗法。这些方案大多尚未在严谨设计的随机对照试验中进行论证。由于大多数腰背痛患者的症状是波动的，且其自然病程多是良性的，非对照研究可能导致对疗效误判。

基于治疗目的，LBP 分为急性 LBP（持续时间 < 3 个月）、慢性 LBP（持续时间 > 3 个月），或神经根压迫综合征。

急性下腰痛

典型的患者会因突发剧烈的机械性 LBP 就诊。体查通常表现有脊椎旁肌肉痉挛，由于疼痛常导致正常的腰椎前凸消失和严重的脊柱活动度下降。急性 LBP 预后良好。实际上，这类患者中仅约三分之一前来就诊，并且超过 90% 的患者在 8 周或更短时间内恢复[70]。

建议急性 LBP 患者坚持运动及在疼痛可耐受情况下继续日常活动。这比卧床休息者恢复得更快[71]。卧床休息不宜超过 1 ~ 2 天。

药物治疗的目的是缓解症状，不影响恢复时间。遗憾的是，没有药物能明确证实其对疼痛有很好的疗效，而对功能恢复方面有利的证据更为有限[8]。尽管疗效有限，但对乙酰氨基酚和非甾体抗炎药仍是镇痛的一线用药。对有严重致残性 LBP 或存在高风险的 NSAIDs 药物相关并发症的患者，可以短期使用阿片类药物。对于急性 LBP 患者通常推荐使用短效阿片类药物。肌肉松弛剂对缓解短期症状部分有效，但副作用多，包括嗜睡和头晕[8]。目前尚不清楚这些药物是否真的放松肌肉，还是与镇静或其他非特异性的作用有关。苯二氮䓬类药物与肌肉松弛剂有类似的短期缓解疼痛的效果，但有被滥用、成瘾及耐药的风险[24]。

急性期背部锻炼没有帮助，发病第一个月内物理治疗通常不必要。此后，为了预防复发而制订的个体化训练项目，重点在于核心强化、伸展运动、有氧训练、功能恢复、降低体重、教育等[9,14]。背部锻炼的目的是通过加强躯干肌肉使脊柱稳定。俯屈运动加强腹部肌肉，伸展运动加强椎旁肌肉。有多种运动方式效果相似。

开展患者教育是十分推荐的，包括使用教育手册等途径[24]。手册中的知识应包括腰背痛的病因、基本的解剖学、良性的自然病程、最廉价的诊断性检查、坚持运动的重要性、有效的自我保健方法及应对

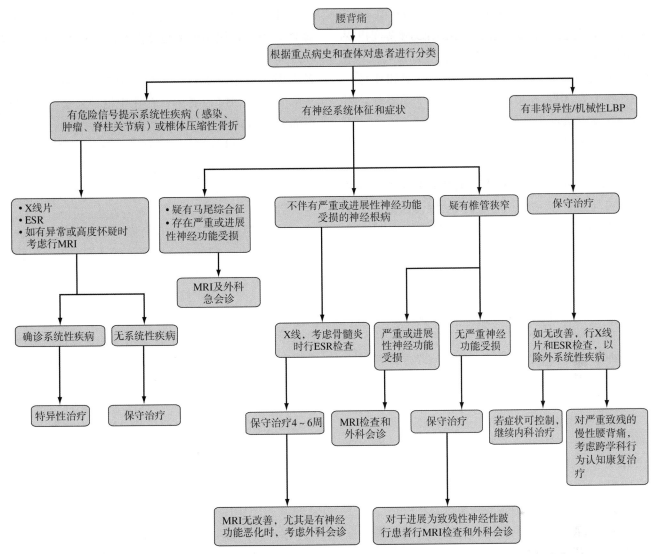

图 47-10　腰背痛的鉴别诊断及治疗。ESR，红细胞沉降率；LBP，腰背痛；MRI，磁共振成像

技巧。

脊柱推拿主要由脊柱按摩师和正骨治疗师实施。它包含缓慢放松运动或快速推拿运动，使脊柱伸展超出正常幅度，常伴有劈啪声或爆裂声。对急性 LBP，现有证据提示，推拿治疗并不比传统的药物治疗更有效[24]。无证据表明持续的推拿疗法可减少 LBP 复发的风险[73]。也无充分证据证实按摩和针灸治疗急性 LBP 有效[24]。

使用加热垫或加热毯保温来短暂缓解急性 LBP 是一个合理的自我保健方法。但是，无足够证据推荐冷敷或使用紧身内衣和背带来缓解腰背痛[24]。牵引对伴或不伴坐骨神经痛的 LBP 患者均无明显益处[74]。

注射疗法主要用于亚急性（＞6 周）和慢性 LBP 患者。硬膜外糖皮质激素注射疗效明显，很受欢迎，但合理性未经证实。其使用的依据是当椎间盘突出压迫神经根导致根性疼痛时，至少部分与局部诱发的炎症有关。有证据表明，与安慰剂注射相比，椎间盘髓核突出所致的神经根病患者行硬膜外糖皮质激素注射，对其腿痛的短期缓解有一定效果[75-76]。但是，硬膜外糖皮质激素注射对功能的改善无明显效果，也不降低手术的必要性。值得注意的是，对于无神经根病变的 LBP 患者、椎管狭窄和神经源性跛行患者或背部手术失败综合征患者，硬膜外皮质类固醇注射的有效性尚无令人信服的证据。尽管如此，大多数硬膜外糖皮质激素注射都是在这种效果可疑的情况下使用的[78]。美国食品药品监督管理局（FDA）尚未批准使用硬膜外注射糖皮质激素。2014 年 4 月，FDA 发布了一项药物安全指南，要求说明书变更以警告在硬脑膜外糖皮质激素注射后出现的罕见但严重的神经系统并发症（包括视力丧失、卒中和死亡）。这一药物安全问题与 2012 年报道的用于硬膜外注射的复合糖皮质激素产品批次污染无关。

糖皮质激素或麻醉剂的多种其他注射疗法，通常联合用于伴或不伴神经根痛和其他腿部症状的 LBP 患者。包括疼痛触发点、韧带、骶髂关节、关节突关节和椎间盘类固醇注射。但无令人信服的证据证明这些治疗措施的有效性[79-80]。不推荐对可能引起疼痛的关节突关节行内侧支神经阻滞治疗，以及出于诊断和治疗目的行神经根阻滞[80]。遗憾的是，疼痛干预门诊普遍开展这些昂贵的侵入性治疗。

目前许多物理疗法用于治疗亚急性和慢性 LBP 患者。这些疗法包括经皮神经电刺激（TENS）、经皮穿刺神经电疗、干扰波疗法、低频激光疗法、短波透热法和超声治疗，但是尚无足够的证据证明其疗效而推荐应用。

继发于骨质疏松症的椎体压缩性骨折很常见。随着骨折的愈合，多数患者在数周内疼痛缓解。椎体成形术和球囊扩张椎体后凸成形术是两种正在兴起的、昂贵的侵入性治疗措施，用于治疗此类骨折相关的持续性疼痛。这两种治疗措施的操作过程均包括经皮穿过椎体或经椎弓根侧面进针，同时注入骨接合剂使骨折稳定。球囊扩张椎体后凸成形术与椎体成形术的不同之处在于接合剂是被注射进由球囊扩张的椎间隙。一些早期研究提示椎体成形术是有效的[81]。但是，两个使用椎体成形术治疗痛性骨质疏松脊柱骨折的双盲、随机、安慰剂对照试验发现，与假手术相比，椎体成形术并无更有益的疗效[82-83]。对这些试验数据的进一步分析表明，椎体成形术对近期发作的疼痛（< 6 周）和重度疼痛患者无效[84]。因此，现有证据提示，常规使用椎体成形术或球囊扩张椎体后凸成形术来缓解由骨质疏松引起椎体压缩骨折所致的疼痛是不合适的[85]。

慢性下腰痛

慢性 LBP 患者临床表现是多样的。有些表现为严重的顽固性疼痛，但大多数表现为让人不安宁的机械性 LBP，可放射到臀部和大腿上部。慢性 LBP 患

者可能出现急性发作期。此类急性发作可按前面讨论的治疗原则处理。大部分慢性 LBP 患者能保持功能和继续工作，但总的疗效不令人满意，并且对多数患者来说疼痛完全缓解也不切实际。有证据表明，在一部分慢性 LBP 患者中，存在中枢神经系统（CNS）疼痛强化模式（类似于纤维肌痛症），提示"中枢神经性疼痛"为 LBP 的一部分[86]。这类患者治疗结局往往更差。慢性 LBP 患者大部分担负与 LBP 相关的高额费用。因此，医生有责任合理采用被证实有效的方法治疗这类患者。

对于多数患者，一线治疗药物是对乙酰氨基酚或非甾体抗炎药。它们有一定程度的镇痛效果，但长期疗效不显著。对严重致残性疼痛患者可审慎使用阿片类镇痛药或曲马朵。长期使用此类药物的患者易于引起滥用和成瘾等药物相关的异常行为，考虑使用风险较高，开始治疗前应谨慎权衡阿片类麻醉性镇痛药的潜在利弊[24,87]。应避免同时使用阿片类和苯二氮䓬类药物。无证据表明长效药物或长期规律用药的疗效优于短效药物或按需用药，并且持续使用阿片类药物易导致耐药而需不断增大剂量[8]。慢性稳定期 LBP 不推荐长期使用肌肉松弛剂。抑制去甲肾上腺素摄取的抗抑郁药物除了抗抑郁作用外，还被认为有独立的疼痛调节作用。因此，小剂量三环类抗抑郁药尽管其疗效轻微，副作用多见，但仍可作为慢性 LBP 的一种治疗选择[8]。无证据证实选择性 5- 羟色胺再摄取抑制剂对 LBP 有效。但是，抑郁症在慢性 LBP 患者中很常见，应给予恰当治疗。度洛西汀，一种 5- 羟色胺 - 去甲肾上腺素再摄取抑制剂，对慢性 LBP 患者可能有轻微疗效[88-89]。对于伴或不伴神经根病 LBP 患者，无足够的证据推荐抗癫痫药物如加巴喷丁和托吡酯用于缓解疼痛[8]。

前面急性 LBP 治疗章节中所提到的个体化物理治疗计划和患者教育是慢性 LBP 患者管理中尤为重要的方面。不推荐采用物理治疗方式和注射技术（如前所述）治疗慢性 LBP 患者。腰椎支撑和牵引是无效的。对于大多数 LBP 患者来说，中等硬度的床垫或贴合背部的床垫（水床或泡沫床）可能比坚硬的床垫更适合[90-91]。

有一些物理疗法被用于治疗慢性 LBP。研究表明，脊柱推拿疗法较假操作对照组有一定疗效，但并不优于内科保守治疗[92]。最近有一项 meta 分析表明，在急慢性非特异性 LBP 中，正骨手法治疗能改

善疼痛和功能状态。然而，这项分析纳入的研究样本量小，不同研究的对照组不同，且缺乏长期的随访数据。有关按摩和针灸的疗效证据更少[92]。包括随机研究在内的一些试验数据表明[94-95]，瑜伽项目可以有效减少疼痛并改善一些慢性或复发性腰背痛患者的功能，其效果至少持续几个月。

针对背痛的非手术干预治疗方法已经有了很大的发展。各种注射疗法（如痛点注射、关节突关节注射、神经根阻滞注射等）已在前面急性 LBP 治疗的章节有讨论，目前尚缺乏令人信服的疗效证据，因此不推荐用于治疗慢性 LBP 患者。

射频消融去神经术是常用于治疗可能的关节突关节疼痛的方法，主要针对原发性背支内侧支。其操作过程包括通过荧光透视将电极定位于神经附近，利用高频电流产生的热能使神经凝固。这项侵入性疗法的效果缺乏令人信服的证据[79]。椎间盘内温控电热疗法（intradiscal electrothermal therapy，IDET）和经皮穿刺椎间盘内射频热凝固术（percutaneous intradiscal radiofrequency thermocoagulation，PIRFT）是将电极置入患者可能产生疼痛的椎间盘内，利用电能或高频电流产生热能，热凝固和收缩椎间盘组织并毁坏神经，但使用 IDET 或 PIRFT 的疗效仍未得到现有证据的支持[79,96]。增生疗法（prolotherapy）（也称为硬化疗法）需要向韧带和肌腱附着点重复注射刺激性硬化剂。它基于一种假说，即某些患者的背痛源自韧带受损，重复注射硬化剂可以强化修复韧带并减轻疼痛。而基于试验研究数据，美国疼痛学会（American Pain Society）的指南反对对慢性 LBP 患者采用增生疗法[79]。

脊髓刺激术（spinal cord stimulation）是经皮肤或经椎板切除，将电极放置在可能产生疼痛的脊柱附近的硬膜外腔，通过电流刺激以达到阻滞交感神经和其他神经调节的作用[79]。脊髓刺激器的能源靠植入的电池供给。与再次手术或常规内科治疗相比，对于伴顽固神经根病的背部手术失败综合征患者，脊髓刺激术对疼痛缓解的疗效可能更好[79]。在与背部手术失败或无神经根病变的背部手术失败综合征无关的慢性 LBP 中，该治疗尚无有效证据。研究中，约三分之一的患者在脊髓刺激术后出现并发症，包括电极移位、感染、切口破裂及导线和外壳刺激产生的并发症[79]。

在某些慢性难治性 LBP 患者中，可使用带导管的皮下植入注射泵的椎管内药物输注系统，向鞘内注入镇痛药（常为吗啡）。目前尚无充足证据来证明此种介入疗法的效果。

慢性 LBP 是一个复杂的疾病，涉及生物、心理和环境因素。对持续性和致残性非神经根病 LBP 患者，除了使用所推荐的非跨学科治疗以外，临床医生还应注重加强跨学科康复治疗，如强调认知行为疗法[80]。跨学科康复（也称为多学科治疗）是一种联合并协调身体、职业和行为要素的治疗方法，由多个不同临床背景的卫生专业人员进行。认知行为疗法是一种心理干预治疗，包括依靠认知改变情绪、思想和行为。强有力的证据表明加强跨学科康复措施可以改善功能，但疼痛改善的证据相对较弱[29]。功能恢复（也称为工作强化）是在有指导的环境下进行模拟或实际工作的一种干预措施，以提高受伤工人的劳动技能，并增加力量、耐力、灵活性和心血管健康。当功能恢复治疗与认知行为疗法联合实施时，比单独实施标准化护理更能减少误工时间[92]。

如前所述，对于腰椎退行性变的 LBP 患者，无根性疼痛者通常难以精确识别其疼痛来源，这与有根性疼痛的患者不同。这就不难理解，当腰背部手术治疗的目标是为缓解腰背痛而不是为了缓解神经根压迫导致的症状，其疗效通常令人失望。正因如此，对无神经受累的慢性致残性 LBP 伴退行性变的患者进行手术治疗，其意义仍存在争议。最常采用的手术方式是脊柱融合术。尽管疗效尚不确定，脊柱融合术在上述情况中的应用仍迅速增多。椎体融合通过后路或前路手术，或前后两路联合完成椎体周围融合。所有融合术都在椎骨间放置移植骨。内固定是指在移植骨愈合过程中，利用金属，如螺钉、钢板或钢架作为内夹板固定。骨形成蛋白有时用来加速融合。脊柱融合术的基本理论依据来源于融合术在痛性外周关节中的成功应用。

现有证据表明，对于伴有退行性变的非神经根性腰背痛，脊柱融合治疗并不比加强跨学科康复治疗更有效，但相对于传统的非手术治疗，脊柱融合治疗有小到中等的获益[97]。并且，大多数接受手术的患者并未获得最佳疗效，如疼痛完全消失、停用或偶尔服用镇痛药、高级功能的康复等[80]。

用人工椎间盘进行腰椎间盘置换是脊柱融合术的一个新的替代方法。在美国，椎间盘置换术被批准限于 L3～S1 之间的单个椎间盘病变，且无椎体滑脱或神经功能受损的患者。相关数据显示，其疗效相当于脊柱融合术。这可能是一个较弱的肯定，因为脊柱融合术治疗腰椎间盘疾病的有效性尚存在争议。相对于脊椎融合术，目前尚无证据支持人工椎间盘置换，通过保持运动性而避免相邻椎间盘进一步退化的优势。目前尚无关于椎间盘置换长远利弊的充分证据用于推荐。

大多数 LBP 患者，包括有神经系统体征和症状的患者，不需要手术治疗。

脊柱疾病患者结局研究试验

外科手术在治疗 LBP 和神经系统症状和体征方面的作用常常是不明确和有争议的。这促使美国国家关节炎、肌肉骨骼和皮肤病研究所（NIAMS）资助了三个大型的平行随机试验[98-101]。脊柱疾病患者结局研究试验（SPORT）旨在评估手术在腰椎间盘突出、腰椎退行性滑脱合并椎管狭窄或腰椎管狭窄中的作用。值得注意的是，在这每一项具有里程碑意义的研究中，所有患者都有神经根性腿部疼痛并伴有相关的神经系统体征或神经源性跛行。严重或进行性神经功能缺损的患者需要紧急手术减压，因此，被排除在所有 SPORT 研究之外。每项研究均包括随机分配队列和观察队列。观察队列中的患者拒绝随机分配而自行指定自己的治疗，但同意按照相同的方案进行随访。主要的研究结果是两年期间的疼痛评估、机体功能和残疾的估测。所有这三项研究都因两组队列患者的高交叉率（高达 50%）而受到影响，无论是外科治疗还是非手术治疗。这使结论的有效性受到关注。

第一项研究[98-99]针对接受非手术治疗至少 6 周但症状仍持续的患者，探讨手术治疗（椎间盘切除）与非手术治疗［物理治疗、教育、非甾体抗炎药（如果能耐受）］的疗效。总体上两个治疗组均有改善；治疗意向分析显示，随机分配的队列没有显著性差异[98]。在观察队列中，手术组患者症状改善更好[99]。然而，非随机分配的自我报告结果的比较会受到潜在的混杂因素影响，必须进行谨慎的分析和解释。

在第二项研究中，对于有持续症状至少 12 周的腰椎退行性滑脱和椎管狭窄患者，对随机分配的队列进行意向治疗分析，结果显示，手术治疗（减压椎板切除术，伴或不伴融合）与传统的非手术治疗之间没有显著性差异。结合两队列的非随机"指定治

疗组"（"as treated"）比较显示手术组有较大改善。对于"指定治疗组"的分析混杂因素较多，应谨慎解释[102]。

在最后一项研究中[101]，针对无腰椎滑脱的腰椎管狭窄症，症状持续至少 12 周者，无论是意向分析还是"指定治疗组"分析都显示出外科手术具有显著优势（后椎板切除术）。

SPORT 研究数据还显示，总体来说，脊柱手术改善腿部疼痛效果较改善 LBP 明显，患有糖尿病的人从脊柱手术中得到的缓解往往更少[103-104]。

腰椎间盘突出症

如在前面急性 LBP 章节中所述，椎间盘突出患者因神经根受压引起根性疼痛，除非有严重的或进展性的神经功能受损，否则应采取非手术治疗。仅约 10% 的患者在经过 6 周保守治疗后，仍存在明显疼痛，需要考虑手术治疗[14]。在这些患者中，继续非手术治疗超过 6 周，不会增加瘫痪或马尾综合征的风险[80]。与非手术治疗相比，采用手术治疗的患者会有短期（6 ~ 12 周）的中等程度受益，但随着时间延长，差异逐渐减少，通常在 1 ~ 2 年后无差异[74,80]。

开放或微创椎间盘切除术通常用于治疗有严重或进展性的神经功能受损，或选择性地用于由神经根病变引起持续致残性疼痛的患者（表 47-5）。开放椎间盘切除术通常包含椎板切除，而微创椎间盘切除术是通过一个较小型的切口和手术显微镜，用偏侧椎板切

表 47-5 外科手术指征

椎间盘突出
马尾神经综合征（急诊）
严重的神经功能受损
进展性神经功能受损
> 6 周的致残性神经根病（择期）
椎管狭窄
严重的神经功能受损
进展性神经功能受损
持续性致残性假性跛行（择期）
腰椎滑脱
严重的或进展性神经功能受损

除术清除压迫神经根的椎间盘组织碎片。开放椎间盘切除术和微创椎间盘切除术治疗的预后无显著差异。目前尚无充分证据评估死骨切除、各种激光辅助治疗、内镜、经皮穿刺和其他微创手术的疗效[97,105]。

硬膜外皮质类固醇注射可能对短期缓解神经根性疼痛有一定疗效，但对功能改善无显著疗效，也不能减少手术的概率[75]。

抗肿瘤坏死因子治疗腰椎神经根病患者的疗效正在研究中。

由于肿瘤坏死因子是神经根炎症、中枢敏化和神经性疼痛的重要介质，因此其在坐骨神经痛中的潜在疗效具有生物学上的合理性[106]。但是，在针对神经根病患者的小型随机对照试验中，出现了相互矛盾的结果。一个小型随机对照研究显示，联合皮下使用阿达木单抗短期治疗急性坐骨神经痛，可减少患者腿部疼痛和手术次数[107]。但是，另一项研究却发现，静脉使用英夫利昔单抗和生理盐水的疗效无差异[108]。在一项三对照组试验中，硬膜外皮质类固醇注射比硬膜外注射依那西普或生理盐水更有效减轻腿部疼痛[109]。依那西普组疗效不优于生理盐水组。然而，另一项研究使用经椎间孔硬膜外注射依那西普的试验显示，与安慰剂组相比，依那西普同时减轻了腿部和腰背部的疼痛[106]。

椎管狭窄

在制订治疗方案前，了解退行性椎管狭窄的自然病程是关键。大多数患者椎管狭窄的症状多年保持稳定，甚至在某些方面可能有所改善，而显著性改善并不常见。即使症状有进展，神经功能迅速恶化的可能性仍很小。因此，对于大多数患者，非手术保守治疗是一种合理的选择。

缺乏可靠的资料用于指导腰椎管狭窄的保守治疗。物理疗法是其主要的治疗方法，但无特定的标准化治疗方案的疗效证据可用。大多数治疗方案包括核心肌群强化、伸展运动、有氧训练、减肥及患者教育。包含腰部弯曲的锻炼，如骑自行车，更易于被接受。加强腹肌锻炼有助于促进腰椎屈曲和减少腰椎前凸。腰部束身衣能使腰部保持轻微弯曲以缓解症状。应用这种方法，需要限制每天使用的时长在几个小时，以免发生椎旁肌肉萎缩。

对乙酰氨基酚、非甾体类消炎药及轻度麻醉性镇痛药可用于缓解疼痛症状。

假如神经根和压迫组织交界处有炎症并引起疼痛症状，可给予腰椎硬膜外类固醇注射[45]。为了评估这种治疗的潜在疗效，对腰椎管狭窄并伴有中重度腿部疼痛的患者进行了随机双盲安慰剂对照试验[77]。硬膜外注射糖皮质激素加利多卡因组与单用利多卡因组在功能性残疾或疼痛强度这两项协同主要指标的评估上无显著性差异。根据这项严密设计的试验的研究结果，不推荐在腰椎管狭窄症患者中常规使用硬膜外皮质类固醇。

少数有严重或进展性神经功能受损的腰椎椎管狭窄患者具有手术指征。然而，大多数腰椎椎管狭窄手术是择期手术。择期手术的指征是，对于保守治疗无效的神经性跛行患者，手术减轻其顽固致残性症状。患者无明确的神经功能受损时，推迟手术与选择手术作为初始治疗的疗效相同[45,110]。手术目的是对脊髓中央管和神经孔进行减压，解除对神经根的压迫；通过椎板切除、肥大关节突关节部分椎骨关节面切除及切除肥大的黄韧带和突出的椎间盘来实现。对伴脊柱滑脱的椎管狭窄患者，椎板切除联合腰椎融合术为常规备选手术。遗憾的是，在缺乏其疗效证据的情况下，复杂融合技术的常规应用使脊柱融合手术量以惊人的速度增加。这些方法包括内固定、骨接合剂和人骨形成蛋白强化移植骨及联合椎骨前和后融合术（通常在多个椎体水平）。这些治疗方法与围术期死亡率、危重并发症、再住院率和缺乏更好疗效而医疗费用增加密切相关[111-113]。

总的来说，对于伴或不伴脊柱滑脱的椎管狭窄患者，保守治疗后仍遗有神经性跛行的伤残症状，有证据支持减压性椎板切除术（decompressive laminectomy）在1～2年内能减轻疼痛和改善功能[45,80,97,101]。超过上述时间后疗效逐渐降低。

一个创伤较小的替代减压性椎板切除术的方法是在一至两个椎体水平对应的棘突间隙中植入钛片。这一钛片使相邻棘突分离，从而增加腰椎屈曲活动，潜在地扩充了椎管的容积。这种治疗的效果已在不伴脊柱滑脱、仅有一两个腰椎水平的椎管狭窄、弯腰可减轻神经性跛行症状的患者中获得初步证实[97]。目前尚无棘突间植入钛片与减压手术疗效对比的研究。

脊椎滑脱

绝大多数脊柱滑脱和慢性 LBP 患者行保守治疗。极少患者需要行减压联合脊椎融合术，除非患者因神经根压迫导致严重或进展性神经功能受累，或患有继发于椎管狭窄的致残性假性跛行。一项针对峡部型脊柱滑脱和致残性的单纯 LBP 或坐骨神经痛患者，随访至少 1 年的随机试验发现，融合手术的疗效优于非手术治疗[114]。但随访超过 5 年后，两者间的疗效差异变小[115]。

预后

大多数急性 LBP 的自然病程是良性的。大部分患者的疼痛和功能在一个月内都能得到实质性的改善[4]，90% 以上的患者在 8 周内改善[5]。仅约三分之一的急性 LBP 患者就医，其余患者的症状可能自行缓解。短暂的复发常见，多达 40% 的患者在 6 个月内出现复发。

继发于椎间盘突出的坐骨神经痛自行缓解同样常见[116]。约三分之一的患者在 2 周内症状明显改善，75% 的患者在 3 个月后症状改善[11]。仅约 10% 的患者最终需要手术治疗。

随着时间推移，70% 的椎管狭窄患者症状保持稳定，约 15% 有改善，约 15% 病情恶化[49]。

7% ～ 10% 进展为慢性疼痛的患者需承担大部分与 LBP 相关的高额费用，这是一个重大的挑战。永久致残性 LBP 的预测因素包括不恰当的疼痛适应行为、非器质性病变体征、功能障碍、一般健康状况差、合并精神病、对工作不满、有争议的索赔、高度"恐惧回避"（因过于害怕疼痛导致其对有益活动的回避）[29,117]。

结论

在普通人群中，大约 80% 的人可能经历 LBP。在这些患者中，约 90% 能在 8 周内基本缓解。腰椎退行性改变是 LBP 最常见的病因。对 LBP 的初步评估应注意少部分患者可能有严重神经损害、骨折或全身疾病（感染、恶性肿瘤或脊椎关节炎），因为这类患者可能需要紧急或特定的干预措施。早期影像学可能没有特异性，除非有严重的创伤、神经损害、可疑的全身疾病。影像学异常通常表现为与年龄相关的退行性改变，此时应该仔细辨别，因为这也常出现在无症状患者中。85% 的患者无法进行精确的病理解剖诊断和识别具体的疼痛产生部位。大部分急性 LBP

患者症状有自限性，只需要精神安慰、患者教育和简单的镇痛药。慢性 LBP 患者的治疗仍然是一项挑战，对大多数人来说，彻底缓解疼痛是一个不现实的目标。慢性 LBP 患者可受益于核心肌群强化、脊柱伸展、有氧训练、减肥和患者教育等治疗项目。如果保守治疗失败，应考虑跨学科康复治疗，并强调认知行为治疗。硬膜外皮质类固醇治疗效果不佳，仅限于因椎间盘突出导致神经根病的患者使用。大量的注射技术、物理治疗方式和非手术介入治疗尚缺乏有效的证据。减压手术可用于严重或进展性神经功能受损患者，但很少需要。

在美国，腰背部手术（包括脊柱融合术）的采用率在世界是最高的，且仍在快速增长[97]。尽管外科手术在治疗无严重或进展性神经功能受损患者的作用仍存在争议，但这种增长仍在继续。开展随机试验，并使用假手术组作为对照，可能是解决争议的唯一途径。这样的试验是有道理的，脊柱融合术并非抢救手术，手术疗效的判定是主观的，且并发症的发生率高，因此真正的临床决策平衡在于临床医生对于干预措施优点的理解[102,113]。

费用高昂但未经证实的介入和替代疗法仍在不断增多和被使用。只要有可能，这些治疗方法都需要进行随机安慰剂对照试验。这是评估干预措施对疼痛等主观结果疗效的唯一真正有效的验证。一旦疗效确定，这些治疗应进一步进行"有效性比较研究"，以对这些干预措施进行相互比较[118]。

在初级医疗中，根据预后不良的风险估计，采用一种有效且简单的筛查方法进行分层，是一种很有前景的 LBP 管理新方法，将患者分为三个不同的风险组（低、中、高），针对不同分组采用与之相匹配的三种治疗途径进行治疗。与非分层治疗相比，分层治疗可以获得更好的临床和经济效果[119]。这一治疗策略应在不同情况下进一步探讨和确认。

许多国家都有以证据为基础的临床实践指南，用于指导 LBP 患者检查及治疗。这些指南旨在为合理和有效的治疗提供一个成本效益路线图。然而，执行这些指南仍然是一项挑战，应对执行策略进行进一步的探索。

🌐 本章的参考文献也可以在 ExpertConsult.com 上找到。

参考文献

1. Kelsey JL, White AA: Epidemiology and impact of low back pain. *Spine* 5:133–142, 1980.
2. Wildstein MS, Carragee EJ: Low back pain. In Firestein GS, Budd RC, Harris ED, et al, editors: *Kelley's textbook of rheumatology*, ed 8, Philadelphia, 2008, Elsevier, pp 617–625.
3. Hoy D, Brooks P, Blyth F, et al: The epidemiology of low back pain. *Best Pract Res Clin Rheumatol* 24:769–781, 2010.
4. Pengel LH, Herbert RD, Maher GC, et al: Acute low back pain: systematic review of its prognosis. *BMJ* 7410:323–327, 2003.
5. Isaac Z, Katz J, Borenstein DG: Lumbar spine disorders. In Hochberg MC, Silman AJ, Smolen JS, et al, editors: *Rheumatology*, ed 4, Philadelphia, 2010, Elsevier, pp 593–618.
6. Martin B, Deyo R, Mirza S, et al: Expenditures and health status among adults with back and neck problems. *JAMA* 299:656–664, 2008.
7. Davis M, Onega T, Weeks W, et al: Where the United States spends its spine dollars. *Spine* 37:1693–1701, 2012.
8. Chou R: Pharmacological management of low back pain. *Drugs* 70(4):384–402, 2010.
9. Dixit RK: Approach to the patient with low back pain. In Imboden J, Hellmann D, Stone J, editors: *Current diagnosis and treatment in rheumatology*, ed 2, New York, 2007, McGraw-Hill, pp 100–110.
10. Chou R, Shekelle P: Will this patient develop persistent disabling low back pain? *JAMA* 303(13):1295–1302, 2010.
11. Jarvik JG, Deyo RA: Diagnostic evaluation of low back pain with emphasis on imaging. *Ann Intern Med* 137:586–597, 2002.
12. Dixit RK, Schwab JH: Low back and neck pain. In Stone JH, editor: *A clinician's pearls and myths in rheumatology*, New York, 2009, Springer.
13. Dixit RK, Dickson DJ: Low back pain. In Adebajo A, editor: *ABC of rheumatology*, ed 4, Hoboken, NJ, 2010, Wiley-Blackwell.
14. Deyo RA, Weinstein DO: Low back pain. *N Engl J Med* 344(5):363–370, 2001.
15. Deyo R, Jarvik J, Chou R: Low back pain in primary care. *BMJ* 349:4266–4271, 2014.
16. Gran JT: An epidemiological survey of the signs and symptoms of ankylosing spondylitis. *Clin Rheumatol* 4:161–169, 1985.
17. Deyo RA, Rainville J, Kent DL: What can the history and physical examination tell us about low back pain? *JAMA* 268:760–765, 1992.
18. Vroomen PC, de Krom MC, Knottnerus JA: Diagnostic value of history and physical examination in patients suspected of sciatica due to disk herniation: a systematic review. *J Neurol* 246:899–906, 1999.
19. Waddell G, McCullogh JA, Kummel E, et al: Non-organic physical signs in low back pain. *Spine* 5:117–125, 1980.
20. Chou R, Fu R, Carrino JA, et al: Imaging strategies for low back pain: systematic review and meta-analysis. *Lancet* 373:463–472, 2009.
21. Deyo RA: Diagnostic evaluation of LBP. *Arch Intern Med* 162:1444–1447, 2002.
22. Chou R, Qaseem A, Owens D, et al: Diagnostic imaging for low back pain: Advice for high-value health care from the American College of Physicians. *Ann Intern Med* 154:181–189, 2011.
23. Webster B, Choi Y, Bauer A, et al: The cascade of medical services and associated longitudinal costs due of nonadherent magnetic resonance imaging for low back pain. *Spine* 39:1433–1440, 2014.
24. Chou R, Qaseem A, Snow V, et al: Diagnosis and treatment of low back pain: a joint clinical practice guideline from the American College of Physicians and the American Pain Society. *Ann Intern Med* 147(7):478–491, 2007.
25. Frymoyer JW, Newberg A, Pope MH, et al: Spine radiographs in patients with low back pain: an epidemiological study in men. *J Bone Joint Surg Am* 66:1048–1055, 1984.
26. Tullberg T, Svanborg E, Issacsson J, et al: A preoperative and post-operative study of the accuracy and value of electrodiagnosis in patients with lumbosacral disc herniation. *Spine* 18:837–842, 1993.
27. Deyo RA: Early diagnostic evaluation of low back pain. *J Gen Intern Med* 1:328–338, 1986.
28. Van Tulder MW, Assendelft WJ, Koes BW, et al: Spinal radiographic findings and nonspecific low back pain. A systematic review of observational studies. *Spine* 22:427–434, 1997.
29. Carragee EJ: Persistent low back pain. *N Engl J Med* 352(18):1891–1898, 2005.
30. Carragee E, Don A, Hurwitz E, et al: 2009 ISSLS Prize Winner: does discography cause accelerated progression of degeneration changes in the lumbar disc. A ten-year matched cohort study. *Spine* 34:2338–2345, 2009.
31. Zhang Y, Zhao C, Jiang L, et al: Modic changes: a systematic review of the literature. *Eur Spine J* 17:1289, 2008.
32. Jensen T, Karppineu J, Sorensen J, et al: Vertebral end plate signal changes (Modic change): a systematic literature review of prevalence and association with non-specific low back pain. *Eur Spine J* 17:1407, 2008.
33. Hulton M, Bayer G, Powell J: Modic vertebral body changes: the natural history as assessed by consecutive magnetic resonance imaging. *Spine* 36:2304, 2011.
34. Jensen R, Leboeuf-Yde C: Is the presence of modic changes associated with the outcomes of different treatments? A systematic critical review. *BMC Musculoskelet Disord* 12:183–191, 2011.
35. Carragee EJ, Paragiondakis SJ, Khurana S: 2000 Volvo Award winner in clinical studies: lumbar high-intensity zone and discography in subjects without low back problems. *Spine* 25:2987–2992, 2000.
36. Jensen MC, Brandt-Zawadski MN, Obuchowski N, et al: Magnetic resonance imaging of the lumbar spine in people without back pain. *N Engl J Med* 331:69–73, 1994.
37. Winstein PR: Anatomy of the lumbar spine. In Hardy RW, editor: *Lumbar disc disease*, ed 2, New York, 1993, Raven Press, p 5.
38. Dammers R, Koehler PJ: Lumbar disc herniation: level increases with age. *Surg Neurol* 58:209–212, 2002.
39. Tarulli AW, Raynor EM: Lumbosacral radiculopathy. *Neurol Clin* 25:387, 2007.
40. Bozzao A, Gallucci M, Masciocchi C, et al: Lumbar disc herniation: MR imaging assessment of natural history in patients treated without surgery. *Radiology* 185:135–141, 1992.
41. Oegema TR: Intervertebral disc herniation: does the new player up the ante? *Arthritis Rheum* 62:1840–1842, 2010.
42. Lavy C, James A, Wilson-MacDonald J, et al: Cauda equine syndrome. *BMJ* 338:b936, 2009.
43. Kalichman L, Kim D, Guermazi A, et al: Spondylolysis and spondylolisthesis: prevalence and association with low back pain in the adult community-based population. *Spine* 34(2):199–205, 2009.
44. Fredrickson BE, Baker D, McHolick WJ, et al: The natural history of spondylosis and spondylolisthesis. *J Bone Joint Surg Am* 66:699, 1984.
45. Katz JN, Harris MB: Lumbar spinal stenosis. *N Engl J Med* 358(8):818–825, 2008.
46. Rydevik B: Neurophysiology of cauda equina compression. *Acta Orthop Scand Suppl* 251:52, 1993.
47. Katz JN, Dalgas M, Stucki G, et al: Degenerative lumbar spinal stenosis: diagnostic value of the history and physical examination. *Arthritis Rheum* 38:1236–1241, 1995.
48. Suri P, Rainville J, Kalichman L, et al: Does this older adult with lower extremity pain have the clinical syndrome of lumbar spinal stenosis? *JAMA* 304:2628–2636, 2010.
49. Johnsson KE, Rosen I, Uden A: The natural course of lumbar spinal stenosis. *Clin Orthop Relat Res* 82–86, 1992.
50. Utsinger PD: Diffuse idiopathic skeletal hyperostosis. *Clin Rheum Dis* 11:325, 1985.
51. Julkunen H, Heinonen OP, Pyorala K: Hyperostosis of the spine in an adult population: its relation to hyperglycemia and obesity. *Ann Rheum Dis* 30:605, 1971.
52. Kiss C, O'Neill TW, Mituszova M, et al: The prevalence of diffuse idiopathic skeletal hyperostosis in a population-based study in Hungary. *Scand J Rheumatol* 31:226, 2002.
53. Resnick D, Shapiro RF, Wiesner KB, et al: Diffuse idiopathic skeletal hyperostosis (DISH) [ankylosing hyperostosis of Forestier and Rotes-Querol]. *Semin Arthritis Rheum* 7:153, 1978.
54. Bundrick TJ, Cook DE, Resnik CS: Heterotopic bone formation in patients with DISH following total hip replacement. *Radiology* 155:595, 1985.
55. Deyo RA, Diehl AK: Cancer as a cause of back pain: frequency, clinical presentation, and diagnostic strategies. *J Gen Intern Med* 3:230–238, 1988.
56. Grossman SA, Krabak MJ: Leptomeningeal carcinomatosis. *Cancer Treat Rev* 25:103, 1999.
57. Olson DO, Shields AF, Scheurich CJ, et al: Imaging of tumors of the spinal canal and cord. *Radiol Clin North Am* 26:965, 1988.
58. Klein MH, Shankman S: Osteoid osteoma: radiologic and pathologic

correlation. *Skeletal Radiol* 21:23, 1992.

59. Aboulafia A, Kennon R, Jelinek J: Benign bone tumors of childhood. *J Am Acad Orthop Surg* 7:377, 1999.

60. Mylona E, Samarkos M, Kakalou E, et al: Pyogenic vertebral osteomyelitis: a systemic review of clinical characteristics. *Semin Arthritis Rheum* 39:10–17, 2009.

61. Zimmerli W: Vertebral osteomyelitis. *N Engl J Med* 362(11):1022–1029, 2010.

62. Attarian D: Septic sacroiliitis: the overlooked diagnosis. *J South Orthop Assoc* 10(1):57–60, 2001.

63. Dell'Atti C, Cassar-Pullicino VN, Lalam RK, et al: The spine in Paget's disease. *Skeletal Radiol* 36:609–626, 2007.

64. Slipman CW, Sterenfeld EB, Chou LH, et al: The predictive value of provocative sacroiliac joint stress maneuvers in the diagnosis of sacroiliac joint syndrome. *Arch Phys Med Rehabil* 79:288, 1998.

65. Riddle DL, Freburger JK: Evaluation of the presence of sacroiliac joint region dysfunction using a combination of tests: a multicenter intertester reliability study. *Phys Ther* 82:772, 2002.

66. O'Shea FD, Boyle E, Salonen DC, et al: Inflammatory and degenerative sacroiliac joint disease in a primary back pain cohort. *Arthritis Care Res* 62:447–454, 2010.

67. Konin G, Walz D: Lumbosacral transitional vertebrae: classification, imaging findings, and clinical relevance. *Am J Neuroradiol* 31(10):1778–1786, 2010.

68. Curtis P, Gibbons G, Price F: Fibro-fatty nodules and low back pain. The back mouse masquerade. *J Fam Pract* 49:345, 2000.

69. Fast A, Shapiro D, Docommun EJ, et al: Low back pain in pregnancy. *Spine* 12:368, 1987.

70. Coste J, Delecoeuillerie G, Cohen deLara A, et al: Clinical course and prognostic factors in acute low back pain: an inception cohort study in primary care practice. *BMJ* 308:577, 1994.

71. Malmivaara A, Hakkinen U, Aro T, et al: The treatment of acute low back pain—bed rest, exercises, or ordinary activity? *N Engl J Med* 332(6):351–355, 1995.

72. Williams C, Maher C, Latimer J, et al: Efficacy of paracetamol for acute low back pain: a double blind, randomized controlled trial. *Lancet* 384:1586–1596, 2014.

73. Cherkin DC, Deyo RA, Battie M, et al: A comparison of physical therapy, chiropractic manipulation, and provision of an educational booklet for the treatment of patients with low back pain. *N Engl J Med* 339:1021–1029, 1998.

74. Clarke JA, van Tulder MW, Blomberg SE, et al: Traction for low back pain with or without sciatica. *Cochrane Database Syst Rev* (23):CD003010, 2007.

75. Carette S, Leclaire R, Marcouxs S, et al: Epidural corticosteroid injections for sciatica due to herniated nucleus pulposus. *N Engl J Med* 336(23):1634–1640, 1997.

76. Pinto R, Maher C, Ferreira M, et al: Epidural corticosteroid injections in the management of sciatica. A systematic review and meta-analysis. *Ann Intern Med* 157:865–877, 2012.

77. Friedly J, Comstock B, Turner J, et al: A randomized trial of epidural glucocorticoid injections for spinal stenosis. *N Engl J Med* 371:11–21, 2014.

78. Friedly J, Deyo R: Imaging and uncertainty in the use of lumbar epidural steroid injections. *Arch Intern Med* 172(2):142–143, 2012.

79. Chou R, Atlas SJ, Stanos SP, et al: Nonsurgical interventional therapies for low back pain. A review of the evidence for an American Pain Society Clinical Practice Guideline. *Spine* 34(10):1078–1093, 2009.

80. Chou R, Loeser JD, Owens DK, et al: Interventional therapies, surgery, and interdisciplinary rehabilitation for low back pain. An evidence based clinical practice guideline from the American Pain Society. *Spine* 34(10):1066–1077, 2009.

81. Weinstein JN: Balancing science and informed choice in decisions about vertebroplasty. *N Engl J Med* 361(6):619–621, 2009.

82. Kallmes DF, Comstock BA, Heagerty PJ, et al: A randomized trial of vertebroplasty for osteoporotic spinal fractures. *N Engl J Med* 361(6):569–579, 2009.

83. Buchbinder R, Osborne RH, Ebeling PR, et al: A randomized trial of vertebroplasty for painful osteoporotic vertebral fractures. *N Engl J Med* 361(6):557–568, 2009.

84. Staples M, Kallmes D, Comstock B, et al: Effectiveness of vertebroplasty using individual patient data from two randomized placebo

controlled trials: meta-analysis. *BMJ* 343:d3952, 2011.

85. McCullough B, Comstock B, Deyo R, et al: Major medical outcomes with spinal augmentation vs conservative therapy. *JAMA Intern Med* 173(16):1514–1521, 2013.

86. Brummett C, Goesling J, Tsodikov A, et al: Prevalence of the fibromyalgia phenotype in patients with spine pain presenting to a tertiary care pain clinic and the potential treatment implications. *Arthritis Rheum* 65(12):3285–3292, 2013.

87. Martell BA, O'Connor PG, Kerns RD, et al: Systematic review: opioid treatment for chronic back pain: prevalence, efficacy, and association with addiction. *Ann Intern Med* 146:116–127, 2007.

88. Skljarevski V, Desaiah D, Liu-Seifert H, et al: Efficacy and safety of duloxetine in chronic low back pain. *Spine* 35(13):E578–E585, 2010.

89. Skljarevski V, Ossanna M, Liu-Seifert H, et al: A double-blind, randomized trial of duloxetine versus placebo in the management of chronic low back pain. *Eur J Neurol* 16(9):1041–1048, 2009.

90. Kovacs FM, Abraira V, Pena A, et al: Effect of firmness of mattress on chronic non-specific low back pain: randomized, double-blind, controlled, multicentre trial. *Lancet* 362:1599, 2003.

91. Bergholdt K, Fabricius RN, Bendix T: Better backs by better beds? *Spine* 33:703, 2008.

92. Chou R, Huffman LH: Nonpharmacologic therapies for acute and chronic low back pain: a review of the evidence for an American Pain Society/American College of Physicians Clinical Practice Guideline. *Ann Intern Med* 147(7):492–514, 2007.

93. Franke H, Franke J, Fryer G: Osteopathic manipulative treatment for nonspecific low back pain: a systematic review and meta-analysis. *BMC Musculoskelet Disord* 15:286, 2014.

94. Tilbrook H, Cox H, Hewitt C, et al: Yoga for chronic low back pain. A randomized trial. *Ann Intern Med* 155:569–578, 2011.

95. Sherman K, Cherkin D, Wellman R, et al: A randomized trial comparing yoga, stretching, and a self-care book for chronic low back pain. *Arch Intern Med* 171(22):2019–2026, 2011.

96. Urrutia G, Kovacs F, Nishishinya MD, et al: Percutaneous thermocoagulation intradiscal techniques for discogenic low back pain. *Spine* 32:1146, 2007.

97. Chou R, Baisden J, Carragee EJ, et al: Surgery for low back pain. A review of the evidence for an American Pain Society Clinical Practice Guideline. *Spine* 34(10):1094–1109, 2009.

98. Weinstein J, Tosteson T, Lurie J, et al: Surgical vs nonoperative treatment for lumbar disk herniation. The Spine Patient Outcomes Research Trial (SPORT): a randomized trial. *JAMA* 296:2441–2450, 2006.

99. Weinstein J, Lurie J, Tosteson T, et al: Surgical vs nonoperative treatment for lumbar disk herniation. The Spine Patient Outcomes Research Trial (SPORT): observational cohort. *JAMA* 296:2451–2459, 2006.

100. Weinstein J, Lurie J, Tosteson T, et al: Surgical versus nonsurgical treatment for lumbar degenerative spondylolisthesis. *N Engl J Med* 356(22):2257–2270, 2007.

101. Weinstein J, Tosteson T, Lurie J, et al: Surgical versus nonsurgical treatment for lumbar spinal stenosis. *N Engl J Med* 358(8):794–810, 2008.

102. Flum D: Interpreting surgical trials with subjective outcomes. *JAMA* 296(20):2483–2485, 2006.

103. Freedman MK, Hilibrand AS, Blood EA, et al: The impact of diabetes on the outcome of surgical and nonsurgical treatment of patients in the spine patients outcome research trial. *Spine* 36(4):290–307, 2011.

104. Pearson A, Blood E, Lurie J, et al: Predominant leg pain is associated with better surgical outcomes in degenerative spondylolisthesis and spinal stenosis: results from the Spine Patient Outcomes Research Trial (SPORT). *Spine* 36(3):219–229, 2011.

105. Peul WC, van Houwelingen HC, van den Hout WB, et al: Surgery versus prolonged conservative treatment for sciatica. *N Engl J Med* 356:2245–2256, 2007.

106. Freeman B, Ludbrook G, Hall S, et al: Randomized, double-blind, placebo-controlled, trial of transforaminal epidural etanercept for the treatment of symptomatic lumbar disc herniation. *Spine* 38(23):1986–1994, 2013.

107. Genevay S, Viatte S, Finckh A, et al: Adalimumab in severe and acute sciatica. *Arthritis Rheum* 62:2339–2346, 2010.

108. Korhonen T, Karppinen J, Paimela L, et al: The treatment of disc-herniation-induced sciatica with infliximab: one-year follow-up

results of FIRST II, a randomized controlled trial. *Spine* 31(24):2759–2766, 2006.

109. Cohen S, White R, Kurihara C, et al: Epidural steroids, etanercept, or saline subacute sciatica. *Ann Intern Med* 156:551–559, 2012.

110. Amundsen T, Weber H, Nordal JH, et al: Lumbar spinal stenosis: conservative or surgical management? A prospective 10 year study. *Spine* 25:1424, 2000.

111. Carragee EJ: The increasing morbidity of elective spinal stenosis surgery. Is it necessary? JAMA 303(13):1309–1310, 2010.

112. Deyo RA, Mirza SK, Martin BI, et al: Trends, major medical complications, and charges associated with surgery for lumbar spinal stenosis in older adults. JAMA 303(13):1259–1265, 2010.

113. Deyo RA, Nachemson A, Mirza S: Spinal fusion surgery—the case for restraint. *N Engl J Med* 350(7):722–726, 2004.

114. Moller H, Hedlund R: Surgery versus conservative management in adult isthmic spondylolisthesis—a prospective randomized study: part 1. *Spine* 25:1711–1715, 2000.

115. Ekman P, Moller H, Hedlund R: The long-term effect of posterolateral fusion in adult isthmic spondylolisthesis: a randomized controlled study. *Spine J* 5(1):36–44, 2005.

116. Vroomen P, deKrom M, Knottnerus JA: Predicting the outcome of sciatica at short-term follow-up. *Br J Gen Pract* 52:119, 2002.

117. Chou R, Shekelle P: Will this patient develop persistent disabling low back pain? JAMA 303(13):1295–1302, 2010.

118. Carey T: Comparative effectiveness studies in chronic low back pain. *Arch Intern Med* 171(22):2026–2027, 2011.

119. Hill J, Whitehurst D, Lewis M, et al: Comparison of stratified primary care management for low back pain with current best practice (Star T back): a randomized controlled trial. *Lancet* 378:1560–1571, 2013.

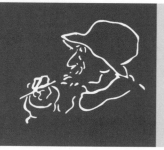

第48章

髋和膝痛

原著　James I. Huddleston III • Stuart Goodman

周滢波 译　厉小梅 校

关键点

在询问病史和体格检查后，临床医生应该能够把鉴别诊断范围缩小到 2 ~ 3 个疾病。

影像学检查常用于进一步明确诊断。

常规 X 线片应作为初步的影像学检查。

触诊或激发试验可用于检查膝关节的许多重要结构。

膝关节积液常与关节内部结构紊乱有关。

如果患者出现关节积液、关节压痛、关节过伸和过屈时疼痛，临床医生应怀疑半月板撕裂的可能。

骨关节炎患者经常主诉关节僵硬和活动时疼痛。

当患病关节静息时仍感到持续性疼痛，应考虑为炎症性关节炎。

如果内旋髋关节伴腹股沟疼痛，除非证实有其他原因，否则多由髋关节疾病引起。

髋关节和腰骶部疾病常常同时发生。

　　受肌肉骨骼疼痛影响的人群约占总人口的 1/3 ~ 1/2[1-2]。预计在今后 10 年，当"婴儿潮"成长至中年及中年以上，肌肉骨骼疾病的负担将大幅度增加。2002—2004 年，美国每年髋关节和膝关节置换的手术量以 16.2% 的速度递增至约 884 400 台[3]，此类手术的普遍程度表明肌肉骨骼疾病患病率的增加。而且，全膝关节和全髋关节的成形术预计分别到 2016 年和 2026 年将翻倍[4]。髋关节和膝关节是肌肉骨骼疼痛中最常见的受到影响的两个部位，60 岁或以上的老年人髋关节疼痛的发病率为 8% ~ 30%[5-6]，而 55 岁或以上的老年人膝关节疼痛的发病率为 20% ~

52%。一般来说，女性肌肉骨骼疼痛发病率往往高于男性[7]。髋和膝关节疼痛的发生率也存在地域和种族差异。例如，随着纬度的降低，髋和膝关节疼痛的发生率明显降低，而中国髋关节疼痛和骨关节炎的发病率明显低于美国[8-15]。

　　在评估髋和膝痛这类疾病时，了解这些关节的解剖学知识是鉴别诊断所必需的。由于膝关节周围由薄层软组织包膜包裹，而且膝关节痛很少为牵涉痛，所以膝关节周围疼痛的原因往往可以通过详细询问病史和进行全面的体格检查来明确。髋关节部位深，而且又常为脊柱疾病牵涉痛的好发区，故髋关节痛的诊断更具挑战性。因为某些运动可能导致特定的损伤，所以，对这些关节的基础生物力学的理解，在鉴别诊断中同样很重要。

　　本章着重结合病史、体格检查和影像学的表现，以评价患者髋和膝关节疼痛，帮助临床医生对这些患者在进行适当的、彻底的诊断检查后，使用高效的方式对疾病进行精准的鉴别诊断。

膝痛

病史

　　详细询问病史是准确诊断膝痛原因最重要的步骤。膝关节的主诉一般分为两大类——疼痛和不稳定性。疼痛可能缘自关节面损伤（如骨关节炎、炎症性关节炎、骨软骨缺损、剥脱性骨软骨炎）、半月板撕裂、股四头肌和髌腱撕裂、滑囊炎、神经损伤、骨折、肿瘤或感染。髋或脊柱的牵涉痛较少见。不稳定性通常是偶发的，并源于股四头肌 - 髌骨伸膝结构、侧副韧带或交叉韧带受损。区分真正的不稳定和通常所说的"打软腿"是很重要的，因为后者常是对剧痛的反应，而不是由特定结构病变所造成的不稳定性。

特定年龄组患者往往趋向于相似的损伤。40 岁以下的患者常发生韧带损伤、急性半月板撕裂和髌股关节的问题。相比之下，如骨关节炎和退行性半月板病变此类的退行性疾病，往往更常发生于老年患者。

疼痛的位置和性质在评价膝痛时尤为重要，因为膝关节很多结构对其功能至关重要，且都位于皮下，容易触诊。膝关节概念上可分为三个独立的区域：内侧、外侧和髌股关节区。每个区应分别检查。应让患者指出疼痛最严重的区域，并明确疼痛的初发时间。骨关节炎和炎症性关节炎往往发病隐匿，而半月板和韧带损伤通常与创伤相关。了解创伤事件的细节对诊断有很大帮助。例如，有膝关节扭伤病史者，尤其是持续屈膝的扭伤者，常提示半月板撕裂，而转身造成的非接触性膝损伤，更可能为前交叉韧带（anterior cruciate ligament，ACL）撕裂。退行性关节炎的疼痛常伴有僵硬，且常在白天持续活动后加重，运动、爬楼梯、从椅子上站起或进出汽车等活动都会使之恶化。

膝关节肿胀与否是非常重要的病史信息，因为膝关节积液（例如膝关节内有液体）常伴有关节内部存在结构紊乱。滑膜炎、骨关节炎、炎症性关节炎、骨折、感染和肿瘤都可伴有关节腔积液。鉴别膝关节周围软组织肿胀、滑膜增厚引起的肿胀与关节腔积液是非常重要的（见下文）。肿胀的发病时间或初发时间对诊断也至关重要。急性交叉韧带、侧副韧带损伤或骨软骨骨折常表现有急性血肿（1 小时内发生），而与关节炎伴发的积液本质上更趋于隐匿。

"扣锁"现象是常见主诉。对于更年轻的患者，扣锁现象可能是半月板撕裂错位引起。对于有退行性关节炎的老年患者，扣锁往往由关节腔内游离体引起。将扣锁现象与疼痛所致的运动范围缩小（所谓的假性扣锁）予以鉴别很重要，因为这决定了选择何种影像学检查最为合适。

活动中膝痛的持续时间对明确诊断同样重要。尤其是在不平整地面上步行、上下楼梯、屈膝及旋转等活动困难的患者，更应该考虑半月板撕裂和韧带损伤所致的关节不稳。而骨关节炎患者在承重活动时常导致疼痛加剧，休息后可缓解。

临床医生应了解患者的运动耐受能力和日常生活自理能力。这些细节可以帮助临床医生了解损伤严重程度及指导治疗。比较重要的细节包括使用运动辅助装置（例如手杖、拐杖、助步器、支具和轮椅）、步行耐力及其他活动能力（例如物理治疗）。

临床医生还应该记录患者既往接受过的治疗及其疗效，如物理治疗、镇痛药、非甾体抗炎药、营养支持药物（例如氨基葡萄糖和软骨素）、关节腔内注射皮质激素或透明质酸以及手术治疗的效果。这些可以帮助明确诊断并指导治疗。

在采集病史结束后，医生还应收集对鉴别诊断有帮助的其他情况。这些信息可以帮助临床医生将体格检查内容聚焦在特定的方面，以帮助确诊疾病。

体格检查

一般检查

对患者作简要的整体评估后，首先观察患者双下肢冠状面力线及双下肢长度。最好采用患者面对检查者两腿稍分开的站立姿势（图 48-1）。使用量角器测量双膝内翻 / 外翻的角度。采用已知高度的垫板测量双下肢长度的差异，增加脚垫的高度，直到双侧髂嵴连线与地面平行，所垫垫板的高度即为双下肢长度的差异（图 48-2）。

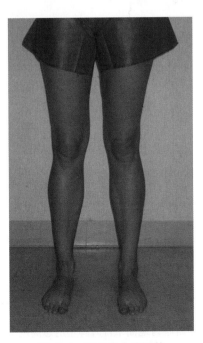

图 48-1　冠状位力线评估

　　然后检查步态。尽管全面讨论步态分析超出了本章的范围，但所有医生在评估膝关节病变时均应进行一些基本的步态检查。减痛步态（例如站立相缩短）和摇摆步态比较常见。任何导致下肢疼痛的疾病均可导致减痛步态。观察步态的站立相，摇摆步态是慢性退行性改变或韧带不稳定造成的进行性内翻或外翻畸形所致。内摆步态是由内侧副韧带或（和）后内侧关节囊松弛所致，而外摆步态是由外侧副韧带或后外侧关节囊松弛所致（图 48-3）。后关节囊松弛或股四头肌无力可造成膝反屈畸形（所谓的翻膝畸形）。

　　然后患者舒适地仰卧于检查床上进行评估。在进行刺激性检查前应先进行视诊和触诊。如果由于膝关节疼痛而不能充分伸直膝关节（例如骨折、半月板撕裂错位或大量积液），则可在膝关节下放置枕头。如果患者对侧膝关节无已知病症，可以作为相应对照。检查下肢有无皮肤损害、瘀斑或手术瘢痕。注意股四头肌是否萎缩，用卷尺测量并记录距离髌骨或关节线相等距离的大腿周长。检查有无关节积液，髌上囊饱满或肿胀常提示存在积液。浮髌试验可以帮助确定有无关节腔积液（图 48-4）。少量积液需要像"挤奶"一样把积液推至髌上囊，用于判断积液量的多少（图

48-5）。使用角度测量仪测量双膝关节主动和被动活动范围。

　　检查者接下来应对膝关节所有结构进行触诊。触诊需系统性完成，以确保其完整性。触诊需轻柔，但要足够严格以发现细微的病变。触诊的结构包括股四头肌腱、髌骨（髌上囊和髌下囊）、鹅足滑囊、内侧（图 48-6A）和外侧（图 48-6B）关节线、侧副韧带的起点和止点、胫骨结节和腘窝。膝后饱满提示可能有腘窝囊肿（Baker's cyst）。

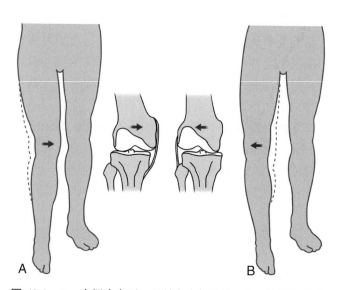

图 48-3　**A**，内摆步态下，股骨向内侧移动；**B**，外摆步态下，股骨向外侧移动

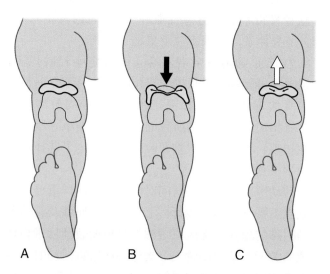

图 48-4　伸直膝关节时，通过"冲击触诊"髌骨来检查有无大量积液

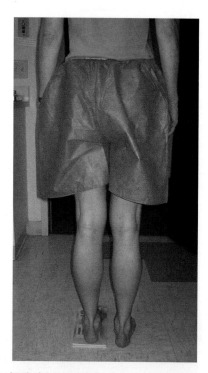

图 48-2　双侧髂嵴与地面平行时脚垫的总高度即双下肢长度差值

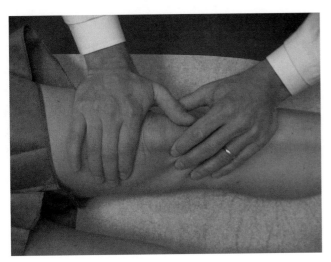

图 48-5　像"挤奶"一样把少量积液推至髌上囊

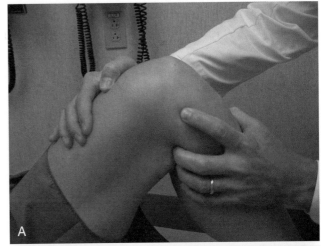

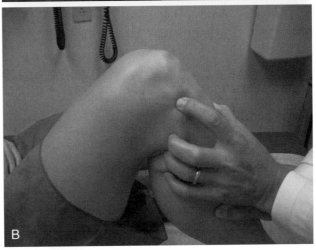

图 48-6　触诊内侧（A）和外侧（B）关节线

韧带

侧副韧带或交叉韧带损伤可导致膝关节不稳定。值得一提的是膝关节的平移和旋转运动，均有主要限制结构和次要限制结构之分。当主要限制结构损伤时，运动将由次要限制结构来控制稳定。如果次要限制结构受损，而主要限制结构完好时，运动并不会失常。例如 ACL 是限制胫骨平台往前平移的主要结构，内侧半月板则扮演次要限制结构。ACL 断裂会导致胫骨平台前移明显增加。如果患者既往有内侧半月板切除史，则这种前移程度将更大[16]。

侧副韧带可以通过冠状面施加压力来检查，在检查时膝关节应充分伸展和屈曲 30°，这样可以解除交叉韧带和关节囊对关节限制的影响。仰卧位时，将膝关节内翻以检查外侧副韧带，将膝关节外翻以检查内侧副韧带。

ACL 是膝关节中最容易受伤的结构之一。ACL 功能不全在晚期骨关节炎很常见。常见的损伤机制包括膝外侧受到直接撞击（即足球运动的"剪切伤"即是由内侧副韧带、ACL 和内侧半月板三联损伤造成的[17]），在旋转跳跃运动中出现非接触性受伤也一样[18]。患者常主诉在听见关节"砰砰"响的同时出现膝关节急性肿胀。评估 ACL 功能的试验方法有很多种。ACL 损伤最敏感的检查方法包括前抽屉试验、Lachman 试验[19] 和轴移试验[20-21]。做这些检查时，患者均取仰卧位。前抽屉试验：患者屈膝 90°，检查者将手放于患者胫骨近段后面并向前推移胫骨平台，使关节半脱位（图 48-7）。胫骨平台活动度大于对侧

即被视为异常。Lachman 试验：屈膝 30°（以便消除次要结构的限制），检查者一只手固定大腿，另一只手给胫骨一个向前的力。与对侧相比，患侧胫骨向前活动增加被视为异常（图 48-8）。轴移试验：膝关节处于伸直状态，轻柔内旋胫骨，用力使膝关节外翻并缓慢屈曲膝关节，如果 ACL 损伤，这样的复合力量将引起胫骨向前脱位。如果在膝关节 20° ~ 40° 屈曲时，脱位的胫骨复位并伴随一下"咔嗒"声，或者存在滑动感，则视为轴移试验阳性（图 48-9）。

后交叉韧带（posterior cruciate ligament，PCL）是膝关节最强韧的韧带[22-23]，而 PCL 损伤通常都是由严重的膝关节外伤引起的。"仪表盘"损伤是一种常见 PCL 伤，常发生在汽车事故时，弯曲的膝盖撞击在仪表盘上（图 48-10）。PCL 功能可通过后抽屉

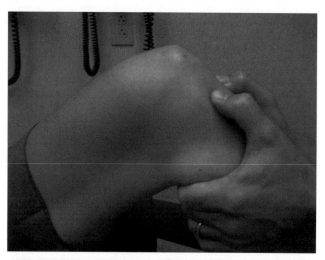

图 48-7 前抽屉试验是患者屈膝 90°，把胫骨平台向前推移。观察胫骨向前移动的距离（mm）。最终以"松弛"或"紧张"来描述

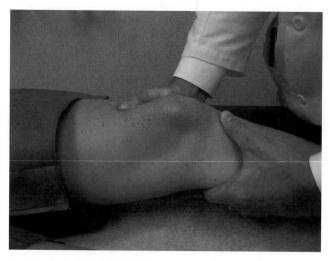

图 48-8 Lachman 试验屈膝 30°，一只手固定大腿，另一只手给胫骨一个向前的力量

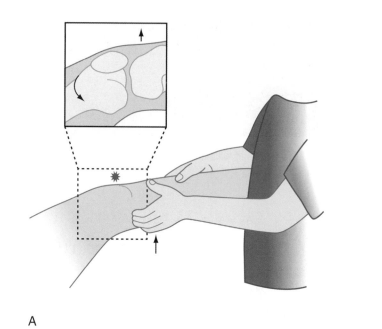

A

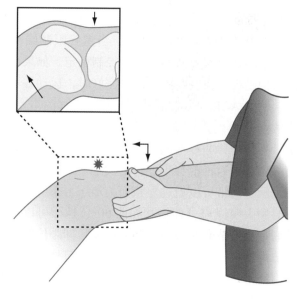

B

图 48-9 如果在膝关节 20° ~ 40° 屈曲时，脱位的胫骨复位并伴随一下"咔嗒"声，或者存在滑动感，则视为轴移试验阳性

试验、后沉试验和股四头肌收缩试验来评估。所有测试都需取仰卧位。后抽屉试验需使膝屈曲 90°。检查者将胫骨平台向后推移，并将拇指放在前关节线位置，以便测量异常的移位（图 48-11）。当膝关节在屈曲 90° 时，胫骨向后半脱位，则认为后沉试验阳性。内侧胫骨突然在关节线上消失提示 PCL 损伤（图 48-12）[22]。在慢性疾患或者在急性损伤的麻醉

诱导后常出现该试验阳性。股四头肌收缩试验需要膝关节屈曲 60°，要求患者在保持足部不离开床面的情况下伸直膝关节，如胫骨复位，则该试验为阳性[24]。

PCL 损伤往往伴有后外侧角损伤。这两者组成一复杂结构，该结构在膝关节动态和静态活动中起着稳定的作用[23]，其包括外侧副韧带、腘腓韧带、腘肌半月板附件、弓状韧带和腘肌腱及肌肉[25]。后外

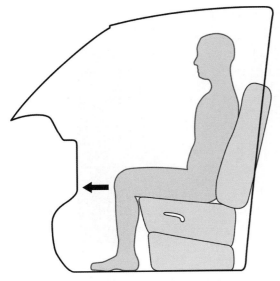

图 48-10 胫骨平台撞击仪表盘可致 PCL 损伤，并使胫骨平台向股骨后方半脱位

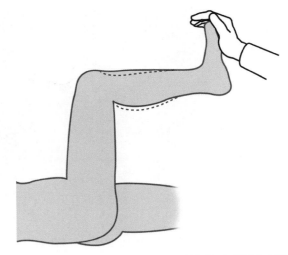

图 48-12 膝关节 90° 屈曲时胫骨向后脱位提示后沉试验阳性

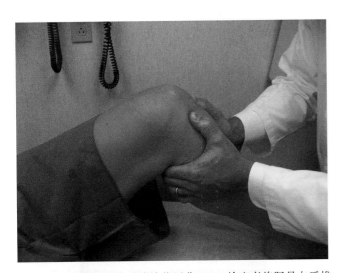

图 48-11 后抽屉试验时膝关节屈曲 90°。检查者将胫骨向后推移，观察胫骨向后移动的距离（mm）。最终以"松弛"或"紧张"来描述

侧角和（或）PCL 损伤可通过胫骨外旋（dial test）试验来明确（图 48-13）。后外侧角在膝关节屈曲 30° 时起限制外旋的作用，而 PCL 在屈曲 90° 时起限制外旋的作用。屈曲 90° 时，外旋幅度增加，而屈曲 30° 时无增加，则表示仅 PCL 损伤。相反，则表示仅后外侧角损伤。如在屈曲 90° 和 30° 时外旋幅度都增加，则表示 PCL 和后外侧角均损伤。

半月板

外伤性和退行性半月板损伤都属于最常见的膝关节损伤。半月板被认为是膝关节的"减震"软骨，同时还起到旋转和限制移位的功能。内侧半月板似豆状，较外侧半月板大，但活动度较外侧半月板小；外侧半月板呈 C 形。解剖学上的不同，导致这两个结构损伤时出现不同的表现。

半月板撕裂易发生在膝关节由屈曲到伸展，并发旋转时。内侧半月板比外侧半月板更易撕裂，可能与内侧半月板活动度较小有关[26]。患者常主诉膝关节"扣锁"感和"咔咔"响或不适感，这通常由活动中撕裂的半月板错位造成。体格检查阳性结果包括过伸过屈膝关节时出现疼痛感、关节线处压痛和关节腔积液。许多刺激试验可以诊断半月板撕裂。虽然 McMurray 压迫试验[27] 和 Apley 压迫试验[28] 缺乏敏感性和特异性，但仍常被用来检查半月板撕裂与否。McMurray 试验：患者取仰卧位，髋关节和膝关节均屈曲 90°，然后在伸展膝关节的同时，推挤并旋转膝关节。如果患者诉有疼痛感则提示半月板存在损伤（图 48-14）。Apley 压迫试验则是让患者俯卧位，膝关节屈曲 90°，如在旋转胫骨时患者诉疼痛感则为阳性。图 48-15 显示关节镜下内侧半月板后角撕裂。

股四头肌腱

60 ~ 70 岁的人群最容易发生股四头肌腱损伤。患有系统性红斑狼疮、肾衰竭、内分泌疾病、糖尿病和其他各种全身性炎性和代谢性疾病的患者是股四头肌腱损伤的高发人群。全膝关节置换术后股四头肌腱

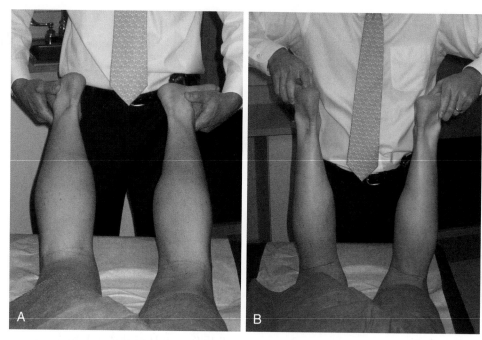

图 48-13　用胫骨外旋试验来检查胫骨外旋度数

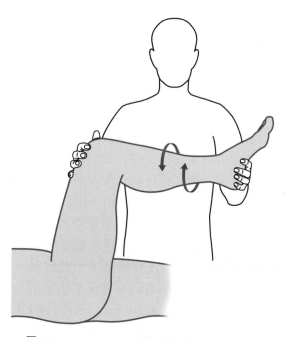

图 48-14　McMurray 试验阳性提示半月板撕裂

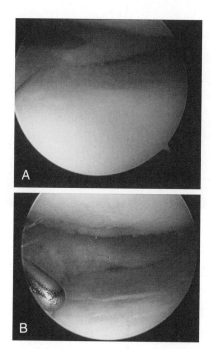

图 48-15　膝关节镜下撕裂的内侧半月板后角。清创前（**A**）和清创后（**B**）

破裂是一种罕见（0.1%）的并发症，但其后果是灾难性的 [29]。通常患者在跌倒或扭伤时，股四头肌偏心性收缩后，出现膝前剧烈疼痛。体格检查可以发现肌腱处明显的凹陷、血肿引起的积液和髌骨活动过度。患者通常无法完全伸直其膝关节（图 48-16）。

髌腱

　　髌下肌腱的问题包括肌腱炎和肌腱断裂。肌腱炎常为过度使用性损伤，往往与跳跃、剧烈活动水平变化以及跌倒时偏心性收缩有关。患者表现为胫骨结节或髌骨下极压痛。髌腱断裂通常发生于年龄小于 40 岁合并慢性肌腱炎的患者。患者通常有膝前痛，并且无法完全伸直膝关节。

髌股关节疼痛

骨科医生常遇见患者主诉膝前疼痛，多见于女性患者，在与运动相关的膝损伤中占 25%[30]。许多因素可改变髌骨的生物力学，从而对髌股关节造成损伤，包括过度活动、股骨滑车的深度、髌骨的形状、股四头肌肌力、股四头肌相对于髌腱（Q 角）的拉力线、髌腱长度、股骨髁的形状以及关节软骨。这些因素有任何异常均可造成髌股关节疼痛综合征，只有正确识别是哪种因素起主导作用才能成功治疗。

髌股关节体格检查从膝关节的冠状线开始，任何外翻畸形都可能导致外侧半脱位。应记录髌骨下缘离胫骨结节的距离（高位髌骨或低位髌骨）。髌骨完全伸直时出现侧向滑动称为 J 征（J sign），提示股外侧肌过度牵拉。股内侧斜肌是对抗股外侧肌横向拉力的主要肌群。当膝关节伸直，股四头肌处于放松状态时，检查者应当记录是否存在髌骨倾斜，可听到或触诊到捻发音也应被记录下来。捻发音常见于骨关节炎。Q 角在女性大于 15°、男性大于 8° ~ 10° 属于异常[30]。髌骨的活动度可用一个象限系统来评估，即沿滑车沟向内外侧被动移动髌骨。髌骨移位正常不超过第二象限内侧或外侧。屈肌紧张可能是导致任何活动度异常的原因。恐惧试验是尝试在伸直膝关节时试图使髌骨半脱位，如果患者疼痛并抗拒外移髌骨，则为阳性体征（图 48-17）。

在分析病史及体格检查后，临床医生应已列举出可能的疾病诊断。然后，根据这些诊断行适合的影像学检查。最先进行的影像学检查的目的是使用最合适并且最经济的方式来明确诊断。但先进的影像学检查并不能取代详细的病史和体格检查。

影像学

常规 X 线片

常规 X 线片通常是膝关节受伤后可获得的第一手资料，并应系统性阅片。在检查骨结构前应评估软组织损伤程度。所有结果都应当按照可透过射线和不可透射线的程度加以描述，之后才可以对其加以解释。我们很容易忽略客观描述而直接解释病因，这样容易忽视或漏掉一些异常现象。

对膝关节评估的常规 X 线片包括负重前后立（anteroposterior，AP）位片、侧位片和轴位片。AP 位片可以提示膝关节冠状位和胫股关节间隙大小。正常的膝关节冠状位上应该存在 5° ~ 7° 的解剖（胫股）外翻角度。膝关节正常的外侧胫股关节间隙应当比内侧胫股关节间隙宽。骨关节炎的 X 线片可见边缘骨赘增生、关节间隙狭窄、软骨下硬化和囊性变（图 48-18）。而炎症性关节炎的 X 线片可见关节周围骨量减少、同心性关节间隙狭窄，少有骨赘（图 48-19）。侧位片可以评估是否存在积液、髌腱的长度和股四头肌腱的情况。轴位片是髌股关节轴位片[31]，

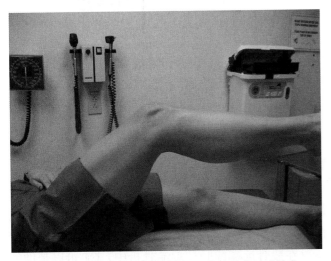

图 48-16 股四头肌腱完全撕裂导致膝关节无法伸直

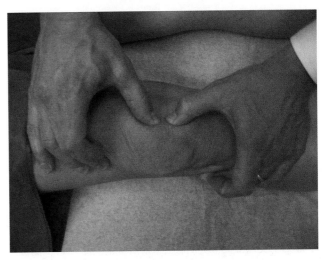

图 48-17 使髌骨半脱位时患者出现疼痛提示激发试验阳性

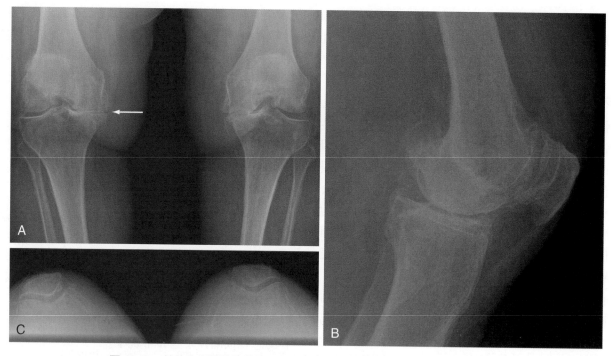

图 48-18　骨关节炎的膝关节前后负重位片（**A**）、侧位片（**B**）和轴位片（**C**）

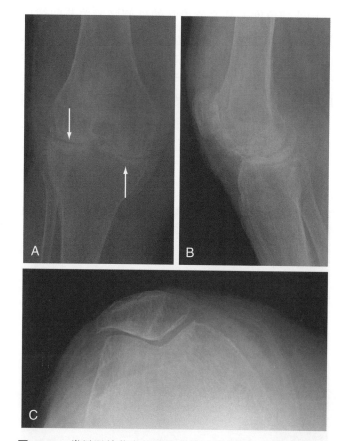

图 48-19　类风湿关节炎的膝关节前后负重位片（**A**）、侧位片
（**B**）和轴位片（**C**）

可以发现髌股关节是否存在炎症以及关节紊乱。

其他 X 线片包括使用膝关节屈曲 45° 时拍摄后前（posteroanterior，PA）位片、拍摄隧道式或髁间切迹位片、使用 36 英寸双下肢 AP 站立位摄片等技术。PA 屈曲位负重位片是向尾侧倾斜 10° 时前后位拍摄。这些检查可以通过关节间隙是否狭窄评价股骨后髁的病变 [32]。膝关节隧道式摄片是在膝关节弯曲状态下 X 线从胫骨平台下方呈直角照射。这对检查后侧膝关节间隙狭窄、胫骨棘骨折、游离体和股骨髁内侧软骨病变非常有用。双膝 36 英寸负重位片常用来检查下肢的力线轴和评估是否存在畸形。正常的力线轴是通过髋关节、膝关节和踝关节中心的直线。外科医生可用该片对全膝关节置换术进行术前规划和术后评估，对于股骨远端胫骨近端截骨术，该片也在术前规划中作为参考资料。

计算机断层扫描

在评估膝关节病变中 CT 已基本被 MRI 所取代。CT 目前主要用于检测骨肿瘤、常规 X 线片无法发现的微小骨折以及更彻底地评估关节腔内是否存在骨折。在股骨远端或胫骨近端骨折中，CT 可以帮助外科医生制订手术和治疗计划并能评估痛苦的全膝关节置换术中疼痛患者股骨和胫骨轴线对位情况[33-34]。

超声

超声检查在诊断及治疗膝关节疾病中日渐普遍。部分医生在住院部和门诊常规使用超声进行检查。超声波因其低成本、实时功能和可移动性而成为极具吸引力的成像方式。在超声检查的同时可以进行体格检查也是其优势之一。超声波可以简单可靠地检测关节腔是否存在积液、腘窝囊肿（图 48-20）、股四头肌和髌腱是否断裂。有报告称关节腔积液增加 1 mm 也可以被超声波探测到[35]。

核医学成像

核医学成像技术的敏感性较高，但特异性较低，它常用于检测骨重塑增加的区域。它需要结合临床和其他成像方式。采用静脉注射锝磷酸盐化合物作为显像剂。大约 50% 的显像剂由肾排出，其余的沉积在骨代谢增加区域。骨扫描显像通常在显像剂注射后 2 ~ 3 小时进行，因为这样的延迟显像软组织和骨骼才能有最大的对比，同时提供足够的光子计数[36]。

三相骨扫描能够检测出更多信息。这三相包括血流相、血池相及骨骼相。血流相检测局域性充血。有报道称这种技术有更高的特异性，可用于检测是否存在骨髓炎、骨坏死、应力性骨折和植入物松动[36]。据报道，在全膝关节置换术后 12 ~ 18 个月仍可以看到放射性核素摄取增加。假体周围放射性核素不对称分布提示假体松动或假体周围骨折（图 48-21）[37-38]。用 ^{99m}Tc 硫胶体显像剂标记白细胞可以帮助诊断感染，

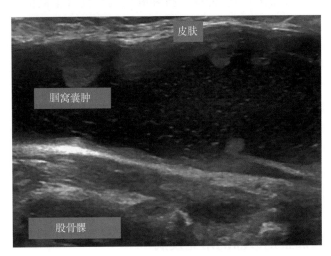

图 48-20 超声显示一位症状性膝骨关节炎患者的大腘窝囊肿，给予抽液和激素注射治疗

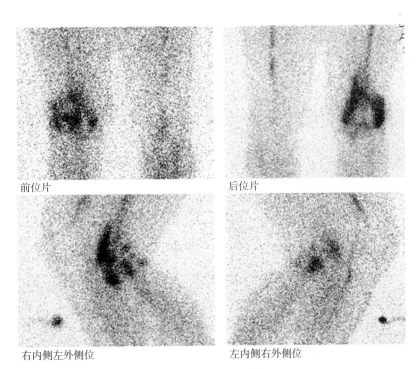

前位片　　　　　　　　后位片

右内侧左外侧位　　　　左内侧右外侧位

图 48-21 骨扫描显示全膝关节置换术后感染和假体松动时，股骨远端放射性核素摄取增加。ANT，前位片；L MED RT LAT，左内侧右外侧位；POST，后位片；RT MED L LAT，右内侧左外侧位

其敏感度为 80%，特异度为 100%[39]。

磁共振成像

　　MRI 因其直观的多平面功能和优越的软组织对比性已经取代许多其他影像学方法。虽然传统的 X 线片依然是显示骨结构的金标准，但 MRI 却对关节软骨、交叉韧带、侧副韧带、髌腱、股四头肌腱和半月板显示更加形象（图 48-22）。而且它对检测骨髓水肿（挫伤）、应力性骨折和肿块病变具有很高的敏感性。MRI 使用"两层接触"的规则在精确诊断半月板撕裂时提高了灵敏度和特异性。根据这个规则，如果发现有两个以上的 MR 影像提示异常，则考虑为半月板撕裂；如果只有一个 MR 影像提示异常，则考虑为半月板撕裂可能。利用快速自旋回波成像，对诊断内侧半月板撕裂的敏感度为 95%，特异度为 85%，而对外侧半月板撕裂则分别为 77% 和 89%。这相当于内侧半月板撕裂阳性预测值为 91% ~ 94%，而外侧半月板撕裂为 83% ~ 96%[40]。

膝痛鉴别诊断的常见疾病

一般疾病

　　虽然有许多疾病都可能涉及膝关节，但只有少数疾病常见。在评估膝痛时，临床医师应熟悉这些疾病：骨关节炎、类风湿关节炎、炎症性关节炎和血清阴性脊柱关节炎；半月板、韧带和肌腱撕裂；剥脱性

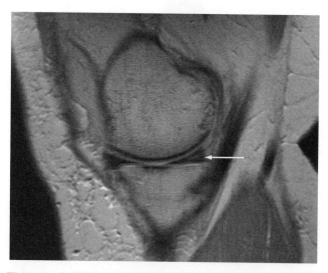

图 48-22　矢状位 MRI 显示线性信号改变一直延伸到半月板表面，提示内侧半月板后角撕裂（箭头）

骨软骨炎；骨软骨骨折；骨折；髋部牵涉痛（例如青少年股骨头骨骺滑脱症）；血管性跛行；神经性跛行；复杂性区域性疼痛综合征；肉瘤；转移癌和感染。

滑囊炎

　　髌前滑囊位于韧带和皮下脂肪之间，并从髌骨延伸至胫骨结节。当受到直接暴力打击或反复微创（例如下跪）时，滑囊会出现炎症并充满液体。当患者患髌前滑囊炎时，会出现屈曲时膝前疼痛和膝前波动性肿块。如果膝关节皮温增高、压痛和红斑，可以通过抽液来排除化脓性滑囊炎。鹅足滑囊位于胫骨近端内侧的半腱肌、缝匠肌、股薄肌之间，当它发生炎症时也可导致膝关节疼痛。

肿瘤

　　膝关节肿瘤往往在创伤后就医时发现。夜间痛、休息痛和有全身症状时需警惕肿瘤的可能。膝关节的良性肿瘤包括内生软骨瘤、色素绒毛结节性滑膜炎、骨软骨瘤病和巨细胞瘤。膝关节的恶性肿瘤包括但不限于转移癌、骨肉瘤、尤文肉瘤、软骨肉瘤和恶性纤维组织细胞瘤。

腘窝囊肿

　　腘窝囊肿也称贝克囊肿（Baker's cyst），是位于腘窝的一种充满了滑膜液的肿块。最常见的腘窝囊肿是由腓肠肌内侧头下方的黏液囊膨大而成。通常成人患者往往存在关节内部的病变（骨关节炎）。在儿童，囊肿可孤立存在，膝关节可正常。患者常出现间断性膝后痛[41]。腘窝囊肿可由超声或 MRI 来诊断。治疗方案包括良性忽略、穿刺吸引术、手术切除，或通过膝关节置换术解决根本的病理改变（关节炎）。

髋痛

病史

　　临床医生在面对有髋痛主诉患者时，获得明确的病史是进行鉴别诊断的首要步骤。一般来说髋痛的鉴别诊断比膝痛需要考虑的因素更多，这是因为髋关节是腰骶和盆腔病变牵涉痛常累及的区域。详细而全面地询问病史更能指导临床医生有的放矢地体检。

　　大多数存在髋关节病变的患者都有髋部疼痛，明

确疼痛的确切位置很重要，因为"髋"痛可能会牵涉腹股沟、大腿外侧或臀部不适。腹股沟或大腿内侧疼痛最常由髋关节病变引起，是病变对滑囊和（或）滑膜产生刺激所致[42]。腰骶椎产生的疼痛可放射到臀部、大腿外侧[43]。大腿外侧疼痛可能缘于所谓的"转子滑囊炎"（通常是外展肌腱炎）。我们还要研究那些可以加剧或减轻疼痛的运动或姿势以及评价疼痛严重程度、频率和放射部位。由髋关节病变牵涉引起的膝痛很常见。发生髋痛需要鉴别的疾病还包括骨盆和大腿近端转移性或原发性肿瘤以及盆腔内脏器的病变，比如前列腺、精囊、疝气、卵巢、胃肠系统和血管系统[44-45]。

全面了解患者的髋关节功能水平很重要，这有助于评估疾病的严重性并可能影响治疗。髋关节病变患者可能难以修剪脚趾甲、穿鞋袜以及上下楼梯。患者的步行耐受力和步行时是否需要使用辅助工具也需要记录。Harris 髋评分和西安大略大学和麦克马斯特大学（The Harris Hip Score and Western Ontario and McMaster Universities，WOMAC）骨关节炎指数这两个功能等级评分表被广泛用于此类患者的髋关节功能评估[46-47]。

医生应询问患者年幼时所发生的任何髋关节疾病，如发育性疾病、股骨头骨骺滑脱症、Legg-Calvé-Perthes 病、小儿麻痹症和外伤，这些都可能导致成年后的骨关节病[48-50]。同时也应询问患者相应治疗方式。

骨关节炎和炎症性关节炎是导致髋痛的两种常见原因。一般来说，骨关节炎的疼痛是活动后加剧，休息后缓解。轻度髋关节炎不一定出现临床症状，但关节达到一定活动水平后将出现症状。僵硬感（通常由滑膜炎造成）也是骨关节炎和炎症性关节炎的一个共同主诉。如果充分休息后髋关节疼痛继续存在，则需考虑是否有潜在的炎症或感染，之前针对髋痛的任何治疗都应进一步商榷。

应记录下患者对所有治疗的反应，包括使用非甾体抗炎药、营养支持药物（例如软骨素和氨基葡萄糖）、物理治疗、皮质类固醇注射、局部麻醉剂注射、透明质酸注射、超声以及手术干预措施。最后，还应询问全身病史。医生还应考虑酗酒史、神经肌肉疾病史、吸烟史，以及相关病史。

体格检查

髋痛患者的体格检查应从视诊开始。患者活动能力障碍程度可从其行走姿势、从椅子上站起的困难程度以及行走速度检查出。接下来，应对患者的脊椎、下肢力线以及双下肢长度进行总体评价。检查者站在患者背后，检查脊柱冠状面和矢状面是否有异常。要求患者触摸脚趾，驼背表明存在脊柱侧弯。任何脊柱的严重畸形都提示可能存在骨盆倾斜以及由此产生的长短脚。

然后，应检查双下肢在冠状位上是否对称。如果发现存在长短脚，可以使用上文提到的垫板来确定双下肢长度精确的差值。如果长短脚是因为腰骶部疾病导致的骨盆倾斜所致，垫上垫板可能无法使骨盆面呈水平状态。应注意髋部的手术瘢痕。应进行所有骨性标志的触诊（髂嵴、髂前上棘、髂后上棘、坐骨结节、尾骨、棘突和大转子）（图 48-23）。股骨颈位于髂前上棘下约三横指处。

应对步态进行基本评估。虽然步态分析是一门复杂学科，但所有临床医生都应该会分析常见的异常步态。髋痛患者可表现为防痛步态。跛行的严重程度可分为轻度、中度和重度。轻度跛行仅可被经验丰富的检查者发现。中度跛行患者可自己发现。重度跛行是显而易见的，并对步速产生重大影响。导致跛行的常见原因包括疼痛和外展肌无力（臀中肌和臀小肌）；

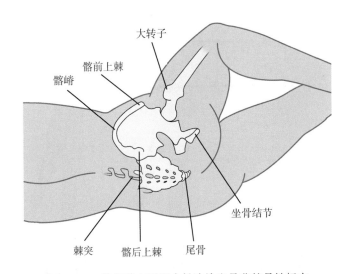

图 48-23 体格检查过程中触诊检查骨盆的骨性标志

鉴别这两个病因是体格检查的重要部分。

外展肌功能障碍患者也可能有外展畸形或 Trendelenburg 征、倾斜[51]。患者为了代偿外展肌功能障碍，在病变关节负重时，病侧骨盆下降，改变身体重心，此时出现 Trendelenburg 步（图 48-24）。如果患者出现 Trendelenburg 步，我们就要开始评估 Trendelenburg 症状。检查者应站在患者背后进行检查。当患者单腿站立，健侧骨盆向不负重一侧下降，则为阳性。外展肌无力的原因有很多，其中包括臀中肌挛缩、髋内翻、骨折、发育异常、神经系统病变（如臀上神经损伤、神经根病、脊髓灰质炎、脊髓脊膜膨出和脊髓损伤），以及股骨头骨骺滑脱症。

然后，令患者仰卧于检查台，通过记录髋关节前屈、后伸、内收、外展、伸展内旋、伸展外旋来评估双髋活动度。测量髋关节伸展度时，最好使患者处于俯卧位。正常活动度范围包括 100°～135° 的屈曲、15°～30° 的伸展、0°～30° 的内收、0°～40° 的外展、0°～40° 内旋和 0°～60° 的外旋。畸形（如股骨头骨骺滑脱症导致内旋受限）和晚期的骨关节炎常会导致活动受限。骨关节炎患者内旋和外展活动度是最先受影响的。滑膜炎患者运动时也可导致疼痛。可以通过触诊明确疼痛部位。

一系列特异性体格检查可以评估肌肉的细微挛缩和运动受限程度。中重度髋关节病变患者都存在髋关节屈曲挛缩，并且可用 Thomas 试验量化屈曲痉挛程度（图 48-25）[52]。这个试验是使患者仰卧，健侧大腿紧贴胸壁，使得脊柱与床面平行，评估患侧髋关节是否可放平。如果患者无法放平髋关节，则患肢与床面的角度为其屈曲畸形的度数。Ober 试验是评估髂胫束是否挛缩。患者健侧卧位，检查者帮助固定骨盆保持伸展位，屈膝 90°，大腿由屈曲慢慢伸直，如果髋关节仍处于屈曲状态则提示髂胫束痉挛。Ely 试验是检查是否存在股直肌紧张。患者取俯卧位，使膝关节被动弯曲，如果股直肌紧张，则同侧髋关节自动屈曲。如股直肌正常，则髋关节仍与床面保持平行。

患者偶尔会主诉髋关节"弹响"。虽然临床医生不能重现弹响感，但可以通过弯曲和内旋髋关节来证明这一点。导致弹响髋的关节外病变包括增厚的髂胫束在大转子上弹响、髂腰肌腱在髂耻隆突处滑动、股二头肌长头在坐骨结节处研磨、髂股韧带在股骨头处研磨；而导致弹响髋综合征的关节内病变包括游离体和大盂唇撕裂。

测量患者双下肢长度差值除了站立位使用踏脚垫板计量，也可以在仰卧位测量（图 48-26）。双下肢的外观长度是从脐至内踝的距离。真正的双下肢长度是髂前上棘至内踝的距离。骨盆倾斜和髋关节外展/内收畸形会导致明显的长短脚。

髋痛的鉴别诊断应包括骶髂关节疾病。虽然诊断骶髂关节疾病有很多刺激试验，但 FABER 试验，亦称 Patrick 试验，可以帮助区分髋关节病变和骶髂关

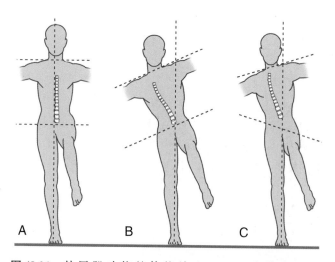

图 48-24 外展肌功能的体格检查。A，正常单脚站立；B，Trendelenburg 倾斜阳性和 Trendelenburg 征阴性；C，Trendelenburg 倾斜阳性伴骨盆倾斜，并倾斜臀部来调整身体重心

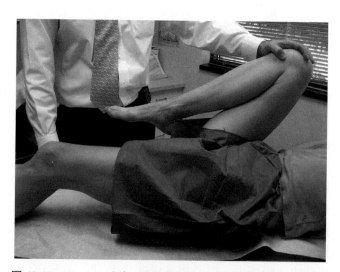

图 48-25 Thomas 试验，髋关节屈曲挛缩测量需屈曲对侧髋以消除腰椎前凸的代偿。同侧髋关节自然伸展。挛缩的角度即桌面与患肢的角度

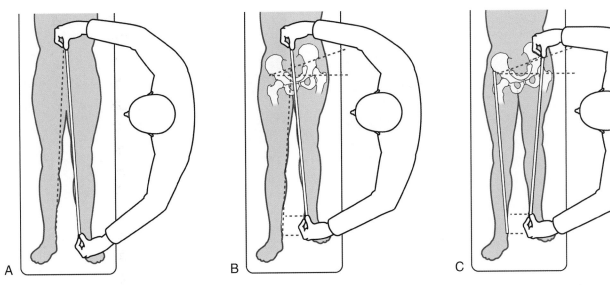

图 48-26　下肢长度的测量。**A**，双下肢外观长度是从脐至内踝的距离；**B**，骨盆倾斜造成明显长短脚；**C**，双下肢真正的长度是从髂前上棘至内踝的距离

节病变。患者取仰卧位，临床医生将髋关节置于屈曲、外展和外旋位，再将屈曲的膝关节和对侧髂前上棘同时朝向地面往下按压。如患者出现臀部疼痛，则表示存在骶髂关节疾病，如出现腹股沟疼痛，则为髋关节病变。如果提示可能存在骶髂关节病变，则建议联合其他多种刺激试验来鉴别。有研究证明，联合多种体格检查方法，如分离试验、屈髋抽屉试验、挤压试验、推骶试验、Gaenslen 试验和 FABER 试验，如有三个以上阳性体征，则疼痛可能由骶髂关节病变引起[53-54]。

　　现在越来越多的人注意到以前未被重视的髋臼盂唇也是髋关节疼痛的病因。因为髋臼盂唇撕裂的临床表现不一，所以常导致诊断延迟。患者在被确诊前有很多可能性。在包括 66 名关节镜证实的盂唇撕裂患者的系列研究中，92% 的患者主诉腹股沟疼痛，91% 主诉与活动相关的疼痛，71% 主诉夜间疼痛，86% 描述疼痛为中度至重度，95% 撞击征阳性。作者建议，对于年轻好动的诉有腹股沟痛伴或不伴创伤史的患者，需考虑髋臼盂唇撕裂的可能[55]。撞击试验阳性有助于明确诊断。如果患者在髋关节屈曲、内收、内旋时诉有腹股沟疼痛，则为阳性体征。在六项研究中该检查的阳性预测值范围为 0.91 ～ 1.00[56-61]。

　　髋、膝关节肌肉骨骼的体格检查完成后，需进行彻底的神经系统检查。包括对股、腘、足背、胫后动脉等触诊或进行多普勒检查。下肢肌群肌力测试通过等距对抗运动进行，5 分为正常肌力，4 分为能对抗重力和部分外力达到充分活动度，3 分为仅能对抗重力，2 分为不能对抗重力，1 分为仅有肌肉收缩，无关节运动，0 分为无任何收缩。下肢感觉评估包括在皮区分布范围轻触和（或）针刺皮肤进行感觉定位。检查者还需测试髌反射和踝反射是否正常，以及是否存在异常阵挛和 Babinski 征阳性。

影像学

常规 X 线片

　　X 线片仍然是诊断髋关节病变的主要影像方法。所有其他成像方法应被视为 X 线片的补充。标准摄片包括骨盆 AP 位片（图 48-27）、髋关节 AP 位片（图 48-28）、蛙式侧位片和水平线束侧位片。蛙式侧位片可检查股骨近端侧面，对诊断股骨头塌陷（见于骨坏死）很有帮助（图 48-29）。还有许多其他髋关节的特殊 X 线片，其中包括 Judet 45°斜位片和假侧位片。Judet 片可以清楚看到前柱（闭孔斜位）和后柱（髂骨斜位）。假侧位片在髋臼发育不良病例中可以检查髋臼发育情况。髋关节发育不良很常见，在转诊至骨科医生前不建议常规拍摄这些特殊的 X 线片（图 48-30）。

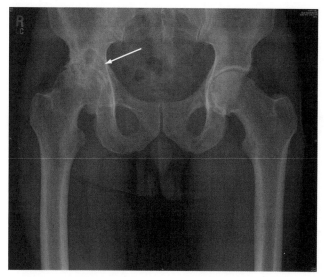

图 48-27 骨关节炎的骨盆 AP 位片显示髋关节间隙狭窄、囊性变和骨赘增生

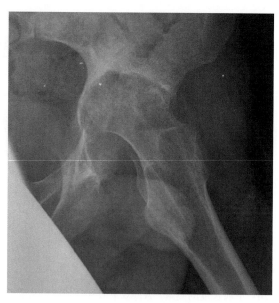

图 48-29 股骨头坏死蛙式侧位片显示股骨头塌陷

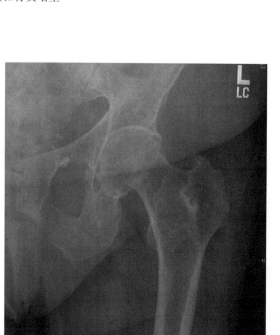

图 48-28 类风湿关节炎髋关节 AP 位片显示向心性关节间隙狭窄、无明显骨赘形成和关节周围骨质疏松

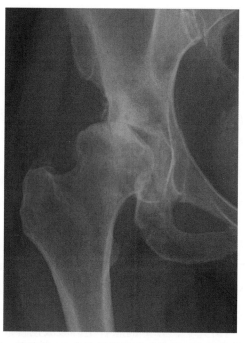

图 48-30 髋关节 AP 位片显示髋关节发育不良继发的骨关节炎，特征是股骨头在髋臼中包容欠佳，髋臼侧缘上倾

计算机断层扫描

　　CT 可用于检查髋臼骨折、髋臼骨不连、股骨头骨折、股骨颈微骨折、肿瘤以及全髋关节翻修术前股骨假体位置的确定。由于 CT 对软组织的对比度有限，所以在检查髋关节周围软组织时，MRI 在很大程度上取代了 CT。

核医学成像

　　骨扫描在髋关节病变中的作用与其在膝痛中的检查作用类似。因为缺乏特异性，骨扫描始终需要结合其他成像方法来评估病情（图 48-31）。

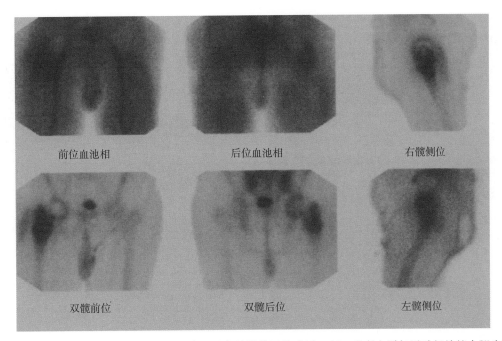

| 前位血池相 | 后位血池相 | 右髋侧位 |
| 双髋前位 | 双髋后位 | 左髋侧位 |

图 48-31　骨扫描显示股骨近端造影剂摄取增加。骨水泥型全髋关节置换术后一年，患者主诉与活动相关的大腿疼痛病史。根据病史、体格检查及常规 X 线片，考虑骨整合失败。术中发现股骨假体严重松动。ANT，前位；LAT，侧位；LT，左位；POS，后位；RT，右位

磁共振成像

MRI 可以清楚显示髋关节周围软组织的所有细节。MRI 目前常用于骨坏死、盂唇病变、肿瘤、积液、滑膜炎、游离体、肌腱炎、髋关节一过性骨质疏松症、隐匿性股骨颈骨折、骨髓水肿、臀中肌腱撕脱伤和神经损伤的诊断。髋关节 MRI 对确诊全髋关节置换术后臀中肌腱撕脱伤（图 48-32）和盂唇撕裂很有帮助。一项研究显示，MRI 对盂唇撕裂具有 92% 的敏感度 [62]。对软骨使用钆增强磁共振延迟成像，是检测髋关节早期关节炎的一种技术，现在临床常用于诊治髋关节发育不良 [63]。尽管 MRI 有强大的诊断价值，但它能提示的骨病种类有限。因此，常规 X 线片依然是筛选髋关节病变的首选方式。

超声

超声检查普遍用于髋关节疾病的诊断和治疗。一些医生在门诊常规使用超声进行检查。常见的髋关节疾患包括骨关节炎、脓毒性关节炎（图 48-33）、髂腰肌腱炎、金属对金属的人工全髋关节置换术后局部不良组织反应，通常予以超声引导下注射和（或）抽液。

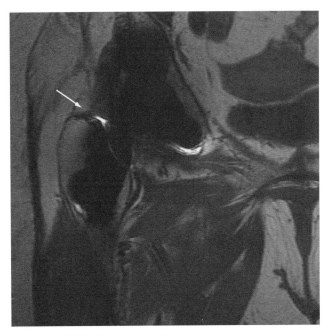

图 48-32　冠状面短 tau 反转恢复 MRI 成像显示臀中肌腱从股骨大转子止点处完全撕裂。注意信号的改变沿着大转子的外侧面，与关节囊内臀中肌腱的位置相符

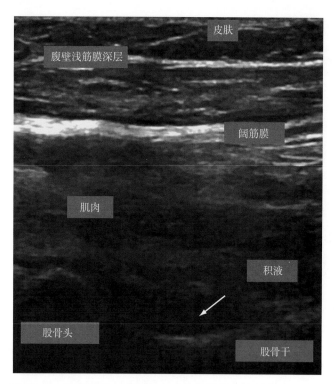

图 48-33 超声显示一名 9 岁女患儿的髋部有少量积液，该患者为毒性滑膜炎而不是脓毒性关节炎，其无症状的对侧髋部超声显示有同样程度积液，与脓毒性关节炎超声影像不同

髋关节造影

髋关节造影可用于股骨大转子臀中肌腱撕脱伤、髋关节病变与腰骶病变的鉴别。在一项研究中，经髋关节镜下证实，关节内麻醉药注射造影预测关节内病变的准确度达到 90%[64]。髋关节麻醉药注射造影对髋关节置换术后并发髋和腰椎骨关节炎患者疼痛缓解，具有 95% 的阳性预测值和 67% 的阴性预测值[65]。

髋痛鉴别诊断的常见疾病

髋痛的病因很多，详细讨论髋痛常见原因超出了本章范围。髋痛的鉴别诊断应包括骨关节病（最常由发育不良、Legg-Calvé-Perthes 病或股骨头骨骺滑脱症引起）、炎症性关节炎、骨坏死、骨折（髋臼、股骨头、股骨颈、股骨、转子间或转子下）、转子滑囊炎、股骨髋臼撞击综合征、髋臼唇撕裂、近端股骨一过性骨质疏松症、感染、弹响髋综合征、耻骨炎、肿瘤（骨肉瘤、软骨肉瘤、色素绒毛结节性滑膜炎、骨软骨瘤病、恶性纤维组织细胞瘤，或转移癌）、腹股沟疝或牵涉痛（腰骶椎、骶髂关节、前列腺、精囊、

子宫、卵巢或下消化道）。通过详细采集病史、全面进行肌肉骨骼及神经血管系统体格检查并获取适当的影像学资料，可以有效缩小鉴别诊断的范围。

 本章的参考文献也可以在 ExpertConsult.com 上找到。

参考文献

1. Mallen CD, Peat G, Thomas E, et al: Is chronic musculoskeletal pain in adulthood related to factors at birth? A population-based case-control study of young adults. *Eur J Epidemiol* 21:237–243, 2006.
2. Peat G, McCarney R, Croft P: Knee pain and osteoarthritis in older adults: a review of community burden and current use of primary health care. *Ann Rheum Dis* 60:91–97, 2001.
3. Mendenhall S: Mix shifts toward high-demand implants. *OR Manager* 21:13, 2005.
4. Ong KL, Mowat FS, Chan N, et al: Economic burden of revision hip and knee arthroplasty in Medicare enrollees. *Clin Orthop Relat Res* 446:22–28, 2006.
5. Aoyagi K, Ross PD, Huang C, et al: Prevalence of joint pain is higher among women in rural Japan than urban Japanese-American women in Hawaii. *Ann Rheum Dis* 58:315–319, 1999.
6. Jacobsen S, Sonne-Holm S, Soballe K, et al: Radiographic case definitions and prevalence of osteoarthrosis of the hip: a survey of 4,151 subjects in the Osteoarthritis Substudy of the Copenhagen City Heart Study. *Acta Orthop Scand* 75:713–720, 2004.
7. Helme RD, Gibson SJ: The epidemiology of pain in elderly people. *Clin Geriatr Med* 17:417–431, 2001.
8. Chen J, Devine A, Dick IM, et al: Prevalence of lower extremity pain and its association with functionality and quality of life in elderly women in Australia. *J Rheumatol* 30:2689–2693, 2003.
9. Felson DT: Epidemiology of hip and knee osteoarthritis. *Epidemiol Rev* 10:1–28, 1988.
10. Felson DT: An update on the pathogenesis and epidemiology of osteoarthritis. *Radiol Clin North Am* 42:1–9, v, 2004.
11. Felson DT, Nevitt MC: Epidemiologic studies for osteoarthritis: new versus conventional study design approaches. *Rheum Dis Clin North Am* 30:783–797, vii, 2004.
12. Gelber AC, Hochberg MC, Mead LA, et al: Joint injury in young adults and risk for subsequent knee and hip osteoarthritis. *Ann Intern Med* 133:321–328, 2000.
13. Horvath G, Than P, Bellyei A, et al: Prevalence of musculoskeletal symptoms in adulthood and adolescence (survey conducted in the Southern Transdanubian region in a representative sample of 10.000 people). *Orv Hetil* 147:351–356, 2006.
14. Leveille SG, Zhang Y, McMullen W, et al: Sex differences in musculoskeletal pain in older adults. *Pain* 116:332–338, 2005.
15. Zeng QY, et al: Low prevalence of knee and back pain in southeast China; the Shantou COPCORD study. *J Rheumatol* 31:2439–2443, 2004.
16. Butler DL, Noyes FR, Grood ES: Ligamentous restraints to anterior-posterior drawer in the human knee. A biomechanical study. *J Bone Joint Surg Am* 62:259–270, 1980.
17. O'Donoghue DH: Surgical treatment of fresh injuries to the major ligaments of the knee. *J Bone Joint Surg Am* 32A:721–738, 1950.
18. Griffin LY, et al: Noncontact anterior cruciate ligament injuries: risk factors and prevention strategies. *J Am Acad Orthop Surg* 8:141–150, 2000.
19. Torg JS, Conrad W, Kalen V: Clinical diagnosis of anterior cruciate ligament instability in the athlete. *Am J Sports Med* 4:84–93, 1976.
20. Bach BR Jr, Warren RF, Wickiewicz TL: The pivot shift phenomenon: results and description of a modified clinical test for anterior cruciate ligament insufficiency. *Am J Sports Med* 16:571–576, 1988.
21. Noyes FR, Grood ES, Cummings JF, et al: An analysis of the pivot

shift phenomenon. The knee motions and subluxations induced by different examiners. *Am J Sports Med* 19:148–155, 1991.

22. Harner CD, Hoher J: Evaluation and treatment of posterior cruciate ligament injuries. *Am J Sports Med* 26:471–482, 1998.

23. Harner CD, Xerogeanes JW, Livesay GA, et al: The human posterior cruciate ligament complex: an interdisciplinary study. Ligament morphology and biomechanical evaluation. *Am J Sports Med* 23:736–745, 1995.

24. Fanelli GC: Posterior cruciate ligament injuries in trauma patients. *Arthroscopy* 9:291–294, 1993.

25. Watanabe Y, Moriya H, Takahashi K, et al: Functional anatomy of the posterolateral structures of the knee. *Arthroscopy* 9:57–62, 1993.

26. Andrews JR, Norwood LA Jr, Cross MJ: The double bucket handle tear of the medial meniscus. *J Sports Med* 3:232–237, 1975.

27. McMurray T: The semilunar cartilages. *Br J Surg* 29:407, 1941.

28. Apley A: The diagnosis of meniscus injuries: some new clinical methods. *J Bone Joint Surg Br* 29:78, 1929.

29. Dobbs RE, Hanssen AD, Lewallen DG, et al: Quadriceps tendon rupture after total knee arthroplasty. Prevalence, complications, and outcomes. *J Bone Joint Surg Am* 87:37–45, 2005.

30. Fredericson M, Yoon K: Physical examination and patellofemoral pain syndrome. *Am J Phys Med Rehabil* 85:234–243, 2006.

31. Merchant AC: Classification of patellofemoral disorders. *Arthroscopy* 4:235–240, 1988.

32. Messieh SS, Fowler PJ, Munro T: Anteroposterior radiographs of the osteoarthritic knee. *J Bone Joint Surg Br* 72:639–640, 1990.

33. Barrack RL, Schrader T, Bertot AJ, et al: Component rotation and anterior knee pain after total knee arthroplasty. *Clin Orthop Relat Res* 392:46–55, 2001.

34. Berger RA, Rubash HE: Rotational instability and malrotation after total knee arthroplasty. *Orthop Clin North Am* 32:639–647, 2001.

35. van Holsbeeck M, Introcaso JH: Musculoskeletal ultrasonography. *Radiol Clin North Am* 30:907–925, 1992.

36. Palmer EL, Scott SA, Strauss HW: Bone imaging. In Palmer EL, Scott JA, Strauss HW: *Practical nuclear medicine*, Philadelphia, 1992, WB Saunders, pp 121–183.

37. Duus BR, Boeckstyns M, Kjaer L, et al: Radionuclide scanning after total knee replacement: correlation with pain and radiolucent lines. A prospective study. *Invest Radiol* 22:891–894, 1987.

38. Kantor SG, Schneider R, Insall JN, et al: Radionuclide imaging of asymptomatic versus symptomatic total knee arthroplasties. *Clin Orthop Relat Res* 260:118–123, 1990.

39. Palestro CJ, Swyer AJ, Kim CK, et al: Infected knee prosthesis: diagnosis with In-111 leukocyte, Tc-99m sulfur colloid, and Tc-99m MDP imaging. *Radiology* 179:645–648, 1991.

40. De Smet AA, Tuite MJ: Use of the "two-slice-touch" rule for the MRI diagnosis of meniscal tears. *AJR Am J Roentgenol* 187:911–914, 2006.

41. Fritschy D, Fasel J, Imbert JC, et al: The popliteal cyst. *Knee Surg Sports Traumatol Arthrosc* 14:623–628, 2006.

42. Kellgren JH, Samuel EP: The sensitivity and innervation of the articular capsule. *J Bone Joint Surg Br* 32:84, 1950.

43. Offierski CM, MacNab I: Hip-spine syndrome. *Spine* 8:316–321, 1983.

44. Dewolfe VG, Lefevre FA, Humphries AW, et al: Intermittent claudication of the hip and the syndrome of chronic aorto-iliac thrombosis. *Circulation* 9:1–16, 1954.

45. Leriche R, Morel A: The syndrome of thrombotic obliteration of the aortic bifurcation. *Am Surg* 127:193, 1948.

46. Bellamy N, Buchanan WW, Goldsmith CH, et al: Validation study of WOMAC: a health status instrument for measuring clinically impor-

tant patient relevant outcomes to antirheumatic drug therapy in patients with osteoarthritis of the hip or knee. *J Rheumatol* 15:1833–1840, 1988.

47. Harris WH: Traumatic arthritis of the hip after dislocation and acetabular fractures: treatment by mold arthroplasty. An end-result study using a new method of result evaluation. *J Bone Joint Surg Am* 51:737–755, 1969.

48. Harris WH: Etiology of osteoarthritis of the hip. *Clin Orthop Relat Res* 213:20–33, 1986.

49. Millis MB, Murphy SB, Poss R: Osteotomies about the hip for the prevention and treatment of osteoarthrosis. *Instr Course Lect* 45:209–226, 1996.

50. Millis MB, Poss R, Murphy SB: Osteotomies of the hip in the prevention and treatment of osteoarthritis. *Instr Course Lect* 41:145–154, 1992.

51. Trendelenburg F: Trendelenburg's Test: 1895. *Dtsch Med Wschr (RSM translation)* 21:21–24, 1895.

52. Thomas H: *Hip, knee and ankle*, Liverpool, 1976, Dobbs.

53. Laslett M: Pain provocation tests for diagnosis of sacroiliac joint pain. *Aust J Physiother* 52:229, 2006.

54. Laslett M, Aprill CN, McDonald B: Provocation sacroiliac joint tests have validity in the diagnosis of sacroiliac joint pain. *Arch Phys Med Rehabil* 87:874, author reply 874–875, 2006.

55. Burnett RS, Della Rocca GJ, Prather H, et al: Clinical presentation of patients with tears of the acetabular labrum. *J Bone Joint Surg Am* 88:1448–1457, 2006.

56. Beaule P, Zaragoza E, Motamedi K, et al: Three-dimensional computed tomography of the hip in the assessment of femoracetabular impingement. *J Orthop Res* 23:1286–1292, 2005.

57. Beck M, Leunig M, Parvizi J, et al: Anterior femoroacetabular impingement. Part II. Midterm results of surgical treatment. *Clin Orthop* 418:67–73, 2004.

58. Burnett RSJ, Della Rocca GJ, Prather H, et al: Clinical presentation of patients with tears of the acetabular labrum. *J Bone Joint Surg* 88A:1448–1457, 2006.

59. Ito K, Leunig M, Ganz R: Histopathologic features of the acetabular labrum in femoroacetabular impingement. *Clin Orthop* 429:262–271, 2004.

60. Kassarjian A, Yoon LS, Belzile E, et al: Triad of MR arthrographic findings in patients with cam-type femoroacetabular impingement. *Radiology* 236:588–592, 2005.

61. Keeney JA, Peelle MW, Jackson J, et al: Magnetic resonance arthrography versus arthroscopy in the evaluation of articular hip pathology. *Clin Orthop* 429:163–169, 2004.

62. Toomayan GA, Holman WR, Major NM, et al: Sensitivity of MR arthrography in the evaluation of acetabular labral tears. *AJR Am J Roentgenol* 186:449–453, 2006.

63. Cunningham T, Jessel R, Zurakowski D, et al: Delayed gadolinium-enhanced magnetic resonance imaging of cartilage to predict early failure of Bernese periacetabular osteotomy for hip dysplasia. *J Bone Joint Surg Am* 88:1540–1548, 2006.

64. Byrd JW, Jones KS: Diagnostic accuracy of clinical assessment, magnetic resonance imaging, magnetic resonance arthrography, and intra-articular injection in hip arthroscopy patients. *Am J Sports Med* 32:1668–1674, 2004.

65. Illgen RL, 2nd, Honkamp NJ, Weisman MH, et al: The diagnostic and predictive value of hip anesthetic arthrograms in selected patients before total hip arthroplasty. *J Arthroplasty* 21:724–730, 2006.

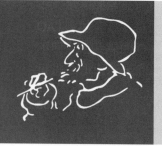

第49章

足和踝痛

原著 Mark D. Price · Christopher P. Chiodo
刘 蕊 译 张缪佳 校

关键点

足和踝痛的鉴别诊断非常广泛，按解剖区域定位症状可帮助我们缩小范围。

足与踝的大部分结构紧贴皮下，查体时易于触及。

除药物治疗外，有效的非手术治疗方法包括支架、矫正鞋、矫形器以及物理治疗。

常见足部及踝部外科手术包括关节融合术、关节置换术、矫形截骨术、截骨术、肌腱清理术及转位术、滑膜切除术。患者的意愿及软组织的完整性是手术时需考虑的重要因素。

药物治疗的进展让以前许多需要踝关节融合术治疗的炎性关节炎患者得以保留关节功能。

足和踝痛是引起运动功能及平衡功能障碍的独立危险因素，它还会增加患者的跌倒风险，并引起日常生活能力受限[1-5]。约有 1/5 的中老年人有足及踝痛的症状。1/3 ~ 1/2 的患者会出现日常生活能力受限，但除了类风湿关节炎患者外很少会致残。足及踝痛多见于女性，这与女性的穿鞋习惯有关。

病因

足和踝痛的鉴别诊断非常广泛，包括肌腱、韧带、肌肉、骨、关节、关节周围结构、神经以及血管等病变引起的疼痛及牵涉痛（表 49-1）。

足和踝痛最常见的病因是骨关节炎（osteoarthritis, OA）。尽管 OA 是最常见的关节疾病，但发病机制仍不明。足及踝的 OA 由关节软骨损伤及缺失所致，这可进一步引起足和踝关节的局部炎症、僵硬、疼痛、肿胀、畸形，并导致行走和站立等关节功能受限。骨赘形成可引起机械性损伤加重疼痛。足部骨关节炎主要累及拇趾、中足及踝关节。疾病的早期关节疼痛仅出现在关节活动的起始阶段和结束后，随着病情进展，逐渐出现持续性疼痛，甚至静息痛。

踝关节是日常生活、运动、特别是跑步过程中承受巨大压力的复杂关节，同时也是最常见的损伤关节，常有扭伤、骨折及软骨损伤。各种因素可导致踝关节出现退行性变，尽管这种风险低于膝关节、髋关节等负重关节。如果没有明确的病因，踝关节很少出现关节炎性病变。踝关节 OA 最常见的病因是外伤，也可因骨折、韧带损伤导致的关节不稳定所致。引起踝关节 OA 的其他原因还有足部力学异常（如扁平足和足弓过高），偶尔也见于全身性疾病如血色病。

新诊断的类风湿关节炎（rheumatoid arthritis, RA）患者 15% ~ 20% 主诉有足和踝关节的疼痛[6]。已诊断的 RA 患者，足和踝关节受累的患病率在 90% 以上[7]。类风湿关节炎患者足与踝关节疼痛的诊断评估首先需要详尽的病史和细致的体检。症状发生的部位、起病的缓急与持续时间有助于疾病的诊断并指导下一步治疗。X 线平片以及其他先进的影像学检查为评估足和踝关节的病变提供帮助。

类风湿足和踝关节疾病的治疗目标在于镇痛和保护关节功能，尤其是保持患者的行走功能。首先给予非手术治疗，包括药物治疗、理疗、穿矫正鞋、矫形器和支具。这些方法能大大缓解患者的病痛。对病情顽固、反复发作的患者，必要时需手术治疗。常见手术包括：关节融合术（arthrodesis, joint fusion）、关节成形术（arthroplasty）或称关节置换术（joint replacement）、矫形截骨术（corrective osteotomy）、截骨术（ostectomy）、关节 / 肌腱滑膜

表 49-1　足和踝痛的鉴别诊断

肌腱、韧带和肌肉

踝关节或足部韧带撕裂或劳损

韧带损伤引起的慢性关节不稳定

韧带撕裂和（或）肥厚所致的关节撞击

跗骨窦综合征

跟腱炎

跟腱断裂

足底筋膜炎

胫骨后肌腱功能障碍（通常为成年后天性平足）

姆长屈肌功能障碍

胫前肌腱撕裂

腓骨短肌腱病变

骨

踝关节或足部的急性骨折

应力性骨折

Freiberg 骨折（第二跖骨头骨坏死）

距骨和舟状骨坏死

籽骨炎

跖骨负载过重（跖骨痛）

关节

骨关节炎

痛风

类风湿关节炎

其他炎性关节炎

Charcot 神经性关节病

距骨骨软骨损伤

关节撞击（骨、滑膜炎或韧带肥大）

爪状趾和锤状趾畸形

姆僵直

神经压迫

跗管综合征

前跗骨综合征（踝关节浅筋膜下腓深神经受累）

Morton 神经瘤

血管

血管炎

动脉粥样硬化

骨筋膜室综合征

神经性和牵涉性疼痛

神经病变

脊髓炎

疼痛综合征

Courtesy of and modified from Dr. George Raj, No Surgical Spine and Joint Clinic, PS, Bellingham, Wash.

切除术（synovectomy，joint or tendon）。

功能解剖学及生物力学

踝关节或胫距关节构成了足 [距骨（talus）] 和小腿 [胫骨（tibia）和腓骨（fibula）] 之间的连接。最基础的运动是矢状面的跖屈和背屈，远端胫腓骨之间的关节可以围绕轴面、横断面或水平面进行小范围的内旋和外旋运动。

足大致可分为三个解剖区域：前足、中足和后足。前足包括趾骨、跖骨、跖趾（metatarsophalangeal，MTP）关节和趾间关节（interphalangeal，IP）。跗跖（tarsometatarsal，TMT）关节连接前足和中足，它包括三块楔形骨、一块舟状骨以及一块骰状骨。位于踝以下的后足由距骨和跟骨组成，其关节包括跟距关节、距舟关节以及跟骰关节。

前足和中足的运动功能主要是矢状面上的跖屈和背屈、冠状面上的被动前旋和后旋，以及轴面上的内收和外展。足跟的运动功能主要包括冠状面的内翻和外翻、轴面的内旋和外旋，以及矢状面的跖屈和背屈。

了解这些解剖分区非常重要，因为影像学检查常显示 RA 的多关节病变。熟练掌握局部解剖结构有助于正确诊断及诊疗计划的制订。

诊断评估

体格检查

足和踝的全面体检应从患者进入检查室时的步态分析开始。正常人的步态分成两相。其中，站立相是步态周期的负重部分，从足跟触地至全足着地直至脚尖离地，大约构成了步态周期的 60%；而摆动相从趾尖离地至足跟落地，占步态周期的 40%。

防痛步态（antalgic gait）表现为患者常缩短患肢的站立相，试图将身体重量快速移动到无疼痛的肢体。除这种防痛步态外，足与踝的疼痛导致患者尽量避免使疼痛部位接触地面。站立相的另一个问题是足底内侧纵弓的动态塌陷，在全足触地及趾尖离地时更加明显。

在摆动相，患者可出现跨阈步态（steppage gait），特征是髋关节和膝关节的过度屈曲，让下垂足可以离开地面。胫骨前肌腱引导踝关节背屈，其磨损断裂是

RA 患者出现"跨阈步态"的原因。

步态分析后，嘱患者取坐位和站立位，视诊其足和踝。受累关节常见肿胀（如踝关节和跟距关节）。注意检查患者关节畸形，RA 患者足和踝部常见畸形包括踇外翻或踇滑囊肿（图 49-1）、锤状趾及扁平足（其特性为足跟外翻和前足外展）。在受压、畸形或脂肪垫萎缩的部位常形成胼胝。类风湿结节（rheumatoid nodules）可出现在足的任何部位，更常见于反复磨损的部位（如鞋子较紧而反复刺激受压的部位）。同样，反复磨损或受压的部位易发生溃烂。最后，注意观察鞋子的形状，据 Hoppenfeld[8] 观察，"变形的脚会使好鞋子也变形，事实上，很多情况下，鞋子的形状是特定疾病的真实写照。"

足和踝的视诊之后，医生进行关节的运动功能分析。踝关节被动运动时背屈正常值为 10° ～ 20°，跖屈正常值为 40° ～ 50°，正常足跟内翻和外翻大约为 20° 和 10°，第一跖趾关节的跖屈范围为 45°，背伸范围则在 70° ～ 90° 之间。在临床体检时数值有时会与标准值有所偏差。

下一步进行足和踝关节的全面触诊。由于足背和踝关节较少有肌肉组织覆盖，骨与肌腱紧贴于皮下，触诊能获得大量有用信息。按足和踝部解剖结构（包括前足、中足、足跟以及内外踝）触诊对诊断非常有价值。

前足，踇趾（大脚趾）根部可触及第 1 跖骨头和跖趾关节，从内侧观似"球形"。随后从大到小依次触诊 2 ～ 5 趾的跖骨头和跖趾关节。RA 患者，触诊常发现有压痛、滑膜炎及滑囊肿胀。向背侧轻轻翻转第 2、3 足趾，常可发现第 2 或第 3 跖趾关节因跖侧关节囊变薄导致矢状面不稳定。

后足，跟骨较容易触诊，其他部分可逐一触诊。RA 患者常需要关注有无应力性骨折。跟骨后方压痛提示跟腱炎（achilles tendinitis）；内侧结节（触及内侧跖骨表面）疼痛提示足底筋膜炎（plantarfasciitis）；后足部跗骨窦（位于腓骨小头的前外侧）触痛提示有距跟关节病变。此外，后内侧压痛提示可能是继发性腱鞘炎（tenosynovitis）、胫后肌腱炎（posterior tibial tendinosis）和跗管综合征（tarsal tunnel syndrome）（常继发于邻近腱鞘炎）。

踝关节，沿踝关节前关节线的压痛则常提示有踝关节病变，包括关节炎、滑膜炎（synovitis）、撞击和骨软骨缺损（osteochondral defect，OCD）。

以上关节病变与相关解剖部位的详细描述见后面章节中表 49-2。

影像学检查

尽管有大量先进的影像学检查方法如磁共振成像（MRI）、CT 等，X 线平片仍然是评估足和踝关节病变的主要检查手段。应尽可能及时检查负重位关节片，非负重位关节片常不能显示关节间隙狭窄和畸形。标准影像学检查应包括负重位的前后位、侧位、斜位足片，以及前后位、踝榫位及侧位踝关节片。RA 患者 X 线平片甚至还可以发现关节侵蚀和骨量减少。

MRI 可提供可靠的软组织结构影像，并能有效地评估类风湿足和踝关节。在类风湿关节炎早期阶段，MRI 可以看到诸如滑膜炎、腱鞘炎、关节周围水肿及滑囊炎这样的疾病标志[9]。而且，MRI 有助于评估疾病进程和关节受累范围，亦可鉴别肌腱破裂和肌腱炎 / 肌腱端病（图 49-2）。

CT[10] 及核素扫描[11] 也常用于足和踝关节疼痛的评估，这两种方法对关节炎和关节融合手术后的随访评估很有帮助。关节超声检查目前在各医疗中心越来越普及，尤其常用于检查跟腱完整性。关节超声无辐射，目前经常在办公室里进行，然而检查结果在很大程度上依赖于操作者的技术，尚存在如何减少人工误

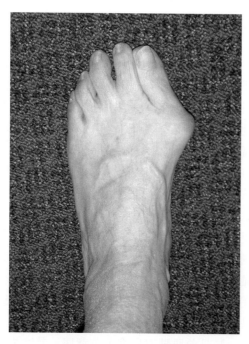

图 49-1　踇外翻的临床照片

表 49-2　按解剖部位进行足和踝痛的鉴别诊断

部位	病理 / 功能障碍
前足	关节炎 / 滑膜炎
	跺外翻
	爪状趾和锤状趾
	Morton 神经瘤
	跖趾关节炎 / 滑膜炎 / 不稳定
	第二跖骨头骨坏死（Freiberg 骨坏死）
中足	关节炎 / 滑膜炎，应力性骨折 / 骨坏死（舟状骨）
后足	关节炎 / 滑膜炎
	跺外翻
	应力性骨折
	足底筋膜炎
前踝	关节炎，滑膜炎，撞击，骨软骨损伤
中踝	骨软骨损伤
	应力性骨折
后踝	Achilles 跟腱炎 / 跟腱变性
	跟骨后滑囊炎
	踝关节扭伤
	应力性骨折
后外侧踝	腓骨肌腱炎，肌腱撕裂和不稳
后中踝	胫后肌腱炎 / 功能障碍
	跺长屈肌 / 趾长屈肌腱炎
	跗管综合征

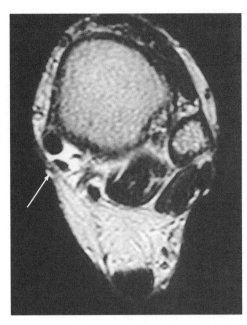

图 49-2　踝部轴位 MRI 显示胫后肌腱退变和滑膜炎（箭头）

差的问题，而且一些重要的标记在超声上不能很好地成像，因而超声检查很少作为术前检查手段[12]。

对于 RA 足踝痛，麻醉关节造影术（anesthetic arthrogram）可以作为一种极其重要的辅助检查手段。由于足、踝关节结构既复杂又狭窄且 RA 患者多关节、肌腱受累的特征，有时很难对疼痛关节进行定位，也很难明确是否为关节疼痛。麻醉关节造影术，是将一种由类固醇激素、麻醉剂和造影剂组成的混合物，在 X 线的引导下注入关节腔。这样，临床医生就能更加精确判定被注射关节是否是引起疼痛的主要关节。由于足和踝关节的多个关节腔紧密贴近，且可以同时受累，因此，麻醉造影术对足和踝痛更有价值[13]。

踝痛的鉴别诊断

从诊断角度，解剖部位有助于临床医生对踝痛进行分类。这种分类法适用于任何形式的踝痛或足痛，

在 RA 中则有助于与其他非炎性关节病的鉴别诊断，及药物治疗方案的制订。

前踝痛

无论是否为 RA 患者，前踝痛通常是关节病变所致，首先踝关节前端无骨突保护，紧贴皮下，且前伸肌腱不易发生肌腱炎或肌腱退行性改变。

早期 RA 患者滑膜炎能引起踝关节前侧关节线疼痛、肿胀、压痛，临床可导致"撞击"症状，尤其是患者在踝关节背屈，如上楼或上坡时发生疼痛。体检时，踝关节前侧有触痛或疼痛，和（或）被动极度背屈时感疼痛。踝关节前侧骨赘多见于骨关节炎和慢性关节不稳的患者，可导致更明显的撞击症状。

中踝痛

中踝痛的两个常见原因为应力性骨折（stress fracture）和骨软骨缺损（OCD）。应力性骨折常继发于关节周围和全身骨量减少的患者。骨软骨缺损是关节软骨和软骨下骨的灶性缺损，常见于非炎性关节病的患者。应力性骨折及骨软骨缺损是 RA 的早期表现，或者是独立的疾病。

后踝痛

踝关节后侧痛源于跟腱，位于跟骨粗隆之上，并与两个滑囊相连接。跟腱是机体最大的肌腱，缺乏真正的滑膜内衬。因此，孤立的跟腱炎罕见。多数情况下，跟骨痛源自肌腱退变，伴或不伴肌腱炎。虽然肌腱骨刺形成原因很多，跟腱骨刺乃是病变进程的表现之一。骨刺切除时常需同时行跟腱清创、重建、转位术。

跟腱由两个不同的滑囊保护。位于跟腱深部的较大滑囊是"跟骨后"滑囊。该部位炎症常伴有跟腱炎 / 跟腱退行性变。跟骨后滑囊也可被后上方增大的跟骨结节（称为 Haglund 畸形）刺激出现疼痛。在少数情况下，较表浅的滑囊紧邻皮下，常因穿着不合适的鞋或鞋面过紧而发炎（"pump bump"，也称为 Haglund 综合征）。

内踝和外踝痛

正如踝部前侧、中部和后侧疼痛，这里讨论的是解剖学上踝关节内侧和外侧疼痛。

就内踝而言，遍及整个内踝的疼痛提醒临床医生应警惕应力性骨折的可能。前侧内踝的疼痛实际上是关节疼痛。后侧内踝的疼痛通常由于内后屈肌腱的炎症或退变（或同时具有）所致，包括胫后肌腱和长屈肌与趾长屈肌腱。胫后肌腱是最大、最强壮的内后屈肌腱，其主要功能是反转后足，并支撑足底内侧纵弓。该肌腱慢性滑膜炎和功能障碍最终导致足弓塌陷和后天扁平足。

外踝的疼痛可能是应力性骨折所致，与后足外翻和扁平足时腓骨负荷增加有关。与内踝相似，前外踝疼痛通常是关节疼痛；后外踝疼痛通常表示腓骨肌腱病变。RA 患者腓骨肌腱可能因腱鞘炎出现纵向撕裂和慢性肌腱不稳定。最后需注意，腓骨肌腱后外侧半脱位会引起疼痛和磨损性撕裂。

足痛的鉴别诊断

通常情况下，前足疼痛是某些疾病早期最常出现的部位，如 RA，也可见于痛风（gout）和 OA[14]。RA 患者前足疼痛和畸形的主要原因是炎症和进行性滑膜炎，导致 MTP 关节囊性肿胀和跖板破坏[15]，最终引起侧韧带丧失稳定性、关节软骨和骨的破坏（图 49-3A、B）。临床表现为小跖趾关节背侧半脱位或错位，伴有踇外翻畸形及跖骨疼痛。

较小足趾（2 ~ 5 趾）MTP 稳定性的缺乏引起前足负荷增加，从而导致畸形继续进展。伴随肌力不平衡，趾尖离地时的背曲压力可导致 MTP 关节进行性半脱位和背侧错位、跖骨前端皮肤角化过度并出现溃疡。此外，肌力失衡还可导致痛性锤状趾和爪状趾畸形，增加跖骨面的压力从而加重跖骨疼痛。据报道，第 2 ~ 5 趾的 MTP 半脱位发生率为 70%，其中约 30% 的患者有皮肤压疮。

RA 患者可表现为趾关节侵蚀及关节囊完整性的破坏，最终导致踇外翻畸形和滑囊炎（图 49-1）。RA 患者踇外翻的发生率大约为 70%，尤其当缺少相邻的足趾支撑时会促发畸形。

RA 较少累及中足，X 线可表现为骨侵蚀，但少有症状。最常累及第 1 跗跖关节（TMT）。与前足痛不同，疼痛非 RA 滑膜炎引起。相反，疼痛可能是后足及外翻畸形使 TMT 关节受压引起。关节受压可导致第 1 TMT 背屈和其余 TMT 外展及背屈畸形，从而引起中足背正中线疼痛。此外，生物力学的进行性改变导致 OA 中足 TMT 负重情况下产生畸形和疼痛。

RA 患者常侵犯后足三个关节（距舟、距跟、跟

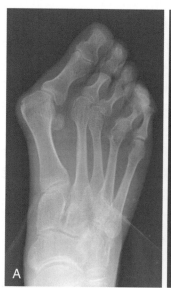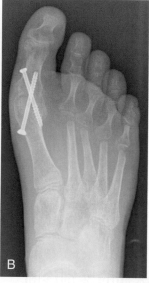

图 49-3　A，为手术前的前后位 X 线片，显示踇外翻畸形及足趾 MTP 关节侵蚀；**B**，为第一跖趾关节融合术，其余跖趾关节跖骨头切除术的前后位 X 线片

骶关节），但发生率各不相同，后足病变总体发生率为 21% ～ 29%，距舟关节最易受累，其次是距跟、跟骰关节。后足病变症状更明显，累及病程长的 RA 患者。RA 患者 5 年内后足畸形的发生率大约为 8%；5 年以上患者发生率上升至 25%[16]。临床上，距跟、跟骰关节炎的患者常主诉后足外侧疼痛，距舟关节炎或滑膜炎的患者主诉足背侧和内侧疼痛。

RA 患者最常看到的后足畸形是后天扁平足畸形，可出现典型的足跟外翻和前足外展，通常由关节畸形及关节不稳引起。亦可见于腱鞘炎及胫后肌腱炎，而胫后肌腱具有稳定足弓的作用。

非手术治疗

内科治疗是多数足和踝部疾病的基础治疗。就 RA 而言，药物规范化治疗的进步改变了 RA 的病程，可能很多现行的手术治疗的建议将被修订[17]。最常用的治疗药物仍然是非甾体抗炎药（NSAIDs）、糖皮质激素、改善病情抗风湿药（DMARDs），以及最近应用的生物治疗。这些药物虽然大大减轻了患者的痛苦，但并非不影响风湿病的外科手术治疗。非甾体抗炎药会导致骨融合率降低，糖皮质激素或抗风湿药物会增加感染率[18-19]。长期使用糖皮质激素的患者有手术后肾上腺皮质激素不足的风险，围术期需要补充皮质激素[20]。为此，风湿病专家和外科医生的密切沟通与合作对患者是否有良好预后至关重要。

穿矫形鞋对足痛和踝痛患者大有益处。在诊所仔细检查患者的鞋，确认其能否适应患者畸形的脚。一双有着深而宽的鞋头，坚固而又柔软后跟的鞋会使患者觉得最舒服。设计精良的步行鞋或慢跑鞋通常可以为中度畸形的脚提供足够的空间。在给患者这些建议时，列出一些适合的品牌清单，对患者很有帮助。

中度以上足畸形往往需要定做嵌入式矫形器，常需去掉鞋垫放置矫形器，步行鞋和慢跑鞋多有足够的空间嵌入矫形器。定制矫形器可以分为硬质、半硬、柔软可塑矫形器三种。硬和半硬质矫形器通常用来矫正尚能弯曲的畸形，但 RA 患者应慎用[21]。可塑矫形器使患者更多受益[22]（柔软的材料制成的矫形器，能根据畸形调整形状）。这种矫形器可在畸形的关节下加入"缓冲器"进而矫正畸形，随后"缓冲器"可以卸载掉。患者进行矫形治疗时，最好为矫形师提供处方，包括患者的精确诊断（如 RA 或 OA 伴距骨

痛）、矫形器的类型和矫形要求（如"定制适用于缓解足趾小跖骨头畸形的矫形器"）[23]。

将麻醉药和氢化可的松的混合液注入炎性部位或滑囊炎局部对治疗足与踝的炎性和非炎性疾病很有效。但这种注射方式应谨慎使用。最重要的是要避免将药物注入肌腱或肌腱周围，由于承重及行走时产生的应力，使这些肌腱承受着巨大的负荷，在肌腱附近或直接将氢化可的松注入肌腱中，对肌腱的生化结构产生严重不良影响，终将导致肌腱断裂[24]。当存在关节不稳（X 线平片显示足内翻、足外翻或体检发现矢状面不稳）时，也要避免将氢化可的松注入较小足趾 MTP 关节；皮质激素会进一步使关节囊变薄，并导致完全性关节脱位。

手术治疗

若经非手术治疗症状仍持续存在，可以考虑外科手术干预。决定是否采用手术治疗时，应考虑两个重要因素。首先，应仔细评估周围软组织及血管状态，两者均可能受累并影响疾病预后；其次，应考虑患者术后治疗的依从性（例如：在必要时能使用拐杖保持零承重状态），若是稍不配合，就有可能导致不良预后，特别是在关节融合术时。

正如之前提及，常用手术方式包括关节融合术，关节成形术、关节置换术、矫形截骨术、截骨术、滑膜切除术（关节或肌腱）。

关节融合术

关节融合术是治疗类风湿足和踝关节炎的基本外科术式。关节融合术的程序：用锉或小凿子将关节的两个接触面磨粗糙，然后，将两个要融合的骨挤压固定在一起，通常需要使用一到数个螺丝固定（图 49-3B），在术后的数周至数月里，机体会假想在融合处有一道骨折线存在而对其进行骨愈合，最终两个骨体融合成为一个骨体。融合术能缓解大多数患者疼痛，缺点是关节运动能力丧失。然而，对患者而言，手术仅轻度影响功能，在非专业人员眼中，患者的步态似乎无明显的改变。

RA 患者常用的关节融合术包括踝关节融合术、孤立性后足融合术、三关节融合术、中足关节固定术及第 1 MTP 关节融合术。三关节融合术涉及距跟、

距舟及跟骰关节的融合。这三个关节的共同作用，可实现冠状面平行运动，尤其当行走于凹凸不平的路面时，这种运动发挥了重要的作用。

融合术仍然是踝关节 RA 患者治疗的"金标准"。如果关节畸形程度轻且无骨干丢失，踝关节融合术可以通过关节镜或微创手术进行。这种技术只需较小的软组织切开及剥离，能使骨灌注的损失降到最低。不过，患者同样需要忍受一段时间的零负重（6 ～ 12 周）。踝关节融合术在 RA 患者的成功率达 85% 以上。从理论上来说，虽然疾病导致的骨量减少会难以固定，但因很少有软骨下骨硬化，故更易融合。

在后足，可以在 3 个关节中（如距跟、距舟及跟骰关节）进行一个或一个以上关节融合术。如果仅一个关节出现病变，可以单独行这一关节的融合[25]。这样减少了手术率并缩小了手术范围。然而，随着后足一个关节的融合，其他关节的活动也相应减少[26]。如果有一个以上关节病变，则需要双关节或三关节的关节融合术。

在中足，融合术对活动度的影响几乎可以忽略不计，因为正常中足关节的活动度低于 10°。在骨关节炎和炎性关节炎，关节症状局限于内侧（第 1 ～ 3）TMT 关节，即使在 X 线片有严重改变的情况下，外侧（第 4、5）TMT 关节也很少有症状。

在前足，融合手术仅适用于第 1 MTP 关节。该手术常用于治疗关节炎和严重踇外翻畸形（踇囊肿）。第 1 MTP 关节融合时，将关节放置于轻微的背伸位置，更方便行走。Coughlin[27] 报道，对 47 例 MTP 足部融合术的患者进行调查，平均随访 6.2 年，有 96% 达到好至极好的效果，100% 成功融合。

融合术能有效缓解疼痛，保持足部稳定行走的功能。然而，融合关节导致的运动功能丧失增加了邻近关节的活动度，并改变了邻近关节的生物力学，最终可能导致这些关节的改变[28]。关节融合手术可能导致轻微的步态改变[29]。当同侧或对侧肢体多个关节相继发生融合后，导致的功能障碍会越来越严重。

关节置换术

对于关节融合术的担心促使一些研究者探索改行足与踝的关节置换手术。值得关注的是，随着全踝关节置换手术不断发展，它已成为可行的替代关节固定术。很多矫形外科医生行踝关节置换术，而有些医生则不做或仅在限定条件下进行。美国食品药品监督管理局目前仅批准了五种踝关节假体，尚未得到像髋、膝关节置换那样长期存活的资料。

踝关节置换术的主要优点在于保留了运动功能；它有两个缺点，一是技术的复杂性，二是如果手术失败再次融合的困难性。通常，踝关节置换术对畸形较轻、功能要求较低的中老年患者较为合适，且更适宜另外两个适应证：①有双侧关节病变；②同侧后足病变，伴先前已行融合术的患者。踝关节置换术的矛盾之处在于：对保留功能更为重要的年轻患者此种方法是禁忌的，而对于那些保留功能不甚重要的老年患者，不仅踝关节置换术较适用，而且关节融合术也能取得很好的效果。随着现代技术的进步，全踝关节置换技术不断发展，成功率不断提高（图 49-4）[30-31]。

一些外科医师常对第 1 跖趾关节实施关节成形术，然而相关文献报道仍然存在争议。尽管关节成形术有令人鼓舞的早期研究结果，但也有研究显示该手术有较高比例的假体置入失败和硅胶颗粒磨损导致滑膜炎引起的松动[32-34]。RA 患者常出现严重畸形，是第一 MTP 关节成形术的相对禁忌证。然而，新型假体设计增加了手术的成功率。这些新假体体积更小，骨质切除更少，使得必要时再做融合手术成为可能。

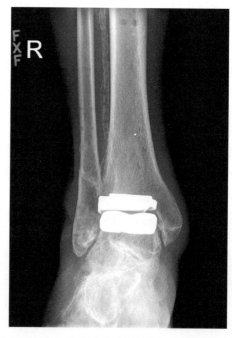

图 49-4 全关节成形术后踝关节的前后位 X 线片

矫形截骨术

矫形截骨术主要在以下两种情况用于类风湿关节炎治疗：一是关节矫形，二是在关节和骨的末端重新分配应力。

截骨术矫正畸形的例子：一是为扁平外翻足行跟骨截骨术，二是为踇外翻行跖骨截骨术。以往 RA 患者伴扁平外翻足或踇外翻时，行关节融合术。随着该病内科治疗的发展，对一些轻中度病情、软组织良好、能屈曲的畸形患者可以行保留关节的手术。

截骨术重新分配应力的例子：踝关节炎患者行胫骨远端截骨术，跖骨痛患者行跖骨截骨术。以往对需要手术的踝关节炎患者仅进行行关节融合术，对需要手术的跖骨痛的患者行跖骨头切除；而今，内科治疗的进展使得保留关节的截骨术成为可能，尤其是在 RA 中常见的跖骨痛未发生关节脱位及骨侵蚀时。

骨切除术

部分 RA 患者，OA 患者更常见，因踝关节前侧骨刺或骨赘机械撞击出现临床表现，若无关节整体破坏，骨刺切除和关节唇切术（cheilectomy）是较为合理的治疗。虽然没有关节唇切术在类风湿关节炎中应用的专项研究，但对关节侵蚀较轻的患者，该手术的效果令人满意[35]。

滑膜切除术

对于那些药物治疗及经非手术治疗无效的炎性关节炎患者，滑膜切除术能长期缓解疼痛[36-37]。临床医生认为对既有关节或肌腱受累的患者早期行滑膜切除术能阻止患者关节破坏。关节滑膜切除术适用于内科治疗无效但关节面相对完好的患者；对于肌腱受累的患者，滑膜切除术则在一定程度上起到保存关节功能的作用。

结论

足及踝痛普遍存在于关节炎患者中，并可能导致患者关节功能受损。不幸的是，多种关节炎，包括RA，形成了足痛、踝痛和生物力学的恶性循环。滑膜炎及骨破坏导致患者出现疼痛和关节畸形。完整的病史及查体是做出解剖学诊断的基础。虽然先进的影像学检查如 MRI 和 CT 能有效地辅助诊断，但 X 线片仍然是诊断的金标准。非手术治疗，如药物疗法、支具、物理治疗、矫形器及穿矫形鞋能缓解多数患者的疼痛并保留关节功能。部分症状顽固的患者，则需要通过关节固定术、关节置换术、截骨术、骨切除术、关节滑膜切除术等来达到持久缓解的目的。

 本章的参考文献也可以在 ExpertConsult.com 上找到。

参考文献

1. Bowling A, Grundy E: Activities of daily living: changes in functional ability in three samples of elderly and very elderly people. *Age Ageing* 26(2):107–114, 1997.
2. Keysor JJ, Dunn JE, Link CL, et al: Are foot disorders associated with functional limitation and disability among community-dwelling older adults? *J Aging Health* 17(6):734–752, 2005.
3. Menz HB, Morris ME, Lord SR: Foot and ankle characteristics associated with impaired balance and functional ability in older people. *J Gerontol A Biol Sci Med Sci* 60(12):1546–1552, 2005.
4. Menz HB, Morris ME, Lord SR: Foot and ankle risk factors for falls in older people: a prospective study. *J Gerontol A Biol Sci Med Sci* 61(8):866–870, 2006.
5. Peat G, Thomas E, Wilkie R, et al: Multiple joint pain and lower extremity disability in middle and old age. *Disabil Rehabil* 28(24):1543–1549, 2006.
6. Vanio E: Rheumatoid foot. Clinical study with pathological and roentgenological comments. *Ann Chir Gynaecol. Fenniae* 45(S):1–107, 1956.
7. Flemming A, Crown JM, Corbett M: Early rheumatoid disease. I. Onset. *Ann Rheum Dis* 35:357–360, 1976.
8. Hoppenfeld S: *Physical examination of the spine and extremities*, Norwalk, Conn, 1976, Appleton and Lange.
9. Boutry N, Flipo RM, Cotton A: MR imaging appearance of rheumatoid arthritis in the foot. *Semin Musculoskelet Radiol* 9:199–209, 2005.
10. Seltzer SE, Weismann BN, Braunstein EM, et al: Computed tomography of the hindfoot with rheumatoid arthritis. *Arthritis Rheum* 28:1234–1242, 1985.
11. Groshar D, Gorenberg M, Ben-Haim S, et al: Lower extremity scintigraphy: the foot and ankle. *Semin Nucl Med* 28:62–77, 1998.
12. Riente L, Delle Sedie A, Iagnocco A, et al: Ultrasound imaging for the rheumatologist. V. Ultrasonography of the ankle and foot. *Clin Exp Rheumatol* 24:493–498, 2006.
13. Khoury NK, el Khoury GY, Saltzman CL, et al: Intrarticular foot and ankle injections to identify source of pain before arthrodesis. *AJR Am J Roentgenol* 167:669–673, 1996.
14. Vidigal E, Jacoby RK, Dixon AS, et al: The foot in chronic rheumatoid arthritis. *Ann Rheum Dis* 34:292–297, 1975.
15. Jaakkola JI, Mann RA: A review of rheumatoid arthritis affecting the foot and ankle. *Foot Ankle Int* 25:866–874, 2004.
16. Spiegel TM, Spiegel JS: Rheumatoid arthritis in the foot and ankle—diagnosis, pathology and treatment. *Foot Ankle* 2:318–324, 1982.
17. Matteson EL: Current treatment strategies for rheumatoid arthritis. *Mayo Clin Proc* 75:69–74, 2000.
18. Conn DL, Lim SS: New role for an old friend: prednisone is a disease-modifying agent in early rheumatoid arthritis. *Curr Opin Rheumatol* 15:192–196, 2003.
19. Mohan AK, Cote TR, Siegel JN, et al: Infectious complications of biologic treatment of rheumatoid arthritis. *Curr Opin Rheumatol* 15:179–184, 2003.
20. Coursin DB, Wood KE: Corticosteroid supplementation for adrenal insufficiency. *JAMA* 287:236–240, 2002.

21. Clark H, Rome K, Plant M, et al: A critical review of foot orthoses in the rheumatoid arthritic foot. *Rheumatology* 45:139–145, 2006.

22. Woodburn J, Barker S, Helliwell PS: A randomised controlled trial of foot orthoses in rheumatoid arthritis. *J Rheumatol* 29:1377–1383, 2002.

23. Magalhaes E, Davitt M, Filho DJ, et al: The effect of foot orthoses in rheumatoid arthritis. *Rheumatology* 45:449–453, 2006.

24. Hugate R, Pennypacker J, Saunders M, et al: The effects of intratendinous and retrocalcaneal intrabursal injections of corticosteroid on the biomechanical properties of rabbit Achilles tendons. *J Bone Joint Surg Am* 86:794–801, 2004.

25. Chiodo CP, Martin T, Wilson MG: A technique for isolated arthrodesis for inflammatory arthritis of the talonavicular joint. *Foot Ankle Int* 21:307–310, 2000.

26. Astion DJ, Deland JT, Otis JC, et al: Motion of the hindfoot after simulated arthrodesis. *J Bone Joint Surg Am* 79:241–246, 1997.

27. Coughlin M: Rheumatoid forefoot reconstruction. A long term follow-up study. *J Bone Joint Surg Am* 82:322–341, 2000.

28. Coester LM, Saltzman CL, Leupold J, et al: Long-term results following ankle arthrodesis for post-traumatic arthritis. *J Bone Joint Surg Am* 83:219–228, 2001.

29. Thomas R, Daniels TR, Parker K: Gait analysis and functional outcomes following ankle arthrodesis for isolated ankle arthritis. *J Bone Joint Surg Am* 88:526–535, 2006.

30. Daniels TR, Mayich DJ, Penner MJ: Intermediate to long-term outcomes of total ankle replacement with the Scandinavian Total Ankle Replacement (STAR). *J Bone Joint Surg Am* 97(11):895–903, 2015.

31. Saltzman CL, Mann RA, Ahrens JE, et al: Prospective controlled trial of STAR total ankle replacement versus ankle fusion: initial results. *Foot Ankle Int* 30:579–596, 2009.

32. Deheer PA: The case against first metatarsal phalangeal joint implant arthroplasty. *Clin Podiatr Med Surg* 23:709–723, 2006.

33. Bommireddy R, Singh SK, Sharma P, et al: Long term followup of Silastic joint replacement of the first metatarsophalangeal joint. *Foot* 12:151–155, 2003.

34. Shankar NS: Silastic single-stem implants in the treatment of hallux rigidus. *Foot Ankle Int* 16:487–491, 1995.

35. Hattrup SJ, Johnson KA: Subjective results of hallux rigidus treatment with cheilectomy. *Clin Orthop Relat Res* 226:182–191, 1988.

36. Aho H, Halonen P: Synovectomy of the MTP joints in rheumatoid arthritis. *Acta Orthop Scand Suppl* 243:1, 1991.

37. Tokunaga D, Hojo T, Takatori R, et al: Posterior tibial tendon tenosynovectomy for rheumatoid arthritis: a report of three cases. *Foot Ankle Int* 27:465–468, 2006.

第 50 章

手和腕痛

原著　Carrie R. Swigart · Felicity G. Fishman
施　青译　王美美校

腕管综合征患者典型的临床表现是夜间感觉异常，可伴随白天间歇性疼痛或感觉异常。

腱鞘囊肿是起源于关节囊或腱鞘的充满黏蛋白的囊肿。如果患者症状明显，可尝试注射糖皮质激素，但也可能需要手术切除。

De Quervain 病是位于第 1 背侧伸肌间隙内拇短伸肌和拇长展肌的炎症，常见于女性，与反复手部活动相关，如照看婴儿。

累及拇指腕掌关节疼痛的骨关节炎可以用夹板固定。

糖皮质激素注射和夹板固定通常能够治疗由于手掌 A1 韧带滑车增厚引起的扳机指。

手在日常生活中有多种功能，但这些功能往往在疾病或损伤情况下才会受到重视。根据疾病的性质，患者有不同的适应能力。有手部和（或）腕部疼痛及功能障碍的患者分布很广，年龄、职业、业余爱好各不相同。患者有与目前疾病相关或无关的其他问题，每位患者手、腕的就诊原因也不尽相同，需要临床医生找出这些不同病因，去除混淆因素，然后决定最恰当的诊断和治疗方法。

本章的内容有助于对手、腕痛患者进行评价。但对可影响手、腕的所有疾病的完整介绍不在本章范围之内。这里只探讨全科医生和手外科医生最常遇到的疾病。根据解剖部位可将它们分为腕（掌侧、背侧、桡侧和尺侧）、拇指根部、手掌和手指疾病。

患者评估

解剖

手和腕的解剖复杂性表现为其中很多结构之间紧密的相互作用。尽管各种疾病的诊断不同，但可以有类似的症状。详尽掌握手、腕的解剖知识常有助于医生仅通过体格检查即可排除一些诊断。病史和体格检查可使医生更好地选择适当的辅助检查，也有助于进一步缩小诊断范围。手和腕疼痛的常见部位和它们相应的主要诊断见图 50-1。根据患者的病史和情形，一个部位的疼痛可能有多种病因。熟知相关区域的解剖结构对鉴别手、腕痛的病因非常重要。

病史

引起手腕痛的重要因素包括年龄、性别、优势手、职业、爱好或体育运动。在采集现病史时，应询问近期或远期创伤史，并估计创伤的严重性。随后，问题应以疼痛持续时间和频率、强度、性质为重点。退行性关节炎的疼痛常被描述为局限性"牙痛"型疼痛，通常维持在低水平，随活动而加重；而肌腱炎的疼痛可能是尖锐的且定位不明确，仅在活动时出现。25% 的类风湿关节炎患者的首发表现为手、腕受累，其特点是双手、腕关节关节腔积液和晨僵。因手臂位置变换而加重的夜间手、腕烧灼型疼痛常与神经卡压综合征有关。引起或缓解疼痛的特殊活动也应重视，如拇指基部或第 1 腕掌关节的关节炎，常因开瓶、转动门把、缝纫或其他个人爱好加重。

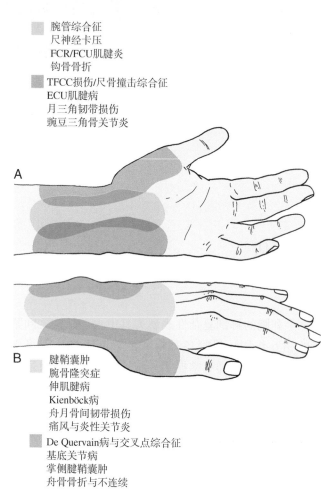

■ 腕管综合征
　尺神经卡压
　FCR/FCU 肌腱炎
　钩骨骨折
■ TFCC 损伤/尺骨撞击综合征
　ECU 肌腱病
　月三角韧带损伤
　豌豆三角骨关节炎

A

B

■ 腱鞘囊肿
　腕骨隆突症
　伸肌腱病
　Kienböck 病
　舟月骨间韧带损伤
　痛风与炎性关节炎
■ De Quervain 病与交叉点综合征
　基底关节病
　掌侧腱鞘囊肿
　舟骨骨折与不连续

图 50-1 **A**，手、腕掌侧和尺侧观显示疼痛和压痛区域及其对应的主要鉴别诊断；**B**，手、腕背侧和桡侧观显示疼痛和压痛区域及其对应的主要鉴别诊断。ECU，尺侧腕伸肌；FCR，桡侧腕屈肌；FCU，尺侧腕屈肌；TFCC，三角纤维软骨复合体

体格检查

体检中详细检查受累肢体，并与未受累肢体比较是必需的。应注意更近端的肘、肩关节及颈椎的异常。随着鉴别诊断范围的缩小，为了明确或排除任何可能的系统病因，检查应根据需要加以调整。与其他肌肉骨骼检查一样，应观察受累关节的活动范围，与对侧关节进行比较，并完整记录任何主动活动与被动活动之间的差别。通过仔细触诊确定压痛程度最大的部位不仅对区分疼痛来源很重要，而且对排除可能的继发性因素也尤为重要。很多情况下，握力和夹力检查可以作为辅助查体及观察病情改善的基本检查方

法。很多诱发手法在鉴别疼痛的病因时很有帮助，这些手法以及具体的疾病将在相关的章节一起讨论。

影像学检查

成像技术的进步促进了手、腕影像学的研究。通过使用小关节线圈改善 MRI 分辨率可更精确地显示手、腕部的细微结构。超声技术的进步增加了其在诊断肌肉骨骼疾病中的使用。随着多种辅助检查的出现，选择性应用这些工具以支持或否定诊断可能变得很关键。考虑到医疗花费，影像学检查应更多用于明确诊断而不是发现诊断。我们有必要了解每一种检查方法的优点和不足，以发挥其最大潜力。

在现有的检查手段中，X 线片是最简单易行的。常规手或腕的平片包括前后位、侧位、斜位，这是一种有用的筛选工具，但特异性较差。对于有疑问的诊断，还需要许多特殊位片。这些将在本章与它们所属的特异诊断一起介绍。

当要进一步了解骨骼解剖的细节时，CT 是目前最好的技术。手、腕 CT 最常用于诊断远端桡骨和掌骨关节内骨折、舟状骨骨折和不连续、骨内囊肿或肿瘤[1-2]。

超声和 MRI 技术的进步提高了我们评估手、腕软组织结构的能力。分辨率更高、体积更小的超声探头使得显现和区分如屈肌腱、腱鞘囊肿和韧带等结构成为可能。MRI 技术在不断进步，其在手、腕中也有新的应用。通过改变此检查的参数可获得解剖和生理的信息[3]。这些检查及其他一些检查如关节造影、超声和骨扫描，应在某些诊断中有针对性地应用。

其他诊断试验

神经诊断试验

神经诊断试验，其中包括神经传导检查和肌电图，对疑有上肢神经病变的诊断非常有用。熟知所需检查的类型和性质将增加通过这些检查获得的信息。如疑有神经压迫综合征，如腕或肘管综合征，神经传导检查可能已足够，无须正式的肌电图检查，以免给患者带来额外的费用和不适。神经传导检查用以评价特定部位上通过一定距离的运动和感觉神经的传导速度，并将之与已有传导速度的正常值进行比较。以潜

伏期延长为表现的神经传导速度减低见于局限性神经压迫，在脱髓鞘疾病如多发性硬化中该结果可同时见于数根不同的神经。当疑有更严重的神经损伤，或者如果有肌无力或肌萎缩的临床证据时，肌电图能更好地评估疾病发展过程或排除肌病的过程[4]。

注射与穿刺

注射与穿刺既可用于治疗又可用于诊断。选择性地给予糖皮质激素联合局麻药能使患者获得更长时间的缓解，甚至可以治愈一些病例[5-11]。一些最常用的注射部位包括扳机指的手指 A1 滑车区域、腕管综合征的腕管、de Quervain 病的腕部第 1 背侧间隙。

关节液或其他液体如腱鞘囊肿的穿刺能为诊断提供重要信息，且同时具有治疗效果。如果疑有感染，应进行关节穿刺获取关节液样本行革兰染色、细胞计数及培养。痛风与假性痛风的诊断可通过偏振光下晶体分析确诊。很多腱鞘囊肿和韧带囊肿可通过简单穿刺获得暂时缓解或永久性治愈[12-13]。

超声定位可提高关节注射和穿刺的准确性。这种注射方法可用于扳机指、de Quervain 腱鞘炎和腕管综合征的治疗。超声引导的注射约 70% 时间在腱鞘内，而不使用超声的时间为 15%[13a,13b]。超声引导还大大帮助了关节穿刺或注射以及腱鞘囊肿穿刺[13c]。

关节镜

通过关节镜直接观察关节是一种非常重要的诊断工具。尽管各种成像技术如 MRI 的敏感性较高，但关节镜所提供的动态观察结果是静态成像所不能提供的[14]。自 1988 年 Roth 及其同事[15]发表了一系列病例以来，关节镜检查已成为评估慢性腕部疼痛的"金标准"[16-18]。随着外科新技术的不断发展，外科医生常直接使用关节镜完全或部分进行治疗[19-24]。

手和腕痛的常见病因

腕痛：掌侧

腕管综合征

腕管综合征（carpal tunnel syndrome，CTS）是最常被诊断的上肢压迫性神经疾病。虽然常作为孤立表现出现，但其症状仍可与很多系统性疾病相伴随，如充血性心力衰竭、多发性骨髓瘤和结核等[25-28]；最常与妊娠、糖尿病、肥胖、类风湿关节炎和痛风等相关[29-39]。

典型症状包括受累手指夜间感觉异常；拇指、示指和中指感觉异常或感觉减退；手无力或运动不灵活。患者常诉前臂痛和肘痛。疼痛常于活动后加重，定位差，性质为酸痛。偶尔以上肢近端症状，如肩痛为主要临床表现[40]。以往报道显示女性与男性发病率之比为 3∶1。约半数患者年龄在 40～60 岁之间，儿童罕有发病[41-42]。

腕管综合征的诊断通常来源于临床检查。Tinel 征表现为轻叩掌侧腕关节，在正中神经分布远端出现放射性感觉异常，提示神经激惹。而由 Phalen[43]所描述的屈腕时出现同样症状以及由 Durkan[44]所描述的通过压腕试验出现同样症状有更高的特异性[45]。感觉减退和鱼际萎缩是严重正中神经卡压的晚期体征。对于有可代偿性损伤或症状、体征不典型的患者，应进行双侧电诊断试验，尤其是神经传导速度测试以证实诊断。通过发现腕管内的运动或感觉神经潜伏期延长可证明正中神经受到病理性压迫[46-48]。近期一项研究发现在临床表现典型的患者中，单独依据临床表现而诊断腕管综合征的准确率相当高，而进行电诊断试验并不增加准确率[49]。在鉴别腕管综合征与近端神经卡压如颈神经根受压或胸廓出口综合征时，附加的颈椎旁肌肉肌电图和近端传导检查（H 反射，f 波）可有帮助[50]。

腕管综合征的保守治疗包括腕部中立位夹板固定以及口服非甾体抗炎药（NSAIDs）控制疼痛。在白天日常工作中尽量避免使用夹板，以防止继发的肌无力和疲劳；推荐在夜间使用，以预防出现刺激腕部的体位。夹板不应使腕伸展超过 10°（图 50-2）。"现成"的夹板在提供给患者之前通常需要操作到正中或伸展 10°。尽管在轻度压迫的病例中，夹板对于缓解症状有一定帮助，但其长期疗效却很有限[51]。使用维生素 B_6（100～200 mg/d）对部分患者有帮助，但其疗效并未在随机试验中得到证实。糖皮质激素注射用于治疗腕管综合征在过去半个世纪里几度兴衰浮沉。尽管具有短期疗效，但其长期疗效却众说纷纭[52-54]，操作不当也可加重病情或造成永久性正中神经损伤[55-56]。由于上述原因，当疾病处于某些暂时状态，如伴有妊娠，或因为内科疾病或重大生活事件而推迟手术等情况时，可以考虑进行皮质类固醇注射。

一个疗程的保守治疗失败是对腕管综合征患者进

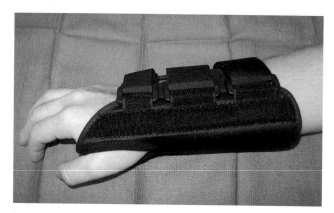

图 50-2 夜间使用夹板治疗腕管综合征的典型方式

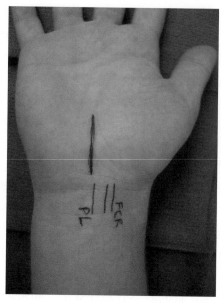

图 50-3 腕管松解术的一般切口。切口标记于掌长肌腱走向及桡侧腕屈肌腱相应位置的尺侧

行外科松解术的指征。如果患者有客观感觉丧失或鱼际萎缩等晚期表现，亦应及早进行手术。现代腕管松解术的切口不超过 3cm，且与手掌皮纹平行（图 50-3）。

尺神经卡压：肘管综合征（cubital tunnel syndrome）

如果尺神经（ulnar nerve）恰在肘部内上髁后方通过肘管时发生卡压，其主要症状位于手的尺侧边缘，也可能有相应的内侧前臂痛和尺神经易激惹性。临床症状常包括小指和环指感觉异常或麻木。叩诊肘管神经可引出 Tinel 征（Tinel's sign）。长时间肘屈曲可诱发类似 Tinel 征的表现。与腕管综合征不同，患者表现为早期固有肌萎缩的情况并不少见，最易见于第 1 背侧骨间肌。

电诊断检查可帮助确诊，鉴别肘管综合征与远端 Guyon 管尺神经受压（见后文）。如果存在肘部的临床对线不良或陈旧性儿童期创伤史，应行 X 线摄片以排除髁上或上髁畸形愈合。所谓的迟发型尺神经麻痹可在肘部骨折多年后发生[57]。

保守治疗包括使患者尽量避免肘部长时间屈曲，尤其在夜间。软或半硬式肘部夹板可防止肘部屈曲超过 50°～70°。非甾体抗炎药对于急性或创伤性病例有效。当患者通过夹板固定和活动调整仍不能获得缓解或有肌肉去神经支配的临床或电诊断证据时，则有神经手术减压指征。

尺神经卡压：Guyon 管

Guyon 于 1861 年发表了对腕部一解剖管内含物的描述[58]。在此管内有尺神经远端分支和尺动脉通过。尺神经离开此管后立即分为感觉支和运动支。管

内或近端神经受压常同时出现尺神经分布区内感觉和运动症状。患者诉小指和环指尺半侧麻木、感觉异常。运动症状表现为握持、夹捏时痉挛性无力。与正中神经病变一样，固有肌萎缩和客观感觉丧失为晚期表现。

腕管综合征患者常无法明确症状发作的时间，与之相反的是，Guyon 管中尺神经受压患者常为急性起病。这些症状与反复钝性损伤[59-61]、钩骨或掌骨基部骨折有关，有时与远端桡骨骨折也有关[62-63]。占位性病变，如腱鞘囊肿、脂肪瘤或异常肌肉，也可引起压迫[64-68]。由于病因不同，对于这种神经卡压综合征保守治疗效果常不佳，尤其对有解剖病变如骨折或肿块者，更要强调这一点。如果是由反复钝性损伤引起，且不伴有相关骨折或动脉血栓形成，夹板固定和活动调整能减轻症状。

桡侧腕屈肌和尺侧腕屈肌腱炎

与其他腕部肌腱病变一样，腕屈肌刺激由腕部特殊位置受压迫所致。腕部长时间受强迫或反复屈曲，会使患者桡侧腕屈肌腱炎（flexor carpi radialis tendinitis）与尺侧腕屈肌腱炎（flexor carpi ulnaris tendinitis）发生的危险增加[69]。沿肌腱走行区可出现压痛，特别是邻近其附着点处。腕对抗阻力屈曲造成其向尺侧或桡侧偏斜时可出现同样症状。治疗包括

夹板固定和休息，避免引起疼痛的活动和口服非甾体抗炎药。桡侧腕屈肌或尺侧腕屈肌腱鞘糖皮质激素注射可能有效。与明显的局部炎症反应有关的锐痛提示钙化性肌腱炎，最常见于尺侧腕屈肌腱[70-71]。如果怀疑有钙化性肌腱炎，可行平片确诊，但是钙化灶可能直到症状发作后 7 ～ 10 天才能明确。

钩骨骨折

钩骨骨折（hamate fracture）在年轻、好动者掌侧痛中少见且难以诊断。骨折的原因可为摔倒时手腕过伸着地，或高尔夫球打法不正确，或用球棒、球拍击球时用力过猛。腕部平片一般正常。钩骨上手掌基部疼痛是最常见的症状。通常疼痛仅随着造成骨折的活动出现。由于靠近尺神经，患者也可出现远端尺神经病变的感觉和运动症状。有些急性患者亦诉血管症状，如低温不耐受或明显缺血等尺动脉血栓形成表现。有文献报到，钩骨骨折如果不治疗还会导致屈肌腱断裂[72]。

腕过度伸展时拍摄的腕管片可能显示骨折（图 50-4A）。对钩骨的选择性 CT 扫描是明确诊断更精确的方法（图 50-4B）[73]。如果在损伤 2 ～ 3 周内做出诊断，应使用模具以促进骨折愈合[74]。如果模具未能达到愈合或诊断较晚，则为手术治疗指征。大部分学者倾向于钩骨钩切除后逐渐恢复活动[75-78]。

腕痛：背侧

腱鞘囊肿

腱鞘囊肿（ganglion）占所有手、腕软组织肿瘤的 50% ～ 70%，其中 60% ～ 70% 发生于腕部背侧。这些富含黏蛋白的囊肿常发生于邻近的关节囊或腱鞘。最常见的起源部位是腕部的舟月韧带。尽管大部分腱鞘囊肿表现为边界清楚且质地非常柔软的肿块，但有些囊肿比较隐匿，仅在腕部明显掌屈时出现。由于它们的特征性外观，腱鞘囊肿通常不会被误诊，但它们应与一些界限不太清晰的肿块如伸肌腱鞘炎、脂肪瘤和其他手部肿瘤相鉴别。平片通常正常，但有时会显示骨内囊肿或骨关节炎性改变。一些腱鞘囊肿临床上可能并不明显，被称为"隐性"腱鞘囊肿。超声和 MRI 均有助于诊断这些腱鞘囊肿[79-80]。

并非所有的腱鞘囊肿都有疼痛，一般是越小的腱

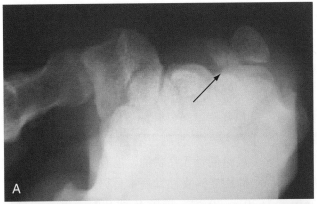

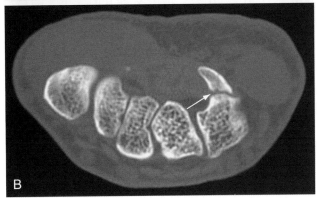

图 50-4　**A**，腕管 X 线片显示钩骨钩骨折（箭头）；**B**，冠状面 CT 扫描图像显示 A 中同一钩骨钩骨折

鞘囊肿疼痛越明显。就诊时，患者可能诉腕部无力，或仅为了改变囊肿外观就诊。约 10% 的患者有明显的腕部相关创伤。腱鞘囊肿可能突然出现或经过数月逐渐出现；间歇性完全吸收，而数月或数年后再次出现很常见。

夹板固定和休息等很多保守措施仅对腱鞘囊肿有短暂的作用。它们倾向于休息时缩小，随活动增加而增大。自发性破裂较常见，曾有人推荐使用重物如较大的书籍使囊肿破裂作为治疗方法。可进行穿刺，但由于囊肿内为稠厚的凝胶状液体，可能出现多种结局。即使对囊肿进行充分减压，液体通常仍会再聚集。抽吸并用糖皮质激素冲洗或注射能有效减轻各个时期的症状[12-13,81]。

腱鞘囊肿有时会干扰腕部功能，特别是伸展受限。肿块对骨间后神经终末分支的压迫可能产生疼痛。切除通常有治愈效果，但可能由于术后瘢痕形成导致短期僵硬和终末屈曲的部分丧失。患者有时为了美观而要求切除囊肿。彻底切除后复发率一般小于10%[82-84]，但当切除不彻底或未能识别囊肿起源时，

复发率可高达 50%。近来，关节镜下切除被认为是一种治疗腕背部腱鞘囊肿安全有效的方法[23-24]。

腕骨隆突症

腕骨隆突症（carpal boss）是腕背骨性、非活动性突起，常与背侧腱鞘囊肿相混淆。它是第 2 或第 3 腕掌关节上的骨关节骨刺[85]。腕关节掌屈时凸起最明显。大多数时候是无症状的，但有些人可能会出现疼痛和局限性压痛。女性发病率是男性的两倍，大部分患者为 20 ～ 30 岁。拍摄 X 线片时，手、腕最好取 30° ～ 40° 旋后、20° ～ 30° 尺侧偏移位以显现骨性突起[86]。保守治疗包括休息、制动、非甾体抗炎药，有时可进行皮质类固醇注射。如果使用这些方法疼痛仍持续，可能需要手术切除隆起，但术后需要长期的恢复并且症状持续者比例很高。

伸肌腱病

当拇长伸肌腱通过 Lister 结节附近时可受到刺激。与其他腕部肌腱病不同，伸肌腱病（extensor tendinopathies）发生肌腱断裂的危险性很大，需要早期诊断，有时甚至需紧急手术以预防这种并发症。局限性疼痛、肿胀和压痛为该病的特征性表现。与其他肌腱病相似，初始的治疗包括减少活动和采用夹板固定。短期口服抗炎药物有助于减少症状。诊断性注射利多卡因有助于与其他引起腕痛的病因相鉴别。由于慢性病例有发生拇长伸肌断裂的倾向，这种情况一般不常规应用糖皮质激素。

患者出现拇长伸肌断裂，而之前无疼痛或肿胀的情况并不少见。众所周知拇长伸肌断裂与桡骨远端骨折有关，而这可能是由于通过 Lister 结节远端时紧密的支持带鞘血供减少形成相对"缺血区"所引起的。肌腱断裂常伴有轻微的移位或非移位性骨折，可能在受伤数周或数月后出现[87-90]。类风湿关节炎和系统性红斑狼疮患者尤其易于发生拇长伸肌或其他肌腱的断裂。

Kienböck 病

Kienböck 病是以 Kienböck 的名字[91]命名的，他于 1910 年首次描述并推测此病由月骨缺血性改变引起。近一个世纪后，此病的病因仍不十分清楚，可能由多种因素所致。当年轻人诉有腕部疼痛和僵硬、月骨背侧区域肿胀、压痛时应怀疑 Kienböck 病。解剖学上尺骨短于桡骨（所谓的尺骨阴性变异）的患者尤其易患该病。需要 X 线摄片以明确诊断和病程阶段。Kienböck 病根据月骨碎裂和塌陷、相关的骨关节炎和腕骨塌陷程度进行分级，分级系统由 Stahl 建立[92]。在这个系统中，疾病的最早征象是月骨的线形或压迫性骨折。稍晚期显示月骨硬化及其后的月骨塌陷和腕骨高度的丧失。在最后阶段，腕骨显示弥漫性骨关节炎伴月骨完全塌陷和碎裂（图 50-5）。随着 MRI 敏感性增高，有可能在平片改变明显之前发现月骨内的血管性改变。这些血管性改变可称为 Kienböck 病的临床前期。

Kienböck 病以手术治疗为主。根据疾病阶段和推测的病因，已有很多手术方法。在疾病早期，当骨塌陷极少且无骨关节炎时，手术的目标是通过重新分配关节接触力、重建血运来解除月骨负荷。最常见的手术是桡骨短缩截骨术，以抵消尺侧偏移。稍晚期各种腕骨间关节固定术用以重新调整和维持腕骨的高度和对线[97-99]。显微外科技术近来被应用于重建月骨的血运，早期效果较好[100]。

舟月骨间韧带损伤（scapholunate interosseous ligament injury）

舟骨与月骨之间骨间韧带为很坚固的结构，特别是背侧，常需要非常大的力量才能造成断裂。损伤的典型机制是摔倒时，手展开且腕部着地。早期诊断对于预防腕骨塌陷的后遗症非常重要。图 50-6 显示舟月分离（舟月间隙增宽）的 X 线主要特征。前后位比后前位能更好地显示舟月间隙[101]。建议早期手术干预以维持腕骨对线、预防腕部塌陷和退行性关节炎。

痛风与炎性关节炎

所有的炎性关节炎，包括晶体性关节炎都可以表现为背侧腕痛。约 25% 诊断为类风湿关节炎的患者首先表现为手、腕症状。读者可参考本书第 94 ～ 96 章以进一步了解此病的细节。

腕痛：尺侧

三角纤维软骨复合体损伤（triangular fibrocartilage complex injury）与尺腕撞击综合征（unocarpal impaction syndrome）

从诊断角度而言，腕部最复杂的区域之一是尺

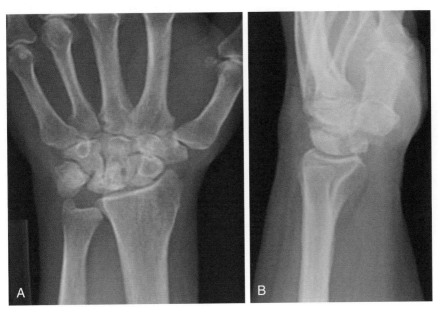

图 50-5　晚期 Kienböck 病，可见腕骨塌陷、腕骨间及桡腕间关节病、月骨碎裂。**A**，后前位；**B**，侧位

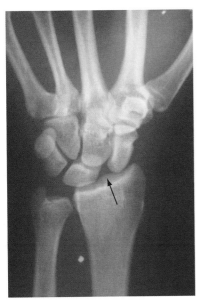

图 50-6　腕关节前后位 X 线片显示舟月骨骨间间隙增宽（箭头）及与舟月骨骨间韧带断裂有关的舟骨前角变短

侧与腕骨的关节连接。由 Palmer 和 Werner 命名的三角纤维软骨复合体（triangular fibrocartilage complex，TFCC）包含了关节盘本身及紧密围绕的尺腕韧带[102]。它可以通过多种急性、慢性损伤机制受损。由于剧烈活动，腕部过度旋前和过度旋后是常见的急性损伤原因。而反复的旋前和旋后更多引起 TFCC 的退行性改变。

桡骨和尺骨必须通过一个 190° 的弧度保持协调活动[103]。活动受限和旋前、旋后时疼痛与支持韧带撕裂及其后产生的远端桡尺关节不稳是一致的。如果足够稳定的部分丧失，尺骨出现临床上脱位或半脱位，前臂旋转严重受限。通常中立位及完全旋前、旋后位的腕部侧位片特异性不足以证实尺骨半脱位。为了更好地通过活动范围评价远端桡尺关节协调性和评估细微的半脱位，应行双腕中立位、完全旋前及旋后位的 CT 扫描[104-107]。

TFCC 撕裂可能表现为腕部旋转时疼痛性关节咔嚓响声。患者通常显示腕中轴缘上和尺侧腕伸肌腱下局限性压痛。如果迫使腕部尺偏和（或）抓握动作使患者症状再现，则应怀疑 TFCC 中心部分退行性撕裂。退行性撕裂通常是尺腕撞击综合征的一部分，这种疾病与由于先天性尺侧偏移增加而使尺侧腕骨承受高于正常的负荷有关。

X 线片是判断尺骨变异及除外由骨折或关节炎引起尺腕疼痛最有用的方法。因为尺桡骨之间的变异关系依赖于前臂的前旋状态，所以拍摄标准化 X 线片对测量尺骨变异非常重要[108-109]。肩关节外展 90° 且屈肘 90° 的腕关节后前位像显示前臂前旋中立位像的远端桡尺关节的影像学情况，并且在这种体位时非常容易重复进行影像学检查（图 50-7）。由于用力持握时尺骨相对桡骨变长，所以同样体位握力最大时的 X 线片能够最好地显示尺骨对腕关节的卡压。

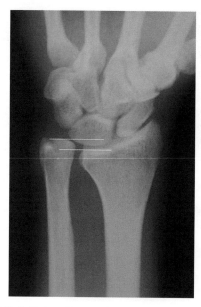

图 50-7　前臂前旋中立位下的腕关节后前位 X 线片显示尺骨偏斜的测量方法：分别在尺桡骨远端作切线，这两条线间以 mm 计量的距离即尺骨变异。正值表示尺骨比桡骨长

TFCC 撕裂的辅助检查包括三维关节成像和 MRI。进行关节造影时，向腕关节、腕骨间，以及远端桡尺关节中连续注射不透 X 线的造影剂。当造影剂由其中一个间隔漏到另一间隔时该试验结果为阳性。漏出部位能够显示撕裂的结构和位置[110]。但是一些研究显示，三角纤维软骨或腕关节其他韧带结构可发生与年龄相关的磨损撕裂[111-113]。MRI 的技术优势已经改善了 TFCC 的可视性及病变的诊断能力。MRI 联合关节造影即 MRI 关节图能够更好地显示 TFCC 及腕关节内部韧带情况。TFCC 周边脱离中心退化撕裂也能够被显示。MRI 仍高度依赖技师和技术，且结果须以体格检查为基础[114]。

表现为腕关节尺侧疼痛的患者常对简单的夹板固定和休息反应良好。这种保守疗法和非甾体抗炎药在检查进行的同时即可用来有效缓解症状。经过休息和夹板固定，逐渐恢复关节活动能力，尺侧症状可能得到完全缓解。

尽管影像技术占优势，但并不能替代直接观察尺腕关节或远端桡尺关节。关节镜已经成为一种宝贵的诊断和外科治疗的工具。关节镜能够更好地观察 TFCC 撕裂情况并判断临床意义。关节镜联合荧光镜检查能够评估远端桡尺关节和腕关节内部的不稳定性。关节镜已经可以全部或部分替代一些外科操作[115-116]。

腕关节尺侧伸肌腱炎与半脱位（extensor carpi ulnaris tendinitis and subluxation）

腕关节尺侧伸肌腱在用力进行旋前或旋后动作时会出现疼痛不适，比如打网球时发上旋球。在严重的病例中，肌腱从尺骨头周围即开始半脱位，导致背侧支持带松弛。患者诉有前臂旋转后疼痛，有时伴腕关节尺侧伸肌（extensor carpi ulnaris，ECU）腱弹响。早期治疗包括防止腕和前臂旋转的制动措施。口服抗炎药或注射可的松能够更快地控制炎症。适当休息后，如果急性炎症得以控制，但腕关节尺侧伸肌腱仍有持续不稳，则可能需要外科手术进行腕关节结构重建或鞘膜松解。

豌豆三角骨关节炎（pisotriquetral arthritis）

通常豌豆三角关节的退行性病变是创伤性的。患者可能会回忆起腕关节背伸手掌尺侧面直接受力损伤的情况。他们在腕关节出现被动过伸和屈曲时出现疼痛。触诊豌豆三角关节时有压痛和骨摩擦感。与很多关节一样，夹板固定、非甾体抗炎药、临时注射糖皮质激素和利多卡因是主要的保守疗法。如果这些方法还不足以控制症状，则是豌豆骨切除的指征。

腕痛：桡侧和拇指基底部

De Quervain 病（de Quervain's disease）与交叉点综合征（intersection syndrome）

腕关节周围的韧带中，最常见的肌腱刺激的部位之一是第 1 背侧伸肌鞘，这里患病被称为 de Quervain 病。受累肌腱是拇短伸肌腱（extensor pollicis brevis，EPB）和拇长展肌腱（abductor pollicis longus，APL），在桡骨茎水平，这两条肌腱在由桡骨浅沟及其下韧带构成的骨韧带管中通过。解剖学研究表明，很大一部分患者有第 1 背侧间隙分离，而分离间隙中有拇短伸肌腱和拇长展肌腱。这就可以解释为什么保守治疗和注射会无效[117-119]。

尽管男性和女性的各个年龄都可发病，但 de Quervain 病患者常为 30 ～ 40 岁的女性。本病最常见于产后女性，原因为她们在照顾婴儿过程中手和腕关节需要长时间保持特殊位置。任何需要重复拇指外展且腕部桡侧和尺侧偏斜相联系的活动均可加重病情。患者诉有抓握时沿这些肌腱路径的疼痛。临床上，有沿着受累间隙的压痛，并且可能有桡骨茎处肿胀。严重病例中，相应肌腱活动可以引出嘎吱声。Finkelstein 试验阳性是此病特有的体征，即拇指握手于手掌时迫使腕部向尺侧偏斜引起疼痛[120-121]。

发生在腕的大致同一部位但较少见的另一种疾病是交叉点综合征（intersection syndrome）。尽管起初归因于第 1 及第 2 背侧间隙肌腱摩擦，但 Grundberg 和 Reagan[122] 随后证明这种疾病是由第 2 背侧间隙内桡侧腕伸肌腱病所致。

de Quervain 病和交叉点综合征的基本治疗是夹板固定休息。对于 de Quervain 病，夹板固定应使腕保持轻度伸展位。而对于交叉点综合征，单用约伸展 15°的腕部制动常已足够。再加上 2～4 周的口服抗炎药物则可能更有帮助。如果单用制动疗法不足以缓解，超声透入可的松膏和向间隙内注射可的松是二线治疗。将糖皮质激素注入第 1 背侧间隙对大约 75%的 de Quervain 病患者有治疗效果[123]。外科治疗适用于对保守治疗无效的患者。对于 de Quervain 病和交叉点综合征，可采取手术包括松解受累间隙以缓解狭窄。

基底关节病（basal joint arthropathy）

与拇指腕掌关节相关的炎症和疼痛很常见，可见于任何年龄。在年轻患者中，由先天性韧带松弛引起的不稳定与关节半脱位和异常的关节软骨面相关，并且会因机械运动而产生疼痛。研究显示，25%超过 45 岁的女性有基底关节退化的 X 线证据[124-125]。患者常诉有拇指基底疼痛，并因持拿物品的动作而加重。他们一般很难完成开瓶罐或转动门把手和钥匙等日常活动。拇指腕掌关节可能会有肿胀、半脱位，一般需轻轻触碰。检查掌骨基底部是否有大多角骨"鞍部"向桡侧和尺侧半脱位可以评估此关节的松弛程度。骨擦音有时伴随晚期退行性变而出现。

疾病分期应根据 X 线检查来确定。另外，患者用一侧拇指的远端指腹压紧对侧拇指指腹，非常有助于评估关节不全脱位（图 50-8）。最常应用的分级系统是由 Eaton 和 Glickel 创建的[126]，以大多角骨掌骨关节的受累程度和是否有舟状大多角骨关节受累为基础。进展期表现为关节的半脱位，关节间隙的狭窄、骨赘形成及软骨下囊肿。

不论疾病分级如何，一线治疗是拇腕掌关节的制动，使指间关节保持自由活动。夹板固定能缓解超过

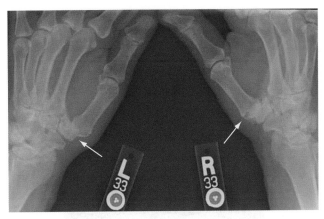

图 50-8 "基底关节应力" X 线片显示左拇指 3 期退行性变及右拇指 4 期退行性变

50% 患者的腕掌关节炎症状[127]。非甾体抗炎药是有效的辅助治疗药物，注射糖皮质激素和局麻药的混合物很有效，但持续时间有限。尽管有人提倡进行鱼际肌力量加强治疗，特别是在早期，但其疗效极小，有时还可能加重病情。

很多患者通过联合使用夹板固定、药物、糖皮质激素注射和调整活动来控制自己的症状。最有效的夹板是用可塑材料定制而成的。它们可以如图 50-9 所示基于手部或基于前臂定制，来固定腕关节。如果多种非手术治疗仍不能够控制病情，则考虑手术治疗。对于有进行性退行性变以及因其症状明显影响日常活动的患者，可能需要手术治疗以假体替换关节或切除大多角骨并重建软组织支撑体。

拇指掌指关节损伤和不稳定

拇指掌指关节（metacarpophalangeal，MCP）主要由桡侧和尺侧副韧带来维持稳定，并提供桡侧和背侧的稳定性[127a,127b]。拇指掌指关节严重的桡侧偏斜可引起尺侧副韧带（ulnar collateral ligament，UCL）的损伤。拇指掌指关节突然内收常引起桡侧副韧带（radial collateral ligament，RCL）的损伤。尺侧副韧带的完全断裂和内收肌腱膜近端韧带的收缩称为"Stener 病变"。这种情况下尺侧副韧带不能重新恢复到韧带原解剖位置。尺侧副韧带急性损伤常称为"滑雪者拇指"，而慢性磨损性断裂被称为"猎场看守者拇指"。桡侧副韧带损伤的发生率低于尺侧副韧带损伤，估计仅占拇指韧带损伤的 10%～42%[127c]。

影像学评估和体格检查仍然是诊断桡侧副韧带或

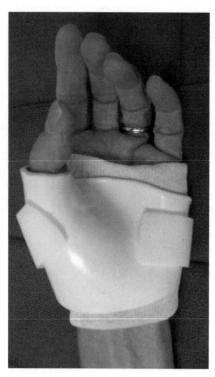

图 50-9 典型的基于手部模型定制的夹板，用于治疗有症状的基底部关节炎。使用此夹板时拇指的指间关节和腕关节不受限制以提高患者的功能

尺侧副韧带损伤的主要手段。掌指关节的应力面摄片可证实关节间隙的不对称。进行体格检查时，掌指关节的压力测试可确定韧带是部分撕裂还是完全撕裂。急性损伤时可向掌指关节注射利多卡因来减轻患者的不适和焦虑。受累拇指掌指关节整体松弛 30° 或与对侧拇指差 15° 被认为是副韧带断裂的前兆 [127d,127e]。

大多数急性尺侧副韧带和桡侧副韧带撕裂可用非手术方法成功治疗。尺侧副韧带部分撕裂患者如果在查体中能找到固定的附着点，可以用拇指模具或热塑夹板固定 2 ～ 6 周，来保持关节稳定，仅有轻微症状。桡侧副韧带部分或完全撕裂也可以用类似的固定方法治疗。如果在压力测试中没有固定的附着点，掌指关节整体不稳定，或者怀疑存在 Stener 病变，最好通过外科手术来治疗 [127b,127e]。

掌侧腱鞘囊肿

腱鞘囊肿的另一常见部位是掌侧腕部的桡侧。它们主要起源于舟骨大多角骨关节，但位置表浅，在远端腕部皱褶附近桡侧腕屈肌腱上可明显看到。掌侧腱鞘囊肿（volar ganglion）可以十分接近桡动脉，故应与桡动脉瘤相鉴别。如试图抽吸，应仔细操作以避免血管损伤，且之前应进行 Allen 试验以记录尺动脉血流情况。与背侧相比，掌侧腱鞘囊肿复发率更高，并发症更多 [128]。

舟骨骨折与不连续（scaphoid Fracture and nonunion）

年轻或中年患者有时会出现不连续的舟骨骨折而无创伤史。当相对年轻的患者有拇指基部疼痛，解剖上鼻烟窝区域内腕部肿胀，腕部活动范围减小时，应拍摄平片和尺侧偏移的"舟骨"片以排除舟骨病变。如果已经有一段时间明显的舟骨不连续，常可出现腕骨对线不良的继发性改变和关节退行性变。尽管可以试用夹板或模具制动，但通常还是需要手术修复舟骨或进行其他腕部补救措施。

桡骨远端骨折

桡骨远端骨折常因摔倒时手伸出着地而发生。桡骨远端骨折的患者通常有近期外伤史，随后出现疼痛、肿胀、瘀斑，常伴有明显的腕部畸形。由于正中神经和腕管在解剖学上接近骨折部位，所以患者除了疼痛外还可能出现感觉异常。腕关节的 X 线片可以显示移位程度以及骨折是关节外还是关节内。虽然许多桡骨远端骨折可以通过闭合复位和固定成功治疗（通常在急诊科或急救机构进行），但最近有报道从 1996 年到 2005 年老年人桡骨远端骨折的手术治疗增加了 5 倍 [128a]。绝大多数桡骨远端骨折仍然使用非手术治疗，但骨科植入物的改进使骨折的手术固定率呈上升趋势。

手掌

扳机指

手指屈曲时疼痛性关节咔嚓响和扣锁感是手痛最常见的原因之一。这种现象由手掌 A1 支持韧带滑车增厚所致，称为扳机指（trigger finger）。拇指是最常受累的手指，其次是环指和中指 [129]。患者可能仅出现活动时近端指间关节的疼痛，没有明显的关节咔嚓响或扣锁感。早期关节咔嚓响被患者感觉为手指活动时的弹响，并且在醒来时最重。随着疾病进展，手指的活动范围逐渐减小，并出现继发性近端指间关节挛缩。最后阶段是出现不能主动伸直的扣锁扳机指。

原发性扳机指是最常见的类型，好发于中年患者。女性的扳机拇指发生率比男性多 4 倍[5]。继发性扳机指与类风湿关节炎、糖尿病和痛风等疾病相关。在这种类型中，扳机指常是多发的，并可与其他狭窄性肌腱病并存，如 de Quervain 病或腕管综合征。儿童先天性或发育性扳机指更为少见。其与成人一样，拇指最常受累。与成人不同之处在于，这些患者常表现为指间关节的屈曲扣锁感。

扳机指的非手术治疗包括夹板固定和局部类固醇注射。夹板对于防止夜间手指扣锁更有效。对于成人，腱鞘的糖皮质激素注射十分有效（图 50-10）[5-6,130]。注射不常用于婴儿或儿童。当非手术治疗不能获得持续缓解时，可以采用 A1 滑车在掌骨头水平纵向分开术进行手术治疗。这虽是一种简单操作，但疗效可靠，且并发症少。

韧带囊肿

韧带腱鞘囊肿可单独出现，也可与扳机指合并出现。这些囊肿位于手指基部 A1 滑车上，表现为分散的豌豆形结节。它们起源于此区域内的屈肌腱鞘或环状滑车并包含滑液。患者常主诉握持物品或直接压迫囊肿时疼痛。最简单治疗韧带囊肿（retinacular cyst）的方法为针刺减压术，但要注意避免损伤紧靠屈肌腱及囊肿的感觉神经。约 50% 的病例会出现抽吸后复发，可能需要手术切除治疗。

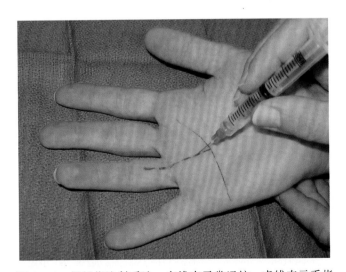

图 50-10 扳机指注射手法。实线表示掌远纹，虚线表示手指的中线。针头倾斜 45° ~ 60° 进针

手指

槌状指

槌状指（mallet finger）是指手指远端指间（distal interphalangeal，DIP）关节末节伸展丧失。根据伸肌断裂发生的部位可以分为骨性和软组织性。槌状指常伴随极小创伤出现，如戳到床单上，患者可能无法记起。这有时会导致延迟诊断和治疗。当患者表现为手指远端指间关节下垂，不能主动伸展但被动活动范围正常时，应进行 X 线检查以明确是否有远端指骨的相关骨折。对骨性和软组织性槌状指可应用伸展夹板治疗。远端指间关节应保持完全伸展，注意不能使远端指间关节过度伸展以防止背侧皮肤缺血和坏死。夹板应全天使用，持续 6 ~ 8 周。患者不应由于沐浴或其他活动而取下夹板，但可为了皮肤护理而小心地更换夹板位置，前提是关节应始终保持完全伸展。近端指间关节屈曲锻炼从开始即应进行，它对于恢复伸肌的张力很有帮助。远端指间关节的轻柔锻炼应在第 8 周开始，在第 8 ~ 10 周将夹板减至夜间使用。患者的伸展滞后通常很小，约有 5°，并可基本恢复其大部分的屈曲范围。

手指骨关节炎

指间关节（interphalangeal，IP）的骨关节炎在年龄较大的患者中极为常见，临床上最常表现为远端指间关节的 Heberden 结节。尽管有外观畸形，但疼痛和功能障碍可能很少见。可能出现与退行性关节炎相关的黏液囊肿。黏液囊肿出现于关节背侧，并可因压迫胚芽基质而引起指甲生长畸形（图 50-11）。指甲生长改变可能在临床检测到囊肿之前出现。不应用针抽吸这些囊肿，因其邻近远端指间关节，因而有继发关节感染的危险。治疗包括远端指间关节制动以控制症状，或手术切除囊肿及下面的骨赘。

肿瘤

良性骨肿瘤如简单的骨囊肿和内生软骨瘤常见于指骨。它们通常无症状，常在常规手部影像学检查时被偶然发现。内生软骨瘤最常见于近端指骨的干骺端，由于骨质结构脆弱常会引起骨折。如果出现病理性骨折，在骨折愈合之前建议进行非手术治疗，之后可以对骨肿瘤进行刮除术和骨移植术。有时由于对线

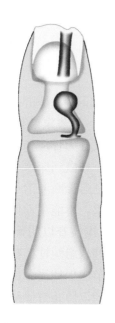

图 50-11　具有临床尚未发现的黏液囊肿，甲板出现相应沟纹变形的手指背面观

不良，需要更早的手术干预。

许多软组织肿瘤可以出现于手和手指。常见的良性肿瘤包括腱鞘的良性巨细胞瘤、脂肪瘤和血管球瘤。脂肪瘤和腱鞘巨细胞瘤表现为手掌和手指的无痛、缓慢生长的肿块。诊断明确后需行外科手术切除。血管球瘤起源于指尖或指甲下外周细胞，典型表现为指尖的间歇性锐痛。当手暴露于冷空气中时，由于异常的动静脉分流经过肥大的血管球系统，导致这些血管性肿瘤疼痛加剧。手术切除通常可以治愈，之前应进行 MRI 检查以排除多灶性病变。

感染

手部的最常见感染是甲沟炎。可累及指甲周围组织的皱襞。金黄色葡萄球菌是常见的致病菌，通过指甲刺、修指甲工具或咬指甲而引入。患者表现为包括一部分指甲皱襞在内的剧痛、红肿。感染通常以马蹄形形式使整个指甲受累并破坏指甲平面。如果在最初的 24 ~ 48 小时内早期发现感染，给予口服抗生素并用温水浸泡手指，则可以有效治疗。浅表脓肿可不需局部麻醉，用锐利的刀片经较薄皮肤直接引流。更大或更慢性感染则需要手术引流。

指尖远端指髓感染，即脓性指头炎（felon），是糖尿病患者的特殊并发症。由于垂直纤维隔的存在可以分离并稳定指腹，这类感染与其他皮下感染有所不同。患者通常在近期有该区域的贯通伤史。由于感染区张力较高，患者常表现为指尖的剧痛。脓肿之上可能有"尖点"区。这种情况需要手术引流，然后进行浸泡和口服抗生素。糖尿病患者通常建议静脉使用抗生素。

尽管与甲沟炎外观上相似，疱疹性化脓性指头炎由单纯疱疹病毒引起，且由于治疗原则完全不同，必须与其他指尖感染相鉴别[131-132]。化脓性指头炎在医务工作者广泛使用手套以前常见于牙医，而现在最常见于儿童。与细菌感染一样，区域出现疼痛和红斑，局部压痛不重。确定诊断主要依据临床表现和病史。早期进行液相分析和病毒培养能够看到囊泡破裂。推荐的非手术治疗为口服抗病毒药物。

对于其他手和指的感染，如化脓性屈肌腱滑膜炎、手掌深部感染、化脓性关节炎、咬伤后伤口感染和骨髓炎，应首先进行手部的影像学评估和适当的血液检查。如果条件允许，在确定受累部位的培养结果之前尽量避免使用抗生素。抗生素应静脉给药，手及腕部应固定。最终大部分感染需要手术引流才能有效治疗。

 本章的参考文献也可以在 ExpertConsult.com 上找到。

参考文献

1. Metz VM, Gilula LA: Imaging techniques for distal radius fractures and related injuries. *Orthop Clin North Am* 24:217–228, 1993.
2. Larsen CF, Brondum V, Wienholtz G, et al: An algorithm for acute wrist trauma: a systematic approach to diagnosis. *J Hand Surg Br* 18:207–212, 1993.
3. Schreibman KL, Freeland A, Gilula LA, et al: Imaging of the hand and wrist. *Orthop Clin North Am* 28:537–582, 1997.
4. Kaufman MA: Differential diagnosis and pitfalls in electrodiagnostic studies and special tests for diagnosing compressive neuropathies. *Orthop Clin North Am* 27:245–252, 1996.
5. Marks MR, Gunther SF: Efficacy of cortisone injection in treatment of trigger fingers and thumbs. *J Hand Surg Am* 14:722–727, 1989.
6. Newport ML, Lane LB, Stuchin SA: Treatment of trigger finger by steroid injection. *J Hand Surg* 15:748–750, 1990.
7. Freiberg A, Mulholland RS, Levine R: Nonoperative treatment of trigger fingers and thumbs. *J Hand Surg Am* 14:553–558, 1989.
8. Gelberman RH, Aronson D, Weisman MH: Carpal tunnel syndrome: results of a prospective trial of steroid injection and splinting. *J Bone Joint Surg* 62:1181–1184, 1980.
9. Avci S, Yilmaz C, Sayli U: Comparison of nonsurgical treatment measures for de Quervain's disease of pregnancy and lactation. *J Hand Surg Am* 27:322–324, 2002.
10. Lane LB, Boretz RS, Stuchin SA: Treatment of de Quervain's disease: role of conservative management. *J Hand Surg Am* 26:258–260, 2001.
11. Taras JS, Raphael JS, Pan WT, et al: Corticosteroid injections for trigger digits: is intrasheath injection necessary? *J Hand Surg Am* 23:717–722, 1998.

13. Richman JA, Gelberman RH, Engber WD, et al: Ganglions of the wrist and digits: results of treatment by aspiration and cyst wall puncture. *J Hand Surg Am* 12:1041–1043, 1987.

14. Easterling KJ, Wolfe SW: Wrist arthroscopy: an overview. *Contemp Orthop* 24:21–30, 1992.

16. Adolfsson L: Arthroscopy for the diagnosis of post-traumatic wrist pain. *J Hand Surg Am* 17:46–50, 1992.

17. Koman LA, Poehling GG, Toby EB, et al: Chronic wrist pain: indications for wrist arthroscopy. *Arthroscopy* 6:116–119, 1990.

19. DeSmet L, Dauwe D, Fortems Y, et al: The value of wrist arthroscopy: an evaluation of 129 cases. *J Hand Surg Am* 21:210–212, 1996.

20. Kelly EP, Stanley JK: Arthroscopy of the wrist. *J Hand Surg* 15:236–242, 1990.

21. Poehling GP, Chabon SJ, Siegel DB: Diagnostic and operative arthroscopy. In Gelberman RH, editor: *The wrist: master techniques in orthopedic surgery*, New York, 1994, Raven Press, pp 21–45.

22. Bienz T, Raphael JS: Arthroscopic resection of the dorsal ganglia of the wrist. *Hand Clin* 15:429–434, 1999.

23. Luchetti R, Badia A, Alfarano M, et al: Arthroscopic resection of dorsal wrist ganglia and treatment of recurrences. *J Hand Surg Br* 25:38–40, 2000.

24. Ho PC, Griffiths J, Lo WN, et al: Current treatment of ganglion of the wrist. *Hand Surg* 6:49–58, 2001.

28. Mayers LB: Carpal tunnel syndrome secondary to tuberculosis. *Arch Neurol* 10:426, 1964.

29. Champion D: Gouty tenosynovitis and the carpal tunnel syndrome. *Med J Aust* 1:1030, 1969.

30. Gould JS, Wissinger HA: Carpal tunnel syndrome in pregnancy. *South Med J* 71:144–145, 1978.

31. Green EJ, Dilworth JH, Levitin PM: Tophaceous gout: an unusual cause of bilateral carpal tunnel syndrome. *JAMA* 237:2747–2748, 1977.

33. Massey EW: Carpal tunnel syndrome in pregnancy. *Obstet Gynecol Surg* 33:145, 1978.

34. Michaelis LS: Stenosis of carpal tunnel, compression of median nerve, and flexor tendon sheaths combines with rheumatoid arthritis elsewhere. *Proc R Soc Med* 43:414, 1950.

36. Phillips RS: Carpal tunnel syndrome as manifestation of systemic disease. *Ann Rheum Dis* 26:59, 1967.

37. Stallings SP, Kasdan ML, Soergel TM, et al: A case-control study of obesity as a risk factor for carpal tunnel syndrome in a population of 600 patients presenting for independent medical examination. *J Hand Surg Am* 22:211–215, 1997.

38. Karpitskaya Y, Novak CB, Mackinnon SE: Prevalence of smoking, obesity, diabetes mellitus, and thyroid disease in patients with carpal tunnel syndrome. *Ann Plast Surg* 48:269–273, 2002.

39. Mondelli M, Giannini F, Giacchi M: Carpal tunnel syndrome incidence in a general population. *Neurology* 58:289–294, 2002.

42. al-Qattan MM, Thomson HG, Clarke HM: Carpal tunnel syndrome in children and adolescents with no history of trauma. *J Hand Surg Br* 21:108–111, 1996.

43. Phalen GS: Spontaneous compression of the median nerve at the wrist. *JAMA* 145:1128, 1951.

44. Durkan JA: A new diagnostic test for carpal tunnel syndrome. *J Bone Joint Surg* 73:535–538, 1991.

45. González del Pino J, Delgado-Martínez AD, González González I, et al: Value of the carpal compression test in the diagnosis of carpal tunnel syndrome. *J Hand Surg Am* 22:38–41, 1997.

47. Ludin HP, Lütschg J, Valsangiacomo F: Comparison of orthodromic and antidromic sensory nerve conduction, 1: normals and patients with carpal tunnel syndrome. *EEG EMG* 8:173, 1977.

48. Richier HP, Thoden U: Early electroneurographic diagnosis of carpal tunnel syndrome. *EEG EMG* 8:187, 1977.

49. Szabo RM, Slater RR Jr, Farver TB, et al: The value of diagnostic testing in carpal tunnel syndrome. *J Hand Surg Am* 24:704–714, 1999.

50. Melvin JL, Schuckmann JA, Lanese RR: Diagnostic specificity of motor and sensory nerve conduction variables in the carpal tunnel syndrome. *Arch Phys Med Rehabil* 54:69, 1973.

51. Gerritsen AAM, deVet HCW, Scholten RJPM, et al: Splinting vs surgery in the treatment of carpal tunnel syndrome: a randomized controlled trial. *JAMA* 288:1245–1251, 2002.

52. Gonzalez MH, Bylak J: Steroid injection and splinting in the treatment of carpal tunnel syndrome. *Orthopedics* 24:479–481, 2001.

55. Linskey ME, Segal R: Median nerve injury from local steroid injection for carpal tunnel syndrome. *Neurosurgery* 26:512–515, 1990.

57. Ogino T, Minami A, Fukada K: Tardy ulnar nerve palsy caused by cubitus varus deformity. *J Hand Surg Am* 11:352–356, 1986.

59. Blunden R: Neuritis of deep branch of the ulnar nerve. *J Bone Joint Surg* 40:354, 1958.

61. Uriburu IJF, Morchio FJ, Marin JC: Compression syndrome of the deep branch of the ulnar nerve (piso-hamate hiatus syndrome). *J Bone Joint Surg* 58:145–147, 1976.

62. Poppi M, Padovani R, Martinelli P, et al: Fractures of the distal radius with ulnar nerve palsy. *J Trauma* 18:278–279, 1978.

63. Vance RM, Gelberman RH: Acute ulnar neuropathy with fractures at the wrist. *J Bone Joint Surg* 60:962–965, 1978.

64. Jeffery AK: Compression of the deep palmar branch of the ulnar nerve by an anomalous muscle. *J Bone Joint Surg* 53:718–723, 1971.

65. Kalisman M, Laborde K, Wolff TW: Ulnar nerve compression secondary to ulnar artery false aneurysm at the Guyon's canal. *J Hand Surg Am* 7:137–139, 1982.

67. Richmond DA: Carpal ganglion with ulnar nerve compression. *J Bone Joint Surg* 45:513–515, 1963.

68. Toshima Y, Kimata Y: A case of ganglion causing paralysis of intrinsic muscles innervated by the ulnar nerve. *J Bone Joint Surg* 43:153, 1961.

69. Bishop AT, Gabel G, Carmichael SW: Flexor carpi radialis tendonitis, part I: operative anatomy. *J Bone Joint Surg* 76:1009–1014, 1994.

70. Carroll RE, Sinton W, Garcia A: Acute calcium deposits in the hand. *JAMA* 157:422–426, 1955.

71. Moyer RA, Bush DC, Harrington TM: Acute calcific tendonitis of the hand and wrist: a report of 12 cases and a review of the literature. *J Rheumatol* 16:198–202, 1989.

72. Yang SS, Kalainov DM, Weiland AJ: Fracture of the hook of hamate with rupture of the flexor tendons of the small finger in a rheumatoid patient: a case report. *J Hand Surg Am* 21:916–917, 1996.

73. Kato H, Nakamura R, Horii E, et al: Diagnostic imaging for fracture of the hook of the hamate. *Hand Surg* 5:19–24, 2000.

74. Whalen JL, Bishop AT, Linscheid RL: Nonoperative treatment of acute hamate hook fractures. *J Hand Surg Am* 17:507–511, 1992.

75. Bishop AT, Bechenbaugh RD: Fracture of the hamate hook. *J Hand Surg Am* 13:863–868, 1988.

76. Carter PR, Eaton RG, Littler JW: Ununited fracture of the hook of the hamate. *J Bone Joint Surg Am* 59:583–588, 1977.

77. Stark HH, Chao EK, Zemel NP, et al: Fracture of the hook of the hamate. *J Bone Joint Surg* 71:1202–1207, 1989.

79. Cardinal E, Buckwalter KA, Braunstein EM, et al: Occult dorsal carpal ganglion: comparison of US and MR imaging. *Radiology* 193:259–262, 1994.

80. Vo P, Wright T, Hayden F, et al: Evaluating dorsal wrist pain: MRI diagnosis of occult dorsal wrist ganglion. *J Hand Surg Am* 20:667–670, 1995.

81. Zubowicz VN, Ishii CH: Management of ganglion cysts of the hand by simple aspiration. *J Hand Surg Am* 12:618–620, 1987.

82. Angelides AC, Wallace PF: The dorsal ganglion of the wrist: its pathogenesis, gross and surgical anatomy, and surgical treatment. *J Hand Surg Am* 1:228–235, 1976.

83. Clay NR, Clement DA: The treatment of dorsal wrist ganglia by radical excision. *J Hand Surg Am* 13:187–191, 1988.

84. Janzon L, Niechajev IA: Wrist ganglia: incidence and recurrence rate after operation. *Scand J Plast Reconstr Surg* 15:53–56, 1981.

85. Angelides AC: Ganglions of the hand and wrist. In Green DP, editor: *Operative hand surgery*, New York, 1993, Churchill Livingstone.

86. Cuono CB, Watson HK: The carpal boss: surgical treatment and etiological considerations. *Plast Reconstr Surg* 63:88–93, 1979.

87. Bonatz E, Dramer TD, Masear VR: Rupture of the extensor pollicis longus tendon. *Am J Orthop* 25:118–122, 1996.

88. Stahl S, Wolff TW: Delayed rupture of the extensor pollicis longus tendon after nonunion of a fracture of the dorsal radial tubercle. *J Hand Surg Am* 13:338–341, 1988.

89. Hove LM: Delayed rupture of the thumb extensor tendon: a 5-year study of 18 consecutive cases. *Acta Orthop Scand* 65:199–203, 1994.

90. Dawson WJ: Sports-induced spontaneous rupture of the extensor pollicis longus tendon. *J Hand Surg Am* 17:457–458, 1992.

92. Stahl F: On lunatomalacia (Keinböck's disease): clinical and roentgenological study, especially on its pathogenesis and late results of immobilization treatment. *Acta Chir Scand* 126(Suppl):1–133, 1947.

93. Wada A, Miura H, Kubota H, et al: Radial closing wedge osteotomy for Kienböck's disease: an over 10 year clinical and radiographic follow-up. *J Hand Surg Br* 27:175–179, 2002.

94. Wintman BI, Imbriglia JE, Buterbaugh GA, et al: Operative treatment with radial shortening in Kienböck's disease. *Orthopedics* 24: 365–371, 2001.

95. Quenzer DE, Dobyns JH, Linscheid RL, et al: Radial recession osteotomy for Kienböck's disease. *J Hand Surg Am* 22:386–395, 1997.

96. Nakamura R, Imaeda T, Miura T: Radial shortening for Kienböck's disease: Factors affecting the operative result. *J Hand Surg Am* 15:40–45, 1990.

97. Oishi SN, Muzaffar AR, Carter PR: Treatment of Kienböck's disease with capitohamate arthrodesis: pain relief with minimal morbidity. *Plast Reconstr Surg* 109:1293–1300, 2002.

98. Watson HK, Monacelli DM, Milford RS, et al: Treatment of Kienböck's disease with scaphotrapezio-trapezoid arthrodesis. *J Hand Surg Am* 21:9–15, 1996.

99. Chuinard RG, Zeman SC: Kienböck's disease: an analysis and rationale for treatment by capitate-hamate fusion. *Orthop Trans* 4:18, 1980.

101. Thompson TC, Campbell RD Jr, Arnold WD: Primary and secondary dislocation of the scaphoid bone. *J Bone Joint Surg* 46:73–82, 1964.

103. King GJ, McMurtry RY, Rubenstein JD, et al: Kinematics of the distal radioulnar joint. *J Hand Surg Am* 11:798–804, 1986.

104. Burk DL Jr, Karasick D, Wechsler RJ: Imaging of the distal radioulnar joint. *Hand Clin* 7:263–275, 1991.

106. Mino DE, Palmer AK, Levinsohn EM: The role of radiography and computerized tomography in the diagnosis of subluxation and dislocation of the distal radioulnar joint. *J Hand Surg Am* 8:23–31, 1983.

107. Mino DE, Palmer AK, Levinsohn EM: Radiography and computerized tomography in the diagnosis of incongruity of the distal radioulnar joint: a prospective study. *J Bone Joint Surg* 67:247–252, 1985.

108. Steyers CM, Blair WF: Measuring ulnar variance: a comparison of techniques. *J Hand Surg Am* 14:607–612, 1989.

111. Mikic ZD: Age changes in the triangular fibrocartilage of the wrist joint. *J Anat* 126:367–384, 1978.

113. Palmer AK, Levinsohn EM, Kuzma GR: Arthrography of the wrist. *J Hand Surg Am* 8:18–23, 1983.

114. Potter HG, Asnis-Ernberg L, Weiland AJ, et al: The utility of high-resolution magnetic resonance imaging in the evaluation of the triangular fibrocartilage complex of the wrist. *J Bone Joint Surg* 79:1675–1684, 1997.

115. Feldon P, Terronon AL, Belsky MR: The wafer procedure: partial distal ulnar resection. *Clin Orthop* 275:124–129, 1992.

116. de Araujo W, Poehling GG, Kuzma GR: New Tuohy needle technique for triangular fibrocartilage complex repair: preliminary studies. *Arthroscopy* 12:699–703, 1996.

117. Lacey T, 2nd, Goldstein LA, Tobin CE: Anatomical and clinical study of the variations in the insertions of the abductor pollicis longus tendon, associated with stenosing tendovaginitis. *J Bone Joint Surg Am* 33:347–350, 1951.

118. Leao L: De Quervain's disease: a clinical and anatomical study. *J Bone Joint Surg* 40:1063–1070, 1958.

119. Strandell G: Variations of the anatomy in stenosing tenosynovitis at the radial styloid process. *Acta Chir Scand* 113:234–240, 1957.

120. Finkelstein H: Stenosing tendovaginitis at the radial styloid process. *J Bone Joint Surg* 12:509–540, 1930.

121. Pick RY: De Quervain's disease: a clinical triad. *Clin Orthop* 143:165–166, 1979.

122. Grundberg AB, Reagan DS: Pathologic anatomy of the forearm: intersection syndrome. *J Hand Surg Am* 10:299–302, 1985.

123. Weiss AP, Akelman E, Tabatabai M: Treatment of de Quervain's disease. *J Hand Surg Am* 19:595–598, 1994.

124. Kelsey JL, Pastides H, Kreiger N, et al: *Arthritic disorders, upper extremity disorders: a survey of their frequency and cost in the United States,* St. Louis, 1980, CV Mosby.

125. Armstrong AL, Hunter JB, Davis TRC: The prevalence of degenerative arthritis of the base of the thumb in post-menopausal women. *J Hand Surg Am* 19:340–341, 1994.

126. Eaton RG, Glickel SZ: Trapeziometacarpal osteoarthritis: staging as a rationale for treatment. *Hand Clin* 3:455–469, 1987.

第51章

颞颌关节痛

原著　Daniel M. Laskin

薛佶萌 译　赵 铖 校

关键点

颞颌关节（temporomandibular joint，TMJ）痛必须与可引起类似症状和体征的咀嚼肌疼痛（肌筋膜痛）相鉴别。

TMJ 痛也需与耳和腮腺导致的疼痛相鉴别。

TMJ 痛和咀嚼肌疼痛常伴有张口受限，而耳和腮腺引起的疼痛则不会引起张口受限。

大多数累及全身的关节病变都可以累及 TMJ，并可导致疼痛及下颌运动障碍。

在 TMJ 内的关节内盘移位可以导致疼痛并伴有弹响、爆裂声或突然发作的下颌绞锁。

颞颌关节（temporomandibular joint，TMJ）疼痛是一种常见症状，在北美发病患者数超过一千万，给世界各国人民带来沉重的医疗负担。然而，由于其病因多样，正确诊断和治疗仍存在着相当大的困难。耳与腮腺等邻近器官引起的疼痛性质常易与 TMJ 本身的病变相混淆。邻近咀嚼肌的疼痛也是一种常见症状，与 TMJ 痛既在特征、部位上相似，也同样与下颌功能障碍有关。因此，了解 TMJ 区域的各种疼痛特点是建立正确诊断的基础。

原发性 TMJ 疾病常伴有继发性肌筋膜痛，而原发性肌筋膜疼痛也可发展成继发性 TMJ 疾病，目前用颞颌关节紊乱（temporomandibular disorders）这一概念描述这种重叠疾病。为了方便诊断和治疗，这些疾病被分为原发性 TMJ 受累（TMJ 病变）和原发性咀嚼肌受累 [肌筋膜疼痛 - 功能障碍（myofascial pain and dysfunction，MPD），咀嚼肌痛] 两类。从诊断角度而言，考虑到各种与颞颌关节紊乱有相似体

征和症状的疾病非常重要（表 51-1 和表 51-2）。

表 51-3 列举了累及 TMJ 的各种疾病。尽管种类很多，但引起疼痛的仅有三类。它们分别是关节炎、关节内盘紊乱和某些肿瘤。

颞颌关节炎

关节炎是最常引起 TMJ 痛的病因。虽然骨关节炎和类风湿关节炎最为常见，但感染性关节炎、代谢性关节炎和累及 TMJ 的脊柱关节炎也有报道。创伤性关节炎也常累及 TMJ。

骨关节炎

骨关节炎是 TMJ 关节炎中最常见的类型，也是导致该部位疼痛最常见的原因。据报道，在普通人群中 16% 出现临床症状 [1]，但在 44% 的无症状人群可发现 X 线改变 [2]。尽管 TMJ 与由长骨构成的负重关节不同，但在一些有磨牙癖的患者中，磨牙产生的应力足以使 TMJ 发生退行性改变 [3]。急性和慢性创伤及关节内盘紊乱也是继发性退行性关节炎的常见原因。

临床表现

原发性骨关节炎常见于老年人，起病隐匿；往往仅有轻度不适，因此容易被忽视。继发性骨关节炎常发生在年轻患者（20 ~ 40 岁），表现为疼痛。与原发性骨关节炎和类风湿关节炎相比，继发性骨关节炎常局限于一侧 TMJ，但在晚期可以累及双侧，很少累及其他关节。它的特征是活动时疼痛加重、关节压痛、张口受限，偶有关节弹响和爆裂声。晚期可出现关节骨擦音。

表 51-1 类似颞颌关节痛及咀嚼肌肌筋膜痛的非关节疾病的鉴别诊断

疾病	下颌活动受限	肌肉压痛	诊断要点
牙髓炎	否	否	轻到重度的疼痛或跳痛；间歇性或持续性；温度改变时疼痛加重；牙科麻醉后疼痛消失；X 线阳性表现
冠周炎	是	可能	持续的轻到重度的疼痛；吞咽困难；可能伴有发热；局部炎症；牙科麻醉后可缓解
中耳炎	否	否	中重度耳痛；持续性疼痛；伴发热；常常有上呼吸道感染史；无颞颌关节压痛
腮腺炎	否	否	持续酸痛，进食时加重；耳内受压感；无唾液；耳垂升高；导管化脓
鼻窦炎	否	否	持续酸痛或跳痛；随头部位置变化加重；流鼻涕；常有不能被牙科麻醉缓解的上颌磨牙痛
三叉神经痛	否	否	短暂的剧烈刺痛；存在触发区；沿神经通路痛；老年人多发；牙科麻醉后常可缓解
非典型（血管）神经痛	否	否	长时间的弥漫性跳痛或灼痛；常伴有自主神经系统症状；牙科麻醉后不能缓解
颞动脉炎	否	否	持续的耳前跳痛；动脉凸出和压痛；伴低热；可伴有视觉问题；红细胞沉降率升高
Trotter 综合征	是	否	耳、侧面部、下颌部酸痛；耳聋；鼻塞；颈部淋巴结肿大
Eagle 综合征	否	否	耳、咽喉、髁状突轻到重度的刺痛；吞咽、转头、压迫颈动脉可触发疼痛；通常出现于扁桃腺切除术后；茎突 > 2.5 cm

(Modified from Laskin DM, Block S: Diagnosis and treatment of myofascial pain dysfunction (MPD) syndrome. J Prosthet Dent 56:75-84, 1986.)

表 51-2 引起下颌运动受限的非关节疾病的鉴别诊断

疾病	下颌活动受限	肌肉压痛	诊断要点
牙源性感染	是	是	发热；肿胀；X 线阳性表现；牙齿叩痛；牙科麻醉后疼痛缓解、运动改善
非牙源性感染	是	是	发热；肿胀；X 线阴性表现；牙科麻醉不能缓解疼痛或改善下颌运动
肌炎	是	是	卒发；下颌运动和疼痛相关；肌肉压痛；通常不伴发热
骨化性肌炎	否	否	可以触及在 X 线片不透光区域中显示的结节；累及非咀嚼肌
肿瘤	可能	可能	可触及肿块；局部淋巴结可能会增大；可能有感觉异常；X 线可能显示骨累及
硬皮病	否	否	皮肤硬化、萎缩；面具脸；感觉异常；炎性关节痛；牙周韧带增宽
癔症	否	否	心理创伤后卒发；体格检查无异常；全身麻醉后下颌容易张开
破伤风	是	否	近期创伤史；颈僵硬；吞咽困难；面部肌肉痉挛；头痛
锥体外系反应	否	否	有服用抗精神病药或吩噻嗪史；高张运动；嘴唇颤动；自发的咀嚼运动
颧弓凹陷	可能	否	创伤史；面部凹陷；X 线阳性表现
骨软骨冠状瘤	否	否	进行性下颌活动受限；下颌偏向健侧；下颌运动可能伴有关节弹响；X 线阳性表现

(Modified from Laskin DM, Block S: Diagnosis and treatment of myofascial pain dysfunction (MPD) syndrome. J Prosthet Dent 56:75-84, 1986.)

影像学表现

无论原发或继发性 TMJ 骨关节炎，最早的放射学特征是下颌骨髁突的软骨下硬化。如果疾病进展，可能出现髁突变平和边缘唇状突出。晚期表现为骨皮质侵蚀、骨赘形成或两者同时出现。有时也可见皮质

下骨裂而导致骨囊肿形成。虽然关节窝改变普遍没有髁突那么严重，但有时也可以见到皮质侵蚀。晚期可见关节间隙变窄，提示伴有关节内盘的退行性改变。尽管 TMJ 改变通常在 X 线平片中可见到，但矢状面和冠状面 CT 扫描是骨结构成像的首选检查。

表 51-3　颞颌关节疾病的鉴别诊断

疾病	下颌运动限制	肌肉压痛	诊断要点
发育不全	否	是	先天性；常单侧；下颌骨偏向患侧；健侧长而平坦；重度错颌畸形；常伴耳畸形；X 线示髁突缺陷
髁突发育不全	否	否	先天或后天获得性；患侧有短的下颌体和下颌支，面部饱满；下巴不对称；健侧下颌体瘦长、面部偏平，错颌畸形；X 线示髁突畸形，下颌角前切迹
髁突畸形生长	否	否	面部不对称，下巴偏向健侧；反咬合错颌畸形；凸颌外貌；下颌骨下界常凸向患侧；X 线示髁突对称性增大
肿瘤	可能	是	下颌骨偏向患侧；X 线示增大的不规则的髁突或骨质破坏，与肿瘤类型相关；单侧病变
感染性关节炎	是	否	前驱感染；可能累及全身；X 线早期可正常，后期可见骨质破坏；波动感；可抽吸出脓液；常常为单侧病变
类风湿关节炎	是	是	炎症体征；累及其他关节（手、腕、足、肘、踝）；实验室检查结果阳性；儿童下颌骨发育迟缓；前牙开咬；X 线示骨质破坏；常常发生于双侧
脊柱关节炎			
银屑病关节炎	是	是	皮肤银屑病；指甲营养不良；累及远端指间关节；X 线示髁突侵蚀；类风湿因子阴性
强直性脊柱炎	是	是	常常累及脊柱和骶髂关节；关节外表现包括虹膜炎、前葡萄膜炎、主动脉瓣关闭不全、传导缺陷；髁突侵蚀性变化；可发生 TMJ 关节强直
代谢性关节炎			
痛风	是	是	常卒发；常累及单关节；通常累及第一跖趾关节、踝、腕；关节红、肿、压痛；血尿酸升高；晚期 X 线变化
假性痛风	是	是	常为单侧；可仅 TMJ 受累；关节频繁肿胀；关节内钙化；可有创伤史
创伤性关节炎	是	是	创伤史；X 线除关节间隙增宽外可无异常；局限性压痛；常为单侧
退行性关节炎	是	是	单侧关节压痛；骨擦音；可仅 TMJ 受累；X 线可正常或出现髁突变平、边缘唇状突出、骨刺、侵蚀
关节强直	是	是	常单侧，但也可双侧；可有创伤史；年轻人可能有下颌骨发育迟缓；X 线示正常关节结构缺失
关节内盘退行性病变	是	是	活动后疼痛加重；张口时伴有关节弹响或张口限制在 25 mm 内但不伴关节弹响；MRI 阳性表现；可有创伤史；常为单侧

（Modified from Laskin DM, Block S: Diagnosis and treatment of myofascial pain dysfunction (MPD) syndrome. J Prosthet Dent 56:75-84, 1986.）

诊断

退行性关节炎的诊断以病史、临床及 X 线表现为依据。患者常有创伤史或异常的咬合习惯。常为累及单侧，其他关节没有明显改变。疼痛定位明确，TMJ 局部常有压痛。

治疗

与其他关节一样，TMJ 退行性关节炎通常采用保守治疗。包括非甾体抗炎药、热疗、软食及限制下颌活动，对于有磨牙癖的患者，可使用咬合器改善功能紊乱。关节穿刺术也被证实是有益的 [4-5]。物理治疗如热疗、超声和离子透入疗法也有益处。当急性症状消退后，采用静力训练和动力训练可改善关节稳定性。关节腔注射激素治疗目前仍有争议，仅限于其他治疗效果不佳的急性患者。由于关节腔内多次注射激素可能引起不良反应 [4,6]，关节内注射不宜超过 3 或 4 次，每次间隔 3 个月。研究显示，关节内注射高分子量透明质酸钠 2 次、每次间隔 2 周，与激素注射具有相同疗效，且没有潜在的副作用 [5,7]。

急性症状控制后，应以控制可能加重退行性过程的因素为主。例如，通过替换缺失的牙齿建立良好的咬合关系以减少关节的不良负荷；通过正畸或正颌手术以矫正严重的牙齿畸形；通过夜间坚持使用咬合器控制磨牙癖和磨牙习惯[6,8]。

若患者经过 3～6 月内科治疗症状仍无缓解，则具有手术治疗的指征。手术去除最少量的骨以使关节面光滑，没有必要去除全层骨皮质，例如所谓的髁突刮除术或高位髁突切开术，在某些情况下可导致持续的骨吸收，应尽量避免。

类风湿关节炎

超过 50% 的类风湿关节炎患者出现 TMJ 受累[9]。尽管在疾病早期 TMJ 也可受累，但通常先累及其他关节。男女之比为 1：3。幼年型关节炎患者也可累及 TMJ。在儿童患者中，由于下颌骨髁突破坏导致生长滞后及以下颌后移为特征性表现的面部畸形。纤维性或骨性关节强直是所有年龄段都可能出现的后遗症。

临床表现

类风湿关节炎患者的 TMJ 表现为双侧耳前区疼痛、压痛和肿胀及下颌活动受限。症状以周期性加重和缓解交替为特点。关节僵硬和疼痛通常晨起较重，白天减轻。随着疾病进展，下颌活动受限加重，患者可能出现前牙开咬。

影像学表现

早期可无任何 X 线改变，但随着病情进展 50%～80% 的患者出现双侧脱矿质、髁突变平和骨侵蚀，使关节面不规则、凸凹不平。也可出现关节窝的侵蚀。由于关节内盘破坏，可以出现关节间隙变窄。随着髁突的不断破坏，下颌支逐渐变短，仅后牙可接触，前牙不能咬合。MRI 越来越多地被用于诊断关节损伤、滑膜炎以及关节附件受累。

诊断

类风湿关节炎的诊断以病史、临床表现、X 线异常以及确切的实验室检查为基础。类风湿关节炎与退行性关节炎的 TMJ 表现鉴别特点见表 51-3。

治疗

类风湿关节炎 TMJ 受累的治疗与发生在其他关节的类风湿关节炎一样[7,10]。急性期使用抗炎药物，待急性症状消退后可进行适当的下颌运动以防止严重

的活动能力丧失。对于严重的患者，也可应用缓解病情药物如甲氨蝶呤，以及 TNF 抑制剂、阿巴西普、托珠单抗和利妥昔单抗等生物制剂，来减轻全身症状。对于那些病情缓解期仍有前牙不能咬合或出现关节强直的患者，可能需要外科手术治疗。

脊柱关节炎

除了类风湿关节炎的成人和幼年型以外，银屑病关节炎、强直性脊柱炎和反应性关节炎也可累及 TMJ[8-13]。

银屑病关节炎

约 1/3 皮肤银屑病患者会发生银屑病关节炎（见第 77 章）。它可突然起病，间断发作，自行缓解[9,12]。通常仅有单侧 TMJ 受累。症状与类风湿关节炎相似，包括 TMJ 痛、压痛、下颌活动受限、骨擦音等[9,12]。X 线改变是非特异性的，不易与其他类型关节炎鉴别，尤其是类风湿关节炎和强直性脊柱炎[13-14]。髁突和关节窝的侵蚀性改变可引起严重的关节间隙狭窄[11,15-16]，严重者甚至发生关节强直，这在早期偶尔表现为新骨形成[12,17]。

诊断银屑病关节炎通常以银屑病、侵蚀性关节炎的 X 线表现以及类风湿因子阴性的"三联征"为基础。然而，即使存在皮疹，诊断也不能绝对确定。应与类风湿关节炎、反应性关节炎、强直性脊柱炎和痛风进行鉴别。

银屑病关节炎累及 TMJ 的治疗如第 77 章所述，以控制全身炎症过程为目的[13,18-21]。如果发生关节强直，则需进行外科手术。

强直性脊柱炎

约 1/3 强直性脊柱炎患者在发病后数年出现 TMJ 受累。下颌疼痛和活动受限是最常见的症状，严重的病例可出现关节强直[8,11,14,22]。X 线检查中，约 30% 患者显示髁突和关节窝的侵蚀改变以及关节间隙变窄[15,23]。在病程较长的病例中，在疾病稳定期可见明显的骨赘反应。关节病变程度似乎与疾病的严重程度相关。药物治疗是强直性脊柱炎累及 TMJ 的主要手段，物理治疗用于改善颞颌关节的活动性，必要时可使用咬合器以减少功能紊乱给关节带来的压力。如发生关节强直，则需外科手术[24]。

反应性关节炎

累及 TMJ 的反应性关节炎多见于男性，表现为反复发作的疼痛、肿胀、张口受限[25]。X 线显示明显的髁突侵蚀[26]。治疗和其他血清阴性脊柱关节炎相似，包括非甾体抗炎药、关节腔内激素治疗和缓解病情药物。如有明确的细菌感染，使用适当的抗生素也是必需的。

创伤性关节炎

发生于下颌骨的急性创伤即使未造成骨折，也可造成 TMJ 的损伤。如果儿童发生下颌骨骨折，应提醒父母下颌骨对于儿童是重要的生长发育部位，创伤可能造成关节软骨损伤，导致下颌生长迟缓及面部畸形[16,27]。

创伤性关节炎的 TMJ 以疼痛、压痛和下颌活动受限为特征。创伤引起的炎症和关节积血可引起受累侧牙齿不能咬合。最初受伤的部位常有明显的挫伤或撕裂伤。X 线检查可能无显著改变或仅表现为关节内水肿或出血引起的关节间隙增宽。在一些病例中，X线片可显示临床检查未能发现的囊内骨折。

创伤性关节炎的治疗包括使用非甾体抗炎药、热疗、软食、限制下颌活动。当急性症状消退后，应进行适当的锻炼以避免纤维性关节强直。

感染性关节炎

感染性关节炎很少累及 TMJ。虽然关节受累是系统性疾病如淋病、梅毒、结核和莱姆病的表现之一[17-18,28-29]，但最常见的感染途径是由牙齿、腮腺或耳部等邻近器官的感染直接延伸而来[19,30]。在个别情况下，也可由于外伤后微生物血行播散定植于关节或关节贯通伤直接引起感染[20,30]。最常见的致病菌是金黄色葡萄球菌、流感嗜血杆菌、链球菌[31]。

临床表现

感染性关节炎通常引起单侧 TMJ 痛、压痛、红肿。常伴有寒战、发热和出汗，也可出现特殊类型感染引起的全身性表现。关节肿胀导致牙齿不能咬合。在化脓性关节炎中，关节区域内可有波动感。莱姆病的患者可表现出独特的皮肤损伤和血清学阳性证据[18,29]。

影像学表现

疾病早期没有骨质受累，X 线通常无异常发现。但关节内有脓性或炎性渗出物聚集时，MRI 可检测到关节间隙增宽。根据感染的严重程度和迁延程度，后期可出现不同程度的骨质破坏，从下颌骨髁突的关节面损害到广泛的骨髓炎都可发生。晚期可能出现纤维性或骨性关节强直。儿童感染性关节炎可影响髁突的生长，导致面部不对称。

治疗

感染性关节炎的治疗包括应用适当的抗生素、正确补液、控制疼痛及限制下颌活动。在急性症状消退前，一周 1 ~ 3 次的林格溶液关节穿刺灌洗疗法也被推荐使用[32]。化脓性感染可能需要抽吸脓液、切开引流或行死骨清除术。若出现广泛性骨丢失则需要骨重建。下颌骨生长受累的儿童，可行肋软骨移植术以矫正面部不对称，并恢复下颌骨的生长。

代谢性关节炎

代谢性关节炎，如痛风和假性痛风（二水焦磷酸钙关节病）较少累及 TMJ[21,33]。

痛风

累及 TMJ 的痛风性关节炎最常见于 40 岁以上的男性，之前通常有手、足的一个或多个关节受累。常突然发作，关节红肿、疼痛，且有触痛。几天内可恢复，缓解期可持续数月至数年。

若发作不频繁，X 线可能没有任何进行性改变。因为病例极少，故尚无确切 X 线变化的报道。曾有关于盘内钙化区域、关节骨破坏、髁突外生骨疣、骨刺和痛风石的报道[21,33-35]。累及 TMJ 的痛风首选内科治疗。但如果症状不能控制，则需行外科清创术或关节成形术。

假性痛风

焦磷酸钙沉积病（假性痛风）累及 TMJ 的临床特点类似于痛风，X 线可见下颌骨髁突退行性和侵蚀性改变。原发性假性痛风常见于年龄较大的患者，可出现关节内钙化（软骨钙质沉着症）及关节内盘的弥漫性钙化[21-25,36-39]。继发性患者也有类似的改变，但常见于有创伤史的年轻患者。细针抽吸检查有助于鉴别假性痛风和痛风。在偏振光显微镜下，痛风晶体为针状，呈负性双折光；而假性痛风晶体为菱形 / 棒状，呈弱双折光。

与 TMJ 痛风性关节炎一样，TMJ 的假性痛风首选内科治疗，内科治疗无效的患者可进行手术。

关节内紊乱

关节内紊乱（internal derangement）是 TMJ 疼痛的常见原因。主要表现为关节内盘与髁突之间的解剖关系紊乱，从而干扰关节的正常运动。

临床表现

关节内紊乱可分为三个阶段：①无痛的动作失调期，表现为张口时有短暂的绞锁感；②可复性盘前移位：张口末时还原复位，以伴有关节弹响或爆裂声为特征（图 51-1）；③不可复性盘前移位：张口末时不能复位，以下颌活动受限或绞锁为特征（图 51-2）。盘前移位患者（无论能否复位）的关节疼痛是由于关节盘位置前移，造成神经支配丰富的盘后组织占据了关节窝，受到髁突挤压以及伴发炎症所致。

病因学

创伤、关节负荷异常和退行性关节疾病是关节内盘紊乱的三个主要病因 [26,40]。尽管一些医生认为咬合因素在关节内紊乱中有一定作用，但尚无研究证明。

急性重创可能是关节内紊乱最常见的原因。急性重创事件包括下颌受冲击、气管内插管、颈牵引、牙齿或口腔手术操作过程中医源性牵拉等。尽管急性颈部损伤是关节内紊乱的病因之一，但对 155 例此类患者的研究显示，仅一例在车祸后立即出现 TMJ 关节弹响 [27,41]。对 129 例患者进行的 1 个月的随访中，2 例曾发生关节弹响；对 104 例患者进行的 1 年随访中发生关节弹响的例数没有增加。因此，尽管 TMJ 关

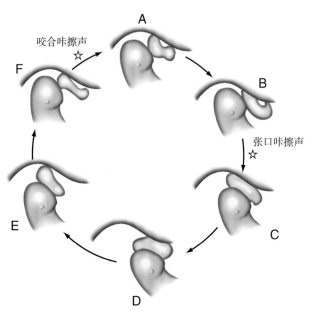

图 51-1 图示关节内盘前移位，张口时复位。当内盘回复到与髁突的正常位置关系时出现关节咔嚓响声或爆裂声。咬合时，内盘再次向前移位，有时会伴有第二次响声（相对的关节咔嚓声）。（Modified from McCarty W: Diagnosis and treatment of internal derangements of the articular disc and mandibular condyle. In Solberg WK, Clark GT, editors: Temporomandibular joint problems: biologic diagnosis and treatment, Chicago, 1980, Quintessence, p 155.）

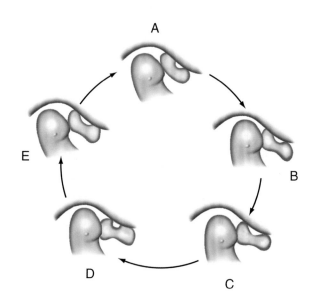

图 51-2 A-E，图示关节内盘前移位，张口末时不能复位。移位的关节盘像一个屏障完全阻止髁突的移动。（Modified from McCarty W: Diagnosis and treatment of internal derangements of the articular disc and mandibular condyle. In Solberg WK, Clark GT, editors: Temporomandibular joint problems: biologic diagnosis and treatment , Chicago, 1980, Quintessence, p 151.）

节内紊乱可由急性颈部损伤引起，但发生率很低。

TMJ 受创伤后，患者仅发生关节面改变而导致扣锁或捆绑感，还是盘前移位伴张口时复位（关节弹响或摩擦声），或是盘前移位不伴张口时复位，这取决于损伤的严重程度。尽管上述三种不同阶段的创伤性关节炎在关节活动时都可引起疼痛，但在后两阶段由于关节区内的盘后组织被压迫，疼痛更加明显。

习惯性慢性磨牙引起的 TMJ 过度负荷是关节内紊乱的另一个常见原因。虽然 TMJ 的构造适宜离心运动，但它不能承受在慢性磨牙运动中发生的持续性关节等距负荷增加和负荷减轻运动；这种运动会影响关节的润滑，改变关节面，使关节盘和髁突之间产生摩擦，导致关节表面退行性变，关节盘逐渐向前移位[26,28,40,42]。

退行性关节疾病可发生于关节内紊乱之前，也可能出现在关节内紊乱之后。在第一种情况中，关节面特征性的改变使得关节各部分不能顺畅地滑动，逐渐造成张口时应向后旋转的关节盘向前移位。在第二种情况中，移位的关节盘导致关节各成分之间的关系发生变化，引起这些结构的退行性改变。对于那些退行性关节疾病仍然活动的患者，无论是原发性还是继发性，都必须对其关节内紊乱进行治疗才能彻底解决问题。

影像学表现

根据关节内紊乱的病因及持续时间不同，X 线可能显示或不显示退行性关节病变的证据。然而，在那些伴有关节弹响和爆裂声的患者，MRI 可显示张口时盘前移位及闭口时复位的情况。然而，对于伴有绞锁的患者，张口时，关节盘仍留在前移的位置，髁突活动受限。也有一小部分有绞锁的患者，当牙齿咬合时关节盘处于正常位置，而没有向前移位，当患者张口时，关节盘的位置没有变化[29,43]，在这些病例中，关节盘与关节结节的粘连阻止了髁突的移位。这些患者与伴有盘前移位的患者不同，在关节绞锁前不伴有关节弹响，关节盘不发生复位。

治疗

对于伴有 TMJ 疼痛、弹响的患者首选治疗包括非甾体抗炎药、进食软的或易于咀嚼的食物以及使用咬合张开器（bite-opening appliance），以减轻盘后组织的挤压（图 51-3）。当患者有相关的肌筋膜痛时可加用肌肉松弛药。一旦疼痛缓解，即使关节弹响仍存在也不需进一步治疗。然而，对于有磨牙癖的患者，使用咬合器有助于矫正磨牙习惯并防止疼痛复发。

在一项对 190 例伴有关节弹响史的患者进行长期随访（1～15 年）研究中，患者采用针对关节弹响或盘移位的非手术保守治疗，只有 1% 的患者症状恶化。研究显示，只要没有其他症状，无痛性关节弹响可长期观察病情变化[30,44]。

对于非手术治疗效果不佳的 TMJ 疼痛和关节弹响的患者，应进行关节镜复位术或开放性手术（关节盘成形术）。对于伴有功能异常习惯的患者，睡眠时应继续使用咬合器。对于有绞锁的患者（盘前移位不能复位），不管是否疼痛，都应尽快治疗，因为如果长时间不治疗，关节盘和髁突的进一步退行性改变将使得患者失去关节盘成形术的手术机会，给治疗增加难度。首选的治疗包括通过关节镜或关节穿刺进行关节灌洗和粘连松解术。关节穿刺包括用皮下针头在关节间隙上定位入口和出口，用乳酸盐林格液冲洗以去除炎性组织裂解产物和细胞因子，通过液压膨胀和手法操作对关节进行粘连松解（图 51-4）[31,45]。

关节穿刺术的效果与关节镜松解术和灌洗的效果相当，且创伤性更小。尽管这些方法都不能使关节盘恢复至正常位置，但能恢复大部分患者盘和关节的活动性，减轻疼痛，改善功能[32-33,46-47]。这些患者关节内的盘后组织发生纤维化并充当假盘。对于有磨牙癖的患者，术后睡眠中使用咬合器十分重要。

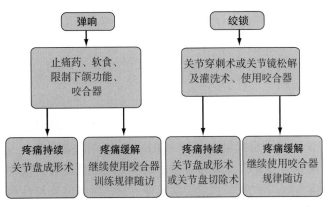

图 51-3 颞颌关节内紊乱的治疗。伴有疼痛的弹响或绞锁首选内科治疗，而有绞锁的患者需要外科手术

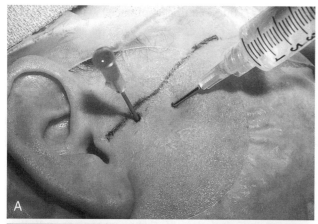

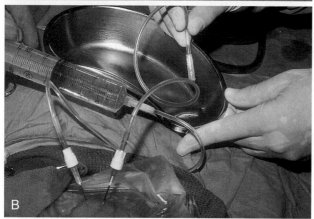

图 51-4　颞颌关节穿刺术。**A**，皮下注射针头插入到关节间隙上方进行关节灌洗；**B**，用乳酸盐林格液进行冲洗

对于那些关节穿刺术或关节镜效果不佳的患者，可以尝试开放性手术将移位的关节盘复位。但是，如果关节盘变形严重且不能复位，或者关节盘有巨大不可修复的穿孔或有盘后组织撕裂，则需要摘除关节盘。虽然自体耳软骨、植皮或颞肌肌瓣已经被用于关节盘置换，但其效果还不能确定 [31,45,48]。更多最新的长期研究显示，多数患者能耐受无盘关节 [34,49]。目前尚无被认同的异源性关节盘替代物。

肿瘤

尽管累及 TMJ 的原发肿瘤并不常见，但引起此部位疼痛疾病的鉴别诊断仍需考虑到肿瘤 [35-36,50-51]。软骨瘤、骨软骨瘤和骨瘤是最常见的良性肿瘤，但纤维骨瘤、黏液瘤、骨纤维发育不良、巨细胞修复性肉芽肿、动脉瘤性骨囊肿、滑膜瘤、滑液软骨瘤病、软骨母细胞瘤、成骨细胞瘤、血管球瘤及滑膜血管瘤也

有散发病例报道。TMJ 的恶性肿瘤更少，偶有纤维肉瘤、软骨肉瘤、滑膜纤维肉瘤、骨肉瘤、恶性纤维组织细胞瘤、恶性神经鞘瘤、平滑肌肉瘤和多发性骨髓瘤等报道。TMJ 也可被颊部、腮腺和外耳道以及下颌支邻近区域的肿瘤累及。从乳腺、肺、前列腺、结肠、甲状腺、肝、胃、肾等远处肿瘤转移至髁突的病例也有报道。

TMJ 肿瘤可引起疼痛、下颌活动受限、张口时下颌向患侧偏斜、牙齿咬合困难。根据疾病的性质，X 线可显示骨破坏、对合或吸收。需要活检以明确诊断。

肌筋膜痛与功能紊乱

肌筋膜痛与功能紊乱（myofascial pain and dysfunction，MPD），或称为咀嚼肌痛，是一种主要累及咀嚼肌的精神生理疾病，一般不累及 TMJ。女性较男性多见，在各种报道中男女之比 1：3 ～ 1：5。尽管此病可发生于儿童，但好发于 20 ～ 40 岁成人。MPD 易与累及 TMJ 的疼痛性疾病混淆，如退行性关节炎或关节内紊乱，这是由于原发性 MPD 患者可继发这些疾病，原发性关节疾病患者也可继发 MPD。由于目前我们对其病因和发病机制有了更好的理解，因而诊断更容易，治疗更有效 [37-38,52-53]。

病因学

精神压力被认为是 MPD 发生的一个重要因素（心理生理学理论）[39,54-55]。假定在大多数患者中压力引起中枢对肌肉活动的主动诱导增加，经常伴有磨牙及磨牙癖等功能异常的习惯，可导致肌肉疲劳、疼痛和张口受限 [40,54]。然而，类似的症状也偶见于肌肉过度伸展、肌肉过度收缩或创伤（图 51-5）。另一个相反的理论（Lund 疼痛适应理论）[56] 认为，作为一种保护机制，咀嚼肌的疼痛导致肌肉活动的减少而不是增加，从而引起张口受限；然而，这个理论不能解释疼痛的原因。尽管已开展大量研究，但是肌筋膜痛与功能紊乱的病因仍然是未知的。

临床表现

单侧疼痛是 MPD 最常见的症状。相对于定位清

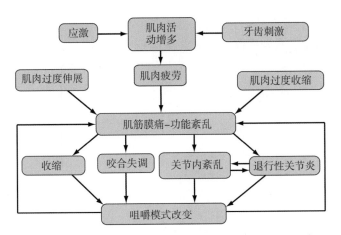

图 51-5 肌筋膜痛与功能紊乱的病因。虽然图示有 3 条途径，但以心理压力最常见。压力导致疾病的机制被称为心理生理学理论。(Modified from Laskin DM: Etiology of the pain-dysfunction syndrome. J Am Dent Assoc79:147-153, 1969. Copyright 1969 American Dental Association. Reprinted by permission of ADA Publishing Co.)

楚的关节疾病，肌肉导致的疼痛更弥散，患者通常不能精确定位受累的部位。这是鉴别肌肉和关节疾病的一条重要诊断标准。

由于受累肌肉不同，患者描述 MPD 相关疼痛的方式各不相同。咬肌是最常受累的肌肉，患者将疼痛描述为下颌痛。其次为颞肌，它引起头的侧面疼痛，被患者描述为头痛。累及翼外肌产生耳痛或眼后深部痛，而累及翼内肌造成吞咽不适、疼痛以及下颌角下方腺体肿胀。翼内肌受累也可导致耳塞或耳部饱满感。

MPD 相关的疼痛常为持续性，但常在晨起时加重或在一天中逐渐加重。它通常在下颌活动时加重，特别是在进食、过度交谈等活动中。肌筋膜痛倾向于区域性，病程长的患者可主诉面部疼痛延伸至颈部，甚至可达肩背部。

另一常见表现是咀嚼肌压痛。在容易触诊的肌肉（如咬肌、颞肌、翼内肌）有压痛可帮助确定引起疼痛的部位。肌肉压痛通常不由患者诉说，但此体征易在查体中发现。最常见的压痛部位是下颌角附近、咬肌肌腹和后上部分、前颞区、冠突前侧上颞肌嵴。部分压痛部位提示肌腱病变也可能是疼痛和压痛的根源。

下颌活动受限是 MPD 第三个重要的症状。它表现为张口受限，张口时下颌偏向患侧。健侧的侧向移动受限。下颌活动受限常与疼痛程度有关。

TMJ 弹响或爆裂音是部分 MPD 患者的另一种表现，它仅发生在有慢性磨牙癖的患者，不是常见的症状。慢性磨牙癖可逐渐导致关节摩擦加重以及继发性盘移位[26,40]。单独的关节弹响不足以诊断 MPD，伴有发生于弹响之前的咀嚼肌的肌筋膜疼痛和压痛是必要条件。这些患者必须与原发性关节内紊乱患者区分开来：后者肌肉挤压引起的肌筋膜疼痛和压痛发生于关节弹响之后。病史和体格检查的差异有助于鉴别诊断。

除了疼痛、肌肉压痛以及张口受限三大主要症状外，MPD 患者常缺乏 TMJ 病理改变的临床和 X 线证据。这些阴性特征对医生确立诊断非常重要，因为它们证实了出现问题的原发部位不是关节结构。

诊断

由于 MPD 的主要症状和体征与退行性关节炎、关节内盘紊乱等以及各种非关节疾病累及 TMJ 的这些症状相似（表 51-1 和表 51-2），因此，此病诊断比较困难，医生为了确定诊断需要详细的病史和全面的临床评估。牙根周围 X 线摄片和 TMJs 普通 X 线片（全景）有助于排除牙或关节疾病。如果 TMJs 普通 X 线片显示异常，可进行 CT 扫描进一步明确。当考虑 TMJ 关节内紊乱时，MRI 也能确定关节盘位置。根据怀疑的疾病，可通过其他头、颈 X 线片和闪烁扫描术以确立最终诊断。

特定的实验室检查可能对一些病例的诊断有帮助。疑有感染时检查全血细胞计数；疑有骨骼疾病时检查血清钙、磷和碱性磷酸酶；疑有痛风时检查血尿酸；血清肌酐和肌酸激酶水平可提示肌肉疾病；疑有类风湿关节炎时行红细胞沉降率、类风湿因子和抗核抗体等检查。肌电图可用于评价肌肉功能。心理学评价和心理检测是很好的研究工具，但除了明确有关的异常行为特征以外，缺乏更多的诊断价值。

纤维肌痛综合征是一种可与肌筋膜痛混淆的疾病，特别是当 MPD 累及除面部以外某些部位时。尽管小部分 MPD 患者可能最终发展为纤维肌痛综合征，但它们很可能是不同的疾病[41,57]。表 51-4 列出了肌筋膜痛和纤维肌痛综合征的鉴别要点。

表 51-4 肌筋膜痛与纤维肌痛综合征的特点

	肌筋膜痛	纤维肌痛综合征
年龄分布	20 ~ 40 岁	20 ~ 50 岁
性别分布	女性多见	女性多见
疼痛部位	局限性，常单侧	弥漫性，双侧对称
压痛点	几乎没有	很多
触发点	罕见	常见
疲乏	局部肌肉疲劳	全身乏力
睡眠障碍	常见	常见

治疗

MPD 的治疗分为 4 个阶段 [42,58]。一旦明确诊断，即应开始第一阶段治疗（图 51-6）。首先应帮助患者正确认识疾病。患者常常难以接受由心理因素引起 MPD 的解释，可先将肌肉疲劳作为疼痛和功能异常的原因来讨论处理，直至症状改善、患者自信恢复后，再考虑应激和心理因素的作用。将症状与特异性咀嚼肌联系在一起，有助于患者理解疼痛类型及定位，如颞肌引起的头痛、咬肌引起的颌痛、翼内肌引起的吞咽不适和耳部闭塞、翼外肌引起的耳痛和眼后痛等。

除了解释病情之外，应劝导患者进行家庭治疗，包括建议避免咬牙和磨牙、软食、对咀嚼肌予以湿热疗法和按摩、限制下颌活动。疼痛时应给予非甾体抗炎药，对失眠的患者，在晚间睡眠时给予小剂量的阿米替林帮助改善睡眠及减轻功能异常。

约 50% 的患者通过第一阶段治疗在 2 ~ 4 周内症状缓解。症状持续者，应开始第二阶段治疗，包括继续家庭治疗和药物治疗，但需为患者制作咬合器。咬合器有多种类型，其中 Hawley 型上颌骨咬合器可能最有效，因为它可防止后牙接触，也防止大部分功能异常活动（图 51-7）[43,59]。咬合器通常在晚上使用，必要时白天可佩戴 5 ~ 6 小时。部分患者的后牙可能过度出牙，因此不能持续使用咬合器。

随着第二阶段治疗，另有 20% ~ 25% 的患者在 2 ~ 4 周内症状缓解。症状缓解后，应首先停用药物治疗，然后停用咬合器。如果症状再次出现，可在夜间持续使用咬合器。

咬合器治疗效果不佳的患者进入为期 4 ~ 6 周的

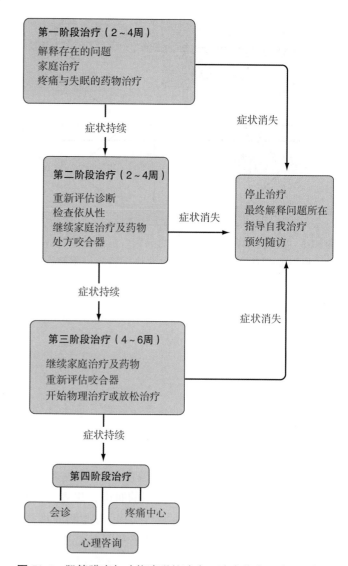

图 51-6 肌筋膜痛与功能障碍的治疗。治疗分为 4 阶段。如果症状在前三个阶段的任何阶段消失，则逐渐开始阶段外治疗，指导患者继续自我管理疾病。（Modified from Laskin DM, Block S: Diagnosis and treatment of myofascial pain dysfunction [MPD] syndrome. J Prosthet Dent 56:75-84, 1986.）

第三阶段治疗。在此阶段，可采用物理治疗（热疗、按摩、超声和电子直流电疗法）[60] 或松弛疗法（肌电图生物反馈、条件松弛）[61]，但二者都是附加的疗法。没有证据表明二者有疗效差别，两种方法都可以首先使用，如果一种无效，可试用另一种。第三阶段治疗通常会对另 10% ~ 15% 的患者有帮助。

上述所有方法都无效而诊断无误者，推荐进行心理咨询。这能帮助患者发现生活中潜在的应激因素，并学会应对这些情况。如果诊断有疑问，患者应首先请牙科和神经科会诊并重新评估。另一种选择是推荐

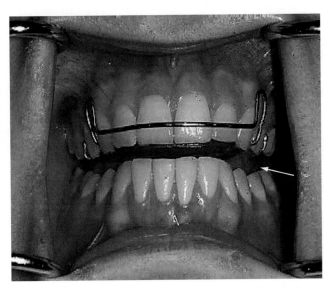

图 51-7 Hawley 型上颌骨咬合器。只有前牙接触咬合器，而后牙有一定的空间（箭头）

难治性 MPD 患者就诊于 TMJ 中心或疼痛专科，因为这样的患者需要多学科联合途径才能治疗成功。

结论

颞颌部疾病的治疗有赖于了解病因、明确诊断以及在此基础上制订适当的治疗方案。尤为重要的是区分 MPD 患者和 TMJ 疾病患者，前者常见且不需手术，而后者常需要手术治疗。但是，即使是后者，很多常见疾病如关节炎和关节内紊乱常对非手术治疗反应良好，因此，在考虑手术治疗之前应首先尝试使用内科方法。

本章的参考文献也可以在 ExpertConsult.com 上找到。

参考文献

1. Merjersjo C: Therapeutic and prognostic considerations in TMJ osteo-arthrosis: a literature review and a long-term study in 11 subjects. *J Craniomandib Pract* 5:70, 1987.
2. Madsen B: Normal variations in anatomy, condylar movements and arthrosis frequency of the TMJs. *Acta Radiol* 4:273, 1966.
3. Milam SB, Zardeneta G, Schmitz JP: Oxidative stress and degenerative temporomandibular joint disease. *J Oral Maxillofac Surg* 56:214, 1998.
4. Manfredini D, Bonnini S, Arboretti R, et al: Temporomandibular joint osteoarthritis: an open label trial of 76 patients treated with arthro-centesis and hyaluronic acid injections. *Int J Oral Maxillofac Surg* 38:827, 2009.
5. Onder ME, Tuz HH, Kocyigit D, et al: Long-term results of arthrocen-tesis in degenerative temporomandibular disorders. *Oral Surg Oral Med Oral Pathol Radiol Endod* 107:1, 2008.
6. Haddad IK: Temporomandibular joint osteoarthritis: histopathological study of the effects of intra-articular injection of triamcinolone ace-tonide. *Saudi Med J* 21:675, 2000.
7. Bjornland T, Gjaerum AA, Moystad A: Osteoarthritis of the temporo-mandibular joint: an evaluation of the effects and complications of corticosteroid injection compared with injection with sodium hyaluro-nate. *J Oral Rehabil* 34:583, 2007.
8. Abubaker AO, Laskin DM: Nonsurgical management of arthritis of the temporomandibular joint. *Oral Maxillofac Surg Clin N Am* 7:1, 1995.
9. Bessa-Nogueira RV, Vasconcelos BC, Duarte AP, et al: Targeted assess-ment of the temporomandibular joint in patients with rheumatoid arthritis. *J Oral Maxillofac Surg* 66:1804, 2008.
10. Zide MF, Carlton D, Kent JH: Rheumatoid arthritis and related arthropathies: systemic findings, medical therapy, and peripheral joint surgery. *Oral Surg Oral Med Oral Pathol* 61:119, 1986.
11. Davidson C, Wojtulewsky JA, Bacon PA, et al: Temporomandibular joint disease in ankylosing spondylitis. *Ann Rheum Dis* 34:87, 1975.
12. Wilson A, Braunwald E, Issilbacker KJ: Psoriatic arthropathy of the temporomandibular joint. *Oral Surg Oral Med Oral Pathol* 70:555, 1990.
13. Kononen M: Radiographic changes in the condyle of the temporo-mandibular joint in psoriatic arthritis. *Acta Radiol* 28:185, 1987.
14. Wenneburg B, Kononen M, Kallenberg A: Radiographic changes in the temporomandibular joint of patients with rheumatoid arthritis, psoriatic arthritis, ankylosing spondylitis. *J Craniomandib Disord* 4:35, 1990.
15. Miles DA, Kaugers GA: Psoriatic involvement of the temporoman-dibular joint: literature review and report of two cases. *Oral Surg Oral Med Oral Pathol* 71:770, 1991.
16. Lundberg M, Ericsson S: Changes in the temporomandibular joint in psoriasis arthropathica. *Acta Derm Venereol* 47:354, 1967.
17. Koorbusch GF, Zeitler DL, Fotos PG, et al: Psoriatic arthritis of the temporomandibular joint with ankylosis. *Oral Surg Oral Med Oral Pathol* 71:267, 1991.
18. de Viam K, Laries RJ: Update in treatment options for psoriatic arthri-tis. *Expert Rev Clin Immunol* 5:779, 2009.
19. Alstergren P, Larsson PT, Kopp S: Successful treatment with multiple intra-articular injections of infliximab in a patient with psoriatic arthritis. *Scand J Rheumatol* 37:155, 2008.
20. Lamazza L, Guerra F, Messina AM, et al: The use of etanercept as a non-surgical treatment for temporomandibular joint psoriatic arthritis: a case report. *Aust Dent J* 54:161, 2009.
21. Salvarini C, Cantini F, Olivieri I: Disease-modifying antirheumatic drug therapy for psoriatic arthritis. *Clin Exp Rheumatol* 20(Suppl 28): S71, 2002.
22. Wenneberg B: Inflammatory involvement of the temporomandibular joint: diagnostic and therapeutic aspects and a study of individuals with ankylosing spondylitis. *Swed Dent J Suppl* 20:1, 1983.
23. Wenneberg B, Hollender L, Kopp S: Radiographic changes in the temporomandibular joint in ankylosing spondylitis. *Dentomaxillofac Radiol* 12:25, 1983.
24. Manemi RV, Fasanmade A, Revington PJ: Bilateral ankylosis of the jaw treated with total alloplastic replacement using the TMJ concepts system in a patient with ankylosing spondylitis. *Br J Oral Maxillofac Surg* 47:159, 2009.
25. Kononen M: Signs and symptoms of craniomandibular disorders in men with Reiter's disease. *J Craniomandib Disord* 6:247, 1992.
26. Kononen M, Kovero O, Wenneberg B, et al: Radiographic signs in the temporomandibular joint in Reiter's disease. *J Orofac Pain* 16:143, 2002.
27. Harris S, Rood JP, Testa HJ: Post-traumatic changes of the temporo-mandibular joint by bone scintigraphy. *Int J Oral Maxillofac Surg* 17:173, 1988.
28. Hanson TL: Pathological aspects of arthritides and derangements. In Sarnat BG, Laskin DM, editors: *The temporomandibular joint: a bio-logical basis for clinical practice*, ed 4, Philadelphia, 1992, Saunders, pp 165–182.

29. Lesnicar DG, Zerdoner D: Temporomandibular joint involvement caused by Borrelia burgdorferi. J Craniomaxillofac Surg 35:397, 2007.

30. Leighly SM, Spach DH, Myall RW, et al: Septic arthritis of the temporomandibular joint: review of the literature and report of two cases in children. Int J Oral Maxillofac Surg 22:292, 1993.

31. Cai XY, Yang C, Zhang ZY, et al: Septic arthritis of the temporomandibular joint: a retrospective review of 40 cases. J Oral Maxillofac Surg 68:731, 2010.

32. Cai XY, Yang C, Chen MJ, et al: Arthroscopic management of septic arthritis of the temporomandibular joint. Oral Surg Oral Med Oral Pathol Oral Radiol Endod 109:24, 2010.

33. Gross BD, Williams RB, DiCosimo CT, et al: Gout and pseudogout of the temporomandibular joint. Oral Surg Oral Med Oral Pathol 63:551, 1987.

34. Barthelemy I, Karanas Y, Sannajust JP, et al: Gout of the temporomandibular joint: pitfalls in diagnosis. J Craniomaxillofac Surg 29:307, 2001.

35. Suba Z, Takacs D, Gyulai-Gaal S, et al: Tophaceous gout of the temporomandibular joint: a report of 2 cases. J Oral Maxillofac Surg 67:1526, 2009.

36. Nakagawa Y, Ishibashi K, Kobayoshi K, et al: Calcium phosphate deposition disease in the temporomandibular joint: report of two cases. J Oral Maxillofac Surg 57:1357, 1999.

37. Chuong R, Piper MA: Bilateral pseudogout of the temporomandibular joint: report of a case and review of the literature. J Oral Maxillofac Surg 53:691, 1995.

38. Aoyama S, Kino K, Amagosa T, et al: Differential diagnosis of calcium pyrophosphate dihydrate deposition of the temporomandibular joint. Br J Oral Maxillofac Surg 38:550, 2000.

39. Ascani G, Pieramici MD, Fiosa A, et al: Pseudogout of the temporomandibular joint: a case report. J Oral Maxillofac Surg 66:386, 2008.

40. Laskin DM: Etiology and pathogenesis of internal derangements of the temporomandibular joint. Oral Maxillofac Surg Clin N Am 6:217, 1994.

41. Heise AP, Laskin DM, Gervin AS: Incidence of temporomandibular joint symptoms following whiplash injury. J Oral Maxillofac Surg 50:825, 1992.

42. Nitzan DW: The process of lubrication impairment and its involvement in temporomandibular disk displacement: a theoretical concept. J Oral Maxillofac Surg 59:36, 2001.

43. Nitzan DW, Samson B, Better H: Long-term outcome of arthrocentesis for sudden-onset persistent, severe closed lock of the temporomandibular joint. J Oral Maxillofac Surg 55:151, 1997.

44. Greene CS, Laskin DM: Long-term status of TMJ clicking in patients with myofascial pain and dysfunction. J Am Dent Assoc 117:461, 1988.

45. Laskin DM: Surgical management of internal derangements. In Laskin DM, Greene CS, Hylander WL, editors: Temporomandibular disorders: an evidence-based approach to diagnosis and treatment, Chicago, 2006, Quintessence, pp 469–481.

46. Dimitroulis G: A review of 55 cases of chronic closed lock treated with temporomandibular joint arthroscopy. J Oral Maxillofac Surg 60:519, 2002.

47. Carvajal W, Laskin DM: Long-term evaluation of arthrocentesis for treatment of internal derangement of the temporomandibular joint. J Oral Maxillofac Surg 58:852, 2000.

48. Kramer A, Lee JJ, Bierne OR: Meta-analysis of TMJ discectomy with and without autogenous/alloplastic interpositional materials: comparison analysis of functional outcomes. J Oral Maxillofac Surg 62(Suppl 1):49, 2004.

49. Eriksson L, Westesson PL: Discectomy as an effective treatment for painful temporomandibular joint internal derangement: a 5 year clinical and radiographic follow-up. J Oral Maxillofac Surg 59:750, 2001.

50. Stern D: Benign and malignant tumors. In Laskin DM, Greene CS, Hylander WL, editors: Temporomandibular disorders: an evidence-based approach to diagnosis and treatment, Chicago, 2006, Quintessence, pp 319–333.

51. Clayman L: Surgical management of benign and malignant neoplasms. In Laskin DM, Greene CS, Hylander WL, editors: Temporomandibular disorders: an evidence-based approach to diagnosis and treatment, Chicago, 2006, Quintessence, pp 509–532.

52. Laskin DM: Diagnosis and etiology of myofascial pain and dysfunction. Oral Maxillofac Surg Clin N Am 7:73, 1995.

53. Clark GT: Treatment of myogenous pain and dysfunction. In Laskin DM, Greene CS, Hylander WL, editors: Temporomandibular disorders: an evidence-based approach to diagnosis and treatment, Chicago, 2006, Quintessence, pp 483–500.

54. Laskin DM: Etiology of the pain-dysfunction syndrome. J Am Dent Assoc 59:147, 1969.

55. Dworkin SF: Psychological and psychosocial assessment. In Laskin DM, Greene CS, Hylander WL, editors: Temporomandibular disorders: an evidence-based approach to diagnosis and treatment, Chicago, 2006, Quintessence, pp 203–217.

56. Lund JP, Donga R, Widmer CG, et al: The pain-adaptation model: a discussion of the relationship between chronic musculoskeletal pain and motor activity. Can J Physiol Pharmacol 69:683, 1991.

57. Cimino R, Michelotti A, Stradi R, et al: Comparison of the clinical and psychologic features of fibromyalgia and masticatory myofascial pain. J Orofac Pain 12:35, 1998.

58. Laskin DM, Block S: Diagnosis and treatment of myofascial pain-dysfunction (MPD) syndrome. J Prosthet Dent 56:75, 1986.

59. Clark GT, Minakuchi H: Oral appliances. In Laskin DM, Greene CS, Hylander WL, editors: Temporomandibular disorders: an evidence-based approach to diagnosis and treatment, Chicago, 2006, Quintessence, pp 377–390.

60. Feine JS, Thomason M: Physical medicine. In Laskin DM, Greene CS, Hylander WL, editors: Temporomandibular disorders: an evidence-based approach to diagnosis and treatment, Chicago, 2006, Quintessence, pp 359–379.

61. Ohrbach R: Biobehavioral therapy. In Laskin DM, Greene CS, Hylander WL, editors: Temporomandibular disorders: an evidence-based approach to diagnosis and treatment, Chicago, 2006, Quintessence, pp 391–402.

WEBSITES

www.nicdr.nih.gov—General information, clinical trials, and sponsored research in TMJ and related areas.

www.aaoms.org—General information about TMJ surgery.

www.tmj.org—Advocate group that provides general information for patients.

第52章

纤维肌痛

原著 Leslie J. Crofford

赵天仪 译 邹和建 校

关键点

纤维肌痛（FM）是一种由中枢放大并有持续性肌肉疼痛的疾病，已有证据表明脊髓和大脑在疼痛过程的处理发生改变。

虽然疼痛是纤维肌痛的典型症状，但疾病过程中出现的疲劳、睡眠不佳、认知障碍、抑郁和焦虑等症状也对健康和生活质量有显著影响。

纤维肌痛的诊断依赖于使用有效的诊断标准对患者进行评估。

在患有其他风湿性疾病的患者中，纤维肌痛的患病率高于一般人群，且合并有纤维肌痛会影响对本身疾病活动度的评估。

鉴别不同机制引起的纤维肌痛的肌痛对于制订治疗计划非常重要。

纤维肌痛（fibromyalgia，FM）是一种以慢性、广泛的肌痛为特征的疾病，通常伴有疲劳、睡眠不佳、认知障碍、抑郁和焦虑[1]。纤维肌痛患者有明显的感觉障碍，表现为广泛的异位性疼痛（如由通常不会造成痛感的刺激引起的疼痛）和痛觉过敏（如疼痛刺激造成的过度疼痛反应）。患者通常有局部或内脏疼痛的个人病史和家族病史，如偏头痛或紧张性头痛、颞颌关节紊乱、肠易激综合征、间质性膀胱炎、盆腔疼痛综合征、抑郁症或焦虑症[1-3]。仔细询问病史，通常会发现存在一个疼痛倾向，而肌痛只是受影响的部位之一[1]。纤维肌痛和其他同样以疼痛加剧为特征的疾病，其疾病的遗传易感性和涉及疼痛传递、神经递质和应激反应通路的基因多态性有关[4-6]。在易受伤害的人群中，引起痛觉感受器激活的事件会导致疼痛传递和下行抑制通路的持久改变[5]。纤维肌痛的核心为中枢性维持或放大的疼痛，并由此导致其治疗策略不同于传统肌痛的抗炎或镇痛治疗[1]。认知和情感因素在纤维肌痛中也具有重要作用，这就要求临床医生需要同时治疗会放大疼痛的心理和行为。在部分患者中，多学科的联合治疗方法会带来显著的获益[7]。

由于纤维肌痛的诊断完全依赖于患者报告，并且所有的纤维肌痛的症状在健康人身上同样也可以存在。因此，对于纤维肌痛症作为一种疾病是否合理，存在着极大的争议[8]。可以明确的是纤维肌痛患者的疼痛与大脑中疼痛传递相关区域的激活有关，这是高级神经影像学研究的结果[9]。在临床上，临床医师应能够识别纤维肌痛的症状，进行鉴别诊断，并了解其与其他风湿性疾病共存的关系，帮助患者区分中枢性疼痛与机械性或炎症性疼痛，并为患者建议治疗方法。

历史回顾

医学文献对纤维肌痛患者症状的描述可以追溯到几个世纪以前。在早期的描述中，这种疾病常被称为"肌肉风湿病"，以区别于"关节风湿病"[10]。1815年，来自爱丁堡的外科医生威廉·鲍尔弗（William Balfour）描述了结节，并提出肌肉结缔组织的炎症是结节和疼痛的原因。同时，他在1824年首次报道了局部压痛，将其称为压痛点。威廉·高尔斯爵士（Sir William Gowers）在1904年创造了"纤维织炎"（fibrositis）一词，他和其他人一样认为，患有肌肉风湿症的患者是由于纤维结缔组织炎症导致压痛点出现[11]。

1946 年，菲利普·亨奇（Philip Hench）医生和爱德华·博兰（Edward Boland）医生发表了一篇有趣的历史论文，描述了在美国陆军士兵中对风湿病的治疗，并提出了在现代仍具有重要意义的见解[12]。在他们的文章中提到，从第一次世界大战以来（1917 年 4 月 1 日至 1919 年 12 月 31 日），13% 的士兵患有肌肉风湿病。而在 20 世纪 40 年代，专门为二战士兵建立了风湿病治疗中心。他们公布了前 1000 例病例中风湿病的发病率，并将发病率在 20% 的"精神源性风湿病"与发病率在 13.4% 的"纤维织炎"进行了区分，其中"纤维织炎"包括黏液囊炎和肌腱炎等局灶性症状。从中他们注意到，大多数被送至专业中心接受治疗的肌肉风湿病患者其实并没有肌炎或纤维织炎，而是精神源性风湿病，他们认为这是一种以骨骼肌症状为表现的精神神经症。他们认为原发性纤维织炎"使患者明显受到外部环境变化的影响，如天气、热、冷、湿度、休息、锻炼等"。另一方面，精神源性风湿病"使患者受到内部环境变化的影响，他们的症状可能因情绪或心理、快乐、兴奋、精神分散、担忧或疲劳而变化"。

对于精神源性风湿病的描述包括一种紧张、焦虑、防御和对抗的态度。主要症状为烧灼感、紧绷感、无力感、麻木感、刺痛感或疲乏，这些症状常常持续存在。他们还描述了导致残疾的严重疲劳、运动期间和运动后症状的恶化，以及对查体时"不要碰我"的反应。心理治疗是这些患者的首选治疗方法。另一方面，纤维织炎患者需要接受物理康复治疗。在评估结果时，82% 的原发性纤维织炎患者重返了工作岗位，而只有 64% 的精神源性风湿病患者重返了工作岗位[12]。在我们目前的理解中，纤维肌痛可能是原发性纤维织炎和精神源性风湿病的结合，这两种疾病都有中枢疼痛加剧的表现，但在疼痛对心理和行为的反应上存在差异。

休·史密斯（Hugh Smythe）医生在 20 世纪 70 年代首次对广泛存在的疼痛和压痛点进行了贴近当代的描述[13]。因为病理学研究始终未能在压痛区域发现炎症的证据，这就对纤维肌炎的基本假设提出了质疑，所以纤维肌痛这个术语在不久后就被接受了。1981 年，穆罕默德·尤努斯（Muhammad Yunus）医生发表了一篇论文，更为全面地描述了纤维肌痛的症状和体征[14]，并在 1987 年被美国医学协会确认为诊断标准。尤努斯指出，许多纤维织炎综合征、纤维肌炎、纤维肌痛、纤维肌炎、间质纤维肌炎、肌筋膜疼痛综合征、肌筋膜炎、肌肉风湿、非关节风湿、紧张性风湿患者也应被诊断为单独的精神源性风湿。

美国风湿病学会（ACR）在 1990 年发布了以广泛性疼痛和压痛点为依据的分类标准，使得研究人员可以将纤维肌痛和其他疾病进行区分，同时也让世界各地的研究人员可以确定一个更具有同质性的患者进行研究[15]。2010 年修订发布的标准删除了压痛点，减少了对广泛性疼痛的强调，更多地强调了疾病相关症状[16]。另一方面，对于这些标准的修改使得它们能够应用于流行病学研究[17]。对于最适合应用于临床和研究的标准仍在讨论中，尽管在实践中这些或其他经过验证的标准已可以使临床医生做出纤维肌痛的诊断。

早在 1975 年，哈维·莫尔多夫斯基（Harvey Moldofsky）医生就报道了对纤维肌痛患者进行的多导睡眠图研究发现异常。报道称，在 δ 波或睡眠时慢波区域出现了 α 波或清醒时快波，而现在已知这些区域的这种现象并不具有特异性[18]。自 1990 年 ACR 分类标准公布以来，研究人员已经确定了一些与纤维肌痛症状相关的潜在机制。2007 年，美国食品药品监督管理局（FDA）批准普瑞巴林（pregabalin）用于治疗纤维肌痛。普瑞巴林是一种治疗神经性疼痛的药物。在此之后，双去甲肾上腺素 - 血清素再摄取抑制剂度洛西汀和米那普仑也被批准用于治疗纤维肌痛[19]。

纵观纤维肌痛症的历史，关于患者主诉的准确性及其对功能的影响一直存在争议[8]。这种争议在致残和增加 FDA 批准药物成本方面还存在一些异议。然而，识别纤维肌痛并了解其中枢性疼痛加剧相关机制的最新进展仍然具有显著的益处，它使医生能够对患者进行关于疾病症状的教育，并制订药物和非药物的治疗方法来进行疾病治疗。考虑到在患者中精神源性风湿病的存在，最新研究认为对于存在过多的想法、感受和行为而导致其日常生活受到影响和破坏的纤维肌痛患者，应考虑躯体症状障碍的附加诊断，这是《精神疾病诊断与统计手册》（DSM-5）中取代了躯体化障碍、疑病症、疼痛障碍和未分化的躯体疾病的新术语。这种方式将中枢神经系统改变引起的广泛性疼痛与由情绪和行为变化引起的症状区分开来。在纤维肌痛症患者个体中这两个方面的不同可能有助于医生制订治疗计划。

诊断标准

所有经过验证的纤维肌痛的诊断标准都包括了对慢性肌痛的要求。1990 年 ACR 标准的重点是广泛性肌肉疼痛，诊断要求疼痛出现在身体两侧、腰部上下，同时包括颈部、背部或胸部。另外，还需要证明广泛性痛觉异常的存在，通过对 18 个明确的区域进行身体检查，至少应该有 11 个部位受到机械压力后出现疼痛（表 52-1）[15]。对于所谓的"压痛点"的检查一直备受争议，主要原因是在检查时，男性和女性在对压痛耐受程度上存在差异。另外，1990 年 ACR 标准的另一个缺陷是缺乏对其他重要症状的评估，如疲劳和睡眠不佳。

2010 年，一个新的初步诊断标准发布，其中删除了对体检的要求，主要依靠患者报告的疼痛区域的数量来定义广泛性疼痛指数，并纳入了症状严重性评分，以区别纤维肌痛的其他症状（表 52-2）[16]。以疼痛为主要症状或以其他躯体表现为主要症状的患者均可被诊断为纤维肌痛。2010 年标准以及 2011 年发表的应用于流行病学研究的修订版本不再对疼痛的广泛性（1990 年标准中定义）作出要求，一些疼痛症状较轻但是更倾向于躯体症状障碍的患者可能被包括在内，这可能导致纤维肌痛的发病率增加。在已发表的其他诊断标准中，包括了不同的其他症状和体征，但基本临床表现均保持不变 [20-21]。目前尚不清楚通过压痛点检查明确是否存在压痛，或用其他方式证明异常疼痛或痛觉过敏，是否可以提高疾病诊断的特异性。另外，如何更好地定义广泛性疼痛，例如，存在大量的疼痛部位，是否无论其分布如何均与全身性疼痛相同？尽管在纤维肌痛患者中与疼痛无关的其他症状发生频率高很重要，如疲劳、睡眠不佳和认知障碍，但在诊断时是否应将其包括在内仍存在争议。

流行病学

许多流行病学研究中使用不同方法来诊断纤维肌痛患者，疾病的发病率取决于诊断方法的选择。以 1990 年 ACR 标准为例，全球预估的患病率约为总人口的 2%。第一项主要研究是在堪萨斯州威奇托进行的，采用基于人群的邮件筛选，然后由医生进行评估 [22]。在这项研究中，总患病率为 2%，女性为 3.4%，男性为 0.5%。而随后在伦敦、加拿大安大略

表 52-1 1990 年 ACR 纤维肌痛分类标准 *

1. 广泛性疼痛的病史

定义：疼痛累及以下部位则定义为广泛存在：身体两侧和腰的上下部。此外，必须存在中轴骨骼（颈椎或前胸或胸椎或腰背）的疼痛。在此定义中，身体两侧疼痛包括肩部和臀部。"腰背部"疼痛认为是中轴骨骼下节段疼痛。

2. 按压检查中，18 个压痛点中至少 11 个压痛点阳性

定义：按压检查中，下面 18 个压痛点至少 11 个存在压痛：

- 枕部：双侧枕下肌附着处；
- 低节段颈椎：第 5 至第 7 颈椎横突间隙前面的双侧；
- 斜方肌：双侧上缘中点；
- 冈上肌：双侧肩胛棘上方近内侧缘的起始部；
- 第二肋骨：双侧与第二肋软骨交界处的外上缘；
- 肱骨外上髁：双侧外上髁远端 2 cm 处；
- 臀部：双侧外上象限的臀肌前皱襞处；
- 股骨大转子：双侧大转子的后方；
- 膝部：双侧靠近关节褶皱线的内侧脂肪垫。

按压触诊时应用大约 4 kg 的力度进行按压。

只有当被检查者诉按压点疼痛时，认为按压点检查"阳性"。"一碰就痛"不等于"存在压痛"

* 为了进行分类，患者如果同时满足两项标准则可诊断为纤维肌痛。广泛性疼痛必须存在 3 个月以上。即使存在第二种临床疾病，也不能排除纤维肌痛的诊断。（From Wolfe F, Smythe HA, Yunus MB, et al: The American College of Rheumatology 1990 Criteria for the Classifi cation of Fibromyalgia. Report of the Multicenter Criteria Committee. Arthritis Rheum 33:160-172, 1990.）

表 52-2 2010 年 ACR 纤维肌痛的初步诊断标准

诊断标准

患者满足三种条件可被诊断为纤维肌痛综合征：

1. 弥漫疼痛指数（WPI）≥ 7 并且症状严重程度评分（SSS）≥ 5，或 WPI 在 3 ~ 6 之间并且 SSS ≥ 9；

2. 症状持续在相同水平 3 个月以上；

3. 患者没有其他疾病可解释其疼痛症状。

附注

1. 弥漫疼痛指数（WPI）：指患者过去一周中疼痛部位的数量，共 0 ~ 19 分。

左侧肩胛带	左侧臀部（包括臀大肌及粗隆部）	左侧颌部	上背部
右侧肩胛带	右侧臀部（包括臀大肌及粗隆部）	右侧颌部	腰背部
左侧上臂	左侧大腿	胸部	颈部
右侧上臂	右侧大腿	腹部	
左侧下臂	左侧小腿		

2. 症状严重程度评分（SSS）：

疲劳，醒后萎靡不振，认知症状

通过上述三种症状的评分评估过去一周中症状的严重程度：

    0 分 = 无

    1 分 = 存在轻度问题或间歇性出现

    2 分 = 存在中度问题，经常出现并且（或）维持在中等水平上

    3 分 = 存在严重问题：弥漫，持续，影响生活

通常需要考虑患者是否存在躯体症状*：

    0 分 = 无躯体症状

    1 分 = 轻微症状

    2 分 = 中等量症状

    3 分 = 大量症状

SSS 是上述三种症状（疲劳，醒后萎靡不振，认知症状）的严重程度得分加上躯体症状严重程度得分的总和。最终得分在 0 ~ 12 分。

---

* 下面是一些常见的躯体症状，仅供参考：肌肉疼痛，肠易激惹综合征，疲劳，思维障碍或记忆力下降，肌无力，头痛，腹部疼痛 / 抽筋，麻木 / 刺痛，头晕，失眠，抑郁，便秘，上腹部疼痛，恶心，神经质，胸痛，视物模糊，发热，腹泻，口干，瘙痒，喘鸣，雷诺现象，荨麻疹 / 水泡，耳鸣，呕吐，胃灼热，口腔溃疡，味觉丧失 / 改变，癫痫发作，眼睛干涩，气促，食欲不振，皮疹，光敏感，听力困难，易瘀伤，脱发，尿频，尿痛和膀胱痉挛。（ From Wolfe F, Clauw DJ, Fitzcharles MA, et al. The American College of Rheumatology preliminary diagnostic criteria for fibromyalgia and measurement of symptom severity. Arthritis Care Res 62:600-610, 2010. ）

省的研究发现，女性和男性的患病率分别为 4.9% 和 1.6%[23]。有趣的是，这些加拿大调查人员评估了阿米什的一个社区，以评估诉讼或补偿的可用性是否会对纤维肌痛的患病率产生影响[24]。他们发现，经年龄矫正纤维肌痛在女性中的患病率为 10.4%，在男性中为 3.7%，这比在农村或非农村非阿米什成年人群中发现的患病率要高，他们认为这证实了纤维肌痛症存在于缺乏疾病经济诱因的社区中。

在法国，采用两步确定法评估患病率为 1.6%，但未规定性别[25]。在韩国医院的一项研究中，患病率为 1.7%，其中女性为 3.2%，男性为 0.6%[26]。同时发现纤维肌痛的患病率随着年龄的增长而增加，直至 70 岁左右后略有下降[22-23]。纤维肌痛也可以在儿童中诊断——通常是在青少年中，女孩中更常见[27]。风湿疾病的患病率估计为 11% ~ 30%，尽管最近的一项大型研究表明，最常见的风湿病的患病率在 6% ~ 13%[28]。

而在使用修订版的 2010 年 ACR 标准进行人口研究时，发现在没有医生检查的情况下，明尼苏达州奥姆斯特德县的患病率为 6.4%，其中女性为 7.71%，男性为 4.48%[29]。德国一项使用相同标准的研究中报道，总体患病率为 2.1%，其中女性 2.4%，男性

1.8%[30]。日本的一项网络调查也使用了修订版的 2010 年标准，报道总体患病率为 2.1%，其中女性为 2.3%，男性为 0.85%[31]。

通常纤维肌痛在临床中诊断的患病率要比流行病学研究中报道的更高。在医疗诊所中的纤维肌痛的发病率为 5.7%[32]，有 2.1% 的家庭加入了这一评估[33]。而在风湿病专科门诊，纤维肌痛的患病率较高，有 12% ~ 20% 的新患者被诊断为此病[14,34]。在所有研究中，儿童纤维肌痛的患病率约为 1.5%，通常为女孩[27,35]。

纤维肌痛的发病率并不容易确定。然而，一项使用国际疾病分类第 9 版（ICD-9）编码保险索赔数据库的研究发现，1997—2002 年间，在全美范围内每年 62 000 名参与者中，经年龄调整后，其中女性的发病率为 11.28/1000 人 - 年，男性的发病率为 6.88/1000 人 - 年[36]。在这项研究中，纤维肌痛患者相较于正常人群有 2 ~ 7 倍之间的可能性患有抑郁症、焦虑症、头痛、肠易激综合征、慢性疲劳综合征、系统性红斑狼疮和类风湿关节炎。将这些数据与其他风湿性疾病患者中纤维肌痛的发病率进行对比，在一个由大约 1000 名关节炎早期患者组成的队列中，由风湿病学家随访，在诊断后的第一年，纤维肌痛的发病率为 6.77/100 人 - 年，而在第二年降至 3.58/100 人 - 年[37]。这证明纤维肌痛在早期关节炎患者中的发病率大约是一般数据的 10 倍。

临床特点

在临床中，患者经常报道他们出现"全身疼痛"，疼痛难以精确定位，并可能描述疼痛从一个地方转移到另一个地方。患者通常描述疼痛部位较"深"，起源于肌肉或骨骼。患者可能会使用许多不同的疼痛描述，包括"搏动""刺痛"和"灼烧"。在一项研究中，100 名符合 1990 年 ACR 标准的纤维肌痛症患者与 76 名具有广泛性疼痛的对照受试者进行了比较，其中 4 个症状可以将两组患者区分开来：疼痛的严重程度、轻微活动后持续 24 小时的严重疲劳、虚弱和自诉的颈部腺体肿胀[38]。疼痛通常几乎全天存在，尽管强度可能会有波动。患者通常诉在轻碰或轻压时出现疼痛。活动通常会加剧疼痛，一些患者诉疼痛会随着天气的变化而加重，尽管这一现象尚未得到严格的证实。除了疼痛，患者还报告存在肌肉

僵硬、紧张和虚弱感。

体格检查的主要目的是评估患者是否存在其他引起骨骼肌疼痛的情况。纤维肌痛患者表现出压痛，可通过压痛点检查确定。触诊时压痛点部位是肌肉、肌腱和脂肪垫的特定区域，它们比周围部位更容易触诊。作为 1990 年 ACR 标准的一部分，所选的触诊部位代表了可以对纤维肌痛患者及非纤维肌痛患者进行区分的最佳标志性位置。为了评估触诊的疼痛程度，1990 年 ACR 标准要求检查人员应以大约 4 kg 的力度进行按压检查[15]。患者应报告在这种力度下的按压疼痛，查体时按压力度大约是使甲床变白的力度。

除了常规的骨骼肌和结缔组织检查外，评估患者，特别是年轻患者关节的过度活动也十分有用[39]。有迹象表明，纤维肌痛在有这些症状的患者中可能更常见，而物理测量在管理有这些关联症状的患者中可能非常有用。如果能在体检中发现局部疼痛障碍，如滑囊炎、肌腱炎或关节炎，那么对这些潜在的加剧疼痛病因的治疗可能有助于缓解更广泛的疼痛。当然，任何有可能引起骨骼肌疼痛的机械或炎症病因都应该被识别和治疗。

纤维肌痛的疼痛常伴有其他疼痛加剧综合征（表 52-3）。这些综合征通常已经存在多年，就像纤维肌痛一样，它们可能会随着时间的推移而增减。对患者来说，了解这些诊断之间的遗传和生理联系可能十分重要。此外，在临床中最重要的是确定哪些症状对患者影响最大。症状区块由患者和医生通过德尔菲法评估得到的，总体上是一致的（表 52-4）[40]。评估这些临床问题可能有助于优化临床医生管理策略。例如，如果睡眠是导致症状的主要因素，患者可能会得到睡眠卫生方面的建议，或者在适当的情况下，进行不宁腿综合征或睡眠呼吸暂停的筛查，然后转至睡眠障碍的评估和管理[41]。同样，如果抑郁或焦虑是

表 52-3　纤维肌痛相关的疼痛加剧综合征

颞下颌关节功能紊乱
紧张和偏头痛
肠易激综合征和其他功能性胃肠疾病
间质性膀胱炎 / 膀胱易激
痛经及其他骨盆疼痛综合征
外阴痛

表 52-4 纤维肌痛患者报告结果（PRO）

PRO 概念	患者部分 [*]	临床部分及评估 [†]
疼痛	疼痛或身体不适 关节疼痛 僵硬度 触碰后痛感	疼痛 患者的整体印象 临床医师的整体印象 压痛点强度
治疗的副作用	药物问题（如药物副作用或药物依赖）[‡]	不良反应
活动能力	移动、行走或运动困难	身体功能 HRQOL
认知	注意力或注意力集中的问题 思维混乱 记忆力问题	认知障碍 HRQOL
精力	精力不足或疲劳 不得不强迫自己去做事情	疲劳 HRQOL
对日常生活的影响	在日常生活和家庭活动中受到限制 制订计划、完成目标或完成任务的能力 对外界因素敏感 不可预测性的症状	HRQOL
情绪健康	抑郁 强迫自己做事 挫败感 [‡] 易怒 [‡]	抑郁症 焦虑症 HRQOL
睡眠	对睡眠的影响（如入睡困难，说梦话或过早起床）	睡眠质量 HRQOL

[*] 最重要的纤维肌痛症症状的确定是基于德尔菲法，由 100 名纤维肌痛症患者在美国的四个不同地点进行。最初从患者关注组中提取出来 104 个项目，在德尔菲法进行测试之前，根据排名进行合并和缩减。

[†] 临床部分的德尔菲法涉及 23 名临床医生，疾病预后筛选由纤维肌痛症研讨会与会者通过风湿病临床试验Ⅶ（OMERACT Ⅶ）的结果进行评估。

[‡] 包括基于预先测试的优先级排名。

HRQOL，与健康相关的生活质量。

（From Mease PJ, Arnold LM, Crofford LJ, et al. Identifying the clinical domains of fi bromyalgia: contributions from clinician and patient Delphi exercises. Arthritis Rheum 59:952-960, 2008.）

导致整体症状的主要因素，那么就应该注意如何处理这些问题 [42]。认知障碍可能对患者非常重要，尤其是在工作场所 [43-44]。这些执行功能异常和注意力不集中的主诉经过仔细研究具有一定有效性。疲劳感可能是最难评估和治疗的症状，因为它可能是由于解毒剂、抑郁、睡眠中断、药物不良反应或共病状态的影响造成的。

鉴别诊断与风湿病合并症

纤维肌痛的诊断策略如图 52-1 所示 [45-46]。在鉴别诊断中应考虑的常见疾病见表 52-5。大多数鉴别诊断应通过仔细的病史询问和体检以及特定的实验室检查来明确。应注意可能与模拟纤维肌痛有关的药物，如他汀类药物。应立即进行的额外体检结果包括神经系统检查发现的明显局部异常，如虚弱或麻木、关节炎症、发热、皮疹、皮肤溃疡或脱发 [45]。通过实验室检查可以排除甲状腺功能减退。血清阴性脊椎关节病可能有炎症标志物升高和影像学检查的异常结果。这些患者通常主诉他们的疼痛随着运动而改善，而不是加剧。对于老年患者，应通过实验室检查排除风湿性多肌痛。应进行严重抑郁症筛查测试。如果病

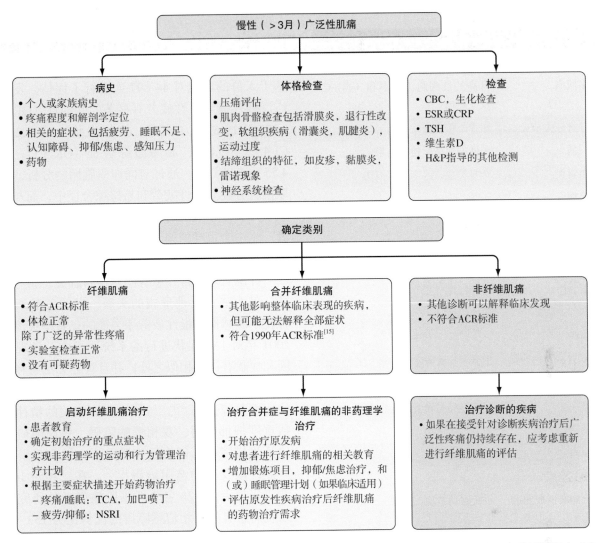

图 52-1　评估和早期治疗慢性广泛性骨骼肌疼痛患者。初次评估后，患者可被分类为纤维肌痛（FM）、合并纤维肌痛或非纤维肌痛。不同分类的初始治疗策略如上图所示。ACR，美国风湿病学会；CBC，全血细胞计数；CRP，C-反应蛋白；ESR，红细胞沉降率；H&P，病史及体格检查；NSRI，选择性去甲肾上腺素再摄取抑制剂；TCA，三环抗抑郁药物；TSH，促甲状腺激素

史和体格检查提示炎症性关节炎或全身性自身免疫性疾病，则应进行适当的实验室和血清学检查。重复进行诊断检测并没有太多用处，尤其是如果症状已经出现超过 1～2 年，并且症状没有出现改变。

纤维肌痛经常与其他风湿病合并出现。在最近针对 835 名患者的研究中，67 名系统性红斑狼疮患者纤维肌痛的患病率为 13.4%，119 名强直性脊柱炎患者纤维肌痛的患病率为 12.6%，25 名干燥综合征患者纤维肌痛的患病率为 12.6%，238 名骨关节炎患者纤维肌痛的患病率为 10.1%，29 名风湿性多肌痛患者纤维肌痛的患病率为 6.9%，197 名类风湿关节炎患者的纤维肌痛的患病率为 6.6%。大多数风湿病患者的疾病活动指数与纤维肌痛影响问卷（FIQ）评分存在显著相关性[28]。鉴别中枢疼痛加剧对评估和治疗风湿病合并状态具有重要意义。例如，患有纤维肌痛的患者 DAS-28 关节活动评分中关节疼痛和患者报告的症状都要高于未患纤维肌痛的患者。对这些患者的滑膜炎可能需要采用更客观的标准，如超声，以确定是否应立即开始类风湿关节炎的治疗。

其他的合并症在纤维肌痛患者中很常见，并且患者的临床表现变化不大。纤维肌痛患者中内脏疼痛综合征、局部疼痛综合征和情绪障碍的患病率明显较高。在一项使用 ICD-9 编码的保险索赔数据库的研究中，全美共 62 000 名参与者中，纤维肌痛患者相

表 52-5 弥漫性肌痛的鉴别诊断

诊断	发现[*]
炎性性疾病	
风湿性多肌痛	升高的红细胞沉降率和（或）C-反应蛋白
血清阴性脊柱关节炎	影像学检查异常
结缔组织病	阳性的血清学检查结果
系统性血管炎	全身炎症，终末器官损伤
感染性疾病	
丙型肝炎	阳性抗体
人免疫缺陷病毒	阳性抗体
莱姆病	阳性抗体
细小病毒 B19	阳性抗体
EB 病毒	阳性抗体
非炎性疾病	
退行性关节 / 脊柱疾病	影像学检查异常
纤维肌痛症	广泛性痛觉异常 / 痛觉过敏
肌筋膜疼痛	局部性痛觉异常 / 痛觉过敏
关节过度活动	关节过度活动
代谢性肌病	肌活检异常
内分泌相关疾病	
甲状腺功能减退或亢进	甲状腺功能检查异常
甲状旁腺功能亢进	血清钙升高
Addison 病	血清皮质醇异常
维生素 D 缺乏	低血清维生素 D
神经系统疾病	
多发性硬化	神经学检查和影像学异常
神经性疼痛	合理的病因或影像异常
精神病	
严重抑郁症	抑郁症筛查阳性
药物	
他汀类药物	接触史
芳香酶抑制剂	接触史

[*] 推荐的常规检查包括红细胞沉降率或 C- 反应蛋白和促甲状腺激素。其他诊断测试应根据风险状况、病史和体格检查进行选择。不鼓励重复进行诊断测试

较于正常人群有 2 ～ 7 倍的可能性患有抑郁症、焦虑症、头痛、肠易激综合征、慢性疲劳综合征、系统性红斑狼疮和类风湿关节炎[36]。英国初级保健数据的

一项研究显示，在最终确诊为纤维肌痛的患者中，抑郁、疲劳、胸痛、头痛和睡眠障碍的就诊率最高[47]。瑞典双胞胎登记处（Swedish Twin Registry）的一项基于人群的研究对 44 897 人进行了评估，发现慢性广泛性疼痛与慢性疲劳有显著的共现性（OR 23.53，95% CI 19.67 ～ 18.16）、抑郁症状（OR 5.26，95% CI 4.75 ～ 5.82）、肠易激综合征（OR 5.17，95% CI 4.55 ～ 5.88）[48]。通过对同卵双胞胎的分析，这种关联同样存在于慢性疲劳和易怒综合征中，而与抑郁症状无关。在风湿病的临床实践中，发现纤维肌痛患者一生中有很高的偏头痛、肠易激综合征、慢性疲劳综合征、重度抑郁症和恐慌症的发生率[49]。

纤维肌痛经常在患有间质性膀胱炎、肠易激综合征、偏头痛和其他形式的头痛、颞颌关节紊乱、多种化学敏感性和慢性疲劳综合征的患者中被诊断。在 2001 年对上述症状进行的系统回顾中，发现病例诊断和症状有许多相似之处，并且存在无法解释的临床症状的患者符合诊断标准中第二个无法解释的情况的比例是惊人的[50]。与纤维肌痛相关的精神症状包括重度抑郁障碍、双相情感障碍、焦虑障碍，具体包括恐慌障碍、创伤后应激障碍、社交恐惧症和强迫症，以及药物滥用障碍[51-52]。在一项对 108 名纤维肌痛患者和 228 名非纤维肌痛患者的研究中，纤维肌痛患者的双相情感障碍的优势比为 153（95%CI 26 ～ 902，$P < 0.001$）；任何焦虑障碍为 6.7（95%CI 2.3 ～ 20，$P < 0.001$）；药物使用障碍为 3.3（95%CI 1.1 ～ 10，$P = 0.040$）；重度抑郁症为 2.7（95%CI 1.2 ～ 6.0，$P = 0.13$）[51]。

如果纤维肌痛患者有多发的疼痛加剧，医生将需要确定他是否应该被作为一种中枢病因的疾病接受治疗，或是否有临床原因需要诊断为多个不同的疾病。许多针对这些情况的药物和非药物治疗是重叠的。为了避免使用多种药物，如果可以使用单一药物，例如具有抗抑郁活动的药物，就有可能同时治疗纤维肌痛症和合并症。

病情评估

症状严重程度、身体功能和残疾是影响纤维肌痛患者症状和预后的关键指标。在临床中，疼痛和疲劳的数值评分以及功能状态的测量，包括风湿性疾病的常规使用的工具，如健康评估问卷（HAQ），同

样可以在纤维肌痛患者中使用[53-54]。修订后的 FIQ（FIQ-R）陈述了所有这些核心问题，如纤维肌痛影响因素和一些其他症状（图 52-2）[55]。应用于流行病学研究的修改版 2010 年 ACR 标准为纤维肌痛严重程度评估提供了另一种测量方法，被称为纤维肌痛症状量表，将广泛性疼痛指数（the Widespread Pain Index，WPI）和修订后的症状严重程度评分（Symptom Severity Score，SSS）合并为一个连续评分量表[16]。

出于研究的目的，类风湿关节炎临床试验（the Outcome Measures in Rheumatoid Arthritis Clinical Trials，OMERACT）FM 工作组建议对疼痛、疲劳、睡眠、抑郁、身体功能、生活质量、多维功能和患者对变化、压痛、认知障碍、焦虑和僵硬的整体印象等方面进行评估[56]。这项评估可以使用 FIQ-R 和医疗结果量表 SF-36 来完成[57]。

发病机制

与慢性疼痛性肌肉病（包括纤维肌痛）发病风险相关的两种内在机制是疼痛加剧和心理因素[5]。疼痛加剧可能与周围或中枢神经系统中处理编码疼痛信息的传入通路的敏感性增加有关，也可能与中枢神经系统的抑制系统损伤有关[9]。心理因素包括过强的躯体意识或对感觉信息的感知和翻译、焦虑、抑郁、压力感和灾难化[58]。很可能需要遗传易感性和环境因素

修订后的纤维肌痛影响问卷

第一部分说明： 对于以下九个问题中的每一个请勾选一个框，最能显示出纤维肌痛症在过去7天里使您难以进行以下活动的程度。

刷牙或梳头	没有困难 □□□□□□□□□□□	非常困难
持续行走20分钟	没有困难 □□□□□□□□□□□	非常困难
做一顿饭	没有困难 □□□□□□□□□□□	非常困难
吸尘、擦洗或扫地	没有困难 □□□□□□□□□□□	非常困难
提购物袋	没有困难 □□□□□□□□□□□	非常困难
爬一段楼梯	没有困难 □□□□□□□□□□□	非常困难
更换床单	没有困难 □□□□□□□□□□□	非常困难
在椅子上坐45分钟	没有困难 □□□□□□□□□□□	非常困难
去商店购物	没有困难 □□□□□□□□□□□	非常困难

第二部分说明： 对于以下两个问题中的每一个请勾选一个框，最能描述纤维肌痛在过去7天对您的总体影响。

纤维肌痛使我无法完成一周的目标	从来没有 □□□□□□□□□□□	经常
我完全被纤维肌痛的症状影响了	从来没有 □□□□□□□□□□□	经常

第三部分说明： 对于以下十个问题中的每一个请勾选一个框，最能显示您的纤维肌痛症状在过去7天的强度。

请给您的疼痛程度打分	没有疼痛 □□□□□□□□□□□	无法忍受的疼痛
请评估您的精力水平	精力充沛 □□□□□□□□□□□	无精打采
请给您的僵硬程度打分	没有僵硬 □□□□□□□□□□□	严重僵硬
请评估您的睡眠治疗	醒来时得到休息 □□□□□□□□□□□	醒来时非常疲惫
请给您的抑郁程度打分	没有抑郁 □□□□□□□□□□□	非常抑郁
请给您的记忆力打分	记忆力良好 □□□□□□□□□□□	记忆力极差
请给您的焦虑程度打分	没有焦虑 □□□□□□□□□□□	非常焦虑
请给您的压痛程度打分	没有压痛 □□□□□□□□□□□	明显压痛
请给您的平衡问题打分	没有平衡问题 □□□□□□□□□□□	严重平衡障碍
请评估您对噪音、强光、气味和寒冷的敏感度	不敏感 □□□□□□□□□□□	非常敏感

评分：
步骤1. 将这三个部分（功能、总体和症状）的得分进行汇总。
步骤2. 第一部分的分数除以3，第二部分的分数除以1（即不变），第三部分的分数除以2。
步骤3. 将三个部分得分相加，得到经修订的纤维肌痛影响问卷总分。

图 52-2 经修订的纤维肌痛影响问卷（FIQR）评估患者的功能状态、疾病的总体影响和症状[55]。FIQR 总分可作为临床研究评估预后的指标。FIQR 功能评分和症状评分可以单独用于确定疾病的严重程度。纸质版本和网络版本的性能相似，FIQR 的性能与原始版本相似

产生影响从而出现临床表型。特定的环境因素可能包括非特定的行为因素，如吸烟和肥胖、压力暴露和损伤性肌肉骨骼疼痛。在诊断为纤维肌痛症的患者中风险因素的组合可能各不相同。

遗传风险

许多研究已经证明，在纤维肌痛以及其他经常合并发病的综合征的易感性中遗传学十分重要。一项关于疾病家族聚集性的研究报道中，提示先证者的一级亲属更容易患上纤维肌痛（OR 8.5，95%CI 2.8 ~ 26，$P < 0.001$）。在对于双胞胎的研究中发现遗传因素通过影响情绪和感觉从而参与慢性广泛性骨骼肌肉疼痛[59]。对这些双胞胎的研究表明基因对慢性广泛性疼痛的一致性有一定的影响，同卵双胞胎的一致性为30%，异卵双胞胎的一致性为16%[60]。

可能并没有明确的一个特定的基因或一组基因与纤维肌痛有关。更确切地说，与自身免疫性疾病类似，有更多的易感基因与环境暴露相互作用，从而导致疼痛症状的临床表现。因此，大多数与纤维肌痛相关的基因也被报道与其他临床定义的疼痛综合征相关。例如，有两种主要的神经递质途径被证实与骨骼肌疼痛相关[5]。第一个是肾上腺素能通路，COMT是编码儿茶酚 -O- 甲基转移酶的基因，负责儿茶酚神经递质的代谢分解，如肾上腺素、去甲肾上腺素和多巴胺，它是最常报道与慢性骨骼肌疼痛相关的。与 COMT 相关的大多数研究报道表明，Val159Met（rs4680）和慢性疼痛风险增加相关，因为其编码的一种蛋白酶活性较低[5]。更广泛的研究已经将功能位点扩展到三种主要的单倍型，它们可以改变酶的表达和活性，从而出现低风险和高风险表型的急性疼痛敏感性，以及发展为慢性疼痛的风险[61]。另外，在 β2- 肾上腺素能受体基因（ADRB2，rs1042713 和 rs1042714）的遗传变异与纤维肌痛和慢性广泛性疼痛的发病风险增加有关。单体型变异调节 β2- 肾上腺素能受体表达和内化与慢性疼痛敏感性的差异相关[62]。

与慢性疼痛综合征相关的第二种通路是血清素通路，特异性基因包括 5- 羟色胺受体 2A（HTR2A）和 5- 羟色胺转运体（SLC6A4）[63-65]。最常报道 SLC6A4 启动子区 44 碱基对的插入 / 缺失多态性与慢性疼痛（包括纤维肌痛症）的发病风险相关[5]。

这两种遗传通路也与纤维肌痛患者中存在的几种

"内表型"或中间可测量表型有关。这些内表型包括自主神经失调、疼痛处理和调节改变、睡眠功能障碍和焦虑，均是在肾上腺素能通路的参与下[5]。人格和情感特征，如躯体意识、抑郁和焦虑，与血清素通路的遗传变异有关并且与慢性疼痛的发病风险有关[5]。

对诊断为纤维肌痛的患者进行候选基因分析，确定的通路还包括生物胺和肾上腺素能通路以及大麻素受体，尽管这些基因在不同患者中存在差异，但均与慢性疼痛相关[6]。一项针对纤维肌痛家族的全基因组连锁扫描研究发现了染色体 17p11.2-q11.2 的变异，编码包含血清素转运蛋白基因（SLC6A4）和瞬时型感受器潜在香草醛通道 2 基因（TRPV2）[66]。

中枢疼痛加剧和潜在的外周机制

一些证据支持中枢疼痛加剧（也称为中枢致敏）的概念，这通常被解释为刺激强度与有害或疼痛刺激感受之间关系的变化[67]。在纤维肌痛患者中，通常无害的刺激会引起疼痛（痛觉异常），并且疼痛刺激可以引起更高等级的疼痛（痛觉过敏）[68]。在中枢致敏过程中，二阶和高阶神经元表现出转录和翻译事件会导致敏感性增高。

大多数支持中枢敏化的数据是通过使用不同类型的刺激（如压力或热量）进行心理物理测试而得到的。研究者可以使用主观的疼痛报告，也可以使用客观的测量方法，如脑成像。一种被称为"上发条"或"时间总和"的实验可以被用来测量重复接受感官刺激后疼痛强度感受的变化[68]。在相同的刺激强度下，如果刺激间隔较短，健康人的疼痛会增加。纤维肌痛患者报道了同样的"上发条"现象，但间隔时间较长，这可能是因为纤维肌痛患者的疼痛传导神经元已经预敏[69-70]。纤维肌痛患者感觉恢复到基线也有延迟，称为后感觉，这与临床疼痛强度相关[70]。

研究还表明，纤维肌痛患者对有害刺激的下行抑制控制存在缺陷。通常内源性抑制机制在接受伤害性刺激后被激活，包括血清素、去甲肾上腺素能和阿片类药物能抑制通路。纤维肌痛患者确实表现出这些通路的抑制[71]。很难证实是否传入痛觉通路的激活、下行通路的抑制，或者以上两者都可以解释特定的人群疼痛感知的增强。正电子发射层析扫描显示，纤维肌痛患者的 μ- 阿片受体可用性发生改变，多巴胺活性增加，这两者都可以表明正常疼痛抑制通路的改变[72-73]。

外周伤害性输入在纤维肌痛症的病因和疾病持续中的作用存在分歧，虽然在其他风湿性疾病患者中纤维肌痛发病率的增加为此提供了一个论据，即持续的外周疼痛产生器可能是导致疼痛传递神经元表型改变的一个重要风险因素[74]。同时还有一些其他触发事件也被提出，如某些类型的感染、创伤或心理压力[75-76]。几乎所有纤维肌痛患者的疼痛都局限于肌肉组织。肌肉组织的异常已被报道，包括磷-3 核磁共振波谱（MRS）中的代谢改变[77]。部分研究数据提示纤维肌痛中存在肌肉微循环和肌肉线粒体可能出现变化[68,78-79]。有报道称，纤维肌痛患者的小纤维神经病可能是持续性伤害性输入的一个来源[80-83]。例如，在最近对纤维肌痛症患者和对照组的研究中，发现前者的表皮内神经纤维密度降低了 32.6%[80]。另一项研究使用微神经造影记录纤维肌痛患者和对照组的 C- 纤维动作电位[83]。诊断为纤维肌痛的患者出现 1B 型 C 痛觉感受器功能异常，通常是沉默的和机械不敏感的，包括自发活动、对机械刺激反应时的长时间放电和（或）一种独特的活动依赖性传导速度减慢的模式。但目前尚不清楚这些数据是否能说明，一部分纤维肌痛患者可能存在与非长度依赖的小纤维神经病有关的神经性疼痛，或者导致纤维肌痛发病的关键因素是外周疼痛产生器导致的中枢敏化。

已有研究证实在纤维肌痛患者中外周和脑脊液中神经营养因子、趋化因子和细胞因子水平出现改变[68]。这些物质在纤维肌痛发病机制的病理生理学方面的作用仍未确定。然而，神经胶质细胞因子和趋化因子的激活可能是伴随着疼痛传递神经元的激活出现的，这一发现已在动物模型中得到证实[84]。

功能神经影像学对疾病的认识做出了很大的贡献，通过客观结果明确证实了患者报告的有效性。第一个解决这一问题的研究表明，更大区域脑血流接受疼痛通路输入，与患者的疼痛报告有关，而与刺激强度无关[85]。其他神经成像技术的出现为纤维肌痛和其他慢性疼痛状态提供了信息。使用质子 MRS（1H-MRS）进行检测，发现纤维肌痛患者的 N- 乙酰天冬氨酸水平较低，这种代谢物被认为是神经元密度和生存能力的一个标志，提示可能出现神经功能和海马活动的丧失[86]。使用同样的检查，发现主要的兴奋性神经递质谷氨酸 / 谷氨酰胺在后岛叶皮层升高，而信号的减少与疼痛的改善相关[87-88]。纤维肌痛患者的

其他大脑区域，包括杏仁核、后扣带回和腹侧前额叶外侧皮质，都有较高的谷氨酸 / 谷氨酰胺水平表达，这表明这种神经递质可能在疼痛和纤维肌痛的其他症状中发挥作用[86]。

应激反应系统

许多研究表明，纤维肌痛患者的应激反应系统（下丘脑 - 垂体 - 肾上腺轴和自主神经系统）异常。目前还不清楚这些异常改变是纤维肌痛的原因还是结果。基因研究表明，这些通路中弹性缺乏可能提供了一种易感性，但其他研究表明暴露于急性或慢性应激是一种触发机制。一项对没有慢性广泛性疼痛症状但因精神痛苦和躯体化症状而处于高发病风险的患者进行的研究，为 HPA 轴功能障碍可能先于慢性疼痛发展提供了证据[89]，同时 HPA 轴功能障碍与后来的慢性广泛性疼痛的进展有关[90]。但对于与纤维肌痛症相关的特定 HPA 轴测量缺乏明显的一致性[91]。

然而，许多研究始终显示疾病中存在自主功能指标的变化，特别是心率变异率。这些改变通常被认为是交感神经系统的影响，这是其他疼痛加剧综合征的共同特征[92]。另有一些研究则认为副交感神经功能下降更为明显，这一发现与表现出防御性行为的倾向有关[93]。

社会及心理因素

生活压力和社会经济因素

在许多纵向流行病学研究中，慢性疼痛和其他躯体症状可以通过儿童虐待和创伤、低教育程度、社会孤立、抑郁和焦虑来预测[94]。在一项以人群为基础的研究中，为了确定预测新发慢性广泛性疼痛的心理社会因素，研究人员随机抽取了来自不同社会背景的受试者样本，然后确定了 3000 多名基线时没有疼痛的受试者，300 多名受试者在随访时出现了新广泛性肌痛[95]。最强的预测因素是发病前的躯体症状、疾病行为和睡眠问题。在另一项以社区为基础的研究中，认为身体和情感创伤是疾病的诱发因素，并且与接受医疗保健相关，而与疼痛严重程度无关[96]。

较低的社会经济地位预示着纤维肌痛患者可能存在更严重的症状和功能损害，即使已经控制了疼痛、

抑郁和焦虑的程度[97]。基于疼痛的生物心理社会模型假定，疼痛经历及其对个体的影响是伤害性输入、心理过程（包括信念）、应对策略和情绪以及环境突发事件（包括家庭、社区和文化规则或期望）相互作用的组合[98]。所有这些因素都可能在纤维肌痛的临床表现和对健康的影响中起到关键作用。

人格、认知和心理因素

患有纤维肌痛的人可能有一些特定的性格特征，例如高度的神经质。然而，许多研究中包括多种状态变量，如灾难、自尊、动机或应对策略，以及人格特征。有时并不能清楚地区分一个性格特征是一种状态还是一种特点，例如小题大做可能被视为一种性格特征、一种认知错误，或者一种应对策略[99]。最近的一项研究使用了标准的五因素人格量表（神经质、外向性、开放性、亲和性和自觉性），结果显示纤维肌痛患者与其他风湿性疼痛或其他慢性病患者没有什么不同[100]。此外，这些结果分数均在一般人群的正常范围内。然而，一组纤维肌痛患者的人格特征（高度神经质和较低的外向性）反映了一种易患情绪障碍、积极情绪困难以及情绪调节过程无效使用的倾向，而不是表现出沉思和不适应行为。这一群体中的患者也表现出更多的心理社会问题[100]。

另一种分类患者的方法是依据对慢性疼痛的心理和行为反应。根据心理特征预测结果将纤维肌痛患者分成不同的小组[101]。被归类为"功能障碍"的人表现出最高的疼痛强度、困扰和痛苦，以及最低的控制和活动水平。"自适应性"组报告的疼痛和干扰程度最低，活动水平最高。"人际交往障碍"患者报告了更严重的情感痛苦和更多的对疼痛的消极反应。

在纤维肌痛患者的心理和生理通路之间可能存在重要的联系。这种可能性的存在当然不令人惊讶，因为心理学和生理学领域调节使用共同的介质。例如，在最近一项针对纤维肌痛患者的研究中，研究人员根据疼痛特征以及患者对疼痛和压力的认知、情感和行为反应进行了聚类分析[102]。研究显示，血压、心率和皮肤电导这些心理生理反应与特定类型的心理应对和精神病诊断有关[103]。

治疗方法

患者教育和自我管理

针对纤维肌痛患者的治疗指南通常强调需要纳入自我管理的原则[104-105]。对纤维肌痛进行诊断可以为患者提供了一个知识框架，让他们了解自己的症状，并让患者可以积极参与治疗计划（图 52-3）[105]。提供诊断可以缓解与健康相关的焦虑，而且没有研究表明被诊断为 FM 会对健康有害或增加保健支出[106-107]。通过患者教育使其了解纤维肌痛中慢性疼痛的生理学，以及非药物治疗对疾病管理的重要性，可能是有获益的。患者教育的一个关键目标是区分周围性疼痛患者和中枢维持的弥漫性疼痛的患者。此外，告知患者哪些治疗是针对哪些疼痛症状，可能有助于患者坚持治疗和提高对治疗的满意度。例如，非甾体抗炎药物（NSAIDs）或改善病情的药物可能用于治疗外周机械性疼痛或炎症性疼痛，但不能有效治疗纤维肌痛的疼痛[104]。

比较网络上不同治疗策略的荟萃分析发现，将药理学治疗与有氧运动和认知行为治疗（cognitive behavioral therapy，CBT）相结合的多成分治疗似乎最有前景[108]。许多对 FM 有用的非药理学策略可能无法在本地使用，但可以通过互联网的程序或书面材料进行分享[105]。方案的提供者和患者应该联合确定个人治疗目标的优先级，并制订实现这些目标的计划。建议关注长期目标，同时承认纤维肌痛的症状会随着外部和内部环境压力的变化而变化[105]。

锻炼和基于身体的治疗

为了评估运动对纤维肌痛患者的益处，已经进行了许多系统的评估[109-112]。在评估运动干预措施时，最近的一项综合系统综述综合评估了成人纤维肌痛物理运动干预措施，重点介绍了四种预后，包括疼痛、多维功能、身体功能和副作用[113]。研究人员发现，不同的运动干预措施对所有结果都有积极的效果，并且没有副作用。但鉴于干预措施的可变性，不允许对运动方式或治疗的频率、强度和持续时间提出建议。不能准确评判陆上或水上运动哪种更优越。与对照组相比，所有主要预后，包括功能、疼痛、僵硬、肌肉力量和体能，在水上运动训练后都有所改善，尽管

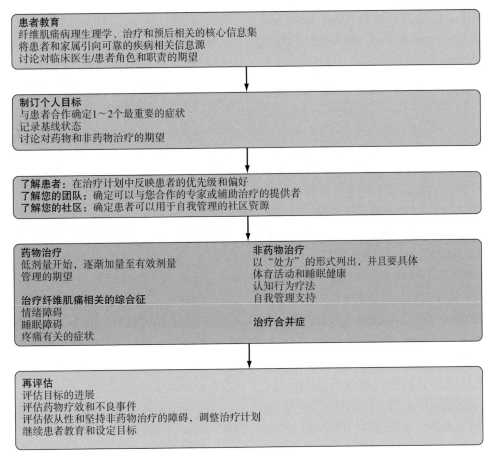

图 52-3 纤维肌痛（FM）的综合治疗方法。（Modified from Arnold LM, Clauw DJ, Dunegan LJ, et al: A framework for fibromyalgia management for primary care providers. Mayo Clinic Proceedings. 87[5]:488-96, 2012.）

证据的质量被评为低至中等。然而，在增强肌肉力量方面，陆上训练优于水上训练[112]。太极、瑜伽、气功和其他多种运动疗法也被报道对纤维肌痛症患者的总体症状和身体功能改善是安全有效的[114]。一般来说，任何一种积极的体育锻炼策略都是有帮助的。找到患者最能坚持进行的运动将是最重要的因素。

更被动的治疗策略可能是有效的辅助疗法，但不应取代积极的体育锻炼。虽然研究者建议进行更大样本量的高质量研究，但对水浴疗法的荟萃分析提供了水浴疗法可稍减轻与生活质量相关的疼痛并小幅度改善健康的证据[115]。最近对按摩的系统性回顾提供了较好的证据证实肌筋膜松解对纤维肌痛的症状有益，但只有有限的证据支持结缔组织按摩和静坐疗法的应用，瑞典式按摩没有改善效果[116]。将针灸与假针灸进行了比较，一项包括 9 项试验的荟萃分析得出结论，没有足够的证据证明针灸与假针灸的疗效[117]。神经刺激疗法，包括经皮电神经刺激和中枢神经刺激疗法，可能对纤维肌痛患者有帮助[118-119]。

认知行为疗法

认知行为疗法（cognitive behavioral therapy，CBT）包括基于以下基本前提的干预措施：慢性疼痛由认知和行为因素维持，心理治疗通过特定技术的训练导致这些因素的改变[120]。这些干预措施将包括认知重组和行为训练，如放松和社交技能训练。CBT 对减轻患者的疼痛、负面情绪和残疾有益[121]。CBT 通常在不同的治疗阶段进行小组治疗。正念减压是一种认知疗法，通过正念冥想帮助人们自我管理和重构令人担忧和侵入性的想法。这项技术降低了感知压力、睡眠障碍和症状严重程度，尽管在随机对照临床试验中，对疼痛或身体功能并没有改善[122]。操作性行为治疗的重点是通过增加活动水平，减少寻求医疗服务的行为，减少与疼痛强化明显相关的行为来改变疼痛行为[120]。总的来说，CBT 在纤维肌痛各个症状领域的获益都很小，其中对于疼痛应对、抑郁情绪和寻求医疗保健行为的改善最为显著。

药理学疗法

对纤维肌痛患者有用的主要药物类别是抗抑郁药物，特别是那些复合型抑制血清素和去甲肾上腺素再摄取的药物，如度洛西汀和米那普仑，以及其他对神经性疼痛有用的药物，如加巴喷丁和普瑞巴林（表52-6）[104]。基于证据的指南已经由不同组织制订，包括美国疼痛协会（2005）[123]、欧洲风湿病防治联盟（2007）[124]、德国科学医学协会（2008）[125]、加拿大国家纤维肌痛指南咨询小组（2012）[104]，和以色列风湿病学会（2013）[126]。这些最近的治疗指南和综述强调，需要根据主要症状选择治疗方法，并以低剂量和缓慢剂量递增的方式开始治疗[1]。间接比较三种 FDA 批准用于纤维肌痛的药物的效力和副反应，除了普瑞巴林对抑郁情绪、度洛西汀对疲劳和米那普仑对睡眠障碍无明显改善，普瑞巴林、度洛西汀和米那普仑对所有关注的结果（疼痛、疲劳、睡眠障碍、抑郁情绪，健康相关的生活质量和减少）均优于安慰剂。调整后的间接比较显示，这些药物在 30% 疼痛缓解和由不良事件导致停药方面没有显著差异[127]。

抗抑郁药物已成为纤维肌痛治疗的主要药物。比较新旧药物的疗效没有发现很大的差异，尽管不良反应发生的情况有所不同[128]。较老的药物，如阿米替林和环苯扎林，可以改善广泛的症状，尽管副作用如口干、体重增加、便秘和镇静可能限制患者对药物的耐受性[128]。选择性 5- 羟色胺再摄取抑制剂在镇痛活性方面通常不如混合再摄取抑制剂有效，尽管它们对抑郁和焦虑症状有改善[1]。氟西汀、帕罗西汀、舍曲林和文拉法辛等较老的药物对血清素没有选择性，因此比西酞普兰和艾司西酞普兰等较新的、血清素特异性更强的药物更受青睐。但这些药物会出现恶心、性功能障碍、体重增加和睡眠障碍等副反应。去甲肾上腺素 5- 羟色胺再摄取抑制剂度洛西汀和米那普仑被FDA 批准用于治疗纤维肌痛症。去甲肾上腺素再摄取抑制的加入对镇痛效果的改善具有重要作用[129]。这些药物的起效时间一般为 2～4 周，因此，治疗后的剂量调整和疗效评估应在几个月内完成。医生应确保大剂量的抗抑郁药物或伴用药物或辅助药的联合使用不会导致血清素综合征。血清素综合征会导致躁动、心动过速和高血压、出汗 / 发抖、腹泻、肌肉僵硬、发烧、癫痫发作，甚至死亡。

一般来说，用于神经性疼痛的药物在纤维肌痛治疗中比针对周围机械性和炎症性疼痛的药物更有用。加巴喷丁和普瑞巴林都被 FDA 批准用于治疗带状疱疹后神经痛和糖尿病神经病变引起的疼痛[130]。虽然只有普瑞巴林被 FDA 批准用于纤维肌痛，但是一项

表 52-6 药物治疗的循证建议

分类	药物	证据等级*	不良反应
三环化合物	阿米替林，环苯扎林	1A	口干，体重增加，便秘，"头晕"的感觉；应避免老年患者使用
血清素去甲肾上腺素再摄取抑制剂	度洛西汀†，米那普兰†	1A	恶心、心悸、头痛、疲劳、心动过速、高血压
选择性 5 羟色胺再吸收抑制剂‡	氟西汀、舍曲林、帕罗西汀、文拉法辛	1A	恶心、性功能障碍、体重增加、睡眠障碍
加巴喷丁	加巴喷丁，普瑞巴林†	1A	镇静、头晕、体重增加、周围水肿
大麻素类	纳比隆，屈大麻酚	3C	镇静、头晕、口干
非甾体抗炎药		5D	胃肠道、肾、心血管不良反应
阿片类药物	曲马朵，其他阿片类药物	2D, 5D	镇静、便秘、成瘾、阿片类药物引起的痛觉过敏

* 如 2012 年加拿大纤维肌痛指南中所述。

† 经美国食品药品监督管理局批准。

‡ 高选择性 5 羟色胺再吸收抑制剂（如西酞普兰和艾司西酞普兰）作为镇痛剂无效

关于加巴喷丁的研究证实它也是有效的[131-133]。加巴喷丁和普瑞巴林与受体在细胞表面的神经元钙通道α2δ亚基结合，抑制兴奋性神经递质[129]。普瑞巴林具有药代动力学和药效学上的优势，这可能使其给药比加巴喷丁稍微简单一些，但这两种药物的作用机制是相同的。这两种药物都可以减轻疼痛、改善睡眠、改善与健康相关的生活质量，然而，它们都有明显的副作用，包括头晕、嗜睡、体重增加和四肢水肿[134]。其他抗惊厥药物在纤维肌痛患者中使用获益的证据较少。

大麻素多被患有慢性疼痛的人使用。但对大麻、大麻提取物、纳比隆和卓纳比诺的系统研究表明，其对纤维肌痛患者和其他慢性疼痛患者疗效有限[135-136]。非甾体抗炎药并不是治疗中枢性疼痛的有效方法，尽管它们可能有助于治疗炎症性或机械性外周疼痛以减轻疼痛的总体负担。将是否含有对乙酰氨基酚的曲马多在纤维肌痛患者中进行了临床研究，尽管越来越多的人担心阿片类药物不如以前认为的那么有效，而且它们的风险获益比其他类型的镇痛药较差[1,124]。一项科克伦的综述发现，没有证据支持使用羟考酮治疗纤维肌痛[130]。来自专业协会的治疗建议一致反对在纤维肌痛患者中使用强阿片类药物[104]。这一建议至少部分是基于机制研究的，机制研究表明脑脊液脑啡肽水平升高，以及有证据证明纤维肌痛患者大脑中的 μ 阿片受体被占用或被下调[137]。低剂量纳曲酮已在小范围的试验中得到评估，认为它可能作用于胶质细胞，而不是神经元[138]。

临床建议

纤维肌痛患者可能从包括非药物治疗在内的多模式治疗中获益，特别是如果多模式治疗中包括运动疗法。在实践中，最重要的是要告知患者，没有药物可以减轻纤维肌痛的症状。一般情况下，药物只能在 30% ~ 50% 的患者中有效，并仅能使疼痛减轻 30% ~ 50%，这包括使用安慰剂的药物有效率。虽然纤维肌痛患者经常使用多种药物治疗，但是经批准药物的联合使用的信息很少。总的来说，应加强非药物治疗，尽可能少地使用药物。患者应参与选择最能接受和实用的非药物治疗策略。除了一般的非药物方法，针对具体的目标症状，如睡眠，通过改善睡眠卫生和调节昼夜节律，可能也是有效的[105]。

许多药物和替代疗法被患有纤维肌痛和其他慢性肌痛的人使用。广泛使用未经批准的药物治疗反映了目前疾病可用药物的普遍有效性和耐受性较差。对于纤维肌痛的药物治疗，除了治疗药物的特定疗效外，还可能存在显著的安慰剂效应。虽然在患者中进行单病例随机对照试验（n-of-1 trial）是合理的，但是评估有效性和危害的同时，停止有副作用且无效的药物和治疗同样重要。

预后

纤维肌痛的预后可以根据症状的变化、医疗服务的使用和误工情况来评估。早期一项对接受了 4.5 年随访的纤维肌痛患者的研究发现，适当的体育活动水平和年龄的增长可以获得积极的预后，而接受永久性残疾退休金或经历过过多的重大负面生活事件则会导致消极的预后[139]。1997 年发表的一项 6 个中心联合对 538 名患者进行的为期 7 年的研究发现，患者的功能性残疾略有恶化，而健康满意度稍有改善。第一次评估和最后一次评估之间的相关性与疾病最初评估预测的最终值高度相关。因此得出结论，随着时间的推移，纤维肌痛的症状几乎没有发生变化[140]。2003 年的一项前瞻性研究中，82 名纤维肌痛患者中有 70 名在 3 年后被转诊到专科诊所。在这些患者中，47% 的人报告总体上有中度到显著的改善，而其余 53% 的人报道有轻微的改善、没有变化或恶化。较小的年龄和较少的睡眠障碍是获得良好预后的基本预测因素[141]。同年的另一项研究对 48 名患者进行了评估，其中 27 名患者在两年的时间内接受了重新评估。总的来说，在观察期间，无论接受何种治疗，患者的症状都没有改善。工作能力或伤残养恤金状况均未发生变化。但对生活质量的总体满意度提高了，对健康状况和家庭状况的满意度也提高了[142]。

在 2006 年的一项旨在评估卫生服务利用情况的研究中，对 2260 名初诊于初级保健机构并新近诊断为纤维肌痛的患者进行了研究，研究时间为诊断前 10 年至诊断后 4 年[47]。与对照组相比，纤维肌痛患者在诊断前至少 10 年的就诊、处方和检测率明显增高，而且这些比率会在诊断时增加至两倍。访视率最高的症状是抑郁症、疲劳、胸痛、头痛和睡眠障碍。诊断后，大多数因为症状的就诊和健康卫生使用次数下降，但在 2 ~ 3 年内，大多数就诊次数上升至 / 或高于诊断时的水平。因此得出结论，纤维肌痛症的诊断可能有助于患者应对一些症状，但从长远来看诊断对卫生保健资源的使用影响有限。

最近的一项纵向研究对 1555 名 FM 患者进行了长达 11 年的随访，每半年观察一次，发现患者总体症状几乎没有改善。然而，仅有 25% 的人报道症状至少有中度改善。这些数据表明，纤维肌痛的病程是一个持续高水平自我报道症状和痛苦的过程 [143]。从整体上看，虽然有些患者的情况有所改善，但数据表明，尽管接受了治疗，大多数病例的情况几乎没有改善。

最近报道了一项关于青少年纤维肌痛（JFM）患者的研究。在本研究中，对 JFM 患者和健康对照组在诊断后约 6 年进行评估，平均年龄为 21 岁。与健康对照组相比，JFM 患者有更多的疼痛、较差的身体功能、更大的焦虑和抑郁。他们结婚的意向更大，接受大学教育的意向更小。超过 80% 的 JFM 患者在成年后仍有症状，超过一半的患者在随访过程中达到了纤维肌痛的诊断标准。那些符合成人纤维肌痛诊断标准的人表现出较高水平的身体和情感障碍 [27]。

总的来说，纤维肌痛患者一生都有慢性疼痛的困扰。帮助患者进行自我管理症状，减少就医行为，改善健康行为是治疗的重要目标。也许风湿病学家在整个病程中最重要的功能就是进行诊断并确定患者是否患有应接受治疗的合并的风湿病。如果纤维肌痛使另一种合并的风湿性疾病复杂化，针对纤维肌痛的治疗将可能改善整体健康预后。

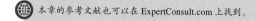 本章的参考文献也可以在 ExpertConsult.com 上找到。

参考文献

1. Clauw DJ: Fibromyalgia: a clinical review. JAMA 311:1547–1555, 2014.
2. Arnold LM, Hudson JI, Hess EV, et al: Family study of fibromyalgia. Arthritis Rheum 50:944–952, 2004.
4. Buskila D, Sarzi-Puttini P: Biology and therapy of fibromyalgia. Genetic aspects of fibromyalgia syndrome. Arthritis Res Ther 8:218, 2006.
5. Diatchenko L, Fillingim RB, Smith SB, et al: The phenotypic and genetic signatures of common musculoskeletal pain conditions. Nat Rev Rheumatol 9:340–350, 2013.
6. Smith SB, Maixner DW, Fillingim RB, et al: Large candidate gene association study reveals genetic risk factors and therapeutic targets for fibromyalgia. Arthritis Rheum 64:584–593, 2012.
7. Arnold LM, Bradley LA, Clauw DJ, et al: Multidisciplinary care and stepwise treatment for fibromyalgia. J Clin Psychiatry 69:e35, 2008.
8. Wolfe F, Walitt B: Culture, science and the changing nature of fibromyalgia. Nat Rev Rheumatol 9:751–755, 2013.
9. Clauw DJ, Arnold LM, McCarberg BH: The science of fibromyalgia. Mayo Clin Proc 86:907–911, 2011.
10. Inanici F, Yunus MB: History of fibromyalgia: past to present. Curr Pain Headache Rep 8:369–378, 2004.
12. Hench P, Boland E: The management of chronic arthritis and other rheumatic diseases among soldiers of the United States army. Ann Rheum Dis 5:106–114, 1946.
15. Wolfe F, Smythe HA, Yunus MB, et al: The American College of Rheumatology 1990 criteria for the classification of fibromyalgia. Arthritis Rheum 33:160–172, 1990.
16. Wolfe F, Clauw DJ, Fitzcharles MA, et al: The American College of Rheumatology preliminary diagnostic criteria for fibromyalgia and measurement of symptom severity. Arthritis Care Res 62:600–610, 2010.
17. Wolfe F, Clauw DJ, Fitzcharles MA, et al: Fibromyalgia criteria and severity scales for clinical and epidemiological studies: a modification of the ACR Preliminary Diagnostic Criteria for Fibromyalgia. J Rheumatol 38:1113–1122, 2011.
19. Clauw DJ: Pain management: fibromyalgia drugs are "as good as it gets" in chronic pain. Nat Rev Rheumatol 6:439–440, 2010.
20. Arnold LM, Stanford SB, Welge JA, et al: Development and testing of the fibromyalgia diagnostic screen for primary care. J Womens Health (Larchmt) 21:231–239, 2012.
21. Bennett RM, Friend R, Marcus D, et al: Criteria for the diagnosis of fibromyalgia: validation of the modified 2010 preliminary American College of Rheumatology criteria and the development of alternative criteria. Arthritis Care Res 66:1364–1373, 2014.
22. Wolfe F, Ross K, Anderson J, et al: The prevalence and characteristics of fibromyalgia in the general population. Arthritis Rheum 38:19–28, 1995.
23. White KP, Speechley M, Harth M, et al: The London Fibromyalgia Epidemiology Study: the prevalence of fibromyalgia syndrome in London, Ontario. J Rheumatol 26:1570–1576, 1999.
24. White KP, Thompson J: Fibromyalgia syndrome in an Amish community: a controlled study to determine disease and symptom prevalence. J Rheumatol 30:1835–1840, 2003.
25. Perrot S, Vicaut E, Servant D, et al: Prevalence of fibromyalgia in France: a multi-step study research combining national screening and clinical confirmation: the DEFI study (Determination of Epidemiology of FIbromyalgia). BMC Musculoskelet Disord 12:224, 2011.
26. Kim C, Kim H, Kim J: Prevalence of chronic widespread pain and fibromyalgia syndrome: a Korean hospital-based study. Rheumatol Int 32:3435–3442, 2012.
27. Kashikar-Zuck S, Cunningham N, Sil S, et al: Long-term outcomes of adolescents with juvenile-onset fibromyalgia in early adulthood. Pediatrics 133:e592–e600, 2014.
28. Haliloglu S, Carlioglu A, Akdeniz D, et al: Fibromyalgia in patients with other rheumatic diseases: prevalence and relationship with disease activity. Rheumatol Int 34:1275–1280, 2014.
29. Vincent A, Lahr BD, Wolfe F, et al: Prevalence of fibromyalgia: a population-based study in Olmsted County, Minnesota, utilizing the Rochester Epidemiology Project. Arthritis Care Res 65:786–792, 2013.
30. Wolfe F, Brahler E, Hinz A, et al: Fibromyalgia prevalence, somatic symptom reporting, and the dimensionality of polysymptomatic distress: results from a survey of the general population. Arthritis Care Res 65:777–785, 2013.
31. Nakamura I, Nishioka K, Usui C, et al: An epidemiologic internet survey of fibromyalgia and chronic pain in Japan. Arthritis Care Res 66:1093–1101, 2014.
32. Campbell SM, Clark S, Tindall EA, et al: Clinical characteristics of fibrositis. I. A "blinded" controlled study of symptoms and tender points. Arthritis Rheum 26:817–824, 1983.
33. Hartz A, Kirchdoerfer E: Undetected fibrositis in primary care practice. J Fam Pract 25:365–369, 1987.
34. Wolfe F, Cathey MA: Prevalence of primary and secondary fibrositis.

J Rheumatol 10:965–968, 1983.

35. Buskila D: Pediatric fibromyalgia. *Rheum Dis Clin North Am* 35:253–261, 2009.

36. Weir PT, Harlan GA, Nkoy FL, et al: The incidence of fibromyalgia and its associated comorbidities: a population-based retrospective cohort study based on International Classification of Diseases, 9th Revision codes. *J Clin Rheumatol* 12:124–128, 2006.

37. Lee YC, Lu B, Boire G, et al: Incidence and predictors of secondary fibromyalgia in an early arthritis cohort. *Ann Rheum Dis* 72:949–954, 2013.

39. Gedalia A, Press J, Klein M, et al: Joint hypermobility and fibromyalgia in schoolchildren. *Ann Rheum Dis* 52:494–496, 1993.

40. Mease PJ, Arnold LM, Crofford LJ, et al: Identifying the clinical domains of fibromyalgia: contributions from clinician and patient Delphi exercises. *Arthritis Rheum* 59:952–960, 2008.

41. Civelek GM, Ciftkaya PO, Karatas M: Evaluation of restless legs syndrome in fibromyalgia syndrome: an analysis of quality of sleep and life. *J Back Musculoskelet Rehabil* 27:537–544, 2014.

42. Arnold LM, Bradley LA, Clauw DJ, et al: Evaluating and diagnosing fibromyalgia and comorbid psychiatric disorders. *J Clin Psychiatry* 69:e28, 2008.

43. Kravitz HM, Katz RS: Fibrofog and fibromyalgia: a narrative review and implications for clinical practice. *Rheumatol Int* 35:1115–1125, 2015.

44. Glass JM: Cognitive dysfunction in fibromyalgia and chronic fatigue syndrome: new trends and future directions. *Curr Rheumatol Rep* 8:425–429, 2006.

45. Arnold LM, Clauw DJ, McCarberg BH: Improving the recognition and diagnosis of fibromyalgia. *Mayo Clin Proc* 86:457–464, 2011.

47. Hughes G, Martinez C, Myon E, et al: The impact of a diagnosis of fibromyalgia on health care resource use by primary care patients in the UK: an observational study based on clinical practice. *Arthritis Rheum* 54:177–183, 2006.

48. Kato K, Sullivan PF, Evengard B, et al: Chronic widespread pain and its comorbidities: a population-based study. *Arch Intern Med* 166:1649–1654, 2006.

51. Arnold LM, Hudson JI, Keck PE, et al: Comorbidity of fibromyalgia and psychiatric disorders. *J Clin Psychiatry* 67:1219–1225, 2006.

54. Wolfe F, Pincus T, Fries JF: Usefulness of the HAQ in the clinic. *Ann Rheum Dis* 60:811, 2001.

55. Bennett RM, Friend R, Jones KD, et al: The Revised Fibromyalgia Impact Questionnaire (FIQR): validation and psychometric properties. *Arthritis Res Ther* 11:R120, 2009.

56. Choy EH, Arnold LM, Clauw DJ, et al: Content and criterion validity of the preliminary core dataset for clinical trials in fibromyalgia syndrome. *J Rheumatol* 36:2330–2334, 2009.

58. McBeth J, Jones K: Epidemiology of chronic musculoskeletal pain. *Best Pract Res Clin Rheumatol* 21:403–425, 2007.

59. Kato K, Sullivan PF, Evengard B, et al: A population-based twin study of functional somatic syndromes. *Psychol Med* 39:497–505, 2009.

60. Kato K, Sullivan PF, Evengard B, et al: Importance of genetic influences on chronic widespread pain. *Arthritis Rheum* 54:1682–1686, 2006.

61. Diatchenko L, Slade GD, Nackley AG, et al: Genetic basis for individual variations in pain perception and the development of a chronic pain condition. *Hum Mol Genet* 14:135–143, 2005.

66. Arnold LM, Fan J, Russell IJ, et al: The fibromyalgia family study: a genome-wide linkage scan study. *Arthritis Rheum* 65:1122–1128, 2013.

67. Geisser ME, Casey KL, Brucksch CB, et al: Perception of noxious and innocuous heat stimulation among healthy women and women with fibromyalgia: association with mood, somatic focus, and catastrophizing. *Pain* 102:243–250, 2003.

68. Staud R: Peripheral pain mechanisms in chronic widespread pain. *Best Pract Res Clin Rheumatol* 25:155–164, 2011.

70. Staud R, Weyl EE, Riley JL 3rd, et al: Slow temporal summation of pain for assessment of central pain sensitivity and clinical pain of fibromyalgia patients. *PLoS One* 9:e89086, 2014.

71. Julien N, Goffaux P, Arsenault P, et al: Widespread pain in fibromyalgia is related to a deficit of endogenous pain inhibition. *Pain* 114:295–302, 2005.

72. Harris RE, Clauw DJ, Scott DJ, et al: Decreased central mu-opioid receptor availability in fibromyalgia. *J Neurosci* 27:10000–10006, 2007.

73. Wood PB, Patterson JC 2nd, Sunderland JJ, et al: Reduced presynaptic dopamine activity in fibromyalgia syndrome demonstrated with positron emission tomography: a pilot study. *J Pain* 8:51–58, 2007.

74. Phillips K, Clauw DJ: Central pain mechanisms in the rheumatic diseases: future directions. *Arthritis Rheum* 65:291–302, 2013.

75. Buskila D, Atzeni F, Sarzi-Puttini P: Etiology of fibromyalgia: the possible role of infection and vaccination. *Autoimmun Rev* 8:41–43, 2008.

76. Buskila D, Neumann L, Vaisberg G, et al: Increased rates of fibromyalgia following cervical spine injury. *Arthritis Rheum* 40:446–452, 1997.

77. Park JH, Phothimat P, Oates CT, et al: Use of P-31 magnetic resonance spectroscopy to detect metabolic abnormalities in muscles of patients with fibromyalgia. *Arthritis Rheum* 41:406–413, 1998.

78. Shang Y, Gurley K, Symons B, et al: Noninvasive optical characterization of muscle blood flow, oxygenation, and metabolism in women with fibromyalgia. *Arthritis Res Ther* 14:R236, 2012.

79. Srikuea R, Symons TB, Long DE, et al: Association of fibromyalgia with altered skeletal muscle characteristics which may contribute to postexertional fatigue in postmenopausal women. *Arthritis Rheum* 65:519–528, 2013.

80. Kosmidis ML, Koutsogeorgopoulou L, Alexopoulos H, et al: Reduction of Intraepidermal Nerve Fiber Density (IENFD) in the skin biopsies of patients with fibromyalgia: a controlled study. *J Neurol Sci* 347:143–147, 2014.

81. Caro XJ, Winter EF: Evidence of abnormal epidermal nerve fiber density in fibromyalgia: clinical and immunologic implications. *Arthritis Rheumatol* 66:1945–1954, 2014.

82. Oaklander AL, Herzog ZD, Downs HM, et al: Objective evidence that small-fiber polyneuropathy underlies some illnesses currently labeled as fibromyalgia. *Pain* 154:2310–2316, 2013.

83. Serra J, Collado A, Sola R, et al: Hyperexcitable C nociceptors in fibromyalgia. *Ann Neurol* 75:196–208, 2014.

84. Milligan ED, Twining C, Chacur M, et al: Spinal glia and proinflammatory cytokines mediate mirror-image neuropathic pain in rats. *J Neurosci* 23:1026–1040, 2003.

85. Gracely RH, Petzke F, Wolf JM, et al: Functional magnetic resonance imaging evidence of augmented pain processing in fibromyalgia. *Arthritis Rheum* 46:1333–1343, 2002.

86. Napadow V, Harris RE: What has functional connectivity and chemical neuroimaging in fibromyalgia taught us about the mechanisms and management of "centralized" pain? *Arthritis Res Ther* 16:425, 2014.

87. Harris RE, Sundgren PC, Craig AD, et al: Elevated insular glutamate in fibromyalgia is associated with experimental pain. *Arthritis Rheum* 60:3146–3152, 2009.

89. McBeth J, Chiu YH, Silman AJ, et al: Hypothalamic-pituitary-adrenal stress axis function and the relationship with chronic widespread pain and its antecedents. *Arthritis Res Ther* 7:R992–R1000, 2005.

90. McBeth J, Silman AJ, Gupta A, et al: Moderation of psychosocial risk factors through dysfunction of the hypothalamic-pituitary-adrenal stress axis in the onset of chronic widespread musculoskeletal pain: findings of a population-based prospective cohort study. *Arthritis Rheum* 56:360–371, 2007.

92. Martinez-Martinez LA, Mora T, Vargas A, et al: Sympathetic nervous system dysfunction in fibromyalgia, chronic fatigue syndrome, irritable bowel syndrome, and interstitial cystitis: a review of case-control studies. *J Clin Rheumatol* 20:146–150, 2014.

93. Eisenlohr-Moul TA, Crofford LJ, Howard TW, et al: Parasympathetic reactivity in fibromyalgia and temporomandibular disorder: associations with sleep problems, symptom severity, and functional impairment. *J Pain* 16:247–257, 2015.

94. Nicholl BI, Macfarlane GJ, Davies KA, et al: Premorbid psychosocial factors are associated with poor health-related quality of life in subjects with new onset of chronic widespread pain—results from the EPIFUND study. *Pain* 141:119–126, 2009.

95. Gupta A, Silman AJ, Ray D, et al: The role of psychosocial factors in predicting the onset of chronic widespread pain: results from a prospective population-based study. *Rheumatology (Oxford)* 46:666–671, 2007.

97. Fitzcharles MA, Rampakakis E, Ste-Marie PA, et al: The association of socioeconomic status and symptom severity in persons with fibro-

myalgia. *J Rheumatol* 41:1398–1404, 2014.

98. Blyth FM, Macfarlane GJ, Nicholas MK: The contribution of psychosocial factors to the development of chronic pain: the key to better outcomes for patients? *Pain* 129:8–11, 2007.

99. Hassett AL, Cone JD, Patella SJ, et al: The role of catastrophizing in the pain and depression of women with fibromyalgia syndrome. *Arthritis Rheum* 43:2493–2500, 2000.

100. Torres X, Bailles E, Valdes M, et al: Personality does not distinguish people with fibromyalgia but identifies subgroups of patients. *Gen Hosp Psychiatry* 35:640–648, 2013.

102. Thieme K, Turk DC, Gracely RH, et al: The relationship among psychological and psychophysiological characteristics of fibromyalgia patients. *J Pain* 16:186–196, 2015.

104. Fitzcharles MA, Ste-Marie PA, Goldenberg DL, et al: 2012 Canadian Guidelines for the diagnosis and management of fibromyalgia syndrome: executive summary. *Pain Res Manag* 18:119–126, 2013.

105. Arnold LM, Clauw DJ, Dunegan LJ, et al: A framework for fibromyalgia management for primary care providers. *Mayo Clin Proc* 87:488–496, 2012.

106. White KP, Nielson WR, Harth M, et al: Does the label "fibromyalgia" alter health status, function, and health service utilization? A prospective, within-group comparison in a community cohort of adults with chronic widespread pain. *Arthritis Rheum* 47:260–265, 2002.

107. Annemans L, Wessely S, Spaepen E, et al: Health economic consequences related to the diagnosis of fibromyalgia syndrome. *Arthritis Rheum* 58:895–902, 2008.

108. Nuesch E, Hauser W, Bernardy K, et al: Comparative efficacy of pharmacological and non-pharmacological interventions in fibromyalgia syndrome: network meta-analysis. *Ann Rheum Dis* 72:955–962, 2013.

111. Busch AJ, Schachter CL, Overend TJ, et al: Exercise for fibromyalgia: a systematic review. *J Rheumatol* 35:1130–1144, 2008.

113. Bidonde J, Busch AJ, Bath B, et al: Exercise for adults with fibromyalgia: an umbrella systematic review with synthesis of best evidence. *Curr Rheumatol Rev* 10:45–79, 2014.

114. Mist SD, Firestone KA, Jones KD: Complementary and alternative exercise for fibromyalgia: a meta-analysis. *J Pain Res* 6:247–260, 2013.

115. Naumann J, Sadaghiani C: Therapeutic benefit of balneotherapy and hydrotherapy in the management of fibromyalgia syndrome: a qualitative systematic review and meta-analysis of randomized controlled trials. *Arthritis Res Ther* 16:R141, 2014.

116. Yuan SL, Matsutani LA, Marques AP: Effectiveness of different styles of massage therapy in fibromyalgia: a systematic review and meta-analysis. *Man Ther* 20:257–264, 2015.

117. Yang B, Yi G, Hong W, et al: Efficacy of acupuncture on fibromyalgia syndrome: a meta-analysis. *J Tradit Chin Med* 34:381–391, 2014.

118. Noehren B, Dailey DL, Rakel BA, et al: Effect of transcutaneous electrical nerve stimulation on pain, function, and quality of life in fibromyalgia: a double-blind randomized clinical trial. *Phys Ther* 95:129–140, 2015.

119. Hargrove JB, Bennett RM, Simons DG, et al: A randomized placebo-controlled study of noninvasive cortical electrostimulation in the treatment of fibromyalgia patients. *Pain Med* 13:115–124, 2012.

120. Bernardy K, Fuber N, Kollner V, et al: Efficacy of cognitive-behavioral therapies in fibromyalgia syndrome—a systematic review and meta-analysis of randomized controlled trials. *J Rheumatol* 37:1991–2005, 2010.

122. Cash E, Salmon P, Weissbecker I, et al: Mindfulness meditation alleviates fibromyalgia symptoms in women: results of a randomized clinical trial. *Ann Behav Med* 49:319–330, 2015.

123. Goldenberg DL, Burckhardt C, Crofford L: Management of fibromyalgia syndrome. *JAMA* 292:2388–2395, 2004.

124. Carville SF, Arendt-Nielsen S, Bliddal H, et al: EULAR evidence-based recommendations for the management of fibromyalgia syndrome. *Ann Rheum Dis* 67:537–541, 2008.

125. Hauser W, Arnold B, Eich W, et al: Management of fibromyalgia syndrome—an interdisciplinary evidence-based guideline. *Ger Med Sci* 6:Doc14, 2008.

126. Ablin J, Fitzcharles MA, Buskila D, et al: Treatment of fibromyalgia syndrome: recommendations of recent evidence-based interdisciplinary guidelines with special emphasis on complementary and alternative therapies. *Evid Based Complement Alternat Med* 2013:485272, 2013.

127. Hauser W, Petzke F, Sommer C: Comparative efficacy and harms of duloxetine, milnacipran, and pregabalin in fibromyalgia syndrome. *J Pain* 11:505–521, 2010.

128. Hauser W, Petzke F, Uceyler N, et al: Comparative efficacy and acceptability of amitriptyline, duloxetine and milnacipran in fibromyalgia syndrome: a systematic review with meta-analysis. *Rheumatology (Oxford)* 50:532–543, 2011.

129. Schmidt-Wilcke T, Clauw DJ: Fibromyalgia: from pathophysiology to therapy. *Nat Rev Rheumatol* 7:518–527, 2011.

134. Hauser W, Bernardy K, Uceyler N, et al: Treatment of fibromyalgia syndrome with gabapentin and pregabalin—a meta-analysis of randomized controlled trials. *Pain* 145:69–81, 2009.

135. Lynch ME, Campbell F: Cannabinoids for treatment of chronic non-cancer pain; a systematic review of randomized trials. *Br J Clin Pharmacol* 72:735–744, 2011.

138. Younger J, Noor N, McCue R, et al: Low-dose naltrexone for the treatment of fibromyalgia: findings of a small, randomized, double-blind, placebo-controlled, counterbalanced, crossover trial assessing daily pain levels. *Arthritis Rheum* 65:529–538, 2013.

139. Wigers SH: Fibromyalgia outcome: the predictive values of symptom duration, physical activity, disability pension, and critical life events—a 4.5 year prospective study. *J Psychosom Res* 41:235–243, 1996.

140. Wolfe F, Anderson J, Harkness D, et al: Health status and disease severity in fibromyalgia. *Arthritis Rheum* 40:1571–1579, 1997.

141. Fitzcharles MA, Costa DD, Poyhia R: A study of standard care in fibromyalgia syndrome: a favorable outcome. *J Rheumatol* 30:154–159, 2003.

143. Walitt B, Fitzcharles MA, Hassett AL, et al: The longitudinal outcome of fibromyalgia: a study of 1555 patients. *J Rheumatol* 38:2238–2246, 2011.

第53章

滑液分析、滑膜活检与滑膜病理学

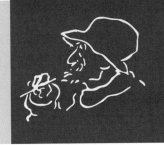

原著　Hani S. El-Gabalawy

于旸弢 译　陈国强 校

关键点

通过白细胞计数、细胞学、偏振光显微镜检查、革兰氏染色及培养等滑液分析可提供重要的诊断信息，特别是在急性单关节炎中。

采用闭式针刺术或关节镜进行滑膜活检，可提供有价值的诊断信息，尤其是对于持续性单关节炎。

尽管滑膜炎的组织病理特征常常是非特异性的，但小块滑膜活检可诊断某些特异性滑膜疾病。

利用免疫组织学及其他分子技术分析滑膜组织，对了解滑膜炎产生的机制有重要价值。

在治疗临床试验中对于滑膜组织标本连续分析，可为靶器官治疗效果提供独特的信息。

病变关节的滑液和滑膜组织分析在特定的临床情况下可为风湿性疾病提供重要的诊断信息，同时对研究风湿性疾病的发病机制很有价值。多个外周关节均容易获得关节滑液和滑膜组织，但膝关节是最常用于取样的关节。本章将讨论获取和分析滑液及组织标本的相关技术。

滑液分析

健康人滑液

正常情况下，每个关节都有少量滑液，在关节软骨表面形成薄层界面，以减少关节活动时的表面摩擦

力。在膝关节等大关节中，滑液一般少于 5 ml。而且，关节腔内为负压。正常滑液为血浆的超滤成分，由衬里层的成纤维细胞样滑膜细胞分泌的蛋白及蛋白多糖构成。滑液中大多数小分子溶质，如氧、二氧化碳、乳酸盐、尿素、肌酐和糖等，可自由通过滑膜的有孔内皮细胞，在滑液中的浓度与血浆中大致相同。已发现糖主动转运的证据。正常滑液中，总蛋白浓度为 1.3 g/dl。血浆蛋白浓度与分子量大小成反比，小分子蛋白（如白蛋白）含量约占血浆中的 50%，而大分子蛋白如纤维蛋白原、巨球蛋白及免疫球蛋白在血浆中的浓度较低。与之相反，滑液中的蛋白通过滑液淋巴系统清除，不受蛋白体积限制。透明质酸是由滑膜细胞合成并分泌入滑液，是滑液中的主要黏蛋白。透明质酸为高度聚合物质，分子量超过一百万道尔顿，从而使滑液具有黏性，同时也起到保留滑液中小分子物质的作用。一种叫做润滑素（lubricin）的糖蛋白使滑液产生润滑作用[1]，其由 PRG4 基因编码产生，通过对 PRG4 突变基因的研究可以充分了解润滑素的特征[2]。PRG4 基因突变导致常染色体隐性遗传功能缺失性疾病，称为"指屈曲关节病-髋内翻-心包炎综合征"，其特点为渐进性非炎性关节病，以滑膜内衬细胞增殖致严重软骨破坏为特征。在基因敲除鼠模型中，润滑素进一步证明其对维护软骨健康的重要作用[3]。

关节腔积液

滑液及其成分通过滑膜淋巴系统清除，关节的运

动有助于清除作用。多数情况均可导致过多滑液聚集于任一个可动关节，包括非炎症、炎症和败血症等。此外，创伤及非创伤均可致关节腔内明显出血。关节腔积液的一个重要机制是滑膜微血管的通透性增加，血浆蛋白渗出增多，特别是大分子蛋白，进而使渗透压增高，导致积液。经滑膜产生的化学物质刺激，白细胞可穿过内皮细胞移行聚集于滑液中。当超过滑膜淋巴系统清除蛋白、细胞及碎屑的能力时，即导致其积聚于关节腔。

关节腔穿刺术

大多数外周关节都容易行诊断性关节腔穿刺术，而且几乎在任一无菌治疗室都可进行该操作。某些关节因其位置较深而难以进行关节腔穿刺，如髋关节等，需要通过影像学技术（如 X 线透视或超声技术）来引导穿刺针头至准确位置。关节腔穿刺所采用的技术和方法详见第 54 章。滑液是否容易被抽出取决于穿刺针头的规格，医生选择合适规格的注射针头进行关节腔穿刺十分重要，特别是对于较大关节。大注射器产生的吸力较大，会减少滑液抽吸成功的概率，故应避免使用。多种关节腔内因素可导致滑液抽吸困

难，包括液体黏度、存在碎片如"米粒样小体"，以及滑液积聚于穿刺针头使其难以到达的局部。在怀疑感染性关节炎而难以获得滑液的情况下，可以使用少量无菌生理盐水冲洗关节腔，以获得足够的滑液进行细菌培养。

深处的滑液需要尽快进行检测，避免结果误差。理想情况下，白细胞计数及分类必须用新鲜标本。如果标本不能马上检测，就需要暂时储存，应将标本 4℃ 存放或放在乙二胺四乙酸（EDTA）中以防止凝固。应避免超过 48 小时后才进行标本检测。图 53-1 简要列出进行滑液分析的方法。

大体检查

在关节穿刺术过程中，当液体进入注射器时，医生对滑液的性质有一个直观的印象。例如滑液的黏稠度。如上文提到的，因为含有透明质酸，正常滑液是高度黏稠的，滑液可从针头末端拉长，呈长线状。当关节腔内白细胞趋化及激活后，炎症水平增高，透明质酸被分解，导致滑液黏稠度下降，滑液拉伸的"线"变短。如抽吸时可见大碎屑（如米粒样小体），多认为是滑膜绒毛缺血脱落形成。这些碎屑可

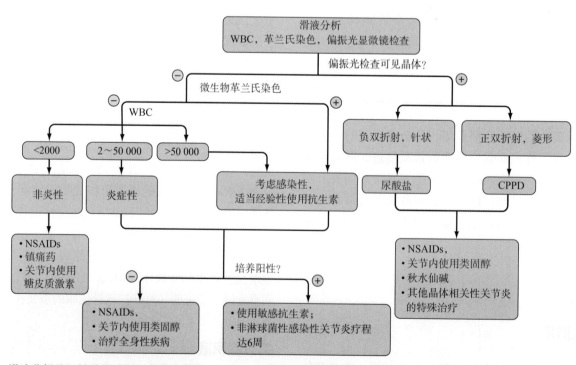

图 53-1 滑液分析及初始治疗计划的简要流程图。CPPD，焦磷酸钙晶体沉积症；NSAID，非甾体抗炎药；WBC，白细胞计数；-，阴性；+，阳性

堵塞穿刺针头，使抽液困难，需要再次操作和改变穿刺方向。

滑液的外观性状可提供重要的诊断信息。脓性滑液因有大量白细胞而完全不透明，而非炎性滑液是透明的，甚至可透过滑液看到印刷的文字。活动期类风湿关节炎（rheumatoid arthritis，RA）所抽出的滑液是炎性的，外观浑浊，为半透明状，滑液的透明度与标本中的炎症反应的强度及白细胞浓度有关。褐黄病患者的滑液中可见斑点状的颗粒碎屑。

关节腔穿刺过程中，需判断血性滑液是出血所致，还是穿刺过程中损伤所致。如为后者，血与滑液不相混合，可见黄色液体中有红色条纹，关节积血则为均匀血性液体且不形成凝块。造成关节腔积血的原因有多种：如创伤、色素沉着绒毛结节性滑膜炎、肿瘤、血友病及其他凝血障碍疾病，抗凝治疗、Charcot 关节病及部分慢性关节病的急性炎症期，如 RA 或银屑病关节炎。

白细胞计数

白细胞计数及滑液细胞学检查可为查出关节积液病因提供重要而有诊断意义的信息（表 53-1）。新鲜的滑液标本需放在肝素管中并快速进行检测，如果滑液过于黏稠，需用生理盐水稀释后再进行细胞计数。正常滑液中有核细胞数少于 $180/mm^3$，多数为滑膜内衬细胞脱落后形成。根据白细胞计数，可大致将

滑液分为非炎症性（白细胞 < $2000/mm^3$）、炎症性（白细胞 $2000 \sim 50\ 000/mm^3$）及感染性（白细胞 > $50\ 000/mm^3$），这些定义并不是滑液的生物学特性，但对缩小鉴别诊断的范围有指导意义。

非炎性滑液最常见于关节机械性损伤及骨关节炎，还可见于内分泌疾病，如肢端肥大症和甲状旁腺功能亢进；遗传性疾病，如褐黄病、血友病（也可引起关节积血）、Ehlers-Danlos 综合征、肝豆状核变性、Gaucher 病；获得性疾病，如 Paget 病、缺血性骨坏死、剥脱性骨软骨炎。有些较少见情况称作间歇性关节积液，均以反复关节积液为特征。而另一种情况，白细胞计数在 $50\ 000 \sim 300\ 000/mm^3$ 范围内，最常见于感染性关节炎，提示临床医生要经验性地治疗感染性关节炎，直至有确切依据可以排除该诊断，要求有可靠的细菌培养结果，而且有可能要重复穿刺。白细胞计数大于 $50\ 000/mm^3$ 也常见于急性晶体性关节炎，特别是痛风。炎症细胞计数在 $3000 \sim 50\ 000/mm^3$ 可见于多种关节病，包括多种感染性关节炎。大多数痛风或假性痛风急性发作期、RA 活动期、反应性关节炎、银屑病关节炎及淋球菌性关节炎和其他表现为感染性关节炎的非感染性关节炎，都有典型的滑液细胞计数特征（表 53-1）。

滑液细胞学

通过滑液湿涂片观察细胞形态。了解滑液中细胞

表 53-1　滑液的特点

外观		黏度	细胞 /mm³	（%）PMNs	晶体	培养
正常滑液	透明	高	< 200	< 10%	阴性	阴性
骨关节炎	透明	高	200 ～ 2000	< 10%	偶有焦磷酸钙和羟磷灰石结晶	阴性
类风湿关节炎	半透明	低	2000 ～ 50 000	不定	阴性	阴性
银屑病关节炎	半透明	低	2000 ～ 50 000	不定	阴性	阴性
反应性关节炎	半透明	低	2000 ～ 50 000	不定	阴性	阴性
痛风	半透明到浑浊	低	2000 ～ > 50 000	> 90%	针状，负折射，尿酸盐晶体	阴性
假性痛风	半透明到浑浊	低	200 ～ 50 000	> 90%	菱形，正折射双水患磷酸钙晶体	阴性
细菌性关节炎	浑浊	不定	2000 ～ > 50 000	> 90%	阴性	阳性
PVNS	血性或褐色	低	—	—	阴性	阴性
关节积血	血性	低	—	—	阴性	阴性

PMNS，多形核中性粒细胞；PNS，色素沉着绒毛结节性滑膜炎

特征是重要的诊断步骤，将一滴滑液滴于干净的载玻片上，盖上盖玻片后放在显微镜的低倍镜或高倍镜下进行检查。在创伤或关节积血的情况下，除了白细胞，还可见大量红细胞，湿涂片还可见到纤维蛋白凝块和结晶、软骨、滑膜碎片及脂滴。这些都为非晶体物质，需要仔细辨别其构成。

对滑液干涂片进行染色是观察滑液白细胞特征最好的方法。瑞氏染色是最常使用的方法。白细胞的表型及形态可通过高倍油镜进行观察。感染性滑液通常细胞数大于 50 000/mm³，且多数为多形核中性粒细胞，常大于 90%。在病毒性滑液、系统性红斑狼疮及其他结缔组织病的关节滑液中，单核细胞及淋巴细胞占多数。尽管早期 RA 的滑液中白细胞较少且主要是单核细胞，但在 RA 活动期、反应性关节炎、银屑病关节炎及晶体相关性关节炎急性发作期患者的滑液标本中，多形核中性粒细胞占主要部分。大量"类风湿细胞"是粒细胞吞噬免疫复合物后形成的，与 RA 病情活动性相关，且提示预后不良[4]。Reiter 细胞是吞噬了凋亡的多形核中性粒细胞的单核巨噬细胞，这可能提示存在可避免多形核中性粒细胞自溶和释放破坏性炎症介质的途径[5]。一般而言，Reiter 细胞对反应性关节炎和脊柱关节炎无特异性。在滑液中偶尔可见嗜酸性粒细胞占多数，可能与寄生虫感染、荨麻疹或嗜酸性粒细胞增多综合征有关。将滑液细胞离心后检查是进行细胞病理学检查的最佳方法，尽管在大多数临床情况下该技术的性价比还存在质疑。

偏振光显微镜湿涂片检查

在急性单关节炎及少关节炎中，痛风及假性痛风较难鉴别，使用偏振光显微镜找寻晶体是十分有用的。在这种情况下，如果滑液中不能找到各种致病晶体，感染性关节炎的可能性就增大，提示需要静脉用抗生素及很有可能需要入院治疗。快速准确地诊断出晶体诱导过程可以避免昂贵的费用和不必要的治疗。如果可以在行关节腔穿刺术的同时将标本快速进行偏振光显微镜检查，对诊断很有帮助；这需要一台偏振光显微镜和检查者丰富的经验以辨别各种晶体。特别是对于焦磷酸钙晶体的诊断非常重要，但很难鉴别。

检查者必须仔细操作，确保载玻片和盖玻片上没有灰尘、滑石和其他颗粒物质。标本中的晶体可以折射光线，使得晶体在暗背景下发光。常可见载玻片中散在分布的双折射碎屑，不可误认为是晶体。

通常第一级补偿器快速插入至上一级过滤器之下，阻断绿色光。标本中的双折射物质在第一级补偿器产生的红色背景中呈黄色或蓝色。当双折射晶体相对于第一级补偿器的轴进行旋转时，可由黄色变为蓝色，反之亦然。当晶体平行于第一级补偿器时呈黄色，为负双折射，而晶体呈蓝色时为正双折射。

通过对标本的仔细检查鉴别滑液中的晶体是十分容易的，可使用低倍镜或高倍镜，如前文所述。结合形态学和双折射的特点来鉴别晶体。如图 53-2 所示，尿酸（MSU）结晶是最容易辨认的，因为在痛风急性期晶体负载特别高。辨认 MSU 结晶在各个实验室之间有很好的一致性[6-8]。尿酸结晶为强负双折射针状物质，许多位于细胞内，被滑液白细胞吞噬。相反，双水焦磷酸钙（CPPD）晶体可见于假性痛风发作，形态更小，为菱形弱正双折射物质（图 53-3）。因为 CPPD 晶体负载在假性痛风发作时较低，且

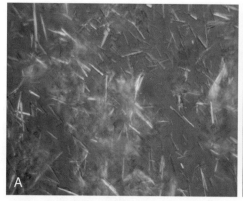
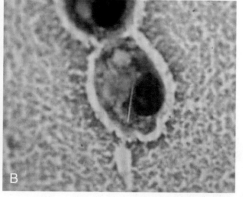

图 53-2 **A**. 痛风性关节炎患者痛风石中尿酸结晶。晶体为负双折射针状；**B**. 瑞特染色可见细胞内痛风结晶（Courtesy H. Ralph Schumacher, Jr.）

CPPD 为弱双折射，所以要仔细检查整张载玻片，可能还需要准备第二张湿涂片以排除或确定该诊断。在不同实验室中辨认 CPPD 的一致性比 MSU 晶体要低[6-8]。当细胞内晶体不能辨认，而整张载玻片上散布类似晶体的细胞外双折射物质时，诊断难度变大。这通常是由手套中的滑石粉或载玻片上的灰尘造成的。

尽管滑液标本储存一段时间后仍可以辨别出晶体，但湿涂片的准备和检测如同其他滑液检查一样，也要尽快完成。当急性炎症发作缓解后，晶体负载会明显下降，此时诊断更加困难。另外，在痛风发作间期滑液中可见到尿酸盐晶体。

羟磷灰石或碱性磷酸钙可在关节内或关节周围沉积，如在肩周部位，且与骨关节炎有关。这些晶体可导致一种特殊的具有破坏性的综合征，称为 Milwaukee 肩[9]。滑液中可找到羟磷灰石，但这种晶体通常是非双折射性的，用偏振光显微镜难以找到。可找到羟磷灰石和其他含钙晶体（如磷酸八钙或磷酸三钙）的一种快速有效的方法是用硫酸茜红素对滑液进行染色，在普通光学显微镜下即可找到成簇的晶体（图 53-4）。这些晶体通过电镜也可以辨认，但临床医生很少这样做。

滑液中胆固醇晶体为多角凹凸的扁平盘状结构（图 53-5），脂质晶体呈 Maltese 十字外观，均为强正双折射或负双折射。脂质晶体可为高度双折射性，与 MSU 晶体或 CPPD 晶体类似。在滑液大体外观检查中，可以看到大量脂质。这些滑液中晶体的重要性还不明确，但大多数情况下它们是非致病性的。

滑液革兰氏染色、培养和聚合酶链反应检测微生物

多种微生物可引起感染性关节炎，最常见的致病菌为革兰氏阳性细菌，如葡萄球菌和链球菌。因为感染性关节炎可快速破坏关节，经血源播散至其他部位，与死亡率显著相关，所以必须快速做出特异性诊断，同时给予广谱抗生素的经验性治疗，直至该诊断可确定或排除。

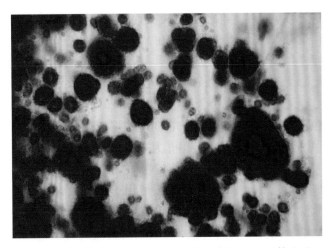

图 53-4 硫酸茜素红染色显示成簇的羟磷灰石，晶体为非双折射性（Courtesy H. Ralph Schumacher，Jr.）

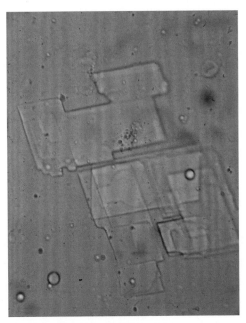

图 53-5 滑液标本中的胆固醇结晶（Courtesy H. Ralph Schumacher，Jr.）

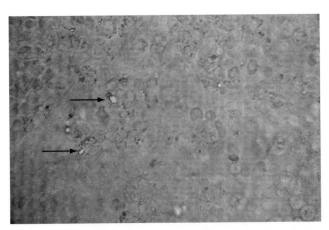

图 53-3 假性痛风患者滑液中的焦磷酸钙晶体。晶体为菱形，呈正折射（箭头）（Courtesy H. Ralph Schumacher，Jr.）

用新鲜滑液进行革兰氏染色可发现约 50% 的感染性关节炎[10]，其中对革兰氏染色阳性微生物的敏感性最高。革兰氏染色阳性的特异性近 100%，提示革兰氏染色的阳性预测值非常高，而阴性预测值大大降低。滑液细菌培养是诊断感染性关节炎的"金标准"，对非淋球菌感染性关节炎有 75% ~ 95% 的敏感性和 90% 的特异性[11-12]。有研究表明，使用血培养瓶盛放标本可增加滑液细菌培养阳性率[13]。细菌培养是用于指导敏感抗生素使用的唯一方法。当使用抗生素后细菌培养的敏感性明显下降，所以在使用抗生素之前进行关节腔穿刺十分重要。即使在滑液中找到尿酸结晶或其他结晶也应进行细菌培养，因为痛风和感染性关节炎可同时存在[14]。淋病性关节炎滑液即使用合适的器皿收集标本，其细菌培养的敏感性仍十分低，估计低于 10%。

使用聚合酶链反应（polymerase chain reaction，PCR）来检测滑液及组织中的微生物具有较高的敏感度和特异度，甚至在细菌培养为阴性的患者中亦如此[15]。大多数细菌通过对核糖体 RNA（16S rRNA）特定序列扩增可以被检测出。PCR 可用于淋球菌性关节炎的诊断[16-17]，也是一种有很高敏感性及特异性的检测结核性关节炎的方法，尽管后文将提到滑膜组织检查比滑液分析对诊断更有帮助[18-19]。PCR 也可用于证实感染性关节炎中致病物的成功清除[20-21]。

PCR 检测滑液微生物的敏感性和特异性应与生物学的检测阳性意义相平衡。使用这种方法时，因标本很容易被污染，故对标本的收集有严格要求，以避免结果假阳性。多种慢性关节，包括 RA、骨关节炎、反应性关节炎和未分化关节炎，对其滑液及组织进行 PCR 检测发现，许多标本中都有各种微生物存在的证据[22-23]。这些发现的生物学意义以及细菌 DNA 或细胞壁水解物在各类关节炎发病机制中的潜在作用目前仍不明确。

滑液生物化学分析

多种生化检测可辅助滑液的诊断，尽管这些生化检查因缺少特异性而降低了它们的应用价值[12,24]。长期以来，滑液常规检测包括糖、蛋白、乳酸脱氢酶（LDH）等经检测后将与血清中的数值进行比较。典型的感染性关节炎的滑液表现为低糖、pH 下降和高乳酸——所有这些都提示存在无氧代谢。RA 患者高

度炎症反应的滑液可表现为类似情况，同时有蛋白及 LDH 的升高。RA 滑液氧分压（PO_2）水平常在缺氧范围与乳酸盐水平和二氧化碳分压（PCO_2）增加有关[25-26]。一项前瞻性研究对这些检测在炎性及非炎性疾病中的诊断价值进行了评估，结果显示在不同疾病中差异很大，这限制了它们的临床应用价值[24]。

为确定 RA 或其他结缔组织病的诊断，常建议对滑液中类风湿因子、抗核抗体和补体水平等血清学试验进行检测，尤其是 RA，甚至当血清中类风湿因子为阴性时，滑液中类风湿因子可呈阳性[27]，同时因免疫复合物消耗，补体水平特别低。但这些发现因为敏感性和特异性欠佳，故在临床上应用价值不大。

关节炎研究中滑液的分析

从炎性关节中抽取滑液简单易行，使许多科研工作得以开展，从而掌握相关的生物学资料。在进行科研时，滑液标本中的细胞通过离心机进行分离，滑液细胞和非细胞成分可分开进行分析。在对 RA 和反应性关节炎的研究中，滑液白细胞表型和功能的详细检测十分有用，淋巴细胞亚群的免疫表型可对研究这些疾病的发病机制提供重要线索。在反应性关节炎中，常可识别出致病微生物，如衣原体和耶尔森菌的抗原使滑膜淋巴细胞增殖及淋巴细胞因子对其产生反应，而其他病原体的作用也已被阐明[28-29]。普遍认为，反应性关节炎患者滑液中的 T 细胞偏向于分泌 2 型 T 辅助细胞（T helper，Th）的细胞因子，如白介素（interleuki，IL）10 和 IL-4，而 RA 患者的滑液 T 细胞偏向于 Th1 细胞，而 Th2 细胞分化缺陷[30-32]。

滑液中非细胞成分分析包括细胞因子和生长因子[33]、细胞外基质蛋白、自身抗体和治疗药物浓度等，可提供有关可溶性分子的重要信息。使用分馏法和质谱分析对滑液进行广泛的蛋白质组学研究，为了解关节病（如 RA）的发病机制及预后提供了新途径[34]。

滑膜活检术

滑膜组织标本取样是一种直接判断导致关节肿胀、疼痛的病理过程的方法。临床上，滑膜组织标本十分有价值，特别是对于经其他检验（如滑液分析）诊断不清的持续性单关节炎。在科研中，对滑膜标本的分析可显著增进对 RA、脊柱关节炎和其他慢性关

节疾病致病机制的了解。最近，滑膜活检被尝试用于判断靶组织对治疗药物的反应，特别是靶向性生物治疗。

经皮盲穿滑膜活检

经皮针刺活检术是最常用的方法，最早由 Parker 和 Pearson[35-36] 报道，故针刺活检术以他们的名字命名。经皮滑膜活检最常用于膝关节，但也可用于其他关节，如腕关节、肘关节、踝关节或肩关节。小关节穿刺活检（如掌指关节和近端指间关节）需要将原来的 Parker-Pearson 穿刺针改进后才能进行[37]。Parker-Pearson 滑膜活检术使用 14 G 针头，针尾部有一侧孔，开放的侧孔有锐利的切割边缘，可切取由 3～5 ml 注射器负压吸住的滑膜标本。通过这种方法，可在关节内不同方向上钩取多个 1～3 mm 大小的滑膜标本。典型的滑膜标本是粉红色的，轻微旋转时容易脱落。因为这个操作为盲穿，所以可能会误取到脂肪、肌肉或纤维组织，需要将它们与真正的滑膜组织分开。

经皮滑膜穿刺是一种价廉且易行的方法。与关节镜检查相比，其操作过程的总体死亡率较低，而引起出血的概率稍高。患者在穿刺后几小时内避免负重，可将出血概率降至最低。该操作的主要缺点是盲穿，与关节镜的可视性相比，使用经皮盲穿获取邻近软骨处滑膜的标本量不足[38-39]。后文将提到，这一缺点在许多研究中特别明显。

关节镜下滑膜活检

骨科专家将关节镜检查广泛用于诊治各种关节疾病，特别是各种关节内的机械性损伤，如十字韧带和半月板损伤。过去的二十年中，利用关节镜可获取有诊断价值的滑膜活检标本，而不需要设施齐全的手术室和全身麻醉。多数情况下采用关节局部阻滞麻醉，个别患者需同时使用镇静药。关节镜检查有很好的耐受性，死亡率较低，术后出血和感染风险较经皮活检术稍高。患者术后 24～48 小时应尽量减少负重。

关节镜检查的主要优点是在可视下进行活检操作，肉眼可见到滑膜组织，对病变较严重的部位进行滑膜取样，并可以在炎性滑膜和邻近软骨的交界处取

样，此区域对了解破坏性关节炎（如 RA）的发病机制特别有意义[38]。和经皮穿刺活检术一样，所获取的标本根据临床和研究所需分别用于具体的实验室检查。

滑膜组织标本的处理

所有滑膜组织都要经福尔马林固定及石蜡包埋，再用光学显微镜观察。这样可为苏木精-伊红（HE）染色病理分析提供高质量的切片，使病变组织清晰显示。虽然福尔马林固定的切片有些时候也可用于免疫组织化学，但是福尔马林可使许多蛋白抗原结构发生改变，不能对切片进行特异性的免疫组织化学标识。多种分子标志物可用于分析病变的滑膜，包括细胞表面标志物、细胞因子、黏附分子和蛋白酶，要求组织标本用合适的封片剂如最佳切削温度复合物快速冷冻，再用冰冻切片机进行切片。切片可采用抗原特异性单克隆抗体或多克隆抗体予以处理，用免疫荧光或免疫过氧化物酶等方法进行显色。通常核复染也被用于组织定位，免疫过氧化物酶法使用苏木精进行染色。如果仅能用福尔马林固定石蜡包埋的方法，则可用另一种方法进行抗原修复，来检测对福尔马林敏感的抗原。

有几种抗原修复方法，包括酶学修复和热修复[40]。虽然在抗原修复后组织切片常发生变质，但这些方法可以使滑膜标本中抗体成功修复并用于免疫组织化学研究。许多双染免疫组织化学技术也被用于检测同一组织切片中两种同时表达的标志物，这些技术通常需要进行大量预实验才能成功染色[41]。福尔马林固定可溶解晶体，出于诊断考虑，应使用乙醇固定液。

分子 DNA 和 RNA 技术的敏感性和特异性对探索滑膜疾病的致病机制带来了前所未有的机遇。虽然这些研究能在非常小量的组织上开展，为避免核酸降解，需要十分细致地进行操作和处理标本，尤其是使用 RNA，RNA 酶无处不在并在组织中可快速降解少量 RNA，后文将提到。一项研究显示，微生物 DNA 及 RNA 技术对了解反应性关节炎、RA 及其他病因不明慢性滑膜炎的病因及机制发挥了重要作用。使用少量标本即可分析人类基因表达的技术发展迅速，这些技术的进展使得仅用少量标本组织即可进行多基因转录的检测和定性，在许多情况下并不需要扩增[42-43]。

滑膜病理学

健康个体的滑膜

正常滑膜的组成已在第 2 章中详细描述。组织学上，正常滑膜衬里层含 1 ～ 3 层细胞，其组成与巨噬样滑膜细胞（A 型）和成纤维样滑膜细胞（B 型）密切相关，与真正的上皮相比，其与滑膜下层间无基底膜相隔。衬里层多个部位有可见的间隙，使得小分子物质较易从细胞外间质扩散到滑液中。两种滑膜衬里层细胞是不同的，可通过超微结构和免疫组织化学特征将两者区分开。巨噬样滑膜细胞起源于骨髓，其具有吞噬细胞的形态特征，表达巨噬细胞表面标记，如 CD68、CD14 和 FcγRⅢa。成纤维样滑膜细胞来自间充质，间充质是正常滑液中透明质酸和其他蛋白多糖的主要来源。它们表达 CD55 [衰变加速因子（DAF）]、高水平的黏附分子 VCAM-1 和尿苷二磷酸葡萄糖脱氢酶（UDPGD），该酶与透明质酸合成相关，并且可用细胞化学方法检测（图 53-6）。成纤维样滑膜细胞表达钙黏蛋白 11，以及和这些细胞同型聚集相关的特异性黏附分子，它们共同维护了滑膜衬里层的完整性[44]。正常滑膜衬里层的大多数细胞是 B 型合成细胞。滑膜下层是紧邻衬里下层的部位，布满携带有孔内皮细胞的丰富毛细血管网，起到维护邻近软骨区健康和活力的作用。滑膜下层可见大量小动脉和小静脉。滑膜微血管被疏松结缔组织包围，与滑膜淋巴系统共同作用，排出组织中多余的水分。完全无症状的患者的滑膜中常有少量 T 淋巴细胞浸润，后者偶尔聚集于血管周围，但通常无 B 细胞[45]。

单关节炎评估中的滑膜组织病理学

在特定临床情况下，滑膜组织标本的病理分析有主要的临床价值，虽然滑膜活检标本的病理学描述常常是非诊断性，且缺乏特异性[46]。滑膜病理检查对诊断不明的单关节炎患者可能有一定的价值。滑膜组织的间质中出现大量中性粒细胞应高度怀疑感染性关节炎，革兰氏染色可提示组织中存在细菌。因为感染性关节炎常起病较急，较少做滑膜活检，通过前文提到的滑液检查即可做出诊断。淋病性关节炎可做滑膜活检以明确诊断（图 53-7）。另一方面，单核细胞浸润与慢性炎症过程一致，其鉴别诊断较宽泛（下文将提到）。肉芽肿组织支持结核性关节炎或结节病的诊断，两者均可导致慢性单关节炎。结核（TB）的滑膜肉芽组织可能为干酪样坏死或非干酪样坏死，需要做抗酸染色和细菌培养，分子探针可诊断近 50% 的病例。真菌感染可用类似方法，但需进行特殊染色，如 Gomori 染色。排除了结核分枝杆菌和真菌感染的非干酪样坏死的滑膜组织，需鉴别结节病性关节炎。

色素沉着绒毛结节性滑膜炎是大关节单关节炎的重要原因，如膝关节或髋关节。由于在近骨组织处有大的囊性损害及滑膜含铁血黄素沉着，故该病磁共振图像（MRI）有特异性改变。组织病理学检查可确诊该病，可见弥漫性血管增殖性病变伴单核巨噬细胞家族的单核细胞、类破骨细胞的泡沫多核细胞以及含铁血黄素沉着（图 53-7）[47]。滑膜肉瘤是一种罕见的肿瘤，需要滑膜组织病理检查才能确诊。

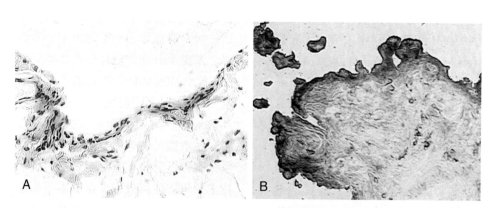

图 53-6　正常滑膜。**A**. 衬里层含 1 ～ 2 层细胞，由巨噬样滑膜细胞（A 型）和成纤维样滑膜细胞（B 型）组成；**B**. 显示正常滑膜（尿苷二磷酸葡萄糖脱氢酶染色）及由成纤维样滑膜细胞合成的透明质酸

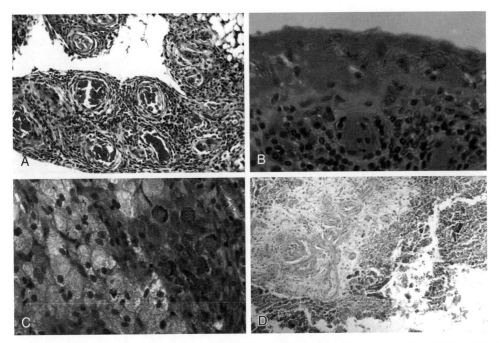

图 53-7　**A**．淋病性关节炎滑膜病理表现，可见标记的多形核中性粒细胞浸润及血管充血；**B**．硬皮病滑膜病理表现，可见衬里层缺损及表面纤维蛋白沉积，衬里下层区可见单核细胞炎症反应；**C**．色素沉着绒毛结节性滑膜炎中可见含铁血黄素沉积和泡沫细胞；**D**．淀粉样变性滑膜表面可见沉积物（刚果红染色）（A-D，Courtesy H. Ralph Schumacher，Jr.）

多关节炎评估中的滑膜组织病理学

　　目前临床上有经过良好验证的诊断标准和特异性的血清学实验，而滑膜组织病理学相对缺乏特异性，限制了滑膜组织病理学在单节炎及多关节炎鉴别诊断中的应用。另一方面，研究发现，RA 及各种脊柱关节炎患者的滑膜组织分析大大增进了对这些疾病细胞和分子机制的了解。在过去 30 余年中，有大量相关文献发表可反映出这一点[38,48]。

　　RA 滑膜组织病理学研究最为广泛，在第 69 章内容中将详细讨论 RA 滑膜炎。RA 滑膜炎的两个特点为衬里层增生和衬里下层单核细胞浸润（图 53-8）。衬里层表面常由纤维沉积物覆盖，其由炎性滑液中纤溶系统激活后产生。有时滑膜衬里层完全裸露，取而代之的是致密的帽样纤维蛋白层。在高度炎性的组织中，纤维沉积物可至衬里下层的基质，血管通透性显著增加可致衬里下层基质水肿。RA 最早的滑膜改变是以微血管异常为特征的[49]，在无症状的 RA 患者关节中可见单核细胞浸润[50-51]。这些特点为非特异性，在许多其他急性炎性关节炎（包括反应性关节炎和银屑病关节炎）的滑膜中都可见。

　　RA 滑膜的单核细胞可弥漫性浸润衬里下层，但更常见的为聚集在血管周围形成类似淋巴滤泡样结构（图 53-8）。虽然滑膜中存在淋巴样聚集物是典型的 RA 表现，但这样的组织病理学特征并不是仅见于 RA 滑膜炎[52-55]。淋巴滤泡通常位于伴有高内皮血管附近，命名为高内皮小静脉，这些血管专门招募淋巴细胞（图 53-9）。多核巨细胞偶尔可见于 RA 滑膜中（图 53-10），其中一些组织有肉芽肿样改变。另外，在关节置换术中取得的滑膜组织通常有广泛的纤维化，且可能与骨关节炎患者关节置换术中取得的标本无明显差异。

　　有人将银屑病关节炎、强直性脊柱炎和反应性关节炎的滑膜组织病理与 RA 进行了比较[56-57]。所有病例中都有类似的炎性细胞群，但可以观察到许多细微却可能很重要的差别。总体而言，与 RA 相比，寡关节及多关节炎的银屑病关节炎的滑膜组织学和免疫组织化学特点更大程度上与其他的脊柱关节炎相似（请参阅下文"滑膜免疫组化"）[57]。对照研究显示，银屑病关节炎滑膜血管病变比 RA 的更加明显，其滑膜微血管更加弯曲[58-59]，肉眼及显微镜下都十分明显。此外，27 例银屑病关节炎患者的滑膜组织中，25 例

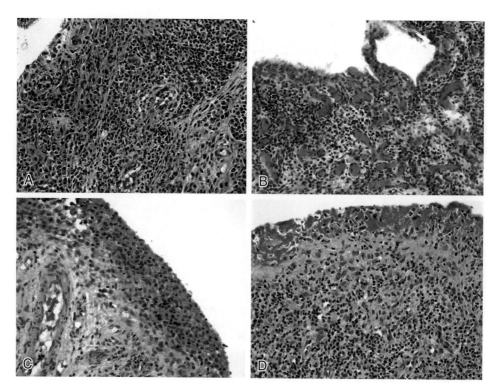

图 53-8 类风湿关节炎滑膜炎组织病理。**A**．集合淋巴结；**B**．弥漫性淋巴细胞浸润；**C**．衬里层增生；**D**．衬里层裸区被纤维蛋白帽所取代

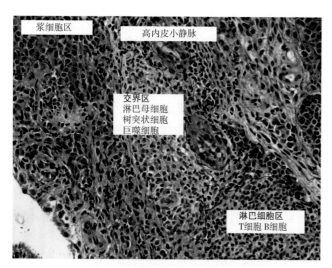

图 53-9 类风湿关节炎滑膜淋巴组织聚集物的微结构

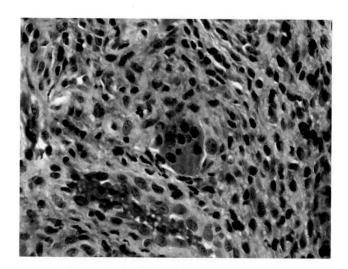

图 53-10 类风湿关节炎患者的多核巨细胞

表现为不同大小的淋巴组织聚集物体，13 例患者具有与 RA 滑膜炎相关的新生异位淋巴特征的较大的组织聚集物[52]。相关研究表明，强直性脊柱炎患者外周关节滑膜有大量淋巴细胞、浆细胞及淋巴细胞聚集物浸润[60-61]。反应性关节炎（ReA）及早期 RA 的滑膜病变进行对比研究显示，反应性关节炎滑膜中

B 淋巴细胞、浆细胞和巨噬细胞浸润较少[62-63]。骨关节炎患者的滑膜常有淋巴细胞聚集物形成，与 RA 相比，其形态较小且没有 RA 发育良好[54]。

系统性红斑狼疮患者滑膜可见滑膜增生、炎性浸润、血管增生、水肿及充血、纤维素样坏死、血管内皮纤维增生及表面纤维蛋白沉积，这些改变与 RA 相

比较轻微[64]。在早期硬皮病中，滑膜衬里层可见纤维蛋白沉积及间质淋巴细胞和浆细胞[65]，在皮肌炎和多发性肌炎患者的滑膜中也可见同样的改变[66]（图53-7）。一项最新研究比较了早期未经治疗的白塞病及银屑病关节炎（PsA）的免疫病理特点，提示虽然两者的炎症程度相似，但白塞病滑膜炎的中性粒细胞和 T 细胞数目比银屑病滑膜炎多[67]。

慢性晶体性关节炎患者滑膜中可见较大双折射物质沉积[68]。滑膜组织经刚果红染色见到淀粉样物质沉积即可诊断淀粉样病变关节炎（图53-7）。褐黄病滑膜中含有褐色的软骨碎屑[69]。多中心网状组织细胞增多症可通过病理学进行诊断，其滑膜中可见大泡沫细胞和多核细胞。血色素沉着病关节炎中，在衬里层细胞中可见褐色含铁血黄素沉积，并可找到 CPPD 晶体[70]。

滑膜免疫组化

抽样误差及定量分析

免疫组化利用具有良好分子靶标的特异性单克隆或多克隆抗体，是分析滑膜细胞及分子特性的有效工具。在过去的二十年中随着该领域不断的进步，要求免疫组化切片染色的定量数据具有可重复性。此外，需要通过各种措施将活检研究中的固有偏倚[71]最小化。研究显示如果在 6 个及以上关节的不同部位选取标本进行检查，可将 T 细胞及活化标志物的变异减少至 10% 以下[72]。此外，在邻近及远离血管翳软骨交界处的滑膜炎症特征是相似的，除了在邻近区域倾向更高的巨噬细胞数量以外[73-74]。

许多方法可用于获取组织免疫组化切片的定量数据[75-76]。最简单、易行且廉价的方法是将组织多个部位的染色强度进行半定量评分（如分为 0～3 级），这样可得出整个组织的平均得分。如果两个观测者对组织切片独立进行评分生成最终得分。这种方法的可靠性及可重复性将增加，计算机辅助影像分析技术包括从组织标本的多个部位获取图像，再用专门的彩色定量分析软件进行分析。这种方法可生成重复性最好的数据，但需昂贵的设备并具有一定的操作技术。切片背景染色强度不同时，使用这种分析技术比较困难。

滑膜衬里细胞层

与正常的滑膜细胞相比，RA 衬里层通常有增生，这是由于由 CD68 和 CD55 染色标志的 A 型及 B 型细胞增多所致（图53-11）。有学者假设巨噬样滑膜细胞从血液中迁移而来，之后移行穿过滑膜基质，最终停留于衬里层，与成纤维样细胞紧密联系。成纤维样滑膜细胞的增多与凋亡缺陷关系更为密切，而不是由迁移或局部增生造成。一些由两种衬里层细胞共同表达的黏附分子家族，可使两种细胞紧密联系并改变其活化状态，包括 β1 和 β2 整合素及其各自的免疫球蛋白超基因家族，特别是细胞黏附分子（ICAM）-1 和 VCAM-1[77-79]。成纤维样细胞表达的钙黏蛋白11 很可能在维护衬里层增生的相互黏附作用中起关键作用[44]。在衬里层的正常细胞中广泛表达黏附分子（图53-12）。衬里层成纤维样滑膜细胞和其他衬里下层间质细胞之间的相互作用尚不明确。免疫组织学显示，在衬里细胞层主要可见 CD55、VCAM-1 和钙黏蛋白11，而很少证据显示在衬里下层有成纤维细胞表达。同样，对衬里层巨噬样细胞和衬里下层巨噬细胞之间的关系缺乏完整的认识，两者都广泛表达巨噬细胞标志物（如 CD68 和 CD14）。Edwards 等研究显示巨噬细胞样衬里层细胞优先表达 FcγRⅢa 受体，其功能可能是使免疫复合物聚集至滑膜中[80]。

从功能上来说，慢性炎症性关节病（如 RA 和银屑病关节炎）的衬里细胞层通常具有活化的表观。人白细胞抗原（HLA）-DR 高表达，尤其是巨噬样细胞，可能提示这些细胞在抗原表达中的作用[81]。一些研究显示，RA 衬里层细胞是软骨降解蛋白酶的主要来源，特别是 MMP-1 和 MMP-3（图53-13）[82-83]。脊柱关节炎（如 PsA）和反应性关节炎与 RA 相比，衬里层通常增生不明显[57,61,84]。与 RA 相比，很可能存在数量上的差异，而非质量上的；但对这些疾病的衬里层细胞的功能状态所知甚少。

滑膜淋巴细胞和浆细胞

RA 和脊柱关节炎患者的滑膜组织中，CD3+ T 细胞优势表达，CD4 与 CD8 的比值在淋巴细胞聚集物中为 4：1 或更高，而在弥漫性浸润部位比值较低。淋巴细胞聚集物中 CD4 细胞也表达 CD27[85]，促进 B 细胞辅助作用。过去曾聚焦于明确 RA 和其他关节病

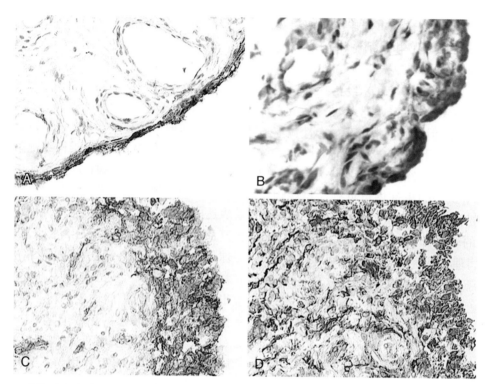

图53-11 **A ～ D**，正常滑膜的免疫过氧化物酶染色（棕色）和类风湿关节炎（RA）滑膜 CD55（成纤维样滑膜细胞）和 CD68（巨噬细胞样滑膜细胞），在 RA 滑膜增生的衬里层中，衬里细胞的这两个亚群均增加

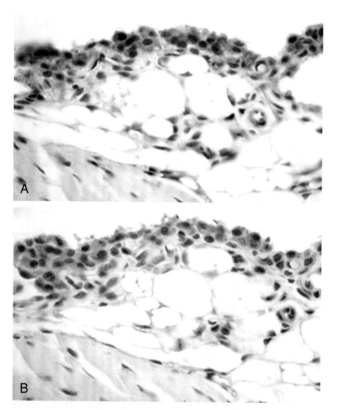

图53-12 正常滑膜衬里层钙黏蛋白 -11 免疫组化染色（棕色）（A）。B 为对照组染色（From Lee DM，Kiener HP，Agarwal SK，et al：Cadherin-11 in synovial lining formation and pathology in arthritis，Science 315：1006–1010，2007.）

中浸润的 T 细胞主要是 Th1 [产生干扰素（IFN）-γ]，还是 Th2（产生 IL-4），而这方面的数据还存在分歧。直到最近，有研究显示与脊柱关节炎的滑膜相比，RA 中 T 细胞更多为 Th1，同时 Th1/Th2 的比率更高[86]。第三种 T 辅助细胞亚型的标志物为 IL-17，且其在慢性炎症性疾病中起到核心作用，使得 T 细胞在滑膜炎中的作用被重新认识[87-88]。RA 滑膜中存在 IL-17、IL-1β 和肿瘤坏死因子（TNF），预示有进行性的关节破坏[89]。表达 CD25 和 *FoxP3* 基因的 CD4 T 细胞亚型被称作调节性 T 细胞（Tregs），已知其在抗原特异性 T 细胞扩增过程中起调节作用。虽然 Tregs 在 RA 和其他炎性关节炎患者关节中易于检测到，但在这些疾病微环境中它们的抑制功能似乎有缺陷[90-93]。RA 滑膜中 CD8+ T 细胞可能发挥维持异位淋巴样结构的作用，但数量常比 CD4+ 细胞少得多[94]。

B 细胞通过表达 CD19 和 CD20 而被识别，在有生发中心的淋巴结组织聚集物中其数量特别多。在这些聚集物中通常可见 B 细胞与 CD4+ T 细胞紧密联系（图 53-9）。对严重联合免疫缺陷（SCID）小鼠进行的研究发现，B 细胞在维持滑膜淋巴滤泡的微结构及 T 细胞激活过程中发挥重要作用[95]。记忆性 B 细胞是有效的抗原呈递细胞，产生类风湿因子的 B 细

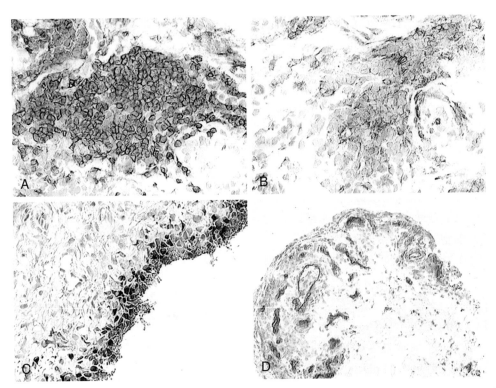

图 53-13 类风湿关节炎滑膜免疫过氧化物酶染色（棕色）。**A.** T 淋巴细胞；**B.** B 淋巴细胞；**C.** 基质金属蛋白酶 -1；**D.** αvβ₃ 整合素（生成血管）

适合于捕获免疫复合物中的各种抗原。

淋巴组织聚集物周围常被成片 CD38⁺ 浆细胞密集浸润。RA 和 ReA 滑膜的，B 细胞和浆细胞中 V 基因片段的变异和重排的分析显示，来向特征聚集物的浆细胞是克隆相关的，这提示它们是在滑膜微环境中进行最终分化的[96]。滑膜浆细胞主动合成免疫球蛋白，其中一部分分泌形成自身抗体的，如抗环瓜氨酸肽抗体，其可识别局部环瓜氨酸抗原[97-99]。如前所述，在银屑病关节炎、强直性脊柱炎及反应性关节炎滑膜中也可见浆细胞浸润，但一项有关早期关节炎滑膜的系统研究表明，它们的出现最可能提示 RA[62]。一项研究发现，RA 滑膜细胞内检测到瓜氨酸化蛋白，而脊柱关节炎的滑膜中没有检测到[57]，另一项研究发现瓜氨酸化蛋白是 RA 滑膜特有的[100]。

紧邻致密的淋巴组织聚集物区域主要由 CD4⁺ T 细胞和 B 细胞组成，称作"移行细胞带"[101-102]（图 53-9）。这些区域特征是 CD4/CD8 比值低，且似乎免疫反应特别活跃。移行区含有大量巨噬细胞和相互交错树突状细胞，两者均为有效抗原呈递细胞。淋巴母细胞，特别是 CD8⁺ 细胞在邻近抗原呈递细胞区域出现。

自然杀伤细胞可通过表面标志物、颗粒酶的表达及功能分析进行识别。一些研究显示，在 RA 滑膜组织和滑液中出现自然杀伤细胞亚型的扩展[103-105]。RA 滑膜中有大量肥大细胞，与炎症介质和蛋白酶共同存在于滑膜微环境中[106-107]。

滑膜衬里下层巨噬细胞和树突状细胞

在正常和病理性滑膜的衬里下层都存在着巨噬细胞，特别是 RA 的衬里下层基质中有大量的巨噬细胞。利用标记物（如 CD68 和 CD14）对炎症反应严重的组织进行研究发现，尽管在内膜巨噬细胞中 C3b 和 iC3b 复合物受体的表达是特异的，衬里下层的巨噬细胞群和增生的衬里层中的巨噬细胞样滑膜细胞并无明显差异[108]。标记多种巨噬细胞标志物进行的研究表明，血管周围新迁移的巨噬细胞高表达 CD163，同时也表达 CD68 和 CD14，而在大量淋巴细胞聚集区和衬里层的巨噬细胞却较少表达 CD163。脊柱关节炎的滑膜比 RA 滑膜存在更多的 CD163⁺ 巨噬细胞，也就是近来被称为 M2 巨噬细胞。这些表型差异之间的功能联系并不清楚[109-111]。RA 较 PsA 有更多的 M1 巨噬细胞，其可产生 TNF 和 IL-1β，而在 PsA 和其他脊柱关节炎中 M1 巨噬细胞较少，但存在着大量 M2 巨噬细胞[111]。有研究表明，RA 滑膜中，巨噬细胞数量与侵蚀性影像学破坏证据的滑膜炎的潜在破坏性有很强的关联[112-114]。这种关联反映出这些细胞的高度激活状态，巨噬细胞是滑液中 TNF 和 IL-1β 的主要来源。大量证据提示，滑膜巨噬细胞群作为破骨细胞前体，在滑膜微环境中发育成熟，直接介导邻近区域骨破坏[115-116]。

成熟的树突状细胞是最有效的抗原呈递细胞，大量存在于与 T 淋巴细胞紧密接触的炎症滑膜中[117-118]。树突状细胞有两个主要亚型：髓系树突状细胞（mDCs）和浆细胞样树突状细胞（pDCs）。它们可通过免疫组织学鉴别，树突状细胞高表达 HLA-DR 和共刺激分子如 CD80、CD83 和 CD86。mDCs 表达 CD11c 和 CD1，而 pDCs 细胞表达 CD304[119]。有研究显示 RA 滑膜较 PsA 有更多的 pDCs。这些表型特征可用于鉴别未成熟树突状细胞和已暴露于抗原且具有效提呈抗原作用的树突状细胞。有研究利用这些标志物检测了诱导树突状细胞迁移和聚集的趋化因子的表达，表明滑膜中的相当一部分树突状细胞处于未成熟状态，之后将在富含 T 细胞的滑膜微环境中逐渐成熟[117-118]。在大量淋巴细胞聚集的生发中心，滤泡树突状细胞表达标志物 CD16、FDC 和 VCAM-1。

滑膜微血管、内皮细胞和间充质细胞

滑膜间质成分增多常与炎症细胞的浸润程度一致。微血管似乎明显增加，尤其在衬里下层深部，有人推测间质部分增多可能与血管生成的局部刺激有关（图 53-13）。形态研究显示紧邻衬里层的血管数较正常减少[120]。由于组织代谢的需求，血管数的减少造成了一个相对缺血缺氧的环境，可从滑液的生化性质反映[121]。免疫组织学研究也表明，在 RA 滑膜炎中缺氧的分子效应，尤其是对细胞缺氧反应有关键调解作用的缺氧诱导因子（HIF-1）-1α 是增多的[122-123]。有研究使用关节镜探针直接测量滑膜组织 PO_2 证实 RA 滑膜是缺氧的[124-126]。RA 和其他炎性关节病滑膜血管内皮组织在微环境中被促炎症反应介质激活，表达出与炎性细胞募集相关的黏附分子，如 E- 选择蛋白、ICAM-1 和 VCAM-1[127]。

滑膜 - 软骨 - 骨交界区

在 RA 和其他慢性关节炎中，炎性滑膜与邻近软骨和骨交界区是一个特别让人感兴趣的区域，因为许多关节的破坏均发生于此。RA 中，有破坏性的滑膜组织被称作血管翳，可覆盖大部分软骨的表面，侵入关节边缘的骨裸区（图 53-14）。虽然在疾病早期，关节镜研究曾尝试去总结邻近该部位滑膜标本的特征，但是血管翳病理学特点的描述主要来源于关节置换术。免疫组织化学显示在血管翳软骨交界处有大量滑膜巨噬细胞和成纤维细胞，它们高度表达蛋白酶。在血管翳与骨交界处，有相当数量的多核破骨细胞，可通过形态和特异性标志物进行辨认，如降钙素受体、组织蛋白酶 K 及抗酒石酸酸性磷酸酶[128]（图 53-14）。核因子 -κB（N-κB）受体活化因子配体（RANKL）是破骨细胞中的一种重要细胞因子，在这些部位高度表达[129]。

滑膜活检及病理作为研究临床生物标志物的工具

为了更好地了解疾病的发病机制，多个风湿病研究中心已开始利用关节镜或细针滑膜活检和定量免疫组织学作为研究工具。近年来，人们开始关注类风湿关节炎和其他慢性炎症性关节炎的临床早期和临床前阶段，希望能找到实现疾病长期缓解甚至预防疾病的干预措施。以 RA 为例，现在已经确定循环中的自身抗体，如 RF 和抗 CCP，早于临床疾病发生的数年就可检测出[130]。而滑膜如何参与免疫炎症的过程仍不清楚。为了明确这个问题，我们对自身抗体阳性的 RA 高危个体进行了滑膜活检，但缺乏滑膜炎的临床证据[131-132]。尽管在后来发展为 RA 的患者滑膜中存在轻微的 T 细胞浸润，这些研究未能证明在临床前滑膜样本中存在明显的炎症改变，表明在类风湿关节炎的临床关节炎症之前，不太可能有较长时间的亚临床滑膜炎。

在已有炎症性关节炎中，滑膜病变的分析可提供有用的生物标志物，能用于预测 RA 和其他炎性关节炎治疗的预后。这类研究对于预测靶向生物治疗的效果尤其有价值，其中分子靶点和作用机制的生物学基础得到了很好的阐明[133-146]。为了验证这一假设，最近一项基于基因表达谱和免疫组织学的 RA 滑膜表型分类的研究发现，这些滑膜表型可以作为与靶向生物

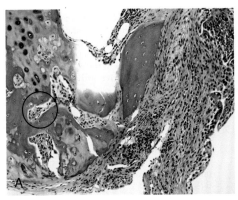
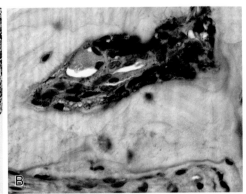

图53-14　类风湿关节炎患者中血管翳组织与骨组织的交界处。**A**. 病变滑膜侵入邻近骨组织（圆圈内）；**B**. 抗酒石酸酸性磷酸酶染色可见破骨细胞

治疗反应有关的生物学标志物[142]。通过对滑膜表达基因谱和滑膜炎的免疫组织学的统计分析，确定了四种不同的表型：淋巴样、髓样、低炎性和纤维化。在一项基于滑膜活检的临床试验的因果分析中，这些表型（特别是淋巴和髓样表型）用于预测对英夫利昔单抗的治疗反应，反应良好者显著多表达髓样、M1 巨噬细胞为主导的表型[137-138]。可溶性生物学标志物是从髓样与淋巴样表型（后者由 T 和 B 淋巴细胞相关基因主导）表达的基因组中鉴定出来的。这些生物学标志物分别为骨髓表型的 sICAM-1 和淋巴表型的 CXCL13。在一项随机临床试验中，发现这些生物学标志物的血清水平与临床对 TNF 抑制剂阿达木单抗或 IL-6 受体抑制剂托珠单抗的反应相关[143]。来自于群组的分析结果是令人鼓舞的，但要知道这种方法在预测个体水平上对治疗的反应的有效性还为时过早。他们证实了滑膜组织分析是一个临床相关生物学标志物的潜在重要来源。

目前这一有吸引力的想法却受到许多重要因素的阻碍。首先，许多研究中心的关节镜设备、专业技术和研究基础设备有限；其次，这些研究中出现的抽样偏倚问题引起了很大的关注，特别是对同一个人连续活检样本的比较。如前所述，可采用多种方法以尽量减少这种偏倚，包括在关节同一部位进行系统抽样、多个典型组织标本的计算机成像分析、显微镜下多个视野计数及使用定量 PCR 和蛋白质组学技术来评估特定分子的总体水平。

结论

在特定临床情况下，滑液及滑膜组织标本分析提供了有价值的诊断信息。当怀疑是感染性或晶体诱导性关节炎时，如在急性单关节炎中，滑液分析对诊断有决定意义。对诊断不明的慢性单关节炎，滑膜活检可提供明确的证据，如结核、结节病及色素沉着绒毛结节性滑膜炎。

RA 和其他炎性关节炎的滑膜组织系统分析，特别是免疫组化方法的使用，提供了丰富的有关滑膜病变的细胞和分子机制信息。目前的研究正在探索如何将滑膜活检应用于预测抗风湿疗效。

 本章的参考文献也可以在 ExpertConsult.com 上找到。

参考文献

1. Swann DA, Slayter HS, Silver FH: The molecular structure of lubricating glycoprotein-I, the boundary lubricant for articular cartilage. *J Biol Chem* 256:5921–5925, 1981.
2. Marcelino J, Carpten JD, Suwairi WM, et al: CACP, encoding a secreted proteoglycan, is mutated in camptodactyly-arthropathy-coxa-vara-pericarditis syndrome. *Nat Genet* 23:319–322, 1999.
3. Rhee DK, Marcelino J, Baker M, et al: The secreted glycoprotein lubricin protects cartilage surfaces and inhibits synovial cell overgrowth. *J Clin Invest* 115:622–631, 2005.
4. Davis MJ, Denton J, Freemont AJ, et al: Comparison of serial synovial fluid cytology in rheumatoid arthritis: delineation of subgroups with prognostic implications. *Ann Rheum Dis* 47:559–562, 1988.
5. Jones ST, Denton J, Holt PJ, et al: Possible clearance of effete poly-

morphonuclear leucocytes from synovial fluid by cytophagocytic mononuclear cells: implications for pathogenesis and chronicity in inflammatory arthritis. *Ann Rheum Dis* 52:121–126, 1993.

6. von Essen R, Hölttä AM: Quality control of the laboratory diagnosis of gout by synovial fluid microscopy. *Scand J Rheumatol* 19:232–234, 1990.

7. Schumacher HR, Jr, Sieck MS, Rothfuss S, et al: Reproducibility of synovial fluid analyses: a study among four laboratories. *Arthritis Rheum* 29:770–774, 1986.

8. Hasselbacher P: Variation in synovial fluid analysis by hospital laboratories. *Arthritis Rheum* 30:637–642, 1987.

9. Garancis JC, Cheung HS, Halverson PB, et al: "Milwaukee shoulder"—association of microspheroids containing hydroxyapatite crystals, active collagenase, and neutral protease with rotator cuff defects. III. Morphologic and biochemical studies of an excised synovium showing chondromatosis. *Arthritis Rheum* 24:484–491, 1981.

10. Faraj AA, Omonbude OD, Godwin P: Gram staining in the diagnosis of acute septic arthritis. *Acta Orthop Belg* 68:388–391, 2002.

11. Shmerling RH: Synovial fluid analysis: a critical reappraisal. *Rheum Dis Clin North Am* 20:503–512, 1994.

13. von Essen R, Holtta A: Improved method of isolating bacteria from joint fluids by the use of blood culture bottles. *Ann Rheum Dis* 45:454–457, 1986.

14. Yu KH, Luo SF, Liou LB, et al: Concomitant septic and gouty arthritis—an analysis of 30 cases. *Rheumatology (Oxford)* 42:1062–1066, 2003.

15. Jalava J, Skurnik M, Toivanen A, et al: Bacterial PCR in the diagnosis of joint infection. *Ann Rheum Dis* 60:287–289, 2001.

16. Muralidhar B, Rumore PM, Steinman CR: Use of the polymerase chain reaction to study arthritis due to *Neisseria gonorrhoeae*. *Arthritis Rheum* 37:710–717, 1994.

17. Liebling MR, Arkfeld DG, Michelini GA, et al: Identification of *Neisseria gonorrhoeae* in synovial fluid using the polymerase chain reaction. *Arthritis Rheum* 37:702–709, 1994.

18. van der Heijden IM, Wilbrink B, Schouls LM, et al: Detection of mycobacteria in joint samples from patients with arthritis using a genus-specific polymerase chain reaction and sequence analysis. *Rheumatology (Oxford)* 38:547–553, 1999.

19. Titov AG, Vyshnevskaya EB, Mazurenko SI, et al: Use of polymerase chain reaction to diagnose tuberculous arthritis from joint tissues and synovial fluid. *Arch Pathol Lab Med* 128:205–209, 2004.

20. Canvin JM, Goutcher SC, Hagig M, et al: Persistence of *Staphylococcus aureus* as detected by polymerase chain reaction in the synovial fluid of a patient with septic arthritis. *Br J Rheumatol* 36:203–206, 1997.

21. van der Heijden IM, Wilbrink B, Vije AE, et al: Detection of bacterial DNA in serial synovial samples obtained during antibiotic treatment from patients with septic arthritis. *Arthritis Rheum* 42:2198–2203, 1999.

22. Wilkinson NZ, Kingsley GH, Jones HW, et al: The detection of DNA from a range of bacterial species in the joints of patients with a variety of arthritides using a nested, broad-range polymerase chain reaction. *Rheumatology (Oxford)* 38:260–266, 1999.

23. van der Heijden IM, Wilbrink B, Tchetverikov I, et al: Presence of bacterial DNA and bacterial peptidoglycans in joints of patients with rheumatoid arthritis and other arthritides. *Arthritis Rheum* 43:593–598, 2000.

24. Shmerling RH, Delbanco TL, Tosteson AN, et al: Synovial fluid tests: what should be ordered? *JAMA* 264:1009–1014, 1990.

25. Treuhaft PS, McCarty DJ: Synovial fluid pH, lactate, oxygen and carbon dioxide partial pressure in various joint diseases. *Arthritis Rheum* 14:475–484, 1971.

26. Lund-Olesen K: Oxygen tension in synovial fluids. *Arthritis Rheum* 13:769–776, 1970.

27. Lettesjo H, Nordstrom E, Strom H, et al: Autoantibody patterns in synovial fluids from patients with rheumatoid arthritis or other arthritic lesions. *Scand J Immunol* 48:293–299, 1998.

28. Thiel A, Wu P, Lauster R, et al: Analysis of the antigen-specific T cell response in reactive arthritis by flow cytometry. *Arthritis Rheum* 43:2834–2842, 2000.

29. Mertz AK, Ugrinovic S, Lauster R, et al: Characterization of the synovial T cell response to various recombinant *Yersinia* antigens in *Yersinia enterocolitica*-triggered reactive arthritis: heat-shock protein 60 drives a major immune response. *Arthritis Rheum* 41:315–326, 1998.

30. Davis LS, Cush JJ, Schulze-Koops H, et al: Rheumatoid synovial CD4+ T cells exhibit a reduced capacity to differentiate into IL-4-producing T-helper-2 effector cells. *Arthritis Res* 3:54–64, 2001.

31. Yin Z, Braun J, Neure L, et al: Crucial role of interleukin-10/interleukin-12 balance in the regulation of the type 2 T helper cytokine response in reactive arthritis. *Arthritis Rheum* 40:1788–1797, 1997.

32. Dolhain RJ, van der Heiden AN, ter Haar NT, et al: Shift toward T lymphocytes with a T helper 1 cytokine-secretion profile in the joints of patients with rheumatoid arthritis. *Arthritis Rheum* 39:1961–1969, 1996.

33. Raza K, Falciani F, Curnow SJ, et al: Early rheumatoid arthritis is characterized by a distinct and transient synovial fluid cytokine profile of T cell and stromal cell origin. *Arthritis Res Ther* 7:R784–R795, 2005.

34. Liao H, Wu J, Kuhn E, et al: Use of mass spectrometry to identify protein biomarkers of disease severity in the synovial fluid and serum of patients with rheumatoid arthritis. *Arthritis Rheum* 50:3792–3803, 2004.

36. Schumacher HR, Jr, Kulka JP: Needle biopsy of the synovial membrane—experience with the Parker-Pearson technic. *N Engl J Med* 286:416–419, 1972.

38. Tak PP, Bresnihan B: The pathogenesis and prevention of joint damage in rheumatoid arthritis: advances from synovial biopsy and tissue analysis. *Arthritis Rheum* 43:2619–2633, 2000.

39. Youssef PP, Kraan M, Breedveld F, et al: Quantitative microscopic analysis of inflammation in rheumatoid arthritis synovial membrane samples selected at arthroscopy compared with samples obtained blindly by needle biopsy. *Arthritis Rheum* 41:663–669, 1998.

40. Shi SR, Cote RJ, Taylor CR: Antigen retrieval techniques: current perspectives. *J Histochem Cytochem* 49:931–937, 2001.

43. van der Pouw Kraan TC, van Gaalen FA, Kasperkovitz PV, et al: Rheumatoid arthritis is a heterogeneous disease: evidence for differences in the activation of the STAT-1 pathway between rheumatoid tissues. *Arthritis Rheum* 48:2132–2145, 2003.

44. Lee DM, Kiener HP, Agarwal SK, et al: Cadherin-11 in synovial lining formation and pathology in arthritis. *Science* 315:1006–1010, 2007.

45. Singh JA, Arayssi T, Duray P, et al: Immunohistochemistry of normal human knee synovium: a quantitative study. *Ann Rheum Dis* 63:785–790, 2004.

47. Darling JM, Goldring SR, Harada Y, et al: Multinucleated cells in pigmented villonodular synovitis and giant cell tumor of tendon sheath express features of osteoclasts. *Am J Pathol* 150:1383–1393, 1997.

49. Schumacher HR, Kitridou RC: Synovitis of recent onset: a clinicopathologic study during the first month of disease. *Arthritis Rheum* 15:465–485, 1972.

50. Kraan MC, Versendaal H, Jonker M, et al: Asymptomatic synovitis precedes clinically manifest arthritis. *Arthritis Rheum* 41:1481–1488, 1998.

51. Soden M, Rooney M, Cullen A, et al: Immunohistological features in the synovium obtained from clinically uninvolved knee joints of patients with rheumatoid arthritis. *Br J Rheumatol* 28:287–292, 1989.

52. Canete JD, Santiago B, Cantaert T, et al: Ectopic lymphoid neogenesis in psoriatic arthritis. *Ann Rheum Dis* 66:720–726, 2007.

53. van de Sande MG, Thurlings RM, Boumans MJ, et al: Presence of lymphocyte aggregates in the synovium of patients with early arthritis in relationship to diagnosis and outcome: is it a constant feature over time? *Ann Rheum Dis* 70:700–703, 2011.

54. Haywood L, McWilliams DF, Pearson CI, et al: Inflammation and angiogenesis in osteoarthritis. *Arthritis Rheum* 48:2173–2177, 2003.

55. Thurlings RM, Wijbrandts CA, Mebius RE, et al: Synovial lymphoid neogenesis does not define a specific clinical rheumatoid arthritis phenotype. *Arthritis Rheum* 58:1582–1589, 2008.

56. Baeten D, Kruithof E, De Rycke L, et al: Diagnostic classification of spondylarthropathy and rheumatoid arthritis by synovial histopathology: a prospective study in 154 consecutive patients. *Arthritis Rheum* 50:2931–2941, 2004.

57. Kruithof E, Baeten D, De Rycke L, et al: Synovial histopathology of psoriatic arthritis, both oligo- and polyarticular, resembles spondyloarthropathy more than it does rheumatoid arthritis. *Arthritis Res Ther* 7:R569–R580, 2005.

58. Reece RJ, Canete JD, Parsons WJ, et al: Distinct vascular patterns of early synovitis in psoriatic, reactive, and rheumatoid arthritis. *Arthritis Rheum* 42:1481–1484, 1999.

61. Cunnane G, Bresnihan B, FitzGerald O: Immunohistologic analysis of peripheral joint disease in ankylosing spondylitis. *Arthritis Rheum* 41:180–182, 1998.

62. Kraan MC, Haringman JJ, Post WJ, et al: Immunohistological analysis of synovial tissue for differential diagnosis in early arthritis. *Rheumatology (Oxford)* 38:1074–1080, 1999.

63. Smeets TJ, Dolhain RJ, Breedveld FC, et al: Analysis of the cellular infiltrates and expression of cytokines in synovial tissue from patients with rheumatoid arthritis and reactive arthritis. *J Pathol* 186:75–81, 1998.

64. Natour J, Montezzo LC, Moura LA, et al: A study of synovial membrane of patients with systemic lupus erythematosus (SLE). *Clin Exp Rheumatol* 9:221–225, 1991.

65. Schumacher HR, Jr: Joint involvement in progressive systemic sclerosis (scleroderma): a light and electron microscopic study of synovial membrane and fluid. *Am J Clin Pathol* 60:593–600, 1973.

66. Schumacher HR, Schimmer B, Gordon GV, et al: Articular manifestations of polymyositis and dermatomyositis. *Am J Med* 67:287–292, 1979.

67. Canete JD, Celis R, Noordenbos T, et al: Distinct synovial immunopathology in Behçet disease and psoriatic arthritis. *Arthritis Res Ther* 11:R17, 2009.

68. Beutler A, Rothfuss S, Clayburne G, et al: Calcium pyrophosphate dihydrate crystal deposition in synovium: relationship to collagen fibers and chondrometaplasia. *Arthritis Rheum* 36:704–715, 1993.

69. Schumacher HR, Holdsworth DE: Ochronotic arthropathy. I. Clinicopathologic studies. *Semin Arthritis Rheum* 6:207–246, 1977.

70. Schumacher HR, Jr: Ultrastructural characteristics of the synovial membrane in idiopathic haemochromatosis. *Ann Rheum Dis* 31:465–473, 1972.

73. Smeets TJ, Kraan MC, Galjaard S, et al: Analysis of the cell infiltrate and expression of matrix metalloproteinases and granzyme B in paired synovial biopsy specimens from the cartilage-pannus junction in patients with RA. *Ann Rheum Dis* 60:561–565, 2001.

74. Kirkham B, Portek I, Lee CS, et al: Intraarticular variability of synovial membrane histology, immunohistology, and cytokine mRNA expression in patients with rheumatoid arthritis. *J Rheumatol* 26:777–784, 1999.

75. Cunnane G, Bjork L, Ulfgren AK, et al: Quantitative analysis of synovial membrane inflammation: a comparison between automated and conventional microscopic measurements. *Ann Rheum Dis* 58:493–499, 1999.

77. El-Gabalawy H, Canvin J, Ma GM, et al: Synovial distribution of alpha d/CD18, a novel leukointegrin: comparison with other integrins and their ligands. *Arthritis Rheum* 39:1913–1921, 1996.

78. El-Gabalawy H, Gallatin M, Vazeux R, et al: Expression of ICAM-R (ICAM-3), a novel counter-receptor for LFA-1, in rheumatoid and nonrheumatoid synovium: comparison with other adhesion molecules. *Arthritis Rheum* 37:846–854, 1994.

79. El-Gabalawy H, Wilkins J: Beta 1 (CD29) integrin expression in rheumatoid synovial membranes: an immunohistologic study of distribution patterns. *J Rheumatol* 20:231–237, 1993.

80. Edwards JC, Blades S, Cambridge G: Restricted expression of Fc gammaRIII (CD16) in synovium and dermis: implications for tissue targeting in rheumatoid arthritis (RA). *Clin Exp Immunol* 108:401–406, 1997.

82. Firestein GS, Paine MM, Littman BH: Gene expression (collagenase, tissue inhibitor of metalloproteinases, complement, and HLA-DR) in rheumatoid arthritis and osteoarthritis synovium: quantitative analysis and effect of intraarticular corticosteroids. *Arthritis Rheum* 34:1094–1105, 1991.

83. Cunnane G, FitzGerald O, Hummel KM, et al: Collagenase, cathepsin B and cathepsin L gene expression in the synovial membrane of patients with early inflammatory arthritis. *Rheumatology (Oxford)* 38:34–42, 1999.

86. Canete JD, Martinez SE, Farres J, et al: Differential Th1/Th2 cytokine patterns in chronic arthritis: interferon gamma is highly expressed in synovium of rheumatoid arthritis compared with seronegative spondyloarthropathies. *Ann Rheum Dis* 59:263–268, 2000.

88. Chabaud M, Durand JM, Buchs N, et al: Human interleukin-17: a T cell-derived proinflammatory cytokine produced by the rheumatoid synovium. *Arthritis Rheum* 42:963–970, 1999.

89. Kirkham BW, Lassere MN, Edmonds JP, et al: Synovial membrane cytokine expression is predictive of joint damage progression in rheumatoid arthritis: a two-year prospective study (the DAMAGE study cohort). *Arthritis Rheum* 54:1122–1131, 2006.

90. Ruprecht CR, Gattorno M, Ferlito F, et al: Coexpression of CD25 and CD27 identifies FoxP3+ regulatory T cells in inflamed synovia. *J Exp Med* 201:1793–1803, 2005.

91. van Amelsfort JM, Jacobs KM, Bijlsma JW, et al: CD4(+)CD25(+) regulatory T cells in rheumatoid arthritis: differences in the presence, phenotype, and function between peripheral blood and synovial fluid. *Arthritis Rheum* 50:2775–2785, 2004.

92. de Kleer IM, Wedderburn LR, Taams LS, et al: CD4+CD25bright regulatory T cells actively regulate inflammation in the joints of patients with the remitting form of juvenile idiopathic arthritis. *J Immunol* 172:6435–6443, 2004.

93. Cao D, Malmstrom V, Baecher-Allan C, et al: Isolation and functional characterization of regulatory CD25brightCD4+ T cells from the target organ of patients with rheumatoid arthritis. *Eur J Immunol* 33:215–223, 2003.

94. Kang YM, Zhang X, Wagner UG, et al: CD8 T cells are required for the formation of ectopic germinal centers in rheumatoid synovitis. *J Exp Med* 195:1325–1336, 2002.

95. Takemura S, Klimiuk PA, Braun A, et al: T cell activation in rheumatoid synovium is B cell dependent. *J Immunol* 167:4710–4718, 2001.

96. Kim HJ, Krenn V, Steinhauser G, et al: Plasma cell development in synovial germinal centers in patients with rheumatoid and reactive arthritis. *J Immunol* 162:3053–3062, 1999.

97. Masson-Bessiere C, Sebbag M, Girbal-Neuhauser E, et al: The major synovial targets of the rheumatoid arthritis-specific antifilaggrin autoantibodies are deiminated forms of the alpha- and beta-chains of fibrin. *J Immunol* 166:4177–4184, 2001.

98. Masson-Bessiere C, Sebbag M, Durieux JJ, et al: In the rheumatoid pannus, anti-filaggrin autoantibodies are produced by local plasma cells and constitute a higher proportion of IgG than in synovial fluid and serum. *Clin Exp Immunol* 119:544–552, 2000.

99. Girbal-Neuhauser E, Durieux JJ, Arnaud M, et al: The epitopes targeted by the rheumatoid arthritis-associated antifilaggrin autoantibodies are posttranslationally generated on various sites of (pro) filaggrin by deimination of arginine residues. *J Immunol* 162:585–594, 1999.

100. Vossenaar ER, Smeets TJ, Kraan MC, et al: The presence of citrullinated proteins is not specific for rheumatoid synovial tissue. *Arthritis Rheum* 50:3485–3494, 2004.

103. Dalbeth N, Callan MF: A subset of natural killer cells is greatly expanded within inflamed joints. *Arthritis Rheum* 46:1763–1772, 2002.

104. Tak PP, Kummer JA, Hack CE, et al: Granzyme-positive cytotoxic cells are specifically increased in early rheumatoid synovial tissue. *Arthritis Rheum* 37:1735–1743, 1994.

105. Goto M, Zvaifler NJ: Characterization of the natural killer-like lymphocytes in rheumatoid synovial fluid. *J Immunol* 134:1483–1486, 1985.

106. Woolley DE, Tetlow LC: Mast cell activation and its relation to proinflammatory cytokine production in the rheumatoid lesion. *Arthritis Res* 2:65–74, 2000.

107. Tetlow LC, Woolley DE: Mast cells, cytokines, and metalloproteinases at the rheumatoid lesion: dual immunolocalisation studies. *Ann Rheum Dis* 54:896–903, 1995.

108. Tanaka M, Nagai T, Tsuneyoshi Y, et al: Expansion of a unique macrophage subset in rheumatoid arthritis synovial lining layer. *Clin Exp Immunol* 154:38–47, 2008.

110. Fonseca JE, Edwards JC, Blades S, et al: Macrophage subpopulations in rheumatoid synovium: reduced CD163 expression in CD4+ T lymphocyte-rich microenvironments. *Arthritis Rheum* 46:1210–1216, 2002.

111. Vandooren B, Noordenbos T, Ambarus C, et al: Absence of a classically activated macrophage cytokine signature in peripheral spondylarthritis, including psoriatic arthritis. *Arthritis Rheum* 60:966–975, 2009.

112. Cunnane G, FitzGerald O, Hummel KM, et al: Synovial tissue protease gene expression and joint erosions in early rheumatoid arthritis. *Arthritis Rheum* 44:1744–1753, 2001.

113. Mulherin D, FitzGerald O, Bresnihan B: Synovial tissue macrophage populations and articular damage in rheumatoid arthritis. *Arthritis*

Rheum 39:115–124, 1996.

114. Yanni G, Whelan A, Feighery C, et al: Synovial tissue macrophages and joint erosion in rheumatoid arthritis. *Ann Rheum Dis* 53:39–44, 1994.

116. Gravallese EM, Manning C, Tsay A, et al: Synovial tissue in rheumatoid arthritis is a source of osteoclast differentiation factor. *Arthritis Rheum* 43:250–258, 2000.

117. Page G, Miossec P: Paired synovium and lymph nodes from rheumatoid arthritis patients differ in dendritic cell and chemokine expression. *J Pathol* 204:28–38, 2004.

118. Page G, Lebecque S, Miossec P: Anatomic localization of immature and mature dendritic cells in an ectopic lymphoid organ: correlation with selective chemokine expression in rheumatoid synovium. *J Immunol* 168:5333–5341, 2002.

119. Lebre MC, Jongbloed SL, Tas SW, et al: Rheumatoid arthritis synovium contains two subsets of CD83-DC-LAMP-dendritic cells with distinct cytokine profiles. *Am J Pathol* 172:940–950, 2008.

120. Stevens CR, Blake DR, Merry P, et al: A comparative study by morphometry of the microvasculature in normal and rheumatoid synovium. *Arthritis Rheum* 34:1508–1513, 1991.

122. Hitchon C, Wong K, Ma G, et al: Hypoxia-induced production of stromal cell-derived factor 1 (CXCL12) and vascular endothelial growth factor by synovial fibroblasts. *Arthritis Rheum* 46:2587–2597, 2002.

123. Hollander AP, Corke KP, Freemont AJ, et al: Expression of hypoxia-inducible factor 1alpha by macrophages in the rheumatoid synovium: implications for targeting of therapeutic genes to the inflamed joint. *Arthritis Rheum* 44:1540–1544, 2001.

124. Ng CT, Biniecka M, Kennedy A, et al: Synovial tissue hypoxia and inflammation in vivo. *Ann Rheum Dis* 69:1389–1395, 2010.

125. Kennedy A, Ng CT, Biniecka M, et al: Angiogenesis and blood vessel stability in inflammatory arthritis. *Arthritis Rheum* 62:711–721, 2010.

126. Biniecka M, Kennedy A, Fearon U, et al: Oxidative damage in synovial tissue is associated with in vivo hypoxic status in the arthritic joint. *Ann Rheum Dis* 69:1172–1178, 2010.

128. Gravallese EM, Harada Y, Wang JT, et al: Identification of cell types responsible for bone resorption in rheumatoid arthritis and juvenile rheumatoid arthritis. *Am J Pathol* 152:943–951, 1998.

129. Pettit AR, Walsh NC, Manning C, et al: RANKL protein is expressed at the pannus-bone interface at sites of articular bone erosion in rheumatoid arthritis. *Rheumatology (Oxford)* 45:1068–1076, 2006.

133. Vos K, Thurlings RM, Wijbrandts CA, et al: Early effects of rituximab on the synovial cell infiltrate in patients with rheumatoid arthritis. *Arthritis Rheum* 56:772–778, 2007.

134. Haringman JJ, Gerlag DM, Smeets TJ, et al: A randomized controlled trial with an anti-CCL2 (anti-monocyte chemotactic protein 1) monoclonal antibody in patients with rheumatoid arthritis. *Arthritis Rheum* 54:2387–2392, 2006.

136. Pontifex EK, Gerlag DM, Gogarty M, et al: Change in CD3 positive T-cell expression in psoriatic arthritis synovium correlates with change in DAS28 and magnetic resonance imaging synovitis scores following initiation of biologic therapy—a single centre, open-label study. *Arthritis Res Ther* 13:R7, 2011.

137. Lindberg J, Wijbrandts CA, van Baarsen LG, et al: The gene expression profile in the synovium as a predictor of the clinical response to infliximab treatment in rheumatoid arthritis. *PLoS ONE* 5:e11310, 2010.

138. Klaasen R, Thurlings RM, Wijbrandts CA, et al: The relationship between synovial lymphocyte aggregates and the clinical response to infliximab in rheumatoid arthritis: a prospective study. *Arthritis Rheum* 60:3217–3224, 2009.

140. Wijbrandts CA, Remans PH, Klarenbeek PL, et al: Analysis of apoptosis in peripheral blood and synovial tissue very early after initiation of infliximab treatment in rheumatoid arthritis patients. *Arthritis Rheum* 58:3330–3339, 2008.

141. van Kuijk AW, Gerlag DM, Vos K, et al: A prospective, randomised, placebo-controlled study to identify biomarkers associated with active treatment in psoriatic arthritis: effects of adalimumab treatment on synovial tissue. *Ann Rheum Dis* 68:1303–1309, 2009.

142. Vergunst CE, Gerlag DM, Dinant H, et al: Blocking the receptor for C5a in patients with rheumatoid arthritis does not reduce synovial inflammation. *Rheumatology (Oxford)* 46:1773–1778, 2007.

145. Thurlings RM, Vos K, Wijbrandts CA, et al: Synovial tissue response to rituximab: mechanism of action and identification of biomarkers of response. *Ann Rheum Dis* 67:917–925, 2008.

146. Kavanaugh A, Rosengren S, Lee SJ, et al: Assessment of rituximab's immunomodulatory synovial effects (ARISE trial). 1. Clinical and synovial biomarker results. *Ann Rheum Dis* 67:402–408, 2008.

第 54 章

关节穿刺术及关节和软组织注射

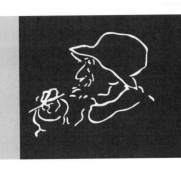

原著　Ahmed S. Zayat・Maya Buch・Richard J. Wakefield
王　锴 译　林剑浩 校

关键点

关节穿刺术（即关节液抽吸术）是一个重要的风湿病诊断程序，尤其是当患者的关节出现严重的发热和肿胀时。

关节和软组织注射是治疗某些风湿和肌肉骨骼疾病的有效首选或辅助治疗方法。

熟悉关节解剖并接受有指导性的训练对保证该操作的安全性至关重要。

选择正确的适应证、适宜的技术、良好的穿刺后护理可改善操作的效果。

不同医师的技术操作可能有所不同，但都必须了解穿刺关节的解剖特点、采取最佳的实践技术。

若盲刺未能获得滑液标本或未能改善症状，条件允许的情况下，可使用超声引导。某些关节进行超声引导下的关节穿刺可能是首选方法。

精确定位病变部位并找到穿刺点是治疗肌肉骨骼疾病的重要环节。通过穿刺不仅可以精确地进行局部治疗（如注射糖皮质激素），还可以抽取液体用于诊断（如排除痛风结晶和感染）以及治疗。局部注射可用于关节腔以及关节周围软组织。20 世纪以来，有不同的注射药物成为关节穿刺治疗的选择，但是糖皮质激素以及局麻药仍是全世界范围内、大多数临床医生的主要选择。一些临床医生继续使用透明质酸和钇。进行这类侵入性操作，为了减少潜在的并发症及改善预后，操作者需要较好地掌握解剖学知识和具备实际操作经验。尽管传统的穿刺多是在"盲穿"下完成（除了一些在透视引导下穿刺的情况），超声引导下的穿刺抽液或注射越来越多地被风湿病医生使用，因为超声引导技术在临床越来越常用。超声引导具有协助确定穿刺指征的优势（可证实炎症的存在），并且实时可见穿刺针的位置，使药物的注入部位更加精确。但是，这项操作需要技术熟练的操作者，且所需时间长于其他操作。因此，超声引导下的穿刺应该仅限用于"盲穿"失败的情况以及传统"盲穿"难以定位的关节（例如髋关节）。

关节穿刺与软组织注射的适应证和禁忌证

关节穿刺术及关节与软组织注射有较广泛的适应证。首先，关节穿刺术最重要的指征是诊断性关节抽吸，对于首先表现为关节肿胀发热的患者，排除感染性关节炎是十分重要的手段。关节穿刺抽吸液可用于肉眼观察（脓性或血性）以及实验室分析（表54-1）。滑液的实验室分析可证实是否存在痛风晶体（如单尿酸钠晶体）或排除感染。关节穿刺抽液和引流可通过减轻严重肿胀关节的疼痛达到缓解症状的作用。关节注射可通过局部用药来治疗各种肌肉骨骼疾病。关节注射可以帮助治疗持续性滑膜炎／系统治疗失败或不确定的单关节炎、少关节炎或多关节炎的反复性积液。在类风湿关节炎（RA）或晶体关节病等炎性疾病中，关节腔注射糖皮质激素的效果往往比骨关节炎（OA）中更好、持续时间更长，在骨关节炎中的效果可能是短暂或不存在的 [1]，其效果在于减轻疼痛和肿胀，改善关节活动度。糖皮质激素注射也适用于一系列软组织疾病，如扳机指、腱鞘炎、肌腱端病变（如上髁炎）、黏液囊炎、粘连性关节囊炎、类风湿结节和周围神经卡压性炎症（如腕管综合征）。进行穿刺前，必须核查禁忌证并警告患者潜在并发症的风险（表54-2）。

表 54-1 不同疾病滑液的宏观及微观形态

诊断	外观	黏度	特殊表现	细胞计数
正常	淡黄	高	无	少细胞 / 碎片
炎性关节炎	云絮状	低		> 90% 多核细胞
骨关节炎	淡黄	很高		< 50% 多核细胞
痛风	云絮状	较低	单尿酸钠晶体（针样）	> 90% 多核细胞
假性痛风	云絮状	较低	焦磷酸钙晶体（菱形）	> 90% 多核细胞
化脓性关节炎	浑浊或脓性	低	细菌培养阳性	> 90% 多核细胞
关节腔出血	红色	高	血性	血性

关节注射的药物及准备工作

多年来，人们研究了各种可能用于关节腔注射的制剂，从早期的碘化油（罂粟籽油）和 Jodipin（芝麻油产品）[2] 到最近的关节内注射培养的干细胞 [3]。然而，晶体糖皮质激素似乎在改善关节炎症和减轻疼痛方面有最好的效果 [4]。局部麻醉剂与糖皮质激素一起使用，可以即刻缓解症状，并通过观察使用麻醉剂的局部症状是否立即缓解，帮助确定注射的准确位置。甲泼尼龙（methylprednisolone）和曲安奈德（triamcinolone）是应用于关节局部治疗最常用的晶体糖皮质激素，在研究中显示出类似的效果 [5]。氢化可的松是一种可溶性较弱的糖皮质激素，常用于软组织或浅表注射，以减少皮肤褪色或脂肪萎缩的风险；然而，它的效果往往不及甲泼尼龙和曲安奈德，而且作用时间较短。在这一章中，对注射制剂的种类和剂量提出了一些建议。但是，对于每个患者，应该考虑到具体的临床情况以及长效和短效药物的相对风险和益处。

一些临床医生不喜欢将糖皮质激素与局部麻醉药混合使用，因为这可能会导致糖皮质激素的沉淀或在体外产生软骨毒性作用 [6-7]。然而，既往证据表明，将利多卡因与糖皮质激素混合是一种常见的临床操作，不会增加操作风险。目前已有商品化的预混制剂。盐酸利多卡因（1% 和 2%）和盐酸布比卡因（0.25% 和 5%）是最常用的局部麻醉药。利多卡因在 30 秒内开始起效，效果持续 1 小时。它对缓解操作疼痛和测试注射的准确位置是有帮助的。然而，如果需要更长的局部麻醉效果（如肩胛上神经阻滞），布比卡因在 30 分钟后开始起效，效果可以持续 8 小

表 54-2 关节注射前重要注意事项

下列情况避免行关节注射（如果有临床怀疑，不要注射糖皮质激素）：

- 有关节假体（需由骨科医生在无菌环境下行穿刺）
- 同侧肢体有蜂窝织炎或溃疡；注射部位有银屑病或湿疹
- 全身感染
- 国际标准化比值（INR）升高 [因服用华法林（> 2.5）或出血性疾病]
- 对糖皮质激素或局麻药过敏
- 一些骨科医师希望人工关节置换术前 3 个月不要进行关节注射

需向患者交代下列潜在的并发症：

- 注射后疼痛加重（罕见，见于穿刺后几小时至 24 ~ 48 小时）
- 关节感染（罕见，高龄或免疫受损的患者风险较高）
- 出血（口服华法林患者需注意：若 INR < 2.5 则相对安全；避免深关节穿刺以及使用粗针头穿刺）
- 肌腱撕裂（不要对抗阻力穿刺，避免注射跟腱）
- 穿刺点处脂肪、皮肤萎缩及皮肤色素脱失（避免在浅表组织使用强效糖皮质激素）
- 误穿入血管（注射前必须回抽）
- 神经血管损伤（注射前熟悉解剖结构及解剖标志）
- 软骨损伤（多次频繁穿刺易发生）
- 对局麻药过敏（熟悉过敏史）
- 脸红或心悸（激素全身吸收后 24 小时内出现）
- 若患者有糖尿病可出现一过性血糖升高

时。如果患者既往有注射后疼痛发作的病史，这种长效制剂也会很有用。在世界范围内，许多风湿病学家使用透明质酸衍生物治疗骨关节炎，认为透明质酸衍

生物可以替代关节中的滑液起到润滑剂、减震器和抗炎剂的作用。据报道，透明质酸衍生物可具有长时间缓解骨关节炎疼痛的作用 [8]。

操作过程

为了使穿刺针的定位良好，减少并发症的风险。临床医生需考虑周全，对特定关节使用特定穿刺方法（表 54-3）。临床医生常使用不同的方法和准备工作。以下描述反映了作者自己的经验，但本章节介绍的一般原则仍适用于安全有效的步骤。超声引导的关节穿刺并不一定要按照传统的方法进行，而是在超声定位的入路窗口上进行，使结构可视化。所述技术将分为关节内注射和软组织注射。每个步骤的技术将描述上肢和下肢，从远端开始，移动到近端关节。当超声在一项技术中广泛使用时，将相应地描述这种方法。本章的图片只展示了用来握针的手。在实际应用中，另一只手用来固定关节的位置。

上肢注射

近端指间关节注射

近端指间关节注射通常用于症状性 OA 或对全身治疗效果不佳的 RA。关节内注射的目的是将针尖刺入关节囊内，而不是在关节间隙（即直接在骨骼之间）。

操作所需的耗材包括 25 号针头，2 ml 注射器

表 54-3　关节穿刺成功要素

选择安静并不被打扰的环境
务必使用无菌技术，消毒前做好标记。一旦消毒注射区域，除非安全符合要求，否则不要触摸。
注射前先进行回抽，避免大量利多卡因或晶体糖皮质激素注射入血
为了避免肌腱 / 韧带撕裂，切勿抗阻力暴力注射
如果进针困难或注射时有较大阻力，则轻轻抽出并改变针头方向
详细记录病历资料，病历资料需包括口头 / 书面的知情同意书，患者对潜在并发症的理解，确认无菌方法以及所使用的药物。

（也可以使用胰岛素注射器），药品为长效糖皮质激素，例如曲安奈德或己曲安奈德或甲泼尼龙，5 ~ 10 mg（±0.2 ml 2% 利多卡因）。

操作过程如下：

1. 触诊并标记指背侧伸肌腱内侧或外侧的近端指间关节（PIP）间隙。
2. 针头从背外侧或中外侧位置将针斜刺入皮肤，针尖从伸指肌腱下方穿过（图 54-1）。回抽后缓缓注入药物。患者感觉关节囊缓慢膨胀。注射后给予常规穿刺后护理。

掌指关节注射

掌指关节注射可以用于治疗对常规或系统治疗无效的单发的掌指关节（MCP）炎。有时也可用于症状性 OA。

操作所需耗材为 25 号针、2 ml 注射器（也可以使用胰岛素注射器）、甲泼尼龙 10 mg（±0.2 ml 2%

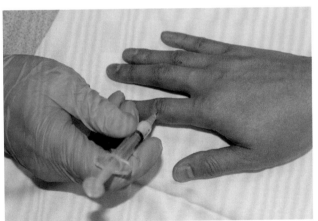

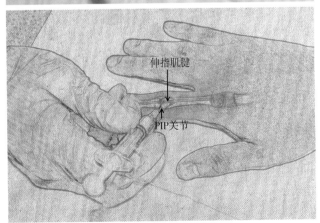

伸指肌腱

PIP关节

图 54-1 近端指间关节（PIP 关节）注射

利多卡因）。

操作过程如下：

1. 在背侧伸肌腱内侧或外侧触诊并标记掌指关节（MCP）间隙关节。对于第二MCP，首选桡侧入路。

2. 穿刺时使关节微屈，穿刺针由伸指肌腱下方进入关节囊（同指间关节穿刺）如图54-2所示。先回抽然后缓慢注射。注射后给予常规穿刺后护理。

腕关节注射

腕关节穿刺可以有效地排除感染性或晶体性关节病（详见表54-4）。对于症状性腕关节炎，无论是否采取全身治疗，都可采取糖皮质激素注射。最佳入针点是第三伸肌腱（拇长伸肌）和第四伸肌腱（指伸肌）之间的间隙（图54-3和54-4A）。

操作所需的耗材包括25号针，2 ml注射器（也可以使用胰岛素注射器），以及长效糖皮质激素药物，如曲安奈德、己曲安奈德或甲泼尼龙10 mg（±0.2 ml 2%利多卡因）。

操作过程如下：

1. 通过屈伸腕关节感受关节线，在尺骨中线附近和Lister结节稍远端可以找到关节间隙。

2. 针垂直于皮肤插入关节线。先回抽然后缓慢注射。注射后给予常规穿刺后护理。

使用超声引导下注射时，可使用第4和第5伸肌腱间的间隙（图54-4）。

肘关节注射

肘关节注射适用于肘部单关节炎或少关节炎。当进行肘关节注射时，应该注意位于肱骨内上髁和鹰嘴

表 54-4 晶体性关节病需注意问题

如果考虑到感染，将穿刺液用普通通用容器标记紧急送往实验室，联系实验室要求紧急进行镜检／培养，并积极追踪结果。
实验室检查结果中，结晶检测阴性结果并不能排除晶体性关节病。
如果配备有偏光显微镜，可自己检查晶体：尿酸钠晶体呈针形，负性双折光；焦磷酸钙晶体短、厚、负性双折光。

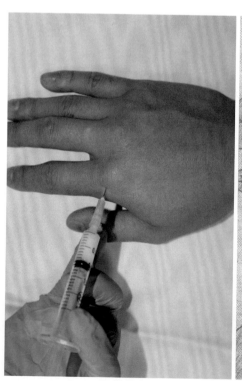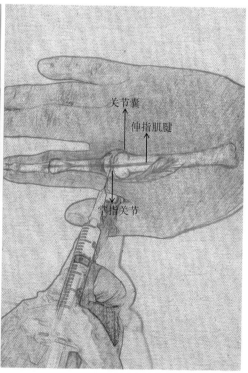

图 54-2 掌指关节（MCP关节）注射

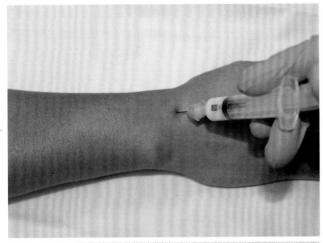

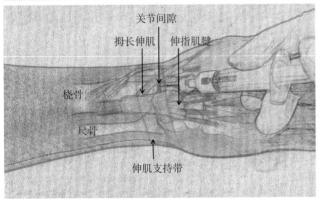

图 54-3 腕关节注射

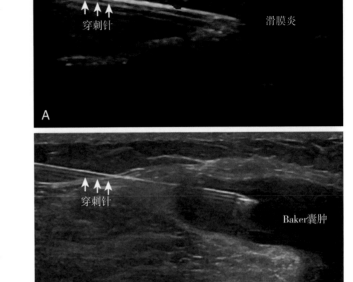

图 54-4 超声影像。A．腕关节；B．Baker 囊肿注射

突之间的尺骨沟内的尺神经，因此注射时推荐选择桡侧入路。

操作所需材料包括 23 号针、5 ml 注射器和长效糖皮质激素，如曲安奈德、己曲安奈德或甲泼尼龙，20 ～ 40 mg（±2 ml 1% 利多卡因）。

操作过程如下：

1．将患者置于仰卧位，肘部弯曲 90° 放置在胸前。
2．触诊并标记肱骨外上髁和鹰嘴突间间隙。针头朝向远端，垂直于皮肤在肱头肌腱桡侧入针（图 54-5）。先回抽然后缓慢注射。注射后给予常规穿刺后护理。
3．避免于鹰嘴内侧穿刺注射（注意：尺神经）。

肩关节（盂肱关节）注射

肩关节注射的主要指征包括累及肩关节的 OA、RA 和肩周炎。注射时推荐从后方注射，因为后方没有神经血管等结构的覆盖（图 54-6）。

操作前需准备 21 号针，5 ml 注射器和长效糖皮质激素，如曲安奈德、己曲安奈德或甲泼尼龙，20 ～ 80 mg（±1 ml 1% 利多卡因）。

操作过程如下：

1．将患者置于坐位，背对操作者。
2．触诊肩峰内下方 2 ～ 3 cm 的位置。内外旋肩关节以便确认关节间隙。前向进针。先回抽再缓慢注射。注射阻力应很小或没有阻力。注射后给予常规穿刺后护理。

肩锁关节注射

肩锁关节（acromioclavicular joint，ACJ）是关节间隙非常小的滑膜关节。因此，注射时只能注入少量的液体。直接或间接超声引导可以帮助确保注射部位的准确，特别是对于怀疑有骨赘形成和关节间隙消失的患者。

操作前需准备 25 号针，2 ml 注射器（也可以使

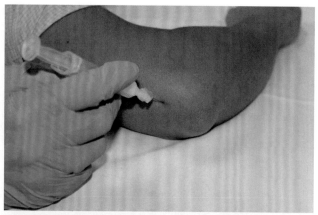

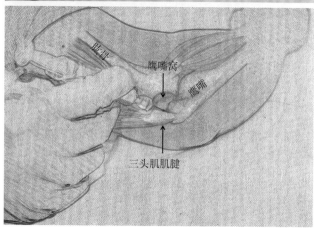

图 54-5 肘关节注射

用胰岛素注射器）和长效糖皮质激素，如曲安奈德、己曲安奈德或甲泼尼龙，10 mg（±0.2 ml 2% 利多卡因）。

操作过程如下：

1. 触诊并标记肩锁关节。
2. 将针向下并略向后插入关节间隙的中心（图 54-7）。肩锁关节周围有坚韧的韧带，初始进针时可能会有一些阻力。先回抽然后缓慢注射。注射后给予常规穿刺后护理。

下肢注射

跖趾关节注射

跖趾关节（metatarsophalangeal Joint，MTP）关节（通常为第一跖趾关节）的注射和抽液特别适用于痛风的诊断和治疗以及缓解跖趾关节 OA 的症状。

操作前需准备 25 号针头，2 ml 注射器（也可以使用胰岛素注射器）和长效糖皮质激素，如曲安奈德、己曲安奈德或甲泼尼龙，5 ～ 10 mg（±0.2 ml 2% 利多卡因）。

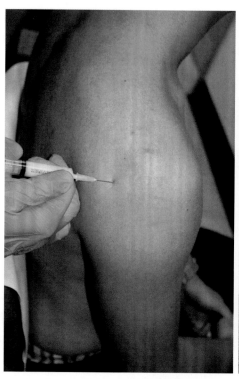

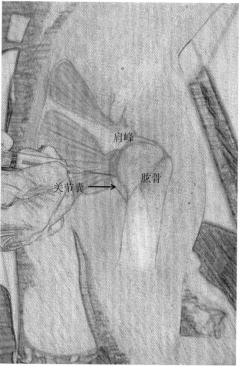

图 54-6 肩关节（盂肱关节）注射

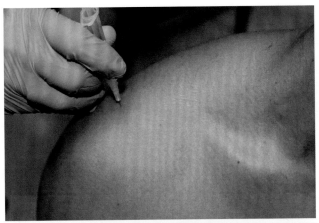

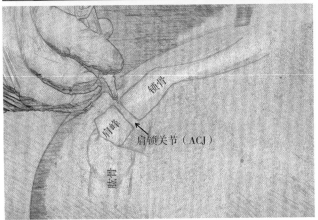

图 54-7　肩锁关节注射

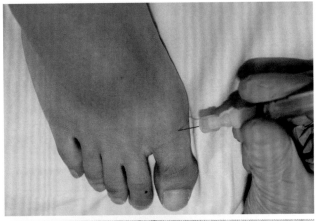

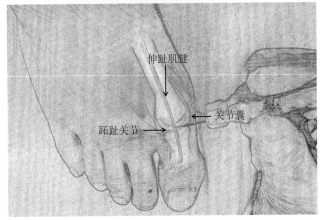

图 54-8　跖趾关节（MTP 关节）注射

操作过程如下：

1．从足背侧触诊并标记伸趾肌腱内侧或外侧的跖趾关节间隙。对于第一跖趾关节，首选内侧进针。

2．跖趾关节微跖屈，将针头垂直于皮肤刺入，至伸肌腱下方（图 54-8）。先回抽然后缓慢注射。注射后给予常规穿刺后护理。

中足关节（距骨和舟骨）

由于中足关节间隙很窄并且难以通过触诊定位，所以采取直接或间接超声引导下穿刺，尤其是合并骨关节炎的患者。在间接超声引导穿刺中，可以在纵向和横向超声视野中识别和标记进针的位置。在两条线相交处做交叉标记。取下探针后，将穿刺针刺入标记的中心。

踝关节（胫距关节）

踝关节注射可以采用前方和后方入路穿刺两种方法。前方入路更易操作且疼痛较轻，因此本章将主要描述该入路。踝关节注射时，临床医生需要了解特定的解剖结构，以正确识别穿刺位置，降低并发症的风险，并改善穿刺的预后。足背动脉是一个重要的结构，位于踝关节伸趾肌腱（extensor hallucis tendon，EHL）的外侧 EHL。可通过伸展跗趾来识别。临床医生在注射时应触诊足背动脉以避免误入。腓深神经支配小腿肌肉、行走时负责抬高脚和脚趾，该神经走行于伸趾肌腱内侧，在踝关节近端 1 ～ 1.5 cm 处从肌腱后面穿过，并位于踝关节间隙水平 EHL 的外侧。由于这些解剖结构，我们建议在 EHL 内侧进行注射。

操作前需准备 23 号针，5 ml 注射器和长效糖皮质激素，如曲安奈德、己曲安奈德或甲泼尼龙，20 ～ 40 mg（±2 ml 1% 利多卡因）。

操作过程如下：

1．将患者置于仰卧位，踝关节背伸。

2．屈伸踝关节以识别关节间隙（关节间隙可能比通过视诊表面解剖结构所判断的更靠近近端，因此建议触诊）。

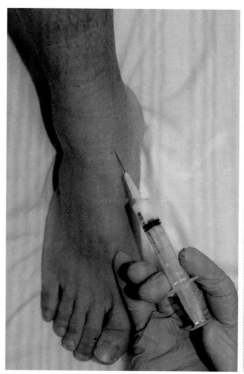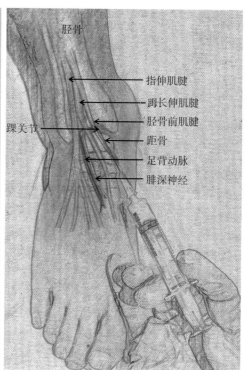

胫骨

指伸肌腱

蹞长伸肌腱

胫骨前肌腱

踝关节

距骨

足背动脉

腓深神经

图 54-9 踝关节（胫距关节）注射

3. 将针刺入胫骨前肌腱内侧（胫骨前肌腱在伸趾肌腱内侧）。将针头方向与距骨相切并指向后外方向（图 54-9）。先回抽然后缓慢注射。注射后给予常规穿刺后护理。

距下关节

距下关节是距骨和跟骨肌腱之间的关节。距下关节非常狭窄并且覆盖有较厚的关节囊和软骨，因此盲穿注射比较困难，建议在超声引导下进行。由于损伤神经血管的风险较小且容易识别跗骨窦，一般选择侧方入路。距跟韧带位于关节内，穿刺过程中可能对针产生阻力。

操作前需准备 23 号针，5 ml 注射器和长效糖皮质激素，如曲安奈德、己曲安奈德或甲泼尼龙，20 ～ 40 mg（±2 ml 1% 利多卡因）。

操作过程如下：

1. 将患者置于仰卧位，翻转脚踝。
2. 内外翻踝关节以识别关节间隙。关节间隙位于外踝的前下方。
3. 针头朝向内踝的方向垂直进针约 1 英寸（1 英寸

≈ 2.54 cm）（图 54-10）。将针穿过韧带，过程中会有阻力，当感觉到组织落空感时表明针头已达到关节间隙。先回抽然后缓慢注射。如果注射时仍有较高的阻力，表明针头可能仍处于韧带中。此时应进一步推动针头，直到可以轻松注射。注射后给予常规的穿刺后护理。

膝关节注射

膝关节是最常见的关节注射部位之一，主要用于诊断和治疗，以缓解炎症性关节炎、晶体性关节病或继发于骨关节炎的膝关节滑膜炎。当进行膝关节注射时，临床医生应将药物注射入髌上囊（suprapatellar pouch，SPP）而不是胫股关节。髌上囊是一个大的囊状结构，延伸到髌骨和股四头肌腱的后方，并且与膝关节腔相通。

操作前需准备 21 号针，5 ml 注射器（肥胖患者需要更长的针头）和长效糖皮质激素，如曲安奈德、己曲安奈德或甲泼尼龙，20 ～ 80 mg（±3 ml 1% 利多卡因）。

操作过程如下：

1. 将患者置于仰卧位，使膝关节处于放松且略微弯曲的状态（膝关节可以用卷起的毛巾或枕头支撑，以维持弯曲、放松的状态）。

2. 触诊髌骨的内外侧缘。确定近端三分之一与远端三分之二的交点。将针头刺入髌骨下方略微向上，朝向髌上囊、髌骨上极点近端（图 54-11）。先回抽然后缓慢注射。注射后给予常规穿刺后护理。

对于贝克囊肿（Baker's cysts），最好使用超声引导，以便观察到囊肿，并避免神经血管结构的损伤（图 54-4B；表 54-5）。

软组织注射：上肢

弹响指及腱鞘注射

屈指腱鞘炎是与炎性关节病相关的常见症状，偶尔也与骨关节炎有关。如果腱鞘增厚，可能会导致手指弹响。然而，腱鞘炎的患者可表现为手指的肿胀和疼痛，临床上可被误认为是关节滑膜炎或指炎。强烈

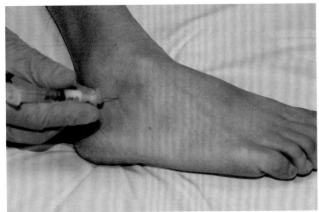

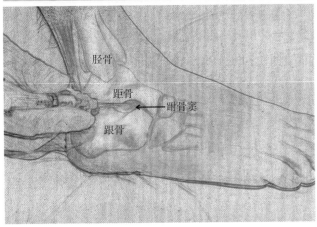

图 54-10 距下关节注射

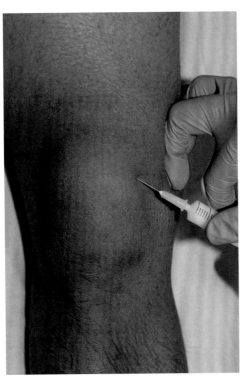
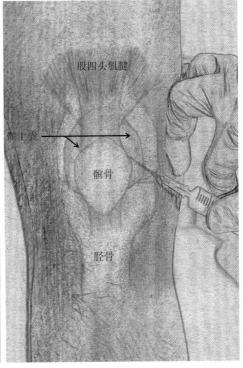

图 54-11 膝关节注射

表 54-5 可疑化脓性关节炎的应对

有时化脓性关节炎、痛风或关节出血的情况下，积脓或滑液会很浓稠而难以抽吸；这种情况下可使用大号针头或在超声引导下进行抽吸

如果高度怀疑感染穿刺未抽出关节液时，可向关节腔注入无菌性盐水后再次穿刺抽吸

建议使用超声进行诊断和引导穿刺。

操作前需准备 25 号针，2 ml 注射器和长效糖皮质激素，如曲安奈德、己曲安奈德（5 mg）或甲泼尼龙，25 mg（±1 ml 1% 利多卡因）。

操作过程如下：

1. 嘱咐患者手指伸直手掌朝上。
2. 将针头向远端倾斜 30° 刺入掌指关节，朝向肌腱进针并逐渐减小针与皮肤之间的角度，至尽可能接近平行皮肤（并不接触皮肤）。
3. 边进针边注射。如果针头在腱鞘内，注射阻力将会消失。

对于超声引导穿刺，应在纵向视野上直视肌腱（图 54-12）。将针从探头的近端（或远端）插入，再引导至目标的区域，在该区域可以看到整个针的长度，并可以实时调整注射位置。操作步骤如上所述。

腕管注射

腕管注射对于保守治疗（例如：夹板）无效的轻中度感觉障碍的腕管综合征可能是有益的。也可用于患者长时间等待手术或因患者个人意愿而不愿进行松解手术时的治疗。正中神经位于掌长肌腱下方，可作为该穿刺的标志。临床医生可以通过要求患者拇指和小指抵抗来寻找掌长肌腱。在解剖学上，14% 的人群掌长肌腱缺如[9]。

操作前需准备 25 号针头，2 ml 注射器和长效糖皮质激素，如曲安奈德或己曲安奈德（5 ~ 10 mg）或氢化可的松，25 mg（±1 ml 1% 利多卡因）。

操作过程如下：

1. 将患者的手掌朝上放置。
2. 将针头以约 45° 的角度刺入手掌远端皮肤褶皱处，朝向示指，并位于掌长肌腱下方（从尺侧）（图 54-13）。如果患者有任何感觉异常，可能提示穿入正中神经，可稍微抽出针头并重新定位。

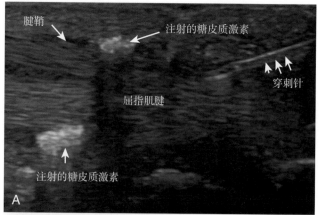

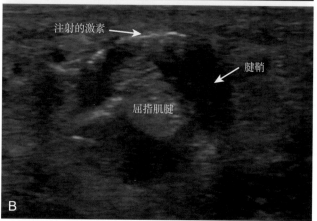

图 54-12 超声引导下的腱鞘注射。A. 纵向视图；B. 横向视图

超声引导穿刺可将正中神经放在横向视野上。穿刺针从正中神经尺侧进入。操作时临床医生应始终能够观察到针的整个长度。小心不要穿透神经。在屈肌支持带下方接近正中神经处注射糖皮质激素。

桡骨茎突狭窄性腱鞘炎（De Quervain 综合征）注射

该操作适用于治疗拇长展肌和拇短伸肌腱鞘炎，并最好在直接超声引导下进行。

操作前需准备 25 号针、2 ml 注射器和长效糖皮质激素，如曲安奈德或己曲安奈德（5 ~ 10 mg）或氢化可的松，25 mg（±1 ml 1% 利多卡因）。

操作过程如下：

1. 嘱患者背伸及外展拇指来对肌腱进行定位和标记。对于 de Quervain 综合征，肿胀的腱鞘可以指示进针位置。
2. 从拇指根部附近的桡骨茎突远端进针，向近端

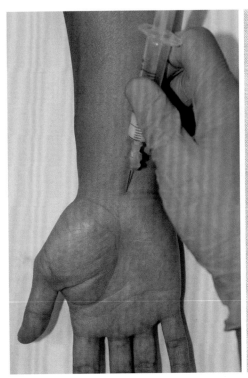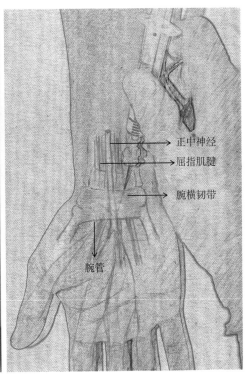

正中神经

屈指肌腱

腕横韧带

腕管

图 54-13 腕管注射

沿腱鞘走行指向桡骨茎突。

对于超声引导下注射，该过程类似于前述腱鞘注射。

网球肘注射

该注射方法可以与保守治疗（例如物理疗法）相结合或用于保守治疗无效的肱骨外侧上髁炎（一种常见的前臂伸肌的肌腱病变）。

操作所需材料包括 23 号针、5 ml 注射器和长效糖皮质激素，如曲安奈德、己曲安奈德或甲泼尼龙，10 ~ 40 mg（±1 ml 1% 利多卡因）。

操作过程如下：

1. 将患者置于仰卧位，屈肘 90° 并放置于胸前。
2. 选择伸肌腱压痛最明显处进针（图 54-14）。针头达到骨表面后，稍退针，然后注射给药。

肩峰下滑囊

该操作适用于治疗肩峰下滑囊炎、撞击综合征、肩袖肌腱炎、粘连性关节囊炎和钙化性肌腱炎。糖皮质激素的抗炎作用以及关节囊、滑囊的水扩张都可能

起到缓解症状的作用。应用局麻药后症状缓解也有助于诊断。

操作前需准备 21 号针、5 ml 注射器和长效糖皮质激素，如曲安奈德或己曲安奈德或甲泼尼龙，20 ~ 40 mg（±3ml 1% 利多卡因）。

操作过程如下：

1. 嘱患者手臂处于内旋位，在肩关节后外侧用拇指按压感受肩峰下方的凹陷处。
2. 略微朝向肩峰前、下方进针，并指向喙突方向（图 54-15）。注射过程中受到的阻力应很小甚至没有阻力，这是因为肩峰下滑囊有一个较大的潜在空间。

软组织注射：下肢

Morton 神经瘤注射

该病是跖间神经的良性神经瘤。患者常表现为第三和第四趾（最常见受累区）之间的疼痛，主诉感觉类似鞋中有石头。可通过挤压 MTP 发出咔咔声（Mulder 征）或经超声检查后确认。

操作前需准备 25 号针，2 ml 注射器和长效糖皮

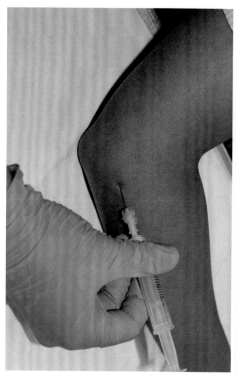
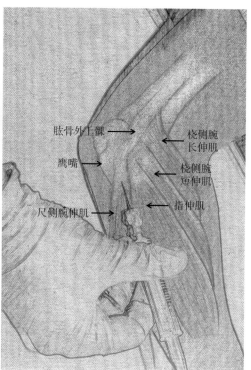

肱骨外上髁　→　　←　桡侧腕长伸肌

鹰嘴　→　　←　桡侧腕短伸肌

尺侧腕伸肌　→　　←　指伸肌

图 54-14　网球肘注射

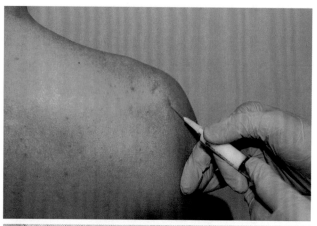

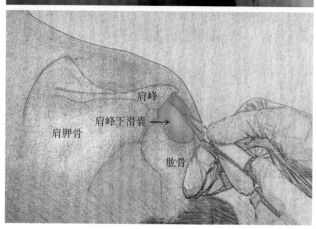

肩峰

肩峰下滑囊　→

肩胛骨

肱骨

图 54-15　肩峰下滑囊

质激素，如曲安奈德或己曲安奈德或甲泼尼龙，10 ～ 20 mg（±5 ml 2% 利多卡因）。

操作过程如下：

1. 触摸并标记进针位置，即 MTP 的跖骨头与足背 MTP 关节较宽敞区域近端半英寸的中间位置，由背侧进针（图 54-16）。

2. 垂直于皮肤表面进针，可以感受到跗骨横韧带的阻力。针头穿过韧带时可有突破感。

足底筋膜炎注射

足底筋膜炎注射治疗适用于保守治疗（例如拉伸运动和矫形鞋垫）失败的情况。注射治疗通常非常疼痛并且可能导致脂肪垫萎缩，进而导致足底减震能力变差。因此，我们不建议经常注射或直接在脚底脂肪垫部位注射。足底筋膜断裂也是一种并发症。

操作前需准备 23 号针、5 ml 注射器和长效糖皮质激素，如曲安奈德或己曲安奈德或甲泼尼龙，20 ～ 40 mg（±2 ml 1% 利多卡因）。

操作过程如下：

1. 嘱患者患侧卧位，下面腿伸直、上面腿屈髋

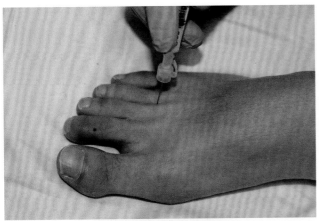

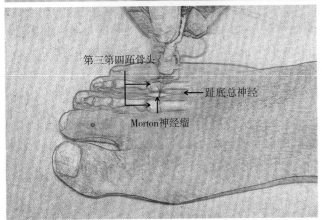

图 54-16 Morton 神经瘤注射

屈膝。

2. 触及跟骨结节内侧，并标记压痛最明显处。垂直于皮肤于跟骨结节内侧稍远端进针（图 54-17），直到接触骨表面。

3. 回抽后缓慢给药。遵循注射后护理常规。

对于超声引导下注射，需要调整位置，使足底筋膜在跟骨结节远端区域横位成像。从内侧进针，实时显露全针的长度及进针深度。按照前述说明继续操作。

跟后囊注射

该操作推荐超声引导下进行。但如果没有超声设备时，仍然可以在没有影像学手段辅助的情况下完成。

操作前需准备 23 号针、5 ml 注射器和甲泼尼龙，20 mg（±1 ml 1% 利多卡因）。

操作过程如下：

1. 在跟骨近端、跟腱前方做穿刺点标记。

2. 从内侧或外侧标记点垂直进针约 1.5 cm（图 54-18）。切忌对抗阻力注射。

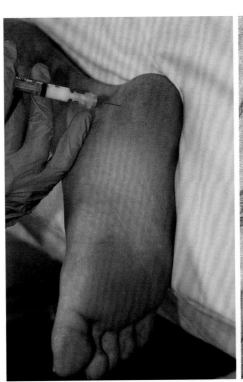

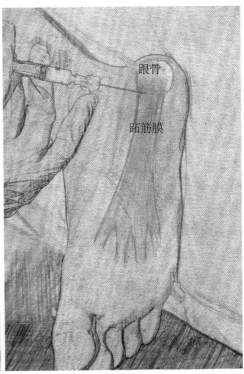

图 54-17 足底筋膜注射

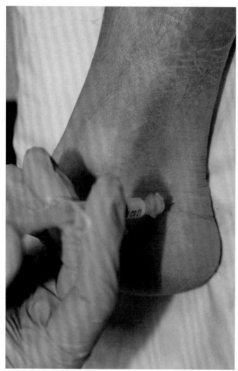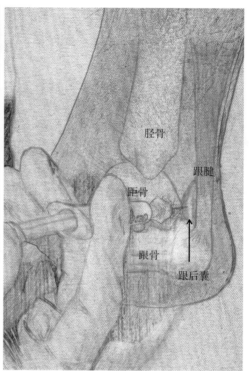

图 54-18 跟后囊注射

对于超声引导下注射，可将跟腱置于横向的视野中，以便于观察跟后囊的结构。从内侧或外侧进针，保证能够显露全针长度，并且可以实时观测注射位置。按照前述说明继续操作。

胫骨后肌和腓骨肌腱鞘注射

该操作最好在超声引导下完成。然而，如果肌腱肿胀部位非常明显并且极易识别，可以进行盲穿。

操作前需准备 25 号针、2 ml 注射器（也可以使用胰岛素注射器）和 25 mg/ml 氢化可的松制剂。

操作过程如下：

1. 触诊内踝并识别胫后动脉搏动。画线标记以避免损伤胫后动脉。
2. 于内踝远端偏后方的位置进针（图 54-19）。胫骨后肌腱是位于内踝后方的第一个结构（腓骨肌腱注射则为外踝）。沿着跗趾与足跟连线即肌腱走向，向近端倾斜 45° 进针。回抽后缓缓注射。根据注射量的不同，肌腱鞘可呈香肠状隆起。注射后给予常规穿刺后护理。

对于超声引导下注射，在抽吸和注射之前，使胫骨后肌腱和腓骨肌腱鞘纵向成像。按照上面描述的解剖结构进行定位穿刺。

跗管综合征注射

该注射方式适用于治疗跗管综合征，该综合征是指胫后神经在跗管内受压。跗管综合征可表现为足底内侧三分之一区域有麻木和刺痛感。可通过神经传导研究证实。

操作前需准备 25 号针、2 ml 注射器（也可以使用胰岛素注射器）和 25 mg/ml 氢化可的松制剂。

操作过程如下：

1. 触诊内踝并识别胫后动脉搏动。画线标记以避免损伤胫后动脉。
2. 于内踝后方和胫后动脉前方进针（图 54-20），针头平行于皮肤。沿踇趾、足跟走向，与远端呈 45° 角进针。回抽后缓慢推注液体。注射后给予常规穿刺后护理。

大转子囊注射

转子滑囊炎或大转子疼痛综合征是一种常见疾病，当患者处于患侧卧位时，大转子区域疼痛并伴有

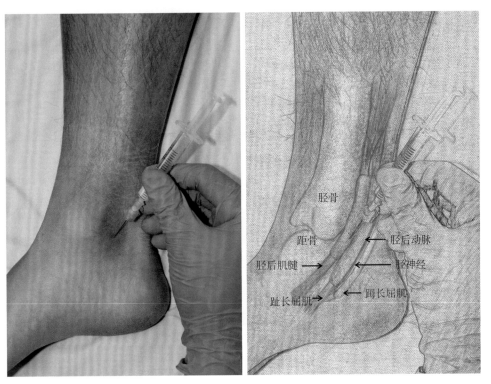

图 54-19 胫骨后肌和腓骨肌腱鞘注射

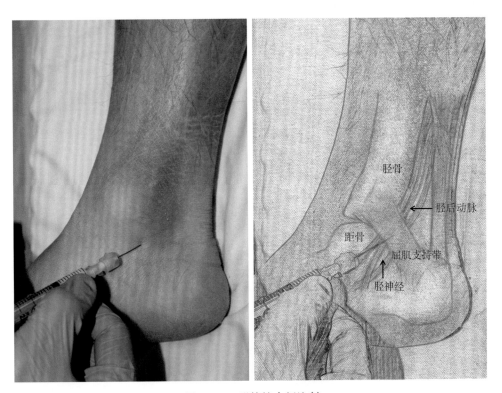

图 54-20 跗管综合征注射

严重压痛。大转子可以作为股骨近端的骨性标志。

操作前需准备 23 号（长 2 英寸）针、5 ml 注射器和长效糖皮质激素，如曲安奈德或己曲安奈德或甲泼尼龙，40 mg（±2 ml 1% 利多卡因）。

操作过程如下：

1. 患者取侧卧位，患侧朝上。
2. 触诊并标记大转子区域压痛最明显的部位。
3. 垂直于皮肤进针，直至接触坚硬的骨面，略微回退针头，回抽后注射药物。注射后给予常规穿刺后护理。

结论

关节穿刺术及关节与软组织注射是风湿疾病诊断和治疗的关键技术。只要考虑和注意操作要点，该方法是非常安全有效的。正确地把握适应证，掌握相应解剖学知识，并且熟悉规范的操作技术和药物使用方法能带来十分理想的结束。详细的操作记录、充分向患者解释说明潜在并发症、遵循注射后护理常规对于优化操作结果而言非常重要。实际应用中可以采用不同的操作技术。随着肌肉骨骼超声的引入，影像学引导下穿刺变得更加易行。

 本章的参考文献也可以在 ExpertConsult.com 上找到。

参考文献

1. Stefanich RJ: Intraarticular corticosteroids in treatment of osteoarthritis. *Orthop Rev* 15(2):65–71, 1986.
2. Fletcher E: The treatment of osteoarthritis by intra-articular injection of lipiodol and gomenol. *Postgrad Med J* 19(213):193–197, 1943.
3. Peeters CM, Leijs MJ, Reijman M, et al: Safety of intra-articular cell-therapy with culture-expanded stem cells in humans: a systematic literature review. *Osteoarthr Cartil* 21(10):1465–1473, 2013.
4. Gray RG, Gottlieb NL: Intra-articular corticosteroids. An updated assessment. *Clin Orthop Relat Res* (177):235–263, 1983.
5. Pyne D, Ioannou Y, Mootoo R, et al: Intra-articular steroids in knee osteoarthritis: a comparative study of triamcinolone hexacetonide and methylprednisolone acetate. *Clin Rheumatol* 23(2):116–120, 2004.
6. Braun HJ, Wilcox-Fogel N, Kim HJ, et al: The effect of local anesthetic and corticosteroid combinations on chondrocyte viability. *Knee Surg Sports Traumatol Arthrosc* 20(9):1689–1695, 2012.
7. Seshadri V, Coyle CH, Chu CR: Lidocaine potentiates the chondrotoxicity of methylprednisolone. *Arthroscopy* 25(4):337–347, 2009.
8. Bellamy N, Campbell J, Robinson V, et al: Viscosupplementation for the treatment of osteoarthritis of the knee. *Cochrane Database Syst Rev* (2):CD005321, 2006.
9. Sebastin SJ, Puhaindran ME, Lim AY, et al: The prevalence of absence of the palmaris longus–a study in a Chinese population and a review of the literature. *J Hand Surg Br* 30(5):525–527, 2005.

第 55 章

抗核抗体

原著　Stanford L. Peng　·　Joseph E. Craft

张蜀澜 译　李永哲 校

关键点

抗核抗体（anti-nuclear antibodies，ANAs）是系统性红斑狼疮（systemic lupus erythematosus，SLE）、系统性硬化症（systemic sclerosis，SSc）、炎性肌病（inflammatory myositis）和干燥综合征（Sjögren's syndrome，SS）等风湿性疾病的特征，同时也是诊断混合性结缔组织病（mixed connective tissue disease，MCTD）或药物性狼疮（drug-induced lupus，DIL）的必要指标。对疑似此类疾病的患者，临床上宜采用间接免疫荧光法（fluorescent antinuclear antibody test，FANA）进行初步筛查。

只有在出现一些相关临床表现时，才对个体患者进行特异的性 ANA 检测，如 SLE 可疑患者应检测抗 DNA 抗体或抗 Sm 抗体。

SLE 主要特异性 ANA 包括与肾受累和整体疾病活动相关的抗双链 DNA 抗体（anti-doublestranded DNA antibody，anti-dsDNA antibody）；与神经精神症状和肾损害相关的抗核糖体 P 蛋白抗体；与皮肤损害及新生儿狼疮相关的抗 Ro/SSA 抗体和抗 La/SSB 抗体；以及与临床表现无明确相关的 SLE 特异的抗 Sm 抗体。

SSc 的主要特异性 ANA 包括：与 CREST（钙质沉着，雷诺现象，食管运动障碍，指端硬化和毛细血管扩张）表现相关的抗着丝点抗体（anti-centromere）；与弥漫性皮肤损害及肺纤维化相关以及与 SSc 恶变风险增高相关的抗 Scl-70（拓扑异构酶Ⅰ）抗体和抗 RNA 聚合酶Ⅲ抗体；以及见于肌炎 - 系统性硬化重叠综合征的抗 PM-Scl（外泌体）抗体。

炎性肌病的主要特异性 ANA 包括：与预后不佳的抗合成酶综合征相关的抗合成酶抗体（如抗组氨酰 tRNA 合成酶，Jo-1）；与皮肤损害相关的抗 Mi-2（核小体重组 - 脱乙酰酶复合物）抗体。

干燥综合征的主要特异性 ANA 包括：见于新生儿狼疮患儿母亲的抗 Ro/SS-A 抗体和抗 La/SS-B 抗体；与抗 Ro/SS-A 抗体和抗 La/SS-B 抗体一样在 SS 患者中很常见，但与颈后相关性不明的抗胞衬蛋白抗体。

虽然多数特异性 ANA 一般被认为具有疾病或临床表现特异性，但也存在例外，许多自身抗体也可见于正常人，只是阳性率较低。

在临床应用中，ANA 检测不足以作为确诊或排除诊断的依据，而是增加了诊断某种疾病的权重，确诊主要取决于其他临床表现。

ANA 是一组针对细胞内抗原成分的异质性自身抗体，其靶抗原通常以核内成分为主，如脱氧核苷酸（DNA）或核内小核糖体蛋白（snRNP）[1-2]。ANA 相关疾病（表 55-1）包括以 ANA 阳性率异常增高为特征的综合征，这类疾病通常可以通过间接免疫荧光法（FANA）筛查，例如 SLE、SSc 和 MCTD。多发性肌炎（polymyositis，PM）、皮肌炎（dermatomyositis，DM）和 SS 中 ANA 的阳性率较其他 ANA 相关疾病低，但由于具有与上述疾病相似的 ANA 靶抗原和可能相类似的发病机制，因而常与上述疾病归为一类。数十年来，ANA 一直是结缔组织病诊断和提示预后的重要工具，也是对风湿性疾病疑似患者的常规筛查手段。但是这些自身抗体也可见于多种感染性疾病、炎症和肿瘤性疾病及健康人。因

表 55-1　抗核抗体（ANA）相关疾病

疾病	ANA 阳性率（%）
对诊断非常有用的疾病	
系统性红斑狼疮	99 ～ 100
系统性硬化症	97
多发性肌炎 / 皮肌炎	40 ～ 80
干燥综合征	48 ～ 96
对诊断有一定作用的疾病	
药物诱导性狼疮	100
混合性结缔组织病	100
自身免疫性肝炎	100
对监测或预后有用的疾病	
幼年型特发性关节炎	20 ～ 50
抗磷脂综合征	40 ～ 50
雷诺现象	20 ～ 60
对诊断通常没有价值的疾病	
盘状红斑	5 ～ 25
纤维肌痛	15 ～ 25
类风湿关节炎	30 ～ 50
自身免疫性疾病直系亲属	5 ～ 25
多发性硬化	25
特发性血小板减少性紫癜	10 ～ 30
甲状腺疾病	30 ～ 50
硅胶隆胸人群	15 ～ 25
感染性疾病	变异较大
恶性疾病	变异较大
正常人	
≥ 1 : 40	20 ～ 30
≥ 1 : 80	10 ～ 12
≥ 1 : 160	5
≥ 1 : 320	3

ANA，抗核抗体
Modified from Kavanaugh A, Tomar R, Reveille J, et al. Guidelines for clinical use of the anti-nuclear antibody test and tests for specifi c autoantibodies to nuclear antigens. American College of Pathologists. Arch Pathol Lab Med 124:71-81, 2000.

此，了解 ANA 及其检测技术的复杂性和局限性对于其正确的临床应用十分重要。

历史背景

> **关键点**
>
> ANA 已从临床病理学观察发展到细胞生物学研究工具。

　　1948 年，在 SLE 患者的骨髓样本中发现了狼疮（LE）细胞，首次正式描述了与 ANA 相关的现象。此后，LE 细胞被发现有助于 SLE、DIL、SS 和类风湿关节炎（RA）的诊断[3]。不久，人们发现 LE 细胞的产生是由于抗脱氧核糖核蛋白的自身抗体的存在，可调节和（或）诱导游离细胞核的凋亡，导致抗体致敏作用和多形核中性粒细胞的吞噬作用。1957 年，间接免疫荧光技术促进了 FANA 的发展，为 SLE 和相关疾病的检测提供了更敏感的方法[4]。随着 FANA 对自身抗体免疫反应性的细分，Sm、核糖体蛋白（nRNP）、Ro/ SS-A 和 La/SS-B 等特异性自身抗原逐步被发现，这些自身抗原在维持细胞稳态方面起着重要的生理作用（表 55-2）。随后的研究发现了更多的自身抗原，其中多数自身抗原仍然未被阐明。因此，ANA 不仅是自身免疫性疾病的诊断性标志物，也非常有助于关于细胞内代谢的研究。

ANA 与疾病发病机制的相关性

> **关键点**
>
> ANA 与相关抗原通过直接的毒性作用或其他促炎作用参与了疾病的发生。

　　由于 ANA 是 ANA 相关疾病的共有特征，因而推测 ANA 参与了风湿性疾病的发病机制。例如，抗 DNA 抗体可能通过免疫复合物沉积，直接与肾小球抗原交叉反应，和（或）向胞内渗透和诱导细胞毒性从而促进狼疮肾炎的炎症反应[5]。同样，抗 RNP 抗体，如抗 Ro/SS-A、抗 La/SS-B 和抗 Sm 可能通过进入活细胞，和（或）与皮肤或心脏的暴露抗原结合而参与了皮肤或心脏表现的发病机制[6]。抗 Scl-70（拓

表 55-2　抗核抗体的诊断特性

特异性	靶抗原（功能）	ANA 核型	其他检测	主要相关疾病
细胞核				
染色体相关抗原				
DNA	dsDNA	核周型，均质型	RIA，ELISA，CIF，Farr	SLE
	ssDNA，dsDNA	核周型，均质型	RIA，ELISA，CIF	SLE
	ssDNA	无法检测	ELISA	SLE，DIL，RA
组蛋白	（核小体结构）		IB，RIA，ELISA	
	H1，H2A/B，H3，H4	均质型，核周型		SLE，DIL，RA，PBC，SSc
	H3	大颗粒型		SLE，UCTD
动粒（着丝点）	CENP-A，-B，-C 和（或）-D（有丝分裂纺锤体）	颗粒型 *	IF，ELISA	SSc，SLE，SS
Ku	DNA 依赖的蛋白激酶的调控亚单位（Ku70/80）（DNA 断裂修复）	细颗粒型或核仁型 *	ID，IPP，IB	SLE，PM/SSc 重叠综合征
PCNA/Ga/LE-4	增殖性细胞核抗原（DNA 支架）	颗粒型 / 颗粒核仁型 *	ELISA，ID，IB，IPP	SLE
剪接体成分			ID，ELISA，IB，IPP	
	（剪接 mRNA 前体）	颗粒型		
Sm	Sm 核心 B′/B，D，E，F 和 G			SLE
RNP，nRNP	U1 snRNP 70K，A 和 C			SLE，MCTD
	U2 snRNP			SLE，MCTD，重叠综合征
	U4/U6 snRNP			SS，SSc
	U5 snRNP			SLE，MCTD
	U7 snRNP			SLE
	U11 snRNP			SSc
	SR		ELISA，IB，IPP	SLE
其他的核糖核蛋白				
Ro/SS-A	Ro（核糖体 RNA 加工）	颗粒型或阴性	ID，ELISA，IB，IPP	SS，SCLE，NLE，SLE，PBC，SSc
La/SS-B/Ha	La（核糖体 RNA 加工）	颗粒型	ID，ELISA，IB，IPP	SS，SCLE，NLE，SLE
RNA 解旋酶 A	RNA 解旋酶 A	?	IP	SLE
TIA-1，TIAR	TIA-1，TIAR	?	IB，IPP	SLE，SSc
Mi-2	NuRD 复合物（转录调控）	均质型	ID，IPP	DM
p80- 螺旋蛋白	螺旋小体	颗粒型		SS
MA-I	有丝分裂器	颗粒型 *		SS，SSc
核仁				
RNA 多聚酶（RNAP）	（RNA 转录）	点状	IPP，IB	
	RNAP Ⅰ	核仁型		SSc
	RNAP Ⅱ	细胞核 / 核仁型 ‡		SSc，SLE，重叠综合征
	RNAP Ⅲ	细胞核 / 核仁型 ‡		SSc

续表

特异性	靶抗原（功能）	ANA 核型	其他检测	主要相关疾病
核糖体 RNP	核糖体 RNPs（蛋白质翻译）	核仁型，胞浆型	ID，IB，IPP，ELISA	SLE
拓扑异构酶 I（Scl-70）	拓扑异构酶 I（DNA 旋转酶）	均质颗粒型或核仁型	ID，IB，ELISA	SSc
拓扑异构酶 II	拓扑异构酶 II（DNA 旋转酶）	?	ELISA	SSc
U3 snoRNP（核仁纤维蛋白）	U3 snoRNP（核糖体 RNA 加工）	块状	IB，IPP	SSc
Th snoRNP（RNA 酶 MRP）	RNA 酶 MRP（线粒体 RNA 加工）	核仁均质型和少核浆型	IPP	SSc
NOR 90（hUBF）	hUBF（核糖体 RNA 转录）	10～20 核点型 或细胞核型 *	IB，IPP	SSc
PM-Scl（PM-1）	外切体（RNA 加工 / 降解）	均质型或核仁均质型	ID，IPP，IB	PM，DM，SSc，重叠综合征
核连蛋白 -2（Wa）	核连蛋白 -2	?	ELISA	SSc，SLE，PM/DM
胞浆型				
tRNA 合成酶	（翻译装置）			
Jo-1	tRNA^{His}	细颗粒型	ID，IPP，IB，ELISA，AAI	PM，DM
PL-7	tRNA^{Thr}	细颗粒型	ID，IPP，IB，ELISA，AAI	PM，DM
PL-12	tRNA^{Ala}	细颗粒型	ID，IPP，IB，ELISA，AAI	PM，DM
EJ	tRNA^{Gly}	细颗粒型	ID，IPP，IB，ELISA，AAI	PM，DM
OJ	tRNA^{Ile}	细颗粒型	ID，IPP，IB，ELISA，AAI	PM，DM
KS	tRNA^{Asn}	细颗粒型	ID，IPP，IB，ELISA，AAI	UCTD，?
Mas	tRNA$^{[Ser]Sec}$	?	IPP	肌炎
胞衬蛋白	α- 和（或）β- 胞衬蛋白（细胞骨架成分）	细颗粒型，突起	ELISA	SS
信号调节颗粒	信号调节颗粒（跨膜蛋白处理）	?	IPP，IB	PM
KJ	蛋白翻译器	?	ID，IB	肌炎
延伸因子 1α（Fer）	延伸因子 1α（蛋白质翻译）	?	IPP	肌炎

* 细胞周期依赖的

‡ 因与抗 RNA 聚合酶 I 抗体相关，核仁也可着染

AAI，氨酰化抑制；ANA，抗核抗体；CENP，着丝点蛋白；CIF，绿蝇短膜虫免疫荧光；DIL，药物诱导性狼疮；DM，皮肌炎；ds，双链；ELISA，酶联免疫吸附法；Farr，Farr 放射免疫分析法；hUBF，人类上游结合因子；IB，免疫印记法；ID，免疫扩散法；IF，免疫荧光法；IPP，免疫沉淀法；MCTD，混合型结缔组织病；mRNA，信使 RNA；NLE，新生儿红斑狼疮；NOR，核仁生成区；nRNP，细胞核核糖核蛋白；NuRD，核小体重塑 – 去乙酰化酶；overlap，重叠综合征；PBC，原发性胆汁性胆管炎；PCNA，增殖性核抗原；PM，多发性肌炎；PM-Scl，多肌炎硬皮病重叠综合征；RA，类风湿关节炎；RIA，免疫放射分析；RNAP，RNA 多聚酶；RNase，RNA 酶；RNP，核糖核蛋白；SSc，系统性硬化症；SCLE，亚急性皮肤红斑狼疮；SLE，系统性红斑狼疮；Sm，Smith；snRNP，小核糖核蛋白；SR，丝氨酸 / 精氨酸剪接因子；ss，单链；SS，干燥综合征；tRNA，转运 RNA；TIA-1，T 细胞胞浆抗原 1；TIAR，TIA-1– 相关蛋白；UCTD，未分化结缔组织病

Modified from Fritzler MJ: Immunofluorescent antinuclear antibody test. In Rose NR, De Macario EC, Fahey JL, et al, editors: Manual of clinical laboratory immunology, Washington, DC, 1992, American Society for Microbiology, p 724.

扑异构酶Ⅰ）抗体阳性血清可能诱使干扰素-α（IFN-α）升高，与弥漫性皮肤损害及肺纤维化相关[7]；另外，现已证明肌炎患者的抗 Jo-1 或抗 Ro/SS-A 抗体阳性血清可诱使内皮细胞表达Ⅰ型 IFN 和（或）血管细胞黏附分子-1（ICAM-1）[8-9]。

然而，仅有自身抗体并不足以解释疾病发病机制。例如，抗 Ro/SS-A 抗体阳性血清对Ⅰ型 IFN 活性的诱导似乎仅限于患有 SLE 或 SS 的患者，而不是无症状的个体[10]。这种现象可能反映了其他的生物效应或自身抗原本身的效应，如新的构象或者表位：例如，在肺里发现的与肺纤维化相关的抗 Jo-1 抗体的靶抗原，是一种对蛋白水解敏感的组氨酰 tRNA 合成酶的构象[11]；Ro/SS-A 的凋亡表位（凋亡细胞上表达的表位）可能为 SLE 所特有，提示凋亡在疾病发病中的独特作用[12]。不同自身抗原可能具有其独有的生物学功能：60 kD 大小的 Ro/SSA 可能是抗磷脂相关的 β2-糖蛋白Ⅰ的受体，两者结合的动态变化可能影响了 Ro 抗体的致病性[13]。此外，多数的自身抗原或许具有天然的促炎作用，如 DNA 和 RNA 可通过 Toll 样受体（TLRs）3、7 和 9 或其他细胞内核酸结合受体激发固有免疫反应[14]，或着丝点蛋白 CENP-B 可通过 CCR3 诱导平滑肌反应[15]。有意思的是，SLE 患者的显著缓解与 TLR 反应性丧失、抗体缺乏和抗 DNA 抗体的消失相关，这一现象从临床角度支持上述观点[16]。因此，结缔组织病的发病机制是自身抗原的直接促炎作用或其他生物学效应，以及自身抗体反应之间相互作用的结果。

检测方法

> **关键点**
>
> 间接免疫荧光法是筛查 ANA 的金标准。
>
> 由于酶联免疫吸附法（ELISA）高通量的特性，因此有的实验室采用 ELISA 法检测多数的抗体以及筛查 ANA，但是 ELISA 法的准确性较低。
>
> 临床上须根据所采用的检测方法来更好的阐释 ANA 检测结果。

间接免疫荧光法

免疫荧光法是快速、灵敏的 ANA 筛选方法，也

是 ANA 筛查的金标准[17]。不同稀释浓度（通常为倍比稀释）的待测血清与底物细胞共同孵育，与底物结合的抗体随后与荧光素偶联的抗人 IgG 结合，最后通过荧光显微镜下判读结果。结果通常包括两个参数：核型和滴度。滴度 ≥ 1∶40 的任何核型可判断为阳性。核型可以是单一的或复合的，反映了相应的自身抗原在细胞中的定位（表 55-2；图 55-1，图 55-2）。通常报告的滴度是为可检出 ANA 核型的最高稀释度，但是滴度的判断依靠主观判读，不够精确，并且实验室间的标准化还未完全建立。标准化方面的尝试包括了基于计算机的荧光图像量化、主观光学分级以及使用标准化血清来定义国际单位（IU/ml）。

鉴于此，必须始终根据各个实验室常用的技术来解释 FANA 结果。培养的细胞系如 HEp-2 细胞因具有高浓度的细胞核和细胞质抗原以及标准化的操作，仍然是金标准的抗原基质。但是也有一些实验室继续使用其他的抗原基质，如啮齿动物肝或肾组织，这些基质具有消除血型抗体、嗜异性抗体或一过性病毒感染干扰的优点，但对一些细胞周期依赖抗原（如 Ro/SS-A）的敏感性较低。其他可能导致 FANA 结果变异的问题包括试剂和仪器的差异，例如荧光素结合的抗人 IgG、特定的参考血清和使用的显微镜[18-19]。

酶联免疫吸附试验

酶联免疫吸附试验（ELISAs）为检测自身抗体提供了高敏且快速的技术。它们通常用于检测特异性 ANA，如抗 DNA 和可提取核抗原（ENA）自身抗体（抗 Sm，抗 Ro/SS-A，抗 La/SS-B 和抗 RNP 抗体），通常被用于 FANA 筛查阳性时的后续检测。利用该技术，将检测血清在预先包被有纯化的靶抗原的孔中孵育，并通过酶结合的抗人免疫球蛋白抗体检测已与靶抗原结合的抗体，然后采用适当的酶底物显色。由于 ELISA 商品化试剂盒的推广以及可用于多种平台检测，使得实验室可以快速低成本的完成大量样本的检测，因而 ELISA 法得以广泛应用。因此，许多实验室采用这种固相的免疫分析法取代了 FANA 筛查 ANA，然而，然而这些方法检测的自身抗体有限（通常为 8 ~ 10 种），导致与 FANA 相比灵敏度降低[20]。相反，由于 ELISA 技术可能使自身抗原变性，因而会产生假阳性结果，需进一步的检测确认，而确认检测并不一定能常规用于临床。因此，了解检

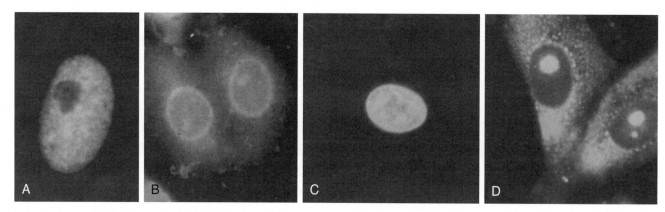

图 55-1 荧光抗核抗体检测：SLE 特异性抗体。**A**．颗粒型，抗 Sm 抗体。**B**．核周型，抗 DNA 抗体。**C**．均质型，抗 DNA 抗体。**D**．胞浆颗粒型和核仁型，抗核糖体抗体

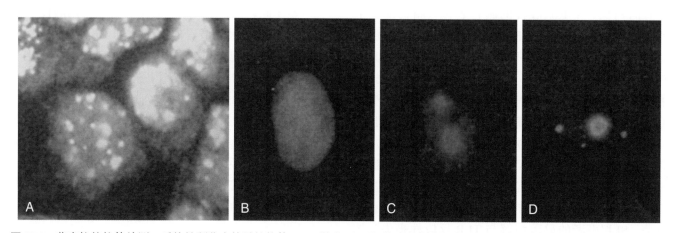

图 55-2 荧光抗核抗体检测：系统性硬化症特异性抗体。**A**．散点型，抗着丝点抗体。**B**．核仁颗粒型和颗粒型，抗拓扑异构酶 I（Scl-70）抗体。**C**．核仁均质型和少核浆型，抗 Th（核糖核酸酶 MRP，7-2）抗体。**D**．点状核仁型，抗 RNA 聚合酶抗体（A，From the Clinical Slide Collection on the Rheumatic Diseases，copyright 1991；used by permission of the American College of Rheumatology.）

测 ANA 的技术对于诊断和（或）预后中的临床应用具有重要价值。

抗 DNA 抗体检测

抗 DNA 抗体（anti-DNA antibody）由于自身抗原表位较多，测定难度大，应受到特别的关注[5]。对风湿性疾病特异性较低的抗变性单链 DNA（ssDNA）抗体，常与游离嘌呤和嘧啶碱基序列结合；对 SLE 特异的抗天然双链 DNA（dsDNA）抗体，常与磷酸脱氧核糖骨架或较罕见的构象依赖性 Z 形左旋 DNA 结合。有两种方法可以确保在抗 DNA 检测中使用的靶抗原为天然 dsDNA，一种方法是用 S1 核酶消化 DNA，去除突出的 ssDNA 末端；另一种方法

是在羟磷灰石柱上对 DNA 进行层析，将 ssDNA 片段从 dsDNA 中分离出来。尽管如此，天然 DNA 可以自发变性，特别是与塑料 ELISA 板结合时，这可能是某些报道称抗 dsDNA 抗体对 SLE 缺乏特异性的原因。

Farr 放射免疫分析法（Farr radioimmunoassay）是抗 DNA 抗体检测的金标准。该方法使自身抗体与核素标记的 dsDNA 在溶液中结合，然后通过硫酸铵沉淀抗体 -DNA 复合物，最后定量检测抗体结合的 dsDNA 的放射性的百分比。正常人血清只能与部分的 DNA 结合（通常少于 20%），但是 SLE 患者血清几乎能与 100% 的 DNA 结合。但检测的特异性取决于 dsDNA 的质量，以及是否彻底去除污染的 ssDNA。另外，由于放射性污染的原因该方法没有被

临床实验室常规应用。

短膜虫法（Crithidia test）可提供可靠的dsDNA抗原底物，常可广泛应用于临床。短膜虫法采用血鞭毛虫属绿蝇短膜虫作为间接免疫荧光法的底物。它的动基体是一种巨大的线粒体，含有高浓度的稳定的环状dsDNA，并且不含有RNA和核蛋白，是检测抗dsDNA抗体的敏感且特异的免疫荧光底物。因此，ELISA法、短膜虫免疫荧光法、Farr放射免疫分析法可互为补充，有效鉴别抗ssDNA抗体和抗dsDNA抗体。

其他检测方法

其他检测特异性ANA的方法包括免疫扩散法（immunodiffusion）和对流免疫电泳技术（counterimmunoelectrophoresis），上述两种方法的敏感性较差，常用于ANA特异性（特别是ENA）与疾病表现和转归之间关系的临床研究；免疫沉淀法和免疫印迹法的敏感性和特异性较高，主要用于基础研究；酶抑制实验（如通过抗Scl-70抗体抑制拓扑异构酶 I，通过抗snRNP抗体抑制RNA的剪接）高度特异，用于研究ANA的功能性特征[21]。然而，因为上述方法操作繁琐且对专业技能的要求较高，因此在实验室诊断中尚未广泛应用。

荧光法 ANA（FANA）检测结果的解释

> **关键点**
>
> 虽然FANA核型和滴度可能提示靶抗原的特异性，以及与某种结缔组织病的相关性，但是这样的相关性仅能辅助而不是决定临床决策。

核型

FANA核型除了通常的均质型、颗粒型和核周型等核型外，还有胞浆型、着丝点型和核仁型，反映了靶抗原在细胞内的定位（表55-2；图55-1，图55-2）。少见的核型可能在某些临床情况下非常有帮助，例如有系统性硬化症表现的患者中的着丝点型提示存在抗着丝点抗体，或者肌炎表现的患者中的胞浆型提示存在抗tRNA合成酶抗体[22]。但是核型并不

能总是高度准确的预测特异性，并且有的实验室并不会回报细胞核核型之外的核型，如核点型、高尔基体型或抗线粒体抗体等临床意义尚不明确的少见核型[23]。广泛使用自身抗原特异性ELISA的实验室摒弃了FANA核型预测靶抗原特异性的作用。这些核型的存在是在一定临床背景下的非器官特异性自身免疫的证据，提示需要进一步评估；然而，特异性核型只对特定病例有价值。

滴度

虽然广被认可的FANA的阳性临界值仍为1:40，但一般认为高滴度的ANA与临床的相关性更高[18]。正常人，通常为女性、老年人和结缔组织病患者的直系亲属中的阳性率有时可超过30%（表55-1）[24-25]。虽然这些正常人的滴度通常低于1:320且为均质型，仍有许多个体可能滴度更高却数年都没有临床症状，此外SLE患者偶尔可表现为FANA阴性，该情况可能是孤立的抗Ro或抗ssDNA抗体阳性的患者和（或）实验室采用小鼠或大鼠组织作为底物[26]。因此，高滴度的FANA相比低滴度的FANA可能并不能作为更充分的临床评价的证据。而且，阳性的FANA筛查结果，不论滴度如何，都需要考虑临床相关情况。

抗核抗体相关的疾病

> **关键点**
>
> SLE中的主要特异性ANA包括与肾受累和疾病活动性相关的抗dsDNA抗体；与神经精神症状和肾受累相关的抗核糖体P蛋白抗体；与皮肤损害及新生儿狼疮相关的抗Ro/SS-A和抗La/SS-B抗体；而抗Sm抗体被认为对SLE特异，但没有明确的临床表现相关性。
>
> 系统性硬化症的主要特异性ANA包括抗动粒（着丝点）抗体，与CREST综合征（钙质沉着、雷诺现象、食管运动障碍、指端硬化和毛细血管扩张）相关；抗拓扑异构酶 I（Scl-70）抗体和抗RNA聚合酶 III抗体，与弥漫性皮肤损害和肺纤维化有关；抗外泌体（PM-Scl）抗体，与炎性肌病-系统性硬化症重叠相关。

炎性肌病的主要特异性 ANA 包括：与预后不佳的抗合成酶综合征相关的抗合成酶抗体（抗组氨酰 tRNA 合成酶，Jo-1）；与皮肤损害相关的抗 Mi-2（核小体重组 - 脱乙酰酶复合物）抗体。

干燥综合征（Sjögren's syndrome，SS）的主要特异性 ANA 包括：见于新生儿狼疮患儿母亲的抗 Ro/SS-A 抗体和抗 La/SS-B 抗体；它们的阳性率很高，但对预后影响不明。

系统性红斑狼疮

ANA 仍然是 SLE 的标志。虽然既往研究报道的 FANA 阳性率只有 90%，但采用现有方法检测超过 99% 的患者 ANA 阳性[27]。SLE 似乎可诱导生成针对细胞内不同部位的无数抗原的自身抗体，但大多数 SLE 自身抗原存在于细胞核内，大致分为染色质相关抗原（chromatin-associated antigen）和 RNP 抗原（表 55-2 和表 55-3），这两者有助于疾病的细分和预后判断[28]。

染色质相关抗原

抗 DNA 抗体

虽然抗 DNA 抗体仍是公认的 SLE 特异性抗体之一，但该自身抗体可针对 DNA 的不同生理结构，如核小体或染色质，且这些自身抗体更常见，并可能参与了发病[29-30]。尽管如此，大多数临床文献报道的仍然是经典的抗 DNA 抗体（参见抗 DNA 抗体检测）。许多疾病可见抗 ssDNA 抗体阳性，但仅 SLE 患者血清可见特征性的高滴度抗 dsDNA 抗体或抗 Z-DNA 抗体，约 73% 的患者采用 Farr 法和短膜虫法检测抗 DNA 抗体阳性，而 SS、RA 或其他疾病患者和正常人中抗体滴度则低得多[31]。SLE 中，相对于其他特异性 ANA，抗 DNA 抗体与肾炎和疾病活动性强相关[5,31]。有些情况下可观察到药物诱导的抗 DNA 抗体，例如在用肿瘤坏死因子（TNF）抑制剂治疗期间，但这些抗 DNA 抗体不一定与结缔组织病的临床表现或 TNF 抑制剂治疗的反应相关[32]。

但是一些抗 DNA 抗体可能与其他自身抗原发生交叉反应，这就解释了它与其他器官表现之间的关系，如中枢神经系统疾病出现的神经元 N- 甲基 -D- 天冬氨酸（NMDA）受体或核糖体 P 抗原[33-34]。这些结果提示抗 DNA 抗体的免疫相关抗原不一定是 DNA。因此，抗 DNA 抗体存在常常提示肾受累的可能性大，但其存在并不一定就能明确提示狼疮性肾炎，反之亦然。事实上，当患者临床表现与 SLE 不符的情况下，抗 dsDNA 抗体的预后价值不高。

抗组蛋白（核小体）抗体

抗组蛋白抗体的靶抗原是核小体的蛋白质组分，是组成了无转录活性的染色质亚结构的 DNA- 蛋白质复合物。抗组蛋白抗体在 SLE 中很常见，与抗 dsDNA 有关；也对药物性狼疮特异和敏感，与抗 ssDNA 有关[30]。但是，抗组蛋白抗体也常见于其他风湿性疾病，包括炎性肌病和系统性硬化症，也见于慢性感染，例如 EB 病毒感染[21]，因此，抗组蛋白抗体的临床相关性并不一致。

其他的染色质相关自身抗原

SLE 中的其他染色质相关自身抗原包括见于其他风湿性和非风湿性疾病但临床意义仍然不明确的几种特异性 ANA。例如，抗 Ku 抗体的靶抗原是参与 DNA 修复和 V（D）J 重排的 DNA 依赖性蛋白激酶的催化亚基，与许多临床表现有关，但存在争议[36]。其他染色质相关自身抗原还包括促进 DNA 复制、重组和修复的支架蛋白成分、增殖性细胞核抗原（proliferating cell nuclear antigen，PCNA），以及参与部分 snRNA 基因和所有蛋白质编码基因的转录的 RNA 聚合酶 II，这两种自身抗原的临床相关性都不明确[21]。

核糖核蛋白

抗小核核糖核蛋白

在 SLE 中，目前研究最为明确的 snRNP 自身抗体包括抗 Sm 抗体和抗 U1 RNP 抗体，其靶抗原是剪接体中的 RNA 或蛋白质，剪接体是参与前信使 RNA（mRNA）剪接的 RNP 颗粒的复合物[37]。RNP 颗粒包括 U1、U2、U4/U6、U5、U7、U11 和 U12 snRNP，各由相应的富含尿嘧啶核苷（"U"）的 snRNA 和一组多肽组成，包括一个 "Sm" 多肽（B/B'、D1、D2、D3、E、F 和 G）共同核心和颗粒特异性的多肽[38]。抗 Sm 抗体仅见于 20% ~ 30% 的 SLE 患者，但被认为是特异性的标志物，其靶抗原为 Sm 核心蛋白，B/B' 和其中一种 D 多肽以及 Sm 样 LSm4[39]；不过抗 Sm 抗体阳性与疾病活度和预后不相关。相反，抗 U1 snRNP(nRNP 或 U1 RNP) 抗体，

表 55-3 系统性红斑狼疮相关的抗核抗体 *

抗体特异性	阳性率（%）	SLE 特异性?	主要疾病相关性
染色质相关抗原			
染色质	**80 ～ 90**	高滴度	
dsDNA	**70 ～ 80**	高滴度	狼疮性肾病、全身性疾病活动
组蛋白	**50 ～ 70**	无	药物诱导狼疮、抗 DNA 抗体
	H1，H2B > H2A > H3 > H4		
Ku	**20 ～ 40**	无	重叠综合征
RNA 聚合酶 Ⅱ	9 ～ 14	相对的（SLE 和重叠综合征）	
着丝点	6	无	
PCNA	3 ～ 6	无	
核糖核蛋白			
snRNPs			
Sm core	**20 ～ 30**	有	
U1 snRNP	**30 ～ 40**	无	
U2 snRNP	15		
U5 snRNP	?		
U7 snRNP	?		
Ro/SS-A	**40**	无	皮肤狼疮、新生儿狼疮和先天性心脏传导阻滞
La/SS-B	**10 ～ 15**	无	新生儿狼疮
核糖体			
P0，P1，P2 蛋白	**10 ～ 20**	有	神经精神狼疮
28S rRNA	?		
S10 蛋白	?		
L5 蛋白	?		
L12 蛋白	?		
SR 蛋白	50 ～ 52		
蛋白酶体	58		
TNF TRs	61		肾炎
RNA 解旋酶 A	6		
RNA	?		
Ki-67	?		

* 以上所列为 SLE 中的主要的自身抗体，以及估计的阳性率和疾病相关性（粗体表示多个研究支持的数据）。详见正文
CHB，先天性心脏传导阻滞；dsDNA，双链 DNA；LE，红斑狼疮；PCNA，增殖细胞核抗原；rRNA，核糖体 RNA；SLE，系统性红斑狼疮；Sm，Smith；snRNP，小核核糖核蛋白；SR，丝氨酸/精氨酸剪接因子；SS，干燥综合征；TNF TRs，肿瘤坏死因子转换调节体，包括 T 细胞胞浆内抗原 1（TIA-1）和 T 细胞胞浆内抗原 1 相关蛋白（TIAR）

其靶抗原为 U1 snRNP 特异的 70K、A 或 C 多肽链，见于 30% ～ 40% 的 SLE 患者，但对 SLE 不特异，该抗体与一些疾病临床表现相关[21,40]。在 SLE 中还可见几个其他抗 snRNP 抗体，这些抗体常见于重叠综合征（如 U2、U5 或 U7snRNP），但其临床意义仍未知[38]。

抗 Ro/SS-A 抗体和 La/SS-B 抗体

RNP 颗粒 Ro/SS-A 和 La/SS-B 是调控 RNA 聚合酶Ⅲ转录的大分子复合物的组成部分，常与 SS、新生儿狼疮综合征以及 ANA 阴性的 SLE 相关（尤其是抗 Ro 抗体，见之前的"间接免疫荧光法"所述）。但部分研究已经表明，不同风湿性疾病抗 Ro 抗体针对的亚基不同，例如仅抗 Ro52 抗体阳性而抗 Ro60 抗体阴性与 SS 相关，而抗 Ro60 抗体阳性伴或不伴抗 Ro52 抗体阳性与包括 SLE 在内的其他结缔组织病相关[41]。在 SLE 中，抗 Ro 抗体与多种临床表现相关，特别是皮肤损害（皮肤狼疮、冻疮和光敏）、干燥症状和新生儿狼疮综合征，后者包括先天性心脏传导阻滞、抗 La 抗体阳性、类风湿因子阳性、肺损害、补体（尤其是 C4）缺陷、血小板减少、淋巴细胞减少和心脏弹性纤维增生症[21]。相比之下，抗 La 抗体与迟发性 SLE、继发性 SS 和新生儿狼疮综合征相关，对抗 Ro 抗体相关性肾炎有保护作用[42]。

抗核糖体抗体

抗核糖体 P 蛋白抗体（抗 P 抗体）是 SLE 中研究最充分的抗核糖体抗体，其靶抗原是 60S 核糖体大亚基上的 P0、P1 和 P2 蛋白。虽然抗核糖体 P 蛋白抗体只见于少数患者，但对 SLE 高度特异，尤其是典型的神经精神性狼疮[43]。据报道抗核糖体 P 蛋白抗体与疾病活动度、肾疾病、肝和血液系统受累以及脱发相关，并与抗 Sm 抗体，抗 DNA 抗体和抗心磷脂抗体相关[44]。其他少见抗核糖体抗体的靶抗原是核糖体 RNA（rRNA）（如 28S rRNA）或其他核糖体蛋白（如 S10、L5 和 L12 亚基蛋白），但其临床意义尚不明确[45]。

其他 SLE 相关抗核抗体

现已发现许多与 SLE 相关的其他特异性 ANA，有的较为常见，如特异性识别 SR 剪接因子、蛋白酶体、肿瘤坏死因子转化调节体以及 RNA 解旋酶 A 的抗体。尽管初步研究表明这类抗体与疾病具有一定相关性，但多数仍缺乏临床验证，如抗 Ki-67 抗体与干燥症状，抗 RNA 抗体与重叠综合征。此外，其他特异性抗体由于与其他疾病的相关性而较被重视，如核周型抗中性粒细胞胞浆抗体、抗拓扑异构酶Ⅰ抗体和抗着丝点抗体[21]。

系统性硬化症（硬皮病）

针对核仁抗原的抗核抗体是系统性硬化症的特征性自身抗体。约 97% 的患者荧光法检测 ANA 阳性，可表现为颗粒型。但由于采用的底物不同，检测阳性率存在差异。不同于 SLE 患者，系统性硬化症患者血清中的自身抗体常常比较单一，靶抗原有着丝点、拓扑异构酶Ⅰ和 RNA 聚合酶等（表 55-2、表 55-4）[46-47]。

抗着丝点抗体和抗拓扑异构酶Ⅰ抗体

抗着丝点抗体和抗拓扑异构酶Ⅰ抗体是鉴别诊断系统性硬化症亚型的主要工具。抗着丝点抗体的靶抗原至少包括四种位于纺锤体，在有丝分裂过程中促进染色体分离的着丝点抗原（CENP）：CENP-B（主要的着丝点自身抗原）、CENP-A、CENP-C 和 CENP-D。这类抗体的有效监测需要使用有丝分裂活跃的细胞，这也是部分报道系统性硬化症的 ANA 阴性的原因（见前文"间接免疫荧光法"的解释）。大量研究显示，抗着丝点抗体与雷诺现象（Raynaud's phenomenon，RP）和 CREST 综合征（钙质沉积、RP、食管运动障碍、指端硬化和毛细血管扩张）密切相关，抗着丝点抗体可见于 98% 的 CREST 综合征患者。相反，抗拓扑异构酶Ⅰ（Scl-70）抗体的靶抗原主要为 DNA 解旋拓扑异构酶Ⅰ的催化区域，常用于预测累及近端皮肤的弥漫性皮肤损害和肺纤维化[48]。然而，大约 40% 的系统性硬化症患者两种抗体均阴性[49]，只有少数（＜1%）患者血清内同时存在两种抗体[47]。虽然这两类抗体可用于临床分类及提示预后，但不能作为确诊指标。

抗 RNA 聚合酶抗体

抗 RNA 聚合酶（RNAP）抗体与弥漫性皮肤损害有关，其靶抗原是真核生物 RNA 聚合酶（见 SLE 抗 RNA 聚合酶抗体部分）。抗 RNA 聚合酶Ⅱ抗体可见于其他疾病，如 SLE 或重叠综合征，并可能与抗 Ku 抗体或抗核糖核蛋白抗体相关。抗 RNA 聚合酶Ⅰ和抗 RNA 聚合酶Ⅲ抗体是系统性硬化症的特异性抗体，它们有助于预测肾危象。抗 RNA 聚合酶Ⅲ抗

表 55-4　系统性硬化症的抗核抗体 *

抗体特异性	阳性率（%）	系统性硬化症特异性	与其他抗体互斥？	主要疾病相关性
着丝点（动粒）	**22 ~ 36**	相关	是	**CREST**
拓扑异构酶 I	**22 ~ 40**	相关	是	**弥漫性皮肤病变，肺纤维化**
拓扑异构酶 II	22			
RNA 聚合酶	**4 ~ 23**			
RNA 聚合酶 I		相关	是	肾危象
RNA 聚合酶 II		无		重叠综合征
RNA 聚合酶 III		相关	是	肾危象，弥漫性疾病
B23 核磷酸蛋白	11			
U3snoRNP（核纤蛋白）	6 ~ 8			
Th snoRNP（核糖核酸酶，MRP，7-2RNA）	**4 ~ 16**			局限性皮肤病
U11/U12 snRNP	3			肺纤维化
PM-Scl	**2 ~ 5**	无		**肌炎 - 硬皮病重叠综合征**
Sp1	?	无		
NOR90（hUBF）	?	无		

* 以上所列为系统性硬化症主要自身抗体类型，以及估计的阳性率和与疾病相关性（粗体字表示多个研究支持的数据）。抗核抗体特异性在系统性硬化症里被认为存在相互排斥。详见正文

CREST，钙质沉着、雷诺现象、食管运动障碍、指端硬化和毛细管扩张；hUBF，人类上游结合因子；MRP，线粒体 RNA 加工复合物；NOR，核仁生成区；PM-Scl，多发性肌炎 - 硬皮病；RNase，RNA 酶；snoRNP，小核核糖核蛋白；SSc，系统性硬化症

体尤其有助于预测弥漫性皮肤性系统性硬化症，包括较高的皮肤损伤评分、肌腱摩擦音和肾危象，并且与肿瘤风险增高有关，特别是肺癌[50-51]。

抗多发性肌炎 – 硬皮病抗体

抗多发性肌炎 - 硬皮病（PM-Scl）抗体的靶抗原 PM-Scl-75 和 PM-Scl-100，是调节核糖体 RNA 的外切体的组成部分，外切体是一种调控 rRNA 的核糖核酸外切酶复合物[52]。单独抗 PM-SCL-75 经常出现于弥漫性硬皮病患者，而重叠综合征通常出现以上两种自身抗体[53]。外切体的存在与无 SLE 特征的肌炎 - 系统性硬化症重叠综合征有关：50% 的抗 PM-Scl 抗体阳性患者存在重叠综合征，而 25% 的重叠综合征患者该抗体阳性[54-55]。

其他系统性硬化症相关的抗核抗体

已知的其他与系统性硬化症预后相关的特异性抗体包括：①抗核仁纤维蛋白抗体，其靶抗原为 U3 小核 RNP 复合物，与弥漫性疾病相关，例如与内脏或骨骼肌受累或肺动脉高压有关；②抗拓扑异构酶 II 抗体，与肺动脉高压和局限性硬皮病相关；③抗 Th 抗体 [Th snoRNP，线粒体 RNA 加工核糖核酸酶（RNase）]，可预示肺动脉高压、局限性皮肤病变、腊肠指、小肠受累、甲状腺功能低下和减轻的关节炎或关节痛；④抗核磷酸蛋白 B23 抗体，与肺动脉高压和抗核仁纤维蛋白抗体有关；⑤抗 RNA 聚合酶 II 转录活性因子 SP1 抗体，可能与雷诺现象和未分化结缔组织病其他症状相关；⑥抗肿瘤坏死因子调节体抗体，可能与肺部受累相关；⑦抗 U11/U12 RNP 抗体，可能与肺间质纤维化相关；⑧抗核仁生成区（NOR）90（人类上游结合因子）抗体[56]。其他系统性硬化症相关的抗核抗体包括一些其他结缔组织病的特征性抗体，如抗组蛋白抗体、抗 Ku 抗体、抗 Ro 抗体、抗 tRNA 抗体、抗 snRNP 抗体和抗中性粒细胞胞浆抗体（ANCA），但它们在系统性硬化症中的临床意义尚不清楚。

炎性肌病

炎性肌病是以抗细胞浆抗体为特征的一组异质性疾病。尽管只有 40% ~ 80% 的多发性肌炎 / 皮肌炎患者 ANA 阳性，然而大约 90% 各类型的炎性肌病患者存在针对细胞内抗原的自身抗体[57]。肌炎中的自身抗体大致可分为两部分：一类是几乎仅见于炎性肌病的肌炎特异性自身抗体（myositis-specific autoantibodies，MSA），另一类是与包含肌炎在内的重叠综合征相关的自身抗体（表 55-2 和表 55-5）。

肌炎特异性自身抗体

目前研究最清楚的 MSA 包括靶抗原为不同氨酰 -tRNA 合成酶的抗合成酶抗体[58]。其中一些抗体的靶抗原是 tRNA 的反密码子环，这些抗体可以抑制合成酶活性。尽管这些自身抗体各自阳性率不同，但其临床意义却很相似。多发性肌炎以抗 Jo-1 抗体最常见，皮肌炎则以其他抗合成酶抗体较常见，但这些自身抗体均与"抗合成酶综合征"相关，表现为间质性肺疾病、关节炎、雷诺现象、技工手、皮肤角化线、指端硬化、面部毛细血管扩张、钙质沉着和干燥症状，一般预后较差[59]。最近的研究表明，抗 Jo-1 抗体的滴度可能与疾病活动度以及 IFN-γ- 诱导的趋化因子 CXCL9 和 CXCL10 相关[60]。不过，也有报道这些自身抗体还可见于与抗合成酶综合征明显不同的其他疾病；例如，一项研究认为抗苏氨酰 tRNA 合成酶抗体与流产、重症复发性肌炎相关[61]。在少数间质性肺病、炎症性关节炎和未分化结缔组织病患者中新发现了一种罕见的抗 KS 抗体，其靶抗原被认为是天冬氨酰 tRNA 合成酶[62]。抗 PL-7 抗体与轻度肌肉受累相关[63]。

其他 MSA 包括抗 Mi-2 抗体和抗 Mas 抗体等。Mi-2 是核小体重组和去乙酰化酶（NuRD）复合物的组成部分，参与染色质重构和转录调控，与皮肌炎以及皮肤表现如"披肩"征、"V 形"征和紫外线照射损伤相关[64]。Mas 是一种携带硒代半胱氨酸的 UGA 抑制物丝氨酸 tRNA（tRNA[Ser][Sec]）。抗信号识别颗粒抗体的靶抗原是参与新生蛋白质在内质网中转运的胞浆内核糖核蛋白。据报道，抗信号识别颗粒抗体是与急性重症难治性疾病有关的 MSA，但近期研究结果存在争议[65]。几个最新发现的抗体包括：抗 p155 抗体、抗 p140（MJ、核基质蛋白 NXP-2）抗体和抗

表 55-5 炎性肌病中的抗核抗体

抗体特异性	阳性率（%）	疾病特异性	主要疾病相关性
抗 tRNA 合成酶抗体			抗合成酶综合征
组氨酰（Jo-1）	**22 ~ 30**	肌炎	
苏氨酰（PL-7）	1 ~ 5	肌炎	
丙氨酰（PL-12）	1 ~ 5	肌炎	
甘氨酰（EJ）	1 ~ 5	肌炎	
异亮氨酰（OJ）	1 ~ 5	肌炎	
天冬酰胺酰（KS）	?	重叠综合征	
硒代半胱氨酰（Mas）	1 ~ 2	肌炎	
Mi-2	**8（DM 中 15 ~ 20）**	肌炎[*]	**皮肤性疾病**
信号识别微粒	4	无	
KJ	< 1	肌炎[*]	
蛋白酶体	62	无	
组蛋白	17	无	
RNPs		无	
U1 snRNP	12		MCTD 特征
U2 snRNP	3		
Ro	10		
La	?		
PM-Scl	8	重叠综合征	重叠综合征
延伸因子 1α（Fer）	1	无	
组蛋白	?	无	
Ku	?	重叠综合征	
U3 snoRNP	?	重叠综合征	

所列为炎性肌炎中主要的抗核抗体类型以及估计的阳性率和疾病相关性（粗体指数据为多个研究支持）。详见正文
[*] 常认为是肌炎特异性抗体（MSAs）
DM，皮肌炎；MCTD，混合性结缔组织病；RNP，核糖核蛋白；snRNP，小核糖核蛋白；snoRNP；，核仁内小核糖核蛋白；tRNA，转运 RNA

CADM-140，这些新的 MSA 抗体可能有助于区别肿瘤相关性肌炎[56]。

肌炎重叠相关自身抗体

研究最清楚的肌炎重叠相关 ANA 包括抗 snRNP 抗体和抗 PM-Scl 抗体。在炎性肌病中，抗 snRNP 抗

体的靶抗原主要是 U1 snRNP，少数可为 Sm 和 U2 snRNP（见 SLE 抗 snRNP 抗体）。抗 U1 snRNP 抗体往往与 MCTD 的特征相关，包括 SLE- 肌炎重叠综合征、肌炎 - 系统性硬化症重叠综合征以及后期进展为肌炎的未分化疾病表现（雷诺现象、腊肠指和关节炎），可能对糖皮质激素治疗有效 [66]。而抗 U2 snRNP 抗体与肌炎和指端硬化相关，有时也与 SLE 相关，这种抗体阳性的患者通常没有间质性肺病 [38]。抗 PM-Scl 抗体与不具 SLE 特征的肌炎 - 系统性硬化症重叠综合征相关（50% 的抗 PM-Scl 抗体阳性患者有重叠综合征，而 25% 的重叠综合征患者此抗体阳性）。抗 PM-Scl 抗体也与关节炎、皮肌炎皮肤病变、钙质沉着、技工手及湿疹相关 [54]。与肌炎重叠综合征相关的其他抗体也可见于其他疾病。如抗 Ku 抗体常见于 SLE 和系统性硬化症，抗 U3 小核仁 RNP（原纤维蛋白）抗体与系统性硬化症中的肌炎相关，特别是弥漫型系统性硬化症相关。其他特异性抗体在炎性肌病中也有报道，但其临床意义在很大程度上还未明确（表 55-5）[21]。

干燥综合征

在干燥综合征，FANA 法检测 ANA 的阳性率在不同文献中差异较大，反映了研究人群和疾病诊断标准的不同。其阳性率在很大程度上依赖于是否纳入或排除继发性的、与结缔组织疾病相关的疾病，如果纳入，则增加了似然比以及得到阳性结果的概率 [67]。因此，尽管有报道 ANA 阳性率仅为 40%，但也许多研究报道 ANA 阳性率可高达 90% ~ 96% [68]，其中包括从全身性到组织特异性的自身抗体（表 55-2 和表 55-6），如抗甲状腺抗体、抗胃壁细胞抗体和抗毒蕈碱受体抗体。上述问题干扰了干燥综合征中 ANA 的疾病相关性和疾病特异性的解读。

在干燥综合征相关 ANA 的靶抗原中，认识最清楚的是参与 RNA 代谢的两种核内核糖蛋白 Ro/SS-A 和 La/SS-B（见 SLE：抗 Ro/SS-A 和 抗 La/SS-B 抗体）[69]，以及胞衬蛋白（非红细胞血影蛋白）。胞衬蛋白是一种由 α 和 β 亚单位组成的细胞骨架异聚体，在结构和功能上都类似于红细胞血影蛋白。抗 Ro 抗体在干燥综合征患者的阳性率约为 40% ~ 95%，常与腺体外表现相关，血清学上常伴随抗 La 抗体和类风湿因子阳性。上述现象可能是 Ro 蛋白 mRNA 的

表 55-6 干燥综合征中的抗核抗体 *

抗体特异性	阳性率（%）	SS 特异性？	主要相关疾病
Ro/SS-A	40 ~ 95	无	新生儿狼疮和 CHB
LA/SS-B	80 ~ 90	无	新生儿狼疮
胞衬蛋白	64 ~ 100	可能	
α- 胞衬蛋白	63 ~ 67（患儿中 100？）		
β- 胞衬蛋白	70		
蛋白酶体	39	无	
丙酮酸脱氢酶	27	无	
p-ANCA	11 ~ 40	无	
MA-I	8	可能	
线粒体	6.6	无	
pp-75（Ro 相关蛋白）	6	无	
动粒	4	无	
p-80 coilin	4	可能	

* 以上所列为干燥综合征主要的自身抗体类型，以及估计的阳性率和与疾病相关性。（粗体表示多个研究支持的数据）。详见正文
CHB，先天性心脏传导阻滞；LE，红斑狼疮；p-ANCA，核周型抗中性粒细胞胞浆抗体；SS，干燥综合征

选择性剪切的结果 [70]。同样，抗 La 抗体见于大约 87% 的 SS 患者，也与腺体外症状和血清中抗 Ro 抗体及类风湿因子相关 [21]。抗 α- 胞衬蛋白抗体可见于 64% ~ 67% 的 SS 患者 [71]，但在其他结缔组织病（如 SLE 中）相对少见，前期研究显示其与部分腺体外表现和血清学特征相关。相反，抗 β- 胞衬蛋白抗体见于约 70% 的患者，但临床意义尚无报道 [72]。在不少（> 3%)SS 患者中还报道了其他的特异性抗体，包括抗 MA-I 抗体，MA-I 是位于分裂细胞的有丝分裂器中的一种 200 kD 大小的蛋白质（可能与 NuMA 一致）；抗 p80- 螺旋体抗体，p80- 螺旋体是一种与核螺旋小体相关的 80 kD 大小的蛋白（但是抗 p80- 螺旋体抗体可能不是结缔组织病特异性的）；以及可见于其他风湿性疾病的特异性抗体，如抗着丝点抗体和核周型 ANCA，但其临床意义尚不明确（表 55-6）[56]。

混合性结缔组织病和重叠综合征

尽管结缔组织病重叠综合征这一疾病分类仍存在争议，但几乎所有研究者都同意在这些疾病中普遍存在 ANA[73]。事实上，自从 1972 年首次正式描述 MCTD 以来，抗 U1 snRNP 抗体一直作为分类和（或）诊断的标准，相应的 ANA 滴度通常超过 1：1000，甚至到 1：10 000[74]。然而，一些研究提出这类患者中有很大一部分根据出现的临床和血清学表现足以确诊为某种结缔组织病，如 SLE、RA、SSc 或 PM/DM[75]，因此重叠综合征中特异性 ANA 与特定临床疾病的准确相关性常常被疾病分类方面的问题所掩盖。所以在这种情况下，即使缺乏明确证据（如抗 I 型拓扑异构酶抗体提示最终进展为弥漫性系统性硬化症样皮肤病变或肺纤维化，或抗 dsDNA 抗体提示狼疮样肾小球肾炎），临床医生也可根据自身抗体主要相关的疾病类型进行判断。

其他情况

与传统 ANA 相关疾病不同，尽管 RP、幼年型类风湿关节炎（JRA）和抗磷脂综合征（APS）中 ANA 阳性可提供预后信息，但在其他疾病中 ANA 阳性无助于诊断（表 55-1）。在 RP 中，ANA 阳性可使进展为 SLE、RA 和 SSc 等系统性风湿性疾病的似然比增加 19%～30%。相反，如果 ANA 阴性，则使似然比降低大约 7%，常有助于减轻患者心理负担[76]。在 JRA 中，ANA 阳性提示可能进展为色素膜炎[77]；在 APS 中，ANA 阳性提示可能进展为或合并潜在的 SLE[78]。ANA 还见于其他与风湿性疾病相关的情况（如血管炎或结节病），自身免疫性疾病（如多发性硬化或炎症性肠病）以及不断新增的其他疾病（包括皮肤病、传染病、精神性疾病、神经性疾病和心血管疾病）[21]。

抗核抗体检测的临床应用

抗核抗体包括识别细胞核、核仁和胞浆在内的许多自身抗原的自身抗体。在包括 SLE、SSc、PM/DM、SS 和 MCTD 在内的 ANA 相关疾病中，许多自身抗体都与特定的风湿性疾病相关，但随着自身抗体在风湿性和非风湿性疾病中临床检测方法的敏感性不断增加，这些自身抗体的疾病特异性也有一定下降。

因此，依据自身抗体的特定临床相关性，抗核抗体检测有助于对患者进行临床评价，但只能作为风湿性疾病诊断的辅助手段。

图 55-3 是在对患者进行风湿病评价时的抗核抗体检测流程。在大多数临床实验室，以 FANA 检测抗核抗体作为筛选试验，对阳性标本顺序进行其他相关实验室检测、预约医生，或同时采用 ELISA 和其他检测方法来检测特异性自身抗体，如抗 ds-DNA 抗体、抗 Ro/SS-A 抗体、抗 La/SS-B 抗体、抗 RNP 抗体和抗 Sm 抗体[17]。在临床怀疑风湿性疾病的可能性较小时，FANA 检测 ANA 阴性或出现低滴度的 ANA，往往提示体内 ANA 无意义，并且不支持 ANA 相关性疾病的诊断（表 55-1）[79]。然而，如果临床强烈支持结缔组织病存在，应采用特异性方法进一步检测那些一般荧光法检测 ANA 阴性的抗体，如抗 Ro 抗体、抗 Jo-1 抗体和抗磷脂抗体。另一方面，由于某些特异性 ANA 具有诊断意义，故在临床高度怀疑的患者中，如果 FANA 法检测 ANA 阳性通常需要进一步的特异性抗体检测确证。但是由于 ANA 可能在临床症状出现前几年就已经阳性[80]，并且多数正常人也会出现 ANA 阳性[24]，因此在缺乏其他结缔组织病临床表现的患者中，ANA 的阳性预测值很低。如果患者具有 SLE 相关临床特征，应进一步检查抗 DNA 抗体、抗 Sm 抗体、抗 U1 snRNP 抗体和抗 Ro 抗体。同样，如果考虑 MCTD、SS、SSc 或 PM，则应分别进一步检测抗 U1 snRNP 抗体、抗 Ro 或抗 La 抗体、抗拓扑异构酶 I 抗体或抗着丝点抗体或抗核仁抗体、抗 tRNA 合成酶抗体。如果临床高度怀疑而实验室检测这些自身抗体却呈阴性时，应在过一段时间后重复检测，因为抗体滴度会随时间推移而出现与病程无关的波动[81]。单靠这些特异性 ANA 检测的阳性结果并不能诊断特定的疾病，但可增加诊断的权重，临床诊断在很大程度上还需要依靠其他临床资料。实际上，许多自身抗体与疾病相关性的临床及基础研究通常使用高精度的检测方法，如免疫沉淀法和免疫印迹检测方法，这些方法在临床常规检测中往往不能采用。因此许多抗体检测结果与临床特定情况的相关性往往需要医生谨慎作出个体化解释[82]。

🌐 本章的参考文献也可以在 ExpertConsult.com 上找到。

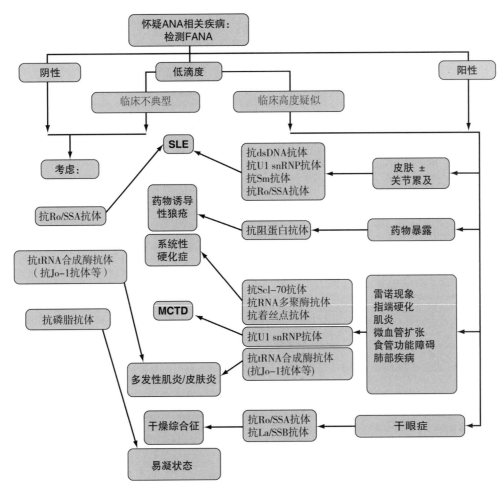

图 55-3 抗核抗体诊断结缔组织病流程（详见文内）。Anti-dsDNA，抗双链 DNA 抗体；anti-tRNA，抗转运 RNA 抗体；FANA，间接免疫荧光法检测抗核抗体；MCTD，混合性结缔组织病；SLE，系统性红斑狼疮；snRNP，小核核糖核蛋白；SS，干燥综合征

参考文献

1. Satoh M, Vazquez-Del Mercado M, Chan EK: Clinical interpretation of antinuclear antibody tests in systemic rheumatic diseases. *Mod Rheumatol* 19:219–228, 2009.
2. Kumar Y, Bhatia A, Minz R: Antinuclear antibodies and their detection methods in diagnosis of connective tissue diseases: a journey revisited. *Diag Pathol* 4:1, 2009.
3. Tan EM: The L.E. cell and its legacy. 1948. *Clin Exp Rheumatol* 16:652–658, 1998.
4. Friou GJ: Clinical application of lupus serum nucleoprotein reaction using fluorescent antibody technique. *J Clin Invest* 36:890, 1957.
5. Hahn BH: Antibodies to DNA. *N Engl J Med* 338:1359–1368, 1998.
6. Deng SX, Hanson E, Sanz I: In vivo cell penetration and intracellular transport of anti-Sm and anti-La autoantibodies. *Int Immunol* 12:415–423, 2000.
7. Kim D, Peck A, Santer D, et al: Induction of interferon-α by scleroderma sera containing autoantibodies to topoisomerase I: association of higher interferon-alpha activity with lung fibrosis. *Arthritis Rheum* 58:2163–2173, 2008.
8. Barbasso Helmers S, Englund P, Engström M, et al: Sera from anti-Jo-1-positive patients with polymyositis and interstitial lung disease induce expression of intercellular adhesion molecule 1 in human lung endothelial cells. *Arthritis Rheum* 60:2524–2530, 2009.
9. Eloranta ML, Barbasso Helmers S, Ulfgren AK, et al: A possible mechanism for endogenous activation of the type I interferon system

10. Niewold TB, Rivera TL, Buyon JP, et al: Serum type I interferon activity is dependent on maternal diagnosis in anti-SSA/Ro-positive mothers of children with neonatal lupus. *Arthritis Rheum* 58:541–546, 2008.
11. Levine SM, Raben N, Xie D, et al: Novel conformation of histidyl-transfer RNA synthetase in the lung: the target tissue in Jo-1 autoantibody-associated myositis. *Arthritis Rheum* 56:2729–2739, 2007.
12. Reed JH, Jackson MW, Gordon TP: A B cell apotope of Ro 60 in systemic lupus erythematosus. *Arthritis Rheum* 58:1125–1129, 2008.
13. Reed JH, Giannakopoulos B, Jackson MW, et al: Ro 60 functions as a receptor for β(2)-glycoprotein I on apoptotic cells. *Arthritis Rheum* 60:860–869, 2009.
14. McCormack WJ, Parker AE, O'Neill LA: Toll-like receptors and NOD-like receptors in rheumatic diseases. *Arthritis Res Ther* 11:243, 2009.
15. Robitaille G, Christin MS, Clement I, et al: Nuclear autoantigen CENP-B transactivation of the epidermal growth factor receptor via chemokine receptor 3 in vascular smooth muscle cells. *Arthritis Rheum* 60:2805–2816, 2009.
16. Visentini M, Conti V, Cagliuso M, et al: Regression of systemic lupus erythematosus after development of an acquired Toll-like receptor

signaling defect and antibody deficiency. *Arthritis Rheum* 60:2767–2771, 2009.

17. Agmon-Levin N, Damoiseaux J, Kallenberg C, et al: International recommendations for the assessment of autoantibodies to cellular antigens referred to as anti-nuclear antibodies. *Ann Rheum Dis* 73:17–23, 2014.

18. Kavanaugh A, Tomar R, Reveille J, et al: Guidelines for clinical use of the antinuclear antibody test and tests for specific autoantibodies to nuclear antigens. American College of Pathologists. *Arch Pathol Lab Med* 124:71–81, 2000.

19. Deleted in review.

20. American College of Rheumatology: *Position statement. Methodology of testing for antinuclear antibodies.* Available at <http://www.rheumatology .org/Portals/0/Files/Methodology%20of%20Testing%20Antinuclear %20Antibodies%20Position%20Statement.pdf>, 2009.

21. Peng SL, Craft J: Antinuclear antibodies. In Harris ED, Budd RC, Firestein GS, et al, editors: *Kelley's textbook of rheumatology,* ed 7, Philadelphia, 2005, Elsevier Saunders, pp 311–331.

22. Mariz HA, Sato EI, Barbosa SH, et al: Pattern on the antinuclear antibody-HEp-2 test is a critical parameter for discriminating antinuclear antibody-positive healthy individuals and patients with autoimmune rheumatic diseases. *Arthritis Rheum* 63:191–200, 2011.

23. Vermeersch P, Bossuyt X: Prevalence and clinical significance of rare antinuclear antibody patterns. *Autoimmun Rev* 12:998–1003, 2013.

24. Tan EM, Feltkamp TE, Smolen JS, et al: Range of antinuclear antibodies in "healthy" individuals. *Arthritis Rheum* 40:1601–1611, 1997.

25. Satoh M, Chan EK, Ho LA, et al: Prevalence and sociodemographic correlates of antinuclear antibodies in the United States. *Arthritis Rheum* 64:2319–2327, 2012.

26. Abeles AM, Abeles M: The clinical utility of a positive antinuclear antibody test result. *Am J Med* 126:342–348, 2013.

27. Cross LS, Aslam A, Misbah SA: Antinuclear antibody-negative lupus as a distinct diagnostic entity—does it no longer exist? *QJM* 97:303–308, 2004.

28. To CH, Petri M: Is antibody clustering predictive of clinical subsets and damage in systemic lupus erythematosus? *Arthritis Rheum* 52:4003–4010, 2005.

29. Bizzaro N, Villalta D, Giavarina D, et al: Are anti-nucleosome antibodies a better diagnostic marker than anti-dsDNA antibodies for systemic lupus erythematosus? A systematic review and a study of metanalysis. *Autoimmun Rev* 12:97–106, 2012.

30. Rekvig OP, van der Vlag J, Seredkina N: Review: antinucleosome antibodies: a critical reflection on their specificities and diagnostic impact. *Arthritis Rheumatol* 66:1061–1069, 2014.

31. Kavanaugh AF, Solomon DH, American College of Rheumatology Ad Hoc Committee on Immunologic Testing Guidelines: guidelines for immunologic laboratory testing in the rheumatic diseases: anti-DNA antibody tests. *Arthritis Rheum* 47:546–555, 2002.

32. Williams EL, Gadola S, Edwards CJ: Anti-TNF-induced lupus. *Rheumatology* 48:716–720, 2009.

33. Lapteva L, Nowak M, Yarboro CH, et al: Anti-N-methyl-D-aspartate receptor antibodies, cognitive dysfunction, and depression in systemic lupus erythematosus. *Arthritis Rheum* 54:2505–2514, 2006.

34. Harrison MJ, Ravdin LD, Lockshin MD: Relationship between serum NR2a antibodies and cognitive dysfunction in systemic lupus erythematosus. *Arthritis Rheum* 54:2515–2522, 2006.

35. Compagno M, Jacobsen S, Rekvig OP, et al: Low diagnostic and predictive value of anti-dsDNA antibodies in unselected patients with recent onset of rheumatic symptoms: results from a long-term follow-up Scandinavian multicentre study. *Scand J Rheumatol* 42:311–316, 2013.

36. Belizna C, Henrion D, Beucher A, et al: Anti-Ku antibodies: clinical, genetic and diagnostic insights. *Autoimmun Rev* 9:691–694, 2010.

37. Migliorini P, Baldini C, Rocchi V, et al: Anti-Sm and anti-RNP antibodies. *Autoimmunity* 38:47–54, 2005.

38. Peng SL, Craft J: Spliceosomal snRNPs autoantibodies. In Peter JB, Shoenfeld Y, editors: *Autoantibodies,* Amsterdam, 1996, Elsevier, p 774.

39. Benito-Garcia E, Schur PH, Lahita R, et al: Guidelines for immunologic laboratory testing in the rheumatic diseases: anti-Sm and anti-RNP antibody tests. *Arthritis Rheum* 51:1030–1044, 2004.

40. Sato T, Fujii T, Yokoyama T, et al: Anti-U1 RNP antibodies in cerebrospinal fluid are associated with central neuropsychiatric manifestations in systemic lupus erythematosus and mixed connective tissue disease. *Arthritis Rheum* 62:3730–3740, 2010.

41. Schulte-Pelkum J, Fritzler M, Mahler M: Latest update on the Ro/SS-A autoantibody system. *Autoimmunity Rev* 8:632–637, 2009.

42. St Clair EW: Anti-La antibodies. *Rheum Dis Clin North Am* 18:359–376, 1992.

43. Hanly JG, Urowitz MB, Siannis F, et al: Autoantibodies and neuropsychiatric events at the time of systemic lupus erythematosus diagnosis: results from an international inception cohort study. *Arthritis Rheum* 58:843–853, 2008.

44. do Nascimento AP, Viana Vdos S, Testagrossa Lde A, et al: Antibodies to ribosomal P proteins: a potential serologic marker for lupus membranous glomerulonephritis. *Arthritis Rheum* 54:1568–1572, 2006.

45. Elkon KB, Bonfa E, Brot N: Antiribosomal antibodies in systemic lupus erythematosus. *Rheum Dis Clin North Am* 18:377–390, 1992.

46. Nihtyanova SI, Denton CP: Autoantibodies as predictive tools in systemic sclerosis. *Nat Rev Immunol* 6:112–116, 2010.

47. Heijnen IA, Foocharoen C, Bannert B, et al: Clinical significance of coexisting antitopoisomerase I and anticentromere antibodies in patients with systemic sclerosis: a EUSTAR group-based study. *Clin Exp Rheumatol* 31:96–102, 2013.

48. Reveille JD, Solomon DH, American College of Rheumatology Ad Hoc Committee of Immunologic Testing Guidelines: evidence-based guidelines for the use of immunologic tests: anticentromere, Scl-70, and nucleolar antibodies. *Arthritis Rheum* 49:399–412, 2003.

49. Spencer-Green G, Alter D, Welch HG: Test performance in systemic sclerosis: anti-centromere and anti-Scl-70 antibodies. *Am J Med* 103:242–248, 1997.

50. Meyer O, De Chaisemartin L, Nicaise-Roland P, et al: Anti-RNA polymerase III antibody prevalence and associated clinical manifestations in a large series of French patients with systemic sclerosis: a cross-sectional study. *J Rheumatol* 37:125–130, 2010.

51. Sobanski V, Dauchet L, Lefevre G, et al: Prevalence of anti-RNA polymerase III antibodies in systemic sclerosis: new data from a French cohort and a systematic review and meta-analysis. *Arthritis Rheumatol* 66:407–417, 2014.

52. Raijmakers R, Renz M, Wiemann C, et al: PM-Scl-75 is the main autoantigen in patients with the polymyositis/scleroderma overlap syndrome. *Arthritis Rheum* 50:565–569, 2004.

53. Hanke K, Bruckner CS, Dahnrich C, et al: Antibodies against PM/Scl-75 and PM/Scl-100 are independent markers for different subsets of systemic sclerosis patients. *Arthritis Res Ther* 11:R22, 2009.

54. Oddis CV, Okano Y, Rudert WA, et al: Serum autoantibody to the nucleolar antigen PM-Scl. Clinical and immunogenetic associations. *Arthritis Rheum* 35:1211–1217, 1992.

55. D'Aoust J, Hudson M, Tatibouet S, et al: Clinical and serologic correlates of anti-PM/Scl antibodies in systemic sclerosis: a multicenter study of 763 patients. *Arthritis Rheumatol* 66:1608–1615, 2014.

56. Peng SL, Craft J: Antinuclear antibodies. In Firestein GS, Budd RC, Harris ED, et al, editors: *Kelley's textbook of rheumatology,* ed 9, Philadelphia, 2010, Elsevier.

57. Love LA, Leff RL, Fraser DD, et al: A new approach to the classification of idiopathic inflammatory myopathy: myositis-specific autoantibodies define useful homogeneous patient groups. *Medicine* 70:360–374, 1991.

58. Mahler M, Miller FW, Fritzler MJ: Idiopathic inflammatory myopathies and the anti-synthetase syndrome: a comprehensive review. *Autoimmun Rev* 13:367–371, 2014.

59. Imbert-Masseau A, Hamidou M, Agard C, et al: Antisynthetase syndrome. *Joint Bone Spine* 70:161–168, 2003.

60. Richards TJ, Eggebeen A, Gibson K, et al: Characterization and peripheral blood biomarker assessment of anti-Jo-1 antibody-positive interstitial lung disease. *Arthritis Rheum* 60:2183–2192, 2009.

61. Satoh M, Ajmani AK, Hirakata M, et al: Onset of polymyositis with autoantibodies to threonyl-tRNA synthetase during pregnancy. *J Rheumatol* 21:1564–1566, 1994.

62. Hirakata M, Suwa A, Nagai S, et al: Anti-KS: identification of autoantibodies to asparaginyl-transfer RNA synthetase associated with interstitial lung disease. *J Immunol* 162:2315–2320, 1999.

63. Yamasaki Y, Yamada H, Nozaki T, et al: Unusually high frequency of autoantibodies to PL-7 associated with milder muscle disease in Japanese patients with polymyositis/dermatomyositis. *Arthritis Rheum* 54:2004–2009, 2006.

64. Love LA, Weinberg CR, McConnaughey DR, et al: Ultraviolet radiation intensity predicts the relative distribution of dermatomyositis and anti-Mi-2 autoantibodies in women. *Arthritis Rheum* 60:2499–2504, 2009.

65. Kao AH, Lacomis D, Lucas M, et al: Anti-signal recognition particle autoantibody in patients with and patients without idiopathic inflam-

matory myopathy. *Arthritis Rheum* 50:209–215, 2004.

66. Lundberg I, Nennesmo I, Hedfors E: A clinical, serological, and histopathological study of myositis patients with and without anti-RNP antibodies. *Sem Arthritis Rheum* 22:127–138, 1992.

67. Solomon DH, Kavanaugh AJ, Schur PH, et al: Evidence-based guidelines for the use of immunologic tests: antinuclear antibody testing. *Arthritis Rheum* 47:434–444, 2002.

68. Harley JB, Alexander EL, Bias WB, et al: Anti-Ro (SS-A) and anti-La (SS-B) in patients with Sjögren's syndrome. *Arthritis Rheum* 29:196–206, 1986.

69. Hernandez-Molina G, Leal-Alegre G, Michel-Peregrina M: The meaning of anti-Ro and anti-La antibodies in primary Sjögren's syndrome. *Autoimmun Rev* 10:123–125, 2011.

70. Nakken B, Jonsson R, Bolstad AI: Polymorphisms of the Ro52 gene associated with anti-Ro 52-kd autoantibodies in patients with primary Sjögren's syndrome. *Arthritis Rheum* 44:638–646, 2001.

71. Haneji N, Nakamura T, Takio K, et al: Identification of α-fodrin as a candidate autoantigen in primary Sjögren's syndrome. *Science* 276:604–607, 1997.

72. Kuwana M, Okano T, Ogawa Y, et al: Autoantibodies to the aminoterminal fragment of β-fodrin expressed in glandular epithelial cells in patients with Sjögren's syndrome. *J Immunol* 167:5449–5456, 2001.

73. Smolen JS, Steiner G: Mixed connective tissue disease: to be or not to be? *Arthritis Rheum* 41:768–777, 1998.

74. Greidinger EL, Hoffman RW: Autoantibodies in the pathogenesis of mixed connective tissue disease. *Rheum Dis Clin North Am* 31:437–450, 2005.

75. van den Hoogen FH, Spronk PE, Boerbooms AM, et al: Long-term follow-up of 46 patients with anti-(U1)snRNP antibodies. *Br J Rheumatol* 33:1117–1120, 1994.

76. Koenig M, Joyal F, Fritzler MJ, et al: Autoantibodies and microvascular damage are independent predictive factors for the progression of Raynaud's phenomenon to systemic sclerosis: a twenty-year prospective study of 586 patients, with validation of proposed criteria for early systemic sclerosis. *Arthritis Rheum* 58:3902–3912, 2008.

77. Nordal EB, Songstad NT, Berntson L, et al: Biomarkers of chronic uveitis in juvenile idiopathic arthritis: predictive value of antihistone antibodies and antinuclear antibodies. *J Rheumatol* 36:1737–1743, 2009.

78. Petri M: Diagnosis of antiphospholipid antibodies. *Rheum Dis Clin North Am* 20:443–469, 1994.

79. Thomson KF, Murphy A, Goodfield MJ, et al: Is it useful to test for antibodies to extractable nuclear antigens in the presence of a negative antinuclear antibody on Hep-2 cells? *J Clin Pathol* 54:413, 2001.

80. Arbuckle MR, McClain MT, Rubertone MV, et al: Development of autoantibodies before the clinical onset of systemic lupus erythematosus. *N Engl J Med* 349:1526–1533, 2003.

81. Faria AC, Barcellos KS, Andrade LE: Longitudinal fluctuation of antibodies to extractable nuclear antigens in systemic lupus erythematosus. *J Rheumatol* 32:1267–1272, 2005.

82. Illei GG, Klippel JH: Why is the ANA result positive? *Bull Rheum Dis* 48:1–4, 1999.

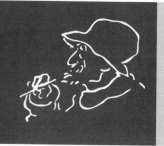

第56章

类风湿关节炎的自身抗体

原著　Felipe Andrade · Erika Darrah · Antony Rosen

段宇晨 译　程永静 校

关键点

自身抗体（autoantibody）是诊断类风湿关节炎（rheumatoid arthritis，RA）及明确发病机制的重要工具。

类风湿因子（rheumatoid factors，RF）是 RA 中发现的第一个自身抗体，它是一种针对免疫球蛋白（Ig）分子 Fc 片段抗原决定簇的自身抗体。

除 RA 外，很多情况均可引起 RF 升高。因此，RF 诊断 RA 的特异性有限。

抗瓜氨酸化蛋白抗体的出现是 RA 体内存在免疫反应的特征性标志。

抗环瓜氨酸肽（anti-cyclic citullinated peptide，抗 CCP）抗体测定能广泛检测针对抗瓜氨酸化蛋白抗体（antibodies against anti-citrullinated protein antibodies，ACPAs），在 RA 的诊断中具有高度的敏感性和特异性。

抗 CCP/ACPAs 可在 RA 出现临床症状之前出现，阳性患者通常病情较重，抗 CCP/ACPAs 是诊断 RA 及判断预后的重要生物学标志物。

肽基精氨酸脱亚胺酶（PAD）可以催化肽基精氨酸转化为肽基瓜氨酸，在 RA 的自身抗原生成中起重要作用。

HLA-DR 等位基因中的"共同表位"等遗传因素和吸烟、感染等环境因素共同作用诱发并驱动了 RA 患者体内的自身免疫反应。

自身抗体是诊断自身免疫病及判断预后的重要工具。越来越多的资料显示，某一自身免疫病从临床前期转化成临床疾病期，多以体内出现特异性的免疫反应为特征性标志，不同时期有针对不同抗原的自身抗体。尽管很多自身免疫病存在典型的特异性自身抗体（如 SLE 患者体内的抗双链 DNA 抗体，系统性硬化症患者体内高滴度的抗拓扑异构酶 -1 抗体），但 RA 患者高度特异性自身抗体的发现却明显滞后。在过去的 10 年间，基于抗瓜氨酸化蛋白抗体的发现，RA 特异性抗体领域的研究取得了巨大进展。这一发现强调翻译后修饰（PTMs）在 RA 自身抗体形成中的关键作用，也为新型自身抗体和新的致病机制的发现提供了依据（表 56-1）。本章对 RA 的自身抗体进行了综述，并重点阐述了类风湿因子（RF）、抗瓜氨酸化蛋白抗体（ACPAs）和抗肽基精氨酸脱亚氨酶（PAD）抗体，这些抗体对 RA 诊断、发病机制的认识及预后判断具有重要意义。

类风湿因子

早在 20 世纪 40 年代，首次有实验提示 RA 体内存在自身抗体（之后称为 Rose-Waaler 凝集实验）。学者发现来自 RA 患者的血清可引起绵羊红细胞凝集，并可被亚凝集剂量的兔抗绵羊红细胞自身抗体致敏[1-2]，随后发现这一实验方法检测到的是 IgM 型的自身抗体，所识别的自身抗原为 IgG 的 Fc 段（表 56-1）[3]。此后学者们对凝集实验进行改进，如用 IgG 包被的乳胶珠代替绵羊红细胞，之后又建立了放射免疫分析、酶联免疫分析法（ELISA）、比浊法等 RF 检测方法[4-5]。这些检测方法的敏感性和特异性与凝集实验相似，但提高了 RF 检测的便利性。RF 表达阳性也可出现在健康人群（在年轻人的阳性率为 1%，70 岁以上老年人的阳性率高达 5%）、很多非 RA 疾病（包括干燥综合征、冷球蛋白血症等风湿病）以及一些慢

表 56-1 类风湿关节炎自身抗体的天然和修饰靶点

抗原类型	翻译后修饰（PTM）种类	抗原生成	蛋白	自身抗体的阳性率
天然抗原	无	未知	IgG（Fc）	50%～90%
			hnRNP～A2（RA33）	35%
			G6PI	12%～29%
			PAD4	30%～40%
翻译后修饰	瓜氨酸化	PADs 酶促反应；精氨酸残基转化为瓜氨酸	波形蛋白，纤连蛋白，肌动蛋白，HSP90，组蛋白，α烯醇化酶，eEF1a，CAP1，CapZalpha-1，无孢蛋白，组织蛋白酶 D，组胺受体，PDI，ER60 前体，ALFH2，Ⅰ型和Ⅱ型胶原蛋白，醛缩酶，钙网蛋白，HSP60，FUSE-BP1/2，ApoE，MNDA	高达80%
	氨甲酰化	氰酸盐与赖氨酸残基的非酶促反应；赖氨酸转化为高瓜氨酸	未知	45%
	MAA 加合物	非酶促反应；膜磷脂过氧化反应生成修饰赖氨酸残基活性醛；生成 MAA 加合物	未知	29%～93%

ALDH2，线粒体醛脱氢酶；ApoE，载脂蛋白 E；CAP1，腺苷酸环化酶相关蛋白 -1；CapZalpha-1，F- 肌动蛋白加帽蛋白 α-1；eEF1a，延伸因子 -1α；eIF4GI，真核翻译起始因子 4G1；FUISE-BP 远上游元件结合蛋白；G6PI，葡萄糖 -6- 磷酸异构酶；IgG，免疫球蛋白 G；hnRNP，核内不均一核糖核蛋白；HSP，热休克蛋白；MAA，丙二醛 - 乙醛；MNDA，髓样核分化抗原；PAD，肽基精氨酸脱亚胺酶；PDI，蛋白质二硫键脱异构酶；PGK1，磷酸甘油酸激酶 -1；PTM，翻译后修饰

性感染性疾病患者（表 56-1）[6-8]。RF 诊断 RA 的敏感性和特异性在 50%～90% 之间，在不同人群中有差异[9-10]，因此，在检测前对 RA 的诊断在很大程度上能影响 RF 值的意义。IgG 和 IgA 型 RFs 的存在以及体细胞高频突变的证据提示一些 RA 患者的 RFs 是 T 细胞依赖性的[11-12]。尽管有研究提示 IgG 和 IgA 型 RFs 提高了 RFs 对 RA 的特异性[13]，但最近的一项荟萃分析提示检测不同亚型的 RF 具有相似的敏感性和特异性，和标准检测对比，并无明显优势[14]。

RA 患者 RF 出现的时间不同，多数患者 RF 早于临床症状出现[15-18]，也有一些在临床症状之后出现。事实上，较早出现 RF 的患者通常病情更严重，提示这些抗体可能与免疫反应的增强及病情加重有关[19]。有一部分患者 RF 仅在疾病发病之后出现，提示这组患者在发病机制上或许有明显不同，但之后的病理效应和 RF 早于 RA 出现的患者相似。目前，我们还不完全了解 RA 患者体内 RF 产生的机制。RFs 中存在体细胞高频突变以及 RA 患者的滑膜浆细胞产生这些抗体的证据表明，RF 出现这一免疫反应是由

抗原在局部驱动的。目前仍不清楚 IgG 在 RA 患者的关节中是如何具备自身免疫原性的。与 RA 中的其他自身抗原相比，没有证据表明 RFs 靶向的 IgG 需要经修饰（如 PTM）才能被识别，但类似于其他自身抗体，对 IgG 耐受性的最初破坏仍有可能是通过异常修饰的分子所引发。RF 可能通过放大抗原捕获、信号传导、效应功能等在 RA 发病机制中起重要作用[20]。

抗瓜氨酸化蛋白抗体

抗角蛋白抗体和抗核周因子：类风湿关节炎中一类新型自身抗体的初步研究

尽管 RFs 在临床上诊断 RA 很有价值，尤其是对于临床高度可疑的患者，但这些自身抗体有以下两个缺点：①对 RA 的诊断缺乏特异性；②与疾病发病机制的关系不明确。因此，确认其他的 RA 特异性自身抗体便成为研究者的首要任务之一。Nienhuis 和 Mandema 最初于 1964 年在这方面取得了重要发

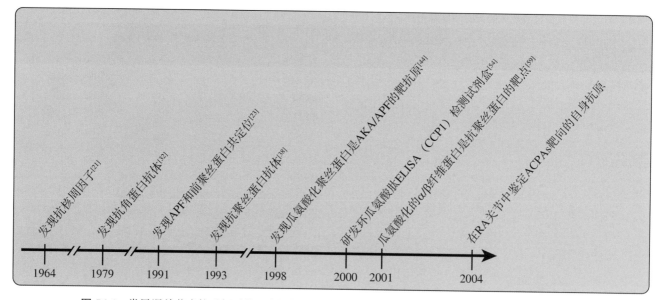

图 56-1 类风湿关节炎抗瓜氨酸化蛋白抗体（ACPAs）的发现时间表。ELISA，酶联免疫吸附试验

现[21]（图 56-1）。他们发现一种人口腔黏膜细胞核周围的透明角质颗粒样染色的自身抗体，并将其命名为抗核周因子（APF）。APF 在 RA 中的阳性率为 49%～91%[21-25]，特异性为 73%～99%[21,24-27]。由于不同供体的颊黏膜细胞着色方式不同[28-31]，临床上很难将 APF 的检测标准化。因此，抗核周因子并未用于常规临床检测。但由于 APF 在 RA 诊断中具有很高的特异性，提示 APF 可能预示了潜在的重要致病途径。之后另一研究团队发现 RA 的血清以着色方式识别食管鳞状上皮层的抗原，并将其命名为抗角蛋白抗体（AKAs）[32]。后来也有研究者应用其他形式的层状鳞状上皮细胞（包括皮肤）重复这一实验[33]。尽管 AKA 同样具有很高的特异性，但其敏感性有限[34-37]，且检测不方便，不易标准化。因此，类似于狼疮细胞在 SLE 的作用，以上两个抗体均未能在 RA 临床诊断领域广泛应用。然而，这些检测方法为探索 RA 的抗原提供了一些思路，也引导了具有高度特异性且方法简便的 RA 诊断分类工具的发现。

识别瓜氨酸肽自身抗体的发现

抗角蛋白抗体可以识别角化的鳞状上皮，其在 RA 的最初发现促进了对 RA 自身抗原靶点的研究。最初研究提示 APF 仅在人类完全分化的鳞状上皮层着色。以透性化鳞状上皮细胞为底物，用人类聚丝蛋

白单克隆抗体做二抗，间接免疫荧光法发现的着色与 APF 的着色方式是一致的[23]。虽然仅通过这种共同定位的方式不能明确抗原成分，但能提示分化状态可能影响抗原的识别。随后，研究发现 RA 的血清可以识别从人类表皮提取出的一种 40 kD 的蛋白，经鉴定为 40 kD 聚丝蛋白的中性/酸性异构体[38]。从 RA 血清中分离出的对 40 kD 聚丝蛋白有亲和力的 IgG 既能与 APF 反应，又能与 AKA 反应，提示这些自身抗体类似，或者可能为同一种物质[39]。

聚丝蛋白（丝聚合蛋白）在表皮细胞分化的最终阶段形成。其高度磷酸化的前体蛋白（聚丝蛋白原）是由包含 10～12 种聚丝蛋白重复序列组成[40]。聚丝蛋白沉积在小颗粒中，在细胞分化阶段通过蛋白水解酶裂解，并能保持完整的结构。在裂解的同时，蛋白去磷酸化，一部分（约 20%）精氨酸残基脱亚胺（即转化成瓜氨酸）[41-42]，这是由肽基精氨酸脱亚胺酶（PAD）介导的翻译后修饰（见后文：类风湿关节炎中瓜氨酸化抗原的生成）[43]。RA 的血清能够特异性识别聚丝蛋白的中性异构体（存在于人完全分化的表皮鳞状细胞的瓜氨酸化抗原），基于此，van Venrooij 和他的同事们强调无论 RA 的血清 AKA/APF 是否阳性，均可以特异性的识别瓜氨酸化的肽段[44]。学者们选择氨基酸序列内具有高度抗原性、且精氨酸残基数量最多的人聚丝蛋白原合成抗原肽，并用瓜氨酸取代精氨酸残基。应用这些瓜氨酸化的肽

段，van Venrooij 和他的同事们证明抗 AKA/APF 抗体是直接针对瓜氨酸化聚丝蛋白的抗体。值得强调的是，RA 体内针对瓜氨酸化蛋白的自身抗体并不能识别游离的瓜氨酸，而仅识别肽段或蛋白序列中的瓜氨酸残基（即肽基瓜氨酸）。

包含瓜氨酸残基的蛋白序列是 RA 自身抗体最重要的靶抗原，这些最初研究成为真正重要发现的基础。然而，由于表皮并不是 RA 炎症反应的靶点，且并没有证据提示聚丝蛋白（原）可在关节组织表达，这一分子不能作为驱动关节内 AKA/APF 反应的自身抗原。抗瓜氨酸聚丝蛋白抗体在滑膜组织要比在滑液和血清中丰富[45]，这些抗体可在类风湿滑膜血管翳局部由浆细胞合成，强烈提示抗瓜氨酸聚丝蛋白抗体可与 RA 关节 / 滑膜中的组织交叉反应[46]。由于瓜氨酸化在不同组织中都很常见[47-51]，故很难确定某一特定抗原是驱动抗瓜氨酸肽抗体反应的主要因素。因此聚丝蛋白虽与 RA 有相关性，但可能并没有致病性。事实上，聚丝蛋白因有特殊的构象且含有大量瓜氨酸残基，使它成为检测抗瓜氨酸抗体的良好替代。目前在 RA 患者关节中发现的许多其他特征性瓜氨酸化自身抗原更有可能具有致病性（参见后文：抗瓜氨酸化蛋白抗体）。

抗环瓜氨酸肽抗体

在 AKA/APF 抗体的初步鉴定中，van Venrooij 及其同事使用来自聚丝蛋白的单一 C 末端肽（氨基酸 306 ~ 324）合成了 9 条变构肽，将其中 5 个精氨酸残基单个或成对转化成瓜氨酸，用 ELISA 方法测定肽段与血清之间的反应[44]。有趣的是，尽管肽段基本相同（仅肽段内瓜氨酸化残基的位点不同），但它们对血清的反应性却出现了明显差异（20% ~ 48%），提示尽管瓜氨酸化在 AKA/APF 的抗原识别方面起了重要作用，但单纯修饰本身并不是抗体结合的唯一决定因素。相反，该数据表明，AKA/APF 代表了一组依靠它们周围的氨基酸环境识别瓜氨酸化残基的抗体。事实上，当对所有肽的数据进行汇总后，这组抗体诊断 RA 的敏感性提高至 76%[44]。

由于肽在抗体 - 肽复合物中通常为 β 折叠构象[52]，且已有研究证明半胱氨酸桥环肽和该抗原决定簇 β 折叠结构相似，并和抗体具有更高亲和力[53]，van Venrooij 和同事[54] 设计了一种环肽（将终端的丝氨

酸残基用半胱氨酸和环肽替代，通过一个二硫键连接），发现 ACPAs 对其有高度的亲和性[54]。应用这种环瓜氨酸肽（后来命名为 CCP1）及其线性对应物做抗原，在不影响特异性的情况下，这种环状结构增加了检验的敏感性（68% vs. 49%）[44,54]。虽然这一检测没有线性肽的组合敏感（76% vs. 68%）[44]，CCP1 仍成为检测抗环瓜氨酸抗体 ELISA 试剂盒的第一代自身抗原。

为了提高 CCP1 检测的敏感性，瓜氨酸化肽文库被用做第二代抗 CCP 抗体（CCP2）的自身抗原，并在临床广泛应用[55-56]。2005 年，三代 CPP（CCP3）开始用于 RA 的实验室诊断。已有报道显示这一检测可识别在第二代 CCP 中未能包括的其他瓜氨酸化的抗原表位。在直接比较二代及三代抗 CCP 抗体检测的研究中，两种检测方法性能相当[57-58]，一些报道提示 CCP3 的敏感性稍有增加（敏感性为 82.9% vs. 78.6%，特异性在 93% 至 94% 之间）[58]。

抗瓜氨酸化蛋白抗体

研究表明，RA 中的自身抗体识别含有瓜氨酸残基的肽序列，而聚丝蛋白不太可能是这些抗体的生理靶标，这促使人们寻找通过 CCP 测定法检测到的抗体的主要蛋白靶标。这些抗原的鉴定可以提供关于患者亚型分析的额外信息（与一般的抗 CCP 测定法相比），以及对疾病病因学和发病机理的新思路。随着这些瓜氨酸化抗原的初步发现，抗瓜氨酸化蛋白抗体（ACPAs）的名称被引入到 RA 自身抗体中，该抗体的检测靶点是推断的 RA 相关的自身抗原中提取的瓜氨酸化蛋白 / 肽，而非聚丝蛋白或商业化的 CCPs。

Masson-Bessière 及其同事使用来自类风湿滑膜的蛋白提取物和亲和纯化的抗瓜氨酸化聚丝蛋白抗体进行研究，发现 RA 滑膜组织含有瓜氨酸化蛋白，并确定纤维蛋白（原）的 α 链和 β 链是第一个被发现的 RA 滑膜组织中 ACPA 的局部靶点[59]。由于循环中的纤维蛋白原不是瓜氨酸化的，类风湿滑膜中瓜氨酸化纤维蛋白的存在强烈提示，在纤维蛋白沉积后，通过局部表达 PAD 活性，在原位发生瓜氨酸化。这一观点（关节是 RA 自身抗原瓜氨酸化的重要部位）已得到进一步支持，并已经发现许多其他瓜氨酸化的自身抗原[60]。

到目前为止，学者们已经使用了几种不同的方法

来识别 RA 中潜在的 ACPA 靶点。虽然这些方法多通过蛋白质测序来识别通过免疫印迹法检测到的自体抗原，但研究结果提示抗原来源存在很大差异。因此，除了 RA 滑膜血管翳，瓜氨酸化自身抗原的鉴定已经扩展到类风湿患者的滑液以及细胞裂解液，并用纯化的 PDA 体外生成瓜氨酸化蛋白。

应用以上方法，学者们鉴定了几种瓜氨酸化自身抗原候选物。这些候选物包括：波形蛋白[61-62]；纤连蛋白[63]、肌动蛋白[64]；热休克蛋白（HSP）90[65]；组蛋白[66]；α-烯醇酶、延伸因子-1α 和腺苷酸环化酶相关蛋白-1[67]；F-肌动蛋白加帽蛋白 α-1 亚基、无孢蛋白、组织蛋白酶 D、组胺受体、蛋白质二硫键异构酶、ER60 前体和线粒体醛脱氢酶[68]；Ⅰ型[69]和Ⅱ型[70]胶原蛋白；真核翻译起始因子 4G1[71]；醛缩酶、磷酸甘油酸激酶-1（PGK1）、钙网蛋白、HSP60、远上游元件结合蛋白（FUSE-BP）1 和 2[72]；以及载脂蛋白 E 和髓样核分化抗原。有趣的是，在发现蛋白瓜氨酸化在自身抗体的识别中起重要作用之前，其中一些分子（如波形蛋白、α-烯醇酶、Ⅱ型胶原蛋白、HSP60、醛缩酶和钙网蛋白）就已经被鉴定为 RA 中的自身抗原[67,74]。尽管含有 ACPA 的 RA 血清可同时识别天然以及瓜氨酸化的抗原，但通常优先识别修饰后的抗原。尽管这组瓜氨酸化抗原代表 RA 抗体识别的蛋白，但在类风湿关节中发现的瓜氨酸化蛋白的数量更广泛，并且包括尚未明确表征的数十种分子[73,75-76]。目前尚不明确，是否仅 ACPA 是这些分子的唯一抗体形式，或者是否仅有少数瓜氨酸化的自抗原驱动了全部的 ACPA 反应。

在关节中存在的瓜氨酸化候选抗原中，纤维蛋白（原）、波形蛋白、Ⅱ型胶原蛋白和 α-烯醇酶具有最好的临床和病原学特征。学者们基于 ELISA 方法，开发了由推定的 RA 自身抗原衍生而来的瓜氨酸化蛋白（如纤维蛋白原）或瓜氨酸化多肽（如波形蛋白、Ⅱ型胶原蛋白和 α-烯醇酶）检测 ACPA。以波形蛋白为例，来自 RA 滑液的突变同种型的瓜氨酸化序列[突变的瓜氨酸化波形蛋白（MCV）]比其天然序列更常用[77]。尽管与 ELISA 方法检测抗 CCP 抗体相比，检测单一靶向抗原的 ACPAs 将有可能提供额外的诊断信息，但目前仍缺乏令人信服的证据，抗 CCPs 依然是检测抗瓜氨酸化蛋白抗体的最可靠的方法。对于抗 CCP 抗体阴性的患者，应用抗原特异性检测技术可以为 ACPA 的检测提供额外信息。

由于单个 ACPA 在 RA 诊断中作用有限，同时测量多个 ACPA 的方法便被引进。例如，基于抗原（通常是肽序列）与光谱特性不同的珠子结合的原理，使用 Bio-Plex 珠的自身抗体测定法（Bio-Rad Laboratories，Hercules，CA）测量 RA 相关瓜氨酸化自身抗原的自身抗体[78]。用抗人藻红蛋白标记的抗体检测与抗原包被珠子结合的自身抗体，然后通过 Luminex 200 仪器（Luminex，Austin，TX）分析可检测相关自身抗体。该检测方法比 CCP ELISA 检测灵敏度稍高，可在抗 CCP 抗体阴性患者中检测到大约 10% 的 ACPA（占患者总数的 3.7%）[79]，这种差异可能是由于使用了肽阵列所致。基于珠子的多重分析可用于确定临床前 RA 中 ACPA 的表位扩散[78]。然而，尽管多重分析提供了患者中存在独特 ACPA 特异性的额外信息，但未发现这些特征对 RA 的诊断或预后判断有任何优势。

抗环瓜氨酸肽抗体 / 抗瓜氨酸化蛋白抗体：临床相关性

RA 中抗瓜氨酸化抗原自身抗体的临床重要性源于以下研究（图 56-2）：

1. 抗 CCP 抗体诊断 RA 具有高度特异性。在系统综述及荟萃分析中，抗 CCP 抗体敏感性和 RF 相当，在与其他炎性关节病鉴别时，特异性明显高于 RF[14]。

2. 抗 CCP 抗体的存在是患者发展为 RA 的重要预测因子。90% 以上的抗 CCP 抗体阳性的未分化关节炎患者 3 年之内发展成 RA，而阴性患者发展成 RA 的概率仅为 25%[80]。

3. 抗 CCP 抗体与疾病严重程度及破坏性相关，尽管和 RF 相比，该抗体的独立作用尚未得到证实。有些研究提示 RF 和抗 CCP 抗体都是疾病严重程度的独立预测因子，但另一些研究提示抗 CCP 抗体较 RF 对 RA 放射学进展的意义更大[81-88]，尤其对 RF 阴性的患者[88]。

4. 抗 CCP/ACPA 与 RA 相关的间质性肺病（ILD）和心血管疾病（CVD）有关[89-95]。ILD 和 CVD 是关节外表现，这部分 RA 患者死亡率高。这些抗体可能是导致肺和心血管损伤的全身性炎症的标志物。另外，值得注意的是，在肺、心肌和动脉粥样硬化斑块中均发现了瓜氨酸化[51,96-98]，

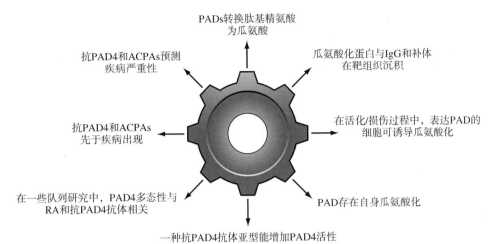

图 56-2　蛋白瓜氨酸化是 RA 发病机制的中心环节。ACPAs，抗瓜氨酸化蛋白抗体；PAD，肽基精氨酸脱亚胺酶

表明这些抗体可能通过靶向作用于含有瓜氨酸化抗原的关节外组织而直接致病。此类患者肺部可能为 RA 关节外的首发部位，因此，患有 ILD 但没有 RA 的抗 CCP 抗体阳性患者需警惕今后出现 RA 的可能 [99-100]。（见后文：类风湿关节炎发病机制中的潜在环境因素）。

RA 的早期诊断、准确诊断，结合充分利用缓解病情抗风湿药等措施减少了 RA 自然病程中的关节破坏，由于抗 CCP 抗体是疾病严重程度的标志，且在疾病早期就能检测到，它们是区分早期炎性关节病的有力工具，阳性患者可以从治疗中获益 [101-103]。

类风湿关节炎患者抗 CCP 抗体 /ACPA 的表观动力学

最近研究显示，无论是组织特异性还是系统性自身免疫病，自身抗体均可先于疾病的临床症状出现 [17,104-110]。在疾病发病前确诊某个疾病很难，学者们做了各种研究以分析自身抗体的类型和疾病的关系。①在疾病发病之前储存血液样本（血库或军队队列）；②前瞻性研究检测高危个体（如患者的亲属）的自身抗体 [111]。目前已明确很多个体自身抗体的出现先于 RA，并多在 2 ～ 6 年内最终进展为血清阳性 RA[109-110,112-113]。研究提示，20% ～ 60% 的患者在诊断 RA 之前类风湿因子阳性，30% ～ 60% 的患者抗 CCP 抗体阳性 [109-110,112-113]。在诊断 RA 之前，抗 CCP 抗体的阳性率几乎达到 RF 的两倍 [113]。虽然 RF 持续阳性，但抗 CCP 抗体可以随时间发生变化，在某些患者该抗体甚至会消失。研究发现，临床前期抗 CCP 抗体阳性与侵蚀性 RA 的形成相关性较强（比值比 4.64；95% 可信区间 1.71 ～ 12.63；$P < 0.01$），而 RF 阳性则与侵蚀性 RA 的形成不相关（$P = 0.60$）[113]。已有多种试验表明了 RA 临床前期中自身抗体表位的变化过程。研究证实，若 ACPA 阳性，无症状个体可进展为 RA，且在临床前期阶段 ACPA 的水平会随时间延长逐渐增高 [78]。此外，ACPA 的免疫应答先于很多炎症因子的升高，包括肿瘤坏死因子（TNF）、白介素（IL）-6、IL-12p70 和干扰素（IFN）-γ，这提示 ACPAs 可能是 RA 炎症过程的启动因素之一 [78]。

综上所述，针对瓜氨酸化自身抗原的自身免疫多无症状，且常在临床发病之前出现。这一前驱阶段非常重要，能够帮助我们识别出一些可能发展成 RA 的个体。目前 RA 从临床前期转为慢性、自我持续性 RA 的机制尚不明确，但识别这组人群非常重要。

抗 CCP 抗体 /ACPAs 的遗传相关性

虽然 HLA-DR 等位基因与 RA 的相关性研究已持续了几十年，但遗传学与 RA 自身抗体的相关研究却刚刚拉开序幕 [114]。HLA-DR 等位基因的一个子集称为"共同表位"（SE）等位基因，包括 HLA-DR*0101、*0102、*0401、*0404、*0405、*0408、*0410、*1001 和 *1402，由 HLA-DR β 链肽结合槽 α 螺旋上的一段保守氨基酸序列（QRRAA、QKRAA

或 RRRAA）构成[115]。SE 等位基因与抗 CCP/ACPA 抗体的产生密切相关，但与 RF 不独立相关[80]。此外，出现抗 CCP 抗体的相对风险与基因剂量效应相关，有一个 SE 等位基因的个体产生抗 CCP 抗体的比值比为 3.3 ~ 4.7；有两个 SE 等位基因的患者，比值比为 11.8 ~ 13.3[80,116-117]。对个体的 SE 等位基因分析显示，抗 CCP /ACPAs 主要与 HLA-DR4 而非 HLA-DR1 SE 等位基因相关[118]。已发现吸烟是影响 SE 等位基因与抗 CCP 抗体相关性的因素，在这组患者中，HLA-DR1 和 HLA-DR10 SE 等位基因的作用更为重要（见后文：类风湿关节炎中抗瓜氨酸化蛋白抗体：深入研究发病机制）[119]。

除了 SE 等位基因，PTPN22 基因（1858C/T）单核苷酸多态性与抗 CCP 抗体亦相关，比值比为 3.80[120]。PTPN22 基因编码淋巴蛋白酪氨酸磷酸酶，已证明其与很多身免疫性疾病相关，包括 RA[121]。PTPN22（1858C/T）基因型与抗 CCP 抗体联合诊断 RA 的特异性为 100%，诊断 RA 的相对风险为 130.03。1858C/T 多态性与 RF 同型抗原无相关性，不依赖 SE 等位基因

即起作用[120]。SE 和 PTPN22 等遗传因素可能在 RA 的临床前期阶段发挥作用，诱发易感个体抗 CCP 抗体的产生及特征性疾病表型的出现。

类风湿关节炎中瓜氨酸化抗原的生成

肽基精氨酸脱亚胺酶

瓜氨酸不是蛋白合成所需的天然氨基酸，因此当合成蛋白时，翻译后需要先合成瓜氨酸残基。这种 PTM 称为精氨酸脱亚胺或瓜氨酸化，是由钙离子依赖的 PAD 酶介导的。PADs 水解精氨酸胍侧链，生成瓜氨酸残基和氨（图 56-3A）。PADs 属于胍基修饰酶家族，又称为脒基转移酶（AT）超家族[122-123]。这个超家族酶在原核生物和真核生物均表达，其成员包括精氨酸脱亚胺酶、二甲基精氨酸二甲基胺水解酶和双水解酶[123]。PADs 在从细菌到人类的各种物种都可见。细菌 PADs 仅由大约 40 kD 的催化结构域构成，其活性不受钙离子调控，而脊椎哺乳动物的 PADs 则为较大的、具有多个结构域的酶（~ 75 kD），活性

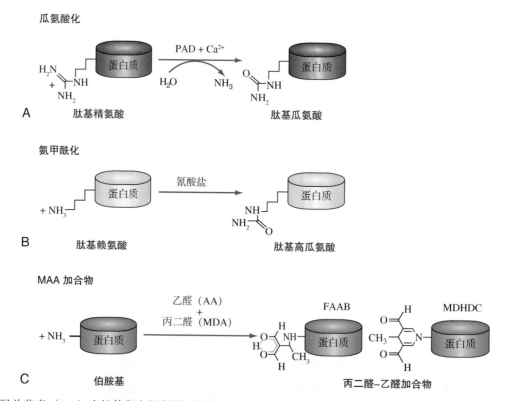

图 56-3 类风湿关节炎（RA）中抗体靶向的翻译后修饰。**A**. 在瓜氨酸化过程中，钙离子依赖性的肽基精氨酸脱亚胺酶（PAD）作用于蛋白的精氨酸残基，产生瓜氨酸残基和氨。**B**. 氨甲酰化是由氰酸盐和肽基赖氨酸的伯胺基反应生成肽基高瓜氨酸。**C**. 丙二醛 - 乙醛（MAA）加合物（FAAB 和 MDHDC）是由丙二醛（MDA）和乙醛（AA）与氨基酸残基（优先为肽基赖氨酸）的伯胺基反应生成的。FAAB，2- 甲酰 -3-（烷基氨基）丁醛；MDHDC，4- 甲基 -1，4- 二氢吡啶 -3，5- 二甲醛

受钙离子调控。迄今为止，已经鉴定出了五种人类 PAD 的同工酶，人类 *PADI* 基因位于染色体 1p36.1 的单一集簇[43,124]。这些同工酶被命名为 PAD1-4 和 PAD6。人类的 PAD4 最初被命名为 PAD5，后来发现其是 PAD4 这一同源基因的亚型，随后重新命名为 PAD4[125]。PAD4 之前被认为是唯一驻留在细胞核内的 PAD[126]，近期研究表明一些 PAD2 也可能驻留在细胞核内[127]。

PADs 的结构高度保守，不同亚型之间有 50% ～ 55% 的同源序列[128]，不同的 PADs 在不同的组织优先表达。PAD1 主要表达于子宫和皮肤。PAD2 广泛表达于肌肉、皮肤、脑、脾、分泌腺、单核细胞和中性粒细胞。PAD3 在皮肤和中性粒细胞表达，PAD4 在造血细胞（如中性粒细胞和单核细胞）表达，而 PAD6 在生殖细胞、外周血白细胞、肺、小肠、肝、脾和骨骼肌中广泛表达[43,61,124-125,129-131]。PAD2 和 PAD4[60,132-133] 在类风湿患者的滑膜组织和滑液中显著表达，是诱导 RA 自身抗原瓜氨酸化的最重要候选酶。

肽基精氨酸脱亚胺酶的结构、活性和调节

目前已经明确了 PAD4[128,134] 和 PAD2[135] 的三维结构。PAD2 和 PAD4 是由第一个分子的 N- 末端结构域和第二个分子羧基末端结构域头尾部接触形成的二聚体。N 端区域包含两个免疫球蛋白样的亚结构域（称为亚结构域 1 和亚结构域 2），其介导蛋白与蛋白间的相互作用和（或）酶底物的作用[128]。在 PAD4 和 PAD2 结构中分别发现有 5 个和 6 个钙结合位点，和钙离子结合诱导产生构象变化以产生活化位点结合槽。除了 PAD6 缺少某些位点外，钙离子结合区在不同 PAD 亚型中高度保守；另外 PAD6 的催化半胱氨酸也不同，这些提示 PAD6 不是脱氨酶。

PAD1 到 PAD4 的酶活性很大程度依赖于钙离子，在体外激活需要毫摩尔浓度的钙（2 ～ 5 mmol）[136]。静息状态细胞质内的钙离子浓度一般维持在 50 ～ 100 nM，只有当细胞被生理刺激激活时，钙离子浓度才会升高到 200 ～ 800 nM[137-140]。PAD 在体外和细胞内激活所需要钙离子浓度的巨大差异，提示可能有其他作用机制（如 PTMs 的别构效应或伴侣结合）通过改变酶的钙离子需求量以调控 PAD 的体内激活过程[136]。一方面，PADs 的酶活性受钙离子调控；另一方面，PADs 的活性也受自体瓜氨酸化的负向调节。这与其他调节酶通过自身修饰（例如，磷酸化）

一样。已发现 PADs 1、2、3 和 4 均存在自身瓜氨酸化[141-142]。在 PAD4，活化位点结合槽周围的精氨酸直接被瓜氨酸化可能对其活性和底物结合具有重要作用[141]。除了细胞内活化，也有人提出当细胞内钙离子浓度接近于细胞外钙离子浓度（1 ～ 1.4 mmol）时，PADs 也可被激活，这种情况可见于继发性坏死或膜溶解损伤的将死细胞中[75]。

瓜氨酸化对蛋白结构和功能的影响

精氨酸残基在维持蛋白二级结构和三级结构中起重要作用。带阳离子电荷的胍基团是一个可以和多种分子相互作用的分子伴侣，和羰基氧原子骨架连接形成分子内氢键，并在不同蛋白分子之间起作用[143]。在瓜氨酸化过程中，因每个瓜氨酸残基损失一个正电荷而使蛋白的净电荷减少，从而造成蛋白结构的变化，并影响分子内和分子间的相互作用[144]。

蛋白结构的变化同样会影响功能。脱亚胺作用可在多种生理过程中出现。在皮肤组织中（表达 PADs 1、2 和 3[48,130,145]），脱亚胺作用在聚丝蛋白（角化细胞外层成分）降解为自由氨基酸的过程中起关键作用，这些自由氨基酸是角质层的天然保湿因子[48,145]。然而 PAD2 缺陷小鼠皮肤发育正常，并未出现缺陷[146]，提示该基因对于小鼠的发育过程不是必须的。目前尚不明确 PAD2 在皮肤损伤或环境变化时是否起作用。在免疫系统，PAD2［和（或）其他 PADs］可使趋化因子瓜氨酸化，调控趋化因子的活性[147-150]。因此，PAD2 可能在和环境刺激相关的效应功能调节中起重要作用。

人 PAD4（起初叫 PAD5）首次在人髓系白血病 HL-60 细胞中发现，该细胞可被维 A 酸诱导分化成粒细胞[125]，之后在外周血粒细胞中也发现了 PAD4[129]。PAD4 在粒细胞分化的过程中表达，提示该酶在粒细胞生成中起作用。最初确定的 PAD4 作用底物包括组蛋白 H2A、H3 和 H4 以及核磷蛋白 / B23[151]。PAD4 介导催化组蛋白 N- 末端尾部特异性残基的脱亚胺过程，起着转录共调节因子的作用[152-154]。除此之外，PAD4 可表达于粒细胞的分化过程，起初认为该酶可能参与粒细胞的形成。但是缺乏 PAD4 的小鼠也会有正常的发育[155]，提示这种酶在正常状态下的细胞功能、粒细胞形成或其他发育过程中并无重要作用。最近研究提示中性粒细胞外诱捕网（NET）形成和细菌的清除需要 PAD4 介导的组蛋白瓜氨酸

化[154-155]，说明了该酶在免疫及炎症反应中的作用。

PAD6 是最新鉴定的 PAD 家族成员，尽管该酶在各种组织中广泛表达，但因其最初由小鼠卵母细胞克隆，故被命名为卵 PAD（ePAD）[156]。PAD6 在细胞质框架形成中必不可少，缺乏 PAD6 的雌性小鼠会不育，但其他方面均正常[131]。但 PAD6 在卵巢以外的其他器官/组织中的作用尚不明确。

类风湿关节炎中的肽基精氨酸脱亚胺酶

很多 PADs 可能都参与 RA 自身抗原的瓜氨酸化，尤其是 PAD2 和 PAD4[60,132-133]。尽管 PAD4 有一些独特的特征，且被重点关注，但目前尚无证据表明 RA 患者的病理性瓜氨酸化现象仅由或优先由 PAD4 介导。

研究发现一些 PAD4 的基因多态性与 RA 的发生有关，尤其是在亚洲人群中[157-160]。最初发现 *PADI4* 基因有两种常见单倍型[157]，且根据其在 RA 患者与正常对照中的相对频率确定为"易感"或"不易感"。初步在人群中测定的易感单倍型的比值比约为 2；但多数白种人群并未观察到这一现象。在最初的报道中，易感 *PADI4* 基因 mRNA 的稳定性与酶水平的变化不相关。此外，虽然易感单倍型的 PAD4 分子在 N- 末端区域有三个氨基酸被替换（即第 55 位甘氨酸 - 丝氨酸，第 82 位缬氨酸 - 丙氨酸，第 112 位甘氨酸 - 丙氨酸），但目前的证据显示这些变化对蛋白功能并无影响[141,161]。事实上，它们对构象的影响仅在 N- 末端结构域，并不影响位于 C- 末端结构域的活性位点[161]。因 PAD4 是头尾相连的二聚体，故其仍然可能通过影响一个分子的 N- 末端的构象变化从而影响另一个分子的 C- 末端结构域，甚至通过自身瓜氨酸化影响或抑制催化过程。有学者提出，PAD4 基因型对 RA 疾病易感性的影响源于其免疫原性，而不是其酶活性[141]。支持该假设的是，PAD4 除了能使 RA 自身抗原瓜氨酸化外，其本身也是一种自身抗原（见后文：抗肽基精氨酸脱亚胺酶自身抗体）[162-163]。此外，不管 ACPA 阳性与否，*PADI4* 易感基因似乎都参与 RA 的形成和进展[164-165]，提示 SNP 变异除了通过瓜氨酸化自身抗原外，还可能通过其他机制启动疾病易感性。

抗肽基精氨酸脱亚胺酶自身抗体

PAD4 除了在自身抗原瓜氨酸化中的发挥作用，其本身也可使一部分 RA 患者产生致病的自身抗体[162-163]。这些自身抗体识别未被修饰的 PAD4，但有研究显示自身瓜氨酸化的 PAD4 对于某些患者其免疫原性更强[141]。与抗 CCP 和 RF 一样，抗 PAD4 抗体常先于疾病症状的出现[107]。有趣的是，在一组白人 RA 患者中，尽管在白人人群中未发现 RA 的发生与易感基因有关[163]，但 PAD4 易感单倍型与 PAD4 自身抗体显著相关。抗 PAD4 自身抗体诊断 RA 的敏感性为 30% ~ 40%，特异性大于 95%。抗 PAD4 抗体与抗 CCP 抗体相关，但与经 TNF 抑制剂治疗仍有持续严重侵蚀性关节损害的 RA 独立相关[166-167]。PAD4 与 PAD3 可发生交叉反应，从中发现一种 PAD4 抗体的亚型，且研究发现该抗体可能是 RA 关节侵蚀性进展的主要始动因素[136]。这些抗体也与抗 CCP 抗体和 SE 等位基因相关。此外，有 PAD3/PAD4 交叉反应抗体的患者，发生 RA 相关 ILD 的风险最高，尤其是在有吸烟史或正在吸烟的人群，这种效应显著增大（OR，61.4）[168]。虽然 PAD3/PAD4 交叉反应抗体与吸烟之间的因果关系尚不明确，但吸烟等环境因素可能触发了易感人群 RA 相关自身抗体的形成（见后文：类风湿关节炎发病机制中的潜在环境因素）。

类风湿关节炎中瓜氨酸化自身抗原的形成机制

有两种可能的机制参与了 RA 关节中 PAD 的异常活化和瓜氨酸化自身抗原的产生。第一种机制涉及细胞内 PADs 的过度活化，第二种机制依赖于细胞外自身抗原的瓜氨酸化。这两种机制互为补充。最初关于 RA 滑膜组织的免疫组织化学研究聚焦在滑膜细胞和炎症细胞上，认为其是 PADs 和瓜氨酸化自身抗原的潜在来源[132-133]。但是，关于 PAD 的表达、活化和瓜氨酸化自身抗原的功能在单个滑膜细胞水平的研究数量有限，且研究结论也不明确[169]，而有关中性粒细胞的研究为探讨 RA 中自身抗原瓜氨酸化的机制提供了重要线索[64,75,170]。这些细胞是 RA 滑液中最丰富的细胞类型之一，表达不同的 PADs[64]。这些细胞被钙离子激活后，它们能产生瓜氨酸化自身抗原[64]；当从 RA 关节中分离出来时，这些细胞高度富含瓜氨酸化的自身抗原[75]。在 RA 中，中性粒细胞的 PAD 激活和瓜氨酸化自身抗原的产生机制可能为：①中性粒细胞胞外诱捕网（NETs），细胞内的颗粒蛋白和染色质外凸形成胞外纤维，与外来的微生物结合[170]；②补体或蛋白介导的膜溶解破坏[75]。

在 NET 形成过程中，PAD4 介导的组蛋白瓜氨酸化对于染色质的解螺旋过程非常重要[171]。在这个过程中，PAD4 活化使其他分子瓜氨酸化，进而导致自身抗原的瓜氨酸化。另外一种说法是，在 NET 形成过程中，PADs 被释放，导致细胞外的瓜氨酸化。尽管 NETs 是炎症信号和某些瓜氨酸化自身抗原的重要来源，但是 RA 中全部瓜氨酸化分子的形成过程仍不清楚[170]。相反，补体系统膜攻击复合体（MAC）和细胞毒细胞释放的穿孔素等免疫通路，是 RA 中非常活跃的免疫通路，也是 PADs 的强力激活剂，能有效诱导 RA 关节瓜氨酸化[75]。这些通路诱导的膜溶解损伤与细胞内大量钙离子内流有关[172]，这可能解释损伤细胞内 PADs 的高度活化。也可能有其他形式的细胞死亡介导 RA 中瓜氨酸化的增强，如细胞凋亡或程序性坏死导致 PADs 向细胞外泄漏。纤维蛋白原在 RA 关节中大量瓜氨酸化，提示瓜氨酸化能在细胞外发生[59]。此外，已在 RA 患者的滑液中检测到可溶解的 PAD2 和 PAD4[60,173]，说明这些酶能到达细胞外间隙。

尽管滑液中细胞外的钙离子浓度（0.5 ～ 1 mmol）是细胞内的 1000 倍，但仍不是 PAD 体外酶活性的最佳范围。近来研究发现，从 PAD3/PAD4 交叉反应中发现的抗体亚型，能增加胞外钙离子浓度下的PAD4 活性[136]。PAD3/PAD4 交叉反应中发现的抗体亚型，把酶对钙离子的需求量降低到生理范围，大大增加了 PAD4 的活性。因此，在 NET 或其他形式的细胞死亡中，滑液中可能同时有中性粒细胞释放的PAD4 和抗 PAD4 的自身抗体，这些抗体可能激活酶的活性，导致细胞外 RA 自身抗原的瓜氨酸化形成。

类风湿关节炎中以翻译后修饰为靶点的新型自身抗体

抗氨甲酰化蛋白抗体

近年来，高瓜氨酸蛋白（即氨甲酰化蛋白）被认为是 RA 自身抗体的重要靶点，超过 40% 的 RA 患者确定有识别氨甲酰抗原的 IgG 和 IgA 抗体[174]。与瓜氨酸化不同，氨甲酰化是非酶促 PTM，高瓜氨酸蛋白是由氰酸盐和赖氨酸残基的伯胺基反应生成的（图 56-3B）。当氰酸盐水平增加时，如尿毒症、炎症和吸烟，氨甲酰化会累积[175]。炎症可能是 RA 中氨甲酰化蛋白的最重要来源。中性粒细胞释放的髓过氧化物酶（MPO）促进硫氰酸盐转化为氰酸盐，进一步增强氨甲酰化反应[175-176]。虽然高瓜氨酸与瓜氨酸结构相似（高瓜氨酸是延长的亚甲基族），但抗氨甲酰化蛋白（抗 CarP）抗体可见于约 35% ACPA 阴性的患者；不管 ACPA 阳性与否，这些抗体的存在都提示 RA 病情严重，说明这些抗体在两个 PTMs 间没有交叉反应[174]。此外，抗 CarP 抗体可在 RA 诊断前多年出现，可预测 RA 的进展[177-179]。尽管近来对抗CarP 抗体的关注增加，但其作用的靶抗原仍不清楚。因为尚未在 RA 关节中检测到氨甲酰化蛋白，所以研究者多用氨甲酰化胎牛血清和氨甲酰化纤维蛋白原作为检测抗 CarP 抗体的替代抗原。

抗丙二醛－乙醛加合物抗体

近来研究发现丙二醛-乙醛（MAA）加合物是 RA 中抗 PTM 抗体最常见的靶点[180]。与氨甲酰化蛋白类似，MAA 蛋白加合物的生成是非酶促的，涉及赖氨酸残基伯胺基的优先修饰。在炎症、酒精等各种刺激所引起的氧化应激过程中，活性氧自由基（ROS）引发膜磷脂的过氧化反应，产生丙二醛（MDA）和乙醛（AA）[181-184]，它们与蛋白相互作用，形成稳定的 MDA-AA 蛋白加合物，即 MAA（图56-3C）[185-186]。这些加合物与心血管疾病和酒精性肝病中的炎症和细胞损伤有关[181-183]。RA 滑膜组织富含 MAA 修饰蛋白，但在骨关节炎患者并不存在；用 MAA 修饰的白蛋白作为抗原，可在 RA 患者血清中检测到相应的自身抗体[180]，而抗 MAA 抗体与抗CCP 抗体和 RF 密切相关，88% 抗 CCP 抗体阴性的患者可检测到抗 MAA 抗体的 IgG 同种型，这提示抗 MAA 抗体可能是诊断 RA 的生物标记物，这对于ACPA 阴性的 RA 患者具有重要意义。但是抗 MAA抗体与 RA 的临床相关性有待进一步研究证实。需要强调的是，抗 MAA 加合物抗体诊断 RA 的特异性不高，这些抗体也可见于酒精性肝病、糖尿病和 CVD患者[187-189]。因此，抗 MAA 抗体可能不是 RA 关节损伤的标志物，而是由 RA 的合并症所产生。与氨甲酰化蛋白类似，抗 MAA 加合物抗体在 RA 中的靶抗原仍不明确。

类风湿关节炎中抗瓜氨酸化蛋白抗体、抗氨甲酰化蛋白抗体和抗丙二醛－乙醛抗体：深入研究发病机制

有趣的是，RA 患者具有针对不同 PTMs 靶抗原的抗体，而且这并非偶然现象。因为中性粒细胞可产生 RA 修饰自身抗原所需要的所有成分（包括 PADs、MPO 和 ROS）。因此近来有人提出，这些自身抗体的产生可能是由中性粒细胞引发的致病事件，这些细胞是 RA 自身抗原产生的关键[190]。证实这个科学假设对于未来以中性粒细胞为靶点治疗 RA 具有重要意义。

类风湿关节炎中针对非修饰自身抗原的其他特异性自身抗体

抗 RA33 自身抗体在 1989 年被发现，其作为一个新型特异性抗体，能特异性识别分子量为 33 kD 的核抗原[191]。这些自身抗体最早在 35% 的 RA 患者中检测到，也可在少数其他自身免疫病或退行性风湿病的患者中检测到。该抗原被命名为 RA33，且是最早发现对 RA 高度特异的核抗原。之后，该抗原被鉴定为异质性的核糖核蛋白复合物 A2 蛋白（hnRNPA2）[192]。抗 RA33 抗体并非在 RA 高度特异，也可见于约 20% 的 SLE，40% ～ 60% 的混合性结缔组织病（MCTD）[193-194]。但是，在 SLE 和 MCTD 中，抗 RA33 抗体通常和 U1-snRNP 或 Sm 同时出现。因此，不伴有抗 U1-snRNP 抗体的抗 RA33 抗体在 RA 的特异性高达 96%[193]。此外，抗 RA33 抗体在 RA、SLE 和 MCTD 分别识别不同的 hnRNP-A2 构型依赖性表位[195]。尽管抗 RA33 抗体的特异性有限，但在无 RF 和 ACPAs 的情况下，极早期关节炎（小于 3 个月）患者中的抗 RA33 抗体与相对轻的侵蚀性病变、对 DMARDs 药物反应好及较好的预后有关[196]。在人类样本研究中，用 hnRNP-A2 刺激可诱导出近 60%RA 患者的 T 细胞增殖，而正常对照组仅诱导出约 20% 的 T 细胞增殖，且 RA 组的增殖反应明显更强[197]。免疫组化分析提示 RA 患者滑膜组织有 hnRNP-A2 的显著过表达，提示 RA 病理位点有抗原沉积。

对 RA 患者具有潜在意义的另外一个自身抗原是葡萄糖 -6- 磷酸异构酶（G6PI）。K/BxN 小鼠关节炎模型是由识别 G6PI 的病理性免疫球蛋白诱导的[198-200]。G6PI 是一种存在于所有细胞胞质中的糖酵解酶。此外，仅用直接针对 G6PI 的抗体就能将关节炎转移给健康受体[201]。这种抗体的致病潜力推动了其在人类 RA 发病机制中的研究。尽管初期研究提示这些抗体在 RA 患者血清中具有很高的阳性率[202]，但结果仍有争议[203-205]。总的来说，抗 G6PI 抗体在 RA 患者的阳性率在不同的研究中为 12% ～ 29%，在疾病活动期的阳性率更高。抗 G6PI 抗体在银屑病关节炎、未分化关节炎和强直性脊柱炎中的阳性率与 RA 相似（12% ～ 25%），且在小部分（5% ～ 10%）健康对照或克罗恩病或结节病患者也检测到相似滴度[205]。目前这些抗体和 RA 的潜在相关性仍不明确。

类风湿关节炎中的抗瓜氨酸化蛋白抗体：深入研究发病机制

尽管 RA 的发病机制不甚清楚，当前模型应用了与其他自身免疫性疾病类似的构架，即在复杂的遗传易感性的背景下，环境和随机事件启动对特异性自身抗原的免疫识别过程，而免疫应答本身参与了免疫反应的放大和组织损伤（图 56-4）。RA（尤其是 ACPA）与主要组织相容性复合体（MHC）Ⅱ类等位基因的显著相关性至少强调了本框架的一部分。目前尚不明确 RA 自身抗体（尤其是 RF）是直接致病还是只是炎症和（或）损伤的标志物。但是，ACPAs 的以下特征提示其直接参与 RA 的发病机制（图 56-3）：

1. 这些抗体的靶抗原（即瓜氨酸化蛋白）在 RA 患者的滑膜组织及滑液中异常表达，并且含量丰富[60,68,133]。

2. 直接针对瓜氨酸化抗原的抗体反应早于 RA 发病[17,104,110,206]，对 RA 高度特异，并能预测疾病进展[83-87,207]。

3. ACPA 阳性与已知的 RA 发病遗传危险因素密切相关：HLA-DR SE 等位基因[116,120,208-209]，尤其是 HLA-DRB1*04[118,210-211]，与遗传易感性和自身抗体产生有关。

4. 在 RA 易感基因 HLA-DRB1*04：01/04 带正电荷的 P4 口袋和含有识别循环瓜氨酸表位特异性

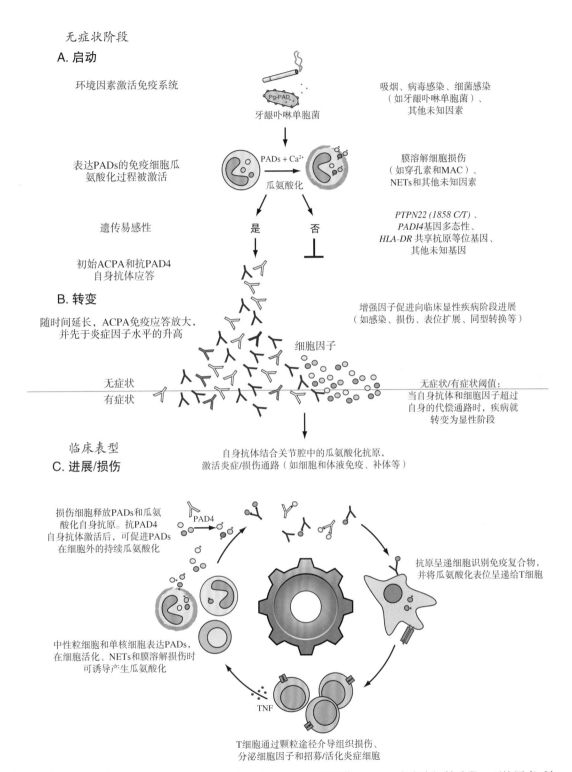

图 56-4　类风湿关节炎（RA）发病机制的反馈模型：蛋白瓜氨酸化的关键作用。**A**. 在疾病初始阶段，环境因素 ［如，穿孔素诱导的细胞毒性、中性粒细胞胞外诱捕网（NETs）和补体活化］ 激活的免疫通路在表达肽基精氨酸脱亚胺酶（PAD）的细胞中产生瓜氨酸化蛋白。尽管大多数情况下，这个过程可能是正常的生理过程且具有自限性，但一些易感人群可能会产生针对瓜氨酸化过程相关成分（如，PAD4 和瓜氨酸化蛋白）的自身抗体。这个阶段可能无临床症状，因为此时的抗体滴度很低、可能不致病，且它们仅针对有限数量的瓜氨酸抗原 [78,217]。这些自身抗体可能持续存在数月到几十年，在这期间可能会出现转折。在某些情况下，自身抗体阳性也可能永远不会发展为 RA（即 ACPA 阳性但无 RA 的个体）[99-100]。**B**. 根据暴露于促进瓜氨酸化增强因子（如，感染、吸烟和损伤）的情况，当 ACPA 免疫应答被放大时，可能会出现过渡阶段。这个阶段的特点是逐渐增多的多种特异性 ACPA，反映了表位扩散过程 [78]。自身免疫反应的放大与临床前期炎症的表现密切相关，包括炎症因子水平升高，如肿瘤坏死

因子（TNF）、白介素（IL）-6、IL-12P70 和干扰素 γ[78]。此外，ACPAs 在 RA 出现前需要获得一个促炎的 Fc 糖基化表型[217]。总之，自身抗体免疫反应的变化和细胞因子水平的升高预示临床 RA 即将发生[78,217]。在这个过渡阶段，很有可能存在一个代偿通路维持"健康状态"。但是，当自身抗体和细胞因子超过代偿阈值时，临床阶段即被启动。C. 一旦启动，免疫反应即驱动一个馈反应环路导致组织破坏、疾病进展，而最终出现临床症状。尽管启动 ACPA 免疫应答的瓜氨酸化过程可发生在关节外，但是在疾病进展过程中，瓜氨酸化抗原是由滑膜中炎症细胞 PADs 产生的，导致靶组织内的免疫反应放大。* 星号标示瓜氨酸化抗原。HLA-DR，人类白细胞抗原 -DR；MAC，膜攻击复合物

CD4+ T 细胞多肽的 HLA- Ⅱ四聚体中，蛋白聚糖和波形蛋白的衍生肽中所含的肽基瓜氨酸比精氨酸更易结合[212]。

5. RA 滑膜组织中存在生成抗瓜氨酸化蛋白抗体的浆细胞[46]。

6. 约半数抗 CCP 抗体阳性的 RA 患者存在含有瓜氨酸化纤维蛋白原的循环免疫复合物，免疫组化染色显示纤维蛋白原、免疫球蛋白以及补体 C3 共定位于 RA 血管翳中[213]。

7. 包含瓜氨酸化纤维蛋白原的免疫复合物通过 Fc 受体与 TLR4 结合，可激活单核细胞来源的巨噬细胞，从而产生 TNF[214-215]。类似的观察提示 RA 的 RF 和 ACPAs 具有交叉的致病性。近期研究也显示 ACPAs 不同的糖基化方式可能影响这些抗体的致病性[216-217]。

类风湿关节炎发病机制中的潜在环境因素

尽管我们发现在确诊的 RA 滑膜组织中存在大量的瓜氨酸化现象，但并无研究表明病变滑膜中的异常瓜氨酸先于临床 RA 的发病（即说明针对瓜氨酸化蛋白的抗体产生早于临床疾病的必要条件）。获得这些证据非常具有挑战性。目前需认识到：异常瓜氨酸化的部位不仅仅在关节，牙周感染 / 炎症和（或）吸烟等常见环境暴露可触发炎症事件，在关节外启动针对瓜氨酸化自身抗原的 RA 特异性免疫应答，而关节仅是 ACPA 的继发靶点（图 56-4）。尽管无证据表明病毒蛋白在体内瓜氨酸化，但 ACPA 阳性 RA 患者血清与来自 EB 病毒 EBNA-1 和人乳头瘤病毒 47 E2$_{345-362}$ 的体外瓜氨酸化多肽存在交叉反应[218-219]。确定疾病发展过程中这些抗体的表观动力学，以及直接证明这些修饰蛋白在自然感染过程中产生，对判断交叉反应与 RA 发病机制的相关性有重要意义。

牙周炎和 RA 之间存在惊人的相似之处及流行病学联系。两者均存在骨破坏，有相似的 MHC Ⅱ类等位基因，并都与吸烟有关，而且 RA 患者多合并严重的牙周炎[220-224]。这些关联研究均聚焦于表达 PAD 酶活性的口腔病原菌，尤其是牙龈卟啉单胞菌[225]。牙龈卟啉单胞菌是革兰氏阴性菌，通常作为龈沟的生物被膜存在于口腔上皮细胞内。牙龈卟啉单胞菌可表达自己的瓜氨酸化酶，即牙龈卟啉单胞菌肽基精氨酸脱亚胺酶（PPAD）。PPAD 产生的氨可抑制中性粒细胞的功能[226]。PPAD 与哺乳动物的 PAD 并非同源，与哺乳动物 PADs 无序列同源性，且瓜氨酸化活性有显著差异：①除蛋白结合精氨酸外，PPAD 还能作用于游离的左旋精氨酸；②此酶不需要钙离子或其他金属离子即可发挥活性作用；③更多催化 C 末端精氨酸的瓜氨酸化。牙龈卟啉单胞菌也可产生精氨酸牙龈菌蛋白酶，这种内肽酶在形成精氨酸残基后可分解底物，产生 C- 末端精氨酸，从而被 PPAD 瓜氨酸化[226]。PPAD 可能通过以下两种机制参与 RA 发病：①通过产生瓜氨酸化细菌和宿主蛋白；②通过自体瓜氨酸化。在发现抗 CEP-1（瓜氨酸化的人 α 瓜烯醇化酶中的免疫显性肽段）的抗体可以同经兔 PAD 瓜氨酸化的牙龈卟啉单胞菌烯醇化酶发生交叉反应后，研究者认为瓜氨酸化的细菌产物可能是诱发机体产生 ACPA 的始动因素，随后这些产生的 ACPA 再与炎症关节内环境中的内源性瓜氨酸化蛋白相互作用[227]。随后的体外研究发现，精氨酸蛋白酶和 PPAD 可以分别裂解及瓜氨酸化人纤维蛋白原和 α 烯醇化酶，拓展了细菌酶可以通过瓜氨酸化宿主蛋白而启动 RA 中 ACPA 反应这一假设[228]。虽然这个疾病模型很有趣，但细菌在吞噬细胞裂解过程中，细菌烯醇化酶是经 PPAD 或者人 PAD 瓜氨酸化尚未被证实。此外，瓜氨酸化的人纤维蛋白原 C 末端和经牙龈蛋白酶及 PPAD 产生的 α 烯醇化酶片段能否被 ACPA 识别仍

然未知。另一个 PPAD 参与 RA 发病的机制可能是，PPAD 可能通过自身瓜氨酸化来触发 RA 中的 ACPA 反应[229]。虽然这一理论非常振奋人心，但是 PPAD 自身瓜氨酸化目前仅在大肠埃希菌中受人为控制表达，因此该理论目前尚存争议[230-231]。

另一个和 ACPA 生成可能相关的环境因素是吸烟。近期研究证实（至少在部分人群）在 ACPA 阳性的 RA 中吸烟与共同表位等位基因强相关[119,232-234]。然而，尽管 HLA-DRB1*04 等位基因与 ACPA 生成相关[118,210-211]，在吸烟者中，HLA-DRBQ*0101、*0102 和 *1001 等位基因与抗 CCP 抗体阳性密切相关[119]。研究发现，吸烟引起肺部 PAD2 以及瓜氨酸化蛋白的表达增高[51]，并且在大约 1/3 近期发病的 RA 患者中发现 IgA 型抗 CCP 抗体[235]，以及在未合并 RA 的 ILD 患者体内检测到抗 CCP 抗体[90-100]，这些均说明肺或其他黏膜表面可能在产生或维持抗瓜氨酸化蛋白抗体中起到了关键作用。对关节外微环境中的基因 - 环境相互作用的理解对研究 RA 的发病机制具有重要意义。尽管目前确定的具体机制不能代表统一的 RA 发病机制，但是潜在环境免疫观点的推广和世界范围环境暴露的探寻对理解 RA 发病机制具有极其重要的意义。

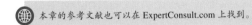 本章的参考文献也可以在 ExpertConsult.com 上找到。

主要参考文献

1. Waaler E: On the occurrence of a factor in human serum activating the specific agglutintion of sheep blood corpuscles. 1939. *APMIS* 115:422–438, 2007.
2. Rose HM, Ragan C, et al: Differential agglutination of normal and sensitized sheep erythrocytes by sera of patients with rheumatoid arthritis. *Proc Soc Exp Biol Med* 68:1–6, 1948.
3. Henney CS, Stanworth DR: Reaction of rheumatoid factor with the isolated polypeptide chains of human 7S gamma-globulin. *Nature* 201:511–512, 1964.
6. Shmerling RH, Delbanco TL: The rheumatoid factor: an analysis of clinical utility. *Am J Med* 91:528–534, 1991.
7. Shmerling RH, Delbanco TL: How useful is the rheumatoid factor? An analysis of sensitivity, specificity, and predictive value. *Arch Intern Med* 152:2417–2420, 1992.
8. Dorner T, Egerer K, Feist E, et al: Rheumatoid factor revisited. *Curr Opin Rheumatol* 16:246–253, 2004.
11. Randen I, et al: Rheumatoid factor V genes from patients with rheumatoid arthritis are diverse and show evidence of an antigen-driven response. *Immunol Rev* 128:49–71, 1992.
14. Nishimura K, et al: Meta-analysis: diagnostic accuracy of anti-cyclic citrullinated peptide antibody and rheumatoid factor for rheumatoid arthritis. *Ann Intern Med* 146:797–808, 2007.
17. Nielen MM, et al: Specific autoantibodies precede the symptoms of rheumatoid arthritis: a study of serial measurements in blood donors. *Arthritis Rheum* 50:380–386, 2004.
18. Halldorsdottir HD, Jonsson T, Thorsteinsson J, et al: A prospective study on the incidence of rheumatoid arthritis among people with persistent increase of rheumatoid factor. *Ann Rheum Dis* 59:149–151, 2000.
19. Jansen LM, van der Horst-Bruinsma IE, van Schaardenburg D, et al: Predictors of radiographic joint damage in patients with early rheumatoid arthritis. *Ann Rheum Dis* 60:924–927, 2001.
21. Nienhuis RL, Mandema E: A new serum factor in patients with rheumatoid arthritis; the antiperinuclear factor. *Ann Rheum Dis* 23:302–305, 1964.
22. Sondag-Tschroots IR, Aaij C, Smit JW, et al: The antiperinuclear factor. 1. The diagnostic significance of the antiperinuclear factor for rheumatoid arthritis. *Ann Rheum Dis* 38:248–251, 1979.
23. Hoet RM, Boerbooms AM, Arends M, et al: Antiperinuclear factor, a marker autoantibody for rheumatoid arthritis: colocalisation of the perinuclear factor and profilaggrin. *Ann Rheum Dis* 50:611–618, 1991.
31. Aggarwal R, Liao K, Nair R, et al: Anti-citrullinated peptide antibody assays and their role in the diagnosis of rheumatoid arthritis. *Arthritis Rheum* 61:1472–1483, 2009.
32. Young BJ, Mallya RK, Leslie RD, et al: Anti-keratin antibodies in rheumatoid arthritis. *Br Med J* 2:97–99, 1979.
37. Paimela L, Gripenberg M, Kurki P, et al: Antikeratin antibodies: diagnostic and prognostic markers for early rheumatoid arthritis. *Ann Rheum Dis* 51:743–746, 1992.
38. Simon M, et al: The cytokeratin filament-aggregating protein filaggrin is the target of the co-called "antikeratin antibodies," autoantibodies specific for rheumatoid arthritis. *J Clin Invest* 92:1387–1393, 1993.
39. Sebbag M, et al: The antiperinuclear factor and the so-called antikeratin antibodies are the same rheumatoid arthritis-specific autoantibodies. *J Clin Invest* 95:2672–2679, 1995.
43. Vossenaar ER, Zendman AJ, van Venrooij WJ, et al: PAD, a growing family of citrullinating enzymes: genes, features and involvement in disease. *Bioessays* 25:1106–1118, 2003.
44. Schellekens GA, de Jong BA, van den Hoogen FH, et al: Citrulline is an essential constituent of antigenic determinants recognized by rheumatoid arthritis-specific autoantibodies. *J Clin Invest* 101:273–281, 1998.
45. Baeten D, et al: Specific presence of intracellular citrullinated proteins in rheumatoid arthritis synovium: relevance to antifilaggrin autoantibodies. *Arthritis Rheum* 44:2255–2262, 2001.
46. Masson-Bessiere C, et al: In the rheumatoid pannus, anti-filaggrin autoantibodies are produced by local plasma cells and constitute a higher proportion of IgG than in synovial fluid and serum. *Clin Exp Immunol* 119:544–552, 2000.
49. Chapuy-Regaud S, et al: Fibrin deimination in synovial tissue is not specific for rheumatoid arthritis but commonly occurs during synovitides. *J Immunol* 174:5057–5064, 2005.
50. Makrygiannakis D, et al: Citrullination is an inflammation-dependent process. *Ann Rheum Dis* 65:1219–1222, 2006.
54. Schellekens GA, et al: The diagnostic properties of rheumatoid arthritis antibodies recognizing a cyclic citrullinated peptide. *Arthritis Rheum* 43:155–163, 2000.
55. van Venrooij WJ, Zendman AJ: Anti-CCP2 antibodies: an overview and perspective of the diagnostic abilities of this serological marker for early rheumatoid arthritis. *Clin Rev Allergy Immunol* 34:36–39, 2008.
56. van Gaalen FA, Visser H, Huizinga TW: A comparison of the diagnostic accuracy and prognostic value of the first and second anti-cyclic citrullinated peptides (CCP1 and CCP2) autoantibody tests for rheumatoid arthritis. *Ann Rheum Dis* 64:1510–1512, 2005.

57. Lutteri L, Malaise M, Chapelle JP: Comparison of second- and third-generation anti-cyclic citrullinated peptide antibodies assays for detecting rheumatoid arthritis. *Clin Chim Acta* 386:76–81, 2007.

58. dos Anjos LM, et al: A comparative study of IgG second- and third-generation anti-cyclic citrullinated peptide (CCP) ELISAs and their combination with IgA third-generation CCP ELISA for the diagnosis of rheumatoid arthritis. *Clin Rheumatol* 28:153–158, 2009.

59. Masson-Bessière C, et al: The major synovial targets of the rheumatoid arthritis-specific antifilaggrin autoantibodies are deiminated forms of the alpha- and beta-chains of fibrin. *J Immunol* 166:4177–4184, 2001.

62. Vossenaar ER, et al: Rheumatoid arthritis specific anti-Sa antibodies target citrullinated vimentin. *Arthritis Res Ther* 6:R142–R150, 2004.

63. van Beers JJ, et al: Anti-citrullinated fibronectin antibodies in rheumatoid arthritis are associated with human leukocyte antigen-DRB1 shared epitope alleles. *Arthritis Res Ther* 14:R35, 2012.

64. Darrah E, Rosen A, Giles JT, et al: Peptidylarginine deiminase 2, 3 and 4 have distinct specificities against cellular substrates: novel insights into autoantigen selection in rheumatoid arthritis. *Ann Rheum Dis* 71:92–98, 2012.

67. Kinloch A, et al: Identification of citrullinated alpha-enolase as a candidate autoantigen in rheumatoid arthritis. *Arthritis Res Ther* 7:R1421–R1429, 2005.

73. van Beers JJ, et al: The rheumatoid arthritis synovial fluid citrullinome reveals novel citrullinated epitopes in apolipoprotein E, myeloid nuclear differentiation antigen, and beta-actin. *Arthritis Rheum* 65:69–80, 2013.

74. Saulot V, et al: Presence of autoantibodies to the glycolytic enzyme alpha-enolase in sera from patients with early rheumatoid arthritis. *Arthritis Rheum* 46:1196–1201, 2002.

75. Romero V, et al: Immune-mediated pore-forming pathways induce cellular hypercitrullination and generate citrullinated autoantigens in rheumatoid arthritis. *Sci Transl Med* 5:209ra150, 2013.

76. Tutturen AE, Fleckenstein B, de Souza GA: Assessing the citrullinome in rheumatoid arthritis synovial fluid with and without enrichment of citrullinated peptides. *J Proteome Res* 13:2867–2873, 2014.

77. Bang H, et al: Mutation and citrullination modifies vimentin to a novel autoantigen for rheumatoid arthritis. *Arthritis Rheum* 56:2503–2511, 2007.

78. Sokolove J, et al: Autoantibody epitope spreading in the pre-clinical phase predicts progression to rheumatoid arthritis. *PLoS One* 7:e35296, 2012.

79. Wagner CA, et al: Identification of anticitrullinated protein antibody reactivities in a subset of anti-CCP-negative rheumatoid arthritis: association with cigarette smoking and HLA-DRB1 "shared epitope" alleles. *Ann Rheum Dis* 74:579–586, 2015.

80. van Gaalen FA, et al: Autoantibodies to cyclic citrullinated peptides predict progression to rheumatoid arthritis in patients with undifferentiated arthritis: a prospective cohort study. *Arthritis Rheum* 50:709–715, 2004.

81. Jansen LM, et al: The predictive value of anti-cyclic citrullinated peptide antibodies in early arthritis. *J Rheumatol* 30:1691–1695, 2003.

82. Nell VP, et al: Autoantibody profiling as early diagnostic and prognostic tool for rheumatoid arthritis. *Ann Rheum Dis* 64:1731–1736, 2005.

83. Vencovsky J, et al: Autoantibodies can be prognostic markers of an erosive disease in early rheumatoid arthritis. *Ann Rheum Dis* 62:427–430, 2003.

84. Mewar D, et al: Independent associations of anti-cyclic citrullinated peptide antibodies and rheumatoid factor with radiographic severity of rheumatoid arthritis. *Arthritis Res Ther* 8:R128, 2006.

85. Syversen SW, et al: High anti-cyclic citrullinated peptide levels and an algorithm of four variables predict radiographic progression in patients with rheumatoid arthritis: results from a 10-year longitudinal study. *Ann Rheum Dis* 67:212–217, 2008.

86. De Rycke L, et al: Rheumatoid factor and anticitrullinated protein antibodies in rheumatoid arthritis: diagnostic value, associations with radiological progression rate, and extra-articular manifestations. *Ann Rheum Dis* 63:1587–1593, 2004.

87. Turesson C, et al: Rheumatoid factor and antibodies to cyclic citrullinated peptides are associated with severe extra-articular manifestations in rheumatoid arthritis. *Ann Rheum Dis* 66:59–64, 2007.

88. Quinn MA, et al: Anti-CCP antibodies measured at disease onset help identify seronegative rheumatoid arthritis and predict radiological and functional outcome. *Rheumatology (Oxford)* 45:478–480, 2006.

89. Kelly CA, et al: Rheumatoid arthritis-related interstitial lung disease: associations, prognostic factors and physiological and radiological characteristics—a large multicentre UK study. *Rheumatology (Oxford)* 53:1676–1682, 2014.

90. Giles JT, et al: Association of fine specificity and repertoire expansion of anticitrullinated peptide antibodies with rheumatoid arthritis associated interstitial lung disease. *Ann Rheum Dis* 73:1487–1494, 2014.

91. Aubart F, et al: High levels of anti-cyclic citrullinated peptide autoantibodies are associated with co-occurrence of pulmonary diseases with rheumatoid arthritis. *J Rheumatol* 38:979–982, 2011.

92. Zhu J, Zhou Y, Chen X, et al: A metaanalysis of the increased risk of rheumatoid arthritis-related pulmonary disease as a result of serum anticitrullinated protein antibody positivity. *J Rheumatol* 41:1282–1289, 2014.

94. Marasovic-Krstulovic D, Martinovic-Kaliterna D, Fabijanic D, et al: Are the anti-cyclic citrullinated peptide antibodies independent predictors of myocardial involvement in patients with active rheumatoid arthritis? *Rheumatology (Oxford)* 50:1505–1512, 2011.

97. Bongartz T, et al: Citrullination in extra-articular manifestations of rheumatoid arthritis. *Rheumatology (Oxford)* 46:70–75, 2007.

99. Gizinski AM, et al: Rheumatoid arthritis (RA)-specific autoantibodies in patients with interstitial lung disease and absence of clinically apparent articular RA. *Clin Rheumatol* 28:611–613, 2009.

101. Visser K, et al: Pretreatment serum levels of anti-cyclic citrullinated peptide antibodies are associated with the response to methotrexate in recent-onset arthritis. *Ann Rheum Dis* 67:1194–1195, 2008.

102. Farragher TM, et al: Benefit of early treatment in inflammatory polyarthritis patients with anti-cyclic citrullinated peptide antibodies versus those without antibodies. *Arthritis Care Res (Hoboken)* 62:664–675, 2010.

103. Braun-Moscovici Y, et al: Anti-cyclic citrullinated protein antibodies as a predictor of response to anti-tumor necrosis factor-alpha therapy in patients with rheumatoid arthritis. *J Rheumatol* 33:497–500, 2006.

107. Kolfenbach JR, et al: Autoimmunity to peptidyl arginine deiminase type 4 precedes clinical onset of rheumatoid arthritis. *Arthritis Rheum* 62:2633–2639, 2010.

109. Kokkonen H, et al: Antibodies of IgG, IgA and IgM isotypes against cyclic citrullinated peptide precede the development of rheumatoid arthritis. *Arthritis Res Ther* 13:R13, 2011.

110. Rantapaa-Dahlqvist S, et al: Antibodies against cyclic citrullinated peptide and IgA rheumatoid factor predict the development of rheumatoid arthritis. *Arthritis Rheum* 48:2741–2749, 2003.

111. Kolfenbach JR, et al: A prospective approach to investigating the natural history of preclinical rheumatoid arthritis (RA) using first-degree relatives of probands with RA. *Arthritis Rheum* 61:1735–1742, 2009.

112. Berglin E, et al: Radiological outcome in rheumatoid arthritis is predicted by presence of antibodies against cyclic citrullinated peptide before and at disease onset, and by IgA-RF at disease onset. *Ann Rheum Dis* 65:453–458, 2006.

113. Majka DS, et al: Duration of preclinical rheumatoid arthritis-related autoantibody positivity increases in subjects with older age at time of disease diagnosis. *Ann Rheum Dis* 67:801–807, 2008.

114. Gregersen PK, Silver J, Winchester RJ: The shared epitope hypothesis. An approach to understanding the molecular genetics of susceptibility to rheumatoid arthritis. *Arthritis Rheum* 30:1205–1213, 1987.

115. van der Helm-van Mil AH, Huizinga TW: Advances in the genetics of rheumatoid arthritis point to subclassification into distinct disease subsets. *Arthritis Res Ther* 10:205, 2008.

116. Huizinga TW, et al: Refining the complex rheumatoid arthritis phenotype based on specificity of the HLA-DRB1 shared epitope for antibodies to citrullinated proteins. *Arthritis Rheum* 52:3433–3438, 2005.

117. Irigoyen P, et al: Regulation of anti-cyclic citrullinated peptide antibodies in rheumatoid arthritis: contrasting effects of HLA-DR3 and the shared epitope alleles. *Arthritis Rheum* 52:3813–3818, 2005.

118. Snir O, et al: Multiple antibody reactivities to citrullinated antigens in sera from patients with rheumatoid arthritis: association with HLA-DRB1 alleles. *Ann Rheum Dis* 68:736–743, 2009.

119. van der Helm-van Mil AH, et al: The HLA-DRB1 shared epitope alleles differ in the interaction with smoking and predisposition to antibodies to cyclic citrullinated peptide. *Arthritis Rheum* 56:425–432, 2007.

120. Johansson M, Arlestig L, Hallmans G, et al: PTPN22 polymorphism and anti-cyclic citrullinated peptide antibodies in combination

strongly predicts future onset of rheumatoid arthritis and has a specificity of 100% for the disease. *Arthritis Res Ther* 8:R19, 2006.

121. Stanford SM, Mustelin TM, Bottini N: Lymphoid tyrosine phosphatase and autoimmunity: human genetics rediscovers tyrosine phosphatases. *Semin Immunopathol* 32:127–136, 2010.

122. Shirai H, Blundell TL, Mizuguchi K: A novel superfamily of enzymes that catalyze the modification of guanidino groups. *Trends Biochem Sci* 26:465–468, 2001.

128. Arita K, et al: Structural basis for Ca(2+)-induced activation of human PAD4. *Nat Struct Mol Biol* 11:777–783, 2004.

132. Foulquier C, et al: Peptidyl arginine deiminase type 2 (PAD-2) and PAD-4 but not PAD-1, PAD-3, and PAD-6 are expressed in rheumatoid arthritis synovium in close association with tissue inflammation. *Arthritis Rheum* 56:3541–3553, 2007.

133. Chang X, et al: Localization of peptidylarginine deiminase 4 (PADI4) and citrullinated protein in synovial tissue of rheumatoid arthritis. *Rheumatology (Oxford)* 44:40–50, 2005.

136. Darrah E, et al: Erosive rheumatoid arthritis is associated with antibodies that activate PAD4 by increasing calcium sensitivity. *Sci Transl Med* 5:186ra65, 2013.

141. Andrade F, et al: Autocitrullination of human peptidyl arginine deiminase type 4 regulates protein citrullination during cell activation. *Arthritis Rheum* 62:1630–1640, 2010.

142. Mechin MC, et al: Deimination is regulated at multiple levels including auto-deimination of peptidylarginine deiminases. *Cell Mol Life Sci* 67:1491–1503, 2010.

147. Loos T, et al: Citrullination of CXCL10 and CXCL11 by peptidylarginine deiminase: a naturally occurring posttranslational modification of chemokines and new dimension of immunoregulation. *Blood* 112:2648–2656, 2008.

155. Li P, et al: PAD4 is essential for antibacterial innate immunity mediated by neutrophil extracellular traps. *J Exp Med* 207:1853–1862, 2010.

157. Suzuki A, et al: Functional haplotypes of PADI4, encoding citrullinating enzyme peptidylarginine deiminase 4, are associated with rheumatoid arthritis. *Nat Genet* 34:395–402, 2003.

163. Harris ML, et al: Association of autoimmunity to peptidyl arginine deiminase type 4 with genotype and disease severity in rheumatoid arthritis. *Arthritis Rheum* 58:1958–1967, 2008.

164. Bang SY, et al: Peptidyl arginine deiminase type IV (PADI4) haplotypes interact with shared epitope regardless of anti-cyclic citrullinated peptide antibody or erosive joint status in rheumatoid arthritis: a case control study. *Arthritis Res Ther* 12:R115, 2010.

165. Suzuki T, et al: PADI4 and HLA-DRB1 are genetic risks for radiographic progression in RA patients, independent of ACPA status: results from the IORRA cohort study. *PLoS One* 8:e61045, 2013.

166. Halvorsen EH, et al: Serum IgG antibodies to peptidylarginine deiminase 4 in rheumatoid arthritis and associations with disease severity. *Ann Rheum Dis* 67:414–417, 2008.

167. Halvorsen EH, et al: Serum IgG antibodies to peptidylarginine deiminase 4 predict radiographic progression in patients with rheumatoid arthritis treated with tumour necrosis factor-alpha blocking agents. *Ann Rheum Dis* 68:249–252, 2009.

168. Giles JT, et al: Association of cross-reactive antibodies targeting peptidyl-arginine deiminase 3 and 4 with rheumatoid arthritis-associated interstitial lung disease. *PLoS One* 9:e98794, 2014.

170. Khandpur R, et al: NETs are a source of citrullinated autoantigens and stimulate inflammatory responses in rheumatoid arthritis. *Sci Transl Med* 5:178ra40, 2013.

173. Damgaard D, Senolt L, Nielsen MF, et al: Demonstration of extracellular peptidylarginine deiminase (PAD) activity in synovial fluid of patients with rheumatoid arthritis using a novel assay for citrullination of fibrinogen. *Arthritis Res Ther* 16:498, 2014.

174. Shi J, et al: Autoantibodies recognizing carbamylated proteins are present in sera of patients with rheumatoid arthritis and predict joint damage. *Proc Natl Acad Sci U S A* 108:17372–17377, 2011.

177. Shi J, et al: Anti-carbamylated protein (anti-CarP) antibodies precede the onset of rheumatoid arthritis. *Ann Rheum Dis* 73:780–783, 2014.

180. Thiele GM, et al: Malondialdehyde-acetaldehyde adducts and anti-malondialdehyde-acetaldehyde antibodies in rheumatoid arthritis. *Arthritis Rheumatol* 67:645–655, 2015.

190. Darrah E, Andrade F: Editorial: citrullination, and carbamylation, and malondialdehyde-acetaldehyde! Oh my! Entering the forest of autoantigen modifications in rheumatoid arthritis. *Arthritis Rheumatol.* 67:604–608, 2015.

191. Hassfeld W, et al: Demonstration of a new antinuclear antibody (anti-RA33) that is highly specific for rheumatoid arthritis. *Arthritis Rheum* 32:1515–1520, 1989.

196. Nell-Duxneuner V, et al: Autoantibody profiling in patients with very early rheumatoid arthritis: a follow-up study. *Ann Rheum Dis* 69:169–174, 2010.

198. Kouskoff V, et al: Organ-specific disease provoked by systemic autoimmunity. *Cell* 87:811–822, 1996.

203. Kassahn D, Kolb C, Solomon S, et al: Few human autoimmune sera detect GPI. *Nat Immunol* 3:411–412, 2002.

205. Matsumoto I, et al: Low prevalence of antibodies to glucose-6-phosphate isomerase in patients with rheumatoid arthritis and a spectrum of other chronic autoimmune disorders. *Arthritis Rheum* 48:944–954, 2003.

207. Zendman AJ, Vossenaar ER, van Venrooij WJ: Autoantibodies to citrullinated (poly)peptides: a key diagnostic and prognostic marker for rheumatoid arthritis. *Autoimmunity* 37:295–299, 2004.

208. Kokkonen H, Johansson M, Innala L, et al: The PTPN22 1858C/T polymorphism is associated with anti-cyclic citrullinated peptide antibody-positive early rheumatoid arthritis in northern Sweden. *Arthritis Res Ther* 9:R56, 2007.

209. van der Helm-van Mil AH, et al: The HLA-DRB1 shared epitope alleles are primarily a risk factor for anti-cyclic citrullinated peptide antibodies and are not an independent risk factor for development of rheumatoid arthritis. *Arthritis Rheum* 54:1117–1121, 2006.

210. van der Helm-van Mil AH, Wesoly JZ, Huizinga TW: Understanding the genetic contribution to rheumatoid arthritis. *Curr Opin Rheumatol* 17:299–304, 2005.

212. Scally SW, et al: A molecular basis for the association of the HLA-DRB1 locus, citrullination, and rheumatoid arthritis. *J Exp Med* 210:2569–2582, 2013.

213. Zhao X, et al: Circulating immune complexes contain citrullinated fibrinogen in rheumatoid arthritis. *Arthritis Res Ther* 10:R94, 2008.

214. Clavel C, et al: Induction of macrophage secretion of tumor necrosis factor alpha through Fcgamma receptor IIa engagement by rheumatoid arthritis-specific autoantibodies to citrullinated proteins complexed with fibrinogen. *Arthritis Rheum* 58:678–688, 2008.

215. Sokolove J, Zhao X, Chandra PE, et al: Immune complexes containing citrullinated fibrinogen costimulate macrophages via Toll-like receptor 4 and Fc gamma receptor. *Arthritis Rheum* 63:53–62, 2011.

217. Rombouts Y, et al: Anti-citrullinated protein antibodies acquire a pro-inflammatory Fc glycosylation phenotype prior to the onset of rheumatoid arthritis. *Ann Rheum Dis* 74:234–241, 2015.

221. Kasser UR, et al: Risk for periodontal disease in patients with longstanding rheumatoid arthritis. *Arthritis Rheum* 40:2248–2251, 1997.

223. de Pablo P, Chapple IL, Buckley CD, et al: Periodontitis in systemic rheumatic diseases. *Nat Rev Rheumatol* 5:218–224, 2009.

224. Lundberg K, Wegner N, Yucel-Lindberg T, et al: Periodontitis in RA—the citrullinated enolase connection. *Nat Rev Rheumatol* 6:727–730, 2010.

227. Lundberg K, et al: Antibodies to citrullinated alpha-enolase peptide 1 are specific for rheumatoid arthritis and cross-react with bacterial enolase. *Arthritis Rheum* 58:3009–3019, 2008.

228. Wegner N, et al: Peptidylarginine deiminase from *Porphyromonas gingivalis* citrullinates human fibrinogen and alpha-enolase: implications for autoimmunity in rheumatoid arthritis. *Arthritis Rheum* 62:2662–2672, 2010.

230. Konig MF, Paracha AS, Moni M, et al: Defining the role of *Porphyromonas gingivalis* peptidylarginine deiminase (PPAD) in rheumatoid arthritis through the study of PPAD biology. *Ann Rheum Dis* pii:ann rheumdis-2014-205385, May 26, 2014. 74:2054–61, 2015.

232. Klareskog L, et al: A new model for an etiology of rheumatoid arthritis: smoking may trigger HLA-DR (shared epitope)-restricted immune reactions to autoantigens modified by citrullination. *Arthritis Rheum* 54:38–46, 2006.

233. Linn-Rasker SP, et al: Smoking is a risk factor for anti-CCP antibodies only in rheumatoid arthritis patients who carry HLA-DRB1 shared epitope alleles. *Ann Rheum Dis* 65:366–371, 2006.

234. Klareskog L, Malmstrom V, Lundberg K, et al: Smoking, citrullination and genetic variability in the immunopathogenesis of rheumatoid arthritis. *Semin Immunol* 23:92–98, 2011.

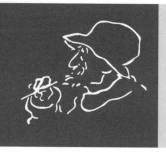

第57章

急性期反应物和炎症

原著　César E. Fors Nieves • Bruce N. Cronstein • Amit Saxena
齐海宇　译　段　婷　校

关键点

炎症是一个复杂且高度变化的过程，代表了机体对感染或外伤导致的组织损伤的反应。

急性期反应（acute phase response）主要与炎症相伴随，由炎症相关细胞因子诱发，并诱导肝重新组织合成急性期蛋白。

红细胞沉降率（erythrocyte sedimentation rate，ESR）是最常用的炎症评价指标，它受血液的多种理化特性所影响，然而其中一些并非与炎症相关。

典型的急性期蛋白，即C反应蛋白（C-reactive protein，CRP）是临床常用的炎症标志物，此外，CRP还通过识别生物底物、激活补体途径及白细胞黏附在宿主防御反应中发挥作用。

炎症过程中活化的炎症细胞分泌的细胞因子、趋化因子、黏附分子和其他产物在炎症反应中发挥作用，但一些困难限制了对这些因子进行常规定量检测，进而限制了其在临床中的应用。

CRP和ESR可以反映疾病的活动程度，并且与类风湿关节炎的预后相关，但对鉴别诊断并无价值。

CRP和ESR与许多炎症性风湿病的临床活动程度相关，但在某些系统性红斑狼疮活动期患者中CRP不高或仅轻微升高，此现象仍难以解释。

80%以上的风湿性多肌痛及约95%的巨细胞动脉炎患者CRP或ESR升高。两者在疾病的随访中均有一定价值，但它们与病情活动程度并不完全相关，检测CRP和ESR并不能完全取代合理的临床判断。

CRP轻度升高，即在正常人群参考值范围内，与心肌梗死的风险增高有关，但并非特异（尤其是在风湿病患者中）。CRP轻度升高与所有公认的心血管病危险因素相关，这也表明CRP具有一定的预测价值。

炎症反应是机体对感染或伤害所致组织损伤的自然防御。炎症反应发生在刺激因素的急性期，如果不能去除刺激因素，则进入慢性愈合期。炎症反应过度或失控就有可能通过自身免疫病、过敏反应和脓毒性休克等过程对机体造成重大损害。

历经数千年，炎症的概念已经发生了演变。公元1世纪Celsus首次描述了炎症的基本特征：红、肿、热、痛。公元2世纪Galen的研究提出了炎症的第5个特征，即功能丧失[1]。自那时起，从组织中炎症细胞到血液中炎症细胞的研究，以及可溶性介质如细胞因子和补体的发现，人们对炎症的理解不断深入。此外，参与驱动保护作用及不当损伤反应的分子信号通路最近也被阐明。

随着对炎症反应机制认识的不断深入，炎症的复杂性被普遍认同。急性和慢性炎症的分子和微观过程存在差异，不同类型内源和外源性刺激（如细菌、病毒、寄生虫、晶体、过敏原、缺血等）可以诱发不同类型的炎症反应。最近认为，炎症反应时周围环境特别是血管内皮细胞具有相当重要的作用[2]。此外，许多固有的多余功能被注意到，炎症介质间的相互作用可以发生广泛、有效的反应，但这些多余的功能使人难以理解以线性方式发生的炎症通路。正是由于这些错综复杂的问题，炎症结果很不确定，其结果要依赖于最终发生的下游的宏观表现，并需要将所有正在进行的过程联系起来。这同样会导致用实验室检测来评估炎症是非常不准确的。

血液学异常可提示炎症，但不同诱因导致不同的炎症模式，并不总能被发现。白细胞增多可见于感染、急性晶体沉积性疾病和某些自身免疫病，如成人Still病。贫血通常与一些能够引起慢性炎症的疾病有关，如类风湿关节炎（rheumatoid arthritis，RA）。反应性血小板增多通常继发于感染或炎症事件发生后的炎症因子释放，已经发现血小板及血小板源性介质在分子水平的作用[3]。

内科医师通常会通过实验室检测急性期反应物来判断炎症程度。发生损伤后，局部炎症细胞通过分泌细胞因子，影响肝增加或减少生成各种蛋白。经典的炎症标志物 ESR 和 CRP 发挥着越来越重要的作用。另外，还发现了其他新的炎症标志物，如降钙素原，但其临床价值尚未完全确定。

值得注意的是，在许多传统上认为不存在炎症的过程，特别是心血管疾病中，CRP 水平轻度升高。这也进一步阐明了亚临床炎症在许多疾病发病机制中可能发挥作用。

急性期反应

组织损伤后数分钟内，固有免疫系统活化，炎症因子产生，导致肝、血管系统、骨髓和中枢神经系统等多系统发生急性期反应[4-5]。许多参与反应的成分被认为是固有免疫的一部分，本质上是防御或适应[6]。在小鼠中发现 7% 以上的调节基因在炎症过程中表达发生了重要变化，诱导了肝急性期基因表达，这个过程由信号传导及转录活化因子 3（STAT3）介导[7-9]。

尽管急性期反应触发了许多神经内分泌、造血和代谢作用，肝细胞合成的血浆蛋白被作为潜在炎症的信号（表 57-1 和 57-2）。急性期蛋白是指炎症过程中，血浆浓度与基线相比升高至少 25% 的蛋白，并且在血浆浓度和动力学方面有所变化（图 57-1）[10]。CRP 和血浆淀粉样物质 A（SAA）水平在急性感染时增加 1000 倍以上，2 ～ 3 天内达峰值。其他蛋白的血浆浓度达峰时间更长，补体和铜蓝蛋白增加 50%，结合珠蛋白、纤维蛋白原、α1 蛋白酶抑制剂和 α1 酸性糖蛋白增加数倍。还有些蛋白是负急性期蛋白，其浓度在炎症反应时下降，包括抗凝血酶Ⅲ、蛋白 S、前白蛋白、白蛋白、转铁蛋白和载脂蛋白 A-I[4-5]。

表 57-1　人急性期蛋白

炎症时增加的血浆蛋白

补体系统
C3
C4
C9
B 因子
C1 抑制剂
C4b 结合蛋白
甘露糖结合凝集素

凝血和纤溶系统
纤维蛋白原
纤溶酶原
组织纤溶酶原激活剂
尿激酶
蛋白 S
玻璃体结合蛋白
纤溶酶原激活物抑制剂 1

抗蛋白酶
α- 蛋白酶抑制剂
α- 抗胰凝乳蛋白酶
（胰腺分泌的）胰蛋白酶抑制剂
间 α 胰蛋白酶抑制剂

转运蛋白
血浆铜蓝蛋白
结合珠蛋白
血红素

炎性反应物
分泌型磷脂酶 A2
脂多糖结合蛋白
IL-1 受体拮抗剂
粒细胞集落刺激因子

其他
CRP
血清淀粉样蛋白 A
α 酸性糖蛋白
纤连蛋白
铁蛋白
血管紧张素原

炎症时降低的血浆蛋白

白蛋白
转铁蛋白
甲状腺素
α-HS 糖蛋白
甲胎蛋白
甲状腺素结合球蛋白
胰岛素样生长因子 I
因子Ⅻ

HS-Heremans-Schmid.

From Gabay C, Kushner I: Acte-phase proteins and other systemic responses to inflammation, N Engl J Med 340：448-454，1999.

表 57-2　其他急性期表现

神经内分泌改变

发热、嗜睡、厌食

促肾上腺皮质激素释放激素、促肾上腺皮质激素和皮质醇分泌增多

抗利尿激素分泌增加

胰岛素样生长因子 I 产生减少

肾上腺儿茶酚胺分泌增多

血液学改变

慢性病性贫血

白细胞增多

血小板增多

代谢改变

肌力减退及负氮平衡

糖异生减弱

骨质疏松症

脂肪生成增加

脂肪组织脂解作用增加

肌肉脂蛋白脂酶活性降低、脂肪组织恶病质

肝脏改变

金属硫因、诱导性一氧化氮合成酶、亚铁血红素加氧酶、锰超氧化物歧化酶、金属蛋白酶 -1 组织抑制剂增加

丙酮酸羧激酶活性降低

非蛋白血液成分的变化

低锌血症、低铁血症、高铜血症

血浆视黄醇、谷胱甘肽浓度增加

From Gabay C, Kushner I: Acutephase proteins and other systemic responses to inflammation, N Engl J Med 340:448 - 454, 1999.

在炎症反应一线发挥作用的活化的单核细胞、巨噬细胞、中性粒细胞、自然杀伤细胞（NK）和内皮细胞释放的细胞因子诱导肝产生急性期蛋白。影响肝的主要细胞因子包括白介素 -6(IL-6)，曾被称为"肝细胞刺激因子"。通过酪氨酸活化的蛋白激酶（JAK）和 STAT3 通路以及 C/EBP 家族和 Rel 蛋白［核转录因子 κB（NFκB）］[9-11] 介导蛋白表达。在初始阶段，IL-1 和肿瘤坏死因子（TNF）加强 IL-6 的作用，并进一步刺激 IL-6 的生成，但其作用很有限 [12]。局部和全身的可溶性 IL-6 受体扩大了 IL-6 的作用。IL-6 在疾病过程中亦可起保护作用，诱导 IL-1 受体拮抗

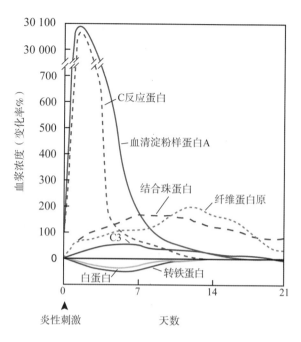

图 57-1　中度刺激后典型的血浆急性期蛋白变化。可见几种反应模式：主要急性期蛋白，上升 100 倍（如 C 反应蛋白、血清淀粉样蛋白 A）；中度急性期蛋白上升 2 ~ 4 倍（如纤维蛋白原、结合珠蛋白）；轻度急性期蛋白，上升 50% ~ 100%（如补体 C3）；负急性期蛋白，降低（如白蛋白、转铁蛋白）。Modified from Gitlin JD, Colten HR: Molecular biology of the acute-phase plasma proteins. In Pick E, Landy M, editors: Lymphokines, vol 14, San Diego, 1987, Academic Press, pp 123-153.)

剂的表达 [13]。

急性期蛋白水平与其表达并不一致，这可能与潜在的病理生理状态有关，由不同细胞因子及相互作用所调控 [5]。急性期蛋白本身的作用将在这一章节中讨论，已经发现急性期蛋白通过活化补体、抑制蛋白酶和抗氧化作用直接参与了宿主反应 [14]。然而，这些蛋白的某些体外作用与其在体内的作用可能并不相关。

红细胞沉降率

尽管红细胞沉降率（ESR）升高只能间接反映急性期蛋白浓度升高，但近一个世纪以来它仍是应用最广泛的炎症标志物。ESR 的测量方法是将抗凝血标本置于垂直管中，测量红细胞的下降速率。古希腊将 ESR 的升高作为发现"人体坏的液体"的方法，我们现代对 ESR 的理解和应用可以追溯到 1918 年德国学

者 Fahraeus[15]。他发现某些血浆蛋白特别是纤维蛋白原能够减少红细胞表面的静电电荷，进而发生聚集，形成缗钱，红细胞下降得更快。

某些因素能够加快 ESR。不对称的蛋白质如纤维蛋白原以及 α2、β 和 γ 球蛋白能够减少红细胞负电荷（电位），而这些负电荷能阻止缗钱形成。而小红细胞症、红细胞增多症以及异常的红细胞（如镰刀形细胞、球形红细胞）阻止聚集，降低 ESR[16]。纤维蛋白原升高的情况下，并不一定存在炎症，但此时 ESR 也升高。这些情况包括怀孕、糖尿病、终末期肾病和心脏病。单一分子的显著升高如多发性骨髓瘤中单克隆免疫球蛋白也可以加快 ESR[17]。肥胖时 ESR 和 CRP 升高，可能是脂肪细胞分泌 IL-6 的结果[18]。糖皮质激素、冷球蛋白、低纤维蛋白原血症和高黏血症已被证明可以降低 ESR[4]。这种生化动力学因素导致红细胞沉降的解释目前一直存在争议，因为有不同的模型可以解释细胞表面的蛋白是如何相互作用导致红细胞聚集的[19]。

尽管一些新的和快速检测 ESR 的方法被证明很有前景，但国际血液学标准化委员会仍然推荐魏氏法检测抗凝血的方法[20-21]。通常接受的上限是男性 15 mm/h 和女性 20 mm/h，但 ESR 可以随年龄和种族改变而增加，其结果的可靠性受到质疑。简单的计算正常 ESR 上限的公式可以用于任何年龄：男性

ESR 上限 = 年龄 /2；女性 ESR 上限 = （年龄 +10）/2。尽管控制了年龄差异，仍有一些其他限制检查的因素（见表 57-3 所列）。CRP 测定的优点一定程度削弱了 ESR 的重要性，但充分的文献资料证明 ESR 仍然是简易和廉价的检查手段。ESR 将继续在临床实践中发挥重要作用。

C 反应蛋白

C 反应蛋白（CRP）也是一种急性期蛋白，它的浓度反映了持续的炎症，在大多数而非所有疾病中优于其他检查[22]。CRP 于 1930 年被发现，当时在感染链球菌的肺炎患者血清中发现有某种蛋白能够结合在细菌细胞壁的"C"多糖上。这种蛋白由 5 个相同的 23 kD 亚单位以非共价键连接形成 115 kD 的五聚体，在数亿年的进化过程中表现出高度保守性。与免疫球蛋白和补体成分相反，尚未发现有人缺乏 CRP。最近全基因组关联研究表明至少有 7 个位点参与了 CRP 的基础表达[23-25]，转录因子 C/EBP 和 Rel 能刺激其表达上调[26]。在人体血浆存在微量浓度的 CRP（大约 1 mg/L，女性和老年人浓度较高）。血浆 CRP 由肝细胞合成，但也有人提出其他部位也可以局部产生 CRP，可能分泌量较小。

CRP 的确切功能尚不明确，可能具有多种功能，

表 57-3 ESR 与 CRP 的比较

	ESR	CRP
利端	较多的文献临床信息	炎症刺激的快速反应
	可能反映总体健康状况	可检测的大量临床相关指标
		不受性别、年龄影响
		反映一个急性期蛋白的值
		冻存血清中可测量
		定量准确、重现性好
弊端	受年龄、性别影响	无
	受红细胞形态学影响	
	受贫血、红细胞增多影响	
	反映多种血浆蛋白水平，不是所有的急性期蛋白	
	对炎症刺激反应缓慢	
	需要新鲜样本	
	可能受药物影响	

CRP 具有重要的识别和激活功能，CRP 可与多种配体结合[27]。CRP 能识别暴露在组织损伤部位的胆碱磷酸、磷脂、纤维连接蛋白、染色质和组蛋白，通过细胞凋亡，定向清除这些细胞[28]。CRP 通过激活经典补体途径连接固有免疫和适应性免疫，并通过与 Fcγ 受体结合与免疫细胞相互作用[29-30]。CRP 能诱导炎性细胞因子、组织因子以及 IL-6 受体脱落，最终导致补体依赖的组织损伤增加[28]。CRP 还具有其他抗炎功能，包括促进凋亡细胞的非炎症清除和阻止中性粒细胞黏附在内皮上[31-32]。CRP 在炎症过程中可能还发挥着许多病理生理学作用[14,33]。

当急性炎症被激活后，CRP 浓度迅速上升，2 ~ 3 d 后达到峰值，峰值的高低反映了组织损伤的程度。如果去除持续炎症的刺激，CRP 浓度将迅速下降，半衰期约为 19 h[34]。然而，在一些慢性炎症状态下如活动性类风湿关节炎、肺结核或广泛的恶性病变，CRP 浓度会持续升高。

CRP 浓度可通过免疫测定或激光散射比浊法精确定量，价格适中。大多数健康成人 CRP 浓度小于 0.3 mg/dl，CRP 浓度轻度升高的意义仍然存在争议，将在以后的章节中讨论。通常测定 CRP 的方法不够精确，测定浓度范围在 0.3 ~ 1 mg/dl，因此超敏 CRP（hs-CRP）被用来精确测定 CRP 水平。一般认为，CRP 浓度高于 1 mg/dl 即反映临床有明显的炎性疾病[35-36]，CRP 浓度在 1 ~ 10 mg/dl 之间为中度升高，高于 10 mg/dl 为明显升高。大多数 CRP 浓度非常高的患者（如大于 15 mg/dl）往往有细菌感染。研究发现，在 CRP 浓度高于 50 mg/dl 的患者中感染占

88%[37]。表 57-4 列举了与 CRP 浓度升高程度相关的一些疾病，图 57-2 显示了多种风湿病 CRP 的浓度范围。

我们必须认识到 CRP 测定的局限性。在报告 CRP 浓度时，实验室之间不一致，报告的浓度单位有 mg/L、μg/ml 或 mg/dl。与 ESR 类似，流行病学研究证明，人群中 CRP 呈偏态分布，而非正态分布，这使得某些参数统计方法不适于解释 CRP 数据。美国人群中 CRP 水平因性别及种族的差异而不同。老年人中 CRP 浓度升高，可能提示存在与年龄相关的疾病，这些疾病的发病机制可能涉及轻度炎症，这就使得那些 CRP 水平正常的情况变得复杂了[38]。

降钙素原

降钙素原（PCT）是降钙素的前肽，作为区分急性细菌感染和其他炎症、发热综合征的有效手段，近年来受到越来越多的关注。研究表明，血清 PCT 水平升高对感染的特异性明显高于 ESR、CRP[39-42]。PCT 已作为一种临床工具被广泛研究，以帮助决定对于肺炎患者何时开始使用和停止使用抗菌药物[43-44]，而且它在鉴别骨科手术后发热的感染性和非感染性原因方面也显示出了希望，而 ESR 和 CRP 水平则难以解释[45-46]。由于所有这些原因，在自身免疫性疾病应用免疫抑制剂和感染风险较高的这些发热患者中，PCT 仍然是一个耐人寻味的临床工具。

PCT 主要在甲状腺 C 细胞内生成，通常被裂解为降钙素、抑钙素、N 终端片段三部分。在正常情况下，PCT 不会释放到血液中；但是，在严重感染

表 57-4 与 CRP 水平升高相关的情况

正常或轻度升高（< 1 mg/dl）	中度升高（1 ~ 10 mg/dl）	显著升高（> 10 mg/dl）
剧烈运动	心肌梗死	急性细菌感染（80% ~ 85%）
感冒	恶性肿瘤	重大创伤
妊娠	胰腺炎	系统性血管炎
牙龈炎	黏膜感染（支气管炎、膀胱炎）	
癫痫	大部分结缔组织病	
抑郁	类风湿关节炎	
胰岛素抵抗和糖尿病		
基因多态性		
肥胖		

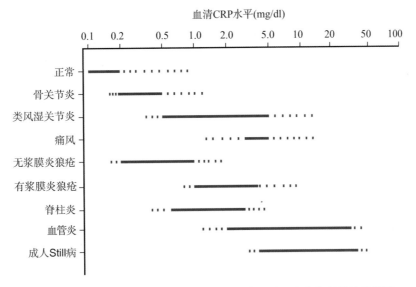

血清CRP水平(mg/dl)

| | 0.1 | 0.2 | | 0.5 | 1.0 | 2.0 | 5.0 | 10 | 20 | 50 | 100 |

正常
骨关节炎
类风湿关节炎
痛风
无浆膜炎狼疮
有浆膜炎狼疮
脊柱炎
血管炎
成人Still病

图 57-2　C 反应蛋白（CRP）水平在风湿性疾病中的范围，在某些风湿病中作者估计的期望 CRP 水平（mg/dl）

时，血浆中的 PCT 水平会显著升高[47-48]。有趣的是，这并不会导致血浆降钙素水平或活性的增加。目前，PCT 产生的确切部位及其在脓毒症中的病理生理作用仍未确定。

在健康人体中，PCT 水平无法检测到或非常低（< 0.1 ng/ml）。在全身细菌感染过程中，PCT 水平可升高到 100 ng/mL 以上。目前可用的诊断测试法仅测定降钙素 /N-ProCT 蛋白的一部分，也就是一个由激素原链上 114 ～ 116 个氨基酸组成的片段。排除脓毒症和全身炎症的 PCT 参考范围为小于或等于 0.2 ng/ml。PCT 高于或等于 0.5 ng/ml 应被解释为异常水平，并提示脓毒症。在达到峰值水平后，循环中的 PCT 在血清中的半衰期为 22 ～ 35 小时，其浓度以大约为 1 ～ 1.5 天 50% 血浆清除率速度下降。值得注意的是，在患有严重肾功能不全的患者中，这一比率可能会延长，但不会累积。

作为自身免疫性疾病感染的生物标志物，PCT 的作用尚未完全确定。与 CRP 相反，PCT 水平在大多数非感染性炎症或非细菌性感染病例中并不升高。然而，这一规则的例外情况包括一些血管炎综合征，如川崎病、Goodpasture 综合征、成人 Still 病[51-52]和伴有多血管炎的肉芽肿病[53]，对这些疾病的观察性研究表明，在无细菌感染证据的患者中，PCT 水平升高。在系统性红斑狼疮中的数据并不一致，目前对 PCT 的应用尚未明确声明。

其他急性期蛋白

其他急性时相蛋白的测定在临床上的价值有限，因为它们对组织损伤的反应往往较慢，且浓度变化的幅度小于 CRP。血清淀粉样蛋白 A（SAA）是由肝细胞、脂肪细胞、巨噬细胞和成纤维细胞样滑膜细胞产生的一种循环蛋白家族，在许多炎症性疾病中与疾病活动有关[57]。然而，对急性期 SAA 的可靠检测并不普及，关于疾病预期水平的数据也很有限。在细胞因子如 IL-1、IL-6、IL-18 和 TNF 刺激下血清铁蛋白中度升高。在成人 Still 病和 SLE 时通常显著升高，与疾病活动度有关[58-59]。铁调素，即肝源性抗菌肽，也是铁平衡的调节子，也可经炎症特别是 IL-6 诱导产生[60]。铁调素水平随铁蛋白升高而升高，在慢性病贫血发展中起重要作用，作为负性调节剂影响铁吸收和巨噬细胞铁释放，使微生物丢失铁[61]。结合和转运铁的铁蛋白是一种负急性期蛋白。

载脂蛋白 a-I 是 HDL 的主要蛋白成分，也是一种负急性期蛋白。在慢性炎性疾病如 RA 和 SLE 中，载脂蛋白 a-I 水平下降导致血栓性疾病的风险增加[62-63]。血浆白蛋白和前白蛋白（甲状腺素运载蛋白）也是负急性期蛋白，但与常规检测相比，其在诊断或预后方面并非更有价值[64]。某些自身免疫病中补体系统活化，血浆补体成分下降，但在其他急性期炎症反应中升高。

细胞因子

细胞因子虽然不是经典意义上的急性期蛋白，但其在急性期的反应却是循环蛋白中最显著的。组织损伤时，IL-6 变化显著，IL-6 变化的速度和强度均高于 CRP 或 SAA。急、慢性炎症均与 IL-6 升高有关，血浆中 L-6 水平与 RA、幼年型关节炎、强直性脊柱炎、风湿性多肌痛（PMR）疾病严重度和病程有关[65-66]。对于评估巨细胞动脉炎疾病活动度 IL-6 比 ESR 更敏感[67]。在肝细胞受损不能合成急性期蛋白情况下，IL-6 水平有助于监测炎症[4]。用这些细胞因子如 TNF 和 IL-1 的抑制剂进行治疗，能够减轻炎症反应，据此推断这些细胞因子在炎症中具有重要性。某些疾病如 TNF 受体相关的周期综合征（TRAPS）和自身炎症反应综合征中，参与控制 IL-1 的炎性体发生突变，进一步证实了这些细胞因子的重要性。

其他细胞因子和循环细胞因子受体水平的增加也与炎症或疾病活动度相关（表 57-5）[67-68]。已经报道在不同疾病中有多种细胞因子反应参与，表明细胞因子测定可能对临床有帮助[69-70]。一些问题也限制了临床检测细胞因子，其中包括血浆半衰期较短、存在阻断因素和天然抑制剂以及其他技术问题[71]。目前，价格昂贵、有限的利用度及缺乏标准化均限制了血浆细胞因子及其受体测定在临床中的应用。

风湿性疾病治疗中的急性期反应物

ESR 和 CRP 测定对诊断任何特定疾病包括 RA、

表 57-5 炎症细胞、内皮细胞及局部靶向组织细胞 / 基质产物

细胞因子和相关分子	炎症细胞、内皮细胞产物
细胞因子：	钙卫蛋白
IL-1	可溶性黏附分子（如可溶性细胞间黏附因子和可溶性 E - 选择素）
IL-6	透明质酸
IL-12	胶原蛋白和蛋白多糖降解产物
IFN-α	骨钙蛋白
TNF	
GM-CSF	
IL-1 受体拮抗剂	

IL，白介素

骨关节炎、SLE、PMR、GCA 或其他炎性关节病无任何价值。但 ESR 和 CRP 对临床的价值体现在以下三方面：①有助于评估炎症的范围或严重程度；②有助于长期监测疾病活动度；③有助于判断预后。

类风湿关节炎

尽管 ESR 和 CRP 水平往往是诊断或分类标准中一部分，但 ESR 和 CRP 不能被用于诊断 RA，因为 45%RA 患者 ESR 和 CRP 水平正常[72]。ESR 和 CRP 更适合用于监测 RA 疾病活动度及对治疗的反应。ESR 一直以来被广泛用于评价疾病活动性和治疗反应，但大量研究表明 CRP 水平与疾病活动度相关性更好[73]。最近有报道指出，与 ESR 相比，CRP 水平对疾病反应的评价过高，也有人认为 ESR 和 CRP 的差异极小[73-75]。目前 CRP 检测被普遍应用时，但同时要考虑到由于与 CRP 相关的基因变异，出现部分患者即使病情活动 CRP 浓度也下降[76]。基质金属蛋白酶 3（MMP-3）、前 MMP-3 和可溶性 E- 选择素也被作为评价 RA 疾病活动度的标志物。这些标志物的血浆浓度与 CRP 的浓度相关，但与标准检测相比并未提供更多的信息[77-79]。

中度活动度的 RA 患者 CRP 浓度平均在 2 ~ 3 mg/dl[80]。但也有许多例外，至少 5% ~ 10% RA 患者 CRP 浓度正常，而一些疾病高度活动的患者 CRP 浓度可高于 10 mg/dl。ESR 值长期以来被认为相当稳定[81]。ESR 和 CRP 长期被用作观察疗效的指标，有效的改善病情抗风湿药治疗可以使 CRP 浓度降低约 40%。这些药物在抑制关节破坏的同时，急性期反应物浓度显著降低。但是这些正在治疗的患者即使 ESR 和 CRP 下降，关节破坏仍有可能在进展[82]。20 世纪 90 年代以来生物制剂的应用取得了显著疗效，同时也有客观的实验室检测结果支持这些药物的临床反应性。早期有报道发现抗 TNF-α 治疗大约 1 周内 CRP 和 SAA 的浓度分别降低 75% 和 85%[83]。阿巴西普即 T 细胞 CD80/CD86：CD28 共刺激调节剂能够在治疗 90 天和 360 天时显著降低 CRP[84]。JAK 抑制剂托法替布在临床试验中也能有效地降低 RA 患者的 DAS28-ESR 评分，因此它可能是监测疾病活动的有用工具[85]。另一项研究指出，在应用英夫利昔单抗治疗 12 周而无临床反应的大多数患者中，最初 2 周 CRP 浓度并未降低[86]。与传统的

改善病情抗风湿药不同，在疾病活动度及 CRP 浓度比较高的情况下，TNF 拮抗剂仍能抑制关节破坏[87]。托珠单抗——人源化的 IL-6 受体单克隆抗体，能够通过抑制细胞因子改善 RA 病情。然而，正是由于这个作用机制，导致炎症标志物如 ESR 和 CRP 下降至负值，此时 ESR 和 CRP 并不能反映药物治疗的实际效果，因此在托珠单抗治疗过程中监测疾病活动度必须注意到这点[88-89]。

ESR 和 CRP 还具有判断 RA 预后的价值。急性期反应物浓度升高与 MRI 检出的早期滑膜炎和骨侵蚀、滑膜的炎症细胞浸润、破骨细胞激活和骨密度降低有关[90-92]。CRP 可以预测疾病的放射学进展，ESR、MMP-3 和 MMP-1 也具有同样的临床意义[77-78,93-95]。最后，可能也是最重要的是，在长期随访中，急性期反应物与劳动力的丧失有关，急性期反应物能够预测关节病变是否进展到需要对主要关节进行置换[96-97]。在正常人群中，CRP 浓度还与心血管疾病患者的死亡有关[98]。在发生心力衰竭的 RA 患者中，在心力衰竭发作前 6 个月内 ESR 比病程早期升高更明显[99]。

血清或滑液中许多其他组织产物的水平与疾病活动性、病情严重度和放射学损伤等临床特征有一定相关性（表 57-5）。

更新的定量和客观评价手段被引入与这些临床特征相关的一些传统和新的指标中，并逐渐成为辅助管理和早期诊断 RA 的生物学标志物。多生物学标志物的疾病活动性（multibiomarker disease activity，MBDA）检测越来越受欢迎，未来将在 RA 的管理和研究中发挥重要作用。然而，还需要进一步研究在不同机械干预情况下，这些生物学标志物的临床应用价值。

系统性红斑狼疮

尽管在自身免疫病中血浆 CRP 浓度通常与疾病活动度相平行，但在 SLE 却并非如此[100]。在伴有急性浆膜炎或慢性滑膜炎的 SLE 患者中，CRP 浓度明显升高，但许多处于疾病活动期伴有狼疮性肾炎患者 CRP 轻度升高或者不高[101-103]。与 RA 患者相比，SLE 患者血浆 SAA 水平亦较低[104]。相比之下，在SLE 患者中 ESR 与疾病活动度和已发生的组织损伤有关[105]。纤维蛋白原水平随时间而升高，与疾病活动度无关[106]。目前对其他新标志物的潜在应用价值

的资料不足，但许多 CRP 正常的 SLE 患者血浆 IL-6 水平升高[107]。因此如果 IL-6 缺乏就无法解释 SLE 患者 CRP 水平较低。

尽管在 CRP 升高的同时 SAA 浓度是降低的，但一些研究仍然指出低水平 CRP 可能与 SLE 发病机制有关：① SLE 与低水平 CRP 相关的基因多态性之间存在一定联系；②低水平 CRP 可能会引起凋亡过程中自身抗原清除不全；③在 SLE 小鼠模型中监测 CRP 进而观察治疗效果已有报道[101,108-111]。最近的研究认为 I 型干扰素（IFN-1）在 SLE 患者中显著表达可能会抑制 CRP 表达[112-113]。

SLE 患者 CRP 显著升高很可能是由于合并感染而非狼疮活动。就像在其他疾病中一样，SLE 患者 CRP 浓度高于 6 mg/dl 可以作为判断可能感染的条件[10]。然而，不能以此标准作为感染的证据；如前所述，无感染的活动性 SLE 也可出现 CRP 显著升高。

已发现女性 SLE 患者中颈动脉斑块和内膜中层管壁增厚与 CRP 轻微升高相关。在 RA 患者亦如此[114-115]。

风湿性多肌痛和巨细胞动脉炎

ESR 升高（通常高于 100 mm/h）可以支持诊断风湿性多肌痛（polymyalgia rheumatica，PMR）或巨细胞动脉炎（giant cell arteritis，GCA）。但 ESR 升高已不再被认为是诊断这些疾病的必要条件，因为后续的报道发现高达 10% ～ 20% 的 PMR 患者 ESR "正常"，而 "正常" 的 ESR 取决于正常上限的数值。这些患者大多很少有全身症状，贫血往往不太常见也不严重[116]。但这些患者颞动脉活检的阳性率与 ESR 升高的患者相同[117-118]。

在 GCA 患者中，只有大约 5% 的患者 ESR 在40 mm/h 以下；与 ESR 升高的患者相比，这些患者眼部症状和全身症状更少[119]。与之相反，有报道称在眼部受累的患者中 ESR 和 CRP 明显降低，ESR 大多在 70 ～ 100 mm/h 范围内。并且 ESR 大于 100 mm/h 的患者发生缺血性眼部病变的概率降低[120-122]。

过去认为，在 PMR 或 GCA 患者中，CRP 及 ESR 对疾病活动度评估具有同等重要的价值。而最近的报道指出 CRP 对 PMR 或 GCA 患者均具有更高的敏感性，应常规包括在诊断体系中[118,123-124]。有意思的是在评估 GCA 疾病活动度方面，IL-6 比 ESR 更敏感[125]。即使应用了糖皮质激素，PMR 患者 CRP 和

IL-6 水平仍然持续升高，提示 PMR 复发的风险较高[126]。IL-6 基因启动子的多态性使 PMR 患者具有细胞因子持续升高的特点[127]。即使在 ESR 或 CRP 正常的情况下，也不能忽视疾病的临床表现。在缺乏 PMR 或 GCA 症状时，如 ESR 显著升高应怀疑其他疾病，如感染、恶性肿瘤或肾病可能。根据法国的一项前瞻性研究，PMR 或 GCA 患者的 PCT 水平通常是正常的。在这些颞动脉活检正常的患者中，PCT 水平升高将提示另一种诊断[128]。

在各种血管的炎性病变特别是 PMR、GCA 和其他血管炎中，还会出现很多反映内皮系统紊乱的标志物，从严格意义上说，它们并不属于急性期反应物[129]。这些分子包括 von Willebrand 因子、血栓调节素、一些血管活性前列腺素和各种黏附分子，如血管细胞黏附分子 -1（VCAM-1）。

成人 Still 病

在成人 Still 病中，血清铁蛋白显著升高，与其他急性期反应物的升高并不成比例，并且铁蛋白升高并无特异性[130]。在成人 Still 病中，血清铁蛋白仅有很小一部分（通常低于 20%）是糖化铁蛋白，最近制定的成人 Still 病的分类标准中纳入了糖化铁蛋白[131-132]。在巨噬细胞活化综合征中，血清铁蛋白也明显升高，其中 40% 的患者符合成人 Still 病的诊断标准，提示这两种疾病并非两种截然不同的疾病[133-135]。与其他结缔组织病患者或正常人相比，在活动性成人 Still 病患者中，血浆 IL-18 的浓度明显升高，而且与血清铁蛋白值和病情严重度相关[136]。对这些患者血清细胞因子谱的检测结果显示，以辅助性 T 细胞 1（Th1）反应为主，特点是除了 IL-18、TNF、IL-6 和 IL-8 均显著升高[137]。应用 IL-1 受体阻滞剂（阿那白滞素）治疗后疾病活动度明显改善，进一步证实 IL-1 的重要作用[138-139]。干扰素 -α 可能是成人 Still 病血清铁蛋白升高的主要原因[130]。在成人 Still 病中，CRP 浓度通常显著升高，还发现这些患者在无急性细菌感染证据的情况下，PCT 水平也不成比例地升高。

强直性脊柱炎

在强直性脊柱炎（ankylosing spondylitis, AS）

患者中，CRP 或 ESR 不一定升高。在仅有脊柱受累的患者中，ESR 和 CRP 的中位数分别为 13 mm/h 和 1.6 mg/dl，而在外周关节受累或伴有炎性肠病的患者中，ESR 和 CRP 的中位数分别为 21 mm/h 和 2.5 mg/dl[140]。英夫利昔单抗治疗 12 周后的 AS 患者 CRP 浓度平均下降 75%。而 CRP 浓度较低的患者几乎无改善，这提示与 CRP 浓度较低者相比，CRP 浓度较高的患者对抗 TNF 的治疗反应更好[141-143]。与标准的 CRP 检测相比，超敏 CRP 与疾病活动度的相关性更好[144]。已有报道指出，活动性 AS 患者血浆中 IL-8、IL-17 和 IL-23 浓度升高，IL-23 受体基因的多态性与疾病有关[145-147]。

骨关节炎

在骨关节炎患者特别是关节损伤进展的患者中，CRP 浓度轻度升高 0.3 ～ 1.0 mg/dl[148]。而尚无证据支持 CRP 与骨关节炎的相关性是不依赖于体重指数（BMI）的，因为骨关节炎患者通常伴有肥胖[149]。局部炎症在骨关节炎发病机制中发挥重要作用，而骨关节炎患者并不存在全身炎症。并且与非侵蚀性骨关节炎相比，侵蚀性手骨关节炎患者的 CRP 浓度更高[150]。

其他风湿病

随着炎症级联反应启动，急性期标志物在许多风湿病中均升高。ESR 和 CRP 升高可见于系统性血管炎、晶体性关节病、银屑病和反应性关节炎以及感染性关节炎中[151-154]。已建议将监测 SAA 水平升高作为诊断和调整家族性地中海热药物治疗的工具[155]，尽管这一检测手段并不广泛，限制了它的应用。在原发干燥综合征患者中 CRP 水平通常正常，而这些患者与 CRP 升高的患者临床表现并无差异[156]。少关节起病的幼年特发性关节炎通常被认为与炎症标志物升高无关，即使这些患者大多数有发展为系统疾病的风险[157]。

急性期反应物的临床应用

过去，风湿科医师使用 ESR 的频率是 CRP 的两倍多[158]，尽管 ESR 反映了与炎症无关的血液物理和化学特性的许多复杂的、鲜为人知的变化。正如前面所述，ESR 的正常参考值尚不清楚。已经确定的是，ESR 随年龄增加而升高，男性与女性的正常值也不同。理解 ESR 的困难越来越多。关于 CRP 的临床经验都提示风湿科医师应更多依靠 CRP 而非 ESR 检测[159]。尽管如此，至今仍无一个理想的检验指标来评估急性期反应。这些检查的相对优点将在本书关于类风湿关节炎患者的内容中进行讨论[74,160]。

ESR 与 CRP 的差异常常是由于血液中一些可以影响 ESR 但与炎症无关的成分造成的。此外，在不同条件下，急性期蛋白变化的方式也不同[5]。在许多活动性 SLE 患者中，ESR 可以明显增高，而 CRP 水平正常。毫无疑问，这种类似的差异还存在于很多其他的临床情况中。许多非炎症性生化因素（已知的或未知的）会造成 ESR 假性升高，而 CRP 浓度高于 1 mg/dl 总是能提示存在显著的炎症。鉴于这些考虑因素，许多人认为应该采用多项检测而非单一检测对临床过程进行解释。也有人指出，ESR 与贫血和免疫球蛋白水平有关，可以用来反映 RA 病情整体的严重度，而 CRP 则能更好地反映炎症本身[161]。

CRP 与健康：与非风湿病的关系

尽管大多数表面健康的人 CRP 浓度不超过 0.3 mg/dl，而也有部分人 CRP 浓度可超过 1.0 mg/dl。CRP 浓度轻度升高往往归因于轻微的损伤或轻微的炎症如牙龈炎。最近的研究表明，CRP 浓度在 0.3 ~ 1.0 mg/dl 范围内就有临床意义。这个发现导致 CRP 测定方面文献的"爆炸式"发表，这些文献涉及心脏、神经、肿瘤、肺的疾病，甚至是儿科疾病[162-166]。这些调查研究基于 CRP 已经公认的涵义，应用超敏 CRP 测定法测定 CRP 水平，当浓度高于 0.3 mg/dl 时，提示动脉粥样硬化的相对风险和未来发生心肌梗死的风险增加[167]。CRP 与心血管事件的风险之间具有强相关性，但与其他公认的危险因素如高血压、糖尿病和高胆固醇血症相比[168-170]，这种相关性较低。目前仍未能解释的疑问是：为什么 CRP 能预测心肌梗死？CRP 本身就是一种致病介质吗？

已观察到 CRP 与许多非炎症性疾病有关（例如，体力活动水平低、水果和蔬菜摄入量少、其他各种

"不健康"饮食、吸烟、高血压、肥胖、睡眠不足和低酒精摄入量）提示 CRP 升高并不总是反映存在炎症[171]。已知许多 CRP 升高的情况是心血管疾病的危险因素，正是由于 CRP 与这些危险因素的相关性，CRP 能够预测心肌梗死发生。此外，CRP 升高可能不能反映炎症，但却能反映细胞存在结构损伤及代谢障碍[171]。这种相反的因果效应为实验室检查提供了更有力的解释，因为动脉粥样硬化可能触发 CRP 升高。

多年来认为 CRP 结合在低密度脂蛋白（LDL）上，进而激活补体，启动潜在的炎症反应，这种现象在动脉粥样硬化斑块中已被观察到[29,172-174]。这些发现提示 CRP 在冠心病中可能发挥直接作用。给小鼠注射 CRP 能够促进动脉粥样硬化发生，原因是由于 CRP 商业制备过程中的污染物，而不是 CRP 本身[175]。正是由于他汀类药物能够降低 CRP 和 LDL，有些人认为这为 CRP 的因果效应提供了间接证据。最近发表的 JUPITER 试验中，给予 LDL 正常和 CRP 升高的患者口服瑞舒伐他汀 20 mg/d 或安慰剂，之后进行前瞻性随访。他汀治疗组主要心血管事件的发生率明显减少[176]。关于该研究的结果是否完全依赖于 CRP 降低尚不清楚，但也提出了其他一些解释，包括在那些 LDL 正常的患者中，降低 LDL 是否仍然很重要[177]。降低 CRP 是否应该作为心血管疾病治疗的目标仍然存在激烈的争议。

正是因为无 CRP 抑制剂之类的药物来直接评价降低 CRP 的作用，最近的研究集中在那些由于遗传变异而 CRP 基线水平不同的患者。迄今为止，研究结果与基因决定冠心病患者 CRP 水平的结论相矛盾[178-182]。

流行病学研究描述了 CRP 水平与许多慢性病的发病率和死亡率甚至正常衰老现象之间的关系，这已经成为了一种"作坊式产业"。重要的是，我们需要理解这些资料仅仅是人口学研究。虽然这种联系可能具有广泛和耐人寻味的影响，特别是在社会层面，但它们反映了某些可能性。这限制了它们在应用于个别患者时的临床价值。

🌐 本章的参考文献也可以在 ExpertConsult.com 上找到。

主要参考文献

2. Biedermann B: Vascular endothelium: checkpoint for inflammation and immunity. *News Physiol Sci* 16:84–88, 2001.

3. Gawaz M, Langer H, May A: Platelets in inflammation and atherogenesis. *J Clin Invest* 115:3378–3384, 2005.

4. Dayer E, Dayer JM, Roux-Lombard P: Primer: the practical use of biologic markers of rheumatic and systemic inflammatory diseases. *Nat Clin Pract Rheum* 3:512–520, 2007.

5. Gabay C, Kushner I: Acute-phase proteins and other systemic responses to inflammation. *N Engl J Med* 340:448–454, 1999.

6. Yoo JY, Desiderio S: Innate and acquired immunity intersect in a global view of the acute-phase response. *Proc Natl Acad Sci U S A* 100:1157–1162, 2003.

8. Alonzi T, Maritano D, Gorgoni B, et al: Essential role of STAT3 in the control of the acute-phase response as revealed by inducible gene activation in the liver. *Mol Cell Biol* 21:1621–1632, 2001.

10. Morley JJ, Kushner I: Serum C-reactive protein levels in disease. *Ann N Y Acad Sci* 389:406–418, 1982.

12. Xing Z, Gauldie J, Cox G, et al: IL-6 is an anti-inflammatory cytokine required for controlling local or systemic acute inflammatory responses. *J Clin Invest* 101:311–320, 1998.

13. Jones SA, Horiuchi S, Topley N, et al: The soluble interleukin 6 receptor: mechanisms of production and implications in disease. *FASEB J* 15:43–58, 2001.

14. Volanakis JE: Human C-reactive protein: expression, structure, and function. *Mol Immunol* 38:189–197, 2001.

17. Sox HC Jr, Liang MH: The erythrocyte sedimentation rate: guidelines for rational use. *Ann Intern Med* 104:515–523, 1986.

18. Bastard JP, Maachi M, Van Nhieu JT, et al: Adipose tissue IL-6 content correlates with resistance to insulin activation of glucose uptake both in vivo and in vitro. *J Clin Endocrinol Metab* 87:2084–2089, 2002.

20. Cha CH, Park CJ, Cha YJ, et al: Erythrocyte sedimentation rate measurements by TEST 1 better reflect inflammation than do those by the Westergren method in patients with malignancy, autoimmune disease, or infection. *Am J Clin Pathol* 131:189–194, 2009.

22. Pepys MB, Hirschfield GM: C-reactive protein: a critical update. *J Clin Invest* 111:1805–1812, 2003.

23. Ridker PM, Pare G, Parker A, et al: Loci related to metabolic-syndrome pathways including LEPR, HNF1A, IL6R, and GCKR associate with plasma C-reactive protein: the Women's Genome Health Study. *Am J Hum Genet* 82:1185–1192, 2008.

26. Cha-Molstad H, Young DP, Kushner I, et al: The interaction of C-rel with C/EBPbeta enhances C/EBPbeta binding to the C-reactive protein gene promoter. *Mol Immunol* 44:2933–2942, 2007.

28. Griselli M, Herbert J, Hutchinson WL, et al: C-reactive protein and complement are important mediators of tissue damage in acute myocardial infarction. *J Exp Med* 190:1733–1740, 1999.

29. Marnell L, Mold C, Du Clos TW: C-reactive protein: an activator of innate immunity and a modulator of adaptive immunity. *Immunol Res* 30:261–277, 2004.

31. Gershov D: C-reactive protein binds to apoptotic cells, protects the cells from assembly of the terminal complement components, and sustains an anti-inflammatory innate immune response: implications for systemic autoimmunity. *J Exp Med* 192:1353–1364, 2000.

32. Zouki C, Beauchamp M, Baron C, et al: Prevention of in vitro neutrophil adhesion to endothelial cells through shedding of L-selectin by C-reactive protein and peptides derived from C-reactive protein. *J Clin Invest* 100:522–529, 1997.

34. Vigushin DM, Pepys MB, Hawkins PN: Metabolic and scintigraphic studies of radioiodinated human C-reactive protein in health and disease. *J Clin Invest* 91:1351–1357, 1993.

35. Morley JJ, Kushner I: Serum C-reactive protein levels in disease. *Ann N Y Acad Sci* 389:406–418, 1982.

36. Macy EM, Hayes TE, Tracy RP: Variability in the measurement of C-reactive protein in healthy subjects: implications for reference intervals and epidemiological applications. *Clin Chem* 43:52–58, 1997.

37. Vanderschueren S, Deeren D, Knockaert DC, et al: Extremely elevated C-reactive protein. *Eur J Intern Med* 17:430–433, 2006.

38. Woloshin S, Schwartz LM: Distribution of C-reactive protein values in the United States. *N Engl J Med* 352:1611–1613, 2005.

39. Wu JY, Lee SH, Chang SS, et al: Use of serum procalcitonin to detect bacterial infection in patients with autoimmune diseases: a systemic review and meta-analysis. *Arthritis Rheum* 64:3034–3042, 2012.

41. Wacker C, Prkno A, Schlattmann P, et al: Procalcitonin as a diagnostic marker for sepsis: a systematic review and meta-analysis. *Lancet Infect Dis* 13:426–435, 2013.

43. Christ-Crain M, Jaccard-Stolz D, Bingisser R, et al: Effect of procalcitonin-guided treatment on antibiotic use and outcome in lower respiratory tract infections: cluster-randomised, single-blinded intervention trial. *Lancet* 363:600–607, 2004.

44. Christ-Crain M, Stolz D, Bissinger R, et al: Procalcitonin guidance of antibiotic therapy in community-acquired pneumonia: a randomized trial. *Am J Respir Crit Care Med* 174:84–93, 2006.

47. Snider RH, Nylen ES, Becker KL: Procalcitonin and its component peptides in systemic inflammation: immunochemical characterization. *J Investig Med* 45:552–560, 1997.

49. Assicot M, Gendrel D, Carsin H, et al: High serum procalcitonin concentrations in patients with sepsis and infection. *Lancet* 341:515–518, 1993.

51. Chen DY, Chen YM, Lan JL, et al: Diagnostic value of procalcitonin for differentiation between bacterial infection and non-infectious inflammation in febrile patients with active adult-onset Still's disease. *Ann Rheum Dis* 68:1074–1075, 2009.

52. Scire CA, Cavagna L, Montecucco C, et al: Diagnostic value of procalcitonin measurement in febrile patients with systemic autoimmune diseases. *Clin Exp Rheumatol* 24:123–128, 2006.

54. Lanoix JP, Bourgeois AM, Schmidt J, et al: Serum procalcitonin does not differentiate between infection and disease flare in patients with systemic lupus erythematosus. *Lupus* 20:125–130, 2011.

55. Kim HA, Jeon JY, An JM, et al: C-reactive protein is a more sensitive and specific marker for diagnosing bacterial infections in systemic lupus erythematosus compared to S100A8/A9 and procalcitonin. *J Rheumatol* 39:728–734, 2012.

56. Bador KM, Intan S, Hussin S, et al: Serum procalcitonin has negative predictive value for bacterial infection in active systemic lupus erythematosus. *Lupus* 21:1172–1177, 2011.

58. Efthimiou P, Paik PK, Bielory L: Diagnosis and management of adult onset Still's disease. *Ann Rheum Dis* 65:564–572, 2006.

59. Nishiya K, Hashimoto K: Elevation of serum ferritin levels as a marker for active systemic lupus erythematosus. *Clin Exp Rheumatol* 15:39–44, 1997.

60. Nemeth E, Valore EV, Territo M, et al: Hepcidin, a putative mediator of anemia of inflammation, is a type II acute-phase protein. *Blood* 101:2461–2463, 2003.

62. Lahita RG, Rivkin E, Cavanagh I, et al: Low levels of total cholesterol, high-density lipoprotein, and apolipoprotein A1 in association with anticardiolipin antibodies in patients with systemic lupus erythematosus. *Arthritis Rheum* 36:1566–1574, 1993.

63. Park YB, Lee SK, Lee WK, et al: Lipid profiles in untreated patients with rheumatoid arthritis. *J Rheumatol* 26:1701–1704, 1999.

64. Johnson AM, Merlini G, Sheldon J, et al: Clinical indications for plasma proteins assays: transthyretin (prealbumin) in inflammation and malnutrition—International Federation of Clinical Chemistry and Laboratory Medicine (IFCC), IFCC Scientific Division Committee on Plasma Proteins (C-PP). *Clin Chem Lab Med* 45:419–426, 2007.

65. Tutuncu ZN, Bilgie A, Kennedy LG, et al: Interleukin-6, acute phase reactants and clinical status in anklyosing spondylitis. *Ann Rheum Dis* 53:425–426, 1994.

66. Uddhammar A, Sundqvist KG, Ellis B, et al: Cytokines and adhesion molecules in patients with polymyalgia rheumatica. *Br J Rheumatol* 37:766–769, 1998.

67. Luqmani R, Sheeran T, Robinson M, et al: Systemic cytokine measurements: their role in monitoring the response to therapy in patients with rheumatoid arthritis. *Clin Exp Rheumatol* 12:503–508, 1994.

68. Pountain G, Hazleman B, Cawston TE: Circulating levels of IL-1beta, IL-6 and soluble IL-2 receptor in polymyalgia rheumatica and giant cell arteritis and rheumatoid arthritis. *Br J Rheumatol* 37:797–798, 1998.

69. Gabay C, Cakir N, Moral F, et al: Circulating levels of tumor necrosis factor soluble receptors in systemic lupus erythematosus are significantly higher than in other rheumatic diseases and correlate with disease activity. *J Rheumatol* 24:303–308, 1997.

70. Gabay C, Gay-Croisier F, Roux-Lombard P, et al: Elevated serum levels of interleukin-1 receptor antagonist in polymyositis/dermatomyositis: a biologic marker of disease activity with a possible role in the lack of acute-phase protein response. *Arthritis Rheum* 37:1744–1751, 1994.

72. Sokka T, Pincus T: Erythrocyte sedimentation rate, C-reactive protein, or rheumatoid factor is normal at presentation in 35-45% of patients with rheumatoid arthritis seen between 1980 and 2004: analysis from Finland and the United States. *J Rheumatol* 36:1387–1390, 2009.

73. Matsui T, Kuga Y, Kaneko A, et al: Disease Activity Score 28 (DAS28) using C-reactive protein underestimates disease activity and overestimates EULAR response criteria compared with DAS28 using erythrocyte sedimentation rate in a large observational cohort of rheumatoid arthritis patients in Japan. *Ann Rheum Dis* 66:1221–1226, 2007.

76. Rhodes B, Merriman ME, Harrison A, et al: A genetic association study of serum acute-phase C-reactive protein levels in rheumatoid arthritis: implications for clinical interpretation. *PLoS Med* 7:e1000341, 2010.

78. Posthumus MD, Limburg PC, Westra J, et al: Serum matrix metalloproteinase 3 levels in comparison to C-reactive protein in periods with and without progression of radiological damage in patients with early rheumatoid arthritis. *Clin Exp Rheumatol* 21:465–472, 2003.

79. Kuuliala A, Eberhardt K, Takala A, et al: Circulating soluble E-selectin in early rheumatoid arthritis: a prospective five year study. *Ann Rheum Dis* 61:242–246, 2002.

80. Aletaha D, Smolen JS: The rheumatoid arthritis patient in the clinic: comparing more than 1300 consecutive DMARD courses. *Rheumatology (Oxford)* 41:1367–1374, 2002.

81. Wolfe F, Pincus T: The level of inflammation in rheumatoid arthritis is determined early and remains stable over the longterm course of the illness. *J Rheumatol* 28:1817–1824, 2001.

82. Sanmarti R, Gomez A, Ercilla G, et al: Radiological progression in early rheumatoid arthritis after DMARDS: a one-year follow-up study in a clinical setting. *Rheumatology (Oxford)* 42:1044–1049, 2003.

83. Charles P, Elliott MJ, Davis D, et al: Regulation of cytokines, cytokine inhibitors, and acute-phase proteins following anti-TNF alpha therapy in rheumatoid arthritis. *J Immunol* 163:1521–1528, 1999.

84. Weisman MH, Durez P, Hallegua D, et al: Reduction of inflammatory biomarker response by abatacept in treatment of rheumatoid arthritis. *J Rheumatol* 33:2162–2166, 2006.

85. Lee EB, Fleischmann R, Hall S, et al: Tofacitinib versus methotrexate in rheumatoid arthritis. *N Engl J Med* 370:2377–2386, 2014.

86. Buch MH, Seto Y, Bingham SJ, et al: C-reactive protein as a predictor of infliximab treatment outcome in patients with rheumatoid arthritis: defining subtypes of nonresponse and subsequent response to etanercept. *Arthritis Rheum* 52:42–48, 2005.

87. Smolen JS, Van Der Heijde DM, St Clair EW, et al: Predictors of joint damage in patients with early rheumatoid arthritis treated with high-dose methotrexate with or without concomitant infliximab: results from the ASPIRE trial. *Arthritis Rheum* 54:702–710, 2006.

88. Genovese MC, McKay JD, Nasonov EL, et al: Interluekin-6 receptor inhibition with tocilizumab reduces disease activity in rheumatoid arthritis with inadequate response to disease-modifying antirheumatic drugs. The Tocilizumab in Combination With Traditional Disease-Modifying Antirheumatic Drug Therapy Study. *Arthritis Rheum* 58:2968–2980, 2008.

91. Fujinami M, Sato K, Kashiwazaki S, et al: Comparable histological appearance of synovitis in seropositive and seronegative rheumatoid arthritis. *Clin Exp Rheumatol* 15:11–17, 1997.

92. Gough A, Sambrook P, Devlin J, et al: Osteoclastic activation is the principal mechanism leading to secondary osteoporosis in rheumatoid arthritis. *J Rheumatol* 25:1282–1289, 1998.

95. Combe B, Dougados M, Goupille P, et al: Prognostic factors for radiographic damage in early rheumatoid arthritis: a multiparameter prospective study. *Arthritis Rheum* 44:1736–1743, 2001.

97. Poole CD, Conway P, Reynolds A, et al: The association between C-reactive protein and the likelihood of progression to joint replacement in people with rheumatoid arthritis: a retrospective observational study. *BMC Musculoskelet Disord* 9:146, 2008.

98. Goodson NJ, Symmons DP, Scott DG, et al: Baseline levels of C-reactive protein and prediction of death from cardiovascular disease in patients with inflammatory polyarthritis: a ten-year followup study of a primary care-based inception cohort. *Arthritis Rheum*

52:2293–2299, 2005.

99. Maradit-Kremers H, Nicola PJ, Crowson CS, et al: Raised erythrocyte sedimentation rate signals heart failure in patients with rheumatoid arthritis. *Ann Rheum Dis* 66:76–80, 2007.

101. Gaitonde S, Samols D, Kushner I: C-reactive protein and systemic lupus erythematosus. *Arthritis Care Res* 59:1814–1820, 2008.

103. Moutsopoulos HM, Mavridis AK, Acritidis NC, et al: High C-reactive protein response in lupus polyarthritis. *Clin Exp Rheumatol* 1:53–55, 1983.

104. Maury CP, Teppo AM, Wegelius O: Relationship between urinary sialylated saccharides, serum amyloid A protein and C-reactive protein in rheumatoid arthritis and systemic lupus erythematosus. *Ann Rheum Dis* 41:268–271, 1982.

105. Vila LM, Alarcon GS, McGwin G Jr, et al: Systemic lupus erythematosus in a multiethnic cohort (LUMINA): XXIX. Elevation of erythrocyte sedimentation rate is associated with disease activity and damage accrual. *J Rheumatol* 32:2150–2155, 2005.

106. Ames PR, Alves J, Pap AF, et al: Fibrinogen in systemic lupus erythematosus: more than an acute phase reactant? *J Rheumatol* 27:1190–1195, 2000.

107. Gabay C, Roux-Lombard P, de Moerloose P, et al: Absence of correlation between interleukin 6 and C-reactive protein blood levels in systemic lupus erythematosus compared with rheumatoid arthritis. *J Rheumatol* 20:815–821, 1993.

108. Russell AI, Cunninghame Graham DS, Shepherd C, et al: Polymorphism at the C-reactive protein locus influences gene expression and predisposes to systemic lupus erythematosus. *Hum Mol Genet* 13:137–147, 2004.

111. Marnell L, Mold C, Du Clos TW: C-reactive protein: ligands, receptors and role in inflammation. *Clin Immunol* 117:104–111, 2005.

113. Kalabay L, Nemesanszky E, Csepregi A, et al: Paradoxical alteration of acute phase protein levels in patients with chronic hepatitis C treated with IFN-alpha 2b. *Int Immunol* 16:51–54, 2004.

114. Selzer F, Sutton-Tyrrell K, Fitzgerald SG, et al: Comparison of risk factors for vascular disease in the carotid artery and aorta in women with systemic lupus erythematosus. *Arthritis Rheum* 50:151–159, 2004.

116. Gonzalez-Gay MA, Rodriguez-Valverde V, Blanco R, et al: Polymyalgia rheumatica without significantly increased erythrocyte sedimentation rate: a more benign syndrome. *Arch Intern Med* 157:317–320, 1997.

118. Cantini F, Salvarani C, Olivieri I, et al: Erythrocyte sedimentation rate and C-reactive protein in the evaluation of disease activity and severity in polymyalgia rheumatica: a prospective follow-up study. *Semin Arthritis Rheum* 30:17–24, 2000.

119. Salvarani C, Hunder GG: Giant cell arteritis with low erythrocyte sedimentation rate: frequency of occurrence in a population-based study. *Arthritis Rheum* 45:140–145, 2001.

120. Salvarani C, Cimino L, Macchioni P, et al: Risk factors for visual loss in an Italian population-based cohort of patients with giant cell arteritis. *Arthritis Rheum* 53:293–299, 2005.

125. Weyand CM, Fulbright JW, Hunder GG, et al: Treatment of giant cell arteritis: interleukin-6 as a biologic marker of disease activity. *Arthritis Rheum* 43:1041–1048, 2000.

126. Salvarani C, Cantini F, Niccoli L, et al: Acute-phase reactants and the risk of relapse/recurrence in polymyalgia rheumatica: a prospective followup study. *Arthritis Rheum Care Res* 53:33–38, 2005.

127. Boiardi L, Casali B, Farnetti E, et al: Relationship between interleukin 6 promotor polymorphism at position-174, IL-6 serum levels, and the risk of relapse/recurrence in polymyalgia rheumatica. *J Rheumatol* 33:703–708, 2006.

128. Schmidt J, Ducroix JP, et al: Groupe de Recherche sur l'Artérite à Cellules Géantes (GRACG). Procalcitonin at the onset of giant cell arteritis and polymyalgia rheumatica: the GRACG prospective study. *Rheumatology (Oxford)* 48:158–159, 2009.

129. Pearson JD: Markers of endothelial perturbation and damage. *Br J Rheumatol* 32:651–652, 1993.

131. Fautrel B, Le Moel G, Saint-Marcoux B, et al: Diagnostic value of ferritin and glycosylated ferritin in adult onset Still's disease. *J Rheumatol* 28:322–329, 2001.

132. Fautrel B, Zing E, Golmard JL, et al: Proposal for a new set of classification criteria for adult-onset Still disease. *Medicine (Baltimore)* 81:194–200, 2002.

135. Grom AA: Natural killer cell dysfunction: a common pathway in systemic-onset juvenile rheumatoid arthritis, macrophage activation

syndrome, and hemophagocytic lymphohistiocytosis? *Arthritis Rheum* 50:689–698, 2004.

136. Kawashima M, Yamamura M, Taniai M, et al: Levels of interleukin-18 and its binding inhibitors in the blood circulation of patients with adult-onset Still's disease. *Arthritis Rheum* 44:550–560, 2001.

137. Chen DY, Lan JL, Fin FJ, et al: Proinflammatory cytokine profiles in sera and pathological tissues of patients with active untreated adult onset Still's disease. *J Rheumatol* 31:2189–2198, 2004.

138. Fitzgerald AA, LeClercq SA, Yan A, et al: Rapid responses to anakinra in patients with refractory adult-onset Still's disease. *Arthritis Rheum* 52:1794–1803, 2005.

140. Spoorenberg A, van der Heijde D, de Klerk E, et al: Relative value of erythrocyte sedimentation rate and C-reactive protein in assessment of disease activity in ankylosing spondylitis. *J Rheumatol* 26:980–984, 1999.

141. Braun J, Brandt J, Listing J, et al: Treatment of active ankylosing spondylitis with infliximab: a randomized controlled multicentre trial. *Lancet* 359:1187–1193, 2002.

142. Stone MA, Payne U, Pacheco-Tena C, et al: Cytokine correlates of clinical response patterns to infliximab treatment of ankylosing spondylitis. *Ann Rheum Dis* 63:84–87, 2004.

144. Poddubnyy DA, Rudwaleit M, Listing J, et al: Comparison of a high sensitivity and standard C reactive protein measurement in patients with ankylosing spondylitis and non-radiographic axial spondyloarthropathies. *Ann Rheum Dis* 69:1338–1341, 2010.

145. Sonel B, Tutkak H, Duzgun N: Serum levels of IL-1 beta, TNF-alpha, IL-8, and acute phase proteins in seronegative spondyloarthropathies. *Joint Bone Spine* 69:463–467, 2002.

146. Wang X, Lin Z, Wei Q, et al: Expression of IL-23 and IL-17 and effect of IL-23 on IL-17 production in ankylosing spondylitis. *Rheumatol Int* 29:1343–1347, 2009.

148. Spector TD, Hart DJ, Nandra D, et al: Low-level increases in serum C-reactive protein are present in early osteoarthritis of the knee and predict progressive disease. *Arthritis Rheum* 40:723–727, 1997.

149. Kerkhof HJM, Bierma-Zeinstra SMA, Castano-Betancourt MC, et al: Serum C reactive protein levels and genetic variation in the CRP gene are not associated with the prevalence, incidence or progression of osteoarthritis independent of body mass index. *Ann Rheum Dis* 69:1976–1982, 2010.

150. Punzi L, Ramonda R, Oliviero F, et al: Value of C reactive protein in the assessment of erosive osteoarthritis. *Osteoarthritis Cartilage* 10:595–601, 2002.

151. Hind CRK, Winearls CG, Pepys MB: Correlation of disease-activity in systemic vasculitis with serum C-reactive protein measurement—a prospective study of 38 patients. *Eur J Clin Invest* 15:89–94, 1985.

153. Laurent MR, Panayi GS, Shepherd P: Circulating immune-complexes, serum immunoglobulins, and acute phase proteins in psoriasis and psoriatic-arthritis. *Ann Rheum Dis* 40:66–69, 1981.

155. Berkun Y, Padeh S, Reichman B, et al: A single testing of serum amyloid A levels as a tool for diagnosis and treatment dilemmas in familial Mediterranean fever. *Semin Arthritis Rheum* 37:182–188, 2007.

156. Moutsopoulos HM, Elkon KB, Mavridis AK, et al: Serum C-reactive protein in primary Sjögren's syndrome. *Clin Exp Rheumatol* 1:57–58, 1983.

157. Guillaume S, Prieur AM, Coste J, et al: Long term outcome and prognosis in oligoarticular-onset juvenile idiopathic arthritis. *Arthritis Rheum* 43:1858–1865, 2000.

158. Donald F, Ward MM: Evaluative laboratory testing practices of United States rheumatologists. *Arthritis Rheum* 41:P725–P729, 1998.

160. Paulus HE, Brahn E: Is erythrocyte sedimentation rate the preferable measure of the acute phase response in rheumatoid arthritis? *J Rheumatol* 31:838–840, 2004.

162. Pepys MB, Hirschfield GM, Tennent GA, et al: Targeting C-reactive protein for the treatment of cardiovascular disease. *Nature* 440:1217–1221, 2006.

164. Heikkila K, Ebrahim S, Lawlor DA: A systematic review of the association between circulating concentrations of C reactive protein and cancer. *J Epidemiol Commun Health* 61:824–832, 2007.

165. De Torres JP, Pinto-Pata V, Casanova C: C-reactive protein levels and survival in patients with moderate to very severe COPD. *Chest* 133:1336–1343, 2008.

167. Danesh J, Wheeler JG, Hirschfield GM, et al: C-reactive protein and other circulating markers of inflammation in the prediction of coronary heart disease. *N Engl J Med* 350:1387–1397, 2004.

168. Ridker PM: C-reactive protein and the prediction of cardiovascular events among those at intermediate risk: moving an inflammatory hypothesis toward consensus. *J Am Coll Cardiol* 49:2129–2138, 2007.

171. Kushner I, Rzewnicki D, Samols D: What does minor elevation of C-reactive protein signify? *Am J Med* 119:e117–e118, 2006.

172. De Beer FC, Soutar AK, Baltz ML, et al: Low density and very low density lipoproteins are selectively bound by aggregated C-reactive protein. *J Exp Med* 156:230–242, 1982.

173. Pepys MD, Rowe IF, Baltz ML: C-reactive protein: binding to lipids and lipoproteins. *Int Rev Exp Pathol* 27:83–111, 1985.

175. Lowe GD, Pepys MB: C-reactive protein and cardiovascular disease: weighing the evidence. *Curr Atheroscler Rep* 8:421–428, 2006.

176. Ridker PM, Danielson E, Francisco AH, et al: Rosuvastatin to prevent vascular events in men and women with elevated C-reactive protein. *N Engl J Med* 359:2195–2207, 2008.

177. Genser B, Grammer TB, Stojakovic T, et al: Effect of HMG CoA reductase inhibitors on low density lipoprotein cholesterol and C-reactive protein: systemic review and meta-analysis. *Int J Clin Pharmacol Ther* 46:497–510, 2008.

178. Lawlor DA, Harbord RM, Timpson NJ, et al: The association of C-reactive protein and CRP genotype with coronary heart disease: findings from five studies with 4,610 cases amongst 18,637 participants. *PLoS One* 3:e3011, 2008.

179. Zacho J, Tybjaerg-Hansen A, Jensen JS, et al: Genetically elevated C-reactive protein and ischemic vascular disease. *N Engl J Med* 359:1897–1908, 2008.

180. Lange LA, Carlson CS, Hindorff LA, et al: Association of polymorphisms in the CRP gene with circulating C-reactive protein levels and cardiovascular events. *JAMA* 296:2703–2711, 2006.

第58章

风湿性疾病的影像学检查

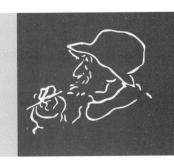

原著　Mikkel Østergaard • Robertg. W.Lambert • Waltergrassi
郝传玺　马慧云 译　洪　楠 校

关键点

影像学检查在炎性关节病中的实际应用

A. 外周关节

临床应用：

- 类风湿关节炎的诊断：放射影像学检查，磁共振成像、超声
- 对于怀疑但不明确的炎性关节病以及早期、未分类的炎性关节病的辅助诊断（通过检查有无滑膜炎、肌腱骨附着点炎以及骨侵蚀等）：放射影像学检查、MRI、超声
- 监测病变活动性：MRI、超声
- 监测关节结构性破坏：放射影像学检查、MRI
- 辅助提示早期 RA 患者的预后分层：放射影像学检查、MRI、（超声[*]）数字化 X 线测量法（DXR[*]）
- 帮助确定有无影像学表现的缓解：MRI、超声
- 帮助指导关节、关节囊及腱鞘的穿刺抽吸及注射：超声

临床研究中的应用：

- 在 RA 临床试验中评价关节结构破坏的程度：放射影像学检查、MRI
- 评价新药物的抗炎治疗的有效性：MRI、US
- 临床实验前筛选病情可能进展的患者：放射影像学检查、MRI

B. 中轴关节

临床应用：

- 强直性脊柱炎和脊柱关节炎的诊断：放射影像学检查，MRI

- 监测病变的活动性：MRI
- 监测关节的结构性破坏：放射影像学检查、MRI、CT[†]

临床研究中的应用：

- 评估 SPA 的结构变化进展：放射影像学检查、MRI[*]
- 评价新药物抗炎治疗的有效性：MRI
- 临床实验前筛选病情可能进展的患者：放射影像学检查、MRI

[*] 有前途，但仍需证据支持。
[†] CT 可以实现，但因为电离辐射而不被使用。

数十年来，风湿病学的影像学检查主要依靠传统放射学检查（CR）。然而新的影像检查方式显著的增加了影像学检查所带来的信息数量和范围，如 CR、MRI、超声等。在风湿病学中，影像学检查可有多种用途：确立或证实诊断，确定病变的程度，监测病情的变化（如活动性、结构破坏等），为特定治疗方式选择患者（如手术、注射疗法），发现病变或治疗方法的并发症以及评估临床实验的治疗有效性。这些不同的用途需要不同的影像检查方式。

本章着眼于炎性关节病，如类风湿关节炎（rheumatoid arthritis，RA）、银屑病关节炎（psoriatic arthritis，PsA）、强直性脊柱炎（ankylosing spondylitis，AS）、其他类型的中轴性 PsA、痛风以及骨关节炎（osteoarthritis，OA）。其他方面，包括结缔组织病和血管炎性疾病的核医学、毛细管显微镜检查，也有简要涉及。对其他单个疾病的影像学表现，可参考风湿类疾病的相关章节，及肌骨影像学教科书来获取不同影像学成像方式的详细内容[1]。本章简要讲述传统放射学的优势及其在诊断和随访风湿性疾病中的重要性，同时将新的影像学检查方式作为重点，特别是 MRI 和超声，以突出风湿病学已经进入了在治疗方式和影像成像方面让人振奋和不断发展的新时期。

传统放射学

关键点
X 线片检查是相对价廉、简单和可靠的检查方式。
X 线片检查可以直接观察骨质损害并通过关节间隙变窄间接观察关节软骨破坏；然而 X 线片检查对软组织改变既不敏感也不特异。
X 线片检查表现是多种风湿类疾病分类标准中的重要组成部分，包括 RA、AS、脊柱关节炎、PsA 和 OA。
X 线片检查阳性及阴性表现具有重要意义，应作为关节炎病变的首选影像学检查方式。
X 线片检查可以用来随访炎性关节病和退行性病变的骨质结构损害，但不如 MRI 敏感。
X 线片检查的主要缺点是对病变的敏感性低，特别是对软组织改变。

第一张伦琴射线图像是手的"X 线图像"。自那时起，传统放射学检查（X 线片）在肌骨影像学检查中一直起着重要作用[1]。不论技术参数如何，无论是模拟图像还是数字图像，X 线片检查具有相对价廉、在世界范围内广泛应用、图像质量稳定的特点。成像稳定意味着，尽管 X 线片检查有其局限性，但由于其与技术进步并不相关，所以临床实践的进步可以信任古老但有价值的 X 线片检查。在未来，X 线片检查将会像现在一样发挥重要的作用。

技术要点

X 线片检查是依赖于不同组织的自然对比度对 X 线的不同吸收作用而成像的二维重叠影像。X 线片检查具有很高的空间分辨率，这是其他检查难以超越的；但是 X 线片检查只在少数几种组织中存在较高的对比度，如骨骼（钙化）、软组织、空气。脂肪作为一种单独的密度可以被显示，但是脂肪与软组织之间的分界却难以分辨；软骨、肌肉、肌腱、韧带、滑膜、液体等具有相同的密度而在 X 线片检查上无法区分。此特点赋予 X 线片检查以固有的优势和局限性[1-2]。

由于此优势，X 线片检查可以非常好地显示骨结构，并且因为其是重叠图像，可以对骨骼创伤和骨骼排列进行全面评估。图像数量少，便于快速评估，骨骼 - 软组织的高对比度可以使病变表现出特定的影像学特征，这使得 X 线片检查在临床实践中具有十分重要的价值。X 线片检查最大的缺陷是软组织对比度不足，这使其在探查软组织病变时不够敏感。炎性关节病的首要影像学特征可能是永久性骨质损害（骨侵蚀）；在关节退行性病变中，关节软骨广泛丢失导致关节间隙狭窄之前，软骨破坏通常难以显示。

虽然 X 线片检查具有电离辐射，但是仍被认为是相对安全的，特别是对于老年患者。一个例外就是脊柱和骶髂关节成像，因为要穿透躯体，所以射线剂量更高；对于年轻人群，MRI 提供了一个更安全和提供信息量更大的选择。在大多数的检查中，病变关节需要两个及以上的投照体位才能全面观察；图像质量可以通过严格遵守标准成像方案加以改善。

类风湿关节炎

RA 是一个典型的炎性关节病，首先累及滑膜以及外周关节。RA 是一种系统性炎性病变，典型的临床表现常呈对称性分布，影像学特征也遵循此规律。正如所有的放射学表现，病变分布常体现了潜在病因。在 RA 中，双手的掌指关节和近侧指间关节、双腕关节以及双足跖趾关节最常受累[1-2]。

在周围小关节中，关节周围的骨质疏松是早期 RA 最具特征性改变。随着病变进展，骨质疏松广泛出现，并随肢体废用而加重。骨侵蚀（图 58-1）是 RA 的特征性表现，常首先出现于关节的边缘，此处介于关节软骨覆盖的边缘和关节囊的附着部位，是增殖的滑膜覆盖的区域，也就是"裸区"。这些边缘性骨侵蚀最初可能比较轻微，表现为骨皮质的破坏，特别是在掌骨头的桡侧面，此处在专用的投照体位上显示最清楚，如手部前后斜位。骨质侵蚀性改变提示病变处于进展期。在大关节，X 线片检查显示骨侵蚀之前滑膜增生可能已经非常严重。这在膝关节特别明显，由关节炎和滑囊炎所致的疼痛及肿胀出现很久之后骨侵蚀才显示。除了裸区骨侵蚀之外，另外两种骨侵蚀也出现于 RA 中。压缩性骨侵蚀是由于骨质炎性改变或骨质疏松在骨骼重塑过程中出现的骨间压迫塌陷的表现，髋关节的髋臼前突为其典型表现（图 58-1E）。还有表面骨侵蚀，由相邻腱鞘的炎症所致。典型部位是继发于尺侧腕伸肌腱鞘炎的尺骨茎突外缘。

关节间隙受累是 RA 的特征性改变[1-2]。在很多患者中，炎性过程导致关节软骨进行性破坏，这反过来引起放射学中所显示的关节间隙狭窄。因为关节内所有软骨同时受累，所以 RA 的关节间隙常呈广泛性狭窄，这区别于骨关节炎的局限性或非对称性的关节间隙变窄。有时，关节软骨破坏会早于滑膜骨侵蚀。持续的关节软骨破坏可导致部分性或完全性纤维性关节强直，但进展到骨性关节强直并不常见，后者可在疾病末期发生于腕关节和足中段。软骨下低密度区在 RA 中很常见，通常被称为囊变、淋巴腔或假性囊肿。他们可能是由于血管翳在骨内延伸对骨质造成的破坏或骨内类风湿结节。机械性因素会导致这些病变的进展，较大的囊性病变可见于肘关节、股骨颈及膝关节，偶尔可能会导致病理骨折。

手足小关节周围软组织对称性肿胀常是 RA 最早出现的临床症状及影像学特征。软组织肿胀可以由关节腔积液、滑膜增殖、关节周围炎症引起，但此影像学表现并无特异性，X 线片检查对此类改变的敏感性远低于 MRI 及超声。偏心性软组织肿胀可能由关节邻近的滑囊炎、腱鞘炎或类风湿结节引起。肌腱或腱鞘受累也很常见。由于软组织改变在平片中常难以被显示，所以 X 线片检查对此诊断价值不大。

由于关节囊、韧带及肌腱的松弛及破坏，RA 常有关节排列紊乱及关节变形（图 58-1）。这些变形最常见于手、腕、足及颈部。值得注意的是，这些关节紊乱可能是一过性的，在摆位拍片时，紊乱程度可能会减轻。病变晚期会形成严重的关节变形，如残毁性关节炎[1-2]。

脊柱

颈椎受累在 RA 中很常见，这需要特别注意。其常在 RA 因子阳性患者发病后数年出现，且伴有严重的周围小关节病变，并可能引起严重的疼痛、颈椎不稳，最后导致脊髓压迫[3]。既往报道颈椎受累的比例高达 70%，但在近期研究中这一比例明显下降，这与改善病情抗风湿药治疗可减轻颈椎放射学进展相一致[4]。

虽然病变可累及整个颈椎（图 58-2），但是上颈部区域最常受累。上颈部改变包括齿状突骨侵蚀、寰椎半脱位 [前脱位、垂直脱位（即颅底塌陷）、后脱位及侧方脱位]；寰枢椎以下改变包括钩椎关节及椎间关节异常、半脱位及错位。

为了更清楚地观察颈椎，应选用恰当的体位拍摄 X 线片，如屈曲及过伸位侧位，所有颈部疼痛的 RA 患者均需接受此检查。屈伸位像对于寰枢椎不稳定程度的评估极为重要。

寰枢关节半脱位是由横韧带松弛或断裂所致。其特征性表现是前脱位（表现为枢椎齿状突与寰椎前弓的异常分离）。枢椎齿状突与寰椎前弓异常间距的底限在文献报道中各有不同，但通常认为大于 2.5 mm 是异常的，这一距离的不同可能与屈伸体位变化有较大关系[1]。颅底塌陷是基于齿状突尖部与颅底解剖学标志之间相对关系的放射学测量进行诊断的，其可导致齿状突突入枕骨大孔并对神经结构形成压迫[1]。严重的寰枢关节半脱位可能需要外科手术治疗。

寰枢椎以下受累常见，且随关节突关节的骨侵蚀、关节间隙变窄以及半脱位的程度不同而有不同表现，也可有椎间隙狭窄及棘突侵蚀。椎间半脱位亦可导致神经损害[1]。

MRI 对 RA 的颈椎受累（图 58-2C）可提供更多信息，包括脊髓压迫。

在诊断、病情监测及预后中的应用

诊断

RA 典型的 X 线表现是 1987 年美国风湿病学会（American college of rheumatology，ACR）中 RA 分类标准中的组成部分[5]。X 线片检查在最近的 2010 年 ACR/ 欧洲抗风湿病联盟（European league against，EULAR）的分类标准中也有体现，在此标准中患者具有 RA 典型的骨侵蚀及至少有一个肿胀关节即符合 RA 标准，并被归类为 RA[6-7]。X 线片检查可以用于 RA 与其他关节疾病的鉴别诊断，如关节退行性变、PsA 及肿瘤[2]。EULAR 最近发表了关于影像学（包括放射学）在 RA 临床管理中的应用建议（表 58-1）[8]。

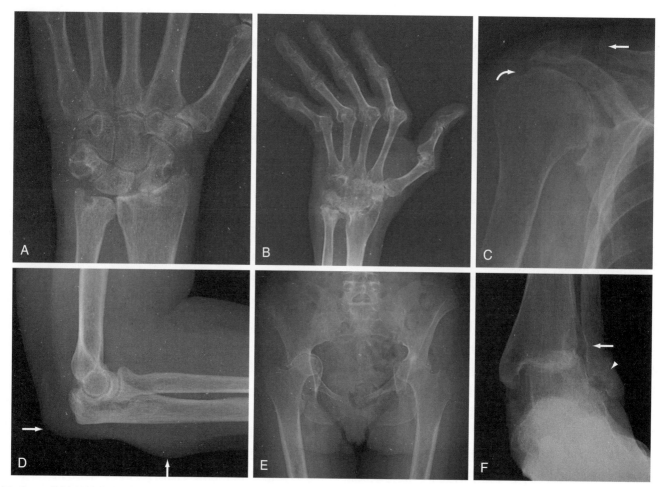

图 58-1 类风湿关节炎（X 线平片）。**A.** 可见多发典型的骨侵蚀（如在三角骨、豌豆骨、舟状骨、桡骨及尺骨茎突）。广泛的软骨缺损亦可见于桡腕关节间隙。**B.** 掌指关节可见广泛的骨侵蚀，并伴有明显的尺侧偏斜。腕关节可见明显的骨侵蚀及骨性强直。**C.** 在肩关节后斜位像中可见盂肱关节间隙明显变窄且伴有边缘性侵蚀，肱骨头近大结节处可见囊性变（弯箭）。相对于肩胛盂，肱骨头抬高提示慢性肩袖撕裂。锁骨远端逐渐变细和肩锁关节扩大（白箭）也很明显。**D.** 在肘部和前臂伸面，类风湿结节表现为皮下软组织分叶状肿胀（白箭）。**E.** 双侧髋臼内陷。髋臼内缘突入骨盆。附着软骨严重丢失。**F.** 踝关节软骨广泛丢失办腓骨骨侵蚀（白箭和箭头），后足外翻

病情监测

在 RA 常规临床管理及临床试验中，X 线评估将手、腕、足的关节间隙变窄、骨侵蚀作为关节结构受损的指征[9-11]。对放射学中损伤有效的评分方法（Larsen 方法和 Sharp 方法以及他们的修订本）在临床试验中广泛应用[10-12]。Sharp 评分中的 vanderHeijde 及 Genant 的修订本对关节改变最为敏感，但也最耗时[13]。在临床实践中，通过计数骨侵蚀关节及间隙狭窄的关节衍生而来的"单纯骨侵蚀及关节间隙狭窄积分"（SENS）[14-15] 较为省时，但很少被使用。

预后

早期骨侵蚀与远期放射学及功能结局相关性较弱[16]，早期 X 线骨侵蚀进行性改变与远期运动功能损害相关[17]。在早期未分化性关节炎中，X 线平片中所示的骨侵蚀增加了发展为持续性关节炎的风险[18]。然而，在早期 RA 患者中，只有少数患者能在 X 线片检查中可见到骨侵蚀，在发病后第 6 个月时仅有 8% ～ 40% 能见到[19-23]；早期未见到骨侵蚀并不意味着预后良好。因此在此阶段，X 线片检查并不能有效地确定未来的"非进展者"（即将来不表现为关节持续破坏的患者）[24]。

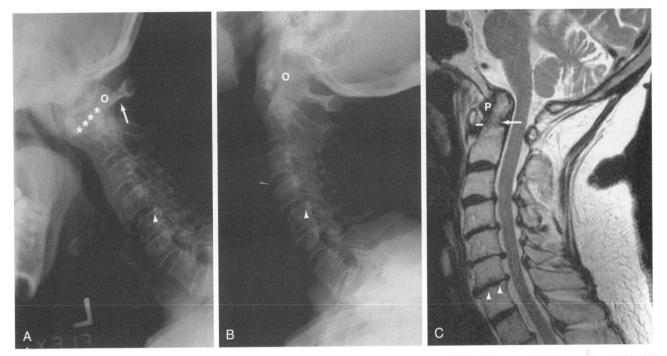

图 58-2　类风湿关节炎中的颈椎（X 线平片和 MRI）。**A** 和 **B**．寰枢椎前半脱位。**A**．屈曲位侧位 X 线片显示寰枢椎明显前脱位，寰齿前间隙增宽（星号）和寰齿后间隙变窄（箭头）。**B**．过伸位侧位像显示半脱位几乎完全消失。另可见在 C4 ~ C5 半脱位（箭头）以及关节突关节侵蚀性变化。O 为齿状突。**C**．T2WI 显示齿状突周围低信号的血管翳（P）。继发于骨侵蚀，齿状突呈不规则状（箭头）。寰齿间隙轻度增宽（实线）。并可见无脊髓压迫的垂直半脱位。在多个水平，蛛网膜前间隙由于椎间盘突出而受压。小的骨侵蚀（箭头）可见于在 C6 ~ C7 椎体终板水平

强直性脊柱炎

　　强直性脊柱炎（ankylosing spondylitis，AS）是一种典型的炎性关节病，首先累及纤维软骨及中轴骨。早期累及软骨类关节及肌腱附着点，并且以累及中轴骨为特征，包括偏好累及骶髂关节和脊柱所有小关节及肌腱韧带附着点。

骶髂关节

　　骨侵蚀和骶髂关节强直是脊椎关节炎的典型特点[1,25]。在 AS 中，骶髂关节炎常最早出现，并呈特征性的双侧对称受累[26-27]。病变早期放射学检查主要表现在髂骨侧的关节软骨面，软骨下骨侵蚀引起关节面模糊，常伴有邻近骨质不同程度的骨质疏松以及周围骨质的反应性硬化。骨侵蚀可能会导致影像学上关节间隙局灶增宽（图 58-3A），但随着病变进展，关节面边界消失及骨质硬化，新骨形成并填充于骨侵蚀区及关节间隙内。骶髂关节在疾病晚期可能会随着关节强直及骨骼重塑而完全消失（图 58-3B）。骶髂

关节的韧带附着点经常受累，常表现为骨侵蚀及韧带附着部的增生，但这在 X 线平片上难以显示[26-27]。

脊柱

　　由于脊柱多个部位在 X 线平片中显示欠佳，使得用传统放射学判断脊柱最先受累部位受到限制。平片报告常提示腰骶部及胸腰段为最先受累，但是MRI 文献明确指出胸椎中段才是最先受累部位——此部位在平片中极难观察到。颈椎很少首先受累，但可偶发于女性。在骶髂关节没有严重受累时，脊柱病变很少发生。

　　AS 的脊柱早期影像学表现多由椎间关节边缘的肌腱附着点炎引起[26]。局部硬化化（亮角征，shiny corner）及骨侵蚀（Romanus 病灶，Romanus lesion）常发生在椎体终板前角的纤维环附着点，这是早期AS 的特征性表现（图 58-4A）[28]。在椎体边缘的前上或前下部由于骨膜增生填充正常的椎体前凹或骨侵蚀部位，以至前缘变平直或呈"方椎"。此种表现在

表 58-1 EULAR 关于影像学检查在 RA 临床管理中应用的建议 *

当诊断存疑时，除临床标准外，传统 X 线检查、超声或 MRI 可以提高 RA 诊断的确定性。†

超声或 MRI 发现炎症存在，可用于预测从未分化炎性关节炎到临床型 RA 的进展。

超声和 MRI 对于关节炎的检测都优于临床检查；这些检查方法可以更准确地评估炎症。手足 X 线检查应作为检测损伤的首选影像学检查。但是当 X 线检查未表现损伤时应考虑使用超声和（或）MRI 检查，用于检测早期损伤（特别是早期 RA）。

MRI 出现骨髓水肿是早期 RA 出现后续影像学进展的强有力的独立预测因子。MRI 或超声检测到关节炎（滑膜炎），以及传统 X 线检查、MRI 或超声检测到关节损伤都可以作为关节损伤进展的预测因子。

影像学显示炎症病变相比疾病活动的临床特点可能能够更好地预测治疗反应；影像学检查可用于预测治疗反应。

考虑到 MRI 或超声对炎症检测优于临床检查，可能更有助于监测疾病活动性。

关节损伤的定期评估，首先考虑使用手足 X 线检查。MRI（也许是超声）对关节损伤改变更敏感，可用于监测疾病进展。

对临床怀疑颈椎受累的患者应进行轴位及屈曲位的侧位片检查，用于监测颈椎功能不稳定情况。X 线检查阳性或存在特异性神经系统症状和体征时，应进行 MRI 检查。

即使达到临床缓解，MRI 和超声也可用于检测炎症，预测后续的关节损伤，评估是否持续存在炎症反应。

* 建议基于的数据主要集中于手部的影像学研究（特别是腕关节、掌指关节和近端指间关节）。对于特定关节成像的具体指南数据很少 [8]

† 对于临床可以确定至少一个关节存在滑膜炎的患者，而其他疾病没有更好的解释

EULAR：欧洲抗风湿病联盟；MRI, 磁共振成像；RA，类风湿关节炎

椎体前缘呈凹陷状的腰椎中易于识别，这不同于颈胸椎，因为后者椎体正常轮廓多变，可呈方形，甚至前凸状表现。

AS 中脊柱病变的特征性表现是骨刺形成，也被称为韧带骨赘（图 58-3C）。它们最初表现为薄细且与骨面垂直的突起，由椎间盘纤维环的外层纤维骨化而成。韧带骨赘从椎体的角部发出，在平片可见于脊柱的前面及侧面。韧带骨赘逐渐发展可以跨越椎间盘形成关节强直，其广泛形成可使得脊柱呈平滑、波浪状外观，即"竹节椎"。AS 特征性的韧带骨赘必须与其他脊柱或脊柱旁骨化相鉴别。脊柱的退行性病变起始于距离椎间结合处数毫米处，呈三角样外观，以

不同长度水平生长。在弥漫性特发性骨肥厚中，前纵韧带骨化可形成平滑肥厚的骨块，但骶髂关节很少受累。

AS 晚期，椎体终板常见局灶性或弥漫性骨侵蚀。强直后的脊柱骨折亦可形成假关节。关节突关节的改变较为常见，起初表现为边界不清的骨侵蚀及骨质硬化，但这些改变难以被发现。病变晚期常出现关节囊骨化及骨性关节强直（图 58-4）。强直的脊柱很容易骨折（图 58-4C 和 D），患者剧烈疼痛难以解释时应考虑到此种可能。棘间韧带及棘上韧带的附着点炎伴骨化形成非常常见，可形成须状骨刺及棘突间关节强直。

在诊断、病情监测及预后中的应用

尽管纽约修订版标准实际上是一个分类标准，但由于其以临床特征及骶髂关节炎的平片表现为基础，所以经常被用作 AS 的诊断标准 [25]。根据这个标准，除了符合一条临床标准，满足以下情况即可被诊断为 AS：双侧骶髂关节炎呈 2 级（轻微骶髂关节炎：关节边缘欠清晰，轻微的骨质硬化，关节间隙变窄，骨侵蚀）或 2 级以上；或单侧骶髂关节炎呈 3 级（中度骶髂关节炎：关节双侧明确的骨质硬化，关节面侵蚀，关节间隙消失）或 4 级表现（完全的骨性强直）[25]。由于放射学表现需要符合上述结构改变，所以确立诊断前、AS 患者患病间期中位时间大约 7 ～ 10 年 [29]。根据纽约标准所界定的放射学表现被包含在国际脊柱炎学会分类标准 [30]、欧洲脊椎关节病研究小组标准 [31] 及纽约标准修订版中 [25]。EULAR 最近发表了关于影像学（包括放射学）在 SpA 的诊断及临床管理中的应用建议（表 58-2）[32]。

脊柱的影像学表现虽不包含在分类标准中，但在患者病情随访中或许有价值 [23]。中轴性脊柱关节炎患者的骨骼改变进展较慢，并且在早期阶段常不存在；一般说来，在最初的 1 ～ 2 年内只有很小的改变。已制订出多种评分方法（均评估侧位像）以量化 AS 患者的脊柱改变——StokeAS 脊柱评分（stoke AS spine score，SASSS），Bath AS 放射指数（Bath AS Radiology Index，BASRI）以及 Stoke AS 脊柱评分修订版（modified stoke AS spine score，mSASSS）。对上述三个评分方法的对比研究发现，所有的方法均很可靠，但 mSASSS 脊柱评分修订版对病情变化更敏感 [33]。脊柱评分主要用于临床研究。

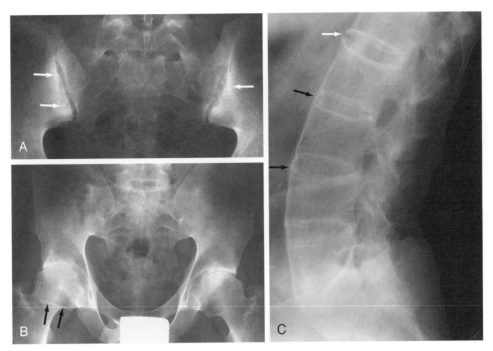

图 58-3 强直性脊柱炎（X 线平片）。**A**. 骶髂关节的髂骨侧可见骨质硬化（白箭），髂骨软骨下骨缺失提示骨侵蚀。**B**. 双侧髋关节间隙变窄。骨赘环可见于股骨头的滑膜附着点（黑箭）。骶髂关节融合（关节强直）**C**. 脊柱侧位像，韧带骨赘（黑箭和白箭），其中有些从一个椎体的边缘延伸到下一个椎体（骨桥，关节强直；黑色箭头）

银屑病关节炎

PsA 表现多样而特点鲜明。PsA 患者外周关节受累很常见，半数在症状出现的两年内可见放射学改变[34]。手部及腕关节最常受累，可累及多达 3/4 的 PsA 患者，但是关节受累的方式存在个体差异，即使同一患者在不同时间也不同。影像学上的改变通常是不对称性及辐射性分布，仅累及单一手指，包括远侧指间关节（图 58-5），这在 RA 中很罕见。临床上，这种指炎表现在 PsA 早期很常见。骨质疏松很少出现，骨质增生是 PsA 具有鉴别意义的特征。这可表现为指（趾）骨骨干的骨膜炎，或关节或肌腱附着点的不规则骨刺。新形成的疏松骨质与邻近的关节边缘的骨侵蚀处可能形成极具特征性的"须样"表现。掌指骨头部严重的边缘性骨侵蚀可能产生"笔尖样改变"。如果合并有指骨基底部中央深部的骨侵蚀，则可形成"笔带帽征"。病变进一步发展则常形成关节强直。大关节很少受累，这类似于 RA。脊柱受累在 PsA 中较为常见，常发生在病变早期，骶髂关节炎可见于 75% 的患者[35]。PsA 的骨质改变可很广泛，但比 AS 分布更不对称。

在诊断、病情监测及预后中的应用

虽然 RA 以骨质破坏性改变为其特点，但在 PsA 中，骨质破坏和骨质增生不仅可共存与同一人，甚至共存于同一关节[36]。特别需要指出的是，骨质增生性改变在平片中具有特征性，且被收入到 PsA 新的分类标准中[37]。近关节骨端的新骨形成在手足平片中表现为近关节缘的骨化（需要排除骨赘），边界不清，这是五条标准中的一条[37]。

平片中所见的关节结构破坏是 PsA 重要的预后评价指标。多种放射学评分方法被制定以评价外周关节（如用以评价 PSASharp-vander Heijde 评分方法修订版，这是一个评价骨侵蚀及关节间隙变窄的详细方法），骨质溶解和"笔帽征"被单独评价[13]。评分体系主要被用于临床试验。在 PsA，没有专门针对脊柱和骶髂关节的评分系统，这些区域可以像在 AS 中样被监测（见前文）。

痛风

多种微晶体可以沉积在关节内及其周围，并诱导

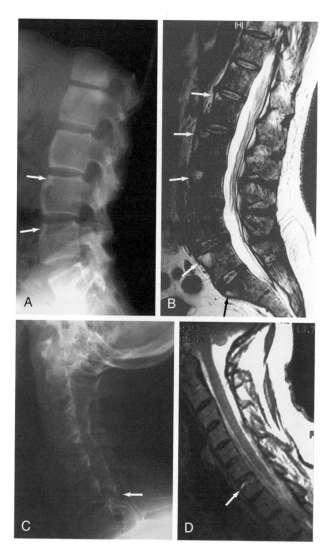

图 58-4 强直性脊柱炎（X 线平片及 MRI）。**A**．脊柱侧位像，椎体边缘明显骨侵蚀造成椎体前缘的变平直或轻度前凸（方椎）。新骨形成导致反应性硬化及椎体方形变。关节突关节融合。**B**．另一个患者的矢状位 T2WI 可见椎体前上方角（白箭和黑箭）存在骨髓水肿，对应于早期骨炎。**C** 和 **D**．AS 骨折。**C**．平片显示先前融合的 C6～C7 小关节的（白箭）的中断和轻微的前半脱位。**D**．矢状位 T2WI 确认高信号骨折线（白箭）穿过 C7 的上半部

炎性反应。在本章将讨论痛风（与尿酸钠沉积有关的关节炎）及焦磷酸钙结晶沉积病的特点。以下疾病读者可参考相应章节：羟基磷灰石晶体沉积病、血色素沉积病，黄褐病及 Wilson 病。

对急性痛风性关节炎的诊断并无帮助，因为此时病变局限在软组织内且无特异性。慢性痛风结节性痛风呈非对称性的，常累及足、手、腕关节、肘关节及膝关节。最常受累的部位是第一跖趾关节（图

58-6）。慢性痛风患者的放射学表现与痛风结节及其对骨与软组织的影响有关 [38]。

痛风结节表现为关节周围的偏心性、结节样软组织肿块，伴有无定形密度增高影或局灶性钙化 [38]。骨内痛风石常引起边界清晰的软骨下囊性透亮影或骨内钙化灶，在骨内膜及骨外膜侧对相邻骨形成骨侵蚀较常见。骨侵蚀可位于关节内、关节旁或者远离关节，常伴有边界清晰的硬化边。骨侵蚀边缘呈"悬垂样边缘"是痛风的特征性表现。直到病变晚期，关节间隙及骨密度仍能保持。鹰嘴及髌前区的滑囊炎常致软组织肿胀。

在诊断、病情监测及预后中的应用

急性原发性痛风性关节炎分类标准（1977 年）[39] 包括的平片特征有不对称性肿胀及无骨侵蚀的皮质下囊性变。然而，急性痛风的平片表现由于缺少敏感性及特异性而临床应用价值不大。在疾病的慢性期，不对称性的、侵蚀性的多关节病变及呈结节样软组织肿块伴有无定形增高密度影或局灶性钙化的痛风结节等特征性表现在临床上很有诊断价值。

目前已经制订一种特异性有效的痛风平片评分方法，在纵向研究中可提高病情监测的敏感性 [40]。然而，与超声及 MRI 比较，平片检查不是监测痛风表现的敏感方法，因为后者无法评估炎性改变的程度及痛风结节的体积 [41]。

焦磷酸钙结晶沉积症

焦磷酸钙结晶沉积症是指多种临床状况，包括无症状的结晶沉积、假性痛风、焦磷酸盐关节病以及其他少见情况，如假性 RA。软骨钙质沉着症是一个泛称，是指发生于透明软骨或纤维软骨的钙化，而不考虑软骨来源（图 58-7）。

假性痛风急性发作时常累及单关节，典型的放射学表现为非特异性的软组织肿胀和关节积液，类似于痛风及感染。软骨钙质沉着症在平片上难以显示。慢性焦磷酸盐关节病的 X 线表现与退行性骨关节病非常相似，包括关节间隙狭窄，关节面硬化，软骨下囊性变，有或无关节内及关节周围钙质沉着 [42]。

髌股关节、桡腕关节、第二及第三掌指关节是焦磷酸盐关节病典型的受累部位，常呈双侧对称性分布。除了常见的受累关节，病变亦可见于非承重关节

表 58-2 EULAR 关于影像学检查在脊柱关节炎诊断和临床管理的应用建议

中轴型 SpA：诊断

A．通常，应首选骶髂关节 X 线检查，用于诊断中轴型 SpA 中的骶髂关节炎。在某些特定情况下，如年轻患者或病程较短的患者，可首选骶髂关节 MRI。

B．如果临床特点和传统 X 线检查不能确诊，但又怀疑中轴型 SpA，推荐骶髂关节 MRI 检查。进行 MRI 检查时，应关注活动性炎性病变（尤其是骨髓水肿）和结构性病变（如骨侵蚀、新骨形成、硬化和脂肪浸润）。在中轴型 SpA 的诊断中通常不推荐脊柱 MRI。

C．除 X 线检查和 MRI 以外的其它影像学检查一般不推荐用于中轴型 SpA 的诊断*。

外周型 SpA：诊断

当怀疑外周型 SpA 时，超声或 MRI 可用于检测外周附着点炎，可支持 SpA 的诊断。此外，超声或 MRI 可用于检测外周关节炎、肌腱炎和滑囊炎。

中轴型 SpA：监测疾病活动性

骶髂关节和（或）脊柱 MRI 可用于评估和监测中轴型 SpA 的疾病活动性，提供临床和实验室检查以外的信息。复查 MRI 的时机根据临床需要而决定。通常 STIR 序列足以检测炎性病变，没有必要使用对比剂。

中轴型 SpA：监测结构变化

骶髂关节和（或）脊柱 X 线检查可用于长期监测中轴型 SpA 的结构变化，尤其是新骨形成。复查频率不应高于每两年一次。MRI 可以提供额外的信息。

外周型 SpA：监测疾病活动性

超声和 MRI 可用于监测外周型 SpA 的疾病活动性（尤其是滑膜炎和附着点炎），提供临床和实验室检查以外的信息。复查超声 /MRI 的时机根据临床需要而决定。敏感性更高的彩色多普勒超声足以检测炎性病变，没有必要使用超声对比剂。

外周型 SpA：监测结构变化

推荐使用传统 X 线检查监测外周型 SpA 的结构破坏。MRI 和（或）超声检查可能提供更多信息。

中轴型 SpA：预测结局及严重程度

AS 患者（放射学异常的中轴型 SpA），首选腰椎和颈椎的传统 X 线检查检测韧带骨赘，可以预测新的韧带骨赘的发展。MRI（椎角炎或脂肪病变）可用于预测新的放射学骨赘形成。

中轴型 SpA：预测疗效

MRI 发现广泛的炎性病变（骨髓水肿），尤其是 AS 患者的脊柱，可以预测中轴型 SpA 患者对 TNF 拮抗剂的治疗反应。因此，除临床检查和 CRP 外，MRI 可以协助判断开始 TNF 拮抗剂治疗的决策。

脊柱骨折

当怀疑中轴型 SpA 患者存在脊柱骨折时，推荐使用传统 X 线检查进行初步筛查。如果 X 线检查阴性，应进行 CT 检查。MRI 可作为 CT 的补充检查，并提供软组织损伤的信息。

骨质疏松

对于 X 线检查未发现腰椎韧带骨赘的中轴型 SpA 患者，可使用髋部 DXA 和前后位脊柱 DXA 评估骨质疏松。对于 X 线检查发现腰椎韧带骨赘的患者，应进行髋部 DXA 评估骨质疏松，侧方位投照的脊柱 DXA 和脊柱定量 CT 可作为辅助手段。

* 如果 X 线检查阴性，并且未行 MRI 时，CT 可以提供结构损伤的额外信息。闪烁扫描和超声不推荐用于中轴型 SpA 骶髂关节炎的诊断

AP-spine，前后位脊柱；AS，强直性脊柱炎；CRP，C 反应蛋白；CT，计算机断层扫描；DXA，双能 X 线吸收法；EULAR，欧洲抗风湿病联盟；MRI，磁共振成像；nr-axSpA，非 X 线轴性脊柱炎；SIJ，骶髂关节；SpA，脊柱关节炎；SOR，推荐强扶；STIR，短时反转恢复；TNF，肿瘤坏死因子（From Mandl P, Navarro-Compan V, Terslev L, et al: EULAR recommendations for the use of imaging in the diagnosis and management of spondyloarthritis in clinical practice. Ann Rheum Dis 74:1327-1339, 2015.）

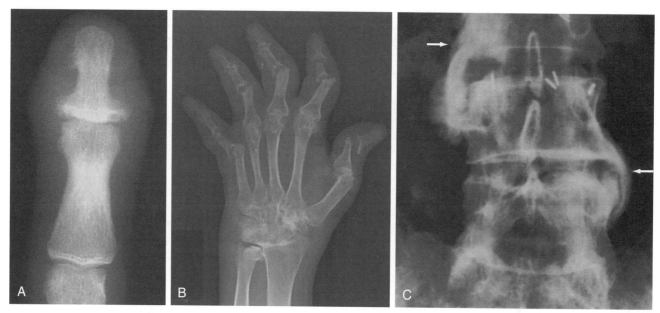

图58-5　银屑病关节炎（X线平片）。**A**. 远侧指间关节典型的影像学表现，包括软组织肿胀，骨侵蚀与伴随的骨质增生以及无骨质疏松。**B**. PsA 所致的残毁性关节炎，手部破坏性改变及关节变形，腕关节关节强直。**C**. PsA。肥厚的非对称性的椎旁骨化（箭头），此为银屑病性脊柱炎和反应性关节炎的特征（From Resnick D, Niwayama G: Diagnosis of bone and joint disorders,Philadelphia, 1988, WB Saunders.）

及骶髂关节 [43]。

焦磷酸盐关节病常有广泛快速的软骨下骨质塌陷及碎裂，可伴有关节内游离体形成，类似于神经性骨关节病（假性 Charcot 关节病）。偶尔可见类似于痛风结节的肿瘤样焦磷酸钙结晶沉积病的钙质沉积，大部分位于指尖，常被称为**痛风结节性假痛风** [44]。

化脓性关节炎

化脓性关节炎常为单关节受累，典型的临床表现为急性起病、全身性表现、局部体征明显以及急性感染的实验室证据。临床上最早表现为对称性软组织肿胀，病理基础为软组织水肿，滑膜增生及关节积液。然而这似乎在 X 线片检查中难以区分，关节周围的骨质疏松可能是最早的 X 线特征。起初可见关节间隙增宽，如儿童髋关节化脓性关节炎。边缘性骨侵蚀进展迅速，类似于其他类型的侵蚀性炎性关节炎。随着感染进展，透明软骨及软骨下骨质迅速破坏，并导致关节间隙进行性变窄（图 58-8）。在病变晚期阶段，关节强直可能出现。随着病变的迁延不愈，可导致邻近骨髓炎的发病率逐渐增高。对于肉芽肿性感染，平片中特征性的三联症（Phemister 三联症，

Phemister's triad）包括明显的骨质疏松、边缘性骨质破坏以及无或轻度的关节间隙变窄。骨膜增生及新骨形成较为少见。

在诊断、病情监测及预后中的应用

X 线平片检查应该常规进行，但对诊断不够敏感。当临床怀疑有化脓性关节炎时，应尽快行关节穿刺抽液检查。

在化脓性关节炎中，平片价值较为有限；立即进行关节穿刺抽液（直接穿刺或通过影像介导）对于早期诊断很有必要；伴随的骨髓炎及其他并发症需要更高端的影像技术进行评估 [45]。尽管如此，平片仍需常规检查，因为其可以对其他检查结果的进行辅助解释，并能对骨的形态及基础性疾病进行全面评估。

骨关节炎

OA 首先累及透明软骨，其分布明显受机械因素的影响。OA 在关节内及关节间呈不对称分布。OA最典型的部位包括髋关节、膝关节（图 58-9）、近侧及远侧指间关节、第一腕掌关节、腕部大多角骨 - 舟状骨关节（图 58-10）、第一跖趾关节 [1]。

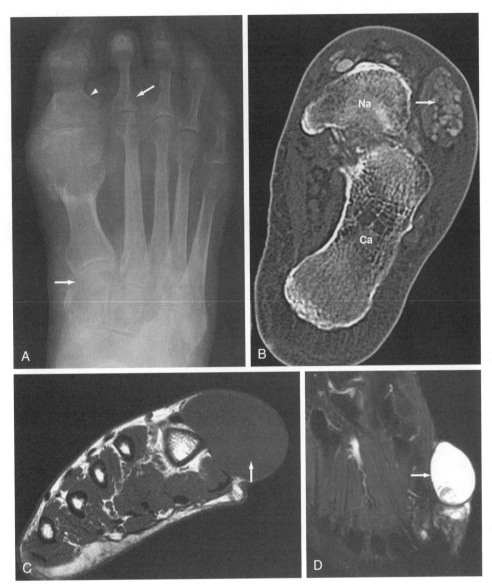

图 58-6　痛风结节性痛风（X 线片、CT 和 MRI 检查）。**A.** 痛风结节性痛风的足部平片。第一跖趾（MTP）关节可见广泛的骨质破坏及悬垂边缘（箭头），软组织肿胀。较小的侵蚀存在涉及所述第一跗跖关节及第二跖趾关节（白箭）。**B.** CT 显示高密度痛风石围绕着伸趾肌（白箭），并有更小的矿质沉积围绕其他伸肌腱。轴位平扫（C）和冠状位 STIR（D）图像，显示一个大痛风石（白箭）向第一跖骨内侧可见一巨大痛风结节，Ca，钙；Na，足舟骨（**C and D**，Courtesy Professor Fiona McQueen, Auckland, New Zealand.）

　　透明软骨变薄所致的关节间隙变窄是 OA 的关键特征。与炎性关节病不同，由于机械压力越大处关节软骨越薄，所以关节间隙狭窄常呈非对称性，如膝关节的一侧间隙。投照体位可对软骨受损的精确评估具有显著影响，特别是在下肢。对关节软骨的变薄程度的精确观察需要将受损程度最大的关节面并列放置，也就是摄片时有足够的压力施予关节使得受损的关节面相互接触。比如，在膝关节，仰卧位时成角畸形的程度易被低估，一些严重的软骨损害可能根本无法观察到（图 58-9）。双侧负重位对于关节软骨受损的显示及测量精确度更高，直立前后位在临床诊断中被更多采用。然而，在病变晚期关节软骨全部丢失之前，没有投照体位是完全可靠的。负重屈曲位是观察膝关节软骨变薄最为敏感的投照体位，尽管理想状态的屈曲角度随个人软骨破坏的分布而异（图 58-9）[46-47]。

　　骨赘，是 OA 最具特点的表现，比关节狭窄更加特异，常为本病最先出现的放射学征象。它们最初为透明软骨的骨化生，在关节边缘最易见到，但偶可见

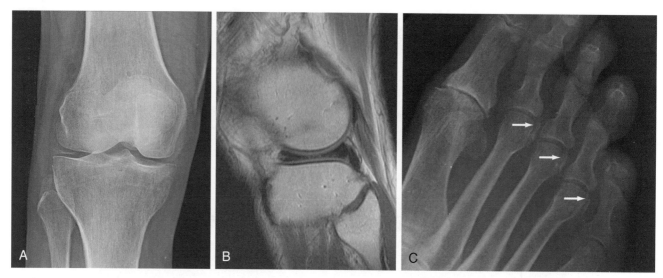

图 58-7　焦磷酸钙结晶沉积病（X 线平片及 MRI）。膝关节平片（**A**）示外侧半月板内可见线性钙化，而同一患者的矢状位质子密度像（**B**）示外侧半月板内可见高信号，对应于软骨钙化。**C.** 足部平片，第二至第四跖趾关节内可见软骨样环形钙化（白箭）。第四跖骨颈可见无移位骨折

于关节表面的中央部。它们可以变得很大，常为最显著的 X 线表现。因此，骨赘是确定 OA 存在的关键标准 [48]。

骨关节炎患者的骨质密度常为正常或硬化。除非在病变晚期的关节面以及偶见于炎性 OA 早些阶段的指间关节，骨质侵蚀一般不会出现。

在 OA，关节周围的软组织在平片中相对正常。滑膜炎与关节积液虽然确实会出现，但很少成为放射学检查的主要表现。

有些关节畸形可能常见，但倾向发生于特定关节，如拇指及膝关节。这些畸形主要由于骨与软骨的不对称丢失，导致关节排列紊乱及半脱位。

骨关节炎的关节周围软组织放射学表现相对正常。会出现滑膜炎和积液，但非发生率较低。

常见有畸形，但更易发生在特定关节如拇指和膝关节。畸形主要由软骨及骨非对称性丢失引起韧带排列紊乱或关节半脱位。

在诊断、病情监测及预后中的应用

X 线平片检查是诊断及随访 OA 的标准方法。平片改变是 ACROA 分类标准中不可缺少的组成部分。患者平片中可见骨赘、膝关节疼痛、年龄大于 50 岁、关节僵硬小于 30 min 或有弹响，即可被诊断为 OA[48]。然而，新的影像学检查方法，特别是 MRI，可以提供更多的信息，这可被用于临床试验以及加深对本病的理解。

多种评分系统可以用作 OA 严重性的分级评估。其中，最著名的是 Kellgren and Lawrence 五分法（Kellgren and Lawrence five-point scale），这在 OA 的研究中广被应用 [49]。基于图集的评分系统可以在个体 OA 的放射学表现中做出更精确的区分 [49-50]。然而，不论使用哪种系统，可靠性都不稳定。另外，定量测量关节间隙宽度以衡量关节软骨的厚度已经被用于科学研究中，特别在膝关节、髋关节及手部同时患有 OA 的患者中。并受到前面讨论的限制。

CT

关键点
CT 是一种断层成像技术，钙化组织在其上被显示为高密度影。CT 是探查骨质破坏的标准。
在风湿病学中，CT 主要被用于探查中轴骨的骨质异常（如骨质破坏、骨质硬化、新骨形成、骨折）。CT 在上述这些应用中比 X 线片检查更为敏感，多数情况下比 MRI 敏感。
CT 在中轴骨检查中的应用因为具有相对大剂量的电离辐射而有所受限。

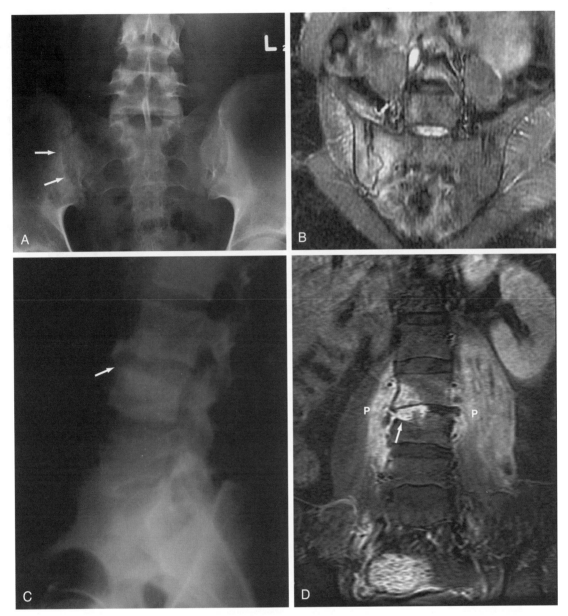

图 58-8 化脓性关节炎（X 线平片与 MRI）。**A.** 骶髂关节的前后位 X 线平片，作为化脓性关节炎（白箭）的一部分，右侧骶髂关节可见骨质破坏。**B.** 在另一位患者，骶髂关节冠状位 STIR 序列可见右骶髂关节侵蚀性改变及广泛的骨髓水肿。**C 和 D.** 结核性脊柱炎。**C.** 腰椎侧位片显示 L3～L4 水平椎间隙变窄以及 L4 椎体上终板骨质破坏（白箭）。**D.** 同一患者的腰椎冠状位 STIR 证实了 L4 椎体的局灶性破坏（白箭）。由于感染向椎旁延伸，双侧腰大肌体积增大、信号增高

在临床实践中，X 线片检查显示欠清晰且无法进行 MRI 检查时，CT 检查才被使用。

CT 检查的主要不足在于对软组织改变的低敏感性及大剂量的电离辐射。

自 CT 问世 40 多年来，计算机及工程学方面在每个十年都有持续的发展，引起了这项技术的巨大变化。虽然显示软组织对比度的能力不足，但 CT 具有数据采集快速稳定、分辨率高、多平面成像等优势，这在近些年来极大地拓展了其临床应用。现代 CT 扫描仪是一种非凡的工具，将会在关节成像中起着越来越重要的作用。

技术要点

CT 图像采集不再局限于轴位像，其多平面成像

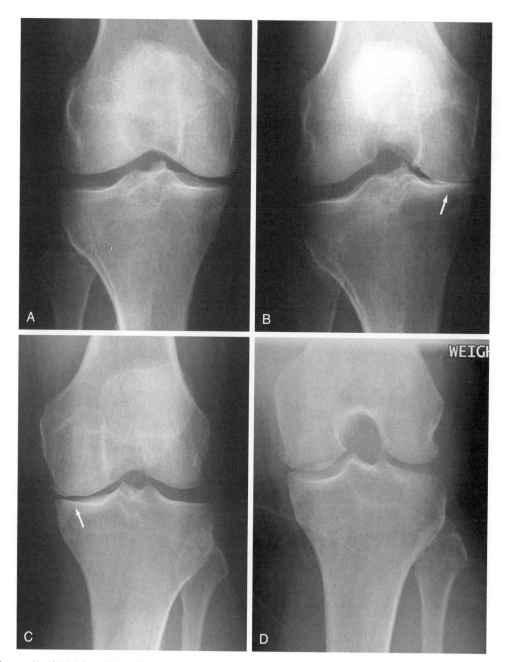

图 58-9   膝关节 OA（X 线平片）。非负重状态下膝关节平片往往低估软骨缺损的严重程度。59 岁男性，膝关节疼痛，临床怀疑膝关节 OA，仰卧前后位（AP）（**A**）和直立负重前后位（**B**）。仰卧位像显示轻度骨质增生和内侧关节间隙稍微变窄；而在负重位像中，内侧关节间隙明显狭窄，提示软骨损伤严重（白箭）。通常来说，负重半屈曲位像对于显示关节间隙狭窄（软骨损失）最敏感，但这无法肯定。**D.** 53 岁男性，与负重半屈曲位像（**D**）相比，直立前后位像（**C**）关节间隙狭窄显示更严重（白箭）

能力可以像 MRI 一样直接进行冠状位或矢状位成像。因为现在常规 CT 扫描一般都能在几秒之内快速完成，所以患者检查时运动伪影不再是一个难题。实际上，CT 扫描花费的时间通常比采集几张平片的所需时间更少。在肌骨 CT 检查中，复杂的摆位需求已不再重要，因为几乎所有的检查均可重建以消除体位影

响。而且不同于 MRI，CT 检查没有绝对的禁忌证。CT 的空间分辨率高于 MRI，并且骨与软组织的对比度很高，这是其他检查方法难以超越的。然而，尽管具有以上优势，CT 检查在关节影像中的应用仍然有所受限。CT 的两个基本的缺点限制了其广泛应用。首先，与平片类似，CT 受限于较差的软组织对比能

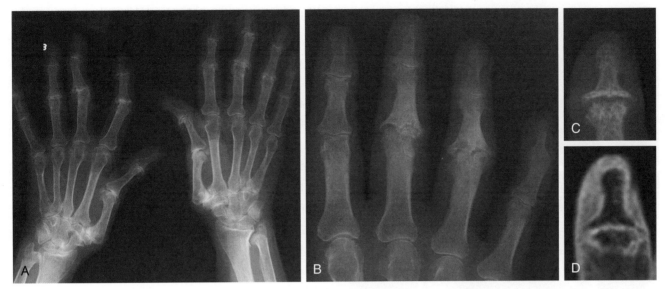

图 58-10 手部骨关节炎（X 线平片及 MRI）。A．X 线片显示近端和远端指间关节、第一腕掌关节及舟状骨－大多角骨－小多角骨关节的关节间隙不对称狭窄。第一腕掌关节半脱位和掌指关节继发性过伸是骨关节炎的特征性畸形。B．侵蚀性 OA 的"鸥翼样"畸形：位于第三和第四近端指间关节的软骨损失和骨重建产生鸥翼样外观。远侧指间关节平片（C）及 MRI 冠状位图像可见骨赘及骨板的中心性，代表严重的 OA（D）（*C and D Courtesy Dr. Ida Haugen，Oslo，Norway.*）

力。其次是电离辐射的存在（辐射剂量与受检部位的体积及所要求的空间分辨率细节呈正比）。虽然辐射剂量对于远端肢体并不是个问题，因为该部位接受的辐射量更小且更具抗辐射性，但是对于脊柱、髋关节及肩关节来说，辐射剂量仍是个问题。因此，在多数的临床实践中，由于成像本质与 CT 相同，平片检查即可提供足够的信息进行临床决策，并且 X 线片检查更为廉价和易于实施。对于显示和量化表面软组织，超声检查是更好及更廉价的检查方式；MRI 则可以提供良好的软组织对比度及骨髓成像。然而，随着技术的不断发展，低剂量 CT 变得越来越普及，叠代重建技术使辐射暴露减少了约 80%，这使 CT 剂量更接近于传统的 X 线照射[51]。

类风湿关节炎

CT 所带来的骨与软组织之间高对比度使其成为评价骨质破坏的金标准；所以 CT 可以非常理想地被用于评价炎性关节病的骨侵蚀。现代 CT 的各向同性体素采集及三维可视化使得不同观察者之间骨侵蚀的精确观察与量化的一致性较高；而平片则受限于二维投照技术及结构间的重叠。但是，CT 非常受限于对软组织变化的区分，并且即使使用增强扫描及复杂的减影技术，CT 在评估滑膜改变如增厚或充血时仍然不如 MRI 和超声。此外，对骨侵蚀的观察，CT 和 MRI 通常具有很高的一致性，而 CT 可能更敏感[52-53]。

在诊断、病情监测及预后中的应用

在日常临床工作中，CT 并不用于对 RA 的常规诊断。然而，由于 CT 是探测骨侵蚀最敏感的检查方法[52-53]，所以 CT 检查也存在诊断价值；并且 CT 对足部检查非常简便且辐射剂量较低。CT 可使用于某些特殊情况，如行颈椎检查时 MRI 不可用或有禁忌。

使用 CT 对病变进行纵向评估可能会有潜在优势[53-54]。与 MRI 或超声相比较，CT 的问题在于不能表现软组织病变的病情改善。没有 CT 数据证明其可判断 RA 的预后。尽管 CT 能清晰地显示骨侵蚀以及可能为 RA 的早期诊断及临床试验提供机会，但目前 CT 在 RA 中的应用非常有限。

强直性脊柱炎／中轴性脊柱关节炎

CT 可以看到与平片类似的病理过程，如骨侵蚀、骨质疏松／骨质硬化、新骨形成／关节强直等，但同时具有多平面成像的优势，从结构的重叠影像中解放了出来（图 58-11）。

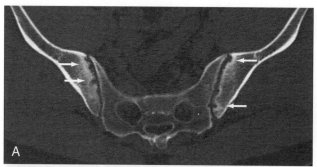
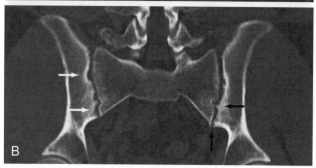

图 58-11 脊柱关节炎中骶髂关节的骨质破坏。脊柱关节炎患者骶髂关节的冠状位（A）及轴位（B）CT 图像，可见骨质破坏（白箭）和轻度的骨质硬化及新骨形成（黑箭）

AS 病变始于肌腱附着点的骨髓部分。然而，CT 对软组织病变的探查能力较弱，在结构性破坏之前常呈正常表现。CT 对于骨质疏松或骨质硬化显示良好，但是这些表现并不特异。CT 在 AS 中的首要价值是能够清楚地检出及界定骨侵蚀发生在哪个关节及肌腱附着点。新骨形成也以韧带骨赘、韧带钙化、关节周围及关机内强直等形式被显示，但是 CT 在这方面的应用较为局限。CT 能在中轴骨及外周关节方面清晰地显示这些病变，但是主要用于平片显示或解释存在困难的区域。

在诊断、病情监测及预后中的应用

诊断

AS 的诊断主要是基于 X 线平片所示的双侧中度骶髂关节炎或单侧重度骶髂关节炎。当优质的平片显示骶髂关节正常或骶髂关节的异常表现达到诊断标准时，则不需再做 CT 检查。对 AS 的早期探查最好是使用 MRI；若 X 线片检查能清晰显示结构改变的话，CT 检查不会提供更多的诊断价值。但是，CT 对骶髂关节病变的解释比平片更容易，后者在不同的观察者之间的可靠性太差。当平片表现并不清晰时，CT 检查则可解决这种不确定性。因为 CT 能够显示细微的

骨质破坏，所以以后 CT 可能会起到与 MRI 类似的作用。需要特别指出的是，AS 的分类标准是依据平片表现以及近来的 MRI 表现，但是没有依据 CT 表现。在脊柱病变中，CT 对诊断病变末期的并发症可能有用，如椎间盘炎或脊柱骨折，此时患者可能因为疼痛或脊柱变形而不能耐受 MRI 检查。

监测病变活动性及结构损伤

因为 CT 不能显示活动性炎症并具有较高的辐射剂量，故其在监测病变活动性及损害方面价值不大。然而，最近的研究表明，CT 对骨赘形成的定量测量是可靠的，而且对脊柱改变的敏感性明显高于传统放射学评估[55]。如果这些结果能在较低的辐射水平下实现，那低剂量 CT 在监测脊柱结构损伤方面可能具有广阔的前途。

预后

CT 表现对于骶髂关节炎的预后价值需要进一步探讨。

银屑病关节炎

CT 很少用于 PsA 的检查，相关文献较少。与传统放射学相比，CT 对手骨小的骨侵蚀或增生病灶的检测更为敏感[56-57]。CT 对骨侵蚀的检测非常可靠，但对增殖的检测能力稍逊，在这个短期试验中，无论是传统放射学还是 CT 都没有发现骨质的明显变化。在周围肢体中，CT 在 PsA 中的应用类似于 RA；在中轴骨方面，类似于 CT 在 AS 中的应用。在以上两种情况中，CT 受限于不能直接显示骨与软组织的炎性改变；尽管 CT 比平片能更好地显示骨质破坏及骨质增生，但是在大多数情况下，接受额外的辐射剂量被认为是不恰当的。

在诊断、病情监测及预后中的应用

CT 可用于观察骨质破坏及骨质增生，但是 CT 特有的诊断价值及预后能力并没有系统研究过。在 PsA 中，因为辐射剂量，CT 并不用于疾病监测。

痛风

CT 可以清晰地显示骨质破坏，并且近来 CT 技术的发展可以实现给人激动的晶体成像。急性及慢性痛风结节性痛风与尿酸结晶沉积于软组织内及痛

风结节的形成有关。慢性痛风结节常部分钙化，所有的 CT 扫描仪均对沉积于软组织内的钙质敏感（图 58-6）。这种状况常与骨内结晶沉积有关，相对于平片，CT 能有更好的显示[58]。因为痛风结节的存在，软组织肿胀在 CT 上显示的极为清楚，并且因为 CT 可清晰显示骨的解剖细节，所以骨质破坏亦能清晰显示。双能 CT 是一项新的技术进展，这使得图像可以基于两种矿质成分算法进行重建，将钙质和尿酸钠结晶区别开来（图 58-12）[59]。双源 CT 已经被用来显示在传统放射学中提示有损伤的关节中存在尿酸钠结晶，这支持了尿酸钠结晶与关节组织相互作用并造成关节结构性损伤的概念[60]。

在诊断、病情监测及预后中的应用

　　CT 可用于观察骨质破坏及痛风结节，但是 CT 特有的诊断价值并没有系统研究过。直到最近，因为 CT 不能显示滑膜炎、腱鞘炎及骨炎的影像特征，所以在骨质破坏及痛风结节形成之前 CT 对急性痛风并没有诊断价值。然而，双能 CT 扫描是最近的一项技术革新，可以精确探知尿酸钠结晶的存在，具有大约 90% 的敏感性和 80% 的特异性，并且阅片者之间具有较好的稳定性[61-62]。急性痛风患者的敏感性较低，但 DECT 在这一组中具有很高的特异性，尽管存在 OA 时特异性会减低。双源 CT 的最大诊断效能用于

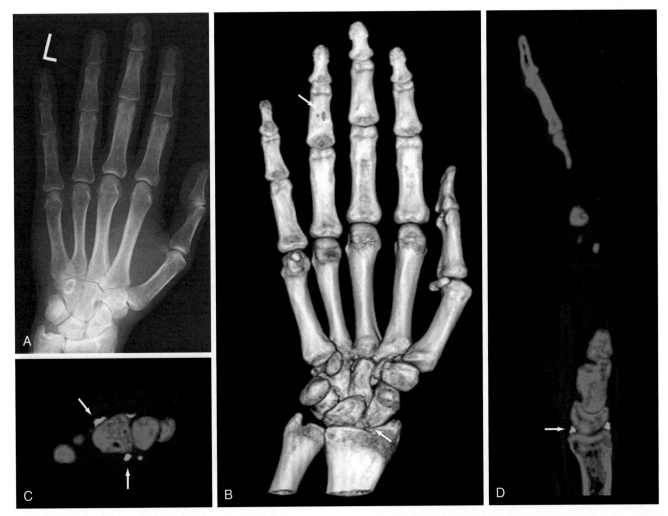

图 58-12　痛风（X 线平片及双能 CT 扫描）。患者 39 岁男性，双手及双腕新发疼痛，左手及左腕的平片（**A**）及双能 CT 扫描（**B ~ D**）。平片（**A**）及实验室检查均正常。双能 CT 扫描显示尿酸钠结晶沉积于左腕及第四指周围。左腕穿刺抽吸未能成功。本患者对痛风治疗反应良好。影像学表现：采用探测尿酸结晶的特殊算法（Siemens，Erlangen）进行 CT 数据后处理，尿酸结晶呈绿色显示（箭头），**B** 图为三维重建的前面观，**C** 图为二维重建轴位像，**D** 图为二维重建矢状位像

小关节的急性痛风，其鉴别诊断为化脓性关节炎，前者无关节积液，并且液体显微镜不能显示尿酸钠晶体。遗憾的是，这项技术仅限于采用双源技术的 CT 扫描仪，而且这些扫描仪非常昂贵，目前还没有广泛应用。以后可能会在诊断及科研中起到重要作用。

CT 对监测痛风结节的大小非常可靠[41,63]。最近新制订了一个骨质破坏评分方法[64]，可用于临床试验。

焦磷酸钙结晶沉积病

虽然钙化可被显示，但 CT 并不用于管理没有并发症的周围性焦磷酸钙结晶沉积病。焦磷酸钙结晶沉积病可累及颈椎并引起颈痛。在这些患者中，CT 可以看到焦磷酸钙结晶沉积于颅颈结合处，常位于寰椎的横韧带（齿状突加冠综合征）[65-66]。在有些患者中，钙质沉积也可见于齿状突周围其他结构以及黄韧带内，如齿状突其他的骨性异常，如软骨下囊性变或骨侵蚀。CT 也可用于证实少见部位的钙化（如颞下颌关节）[67]。在外周关节中，CT 能准确描述焦磷酸钙结晶的分布，并可证明常沉积于软骨结构外的软组织中，尤其是韧带和关节囊[68]。

化脓性关节炎

CT 很少被用于化脓性关节炎，大关节的急性化脓性关节炎是外科急症，平片、透视以及超声可用于诊断及影像介导下穿刺抽液，CT 在外周关节中的应用较少。在慢性化脓性关节炎及感染性椎间盘炎中，CT 可用于并发症的检查，特别是骨髓炎。但是，此时 MRI 及各种核素检查更受青睐[45]。在难以进行 MRI 检查的复杂病例中，CT 增强扫描对于探查超声难以评估的深部组织脓肿十分有用。脊柱活检也常在 CT 介导下进行。

骨关节炎

尽管 CT 探查骨质改变（如骨赘等）要比平片更精确[69]，但总的来说，CT 并不能在外周关节方面提供更多的信息。CT 软组织对比度较低，无法直接显示透明软骨，并且骨的空间分辨率低于平片。CT 可以用在解剖结构复杂或平片难以显示清楚的特殊情

况，如腰椎的关节突关节，但并不常用于外周关节。有时 CT 可用于评价病变的严重程度，比如大关节的矫形术前对骨的形态进行详细的评估。CT 关节造影可能是评价关节软骨变薄、裂隙、卷褶、软骨体积大小[70]（图 58-13）及关节内游离体的最好方式。这涉及微创的操作和辐射剂量的问题，并没有广泛应用。实验证明 CT 关节造影可以用以探测透明软骨中糖胺聚糖的改变程度[71]，这与 MRI 增强扫描对软骨损伤的估测程度符合性较好，但是两者在早期关节损伤中的检出均不如关节镜的发现[72]。CT 关节造影可以用于无法接受 MRI 检查的患者。

在诊断、病情监测及预后中的应用

在临床实践中，CT 并不常用于诊断 OA，因为其无法通过无创手段定量软骨组织的改变，所以也不具有监测病情的功能。同时，也没有文献证实 CT 的独立预测作用，因为优质的平片常可提供相同甚至更多的信息。

MRI

关键点
MRI 可以观察评估周围炎性、破坏性关节及退行性、炎性风湿类疾病中受累的软组织。
迄今为止，MRI 是探查及监测 AS 及其他脊柱关节炎的脊柱及骶髂关节炎症的最好方式。
在周围炎性关节病的治疗过程中，MRI 可用于监测炎性软组织的病情改变（如滑膜炎、腱鞘炎、肌腱附着点炎）。
通过对早期炎性改变的监测，MRI 可用于 RA 和 SpA 的早期诊断。
骨髓水肿可被 MRI 独特地显示，这为 RA、SpA、OA、未分化性关节炎以及其他风湿类关节炎提供预后信息。
MRI 检查的主要缺点是价格昂贵及使用不方便。

MRI 可行多平面断层成像，具有无可匹敌的软组织对比度，无电离辐射，能够同时评价肌骨病变中所有被累及的结构。在炎性、退行性类风湿疾病中，MRI 在探查炎症及损伤方面比临床体检及 X 线片检

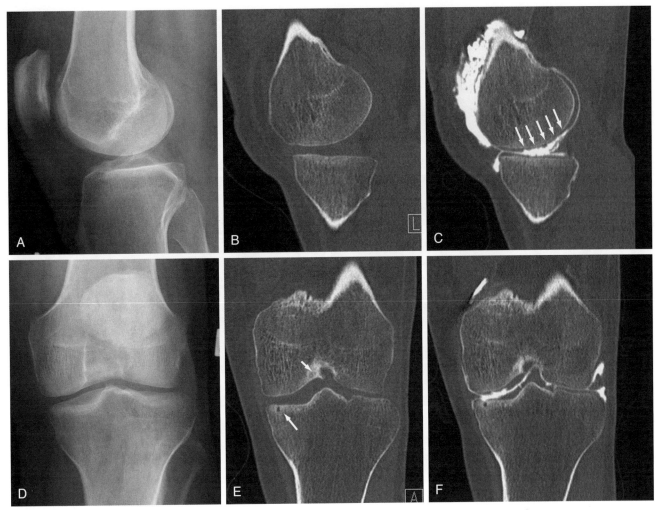

图 58-13　46 岁男性，膝关节不明原因疼痛及绞锁，X 线平片、CT 以及 CT 膝关节造影。X 线平片（A 和 D）示关节间隙正常、髁间嵴轻度骨质增生，余未见异常。CT 矢状位（B）和冠状位（E）重建可见骨质增生（短箭）及软骨下囊性变（长箭），但软骨未见明确改变。CT 关节造影与矢状位重建（C）证实透明软骨局灶性变薄（白箭）和半月板撕裂。冠状面重建（F），胫骨软骨下囊性变与覆盖的透明软骨完全丢失相关

查更敏感。MRI 的缺点包括检查费用高昂、比平片稀缺、更长的检查时间，以及每次检查时检查部位的有限性。然而，不能忘记的是，MRI 的检查费用只占生物治疗的很小一部分或因病离岗或提早退休的间接成本的一小部分。

在下面的技术要点部分之后，MRI 在 RA、SpA、PsA、痛风及 OA 的诊断、病情监测、预后及其临床应用等方面的特征将被详细阐述。

技术要点

由于 T1WI 序列具有相对较短的成像时间、良好的解剖细节、增强扫描时对高灌注和高通透性组织的突出显示等优点，所以其在 MRI 成像中备受青睐。脂肪和强化组织在 T1WI 上呈高信号（图 58-14）。脂肪和水/水肿组织在 T2WI 上呈高信号。T2WI 与 T1WI 常同时用于脊柱退行性病变中；但在炎症性病变中，T2WI 抑脂像（图 58-15）则极具价值，此时脂肪信号被抑制。抑脂像便于检出在含脂组织中存在的水肿或积液。抑脂序列要求均匀的强磁场，这是低场 MRI（< 1.0 T）所不具备的。在低场 MRI 中唯一的脂肪抑制序列，是基于弛豫时间差异的短时翻转恢复序列（STIR），可以提供骨髓水肿的信息[73]，但是细节表现不足。

中轴关节的 MRI 检查需要全身 MRI 系统，而外周关节的 MRI 检查则既可使用全身 MRI 系统也可使

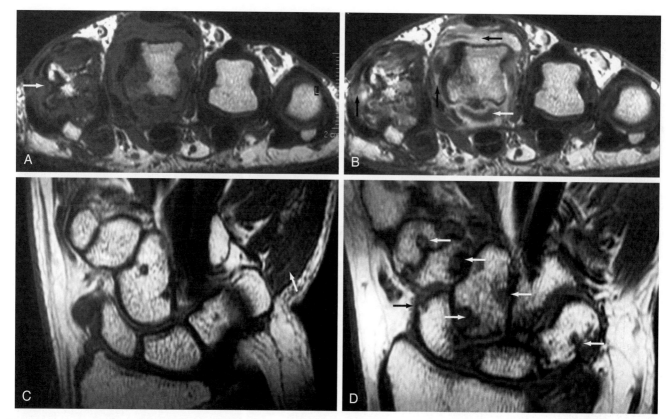

图 58-14　类风湿关节炎（MRI）。RA 患者掌指关节水平第二（左）至第五（右）指的轴位 T1WI 平扫（**A**）及增强扫描图像（**B**），可见滑膜炎（**B** 图黑箭），关节积液（**B** 图白箭）及严重骨侵蚀（**A** 图白箭）。另一患者的冠状位 T1WI 平扫图像（**C**）未见骨侵蚀。一年之后，类似部位的图像（**D**）显示严重的骨侵蚀（白箭及黑箭）

用专用的四肢 MRI 系统（E-MRI）。四肢 MRI 系统通过显著减少检查费用、更舒适的患者摆位以及消除了幽闭恐惧症而增加了其在风湿病学中的广泛应用。

一些四肢 MRI 系统提供的滑膜炎及骨质破坏的信息并不比高场系统下标准序列提供的差[73-74]，但是不同的设备成像效果可能不同，并且对于某些系统，应该考虑到扫描视野小、成像时间长、缺少某些成像序列（特别是低场系统无法进行抑脂成像）等问题[75]。

大部分骶髂关节的 MRI 研究只使用一个成像平面 - 半冠状位（平行于骶骨的平面）。T1WI 抑脂像可以改善对骨侵蚀的评估[76]，专门评估软骨的序列（如三维梯度回波序列）也可能需要[77]。为了增加骶髂关节的韧带附着部分变化显示的敏感性，我们需要骶髂关节的半轴位成像[76]。虽然在 MRI 诊断中推荐此定位，但若作为临床试验的结果评价指标，这并无必要。在某些临床指征中（如可疑椎间盘突出），MRI 应该包括轴位扫描；但 SpA 行 MRI 检查时只需

要矢状位即可，此时扫描范围应该足够大，常需包括关节突关节、肋椎关节及肋横突关节[78]。SpA 患者中骶髂关节及脊柱的骨髓异常在 STIR 中的显示效果与增强扫描的 T1WI 抑脂像大致相同，所以此时增强扫描不再必要[79-80]。相比之下，在外周关节，增强扫描可以增加检出滑膜炎的敏感性[81]。要评价结构性改变，如骨质破坏、新骨形成、脂肪浸润等，T1WI 是必须要做的序列。T1WI 抑脂像可能改善对骨侵蚀的评价[76]。在周围及中轴关节中，为评价软骨而设计的专门序列（如三维梯度回波序列）也可能被使用[77]。

新的磁共振成像技术一直在不断发展，现在有一系列的序列可以用来检测骨髓中增加的水分含量，比如发生炎症的骨髓水肿（BME）。这些技术包括 T2 脂肪抑制（T2 FS）、T2 水激发（WE）、STIR、混合序列和基于化学位移的脂肪 - 水分离的 Dixon 技术[82]。所有这些序列各有优缺点，目前看来，没有一个序列能够稳定地改善 MRI 对骨髓水肿检测的诊断特性。

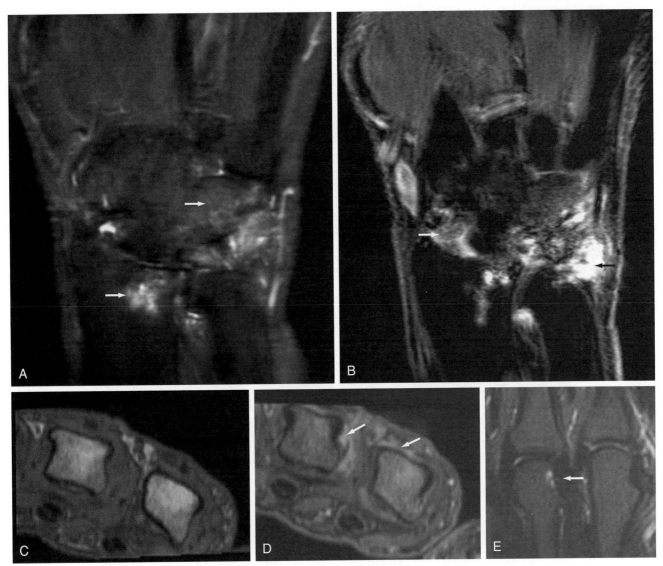

图 58-15 临床缓解期 RA（MRI）及未分化性关节炎。**A** 和 **B**. 临床缓解期的 RA 患者。尽管临床上已缓解，冠状位（STIR）（**A**）和增强后 T1WI 脂肪抑制像（**B**）显示明显的骨髓水肿（**A** 图白箭）及滑膜炎（**B** 图白箭及黑箭）。**C ~ E**. 未分化性关节炎患者。轴位 T1WI 平扫（**C**）及增强后图像（**D**）显示第二及第三掌指关节滑膜炎（白箭），然而 STIR 序列（**E**）内可见骨髓水肿（白箭）。平片未见异常。根据美国风湿病协会 1987 年标准，一年以后此患者进展为 RA（*Courtesy Dr. Anne Duer-Jensen, Glostrup, Denmark.*）

大多数医学中心继续使用更传统的 T2 FS 或 STIR 序列，因为几乎所有的 MRI 扫描仪都可以实现这两个序列，这两个序列通常很稳定，并且在不同的制造商和磁场强度下一致度高。

　　磁共振分子成像在关节炎研究和未来临床实践中具有令人振奋的前景。该领域的大部分工作仍处于实验阶段，但许多评估肌肉骨骼组织的化学和生物物理结构特别是关节软骨的技术正在开发中。现在许多出版的文献证明 T2 或 T2* 弛豫时间[83-84]、钆增强 MRI 软骨延迟成像（dGEMRIC）[85-86]，t1ρ 成像[87-88]，糖胺聚糖的化学交换饱和位移（gagcest）[89-90]，扩散张量成像（DTI）[91-92] 和磁共振钠成像[93-94]。所有这些 MRI 的开发都是高度技术性的，需要专门的软件和（或）硬件，并且稳定执行非常具有挑战性。虽然有几个序列已经被用于临床实践，但没有确立超出一套标准的高质量序列的明确的实用程序。在所有这些新开发的技术中，DTI 可能最有希望（图 58-16）。这是一种无创性技术，其信号的产生依赖于水分子的布朗运动。DTI 序列得出的一个依赖水分子的运动速度而非方向的结果是表面弥散系数（ADC），这可形成 ADC 图，而 DTI 产生的另一个结果，各向异性分数（FA），则主要是依赖于水分子的运动方向和部分依赖于水分子的运动速度，可形成一个 FA 图。这项技术有趣的地方就在于软骨中 ADC 值主要受糖胺聚糖浓度和分布的影响，而 FA 值则严重依赖于胶原纤维的方向和组织程度。因此，DTI 序列似乎能够提供所

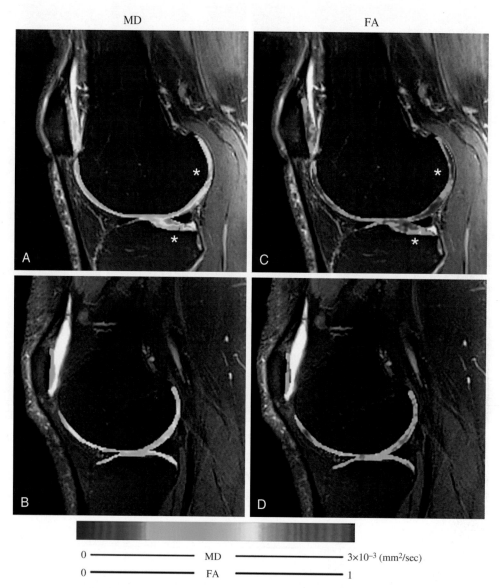

图 58-16　透明软骨的 DTI：3T 磁场使用 RAISED 序列（radial spin echo diffusion tensor imaging）的膝关节矢状位图像。DTI 是一种显示信号强度的磁共振技术，通常使用色标表示组织内水分子的特定属性。它有两个主要组成部分，涉及微观水平水分子运动。平均弥散率（Mean Diffusivity,MD）（**A** 和 **C**）是表观弥散系数（apparent diffusion coeffi cients，ADC）的平均值，代表水分子运动程度（速度）（更亮＝更快）。各向异性是方向依赖的属性，各向异性分数（fractional anisotropy，FA）（**B** 和 **D**）记录组织中受微观结构限制的水分子的运动方向的程度（更亮＝更多地方向依赖和不随意运动）。受试者 1（**A** 和 **B**）是 Kellgren Lawrence 分级Ⅱ级骨性关节炎患者。透明软骨的水（与星号相邻）黏附不紧密，因此相比于受试者 **B**（健康志愿者），软骨 MD 值更多出现在红色末端。早期 OA 软骨损伤导致蛋白多糖缺失，软骨中的水黏附不紧密，因此运动更快。早期 OA 也可能出现胶原网络结构损伤，相比于受试者 **B**，受试者 1 的 FA 图显示一些软骨具有较小的各向异性分数并且表现为较深的蓝色（与星号相邻）（**C** 和 **D**）。当组织良好的胶原网络开始崩塌，水分子运动更加随意，方向依赖性更小。通过使用这些测量方法，DTI 具有独特的能力，可以分别检测透明软骨胶原网络和蛋白多糖的损伤（Courtesy Dr. José Raya, New York, New York.）

有或大部分来自所有其他技术组合的有用信息。

全身 MRI 是另一项正在开发的技术。其可实现在一次检查中对整个身体成像，并已被引入作为 RA（图 58-17）和 SpA/PsA（图 58-18）[95-96]。同时评估外周和中轴关节及假体的潜在方法。该成像方式仍需提高图像质量和需要更多的验证，目前尚不具备临床应用价值。然而，该方法看起来非常有前途，特别是在 PsA，因为该疾病的影像学表现多种多样 [96-98]。

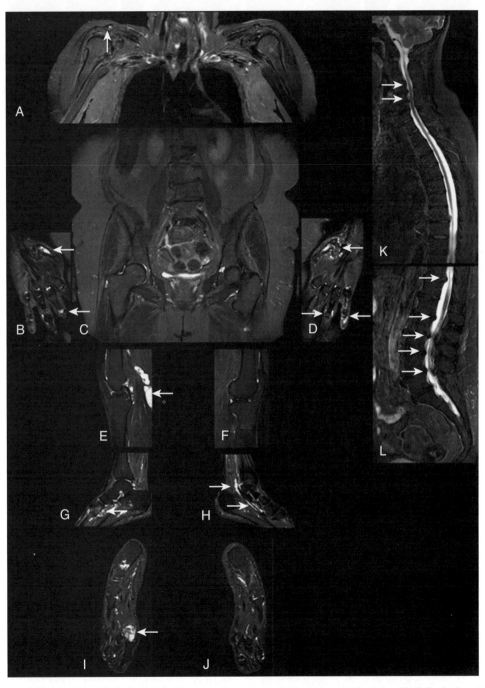

图 58-17 RA、OA 和退行性椎间盘疾病患者的全身 MRI。肩带 STIR 序列（**A**）、右手（**B**）、髋关节（**C**）、左手（**D**）、右（**E**）和左（**F**）膝、右（**G**）和左（**H**）踝及足中部、右（**I**）和左（**J**）足、上段（**K**）和下段（**L**）脊髓。MRI 显示右肩锁关节轻度炎性改变（图 A 箭头）；腕骨、第一腕掌关节、几个掌指关节和指间关节的炎性改变（图 B 和 D 箭头）；右膝贝克囊肿（图 E 箭头）；右内侧跗跖关节的炎性改变（图 G 箭头）；左踇长屈肌腱腱鞘炎（图 H 箭头）；右侧第一跖趾关节炎性改变（图 I 箭头）；椎间盘突出（图 K 和 L 箭头），但无脊髓炎。这些图像在 3T 磁场中的获得时间少于 45 分钟

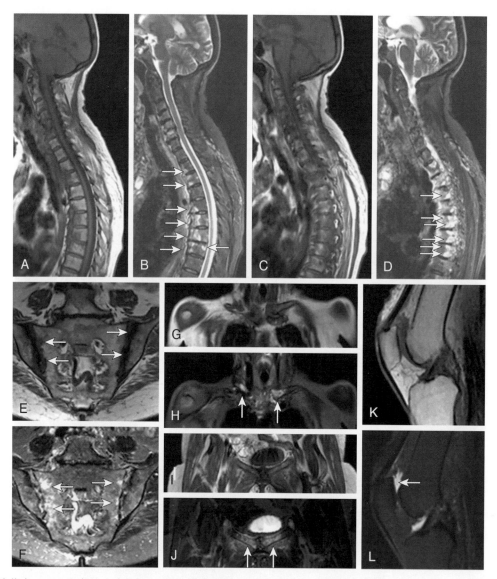

图 58-18 脊柱关节炎 (SpA) 患者的全身 MRI。治疗前（A～L）T1WI（A、C 以及此后每隔一个图像）和 STIR 序列（B、D 以及此后每隔一个图像），TNF 拮抗剂治疗 4 个月后（M～Y）。TNF 拮抗剂治疗前，中央（A 和 B）和外侧（C 和 D）颈胸椎 MRI 显示椎体前角炎性病变（图 B 箭头）和椎弓根及肋椎关节炎性病变（图 D 箭头）。骶髂关节（E 和 F）、肩带（G 和 H）、前骨盆带（I 和 J）和右膝（K 和 L）MRI，显示了严重的骶髂关节骨侵蚀（图 E 箭头）、活动性骶髂关节炎（图 F 箭头）、胸锁关节炎（图 H 箭头）、耻骨联合炎性病变（图 J 箭头）和膝关节轻度渗出 / 滑膜炎（图 L 箭头）

　　磁共振非常安全。它不涉及电离辐射，因此没有相关的增加恶性肿瘤的风险。钆造影剂（GBCM）罕有引起不良反应。在 2006 年，一些证据支持不太稳定的 GBCM（gadoversetamide gadodiamide, gadopentetate）与肾功能下降或透析患者肾源性系统性纤维化（NSF）的发展之间有明显的联系 [99-100]。NSF 是一种罕见的纤维化疾病，可导致皮肤增厚和硬化，有时涉及肝、肺和心脏等器官 [101-102]。2007 年，欧洲药品局（EMA）禁忌对肾功能严重降低 [肾小球滤过率（GFR）< 30 ml/(min × 1.73 m²)] 或透析患者使用不稳定的 GBCM，并且要求谨慎地使用于肾功能中度损害的患者 [GFR, 30 ～ 60 ml/ (min × 1.73 m²)]。2010 年，美国食品和药物管理局（FDA）也禁止使用这三种药物 [103]。自 2009 年以来，文献中再无 NSF 患者出现，这可能是由于不再对有肾功能损害的患者使用不太稳定的钆基造影剂，或者在一些国家，完全不使用不太稳定的造影剂 [104]。

　　欧洲泌尿生殖放射学会（ESUR）的指导方针建

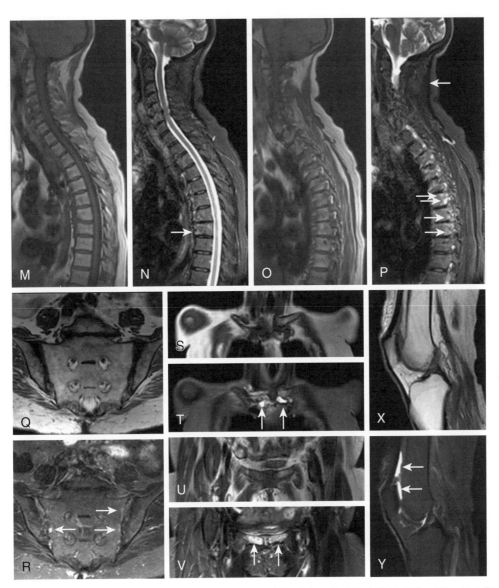

图 58-18 续 TNF 拮抗剂治疗 4 个月后，相应图像显示脊柱炎症活动性（图 N 几乎没有炎性病变；图 P 较少但仍存在肋椎关节炎）；骶髂关节（图 R 只有少许骨髓水肿）。胸锁关节（图 T 箭头）和耻骨联合（图 V 箭头）炎性病变与治疗前大致相同，膝关节渗出 / 关节滑膜炎略加重（图 Y 箭头）。这些图像在 3T 磁场中的获得时间小于 45 分钟

议，永远不要拒绝任何患者指向性明确的增强 MRI。此外，临床上应该使用最低诊断剂量和稳定性最高（NSF 风险最低）的 GBCM 药物（如 gadoterate meglumine、gadoteridol 和 gadobutrol）[105]。因为这些药物的药代动力学和诊断性能使用在肾功能不良患者与其他患者身上相似。因此，应该在每个患者身上都使用低风险药物，而不考虑肾功能如何。

类风湿关节炎

在 RA 患者中，MRI 大多是用于膝关节、腕关节及指间关节的检查。虽然膝关节对于检查方法的研究来说是一个理想的模型关节，但是在 RA，MRI 检查关注的焦点是腕关节、双手及双足。关于其他外周关节的报道很少且并无本质区别。RA 和 PsA 的区别见表 58-3。

MRI 可以评价 RA 中所累及到的所有结构（即滑膜、关节内及关节外积液、关节软骨、骨、韧带、肌腱、腱鞘）（图 58-14）。滑膜炎症在 MRI 中的表现与组织病理学及关节镜下的表现极为相关[106-107]。MRI 中出现骨髓水肿（图 58-14）代表炎症已侵入到骨髓（即骨炎），这被 RA 患者术中所取标本的组织

表 58-3 类风湿关节炎、银屑病关节炎及中轴型脊柱炎中炎性及结构性病变在 MRI 中的表现

A．类风湿关节炎及银屑病关节炎中的周围关节病变 [1]

炎性病变

滑膜炎：滑膜组织比正常滑膜增厚，增强后可见强化

钆对比增强扫描。增强后是否有强化（信号强度是否增高）是通过对比注射钆对比剂前后 T1WI 信号强度的变化来判断

腱鞘炎：信号特点与腱鞘区域的含水量的增加相一致，或表现为增强后异常强化

T2WI 抑脂像及 STIR 序列上呈高信号，T1WI 上呈低信号

增强后是否有强化（信号强度是否增高）是通过对比注射钆对比剂前后 T1WI 信号强度的变化来判断

关节周围炎症：信号特点与关节外（包括骨膜、肌腱附着点，不包括腱鞘）含水量的增加相一致，或表现为增强后异常强化

T2WI 抑脂像及 STIR 序列上呈高信号

增强后是否有强化（信号强度是否增高）是通过对比注射钆对比剂前后 T1WI 信号强度的变化来判断

被定义为腱鞘炎

骨髓水肿：位于松质骨内的病变，信号特点与含水量的增加相一致，常边界欠清

可单独发生，亦可围绕骨质破坏或其他骨质异常而存在

T2WI 抑脂像及 STIR 序列上呈高信号，T1WI 上呈低信号

结构性病变

骨侵蚀：边界锐利，具有典型的信号特点，至少见于两个层面，以及至少一个层面可见骨皮质破坏

T1WI 上，骨皮质的正常低信号及髓内脂肪正常高信号缺失

局限性骨质缺失表现不典型。其他病变如骨囊变可能类似侵蚀

关节间隙变窄：评估垂直于关节表面的层面，关节间隙相比于正常间隙变窄

骨质增生：关节周围的异常骨质形成，如在肌腱附着点（骨刺）处和跨越关节（关节强直）等

B．中轴性疾病：强直性脊柱炎及其他脊柱关节炎 [2]

炎性病变

骨髓水肿：STIR 图像上骨髓信号增高

结构性病变

骨侵蚀：T1WI 上低信号的骨皮质缺失及相邻骨髓的正常高信号的改变

脂肪浸润：T1WI 上骨髓内局灶性信号增高

骨刺：T1WI 上椎体终板上伸向相邻椎体的高信号

关节强直：T1WI 上跨越骶髂关节的高信号，或呈连接相邻椎体的高信号

STIR 中骨髓信号的参考点：

骶髂关节：同一上下水平的骶骨中点处信号

脊柱：同一椎体中央处信号如为正常，则选此处；如为异常，则选相邻最近正常椎体的中央处信号

T1WI 中骨髓信号的参考点：

骶骨：同一上下水平的骶骨中点处信号

髂骨：骶髂关节：同一上下水平的髂骨的正常信号

脊柱：同一椎体中央处信号如为正常，则选此处；如为异常，则选相邻最近正常椎体的中央处信号

1．OMERACT（风湿病学的结果测量）MRI 在炎症性关节炎工作组建议 MRI 诊断类风湿关节炎和周围性银屑病关节炎的重要病理 [123, 172]

2．加拿大 - 丹麦 MRI 工作组和 Morpho 小组关于轴性脊椎关节炎脊柱和骶髂关节重要病理的 MRI 诊断建议 [148-149,151]

学检查所证实[108-109]。骨质破坏反映了骨质损害已经发生，骨髓水肿是关节炎症与骨质破坏的中间环节。在探查 RA 患者的腕关节与掌指关节的骨侵蚀方面 MRI 与 CT 一致性较高（文献报道 77% ~ 90%），后者是探查骨质破坏的金标准，说明 MRI 中见到骨侵蚀也意味着骨质损害[52,110]。

在颈椎，首先的影像检查是 X 线片检查，但是 MR 可以提供骨与软组织异常的详细信息，这可作为平片检查的有益补充（图 58-2C）[111-117]。MRI 可直接看到血管翳组织（如在齿状突周围）。MRI 所见的脊髓受压与其说是最初的临床及影像学表现，不如说是作为病情预后的预测因素，MRI 因此可以作为 RA 脊髓受累的影像检查工具[118]。

在诊断、病情监测及预后中的应用

诊断

最近两个对未分化性关节炎的大样本随访研究证明了 MRI 在诊断 RA 时的独立的预测价值[119-120]。出现骨髓水肿（图 58-15）后接下来发展为 RA 的阳性预测值为 86.1%[119]。一个包括手部关节炎、晨僵、类风湿因子阳性、MRI 检查、腕关节及跖趾关节骨髓水肿的预测模型在判断 RA 发生时的准确率达到 82%[120]。

根据最近的 ACR/EULAR2010 标准[6]，对确定的 RA 的分类是基于一个或多个关节有明确的滑膜炎（临床体检发现一个或多个关节肿胀），没有其他诊断能更好地解释滑膜炎，四个模块的总评分达到或超过 6 分等条件。诊断 RA 所需的六个要点中，其中五个是关节受累模块，在此模块中，滑膜炎的诊断由 MRI 和超声检查来确定。换句话说，在 ACR/EULAR 2010 RA 标准中，MRI 和超声可用来确定关节的受累程度[6,121-122]。

监测病情活动性及结构损伤

监测关节炎症及破坏的方法必须具有可重复性且对关节改变敏感。MRI 可以实现对滑膜炎、骨髓水肿、骨质破坏的定量（体积及滑膜炎的早期强化）、半定量（评分系统）及定性（有或无）的评价。在观察性及随机性的临床试验中，半定量的风湿病学的结果评价（OMERACT）之 RA MRI 评分系统（RAMRIS）最常被使用。涉及双手和双腕的滑膜炎、骨侵蚀及骨髓水肿的半定量评价，以上评价是基于一

些基本的 MRI 序列对关节病变的 MRI 表现的一致性界定[123]。OMERACT 骨质破坏积分与 MRI 和 CT 所测得的骨质破坏的体积密切相关。

已有文献报道 OMERACTRAMRIS 系统在读片者之间具有良好的可信度以及对病情改变具有较高的敏感性，这证明在阅片者经过恰当的训练及校正之后，此系统适于用作监测 RA 患者的关节炎症及结构破坏[124]。目前已制定出 EULAR-OMERA CT 和 MRI 参考图集，通过对比标准参考图，为以标准 RA MRIS MRI 图像评分系统评判 RA 活动性及关节损害[125]。一个 MRI 关节间隙变窄的评分系统最近被制定出来，可以用来评价关节软骨损害以作为 RA MRIS 系统的补充[126-127]。

MRI 比临床检查及 X 线片检查能更敏感的监测炎症改变[128]及骨质破坏（图 58-14）[129-131]。一项包含 318 例未用 MTX 患者的研究证实，只需要平片所需的半数的患者及半数的随访时间，MRI 即可证实与安慰剂相比生物治疗对骨侵蚀进展的抑制作用[31]。几项随机对照试验表明，MRI 在鉴别不同治疗方法抑制骨和软骨进展性结构损伤的能力方面具有优势[132-134]。

预后

数个研究证实 MRI 对腕关节和（或）掌指关节 X 线进展具有预测作用。特别指出的是，在 RA 的早期阶段，骨髓水肿（图 58-14）被认为是放射学表现持续加重的独立预测因子[135-136]。对两组队列进行 3 年随访及 5 年随访的回归分析证实，MRI 所示的骨髓水肿是放射学长期加重的预测因素[137-138]。最近的临床试验数据证实了这一预测价值，也证实了早期治疗引起的骨髓水肿和滑膜炎的变化可以预测未来影像学进展的速度[139]。少数研究提示，基线 MRI 表现和远期功能致残[140]及 6 年时肌腱断裂之间有一定相关性[141]。

另一个具有临床意义的问题是，MRI 对于预测临床缓解的患者的病程是否有价值（图 58-15）。在 MRI 及超声检查中，临床缓解的患者经常发现有滑膜炎[142-143]，有研究发现，在一年的随访期间，基线水平超声下的滑膜增生，回声强度及 MRI 滑膜炎评分与放射学所见的关节进展性破坏明显相关[144-146]。这项研究支持 MRI 及超声具有预测病程、评估疾病状态（包括确定临床缓解）等的价值。

强直性脊柱炎 / 中轴性脊柱关节炎

　　MRI 可直接看到在 AS、PsA 及其他形式的 SpA 中所见到的外周及中轴关节炎以及肌腱附着点炎。AS 作为 SPA 最常见和最典型的形式，以发生在脊柱和骶髂关节的中轴病变为主。据此，本部分主要关注中轴病变的显示；接下来的 PsA 部分主要关注外周关节的显示。

　　因为 MRI 具有探查骨与软组织炎性改变的能力，所以 MRI 成为识别 AS 早期脊柱及骶髂关节改变最敏感的方法 [28,32,147]。MRI 表现提示，骶髂关节的活动性病变包括近关节处的骨髓水肿，增强后骨髓及关节间隙的强化；慢性病变包括骨质破坏、骨质硬化、关节周围脂肪组织蓄积、骨刺及关节强直（图

58-19）。脊柱的典型病变中，提示活动性病变的包括脊柱炎、椎间盘炎（图 58-20）、关节突关节炎、肋椎关节炎及肋横突关节炎（图 58-21）[28,147-148]。慢性病程的表现常有骨侵蚀、局灶性脂肪浸润、骨刺和（或）关节强直（图 58-21）[149]。肌腱附着点炎也常见，可累及棘间韧带、棘上韧带以及骶髂关节后方的骨间韧带。有些患者在外周关节及肌腱附着点亦可见病情表现，这些病变可被 MRI 显示 [28,147]。SpA 中关键点的界定见表 58-3。表 58-2 列出了 EULAR 最近关于影像学在 SpA 的诊断和管理方面的建议 [12]。

在诊断、病情监测及预后中的应用

诊断

　　MRI 的引入导致了对 SpA 患者疾病评估及临床

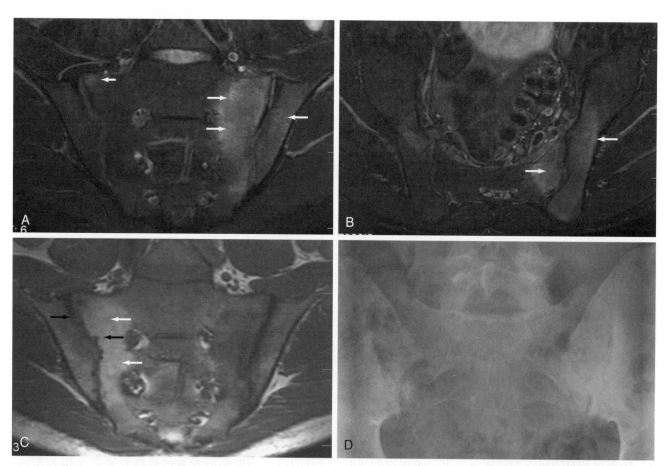

图 58-19 脊柱关节炎中的骶髂关节炎。26 岁男性，炎性背痛 4 年，骶髂关节 MRI（**A ~ C**）和平片（**D**）图像。半冠状位（**A**）及半轴位 STIR（**B**）序列显示左侧骶髂关节髂骨及骶骨的广泛水肿（即表示严重的活动性的骶髂关节炎）（**A** 和 **B** 图中长箭）。炎症亦可见于右侧骶髂关节（**A** 图中短箭）。半冠状位 T1WI 示脂肪浸润（**C** 图中白箭）及骨侵蚀（**C** 图中黑箭）。平片前后位像示双侧骶髂关节髂侧骨质轻度硬化，双侧关节面边界欠清，与骨侵蚀吻合。然而，肠气重叠夸大其表现（Courtesy Susanne Juhl Pedersen，Glostrup，Denmark.）

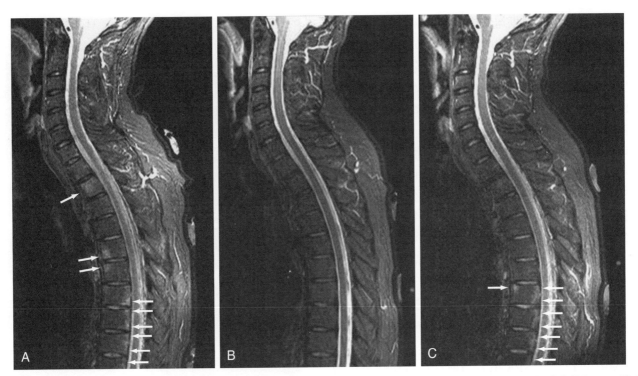

图 58-20 AS 患者的脊柱。43 岁男性，AS，HLA-B27 阳性，症状不断加重（包括炎性背痛等），在接受生物治疗前行 MRI 检查。开始时，STIR(A) 显示 T2 椎体信号弥漫性增高，T5、T6 前部及 T7、T8、T9、T10 后部角处多发灶性炎症（白箭），其他成像方式证实脊柱存在广泛的活动性炎症。此患者治疗反应很好，治疗六个月后，重复 STIR 序列显示骨髓炎症完全缓解。随后此患者症状复发，行第三次 MRI 检查（抗肿瘤坏死因子治疗结束后的两个月），本次 MRI 检查在 T5~T6 水平未见水肿，T7 前部可疑新发病变，下位胸椎后部炎症复发

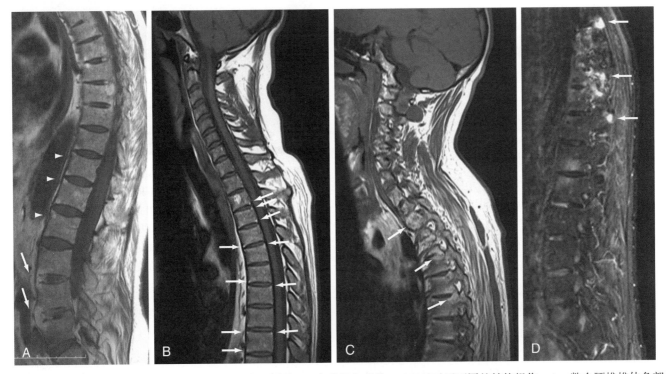

图 58-21 AS 的脊柱改变（MRI）。**A ～ C.** 三个不同的 AS 患者的矢状位 T1WI 显示了不同的结构损伤。**A.** 数个腰椎椎体角部可见脂肪浸润（箭头）和 L3 ～ L4 和 L4 ～ L5 前部可见融合（白箭）。**B.** 颈椎多个椎体角部可见脂肪浸润（白箭）提示了脊柱关节炎的诊断。**C.** 广泛增高的骨髓脂肪信号（白箭）跨越肋椎关节，这些表现数个关节突关节及其他后部结构亦可见。**D.** 矢状位 STIR 图像示下部胸椎的横突及关节突关节可见明显的炎症（白箭），其他几个关节可见较轻的炎症

管理的极大改善。根据纽约标准修订版，以往 AS 的
诊断主要基于平片中双侧中度骶髂关节炎及单侧重度
骶髂关节炎[25]。这常导致 7 ~ 10 年的延迟诊断[29]。
现在，根据最近的 ASAS 对中轴性 SpA 的分类标准，
MRI 可以作为整体评价工具；如果患者在 MRI 上具
有活动性骶髂关节炎表现（图 58-22）且具有一个临
床特征（如银屑病、肌腱附着点炎、葡萄膜炎等，完
整列表见参考文献 30），此时即可诊断为具有中轴
性 SPA[30]。根据 ASAS 标准的 MRI 部分，在 MRI 上
判定骶髂关节炎活动性的标准是 ≥ 2 个部位和（或）
≥ 2 个层面的骨髓水肿[150]。

　　最近的证据表明，将骨质结构破坏纳入到分类标
准中将会改善 MRI 的诊断价值[151-154]。相反，骶髂关
节脂肪病变和（或）脊柱病变并不能提高 MRI 的诊
断价值[155-156]。最新的 AS 磁共振成像标准尚未发表。

监测病情活动性及结构损伤

　　MRI 可以提供 SPA 患者当前存在活动性炎症的
客观证据（图 58-20）[28,147]。在 MRI 用于 SpA 活动
性评价之前，因为不能通过生化指标（主要是 CRP）
或体格检查敏感地评估疾病的活动性，所以疾病活
动性评价一直局限于患者的主观评分，如 Bath AS
疾病活动性指数（bath ankylosing spondylitis disease
activity index，BASDAI）以及 Bath AS 疾病功能指
数（BASFI）。

　　要评估骶髂关节及脊柱病变的活动性，已有数个
系统被建议采纳（详细请见主要参考文献 157）。现
在已出现重复性强及敏感度高的方法[158]。三种最常
用的脊柱评分系统，即 AS 磁共振活动性评分（the
ankylosing spondylitis spine magnetic resonance imaging-
activity，ASspiMRI-a）、改良柏林 ASspiMRI-a 评分和加
拿大脊柱关节炎研究协会评分系统（spondyloarthritis
reach consortium of canada，SPARCC）[159-161] 比较敏
感并已在临床试验中获得验证，这些方法在 ASAS/
OMERACT MRI AS 工作组内被相互验证[158]。所有
的方法均具有可行性、可靠性、对病情改变具有敏感
性。其中 SPARCC 方法通过 Guyatt 效应大小判断为
具有对病情变化最高的敏感性，通过阅片者组内相关
系数判定为具有最好的稳定性（intra-class correlation
coefficient，ICC）[158]。对在每个脊椎单位的不同解
剖位置的不同的炎症和结构异常改变的单独的 MRI 评
估，可以实现研究疾病发展的时间和空间进程[148-149]。
MRI 对于结构改变的评估价值显然没有对炎性改变

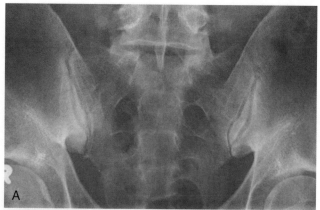

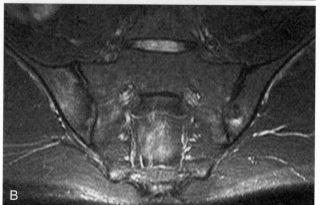

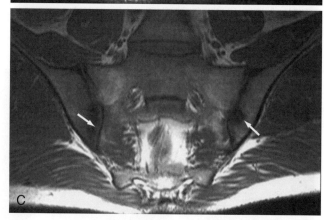

图 58-22 炎性背痛（X 线平片及 MRI）。31 岁男性，患有炎
性背痛。**A.** 平片示右侧骶髂关节的髂骨面可见轻度的骨质硬
化，前缘可见轻度的骨刺形成。**B 和 C.** 同时期的 MRI 图像，
STIR 序列显示明显的脊柱关节炎以及双侧髂骨轻度炎症（**B**），
T1WI 显示多种征象，包括骨质硬化（主要在右侧）以及软骨
下骨侵蚀，这在右侧比较小，但在左侧非常明显

的大，前者常被认为是慢性改变。毫无疑问，MRI
提供了有关炎症性活动原本无法获知的信息，同时
MRI 对结构损伤的评估与 X 线片检查所示类似，这
是其另外的价值，因为此时 X 线片检查及后续的两
种检查以及辐射暴露可以避免。评分系统可以通过
单独分数或总分来评价骨质破坏、骨质硬化、脂肪

沉积和（或）骨桥形成[149,159,162]。用以评估病变方法的有效性仍存局限，并且他们的价值尚未被证实。

预后

三个与脊柱相关的研究均已证明脊柱椎体前角在 MRI 上出现水肿与两年随访期间在平片中出现韧带骨赘之间的相关性。椎体前缘存在炎症反应者在此水平出现韧带骨赘的相对风险是无炎症反应患者的 3 ～ 5 倍[163-165]。这在两个研究中接受抗 TNF 治疗而炎症减退的患者中更加明显，可能是在活动性炎症中，TNF 限制了新骨的形成，而通过 TNF 抗体减少 TNF 水平，以使组织进行修复进而表现为新骨形成[164-165]。椎体角部的脂肪浸润似乎是这一过程中的关键中介，因为它的出现与之前炎症的消解和未来骨赘的生成有关[166-167]。

一项研究表明，若有早期炎性背痛、MRI 上有严重的骶髂关节骨髓水肿以及 HLA-B27 阳性，则强烈提示以后会进展为 AS；但是，若呈轻度或无骶髂关节炎，不论有无 HLA-B27，均提示以后不会进展为 AS[168]。MRI 对治疗反应的预测价值的证据非常有限。较高的 MRI 脊柱炎性积分和短病程被认为是对预测抗 TNF 治疗的临床疗效（BASDAI 改善＞ 50%）具有显著统计学意义的因子[169-170]。MRI 对病程及治疗反应的预测价值需要更多和更大样本的研究来证实。

银屑病关节炎

PsA 的临床表现多种多样，可累及脊柱、骶髂关节、外周关节和（或）肌腱附着点，相应的 MRI 表现也多种多样。PsA 具有与 RA 和 SpA 相似的临床表现，并且 MRI 表现与上述两者也有类似之处[171]。外周 PsA 滑膜炎及骨质破坏没有疾病特异性的 MRI 表现，MRI 所示的骨质水肿可见于任何骨骼。关于哪个关节可以用来评估银屑病关节炎的活动性，尚未达成一致意见。这可能因个体的病情特点不同而异。全身 MRI 可以对外周关节和中轴关节进行成像，并在一次检查中对整个身体进行成像，这可能是未来的解决方案，但仍需要更多的验证[96-98]。

MRI 可以观察到外周及中轴肌骨的解剖结构及银屑病关节炎病变表现。具体表现包括：滑膜炎、腱鞘炎、关节周围炎症、肌腱附着点炎、骨髓水肿、骨质破坏、骨质增生（图 58-23）[172-175]。正如其他类型的 SpA，PsA 也可见肌腱附着点炎、指尖炎及脊柱炎。

指尖炎的 MRI 上显示为腱鞘炎及积液，有时邻近指关节或趾关节可合并有弥漫性软组织水肿和（或）滑膜炎（图 58-23）[176-177]。很少有 MRI 研究关注 PsA 的中轴病变；病变表现类似于 AS，但常更不对称[178-179]。

肌腱附着点处作为 PsA 可能的首发病变部位已引起人们的注意[180]。指甲病变在 PsA 中很常见，甲床病变由 MRI 所示的远端指间关节炎延伸而来[181]。

PsA 在临床上可能不处于活动期。没有关节症状及体征的 PsA 患者，有超过 2/3 的患者（68% ～ 92%）在 MRI 中存在异常表现（包括关节周围水肿、腱鞘积液、关节内积液、滑膜血管翳、骨质破坏、骨囊性变、软骨下改变及关节半脱位），而在正常人中只有 0 ～ 1/12 的比例存在此类异常[182-184]。这些异常的临床意义尚未被证实。

在诊断、病情监测及预后中的应用

诊断

正如前述，MRI 可以探查 PsA 各种不同的病情表现。但是，没有证据表明 MRI 可以在早期未分化关节炎中将 PsA 和其他关节炎区分开来。

监测

关于病情活动性及损伤监测的资料较为有限。大部分研究只报道了 MRI 对 PsA 的各种病变的定性评估[171]。增强后的定量评估也有报道[185-186]，但对临床应用来说证据尚不足。关于炎症和损伤的评分系统已被制定[172,187-188]。OMERA CT PsA MRI 评分系统是被证实过的最好的评分系统，在炎症指标（滑膜炎、腱鞘炎、关节周围炎）及对病情改变的敏感性上，阅片者之间具有很好的稳定性[172,189-190]。其在临床试验及临床实践中的有用性需要进一步验证。

预后

没有关于 MRI 对 PsA 的预后价值的纵向研究。

痛风

MRI 可以直接显示痛风性关节病的炎性（滑膜炎、腱鞘炎、骨髓水肿、软组织炎症）及破坏性（骨侵蚀）病变[41,191-193]。MRI 可以直接显示痛风结节，并且显示这些病变的炎性本质的信息，这在 CT 及 X 线平片中是无法评估的。在 MRI，痛风结节表现为 T1WI 低信号及 T2WI 中 - 高信号，增强扫描时呈不同程度的强化，这提示了细胞成分围绕或浸润到晶体结节内（图 58-6）[191,193]。痛风结节内的钙化灶可形成 T2WI 上的低信号。如果痛风结节位于皮肤表面深部的话，并不是总能被探查到。

在诊断、病情监测及预后中的应用

MRI 对于滑膜炎、骨质破坏和（或）痛风结节等诊断的准确性与痛风分类标准相比较目前尚无相关报道[39]。MRI 可以探查痛风结节，并且此结节的出现强烈提示痛风的诊断；但因为鉴别诊断包括感染和占位性病变，所以临床上常需要关节穿刺抽液以确认尿酸钠的存在。

通过 MRI 可实现对痛风的监测，包括关节炎症、骨质破坏进展以及痛风结节的大小（图 58-6）。MRI 对痛风结节体积的评估在阅片者之间有很好的可重复性，可能在临床试验中大有用途[194]。与 RA、AS、PsA 不同，尚没有制订出全面评估痛风性关节炎的 MRI 评分系统。

焦磷酸钙结晶沉积病

透明软骨内钙化在 MRI 上表现为低信号，特别是在梯度回波图像中；半月板软骨钙质沉着症在 T1WI 及质子密度像上呈稍高信号，这可能会引起半月板的退变及撕裂（图 58-7）[195]。正如在其他疾病，MRI 对于探查软骨下囊性变及炎性过程如滑膜炎及关节积液等是一种敏感的检查方法。

化脓性关节炎

化脓性关节炎的 MRI 表现并无特异性，类似的表现可见于其他炎性关节炎。因此如果临床怀疑化脓性关节炎时，关节穿刺抽液需要立即进行，以免引起不可逆的关节损伤。特征性的表现包括滑膜炎、关节积液、软组织水肿（图 58-8）以及随后的骨质侵蚀及软骨破坏。MRI 有助于诊断化脓性关节炎的并发症，如脓肿形成及骨髓炎。需要指出的是，在 MRI 中，大部分单独的征象并不具有特异性，单纯的骨髓水肿并不一定意味着骨髓炎[196]。MRI 增强扫描对于识别骨或软组织的脓肿 / 坏死非常有用，这有助于确立诊断及确定是否需要外科清创。糖尿病足是一种特殊的临床状况，需要 MRI 常规检查以区别感染及创伤，并识别失活组织；当然，核医学检查在评估此类复杂患者时也起到了重要作用[45]。

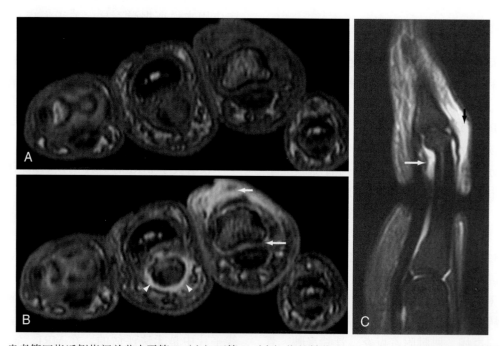

图 58-23 PsA。患者第四指近侧指间关节水平第二（左）至第五（右）指的轴位 T1WI 平扫（**A**）及增强扫描图像（**B**）以及第四指矢状位 STIR 示轻度滑膜炎（**B** 图和 **C** 图中的长箭）、第四指远侧指间关节周围可见明显的炎症（**B** 图和 **C** 图中的短箭）以及腱鞘炎（**B** 图中箭头）（Courtesy Rene Poggenborg, Glostrup, Denmark.）

骨关节炎

由于其断层成像的本质及具有显示软骨、骨及各种软组织的能力，MRI 非常适于评价 OA 的炎性改变、软骨内结构及成分的改变以及其他损伤。在 OA 的研究中，最受关注的是膝关节（图 58-24）以及髋关节，手部小关节（图 58-10）近来也被纳入研究范围。

在 OA 中，MRI 可以直接评估关节软骨的厚度、表面轮廓以及内部结构，这使对 OA 进展进行分期和监测成为可能[197-199]（图 58-24）。骨赘可见于关节边缘或关节软骨下。软骨下改变包括骨髓水肿、硬化及囊性变。MRI 中所见的骨髓病变（有时被称为骨

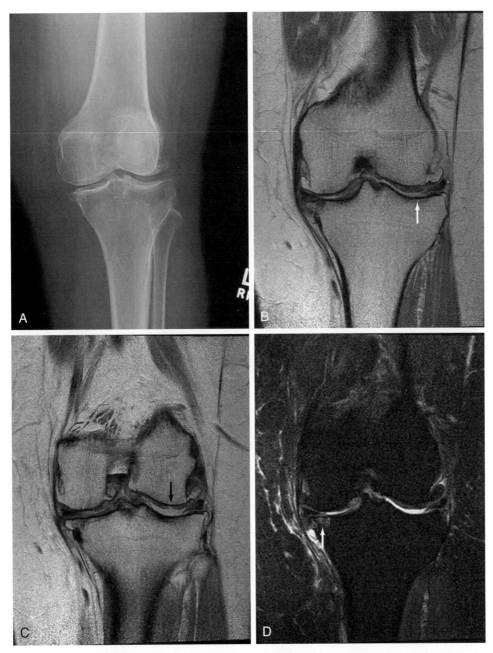

图 58-24 膝关节 OA（X 线平片及 MRI）。**A**. 左膝关节前后位平片示胫股关节内侧和外侧缘明显的骨质增生以及内侧关节间隙轻度变窄。**B** 和 **C**. 冠状位质子密度加权 MRI 证实胫股关节明显骨质增生的存在，并显示了胫骨和股骨内侧软骨广泛丢失，并且暴露了外侧胫骨平台因软骨完全丢失而形成的裸骨（**B** 图中白箭）。股骨外侧髁局灶性软骨缺损亦明显可见（**C** 图中黑箭）。内侧及外侧半月板部分周围可见积液，内侧半月板可见半脱位并伴有胫骨内外侧平台及股骨内侧髁严重的软骨损失。**D**. 冠状位 T2WI 抑脂像显示内侧胫骨平台软骨下骨髓水肿（**D** 图中白箭）（Courtesy Professor AliGuermazi, Boston, Mass.）

髓水肿病变）在 T1WI 上呈不均匀等低信号，在水敏感序列（STIR/T2 FS）上呈高信号（图 58-25），在组织病理学中表现为骨小梁微骨折、骨髓纤维化和（或）坏死以及有限的间质水肿[200-203]。滑膜炎在 OA 患者中很常见，但炎性程度要比 RA 患者低[204]。增强扫描后获得的滑膜炎积分与关节镜及显微镜下滑膜

炎积分具有很好的相关性[205]。

在诊断、病情监测及预后中的应用

诊断

OA 的分类标准是基于临床表现及平片表现[48]。然而，使用 MRI 可以为 OA 的诊断带来上述的各种优

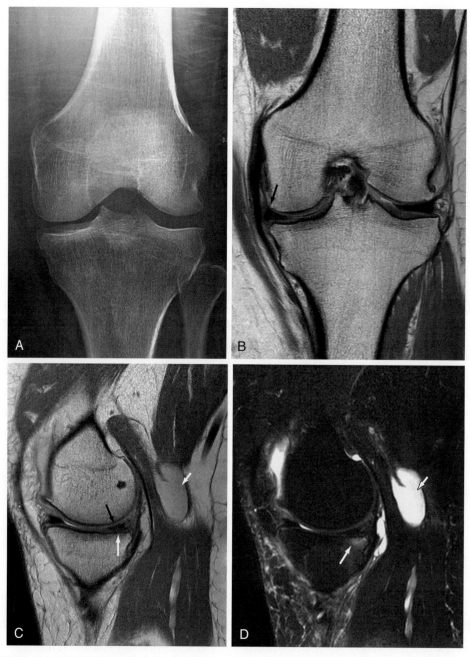

图 58-25　膝关节早期 OA（X 线平片及 MRI）。**A**．膝关节正位片显示几乎正常，内侧胫骨平台轻度骨质增生是唯一可能的异常。**B**．冠状位质子密度成像显示内侧半月板轻度半脱位（黑箭）。**C**．内侧胫骨平台后部关节软骨变薄（长白箭），并可见中等大小的 Baker 囊肿。**D**．矢状位 T2WI 证实了 Baker 囊肿（短箭）的存在并且显示内侧胫骨平台后部软骨缺损处下方的骨髓水肿（长箭）（Courtesy Professor AliGuermazi, Boston, Mass.）

势（即 MRI 可以敏感地显示所有被累及的病理改变）。

监测

各种定量及半定量技术被用于测量 OA 患者在 MRI 上所示的结构异常及改变[197]。应用计算机辅助成像处理来定量测量各种病变（如软骨体积、骨、骨髓损伤、半月板及滑膜）。这些技术具有很高的可重复性[206]。测量软骨成分（如定量糖胺聚糖）亦可被实现[198-199]。基于常规 MRI 采集序列，半定量方法可以用来半定量评估膝关节的多个特征（整个器官的特征）[207-210]。这些测量方法比 X 线片检查中描述的方法更可靠及更敏感[206]。一套系统评价手部 OA 的系统已经被研发出并证实其有效性[211]。

预后

最近的一篇系统性文献回顾报道[212]，三个研究均证实软骨体积定量改变及软骨缺损或骨髓损伤与后续的全膝置换明显相关[213-215]。

此外，有随访研究证实骨髓损伤的范围与疼痛的程度呈正相关（改善骨髓损伤可减轻疼痛）[216-217]。与之相反，也有报道软骨缺损与症状改变无相关性或呈弱相关，或者滑膜炎的改变与疼痛的改变呈弱相关。总的来说，在 MRI 中出现半月板损伤、关节软骨缺损和（或）骨髓损伤等表现预示着病变持续进展[212]。

超声检查

关键点

超声检查可敏感地显示和评价多种退行性病变及炎性风湿病病变中出现的外周炎症、关节的破坏、软组织受累等。

经过训练的风湿免疫学家很容易操作与临床有关的超声检查。

通过监测早期炎性改变，超声有助于早期 RA 的诊断。

治疗周围炎性关节病变的患者时，灰阶或者能量多普勒超声可以监测软组织的改变（如滑膜炎、腱鞘炎、肌腱附着点炎）。

超声引导有创操作可使穿刺抽吸和注射定位更加精确（如关节、滑囊、腱鞘或肌腱附着点）。

超声主要缺点是需要熟练的操作者，阅片者之间及扫描仪之间的一致性差以及需要"声窗"。

超声检查是一项不断发展的成像技术，在风湿免疫学家的临床工作中的应用日益增多。过去几年中出版物和文献大量涌现[218-219]。在一些国家，包括比利时、意大利、德国、西班牙，超声已经成为风湿免疫学培训的重要部分。相对于其他影像技术，超声检查主要的优势是无辐射、可清楚显示关节腔、价廉、多平面成像、软组织异常可定量化以及实时评价。超声检查的其他优势还在于便捷、易被患者接受以及引导有创操作（如，组织活检、关节抽吸、注射）[220]。据报道，超声检查提高了 88.4% 的类风湿关节炎患者对医生建议的信心[221]。

超声检查可清楚显示由炎症或者退行性变所致的组织损伤，它能够准确评价各种风湿类病变中关节和软组织损伤，包括 RA、AS 及其他脊柱关节炎，也包括晶体沉积病，化脓性关节炎、SLE、SSc、PM、SS、血管炎、OA、局部疼痛综合征（图 58-26）。

超声检查速度快、安全性高，对于有创操作的介导非常有价值[220,222-223]。在患者抽吸关节滑液、注射疗法及活检的诊治中，在超声引导下定位穿刺特定目标区域精确而安全。在超声引导下，可小心控制自软组织内向目标区域进针，因此可避免穿刺针尖引起的损伤和（或）并发症（比如皮下或腱鞘内注射皮质类固醇，这可增加组织损伤的风险）。此外，尽管近期研究并没有证明超声引导下穿刺治疗炎性关节炎能显著提高临床疗效[224-225]，但它能比触诊穿刺方式显著的减轻疼痛。超声引导可能最终将被证明可改善临床结果和并降低成本。

超声检查可用于多种风湿类疾病的日常诊疗（见超声检查关键点）。在最近的一项研究中，超声所获得的额外信息导致 60% 的检查区域的诊断发生了变化（与仅基于临床检查而没有超声的诊断相比），28% 的患者的治疗发生了变化[226]。

技术要点

肌骨超声需要高质量设备。低频换能器（3.5 ~ 5 MHz）可用于探测深部组织，如髋关节和骶髂关节。中频换能器（6 ~ 13 MHz）是探测人体大关节（如肩关节、膝关节、肘关节）最好的选择。高频换能器（14 ~ 22 MHz）超声束穿透能力差，但能准确评估浅表结构（如肌腱、指间关节），分辨率可小于 0.1 mm。

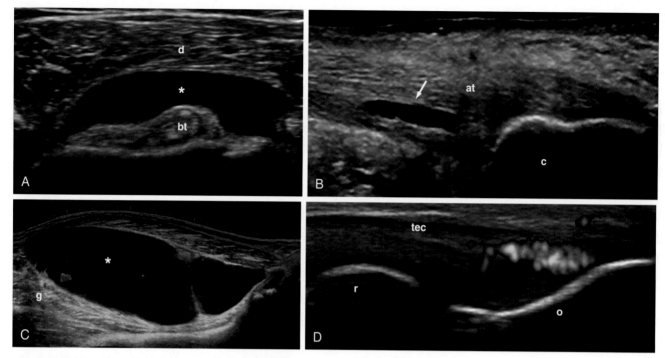

图 58-26　多区域疼痛综合征（超声）。**A**．肩关节（前横向扫描）：三角肌滑囊内积液（星号）。**B**．跟腱（at）（纵向扫描）：肌腱撕裂（白箭）。**C**．膝关节（后纵扫描）：大量液体积聚半膜肌腓肠肌囊内（腘窝囊肿）（星号）。**D**．肘关节：外上髁炎在伸肌总腱点呈多普勒强回声 (tec)。bt，肱二头肌长头肌腱；c，跟骨；d，三角肌；g，腓肠肌；o，外上髁；r，桡骨小头

超声检查依赖操作者的探查技术。因此，超声图像的质量和对超声图像的解读依赖于超声检查设备、检查的技术条件以及检查者的技术。

彩色和能量多普勒超声检查可探查血流灌注并可能在监测炎性病灶活动性以及评价治疗反应中起到关键作用[227]。彩色多普勒可显示血流方向的信息。能量多普勒能更敏感地探测血流的存在，但是不能明确血流方向和速度。超声造影剂的应用增强了对组织血管的探查能力，这可能会有利于亚临床滑膜炎的探查[228]。然而，由于伦理和性价比方面的原因，超声造影剂对风湿性疾病的评价依然局限于研究领域。

超声检查是不断发展着的技术，最近的技术进展带来超声检查新的变化，特别是在三维和四维超声成像、超声实时弹性技术以及融合成像等方面[229]。三维超声成像可显著减少超声检查时间和促进这项技术的标准化，目标区域的矢状位、横断位、冠状位以及三维重建可在数秒内完成[229]。弹性成像技术是一种评估组织弹性程度的新技术。它在风湿病学中的潜在应用包括评价系统性硬化症的皮肤硬度、肌腱硬度以及对皮下结节的鉴别诊断。

融合成像技术能够实现图像即时对比和将超声图像叠加到其他提前获取的图像上，如 CT 或 MRI。

检查技术

肌骨系统超声检查应行多平面扫描。EULAR 指南可使风湿病学肌骨超声的检查方法标准化[230]。

患者体位对超声检查尤为重要。例如，检测患者膝关节滑膜液的检查应在膝关节屈曲 30 度时进行髌上扫描[231]。超声束的角度也需要特别注意，必须垂直于检查部位以避免形成伪影（空间不对称性）。这些伪影可能会导致诊断错误，特别是在纤维性或束状结构中，如肌腱或神经。矢状切面、横断切面扫描均应从桡侧到尺侧、从近侧端到远侧段缓慢移动探头，保证最大范围覆盖体表面积。

对操作者存在依赖是超声检查的主要缺点。为保证超声检查的正确使用以及结果的合理解释，需要积极的监督培训。全面评估某些解剖区域（如脊柱、骶髂关节、髋关节）时，缺乏足够的声窗是超声检查的另一个局限性。大多数误区和错误源于对正常解剖结

构的误读、未调正超声束及检查技术不当（主要取决于探头加压力度、位置和倾斜角度）。灰阶和多普勒超声结果需要仔细的分析并被考虑进药物治疗的策略中。糖皮质激素和生物制剂最有潜力改变超声表现，非甾体类消炎药也可能降低灰度和多普勒滑膜炎评分[232]。

超声检查结果提供了关于风湿病患者主要的组织改变的广泛而有价值的信息。然而，关于超声扫描方法和超声基本异常的界定仍然存在缺乏标准化的问题。比如，应该扫描哪个关节或者应该使用哪个评分系统之类的问题仍未确定[233]。关于 RA 患者的最被广泛接受的超声病理学的定义，于 2005 年由 OMERACT 特殊兴趣小组发表（表 58-4）[234]。最近发表的一篇关于腱鞘炎的超声成像定义和评分的专家共识论文使用了一个四级半定量评分系统，该系统在不同观察者间具有很高的一致性（灰阶一致性，87.5%；多普勒一致性，96.3%）[235]。超声缓解的标准仍不明确。尽管能量多普勒活动的最小可接受水平仍然未知，但其似乎是最有前途的候选方法[233]。

类风湿关节炎

有关 RA 的超声研究是最多的。RA 患者的超声异常表现包括关节间隙增宽、关节积液、滑膜增生、关节软骨缺损、骨侵蚀、腱鞘增粗及肌腱撕裂

表 58-4　炎性关节病的超声中的表现*

骨侵蚀：在两个相互垂直的平面中，可见关节内的骨表面失连续

滑液：关节内异常的低回声或无回声物质（相对于皮下脂肪，但是有时亦可表现为等回声或高回声），具有可移动性及可压缩性，但无多普勒信号

滑膜增生：关节内异常低回声组织（相对于皮下脂肪，但是有时亦可表现为等回声或高回声），具有不可移动性及压缩性较差，并可显示多普勒信号

腱鞘炎：低回声或无回声增厚的组织，伴或不伴有腱鞘内积液，这可见于两个相互垂直的平面，并可显示多普勒信号。

肌腱附着点病变：在骨骼附着点两个相互垂直的平面可见异常低回声的肌腱或韧带（正常的纤维结构稀疏），伴或不伴有增厚改变，并可显示多普勒信号；伴或不伴有骨骼改变，包括，骨刺，骨质侵蚀和骨骼形态不规则

* 来自 OMERACT 超声工作小组[234]

等[236]。关节间隙增宽是滑膜炎最早的超声表现。即使是少量的关节腔积液和滑膜增生亦可被超声发现。关节积液呈典型的无回声区，易于与滑膜增生的软组织回声强度相鉴别，后者表现为均匀增厚的滑膜层或不规则状簇状回声（密集的绒毛状表现）。在活动性滑膜炎患者中，增厚滑膜的内部区域可见到较强的多普勒信号。多普勒信号与类风湿关节炎患者滑膜活检中可检测到的炎症程度有关[237]。

评价滑膜组织的灌注状况是评估 RA 关节时最重要的部分，因为区分病变处于非活动期还是持续性炎症期是临床医师最重要的任务之一，这将对临床决策产生重要影响。

超声检测若发现早期关节炎患者的滑膜血管翳呈高灌注状态，提示将来发生结构性破坏可能性大（图 58-27）。超声也可用于诊断 RA 患者掌指关节水平的软骨损伤（图 58-28）。滑膜炎的灰阶程度与病程有关，而能量多普勒的表现与病程无关，因此后者可能是一个不受时间影响较好的炎症标志物[233]。

超声的高空间分辨率甚至可以识别很小的骨侵蚀。在超声容易探查的部位敏感性是最高的，包括经常受累第二掌指关节和第五跖趾关节[52,238-239]。在早期 RA 患者中，超声骨侵蚀最常发生在第 5 跖骨头[240]。关节侵蚀在超声检查中表现为高回声的骨皮质出现回声中断。超声可以清晰显示骨侵蚀的壁与底，这些部位最有可能被高灌注的滑膜血管翳填充。已经证实超声能比 X 线片检出更多骨侵蚀病变，特别是早期 RA；并且与作为金标准的 CT 检查相比，超声所见的骨侵蚀全部为真正的骨侵蚀[52-53,241]。然而，超声检测到的一些最小的骨侵蚀并不对应于微 CT 上看到的皮质骨断裂。这些假阳性结果与骨通道和钳状骨赘相对应[242]。

肌腱受累也是 RA 患者中常见且具有特征性的表现。超声探查到的肌腱异常表现广泛且多样。腱鞘炎的典型表现包括：腱鞘增宽、失去纤维正常回声、部分或全部肌腱撕裂伴边界不清[236]。滑膜鞘内局限或广泛无回声液性暗区是渗出性腱鞘炎的典型表现。腱鞘的回声表现与滑膜增厚或细胞和蛋白质的聚集有关。

在早期 RA 的患者中，超声可以检出肌腱结构非常细微的改变。超声检查在侵袭性或快速进展性疾病中的预测价值并不明确，还需要后续研究。腕尺伸肌腱腱鞘炎似乎预示着骨侵蚀的发展[243]。早期局限性

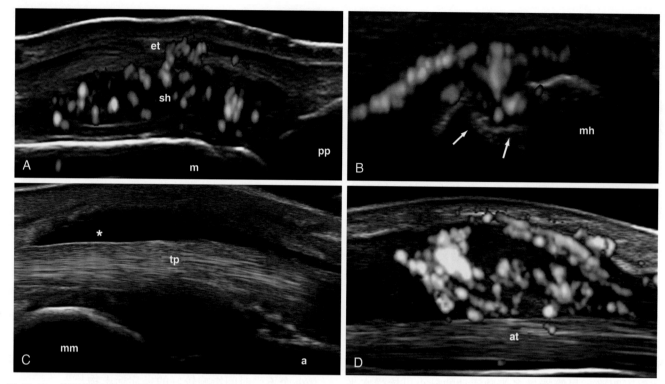

图 58-27 类风湿关节炎（超声）。**A.** 掌指关节（背侧纵向扫描）：关节腔增宽，滑膜增生（sh）和能量多普勒强回声。**B.** 第五跖趾关节（横向纵向扫描）：大的骨侵蚀（白箭）以及骨侵蚀内能量多普勒信号。**C.** 胫后肌腱（tp）：腱鞘增宽以及均质无回声内容物（液体积聚）（星号）。**D.** 手指伸肌腱第一部分（纵向扫描）：慢性腱鞘炎特点是滑膜肥厚和能量多普勒强信号。a，距骨；at，外展拇长伸肌腱；et，手指伸肌肌腱，m，掌骨，mh，跖骨头；mm，内侧髁，pp，近节指骨

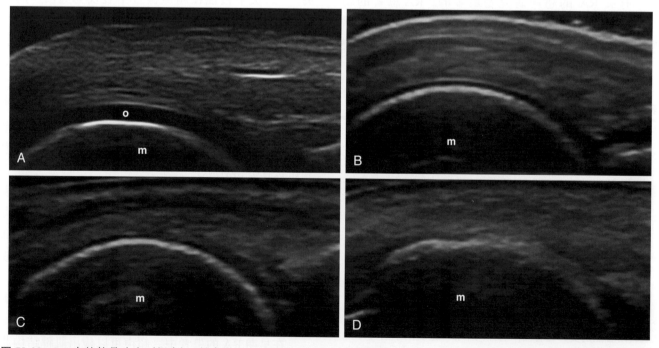

图 58-28 RA 中的软骨改变（超声）。健康人 (A) 中掌骨头 (m) 的透明软骨（环），及其在早期 RA 患者 (B) 与进展期患者 (C 和 D) 中的表现。关节软骨缺损是本病在各个阶段中一致的表现，图 B 为早期阶段，图 C 为晚期阶段，图 D 为很晚期阶段

肌腱撕裂表现为小片样连续性肌腱纤维节段，它代表肌腱纤维正常回声的消失。在更严重的组织损伤中，肌腱可能呈部分性或完全性撕裂。三级半定量评分（正常、部分和完全破裂）似乎是超声评估 RA 患者肌腱损伤的最佳方法 [244]。如果超声束和肌腱长轴未完全垂直，肌腱某些区域可表现为无回声（各向异性伪像），因此可能被错误地认为是肌腱撕裂。

对多个关节进行检查时，超声对于关节炎的诊断很敏感。与临床评估相比，超声能发现更多炎性关节。然而，超声检查 78 个关节需要 70 分钟，甚至一组七个关节的检查对临床工作也较繁重 [245-246]。

在诊断、病情监测及预后中的应用

诊断

超声检查可使关节腔内和关节腔外组织成像，这意味着超声可以用来协助临床医师达成特异性诊断（例如，患者早期未分化性关节炎）。然而，描述超声在未分化性关节炎中鉴别诊断价值的文献却非常少。在 50 名血清阴性 [RF 和抗瓜氨酸肽抗体（ACPA）阴性] 早期未分化性关节炎患者的亚组中，如存在某些临床和影像特征（C 反应蛋白升高、关节肿胀、平片中关节侵蚀），则持续性关节炎的发生率可从 6% 升高到 30%；然而，如果还存在一到三个特异性超声表现（三级灰阶滑膜增厚、能量多普勒滑膜信号至少 2 级或至少一处侵蚀），则持续性关节炎的发生率升高到 50% ~ 94%，这说明联合超声检查评估血清阴性早期关节炎可显著提高诊断的准确率 [247]。在血清阳性的疾病中（RF 或 ACPA 阳性患者），超声则没有预测价值。在另一项研究中，依据 2010 年 ACR/EULAR 标准，与临床联合检查相比，超声检查最近被证明可以提高对需要甲氨蝶呤治疗的患者的识别准确性 [248]。超声在 RA 诊断中的确切地位需要进一步阐明。

监测病情活动性及结构损伤

尽管在 RA 中滑膜炎和其他关节病变的评估中，国际上还未就最好的超声评分系统和关节得分系统达成共识 [246,249]，但是 OMERACT 超声工作小组已经界定了各种关节疾病的表现，可用于进一步发展和验证。当患者使用了糖皮质激素 [227-228,250-252] 或 TNF 拮抗剂 [253-258] 时，与滑膜炎相关的超声测量指标（多普勒信号和 B 型超声滑膜增厚）同其他反应病情活动度的标志物一起下降，这提示超声在 RA 中具有监测关节炎症的潜能 [259]。超声在可探及的区域内可显示软骨改变及骨质侵蚀 [260-263]，但这些数据缺乏重复性，并且缺乏对变化的敏感性。

因此，在可探及的区域内，超声或许是监测滑膜炎和组织损伤进展的一种有效方法；但在显示病变进展中超声相对于 X 线的优势尚不明确；当重复整个超声检查时，在可重复操作性上（比如，探头位置、选择图片的位置、设备选择、机 / 压力调整）上以及对病情改变的敏感性上需要更多的数据支持。

预后

对于超声检查的预测价值现有证据是模棱两可的。一个研究发现，在接受传统 DMARDs 治疗而非抗 TNFs 的患者，超声所见的滑膜炎对 X 线平片中的病情进展有预测作用 [256]；另一研究表明，在基础临床检查、实验室检查、功能检查以及超声参数以及随访一年后的疾病活动性 DAS28 评分、健康调查评估（HAQ）分数、影像学评分与超声参数之间无显著相关性 [264]。

Leeds 团队报道称，在临床缓解的患者中，超声及 MRI 检查检出关节炎非常常见 [144,265-268]。基线水平时各个关节的超声滑膜增生、能量多普勒超声评分、MRI 滑膜炎评分与平片中损伤进展具有显著相关性。此外，在无症状 MCP 关节中，基线水平能量多普勒评分和 12 个月之后的结构破坏进展有重要相关性，反映结构破坏的能量多普勒信号增加超过 12 倍 [142,268]。随后的研究支持超声检查作为 RA 缓解期患者影像学进展的独立预测因子 [269-270]。关于 RA 患者临床缓解期之超声表现能否预测临床结果，一项研究报道，超声能量多普勒信号可作为继续 DMARD 治疗期间临床发作的预测因子 [271]，而另两项关于临床缓解的 RA 患者的研究给出了与之相反的结论，其证实超声不能作为在临床缓解期且无临床发作状况时是否停用生物治疗的预测因子 [272-267]。超声检查是否在远期病情进展、结构损伤病程和功能保存的预测中更优于传统临床或血清学评分还有待进一步确定 [273]。

强直性脊柱炎 / 中轴性脊柱关节炎

研究证实增强多普勒超声在发现骶髂关节炎方面的阴性预测值较高 [274]，所以超声在评估 AS 的骶髂关节和脊柱病变以及其他类型的中轴性脊柱关节炎方面的作用很小。

AS 和其他类型的中轴性脊柱关节炎常累及外周关节及其肌腱，超声在脊柱关节炎的外周病变中的应用将在 PsA 的章节中论述。

银屑病关节炎

超声对 PsA 患者的评估集中在关节、肌腱（包括或不包括滑膜腱鞘）、肌腱附着点和指甲上（图 58-29）[275]。关节和滑膜腱鞘的基本超声改变与 RA 的改变类似。但是，富血管的血管翳在 PsA 患者的小关节和大关节中表现更明显。这一特征与组织病理

学结果相关 [276]。在 PsA 中特征性受累的是没有腱鞘的肌腱。超声通过以下几个方面对炎性改变进行探查：纤维成分回声特征的减少，由于腱内水肿引起的局部或弥漫性呈低回声的肌腱增厚，有或无能量多普勒信号。此外，腱鞘周围的炎症可表现为肌腱周围软组织低回声水肿，其可能显示能量多普勒信号 [277]。超声也可发现肌腱附着点的多种异常表现，包括肌腱附着点增厚、局部低回声、失去均匀的纤维回声特征、骨骼轮廓不规则 [腱鞘边界不清和（或）骨质侵蚀] 以及能量多普勒信号。有证据显示对于没有关节炎和（或）肌腱骨附着点炎等临床症状的银屑病患者，超

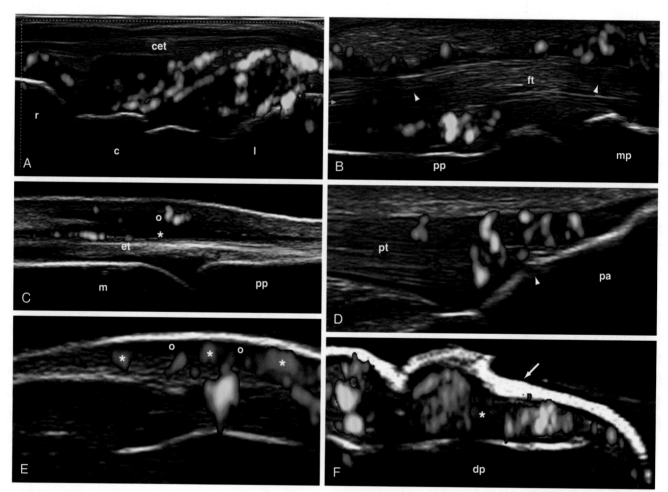

图 58-29 银屑病关节炎（超声）。**A.** 腕关节（背纵向扫描）：在桡腕关节及腕骨间关节中可见关节间隙明显增宽以及能量多普勒强信号。**B.** 近侧指间关节（掌侧纵向扫描）：慢性腱鞘炎伴有肌腱低回声区（箭头）和能量多普勒信号的区域。**C.** 掌指关节（背侧纵向扫描）：腱鞘周围炎症的特点指伸肌腱周围低回声肿胀，合并有能量多普勒超声信号及皮下水肿。**D.** 远侧髌骨附着点（纵向前扫描）：肌腱附着点处增厚，并可见能量多普勒信号及骨侵蚀（箭头）。**E.** 银屑病斑块：低回声的皮下组织增厚伴有能量多普勒强信号，提示血管扩张及血管生成。**F.** 银屑病性甲病：甲板正常的三层结构消失（白箭），甲床增厚（星号），能量多普勒强信号。c，头状骨；cet，伸肌总腱；dp，远节指骨；et，手指伸肌总腱；ft，手指屈肌腱；l，月状骨；m，掌骨；mp，中节指骨；pa，髌骨；pp，近节指骨；pt，髌韧带；r，桡骨

声是发现亚临床型腱鞘病变的敏感方法。一项基于国际共识的超声诊断附着点炎的定义最近被发表[278]。银屑病斑块的主要超声特征是表皮呈高回声增厚，伴或不伴有声影，以及呈低回声的真皮水肿伴明显的能量多普勒信号。超声可以精确的观察甲板和甲床的多种异常表现，包括甲盖典型的三层结构的增厚或消失，有或无甲床多普勒超声信号的增多[275]。

能量多普勒滑膜炎与 PsA 特异性综合评分相关，如银屑病关节炎的疾病活动指数（DAPSA）和银屑病综合活动指数（CPDAI）。相反，附着点炎、手指炎、腱鞘炎和周围炎的超声征象与临床综合评分无关[279]。

在诊断、病情监测及预后中的应用

诊断

在发现 PsA 患者的滑膜炎，腱鞘炎和肌腱骨附着点炎方面，超声比其他临床检查方法更为敏感[280-282]。尚无研究证实超声可在早期未分化性关节炎病变中可区分 PsA 与其他类型关节炎。因为附着点炎是脊柱性关节炎患者的主要表现，可先于其他关节症状，使用超声评估肌腱韧带附着点诊断脊柱性关节炎以及 PsA 已成为重点[283]。最近的一项研究表明早期超声肌腱骨附着点炎预示着脊柱性关节炎病情出现进展[284]。要明确超声在诊断 PsA 中的作用还需做进一步的努力。

监测

很多研究采用了以灰阶和（或）多普勒超声改变为依据的半定量评分系统来监测治疗反应[285-286]。TNF 阻滞剂治疗明显减低了灰阶和多普勒半定量的滑膜炎评分[285]、韧带附着点形态异常、能量多普勒信号以及滑囊炎等[287]。数个系统被提出以评价肌腱附着点炎[288-290]。目前并无有效的监测 PsA 及其他脊柱关节炎的有效方法。标准、可靠、有效的监测 PsA 的超声测量方法仍需大量的研究。

预后

尚无研究评价超声在预测 PsA 病情变化方面的作用。用超声评价在临床上无 PsA 表现的银屑病患者，有无韧带附着点受累可了解是否出现 PsA[291]；但需要纵向研究阐释此观点。

痛风

超声检查可发现软骨表面、关节腔内、肌腱周边及内部的尿酸钠结晶。尿酸结晶的超声表现多种多样，可呈均匀点状分布，或大小不等边缘清晰的强回声，或者表现为致密的痛风石后方的声影[292]。关节腔增宽是急性痛风患者最常见的超声表现。超声对痛风性关节炎的诊断敏感性可与增强 CT 检查相媲美，但超声更经济有效，且不会使患者暴露于电离辐射下[293]。

尿酸钠结晶沉着于关节软骨表面导致软骨滑膜边缘的强回声，其范围可从均匀增厚的软骨滑膜交界处到局灶性结晶沉积[294]。骨侵蚀常见于慢性痛风患者。

痛风患者常见无症状或有症状的肌腱受累。通常可检测到不同大小和形态的尿酸盐结晶，尤其是髌骨和跟腱处。正常肌腱的纤维回声特征完全被肌腱内尿酸盐结晶所取代，呈不均匀回声区，有时可产生声影（图 58-30）[294]。

在诊断、病情监测及预后中的应用

痛风结节对于诊断痛风非常有帮助，尤其是临床上无法发现这些病变时。软骨表面尿酸盐结晶形成的双轮廓征被认为具有诊断价值，在超声、MRI 或 CT 上发现具有此特征性表现的结节，很容易提示痛风[295-296]。但是通常需要关节穿刺确认尿酸盐结晶以排除感染或其他占位性病变。超声可以可靠地评估痛风石的大小，这可能在临床试验中监测治疗效果十分有用[194,292]。整体评估痛风的超声评分系统尚在开发中[296]，超声结果的预后价值还不确定。

焦磷酸钙结晶沉积病

超声对于发现焦磷酸钙结晶聚集高度敏感[220-221]。焦磷酸钙结晶的大小可从微小的局限性强回声点到聚集团块，伴或不伴声影。正如 EULAR 对焦磷酸钙沉积建议的提示："超声可发现外周关节的焦磷酸钙结晶沉积病，典型表现为透明软骨内的强回声带和纤维软骨内的强回声点；其敏感度与特异度均较高，可能优于传统 X 线片检查[299]。"而且，液体聚集区内的漂浮结晶聚集物也可被观察到（图 58-30）。

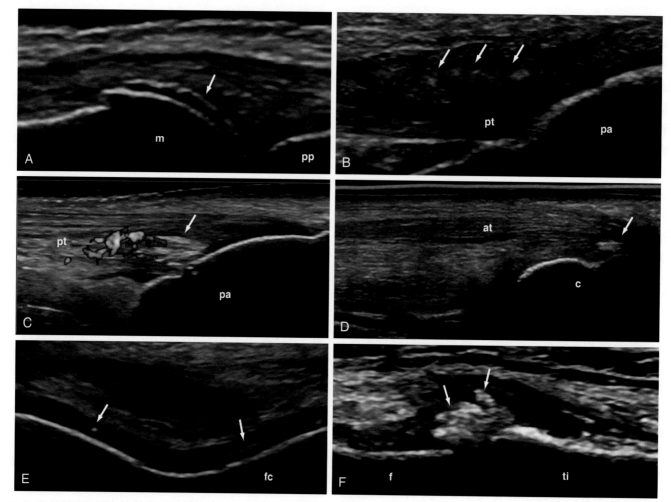

图 58-30 痛风和焦磷酸钙结晶沉积症（超声）。**A～C.** 痛风。**A.** 慢性痛风。掌指关节（手指完全屈曲时纵向扫描）：由于尿酸钠结晶沉积，在软骨滑膜交界处呈强回声（白箭）。**B.** 髌骨远侧附着点（纵向前位扫描）：韧带内尿酸钠沉积（白箭）。**C.** 髌骨远侧附着点（纵向前扫描）：痛风结节沉积（白箭）围绕有能量多普勒信号。**D～F.** 焦磷酸钙结晶沉积病。**D.** 跟腱（at）（纵向扫描）：跟腱内线样高回声不伴有声影（白箭）。**E.** 股骨透明软骨（横向扫描）：焦磷酸钙沉积于透明软骨（箭头）内。**F.** 膝关节（外侧纵向扫描）：半月板广泛钙化（白箭）。c，跟骨；f，股骨；fc，股骨髁；m，掌骨头部；pa，髌骨；pp，近节指骨；pt，髌韧带；ti，胫骨

化脓性关节炎

　　化脓性关节炎是风湿病学中主要的急症。超声的价值是能提供引起临床上怀疑关节感染的早期证据，滑液在化脓性关节炎中可呈不同程度地反射率。关节积液的表现可以为从高回声到低回声，但是主要表现为低回声。能量多普勒信号在关节周围往往最强。超声介导的穿刺抽液对于早期鉴别急性关节炎可起到关键的作用。如果延误积极的治疗，在数天后即可见到骨与软骨的破坏。

骨关节炎

　　超声在监测关节软骨的结构变化中极其敏感[300]。不规则状和（或）薄而锐利的透明软骨外边缘的消失，和（或）随着斑片状或弥漫性透明度的缺失而软骨回声增强，是最早的骨关节炎（OA）超声特征。这些改变反映了诸如软骨纤维化和裂隙形成等组织变化。在疾病严重期患者中可见到多种软骨缺失。在侵蚀性和非侵蚀性 OA 患者中，常规 X 线显示所正常的区域，超声检查可监测出从细小不规则状骨轮廓到多重骨侵蚀等软骨下骨的改变。在 OA 早期阶段由炎

性水肿造成的轻微软骨增厚已经有相关描述。

骨刺是 OA 患者最常见和最具特征性的表现，具体表现为骨轮廓不规则且伴后方声影。OA 患者常有关节积液。在临床检查中难以被发现的少量积液在超声上则能被轻易显示。关节液表现的不均质回声可能与蛋白质物质、软骨碎片、晶体凝结物和钙化游离体有关。腘窝囊肿在膝关节 OA 患者中很常见。超声能提供囊肿内部的结构细节、其与关节间隙的交通和对临近的血管结构可能的压迫等信息。囊肿的大小和形状多样，从小囊肿（< 1 cm）到大的多囊状结构均有。在 OA 中观察到的滑膜肥厚的超声特征可能与在 RA 患者中观察到的类似，但没有 RA 的侵袭性特征。彩色 / 能量多普勒超声是鉴别炎症性和非炎症性膝关节肿胀的有效工具 [301]。最近的研究表明，侵蚀性骨关节炎的炎症症状比非侵蚀性骨关节炎更为常见。这一发现揭示了侵蚀演化的潜在系统性原因 [302]。

超声监测到的滑膜炎症和积液在有疼痛症状的膝关节 OA 患者中很常见，与膝关节炎、关节积液和临床提示炎症的指标密切相关。在 RA 患者中，超声能比临床评估监测出更多的关节炎症。彩色 / 功率多普勒超声是鉴别炎症性和非炎症性膝关节肿胀的有效工具 [301]。

在诊断、病情监测及预后中的应用

诊断

OA 的分类标准是以临床和常规放射学检查结果为基础，而非超声 [48]。然而，超声如上述显示的改变有利于 OA 的诊断。

监测

超声能够显示滑膜炎厚度，关节腔积液的体积以及腘窝囊肿大小等变化 [303]。对于结构性改变包括软骨损害以及对病情变化检查的敏感性等，仍需进一步探讨。可重复性的数据非常少，超声评分系统尚未达成一致意见。因为软骨总的体积无法测量，超声对软骨的评价被限制在厚度测量上。对病变标准化的界定以及证实超声在 OA 中的有效性，需要做进一步的工作 [304]。

预后

在手部 OA 患者中，超声炎性表现的存在，如能量多普勒信号、滑膜增厚和积液与随后 2 年的放射学进展密切相关 [302]。超声检查对于 OA 的症状、预后以及对治疗反应的重要性仍需进一步探讨 [305]。

其他成像方式

数字化 X 线测量法

> **关键点**
>
> 数字化 X 线测量法（DXR）自动拍摄手的 X 线平片，并提供一个大致的骨矿物质密度（BMD）。
>
> DXR-BMD 所测得的骨质丢失在 RA 中对于监测和预测骨质破坏可能有用。

RA 早期的骨质丢失分为三种类型：局灶性关节骨质破坏、关节周围骨质疏松以及系统性骨质疏松。关节周围骨质疏松常为 RA 最早的 X 线征象，与病情的活动性有关，并且被认为是出现骨质侵蚀的前奏 [306]。然而，只有在骨质丢失大于 30% 时，骨质疏松在平片中才能显示出来 [307]。

数字化 X 线测量法（DXR）是通过与标准手部 X 线平片进行比较进行患者手部骨密度测量的一种全自动技术。DXR 技术主要基于对第二、三、四掌骨最窄处的计算机辅助的放射学测量和结构分析。基于皮质厚度（cm），孔隙度指数以及一个预定的骨密度常数及椭圆形感兴趣骨区，DXR 可以计算骨矿质密度的近似值（BMD；g/cm^2）[308]。近期及远期精确度分别为 0.28% 及 0.25%，可重复性为 0.05% ～ 0.27% [309-310]。

尽管 DXR 测量的是骨干中段的皮质部分，但其与关节周围的 BMD 密切相关，因此能够反映关节周围骨的丢失 [311]。炎性程度高、RF 阳性及抗瓜氨酸化蛋白抗体阳性的 RA 患者，DXR-BMD 显示有更多的骨质丢失。此外，在早期 RA 患者中，DXR-BMD 测量值的变化与骨质结构的受损程度显著相关 [312]。DXR-BMD 骨质丢失超过一年则预示着接下来会有骨质破坏 [309]。然而，到目前为止，DXR-BMD 的改变只显示了其预测价值，这限制了其临床应用。DXR-BMD 的改变也被证实与治疗反应有关。在病情改善治疗中，对治疗有反应的患者 DXR-BMD 丢失小于对治疗无反应的患者 [309,311-312]。这提示在 RA 的临床试验中，DXR-BMD 可以作为结果测定及预测关节损害的有用工具。然而，DXR-BMD 的临床有用性及可应用性尚未被确立。

核医学

骨闪烁成像（平面显像）

骨闪烁成像可以是平面的（即，全身及局部显像）或断层现象 [即，单光子发射计算机断层扫描（SPECT）]。这类似常规 X 线片检查和 CT 之间的关系。

与诊断核医学的所有其他成像方式一样，经典的骨闪烁成像使用一种生理／功能的方式来使骨或关节病理的成像。用这种方法，使标准放射性核素（^{99m}Tc）标记于磷酸盐的有机类似物 [二膦酸亚甲基（MDP）]。然后这种结合示踪剂 ^{99m}Tc-MDP，通过静脉注射进体内。然后，这种有机磷酸盐类似物与局部区域灌注成比例的进行全身分布。它吸附在类骨质表面，也就是在矿化（磷酸钙形成）活跃的位置。在整个诊断成像的检查过程中，从示踪剂给药开始到最终延迟成像（从 3 小时到 24 小时），核医学伽玛相机检测衰变的放射性核素释放的光子，形成显示示踪剂浓度的诊断性的全身或局部图像。在给药后的最初几分钟，示踪剂的分布是局部灌注和相对血池分布的反映。3 小时后，示踪剂的分布代表了与类骨质的真实结合，反映了局部成骨细胞的骨代谢。没有与骨结合的示踪剂通过肾排泄排出。血浆和细胞外残留的游离示踪剂与血池和软组织分布成正比。24 小时时，进一步清除生理示踪剂分布（包括骨和软组织），可放大示踪剂在病理积累中的存留。^{99m}Tc 的放射性核素衰变（6 小时半衰期）排除了 24 小时以后的其他成像。延迟骨成像（3 ～ 24 小时）有效地提供了对成骨活性的间接测量。骨闪烁成像提供了一个骨代谢活跃的图像[313-314]。在诊断上，骨闪烁成像使我们有机会检测与骨代谢异常相关的病理状态：特别是在成骨细胞活性增加（或可能减少）的地方。从理论上讲，大多数骨骼和关节病变都与一定程度的成骨细胞异常活动有关，即使这些成骨细胞活动主要是破坏性的或溶解性的。其灵敏度受病理组织体积、骨反应相对强度、光子检测物理条件（限制了空间分辨率）的限制。

传统上，骨闪烁成像被用于诊断和呈现各种骨和关节病变（创伤性、炎症性、肿瘤性、代谢性）（图 58-31），特别是在平片阴性的状况下。在这方面其具有较高的敏感性[315]。尽管许多骨显像的传统应用被 MRI 和 CT 等更高空间分辨率的解剖成像方式所取代，但骨显像仍然是特定临床问题（例如成骨性骨转移的随访、胫纤维炎诊断、反射交感神经萎缩症的显示）的首选的影像学方法。骨闪烁成像是对 CT 和 MRI 等解剖成像方式的补充，因为它提供了一种可能在解剖学上不明显的骨病变的功能学成像。

全身骨显像仍然是观察全身骨病变的最有效方法，如广泛的骨转移病、代谢性骨病或骨髓扩张。传统的三期骨扫描也能有效地显示某些区域病变[316]。

从风湿病学的角度来看，骨闪烁图可以显示活动性关节炎的证据（图 58-31）[317]。全身显像能力很容易记录活动性全身关节炎或其他并发全身病理的具体分布。这些信息可以增加或补充临床关于风湿病的印象。在解剖学上明确的关节病，骨闪烁成像可以区分代谢活性和非活性关节[318]。从骨科的观点来看，骨闪烁显像能够显示骨应激反应、骨膜反应或骨折。这有时对骨科手术治疗很有价值[319]。在评估关节炎时，闪烁成像可作为临床评估的有用辅助手段，但不应常规使用。骨扫描比传统的 X 线片更敏感，可以检测活跃的骨病变，但 MRI 通常比骨闪烁成像更敏感和特异性，其附加优势是不使用电离辐射[260,320-321]。然而，骨闪烁成像可以成为 MRI 和其他成像方式的有用的补充。

除了使用时存在电离辐射、成本高、空间分辨率有限外，传统的平面骨扫描解剖分辨率也很有限，这取决于身体的不同部分。由于活动性病变的位置通常和它的存在一样重要，这一限制常常降低了传统平面骨扫描的特异性和总体准确性。

单光子发射计算机断层扫描

单光子发射计算机断层扫描（SPECT）是一种在大尺寸的相机贴近患者以获得多幅平面图像的基础上

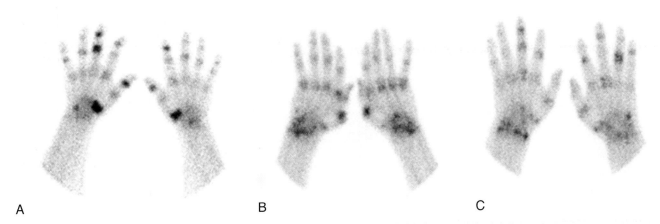

A　　　　　　　　　　　B　　　　　　　　　　　C

图 58-31　OA、RA、PsA 平面骨闪烁成像的活动性分布。**A**．主要是 OA。双侧第一腕掌关节、数个近端指间关节（proximal interphalangeal，PIP）和远端指间关节（distal interphalangeal，DIP）显示高度活动性。双侧食指 DIP 和拇指 IP 显示轻 / 中度活动性。**B**．RA。双手桡腕关节、所有 MCP 和 PIP 显示对称分布的活动性。**C**．PsA。右侧桡腕关节、双侧 PIP 和不同手指 DIP 可见非对称分布。注意右手第三指的放射性分布

处理生成的断层影像。SPECT 与放射核素平板显像之间的关系类似于 CT 和 X 线平片之间的关系。断层骨显像提高了对病变的敏感性，如关节突关节炎或腰椎峡部裂[322]。然而，在常规 SPECT 图像上显示活动病变的精确解剖位置（即，如果没有同时做 CT）可能会非常困难。这降低了它的特异性。例如，单凭 SPECT 成像很难区分关节突关节炎与活动性峡部裂及其他椎体附件的病变。

SPECT/CT 是现代图像融合的典范。其他例子包括正电子发射断层扫描（PET/CT）和 PET/MRI（见后文）。SPECT/CT 是在获取 CT 图像的同时获取 SPECT 图像，在此期间患者保持相同的体位。这是由一台单机完成的：一台功能强大的 SPECT/CT 伽马照相机。然后将高分辨率、解剖清晰的 CT 图像与 SPECT 的功能图像融合。合并后的融合图像似乎比单独的图像提供了更高的诊断准确性。它是功能断层成像（SPECT）与解剖断层成像（CT）的有效结合。

SPECT/CT 和 PET/CT 一样，彻底改变了核医学成像。核医学影像的传统弱点，即解剖分辨率低，已在很大程度上通过与 CT 融合得到了纠正。除了识别功能活跃的病变，SPECT/CT 现在可以做到和现代 CT 一样精确的解剖定位。当 SPECT/CT 通过增强骨闪烁成像（以及所有其他核医学成像方式）的解剖整体诊断特异性时，这种成像的解剖精度显著提高。这种提高的特异性已被证明可用于多种医学问题，如感染、创伤和肿瘤成像[323-324]。

MRI 显示骨髓水肿与中低等级骨反应之间存在近似一致性[325-326]。因此，融合骨 SPECT/CT 图像在某些情况下接近 MRI 的诊断能力。特殊的软组织病理学 [例如，严重的肌腱病变（图 58-32），轻度的肌腱炎，韧带损伤]，传统上不被骨闪烁成像所诊断，现在可以通过毗邻的骨反应以及 CT 上的软组织改变所提示。

在评估关节病时，SPECT/CT 有时可以结合代谢活度分布和 CT 上的特定解剖表现来诊断某些特殊的关节炎（图 58-33 和 58-34）。当 SPECT/CT 应用于临床时，应考虑辐射剂量，正如 CT 一样。

目前关于 SPECT/CT 成像的文献尚不完善，技术进步明显滞后。以前仅在常规解剖成像（CT 和 MRI）中可见的多种肌肉骨骼病变，目前能在骨 SPECT/CT 上成像，但报道的文献尚不充分。多种骨反应的征象和模式可以提供软组织病理学的间接诊断，但尚未有文献报道和充分评估 SPECT/CT 检测这些征象和模式的敏感性和特异性。此外，许多目前从事骨闪烁显像的从业者可能需要进一步的学习并积累肌骨 CT 的诊断经验。因此，SPECT/CT 骨显像的全面诊断能力在目前的临床应用中并不理想。

SPECT/MRI 是另一种融合成像方式，存在理论上的可能性，但这种成像方式的潜在用途尚未确定。

除 99mTc-MDP 外，还有其他多种示踪剂可用来检测炎症病理。选择包括 67Ga 枸橼酸盐成像、111In 白细胞（WBC）成像、99mTc WBC 成像（无论是否同时

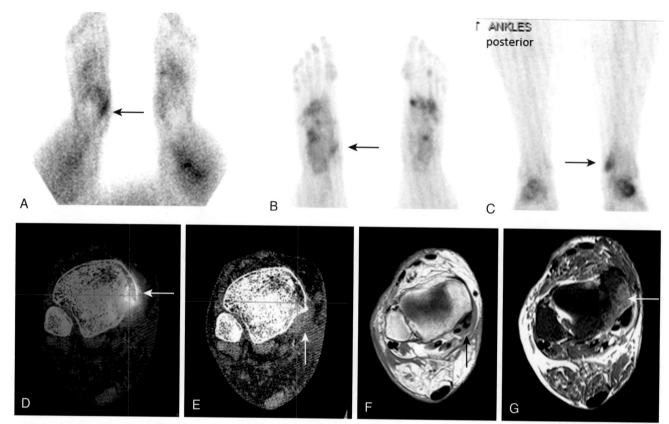

图 58-32　SPECT/CT 证实胫骨后肌腱病变。内踝慢性疼痛的 74 岁女性，**A** 和 **C**．平面骨闪烁成像。初始平面血池相（**A**）显示右侧内踝附近充血。延迟相（**B** 和 **C**）显示内踝轻度骨反应。**D**．SPECT/CT 证实内踝骨反应存在（箭头）。**E**．SPECT/CT 的 CT 部分显示胫骨后肌腱增厚，伴不规则轮廓（箭头），提示严重的肌腱病，伴邻近骨反应。**F** 和 **G**．MRI 证实了这些发现，轴位 PDWI（**F**）显示纵向撕裂和胫骨后肌腱腱鞘炎（图 **F** 箭头），相应的 STIR 序列显示邻近内踝反应性骨髓水肿（图 **G** 箭头）

进行骨髓成像）（图 58-35）和 ^{18}FDG-PET[315,327]。这些可能有助于骨髓炎或软组织感染的影像学检查。

　　与平面骨闪烁成像类似，SPECT/CT 技术可用于各种核医学示踪剂，具有相同程度的解剖学和诊断特异性。

　　显像剂的选择取决于具体的临床情况：天然骨与受累骨、中轴骨与外周骨、假体感染、急慢性感染、不明原因发热。对各种临床条件的最佳炎症成像的讨论超出了本文讨论的范围。

正电子发射型计算机断层显像

　　正电子发射型计算机断层显像（PET）是一种能够通过发射正电子的放射性核素对在体组织进行代谢成像的功能影像技术。由于 ^{18}F-FDG 易于获取、恰当的半衰期时间（110 分钟）以及大多数肿瘤的高摄取性，使其成为 PET 最常用的放射性药物。当被注入体内，^{18}F-FDG 即可显示出葡萄糖代谢增高区域，因此可以识别骨与软组织中代谢活跃的区域。代谢活跃的区域可为恶性、炎症或感染性。PET 扫描本质上是断层成像，且比 SPECT 显像的空间分辨率稍高。PET/CT 检查在同一台机器上采集 PET 及 CT 数据，并将两套图像进行融合。类似于 SPECT/CT，PET/CT 的 CT 部分将精确的解剖图像叠加于 PET 图像上。

　　^{18}F-FDG-PET［和（或）PET/CT］主要用于肿瘤学中，在多种恶性病变的诊断与临床管理中其作用广受认可；同时，在多种临床问题如心脏病学、神经病学和感染性疾病中，^{18}F-FDG-PET 也很有价值。在不明原因发热的评价中，^{18}F-FDG-PET 现在是可选择的检查之一[328]。与骨显像、CT 和 MRI 相比，^{18}FDG-PET 对慢性骨髓炎的诊断具有最高的敏感性和特异性。

　　类似于其他非特异性炎症示踪剂，^{18}FDG 的摄取可以方便地显示全身疾病的存在和分布。PET 对发生在肉芽肿性、结节性动脉炎、巨细胞性动脉炎

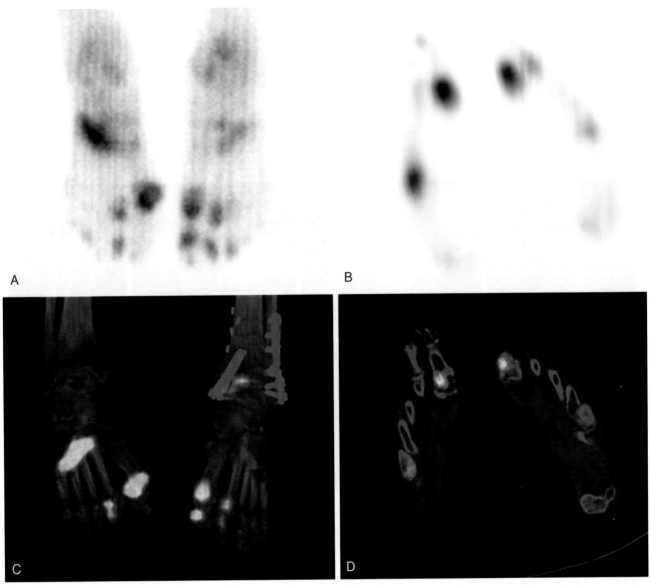

图 58-33 痛风（SPECT）。72 岁女性，以往有外伤史及痛风，本次检查为排查可能存在的并发症。平面及横断位成像可见多灶性放射性核素摄取增高。三维 SPECT/CT 融合图像（C）以及二维 SPECT/CT（D）横断位图像清晰显示放射性活性聚集区，对应于痛风受累最严重的关节

以及风湿性多肌痛等患者中的骨髓炎，Takayasu 动脉炎及大血管炎等病变的诊断和治疗非常有用（图 58-36）[327,331-332]。在 RA 中，FDG 的摄取与 MRI 中的滑膜炎程度明显相关[333]，但是其在炎性关节病的病情活动性中的作用尚需要进一步探讨。

结论

　　影像学检查在风湿类疾病患者的管理中是重要的组成部分。本章描述了影像学检查在风湿性疾病中，特别是在炎性关节病中的地位。若想了解主要信息，请看各疾病的关键点部分。本章介绍了传统放射学的重要作用，同时介绍了新技术的发展所带来的机遇。最近十年，新知识的极大丰富显著地改变了我们对风湿性疾病患者的处理方式。令人激动的是，随着持续专注的研究的开展以及技术的快速发展，影像学在未来十年可能会有更大的发展，以造福我们的患者。

 本章的参考文献也可以在 ExpertConsult.com 上找到。

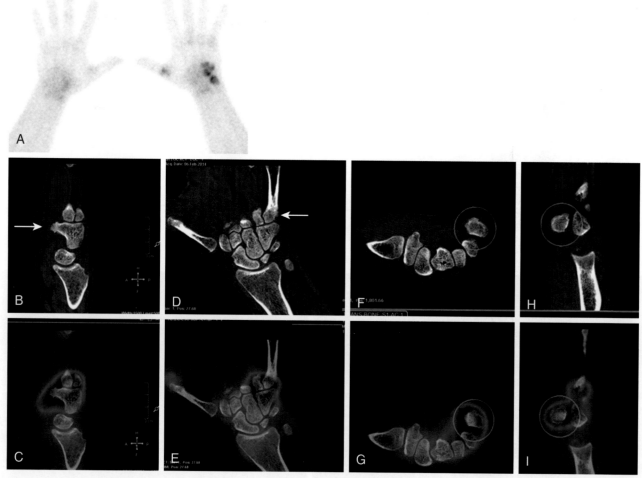

图 58-34 隐匿型血清阴性关节炎（SPECT/CT）。43 岁男性，双手、双足疼痛多年，X 线检查正常。**A.** 手的平面骨闪烁成像显示豌豆骨、数个尺侧腕骨包括第四和第五腕掌关节（carpometacarpal，CMC）的非特异的骨反应模式。足的平面骨闪烁成像（未展示图）显示左侧第五跖骨基底部附着点病变和右踝滑膜炎。**B ~ I.** SPECT/CT 证实第四、第五 CMC（**C**、**E**）和豌豆骨（**G**、**I**）存在活动性关节炎，表现为发光的橘色信号。图 **B**、**D**、**F** 和 **H** 是矢状位（**B**、**H**），冠状位（**D**）和轴位（**F**）CT 图像，**C**、**E**、**G** 和 **I** 是相应的 SPECT/CT 图像。SPECT/CT 骨反应包括钩骨钩（图 **B** 箭头）、第五掌骨基底部（图 **D** 箭头）和尺侧腕屈肌腱附着处的豌豆骨（图 **F** 箭头），而 CT 显示细小、毛糙、须样附着点病变。平面图像和 SPECT/CT 的表现提示存在血清阴性关节炎，随后通过血清学检查证实

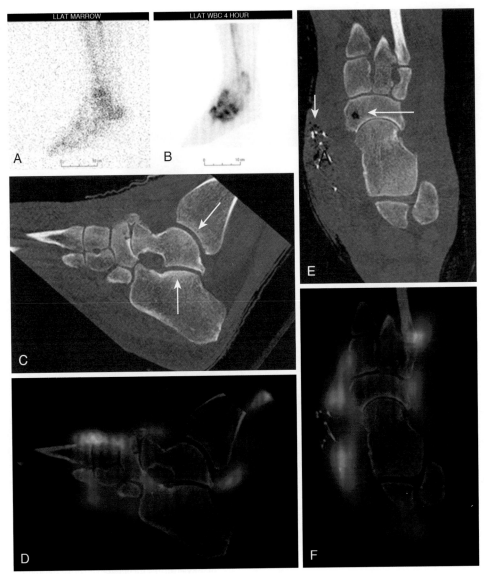

图 58-35 广泛的化脓性关节炎（平面白细胞骨闪烁成像和 SPECT/CT）。41 岁男性，因去除中足背侧 / 内侧皮肤小病变的小手术引起软组织感染。临床上明显存在广泛的蜂窝织炎和术后继发的软组织脓肿。使用 99mTc（**A**）和 WBC（**B**）成像的标准平面骨髓图像显示了整个中足明显的、广泛的 WBC 活动性，包括骨和关节受累（而不是浅表软组织）（**B**）。肉眼所见与骨髓分布不一致（**A**），提示 WBC 分布代表广泛的化脓性关节炎。**C ~ F.** 矢状位（**C**）、轴位（**E**）和相应的 SPECT/CT（**D**、**F**）（即 CT 融合 WBC SPECT 图像）。SPECT/CT 证实中足部感染，伴有化脓性关节炎和骨髓炎。WBC 活动性（**D** 和 **F**）在关节（微弱）、关节周围和深部软组织有分布。外科清创部位的 CT（**E**）显示内侧软组织气体和斑点状高密度（短箭头）。舟骨内气体（图 **E** 长剪头）提示至少一个邻近部位存在骨髓炎。中足大部分关节可见 WBC 摄取（**D** 和 **F**）。注意踝关节和后距下关节的间隙（图 **C** 箭头），因为它们在解剖学上不与中足关节连通

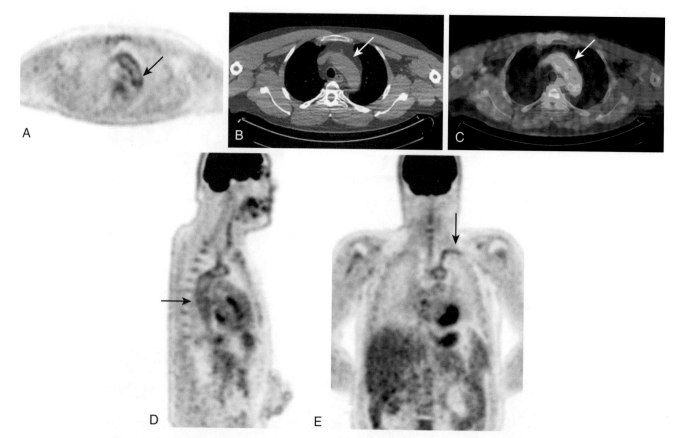

图 58-36 大动脉炎（PET/CT）。46 岁男性，患有大动脉炎并接受糖皮质激素治疗。因怀疑治疗未达标准而进行 ^{18}F-FDG PET/CT 检查记录血管炎活动性。A ~ E. 轴位 PET（**A**），CT（**B**），PET/CT（**C**）和矢状位（**D**）、冠状位（**E**）PET 图像。主动脉弓（**A ~ C**）和降主动脉（图 **D** 箭头）存在中等强度炎症。炎症延及包括左锁骨下动脉（图 **F** 箭头）在内的血管。这些表明存在持续的、活动性的血管炎

参考文献

1. Resnick D: *Diagnosis of bone and joint disorders*, ed 4, Philadelphia, 2002, WB Saunders.
2. Watt I: Basic differential diagnosis of arthritis. *Eur Radiol* 7:344–351, 1997.
3. Halla JT, Hardin JG, Vitek J, et al: Involvement of the cervical spine in rheumatoid arthritis. *Arthritis Rheum* 32(5):652–659, 1989.
5. Arnett FC, Edworthy SM, Bloch DA, et al: The American Rheumatism Association 1987 revised criteria for the classification of rheumatoid arthritis. *Arthritis Rheum* 31:315–324, 1988.
6. Aletaha D, Neogi T, Silman AJ, et al: 2010 rheumatoid arthritis classification criteria: an American College of Rheumatology/European League Against Rheumatism collaborative initiative. *Ann Rheum Dis* 69(9):1580–1588, 2010.
8. Colebatch AN, Edwards CJ, Østergaard M, et al: EULAR recommendations for the use of imaging of the joints in the clinical management of rheumatoid arthritis. *Ann Rheum Dis* 72(6):804–814, 2013.
10. Sharp JT, Young DY, Bluhm GB, et al: How many joints in the hands and wrists should be included in a score of radiologic abnormalities used to assess rheumatoid arthritis? *Arthritis Rheum* 28:1326–1335, 1985.
11. Larsen A, Dale K, Eek M: Radiographic evaluation of rheumatoid arthritis and related conditions by standard reference films. *Acta Radiol Diagn* 18:481–491, 1977.
13. van der Heijde D: Quantification of radiological damage in inflam-matory arthritis: rheumatoid arthritis, psoriatic arthritis and ankylosing spondylitis. *Best Pract Res Clin Rheumatol* 18(6):847–860, 2004.
18. Visser H, le Cessie S, Vos K, et al: How to diagnose rheumatoid arthritis early: a prediction model for persistent (erosive) arthritis. *Arthritis Rheum* 46(2):357–365, 2002.
20. Möttönen TT: Prediction of erosiveness and rate of development of new erosions in early rheumatoid arthritis. *Ann Rheum Dis* 47(8):648–653, 1988.
21. van der Heijde DMFM, van Leeuwen MA, van Riel PLCM, et al: Biannual radiographic assessments of hands and feet in a three-year prospective followup of patients with early rheumatoid arthritis. *Arthritis Rheum* 35:26–34, 1992.
24. Paulus HE, Oh M, Sharp JT, et al: Correlation of single time-point damage scores with observed progression of radiographic damage during the first 6 years of rheumatoid arthritis. *J Rheumatol* 30(4):705–713, 2003.
25. van der Linden S, Valkenburg HA, Cats A: Evaluation of diagnostic criteria for ankylosing spondylitis. A proposal for modification of the New York criteria. *Arthritis Rheum* 27(4):361–368, 1984.
28. Hermann KG, Althoff CE, Schneider U, et al: Spinal changes in patients with spondyloarthritis: comparison of MR imaging and radiographic appearances. *Radiographics* 25(3):559–569, 2005.
30. Rudwaleit M, van der Heijde D, Landewe R, et al: The development of Assessment of SpondyloArthritis International Society classification criteria for axial spondyloarthritis (part II): validation and final selection. *Ann Rheum Dis* 68(6):777–783, 2009.
32. Mandl P, Navarro-Compan V, Terslev L, et al: EULAR recommendations for the use of imaging in the diagnosis and management of

spondyloarthritis in clinical practice. *Ann Rheum Dis* 74:1327–1339, 2015.

33. Wanders AJ, Landewe RB, Spoorenberg A, et al: What is the most appropriate radiologic scoring method for ankylosing spondylitis? A comparison of the available methods based on the Outcome Measures in Rheumatology Clinical Trials filter. *Arthritis Rheum* 50(8):2622–2632, 2004.

36. van der Heijde D, Østergaard M: Assessment of disease activity and damage in inflammatory arthritis. In Bijlsma JWJ, editor: *The EULAR compendium on rheumatic diseases*, London, 2009, BMJ Publishing Group, pp 182–201.

37. Taylor W, Gladman D, Helliwell P, et al: Classification criteria for psoriatic arthritis: development of new criteria from a large international study. *Arthritis Rheum* 54(8):2665–2673, 2006.

39. Wallace SL, Robinson H, Masi AT, et al: Preliminary criteria for the classification of the acute arthritis of primary gout. *Arthritis Rheum* 20(3):895–900, 1977.

41. Dalbeth N, McQueen FM: Use of imaging to evaluate gout and other crystal deposition disorders. *Curr Opin Rheumatol* 21(2):124–131, 2009.

43. Steinbach LS, Resnick D: Calcium pyrophosphate dihydrate crystal deposition disease revisited. *Radiology* 200(1):1–9, 1996.

46. Piperno M, Hellio Le Graverand MP, Conrozier T, et al: Quantitative evaluation of joint space width in femorotibial osteoarthritis: comparison of three radiographic views. *Osteoarthritis Cartilage* 6(4):252–259, 1998.

48. Altman R, Asch E, Bloch D, et al: Development of criteria for the classification and reporting of osteoarthritis. Classification of osteoarthritis of the knee. *Arthritis Rheum* 8:1039–1049, 1986.

52. Døhn UM, Ejbjerg BJ, Court-Payen M, et al: Are bone erosions detected by magnetic resonance imaging and ultrasonography true erosions? A comparison with computed tomography in rheumatoid arthritis metacarpophalangeal joints. *Arthritis Res Ther* 8(4):R110, 2006.

53. Døhn UM, Ejbjerg B, Boonen A, et al: No overall progression and occasional repair of erosions despite persistent inflammation in adalimumab-treated rheumatoid arthritis patients: results from a longitudinal comparative MRI, ultrasonography, CT and radiography study. *Ann Rheum Dis* 70(2):252–258, 2011.

57. Poggenborg RP, Wiell C, Boyesen P, et al: No overall damage progression despite persistent inflammation in adalimumab-treated psoriatic arthritis patients: results from an investigator-initiated 48-week comparative magnetic resonance imaging, computed tomography and radiography trial. *Rheumatology (Oxford)* 53:746–756, 2014.

58. Gerster JC, Landry M, Dufresne L, et al: Imaging of tophaceous gout: computed tomography provides specific images compared with magnetic resonance imaging and ultrasonography. *Ann Rheum Dis* 61(1):52–54, 2002.

60. Dalbeth N, Aati O, Kalluru R, et al: Relationship between structural joint damage and urate deposition in gout: a plain radiography and dual-energy CT study. *Ann Rheum Dis* 74:1030–1036, 2015.

64. Dalbeth N, Doyle A, Boyer L, et al: Development of a computed tomography method of scoring bone erosion in patients with gout: validation and clinical implications. *Rheumatology (Oxford)* 50(2):410–416, 2011.

66. Fenoy AJ, Menezes AH, Donovan KA, et al: Calcium pyrophosphate dihydrate crystal deposition in the craniovertebral junction. *J Neurosurg Spine* 8(1):22–29, 2008.

70. Chan WP, Lang P, Stevens MP, et al: Osteoarthritis of the knee: comparison of radiography, CT, and MR imaging to assess extent and severity. *Am J Roentgenol* 157:799–806, 1991.

76. Madsen KB, Jurik AG: Magnetic resonance imaging grading system for active and chronic spondylarthritis changes in the sacroiliac joint. *Arthritis Care Res (Hoboken)* 62(1):11–18, 2010.

79. Baraliakos X, Hermann KG, Landewe R, et al: Assessment of acute spinal inflammation in patients with ankylosing spondylitis by magnetic resonance imaging: a comparison between contrast enhanced T1 and short tau inversion recovery (STIR) sequences. *Ann Rheum Dis* 64(8):1141–1144, 2005.

80. Madsen KB, Egund N, Jurik AG: Grading of inflammatory disease activity in the sacroiliac joints with magnetic resonance imaging: comparison between short-tau inversion recovery and gadolinium contrast-enhanced sequences. *J Rheumatol* 37(2):393–400, 2010.

81. Østergaard M, Conaghan PG, O'Connor P, et al: Reducing invasiveness, duration, and cost of magnetic resonance imaging in rheuma-

toid arthritis by omitting intravenous contrast injection—Does it change the assessment of inflammatory and destructive joint changes by the OMERACT RAMRIS? *J Rheumatol* 36(8):1806–1810, 2009.

82. Del Grande F, Santini F, Herzka DA, et al: Fat-suppression techniques for 3-T MR imaging of the musculoskeletal system. *Radiographics* 34(1):217–233, 2014.

97. Poggenborg RP, Eshed I, Østergaard M, et al: Enthesitis in patients with psoriatic arthritis, axial spondyloarthritis and healthy subjects assessed by 'head-to-toe' whole-body MRI and clinical examination. *Ann Rheum Dis* 74:823–829, 2015.

107. Ostendorf B, Peters R, Dann P, et al: Magnetic resonance imaging and miniarthroscopy of metacarpophalangeal joints: sensitive detection of morphologic changes in rheumatoid arthritis. *Arthritis Rheum* 44(11):2492–2502, 2001.

108. McQueen FM, Gao A, Østergaard M, et al: High-grade MRI bone oedema is common within the surgical field in rheumatoid arthritis patients undergoing joint replacement and is associated with osteitis in subchondral bone. *Ann Rheum Dis* 66(12):1581–1587, 2007.

111. Modic MT, Weinstein MA, Pavlicek W, et al: Magnetic resonance imaging of the cervical spine: technical and clinical observations. *Am J Roentgenol* 141:1129–1136, 1983.

115. Stiskal MA, Neuhold A, Szolar DH, et al: Rheumatoid arthritis of the craniocervical region by MR imaging: detection and characterization. *Am J Roentgenol* 165:585–592, 1995.

119. Tamai M, Kawakami A, Uetani M, et al: A prediction rule for disease outcome in patients with undifferentiated arthritis using magnetic resonance imaging of the wrists and finger joints and serologic autoantibodies. *Arthritis Rheum* 61(6):772–778, 2009.

120. Duer-Jensen A, Horslev-Petersen K, Hetland ML, et al: Bone edema on magnetic resonance imaging is an independent predictor of rheumatoid arthritis development in patients with early undifferentiated arthritis. *Arthritis Rheum* 63(8):2192–2202, 2011.

121. Østergaard M: Clarification of the role of ultrasonography, magnetic resonance imaging and conventional radiography in the ACR/EULAR 2010 rheumatoid arthritis classification criteria. Comment to the article by Aletaha et al. *Ann Rheum Dis* 2010.

122. Aletaha D, Hawker G, Neogi T, et al: Re: Clarification of the role of ultrasonography, magnetic resonance imaging and conventional radiography in the ACR/EULAR 2010 rheumatoid arthritis classification criteria. Reply to comment to the article by Aletaha et al. *Ann Rheum Dis* 2011.

123. Østergaard M, Peterfy C, Conaghan P, et al: OMERACT rheumatoid arthritis magnetic resonance imaging studies. Core set of MRI acquisitions, joint pathology definitions, and the OMERACT RA-MRI scoring system. *J Rheumatol* 30(6):1385–1386, 2003.

125. Østergaard M, Edmonds J, McQueen F, et al: The EULAR-OMERACT rheumatoid arthritis MRI reference image atlas. *Ann Rheum Dis* 64(Suppl 1):i2–i55, 2005.

127. Døhn UM, Conaghan PG, Eshed I, et al: The OMERACT-RAMRIS rheumatoid arthritis magnetic resonance imaging joint space narrowing score: intrareader and interreader reliability and agreement with computed tomography and conventional radiography. *J Rheumatol* 41(2):392–397, 2014.

129. Ejbjerg BJ, Vestergaard A, Jacobsen S, et al: The smallest detectable difference and sensitivity to change of magnetic resonance imaging and radiographic scoring of structural joint damage in rheumatoid arthritis finger, wrist, and toe joints: a comparison of the OMERACT rheumatoid arthritis magnetic resonance imaging score applied to different joint combinations and the Sharp/van der Heijde radiographic score. *Arthritis Rheum* 52(8):2300–2306, 2005.

131. Østergaard M, Emery P, Conaghan PG, et al: Significant improvement in synovitis, osteitis, and bone erosion following golimumab and methotrexate combination therapy as compared with methotrexate alone: a magnetic resonance imaging study of 318 methotrexate-naive rheumatoid arthritis patients. *Arthritis Rheum* 63(12):3712–3722, 2011.

134. Peterfy C, Emery P, Tak PP, et al: MRI assessment of suppression of structural damage in patients with rheumatoid arthritis receiving rituximab: results from the randomised, placebo-controlled, double-blind RA-SCORE study. *Ann Rheum Dis* 75(1):170–177, 2016.

136. Hetland ML, Ejbjerg B, Horslev-Petersen K, et al: MRI bone oedema is the strongest predictor of subsequent radiographic progression in early rheumatoid arthritis. Results from a 2-year randomised controlled trial (CIMESTRA). *Ann Rheum Dis* 68(3):384–390, 2009.

139. Baker JF, Østergaard M, Emery P, et al: Early MRI measures independently predict 1-year and 2-year radiographic progression in rheumatoid arthritis: secondary analysis from a large clinical trial. *Ann Rheum Dis* 73:1968–1974, 2013.

140. Benton N, Stewart N, Crabbe J, et al: MRI of the wrist in early rheumatoid arthritis can be used to predict functional outcome at 6 years. *Ann Rheum Dis* 63:555–561, 2004.

144. Brown AK, Conaghan PG, Karim Z, et al: An explanation for the apparent dissociation between clinical remission and continued structural deterioration in rheumatoid arthritis. *Arthritis Rheum* 58:2958–2967, 2008.

146. Gandjbakhch F, Haavardsholm EA, Conaghan PG, et al: Determining a magnetic resonance imaging inflammatory activity acceptable state without subsequent radiographic progression in rheumatoid arthritis: results from a followup MRI study of 254 patients in clinical remission or low disease activity. *J Rheumatol* 41(2):398–406, 2014.

148. Lambert RGW, Pedersen SJ, Maksymowych WP: Active inflammatory lesions detected by magnetic resonance imaging in the spine of patients with spondyloarthritis—definitions, assessment system and reference image set. *J Rheumatol* 36(Suppl 84):3–17, 2009.

149. Østergaard M, Maksymowych WP, Pedersen SJ, et al: Structural lesions detected by magnetic resonance imaging in the spine of patients with spondyloarthritis—definitions, assessment system and reference image set. *J Rheumatol* 36(Suppl 84):18–34, 2009.

150. Rudwaleit M, Jurik AG, Hermann KG, et al: Defining active sacroiliitis on magnetic resonance imaging (MRI) for classification of axial spondyloarthritis: a consensual approach by the ASAS/OMERACT MRI group. *Ann Rheum Dis* 68(10):1520–1527, 2009.

152. Weber U, Lambert RG, Østergaard M, et al: The diagnostic utility of magnetic resonance imaging in spondylarthritis: an international multicenter evaluation of one hundred eighty-seven subjects. *Arthritis Rheum* 62(10):3048–3058, 2010.

155. Weber U, Zubler V, Zhao Z, et al: Does spinal MRI add incremental diagnostic value to MRI of the sacroiliac joints alone in patients with non-radiographic axial spondyloarthritis? *Ann Rheum Dis* 74:985–992, 2015.

157. Østergaard M, Poggenborg RP, Axelsen MB, et al: Magnetic resonance imaging in spondyloarthritis–how to quantify findings and measure response. *Best Pract Res Clin Rheumatol* 24(5):637–657, 2010.

158. Lukas C, Braun J, van der Heijde D, et al: Scoring inflammatory activity of the spine by magnetic resonance imaging in ankylosing spondylitis: a multireader experiment. *J Rheumatol* 34(4):862–870, 2007.

159. Braun J, Baraliakos X, Golder W, et al: Magnetic resonance imaging examinations of the spine in patients with ankylosing spondylitis, before and after successful therapy with infliximab: evaluation of a new scoring system. *Arthritis Rheum* 48(4):1126–1136, 2003.

160. Maksymowych WP, Inman RD, Salonen D, et al: Spondyloarthritis Research Consortium of Canada magnetic resonance imaging index for assessment of spinal inflammation in ankylosing spondylitis. *Arthritis Rheum* 53(4):502–509, 2005.

163. Baraliakos X, Listing J, Rudwaleit M, et al: The relationship between inflammation and new bone formation in patients with ankylosing spondylitis. *Arthritis Res Ther* 10(5):R104, 2008.

164. Maksymowych WP, Chiowchanwisawakit P, Clare T, et al: Inflammatory lesions of the spine on magnetic resonance imaging predict the development of new syndesmophytes in ankylosing spondylitis: evidence of a relationship between inflammation and new bone formation. *Arthritis Rheum* 60(1):93–102, 2009.

167. Chiowchanwisawakit P, Lambert RG, Conner-Spady B, et al: Focal fat lesions at vertebral corners on magnetic resonance imaging predict the development of new syndesmophytes in ankylosing spondylitis. *Arthritis Rheum* 63(8):2215–2225, 2011.

169. Rudwaleit M, Schwarzlose S, Hilgert ES, et al: MRI in predicting a major clinical response to anti-tumour necrosis factor treatment in ankylosing spondylitis. *Ann Rheum Dis* 67(9):1276–1281, 2008.

170. Sieper J, van der Heijde D, Dougados M, et al: Efficacy and safety of adalimumab in patients with non-radiographic axial spondyloarthritis: results of a randomised placebo-controlled trial (ABILITY-1). *Ann Rheum Dis* 72(6):815–822, 2013.

172. Østergaard M, McQueen F, Wiell C, et al: The OMERACT psoriatic arthritis magnetic resonance imaging scoring system (PsAMRIS): definitions of key pathologies, suggested MRI sequences, and prelimi-

nary scoring system for PsA Hands. *J Rheumatol* 36(8):1816–1824, 2009.

181. Tan AL, Benjamin M, Toumi H, et al: The relationship between the extensor tendon enthesis and the nail in distal interphalangeal joint disease in psoriatic arthritis–a high-resolution MRI and histological study. *Rheumatology (Oxford)* 46(2):253–256, 2007.

190. Glinatsi D, Bird P, Gandjbakhch F, et al: Validation of the OMERACT Psoriatic Arthritis Magnetic Resonance Imaging Score (PsAMRIS) for the hand and foot in a randomized placebo-controlled trial. *J Rheumatol* 42:2473–2479, 2015.

193. Yu JS, Chung C, Recht M, et al: MR imaging of tophaceous gout. *Am J Roentgenol* 168:523–527, 1997.

194. Dalbeth N, Schauer C, Macdonald P, et al: Methods of tophus assessment in clinical trials of chronic gout: a systematic literature review and pictorial reference guide. *Ann Rheum Dis* 70(4):597–604, 2011.

196. Graif M, Schweitzer ME, Deely D, et al: The septic versus nonseptic inflamed joint: MRI characteristics. *Skeletal Radiol* 28(11):616–620, 1999.

197. Guermazi A, Burstein D, Conaghan P, et al: Imaging in osteoarthritis. *Rheum Dis Clin North Am* 34(3):645–687, 2008.

202. Taljanovic MS, Graham AR, Benjamin JB, et al: Bone marrow edema pattern in advanced hip osteoarthritis: quantitative assessment with magnetic resonance imaging and correlation with clinical examination, radiographic findings, and histopathology. *Skeletal Radiol* 37(5):423–431, 2008.

205. Loeuille D, Rat AC, Goebel JC, et al: Magnetic resonance imaging in osteoarthritis: which method best reflects synovial membrane inflammation? Correlations with clinical, macroscopic and microscopic features. *Osteoarthritis Cartilage* 17(9):1186–1192, 2009.

218. Grassi W, Filippucci E: Ultrasonography and the rheumatologist. *Curr Opin Rheumatol* 19(1):55–60, 2007.

220. Grassi W, Farina A, Filippucci E, et al: Sonographically guided procedures in rheumatology. *Semin Arthritis Rheum* 30(5):347–353, 2001.

225. Cunnington J, Marshall N, Hide G, et al: A randomized, double-blind, controlled study of ultrasound-guided corticosteroid injection into the joint of patients with inflammatory arthritis. *Arthritis Rheum* 62(7):1862–1869, 2010.

229. Filippucci E, Meenagh G, Epis O, et al: Ultrasound imaging for the rheumatologist. XIII. New trends. Three-dimensional ultrasonography. *Clin Exp Rheumatol* 26(1):1–4, 2008.

230. Backhaus M, Burmester GR, Gerber T, et al: Guidelines for musculoskeletal ultrasound in rheumatology. *Ann Rheum Dis* 60(7):641–649, 2001.

232. Zayat AS, Conaghan PG, Sharif M, et al: Do non-steroidal anti-inflammatory drugs have a significant effect on detection and grading of ultrasound-detected synovitis in patients with rheumatoid arthritis? Results from a randomised study. *Ann Rheum Dis* 70(10):1746–1751, 2011.

233. Wakefield RJ, d'Agostino MA, Naredo E, et al: After treat-to-target: can a targeted ultrasound initiative improve RA outcomes? *Ann Rheum Dis* 71(6):799–803, 2012.

235. Naredo E, d'Agostino MA, Wakefield RJ, et al: Reliability of a consensus-based ultrasound score for tenosynovitis in rheumatoid arthritis. *Ann Rheum Dis* 72(8):1328–1334, 2013.

236. Filippucci E, Iagnocco A, Meenagh G, et al: Ultrasound imaging for the rheumatologist VII. Ultrasound imaging in rheumatoid arthritis. *Clin Exp Rheumatol* 25(1):5–10, 2007.

237. Andersen M, Ellegaard K, Hebsgaard JB, et al: Ultrasound colour Doppler is associated with synovial pathology in biopsies from hand joints in rheumatoid arthritis patients: a cross-sectional study. *Ann Rheum Dis* 73(4):678–683, 2014.

242. Finzel S, Ohrndorf S, Englbrecht M, et al: A detailed comparative study of high-resolution ultrasound and micro-computed tomography for detection of arthritic bone erosions. *Arthritis Rheum* 63(5):1231–1236, 2011.

246. Backhaus M, Ohrndorf S, Kellner H, et al: Evaluation of a novel 7-joint ultrasound score in daily rheumatologic practice: a pilot project. *Arthritis Rheum* 61(9):1194–1201, 2009.

247. Freeston JE, Wakefield RJ, Conaghan PG, et al: A diagnostic algorithm for persistence of very early inflammatory arthritis: the utility of power Doppler ultrasound when added to conventional assessment tools. *Ann Rheum Dis* 69(2):417–419, 2010.

248. Nakagomi D, Ikeda K, Okubo A, et al: Ultrasound can improve the accuracy of the 2010 American College of Rheumatology/European

League against rheumatism classification criteria for rheumatoid arthritis to predict the requirement for methotrexate treatment. *Arthritis Rheum* 65(4):890–898, 2013.

249. Naredo E, Rodriguez M, Campos C, et al: Validity, reproducibility, and responsiveness of a twelve-joint simplified power doppler ultrasonographic assessment of joint inflammation in rheumatoid arthritis. *Arthritis Rheum* 59(4):515–522, 2008.

251. Terslev L, Torp-Pedersen S, Qvistgaard E, et al: Estimation of inflammation by Doppler ultrasound: quantitative changes after intra-articular treatment in rheumatoid arthritis. *Ann Rheum Dis* 62(11):1049–1053, 2003.

257. Filippucci E, Iagnocco A, Salaffi F, et al: Power Doppler sonography monitoring of synovial perfusion at the wrist joints in patients with rheumatoid arthritis treated with adalimumab. *Ann Rheum Dis* 65(11):1433–1437, 2006.

265. Saleem B, Brown AK, Keen H, et al: Extended report: should imaging be a component of rheumatoid arthritis remission criteria? A comparison between traditional and modified composite remission scores and imaging assessments. *Ann Rheum Dis* 70(5):792–798, 2011.

267. Saleem B, Keen H, Goeb V, et al: Patients with RA in remission on TNF blockers: when and in whom can TNF blocker therapy be stopped? *Ann Rheum Dis* 69(9):1636–1642, 2010.

270. Funck-Brentano T, Gandjbakhch F, Etchepare F, et al: Prediction of radiographic damage in early arthritis by sonographic erosions and power Doppler signal: a longitudinal observational study. *Arthritis Care Res (Hoboken)* 65(6):896–902, 2013.

272. Iwamoto T, Ikeda K, Hosokawa J, et al Prediction of relapse after discontinuation of biologic agents by ultrasonographic assessment in patients with rheumatoid arthritis in clinical remission: high predictive values of total gray-scale and power Doppler scores that represent residual synovial inflammation before discontinuation. *Arthritis Care Res (Hoboken)* 66(10):1576–1581, 2014.

277. Gutierrez M, Filippucci E, Salaffi F, et al: Differential diagnosis between rheumatoid arthritis and psoriatic arthritis: the value of ultrasound findings at metacarpophalangeal joints level. *Ann Rheum Dis* 70(6):1111–1114, 2011.

278. Terslev L, Naredo E, Iagnocco A, et al: Defining enthesitis in spondyloarthritis by ultrasound: results of a Delphi process and of a reliability reading exercise. *Arthritis Care Res (Hoboken)* 66(5):741–748, 2014.

279. Husic R, Gretler J, Felber A, et al: Disparity between ultrasound and clinical findings in psoriatic arthritis. *Ann Rheum Dis* 73(8):1529–1536, 2014.

284. d'Agostino MA, Aegerter P, Bechara K, et al: How to diagnose spondyloarthritis early? Accuracy of peripheral enthesitis detection by power Doppler ultrasonography. *Ann Rheum Dis* 70(8):1433–1440, 2011.

288. Balint PV, Kane D, Wilson H, et al: Ultrasonography of entheseal insertions in the lower limb in spondyloarthropathy. *Ann Rheum Dis* 61(10):905–910, 2002.

300. Grassi W, Filippucci E, Farina A: Ultrasonography in osteoarthritis. *Semin Arthritis Rheum* 34(6 Suppl 2):19–23, 2005.

303. Keen HI, Mease PJ, Bingham CO 3rd, et al: Systematic review of MRI, ultrasound, and scintigraphy as outcome measures for structural pathology in interventional therapeutic studies of knee arthritis: focus on responsiveness. *J Rheumatol* 38(1):142–154, 2011.

307. Jergas M: Conventional radiographs and basic quantitative methods. In Grampp S, editor: *Radiology of osteoporosis*, Berlin, 2003, Springer, pp 62–64.

309. Hoff M, Haugeberg G, Odegard S, et al: Cortical hand bone loss after 1 year in early rheumatoid arthritis predicts radiographic hand joint damage at 5-year and 10-year follow-up. *Ann Rheum Dis* 68(3):324–329, 2009.

315. Greenspan A, Stadalnik RA: A musculoskeletal radiologist's view of nuclear medicine. *Semin Nucl Med* XXVII:372–385, 1997.

316. Cappello ZJ, Kasdan ML, Louis DS: Meta-analysis of imaging techniques for the diagnosis of complex regional pain syndrome type I. *J Hand Surg [Am]* 37(2):288–296, 2012.

317. Park HM, Terman SA, Ridolfo AS, et al: A quantitative evaluation of rheumatoid arthritic activity with Tc-99m HEDP. *J Nucl Med* 18(10):973–976, 1977.

318. Mottonen TT, Hannonen P, Toivanen J, et al: Value of joint scintigraphy in the prediction of erosiveness in early rheumatoid arthritis. *Ann Rheum Dis* 47(3):183–189, 1988.

323. Scharf S: SPECT/CT imaging in general orthopedic practice. *Semin Nucl Med* 39(5):293–307, 2009.

324. Mohan HK, Gnanasegaran G, Vijayanathan S, et al: SPECT/CT in imaging foot and ankle pathology-the demise of other coregistration techniques. *Semin Nucl Med* 40(1):41–51, 2010.

328. Zhuang H, Yu JQ, Alavi A: Applications of fluorodeoxyglucose-PET imaging in the detection of infection and inflammation and other benign disorders. *Radiol Clin North Am* 43(1):121–134, 2005.

332. Zerizer I, Tan K, Khan S, et al: Role of FDG-PET and PET/CT in the diagnosis and management of vasculitis. *Eur J Radiol* 73(3):504–509, 2010.

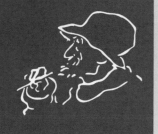

第 59 章

前列腺素类物质的生物学及治疗靶点

原著　Leslie J. Crofford
郭　娟译　周　炜校

关键点

非甾体抗炎药（NSAIDs）是有效的抗炎、解热、镇痛化合物。

各种 NSAIDs 的疗效差别不大，药理特性包括效力、半衰期以及对环氧化酶（COX）-1、COX-2 的相对抑制作用可能影响药物毒性。

低剂量阿司匹林可预防心血管疾病。同时使用阿司匹林和 NSAIDs 会增加胃肠道毒性，可能会产生阿司匹林抵抗。

NSAIDs 与消化道溃疡与出血风险相关。应该识别患者个体消化道毒性风险并采取相应措施以降低用药风险。

NSAIDs 可能会造成心血管疾病的患病风险。医生应知晓心血管风险因素并且避免使用 NSAIDs，或间歇性低剂量使用半衰期短的药物。

建议定期检测血压、血红蛋白、电解质、肾功能和肝功能，特别是对老年患者。

非甾体抗炎药（NSAIDs）因为具有抗炎、解热、镇痛的疗效被广泛地应用于医学实践。虽然 NSAIDs 结构不同，但他们都能阻止前列腺素（PGs）的合成，通过抑制前列腺素 G/H 合成酶（PGHS），也被称为环氧化酶（COX）发挥作用。

对 NSAIDs 的临床效果进行评价不仅包括具体的药理特性，还包括其对不同的 COX 亚型，即 COX-1 和 COX-2 的作用。这些亚型具有不同的生物学功能，COX-1 是在基础条件下表达的，参与前列腺素的生物合成，具有维持稳态的功能；而 COX-2 在炎症和其他病理情况下表达增加。非甾体抗炎药抑制 COX-2 阻止炎症部位 PG 的合成，同时抑制在某些其他特定组织中的 COX-1，最重要的是血小板和胃十二指肠黏膜，会导致非甾体抗炎药常见的副作用，如出血、瘀斑和胃肠道（GI）溃疡。

NSAIDs 除了在类风湿关节炎和骨关节炎的患者中使用，还广泛应用于治疗以慢性肌肉骨骼疼痛为特点的其他风湿性疾病和形式多样的急性疼痛。阿司匹林在 NSAIDs 中具有独特的性质，数百万人使用它预防原发性和继发性心血管血栓形成。随着人口老年化，使用这些药物的常见疾病的患病率可能增加，所以了解 NSAIDs 的潜在不良反应以及与其他药物的相互作用至关重要。

本章将分析阿司匹林和其他非甾体抗炎药的化学结构、药理特性，以及其对 COX-1 和 COX-2 的相对抑制作用。重视特定 NSAIDs 在患者中的潜在不良反应，将有助于用最安全的方式使用这些药物。我们也将讨论对乙酰氨基酚（美国以外的国家称为"扑热息痛"），一种有解热镇痛作用而无抗炎症活性的药物，其抑制 COX 酶的机制与 NSAIDs 不同。虽然秋水仙碱在作用机制和不良反应方面与 NSAIDs 不同，但它们在某些情况下有与 NSAIDs 类似的抗炎特性，也将在本章中讨论。

历史

含有水杨酸的植物自古以来便被用于治疗疼痛、炎症和发热。大约 3500 年前，埃及人 Ebers Papyrus 推荐使用干桃金娘叶液用于腹部和背部缓解风湿性疼痛。一千年后，希波克拉底建议用白杨树汁液来治疗眼部疾病，用柳树皮来减轻发热和分娩的痛苦。在古罗马时代，普遍使用的植物疗法包括柳树皮用于镇痛抗炎。在中国和其他亚洲部分地区也使用含水杨酸的植物。此外，北美土著居民也知道一些植物的药效。含秋水仙碱的秋红花提取物，早在公元 6 世纪就用于治疗急性痛风[1]。

现代第一个对含水杨酸植物的治疗应用是由牧师 Edward Stone 在伦敦皇家学会报道的，他描述了用干柳树皮成功治疗发热[1]。在首个"临床试验"中，牧师将晒干的一磅树皮磨碎，放入茶、啤酒或水，发给 50 个发热的人服用。他发现某剂量（1 杯 =1.8 g）能够治疗发热。1763 年，Stone 写道："报道这一有价值的特效药的唯一动机是希望进行一项在各种情况下公正完整的试验，这能使世人从中受益。"

1860 年化学合成了水杨酸，并广泛应用于外用杀菌、解热和镇痛[1]。水杨酸的苦味促使化学家 Felix Hoffman 合成了让人更易接受的阿司匹林（ASA）。经过证明其具有抗炎效果，1899 年 Bayer 公司的 Heinrich Dreser 博士以阿司匹林的形式引进该化合物进入市场，到目前它仍然是世界上使用最广泛的药物[1]。1929 年，水杨酸被确认是柳树皮的活性成分。

1949 年，保泰松被应用于临床，随后是灭酸酯类、吲哚美辛、萘普生和各种其他的 ASA 类似药物。尽管它们的化学结构不同，但是这些药和阿司匹林有相同的治疗特性。此外，所有这些药物具有相同的不良反应包括胃部不适、胃肠道溃疡和出血、高血压、水肿、肾损害。1971 年，发现这些药物都是通过抑制前列腺素的生物合成发挥作用，从而为它们的治疗作用提供了一致的解释及归类为 NSAIDs 的根据[1]。

1976 年，COX 从合成 PG 的细胞内质网中被分离出来[2-3]。然而，根据观察到的生物学现象，几个研究小组推测一定有第二个 COX 酶。1990 年，研究者在人单核细胞体外实验和小鼠腹膜巨噬细胞体内实验中发现，细菌脂多糖（LPS）增加 PG 合成，但地塞米松只能抑制 LPS 介导的 PG 合成增加，并且要求从头合成"新"COX 蛋白[4]。这一观察结果是建立

"构成性"和"可诱导性"COX 概念的基础。不久之后，在不同系统中的许多研究人员报告发现可诱导 COX 形式[3]。调查人员继续克隆该基因并推测其结构，发现该基因的产物与 COX 同源，但并非其他已知蛋白。观察糖皮质激素抑制促炎症刺激后 COX-2 的表达表明 NSAIDs 和糖皮质激素抗炎作用之间存在联系。

由于预测抑制 COX-2 会阻断参与炎症反应的 PG 生物合成，但对稳态的 PG 合成没有影响，极大地推动人们去开发专门抑制 COX-2 而对 COX-1 没有影响的药物，相信这些药物可能提供临床疗效而无不良反应[2,5]。对比现有 NSAID 对两种 COX 亚型的作用，确定抑制 COX-1 和 COX-2 有差异的新药的，任务很快就完成了。晶体结构显示蛋白质的差异，也为新药开发奠定基础[5-6]。

引进阿司匹林一百年后和发现 COX-2 10 年后，开发了两种选择性 COX-2 抑制剂，即塞来昔布（西乐葆，Celebrex）和罗非昔布（万络，Vioxx）。从临床试验看，这些药物的疗效和安全性上均具有良好前景，随后美国食品和药物管理局（FDA）批准这些 COX-2 选择性 NSAIDs 用于关节炎和疼痛的治疗。然而当被引入到临床实践中，COX-2 高度选择性 NSAIDs，尤其是罗非昔布，相比传统的 NSAIDs 更可能与心血管不良事件相关[7]。这一发现导致罗非昔布和其他几种 COX-2 选择性 NSAIDs 自动退出市场，围绕不同的非甾体抗炎药对具体器官系统相关风险的争论一直持续到现在。

环氧化酶的生物学和生物活性脂质

COX 的生物学很好地解释了 NSAIDs 的疗效和不良反应。COX 酶是负责从花生四烯酸（AA）（图 59-1）合成 PG 的第一步，AA 是一种 ω- 多不饱和脂肪酸（PUFA），通常存在于细胞膜的甘油磷脂的 sn-2 位点，是由不同磷脂酶 A2 中的一种从细胞膜上裂解下来的[8]。一旦产生，AA 可以进入几种不同的途径产生生物活性脂质。它可通过 COX 变为 PGG_2，然后通过 COX 和过氧化物酶活性变为 PGH_2；经脂氧合酶（LOX）变为羟二十碳四烯酸（HETEs），过氧化氢二十四碳四烯酸（HPETE），或白三烯；或通过细胞色素 P450 酶家族变为 HETEs，HPETEs，或环氧二十三碳烯酸（EETs）[9-10]。这些生物活性脂质

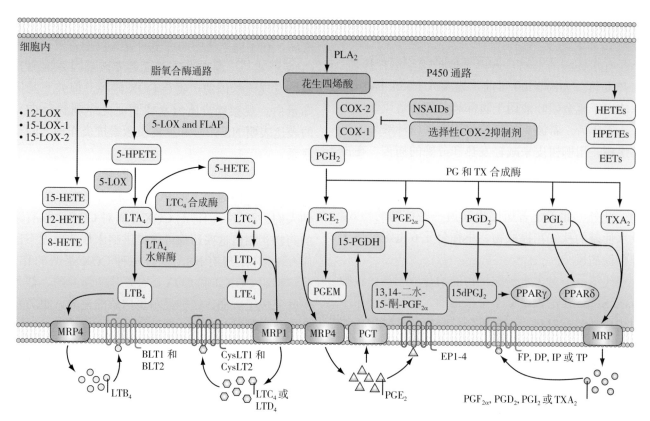

图 59-1 类花生酸合成路径概观，花生四烯酸（AA）是一种多不饱和脂肪酸，组成大多数细胞膜磷脂域，由胞质磷脂酶 A 2（PLA2）从细胞膜释放。游离花生四烯酸主要可以通过三个途径变为类花生酸：环氧化酶（COX），脂肪氧化酶（LOX），和细胞色素 P450 单加氧酶途径。在 COX 途径，关键的一步是 AA 转化为前列腺素 G2 中间体（PGG 2），然后由 COX 过氧化物酶活性降解为 PGH 2 中间体。PGH 2 随后由特定的合成酶变为包括 PGs 在内的前列腺素和血栓素（TX）。LOX 将 AA 变为生物活性代谢产物如白三烯（LT）和羟二十碳四烯酸（HETE）。细胞色素 P450 将 AA 变为环氧二十碳三烯酸（EETs）。在 5-LOX 通路，AA 变为中间体 5-HPETE，再变为 LTA 4。LTA 4 随后变成 5-HETE，LTB 4，LTC4，LTD 4 和 LTE4。每个 PG 和 LT 通过结合到其同源 G 蛋白耦合受体发挥其生物学效应。PGI 2 激活核过氧化物酶体增殖物激活受体（PPARδ），和一个 PGD 2 脱水产物 15dPGJ 2，它是 PPARδ 的天然配体。多药耐药相关蛋白（MRP）基因家族是由 PG 和 LT 外排转运体组成，PG 转运体（PGT）是 PG 的内流转运体，羟基前列腺素脱氢酶 15（NAD）（15-PGDH）主要将细胞内 PGE 2 和 PGE 2α 变为稳定 13,14- 氢 15- 酮 -PG（From Wang D, Dubois RN: Eicosanoids and cancer. Nat Rev Cancer 10:181-193, 2010.）

在正常的生理和病理条件下具有多种生物学活性，病理条件包括炎症、疼痛、心血管疾病和癌症。

在 COX 通路，不稳定的中间 PGH2 自发地重排或是由特定酶转化成具有生物活性的 PG，后者有许多异构体[3]。虽然启动 PG 合成需要磷脂酶 A2 活化，在某特定的细胞或组织 PG 合成的类型和数量的调节决定于 COX-1、COX-2 和终端合成酶的表达水平。

通过 COX 和 LOX 途径合成的生物活性脂质是炎症的重要介质，但替代的底物和途径可以产生抗炎脂质和消炎脂质（图 59-2）[11-12]。二十碳五烯酸（EPA）和二十二碳六烯酸（DHA）是 ω-3 脂肪酸，也可以作为 COX 和 LOX 的底物，这些代谢途径导致产生消退素（resolvins）、保护素（protectins）和 maresins 等与消炎相关的生物活性脂质[12-13]。我们假设抗炎脂质和消炎脂质的产生可能解释高 ω- 脂肪酸饮食与减少炎症和心血管疾病相关[11]。此外，ASA 能够改变 COX-2 的活性，因此"ASA 引发的"替代催化级联也可导致抗炎产物包括脂氧素、保护素和消退素的合成（图 59-2）[11]。

前列腺素的产生和作用

PGs 作为自分泌和旁分泌递质，主要作用于与其合成部位紧密相邻的区域。PG 的功能局限于其合成

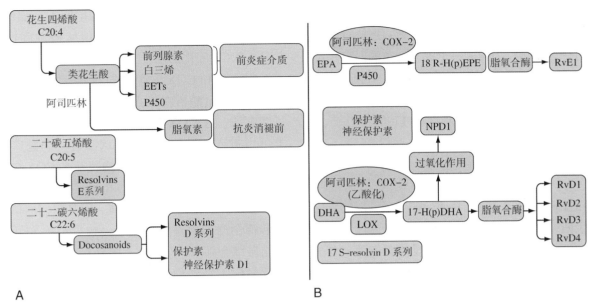

图 59-2 抗炎脂体的生物合成，必需多不饱和脂肪酸在生物活性脂质家族生产中的作用。**A** 花生四烯酸是有促炎性介质功能的代谢前体。前列腺素和白三烯在一系列炎症中起着关键作用。通过细胞间膜的相互作用，例如血管中血小板之间或多形核细胞黏膜间的相互作用，或两者兼而有之，脂氧素作为"终止信号"而被生产出来，促进炎症消退，并作为内源性抗炎介质，对炎症过程进行自我限制。必需 ω-3 脂肪酸二十碳五烯酸和二十二碳六烯酸（C20：5 和 C22：6）被转换为在促进炎症消退中起关键作用的新脂质家族介质（如图 **B**）。E 系列 resolvin，如 RvE1，由二十五碳烯酸产生；D 系列 resolvin，如 RvD1 和神经保护素（NPD1）产生于在神经系统中丰富的二十二碳六烯酸。**B** 阿司匹林通过乙酰化血管内皮细胞影响 resolvinE1 的形成，这种选择以"立体选择"的途径产生 18R-H（p）EPE（羟基过氧化二十碳烯酸），18R-H（p）EPE5 通过粒细胞跨摸代谢被利用并通过脂氧合酶（LOX）样机制被转换为 resolvinE1. 阿司匹林也可影响 D 系列 resolvin 形成，催化转换 COX-2 为一种 17R-LOX 样机制，生成 17R- 系列 resolvin D. 阿司匹林也可以通过类似机制影响保护素和神经保护素的形成，并在神经保护素 D1 和其他保护素的乙醇碳 17 位产生运载 17R 异构体的化合物。DHA：二十二碳六烯酸；H（P）DHA：羟基氧化二十二碳六烯酸（Modified from Serhan CN，Savill J：Resolution of inflammation：the beginning programs the end，Nat Immunol 6：1191-1197，2005.）

部位，是由于它半衰期短，易于代谢失活，并由此快速调节其生物活性。产生某特定前列腺素所需的酶必须局限在合成部位，并且与介导前列腺素作用的受体相邻。大多数类型的细胞只产生一种或几种前列腺素；然而，不稳定的 COX 中间体跨细胞代谢可能介导在某特定组织产生的类花生酸物质定性和定量的变化[14]。PG 通过多药耐药相关蛋白家族外排转运体从细胞排出，PG 转运体介导 PG 流入细胞并且通过羟基前列腺素脱氢酶变为稳定的产物（图 59-1）[10]。

PGE$_2$ 是炎症部位最丰富的 PG，可以由许多不同类型的细胞通过至少 3 种不同的 PGE 合成酶产生[15]。PGE 合成酶的诱导酶，即微粒体 PGE 合成酶 -1（mPGES-1），其表达量与 COX-2 相当。炎症时 mPGES-1 与 COX-2 相互配合产生高水平的 PGE$_2$。NSAIDs 可阻断 mPGES-1 的表达，实验结果表明，PGE$_2$ 本身以及炎性刺激对 mPGES-1 的上调是必需

的[16]。这种正性调节有助于炎症部位的 PGE$_2$ 的高表达，很可能也是 NSAID 治疗有效的原因。没有研究发现其他 PG 合成酶的表达受到很大程度的调节，其他重要的有生物活性的 PGs 稳定产生，或当磷脂酶和 COX-2 活性上调时产量增加。

PG 的功能是通过细胞表面的 G 蛋白偶联受体发挥作用。现发现至少 9 种 PG 受体亚型和剪接变体[17]。它们均属于 G 蛋白偶联受体超家族中 3 个不同的亚族，一个例外是 PGD$_2$ 受体（DP$_2$），它属于趋化因子受体亚家族。前列腺素受体 PGD$_2$（DP$_1$）和 PGE$_2$（EP$_2$ 和 EP$_4$）缓弛素受体经由 G$_s$ 介导增加细胞内环磷酸（cAMP）来传递信号。血栓素 A$_2$（TP）的收缩受体 PGF$_2$α（FP）和 PGE$_2$（EP$_1$）经由 G$_q$ 介导的钙离子浓度增加进行细胞内信号传导。PGE$_2$（EP$_3$）受体转导抑制信号，经由 Gs 介导降低 cAMP 水平。值得注意的是，PGE$_2$ 至少有 4 种不同的受体，具有广

泛的潜在作用。特别是 EP₄ 似乎调节很多 PGE 促炎活动 [18]。由于不同的细胞表达不同的 PG 受体，PG 信号通路对许多生物行为构成一个庞大复杂的网络控制系统。PG 及其受体各自引发生物学作用，形成细胞信号机制，该机制还有待于进一步研究。事实上，很多这样的受体拮抗剂作为药物新靶点有成功的希望 [18]。

生物化学和结构生物学

COX-1 和 COX-2 是双功能酶，通过 COX 反应，花生四烯酸加上两个氧分子转化成环内过氧化物 PGG_2，随后 PGG_2 经氢过氧化物酶反应丢失两个电子变成 PGH_2 [8]。COX 酶是完整的膜蛋白，位于核膜和内质网双层（脂膜）的内侧磷脂膜。COX-1 和 COX-2 的晶体结构已经被确定，他们具有完全相同的结构域 [6]。COX 是二聚体，每个单体具有三个结构域。N-末端，表皮生长因子样域参与了通过疏水作用形成二聚体。膜结合区域由 4 个 α- 螺旋固定于双层脂膜内，在催化中心结构域内形成一个疏水槽，包含环氧化物酶和过氧化物酶活性部位，构成整个蛋白的 80%。这个催化域为球形，由两条独立的链相互缠绕而成。这些链的接口处形成一个浅缝，后者在酶的上表面，是过氧化物酶的活性部位和亚铁血红素的结合部位。

COX 和氢过氧化物反应发生在明显不同但是结构和功能上相连的位置。COX 是依赖过氧化物并且要求过氧化物酶位点的亚铁血红素发生两个电子的氧化。位于 COX 活性部位的酪氨酸残基作为反应中间体参与。在体内生理性亚铁血红素氧化还未知，但是已经知道的是相比 COX-1，COX-2 的 COX 活性可被低 10 倍的氢过氧化物激活 [8]。

NSAIDs 通过阻断 AA 进入 COX 活性部位，其活性部位是一个窄长的盲端的疏水通道，其入口由膜结合域的 4 个两亲性螺旋结构形成框架。这个通道延伸进入球形催化区域，大约 8 A 宽，疏水通道的表面有一些具有重要作用的狭窄部位，在此处，120 位精氨酸插入通道内。120 位精氨酸在 COX-1 是结合花生四烯酸和大多含羟基的非甾体抗炎药所必需的。因为疏水通道的不同，这些残基在 COX-2 对底物结合不是必需的，而对大多数含羟基的非甾体抗炎药结合是必需的 [19-20]。总而言之，530 位丝氨酸为苯乙酸 NSAIDs 双氯芬酸抑制 COX 所必需。530 位丝氨酸是被 ASA 转乙酰作用的残基，在接触了 ASA 后与

349 位缬氨酸一起操控催化袋的空间性，如此一来，AA 与 COX-1 催化域的交互作用就被空间性阻断，并且 COX-1 催化活性被完全阻断。

COX-1 和 COX-2 重要的结构差别是 COX1 中 523 位异亮氨酸所在位点上在 COX-2 的结构中变为了缬氨酸。在 COX-2 疏水性结构域是打开的，昔布类可以进入该结构域 [6]。COX-2 有一个宽广、易变的疏水性结合通道，这一结构特征是 COX-2 特异性抑制剂研发的基础，如图 59-3 所示 [21]。

这两种酶都是同源二聚体，但是它们的单体在催化和抑制时构象经常变化不一致 [22]。换句话说，某脂肪酸结合其中一个单体，另外一个单体就变得具有催化活性，在任何时候只有一个单体才具有催化活性。结合没有催化活性单体的特定脂肪酸能够调节活性 [23]。作为药理学的一方面，不同的 NSAIDs 对 COX 酶类变构抑制作用不同 [22]。ASA 乙酰化仅发生在 COX 两个单体的其中之一，这就可以完全抑制 COX-1 的活性。然而，COX-2 仍能形成少量的 PGH_2 并且替代阿司匹林诱导花生四烯酸变为脂氧酸，抗炎症脂氧素可能通过 ASA 乙酰化 COX-2 从 Ω-3 多不饱和脂肪酸合成 [22]。

分子生物学

COX-1 和 COX-2 除了与药理学相关的结构差异，在表达与调控上还存在着差异 [2-3]。通常 COX-1 在许多细胞是构成性表达并且表达几乎不受炎症刺激调节。COX-1 的启动子随着基因持续转录和稳定表达，具备一些特有性状。COX-1 的活性受底物（花生四烯酸）的利用度调节。当磷脂酶 A2 活化，底物花生四烯酸的动员合成增加，COX-1 的活性上调，进而导致前列腺素生成增加。从其具有的生理意义上看，COX-1 是在成熟血小板上表达的唯一亚型，是在正常胃十二指肠黏膜上高表达的优势亚型 [24]，且是可被大多数 NSAIDs 所抑制的一个亚型，这些特征是 NSAIDs 药物一些常见的不良反应（胃肠道溃疡及出血）发生的基础。

与 COX-1 启动子结构不同的是，COX-2 的启动子的特征是含有大量调控元件结合转录因子例如核因子 κB（NFκB），cAMP 反应元件，活化蛋白 -1（AP-1），这些因子在炎症信号作用下可以迅速增加 COX-2 的转录。促炎细胞因子如肿瘤坏死因子、白

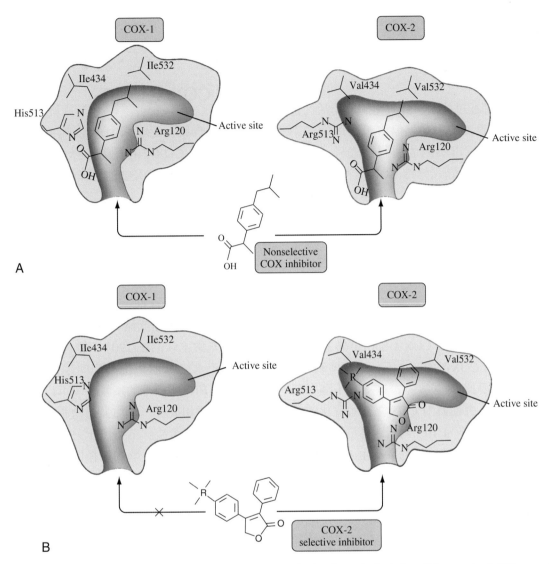

图 59-3 Cyclooxygenase (COX)-1 and COX-2 substrate-binding channels. A schematic depiction of the structural differences between the substrate-binding channels of COX-1 and COX-2 that allowed the design of selective inhibitors. The amino acid residues, Val434, Arg513, and Val523, form a side pocket in COX-2 that is absent in COX-1. A, Nonselective inhibitors have access to the binding channels of both isoforms. B, The more voluminous residues in COX-1, Ile434, His513, and Ile532, obstruct access of the bulky side chains of the coxibs. (From Grosser T, Fries S, FitzGerald GA: Biological basis for the cardiovascular consequences of COX-2 inhibition: therapeutic challenges and opportunities. J Clin Invest 116:4-15, 2006.)

介素 -1β、细菌产物和分裂素 [2,8] 可诱导 COX-2 高表达，糖皮质激素可抑制 COX-2 表达 [2]。COX-2 mRNA 的稳定性是其水平的关键调节因素。COX-2 信使 RNA 的不稳定性特性取决于 3′ 区的多个易变序列 AUUUA 的存在，这个序列可介导 mRNA 的快速降解，这最终抑制了 COX-2 的蛋白合成以及前列腺素的产生。相反，一些刺激因子如白细胞介素 1β 则会通过干扰 mRNA 的自动降解，增加 COX-2 的水平和前列腺素的产生 [25]。COX-1 和 COX-2 可以进行

翻译后修饰；COX-1 的糖基化是蛋白折叠过程中在 3 个天冬酰胺的特定位点由酶介导的。而 COX-2 可以借助 4 个天冬酰胺通过未知机制糖机化 [25-26]。

COX-1 是结构型表达，COX-2 为诱导型表达的结论明显存在不足。因为 COX-2 在多个器官系统（包括大脑、肾、胰腺及心血管系统）中持续表达并且受生理和病理刺激调控。这说明 COX-2 在正常的生殖，肾，心血管和骨骼的生理活动中有重要作用 [2,21,27]。

作用机制

环氧化酶抑制

所有 NSAIDs 都通过抑制在环氧化酶上的活性位点，从而抑制前列腺素的产生。但由于药理学的不同，各类 NSAIDs 显示出不同的抑制模式[28]。ASA 仅以非共价键不可逆的形式修饰 COX-1 和 COX-2，而其他 NSAIDs 则是竞争抑制剂，与花生四烯酸竞争结合环氧化酶上的活性位点。这种竞争性抑制还可以进一步细分为时间依赖性和非时间依赖性。

晶体研究已显示阿司匹林如何对 COX-1 第 530 位丝氨酸残基（Ser530）乙酰化。与其他 NSAIDs 类似的是，阿司匹林通过通道口扩散至 COX-1 的活性位点，并前往由第 120 位精氨酸（arginine120）构成的狭长疏水性通道，这是 COX-1 Ser530 转乙酰化最好的位置，导致对 COX-1 的完全不可逆性抑制[29]。COX-2 的疏水通道要比 COX-1 宽，这不利于阿司匹林对 Ser530 的作用，并使其对 COX-2 转乙酰化效能仅有对 COX-1 的 1/100 ～ 1/10。阿司匹林也可以诱导 COX-2 改变催化活性，从花生四烯酸产生 15 R-HETE 和脂氧素类，从 Ω-3-PUFA 产生抗炎脂类[11]。

作为抑制 COX 的关键因素，NSAIDs 类药物与 COX 活性结合所需时间的多少往往与离开 COX 疏水通道所需时间相关[30]。像布洛芬这类药物可以快速抑制 COX，并在药物浓度下降的同时，从 COX 活性位点上快速解离。布洛芬一定要抑制两个 COX 单体才能阻断其催化活性[22]。相反，吲哚美辛与双氯芬酸属于时间依赖性抑制，需要数秒到数分钟的时间与 COX 活性位点结合，只需要结合两个单体之一就可以完全阻断催化活性[22]。其解离速度比较慢，往往需要数小时才能够与 COX 的活性位点分离。发生强烈反应之前，时间依赖性 NSAIDs 会先与 COX 活性位点形成一个疏松复合物，该复合物的形成受药物恰好定位于 COX 通道 Arg120 所需时间的限制。这个定位包括缢痕位点构型改变为开放状态，以允许药物进入 COX 催化位点上部。

氟苯布洛芬与吲哚美辛这类 NSAID，它们的羧基端与 COX-1 的 arginine 120 胍基端以盐键结合。芳香环与通道上的疏水氨基酸通过疏水反应有助于药物和酶的结合。这些于通道窄点发生的反应上充分阻断了底物进入活化位点[31]。双氯芬酸钠和 serine 530

发生作用，而不是 arginine 120，但也能阻断底物的进入[32]。

选择性 COX-2 抑制剂

美洛昔康、尼美舒利和依托度酸等 NSAIDs 相比 COX-1 对 COX-2 有优先选择性，发现 COX-2 后，人们致力于提高 COX-2 的选择性，这促进塞来昔布、罗非考昔、伐地考昔、艾托考昔和罗美昔布等药物的发展。典型的 COX-2 抑制剂，塞来昔布和罗非考昔都是二芳基化合物，塞来昔布含有一个磺胺基团，罗非考昔含有一个二甲基砜基团，而不是羧基。这两个药物都是弱效 COX-1 时间倚赖性抑制剂和强效的 COX-2 时间倚赖性抑制剂，这要求它们能够穿透并与催化口袋地区相互结合。因为这类药物缺乏羧基，不含精氨酸 120（Arg120），但昔布类药物可以通过氢键和疏水键与催化位点之间建立稳固的结合。同时，这类药物所携带的磺胺基团可以与催化位点特有的疏水口袋相嵌合，以加强药物和催化位点结合的稳定性。如果这个袋状结构由于突变而去除，则特异性抑制剂对这两个同工酶的选择性也会完全丧失[6]。

COX 同工酶选择性最常见的评价指标是半抑制浓度（inhibitory concentration，或 IC50），IC50 是指在特定测定系统中抑制 50% 前列腺素合成所需要的 NSAIDs 浓度。计算 COX-1 的 IC50 浓度与 COX-2 的 IC50 浓度比值能提供一个标准来比较某种 NSAIDs 对这两种 COX 亚型的选择性[33]。然而前列腺素的测定系统千差万别，导致不同测定系统下得出的结果之间难以直接进行比较。为了克服这些困难，大多数临床医师使用体外全血分析，用于比较不同种类 NSAIDs 的选择性。在这一系统中，COX-1 的抑制程度作为凝血后血小板产生的血栓素减少的一个函数来衡量。COX-2 的抑制程度是根据脂多糖刺激后的肝素抗凝血中 PGE2 生成的情况而判定。即使使用能最大限度抑制 COX-2 的剂量或更大剂量，特异性 COX-2 抑制剂对血小板上的 COX-1 仍无抑制作用[5,34]。

非环氧化酶依赖性作用机制

只有在超生理需要的大剂量下，才能观察到部分 NSAIDs 可以在体内细胞通路上发挥非环氧化酶依赖性作用。由于所需药物剂量大且进行的只是体外实验，所以对这些作用的体内相关性仍不清楚。部分 NSAIDs 抑制与 cAMP 相关的磷酸二酯酶，这使得细胞内 cAMP 浓度升高，相应地抑制了外周血淋巴细胞对有丝分裂原刺激的反应，抑制了单核细胞和中性粒细胞的迁移以及中性粒细胞的聚集[35]。NSAIDs 可以清除自由基，抑制多形核中性粒细胞产生超氧化物，抑制单核细胞磷脂酶 C 的活性，抑制一氧化氮合酶的活性。水杨酸盐和阿司匹林可以抑制 NFκB 的活化，一些无活性对映异构体（包括氟比洛芬）也可以抑制 NFκB。NSAIDs 还可以通过调节丝裂原活化蛋白激酶和转录因子活化蛋白 -1 的活性，干预细胞信号。一些 NSAIDs 结合并激活氧化物酶体增生物激活受体（PPAR）家族成员和其他细胞内受体。PPAR 活化可以调节抗炎活动。非选择性酸性 NSAIDs，包括水杨酸、布洛芬和双氯芬酸激活 AMP 激活的激酶，而非酸性 NSAIDs 没有这个作用[36]。选择性 COX-2 抑制剂有独特的结构促进不依赖 COX 的活性，比如细胞周期调节，细胞凋亡，抗肿瘤血管生成[37]。

对乙酰氨基酚和其他镇痛解热药物的机制

对乙酰氨基酚（扑热息痛）和安乃近可缓解疼痛和发热，但是它们没有抗炎作用。这些药物发挥疗效的具体机制仍不清楚。在 1970 年代，人们认为对乙酰氨基酚可能是通过抑制主要在大脑中而不是外周组织中的 COX 活性发挥作用，因为它们是非酸性物质并且可以穿过血脑屏障[38]。对乙酰氨基酚可以抑制 COX-1 和 COX-2，但是根据细胞和组织的不同对 COX-1 和 COX-2 的抑制有差异。对乙酰氨基酚并不通过与 COX 的活性位点结合发生作用，而作为不断降解的共同底物结合过氧化物位点。体内的组织和细胞的过氧化物酶的不同可以解释抑制剂的特异性，血小板和活化的巨噬细胞抵触对乙酰氨基酚的作用，内皮细胞对它抑制 COX 的作用敏感。另外，乙酰氨基酚抑制效果的程度取决于 COX 的浓度[38]。因为炎症与 COX-2 酶表达不断升高有关，这可能是缺乏临床抗炎效果的又一因素。随着发现 COX-1 剪接变构体，研究发现它在大脑中高表达并且对乙酰氨基酚的抑制敏感。一些作者建议对乙酰氨基酚的止痛和解热作用可以用其能够抑制 COX-1 剪接变构体来解释（有些人称它为 COX-3，但是事实上这个变构体没有来自不同的基因）[39]。然而，最近越多的研究否认这种机

制解释乙酰氨基酚的抑制效应[38,40]。

水杨酸具有镇痛、解热和抗炎作用，但是与对氨基酚相似，与 ASA 相反，对 COX 的抑制作用很弱。在底物水平很低时，水杨酸可以抑制 COX 活性，并取决于酶的氧化状态，这提示水杨酸通过氧化还原反应的机制抑制 COX[41]。

药理学和剂量

分类

NSAIDs 可以从化学结构、血浆半衰期和对 COX-1/COX-2 选择性抑制的不同来分类（表 59-1 和图 59-4）。表 59-1 代表常见 NSAIDs，包括药物的配方，剂量，半衰期以及注意事项。从化学结构上来看，大多数 NSAIDs 为有机酸，pKa 值相对较低，炎症部位 pH 较未受累的部位低，这使得药物在炎症区域聚集达到较高浓度。尽管从血浆、血管壁和肾中被很快清除，NSAID 可在滑液中持续存在，这与其持续的治疗作用相关[42]。由于通常 pKa 值越低，半衰期越短，但这有些例外，如非酸性化合物萘丁美酮亦有很好的抗炎活性。由于 NSAIDs 倾向于在关节滑液中聚集，且此处药物浓度变化范围可能比血浆小，因此根据半衰期对 NSAIDs 进行分类可能有问题。这意味着对于许多半衰期短的 NSAIDs 可以参照其血浆半衰期减少给药次数，并能提供较长的镇痛时间。具有较长半衰期的 NSAIDs 需要较长时间才能达到血浆稳态浓度。半衰期达 12 小时或更长时间的药物可以一天 1 ~ 2 次地给药。根据半衰期的不同，血浆浓度在数天到数周内会持续升高，但此后的给药间期趋于相对稳定。长半衰期使药物浓度有足够长的时间在血浆及关节滑液中达到平衡。由于关节滑液中的白蛋白较血浆中少，故总的结合浓度或游离药物浓度一般较低。不管怎样，长半衰期或者缓释配方 NSAIDs 更容易引起不良反应[43]。COX 同工酶的选择性很有可能是决定相对 GI 和心血管风险的重要因素，这应该被考虑是每种 NSAIDs 药理特性的一部分[33]。

NSAIDs 的代谢

大多数的 NSAIDs 超过 90% 与血浆蛋白结合。当血浆蛋白与药物的结合达到饱和，具有生物活性的游

表 59-1 常用非甾体抗炎药（NSAIDs）

药名	商品名	可用剂型（mg）	每日最大剂量（mg）	T_{max}（h）	$T_{1/2}$（h）	剂量调整或特别注意事项
水杨酸类						
乙酰水杨酸	阿司匹林	片剂：81、165、325、500、650 儿童剂型：81 栓剂：120、200、300、600	3000	0.5	4～6	肾衰竭和肝功能不全患者剂量减半
双水杨酯	Disalcid Amigesic Salflex	胶囊：500 片剂：500、750	3000	1.4	1	
二氟尼柳	Dolobid	片剂：250、500	1500	2～3	7～15	肾衰竭患者剂量减半
乙酸类						
双氯芬酸	扶他林 扶他林缓释剂 凯扶兰	片剂：25、50、75 缓释剂：100	225	1～2	2	比其他 NSAID 更容易出现转氨酶升高
双氯芬酸＋米索前列醇	奥斯克	片剂：50 或 75，加米索前列醇 200 μg	200	1～2	2	比其他 NSAID 更容易出现转氨酶升高
吲哚美辛	Indocin Indocin SR	胶囊：25、50 缓释剂：75 悬混液：25 mg/ml 栓剂：50	200 栓剂：50	1～4	2～13	可用于动脉导管未闭
舒林酸	奇诺力	片剂：150、200	400	2～4	16	前体药物代谢为有效成分肾病、肝病及老年患者需减量
酮咯酸	痛力克	心内注射/静脉注射：15 或 30 mg/ml	120 iv/im	0.3～1	4～6	肾衰竭和老年患者剂量应减半；不能持续使用＞5 d
托美丁	托来汀	片剂：10 片剂：200、600 片剂：400	1800 胶囊：400	0.5～1	1～1.5	
依托度酸	罗丁 罗丁缓释片	胶囊：200、300 片剂：400 缓释剂 400、500、600	1200	1～2	6～7	
丙酸类						
布洛芬	美林雅维 Advil Nupren Rufen	片剂：200（OTC）、300、400、600、800	3200	1～2	2	严重肝病禁用
萘普生	Naprosyn Aleve Anaprox EC-Naprosyn Neprelan	片剂：125（OTC）、250、375、500 缓释剂：375、500 悬液：125 mg/5 ml	1500	2～4	12～15	肾病、肝病和老年患者需减量

续表

药名	商品名	可用剂型（mg）	每日最大剂量（mg）	T_{max}（h）	$T_{1/2}$（h）	剂量调整或特别注意事项
非诺洛芬	Nalfon	胶囊：200、300、600	3200	1～2	2～3	比其他 NSAID 更容易出现特异性肾病
酮洛芬	Orudis	片剂：12.5（OTC）	300	0.5～2	2～4	严重肾病、肝病和老年人应减量
	欧露维	胶囊：25、50、75				
氟比洛芬	Ansaid	缓释剂：100、150、200 片剂：50、100	300	1.5～2	3～4	
奥沙普泰	Daypro	片剂：600	1800 或 26/（kg·d）	3～6	49～60	肾衰竭和体重 < 50 kg 的患者减量
灭酸类						
甲芬那酸	Meclomen	胶囊：50、100	400	0.5	2～3	
昔康类						
吡罗昔康	费啶	胶囊：10、20	20	2～5	3～86	肝病和老年患者需减量
美洛昔康	莫比可	片剂：7.5、15	15	5～6	20	
非酸性化合物						
萘丁美酮	瑞力芬	片剂：500、750	2000	3～6	24	食物可增加药物峰浓度 肾病患者减量 禁用于严重肝病患者 老年患者最大用量不超过 1 g/d
选择性 COX-2 抑制剂（昔布类）						
塞米昔布	西乐葆	胶囊：100、200、400	400 （FAP 为 800）	3	11	禁用于对磺胺类药物过敏的患者
依托考昔*	安康信	片剂：60、90、120	120	1～1.5	22	禁用于严重肾病或肝病患者 慎用于轻中度肾病或肝病患者

* 未被美国食品和药物管理局批准

FAP，家族性腺瘤性息肉病；IM/IV，肌内注射 / 静脉注射；OTC，非处方药；PO. 口服

离药物浓度迅速增加，且与总药物浓度的增加不成比例。NSAIDs 的清除通常是经肝代谢，产生无活性的代谢产物，然后通过胆汁和尿液排出体外。NSAIDs 通过微粒体含有混合功能氧化酶系统细胞色素 P450（例如 CYP3A、CYP2C9 或两者都有）代谢。然而，有些 NSAIDs 被其他细胞质肝酶代谢。

水杨酸代谢和阿司匹林抵抗

水杨酸被乙酰化（如阿司匹林）或非乙酰化的水

杨酸药物（如水杨酸钠、胆碱水杨酸盐、三柳胆镁、双水杨酯）[40]。虽然非乙酰化的水杨酸为在体外是弱 COX 抑制剂，在体内能够减轻炎症。阿司匹林通过快速地酶促反应脱去乙酰基成水杨酸盐。不同剂型影响吸收，而不影响生物利用度。缓释 ASA 片包含抗酸剂，从而升高微环境 pH，而肠溶剂吸收缓慢。直肠阿司匹林栓剂生物利用度随保留时间延长而提高。水杨酸类药物首先结合白蛋白，并迅速扩散进大多数体液中。水杨酸类药物主要是由肝代谢并且由肾排泄。在肾，水杨酸及其代谢物在肾小球被自由滤过，

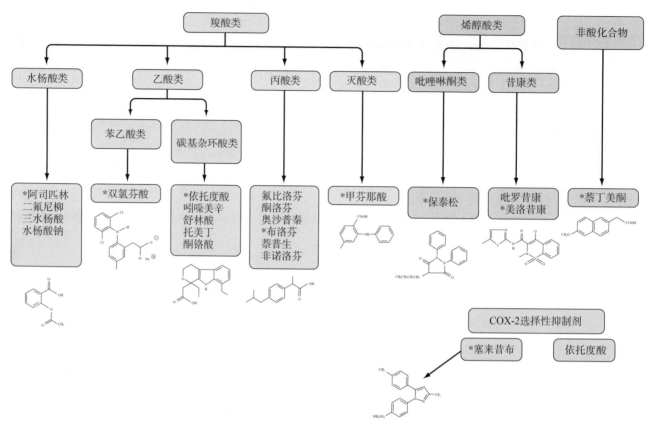

图 59-4 传统非甾体抗炎药（NSAIDs）与环氧化酶-2（COX-2）选择性 NSAIDs 的分类及代表结构。*从各个亚型中挑选的代表性 NSAIDs

然后被肾小管重吸收和分泌。水杨酸的血清水平通常与剂量不太相关，但小剂量增加也可导致血清水平不成比例增加。药物清除率是血清浓度的函数幂。调节血清水杨酸水平的主要因素是尿 pH 和代谢酶的活性。

阿司匹林抵抗广泛用于描述阿司匹林不能预防血栓事件，不论是因为药理学的抵抗还是在确定的临床环境下不能克服血栓倾向[44]。例如性别、基因多态性和包括吸烟、肥胖和糖尿病在内的临床因素可能改变阿司匹林对血小板功能的效果。缺乏黏附和药物相互作用可能在阿司匹林抵抗中起作用。

药理差异

对同一种 NSAIDs，不同患者可以有不同的应答方式，但机制尚不清楚。药理学变异包括剂量响应，血浆半衰期，对映体转换，泌尿排泄和药效动力学变异[45]。其他药物因素包括蛋白结合、药物的新陈代谢，作为活性对映体的药物百分比。有些 NSAIDs 存在两种异构体；这些药物包括丙酸衍生物（例如布洛芬、酮洛芬和氟比洛芬）以无活性（R）有活性（S）对映体混合物的形式存在。萘普生由活性对映体构成。在体内，从无活性代谢为有活性的形式，这种转换率的变异形成了患者对这些药物反应性的基础。细胞色素 P450 酶存在的遗传差别使一些个体或遗传群体代谢药物更慢。例如，亚洲人在 CYP2C9 通路上经常是慢代谢。这也可以解释药理学变异。人们发现了一些 CYP2C9 的单核苷酸多态性，其中一个改变的基因产物 CYP2C9*2 与塞来昔布代谢减少和血药浓度增高相关[42]。最后，肝或肾疾病和老龄都可以影响药代动力学变化。

给药途径

NSAIDs 的不同药物形式包括静脉注射、缓慢释放或持续释放的口服制剂，还有凝胶、贴剂、栓剂等多种形式的外用制剂。为了降低 NSAIDs 的毒性而同时保证药物释放到特定部位，我们不断努力改变药物配方和给药方式。纳米粒、脂质体、微球都正在进行研究，以减少药物剂量并且保证其作用于特定靶点。关节内给药还处于考虑中，因为关节具有有效的淋巴清除系统，这种靶向给药的有效性有待证明。

开发局部 NSAID 配方是为了减少系统用量而保留其有效性。例如，双氯芬酸有溶剂、凝胶、贴剂等形式使用。系统效果直接与表面积成比例。相比于口服，这种给药方法达到相对稳定的系统双氯芬酸浓度[46]。

药物联合使用

NSAIDs 已经和其他有胃保护效果的制剂联合制成"复合片剂"，该片剂现已获准上市。这种方法更加能有效保护黏膜，因此降低在临床使用时的不良反应。双氯芬酸联合 PGE 1 合成类似物米索前列醇（arthrotec）能降低 NSAIDs 相关的消化道溃疡和黏膜损害，但是该联合使用受到限制，因为米索前列醇会导致痉挛和腹泻[47]。基于人群的研究显示，复合药剂 Arthrotec 比双氯酸和米索前列醇共同用药更有效预防因为消化性溃疡或胃肠道出血住院治疗[48]。美国食品和药物管理局已经批准联合肠溶剂萘普生和质子泵抑制剂（PPI）奥美拉唑制成单一制剂（Vimovo）。该制剂能减少内镜检查到的胃溃疡[49]。

另外一种策略是释放一氧化氮的 NSAIDs（NO-NSAIDs）释放 NO 基团通过酯键结合到传统 NSAIDs，如阿司匹林、氟比洛芬、双氯芬酸钠、舒林酸和其他药物[50]。NO 基团可能由酯酶之类的酶活性缓慢释放，导致母代 NSAIDs 的缓慢累积。和这些药物相关的胃肠道溃疡病发生率较低很可能与 NO 相关血管舒张和母代相对低的 NSAIDs 浓度有关系。

治疗效果

抗炎

NSAIDs 经常被当做一线药物用于各种炎症性疾病的症状缓解。在炎症性关节炎随机双盲临床试验中，NSAIDs 与安慰剂，阿司匹林或相互之间进行比较。类风湿关节炎（和骨关节炎）检测 NSAIDs 有效的临床试验，经常设计中止现在使用的 NSAIDs，症状加重或复发的患者才被选入试验。虽然最后结果的

测试有一些差异，大部分参数来自美国风湿病学会（ACR）-20。由以前没有接受激素或其他抗炎治疗的活动性类风湿关节炎患者使用 1 ~ 2 周的 NSAIDs，很容易可证明 NSAIDs 效果优于安慰剂[51]。合适剂量的 NSAIDs 和 COX-2 选择性药物相互比较几乎总是得到不同的疗效。虽然 NSAIDs 可以改善疼痛和僵硬，但是它们不能总是减轻急性炎症反应物，也不能改善影像学进展。NSAIDs 的抗炎效果在风湿热、青少年类风湿、强直性脊柱炎、骨关节炎、系统性红斑狼疮中也得到证明。虽然没有得到严格证明，它们对复发的关节炎、银屑病关节炎、急性或慢性滑囊炎和肌腱炎也是有效的。

镇痛

几乎所有 NSAIDs 缓解疼痛所需剂量明显少于抑制炎症所需剂量。它们的镇痛作用是由抑制周围和中枢神经系统 PG 合成所介导的。PGs 本身不能诱发疼痛，但是能增强外周痛觉感受器对像缓解肽和组胺等介质的敏感性[52]。炎症或其他外伤期间释放的 PGs 降低了感觉神经元上对河豚毒抵抗的钠通道的激活阈值。在中枢神经系统，NSAIDs 是和对乙酰氨基酚部位作用。PGs 在神经元增敏中发挥作用。COX-2 组成性表达于脊髓背角，并且在炎症期间表达增加[53]。中枢表达的 PGE_2 激活脊髓神经细胞和小胶质细胞，这也促进神经痛[54]。在缺乏 COX-1 和 COX-2 的小鼠中实验发现疼痛有所减轻，证明 COX-1 和 COX-2 在伤害性疼痛中起作用[55]。

解热

NSAIDs 和对乙酰氨基酚在人类和实验动物中有效解热。发热源于 PG 产生，主要是 PGE_2，由血管内皮细胞通过 COX-2 和 mPGES-1 产生[56]。这些 PGs 产生神经信号，然后激活下丘脑前部视前区体温调节中枢。PGE 合成由内源性致热元（白介素 -1）或外源性致热元（LPS）刺激产生。炎症刺激均不能使 COX-2 或 mPGES-1 缺乏的小鼠发热[57]。

很少有证据表明任何 NSAID 作为解热剂有更好的效果。然而，阿司匹林不应用于病毒感染相关的发热，因为它和肝细胞衰竭（Reye 综合征）有关[58]。

其他治疗效果

抗血小板作用

阿司匹林和传统 NSAIDs 可不同程度地抑制血小板 COX-1。除了阿司匹林，其他药物抑制血小板是可逆的并且依赖血小板内药物的浓度。阿司匹林乙酰化血小板 COX-1，后者不能重新合成。少至 80 mg 的阿司匹林抗血小板聚集效应可以持续达 4 ~ 6 天，直到骨髓能够合成新的血小板[59]。

基于显示其益处的数据增加，FDA 批准阿司匹林用于心血管疾病的二极预防。主要实验显示阿司匹林每日使用 75 ~ 325 mg 能有效减少非致命心肌梗死（MI）、非致命性卒中和死亡。经治疗的患者中，每 1000 人中有 10 ~ 20 人减少了主要血管事件，其中发生 1 ~ 2 起胃肠道出血[60]。

在主要血管事件的一级预防护理健康研究中，观察到隔天使用 100 mg 阿司匹林没有减少 MI 发生率。而胃肠道出血的概率也提高了。然而，这种治疗使卒中概率明显降低[61]。美国预防健康工作小组更新其建议，鼓励 45 ~ 79 岁的男人和 55 ~ 79 岁的女人使用低剂量的阿司匹林[60]。用于心血管事件一级预防的阿司匹林似乎能降低男性 MI 和女性卒中的风险[62]。

肿瘤的化学预防

大量的流行病学和动物实验研究表明，高脂饮食提高患癌风险。花生四烯酸是动物脂肪的主要成分之一，从花生四烯酸衍生的类花生酸是癌症发展的重要促进因素[10]。大规模流行病学研究表明，长期服用 NSAIDs 可以降低 40% ~ 50% 的癌发生率，包括大肠癌、小肠癌、胃癌、乳腺癌和膀胱癌。由于 NSAIDs 能够抑制 COX 和 PG 的产生，故提示 COX 途径在癌发病机制中发挥重要作用。众所周知，生长因子、肿瘤促进剂和致癌基因均可通过诱导 COX-2 而刺激 PG 生成，人类肿瘤生成组织与正常组织相比，COX 活性增加。在 80% 的结直肠癌中 COX 有高表达。在 PGs 中，PGE_2 在人类肿瘤组织中含量最丰富。诱导型 mPGES-1 酶在肿瘤组织中大量出现，而在动物样本中它的缺失会抑制肠肿瘤发生。此外代谢细胞内 PGE_2 的 15- 羟基前列腺素脱氢酶，在肿瘤组织中普遍缺失，并且先天缺失这种酶的小鼠肿瘤生成加快[10]。很多包含白藜芦醇（红葡萄酒）、儿茶酚（绿茶）和姜黄素（番红花）在内的自然产物也抑制 COX，这可能是它们抗肿瘤的重要假定机制[63]。

一项回顾性的队列研究显示阿司匹林和传统的 NSAIDs 特异性降低某些患者结肠肿瘤风险，该组患者表达极高水平的 COX-2[64]。在一个 ASA（每天 75 mg 以上并且没有剂量依赖）对肿瘤效应的 meta 分析中，阿司匹林组的肿瘤死亡率减少超过 20%[65]。对个体患者数据进行分析，这种减少肿瘤死亡率的长处只有在 5 年随访后才出现，并且这种益处是随着试验治疗持续时间增加。相比其他肿瘤，ASA 似乎对腺癌效应更大。其他研究证明，结直肠癌，特别是对于近端结肠癌，其发生率和死亡率都有降低[66]。长期服用低剂量 ASA 似乎也减少患前列腺癌的风险[67]。

临床试验也证明了传统和 COX-2 选择性 NSAIDs 可能会引起家族性腺瘤性息肉病患者的息肉消退[68]。随后 FDA 批准塞来昔布用于减少 FAP 患者息肉。虽然 NSAIDs 仍然是预防癌和心血管疾病最有希望的化学制剂并且其 GI 副作用也得到控制[10]，但是我们还是需要评估阻断 PGE_2 和其他花生酸的替代治疗以决定它们作为预防癌和辅助治疗的功效。

不良反应

非甾体抗炎药（non-steroidal anti-inflammatory drugs，NSAIDs）有许多共同的毒性，尽管这些不良反应的发生率随药物种类的不同而各异（表 59-2）。NSAIDs 的毒性和其药理学特点如生物利用度、半衰期以及对 COX-1、COX-2 的抑制程度相关[33,43,69]。

对胃肠道的影响

NSAIDs 药物通过局部和系统性的作用损伤胃肠道，其能损伤黏膜，通过抑制早期表皮修复、晚期细胞增殖和血管形成从而延缓溃疡愈合[70]。局部的损伤是由于胃肠道上皮细胞屏障遭破坏，黏膜受到侵蚀造成的，但 PG 的消耗对胃溃疡、十二指肠溃疡的发生有重要的意义。大多数 NSAIDs 是弱有机酸，酸度系数（pKa）决定其能否引起急性局部损伤。阿司匹林经口服更容易导致黏膜损伤[24]。非酸性的 NSAIDs 如萘丁美酮、依托度酸、塞来昔布并不导致急性黏膜损伤。

酸性 NSAIDs 在胃上皮细胞内聚积，产生活性氧

表 59-2 非甾体抗炎药的共同毒性

脏器	毒性
胃肠道	消化不良、食管炎、胃十二指肠溃疡、溃疡并发症（出血、穿孔、梗阻）、小肠侵蚀和狭窄、结肠炎
肾	钠潴留、体重增加和水肿、高血压、Ⅳ型肾小管性酸中毒和高钾血症、急性肾衰竭、肾乳头坏死、急性间质性肾炎、加速型慢性肾病
心血管	心衰、心肌梗死、脑卒中、心血管事件死亡
肝	转氨酶升高、Reye 综合征（仅阿司匹林）
哮喘 / 过敏	阿司匹林加剧呼吸道疾病的恶化*（易感患者）、皮疹
血液系统	血细胞减少
神经系统	头晕、意识模糊、嗜睡、癫痫、无菌性脑膜炎
骨骼	延缓骨折愈合

* 特异性 COX-2 抑制剂能减少其发生

自由基。NSAIDs 也可引起细胞凋亡，这和其抑制 COX 无关，它们与细胞外磷脂相结合从而弱化胃黏膜疏水屏障[71]。细胞膜磷脂遭破坏，其通透性增加，胃酸、胆汁渗出增加。

胃黏膜防御的完整性依赖于经 COX 酶产生的 PGE_2、PGI_2。在生理条件下 COX-1 广泛表达于胃黏膜，而 COX-2 几乎检测不到。然而，在出现损伤或既往存在溃疡时，COX-1 和 COX-2 的表达均迅速增加[72]。这也许可以解释为何并发幽门螺杆菌感染时消化性溃疡发病率增加、NSAIDs 服用者出血风险增加[73]。

文献报道同时抑制 COX-1、COX-2 最易产生消化道溃疡[43]，这和动物实验的结果是一致的。缺乏 COX 酶的小鼠，或用药物特异性地抑制 COX-1/COX-2 的小鼠不发生消化道溃疡，而同时抑制两种酶时，可以观察到严重的消化道损伤。然而，在胃黏膜遭到损伤后，单一抑制 COX-1 或 COX-2 可以产生溃疡[70]。非选择性 NSAIDs 较传统的或选择性 COX-2 抑制剂更能延缓溃疡愈合[74]。还应当注意的是，胃肠道出血可能与损伤和抑制血小板聚集率同时出现有关，这是在临床上阿司匹林以及其他非选择性 NSAIDS 可导致明显溃疡的另外一个原因[24,70]。

消化不良

非溃疡性消化不良是应用 NSAIDs 最常见的不良反应（10% ～ 20%），能降低机体耐受性[75]。消化不良患者中，年轻人较老年人多见[76]。尽管选择性 COX-2 抑制剂可以减少消化不良，但它们也和很多胃肠道不良反应相关[75]。有对照研究证实质子泵抑制剂（proton pump inhibitor，PPI）类药物可以减少消化不良的发生[76]，也有研究报道 H_2 受体拮抗剂对减少消化不良有效[77]。从临床的角度来看，消化不良、便血这些主观症状和内镜所见相关性较差。另外，只有小部分有严重胃肠道症状的患者先前存在消化不良[76]。

胃炎和胃十二指肠溃疡

高达 25% 的 NSAIDs 长期应用者会发生溃疡，2% ～ 4% 的患者会有出血或穿孔。在美国，每年有超过 100 000 人因此入院，尤其是在高危患者中，7000 ～ 10 000 人死亡[47]。溃疡并发症发生率在应用 NSAIDs 的前 3 个月最高，随着长期治疗持续存在。最近对 2000 ～ 2008 年间发表的关于 NSAIDs 与上消化道出血或穿孔的观察性研究的荟萃分析提示传统 NSAIDs 的相对风险率（Relative risk，RR）为 4.5 [95% 置信区间（95% confidence interval，95%CI），3.82 ～ 5.31] 而选择性 COX-2 抑制剂的 RR 为 1.88（95% CI，0.96 ～ 3.71）[43]。应用小剂量或中等剂量的传统 NSAIDs 其风险较大剂量低。一些 NSAIDs 如酮咯酸 RR 14.54（95% CI，5.87 ～ 36.04）、吡罗昔康 RR 9.94（95% CI，5.99 ～ 16.50）其风险远高于平均风险，而塞来昔布 RR 1.42（95% CI，0.85 ～ 2.37）和布洛芬 RR 2.69（95% CI，2.17 ～ 3.33）的风险较总体 NSAIDs 风险低。其他常用的 NSAIDs 如萘普生、吲哚美辛、美洛昔康、双氯芬酸钠的 RR 为 3.98 ～ 5.63 不等。半衰期较长或缓释剂型的药物风险较高，即使考虑到剂量因素也是这样[43]。全血检测法研究显示同时强效抑制 COX-1 和 COX-2 的药物，如酮咯酸、吡罗昔康、萘普生、酮洛芬、吲哚美辛，其引起胃肠道出血和穿孔的相对危险率大于 5[43]。即使没有其他危险因素，低剂量阿司匹林也会增加出血和死亡的风险。很多患者在未告知医生的情况下服用着低剂量的阿司匹林，因此重点询问患者这一点是很必要的。

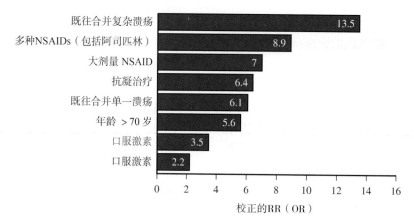

图 59-5 和应用非甾体抗炎药相关的上消化道出血的既定的危险因素。OR，比值比；RR，相对风险率（Adapted from Gutthann SP, García-Rodríguez LA, Raiford DS：Individual non-steroidal anti-inflammatory drugs and other risk factors for upper gastrointestinal bleeding and perforation，Epidemiology 8：18 – 24，1997；Huang JQ，Sridhar S，Hunt RH：Role of Helicobacter pylori infection and non-steroidal anti-inflammatory drugs in peptic ulcer disease：a meta-analysis，Lancet 359：14 –22，2002；and Lanas A，García-Rodríguez LA，Arroyo MT，et al：Risk of upper gastrointestinal ulcer bleeding associated with selective cyclooxygenase-2 inhibitors，traditional non-steroidal anti-inflammatory drugs，aspirin and combinations，Gut 55：1731 – 1738，2006.）

影响胃肠道溃疡及其并发症总体风险的与患者相关的因素如图 59-5 所示[47,79]。既往存在溃疡或溃疡并发症是很重要的危险因素，尤其是合并其他危险因素时。幽门螺杆菌感染可能有叠加效应[73]。根除幽门螺杆菌对一级预防 NSAIDs 相关的溃疡是否有效尚不清楚，但对于需长期应用 NSAIDs 的患者是有益的[47]。仅仅根除幽门螺杆菌不足以成为溃疡并发症二级预防的单一策略。这个策略似乎最有效地减低了低剂量阿司匹林的出血风险，但服用质子泵抑制剂较根除幽门螺杆菌对患者更加有益[47]。

表 59-3 是对需用 NSAIDs 且存在胃肠道风险的患者的推荐治疗方案[47]。米索前列醇一直被证明能有效减少胃十二指肠溃疡，荟萃分析提示和安慰剂相比，其能减少 74% 的胃溃疡、53% 的十二指肠溃疡[80]。米索前列醇的作用和质子泵抑制剂兰索拉唑相当[81]。然而，腹部绞痛和腹泻的高发生率限制了其足量应用。对于不能耐受足量（200 μg，每日 4 次）的患者，每日 400 ～ 600 μg 也许是有效的，且和质子泵抑制剂的作用相当。

质子泵抑制剂被广泛应用于 NSAIDs 相关溃疡的预防以及溃疡的治疗。这种药物优异的耐受性和可非处方获得使其在预防 NSAIDs 相关溃疡的药物中占主导地位。研究表明，内镜下溃疡的发生率从服用传统或选择性 COX-2 NSAIDs 联合安慰剂时的 17% 降

表 59-3 减少胃肠道风险的策略[45]

胃肠道风险	可能的策略
低危	间断应用 NSAIDs
	小剂量应用 NSAIDs
中危（1 ～ 2 危险因素）	间断应用 NSAIDs
年龄 > 65 岁	NSAIDs+ 质子泵抑制剂
大剂量 NSAIDs	NSAIDs+ 米索前列醇
既往有溃疡史	NSAIDs+ 大剂量 H_2 受体拮抗剂*
现用阿司匹林、类固醇或抗凝药物	
高危	替代治疗
> 2 个危险因素	选择性 COX-2 NSAIDs+ 质子泵抑制剂
既往存在复杂溃疡	
	选择性 COX-2 NSAIDs+ 米索前列醇
近期幽门螺杆菌阳性	对中 - 高危患者考虑根除幽门螺杆菌

* 作用不及质子泵抑制剂或米索前列醇

至应用 NSAIDs 联合埃索美拉唑 20 mg 时的 5.2%、NSAIDs 联合埃索美拉唑 40 mg 时的 4.6%[82]。既往研究证实萘普生联合埃索美拉唑的治疗有效。这种方案可以减少不依从性，但成本有所增加。

大剂量，每日两次服用 H_2 受体拮抗剂能减少 NSAIDs 诱发内镜下溃疡的风险，是成本最低的选择。然而，它们的作用不如质子泵抑制剂，并且，像质

子泵抑制剂一样，有一些评估 H₂ 受体拮抗剂在长期 NSAIDs 使用者的疗效尚无随机化的临床试验结果 [24]。

食管损伤

阿司匹林和 NSAIDs 造成食管炎的机制和其造成消化道黏膜损伤的机制相似 [83-84]。老年人食管排空减慢，黏膜受阿司匹林和 NSAIDs 刺激延长。胃食管反流可能是一个加重因素，并能形成狭窄。出血也可能导致食管炎。在胃食管反流病存在时需慎用 NSAIDs。

小肠损伤

对应用 NSAIDs 者而言，胶囊内镜和气囊小肠镜的应用增强了探测较小肠道病变的能力。NSAIDs 除能引起黏膜损伤和出血外，还能引起小肠向心性膈膜样狭窄。最近两个对应用 NSAIDs 超过 3 个月的患者的研究证实 70% ～ 80% 存在小肠损伤 [85]。另外，NSAID 相关小肠损伤很可能是病因不明胃肠道出血的常见原因。经过肝肠循环的 NSAIDs 有更高的风险。小肠损伤者可能存在贫血或与狭窄相关的梗阻症状 [85]。对胃十二指肠溃疡有效的药物如米索前列醇、某些质子泵抑制剂也能减少小肠损伤的风险。小肠狭窄需要气囊内镜检查或手术干预 [85]。

结肠炎

NSAIDs 能引起糜烂、溃疡、出血、穿孔、狭窄以及大肠憩室病的并发症 [86]。NSAID 诱导的损伤多发于升结肠（80%），但也可见于横结肠和降结肠。含非甾体抗炎药的栓剂可引起直肠的糜烂、溃疡和狭窄。NSAID 相关大肠病变是炎症性肠病的一项鉴别诊断。存在 NSAID 相关大肠病变的患者年龄较大，糜烂多为横向或环形 [87]。也有报道称传统 NSAIDs 和选择性 COX-2 NSAIDs 可能加重炎症性肠病 [88]。NSAIDs 也与胶原性结肠炎的发展有关 [89]。

对肾的影响

PGs 对维持溶质及肾血管稳态起着决定性的作用 [88]。现已明确 PGs 由 COX-1 和 COX-2 在肾不同部位产生，对肾功能发挥不同的生理作用 [91-92]。COX-1 在肾血管、肾小球系膜细胞、集合管高表达。COX-2 仅表达于脉管系统、髓袢升支粗段的皮质部（特别

是和致密斑相关的细胞）以及髓质间质细胞。高肾素条件下（例如：限盐，血管紧张素转换酶抑制剂，肾血管性高血压），致密斑处 COX-2 表达增加，选择性 COX-2 抑制剂能显著降低血浆肾素水平以及肾素的活性。血管紧张素 Ⅱ 以及盐皮质激素可以减少致密斑 COX-2 的表达。脱水或高渗可以调节髓质间质处 COX-2 的表达。COX-2 对正常肾的发展也是很必要的。

钠的排泄

现已知 PGs 通过抑制髓袢升支粗段及集合管处钠的主动转运、经钝化肾素的作用以增加肾排泄水的能力从而调节肾钠的重吸收 [93]。由 COX-2 介导产生的能够促进尿钠排泄的前列腺素的细胞来源尚不清楚，但很可能是髓质间质细胞来源的。有报道称高达 25% 应用 NSAIDs 的患者发生钠潴留，而对钠有持续亲和力的患者如患有轻度心功能不全或肝疾病尤为明显 [93]。应用 NSAIDs 的患者钠排出减少可以导致体重增加和外周水肿。这种效应足以加重充血性心力衰竭的临床症状。

高血压

NSAIDs 可能引起血压的改变，使平均动脉压增加 5 ～ 10 mmHg。另外，应用 NSAIDs 可能增加老年人降压治疗的风险，这种风险和 NSAIDs 用量正相关 [94]。此外，在一项大型（n=51 630）前瞻性队列研究中，入选 44 ～ 69 岁在 1990 年时并无高血压的女性，在随后 8 年经常应用阿司匹林、对乙酰氨基酚、NSAIDs 的人其高血压发病率明显增加 [95]。NSAIDs 可以通过减弱包括利尿剂、血管紧张素转换酶抑制剂、β 受体阻滞剂等降压药的作用而影响血压的控制。

PGs 能刺激肾素的释放，增加醛固酮的分泌进而增加远端肾单位排钾。因此，应用 NSAIDs 的患者可能发生低肾素低醛固酮综合征，其特征为为 Ⅳ 型肾小管性酸中毒和高钾血症 [93]。一般高钾血症的程度轻微，但是，肾功能不全的患者或其他潜在高钾血疾病的患者（如：糖尿病患者以及应用血管转换酶抑制剂和保钾利尿剂的患者）风险程度更高。

急性肾衰竭和肾乳头坏死

NSAIDs 治疗过程中不常发生急性肾衰竭。急性肾功能不全是因 NSAIDs 的血管收缩作用而发生，是可能的。大多数情况下，肾衰竭见于有效血容量不足

的患者（如心功能不全、肝硬化、肾功能不全）[93]。

髓质间质细胞凋亡引起的髓质血流量明显下降可能导致肾乳头坏死。COX-2 的抑制可能是其诱发因素 [92,96]。

间质性肾炎

NSAIDs 产生的另外一种不利于肾的作用在于其能引起并发大量蛋白尿和急性间质性肾炎的特异性反应。一些过敏现象如发热、皮疹、嗜酸性粒细胞增多也可发生。这些症状可见于大多数 NSAIDs。

慢性肾病

镇痛药特别是对乙酰氨基酚和阿司匹林的使用可能与导致慢性肾衰竭的肾病相关。在一个大型的病例对照研究中，规律应用阿司匹林或对乙酰氨基酚者发生慢性肾衰竭的风险是未应用者的 2.5 倍，风险随着累积剂量的增加而呈有统计学意义的增加 [97]。而同时规律应用阿司匹林和对乙酰氨基酚者也比单一用药者的风险呈有统计学意义的增加。调整对乙酰氨基酚和阿司匹林用量后非阿司匹林的 NSAIDs 和慢性肾病之间无相关性。既往存在肾病或系统性疾病是镇痛药导致肾衰竭的重要的先决条件，既往无肾病的患者发生终末期肾病的风险较小 [97-98]。

对心血管系统的影响

NSAID 相关的心血管不良反应的风险并没有得到广泛的重视，直到选择性 COX-2 NSAIDs 被应用于临床。罗非昔布是一种半衰期较长的强效特异性 COX-2 抑制剂，因其能明显增加心肌梗死的风险而退市 [7,69]。所有 NSAID 相关的心血管风险很可能与其在给药间期完全抑制 COX-1 和 COX-2 造成的不平衡有关。同型 COX-1 可以生成有助于血小板聚集及血栓形成的 TXA_2。只有抑制 95% 或更多的 COX-1，才能抑制这种活动 [99]。由内皮细胞 COX-2 合成的抗血栓的 PGI_2 几乎能完全被传统及选择性 COX-2 NSAIDs 抑制。有报道称在 COX-1 没有完全被抑制时，包括选择性 COX-2 NSAIDs 在内的所有的 NSAIDs 其过多的心血管风险和 COX-2 的受抑制程度有关 [98]。研究表明，全血测定法下能够抑制低于 90% 治疗浓度的 COX-2 抑制剂其发生心肌梗死的相对危险率为 1.18（95% 置信区间为 1.02 ~ 1.38），

而更强效的 COX-2 抑制剂其相对风险率为 1.60（95% 可信区间为 1.41 ~ 1.81）[100]。

COX 亚型的相对受抑并不是导致心血管风险的唯一原因。NSAIDs 对包括血压、内皮功能、一氧化氮的生产、其他肾功能的影响也可能导致心血管风险 [69,101-102]。多元分析证实，既往存在冠状动脉疾病的患者心血管风险显著增加。一些 NSAIDs，尤其是布洛芬和萘普生，可能干扰阿司匹林对 COX-1 的不可逆抑制，从而增加阿司匹林应用者的心血管风险 [100]。

许多大型随机对照研究将 NSAIDs 与安慰剂相比或相互对照，通过分析确定心肌梗死、脑卒中、心血管死亡、任何原因的死亡以及抗血小板试验者协作组（Antiplatelet Trialists' Collaboration，APTC）复合转归的危险因素 [69]。由于大部分研究中事件发生率较低，关于绝对风险和相对风险仍存在不确定性。一项大型网络荟萃分析纳入了 31 项试验涉及 116 429 例患者和超过 115 000 例患者 - 年的随访，研究结果显示就心血管安全性而言，很少有证据表明任何一种 NSAID 是安全的，而奈普生可能是危害最小的 [103]。然而，这些临床试验分析表明，所有传统和除萘普生之外的选择性 COX-2 NSAIDs 较安慰剂多 30% 的额外风险 [69]。一些临床试验通过成对比较最常用的传统和选择性 COX-2 NSAIDs 证明萘普生可能降低心血管风险 [69]。在另一项荟萃研究对绝对风险进行了评估 [104]。与安慰剂相比，COX-2 选择性抑制剂（塞来昔布、罗非昔布以及其他药物一同分析）或双氯芬酸每 100 患者每年大约增加 3 例主要血管事件。一项针对塞来昔布 6 个随机对照试验的荟萃分析探讨了药量和给药方案的影响 [105]。低剂量和每天一次的治疗方案和 APTC 转归较低的相对风险有关。这也证实了其他研究发现的避免持续干扰 PG 生物合成与较低的心血管风险有关的论点 [100]。

因临床试验不足以特异地说明 NSAIDs 相关的心血管风险，研究者开始转向观察性的数据库。最近一项病例对照研究其资料来源于大型的包括 8852 例非致命心肌梗死患者在内的观察性数据库，其证实 NSAIDs 应用者的心肌梗死风险增加 35% [100]。在一项全国性的心肌梗死后队列研究中，使用 NSAIDs 的患者死亡或再发心梗的风险增加大约 50% [106]。一项最大的观察性研究的荟萃分析也清楚地证实了更大剂量的 NSAIDs，除奈普生外，均增加严重心血管事件的

风险[107]。剂量和缓释制剂因药物暴露时间延长直接影响其风险。对大多数 NSAIDs 而言，这些和药理作用因素相关的风险甚至比 COX-2 的特性更重要[69,100]。

有很多种减少 NSAIDs 相关心血管风险的推荐方案（表 59-4）[108]，这些推荐方案将患者的潜在风险、阿司匹林的应用以及 NSAIDs 间的相互作用考虑在内。另外，具体的 NSAIDs 的选择需要考虑其药理学特性[69,100]。

心功能不全

NSAIDs 和排钠减少、扩容、前负荷增加、高血压有关。因此，既往存在心功能不全的患者发生失代偿的相对风险率为 3.8（95% 置信区间，1.1 ~ 12.7）。校正过年龄、性别、联合用药后，相对风险为 9.9（95% 可信区间，1.7 ~ 57.0）[109]。有研究不认为 NSAIDs 是新发心功能不全的危险因素，尽管老年人可能存在风险[109-110]。近期对因心功能不全住院治疗且存活的患者进行的研究发现所有 NSAIDs 使用较大剂量时均增加死亡风险，同时也证实了对所有药物减少剂量均可减少死亡风险[111]。

动脉导管未闭

新生儿期动脉导管的维持开放与闭合受前列腺素调节。COX-1、COX-2 和 EP_4 缺失的小鼠因动脉导管持续开放而死于出生后的心力衰竭。由于会造成动脉导管的持续开放，孕妇不应在妊娠期最后 3 个月服用 NSAIDs。

对肝的影响

高达 15% 应用 NSAIDs 者会出现一项或多项肝化验指标的轻度升高，在 NSAIDs 的临床试验中，近 1% 的患者出现谷丙转氨酶或谷草转氨酶的显著升高

表 59-4 减少心血管风险的策略[67,98,102]

合用阿司匹林者，口服 NSAIDs 前至少提前 2 小时口服阿司匹林 *
急性心血管事件或手术后 3 ~ 6 个月内不应用阿司匹林
谨慎监测和控制血压
应用小剂量、半衰期短的 NSAIDs，避免应用缓释剂型

* 尤其是布洛芬。塞来昔布不影响阿司匹林的作用
NSAIDs，非甾体抗炎药

（≥正常值上限的 3 倍）。患者往往没有症状，停药或减低剂量后通常能使转氨酶指标恢复正常，虽然比较少见，但几乎所有的 NSAIDs 均有致死性肝不良反应的报道。最有可能产生严重肝不良事件的是双氯芬酸和舒林酸。

美国食品和药物管理局的临床试验报告称，5.4% 的应用阿司匹林治疗类风湿关节炎的患者曾有多于一项肝功能指标的持续升高。存在病毒感染的患儿，肝细胞衰竭和脂肪变性（瑞氏综合征）与服用阿司匹林有关[58]。

哮喘与过敏

哮喘

一般哮喘患者，尤其是那些存在血管运动性鼻炎、鼻息肉和哮喘三联症的患者，有 10% ~ 20% 对阿司匹林高度敏感。在这些患者中，摄入阿司匹林和非选择性 NSAIDs 会导致鼻 - 眼反应性哮喘，使患者的病情恶化。以前认为这种情况为阿司匹林敏感性哮喘，现在认为这些患者的特点为存在阿司匹林加重性呼吸道疾病，因为他们存在慢性上下呼吸道黏膜炎症、鼻窦炎、鼻息肉和哮喘。现认为阿司匹林加重性呼吸道疾病保护性前列腺素的产生源于 COX-1。许多研究显示，罗非昔布和塞来昔布等选择性 COX-2 NSAIDs 不会诱发阿司匹林加重性呼吸道疾病患者的哮喘发作或鼻眼症状[112-113]。然而，这些研究均为激发性试验而非长期安慰剂对照试验，故需谨慎对待。事实上，尽管选择性 COX-2 抑制剂似乎对阿司匹林加重性呼吸道疾病是安全的，但这并不意味着不会发生其他过敏反应。

过敏反应

NASIDs 与多种皮肤反应有关，几乎所有 NSAIDs 都可以导致皮肤血管炎、多形红斑、Stevens-Johnson 综合征或中毒性表皮坏死松解症。NSAIDs 还与荨麻疹 / 血管性水肿、过敏样反应或变应性反应有关。塞来昔布和伐地考昔含有活化的磺胺基团，不能给磺胺过敏的患者服用。

对血液系统的影响

NSAIDs 很少发生再生障碍性贫血、粒细胞缺乏

症和血小板缺乏症，但一旦发生，多为致死性。因为存在血液系统的风险，在美国，保泰松在任何情况下都不再被推荐使用，并已退出市场[107]。

对免疫系统的影响

几乎构成免疫系统的所有细胞均能产生 PG 并对其有反应。PGE2 能够强效抑制趋化、聚集、超氧化物的产生、溶酶体酶的释放以及活化的中性粒细胞释放白三烯 B4[115]。抗原呈递细胞在免疫反应中发挥着举足轻重的作用，其能将固有免疫和特定淋巴器官发生的适应性免疫联系起来。骨髓培养发现在吲哚美辛存在时树突状细胞增多，而内源性 PGE2 存在时树突状细胞减少[116]。树突状细胞细胞因子是 T 细胞分化为 Th1、Th2，或 Th17 亚型的极化过程的重要因子之一。树突状细胞未成熟和（或）其释放的抑制性细胞因子促进了调节性 T 细胞的产生，调节性 T 细胞能调节辅助性 T 细胞的活性并抑制它们的某些功能[117]。类花生酸通过模式识别受体和特异性抗原/病原体发生相互作用，它们可能是决定树突状细胞的表型的组织因素之一[117]。有报道称外源性 PGE2 可以诱导 IL-23 的产生，这对 Th17 的产生很重要[118-119]。最近一项应用人外周血单核细胞的研究也证实 PGE2 对促进 Th17 的应答有一定作用[120]。尽管 Th17 免疫反应与自身免疫性疾病的发展有关，这些观察对应用 NSAIDs 的临床相关性仍不清楚。

PGE2 对 B 淋巴细胞和 T 淋巴细胞也有作用。PGE2，通过增加 cAMP 抑制很多 T 细胞的功能[121]。COX-2 选择性 NSAIDs 能够显著减少 IL-2、TNF、IFN-γ 的表达及扩散。B 淋巴细胞能表达 COX-2，产生 PGE2[122]。传统和选择性 COX-2 NSAIDs 显著减少 IgG、IgM 的产生，而对增殖产生很小影响。Cox-2 敲除的小鼠 IgM 比体外脂多糖刺激的正常小鼠低 64%，IgG 低 35%。和野生型小鼠相比，COX-2 缺乏的小鼠 IgG 产生明显减少，人乳头状瘤病毒样颗粒的中和抗体减少了 10 倍，而 B 细胞前体的产生没有差异[123]。类似的体液免疫反应缺乏在缺乏 mPGES-1 的小鼠上得到了证实[124]。特异性 COX-2 抑制剂存在时人类记忆性 B 细胞抗体的产生也减少[123]。同样，这些观察结果和应用 NSAIDs 的临床相关性也未知。

对中枢神经系统的影响

服用 NSAID 的老年人特别容易出现认知功能障碍和其他中枢神经系统的异常，包括头痛、头晕、抑郁、幻觉和癫痫发作。已有报道，系统性红斑狼疮或混合性结缔组织病的患者在服用 NSAID（包括布洛芬、舒林酸、托美丁和萘普生）治疗中出现急性无菌性脑膜炎。

骨的影响

多年来已经认可了前列腺素类对骨的形成和重塑有复杂影响。现已明确，成骨细胞和破骨细胞的许多功能都需要 COX-2 的参与[27]。在成骨细胞中，COX-2 被快速诱导、高效表达和调控。甲状旁腺激素（PTH）是 COX-2 的强效诱导剂。由成骨细胞 PG 的产生是骨转换调节的重要机制[27]。PGE2 通过上调 NFκB 配体（RANKL）表达，抑制成骨细胞中能够促进骨形成的骨保护素的表达间接发挥作用。在器官培养中，PTGS2 基因缺失或选择性 COX-2 NSAIDs 可以部分阻挡由甲状旁腺激素或 1,25- 二羟维生素 D 诱导的破骨细泡生成。最近，原发性肥大性骨关节病这种遗传性疾病，被认为与能够灭活 PGE2 的 15- 羟基前列腺素脱氢酶的突变有关[125]。这些患者 PGE2 水平缓慢增加，因指骨的骨形成和吸收增加出现杵状指。

内源性 PG 和 NSAIDs 在骨骼病理中的作用仍然很复杂。在缺乏 mPGES-1 的小鼠中，脂多糖诱导的骨量减少可以得到改善[126]。炎性骨量减少可能反映骨吸收的增加和骨形成减少[27]。长期以来认为，NSAIDs 可以抑制骨折愈合和异位骨的形成[127]。此外，特异性 COX-2 抑制剂作用的大鼠以及缺失 COX-2 基因（PTGS2）的小鼠骨折愈合能力受损[128]。考虑到 NSAIDs 是止痛药，了解骨折愈合受损和 NSAIDs 的临床相关性是很重要的。最近的一项荟萃分析发现 NSAID 和骨折未愈合的合并比值比为 3（95% 置信区间为 1.6 ～ 5.6）[129]。然而，较低质量的研究与其报道的骨折未愈合较高的比值比之间有显著的相关性。而较高质量的研究证实 NSAID 暴露与骨折未愈合之间无显著相关性。

NSAIDs 对骨密度（BMD）的影响尚不清楚[27]。每日应用选择性 COX-2 NSAIDs 的老年男性比不应用的人的髋部和脊柱骨密度低，而未应用激素替代疗法的绝经后的妇女有较高的骨密度[130]。据推测，COX-2 抑制剂可以减少机械负荷的有益作用，也可以抑制促炎状态以及与雌激素撤退相关的骨转换率增加。然而，内源性前列腺素和雌激素缺乏造成骨量减少的因果关系尚未得到证实。

对卵巢和子宫的影响

COX-2 来源的 PGs 已被证实为女性生理周期多个阶段的调节剂。促黄体生成素峰值之后 COX-2 的即刻诱导是首次发现这种同工酶涉及，正常生理活动。据推测，COX-2 来源的 PGs 可能是哺乳动物特定时间排卵的一个重要信号[131-132]。用 COX-2 缺失小鼠进行的研究显示其存在排卵、受精、植入和蜕膜化繁殖障碍[133]。依赖 COX-2 的 PG 的生成可能会导致使卵泡破裂的蛋白水解酶的产生。受精之后，COX-2 也在胚胎在子宫的着床发挥了作用[126]。PGs 对分娩期间诱发子宫收缩有重要作用。对小鼠的研究表明，子宫收缩的机制涉及胎儿释放 $PGF_{2\alpha}$———一种能诱导黄体溶解的复合物。这条途径导致母体孕激素水平降低，诱导子宫肌层产生催生素受体，并导致分娩。

基于在这些动物身上的发现，人们可以推测，NSAIDs 可能对生育产生影响。事实上，作为可逆性不孕的一个原因，卵巢黄体化未破裂卵泡综合征可能与服用 NSAIDs 有关[134]。因此，尽管尚未被对照或观察性的研究证实，应当提醒女性，长时间使用 NSAID 可能损害生育能力。

水杨酸中毒和 NSAIDs 过量

应用阿司匹林或水杨酸的患者，尤其是老年人，若新发呼吸急促、意识模糊、共济失调、少尿、血液尿素氮（BUN）/ 肌酐升高，需考虑有无水杨酸中毒的可能。在成人中，代谢性酸中毒是因为呼吸中枢受刺激后过度通气造成的，这是水杨酸的一个直接作用。即使没有药量的改变，水杨酸的水平也会突然升高。这特别常见于存在任何原因的酸中毒、脱水、或服用其他能取代水杨酸的蛋白质结合位点的药物的患者。治疗包括从胃肠道中去除残留的药物，强制利尿（同时保持尿 pH 在碱性范围），如果利尿不能令人满意，可以用钾置换或血液透析。维生素 K 被推荐使用，因为大剂量的水杨酸盐可以干扰维生素 K 依赖的凝血因子的合成。

急性 NSAIDs 过量比阿司匹林或水杨酸盐过量的毒性小，布洛芬已经经受了最小心谨慎的评估并在柜台面向普通民众发售。过量范围达 40 g，症状包括中枢神经系统抑制、抽搐、呼吸暂停、眼球震颤、视物模糊、复视、头痛、耳鸣、心动过缓、低血压、腹痛、恶心、呕吐、血尿、肾功能异常、昏迷、心搏骤停。治疗方案包括迅速清除胃内容物、观察以及液体的管理。

对乙酰氨基酚的不良反应

对乙酰氨基酚是被广泛用于治疗疼痛的一线用药，主要因为其有效且比 NSAIDs 安全。每日用量低于 2 g 时，几乎无毒性[135]。对乙酰氨基酚诱导的急性肝衰竭是由于毒性代谢产物 N- 乙酰基对苯醌亚胺作为一种高反应性亲电子混合物，其消耗谷胱甘肽随后在肝细胞内聚集从而造成直接损伤所致[136]。对乙酰氨基酚是一种可高度预见的肝毒素，其阈值为成人 10 ～ 15 g、儿童 150 mg/kg。在美国，对乙酰氨基酚过量经常是不经意的，因为大多用于治疗慢性疼痛。故意服用对乙酰氨基酚中毒也是一个重要的问题。对乙酰氨基酚中毒的治疗包括洗胃、活性炭、在注射首个 3 小时内诱导呕吐。另外，增强支持治疗以及应用能补充谷胱甘肽的 N- 乙酰半胱氨酸的早期治疗可以减少急性对乙酰氨基酚中毒相关的死亡率。大量应用对乙酰氨基酚，也会出现其他如消化道溃疡、出血之类的毒性反应[137-138]。常规剂量的对乙酰氨基酚也与慢性肾衰竭的风险增加有关[97]。

药物之间、药物与疾病、药物与年龄间的相互作用

由于处方和非处方 NSAIDs 被广泛应用，因此大大增加了它们与其他药物和其他疾病的相互作用的机会[139]。特定药物的说明书中列有具体药物间的相互作用。

药物间相互作用

大多数 NSAIDs 与血浆白蛋白结合，它们可以取代或者被其他药物取代相同结合位点。阿司匹林及其他 NSAIDs，通过竞争与血浆白蛋白结合提高药物游

离血药浓度，增加磺酰脲类、降糖药、口服抗凝药、苯妥英、磺胺类药及甲氨蝶呤的药物毒性[139]。与β受体阻滞剂、血管紧张素转换酶抑制剂、噻嗪类降压药物联用时，会减弱这些药物的降压作用，影响其降压效果[140]。NSAIDs 与选择性 5- 羟色胺再摄取抑制剂同时服用，在增加胃肠道毒性方面具有协同作用[141]。

阿司匹林与其他 NSAIDs 药物间也会发生相互作用，特别是布洛芬，它能阻断阿司匹林与 COX 活性中心结合。这一作用可能是阿司匹林用于预防心血管疾病的重要机制。因此推荐服用阿司匹林后至少两小时再服用布洛芬[108,142]。

药物与疾病间的相互作用

类风湿关节炎和其他疾病（如肝肾疾病）会导致血清白蛋白含量降低，增加血清中游离的 NSAIDs 浓度。对于有肝肾疾病的患者而言，原发病本身会减弱 NSAIDs 的代谢和排泄，增加药物毒性。肾功能不全的患者体内蓄积的有机酸可竞争 NSAIDs 的蛋白结合位点，增加药物毒性。

老年患者的药物反应

药物代谢动力学和药物效应学与年龄相关。随着年龄增加，肝质量、酶活性、血流量、肾灌注量、肾小球率过滤及肾小管功能降低，会导致药物清除率下降。老年人更容易出现 NSAIDs 相关的胃肠道和肾功能不良反应。心血管疾病在老年人中的发病率增加，应警惕心肌梗死和卒中的出现。预防心血管疾病所应用阿司匹林会增加 NSAIDs 的毒性，相反地同时使用 NSAIDs 可能增加阿司匹林抵抗。应用胃保护药 PPI（质子泵抑制剂）会影响氯吡格雷等抗血小板药物的作用[142]。与年轻患者相比，老年患者有更多的疾病，需要服用更多的药物，这就增加了药物间相互作用的机会。老年患者可能更容易不遵医嘱或者错服药物。因此，老年人在服用 NSAIDs 过程中，应经常监测服药依从性和药物毒性。

秋水仙碱

秋水仙碱常被用作 NSAIDs 的替代药物，它强大

的抗炎作用可用于治疗急性痛风关节炎。2010 年的一项研究证实服用小剂量秋水仙碱，即口服 1.2 mg，1 小时后追加 0.6 mg，与大剂量疗效相当，并能显著减少副作用[143]。秋水仙碱也可以预防急性痛风发作。预防性用药可以减少 75% ~ 85% 痛风发作，也能降低痛风发作的严重程度[144]。由于担心痛风石可在没有通常的警示表现如急性痛风发作的情况下形成，因此只有控制高尿酸血症时，才应开始秋水仙碱预防性治疗。尽管疗效较差，秋水仙碱也可用于治疗其他晶体引起的假性痛风和关节炎。

1.2 ~ 1.8 mg 每日服用秋水仙碱是家族性地中海热（FMF）的主要治疗手段。它可以有效地预防该病的急性发作和淀粉样变性。秋水仙碱已经验性用于中性粒细胞所致的风湿性疾病治疗中，如白塞氏病，复发性心包炎和皮肤中性粒细胞血管炎[145]。

秋水仙碱的作用机制

秋水仙碱通过作用于中性粒细胞微管蛋白，影响细胞形态和运动发挥抗炎作用。这一作用引起微管蛋白解聚，阻断了中性粒细胞迁移和浸润。此外，秋水仙碱可以抑制炎症因子的释放（如白三烯 B_4），自噬体的形成和溶酶体脱颗粒的发生。通过上述途径，既能抑制中性粒细胞向炎症局部迁移，也可以减弱炎症局部中性粒细胞的代谢和吞噬功能。因此临床上，秋水仙碱可以用来治疗痛风和其他以中性粒细胞为主的急性炎症疾病[143]。

秋水仙碱的不良反应

由于秋水仙碱与 NSAIDs 作用机制截然不同，因此二者的不良反应也有差别。治疗急性痛风发作的传统方法是口服大剂量秋水仙碱，而超过 80% 的患者会出现痉挛、腹痛、腹泻、恶心或者呕吐，这些不良反应的发生限制了该药的使用。鉴于秋水仙碱小剂量与大剂量有相同疗效，急性痛风复发时不再推荐使用大剂量秋水仙碱[143]。

长期服用秋水仙碱，会导致骨髓抑制、脱发、闭经、痛经、少精和无精的发生[138]。孕期服用秋水仙碱可能增加 FMF 患者后代 21 三体综合征的发生率。秋水仙碱能引起亚急性肌肉外周神经毒性，尤其多见于慢性肾衰竭患者。因此，慢性肾衰竭患者需谨慎使用该药，并调整剂量。秋水仙碱所致的神经肌肉病主要表现为近端肌肉无力，血清肌酶升高，肌电图可见

到神经和（或）肌肉病变[146]。

有摄入秋水仙碱 8 mg 发生死亡的病例，而超过 40 mg 则不可避免会导致死亡。过量摄入的治疗包括胃灌洗术、重症支持和血液透析，尽管没有证据表明透析可以清除秋水仙碱。

抗炎止痛药物的选择

针对特定的患者选择某种 NSAID 药物时，临床医生必须综合权衡药物有效性、药物间的相互作用，患者自身情况以及药物费用；此外，患者偏好的因素如用药方案也应考虑在内。在选用抗炎止痛药时，除了要考虑患者和医生的想法，还应顾及医疗保健机构的意见。NSAIDs 有广泛的适应证，因此选用贵的 NSAIDs 会增加其药费比例。品牌 NSAIDs 药价上升对药物经济学有重要的影响，另一方面，药物不良反应也会增加经济负担，提高药物安全性会提高成本 - 效益比。

随着对药物毒性认识的不断加深，如何选择抗炎止痛药变得日益复杂。选用药物（表 59-5）时，应预先考虑已存在的胃肠道疾病和心血管风险。胃肠道的风险主要是预防溃疡和出血的发生。心血管风险相对较多，总体来看对于合并心血管疾病的患者，应谨慎选取 NSAIDs，避免选择半衰期长或者缓释剂型的强效药物，间断给药由于持续给药。

对乙酰氨基酚无抗炎活性，减弱了其在炎症性疾病（如类风湿关节炎、痛风）中的作用。然而，对于轻度疼痛如骨关节炎，对乙酰氨基酚是安全有效的替代选择。针对患者的意愿，调查显示在一个大样本风湿性疾病患者中（$n = 1799$，包括有类风湿关节炎、骨关节炎、纤维肌痛症），仅有 14% 患者愿意优先选用对乙酰氨基酚，而 60% 更倾向于 NSAIDs[147]。另一项头对头的临床研究证实，较对乙酰氨基酚组，双氯芬酸加米索前列醇组疼痛明显缓解；而在疾病基线水平更严重的患者中，这一现象更为明显[148]。

鉴于对乙酰氨基酚安全性高，费用低，被推荐用

表 59-5　抗炎止痛药物的选择

风险分级	治疗推荐
低级： < 65 岁 无心血管风险 无需大剂量或长期治疗 不与阿司匹林、糖皮质激素或抗凝剂联合使用	传统 NSAID 尽可能遵循最短时间、最低剂量的原则
中级： ≥ 65 岁 无复杂胃肠道溃疡病史 低心血管风险，阿司匹林为一级预防 需长期和（或）大剂量治疗	传统 NSAID+PPI，米索前列醇，或大剂量 H_2RA 若服用阿司匹林，每日一次塞来昔布 +PPI，米索前列醇，或大剂量 H_2RA 若服用阿司匹林，小剂量（75 ~ 81 mg） 若服用阿司匹林，在服用传统 NSAID 前 ≥ 2 h 服用
高级： 老年，特别是体弱，或伴有高血压、肾或者肝疾病 复杂胃肠溃疡病史或者多种胃肠疾病风险 心血管病史，阿司匹林或其他抗血小板药物为二级预防 心力衰竭病史	对乙酰氨基酚 < 2 g/d 尽可能避免长期服用 NSAIDs： 　间断给药 　低剂量，短半衰期 　不用缓释剂型 需要长期服用 NSAIDs： 　每日一次塞来昔布 +PPI/ 米索前列醇（GI > CV 风险） 　萘普生 +PPI/ 米索前列醇（GI > CV 风险） 　若服用抗血小板药物，如氯吡格雷，禁用 PPI 　监测血压 　监测血肌酐和电解质

CV，心血管；GI，胃肠道；H_2RA，组胺 -2 受体拮抗剂；NSAID，非甾体抗炎药；PPI，质子泵抑制剂

于轻度或中度疼痛的初始治疗。然而，近期对氨基酚治疗脊柱疼痛和骨关节炎的荟萃分析发现该要对下背部疼痛无效，对骨关节炎仅有短期的微小疗效 [149]。另外，服用对氨基酚的患者肝功能异常的风险增加 4 倍。中重度疼痛的患者，或已有炎症存在，应选用 NSAIDs 以快速有效地缓解疼痛 [150]。

展望

通过抑制 COX 酶活性，阻断前列腺素产生，达到缓解疼痛和减轻炎症的目的已有数百年历史。鉴于前列腺素通路的重要性，进一步加深对相关分子的研究，靶向参与其生物合成、转运、或降解的酶类的药物可能提供有效的治疗。类似于 COX-2，炎症或其他病理状态会诱导 mPGES-1 产生，抑制 mPGES-1 已成为别于抑制 COX 的另一种可能选择 [143]。由于 mPGES-1 结合的种属特异性问题，使得该药物的研发在一定程度上受阻。然而这仍是一项引人注目的研究，因为前期的临床数据显示，抑制 mPGES-1 减少高血压、血栓、动脉粥样斑块、动脉瘤以及血管损伤后新生内膜的增生 [144-146]。此外，受体拮抗剂也可能发挥作用。事实上，在类风湿关节炎、骨关节炎以及疼痛相关的动物模型中，已证实一些 EP$_4$ 受体拮抗剂有治疗作用。

 本章的参考文献也可以在 ExpertConsult.com 上找到。

主要参考文献

1. Vane JR, Botting RM: The history of anti-inflammatory drugs and their mechanism of action. In Bazan N, Botting J, Vane J, editors: *New targets in inflammation: inhibitors of COX-2 or adhesion molecules*, London, 1996, Kluwer Academic Publishers and William Harvey Press, pp 1–12.
2. Crofford LJ, Lipsky PE, Brooks P, et al: Basic biology and clinical application of specific COX-2 inhibitors. *Arthritis Rheum* 43:4–13, 2000.
3. Simmons DL, Botting RM, Hla T: The biology of prostaglandin synthesis and inhibition. *Pharmacol Rev* 56:387–437, 2004.
4. Masferrer JL, Zweifel BS, Seibert K, et al: Selective regulation of cellular cyclooxygenase by dexamethasone and endotoxin in mice. *J Clin Invest* 86:1375–1379, 1990.
5. FitzGerald GA, Patrono C: The coxibs, selective inhibitors of cyclooxygenase-2. *N Engl J Med* 345:433–442, 2001.
6. Kurumbail RA, Stevens AM, Gierse JK, et al: Structural basis for selective inhibition of cyclooxygenase-2 by anti-inflammatory agents. *Nature* 384:644–648, 1996.
7. Juni P, Nartey L, Reichenbach S, et al: Risk of cardiovascular events and rofecoxib: a cumulative metaanalysis. *Lancet* 364:2021–2029, 2004.
8. Smith WL, DeWitt DL, Garavito RM: Cyclooxygenases: structural, cellular, and molecular biology. *Ann Rev Biochem* 69:145–182, 2000.
9. Panigraphy D, Kaipainen A, Greene ER, et al: Cytochrome P450-derived eicosanoids: the neglected pathway in cancer. *Cancer Metastasis Rev* 29:723–735, 2010.
10. Wang D, Dubois RN: Eicosanoids and cancer. *Nat Rev Cancer* 10:181–193, 2010.
11. Spite M, Serhan CN: Novel lipid mediators promote resolution of acute inflammation: impact of aspirin and statins. *Circ Res* 107:1170–1184, 2010.
12. Serhan CN: Resolution phase of inflammation: novel endogenous anti-inflammatory and proresolving lipid mediators and pathways. *Annu Rev Immunol* 25:101–137, 2007.
14. Sala A, Folco G, Murphy RC: Transcellular biosynthesis of eicosanoids. *Pharmacol Rep* 62:503–510, 2010.
15. Hara S, Kamei D, Sasaki Y, et al: Prostaglandin E synthases: understanding their pathophysiological roles through mouse genetic models. *Biochimie* 92:651–659, 2010.
16. Kojima F, Naraba H, Sasaki Y, et al: Prostaglandin E$_2$ is an enhancer of interleukin-1b-induced expression of membrane-associated prostaglandin E synthase in rheumatoid synovial fibroblasts. *Arthritis Rheum* 48:2819–2828, 2003.
17. Narumiya S, FitzGerald GA: Genetic and pharmacological analysis of prostanoid receptor function. *J Clin Invest* 108:25–30, 2001.
18. Jones RL, Giembysc MA, Woodward DF: Prostanoid receptor antagonists: development strategies and therapeutic applications. *Br J Pharmacol* 158:104–145, 2009.
21. Grosser T, Fries S, FitzGerald GA: Biological basis for the cardiovascular consequences of COX-2 inhibition: therapeutic challenges and opportunities. *J Clin Invest* 116:4–15, 2006.
23. Yuan C, Sidhu RS, Kuklev DV, et al: Cyclooxygenase allosterism, fatty acid-mediated cross-talk between monomers of cyclooxygenase homodimers. *J Biol Chem* 284:10046–10055, 2009.
24. Scarpignato C, Hunt RH: Nonsteroidal antiinflammatory drug-related injury to the gastrointestinal tract: clinical picture, pathogenesis, and prevention. *Gastroenterol Clin North Am* 39:433–464, 2010.
27. Blackwell KA, Raiz LG, Pilbeam CC: Prostaglandins in bone: bad cop, good cop? *Trends Endocrinol Metab* 21:294–301, 2010.
33. Capone ML, Tacconelli S, Rodriguez LG, et al: NSAIDs and cardiovascular disease: transducing human pharmacology results into clinical read-outs in the general population. *Pharmacol Rep* 62:530–535, 2010.
34. Capone ML, Tacconelli S, Di Francesco L, et al: Pharmacodynamic of cyclooxygenase inhibitors in humans. *Prostaglandins Other Lipid Mediat* 82:85–94, 2007.
35. Tegeder I, Pfeilschifter J, Geisslinger G: Cyclooxygenase-independent actions of cyclooxygenase inhibitors. *FASEB J* 15:2057–2072, 2001.
36. King TS, Russe OQ, Moser CV, et al: AMP-activated protein kinase Is activated by non-steroidal anti-inflammatory drugs. *Eur J Pharmacol* 762:299–305, 2015.
37. Grosch S, Maier TJ, Schiffmann S, et al: Cyclooxygenase-2 (COX-2)-independent anticarcinogenic effects of selective COX-2 inhibitors. *J Natl Cancer Inst* 98:736–741, 2006.
38. Aronoff DM, Oates JA, Boutaud O: New insights into the mechanism of action of acetaminophen: its clinical pharmacologic characteristics reflects its inhibition of the two prostaglandin H2 synthases. *Clin Pharmacol Ther* 79:9–19, 2006.
39. Chandrasekharan NV, Dai H, Roos KLT, et al: COX-3, a cyclooxygenase-1 variant inhibited by acetaminophen and other analgesic/antipyretic drugs: cloning, structure, and expression. *Proc Natl Acad Sci U S A* 99:13926–13931, 2002.
40. Qin N, Zhang SP, Reitz TL, et al: Cloning, expression, and functional characterization of human cyclooxygenase-1 splicing variants: evidence for intron 1 retention. *J Pharmacol Exp Ther* 315:1298–1305, 2005.
41. Aronoff DM, Boutaud O, Marnett LJ, et al: Inhibition of prostaglandin H2 synthases by salicylate is dependent on the oxidative state of the enzymes. *Adv Exp Med Biol* 525:125–128, 2003.
42. Brune K, Patrignani P: New insights into the use of currently available non-steroidal anti-inflammatory drugs. *J Pain Res* 8:105–118, 2015.
43. Massó González EL, Patrignani P, Tacconelli S, et al: Variability among nonsteroidal antiinflammatory drugs in risk of upper gastrointestinal bleeding. *Arthritis Rheum* 62:1592–1601, 2010.

44. Airee A, Draper HM, Finks SW: Aspirin resistance: disparities and clinical implications. *Pharmacotherapy* 28:999–1018, 2008.

45. Hinz B, Brune K: Antipyretic analgesics: nonsteroidal antiinflammatory drugs, selective COX-2 inhibitors, paracetamol and pyrazolinones. *Handb Exp Pharmacol* 177:65–93, 2007.

46. Kienzler J-L, Gold M, Nollevaux F: Systemic bioavailability of topical diclofenac sodium gel 1% versus oral diclofenac sodium in healthy volunteers. *J Clin Pharmacol* 50:50–61, 2010.

47. Lanza PL, Chan FKL, Quigley EMM: Guidelines for prevention of NSAID-related ulcer complications. *Am J Gastroenterol* 104:728–738, 2009.

48. Ashworth NL, Peloso PM, Muhanjarine N, et al: Risk of hospitalization with peptic ulcer disease or gastrointestinal hemorrhage associated with nabumetone, Arthrotec, diclofenac, and naproxen in a population based cohort study. *J Rheumatol* 32:2212–2217, 2005.

49. Goldstein JL, Hochberg MC, Fort JG, et al: Clinical trial: the incidence of NSAID-associated endoscopic gastric ulcers in patients treated with PN 400 (naproxen plus esomeprazole magnesium) vs. enteric-coated naproxen alone. *Aliment Pharmacol Ther* 32:401–413, 2010.

50. Keeble JE, Moore PK: Pharmacology and potential therapeutic applications of nitric oxide-releasing non-steroidal anti-inflammatory and related nitric oxide-donating drugs. *Br J Pharmacol* 137:295–310, 2002.

51. Hochberg MC: New directions in symptomatic therapy for patients with osteoarthritis and rheumatoid arthritis. *Semin Arthritis Rheum* 32:4–14, 2002.

52. Ito S, Okuda-Ashitaka E, Minami T: Central and peripheral roles of prostaglandins in pain and their interactions with novel neuropeptides nociceptin and nocistatin. *Neurosci Res* 41:299–332, 2001.

53. Yaksh TL, Dirig DM, Conway CM, et al: The acute antihyperalgesic action of nonsteroidal, anti-inflammatory drugs and release of spinal prostaglandin E2 is mediated by inhibition of constitutive spinal cyclooxygenase-2 (COX-2) but not COX-1. *J Neurosci* 21:5847–5853, 2001.

54. Kunori S, Matsumura S, Okuda-Ashitaka E, et al: A novel role of prostaglandin E2 in neuropathic pain: blockade of microglial migration in the spinal cord. *Glia* 59:208–218, 2011.

55. Ballou LR, Botting RM, Goorha S, et al: Nociception in cyclooxygenase isozyme-deficient mice. *Proc Natl Acad Sci U S A* 97:10272–10276, 2000.

56. Ek M, Engblom D, Saha S, et al: Inflammatory response: pathway across the blood-brain barrier. *Nature* 410:430–431, 2001.

57. Engblom D, Saha S, Engström L, et al: Microsomal prostaglandin E synthase-1 is the central switch during immune-induced pyresis. *Nat Neurosci* 6:1137–1138, 2003.

58. Belay ED, Bresee JS, Holman RC, et al: Reye's syndrome in the United States from 1981 through 1997. *N Engl J Med* 340:1377–1382, 1999.

59. Patrono C: Aspirin as an antiplatelet drug. *N Engl J Med* 330:1287–1294, 1994.

60. US Preventative Health Task Force: Aspirin for the prevention of cardiovascular disease: U.S. Preventive Services Task Force recommendation statement. *Ann Intern Med* 150:1–37, 2009.

62. Berger JS, Roncaglioni MC, Avanzini F, et al: Aspirin for the primary prevention of cardiovascular events in women and men: a sex-specific meta-analysis of randomized controlled trials. *JAMA* 295:306–313, 2006.

63. Gupta SC, Kim JH, Prasad S, et al: Regulation of survival, proliferation, invasion, angiogenesis, and metastasis of tumor cells by modulation of inflammatory pathways by nutraceuticals. *Cancer Metastasis Rev* 29:405–434, 2010.

64. Chan AT, Ogino S, Fuchs CS: Aspirin and the risk of colorectal cancer in relation to the expression of COX-2. *N Engl J Med* 356:2131–2142, 2007.

65. Rothwell PM, Fowkes FG, Belkes JF, et al: Effect of daily aspirin on long-term risk of death due to cancer: analysis of individual patient data from randomised trials. *Lancet* 377:31–41, 2010.

66. Rothwell PM, Fowkes FG, Belkes JF, et al: Long-term effect of aspirin on colorectal cancer incidence and mortality: 20-year follow-up of five randomised trials. *Lancet* 376:1741–1750, 2010.

67. Salinas CA, Kwon EM, FitzGerald LM, et al: Use of aspirin and other nonsteroidal antiinflammatory medications in relation to prostate cancer risk. *Am J Epidemiol* 172:578–590, 2010.

69. Trelle S, Reichenback S, Wandel S, et al: Cardiovascular safety of non-steroidal anti-inflammatory drugs: network meta-analysis. *BMJ* 342:c7086, 2011.

70. Musamba C, Pritchard DM, Pirmohamed M: Review article: cellular and molecular mechanisms of NSAID-induced peptic ulcers. *Aliment Pharmacol Ther* 30:517–531, 2009.

73. Huang JX, Sridhar S, Hunt RH: Role of *Helicobacter pylori* infection and nonsteroidal anti-inflammatory drugs in peptic-ulcer disease: a meta-analysis. *Lancet* 359:14–22, 2002.

74. Dikman A, Sanyal S, Von Althann C, et al: A randomized, controlled study of the effects of naproxen, aspirin, celecoxib or clopidogrel on gastroduodenal mucosal healing. *Aliment Pharmacol Ther* 29:781–791, 2009.

75. Straus WL, Ofman JJ, MacLean C, et al: Do NSAIDs cause dyspepsia? A meta-analysis evaluating alternative dyspepsia definitions. *Am J Gastroenterol* 97:1951–1958, 2002.

76. Hawkey CJ, Talley NJ, Scheiman JM, et al: Maintenance treatment with esomeprazole following initial relief of non-steroidal anti-inflammatory drug-associated upper gastrointestinal symptoms: the NASA2 and SPACE2 studies. *Arthritis Res Ther* 7:R17, 2007.

77. Velduyzen van Zanten SJ, Chiba N, Armstrong D, et al: A randomized trial comparing omeprazole, ranitidine, cisapride, or placebo in *Helicobacter pylori* negative, primary care patients with dyspepsia: the CADET-HN study. *Am J Gastroenterol* 100:1477–1488, 2005.

78. Singh G, Ramey DR, Morfeld D, et al: Gastrointestinal tract complications of nonsteroidal anti-inflammatory drug treatment in rheumatoid arthritis: a prospective observational cohort study. *Arch Intern Med* 156:1530–1536, 1996.

79. Lanas A: A review of the gastrointestinal safety data—a gastroenterologist's perspective. *Rheumatology (Oxford)* 49(Suppl 2):ii3–ii10, 2010.

80. Rostom A, Dube C, Wells G, et al: Prevention of NSAID-induced gastroduodenal ulcers. *Cochrane Database Syst Rev* (4):CD002296, 2002.

81. Graham DY, Agrawal NM, Campbell DR, et al: Ulcer prevention in long-term users of nonsteroidal anti-inflammatory drugs. *Arch Intern Med* 162:169–175, 2002.

83. Lanas A: Nonsteroidal antiinflammatory drugs and cyclooxygenase inhibition in the gastrointestinal tract: a trip from peptic ulcer to colon cancer. *Am J Med Sci* 338:96–106, 2009.

84. Zografos GN, Geordiadou D, Thomas D, et al: Drug-induced esophagitis. *Dis Esophagus* 22:633–637, 2009.

85. Higuchi K, Umegaki E, Watanabe T, et al: Present status and strategy of NSAIDs-induced small bowel injury. *J Gastroenterol* 44:879–888, 2009.

86. Hawkey CJ: NSAIDs, coxibs, and the intestine. *J Cardiovasc Pharmacol* 47:S72–S75, 2006.

88. Feagins LA, Cryer BL: Do non-steroidal anti-inflammatory drugs cause exacerbations of inflammatory bowel disease? *Dig Dis Sci* 55:226–232, 2010.

89. Milman M, Kraag G: NSAID-induced collagenous colitis. *J Rheumatol* 37:11, 2010.

90. Brater DC: Anti-inflammatory agents and renal function. *Semin Arthritis Rheum* 32:33–42, 2002.

91. FitzGerald GA: The choreography of cyclooxygenases in the kidney. *J Clin Invest* 110:33–34, 2002.

92. Harris RC, Breyer MD: Update on cyclooxygenase-2 inhibitors. *Clin J Am Soc Nephrol* 1:236–245, 2006.

93. Brater DC, Harris C, Redfern JS, et al: Renal effects of COX-2 selective inhibitors. *Am J Nephrol* 21:1–15, 2001.

95. Dedier J, Stampfer MJ, Hankinson SE, et al: Nonnarcotic analgesic use and the risk of hypertension in US women. *Hypertension* 40:604–608, 2002.

97. Fored CM, Ejerblad E, Lindblad P, et al: Acetaminophen, aspirin, and chronic renal failure: a nationwide case-control study in Sweden. *N Engl J Med* 345:1801–1808, 2001.

100. Garcia Rodriguez LA, Tacconelli S, Patrignani P: Role of dose potency in the prediction of risk of myocardial infarction associated with nonsteroidal anti-inflammatory drugs in the general population. *J Am Coll Cardiol* 52:1628–1636, 2008.

101. FitzGerald GA: Coxibs and cardiovascular disease. *N Engl J Med* 351:1709–1711, 2004.

102. Harirforoosh S, Aghazadeh-Habashi A, Jamali F: Extent of renal

effect of cyclo-oxygenase-2-selective inhibitors is pharmacokinetic dependent. *Clin Exp Pharmacol Physiol* 33:917–924, 2006.

103. Trelle S, Reichenbach S, Wandel S, et al: Cardiovascular safety of non-steroidal anti-inflammatory drugs: network meta-analysis. *BMJ* 342:c7086, 2011.

104. Bhala N, Emberson J, Merhi A, et al: Vascular and upper gastrointestinal effects of non-steroidal anti-inflammatory drugs: meta-analyses of individual participant data from randomised trials. *Lancet* 382:769–779, 2013.

105. Solomon SD, Wittes J, Finn PV, et al: Cardiovascular risk of celecoxib in 6 randomized placebo-controlled trials: the cross trial safety analysis. *Circulation* 117:2104–2113, 2008.

106. Schjerning Olsen AM, Fosbol EL, Lindhardsen J, et al: Duration of treatment with nonsteroidal anti-inflammatory drugs and impact on risk of death and recurrent myocardial infarction in patients with prior myocardial infarction: a nationwide cohort study. *Circulation* 123:2226–2235, 2011.

107. McGettigan P, Henry D: Cardiovascular risk with non-steroidal anti-inflammatory drugs: systematic review of population-based controlled observational studies. *PLoS Med* 8:e1001098, 2011.

108. Friedewald VE, Bennett JS, Christo JP, et al: AJC Editor's Consensus: selective and nonselective nonsteroidal anti-inflammatory drugs and cardiovascular risk. *Am J Cardiol* 106:873–884, 2010.

109. Feenstra J, Heerdink ER, Grobbee DE, et al: Association of nonsteroidal anti-inflammatory drugs with first occurrence of heart failure and with relapsing heart failure: the Rotterdam Study. *Arch Intern Med* 162:265–270, 2002.

110. Page J, Henry D: Consumption of NSAIDs and the development of congestive heart failure in elderly patients: an underrecognized public health problem. *Arch Intern Med* 160:777–784, 2000.

111. Gislason GH, Rasmussen JN, Abildstrom SZ, et al: Increased mortality and cardiovascular morbidity associated with use of nonsteroidal anti-inflammatory drugs in chronic heart failure. *Arch Intern Med* 169:141–149, 2009.

112. Woessner KM, Simon RA, Stevenson DD: The safety of celecoxib in patients with aspirin-sensitive asthma. *Arthritis Rheum* 46:2201–2206, 2002.

113. Stevenson DD, Simon RA: Lack of cross-reactivity between rofecoxib and aspirin in aspirin-sensitive patients with asthma. *J Allergy Clin Immunol* 108:47–51, 2001.

115. Rocca B, FitzGerald GA: Cyclooxygenases and prostaglandins: shaping up the immune response. *Int Immunopharmacol* 2:603–630, 2002.

119. Sheibanie AF, Yen J-H, Khayrullina T, et al: The proinflammatory effect of prostaglandin E2 in experimental inflammatory bowel disease is mediated through the IL-23 - IL-17 axis. *J Immunol* 178: 8138–8147, 2007.

120. Chizzolini C, Chicheportiche R, Alvarez M, et al: Prostaglandin E2 synergistically with interleukin-23 favors human Th17 expansion. *Blood* 112:3696–3703, 2008.

121. Breyer RM, Bagdassarian CK, Myers SA, et al: Prostanoid receptors: subtypes and signaling. *Annu Rev Pharmacol Toxicol* 41:661–690, 2001.

124. Kojima F, Kapoor M, Yang L, et al: Defective generation of a humoral immune response is associated with a reduced incidence and severity of collagen-induced arthritis in microsomal prostaglandin E synthase-1 null mice. *J Immunol* 180:8361–8368, 2008.

125. Uppal S, Diggle CP, Carr IM, et al: Mutations in 15-hydroxyprostaglandin dehydrogenase cause primary hypertrophic osteoarthropathy. *Nat Genet* 40:789–793, 2008.

126. Inada M, Matsumoto C, Uematsu S, et al: Membrane-bound prostaglandin E synthase-1-mediated prostaglandin E2 production by osteoblast plays a critical role in lipopolysaccharide-induced bone loss associated with inflammation. *J Immunol* 177:1879–1885, 2006.

127. Einhorn TA: Do inhibitors of cyclooxygenase-2 impair bone healing? *J Bone Miner Res* 17:977–978, 2002.

128. Simon AM, Manigrasso MB, O'Connor JP: Cyclo-oxygenase 2 function is essential for bone fracture healing. *J Bone Miner Res* 17:963–976, 2002.

129. Dodwell ER, Latorre JG, Parisini E, et al: NSAID exposure and risk of nonunion: a meta-analysis of case-control and cohort studies. *Calcif Tissue Int* 87:193–202, 2010.

130. Richards JB, Joseph L, Schwartzman K, et al: The effect of cyclooxygenase-2 inhibitors on bone mineral density: results from the Canadian Multicentre Osteoporosis Study. *Osteoporos Int* 17:1410–1419, 2006.

131. Sirois J, Dore M: The late induction of prostaglandin G/H synthase in equine preovulatory follicles supports its role as a determinant of the ovulatory process. *Endocrinology* 138:4427–4434, 1997.

132. Richards JS: Editorial: sounding the alarm—does induction of the prostaglandin endoperoxide synthase-2 control the mammalian ovulatory clock? *Endocrinology* 138:4047–4048, 1997.

133. Lim H, Paria BC, Das SK, et al: Multiple female reproductive failures in cyclooxygenase 2-deficient mice. *Cell* 91:197–208, 1997.

134. Stone S, Khamashta MA, Nelson-Piercy C: Nonsteroidal anti-inflammatory drugs and reversible female infertility: is there a link? *Drug Saf* 25:545–551, 2002.

135. Prescott LF: Paracetamol: past, present, and future. *Am J Ther* 7:143–147, 2000.

136. Chung LJ, Tong MJ, Busuttil RW, et al: Acetaminophen hepatotoxicity and acute liver failure. *J Clin Gastroenterol* 43:342–349, 2009.

137. Garcia Rodriguez LA, Hernandez-Diaz S: Relative risk of upper gastrointestinal complications among users of acetaminophen and nonsteroidal anti-inflammatory drugs. *Epidemiology* 12:570–576, 2001.

138. Rahme E, Pettitt D, LeLorier J: Determinants and sequelae associated with utilization of acetaminophen versus traditional nonsteroidal antiinflammatory drugs in an elderly population. *Arthritis Rheum* 46:3046–3054, 2002.

139. Brater DC: Drug-drug and drug-disease interactions with nonsteroidal anti-inflammatory drugs. *Am J Med* 80:62–77, 1986.

140. White WB: Defining the problem of treating the patient with hypertension and arthritis pain. *Am J Med* 122(Suppl 5):S3–S9, 2009.

141. Mort JR, Aparasu RR, Baer RK: Interaction between selective serotonin reuptake inhibitors and nonsteroidal antiinflammatory drugs: review of the literature. *Pharmacotherapy* 26:1307–1313, 2006.

142. Mackenzie IS, Coughtrie MW, MacDonald TM, et al: Antiplatelet drug interactions. *J Intern Med* 268:516–529, 2010.

143. Terkeltaub RA, Furst DE, Bennett K, et al: High versus low dosing of oral colchicine for early acute gout flare. *Arthritis Rheum* 62:1060–1068, 2010.

144. Paulus HE, Schlosstein LH, Godfrey RG, et al: Prophylactic colchicine therapy of intercritical gout. A placebo-controlled study of probenecid-treated patients. *Arthritis Rheum* 17:609–614, 1974.

145. Cocco G, Chu DC, Pandolfi S: Colchicine in clinical medicine. A guide for internists. *Eur J Intern Med* 21:503–508, 2010.

146. Altiparmak MR, Pamuk ON, Pamuk GE, et al: Colchicine neuromyopathy: a report of six cases. *Clin Exp Rheumatol* 20:S13–S16, 2002.

147. Wolfe F, Zhao S, Lane N: Preference for nonsteroidal antiinflammatory drugs over acetaminophen by rheumatic disease patients: a survey of 1,799 patients with osteoarthritis, rheumatoid arthritis, and fibromyalgia. *Arthritis Rheum* 43:378–385, 2000.

148. Pincus T, Koch GG, Sokka T, et al: A randomized, double-blind, crossover clinical trial of diclofenac plus misoprostol versus acetaminophen in patients with osteoarthritis of the hip or knee. *Arthritis Rheum* 44:1587–1598, 2001.

150. Zhang W, Nuki G, Moskowitz RW, et al: OARSI recommendations for the management of hip and knee osteoarthritis. Part III. Changes in evidence following systematic cumulative update of research published through January 2009. *Osteoarthritis Cartilage* 18:476–499, 2010.

151. Pawelzik S-C, Rao Uda N, Spahiu L, et al: Identification of key residues determining species differences in inhibitor binding of microsomal prostaglandin E synthase-1. *J Biol Chem* 285:29254–29261, 2010.

152. Wang M, Ihida-Stansbury K, Kothapalli D, et al: Microsomal prostaglandin E synthase-1 modulates the response to vascular injury. *Circulation* 123:631–639, 2011.

153. Cheng Y, Wang M, Yu Y, et al: Cyclooxygenase, microsomal prostaglandin E synthase-1, and cardiovascular function. *J Clin Invest* 116:1391–1399, 2006.

154. Wang M, Zukas AM, Hui Y, et al: Deletion of microsomal prostaglandin E synthase-1 augments prostacyclin and retards atherogenesis. *Proc Natl Acad Sci U S A* 103:14507–14512, 2006.

第 60 章

糖皮质激素治疗

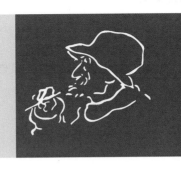

原著　Johannes W.G. Jacobs · Johannes W.J. Bijlsma
朱俊卿 译　李　娟 校

<table>
<tr><td>

关键点

糖皮质激素通过糖皮质激素受体与基因组 DNA 之间的相互作用发挥作用，高剂量的糖皮质激素可能通过非基因通路起作用。

不同糖皮质激素的效能与生物半衰期各异。

可的松与泼尼松无生物学活性，经肝分别转化为有活性的氢化可的松与泼尼松龙。

糖皮质激素在类风湿关节炎早期具有改善病情和保护关节的作用。

糖皮质激素相关的副作用风险取决于原有疾病、共患病、个体、剂量和治疗持续时间。

小剂量糖皮质激素的不良反应常常被高估。

局部注射糖皮质激素后出现局部细菌感染的风险很小。

妊娠期间应用低剂量至中剂量的泼尼松龙通常是安全的。

</td></tr>
</table>

　　尽管越来越多的生物药物被用于风湿病的治疗，但糖皮质激素仍然是风湿病治疗的主要药物。1935 年，内源性肾上腺皮质类固醇——可的松被首次分离。1944 年，人工合成可的松面市并应用于临床。1948 年，美国内科医生 Philip S. Hench 将可的松（当时称为复合物 E）用于治疗一位病程大于 4 年的 29 岁活动性类风湿关节炎（rheumatoid arthritis，RA）女性患者，这位几乎卧床不起的患者在治疗 3 天后就能够行走。1949 年，Hench 报道了该患者的显著疗效[1]，并因此与两名同事共同获得 1950 年的诺贝尔生理学奖或医学奖。此后，通过对内源性类固醇进行化学修饰合成了多种糖皮质激素，其中某些已

被证明抗炎及免疫抑制作用显著，且起效迅速。

　　当超生理剂量糖皮质激素治疗的患者出现广泛潜在严重不良反应时，人们对糖皮质激素的热情和使用开始减少。然而，它们仍然是包括系统性红斑狼疮（systemic lupus erythematosus，SLE）、血管炎、风湿性多肌痛和肌炎在内的许多风湿病治疗的基础用药。此外，糖皮质激素在 RA 患者治疗策略中的应用亦已被广泛接受[2]。据估计，美国成年人中所有医学适应证者的糖皮质激素使用率为 1.2%，该比例反映了长期使用糖皮质激素的情况[3]。

　　尽管在过去几十年中，人们对糖皮质激素的认识不断深入，但其在风湿免疫病中的作用机制还有待进一步研究。人们希望这些机制的揭示最终带来更少不良反应的糖皮质激素新应用，以及个体化医疗[4]。

糖皮质激素的特征

结构

　　胆固醇是所有类固醇激素的前体分子，也是维生素 D、细胞膜及细胞器的组成成分（图 60-1）。类固醇激素和胆固醇的共同特征为具有一个甾醇骨架，由 3 个六碳的己烷环与 1 个五碳的戊烷环组成。上述甾醇核中的碳原子以特定顺序排列，"类固醇"即指此基本甾醇核（图 60-2）。除非使用更高剂量，否则内源性氢化可的松与外源性的合成糖皮质激素的作用机制没有本质区别，均为经基因起作用（即主要通过糖皮质激素受体介导）[5]。但是两者的作用强度有量的区别。糖皮质激素的效能与其他生物学特性取决于类固醇的结构。20 世纪 50 年代，通过对内源性类固醇进行化学修饰研发出效力更强的合成糖皮质激素，揭

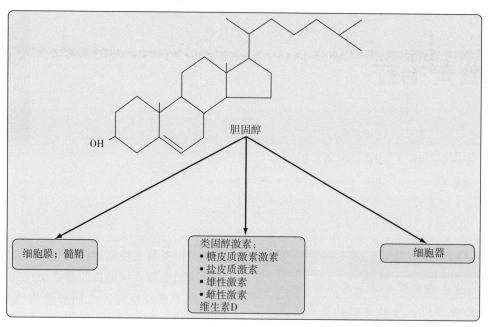

图 60-1　胆固醇是类固醇激素、维生素 D、细胞膜和细胞器成分的结构基础

示了大量对特定生物学活性至关重要的结构特征。比天然糖皮质激素效力更强的人工合成糖皮质激素和生物学活性被改变的类固醇激素均被研发出来。例如，17-羟基、21-碳原子的类固醇构型（图 60-2）是糖皮质激素与受体结合进而发挥活性所必需。在可的松的 1、2 位之间引入一个双键所形成的泼尼松龙，其糖皮质激素活性为氢化可的松的 4 倍（表 60-1）。在泼尼松龙中加入一个 6 位甲基团形成了甲泼尼龙，其生物学活性为氢化可的松的 5 倍。所有这些糖皮质激素均具有盐皮质激素作用，但人工合成的糖皮质激素曲安西龙及地塞米松的盐皮质激素活性可忽略不计。

分类

　　根据主要功能可将类固醇激素分为性激素（雌性激素与雄性激素）、盐皮质激素与糖皮质激素（图 60-1）。性激素主要在性腺合成，也有部分在肾上腺皮质合成，而盐皮质激素与糖皮质激素仅在肾上腺合成。"皮质类固醇"及"肾上腺皮质激素"这两个术语均起源于肾上腺皮质。一些糖皮质激素也具有盐皮质激素的作用，反之亦然。主要的天然盐皮质激素为醛固酮，天然糖皮质激素为可的松（氢化可的松）。尽管肾上腺皮质激素分为盐皮质激素与糖皮质激素不

是绝对的（见后述），但提到其中具体的一种化合物时，应用"糖皮质激素"名词较"皮质类固醇"更精确 [6]。

激活

　　含 11 位酮基的糖皮质激素如可的松与泼尼松是激素前体，需在肝还原为 11-羟基结构——分别转化为氢化可的松与泼尼松龙后才具有生物学活性。对于严重肝疾病患者应处方泼尼松龙而非泼尼松。通过细胞内 1 型 11β-羟基类固醇脱氢酶（11β-hydroxysteroid dehydrogenase，11β-HSD）的还原酶作用，无活性的糖皮质激素被转换为有生物活性的糖皮质激素。同样的酶通过脱氢作用促进逆向反应，导致活性糖皮质激素的灭活。相反，2 型 11β-HSD 仅具有脱氢酶活性，因此只能将活性糖皮质激素转化为非活性形式。在不同的组织，细胞内 1 型和 2 型 11β-HSD 的局部平衡可调节糖皮质激素的细胞内浓度及组织对糖皮质激素的敏感性 [7]。滑膜组织通过 2 种 11β-HSD 酶代谢糖皮质激素，净效益为使糖皮质激素活化。关节中该内源性糖皮质激素的产生随关节炎症程度的增加而增加，并反过来对关节局部炎症及骨产生影响 [8]。

表 60-1　风湿病用糖皮质激素药效学

	糖皮质激素等效剂量（mg）	相对糖皮质激素活性	相对盐皮质激素活性*	蛋白结合	血浆半衰期（h）	生物半衰期（h）
短效						
可的松	25	0.8	0.8	-	0.5	8 ~ 12
氢化可的松	20	1	1	++++	1.5 ~ 2	8 ~ 12
中效						
甲泼尼龙	4	5	0.5	-	> 3.5	18 ~ 36
泼尼松龙	5	4	0.6	++	2.1 ~ 3.5	18 ~ 36
泼尼松	5	4	0.6	+++	3.4 ~ 3.8	18 ~ 36
曲安西龙	4	5	0	++	2 ~ > 5	18 ~ 36
长效						
地塞米松	0.75	20 ~ 30	0	++	3 ~ 4.5	36 ~ 54
倍他米松	0.6	20 ~ 30	0	++	3 ~ 5	36 ~ 54

* 临床：水钠潴留，排钾

-：阴性；++：高；+++：很高；++++：非常高

基因和非基因作用模式

任何治疗剂量的糖皮质激素均通过经典的基因机制发挥药理作用。亲脂性糖皮质激素通过细胞膜，附着至胞质内的糖皮质激素受体及热休克蛋白。这些糖皮质激素复合物然后与糖皮质激素反应元件结合，或与核转录因子相互作用。上述过程需要时间，糖皮质激素通过基因机制起作用至少需 30 min 才可表现出临床效应[9]。只有大剂量给药（如冲击疗法）时，糖皮质激素才能通过其他非基因机制于几分钟内发挥药理作用。大剂量甲泼尼龙冲击治疗反应可能包括两个阶段，早期、快速的非基因机制效应及延迟出现、更稳定的经典基因机制效应[10]。临床上，基因机制与非基因机制效应是不可分离的。

基因机制

绝大多数糖皮质激素的效应主要与靶细胞胞浆中的激素受体结合进而通过基因组机制发挥作用。糖皮质激素具有亲脂性，分子量小，因此较易穿过细胞膜。11β-HSDs（见前文所述）与特定组织细胞内糖皮质激素受体邻近，其在胞内的平衡可能决定了特殊组织对糖皮质激素的敏感性[7]。糖皮质激素受体的 α

和 β 亚型，仅 α 亚型普遍存在于所有靶组织中并与糖皮质激素结合。α 亚型为 94 kD 的蛋白可结合多种热休克蛋白（分子伴侣），α 亚型和糖皮质激素结合导致相关分子伴侣脱落。激活的糖皮质激素 - 受体复合物可快速转移至核内，作为二聚体结合特定 DNA 位点（糖皮质激素反应元件），调节（活化或抑制）大量不同靶基因转录。上述过程称为反式激活。作为单体，激活的糖皮质激素受体 - 糖皮质激素复合体也可与转录因子 [例如激活蛋白 -1、干扰素调节因子 -3 和核因子 κB（NFκB）] 相互作用，抑制这些转录因子与 DNA 中识别位点结合[11]。此过程主要导致促炎蛋白质的合成下调，称为反式抑制（图 60-4）。

转录因子的性质与可利用度是决定不同组织对糖皮质激素敏感性的关键，因其对细胞因子诱导的各种促炎基因表达起决定性调节作用。糖皮质激素抑制转录因子与 DNA 结合，从而抑制这些基因的表达，并削弱这些基因对炎症反应的放大作用。

一种假说认为，糖皮质激素的不良反应可能主要是由于反式激活，而抗炎作用则可能主要由于反式抑制。上述分子机制的揭示可能会促进新型糖皮质激素的研发，例如选择性糖皮质激素受体激动剂，可更好地平衡糖皮质激素的反式激活与反式抑制，从而更好地平衡其临床疗效以及代谢内分泌相关的不良反应[11]。

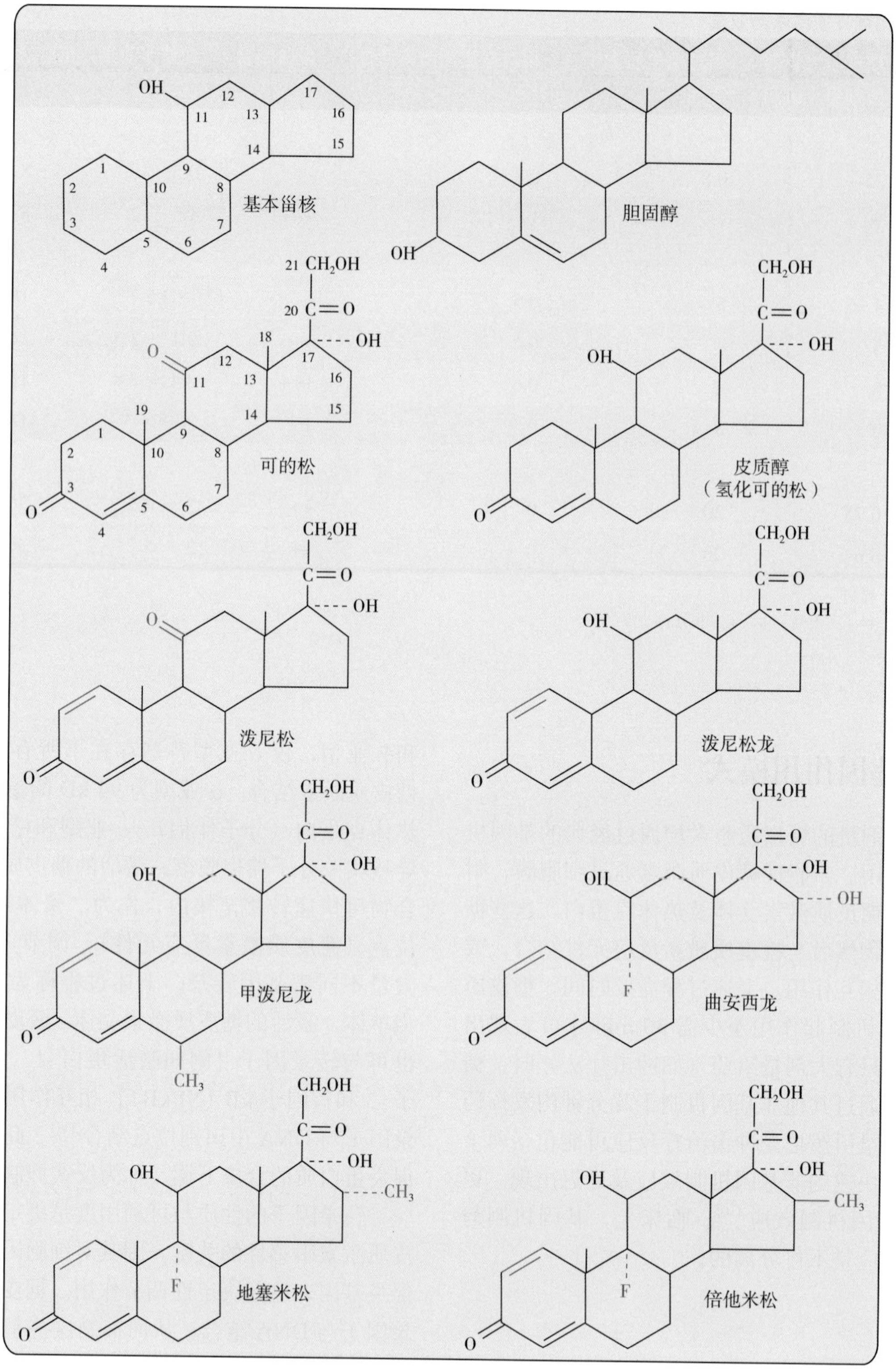

图 60-2 胆固醇及天然、合成糖皮质激素的基本类固醇构型与胆固醇结构。图中红色部分表述与具天然活性的氧化可的松相比的结构差异

然而，尽管许多免疫抑制作用基于反式抑制，但某些作用也基于反式激活，例如糖皮质激素诱导的 NFκB 抑制剂[12]和脂皮质素 -1 的基因转录及蛋白质合成。

另外糖皮质激素的某些免疫抑制作用并不基于反式抑制或反式激活。转录后 mRNA 去稳定化导致蛋白质合成减少也可能是糖皮质激素的重要抗炎机制。该机

表 60-2　糖皮质激素对免疫调节细胞的抗炎作用

细胞类型	效应
中性粒细胞	增加其在血液中的数目，减少流动，而其功能相对不变
巨噬细胞和单核细胞	减少其在血液中的数目，减少流动，减少其吞噬和杀菌作用，抑制抗原呈递作用，减少细胞因子与类花生酸的释放
淋巴细胞	减少其在血液中的数目，减少流动，减少细胞因子的产生，减少增殖并损失其活性，轻度抑制免疫球蛋白的合成
嗜酸性粒细胞	减少其在血液中的数目，增加其凋亡
嗜碱性粒细胞	减少其在血液中的数目，减少炎症介质的释放

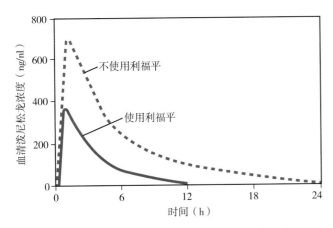

图 60-3　一位患者每天口服 0.9 mg/kg 泼尼松龙后，在联用及不联用利福平治疗时，不同时间的血清泼尼松龙浓度。实线显示连续使用泼尼松龙和利福平期间的浓度。虚线显示利福平洗脱 4 周后的浓度。联用利福平治疗的曲线下面积减少，表明在利福平治疗期间泼尼松的生物利用度降低

制被认为可抑制糖皮质激素诱导的 IL-1、IL-6、GM-CSF 及诱导型环氧化酶（cyclooxygenase，COX）-2 的合成[13]。另一方面，并非所有不良反应均与反式激活有关，感染风险增加与免疫抑制有关，免疫抑制主要基于反式抑制，反式抑制也是下丘脑-垂体-肾上腺轴（hypothalamic-pituitary-adrenal，HPA）抑制的机制。此外，在二聚体糖皮质激素受体-糖皮质激素复合物缺陷所致的反式激活缺陷小鼠模型的研究结果显示，这些小鼠发生典型的如骨质疏松等不良反应，并且糖皮质激素未能充分发挥抗炎作用[14]。这些数据挑战了选择性糖皮质激素受体激动剂的概念[15]。此外，在一项哮喘试验中，选择性糖皮质激素受体激动剂的作用令人失望[16]。

非基因机制

与基因效应相比，高剂量糖皮质激素的非基因效应发生得更快，可在数分钟内起效。这种机制涉及膜结合糖皮质激素受体。地塞米松作用于 T 淋巴细胞上的该受体，迅速破坏 T 淋巴细胞受体信号传导和免疫应答[17]。不涉及糖皮质激素受体的非基因效应机制是通过与生物膜的物理化学相互作用来实现细胞功能的改变。例如，由此产生的免疫细胞膜上钙和钠循环的抑制有助于快速的免疫抑制和减少炎症[5]。

糖皮质激素对下丘脑-垂体-肾上腺轴的作用

下丘脑-垂体-肾上腺轴与炎症

促炎细胞因子（如 IL-1、IL-6）、二十烷类（如前列腺素 E_2）以及内毒素，均可在下丘脑水平激活促肾上腺皮质激素释放激素（corticotropin-releasing hormone，CRH），并于垂体水平激活促肾上腺皮质激素（adrenocorticotropic hormone，ACTH）。CRH 亦能激活 ACTH，从而刺激肾上腺分泌糖皮质激素，而肾上腺也受到前述炎症介质的刺激（图 60-5）。健康人群在严重感染或其他生理应激时，生成的皮质醇为正常条件下的 6 倍[18]。但慢性炎症性疾病如活动性 RA 患者，由细胞因子水平升高而引起的皮质醇增加的效应可能减弱[19]，这意味着皮质醇水平虽然正常或增加，但仍无法充分控制炎症，此即相对性肾上腺功能不全[19-22]。内源性及外源性糖皮质激素均负反馈抑制 HPA 轴，直接抑制垂体 ACTH 和 CRH 分

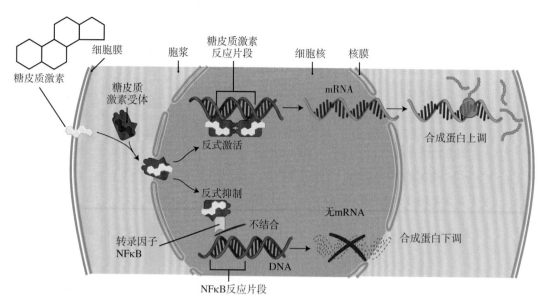

图 60-4 糖皮质激素的基因组作用示例。胞浆中糖皮质激素与细胞质中的糖皮质激素受体（GCR）结合后，迁移入细胞核。转录激活（反式激活）是通过糖皮质激素受体和糖皮质激素二聚体结合 DNA 糖皮质激素反应片段，进而上调蛋白的合成，该过程被认为是代谢和抗炎及免疫抑制的机制。糖皮质激素及其受体结合物能够干扰促炎转录因子（如激活蛋白 -1、干扰素调节因子 -3、NFκB），抑制其与相应 DNA 反应元件的结合（如 NFκB 和 NFκB 反应元件），从而使促炎转录因子的转录被抑制。该过程称为反式抑制，进而下调主要炎症蛋白和免疫抑制蛋白的合成。mRNA，信使 RNA（Modified from Huisman AM, Jacobs JW, Buttgereit F, et al: New developments in glucocorticoid therapy: selective glucocorticoid receptor agonists, nitrosteroids and liposomal glucocorticoids. Ned Tijdschr Geneeskd 150:476-480, 2006）

泌，并在炎症性疾病中通过抑制炎症组织释放促炎细胞因子而间接抑制 ACTH 和 CRH 水平（图 60-5）。RA 患者 HPA 轴对促炎因子的敏感性可能降低[23]。

　　ACTH 为短暂、阵发性分泌，导致血浆中 ACTH 与皮质醇的浓度快速上升，随后皮质醇水平缓慢下降，此即皮质醇每日分泌的正常节律。入睡 3 ~ 5 h 后，ACTH 的阵发性分泌幅度增加，但频率不增加，觉醒前数小时及醒后 1 h 达高峰，上午分泌开始下降，夜间最低。因此，清晨醒来时皮质醇水平最高，下午后段和傍晚水平低，入睡后数小时最低（图 60-5）。糖皮质激素无法在肾上腺内大量贮存，因此需不断合成及释放糖皮质激素以维持基础分泌或增加应激时糖皮质激素水平。人类皮质醇基础生理分泌总量为 5.7 ~ 10 mg/（m² · d）[24-25]。虽然在生理应激期间，替代剂量应该更高（稍后讨论），但原发性肾上腺皮质功能不全患者每日口服 15 ~ 25 mg 的可的松[24]或 4 ~ 6 mg 的泼尼松即可满足需要。在肾上腺功能不全患者，某些以往认为使用替代剂量 [基于估计皮质醇生理分泌量为 12 ~ 15 mg/（m² · d）]，而实际上是超生理剂量糖皮质激素后出现库欣（Cushing）

症状和其他不良反应，可能与上述患者每日皮质醇低分泌量有关。

三级肾上腺皮质功能不全

　　外源性糖皮质激素可通过负反馈抑制 CRH 和 ACTH 进而对 HPA 轴产生慢性抑制，抑制垂体释放 ACTH，从而导致部分肾上腺功能性萎缩及分泌皮质醇功能丧失。虽然这种肾上腺功能不全是使用糖皮质激素的结果（因此继发于糖皮质激素），ACTH 释放亦被糖皮质激素直接抑制，但这种肾上腺功能不全通常称为三级肾上腺皮质功能不全，即指 CRH 释放的抑制。内皮质区（束状 - 网状带）是皮质醇和肾上腺雄激素的合成部位，其结构和功能依赖于 ACTH。外皮质区（球状带）参与盐皮质激素（醛固酮）的生物合成，不依赖 ACTH，其功能保持完整。患者垂体不能释放 CRH 和 ACTH，肾上腺对 ACTH 无反应。血清皮质醇和 ACTH 水平及肾上腺对 ACTH 的反应低下，但是其他垂体轴功能正常，这与大多数原发性垂体性疾病相反。三级肾上腺皮质功能不全通常不如原

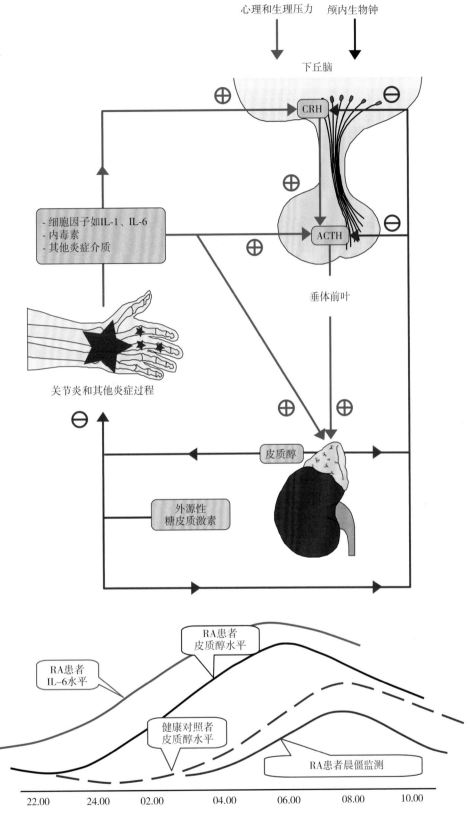

图 60-5 上半部分：下丘脑 - 垂体 - 肾上腺轴的刺激（绿色，加号）和抑制（红色，减号）信号。下半部分：随着 X 轴时间，和健康对照者相比，RA 患者血浆皮质醇水平显示上升节律更早且上升水平更高，该过程可能由促炎症因子（IL-6）的上升引起，而未在正常对照者中发现类似表现。IL-6 可以刺激下丘脑和皮质醇的释放，且可能导致（类风湿）关节炎患者晨僵及其他炎症表现。ACTH，促肾上腺皮质激素；CRH，促肾上腺皮质激素释放激素

发性肾上腺皮质功能不全显著，其因主要受肾素 - 血管紧张素系统调节的醛固酮水平正常，因此不需进行盐皮质激素治疗。

轴抑制所需时间取决于糖皮质激素的剂量及生物半衰期，但由于糖皮质激素代谢率及敏感性不同，不同患者达到轴抑制的时间不同。这意味着难以预测 HPA 轴的慢性抑制及肾上腺功能不全。当联合使用糖皮质激素和其他抑制 HPA 轴的类固醇药物（如醋酸甲地孕酮和醋酸甲羟孕酮）时，以上轴抑制风险可能增加[27]。

糖皮质激素抗炎效应的时间与 HPA 轴受抑制的时间接近。单次口服氢化可的松（或可的松）250 mg、泼尼松（或泼尼松龙）50 mg 或甲泼尼龙 40 mg 后，轴抑制现象持续 1.25 ~ 1.5 天。曲安西龙 40 mg 和地塞米松 5 mg 的抑制作用可持续 2.25 天和 2.75 天[28]。肌内注射曲安奈德 40 ~ 80 mg 可抑制 HAP 轴 2 ~ 4 周，而甲泼尼龙 40 ~ 80 mg 的抑制时间为 4 ~ 8 天[28]。

75 名患者每日使用至少泼尼松 25 mg 或其等效剂量至少 5 ~ 30 天，其中 34 人（45%）出现肾上腺抑制反应（以低剂量促肾上腺皮质激素试验评价）[29]。上述患者基础皮质醇血浆浓度低于 100 nmol/L 时强烈提示肾上腺抑制，而其中大多数患者皮质醇基础量大于 220 nmol/L 提示肾上腺功能正常。

长期小剂量或中等剂量治疗的患者，如长期清晨顿服小于 10 mg 泼尼松或等效剂量的激素，其出现肾上腺功能不全的风险不应忽视。对肾上腺功能不全的回顾分析表明，单日剂量大于或等于 7.5 mg 泼尼松维持至少 3 周，可能会出现肾上腺功能低下，立即停药可能导致肾上腺功能减退[18]。在 21 例接受长期糖皮质激素治疗（平均每日剂量为 6.7 mg 泼尼松当量）的 RA 患者中，在 30 秒静脉推注 100 μg CRH 后，52% 的患者血清皮质醇（≥ 5 μg/dl）反应性升高，33% 的患者出现皮质醇低反应，14% 的患者无反应[30]。接受糖皮质激素治疗少于 3 周或采用泼尼松龙隔日疗法的患者，并非不出现 HPA 轴受抑制的风险，其取决于激素的剂量，但风险相对较低[31-32]。

因此，肾上腺受抑制难以预测，其可能经常发生于日常实践中[33]。须谨慎地认为，每一个正在接受糖皮质激素治疗的慢性患者都有发生三级肾上腺皮质功能不全的危险。然而，糖皮质激素治疗在缓慢减量后通常可以停药（若不再有任何指征）。一般而言，肾上腺功能可在激素缓慢的减量中逐渐恢复。

糖皮质激素对免疫系统的作用

糖皮质激素可抑制多种炎症细胞（包括巨噬细胞及 T 淋巴细胞）活化、增殖、分化和存活，促进炎症细胞特别是未成熟与活化 T 细胞的凋亡（图 60-6）。上述过程主要由细胞因子生成及分泌的改变所介导。相反，B 淋巴细胞和中性粒细胞对糖皮质激素的敏感性差，糖皮质激素治疗可能促进其存活。糖皮质激素对中性粒细胞的主要作用是抑制其与内皮细胞的黏附。糖皮质激素不仅抑制黏附分子表达，还抑制补体旁路蛋白和前列腺素的分泌。超生理浓度的糖皮质激素可抑制成纤维细胞增生及 IL-1 与肿瘤坏死因子（TNF）诱导的金属蛋白酶合成。通过上述效应糖皮质激素可延缓早期 RA 患者炎性关节的骨及软骨破坏[34-35]。

白细胞和成纤维细胞

应用糖皮质激素使血液中的中性粒细胞增加，从而增加了外周血白细胞总数，但其他白细胞如嗜酸性粒细胞、嗜碱性粒细胞和单核巨噬细胞（骨髓细胞生成及释放减少）和 T 细胞（重分布效应）数量减少。表 60-2 总结了糖皮质激素对不同类型白细胞的作用。应用大剂量泼尼松后最多 4 ~ 6 h 即出现淋巴细胞重新分布，并于 24 h 内恢复正常，但其临床意义不大，几乎不影响 B 细胞功能及免疫球蛋白的产生。然而，糖皮质激素可降低主要组织相容性复合体（major histocompatibility complex，MHC）Ⅱ 型分子和 Fc 受体表达，实现对单核细胞和巨噬细胞的作用，该作用可能增加感染的风险[36]。糖皮质激素对成纤维细胞的影响包括减少细胞的增殖及纤连蛋白和前列腺素的合成。

细胞因子

糖皮质激素治疗慢性炎症性疾病的主要作用机制之一是其影响细胞因子的生成和作用。糖皮质激素可有效抑制多种细胞因子的转录及活化。糖皮质激素可抑制大多数 1 型辅助 T 细胞（T helper type 1，Th1）促炎细胞因子，包括 IL-1β、IL-2、IL-3、IL-6、TNF、IFN-γ、IL-17（与 Th17 细胞相关）及粒细胞 - 巨噬细胞集落刺激因子（图 60-6）。上述细

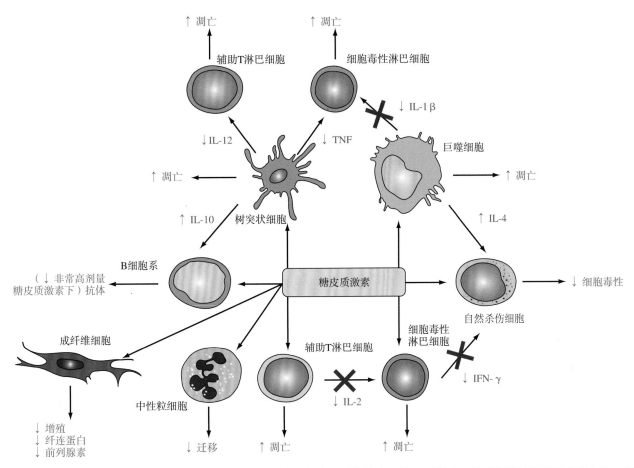

图 60-6　图中红色标志显示糖皮质激素（GC）对炎症细胞和细胞因子的效应。糖皮质激素直接或间接地作用于免疫细胞，抑制促炎细胞因子如白介素（IL）-1β、肿瘤坏死因子（TNF）产生，刺激巨噬细胞和树突状细胞产生抑炎细胞因子如 IL-10 的分泌。糖皮质激素促进巨噬细胞、树突状细胞及 T 细胞的凋亡。以上效应共同抑制免疫反应。IFN-γ，γ 干扰素；IL，白介素；NK 细胞，自然杀伤细胞；Tc，细胞毒性淋巴细胞；Th，辅助 T 淋巴细胞（Modified from Sternberg EM: Neural regulation of innate immunity: a coordinated nonspecific host response to pathogens. Nat Rev Immunol 6:318-328, 2006.）

胞因子参与 RA 滑膜炎、软骨降解及骨破坏。相反，糖皮质激素可能促进或者不影响 Th2 相关细胞因子（如 IL-4、IL-10 和 IL-13）的生成（图 60-6）[37]。上述细胞因子与 B 细胞过度活化与侵蚀性 RA 的关节外表现（如免疫复合物形成及血管炎）有关。激活的 Th2 细胞通过释放抗炎因子 IL-4 及 IL-10，抑制 Th1 细胞活性，下调单核细胞及巨噬细胞功能，从而抑制类风湿的滑膜炎及关节损伤[38]。

炎症相关酶

炎症级联反应的一个重要部分为花生四烯酸代谢，生成强效致炎因子前列腺素和白三烯。糖皮质激素通过诱导脂皮质素（磷脂酶 A2 抑制物）抑制花生四烯酸代谢产物产生。研究证实糖皮质激素可抑制单核巨噬细胞、成纤维细胞及内皮细胞细胞因子诱导的 COX-2 与磷脂酶 A2 的产生。此外，糖皮质激素在体内及体外均能强力抑制金属蛋白酶（尤其是胶原酶和基质降解酶），金属蛋白酶是 IL-1 及 TNF-a 诱导软骨降解的主要效应分子[39]。

黏附分子和渗透因子

药理学剂量的糖皮质激素可显著抑制血浆渗出及白细胞向炎症部位迁移。慢性炎症性疾病中，黏附分子通过控制炎症细胞向炎症部位迁移而发挥重要作用。糖皮质激素抑制促炎细胞因子生成，进而抑制黏附分子的表达，也可直接抑制黏附分子如血管细胞黏

附分子 -1 和选择素 E 表达[40]。此外，糖皮质激素可抑制趋化因子如 IL-8 及巨噬细胞趋化蛋白，抑制免疫细胞向炎症部位迁移。促炎细胞因子增加炎症部位的一氧化氮的生成，加速局部血流、渗出并可能增强炎症反应。糖皮质激素可有效抑制细胞因子诱导一氧化氮合酶的产生[41]。

药理学与临床

药代动力学

糖皮质激素的生物学活性除与类固醇构型有关外，还取决于其是游离形式（如醇类）还是化学结合形式（如酯或盐）。实际上，游离的糖皮质激素不溶于水，因此可制成片剂，但无法通过非肠道方式给药，所以合成的糖皮质激素为有机酯类或盐类。酯类如（双）醋酸盐与（十六）丙酮化合物均为脂溶性，水溶性有限，适用于口服、肌内注射、病灶注射及关节腔注射。盐类（如磷酸钠及琥珀酸钠）的水溶性通常更好，因此适用于静脉注射。地塞米松磷酸钠盐可静脉注射，但地塞米松醋酸钠盐不可，肌内注射时前者较后者的吸收速度更快。如需快速起效，应静脉注射地塞米松磷酸钠盐，因为它比肌肉注射更快起效。地塞米松醋酸钠肌内注射起效最慢。局部应用时，水溶性越低意味着局部疗效越持久，通常对治疗更有利。

非水溶制剂不影响胃肠道吸收。大部分口服糖皮质激素，不论游离型或酯、盐型，均可于 30 分钟内吸收。泼尼松与泼尼松龙的生物利用度很高。市场上提供的口服和直肠给药的泼尼松与泼尼松龙的生物学效应几乎相同。

不同糖皮质激素与各种血浆蛋白的亲和力各异（表 60-1）。血浆中 90% ～ 95% 的氢化可的松与血浆蛋白结合，并以转运蛋白（又称皮质类固醇结合球蛋白）为主，其次是白蛋白。与蛋白结合的氢化可的松无生物活性，其余 5% ～ 10% 游离状态的氢化可的松具有生物活性。与甲泼尼龙、地塞米松及曲安西龙相比，泼尼松龙与转运蛋白的亲和力更高，并与氢化可的松竞争结合蛋白。其他人工合成的与转运蛋白亲和力很低或几无亲和力的糖皮质激素，2/3 与白蛋白结合，1/3 以游离形式存在于循环中。

由于非结合状态的糖皮质激素才具药理学活性，故血浆蛋白如白蛋白水平低（肝疾病或慢性活动性炎症性疾病）的患者更易起效，也更易产生不良反应。这类患者应酌情调整剂量。肝病患者，由于肝对糖皮质激素的清除减少，也应调整剂量（稍后讨论）。

糖皮质激素的生物半衰期比其血浆半衰期长 2 ～ 36 倍（表 60-1）。因此对于大多数疾病，血浆半衰期约 3 h 的泼尼松龙仅需每天给药一次。糖皮质激素的最大效应滞后于其血浆峰浓度。转运蛋白与这些化合物的结合能力强于白蛋白。与转运蛋白结合的糖皮质激素比游离的糖皮质激素血浆清除速度更慢。糖皮质激素生物半衰期并非主要取决于其与转运蛋白的结合率，更重要的是在身体各部位的分布及与胞内受体的结合。与氢化可的松相比，人工合成糖皮质激素与皮质激素转运蛋白的亲和力更低，但与胞内糖皮质激素受体的亲和力高（稍后讨论）。泼尼松龙和曲安西龙与糖皮质激素受体的亲和力比可的松高 2 倍，而地塞米松则比其高 7 倍。由于泼尼松和可的松与糖皮质激素受体的亲和力极低，二者在化学还原前几乎不具糖皮质激素生物活性。

糖皮质激素生物半衰期的另一重要决定因素是代谢率。合成糖皮质激素同样经受与可的松相同的还原、氧化、羟基化及结合反应过程。具有药理活性的糖皮质激素主要经肝代谢为无活性的代谢产物，然后经肾排泄，仅少量未代谢的药物通过尿液排出。泼尼松龙的清除率与年龄负相关，这说明相同剂量对老年人作用更强[42]。非洲裔美国人的清除率低于高加索人[43]。醋酸泼尼松的血浆半衰期为 2.5 ～ 5 h，但老年人、肾病及肝硬化患者半衰期延长。虽然泼尼松龙可经血液透析清除，但总的来说，血透患者一般无需调整剂量。而肝硬化患者的非结合类固醇清除率为正常人的 2/3，因此计算用药剂量时应将此考虑在内。

糖皮质激素抵抗

少数患者对糖皮质激素反应不佳，甚至对大剂量糖皮质激素无反应。此外，不同患者对糖皮质激素不良反应的敏感性亦存在很大差异。风湿病患者对糖皮质激素的敏感性不同缘于以下几个原因[44,46]，理解了其潜在机制才可能进行相应调整。

遗传性糖皮质激素抵抗（罕见）及糖皮质激素敏感性增高与糖皮质激素受体基因特定多态性有关。糖皮质激素受体以 α 与 β 两种形式存在，但仅 α 受体可与糖皮质激素结合。β 受体表达于不同组织，是糖皮质激素的内源性抑制剂。糖皮质激素抵抗与 β 受体过度表达有关，但这可能不是主要机制，因为除中性粒细胞外，大部分细胞 β 受体的表达远低于 α 受体的表达 [44]。蛋白质脂皮质素 -1（或膜联蛋白 -1）可抑制类花生酸合成。糖皮质激素可刺激脂皮质素 -1，RA 患者体内已发现脂皮质素 -1 的自身抗体，患者体内抗体滴度水平与糖皮质激素维持量有关，提示这些自身抗体可能导致糖皮质激素抵抗 [47]。

虽然糖皮质激素通过抑制细胞因子生成发挥大部分免疫抑制作用，但高浓度的细胞因子，尤其是 IL-2 可通过剂量依赖方式对抗糖皮质激素的免疫抑制作用 [48]。糖皮质激素通常处于优势地位，但局部细胞因子浓度过高常导致糖皮质激素抵抗，且这种抵抗作用无法通过增加外源性糖皮质激素来逆转。巨噬细胞移动抑制因子也在 RA 的糖皮质激素抵抗中发挥重要作用。MIF 是一种促炎细胞因子，参与 TNF 合成和 T 细胞活化，与 RA 发病机制有关。高浓度糖皮质激素可抑制 MIF，而低浓度糖皮质激素则诱导 MIF，从而促进炎症反应 [49]。糖皮质激素抵抗的其他机制包括某些细胞因子引起丝裂原活化蛋白激酶途径激活，转录因子活化蛋白 -1 过度活化，组蛋白去乙酰化酶 -2 表达降低以及糖蛋白介导的药物外流增加 [44]。另外，其他药物也可影响糖皮质激素的敏感性和抵抗（见下一节"药物相互作用"）。

药物相互作用

细胞色素 P-450（cytochrome P-450，CYP）是多种药物进行生物转化的同工酶家族成员。这些酶之间的相互诱导和抑制作用是药物相互作用的基础。某些药物（如巴比妥类、苯妥英钠及利福平）通过诱导 CYP 同工酶（如 CYP3A4），尤其是通过增加肝羟基酶活性以增加人工合成及天然糖皮质激素的代谢（分解），从而降低糖皮质激素的浓度（图 60-3）。确实有报道显示利福平可诱导炎性疾病机体对泼尼松无应答 [50-51]，如利福平导致糖皮质激素替代治疗患者出现肾上腺危象 [52]。对于同时使用上述药物的患者，应考虑加大糖皮质激素剂量。

反之，同时使用糖皮质激素与 CYP3A4 抑制剂（如酮康唑、伊曲康唑、地尔硫卓、咪拉地尔和柚子汁）可减少糖皮质激素的清除率，进而导致糖皮质激素浓度增加并延长其生物半衰期，增加不良反应的发生率 [27]。另一方面，抗真菌治疗药物尤其是酮康唑，可干扰内源性糖皮质激素合成，因而常应用酮康唑每日 400 ～ 1200 mg 来治疗皮质醇增多症 [27]。用于全身麻醉诱导和镇静的短效静脉麻醉剂依托咪酯同样可以降低皮质醇水平，因此在危重患者中有临床相关性 [27]。但是一般来说，即使是强效 CYP3A4 抑制剂对泼尼松和泼尼松龙的代谢也可能不是那么重要；此外，柚子汁摄入影响的临床意义可能有限 [53]。

同时使用泼尼松龙与环孢素可导致泼尼松龙血浆浓度增加；而同时使用甲泼尼龙与环孢素可使后者血浆浓度增加，可能的机制是以上药物对肝微粒体酶具有竞争性抑制作用。抗生素（如红霉素）可以增加糖皮质激素的血浆浓度。口服避孕药中的合成雌激素通过增加转运蛋白水平从而增加总糖皮质激素水平（结合与非结合状态的总量），因此，解读口服避孕药妇女的皮质醇检测结果时应十分小心，即使总糖皮质激素水平正常，也有可能出现肾上腺功能不全 [18]。除糖皮质激素外，其他类固醇药物（如醋酸甲地孕酮和醋酸甲羟孕酮）可抑制 HPA 轴 [27]，当其和糖皮质激素联合使用时，这种抑制风险可能会增加。有研究显示柳氮磺胺吡啶可增加免疫细胞对糖皮质激素的敏感性 [54]，可能有临床益处。米非司酮是一种抗孕酮药物和糖皮质激素受体拮抗剂，氯丙嗪抑制糖皮质激素受体介导的基因转录 [55]；这些药物通过以上机制降低了糖皮质激素的作用。

糖皮质激素治疗

糖皮质激素已广泛用于治疗多种风湿病。例如"低"或"高"这种半定量的描述是不明晰的。根据病理生理学及药代动力学数据，建议对常用术语进行标准化定义以使对常用术语的解释最小化（表 60-3）[6]。

适应证

糖皮质激素在每种风湿病的适应证将在具体章节再进行讨论。此处仅对糖皮质激素的一般用法和剂量进行概括总结（表 60-4）。若不作具体说明，表 60-4 中给出的许多适应证和剂量可能会被质疑。例如，对系统性硬化症患者，大剂量糖皮质激素有诱发硬皮病肾危象的风险，因此不适合应用，但系统性硬

表 60-3 用于风湿病的糖皮质激素剂量命名法

低剂量	≤ 7.5 mg/d 泼尼松或等效剂量
中等剂量	> 7.5 mg/d，但是 ≤ 30 mg/d 泼尼松或等效剂量
大剂量	> 30 mg/d，但是 ≤ 100 mg/d 泼尼松或等效剂量
极大剂量	> 100 mg/d 泼尼松或等效剂量
冲击量	≥ 250 mg/d 泼尼松或等效剂量应用 1 天或连用多天

化症合并肌炎或肺间质纤维化时其可能有效。糖皮质激素是肌炎、风湿性多肌痛及系统性血管炎的一线治疗药物，而对于其他疾病，可作为辅助治疗或根本不使用。例如对于 RA 患者，糖皮质激素主要与改善病情抗风湿药（disease modifying antirheumatic drug，DMARDs）联用以起到辅助治疗的作用（见后文）。骨关节炎（osteoarthritis，OA）患者基本不使用糖皮质激素，若出现滑膜炎时可予糖皮质激素关节腔内注射[56]。对于全身性的软组织疾病如纤维肌痛忌用糖皮质激素，对于局部软组织疾病糖皮质激素仅用于局部注射治疗[57]。

表 60-4 糖皮质激素在风湿病中的应用，起始剂量*

	口服			静脉给药，极高剂量或冲击剂量	关节腔内注射
	低剂量*	中等剂量*	高剂量*		
关节疾病					
急性痛风	–	2	2	–	2
幼年特发性关节炎	–	1	1		1
骨关节炎	–	–	–		1
假性痛风	–	–	–		2
银屑病关节炎	–	1			2
反应性关节炎	–	–			1
风湿热	–	1	1		–
类风湿关节炎	2	2	1	1	2
结缔组织病					
皮肌炎 / 多发性肌炎	–	–	3	1	–
混合性结缔组织病	–	1	–	1	1
风湿性多肌痛	–	3	–	–	–
原发性干燥综合征	–	–	1	–	–
系统性红斑狼疮	–	2	1	–	–
系统性硬化	–	1	–	–	–
系统性血管炎，巨细胞动脉炎	–	–	3	1	–

* 起始剂量为开始治疗时的剂量，而后可根据疾病活动程度逐渐减量

泼尼松每日剂量：低，≤ 7.5 mg；中：7.5 ~ 30 mg；高：30 ~ 100 mg；极高 > 100 mg

– ：很少使用

1．不常用或用于难治性病例、并发症，严重复发和严重恶化，以及弥补最近开始治疗的滞后时间

2．基本治疗或辅助用药

3．基础治疗方案

类风湿关节炎的糖皮质激素治疗

糖皮质激素是用于治疗 RA 的药物之一。全世界接受糖皮质激素治疗的 RA 患者为 15% ~ 90%[58]。应用糖皮质激素旨在减轻症状、体征及抑制关节破坏的进展。

症状和体征

如表 60-4 所示，RA 是唯一一个在疾病开始及维持阶段始终以低剂量糖皮质激素来辅助治疗的疾病。其理论基础是活动性 RA 患者可能伴相对的肾上腺功能不全[19]。小于 10 mg/d 的糖皮质激素能有效缓解患者症状，改善关节功能，因而很多患者会坚持长期使用[59]。来自 7 项研究（253 例患者）的结果表明，使用糖皮质激素治疗约 6 个月对 RA 患者有效[60]。6 个月后，糖皮质激素的益处似乎逐渐减少，然而，若减量或停药激素，患者症状又会在几个月内加重，这表明糖皮质激素治疗有效的部分原因可能是其对肾上腺持续抑制导致的肾上腺功能不全。

影像学的关节破坏：糖皮质激素作为改善疾病的抗风湿药物

1995 年报道显示，短到中等病程的 RA 患者每日使用 7.5 mg 泼尼松龙联合 DMARDs 治疗 2 年，能显著保护关节。参与这项随机安慰剂对照试验的 RA 患者在疾病病程、病情阶段及 DMARDs 的应用种类与剂量方面存在较大的异质性[61]。1997 年发表的另一项研究中，早期 RA 患者被随机分为两组，一组接受递减疗法，联用两种 DMARDs（柳氮磺吡啶与甲氨蝶呤）及泼尼松龙（起始剂量 60 mg/d，于 6 周内逐渐减至 7.5 mg/d，第 34 周停用）；另一组单用柳氮磺吡啶。试验结果表明，在抑制关节破坏方面，联合治疗组显著优于单一用药组[62]。该研究的随访观察中，联合治疗组对放射学损伤具有长期有益效果（长达 11 年）[63-64]。有假说认为联合治疗的疗效归因于泼尼松龙，因为有三个随机双盲试验均发现甲氨蝶呤和柳氮磺胺吡啶联合治疗的效果并未优于单用其中任何一种药物[65-67]。

德国的一项研究纳入 200 例早期 RA 患者，接受甲氨蝶呤或肌内注射金制剂并随机加用 5 mg 泼尼松龙或安慰剂。加用泼尼松龙治疗组两年后的放射学损伤小于安慰剂组[68]。2002 年发表的 Utrecht 研究是关于早期 RA 患者每日使用 10 mg 泼尼松龙的疗效，这是唯一一个安慰剂对照试验，其中泼尼松龙作为 DMARDs 单药首先应用，其他 DMARDs 仅作为补救药物，如今看来是不符合伦理的。研究结果显示，泼尼松龙可抑制放射学损伤的进展[69]。Utrecht 研究显示，与安慰剂组比较，泼尼松龙组关节内注射糖皮质激素的比例减少了 40%，对乙酰氨基酚的使用降低了 49%，NSAIDs 的使用减少了 55%。上述数据说明，在临床试验中评价 DMARDs 或糖皮质激素疗效时，应将对其他治疗的影响考虑在内[70]。这项为期 2 年研究的延长观察显示，研究结束后 3 年内，逐渐减量并停用泼尼松龙后，泼尼松龙减少放射学损伤的益处依然存在[71]。

另一项为期 2 年的研究纳入了 250 例早期 RA 患者，与 DMARDs 联用安慰剂组比较，DMARDs 联用 7.5 mg/d 泼尼松龙可阻止关节损伤，增加缓解率[72]。

RA 的另一种糖皮质激素疗法是每个月肌注 120 mg 醋酸甲泼尼龙，但与口服糖皮质激素相比，这种疗法对关节侵蚀进展作用很小，且显著增加不良事件发生率[73]。

也有研究显示糖皮质激素对减轻放射学损伤无益[74-76]，但对于早期 RA 患者，糖皮质激素能明显缓解关节症状，即便停用了糖皮质激素，疗效仍持续，因而将其归为 DMARDs。一项关于放射学结局的 meta 分析纳入了 15 个研究共 1414 例患者（其中 2 个研究的结果为阴性），多数研究使用剂量为 5 ~ 10 mg/d 的泼尼松龙或等效药物 1 ~ 2 年。由于不同研究中使用的评估方法不同，因此应用各研究放射学评分的最大百分比作为影像学评估得分。研究结果支持使用糖皮质激素的治疗方案，放射学进展的标准差是 0.40（95% 置信区间，0.27 ~ 0.54）。因为在每一个研究中均最保守地估计差异，因此上述数据也是保守估计的[35]。

上述糖皮质激素相关研究没有严格对照或达标治疗设计。早期 RACAMERA-Ⅱ 研究的主要问题是，当引入更高效[77] 或更严格的对照，并基于甲氨蝶呤的达标治疗策略[78]，泼尼松是否仍有在早期 RA 中具有改善疾病的作用。在两种管理策略组中，治疗 2 年后侵蚀性关节损伤均比较有限，但同时接受泼尼松治疗的甲氨蝶呤组（n=117）与同时接受安慰剂治疗组（n=119，图 60-7）相比，获益更显著。联用泼尼松组还可获得更多临床改善，如更早期抑制疾病活

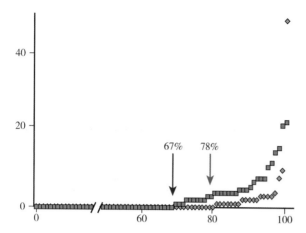

图 60-7 侵蚀分数的累积概率图（y 轴：根据改良 Sharp 侵蚀评分）在一项为期 2 年的早期类风湿关节炎临床试验（CAMERA-II）[76] 中第二次随访结束时，每个蓝色菱形代表基于甲氨蝶呤的治疗目标策略与用泼尼松的患者，并且每个红色矩形代表基于甲氨蝶呤的治疗目标策略与安慰剂对照的患者。该图显示 78% 的泼尼松组患者与 67% 的安慰剂组患者在随访 2 年后仍无骨质侵蚀；在确认有骨质侵蚀的患者中，与泼尼松组相比，安慰剂组的侵蚀评分更高，除外一名患者基线评估时侵蚀评分高的患者。与安慰剂组相比，泼尼松组的中位侵蚀评分在统计学上显著降低

动度，更早期达到持续缓解（治疗 6 个月后与 11 个月后相比），需要加用 TNF 抑制剂才能获得缓解的情况更少。与安慰剂组相比，泼尼松组出现恶心及血清转氨酶升高的频率降低，可能是由于泼尼松组使用的甲氨蝶呤剂量较低，但临床效果更好。试验中联合泼尼松组及联合安慰剂组使用的最大甲氨蝶呤（口服或皮下）剂量平均值（标准差）分别为 19.7（6.1）mg/wk 及 23.4（4.5）mg/wk（$P < 0.001$）。泼尼松组 2 年后平均体重增加为 2.9 kg，显著高于安慰剂组的 1.3 kg。然而，在进一步分析显示，泼尼松组的额外体重增加似乎部分是由于泼尼松更好地控制了疾病活动导致的体重增加，而不是泼尼松的药物不良反应[48]。两组患者接受骨质疏松预防性治疗后 2 年内骨密度无差异，各组骨密度均未出现下降[49]。

其他在早期 RA 中使用糖皮质激素研究也显示获益结果[79-81]。然而由于研究有限，尚不清楚糖皮质激素究竟是否能够阻止病程大于 2 年的 RA 患者骨侵蚀进展。RA 治疗过程中可能存在一个所谓的"时间窗"[82]。若确实存在时间窗，对早期 RA 患者使用糖皮质激素联合 DMARDs 治疗，更易控制疾病且疗效

更持久；但若在时间窗以外才开始有效治疗，就会失去治疗时机，炎症加剧关节损伤进展，而疾病更难控制。此外，糖皮质激素所致骨质疏松与消化性溃疡（特别是糖皮质激素联用 NSAIDs）可以有效预防，在 RA 发病 2 年内应用泼尼松龙 5 ～ 10 mg/d 对关节具有保护作用也是本领域的重要发现。如果泼尼松龙在最初治疗 2 年后逐渐减量并停药（如果病情允许），可避免糖皮质激素的长期不良反应。

糖皮质激素可能是通过抑制促炎因子 IL-1 和 TNF 来缓解关节症状[83]，而 IL-1 和 TNF 等促炎因子可刺激成骨细胞和 T 细胞产生核因子 -κB 活化受体配体（receptor activator of nuclear factor-κB ligand，RANKL）。这种配体与破骨前体细胞及成熟的成骨细胞表面的 RANK 结合，激活破骨细胞，从而导致骨吸收、关节周围骨质疏松及 RA 骨侵蚀的形成。此外，糖皮质激素可以抑制成纤维细胞增殖、IL-1 和 TNF 诱导的金属蛋白酶合成，延缓早期 RA 患者关节炎症导致的骨和软骨损伤[34-35,39]。

使用糖皮质激素可延缓早期类风湿关节炎的进展

已有糖皮质激素相关临床试验尝试阻止关节痛或早期关节炎进展为慢性关节炎。两个安慰剂对照试验纳入了抗瓜氨酸化蛋白抗体或类风湿因子阳性的（极）早期关节炎患者或个别有关节痛患者，研究发现肌内注射糖皮质激素不能延缓关节炎进展[84-85]，但另一安慰剂对照双盲试验发现，肌内注射能延迟 DMARDs 的使用，并且在第 12 个月时能阻止 10% 患者进展为 RA[86]。这些都是初步的结果不能成为定论，未来还需要进一步的研究。

糖皮质激素冲击疗法

糖皮质激素冲击疗法主要应用于风湿病包括炎症性风湿病及血管炎的诱导缓解或复发的治疗，以及风湿病的严重并发症，例如巨细胞动脉炎患者视力丧失。然而在一项 144 例经活检证实为巨细胞动脉炎患者的研究中（91 例患者开始即有视力损害，另外 53 例患者无视力损害），研究结果并未证实在预防视力恶化方面静脉注射糖皮质激素冲击治疗（通常每 8 小时给予地塞米松磷酸钠 150 mg 共 1 ～ 3 d）优于每天口服大剂量泼尼松（80 ～ 120 mg）[87]。在活动性 RA 患者中，通常在转换（新的）DMARD 开始治疗

阶段用冲击疗法诱导缓解。冲击疗法疗效常可持续约6周，但疗效持续时间的个体差异较大[88]。许多研究证实大剂量冲击（甲泼尼龙 1000 mg）治疗一天或几天是有效的。冲击疗法对各种健康状态的活动性 RA 患者的短期疗效与传统 DMARD（如甲氨蝶呤治疗早期 RA）长期疗效相似[89]。

冲击治疗在不同风湿病中产生不良反应各异。例如 SLE 较 RA 更易出现骨坏死和精神症状[89]。但 SLE 本身也可出现骨坏死和精神症状。冲击疗法的禁忌证包括妊娠、哺乳、感染、现有消化性溃疡、青光眼、未充分控制的高血压和糖尿病。对控制良好的高血压、糖尿病或有青光眼家族史的患者，在高剂量及冲击剂量治疗前及治疗时分别监测血压、血糖及眼压的情况下，仍可考虑冲击治疗[90]。

糖皮质激素撤药方案

鉴于糖皮质激素潜在的不良反应，在疾病控制后应逐渐减量。须谨慎减量以避免疾病复发，并防止慢性 HPA 轴抑制所致的皮质醇缺乏。缓慢减量利于肾上腺功能的恢复。目前，尚无临床对照研究结果供参考以制订糖皮质激素最优撤药方案。根据不同疾病、疾病活动度、药物剂量、疗程、疗效以及个体对糖皮质激素敏感性进行减量。仅有总体上的方案供参考。泼尼松的减量方面，剂量超过 40 mg/d 时，应每 1～2 周减量 5～10 mg；剂量为 20～40 mg/d 时，每 1～2 周减 5 mg；剂量小于每日 20 mg 时，每 2～3 周减 1～2.5 mg/d。另一种撤药方案为：每 1～2 周 5～10 mg 至每日 30 mg；当剂量小于每日 20 mg 时，则每 2～4 周减 2.5～5 mg/d 至 10 mg/d；而后每个月减 1 mg 或每 7 周减 2.5 mg（5 mg 泼尼松龙的半片）。对于每 7 周或更长时间的减量，可为患者提供一个计划表，填写剂量和逐渐减量的时间，如表 60-5 所示。

应激方案与围术期处理

对于长期服用小剂量糖皮质激素的患者，其肾上腺活性被抑制，因此若出现感染性发热或其他情况需要就医时，建议将每日糖皮质激素剂量加倍或增至泼尼松龙 15 mg 或其等效剂量。对于接受大手术的患者，根据糖皮质激素剂量及疗程预测肾上腺功能的抑制程度并不可靠（详见前文"糖皮质激素对 HPA 轴的作用"部分），许多医生推荐对肾上腺抑制风险低的患者使用糖皮质激素的"应激剂量"。术前静脉注射氢化可的松 100 mg，而后每 6 h 静脉注射氢化可的松 100 mg，持续 3d，这仅是传言，临床中并非一定如此[91-92]。另一种小剂量方案可减少术后细菌感染的风险，即手术当日持续静脉注射氢化可的松 100 mg，此后每 8h 予氢化可的松 25～50 mg，持续 2～3 d。还有一种方案，手术当日给予糖皮质激素的维持剂量口服或胃肠道外给药，然后每 8 h 给予氢化可的松 25～50 mg，持续 2～3 d。

小手术的患者口服双倍剂量或增至泼尼松龙 15 mg

表 60-5 分发给患者的糖皮质激素撤药方案 *

	星期一	星期二	星期三	星期四	星期五	星期六	星期日
阶段 1	高	高	高	高	低	高	高
阶段 2	高	低	高	高	高	低	高
阶段 3	高	低	高	低	高	低	高
阶段 4	低	高	低	高	低	高	低
阶段 5	低	高	低	低	低	高	低
阶段 6	低	低	低	高	低	低	低
阶段 7	低	低	低	低	低	低	低
每个阶段持续 ＿＿＿＿ 周 †				低 = ＿＿＿＿ mg/d †		高 = ＿＿＿＿ mg/d †	

* 在每一个连续治疗周期（可持续 1 周、2 周或更长时间），采用低剂量治疗的天数均较前一周多一天。完成阶段 7 后，即可进入下一个减量期，在之前 7 个阶段的低剂量变为现在的高剂量，以此类推。症状恶化的患者不可减量，而必须与专科医师联系

† 由医师填写

或其等效剂量共 1 ～ 3 天。但关于不同围术期糖皮质激素应激方案目前尚无随机对照研究。与原发性肾上腺功能不全不同，糖皮质激素诱导的继发性肾上腺功能不全不影响盐皮质激素的分泌，因此无需补充盐皮质激素。

妊娠与哺乳期

在妊娠期间，保护胎儿免受外源性糖皮质激素影响有两种保护机制。第一，与转运蛋白结合的糖皮质激素不能通过胎盘；第二，胎盘中的 11β-HSD 酶可催化活性的皮质醇、皮质酮和泼尼松龙转化为无活性的 11- 脱氢激素原（可的松，11- 去氢皮质酮和泼尼松），保护胎儿免受来源于母体血液中糖皮质激素的影响。因此，母体与胎儿的血液中泼尼松龙浓度比约为 10 : 1。相反，地塞米松对转运蛋白几乎没有亲和力，并且很难被胎盘中的 11β-HSD 代谢，因此母体与胎儿的血液中地塞米松浓度比约为 1 : 1。

如果孕妇必须接受糖皮质激素治疗，可以选择使用泼尼松、泼尼松龙、甲泼尼龙；如果未出生的胎儿必须接受治疗，如与母亲干燥综合征相关的先天性心脏传导阻滞，可以考虑选择含氟糖皮质激素，如倍他米松或地塞米松。产前使用糖皮质激素副作用的风险包括宫内发育迟缓和出生体重减轻、神经认知副作用、唇腭裂，其可能受使用剂量、治疗持续时间和妊娠阶段的影响。有一些研究报道这些不良反应发生相互矛盾的结果 [93-95]，但这些研究中糖皮质激素的剂量和治疗适应证均不相同。此外，疾病本身对胎儿的影响及并发症与糖皮质激素治疗不良反应难以区分开来。建议在妊娠前三个月避免使用高剂量糖皮质激素（1 ～ 2 mg/kg 泼尼松龙等效剂量）[96-97]，中低剂量泼尼松可能是安全的 [97]。

已经证实用于预防或治疗慢性肺病的产后早期地塞米松治疗对学龄期的神经运动和认知功能有负面影响 [98]。泼尼松龙和泼尼松在母乳中仅有少量分泌，服用这些药物的母亲进行母乳喂养是安全的。在服药前或服药 4 小时后母乳喂养对婴儿的影响较小，因为母乳和血清中泼尼松龙的时间浓度曲线相似 [97]。

病灶内及关节腔内糖皮质激素注射

糖皮质激素注射治疗广泛用于关节炎（表 60-4）、腱鞘炎、滑囊炎、附着点炎及压迫性神经病变如腕管综合征 [57]。一般注射后数天内起效，疗效持久，但若基础疾病处于活动期，则疗效短暂。关节腔内或软组织中同时注射糖皮质激素及局部麻醉剂可迅速缓解疼痛。

可溶性糖皮质激素（如磷酸盐类）局部给药起效更快，因而出现皮下组织萎缩及皮肤色素脱失的风险小。难溶性糖皮质激素的作用时间长，并可减少软组织纤维基质，因此皮肤较薄部位应小心使用，特别是老年人和外周血管疾病的患者。深部组织使用难溶性糖皮质激素更安全。短效可溶性糖皮质激素可与长效不溶性糖皮质激素联用，可快速起效并使疗效持久。

糖皮质激素关节腔内注射的效果取决于多种因素，包括基础疾病的种类（如 RA、OA）、治疗关节（大小、承重或非承重关节）、关节炎活动性、关节内滑液量 [46]、注药前是否进行了关节腔穿刺（滑液抽吸）、选用的糖皮质激素种类与剂量、注射关节是否制动以及注射的技巧。OA 患者关节腔注射效果较 RA 差 [99]。关节腔注射糖皮质激素前进行关节穿刺可减少关节炎复发的风险。可用于注射的糖皮质激素制剂中，曲安西龙可溶性最小，作用时间最长。

理论上讲，注射关节制动可使糖皮质激素制剂渗漏至体循环的量最小（关节活动通过增加关节压力导致炎症滑膜充血），最大限度降低软骨损伤风险，促进受累炎症组织恢复。关节腔注射后关节活动并无严格限制，注射后前几天尽量减少注射关节的活动，膝关节注射后 24 小时内卧床休息或对注射关节进行夹板制动。虽然文献资料中并未提出明确建议，但卧床休息以及避免注射关节过度使用十分重要，即使毫无疼痛亦应制动。

对于负重关节（如膝关节），建议关节腔穿刺每 3 周内不超过 1 次，且每年不超过 3 次，使糖皮质激素所致关节破坏程度减至最小。这个建议看似合理，但尚无明确的临床证据支持。肩关节及其他关节进行糖皮质激素注射的准确度可影响治疗效果 [100]，保守估计一半以上的肩关节注射定位不准确 [100-101]。据报道，糖皮质激素局部注射的关节感染率很低，在 13 900 ～ 77 300 次注射中仅有 1 例感染 [102-103]。使用一次性穿刺针及注射器减少了感染风险。荷兰一项对 100 万市区人口进行的为期 3 年的前瞻性研究中，共观察到 186 位患者 214 个关节（包括 58 个含假体或人造关节）发生细菌感染，仅有 3 个关节感染是关

腔内注射导致的 [104]。

其他关节腔内注射的不良反应包括糖皮质激素的全身性不良反应，如月经紊乱、注射当天或第二天皮肤潮红及糖尿病患者血糖升高 [57]。局部并发症包括皮下脂肪组织萎缩（特别是不恰当的局部注射后）、局部皮肤色素脱失、肌腱滑动、断裂以及局部神经损害 [57]。

改善糖皮质激素治疗率

隔日疗法

对于长期口服糖皮质激素治疗的患者，隔日疗法可减少不良反应，包括对 HPA 轴的抑制作用。隔日晨起顿服的治疗方案剂量相当于或稍高于每日治疗剂量的 2 倍。其理论基础是使机体（包括 HPA 轴）隔日接受外源性糖皮质激素，可在另一天恢复。隔日疗法仅适用于单次给药后对 HPA 轴的抑制小于 36 小时的糖皮质激素。此外，需要患者 HAP 轴反应良好，没有受到之前糖皮质激素治疗导致的慢性抑制。因长期中等剂量或大剂量应用糖皮质激素对 HPA 轴的抑制超过 36 小时，隔日治疗方案无效。

隔日疗法对一些炎症性风湿病无效。RA 患者的症状常在未服用糖皮质激素的当天加重。临床经验表明，RA 患者半剂量每日两次给药的临床疗效优于单剂量每日一次给药。巨细胞动脉炎患者隔日糖皮质激素治疗疗效亦劣于每日给药 [106-107]。总的来说，除了在幼年特发性关节炎中因隔日疗法较每日给药能减少对其生长的抑制外 [108]，目前风湿病治疗方面很少采用隔日疗法。若发病之初为每日给药方案，改用隔日疗法需在疾病稳定控制后。

糖皮质激素药物减量

对于一些炎性风湿病包括 SLE、血管炎、肌炎，在疾病早期常联合使用糖皮质激素和其他免疫调节药物如羟氯喹、甲氨蝶呤和环磷酰胺（用于系统性血管炎）。在上述疾病中，生物制剂的使用日益广泛 [109]。但风湿性多肌痛及巨细胞动脉炎除外，因这两者主要使用糖皮质激素治疗。对于已知联合治疗优于单用糖皮质激素的疾病（如系统性血管炎）或者可能出现大剂量糖皮质激素抵抗的疾病（如炎性肌病），应采用联合治疗。

疾病晚期阶段加用免疫调节剂以减少糖皮质激素用量、减轻其不良反应，这种免疫调节剂常被称为"糖皮质激素减量药物"。虽然任何能增加或者协同抑制疾病及减少糖皮质激素剂量的药物都可称为糖皮质激素减量药物，但常用的还是硫唑嘌呤和甲氨蝶呤。

对风湿性多肌痛和巨细胞动脉炎患者，已有硫唑嘌呤、抗疟药、环孢素、氨苯砜、英夫利昔单抗、阿达木单抗、来氟米特以及甲氨蝶呤（最常见）作为糖皮质激素的减量药物应用；在甲氨蝶呤的 6 项随机临床试验中，有一半研究支持此情况下甲氨蝶呤的使用 [110-115]。一项 meta 分析显示：甲氨蝶呤作为巨细胞动脉炎糖皮质激素减量药物对疾病复发方面的保护作用有限（相对危险度 0.85；95% 可信区间，0.66 ～ 1.11），且其他糖皮质激素减量药物对结局无改善 [116]。

改良的泼尼松缓释剂

炎性风湿病的炎症过程及症状体征具有昼夜节律性。患者的晨僵和其他症状与皮质醇分泌的昼夜节律有关（图 60-5）。中、低度活动的 RA 患者血浆皮质醇水平的峰值与谷值均提前出现，而高度活动的 RA 患者体内皮质醇的生理昼夜节律明显减弱，甚至消失。

糖皮质激素的给药时间可能对疗效和不良反应产生重要影响。针对上述观点的既往文献报道结果模棱两可 [117-118]。最近，一种新的泼尼松缓释剂开展了试验，其在服药后约 4 小时后开始释放泼尼松 [119]。与清晨服用相同剂量常规片剂泼尼松的患者相比，傍晚服用该药可使药物的释放与促炎因子生理浓度增加保持一致，患者晨起的症状更轻。这项为期 3 个月的双盲试验纳入的主要研究对象包括晨僵时间 ≥ 45 分钟、VAS 评分 ≥ 30 mm（0 ～ 100 mm）、3 个或以上关节疼痛、1 个或以上关节肿胀、红细胞沉降率（ESR）大于等于 28 mm/h 或 C- 反应蛋白（CRP）大于等于正常上限值的 1.5 倍，且服用糖皮质激素至少 3 个月（稳定使用 2 ～ 10 mg 泼尼松龙等效剂量至少 1 个月）的 RA 患者。研究采用双盲的方式将患者被随机分至继续服用原来的泼尼松组或更换为改良的泼尼松缓释剂组。实验结束时，两组晨僵时间方面泼尼松缓释剂组较泼尼松组缩短约 30 分钟，但两者在疾病活动变量及安全性方面无差异，且两组在 HPA 轴功能方面无差异 [30,120]。

在一项开放性观察性临床研究中，950 名门诊正在接受糖皮质激素治疗的 RA 患者改用泼尼松缓释剂 4 个月后，患者疾病活动度得到了改善[121]。该制剂的长期收益与风险以及在其他风湿性疾病中的应用还有待进一步研究[122]。

其他进展

地夫可特[123]是 1969 年生产的一种泼尼松龙噁唑啉衍生物，开始认为这种药物与泼尼松龙等效，且副作用更少，但其与泼尼松龙的当量比需明确[124]，这个药物的研发并非是突破性进展。对糖皮质激素作用机制（见前述转录抑制和转录激活分别产生功效和导致不良反应）的认识推动了选择性糖皮质激素受体兴奋剂的研发[125]，然而这一假说受到了挑战[15]，选择性糖皮质激素受体兴奋剂的效果令人失望[16]，到目前为止，上述药物仍未上市。

鉴于一氧化氮本身也具有抗炎作用，释放一氧化氮的糖皮质激素制剂（所谓的硝基甾体化合物），能够诱导更强的抗炎效应[126]。这些药物尚未在患者中进行临床试验。

在实验模型发现泼尼松龙联合双嘧达莫可增强并延长糖皮质激素的效应[127]，此协同药物由 3 mg 泼尼松龙和 200 mg 或 400 mg 双嘧达莫构成，在双盲、安慰剂对照试验中，与安慰剂相比，在手骨关节炎患者中更好地缓解疼痛并具有较好的耐受性[128]。下一步需要通过完善的临床对照试验和标准化方式评估其在其他风湿病中的预期效果和不良反应，以证明治疗比率的改善[129]。一项随机、双盲、安慰剂对照 II b 期 RA 临床试验结果证实，与单用泼尼松龙相比，该药无显著临床获益，因此该药的研发已经停止。

已有研究探讨将糖皮质激素脂质体靶向至表达在内皮细胞上的整合素，这些脂质体将糖皮质激素运送到特定的炎症部位[130]。这种选择性生物分布将可能降低给药频率，减少药物剂量，从而提高治疗比率[131]。脂质体糖皮质激素在风湿病临床实践中是否有效需要临床研究证实。

总之，新型糖皮质激素的研发在过去看来似乎很有潜力，但尚未达到预期，仍需在随机临床试验中进一步验证。

另一种改善糖皮质激素临床应用的策略是制订相关指南[90,132-133]。

不良反应及监测

有研究基于关节炎、风湿病与老年医疗信息系统（ARAMIS）数据库中超过 7300 人年的 3000 名患者的症状、实验室异常和相关医疗数据，计算出 DMARDs 毒性指数评分[134]。虽然此评分尚未经过验证并且受到混淆因素影响，但它显示了糖皮质激素相对毒性的直观印象。其与 RA 患者使用的其他免疫抑制剂（如甲氨蝶呤、硫唑嘌呤）相当。一篇综述显示，RA 临床试验中低剂量糖皮质激素治疗的不良反应的发生率、严重程度和影响较为可控，许多众所周知的糖皮质激素不良反应可能主要与其高剂量治疗相关[135]。

由于许多问题尚未解释清楚，如糖皮质激素与高剂量甲氨蝶呤或 TNF 阻滞剂的相互作用、糖皮质激素使用时间和剂量，因此糖皮质激素治疗在 RA 中的最终作用仍不确定。目前，如何使用（低剂量）糖皮质激素，如何监测糖皮质激素治疗等已经在指南中被提出[132-133]。

由于不同糖皮质激素的作用机制及作用位点各不相同，因此可出现多种不良反应（表 60-6；图 60-8 和图 60-9）。虽然绝大多数不良反应不可避免，但大部分为剂量与时间依赖性，尽量减少糖皮质激素用量可降低不良反应发生的风险[132]。目前已有糖皮质激

表 60-6 糖皮质激素的常见不良反应

系统	不良反应
骨骼	骨质疏松症、骨坏死、肌病
胃肠道	消化性溃疡（联合 NSAIDs）、胰腺炎、脂肪肝
免疫	易感染、抑制迟发型超敏反应、（结合菌素皮内试验）
心血管	液体潴留、高血压、加速动脉硬化、心率失常
视觉	青光眼、白内障
皮肤	皮肤萎缩、细纹、瘀斑、伤口不愈合、痤疮、水牛背、多毛症
内分泌	Cushing 综合征表现、糖尿病、脂类代谢改变、增加食欲和体重、电解质紊乱、HPA 轴的抑制、性激素抑制
行为	失眠、精神病、情绪不稳定、认知障碍

HPA，下丘脑 - 垂体 - 肾上腺轴；NSAIDs，非甾体抗炎药

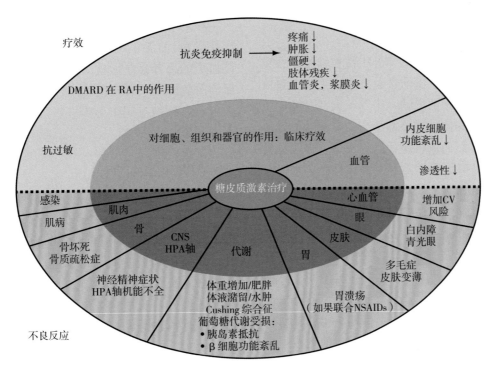

图 60-8 糖皮质激素治疗范围：图上半部分为有利的作用，下半部分为不良反应。CNS，中枢神经系统；CV，心血管；DMARD，改善病情抗风湿药；HPA，下丘脑 - 垂体 - 肾上腺轴；NSAIDs，非甾体抗炎药；RA，类风湿关节炎（Modified from Buttgereit F, Burmester GR, Lipworth BJ: Optimised glucocorticoids therapy: the sharpening of an old spear. Lancet 365:801-803, 2005.）

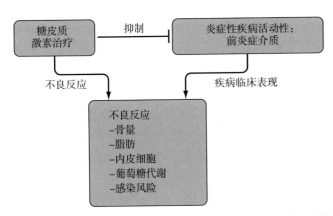

图 60-9 糖皮质激素的治疗，炎症性疾病和不良反应之间的相互作用，可能是激素不良反应和疾病本身所影响。已证明炎症性疾病对骨量、脂质、内皮、葡萄糖代谢和胰岛素耐受，增加感染风险，对妊娠结局产生负面影响。这些负面影响也归因于糖皮质激素（特别是中高剂量）。糖皮质激素可抑制炎性疾病，甚至于这些疾病相关及疾病

素副作用与剂量相关的报道[136]。一般认为低剂量糖皮质激素更安全，与安慰剂相比中长期使用糖皮质激素对 RA 患者的毒性有限[137]，但不同个体不良反应的易感性各异。临床实践发现，一些患者服用小剂量糖皮质激素即出现不良反应，而一些患者即使应用大剂量糖皮质激素也未出现不良反应。患者对激素不良反应的易感性与其治疗作用并不平行。骨质疏松、糖尿病和心血管疾病是患者及风湿科专家最为关注的副作用[138]。然而，关于糖皮质激素相关不良反应的发生频率和严重性很少有系统研究。糖皮质激素相关副作用的非随机对照研究问题之一在于适应证的偏倚，疾病严重的患者与不太严重的患者相比，服用糖皮质激素的频率更高，疾病本身及糖皮质激素均能引起不良的症状和体征[139]。此外，糖皮质激素能降低疾病的活动性，随即影响疾病相关症状和体征出现的频率和严重程度（图 60-9）。对不同剂量的糖皮质激素的患者进行纵向数据分析，同时重复标准化评估疾病活动度及其他影响是揭示糖皮质激素、疾病活动、疾病相关症状体征与激素诱导不良事件之间复杂的相互关系的最佳方法。

感染

大剂量糖皮质激素可降低体外中性粒细胞的吞噬与杀菌力，而其体内的杀菌活性及吞噬力正常。单核细胞更易受糖皮质激素的影响，中等至大剂量糖皮质激素可降低其体内和体外的杀细菌与杀真菌能力，从而增加感染风险。然而流行病学研究发现，当泼尼松剂量小于 10 mg/d 时感染风险不会或仅轻微增加，而剂量每日 20 ～ 40 mg 之间可使感染风险增加（RR 1.3 ～ 3.6）[140]，且存在剂量和治疗时间依赖性[141]。

一项包含 71 项研究的 meta 分析共纳入不同疾病、应用不同剂量糖皮质激素患者 2000 余例，发现感染增加的相对危险度为 2.0。疾病种类不同，感染风险各异。其中 5 项研究涉及风湿病，但风险并未增加（相对危险度为 1.0）[140]。一项为期 2 年的针对早期 RA 患者的双盲安慰剂对照试验比较了使用泼尼松每日 10 mg 或安慰剂的感染风险亦得出相同结论[69]。另一项研究发现，调整协变量后，随着泼尼松剂量的增加，患者发生肺炎及住院风险增加[141]。一项应用加权累积剂量模型的研究发现，即使使用长期低剂量糖皮质激素治疗，65 岁以上 RA 患者严重感染的风险也会升高，且风险随着剂量增加而增加[142]。一项针对 66 岁以上 RA 患者的回顾性分析中，发现感染风险具有明显的剂量依赖性，但由于疾病活动的替代指标在分析中被用作协变量，结果可能存在偏倚[143]。然而，该研究表明，与年轻 RA 患者人群相比，老年 RA 患者使用糖皮质激素有更高感染风险。

因此，接受糖皮质激素治疗的患者，特别是老年患者、存在合并症的患者、与免疫抑制剂联合用药的患者及使用大剂量激素的患者，临床医师必须预知常见及罕见的病原体感染，意识到糖皮质激素治疗可使感染的临床特征不明显，从而延误诊断。

心血管不良反应

盐皮质激素作用

某些糖皮质激素具有盐皮质激素作用（表60-1），包括减少钠和氯的排泄，增加钾、钙和磷的排泄，可导致水肿、体重增加、血压升高及心力衰竭（由于钠和氯排泄减少）、心律失常（由于钾排泄增多）、抽搐及心电图改变（由于低钙血症）。糖皮质激素对肾及肾功能没有直接影响。

相对于大剂量，小剂量糖皮质激素很少导致高血压[144]。目前无正式的研究证实糖皮质激素对既往有高血压的患者存在影响。两个关于心肌炎和特发性心肌病的随机对照研究表明，治疗 1 年后糖皮质激素治疗组与安慰剂对照组无明显差异，2 ～ 4 年的生存率亦无差异[145-146]。

动脉粥样硬化及血脂异常

已有研究报道，SLE 和 RA 本身会加速动脉粥样硬化，增加心血管疾病的患病风险[147]。糖皮质激素可能通过影响脂代谢[148]、糖耐量、胰岛素的产生和抵抗、血压和肥胖从而增加心血管疾病的风险[147]。人工合成糖皮质激素几乎没有盐皮质激素作用，一项研究表明，每天服用 40 mg 泼尼松不会引起体液潴留，但会导致收缩压及舒张压的上升[149]。

然而，小剂量糖皮质激素似乎不会导致上述不良反应发生。而且，研究认为动脉粥样硬化本身是动脉管壁的炎症性疾病[150]，使用糖皮质激素可能是有益的[151]。糖皮质激素在体外可抑制巨噬细胞在损伤的动脉管壁的聚集，从而减轻局部炎症反应[152]。小剂量糖皮质激素可能改善血脂异常相关的炎症疾病[147,153-155]。然而，在炎症性疾病和非炎症性疾病中，小剂量糖皮质激素对脂肪和心血管疾病风险因素的影响与中大剂量的糖皮质激素不同[148]。疾病活动、糖皮质激素作用和不良反应（图60-9）之间的相互作用使得评价单纯由糖皮质激素引起的心血管风险和脂代谢的不良反应很困难[156]。研究发现糖皮质激素受体基因普通单倍型与心力衰竭相关，且这部分由低活动性炎症介导，这使问题变得更为复杂[157]。

在 QUEST-RA 研究中发现，使用糖皮质激素与降低心血管疾病发病风险相关（风险比 0.95；95% 置信区间 0.92 ～ 0.98），但这种获益小于其他 DMARDs[158]。在另一项 RA 研究中，颈动脉斑块和动脉硬化与使用糖皮质激素相关，与心血管危险因素和 RA 临床表现无关[159]。有综述显示，RA 患者使用小于 10 mg/d 剂量的泼尼松与发生重大心血管事件风险之间存在相关趋势[160]。一项纳入 779 例患者共 7203 人年的（其中 237 名患者死亡）RA 前瞻性研究，使用调整潜在混杂因素后的 COX 比例风险回归模型评估糖皮质激素的使用对心血管事件死亡的风险比[161]。与不使用糖皮质激素相比，每日 7 mg 泼尼松龙（或等效剂量）与风险比上升不相关；8 ～ 15 mg

风险比为 2.3（95% 置信区间 1.4 ~ 3.8）；15 mg 及以上风险比为 3.2（95% 置信区间 1.1 ~ 9.0）。与不使用糖皮质激素相比，累积剂量达 39 g 与风险比上升不相关；40 g 以上风险比为 2.1（95% 置信区间 1.3 ~ 3.3）。与不使用糖皮质激素相比，每年累积剂量达 5.08 g 与风险比上升不相关；5.08 g 以上风险比为 2.4（95% 置信区间 1.5 ~ 3.8）。

可见，中高剂量及长程糖皮质激素治疗与传统心血管危险因素相关，合并症（如糖尿病）、炎症性疾病活动、联合治疗如 COX-2 选择性 NSAIDs 可能是最重要的心血管危险因素。

死亡率 / 致死率

在德国生物制剂注册研究中，在调整年龄、性别、合并症及吸烟变量后，使用 COX 回归模型研究随时间变化的变量（如疾病活动功能障碍、糖皮质激素治疗、生物制剂或合成 DMARDs 应用）对死亡率的影响[162]，死亡风险随疾病活动度增加而上升，因此疾病活动是死亡的危险因素。此外每日使用剂量大于 5 mg 泼尼松（或等效剂量）后风险比随激素剂量增加而上升，每日使用 5 ~ 10 mg 泼尼松调整后风险比为 1.5（95% 置信区间 1.1 ~ 2.0），每日使用 10 ~ 15 mg 泼尼松调整后风险比为 2.0（95% 置信区间 1.3 ~ 3.1）。虽然不能完全排除混淆因素，但有研究得出了类似的结果[163]。死亡率增加的主要原因可能是感染及心血管并发症。

骨骼不良反应

骨质疏松

众所周知，骨质疏松为糖皮质激素治疗的不良反应之一。然而，糖皮质激素治疗炎症性疾病，尤其是炎症性关节疾病，疾病本身所致身体残疾和活动能力下降也是骨质疏松症的危险因素。因此糖皮质激素对骨骼的副作用与原发病本身无关，但糖皮质激素作为炎症性疾病的治疗，可能通过抑制炎症性疾病及疾病对骨骼的副作用而对骨骼产生正向影响的作用（图 60-10）。例如，IL-1、TNF 等促炎细胞因子[83]，能刺激成骨细胞和 T 细胞产生 RANK 配体，导致破骨细胞活化，糖皮质激素通过抑制上述细胞因子间接对

骨量有正向影响作用。

除了用于乳腺癌的芳香化酶抑制剂、前列腺癌的雄激素剥夺疗法和抗癫痫药物外[164]，其他药物也会增加骨折的风险，尤其对于老年人和服用糖皮质激素的患者通常会同时服用抗抑郁药物和质子泵抑制剂（proton pump inhibitors，PPIs）[165-166]。

是否应该对患者进行治疗取决于对骨折风险、药物有效性、安全性和治疗成本的综合考虑。为了评估单个患者骨折的风险，目前已经开发了几种评分方法，如糖皮质激素诱导骨质疏松症评分（fracture risk in glucocorticoid-induced osteoporosis score，FIGS）中的骨折风险，其中包括糖皮质激素的剂量，以及骨折风险评估（FRAX；https：//www.shef.ac.uk/FRAX/）[167]，对于糖皮质激素每天用量大于 7.5 mg 强的松或其等效剂量的，也建议进行风险调整[168]。

在很大程度上，骨质疏松的预防由钙剂、维生素 D 补充和符合适应证的双膦酸盐（条件允许的话）组成[169]，国际上已形成糖皮质激素诱导骨质疏松的防治指南并在不断更新[170-171]。糖皮质激素引起的骨质疏松的预防和治疗管理将在其他章节讨论。

骨坏死

应用大剂量糖皮质激素是骨坏死原因之一，特别是儿童及 SLE 患者。血管机制参与了骨坏死的形成。脂肪蓄积使骨内压增高，进而引起微小脂肪栓塞或窦状血管床受压，从而导致缺血。早期症状为持续性弥漫性疼痛，活动后加重，髋、膝关节受累常见，而踝、肩受累少见。MRI 是早期最敏感的检查方法，放射性核素骨扫描特异性差，骨平片适用于随访。早期治疗包括制动及减少负重，必要时可进行手术减压或（和）关节置换。由于无法预防，因此早期监测十分重要。

肌病

通常发生于糖皮质激素治疗后数周至数月内的近端肌无力，尤其是双下肢，或在激素剂量增加后出现，可能提示类固醇性肌病。临床常见疑似的类固醇性肌病，但确诊者少见，几乎均发生于接受大剂量糖皮质激素（＞每日 30 mg 泼尼松龙或其等效剂量）治疗的患者。诊断主要依据临床和肌肉活检可发现 Ⅱ 型肌纤维非炎症性萎缩，血液中肌酶水平可不升高。治疗上，需停用激素类药物，如果有效，停药后患者症

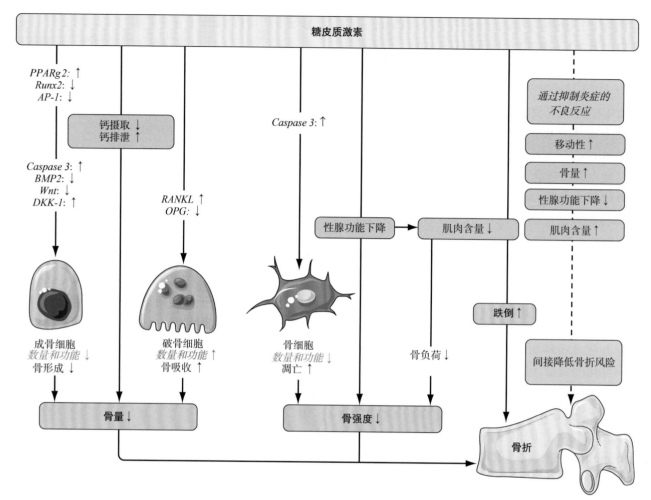

图 60-10　糖皮质激素对骨折风险的影响：作为该药物的副作用的负面影响和作为治疗效果的间接正面效应，抑制炎症性疾病的负面影响[186-189]。AP-1，激活蛋白 -1 转录因子复合物，包括 Fos 蛋白质；↑，增加、刺激或上调；↓，减少、抑制或下调；BMP2，属于转化生长因子 -β 超家族的 BMP 骨形态发生蛋白 -2，启动骨形成；Caspase 3，凋亡和细胞存活的关键酶；DKK-1，dickkopf-1，WNT 抑制剂；OPG，骨保护素，RANKL 的抗骨质增生诱饵受体；PPARγ2，核受体过氧化物酶体增殖物激活受体 -γ2 信号传导；RANKL，核因子 -κB（RANK）受体激活剂的配体，分化和激活破骨细胞；Runx2，Runx2 基因产物，刺激间充质细胞分化为成骨细胞；Wnt，Wnt 调节骨稳态的信号通路

状可迅速缓解。有报道存在一种罕见的速发性急性类固醇性肌病综合征，出现于应用大剂量糖皮质激素或冲击治疗的最初几天，肌肉活检发现肌纤维萎缩及坏死。

胃肠道不良反应

消化性溃疡

口服糖皮质激素对于上消化道安全性目前尚无明确结论。事实上，有研究证实，糖皮质激素抑制 COX-2 而不抑制 COX-1 合成，因此不增加消化性溃疡风险。其他研究发现，应用糖皮质激素出现严重上消化道并发症的相对危险度约为 2[172]，而糖皮质激素与 NSAIDs 联合使用时，其相对危险度约为 4.178[173]。因此，在联合应用 NSAIDs 和糖皮质激素的情况下，如果心血管疾病的风险不高（炎症性疾病本身就是心血管疾病的中等风险因素[150]），可考虑联合一种质子泵抑制剂或应用不抑制 COX-1 的 NSAIDs[135]。糖皮质激素不与 NSAIDs 联合应用时，若无上消化道并发症的其他危险因素，则无需应用胃黏膜保护剂；若患者存在消化性溃疡等危险因素，则再作考虑。

其他胃肠道不良反应

通常认为糖皮质激素可诱发胰腺炎，但尚无有力证据证实，且 SLE 或血管炎本身亦可导致胰腺炎[174]。应用糖皮质激素治疗的患者，特别是存在其他危险因素如高龄、糖尿病及联合应用其他免疫抑制剂时，无症状或有症状的上消化道白念珠菌感染率会增加。糖皮质激素可能掩盖腹部并发症如肠穿孔和腹膜炎（作为憩室炎的一个并发症）的症状及体征，从而延误诊断，增加其发病率和死亡率。

眼部不良反应

白内障

糖皮质激素能刺激后囊下白内障形成[175]，且可能增加皮质型白内障风险（比值比为 2.6）[176]。一定程度上，白内障发生风险和严重程度随糖皮质激素治疗剂量和持续时间的增加而增加。长期使用 15 mg/d 或更大剂量的泼尼松 1 年时间，患者常发生白内障，而剂量小于每日 10 mg 者白内障的发生率有所降低。但是，服用超过每日 5 mg 泼尼松龙或其他等效量激素也会引起白内障[136]。常双侧发病，但进展缓慢，可能引起视物障碍，如非晚期阶段，一般不会引起严重视力损伤。

青光眼

由于眼内压增加，糖皮质激素可导致或加重青光眼，有开角型青光眼家族史的患者和高度近视的患者易出现这种不良反应，接受大剂量糖皮质激素时，必须检查眼内压。若出现眼压升高，停用糖皮质激素后需再使用一段时间降眼压药物[177]。眼内局部应用糖皮质激素对眼压的影响比全身用药更大[178]。

皮肤不良反应

临床上糖皮质激素的皮肤不良反应包括类 Cushing 综合征、易挫伤、瘀斑、皮肤萎缩、紫纹、伤口不愈合、痤疮、口周皮炎、色素沉着、面部潮红、多毛症和头皮变薄。临床医师多认为上述变化的临床意义不大，但却给患者带来很大烦恼[138]。虽然尚无准确数据，但是这些不良反应取决于治疗的持续时间和剂量[136]。很多医师一眼即可发现长期应用糖皮质激素所致的皮肤改变。

内分泌不良反应

糖耐量异常和糖尿病

糖皮质激素可增加肝糖原合成，并通过抑制外周组织对葡萄糖的摄取与利用诱发胰岛素抵抗。其可能机制为糖皮质激素直接作用于胰腺 β 细胞，增加胰岛素分泌。中大剂量糖皮质激素仅需数周即可出现血糖升高。一项基于人群的病例对照研究发现，既往无糖尿病的患者使用不超过 10 mg/d 的泼尼松龙或其等效剂量时，需开始降糖治疗的 OR 值为 1.8。上述风险随糖皮质激素剂量的增加而增加。10 ~ 20 mg/d 泼尼松或其等效剂量的 OR 值为 3.0，20 ~ 30 mg/d 泼尼松或其等效剂量的 OR 值则为 5.8，30 mg/d 或更大剂量泼尼松或其等效剂量的 OR 值达 10.3[179]。

有其他糖尿病危险因素的患者上述风险更大，如糖尿病家族史、高龄、肥胖及既往有妊娠糖尿病。类固醇性糖尿病的特点是餐后血糖高及空腹血糖轻度增高。对于伴糖耐量异常或糖尿病的患者，其血糖更难控制。通常情况下，停止使用糖皮质激素后类固醇性糖尿病可逆，除非原来就存在糖耐量异常。

体重增加和脂肪再分布

体重增加是长期糖皮质激素治疗的副作用，这是患者和风湿病学家共同关注的问题[138]。体重增加是由于食欲增加和脂肪以及葡萄糖代谢的改变，导致全身和躯干脂肪增加。然而小剂量糖皮质激素对脂肪再分布和体重的影响很小[68-69]，并且少部分可能是由于治疗有效导致了体重增加，因为据报道活动性疾病会引起体重减轻，后者可能由于细胞因子的影响以及由于食欲缺乏导致。在一项为期 2 年的早期类风湿关节炎临床试验（CAMERA-II 试验）中[78]，泼尼松组的体重增加似乎可归因于疾病活动（导致体重减轻）的减少，而不仅仅是泼尼松的不良反应[48]。应用 TNF 抑制剂药物的类风湿关节炎患者的体重增加也可归因于相同的机制，即有效抑制疾病的活动[180]。

慢性内源性或外源性糖皮质激素过量最显著的效应之一为脂肪再分布。长期应用大剂量糖皮质激素患者的突出体征为脂肪向心性聚集及其在四肢分布的减少。可能的机制包括内脏脂肪细胞内可的松向氢化可的松转化增加、高胰岛素血症以及脂肪细胞源性激素与细胞因子（如瘦素和 TNF-α）表达和活性改变[181]。蛋白丢失也会导致肌肉萎缩及体态改变。

对下丘脑 – 垂体 – 肾上腺轴的抑制

服用外源性糖皮质激素对 HPA 轴的慢性抑制作用机制已在前文"糖皮质激素对下丘脑 - 垂体 - 肾上腺轴的作用"一节进行了描述。突然停用糖皮质激素治疗可能导致急性肾上腺功能不全，甚至循环衰竭与死亡[27,182]。现有报道 1 例患者使用糖皮质激素治疗10 年后由于突然停药而导致肾上腺功能不全[183]。疱疹病毒所致角膜溃疡及糖皮质激素诱导的急性精神病可骤然停用糖皮质激素，而无需逐渐减量，因前者可迅速导致角膜穿孔。对这些患者须谨慎应用促肾上腺激素试验评估肾上腺的反应性。然而，并非所有对皮质醇反应不佳的患者均有肾上腺功能不全的症状和体征。

慢性肾上腺功能低下的临床症状和体征缺乏特异性，包括乏力、嗜睡、直立性低血压、恶心、食欲下降、呕吐、腹泻、关节痛和肌痛。上述症状与糖皮质激素撤退的部分症状相同，例如乏力、关节痛和肌痛。若怀疑肾上腺皮质功能不全，可测定血清皮质醇水平并进行促肾上腺皮质激素刺激试验。有时难以区别糖皮质激素撤退症状与原发疾病，例如在风湿病性多肌痛。由于经肾素 - 血管紧张素 - 醛固酮系统调控的盐皮质激素分泌未受影响，因此严重的电解质紊乱不常见。

行为相关不良反应

糖皮质激素所致精神症状很多。虽然类固醇性精神病最受关注，但另一些未受重视的精神症状也令患者痛苦，且需药物干预[138]。糖皮质激素撤药期间也可出现类似表现。

类固醇性精神病

典型的精神病很少见，通常与应用大剂量糖皮质激素或激素冲击有关，但精神症状亦可为疾病本身所致。特别是 SLE 患者，难以区分 SLE 患者的精神症状是糖皮质激素的不良反应还是疾病本身的并发症，或是兼而有之。

约 10% 的类固醇性精神病症状单一，但大部分患者会出现情绪变化。约 40% 表现为抑郁，约 30% 突出表现为易激惹及躁狂[184]。精神症状常发生于治疗初期（60% 在用药 2 周内，90% 在用药 6 周内），并可于激素减量或停药后缓解。尽管大部分资料多为个案报道，但是发展为类固醇性精神病的患者常常先出现一些前驱的分离症状。有时候虽然药物未减量，但症状亦可缓解。

轻度情绪障碍

糖皮质激素可导致多种轻度情绪障碍，包括抑郁、情绪高涨（欣快感）、失眠、易激惹、情绪不稳定、焦虑、记忆力减退及认知障碍等。虽然上述症状并不严重，但仍应重视——其不仅影响情绪，也干扰基础疾病的评估与治疗。许多医生发现，使用糖皮质激素治疗的患者中有相当一部分可出现轻度情绪障碍，其中约 50% 发生在治疗第 1 周。尚不清楚使用常规剂量激素的患者轻度情绪障碍的确切发生率，大部分研究均针对大剂量糖皮质激素所致的情绪障碍[185]。应用糖皮质激素治疗前告知患者可能出现轻度情绪障碍至关重要[138]。

监测

很少有关于糖皮质激素相关不良反应的系统研究。依据专家和患者的意见，目前已经制订了监测小剂量糖皮质激素治疗建议。总之，在临床实践中，使用小剂量糖皮质激素治疗的患者除了骨质疏松（遵循国家指南）以及基线评价空腹血糖、青光眼风险及足踝部的水肿外，无需进行激素治疗期间严重不良反应的监测[133]。然而，对于中、大剂量监测应该更为全面，不仅要监测糖皮质激素的不良反应，还要监测合并用药和并发症的不良反应。目前还没有相关的监测指南，但已对风湿性疾病中大剂量糖皮质激素治疗的管理提出了建议[90]。良好的临床实践监测包括血压、眼压和尿糖的测量。糖皮质激素相关的临床试验应进行更为全面的监测，纳入更多样本以研究不良反应谱发生率及不良反应的严重性[133]。若能谨慎使用，糖皮质激素仍然是 21 世纪最重要的临床用药之一。

展望

尽管生物制剂常应用于风湿病学，但它们目前及在不久的将来也不会取代糖皮质激素作为炎性自身免疫疾病以及血管炎的锚定药物。与其广泛使用相比，不同剂量糖皮质激素和治疗不同疾病时不良反应谱发生率、严重程度的相关数据很少[133]。分子机制和基因的进一步研究对新药研发和个性化药物治疗十分重要[4]，但这些研究似乎还有很长的路要走。除了泼尼松缓释剂外，过去对于新的糖皮质激素研发尚未达到预期，未来仍需在随机临床试验中进一步研究。

 本章的参考文献也可以在 ExpertConsult.com 上找到。

主要参考文献

1. Hench PS, Kendall EC, Slocumb CH, et al: The effect of a hormone of the adrenal cortex (17-hydroxy-11-dehydrocorticosterone: compound E) and of pituitary adrenocorticotropic hormone on rheumatoid arthritis: preliminary report. *Proc Staff Meet Mayo Clin* 24:181–197, 1949.
2. Smolen JS, Landewe R, Breedveld FC, et al: EULAR recommendations for the management of rheumatoid arthritis with synthetic and biological disease-modifying antirheumatic drugs. *Ann Rheum Dis* 69:964–975, 2010.
3. Overman RA, Yeh JY, Deal CL: Prevalence of oral glucocorticoid usage in the United States: a general population perspective. *Arthritis Care Res (Hoboken)* 65:294–298, 2013.
4. Burska AN, Roget K, Blits M, et al: Gene expression analysis in RA: towards personalized medicine. *Pharmacogenomics J* 14:93–106, 2014.
5. Buttgereit F, Wehling M, Burmester GR: A new hypothesis of modular glucocorticoid actions: steroid treatment of rheumatic diseases revisited. *Arthritis Rheum* 41:761–767, 1998.
6. Buttgereit F, da Silva JA, Boers M, et al: Standardised nomenclature for glucocorticoid dosages and glucocorticoid treatment regimens: current questions and tentative answers in rheumatology. *Ann Rheum Dis* 61:718–722, 2002.
7. Buttgereit F, Zhou H, Seibel MJ: Arthritis and endogenous glucocorticoids: the emerging role of the 11beta-HSD enzymes. *Ann Rheum Dis* 67:1201–1203, 2008.
8. Hardy R, Rabbitt EH, Filer A, et al: Local and systemic glucocorticoid metabolism in inflammatory arthritis. *Ann Rheum Dis* 67:1204–1210, 2008.
9. Barnes PJ: Anti-inflammatory actions of glucocorticoids: molecular mechanisms. *Clin Sci (Lond)* 94:557–572, 1998.
10. Lipworth BJ: Therapeutic implications of non-genomic glucocorticoid activity. *Lancet* 356:87–89, 2000.
11. Rhen T, Cidlowski JA: Antiinflammatory action of glucocorticoids—new mechanisms for old drugs. *N Engl J Med* 353:1711–1723, 2005.
12. Almawi WY, Melemedjian OK: Negative regulation of nuclear factor-kappaB activation and function by glucocorticoids. *J Mol Endocrinol* 28:69–78, 2002.
13. Ristimaki A, Narko K, Hla T: Down-regulation of cytokine-induced cyclo-oxygenase-2 transcript isoforms by dexamethasone: evidence for post-transcriptional regulation. *Biochem J* 318(Pt 1):325–331, 1996.
14. Vandevyver S, Dejager L, Tuckermann J, et al: New Insights into the anti-inflammatory mechanisms of glucocorticoids: an emerging role for glucocorticoid-receptor-mediated transactivation. *Endocrinology* 154:993–1007, 2013.
15. Kleiman A, Tuckermann JP: Glucocorticoid receptor action in beneficial and side effects of steroid therapy: lessons from conditional knockout mice. *Mol Cell Endocrinol* 275:98–108, 2007.
16. Bareille P, Hardes K, Donald AC: Efficacy and safety of once-daily GW870086 a novel selective glucocorticoid in mild-moderate asthmatics: a randomised, two-way crossover, controlled clinical trial. *J Asthma* 50:1077–1082, 2013.
17. Harr MW, Rong Y, Bootman MD, et al: Glucocorticoid-mediated inhibition of Lck modulates the pattern of T cell receptor-induced calcium signals by down-regulating inositol 1,4,5-trisphosphate receptors. *J Biol Chem* 284:31860–31871, 2009.
18. Cooper MS, Stewart PM: Corticosteroid insufficiency in acutely ill patients. *N Engl J Med* 348:727–734, 2003.
19. Neeck G: Fifty years of experience with cortisone therapy in the study and treatment of rheumatoid arthritis. *Ann N Y Acad Sci* 966:28–38, 2002.
20. Gudbjornsson B, Skogseid B, Oberg K, et al: Intact adrenocorticotropic hormone secretion but impaired cortisol response in patients with active rheumatoid arthritis. Effect of glucocorticoids. *J Rheumatol* 23:596–602, 1996.
21. Chikanza IC, Petrou P, Kingsley G, et al: Defective hypothalamic response to immune and inflammatory stimuli in patients with rheumatoid arthritis. *Arthritis Rheum* 35:1281–1288, 1992.
22. Radikova Z, Rovensky J, Vlcek M, et al: Adrenocortical response to low-dose ACTH test in female patients with rheumatoid arthritis. *Ann N Y Acad Sci* 1148:562–566, 2008.
23. Bijlsma JW, Cutolo M, Masi AT, et al: The neuroendocrine immune basis of rheumatic diseases. *Immunol Today* 20:298–301, 1999.
24. Arlt W: The approach to the adult with newly diagnosed adrenal insufficiency. *J Clin Endocrinol Metab* 94:1059–1067, 2009.
25. Debono M, Ross RJ, Newell-Price J: Inadequacies of glucocorticoid replacement and improvements by physiological circadian therapy. *Eur J Endocrinol* 160:719–729, 2009.
26. Charmandari E, Nicolaides NC, Chrousos GP: Adrenal insufficiency. *Lancet* 383:2152–2167, 2014.
27. Bornstein SR: Predisposing factors for adrenal insufficiency. *N Engl J Med* 360:2328–2339, 2009.
28. American Society of Health-System Pharmacists: *AHFS drug information*, Bethesda, MD, 2001, American Society of Health-System Pharmacists.
29. Henzen C, Suter A, Lerch E, et al: Suppression and recovery of adrenal response after short-term, high-dose glucocorticoid treatment. *Lancet* 355:542–545, 2000.
30. Alten R, Doring G, Cutolo M, et al: Hypothalamus-pituitary-adrenal axis function in patients with rheumatoid arthritis treated with nighttime-release prednisone. *J Rheumatol* 37:2025–2031, 2010.
31. Ackerman GL, Nolsn CM: Adrenocortical responsiveness after alternate-day corticosteroid therapy. *N Engl J Med* 278:405–409, 1968.
32. Schlaghecke R, Kornely E, Santen RT, et al: The effect of long-term glucocorticoid therapy on pituitary-adrenal responses to exogenous corticotropin-releasing hormone. *N Engl J Med* 326:226–230, 1992.
33. Dinsen S, Baslund B, Klose M, et al: Why glucocorticoid withdrawal may sometimes be as dangerous as the treatment itself. *Eur J Intern Med* 24:714–720, 2013.
34. Boumpas DT, Chrousos GP, Wilder RL, et al: Glucocorticoid therapy for immune-mediated diseases: basic and clinical correlates. *Ann Intern Med* 119:1198–1208, 1993.
35. Kirwan JR, Bijlsma JW, Boers M, et al: Effects of glucocorticoids on radiological progression in rheumatoid arthritis. *Cochrane Database Syst Rev* (1):CD006356, 2007.
36. Leonard JP, Silverstein RL: Corticosteroids and the haematopoietic system. In Lin AN, Paget SA, editors: *Principles of Corticosteroid Therapy*, New York, 2002, Arnold, pp 144–149.
37. Verhoef CM, van Roon JA, Vianen ME, et al: The immune suppressive effect of dexamethasone in rheumatoid arthritis is accompanied by upregulation of interleukin 10 and by differential changes in interferon gamma and interleukin 4 production. *Ann Rheum Dis* 58:49–54, 1999.
38. Morand EF, Jefferiss CM, Dixey J, et al: Impaired glucocorticoid induction of mononuclear leukocyte lipocortin-1 in rheumatoid arthritis. *Arthritis Rheum* 37:207–211, 1994.
39. DiBattista JA, Martel-Pelletier J, Wosu LO, et al: Glucocorticoid receptor mediated inhibition of interleukin-1 stimulated neutral metalloprotease synthesis in normal human chondrocytes. *J Clin Endocrinol Metab* 72:316–326, 1991.
40. Cronstein BN, Kimmel SC, Levin RI, et al: A mechanism for the antiinflammatory effects of corticosteroids: the glucocorticoid receptor regulates leukocyte adhesion to endothelial cells and expression of endothelial-leukocyte adhesion molecule 1 and intercellular adhesion molecule 1. *Proc Natl Acad Sci U S A* 89:9991–9995, 1992.
41. Di Rosa M, Radomski M, Carnuccio R, et al: Glucocorticoids inhibit

the induction of nitric oxide synthase in macrophages. *Biochem Biophys Res Commun* 172:1246–1252, 1990.

42. Tornatore KM, Logue G, Venuto RC, et al: Pharmacokinetics of methylprednisolone in elderly and young healthy males. *J Am Geriatr Soc* 42:1118–1122, 1994.

43. Tornatore KM, Biocevich DM, Reed K, et al: Methylprednisolone pharmacokinetics, cortisol response, and adverse effects in black and white renal transplant recipients. *Transplantation* 59:729–736, 1995.

44. Barnes PJ, Adcock IM: Glucocorticoid resistance in inflammatory diseases. *Lancet* 373:1905–1917, 2009.

45. Ramamoorthy S, Cidlowski JA: Exploring the molecular mechanisms of glucocorticoid receptor action from sensitivity to resistance. *Endocr Dev* 24:41–56, 2013.

46. Quax RA, Manenschijn L, Koper JW, et al: Glucocorticoid sensitivity in health and disease. *Nat Rev Endocrinol* 9:670–686, 2013.

47. Podgorski MR, Goulding NJ, Hall ND, et al: Autoantibodies to lipocortin-1 are associated with impaired glucocorticoid responsiveness in rheumatoid arthritis. *J Rheumatol* 19:1668–1671, 1992.

48. Jurgens MS, Jacobs JW, Geenen R, et al: Increase of body mass index in a tight controlled methotrexate-based strategy with prednisone in early rheumatoid arthritis: side effect of the prednisone or better control of disease activity? *Arthritis Care Res (Hoboken)* 65:88–93, 2013.

49. van der Goes MC, Jacobs JW, Jurgens MS, et al: Are changes in bone mineral density different between groups of early rheumatoid arthritis patients treated according to a tight control strategy with or without prednisone if osteoporosis prophylaxis is applied? *Osteoporos Int* 24:1429–1436, 2013.

50. Carrie F, Roblot P, Bouquet S, et al: Rifampin-induced nonresponsiveness of giant cell arteritis to prednisone treatment. *Arch Intern Med* 154:1521–1524, 1994.

51. McAllister WA, Thompson PJ, Al Habet SM, et al: Rifampicin reduces effectiveness and bioavailability of prednisolone. *Br Med J (Clin Res Ed)* 286:923–925, 1983.

52. Kyriazopoulou V, Parparousi O, Vagenakis AG: Rifampicin-induced adrenal crisis in addisonian patients receiving corticosteroid replacement therapy. *J Clin Endocrinol Metab* 59:1204–1206, 1984.

53. Varis T, Kivisto KT, Neuvonen PJ: Grapefruit juice can increase the plasma concentrations of oral methylprednisolone. *Eur J Clin Pharmacol* 56:489–493, 2000.

54. Oerlemans R, Vink J, Dijkmans BA, et al: Sulfasalazine sensitises human monocytic/macrophage cells for glucocorticoids by upregulation of glucocorticoid receptor alpha and glucocorticoid induced apoptosis. *Ann Rheum Dis* 66:1289–1295, 2007.

55. Basta-Kaim A, Budziszewska B, Jaworska-Feil L, et al: Chlorpromazine inhibits the glucocorticoid receptor-mediated gene transcription in a calcium-dependent manner. *Neuropharmacology* 43:1035–1043, 2002.

56. Gaffney K, Ledingham J, Perry JD: Intra-articular triamcinolone hexacetonide in knee osteoarthritis: factors influencing the clinical response. *Ann Rheum Dis* 54:379–381, 1995.

57. Jacobs JW, Michels-van Amelsfort JM: How to perform local soft-tissue glucocorticoid injections? *Best Pract Res Clin Rheumatol* 27:171–194, 2013.

58. Sokka T, Toloza S, Cutolo M, et al: Women, men, and rheumatoid arthritis: analyses of disease activity, disease characteristics, and treatments in the QUEST-RA study. *Arthritis Res Ther* 11:R7, 2009.

59. ACR Subcommittee on Rheumatoid Arthritis Guidelines: Guidelines for the management of rheumatoid arthritis: 2002 Update. *Arthritis Rheum* 46:328–346, 2002.

60. Criswell LA, Saag KG, Sems KM, et al: Moderate-term, low-dose corticosteroids for rheumatoid arthritis. *Cochrane Database Syst Rev* (2):CD001158, 2000.

61. Kirwan JR: The effect of glucocorticoids on joint destruction in rheumatoid arthritis. The Arthritis and Rheumatism Council Low-Dose Glucocorticoid Study Group. *N Engl J Med* 333:142–146, 1995.

62. Boers M, Verhoeven AC, Markusse HM, et al: Randomised comparison of combined step-down prednisolone, methotrexate and sulphasalazine with sulphasalazine alone in early rheumatoid arthritis. *Lancet* 350:309–318, 1997.

63. Landewé RB, Boers M, Verhoeven AC, et al: COBRA combination therapy in patients with early rheumatoid arthritis: long-term structural benefits of a brief intervention. *Arthritis Rheum* 46:347–356, 2002.

64. van Tuyl LH, Boers M, Lems WF, et al: Survival, comorbidities and joint damage 11 years after the COBRA combination therapy trial in early rheumatoid arthritis. *Ann Rheum Dis* 69:807–812, 2010.

65. Haagsma CJ, van Riel PL, de Jong AJ, et al: Combination of sulphasalazine and methotrexate versus the single components in early rheumatoid arthritis: a randomized, controlled, double-blind, 52 week clinical trial. *Br J Rheumatol* 36:1082–1088, 1997.

66. Dougados M, Combe B, Cantagrel A, et al: Combination therapy in early rheumatoid arthritis: a randomised, controlled, double blind 52 week clinical trial of sulphasalazine and methotrexate compared with the single components. *Ann Rheum Dis* 58:220–225, 1999.

67. Goekoop-Ruiterman YP, Vries-Bouwstra JK, Allaart CF, et al: Clinical and radiographic outcomes of four different treatment strategies in patients with early rheumatoid arthritis (the BeSt study): a randomized, controlled trial. *Arthritis Rheum* 52:3381–3390, 2005.

68. Wassenberg S, Rau R, Steinfeld P, et al: Very low-dose prednisolone in early rheumatoid arthritis retards radiographic progression over two years: a multicenter, double-blind, placebo-controlled trial. *Arthritis Rheum* 52:3371–3380, 2005.

69. Van Everdingen AA, Jacobs JW, Siewertsz Van Reesema DR, et al: Low-dose prednisone therapy for patients with early active rheumatoid arthritis: clinical efficacy, disease-modifying properties, and side effects: a randomized, double-blind, placebo-controlled clinical trial. *Ann Intern Med* 136:1–12, 2002.

70. Van Everdingen AA, Siewertsz Van Reesema DR, Jacobs JW, et al: The clinical effect of glucocorticoids in patients with rheumatoid arthritis may be masked by decreased use of additional therapies. *Arthritis Rheum* 51:233–238, 2004.

71. Jacobs JW, Van Everdingen AA, Verstappen SM, et al: Followup radiographic data on patients with rheumatoid arthritis who participated in a two-year trial of prednisone therapy or placebo. *Arthritis Rheum* 54:1422–1428, 2006.

72. Svensson B, Boonen A, Albertsson K, et al: Low-dose prednisolone in addition to the initial disease-modifying antirheumatic drug in patients with early active rheumatoid arthritis reduces joint destruction and increases the remission rate: a two-year randomized trial. *Arthritis Rheum* 52:3360–3370, 2005.

73. Choy EH, Kingsley GH, Khoshaba B, et al: A two year randomised controlled trial of intramuscular depot steroids in patients with established rheumatoid arthritis who have shown an incomplete response to disease modifying antirheumatic drugs. *Ann Rheum Dis* 64:1288–1293, 2005.

74. Hansen M, Podenphant J, Florescu A, et al: A randomised trial of differentiated prednisolone treatment in active rheumatoid arthritis. Clinical benefits and skeletal side effects. *Ann Rheum Dis* 58:713–718, 1999.

75. Paulus HE, Di Primeo D, Sanda M, et al: Progression of radiographic joint erosion during low dose corticosteroid treatment of rheumatoid arthritis. *J Rheumatol* 27:1632–1637, 2000.

76. Capell HA, Madhok R, Hunter JA, et al: Lack of radiological and clinical benefit over two years of low dose prednisolone for rheumatoid arthritis: results of a randomised controlled trial. *Ann Rheum Dis* 63:797–803, 2004.

77. Verstappen SM, Jacobs JW, van der Veen MJ, et al: Intensive treatment with methotrexate in early rheumatoid arthritis: aiming for remission. Computer Assisted Management in Early Rheumatoid Arthritis (CAMERA, an open-label strategy trial). *Ann Rheum Dis* 66:1443–1449, 2007.

78. Bakker MF, Jacobs JW, Welsing PM, et al: Low-dose prednisone inclusion in a methotrexate-based, tight control strategy for early rheumatoid arthritis: A randomized trial. *Ann Intern Med* 156:329–339, 2012.

79. Goekoop-Ruiterman YP, de Vries-Bouwstra JK, Allaart CF, et al: Clinical and radiographic outcomes of four different treatment strategies in patients with early rheumatoid arthritis (the BeSt study): a randomized, controlled trial. *Arthritis Rheum* 58:S126–S135, 2008.

80. de Jong PH, Hazes JM, Barendregt PJ, et al: Induction therapy with a combination of DMARDs is better than methotrexate monotherapy: first results of the tREACH trial. *Ann Rheum Dis* 72:72–78, 2013.

81. Ter Wee MM, Uyl D, et al: Intensive combination treatment regimens, including prednisolone, are effective in treating patients with early rheumatoid arthritis regardless of additional etanercept: 1-year results of the COBRA-light open-label, randomised, non-inferiority trial. *Ann Rheum Dis* 75:1233–1240, 2015.

82. O'Dell JR: Treating rheumatoid arthritis early: a window of opportunity? *Arthritis Rheum* 46:283–285, 2002.

83. Moreland LW, Curtis JR: Systemic nonarticular manifestations of rheumatoid arthritis: focus on inflammatory mechanisms. *Semin Arthritis Rheum* 39:132–143, 2009.

84. Bos WH, Dijkmans BA, Boers M, et al: Effect of dexamethasone on autoantibody levels and arthritis development in patients with arthralgia: a randomised trial. *Ann Rheum Dis* 69:571–574, 2010.

85. Machold KP, Landewe R, Smolen JS, et al: The Stop Arthritis Very Early (SAVE) trial, an international multicentre, randomised, double-blind, placebo-controlled trial on glucocorticoids in very early arthritis. *Ann Rheum Dis* 69:495–502, 2010.

86. Verstappen SM, McCoy MJ, Roberts C, et al: Beneficial effects of a 3-week course of intramuscular glucocorticoid injections in patients with very early inflammatory polyarthritis: results of the STIVEA trial. *Ann Rheum Dis* 69:503–509, 2010.

87. Hayreh SS, Zimmerman B: Visual deterioration in giant cell arteritis patients while on high doses of corticosteroid therapy. *Ophthalmology* 110:1204–1215, 2003.

88. Weusten BL, Jacobs JW, Bijlsma JW: Corticosteroid pulse therapy in active rheumatoid arthritis. *Semin Arthritis Rheum* 23:183–192, 1993.

89. Jacobs JW, Geenen R, Evers AW, et al: Short term effects of corticosteroid pulse treatment on disease activity and the wellbeing of patients with active rheumatoid arthritis. *Ann Rheum Dis* 60:61–64, 2001.

90. Duru N, van der Goes MC, Jacobs JW, et al: EULAR evidence-based and consensus-based recommendations on the management of medium to high-dose glucocorticoid therapy in rheumatic diseases. *Ann Rheum Dis* 72:1905–1913, 2013.

91. Salem M, Tainsh RE Jr, Bromberg J, et al: Perioperative glucocorticoid coverage. A reassessment 42 years after emergence of a problem. *Ann Surg* 219:416–425, 1994.

92. Marik PE, Varon J: Requirement of perioperative stress doses of corticosteroids: a systematic review of the literature. *Arch Surg* 143:1222–1226, 2008.

93. Peltoniemi OM, Kari MA, Lano A, et al: Two-year follow-up of a randomised trial with repeated antenatal betamethasone. *Arch Dis Child Fetal Neonatal Ed* 94:F402–F406, 2009.

94. Wapner RJ, Sorokin Y, Mele L, et al: Long-term outcomes after repeat doses of antenatal corticosteroids. *N Engl J Med* 357:1190–1198, 2007.

95. Khalife N, Glover V, Taanila A, et al: Prenatal glucocorticoid treatment and later mental health in children and adolescents. *PLoS One* 8:e81394, 2013.

96. Park-Wyllie L, Mazzotta P, Pastuszak A, et al: Birth defects after maternal exposure to corticosteroids: prospective cohort study and meta-analysis of epidemiological studies. *Teratology* 62:385–392, 2000.

97. Temprano KK, Bandlamudi R, Moore TL: Antirheumatic drugs in pregnancy and lactation. *Semin Arthritis Rheum* 35:112–121, 2005.

98. Yeh TF, Lin YJ, Lin HC, et al: Outcomes at school age after postnatal dexamethasone therapy for lung disease of prematurity. *N Engl J Med* 350:1304–1313, 2004.

99. Hepper CT, Halvorson JJ, Duncan ST, et al: The efficacy and duration of intra-articular corticosteroid injection for knee osteoarthritis: a systematic review of level I studies. *J Am Acad Orthop Surg* 17:638–646, 2009.

100. Eustace JA, Brophy DP, Gibney RP, et al: Comparison of the accuracy of steroid placement with clinical outcome in patients with shoulder symptoms. *Ann Rheum Dis* 56:59–63, 1997.

101. Jones A, Regan M, Ledingham J, et al: Importance of placement of intra-articular steroid injections. *BMJ* 307:1329–1330, 1993.

102. Gray RG, Gottlieb NL: Intra-articular corticosteroids. An updated assessment. *Clin Orthop* 177:235–263, 1983.

103. Seror P, Pluvinage P, d'Andre FL, et al: Frequency of sepsis after local corticosteroid injection (an inquiry on 1160000 injections in rheumatological private practice in France). *Rheumatology (Oxford)* 38:1272–1274, 1999.

104. Kaandorp CJ, Krijnen P, Moens HJ, et al: The outcome of bacterial arthritis: a prospective community-based study. *Arthritis Rheum* 40:884–892, 1997.

106. Hunder GG, Sheps SG, Allen GL, et al: Daily and alternate-day corticosteroid regimens in treatment of giant cell arteritis: comparison in a prospective study. *Ann Intern Med* 82:613–618, 1975.

107. Bengtsson BA, Malmvall BE: An alternate-day corticosteroid regimen in maintenance therapy of giant cell arteritis. *Acta Med Scand* 209:347–350, 1981.

108. Avioli LV: Glucocorticoid effects on statural growth. *Br J Rheumatol* 32(Suppl 2):27–30, 1993.

109. Furst DE, Keystone EC, Fleischmann R, et al: Updated consensus statement on biological agents for the treatment of rheumatic diseases, 2009. *Ann Rheum Dis* 69(Suppl 1):i2–i29, 2010.

110. Ferraccioli G, Salaffi F, De Vita S, et al: Methotrexate in polymyalgia rheumatica: preliminary results of an open, randomized study. *J Rheumatol* 23:624–628, 1996.

111. van der Veen MJ, Dinant HJ, Booma-Frankfort C, et al: Can methotrexate be used as a steroid sparing agent in the treatment of polymyalgia rheumatica and giant cell arteritis? *Ann Rheum Dis* 55:218–223, 1996.

112. Jover JA, Hernandez-Garcia C, Morado IC, et al: Combined treatment of giant-cell arteritis with methotrexate and prednisone. a randomized, double-blind, placebo-controlled trial. *Ann Intern Med* 134:106–114, 2001.

113. Spiera RF, Mitnick HJ, Kupersmith M, et al: A prospective, double-blind, randomized, placebo controlled trial of methotrexate in the treatment of giant cell arteritis (GCA). *Clin Exp Rheumatol* 19:495–501, 2001.

114. Hoffman GS, Cid MC, Hellmann DB, et al: A multicenter, randomized, double-blind, placebo-controlled trial of adjuvant methotrexate treatment for giant cell arteritis. *Arthritis Rheum* 46:1309–1318, 2002.

115. Caporali R, Cimmino MA, Ferraccioli G, et al: Prednisone plus methotrexate for polymyalgia rheumatica: a randomized, double-blind, placebo-controlled trial. *Ann Intern Med* 141:493–500, 2004.

116. Yates M, Loke YK, Watts RA, et al: Prednisolone combined with adjunctive immunosuppression is not superior to prednisolone alone in terms of efficacy and safety in giant cell arteritis: meta-analysis. *Clin Rheumatol* 33:227–236, 2014.

117. Arvidson NG, Gudbjornsson B, Larsson A, et al: The timing of glucocorticoid administration in rheumatoid arthritis. *Ann Rheum Dis* 56:27–31, 1997.

118. Kowanko IC, Pownall R, Knapp MS, et al: Time of day of prednisolone administration in rheumatoid arthritis. *Ann Rheum Dis* 41:447–452, 1982.

119. Derendorf H, Ruebsamen K, Clarke L, et al: Pharmacokinetics of modified-release prednisone tablets in healthy subjects and patients with rheumatoid arthritis. *J Clin Pharmacol* 53:326–333, 2013.

120. Buttgereit F, Doering G, Schaeffler A, et al: Efficacy of modified-release versus standard prednisone to reduce duration of morning stiffness of the joints in rheumatoid arthritis (CAPRA-1): a double-blind, randomised controlled trial. *Lancet* 371:205–214, 2008.

第61章

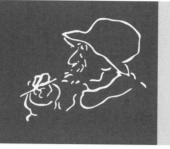

传统DMARDs：甲氨蝶呤、来氟米特、柳氮磺吡啶、羟氯喹及联合治疗

原著　Amy C. Cannella・James R. O'Dell
徐胜前 译　徐建华 校

关键点

甲氨蝶呤是类风湿关节炎（rheumatoid arthritis, RA）单药治疗使用时间最久、最常用的改善病情抗风湿药（disease-modifying antirheumatic drug, DMARD）之一；同时也是RA联合治疗的基石。

来氟米特、柳氮磺吡啶和羟氯喹均为RA的有效治疗药物，一般用于联合治疗。

尽管传统DMARD的作用机制尚未完全明了，但可以确定其中大多数具有抗炎和免疫调节作用。

选择DMARD时，应当个体化，并注意患者的年龄、生育计划、合并用药和合并症。

DMARD的毒性反应可能有显著的发生率，甚至会导致个别患者死亡；适合的药物剂量和毒副作用监测很重要。

无论对早期还是晚期RA患者中，联合治疗疗效均优于DMARD单药治疗。

未来的研究应阐明对于个体患者应当如何选择恰当的DMARD治疗时机及联合治疗方案。

甲氨蝶呤

关键点

甲氨蝶呤（methotrexate，MTX）的一个重要作用机制是除了抑制二氢叶酸还原酶外，还可以增加腺苷的释放，而腺苷是炎症的有效抑制剂。

MTX可以在多种细胞上发生多聚谷氨酸化，从而发挥长期的治疗作用。

在MTX使用剂量大于每周15 mg分次给药（在12小时内）或皮下给药，可能提高MTX的疗效。

同时服用叶酸可以减少MTX的一些不良反应，而并不降低疗效。

肾功能下降需调整MTX的剂量。

MTX导致的肺炎虽然很少见，却是一种严重和潜在的致命性并发症。

甲氨蝶呤（methotrexate，MTX）在风湿病特别是RA的现代治疗中占有举足轻重的地位。在半个多世纪以前，MTX因其抗细胞增殖作用而进入肿瘤治疗领域。20世纪80年代初期，成为治疗RA的DMARD，也用于其他许多风湿病的治疗。

化学结构

MTX结构上属叶酸类似物，在蝶啶和对氨基苯酸基团上存在取代基（图61-1）。叶酸（即蝶酰谷氨酸）的结构由三部分组成：①多环蝶啶基；②连接对氨基苯酸；后者又与③一个末端谷氨酸残基相连。

药物效应

MTX是叶酸类似物，通过还原型叶酸载体进入细胞，甲酰四氢叶酸能够与MTX竞争该载体。而叶酸是通过另一种所谓叶酸受体的跨膜受体进入胞内[1]。该叶酸受体在代谢旺盛的细胞中可发生上调，如滑膜巨噬细胞，并可作为MTX内流的第二条路径[2-3]。MTX的外排主要通过三磷腺苷结合盒（adenosine triphosphate-binding cassette，ABC）转运体家族成员

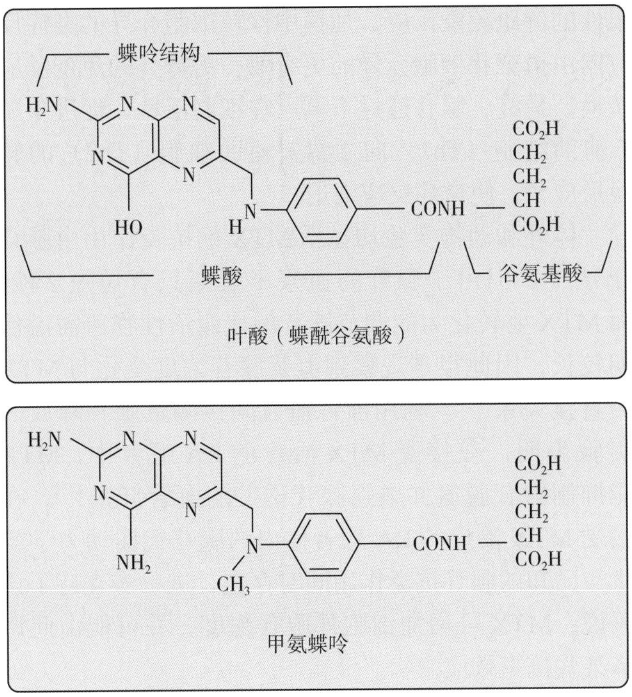

实现，特别是 ABCC1-4 和 ABCG2[4]。基因多态性能够影响 MTX 入胞（的受体）和出胞的转运蛋白，进而导致患者对该药发生不同的反应性和毒副作用[4]。目前已发现多药耐药蛋白能够促进 MTX、叶酸以及甲酰四氢叶酸排出胞外，从而引发 MTX 耐药[5]。

进入细胞内后，天然叶酸盐和 MTX 都会经过多聚谷氨酸化的过程，该过程由叶酸-多聚谷氨酸合成酶参与。MTX 的多聚谷氨酸化对于防止其被排出胞外十分重要，因为 MTX 在单谷氨酸状态下很容易发生外排。多聚谷氨酸 MTX 对胞内酶有多种重要的抑制作用，由此衍生出多个解释其抗炎和抗增殖（免疫抑制）作用的假说：①抑制氨基咪唑甲酰胺核苷酸（aminoimidazole carboxamide ribonucleotide，AICAR）甲酰基转移酶（ATIC），导致胞内和胞外腺苷浓度升高；②抑制胸苷酸合成酶（TYMS），从而降低嘧啶合成；③抑制二氢叶酸还原酶（DHFR），从而抑制对细胞功能至关重要的转甲基反应（图 61-2）。

图 61-1　叶酸和甲氨蝶呤的化学结构

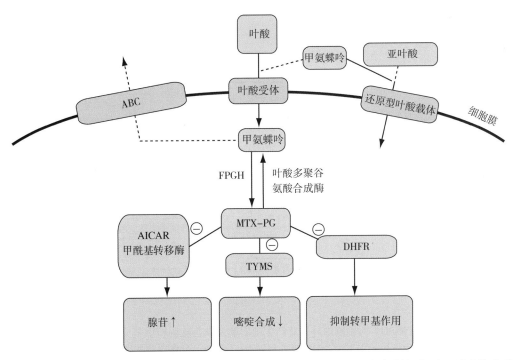

图 61-2　甲氨蝶呤（MTX）主要通过还原型叶酸载体（RFC）进入胞内，但也可通过叶酸受体（FR）。进入胞内后，MTX 被多聚谷氨酸化，并能干扰多个胞内酶，包括 5-氨基咪唑-4-甲酰胺核苷酸（AICAR）甲酰基转移酶（ATIC）、胸苷酸合成酶（TYMS）和二氢叶酸还原酶（DHFR）。ABC，三磷腺苷结合盒转运体；FPGH，叶酸聚谷氨酸合成酶；MTX-PG，多聚谷氨酸甲氨蝶呤

多聚谷氨酸MTX对ATIC的抑制导致AICAR累积，最终引起腺苷水平上升。关于其机制目前主要有3种假说，并可能联合发挥作用：① AICAR对单磷酸腺苷（adenosine monophosphate，AMP）脱氨酶的抑制，导致由AMP产生的腺苷增加；② AICAR抑制腺苷脱氨酶（adenosine deaminase，ADA），从而抑制腺苷降解为肌苷；③ AICAR刺激5′核苷酸外切酶，将细胞外AMP转化为腺苷（图61-3）[6-8]。

腺苷是一种嘌呤核苷，被称为"对抗性代谢物"，因为它能在应急损伤刺激后起到组织保护作用[9]。腺苷是一种强大的炎症抑制因子[9]，且能诱发血管扩张[10-11]。腺苷的抗炎作用包括调节内皮细胞的炎性功能（包括细胞迁移）[10-11]，下调中性粒细胞和树突状细胞[9,12]，以及调节单核-巨噬细胞的细胞因子[9]。单核-巨噬细胞上的腺苷受体可抑制强促炎物白介素IL-12[13]。腺苷亦能抑制促炎因子TNF、IL-6、IL-8、巨噬细胞炎症蛋白-1α、白三烯B4以及一氧化氮，并同时促进抗炎介质IL-10以及IL-1受体拮抗物的产生[14-19]。另外，腺苷受体介导的一系列过程还能抑制胶原酶的合成[20]。总之，腺苷可能促进一个自限性的健康免疫反应，加速中性粒细胞介导的炎症反应向由树突状细胞介导的更有效、更特异的免疫反应转换。最终，腺苷通过下调巨噬细胞活性，促进1型T辅助细胞（Th1）向2型T辅助细胞（Th2）的转换反应[9]，使炎症反应消退。

体外和动物实验均显示MTX的抗炎作用由腺苷介导[21]。但由于腺苷的血浆半衰期只有短短2秒，而MTX要转化为能调节腺苷的代谢活性物所需潜伏期较长，因此很难观察到血浆腺苷浓度变化与MTX的直接关系[22]。利用前臂血流间接测量腺苷释放的实验表明，在接受MTX治疗的RA患者中，MTX能抑制腺苷脱氨并增强腺苷诱发的血管舒张[23]。在接受MTX治疗的RA患者体内的腺苷代谢动力学变化与已知的腺苷抗炎作用同时存在，进一步支持了该假说：MTX可增加细胞外腺苷浓度，并可能由此调节某些抗炎效应。

除了上述血管舒张作用，腺苷的心血管效应还包括：对心肌的负性变力、变时作用、抑制血管平滑肌细胞增生、对交感神经递质释放的突触前抑制，以及抑制血小板聚集[24]。RA患者比普通人群的心血管疾

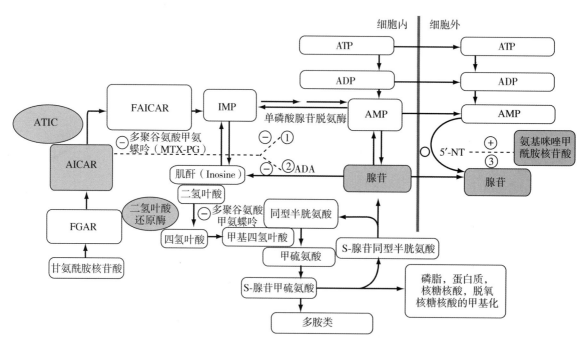

图61-3 多聚谷氨酸甲氨蝶呤（MTX-PG）对细胞内外腺苷产生的影响及其与胞内转甲基反应相互作用的简单图示。ADA，腺苷脱氨酶；ADP，二磷酸腺苷；AICAR，5-氨基咪唑-4-甲酰胺核苷酸；AMP，单磷酸腺苷；ATIC，氨基咪唑甲酰胺核苷酸甲酰基转移酶；ATP，三磷腺苷；DHF，二氢叶酸；DHFR，二氢叶酸还原酶；FAICAR，10-甲酰基-AICAR；FGAR，α-N-甲酰甘氨酰胺核苷酸；GAR，β-甘氨酰胺核苷酸；IMP，肌苷-磷酸；MeTHF，甲基四氢叶酸；5′NT，5′核苷酸酶；SAH，S-腺苷同型半胱氨酸；SAM，S-腺苷甲硫氨酸；THF，四氢叶酸

病发生率更高[25]，这种效应的发生可能就与腺苷的调节相关，而且 MTX 与其他 DMARD 相比，的确能更明显地降低心血管事件死亡率[26]。

MTX 的抗炎和抗增殖作用亦可能通过其对转甲基反应的抑制。MTX 以及多聚谷氨酸 MTX 能够抑制二氢叶酸还原酶，导致四氢叶酸耗竭。四氢叶酸参与同型半胱氨酸转化为甲硫氨酸的多个化学反应，在其中作为一种近端甲基供体。甲硫氨酸又转化为 S- 腺苷甲硫氨酸（S-adenosylmethionine，SAM），后者能为 RNA、DNA、氨基酸、蛋白、磷脂类甲基化和多胺精脒、精胺的合成提供甲基。SAM 去甲基后转化为 S- 腺苷同型半胱氨酸（S-adenosylhomocysteine，SAH），而 SAH 又再次分解为腺苷和同型半胱氨酸。因此，上述甲基化产物直接依赖于 SAM，间接依赖于二氢叶酸转化为四氢叶酸，它们是细胞生存和实现功能所必需的，但不同细胞的情形略有不同[17]（图 61-3）。

多胺的地位有必要在此进一步讨论。研究者发现 RA 患者的尿[27]、外周血单核细胞[28]、滑液和滑膜组织[29]中均有精胺和精脒的累积。多胺经单核细胞代谢，会产生毒性产物，包括氨和过氧化氢，后者可能损伤淋巴细胞的功能[30-31]。此外，已证实体外条件下 B 细胞中多胺累积与类风湿因子（RF）增加有关，且这些细胞在 MTX 环境中培养时，会丧失分泌抗体和 RF 的功能[17]。但以上现象是在体外高浓度 MTX 条件下观察到的，可能与 RA 患者体内 MTX 的作用并不一致。

此外，MTX 还可抑制单磷酸脱氧尿苷通过胸苷酸合成酶甲基化后，转化为单磷酸脱氧胸苷，进一步干扰抗炎细胞的 DNA 合成与增殖。此效应在低浓度 MTX 体外培养人外周血单核细胞实验中可观察到[32]。细胞周期受到干扰可能会导致单核细胞通过 CD95（APO-1/Fas）配体依赖[33]或非依赖途径[34]发生凋亡。

因此，MTX 药理作用可通过对转甲基反应的抑制而实现，阻断 DNA、RNA、氨基酸和磷脂合成可能通过细胞凋亡介导，进而产生抗炎抗增殖效应；而多胺产生下降可能会下调毒性产物和 RF 的产生，从而使 MTX 表现出抗炎作用。

在理论上，上述 MTX 的抗炎和抗增殖作用应当可用于抑制多种风湿病特征性的免疫反应。MTX 在 RA 治疗中已占有不可或缺的位置，并且在其他多种风湿病中显示出疗效。目前体内体外均已获得 MTX 具有免疫调节作用的直接证据。

治疗过程中发现，MTX 对单核细胞、淋巴细胞分泌的细胞因子及其抑制物具有调节作用。MTX 能够抑制促炎因子 IL-1 分泌，并能诱导 IL-1 受体拮抗物产生，有效抑制靶细胞对 IL-1 的反应[35-36]。而在对单核母细胞性白血病来源的肿瘤细胞进行体外培养时，发现 MTX 能够诱导可溶性 TNF-α 受体（sTNFR p75）合成上调，从而降低 TNF-α 的致炎效应[37]。在人类单核细胞体外培养中 MTX 亦表现出对促炎因子 IL-6 的产生和分泌的抑制作用[38-39]。MTX 对淋巴细胞因子基因表达的影响常用反转录聚合酶链式反应来检测[40-41]。MTX 能上调 RA 患者外周血单核细胞中具有抗炎性质的 Th2 细胞因子（IL-4 和 IL-10）的基因表达，而下调具有促炎作用的 Th1 细胞因子（IL-2 及干扰素 -γ）的基因表达[41]。

前列腺素和白三烯是 RA 关节破坏过程中的重要介质。MTX 可调节具有促炎作用的环氧合酶和脂氧合酶及其产物，即前列腺素和白三烯。接受 MTX 治疗的 RA 患者全血的血栓素 B_2 及前列腺素 E_2 活性要低于正常对照组[42]。MTX 还能降低中性粒细胞白三烯 B_4 的合成，从而使每周接受 MTX 治疗的 RA 患者的血清总白三烯 B_4 水平下降[43]。除了对环氧合酶和脂氧合酶可能存在的调节作用外，MTX 还对中性粒细胞趋化有抑制作用，这可能将进一步降低上述酶类在炎症部位的水平[44]。

目前认为炎症部位的组织破坏与炎症细胞释放的蛋白水解酶的产生和活性增加有关，特别是在 RA 患者中，MTX 能够下调胶原酶、基质金属蛋白酶 -1（matrix metalloproteinase-1，MMP-1）以及基质降解酶的基因表达，并能上调 MMP1 组织抑制物（tissue inhibitor of metalloproteinase-1，TIMP-1）的表达[45]。MTX 可直接作用于某些酶的 mRNA，如胶原酶。另一方面，MTX 还可通过对上游细胞因子（IL-1 和 IL-6）的调节，对 MMP-1 和 TIMP-1 的基因表达产生间接影响[46]。

药理学

吸收和生物利用度

在低剂量时，MTX 可通过口服或非消化道（经皮下或肌肉）方式给药，其吸收迅速，1～2 小时（口服给药）或 0.1～1 小时（非消化道给药）达到峰值。

消化道和非消化道给药在低剂量下（＜ 15 mg/w）的吸收率基本一致，但当剂量高于 15 mg/w 时，口服给药的吸收率将降至 30%[47]。口服吸收不会因为同时进食其他食物（奶制品除外）而下降[48]；但肠道疾病却会降低 MTX 吸收，如炎症性肠病或吸收不良综合征。

口服给药通过肠道吸收，并经门静脉进入肝，而非消化道给药的 MTX 则经肝动脉进入肝。在相同的给药间隔下，非肠道应用 MTX 比口服 MTX 将获得更高的血药浓度，此外，在 15 mg/w 的剂量下，单次剂量的口服 MTX 的生物利用度是稳定的，而非消化道给药的 MTX 血药浓度随给药剂量的增加呈线性增长[49]，血药浓度增高却并不导致毒性增加[49-50]。尽管尚未有 RA 患者长期接受 MTX 治疗的前瞻性研究，但非肠道途径在回顾性研究中仍然显示出降低 MTX 潜在肝毒性的特性：研究者发现同一患者在接受口服给药时血清转氨酶水平较非肠道给药时高[51]。近期有研究显示，给予 RA 患者等效的 MTX 剂量，非消化道给药途径的临床疗效优于口服给药途径[52]。

41 名 RA 患者在接受 10 mg/m² 的口服 MTX 治疗时，其平均生物利用度为 70%（范围 40% ～ 100%）[53]。平均吸收时间为 1.2 小时。关节滑液 MTX 浓度在给药后 4 小时达到血清水平[53]。一个大剂量 MTX（平均剂量 30 mg/w）口服给药的研究显示，8 小时间隔给药的平均生物利用度高于一次性给药（0.9 和 0.76）[54]。MTX 皮下给药的药代动力学与肌内给药基本一致；均在给药后 2 小时内达到血清浓度高峰[55]。片剂和口服非肠道吸收溶液的生物利用度也基本一致[56]。

分布和半衰期

50% ～ 60% 的 MTX 与血浆蛋白结合，半衰期约 6 小时[53]。与白蛋白亲和力更强的药物可置换出 MTX，而导致游离 MTX 浓度升高，如阿司匹林、非甾体抗炎药（nonsteroidal anti-inflammatory drug，NSAID）及磺胺药等。但这一点在低剂量 MTX 时临床意义有限，因为此时游离 MTX 浓度升高幅度并不大。

MTX 可在第三间隙液中聚集，并可在末次给药后长时间内向循环中再分布[57]。因此，对有胸腔积液或腹水的患者，使用 MTX 时应格外注意。膀胱癌接受回肠膀胱术的患者由于肠道对尿液中 MTX 吸收增加，故 MTX 血浆浓度可出现显著升高[58]。

MTX 的生物活性形式为在细胞内多聚谷氨酸化的 MTX（MTX-PG），MTX 形成 5- 多聚谷氨酸。近期已有着眼于 MTX 此药理学方面的研究。一旦 MTX 到达稳定剂量，达到 MTX-PG 最高稳态浓度的 90% 的中位数时间为 27.5 周（范围：6.6 ～ 62 周）[59]。

清除

除了多聚谷氨酸化的 MTX，大部分 MTX 会在给药后 12 小时内排泄到尿液中。MTX 经过肝时会被醛氧化酶代谢为 7- 羟甲氨蝶呤，该代谢物在 RA 中的价值尚不明了。MTX 及其代谢物通过肾小球滤过及近端小管分泌进入原尿，但在远端小管中亦发生重吸收。估计的 MTX-PG 的消除半衰期中位数为 3.1 周（范围：0.94 ～ 4.1 周），在 15 周后就检测不到 MTX-PG 了[59]。MTX-PG 3 是其最常见的亚型（占 MTX-PG 总数的 30%），其消除半衰期中位数为 4.1 周。

适应证

类风湿关节炎 MTX 在 RA 中的作用已经相当明确。1984—1985 年发表的 4 项设计良好、采用盲法、安慰剂对照的临床试验[60-63]对 RA 治疗具有深远影响。这些试验在设计和治疗时间上各不相同：2 项试验采用口服 MTX，2 项采用肌内注射给药；2 项采用交叉试验，而另 2 项采取平行试验；各试验的治疗时间从 6 ～ 28 周不等。尽管这些试验在设计和疗程上有着种种不同，但结论是一致的：均证明 MTX 在 RA 短期治疗中优于安慰剂。Tugwell 和同事们进行的荟萃分析[64]显示，接受 MTX 治疗的患者中，关节肿胀和压痛的改善率比对照组高 37%，关节痛的改善率比对照组高 39%，而晨僵改善率高于对照组 46%。上述试验中 MTX 耐受性良好，撤药率从 0% ～ 32% 不等，其中大部分缘于轻度毒性反应（如口腔炎、恶心）。综上所述，这些试验明确了 MTX 至少是 RA 短期治疗的有效药物。

研究者还进行了大量临床试验，旨在对比 MTX 和其他 DMARDs。Felson 等荟萃分析显示，MTX 优于安慰剂、金诺芬，很可能优于羟氯喹（hydroxychloroquine，HCQ），与青霉胺、柳氮磺吡啶和肌内注射金制剂相当[65]。值得注意的是，目前尚无试验能证明其他任何合成的 DMARD 优于 MTX。

越来越多的证据证明，多数 DMARD 短期有效，但并不能持久，只有少数患者在 3 年之后还能继续应用这些药[66,67]。而 MTX 的应用看起来最持久。Pincus 等发现 60% 的患者在 5 年之后仍在接受 MTX 治疗，而这一数字在青霉胺、金制剂、HCQ 和硫唑嘌呤只有不到 25%[66]。在所有 DMARD 中，MTX 的效能 - 毒性比可能是最好的[65]。尽管有大量关于 MTX 疗效良好的报道，MTX 单药治疗很少能诱导 RA 缓解；但在 DMARD 联合治疗中，MTX 却是不可或缺的重要一环，这一点将在下文讨论[68,69]。

RA 相关疾病　MTX 已成功治疗了 RA 患者中出现的 Felty 综合征[70]和大颗粒淋巴细胞综合征[71]。以上综合征中，中性粒细胞计数均在 MTX 首次给药后 4 ~ 8 周后出现上升。MTX 在成人 Still 病[72]和 RA 并发的皮肤血管炎[73]中的应用亦取得了良好效果。

幼年特发性关节炎　MTX 是幼年特发性关节炎的有效治疗药物。一项明确的随机安慰剂对照临床试验显示，$10.0 \ mg/m^2$ 的 MTX 优于 $5.0 \ mg/m^2$ 的剂量或安慰剂[74]。在接受大剂量（$10.0 \ mg/m^2$）MTX 的儿童患者中 63% 病情改善，而小剂量组（$5.0 \ mg/m^2$）和安慰剂组病情改善者分别为 32% 和 36%。

银屑病关节炎（PsA）　大量前瞻性和回顾性研究证明 MTX 对银屑病关节炎有效[75]。目前最大的随机双盲试验旨在比较每周口服 MTX 和安慰剂的临床效果，其中仅有医师对关节炎活动度的全面评估和皮肤受累面积这两项指标达到了统计学差异。但由于该项试验规模有限，对于不同关节受累数目和肿痛情况的比较尚不够有说服力[76]。尽管缺乏随机对照试验的资料，但 MTX 仍是治疗银屑病关节炎的一个常用药物。

系统性红斑狼疮（SLE）　MTX 能有效控制系统性红斑狼疮（systemic lupus erythematosus，SLE）的皮肤和关节症状，特别是在抗疟药无效或糖皮质激素用量过大的病例中[77]。使用 MTX 的同时应注意补充叶酸，以防止 MTX 可能导致的同型半胱氨酸升高的副作用，这也是 SLE 并发心血管疾病的危险因素之一。MTX 对更严重 SLE 患者的疗效尚不确定，如肾、血液系统或中枢神经系统受累的病例[78]。肾病患者应慎用 MTX。

血管炎　MTX 联合糖皮质激素对早期和非致命性肉芽肿多血管炎有一定疗效，特别是对上呼吸道和轻度肾受累病例[79-82]。除了能够诱导缓解，MTX 还能维持肉芽肿性多血管炎缓解，但也有证据提示医生需警惕病情的复发[83]。尽管缺乏设计完善的研究，但 MTX 还是对糖皮质激素抵抗的 Takayasu 动脉炎[84]和复发性多软骨炎[85]有效。

MTX 对风湿性多肌痛和巨细胞动脉炎的疗效尚有争议。多项开放性试验显示出不同结果。MTX 联合糖皮质激素治疗风湿性多肌痛和巨细胞动脉炎几项随机安慰剂对照的临床试验得出的结论互相矛盾[86-89]。故而，MTX 至今未进入风湿性多肌痛和巨细胞动脉炎的常规治疗，但也有学者认为应当使用 MTX，以帮助对糖皮质激素耐受不良的患者尽快减少激素用量。

炎性肌病　有人曾对已发表的关于 MTX 和炎性肌病中多发性肌炎（polymyositis，PM）和皮肌炎（dermatomyositis，DM）的报道进行综述，总体结论是乐观的[90]。MTX 已被常规用于炎性肌病，但 Cochrane 数据库的综述显示尚缺乏设计良好的临床试验来证明其确切疗效[91]。

其他风湿病　MTX 在系统性硬化症中亦有应用。一项观察 MTX 对早期系统性硬化疗效的随机对照临床试验显示，皮肤评分和肺弥散量有好转趋势，而医师全面评估情况有明显好转[92]。另一项针对非早期系统性硬化症的随机对照试验发现，皮肤评分和总肌酐清除率有明显改善[93]。此外，前瞻性研究显示 MTX 对糖皮质激素抵抗的多系统结节病亦有疗效[94-95]；更新的研究还发现，如果能够在结节病早期使用，MTX 能有效减少糖皮质激素用量[96]。MTX 还是炎症性眼病有效的基础用药，亦能降低糖皮质激素用量[97-98]。最后，MTX 联合糖皮质激素还能有效治疗多中心网状组织细胞增多症[99]。

剂量和给药方式

MTX 有 2.5 mg、5 mg、10 mg 和 15 mg 剂量的片剂，另有 25 mg/ml 的溶液剂型，用于皮下或肌内注射。最近，美国食品与药品监督管理局（FDA）批准了在不同剂量下、可单次和多次使用的预充式自动注射笔的使用。

起始剂量通常为每周 15 mg，一次性给药，可也以在每周 5 ~ 15 mg 的剂量范围内变动，为了提高疗效可以考虑以非肠道给药形式起始治疗。高于此频率给药时，肝毒性风险会显著上升[100]，如果口服 MTX 剂量超过 15 mg，为了提高吸收和生物利用度，需要考虑间隔服用，分两次相隔 6 ~ 12 小时服用。MTX 可以逐渐加量，通常 4 ~ 8 周增加到 25 mg/w，直到达到预期的临床反应。MTX 可口服给药，也可注射给药，而后者费用更低。由于口服 MTX 的生物利用度的不稳定，且在高剂量时出现下降趋势，因此对处于活动期的 RA 患者尽管口服剂量已经大约 20 mg/w，一般多推荐非消化道给药。实际上，近期的资料显示，注射 MTX 的临床疗效优于口服 MTX，以注射 MTX 作为起始治疗[101]或对于那些口服 MTX 未能达到最佳疗效的患者可能是一个更好的选择[52]。

由于 MTX 通过干扰叶酸依赖的通路发挥作用，在使用 MTX 的个体中会出现相对的叶酸缺乏的状态，同时补充叶酸或亚叶酸（＜7 mg/w）可降低 MTX 副作用的发生率，包括胃肠道毒性反应（恶心、呕吐、腹痛）和口腔炎，叶酸或亚叶酸的补充对防止转氨酶的升高具有保护作用，从而减少由于毒性相关的 MTX 撤药的发生，但却不降低 MTX 的疗效[102]。叶酸还能减少 MTX 导致的高同型半胱氨酸血症，可能对降低 RA 患者本已增加的心血管疾病风险有重要作用。还没有足够的证据能建议哪一种形式的叶酸较其他的种类具有更好的临床优势，由于叶酸为广泛使用的药物且价格低廉，因此成为应用最多的优选种类[102]。

测量 MTX-PG 的水平是在商业上可行的（MTXGlu$_n$），这将是一个有价值的预测与 MTX 治疗反应和 MTX 治疗相关的不良事件的标记物，但在寻找一个和 RA 疾病活动性的剂量反应关系趋势相关的 MTXGlu$_n$ 水平时，取得了好坏参半的结果。最近的一项研究显示 MTXGlu$_n$ 与 RA 患者降低的疾病活动性并无相关性[103]，而且，MTXGlu$_n$ 水平和不良事件之间没有确定关系。疾病活动性受红细胞（red blood cell，RBC）叶酸水平的影响，但确定这是否可以作为一个 MTX 疗效的标志物，仍需要进一步研究证实。

老年患者

在用药方面，65 岁以上的老年患者是特殊人群。多个药代动力学参数在老年人中都有所变化，包括由于终末器官血流和体重下降引起的药物分布改变以及药物肝代谢和排泄下降。此外，老年患者存在更多各种合并症、多药合用情况，依从性往往更差，更容易弄错剂量，同时经济原因也常限制其及时就医[104]。

在实际操作中，高龄患者的初始剂量应在推荐剂量基础上酌情减量，并根据肾功能的肌酐清除率（creatinine clearance，CrCl）随时调整[105]。老年人血清肌酐水平由于受肌肉组织减少的影响，对实际肾功能的反映可能存在偏差。目前的 MTX 推荐剂量如下：起始剂量应在 5 ～ 7.5 mg/w 左右，且不宜超过 20 mg/w。根据 CrCl 调整用药如下：CrCl 在 61 ～ 80 ml/min 时，剂量减少 25%；51 ～ 60 ml/min 时，剂量减少 30%；10 ～ 50 ml/min 时，剂量减少 50% ～ 80%；CrCl 在 10 ml/min 以下时，避免使用 MTX（表 61-1）[106]。

儿科患者

MTX 也常常用于儿童（表 61-1），可以以 0.3 ～

表 61-1 特别注意事项

	生育力	妊娠	哺乳	老年人	儿童
甲氨蝶呤	女：无影响；男：可逆的不育；怀孕前至少停 3 周	禁用；FDA 分类 X；堕胎药；导致畸形	禁用；存在于母乳	低于起始剂量（5 ～ 7.5 mg/w）；剂量取决于 CrCl	剂量取决于体重
来氟米特	无影响；在怀孕前检测药物水平；可能导致流产	禁用；FDA 分类 X；堕胎致死；导致畸形	禁用；不明确是否存在于母乳	不需调整剂量	剂量取决于体重
柳氮磺吡啶	女：无影响；男：可逆的不育	基本安全；FDA 分类 B，C	基本安全；存在于母乳	不需调整剂量	剂量取决于体重
羟氯喹	无影响	基本安全；FDA 分类 C	基本安全；存在于母乳	不需调整剂量	剂量取决于体重

CrCl，肌酐清除率；FDA，美国食品和药物管理局

1 mg/kg 的起始剂量口服或者皮下注射。一般以 0.3 mg/kg 的剂量开始逐步增加为 25 mg/w。注射给药由于其更好的生物利用度和耐受性，建议在剂量大于 15 mg/w 时优先考虑。药物毒性监测的指南和成人类似。

不良反应

虽然在起始用药时即应关注，但若坚持每周一次给药并正确进行用药监测，MTX 是一种耐受性良好的药物。某些 MTX 的毒副作用（如口腔炎、恶心、骨髓抑制）为剂量依赖性，可能与叶酸缺乏有关，叶酸替代治疗可纠正。另一些不良反应（如肺炎）似乎与特殊体质有关或为过敏反应，一般都应停药处理。还有部分毒副作用，如肝纤维化和肝硬化，认为与多因素相关，包括共存的危险因素、药物总剂量和给药频率。

胃肠道反应及肝不良反应

胃肠道症状（包括消化不良、恶心和食欲减退）相当常见，20% ~ 70% 的患者在用药第一年都可出现上述反应[107]。叶酸替代治疗或改用非胃肠道给药可能会减轻这些症状。

当 MTX 每周一次给药、密切监测不良反应且患者无酒精滥用史时，严重肝毒性反应还是相当少见的。用药超过 5 年的患者中大约每 1000 人中有 1 人发生该反应[108]。然而，最近一篇关于 RA 和 PsA 患者的大型北美数据的综述中提到，服用 MTX 或 MTX 联合来氟米特的患者中分别有 22% 和 31% 的患者天门冬氨酸氨基转移酶（AST）、丙氨酸氨基转移酶（ALT）的升高大于正常值上限的 1 倍（$1 \times ULN$），1% ~ 2% 的单药治疗和 5% 联合治疗的患者 AST 与 ALT 升高超过 $2 \times ULN$。肝功能测定（LFTs）升高更容易出现在 PsA 患者中[109]。目前认为饮酒、α1 抗胰蛋白酶缺乏、病态肥胖、糖尿病、同时使用肝毒性药物和慢性乙型或丙型肝炎是 MTX 发生毒性反应可能的危险因素[110]。

血液系统不良反应

骨髓毒性反应在多数病例为剂量依赖性，叶酸治疗是有效的。全血细胞减少、白细胞减少、贫血和血小板减少均有可能发生，但都少见。在 Gutierrez-Urena 等的综述中提到，使用 MTX 的 RA 患者中大约有 1% ~ 2% 发生有临床意义的全血细胞减少[111]。危及生命的严重骨髓抑制可以用亚叶酸（甲酰四氢叶酸）治疗，必要时可加用粒细胞集落刺激因子（GSF）。由于 MTX 依赖肾清除，故肾功能不全可能会使原先稳定的患者骨髓毒性反应加重。而其他危险因素还包括低蛋白血症、剂量错误和同时使用丙磺舒或甲氧苄啶-磺胺甲噁唑（TMP/SMZ）。

肺不良反应

与 MTX 相关的肺部临床综合征共有 5 种：急性间质性肺炎（超敏性肺炎）、间质纤维化、非心源性肺水肿（一般见于大剂量治疗恶性肿瘤，RA 患者少见）、胸膜炎和胸腔积液、肺部结节[112]。从治疗起始到肺部毒副反应出现的时间差异非常大，为 1 ~ 480 周，而 MTX 的累积剂量为 7.5 ~ 3600 mg[112]。MTX 诱导的肺部不良反应很少见，也难以估算，但估计应用 MTX 后发病率为 3.9 例/100 患者年，患病率为 2.1% ~ 5.5%[113-114]。一项最近的有关 RA 患者的肺部病变和 MTX 的荟萃分析显示：和其他的 DMARDs 和生物制剂相比，使用 MTX 的患者中所有呼吸道事件发生的风险（RR 1.1；95%CI：1.02 ~ 1.19）和呼吸道感染的风险（RR 1.11；95%CI：1.02 ~ 1.21）均呈现出中度升高，但由于肺部疾病导致死亡的风险（RR 1.53；95%CI：0.46 ~ 5.01）和非感染性呼吸道事件的发生风险（RR 1.02；95%CI：0.65 ~ 1.60）并未增加[115]。

肺不良反应通常表现为气短、呼吸急促、干咳和发热。胸部影像大多数的典型表现为双侧间质渗出（影像学表现变化多端）。诊断时必须排除感染，包括机会感染病原体。如果包括痰培养在内的常规感染检查及其他检查为阴性时，推荐选择支气管镜肺泡灌洗和经支气管肺活检。一旦怀疑 MTX 导致的肺部毒性反应，应当停药，病情严重时开始支持性治疗同时使用糖皮质激素。部分出现肺部不良反应的患者之后能重新开始 MTX 治疗[116]。但有医师报道再治疗的患者中有 50% 的死亡率[57]。

MTX 所致肺部毒性反应的危险因素包括年龄、蓝领职业、吸烟（对于女性）、糖尿病、胸膜肺部风湿性疾病和 MTX 所致皮疹[117]。

皮肤黏膜不良反应

根据报道，MTX 的皮肤黏膜毒性反应约在 1/3 的患者中发生，呈剂量依赖性，对叶酸治疗有效。患者一般主诉轻度口腔溃疡，但口腔、食管、肠道和阴道的严重溃疡也有发生，特别是在大剂量时。

恶性肿瘤

MTX 诱导的恶性肿瘤是一个值得关注的问题，已有若干学者对此进行了研究，但结论并不一致。最近，已有关于接受 MTX 治疗的 RA 患者发生淋巴瘤的报道，但由于 RA 患者的淋巴瘤发生率本就上升[118]，因此，上述结果解释就有困难。但这些病例还是强化了 MTX 可能导致淋巴瘤的原因：因为其中一定数量的患者为 B 细胞淋巴瘤，而这种病理类型通常与免疫抑制有关（与 EB 病毒有关）；另外停用 MTX 后肿瘤可能消退也是一个佐证[119,120]。但接下来的 2 组大规模 RA 患者临床研究中又显示 MTX 治疗和淋巴瘤发生之间缺乏因果联系，其中一项为前瞻性研究[118]，另一项为回顾性研究[121]。就目前来说，MTX 对大多数 RA 患者潜在的益处还是要远远超过这些统计学上很小的风险[122]。

其他不良反应

甲氨蝶呤流感 患者可能主诉每周服用 MTX 后不久会出现流感样症状。恶心、低热、肌肉酸痛和寒战是此种所谓的"甲氨蝶呤流感"最常见的症状。上述症状一般可通过叶酸治疗、减量、改用非胃肠道途径给药或改变服药时间（嘱患者睡前服药）来解决。

结节 接受 MTX 治疗的 RA 患者可出现新发类风湿结节或原有结节数量或大小增加，据报道这一患病率为 8%[123]。结节可发生于类风湿因子阴性的患者以及滑膜炎控制良好的患者。结节产生的原因可能是由于腺苷水平升高的结果，促进了结节形成[124]。但也有相反报道，发现结节在 MTX 治疗期间减少。

血管炎 尽管 MTX 能够治疗 RA 相关皮肤血管炎，但也能导致白细胞破碎性血管炎[125]。

生育力、妊娠及哺乳

MTX 似乎并不会对女性生育能力产生不利影响，但却可导致可逆性男性不育[126]。无论男女，在试图生育时，至少应提前 3 个月停用 MTX，因为该药在体内分布广泛且肝半衰期长。同时，妊娠之前即

开始补充叶酸也极为必要。MTX 在美国食品与药品监督管理局（FDA）属妊娠 X 级药物，为妊娠禁用药。育龄期妇女在考虑使用 MTX 治疗时，应进行会诊，预先考虑到致畸风险，且应在初次使用 MTX 前即坚持服用适当的避孕药物。MTX 有胎儿发育异常的毒性作用，包括"氨基蝶呤综合征"（多发性颅面部、四肢和中枢神经系统异常）[127]，以及流产和早产。大剂量 MTX（1 mg/kg）是一种有效的流产药物。MTX 在哺乳期也禁止使用，因为小剂量即会分泌至乳汁中（表 61-1）。

不良反应监测

美国风湿病学会（American College of Rheumatology，ACR）发表了一系列关于 DMARDs 使用的指南，为 MTX 治疗的起始和监测推荐了很好的措施[128]。毒性反应监测要求监测骨髓毒性、肝毒性和肺毒性。用药前基础情况的评价包括血小板在内的全血细胞计数、高危患者的乙肝和丙肝病毒血清学检查、转氨酶和肌酐。虽然指南不再建议需要胸部 X 线检查，但这也是合理的。在使用 MTX 前的肝活检一般不推荐。但在少数有实验室指标异常或其他危险因素却需要使用 MTX 的患者，应当事先进行肝活检。此外，当患者持续出现肝酶水平异常并需要长期使用 MTX 时，推荐肝活检。

毒性监测应当每 2 ~ 12 周进行一次并根据用药时间的长短调整，用药初期应监测更加频繁。系统评价和体格检查应包括监测骨髓抑制表现（发热、感染、瘀斑和出血）、肺部症状体征（气短、咳嗽、啰音）、胃肠道不良反应（恶心、呕吐、腹泻）以及是否有淋巴结病变。同时还应当随访包括血小板在内的全血细胞计数、转氨酶和肌酐等实验室指标（表 61-2）。

使用 MTX 之前评估患者的疫苗接种状态也十分重要。RA 患者死于肺炎的概率增加[129]，而 MTX 还可能降低机体对肺炎球菌抗原的免疫反应[130]。因此，所有预备接受 MTX 治疗的患者都应提前接种肺炎球菌疫苗。任何正在使用 MTX 的患者都应避免接种肝炎病毒疫苗，因为此情况下疫苗感染的危险性会增加。

药物相互作用与禁忌证

药物相互作用

具有肝毒性的药物，比如柳氮磺胺吡啶、来氟米

表 61-2 安全性监测

	基线水平	用药时间 < 3 个月*	用药时间在 3 ~ 6 个月之间*	用药时间 > 6 个月*	禁忌证
MTX	全血细胞计数，肝功能，肌酐，HBV，HCV；疫苗接种：流感病毒，肺炎球菌，HBV	每 2 ~ 4 周	每 8 ~ 12 周	每 8 ~ 12 周	活动性感染，有症状的肺部疾病，白细胞 < 3000/mm³，血小板 < 50 000/ml³，肌酐清除率 < 30 ml/min，有骨髓发育不良史或近期有淋巴增生障碍，转氨酶升高超过正常值上限 2 倍，急慢性 HBV/HCV、妊娠、哺乳
来氟米特	全血细胞计数，肝功能，肌酐，HBV，HCV；疫苗接种：流感病毒，肺炎球菌，HBV	每 2 ~ 4 周	每 8 ~ 12 周	每 8 ~ 12 周	活动性感染，白细胞 < 3000/mm³，血小板 < 50 000/ml³，有骨髓发育不良史或近期有淋巴增生障碍，转氨酶升高超过正常值上限 2 倍，急慢性 HBV/HCV、妊娠、哺乳
柳氮磺吡啶	全血细胞计数，肝功能，肌酐；疫苗接种：流感病毒，肺炎球菌	每 2 ~ 4 周	每 8 ~ 12 周	每 8 ~ 12 周	磺胺类药物过敏，血小板 < 50 000/ml³，转氨酶升高超过正常值上限 2 倍，急性 HBV/HCV，部分慢性 HBV/HCV
羟氯喹	全血细胞计数，肝功能，肌酐；在一年内完成眼科检查	无	无	无	曾因使用 4-氨基喹诺酮类衍生物导致视力改变，部分未经治疗的 HBV/HCV

* 用药时间 < 3 个月、3 ~ 6 个月、> 6 个月只需监测全血细胞计数、肝功能和肌酐

HBV，乙型肝炎；HCV，丙型肝炎

From Saag K, Geng G, Patkar N: American College of Rheumatology 2008 recommendations for the use of nonbiologic and biologic disease-modifying anti-rheumatic drugs in rheumatoid arthritis. Arthritis Rheum 59:762–784, 2008.

特、硫唑嘌呤与 MTX 联合使用的时候肝毒性可能增强。有机酸类比如磺胺类、水杨酸盐、NSAIDs、青霉素 G、哌拉西林和丙磺舒，能竞争性抑制肾小管分泌，导致 MTX 清除延迟 [131]。MTX 在远端小管还同时发生重吸收，并可被羟氯喹（HCQ）增强 [132]，而叶酸则可阻止该作用 [131]。肾毒性药物和 MTX 联用需谨慎，它们可能导致 MTX 肾清除率下降，而增加 MTX 毒性风险。

上述药物有几个需要特别注意。TMP-SMX 不能和 MTX 联用，即使必须使用也需在密切关注下使用，因为该药和 MTX 合用时可能出现骨髓抑制。该毒性的机制包括：TMP 额外的抗叶酸作用、SMX 抑制小管分泌 MTX 以及 MTX 血浆结合率改变，而降低 MTX 清除。作为辅助治疗，NSAIDs 是 RA 患者常用药物，由于可与 MTX 竞争血浆蛋白，同时竞争性抑制 MTX 肾小管分泌，NSAID 可能导致血浆 MTX 水平升高。尽管低剂量 MTX 和各类 NSAID 之间没有显著的药代动力学和临床上的相互作用 [133]，但即使 MTX 每周剂量保持稳定，一旦 NSAID 剂量发生调整，都应警惕 MTX 毒副作用的增强。用于预防心血管事件的小剂量阿司匹林几乎无碍。由于抑制小管分泌，丙磺舒应避免与 MTX 联用。

禁忌证

MTX 不应用于下列患者：严重肾、肺或肝功能损害；已存在骨髓抑制；酒精性肝病；妊娠及母乳喂养；正在发生的或活动性感染也是禁忌证。多数情况下，嗜酒的患者不宜接受 MTX 治疗。轻到中度肾功能不全为 MTX 的相对禁忌证，使用该药时须更严密监测不良反应（表 61-3）。

来氟米特

关键点
来氟米特（leflunomide）可逆性抑制二氢乳清酸脱氢酶（dihydroorotate dehydrogenase，DHODH）。
考虑到其消化道毒性，临床实践中常常不会使用负荷剂量。
因为肠肝循环，来氟米特的半衰期很长。
妊娠是来氟米特的绝对禁忌证，如果需要，在受孕前应该有洗脱的过程，并进行血药浓度的测定。
必须警惕肝毒性。

来氟米特是异恶唑类衍生物，是一种合成的 DMARD，已被证明能有效治疗 RA。它在一项特异性抗炎药物研发计划中脱颖而出，并具有强大的免疫调节作用。

化学结构

来氟米特是一种低分子量异恶唑类化合物，该化学结构与以往的免疫抑制剂均不同。来氟米特属于前体药物，能迅速而完全地转化为活性代谢物：A77 1726，即特立氟胺（图 61-4）。

表 61-3 甲氨蝶呤、来氟米特、柳氮磺胺吡啶、抗疟药：作用机制、效应和毒性的总结

	作用机制	效应	毒性
甲氨蝶呤	抑制 ATIC →腺苷↑	RA	恶心
		LGL/Felty 综合征	肝毒性
	抑制 TYMS →嘧啶合成↓	JIA	骨髓抑制
		PsA	肺炎
	抑制 DHFR →甲基转移反应↓	SLE	MTX- 流感
		血管炎	
来氟米特	抑制 DHODH →嘧啶合成↓	RA	肝毒性
		SLE	腹泻
	抑制酪氨酸激酶→细胞信号转导↓	PsA	体重减轻
柳氮磺胺吡啶	抑制花生四烯酸级联瀑布	RA	恶心
	抑制 ATIC →腺苷↑	JIA	头痛
		AS	白细胞减少症
	多种细胞效应	PsA	皮疹
	通过 MALT 的系统反应	反应性关节炎	
抗疟药	细胞内的囊泡 pH ↑干扰 Ag 处理和细胞介导的细胞毒作用	RA	恶心
羟氯喹		SLE	皮疹
氯喹		盘状红斑	神经肌肉疾病
		APS	视网膜病变
		干燥综合征	

APS，抗磷脂综合征；ATIC，5- 氨基咪唑 -4- 甲酰胺核苷酸（AICAR）甲酰基转移酶；DHFR，二氢叶酸还原酶；DHODH，二氢乳清酸脱氢酶；JIA，幼年特发性关节炎；LGL，大颗粒淋巴细胞；MALT，黏膜相关淋巴组织；MTX，甲氨蝶呤；PsA，银屑病关节炎；RA，类风湿关节炎；SLE，系统性红斑狼疮；TYMS，胸苷酸合成酶

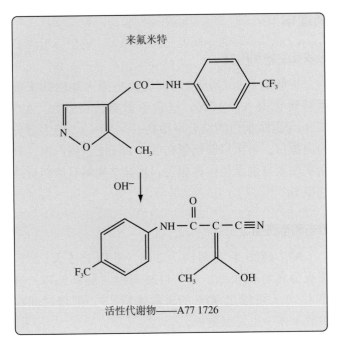

图 61-4　来氟米特可被迅速而完全地代谢为其活性形式——A77 1726

药理作用

　　与 MTX 类似，来氟米特治疗风湿性疾病的确切原理尚未完全明了[134]。来氟米特免疫调节效应是减少活化的 T 淋巴细胞。它在体外环境下可根据不同浓度表现出两种效应：①其活性形式（A77 1726）在患者体内达到一定浓度时，主要作用可能是对二氢乳清酸脱氢酶（dihydroorotate dehydrogenase，DHODH）有可逆抑制作用，借此抑制嘧啶合成；②在高浓度情况下，A77 1726 还能抑制酪氨酸激酶，干扰细胞信号转导[135]。

　　T 细胞激活使细胞由静息期（G_0）转入 G_1 期，此期核糖合成核苷酸；进而再进入 S 期，此时 DNA 复制并为有丝分裂做准备。T 细胞活化需要大量增加嘧啶和嘌呤的从头合成。在细胞周期通路上有感受器（如原癌基因 *p53*）及检查点（细胞周期蛋白 C 和 D），可检测核苷酸池的水平并防止受损细胞复制[135]。

　　核糖核酸单磷酸尿苷（rUMP）是嘧啶核苷酸类合成的前体，对 RNA 和 DNA 合成意义重大。rUMP 从头合成路径见图 61-5。该通路上的一个关键步骤是

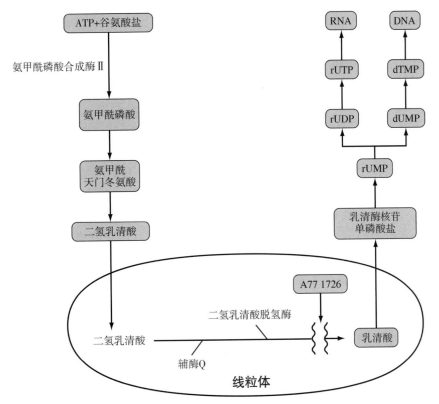

图 61-5　来氟米特的活性形式 A77 1726 可阻断二氢乳清酸在线粒体中向乳清酸的转化。ATP，三磷腺苷；dTMP，2-脱氧胸苷酸；dUMP，2-脱氧尿苷酸，rUDP，二磷酸尿苷；rUMP，单磷酸尿苷；rUTP，三磷酸尿苷

二氢乳清酸在胞浆的生成，并扩散至 DHODH 酶定位的线粒体中。DHODH 将二氢乳清酸转化为乳清酸，后者再次扩散回胞浆，并转化为 rUMP，最终合成 RNA 和 DNA。

关于来氟米特作用机制的第一个假说认为，A77 1726 抑制 DHODH，降低乳清酸水平，从而降低 rUMP 和下游的核苷酸合成，导致 T 细胞周期阻滞。这一机制得到了实验证据的支持。体外丝裂原激发 T 细胞活化时，不同水平的 A77 1726 可以抑制 DHODH，阻断活化，且该效应可通过补充尿嘧啶逆转，提示 A77 1726 通过终止嘧啶合成实现效应[136-137]。而且以 A77 1726 在体内所能达到的浓度，该通路上能抑制的酶也仅为 DHODH[138]。

另一些学者认为，抑制 DHODH 能够将淋巴细胞的细胞周期阻滞于 G_1 期，而这一点亦有证据支持[139]。如果核苷酸（包括 rUMP）水平下降至某个关键点之下时，胞浆内的 p53 会激活并进入核内，阻止细胞周期蛋白 D 和 E 的转录，启动细胞周期阻滞。体外培养人类 T 细胞时，A77 1726 可耗竭 rUMP，导致核内 p53 累积、细胞周期阻滞[140]。相比之下，缺乏 p53 的细胞系使用 A77 1726 时，不引发 G_1 期阻滞[141]。

静息淋巴细胞同样需要大量核苷酸，大部分通过补救合成途径获得，但几乎不受来氟米特影响[142]。而活化的自身免疫性淋巴细胞，依赖于受来氟米特影响的从头合成途径。经过这种慢作用药物的治疗，自身免疫性淋巴细胞将会被逐渐清除[135]。

在更高浓度下，A77 1726 抑制酪氨酸激酶的磷酸化，而后者对细胞生长和分化有关键作用[143-144]。现在认为这种抑制作用能够部分甚至全部解释来氟米特的抗增殖效应，但尚不清楚体内浓度是否足够产生这种效应。

目前已注意到来氟米特尚有数个其他抗炎性质。来氟米特能阻断 NFκB 的活化[145]，该因子可调节炎症反应（包括炎症性关节炎）中多个重要基因的表达[146]。人类的体内和体外试验均证明，来氟米特和 MTX 可抑制中性粒细胞趋化，这就可能降低关节局部炎症细胞的募集[44]。来氟米特也能降低 MMP-1 与 TIMP-1 的比值[44]。最后，来氟米特还能改变细胞因子合成，增强具有免疫抑制作用的细胞因子 - 转化生长因子 β1，而抑制具有免疫增强作用的 IL-2[147]。

药理学

吸收和生物利用度

胃肠道和肝能迅速而彻底地将摄入体内的来氟米特转化为 A77 1726。进食不影响药物吸收。A77 1726 与血浆蛋白的结合率很高（＞99%），绝大部分为白蛋白。单次口服剂量在 5 ~ 25 mg 范围内时，其血浆浓度与剂量呈线性相关；连续 7 周每日给药后达到稳态[148]。

分布和半衰期

A77 1726 半衰期约为 2 周（平均 15.5 天）[148]，表观分布容积较低。A77 1726 可经过肠肝循环。健康人 28 天可排出 90% 的来氟米特[148]，但该时间在少数个体中也可以更长。

清除

健康个体中通过肾清除的来氟米特与通过肠道清除的部分大致相等。但由于体内给药后数周甚至数年后仍可测到 A77 1726，故在考来烯胺辅助下迅速有效地清除 A77 1726 就变得十分重要。口服考来烯胺（每日 3 次，每次 8 g）能将 A77 1726 的表观半衰期减少至 1 ~ 2 天[149]。此外，50 g/6 h 的活性炭能在 24 小时内使血浆浓度降低 50%[149]。

适应证

类风湿关节炎 第一个证实来氟米特对 RA 安全性和有效性的是一项为期 6 个月的安慰剂对照、剂量探索试验[148]。另两项先导性研究，分别在欧洲和美国进行，将来氟米特和柳氮磺吡啶（SSZ）与 MTX 三者比较。欧洲试验分三组：来氟米特组，负荷剂量后维持 20 mg/d；SSZ 组，逐步加量到 2 g/d；以及安慰剂组[150]。试验表明，在关节肿胀数和压痛数、医师及患者的综合评价指标上，来氟米特和 SSZ 均优于安慰剂，重要的是，来氟米特和 SSZ 在延缓疾病的放射学进展上也显著优于安慰剂组。美国试验也设了三组：来氟米特组，负荷剂量后维持 20 mg/d；MTX 组，7.5 ~ 15 mg/w 以及安慰剂组[151]。该试验同样证明两种药物均优于安慰剂，但两种药物之间未见差异。与安慰剂相比，来氟米特和 MTX 均能延缓疾病的放射学进展。另有一个临床试验比较了来氟米特和 MTX（剂量分别为：负荷剂量后维持 20 mg/d 和 10 ～ 15 mg/w）为期 1 年的疗效，另有 1 年的延长期试验[152]。该试验则发现为期 2 年的观察后，MTX 组的临床效果和延缓放射学进展方面在统计学上要优于来氟米特组。

其他风湿病 已有报道证明来氟米特对 SLE 有效。在一项随机对照临床试验中，来氟米特改善 SLE 疾病活动性指标优于安慰剂，并具良好的安全性和耐受性[153]。随后开展的针对传统疗法反应欠佳的狼疮肾炎患者的小型前瞻性开放试验中，来氟米特仍显示了有效性和良好的耐受性[154]。

与安慰剂相比较，来氟米特显示了其在治疗 PsA 及银屑病中的有效性[155]。在一项开放试验中，来氟米特显示对 AS 患者的外周关节炎的有效性，而对中轴性关节炎无效[156]。

关于肉芽肿性多血管炎，一项开放试验[157] 和一项随机对照试验[158] 表明来氟米特在环磷酰胺诱导缓解后可维持疾病缓解。随后的试验还发现，来氟米特在预防复发上效果优于 MTX。

对于 MTX 疗效欠佳或不能耐受 MTX 的幼年特发性关节炎（juvenile idiopathic arthritis，JIA）患者，来氟米特也被证明安全有效[159]。

剂量和给药方式

来氟米特的口服片剂有 10 mg、20 mg 和 100 mg 三种剂量。来氟米特经口服后能迅速被代谢为 A77 1726，而后者的半衰期相当长；因此，推荐的标准给药方式为起始 100 mg/d 负荷剂量，连续 3 天，然后改为标准维持剂量 20 mg/d。然而，尽管推荐标准如此，多数医师并不会给患者使用负荷剂量，因为他们认为这样给药会增加胃肠道毒性反应[160]。另外，当毒副作用发生或疾病控制良好时，来氟米特减量到 10 mg/d 也是常见做法。另有一些医师认为来氟米特半衰期较长，故应降低给药频率（每周 3 ～ 5 次）。

老年患者

目前尚无专门针对来氟米特在高龄患者中的药代动力学研究。老年患者的推荐剂量与普通人群相同。目前对肾功能不全患者使用该药尚无临床经验，因此，该类患者用药时应严密监测，见表 61-1。

儿童患者

虽然来氟米特在美国没有被批准用于治疗 JIA，但来氟米特仍被超适应证地用于治疗 JIA，一般剂量为 10 ～ 20 mg/d，该剂量通常依据患者的体重。一项最近出版的体重依赖的剂量的案例如下：体重低于 20 kg 的患者剂量为隔天 10 mg，体重 20 ～ 40 kg 的患者剂量为 10 mg/d，体重超过 40 kg 的患者剂量为 20 mg/d[161]。见表 61-1。

不良反应

大部分对照临床试验采用的来氟米特剂量为 20 mg/d，其中因不良事件导致停药的病例数见表 61-4。来氟米特相关的停药率（19%）高于 MTX 相关的停药率（14%），而与 SSZ 相似（19%），比安慰剂相关的停药率高得多（8%）。

胃肠道及肝不良反应

限制来氟米特使用最常见的不良反应为腹泻，药物减量可缓解该症状，另外不用负荷剂量可能也会减少其发生。来氟米特引起的腹痛、消化不良和恶心似乎仅比安慰剂组略高。

应用来氟米特可发生肝毒性。一项来自美国的大样本 RA 及 PsA 患者队列研究数据显示：应用来氟米特后 17% 患者的 ALT/AST 水平上升超过正常上限值 1 倍；1% ～ 2% 患者的 ALT/AST 水平上升超过正常上限值 2 倍。联合应用来氟米特和 MTX 后 31% 患者的 ALT/AST 水平上升超过正常上限值 1 倍；5% 患者的 ALT/AST 水平上升超过正常上限值 2 倍。此外，这种转氨酶升高的改变更常发生于 PsA 患者[109]。欧洲医疗产品评价署共报告了 296 例使用来氟米特期间出现肝功能异常的病例，以及 15 例发生肝衰竭和死亡的病例[162-163]。美国 FDA 审查 2002 年 8 月至 2009

表 61-4 来氟米特临床试验中因不良事件而停药的情况

	患者例数	停药
来氟米特	816	154（19%）
甲氨蝶呤	680	94（14%）
柳氮磺吡啶	133	25（19%）
安慰剂	210	16（8%）

年 5 月的不良事件报道，发现了 49 例应用来氟米特后导致肝损害，其中 14 例导致死亡[164]。多数发生肝不良反应的患者存在危险因素，包括同时使用其他肝毒性药物和患有基础性肝疾病。

心血管不良反应

根据报道，使用来氟米特患者的高血压发病率高于安慰剂组[150-151]。此外，来氟米特相关的血脂升高也见于相关研究[165]。由于 RA 患者的心血管事件发生率本身就高于普通人群，因此这些不良反应都应严格评估。

其他不良反应

皮肤 皮疹曾有报道，多数发生于第 2 ~ 5 个月，需要停药处理。诸如 Stevens-Johnson 综合征或中毒性表皮坏死松解等严重皮肤反应，则需用考来烯胺洗脱来氟米特。另还有临床试验认为患者应用氟米特后脱发率升高。

肺部 最近的报道显示来氟米特会导致间质性肺病（ILD），通常发生在开始治疗的前 3 个月，之前就存在 ILD 的患者是这种潜在的致命性并发症发生的高风险人群[166-167]。

血液 全血细胞减少很少见于上市后的检测报告，且主要发生于有已知危险因素的患者。来氟米特不会增加淋巴细胞增殖性疾病的风险。

体重下降 有报道发现来氟米特可引起体重显著下降[168]。

生育力、妊娠及哺乳

来氟米特在 FDA 的妊娠级别属 X 级。动物实验中小剂量来氟米特即显示出显著的致畸和致胚胎死亡作用。因此，强烈建议有生育可能的女性应当在用药前就该问题进行咨询，育龄期妇女只有在应用了可靠的避孕措施后才可开始服用来氟米特。用药前应考虑进行妊娠测试。来氟米特的乳汁分泌情况尚不清楚；同时，哺乳期女性不应服用来氟米特。

值得注意的是，来氟米特的活性代谢产物 A77 1726 可能在体内存留数年，主要因为它参与肠肝循环。所以，如果服用来氟米特的女性患者计划生育，应当测定其 A77 1726 水平。一般认为，超过 0.02 mg/L 时，应主动将其从体内清除，口服考来烯胺 11 天（每

日 3 次，每次 8 g）可达到清除效果[169]。妊娠之前患者的 A77 1726 水平必须两次检测均在 0.02 mg/L 以下，且两次检测的时间间隔应大于 14 天；确认浓度之后，该患者还应再等 3 个月经周期，以确保妊娠安全[170]。有时患者可能需要服用不止一个疗程的考来烯胺后才能达到该目标。尽管还缺乏相关数据，但计划生育的男性患者也应当经历和女性相同的洗脱程序，并再等待 3 个月，再次确认药物血浆浓度低于 0.02 mg/L（表 61-1）。

不良反应监测

同 MTX 一样，ACR 发布了一系列有关来氟米特治疗起始和监测指南[128]。服用来氟米特的患者，应进行基础全血细胞计数和肝酶检测，包括 AST、ALT 和白蛋白。血清肌酐也很重要，因为来氟米特部分经肾排出。检测的频率取决于用药的持续时间（表 61-2）。如果患者还同时使用其他免疫抑制剂，比如 MTX，需采取更密集的随访。如果患者出现严重不良反应，应进行药物洗脱以加速其清除。需警惕的是，使用来氟米特时应避免接种活疫苗。

药物相互作用和禁忌证

药物相互作用

考来烯胺干扰来氟米特的肠肝循环，因而能降低其血清浓度。同时使用其他肝毒性药物（包括 MTX）会增加肝不良反应的发生风险，因此这些药物联用时应密切注意，谨慎检测。利福平可能会增加 A77 1726 的血清浓度。来氟米特可能会增强华法林的药效。

禁忌证

来氟米特在肝功能受损、严重肾功能不全、骨髓发育不良、严重免疫缺陷、严重低蛋白血症或已知对该药过敏的患者中禁用。肝参与肠肝循环和胆汁分泌，因此肝病为来氟米特的禁忌证。患者肾功能不全时，循环 A77 1726 水平基本不上升，但游离 A77 1726 比例会上升。来氟米特在严重感染患者中也禁止使用，当患者出现新发或原有肺部症状加重或皮疹时，应停药。妊娠与哺乳期是来氟米特的绝对禁忌证（表 61-1）。

柳氮磺吡啶

> **关键点**
>
> 柳氮磺吡啶（sulfasalazine，SZZ）具有抗生素和抗炎药物的作用，但确切的作用机制尚不清楚。
>
> 柳氮磺吡啶常用于治疗 RA 的联合用药。
>
> 胃肠道不耐受是其常见的副作用。
>
> 白细胞降低虽然少见，但是在治疗过程中的早期监测非常重要。

1938 年，SSZ 是合成的第一个针对 RA 的药物，它由斯德哥尔摩的 Svartz 在瑞典 Pharmacia 制药公司的合作下完成。当时盛行的观点认为，RA 由感染引起，而 SSZ 正是按抗炎和抗感染的特性设计的。

化学结构

柳氮磺胺吡啶（salazosulfapyridine，SASP），如今也称柳氮磺吡啶（sulfasalazine，SSZ），是具有抗炎作用的 5- 氨基水杨酸（5-aminosalicylic acid，5-ASA 或 mesalamine）和具有抗菌作用的磺胺嘧啶的共轭化合物，两者通过偶氮键相连（图 61-6）。两个缩写 SASP 和 SSZ 可互用。

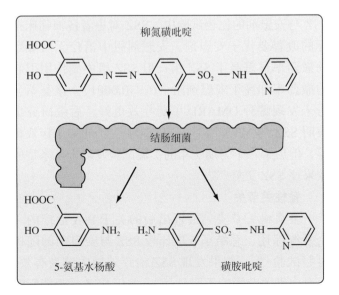

图 61-6　柳氮磺吡啶及其主要代谢产物

药理作用

尽管该药已面世 70 多年，SSZ 在风湿病中的作用原理仍未完全明了。SSZ 最初设计完成时，研究者认为是其抗菌效应在 RA 治疗中起关键作用：当时认为 RA 是一种肠病性关节病。他们认为 SSZ 可以通过改变肠道菌群，进而下调导致关节炎症的免疫反应。尽管该理论从来未被反驳，但现今的研究者因为某些原因已对它失去兴趣：因为直到现在也没发现能证明 RA 发病中存在感染因素的确凿证据；其他磺胺类药物并不能改善 RA 的临床症状；目前也缺乏肠道菌群和 SSZ 临床反应之间联系的证据[171]。因此，目前认为 SSZ 通过抗炎和免疫调节效应起作用。

SSZ 在体外显示出多重抗炎性质。首先，SSZ 能轻度抑制促炎作用的花生四烯酸级联反应，由此轻度抑制前列腺素 E2 合成酶活性[172]和脂氧合酶产物[173]。其次，SSZ 可下调中性粒细胞趋化、迁移、蛋白水解酶的合成和脱颗粒[174-175]，同时能降低胞内信号转导所需的第二信使流，从而抑制中性粒细胞活化[176]。再次，由于腺苷可下调中性粒细胞向炎症灶的迁移，而 SSZ 可抑制包括氨基咪唑甲酰胺核苷酸甲酰基转移酶（AICAR transformylase，ATIC）和二氢叶酸脱氢酶在内的叶酸依赖酶，因此可增加腺苷向细胞外基质释放[177]。Gadangi 等[178]确认 SSZ 与 MTX 类似，都通过增加腺苷释放来调节炎症。而这一效应似乎仅由 SSZ 产生，因为 5-ASA 和磺胺嘧啶是没有这种作用的。SSZ 对 ATIC 的抑制作用更强于 MTX。

SSZ 同时还显示出多种免疫调节作用。SSZ 在体外可抑制 T 细胞增殖和自然杀伤细胞及 B 细胞活化，从而导致免疫球蛋白和类风湿因子的合成降低[171]。所有上述系统中，磺胺嘧啶和 5-ASA 的活性均低于 SSZ。SSZ 也能调节细胞因子系统，抑制多种细胞因子：T 细胞因子 IL-2[179]和 γ 干扰素[180]、单核 / 巨噬细胞因子 IL-1、TNF-α 和 IL-6[181-182]。NFκB 是一个极为重要的转录因子，它可介导执行免疫反应的关键细胞因子、黏附分子和趋化分子转录的活化。体外实验中，SSZ（而不是磺胺嘧啶或 5-ASA）可抑制 NFκB 进入核内[183]。

SSZ，而非磺胺嘧啶，可抑制参与 RA 滑膜炎的内皮细胞增殖和血管形成过程[184]。滑膜成纤维细胞在 RA 发病过程中有重要作用，而 SSZ 能抑制其增殖和金属蛋白酶的合成[185]。最后，SSZ 还能抑制破骨细胞形成，因此在 RA 中可能具有抗骨质吸收作用[186]。

关于 SSZ 的活性部分仍有争议。原始化合物 SSZ 似乎比磺胺嘧啶和 5-ASA 更具有生物活性。然而，SSZ 表现出抗炎和免疫调节效应所需的体外浓度要远高于其体内能达到的浓度。研究者目前并未发现血浆 SSZ、磺胺嘧啶或 5-ASA 水平与其临床疗效有确切的相关关系，因此血药浓度可能与疗效无关[171]。在一项开放性非随机研究中比较了两组患者，分别服用相当于 2 g SSZ 摩尔当量的磺胺嘧啶或 5-ASA。其中磺胺嘧啶组患者动态红细胞沉降率和某些临床指标（包括握力和关节周长）获得明显改善[187]。综上所述，SSZ 和磺胺嘧啶在 RA 中可能都具有治疗作用。

一个潜在的作用部位可解释 SSZ 尽管在血清浓度低，但却有系统性作用，那就是小肠的黏膜相关淋巴组织（mucosa-associated lymphoid tissue，MALT）[171]。肠腔内的 SSZ 治疗浓度至少是血清中的 2 倍，且黏膜附近的药物浓度可能还更高。肠道的免疫系统延伸很广泛，并通过活化淋巴细胞的迁移和再循环与身体其他部分发生活跃交流[171]。已有证据显示 MALT 和关节之间存在联系[188]。SSZ 可能通过 MALT 起效的证据如下：SSZ 治疗会使循环中产生 IgA 的细胞及血清 IgA 水平下降，并与疾病改善情况相关[189]；SSZ 能减少患者肠道黏膜淋巴细胞[190]；以及 SSZ 在实验鼠和健康志愿者均能调节口服抗原引起的免疫反应[191]。

药理学特征

吸收和生物利用度

只有不到 30% 的 SSZ 会被肠道吸收，大部分药物都会参与肠肝循环，并原封不动地被分泌到胆汁中，因此其生物利用度只有 10%[171]。SSZ 在 2 g/d 的口服剂量下达到的稳态血清浓度为 5 μg/ml。大部分 SSZ 到达结肠，此处的肠道菌群将其偶氮键还原，形成两个活性基团——磺胺嘧啶和 5-ASA[192]。多数磺胺嘧啶经结肠吸收（> 90%），口服后 4 ~ 6 小时出现于血浆（2 g/d 的口服剂量下，稳定期血清浓度为 30 μg/ml）。大部分 5-ASA（80% ~ 90%）则仍停留于肠道[171]。磺胺嘧啶和 SSZ 可能是治疗风湿病的活性结构，而 5-ASA 则是治疗溃疡性结肠炎的有效

基团[193]。

标准 SSZ 与其肠溶片的生物利用度差别不大[194]，与食物同时服用会降低 SSZ 和磺胺嘧啶的血药浓度[195]。

分布和半衰期

超过 99% 的 SSZ 与磺胺嘧啶广泛分布于人体，其血浆蛋白结合率为 50% ~ 70%[171,195]，其血清浓度和滑液浓度相似[196]。SSZ 的半衰期为 6 ~ 17 小时，其上限为老年患者的半衰期。磺胺嘧啶的半衰期为 8 ~ 21 小时，其上限为慢乙酰化个体的半衰期[197]。

清除

磺胺嘧啶在肝发生广泛代谢，其 N 端被加乙酰基。其环发生羟化，并被糖脂化[198]；由于乙酰化个体的基因变异，这一过程在不同个体间存在巨大差异[197]。慢乙酰化个体的清除率更低，磺胺嘧啶的血清浓度则更高。磺胺嘧啶由尿液排出，而 5-ASA 则主要通过粪便排出。另有小部分 5-ASA 被吸收，并以 N- 乙酰氨基水杨酸的形式从尿液排出[199]。

适应证

类风湿关节炎（rheumatoid arthritis，RA）多个从 20 世纪 80 年代早期开始的已发表临床试验均证明 SSZ（2 ~ 3 g/d）相对于安慰剂能明显改善 RA 的临床症状和实验室指标[200]。1999 年发表了 SSZ 治疗 RA 的随机对照试验的荟萃分析[201]，该分析将 SSZ 与安慰剂和其他 DMARD 单药治疗进行比较，包括 HCQ、D- 青霉胺、硫代苹果酸金钠或金硫葡糖，在 SSZ 与安慰剂的比较试验中，SSZ 对患者各项临床指标的改善要优于安慰剂。安慰剂组中治疗无效导致的撤药率显著高于 SSZ 组；但 SSZ 组中副作用引起的撤药率却高于安慰剂组（P < 0.0001）。该荟萃分析未发现哪种 DMARD 单药疗效更好。后续研究也表明 SSZ 与 MTX[202-203]、来氟米特[150] 的临床疗效相等，但后来一个为期 2 年的扩展试验发现来氟米特的效果比 SSZ 更好[204]。

脊柱关节关

银屑病关节炎 最近出版的关于 PsA 治疗的一个系统综述，总结了 6 项比较 SSZ 与安慰剂的随机对照试验[205]。结果发现 SSZ 治疗外周关节炎有效，而对中轴关节影响不明显[206]。关于 SSZ 是否能影响其放射学进展，数据尚不多。

强直性脊柱炎　一项荟萃分析总结了 11 项试验，共 895 名 AS 患者使用 SSZ 或安慰剂治疗[207]。总体来看，SSZ 对降低血沉和缓解脊柱僵硬有一定效果。因此，作者认为 SSZ 对伴有早期、动态红细胞沉降率快和有外周关节炎病变的患者有一定好处。这一结论得到了 Clegg 和他同事们的支持，他们发现 SSZ 对 AS 患者的外周关节炎有显著疗效，但对中轴关节炎作用不明显[206]。

反应性关节炎　许多 ReA 患者可自行缓解，而另一部分则转为慢性的外周或中轴关节炎。一项随机对照试验入选了 134 名对 NSAIDs 无反应的男性老兵 ReA 患者（绝大多数为外周关节炎），发现 SSZ 比安慰剂有效[208]。

炎症性肠病性关节炎　SSZ 可有效治疗溃疡性结肠炎和远端克罗恩病。虽然 SSZ 在临床实践中也用于发生外周关节炎者，但尚无对上述疾病中的外周或中轴关节炎表现的随机对照试验。

幼年型炎性关节炎　SSZ 可有效治疗多关节型或寡关节型的幼年型炎性关节炎。Brooks 在 2001 年的一篇综述报道了接受 SSZ 治疗的共 550 例幼年型炎性关节炎病例（其中 1/2 为多关节炎型，1/3 为寡关节炎型）[209]，结果发现 SSZ 在所有亚型中均至少显示出一定疗效，其中反应最佳的为迟发型寡关节炎型，而疗效最差的为系统型。除了全身型患儿发生的血清病发生率显著增加外，SSZ 在儿童患者的毒副反应和耐受情况基本与成人类似。

剂量

SSZ 的常规片剂和肠溶片均为 500 mg，或为 50 mg/ml 的悬液。为了尽可能减少不良反应，多数临床医生会从 500 mg/d 开始用药，以每周 500 mg/d 逐渐加量至标准剂量 1500～3000 mg/d。降低剂量可能会减轻不良反应，由于 SSZ 能够抑制叶酸依赖的通路中的酶，因此同时服用叶酸是有好处的。

老年患者

老年患者中 SSZ 的推荐剂量与一般成人人群相同[106]。药代动力学研究显示老年人群 SSZ 清除半衰期虽有延长，但其主要取决于乙酰化表型；但有肾功能不全时，应减少剂量[104]。见表 61-1。

儿童患者

在儿童患者中，SSZ 的剂量最初为每天 10～12.5 mg/kg，每周增加 50 mg/（kg·d），分两次服用，直到维持剂量 2 g/d。对于小剂量没有效果的患者可逐步加量至 3 g/d。见表 61-1。

不良反应

一般来说，SSZ 的多数副作用发生于用药头几个月，并随着继续用药而消失[210]。最常见的早期不良反应包括胃肠道反应、头痛、头晕和皮疹，这些反应随着继续用药而减轻[195]。

胃肠道及肝不良反应

恶心和上腹不适为 SSZ 最常见的不良反应。其中恶心常与 CNS 反应伴随发生，包括头晕和头痛。一项由 1382 名 RA 患者参加的大规模队列研究中，8% 的患者出现胃肠道和中枢神经不良反应，此时继续使用 SSZ，其后有 18% 的患者因此停药[211]。恶心的副作用在磺胺嘧啶水平较高的患者或慢乙酰化个体中更易发生[212]。腹泻也可发生，一般见于用药前几个月。肠溶片可部分改善胃肠道症状。转氨酶升高亦可见，但多为一过性。此症状可能会伴随发热、皮疹、肝大以及嗜酸性粒细胞增多症[210]。

血液学不良反应

血液学异常较少见，只有不到 3% 的患者发生，且一般在用药前 3 个月内发生[195]。白细胞减少最为常见，一般停药后可缓解，但某些病例可发展为致命的粒细胞缺乏，因此还应进行后续监测[213]。应用 SSZ 时还发现巨红细胞症和溶血，因此葡萄糖-6-磷酸脱氢酶缺乏患者应避免使用 SSZ。鉴于 SSZ 对叶酸代谢的影响，叶酸辅助治疗也是合理的。血小板减少很少见。

皮肤不良反应

皮疹发生于不到 5% 的患者，通常在用药前 3 个月发生[211]。尽管部分患者发生荨麻疹，皮疹通常表现为斑丘疹，伴瘙痒，常泛发。对 SSZ 的脱敏效应亦见诸报道[214]。多形红斑、中毒性表皮坏死松解和 Stevens-Johnson 综合征偶见于非对照研究报道，而在主要临床试验中尚未见到。光敏感也曾有人报道过。使用 SSZ 发生皮疹的患者应注意避免再用其他含磺胺成分的药物，如噻嗪类利尿剂、塞来昔布和抗生素。

肺不良反应

SSZ 的肺部不良反应少见，一般表现为可逆性渗出，伴外周嗜酸性粒细胞升高、咳嗽、呼吸困难、发热和体重下降[215]。病理显示为间质渗出的嗜酸性粒细胞性肺炎，伴或不伴纤维化。多数患者停药后可缓解，部分需要糖皮质激素治疗。

其他不良反应

易激惹、焦虑、头痛以及睡眠困难等少见不良反应也可能发生[210-211]。极少数病例出现药物性狼疮[216]、低丙种球蛋白血症[216]以及无菌性脑膜炎[217]。医师还应告知患者可能会出现尿液变黄、出汗及流泪。

生育力、妊娠以及哺乳

目前尚无女性患者服用 SSZ 导致生殖力下降的报道；但男性可出现精子减少，运动减弱和形态异常[218]，停药后 2 ~ 3 个月后可恢复正常。SSZ 的 FDA 妊娠分级为 B 或 C。SSZ 与磺胺嘧啶可通过胎盘，胎儿的药物浓度与母体浓度相同；但 SSZ 似乎并不会使胎儿发育异常或导致自发性流产，它可能是育龄期有生育计划的女性风湿病患者的首选 DMARD 之一[126]。磺胺嘧啶可分泌至乳汁，曾有小儿出血性腹泻的报道，因此美国儿科协会认为 SSZ 应慎用于哺乳期妇女（表 61-1）[126]。

不良反应监测

SSZ 的多数不良反应发生于用药早期。ACR 指南推荐用药前应进行基础的包括血小板在内的全血细胞检查、肝酶（包括 AST、ALT 和白蛋白）、肌酐，并要考虑患者是否存在葡萄糖 -6- 磷酸脱氢酶缺乏[128]。监测的频率取决于治疗持续时间（表 61-2）。在开始治疗时如果合适应接种肺炎球菌，建议每年接种流感疫苗（表 61-2）。

药物相互作用和禁忌证

药物相互作用

SSZ 很少与其他药物发生相互作用。SSZ 可能会干扰地高辛的吸收并降低其生物利用度。偶见 SSZ 增强口服降糖药和华法林的作用。广谱抗生素可能改变肠道菌群，使偶氮键断裂减少，由此降低磺胺嘧啶和 5-ASA 的生物利用度。

禁忌证

对 SSZ 任何成分过敏或对磺胺嘧啶或水杨酸过敏患者禁用 SSZ。卟啉症、胃肠道或泌尿生殖道梗阻患者应谨慎使用 SSZ。SSZ 不应该用于血小板减少症、严重的肝病和活动性病毒性肝炎患者（表 61-2）。

抗疟药

关键点
羟氯喹（hydroxychloroquine，HCQ）是一种耐受性良好的 DMARD，常用于 RA 的联合治疗方案。
HCQ 比氯喹更常用。
HCQ 半衰期很长，归因于其与皮肤黑色素细胞的亲和力。
为了将 HCQ 的视网膜毒性减到最小，其长期治疗中剂量不应超过 6.5 mg/kg。
虽然不需进行常规检查，但眼科筛查是监控其毒副作用的主要部分。
因为 HCQ 会导致低血糖症，故糖尿病患者服用 HCQ 时要密切监测血糖。
HCQ 在妊娠期使用是安全的；推荐大部分狼疮患者在妊娠期间继续保持使用 HCQ 可改善妊娠结局。

氨基喹诺酮（包括奎宁）最早衍生自秘鲁金鸡纳树的树皮，最初用来治疗疟疾。为降低其毒性，之后又开发出 4- 氨基喹啉、氯喹（chloroquine，CQ）和羟氯喹（hydroxychloroquine，HCQ）。CQ 和 HCQ 为最常用的抗疟药，另外，奎纳克林（quinacrine）也颇为常用。

化学结构

HCQ 和 CQ 的化学结构十分相似，区别仅在于 CQ 第三位氨基氮原子所连侧链中一个乙基被羟乙基取代。奎纳克林尽管并非 4- 氨基喹啉衍生物，但也包含 CQ 的结构（图 61-7）。

药理作用

抗疟药具有免疫调节和抗炎作用，尽管它们在风湿病中的具体作用机制尚不清楚。由于 HCQ 与 CQ 为弱碱性，它们能通过胞膜到达胞浆小囊泡中并累积，使囊泡中的 pH 由大约 4.0 升至 6.0，从而干扰依赖酸性环境的亚细胞代谢。这种 pH 上升的免疫调节作用有多个假说，包括稳定溶酶体膜、弱化抗原表达和递呈，以及抑制细胞介导的细胞毒作用[219-220]。单核 / 巨噬细胞的蛋白质消化和抗原呈递对 pH 有精确要求，此两者会随 pH 上升而变化[221]。受体组装也受到影响，包括主要组织相容性复合体（MHC）II 类分子。胞内内质网中的 pH 升高可稳定 MHC 分子恒定链，并防止 MHC 因低亲和力的自身抗原而移位。该作用与膜受体再循环降低共同导致了抗原递呈下调[219,221-222]。抗疟药还能降低循环免疫复合物水平[223]。

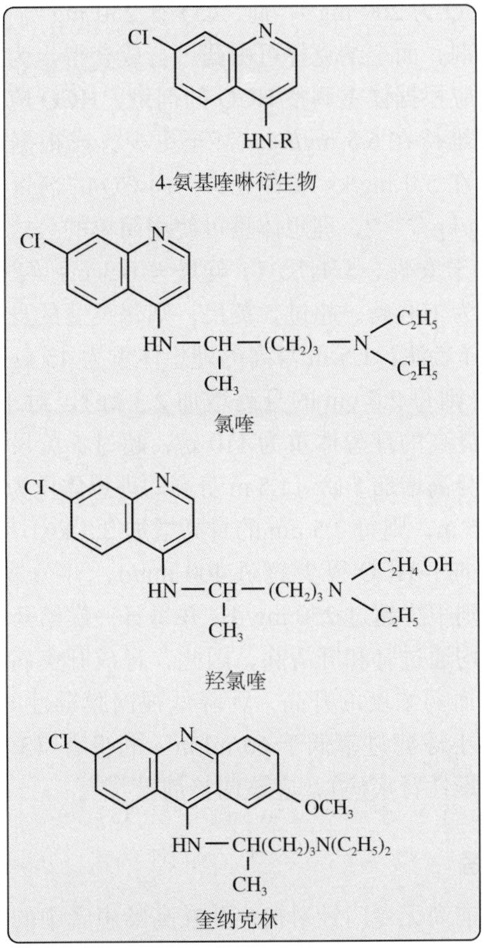

抗疟药对促炎细胞因子亦有抑制作用。CQ 抑制单核细胞及 T 细胞 IL-1 和干扰素 -γ 的产生[224]。CQ 亦可抑制巨噬细胞 TNF-α mRNA 转录以及内毒素诱导的 TNF-α、IL-1 和 IL-6 分泌[225]。而 HCQ 对 TNF-α 是否存在抑制作用，目前报道并不一致，但可以肯定 HCQ 可抑制单核细胞分泌的 IL-1、IL-6 以及干扰素 -γ[226-227]。

凋亡或细胞死亡在免疫调节中有重要作用，而凋亡缺陷可能导致自身反应淋巴细胞克隆长期存在以及持续的自身免疫反应。已证明 CQ 与 HCQ 可上调细胞凋亡，通过清除自身反应淋巴细胞，下调自身免疫反应[220]。此外，抗疟药还可抑制淋巴细胞的增殖反应以及自然杀伤细胞的活性[228-229]。

抗疟药的抗炎作用涉及花生四烯酸级联反应，它们可下调磷脂酶 A2 及 C，从而干扰具有促炎作用的前列腺素和磷脂过氧化物产生[230-232]。目前认为磷脂过氧化在凋亡中亦有作用，特别是受到紫外线 A 和 B 的辐射时[233]。抗疟药还有抗氧化作用，可能会保护组织免受自由基损伤[234]。

抗疟药在风湿病中尚有其他若干有益作用，今后需要进一步探讨。首先，它们具有光保护作用，这可能与局部诱导的抗炎效应有关[220]。其次，HCQ 及 CQ 抑制血小板黏附聚集，因此具有抗血栓作用[235-236]。最后，HCQ 与 CQ 具有很好的脂代谢调节作用，它们能降低总胆固醇、甘油三酯、极低密度脂蛋白（VLDLs）和低密度脂蛋白（LDLs），特别是对于同时接受糖皮质激素治疗的患者[220,237]。最后，HCQ 和 CQ 还可抑制胰岛素在高尔基体中的降解，从而降低血糖[220,238]。

药理学特征

吸收与生物利用度

HCQ 和 CQ 口服给药，并可被迅速而完全地吸

图 61-7 用于治疗风湿病的抗疟药的化学结构以及 4- 氨基喹啉基本结构。R 表示侧链

收，两者均在 8 小时内达到血浆峰浓度[239]。即使服用相同剂量，患者的血药浓度仍可有相当大的差异，但血药浓度高并不意味着疗效更强[220]。

分布与半衰期

抗疟药在不同组织可达到不同浓度。脂肪、骨骼、肌腱和脑部的浓度相对较低，与血浆浓度相仿；而肾、骨髓、脾、肺、肾上腺和肝中浓度则相对较高；浓度最高的部分为含黑色素的组织，如皮肤及视网膜[240]。皮肤可充当抗疟药的长期储存库，以致于抗疟药在停药后还表现出其药效或副作用[220]。HCQ 和 CQ 的半衰期为 40 ～ 50 d，其血浆浓度会逐渐上升，并于 3 ～ 4 个月后达到稳态[241]。

清除

体内吸收的药物大部分以原型随尿液排出，亦有部分被代谢为去乙基衍生物。其余药物则随粪便排出[242]。

适应证

类风湿关节炎 抗疟药在 RA 中的作用在于它们能控制疾病的体征和症状[243-245]，但并不能延缓骨质破坏[246]。一项关于抗疟药的荟萃分析显示，IICQ 的毒性更小，但药效也弱于 CQ[247]。它们改善症状的效果等于或略弱于其他 DMARD，同时它们起效也最慢[248]。抗疟药特别适合早期、轻度 RA 患者及用于联合治疗。

系统性红斑狼疮 抗疟药不适于单独治疗严重的 SLE，但它常用来控制全身症状、关节炎、发热、乏力和皮疹。支持抗疟药疗效最有效的证据来自患者被成功治疗并停药的研究。一项双盲安慰剂对照的 47 例缓解期 SLE 患者停药试验中，安慰剂组的疾病复发风险比 HCQ 组高出 2.5 倍[249]。抗疟药特别适合治疗 SLE，因为它们有光保护性，且对 SLE 的皮肤病变特别有效。

盘状狼疮 抗疟药对盘状狼疮有效，60% ～ 90% 接受治疗的患者可获得缓解或明显改善[229]。当 HCQ 或 CQ 单独治疗效果欠佳时，可加用奎纳克林，但皮肤黄染限制了它的长期应用[250]。

抗磷脂综合征 抗磷脂综合征患者中 HCQ 的使用与血栓发生率下降相关[251]。HCQ 在注射了抗磷脂抗体的小鼠中还有降低血栓大小及持续时间的作用，并能逆转抗磷脂抗体介导的血小板活化[252-253]。尽管尚需临床试验来进一步验证其疗效，但抗磷脂综合征患者应考虑使用 HCQ，特别是当其不能耐受大剂量抗凝药或口服抗凝药仍发生血栓时[254]。

干燥综合征 一项针对干燥综合征患者的前瞻性开放标记研究表明：HCQ 能改善干燥综合征患者眼部和口腔的局部症状、关节痛和肌痛[255]。HCQ 除了上述的免疫调节和抗炎作用，尚能抑制腺体胆碱酯酶活性并增强唾液腺分泌[256]。

其他 一些小型非对照试验还显示抗疟药对复发性风湿症[257]、儿童 SLE[258]、儿童皮肌炎[259]、嗜酸性筋膜炎[260] 及侵蚀性骨关节炎[261] 亦有效果。另一项由 17 名焦磷酸钙结晶沉积性关节炎患者参与的对照试验中，HCQ 治疗组患者的病情改善优于安慰剂组[262]。

剂量

HCQ 为 200 mg 片剂，CQ 有 250 mg 与 500 mg 两种片剂，而奎纳克林可由药厂合成获得。为避免眼毒性，应根据体重调整 HCQ 的剂量，HCQ 应根据理想体重维持在 6.5 mg/kg，甚至更少，或根据实际体重维持在 5.0 mg/kg 或者更少；而 CQ 的剂量应不大于 3 mg/kg[263-264]。理想体重可使用简单的公式进行计算：对于女性，5 英尺（1 英尺 ≈ 0.3 m）身高的理想体重为 100 磅，超过 5 英尺，则每英寸的身高增加 5 磅（译者注：1.5 m 身高的理想体重为 45 kg，超过 1.5 m，则每 2.5 cm 的身高增加 2.3 kg）；对于男性，5 英尺身高的理想体重为 110 磅，超过 5 英尺，则每英寸的身高增加 5 磅（1.5 m 身高的理想体重为 50 kg，超过 1.5 m，则每 2.5 cm 的身高增加 2.3 kg）[265]。实际用药时，HCQ 很少超过 400 mg/d，并分次给药，而 CQ 则很少超过 250 mg/d，并每日一次给药。HCQ 和 CQ 均通过肾和肝清除，因此，肾或肝疾病的存在会导致血药浓度的升高，为降低视网膜毒性的风险，对于肾小球滤过率低于 60 ml/min 的患者（3 期或更严重的慢性肾疾病），应该调整剂量[264]。

老年患者

目前尚无专门针对抗疟药在高龄患者中的药代动力学研究。老年人的推荐剂量同一般人群[106]。但老年患者在用药前应排除眼部基础疾病。见表 61-1。

儿童患者

HCQ 的使用剂量为 3 ~ 5 mg/（kg·d），最大剂量为 400 mg/d。幼儿为达此剂量，可隔天服用 200 mg 片剂。另外，HCQ 可配成 25 mg/ml 溶液使用。通常推荐每 6 个月进行一次眼部筛查，然而，有人建议每 12 个月进行一次检查足矣。见表 61-1。

不良反应

眼部不良反应

早期眼部症状有调节障碍、暗适应障碍或视物模糊，均为可逆性。尽管在正常剂量及合理监测下很少发生，视网膜不良反应仍为最严重的副作用。近期一项回顾性病例对照研究发现视网膜毒性的发生率为 7.5%，主要的危险因素为：相对于体重的剂量过高（OR，5.67；95% CI，4.14 ~ 7.7，＞ 5.0 mg/kg 实际体重）；疗程（OR，3.22；95% CI，2.20 ~ 4.70，＞ 10 年）；肾疾病（OR，2.08；95% CI，1.44 ~ 3.01，3 期或更严重的慢性肾疾病）和他莫昔芬的联合使用（OR，4.59；95% CI，2.05 ~ 10.27）[264]。CQ 的视网膜副作用风险要高于 HCQ[266]，在用药的 10 年内，视网膜毒性的发生率维持在低水平（＜ 2%），但是在用药 20 年后会上升到接近 20%[264]。

HCQ 或 CQ 的视网膜病变被描述为双侧牛眼样黄斑病变，其黄斑中心位置的视网膜色素上皮细胞脱色素，仅余中央凹一块小岛。旁中心视野测试可在发现视网膜色素上皮病变之前检测出视网膜毒性。待到晚期，视觉丧失已不可逆，并会在停药之后继续发展，原因如上述，与药物在视网膜中半衰期长有关。因此，早期发现极为重要。CQ 与 HCQ 还可引起角膜沉积物，产生光晕，但为良性和可逆性。

皮肤不良反应

皮疹为常见不良反应，一般停药后可缓解。HCQ 还可能导致光敏感、脱发和头发脱色[247]。

神经肌肉不良反应

常见的神经肌肉不良反应包括头痛、失眠、噩梦和易激惹，一般为轻度，药物减量后症状可逆。耳鸣和耳聋亦可发生。神经肌肉不良反应尚有隐匿起病的近端肌无力的报道，患者肌酸磷酸激酶正常，可合并

外周神经病变和心肌毒性反应。肌活检显示曲线小体和肌纤维萎缩伴空泡样变[267]。

心血管不良反应

偶见传导阻滞和心肌病变的报道[268]。

胃肠道不良反应

食欲减退、恶心、呕吐、腹泻和腹部疼挛已有报道[247]。

代谢不良反应

HCQ 可降低血糖和血红蛋白 A_{1c} 水平，因此糖尿病患者开始用药时应密切监测血糖并可能需要调整其糖尿病药物[269]。

生育力、妊娠及哺乳

尚无对生殖能力产生不良影响的报道。HCQ 和 CQ 在 FDA 的妊娠级别属 C 级[126]。由于 HCQ 半衰期长，停药后立即妊娠并不能避免胎儿对药物的暴露。HCQ 可穿过胎盘，但在妊娠期继续使用 HCQ 的患者中尚未见不良影响或致畸作用[126]。CQ 同样可以穿过胎盘，且与组织的结合较 HCQ 更紧密，而亦有报道发现妊娠期使用 CQ 致胎儿发育异常的病例[270]。奎纳克林由于其致突变性禁用于妊娠期。因此目前推荐的方案为：HCQ 可在妊娠期继续使用，特别是对 SLE 患者，因为停药可能会导致病情活动，将对母婴更加不利[170]。HCQ 以低浓度进入乳汁，但美国儿科学会认为服用该药时可以哺乳[126]。见表 61-1。

不良反应监测

美国风湿病学会推荐进行全血细胞计数，肝转氨酶，肌酐进行基线筛查。但并未推荐进行后续常规监测的实验室指标[128]。2002 年，美国眼科学会发表了一个关于 CQ 及 HCQ 所致视网膜病变的推荐监测方案[263]。2011 年，该学会发表了修订后的指南[271]。最新的数据显示，在用药后的 5 ~ 7 年后，或 HCQ 的累积剂量达 1000 g，视网膜毒性的风险增加至 1%，建议通过基线检查以排除潜在的眼部病变，包括黄斑病变，因为它会导致后续的毒性监测更难以解释。每年的眼科检查应在用药后 5 年开始或更早，这取决于其他危险因素[271]。这些眼科检查至少应包括散瞳验光、视野检查（采用 Humphrey 10-2 视野计）

以及男性患者的色盲筛查。此外，我们应采用比视野检查更敏感的新的客观检测（包括多焦视网膜电图、谱域光学相干断层扫描和眼底自发荧光）。虽然有以上相关建议，但多数风湿科医师倾向于每年或至少每2 年随访一次。同时建议每年进行流感病毒疫苗的接种（表 61-2）。

药物相互作用及禁忌证

药物相互作用

使用降糖药的糖尿病患者应用 HCQ 时应注意。HCQ 可增加地高辛浓度。CQ 可增加环孢素水平而降低 MTX 水平。CQ 可干扰细胞色素 P450 酶，因此同时使用其他经过该途径代谢的药物应注意。与他莫昔芬的联合使用会产生视网膜毒性风险的协同作用[264]。

禁忌证

对 4- 氨基喹啉过敏患者禁用；既往曾因该类药物导致视网膜或视野病变的患者禁用；由病毒性肝炎所致的重型肝疾病患者禁用（表 61-2）。

RA 的药物联合治疗

关键点
MTX 单药治疗 RA 诱导缓解率低。
DMARD 联合治疗的效果优于单药，且不增加药物毒性。
MTX 是联合治疗的基础用药。
传统 DMARD 的联合治疗与 MTX 联合生物制剂治疗同样有效。
目前研究的主要方向是在联合治疗时，选择最佳的时机与方案。

20 世纪 90 年代，DMARDs 联合治疗 RA 还很少；而如今这一策略几乎为所有风湿科医师所接受[272]。目前，联合治疗的时机和方案组成是临床医师面临的最重要课题。

早期 RA 的起始治疗仍最多考虑 MTX 单药治疗。4 项头对头的大型临床试验的直接比较证明 DMARDs

联合使用优于单药治疗[68,273-275]。多个关于传统 DMARDs 和生物制剂的试验表明，不管此前是否采用过 MTX 治疗，基线期加用 MTX 治疗活动 RA 的效果优于安慰剂，几乎所有成功的联合方案试验均包含 MTX，它是联合治疗的基石。

改善病情抗风湿药联合治疗的历史

早期 DMARDs 联合治疗研究始于 20 世纪 70 年代末。环磷酰胺、硫唑嘌呤和 HCQ 的联用在小群体患者中取得了显著效果；但其中发生恶性肿瘤的病例也超过了可接受范围[276]，因此早期人们对联合治疗的热情有限。到了 80 年代，剂量不当、运用DMARDs 的非主要作用以及试验设计不当，让联合治疗继续处于效果不佳的状态。直到 1994 年，才有了第一个试验通过头对头比较 DMARDs 联合治疗与单药治疗，令人信服地证明了联合治疗效果优于单药，且不增加药物毒性[277]；后来多个证明联合治疗成功的试验陆续发表。

早期类风湿关节炎

20 世纪 90 年代后期，3 项关键临床试验显示 DMARDs 联合治疗在早期 RA 治疗中取得了成功。荷兰学者们报告了一个递减方案：COBRA（Combinatietherapie Bij Reumatoide Artritis）试验[273]。在此试验中，早期 RA 患者被随机分为两组：泼尼松龙、MTX 及 SSZ 联合治疗组与 SSZ 单药治疗组。泼尼松龙起始剂量为 60 mg/d 并迅速减量，到 28 周停药；MTX 连续给药 40 周；两组 SSZ 剂量相同。第 28 周时，联合治疗组明显优于 SSZ 单药组。随着泼尼松龙和 MTX 的减量，两组患者的临床反应趋于相似；但联合治疗组的某些指标仍保持明显优势[278]。重要的一点是：联合治疗的毒性并不超过单药。COBRA 至少 5 年的延伸期试验数据还证明了联合治疗对放射学指标的益处[278]。

第二个关于早期 RA 的重要试验为 Fin-RA 试验（Finland Rheumatoid Arthritis）[275]。这是一个开放性试验，患者被随机分为两组，分别接受联合治疗（MTX、SSZ、HCQ 与小剂量泼尼松龙）和 SSZ 单药治疗（泼尼松龙亦为可选药物）。试验的主要终点为 2 年时的缓解率，其中联合治疗组患者的缓解率显著高于单药治疗组。之后该试验的 5 年随访发现，联合治疗组患者颈部影像学中 C1 ～ C2 半脱位发生率更低[279]。

第三个试验在土耳其完成。早期 RA 患者被随机分为 3 组：DMARDs 单药组（MTX，SSZ 或 HCQ）、二联治疗组（MTX 与 SSZ 或 MTX 与 HCQ）以及三联治疗组（MTX、SSZ 及 HCQ），并以 2 年时达到缓解为主要研究终点[274]。所有记录的终点中，两药联合组在统计学上优于单药治疗，而三药联合治疗统计学上又优于两药治疗。

TEAR（Treatment of Early Aggressive RA）试验（见第 71 章）是关于早期 RA 联合治疗的随机头对头比较试验，DAS28（Disease Activity Score-28）-ESR 评分 ≥ 3.2 的 RA 患者被随机分为 MTX、SSZ 及 HCQ 联合（三联）或者 MTX、依那西普联合治疗组（该组前 6 月采用 MTX 单药治疗，6 月时联合依那西普）。结果显示，6 个月时，起始为联合治疗的效果明显优于单药治疗，联合治疗组 DAS28-ESR 下降了 4.2，单药组下降了 3.6（$P < 0.001$），但起始为联合治疗的组间 DAS28-ESR 水平没有差别。从 48 周到 102 周，不管是一开始就联合治疗还是逐步采取联合治疗，联合治疗组间的 DAS28-ESR 水平没有差别，102 周时，接受 MTX 联合依那西普起始治疗组改良的 Sharp/van der Heijde 评分较基线的改变与接受三联治疗组间的差别有统计学意义（0.64 vs. 1.69，$P = 0.047$）[280]。

总的来说，许多试验都已证实，在早期 RA 治疗中，无论初始还是逐步使用联合治疗方案，联合治疗的效果都优于 MTX 单药治疗。然而，如何预测何种人群适合单药治疗，那些人群适合联合治疗还缺少相关的研究。

接受甲氨蝶呤治疗病情仍活动者

DMARDs 联合治疗研究最初针对接受了 MTX 治疗但病情活动的患者，或对 MTX 治疗反应仍不理想者，该领域的环孢素 -MTX 试验首先发现 MTX 联合另一种 DMARD 治疗优于继续单独使用 MTX（图 61-8）[281]。MTX、SSZ 和 HCQ 联合，即所谓的三联疗法，在 3 组患者中（共 4 个试验）不仅显示出良好的耐受性[68,274-275,282]，而且疗效优于 MTX 单药治疗[68,274,280] 和 SSZ 单药治疗[275]。另外该方案还在早期患者的开放试验中证明其疗效优于 MTX 与 SSZ 或 MTX 与 HCQ 的两药联合方案[274]。

1996 年一项为期 2 年的随机双盲平行试验，纳入 102 例确诊 RA 患者，比较了三联疗法（MTX、SSZ 和 HCQ）与二联疗法（HCQ 和 SSZ）以及 MTX 单药疗法[68]。三联治疗组达到改良 Paulus 50% 应答患者人数显著高于二联组[283]。三联治疗耐受性良好，其撤药例数少于另两个治疗组。该方案亦有持久性，62% 的患者在 5 年之后仍在服用三联药物，并持续保持 50% 的药效反应[284]。

随后，2002 年完成的一项为期 2 年的针对中度进展期患者的双盲试验，亦将三联疗法组与二联疗法组（MTX+SSZ 和 MTX+HCQ）进行了直接比较[282]。根据既往 MTX 用药情况对患者进行分层，所有既往使用 MTX 的病例必须满足剂量达到 17.5 mg/w 时仍不能控制疾病活动。所有联合治疗方案均表现出良好的耐受性，只有 8% 的患者因不良反应而撤药，且一般为少见不良反应。试验结果显示三联疗法优于任何一个二联方案。

一项安慰剂对照双盲试验（图 61-8）比较了 MTX 反应不良的患者基线期在 MTX 基础上加用来氟米特或安慰剂的效果[285]。每个病例加用来氟米特或安慰剂，MTX- 来氟米特联合治疗组依据 ACR-20 标准的临床反应在统计学上优于 MTX- 安慰剂组。联合治疗组耐受性基本良好，但副作用（包括腹泻、恶心和头晕）发生率在该组上升。ALT 升高（> 1.2 倍正常值）在联合治疗组的发生率亦高于 MTX 单药组，因此前者的撤药率达 2.3%。活动性类风湿关节炎治疗对比试验（RACAT）是一项 48 周、双盲、非劣效性试验，共纳入了 353 例经过 MTX 治疗后仍处于活动期的非早期 RA 患者（见第 71 章），患者被随机分配到接受三联治疗组（MTX，SSZ，HCQ）和 MTX 联合依那西普组[286]，24 周治疗无反应的患者将以单盲法的形式转换到另一治疗组，主要研究终点为 DAS28 的改善，前 24 周两组患者均有明显的改善，每组中只有 27% 的患者需要治疗的转换，两组患者中在进行治疗转换后 DAS28 都有显著的改善（$P < 0.001$），但两组间的比较没有差别（$P = 0.08$），三联治疗组 DAS28 的改变（从基线到 48 周）为 -2.1，而 MTX 联合依那西普组为 -2.3，三联治疗非劣效于 MTX 联合依那西普（$P = 0.002$），成本 - 效益分析显示在增加依那西普前先使用三联治疗的方

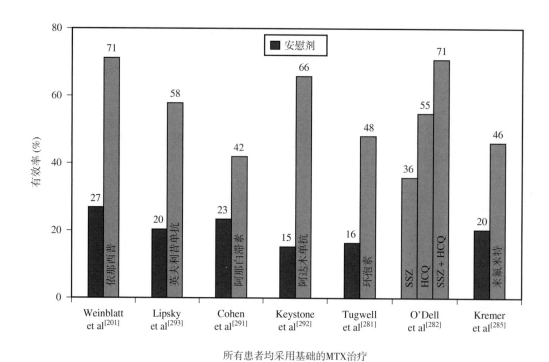

所有患者均采用基础的MTX治疗

图 61-8 研究 MTX 反应不良的活动 RA 患者治疗方案的 7 项不同的试验数据总结。HCQ，羟氯喹；MTX，甲氨蝶呤；SSZ，柳氮磺吡啶

案具有更好的成本效率。在这项研究中，一个生命质量调整年的花费大约为一百万美元（未发表数据）。

糖皮质激素在改善病情抗风湿药联合应用中的作用

传统意义上不将糖皮质激素归入 DMARDs。但它其实满足了所有 DMARDs 标准，包括可延缓放射学进展[287]。关心 RA 患者的医师很少会对它们的效果有争议，事实上，有超过半数的 RA 患者采用糖皮质激素作为基线治疗，包括上文所提到的临床试验中的联合治疗组。

泼尼松龙在早期 RA 联合治疗研究（COBRA）中毫无疑问是其成功的重要组成部分[273]，而且在 Fin-RA 试验联合治疗组的成功中可能也有功劳[275]。Kirwan 等报道泼尼松龙与安慰剂相比能延缓 RA 影像学进展，成为糖皮质激素与其他 DMARD 联用时其疗效的证据[287-288]。糖皮质激素在联合治疗中的作用还值得进一步正式探索。COBRA 试验和 Kirwan 的数据就提出了另一个有趣的问题：高剂量短疗程的糖皮质激素是否能够，或应当作为一种诱导治疗使用[289]。

生物制剂在改善病情抗风湿药联合应用中的作用

研究者已探讨了拮抗 TNF-α（依那西普、英夫利昔单抗、阿达木单抗、赛妥珠单抗和戈利木单抗）和拮抗 IL-1（阿那白滞素）的生物制剂与 MTX 在早期和确诊 RA 患者中的治疗作用（图 61-8）[290-298]。这些试验中，联合治疗组在临床和放射学终点上的改善均有优势[295-296]。其他的生物制剂，如抗 CD20 单克隆抗体（利妥昔单抗）、T 细胞共刺激因子 CTLA-4 抑制剂 [阿巴昔普（abatacept）]、托珠单抗（一种 IL-6 受体拮抗剂）和托法替布（一种口服 Janus 激酶抑制剂）与 MTX 的联合使用已经开始研究[299-302]。REFLEX（Randomized Evaluation of Long-Term Efficacy of Rituximab in RA）试验，针对 MTX 和至少一种 TNF 拮抗剂反应欠佳的 RA 患者，研究者在基线 MTX 治疗基础上加用利妥昔单抗或安慰剂[299]，结果显示联合治疗组 ACR-N 有显著改善。与此相似，对 MTX 反应不佳者在 MTX 基线治疗的背景下分别加用阿巴昔普和安慰剂，1 年后前者在临床和放射学上均获显著改善[300]。LITHE（Tocilizumab Safety and The Prevention of Structural Joint Damage）试验中，对 MTX 反应不佳者分别加用托珠单抗和安慰剂，1 年后前者在结构损伤程度上较后者程度减轻 [301]。但由于感染风险和输液反应，目前对包括生物制剂的联合治疗尚存顾虑。

联合治疗的患者选择

RA 患者预后不良的预测因素已基本达成共识，包括类风湿因子、ESR 和 CRP 升高、受累关节数、骨侵蚀和存在某些基因标志。除非这些因素能预测患者对特定治疗的不同反应，否则它们对选择治疗方案的价值有限。确定患者最佳治疗方案的疾病特征尚需全面阐明。基因的不同可能会影响治疗的结果，但这一假说尚未得到确证，且能预测治疗反应的其他因素尚未阐明，目前治疗方案的选择很大程度上是经验性的。

对 RA 采用包括 MTX 在内的联合治疗应当成为一个"金标准"，未来的治疗方案都应与其比较。但直到现在，仍然没有头对头的比较传统 DMARDs 的联合治疗与 MTX 联合生物制剂治疗疗效的试验。TEAR 和 RACAT 研究已经显示起始使用传统 DMARDs 的联合治疗（MTX，SSZ，HCQ）与包括生物制剂在内的联合治疗（MTX 联合依那西普）一样有效，尤其重要的是在那些 MTX 无应答的患者中，最近 ACR[303] 和欧洲抗风湿病联盟（EULAR）[304] 发布的指南中关于 RA 患者 DMARDs 和生物制剂使用推荐也支持这个观点。

虽然每天可以获得很多的信息，但何时联合为宜以及对每个患者和不同的临床情况采用何种组合方案为宜等问题仍亟待解决。今后的研究尚需阐明糖皮质激素以及生物制剂能否作为组成药之一，甚至是替代 MTX 在联合治疗中的作用。

 本章的参考文献也可以在 ExpertConsult.com 上找到。

主要参考文献

1. Kremer J: Toward a better understanding of methotrexate. *Arthritis Rheum* 50:1370–1382, 2004.
4. Ranganathan P, McLeod H: Methotrexate pharmacogenetics: the first step toward individualized therapy in rheumatoid arthritis. *Arthritis Rheum* 54:1366–1377, 2006.
8. Morabito L, Montesinos M, Schreibman D, et al: Methotrexate and sulfasalazine promote adenosine release by a mechanism that requires ecto-5′-nucleotidase-mediated conversion of adenine nucleotides.

J Clin Invest 101:295–300, 1998.
9. Hasko G, Cronstein B: Adenosine: an endogenous regulator of innate immunity. *Trends Immunol* 25:33–39, 2004.
12. Cronstein B: Adenosine, an endogenous anti-inflammatory agent. *J Appl Physiol* 76:5–13, 1994.
17. Cronstein B: The mechanism of action of methotrexate. *Rheum Dis Clin North Am* 23:739–755, 1997.
21. Cronstein B: Low-dose methotrexate: a mainstay in the treatment of rheumatoid arthritis. *Pharmacol Rev* 57:163–172, 2005.
22. Cronstein B: Going with the flow: methotrexate, adenosine, and blood flow. *Ann Rheum Dis* 65:421–422, 2006.
26. Choi H, Hernan M, Seeger J: Methotrexate and mortality in patients with rheumatoid arthritis: a prospective study. *Lancet* 359:1173–1177, 2002.
32. Hornung N, Stengaard-Pedersen K, Ehrnrooth E, et al: The effects of low-dose methotrexate on thymidylate synthase activity in human peripheral blood mononuclear cells. *Clin Exp Rheumatol* 18:691–698, 2000.
35. Seitz M, Loetscher B, Dewald B: Methotrexate action in rheumatoid arthritis: stimulation of cytokine inhibitor and inhibition of chemokine production by peripheral blood mononuclear cells. *Br J Rheumatol* 34:602–609, 1995.
37. Seitz M, Zwicker M, Loetscher B: Effects of methotrexate on differentiation of monocytes and production of cytokine inhibitors by monocytes. *Arthritis Rheum* 42:2023–2028, 1998.
40. Cronstein B, Lounet-Lescoulie P, Lambert N: Antiinflammatory and immunoregulatory action of methotrexate in the treatment of rheumatoid arthritis. *Arthritis Rheum* 41:48–57, 1998.
45. Cutolo M, Sulli A, Pizzorni C, et al: Anti-inflammatory mechanisms of methotrexate in rheumatoid arthritis. *Ann Rheum Dis* 60:729–735, 2001.
47. Hamilton R, Kremer J: Why intramuscular methotrexate works better than oral drug in patients with rheumatoid arthritis. *Br J Rheumatol* 36:86–90, 1997.
48. Hamilton R, Kremer J: The effect of food on methotrexate absorption. *J Rheumatol* 22:2072–2077, 1995.
49. Schiff MH, Jaffe JS, Freundlich B: Head-to-head, randomized, crossover study of oral versus subcutaneous methotrexate in patients with rheumatoid arthritis: drug-exposure limitations of oral methotrexate at doses of >15 mg may be overcome with subcutaneous administration. *Ann Rheum Dis* 73:1549–1551, 2014.
50. Pichlmeier U, Heuer KU: Subcutaneous administration of methotrexate with a prefilled autoinjector pen results in a higher relative bioavailability compared with oral administration of methotrexate. *Clin Exp Rheumatol* 32:563–571, 2014.
51. Wegrzyn J, Adeleine P, Miossec P: Better efficacy of methotrexate administered by intramuscular injections versus oral route in patients with rheumatoid arthritis. *Ann Rheum Dis* 63:1232–1234, 2004.
54. Hoekstra M, Haagsma C, Neef C, et al: Splitting high-dose oral methotrexate improves the bioavailability: a pharmacokinetic study in patients with rheumatoid arthritis. *J Rheumatol* 33:481–485, 2006.
57. Kremer J, Alarcon G, Weinblatt M, et al: Clinical, laboratory, radiographic and histopathologic features of methotrexate-associated lung injury in patients with rheumatoid arthritis: a multi-center study with literature review. *Arthritis Rheum* 40:1829–1837, 1997.
60. Andersen P, West S, O'Dell J, et al: Weekly pulse methotrexate in rheumatoid arthritis: clinical and immunologic effects in a randomized, double-blind study. *Ann Intern Med* 103:489–496, 1985.
63. Williams HJ, Willkens RF, Samuelson CO Jr, et al: Comparison of low-dose oral pulse methotrexate and placebo in the treatment of rheumatoid arthritis: a controlled clinical trial. *Arthritis Rheum* 28:721–730, 1985.
66. Pincus T, Marcum S, Callahan L: Long-term drug therapy for rheumatoid arthritis in seven rheumatology private practices: second line drugs and prednisone. *J Rheumatol* 19:1885–1894, 1992.
67. Wolfe F: The epidemiology of drug treatment failure in rheumatoid arthritis. *Baillieres Clin Rheumatol* 9:619–632, 1995.
68. O'Dell J, Haire C, Erikson N, et al: Treatment of rheumatoid arthritis with methotrexate alone, sulfasalazine and hydroxychloroquine, or a combination of all three medications. *N Engl J Med* 334:1287–1291, 1996.
69. Weinblatt M: Methotrexate (MTX) in rheumatoid arthritis (RA): a 5 year multiprospective trial. *Arthritis Rheum* 36:S3, 1993.
73. Upchurch K, Heller K, Bress N: Low-dose methotrexate therapy for

cutaneous vasculitis of rheumatoid arthritis. *J Am Acad Dermatol* 17:355–359, 1987.

76. Willkens R, Williams H, Ward J, et al: Randomized, double-blind, placebo controlled trial of low-dose pulse methotrexate in psoriatic arthritis. *Arthritis Rheum* 27:376–381, 1984.

79. De Groot K, Muhler M, Reinhold-Keller E, et al: Induction of remission in Wegener's granulomatosis with low dose methotrexate. *J Rheumatol* 25:492–495, 1998.

94. Lower E, Baughman R: Prolonged use of methotrexate for sarcoidosis. *Arch Intern Med* 155:846–851, 1995.

99. Gourmelen O, Le Loët X, Fortier-Beaulieu M, et al: Methotrexate treatment of multicentric reticulohistiocytosis. *J Rheumatol* 18:627–628, 1991.

100. Kremer J, Alarcon G, Lightfoot R, et al: Methotrexate for rheumatoid arthritis: suggested guidelines for monitoring liver toxicity. *Arthritis Rheum* 37:316–328, 1994.

103. Stamp L, O'Donnell J, Chapman P, et al: Methotrexate polyglutamate concentrations are not associated with disease control in rheumatoid arthritis patients receiving long-term methotrexate therapy. *Arthritis Rheum* 62:359–368, 2010.

106. Selma T, Beizer J, Higbee M: *Geriatric dosage handbook*, ed 11, Hudson, Ohio, 2006, Lexicomp.

111. Gutierrez-Urena S, Molina J, Garcia C, et al: Pancytopenia secondary to methotrexate therapy in rheumatoid arthritis. *Arthritis Rheum* 39:272–276, 1996.

116. Cook N, Carroll G: Successful reintroduction of methotrexate after pneumonitis in two patients with rheumatoid arthritis. *Ann Rheum Dis* 51:272–274, 1992.

117. Alarcón G, Kremer J, Macaluso M, et al: Risk factors for methotrexate-induced lung injury in patients with rheumatoid arthritis: a multi-center, case-control study. *Ann Intern Med* 127:356–364, 1997.

123. Kerstens P, Boerbooms A, Jeurissen M, et al: Accelerated nodulosis during low dose methotrexate therapy for rheumatoid arthritis: an analysis of ten cases. *J Rheumatol* 19:867–871, 1992.

124. Merrill J, Shen C, Schreibman D, et al: Adenosine A1 receptor promotion of multinucleated giant cell formation by human monocytes: a mechanism for methotrexate-induced nodulosis in rheumatoid arthritis. *Arthritis Rheum* 40:1308–1315, 1997.

128. Saag K, Geng G, Patkar N: American College of Rheumatology 2008 recommendations for the use of nonbiologic and biologic disease-modifying antirheumatic drugs in rheumatoid arthritis. *Arthritis Rheum* 59:762–784, 2008.

129. Erhardt C, Mumford PA, Venables PJ, et al: Factors predicting a poor life prognosis in rheumatoid arthritis: an eight year prospective study. *Ann Rheum Dis* 48:7–13, 1989.

131. Chu E, Allegra C: *Cancer chemotherapy and biotherapy*, Philadelphia, 1996, Lippincott-Raven.

132. Carmichael S, Beal J, Day R, et al: Combination therapy with methotrexate and hydroxychloroquine for rheumatoid arthritis increases exposure to methotrexate. *J Rheumatol* 29:2077–2083, 2002.

135. Fox R: Mechanism of action of leflunomide in rheumatoid arthritis. *J Rheumatol* 25(Suppl 53):20–26, 1998.

145. Manna S, Mukhopadhyay A, Aggarwal B: Leflunomide suppresses TNF-induced cellular responses: effect on NF-kappaB, activator protein-1, c-Jun N-terminal protein kinase, and apoptosis. *J Immunol* 165:5962–5969, 2000.

146. Miagkov A, Kovalenko D, Brown C, et al: NF-kappaB activation provides the potential link between inflammation and hyperplasia in the arthritic joint. *Proc Natl Acad Sci U S A* 95:13859–13864, 1998.

147. Cao W, Kao P, Aoki Y, et al: A novel mechanism of action of the immunoregulatory drug, leflunomide: augmentation of the immunosuppressive cytokine TGF-beta 1, and suppression of the immunostimulatory cytokine, IL-2. *Transplant Proc* 28:3079–3080, 1996.

148. Mladenovic V, Domljan Z, Rozman B, et al: Safety and effectiveness of leflunomide in the treatment of patients with active rheumatoid arthritis: results of a randomized, placebo-controlled, phase II study. *Arthritis Rheum* 38:1595–1603, 1995.

149. Rozman B: Clinical experience with leflunomide in rheumatoid arthritis. *J Rheumatol* 25(Suppl 53):27–32, 1998.

157. Metzler C, Fink C, Lamprecht P, et al: Maintenance of remission with leflunomide in Wegener's granulomatosis. *Rheumatology* 43:315–320, 2004.

161. Silverman E, Mouy R, Spiegel L, et al: Leflunomide or methotrexate for juvenile rheumatoid arthritis. *N Engl J Med* 352:1655–1666, 2005.

163. Leflunomide: serious hepatic, skin and respiratory reactions. Bulletin AADR 20(2):2001.

164. U.S. Food and Drug Administration: Leflunomide, 2010.

167. Roubille C, Haraoui B: Interstitsial lung diseases induced or exacerbated by DMARDS and biologic agents in rheumatoid arthritis: a stystematic literature review. *Semin Arthritis Rheum* 23:613–626, 2014.

172. Yamazaki T, Miyai E, Shibata H, et al: Pharmacological studies of salazosulfapyridine (SASP) evaluation of anti-rheumatic action. *Pharmacometrics* 41:563–574, 1991.

173. Tornhamre S, Edenius C, Smedegard G, et al: Effects of sulfasalazine and sulfasalazine analogue on the formation of lipoxygenase and cyclo-oxygenase products. *Eur J Pharmacol* 169:225–234, 1989.

181. Gronberg A, Isaksson P, Smedegard G: Inhibitory effect of sulfasalazine on production of IL-1beta, IL-6 and TNF-alpha. *Arthritis Rheum* 37:S383, 1994.

185. Minghetti P, Blackburn W: Effects of sulfasalazine and its metabolites on steady state messenger RNA concentrations for inflammatory cytokines, matrix metalloproteinases and tissue inhibitors of metalloproteinase in rheumatoid synovial fibroblasts. *J Rheumatol* 27:653–660, 2000.

188. Sheldon P: Rheumatoid arthritis and gut-related lymphocytes: the iteropathy concept. *Ann Rheum Dis* 47:697–700, 1988.

190. Kanerud L, Scheynius A, Hafstrom I: Evidence of a local intestinal immunomodulatory effect of sulfasalazine in rheumatoid arthritis. *Arthritis Rheum* 37:1138–1145, 1994.

195. Plosker G, Croom K: Sulfasalazine: a review of its use in the management of rheumatoid arthritis. *Drugs* 65:1825–1849, 2005.

196. Farr A, Brodrick A, Bacon P: Plasma synovial fluid concentration of sulphasalazine and two of its metabolites in rheumatoid arthritis. *Rheumatol Int* 5:247–251, 1985.

197. Taggart A, McDermott B, Roberts S: The effect of age and acetylator phenotype on the pharmacokinetics of sulfasalazine in patients with rheumatoid arthritis. *Clin Pharmacokinet* 23:311–320, 1992.

198. Schroder H, Campbell D: Absorption, metabolism and excretion of salicylazo-sulfapyridine in man. *Clin Pharmacol Ther* 13:539, 1972.

201. Weinblatt M, Reda D, Henderson W, et al: Sulfasalazine treatment for rheumatoid arthritis: a meta-analysis of 15 randomized trials. *J Rheumatol* 26:2123–2130, 1999.

203. Haagsma C, Van Riel P, De Jong A, et al: Combination of sulphasalazine and methotrexate versus the single components in early rheumatoid arthritis: a randomized, controlled, double-blind, 52 week clinical trial. *Br J Rheumatol* 36:1082–1088, 1997.

208. Clegg D, Reda D, Weisman M, et al: Comparison of sulfasalazine and placebo in the treatment of reactive arthritis (Reiter's syndrome). *Arthritis Rheum* 39:2021–2027, 1996.

211. Donvan S, Hawley S, MacCarthy J, et al: Tolerability of enteric-coated sulphasalazine in rheumatoid arthritis: results of a co-operating clinics study. *Br J Rheumatol* 29:201–204, 1990.

213. Canvin J, El-Gaalawy H, Chalmers I: Fatal agranulocytosis with sulfasalazine therapy in rheumatoid arthritis. *J Rheumatol* 20:909, 1993.

214. Farr M, Scott D, Bacon P: Sulphasalazine desensitization in rheumatoid arthritis. *BMJ* 284:118, 1982.

215. Parry S, Barbatzas C, Peel E, et al: Sulphasalazine and lung toxicity. *Eur Respir J* 19:756–764, 2002.

217. Alloway J, Mitchell S: Sufasalazine neurotoxicity: a report of aseptic meningitis and a review of the literature. *J Rheumatol* 20:409, 1993.

220. Wozniacka A, Carter A, McCauliffe D: Antimalarials in cutaneous lupus erythematosus: mechanisms of therapeutic benefit. *Lupus* 11:71–81, 2002.

230. Bondeson J, Sundler R: Antimalarial drugs inhibit phospholipase A2 activation and induction of interleukin 1β and tumor necrosis factor in macrophages: implications for their mode of action in rheumatoid arthritis. *Gen Pharmacol* 30:357–366, 1998.

231. Chen X, Gresham A, Morrison A, et al: Oxidative stress mediates synthesis of cytosolic phospholipase A2 after UVB injury. *J Biol Chem* 111:693–695, 1996.

232. Ruzicka T, Printz M: Arachidonic acid metabolism in guinea pig skin: effects of chloroquine. *Agents Actions* 12:527–529, 1982.

233. Ramakrishnan N, Kalinich J, McClain D: Ebselen inhibition of apoptosis by reduction of peroxides. *Biochem Pharmacol* 51:1443–1451, 1996.

240. Mackenzie A: Pharmacologic actions of the 4-aminoquinoline com-

pounds. *Am J Med* 75:11–18, 1983.

244. Felson D, Anderson J, Meenan R: The comparative efficacy and toxicity of second-line drugs in rheumatoid arthritis. *Arthritis Rheum* 33:1449–1461, 1999.

246. Edmonds J, Scott K, Furst D: Antirheumatic drugs: a proposed new classification. *Arthritis Rheum* 36:336–339, 1993.

249. Canadian Hydroxychloroquine Study Group: A randomized study of the effects of withdrawing hydroxychloroquine sulfate in systemic lupus erythematosus. *N Engl J Med* 324:150–154, 1991.

252. Edwards M, Pierangeli S, Liu X, et al: Hydroxychloroquine reverses thrombogenic properties of antiphospholipid antibodies in mice. *Circulation* 96:4380–4384, 1997.

253. Espinola R, Pierangeli S, Harris E: Hydroxychloroquine reverses platelet activation induced by human IgG antiphospholipid antibodies. *Thromb Haemost* 87:518–522, 2002.

259. Olson N, Lindsley C: Adjunctive use of hydroxychloroquine in childhood dermatomyositis. *J Rheumatol* 16:1545–1547, 1989.

260. Lakhanpal S, Ginsburg W, Michet C, et al: Eosinophilic fasciitis: clinical spectrum and therapeutic response in 52 cases. *Semin Arthritis Rheum* 17:221–231, 1988.

262. Rothschild B: Prospective six-month double-blind trial of plaquenil treatment of calcium pyrophosphate deposition disease (CPPD). *Arthritis Rheum* 37(Suppl 9):S414, 1994.

263. Marmor M, Carr R, Easterbrook M, et al: Information statement: recommendations on screening for chloroquine and hydroxychloroquine retinopathy. *Ophthalmology* 109:1377–1382, 2002.

264. Melles RB, Marmor MF: The risk of toxic retinopathy inpatients on long-term hydroxychloroquine therapy. *JAMA Ophthalmol* 10:E1–E8, 2014.

265. Pai MP, Paloucek FP: The origin of the "ideal" body weight equations. *Ann Pharmacother* 34:1066–1069, 2000.

266. Wallace D: Antimalarials—the "real" advance in lupus. *Lupus* 10:385–387, 2001.

267. Stein M, Bell M, Ang L: Hydroxychloroquine neuromyotoxicity. *J Rheumatol* 27:2927–2931, 2000.

268. Cervera A, Espinosa G, Cervera R, et al: Cardiac toxicity secondary to long term treatment with chloroquine. *Ann Rheum Dis* 60:301–304, 2001.

269. Rekedal L, Massarotti E, Garg R, et al: Changes in glycosylated hemoglobin after initiation of hydroxychloroquine or methotrexate in diabetic patients with rheumatologic diseases. *Arthritis Rheum* 62:3569–3573, 2010.

271. Marmor MF, Kellner U, Lai TY, et al: Revised recommendations on screening for chloroquine and hydroxychloroquine retinopathy. *Ophthalmology* 11:415–422, 2011.

272. Mikuls T, O'Dell J: The changing face of rheumatoid arthritis. *Arthritis Rheum* 43:464–465, 2000.

273. Boers M, Verhoeven A, Marusse H, et al: Randomized comparison of combined step-down prednisolone, methotrexate and suphasalazine with sulphasalazine alone in early rheumatoid arthritis. *Lancet* 350:309–318, 1997.

274. Calguneri M, Pay S, Caliskener Z, et al: Combination therapy versus mono-therapy for the treatment of patients with rheumatoid arthritis. *Clin Exp Rheumatol* 17:699–704, 1999.

275. Mottonen T, Hannonsen P, Leiralalo-Repoo M, et al: Comparison of combination therapy with single-drug therapy in early rheumatoid arthritis: a randomized trial. *Lancet* 353:1568–1573, 1999.

276. Csuka M, Carrero G, McCarty D: Treatment of intractable rheumatoid arthritis with combined cyclophosphamide, azathioprine and hydroxychloroquine: a follow-up study. *JAMA* 255:2315, 1986.

278. Landewe R, Boers M, Verhoeven A, et al: COBRA combination therapy in patients with early rheumatoid arthritis: long-term structural benefits of a brief intervention. *Arthritis Rheum* 46:347–356, 2002.

279. Neva M, Dauppi M, Kautiainen H, et al: Combination drug therapy retards the development of rheumatoid atlantoaxial subluxations. *Arthritis Rheum* 11:2397–2401, 2000.

281. Tugwell P, Pincus T, Yokum D, et al: Combination therapy with cyclosporine and methotrexate in severe rheumatoid arthritis. *N Engl J Med* 333:137–142, 1995.

286. O'Dell J, Mikuls TR, Taylor TH, et al: Therapies for active rheumatoid arthritis after methotrexate failure. *N Engl J Med* 369:307–318, 2013.

第 62 章

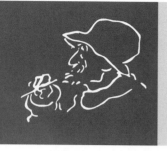

免疫抑制剂

原著　Jacob M. Van Laar

王　佳 译　陈进伟 校

关键点

免疫抑制剂在炎性风湿性疾病的治疗中，作为诱导缓解和维持治疗的药物是有效且必不可缺的。这类药物各有其独特的作用特性和毒副作用，是一类异质性化合物。

长期使用免疫抑制剂会增加细菌、病毒和真菌的感染风险，同时也会降低对接种疫苗的反应。

环磷酰胺是在重症系统性红斑狼疮和坏死性血管炎的诱导缓解治疗中最常用的药物。其毒副作用包括骨髓抑制、感染、卵巢衰竭、出血性膀胱炎以及恶性肿瘤包括膀胱癌、特别是在高累积剂量时。

硫唑嘌呤用于缓解维持治疗阶段，可有效地减少激素的用量，特别是在系统性红斑狼疮和坏死性血管炎中。然而在嘌呤甲基转移酶（thiopurine methyltransferase，TPMT）活性降低或缺乏的患者中，硫唑嘌呤可引起严重的骨髓抑制，这与基因多态性有关，通过基因检测可以发现。严重的骨髓抑制也可发生于 TPMT 活性正常的患者，所以推荐常规监测白细胞计数。

硫唑嘌呤和别嘌呤醇的相互作用可导致致命性的骨髓抑制，应当避免联合使用。

环孢素在难治性类风湿关节炎、银屑病关节炎、系统性红斑狼疮以及炎性眼病的治疗中均有效。它影响肾功能和血压，适当减少剂量是必要的。临床上环孢素和其他药物的相互作用可改变环孢素和（或）伴随药物的血药浓度从而出现相应的临床变化。

霉酚酸酯作为诱导缓解药物应用于狼疮肾炎，现在常用于系统性红斑狼疮和坏死性血管炎的缓解维持治疗。尽管腹泻和白细胞减少可导致停药，但是一般来说它的耐受性较好。

他克莫司很少应用于风湿性疾病，通常用于传统治疗失败时。

孕妇及哺乳期妇女应避免使用细胞生长抑制剂，所有生育期的男女患者均应考虑转诊至生育诊所。其他免疫抑制剂应仅在潜在的收益大于其毒副作用时使用。

　　免疫抑制剂包括不同类型的药物，它们会抑制免疫系统——尤其是 T/B 淋巴细胞的功能和（或）数量（表 62-1），但是不能永久地纠正免疫性疾病中免疫调节的失衡。也就是说，它们虽然能有效地诱导缓解和控制病情，是治疗风湿性疾病的基础药物，但是不能治愈疾病。大多数免疫抑制剂都经过了时间的检验，现在它们仍应用于移植学、肾病学、胃肠病学、眼科学、皮肤病学和风湿病学中。因此，它们的疗效和毒副作用也已经明确。除了药物特殊的毒副作用，免疫抑制剂最主要的风险在于感染。由于缺少确定的感染标志物，在使用尤其是长时间使用免疫抑制剂治疗时，可靠的临床判断和临床经验是不可缺少的。接种活疫苗是使用免疫抑制剂的禁忌，尽管免疫抑制剂也会减低其他疫苗接种的有效性，但对于正在接受免疫抑制剂治疗的患者，推荐每年接种一次流感疫苗。根据（国际）美国指南，高危患者也应考虑接种肺炎球菌疫苗。

1074

本章重点介绍免疫抑制剂在风湿性疾病中的临床药理及治疗作用。包括影响骨髓造血祖细胞的细胞生长抑制剂（环磷酰胺和硫唑嘌呤）以及通过抑制特定的细胞内信号通路和（或）淋巴细胞增殖的靶向药物如环孢素、他克莫司和霉酚酸酯（mycophenolatemofetil，MMF）。它们对免疫系统的作用与传统 DMARDs（如甲氨蝶呤、来氟米特、柳氮磺胺吡啶和羟氯喹）、生物制剂和新型细胞内靶向药物会在本书其他章节中进行介绍。最普遍使用的免疫抑制剂——环磷酰胺、硫唑嘌呤和霉酚酸酯将会详细介绍，糖皮质激素、甲氨蝶呤、来氟米特和生物制剂会在其他章节中介绍。其他免疫抑制剂（如沙利度胺、苯丁酸氮芥、西罗莫司和依维莫司）在常规风湿病临床实践中的作用尚未充分明确，本章暂不讨论。

环磷酰胺

环磷酰胺于 1958 年作为一个抗肿瘤药物用于临床，现今，它仍然是最有效的免疫抑制剂之一。在重症系统性红斑狼疮（systemic lupus erythematosus，SLE）和坏死性血管炎的诱导缓解治疗中，环磷酰胺与糖皮质激素联合使用尤为有效。

结构

环磷酰胺是一种烷化的氮氧磷环类药物，属于氮芥类烷化剂，是一种没有活性的前体药物，需要酶的活化（图 62-1）。环磷酰胺属于烷化剂类，这类药物会将烷基代入 DNA，从而导致细胞死亡。对于绝大多数需要烷化剂治疗的风湿病，环磷酰胺是首选。

作用机制

环磷酰胺主要通过磷酰胺氮芥及其少量其他活性代谢产物发挥 DNA 烷化作用。这些带正电荷的中间活性代谢产物烷化亲核基团，导致 DNA 和 DNA 蛋白产生交联、DNA 断裂，从而减少 DNA 合成以及细胞凋亡[1]。烷化剂的细胞毒性与 DNA 发生交联的数目有关，但是细胞毒性和免疫抑制作用之间的关系尚不清楚。环磷酰胺的作用并非仅限于增生的细胞或特殊类型的细胞，然而不同细胞对它的敏感性各不相同。例如，造血祖细胞甚至对高剂量的环磷酰胺也有抵抗作用。环磷酰胺的免疫抑制作用包括减少 T 淋巴细胞和 B 淋巴细胞数量，抑制淋巴细胞增殖，减少抗体产生，以及抑制新抗原诱发的迟发型超敏反应并保留已建立的迟发型超敏反应[2]。

表 62-1 免疫抑制剂的作用机制

药物	分类	作用机制
环磷酰胺	烷化细胞毒性药物	活性代谢物烷化脱氧核糖核酸
硫唑嘌呤	嘌呤类似物细胞毒性药物	抑制嘌呤合成
环孢素、他克莫司（FK506）	钙调磷酸酶抑制剂	抑制钙依赖的 T 细胞活化和 IL-2 的生成
霉酚酸酯	嘌呤合成抑制剂	霉酚酸抑制肌苷单磷酸脱氢酶

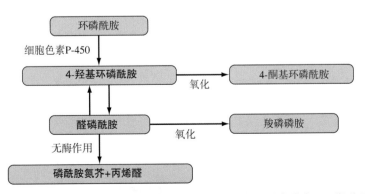

图 62-1 环磷酰胺的代谢。环磷酰胺在细胞色素 P-450 酶的作用下转变为 4- 羟基环磷酰胺。4- 羟基环磷酰胺与其互变异构体醛磷酰胺保持动态平衡。随后的无酶化过程生成了磷酰胺氮芥和丙烯醛。在乙醛脱氢酶等酶的作用下，4- 羟基环磷酰胺和醛磷酰胺氧化生成无活性的代谢产物。粗体字为有细胞毒性的代谢产物

药理学

吸收和分布

口服和静脉注射环磷酰胺能达到相似的血浆浓度[3]。口服环磷酰胺 1 小时后其血药浓度将达到峰值。环磷酰胺的蛋白结合率低（20%），药物分布广泛[1]。

代谢和清除

环磷酰胺主要经过肝迅速转化为有活性和无活性的代谢物。其在多种细胞色素 P-450 酶（CYP）的作用下生成有活性的 4- 羟基环磷酰胺。细胞色素 P-450 酶的变异可影响狼疮肾炎患者对环磷酰胺的反应[4]。4- 羟基环磷酰胺在生理 pH 下并无毒性，它能轻易地进入细胞内，随即分解成有活性的磷酰胺氮芥。环磷酰胺的半衰期为 5 ~ 9 小时，大多数患者在给予单次剂量 12 mg/kg 的环磷酰胺 24 小时后，在血浆中检测不到烷化活性[1]。环磷酰胺的血浆浓度不能作为临床上疗效或毒性的预测指标。30% ~ 60% 的环磷酰胺主要以无活性的代谢产物通过尿液排泄，一些环磷酰胺和活性代谢物（如磷酰胺氮芥和丙烯醛）也可在尿液中检测到[1]。

特殊情况下的药代动力学

肝病 尽管相对于正常对照组，有肝脏疾病的患者环磷酰胺的半衰期由 8 小时增加到了 12 小时，然而毒性并未增加，提示有细胞毒性的代谢产物没有增加，在肝病患者中并不需要调整环磷酰胺的剂量[1]。

肾损害 一些研究显示在肾功能受损的患者，环磷酰胺的清除几乎无变化，且毒性并未增加[1]。两组自身免疫性疾病患者的肌酐清除率分别为 25 ~ 50 ml/min 和 10 ~ 25 ml/min，使用环磷酰胺治疗后肌酐清除率分别增加大约 40% 和 70%[5]。因此在临床中，对于肾功能中重度受损的患者，环磷酰胺初始剂量应减少 30%，随后的剂量根据临床反应和白细胞计数的情况来调整。环磷酰胺可以通过透析清除，在临床可以透析后再给予环磷酰胺，或者使用环磷酰胺一天后进行透析治疗[5]。

临床适应证

对于系统性坏死性血管炎或者 Goodpasture 综合征的患者，绝大多数有器官受累的 SLE 患者，以及

一些合并间质性肺疾病和炎性眼病的相关自身免疫性疾病患者来说，环磷酰胺仍是最常作为其治疗的诱导缓解剂。对于有严重器官受累的 SLE 如狼疮肾炎患者，最常用的治疗策略是静脉注射环磷酰胺诱导缓解，然后用硫唑嘌呤或者 MMF 维持治疗以最大限度减少环磷酰胺的细胞毒性。虽然 MMF 诱导缓解的治疗（将在后续文本中讨论）和 B 细胞耗竭生物制剂利妥昔单抗被认为是可以替代环磷酰胺的安全有效的治疗方案，但并不常用。最初美国国立卫生研究院（National Institutes of Health，NIH）的指南建议每个月 1 次静脉注射环磷酰胺，剂量为 1 g/m^2，持续 6 个月，然后再每 3 个月一次，至少持续 24 个月以上[7]。然而欧洲狼疮治疗指南建议每 2 周静脉注射环磷酰胺 500 mg，共 6 次，再改用硫唑嘌呤维持治疗（表 62-2）。与硫唑嘌呤维持治疗的方案相比，每个月静脉注射 500 mg/m^2 环磷酰胺，持续 6 个月，随后 3 个月和 6 个月后再各注射一次剂量较前稍高的环磷酰胺，经过 10 年以上的随访，发展到终末期肾疾病或肌酐浓度倍增的概率类似[8]。

表 62-2　狼疮肾炎治疗指南

美国国立卫生研究院指南：
环磷酰胺：每个月环磷酰胺静脉注射 500 ~ 750 mg/m^2，持续 6 个月，每 3 个月维持剂量，直到缓解后 1 年停药，或者考虑其他维持缓解治疗，比如霉酚酸酯或者硫唑嘌呤。根据白细胞计数最小值和肾小球滤过率调整剂量
所有患者接受泼尼松治疗，剂量为 0.5 ~ 1 mg/（kg·d）持续 4 周，每周减少一次隔日剂量，如果可能的话，一次减少泼尼松隔日剂量 5 mg 至 0.25 mg/kg

欧洲狼疮治疗指南：

低剂量环磷酰胺：每两周静脉注射 500 mg，共 6 次

高剂量环磷酰胺：每个月静脉注射环磷酰胺，剂量为 500 mg/m^2，随后每季度两次更大剂量环磷酰胺脉冲击（根据白细胞计数最小值在原有剂量基础上增加 250 mg，最大剂量为 1500 mg）

所有患者都接受：

糖皮质激素：每天静脉注射甲泼尼龙 750 mg，共 3 天；随后每天口服等效的泼尼松 0.5 mg/kg，持续 4 周。4 周之后，每两周减少 2.5 mg。低剂量泼尼松疗法（每天 5 ~ 7.5 mg）至少要维持治疗到 30 个月。之后的剂量由医师自己决定。

硫唑嘌呤：在最后一次静脉注射环磷酰胺 2 周后，给予口服硫唑嘌呤，2 mg/kg，至少维持治疗到 30 个月，之后的免疫抑制剂的使用由治疗医生决定

环磷酰胺静脉注射或口服使用对 SLE 的其他严重并发症包括中枢神经系统受累和血小板减少，以及系统性硬化症和其他自身免疫性疾病所致的间质性肺病均有效[9-11]。一些临床观察试验研究静脉注射和口服环磷酰胺作为诱导缓解期治疗肉芽肿性多血管炎（granulomatosus with polyangiitis，GPA），也即 Wegener 肉芽肿，是否具有相同效果。尽管早期的试验研究显示口服环磷酰胺具有优越性，但是近来更多的临床试验指出环磷酰胺静脉注射和口服疗效相似，而且静脉注射对血液系统的毒性更小[12-15]。与狼疮肾炎类似，有报道显示短疗程的环磷酰胺诱导治疗在 GPA 和显微镜下多血管炎同样有效[16]。环磷酰胺的剂量 - 反应曲线比较陡峭，加大剂量可获得理想的疗效。高剂量的环磷酰胺单独使用或者联合干细胞解救治疗、淋巴清除性抗体或全身照射治疗，已用于治疗严重的幼年特发性关节炎（juvenile idiopathic arthritis，JIA）、RA、系统性硬化症和 SLE[17]。随着有效的生物制剂的引进和 RA 及 JIA 新的治疗范例的出现，临床应用免疫清除疗法治疗这些疾病已经逐渐减少。尽管很多试验显示免疫清除疗法和干细胞解救治疗在治疗重症 SLE 时有着不错的前景，最近的一项随机试验显示静脉注射标准剂量的环磷酰胺，其效果并不比没有联合干细胞解救治疗或淋巴清除性抗体的高剂量环磷酰胺治疗效果差[18]。在一项针对 156 例系统性硬化症患者的小型 II 期试验和规模较大的具有前瞻性的 III 期随机试验中，比较了环磷酰胺脉冲击治疗和干细胞解救治疗的免疫清除疗法的安全性和有效性，在检测改良 Rodnan 皮肤评分、功能性能力、生活质量和存活概率后，尽管第一年在感染和心肺事件的不良反应更大，干细胞解救治疗的免疫清除疗法还是更有效[19-20]。

剂量和途径

标准给药方案见表 62-2。环磷酰胺静脉冲击的剂量范围为 0.5 ~ 1 g/m²，口服剂量是 2 mg/kg。口服环磷酰胺具有很好的生物利用度。

毒副作用

血液系统

常见可逆性骨髓抑制，表现为白细胞减少和中性粒细胞减少，呈剂量依赖性。若冲击剂量低于 50 mg/kg，血小板计数一般不受影响，但长期口服环磷酰胺常会引起轻度的血小板减少。单次静脉使用环磷酰胺后，淋巴细胞计数降到最小值和恢复到初始水平分别需要 8 ~ 14 天和 21 天[21]。环磷酰胺使用剂量为 1 g/m²（大约 25 mg/kg）和 1.5 g/m² 时，白细胞计数最小值分别为 3000/mm³ 和 1500/mm³。长期使用环磷酰胺会增加骨髓抑制作用的敏感性，因而随着用药时间的延长，应减少药物剂量。

感染

感染是常见的并发症，包括多种普通感染和机会致病菌感染。在 100 例应用环磷酰胺治疗的 SLE 患者中，有 45 例发生感染，7 例死于感染[22]。在这项研究中，口服和静脉使用环磷酰胺治疗的患者感染概率相同，且感染发生率与环磷酰胺治疗后白细胞低于 3000/mm³ 相关（白细胞低于 3000/mm³ 的患者有 55% 的感染率，而白细胞大于 3000/mm³ 的患者感染率为 36%）。尽管如此，感染发生时平均白细胞计数通常正常[22]。大剂量糖皮质激素的使用也增加了感染风险。口服泼尼松小于 40 mg/d 的患者中有一半发生感染，小于 25 mg/d 的患者中有 1/4 发生感染。而接受 NIH 所制定的环磷酰胺治疗方案的 SLE 患者感染发生率较低（25% ~ 30%）[23]。口服环磷酰胺通常比静脉冲击疗法的感染风险更大。环磷酰胺治疗 GPA 的研究显示，每日口服环磷酰胺和静脉冲击疗法重症感染发生率分别为 70% 和 41%[12]。此报道的感染率高于 NIH 长期研究的结果（158 例中有 140 例患者发感染，其中 48% 的感染患者需要住院治疗）[24]。已报道的环磷酰胺相关的感染发生率不一，可能与患者的功能状态以及基础疾病严重程度、环磷酰胺免疫抑制程度和联合糖皮质激素治疗的方案不同有关。卡氏肺孢子虫肺炎是一种严重但可预防的机会性感染，可发生于使用环磷酰胺和甲氨蝶呤治疗系统性血管炎过程中，会让治疗变得棘手。其风险在诱导缓解治疗阶段最高，口服环磷酰胺的风险高于静脉使用[25]。令人意外的是，在两个安慰剂对照的随机临床试验中，一组采用口服磷酰环胺的疗法，另一组用泼尼松联合静脉环磷酰胺，再使用硫唑嘌呤的序贯疗法，积极治疗系统性硬化症肺病变一年，结果显示这两组都没有表现出更明显的毒性，这提示药物毒性是和疾病相关的[10-11]。

泌尿系统

环磷酰胺的膀胱毒性，如出血性膀胱炎和膀胱癌，与给药途径、疗程以及环磷酰胺的累积剂量有关。膀胱毒性是长期口服环磷酰胺导致的一个特殊问题，在很大程度上是由其代谢产物丙烯醛引起的。静脉注射环磷酰胺冲击治疗的同时联合应用美司钠（一种巯基化合物）能最大限度上减轻环磷酰胺对膀胱的毒性，因为这种巯基化合物能与尿中丙烯醛结合而将其失活[26]。然而，表明美司钠能有效预防膀胱炎的直接证据来自于美司钠和异环磷酰胺治疗癌症和动物模型的数据。风湿病学的数据表明美司钠有保护作用，但是证据还不够充分，因此各国的治疗指南之间存在差异[27]。美司钠半衰期短，所以对那些高危患者，即需要每日口服环磷酰胺的患者来说，预防膀胱毒性的效果不理想。但如每日口服 3 次美司钠，则能将膀胱毒性减少至 12%[28]。

非肾小球源性血尿是环磷酰胺所致的膀胱炎最常见的症状，可分为微量血尿、镜下血尿或肉眼血尿[29]。145 例接受口服环磷酰胺治疗的患者中，有 50% 发生非肾小球源性血尿，其发生与治疗疗程和累积剂量有关[29]。环磷酰胺使膀胱癌风险增加了 31 倍（95% 置信区间为 13 ～ 65），145 例中有 7 例（约 5%）发生了膀胱癌。膀胱癌发生的时间在使用环磷酰胺治疗后的 7 个月至 15 年不等，且这些患者之前都曾出现非肾小球源性血尿。7 例膀胱癌患者中有 6 例环磷酰胺累计使用量超过 100g，治疗时间超过 2.7 年。吸烟会增加发生出血性膀胱炎和膀胱癌的风险。

恶性肿瘤

环磷酰胺可使恶性肿瘤（膀胱癌除外）的患病风险增加 2 ～ 4 倍。在一项大规模研究中，对 119 例接受环磷酰胺口服方案治疗的 RA 患者进行了 20 年的随访[29]。环磷酰胺治疗组中有 37 例患者发生了 50 种恶性肿瘤，而 119 例 RA 患者的对照组中有 25 例发生了 26 种恶性肿瘤。环磷酰胺治疗组中，膀胱、皮肤、骨髓和口咽部恶性肿瘤较常见。发生恶性肿瘤的风险会随着环磷酰胺的累积剂量增加，累积剂量超过 80 g 的患者中有 53% 发生了恶性肿瘤。使用环磷酰胺静脉冲击治疗的患者发生恶性肿瘤的报道很少。尽管目前的数据无法量化环磷酰胺静脉冲击治疗方案的远期风险，但其风险可能远远低于口服环磷酰胺方案。

生殖系统

环磷酰胺用于治疗自身免疫性疾病时可导致显著的性腺毒性。使用环磷酰胺治疗后，发生持续性闭经的风险为 11% ～ 59%[30]。卵巢功能衰竭的风险更多地取决于患者的年龄和环磷酰胺的累积剂量，而与给药途径无关[30]。4 例年龄小于 25 周岁且接受了 6 次环磷酰胺静脉冲击治疗的患者无一例发生卵巢早衰，其发病率很低。而 4 例年龄大于 31 岁的患者在接受了 15 ～ 24 次静脉注射后，均发生卵巢早衰。男性患者接受过含烷化剂化疗会有可能导致无精症。如果条件允许，可以让有需要的患者在开始环磷酰胺治疗之前，转诊到生育诊所，将精子或卵子体外保存起来，用于以后的生育。在儿童时期接受过化疗的患者的后代中，遗传病的发病概率并无增加[31]。

肺

环磷酰胺引起肺毒性的发生率小于 1%。使用环磷酰胺 1 ～ 6 个月后会出现早期肺炎，停药或应用糖皮质激素后可以得到缓解。在口服环磷酰胺 1 ～ 13 年后，可能会演变成更凶险的、不可逆转的晚期肺炎和纤维化，肺部影像学表现为网状弥漫或网状结节性渗出[32]。

其他毒副作用

每日口服和每个月静脉冲击环磷酰胺都可能发生不同程度的可逆性脱发。心脏毒性（常在肿瘤治疗中出现，且与剂量有关）和水中毒（由抗利尿激素分泌过多引起）在标准剂量下罕见[33]。尽管同时使用环磷酰胺和膀胱保护剂美司钠的患者容易发生对美司钠的超敏反应，包括荨麻疹和过敏反应，但并不常见[34-35]。

降低毒性的措施

降低毒性的措施包括调整药物剂量，避免发生严重的白细胞减少（每日口服方案白细胞计数 < 3000/mm^3，静脉方案白细胞计数 < 2000/mm^3 即为粒细胞减少[36]。口服固定剂量的患者，开始治疗时每 1 ～ 2 周监测一次血象，之后每个月监测一次。为减少同时使用大剂量糖皮质激素患者的感染风险，在获得临床效果之后，糖皮质激素应及时减量，在维持治疗阶段糖皮质激素可隔日服用。口服环磷酰胺宜在早晨顿服并大量饮水，排空膀胱，以减少丙烯醛在

尿液和膀胱中停留的时间。大剂量使用环磷酰胺和糖皮质激素时，尤其是在诱导缓解治疗阶段，常需使用预防卡氏肺孢子虫肺炎的药物。使用美司钠预防膀胱毒性之前已有介绍。接受环磷酰胺治疗的患者应每个月进行一次尿液分析，并由泌尿科医师评估是否发生非肾小球源性血尿。接受环磷酰胺治疗，尤其是发生了出血性膀胱炎的患者，患膀胱癌的风险会增加，所以需要终生定期做尿液分析和尿液细胞学检查，若发现异常，需进一步做膀胱镜检查[37]。最后，也可选择比环磷酰胺毒性小的药物，如甲氨蝶呤、MMF 和利妥昔单抗作为 GPA 及狼疮肾炎患者的诱导缓解阶段及维持阶段的治疗药物[38-39]。

妊娠及哺乳期

环磷酰胺是美国食品和药物管理局（Food and Drug Administration，FDA）的孕期分级 D 类药物。环磷酰胺可致畸，特别是在妊娠的最初 3 个月，应避免在妊娠和哺乳期间使用[40-41]。如果患者在服用（接受）此类药物过程中怀孕，应告知患者其对胎儿的潜在危害。同时应建议育龄妇女在治疗期间避免怀孕。

药物相互作用

西咪替丁会抑制某些肝酶的活性。在兔模型实验中发现，西咪替丁与环磷酰胺合用可导致烷基化产物增多[42]。雷尼替丁和其他 H_2 受体拮抗剂对肝药物代谢的影响很小，不增加环磷酰胺毒性[43]。别嘌醇会增加环磷酰胺的半衰期和白细胞减少的发生频率[44]。环磷酰胺有降低血浆假性胆碱酯酶活性和增强琥珀酰胆碱的作用[45]。

硫唑嘌呤

结构

硫唑嘌呤（azathioprine）是一种前体药物，通过去除一个咪唑基团转化为 6- 巯基嘌呤（6-MP）[46]。6- 巯基嘌呤是一种嘌呤类似物，可作为细胞周期特异性抗代谢物干扰合成核苷酸，从而抑制淋巴细胞的增殖。硫唑嘌呤的治疗指数优于 6- 巯基嘌呤，已取

代 6- 巯基嘌呤用于治疗风湿性疾病。

作用机制

硫唑嘌呤的活性硫嘌呤代谢物在自身免疫性疾病中的确切作用机制尚不清楚。硫代嘌呤核苷酸等硫唑嘌呤代谢物，可通过抑制酰胺转移酶和嘌呤核糖核苷酸相互转化而减少嘌呤核苷酸的从头合成，并被整合到 DNA 和 RNA 中[46]。硫鸟嘌呤核苷酸与细胞内核酸结合是介导硫唑嘌呤细胞毒作用的主要机制，而抑制嘌呤合成对减少细胞增殖的作用更重要。免疫抑制可以不出现白细胞减少。硫唑嘌呤能减少循环淋巴细胞计数，抑制淋巴细胞增殖，减少抗体和单核细胞产生，抑制自然杀伤细胞活性，抑制细胞免疫和体液免疫。

药理学

吸收和分布

口服硫唑嘌呤吸收良好，并迅速转换为 6- 巯基嘌呤，6- 巯基嘌呤进一步代谢为几种化合物包括巯基尿酸（图 62-2），经尿液排出。硫唑嘌呤的血浆半衰期小于 15 分钟，但是它的活性衍生物 6- 巯基嘌呤的半衰期达 1 ~ 3 小时[47]。通过测量口服药物后巯基嘌呤的浓度来计算硫唑嘌呤的生物利用度，其变化范围大。在健康志愿者中，生物利用度为 27% ~ 83%，平均为 47%[47]。巯基嘌呤在体内分布广泛，其分布容积为 4 ~ 8 L/kg[46]。

代谢和清除

硫唑嘌呤的代谢很复杂[46,48]，简化为图 62-2。黄嘌呤氧化酶和巯基嘌呤甲基转移酶（thiopurine methyltransferase，TPMT）使巯基嘌呤转化成相对无活性的代谢产物，而其他酶，如次黄嘌呤 - 鸟嘌呤 - 磷酸核糖转移酶，则生成有细胞毒性的巯基嘌呤核苷酸。TPMT 活性降低或者黄嘌呤氧化酶活性被某些药物如别嘌醇抑制时，服用硫唑嘌呤或巯基嘌呤，其解毒作用减弱而细胞毒代谢产物生成增加。服用硫唑嘌呤 1 ~ 3 小时后巯基嘌呤达到最大药物浓度，且巯基嘌呤的半衰期为 1 ~ 2 小时[47]。但是细胞内活化的 6- 巯代鸟嘌呤核苷酸的半衰期为 1 ~ 2 周，并且在硫唑嘌呤每日一次给药的情况下，其药物浓度在 24 小

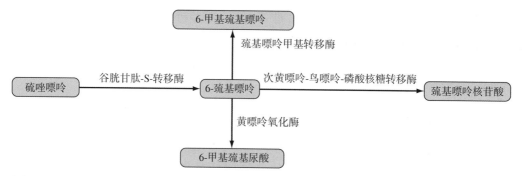

图 62-2　硫唑嘌呤通过谷胱甘肽 -S- 转移酶催化和非酶机制转化为巯基嘌呤（mercaptopurine，6-MP）。黄嘌呤氧化酶和巯基嘌呤甲基转移酶催化 6-MP 成为无活性代谢产物 6- 甲基巯基尿酸和 6- 甲基巯基嘌呤。次黄嘌呤 - 鸟嘌呤 - 磷酸核糖转移酶（hypoxanthine-guanine-phosphoribosyl-transferase，HGPRT）催化 6-MP 为有活性和细胞毒性的巯基嘌呤核苷酸

时内不会发生改变[49]。使用治疗风湿病的常规剂量时约 1% 巯基嘌呤以原形从尿中排泄[49]，对于肾功能受损（肌酐清除率 < 25 ml/min）的患者药物毒性增加，需适当减量。实际上，硫唑嘌呤代谢和 TPMT 活性的差异在决定个体对硫唑嘌呤的敏感程度方面比肾功能更重要[50]。硫唑嘌呤只能轻微通过常规的血液透析膜（约 10%）。

剂量

通常硫唑嘌呤的起始治疗剂量为 1 mg/（kg·d），如果能够耐受，2 ～ 4 周后将剂量增至 2 ～ 2.5 mg/（kg·d），缓慢加量耐受性更好。硫唑嘌呤发挥免疫调节作用相对较慢，需要几周的时间，可能与活性代谢产物硫鸟嘌呤在细胞内缓慢累积有关。

临床适应证

目前硫唑嘌呤主要用于结缔组织疾病而不是炎性关节病。硫唑嘌呤治疗 RA 的疗效不如 MTX，且相对于其他 DMARDs 和生物制剂起效较慢。但是对于难治的或者有脏器受累且需进行激素减量的 RA 患者，硫唑嘌呤仍不失为一种治疗选择。硫唑嘌呤也常用于一些狼疮肾炎的治疗，尽管它比单用糖皮质激素有效，却不如环磷酰胺静脉冲击来诱导缓解更有效[51]。但是其用于小剂量环磷酰胺诱导缓解后的维持治疗是有效的[52]。对于 SLE 的其他临床表现包括皮肤病变，硫唑嘌呤被广泛使用以减少激素的用量[53]。

硫唑嘌呤联合糖皮质激素可用于治疗其他自身免疫性疾病，包括炎性肌病、炎性眼病、白塞病[54]、银屑病关节炎[55]、反应性关节炎和各种血管炎。硫唑嘌呤用于系统性血管炎的诱导缓解治疗时不如环磷酰胺有效[16]，但是在用于缓解后的维持治疗和糖皮质激素减量时更安全[40]。然而一项小型研究显示，每个月大剂量（1200 ～ 1800 mg）输注硫唑嘌呤作为初始治疗对 GPA 和狼疮肾炎是有效的[56]。硫唑嘌呤广泛用于系统性硬化症和重叠综合征，尤其是那些合并有间质性肺部疾病和关节受累的患者[11,57]。

毒副作用

血液系统

可逆的骨髓抑制与剂量有关，个体差异大。小剂量 [1 ～ 2 mg/（kg·d）] 硫唑嘌呤治疗很少发生白细胞减少或血小板减少。纯红细胞再生障碍性贫血罕见。严重骨髓抑制少见，通常为 TPMT 活性低或无活性所致。TPMT 活性下降导致解毒巯基嘌呤的能力下降，从而使有细胞毒性的硫鸟嘌呤代谢产物增加和临床毒性增强[58]。TPMT 活性的基因多态性呈三峰分布。约 90% 的人为高活性，10% 的人为中度活性，而 0.3%（低功能多态性的纯合子）的人为低活性[59-60]。非裔美国人的 TPMT 平均活性大约比白人低 17%[60]。TPMT 活性低或无活性的 300 名受试者中有 1 名发生严重骨髓抑制的风险大，这种风险延迟发生但发作突然，最常发生于硫唑嘌呤治疗开始后 4 ～ 10 周[61]。然而，在所有接受硫唑嘌呤治疗后出现白细胞减少的患者中，半数以上具有正常的 TPMT 基因型和表型。

胃肠道

34% 的患者可出现肝功能异常，但严重肝损害少见。严重肝毒性、严重胆汁淤积、肝静脉阻塞性疾病、肝结节再生性增生和胰腺炎均少见。

恶性肿瘤

硫唑嘌呤在治疗风湿性疾病中导致恶性肿瘤的风险报道不一。有些研究发现肿瘤发生风险增加，尤其是淋巴增生性恶性肿瘤，而其他研究则无此发现[62]。一项对 358 例 SLE 患者长达 24 年的回顾性研究发现，接受与未接受硫唑嘌呤治疗的患者发生恶性肿瘤的概率无明显差异，且硫唑嘌呤治疗组无淋巴瘤的发生[58]。

过敏反应

急性超敏综合征少见，通常发生在治疗开始后的 2 周内，临床表现多样，包括休克、发热、皮疹、胰腺炎、肾衰竭和肝炎等[63]。

其他毒副作用

与烷化剂相比，接受硫唑嘌呤治疗的患者感染发生较少，但仍可出现多种细菌和非细菌病原微生物感染，如带状疱疹和巨细胞病毒感染。单独服用硫唑嘌呤或与小剂量糖皮质激素同时服用时感染率大约为 2.5/100 患者年。可出现斑丘疹或风疹样皮疹。嗜酸性粒细胞增多和药物热少见。

减少毒副作用的措施

检测 TPMT 活性是识别高危人群最常用的方法。目前已经发现超过 23 个 *TPMT* 基因的变异位点与 TPMT 的活性相关，其中与 TPMT 中等或低活性最相关的是 TPMT*2，TPMT*3A 和 TPMT*3C 等位基因。TPMT 基因型和表型的一致性略小于 100%。TPMT 活性（表型）可以直接在红细胞膜上测定，也可以通过聚合酶链反应测定基因多态性（如曾输血的患者）。不同专科在 TPMT 活性测定方面有不同的指南，但是普遍认为应在硫唑嘌呤治疗前进行测定。目前从费用和临床意义的角度出发，检测 TPMT 活性是否优于传统的监测白细胞计数仍存在争议[64-67]。对未行 TPMT 活性检测的患者，硫唑嘌呤应该从小剂量开始，并密切监测白细胞计数。有些研究者建议在治疗开始的 15 周内，每周监测血细胞计数[60]。当治疗剂量固定时，可每月监测血细胞计数，并每 3～4 个月监测肝功能。

药物相互作用

风湿病学中一个最重要的可致命的药物相互作用是硫唑嘌呤与别嘌醇合用，后者通过抑制黄嘌呤氧化酶介导的巯基嘌呤失活作用，显著增加硫唑嘌呤和巯基嘌呤的细胞毒作用[68]。移植术后使用硫唑嘌呤的患者出现高尿酸血症和痛风是一个很常见的问题，人们已尝试各种策略应对该问题。有人提出，对于同时使用别嘌醇的患者，硫唑嘌呤的剂量至少要减少 2/3。然而，即使减量 75% 的患者仍可能出现骨髓抑制，因此严密监测很必要[68]。另外，促尿酸排泄药物如苯溴马隆安全有效[68]。MMF 作为一种可选择的免疫抑制剂也可替代硫唑嘌呤[69]。硫唑嘌呤与其他几种药物合用也可增加骨髓抑制的风险：柳氮磺吡啶、更昔洛韦、血管紧张素转换酶（angiotensin-converting enzyme，ACE）抑制剂、卡马西平、复方新诺明、氯氮平等。有病例报道与硫唑嘌呤同时使用时可导致华法林耐药[70]。

妊娠及哺乳期

硫唑嘌呤是 FDA 孕期分级 D 类药物。硫唑嘌呤和巯基嘌呤可通过胎盘，但药物和代谢产物浓度在胎儿循环中较低，提示存在胎盘代谢[41,71]。关于妊娠及哺乳期硫唑嘌呤的使用在风湿性疾病方面的数据有限，尽管硫唑嘌呤可用于妊娠期，但如果可能，最好避免在妊娠期和哺乳期使用[72]。在一项针对使用硫唑嘌呤治疗各种自身免疫性疾病的 189 例孕妇的前瞻性观察研究中，胎儿畸形的发生率为 3.5%，与一般人群的发生率类似[73]。但是硫唑嘌呤的使用与早产有关。如果硫唑嘌呤能控制孕妇自身的疾病并为足月妊娠及胎儿存活提供更大的机会时应考虑使用。

环孢素

结构

环孢素（cyclosporine）是从真菌中提取的一种亲脂性中性环多肽，能有效治疗难治性 RA、银屑病性关节炎、SLE 和自身免疫性眼病。

作用机制

环孢素能阻止 IL-2 和其他细胞因子的产生，从而减少淋巴细胞增殖。环孢素能与亲环蛋白结合形成复合物，亲环蛋白为一种细胞溶质结合蛋白，也称亲免疫素。形成的复合物可与钙调磷酸酶（一种丝氨酸 - 苏氨酸磷酸酶）结合并抑制其活性，从而阻止活化 T 细胞的胞浆核因子移位至细胞核。而这种移位是细胞因子如 IL-2 的基因转录和 T 细胞活化所必需的（图 62-3）[74]。

药理学

环孢素有两种口服剂型：①传统的油性软胶囊和②新型微乳剂。环孢素两种剂型的药理活性相同，但微乳剂的生物利用度较好，而且个体之间和个体自身的差异较小。微乳剂或等效制剂正逐渐代替软胶囊，将不再广泛使用软胶囊。

吸收和分布

环孢素从小肠吸收差，且吸收程度不一，其生物利用度大约为 30%。高脂饮食可使其吸收增加。环孢素的分布存在个体间差异（3 倍）和个体内差异（2 倍）[75]。环孢素浓度达到峰值的时间（1 ～ 8 h）和清除半衰期（3 ～ 20 h）都不恒定。由于环孢素具有亲脂性，能广泛分布于组织中，尤其是瘦肉组织[75]。红细胞中的环孢素浓度比血浆中高。全血中环孢素浓度被作为监测指标，但在自身免疫性疾病中很少需要这种监测。微乳剂达峰时间比软胶囊短

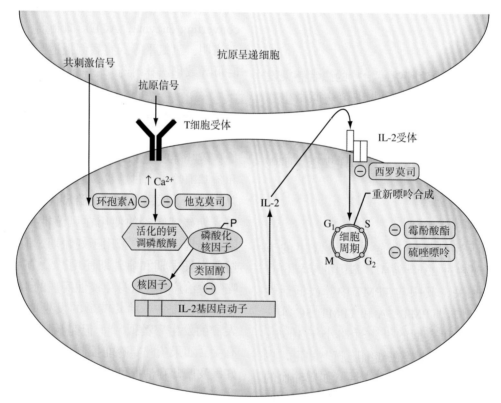

图 62-3 T 细胞活化步骤。免疫抑制剂多靶点效应。T 细胞受体的活化引起钙调磷酸酶活化，这个效应能够被环孢素 A 和他克莫司阻断。活化的 T 细胞钙调磷酸酶的去磷酸化核因子（NFAT），能够使活化的钙调磷酸酶进入细胞核并与 IL-2 受体启动子区域结合。糖皮质激素通过不同的机制抑制淋巴细胞和抗原呈递细胞的细胞因子转录，而发挥作用。共刺激信号对完善 T 细胞 IL-2 基因转录至关重要，并能阻止 T 细胞过敏和抑制 T 细胞凋亡。IL-2 受体能够诱导细胞进入细胞周期并增殖。信号 3 能被 IL-2 受体抗体或西罗莫司阻断，其机制是通过封闭 IL-2 受体抑制第二信使信号。在细胞周期接下来的过程中，硫唑嘌呤和 MMF 通过抑制嘌呤合成从而干扰 DNA 复制（From Denton MD, Magee CC, Sayegh MH: Immunosuppressive strategies in transplantation, Lancet 353:1083–1091, 1999.）

25%，而且环孢素峰浓度和曲线下面积（AUC）约增加 50%[76-77]。更为重要的是，微乳剂的个体间差异及个体内差异也减少约 50%[76-77]。

代谢和清除

环孢素的分布主要取决于两个因素。第一，P-糖蛋白（P-glycoprotein，Pgp），一种药物外排泵，能将如环孢素的底物泵出细胞。Pgp 也是一种多药耐药基因的产物，在小肠上皮细胞和肝表达。第二，环孢素主要被 CYP3A 酶系统代谢，这些酶不仅在肝活化，而且在小肠上皮细胞中也有活化。Pgp 限制药物摄取，CYP3A4 促进药物在小肠和肝中代谢，两者共同影响环孢素的生物利用度，从而也决定了环孢素的分布[78]。环孢素可被大量代谢为 20 多种代谢产物。环孢素清除的限速步骤是代谢产物的形成，而并非代谢产物的清除。在肾衰竭时，不会影响环孢素的清除；但由于环孢素具有肾毒性，故肾功能不全患者仍应该避免使用。而肝病则会减少环孢素代谢产物的排泄。

剂量

环孢素能否有效使用取决于患者是否适用，以及是否得到严密监测（表 62-3）。环孢素的起始剂量为 2.5 mg/（kg·d），通常分次口服。对于肥胖患者，剂量按照理想体重计算。环孢素临床起效慢，用药 4 ~ 8 周才开始起效，12 周或更长时间才达到最佳疗效。为了提高疗效，微乳剂可以每 4 ~ 8 周增加 0.5 mg /（/kg·d），直到 4 mg/（kg·d）的最大剂量。如果治疗 4 ~ 6 个月仍无效，应该停用环孢素。患者病情控制稳定时，环孢素的剂量可以每 4 ~ 8 周减少 0.5 mg/（kg·d），并根据个体差异确定患者的最小有效剂量。如果患者用的是老剂型，通常按剂量 1:1 的原则转换成新剂型。然而，由于微乳剂的生物利用度更高，转换后患者接受的剂量可能偏大，所以转换剂型后应该每 2 周监测 1 次血压和血清肌酐，如有需要，应减量。

临床适应证

环孢素治疗 RA，无论单独使用，还是与甲氨蝶呤[79]或羟氯喹联用，都是有效的，但是，由于目前有更安全有效的治疗选择，环孢素并非早期 RA 的常规用药[80]。尽管如此，环孢素在治疗难治性 RA 时仍是一种有效的药物[81]。已经证实，环孢素能增加甲氨蝶呤平均血浆峰值浓度及相应血药浓度曲线下面积约 20%[82]，这将增强联合用药的效果。将环孢素和其他 DMARDs 药物有效性和安全性比较的长期大样本研究数据较少。环孢素对银屑病的皮肤和关节病变有效[83]。而环孢素治疗其他风湿性疾病数据较少。一项 SLE 的随机小样本研究显示[84]，环孢素能够改善病情的活动性，减少激素剂量，改善蛋白尿、血小板减少和白细胞减少。一项关于重症 SLE 患者的随机试验证实使用环孢素可以减少糖皮质激素剂量，但是并没有发现环孢素比硫唑嘌呤更有效、更安全[85]。有报道称环孢素对其他自身免疫性疾病也有效，包括坏疽性脓皮病、白塞病、ANCA 相关血管炎维持治疗和幼年 RA 合并巨噬细胞活化综合征[86]。

毒副作用

高血压

约 20% 自身免疫性疾病患者接受环孢素治疗时会发生高血压。通常血压升高的程度较轻微，但其临床意义很大，因其能够增加脑卒中、心肌梗死、心力

表 62-3 环孢素在风湿性疾病中的临床应用

选择合适的患者
禁忌证： 近期或曾经患有除外基底细胞癌的恶性肿瘤，肾损害，无法控制的高血压，肝功能异常
注意事项：
老年人，肥胖患者，可控制的高血压患者，癌前期患者，同时使用能与环孢素相互作用的药物者，孕妇
在使用环孢素之前取得 ≥ 2 次肌酐浓度，计算均值以获得肌酐的基线值
小剂量开始——环孢素 2.5 mg/（kg·d）分次服用
小剂量维持——最大剂量 4 mg/（kg·d）（微乳剂）
起始 3 个月，每 2 周检测一次血压和肌酐水平，如果平稳，则此后每 1 个月监测一次
如果血清肌酐增加 > 患者基线值的 30%，减少环孢素剂量 1 mg/（kg·d）；1 ~ 2 周后复查血肌酐，如果肌酐持续高于基线值的 30% 以上，则暂停环孢素的使用
当肌酐水平恢复到高于基线水平 15% 以内时，环孢素可从小剂量开始继续使用

衰竭以及其他与血压升高相关的严重的心血管事件发生的危险性[87]。应该通过环孢素减量或加用降压药控制高血压[88]。

肾毒性

实际上，几乎所有服用环孢素的患者都可检测到肾功能轻度损伤，停用环孢素后通常可以恢复正常。一项为期 6～12 个月的临床试验显示，患者血清肌酐浓度升高约 20%，但很少有患者因此停药[89]。环孢素治疗 RA 患者出现肾功能损伤的长期研究数据有限。在另一项为期 12 个月的研究中，50% 的患者血清肌酐浓度升高大于 30%，其中半数患者在环孢素减量后好转，另一半没有好转而停药[88]。大多数研究发现，血清肌酐升高主要发生在治疗开始后的第 2～3 个月，而 12 个月后肌酐维持相对稳定的水平[88-89]。但也有数据表明：许多治疗超过一年的患者，前期血清肌酐保持稳定一年后开始升高，且超过基值的 30% 以上，即使环孢素减量也难以好转，这样的患者不得不停止环孢素治疗[90]。环孢素导致肾毒性的危险因素是大剂量环孢素 [＞5 mg/（kg·d）] 和血清肌酐浓度升高超过基线值的 50%，这些是可以预防的。按照临床指南（表 62-3）[91] 来治疗的患者，其环孢素相关肾毒性的发生率较低。11 例接受环孢素治疗（平均剂量 3.3 mg/（kg·d）26 个月的 RA 患者血清肌酐值增加 31%，但肾活检没有发现明显的环孢素导致的肾改变[92]。

胃肠道反应

胃肠道不适是一种比较常见的症状，但通常较轻微和短暂。然而，有少数患者会因此而停止环孢素治疗。

恶性肿瘤

接受环孢素治疗的器官移植受者患皮肤癌和淋巴瘤的风险增加。208 例平均使用环孢素治疗超过 1.6 年的 RA 患者，其恶性肿瘤的发生率和死亡率与 RA 对照组相似[93]。但是最近的一项使用免疫调节药物治疗 RA、银屑病及银屑病性关节炎患者的荟萃分析显示，使用环孢素治疗可使其患非黑色素皮肤癌的危险性增加[94]。也有报道一些因某种原因接受环孢素治疗的患者发生了 EB 病毒诱导的 B 细胞淋巴瘤，但停止环孢素治疗后淋巴瘤可缓解。

其他毒性

其他的不良反应虽然常见，但相对来说没有那么重要，包括多毛症、牙龈增生、震颤、感觉异常、乳房压痛、高钾血症、低镁血症以及血尿酸增高[88]。对于同时使用环孢素及甲氨蝶呤的患者，环孢素能使碱性磷酸酶轻度增高，但不增加转氨酶异常发生的频率[95]。

减少毒副作用反应的措施

因为环孢素可引起肝酶、血钾、尿酸及血脂升高，血镁下降，故为了谨慎起见，在初始治疗前后均应监测这些指标。在开始治疗前，确保至少有两次以上近期正常血压和血清肌酐。

许多 RA 患者血清肌酐水平低，对于这些患者，注意不要因为他们的肌酐值在实验室正常参考值范围之内就忽略了环孢素引起的肌酐升高。如一名患者基础肌酐浓度是 0.6 mg/dl，环孢素治疗后为 0.9 mg/dl（仍在正常值范围），这表明超过肌酐升高超过基值的 50%，应当将环孢素减量。在风湿病中，环孢素的浓度不能作为预测疗效或毒性的指标，而且也不需要常规监测。如果担心个别患者的药物合并症和异常药物分布，在服药后 12 小时左右测定环孢素的峰 - 谷浓度可能有帮助。

妊娠及哺乳期

环孢素是 FDA 孕期分级 C 类药物。接受环孢素治疗和非环孢素治疗的移植受者的妊娠结局相似，但不推荐环孢素用于孕妇，除非其潜在收益大于潜在风险。同时应避免母乳喂养。

药物相互作用

由于环孢素和他克莫司药物分布受 Pgp 和 CYP3A4 酶活性的影响，使得两者在临床上与许多重要的药物产生相互作用（表 62-4）[96-97]。许多药物如红霉素、吡咯类抗真菌药物和一些钙通道阻滞剂都能抑制 CYP3A4（抑制环孢素代谢）和 Pgp。由这些双重机制介导的药物相互作用可使环孢素浓度增加 2～5 倍。阿奇霉素与红霉素和克拉霉素相比，对环孢素浓度几乎没有影响。环孢素可使某些他汀类降脂药的血浆浓度和临床毒性显著增加，但对氟伐他汀和普伐

表 62-4　临床上环孢素与其他药物之间重要的相互作用*

使环孢素血药浓度增加的药物

红霉素、克拉霉素

唑类抗真菌剂：甲酮康唑、氟康唑、伊曲康唑

钙通道拮抗剂：地尔硫卓、维拉帕米、氨氯地平*

葡萄柚汁

其他：胺碘酮、达那唑、别嘌呤醇、秋水仙碱

使环孢素血药浓度减少的药物

肝酶诱导剂：利福平，苯妥英，苯巴比妥，萘夫西林，圣约翰麦芽汁

使环孢素毒性增加的药物

与氨基糖苷类、喹诺酮类抗生素，两性霉素 B，非甾体抗炎药（？），抗血管紧张素转化酶抑制剂（？）一起使用，可增加环孢素对肾的毒性

环孢素能使其他药物毒性增加的药物

能增加洛伐他汀及其他他汀类药物引起肌炎、横纹肌溶解的危险性

能增加秋水仙碱引起神经肌病和毒性的危险性

能增加地高辛的血药浓度

能增加保钾利尿剂和补钾药物引起高钾血症的危险性

---

* 环孢素大部分的药物相互作用同样适用于他克莫司

* 也有一些有争议的报道显示氨氯地平能或不能增加环孢素的血药浓度

他汀的影响较小，因为它们并不主要由 CYP3A4 代谢[98]。然而，也有报道指出同时服用环孢素和普伐他汀的患者，普伐他汀的药物浓度指标即曲线下面积增加了 5 倍[99]。钙通道阻滞剂、地尔硫卓、尼卡地平和维拉帕米能增加环孢素的浓度；硝苯地平和氨氯地平对其影响存在差异；伊拉地平和尼群地平对环孢素浓度无影响[100]。非甾体抗炎药（NSAID）是否增加环孢素的肾毒性尚存在争议。许多临床研究表明，同时服用环孢素和 NSAID 是安全的[79,101]，但也有服用 NSAID 使环孢素肾毒性增加的报道。目前，许多患者在开始服用环孢素的同时也使用 NSAID。如果血清肌酐升高，除了环孢素减量，也可尝试停用 NSAID。葡萄柚汁能够提高环孢素血药浓度，所以应当告知患者注意避免。

他克莫司（FK506）

结构

他克莫司，以前称作 FK506，是从放线菌中提取的大环内酯类药物。作为环孢素的替代药物，广泛用于器官移植。但在自身免疫性疾病中的研究进展较少。

作用机制

他克莫司也是钙调磷酸酶的抑制剂，尽管与环孢素的结构不同，但其作用比环孢素强 100 倍。他克莫司与细胞内结合蛋白（FK 结合蛋白）结合形成复合物，这种药物——亲免素复合物能与钙调磷酸酶结合，抑制细胞因子如 IL-2 的转录，从而抑制 T 淋巴细胞活化的早期阶段（图 62-3）[74]。

药理学

他克莫司口服吸收效果差，且个体差异较大（4% ~ 93%，平均 25%）[102]。他克莫司是亲脂性的，广泛分布于组织内，几乎完全被代谢，清除半衰期为 5 ~ 16 h[103]。与环孢素一样，肝和肠的 Pgp 和 CYP3A4 是他克莫司代谢和分布的重要决定因素。抑制 Pgp 和 CYP3A4 的药物能增加他克莫司的浓度（表 62-4）[102]。肝功能损害时，他克莫司的浓度会增高[103]，但肾功能受损时不会。

剂量

他克莫司并没有常规应用于风湿性疾病。现在已有临床研究探讨不同剂量他克莫司的疗效（见下一段）。

临床适应证

他克莫司已在许多风湿病中进行了研究，取得了不同程度的疗效。在 RA 治疗中，他克莫司仅表现出一定的疗效，并且已有大量有效的传统 DMARDs 及生物制剂，因此对新型免疫抑制剂如他克莫司的需求已经很弱[104-105]。1% 的他克莫司在继发于 SLE、亚急性皮肤型红斑狼疮以及盘状红斑狼疮的耐药性皮肤病变[106]的治疗中，取得了一定效果。一项大型的开放随机对照临床研究显示，经肾活检证实的 150 例活动性狼疮肾炎患者同时给予泼尼松 [0.6 mg/（kg·d）] 治疗 6 周，后予硫唑嘌呤维持治疗，在诱导缓解期

他克莫司 [0.6 mg/（kg·d）] 的疗效不亚于霉酚酸酯（2～3 g/d），感染发生率分别为 5.4% 和 9.2%[107]。一项对多发性肌炎或皮肌炎相关间质性肺病患者的回顾性研究显示，与单独接受常规治疗的患者相比，联合他克莫司治疗的患者生存率显著提高[108]。

毒副作用

他克莫司的副作用与剂量有关，包括肾毒性、高血压、高钾血症、高尿酸血症、震颤、高血糖和胃肠道反应[102]。在接受他克莫司 3 mg/d 治疗超过 1 年的 RA 患者中，59% 的患者出现过副作用，很可能与药物毒性相关，包括腹泻（15%）、恶心（10%）、震颤（9%）、头痛（9%）、腹痛（8%）、肌酐升高（7%）、高血压（5%）、肺炎、胰腺炎、高血糖和糖尿病（均 < 1%）。到研究结束时，40% 的患者肌酐升高超过基线值的 30%[109]。

霉酚酸酯

结构

霉酚酸酯（mycophenolate mogetil，MMF）是一种前体药物，是无活性的 2- 吗啉乙酯麦考酚酸，通过水解形成有活性的霉酚酸（mycophenolic acid，MPA），是一种有免疫抑制作用的抗生素[110]。

作用机制

鸟嘌呤核苷酸的合成有两条途径：从头合成途径和补救合成途径。MPA 可逆性抑制黄嘌呤核苷酸脱氢酶，该酶是鸟嘌呤从头合成的关键酶[110-111]。淋巴细胞与其他细胞不同，主要依赖于嘌呤的从头合成途径，这正是 MPA 相对选择性地作用于淋巴细胞，可逆性抑制 T 和 B 淋巴细胞增殖而没有骨髓抑制作用的原因[112]。MPA 可导致鸟苷酸合成减少，从而减少 DNA 的合成，进而减少淋巴细胞增殖和抗体产生[111-114]。MPA 也可抑制成纤维细胞、内皮细胞及动脉平滑肌细胞的增殖，并阻止胶原蛋白、细胞外基质蛋白、平滑肌肌动蛋白的沉积和收缩[115]。

毒副作用

MMF 吸收迅速且完全，经脱酯化形成有活性的 MPA，MPA 的血浆蛋白结合率很高（98%），大多数（> 99%）MPA 在血浆中，细胞内很少；其大部分经葡萄糖醛酸化成为无活性的稳定的葡糖苷酚酸，从尿中排泄（图 62-4）[116]。有少数代谢产物被发现可能具有活性。MPA 的峰浓度出现在给药后的 1～2 小时，也可见第二峰浓度，考虑可能与肠肝循环有关。MPA 的半衰期为 16 小时[116]。接受相同剂量的个体，MPA 的浓度变化可有 5～10 倍的差异[117]。这种少量差异可能与尿苷酸转移酶的遗传变异有关[118]。肝肾疾病对 MPA 的影响相对较小，通常无需调整剂量[116]，但在严重肾功能损害（肌酐清除率 < 20～30 ml/min）的患者，游离 MPA 浓度大约为正常人的 2 倍[119]，这时就需调整剂量。一项针对 16 例狼疮肾炎患者的回顾性研究显示，MPA-AUC（从摄入到吸收后 12 小时）的目标值为 60～90 mg·h/L，浓度控制的剂量调整与最佳 MPA 暴露以及 12 个月时肾良好预后相关，尽管有 1/3 的患者出现不良反应，并导致两名患者转用硫唑嘌呤[120]。另一项对 34 例狼疮肾炎治疗性观察研究发现，当调整剂量至 AUC 30～60 mg·h/L 时患者能够潜在获益[121]。该研究中 MPA 暴露与不良

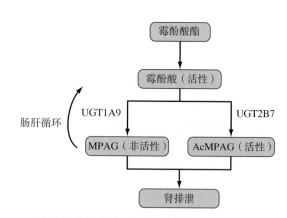

图 62-4 霉酚酸酯转化为霉酚酸（mycophenolic acid，MPA），随后通过肝脏中不同亚型的尿苷二磷酸葡萄糖醛酸转移酶（UDP glucuronidyl transferases，UGT）代谢为葡糖苷酸（glucuronide，Glu）结合物，即 MPAG 和 AcMPAG。MPA 肠肝循环途径通过葡萄糖醛酸结合物显示。多数 MPAG 从尿中排泄

事件无关，以 AUC 30 mg·h/L 或以上的患者在 1 年时肾脏治疗反应更好。MPA 的主要代谢产物葡萄糖醛酸在肾功能受损的患者中积累，可能导致胃肠道不良反应增加。由于 MPA 能紧密与蛋白结合，血液透析无法清除[122]。

毒副作用

MMF 的耐受性一般良好，常见的副作用为消化道症状，如恶心、呕吐、腹泻和腹痛。偶可出现感染、白细胞减少、淋巴细胞减少和肝酶升高。在 54 例接受 MMF 治疗的 SLE 患者为期 3 年的随访研究中，16% 的患者因不良反应而停药，73% 的患者坚持治疗了 12 个月[123]。在狼疮肾炎患者中，接受 MMF 治疗的患者相对于环磷酰胺治疗的患者腹泻更常见，但严重感染较少发生[41]。肠溶麦考酚酯钠和 MMF 副作用发生率相当[124]。使用糖皮质激素和 MMF 治疗的 10 例特发性皮肌炎患者中有 3 例发生机会性感染，包括 1 例致命性的[125]。

剂量

MMF 的有效剂量范围为 0.5～1.5 g，每天两次。在 71 例狼疮肾炎患者中，起始剂量是 1 g/d，目标剂量是 3 g/d，平均最大剂量为 2680 mg/d，63% 的患者能耐受 3 g/d[39]。

临床适应证

MMF 已成为替代细胞抑制剂的更安全的治疗某些风湿性疾病的药物，特别是对于 SLE[126]、系统性硬化症[127]、血管炎[128] 和炎症性肌病[125,129]。一项为期 24 周关于狼疮肾炎的研究显示，MMF 比环磷酰胺每个月冲击更有效，MMF 组的失败率原因（除去在 24 周完全缓解和部分缓解，以及因各种因素停止治疗的患者）为 34/71（47.9%），而环磷酰胺组的失败率为 48/69（69.6%，P =0.01）[39]。一个包括四项实验共 618 例患者的系统评价表明，对于肾病变的缓解，MMF 并不优于环磷酰胺，并且除了脱发和闭经发病率较低以外，其他不良事件（带状疱疹、白细胞减少、胃肠道症状、终末期肾病和死亡）的发生率没有显著差异[130]。MMF 最常用于狼疮肾炎的维持

治疗，而它在狼疮肾炎诱导缓解治疗方面更安全，可替代环磷酰胺，但系统评价尚未得出 MMF 与硫唑嘌呤有效性及安全性一致性的结果[131-132]。一项 30 例进行重复肾活检的狼疮肾炎患者研究显示，在短期静脉使用环磷酰胺之后，把硫唑嘌呤和 MMF 作为维持治疗的效果没有差异[133]。MMF 用于治疗 ANCA 相关血管炎、低疾病活动度且没有器官损害风险的患者时，是一种可替代的诱导缓解药物[134]。然而，MMF 在维持治疗的有效性方面稍逊于硫唑嘌呤[134]。7 例接受治疗的肌炎患者中，6 例在临床表现及生化指标方面得到改善[129]，这一发现在另一项有关 6 例难治性肌炎的研究中得到证实[135]，在三个关于皮肌炎（n =4）或其他结缔组织疾病，包括 RA（n =10）和系统性硬化症（n =13）相关的间质性肺疾病的研究中显示，MMF 能有效改善肺部疾病的症状和体征[136-138]。MMF 可能作为硫唑嘌呤有效的替代药物，尤其是对于需要用别嘌呤醇治疗的痛风患者，因为与硫唑嘌呤相比，MMF 似乎与别嘌呤醇无显著相互作用[72,112]。在两个包括 443 例难治性 RA 的临床研究中显示[139]，用 ACR20 缓解率评估，每天两次，每次 1 g MMF 的治疗并不比安慰剂更有效，因此一项更大的 MMF-环孢素试验被提前终止了。接受 MMF、环磷酰胺及安慰剂治疗的患者出现治疗相关的不良事件概率分别为 51.6%、73.1% 和 36.1%。使用 MMF 治疗出现高血压、血清肌酐清除率增加、肌肉痉挛，多毛及多毛症的概率是使用环孢素的 2 倍多。三个试验显示，MMF 组严重不良事件的发生率为 12.1%（环孢素组及安慰剂组分别为 11.3% 和 7.5%）。虽然 MMF 被作为有效的、可替代甲氨蝶呤的药物治疗银屑病，但仅有个案报道其治疗银屑病性关节炎的有效性。

妊娠及哺乳期

MMF 是一种 FDA 孕期分级的 C 类药物。孕期使用霉酚酸与流产及先天畸形相关，因此准备怀孕的妇女应避免使用。19 例 SLE 患者把 MMF 换成硫唑嘌呤没有导致疾病活动度增加，另一项研究显示 54 例缓解期狼疮肾炎患者用硫唑嘌呤替代 MMF 后肾炎很少复发活动，而且孕期结局良好[140-141]。霉酚酸会转移到母乳中，应该特别谨慎用于即将分娩和哺乳期妇女。

药物的相互作用

因为 MPA 是葡糖醛酸化的，并不是由 CYP 氧化代谢的，因此很少出现有临床意义的药物相互作用。抗酸药可降低其生物利用度大约 15%，考来烯胺可降低其生物利用度大约 40%[142]，用利福平治疗可降低 1/3 至 2/3 倍的 MPA 浓度[143]。不推荐其与硫唑嘌呤联合使用。

结论

免疫抑制剂是很多风湿性疾病的主要治疗药物。它们包括历史悠久的烷化剂如环磷酰胺，嘌呤类似物细胞毒药物如硫唑嘌呤，以及非细胞毒性免疫抑制剂如 MMF。而相比之下，生物制剂是细胞外精确的靶向治疗的代表，但是我们对于免疫抑制剂在机体内的作用机制了解有限。比较而言，它们可能的功效和安全性都已普遍得到公认，严重的副作用可以通过实验室检查的仔细监测来预防，如白细胞计数、肝肾功能和电解质。前面讨论过一个普遍原则是应尽量避免不同免疫抑制剂的联合使用。个体间对免疫抑制剂的药物反应存在显著差异，所以决定是否继续使用已经选择的免疫抑制剂必须定期随访评估其收益及副作用。

 本章的参考文献也可以在 ExpertConsult.com 上找到。

参考文献

1. de Jonge ME, Huitema AD, Rodenhuis S, et al: Clinical pharmacokinetics of cyclophosphamide. *Clin Pharmacokinet* 44:1135–1164, 2005.
2. Fauci AS, Wolff SM, Johnson JS: Effect of cyclophosphamide upon the immune response in Wegener's granulomatosis. *N Engl J Med* 285:1493–1496, 1971.
3. Struck RF, Alberts DS, Horne K, et al: Plasma pharmacokinetics of cyclophosphamide and its cytotoxic metabolites after intravenous versus oral administration in a randomized, crossover trial. *Cancer Res* 47:2723–2726, 1987.
4. Takada K, Arefayene M, Desta Z, et al: Cytochrome P450 pharmacogenetics as a predictor of toxicity and clinical response to pulse cyclophosphamide in lupus nephritis. *Arthritis Rheum* 50:2202–2210, 2004.
5. Haubitz M, Bohnenstengel F, Brunkhorst R, et al: Cyclophosphamide pharmacokinetics and dose requirements in patients with renal insufficiency. *Kidney Int* 61:1495–1501, 2002.
6. Moroni G, Raffiotta F, Trezzi B, et al: Rituximab vs mycophenolate and vs cyclophosphamide pulses for induction therapy of active lupus nephritis: a clinical observational study. *Rheumatology (Oxford)* 53:1570–1577, 2014.
7. Illei GG, Austin HA, Crane M, et al: Combination therapy with pulse cyclophosphamide plus pulse methylprednisolone improves long-term renal outcome without adding toxicity in patients with lupus nephritis. *Ann Intern Med* 135:248–257, 2001.
8. Houssiau FA, Vasconcelos C, D'Cruz D, et al: The 10-year follow-up data of the Euro-Lupus Nephritis Trial comparing low-dose and high-dose intravenous cyclophosphamide. *Ann Rheum Dis* 69:61–64, 2010.
9. Trevisani VF, Castro AA, Neves Neto JF, et al: Cyclophosphamide versus methylprednisolone for treating neuropsychiatric involvement in systemic lupus erythematosus. *Cochrane Database Syst Rev 2:* CD002265, 2006.
10. Tashkin DP, Elashoff R, Clements PJ, et al: Cyclophosphamide versus placebo in scleroderma lung disease. *N Engl J Med* 354:2655–2666, 2006.
11. Hoyles RK, Ellis RW, Wellsbury J, et al: A multicenter, prospective, randomized, double-blind, placebo-controlled trial of corticosteroids and intravenous cyclophosphamide followed by oral azathioprine for the treatment of pulmonary fibrosis in scleroderma. *Arthritis Rheum* 54:3962–3970, 2006.
12. Guillevin L, Cordier JF, Lhote F, et al: A prospective, multicenter, randomized trial comparing steroids and pulse cyclophosphamide versus steroids and oral cyclophosphamide in the treatment of generalized Wegener's granulomatosis. *Arthritis Rheum* 40:2187–2198, 1997.
13. Haubitz M, Schellong S, Gobel U, et al: Intravenous pulse administration of cyclophosphamide versus daily oral treatment in patients with antineutrophil cytoplasmic antibody-associated vasculitis and renal involvement: a prospective, randomized study. *Arthritis Rheum* 41:1835–1844, 1998.
14. de Groot K, Harper L, Jayne DR, et al: Pulse versus daily oral cyclophosphamide for induction of remission in antineutrophil cytoplasmic antibody-associated vasculitis: a randomized trial. *Ann Intern Med* 150:670–680, 2009.
15. Harper L, Morgan MD, Walsh M, et al: Pulse versus daily oral cyclophosphamide for induction of remission in ANCA-associated vasculitis: long-term follow-up. *Ann Rheum Dis* 71:95560, 2012.
16. Jayne D, Rasmussen N, Andrassy K, et al: A randomized trial of maintenance therapy for vasculitis associated with antineutrophil cytoplasmic autoantibodies. *N Engl J Med* 349:36–44, 2003.
17. Farge D, Labopin M, Tyndall A, et al: Autologous hematopoietic stem cell transplantation for autoimmune diseases: an observational study on 12 years' experience from the European Group for Blood and Marrow Transplantation Working Party on Autoimmune Diseases. *Haematologica* 95:284–292, 2010.
18. Petri M, Brodsky RA, Jones RJ, et al: High-dose cyclophosphamide versus monthly intravenous cyclophosphamide for systemic lupus erythematosus: a prospective randomised trial. *Arthritis Rheum* 62:1487–1493, 2010.
19. Burt RK, Shah SJ, Dill K, et al: Autologous non-myeloablative haemopoietic stem-cell transplantation compared with pulse cyclophosphamide once per month for systemic sclerosis (ASSIST): an open-label, randomised phase 2 trial. *Lancet* 378:498–506, 2011.
20. van Laar JM, Farge D, Sont JK, et al: Autologous hematopoietic stem cell transplantation vs intravenous pulse cyclophosphamide in diffuse cutaneous systemic sclerosis: a randomized clinical trial. *JAMA* 311:2490–2498, 2014.
21. Fraiser LH, Kanekal S, Kehrer JP: Cyclophosphamide toxicity: characterising and avoiding the problem. *Drugs* 42:781–795, 1991.
22. Pryor BD, Bologna SG, Kahl LE: Risk factors for serious infection during treatment with cyclophosphamide and high-dose corticosteroids for systemic lupus erythematosus [erratum appears in *Arthritis Rheum* 40(9):1711, 1997]. *Arthritis Rheum* 39:1475–1482, 1996.
23. Gourley MF, Austin HA, Scott D, et al: Methylprednisolone and cyclophosphamide, alone or in combination, in patients with lupus nephritis: a randomized, controlled trial. *Ann Intern Med* 125:549–557, 1996.
24. Hoffman GS, Kerr GS, Leavitt RY, et al: Wegener granulomatosis: an analysis of 158 patients. *Ann Intern Med* 116:488–498, 1992.
25. Godeau B, Mainardi JL, Roudot-Thoraval F, et al: Factors associated with *Pneumocystis carinii* pneumonia in Wegener's granulomatosis. *Ann Rheum Dis* 54:991–994, 1995.
26. Goren MP: Oral mesna: a review. *Semin Oncol* 19(6 Suppl 12):65–71, 1992.
27. Monach PA, Arnold LM, Merkel PA: Incidence and prevention of bladder toxicity from cyclophosphamide in the treatment of rheu-

matic diseases. A data driven review. *Arthritis Rheum* 62:9–21, 2010.

28. Reinhold-Keller E, Beuge N, Latza U, et al: An interdisciplinary approach to the care of patients with Wegener's granulomatosis: longterm outcome in 155 patients [erratum appears in *Arthritis Rheum* 43(10):2379, 2000]. *Arthritis Rheum* 43:1021–1032, 2000.

29. Radis CD, Kahl LE, Baker GL, et al: Effects of cyclophosphamide on the development of malignancy and on long-term survival of patients with rheumatoid arthritis: a 20-year followup study. *Arthritis Rheum* 38:1120–1127, 1995.

30. Mok CC, Lau CS, Wong RW: Risk factors for ovarian failure in patients with systemic lupus erythematosus receiving cyclophosphamide therapy. *Arthritis Rheum* 41:831–837, 1998.

31. Byrne J, Rasmussen SA, Steinhorn SC, et al: Genetic disease in offspring of long-term survivors of childhood and adolescent cancer. *Am J Hum Genet* 62:45–52, 1998.

32. Malik SW, Myers JL, DeRemee RA, et al: Lung toxicity associated with cyclophosphamide use: two distinct patterns. *Am J Respir Crit Care Med* 154(6 Pt 1):1851–1856, 1996.

33. Bressler RB, Huston DP: Water intoxication following moderate dose intravenous cyclophosphamide. *Arch Intern Med* 145:548–549, 1985.

34. Knysak DJ, McLean JA, Solomon WR, et al: Immediate hypersensitivity reaction to cyclophosphamide. *Arthritis Rheum* 37:1101–1104, 1994.

35. Reinhold-Keller E, Mohr J, Christophers E, et al: Mesna side effects which imitate vasculitis. *Clin Invest* 70:698–704, 1992.

36. Langford CA, Klippel JH, Balow JE, et al: Use of cytotoxic agents and cyclosporine in the treatment of autoimmune disease, part 2: inflammatory bowel disease, systemic vasculitis, and therapeutic toxicity. *Ann Intern Med* 129:49–58, 1998.

37. Talar-Williams C, Hijazi YM, Walther MM, et al: Cyclophosphamide induced cystitis and bladder cancer in patients with Wegener granulomatosis. *Ann Intern Med* 124:477–484, 1996.

38. Mukhtyar C, Guillevin L, Cid MC, et al: EULAR recommendations for the management of primary small and medium vessel vasculitis. *Ann Rheum Dis* 68:310–317, 2009.

39. Ginzler EM, Dooley MA, Aranow C, et al: Mycophenolate mofetil or intravenous cyclophosphamide for lupus nephritis. *N Engl J Med* 353:2219–2228, 2005.

40. Clowse ME, Magder L, Petri M: Cyclophosphamide for lupus during pregnancy. *Lupus* 14:593–597, 2005.

41. Ostensen M: Disease specific problems related to drug therapy in pregnancy. *Lupus* 13:746–750, 2004.

42. Anthony LB, Long QC, Struck RF, et al: The effect of cimetidine on cyclophosphamide metabolism in rabbits. *Cancer Chemother Pharmacol* 27:125–130, 1990.

43. Alberts DS, Mason-Liddil N, Plezia PM, et al: Lack of ranitidine effects on cyclophosphamide bone marrow toxicity or metabolism: a placebo-controlled clinical trial. *J Natl Cancer Inst* 83:1739–1742, 1991.

44. Allopurinol and cytotoxic drugs: interaction in relation to bone marrow depression. Boston Collaborative Drug Surveillance Program. *JAMA* 227:1036–1040, 1974.

45. Koseoglu V, Chiang J, Chan KW: Acquired pseudocholinesterase deficiency after high-dose cyclophosphamide. *Bone Marrow Transplant* 24:1367–1368, 1999.

46. van Scoik KG, Johnson CA, Porter WR: The pharmacology and metabolism of the thiopurine drugs 6-mercaptopurine and azathioprine. *Drug Metab Rev* 16:157–174, 1985.

47. van Os EC, Zins BJ, Sandborn WJ, et al: Azathioprine pharmacokinetics after intravenous, oral, delayed release oral and rectal foam administration. *Gut* 39:63–68, 1996.

48. Stolk JN, Boerbooms AM, de Abreu RA, et al: Reduced thiopurine methyltransferase activity and development of side effects of azathioprine treatment in patients with rheumatoid arthritis. *Arthritis Rheum* 41:1858–1866, 1998.

49. Bergan S, Rugstad HE, Bentdal O, et al: Kinetics of mercaptopurine and thioguanine nucleotides in renal transplant recipients during azathioprine treatment. *Therap Drug Monit* 16:13–20, 1994.

50. Chocair PR, Duley JA, Simmonds HA, et al: The importance of thiopurine methyltransferase activity for the use of azathioprine in transplant recipients. *Transplantation* 53:1051–1056, 1992.

51. Grootscholten C, Ligtenberg G, Hagen EC, et al: Azathioprine/methylprednisolone versus cyclophosphamide in proliferative lupus nephritis: a randomized controlled trial. *Kidney Int* 70:732–742, 2006.

52. Contreras G, Pardo V, Leclercq B, et al: Sequential therapies for proliferative lupus nephritis. *N Engl J Med* 350:971–980, 2004.

53. Rahman P, Humphrey-Murto S, Gladman DD, et al: Cytotoxic therapy in systemic lupus erythematosus: experience from a single center. *Medicine* 76:432–437, 1997.

54. Hamuryudan V, Ozyazgan Y, Hizli N, et al: Azathioprine in Behçet's syndrome: effects on long-term prognosis. *Arthritis Rheum* 40:769–774, 1997.

55. Jones G, Crotty M, Brooks P: Psoriatic arthritis: a quantitative overview of therapeutic options. The Psoriatic Arthritis Meta-Analysis Study Group. *Br J Rheumatol* 36:95–99, 1997.

56. Benenson E, Fries JW, Heilig B, et al: High-dose azathioprine pulse therapy as a new treatment option in patients with active Wegener's granulomatosis and lupus nephritis refractory or intolerant to cyclophosphamide. *Clin Rheumatol* 24:251–257, 2005.

57. Bérezné A, Ranque B, Valeyre D, et al: Therapeutic strategy combining intravenous cyclophosphamide followed by oral azathioprine to treat worsening interstitial lung disease associated with systemic sclerosis: a retrospective multicenter open-label study. *J Rheumatol* 35:1064–1072, 2008.

58. Nero P, Rahman A, Isenberg DA: Does long term treatment with azathioprine predispose to malignancy and death in patients with systemic lupus erythematosus? *Ann Rheum Dis* 63:325–326, 2004.

59. Szumlanski CL, Honchel R, Scott MC, et al: Human liver thiopurine methyltransferase pharmacogenetics: biochemical properties, liver erythrocyte correlation and presence of isozymes. *Pharmacogenetics* 2:148–159, 1992.

60. McLeod HL, Lin JS, Scott EP, et al: Thiopurine methyltransferase activity in American white subjects and black subjects. *Clin Pharmacol Ther* 55:15–20, 1994.

61. Leipold G, Schutz E, Haas JP, et al: Azathioprine-induced severe pancytopenia due to a homozygous two-point mutation of the thiopurine methyltransferase gene in a patient with juvenile HLA-B27-associated spondylarthritis. *Arthritis Rheum* 40:1896–1898, 1997.

62. Silman AJ, Petrie J, Hazleman B, et al: Lymphoproliferative cancer and other malignancy in patients with rheumatoid arthritis treated with azathioprine: a 20 year follow up study. *Ann Rheum Dis* 47:988–992, 1988.

63. Fields CL, Robinson JW, Roy TM, et al: Hypersensitivity reaction to azathioprine. *South Med J* 91:471–474, 1998.

64. Schedel J, Gödde A, Schütz E, et al: Impact of thiopurine methyltransferase activity and 6-thioguanine nucleotide concentrations in patients with chronic inflammatory diseases. *Ann N Y Acad Sci* 1069:477–491, 2006.

65. Stassen PM, Derks RPH, Kallenberg CGM, et al: Thiopurinemethyltransferase (TPMT) genotype and TPMT activity in patients with anti-neutrophil cytoplasmic antibody-associated vasculitis: relation to azathioprine maintenance treatment and adverse effects. *Ann Rheum Dis* 68:758–759, 2009.

66. Tani C, Mosca M, Colucci R, et al: Genetic polymorphisms of thiopurine S-methyltransferase in a cohort of patients with systemic autoimmune diseases. *Clin Exp Rheumatol* 27:321–324, 2009.

67. Payne K, Newman W, Fargher E, et al: TPMT testing: any better than routine monitoring? *Rheumatology* 46:727–729, 2007.

68. Cummins D, Sekar M, Halil O, et al: Myelosuppression associated with azathioprine-allopurinol interaction after heart and lung transplantation. *Transplantation* 61:1661–1662, 1996.

69. Navascues RA, Gomez E, Rodriguez M, et al: Safety of the allopurinol-mycophenolate mofetil combination in the treatment of hyperuricemia of kidney transplant recipients. *Nephron* 91:173–174, 2002.

70. Walker J, Mendelson H, McClure A, et al: Warfarin and azathioprine: clinically significant drug interaction. *J Rheumatol* 29:398v399, 2002.

71. de Boer NK, Jarbandhan SV, de Graaf P, et al: Azathioprine use during pregnancy: unexpected intrauterine exposure to metabolites. *Am J Gastroenterol* 101:1390–1392, 2006.

72. Temprano KK, Bandlamudi R, Moore TL: Antirheumatic drugs in pregnancy and lactation. *Semin Arthritis Rheum* 35:112–121, 2005.

73. Goldstein LH, Dolinsky G, Greenberg R, et al: Pregnancy outcome of women exposed to azathioprine during pregnancy. *Birth Defects Res A Clin Mol Teratol* 79:696–701, 2007.

74. Denton MD, Magee CC, Sayegh MH: Immunosuppressive strategies in transplantation. *Lancet* 353:1083–1091, 1999.

75. Fahr A: Cyclosporin clinical pharmacokinetics. *Clin Pharmacokinet* 24:472–495, 1993.

76. Choc MG: Bioavailability and pharmacokinetics of cyclosporine for-

mulations: Neoral vs Sandimmune. *Int J Dermatol* 36(Suppl 1):1–6, 1997.

77. Friman S, Backman L: A new microemulsion formulation of cyclosporin: pharmacokinetic and clinical features. *Clin Pharmacokinet* 30:181–193, 1996.

78. Lown KS, Mayo RR, Leichtman AB, et al: Role of intestinal P-glycoprotein (mdr1) in interpatient variation in the oral bioavailability of cyclosporine. *Clin Pharmacol Ther* 62:248–260, 1997.

79. Tugwell P, Pincus T, Yocum D, et al: Combination therapy with cyclosporine and methotrexate in severe rheumatoid arthritis. The Methotrexate-Cyclosporine Combination Study Group. *N Engl J Med* 333:137–141, 1995.

80. Smolen JS, Landewé R, Breedveld FC, et al: EULAR recommendations for the management of rheumatoid arthritis with synthetic and biological disease-modifying antirheumatic drugs: 2013 update. *Ann Rheum Dis* 73:492–509, 2014.

81. Bejarano V, Conaghan PG, Proudman SM, et al: Long-term efficacy and toxicity of cyclosporine A in combination with methotrexate in poor prognosis rheumatoid arthritis. *Ann Rheum Dis* 68:761–763, 2009.

82. Fox RI, Morgan SL, Smith HT, et al: Combined oral cyclosporine and methotrexate therapy in patients with rheumatoid arthritis elevates methotrexate levels and reduces 7-hydroxymethotrexate levels when compared with methotrexate alone. *Rheumatology (Oxford)* 42:989–994, 2003.

83. Ho VC: The use of cyclosporine in psoriasis: a clinical review. *Br J Dermatol* 150(Suppl 67):1–10, 2004.

84. Caccavo D, Lagana B, Mitterhofer AP, et al: Long-term treatment of systemic lupus erythematosus with cyclosporin A. *Arthritis Rheum* 40:27–35, 1997.

85. Griffiths B, Emery P, Ryan V, et al: The BILAG multi-centre open randomized controlled trial comparing cyclosporine vs azathioprine in patients with severe SLE. *Rheumatology* 49:723–732, 2010.

86. Mouy R, Stephan JL, Pillet P, et al: Efficacy of cyclosporine A in the treatment of macrophage activation syndrome in juvenile arthritis: report of five cases. *J Pediatr* 129:750–754, 1996.

87. Robert N, Wong GW, Wright JM: Effect of cyclosporine on blood pressure. *Cochrane Database Syst Rev* 20:CD007893, 2010.

88. Landewé RB, Goei TH, van Rijthoven AW, et al: Cyclosporine in common clinical practice: an estimation of the benefit/risk ratio in patients with rheumatoid arthritis. *J Rheumatol* 21:1631–1636, 1994.

89. Stein CM, Pincus T, Yocum D, et al: Combination treatment of severe rheumatoid arthritis with cyclosporine and methotrexate for forty-eight weeks: an open-label extension study. The Methotrexate-Cyclosporine Combination Study Group. *Arthritis Rheum* 40:1843–1851, 1997.

90. Yocum DE, Stein CM, Pincus T: Long-term safety of cyclosporine/Sandimmune alone and in combination with methotrexate in the treatment of active rheumatoid arthritis: analysis of open label extension studies. *Arthritis Rheum* 41:S364, 1998.

91. Rodriguez F, Krayenbuhl JC, Harrison WB, et al: Renal biopsy findings and followup of renal function in rheumatoid arthritis patients treated with cyclosporin A: an update from the International Kidney Biopsy Registry. *Arthritis Rheum* 39:1491–1498, 1996.

92. Landewé RB, Dijkmans BA, van der Woude FJ, et al: Long-term low dose cyclosporine in patients with rheumatoid arthritis: renal function loss without structural nephropathy. *J Rheumatol* 23:61–64, 1996.

93. van den Borne BE, Landewé RB, Houkes I, et al: No increased risk of malignancies and mortality in cyclosporin A-treated patients with rheumatoid arthritis. *Arthritis Rheum* 41:1930–1937, 1998.

94. Krathen MS, Gottlieb AB, Mease PJ: Pharmacologic immunomodulation and cutaneous malignancy in rheumatoid arthritis, psoriasis, and psoriatic arthritis. *J Rheumatol* 37:2205–2215, 2010.

95. Stein CM, Brooks RH, Pincus T: Effect of combination therapy with cyclosporine and methotrexate on liver function test results in rheumatoid arthritis. *Arthritis Rheum* 40:1721–1723, 1997.

96. Campana C, Regazzi MB, Buggia I, et al: Clinically significant drug interactions with cyclosporine: an update. *Clin Pharmacokinet* 30:141–179, 1996.

97. Page RL, Miller GG, Lindenfeld J: Drug therapy in the heart transplant recipient, part I7V: drug-drug interactions. *Circulation* 111:230–239, 2005.

98. Asberg A: Interactions between cyclosporin and lipid-lowering drugs: implications for organ transplant recipients. *Drugs* 63:367–378, 2003.

99. Olbricht C, Wanner C, Eisenhauer T, et al: Accumulation of lovastatin, but not pravastatin, in the blood of cyclosporine-treated kidney graft patients after multiple doses. *Clin Pharmacol Ther* 62:311–321, 1997.

100. Baxter K, editor: *Stockley's drug interactions*, ed 7, London, 2006, Pharmaceutical Press.

101. Tugwell P, Ludwin D, Gent M, et al: Interaction between cyclosporine A and nonsteroidal antiinflammatory drugs. *J Rheumatol* 24:1122–1125, 1997.

102. Spencer CM, Goa KL, Gillis JC: Tacrolimus: an update of its pharmacology and clinical efficacy in the management of organ transplantation. *Drugs* 54:925–975, 1997.

103. Peters DH, Fitton A, Plosker GL, et al: Tacrolimus: a review of its pharmacology, and therapeutic potential in hepatic and renal transplantation. *Drugs* 46:746–794, 1993.

104. Furst DE, Saag K, Fleischmann MR, et al: Efficacy of tacrolimus in rheumatoid arthritis patients who have been treated unsuccessfully with methotrexate: a six-month, double-blind, randomized, dose ranging study. *Arthritis Rheum* 46:2020–2028, 2002.

105. Yocum DE, Furst DE, Kaine JL, et al: Efficacy and safety of tacrolimus in patients with rheumatoid arthritis: a double-blind trial. *Arthritis Rheum* 48:3328–3337, 2003.

106. Lampropoulos CE, Sangle S, Harrison P, et al: Topical tacrolimus therapy of resistant cutaneous lesions in lupus erythematosus: a possible alternative. *Rheumatology (Oxford)* 43:1383–1385, 2004.

107. Mok CC, Ying KY, Yim CW, et al: Tacrolimus versus mycophenolate mofetil for induction therapy of lupus nephritis: a randomised controlled trial and long-term follow-up [published online ahead of print December 30, 2014]. *Ann Rheum Dis* 2014. doi: 10.1136/annrheumdis-2014-206456.

108. Kurita T, Yasuda S, Oba K, et al: The efficacy of tacrolimus in patients with interstitial lung diseases complicated with polymyositis or dermatomyositis. *Rheumatology (Oxford)* 54:39–44, 2015.

109. Yocum DE, Furst DE, Bensen WG, et al: Safety of tacrolimus in patients with rheumatoid arthritis: long-term experience. *Rheumatology (Oxford)* 43:992–999, 2004.

110. Lipsky JJ: Mycophenolate mofetil. *Lancet* 348:1357–1359, 1996.

111. Ransom JT: Mechanism of action of mycophenolate mofetil. *Ther Drug Monit* 17:681–684, 1995.

112. Suthanthiran M, Strom TB: Immunoregulatory drugs: mechanistic basis for use in organ transplantation. *Pediatr Nephrol* 11:651–657, 1997.

113. Tang Q, Yang Y, Zhao M, et al: Mycophenolic acid upregulates miR-142-3P/5P and miR-146a in lupus CD4+T cells. *Lupus* 24:935–942, 2015.

114. Smith KG, Isbel NM, Catton MG, et al: Suppression of the humoral immune response by mycophenolate mofetil. *Nephrol Dial Transplant* 13:160–164, 1998.

115. Roos N, Poulalhon N, Farge D, et al: In vitro evidence for a direct antifibrotic role of the immunosuppressive drug mycophenolate mofetil. *J Pharmacol Exp Ther* 321:583–589, 2007.

116. Bullingham RE, Nicholls AJ, Kamm BR: Clinical pharmacokinetics of mycophenolate mofetil. *Clin Pharmacokinet* 34:429–455, 1998.

117. van Hest RM, Mathot RA, Vulto AG, et al: Within-patient variability of mycophenolic acid exposure: therapeutic drug monitoring from a clinical point of view. *Ther Drug Monit* 28:31–34, 2006.

118. Kuypers DR, Naesens M, Vermeire S, et al: The impact of uridine diphosphate-glucuronosyltransferase 1A9 (UGT1A9) gene promoter region single-nucleotide polymorphisms T-275A and C-2152T on early mycophenolic acid dose-interval exposure in de novo renal allograft recipients. *Clin Pharmacol Ther* 78:351–361, 2005.

119. Meier-Kriesche HU, Shaw LM, Korecka M, et al: Pharmacokinetics of mycophenolic acid in renal insufficiency. *Ther Drug Monit* 22:27–30, 2000.

120. Daleboudt GM, Reinders ME, den Hartigh J, et al: Concentration-controlled treatment of lupus nephritis with mycophenolate mofetil. *Lupus* 22:171–179, 2013.

第63章

抗细胞因子治疗

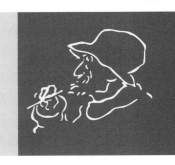

原著　Zuhre Tutuncu · Arthur Kavanaugh
崔少欣　译　靳洪涛　校

关键点

抑制一个关键的细胞因子可以有效地治疗自身免疫和炎症性疾病。

大多数类风湿关节炎（RA）患者对肿瘤坏死因子（TNF）抑制剂至少有部分反应，部分患者的症状和体征可显著改善。

维持 TNF 抑制剂临床疗效通常需要持续治疗。在 RA 早期或者低疾病活动度的患者使用有可能获得长期缓解的机会。

TNF 抑制剂治疗可显著降低影像学进展，改善生活质量，有助于维护功能状态。

TNF 抑制剂和甲氨蝶呤联合用药具有叠加效应。

TNF 抑制剂治疗强直性脊柱炎、银屑病关节炎、银屑病、克罗恩病、溃疡性结肠炎和幼年特发性关节炎也被证明疗效显著。

TNF 抑制剂治疗血管炎（如肉芽肿性多血管炎和巨细胞动脉炎）无效。

白介素（IL）-6 抑制剂对类风湿关节炎治疗有效，对改善疾病的症状、体征以及阻止疾病进展方面与 TNF 抑制剂类似。

尽管 IL-1 抑制剂通常不如 TNF 抑制剂对 RA 有效，但它对某些自身炎症性疾病（如周期性发热综合征）疗效显著。

生物制剂联合使用可增加毒副作用，例如感染，疗效增强不明显。

近年来，随着风湿病免疫病理生理学的发现和生物制剂的发展，引入了生物疗法。这些药物已在疾病发生发展过程中起重要作用、并以导致免疫应答紊乱并致病的特异性的分子为作用靶点。大量证据显示，在类风湿滑膜中，关键的致炎细胞因子如肿瘤坏死因子（TNF）、白细胞介素（IL）-1、IL-6 等上调[1-2]。针对这些关键炎症介质（如 TNF）的制剂对类风湿关节炎（RA）及其他系统性炎症性疾病具有显著疗效。TNF 和其他细胞因子抑制剂不仅改善疾病的症状和体征，而且可保护机体的功能状态，提高患者的生活质量，阻止疾病进展，从而改变了医生和患者对抗风湿治疗的认识。而且，这些成功促进了对自身免疫疾病发病机制相关的其他细胞因子靶点的研究。本章我们主要介绍靶向 TNF、IL-1 和 IL-6 的治疗药物。

肿瘤坏死因子抑制剂

TNF 在 RA 及其他炎症性疾病的发病机制中起重要作用。TNF 可由多种细胞产生，在 RA 等炎性疾病中，TNF 主要由活化的巨噬细胞产生。人类 TNF 被合成并在质膜上表达为 26 kD 跨膜蛋白，可以被一种特异的金属蛋白酶（TNF 转化酶）裂解。蛋白裂解之后，TNF 转换成一种 17 kD 的可溶性蛋白，这种蛋白又通过寡聚形成活性的同型三聚体。TNF 的功能由两种结构不同的受体 TNF-R I（55 kDa；CD120a）和 TNF-R II（75 kDa；CD120b）介导[3]。这两种受体在结合能力、信号特性和主要功能方面存在差异[3-4]。TNF 与其受体结合后启动了多条信号通路。信号级联反应包括激活转录因子［比如核因子 κB（NF-κB）］、蛋白激酶［一种介导细胞对炎症刺激物应答的细胞内酶，如 c-Jun N- 末端激酶（JNK）和 p38 丝裂原活化蛋白（MAP）激酶］和蛋白酶（一种能够裂解肽键的酶，如半胱天冬酶）的激活。

TNF 可能通过许多机制促成 RA 发病，包括诱导其他促炎细胞因子（如 IL-1、IL-6）和趋化因子（如 IL-8）；通过增加内皮层的通透性和黏附分子的表达及功能来促进白细胞迁移；使多种细胞活化；诱导急性期反应物和其他蛋白的合成，包括由滑膜细胞或软骨细胞产生的组织降解酶（基质金属蛋白酶）。TNF 介导多种炎症反应的重要作用为以其为靶点治疗系统性炎症性疾病提供了理论依据[5]。最初，动物研究证明，含单克隆抗体或可溶性 TNF-R 结构的 TNF 抑制剂可改善炎症的症状并使关节免遭破坏[6]。后来，人类通过试验证实了这些化合物的确切疗效。

目前，有五种可用于临床的抗 TNF 制剂：英夫利昔单抗，一种抗 TNF 单克隆抗体的嵌合体；依那西普，一种可溶性 p75-TNF-R/Fc 二聚体融合结构；阿达木单抗，一种人源化抗 TNF 单克隆抗体；戈利木单抗，一种人源化抗 TNF 单克隆抗体；赛妥珠单抗，一种重组的 Fab 片段，与 40 kD 的聚乙二醇（PEG）结合的人源化抗 TNF 单克隆抗体。不久的将来，包括生物仿制药在内的其他肿瘤坏死因子抑制剂有可能应用于临床。以上每种药物都在 RA 患者中进行了开放性研究，之后实施了随机双盲、安慰剂对照临床试验。早期研究对象通常是慢性和难治性高活动性患者。在难治患者中的成功应用促使随后在早期 RA 患者中进行了研究。大多数研究对象是同时应用了甲氨蝶呤（MTX）的处于疾病活动期的患者；也有一些研究观察了单药治疗效果。鉴于在 RA 患者中达到的治疗效果，TNF 抑制剂已被试用于其他炎症性关节炎，包括银屑病关节炎和强直性脊柱炎。此外，这些制剂对其他自身免疫性疾病（如克罗恩病、溃疡性结肠炎、银屑病、葡萄膜炎等）的应用也已有研究。

这五种药物都是大分子 TNF 抑制剂，但它们在药理学和药效学上存在差异[7]。单克隆抗体英夫利昔单抗、阿达木单抗、戈利木单抗和赛妥珠单抗对 TNF 具有特异性，而依那西普可以与 TNF 和淋巴毒素 -α（LT-α，以前曾被认为是淋巴毒素）两者结合。静脉予英夫利昔单抗后可达到较高的峰浓度（Cmax），其后被稳态清除。由于依那西普、阿达木单抗、戈利木单抗和赛妥珠单抗都是皮下注射药物，它们的药代动力学曲线更为平坦。除了赛妥珠单抗外，这些药物都能影响 Fc 介导的功能，比如补体依赖的细胞溶解和抗体依赖的细胞介导的细胞毒性作用，都可与可溶性跨膜 TNF 结合，但在亲和力方面有所不同。其他方面的差别，比如对细胞因子分泌的影响，已有一些体外研究报道[8]。这五种药物在细胞凋亡方面也有差异。抗 TNF 单克隆抗体英夫利昔单抗和可溶性受体结构的依那西普两者均能够诱导 RA 患者滑膜巨噬细胞凋亡[9]。然而，使用研究剂量的依那西普治疗克罗恩病是无效的，且不能诱导其细胞凋亡；相反，抗 TNF 单克隆抗体英夫利昔单抗和阿达木单抗对克罗恩病均有效，并且能够诱导高度活化的淋巴细胞凋亡[10]。然而，赛妥珠单抗对克罗恩病有效，但不能诱导细胞凋亡。各种 TNF 抑制剂疗效和毒副作用的差异有待进一步研究。

英夫利昔单抗

结构

英夫利昔单抗是一种人鼠嵌合型单克隆抗体，由人免疫球蛋白（Ig）GIκ 的恒定区偶联高亲和力鼠抗人 TNF 的可变区组成。这种结构的组成 70% 来源于人（图 63-1）。

药代动力学

临床药理学研究发现，英夫利昔单抗的输注剂量为 1 ～ 20 mg/kg 时，其药代动力学曲线呈剂量依赖性分布。与 MTX（7.5 mg，每周一次）联合治疗时，英夫利昔单抗的血清浓度似乎比单用时有轻微上升[11]。英夫利昔单抗的代谢不受人群（包括儿童及成年患者）及合并各种不同严重程度疾病的影响。英夫利昔单抗剂量为 3 mg/kg 时的半衰期约为 8 ～ 9.5 天，但有报道认为较大剂量时，其半衰期更长。英夫利昔单抗稳态容量分布（3 ～ 5 L）为非剂量依赖性，提示英夫利昔单抗主要分布于血管内。与 MTX 合用可以使英夫利昔单抗的曲线下面积增加 25% ～ 30%。

剂量

英夫利昔单抗与 MTX 联合应用治疗 RA 的首次静脉输注（IV）的推荐剂量为 3 mg/kg，在首次给药后的第 2 周和第 6 周再次给药，以后每 8 周给药一次。部分 RA 患者也可以英夫利昔单抗与其他改善病情抗风湿药（DMARDs）联合使用，或单药治疗。对疗效不佳的患者，药物剂量可增至 10 mg/kg，或给药间隔调整至每 4 周一次。在临床实践中，增加英夫利昔单抗剂量或缩短给药间隔时间较为常见。然而，增加至多大剂量或缩短至多长时间给药可以达到临床改善尚不明确。对于银屑病关节炎和强直性脊柱炎患者，推荐剂量为 5 mg/kg（联用或不联用 MTX），在首次给药后第 2 周和第 6 周各给药一次，以后每 8 周给药一次。

依那西普

结构

依那西普由两条可溶的 p75TNF-R 胞外域与人类 IgG1 的 Fc 段连接而成（图 63-1）。合成的分子与 TNF 和 LT-α 高亲和力特异性结合。依那西普的 TNF-R 域与 TNF 三聚体 3 个受体结合位点中的 2 个结合，从而阻断 TNF 与 TNF-R 的相互作用，这也是发生信号转导的先决条件（图 63-1）。

药代动力学

依那西普皮下给药时，吸收缓慢，单次给药 25 mg 后约 50 h 达到平均峰浓度。Ig 结构的半衰期为 3 ~ 4.8 d。依那西普的容量分布显示其主要分布于血管内[12]。药物如何从血液中被清除尚不清楚，但据推测，可能是 Fc 段与网状内皮系统结合所介导。与抗 TNF 单克隆抗体不同，与 MTX 联合应用并不改变依那西普的峰浓度。

剂量

依那西普经皮下注射给药，在 RA、银屑病关节炎（PsA）和强直性脊柱炎（AS）患者，推荐剂量为 25 mg，每周 2 次，或 50 mg，每周 1 次。依那西普可单独使用，也可与 MTX 联合使用。皮肤银屑病患者在治疗头 12 周经常使用更高剂量（50 mg，每周 2 次）。临床上，与所有 TNF 抑制剂一样，依那西普还可与除 MTX 之外的 DMARDs 联用，例如来氟米特、柳氮磺吡啶和其他 DMARDs。

阿达木单抗

结构

阿达木单抗是通过抗体库技术克隆产生的人源化 IgG₁κ 单克隆抗体。它通过与可溶性和跨膜 TNF

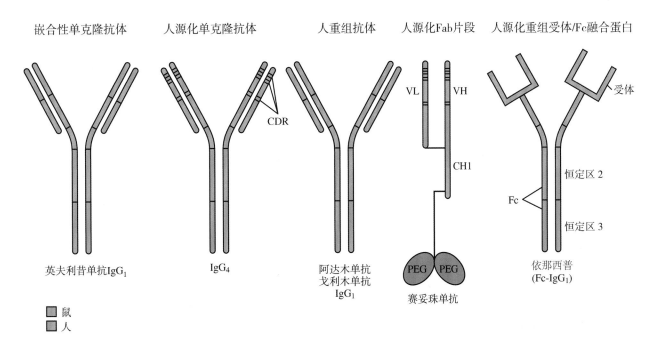

图 63-1 英夫利昔单抗、依那西普、阿达木单抗、戈利木单抗和赛妥珠单抗的结构。CDR，互补决定区；CH1，补体结合；Fc，结晶片段；FDA，美国食品和药物管理局；PEG，聚乙二醇；TNF，肿瘤坏死因子；VH，重链可变区；VL，轻链可变区

高亲和性结合，阻止 TNF 与其受体结合，达到中和 TNF 生物活性的目的（图 63-1）。

药代动力学

阿达木单抗剂量在 0.5 ~ 10 mg/kg 的范围时，其血清中的药物峰浓度和曲线下面积随药物浓度的增加呈线性升高。其药物清除率较低，主要在血管中分布。清除半衰期与人类自身 IgG$_1$ 接近（10 ~ 13.6 d）。与 MTX 联合用药可以使阿达木单抗的曲线下面积增加 25% ~ 30%。

剂量

阿达木单抗在 RA、PsA 和强直性脊柱炎患者中推荐剂量为 40 mg 皮下注射，隔周一次。对于未达到最佳疗效的患者，可以提高给药频率为每周一次。阿达木单抗可以单独使用，也可与 MTX 联合应用。临床上，阿达木单抗还可与除 MTX 之外的其他多种 DMARDs 联合用药。

戈利木单抗

结构

戈利木单抗是人源化的抗人类肿瘤坏死因子的 IgG$_1$κ 单克隆抗体，是采用基因工程技术，用人源 TNF 免疫小鼠，生成人源化的可变区和恒定区组成的抗体（图 63-1）。

药代动力学

健康受试者和 RA 患者进行戈利木单抗的皮下注射后，到达峰浓度（T$_{max}$）的中位时间为 2 ~ 6 d。活动性 RA 患者中，单次静脉注射剂量为 0.1 ~ 10.0 mg/kg 时，其药代动力学呈剂量依赖性。戈利木单抗的容量分布显示其主要分布在循环系统内，血管外分布较少。健康受试者和 RA、PsA、AS 患者的平均终末半衰期大约为 2 周。RA、PsA 和 AS 患者每 4 周注射 50 mg 的戈利木单抗，血药浓度在第 12 周时接近稳态。当戈利木单抗和 MTX 联合使用时，RA、PsA 和 AS 患者的平均稳态谷浓度为 0.4 ~ 0.8 μg/ml。与单用戈利木单抗相比，联合使用 MTX 可使 RA、PsA 和 AS 患者有较高的平均稳态谷浓度，分别是 52%、36% 和 21%[13]。

剂量

戈利木单抗通过皮下注射给药，对于 RA、PsA 和 AS 患者，每次 50 mg，每个月一次。

赛妥珠单抗

结构

赛妥珠单抗是重组的 Fab 片段与 40 kD PEG 相融合的抗 TNF 单克隆抗体，Fab 片段由含 214 个氨基酸的轻链和含 229 个氨基酸的重链组成。鉴于这种结构，赛妥珠单抗不具备完全单克隆抗体才有的 Fc 介导的激活补体依赖性或抗体依赖的细胞毒作用（图 63-1）。

药代动力学

单独静脉注射或皮下注射，血药浓度与给药剂量呈线性关系，C$_{max}$ 与给药剂量也呈线性关系。当 RA 患者使用推荐剂量的赛妥珠单抗时，第五周达平均 C$_{max}$，为 43 ~ 49 μg/ml。皮下注射后 54 ~ 171 h 达峰值血药浓度。PEG 聚合物（PEG 与 Fab 的结合）通过一系列机制延长了这些物质的代谢和清除，包括肾清除作用、蛋白水解作用和免疫原性。所有剂量研究表明，其终末消除半衰期约为 14 d。

剂量

赛妥珠单抗的推荐剂量在首次、第 2 周和第 4 周为 400 mg，以后每隔一周 200 mg。维持剂量为每 4 周 400 mg，分两次各 200 mg 分别在大腿或腹部进行皮下注射。

肿瘤坏死因子抑制剂疗效

类风湿关节炎

英夫利昔单抗、依那西普和阿达木单抗是世界上许多国家最早批准的治疗类风湿关节炎的肿瘤坏死因子抑制剂。以前的研究明确了不同剂量肿瘤坏死因子抑制剂的有效性和耐受性，并确定了最佳剂量[14-21]。联用 MTX，即使是小剂量 7.5 mg/w，亦可增强英夫利昔单抗或者阿达木单抗治疗的临床效果，并降低其免疫原性[11]。几乎所有后续的 RA 研究都采用了这种联合治疗方法。

早期研究证明了英夫利昔单抗、依那西普和阿达木单抗联合 MTX 治疗持续性、难治性、活动期患者的疗效和耐受性。大量临床试验表明，依据美国风湿病学会（ACR）标准评定这三种药物的疗效都优于单用 MTX[19-25]。此外，TNF 抑制剂还能显著改善患者的活动功能和生活质量[12,22,25]。更为显著的疗效是，患者接受 TNF 抑制剂治疗后，其影像学改变评分提示关节损害的进展大大减慢[17,22,26]。

随着这种疗法在长病程 RA 患者中获得成功，在早期 RA 患者（病程 < 3 年）也进行了试验。ASPIRE 试验证实，在第 54 周时英夫利昔单抗与 MTX 联合用药组比 MTX 单药组的病情活动度有明显改善。此外，MTX 单药组的影像学破坏显著进展，而英夫利昔单抗与 MTX 联用组的影像学进展是减慢的[27]。来自 ATTRACT 研究数据的分析显示：英夫利昔单抗与 MTX 联合治疗，即便是疾病症状和体征没有改善的患者也有显著的影像学改善。这表明疾病的进展与症状和体征可能是分离的，各种结果之间可能是无关联的，TNF 抑制剂即使在无临床疗效的情况下，也具有改善病情的作用[28]。与英夫利昔单抗类似，依那西普和阿达木单抗可以改善早期类风湿关节炎患者的症状和体征，降低疾病活动度和影像学进展。在对患者进行的长期开放性随访研究中，依那西普的疗效可以维持若干年，其中一些患者接受了十年以上的治疗[19]。在 PREMIER 研究中的第 1 年和第 2 年，阿达木单抗联合 MTX 治疗组影像学进展比单一用药组更慢，且单用阿达木单抗治疗组的影像学进展慢于单用 MTX 治疗组[29]。由于这是首次纳入所有三种可能治疗方法（TNF 抑制剂、MTX、TNF 抑制剂加 MTX）的研究，它最终确定了 MTX 与 TNF 抑制剂联合用药对早期 RA 患者的疗效最佳。尽管单用 TNF 抑制剂在抑制影像学进展方面优于单用 MTX，临床疗效方面与单用 MTX 相当，但单用阿达木单抗和单用 MTX，无论是抑制影像学进展，还是临床疗效，均不如两者联合用药。

在这些研究几年之后，戈利木单抗、赛妥珠单抗被批准用于治疗 RA。在 GO-FORWARD 研究中，选取曾使用固定剂量的 MTX，但未使用过 TNF 抑制剂的活动性 RA 患者，随机分为 3 组，每 4 周分别给予戈利木单抗 50mg 联合 MTX、戈利木单抗 100 mg 联合 MTX 和戈利木单抗 100 mg 治疗。所有的戈利木单抗治疗组都可显著地减轻症状和体征并改善身体功能[30]。在 GO-AFTER 研究中，选取之前曾用过一种或多种 TNF 抑制剂但无严重不良反应的患者，使用 ACR20 和疾病活动评分（DAS）28 进行评估，使用戈利木单抗 50 mg 联合 MTX 的患者明显优于单用 MTX 的患者[31]。在 GO-BEFORE 研究中，选取之前没有使用过 MTX 和 TNF 抑制剂的活动性 RA 患者，随机分为 MTX 治疗组、戈利木单抗 50 mg 联合 MTX 组、戈利木单抗 100 mg 联合 MTX 组和戈利木单抗 100 mg 组。戈利木单抗联合 MTX 组更多的达到 ACR 反应[32]。通过 MRI 观察，早在 12 周时接受戈利木单抗联合 MTX 治疗的患者的炎症状况（滑膜炎和骨炎）改善优于单用 MTX 患者，且能持续达 24 周[33]。

在 RAPID-I 和 RAPID-II 研究中，对赛妥珠单抗的冻干液制剂进行了评价。在第 0、2、4 周给予负荷剂量赛妥珠单抗 400 mg 或者安慰剂，并且随后每隔一周分别给予赛妥珠单抗 200 mg、赛妥珠单抗 400 mg 或者安慰剂，同时联合使用 MTX。赛妥珠单抗治疗组从第 1 周开始就有快速、持续的改善，一直持续到 52 周。赛妥珠单抗治疗组的影像学进展较 MTX 单药组显著降低[34-36]。在随后进行的 RAPID-II 临床扩展试验中，对 RA 患者症状的持续改善、关节损坏的抑制和赛妥珠单抗联合 MTX 的耐受性都进行了研究[37]。对一种以上的 DMARD 不能耐受，包括对之前使用过肿瘤坏死因子抑制剂的 RA 患者，使用赛妥珠单抗可快速提高 ACR20 反应率和 DAS28 评分，改善 HAQ 评分[38]。

银屑病关节炎

由于 TNF 抑制剂在 RA 中的显著疗效，在银屑病关节炎中也进行了研究。与治疗 RA 相似，多个随机临床试验显示，五种 TNF 抑制剂可显著降低疾病活动度、提高生活质量、改善功能、延慢疾病的影像学进展。此外，特殊的临床表现如皮肤和指甲银屑病、附着点炎和指趾炎也有显著改善。

在英夫利昔单抗治疗银屑病关节炎患者对照试验 1（IMPACT 1）中，按 ACR20 和银屑病关节炎疗效标准，英夫利昔单抗治疗组早在第 2 周即见效，疗效可持续达第 50 周。患者的皮肤银屑病、指趾炎和附着点炎都有明显改善[39]。在Ⅲ期（IMPACT 2）试验中，英夫利昔单抗治疗组很早就可以见到临床疗效，继续治疗可以使疗效一直持续到研究结束。在这些患者中，英夫利昔单抗可抑制影像学进展、提高生活质量[40-41]。

在最初的安慰剂对照双盲试验中，依那西普组患者在银屑病关节炎疗效标准、ACR20 疗效标准方面均有显著改善[42]。在随后的研究中，依那西普组患者有 59% 达到了 ACR20 标准，而安慰剂组只有 15% 达此标准。在开放扩展试验中，继续接受依那西普治疗的患者临床疗效得到维持或改善，影像学进展得到抑制[43]。

临床试验显示阿达木单抗也有同样的疗效。阿达木单抗组达到 ACR20、ACR50 和 ACR70 疗效标准的百分率显著高于安慰剂组[44]。同时，阿达木单抗组影像学破坏进展率显著降低。在 TNF 抑制剂治疗银屑病关节炎的研究中，允许 MTX 使用，但不是必须使用。在这种研究设计下，MTX 和阿达木单抗联合用药的疗效和毒性与单用阿达木单抗没有差别。除了改善关节症状外，阿达木单抗治疗还可以显著改善银屑病的皮肤损害。

在 GO-REVEAL 研究中，之前未曾使用 TNF 抑制剂治疗的活动性 PsA 患者，不论是否使用 NSAID 或 DMARD，每 4 周随机给予戈利木单抗 50 mg、戈利木单抗 100 mg、戈利木单抗 50 mg 联合 MTX 和戈利木单抗 100 mg 联合 MTX。在 14 周之后，使用戈利木单抗的患者达到 ACR20 的比例为 51%，而单用 MTX 的患者达到 ACR20 的比例仅为 9%。采用戈利木单抗治疗的患者，附着点炎和 HAQ 评分均有更显著的改善[45]。采用针对 PSA 改良的 van der Heijde-Sharp 评分（vdH-S）评价长期的影像学结果，在 104 周内未出现放射学进展[46]。

在 RAPID-PsA 研究中，患者无论之前是否使用过 TNF 抑制剂均纳入其中。活动性或进展性 PsA 患者给予负荷剂量赛妥珠单抗 400 mg，并且随后每隔 1 周分别给予赛妥珠单抗 200 mg，每 4 周给予赛妥珠单抗 400 mg 或者每隔 1 周给予安慰剂。ACR20 结果显示，赛妥珠单抗可快速改善症状和体征，有些患者在治疗第 1 周就能见效。每个赛妥珠单抗组的 ACR20、ACR50 和 ACR70 反应率都优于安慰剂组。与安慰剂组相比，每隔 1 周给予 200 mg 赛妥珠单抗组的 mTSS 明显降低[47]。与安慰剂组相比，通过 HAQ-DI 测量的身体功能显著改善。同时，附着点炎和指趾炎也得到持续改善。

强直性脊柱炎

5 种 TNF 抑制剂在 AS 中被广泛研究。它们均能缓解 AS 症状，疗效相似。研究显示，TNF 抑制剂改善 AS 患者相关的生活质量、患者报告结果、贫血、C 反应蛋白（CRP）水平和睡眠质量。TNF 抑制剂可以控制脊柱炎症，这可以通过不同的 MRI 序列来评定。有趣的是，尽管这些效果显著，但是 TNF 抑制剂并不能改善 AS 患者的影像学进展。有几个潜在的原因。与 RA 不同，AS 的影像学结果主要反映成骨细胞活性和骨赘形成。这可能与 TNF 抑制剂对成骨影响较少有关。此外，也可能是研究的持续时间不足，无法显示出效果。因此，强直性脊柱炎患者长期使用 TNF 抑制剂超过 4 年，有可能降低新骨形成的发生率[48]。

在一项使用英夫利昔单抗的随机、双盲、安慰剂对照研究中，使用英夫利昔单抗的患者的疾病活动性以 Bath 强直性脊柱炎疾病活动指数（BASDAI）评估，功能用 Bath 强直性脊柱炎功能指数（BASFI）评定，脊柱活动度用 Bath 强直性脊柱炎测量指数（BASMI）评定，英夫利昔单抗组比安慰剂组在疾病活动性、功能和脊柱活动度方面均明显改善[49]。每隔 6 周接受一次英夫利昔单抗治疗直至第 102 周的患者，BASDAI 评分可达到 50% 或更大的改善。按照强直性脊柱炎评估（ASAS）标准，25% 完成试验的患者得到部分缓解[50]。另外，在第 3 年，附着点炎和前葡萄膜炎的发生率显著下降[51]。为了分析抗 TNF 治疗停药后复发的时间，停用了英夫利昔单抗。有趣的是，大多数患者又出现病情活动，平均复发时间是 17.5 周。重要的是，英夫利昔单抗的再治疗是安全的，所有患者都可达到与先前治疗相似的临床疗效[52]。在另一项研究中，持续应用英夫利昔单抗治疗 2 年后，通过 T1 加权相增强和短头反转恢复 MRI 序列扫描来评定脊柱炎症，发现所有 AS 患者均得到持续改善[53]。值得注意的是，疾病活动性参数与 MRI 结果并无直接相关。

用依那西普治疗 AS 患者可观察到上述类似效果。在一项临床随机双盲安慰剂对照试验中，依那西普治疗 24 周可见到显著的临床疗效（按 ASAS-20）[54]，在随后为期 96 周的开放性扩展试验中，可见到持续的临床疗效[55]。依那西普还可显著改善与健康相关的生活质量[56]。在此后的临床试验中，也观察到相似的临床疗效。依那西普治疗后第 2 周就可观察到基于 ASAS-20 标准的临床改善，这种临床改善贯穿于试验的始终。在随后的一项多中心试验中，接受依那西普治疗组的 BASDAI、BASFI 评分和 BASMI 评分均有显著改善，安慰剂组在接受依那西普治疗后获得了相同疗效。复发的平均时间是停用依那西普治疗后 6 周[57]。复发后再次给予依那西普治疗可取得相似的疗效。大多数患者能够完全停用非甾体抗炎药（NSAIDs）。治疗 12 周后，依那西普组 MRI 显示有 54% 脊柱炎症好转而安慰剂组有 13% 恶化。安慰剂组接受依那西普治疗后，脊柱炎症可以得到相似的改善[58]。最终试验证明：通过连续的磁共振成像检查，依那西普连续用药治疗 24 周可以使活动性脊柱病变降低 69%[59]。

在评估阿达木单抗治疗 AS 有效性和安全性的长期试验（名为 ATLAS）中，患者接受 40 mg 阿达木单抗隔周一次或安慰剂，共治疗 24 周。在第 12 周和 24 周，阿达木单抗治疗组达到 ASAS 部分缓解的受试者数量显著多于安慰剂组。在第 12 周和第 24 周，阿达木单抗治疗组患者达到 ASAS 5/6（6 个指标中有 5 个达到 20% 改善，而第 6 个指标恶化小于 20%）也高于安慰剂组[60]。阿达木单抗治疗组健康相关生活质量也有显著改善[61]。阿达木单抗不仅可以改善临床指标，还可以减轻 MRI 中的骶髂和脊柱炎症[62]。

GO-RAISE 试验对戈利木单抗治疗 AS 的疗效进行了评估[63]。根据修订的纽约标准，活动性 AS 患者每 4 周随机给予安慰剂或者戈利木单抗。在试验过程中，患者可以使用固定剂量的柳氮磺吡啶、羟氯喹、低剂量皮质类固醇或者 NSAIDs，禁止使用其他 DMARDs。每个月一次给药，戈利木单抗 50 mg 组在第 14 周和第 24 周时有显著的 ASAS20 和 ASAS40 反应（分别是 56% 和 44%），而安慰剂组 ASAS20 和 ASAS40 反应分别是 23% 和 15%[63]。戈利木单抗显著降低了 AS 患者 MRI 显示的脊柱炎症，改善了 ASDAS 和 CRP 水平。

根据 2011 年新的 AS 分类标准，对中轴性脊柱关节炎（axSpA），包括 AS 和放射学阴性中轴性脊柱关节炎（nraxSpA）患者使用赛妥珠单抗进行了评估。在 RAPID-axSpA 研究中，每两周接受 200 mg 赛妥珠单抗和每 4 周接受 400 mg 赛妥珠单抗的患者，ASA20 反应率明显升高。联合用药研究显示，与安慰剂组相比，赛妥珠单抗组的 BASDAI、BASFI 和 BASMI 较基线水平有显著变化。治疗第 1 周就可以看到疗效。在 AS 和 nraxSpA 中，赛妥珠单抗较安慰剂组也有类似改善。此外，axSpA 患者使用赛妥珠单抗治疗 12 周可以减轻骶髂关节和脊柱炎症[64]。

TNF 抑制剂的作用机制

TNF 抑制剂可能通过多种作用机制在 RA 和其他疾病中发挥临床疗效（表 63-1）。但是任一作用机制与特定临床疗效方面的确切关系尚有待进一步证实。然而，下调局部和全身性促炎细胞因子，减少淋巴细胞活化及其向关节部位的迁移可能是最主要的作用机制。例如抗 TNF 单克隆抗体治疗后，血清 IL-6 和 IL-1 水平显著降低[65]。TNF 的减少以及随之而来的 IL-1 下降可能减少基质金属蛋白酶（MMP）的合成以及其他降解酶类的产生。一系列研究表明，在抗 TNF 治疗后，前 MMP-3 和前 MMP-1 明显减少[13,66-67]。

抗 TNF 治疗与 RA 患者淋巴细胞迁移至关节内减少有关，通过使用放射性标志物的粒细胞试验证实，抗 TNF 单克隆抗体能显著减少细胞向受累关节的迁移[68]。此外，治疗后的关节滑膜活组织检查显示细胞浸润减少，仅有少量 T 细胞和巨噬细胞[69]。这些作用均继发于滑膜组织内皮黏附分子表达减少。抗 TNF 单克隆抗体治疗可导致可溶性血管细胞黏附

表 63-1 TNF 抑制剂的可能作用机制

减少其他炎症介质的产生

细胞因子（如 IL-1、IL-6、GM-CSF）

趋化因子（如 IL-8）

降解酶类（如 MMPs）

其他介质（如 C 反应蛋白）

改变血管功能，白细胞的趋化和活化

降低黏附分子的表达和功能

抑制血管新生

调节免疫活性细胞的功能

T 细胞

使 CD3-T 细胞受体信号的活化阈值正常化

改变 Th1/Th2 表型，细胞因子分泌

增加调节型 T 细胞的数量和功能

诱导细胞凋亡（?）

单核细胞和巨噬细胞

调节 HLA-DR 表达

增加细胞凋亡（?）

HLA-DR，人类白细胞抗原 DR；IL，白介素；GM—CSF，粒细胞-巨噬细胞集落刺激因子；MMPs，基质金属蛋白酶；Th：T 辅助细胞

分子 -1（ICAM-1）和 E- 选择素（CD62E）减少，这种减少呈剂量依赖性[68]。抗 TNF 治疗所引起的可溶性 E- 选择素、可溶性 ICAM-1 以及循环中淋巴细胞的改变与临床疗效密切相关。血管内皮生长因子（VEGF）是一种潜在的内皮细胞特异性血管生成因子，由滑膜产生，是血管翳中新血管形成的重要调控因素。通过抗 TNF 治疗，RA 患者血清中的 VEGF 水平明显下降，观察发现这一现象与这些患者临床症状的改善密不可分[70]。由于 RA 关节滑膜最突出的特征是新生血管形成，所以很多研究都是围绕炎症与血管生成之间的相互联系展开的。对内皮组织的多种标志物（如血管性血友病因子、CD31）和新生血管组织（αvβ3）的计算机处理图像分析显示，抗 TNF 治疗后血管分布减少。TNF 抑制剂还可能有许多其他作用机制（表 63-1），但在这些方面仍存在一些争议。

其他应用

对其他自身免疫性疾病的治疗

TNF 抑制剂在克罗恩病、幼年型特发性关节炎和银屑病治疗中的作用已经明确。基于 TNF 抑制剂对这些自身免疫性疾病的良好作用，这些药物已被用于多种其他疾病，包括特发性前葡萄膜炎、脊柱关节炎相关前葡萄膜炎、结节病、干燥综合征、白塞病、炎性肌病和各种类型的血管炎。尽管有许多有关这些疾病的病案报告或少量非对照的临床研究，但是尚缺乏来自对照试验的结论性资料。也许最值得一提的临床疗效是对前葡萄膜炎的治疗，尤其是应用抗 TNF 单克隆抗体类患者[71]。有时在非对照试验中有前景的结果在对照试验中不能得到证实。在一项安慰剂对照试验中，对肉芽肿性多血管炎患者进行诱导缓解和维持治疗，除了标准治疗之外，再给予依那西普治疗。尽管在非对照试验时结果很乐观，但在对照研究中加用 TNF 抑制剂后不仅没有任何临床改善，与单用环磷酰胺相比，反而增加了实体恶性肿瘤的发生率[72]。

尽管有证据表明抗 TNF 药物能够导致某些自身抗体产生甚至出现狼疮样症状，但抗 TNF 药物的安全性和有效性已经在一小部分系统性红斑狼疮（SLE）患者中得到了认可。英夫利昔单抗治疗后，有关节受累的患者关节炎症状得到了缓解，尿蛋白也显著减少。在这项小型研究中，TNF 抑制剂治疗后并没有出现 SLE 活动性增高的不良事件，然而，正

如所料，抗双链 DNA 抗体和抗心磷脂抗体水平确实增多了[73]。

心血管风险和血脂分析

自身免疫性疾病患者中心血管疾病发病率和死亡率增加。这可能与心血管疾病传统危险因素的增加有关，也可能与全身性炎症的控制不良有关，而这些因素可独立地诱发和加重动脉粥样硬化的发生和发展。采用 TNF 抑制剂治疗可能会全面改善心血管疾病的风险，并且对血脂和系统性炎症的控制也有良好的疗效[74]。TNF 抑制剂对自身免疫病患者的整体和心血管的改善作用还需要长期的研究。

监测

所有患者在接受治疗之前必须评估是否有活动的结核或非活动性（潜在的）结核感染，进行适当的筛选试验（如结核菌素试验、体外结核试验、胸片）。使用 TNF 抑制剂可能会增加慢性乙肝病毒携带者的乙型肝炎病毒（HBV）复燃的风险，因此建议在使用 TNF 抑制剂之前对患者的乙型肝炎病毒状况进行评估。TNF 抑制剂治疗期间，无需实施其他特殊的实验室监测。然而，由于偶可发生骨髓抑制，同时要考虑到有引起感染的危险，临床医师常需在治疗期间对全血细胞计数进行间断评估。在所有 TNF 抑制剂治疗期间，必须对以下患者进行严格监控：有感染症状和体征的患者、脱髓鞘疾病患者和恶性肿瘤患者。一些监管机构建议定期（如每年）对结核接触者进行监测。

妊娠和哺乳

在大鼠、兔、小鼠中进行的发育毒性研究并未发现 TNF 抑制剂有母体毒性、胚胎毒性或任何致畸作用。已发表的这些药物对人类妊娠影响的信息极少，大部分数据仅为单个病案报告、回顾性调查和非对照研究。随着接受 TNF 抑制剂治疗患者的不断增加，相应的孕妇患者也越来越多[75]。采用英夫利昔单抗、依那西普和阿达木单抗治疗的少量孕妇的非对照观察数据显示，患病孕妇的正常产、流产、治疗性终止妊娠率均与同种族年龄相匹配的健康女性相近。美国食品与药品监督管理局（FDA）把 TNF 抑制剂划分为 B 类妊娠风险（动物生殖研究未能证明对胎儿有风险，但在孕妇中无足够的良好对照研究证实）。仅

在确需应用抗 TNF 药物治疗时，才推荐应用于孕妇。如果在妊娠期间使用，TNF 抑制剂可能进入胎儿体内，需进行监测。由于人乳中是否含有 TNF 抑制剂以及这种乳汁被吸吮后是否被机体吸收等问题尚未明确，故 TNF 抑制剂不推荐用于哺乳妇女。

疫苗接种

在使用 TNF 抑制剂治疗之前，最好了解患者所有的疫苗接种情况。由于使用 TNF 抑制剂的患者对活疫苗或接种活疫苗二次感染的相关资料不足，建议使用 TNF 抑制剂时禁止接种活疫苗。

毒副作用

依那西普、英夫利昔单抗、阿达木单抗、戈利木单抗和赛妥珠单抗的临床试验都显示出患者对药物的良好耐受性[21,22,24-32,36]。而且对最初参加临床试验的患者的长期随访为药物的安全性提供了更多的证据。由于 TNF 不仅在自身免疫性疾病的发病机制中起关键作用，同时也是正常免疫平衡所不可或缺的，所以药物使用时仍需考虑一些安全因素，例如引起感染和肿瘤的潜在危险，这与药物的合理临床使用密切相关[76]。

药物安全监测可发现其他一些与药物相关的不良反应。TNF 抑制剂相关不良事件分为药物相关性和目标相关性两类[77]（表 63-2）。不同种类的 TNF 抑制剂，其注射部位反应、输液反应以及免疫原性和结局亦不同。而潜在感染和肿瘤发病的增加，诱导自身免疫性疾病，引起脱髓鞘疾病、骨髓抑制，甚至引起充血性心力衰竭等，被认为是目标相关性不良事件。所有临床有效的 TNF 抑制剂都可能引起这些不良事件，但由于药物之间剂量和其他因素的差异，故其引起各种不良反应的风险性各不相同。

输液和注射部位反应

英夫利昔单抗会引起输液反应，主要表现为头痛（20%）、恶心（15%）。这些表现一般不严重，通常是短暂性的，而且可通过减慢输液速度或使用抗组胺药和对乙酰氨基酚而改善[22]。皮下注射部位出现皮肤反应是依那西普、阿达木单抗、戈利木单抗和赛妥珠单抗最常见的不良反应，但这些不良反应很少导致治疗中断[25,31]。皮肤注射部位反应主要表现为局部皮肤红斑和荨麻疹。尽管局部皮肤病变有时会从注射部位扩散开来，但仅局限于皮肤，不会引起速发型超敏反应等其他全身表现。症状常在治疗开始时马上出

表 63-2　与 TNF 抑制剂相关的可能不良反应

靶向相关性
感染（包括严重感染）
机会性感染（如结核病）
恶性肿瘤 [皮肤癌，淋巴瘤（?）]
脱髓鞘疾病
血液学异常
充血性心力衰竭
自身抗体（抗核抗体、抗双链 DNA 抗体）
肝毒性
皮肤反应
狼疮样综合征
药物相关
服药反应
免疫原性

现，随时间推移逐渐减少，即使以后再用药，皮疹也不会再增多。

抗原性

与其他治疗药物（尤其是其中包括外源序列的大分子蛋白质）相同，抗 TNF 药物也会诱导相应抗体产生。目前这些抗体的临床关联性尚不明确，但它们能够减小治疗药物的半衰期，从而降低疗效。依那西普治疗的患者大约有 3% 产生药物相关抗体。在一项早期研究中，应用剂量为 10 mg/kg、3 mg/kg 和 1 mg/kg 英夫利昔单抗治疗的患者中，分别有 53%、21% 和 7% 产生英夫利昔单抗的抗体[12]。英夫利昔单抗联合 MTX 或单用 MTX 治疗 RA 的试验表明，与 MTX 联合用药可以降低免疫原性，这可能与 MTX 联合用药时英夫利昔单抗的半衰期延长有关。英夫利昔单抗治疗克罗恩病的一项多中心研究表明：抗英夫利昔单抗抗体的诱导产生在一些患者中可能与超敏反应有关。应用阿达木单抗、戈利木单抗和赛妥珠单抗治疗的患者大约有 4% ~ 12% 产生相应抗体，当这些药物与 MTX 联合治疗时，产生抗体的比率降至 1%[31-33,46,63]。尽管 TNF 抑制剂相应抗体的出现可以提高该药物的清除率，但对 TNF 抑制剂抗体进行常规检测尚不普遍，目前也不建议进行。

感染

由于 TNF 是炎症反应中的重要介质，TNF 抑制

剂增加感染的潜在风险是其临床应用的主要争议焦点。尽管动物实验证实 TNF 抑制剂并未增加大多数病原菌所致感染的危险，但 TNF 抑制剂确实能干扰机体细胞产生炎症反应的能力。在实验模型中，TNF 抑制剂可损害机体对分枝杆菌、卡氏肺孢子虫、真菌、李斯特菌及军团菌感染的抵抗力。在 RA 患者中已观察到这些条件致病菌所致的感染。与正常人群相比，RA 患者用药后发生感染的概率增加，并且病情进展更快，究其原因尚不明确。感染易患性有多少与疾病本身有关，又有多少由免疫调节药物的效应引起（例如糖皮质激素和 DMARDs），是很难界定的。有高度感染风险的 RA 患者（即病情严重，处于活动期的患者）常被纳入 TNF 抑制剂试验中，他们也可能是最常使用此类药物的群体。

在 TNF 抑制剂治疗 RA 的试验中，有许多患者都发生了感染。一般情况下，最常见的是那些在所有人身上都常发生的感染，例如上呼吸道感染、下呼吸道感染和尿路感染。大多数研究发现，接受 TNF 抑制剂治疗的患者有发生感染的倾向。个别研究发现，严重感染即需要住院或需要注射抗生素治疗的感染，在接受 TNF 抑制剂治疗的 RA 患者中的发生率与对照组患者相似，与用抗 TNF 药物治疗前 RA 患者中的发生率也是相似的[78]。在某些患者亚组，比如早期 RA 患者，感染的总体发生率低于病程较长的 RA 患者，而且接受 TNF 抑制剂治疗的患者感染和严重感染的发生率与对照组相当。

值得注意的是，一些临床试验的特征有可能影响我们对临床安全性的判断。一般来说，入选临床试验的患者比一般的 RA 患者更健康，并且更少发生不良反应，如感染。所以，上市后的数据为临床试验中的安全性资料提供了重要补充。然而，临床试验是由人为操纵来评估药物的有效性，所以可能没有足够多的患者来确定其真实性，更何况不常见的不良反应间差别甚微。对 9 项 TNF 抑制剂临床试验结果进行荟萃分析[79]，结果发现接受 TNF 抑制剂的患者严重感染的风险高于对照组（3.6% vs. 1.7%）。然而，值得注意的是，严重感染采用的是非标准定义，并且没有控制接触时间，而后者总是在接受 TNF 抑制剂治疗的患者增高。同一研究还发现，使用高剂量 TNF 抑制剂的患者并没有出现严重感染发生率增高的倾向。在唯一一项以安全性作为主要治疗终点的临床试验中，与低剂量 TNF 抑制剂相比，高剂量 TNF 抑制剂与严重感染发生率增高是相关的。低剂量组与安慰剂组的严重感染发生率没有区别。

在药物上市后的监察数据（又称药物预警）中，接受 TNF 抑制剂治疗的患者确实出现了严重感染病例[76]。潜在的混杂因素（如并存病和联合用药）对严重感染发生率的影响仍然没有完全确定。这个重要问题同样见于 RA 患者的登记研究[80-81]。德国的一项登记注册研究中，比较了在接受 TNF 抑制剂治疗的 858 名 RA 患者和仅接受 DMARD 治疗的 601 名患者之间感染和严重感染的发生率[81]，两组感染和严重感染的相对危险度（RR）分别是 3.3 ~ 4.1 和 2.7 ~ 2.8，接受 TNF 抑制剂治疗的患者均显著增高。然而这些患者大多是病情严重且活动性高的 RA 患者，因此他们具有更大的感染风险，当研究者用倾向评分方法将疾病严重性设为混杂因素后，相对危险度就下降了，感染的相对危险度降至 2.3 ~ 3.0，严重感染的相对危险度降至 2.1，且差异不显著。一项英国的注册研究对 7644 名接受 TNF 抑制剂治疗的 RA 患者与单独接受 DMARD 治疗的 1354 名 RA 患者进行了比较[78]。在这项分析中，接受 TNF 抑制剂治疗的患者严重感染率比较高（1.28；95% 可信区间 0.94 ~ 1.76），但并未达到统计学意义。按年龄、性别、RA 严重性、皮质激素的应用和并存病进行进一步调整后，各组之间无差异（相对危险度为 1.03；95% 可信区间 0.68 ~ 1.57）。

总的来说，尽管 TNF 抑制剂可使感染和严重感染风险提高，但其他因素比如 RA 严重性、应用其他药物（如糖皮质激素）和并存病的存在也与此有关。临床医师必须严密观察患者感染的症状和体征。值得注意的是，TNF 抑制剂的治疗可能掩盖感染的早期症状和体征。

机会感染，特别是播散性结核分枝杆菌感染，与使用 TNF 抑制剂有关。值得注意的是，多数接受 TNF 抑制剂治疗的患者出现肺外结核或播散性结核（TB），提示 TNF 在控制结核感染方面有特殊作用。与 TNF 抑制剂相关的 TB 感染率在 TB 流行地区的人群中较高。应用 TNF 抑制剂治疗后头几年发生的结核，多数发生于开始治疗后的最初几个月，很可能与潜伏的 TB 复燃有关。在 TNF 抑制剂临床试验中极少出现 TB 病例，提示药物警戒在鉴定新疗法安全性方面有重要作用。在依那西普的临床试验中，没有出现一例 TB 感染，但在 2002 年 12 月，在世界范围内评估的 150 000 例患者中，有 38 例出现依那西普相关性 TB。在应用英夫利昔单抗的最初给药的大约 500 000 例患者中，有 441 例出现 TB 感染，其中临床试验中仅报道 6 例。97% 的结核感染病例出现于英夫利昔单抗开始治疗后 7 个月内，中位发病时间为 12 周。阿达木单抗治疗的 TB 发病率在早期临床试验中比较高，可能与缺乏筛查、研究的设计以及早期试验中所用剂量较大有关。当阿达木单抗减至常用剂量并且在治疗前筛查潜在的 TB 感染后，TB 发病率降至 1%（2400 名患者中仅出现 21 例）[82]。戈利木单抗和赛妥珠单抗所引起的结核发生率更低。在戈利木单抗的临床试验中，结核的发生率是 0.23%。多数病例来自 TB 高发国家 [31-63]。在赛妥珠单抗研究中，2367 例患者中有 36 例出现 TB 感染，这些病例同样来自 TB 高发国家。提示在使用 TNF 抑制剂前应对患者进行筛查并治疗潜在 TB 感染 [34-36]。由于治疗的患者可能会出现新的 TB 感染，又由于结核筛查试验假阴性可能遗漏潜在的 TB 患者，因此使用 TNF 抑制剂治疗过程中，对结核感染应始终保持警惕。

西班牙的一项注册研究评价了在接受抗 TNF 药物的患者中进行潜在 TB 筛查的作用；在应用推荐的指南后，接受抗 TNF 药物治疗的 RA 患者出现活动性 TB 的发生率下降了 83%。目前美国指南推荐应用抗 TNF 治疗前进行纯化蛋白衍生物（PPD）皮肤试验和（或）体外结核试验，以及胸片检查。如果 PPD 试验阳性但无活动性感染证据，则推荐用异烟肼治疗潜在 TB 感染，疗程为 9 个月。尽管推荐中涉及 TNF 抑制剂治疗和异烟肼预防性治疗潜在 TB 的时间尚不统一，但两药同时开始应用是可行的 [20]。在抗 TB 治疗期间，推荐监测谷丙转氨酶（ALT），尤其是那些长期饮酒和（或）服用肝毒性药物的患者，并根据当地的指南调整治疗方案。

恶性肿瘤

抗 TNF 药物在理论上会影响宿主对恶性肿瘤的防御力。迄今为止，在临床试验中和经长期随访的 RA 患者，恶性肿瘤发生率并没有比预期明显增多。大多数恶性肿瘤在 RA 患者中的整体发生率与正常人群相似。然而，某些肿瘤，例如淋巴瘤和肺癌，在 RA 患者中的风险增高。尽管真正的原因并不明确，疾病严重性、活动性和病程长短以及免疫抑制剂（如 MTX）的使用似乎在增加 RA 患者淋巴瘤风险方面起了一定作用 [83]。抗 TNF 制剂与淋巴瘤相关性的上

市后分析尚无一致结论。在一项基于人口因素的研究中，接受抗 TNF 治疗的患者淋巴瘤的标准化发病率略高于 RA 对照组，然而这一分析没有对患者之间的基线差别进行校正 [83]。

最近在一项对年龄、性别和病程做出校正的试验中，接受抗 TNF 药物治疗的 RA 患者与接受其他治疗的 RA 患者相比，淋巴瘤的风险并没有升高。临床试验分析表明，抗 TNF 单克隆抗体可增加恶性肿瘤风险，包括淋巴瘤和皮肤癌，这并不能用 TNF 抑制剂使用时间较长来解释。总的来说，使用 TNF 抑制剂治疗似乎并没有显著增加恶性肿瘤的风险。但是，需要个体而论，尤其是有恶性肿瘤病史的 RA 患者。由于恶性肿瘤患者被排除在外，因此没有这方面的临床试验数据。多中心数据表明，使用 TNF 抑制剂，恶性肿瘤复发的风险并没有增加，但是需要更多的数据来证明 [84]。

由于抗 TNF 抑制剂更广泛地应用于儿童，FDA 的不良反应报告系统发现患有自身免疫性疾病，特别是接受 TNF 抑制剂治疗的儿童患者发生恶性肿瘤的风险可能是增高的。共发生 48 例恶性肿瘤，其中 31 例出现于使用英夫利昔单抗后，15 例出现于使用依那西普后，2 例出现于使用阿达木单抗后。恶性肿瘤中的半数为淋巴瘤，大部分病例也与同时使用其他免疫抑制剂有关 [85]。由于这些不确定因素，对曾经患过恶性肿瘤或由于其他原因有恶性肿瘤高风险的患者，当考虑应用抗 TNF 抑制剂时需提高警惕。对大量患者进行的长期随访将为临床医师提供这些药物安全性方面的更客观的认识。

自身免疫性疾病

接受 TNF 抑制剂治疗的患者中，10% ~ 15% 体内产生了抗双链 DNA 抗体 [76]。但很少（0.2% ~ 0.4%）有患者发生药物性狼疮样症状。抗体产生的机制和意义尚不明确，这种不良反应与 TNF 抑制剂密切相关，在其他生物制剂中并不明显、值得注意的是，TNF 抑制剂相关性狼疮患者通常不会进展成有生命危险的狼疮（如狼疮肾炎、中枢神经系统狼疮），也很少自发性产生 SLE 患者所具有的特征性自身抗体（如抗 Sm/RNP、抗 Ro/La、抗 Scl70 抗体）。有报道少数患者可产生抗心磷脂抗体，但通常无症状。在使用 TNF 抑制剂治疗时发生狼疮样症状的这些患者在停止 TNF 抑制剂治疗后，症状能得到改善。尽管 TNF 抑制剂极低的自身免疫性疾病的发生率不

妨碍大多数临床工作者使用 TNF 抑制剂治疗 RA，但也有些医师对有 SLE 病史的患者使用该药持谨慎态度。

脱髓鞘综合征

在用抗 TNF 治疗 RA、银屑病关节炎和克罗恩病的过程中，有几例患者出现多发性硬化（MS）和外周脱髓鞘疾病。此外，两项用 TNF 抑制剂治疗 MS 患者的研究发现，治疗组 MS 相关症状进一步加重并恶化[86]。尽管有证据支持 RA 患者 MS 发病率有所增加，但抗 TNF 抑制剂治疗与 MS 之间是否有关仍未明确。TNF 抑制剂治疗引起脱髓鞘疾病的风险很小，但对有脱髓鞘疾病病史的患者或在抗 TNF 治疗期间出现脱髓鞘疾病症状和体征的患者，许多临床医生不会再使用抗 TNF 抑制剂。

充血性心力衰竭

一些数据表明：TNF 在充血性心力衰竭（CHF）的发病机制中可能发挥一定作用，抑制 TNF 在缺血性心肌病动物模型中很有效。然而，在对稳定但严重（Ⅲ或Ⅳ级）CHF 患者以 TNF 抑制剂治疗的试验中，未观察到临床获益，并且一些治疗中出现了较高的 CHF 病死率和 CHF 恶化导致的住院治疗。因此，CHF 患者最好避免使用 TNF 抑制剂治疗。RA 患者接受抗 TNF 治疗后并没有出现 CIIF 发病率增高[87]。事实上，TNF 抑制剂可能有助于改善心脏病相关死亡率和 RA 患者的总体死亡率。

白介素 -1

1L-1 家族成员包括 IL-1α、IL-β 和天然存在的 IL-1 受体拮抗剂（IL-1Ra）。特殊细胞蛋白酶将 IL-1α 和 IL-β 转化为 17 kD 成熟形式。前 IL-1α 前体有细胞内活性。但前 IL-1β 在被 IL-1β- 转换酶裂解之前是没有活性的。前 IL-1β 裂解后被分泌，且具有完整的功能。IL-1Ra 是有着与 IL-1α 和 IL-1β 同源氨基酸序列的天然拮抗蛋白。这种蛋白以多种形式存在，其中一种为分泌型，同时也是 IL-1α 和 IL-1β 的竞争性抑制剂，这种抑制剂与同一受体结合，但并不进行信号传导。IL-1 多聚肽与两种形式的细胞表面受体相结合：1 型（IL-1RⅠ）和 2 型（IL-1RⅡ）。IL-1RⅠ可出现于大多数细胞表面，而 IL-1RⅡ主要出现于中性粒细胞、单核细胞、B 细胞以及骨髓祖细胞表面。当 IL-1 与 IL-1RⅠ结合后，通过第二受体 IL-1R 辅助蛋白来调节信号传导。三个 IL-1 家族成员与 IL-1RⅠ的结合都具有相似的亲和力，IL-1 与 IL-1RⅡ的结合不引起信号传导。IL-1RⅡ的作用类似于诱骗受体和竞争性抑制剂。可溶性 IL-1RⅡ通过和 IL-1RⅠ竞争与 IL-1 的结合来抑制 IL-1 的活性。IL-18 是炎症细胞因子 IL-1 家族的另一个成员，它是目前公认的天然和适应性免疫应答的重要调节剂。IL-18 在慢性炎症部位、自身免疫性疾病、各种癌症和多种感染性疾病中都有表达。IL-18 可能在 RA 中起一定作用，阻断 IL-18 活性的治疗方法正处于临床试验中。

IL-1 和 TNF-α 一样，也是炎症反应的重要介质之一。关节炎的动物模型实验已证实，针对 IL-1 的阻断治疗具有潜在的治疗作用。IL-1β 基因敲除小鼠实验显示，Ⅱ型胶原蛋白免疫诱导的炎症反应水平显著减轻。转基因小鼠也证实了 IL-1Ra 的生理性作用：缺失这一基因的小鼠可自发形成关节炎。

阿那白滞素

结构与作用机制

阿那白滞素是与 IL-1R 同源的非糖基化重组体，这种重组体与人 IL-1R 不同之处是在 IL-1R 的氨基末端增加了一个蛋氨酸残基。阿那白滞素通过竞争性阻断 IL-1 与 IL-1RⅠ受体的结合而抑制 IL-1 的活性（图 63-2）。RA 患者关节滑膜和关节液内自然产生的 IL-1R 水平有所上升，但与局部过量产生的 IL-1 相比，前者尚显不足。

药代动力学

RA 患者中，临床剂量（1 ~ 2 mg/kg）的阿那白滞素皮下注射 3 ~ 7 h 后达到最大血浆浓度，终末半衰期在 4 ~ 6 h 之间。在每日皮下注射阿那白滞素长达 24 周的 RA 患者中，未观察到药物的异常蓄积。推测阿那白滞素清除率随肌酐清除率和体重的增加而增加。

剂量

对中重度活动性 RA 患者，推荐的阿那白滞素治疗剂量为皮下注射 100mg/d。阿那白滞素可以单独使用，也可与 MTX 联合使用。由于阿那白滞素会增加潜在感染的概率，所以不推荐与 TNF 抑制剂合用。

利洛纳塞

利洛纳塞以前称为 IL-1Trap，是一种包括人 IL-1 受体胞外域和人 IgG1 Fc 片段的融合蛋白。它结合了 IL-1 信号传导所必需的两个受体元件即 IL-1R I 和 IL-1R 辅助蛋白的胞外域，将其合并成一个单分子（图 63-3）。利洛纳塞对 IL-1（分解常数 ≈ 1PM）有高度亲和力，并且对 IL-1β 和 IL-1α 有特异性。皮下给药剂量为 320 mg，以后每周给药 160 mg。

康纳单抗

康纳单抗是一种针对白介素 -1β 的人单克隆抗体，它与白细胞介素 -1 家族中其他成员包括白细胞介素 -1α 没有任何交叉反应。体重大于 40 kg 的患者，每 8 周皮下给药 150 mg，体重在 15 ~ 40 kg 的患者，推荐剂量为 2 mg/kg。

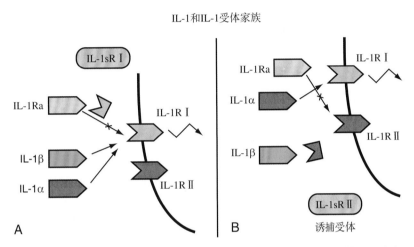

图 63-2 A 和 B. 阿那白滞素的结构和作用机制：阿那白滞素是非糖基化的白介素 -1 重组体，它竞争性地抑制 IL-1 与 IL-1RI 受体相结合，从而阻滞 IL-1 的生物活性（见第 26 章）。另外，IL-1Ra 也能与可溶性 IL-1 受体结合

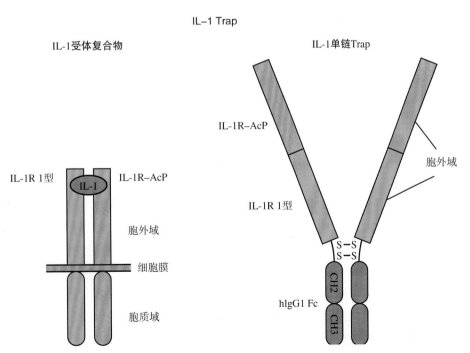

图 63-3 利洛纳塞的结构：利洛纳塞是一种融合蛋白，由人白细胞介素（IL）-1 受体的胞外域和人 IgG1 的 Fc 片段组成。CH2，CH3，人类 IgG1 的恒定域；hIgG，人类 IgG；IL-1R-AcP，白介素 -1 受体辅助蛋白

药效

类风湿关节炎

前期临床试验显示皮下注射阿那白滞素是安全的。阿那白滞素治疗活动性 RA 患者的疗效也在为期 24 周的 II 期安慰剂对照试验中得到证实。该试验三组患者每日分别接受不同剂量的阿那白滞素（30 mg、75 mg 或 150 mg）皮下注射[88]。试验组中，所有患者的临床指标，如肿胀关节数、压痛关节数、疼痛评分、晨僵持续时间和患者与医生对疾病活动性的评估等都得到改善。以 ACR20 标准判断，与对照组相比，接受大剂量阿那白滞素的患者病情改善显著。但其总体临床症状和体征改善幅度（20% ～ 30%）低于 TNF 抑制剂（60% ～ 70%）。在结束为期 24 周的双盲试验后，患者继续进行非安慰剂对照的扩展试验，并接受 3 种不同剂量的阿那白滞素治疗。在完成扩展试验时，以前接受安慰剂治疗的患者中有 55% 达到 ACR20 疗效标准，在持续接受同等剂量阿那白滞素治疗的患者中，49% 的患者连续 48 周维持 ACR20 疗效标准。治疗 24 周后，使用两种不同方法对手部影像学进行分析，与安慰剂组相比，药物组关节损坏进展的比率显著降低[89]，同时功能状态和生活质量也有改善[90]。

阿那白滞素是 IL-1 的竞争性抑制剂，必须大量持续给药才能保持疗效，而且必须每天给药。与应用 TNF 抑制剂相比，阿那白滞素治疗 RA 患者临床疗效一般，这可能与药物本身有关，而与研究对象无关。但以下两条证据不支持这种观点：即阿那白滞素对其他炎症性疾病有效，且与其他类型 IL-1 抑制剂对 RA 的疗效相当。

早期研究显示，利洛纳塞在 RA 受试者中皮下给药具有临床和生物学活性。然而，在一项双盲安慰剂对照临床试验中，中重度 RA 患者随机每周注射安慰剂或不同剂量的利洛纳塞治疗 12 周，疗效并不显著[91]。

新发类风湿关节炎患者以及使用 TNF 抑制剂效果不明显的患者，使用康纳单抗可以使疾病活动度降低。能否长期获益和影像学得到改变，需要进一步研究。

自身炎症性疾病

系统性自身炎症性疾病是一种罕见的具有系统表现的综合征，例如发热、中性粒细胞增多、关节痛、肌痛和严重疲劳，这些症状是周期性的而不是进行性的。众所周知，家族性地中海热可能是最严重的自身炎症性疾病。家族性寒冷性自身炎症综合征（FCAS）患者同时患有以下疾病：新生儿发病的多系统炎症性疾病 [NOMID，又名慢性婴儿神经皮肤关节综合征（CINCA）]、Muckle-Wells 综合征（MWS）和家族性寒冷性荨麻疹。这些疾病具有一些共同的临床特征，即与编码冷吡啉蛋白的 NALP3/CLAS1/PYPAF1 基因的各种突变有关。冷吡啉是炎症体的关键组分，因此，自体炎症综合征可能与 IL-1 的异常调节有关。这一点可以在阿那白滞素对这些综合征的显著治疗反应中得到证实。另外，用阿那白滞素治疗成人 Still 病，疗效显著，且起效快。多种血液学、生化以及其他标记物的改善表明 IL-1 在成人 Still 病中起了关键的作用。同样，在阻断 IL-1β 时，冷吡啉相关性周期性综合征（CAPS）和其他自身性炎症性疾病患者的症状会迅速且持续缓解，疾病的生化、血液学和功能标记物也会降低。在治疗自身炎症性疾病中，利洛纳塞和康纳单抗的疗效一样，这些疾病的致病因子是 IL-1β，不是 IL-1α。

利洛纳塞和康纳单抗被批准治疗 CAPS 疾病：FCAS 和 MWS[92-93]。康纳单抗也被批准治疗全身性幼年特发性关节炎。阿那白滞素是首个也是唯一一个被用于治疗儿童和成人 NOMID（最严重的 CAPS）的药物。

痛风

反复发作的部分痛风性关节炎患者对秋水仙碱和非甾体抗炎药耐药，需要类固醇药物控制。应用阿那白滞素、利洛纳塞和康纳单抗治疗可以使炎症和疼痛快速、持续和显著减轻，比类固醇效果明显[94]。IL-1 阻滞剂控制痛风发作的临床试验正在研究中。

其他疾病

IL-1 在多种疾病包括卒中、惰性骨髓瘤、1 型和 2 型糖尿病、骨关节炎以及移植物抗宿主病（GVHD）中的作用正在研究中。

其他考虑

毒副作用

阿那白滞素具有良好的耐受性。最常报道的不良反应是注射部位反应。在一项随机临床试验中，注射部位反应在安慰剂组有 25% 出现，而 30 mg/d、75 mg/d 和 150 mg/d 阿那白滞素治疗组出现注射部位反应的发生率分别为 50%、73% 和 81%[95]。注射部位反应通常是轻微和短暂的。治疗组感染不常见，发生率与安慰剂组相近。安慰剂组有 12% 的患者需要抗生素治疗感染，而治疗组需要抗生素治疗感染的患者为 15% ～ 17%。感染主要由细菌引起，如蜂窝组织炎和肺炎。肺部感染发生率在有哮喘基础疾病的患者中较高。在一项安慰剂对照试验中，治疗组有约 8% 的患者出现中性粒细胞数减少，而安慰剂组仅 2%。报道的阿那白滞素引起的其他不良反应包括头痛、恶心、腹泻、鼻窦炎、流感样症状和腹痛。应用阿那白滞素后，恶性肿瘤的发病率与群体研究的估计值相差无几。长期随访研究证实用阿那白滞素治疗数年，患者耐受性良好。

在动物研究中，TNF 抑制剂和 IL-1 抑制剂联合治疗关节炎有协同作用。然而，在针对 RA 患者的试验中，这种联合用药没有增加任何疗效，反而导致了更大的药物毒性，尤其是增加了感染和严重感染的发生率[96]。因此，目前不推荐 TNF 抑制剂与 IL-1 抑制剂联合应用。

用药监测

阿那白滞素的应用应严密监测患者是否具有感染的症状和体征。如患者发生严重感染，应及时停用阿那白滞素。在初次接受阿那白滞素治疗前，应检测患者的中性粒细胞数，此后 3 个月每个月检查一次，在随后的一年中每 4 个月检查一次。

妊娠和哺乳

对大鼠、兔进行的生殖方面的研究并未获得任何对胎儿不利的数据。尽管如此，目前尚无针对孕妇的可靠对照试验，因此阿那白滞素仅能用于有确切需要的孕期患者。尚无证据证实人乳中是否分泌阿那白滞素，所以不能用于哺乳期妇女。

白介素 -6

IL-6 及其他 IL-6 细胞因子家族成员在炎症和免疫反应中发挥着重要作用。IL-6 是一种小型的多肽，由 4 条 α 螺旋组成并由分子内两对二硫键稳定在一起。IL-6 由多种细胞分泌，包括单核细胞、T 淋巴细胞、B 淋巴细胞和成纤维细胞。在炎症性关节炎（包括 AS 和银屑病关节炎）的血清和滑膜组织中可检测到高水平的 IL-6。IL-6 通过结合其受体成分发挥活性，IL-6R 以可溶性和膜结合形式存在，其受体成分包括 IL-6R [辅助蛋白、糖蛋白 130（gp130）] IL-6R 表达于多种细胞，包括淋巴细胞和肝细胞。然而，IL-6R 的可溶性形式可以高效地与 130 kD 的信号转导成分 gp130 结合，并可通过多种细胞表达（图 63-4）。IL-6 对免疫系统在炎症反应过程中起着重要的作用，激活 T 辅助细胞（Th）17 的生成。这些靶细胞分泌 IL-17，并诱发自身免疫损伤。IL-6 对 B 细胞的活化和分化有重要作用。IL-6 对破骨细胞的分化和活化也有影响，包括配体依耐性 NFκB 受体激活蛋白（RANK）[97]。炎症部位中性粒细胞的聚集和血管内皮生长因子、TNF 和 IL-1β 的共同刺激促进血管翳形成[98]。IL-6 水平与 CRP 水平和疾病严重程度是成正比的。IL-6 的基因敲除小鼠不易发生胶原诱导性关节炎且血清 TNF 水平降低。所有这些功能使得阻断 IL-6 可能成为治疗 RA 及其他自身免疫性疾病的一种有前景的生物靶向治疗方法。

托珠单抗

结构和作用机制

托珠单抗，即以前的骨髓瘤受体抗体（MRA），是一种人源化的 IgG1 单克隆抗体，能与可溶性和膜结合性的 80 kD 大小的 IL-6R 呈高亲和性结合。它是一种重组人源化抗人 IL-6 受体的单克隆抗体，是免疫球蛋白 IgG1κ（r1，κ）的亚类，具有典型的 H2L2 多肽结构，每条轻链和重链分别由 214 个和 448 个氨基酸组成。4 条多肽链通过二硫键实现分子内和分子间的联系，分子量约为 148 kD。采用这种单克隆抗体可以有效地抑制 IL-6 介导的 IL-6R 的作用。此外，由于可溶性 IL-6R 能够有效地与多种细胞中具有信号转导作用的 130 kD 的 gp130 相互作用，应用托珠单抗可抑制 IL-6 引起的一系列反应。

药代动力学

托珠单抗具有非线性的药代动力学特征[99]。血药浓度和剂量的增加成一定比例，而浓度 - 时间曲线下的面积增加却不成比例。随着剂量的增加，清除率

IL-6通过膜结合形式和可溶性的IL-6R受体（IL-6Rs）实现信号传导

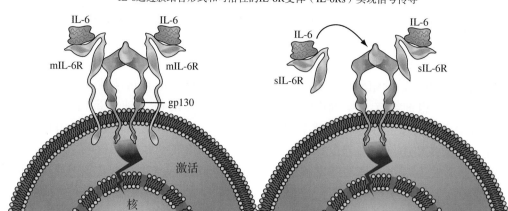

图 63-4　白介素（IL）-6 的作用机制：IL-6 首先与膜结合形式的 IL-6 受体（mIL-6R）结合，然后 IL-6R/mIL-6R 复合物与信号转导膜蛋白 gp130 相结合。IL-6 也能与可溶性白介素 -6 受体结合，后者与 gp130 相互作用激活信号传导（右）

和表观消除率不断下降，终末半衰期和平均滞留时间也延长了。MTX、饮酒、年龄和种族不影响托珠单抗的药代动力学。托珠单抗以剂量依赖性的方式结合可溶性 IL-6R，其饱和浓度在 0.1 μg/ml 左右。托珠单抗还可竞争性的抑制 IL-6 结合到可溶性 IL-6R，达到完全抑制的浓度约为 4 μg/ml。

静脉给药后，托珠单抗经循环后双相消除。RA 患者的中心分布容积是 3.5 L，外周分布容积是 2.9 L，从而使得总容积分布稳定在 6.4 L。

剂量

托珠单抗的使用因地域不同而不同，在美国，2009 年底批准托珠单抗的使用，托珠单抗可以单独使用或者与甲氨蝶呤和其他 DMARDs 一同使用，用于治疗对一种或多种抗 TNF 制剂无效的成人类风湿关节炎患者。推荐的起始剂量为 4 mg/kg，根据临床的反应，适量增加至 8 mg/kg。其他国家建议治疗的起始剂量为 8 mg/kg，出于耐受性的考虑，有降低到 4 mg/kg 的可能。每次的静脉注射给药持续 60 min，每 4 周给药一次。建议每次的注射量不超过 800 mg。用于皮下给药的托珠单抗正在研制中。

疗效

早期的随机、双盲、安慰剂对照临床试验结果显示，当活动性 RA 患者只注射托珠单抗而不合用 DMARDs 时，托珠单抗 10 mg/kg 和 5 mg/kg 都会有非常明显的 ACR20 反应[99-100]。在使用 5mg/kg 和

10 mg/kg 剂量时，急性时相反应物包括红细胞沉降率（ESR）和 CRP 的下降早在治疗后 1 周就可出现，并可持续到 4 周。在一项大规模的 Ⅱ 期临床研究中，对相对难治和活动性 RA 患者每 4 周分别静脉注射 4 mg/kg 和 8 mg/kg 托珠单抗，为期 3 个月，结果多数患者的关节炎活动性在治疗 4 周后显著改善，并能持续至第 12 周。随防 5 年，多数患者可以长期维持疗效[101]。在欧洲一项名为 CHARISMA 的大型研究中，将接受过超过 6 个月的 MTX 治疗疾病仍处于活动的 RA 患者每四周随机分别给予托珠单抗 2 mg/kg、4 mg/kg 和 8 mg/kg，并联合使用 MTX，另一组只应用 MTX。在 16 周的时候，单用托珠单抗 4 mg/kg 组和 8 mg/kg 组达 ACR20 的疗效优于单用 MTX 组，而与 MTX 联合用药的 3 个组的疗效均显著优于单用 MTX 组[102]。在一项名为 SAMURAI 的研究中，评价较早期 RA 患者应用托珠单抗治疗后改善关节破坏进展的作用[103]。应用托珠单抗治疗不仅可以改善临床和功能状态，而且对通过 Sharp 总评分评估影像学关节破坏的进展也有益处。

在一系列的多国 Ⅲ 期托珠单抗临床试验中，有 4000 多名患者参加。在 OPTION 试验中，对 MTX 有不良反应的中度至重度 RA 患者每四周接受 4 mg/kg 或者 8 mg/kg 的托珠单抗或者安慰剂治疗。第 24 周时应用 8 mg/kg 托珠单抗加 MTX 的患者 59% 达到了 ACR20 标准，应用 4 mg/kg 托珠单抗加 MTX 的患者 48% 达到了 ACR20 标准，应用安慰剂加 MTX 的患者仅有 27% 达到了 ACR20 标准。应用安慰剂组

和应用 4 mg/kg 组的患者，转为应用 8 mg/kg 后（营救治疗），在第 24 周时，所有应用托珠单抗的患者的关键指标都有了明显好转，比如 DAS28、HAQ、疼痛视觉模拟评分（VAS）以及整体疼痛视觉模拟评分[104]。在 TOWARD 试验中，尽管应用固定剂量的 DMARDs（最常用的是 MTX），处在疾病活动期的患者每个月随机应用 8 mg/kg 托珠单抗或者注射安慰剂。第 24 周时，托珠单抗组的 ACR20 反应率、DAS28 值、HAQ 和疲劳评分都有了很大改善[105]。在 AMBITION 试验中，研究对象为未使用过 MTX 的患者和并非因治疗无效或毒副作用而停用 MTX 的患者。第 24 周时，仅应用 MTX 的患者有 53% 达到了 ACR20 标准，应用 8 mg/kg 托珠单抗的患者有 70% 达到了 ACR20 标准。ACR50 和 ACR70 的反应率、HAQ 值、DAS28 缓解率也优于 MTX 组[106]。

对一种或多种 TNF 拮抗剂因不良反应或不能耐受而治疗失败的 RA 患者，采用托珠单抗治疗，以此来评估其疗效的研究（RADIATE）显示，第 24 周时，应用 8 mg/kg 托珠单抗和 MTX 的患者 50% 达到 ACR20 标准，应用 4 mg/kg 托珠单抗和 MTX 患者 30% 达到了 ACR20 标准，而应用安慰剂和 MTX 的患者仅 10% 达到 ACR20 标准。值得注意的是，之前应用 TNF 拮抗剂治疗失败的患者，其种类和数量对接受托珠单抗治疗后的 ACR20 应答率并无影响[107]。托珠单抗安全性和对关节损伤的抑制作用试验（LITHE）是一项长期的研究，旨在评估对 MTX 治疗耐受性不好的患者，接受托珠单抗治疗后其对关节损害的保护作用。第 24 周时，应用 8 mg/kg 托珠单抗和 MTX 患者 56% 达 ACR20，应用 4 mg/kg 托珠单抗和 MTX 患者 51% 达 ACR20，而应用安慰剂和 MTX 的患者仅 27% 达到 ACR20。两种剂量的托珠单抗与安慰剂相比在平均关节侵蚀、关节间隙变窄和改良的 Sharp 评分方面均能较基线水平显著抑制放射学进展[108]。在一项为期 52 周的晚期 RA 患者的研究中，临床症状、功能和结构方面均可达到缓解。病程长、关节损害的晚期 RA 患者，接受托珠单抗治疗后 42% 达到临床缓解[109]。在长达 4.2 年的托珠单抗治疗研究中，随着时间的延长，患者达到 ACR50、ACR70 和 DAS28 缓解率逐渐增加，并表现出较高的治疗依从性[79]。

安全性

许多安全性问题与阻断主要的调节性细胞因子有关，比如 IL-6。这些可以被归纳为一般的免疫调节作用（比如感染），IL-6 相关反应（如肝酶异常、血脂异常）和药物特异性反应（如输液反应）（表 63-3）。

与所有 RA 免疫调节治疗一样，感染是值得关注的问题。在托珠单抗的临床试验中，感染的发生率与其他批准的生物制剂相似。托珠单抗单药治疗组的整体感染率与 MTX 单药治疗组接近，但与 DMARD 联用时会略有增高。最常见的感染（5% ~ 8%）是上呼吸道感染和鼻咽炎。各研究组出现严重的不良事件的发生率（5%）是相似的，与安慰剂组相比，严重感染多发生于大剂量组，蜂窝组织炎、肺炎、憩室炎、肠胃炎和带状疱疹是最常见的感染，出现机会性感染的概率很小[102-104]。

应用托珠单抗的患者普遍存在 ALT 和谷草转氨酶（AST）水平的暂时升高，且在输注之后很快出现，表明肝细胞中 IL-6 的抗凋亡特性被阻断。应用托珠单抗和 DMARD 联合治疗的患者中，5% ~ 6.5% 的 ALT 比正常水平高出 3 倍，甚至更多。如果单独应用 DMARD 或者托珠单抗，达到这一比率分别为 1.5% 和 2.1%[102,104-106]。迄今为止，转氨酶升高并不意味着出现肝功能降低或严重不良事件[98,102,105]。

表 63-3　托珠单抗的潜在不良反应

免疫调节作用
感染 / 严重感染
靶向相关反应
肝酶升高
血脂异常
中性粒细胞减少
血小板计数减低
恶性肿瘤
脱髓鞘改变
胃肠道穿孔
药物相关反应
给药反应
过敏反应

与对照组相比，托珠单抗组出现了血脂改变。托珠单抗组的血脂水平都升高了，包括总胆固醇及其组分，低密度脂蛋白（LDL）和高密度脂蛋白（HDL）。在第 6 周初次评定时这些参数都有所提高，并且一直贯穿于整个临床试验阶段。尽管这些参数都升高了，但是心血管事件并未增加。托珠单抗 8 mg/kg 联合 DMARD 组的总胆固醇平均升高 30.9 mg/dl，低密度脂蛋白平均升高 21.7 mg/dl，高密度脂蛋白平均升高 4.3 mg/dl，甘油三酯平均升高 30.1 mg/dl[104-105]。

应用托珠单抗的患者有 29% 出现中性粒细胞减少，而没有应用托珠单抗的患者仅 4% 出现中性粒细胞减少。中性粒细胞计数的减少一般是轻度（1 级，即 1500 ~ 2000/mm³，依据常见毒性标准）到中度（2 级，即 1000 ~ 1500/mm³），停药之后情况有所好转。到目前为止，低中性粒细胞计数和感染相关的不良反应之间还没有明确的相关性[99,104-105]。

应用托珠单抗治疗可造成血小板减少，应用托珠单抗单药或托珠单抗与 MTX 联合治疗可致 8% ~ 9% 的患者出现血小板数量降至正常水平以下，但没有发生严重的出血事件。只有个别伴有中度至重度血小板减少症的患者出现鼻出血和咯血的个案报道。

在临床试验中胃肠道穿孔鲜有报道，多是憩室炎的并发症，胃肠道穿孔的总发生率为每 100 名患者每年 0.26 人次。大多数胃肠道穿孔的患者都同时服用了 NSAIDs、糖皮质激素或 MTX。有新发腹部症状的患者应高度重视，以便及时发现胃肠道穿孔。

因为托珠单抗是一种人源化抗体，因而发生与输注相关的不良事件应在预料之中。患者在接受 4 mg/kg 和 8 mg/kg 的托珠单抗与 MTX 联用时，与输注相关的不良反应比例大约是 8% 和 7%。最常见的不良反应是输液过程中发生高血压及输液后 24 h 之内出现头痛和皮肤反应。这些不良反应都不会导致治疗终止。托珠单抗的抗体只在小部分患者中检出，且极少与导致停药的显著过敏反应相关。抗体的产生和输注反应多数出现在接受低剂量托珠单抗治疗的患者。

托珠单抗治疗组和 DMARD 治疗组的肿瘤发生率相近。临床试验中出现脱髓鞘疾病罕见，只有长期的试验才能确定这种疗法存在的实际风险。然而，任何有关恶性肿瘤和脱髓鞘疾病的危险因素都要格外注意。

对 6 篇随机对照试验的系统文献检索结果显示，与使用其他生物制剂相比，托珠单抗联合 MTX 治疗 RA 时，不良反应事件较轻但发生率更高。8 mg/kg 联合用药组的感染的风险明显高于对照组（比值比为 1.30；95% CI 为 1.07 ~ 1.58），无恶性肿瘤、结核活动和肝炎发病率的升高[110]。

药物的相互作用

对 IL-6 的抑制可能影响细胞色素 P450 的底物。体内试验表明，托珠单抗注射 1 周后，奥美拉唑和辛伐他汀水平分别下降了 28% 和 57%。应用托珠单抗之初或停药时，要对如华法林等作用范围比较窄的药物进行监测，此外，某些有确切蓄积作用的药物如环孢素也应进行严密监测。

由于尚无相关研究，托珠单抗应避免与其他生物性 DMARDs 如 TNF 阻断剂、IL-1 阻断剂、抗 CD20 单克隆抗体和共刺激阻断剂联合使用。

由于其临床安全性尚未确立，因此使用托珠单抗时不建议同时接种活疫苗。接受托珠单抗治疗之前，所有最新被推荐的疫苗接种都可以进行。

用药监测

在应用托珠单抗治疗之前应该检查患者是否有肺结核等其他传染性疾病。活动性结核患者应该行抗结核治疗后再接受托珠单抗治疗。

ALT 和 AST 值高于正常水平 1.5 倍或者有肝病迹象时不应使用托珠单抗治疗。采用托珠单抗治疗时，所有患者每 4 ~ 8 周都要进行肝功能检查。当 ALT 或 AST 值在正常水平的 1 ~ 3 倍之间时，应当调整托珠单抗或 DMARD 的剂量。若出现在此范围的持续增长要调整托珠单抗的用量。当 ALT 或 AST 值高出正常值 3 ~ 5 倍时，应暂停应用托珠单抗，直至恢复到正常水平的 3 倍以下。当 ALT 或 AST 值高出正常水平 5 倍以上水平时，应停止应用托珠单抗。

接受托珠单抗治疗的患者应该监测血脂水平，以保证其维持在美国国家胆固醇教育计划成人治疗小组 III 或当地指南的目标范围之内。在适当的情况下可以使用降脂药。

使用托珠单抗时，如果中性粒细胞计数处于基础值附近很低的状态，应当格外谨慎。在第一次使用之后，所有患者都应对中性粒细胞绝对计数（ANC）进行 4 ~ 8 周的监测。当中性粒细胞绝对计数低于 2000/mm³ 时不应使用托珠单抗。如果中性粒细胞绝对计数下降到 500/mm³ 至 1000/mm³ 之间，应停止用药，直到中性粒细胞绝对记数升高到 1000/mm³ 以上。

如果患者的血小板计数低于 100 000/mm³ 时，不建议应用托珠单抗治疗；当血小板计数低于 50 000/mm³ 时，应暂停应用托珠单抗。在接受托珠单抗治疗期间，每 3 ~ 8 周监测一次血小板的变化。

妊娠和哺乳

目前针对妊娠妇女尚无充分、严格的对照研究。因此，托珠单抗是妊娠 C 类药物，只有确定潜在的受益大于对胎儿的潜在风险时才可以使用。目前关于托珠单抗是否从母乳中分泌及进入消化道后能否被吸收尚不明确。

其他 IL-6 阻滞剂

Sarilumab Sarilumab 是针对 IL-6 受体的人单克隆抗体。MOBILITY 研究显示，每周皮下注射不同剂量（150 mg 和 200 mg）均有效[111]。

Sirukumab Sirukumab 是抗 IL-6 的人单克隆抗体。类风湿关节炎患者每 2 周皮下注射 100 mg 的 Sirukumab，症状和体征也能得到改善[112]。

新兴疗法

IL-17 阻滞剂

IL-17A 产生于类风湿滑膜组织，导致滑膜和骨外植体中的软骨和骨溶解。许多 RA 患者血清和滑膜液 IL-17 水平升高。几种 IL-17A 阻滞剂，包括抗 IL-17 单克隆抗体苏金单抗和艾克斯单抗以及 IL-17 受体亚单位 A 单克隆抗体 brodalimumab，已在类风湿关节炎患者中进行了评估[113]。从免疫病理学来看，IL-17 治疗 RA 患者是合理的，但它的临床疗效一般。但 IL-17 治疗银屑病疗效显著。在 2016 年苏金单抗被批准用于治疗银屑病关节炎和强直性脊柱炎。但它和其他 IL-17 阻滞剂在治疗中地位需要进一步研究。

B 细胞靶向治疗

在利妥昔单抗去除 B 细胞治疗成功后，目前正在研究替代靶点。B 淋巴细胞刺激因子（BLys）和增殖诱导配体（APRIL）是 TNF 家族的两种细胞因子，在调节 B 细胞成熟、增殖、功能和存活等方便发挥重要作用。TACI、BCMA 和 BAFF 是 BLys 和 APRIL 的特异性受体。贝利木单抗、atacicept 和 tabalumab 是

BAFF/BLyS 抑制剂（APRIL，以 atacicept 为例），已用于 RA 的研究。然而，由于这些药物疗效差且具有潜在毒性，在 RA 患者中已停用。贝利木单抗对 SLE 有一定疗效，已在美国被批准使用[114]（见第 81 章）。

结论

应用关键的致炎细胞因子（TNF、IL-1 和 IL-6）阻断剂治疗 RA，是生物靶向治疗的成功例证。这些药物治疗，尤其是 TNF 抑制剂，不仅大大改善了疾病的症状和体征，还提高了多数患者的生活质量，阻止了关节破坏的进展，避免了关节功能障碍。这种治疗方法的成功不仅提高了人们对此类难治性疾病的治疗期望，还重新激发了进一步精准化治疗的研究。同时还激发了针对其他细胞因子如 IL-6、IL-15 和 1L-18 的抑制剂及与自身免疫性疾病相关的免疫系统其他成分的研究。

关于这些药物最佳使用方法仍存在许多问题。长期安全性数据将使临床工作者能更全面地评估患者个体的药物风险 - 受益比。考虑到长期安全性的不确定性和临床反应的个体差异，通过研究发现能获得最大受益且毒性最小的患者人群非常关键。例如，有研究正在评估患者基因多态性、蛋白质组学差异，预计可优化疗效，并最大限度降低毒性。从成本角度来讲这很重要。尽管这些药物的花费相对昂贵，但仍有数据支持药物的成本效益，包括增加就业和减少住院治疗等[115]。

这些生物制剂治疗的成功带来了另外一些临床问题，例如极早期应用高效治疗方案，如 TNF 抑制剂与 MTX 联合用药，真能改变疾病进程吗？不同风湿病的最佳治疗模式是什么？TNF 抑制剂治疗的成功也使人们对通过其他途径抑制该因子产生了浓厚兴趣，包括抑制关键调控因子，如 p38 丝裂原活化蛋白激酶和 NFκB。生物药剂学的进展，使药代动力学、免疫原性、不良反应、管理和药物费用等多方面都符合要求的新药物的产生成为可能。这些发展也使得临床工作者最终能最大限度地运用这些新的治疗方法，让以前认为难以治疗的患者获得良好的临床疗效。

本章的参考文献也可以在 ExpertConsult.com 上找到。

参考文献

1. Koch AE, Kunkel SL, Strieter RM: Cytokines in rheumatoid arthritis. *J Invest Med* 43:28–38, 1995.
2. Feldman M, Brennan FM, Maini RN: Role of cytokines in rheumatoid arthritis. *Annu Rev Immunol* 43:28–38, 1996.
3. Bazzoni F, Beutler B: The tumor necrosis factor ligand and receptor families. *N Engl J Med* 334:1717–1725, 1996.
4. Sacca R, Cuff C, Lesslauer W, et al: Differential activities of secreted lymphotoxin-alpha3 and membrane lymphotoxin-alpha1beta2 in lymphotoxin-induced inflammation: critical role of TNF receptor 1 signaling. *J Immunol* 160:485–491, 1998.
5. Feldman M, Elliott MJ, Woody JN, et al: Anti-tumor necrosis factor-α therapy of rheumatoid arthritis. *Adv Immunol* 64:283–350, 1997.
6. Seymour HE, Worsley A, Smith JM, et al: Anti-TNF agents for rheumatoid arthritis. *Br J Clin Pharmacol* 51:201–208, 2001.
7. Kavanaugh A, Cohen S, Cush J: The evolving use of TNF inhibitors in rheumatoid arthritis. *J Rheumatol* 31:1881–1884, 2004.
8. Zou JX, Braun J, Sieper J: Immunological basis for the use of TNF α blocking agents in ankylosing spondylitis and immunological changes during treatment. *Clin Exp Rheumatol* 20(Suppl 28):S34–S37, 2002.
9. Catrina A, Trollmo T, Klint E, et al: Evidence that anti-TNF therapy with both etanercept and infliximab induces apoptosis in macrophages but not lymphocytes in RA joints. *Arthritis Rheum* 52:61–72, 2005.
10. Van den Brande JM, Braat H, van den Brink GR, et al: Infliximab but not etanercept induces apoptosis in lamina propria T-lymphocytes from patients with Crohn's disease. *Gastroenterology* 124:1774–1785, 2003.
11. Maini RN, Breedveld FC, Kalden JR, et al: Therapeutic efficacy of multiple intravenous infusions of anti-tumour necrosis factor-alpha monoclonal antibody combined with low-dose weekly methotrexate in rheumatoid arthritis. *Arthritis Rheum* 41:1552–1563, 1998.
12. Korth-Bradley JM, Abbe SR, Roberta KH, et al: The pharmacokinetics of etanercept in healthy volunteers. *Ann Pharmacother* 34:161–164, 2000.
13. Brennan FM, Browne KA, Green PA, et al: Reduction of serum matrix metalloproteinase 1 and matrix metalloproteinase 3 in rheumatoid arthritis patients following anti-tumour necrosis factor-alpha (cA2) therapy. *Br J Rheumatol* 36:643–650, 1997.
14. Kavanaugh A, St. Clair EW, McCune WJ, et al: Chimeric anti-tumour necrosis factor α monoclonal antibody treatment of patients with rheumatoid arthritis receiving methotrexate therapy. *J Rheumatol* 27:841–850, 2000.
15. Elliott MJ, Maini RN, Feldman M: Randomized double-blind comparison of chimeric monoclonal antibody to tumor necrosis factor alpha (cA2) versus placebo in rheumatoid arthritis. *Lancet* 344:1105–1110, 1994.
16. Weinblatt ME, Kremer KM, Bankhurst AD, et al: A trial of etanercept, a recombinant tumor necrosis factor receptor: Fc fusion protein in patients with rheumatoid arthritis receiving methotrexate. *N Engl J Med* 340:253–259, 1999.
17. Genovese MC, Bathon JM, Martin R, et al: Etanercept versus methotrexate in patients with early rheumatoid arthritis: two year radiographic and clinical outcomes. *Arthritis Rheum* 46:1443–1450, 2002.
18. Moreland LM, Cohen SB, Baumgartner SW, et al: Long-term safety and efficacy of etanercept in patients with rheumatoid arthritis. *J Rheumatol* 28:1238–1244, 2001.
19. Klareskog L, van der Heijde D, de Jager JP, et al: Therapeutic effect of the combination of etanercept and methotrexate compared with each treatment alone in patients with rheumatoid arthritis: double-blind randomized controlled trial. *Lancet* 363:675–681, 2004.
20. Keystone EC, Schiff MH, Kremer JM, et al: Once-weekly administration of 50 mg etanercept in patients with rheumatoid arthritis: results of a multicenter, randomized, double-blind, placebo-controlled trial. *Arthritis Rheum* 50:353–363, 2004.
21. Van de Putte LBA, Rau R, Breedveld FC, et al: Efficacy and safety of the fully human anti-tumour necrosis factor antibody adalimumab (D2E7) in DMARD refractory patients with rheumatoid arthritis: a 12 week, phase II study. *Ann Rheum Dis* 62:1168–1177, 2003.
22. Lipsky PE, Desiree MFM, van der Heijde DM, et al: Infliximab and methotrexate in the treatment of rheumatoid arthritis. *N Engl J Med* 343:1594–1602, 2000.
23. Weinblatt ME, Keystone EC, Furst DE, et al: Adalimumab, a fully human anti-tumor necrosis factor α monoclonal antibody, for the treatment of rheumatoid arthritis in patients taking concomitant methotrexate. *Arthritis Rheum* 48:35–45, 2003.
24. Moreland LW, Schiff MH, Baumgartner SW, et al: Etanercept therapy in rheumatoid arthritis: a randomized, controlled trial. *Ann Intern Med* 130:478–486, 1999.
25. Weinblatt ME, Keystone EC, Furst DE, et al: Long term efficacy and safety of adalimumab plus methotrexate in patients with rheumatoid arthritis: ARMADA 4 year extended study. *Ann Rheum Dis* 65:753–759, 2006.
26. Keystone E, Kavanaugh A, Sharp J, et al: Radiographic, clinical and functional outcomes of treatment with adalimumab (a human anti-tumor necrosis factor monoclonal antibody) in patients with active rheumatoid arthritis receiving concomitant methotrexate therapy: a randomized placebo-controlled 52 week trial. *Arthritis Rheum* 50:1400–1411, 2004.
27. St. Clair EW, van der Heijde DM, Smolen JS, et al: Combination of infliximab and methotrexate therapy for early rheumatoid arthritis: a randomized, controlled trial. *Arthritis Rheum* 50:3432–3443, 2004.
28. Smolen JS, Han C, Bala M, et al: Evidence of radiographic benefit of treatment with infliximab plus methotrexate in rheumatoid arthritis patients who had no clinical improvement: a detailed subanalysis of data from the Anti–Tumor Necrosis Factor Trial in Rheumatoid Arthritis with Concomitant Therapy study. *Arthritis Rheum* 52:1020–1030, 2005.
29. Breedveld FC, Weisman MH, Kavanaugh AF, et al: The PREMIER study: a multicenter, randomized, double-blind clinical trial of combination therapy with adalimumab plus methotrexate versus methotrexate alone or adalimumab alone in patients with early, aggressive rheumatoid arthritis who had not had previous methotrexate treatment. *Arthritis Rheum* 54:26–37, 2006.
30. Keystone E, Genovese MC, Klareskog L, et al: Golimumab, a human antibody to tumour necrosis factor α given by monthly subcutaneous injections, in active rheumatoid arthritis despite methotrexate therapy: the GO-FORWARD study. *Ann Rheum Dis* 68:789–796, 2009.
31. Smolen J, Kay J, Doyle MK, et al: Golimumab in patients with active rheumatoid arthritis after treatment with tumor necrosis alpha inhibitors (GO-AFTER study): a multicenter, randomized, double-blind, placebo-controlled, phase III trial. *Lancet* 374:210–221, 2009.
32. Emery P, Fleischman RM, Moreland LW, et al: Golimumab, a human anti-TNFα monoclonal antibody, administered subcutaneously every four weeks in methotrexate-naïve patients with active rheumatoid arthritis: twenty-four-week results of a phase III, multicenter, randomized, double-blind, placebo-controlled study of golimumab before methotrexate as first-line therapy for early-onset rheumatoid arthritis. *Arthritis Rheum* 60:2272–2283, 2009.
33. Østergaar M, Emery P, Conaghan G, et al: Golimumab and methotrexate combination therapy significantly improves synovitis, osteitis and bone erosion compared to methotrexate alone—a magnetic resonance imaging study of methotrexate-naïve rheumatoid arthritis patients. *Arthritis Rheum* 62(Suppl 10):S952, 2010.
34. Keystone E, van der Heijde D, Mason D Jr, et al: Certolizumab pegol plus methotrexate is significantly more effective than placebo plus methotrexate in active rheumatoid arthritis. *Arthritis Rheum* 11:3319–3329, 2008.
35. Smolen J, Landewé RB, Mease P, et al: Efficacy and safety of certolizumab pegol plus methotrexate in active rheumatoid arthritis: the RAPID 2 study. A randomised controlled trial. *Ann Rheum Dis* 68:767–769, 2009.
36. Strand V, Mease P, Burmester GR, et al: Rapid and sustained improvements in health-related quality of life, fatigue, and other patient-reported outcomes in rheumatoid arthritis patients treated with certolizumab pegol plus methotrexate over 1 year: results from the RAPID 1 randomized controlled trial. *Arthritis Res Ther* 11:R170, 2009.
37. Smolen JS, van Vollenhoven RF, Kavanaugh A, et al: Efficacy and safety of certolizumab pegol plus methotrexate in patients with rheumatoid arthritis: 3-year data from the RAPID 2 study. *Arthritis Rheum* 62(10 Suppl):S753, 2010.

38. Weinblatt M, Fleischman R, Emery P, et al: Efficacy and safety of certolizumab pegol in a clinically representative population of patients with active rheumatoid arthritis: results of the REALISTIC phase IIIb randomized controlled study. *Arthritis Rheum* 61(Suppl 10): S7532, 2010.

39. Antoni CE, Kavanaugh A, Kirkham B, et al: Sustained benefits of infliximab therapy for dermatologic and articular manifestations of psoriatic arthritis: results from the Infliximab Multinational Psoriatic Arthritis Controlled Trial (IMPACT). *Arthritis Rheum* 52:1227–1236, 2005.

40. Van der Heijde D, Gladman DD, Kavanaugh A, et al: Infliximab inhibits progression of radiographic damage in patients with active psoriatic arthritis: 54 week result from IMPACT 2. *Arthritis Rheum* 52(Suppl 9):S281, 2005.

41. Kavanaugh A, Antoni C, Krueger GG, et al: Infliximab improves health related quality of life and physical function in patients with psoriatic arthritis. *Ann Rheum Dis* 65:471–477, 2006.

42. Mease PJ, Goffe BS, Metz J, et al: Etanercept in the treatment of psoriatic arthritis and psoriasis: a randomised trial. *Lancet* 356:385–390, 2000.

43. Mease PJ, Kivitz AJ, Burch FX, et al: Etanercept treatment of psoriatic arthritis: safety, efficacy, and effect on disease progression. *Arthritis Rheum* 50:2264–2272, 2004.

44. Mease PJ, Gladman DD, Ritchlin CT, et al: Adalimumab for the treatment of patients with moderately to severely active psoriatic arthritis: result of a double-blind, randomized, placebo-controlled trial. *Arthritis Rheum* 52:3279–3289, 2005.

45. Kavanaugh A, McInnes J, Mease P, et al: Golimumab, a new human anti-TNFα monoclonal antibody, administered every four weeks as a subcutaneous injection in psoriatic arthritis: twenty-four week efficacy and safety results of a randomized, placebo-controlled study. *Arthritis Rheum* 60:976–986, 2009.

46. Kavanaugh A, van der Heijde D, Gladman D, et al: Long-term radiographic outcome in psoriatic arthritis patients treated with golimumab: 104 week results from the GO-REVEAL study. *Arthritis Rheum* 62(Suppl 10):S812, 2010.

47. Mease PJ, Fleischmann R, Deodhar AA, et al: Effect of certolizumab pegol on signs and symptoms in patients with psoriatic arthritis: 24-week results of a phase 3 double blind randomsed placebo-controlled study (RAPID-PsA). *Ann Rheum Dus* 73:48–55, 2014.

48. Baraliakos X, Listing J, Brandt J, et al: Radioraphic progression in patients with ankylosing spondylitis after 4 yrs of treatment with anti-TNF antibody infliximab. *Rheumatology* 46:1450–1453, 2007.

49. Braun J, Brandt J, Listing J, et al: Treatment of active ankylosing spondylitis with infliximab: a randomised controlled multicentre trial. *Lancet* 359:1187–1193, 2002.

50. Braun J, Brandt J, Listing J, et al: Long-term efficacy and safety of infliximab in the treatment of ankylosing spondylitis: an open, observational, extension study of a three-month, randomized, placebo-controlled trial. *Arthritis Rheum* 48:2224–2233, 2003.

51. Braun J, Baraliakos X, Brandt J, et al: Persistent clinical response to the anti-TNF-α antibody infliximab in patients with ankylosing spondylitis over 3 years. *Rheumatology* 44:670–676, 2005.

52. Baraliakos X, Listing J, Brandt J, et al: Clinical response to discontinuation of anti-TNF therapy in patients with ankylosing spondylitis after 3 years of continuous treatment with infliximab. *Arthritis Res Ther* 7:R439–R444, 2005.

53. Sieper J, Baraliakos X, Listing J, et al: Persistent reduction of spinal inflammation as assessed by magnetic resonance imaging in patients with ankylosing spondylitis after 2 years of treatment with the anti-tumor necrosis factor agent infliximab. *Rheumatology* 44:1525–1530, 2005.

54. Davis JC, Van der Heijde D, Braun J, et al: Recombinant human tumor necrosis factor receptor (etanercept) for treating ankylosing spondylitis: a randomized, controlled trial. *Arthritis Rheum* 48:3230–3236, 2003.

55. Davis JC, van der Heijde D, Braun J, et al: Sustained durability and tolerability of etanercept in ankylosing spondylitis for 96 weeks. *Ann Rheum Dis* 64:1557–1562, 2005.

56. Davis JC, van der Heijde D, Dougados M, et al: Reductions in health-related quality of life in patients with ankylosing spondylitis and improvements with etanercept therapy. *Arthritis Rheum* 53:494–501, 2005.

57. Brandt J, Khariouzov A, Listing J, et al: Six-month results of a double-blind, placebo-controlled trial of etanercept treatment in patients with active ankylosing spondylitis. *Arthritis Rheum* 48:1667–1675, 2003.

58. Baraliakos X, Davis J, Tsuji W, et al: Magnetic resonance imaging examinations of the spine in patients with ankylosing spondylitis before and after therapy with the tumor necrosis factor α receptor fusion protein etanercept. *Arthritis Rheum* 52:1216–1223, 2005.

59. Rudwaleit M, Baraliakos X, Listing J, et al: Magnetic resonance imaging of the spine and the sacroiliac joints in ankylosing spondylitis and undifferentiated spondyloarthritis during treatment with etanercept. *Ann Rheum Dis* 64:1305–1310, 2005.

60. Van der Heijde D, Kivitz A, Schiff M, et al: Efficacy and safety of adalimumab in patients with ankylosing spondylitis: results of a multicenter, randomized double-blind, placebo-controlled trial. *Arthritis Rheum* 54:2136–2146, 2006.

61. Van der Heijde D, Luo M, Matsumoto A, et al: Adalimumab improves health-related quality of life in patients with active ankylosing spondylitis: the ATLAS trial. *Arthritis Rheum* 52(Suppl 9): S211, 2005.

62. Lambert RG, Salonen D, Rahman P, et al: Adalimumab significantly reduces both spinal and sacroiliac joint inflammation in patients with ankylosing spondylitis: a multicenter, randomized, double-blind, placebo-controlled study. *Arthritis Rheum* 56:4005–4014, 2007.

63. Inman RD, Davis JC Jr, van der Heijde D, et al: Efficacy and safety of golimumab in patients with ankylosing spondylitis: results of randomized double blind placebo-controlled phase III trial. *Arthritis Rheum* 58:3402–3412, 2008.

64. Landewe R, Braun J, Deodhar A, et al: Efficacy of certolizumab pegol on signs and symptoms of axial sponyloarthritis including ankylosing spondylitis: 24-week results of a double blind randomized placebo-controlled Phase 3 study. *Ann Rheum Dis* 73:39–47, 2014.

65. Lorenz HM, Antoni C, Valerius T, et al: In vivo blockade of TNF-α by intravenous infusion of a chimeric monoclonal TNF-α antibody in patients with rheumatoid arthritis: short term cellular and molecular effects. *J Immunol* 156:1646–1653, 1996.

66. Charles P, Elliott MJ, Davis D, et al: Regulation of cytokines, cytokine inhibitors, and acute-phase proteins following anti-TNF alpha therapy in rheumatoid arthritis. *J Immunol* 163:1521–1528, 1999.

67. Catrina AI, Lampa J, Klint E, et al: Anti-tumour necrosis factor (TNF)-alpha therapy (etanercept) down-regulates serum matrix metalloproteinase (MMP)-3 and MMP-1 in rheumatoid arthritis. *Rheumatolgy (Oxford)* 41:484–489, 2002.

68. Paleolog EM, Hunt M, Elliot MJ, et al: Deactivation of vascular endothelium by monoclonal anti-tumor necrosis factor-α antibody in rheumatoid arthritis. *Arthritis Rheum* 39:1082–1091, 1996.

69. Tak PP, Taylor PC, Breedveld FC, et al: Decrease in cellularity and expression of adhesion molecules by anti-tumor necrosis factor α monoclonal antibody treatment in patients with rheumatoid arthritis. *Arthritis Rheum* 39:1077–1081, 1996.

70. Paleolog E, Young S, McCloskey RV, et al: Angiogenesis as a therapeutic target in rheumatoid arthritis: serum vascular endothelial growth factor is decreased by anti-TNF α therapy. *Clin Exp Rheumatol* 16:232, 1998.

71. Atzeni F, Sarzi-Puttini P, Doria A, et al: Potential off-label use of infliximab in autoimmune and non-autoimmune diseases: a review. *Autoimmun Rev* 43:144–152, 2005.

72. Stone JH, Holbrook JT, Marriott MA, et al: Solid malignancies among patients in the Wegener's Granulomatosis Etanercept Trial. *Arthritis Rheum* 54:1608–1618, 2006.

73. Aringer M, Graninger WB, Steiner G, et al: Safety and efficacy of tumor necrosis factor alpha blockade in systemic lupus erythematosus: an open-label study. *Arthritis Rheum* 50:3161–3164, 2004.

74. Van Eijk IC, de Vries MK, Levels JH, et al: Improvement of lipid profile is accompanied by atheroprotective alterations in high-density lipoprotein composition upon tumor necrosis factor blockade: a prospective cohort study in ankylosing spondylitis. *Arthritis Rheum* 60:1324–1330, 2009.

75. Chambers CD, Tutuncu ZN, Johnson D, et al: Human pregnancy safety for agents used to treat rheumatoid arthritis: adequacy of available information and strategies for developing post-marketing data. *Arthritis Res Ther* 14:215, 2006.

76. Olsen NJ, Stein CM: New drugs for rheumatoid arthritis. *N Engl J Med* 350:2167–2179, 2004.

77. Lee SJ, Kavanaugh A: Adverse events related to biologic agents. *J Allergy Clin Immunol* 116:900–905, 2005.

78. Bongartz T, Suttin A, Sweetings MJ, et al: Anti-TNF antibody therapy in rheumatoid arthritis and the risk of serios infections and malignancies. *JAMA* 295:2275–2285, 2006.

79. Khraishi M, Rieke A, Juan J, et al: Long-term efficacy of tocilizumab in patients with rheumatoid arthritis treated up to 3.7 years. *Arthritis Rheum* 62(Suppl 10):S760, 2010.

80. Dixon WG, Watson K, Lunt M, et al: Rates of serious infection, including site-specific and bacterial intracellular infection, in rheumatoid arthritis patients receiving anti-tumor necrosis factor therapy: results from the British Society for Rheumatology Biologics Register. *Arthritis Rheum* 54:2368–2376, 2006.

81. Jeurissan ME, Boerbooms AM, van de Putte LB, et al: Methotrexate versus azathioprine in the treatment of rheumatoid arthritis: a forty week randomized, double blind trial. *Arthritis Rheum* 34:961–972, 1991.

82. Keane J: TNF-blocking agents and tuberculosis: new drugs illuminate an old topic. *Rheumatology (Oxford)* 44:714–720, 2005.

83. Wolfe F, Michaud K: Lymphoma in rheumatoid arthritis. *Arthritis Rheum* 50:1740–1751, 2004.

84. Raaschou P, Simard JF, et al: Does cancer that occurs during or after anti-tumor necrosis factor therapy have a worse prognosis? A national assessment of overall and site-specific cancer survival in rheumatoid arthritis patients treated with biologic agents. *Arthritis Rheum* 63:1812–1822, 2011.

85. Diak P, Siegel J, La Grenade L, et al: Tumor necrosis alpha blockers and malignancy in children: forty-eight cases reported to the Food and Drug Administration. *Arthritis Rheum* 62:2517–2524, 2010.

86. The Lenarcept Multiple Sclerosis Study Group and the University of British Columbia MS MRI Analysis Group: TNF neutralization in MS: results of a randomized, placebo-controlled multicenter trial. *Neurology* 53:457–465, 1999.

87. Wolfe F, Michaud K: Heart failure in rheumatoid arthritis: rates, predictors, and the effect of anti-TNF therapy. *Am J Med* 116:305–311, 2004.

88. Bresnihan B, Alvaro-Garcia JM, Cobby M, et al: Treatment of rheumatoid arthritis with recombinant human interleukin-1 receptor antagonist. *Arthritis Rheum* 41:2196–2204, 1998.

89. Jiang Y, Genant HK, Watt I, et al: A multicenter, double-blind, dose ranging, randomized and placebo controlled study of recombinant human interleukin-1 receptor antagonist in patients with rheumatoid arthritis: radiologic progression and correlation of Genant and Larsen scoring methods. *Arthritis Rheum* 43:1001–1009, 2000.

90. Kavanaugh A: Anakinra (interleukin-1 receptor antagonist) has positive effects on function and quality of life in patients with rheumatoid arthritis. *Adv Ther* 23:208–217, 2006.

91. Bingham C III, Genovese M, Moreland L, et al: Results of a phase II study of interleukin-1 (IL1)-Trap in moderate to severe rheumatoid arthritis [abstract]. *Arthritis Rheum* 50:517, 2004.

92. Hoffman HM: Rilonacept for the treatment of cryopyrin-associated periodic syndromes (CAPS). *Expert Opin Biol Ther* 9:519–531, 2009.

93. Church LD, McDermott MF: Canakinumab: a human anti-IL-1β monoclonal antibody for the treatment of cryopyrin-associated periodic syndromes. *Expert Rev Clin Immunol* 6:831–841, 2010.

94. Dinarello CA: Interleukin-1 in the pathogenesis and treatment of inflammatory diseases. *Blood* 117:3720–3732, 2011.

95. Fleischman RM, Tesser J, Schiff MH, et al: Safety of extendedtreatment with anakinra in patients with rheumatoid arthritis. *Ann Rheum Dis* 65:1006–1012, 2006.

96. Genovese M, Cohen S, Moreland L, et al: Combination therapy with etanercept and anakinra in the treatment of patients with rheumatoid arthritis who have been treated unsuccessfully with methotrexate. *Arthritis Rheum* 50:1412–1419, 2004.

97. Kotake S, Sato K, Kim KJ, et al: Interleukin-6 and soluble interleukin-6 receptors in the synovial fluids from rheumatoid arthritis patients are responsible for osteoclast-like cell formation. *J Bone Miner Res* 11:88–95, 1996.

98. Nahakara H, Song J, Sugimoto M, et al: Anti-interleukin-6 receptor antibody therapy reduces vascular endothelial growth factor production in rheumatoid arthritis. *Arthritis Rheum* 48:1521–1529, 2003.

99. Nishimoto N, Yoshizaki K, Miyasaka N, et al: Treatment of rheumatoid arthritis with humanized anti-interleukin-6 receptor antibody: a

100. Choy EHS, Isenberg DA, Garrood T, et al: Therapeutic benefit of blocking interleukin-6 activity with an anti-interleukin-6 receptor monoclonal antibody in rheumatoid arthritis: a randomized, double-blind, placebo-controlled, dose-escalation trial. *Arthritis Rheum* 46:3143–3150, 2002.

101. Nishimoto N, Miyasaka N, Yamamoto K, et al: Long-term safety and efficacy of tocilizumab (an anti-IL-6 receptor monoclonal antibody) in monotherapy in patients with rheumatoid arthritis (the STREAM study): evidence of safety and efficacy in 5-year extension study. *Ann Rheum Dis* 68:1580–1584, 2009.

102. Maini RN, Taylor PC, Szechinski J, et al: Double-blind randomized controlled clinical trial of the interleukin-6 receptor antagonist, tocilizumab, in European patients with rheumatoid arthritis who had an incomplete response to methotrexate. *Arthritis Rheum* 54:2817–2829, 2006.

103. Nishimoto N, Hashimoto J, Miyasaka N, et al: Study of active controlled monotherapy used for rheumatoid arthritis, an IL-6 inhibitor (SAMURAI): evidence of clinical and radiographic benefit from an X-ray reader-blinded controlled trial of tocilizumab. *Ann Rheum Dis* 66:1162–1167, 2007.

104. Smolen JS, Beulieu A, Rubbert-Roth A, et al: Effect of interleukin-6 receptor inhibition with tocilizumab in patients with rheumatoid arthritis (OPTION study): a double-blind, placebo-controlled, randomized trial. *Lancet* 371:987–997, 2008.

105. Genovese MC, McKay JD, Nasanov EL, et al: Interleukin-6 receptor inhibition with tocilizumab reduces disease activity in rheumatoid arthritis with inadequate response to disease-modifying antirheumatic drugs; the tocilizumab in combination with traditional disease-modifying anti-rheumatic drug therapy study. *Arthritis Rheum* 58:2968–2980, 2008.

106. Jones G, Sebba A, Gu J, et al: Comparison of tocilizumab monotherapy versus methotrexate monotherapy in patients with moderate to severe rheumatoid arthritis. The AMBITION study. *Ann Rheum Dis* 69:88–96, 2010.

107. Emery P, Keystone E, Tony HP, et al: IL-6 receptor inhibition with tocilizumab improves treatment outcomes in patients with rheumatoid arthritis refractory to anti-tumor necrosis factor biologics: results from a 24-week multicenter randomized placebo-controlled trial. *Ann Rheum Dis* 67:1516–1523, 2008.

108. Kremer JM, Blanco R, Brzosko M, et al: Tocilizumab inhibits structural joint damage in rheumatoid arthritis patients with inadequate responses to methotrexate: results from the double-blind treatment phase of a randomized placebo-controlled trial of tocilizumab safety and prevention of structural joint damage at one year. *Arthritis Rheum* 63:609–621, 2011.

109. Takeuchi T, Tanaka Y, Amano K, et al: Clinical, structural and functional remission in the treatment of rheumatoid arthritis with tocilizumab in daily clinical practice: 52 week study. *Arthritis Rheum* 62(Suppl 10):S747, 2010.

110. Campbell L, Chen C, Bhagat SS, et al: Risk of adverse events including serious infections in rheumatoid arthritis patients treated with tocilizumab: a systematic literature review and meta-analysis of randomized controlled trials. *Rheumatology (Oxford)* 50:552–562, 2011.

111. Genovese MC, Fleischman R, Kivitz A, et al: Sarilumab plus methotrexate in patients with active rheumatoid arthritis and inadequate response tomethotrexate: results of a phase III study. *Arthritis Rheumatol* 67:1424–1437, 2015.

112. Smolen JS, Weinblatt ME, Sheng S, et al: Sirukumab, a human anti-interleukin-6 monoclonal antibody: a randomized, 2 part (proof of concept and dose finding), phase II study in patients with active rheumatoid arthritis despite methotrexate therapy. *Ann Rheum Dis* 73:1616–1625, 2014.

113. Genovese MC, Greenwald M, Cho CS, et al: A phase II randomized study of subcutaneous ixekizumab, an anti-interleukin-17 monoclonal antibody, in rheumatoid arthritis patients who were naive to biologic agents or had an inadequate response to tumor necrosis factor inhibitors. *Arthritis Rheumatol* 66:1693–1704, 2014.

114. Jordan N, D'Cruz DP: Belimumab for the treatment of systemic lupus erythematosus. *Expert Rev Clin Immunol* 11:195–204, 2015.

115. Kavanaugh A: The pharmacoeconomics of newer therapeutics for rheumatic diseases. *Rheum Dis Clin North Am* 32:45–56, 2006.

第64章

细胞靶向生物制剂和新靶点：利妥昔单抗、阿巴西普和其他生物制剂

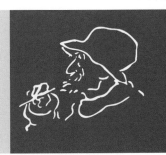

原著 Peter C. Taylor

赵 华 译 刘 毅 校

关键点

利妥昔单抗是一种对所有类风湿关节炎（rheumatoid arthritis，RA）均有效的生物制剂，但血清阳性的患者获益最多。在确诊的活动性 RA 患者中进行的临床试验已证实，与肿瘤坏死因子（tumor necrosis factor，TNF）拮抗剂相比，每次 1 g，连续给药两次作为一个周期，联合每周一次的甲氨蝶呤口服会产生持续的临床效应。每次 500 mg，连续给药两次作为一个治疗周期仍然有效，但可能会造成少数患者出现更激烈的临床反应且抑制放射学进展的可能性更低。

现有的数据显示利妥昔单抗最佳使用间隔时间为 6～12 个月。重复用药可获得与首次用药相似或者更优的 ACR（American College of Rheumatology）反应，作用持续时间也相当。

RA 的临床试验证明利妥昔单抗安全性较好，但仍可能会发生不同程度的输液反应，多为轻到中度。输注之前先静脉应用甲强龙有助于减轻输液反应发生的频率和严重程度。

在确诊的活动性 RA 患者中进行的临床试验已证实，阿巴西普可在 16 周内产生显著的临床效应。

阿巴西普对 RA 患者是一种有效、安全的生物制剂。长达 2 年的治疗可能获得持续递增的临床效应。

在应用阿巴西普治疗 RA 时，应及早进行获益和风险评估。利妥昔单抗和阿巴西普均可延缓 RA 的影像学进展。

缺乏可靠的生物学标志物来指导不同生物制剂的合理选择导致目前治疗的不确定性。

随着对类风湿关节炎（rheumatoid arthritis，RA）所致社会和经济负担的认识逐渐增加，人们对于首先控制滑膜炎症能够达到最佳临床转归已取得共识。特别强有力的证据表明早期联合改善病情抗风湿药（DMARD）治疗 RA，可增加疾病缓解率及临床和影像学获益[1-3]。随着对相关致病分子的认识，具有潜在治疗意义的物质也不断增多。其中针对肿瘤坏死因子（TNF）的生物制剂取得了显著成效，特别是与口服甲氨蝶呤（MTX）联用时能够抑制炎症、阻止关节结构破坏，而此前的观点认为 RA 的关节结构破坏是不可避免的[4-5]。尽管 TNF 抑制剂取得了空前的临床和商业成功，但昂贵的费用限制了其应用。此外，部分 RA 患者的临床反应并不理想。

阻断促炎症因子的一种全新治疗方法，是将与 RA 病情持续性相关的细胞作为作用靶点。免疫反应驱动了 RA 的疾病进程，并且由于 RA 病程缓慢进展的特点，推测可能持续存在免疫记忆，其由适应性免疫系统诱导和维持。特别是 T 细胞和 B 细胞形成的高度特异性受体，能够在激活后数目激增并长期存在。如果在导致疾病的异常免疫反应中确实如此，那么 T 细胞和 B 细胞就是合理的免疫干预靶点。本章主要讲述生物制剂特殊的细胞靶点，即 B 细胞亚群相关的细胞表面分子（最主要的是 CD20）和抗原呈递细胞表达的用来识别 T 细胞同源配体的共刺激分子。重点是两种已被接受作为 RA 治疗药物的生物制剂：利妥昔单抗和阿巴西普。利妥昔单抗（Rituximab，Rituxan，Genentech Inc. and Biogen Idec Inc.；MabThera，F-Hoffman LaRoche Ltd.） 是一种选择性去除表达 CD20 抗原的 B 细胞亚群的抗体，其相同靶点的生物制剂还有已进入临床试验的人

源化单抗 - 奥瑞珠单抗和全人源单抗 - 奥法木单抗。阿巴西普（Abatacept，即 Orencia，Bristol-Myers Squibb）是一种融合蛋白，能够选择性调节 T 细胞活化所需的共刺激信号。利妥昔单抗已在美国和欧洲获批使用，联合 MTX 用于治疗具有中到重度疾病活动度且一种或多种抗 TNF 制剂治疗无效的成人 RA 患者，可改善症状及体征。阿巴西普是第一种已在美国和欧洲批准上市，用于治疗其他 DMARD 或生物制剂治疗效果不佳 RA 患者的选择性共刺激分子调节剂。

B 细胞靶向

> **关键点**
>
> B 细胞是 RA 发病机制中的主要因素，但其在诱导和维持致病性免疫激活机制中的具体作用仍知之甚少。

B 细胞在 RA 发病机制中的作用尚不完全清楚。但目前已知 B 细胞的多种功能可能与之相关，包括抗原提呈作用、分泌促炎细胞因子、产生类风湿因子（rheumatoid factor，RF）、形成免疫复合物、T 细胞共刺激作用等。免疫复合物是产生 TNF 和其他促炎细胞因子的重要触发因素。B 细胞还参与类风湿滑膜中异位淋巴样器官的形成。

B 细胞来源于骨髓干细胞，并在这里获得具有独特可变区的抗体受体。在从骨髓腔经血液迁移至淋巴组织的滤泡生发中心及记忆区的过程中，B 细胞经过一系列成熟和活化步骤，最终成为成熟的浆细胞回到骨髓[6]。成功的细胞成熟和存活受到严格调控并有赖于细胞表面的配体如血管细胞黏附分子（VCAM-1）和可溶性细胞因子如 B 淋巴细胞刺激因子（BLyS）传导的上游信号[7-8]。

在 20 世纪 90 年代后期，Edwards 及其同事[9-10]提出以下假说：RA 自身免疫反应的本质可能是由自身永存性 B 细胞（self-perpetuating B cell）所驱动，而初始的炎症反应可能源于免疫复合物介导的低亲和力 IgG 受体 FcRγⅢa 的聚合。这一假说的诱人之处是可以解释 RA 复杂临床表现的组织特异性，特别是血清学阳性的患者，因为 FcRγⅢa 在滑膜和其他 RA 易累及的关节外组织中呈高水平表达。RF 分泌细胞能够在胞吞作用内化抗原之前捕获与抗原结合的抗体，并提呈多肽片段给 T 细胞，协助 T 细胞活化 B 细胞。Edwards 和 Cambridge[11] 还假设此类产生 RF 的 B 细胞可能通过 B 细胞受体与由 IgG 型 RF 结合至补体片段 C3d 形成的小免疫复合物共连接，产生可进一步放大的生存信号，导致自我延续。相反，其他的 B 细胞表面受体与 B 细胞受体共连接可能产生负性生存信号。在极少数情况下，自我延续的自身反应性 B 细胞可躲避正常的调节机制，这种理论认为 B 细胞消耗治疗策略能够移除这些自身免疫性 B 细胞克隆并阻断抗体产生。因为 CD20 并不进入细胞内而且广泛高表达于 B 细胞谱系中，包括前 B 细胞、未成熟 B 细胞、活化 B 细胞和记忆 B 细胞，但在干细胞、树突状细胞及浆细胞中不表达（图 64-1），因此 CD20 是一个用单克隆抗体去除 B 细胞的理想靶点。关于 B 细胞是 RA 治疗靶点的假说也在通过其他 B 细胞抑制剂进行临床试验，相关内容会在后文讨论。

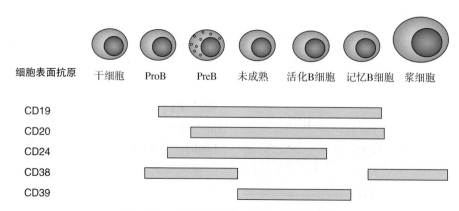

图 64-1　CD20 抗原在 B 细胞谱系的表达

CD20 抗原定位于 B 细胞的细胞膜，有 44 个氨基酸暴露在细胞外，功能不明，可能参与了细胞信号及钙动员 [12]。但有趣的是 CD20 敲除小鼠并无明确表型（clear-cutphenotype）或明显的 B 细胞缺陷 [13]。多数 RA 患者滑膜组织中有大量 CD20+ B 细胞。

利妥昔单抗在类风湿关节炎中的应用

> **关键点**
>
> 利妥昔单抗是一种嵌合型单克隆抗体，能够耗竭表达 CD20 的 B 细胞从而减少其数量。

利妥昔单抗是针对 CD20 抗原细胞外结构域的人鼠嵌合型单克隆抗体，能够启动补体介导的 B 细胞溶解，其 Fc 段被杀伤性 T 细胞相应受体识别后，产生抗体依赖性细胞介导的细胞毒作用。利妥昔单抗还可以启动凋亡 [14]、影响 B 细胞对抗原或其他刺激的反应能力 [15]。利妥昔单抗最初的临床应用是单药治疗复发、难治性低恶性或滤泡性 CD20+ 细胞非霍奇金淋巴瘤，疗效肯定。因此利妥昔单抗在 RA 的临床试验之前有血液系统肿瘤的广泛应用经验，近期美国和欧洲已经批准其应用于 TNF 抑制剂无效的活动性 RA 患者。

经过利妥昔单抗治疗，外周血中 B 细胞快速减少，应用检测 CD19 表达量计数外周血 B 细胞的常规方法，大多数患者的检测结果甚至为零。研究利妥昔单抗对 RA 患者滑液组织的作用，多数但并非全部患者滑液中的 B 细胞和浆细胞较前减少 [16,17]。这些发现提示滑膜组织可能存在某种目前未知的救援机制为炎症提供生存空间，或某些 B 细胞具有天然的抗消除能力。

分析 B 细胞清除前、清除中和重组后的外周血记忆 B 细胞似乎能够预测患者的临床预后，较早复发的患者在 B 细胞恢复过程中 IgD+ 和 IgD CD27+ 记忆性 B 细胞数目和比例大幅增加 [18]。除了这些细胞标记，血清成分也被用来分析。

有报道 RF 和抗瓜氨酸蛋白抗体（ACPA）血清水平下降与 B 细胞清除有关 [19]，但还需要进一步研究以确定血清学改变和临床疗效之间的关系。

临床研究

> **关键点**
>
> 利妥昔单抗是一种对所有 RA 患者均有效的生物制剂。
>
> 利妥昔单抗对血清阳性的患者可能获益最大。
>
> 在确诊的活动性 RA 患者中进行的临床试验已证实，每次 1 g，连续两次的单周期给药，联合每周一次的甲氨蝶呤口服会产生持续的临床效应。每次 500 mg，连续给药两次作为一个治疗周期仍然有效，但可能会造成少数患者出现更激烈的临床反应且抑制放射学进展的可能性更低。

早期临床研究发现，应用不同剂量的利妥昔单抗对活动性 RA 患者进行 B 细胞治疗，其安全性较好，是 RA 的潜在治疗方法 [20-22]。但确定的获益需要随机、双盲、对照研究支持。在 IIa 期研究中，观察利妥昔单抗对 161 例活动性 RA 患者的疗效，这些患者对每周一次最少 10 mg，至少 16 周的足量 MTX 治疗无效 [23]。患者被分成四组：第 1 天、第 15 天静脉输注利妥昔单抗，每次 1 g；单用 MTX 作为对照；第 3 天、第 17 天静脉输注利妥昔单抗和 750 mg 环磷酰胺；或利妥昔单抗联用 MTX。所有患者均在治疗前应用 100 mg 甲泼尼龙，并在第 2、4、5、6、7 天给予泼尼松每天 60 mg，第 8 ~ 14 天给予泼尼松每天 30 mg。最主要的试验终点是 24 周时达到 ACR50 的患者比例，并在 48 周时进行探索性分析。24 周时达到 ACR50 的患者数在利妥昔单抗联用 MTX 组（43%；$P = 0.005$）和利妥昔单抗联用环磷酰胺组（41%；$P = 0.005$）远高于 MTX 单用组（13%）（表 64-1）。利妥昔单抗单药治疗的患者有 33% 达到 ACR50，但与 MTX 单用组比较无显著性差异（$P = 0.059$）。与 MTX 单用组相比，与基线对比的疾病活动度评分及与基线对比的变化在所有的利妥昔单抗治疗组均非常显著。

48 周的探索性分析提示利妥昔单抗联用 MTX 组达到 ACR50 和 ACR70 的比例分别是 35% 和 15%，显著高于单用 MTX 组的 5% 和 0。在利妥昔单抗联合环磷酰胺治疗组，27% 的患者达到 ACR50。

利妥昔单抗治疗与外周血 B 细胞几乎完全清除

表 64-1 DANCER 及 REFLEX 研究中 24 周获得缓解患者的百分比

研究	给药方案	ACR20	ACR50	ACR70
Ⅱa 期 Edwards 等 [23]	1 g 利妥昔单抗 ×2 联合甲氨蝶呤	73	43	23
	甲氨蝶呤	38	13	5
Ⅱb 期 DANCER[24]	1 g 利妥昔单抗 ×2 联合甲氨蝶呤	54	34	20
	甲氨蝶呤	28	13	5
Ⅲ 期 REFLEX[25]	1 g 利妥昔单抗 ×2 联合甲氨蝶呤	51	27	12
	甲氨蝶呤	18	5	1

ACR, 美国风湿病学会; DANCER, 剂量范围评估: 利妥昔单抗在 RA 治疗中的国际临床评估; REFLRX, 利妥昔单抗在 RA 治疗中长期疗效的随机评价

有关, 并在观察的 24 周内持续存在。利妥昔单抗组患者出现血清 RF 的显著、快速减少, 但尽管外周血 B 细胞清除, 免疫球蛋白水平并未出现明显下降 [23]。在 24 周和 48 周时利妥昔单抗组和对照组的感染发生率总体相当。24 周时利妥昔单抗组有 4 例发生严重感染, 对照组是 1 例。至 48 周时利妥昔单抗组又增加 2 例严重感染, 其中 1 例死亡。各种输液反应的发生率在利妥昔单抗组是 36%, 对照组是 30%, 多为轻到中度, 包括低血压、高血压、皮肤潮红、瘙痒和皮疹。严重的输液反应较少见, 可能与利妥昔单抗引起的靶细胞溶解导致的细胞因子释放综合征有关。

综上所述, Ⅱa 期临床研究表明严重的血清阳性活动期 RA 患者应用利妥昔单抗治疗一个疗程, 特别是与 MTX 联用时, 会产生持续的临床效应, 且耐受性和随访 48 周的安全性均较好。

继 Ⅱa 研究之后, Ⅱb 期研究被用来观察不同剂量利妥昔单抗联用或不联用糖皮质激素治疗包括生物制剂在内的其他 DMARDs 药物治疗无效 RA 患者的有效性和安全性。该研究即被称为 DANCER (剂量范围评估: 利妥昔单抗治疗 RA 的国际临床评价) 研究, 试验的结果在 2006 年发表 [24]。本研究共纳入 465 例活动性 RA 患者, 这些患者对除 MTX 以外一种到五种 DMARD 或对生物制剂治疗无效, 并

在入组前单用 MTX 治疗 12 周以上, 剂量不小于每周 10 mg 治疗 4 周。在进行随机前需停用其他所有 DMARDs 至少 4 周, 英夫利昔单抗、阿达木单抗和来氟米特至少停用 8 周。患者被随机分为三组: 静脉应用安慰剂组、静脉应用利妥昔单抗 500 mg 组和静脉应用利妥昔单抗 1g 组, 分别于第 1 天和第 15 天给药。同时可选择联用三种剂量糖皮质激素: 安慰剂、每次应用利妥昔单抗之前静脉给予甲泼尼龙 100 mg、每次应用利妥昔单抗之前静脉给予甲泼尼龙 100 mg 并口服糖皮质激素。

24 周时的研究结果证实利妥昔单抗联合 MTX 治疗活动性 RA 一个疗程后疗效显著, 且此疗效与糖皮质激素无关, 但第一次利妥昔单抗给药前静脉应用甲强龙能够减少输液反应的发生率和严重程度 (图 64-2)。利妥昔单抗两个剂量组均有效。低剂量组 55% 患者达到 ACR20, 高剂量组 54%, 均高于安慰剂组的 28%。同样, 24 周时利妥昔单抗组达到 ACR50、ACR70 (表 64-1) 和 EULAR 反应良好的患者比例也显著高于安慰剂组 (图 64-3)。用更为严格的 ACR70 标准, 在安慰剂组、低剂量组、高剂量组三组之间的反应比例分别为 5%、13% 和 20%, 具有显著差异 ($P < 0.05$), 其中高剂量组给予利妥昔单抗 1 g, 隔两周一次的治疗。24 周时报告的不良反应多与输液相关, 且常发生在首次用药时。

一项名为 REFLEX (利妥昔单抗治疗 RA 长期疗效的随机评价) 的研究被用于评估利妥昔单抗联合 MTX 治疗活动性 RA 患者的疗效和安全性。这些患者均为一种以上抗 TNF 生物制剂治疗反应不佳 (其中 90% 无效, 10% 毒副作用较大), 此外所有患者均为影像学证明至少一个关节有明确的 RA 相关骨侵蚀 (图 64-4)。该研究共纳入 520 位患者, 平均病程为 12 年, 服用 MTX 每周 10 ~ 25 mg。其他 DMARDs 和抗 TNF 生物制剂停用并经过洗脱期后, 这些患者被随机分入 2 组: 第 1 天和第 15 天分别静脉应用利妥昔单抗 1g 组或安慰剂组, 所有患者每次给药前静脉应用甲泼尼龙 100 mg, 并在 2 ~ 7 天口服泼尼松龙每日 60 mg, 8 ~ 14 天为每日 30 mg[25]。

利妥昔单抗组 82% 的患者完成了 6 个月治疗, 安慰剂组仅为 54%。退出的主要原因是安慰剂组 40%、利妥昔单抗组 12% 的患者疗效不佳。6 个月时, 利妥昔单抗组达到 ACR20、ACR50 和 ACR70 的比例分别为 51%、27% 和 12%, 显著高于对照组的 18%、

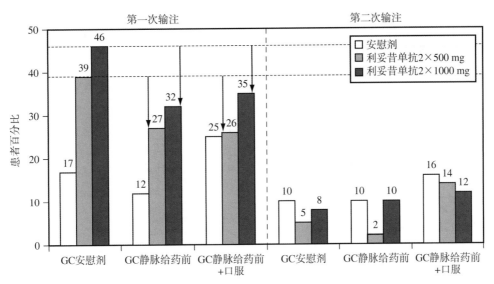

图 64-2 DANCER 研究的输液反应。图中显示 DNACER 研究输液反应发生率，该研究是一项针对病情缓解药物（DMARD）包括生物制剂治疗无效的 RA 患者观察两种剂量利妥昔单抗（联用或不联用糖皮质激素治疗）疗效和安全性的 IIb 期研究。患者随机分入静脉注射安慰剂组、静脉注射利妥昔单抗 500 mg 组和 1 g 组（第 1、15 天注射）。分别联合 3 种不同剂量的糖皮质激素：安慰剂、每次利妥昔单抗注射前静脉注射 100 mg 甲泼尼龙和利妥昔单抗注射前静脉注射 100 mg 甲泼尼龙并口服糖皮质激素。利妥昔单抗前注射甲泼尼龙使输液反应的发生比例与严重程度约减少 1/3（Based on data in Emery P, Fleischmann R, Filipowicz-Sosnowska A, et al [for the DANCER study group]：The efficacy and safety of rituximab in patients with active rheumatoid arthritis despite methotrexate treatment：Results of a phase IIB randomized，double-blind，placebocontrolled，dose-ranging study. Arthritis Rheum 54：1390-1400, 2006.）

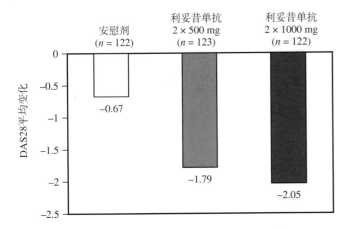

图 64-3 DANCER 研究中 6 个月时 DAS28 改变。IIb 期 DANCER 研究显示利妥昔单抗 500 mg 或 1 g 间隔 2 周治疗两次患者的疾病活动性（DAS28 评估）较基线改善显著优于安慰剂组（Based on data in Emery P, Fleischmann R, Filipowicz-Sosnowska A, et al [for the DANCER study group]：The efficacy and safety of rituximab in patients with active rheumatoid arthritis despite methotrexate treatment：Results of a phase IIB randomized，double-blind，placebocon trolled，dose-ranging study. Arthritis Rheum 54：1390-1400, 2006.）

5% 和 1%（表 64-1）。疾病活动性评分（DAS28）的意图治疗分析显示安慰剂组较基线下降 0.34，小于有统计学意义的 0.6，而利妥昔单抗组为 1.83[25]。

ACR 反应指数对 RA 疗效的评估是基于 7 个核心部分中的 5 个达到 20%、50% 或 70% 改善。但对患者来说 ACR20 改善的实际获益并不显著。REFLEX 研究中利妥昔单抗组 ACR 核心评价所有部分均显著改善。在各种相互不重叠的 ACR 反应标准中利用健康相关问卷（HAQ）评估 RA 患者身体机能，利妥昔单抗均表现出显著的临床获益。在药物治疗组，作为 ACR 反应核心组成的临床数据和主观参数共同影响 ACR20，而对照组主要是主观参数起作用[25]。

REFLEX 研究发现：单疗程治疗之后，24 周后利妥昔单抗联合 MTX 的临床效应最显著。此后患者可选择退出研究或根据临床需要继续进行利妥昔单抗治疗。利妥昔单抗联合 MTX 组有 37%（114/308）的患者选择留在研究中至 48 周，提示单疗程初始治疗

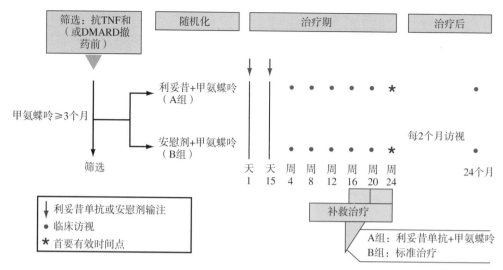

图 64-4　REFLEX 研究设计。图例显示 III 期 REFLEX 研究探讨利妥昔单抗联合甲氨蝶呤治疗一种或几种抗 TNF 制剂或改善病情药物（DMARD）治疗无效的活动期 RA 患者的疗效与安全性

可获得持续临床疗效。24～48 周中退出的大部分患者是为了接受利妥昔单抗的进一步治疗，相反安慰剂联合 MTX 组有 89%（185/209）的患者在 48 周之前退出[26]。

另一个最近公布的名为 SERENE（甲氨蝶呤反应不足时利妥昔单抗疗效的评价）的 III 期研究证实了利妥昔单抗对同时应用 MTX 的 RA 患者有效，这些患者在基线期无论是否应用 MTX 治疗均显示病情活动，并且之前没有应用过生物制剂[27]。患者被随机分至安慰剂组或两个剂量的利妥昔单抗组，分别是 500 mg 治疗 2 次和 1000 mg 治疗 2 次。24 周后进入开放延长期，应用利妥昔单抗效果不佳的患者经过 DAS28 评估后进入第二阶段利妥昔单抗治疗，同时所有安慰剂组的患者均接受低剂量利妥昔单抗治疗。在 24 周时，2 个不同剂量利妥昔单抗联合 MTX 治疗组达到 ACR20 反应的患者比例显著高于安慰剂联合 MTX 治疗组（分别是 54.5%、50.6% 和 23.3%，P < 0.0001）。在 48 周时，各组中有约 90% 患者接受第二阶段治疗，其中大多数（82%～88%）在 30 周时进行。

利妥昔单抗治疗的患者中，48 周时的疗效与 24 周时相当。此外多个重要的临床终点显著改善，包括 48 周时较大剂量（2×1000 mg）利妥昔单抗联用 MTX 组达到低疾病活动度患者比例是 24 周时的两倍左右。SERENE 研究中利妥昔单抗的安全性与此前

的同类研究相比较无明显差别，首次用药时的输液反应（大多并不严重）是最常见的不良反应。免疫球蛋白特别是 IgM 的水平较前减低，但平均水平仍在正常范围内。感染性并发症与免疫球蛋白水平的减低并不相关，事实上，与单用 MTX 治疗 24 周的安慰剂对照组患者比较，接受利妥昔单抗联合 MTX 治疗的患者感染发生率相同或更低。这种严重感染的低发生率贯穿 48 周，且在不同剂量利妥昔单抗治疗组间无明显差别。

最近公布的 IMAGE 研究纳入 748 位未使用生物制剂或 MTX 的患者，其中基线期 DAS28 评分较高或 CRP 水平较高的高危患者接受利妥昔单抗联合 MTX 治疗 52 周后，DAS28 改善更显著[28]。

病情改善

> **关键点**
>
> 利妥昔单抗组患者经过 1 g 利妥昔单抗输注 2 次可减缓 RA 的影像学进展。

TNF 拮抗剂在抑制 RA 患者关节结构破坏方面的巨大成功，为所有新的生物制剂树立了一个必须达到的新标准。REFLEX 研究首次报道利妥昔单抗对 TNF 拮抗剂反应不佳的 RA 患者关节结构破坏的抑制

作用可持续超过 1 年[29]，并随后证实与安慰剂联合 MTX 组相比较，利妥昔单抗治疗组的关节破坏显著改善，其初始效应能够持续超过 2 年[30]。56 周时[29]，安慰剂联合 MTX 组 GENANT 改良 Sharp 评分的平均变化值为 2.31，利妥昔单抗联合 MTX 组为 1.0（*P* = 0.0043）。两组间的关节间隙狭窄和骨侵蚀也显著不同。104 周时，与安慰剂联合 MTX 组比较，利妥昔单抗联合 MTX 组总的 GENANT 改良 Sharp 评分变化值（2.81 和 1.14，*P* < 0.0001）、骨侵蚀评分（1.80 和 0.71，*P* < 0.0001）、关节间隙狭窄评分（1.00 和 0.42，*P* < 0.0009）显著降低[30]。重要的是在利妥昔单抗组，1 年时无关节破坏进展的患者中有 87% 在 2 年时亦是如此。因此，这些数据证实利妥昔单抗联合 MTX 能够持续抑制曾对 TNF 拮抗剂反应不佳的 RA 患者关节破坏的进展。

一个用来测定利妥昔单抗联合 MTX 治疗在阻止关节破坏方面的有效性和安全性的 III 期研究新近公布了其放射学结果[28]。在这个被称为 IMAGE（未使用甲氨蝶呤患者利妥昔单抗疗效的国际调查）的随机、对照、双盲的研究中，748 例未使用 MTX 的患者被分为三组：利妥昔单抗 2×500 mg +MTX、利妥昔单抗 2×1000 mg + MTX 和 MTX 单用，为期 24 周。主要的终点是 52 周时用总的修正 Sharp 评分（mTSS）进行放射学进展测定。利妥昔单抗 2×1000 mg + MTX 组的 mTSS 变化显著低于单用 MTX 组（分别是 0.359 和 1.079，*P* = < 0.001）。此外，接受利妥昔单抗联合甲氨蝶呤治疗的患者 1 年内关节损伤无进展的比例显著高于单用 MTX 组（64%vs 53%，*P* = 0.0309）。第 52 周时 65% 的患者症状改善 50%（ACR50），47% 的患者改善 70%（ACR70），而单独服用甲氨蝶呤的患者病情改善分别为 42%（ACR50）和 25%（ACR70），差异具有显著性（*P* < 0.0001）。

最近的证据表明，利妥昔单抗可以抑制关节损伤而不受其对疾病活动状态的影响[31]。来自 IMAGE 试验中两组随机 90% 患者的数据样本在治疗 1 年时根据肿胀关节数或 CRP 水平被分为低、中或高疾病活动度三个组。在各组间进行 Kruskal-Wallis 和 Wilcoxon 测试，比较 Genant mTSS 的放射学损伤进展。在用甲氨蝶呤治疗的受试者中，低、中和高疾病活动度的 1 年放射学进展分别为 0.40±0.88，1.04±1.73 和 1.31±3.02。相反，在接受利妥昔单抗联合甲氨蝶呤的受试者中，放射学进展分别为 0.38±1.07，0.39±1.28（与甲氨蝶呤相比 *P* = 0.003）和 -0.05±0.44（与甲氨蝶呤相比，*P* = 0.05）。这些数据表明，与 TNF 抑制剂和白细胞介素 -6 受体（IL-6R）抑制剂不同，抗 CD20 抗体具有显著的抗骨质破坏作用并且与疾病活动度不相关。

安全性

> **关键点**
>
> RA 的临床试验证明利妥昔单抗安全性较好，但仍可能会发生不同程度的输液反应，多为轻到中度。输注之前先静脉应用甲泼尼龙有助于减轻输液反应发生的频率和严重程度。
>
> RA 患者应用利妥昔单抗的一个罕见并发症是进展性多灶性白质脑病。由于相关的风险增加，应恰当告知患者。

应用 CD20 单抗治疗后外周血 B 细胞快速、大量的消耗增加了对其潜在不良反应的关注。数月后外周血成分能够恢复，但主要是不成熟或幼稚的 B 细胞亚群。需要指出的是外周血 B 细胞只占总 B 细胞数的 2% 以下[32]。通常认为所有 B 细胞靶向性治疗会对体液免疫调节产生潜在毒性。与其他新近出现的 RA 相关生物制剂不同，利妥昔单抗自 1997 年以来已被用于治疗 350 000 例以上的非霍奇金淋巴瘤患者[33]。其总的安全性结论认为严重不良反应并不多见，并常常与已知危险因素（如心肺疾病或血液中大量肿瘤细胞存在）相关。值得注意的是淋巴瘤患者中外周血 B 细胞的长期消耗并未引起蓄积毒性或机会感染增加[34-36]。但并不能认为不同疾病类型在不同病理过程中会存在相同的毒性反应。

在 RA 的开放性[37]、II 期[23-24] 及 III 期[21] 研究中，尽管接受利妥昔单抗治疗患者的总血清球蛋白水平下降，但仍在正常范围内。值得注意的是已存在的抗破伤风毒素抗体的滴度并未受单一疗程利妥昔单抗的影响[38]。但一个很多年的开放性研究提供了无对照的证据，表明接受利妥昔单抗治疗多个周期后总血清球蛋白会低于正常[11]。尚不清楚这是否会引起感染风险的增加。II 期研究中绝大多数不良反应如头痛、恶心和寒战均为轻到中度，且与输液相关。近来一项分析随机临床试验数据的荟萃研究指出三个相关研究中共 938 例对非生物 DMARDs 或抗 TNF 生物制剂无效的 RA 患者应用利妥昔单抗治疗一个周期后不良反应报告率增加 [23-25]。但统计结果表明利妥昔单抗治疗的患者发生各系统不良反应的概率并未高于安慰剂组 [RR1.062,95%（CI）=0.912 ～ 1.236，P = 0.438] [39]。

DANCER 研究显示利妥昔单抗相关不良反应大多与首次静脉给药相关，500 mg 治疗组（未用激素）有 39% 患者发生，1000 mg 治疗组有 46% 患者发生，而安慰剂组仅为 17% [24]。第二次静脉给药时，不良反应的发生率分别下降至 5%、8% 和 10%。两种严重输液反应（过敏反应和全身性水肿）均发生在第一天。提前应用甲泼尼龙可减少约 1/3 的发生率和严重程度（图 64-2）。感染发生率（多为上呼吸道感染）在安慰剂组和利妥昔单抗组分别为 28% 和 35%。其中有 6 例严重感染，2 例在安慰剂组，4 例在 1000 mg 利妥昔单抗组，没有发生在 500 mg 利妥昔单抗组。尚无机会性致病菌感染和结核发生的相关报道。

尽管临床试验的总体安全性记录良好，随着 B 细胞清除性生物制剂的广泛临床应用，更罕见的严重合并症逐渐出现。有报道称依法珠单抗、那他珠单抗和利妥昔单抗与罕见的进展性致命性多灶性白质脑病（PML）有关，这是一种罕见的 JC（John Cunningham，JC）病毒再活化引起的脑部疾病 [40]。有报道称 PML 可见于接受利妥昔单抗治疗的血液病、系统性红斑狼疮（SLE）及 RA 患者中（含近期报道）[41]。一项仅限于 SLE 和其他风湿性疾病（包括 25 例 RA）住院患者的分析显示，RA 患者中 PML 的累积发病率估计为 1/100 000，其中多数合并危险因素，包括 HIV、恶性肿瘤及骨髓或其他器官移植后 [42]。接受利妥昔单抗治疗 RA 患者中 PML 的累积报告率为 2.2/100 000，比其他 RA 患者高 2 倍以上 [95%（CI）= 0.3 ～ 8.0] [39]。尽管绝对危险度很小，但相对危险度却强调有必要为正在考虑应用 B 细胞消耗性生物制剂的患者提供可能获益与潜在合并症（常见及罕见）相关的全面和均衡的信息。

对那些没有达到预期临床疗效并可能在循环 B 细胞再生之前选择其他生物性 DMARDs 作为替代治疗的患者来说，有必要额外考虑随着利妥昔单抗应用而出现的严重而持久的外周血 B 细胞消耗的潜在安全性。现有的数据很少涉及这种情况，但 2578 例 RA 患者中有 185 例提供了初步的信息，相关试验的安全性随访记录了这些最初接受利妥昔单抗治疗的患者换用其他生物制剂治疗的情况 [43]。185 例中的 89% 在新机制生物制剂治疗开始时仍维持外周血 B 细胞清除状态。在利妥昔单抗治疗后、其他生物制剂治疗前的罕见严重感染事件为 6.99 例 /100 病人年，开始第二种生物制剂（多为 TNF 拮抗剂）治疗后为 5.49 例 /100 病人年。未发现致命性感染或机会致病菌感染，所合并感染的特性和病程符合 RA 患者接受生物制剂治疗的预期。在进入 IMAGE 研究的未使用 MTX 的患者中，安全性数据与较早的利妥昔临床研究一致，并增强了利妥昔单抗治疗的安全性。罕见的严重不良反应和严重感染在两个利妥昔单抗治疗组发生率和单用 MTX 组相同。

RA 患者特别是接受免疫抑制剂治疗的患者感染风险增加。因此，接种疫苗是 RA 临床管理的一个重要方面。关于 B 细胞清除治疗是否会通过抑制新接种疫苗的抗体反应或减少疫苗接种后抗体产生而影响免疫反应，这仍在研究中，相关发现最近刚刚公布 [44-46]。这些结果指出利妥昔单抗治疗患者中会有部分疫苗反应可能出现减低，多在利妥昔单抗治疗开始的 4 ～ 8 周较为明显 [44]。尽管预先接种疫苗和利妥昔单抗应用后疫苗接种时机的选择可能会影响接种的效力，但外周血 B 细胞重建与免疫反应之间并没有直接的联系。因此接种疫苗最好在利妥昔单抗治疗前，并且避免 B 细胞清除后立即接种，而是应间隔数月。当然这并不适用于季节性疫苗的接种（如流感疫苗），而且必须明确疫苗引起的免疫反应与感染风险没有必然联系。总的来说利妥昔单抗给药的时机必须根据临床需要，季节性疫苗的接种没有必要推迟。

最近的一项关于 6 个研究、纳入 2728 例患者的荟萃分析指出利妥昔单抗治疗组中非黑色素性皮肤癌的发生率（0.8%）较其他类型癌症更为多见（0%）。此外利妥昔单抗治疗组中恶性肿瘤总的发生率（2.1%）高于对照组（0.6%）[47]。

目前利妥昔单抗治疗 RA 的安全性和有效性的相关讨论都是基于随机、安慰剂对照、为期 6 ～ 12 个月的研究数据。开放性延长试验分析了多疗程利妥昔单抗治疗的安全性和有效性 [48]。基于利妥昔单抗治疗 5013 名患者 1 年的安全性分析，2578 例接受至少 1 个疗程利妥昔单抗治疗的 RA 患者中，输液反应是最常见的不良反应，见于初始治疗周期中首次用药的 1/4 患者，其中只有 1% 较为严重。不良反应和严重不良反应的发生在用药过程中比较稳定，最新的报道是 17.85 例 /100 病人年（95% CI= 16.72 ~ 19.06）。经过 5 个治疗周期，感染和严重感染发生率保持稳定，是 4 ~ 6 /100 病人年。分析期间尚无结核、播散性真菌感染或其他机会性病菌感染的病例报道。

病毒再激活是免疫抑制患者的潜在关注点。带状疱疹感染的发生率为 0.98/100 病人年，与其他 RA 患者相同。更严重和更少见的机会性病菌感染中，PML 只见于 1 例接受肿瘤放化疗的患者。该事件发生于利妥昔单抗末次治疗 18 个月、放化疗 9 个月后。与利妥昔单抗的因果关系（如果存在）并不清楚。与对照的 RA 患者和美国总人口比较，恶性肿瘤的风险并未增加。一项长期分析报道表明心肌梗死是严重不良反应之一，发生率为 0.56 例 /100 病人年，但这与 RA 患者的流行病学研究结果一致。

疗效持续时间

> **关键点**
>
> 重复应用产生的临床效应等同，甚至高于首次应用，且作用持续时间相当。

在利妥昔单抗治疗有效的 RA 患者中，病情复发的时间并不相同。有的患者病情复发与外周血中 B 细胞重现密切相关，而另一些则可能出现在多年之后[49]。病情复发与自身抗体的水平关系更为密切，但有必要寻找更好的生物学标志以帮助确定更加优化的个体化治疗策略。利妥昔单抗治疗会引起所有 B 细胞亚群数目减少。在残留的 B 细胞系中，80% 以上为记忆 B 细胞或浆细胞前体细胞[50]。应用利妥昔单抗治疗后平均 8 个月会出现 B 细胞再生，其有赖于类似脐带血中不成熟表型的幼稚 B 细胞的形成。外周血 B 细胞清除多伴有血中 BLyS 浓度的显著增加，并在 B 细胞再生后下降[51]。BLyS 是一种天然蛋白，为 B 细胞分化为成熟浆细胞所必需。RA 患者体内 BLyS 浓度增高可能有助于自身抗体产生。但在利妥昔单抗疗效持续的 RA 患者中，BLyS 浓度下降更为缓慢，超出外周血 B 细胞清除的时间。因此 BLyS 可能有助于致病性自身反应性 B 细胞的存活或再生。这个假说指出了除 B 细胞清除治疗之外，BLyS 拮抗剂潜在的治疗价值。

临床实际应用和随机试验提供了越来越多关于多周期利妥昔单抗治疗的安全性和有效性的相关信息。近来报道的一项Ⅲ期名为 MIRROR（甲氨蝶呤反应不佳的利妥昔单抗随机研究）随机双盲国际研究，其评价了应用 3 种剂量利妥昔单抗联合 MTX 治疗 375 例 MTX 反应不佳活动性 RA 患者的安全性和有效性[52]。患者随机分为三组：A 组是第 1 天和第 15 天分别给予利妥昔单抗 500 mg，24 周时重复一次；B 组是第 1 天和第 15 天第一阶段分别给予利妥昔单抗 500 mg，第二阶段分别给予利妥昔单抗 1000 mg，24 周时治疗重复一次；C 组是第 1 天和第 15 天分别给予利妥昔单抗 1000 mg，24 周时重复一次。主要终点是 48 周时达到 ACR20 的患者比例。次要终点包括 ACR50、ACR70 和 EULAR 反应。研究结果证明 2×1000 mg 常规剂量组的疗效优于 2×500 mg 低剂量组，其中 EULAR 良好 / 中度反应达到统计学意义（分别是 88% 和 72%，$P < 0.05$）。其他研究终点尽管在 48 周时数据良好，但三组之间并无显著统计学差异。

当前作用

> **关键点**
>
> 利妥昔单抗通常被认为是 RA 患者的有效生物制剂选择之一，特别是对 TNF 抑制剂反应不足的血清阳性 RA 患者。

对 RA 发病机制认识的最新进展强调 B 细胞在自我延续性慢性炎症进程中起关键作用。利妥昔单抗是一种值得期待的 RA 治疗方法。目前临床上利妥昔单抗治疗 RA 多局限于 TNF 拮抗剂疗效不佳的患者。SWITCH-RA 是一项全球性观察性研究，比较利妥昔单抗与替代性 TNF 抑制剂对 RA 患者的疗效，此类患者之前接受过至少一种 TNF 抑制剂治疗且反应不佳[53]。在这一大型队列中，604 名患者接受利妥昔单抗、507 名患者接受替代性 TNF 抑制剂作为第二种生物制剂治疗。停用第一种抗 TNF 的原因是无效、不耐受或其他。接受利妥昔单抗治疗的患者 6 个月时 DAS28-3- 红细胞沉降率（ESR）的最小二乘平均值（SE）变化显著大于接受替代性 TNF 抑制剂治疗的患者（−1.5 vs. −1.1，$P = 0.007$）。且利妥昔单抗治疗组与由于无效而停止使用最初 TNF 抑制剂的患者之间仍然具有显著差异（-1.7 vs. -1.3，$P = 0.017$），但与因为不耐受而停用的患者之间则无显著差异（-0.7 vs. -0.7，$P = 0.894$）。血清阳性患者使用利妥昔单抗的 DAS28-3-ESR 比使用替代性 TNF 抑制剂显著改善（-1.6 vs. -1.2，$P = 0.011$），特别是那些由于无效而转换的患者（-1.9 vs. -1.5，$P = 0.021$）。利妥昔单抗和替代性 TNF 抑制剂两组之间的不良事件总发生率相似。这些真实世界的数据表明，特别是在血清阳性患者和使用 TNF 抑制剂后因无效而转换的患者中，与转换为第二种 TNF 抑制剂相比，转为利妥昔单抗的临床疗效更佳。

IMAGE、MIRROR、SERENE、REFLEX 和 DANCER 等多个临床试验 [24,27-28,52,54] 的研究数据指出血清阳性 RA 患者 [RF 和（或）抗环瓜氨酸肽抗体（抗 CCP）] 比血清阴性患者对 B 细胞清除治疗的反应更好，特别是在改善症状、体征和抑制影像学变化等方面。但在试验研究和临床应用中血清阴性患者群体的临床疗效也比较理想，虽然此类患者病例数少于血清阳性者 [55]。对 MIRROR 和 SERENE 两项研究数据的汇总分析显示，48 周时达到 ACR20、ACR50 和 ACR70 的血清阳性和阴性患者的比值比分别是 2.23 [95%（CI）-1.38 ~ 3.58]、2.72 [95%（CI）=1.58 ~ 4.70] 和 3.29 [95%（CI）=1.40 ~ 7.82] [56]。这些发现提出假设，认为血清阴性患者疗效较差的原因可能与其他机制有关，如抗原提呈、共刺激、细胞因子作用等，而利妥昔单抗疗效较好可能是由于其对致病性抗体的抑制作用。利妥昔单抗治疗 RA 患者效果不佳可能与 I 型干扰素（IFN）有关，而非 RF[57]。

利妥昔单抗疗效最优、性价比最高的剂量是多少仍存在争议。SERENE III 期研究显示利妥昔单抗在 500 mg×2 和 1000 mg×2 两个剂量具有同等疗效 [27]，但 MIRROR III 期试验 [52] 的一些数据显示较高剂量效果更好。IMAGE 研究显示在未使用 MTX 的患者（未获准应用利妥昔单抗治疗的患者）中两个剂量临床疗效相当，但影像学结果在高剂量组更好 [28]。因此总结目前关于利妥昔单抗剂量的随机对照试验数据，显示 1000 mg×2 的剂量能够使大部分患者临床获益。利妥昔单抗 500 mg×2 的剂量在全部患者中得到大致相同的结果，而且具有费用更低、严重不良反应发生率更低的优势，但取得较好临床疗效和抑制关节

结构破坏的可能性较低。DANCER 研究的结果显示利妥昔单抗每周期给药 1000 mg×2 并联合每周一次 MTX（通常是 15 mg/w）能够取得最佳疗效。此外，利妥昔单抗用药前静脉应用 100 mg 甲泼尼龙能够减少输液反应的发生率和严重程度。

利妥昔单抗还可用于抗 TNF 治疗有相对禁忌的患者，如结缔组织病的重叠综合征。目前对于长期应用外周血 B 细胞清除治疗有效的患者再次应用利妥昔单抗的时机与必要性尚无确切结论。现有研究显示，外周血 B 细胞清除治疗后需要约 8 个月才能恢复其原有数目，但重复治疗有必要更早进行。一项开放性研究用于评估既往参加 II 或 III 期研究的活动性 RA 患者重复应用利妥昔单抗治疗的疗效，并确定重复给药的最佳频率 [58]。155 例既往曾接受 TNF 抑制剂治疗的 RA 患者接受利妥昔单抗第一疗程治疗后达到 ACR20、ACR50 和 ACR70 的比例是 65%、33% 和 12%，第二疗程治疗后则分别是 72%、42% 和 21%。在接受第三疗程治疗的 82 例患者中，第一、二疗程之间与第二、三疗程之间的间隔时间相同，均为 30 ~ 31 周 [58]。目前，有必要进行进一步研究以明确维持治疗的最佳方案，既能保证疗效又能减少毒性 [59]。发现能够帮助制定最佳疗效决策的生物学标志是一个非常值得期待的目标，但目前并未常规应用。临床疗效的维持可能与外周血 B 细胞清除的完全性相关，无论是 500 mg×2 的低剂量方案还是 1000 mg×2 的大剂量方案均是如此。通过敏感性较高的方法能够测量出数量很少的外周血 B 细胞。一项新进的研究报道显示初始周期应用利妥昔单抗效果不佳的 RA 患者在基线期和用药后循环中前浆细胞数量较多，而在总 B 细胞再生之前重复应用一个周期的利妥昔单抗能够加强 B 细胞清除效应，提高临床疗效 [60]。

尽管目前认为利妥昔单抗治疗 RA 的安全性资料较为可靠，但仍需要谨慎对待，直到得到更多患者应用后获得长期安全性和重复治疗的数据。此外，利妥昔单抗应用安全性数据的重要来源之一是在治疗非霍奇金淋巴瘤时具有同样低的感染率。肿瘤科应用时一些相关的不良反应与肿瘤负荷有关。尽管密切监测免疫状态和机会致病菌感染发生率是必要的，但总体来说，不良反应的数据对 RA 患者来说是令人放心的。

未来方向和 B 细胞靶向治疗的其他途径

近来利妥昔单抗多用于对 TNF-a 拮抗剂疗效不佳、随时间疗效下降或有不良反应的中到重度 RA 患者的治疗[61]。最近的研究指出利妥昔单抗对初治或未使用 MTX 治疗的 RA 特别是血清阳性患者同样有效[27-28]。因此面对健康经济学数据的挑战，与 TNF 拮抗剂比较，利妥昔单抗具有成为一线生物制剂的潜在可能。虽然有利的证据越来越多，但重复应用利妥昔单抗治疗的安全性仍存在质疑。尽管美国食品及药物管理局（FDA）已经接到 SLE 和 RA 患者应用利妥昔单抗治疗后出现致命性 PML 的相关报告，但毕竟数量很少。决定 B 细胞清除治疗未来地位的核心问题是在 RA 早期阶段确定最有效的治疗策略以诱导缓解，甚至达到非生物治疗缓解。实现这一目标取决于利妥昔单抗治疗是否能安全、有效地实现，或是有无可靠的生物学标志物能够帮助确定个体化的生物治疗策略。

其他以 CD20 为靶点的抗体包括奥瑞珠单抗（Ocrelizumab 利妥昔单抗的一种人源化版本）、奥法木单抗（HuMax/ofatumumab CD20，一种全人源化抗 CD20 单抗），其临床试验和安全性数据也已有相关报道。在 RA 的 I / II 期试验中，奥瑞珠单抗 200 mg 或更高剂量联合 MTX 隔 2 周应用时是安全有效的[59]。在三个包含了不同 RA 患者群体的 III 期研究中已经全面报道了 2 个治疗剂量奥瑞珠单抗的相关研究。但 2010 年春季，对 RA 项目的有效性和安全性数据进行详细分析后发现奥瑞珠单抗总体获益 - 风险评估并未充分考虑到现有治疗的其他方面，故奥瑞珠单抗在 RA 治疗中的后续研究被叫停。该决定是基于包括严重感染（其中一些是致命性的）和机会致病菌感染的相关安全事件。

奥法木单抗是特异性抗人 CD20 抗原的人 IgG1κ 可溶性单克隆抗体，与利妥昔单抗和奥瑞珠单抗识别位点不同，可识别人 CD20 分子的特异性膜近端表位[63]。这种表位的膜相似性能够解释奥法木单抗在临床前研究的体内和体外实验中高效的 B 细胞杀伤作用。一项奥法木单抗的 I / II 期研究针对 DMARDs 无效的活动性 RA 患者，间隔 2 周静脉给予两次 300 mg、700 mg 或 1000 mg 奥法木单抗，与安慰剂比较，各种剂量均表现出显著的临床疗效和良好的耐受性（前期用药后好转），而 700 mg 为最佳剂量[63]。尽管 RA 研究的结果喜人，静脉应用奥法木单抗治疗自身免疫性疾病的进一步研究已经停止，并把重点转向皮下给药的项目。目前正在研究奥法木单抗应用于多发性硬化症的治疗，但针对 RA 研究的进一步发展还有待观察，尽管机会性致病菌所致意外感染并未像利妥昔单抗那样出现。

多种其他 B 细胞靶向性治疗方法都还在临床测试阶段，还不太可能在近期明显动摇利妥昔单抗的地位。B 细胞靶向性治疗的备选策略包括抗 BlyS 抗体的应用。贝利木单抗（Belimumab，LymphoStat-B）是一种新近研制的人源化抗 BlyS 单抗，正在进行 RA 和其他风湿性疾病的临床试验。抑制 BlyS 的另一种途径仍处于临床开发的早期阶段，是利用一种可溶性受体如跨膜激活剂、钙调节剂和亲环系配体与免疫球蛋白相互作用阻断 BlyS 受体的信号传导。一项贝利木单抗治疗 283 例活动性 RA 患者的 II 期双盲、安慰剂对照研究，其初步研究结果已经发表[64]。患者随机接受不同剂量（1、4 或 10 mg/kg）贝利木单抗或安慰剂，分别在 0、14 和 28 天及此后每 28 天静脉给药，共 24 周。24 周时的 ACR20 反应在贝利木单抗组是 29%，安慰剂组是 16%，未发现剂量效应，且该药耐受性良好。相比利妥昔单抗的有效性，这些 B 细胞功能抑制的效果初步发现并不理想，但这可能是贝利木单抗剂量过低在药代动力学上的直观表现。贝利木单抗的收益 - 风险比已受到 FDA 的严格审查，不太可能在 RA 的临床治疗方面取得进展。

利妥昔单抗治疗其他风湿性疾病

利妥昔单抗还被用于治疗其他多种风湿病[11]。理论方面的考虑和初步的数据表明应用利妥昔单抗进行 B 细胞清除可能对免疫性血小板减少、ANCA 相关血管炎和 SLE 的治疗有效。应用利妥昔单抗治疗 ANCA 相关血管炎的原理是 CD20$^+$ 前体 B 细胞清除可引起致病性抗原的短暂消除和病情缓解，推测 ANCAs 是由短期存活的 B 细胞系产生，而不是长期存活的浆细胞。此外，ANCA 相关血管炎中激活的循环 B 淋巴细胞数目与疾病活动度和组织受累相关。因此关于利妥昔单抗可能诱导严重 ANCA 相关血管炎病情缓解的假设在一项名为 RAVE（利妥昔单抗治疗 ANCA 相关血管炎）的 II / III 期多中心随机双盲安慰剂对照试验中得到了验证。近期，对比利妥昔单抗（375 mg/m^2，每周静脉给药一次，共 4 周）和环磷酰胺（每天口服 2 mg/kg）[65] 的研究发现，利妥昔单抗组有 63 例患者（64%）达到主要终点，而对照组是 52 例患者（53%），结果符合标准的非劣效性比较（$P < 0.001$）。利妥昔单抗为基础的治疗方案比环磷酰胺方案疗效更好，可诱导复发病例的缓解。利妥昔单抗组 51 例中有 34 例患者（67%）达到主要终点，对照组是 50 例中有 21 例（42%）（$P = 0.01$）。利妥昔单抗治疗肾脏病变或牙龈出血的患者与环磷酰胺一样有效。各组之间的不良反应发生率无显著性差异。尽管有这些令人鼓舞的数据，但由于同时给予高剂量糖皮质激素也可以显著降低 ANCA 滴度和缓解病情，因此利妥昔单抗在 ANCA 相关血管炎中的真正作用难以确定。

鉴于大量的证据表明 SLE 存在 B 细胞异常，B 细胞靶向的多种干预机制成为近期的治疗焦点。其中利妥昔单抗被研究的最为广泛。利妥昔单抗治疗 ANCA 相关血管炎和 SLE 研究最好的证据来自于临床经验、回顾性病例研究和小型前瞻性非对照研究，主要是针对疗效不佳或频繁复发的病例 [66-67]。但新近的两项中型 III 期随机安慰剂对照试验分别是针对利妥昔单抗治疗中等活动度非肾性 SLE（EXPLORER）和 III / IV 型狼疮肾炎（LUNAR），均未能证明在联合标准护理和常规免疫抑制剂治疗时这种 B 细胞清除剂优于安慰剂。两项研究均有一个相对较短的随访期。LUNAR（用以评估利妥昔单抗治疗 ISN/RPS III / IV 型狼疮肾炎的安全性和有效性研究）的初步数据已经发表 [68]。这项多中心随机双盲安慰剂对照试验纳入 144 例狼疮肾炎患者（67% 为 IV 型），比较了利妥昔单抗和安慰剂的有效性和安全性。III / IV 型患者中尿蛋白 - 肌酐比大于 1 的患者被随机分组，在第 1、15、168 和 182 天接受 1000 mg 利妥昔单抗或安慰剂，可联用霉酚酸酯和糖皮质激素。52 周时观察完全或部分肾脏反应或临床疗效，未发现显著差别，尽管利妥昔单抗可明显减少抗双链 DNA 抗体滴度、增加 C3 水平。两组患者中严重不良反应（如感染）的发生率相同。

EXPLORER 试验（用以评估利妥昔单抗治疗严重 SLE 患者的安全性和有效性的研究）将中到重度活动、无论是否接受免疫抑制剂或糖皮质激素治疗的 SLE 患者随机分组，接受静脉应用安慰剂（$n = 88$）或利妥昔单抗（$n = 127$）[69]。合并活动性肾小球肾炎的患者被排除。每周 4 次共 52 周治疗后应用 BILAG 评分评估治疗反应。安慰剂组 66% 患者有反应，利妥昔单抗组是 75.1%。中到重度复发的时间在两组之间无差别，但利妥昔单抗组在初次复发前间隔更长时间。中到重度复发的年发生率相同，但 a 级复发的平均年发生率在利妥昔单抗组显著低于安慰剂组（0.86 vs. 1.41）。不良反应和严重感染的数量在 78 周时两组相当，而安慰剂组的严重感染更多。

LUNAR 和 EXPLORER 研究并未证明利妥昔单抗治疗 SLE 患者时优于安慰剂，原因尚不清楚，可能是由于设计缺陷。糖皮质激素和免疫抑制剂的过度使用可能掩盖了利妥昔单抗的疗效。此外，在利妥昔单抗治疗 SLE 患者时最佳剂量和给药方案以及根据受累器官和系统进行调节均缺乏共识。EXPLORER 纳入了疾病活动度很高并应用中到大量糖皮质激素治疗的患者，这可能使得短期评估疗效非常困难 [70]。狼疮临床研究通常存在的另一个潜在缺陷是随访期的长度可能太短以至于不同的治疗之间结果不一致，就像 LUNAR 和 EXPLORER 研究那样。利妥昔单抗治疗 SLE 总体临床疗效的研究未得到预期结果，也反映出所采用临床工具的不足，这与 LUNAR 的狼疮肾炎研究相关性较小，因为结果测量较为准确。在 LUNAR 和 EXPLORER 研究中，结果似乎对非裔和西班牙裔美国患者更有利 [71]。

利妥昔单抗也被用于治疗原发性干燥综合征、肉芽肿性多血管炎、丙肝相关冷球蛋白血症、其他 ANCA 相关血管炎如结节性多动脉炎、皮肌炎和多发性肌炎 [72]、抗磷脂综合征和硬皮病 [73]。

共刺激分子靶向性治疗

关键点

活化的 T 细胞参与 RA 的发病机制，共刺激在诱导适应性免疫应答过程中至关重要。

　　共刺激是诱导适应性免疫反应的重要步骤。虽然 T 细胞在 RA 病情持续中的作用存在争论且知之甚少，但公认 T 细胞活化是发病机制中的关键事件。成功活化 T 细胞需要多种信号。一种信号来自抗原与抗原呈递细胞表面主要组织相容性复合体（MHC）分子结合后所提呈给特异的 T 细胞受体（TCR）过程中。如果缺少进一步的信号刺激，T 细胞将不会反应并最终通过凋亡被清除。通过抗原呈递细胞上的 B7 家族成员（CD80 或 CD86）与 T 细胞上的 CD28 之间的相互作用提供了重要的共刺激信号（图64-5）。抗原呈递细胞与 T 细胞之间另一种关键的相互作用是通过血管细胞黏附分子 -1（ICAM-1）与白细胞功能相关抗原 -1（LFA-1）、CD40 与 CD40 配体、LFA-3 与 CD2 等等受体 - 配体的结合来完成。T 细

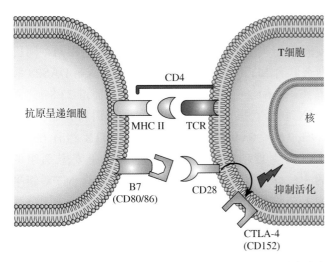

图 64-5　抗原呈递细胞与 B 细胞间的相互反应。T 细胞成功激活需要多种信号。一种信号是抗原呈递细胞表面主要组织相容性复合体（MHC）分子与抗原结合，将其呈递给特异的 T 细胞受体。如果缺少进一步的信号刺激，T 细胞将无反应，直至通过细胞凋亡机制被清除。一种重要的共刺激信号是由抗原呈递细胞表面的 B7 家族（CD80 或 CD86）与 T 细胞表面的 CD28 相互反应产生。激活后，T 细胞表达 CTLA-4，干扰 B7-CD28 相互作用，帮助 T 细胞回归静止

胞活化后会表达 CTLA-4，以干扰 B7-CD28 相互作用，使 T 细胞回复静止状态。

阿巴西普与类风湿关节炎

关键点

阿巴西普是全人源化融合蛋白，包含 CTLA-4 的胞外蛋白和 IgG 1Fc 段。

　　阿巴西普（Abatacept）是一种新的全人源化的融合蛋白，由 CTLA-4 细胞外部分与人的 IgG1 的 Fc 段组成。2005 年 12 月，阿巴西普（商品名 Orencia）成为首个被 FDA 批准用于其他药物无效 RA 患者的共刺激阻断剂。阿巴西普与抗原呈递细胞表面 CD80 和 CD86 结合，阻止这些分子与其配体——T 细胞表面的 CD28 结合，抑制 T 细胞的有效活化。在体外试验中，阿巴西普抑制 T 细胞增殖及 TNF-α、IFN-γ 和 IL-2 等的产生。在胶原诱导的大鼠关节炎模型中，CTLA4Ig 获得良好疗效，推动了多项临床试验以评估其对 RA 患者的疗效[74-75]。

临床研究

关键点

阿巴西普对所有 RA 患者均有效。对于在前 6 个月内治疗达标的大多数患者，随后的疗效可长达 2 年。

　　目前已有多项随机双盲安慰剂对照研究使用多种临床方案来评估阿巴西普治疗成人活动性 RA。这些研究主要针对传统 DMARDs（如 MTX）或 TNF 抑制剂无效的活动期 RA 患者，新近的研究还包括了未使用 MTX 治疗的早期患者。此外一项用以评估共刺激阻断剂对未分化早期关节炎和确诊 RA 患者疗效的探索性 II 期研究也公布了研究数据。

　　一项最初为 3 个月的 IIa 期随机双盲安慰剂对照先导性研究发现，B7 阻断剂对至少一种传统 DMARD 治疗后病情仍处活动的 RA 患者的症状与体征的改善有效[76]。这项研究进行了两种共刺激调节生物制剂与安慰剂的疗效比较，一种是 CTLA4Ig，与 CD86 的结合力为 CD80 的 1/4；另一种是贝拉西普，

是 CTLA4Ig 的第二代产品，有 2 个氨基酸残基突变后增加了与 CD86 的结合力。85 天时达到 ACR20 的患者比例为剂量依赖性，提示两种共刺激分子均具有临床疗效。

这一结论被另一项多中心的 Ⅱb 期临床研究进一步证实，该研究应用阿巴西普联合 MTX 治疗 339 例单用 MTX 无效的活动期 RA 患者[77]。患者被随机分至安慰剂组、阿巴西普 2 mg/kg 组和阿巴西普 10 mg/kg 组，分别在 0、2、4 周及此后每月给药一次，共 6 个月。阿巴西普 10 mg/kg 组、2 mg/kg 组、安慰剂组达到 ACR20 的患者比例分别是 60%、41.9% 和 35.3%。达到更为严格的 ACR50 水平的患者比例分别是 36.5%、22.9% 和 11.8%（表 64-2）。组间比较不同 ACR 反应标准的改善情况，阿巴西普 10 mg/kg 组普遍优于 2 mg/kg 组。所有接受阿巴西普治疗的患者在 6 个月内未发生死亡、恶性肿瘤或机会致病菌感染。Ⅱb 期研究的患者继续进入后续 6 个月的双盲治疗，期间疗效仍持续。阿巴西普 10 mg/kg 组患者获得 ACR70、50 和 20 比例分别为 21%、42% 和 63%，安慰剂组分别为 8%、20% 和 36%。此外，高剂量组患者的机体功能和健康相关生活质量得到明显改善，持续超过一年[78]。在 Ⅱb 期的研究中，从治疗 90 天开始，阿巴西普 10 mg/kg 联合 MTX 治疗组在疾病缓解率上显著优于 MTX 联合安慰剂组，并且其作用随时间逐渐增强。治疗 1 年后，阿巴西普联合 MTX

治疗组有 34.8% 的患者达到 DAS28 缓解（< 2.6），而 MTX 联合安慰剂组仅有 10.1%（P < 0.001）[78]。完成双盲期 12 个月治疗的患者可以进入长期延伸观察期，所有患者均接受 MTX 联合 10 mg/kg 的阿巴西普治疗。第 3 年时阿巴西普治疗患者的关节肿胀和压痛数改善 70% 以上，关节疼痛和生理功能改善约 50%[79]。双盲期接受安慰剂治疗的患者在延伸观察期转移至阿巴西普治疗后，快速取得了与全程应用阿巴西普治疗患者同等疗效。

两项阿巴西普治疗不同 RA 的大型 Ⅲ 期研究最近公布其发现。MTX 治疗无效患者进入 AIM（Abatacept in Inadequate Responders to Methotrexate）研究。这项研究进一步评价阿巴西普联合 MTX 治疗 RA 的安全性、临床疗效及对影像学进展的影响[80]。另一项 Ⅲ 期 ATTAIN（Abatacept Trial in Treatment of Anti-TNF Inadequate Responders）研究[81] 是评估阿巴西普对 TNF 拮抗剂治疗无效 RA 患者的安全性和有效性。

AIM 研究共纳入 652 例 MTX 治疗无效的 RA 患者，随机分为安慰剂组（219 例）和阿巴西普 10 mg/kg 治疗组（433 例）分别在第 1、15、29 天及此后每 4 周给药一次，共一年。所有患者均维持基础 MTX 治疗[80]。所有患者基线期均具有较高疾病活动度，平均 DAS28 评分为 6.4。阿巴西普治疗组患者在第 6 个月和 12 个月时各项 ACR 反应标准的改善均优于安慰剂组（表 64-2）。与 Ⅱb 期试验结论相同，阿巴西普联合 MTX 在 6 个月和 12 个月时诱导 DAS28 缓解（< 2.6）的患者比例分别是 14.8% 和 23.8%，而 MTX 联合安慰剂组在相同时间点分别只有 2.8% 和 1.9%（P < 0.001）。阿巴西普联合 MTX 组有 63.7% 患者的生理功能得到改善，显著高于安慰剂组的 39.3%（P < 0.001）。此外阿巴西普联合 MTX 组平均关节结构破坏进展更慢，1 年后总 Sharp 评分为 1.2，安慰剂组为 2.3[80]。有趣的是，用传统疗效评估方法（如 EULAR 反应）评估时，阿巴西普治疗后 4 ～ 6 个月临床疗效不再提高。然而运用更严格的评估方法 [如 DAS 评分下降（< 3.2）所需时间] 评价时，观察 12 个月并未发现疗效停滞，提示阿巴西普联合 MTX 治疗可能持续发挥作用[82]。

AIM 研究中完成 12 个月双盲研究的所有患者可进入更长期的延长期研究，其接受每 4 周一次 10 mg/kg 的阿巴西普联合 MTX 治疗（图 64-6）。临床有效的疾病活动缓解持续 2 年，患者自我评价的主观感受

表 64-2 AIM 与 ATTAIN 研究中 24 周时患者缓解的百分比

研究	用药方案	ACR20	ACR50	ACR70
AIM 研究 Ⅱb 期[42]	阿巴西普 10 mg/kg 联合甲氨蝶呤	60	37	17
	甲氨蝶呤	35	12	2
AIM 研究 Ⅲ 期[45]	阿巴西普 10 mg/kg 联合甲氨蝶呤	68	40	20
	甲氨蝶呤	40	17	7
ATTAIN 研究 Ⅲ 期[46]	阿巴西普 10 mg/kg 联合甲氨蝶呤	50	20	10
	甲氨蝶呤	20	4	1

ACR，美国风湿病学会；AIM，阿巴西普治疗甲氨蝶呤反应不足患者的临床观察；ATTAIN，阿巴西普治疗 TNF 拮抗剂反应不足患者的临床观察

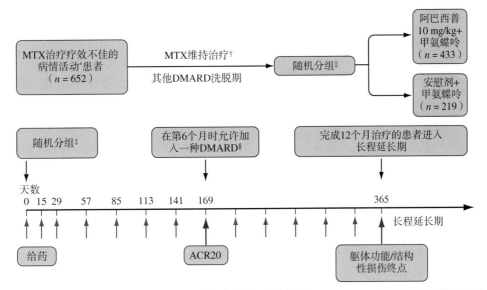

* ≥肿胀关节数（共66个关节），≥12个关节痛（共68个关节）和CRP≥1.0 mg/dl并且已持续使用甲氨蝶呤
≥3个月≥15 mg/w
† 入组前甲氨蝶呤剂量稳定 >1个月
‡ 按2：1随机分组
§ 柳氮磺吡啶、硫酸羟氯喹、金制剂

图 64-6 Ⅲ期 AIM 研究设计。ACR，美国风湿病学会；DMARD，改善病情抗风湿药；MTX，甲氨蝶呤

也有改善[83]。此外，X 线平片上的关节结构破坏亦得到持续抑制。阿巴西普治疗 2 年后疗效显著优于 1 年，因为第二年的影像学进展极轻微[84]。

第三个试验中给 MTX 治疗无效的患者提供了能够在一项研究中评价两种生物制剂的机会。ATTEST 研究（abatacept or infliximab vs. placebo，a trial for tolerability，efficacy and safety in treating RA）尽管不足以比较优越性，但能够提供阿巴西普和英夫利昔单抗在同一人群中疗效和安全性的相关信息[85]。MTX 无效的患者按照 3：3：2 的比例随机分为三组：阿巴西普组（批准剂量）、英夫利昔组（3 mg/ kg）、安慰剂组，三组均需联用 MTX。6 个月后安慰剂组患者换至阿巴西普组，其余两组不变，仍双盲至 1 年。主要研究终点是 6 个月后 DAS28（ESR）的下降，阿巴西普组和对照组的平均下降分别是 2.53 和 1.48（P < 0.001）。达到低疾病活动度和 DAS28 缓解的患者比例在阿巴西普组更高。6 个月后阿巴西普组和英夫利昔组的 ACR20、ACR50 和 ACR70 改善显著优于安慰剂组，且达到 ACR20 的速度更快，但在 3 个月后并不明显。1 年后，阿巴西普组和英夫利昔组的 DAS28（ESR）下降分别是 -2.88 和 -2.25，阿巴西普组的 ACR 反应持续了 6 个月而英夫利昔组没有。

ATTAIN Ⅲ期研究中，对 391 例接受常规 DMARD 和阿那白滞素治疗的活动性 RA 患者进行阿巴西普治疗评估，这些均为至少 3 个月依那西普或英夫利昔单抗或两者联用足量治疗无效的患者[81]。如果之前尚未停用抗 TNF 治疗，在纳入试验后应立即停止。经过一定洗脱期后患者按 2：1 的比例随机分入阿巴西普治疗组（10 mg/kg）和安慰剂组（图 64-7）。6 个月时阿巴西普治疗组患者各级 ACR 缓解均优于安慰剂组（ACR20 分别为 50.4% 和 19.5%，P < 0.001；ACR50 20.3% 和 3.8%，P < 0.001；ACR70 分别为 10.2% 和 1.5%，P = 0.003）（表 64-3）。此外，阿巴西普治疗组 10% 的患者达到 DAS28 缓解，安慰剂联合传统 DMARD 组仅为 1%。ACR20 反应与患者是否以前接受依那西普、英夫利昔单抗或两者联用无效无关。阿巴西普治疗组生理功能改善显著优于安慰剂组（47% 和 23%）。阿巴西普治疗组感染发生率略高于安慰剂组，但并无特殊感染发病率明显增高。两组间感染的严重程度相当，两组间因感染终止治疗或严重感染的发生率均无显著差异。

ATTAIN 研究中所有完成 6 个月双盲阶段的患者全部进入 1 年延长期，接受每个月一次阿巴西普联合至少一种 DMARD 治疗[86]。双盲期有 258 例患

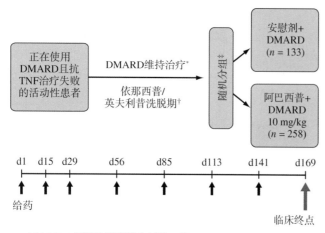

给药

临床终点

* DMARD/阿那白滞素稳定剂量28天
† 依那西普洗脱30天；英夫利西洗脱60天
‡ 按2：1比例随机分组

图 64-7 Ⅲ 期 ATTAIN 研究设计。DMARD，改善病情抗风湿药；TNF，肿瘤坏死因子（From Genovese MC, Becker JC, Schiff M, et al：Abatacept for rheumatoid arthritis refractory to tumor necrosis factor alpha inhibition. N Engl J Med 353：1114-1123，2005.）

表 64-3 TNF 拮抗剂阿达木单抗与其他生物制剂阿巴西普比较（AMPLE 研究）

治疗方案	患者总数	甲氨蝶呤反应不足患者数	甲氨蝶呤反应不足患者比例
阿巴西普 + 甲氨蝶呤	318	206	64.8
阿达木单抗 + 甲氨蝶呤	328	208	63.4

组间差分估计（95% CI）为 1.8（-5.6，9.2）；根据各组患者组成来确定治疗意图

MTX，甲氨蝶呤

Modified from Weinblatt ME, et al：Head-to-head comparison of subcutaneous abatacept versus adalimumab for rheumatoid arthritis：findings of a phase IIIb, multinational, prospective, randomized study. Arthritis Rheum 65（1）：28-38，2013.

者被随机分入阿巴西普治疗组，有 223 例完成 6 个月治疗，其中 218 例进入延长期，168 例完成 18 个月治疗。双盲期结束后观察到的 ACR20 缓解在随后 1 年仍能够维持，并在 18 个月时分别有 35% 和 18% 的患者达到更为严格的 ACR50 和 ACR70。此外，达到 DAS28 缓解的患者比例也在延长期末翻倍达到 22.5%。所有最初接受阿巴西普联合 DMARD 治疗并最终进入延长期的患者中，双盲期末 DAS28 平均

较基线下降 –1.99，18 个月末增至 –2.81。在双盲期安慰剂联合 DMARD 治疗的患者平均 DAS28 下降为 –0.93，延长期接受阿巴西普治疗后 DAS28 较基线下降 –2.72[87]。以上数据再次显示阿巴西普疗效可维持，但相对显效缓慢，疗效随时间而逐渐增加。

第二个针对 TNF 拮抗剂无效的试验是一项为期 6 个月的 Ⅲ b/ Ⅳ 期开放实验。ARRIVE 试验（Abatacept Researched in RA patients with an inadequate anti-TNF response to Validate Effectiveness）将首次评价 TNF 拮抗剂无效患者未经洗脱直接进入阿巴西普治疗的安全性，这是一种常见的临床用药方法[88]。该研究纳入的是疾病活动度高的患者并可能由于疗效、安全性或耐受性等原因对 3 种以上 TNF 拮抗剂反应不佳。患者即使 PPD 试验阳性也可入组。阿巴西普为每月给药（仅限美国），且并未限制患者 DMARD 的应用。同样无论是否经过洗脱期均可发现有意义的临床改善如疾病活动度、躯体功能、健康相关生活质量。分析发现 1 种 TNF 拮抗剂无效比 2 种以上无效的患者达到 DAS28 缓解和低疾病活动度的比例更高。

由于 T 细胞激活被公认是 RA 免疫级联反应的初始事件，因此推测共刺激阻断剂可能在抗原驱动进程的早期阶段有效。为期 2 年的 AGREE 研究（abatacept study to gauge remission and joint damage progression in methotrexate-naïve patients with early erosive RA）包括 12 个月的双盲研究和 12 个月的开放研究，针对的是未经 MTX 治疗的早期 RA 患者[89]。入选条件包括病程短、有预后不良因素（如高 CRP 水平、有骨侵蚀的放射学证据、RF 或 ACPA 阳性）。患者按照 1：1 的比例随机进入阿巴西普联合 MTX 组（n=256）或单用 MTX 组（n=253），共 12 个月[89]。1 年后，所有患者均接受开放性阿巴西普联合 MTX 治疗。两个阶段的主要研究终点均为 1 年后 DAS28 缓解和影像学关节破坏进展。

1 年时阿巴西普联合 MTX 组达到 DAS28（CRP）缓解、ACR50、ACR70 的患者更多，且从第 2 个月就出现明显差别。1 年后阿巴西普联合 MTX 组 27.3% 的患者 ACR50 维持 56 个月，单用 MTX 组则只有 11.9%，两组之间差异具有显著性（P < 0.001）[89]。继续接受阿巴西普加 MTX 治疗的患者在第二年可获得病情活动度和 ACR 反应持续改善，其中 55.2% 的患者在治疗第 2 年达到临床缓解[90]。未经 MTX 治疗而随机进入阿巴西普联合 MTX 组的患者，从基线期

到第 1 年结束时其 Genant-mTSS 和骨侵蚀评分的变化明显降低[89]。此外第 2 年与第 1 年相比，最初进入阿巴西普组的患者其病情进展会得到进一步抑制[91]。最初单用 MTX 的患者在接受阿巴西普治疗后，其关节破坏进展第 2 年较第 1 年显著减少[90]，但仍比最初就开始使用阿巴西普的患者更明显[90]。

ADJUST（Abatacept Study to Determine the Effectiveness in Preventing the Development of RA in Patients with Undifferentiated Inflammatory Arthritis）研究是一项为期 2 年的探索性 II 期研究，目的在于研究早期应用阿巴西普来延缓抗 ACPA 阳性未分化及具有 2 个以上滑膜炎表现的早期关节炎患者进展为确诊 RA 的时间[89]。按照随机（1:1）双盲原则，应用阿巴西普 10 mg/kg（n=28）或安慰剂（n=28）治疗 6 个月。1 年后对根据 1987 年 ACR 分类标准诊断为 RA 的患者或效果不佳而退出的患者进行评估。当 6 个月时停用阿巴西普，阿巴西普组和安慰剂组分别有 22 例和 17 例不符合 RA 诊断的患者继续本研究。2 年后 2 组分别有 7 例和 4 例继续本研究。1 年后安慰剂组进展为 RA 的患者数目多于阿巴西普组（66.7% 和 46.2%），无统计学差异。影像学评估显示 6 个月后关节结构破坏得到抑制，并在治疗停止后持续 6 个月，MRI 评估骨炎、骨侵蚀和滑膜炎也能够得到相同趋势[92]。阿巴西普治疗也能够降低 ACPA 抗体水平并在停药后还能够持续。虽然入组患者都会有短暂的症状持续，且在入组时并不符合 1987 年 ACR 的 RA 分类标准，但超过一半患者有证据表明存在 1 处以上骨侵蚀，可能已经是早期 RA 的阶段。解释本研究结果时必须考虑这一点。

作为目前肠胃外给药途径中最常见的方法之一，皮下给药途径的普及推动了阿巴西普皮下给药有效性和安全性的相关研究。现在已有皮下给药剂型的阿巴西普，125 mg 一支，每周注射一次。针对治疗 RA 患者的皮下给药剂型进行了 6 项临床试验，包括 ACQUIRE（比较静脉和皮下制剂疗效的 II 期剂量研究）[93]，ALLOW（比较阿巴西普皮下注射联合甲氨蝶呤与甲氨蝶呤单用的免疫原性相关戒断重启研究）[94]，ACCOMPANY（阿巴西普皮下注射联合甲氨蝶呤与单用阿巴西普的免疫原性研究）[95]，ATTUNE（静脉至皮下用药的转换研究）[96]，AMPLE（阿巴西普皮下注射联合甲氨蝶呤与阿达木单抗联合甲氨蝶呤的头对头研究）[97]，所有这些研究都证明了皮下给药可获

得与经典静脉内给药相当的疗效和安全性。特别是证明了，固定剂量的药物可达到与体重相关静脉内给药方案相当、在 90% 的患者中出现治疗浓度的血清浓度。

AMPLE 试验（阿巴西普与阿达木单抗治疗 MTX 无效 RA 患者的对照研究）特别值得进一步阐述。AMPLE 被设计为非劣效性 III 期研究，是 RA 患者中首次头对头研究，用于比较氨甲蝶呤反应不佳且首次应用生物制剂的 RA 患者对生物 DMARD 药物的反应。研究招募甲氨蝶呤反应不佳的活动期 RA 患者首次使用生物制剂治疗。这些患者中有 318 人被随机分配为每周皮下一次 125 mg 阿巴西普联合每周一次甲氨蝶呤以及安慰剂注射，另 328 名患者被随机分配为每两周皮下注射一次阿达木单抗联合每周一次甲氨蝶呤以及安慰剂注射。由于无法获得未标记的阿达木单抗（Humira）注射器，因此该研究采用严格的方案单盲，每个入组单位应配备盲法评估员。

AMPLE 试验表明皮下注射阿巴西普与阿达木单抗的疗效相当，主要结果评价指标为 1 年时的 ACR20 显示皮下注射阿巴西普与阿达木单抗具有相同疗效（64.8% 对 63.4%）。此外，包括 ACR 20/50/70 和 DAS28（CRP）反应在内的所有疗效评估中都观察到相当的治疗反应和药物动力学以及放射学进展抑制作用。安全性结果也与此相似，即皮下注射阿巴西普组中由于不良事件和严重不良事件引起的中断较少。接受皮下注射阿巴西普治疗的患者局部注射部位反应也很少发生。这些发现证实在目前可用的生物制剂中，阿巴西普的耐受性和安全性良好。

安全性

> **关键点**
>
> 阿巴西普治疗 RA 具有可接受的安全性。
>
> 阿巴西普的给药方式为 30 分钟的静脉滴注，通常无并发症发生。皮下给药效力相同且已经在美国获批。

阿巴西普临床试验中的安全性评价表明阿巴西普的不良事件和严重不良事件发生率与安慰剂相当。长期阿巴西普治疗的安全性可靠，不良事件和严重不良事件的总体发生率能够保持 7 年稳定[98]。

一项包含 4150 例接受阿巴西普治疗的患者的安全性分析已经着手汇总从 2007 年 12 月至今的阿巴西普临床实验数据。这项研究共计 10 365 名患者/年，平均用药时间是 2.5 年[98]。严重感染发生率普遍较低，但阿巴西普治疗超过 1 年可能略高于安慰剂组（严重感染分别是：3.47 例/100 病人年和 2.41 例/100 病人年）。严重感染的年发生率并未随时间增加。肺炎、支气管炎、蜂窝织炎、尿道感染是最常见的感染入院病因。本研究中机会性致病菌感染罕见，各种罕见感染的发生率分别是：结核分枝杆菌感染，0.06 例/100 病人年；曲霉菌病，0.02 例/100 病人年；芽生菌病，0.01 例/100 病人年；念珠菌病，0.01 例/100 病人年[98]。

双盲治疗阶段恶性肿瘤的发生（除外非黑色素瘤皮肤癌）在阿巴西普组是 0.59 例/100 病人年，安慰剂组是 0.63 例/100 病人年。这种低发生率不会随治疗增加。肺癌和淋巴瘤的发生率在双盲治疗期分别是 0.24 例/100 病人年和 0.06 例/病人年，总计是 0.16 例/病人年和 0.07 例/病人年。为了更好的解释恶性肿瘤风险数据，将阿巴西普研究中的发生率与五个针对未应用生物制剂而选择非生物 DMARDs 治疗的 RA 患者的观察队列研究数据相比较。这些研究中的标准化发生率是 0.4 ~ 1.06，阿巴西普治疗患者的肺癌风险标准化后为 0.65 ~ 0.284，并未增加。阿巴西普治疗患者的淋巴瘤风险标准化后为 0.60 ~ 1.23，与未应用生物制剂 RA 患者相当[98]。在双盲治疗期间的试验汇总数据中，自身免疫事件发生率在阿巴西普治疗组是 1.4%，安慰剂组是 0.8%。通常为轻到中度，最常见的是银屑病，其发生率在双盲治疗期和总的治疗期间分别是 0.53 例/100 病人年和 0.56 例/100 病人年。

临床实践中，通常选用联合传统 DMARD 作为基础治疗，因为公认这样可以增加疗效且并未出现未知不良反应。ASSURE（Abatacept Study of Safety in Use with Other RA Therapies）研究就是为了进一步论证是否阿巴西普也可与其他 DMARD 联用[99]。这项随机双盲多中心研究观察阿巴西普或安慰剂联合至少一种传统非生物 DMARD 或生物制剂，使用至少 3 个月后的安全性。1456 例患者按 2 : 1 比例随机分为阿巴西普治疗组（剂量根据体重确定，约为 10 mg/kg）和安慰剂组。

这项研究有一些有趣的发现。严重不良反应发生率总体比较接近，阿巴西普治疗组 13%，安慰剂组 12%。阿巴西普治疗组有 5% 因不良反应终止治疗，安慰剂组有为 4%。与前期研究相符的是阿巴西普治疗组严重感染发生率为 2.9%，高于安慰剂组 1.9%。阿巴西普治疗组 5 人死亡，安慰剂组 4 人死亡。除 1 例外，各组死亡均与研究药物无关。所有死亡患者均未使用其他生物制剂。但是分析患者是否使用生物制剂的结果显示，阿巴西普联合另一种生物制剂者严重感染的发生率比阿巴西普联合非生物制剂者几乎高 2 倍，分别为 22.3% 和 12.5%。

这项研究的一项重要观察结果显示，阿巴西普联合其他生物制剂治疗其严重感染发生率明显增高至 5.8%，而安慰剂联合其他生物制剂治疗组为 1.6%。而且其他生物制剂治疗的患者接受阿巴西普治疗的疗效较非生物 DMARD 治疗患者差。研究中未发生淋巴瘤、脱髓鞘病变及结核。

ASSURE 研究结论与另一项规模相对较小的随机安慰剂对照双盲试验相似。该 Ⅱb 期研究使用 2 mg/kg 的阿巴西普静脉输注治疗 1 年，所纳入的患者病情活跃，66 个关节中至少 8 个肿胀，68 个关节中至少 10 个有压痛且经过至少 3 个月每周 2 次、每次 25 mg 的依那西普皮下注射治疗无效[100]。生物制剂联用临床获益有限，严重不良反应和感染发生率反而增加。阿巴西普联合依那西普治疗组 16.5% 发生严重不良反应，3.5% 发生严重感染，而安慰剂组上述事件发生率分别仅为 2.8% 和 0。基于这些观察结果，不推荐阿巴西普与其他生物制剂联用。

新的数据关注英夫利昔单抗和阿巴西普在疗效、安全性和药代动力学方面的差别[101]。在一项为期 1 年的双盲研究中，对 MTX 和前期抗 TNF 治疗反应不佳的 RA 患者（基线期平均 DSA28 为 6.8）随机分为三组：阿巴西普组（n=156），每 4 周给药一次，剂量为 10 mg/kg；英夫利昔单抗组，每 8 周给药一次，剂量为 3 mg/kg（n=165）；安慰剂组，每 4 周给药一次（n=110）。6 个月后安慰剂组患者转入阿巴西普组但不纳入第 1 年数据分析。6 个月结束后，三组的严重不良反应发生率分别是阿巴西普组 5.1%，英夫利昔单抗组 11.5%，安慰剂组 11.8%，而急性输液反应相关不良反应发生率分别是 5.1%，18.2%，10%。1 年后英夫利昔单抗组严重不良事件的感染发生率高于阿巴西普组（8.5% vs. 1.9%）。其中有 2 例肺结核均出现在英夫利昔单抗组。结合此前提到的临床反应数据，提示阿巴西普治疗达峰时间比 TNF 拮抗剂相对缓慢，6 个月后疗效仍在增加。研究还指出 1 年后获益更多的可能性，这对早期良好的安全性数据是否能够长期维持非常重要。

值得注意的是，阿巴西普治疗 RA 时严重感染的发生率低于其他生物制剂。综上所述，多达 8 个阿巴西普试验超过 10 000 患者 / 年的长期安全性数据证实阿巴西普总体安全性良好，这与所有 RA 患者的短期试验研究发现一致，同时一项新近的循证医学综述结论也指出长期治疗尚未有临床重要安全事件发生 [102]。

当前作用

> **关键点**
>
> 阿巴西普通常被认为是 TNF 拮抗剂疗效不佳的 RA 患者理想的备选生物制剂，但最近有证据表明越早应用阿巴西普则获益更多。

阿巴西普可作为单一治疗或与除 TNF 阻断剂外的 DMARDs 联合治疗。不推荐阿巴西普与 IL-1 或 TNF 阻断剂联用。令人鼓舞的试验结论显示，阿巴西普与利妥昔单抗一样，可作为治疗 TNF 拮抗剂无效的 RA 患者的新方法。阿巴西普与其他静脉应用治疗 RA 的生物制剂相比具有特别的优势，具有良好的耐受性且给药迅速，输液相关反应罕见。新近开发的皮下注射剂型可根据患者的偏好和具体情况选择给药部位。阿巴西普的临床和影像学疗效对未使用过 MTX 的患者优于 MTX 或其他 DMARDs 无效的患者。此外应用 MTX 无效的患者临床反应优于 TNF 拮抗剂无效的患者。且 AMPLE 的 III 期试验结果表明，阿巴西普联合甲氨蝶呤与阿达木单抗联合甲氨蝶呤的临床疗效和放射学进展相当，表明越早使用阿巴西普效果越好。实际上皮下制剂出现后，由于具有良好的耐受性和较高的效益 - 风险比，阿巴西普越来越受到青睐，已经成为生物制剂治疗的一线选择。将 TNF 抑制剂治疗无效的 RA 患者转为应用阿巴西普或利妥昔单抗治疗是否在改善病情方面有优势尚不明确。其他影响这些新一代生物制剂在未来进一步应用和选择的因素包括更长时间随访的安全性资料、费用 - 效益分析比以及静脉输液是否方便等。

对于理解类风湿关节炎发病机制的启示

> **关键点**
>
> 阿巴西普治疗 RA 的临床疗效证实了其发病机制中共刺激的重要性。
>
> 抑制共刺激后能够调整多种促炎症因子的产生。

阿巴西普治疗部分 RA 患者的疗效提示共刺激机制在疾病发生中的作用。然而阿巴西普可能通过数种不同机制介导其对 RA 的免疫抑制作用。在 RA 关节中阻止 CD28 与 CD80/CD86 结合这一机制似乎并不重要，因为炎性滑膜中占优势的记忆 T 细胞并不依赖这一途径 [103]。滑膜中起作用的更重要机制可能是诱导抗原呈递细胞免疫耐受。CTLA4Ig 与抗原呈递细胞上的 CD80/CD86 结合会产生一个"反向信号"，诱导色氨酸分解代谢，抑制抗原提呈。幼稚 T 细胞主要位于淋巴组织中，CD28 与 CD80/CD86 在淋巴结的相互反应被阻止，减少了 T 细胞被抗原激活以及自身反应性 T 细胞的产生。有趣的是，RA 患者 CD28-nullT 细胞比例更高 [104]。TNF-α 的过量产生导致 CD28 表达水平在幼稚 T 细胞和记忆 CD4$^+$、CD28$^+$ T 细胞中进一步下降 [105]。这些 T 细胞表面 CD28 表达降低的结果使阿巴西普更易于阻止其与 CD80/CD86 的反应。

RA 患者中阿巴西普给药的临床和放射学获益说明共刺激途径在 T 细胞活化和随后炎症级联扩增中的重要性，包括促进组织破坏的途径 [106]。共刺激阻断对滑膜组织中一系列炎症基因表达的调节已经通过定量 PCR 研究和对接受阿巴西普治疗的活动性 RA 患者滑膜活检的评估中得到证实，这些患者之前对 TNF 抑制剂反应不佳 [107]。此外，在阿巴西普治疗后的滑膜活检标本中观察到细胞含量减少并不显著，表明抑制共刺激可降低滑膜的炎症状态而不破坏细胞稳态。

阿巴西普治疗其他风湿病

> **关键点**
>
> 阿巴西普的临床适应证包括 RA 和多关节型幼年特发性关节炎。
>
> 阿巴西普治疗银屑病关节炎的临床试验证实其有效。

阿巴西普除用于治疗已确诊的 RA，联合 MTX 还可用于治疗儿科 6 岁以上对其他 DMARDs 包括至少一种 TNF 拮抗剂无效的中到重度多关节型幼年特发性关节炎患者。一项为期 12 个月的多中心临床试验结果并未显示出阿巴西普对无生命危险的 SLE 患者具有疗效。一项研究将轻、中、重度病情复发一起评价，分析发现阿巴西普不能阻止糖皮质激素减量后的 SLE 患者新的病情复发。严重不良反应在阿巴西普组更高（19.8% 和 6.8%）。尽管主要和次要研究终点均未达到，在某些研究测量方面还是有所改善[108]。关于 1 型糖尿病和炎症性肠病的研究正在进行。

一项为期 26 周开放性、剂量逐渐增加的 I 期研究是关于阿巴西普治疗寻常型银屑病[109]。43 例患者中有 20 例接受 4 次静脉输注阿巴西普，获得至少 50% 临床病情活动性的缓解。临床缓解与表皮增生数量下降相关，表皮增生减少与皮肤浸润性 T 细胞数量减少有关。然而并未发现皮损处 T 细胞凋亡的增加，可能观察到的皮损处 T 细胞数量减少，是由于皮损外部位中的 T 细胞增殖、T 细胞募集及抗原特异性 T 细胞凋亡受抑制。研究中观察到对 T 细胞依赖的新抗原抗体反应改变，但针对这些抗原并未观察到免疫耐受。这项研究还显示 CD28-CD152 旁路途径在银屑病发病中的重要作用。

新近发表了一项关于银屑病关节炎的为期 6 个月双盲安慰剂对照 II 期临床试验[110]。该研究纳入 170 例符合银屑病分类诊断（CASPAR）的成年患者，伴有活动性关节炎（3 个以上肿胀关节和 3 个以上触痛关节）、新鲜的皮疹（至少有一处直径 2 cm 以上的皮损）且病程至少 3 个月。所有入组患者均要求对 DMARDs 反应不佳，包括但不局限于 MTX 或 TNF 拮抗剂。对 TNF 拮抗剂不耐受或反应不佳的患者访视时停用并经过 28 天以上洗脱期，随机分组之前评估关节炎和皮疹。MTX 是唯一允许继续服用的 DMARDs，要求研究期间剂量稳定（约 60% 患者）。患者被随机分入安慰剂和阿巴西普不同剂量组分别是 3、10 或 30/10 mg/kg（初始 30 mg/kg，随后改为 10 mg/kg），在第 1、15、29 及随后每 28 天给药一次。主要研究终点是 6 个月后的 ACR20 反应。关键次要终点包括银屑病 IGA（1-4）、皮损评分（TL；基于皮肤红斑、硬结鳞状皮疹的范围进行评分）、HAQ-DI 和 SF-36 健康调查。

安慰剂组和各个阿巴西普治疗组（3 mg/kg、10 mg/kg 或 30/10 mg/kg）分别有 19%、33%、48% 和 42% 的患者达到 ACR20。与安慰剂相比，阿巴西普 10 mg/kg 和 30/10 mg/kg 剂量组的改善更具有显著性（$P = 0.006$，$P = 0.022$），而 3 mg/kg 组则与对照组没有差异（$P = 0.121$）。在 30/10 mg/kg 组有 21%、10 mg/kg 组有 25% 的患者观察到 IGA 反应（即银屑病损害的评级为"无或几乎无"），而 3 mg/kg 组的 38% 与安慰剂组的 26% 差异没有显著性。所有阿巴西普剂量组均显示 MRI 上关节侵蚀、骨髓炎和滑膜炎的评分及 HAQ 和 SF-36 有所改善。这些令人鼓舞的早期发现表明 10 mg/kg 剂量的阿巴西普对于 DMARDs 和抗 TNF 治疗无效的活动性银屑病关节炎患者可能是一种治疗选择。这些患者的长期随访正在进行中，进一步研究也在计划中。

在一项小型的开放性研究中，对于早期和活动性原发性干燥综合征患者，阿巴西普治疗有效且安全性和耐受性良好。治疗可改善疾病活动度、实验室参数、疲劳和健康相关质量[111]。在另一项小型开放性研究中，31 例 RA 和继发性干燥综合征患者完成了 6 个月的阿巴西普治疗。11 例干燥症综合征患者具有组织学特征的小唾液腺活检组织中，在唾液体积和干燥综合征泪液体积测试方面有显著改善[112]。

以 T 细胞为靶点

临床研究

关键点

多种独立于共刺激通路的 T 细胞靶向性治疗方法并未在临床试验中显示出明确的疗效。

早期研究 RA 潜在生物治疗的过程中，T 细胞是研究开发的首个目标。来自炎症性关节炎的几种不同临床前动物模型研究数据表明，对 MHC II 类分子呈递的不同类型关节源性抗原，CD4$^+$ T 细胞发挥致病作用[103]。这些研究结果产生了一些旨在探索针对 CD4 或其他 T 细胞相关分子的去除或非去除性抗体治疗作用的试验。最初探索 T 细胞靶向治疗 RA 的随机安慰剂对照临床研究令人失望。一些抗 T 细胞制剂并无疗效，一些虽有临床疗效，但因不良反应而被迫终止，尤其是长期深入的 T 细胞去除的不良反应难以耐受[113]。然而灵长类抗 CD4 单克隆抗体凯利昔单抗（keliximab）（每周给药一次，连续 4 周）显示出剂量依赖性的临床反应，该反应与凯利昔单抗包被 CD4 细胞相关，与 T 细胞去除无关。两项连续的随机双盲研究纳入对象具有可比性，结果显示凯利昔单抗治疗与 CD4$^+$ T 细胞计数低于 250/mm^3 相关，一项研究中有 12% 的患者出现，另一项研究中有 47%[114]。

其他 T 细胞相关分子靶向治疗的生物制剂包括 Campath 1H（CD52 的单克隆抗体）、抗 CD5 单抗与蓖麻毒素联合制剂、包含与白喉毒素耦连的 IL-2 复体结合域的一种融合蛋白（DAB$_{486}$IL-2 融合毒素）。CD52 是所有淋巴细胞均表达的多肽。Campath 1H 在两项小规模研究中用于治疗难治性 RA，仅用 1 ~ 100 mg 剂量单次静脉注射后出现显著 CD4$^+$ T 细胞去除，超过半数患者出现临床症状改善。生物学效应与临床反应间无相关性[115-116]。但这项治疗有显著急性毒性反应，是细胞因子释放综合征的表现，包括头痛、恶心和低血压。尽管外周血 CD4$^+$ T 细胞仍处于被抑制状态，关节炎病情随时间推移再次活动。

CD5 是 70% T 细胞表面表达的跨膜糖蛋白。CD5-1C 是一种与蓖麻毒素连接的单克隆抗体。蓖麻毒素是一种植物毒素，可抑制蛋白合成。一项双盲安慰剂对照试验研究了 CD5-1C 治疗 RA[117]。在剂量相关试验中只出现轻微的一过性 T 细胞去除，无临床疗效。

DAB$_{486}$IL-2 融合毒素被设计用于选择性去除表达 IL-2 受体的活性 T 细胞。一项开放性安慰剂对照研究静脉输注 DAB$_{486}$IL-2 融合毒素治疗 RA[118-119]。尽管有小部分（18%）患者有临床疗效，但有显著不良反应发生，包括恶心、发热和转氨酶升高。而且几乎所有患者均产生了抗白喉毒素抗体。

其他已验证过的以 T 细胞为靶点的治疗方法包括直接影响 HLA-II、抗原肽和 T 细胞受体三分子复合物，干预手段为 DR4-DR1 肽疫苗、T 细胞受体 Vβ 肽疫苗、胶原或软骨糖蛋白 39[120]。尽管这些方法经临床前动物模型验证了其合理性，但均已被废弃。因为应用于人体治疗疗效不确切或缺乏疗效。

未来方向

关键点

T 细胞靶向性治疗的新方法包括 T 细胞接种正在试验中。

免疫失调的后果在大多数慢性炎症性疾病中是一种很常见的现象，这能够最好地说明免疫调节对维持健康状态的重要性。不断有证据表明，某些 CD4$^+$ T 细胞亚群对负向调节适应性免疫系统非常重要。这些 T 细胞亚群中最具特征性的是所谓天然产生 CD4$^+$、CD25$^+$ 调节性 T 细胞和诱导产生 IL-10 的 Tr1 细胞，最新有关的 CD4$^+$CD25$^+$ 调节性 T 细胞的基础研究发现，CD4$^+$CD25$^+$ T 细胞的产生与功能发挥均需要性连锁叉头 - 翼样螺旋形转录因子（Foxp3）。虽然进一步了解调节型 T 细胞的病理生理功能还需要对不同调节型 T 细胞群的特异标志物进行识别，但目前已有证据显示 T 细胞受体调节剂（如 CD3 抗体）或共刺激信号（CD28 拮抗剂）均具有强化体内调节型 T 细胞功能的作用[121]。

慢性炎性疾病反映的是由抗原主导的过程，治疗目标是调节 T 细胞的功能，在不产生长期免疫抑制治疗的情况下，产生抗原特异性无反应。部分研究报道了 RA 的调节型 T 细胞功能相对缺陷[29]。提示 CD3 抗体和 TNF 抗体联合应用会增强 RA 患者调节型 T 细胞功能并增加其数量[122-125]。因此联合抗 CD3 和抗 TNF 可能会更彻底恢复 RA 患者的免疫调节。实际上，慢性炎症和过量产生的 TNF 扰乱 T 细胞抗原受体依赖性信号[126]，提示活动的炎症可能减弱非去除性抗 CD3 抗体诱导的免疫耐受信号。因此，事先的 TNF 阻断治疗可恢复 T 细胞受体对某些药物（如抗 CD3）反应产生的免疫耐受信号。虽然抗 CD3 的临床应用仅限于药物诱导的细胞因子释放综合征[127]，但其疗效可被抗 TNF 制剂调节，这已在急性移植物排斥反应中证实[128]。这样的联合治疗方法尚未应用于 RA 治疗。

一个潜在有益的免疫调节反应已经在一项小的开放试验研究中得到证明，该研究为 16 例 RA 患者接种扩增的、活化的、辐照过的自体滑液 T 细胞[129]。接种与 CD4+ 和 CD8+ T 细胞扩增有关，其中多数表达 T 细胞受体 Vβ2 链。一些是抗独特型，对接种的 T 细胞产生特异性反应并产生 IL-10（CD4+ 细胞）或 granzyme B（CD8+ 细胞）。但广泛的调节反应通常针对活化的 T 细胞，特别是 IL-2 受体的 α 肽链。这种广泛的反应对产生如 RA 这样的综合征非常重要，其精确的抗原和致病性 T 细胞克隆并不容易识别。这也可解释为何早期应用 TCR 激活肽进行 T 细胞接种的尝试并不成功的原因[120]。但这种 T 细胞接种方法的疗效需要进一步实验的验证，其安全性和反应的持久性也需要进一步研究，这种方法在成为临床常规治疗方法之前应得到正确的评估。

抗 T 细胞疗法（包括抗 CD4、环孢素和 CTLA-4Ig）在小鼠中可与 TNF 阻断剂协同作用。T 细胞上的各种受体激动剂可以与甲氨蝶呤联用或单用，作为抗 -TNF 的潜在辅助药物。程序性细胞死亡蛋白 1（PD-1）是 T 细胞中最有效的抑制性受体之一，可诱导慢性病毒感染中"耗竭"表型。PD-1 超级激动剂抑制免疫应答并上调调节性 T 细胞。应用于癌症患者，针对 PD-1 的抗体在晚期癌症的研究显示令人鼓舞的疗效[130]，但未来是否可用于 RA 的治疗中尚待观察。

结论

> **关键点**
>
> 利妥昔单抗和阿巴西普均在 RA 的药物治疗领域取得了一席之地。

尽管目前非生物 DMARD 药物的最佳应用研究取得了进展，以 TNF 为靶向的生物制剂治疗也已取得巨大成功，但仍有部分 RA 患者对这些治疗无效或不能耐受。本章讨论了新的特异性细胞靶向性生物制剂在临床上的应用。特别是单克隆抗体利妥昔单抗去除 B 细胞治疗只需用药 2 次（一个疗程）即可持续改善临床症状和体征，并且即使在持续深入 B 细胞清除状态下，药物相关毒性反应也很少。同样 T 细胞共刺激分子抑制剂阿巴西普 16 周治疗亦可获得

显著临床疗效，某些病例在 1 年甚至更长时间内可获得持续改善，安全性也很好。这与既往观察到的 Campath 1HT 细胞清除治疗策略风险 - 效益差形成鲜明对比。RA 患者对这些不同策略治疗的反应也证实了疾病本身的复杂多样和异质性，为我们提供了进一步应用治疗方法验证发病机制的动力。

尽管利妥昔单抗和阿巴西普均对众多 RA 患者表现出疗效，无论其是否应用过 DMARDS 或生物制剂。迄今为止，关于阿巴西普、利妥昔单抗和 TNF 拮抗剂对疾病症状体征改善或对关节破坏影响的比较性研究资料很少。此外，尽管有一些生物学标志物可能有助于选择特定的治疗方法以获得更优的治疗效果，如血清阳性 RA 患者选择利妥昔单抗，但目前还没有可靠的生物学标志物能够指向最佳的个体化治疗方案。利妥昔单抗和阿巴西普可作为 RA 治疗生物制剂中的重要补充，都可用于治疗 RA 以外其他风湿病。可以预见，对这些生物制剂应用更深入的临床研究与实践将有利于制订更优化的治疗策略。

 本章的参考文献也可以在 ExpertConsult.com 上找到。

参考文献

1. Korpela M, Laasonen L, Hannonen P, et al: Retardation of joint damage in patients with early rheumatoid arthritis by initial aggressive treatment with disease-modifying antirheumatic drugs: five-year experience from the FIN-RACo study. *Arthritis Rheum* 50(7):2072–2081, 2004.
2. Grigor C, Capell H, Stirling A, et al: Effect of a treatment strategy of tight control for rheumatoid arthritis (the TICORA study): a single-blind randomised controlled trial. *Lancet* 364(9430):263–269, 2004.
3. Goekoop-Ruiterman YP, de Vries-Bouwstra JK, Allaart CF, et al: Clinical and radiographic outcomes of four different treatment strategies in patients with early rheumatoid arthritis (the BeSt study): A randomized, controlled trial. *Arthritis Rheum* 52(11):3381–3390, 2005.
4. Klareskog L, van der Heijde D, de Jager JP, et al: Therapeutic effect of the combination of etanercept and methotrexate compared with each treatment alone in patients with rheumatoid arthritis: double-blind randomised controlled trial. *Lancet* 363(9410):675–681, 2004.
5. Lipsky PE, van der Heijde DM, St Clair EW, et al: Anti-tumor necrosis factor trial in rheumatoid arthritis with concomitant therapy study group: infliximab and methotrexate in the treatment of rheumatoid arthritis. *N Engl J Med* 343(22):1594–1602, 2000.
6. Bohnhorst JO, Bjorgan MB, Thoen JE, et al: Bm1-Bm5 classification of peripheral blood B cells reveals circulating germinal center founder cells in healthy individuals and disturbance in the B cell subpopulations in patients with primary Sjögren's syndrome. *J Immunol* 167(7):3610–3618, 2001.

7. Koopman G, Keehnen RM, Lindhout E, et al: Adhesion through the LFA-1 (CD11a/CD18)-ICAM-1 (CD54) and the VLA-4 (CD49d)-VCAM-1 (CD106) pathways prevents apoptosis of germinal center B cells. *J Immunol* 152:3760–3767, 1994.

8. Mackay F, Sierro F, Grey S, et al: The BAFF/APRIL system: an important player in systemic rheumatic diseases. *Curr Dir Autoimmun* 8:243–265, 2005.

9. Bhatia A, Blades S, Cambridge G, et al: Differential distribution of FcγRIIIa in normal human tissues and co-localisation with DAF and fibrillin-1: implications for immunological microenvironments. *Immunology* 94(1):56–63, 1998.

10. Abrahams VM, Cambridge G, Lydyard PM, et al: Induction of tumour necrosis factor α by human monocytes: a key role for FcγRIIIa in rheumatoid arthritis. *Arthritis Rheum* 43(3):608–616, 2000.

11. Edwards JCW, Cambridge G: B cell targeting in rheumatoid arthritis and other diseases. *Nat Rev Immunol* 6(5):394–405, 2006.

12. Riley JK, Sliwkoski MX: CD20: a gene in search of a function. *Semin Oncol* 27(6 Suppl 12):17–24, 2000.

13. O'Keefe TL, Williams GT, Davies SL, et al: Mice carrying a CD20 gene dist disruption. *Immunogenetics* 48(2):125–132, 1998.

14. Szodoray P, Alex P, Dandapani V, et al: Apoptotic effect of rituximab on peripheral B cells in RA. *Scand J Immunol* 60(1–2):209–218, 2004.

15. Tsokos GC: B cells, be gone: B-cell depletion in the treatment of rheumatoid arthritis. *N Engl J Med* 350(25):2546–2548, 2004.

16. Kavanaugh A, Rosengren S, Lee SJ, et al: Assessment of rituximab's immunomodulatory synovial effects (ARISE trial). 1: clinical and synovial biomarker results. *Ann Rheum Dis* 67(3):402–408, 2008.

17. Teng YK, Levarht EW, Toes RE, et al: Residual inflammation after rituximab treatment is associated with sustained synovial plasma cell infiltration and enhanced B cell repopulation. *Ann Rheum Dis* 68(6):1011–1016, 2009.

18. Roll P, Dorner T, Tony HP: Anti-CD20 therapy in patients with rheumatoid arthritis: predictors of response and B cell subset regeneration after repeated treatment. *Arthritis Rheum* 58(6):1566–1575, 2008.

19. Thurlings RM, Vos K, Wijbrandts CA, et al: Synovial tissue response to rituximab: mechanism of action and identification of biomarkers of response. *Ann Rheum Dis* 67(7):917–925, 2008.

20. Edwards JC, Cambridge G: Sustained improvement in rheumatoid arthritis following a protocol designed to deplete B lymphocytes. *Rheumatology (Oxford)* 40(2):205–211, 2001.

21. De Vita S, Zaja F, Sacco S, et al: Efficacy of selective B cell blockade in the treatment of rheumatoid arthritis: evidence for a pathogenetic role of B cells. *Arthritis Rheum* 46(8):2029–2033, 2002.

22. Leandro MJ, Edwards JC, Cambridge G: Clinical outcome in 22 patients with rheumatoid arthritis treated with B lymphocyte depletion. *Ann Rheum Dis* 61(10):883–888, 2002.

23. Edwards JC, Szczepanski L, Szechinski J, et al: Efficacy of B-cell-targeted therapy with rituximab in patients with rheumatoid arthritis. *N Engl J Med* 350(25):2572–2581, 2004.

24. Emery P, Fleischmann R, Filipowicz-Sosnowska A, et al: The efficacy and safety of rituximab in patients with active rheumatoid arthritis despite methotrexate treatment: results of a phase IIB randomized, double-blind, placebo-controlled, dose-ranging study. *Arthritis Rheum* 54(5):1390–1400, 2006.

25. Cohen SB, Emery P, Greenwald MW, et al: Rituximab for rheumatoid arthritis refractory to anti-tumor necrosis factor therapy: results of a multicenter, randomized, double-blind, placebo-controlled, phase III trial evaluating primary efficacy and safety at twenty-four weeks. *Arthritis Rheum* 54(9):2793–2806, 2006.

26. Cohen S, Emery P, Greenwald M, et al: Prolonged efficacy of rituximab in rheumatoid arthritis patients with inadequate response to one or more TNF inhibitors: 1-year follow-up of a subset of patients receiving a single course in a controlled trial (REFLEX study). *Ann Rheum Dis* 65(Suppl 2):183, 2006.

27. Emery P, Deodhar A, Rigby WF, et al: Efficacy and safety of different doses and retreatment of rituximab: a randomised, placebo-controlled trial in patients who are biological naive with active rheumatoid arthritis and an inadequate response to methotrexate (Study Evaluating Rituximab's Efficacy in methotrexate iNadequate rEsponders [SERENE]. *Ann Rheum Dis* 69(9):1629–1635, 2010.

28. Tak PP, Rigby WF, Rubbert-Roth A, et al: Inhibition of joint damage and improved clinical outcomes with rituximab plus methotrexate in early active rheumatoid arthritis: the IMAGE trial. *Ann Rheum Dis* 70(1):39–46, 2011.

29. Keystone E, Emery P, Peterfy CG, et al: Rituximab inhibits structural joint damage in patients with rheumatoid arthritis with an inadequate response to tumour necrosis factor inhibitor therapies. *Ann Rheum Dis* 68(2):216–221, 2009.

30. Cohen SB, Keystone E, Genovese MC, et al: Continued inhibition of structural damage over 2 years in patients with rheumatoid arthritis treated with rituximab in combination with methotrexate. *Ann Rheum Dis* 69(6):1158–1161, 2010.

31. Aletaha D, Alasti F, Smolen JS: Rituximab dissociates the tight link between disease activity and joint damage in rheumatoid arthritis patients. *Ann Rheum Dis* 72(1):7–12, 2013.

32. St Clair EW: Good and bad memories following rituximab therapy. *Arthritis Rheum* 62(1):1–5, 2010.

33. Morbacher A: B cell non-Hodgkin's lymphoma: rituximab safety experience. *Arthritis Res Ther* 7(Suppl 3):S19–S25, 2005.

34. McLaughlin P, Grillo-Lopez AJ, Link BK, et al: Rituximab anti-CD20 monoclonal antibody therapy for relapsed indolent lymphoma: half of patients respond to a four dose treatment program. *J Clin Oncol* 16(8):2825–2833, 1998.

35. McLaughlin P, Hagemeister FB, Grillo-Lopez AJ: Rituximab in indolent lymphoma: the single agent pivotal trial. *Semin Oncol* 26 (5 Suppl 14):79–87, 1999.

36. Coiffier B, Lepage E, Briere J, et al: CHOP chemotherapy plus rituximab compared with CHOP alone in elderly patients with diffuse large B cell lymphoma. *N Engl J Med* 346(4):235–242, 2002.

37. Higashida J, Wun T, Schmidt S, et al: Safety and efficacy of rituximab in patients with rheumatoid arthritis refractory to disease modifying anti-rheumatic drugs and anti-TNFα treatment. *J Rheumatol* 32(11): 2109–2115, 2005.

38. Emery P, Fleischman RM, Filipowicz-Sosnowska A, et al: Rituximab in rheumatoid arthritis: a double-blind, placebo-controlled, dose ranging study. *Arthritis Rheum* 52(Suppl):S709, 2005.

39. Lee YH, Bae SC, Song GG: The efficacy and safety of rituximab for the treatment of active rheumatoid arthritis: a systematic review and meta-analysis of randomized controlled trials. *Rheumatol Int* 31(11): 1493–1499, 2011.

40. Fleischmann RM: Progressive multifocal leukoencephalopathy following rituximab treatment in a patient with rheumatoid arthritis. *Arthritis Rheum* 60(11):3225–3228, 2009.

41. Calabrese LH, Molloy ES, Huang D, et al: Progressive multifocal leukoencephalopathy in rheumatic diseases: evolving clinical and pathologic patterns of disease. *Arthritis Rheum* 56(7):2116–2128, 2007.

42. Molloy ES, Calabrese LH: Progressive multifocal leukoencephalopathy: a national estimate of frequency in systemic lupus erythematosus and other rheumatic diseases. *Arthritis Rheum* 60(12):3761–3765, 2009.

43. Genovese MC, Breedveld FC, Emery P, et al: Safety of biological therapies following rituximab treatment in rheumatoid arthritis patients. *Ann Rheum Dis* 68(12):1894–1897, 2009.

44. van Assen S, Holvast A, Benne CA, et al: Humoral responses after influenza vaccination are severely reduced in patients with rheumatoid arthritis treated with rituximab. *Arthritis Rheum* 62(1):75–81, 2010.

45. Bingham CO 3rd, Looney RJ, Deodhar A, et al: Immunization responses in rheumatoid arthritis patients treated with rituximab: results from a controlled clinical trial. *Arthritis Rheum* 62(1):64–74, 2010.

46. Rehnberg M, Brisslert M, Amu S, et al: Vaccination response to protein and carbohydrate antigens in patients with rheumatoid arthritis after rituximab treatment. *Arthritis Res Ther* 12(3):R111, 2010.

47. Volkmann ER, Agrawal H, Maranian P, et al: Rituximab for rheumatoid arthritis: a meta-analysis and systematic review. *Clin Med Insights Ther* 2:749–760, 2010.

48. van Vollenhoven RF, Emery P, Bingham CO 3rd, et al: Longterm safety of patients receiving rituximab in rheumatoid arthritis clinical trials. *J Rheumatol* 37(3):558–567, 2010.

49. Cambridge G, Leandro MJ, Edwards JC, et al: Serologic changes following B lymphocyte depletion therapy for rheumatoid arthritis. *Arthritis Rheum* 48(8):2146–2154, 2003.

50. Leandro MJ, Cambridge G, Ehrenstein MR, et al: Reconstitution of peripheral blood B cells following rituximab treatment in patients with rheumatoid arthritis. *Arthritis Rheum* 54(2):613–620, 2006.

51. Cambridge G, Stohl W, Leandro MJ, et al: Circulating levels of B lymphocyte stimulator in patients with rheumatoid arthritis

following rituximab treatment: relationships with B cell depletion, circulating antibodies, and clinical relapse. *Arthritis Rheum* 54(3):723–732, 2006.

52. Rubbert-Roth A, Tak PP, Zerbini C, et al: Efficacy and safety of various repeat treatment dosing regimens of rituximab in patients with active rheumatoid arthritis: results of a phase III randomized study (MIRROR). *Rheumatology (Oxford)* 49(9):1683–1693, 2010.

54. Tak PP, Cohen S, Emery P, et al: Baseline autoantibody status (RF, anti-CCP) and clinical response following the first treatment course with rituximab. *Arthritis Rheum* 54(Suppl 9):833, 2006.

58. van Vollenhoven RF, Cohen S, Pavelka K, et al: Response to rituximab in patients with rheumatoid arthritis is maintained by repeat therapy: results of an open-label trial. *Ann Rheum Dis* 65(Suppl 2):510, 2006.

59. Smolen JS, Keystone EC, Emery P, et al: Consensus statement on the use of rituximab in patients with rheumatoid arthritis. *Ann Rheum Dis* 66(2):143–150, 2007.

60. Vital EM, Dass S, Rawstron AC, et al: Management of nonresponse to rituximab in rheumatoid arthritis: predictors and outcome of re-treatment. *Arthritis Rheum* 62(5):1273–1279, 2010.

61. Scheinberg M, Hamerschlak N, Kutner JM, et al: Rituximab in refractory autoimmune diseases: Brazilian experience with 29 patients (2002-2004). *Clin Exp Rheumatol* 24(1):65–69, 2006.

62. Genovese MC, Kaine JL, Lowenstein MB, et al: Ocrelizumab, a humanized anti-CD20 monoclonal antibody, in the treatment of patients with rheumatoid arthritis: a phase I/II randomized, blinded, placebo-controlled, dose-ranging study. *Arthritis Rheum* 58(9):2652–2661, 2008.

64. McKay J, Chwalinska-Sadowska H, Boling E, et al: Efficacy and safety of belimumab (BMAB), a fully human monoclonal antibody to B lymphocyte stimulator (BLyS) for the treatment of rheumatoid arthritis. *Arthritis Rheum* 52(Suppl):S710, 2005.

65. Stone JH, Merkel PA, Spiera R, et al: Rituximab versus cyclophosphamide for ANCA-associated vasculitis. *N Engl J Med* 363(3):221–232, 2010.

66. Walsh M, Jayne D: Rituximab in the treatment of anti-neutrophil cytoplasm antibody associated vasculitis and systemic lupus erythematosus: past, present and future. *Kidney Int* 72(6):676–682, 2007.

67. Ng KP, Cambridge G, Leandro MJ, et al: B cell depletion therapy in systemic lupus erythematosus: long-term follow-up and predictors of response. *Ann Rheum Dis* 66(9):1259–1262, 2007.

68. Furie RA, Looney JR, Rovin B, et al: Efficacy and safety of rituximab in patients with proliferative lupus nephritis: results from the randomized, double-blind phase III LUNAR study. *Ann Rheum Dis* 69(Suppl 3):549, 2010.

69. Merrill JT, Neuwelt CM, Wallace DJ, et al: Efficacy and safety of rituximab in moderately-to-severely active systemic lupus erythematosus: the randomized, double-blind, phase II/III systemic lupus erythematosus evaluation of rituximab trial. *Arthritis Rheum* 62(1):222–233, 2010.

70. Bosch X: Inflammation: rituximab in ANCA vasculitis and lupus: bittersweet results. *Nat Rev Nephrol* 6(3):137–139, 2010.

71. Calero I, Sanz I: Targeting B cells for the treatment of SLE: the beginning of the end or the end of the beginning? *Discov Med* 10(54):416–424, 2010.

72. Furst DE, Breedveld FC, Kalden JR, et al: Updated consensus statement on biological agents for the treatment of rheumatic diseases, 2006. *Ann Rheum Dis* 65(Suppl 3):iii2–iii15, 2006.

73. Looney RJ: B cells as a therapeutic target in autoimmune diseases other than rheumatoid arthritis. *Rheumatology (Oxford)* 44(Suppl 2):ii13–ii17, 2005.

74. Knoerzer DB, Karr RW, Schwartz BD, et al: Collagen-induced arthritis in the BB rat: prevention of disease by treatment with CTLA-4-Ig. *J Clin Invest* 96(2):987–993, 1995.

75. Webb LM, Walmsley MJ, Feldmann M: Prevention and amelioration of collagen-induced arthritis by blockade of the CD28 costimulatory pathway: requirement for both B7-1 and B7-2. *Eur J Immunol* 26(10):2320–2328, 1996.

76. Moreland LW, Alten R, Van den Bosch F, et al: Co-stimulatory blockade in patients with rheumatoid arthritis: a pilot, dose-finding, double-blind, placebo-controlled clinical trial evaluating CTLA-4Ig and LEA29Y eighty-five days after the first infusion. *Arthritis Rheum* 46(6):1470–1479, 2002.

77. Kremer JM, Westhovens R, Leon M, et al: Treatment of rheumatoid arthritis by selective inhibition of T-cell activation with fusion protein CTLA4Ig. *N Engl J Med* 349(20):1907–1915, 2003.

78. Kremer JM, Dougados M, Emery P, et al: Treatment of rheumatoid arthritis with the selective costimulation modulator abatacept: twelve-month results of a phase IIb, double-blind, randomized, placebo-controlled trial. *Arthritis Rheum* 52(8):2263–2271, 2005.

80. Kremer JM, Genant HK, Moreland LW, et al: Effects of abatacept in patients with methotrexate-resistant active rheumatoid arthritis: a randomized trial. *Ann Intern Med* 144(12):865–876, 2006.

84. Genant HK, Peterfy C, Westhovens R, et al: Abatacept inhibits progression of structural damage in rheumatoid arthritis: results from the long-term extension of the AIM trial. *Ann Rheum Dis* 67(8):1084–1089, 2008.

85. Schiff M, Keiserman M, Codding C, et al: Efficacy and safety of abatacept or infliximab versus placebo in ATTEST: a phase III, multicenter, randomized, double-blind, placebo-controlled study in patients with rheumatoid arthritis and an inadequate response to methotrexate. *Ann Rheum Dis* 67(8):1096–1103, 2008.

86. Genovese MC, Schiff M, Luggen M, et al: Efficacy and safety of the co-stimulation modulator abatacept following two years of treatment in patients with rheumatoid arthritis and an inadequate response to anti-TNF therapy. *Ann Rheum Dis* 67(4):547–554, 2008.

87. Siblia J, Schiff M, Genovese MC, et al: Sustained improvement in disease activity score 28 (DAS28) and patient reported outcomes (PRO) with abatacept in rheumatoid arthritis patients with an inadequate response to anti-TNF therapy: the long-term extension of the ATTAIN trial. *Ann Rheum Dis* 65(Suppl 2):501, 2006.

88. Schiff M, Pritchard C, Huffstutter JE, et al: The 6-month safety and efficacy of abatacept in patients with rheumatoid arthritis who underwent a washout after anti-tumour necrosis factor therapy or were directly switched to abatacept: the ARRIVE trial. *Ann Rheum Dis* 68(11):1708–1714, 2009.

89. Westhovens R, Robles M, Ximenes AC, et al: Clinical efficacy and safety of abatacept in methotrexate-naïve patients with early rheumatoid arthritis and poor prognostic factors. *Ann Rheum Dis* 68(12):1870–1877, 2009.

92. Emery P, Durez P, Dougados M, et al: The impact of T-cell co-stimulation modulation in patients with undifferentiated inflammatory arthritis or very early rheumatoid arthritis: a clinical and imaging study of abatacept. *Ann Rheum Dis* 69(3):510–516, 2010.

93. Genovese MC, Covarrubias A, Leon G, et al: Subcutaneous abatacept versus intravenous abatacept: a phase IIIb non-inferiority study in patients with an inadequate response to methotrexate. *Arthritis Rheum* 63(10):2854–2864, 2011.

94. US Food and Drug Administration Arthritis Advisory Committee: *Briefing document for abatacept (BMS-188667) biologic license application 12118*, Silver Spring, MD, 2005, US Food and Drug Administration.

95. Nash P, Nayiager S, Genovese MC, et al: Immunogenicity, safety, and efficacy of abatacept administered subcutaneously with or without background methotrexate in patients with rheumatoid arthritis: results from a phase III, international, multicenter, parallel-arm, open-label study. *Arthritis Care Res (Hoboken)* 65(5):718–728, 2013.

96. Keystone EC, Kremer JM, Russell A, et al: Abatacept in subjects who switch from intravenous to subcutaneous therapy: results from the phase IIIb ATTUNE study. *Ann Rheum Dis* 71(6):857–861, 2012.

98. Schiff M: Abatacept treatment for rheumatoid arthritis. *Rheumatology (Oxford)* 50(3):437–449, 2010.

99. Weinblatt M, Combe B, Covucci A, et al: Safety of the selective co-stimulation modulator abatacept in rheumatoid arthritis patients receiving background biologic and nonbiologic disease-modifying antirheumatic drugs: a one-year randomized, placebo-controlled study. *Arthritis Rheum* 54(9):2807–2816, 2006.

100. Weinblatt ME, Schiff MH, Goldman A, et al: Selective co-stimulation modulation using abatacept in patients with active rheumatoid arthritis while receiving etanercept: a randomized clinical trial. *Ann Rheum Dis* 66(2):228–234, 2007.

101. Schiff M, Keiserman M, Codding C, et al: Efficacy and safety of abatacept or infliximab versus placebo in ATTEST: a phase III, multicenter, randomized, double-blind, placebo-controlled study in patients with rheumatoid arthritis and an inadequate response to methotrexate. *Ann Rheum Dis* 67(8):1096–1103, 2008.

102. Maxwell L, Singh A: Abatacept for rheumatoid arthritis. *Cochrane Database Syst Rev* (4):CD007277, 2009.

103. Weyand CM, Goronzy JJ: T-cell-targeted therapies in rheumatoid arthritis. *Nat Clin Pract Rheumatol* 2(4):201–210, 2006.

104. Warrington KJ, Takemura S, Goronzy JJ, et al: CD4$^+$, CD28$^-$ T cells in rheumatoid arthritis patients combine features of the innate and adaptive immune systems. *Arthritis Rheum* 44(1):13–20, 2001.

105. Bryl E, Vallejo AN, Matteson EL, et al: Modulation of CD28 expression with anti-tumor necrosis factor alpha therapy in rheumatoid arthritis. *Arthritis Rheum* 52(10):2996–3003, 2005.

106. Choy EH: Selective modulation of T-cell co-stimulation: a novel mode of action for the treatment of rheumatoid arthritis. *Clin Exp Rheumatol* 27(3):510–518, 2009.

107. Buch MH, Boyle DL, Rosengren S, et al: Mode of action of abatacept in rheumatoid arthritis patients having failed tumour necrosis factor blockade: a histological, gene expression and dynamic magnetic resonance imaging pilot study. *Ann Rheum Dis* 68(7):1220–1227, 2009.

108. Merrill JT, Burgos-Vargas R, Westhovens R, et al: The efficacy and safety of abatacept in patients with non-life-threatening manifestations of systemic lupus erythematosus: results of a twelve-month, multicenter, exploratory, phase IIb, randomized, double-blind, placebo-controlled trial. *Arthritis Rheum* 62(10):3077–3087, 2010.

110. Mease P, Genovese MC, Gladstein G, et al: Abatacept in the treatment of patients with psoriatic arthritis: results of a double-blind, randomized, placebo-controlled phase 2 trial. *Arthritis Rheum* 63(4): 939–948, 2011.

111. Meiners PM, Vissink A, Kroese FG, et al: Abatacept treatment reduces disease activity in early primary Sjögren's syndrome (open-label proof of concept ASAP study). *Ann Rheum Dis* 73(7):1393–1396, 2014.

113. Taylor PC: Antibody therapy for rheumatoid arthritis. *Curr Opin Pharmacol* 3(3):323–328, 2003.

114. Mason U, Aldrich J, Breedveld F, et al: CD4 coating, but not CD4 depletion, is a predictor of efficacy with primatized monoclonal anti-CD4 treatment of active rheumatoid arthritis. *J Rheumatol* 29(2):220–229, 2002.

115. Weinblatt ME, Maddison PJ, Bulpitt KJ, et al: CAMPATH-1H, a humanized monoclonal antibody, in refractory rheumatoid arthritis: an intravenous dose-escalation study. *Arthritis Rheum* 38(11):1589–1594, 1995.

116. Schnitzer TJ, Yocum DE, Michalska M, et al: Subcutaneous administration of CAMPATH-1H: clinical and biological outcomes. *J Rheumatol* 24(6):1031–1036, 1997.

120. Keystone EC: Abandoned therapies and unpublished trials in rheumatoid arthritis. *Curr Opin Rheumatol* 15(3):253–258, 2003.

121. Thompson C, Powrie F: Regulatory T cells. *Curr Opin Pharmacol* 4(4):408–414, 2004.

122. Ehrenstein MR, Evans JG, Singh A, et al: Compromised function of regulatory T cells in rheumatoid arthritis and reversal by anti-TNF alpha therapy. *J Exp Med* 200(3):277–285, 2004.

123. Valencia X, Stephens G, Goldbach-Mansky R, et al: TNF down-modulates the function of human CD4+CD25hi T-regulatory cells. *Blood* 108(1):253–261, 2006.

124. Herold KC, Burton JB, Francois F, et al: Activation of human T cells by FcR nonbinding anti-CD3 mAb, hOKT3gamma1(Ala-Ala). *J Clin Invest* 111(3):409–418, 2003.

125. Bisikirska B, Colgan J, Luban J, et al: TCR stimulation with modified anti-CD3 mAb expands CD8$^+$ T cell population and induces CD8$^+$CD25$^+$ Tregs. *J Clin Invest* 115(10):2904–2913, 2005.

126. Cope AP: Regulation of autoimmunity by proinflammatory cytokines. *Curr Opin Immunol* 10(6):669–676, 1998.

127. Chatenoud L: CD3-specific antibodies as promising tools to aim at immune tolerance in the clinic. *Int Rev Immunol* 25(3–4):215–233, 2006.

128. Charpentier B, Hiesse C, Lantz O, et al: Evidence that anti-human tumor necrosis factor monoclonal antibody prevents OKT3-induced acute syndrome. *Transplantation* 54(6):997–1002, 1992.

129. Chen G, Li N, Zang YC, et al: Vaccination with selected synovial T cells in rheumatoid arthritis. *Arthritis Rheum* 56(2):453–463, 2007.

130. Yao S, Zhu Y, Chen L: Advances in targeting cell surface signalling molecules for immune modulation. *Nat Rev Drug Discov* 12(2):130–146, 2013.

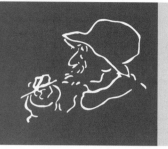

第65章

风湿性疾病中新型细胞内靶向药物

原著 Stanley Cohen
戴晓敏 译 姜林娣 校

关键点

在 25 年的发展历程中，一些免疫细胞上的细胞受体与配体结合后，信号转导至细胞核的关键通路被阐明。

蛋白激酶使细胞内蛋白磷酸化，是信号转导的主要参与者。

口服小分子下游蛋白激酶抑制剂，包括 p38 MAP 激酶和 MEK 抑制剂，在类风湿关节炎（RA）临床试验中的治疗效果非常有限。

Janus 激酶（JAK）抑制剂已成功应用于各种恶性肿瘤和 RA 的治疗。

JAK 抑制剂的疗效和安全性，与生物合成的改善病情抗风湿药相似。带状疱疹以及可能的机会性感染发生增加，这是该类抑制剂所特有的。

脾酪氨酸激酶（SYK）抑制剂中度获益，但有明显不良事件。

口服小分子的磷酸二酯酶抑制剂，对皮肤和关节性疾病具有中度获益，已被批准用于银屑病性关节炎的治疗。

其他信号转导途径，如 BTK 和 PI3K，也成为治疗靶点，正在进行临床试验。

在过去的 20 年中，类风湿关节炎（rheumatoid arthritis，RA）的治疗进展使得该病患者的生活质量显著提高。参与 RA 发病机制分子的生物靶向治疗得以发展，根据对病情缓解和疾病病程的定义，该治疗使得多达 60% ~ 70% 患者得到了症状和体征上的显著改善，并且 10% ~ 50% 患者获得了病情缓解[1-2]。

然而，生物疗法存在局限性。超过半数患者仍然病情活动，并且需要皮下或者静脉注射给药治疗。这些疗法费用昂贵，并可诱导免疫原性。在过去的 25 年中，已明确了配体受体结合后从细胞表面至细胞核的信号转导过程中的细胞内信号通路。对这些途径的进一步理解，为开发针对这些途径的小分子疗法提供了机会。临床前模型已证实，中断信号级联可以减少促炎细胞因子的产生，其在炎症性关节炎动物模型中的改善情况与生物疗法所见改善相似[3-5]。在过去的十年中，对 RA 患者进行了多个临床试验，以评估针对特定激酶的小分子治疗效果。由于疗效有限或者毒性显著，绝大多数试验以失败告终。2012 年，托法替布（tofacitinib），即 Janus 激酶（JAK）抑制剂，在美国和日本被批准用于 RA 治疗，其他 JAK 抑制剂亦正在研发中。本章将重点介绍各种分子，它们或已被评定为潜在的 RA 治疗药物，或目前正在进行积极研发。

信号转导通路

过去 25 年来的研究已经确定，可逆蛋白磷酸化是细胞信号转导的基本机制[6-7]。蛋白激酶是催化嘌呤核苷酸三磷酸［即三磷腺苷（ATP）和三磷酸鸟苷（GTP）］γ 磷酸盐转移到蛋白质底物羟基的酶。共鉴定出 518 种激酶，其中大多数选择性磷酸化丝氨酸或苏氨酸肽。已鉴定出 90 种磷酸化酪氨酸的激酶（蛋白酪氨酸激酶），它们在信号转导中起着主要作用。这些酪氨酸激酶以受体酪氨酸激酶的形式存在，如表皮生长因子和血小板衍生生长因子，但大多数受体直接与细胞内激酶相互作用以促进信号转导。蛋白磷酸化最终将膜事件与钙调节、细胞骨架重排、基因转录以及淋巴细胞活动的其他典型特征相互联系起来[8]。

许多触发免疫细胞活化的主要受体与蛋白磷酸化有关，并在物理上与蛋白激酶相关（图 65-1）。配体 - 受体相互作用后存在多种信号通路，由于这些通路过多，使得炎症性关节炎靶向治疗获益变得困难。当抑制一种信号成分时可能使另一种替代途径增加信号进行补偿，从而导致抑制不完全。

T 细胞受体（TCR）、B 细胞受体（BCR）、自然杀伤因子（NK）和 Fc 受体信号转导的初始事件，是酪氨酸残基上受体亚单位的磷酸化过程 [9-10]。细胞因子受体，特别是 I/II 型细胞因子受体，通过激活激酶直接发出信号，这使得受体亚单位发生磷酸化从而启动 T 细胞和 NK 细胞中的信号传导。I 型和 II 型细胞因子结合激活 JAK，进而磷酸化细胞因子受体，使得 STAT（信号转导和转录激活因子）DNA 结合蛋白附着到受体上并被磷酸化。STAT 活化导致其二聚体化，进而转移至细胞核并调控基因表达。在 B 细胞中，抗原结合可导致三种主要蛋白酪氨酸激酶（PTK）的活化：SRC 家族激酶 LYN 和 SYK，以及 TEC 家族激酶 Bruton 酪氨酸激酶（Btk）。SYK 磷酸化接头蛋白 BLNK，与 BTK 一起激活磷脂酶 Cγ（PLCγ）[11]。PLCγ 的激活导致细胞内 Ca^{2+} 的释放

和蛋白激酶 C（PKC）的激活，从而激活丝裂原活化蛋白激酶（MAPK）。MAPK 级联激活转录因子核因子 -κB（NF-κB）和活化 T 细胞核因子（NFAT），进而完成基因调控。

这些通路中的上游和下游蛋白激酶，在肿瘤学和炎症性疾病中都起到重要作用（表 65-1）。由于可能缺乏抑制特定激酶的特异性，因此最初对激酶抑制剂的安全性存在担忧 [12-13]。随着最初在肿瘤学中成功开发出了多选择性和低选择性的激酶抑制剂，这种缺乏特异性的问题在临床上已变得不那么重要。伊马替

表 65-1　类风湿关节炎中的靶向蛋白酪氨酸激酶

p38 有丝分裂原活化蛋白激酶
MEKK
脾酪氨酸激酶
Janus 激酶
Bruton 酪氨酸激酶
PI3K

PI3K，磷脂酰肌醇 3 激酶

信号转导途径

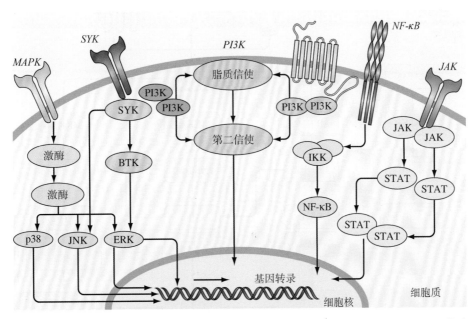

图 65-1　概述：信号转导途径。BTK，Bruton 酪氨酸激酶；ERK，细胞外信号调节激酶；IKK，IκB 激酶；JAK，Janus 激酶；JNK，c-JUN N 末端激酶；MAPK，有丝分裂原活化蛋白激酶；NF-κB，核因子 -κB；STAT，信号转导子和转录激活因子；SYK，脾酪氨酸激酶

尼是第一个被批准用于慢性髓系白血病肿瘤治疗的酪氨酸激酶抑制剂，具有很好的疗效和可接受的毒性。随后，针对慢性粒细胞白血病（CML）治疗开发了较低选择性的酪氨酸激酶抑制剂[14-15]。尽管这些抑制剂会影响靶外激酶，但安全性问题是可以接受的。共有 13 种激酶抑制剂被批准用于肿瘤治疗，包括肾细胞癌和非小细胞肺癌的治疗。安全性在可接受范围，激发了激酶抑制剂在炎症性疾病（如 RA、银屑病和炎症性肠病）中的开发。

P38 MAPK 抑制剂

MAPK 在 20 世纪 90 年代被确认参与了多种应激源刺激细胞后促炎细胞因子的产生[16-17]。三个主要的 MAPK 家族分别是：细胞外信号调节激酶（ERK）、c-JUN N 末端激酶（JNK）以及 p38（图 65-2）。MAPKs 是细胞内酶，将信号传递至细胞核，从而导致基因转录[18-19]。复杂的平行和交叉信号级联，连接了三个主要的 MAPK 家族。MAPK 活化是由上游 MAPK 的激酶（MKKs）所介导，也由 MKK 激酶（MKKK 或 MAP3K）活化。

p38 MAPK，是促炎细胞因子产生的关键调节因子。各种细胞应激，如炎性细胞因子、病原体和生长因子，激活了调节关键基因表达的激酶，导致 TNF、IL-1 和 IL-6、环氧合酶（COX-2）和基质金属蛋白酶（MMPs）的转录激活。p38 的激活和磷酸化受两种上游激酶（MKK3 和 MKK6）调节，而它们又可被多个 MAP3Ks 磷酸化。p38 有 α、β、γ 和 δ 四种亚型，p38α 被认为是其中对细胞因子表达最重要的调节因子。磷酸化活化的 p38-MAPK，也存在于 RA 滑膜的滑膜衬里和血管内皮中[20]。p38-MAPK 是第一个用于治疗的靶向激酶，抑制这条通路可以减少脂多糖（LPS）诱导单核细胞产生 TNF 和 IL-1[21]。几项临床前研究已经证明阻断 p38-MAPK 可以抑制炎症细胞因子的产生，临床前关节炎动物模型也显示 p38-MAPK 可以减少爪肿胀和关节损伤[22-23]。关于 p38 抑制剂，已有几项临床研究正在开展。p38α 亚型，是临床试验中的主要治疗靶点。一项为期 24 周的双盲、随机、安慰剂对照临床试验（RCT），对 302 例活动期类风湿关节炎患者进行了 p38αMAPK 抑制剂的单药治疗，随机予以口服 SCIO-469 30 mg 或 60 mg 每天 3 次，或者每天 1 次 100 mg 缓释剂，或

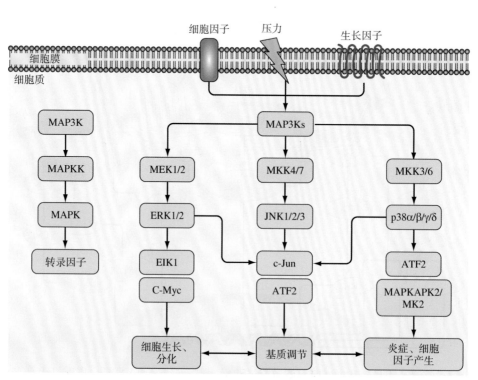

图 65-2　简化丝裂原活化蛋白激酶（MAPK）途径。ATF，激活转录因子；ERK，细胞外信号调节激酶；JNK，c-JUN N 末端激酶；MKK，MAPK 激酶

者予以安慰剂[24]。主要疗效终点为 12 周时 ACR20 的反应率。在第 12 周，接受 SCIO-469 治疗患者的 ACR20 以及 ACR50 反应，与安慰剂相比无差异。第 1 周时，接受 SCIO-469 治疗患者的急性时相反应物、C 反应蛋白（CRP）和红细胞沉降率（ESR）下降，但未能持续至第 4 周。其他 p38-MAPK 抑制剂也曾报道出现 CRP 短暂降低的现象。在接受 SCIO-469 治疗的患者中，不良事件（AE）发生频率更高，包括皮疹、头晕、便秘、关节痛以及与剂量相关的肝功能异常。

Pamapimod，是 p38αMAPK 的另一种选择性抑制剂。在一项为期 12 周的随机对照试验中，对 204 例活动性 RA 患者进行了该药物的研究。研究中将 Pamapimod 不同每日剂量与甲氨蝶呤（MTX）进行比较，其中 MTX 在第 8 周前逐渐增至 20 mg/w[25]。研究的主要终点是第 12 周时的 ACR20 反应。在第 12 周，Pamapimod 治疗患者的 ACR20 反应比 MTX 治疗患者低。采用 MTX 治疗患者，ACR50 反应以及疾病活动评分（DAS）28 降低均具有统计学优势。在 Pamapimod 300 mg 组观察到，CRP 水平在第 1 周短暂下降，但在第 2 周恢复。不良事件呈剂量依赖性增加，包括黄斑丘疹、头晕和肝功能检测指标（LFT）升高。这些不良事件谱，与临床试验所评估的所有 p38 抑制剂均相似。在一项联合剂量范围研究中，对活动性 RA 患者即使应用 Pamapimod 联合 MTX 治疗，与安慰剂相比仍未能显示出疗效[26]。根据这两项研究结果，该分子在 RA 中的研发工作被终止。

东欧进行了两项为期 12 周的随机、安慰剂对照试验以评估 VX-702，即对 p38αMAPK 高度选择性的抑制剂[27]。这种分子很少或不进入中枢神经系统（CNS），与前体分子所见相同，研究人员认为这可能与头晕、头痛较少发生有关。患者对研究剂量范围的 ACR 反应，与安慰剂相比无显著差异。尚未报告新的安全问题。由于 VX-702 疗效有限，该疗法的研发亦被终止。

随后两篇关于 MAPK 抑制剂的综述，提出了对于抑制 p38 MAPK 在动物模型中成功而在 RA 患者研究中失败的分析[28,29]。其中，包括毒性引起的剂量限制、阻止中枢神经系统渗透的新分子所致的生物分布改变、不正确的亚型靶向，以及 p38α 在诱导抗炎细胞因子中可能具有调节作用[30]。最合理的解释是信号网络的冗余，其可被短暂的急性时相反应予以支持。又如，阻断 p38 等下游分子不会阻断上游激酶，而上游激酶可对信号流动重定向。认识到这一问题后，引起了针对更多上游蛋白激酶的相关研究，目前针对 p38 抑制剂治疗 RA 暂无进一步试验。

MEK 抑制剂

MEK 是一种参与生长因子信号转导和细胞因子产生的 MAPKK。MEK 抑制剂在 RA 的临床前模型中被证实有疗效[31]。基于临床前观察结果，一项评估 ARRY-438162，即口服 MEK1/MEK2 抑制剂治疗效果的双盲、随机临床试验已开展。其结果在 2010 年欧洲风湿病联盟（EULAR）会议上进行公布，但并未发表。在这项研究中，201 名接受 MTX 治疗的活动期 RA 患者被随机分配接受不同剂量 ARRY-438162 或安慰剂治疗。研究的主要终点是 ACR20 反应。治疗组与安慰剂组之间无差异（$P = 0.459$）。最常见的活动性不良事件是与剂量相关的皮疹和腹泻。鲜有严重的不良事件发生。目前，在 RA 中尚未开展针对 MEK 分子的其他试验。

脾酪氨酸激酶抑制剂

SYK 抑制剂，被认为是治疗 RA 的一种潜在方法。SYK，是一种非受体蛋白酪氨酸激酶，是携带 Fcγ 激活受体（包括 B 细胞、肥大细胞、巨噬细胞、中性粒细胞、嗜酸性粒细胞、嗜碱性粒细胞和滑膜细胞）的细胞中免疫信号转导的调节因子[32-33]。SYK 结合到这些受体的细胞质区域，其中包含免疫受体酪氨酸激活基序（ITAM）。受体结合导致 ITAM 磷酸化激活 SYK（图 65-3）。该基序位于 FcγR、FcεR、Igα（B 细胞）、CD3ξ（T 细胞）和整合素的细胞质部分[34]。SYK 活化激活下游 MAP 激酶、PI3K 和 PLCγ，从而增加 IL-6 和 MMP 的产生。

这些观察结果使人们对 SYK 作为治疗 RA 的潜在靶点产生了兴趣[35]。研究发现 SYK 在滑膜细胞中处于活化状态，SYK 的激活对 RA 患者成纤维细胞样滑膜细胞中 TNF 诱导的细胞因子和金属蛋白酶的产生具有重要作用[36]。临床前模型表明，抑制 SYK 可能改善炎症性关节炎[37-39]。Fostamatinib disodium，一种抑制 SYK 的口服制剂，亦是活性代谢物 R406 的前药，其在炎症性关节炎的临床前模型中有效。基

JAK/STAT信号通路

* 有四个JAK家族成员：JAK1, JAK2, JAK3和TYK2

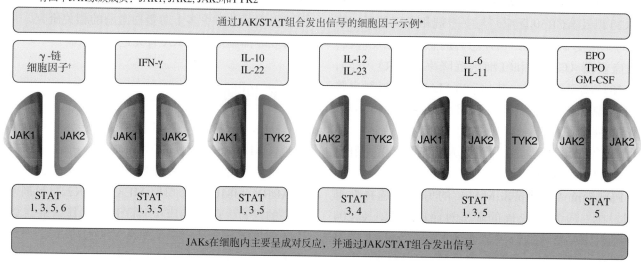

通过JAK/STAT组合发出信号的细胞因子示例*

| γ-链细胞因子† | IFN-γ | IL-10 IL-22 | IL-12 IL-23 | IL-6 IL-11 | EPO TPO GM-CSF |

| JAK1 JAK2 | JAK1 JAK2 | JAK1 TYK2 | JAK2 TYK2 | JAK1 JAK2 TYK2 | JAK2 JAK2 |

| STAT 1, 3, 5, 6 | STAT 1, 3, 5 | STAT 1, 3, 5 | STAT 3, 4 | STAT 1, 3, 5 | STAT 5 |

JAKs在细胞内主要呈成对反应，并通过JAK/STAT组合发出信号

*O'Sullivan LA, et al: Cytokine receptor signaling through the Jak-Stat-Socs pathway in disease. Mol Immunol 44:2497–2506, 2007.
†Ghoreschi K, et al: Janus kinases in immune cell signaling. Immunol Rev 228:273–287, 2009.

图 65-3 Janus 激酶（JAK）/信号转导子和转录激活子（STAT）信号通路。EPO，促红细胞生成素；GM-CSF，粒细胞巨噬细胞集落刺激因子；IFN，干扰素；IL，白细胞介素；TPO，血小板生成素；TYK，酪氨酸激酶

于这一观察，在 RA 患者中开展了四项 II 期临床试验[40-43]和一项 III 期临床试验[44]。研究剂量为 100 mg 每日一次、100 mg 每日两次或 150 mg 每日两次。其中两项 II 期随机临床试验评估 fostamatinib 联合 MTX 治疗非生物合成改善病情抗风湿药（DMARD）无应答患者，结果显示 12 ～ 24 周时，患者的 ACR 反应和 DAS28 评分等临床结局显著改善并具有统计学意义，临床反应最早出现在第一周。在第三项 IIb 期的 24 周试验中，fostamatinib 单药治疗与安慰剂、活性药物对照 adalimumab 相比[43]，主要终点是第 6 周 DAS28（CRP）的变化。结果显示，与安慰剂组相比，fostamatinib 治疗组患者有所改善，但低于阿达木单抗组。

在为期 3 个月的随机对照试验中，前期生物制剂治疗失败的 219 例患者，给予 fostamatinib 100 mg bid 或安慰剂，观察 3 个月时 ACR20 反应的主要终点[43]，同时对亚组患者评估手与腕 MRI 图像。最终研究在第 3 个月未达到主要终点；两组之间的 ACR20 反应未达到统计学差异。尽管研究失败，但 fostamatinib 组和安慰剂组的 MRI 滑膜炎评分变化存在差异。

由于在对非生物合成 DMARD 不完全应答患者

中进行的 II 期试验中观察到了疗效，因此对 918 例接受 MTX 治疗的活动性 RA 患者进行了为期 52 周的 III 期多国随机对照试验[44]。患者被随机分组，予以 fostamatinib 100 mg 每日两次、100 mg 每日两次持续 4 周后改为 150 mg 每日一次，或者安慰剂持续 24 周后开放标签予以 fostamatinib 100 mg 每日两次。共同主要终点是 24 周时 ACR20 反应，以及改良总夏普范德海德评分（mTSS）较基线的变化。与安慰剂治疗患者相比，两个 fostamatinib 治疗组患者的 ACR20 应答均具有统计学优势（44.4% ～ 49% vs. 34.2%；$P = 0.001$，$P = 0.006$），但仍低于 II 期研究结果。此外，fostamatinib 与安慰剂组相比，在共同主要终点 mTSS 的变化上无统计学差异。

在所有 II/III 期试验中，观察到不良事件呈剂量依赖性增加，包括腹泻、中性粒细胞减少、头晕、高血压和 LFT 升高。不良事件在 fostamatinib 治疗组中更常见，包括高血压、腹泻、中性粒细胞减少和 LFT 升高。接受 fostamatinib 治疗队列中有 2.9% ～ 4.9% 发生严重不良事件，安慰剂治疗患者中为 1.6%。Fostamatinib 治疗队列中发现少量恶性肿瘤，而在安慰剂治疗患者中未见。在研发项目中对 fostamatinib 的安全性问题进行了荟萃分析，其不良

事件及其相对风险分别为：高血压，2.80 [置信区间（CI），1.02 ～ 8.43]；腹泻5.20（CI，3.19 ～ 8.49）；中性粒细胞减少，9.24（CI，2.22 ～ 38.42）；LFTS，2.93（CI，1.02 ～ 8.43）[45]。鉴于 fostamatinib 未能达到Ⅲ期临床试验主要终点以及各项不良事件，其在 RA 中的研发被终止。

第二种 SYK 抑制剂，已在 RA 患者中进行了评估。MK-8457，是一种新型的 SYK 和 Zeta 链相关蛋白激酶 70（Zap70）抑制剂，被认为是一种更特异的 SYK 抑制剂，其脱靶效应更小。采用适应性设计进行了两项小型Ⅱ期剂量范围试验[46-48]，发现 MK8457 对 MTX 不完全应答者有效，类似于 fostamatinib，但对既往 TNF 抑制剂没有应答的患者无效。毒性在两项研究中都是显著的，主要是严重的感染事件包括机会性感染。同时还报告了腹泻、恶心和 LFT 升高。没有发现高血压，可能是因为对血管内皮生长因子的脱靶效应影响有限。由于所观察到的显著毒性以及在对 TNF 抑制剂不完全应答者中未见获益，这种分子的研发被终止。

两种以 Syk 为靶点的分子都未能成为 RA 的治疗手段。两种分子均表现出明显的毒性，包括严重的感染事件，限制了将这种激酶作为炎症性关节炎患者治疗靶点的研发积极性。

Janus 激酶抑制剂

JAK 是结合跨膜细胞因子受体胞质区并通过 1 型和 2 型细胞因子受体介导信号传导的蛋白酪氨酸激酶[49]。在受体 - 配体相互作用后各种 JAKs 被激活，导致受体酪氨酸磷酸化以及随后 STATs 激活（信号转导子和转录激活因子），起到了转录因子的作用。JAK/STAT 信号介导细胞对多种细胞因子和生长因子的反应。这些反应包括增殖、分化、迁移、凋亡和细胞存活，这取决于信号和细胞背景环境。激活的 STATs 进入细胞核并与靶基因中的特定增强子序列结合，并影响其转录[50]。

JAK 由四种亚型组成：JAK1、JAK2、JAK3 和 TYK。JAKs 不同亚型成对组合发挥信号传导作用（图 65-3）。JAK3 主要在造血细胞中表达，对从质膜上 IL-2、IL-4、IL-7、IL-9、IL-15 和 IL-21 受体的共同 γ 链向免疫细胞核的信号转导至关重要。JAK3 仅与 JAK1 组合传导信号。这些细胞因子是淋巴细胞活化、发挥功能和增殖的重要物质。JAK3 基因敲除小鼠的 T、B 淋巴细胞及 NK 细胞存在缺陷，未见其他缺陷报道。人类缺乏 JAK3 会发生严重的联合免疫缺陷（SCID），即同时缺乏 NK 细胞和 T 淋巴细胞[51]。

JAK1 和 JAK2 最初并不被认为是潜在的治疗靶点，因为去除这些激酶会导致种系死亡[10]。然而，JAK1/JAK2 抑制剂正在研发以治疗 RA。Ruxolitinib，对 JAK1/2 具有选择性，已被批准用于治疗骨髓纤维化[52-53]。激素样细胞因子如红细胞生成素、血小板生成素、生长激素、粒细胞 - 巨噬细胞集落刺激因子（GM-CSF）、IL-3 和 IL-5 均通过 JAK2 发出信号。IL-6、IL-10、IL-11、IL-19、IL-20、IL-22 和 IFN-α、IFN-β 和 IFN-γ 则通过 JAK1 传导信号。在 RA 研发过程中，Baricitinib 抑制 JAK1/JAK2 更优。

TYK2 促进 IL-12、IL-23 和 1 型 IFNs 的信号传递[54]。TYK2 与 JAK1 或 JAK2 配对，以促进信号传递。目前，尚无针对 RA 治疗的特异性 TYK2 抑制剂。

开发中的其他 JAK 抑制剂已被证明更具特异性，如特异性的 JAK1 抑制剂（GLPG0634）或 JAK3 抑制剂（VX-509），并具有更少的靶外抑制。评估 JAK 抑制剂特异性的试验因所用底物的不同而不同，无论是生化底物、酶底物还是细胞底物，这就使得它们的结果难以直接比较。例如，在临床使用的剂量下，Tofacitinib 对除 Tyk2 以外的所有 JAK 家族激酶的酶分析显示出显著的纳摩尔抑制效力，但在细胞分析中与 JAK2 相比，它对 JAK1 和 JAK1/3 更显示出功能特异性[55]。大多数人现在认为 Tofacitinib 是一种泛 -JAK 抑制剂。最近的一份初步出版物表明，当考虑有效剂量时，RA 中一些 JAK 抑制剂的细胞因子抑制的临床特征是惊人的相似的，这表明基于 JAK 药理学，区分这些疗法的可能性有限[56]。

托法替布

托法替布（tofacitinib）是一种 JAK 抑制剂，已被美国食品和药物管理局（FDA）批准用于治疗 MTX 治疗无效的活动性 RA，5 mg 每日两次单药治疗或者与非生物 DMARD 联合治疗（图 65-4）。出于对安全性的担忧，tofacitinib 尚未得到欧洲药品管理局（EMA）的使用批准。tofacitinib，也被用于治疗银屑病、银屑病关节炎（PsA）和炎症性肠病。目前正在研发对于肾移植患者的治疗方案，但由于毒

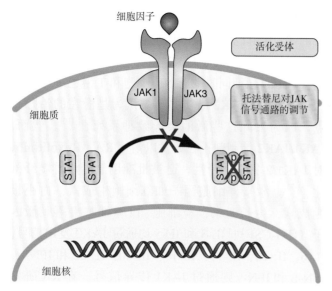

活化受体

托法替尼对JAK信号通路的调节

图 65-4 抑制 Janus 激酶（JAK）。STAT，信号转导子和转录激活因子

性（包括严重感染和移植后淋巴增生性疾病）而中止了该方案[57]。移植方案中 tofacitinib 的使用剂量高于 RA 治疗中的批准剂量，并与其他有效的免疫抑制剂联合使用。

在细胞体外试验中，tofacitinib 已被证实可逆地抑制 JAK1、JAK2、JAK3，并且在较小程度上抑制 TYK2；与 JAK2/2 相比，其对 JAK1/3 和 JAK1/2 的信号传导更具有功能选择性。如前所述，这种选择性的临床相关性尚不清楚[58]。Tofacitinib 对 JAK1/3 的抑制作用，将抑制细胞因子的信号传导，这些细胞因子结合使用总 γ 链受体的受体，如 IL-2、IL-4、IL-7、IL-9、IL-15 和 IL-21[59]。研究发现，tofacitinib 治疗后，NK 细胞减少[53]。我们认为，通过 JAK1 发出信号抑制 IL-6 从而发挥该分子治疗的疗效并同时导致其不良反应（如中性粒细胞减少症和高脂血症），这一点在 tocilizumab（IL-6 受体的单克隆抗体）中也被发现。最近的观察表明，T 辅助细胞 17 产生的 IL-17 也受到抑制[60]。Tofacitinib 不阻断 IL-1 或 TNF 信号。

Tofacitinib 的药代动力学特征是快速吸收（血浆浓度在 0.5 ~ 1 小时内达到峰值）、快速消除（半衰期约为 3 小时）和全身暴露呈剂量依赖性[61]。在 24 ~ 48 小时内达到稳定状态浓度，在每日两次给药后其积累剂量最少。tofacitinib 通过肝（70%）和肾（30%）清除。代谢主要通过 CYP3A4 进行，而较少

通过 CYP2C19 进行。临床前研究中，tofacitinib 给予批准剂量，根据药代动力学评估而无需对任何外在因素或外在药物进行剂量调整。Tofacitinib 的药效在给药后持续 4 ~ 6 周[62]。Tofacitinib 是一种致畸剂，绝经前妇女应采取避孕措施，并在最后一次给药后 4 ~ 6 周内避免受孕。

疗效

在批准前，对 tofacitinib 进行了广泛的研究。共进行了 8 项安慰剂对照、随机、Ⅱ 期研究，其中 tofacitinib 作为单药治疗或者与基础 MTX 联合治疗。Ⅱ 期试验共包括 1600 名患者，评估 tofacitinib 剂量从 1 mg 至 30 mg、每天两次，并且治疗持续时间从 6 周至 6 个月的治疗情况。5 mg 每天两次或者更大剂量，可使临床结果持续改善，但在更高剂量时毒性变大[63-65]。根据 Ⅱ 期临床试验的疗效和安全性，将 tofacitinib 5mg 每天两次和 10 mg 每天两次的剂量，推进至 Ⅲ 期试验。

在研发项目中，共进行了六项 RA 中 tofacitinib 治疗的 Ⅲ 期 RCT[66-71]。其中两项研究是针对 MTX 治疗的活动性 RA 患者开展的（"scan，standard" 研究），还有一项研究是对 MTX 或其他非生物性 DMARD（"sync" 研究）患者进行治疗评估。在 "standard" 试验中，将阿达木单抗与 tofacitinib 进行比较。在为期 6 个月的 "STEP" 研究中评估了 MTX 治疗的 TNF 不完全应答患者，在为期 6 个月的 "SOLO" 研究中评估了 tofacitinib 单药治疗（图 65-5）。"Start" 研究比较了 24 个月内 MTX 初始治疗的 RA 患者，联合 tofacitinib 5 mg 每日两次与 10 mg 每日两次的治疗效果。在 "scan" 和 "start" 研究中评估了放射学结果。一项长期延长（LTE）方案正在进行中，超过 12 664 人年[72]。FDA 批准了 tofacitinib 剂量为 5 mg 每日两次，共有 4800 名患者参加了临床试验。

临床试验在全球范围内进行，46% 的患者在北美以外的地区注册。在 DMARD 不完全应答人群中，入选患者的年龄为 18 ~ 86 岁（平均年龄 50 ~ 56 岁，15% ≥ 65 岁），大多数为长期患病（平均病程 5.7 ~ 13 年）的女性（80% ~ 87%），疾病活动度高 [DAS-28-4（ESR）为 5.83 ~ 6.71]。Tofacitinib 持续且显著地改善了 RA 患者的症状和体征、身体功能和患者自述结果，如疲劳、疼痛和健康相关生活质

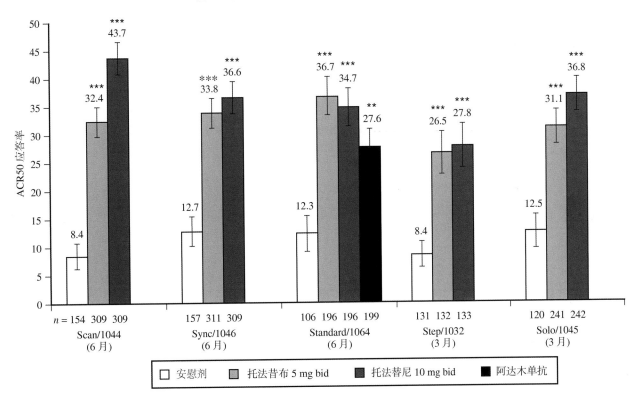

托法替布：3期研究设计——DMARD不完全应答者

	持续时间≥1年			持续6个月	
研究 n	研究 1044 "Scan" n = 797	研究1046 "Sync" n = 792	研究 1064 "Standard" n = 717	研究 1032 "Step" n = 399	研究 1045 "Solo" n = 610
人群	MTX IR	DMARD IR	MTX IR	TNF IR	DMARD IR
基础诊疗	MTX	DMARDs	MTX	MTX	无
鉴别特点	放射照片	基础 DMARDs	疾病活动控制 (阿达木单抗)	TNF 失败	单一疗法

图 65-5 Tofacitinib：对改善病情抗风湿病药（DMARD）不完全反应者（IR）的Ⅲ期研究设计。MTX，甲氨蝶呤；TNF，肿瘤坏死因子

托法替布：通过DMARD不完全反应者对ACR50应答率的研究

*P ≤0.05; **P <0.001; ***P <0.0001 vs. 安慰剂 (未校正的).

图 65-6 Tofacitinib：对改善病情抗风湿病药（DMARD）不完全反应（IR）患者治疗的美国风湿病学会 50（ACR50）研究

量（图 65-6 和 65-7）。在 MTX 无应答人群中，予以 tofacitinib 10 mg 每日两次的剂量下观察到在 mTSS 结构获益方面是得到改善的，但在 5 mg 每日两次剂量下则没有达到统计学意义。治疗 2 周后，病情即得到改善。单药治疗的疗效与联合非生物 DMARD 治疗的疗效相似。在整个研究中，ACR20 的应答率为 50% ～ 60%，ACR50 的应答率为 30% ～ 40%，ACR70 的应答率为 15% ～ 20%。在 "standard" 研究中，ACR 反应与阿达木单抗相当。在 "step" 研究中评价 TNF 抑制剂无应答患者，ACR20 应答率略低

（41%～48%），ACR50 应答率 27%、ACR70 应答率 10%～13%。在所有试验中，在研究终点 ACR 反应以及健康评估问卷（HAQ-DI）改善方面，tofacitinib 在统计学上优于安慰剂。尽管两种剂量均有效，但由于 10 mg 剂量在达到更高阈值的临床终点方面优于 5 mg 剂量，如 ACR70、DAS-28 缓解、低疾病活动状态（LDAS）和 HAQ-DI 改善，因此需建议该效应剂量[73]。

最后一项Ⅲ期研究是口服"start"试验，比较了 985 名既往未接受过 MTX 治疗剂量的 RA 患者，比较单药 tofacitinib（5 mg 每天两次，10 mg 每天两次）治疗以及联合 MTX（平均剂量 18.5 mg）治疗的疗效[71]。第 6 个月的共同主要终点，是 mTSS 评分的基线评价变化以及 ACR70 反应患者比例。入选患者的平均病程为 2.7～3.4 年，平均基线 DAS-28 ESR 为 6.5～6.6。其中，81% 到 86% 的患者血清类风湿因子（RF）或环瓜氨酸蛋白抗体呈阳性。从基线到第 6 个月，Tofacitinib 治疗组 mTSS 平均变化明显小于 MTX 治疗组（tofacitinib 5 mg 组为 0.2，tofacitinib 10 mg 组为 < 0.1，MTX 组为 0.8，两两比较均 P < 0.001）。基于这项试验结果，FDA 赞同 tofacitinib 具有延缓影像学进展的治疗效果。在接受 tofacitinib 治疗的患者中，5 mg 组 25.5% 和 10 mg 组 37.7% 的患者在第 6 个月达到 ACR70 反应，而 MTX 组仅有 12.0%（两两比较 P < 0.001）（图 65-7）。该试验 24 个月的研究结果表明，继续接受 tofacitinib 和 MTX 联合治疗的患者，其临床结果持续改善[74]。

安全性

在Ⅱ期与Ⅲ期的研究中，最常见的不良事件是上呼吸道感染、头痛、鼻咽炎和腹泻；与安慰剂组相比，tofacitinib 组的不良事件发生率略高。两种治疗剂量的 tofacitinib 组，严重不良事件（SAE）发生率与安慰剂组和阿达木单抗治疗组相似（9.76～11.8/100 人年；15.02/100 人年，tofacitinib）。

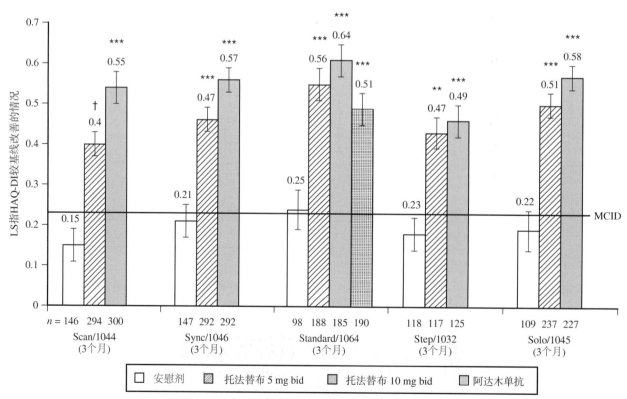

图 65-7 Tofacitinib：对改善病情抗风湿病药（DMARD）不完全应答（IR）患者治疗的健康评估问卷（HAQ）研究

最常见的 SAE 是肺炎。在安慰剂组长期的延长治疗方案中，也发现了类似的 SAE 发生率，肺炎仍最常见。在Ⅲ期试验中，其严重感染事件的发生率为 2.9/100 人年，与生物疗法组相似。在长期延长试验中，5 mg 剂量组的发病率为 2.3/100 人年，10 mg 剂量组为 4.06/100 人年，置信区间没有重叠，因而在统计学上存在差异[75]。在研发计划中报告的不良事件发生率，除了带状疱疹发病率增加，均与生物 DMARDS 相似（图 65-8）。

在Ⅱ期和Ⅲ期临床试验患者、LTE 人群中，共报告有 346 人发生了非严重的或严重的带状疱疹感染（发生率为 4.27 例 /100 人年）。在Ⅲ期人群中，阿达木单抗治疗组的带状疱疹感染发生率为 2.81 例 /100 人年，安慰剂组为 1.49 例 /100 人年。Tofacitinib 5 mg 每日两次治疗组和 tofacitinib 10 mg 每日两次治疗组患者，带状疱疹感染率相似（Ⅲ期：分别为 4.39/100 人年和 4.23/100 人年；LTE：分别为 4.18 和 4.50/100 人年）。亚洲患者的带状疱疹发生率较高（6.75/100 人年）。这种带状疱疹发病率的增加，非生物性 DMARDS 或生物性 DMARDS 以前均未报道过。tofacitinib 患者带状疱疹感染的总发病率，随着时间的推移是稳定的，并且大多数病例被认为不严重。由于这一观察，如果可能的话，RA 患者在开始使用 tofacitinib 前应接种带状疱疹疫苗。

在Ⅱ期和Ⅲ期临床试验患者、LTE 人群中，共有 16 名患者报告结核病：4 名来自菲律宾，3 名来自韩国，印度和中国各 2 名，日本、泰国、墨西哥、美国和西班牙各 1 名。肺结核和肺外结核病例均有报道。随机临床试验中的结核病发病率，与 TNF 抑制剂 [0.02（全球）至 2.56（韩国）] 和非生物性 DMARDS [0.01（全球）至 0.28（韩国）] 的报告一致。在开始使用 tofacitinib 之前，需要对潜在结核病进行筛查。

除外结核病例，25 名临床试验患者和 LTE 人群发生了机会感染（0.30 次 /100 人年 [95% 置信区间，0.20 ～ 0.44]）。多发性带状疱疹 2 例，食管念珠菌病 8 例（其中几例为其他原因内镜下偶然发现），巨细胞病毒感染 / 病毒血症 6 例，隐球菌感染 3 例（肺炎 2 例，脑膜炎 1 例），肺囊虫肺炎 3 例，肺非结核分枝杆菌 2 例，BK 病毒性脑炎 1 例。

在Ⅱ期、Ⅲ期和 LTE 研究中，tofacitini 的总体死亡率、恶性肿瘤风险和淋巴瘤发病率，与已发表的 TNF 抑制剂和其他生物 DMARD 治疗 RA 的临床试验一致（图 65-9）。淋巴瘤主要是非霍奇金 B 细胞淋巴瘤。

在 tofacitinib 的研发项目中，共出现 13 例胃肠穿孔，而安慰剂组未见。这些事件均发生在基础接受

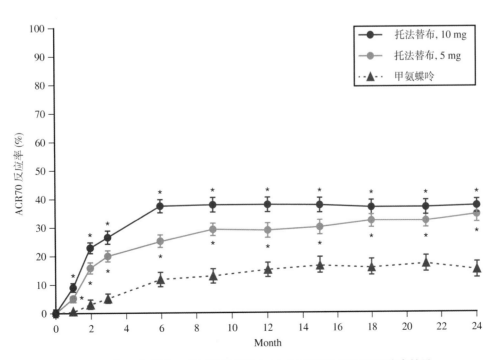

图 65-8　"start"研究：美国风湿病学会 70（ACR70）随时间的临床结果

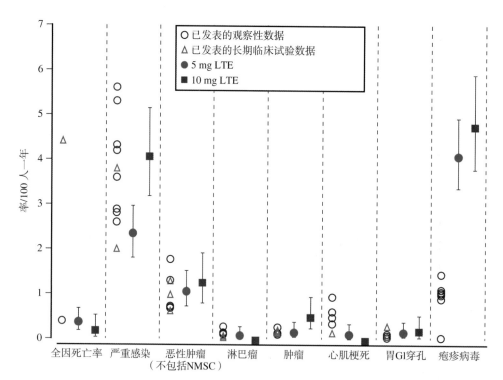

图 65-9　长期延长（LTE）方案中 tofacitinib 5 mg 每日两次和 10 mg 每日两次的安全性曲线，与已发表生物合成改善病情抗风湿病药长期临床试验数据与已发表观察性临床试验数据的对比。GI，胃肠道

皮质类固醇和非甾体抗炎药治疗的患者中。治疗获批时的报告中提到其发病率为 0.10/100 人年，与 TNF 抑制剂和 IL-6 抑制剂的报告相似。应该避免对憩室炎患者使用该药，与目前 tocilizumab（一种 IL-6 受体抑制剂）治疗标准相似。

Tofacitinib 治疗，也会引起实验室指标的变化。如 TNF 和 IL-1/IL-6 抑制剂治疗所见，中性粒细胞的剂量依赖性降低，但不常发生不良事件（如中性粒细胞减少与感染）。临床试验中观察到血红蛋白鲜有显著降低，这可能与 JAK2 抑制有关。在Ⅲ期和 LTE 试验中，小于 1% 的患者出现淋巴细胞减少（< 500/ul），但与严重感染风险（40%）显著增加相关。监管机构建议定期监测全血细胞（CBC）和总淋巴细胞计数（每个月 1 次并持续 3 个月，此后每 3 个月 1 次）。对于持续淋巴细胞计数（< 500/μl）的患者，建议停止治疗。

血清肌酐和肌酸激酶升高在临床上无显著增加，与 tocilizumab 的安全风险无关。在研发项目中，接受 tocilizumab 治疗的患者，上述指标比安慰剂组分别增加了 0.02 和 0.04 mg/dl。这种微小变化的病因尚不清楚。

在治疗开始后监测脂质水平，发现低密度脂蛋白（LDL）和高密度脂蛋白（HDL）平均增加 15% ~ 20% 并且稳定 3 个月，这与 IL-6 抑制剂相似。心血管不良事件的发生率没有增加。阿托伐他汀治疗在 tocilizumab 治疗并且胆固醇升高的患者中是有效的[76]。建议在开始治疗后 8 ~ 12 周进行血脂水平监测。

肝转氨酶升高有报道，但很少超过正常值上限的三倍。肝功能异常更常见于使用 MTX 基础治疗的患者。停止 tocilizumab 治疗后，实验室指标通常可恢复至正常。建议前 3 个月每月监测 LFT，此后每 3 个月监测一次。

其他 JAK 抑制剂

其他几个 JAK 抑制剂正在研发中（表 65-2）。Baricitinib，对 JAK2/JAK1 有选择性，对 JAK3 或 TYK2 效力较低[77]。除 RA 外，baricitinib 正在被研究用于治疗银屑病和糖尿病神经病变。Baricitinib 可被迅速吸收，半衰期 6 ~ 8 小时，因此每天给药一次[78]。

对 301 例 RA 患者进行了为期 12 周的Ⅱ期剂量范围研究，将 Baricitinib 1 mg、2 mg、4 mg 和 8 mg

表 65-2 Janus 激酶（JAK）抑制剂的研发

Baricitinib	JAK1/2 抑制剂
Decernotinib（VX-509）	JAK1/3 抑制剂
Fibotinib（GLPG0634）	JAK1 抑制剂
Peficitinib（ASP015K）	JAK1/3 抑制剂
ABT-494	JAK1 抑制剂

分别作为单日剂量与 MTX 联合使用[79]。Baricitinib 4 mg 和 8 mg 组治疗 12 周后达到了 ACR20 反应的主要终点（76%），与安慰剂组（41%）相比具有统计学差异（P < 0.001）。24 周和随后的 52 周 LTE 方案数据表明，Baricitinib 4 mg 和 8 mg 剂量可达到持续有效[80-81]。Baricitinib 4 mg 和 8 mg 剂量之间的安全性相似，均以感染最常见。我们发现了罕见的严重贫血病例，这应见于 JAK2 抑制剂。在 Ⅱ 期试验中，Baricitinib 4 mg 和 8 mg 治疗剂量之间的疗效比较没有显著差异。在 Ⅲ 期试验中，选用了 Baricitinib 2 mg 和 4 mg 治疗剂量[82,82a]。

Fibotinib（GLPG0634）

Fibotinib（GLPG0634）是一种口服的选择性 JAK1 抑制剂，正在研发用于治疗 RA 和克罗恩病。在生化分析中，该分子显示出 JAK1/JAK2 抑制剂的特征，但随后在细胞和全血分析研究中显示，其对 JAK1 依赖性信号传导的选择性约为 JAK2 的 30 倍[83]。已鉴定出一种活性代谢物，GLPG0634，其半衰期比母体分子长，因此可给予每日一次给药[84]。一项 4 周的小型单中心研究，评估 36 例活动性 RA 患者，除了 MTX 外，给予 GLPG0634 背景予 MTX 100 mg 每天两次、200 mg 每天一次或安慰剂治疗，结果显示加用 GLPG0634 的患者有 83% 达到 ACR20 反应、一半达到疾病缓解或疾病低活动性。在安慰剂患者中，33% 的患者获得了 ACR20 应答[85]。在另一项 4 周的 Ⅱ 期、双盲研究中，分别给予 GLPG0634 30、75、150、300 mg 每日一次或安慰剂，评估了 91 名对 MTX 应答不足、初次使用生物疗法的 RA 患者。GLPG0634 每日 75 mg 以上的治疗剂量被证实有效，与先前概念验证研究中 200 mg 剂量结果相比，GLPG0634 300 mg 没有更多获益[86]。在这些短期研究中，没有报告显著的安全问题。

随后的试验正在进行中，以评估在中重度 RA 患者中，24 周的 GLPG0634 50 mg、100 mg 和 200 mg 联合 MTX 治疗或单药治疗的疗效和安全性[87,87]a。

Decernotinib（VX-509）

Decernotinib（VX-509），是一种 JAK 抑制剂，在既往研发中显示对 JAK3 的选择性高于 JAK1/2 和 TYK2[88]。2011 年，一项 Ⅱa 期临床试验涉及了 VX-509 四种剂量，其中两种最高剂量（100 mg 和 150 mg）治疗组的数据显示，其 ACR20、ACR50、ACR70 和 DAS-28 反应与安慰剂相比均具有统计学差异[89]。150 mg 治疗组的 ACR20、ACR50、ACR70 和 DAS28 反应分别为 66%、49%、22% 和 -3.06%，而安慰剂组分别为 29%、7%、2% 和 -1.25%。随后对 VX-509 进行了双盲、随机、安慰剂对照的 24 周 Ⅱb 期临床研究，纳入 358 名接受 MTX 治疗的活动性 RA 患者[91]。患者被随机分配接受安慰剂治疗或者 VX-509 四种剂量中的一种治疗。在所有 VX-509 治疗组中，达到 ACR20 和 ACR50 的患者比例以及 DAS-28 与基线相比下降程度，均明显高于安慰剂组。三个最高剂量组的 ACR20 反应在 58% ~ 68% 之间，安慰剂组为 18%，ACR70 反应与安慰剂组相比具有统计学意义。VX-509 常见的不良事件，包括感染、SAES 和高脂血症。在 VX-509 组中观察到转氨酶水平轻度升高，中性粒细胞和淋巴细胞计数中位数轻度降低。随后的 24 周结果显示了相似的疗效和安全性[92]。该分子不再进行后续 RA 研发。

Peficitinib（ASP015K）

Peficitinib（ASP015K），是一种每日顿服的 JAK 抑制剂，目前正在 RA 治疗的研发中。ASP015K 在细胞分析中，相较于 JAK2 显示了对 JAK1/JAK3 的选择性。在一项为期 12 周的双盲研究中，未同时接受 DMARD 治疗的活动性 RA 患者，被随机分配至 ASP1015K 25 mg、50 mg、100 mg、150 mg 每天一次治疗组或安慰剂治疗组[93]。25% 的患者曾接受过 TNF 抑制剂治疗。在第 12 周，ASP1015K 每天 100 mg 和每天 150 mg 组存在有效剂量反应，ACR20、ACR50 和 ACR70 反应与安慰剂组相比均达到统计学差异。ASP015K 治疗组更多见鼻咽炎、腹泻和肌酸磷酸激酶升高，其余不良反应及严重不良反应均与安慰剂组无差异。其他与该分子相关的试验仍在进行中。

随后进行了一项为期12周的IIb期剂量范围研究，对于MTX不完全应答患者进行ASP015K治疗，结果其主要终点ACR20应答与安慰剂相比，差异未能达到统计学意义[94]。但DAS-28-CRP和DAS-28-ESR的变化，具有统计学差异。最常见的不良事件，是头痛和高脂血症。

ABT-494

ABT-494是第二代JAK1抑制剂，细胞和体内试验中显示其选择性比JAK2/3高74倍[95]。关于RA治疗，正在进行临床试验，初步报告显示其应答率与其他JAK抑制剂相似。

Btk 抑制剂

口服Btk抑制剂（ibrutinib），已被批准用于治疗套细胞淋巴瘤和慢性淋巴细胞白血病并且至少接受过一种治疗的患者[96]。Btk抑制剂作为一种治疗RA的潜在药物，正在开展早期研发。Btk在BCR信号

转导中起着重要作用，在髓系细胞的Toll样受体和FcR信号通路中发挥作用[97]。Btk是胞质蛋白酪氨酸激酶的TEC家族成员。在人类中，Btk突变可导致布鲁顿无丙种球蛋白血症（也称为X连锁无丙种球蛋白血症）的发生，这是一种以B细胞发育缺陷为特征的免疫缺陷，并导致循环B细胞的显著缺乏[98]。

当配体与BCR结合时，Btk被上游SRC家族激酶LYN、FYN和SYK激活（图65-10）。活化的BTk促进PLCY磷酸化以及蛋白激酶C（PKC）活化，进而导致钙转运和转录因子（包括NF-κB和NFAT）活化，调节控制增殖、存活、趋化因子和细胞因子的下游基因的表达。B细胞在RA的发病机制中起着多重作用，包括抗原呈递、炎性细胞因子产生以及类风湿因子和抗CCP抗体的产生。利妥昔单抗，通过清除B细胞发挥作用，已被证实有效治疗RA。这些都支持进一步努力研发影响B细胞活化的小分子BTk抑制剂[99]。

关节炎动物模型表明，抑制Btk可通过FCyRⅢ受体的信号传导，来抑制B细胞受体依赖性细胞增殖和减少骨髓细胞产生炎性细胞因子（包括TNF、

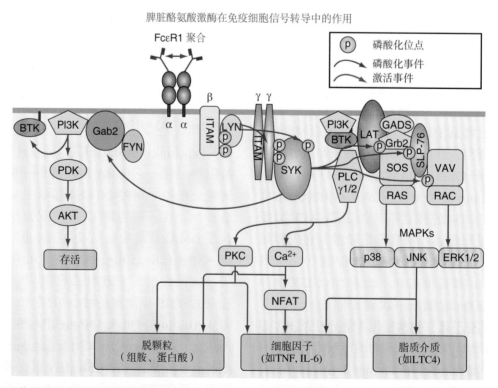

图65-10 免疫细胞信号转导中的脾酪氨酸激酶（SYK）。JNK，c-JUN N末端激酶；LTC4，白细胞分裂C4；MAPK，丝裂原活化蛋白激酶；NFAT，活化T细胞核因子；PDK，磷酸肌醇依赖性激酶；PKC，蛋白激酶C

IL-1 和 IL-6) [100-101]。此外，已证实 RA 患者与对照相比，外周血 B 细胞中存在更多激活的 BTk[102]。

在 RA 中使用 BTK 抑制剂，相关早期试验正在进行中 [102a,103]。

PI3K 抑制剂

PI3Ks 是在细胞周期、凋亡、DNA 修复、衰老、血管生成、细胞代谢和运动的调节中起到核心作用的脂质激酶 [104-105]。它们是中间信号分子，在西罗莫司（mTOR）信号通路的 PI3K/AKT/ 哺乳动物靶点中最为著名。PI3Ks 通过产生第二信使磷酸化磷脂酰肌醇将细胞表面的信号传递到细胞质，进而激活多种效应器激酶途径，包括 Btk、AKT、PKC、NF-κB 和 JNK/SAPK 途径，最终导致正常细胞的存活和生长。

PI3K 信号由 p110α、β、γ 和 δ 亚型介导。催化亚单位 p110γ 和 p110δ 的两种亚型富含白细胞，它们通过第二信使磷脂酰肌醇二磷酸（PIP2）和磷脂酰肌醇三磷酸（PIP3）的产生促进活化、细胞生长、增殖、分化和存活。PI3k-δ 和 PI3k-γ 在免疫细胞分化、维持和激活中的作用，支持了这些酶在肿瘤、炎症和自身免疫中的重要作用 [106]。PI3k-δ 抑制剂正在研发中，用于复发的惰性淋巴瘤和慢性淋巴细胞白血病 [107]。

利用缺乏 PI3K-δ 和（或）PI3K-γ 的动物或用这些 PI3K 亚型抑制剂治疗的非临床模型，已经确定了 PI3K 在几种炎症和自身免疫疾病中的潜在作用 [108-110]。用 PI3K-δ 抑制剂治疗小鼠的结果表明，这种酶在抗体的产生中很重要，这些抗体产生于边缘区 B 细胞和腹膜 B1 细胞，是疾病中自身抗体的主要来源。这些抑制剂也能降低抗原特异性抗体反应。

在 RA 治疗中，PI3K-δ 和 PI3K-γ 酶的有效抑制剂正在研发中。迄今为止，尚未公布 RA 患者的数据。

鞘氨醇 1 磷酸盐调节剂

鞘氨醇 -1- 磷酸（S1P）是一种丰富的、具有生物活性的溶血磷脂。在免疫系统中，局部 S1P 浓度和梯度的变化可改变淋巴细胞迁移模式，改变炎症细胞反应，并影响内皮细胞的屏障功能。S1P 与其受体的相互作用，抑制了淋巴细胞从初级和次级淋巴组织中的排出，导致外周血淋巴细胞的耗尽。S1P 降解的主要和不可逆途径是通过 S1P 裂合酶（S1PL）完成。

Fingolimod，一种 S1P 受体调节剂，于 2013 年被批准用于治疗复发 - 缓解多发性硬化症。

临床前研究表明，在 RA 模型中降低 S1PL 活性，对降低炎症反应具有显著作用 [111-112]。LX3305，一种 S1PL 的小分子抑制剂，被评价为一种 DMARD。一项安慰剂对照的剂量范围 RCT II 期研究，对使用 MTX 治疗的活动性 RA 患者予以加用 LX3305 治疗 [113]。研究中 208 名患者接受每日 70 mg、110 mg、150 mg 或安慰剂治疗 12 周，主要终点为第 12 周的 ACR20 应答。在接受 150 mg 治疗剂量的患者中，60% 获得 ACR20 应答，与安慰剂组（49%）相比无统计学差异。各种亚组分析，提示该治疗可能获益，未发现重大安全问题。基于这一概念验证研究的结果，其在 RA 治疗中的研发终止。

磷酸二酯酶抑制剂

已证明通过抑制 4 型磷酸二酯酶（PDE），可以抑制 TNF 产生以及其他促炎细胞因子 [114-115]。环磷酸腺苷（cAMP），是负责免疫反应调节的主要第二信使。PDE4 在免疫系统细胞和角蛋白细胞中，被发现是主要的 cAMP 降解酶，是巨噬细胞、淋巴细胞和中性粒细胞中表达的主要同工酶。细胞内 cAMP 的升高，通过蛋白激酶 A 途径抑制 TNF 的产生。PDE4 抑制剂正在研发治疗慢性阻塞性肺疾病和特应性皮炎，但由于胃肠毒性和可能的心脏毒性而研发未能继续。

Apremilast，抑制促炎细胞因子 IFN-γ、TNF、IL-12 和 IL-23 的产生，并诱导产生一氧化氮合成酶 [116]。Apremilast 在 RA 中被评估未能达到主要终点而终止研发。迄今为止，还没有公布 RA 临床研究项目的数据。

Apremilast 已被批准用于治疗银屑病和银屑病性关节炎。其口服制剂的绝对生物利用度为 73%，峰值浓度为 2.5 小时（T_{max}），半衰期为 6 ~ 9 小时，因此需要每天两次给药。在三项多中心、随机、双盲、安慰剂对照试验中，共有 1493 例活动性银屑病性关节炎患者接受了 Apremilast 20 mg 每天两次、30 mg 每天两次的治疗剂量 [117-118]。患者年龄在 18 ~ 83 岁之间，总体病程中位数为 5 年。患者被随机分至 Apremilast 20 mg 每天两次或 30 mg 每天两次治疗组。三项研究纳入了银屑病性关节炎不同亚型患者，包括对称性多关节炎（62.0%）、不对称性少关节炎

（27.0%）、远端指间关节炎（6.0%）、多发性关节炎（3.0%）和脊柱炎型（2.1%）。患者同时接受至少一种 DMARD（65.0%）、包括 MTX（55.0%）、磺胺嘧啶（SSZ）（9.0%）、来氟米特（LEF）（7.0%），低剂量口服皮质类固醇（14.0%）和 NSAIDs（71.0%）治疗。76.0% 的患者前期仅接受非生物 DMARD 治疗，22.0% 前期使用过生物 DMARD 治疗，其中 9.0% 的患者对前期生物 DMARD 治疗无效。试验的主要终点，是第 16 周达到 ACR20 反应的患者百分比。

在所有三项研究中，Apremilast 30 mg 每天两次治疗的 ACR 反应，优于安慰剂并具有统计学意义（ACR20 反应：Apremilast 32% ~ 41%，安慰剂 18% ~ 19%；$P < 0.05$）。Apremilast 治疗的 ACR50 和 ACR70 反应在数值上更高，但没有达到统计学意义（图 65-11）。Apremilast 治疗组的 PASI75 应答率为 21%，安慰剂组为 5%。其对皮肤和关节炎的治疗反应，不如 TNF 抑制剂显著。

腹泻、头痛和恶心是最常报道的不良反应。最常见导致停药的不良反应是恶心（1.8%）、腹泻（1.8%）和头痛。在 5 天内将初始剂量从每天 10 mg 每日一次增至 30 mg 每日两次，以减少胃肠道不良反应的可能性。试验中因不良反应而停止治疗的银屑病性关节炎患者，Apremilast 30 mg 每日两次治疗组患者中为 4.6%，安慰剂治疗组为 1.2%。

研究结果中，给出了可能出现体重减轻和抑郁的警告。据报道，在银屑病性关节炎临床试验中，10% 的 Apremilast 治疗患者和 3.3% 的安慰剂患者出现体重减轻 5 ~ 10 磅。抑郁症仅在少数患者中出现，但比安慰剂患者更常见。

结论

信号转导中细胞内途径的启动，使得 T/B 细胞活化和炎症细胞因子产生，这些均促进了具有通路针对性的小分子抑制剂的研发，可在炎症疾病中抑制炎症。已被证实具有与生物 DMARD 相似疗效，并具有可接受的短期安全性。长期随访这些接受信号转导抑制剂治疗的患者是必要的，以确定对于长期疾病患者进行该药物长期治疗是否安全。这些新疗法在 RA 治疗中的应用尚待确定，但它们确实为那些不愿意接受肠外治疗的患者提供了一种选择。新的分子抑制剂正在研发中，我们将从正在进行的试验中了解抑制其他信号通路（如 BTK 或 PI3K）是否对我们的患者有任何附加价值。

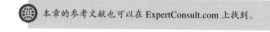
本章的参考文献也可以在 ExpertConsult.com 上找到。

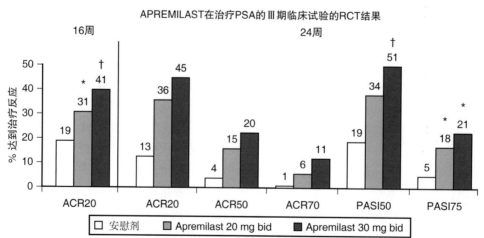

图 65-11　Apremilast 治疗银屑病性关节炎患者。ACR，美国风湿病学会；AE，不良事件；DMARD，改善病情抗风湿病药；PsA，银屑病性关节炎

参考文献

1. Breedveld FC, Weisman MH, Kavanaugh AF, et al: The PREMIER study: a multicenter, randomized, double-blind clinical trial of combination therapy with adalimumab plus methotrexate versus methotrexate alone or adalimumab alone in patients with early, aggressive rheumatoid arthritis who had not had previous methotrexate treatment. *Arthritis Rheum* 54:26–37, 2003.
2. Goekoop-Ruiterman YP, de Vries-Bouwstra JK, Allaart CF, et al: Comparison of treatment strategies in early rheumatoid arthritis: a randomized trial. *Ann Intern Med* 146:406–415, 2007.
3. Badjer A, Griswold D, Kapadia R, et al: A selective inhibitor of mitogen-activated protein kinase, in rat adjuvant arthritis. *Arthritis Rheum* 43:75–83, 2000.
4. Nishikawa M, Myoui A, Tomita T, et al: Prevention of the onset and progression of collagen-induced arthritis in rats by the potent p38 mitogen-activated protein kinase inhibitor. *Arthritis Rheum* 48:2670–2681, 2003.
5. Chang B, Huang M, Francesco M, et al: The Bruton tyrosine kinase inhibitor PCI-32765 ameliorates autoimmune arthritis by inhibition of multiple effector cells. *Arthritis Res Ther* 13:R115–R129, 2011.
6. O'Shea JJ, Holland SM, Staudt LM: JAKs and STATs in immunity, immunodeficiency and cancer. *N Engl J Med* 368:161–170, 2013.
7. O'Shea J, Laurence A, McInnes I: Back to the future: oral targeted therapy for RA and other autoimmune diseases. *Nat Rev Rheumatol* 9:173–182, 2013.
8. Ghoreschi K, Laurence A, O'Shea JJ: Janus kinases in immune cell signaling. *Immunol Rev* 228(1):273–287, 2009.
9. Leonard W, O'Shea J: JAKs and STATs: biological implications. *Ann Rev Immunol* 16:293–322, 1998.
10. O'Shea J, Plenge R: JAK and STAT signaling molecules in immunoregulation and immune-mediated disease. *Immunity* 36:542–550, 2012.
11. Yablonski D, Weiss A: Mechanisms of signaling by the hematopoietic-specific adaptor proteins, SLP-76 and LAT and their B cell counterpart, BLNK/SLP-65. *Adv Immunol* 79:93–128, 2001.
12. Karaman MW, et al: A quantitative analysis of kinase inhibitor selectivity. *Nat Biotechnol* 26:127–132, 2008.
13. Ghoreschi K, Laurence A, O'Shea J: Selectivity and therapeutic inhibition of kinases: to be or not to be? *Nat Immunol* 10:356–360, 2009.
14. Druker BJ, Guilhot F, O'Brien SG: Five-year follow-up of patients receiving imatinib for chronic myeloid leukemia. *N Engl J Med* 355(23):2408–2417, 2006.
15. Kantarjian H, Shah N, Hochhaus A, et al: Dasatinib versus Imatinib in newly diagnosed chronic-phase chronic myeloid leukemia. *N Engl J Med* 362:2260–2270, 2010.
16. Lee J, Laydon J, McDonnell P, et al: A protein kinase involved in the regulation of inflammatory cytokine biosynthesis. *Nature* 372:739–746, 1994.
17. Schett G, Tohidast-Akrad M, Smolen J, et al: Activation, differential location and regulation of the stress-activated protein kinases, extracellular signal-regulated kinase, c-JUN N terminal kinase, and P38 mitogen activated protein kinase, in synovial tissue and cells in rheumatoid arthritis. *Arthritis Rheum* 43:2501–2512, 2000.
18. Sweeny S, Firestein G: Primer: signal transduction in rheumatic disease-a clinician's guide. *Nat Clin Pract Rheumatol* 3:651–660, 2007.
19. Remy G, Risco A, Inesta-Vaquera F, et al: Differential activation of p38 MAPK isoforms by MKK3 and MKK6. *Cell Signal* 22(4):660–667, 2010.
20. Schett G, Zwerina J, Friestein G, et al: The p38 mitogen-activated protein kinase (MAPK) pathway in rheumatoid arthritis. *Ann Rheum Dis* 67:909–916, 2008.
21. Pawson T: Protein modules and signaling networks. *Nature* 373:573–580, 1995.
22. Dominguez C, Powers D, Tarnayo N: p38 MAP kinase inhibitors: many are made, but few are chosen. *Curr Opinion Drug Discov Devel* 8:421–430, 2005.
23. Kumar S, Boehm J, Lee J, et al: p38 MAP kinases: key signaling molecules as therapeutic targets for inflammatory disease. *Nat Rev Drug Discov* 2:717–726, 2003.
24. Genovese M, Cohen S, Wofsy D, et al: A 24 week, randomized, double blind, placebo controlled trial, parallel study of the efficacy of oral SCIO-569, a p38 mitogen activated protein kinase inhibitor, in patients with active rheumatoid arthritis. *J Rheumatol* 38(50):846–854, 2011.
25. Cohen SB, Cheng TT, Chindalore V, et al: Evaluation of the efficacy and safety of pamapimod, a p38 MAP kinase inhibitor, in a double-blind, methotrexate-controlled study of patients with active rheumatoid arthritis. *Arthritis Rheum* 60:1232–1241, 2009.
26. Alten RE, Zerbini C, Jeka S, et al: Efficacy and safety of pamapimod in patients with active rheumatoid arthritis receiving stable methotrexate therapy. *Ann Rheum Dis* 69(2):364–367, 2010.
27. Damjanov N, Kauffman R, Spencer-Green G, et al: Efficacy, pharmacodynamics, and safety of VX-702, a novel p38 MAPK inhibitor, in rheumatoid arthritis: results of two randomized double blind placebo-controlled studies. *Arthritis Rheum* 60(5):1232–1241, 2009.
28. Genovese M: Inhibition of p38: Has the fat lady sung? *Arthr Rheum* 60:317–320, 2009.
29. Hammaker D, Firestein G: "Go upstream, young man"—lessons learned from the p38 saga. *Ann Rheum Dis* 69:i77–i82, 2009.
30. Guo X, Gerl RE, Schrader JW: Defining the involvement of p38alpha MAPK in the production of anti- and proinflammatory cytokines using an SB 203580-resistant form of the kinase. *J Biol Chem* 278:22237–22242, 2003.
31. Kay J, Morales R, Bellatin L, et al: Treatment of rheumatoid arthritis with a MEK kinase inhibitor: results of a 12-week randomized, placebo-controlled phase 2 study in patients with active RA on a background of methotrexate. *EULAR meeting, Abstract OP0013.* 2010.
32. Sada K, Takano T, Yanagi S, et al: Structure and function of Syk protein-tyrosine kinase. *J Biochem* 130:177–186, 2001.
33. Furumoto Y, Nunomura S, Terada T, et al: The Fc-epsilon RIbeta immunoreceptor tyrosine-based activation motif exerts inhibitory control on MAPK and IkappaB kinase phosphorylation and mast cell cytokine production. *J Biol Chem* 279:49177–49187, 2004.
34. Mocsai A, Ruland J, Tybulewicz V: The SYK tyrosine kinase: a crucial player in diverse biological functions. *Nat Rev Immunol* 10(6):387–402, 2010.
35. Bajpai M, Chopra P, Dastidar SG, et al: Spleen tyrosine kinase: a novel target for therapeutic intervention of rheumatoid arthritis. *Expert Opin Investig Drugs* 17:641–659, 2008.
36. Pine PR, Chang B, Schoettler N, et al: Inflammation and bone erosion are suppressed in models of rheumatoid arthritis following treatment with a novel Syk inhibitor. *Clin Immunol* 124:244–257, 2007.
37. Cha HS, Boyle DL, Inoue T, et al: A novel spleen tyrosine kinase inhibitor bloc ks c-Jun N-terminal kinase-mediated gene expression in synoviocytes. *J Pharmacol Exp Ther* 317:571–578, 2006.
38. Braselmann S, Taylor V, Zhao H, et al: R406, an orally available spleen tyrosine kinase inhibitor blocks fc receptor signaling and reduces immune complex-mediated inflammation. *J Pharmacol Exp Ther* 319:998–1008, 2006.
39. Singh R, Masuda ES: Spleen tyrosine kinase (Syk) biology, inhibitors and therapeutic applications. *Annu Rep Med Chem* 42:379–391, 2007.
40. Weinblatt ME, Kavanaugh A, Burgos-Vargas R, et al: Treatment of rheumatoid arthritis with a Syk inhibitor. *Arthritis and Rheum* 58:3309–3318, 2008.
41. Weinblatt ME, Kavanaugh A, Genovese MC, et al: An oral spleen tyrosine kinase (Syk) inhibitor for rheumatoid arthritis. *N Engl J Med* 363:1303–1312, 2010.
42. Taylor P, Genovese M, Greenwood M, et al: OSKIRA-4: a phase IIb randomised, placebo-controlled study of the efficacy and safety of fostamatinib monotherapy. *Ann Rheum Dis* 74(12):2123–2129, 2015.
43. Genovese MC, Kavanaugh A, Weinblatt ME, et al: An oral Syk kinase in the treatment of rheumatoid arthritis—a three-month randomized, placebo controlled, phase II study in patients with active rheumatoid arthritis that did not respond to biologic agents. *Arthritis Rheum* 63:337–345, 2011.
44. Weinblatt M, Genovese M, Ho M, et al: Effects of fostamatinib, an oral spleen tyrosine kinase inhibitor, in rheumatoid arthritis patients with an inadequate response to methotrexate: results from a phase III, multicenter, randomized, double-blind, placebo-controlled,

parallel-group study. *Arthritis Rheum* 66(12):3255–3264, 2014.

45. Kavanaugh A, Weinblatt M, Genovese M, et al: Longer-term safety of fostamatinib (R788) in patients with rheumatoid arthritis—analysis of clinical trial data from up to 2 years of exposure. Abstract 2594. ACR/ARHP Annual Meeting, November 4–9, 2011, Chicago.

46. Merck Sharp & Dohme Corp: Safety and efficacy of MK-8457 and methotrexate (MTX) in participants with active rheumatoid arthritis despite MTX therapy (MK-8457-008). In *ClinicalTrials.gov*. Available at https://clinicaltrials.gov/ct2/results?term=nct01569152.

47. Merck Sharp & Dohme Corp: A randomized, double-blind, placebo-controlled, parallel-group, multicenter trial to evaluate the safety, tolerability, and efficacy of MK-8457 in participants with rheumatoid arthritis (MK-8457-010). In *ClinicalTrials.gov*. Available at https://clinicaltrials.gov/ct2/results?term=NCT01651936.

48. Van Vollenhoven R, Cohen S, Mease P: Efficacy and safety of MK-8457, a novel SYK inhibitor for the treatment of rheumatoid arthritis in two randomized, controlled, phase 2 studies. Abstract 1528. ACR/ARHP Annual Meeting, November 14–19, 2014, Boston.

49. Ghoreschi K, Laurence A, O'Shea JJ: Janus kinases in immune cell signaling. *Immunol Rev* 228:273–287, 2009.

50. Darnell JE, Kerr I, Stark G: JAK-STAT pathways and transcriptional activation in response to IFNs and other extracellular signaling proteins. *Science* 264:1415–1421, 1994.

51. Pesu M, Candotti F, Husa M, et al: Jak3, severe combined immunodeficiency, and a new class of immunosuppressive drugs. *Immunol Rev* 203:127–142, 2005.

52. Levine RL, Wadleigh M, Cools J, et al: Activating mutation in the tyrosine kinase Jak2 in polycythemia vera, essential thrombocythemia, and myeloid metaplasia with myelofibrosis. *Cancer Cell* 7:387–397, 2005.

53. Harrison C, Kiladjian J, Al-Ali H, et al: JAK Inhibition with ruxolitinib versus best available therapy for myelofibrosis. *N Engl J Med* 366(9):787–798, 2012.

54. Tokumasa N, Suto A, Kagami S, et al: Expression of Tyk2 in dendritic cells is required for IL-12, Il-23 and IFN-gamma production and the induction of Th1 cell differentiation. *Blood* 110:553–560, 2007.

55. Kahn C, Cohen S, Bradley J, et al: Tofacitinib for rheumatoid arthritis. *Tofactinib Arthritis Advisory Committee Meeting.* May 9, 2012, Silver Spring, MD.

56. Dowty M, Lin T, Wang L, et al: Lack of differentiation of janus kinase inhibitors in rheumatoid arthritis based on janus kinase pharmacology and clinically meaningful concentrations. Abstract OP0147. EULAR Annual Meeting, June 11–14, 2014, Paris.

57. Changelian P, Moshinsky D, Kuhn C, et al: The specificity of Jak3 kinase inhibitors. *Blood* 15:2155–2157, 2008.

58. Ghoreschi K, Jesson M, Li X: Modulation of innate and adaptive immune responses by tofacitinib (CP-690,550). *J Immunol* 186:4234–4243, 2011.

59. Conklyn M, Andresen C, Changelian P, et al: The Jak 3 inhibitor, CP-690,550 selectively reduces NK and CD8+ cell numbers in cynomolgus monkey blood following chronic oral dosing. *J Leukoc Biol* 6:1248–1254, 2004.

60. Maeshima K, Yamaoka K, Kubo S, et al: The JAK inhibitor tofacitinib regulates synovitis through inhibition of interferon-α and interleukin 17 production by human CD4+ T cells. *Arthritis Rheum* 64(6):1790–1798, 2012.

61. Dowty M, Jesson M, Ghosh S, et al: Preclinical to clinical translation of tofacitinib, a Janus kinase inhibitor, in rheumatoid arthritis. *J Pharmacol Exp Ther* 348(1):165–173, 2014.

62. Genovese M, Kawabata T, Soma K, et al: Reversibility of pharmacodynamics effects after short- and long-term treatment with tofacitinib in patients with rheumatoid arthritis. *Arthritis Rheum* 65(Suppl 10):S190, abstract 438, 2013.

63. Fleischmann R, Cutolo M, Genovese M, et al: A phase IIB dose ranging study of the oral JAK inhibitor tofacitinib or adalimumab monotherapy versus placebo in patients with active rheumatoid arthritis and inadequate response to methotrexate alone. *Arthritis Rheum* 64(3):617–629, 2012.

64. Kremer J, Cohen S, Wilkinson B, et al: A phase IIb dose ranging study of the oral JAK inhibitor tofacitinib (CP-669,550) versus placebo in combination with methotrexate in patients with active rheumatoid arthritis and inadequate response to methotrexate alone. *Arthritis Rheum* 64(4):970–981, 2012.

65. Kremer J, Bloom B, Breedveld F, et al: The safety and efficacy of a JAK inhibitor in patients with active rheumatoid arthritis; results of a double-blind placebo controlled phase IIa trial of three dosage levels of CP-669,550 versus placebo. *Arthritis Rheum* 60:1895–1905, 2009.

66. van der Heide D, Tanaka Y, Fleischmann R, et al: Tofacitinib (CP669,550) in patients with rheumatoid arthritis on methotrexate: 12 month data from a 24 month phase 3 randomized radiographic study. *Arthritis Rheum* 65(3):559–570, 2013.

67. van Vollenhaven R, Fleischmann R, Cohen S, et al: Tofacitinib or adalimumab versus placebo in rheumatoid arthritis. *N Engl J Med* 367:2377–2386, 2014.

68. Kremer J, Li Z, Hall S, et al: Tofacitinib in combination with non-biologic disease-modifying drugs anti-rheumatic drugs with active rheumatoid arthritis: a randomized trial. *Ann Intern Med* 159(4):253–261, 2013.

69. Fleischmann R, Kremer J, Cush J, et al: Placebo-controlled trial of tofacitinib monotherapy in rheumatoid arthritis. *N Engl J Med* 367:495–507, 2012.

70. Burmester G, Blanco R, Charles-Schoeman C, et al: Tofacitinib (CP669,550) in combination with methotrexate in patients with active rheumatoid arthritis with inadequate response to tumor necrosis factor inhibitors: a randomized phase 3 trial. *Lancet* 381:451–460, 2013.

71. Lee EB, Fleischmann R, Hall S, et al: Tofacitinib vs. methotrexate in rheumatoid arthritis. *New Engl J of Med* 370:2377–2386, 2014.

72. Wollenhaupt J, Silverfield J, Lee E, et al: Safety and efficacy of tofactinib, an oral janus kinase inhibitor, for the treatment of rheumatoid arthritis in open-label, long-term extension studies. *J Rheum* 41(5):837–852, 2014.

73. Cohen S, Krishnaaswami S, Benda B, et al: Tofacitinib, an oral janus kinase inhibitor, analysis and safety of 10 vs 5 mg twice daily in a pooled phase 3 and long-term extension rheumatoid arthritis population. *Arthritis Rheum* 64(Suppl 10):S549, abstract 1283, 2012.

74. Alten R, Strand V, Fleischmann R, et al: EULAR 2014: Scientific abstracts. OP0152 effects of tofacitinib monotherapy versus methotrexate on patient-reported outcomes in the 2-Year phase 3 Oral Start TRIAL in methotrexate-naïve patients with rheumatoid arthritis. *Ann Rheum Dis* 73:118–119, 2014.

75. Cohen S, Radoninski S, Gomez-Reino J, et al: Analysis of infections and all-cause mortality in phase II, III and long-term extension studies of tofacitinib in patients with rheumatoid arthritis. *Arthritis Rheum* 66(11):2924–2937, 2014. [ePub ahead of print].

76. Mcinnes I, Kim H, Lee S, et al: Open-label tofacitinib and double blind atorvastatinin rheumatoid arthritis patients: a randomized study. *Ann Rheum Dis* 73:124–131, 2014.

77. Fridman J, Scherle P, Collins R, et al: Selective inhibition of Jak1 and Jak2 is efficacious in rodent models of arthritis: preclinical characterization of INCB028050. *J Immunol* 184(9):5298–5307, 2010.

78. Shi JG, Chen X, Lee F, et al: The pharmacokinetics, pharmacodynamics, and safety of baricitinib, an oral Jak1/2 inhibitor in healthy volunteers. *J Clin Pharmacol* 54(12):1354–1361, 2014.

79. Keystone E, Taylor P, Genovese M, et al: 12-week results of a phase 2b dose-ranging study of LY3009104 (INCB028050), an oral JAK1/JAK2 inhibitor in combination with traditional DMARDS in patients with rheumatoid arthritis. *Annals Rheum Dis* 71(Suppl 3):152, 2012.

80. Genovese M, Keystone E, Taylor P, et al: 24-week results of a blinded phase 2b dose-ranging study of baricitinib, an oral janus kinase 1/janus kinase 2 inhibitor, in combination with traditional disease modifying anti-rheumatic drugs in patients with rheumatoid arthritis. *Arth and Rheum* 64(Suppl 10):S1049, 2012.

81. Taylor P, Genovese M, Keystone E, et al: Baricitinib, an oral Janus kinase inhibitor, in the treatment of rheumatoid arthritis: 52 week safety and efficacy in an open label, long-term extension study. Abstract OP00470. EULAR Annual Meeting, June 12–15, 2013, Madrid.

82. Eli Lilly and Company: A study in moderate to severe rheumatoid arthritis (RA-BEAM). In *ClinicalTrials.gov*. Available at https://clinicaltrials.gov/ct2/results?term=nct01710358.

82a. Eli Lilly and Company: An extension study in participants with moderate to severe rheumatoid arthritis (RA-BEYOND). In *ClinicalTrials.gov*. Available at https://clinicaltrials.gov/ct2/results?term=nct01885078. [2016; study recruiting].

83. Van Rompaey L, Galien R, van der Aar E, et al: Preclinical characterization of GLPG0634, a selective inhibitor of JAK1, for the

treatment of inflammatory diseases. *J Immunol* 191(7):3568–3577, 2013.

84. Namour F, Galien R, Vanhoutte F, et al: Once-daily dosing of GLPG0634, a selective JAK1 inhibitor, is supported by its active metabolite. Abstract THU0236. EULAR Annual Meeting, June 12–15, 2013, Madrid.

85. Vanhoutte F, Mazur M, Van der Aar E, et al: Selective JAK1 inhibition in the treatment of rheumatoid arthritis: proof of concept with GLPG0634. [abstract]. *Arthritis Rheum* 64(Suppl 10):2489, 2012.

86. Tasset C, Harisson P, Van der Aar E, et al: The JAK1-selective inhibitor GLPG0634 is safe and rapidly reduces disease activity in patients with moderate to severe rheumatoid arthritis; results of a 4-week dose-ranging study. Abstract 2381. ACR/ARHP Annual Meeting, October 25–30, 2013, San Diego.

87. Kavanaugh A, Ponce L, Cseuz R, et al: Filgotinib (GLPG0634), an oral JAK1 selective inhibitor is effective as monotherapy in patients with rheumatoid arthritis: results from a phase 2B dose ranging study. *ACR/ARHP meeting, Abstract.* 2015.

87a. Westhovens R, Alten R, et al: Filgotinib (GLPG0634), an oral JAK1 inhibitor is effective in combination with methotrexate in patients with active rheumatoid arthritis: results from a phase 2B dose ranging study. *ACR/ARHP meeting, Abstract.* 2015.

88. Hare B, Haseltine E, Takemoto D, et al: Vx-509 (Decernotinib) treatment reduces levels of markers for immune activation, bone degradation and inflammation but not interferon signaling in patients with rheumatoid arthritis. Abstract Thu0242. EULAR Annual Meeting, June 11–14, 2014, Paris.

89. Fleischmann R, Spencer-Green G, Fan F, et al: Dose ranging study of VX-509, an oral selective JAK3 inhibitor, as monotherapy in patients with active rheumatoid arthritis (RA). Abstract L3. ACR/ARHP Annual Meeting, November 4–9, 2011, Chicago.

90. Genovese M, van Vollenhaven R, Bloom B, et al: *A phase 2b, 12-week study of VX-509, an oral selective janus kinase 3 inhibitor, in combination with background methotrexate in rheumatoid arthritis.* Abstract L3. ACR/ARHP Annual Meeting, October 25–30, 2013, San Diego.

91. van Vollenhoven R, Genovese M, Zhang Y, et al: A phase 2b, 24-week study of VX-509 (decernoitinib), an oral selective janus kinase 3 inhibitor, in combination with background methotrexate in rheumatoid arthritis. Abstract OP0151. EULAR Annual Meeting, June 11–14, 2014, Paris.

92. Takeuchi T, Tanaka Y, Iwasaki M, et al: A phase 2b study of an oral jak inhibitor ASP015K monotherapy in Japanese patients with moderate to severe rheumatoid arthritis. Abstract OP149. EULAR Annual Meeting, June 11–14, 2014, Paris.

93. Kivitz A, Zubrzycka-Sienkiewicz A, Gutierrez-Ureña S, et al: A phase 2b, randomized, double-blind, parallel-group, placebo-controlled, dose-finding, multi-center study to evaluate the safety and efficacy of ASP015K in moderate to severe rheumatoid arthritis subjects who have had an inadequate response to methotrexate. Abstract 948. ACR/ARHP Annual Meeting, November 14–19, 2014, Boston.

94. Graff S, Schwartz A, Hyland D, et al: Pharmacodynamics of a novel Jak1 selective inhibitor in rat arthritis and anemia models and in healthy human subjects. Abstract 2374. ACR/ARHP Annual Meeting, October 25–30, 2013, San Diego.

95. Byrd J, Furman R, Coutre S, et al: Targeting BTK with ibrutinib in relapsed chronic lymphocytic leukemia. *N Engl J Med* 369(1):32–42, 2013.

96. Mohamed A, Yu L, Bäckesjö C, et al: Bruton's tyrosine kinase (Btk): function, regulation, and transformation with special emphasis on the PH domain. *Immunol Rev* 228(1):58–73, 2009.

97. Tsukada S, Saffran D, Rawlings D, et al: Deficient expression of a B cell cytoplasmic tyrosine kinase in human X-linked agammaglobulinemia. *Cell* 72:279–290, 1993.

98. Cohen SB, Emery P, Greenwald M, et al: Rituximab for rheumatoid arthritis refractory to anti-tumor necrosis factor therapy: Results of a multicenter, randomized, double-blind, placebo-controlled, phase III trial evaluating primary efficacy and safety at twenty-four weeks. *Arthritis Rheum* 54(9):2793–2806, 2006.

99. Di Paolo J, Huang T, Balazs M, et al: Specific BTK inhibition sup-

presses B cell-and myeloid cell-mediated arthritis. *Nat Chem Biol* 7:41–50, 2011.

100. Chang B, Huang M, Franceso M, et al: The Bruton tyrosine kinase inhibitor PCI-32765 ameliorates autoimmune arthritis by inhibition of multiple effector cells. *Arthritis Res Ther* 13:r115, 2011.

101. Hartkamp L, Fine J, van Es I, et al: Extended report: Btk inhibition suppresses agonist-induced human macrophage activation and inflammatory gene expression in RA synovial tissue explants. *Ann Rheum Dis* 74(8):1603–1611, 2015.

102. Iwata S, Nakayamada S, Wang SP, et al: Activation of Syk-BTK in peripheral blood B cells in patients with rheumatoid arthritis: a potential target for abatacept therapy. *ACR meeting, Abstract 1093.* 2014.

102a. Celgene Corporation: Efficacy and Safety Study of CC-292 versus placebo as co-therapy with methotrexate in active rheumatoid arthritis. In *ClinicalTrials.gov.* Available at https://clinicaltrials.gov/ct2/results?term=nct01975610.

103. Cantley LC: The phosphoinositide3-kinase pathway. *Science* 296(5573):1655–1657, 2002.

104. Rommel C, Camps M, Ji H: PI3K delta and PI3K gamma: partners in crime in inflammation in rheumatoid arthritis and beyond? *Nat Rev Immunol* 7(3):191–201, 2007.

105. Banham-Hall E, Clatworthy MR, Okkenhaug K: The therapeutic potential for PI3K inhibitors in autoimmune rheumatic diseases. *Open Rheumatol J* 6:245–258, 2012.

106. Gopal A, Brad S, Kahl B, et al: PI3Kδ inhibition by idelalisib in patients with relapsed indolent lymphoma. *N Engl J Med* 370:1008–1018, 2014.

107. Boyle D, Kim H, Topolewski K, et al: Novel Pphosphoinositide 3-kinase δ,γ inhibitor: potent anti-inflammatory effects and joint protection in models of rheumatoid arthritis. *J Pharmacol Exp Ther* 348:271–280, 2014.

108. Camps M, Ruckle T, Ji H, et al: Blockade of PI3Kgamma suppresses joint inflammation and damage in mouse models of) rheumatoid arthritis. *Nat Med* 11:936–943, 2005.

109. Randis T, Kuri P, Zhouri H, et al: Role of PI3Kδ and PI3Kγ in inflammatory arthritis and tissue localization of neutrophils. *Eur J Immunology* 38:1215–1224, 2008.

110. Lai W, Irwan AW, Goh HH, et al: Anti-inflammatory effects of sphingosine kinase modulation in inflammatory arthritis. *J Immunol* 181:8010–8017, 2008.

111. Bagdanoff JT1, Donoviel MS, Nouraldeen A, et al: Inhibition of sphingosine-1-phosphate lyase for the treatment of autoimmune disorders. *J Med Chem* 52(13):3941–3953, 2009.

112. Fleischmann R, Poiley J, Stoilov R, et al: The oral S1P lyase inhibitor LX3305 (A.K.A. LX2931) demonstrates favorable safety and potential clinical benefit at 12-weeks in a phase 2 proof-of-concept trial in patients with active rheumatoid arthritis on stable methotrexate therapy. *Ann Rheum Dis* 70(Suppl 3):87, 2011.

113. Semmler J, Wachtel H, Endres S: The specific type IV phosphodiesterase inhibitor rilopram suppresses tumor necrosis factor-alpha production by human mononuclear cells. *Int J Immunopharmacol* 15:409–413, 1993.

114. Bäumer W, Hoppmann J, Rundfeldt C, et al: Highly selective phosphodiesterase 4 inhibitors for the treatment of allergic skin diseases and psoriasis. *Inflamm Allergy Drug Targets* 6(1):17–26, 2007.

115. Schafer P: Apremilast mechanism of action and application to psoriasis and psoriatic arthritis. *Biochem Pharmacol* 83:1583–1590, 2012.

116. Kavanaugh A, Mease P, Gomez-Reino J, et al: Treatment of psoriatic arthritis in a phase 3 randomised, placebo-controlled trial with apremilast, an oral phosphodiesterase 4 inhibitor. *Ann Rheum Dis* 73(6):1020–1026, 2014.

117. Apremilast (Otezla) Package Insert. Summit, NJ: Celgent Corporation. Revised March 20, 2014.

118. Mease P, Kavanaugh A, Gladman D, et al: Long-term safety and tolerability of apremilast, an oral phosphodiesterase 4 inhibitor, in patients with psoriatic arthritis: pooled safety analysis of three phase 3, randomized, controlled trials. Abstract SAT0408. ACR/ARHP Annual Meeting, October 25–30, 2013, San Diego.

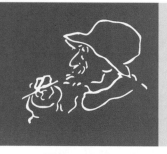

第66章

降尿酸治疗

原著　Ted R. Mikuls
李　萍译李　萍校

关键点

降尿酸治疗（urate-lowering therapy，ULT）是治疗痛风高尿酸血症的核心。

痛风患者ULT的目标是减少痛风急性发作频率，预防关节进行性破坏和痛风石沉积；为实现这一目标，血尿酸（uric acid，UA）水平应持续低于5～6 mg/dl。

理想的ULT治疗要求仔细排查患者的共患病，持续进行患者教育，选择达标治疗方法，以及在治疗初始有效地抗炎预防。

痛风是最常见的炎性关节病之一，美国人群患病率约为4%，80岁以上则超过12%[1]。痛风所造成的健康负担似乎正在增加：至少已有一项报告显示，与1988年至1994年的类似调查相比，2007年至2008年的痛风患病率增加了44%[1]。痛风患病率的快速增长很大程度上归因于地域性高尿酸血症的增多。高尿酸血症是指血清中尿酸（sUA）浓度超过6.8 mg/dl或405 μmol/L甚至更高，超过此浓度，在pH7.4的生理条件下尿酸会沉积为单尿酸钠结晶。这种情况大多数（约80%）是由于尿酸在肾"排泄不足"所致，其余则是由于尿酸"生成过多"所致。尿酸是嘌呤降解的最终产物，而血尿酸浓度则是饮食嘌呤摄入、体内合成和排出间复杂作用的结果。

慢性痛风的首要基础治疗是进行降尿酸治疗（ULT）。有效的ULT包括：①黄嘌呤氧化酶（XO）抑制剂（别嘌醇、非布司他），被视为一线治疗药物[2]；②促进尿酸排泄药（丙磺舒、苯溴马隆、磺吡酮）；③尿酸氧化酶（聚乙二醇重组尿酸氧化酶）（表66-1）。本章主要阐述ULT的风湿病适应证——痛风

的高尿酸血症治疗。不论是否应用特殊的药物，理想的痛风ULT需要认真关注几方面因素。

高尿酸血症的非药物治疗

最近的痛风治疗指南着重强调了与减轻体重、限制饮食选择以及减少酒精摄入有关的教育和生活方式建议非常重要[2-3]。尽管证据显示越来越多的饮食因素与高尿酸血症及痛风相关，但目前缺乏饮食干预对痛风患者健康影响的调查研究。此外，证据显示，这些独立的干预仅能起到一定的效果，并且不易被患者所接受，依从性差[4]。除了饮食调整所包括的减少嘌呤饮食（特别是那些肉类和海鲜）、果糖、啤酒、白酒的摄入之外，减轻体重是超重的痛风患者非药物治疗的一项重要目标。尽管适度减肥对整体健康很重要，但是减肥导致的血尿酸下降程度非常微弱[5]，大多数痛风患者单纯依靠减肥治疗痛风是不充分的。最近的一项研究显示，患有痛风的病态肥胖患者体重显著降低可使其血尿酸水平明显下降。一项针对病态肥胖的痛风患者的小样本研究显示减重手术术后平均体重下降34 kg，同时使患者血尿酸平均水平下降约25%[6]。

患者的选择和开始治疗的时机

对于痛风反复且频繁发作、有痛风石和（或）影像学持续进展的痛风患者，应该积极治疗其高尿酸血症[2-3]。长期以来，医学界一直认为由于过早开始ULT可能导致急性痛风症状加重、病程延长，因此仅应在急性痛风炎症消失后开始ULT，最近这一观点受到了挑战。一项包括57例证实存在晶体性关节

表 66-1 痛风治疗中目前可用的降尿酸疗法的剂量和安全性信息.

	剂量	给药途径及用法	半衰期	主要的代谢和清除途径	不良反应	禁忌（C）/药物相互作用（DI）
黄嘌呤氧化酶抑制剂						
别嘌醇	100～800 mg	每天 1 次口服	1～2 小时（活性代谢产物羟基嘌呤醇的半衰期为 15～30 小时）	Met: 肝黄嘌呤氧化酶和醛氧化酶（生成羟基嘌呤醇） Elim: 肾（需根据肾功能调整剂量）	常见：痛风急性发作，皮疹，恶心，腹泻，LFT 异常 罕见：别嘌呤醇超敏反应综合征（AHS）（在 HLA-B5801 阳性患者多见），血细胞减少	C: 与硫唑嘌呤，6-MP，茶碱合用；超敏反应 DI: 硫唑嘌呤，6-MP，茶碱，氨苄西林/阿莫西林，促尿酸排泄药物，噻嗪类药物，环孢素，华法林，ACE 抑制剂（可能），苯妥英钠，环磷酰胺，阿糖腺苷
非布司他	40～120 mg	每天 1 次口服	6～8 小时	Met: 肝（通过细胞色素 P450 与葡萄糖醛酸结合和氧化） Elim: 肝、肾	常见：痛风急性发作，皮疹，恶心，关节痛，LFT 异常 罕见：心血管事件（相关性不清楚），血细胞减少	C: 与硫唑嘌呤，6-MP，茶碱合用；超敏反应，严重肝损伤 DI: 硫唑嘌呤，6-MP，茶碱
排尿酸药物						* 促尿酸排泄药的不良反应、禁忌证药物相互作用相同，故归纳如下文。
丙磺舒	500～2000 mg	每天 2 次口服	3～8 小时（500mg），6～12 小时（大剂量）	Met: 肝（羟基化） Elim: 肾	常见：痛风急性发作，肾结石，皮疹，潮红，恶心，食欲缺乏 罕见：血细胞减少，过敏反应，腰背痛（有苯溴马隆肝毒性的罕见报道）	C: 超敏反应，肾结石，癌症的合并治疗 DI（丙磺舒/磺吡酮比苯溴马隆作用更强烈）：别嘌呤，NSAIDs，水杨酸盐，青霉素，头孢菌素，氟喹诺酮类，亚胺培南，利福平，呋喃妥因，磺胺类，肝素，氨苯砜，阿普洛韦，更昔洛韦，齐多夫定，二氮嗪，美加明，吡嗪酰胺，洛匹那韦，二羟丙茶碱，利尿剂，氯贝丁酯，二羟丙茶碱，核黄素，硫喷妥，苯二氮䓬类，氨甲蝶呤
磺吡酮	200～800 mg	每天 2 次口服	3～12 小时	Met: 肝（CYP2C9） Elim: 肝、肾		
苯溴马隆	50～200 mg	每天口服	3 小时（苯溴马隆的活性代谢物 6-羟基苯溴马隆半衰期≈30 小时）	Met: 肝（CYP2C9） Elim: 肝、肾		
尿酸氧化酶						
聚乙二醇重组尿酸氧化酶	8 mg*	每 2 周静脉注射	高度可变（儿天到几周）	尚不明确	常见：痛风急性发作，变态反应，过敏反应（≈7%），输液反应（荨麻疹，呼吸困难，胸部不适，瘙痒） 罕见：充血性心力衰竭加重（相关性不清楚）	C: 对药物产生变态反应或输液反应；UA＞6.0 mg/dl 提示重组抗聚乙二醇尿酸氧化酶的抗体出现 DI: 其他含有聚乙二醇的药物（可能）

* 在输液当天，预先给予非索非那定 60 mg，对乙酰氨基酚 1000 mg，和氢化可的松 200 mg，IV

ACE，血管紧张素转换酶；CHF，充血性心力衰竭；Elim，清除；HLA，人类白细胞抗原；IV，静脉滴注；NSAIDs，非甾体抗炎药；UA，尿酸炎的男性痛风患者的随机对照研究显示，将抗炎制剂作为背景治疗药物，急性发作期给予别嘌醇治疗与安慰剂组比较，其患者自述的疼痛或急性痛风的发作频率无差异[7]。反之，在 ULT 过程中痛风复发会使 ULT 复杂化，但这并不是停止或者推迟 ULT 的适应证。对一项无痛风石患者的假设队列研究进行的成本效益分析结果显示，对 1 年内有两次及以上痛风急性发作的患者，应用别嘌醇的性价比最高的[8]。尽管已有数据提示 ULT 在预防心血管疾病及高血压治疗中具有潜在的治疗意义，但有效的 ULT 并未被批准用于治疗无痛风发作的无症状性高尿酸血症患者。

降尿酸治疗的疗程

已应用 ULT 且获得成功的无症状痛风患者，停止该治疗常会导致血尿酸突然升高，约有 1/3 的患者在两年内出现急性痛风反复发作[9]。同样，将病情稳定的痛风患者的持续 ULT 改为"间断的"治疗方案，会导致急性发作频率明显升高[10]，并且对存在痛风石的痛风患者停止 ULT 会导致大多数患者痛风复发，且会导致将近一半的痛风石患者急性痛风复发[11]。总之，这些报道提示对于痛风患者，ULT 应"终生"进行。

血尿酸的治疗目标

痛风治疗指南提倡的治疗目标为降低血尿酸并使其维持在 6.0 mg/dl 以下（< 360 μmol/L），这一治疗目标可以改善痛风的长期预后[2-3]。最近一些治疗推荐提示对包括表现为痛风石在内的一些痛风患者，为控制痛风，需要一个更低的血尿酸治疗目标（< 5.0 mg/dl 或 < 300 μmol/L）[2]。ULT 使血尿酸水平每降低 1 mg/dl，可减少约 60% 的痛风长期复发风险[12]。另有证据显示，使血尿酸水平达到并保持在 6.0 mg/dl 以下对清除全身尿酸的储备非常重要[13]。需要强调的是，我们应该认识到这些治疗的靶目标经常会低于临床实验室中基于人群基础所规定的正常人血尿酸的上限值。

降尿酸治疗的预防性抗炎治疗

无论应用何种降尿酸药物，痛风复发都是 ULT

最常见的副作用，由此可见给予预防性抗炎治疗是痛风治疗获得成功的关键。ULT 过程中出现痛风急性发作，可能是由于降低血尿酸水平后导致关节内的尿酸钠晶体发生转移或者晶体从关节周围沉积至关节内。事实上，更快速更有效的 ULT 可能会导致治疗相关的痛风发作频率更高[14]。秋水仙碱和非甾体抗炎药（NSAIDs）能够有效减少 ULT 初始时的痛风发作频率[15-17]。尽管在预防痛风发作时经常使用糖皮质激素（如泼尼松，≤ 10 mg/d 或等剂量泼尼松龙），但支持这类药物使用的数据仍有限。Borstad 及其同事的研究结果显示给予低剂量秋水仙碱口服（0.6 mg 每天 2 次）预防性抗炎治疗可以预防痛风急性发作，且这一治疗可能需要在 ULT 开始后持续至少 6 个月[16]。临床观察发现，包括卡纳单抗和列罗西普在内的白介素 -1 抑制剂已被证实能够有效预防开始 ULT 时的痛风发作[18-19]。

降尿酸治疗的依从性

大量报道均证实仅有 50% 或更少的痛风患者坚持药物治疗，提示治疗依从性差是降低 ULT 有效性的主要原因[20,21]。最近对七种不同的慢性疾病的治疗调查显示，痛风的治疗依从性最差[20]。从而再次强调了在疾病管理中患者教育的重要性。

黄嘌呤氧化酶抑制剂

别嘌醇

> **关键点**
>
> 别嘌醇优于大多数常用的促尿酸排泄药物的特点包括：每天 1 次给药，对"排泄减少"和"生成过多"均有效，对肾功能不全患者的潜在治疗有效性。
>
> 别嘌醇高敏综合征（AHS）是一种相对罕见的、与用药相关的潜在严重不良事件。
>
> 为达到血尿酸的治疗目标值，别嘌醇经常需要给予每天超过 300 mg 的剂量；以证据和共识为基础制定的痛风治疗指南推荐以低剂量别嘌醇（≤ 100 mg/d）起始治疗，之后逐渐增加剂量至达到实现血尿酸治疗目标值。

近 50 余年，别嘌醇是 ULT 处方中使用最多的药物[22]。该药除了在痛风治疗中的重要作用外，还具有以下优势：①相对低廉的价格；②多数患者只需每日一次口服治疗；③对"排泄减少"和"生成过多"的高尿酸血症患者均有效；④安全；⑤对肾功能不全患者有潜在的治疗效果，别嘌醇治疗能够显著降低这些患者的血尿酸水平[18-20]、减少痛风复发频率[18-26]和降低痛风石的大小。

在风湿病中的地位和适应证

别嘌醇获批准的适应证包括：①治疗痛风高尿酸血症；②治疗恶性肿瘤（多数为白血病或淋巴瘤）患者应用抗肿瘤治疗所引起的高尿酸血症；③通过增加尿酸排泄治疗肾结石。尽管别嘌醇未被批准用于治疗无症状性高尿酸血症，但证据显示别嘌醇可以给无症状性高尿酸血症带来其他的健康获益。高尿酸血症与心血管疾病的发病率和死亡率具有独立相关性[27-30]，因此认为 ULT 具有心血管保护作用[35]。至少两项前瞻性研究结果显示接受别嘌醇治疗患者的全部死亡危险因素均降低，但从这些研究尚不能明确这种现象是否是由于心血管危险因素降低所致。在一项小儿原发性高血压的安慰剂对照研究中，应用别嘌醇能够显著且缓和地降低血压[37]。别嘌醇介导的黄嘌呤氧化酶抑制作用也显示能够改善内皮功能，改善局部和系统的血流速度[33]，并且与高危患者的肾功能改善相关[39-40]。

化学结构和作用机制

别嘌醇是一种在简单生物体中发挥抗代谢作用的药物，它可以抑制嘌呤分解代谢的关键酶——黄嘌呤氧化酶，但是它并不能抑制人体内嘌呤的生物合成（图 66-1）。

药理学

降尿酸药物的药理学特点在表 66-2 中进行了总结。约 90% 别嘌醇通过胃肠道吸收并代谢成为它的活性代谢产物——羟基嘌呤醇。别嘌醇和羟基嘌呤醇的血药浓度的达峰时间分别为 1～2 小时和 4～5 小时。别嘌醇的血浆半衰期相对很短（1～2 小时），而羟基嘌呤醇的血浆半衰期则较长（≥15 小时），故该药允许每日一次给药。别嘌醇的清除主要通过肾小球滤过，但肾小管可一定程度的重吸收羟基嘌呤醇。由于肾是主要的药物清除器官，当肾损伤时别嘌醇，尤其是羟基嘌呤醇的半衰期会延长。

剂量和用法

别嘌醇现有每片 100 mg 和 300 mg 两种每天顿服的规格，一些患者的推荐剂量为 600 mg/d 或更高，并分次给药（表 66-2）。由于别嘌醇也用于治疗或预

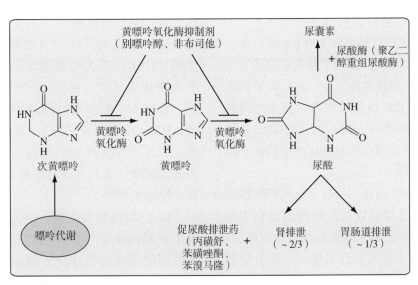

图 66-1 尿酸（UA）的内源性合成和清除。尿酸是嘌呤在人体中降解的最终产物。黄嘌呤氧化酶是次黄嘌呤向黄嘌呤转化、黄嘌呤向尿酸转化过程中的限速酶，并且是痛风治疗中包括别嘌醇、非布司他在内的选择性降尿酸治疗方案的主要靶点。虽然人类不表达尿酸氧化酶的功能形式，但其他哺乳动物能够催化尿酸转换成溶解度更高的尿囊素。包括聚乙二醇重组尿酸氧化酶在内的重组尿酸氧化酶已经开始用于难治性痛风患者。人体内尿酸主要经肾清除。促尿酸排泄治疗可增加肾的尿酸盐清除

表 66-2 具有降尿酸作用但未经批准用于痛风治疗的药物

药物名称	适应证
氯沙坦	高血压、充血性心力衰竭
非诺贝特	高脂血症、高甘油三酯血症
阿托伐他汀	高脂血症
罗苏伐他汀	高脂血症
愈创甘油醚	上呼吸道阻塞
水杨酸盐	止痛、发热、抗炎

防肿瘤溶解综合征，故别嘌醇可行静脉注射。美国批准别嘌醇每日使用剂量可高至 800 mg，欧洲批准剂量为每日 900 mg，但即使需要更大剂量以控制患者的症状和体征，别嘌醇的临床使用剂量很少超过每日 300 mg[41]。有证据表明仅有少部分患者接受别嘌醇 300 mg/d 治疗达到了血尿酸低于 6.0 mg/dl 的靶目标。有研究发现应用别嘌醇 300 mg/d 的患者中，仅四分之一可达到血尿酸水平低于 5.0 mg/dl 的治疗目标，若将别嘌醇剂量增加到 600 mg/d，则达到该目标的患者比例上升至 78%[42]。别嘌醇的"标准"剂量限制源于将别嘌醇剂量固定为 300 mg/d 与不同剂量的非布司他对比的随机临床研究。在这些研究中，大约 40% 接受别嘌醇治疗的痛风患者最终达到血尿酸水平低于 6.0 mg/dl[17,23]。最近痛风治疗指南推荐别嘌醇治疗应从低剂量开始（例如 100 mg/d），以后每 2 ~ 5 周增加 100 mg 直至血尿酸达到目标水平[2-3]。两项研究显示，别嘌醇剂量每增加 100 mg 可以使血尿酸水平降低 1.0 mg/dl[43-44]。采用"低剂量起始，慢速递增"方案和其他"最佳实践方案"的研究者们最近提出这些方案可使 92% 的痛风患者达到血尿酸的目标治疗值[45]。这些患者中，降尿酸治疗的最常使用药物仍是别嘌醇，其达到血尿酸目标治疗值的平均使用剂量为 400 mg/d[45]。

目前普遍认为，因肾功能不全延长羟基嘌呤醇的血浆半衰期，因此应该根据肾功能情况调整别嘌醇起始剂量[3,46-47]。痛风的发病率随年龄的增长而增加，根据肾功能调整剂量还应考虑到老年人常伴有年龄相关的肾功能减退。通常认为当肾小球滤过率（GFR）低于 20 ml/min 时，给予别嘌醇初始剂量应为 100 mg/d 或更低，而对肾功能损伤更严重的患者应给予更少的初始剂量[48]。现有的剂量应用指南是否应该阻止别

嘌醇使用的剂量超过其肾功能所推荐的剂量阈值，目前尚存在争议。已颁布的肾剂量指南并不是基于证据基础上的，而主要是建立在一系列回顾性病例分析的基础上，这些病例显示患有别嘌醇高敏综合征（AHS）的患者更易于发生肾功能不全。事实上，许多慢性肾病（CKD）患者即使应用"适当"剂量的别嘌醇也发生了别嘌醇高敏综合征[49-50]。一项关于 120 例接受别嘌醇治疗的痛风患者的回顾性分析结果显示，其中超过 57% 的患者需要接受高于 Hande 所推荐的"肾阈值"剂量[48] 的别嘌醇治疗，而报道称大多数患者都能够耐受这一治疗方案[51]。

毒副作用

AHS 是一种罕见的但具有潜在致命性的治疗并发症，约 90% 发生在使用别嘌醇最初应用的 60 天内[52]。主要临床表现为红斑脱屑皮疹（与 Stevens-Johnson 相似）、发热、嗜酸性粒细胞增多、包括肝炎和肾衰竭在内的终末期器官损伤[48]。据估计，尽管在别嘌醇治疗者中 AHS 的发病率低至 1/56 000，但 AHS 可使 0.1% ~ 0.4% 的别嘌醇治疗过程复杂化[54]。除了 AHS 的发生与别嘌醇的起始剂量有关之外[54]，AHS 可能在 *HLA-B*5801* 阳性个体中较为常见。一项台湾人群的小样本病例对照研究显示，所有 AHS 患者均为 *HLA-B*5801* 阳性，而仅 13% 该基因阳性的治疗患者未发生 AHS[55]。这一风险等位基因在白种人中出现概率约为 2% ~ 7%，黑人为 7%，印度人为 8% 或更高[56]。由于基因检测已上市，目前认为对于高危人群[57]（如合并慢性肾疾病的韩裔患者、中国汉族人和泰国人）进行 HLA-B*5801 检测具备成本效益，甚至可节约成本[2]。据统计，起始、低剂量、根据肾功能调整别嘌醇使用剂量可以使 AHS 风险下降 10 倍[54]。考虑到 AHS 的潜在严重性，应该告知患者发生 AHS 的可能性，并提醒患者当发生皮疹，尤其是伴有发热或皮肤黏膜病变时，应停止使用别嘌醇。

由于 AHS 的发生极为罕见，故认为该药多数情况下耐受性良好[47]。据估计不足 5% ~ 10% 的患者不能耐受别嘌醇治疗[58]。痛风急性发作是别嘌醇和其他降尿酸治疗最常见的副作用之一，这一问题在药物治疗初始阶段最为显著，并且可以通过预防性抗炎治疗减轻症状。单独的皮肤斑丘疹可以在未发生 AHS 的情况下出现，据估计这一情况使 1% ~ 3% 的

别嘌醇治疗过程复杂化。其他别嘌醇治疗的常见不良反应总结见表 66-1。尽管极少出现严重的肝损伤，但 6% ~ 7% 接受别嘌醇治疗的患者可出现肝功能异常[24]。实验室监测药物毒性指标的重要性以及检测的频率尚无明确规定。

生育、妊娠和哺乳

尽管尚无关于人类妊娠期应用别嘌醇的相关研究[48]，但别嘌醇被归类为 C 类妊娠期用药（动物生殖研究显示药物对胎儿有副作用，无充分的人类相关研究）。别嘌醇和羟基嘌呤醇均可以通过乳汁分泌，由于对该药是否影响婴儿的生长发育知之甚少，故哺乳期妇女应谨慎应用该药。

药物相互作用与禁忌证

别嘌醇的药物相互作用已经被详细描述。硫唑嘌呤和 6- 巯基嘌呤（6-MP）主要是通过黄嘌呤氧化酶代谢的，因而同时服用别嘌醇可以导致这些药物的血药浓度显著升高，进而引起骨髓抑制[60-62]。茶碱也是通过黄嘌呤氧化酶代谢；因此同时应用别嘌醇，可以使茶碱水平升高而增加药物的毒副作用。同时应用别嘌醇和氨苄西林 / 阿莫西林可以增加药物相关皮疹的发生率[63]。噻嗪类利尿剂可以减少别嘌醇和羟基嘌呤醇的肾排泄，因此可能会引起包括 AHS 在内的药物相关毒性[64]。促尿酸排泄药使肾排泄羟基嘌呤醇增多，因而一定程度上抵消了别嘌醇的降尿酸作用[65]。同时应用别嘌醇，可以使环孢素和华法林的药物浓度升高，应密切监测这些药物的血药浓度和出血相关参数。其他与别嘌醇相关的药物相互作用总结见表 66-1。尽管已有脱敏方案，但是仍应避免在过敏患者（包括 AHS）中使用别嘌醇。

非布司他

> **关键点**
>
> 非布司他是一种有效的黄嘌呤氧化酶抑制剂，其化学结构与别嘌醇完全不同。
>
> 非布司他对于别嘌醇不耐受或无效的患者而言是另一种可供选择的治疗药物。

非布司他是一种有效的选择性的黄嘌呤氧化酶抑制剂，它的化学结构完全不同于别嘌醇。

在风湿病中的地位和适应证

非布司他被批准用于治疗痛风患者的高尿酸血症；与所有其他降尿酸治疗药物相似，非布司他未被推荐用于治疗无症状性高尿酸血症。由于非布司他具备独特的化学结构，它是另一种重要的可供选择的黄嘌呤氧化酶抑制剂，尤其对于不能耐受别嘌醇治疗的痛风患者更为适用[58]。一个专门为药物适应证、药物相互作用、药物使用监测和一些尚待深入研究问题提供指导的国际小组强调了非布司他在痛风治疗中的重要地位[66]。由于非布司他具有降尿酸作用，因此它被认为除可以治疗痛风外，还可以让患者得到其他潜在的获益。至少目前已有一项研究证实非布司他可改善痛风石患者的血管功能[67]。另一探讨非布司他是否可阻止 CKD 患者的肾功能恶化的研究已列入研究计划[68]。

化学结构和作用机制

与别嘌醇相比，非布司他是一种非嘌呤类似物，通过有效地选择性抑制黄嘌呤氧化酶来降低血清和尿液中的尿酸浓度（图 66-1）。别嘌醇可以抑制嘌呤和嘧啶合成的其他酶，与之相反，治疗浓度的非布司他仅能显著地抑制黄嘌呤氧化酶的活性[69]。

药理学

口服非布司他后，大约 50% 可以在胃肠道迅速吸收，并几乎全部与血浆蛋白结合，几个小时后达到血浆峰浓度[70]（表 66-1）。非布司他代谢呈线性药代动力学，而非时间依赖性。该药主要在肝通过与尿苷二磷酸葡萄糖醛基转移酶（UGT）结合，并经色素 P450 酶氧化代谢[70]。非布司他降尿酸治疗的高峰多数发生在开始治疗后的第 5 ~ 7 天。药物经肝和肾清除。尽管活性代谢产物经氧化产生，但它们在血浆中的浓度都很低。

剂量和用法

非布司他有 40 mg（美国）、80 mg（美国和欧洲）、120 mg（欧洲）的口服片剂规格，常用剂量为 40 ~ 120 mg/d（表 66-1）。非布司他应该从低剂量起始（40 ~ 80 mg/d），如果治疗 2 周后血尿酸水平仍高于 6.0 mg/dl，则应将非布司他使用剂量增加至每日 80 ～ 120 mg/d。在一项 II 期临床研究中，给予非布司他 40 mg/d，80 mg/d，120 mg/d，分别有 56%、76%、94% 的患者达到了血尿酸低于 6.0 mg/dl 的治疗目标，而安慰剂组达到此疗效的患者比例为 0%[14]。研究发现非布司他 40 mg/d 组平均血尿酸降低程度为 37%，而 120 mg/d 组平均降低程度则达 59%。因此，增加每日给药剂量可以使平均血尿酸降低程度更显著。随后，两项分别持续 28 周（n=1067）[17] 和 52 周（n=762）[15] 的临床试验将非布司他（80 ～ 240 mg/d）与固定剂量的别嘌醇（300 mg/d）进行比较；两项试验均连续观察 3 个月，均以血尿酸水平低于 6.0 mg/dl 作为主要研究终点。在接受非布司他 80 mg/d、120 mg/d、240 mg/d 治疗的痛风患者中，分别有 48% ～ 53%、62% ～ 65% 和 69% 的患者达到了主要研究终点，而接受固定剂量别嘌醇治疗的患者有 21% ～ 22% 的患者达到此终点。Becker 及其同事进行该试验的次要研究终点显示，随访中非布司他治疗患者的痛风复发率下降，有 70% ～ 80% 的患者痛风石面积减小，然而这些改变与别嘌醇治疗组相比无显著性差异。截止到目前，很多非布司他的研究 [15,17,24] 都是以固定剂量的别嘌醇作为活性对照药。正如前文所述，现有的痛风治疗指南推荐以低剂量别嘌醇起始治疗（如 100 mg/d），随后逐渐按需增加剂量以达到血尿酸治疗的靶向目标 [3,46]。由于在这些研究中没有使用优化别嘌醇剂量的治疗策略，因而与优化的别嘌醇治疗剂量相比，这些研究可能高估了非布司他的有效性。

非布司他主要在肝代谢，所以可能不需要根据肾情况调整剂量 [71]。一些研究对象包括肾功能损害患者的小样本短期药代动力学的研究支持这一结论 [72-73]。有关肾功能不全患者使用非布司他的情况，仅从非布司他用于中度肾功能损害（血肌酐 1.6 ～ 2.0 mg/dl）患者的长期研究中获得了有限的数据，但重要的是尚无更严重肾功能不全（血肌酐 > 2.0 mg/dl）患者使用非布司他的研究。尽管现有的数据很有限，但仍提示伴有轻度或中度肾功能不全 [血肌酐清除率（CrCl）为 30 ～ 90 ml/min] 的患者与肾功能正常患者接受等剂量非布司他治疗时，可获得相同的治疗有效性和毒性反应发生率 [15,24]。

毒副作用

与包括别嘌醇在内的其他降尿酸治疗药物相似，非布司他治疗最常见的并发症也是痛风复发，因而在该药应用中强调预防性抗炎治疗的重要性 [14]。其他观察到的非布司他不良反应总结在表 66-1 中；其不良反应发生率与别嘌醇相近 [24,70]。非布司他和别嘌醇的早期对照研究发现，与随机分至别嘌醇治疗组的患者相比，接受非布司他治疗的患者心血管事件发生率略高 [分别为 0.74 例 /100 病人年，95% 置信区间（CI）为 0.36 ～ 1.37，0.6 例 /100 病人年，CI 为 0.16 ～ 0.53][70]。在为期 6 个月的大样本 CONFIRMS 研究中，研究者发现非布司他（40 mg/d 和 80 mg/d）与别嘌醇（200 mg/d 到 300 mg/d）治疗组间，心血管事件发生率无差异，但应考虑到该研究的局限性是随访中仅有 6 例患者被判定为发生心血管事件 [24]。近期将要开展的大样本研究将比较非布司他和别嘌醇在延长随访期中的心血管安全性 [74-75]。

由于非布司他具有独特的结构，并且是选择性的黄嘌呤氧化酶抑制剂，因此非布司他可能成为别嘌醇高敏感的痛风患者的另一种明智选择。由于曾有报道称服用非布司他患者出现过超敏反应，因此非布司他是否能成为别嘌醇高敏患者的有效治疗药物尚不清楚。一项包括 13 例曾有别嘌醇相关严重副作用的痛风患者的小样本回顾性研究结果显示，12 例安全地应用了非布司他治疗（其中 10 例已达到血尿酸靶目标）[76]，1 例发生了皮肤的过敏性血管炎。

生育、妊娠和哺乳

非布司他对生殖系统的影响尚不明确。另外尽管动物实验未提示该药有显著的致畸风险，但尚无针对非布司他对妊娠期妇女影响的研究 [70]。由于缺少适当的人类研究，非布司他被列为 C 类妊娠期用药。非布司他是否能通过人类乳汁分泌及其对婴儿发育的影响尚不清楚，故哺乳期妇女服用该药需谨慎。

药物相互作用与禁忌证

尽管尚未开展正规的非布司他相关的药物相互作用研究，但是非布司他与经黄嘌呤氧化酶代谢的药物（硫唑嘌呤、6- 巯基嘌呤、茶碱）合用需谨慎（表 66-1）。对非布司他过敏的患者禁用。因非布司他经肝代谢，故中重度肝损伤患者禁用 [66]。

促尿酸排泄药

> **关键点**
>
> 丙磺舒、磺吡酮和苯溴马隆是国际上治疗痛风最常用的促尿酸排泄药。
>
> 尽管促尿酸排泄药物常需要每日 2-3 次给药，但由于尿酸排泄减少是导致高尿酸血症最常见的病理性缺陷，因此促尿酸排泄药对尿酸排泄减少的患者能够有效降低其血尿酸水平。
>
> 丙磺舒和磺吡酮在肾功能不全时作用受限。

促尿酸排泄药是治疗痛风的一线降尿酸治疗药物[77]。肾参与尿酸代谢的复杂过程按先后顺序由以下四部分组成[63]：①几乎全部经肾小球滤过；②近端肾小管重吸收；③远端小管排泄尿酸；④远端小管二次重吸收。现有的促尿酸排泄药能够减少尿酸的二次重吸收，因而能够增加尿酸的清除，并降低血尿酸浓度。促尿酸排泄药治疗的是痛风中最常见的病理缺陷——血尿酸排泄减少。除增加肾尿酸排泄外，促尿酸排泄药还可能抑制包括青霉素在内的其他经肾小管排泄的化合物的肾小管分泌。尽管很多药物都有促进尿酸排泄的特点，但是国际上最常用的促尿酸排泄药是丙磺舒、磺吡酮和苯溴马隆。丙磺舒是痛风治疗中最广泛应用的促尿酸排泄药。考虑到治疗的相关毒性，磺吡酮和苯溴马隆应用相对较少，在美国这两种药物均已不再使用。

尽管本章关注的是主要的促尿酸排泄药，但一些被批准用于治疗其他疾病但也具有促进尿酸排泄特性的药物也在本章列出。非主流的促尿酸排泄药及其适应证总结见表 66-2[79-84]。水杨酸对肾尿酸清除起到双重作用，低剂量（如 < 1.0 g/d）的水杨酸能够抑制尿酸的活性分泌物排泄，而高剂量（> 4 ~ 5 g/d）水杨酸则具有"促尿酸排泄药样"的抑制尿酸重吸收的作用。与水杨酸相似，氯沙坦的降尿酸特点也已被仔细研究——这一效应是血管紧张素受体阻滞剂（ARB）所特有的抑制 URAT1 活性作用[80]。这些非主流降尿酸药物的降低尿酸作用很温和。降压治疗剂量（50 mg/d）的氯沙坦可使血尿酸水平平均下降约9%[80]。应该了解的重要一点是氯沙坦与氢氯噻嗪合用治疗高血压病时，氯沙坦的降尿酸作用消失[85]。

在风湿病中的地位和适应证

丙磺舒、磺吡酮和苯溴马隆用于治疗痛风性高尿酸血症，适用于尿酸排泄减少（24 小时尿酸 < 700 mg）的痛风患者。由于丙磺舒能够增加青霉素血药浓度，并延长青霉素及其衍生物终末半衰期，因此丙磺舒同样被批准作为青霉素的治疗佐剂。尽管促尿酸排泄药对多数痛风患者治疗有效，但该类药物不如别嘌醇常用，在痛风治疗指南中这类药物被列为二线降尿酸药物[2]。英国一项基于人群的研究结果显示，促尿酸排泄药在降尿酸治疗处方中的使用率不足5%[22]。

化学结构和作用机制

丙磺舒、磺吡酮和苯溴马隆的化学结构见图 65-2。促尿酸排泄药主要通过抑制肾小管尿酸盐阴离子交换子 URAT1（SLC22A12）和 GLUT9（SLC2A9）而发挥作用（图 66-2）。因此，促尿酸排泄药能够减少尿酸的重吸收，促进肾排泄，降低血尿酸浓度[86-90]。

药理学

促尿酸排泄药口服给药后经胃肠道吸收，在血清中与蛋白质紧密结合。丙磺舒[91]和磺吡酮[92]的半衰期相对短，为 3 ~ 12 小时（表 66-1）。尽管苯溴马隆也有大约 3 小时的相对较短的半衰期，但它的活性代谢产物 6-羟基苯溴马隆的半衰期较长，从而允许该药为每天一次给药[93]。促尿酸排泄药的清除主要是经肝代谢，之后经不同的途径如尿液，胆汁和或粪便排泄。丙磺舒的代谢受其 N 端 - 去丙基侧链羟化作用和羧基端葡萄糖醛酸耦合作用的限制[94-96]。磺吡酮和苯溴马隆均主要由 CYP2C9 介导的细胞色素 P450（CYP）代谢[97,98]。华法林也主要由 CYP2C9 介导代谢，这也是其与磺吡酮和苯溴马隆之间存在药物相互作用的原因。

剂量和用法

丙磺舒通常的剂量是 500 ~ 2000 mg/d 分次给药。丙磺舒（500 mg）与秋水仙碱（0.5 mg）配制成了复方片剂（对二丙磺酰胺苯甲酸）。在一项入组患者均肾功能良好的 12 周随机研究中，丙磺舒 1500 mg/d 使血尿酸浓度降低了 32%[99]，其他一些较早的研究也阐明了该治疗的其他益处，包括软化痛风石、改

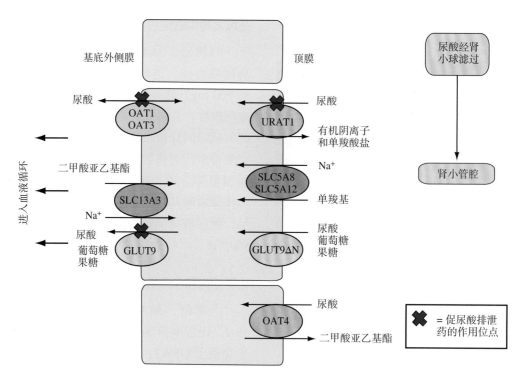

图 66-2 肾处理尿酸和促尿酸排泄药物（包括丙磺舒、苯磺唑酮、苯溴马隆）在近端肾小管的作用位点。血尿酸几乎全部经肾小球滤过。尿酸在近端小管的重吸收，主要由 URAT1 和 GLUT9 转运蛋白介导，并且重吸收可以被促尿酸排泄药物抑制。尿酸在肾小管重吸收需要钠（Na⁺）依赖性单羧酸和二羧酸，这是通过 URAT1（单羧酸盐）及有机阴离子转运体（OAT）-4（二羧酸）交换了尿酸。单羧酸包括乳酸、丙酮酸、乙酰乙酸、羟基丁酸和乙酸。二羧酸包括草酸、丙二酸、琥珀酸等。除了促进尿酸的转运，GLUT9 还介导葡萄糖和果糖的重吸收。RDEA 594 是一种能够特异性的抑制剂 URAT1，并处于临床观察期的促尿酸排泄药；tranllast（也是一种处于临床观察期的药物）则同时抑制了 URAT1 和 GLUT9 转运体（Modified from Dalbeth N, Merriman T: Crystal ball gazing: new therapeutic targets for hyperuricaemia and gout. Rheumatology [Oxford] 48:222-226, 2009, with permission.）

善功能、减轻疼痛症状[29,100]。磺吡酮起始剂量为 200～400 mg/d 分次给药，如果需要，可以增加到 800 mg/d 以达到血尿酸的靶目标。尽管目前尚不明确肾功能水平恶化到何种程度会导致丙磺舒和磺吡酮完全失效[53]，但是当患者出现中重度肾功能不全时，这些药物的疗效会丧失[101]。一项包含 57 例痛风患者的回顾性研究结果显示，丙磺舒可使患者血尿酸水平较基线期产生中等程度的下降，同时结果提示并非患者的肾功能本身能够预测患者的治疗反应[102]。与大家的通常的理解相反，这一结果提示丙磺舒可以作为轻中度 CKD 痛风患者的治疗选择。

苯溴马隆每天给药一次，且对于伴有中度肾功能不全的患者，其治疗也可能是有效的。苯溴马隆常规治疗剂量（50～200 mg/d）即可使血尿酸降低 25%～50%[103-106]，并能减少痛风急性发作的频率和溶解痛风石[107-109]。在一项随机对照研究中，苯溴马

隆即使在患者 CrCI 低至 20～40 ml/min 的情况下仍能保持其降尿酸作用[106]。那些对别嘌醇 300 mg/d 不耐受或治疗无效的患者，换用苯溴马隆（200 mg）可以使 92% 的患者血尿酸水平低于 5.0 mg/dl，而换用丙磺舒（2000 mg/d）仅能使 65% 的患者达到此疗效[110]。

促尿酸排泄药物也可作为抑制 XO 的有效辅助用药。虽然促尿酸排泄药物可以促进别嘌醇的活性代谢物羟基嘌呤醇的排泄[65]，但这种作用并不能消除在联合使用这些药物时所获得的降尿酸作用的增强。例如，对别嘌醇（200～300 mg/d）单药治疗失败的患者联合应用丙磺舒（1000 mg/d）后，86% 的患者达到血尿酸低于 5 mg/dl 的靶目标[111]。而联合使用苯溴马隆和别嘌醇已被证明比别嘌醇单药治疗具有更强大的降尿酸作用，并且联合用药比别嘌醇单药治疗能够更快速地溶解痛风石[109]。

毒副作用

与其他降尿酸药物相同，痛风复发是促尿酸排泄药物的常见并发症。因为尿尿酸作为形成肾结石一个潜在的病因，促尿酸排泄治疗增加了肾结石的形成风险。一项对 780 余名长年应用苯溴马隆的患者进行的纵向研究显示，约 10%（21/216）的患者出现了肾结石[112]。在 21 例肾结石中，7 例为草酸钙结石、14 例为尿酸结石或尿酸盐与钙的混合结石。为了降低治疗相关的肾结石的发生风险，除了限制尿酸排泄障碍患者的促尿酸排泄药物使用剂量外，还可以通过优化液体摄入量和碱化尿液使尿 pH 持续大于 6.0 来解决[113]。其他所观察到的促尿酸排泄药物的副作用见表 66-1。与促尿酸排泄药物相关的罕见的副作用包括过敏反应、贫血（包括再生障碍性贫血和溶血性贫血）、其他血细胞减少、发热、肾病综合征和背部疼痛。2003 年，苯溴马隆的最初生产商因该药可引起严重肝损害的罕见报道而停止生产该药，最近对该药的系统性风险 - 效益分析提出了对该决定的质疑[53]。由于磺吡酮具有 NSAIDs 样特性，故它可引起血性恶病质（罕见），还有包括消化性溃疡病在内的胃肠功能紊乱[114]。

生育、妊娠和哺乳

有关促尿酸排泄药物对生育、胎儿发育以及哺乳期应用的数据很有限。因此，除非治疗的潜在益处超过风险，否则，这些药物应慎用于上述患者。

药物相互作用和禁忌

由于肾小管分泌在许多药物的肾清除中起核心作用，使用促尿酸排泄药物，特别是丙磺舒时的药物间相互作用已被广泛认知（表 66-1）。丙磺舒和磺吡酮抑制肾小管药物分泌的作用比苯溴马隆更加明显，这主要是由于后者能够增加 URAT1 "特异性"。所观察到的促尿酸排泄药物间已知的相互作用总结见表 66-1。

与所有的降尿酸药物相同，促尿酸排泄药物不应在急性痛风发作时开始应用，并且禁用于对这些药物成分过敏的患者。因为存在潜在的交叉反应，应避免在保泰松或其他吡唑化合物过敏的患者中应用磺吡酮。除特殊情况外，这些药物应避免在尿酸性肾结石，或尿酸排泄过多以及接受包括化疗或放疗等肿瘤治疗的

患者中应用。在已知血性恶病质、活动性消化性溃疡病、明确的肝或肾疾病患者也应慎用此类药物。

尿酸氧化酶

聚乙二醇重组尿酸氧化酶

> **关键点**
>
> 聚乙二醇重组尿酸氧化酶有利于将尿酸转换成更易溶解的尿囊素。
>
> 静脉注射聚乙二醇重组尿酸氧化酶能够快速而显著地降低血尿酸水平，这对于快速去除体内总的尿酸水平至关重要。
>
> 与聚乙二醇重组尿酸氧化酶相关的抗原性是限制其反复使用的主要因素。

聚乙二醇重组尿酸氧化酶是一种修饰后的哺乳动物尿酸氧化酶，属于胃肠外给药的生物制剂，它最近被批准用于痛风的降尿酸治疗。与其他哺乳动物不同，人类已经丧失合成尿酸氧化酶的能力，尿酸氧化酶的主要作用是将尿酸转换成尿囊素，而后者的溶解度为尿酸的 5 ～ 10 倍以上。由于尿酸氧化酶存在药物相关的抗原性和重复给药后过高的过敏反应发生率，因此现有的尿酸氧化酶（例如拉布立酶——种重组黄曲霉尿酸氧化酶[115]）已被限制应用于肿瘤溶解综合征的治疗。相较于上一代尿酸氧化酶，聚乙二醇重组尿酸氧化酶的过敏反应更少，并已成功地对许多患者进行了反复静脉注射。

在风湿病中的地位和适应证

聚乙二醇重组尿酸氧化酶被批准用于治疗难治性痛风患者的高尿酸血症。在美国作为孤儿药物获批的聚乙二醇重组尿酸氧化酶仅被批准用于治疗一小部分难治性痛风患者。难治性痛风是以严重致残性痛风为特征，常伴有典型的痛风石沉积和明显的合并症而使常规降尿酸药物成为禁忌或治疗无效[116]。聚乙二醇重组尿酸氧化酶可使血尿酸快速而显著的下降；在临床试验中，初始剂量的聚乙二醇重组尿酸氧化酶可以使血尿酸在 24 小时内低至 0.5 ～ 1 mg/dl[117]。使用聚乙二醇重组尿酸氧化酶可以迅速减小痛风石、耗竭体内尿酸盐储备，因而有人推测聚乙二醇重组尿酸氧化

酶或其他配方制剂可能会成为严重痛风石和体内尿酸盐过度蓄积患者的诱导治疗（图 66-3）。

化学结构和作用机制

聚乙二醇重组尿酸氧化酶是一种与聚乙二醇（PEG）结合的重组哺乳动物尿酸氧化酶。聚乙二醇重组尿酸氧化酶能够促进尿酸转化为尿囊素。红细胞能够捕获从尿素转化为尿囊素过程中所生成的过氧化氢（H_2O_2）[119]。

药理学

聚乙二醇重组尿酸氧化酶的药代动力学符合一室线性模型。静脉注射聚乙二醇重组尿酸氧化酶的最大血药浓度和降尿酸作用的大小呈剂量依赖性[120]。聚乙二醇重组尿酸氧化酶药代动力学不受年龄、性别、体重或基础肾功能影响。已证明聚乙二醇重组尿酸氧化酶（≥ 2 mg）单次给药的有效作用时间差别很大，

控制血尿酸水平低于 7.0 mg/dl 的时间可以为 1 ～ 8 天不等[120]。药物清除的高度差异性至少一定程度上与循环中是否存在抗聚乙二醇重组尿酸氧化酶抗体以及该抗体的水平相关（详见下文"剂量和用法"）。

剂量和用法

聚乙二醇重组尿酸氧化酶被批准的用药方式为静脉滴注每次 8 mg，每次滴注时间为 2 小时，每 2 周 1 次（表 66-1）。聚乙二醇重组尿酸氧化酶获得监管部门批准是基于两个为期 6 个月的模拟随机安慰剂对照伴后期开放性随诊的临床观察结果（n=212 个）[117]。在这些临床试验中受试者治疗前血尿酸浓度均超过 8 mg/dl 并伴有痛风症状，这些患者均在入组前接受了别嘌醇治疗，但治疗结果为对别嘌醇不耐受或经最大医学适用剂量的别嘌醇治疗仍无效。这些患者还接受了预防输液反应（表 66-1）和预防痛风发作（秋水仙碱，NSAID 或糖皮质激素）的治疗。两项随机

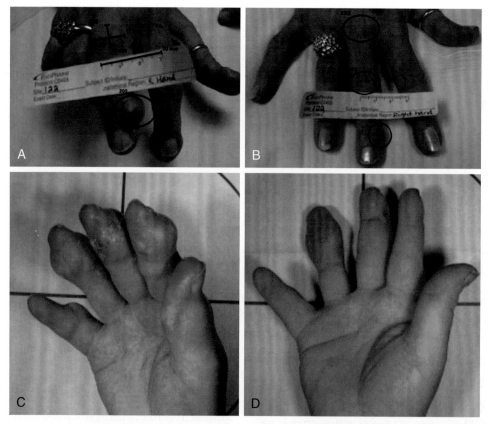

图 66-3　**A.** 患者 1 基线期痛风石累及右手第三指远端指间关节（DIP）中部。**B.** 同一患者经过 13 周聚乙二醇重组尿酸氧化酶治疗后痛风石溶解。**C.** 患者 2 基线期痛风石。**D.** 同一患者经过 25 周聚乙二醇重组尿酸氧化酶治疗后（From Baraf HS, et al: Tophus burden reduction with pegloticase: results from phase 3 ransomized trials and open-label extension in patients with chronic gout refractory to conventional therapy. Arthritis Res Ther 15:R137, 2013, with permission.）

研究的主要研究终点是在 3 ～ 6 个月的随访期间，有至少 80% 的时间患者血尿酸水平低于 6 mg/dl。这两项随机研究中，在接受每 2 周 1 次 8 mg 聚乙二醇重组尿酸氧化酶静脉滴注的患者中，分别有 47% 和 38% 的患者达到了主要研究终点[117]。经过汇总分析，到研究最后一次访视时止，基线期存在痛风石并接受了每 2 周 8 mg 聚乙二醇重组尿酸氧化酶治疗的患者中，40% 患者的痛风石完全溶解（对照组为 7%）。

虽然无效和有效患者在使用聚乙二醇重组尿酸氧化酶初期的血尿酸水平均显著下降，但无效患者一般在用药的最初三个月内即"丧失"了治疗效果。治疗效果的丧失定义为治疗期间血尿酸水平增加并超过 6.0 mg/dl，这一现象可能与抗聚乙二醇重组尿酸氧化酶抗体（主要是免疫球蛋白 IgM 和 IgG 亚型结合药物的 PEG 部分）的形成密切相关。与抗聚乙二醇重组尿酸氧化酶抗体形成相关的有提示作用的临床表现包括过敏和药效中和作用的风险增加，当抗体滴度超过 1：2430 时这些临床表现最明显。建议在治疗过程中密切监测血尿酸水平而不是监测药物的抗体滴度，如果血尿酸水平增加并超过 6.0 mg/dl，则应停用该药[121]。

毒理学

聚乙二醇重组尿酸氧化酶最常见的严重不良事件是过敏反应，发生率约为 7%（表 66-1）。尽管有"临床意义"的抗聚乙二醇重组尿酸氧化酶抗体滴度较少见，但该抗体可在接受治疗的绝大多数患者中（～ 90%）被检测到。在临床研究中，尽管给予了包括抗组胺剂和糖皮质激素在内的预防治疗，但过敏性反应通常还是会在给药的 2 小时内出现。治疗失败的患者更易出现治疗相关的过敏反应；因此，密切监测血尿酸水平以及对于血尿酸水平大于 6.0 mg/dl 的患者停用聚乙二醇重组尿酸氧化酶是降低风险的重要因素。研究结果表明使用这一策略几乎可以防止所有的过敏反应。因同时使用其他降尿酸药物可能掩盖抗体形成所引起的血尿酸升高，故应避免使用聚乙二醇重组尿酸氧化酶的同时联合应用其他降尿酸药物。约 25% 的患者会发生聚乙二醇重组尿酸氧化酶引起的过敏反应及输液反应重叠，临床表现包括荨麻疹、呼吸困难、胸部不适 / 疼痛、红斑、瘙痒。输液反应可发生在治疗过程中的任何时间，但该药的迟发过敏反应却鲜有报道。

与其他降尿酸药物相同，聚乙二醇重组尿酸氧化酶治疗后痛风发作很常见。已发现的与聚乙二醇重组尿酸氧化酶有关的其他的不良事件详见表 66-1。在临床研究和开放性随访研究中，虽然与治疗药物的因果关系尚未建立，但聚乙二醇重组尿酸氧化酶治疗组充血性心力衰竭加重的情况较安慰剂组更常见[121]。

生育、妊娠和哺乳

聚乙二醇重组尿酸氧化酶对生育或妊娠人群的影响尚无研究报道，聚乙二醇重组尿酸氧化酶是否会经乳汁分泌也属未知。在缺乏适当的人体试验的情况下，聚乙二醇重组尿酸氧化酶被列为 C 类妊娠期用药，不建议哺乳期妇女使用。

药物相互作用和禁忌证

由于抗聚乙二醇重组尿酸氧化酶抗体结合在药物的 PEG 部分，聚乙二醇重组尿酸氧化酶应慎用于接受其他含 PEG 药物治疗的患者。抗聚乙二醇重组尿酸氧化酶抗体的形成是否会阻止或影响含有 PEG 药物的未来治疗作用尚不得而知。聚乙二醇重组尿酸氧化酶禁用于葡萄糖 -6- 磷酸脱氢酶（G6PD）缺乏症的患者，原因是其可导致溶血和高铁血红蛋白血症的发生风险增加；对于存在风险的患者应在治疗开始前筛查是否存在 G6PD 缺乏症[121]。

研发中的降尿酸药

包括促尿酸排泄药、尿酸氧化酶和内源性尿酸合成抑制剂在内的几种降尿酸治疗的新药在未来将被研发成功，所以慢性痛风的治疗策略在未来将可能会不断壮大[122]。

Ulodesine（BCX4208）代表了一种新的药理学机制，该机制为通过抑制嘌呤核苷磷酸化酶（PNP）抑制内源性尿酸合成。PNP 通过将次黄嘌呤腺苷代谢成次黄嘌呤而作用于 XO 的近端从而与腺苷脱氨酶一起在嘌呤降解中发挥作用。在包括 60 位痛风患者（基线血清尿酸均 > 8.0 mg/dl）为期 3 周的研究中，给予 BCX4208（40 mg、80 mg 和 120 mg）的患者中，有 31% ～ 36% 的患者实现了最终血尿酸水平低于 6.0 mg/dl[123]。治疗组血尿酸降低了 2.7 ～ 3.4 mg/dl，而安慰组仅下降了 0.4 mg/dl。由于遗传性 PNP 缺乏会导致重症联合免疫缺陷，因此关于在短期临床研究中显示良好耐受性的 BCX4208 的潜在免疫抑制作用尚需要进一步深入研究。

Lesinurad（RDEA594）是一种 RDEA806 的代谢产物，属于非核苷反转录酶抑制剂，已在 2015 年 12 月被美国食品和药物管理局（FDA）批准用于治疗痛风。Lesinurad 能够特异性地抑制 URAT1，但却缺乏对其他有机阴离子转运的明确作用（图 66-2）[124]。更特异的选择性抑制 URAT1 可能降低了药物间的相互作用（药物间相互作用使丙磺舒的应用复杂化）。与丙磺舒不同[64]，与 Lesinurad 的联合应用似乎并不会增加羟基嘌呤醇或非布司他的肾清除[125]，表明这可能是一种理想的促尿酸排泄药物的联合应用。在最近的研究中发现，别嘌醇（300 mg/d）联合 Lesinurad 可引起剂量依赖性的血尿酸水平下降[126]。与单独使用非布司他（40 mg/d 或 80 mg/d）比较，联合应用 Lesinurad 可使达到血尿酸低于 6.0 mg/dl 这一靶目标的患者比例从 56% 和 67% 提高至 100%[127]。

除了有降尿酸的特性之外，tranilast 已经被发现对包括过敏反应、恶性肿瘤和以过度的组织纤维化为特征的疾病亦有治疗作用。与现有的促尿酸排泄药物类似，tranilast 的降尿酸作用是通过抑制 URAT1 和 GLUT9 转运介导的（图 66-2）[128]。在最近的研究中，使用 tranilast（300mg/d）可使血尿酸水平下降 14%，并有 28% 的患者实现了血尿酸水平低于 6.0 mg/dl 的靶目标[129]。

一种过氧化物酶体增殖物 γ 调节剂 -arhalofenate（MBX-102）作为具备促尿酸排泄和抗炎的双重功效的药物受到了广泛的关注[122]。除了抑制肾尿酸转运子（URAT1、OAT4、OAT10），体外试验已证实这种药物能够有效抑制尿酸钠诱导的 IL-1 产生。关于 arhalofenate 治疗痛风的效果尚需大规模人类研究证实。

左旋托非索泮（levotofisopam）是一种苯二氮衍生物，已被美国以外的多个国家批准用于治疗焦虑和自主神经功能不稳，最近它也被证实具有潜在重要的降尿酸功效。在一项包含 13 例痛风患者的概念验证研究中，给予患者左旋托非索泮 50 mg，每天两次，1 周后所有患者的血尿酸水平均低于 6.0 mg/dl。

本章的参考文献也可以在 ExpertConsult.com 上找到。

参考文献

1. Zhu Y, Pandya BJ, Choi HK: Prevalence of gout and hyperuricemia in the US general population: the National Health and Nutrition Examination Survey 2007-2008. *Arthritis Rheum* 63(10):3136–3141, 2011.
2. Khanna D, Fitzgerald JD, Khanna PP, et al: 2012 American College of Rheumatology guidelines for management of gout. Part 1: systematic nonpharmacologic and pharmacologic therapeutic approaches to hyperuricemia. *Arthritis Care Res (Hoboken)* 64(10):1431–1446, 2012.
3. Zhang W, Doherty M, Bardin T, et al: EULAR evidence based recommendations for gout. Part II: Management. Report of a task force of the EULAR Standing Committee For International Clinical Studies Including Therapeutics (ESCISIT). *Ann Rheum Dis* 65:1312–1324, 2006.
4. Gonzalez AA, Puig JG, Mateos FA, et al: Should dietary restrictions always be prescribed in the treatment of gout? *Adv Exp Med Biol* 253A:243–246, 1989.
5. Zhu Y, Zhang Y, Choi HK: The serum urate-lowering impact of weight loss among men with a high cardiovascular risk profile: the Multiple Risk Factor Intervention Trial. *Rheumatology (Oxford)* 49:2391–2399, 2010.
6. Dalbeth N, Chen P, White M, et al: Impact of bariatric surgery on serum urate targets in people with morbid obesity and diabetes: a prospective longitudinal study. *Ann Rheum Dis* 73(5):797–802, 2014.
7. Taylor TH, Mecchella JN, Larson RJ, et al: Initiation of allopurinol at first medical contact for acute attacks of gout: a randomized clinical trial. *Am J Med* 125(11):1126–1134.e1127, 2012.
8. Ferraz M, O'Brien B: A cost effectiveness analysis of urate lowering drugs in nontophaceous recurrent gouty arthritis. *J Rheumatol* 22:908–914, 1995.
9. Loebl W, Scott J: Withdrawal of allopurinol in patients with gout. *Ann Rheum Dis* 33:304–307, 1974.
10. Bull P, Scott J: Intermittent control of hyperuricemia in the treatment of gout. *J Rheumatol* 16:1246–1248, 1989.
11. van Lieshout-Zuidema M, Breedveld F: Withdrawal of longterm antihyperuricemic therapy in tophaceous gout. *J Rheumatol* 20:1383–1385, 1993.
12. Shoji A, Yamanaka H, Kamatani N: A retrospective study of the relationship between serum urate level and recurrent attacks of gouty arthritis: evidence for reduction of recurrent gouty arthritis with antihyperuricemic therapy. *Arthritis Rheum* 51:321–325, 2004.
13. Li-Yu J, Clayburne G, Sieck M, et al: Treatment of chronic gout. Can we determine when urate stores are depleted enough to prevent attacks of gout? *J Rheumatol* 28:577–580, 2001.
14. Becker MA, Schumacher HR Jr, Wortmann RL, et al: Febuxostat, a novel nonpurine selective inhibitor of xanthine oxidase: a twenty-eight-day, multicenter, phase II, randomized, double-blind, placebo-controlled, dose-response clinical trial examining safety and efficacy in patients with gout. *Arthritis Rheum* 52(3):916–923, 2005.
15. Becker MA, Schumacher HR Jr, Wortmann RL, et al: Febuxostat compared with allopurinol in patients with hyperuricemia and gout. *N Engl J Med* 353(23):2450–2461, 2005.
16. Borstad GC, Bryant LR, Abel MP, et al: Colchicine for prophylaxis of acute flares when initiating allopurinol for chronic gouty arthritis. *J Rheumatol* 31(12):2429–2432, 2004.
17. Schumacher HR Jr, Becker MA, Wortmann RL, et al: Effects of febuxostat versus allopurinol and placebo in reducing serum urate in subjects with hyperuricemia and gout: a 28-week, phase III, randomized, double-blind, parallel-group trial. *Arthritis Rheum* 59(11):1540–1548, 2008.
18. Schlesinger N, Mysler E, Lin HY, et al: Canakinumab reduces the risk of acute gouty arthritis flares during initiation of allopurinol treatment: results of a double-blind, randomised study. *Ann Rheum Dis* 70(7):1264–1271, 2011.
19. Schumacher HR Jr, Evans RR, Saag KG, et al: Rilonacept (interleukin-1 trap) for prevention of gout flares during initiation of uric acid-lowering therapy: results from a phase III randomized, double-blind, placebo-controlled, confirmatory efficacy study. *Arthritis Care Res (Hoboken)* 64(10):1462–1470, 2012.

20. Briesacher BA, Andrade SE, Fouayzi H, et al: Comparison of drug adherence rates among patients with seven different medical conditions. *Pharmacotherapy* 28(4):437–443, 2008.

21. Harrold LR, Andrade SE, Briesacher BA, et al: Adherence with urate-lowering therapies for the treatment of gout. *Arthritis Res Ther* 11(2):R46, 2009.

22. Mikuls T, Farrar J, Bilker W, et al: Gout epidemiology: results from the U.K. General Practice Research Database, 1990-1999. *Ann Rheum Dis* 64:267–272, 2005.

23. Becker M, Schumacher HJ, Wortmann R, et al: Febuxostat compared with allopurinol in patients with hyperuricemia and gout. *N Engl J Med* 353:2450–2461, 2005.

24. Becker MA, Schumacher HR, Espinoza LR, et al: The urate-lowering efficacy and safety of febuxostat in the treatment of the hyperuricemia of gout: the CONFIRMS trial. *Arthritis Res Ther* 12(2):R63, 2010.

25. Delbarre F, Amor B, Auscher C, de Gery A: Treatment of gout with allopurinol. A study of 106 cases. *Ann Rheum Dis* 25:627–633, 1966.

26. Kuzell W, Seebach LM, Glover RP, Jackman AE: Treatment of gout with allopurinol and sulphinpyrazone in combination and with allopurinol alone. *Ann Rheum Dis* 25:634–642, 1966.

27. Rundles R, Metz EN, Silberman HR: Allopurinol in the treatment of gout. *Ann Intern Med* 64:229–258, 1966.

28. Sarawate CA, Patel PA, Schumacher HR, et al: Serum urate levels and gout flares: analysis from managed care data. *J Clin Rheumatol* 12(2):61–65, 2006.

29. Scott: Comparison of allopurinol and probenecid. *Ann Rheum Dis* 25:623–626, 1966.

30. Wilson J, Simmonds HA, North JD: Allopurinol in the treatment of uraemic patients with gout. *Ann Rheum Dis* 26:136–142, 1967.

31. Culleton BF, Larson MG, Kannel WB, et al: Serum uric acid and risk for cardiovascular disease and death: the Framingham Heart Study. *Ann Intern Med* 131(1):7–13, 1999.

32. Darmawan J, Rasker JJ, Nuralim H: The effect of control and self-medication of chronic gout in a developing country. Outcome after 10 years. *J Rheumatol* 30(11):2437–2443, 2003.

33. Krishnan E: Hyperuricemia and incident heart failure. *Circ Heart Fail* 2(6):556–562, 2009.

34. Lehto S, Niskanen L, Ronnemaa T, et al: Serum uric acid is a strong predictor of stroke in patients with non-insulin-dependent diabetes mellitus. *Stroke* 29(3):635–639, 1998.

35. Luk AJ, Levin GP, Moore EE, et al: Allopurinol and mortality in hyperuricaemic patients. *Rheumatology (Oxford)* 48(7):804–806, 2009.

36. Dubreuil M, Zhu Y, Zhang Y, et al: Allopurinol initiation and all-cause mortality in the general population. *Ann Rheum Dis* 2014.

37. Feig DI, Soletsky B, Johnson RJ: Effect of allopurinol on blood pressure of adolescents with newly diagnosed essential hypertension: a randomized trial. *JAMA* 300(8):924–932, 2008.

38. Doehner W, Schoene N, Rauchhaus M, et al: Effects of xanthine oxidase inhibition with allopurinol on endothelial function and peripheral blood flow in hyperuricemic patients with chronic heart failure: results from 2 placebo-controlled studies. *Circulation* 105(22):2619–2624, 2002.

39. Perez-Ruiz F, Calabozo M, Herrero-Beites AM, et al: Improvement of renal function in patients with chronic gout after proper control of hyperuricemia and gouty bouts. *Nephron* 86(3):287–291, 2000.

40. Siu YP, Leung KT, Tong MK, et al: Use of allopurinol in slowing the progression of renal disease through its ability to lower serum uric acid level. *Am J Kidney Dis* 47(1):51–59, 2006.

41. Sarawate CA, Brewer KK, Yang W, et al: Gout medication treatment patterns and adherence to standards of care from a managed care perspective. *Mayo Clin Proc* 81(7):925–934, 2006.

42. Reinders MK, Haagsma C, Jansen TL, et al: A randomised controlled trial on the efficacy and tolerability with dose escalation of allopurinol 300-600 mg/day versus benzbromarone 100-200 mg/day in patients with gout. *Ann Rheum Dis* 68(6):892–897, 2009.

43. Rundles RW, Metz EN, Silberman HR: Allopurinol in the treatment of gout. *Ann Intern Med* 64(2):229–258, 1966.

44. Yu TF: The effect of allopurinol in primary and secondary gout. *Arthritis Rheum* 8(5):905–906, 1965.

45. Rees F, Jenkins W, Doherty M: Patients with gout adhere to curative treatment if informed appropriately: proof-of-concept observational study. *Ann Rheum Dis* 72(6):826–830, 2013.

46. Jordan KM, Cameron JS, Snaith M, et al: British Society for Rheumatology and British Health Professionals in Rheumatology guideline for the management of gout. *Rheumatology (Oxford)* 46(8):1372–1374, 2007.

47. Mikuls T, MacLean C, Olivieri J, et al: Quality of care indicators for gout management. *Arthritis Rheum* 50:937–943, 2004.

48. Hande K, Noone RM, Stone WJ: Severe allopurinol toxicity. Description of guidelines for prevention in patients with renal insufficiency. *Am J Med* 76:47–56, 1984.

49. Dalbeth N, Stamp L: Allopurinol dosing in renal impairment: walking the tightrope between adequate urate lowering and adverse events. *Semin Dial* 20(5):391–395, 2007.

50. Lee HY, Ariyasinghe JT, Thirumoorthy T: Allopurinol hypersensitivity syndrome: a preventable severe cutaneous adverse reaction? *Singapore Med J* 49(5):384–387, 2008.

51. Stamp LK, O'Donnell JL, Zhang M, et al: Using allopurinol above the dose based on creatinine clearance is effective and safe in patients with chronic gout, including those with renal impairment. *Arthritis Rheum* 63(2):412–421, 2011.

52. Ramasamy SN, Korb-Wells CS, Kannangara DR, et al: Allopurinol hypersensitivity: a systematic review of all published cases, 1950-2012. *Drug Saf* 36(10):953–980, 2013.

53. Lee MH, Graham GG, Williams KM, et al: A benefit-risk assessment of benzbromarone in the treatment of gout. Was its withdrawal from the market in the best interest of patients? *Drug Saf* 31(8):643–665, 2008.

54. Stamp LK, Taylor WJ, Jones PB, et al: Starting dose is a risk factor for allopurinol hypersensitivity syndrome: a proposed safe starting dose of allopurinol. *Arthritis Rheum* 64(8):2529–2536, 2012.

55. Hung SI, Chung WH, Liou LB, et al: HLA-B*5801 allele as a genetic marker for severe cutaneous adverse reactions caused by allopurinol. *Proc Natl Acad Sci U S A* 102(11):4134–4139, 2005.

56. Geer L, Gjertson D, Teraski P: In Gjertson D, Teraski P, editors: *HLA 1998*, Mt. Laurel, NJ, 1998, American Society for Histocompatibility and Immunogenetics, pp 352–353.

57. Saokaew S, Tassaneeyakul W, Maenthaisong R, et al: Cost-effectiveness analysis of HLA-B*5801 testing in preventing allopurinol-induced SJS/TEN in Thai population. *PLoS One* 9(4):e94294, 2014.

58. Schlesinger N: Management of acute and chronic gouty arthritis: present state-of-the-art. *Drugs* 64(21):2399–2416, 2004.

59. *Allopurinol [package insert]*: Corona, Calif, 2006, Watson Laboratories.

60. Brooks RJ, Dorr RT, Durie BG: Interaction of allopurinol with 6-mercaptopurine and azathioprine. *Biomed Pharmacother* 36(4):217–222, 1982.

61. Cummins D, Sekar M, Halil O, et al: Myelosuppression associated with azathioprine-allopurinol interaction after heart and lung transplantation. *Transplantation* 61(11):1661–1662, 1996.

62. Kennedy DT, Hayney MS, Lake KD: Azathioprine and allopurinol: the price of an avoidable drug interaction. *Ann Pharmacother* 30(9):951–954, 1996.

63. Jick H, Porter JB: Potentiation of ampicillin skin reactions by allopurinol or hyperuricemia. *J Clin Pharmacol* 21(10):456–458, 1981.

64. Emmerson BT: The management of gout. *N Engl J Med* 334(7):445–451, 1996.

65. Stocker SL, Williams KM, McLachlan AJ, et al: Pharmacokinetic and pharmacodynamic interaction between allopurinol and probenecid in healthy subjects. *Clin Pharmacokinet* 47(2):111–118, 2008.

66. Jansen TL, Richette P, Perez-Ruiz F, et al: International position paper on febuxostat. *Clin Rheumatol* 29:835–840, 2010.

67. Tausche AK, Christoph M, Forkmann M, et al: As compared to allopurinol, urate-lowering therapy with febuxostat has superior effects on oxidative stress and pulse wave velocity in patients with severe chronic tophaceous gout. *Rheumatol Int* 34(1):101–109, 2014.

68. Hosoya T, Kimura K, Itoh S, et al: The effect of febuxostat to prevent a further reduction in renal function of patients with hyperuricemia who have never had gout and are complicated by chronic kidney disease stage 3: study protocol for a multicenter randomized controlled study. *Trials* 15:26, 2014.

69. Takano Y, Hase-Aoki K, Horiuchi H, et al: Selectivity of febuxostat, a novel non-purine inhibitor of xanthine oxidase/xanthine dehydrogenase. *Life Sci* 76(16):1835–1847, 2005.

70. *Uloric [package insert]*: Deerfield, Ill, 2009, Takeda Pharmaceuticals America.

71. Yu KH: Febuxostat: a novel non-purine selective inhibitor of xanthine oxidase for the treatment of hyperuricemia in gout. *Recent Pat Inflamm Allergy Drug Discov* 1(1):69–75, 2007.

72. Hoshide S, Takahashi Y, Ishikawa T, et al: PK/PD and safety of a single dose of TMX-67 (febuxostat) in subjects with mild and moderate renal impairment. *Nucleosides Nucleotides Nucleic Acids* 23(8–9): 1117–1118, 2004.

73. Mayer MD, Khosravan R, Vernillet L, et al: Pharmacokinetics and pharmacodynamics of febuxostat, a new non-purine selective inhibitor of xanthine oxidase in subjects with renal impairment. *Am J Ther* 12(1):22–34, 2005.

74. MacDonald TM, Ford I, Nuki G, et al: Protocol of the Febuxostat versus Allopurinol Streamlined Trial (FAST): a large prospective, randomised, open, blinded endpoint study comparing the cardiovascular safety of allopurinol and febuxostat in the management of symptomatic hyperuricaemia. *BMJ Open* 4(7):e005354, 2014.

75. White WB, Chohan S, Dabholkar A, et al: Cardiovascular safety of febuxostat and allopurinol in patients with gout and cardiovascular comorbidities. *Am Heart J* 164(1):14–20, 2012.

76. Chohan S, Becker MA: Safety and efficacy of febuxostat (FEB) treatment in subjects with gout and severe allopurinol (ALLO) adverse reactions (abstract). *Arthritis Rheum* 62(Suppl):S67, 2010.

77. Ogryzlo MA, Harrison J: Evaluation of uricosuric agents in chronic gout. *Ann Rheum Dis* 16(4):425–437, 1957.

78. Levinson DJ, Sorensen LB: Renal handling of uric acid in normal and gouty subject: evidence for a 4-component system. *Ann Rheum Dis* 39(2):173–179, 1980.

79. Athyros VG, Mikhailidis DP, Liberopoulos EN, et al: Effect of statin treatment on renal function and serum uric acid levels and their relation to vascular events in patients with coronary heart disease and metabolic syndrome: a subgroup analysis of the GREek Atorvastatin and Coronary heart disease Evaluation (GREACE) Study. *Nephrol Dial Transplant* 22(1):118–127, 2007.

80. Hamada T, Ichida K, Hosoyamada M, et al: Uricosuric action of losartan via the inhibition of urate transporter 1 (URAT 1) in hypertensive patients. *Am J Hypertens* 21(10):1157–1162, 2008.

81. Ogata N, Fujimori S, Oka Y, et al: Effects of three strong statins (atorvastatin, pitavastatin, and rosuvastatin) on serum uric acid levels in dyslipidemic patients. *Nucleosides Nucleotides Nucleic Acids* 29(4–6):321–324, 2010.

82. Perez-Ruiz F, Nolla JM: Influence of leflunomide on renal handling of urate and phosphate in patients with rheumatoid arthritis. *J Clin Rheumatol* 9(4):215–218, 2003.

83. Ramsdell CM, Postlethwaite AE, Kelley WN: Uricosuric effect of glyceryl guaiacolate. *J Rheumatol* 1(1):114–116, 1974.

84. Uetake D, Ohno I, Ichida K, et al: Effect of fenofibrate on uric acid metabolism and urate transporter 1. *Intern Med* 49(2):89–94, 2010.

85. Hamada T, Mizuta E, Kondo T, et al: Effects of a low-dose antihypertensive diuretic in combination with losartan, telmisartan, or candesartan on serum urate levels in hypertensive patients. *Arzneimittelforschung* 60(2):71–75, 2010.

86. Anzai N, Ichida K, Jutabha P, et al: Plasma urate level is directly regulated by a voltage-driven urate efflux transporter URATv1 (SLC2A9) in humans. *J Biol Chem* 283(40):26834–26838, 2008.

87. Brandstatter A, Kiechl S, Kollerits B, et al: Sex-specific association of the putative fructose transporter SLC2A9 variants with uric acid levels is modified by BMI. *Diabetes Care* 31(8):1662–1667, 2008.

88. Caulfield MJ, Munroe PB, O'Neill D, et al: SLC2A9 is a high-capacity urate transporter in humans. *PLoS Med* 5(10):e197, 2008.

89. Enomoto A, Kimura H, Chairoungdua A, et al: Molecular identification of a renal urate anion exchanger that regulates blood urate levels. *Nature* 417(6887):447–452, 2002.

90. Vitart V, Rudan I, Hayward C, et al: SLC2A9 is a newly identified urate transporter influencing serum urate concentration, urate excretion and gout. *Nat Genet* 40(4):437–442, 2008.

91. Selen A, Amidon GL, Welling PG: Pharmacokinetics of probenecid following oral doses to human volunteers. *J Pharm Sci* 71(11):1238–1242, 1982.

92. Rosenkranz B, Fischer C, Jakobsen P, et al: Plasma levels of sulfinpyrazone and of two of its metabolites after a single dose and during the steady state. *Eur J Clin Pharmacol* 24(2):231–235, 1983.

93. Jain AK, Ryan JR, McMahon FG, et al: Effect of single oral doses of benzbromarone on serum and urinary uric acid. *Arthritis Rheum* 17(2):149–157, 1974.

94. Cunningham RF, Perel JM, Israili ZH, et al: Probenecid metabolism in vitro with rat, mouse, and human liver preparations. Studies of factors affecting the site of oxidation. *Drug Metab Dispos* 5(2):205–210, 1977.

95. Dayton PG, Perel JM, Cunningham RF, et al: Studies of the fate of metabolites and analogs of probenecid. The significance of metabolic sites, especially lack of ring hydroxylation. *Drug Metab Dispos* 1(6):742–751, 1973.

96. Israili ZH, Percel JM, Cunningham RF, et al: Metabolites of probenecid. Chemical, physical, and pharmacological studies. *J Med Chem* 15(7):709–713, 1972.

97. He M, Rettie AE, Neal J, et al: Metabolism of sulfinpyrazone sulfide and sulfinpyrazone by human liver microsomes and cDNA-expressed cytochrome P450s. *Drug Metab Dispos* 29(5):701–711, 2001.

98. Uchida S, Shimada K, Misaka S, I, et al: Benzbromarone pharmacokinetics and pharmacodynamics in different cytochrome P450 2C9 genotypes. *Drug Metab Pharmacokinet* 2010.

99. Liang L, Xu N, Zhang H, et al: A randomized controlled study of benzbromarone and probenecid in the treatment of gout. *West China Med J* 9:405–408, 1994.

100. Gutman A, Yu TF: Protracted uricosuric therapy in tophaceous gout. *Lancet* 2:1258–1260, 1957.

101. Bartels EC, Matossian GS: Gout: six-year follow-up on probenecid (benemid) therapy. *Arthritis Rheum* 2(3):193–202, 1959.

102. Pui K, Gow PJ, Dalbeth N: Efficacy and tolerability of probenecid as urate-lowering therapy in gout; clinical experience in high-prevalence population. *J Rheumatol* 40(6):872–876, 2013.

103. de Gery A, Auscher C, Saporta L, et al: Treatment of gout and hyperuricaemia by benzbromarone, ethyl 2 (dibromo-3,5 hydroxy-4 benzoyl)-3 benzofuran. *Adv Exp Med Biol* 41:683–689, 1974.

104. Ferber H, Bader U, Matzkies F: The action of benzbromarone in relation to age, sex and accompanying diseases. *Adv Exp Med Biol* 122A:287–294, 1980.

105. Perez-Ruiz F, Alonso-Ruiz A, Calabozo M, et al: Efficacy of allopurinol and benzbromarone for the control of hyperuricaemia. A pathogenic approach to the treatment of primary chronic gout. *Ann Rheum Dis* 57(9):545–549, 1998.

106. Perez-Ruiz F, Calabozo M, Fernandez-Lopez MJ, et al: Treatment of chronic gout in patients with renal function impairment: an open, randomized, actively controlled study. *J Clin Rheumatol* 5(2):49–55, 1999.

107. Bluestone R, Klinenberg J, Lee IK: Benzbromarone as a long-term uricosuric agent. *Adv Exp Med Biol* 122A:283–286, 1980.

108. Kumar S, Ng J, Gow P: Benzbromarone therapy in management of refractory gout. *N Z Med J* 118(1217):U1528, 2005.

109. Perez-Ruiz F, Calabozo M, Pijoan JI, et al: Effect of urate-lowering therapy on the velocity of size reduction of tophi in chronic gout. *Arthritis Rheum* 47(4):356–360, 2002.

110. Reinders MK, van Roon EN, Jansen TL, et al: Efficacy and tolerability of urate-lowering drugs in gout: a randomised controlled trial of benzbromarone versus probenecid after failure of allopurinol. *Ann Rheum Dis* 68(1):51–56, 2009.

111. Reinders MK, van Roon EN, Houtman PM, et al: Biochemical effectiveness of allopurinol and allopurinol-probenecid in previously benzbromarone-treated gout patients. *Clin Rheumatol* 26(9):1459–1465, 2007.

112. Perez-Ruiz F, Hernandez-Baldizon S, Herrero-Beites AM, et al: Risk factors associated with renal lithiasis during uricosuric treatment of hyperuricemia in patients with gout. *Arthritis Care Res (Hoboken)* 62(9):1299–1305, 2010.

113. Masbernard A, Giudicelli CP: Ten years' experience with benzbromarone in the management of gout and hyperuricaemia. *S Afr Med J* 59(20):701–706, 1981.

114. *Sulfinpyrazone [package insert]*: Summit, N.J., 1996, Ciba-Geigy.

115. Cammalleri L, Malaguarnera M: Rasburicase represents a new tool for hyperuricemia in tumor lysis syndrome and in gout. *Int J Med Sci* 4(2):83–93, 2007.

116. Becker MA, Schumacher HR, Benjamin KL, et al: Quality of life and disability in patients with treatment-failure gout. *J Rheumatol* 36(5): 1041–1048, 2009.

117. Sundy JS, Baraf HS, Yood RA, et al: Efficacy and tolerability of pegloticase for the treatment of chronic gout in patients refractory to conventional treatment: two randomized controlled trials. *JAMA* 306(7):711–720, 2011.

118. Baraf HS, Becker MA, Gutierrez-Urena SR, et al: Tophus burden reduction with pegloticase: results from phase 3 randomized trials and open-label extension in patients with chronic gout refractory to conventional therapy. *Arthritis Res Ther* 15(5):R137, 2013.

119. Hershfield MS, Roberts LJ 2nd, Ganson NJ, et al: Treating gout with pegloticase, a PEGylated urate oxidase, provides insight into the importance of uric acid as an antioxidant in vivo. *Proc Natl Acad Sci U S A* 107(32):14351–14356, 2010.

120. Sundy JS, Ganson NJ, Kelly SJ, et al: Pharmacokinetics and pharmacodynamics of intravenous PEGylated recombinant mammalian urate oxidase in patients with refractory gout. *Arthritis Rheum* 56(3):1021–1028, 2007.

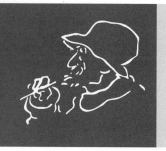

第 67 章

风湿性疾病的止痛药物

原著　Gregory R. Polston · Mark S. Wallace
陈庆宁 译　卢　昕 校

关键点

多种镇痛药物可用于治疗风湿性疾病相关的疼痛。

主要镇痛药物，如对乙酰氨基酚、非甾体抗炎药及阿片类药物具有内在的镇痛特性，尤其对损伤性和炎症性疼痛有效。

辅助性镇痛药物，如抗抑郁药物、抗惊厥药物和肌肉松弛剂缺乏内在的镇痛特性，但是对神经性和功能性疼痛有效，并可增强其他镇痛药物的药效。

阿片类药物在慢性疼痛中的使用仍有争议，但选择合适患者和注意药物的一般使用原则，可降低风险，增加获益。

许多药物可通过 CYP2DG 和 CYP3A4 系统相互作用增加或减少阿片类药物代谢，使阿片类药物在不同个体中药效差别极大。

美沙酮药物过量的报道增加可能与合并使用抑制 CYP3A4 系统的药物有关。

虽然三环类抗抑郁药物对多种疼痛综合征有效，但由于它的副作用及起效慢，患者依从性差。

新型 5- 羟色胺和去甲肾上腺素再摄取抑制剂（如度洛西汀）耐受性及起效速度优于传统的三环类抗抑郁药物。各种抗惊厥药物的研究结果相互矛盾。仅加巴喷丁和普瑞巴林被证实始终有效。肌肉松弛剂仅限于短期使用，长期使用是否获益未得到证实。

疼痛是患者寻求医疗救助的最常见原因，尽管数十年来努力，为临床医生提供关于镇痛药物的信息，但仍然存在对急性和慢性疼痛的处理不足 [1]。对以疼痛为风湿性疾病首要表现的患者，治疗不足最终会发展为慢性疼痛。慢性疼痛已被证明对各种日常活动有很多有害的影响。这些影响包括躯体功能恶化、发展成心理疾患和精神疾病，以及社交功能障碍 [2]。除了导致对个体的伤害，慢性疼痛还会增加整个社会医疗费用和残疾人群、劳动力的损失。

疼痛感知的生理（疼痛体验）

"疼痛体验"不仅仅涉及疼痛的感知。疼痛激活大脑很多区域，并与之相互作用，从而产生不同的个体疼痛体验。疼痛体验包括三个组成部分：生物性、心理性和社会性。如本章所描述的，中枢神经系统的不同部位的激活影响疼痛的不同组成，这三种疼痛体验的组成包括：①感知 / 判别（生物学性）；②情感 / 情绪（心理学性）；③评价 / 认知（社会学性）[3]。

对疼痛的感受和辨别为疼痛的强度、位置和程度等提供了信息。其途径包括外周受体激活、轴去极化和经上行通路达大脑皮质进行处理。

上行通路将冲动从伤害感受器传到感觉皮质时发出纤维到脑干结构和脑深部结构。这些脑干和大脑深部结构的激活会刺激个体产生情感和共鸣，形成疼痛的情绪 / 情感反应。

最后，疼痛上行通路传递投射到前脑，对疼痛的认知和评价进行处理。这就是为什么不同文化背景、性别和经历使患者对疼痛的反应不同。

初级传入的主要神经递质是兴奋性递质谷氨酸。伤害感受器的激活导致脊髓背角突触前神经末梢释放谷氨酸，进而作用于离子型谷氨酸受体氨基 -3- 羟甲基异恶唑 -4- 丙酸，在突触后引起脊髓背角神经元快速去极化，如达到阈值，即引起动作电位 [4]。

疼痛的分类

可根据发病机制将疼痛分为四类：伤害性疼痛、炎症性疼痛、功能性疼痛和神经性疼痛。伤害性疼痛是对激活高阈值的有害性刺激而产生的短暂性疼痛，伤害性疼痛对机体具有保护作用。炎症性疼痛是因组织损伤和炎症（例如，手术后疼痛、创伤疼痛、关节炎疼痛）的自发的高敏感性疼痛。功能性疼痛是指对疼痛的敏感性增高，中枢对正常传入的感受处理发生异常所致的疼痛（例如病理性肠易激综合征、纤维肌痛）。神经性疼痛是自发性疼痛，疼痛的敏感性增高，与神经系统的损伤或病变相关（如周围神经病变、带状疱疹后神经痛）。伤害性疼痛和炎症性疼痛在风湿性疾病中常见，功能性疼痛和神经性疼痛不常见，但是应考虑到对其他性质的疼痛处理不当可能引起神经系统功能紊乱，引发功能性和神经性疼痛[5]。

慢性疼痛的药物治疗

镇痛药物的功效取决于疼痛的发生机制。通常的镇痛药物主要针对的是伤害性和炎症性疼痛，而一些辅助的镇痛药物对神经性和功能性疼痛更有效。每一种疼痛的分类涉及不同的疼痛机制，而每个分类中又有不同的疼痛机制参与发病[6]。

疼痛是通过外周和中枢机制共同介导的，而在特定的患者中，经常有一种以上的疼痛机制参与发病。因此，可使用两种或以上不同镇痛机制的药物来阻断疼痛信号并缓解疼痛。

用于治疗慢性疼痛的药物分为主要镇痛药物和辅助性镇痛药物。主要镇痛药物具有内在镇痛特性，而辅助性镇痛药物对神经性疼痛具有内在镇痛特性，但在用于非神经性疼痛综合征时，通常可增强主要镇痛药物的止痛作用。表 67-1 总结了这些药物。非甾体抗炎药（nonsteroidal anti-inflammatory drugs，NSAIDs）、环氧合酶（cyclooxygenase，COX）-2 抑制剂将在其他章节讨论（第 59 章）。

阿片类药物

许多研究已经证明阿片类药物在各种慢性疼痛中的疗效，包括神经性和非神经性疼痛。然而，尚无研究证实其长期的疗效。长期应用阿片类药物治疗慢性疼痛仍存在争议。在 20 世纪，关于使用阿片类药物治疗疼痛的观点如钟摆摇摆不定。由于害怕药物的成瘾性和药物转换，阿片类药物在 20 世纪中期使用受限。20 世纪后期，钟摆偏向了另一侧，即自由使用阿片类药物治疗慢性疼痛。到 21 世纪之交，钟摆回到中点，既需要重视阿片类药物在慢性疼痛管理中的重要性，也要权衡治疗的获益和风险。最近公布的指南指出，阿片类镇痛药物在疼痛管理中起重要作用，该类药物使用不足可能会导致对疼痛的治疗不能达到最佳的疗效[7]。然而，这些指南也认可，处方滥用阿片类药物已成为一种流行病，其使用量在美国急剧增加。因此，一套通用的注意事项被作为指南用于指导医师如何正确处方阿片类药物[8]（表 67-2）。

评估慢性非癌性疼痛患者可能会存在问题，因为疼痛的感知不仅取决于生理因素，还取决于患者的心理和社会背景。因此，较难制订包含阿片类药物的疼痛治疗计划。从历史上看，阿片类药物的使用仅限于短期治疗或临终关怀。然而，在 20 世纪 80 年代后期，慢性疼痛被认为是一种疾病，专家开始推荐更宽松的处方实践。然而，随着阿片类药物处方的使用增加，阿片类药物和处方药物滥用也增加。阿片类药物滥用，使我们现在正处于阿片类药物"流行病"之中，这种流行病不仅对患者而且对整个社会都有危害。为了解决这个问题，专家们已经提出了许多策略来识别更有可能从阿片类药物治疗中受益的患者，从而改进患者的选择和疗效。这些包括优先考虑非阿片类药物治疗的特定指南，以及阿片类镇痛药的每日最高剂量限量指南[9]。其他建议包括在治疗开始时采集患者完整的社会背景，应包括饮酒、吸毒、滥用药物的家族史以及患者家中的其他人是否有滥用药物。使用经过验证的问卷来预测慢性阿片类药物治疗的疗效，例如阿片类药物风险评估工具[10]，包括诊断、

表 67-1 治疗慢性疼痛的药物

主要镇痛药	辅助镇痛药物
对乙酰氨基酚	三环类抗抑郁药
非甾体抗炎药 / 环氧合酶 -2 抑制剂	五羟色胺 - 去甲肾上腺素再摄取抑制剂
阿片类药物	抗惊厥药
	肌肉松弛剂
	外用制剂

表 67-2 长期使用阿片类药物治疗疼痛的一般注意事项

诊断并适当鉴别

心理评估，包括成瘾性疾病的风险

知情同意书

治疗协议

干预前和干预后疼痛程度和功能评估

阿片类药物加用或不加用辅助用药的适当尝试

重新评估疼痛评分和功能水平

定期 "4A" 评估（镇痛、日常生活活动、不良反应、不恰当的用药行为）

定期审查疼痛的诊断和合并症，包括成瘾性疾病

文档记录

表 67-3 长期使用阿片类药物治疗预后不良的危险因素

高危组：

摄入 > 120 mg 吗啡当量 / 天或美沙酮

高滥用风险（目前存在滥用，年轻患者，精神病史，先前的异常行为，初步筛查评分）

不明原因的疼痛

合并症（肾，肝，呼吸系统，睡眠呼吸暂停）

使用其他镇静剂，兴奋剂，抗焦虑药或睡眠药物

使用多种药物，以对抗副作用

年轻患者

功能改善不明显

开始服药后剂量迅速增加

患有未有效控制的心理健康问题

家庭其他成员有高风险或生活条件不稳定

中危组：

患者摄入 40 ～ 120 mg 吗啡当量 / 天

既往患者药物滥用诊断处于缓解期超过 6 个月

初始风险调查问卷评估为中危

处方者为患者提供阿片类药物感到 "不安"

低危组：

患者摄入量 < 40 mg 吗啡当量 / 天

符合药物治疗和尝试非阿片类药物治疗

疼痛原因明确

初始风险调查问卷评估为低危组

功能改善明显

难治性、风险、效果（DIRE）[11] 或疼痛患者的筛查和阿片类药物评估 [12]。除了完整的体格检查外，患者还可以分为低、中、高风险组（表 67-3），这将提供有关如何最好地监测个体患者的建议。其他包括让每位患者签署阿片类药物协议，同意随机药物测试，并提供明确的功能改善证据以继续该疗法。国家处方和监测计划的制订，有助于记录规范情况并确定 "逛医" 行为。所有长效和缓释剂型阿片类药物的州和国家法规，包括风险评估和缓解策略（REMS）[13] 也已实施。REMS 计划要求相关人员向患者和护理人员进行这些药物使用的特定教育，并记录益处及对滥用者或成瘾者的审查。另一种可能有效的方法是开发具有滥用威慑和防篡改配方的长效阿片类镇痛药的新配方。

除上述建议外，医生应优先选择短效弱阿片类药物，如氢可酮或可待因。如果患者每天需要超过三或四种短效弱阿片类药物，疼痛仍不缓解，可考虑换用长效阿片类药物。控释或长效类阿片类药物不仅减少了每日所需给药次数，给患者带来便利，同时因更佳的药代动力学，减少血清峰浓度和谷浓度，从而使药物镇痛作用保持稳定，并可减少因过高的药物血清峰浓度造成的药物副作用。医生应该只为长达一整天的长时间的疼痛开具长效阿片类药物，而不是间歇性或突发性疼痛。没有临床证据表明长效阿片类药物可降低滥用或成瘾的风险，并且人们担心阿片类药物的每日总量增加只是因为单次剂量增加的缘故。患者在转换为长效阿片类药物治疗后，仍可在严密监测下使用短效药物短期的治疗疼痛。当超过相当于吗啡 90 mg/d 的剂量时，则需疼痛方面的专科医生来评估。大于 180 mg/d 剂量的获益尚未被证实，最近的证据表明，剂量超过 100 mg/d 时发病率和死亡率显著增加 [14]。

阿片受体的分类

三种阿片受体的命名来源于马丁等人的早期工作：μ、κ 和 δ [15]，科斯特利茨及其同事之后的研究确定了阿片受体 σ [16]。除了 δ 受体以外，所有阿片受体都参与阿片类药物的镇痛作用。阿片受体通过 G 蛋白介导，引起一系列级联反应从而抑制神经元的激活 [17]。G 蛋白偶联型受体的持续活化通常可导致镇痛效果逐渐丧失，称之为耐受（见下文）。

阿片受体分布和阿片类药物的镇痛机制

阿片类药物的主要作用部位是大脑和脊髓，但在某些情况下，也有外周机制的参与。患者个体的反应可能会因不同的 μ- 阿片受体（mu-opioid receptor，MOR）激动剂而有显著的差异。如果使用一种药物时出现了问题，那么可以尝试另一种药物。患者对吗啡类激动剂反应的个体差异性机制尚不十分清楚，但是被认为可能与 MOR 的多态性有关。

大脑中许多部位都存在 MORs。位于中脑导水管周围灰质[18]（periaqueductal gray，PAG）受体的激活可能是阿片类药物镇痛作用的最重要原因。MOR 激动剂阻断了紧张性活性 PAG 系统释放抑制性递质 γ- 氨基丁酸（γ-aminobutyric acid，GABA）[19]，使 PAG 到髓质的外流增加，从而引起脊髓延髓投射的激活，以及脊髓背角去甲肾上腺素或血清素的释放。这种释放可以减弱背角的兴奋性和镇痛。PAG 激活还可以增加中缝背核和蓝斑的兴奋性，这些区域血清素和去甲肾上腺素的升高会引起边缘前脑的投射，导致使用全身性 MOR 激动剂时有时会出现欣快效应[20]。

在脊髓，MOR 激动剂大多被限制在脊髓背角胶质区，即小、高阈值的感觉传入终止区域。大多数这些阿片受体位于小肽初级传入 C 纤维突触前和突触后的位置。MOR 的突触前激活阻断了电压敏感性钙离子通道的开放，因而阻止了递质的释放。MOR 的突触后激活增加了钾电导，导致超极化，并且通过诱导突触前释放谷氨酸从而降低兴奋性[21]。阿片类药物可以减少脊髓 C 纤维突触前兴奋性神经递质的释放，并且可以减少背角神经元突触后的兴奋性，这些功能被认为是影响脊髓痛觉传导的主要因素。在人类，大量的文献表明各种经脊柱（鞘内或硬膜外）传递的阿片类药物可以发挥强大的镇痛作用[21]。

如前所述，阿片类药物全身给药可以通过位于脑和脊髓的中枢机制来减少伤害性疼痛，但对外周没有作用。然而，在某些炎症可以引起过度疼痛反应（痛觉过敏）的情况下，外周使用阿片类药物可能减少痛觉过敏。这种反应是由位于小初级传入的外周终端上的阿片受体所介导，它们在炎症条件下被激活。目前尚不明确这种作用是否仅特异地存在于传入神经的终端，或者是因为炎性细胞释放的物质引起的神经终端致敏[22]。

耐受性

随着使用时间的延长，阿片类药物的作用逐渐减弱，需要增加剂量才能获得同样的生理作用。对阿片类药物不同作用的耐受性产生时间不同。例如，对镇静和恶心的耐受性的出现早于对镇痛的耐受性。而部分作用如便秘则不产生耐受性。

阿片类药物耐受性产生的机制是有争议的。阿片类药物耐受最可能是因为病情进展导致疼痛强度增加所致；在考虑可能存在耐受性之前，应先排除这种情况。许多细胞机制可能会参与耐受性的产生。首先，长期阿片类药物的暴露可导致受体内化、去磷酸化和脱敏。其次，暴露于高剂量的阿片类药物可导致细胞内环磷酸腺苷（cyclic adenosine monophosphate，cAMP）增加，延髓通路的活化以及谷氨酸受体的磷酸化，从而产生兴奋状态（阿片类药物诱导的痛觉过敏）[23]。各种阿片类药物之间存在不完全的交叉耐受，当一种阿片类药物出现耐受性时，更换另一种阿片类药物可能会增加该种药物耐药性的产生。

躯体依赖性

躯体依赖性不是成瘾性（两者之间不可互相替代），多种不同类型药物的药理作用均有此特点。躯体依赖性是指在突然停药，大幅减少剂量或给予拮抗剂后发生的戒断综合征（戒断反应）。通常规律使用阿片类药物几天后即会出现躯体依赖性。

阿片类药物戒断反应包括躯体运动神经和自主神经功能异常（如焦虑、痛觉过敏、高热、高血压、腹泻、瞳孔散大和释放几乎所有的垂体和肾上腺髓质激素）以及情感症状（烦躁不安、焦虑和抑郁）[24]。减少阿片类药物的戒断反应可以通过逐渐撤药来实现。这一现象是非常有害的，它可能导致患者为避免戒断现象的产生而不撤药。药物滥用者最初使用阿片类药物来获得欣快感，当持续用药欣快感减弱后，药物滥用者继续使用该类药物以避免出现戒断反应。

成瘾性

在临床上对于疼痛的处理应充分考虑到药物的安全性和有效性以避免药物成瘾的出现。药物成瘾在一般人群中的发生率约为 10%，而在疼痛患者中的发生率可能更高。药瘾者是阿片类药物使用的禁忌证，而既往有药物滥用的病史是其相对禁忌证，但在合理监控下可考虑使用。在卫生保健提供者、监管者和一般人群中可能存在一种普遍误解，即因顾虑药物成瘾及其并发症，导致对疼痛的治疗不充分，并谴责患者使用阿片类药物来控制疼痛。

对于长期使用阿片类药物控制疼痛的患者，评估其成瘾性往往很困难。阿片类药物成瘾及滥用风险可通过经确认的问卷来评估（表 67-4）[10]。虽然成瘾可包括躯体依赖性和耐受性，但躯体依赖性或耐受性本身并不等同于成瘾。对于长期服用阿片类药物的慢性疼痛患者，躯体依赖性和耐受性的产生是可预见的，但产生成瘾相关不良的行为改变则不可预见[25]。

成瘾是一种不考虑药物潜在危害，以强迫应用药物和不顾一切地购买和使用药物为特点的行为模式[24,26]。对于持续疼痛的患者，疼痛管理不足（例如，必要时应用的给药方案、使用药物效力不足、给药间隔时间太长）可能产生称之为"伪瘾"的类似于躯体依赖的行为症状，并被误认为是成瘾。伪瘾是指在疼痛充分缓解后其各种症状可随之消失。而真正的成瘾则需要通过增加药物剂量来缓解这些症状。伪瘾与真正的成瘾较难区分，需要进行仔细的评估和管理来辨别（表 67-4）[27]。

阿片类药物

吗啡

吗啡是计量其他阿片类药物疗效的金标准。吗啡可以通过口服、直肠、皮下、静脉、肌内和椎管内途径给药。吗啡的口服生物利用度约为 25%（10% ～ 40%），血浆峰浓度在摄取后 0.5 ～ 1 h，半衰期为 3 ～ 4 h。为延长口服吗啡的给药间隔，已开发出数种缓释和控释剂型（表 67-5）。吗啡平均血浆蛋白结合率为 35% 左右，肝肾功能障碍者血浆蛋白结合率下降。由于吗啡的亲水性，重复给药时中枢神经系统（central nervous system，CNS）渗透和组织蓄积很少。吗啡主要在肝代谢，两种主要代谢物为吗啡 -3- 葡糖苷酸（morphine-3-glucuronide，M3G）和吗啡 -6- 葡糖苷酸（morphine-6-glucuronide，M6G）。M3G 是主要代谢产物，具有强大的 CNS 兴奋性。由于其极性导致其 CNS 穿透力差，但在肾衰竭时，M3G 血浆浓度可以高到足以进入 CNS 并产生作用。M6G 拥有强大的 MOR 激动作用，但由于其高极性

表 67-4 阿片类药物风险评估工具

	男	女
家族史（父母和兄弟姐妹）		
酗酒	＿＿＿（3*）	＿＿＿（1）
非法使用毒品	＿＿＿（3）	＿＿＿（2）
处方药滥用	＿＿＿（4）	＿＿＿（4）
个人史		
酗酒	＿＿＿（3）	＿＿＿（3）
非法使用毒品	＿＿＿（4）	＿＿＿（4）
处方药滥用	＿＿＿（5）	＿＿＿（5）
心理健康		
ADD、OCD、双相障碍、精神分裂症的诊断	＿＿＿（2）	＿＿＿（2）
抑郁症诊断	＿＿＿（1）	＿＿＿（1）
其他		
年龄 16 ～ 45 岁	＿＿＿（1）	＿＿＿（1）
青春期前的性虐待史	＿＿＿（0）	＿＿＿（3）
总计	＿＿＿	＿＿＿

ADD，注意力缺陷障碍；OCD，强迫症
* 括号中的数字表示得分。评分方法：
　0 ～ 3：低风险：出现行为问题的概率为 6%
　4 ～ 7：中等风险：出现行为问题的概率为 28%
　≥ 8：高风险：出现行为问题的概率 >90%

Adapted from Webster LR, Webster RM: Predicting aberrant behaviors in opioid-treated patients: preliminary validation of the Opioid Risk Tool, Pain Med 6:432-442, 2005.

致 CNS 穿透力差。与 M3G 相似，M6G 也会在肾损害时在体内蓄积，产生明显的阿片类药物作用。仅有约 10% 的未经代谢的吗啡经肾排泄，而 90% 以吗啡葡糖苷酸（70% ～ 80%）和去甲吗啡（5% ～ 10%）偶联物形式经肾排泄[28]。

美沙酮

美沙酮是一种长效 MOR 激动剂，功效类似于吗啡，但有两点不同[19]：①半衰期长；②口服生物利用度高。给药途径有口服和静脉注射两种，目前口服给药更常见。静脉途径用于术后镇痛的单次负荷剂量给药。由于其肝清除率低，因此首过效应弱，口服生物利用度为 80% 左右。美沙酮的脂溶性比吗啡高，在 CNS 的渗透和起效更快；但它的高脂溶性也使其

表 67-5 阿片类药物的相互作用

曲马多、羟考酮、氢可酮和可待因经 CYP2D6 转化为活性代谢物
抑制该酶的药物会降低阿片类药物作用,包括:氟西汀、帕罗西汀、奎尼丁、度洛西汀、特比萘芬、胺碘酮、舍曲林和其他药物
美沙酮和芬太尼通过 CYP3A4 转换
抑制该酶的药物会增加阿片类药物的作用:多种抗反转录病毒药物、克拉霉素、伊曲康唑、酮康唑、奈法唑酮、泰利霉素、阿瑞吡坦、地尔硫草、红霉素、氟康唑、葡萄柚汁、维拉帕米、西咪替丁和其他药物
吗啡、氢吗啡酮和羟吗啡酮经 CYP450 酶代谢不明显

在体内的分布体积广,因此初次给药的作用持续时间较短。肝功能异常可引起药物在体内蓄积,作用持续时间延长,并因重复给药导致药物过量。

由于美沙酮半衰期长(平均 15 ～ 30 h,已报道范围 8 ～ 59 h),应用数天后可引起药物蓄积,因此给药需谨慎,剂量调整间隔时间应延长(5 ～ 7 d)。有报道美沙酮治疗慢性疼痛导致死亡事件,2006 年 11 月,美国食品和药物管理局(Food and Drug Administration,FDA)发布了美沙酮"公众健康公告"黑框警告。尽管具体细节不清楚,许多死亡事件可能是由于患者从其他阿片类药物更换为美沙酮。美沙酮可引起 QRS 延长,后者可致心源性猝死。如不熟悉美沙酮的用法,建议咨询疼痛专家的意见,尤其是在给药剂量超过低剂量范围(20 ～ 30 mg/d)时[29]。

美沙酮的 L- 异构体具有阿片样活性,而 D- 异构体则不具有该活性或该活性较弱。有证据表明,D-美沙酮的镇痛作用源于它拮抗 N- 甲基 -D- 天冬氨酸(N-methyl-d-aspartate,NMDA)受体的活性,故其在治疗神经性疼痛中有较强的作用[30]。

美沙酮主要由 CYP3A4 代谢,其次是 CYP2D6 代谢,CYP1A2 和其他尚在研究中的酶参与较少。CYP3A4 是人体内含量最丰富的代谢酶,在肝中的含量和活性在不同个体间差异达 30 倍。此外,抑制该酶的药物(多种抗反转录病毒药物、克拉霉素、伊曲康唑、酮康唑、奈法唑酮、泰利霉素、阿瑞吡坦、地尔硫卓、红霉素、氟康唑、葡萄柚汁、维拉帕米、西咪替丁以及其他)均会增加美沙酮的作用,可能导致药物过量。这种酶也存在于胃肠道,因此美沙酮的代

谢实际上开始于药物进入循环系统之前。这种酶在肠道的含量个体差异高达 11 倍,这可能是导致美沙酮在体内代谢差异的部分原因[31]。

由于美沙酮的半衰期很长,它已被广泛用于治疗阿片类药物依赖症和戒断症。使用美沙酮治疗药物成瘾需要单独的诊疗和专门的医师执照。而使用美沙酮治疗疼痛仅需常规的医疗药品管理局(Drug Enforcement Administration,DEA)[32]执照即可。

芬太尼

芬太尼是一种高脂溶性的强效阿片类药物。高脂溶性使其起效迅速,作用持续时间短,高血浆蛋白结合率(80%)和高分布体积。高分布体积引起血浆和脂肪、肌肉之间药物浓度梯度高,进而导致作用持续时间短。然而,随着重复给药,脂肪和肌肉储存芬太尼趋于饱和,药物作用时间随之增加。虽然该药的镇痛半衰期为 1 ～ 2 h,但其终末半衰期为 3 ～ 4 h[33]。

芬太尼给药途径包括经皮、黏膜、静脉和椎管内给药。皮下给药也用于晚期癌症患者。强效和脂溶性特点使芬太尼适于经皮肤和黏膜给药。市场上有两种芬太尼透皮贴剂:蓄水池型和骨架型。蓄水池型的贴剂芬太尼可被提取出来,而骨架型的则不能。每片贴剂释放芬太尼 72 h,然而部分患者会在 48 h 内耗尽药效,需要更频繁的更换贴剂。这种差异可能源于皮肤排汗、脂肪储存、皮肤温度和肌肉体积等。使用贴剂后,皮肤起类似仓库的作用,全身药物水平在此后 12 ～ 24 h 升高,然后保持稳定至 72 h。27 ～ 36 h 达峰浓度(25 mg 的达峰时间为 27 h;100 μg 的达峰时间为 36 h)。使用数次后达稳态。去除贴剂,17 h 后血浆药物浓度下降 50%[34]。

目前有三种经黏膜给药的芬太尼产品。芬太尼口腔黏膜贴片是在食品淀粉、糖粉(含 2 g,每 1 支巧克力棒中含糖粉 30 g)、食用胶、枸橼酸和人造浆果香料等辅基中加入芬太尼。该口腔黏膜贴片放置在牙龈和脸颊之间,在 15 分钟内溶解,生物利用度约 50%。起效快,约 35 分钟达峰值效应。芬太尼含片使用 oravescent 传输系统,当药片与唾液接触时产生释放二氧化碳的反应,与反应伴随的短暂 pH 变化利于芬太尼通过颊黏膜分解(在低 pH 水平)。起效快,25 分钟达峰值效应。黏合剂(Bio-Erodable Muco Adhesive,BEMA)芬太尼传输系统由水溶性聚合物薄膜组成。该系统由生物黏附层结合到非活性层上组

成。将活性成分，枸橼酸芬太尼掺入生物黏附层，并黏附到潮湿的颊黏膜上。经黏膜输送的芬太尼剂量与黏附表面积成正比。据悉，非活性层将生物活性层与唾液隔离，可以优化芬太尼经颊黏膜的传输，产生更高的生物利用度（71%）。起效快，与其他黏膜系统相比，达峰值效应时间稍长（60 分钟），但是持续时间也较长。咀嚼或吞咽任何一种经黏膜给药的芬太尼产品都会导致其生物利用度和峰效应降低，因为吞食芬太尼经胃肠道吸收不佳[35]。

芬太尼主要通过 CYP3A4 代谢为无活性代谢物去甲芬太尼；因此，抑制这种酶的药物会增加芬太尼的药效（参见前文"美沙酮"章节）。鉴于其严重的呼吸抑制副作用，仅在阿片类药物耐受的患者（相当于口服吗啡 > 60 mg/d 的剂量）才应使用芬太尼。

羟考酮和羟吗啡酮

羟考酮通过口服或直肠途径给药。口服生物利用度为 60%，血浆蛋白结合率为 45%。起效和作用持续时间与吗啡相似。羟考酮主要经 CYP3A4 代谢为去甲羟考酮，后者具有羟考酮约 25% 的效力，但是也具有神经兴奋作用。次要代谢物包括羟吗啡酮和脱氧吗啡酮，前者比羟考酮更有效，半衰期更长，后者没有镇痛作用[36]。

羟考酮的剂型包括速释片或溶剂和控释片。控释片包括 40% 的速释成分，和随后持续 12 小时的逐渐释放成分。速释成分可快速起效，随后的逐渐释放起到维持效应。这可能是一个缺点，因为当立即释放产生的血药峰浓度下降时，患者可能会误认为是药物作用持续时间短。

羟吗啡酮是羟考酮的代谢物，可以通过口服和直肠途径给药。生物利用度与血浆蛋白结合率都很低（10%），但终末半衰期长（10 ~ 12 h）。大部分羟吗啡酮被代谢为无活性代谢物羟吗啡酮 -3- 葡糖苷酸。羟吗啡酮有速释和缓释两种剂型[37]。

氢吗啡酮

氢吗啡酮可通过口服、静脉、肌内和皮下途径给药。口服生物利用度低（25% ~ 50%），血浆蛋白结合率少于 20%。药代动力学与吗啡非常类似。氢吗啡酮具有广泛的首过效应，95% 被代谢为无活性的氢吗啡酮 -3- 葡糖苷酸。氢吗啡酮的 24 h 释放制剂已被 FDA 批准。这种剂型在药片中采用渗透活塞驱动系统，使氢吗啡酮可超过 24 h 缓慢释放。

哌替啶

哌替啶可通过口服、直肠、静脉、肌内、皮下和脊柱内途径给药。由于该药及其代谢产物的相关副作用（见下文），哌替啶的使用已逐渐减少。该药的口服生物利用度约为 50%，血浆蛋白结合率约为 60%，血药峰浓度 1 ~ 2 h 出现。起效和持续时间类似于吗啡。短时间间隔内反复给予大剂量哌替啶可产生兴奋综合征，包括幻觉、震颤、肌肉抽搐、瞳孔散大、反射亢进和抽搐。这些兴奋性症状是因其代谢产物去甲哌替啶在体内的蓄积引起，去甲哌替啶的半衰期为 15 ~ 20 h，而哌替啶半衰期为 3 h。因去甲哌替啶经肾和肝消除，肾功能或肝功能受损可能增加药物的毒性。鉴于以上特性，并考虑到其代谢产物的毒性，不建议使用哌替啶治疗慢性疼痛。其使用时间不应超过 48 h，剂量不应大于 600 mg/d[39]。

正在接受单胺氧化酶（monoamine oxidase，MAO）[40]抑制剂治疗的患者接受哌替啶注射后可能出现严重不良反应。可出现两种类型的药物间相互作用。最突出的一种是兴奋反应（"血清素综合征"），该反应可能是由于哌替啶阻断血清素的神经元再摄取而引起的血清素过度活跃。另一种类型的作用是由于抑制肝 CYP 同工酶而导致阿片类药物增强效应，因此在应用该药时应减少阿片类药物的剂量。

氢可酮

氢可酮是一种弱 MOR 激动剂。它仅有口服给药途径，且仅存在于含对乙酰氨基酚的化合物中，从而使其成为一种Ⅲ类阿片类药物。这种给药途径可能会导致对乙酰氨基酚的过度使用而出现毒副作用。氢可酮具有约 25% 的口服生物利用度，血浆蛋白结合率低。它被代谢为氢吗啡酮，但其镇痛活性不依赖于其代谢产物。但是由于氢吗啡酮的快速代谢，对快速代谢者能更快起效。起效和持续时间类似于吗啡。

可待因

可待因与 MOR 的亲和力非常低，其镇痛作用源于它转化为吗啡。口服生物利用度约为 60%，血浆蛋白结合率低。起效和持续时间与吗啡相似，通过口服途径给药。

可待因通过 CYP2D6 酶转化为吗啡。可待因对约 10% 的白种人无镇痛作用，原因为 CYP2D6 基因多态性，部分人群无法将可待因转化为吗啡。其他基因多态性可引起可待因代谢增强，从而增加可待因的作用[41]。不同种族间代谢效率差异明显。例如，中国人将可待因转化为吗啡的量较白种人少，且对吗啡的作用也不如白种人敏感[42]。

曲马多

曲马多是一种合成的可待因类似物，具有双重作用机制。通过弱 MOR 激动作用和抑制去甲肾上腺素和血清素的摄取起镇痛作用。

曲马多单次口服给药生物利用度为 68%，血浆蛋白结合率约 20%。其与阿片受体的亲和力仅与吗啡相当。但是，曲马多的初级代谢产物效能为曲马多的 2 ～ 4 倍，可解释其部分镇痛作用。曲马多作为外消旋混合物给药形式，比单独的对映体更有效。(+)-异构体与受体结合并抑制血清素的摄取，(-) - 异构体抑制去甲肾上腺素摄取，刺激 α_2- 肾上腺素能受体[43]。化合物经肝代谢和肾排泄，曲马多半衰期为 6 h，其活性代谢产物半衰期为 7.5 h。口服给药镇痛作用在 1 h 内出现，2 ～ 3 h 达峰值。镇痛的持续时间为约 6 h。最大推荐剂量为 400 mg/d。曲马多也有一种 24 h 缓释剂型。

有曲马多躯体依赖和滥用的相关报道。虽然其滥用的可能性尚不清楚，在有成瘾史的患者中应避免使用。由于其抑制血清素摄取作用，曲马多应避免在服用 MAO 抑制剂和曲坦类药物的患者中使用。在合并使用曲马多和选择性血清素受体抑制剂（selective serotonin receptor inhibitors，SSRIs）、五羟色胺 - 去甲肾上腺素再摄取抑制剂（serotonin-norepinephrine reuptake inhibitors，SNRIs）、三环类抗抑郁药（tricyclic antidepressants，TCAs）以及抗精神病药物的患者中有癫痫发作的报道[43]。

他喷他多

他喷他多是一种具有双重作用机制的强阿片类药物，类似于曲马多。它是一种强 MOR 激动剂和血清素、去甲肾上腺素再摄取抑制剂。由于它的首过代谢，其生物利用度（32%）和血浆蛋白结合率都低（20%）。他喷他多的代谢产物无活性，半衰期约为 4 h。

与曲马多相似，由于 5- 羟色胺综合征的风险，他喷他多禁忌在服用 MAO 抑制剂、曲坦类药物、

SRIs 类药物、SNRIs 类药物、TCA 类药物和抗精神病药物的患者中使用。与曲马多不同的是，他喷他多似乎没有癫痫发作的风险。目前他喷他多有口服速释剂型，其延长释放剂型尚在研制中（图 67-1）。

毒副作用

呼吸系统

虽然阿片类药物有明确的呼吸抑制作用，但在使用标准剂量的情况下，且没有其他合并症或同时合并使用其他镇静剂时，临床上很少出现明显的呼吸抑制。此外，由于阿片类药物的耐受性，其呼吸抑制作用随阿片类药物的连续使用而显著下降。然而，应当强调的是，呼吸抑制是阿片类药物治疗的主要并发症[44]。人群鸦片中毒死亡的原因几乎全部是由于呼吸抑制所致[45]。例如，2006 年 11 月，FDA 通报了医疗机构报告的死亡和危及生命的不良事件，包括接受美沙酮治疗的患者出现呼吸抑制和心律失常[46]。尽管美沙酮在所有的阿片类药物处方中仅占 1/10，但大约 1/3 的阿片类药物相关死亡与美沙酮有关，超过氢可酮和羟考酮。这导致了美沙酮换算表的修订。

治疗剂量的阿片类药物抑制呼吸的各个阶段（呼吸频率、每分通气量、潮气量交换）。大剂量时可产生不规则的和濒死呼吸[47]。即使在治疗剂量，许多因素也会增加阿片类药物诱导的呼吸抑制风险，这些因素包括[19]：①合并使用镇静剂，如酒精、苯二氮䓬类药物和镇静药；②梗阻性和中枢性睡眠呼吸暂停；③极端年龄（新生儿和老年人）；④合并症，如肺和肾疾病；⑤去除疼痛刺激[19]。疼痛作为一种呼吸兴奋剂，去除疼痛（如重度癌性疼痛的剂量倾是指阿片类药物从控释药物中意外释放，这可能是药物量的原因之一，饮酒可能会导致这种情况发生阻断）会降低通气驱动，导致呼吸抑制。

镇静

阿片类药物可产生嗜睡和认知障碍，两者可以增加呼吸抑制。这些效应最典型见于阿片类药物治疗开始时或在剂量增加之后，但通常随阿片类药物持续使用而缓解。如果不缓解，则应考虑其他原因所致的镇静效应，例如同时使用其他镇静剂或存在睡眠呼吸暂停。如果没有这些因素，交替使用阿片类药物可以减少镇静作用的发生[48]。

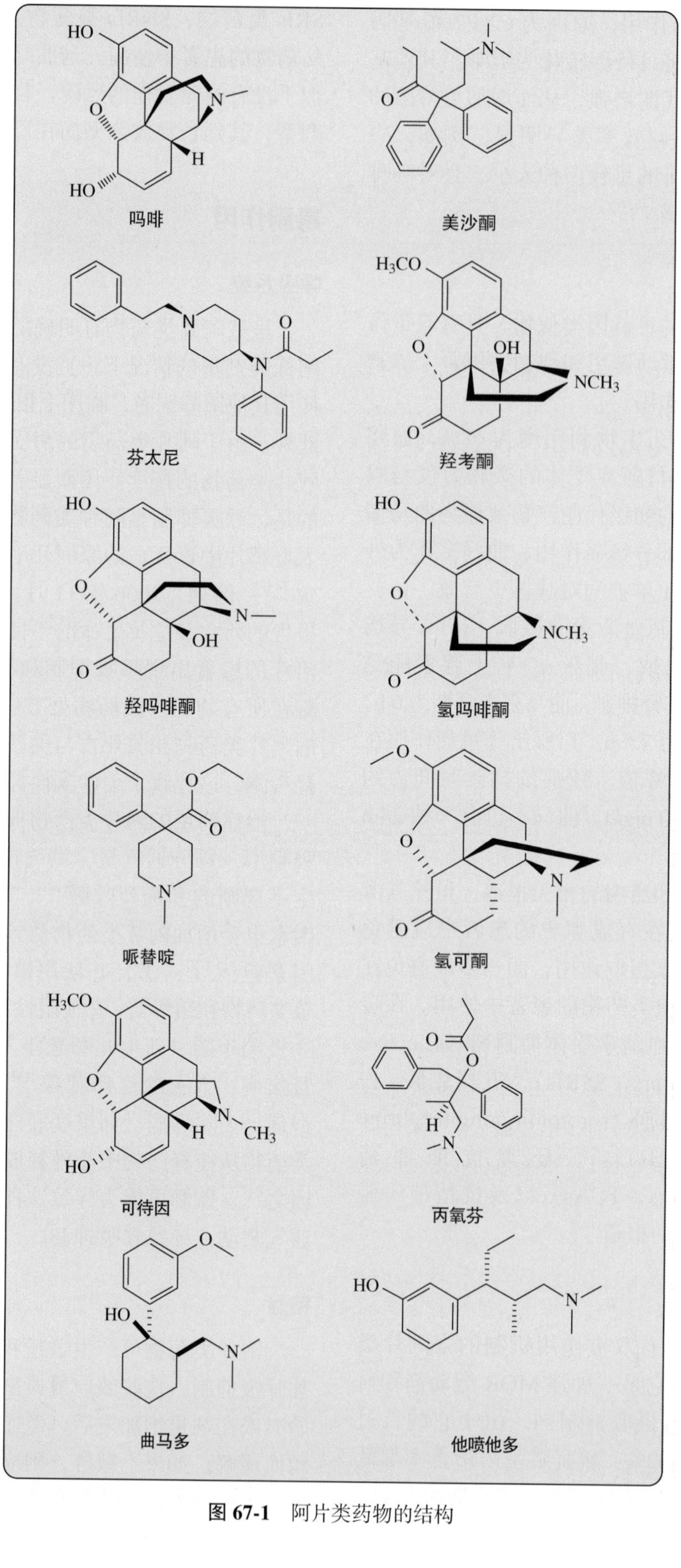

吗啡

美沙酮

芬太尼

羟考酮

羟吗啡酮

氢吗啡酮

哌替啶

氢可酮

可待因

丙氧芬

曲马多

他喷他多

图 67-1 阿片类药物的结构

神经内分泌作用

垂体激素的释放是受下丘脑 - 垂体 - 肾上腺 (hypothalamic-pituitary-adrenal，HPA) 轴中的阿片受体精密调控的。阿片类药物可以阻断大量的 HPA 激素的释放，其中包括性激素、催乳素、催产素、生长激素和抗利尿激素。

对于男性，阿片类药物可抑制肾上腺皮质功能，从而降低皮质醇的产生和减少肾上腺雄激素的分泌。对于女性，阿片类药物能减少促黄体素 (luteinizing hormone，LH) 和促卵泡素 (follicle stimulatinghormene，FSH) 的释放。长期使用阿片类药物治疗，无论对男性和女性都可能导致内分泌疾病，包括低促性腺激素的性腺功能减退，导致性欲下降，女性可能出现月经周期不规则。但停用阿片类药物后，这些改变是可逆的。阿片类药物的神经内分泌作用机制是药物直接影响下丘脑和间接作用于垂体，阻断促性腺激素释放激素 (gonadotvopin releasing hormone，GnRH) 和促肾上腺皮质激素释放激素 (corticotropin releasing hormone，CRH) 的释放。但促甲状腺激素分泌相对不受影响。

阿片类药物抑制弓形核结节漏斗的神经元释放多巴胺。多巴胺抑制垂体前叶催乳素细胞释放催乳素，因此阿片类药物引起的多巴胺减少会导致血浆催乳素的增加。催乳素抵消多巴胺的作用，而多巴胺与性兴奋有关，因此高水平的催乳素可导致阳痿和性欲低下。长期使用阿片类药物可抑制生长抑素的释放，通过调节生长激素释放激素的分泌，从而增加生长激素[47]。

抗利尿激素 (antidiuretic hormone，ADH) 和催产素是在下丘脑室旁核和视上核的大细胞神经元胞体中合成的，然后从垂体后叶释放。Kappa 阿片受体激动剂抑制催产素和抗利尿激素的释放 (并引起显著的利尿作用)。MOR 激动剂抑制抗利尿激素的作用很小，或有一定的抗利尿作用，并能减少催产素的分泌[49]。部分阿片类药物 (如吗啡) 刺激组胺释放，导致低血压和继发 ADH 释放。阿片类药物对血管加压素和催产素释放的影响反映在以下两个方面，一是直接影响终末分泌，二是间接影响多巴胺和去甲肾上腺素在下丘脑视上核和室旁核的调节投射[50]。

瞳孔缩小

光照瞳孔后激活一个反射弧，它通过 Edinger-Westphal 核通路，激活副交感神经，经睫状神经节传出到瞳孔，产生瞳孔的收缩。副交感神经的传出受局部 GABA 能中间神经元调节，阿片类药物可阻断 GABA 能中间神经元介导的抑制，导致瞳孔缩小[51]。大剂量时瞳孔缩小更明显，出现针尖样瞳孔提示阿片类药物中毒。虽然使用治疗剂量的阿片类药物时，这种对瞳孔缩小的作用可能部分耐受，但高血药浓度会导致瞳孔的持续缩小。

肌阵挛和癫痫发作

有接受大剂量阿片类药物治疗的患者发生肌阵挛和癫痫发作的报道[49]。此外，阿片类药物剂量极大时可以出现癫痫样表现。哌替啶代谢产物去甲哌替啶可降低癫痫发作阈值，因此较低剂量的哌替啶也可能出现癫痫发作。肌阵挛和癫痫发作是由于通过海马锥体细胞和脊髓背角细胞的抑制性神经元抑制了 GABA 而诱发的[52]。阿片类药物还可以通过与 G 抑制和刺激偶联受体的相互作用产生直接的刺激作用[53]。除了代谢产物去甲哌替啶具有致癫痫性，大剂量吗啡 -3- 葡糖苷酸 (来源于吗啡) 也可诱发肌阵挛和癫痫发作[54]。

恶心和呕吐

脑干的呕吐中枢调控胃肠道。呕吐中枢是由化学感受器触发区 (chemoreceptor trigger zone，CRTZ)、前庭系统和胃肠道激活。阿片类药物激活 CRTZ，致敏前庭系统，降低胃排空时间，所有这些将导致呕吐中枢的激活[55]。降低 CRTZ 活性 (抗多巴胺能药物，5- 羟色胺 3 (5-hydroxytryptamine3，5-HT$_3$，血清素受体拮抗剂) 和降低前庭致敏性药物 (抗胆碱药，抗组胺药) 会减少阿片类药物引起的恶心。增强胃肠动力的药物也能有效改善恶心和呕吐 (如甲氧氯普胺)[56]。

便秘

据估计，40% ~ 95% 接受阿片类药物治疗的患者有便秘现象，即使是快速给药也可出现肠道功能改变[57]。阿片受体密集分布于肠道肌间和黏膜下丛肠神经元以及多种分泌细胞[58]。肠内 MOR 刺激降低肠蠕动并减少肠道分泌[58]。肠内容物转运时间延长，肠道分泌物减少，导致吸水率增加、肠内容物黏性增加。此外，肛门括约肌张力增加，直肠扩张引起的反射性松弛减少。所有这些作用结合起来，导致吗啡诱导的

便秘 [59]。阿片类药物引起的便秘不会发生耐受。

胆道痉挛

阿片类药物抑制 Oddi 括约肌的松弛，从而导致胆总管压力增加而产生胆绞痛症状。因此，使用阿片类药物来治疗胆绞痛可能加剧疼痛。

尿潴留

MOR 激动剂可抑制排尿反射，增加外括约肌的肌张力，诱发膀胱松弛，进而导致尿潴留。这种作用经脑和脊髓的 MOR 和 δ- 阿片受体的活化所介导。这将导致膀胱容量扩大，有时需要导尿 [60]。

皮肤瘙痒

所有的 MOR 激动剂都可发生皮肤瘙痒，其机制是由于对脊髓背角的痒特异性神经元的失控所致 [61]。它可以发生于全身给药或脊髓给药，但后者更常见 [62]，瘙痒多集中在躯干和面部。

免疫抑制

阿片类药物对免疫系统的影响是有争议的。阿片类药物通过直接作用于免疫细胞，或间接激活交感神经传出及调节下丘脑 - 垂体 - 肾上腺轴而抑制免疫功能 [63]。有研究表明吗啡对中性粒细胞的免疫抑制作用可能是通过一氧化氮依赖性抑制核因子 κB（nudear favtor kB，NFκB）活化而实现的 [63]。另有研究认为分裂原活化蛋白（mitogen-avtivated protein，MAP）激酶的诱导和活化也可能发挥一定作用 [65]。疼痛本身就是免疫抑制，因此减轻疼痛将抵消阿片类药物的直接免疫抑制作用。此外，急剧的给药方式对免疫抑制作用似乎大于长期给药方式，提示机体对该作用可产生耐受。

出汗

阿片类药物对体温调节有广泛的影响，高剂量导致高热，低剂量导致体温过低 [66]。据报道，多达 45% 服用美沙酮的患者出现出汗过多，机制可能与释放组胺相关 [67]。

抗抑郁药

抗抑郁药用于治疗慢性疼痛时间较长。在过去，由于患者常合并存在焦虑和抑郁，它们更多被用于改善情绪，而不是治疗疼痛。独立的研究显示无论在非抑郁患者还是无情绪改善的抑郁患者中，抗抑郁药都可改善疼痛，提示这些药物具有独立的镇痛作用 [68]。此外，与改善抑郁相比，抗抑郁药改善疼痛的作用出现更早，且剂量更低，这也证明了其镇痛功效 [69]。近期的一篇荟萃分析纳入了 18 项对多种抗抑郁药的随机对照研究，结论表明抗抑郁药对于疼痛缓解、乏力和睡眠障碍及改善健康相关生活质量的疗效证据确切 [70]。美国 FDA 已经批准选择性 SNRIs 用于治疗纤维肌痛、糖尿病周围神经病变和慢性肌肉骨骼疼痛。然而，并非所有的抗抑郁药都是有效的止痛药。例如，SSRIs 的镇痛作用就很小，因此在慢性疼痛治疗中作用有限 [71]。曲唑酮主要用于改善睡眠，是另一种没有镇痛作用的抗抑郁药。

镇痛作用的主要作用是在脊髓和更高水平抑制去甲肾上腺素和血清素的再摄取。这种抑制作用会增加上述两种单胺类物质的胞外浓度，从而激活下行抑制疼痛通路，并最终减少疼痛 [72]。这类药物也具有周围镇痛作用，因为外用类抗抑郁药在疼痛的动物模型中表现出镇痛作用 [72]。目前的研究显示局部应用抗抑郁药可导致 NMDA 受体的抑制和钠钙通道的阻断，对这两个途径的作用可以解释其具有周围镇痛的特性 [72-74]。三环类抗抑郁药可有效阻断钠通道，而钠通道的增殖在神经性疼痛发病中起关键作用，因此这可能是抗抑郁药主要作用场所之一 [75]。最后，TCAs 已被证明具有内源性阿片样物质的特性 [76]（图 67-2）。

三环类抗抑郁药

三环类抗抑郁药被作为慢性神经性疼痛和纤维肌痛治疗的一线药物 [77]。有两篇系统综述纳入了 17 项随机对照试验，其中共使用了 10 种抗抑郁药，结果显示对于神经性疼痛，每有一个治疗有效的患者，平均需要治疗的人数（numbers needed to treat，NNTs）约为 2.5 例（表 67-6）[78]。所有同一类的 TCAs 都显示出基本相同的疗效。

三环类抗抑郁药物通常分为叔胺类（阿米替林、丙咪嗪和多塞平）和仲胺类（去甲替林和地昔帕明）。去甲替林和地昔帕明分别由阿米替林和丙咪嗪在肝去甲基化而来。叔胺类阻断血清素再摄取的作用

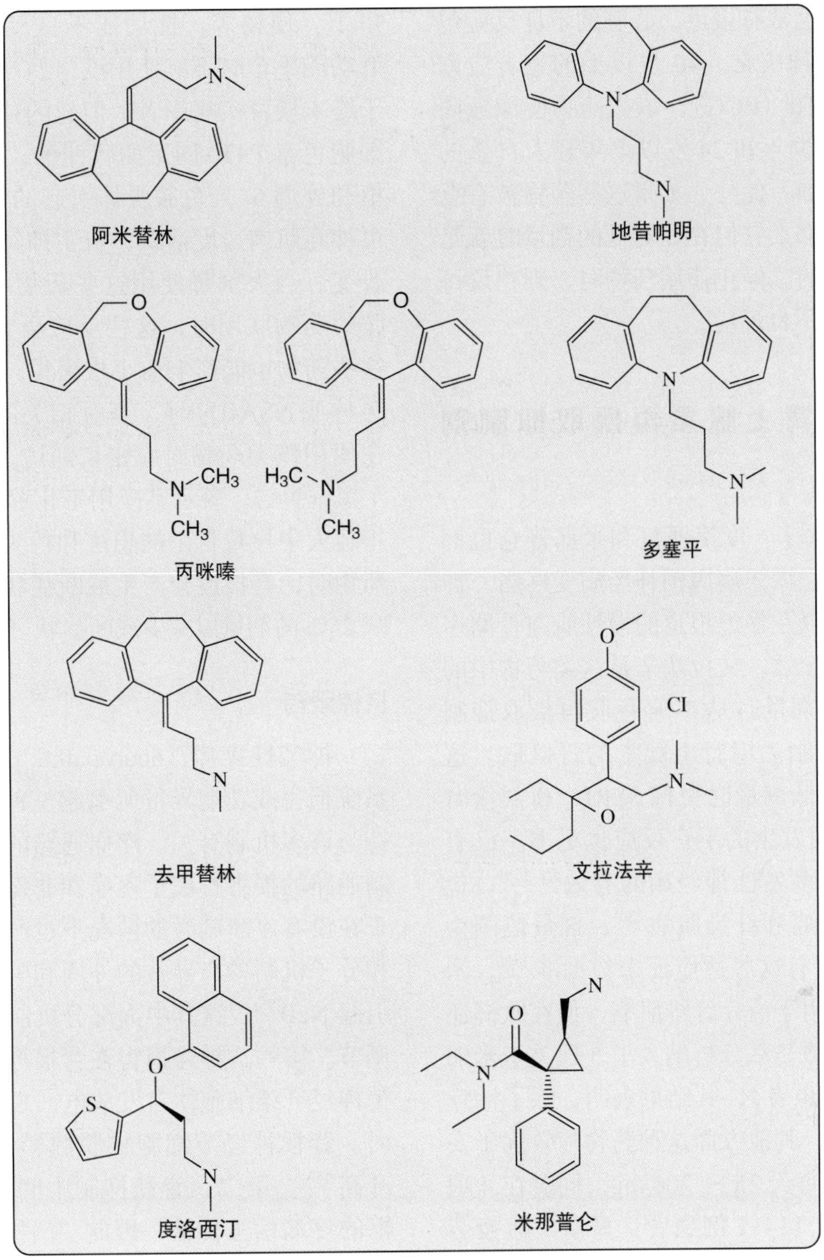

图 67-2 抗抑郁药物的化学结构

超过阻断去甲肾上腺素再摄取，而仲胺类更加选择性地抑制去甲肾上腺素的摄取。

建议三环类抗抑郁药从尽可能低的剂量开始用，并缓慢增加剂量。对于阿米替林、去甲替林或地昔帕明，经典的起始剂量是 5 ~ 10 mg 睡前给药。大约每 7 天剂量可增加一倍（表 66-7）。有研究表明阿米替林 25 ~ 50 mg 可改善疼痛，但部分研究使用的剂量高达 200 mg。药物起效在给药 3 ~ 4 周内（表66-7）。

不良反应

但是，TCAs 的不良反应很常见，从而限制了其应用，尤其是在老年人和肝功能异常的患者中。仲胺类的不良反应较少。由于它们的抗组胺作用而导致镇静的不良反应较常见，但是如果患者有睡眠障碍，这也是有益的作用。抗胆碱能的不良反应也很普遍，包括口干、便秘、尿潴留和视物模糊。抗胆碱能和抗组胺的不良反应都是剂量依赖性的，并且可以随使用时间的延长而减少，缓慢递增剂量可以提高依从性。体重增加和性功能障碍也常有报道。心脏的不良反应包括体位性低血压和心律失常。40 岁以上的患者应询问心脏病史和做心电图（ECG）。该类药物使惊厥阈值降低，使儿童、青少年和 24 岁以下年轻人自杀的想法和行为的风险增加。此外，如果这些药物被有意或无意地过量摄取，那么它们在相对低的剂量时就是危险的，甚至是致命的。停止使用药物时，则建议每周减量 25%，以减少不良反应。

五羟色胺 - 去甲肾上腺素再摄取抑制剂（SNRIs）

SNRIs，如文拉法辛、度洛西汀和米那普仑也都具有镇痛作用。它们在糖尿病周围神经病变疼痛、神经性疼痛、纤维肌痛以及最近报道的慢性肌肉骨骼疼痛中都已显示有较好疗效。文拉法辛是这类药物中的第一个药物，它在低剂量时是 5- 羟色胺再摄取抑制剂，在高剂量时则抑制去甲肾上腺素的再摄取。这意味着它的作用在较低剂量时更像 SSRI，高剂量时则是 SNRI，同时伴随发生的不良反应也更多。已有证据显示文拉法辛对多发性神经病的有效性[79]，包括糖尿病神经病变疼痛和纤维肌痛[80]，剂量范围为 75 ~ 225 mg/d。但所有这些适应证未经批准[81]。米那普仑已被美国批准用于治疗纤维肌痛，但在欧洲还未被批准。最近的一项荟萃分析纳入了 5 项关于米那普仑的研究（4129 例患者），其结果表明，除了治疗纤维肌痛的睡眠障碍，其他方面这种药物疗效优于安慰剂[82]，剂量范围为每天 25 ~ 200 mg。同时在 4 项关于度洛西汀的研究（1411 例患者）显示，除疲劳症状外，度洛西汀治疗纤维肌痛疗效优于安慰剂[82]。度洛西汀治疗纤维肌痛时每天一次给药，一次 60 mg 或 120 mg，使用 6 个月的长期效果已被证明。起始剂量为晨起服用 20 ~ 30 mg。度洛西汀已在美国获批准用于治疗糖尿病周围神经病变、纤维肌痛、广泛的肌肉骨骼疼痛。已有研究表明该类疾病患者每天服用度洛西汀 60 ~ 120 mg 的疗效优于安慰剂，一般起效在给药一周内[83]。最后，度洛西汀还可用于治疗慢性肌肉骨骼疼痛，包括骨关节炎引起的不适和慢性腰背疼痛[84]。

不良反应

所有这三种 SNRIs 药物的不良反应包括恶心、口干、便秘等，性功能不良反应较 SSRIs 弱。合并肝功能不全时不应使用度洛西汀。米那普仑不建议用于终末期肾疾病患者，但它的独特之处在于它不是由细胞色素 P450 同工酶代谢的。由医源性过度刺激中枢和外周 5- 羟色胺受体引起的 5- 羟色胺综合征患者可神经肌肉过度活跃，自主神经过度活跃和精神状态改变。当大剂量使用这些药物或与其他刺激 5- 羟色胺的药物联用时，这些反应会突然发生并快速进展。这些药物也能影响血小板聚集，特别是同时使用阿司匹林或 NSAIDs 时。剂量相关的血压升高已有报道，在使用该类药物时应密切随访。在美国，SNRIs 有一个黑框警告，警示其应用于儿童、青少年和 25 岁以下年轻人中导致自杀的想法和行为风险增高。停用这些药物时，有报道会产生戒断症状。建议停药时每周递减 25% 的剂量以减少戒断症状（表 67-5 至表 67-10）。

抗惊厥药

神经性疼痛（neuropathic pain，NeP）是由神经系统损害或功能异常所引起一种慢性疼痛，NeP 的维持与许多机制有关。疼痛通路的过度刺激或者疼痛抑制通路的损害打破了疼痛和非疼痛信号的平衡，以至于在没有疼痛刺激的情况下也产生了疼痛。许多细胞和分子机制参与异常的外周和中枢神经系统活化，并引起 NeP[85]。这其中大部分机制可以被抗癫痫药物所调节。第一，神经损害在背根神经节水平上引起有髓鞘神经纤维细胞体自发放电。自发活动继发于神经瘤内、背根神经节细胞核脱髓鞘区域钠通道密集度的升高[86]。第二，脊髓抑制中间神经元调节外周到中枢的疼痛信号传输，因此"门控"上行感觉信息[87]。GABA 和甘氨酸以及它们的受体在背角神经元表面大量分布[88]，但是分布数量是受初级传入神经输入调节的，在神经受损后其数量明显改变[88]。

最后，增加谷氨酸能神经传递也可以通过激活 NMDA 受体和非 NMDA 即氨基 -3- 羟基 -5- 甲基异恶唑丙酸（amino-3-hydroxy-5-methylisoxazole pvopionic aud，AMPA）/ 红藻氨酸型谷氨酸受体，进而导致过度兴奋和 NeP[112]。因此，调节钠通道，增加 GABA，减少谷氨酸释放或阻断谷氨酸作用的药物可能会减少神经性疼痛。

抗惊厥药物减少疼痛的四种主要作用机制包括[19]：①钙通道的调节；②钠通道阻断；③ NMDA 受体拮抗作用；④ GABA_A 受体激动作用。以上作用机制包

表 67-6　抗抑郁药的镇痛效果

抗抑郁药	动物 [a]			人 [b]		
	研究例数	阳性结果		研究数	合并 NNT [c]	
三环类抗抑郁药	126	急性疼痛测试	81%	23	3.1	
		慢性疼痛模型	95%			
SSRIs [d]	39	急性疼痛测试	44%	3	6.8	
		慢性疼痛模型	33%			
SNRIs [e]	10	急性疼痛测试	100%	3	5.5	
		慢性疼痛模型	100%			
其他药物 [f]	7	急性疼痛测试	100%	1	1.6（安非他酮，仅有一项研究）	
		慢性疼痛模型	100%			

NNT：需要治疗的人数；SNRIs：5- 羟色胺 - 去甲肾上腺素再摄取抑制剂；SSRIs：选择性血清素再摄取抑制剂；TCAs：三环类抗抑郁药

[a] Data adapted from Eschalier A，Ardid D，Dubray C：Tricyclic and other antidepressants as analgesics. In Sawynok J，Cowan A，editors：Novel aspects of pain management：opioids and beyond，New York，1999，Wiley-Liss，pp 303–310；and Sawynok J，Cowan A：Novel aspects of pain management：opioids and beyond，New York，1999，Wiley-Liss，pp 303–310. Complete up to 2005. Only approximately 10% of the animals were treated using chronic pain models.

[b] From Finnerup N，Otto M，McQuary H，et al：Algorithm for neuropathic pain treatment：an evidence based proposal，Pain 118：289–305，2005.

[c] 改善 1 例患者健康所需要治疗的病例数（疼痛强度减少至少 50%）

[d] 例如：氟西汀、氟伏沙明、舍曲林、帕罗西汀和西酞普兰

[e] 例如：文拉法辛、米那普伦和度洛西汀

[f] 例如：米氮平与安非他酮

括通过稳定细胞膜减少自发性疼痛和神经敏感、减少神经递质的释放和减少脊髓背角突触后细胞活化。表 67-11 总结了各种抗惊厥药物的作用机制。

除了普瑞巴林和加巴喷丁，对各种抗惊厥药物的镇痛效果的研究结果是不一致的。普瑞巴林被美国 FDA 批准用于治疗带状疱疹后神经痛（postherpetic neuralgia，PHN）、疼痛性糖尿病外周神经病（diabetic peripheral neuropathy，DPN）和纤维肌痛综合征；加巴喷丁被 FDA 批准用于治疗 PHN。卡马西平被 FDA 批准用于治疗三叉神经痛；丙戊酸和托吡酯被 FDA 批准用于治疗偏头痛。本章节着重讨论普瑞巴林和加巴喷丁，两者在治疗慢性神经性疼痛方面证据最充分（表 67-12）。

作用机制

普瑞巴林和加巴喷丁是合成的 GABA 类似物。二者结构都是在 GABA 结构上增加了一个苯环或者多糖支链。但是，二者的三维结构与 GABA 有明显不同。与 GABA 相比，二者的氨基和羟基位置更接近。这种三维结构的不同可能导致了它们不同的药理学活性[90-91]。

虽然普瑞巴林和加巴喷丁的确切作用机制尚不清楚，但是动物模型研究结果表明，普瑞巴林可以调节神经元的过度兴奋，从而产生镇痛和抗惊厥作用。神经递质释放减少是因为普瑞巴林选择性地结合大脑和脊髓神经元上钙通道的 N 和 P/Q 亚型的 α2-δ 亚基，从而调节钙流入突触前细胞[92]。因此，通过作用于 AMPA/ 钾盐镁矾、NMDA 受体和神经激肽受体，突触后活化减少。与阿片类药物抑制 G 蛋白通路钙离子内流不同，普瑞巴林和加巴喷丁无药物耐受性。两者均不作用于 L 型钙通道（如维拉帕米），因此对血压没有影响[18,93]。新证据表明加巴喷丁作用部位与普瑞巴林不同，是位于蓝斑位置而不是脊髓背角。最近的一项研究通过脊髓途径输送加巴喷丁对疼痛没有效果。

加巴喷丁和普瑞巴林的药理学

加巴喷丁

加巴喷丁具有非线性生物利用度，剂量增加吸收

表 67-7　三环抗抑郁药物：药效学

药物	阿米替林	地昔帕明*	多塞平	丙咪嗪	去甲替林
半衰期	9 ~ 27 hr	7 ~ 60 hr	6 ~ 8 hr	6 ~ 18 hr	28 ~ 31 hr
代谢	肝	肝	肝	肝	肝
排泄	尿液	尿液	尿液	尿液	尿液
蛋白结合	≥ 90%	90% ~ 92%	80% ~ 85%	60% ~ 95%	93% ~ 95%
治疗剂量 / 天	10 ~ 150 mg	10 ~ 150 mg	10 ~ 150 mg PO	10 ~ 200 mg	10 ~ 150 mg
给药时间	qhs 或 2 次 / 日	qhs 或 2 次 / 日	qhs 或 2 ~ 3 次 / 日	qhs 或 2 次 / 日	qhs 或 2 ~ 3 次 / 日
剂量调整	≥ 7 天 / 剂量变化	≥ 3 天 / 剂量变化	≥ 7 天 / 剂量变化	≥ 7 天 / 剂量变化	≥ 3 天 / 剂量变化
代谢 / 转运影响					
CYP1A2 底物	小	小	小	小	小
CYP2C9 底物	小				
CYP2C19 底物	小		小	大	小
CYP2D6 底物	大	大	大	大	大
CYP3A4 底物	小		小	小	小
CYP2B6 底物	小			小	
抑制 CYP1A2	弱	弱		弱	
抑制 CYP2A6		中度			
抑制 CYP2B6		中度			
抑制 CYP2C9	弱				
抑制 CYP2C19	弱			弱	
抑制 CYP2D6	弱	中度		中度	弱
抑制 CYP2E1	弱	弱		弱	弱
抑制 CYP3A4		中度			

*Data from Wolters Kluwer Health: www.uptodate.com .

表 67-8　与三环类抗抑郁药存在潜在相互作用的药物

单胺氧化酶抑制剂
抑制细胞色素 P450 同工酶的药物
延长 QT 间期的药物
中枢神经系统活性药物
抗多巴胺药物
酒精
锂
贯叶连翘
色氨酸

率下降，这是主动和饱和的转运机制的结果[94]。加巴喷丁 900 mg 剂量下生物利用度为 60%，而 3600 mg 的剂量下生物利用度仅有 33%。因其饱和转运机制，可通过小剂量多次给药来提高生物利用度。药物的血浆蛋白结合率不超过 3%，并且由于其高脂溶性，较易渗透到中枢神经系统。加巴喷丁在体内不被代谢，通过尿液以原形形式排出。因此，肾功能受损者会显著增加药物半衰期。研究表明剂量达到 1800 mg 和 2400 mg 时有治疗效应，但剂量超过 1800 mg/d 后，治疗效果不再增加，因此当前 FDA 批准的疼痛治疗最大剂量是 1800 mg/d。由于其非线性药代动力学，

表 67-9 5- 羟色胺 - 去甲肾上腺素再摄取抑制剂：药效学

	文拉法辛[*]	度洛西汀	米那普仑
半衰期	5 ～ 7 hr	8 ～ 17 hr	6 ～ 8 hr
代谢	肝	肝	肝
排泄	尿液	尿液 70%，大便 20%	尿液
蛋白结合	35%	≥ 90%	13%
治疗剂量 / 天	37.5 ～ 225 mg/d	20 ～ 60 g/d	12.5 ～ 200 mg/d
给药时间	2 ～ 3 次	1 次 / 日	2 次 / 日
剂量调整	≥ 4 ～ 7 天 / 剂量变化	≥ 7 天 / 剂量变化	1 ～ 2 天 / 剂量变化
代谢 / 转运影响			
底物 CYP1A2		大	
底物 CYP2C19	小		
底物 CYP2C9	小		
底物 CYP2D6	大	大	
底物 CYP3A4	大		
底物 CYP2B6	弱		
底物 CYP2D6	弱	中度	
底物 CYP3A4	弱		

[*]Data from Wolters Klewer Health: www.uptodate.com . Accessed June 15, 2012.

加巴喷丁滴定达到有效血药浓度的时间延长，平均起效时间为给药后 10 ～ 14 天。

普瑞巴林

　　普瑞巴林的吸收不依赖于主动转运，因此其药代动力学曲线为线性，生物利用度可达约 90%。与加巴喷丁不同，普瑞巴林的吸收是非剂量依赖性的。它具有可以忽略不计的血浆蛋白结合率，易于渗透到中枢神经系统。普瑞巴林也不被代谢，原形经尿液排出，因此，肾功能不全患者药物半衰期将明显增加，需要调整给药剂量[90]。普瑞巴林有效剂量为 150 ～ 300 mg/d。由于线性的药代动力学和高生物利用度，2 ～ 3 天内就可达到有效血药浓度，起效快于加巴喷丁。

加巴喷丁和普瑞巴林的毒副作用

　　加巴喷丁和普瑞巴林二者均没有明显的药物相互作用，血浆蛋白结合率低。因为加巴喷丁和普瑞巴林有相似的作用机制，所以不良反应也很相似。最常见

的药物不良反应为头晕、嗜睡、口干、外周水肿、视物模糊、体重增加和思维异常，发生率为安慰剂组的两倍或更高。头晕和嗜睡经常出现在起始治疗后不久，在后续治疗中大部分患者上述症状可缓解。头晕和嗜睡的副作用与用药剂量相关，缓慢加量可以减少其发生。而睡前给药可以改善睡眠状况，因此这种不良反应也可以是一个优点。安慰剂对照研究显示加巴喷丁和普瑞巴林可以改善患者的睡眠质量[19,95]。口干是剂量依赖性的，但程度很轻，少有患者因此不良反应而退出临床试验。外周水肿发生于近 1/3 的临床试验受试者。它与剂量无关，也与心血管、肾和肝功能的异常无关，在同时使用抗糖尿病类药物噻唑烷二酮时更常见[96]。视物模糊也是剂量相关的，但在治疗过程中常可缓解，与眼部异常无关。有报道称服药后可出现较基线体重增加 8%，但与心脏、肾或肝功能的异常无关。在癫痫和纤维肌痛综合征的临床实验中发现有轻度的食欲增加现象，而与基线体重指数（body mass indes，BMI）、性别或年龄无关。体重增

表 67-10 潜在的 5- 羟色胺 - 去甲肾上腺素再摄取抑制剂的药物相互作用

米那普仑

单胺氧化酶抑制剂

血清素药物

曲坦

中枢神经系统活性药物

地高辛

酒精

干扰止血的药物

抗多巴胺药物

贯叶连翘

色氨酸

度洛西汀

单胺氧化酶抑制剂

抑制细胞色素 P450 同工酶的药物

中枢神经系统活性药物

曲坦

血清素药物

酒精

干扰止血的药物

抗多巴胺药物

贯叶连翘

色氨酸

文拉法辛

单胺氧化酶抑制剂

抑制细胞色素 P450 同工酶的药物

中枢神经系统活性药物

曲坦

血清素药物

干扰止血的药物

抗多巴胺药物

酒精

蛋白酶抑制剂

贯叶连翘

色氨酸

CNS，中枢神经系统

表 67-11 抗惊厥药物的作用机制

	钠离子通道阻断	NMDA 受体的拮抗作用	GABA$_A$ 受体激动作用
卡马西平	X	X	X
氯硝西泮			X
加巴喷丁		X	
拉莫三嗪	X	X	
左乙拉西坦		X	
奥卡西平	X	X	
苯妥英钠	X		
普瑞巴林		X	
托吡酯	X	X（通过 AMPA/ 红藻氨酸拮抗作用）	X
丙戊酸			X

AMPA，氨基 -3- 羟基 -5- 甲基异恶唑丙酸；GABA，γ- 氨基丁酸；NMDA，N- 甲基 -D- 天冬氨酸

表 67-12 加巴喷丁和普瑞巴林的药理比较

	加巴喷丁	普瑞巴林
FDA 批准的疼痛适应证	带状疱疹后神经痛	带状疱疹后神经痛 糖尿病神经病变 纤维肌痛
作用机制	通过结合 α2-δ 亚基调节钙离子通道的开放	通过结合 α2-δ 亚基调节钙离子通道的开放
药动学特征	非线性：血药浓度没有剂量比例	线性：血药浓度与剂量成比例
口服生物利用度	60% 900 mg 47% 1200 mg 34% 2400 mg 33% 3600 mg	所有剂量 90%
有效剂量	1800 mg/d 剂量超过 1800 mg /d 无额外获益	150 mg/d 剂量范围 150 ～ 600 mg/d
时间表	计划外	时间表 V

FDA，美国食品和药物管理局

加有平台期，通常是轻度的。思维异常是典型的抗惊厥药物不良反应，与这类药物的钙通道调节机制有关，一般较轻微，但是在个别患者中可能较重，导致停药。

抗惊厥药物，包括加巴喷丁和普瑞巴林，出现自杀意念的风险约为安慰剂组的两倍。这种风险增加与年龄无关，在治疗 1 ～ 24 周的过程中发生。应当提醒患者，一旦出现这种药物不良反应及时就医。

研究显示，普瑞巴林有轻度 PR 间期延长的副作用，但不会增加二度或三度心脏房室传导阻滞的风险。普瑞巴林可以引起轻度的血小板减低，但不会增

加出血相关不良事件的发生率。普瑞巴林还可以引起轻度的肌酸激酶升高，但大多数患者无临床症状。

在普瑞巴林的临床对照试验中，与安慰剂组相比，普瑞巴林组报告有欣快感的患者较多。一项在娱乐场所吸毒者中进行的关于镇静催眠药物喜好性的随访研究中，普瑞巴林使用者报告"药效好""快感"和"喜欢"的程度与服用 30 mg 的安定相当。临床研究显示该药有失眠、恶心、头痛和腹泻的戒断症状。因此，FDA 将该药物划分到 V 类，纳入限制级别的药物。虽然普瑞巴林是 V 类，但是它的药物滥用的潜在可能性非常低。与任何抗惊厥治疗一样，普瑞巴林和加巴喷丁应当缓慢撤药，时间至少大于一周，以避免戒断症状的发生（图 67-3）。

肌肉松弛药

患者经常将肌痛描述为"痉挛"。临床医生清楚地知道失去运动能力对患者的危害。"肌肉松弛剂"药物治疗具有上述主诉的患者有很大的价值。遗憾的是，骨骼肌松弛剂在慢性疼痛治疗中并不起主要作用，因为其对肌肉的真正作用有限，并且有明显的不良反应，或与其他药物存在相互作用，或可能成瘾。

骨骼肌松弛药物的种类多种多样（图 67-4）。每种药物都有其独特的作用机制和不良反应，每种药物都必须分别阐述。另外，由于对它们如何起效或为何有效缺乏共识，使得对这些药物的理解更加困难。上运动神经元疾病引起的痉挛和外周肌肉骨骼疾病导致的痉挛和疼痛是使用这些药物的两个获批临床适应证。这些药物可因此被归类为解痉或镇静剂。不应该将这些药物作为一线药物，通常应与其他止痛药一起使用。此外，大多数解痉药物使用时间限制为 2 ~ 3 周。尽管如此，许多骨骼肌松弛剂仍被用于慢性疼痛的长期治疗[97]。

了解肌肉的反射弧对理解这些药物是如何作用的很重要。最简单的反射是单突触。一个肌梭通过 I a 传入神经元发送传出信号，这个信号进入脊髓的后角和一个 α 运动神经元的突触，然后这个神经元通过前神经根离开脊髓，支配同一肌肉的肌纤维，引起肌肉收缩。I a 传入神经元也通过多突触激活中间神经元从而抑制 α 运动神经元拮抗肌细胞，导致肌肉松弛。位于腹角的 γ 运动神经元调节肌梭伸展的敏感性。它们与 α 运动神经元伴行，并接收来自皮肤感受器和很多脊髓上通路的信号，包括皮质和网状脊髓束。多突触脊髓反射与脊髓上的连接比单突触反射丰富得多。这些连接同时有兴奋性和抑制性，提供更好的控制和反馈来设置运动功能并使之更精细。抑制脊髓反射的主要通路是背侧网状脊髓束，主要的兴奋通路是延髓脑桥背侧[98]。

痉挛发生在上运动神经元的疾病，如多发性硬化、脊髓损伤、脑外伤、脑卒中或脑性麻痹。这些疾病会导致由脑至脊髓的下行抑制作用缺失，从而引起肌张力过高和抗拉伸力增加。这种现象为经典的"折刀现象"，它们对上肢屈肌和下肢伸肌的影响要多于其他肌群。批准用于痉挛的药物包括巴氯芬（力奥来素）、丹曲林（Dantrium）、替扎尼定（Zanaflex）和地西泮（安定）。

解痉剂用于治疗无张力过高、反射亢进或其他上运动神经元疾病表现时的肌肉疼痛和痉挛。这些情况要比痉挛状态更常见，它包括纤维肌痛、紧张性头痛、肌筋膜疼痛症候群和非特异性腰痛等综合征。药物包括环苯扎林（Flexeril）、卡立普多（Soma）、美他沙酮（Skelaxin）、氯唑沙宗（Parafon Forte）、美索巴莫（Robaxin）和奥芬那君（Norflex）。替扎尼定和苯二氮䓬类药物被批准用于痉挛和肌肉骨骼疾病。每种药物如何改善这些症状并不完全清楚，但非特异性镇静作用可能比对肌肉或脊髓反射的影响更为重要。

解痉药

巴氯芬

巴氯芬阻断突触前和突触后 $GABA_B$ 受体[99]，在脊髓水平阻断多突触和单突触反射[99]。口服剂量通常从 5 mg 开始，每天 3 次，每天最大剂量为 80 mg。

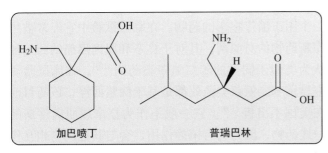

图 67-3 普瑞巴林和加巴喷丁的化学结构

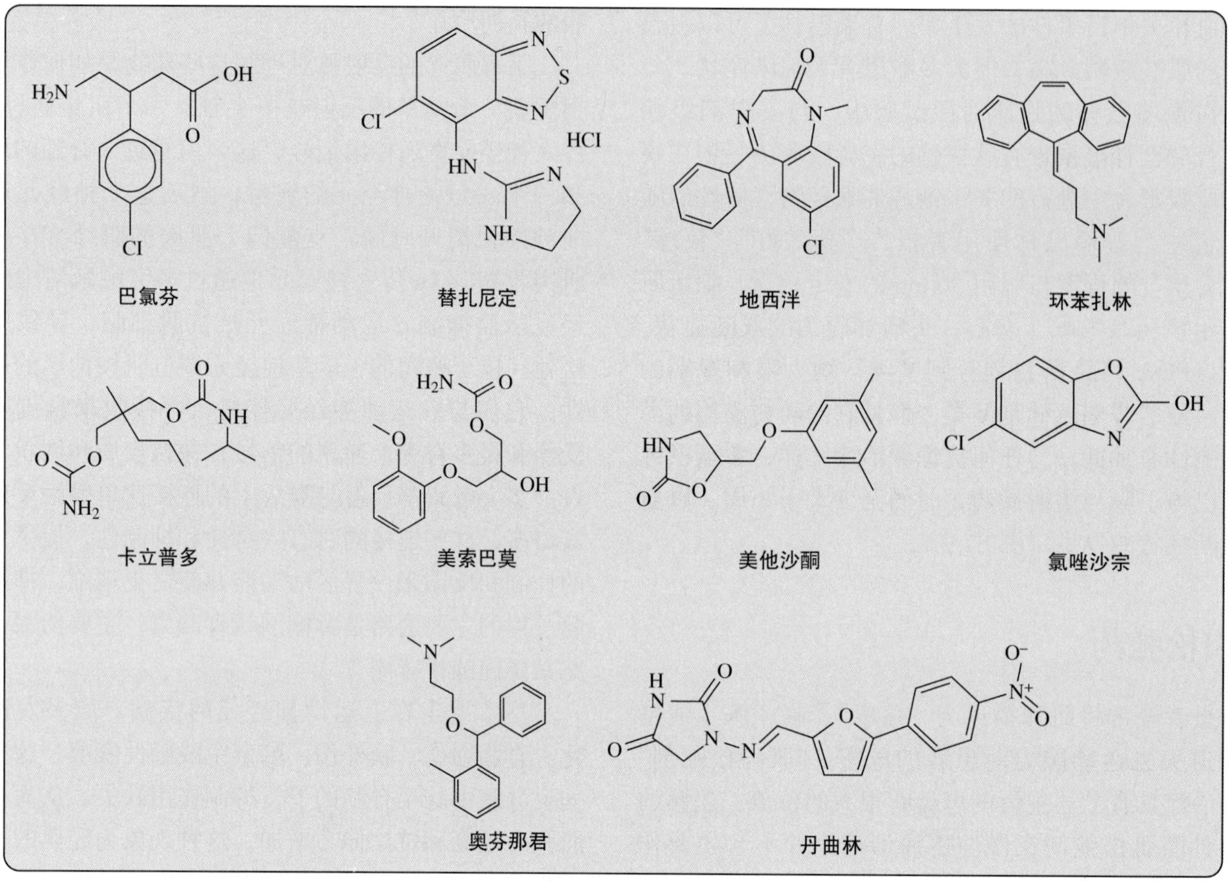

巴氯芬　　　　替扎尼定　　　　地西泮　　　　环苯扎林

卡立普多　　　美索巴莫　　　美他沙酮　　　氯唑沙宗

奥芬那君　　　　　丹曲林

图 67-4　肌肉松弛剂的化学结构

也可以鞘内使用以减少临床不良反应。已报道的不良反应有镇静、乏力、低血压、恶心、抑郁和便秘。逐渐减量，肾功能异常时应调整剂量。戒断症状包括幻觉、癫痫和瘙痒。

丹曲林

丹曲林直接作用于肌肉，降低钙从骨骼肌细胞肌浆网的释放[101]。它有一个关于肝损害的黑框警告[102]。每天服用 800 mg 或以上剂量的风险比每天服用 400 mg 的患者要大得多。建议服药后 45 天如无明显改善应停止应用。

替扎尼定

替扎尼定为中枢性 α₂ 受体拮抗剂[103]，它能降低脊髓的中间突触前末梢释放兴奋性氨基酸[104]，从而降低强直牵张反射和多突触反射活动[105]。剂量从每晚 2 ～ 4 mg 开始，加量至每次 2 ～ 4 mg，每天 3 ～ 4 次。每天最大剂量为 36 mg。不良反应包括低血压、

镇静和口干。其主要清除途径是肾，肾功能损害可显著降低清除率。它通过 CYP1A2 代谢，忌与环丙沙星或氟伏沙明合用[106]。肝功能异常（比正常值上限高 3 倍）的发生率为 5%，因此建议监测肝功能[106]。快速撤药可引起高血压、心动过速和肌张力增高。应告诫患者服药期间禁止饮酒，口服避孕药会降低清除率，即使剂量低至每天 4 mg。

地西泮

地西泮的作用原理是阻断 GABA_A 受体[101,107]，它是一种中枢神经系统抑制性神经递质。地西泮是第一个用于治疗痉挛的药物。在临床试验中它经常被用作新药物的对照药。其对于痉挛和肌肉疼痛的药效被认为类似于同类的苯二氮䓬类药物[108]。临床试验研究显示苯二氮䓬类药效都是基于四氢西泮，该药目前在美国不出售[109]。它一般不作为痉挛或肌肉疼痛的一线药物，因为它有镇静作用，会与其他药物相互作用，且有被明显滥用的可能。

解痉药物

环苯扎林

环苯扎林的结构与三环类抗抑郁药相似，通过其抗胆碱作用引起镇静。它主要作用于脑干，通过影响 γ 和 α 运动神经元以减少躯体运动神经元的活动。每天 3 次每次 5 mg 与每天 3 次每次 10 mg 的疗效相仿，但不良反应更少[110]。每天最大剂量为 30 mg。这种药物还有 15 mg 和 30 mg 的缓释剂型。环苯扎林禁止与单胺氧化酶抑制剂合用。环苯扎林不应在心肌梗死急性恢复期使用，也不应用于心律失常、心脏传导阻滞、充血性心力衰竭或甲状腺功能亢进患者。环苯扎林与曲马朵联用会使癫痫发作的风险增加[111]。同时服用选择性 5- 羟色胺再摄取抑制剂的患者 5- 羟色胺综合征的风险可能会增加[112]。

卡立普多

在动物研究中，卡立普多通过改变脊髓中间神经元和大脑下行网状结构的活性，从而表现出肌肉松弛的作用。它在肝代谢为甲丙氨酯，是一种可能被滥用 IV 类药物[113]。卡立普多结合 GABA$_A$ 受体，从而起到镇静作用。剂量从 250 mg 开始，最多每天 4 次，每天最大剂量为 1400 mg。禁忌证为急性间歇性卟啉病史的患者。CYP1C19 抑制剂如奥美拉唑或氟伏沙明可能会增加卡立普多血药浓度，并降低甲丙氨酯的水平。CYP1C19 诱导剂如利福平或贯叶连翘则可能增加甲丙氨酯的水平。

美索巴莫

美索巴莫是愈创甘油醚的氨基甲酸酯衍生物，是一种中枢神经系统抑制剂，对横纹肌、运动终板或神经纤维没有直接作用。它有 500 mg 和 750 mg 的片剂，每天最多可给药 4 次，每天最大剂量为 8 g。其肠外给药形式与皮肤脱落和血栓性静脉炎有关。接受抗胆碱酯酶药物治疗的重症肌无力患者应慎用。

美他沙酮

美他沙酮也对肌肉没有直接作用，其作用主要是通过抑制广泛的中枢神经系统产生。这往往会造成它比该类其他药物镇静作用要小得多，并且药物的相互作用较少。它的禁忌证为药物诱发的溶血性贫血，尤其在有严重的肾或肝功能受损的状态下发生。最常用的剂量为每次 800 mg，每天 3 ~ 4 次。

氯唑沙宗

氯唑沙宗是一种中枢作用剂，其作用主要是在脊髓和大脑的皮质下区域抑制多突触反射弧。剂量是每次 250 ~ 750 mg，每天 3 ~ 4 次。有报道此药有肝细胞毒性。

奥芬那君

奥芬那君是苯海拉明的衍生物。它不直接松弛肌肉，比苯海拉明的抗胆碱能作用更强。其推荐剂量为一天两次，每次 100 mg。青光眼、幽门或十二指肠梗阻、狭窄性消化性溃疡、前列腺增生梗阻或膀胱颈梗阻、贲门痉挛（巨食管）和重症肌无力患者禁忌使用。

疗效

使用这些药物的临床研究非常有限，且缺乏对照，持续时间短。一项 meta 分析表明替扎尼定和巴氯芬的药效大致相同，类似于地西泮对痉挛的效果[114]。研究人员声明，这些肌肉松弛剂对于肌肉骨骼的药效数据是有限的，但与安慰剂相比，环苯扎林、替扎尼定、卡立普多以及奥芬那君有一定疗效。研究数据证明氯唑沙宗、美索巴莫、巴氯芬和丹曲林的疗效有限。而对于美他沙酮的疗效则不确定。

新型治疗药物

神经生长因子抑制剂

神经生长因子（nerve growth factor，NGF）是一种位于神经元的酪氨酸激酶（tyrosine kinase，TrKA）受体的配体。炎症可引起 NGF 水平的升高，并激活 TrkA 受体进而导致炎性介质和疼痛敏感性的增加。NGF 的过表达也导致交感纤维的增殖，后者在炎性和神经性疼痛的产生中起重要作用。由于 NGF 是感觉神经元存活和发育所必需，NGF 抑制剂可导致周围神经功能障碍和神经病变。Tanezumab 是一种重组人抗 NGF 单克隆抗体，目前在 II 期临床试验当中，被开发用于治疗骨关节炎、下腰痛和骨转移癌相关的疼痛[115]。2010 年，由于有关药物与骨坏死相关的报道，美国食品和药物管理局暂停了所有这类药物的临床试验。2012 年，美国食品和药物管理局的一个咨询小组一致投票允许试验继续，但没有同时使用 NSAIDs，因为使用 NSAIDs 的关节损伤更大。研究表明 tanezumab 治疗膝关节和髋关节骨关节炎很有希望，tanezumab 联合 NSAIDs 优于 anezumab 单药治疗；然而，联合治疗有更多不良事件[116]、[117]。

大麻素受体激动剂

1 型大麻素受体（cannabinoid receptors type1，CB1）位于外周和中枢神经系统多个部位，而 II 型受体（CB2 受体）位于炎症细胞（单核细胞、B/T 细胞、肥大细胞）上。CB2 活化导致炎症介质的释放减少，血浆外渗和感觉终端敏感性下降。外周 CB1 受体激活导致促炎性末端肽的释放减少和感觉终端敏感性的降低。中枢 CB1 受体激活导致背角兴奋性降低，并激活大脑下行抑制通路。最终的结果是疼痛和痛觉过敏都降低。吸入大麻已在各种疼痛综合征中被广泛研究，结果好坏参半。但新近的临床对照试验结果让人鼓舞[118]。Stativex 是含有四氢大麻二酚和大麻二酚混合物的舌下喷雾剂，目前正在进行 II 期临床试验，用于治疗癌症相关性疼痛。它已被证明可减少类风湿关节炎的疼痛和其他各种原因所致的慢性疼痛[119]。

AMPA/ 红藻氨酸受体拮抗剂

谷氨酸是一种兴奋性氨基酸神经递质，参与疼痛的感知。中枢神经系统有两种类型的谷氨酸受体：离子型和代谢型。离子型受体根据其功能不同进一步分为 NMDA 和非 NMDA 受体（AMPA 及红藻氨酸受体）[120]。AMPA 及红藻氨酸受体在脊髓背角内广泛存在，它们被激活后介导快速兴奋性神经传递，引起中央性致敏。Tezampanel 是一种静脉内给药的 AMPA 和红藻氨酸受体拮抗剂，已被证明可有效降低人体实验性疼痛[121]。NGX426 是一种口服的 tezampanel 前体药物，目前尚处于临床开发阶段[122]。

血管紧张素 II 2 受体拮抗剂

血管紧张素 II 2 受体（AT2）在小纤维和背根神经节上表达。血管紧张素转换酶抑制剂未能显示出对疼痛的任何影响，因此研究集中在更具特异性的 2 型

受体上。在一项 II 期临床试验中，183 名带状疱疹后神经痛的患者使用 EMA-401（一种 AT2 受体拮抗剂）后，主要研究指标疼痛强度均显著降低。次要研究指标疼痛缓解的应答率达 30% 和 50%，McGill 疼痛问卷和患者总体印象变化也是阳性结果，药物的安全性和耐受性良好[123]。

 本章的参考文献也可以在 ExpertConsult.com *上找到。*

参考文献

1. Coda B, Bonica J: General considerations of acute pain. In Loeser JD, editor: *The management of pain*, ed 3, Philadelphia, 2001, Lippincott Williams & Wilkins, pp 222–240.
2. Galer BS, Dworkin RH: *A clinical guide to neuropathic pain*, Minneapolis, 2000, McGraw-Hill.
3. Willis WD: Physiology of pain perception. In Takala J, Oomura Y, Ito M, et al, editors: *Biowarning system in the brain*, Tokyo, 1998, University of Tokyo Press.
4. Parsons CG: NMDA receptors as targets for drug action in neuropathic pain. *Eur J Pharmacol* 429(1-3):71–78, 2001.
5. Woolf CJ; American College of Physicians, American Physiological Society: Pain: moving from symptom control toward mechanism-specific pharmacologic management. *Ann Intern Med* 140(6):441–451, 2004.
6. Attal N, Bouhassira D: Mechanisms of pain in peripheral neuropathy. *Acta Neurol Scand* 173(Suppl):12–24, 1999.
7. Chou R, Fanciullo GJ, Fine PG, et al: Clinical guidelines for the use of chronic opioid therapy in chronic noncancer pain. *J Pain* 10(2): 113–130, 2009.
8. Gourlay DL, Heit HA, Almahrezi A: Universal precautions in pain medicine: a rational approach to the treatment of chronic pain. *Pain Med* 6(2):107–112, 2005.
9. Nuckols TK, Anderson L, Popescu I, et al: Opioid prescribing: a systematic review and critical appraisal of guidelines for chronic pain. *Ann Intern Med* 160(1):38–47, 2014.
10. Webster LR, Webster RM: Predicting aberrant behaviors in opioid-treated patients: preliminary validation of the Opioid Risk Tool. *Pain Med* 6(6):432–442, 2005.
11. Belgrade MJ, Schamber CD, Lindgren BR: The DIRE score: predicting outcomes of opioid prescribing for chronic pain. *J Pain* 7(9):671–681, 2006.
12. Butler SF, Fernandez K, Benoit C, et al: Validation of the revised Screener and Opioid Assessment for Patients with Pain (SOAPP-R). *J Pain* 9(4):360–372, 2008.
13. Nelson LS, Perrone J: Curbing the opioid epidemic in the United States: the risk evaluation and mitigation strategy (REMS). *JAMA* 308(5):457–458, 2012.
14. Dunn KM, Saunders KW, Rutter CM, et al: Opioid prescriptions for chronic pain and overdose: a cohort study. *Ann Intern Med* 152(2):85–92, 2010.
15. Martin WR, Eades CG, Thompson JA, et al: The effects of morphine- and nalorphine-like drugs in the nondependent and morphine-dependent chronic spinal dog. *J Pharmacol Exp Ther* 197(3):517–532, 1976.
16. Lord JA, Waterfield AA, Hughes J, et al: Endogenous opioid peptides: multiple agonists and receptors. *Nature* 267(5611):495–499, 1977.
17. Connor M, Christie MD: Opioid receptor signalling mechanisms. *Clin Exp Pharmacol Physiol* 26(7):493–499, 1999.
18. Rauck R, Coffey RJ, Schultz DM, et al: Intrathecal gabapentin to treat chronic intractable noncancer pain. *Anesthesiology* 119(3):675–686, 2013.
19. Crofford LJ, Rowbotham MC, Mease PJ, et al: Pregabalin for the

treatment of fibromyalgia syndrome: results of a randomized, double-blind, placebo-controlled trial. *Arthritis Rheum* 52(4):1264–1273, 2005.

20. Karavelis A, Foroglou G, Selviaridis P, et al: Intraventricular administration of morphine for control of intractable cancer pain in 90 patients. *Neurosurgery* 39(1):57–61, discussion 61-52, 1996.
21. Yaksh T: Pharmacology and mechanisms of opioid analgesic activity. *Acta Anesthesiol Scand* 41(1):94–111, 1997.
22. Stein C, Lang LJ: Peripheral mechanisms of opioid analgesia. *Curr Opin Pharmacol* 9(1):3–8, 2009.
23. Christie MJ: Cellular neuroadaptations to chronic opioids: tolerance, withdrawal and addiction. *Br J Pharmacol* 154(2):384–396, 2008.
24. Kreek MJ, Koob GF: Drug dependence: stress and dysregulation of brain reward pathways. *Drug Alcohol Depend* 51(1-2):23–47, 1998.
25. Savage SR: Assessment for addiction in pain-treatment settings. *Clin J Pain* 18(4 Suppl):S28–S38, 2002.
26. Wise RA: The role of reward pathways in the development of drug dependence. *Pharmacol Ther* 35(1-2):227–263, 1987.
27. Weissman DE, Haddox JD: Opioid pseudoaddiction—an iatrogenic syndrome. *Pain* 36(3):363–366, 1989.
28. Schobelock M, Shepard K, Mosdell K: Multiple-dose pharmacokinetic evaluation of two formulations of sustained-release morphine sulfate tablets. *Curr Ther Res* 56:1009–1021, 1995.
29. Milroy CM, Forrest AR: Methadone deaths: a toxicological analysis. *J Clin Pathol* 53(4):277–281, 2000.
30. Kristensen K, Blemmer T, Angelo HR, et al: Stereoselective pharmacokinetics of methadone in chronic pain patients. *Ther Drug Monit* 18(3):221–227, 1996.
31. Daniell HW: Inhibition of opioid analgesia by selective serotonin reuptake inhibitors. *J Clin Oncol* 20(9):2409; author reply 2409-2410, 2002.
32. Gottenberg JE, Ravaud P, Puechal X, et al: Effects of hydroxychloroquine on symptomatic improvement in primary Sjogren syndrome: the JOQUER randomized clinical trial. *JAMA* 312(3):249–258, 2014.
33. Mather LE: Clinical pharmacokinetics of fentanyl and its newer derivatives. *Clin Pharmacokinet* 8(5):422–446, 1983.
34. Varvel JR, Shafer SL, Hwang SS, et al: Absorption characteristics of transdermally administered fentanyl. *Anesthesiology* 70(6):928–934, 1989.
35. Streisand JB, Varvel JR, Stanski DR, et al: Absorption and bioavailability of oral transmucosal fentanyl citrate. *Anesthesiology* 75(2):223–229, 1991.
36. Poyhia R, Seppala T, Olkkola KT, et al: The pharmacokinetics and metabolism of oxycodone after intramuscular and oral administration to healthy subjects. *Br J Clin Pharmacol* 33(6):617–621, 1992.
37. *Opana (oxymorphone hydrochloride) tablets [package insert].* Chadds Ford, PA, 2006, Endo Pharmaceuticals.
38. *Exalgo (hydromorphone HCL extended-release) [package insert].* Conshocken, PA, 2010, Neuromed Pharmaceuticals.
39. Stone PA, Macintyre PE, Jarvis DA: Norpethidine toxicity and patient controlled analgesia. *Br J Anaesth* 71(5):738–740, 1993.
40. Lim G, Sung B, Ji RR, et al: Upregulation of spinal cannabinoid-1-receptors following nerve injury enhances the effects of Win 55,212-2 on neuropathic pain behaviors in rats. *Pain* 105(1-2):275–283, 2003.
41. Eichelbaum M, Evert B: Influence of pharmacogenetics on drug disposition and response. *Clin Exp Pharmacol Physiol* 23(10-11):983–985, 1996.
42. Caraco Y, Sheller J, Wood AJ: Impact of ethnic origin and quinidine coadministration on codeine's disposition and pharmacodynamic effects. *J Pharmacol Exp Ther* 290(1):413–422, 1999.
43. Lewis KS, Han NH: Tramadol: a new centrally acting analgesic. *Am J Health Syst Pharm* 54(6):643–652, 1997.
44. White JM, Irvine RJ: Mechanisms of fatal opioid overdose. *Addiction* 94(7):961–972, 1999.
45. Pattinson KT: Opioids and the control of respiration. *Br J Anaesth* 100(6):747–758, 2008.
46. U.S. Food and Drug Administration Alert: *Death, narcotic overdose, and serious cardiac arrhythmias,* <www.fda.gov/cder/drug/infopage/methadone>, 11/2006.
47. Bluet-Pajot MT, Tolle V, Zizzari P, et al: Growth hormone secretagogues and hypothalamic networks. *Endocrine* 14(1):1–8, 2001.
48. Cherny NI: Opioid analgesics: comparative features and prescribing guidelines. *Drugs* 51(5):713–737, 1996.

49. Vella-Brincat J, Macleod A: Adverse effects of opioids on the central nervous systems of palliative care patients. *J Pain Care Pharmacother* 21(1):15–25, 2007.
50. Gimpl G, Fahrenholz F: The oxytocin receptor system: structure, function, and regulation. *Physiol Rev* 8(2):629–683, 2001.
51. Lalley PM: Opioidergic and dopaminergic modulation of respiration. *Respir Physiol Neurobiol* 164(1-2):160–167, 2008.
52. McGinty JF: What we know and still need to learn about opioids in the hippocampus. *NIDA Res Monogr* 82:1–11, 1988.
53. King T, Ossipov MH, Vanderah TW, et al: Is paradoxical pain induced by sustained opioid exposure an underlying mechanism of opioid antinociceptive tolerance? *Neurosignals* 14(4):194–205, 2005.
54. Seifert CF, Kennedy S: Meperidine is alive and well in the new millennium: evaluation of meperidine usage patterns and frequency of adverse drug reactions. *Pharmacotherapy* 24(6):776–783, 2004.
55. Greenwood-Van Meerveld B: Emerging drugs for postoperative ileus. *Expert Opin Emerg Drugs* 12(4):619–626, 2007.
56. Cameron D, Gan T: Management of postoperative nausea and vomiting in ambulatory surgery. *Anesthesiol Clin North Amer* 21(2):347–365, 2003.
57. Benyamin R, Trescot A, Datta S, et al: Opioid complications and side effects. *Pain Physician* 1(Suppl 2):105–120, 2008.
58. De Luca A, Coupar IM: Insights into opioid action in the intestinal tract. *Pharmacol Ther* 69(2):103–115, 1996.
59. Wood J, Galligan J: Function of opioids in the enteric nervous system. *Neurogastroenterol Motil* 16(Suppl 2):17–28, 2004.
60. Dray A, Nunan L: Supraspinal and spinal mechanisms in morphine-induced inhibition of reflex urinary bladder contractions in the rat. *Neuroscience* 22(1):281–287, 1987.
61. Schmelz M: Itch—mediators and mechanisms. *J Dermatol Sci* 28(2):91–96, 2002.
62. Ballantyne JC, Loach AB, Carr DB: Itching after epidural and spinal opiates. *Pain* 33(2):149–160, 1988.
63. Mellon RD, Bayer BM: Evidence for central opioid receptors in the immunomodulatory effects of morphine: review of potential mechanism(s) of action. *J Neuroimmunol* 83(1-2):19–28, 1998.
64. Reference deleted in review.
65. Chuang LF, Killam KF Jr, Chuang RY: Induction and activation of mitogen-activated protein kinases of human lymphocytes as one of the signaling pathways of the immunomodulatory effects of morphine sulfate. *J Biol Chem* 272(43):26815–26817, 1997.
66. Adler MW, Geller EB, Rosow CE, et al: The opioid system and temperature regulation. *Annu Rev Pharmacol Toxicol* 28:429–449, 1988.
67. Al-Adwani A, Basu N: Methadone and excessive sweating. *Addiction* 99(2):259, 2004.
68. Saarto T, Wiffen P: Antidepressants for neuropathic pain. *Cochrane Data Base Rev* (3):CD005454, 2005.
69. Hirschfeld RM, Mallinckrodt C, Lee TC, et al: Time course of depression-symptom improvement during treatment with duloxetine. *Depress Anxiety* 21(4):170–177, 2005.
70. Hauser W, Bernardy K, Uceyler N, et al: Treatment of fibromyalgia syndrome with antidepressants: a meta-analysis. *JAMA* 301(2):198–209, 2009.
71. Sindrup SH, Jensen TS: Efficacy of pharmacological treatments of neuropathic pain: an update and effect related to mechanism of drug action. *Pain* 83(3):389–400, 1999.
72. Mico JA, Ardid D, Berrocoso E, et al: Antidepressants and pain. *Trends Pharmacol Sci* 27(7):348–354, 2006.
73. Eschalier A, Ardid D, Dubray C: Tricyclic and other antidepressants as analgesics. In Sawynok J, Cowan A, editors: *Novel aspects of pain management: opioids and beyond,* New York, 1999, Wiley-Liss, pp 303–310.
74. Sawynok J, Esser MJ, Reid AR: Peripheral antinociceptive actions of desipramine and fluoxetine in an inflammatory and neuropathic pain test in the rat. *Pain* 82(2):149–158, 1999.
75. Amir R, Argoff CE, Bennett GJ, et al: The role of sodium channels in chronic inflammatory and neuropathic pain. *J Pain* 7(5 Suppl 3):S1–S29, 2006.
76. Godfrey RG: A guide to the understanding and use of tricyclic antidepressants in the overall management of fibromyalgia and other chronic pain syndromes. *Arch Intern Med* 156(10):1047–1052, 1996.
77. Moulin D, Clark AJ, Gilron I, et al: Pharmacological management of chronic neuropathic pain: consensus statement and guidelines

from the Canadian Pain Society. *Pain Res Manag* 12(1):13–21, 2007.

78. Sindrup SH, Jensen TS: Pharmacologic treatment of pain in poly-neuropathy. *Neurology* 55(7):915–920, 2000.

79. Sindrup SH, Bach FW, Madsen C, et al: Venlafaxine versus imipra-mine in painful polyneuropathy: a randomized, controlled trial. *Neurology* 60(8):1284–1289, 2003.

80. Rowbotham MC, Goli V, Kunz NR, et al: Venlafaxine extended release in the treatment of painful diabetic neuropathy: a double-blind, placebo-controlled study. *Pain* 110(3):697–706, 2004.

81. Sayar K, Aksu G, Ak I, et al: Venlafaxine treatment of fibromyalgia. *Ann Pharmacother* 37(11):1561–1565, 2003.

82. Hauser W, Petzke F, Uceyler N, et al: Comparative efficacy and acceptability of amitriptyline, duloxetine and milnacipran in fibromyalgia syndrome: a systematic review with meta-analysis. *Rheumatology* 50(3):532–543, 2011.

83. Wernicke JF, Pritchett YL, D'Souza DN, et al: A randomized con-trolled trial of duloxetine in diabetic peripheral neuropathic pain. *Neurology* 67(8):1411–1420, 2006.

84. Skljarevski V, Zhang S, Desaiah D, et al: Duloxetine versus placebo in patients with chronic low back pain: a 12-week, fixed-dose, ran-domized, double-blind trial. *J Pain* 11(12):1282–1290, 2010.

85. Woolf CJ, Mannion RJ: Neuropathic pain: aetiology, symptoms, mechanisms, and management. *Lancet* 353(9168):1959–1964, 1999.

86. Devor M, Govrin-Lippmann R, Angelides K: Na+ channel immuno-localization in peripheral mammalian axons and changes following nerve injury and neuroma formation. *J Neurosci* 13(5):1976–1992, 1993.

87. Melzack R, Wall PD: Pain mechanisms: a new theory. *Science* 150(3699):971–979, 1965.

88. Polgar E, Hughes DI, Riddell JS, et al: Selective loss of spinal GAB-Aergic or glycinergic neurons is not necessary for development of thermal hyperalgesia in the chronic constriction injury model of neuropathic pain. *Pain* 104(1-2):229–239, 2003.

89. Reference deleted in review.

90. *Lyrica (pregabalin) Capsules CV [package insert]*. New York, 2005, Pfizer.

91. *Neurontin (gabapentin) [package insert]*. New York, 2004, Pfizer.

92. Fink K, Dooley D, Meder W, et al: Inhibition of neuronal Ca(2+) influx by gabapentin and pregabalin in the human neocortex. *Neuropharmacology* 42(2):229–236, 2002.

93. Yoshizumi M, Parker RA, Eisenach JC, et al: Gabapentin inhibits gamma-amino butyric acid release in the locus coeruleus but not in the spinal dorsal horn after peripheral nerve injury in rats. *Anesthesiology* 116(6):1347–1353, 2012.

94. Stewart BH, Kugler AR, Thompson PR, et al: A saturable transport mechanism in the intestinal absorption of gabapentin is the underly-ing cause of the lack of proportionality between increasing dose and drug levels in plasma. *Pharm Res* 10(2):276–281, 1993.

95. Arnold LM, Goldenberg DL, Stanford SB, et al: Gabapentin in the treatment of fibromyalgia: a randomized, double-blind, placebo-controlled, multicenter trial. *Arthritis Rheum* 56(4):1336–1344, 2007.

96. Frampton JE, Scott LJ: Pregabalin: in the treatment of painful dia-betic peripheral neuropathy. *Drugs* 64(24):2813–2820; discussion 2821, 2004.

97. Dillon C, Paulose-Ram R, Hirsch R, et al: Skeletal muscle relaxant use in the United States: data from the Third National Health and Nutrition Examination Survey (NHANES III). *Spine* 29(8):892–896, 2004.

98. Sheean G: The pathophysiology of spasticity. *Eur J Neurol* 9 (Suppl 1):3–9; discussion 53-61, 2002.

99. Davidoff RA: Antispasticity drugs: mechanisms of action. *Ann Neurol* 17(2):107–116, 1985.

100. Reference deleted in review.

101. Kita M, Goodkin DE: Drugs used to treat spasticity. *Drugs* 59(3):487–495, 2000.

102. *Dantrium [package insert]*. Manson, OH, 2002, Proctor & Gamble Pharmaceuticals.

103. Wagstaff AJ, Bryson HM: Tizanidine. A review of its pharmacology, clinical efficacy and tolerability in the management of spasticity associated with cerebral and spinal disorders. *Drugs* 53(3):435–452, 1997.

104. Davies J: Selective depression of synaptic transmission of spinal neu-rones in the cat by a new centrally acting muscle relaxant, 5-chloro-4-(2-imidazolin-2-yl-amino)-2, 1, 3-benzothiodazole (DS103-282). *Br J Pharmacol* 76(3):473–481, 1982.

105. Newman PM, Nogues M, Newman PK, et al: Tizanidine in the treat-ment of spasticity. *Eur J Clin Pharmacol* 23(1):31–35, 1982.

106. *Zanaflex [package insert]*. San Francisco, 2006, Elan Pharmaceuticals.

107. Cook JB, Nathan PW: On the site of action of diazepam in spasticity in man. *J Neurol Sci* 5(1):33–37, 1967.

108. van Tulder M, Touray T, Furtan A, et al: Muscle relaxants for non-specific low back pain. *Cochrane Data Base Rev* (2):CD004252, 2003.

109. Salzmann E, Pforringer W, Paal G, et al: Treatment of chronic low back syndrome with tetrazepa in a placebo controlled double bling trial. *J Drug Dev* 4(4):219–228, 1992.

110. Borenstein DG, Korn S: Efficacy of a low-dose regimen of cycloben-zaprine hydrochloride in acute skeletal muscle spasm: results of two placebo-controlled trials. *Clin Ther* 25(4):1056–1073, 2003.

111. *Flexeril [package insert]*. Fort Washington, PA, 2003, McNeil Con-sumer & Specialty Pharmaceuticals.

112. Keegan MT, Brown DR, Rabinstein AA: Serotonin syndrome from the interaction of cyclobenzaprine with other serotoninergic drugs. *Anesth Analg* 103(6):1466–1468, 2006.

113. Boothby L, Doering P, Hatton R: Carisoprodal: a marginally effective skeletal muscle relaxant with serious abuse potential. *Hosp Pharmacy* 38:337–345, 2003.

114. Chou R, Peterson K, Helford M: Comparative efficacy and safety of skeletal muscle relaxants for spasticity and musculoskeletal con-ditions: a systemic review. *J Pain Sympt Manage* 28(2):140–175, 2004.

115. Cattaneo A: Tanezumab, a recombinant humanized mAb against nerve growth factor for the treatment of acute and chronic pain. *Curr Opin Mol Ther* 12(1):94–106, 2010.

116. Schnitzer TJ, Ekman EF, Spierings EL, et al: Efficacy and safety of tanezumab monotherapy or combined with non-steroidal anti-inflammatory drugs in the treatment of knee or hip osteoarthritis pain. *Ann Rheum Dis* 74(7):1202–1211, 2015.

117. Balanescu AR, Feist E, Wolfram G, et al: Efficacy and safety of tan-ezumab added on to diclofenac sustained release in patients with knee or hip osteoarthritis: a double-blind, placebo-controlled, parallel-group, multicentre phase III randomised clinical trial. *Ann Rheum Dis* 73(9):1665–1672, 2014.

118. Abrams DI, Jay CA, Shade SB, et al: Cannabis in painful HIV-associated sensory neuropathy: a randomized placebo-controlled trial. *Neurology* 68(7):515–521, 2007.

119. Blake DR, Robson P, Ho M, et al: Preliminary assessment of the efficacy, tolerability and safety of a cannabis-based medicine (Sativex) in the treatment of pain caused by rheumatoid arthritis. *Rheumatology* 45(1):50–52, 2006.

120. Ruscheweyh R, Sandkuhler J: Role of kainate receptors in nocicep-tion. *Brain Res Brain Res Rev* 40(1-3):215–222, 2002.

121. Sang CN, Hostetter MP, Gracely RH, et al: AMPA/kainate antago-nist LY293558 reduces capsaicin-evoked hyperalgesia but not pain in normal skin in humans. *Anesthesiology* 89(5):1060–1067, 1998.

122. Wallace MS, Lam V, Schettler J: NGX426, an oral AMPA-kainate antagonist, is effective in human capsaicin-induced pain and hyper-algesia. *Pain Med* 13(12):1601–1610, 2012.

123. Rice AS, Dworkin RH, McCarthy TD, et al: EMA401, an orally administered highly selective angiotensin II type 2 receptor antago-nist, as a novel treatment for postherpetic neuralgia: a randomised, double-blind, placebo-controlled phase 2 clinical trial. *Lancet* 383(9929):1637–1647, 2014.

第 68 章

营养与风湿性疾病

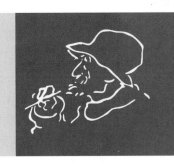

原著　Lisa K. Stamp · Leslie G. Cleland
高乐女 译　方勇飞 校

关键点

营养因素具有促炎或抗炎效应，或两者兼而有之。

营养因素参与多种风湿病的发病，包括痛风和类风湿关节炎（rheumatoid arthritis，RA）。

多数风湿病患者相信饮食在他们的症状中起重要作用。

膳食中添加 ω-3 脂肪酸可以减轻 RA 患者的症状和体征，同时可以减少对改善病情抗风湿药的剂量依赖和非甾体抗炎药（nonsteroidal anti-inflammatory drugs，NSAIDs）的用量。

RA 系统性红斑狼疮、痛风以及服用 NSAID 药均与血栓性心血管事件的风险增加相关。

补充鱼油可以改善心血管健康的多个方面，并降低心源性死亡。

营养在大部分慢性疾病的治疗中发挥重要作用。医师应为糖尿病、心脏病和肥胖症的患者提供营养建议，作为标准化临床治疗方案的一部分。尽管饮食和营养在痛风的病因及治疗中的作用已得到广泛的公认，但营养在其他风湿病如 RA 中的作用却很少被接受。一般来说，营养方面的建议不是炎性风湿病标准化治疗的一部分。尽管关于营养的作用在医师中尚缺乏广泛的认可，但多数关节炎患者确信食物与他们的症状严重程度相关，且有大约 50% 的患者试图通过调整饮食来改善症状[1]。

众所周知，炎症性疾病可以影响营养状况。营养因素对炎症反应的影响也已得到公认。而且，饮食和生活方式工业化进展导致了饮食和生活方式的明显改变，并在相当程度上影响了肥胖的发生率、食物的选择以及不同营养成分的摄入。有鉴于此，营养在风湿病的病因及治疗中的作用正变得越来越重要。

营养和炎症过程

关键点

ω-3 脂肪酸有免疫调节作用。

维生素 D 具有多种免疫抑制效应。

抗氧化剂可以通过摄取食物获得。

脂肪组织具有代谢活性，并可影响炎症反应。

益生菌具有抗炎特性。

ω-3 脂肪酸的作用和炎症过程

脂肪酸的生化特征

根据所含双键的数量可将脂肪酸分成三类：饱和脂肪酸（无双键）、单不饱和脂肪酸（1 个双键）和多不饱和脂肪酸（polyunsaturated fatty acids，PUFAs）（≥ 2 个双键）。C18 脂肪酸是食物中最主要的脂肪酸，可提供上述分类中所有的脂肪酸。PUFAs 可根据双键与甲基（ω）末端的位置进一步分为 n-6 或 n-3。脊椎动物缺乏可在 n-3 和 n-6 位置插入双键的酶，因此，这些脂肪酸必须从食物中获取，所以被认为是必需脂肪酸。

通常西方的食物中含 n-6 脂肪酸比 n-3 脂肪酸多，这是由于在加工的食物以及大豆、红花、向日葵和玉米油的可见脂肪中，以含 n-6 亚油酸（linoleic acid，LA；18:2n-6）为主。亚油酸的 n-3 类似物，α- 亚麻酸（α-linolenic acid，ALA；18:3n-3），存在于亚麻子油中，通常仅占饮食的较少部分。LA 和 ALA 可用于能量代谢或分别转化成 C20 脂肪酸类的花生四烯酸（arachidonic acid，AA）和二十碳五烯酸（eicosapentaenoic acid，EPA），然后 AA 和 EPA 被摄取进入细胞膜或组织中。EPA 可进一步代谢为 n-3 脂肪酸二十二碳六烯酸（docosahexaenoic acid，DHA）。

脂肪酸与炎症联系的关键过程在于 AA 和 EPA 向类花生酸类的代谢，因为后者是一种炎症介质。AA 通过环氧合酶（cyclooxygenase，COX）代谢为 n-6 类花生酸类 [前列腺素（prostaglandin，PG）E2 或血栓素（thromboxane，TX）A_2 或通过 5-脂氧合酶（5-lipoxygenase，5-LOX）代谢为 n-6 白三烯类（leukotrienes，LTs）]。EPA 通过相同的途径分别代谢成 n-3 PGs 和 LTs。不同于 n-6 类花生酸类是由 AA 产生，EPA 是一种较弱的 COX 底物，所以 n-3 PGs 的产生并不容易（图 68-1）。EPA 和 DHA 竞争性抑制绝大多数 n-6 类花生酸类的产生，但前列环素（prostacyclin，PGI_2）是一个例外。增加食物中 n-3 脂肪酸（如 EPA）的摄入量会增加细胞膜和组织中的 EPA 比例，同时消耗 AA。接下来会导致 n-3/n-6 类花生酸产物平衡改变（图 68-1）。PA 和 DHA 也可以通过脂质氧合酶途径代谢为炎症的新型特异性促分解脂质介质（SPMs）（见下文）。

类花生酸的促炎作用

一般来说，n-6 类花生酸类（PGE_2 和 TXA_2）具有促炎作用，而 n-3 类花生酸类的效应则相对弱（TXA_3），或含量低（PGE_2）。TXA_2 可促进单核细胞产生白细胞介素 -1β（interleukin-1β，IL-1β）和肿瘤坏死因子（tumor necrosis factor，TNF）[2]，而 PGE_2 则可导致血管扩张、血管通透性增加及痛觉过敏（图 68-1）。尽管产生很少，但 PGE_3 可引起水肿。LTB_4 作为一个中性粒细胞趋化因子，其效应是 LTB_5 的 10 ~ 30 倍。

n-3 脂肪酸对促炎细胞因子产生的影响

饮食中补充 n-3 脂肪酸有助于减少 IL-1β 和 TNF 的产生。尽管一部分细胞因子的抑制是通过对类花生酸类的效应来介导的，但也有非类花生酸类的细胞因子抑制途径。脂肪酸可以直接作用于细胞内的信号通路，包括核因子 -κB（nuclear factor-κB，NF-κB）和过氧化物酶体增殖物激活受

体 -γ（peroxisomeproliferator-activated receptor-γ，PPAR-γ），从而影响细胞因子的产生 [3]。另外，对炎性小体也有调节作用，这是在免疫系统的控制中起着核心作用的一种蛋白质复合物。NLRP3 炎性小体被多种刺激物激活，包括病原生物和尿酸单钠晶体，进而导致 IL-1β 和 IL-18 的产生 [4]。n-3 脂肪酸，最近已被证实能够抑制 NLRP3 依赖的半胱氨酸天冬氨酸蛋白酶的激活和 IL-1β 的产生 [5]。

n-3 脂肪酸对 MHC 表达的影响

抗原呈递细胞（antigen-presenting cells，APCs）表面主要组织相容性复合体（major histocompatibility complex，MHC）分子的表达数量与 T 细胞对抗原的效应相关。RA 患者 T 细胞和滑膜衬里细胞有高水平的 MHC Ⅱ类分子表达 [6]。体外研究显示 EPA 和（或）DHA 可降低单核细胞表达人白细胞抗原（human leukocyte antigen，HLA）-DR 和 HLA-DP 分子，降低单核细胞向淋巴细胞呈递抗原的能力 [7]。因此 n-3 脂肪酸可通过抑制 APC 的功能，抑制致病性 T 细胞激活而发挥抗炎效应。最近的一项小鼠研究表明，鱼油还对 B 细胞和 T 细胞免疫突触的 MHC 分子有影响 [8]。

n-3 脂肪酸对黏附分子表达的影响

内皮细胞和白细胞表达的黏附分子介导细胞由循环向组织移行。血管细胞黏附分子 -1（intercellular adhesion molecule-1，ICAM-1）及其同源受体白细胞功能相关抗原 -1（leukocyte function-associated antigen-1，LFA-1）已被实验研究证实对白细胞向炎症性滑膜迁移具有重要作用 [9]。据报道，阻断 ICAM-1 还可降低 RA 的疾病活动度 [10]。体外试验证明，n-3 脂肪酸可降低人单核细胞 ICAM-1 和 LFA-1 的表达 [7]。进食 n-3 脂肪酸可减少可溶性 ICAM-1 和血管细胞黏附分子 -1（vascular cell adhesion molecule-1，VCAM-1）的血浆浓度 [11]。

n-3 脂肪酸对降解酶的影响

蛋白酶在软骨降解和骨侵蚀中发挥关键作用。体外添加 n-3 脂肪酸可抑制 IL-1α 激活的牛软骨细胞分泌去整合素和金属蛋白酶（ADAM 家族）ADAMTS-4、ADAMTS-5 以及基质金属蛋白酶 -3（matrix metalloproteinase-3，MMP-3）[12]。n-3 脂肪酸可能通

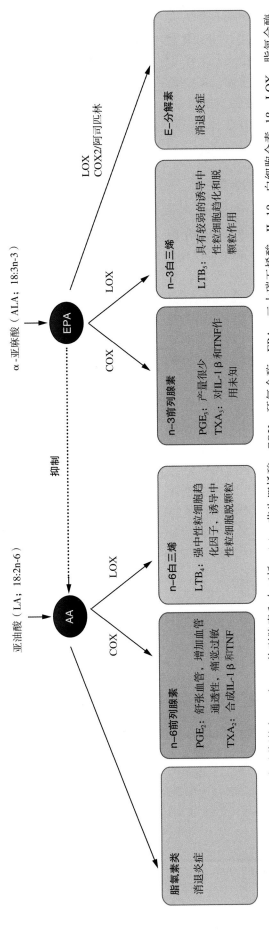

图 **68-1** 亚油酸和 α- 亚麻酸代谢为 n-6 和 n-3 前列腺素和白三烯。AA，花生四烯酸；COX，环氧合酶；EPA，二十碳五烯酸；IL-1β，白细胞介素 -1β；LOX，脂氧合酶；LTB，白三烯 B；PGE，前列腺素 E；TNF，肿瘤坏死因子；TXA，血栓素 A

过抑制软骨细胞蛋白酶来抑制软骨降解和骨侵蚀。

在类风湿关节炎的骨病理生理学中，NF-κB 受体活化因子（RANK）/配体（RANKL）/骨保护素（osteoprotegerin，OPG）通路也很重要。RANK/RANKL 的增加和 OPG 的减少促进骨侵蚀。据报道，3 个月的饮食补充鱼油可降低 RANK/OPG 比例，可能有助于阻止骨质吸收所致的骨侵蚀[13]。

炎症过程中 n-3 和 n-6 脂肪酸水平平衡的重要性

食物中脂肪酸的摄取可改变 AA 和 EPA 的平衡。对人类来说，食物中的 ALA 不能转化为组织中的 EPA，而进食鱼或鱼油是增加组织中 EPA 和 DHA 含量的有效方法。组织中 AA/EPA 比例的变化，对类花生酸的产生和导致促炎或抗炎的环境发挥效应。饮食补充鱼油可导致 PGE_2[14]、TXA_2[14] 和 LTB_4[15] 的降低和 TXA_3[16] 和 LTB_5[17] 的增加。这些数据为支持饮食补充 n-3 脂肪酸控制炎性疾病提供了有利的理论依据。饮食补充鱼油也可增加血管产物 PGI_2 的表达[18]。尽管 PGI_2 在炎症中的作用尚未证实，但它是一个潜在的血管扩张剂，可抑制血小板聚集，同时使血小板解聚，从而维持血管通畅。需要注意的是，对患有多种主要的风湿病（如 RA、SLE 和痛风）患者来说，他们有较高的发生严重的或致死性的心血管事件的风险，这可能也与使用 COX-2 抑制剂相关的 NSAID 有关。

特殊的促分解介质和 n-3 脂肪酸

最近人们认识到，消炎是一个主动而非被动的过程。由 n-3 脂肪酸 EPA 和 DHA 合成的 SPMs，包括脂氧素、分解素、保护素和巨噬素，在这一过程中具有重要作用（表 68-1）。多种脂质氧合酶（LO）的作用可形成 SPM，包括 5-LO 和 COX-2，部分 SPMs 的产量可通过阿司匹林乙酰化 COX-2 而增加（见图 68-1）。从 EPA 中提取的溶解素称为 E-溶解素，而从 DHA 中提取的溶解素称为 D-溶解素。通过饮食中添加 n-3 脂肪酸，可以提高溶解素的产量[19]。这些溶解素具有多种抗炎作用，包括抑制 TNF 和 IL-1β 的产生和抑制人多形核白细胞经内皮迁移[20]。溶解素已被证明可减轻佐剂性关节炎疼痛和关节僵硬，但不能减轻关节/爪部水肿[21]。在 RA 患者的滑液中可检测到 SPMs，表明这些介质可能具有局部抗炎作用[22]。但 SPMs 在其他炎性风湿性疾病中的存在和作用至今尚未研究。

维生素 D 与炎症过程

维生素 D 除对骨和钙的代谢作用外，还有多种免疫抑制效应。1,25-二羟维生素 D_3 是维生素 D 的生物活性结构，可与维生素 D 受体相互作用，后者表达于多种细胞，包括成骨细胞、T 细胞、DC 细胞、巨噬细胞和 B 细胞。这些细胞具有将更多的 25-羟维生素 D_3 转化为 1,25-二羟维生素 D_3 并进一步降解 1,25-二羟维生素 D_3 的能力。维生素 D 通过在炎症部位的自分泌和旁分泌效应为其作用的可能分子机制。

DC 细胞在免疫系统激活以及自身反应中具有核心作用。1,25-二羟维生素 D_3 抑制单核前体细胞向成熟 DC 细胞的分化，下调 DC 细胞 MHC II 类

表 68-1 脂肪因子的作用

前体	AA	EPA	DHA			
家族	脂蛋白	E-分解素	D-分解素		保护素	巨噬素
	LXA4	RvE1	RvD1	RvD2	PD1	MaR1
作用	↓疼痛信号	↑巨噬细胞吞噬作用	↑ IL-10，↓ LTB_4	↑ PMN 与内皮细胞的黏附	↓ NFκB 和 COX-2 表达	↓疼痛
	↓ PMN 黏附	↑中性粒细胞凋亡	↓黏附受体		↓ TNF 和 IFN-γ	
		↓器官纤维化	↓促炎细胞因子 TNF		↓ T 细胞迁移	
	↓血管形成和细胞和细胞增殖	抑制 NF-κB	↓中性粒细胞趋化性			

AA，花生四烯酸；COX，环氧合酶；EPA，二十碳五烯酸；DHA，二十二碳六烯酸；IFN，干扰素；IL，白细胞介素；LT，白三烯；LXA4，脂蛋白 A4；MaR1，巨噬素 1；NFκB，核转录因子 κB；PD1，保护素 D1；PMN，多形核中性粒细胞；RvD1，溶解素 D1；RvE1，消退素 E1；TNF，肿瘤坏死因子；↑，增加；↓，减少

分子的表达，抑制 IL-12 的生成并促进 DC 细胞凋亡，从而抑制 DC 细胞依赖的 T 细胞活化[23-24]。此外，1,25- 二羟维生素 D_3 可促进 DC 细胞耐受功能，诱导调节性 T 细胞（Treg），从而抑制自身免疫的进展[25]。

维生素 D 可抑制单核 / 巨噬细胞促炎因子的产生，包括 TNF、IL-6 和 IL-1α[26-27]。维生素 D 可以直接作用于 T 细胞，尤其是抑制 Th1 细胞增殖及分泌细胞因子，促进 Th2 细胞因子的产生[28]。1,25-二羟维生素 D_3 还可通过对 DC 细胞的作用而减少 Th17 细胞的分化，并可直接作用于 Th17 细胞，导致 IL-17A、IL-21、IL-22 和 IFN-γ 的产生减少，以及 FOXP3、细胞毒性 T 淋巴细胞相关抗原（CTLA-4）和 IL-10 的增多[25,29]。重要的是，更丰富和弱活性的 25- 羟维生素 D_3，可被 DCs 转化为有效活性的 1,25- 二羟维生素 D_3，进而改变 T 细胞对抗炎症表型的反应，其表现为 CTLA-4 的增高和 IL-17、IFN-γ 和 IL-21 的降低[30]。因此，树突状细胞能使用的游离 25- 羟维生素 D_3 的水平可能在决定 T 细胞炎症反应和调节反应之间的平衡方面具有关键作用[30]。

1,25- 二羟维生素 D_3 可抑制活化的 B 细胞增殖，诱导活化的 B 细胞凋亡，抑制浆细胞分化及免疫球蛋白的分泌[31]。因此，维生素 D 缺乏可能在 B 细胞介导的自身免疫性疾病的病因中起重要作用，而补充维生素 D 可能对 B 细胞介导的自身免疫性疾病如 SLE 和 RA 有益。

维生素 D 对免疫系统的一系列相关研究显示维生素 D 缺乏在风湿病病因及治疗上具有广泛的重要作用。

活性氧 / 抗氧化剂和炎症过程 活性氧（ROS）如超氧化物和过氧化氢的生成是正常免疫反应的一部分。ROS 通过转录因子如 NFκB 增加促炎性类花生酸和细胞因子包括 PGE_2、TNF 和 IL-1β 的生成。因此，未控制的 ROS 可导致炎症及组织损伤。抗氧化酶如超氧化物歧化酶和谷胱甘肽过氧化酶可消除超氧化物，因而对氧化损伤提供保护。通过食物可获取维生素 C（抗坏血酸）、维生素 E（α- 生育酚）和 β- 胡萝卜素等 ROS 清除剂。

肥胖和炎症过程

体重的增加和肥胖伴随过多的能量摄入和消耗减少。肥胖 [体质指数（BMI）> 30 kg/m^2] 是一个显著的全球健康问题，据世界卫生组织（WHO）的评估，到 2015 年将有大约 23 亿成人超重，超过 7 亿人肥胖。

以往认为脂肪组织仅仅是贮存脂肪。然而，现在已认识到脂肪组织和脂肪细胞具有代谢活性，并促进系统性炎症反应（图 68-2）。脂肪细胞释放促炎因子 TNF、IL-1β 和 IL-6。IL-6 进入血液循环，可通过肝增加 C 反应蛋白（C-reactive protein，CRP）和血清淀粉样蛋白 A 的产生。

脂肪细胞产生脂肪因子、瘦素、抵抗素、内脂素（促炎因子）和脂联素（抗炎因子）（图 68-2）。尽管瘦素的主要功能是控制食欲，但它也有许多促炎作用。瘦素可增加血管细胞黏附分子如 ICAM-1 和单核细胞趋化蛋白 -1（monocyte chemoattractant protein-1，MCP-1）的表达，从而有利于脂肪组织募集单核 / 巨噬细胞。瘦素也可以增加单核 / 巨噬细胞产生 IL-1β、TNF 和 IL-6。瘦素促进 Th1 细胞的增殖同时抑制 Th2 和 Treg 细胞。相反，脂联素具有抗炎作用，包括抑制 TNF 诱导的黏附分子表达和抑制 NF-κB（炎症反应激活的关键转录因子）。脂联素还能减少 TNF 和 IL-6 的产生，同时促进抗炎细胞因子 IL-10 和 IL-1RA 的产生。脂联素也可增加 Tregs 的数量。脂联素的生成可被 TNF 抑制，因而可帮助肥胖者维持体内炎症平衡。抵抗素由单核细胞和脂肪细胞产生，促进巨噬细胞 / 单核细胞和脂肪细胞分泌 TNF、IL-6 和 IL-1β，也可增加细胞黏附分子 ICAM-1、VCAM-1 和 MCP-1 的表达[32]。内脂素由淋巴细胞和脂肪细胞产生，具有类似促炎的效应，包括诱导 IL-8、IL-6、IL-1 和 TNF，促进内皮细胞表达 ICAM-1、VCAM-1 和 MMPs，增强 B 细胞分化功能[32]。因此，肥胖的最终结果是一个伴有循环 CRP 增加的炎症状态。

益生菌与炎症过程

益生菌是对宿主的健康有益的活的微生物。最常见的益生菌为乳酸杆菌和双歧杆菌。这些微生物存在于食物中，通常发酵奶制品如酸奶，与益生菌冻干饮品等益生菌补充剂含量相当。益生菌具有抗炎作用，其抗炎作用机制因益生菌种类和菌种而异。因此，虽然某一种有益菌种对健康是有益的，但这种益处可能

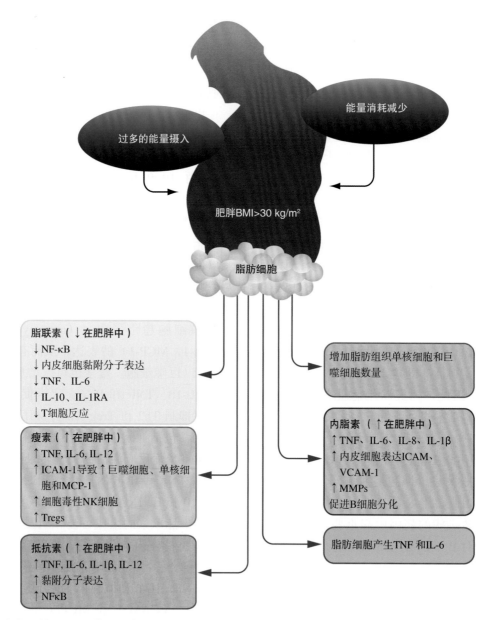

图 68-2　肥胖的炎症机制。BMI，体重指数；ICAM，血管细胞黏附分子；IL，白细胞介素；MCP-1，单核细胞化学趋化蛋白 -1；MMPs，基质金属蛋白酶；NFκB，核转录因子 -κB；NK，自然杀伤细胞；Th，T 辅助细胞；TNF，肿瘤坏死因子；VCAM-1，血管细胞黏附分子 -1

不存在于其他的菌种或菌株。

　　益生菌可能通过与肠道上皮细胞相互作用而发挥其可能的抗炎效应。肠道微生态的调节和肠黏膜屏障的强化可以改变免疫系统对微生物的暴露，并对结肠内的免疫细胞产生直接效应。与抗炎相关的效应包括募集 CD4+ Treg 细胞至炎症部位 [33]、抑制 DC 细胞激活 [34]、拮抗 NFκB（其可导致 IL-1β 和 TNF 的产生

减少）以及诱导炎症调节因子 TGF-β。

小结

　　食物成分在炎症与骨破坏通路上有许多作用（表68-1）。因此，正如后面要讨论的，饮食调节对风湿性疾病的风险与治疗方面均有影响。

营养与风湿病的发病

类风湿关节炎

> **关键点**
>
> 评价饮食摄入很困难，鉴别影响 RA 的单一饮食因素似乎不可能。
>
> ω-3 脂肪酸可抵抗 RA。
>
> 维生素 D 与 RA 的相关性仍不明确。
>
> 肥胖可影响 RA 患者疾病严重程度和预后。

一系列流行病学研究已经证实营养在 RA 发病中的作用。流行病学研究中评估膳食摄入量很困难，鉴别单一饮食变量，以及将其从其他营养和生活方式的因素中区分出来是不可能的。尽管如此，仍有许多营养因子被认为是与 RA 发展相关联的候选因素。

ω-3 脂肪酸摄入

鱼和鱼油中富含长链 n-3 脂肪酸 EPA 和 DHA。有报道称摄入鱼对 RA 有保护作用。例如西雅图的妇女健康调查显示，与每周进食少于一次鱼肉的群体相比，每周进食两次或两次以上鱼肉的群体发展为 RA 的风险降低，其校正的比值比（OR）值为 0.57 [95% 置信区间（CI）0.35 ~ 0.93][35]。另一项基于人群的病例对照研究显示，每周进食 1 ~ 7 次油性鱼类的人群与很少甚至从来不进食鱼肉的人群相比，患 RA 的风险中度降低（OR，0.8；95% CI，0.6 ~ 1.0）[36]。随后的一项长期队列研究发现，持续食用鱼与降低 RA 风险相关 [相对风险（RR），0.48；95% CI，0.33 ~ 0.71][37]。

红肉和蛋白质摄入

大量摄入红肉被认为与炎性多关节炎的风险增加相关（OR，1.9；95% CI，0.9 ~ 4.0）[38]。虽然一项研究报道称肉和内脏的摄入与 RA 发生的风险增加相关[39]，但在其他研究中未得到证实[40-41]。尽管红肉中的氨基酸含量丰富可能解释某些相关性，但红肉是否是炎性关节炎的病因仍不清楚。

茶和咖啡摄入

茶和咖啡的摄入也被认为是 RA 的一种潜在风险因素。来自芬兰的全国性调查显示，在校正潜在混杂

表 68-2　食物成分在炎症和骨破坏通路中的作用

n-3 脂肪酸
减少具有促炎作用的 n-6 衍生的类花生酸类物质（PGE₂、TXA₂、LTB₄）的产生
增加通常促炎作用较少的 n-3 衍生的类花生酸类物质（PGE₃、TXA₃、LTB₅）的产生
减少 IL-1β 和 TNF 的产生
增加特定的促分解脂质介质（分解素、保护素、巨噬素、脂蛋白）的产生
通过抗原呈递细胞减少主要组织相容性复合体 II 类分子（MHC II）的表达
减少黏附分子的表达：ICAM、VCAM、LFA
减少基质金属蛋白酶的表达
改变 RANK/OPG 比例
维生素 D
抑制单核细胞向 DC 转化，促进 DC 凋亡
诱导耐受性调节性 T 细胞增强抑制活性
抑制单核 / 巨噬细胞 IL-1β 和 TNF 的产生
抑制 Th1 细胞增殖和细胞因子产生
增强 Th2 细胞因子的产生
降低 Th17 细胞分化和 IL-17A 产生
抑制有活性的 B 细胞的增殖与分化以及免疫球蛋白分泌
抗氧化剂
清除活性氧簇
减少促炎类花生酸类物质，TNF 和 IL-1β
益生菌
炎症区域 CD4⁺ 调节性 T 细胞增殖
抑制 DC 活性
通过抑制核因子 κB 减少 IL-1β 和 TNF 产生
增加转化生长因子 -β 的产生

DC，树突状细胞；ICAM，血管细胞黏附分子；IL，白细胞介素；LFA，白细胞相关抗原；LTB，白三烯 B；PGE，前列腺素 E；RANK/OPG，核转录因子 κB 受体活化因子 / 骨保护素；Th，T 辅助细胞；TNF，肿瘤坏死因子；TXA，血栓素 A；VCAM，血管细胞黏附分子

因素如年龄、吸烟和性别（RR，2.2；95% CI，1.13 ~ 4.27）后，每天摄入四杯或以上咖啡与 RF 阳性的人群患 RA 的风险增加相关[42]。相反，爱荷华州妇女健康调查研究显示每日咖啡摄入与 RA 风险没有相关性。但是，妇女每天饮用 4 杯或以上不含咖啡因的

咖啡饮料与不饮咖啡者相比患 RA 的风险增加（RR，2.58；95% CI，1.63 ~ 4.06）。而妇女每天饮用 3 杯或以上茶可降低患 RA 的风险（RR，0.39；95% CI，0.16 ~ 0.97）[43]。但更多新近的研究并未发现茶或咖啡与 RA 存在相关性 [40,44]。根据血清阳性率分层的一项最新荟萃分析显示，咖啡摄入量与血清阳性 RA 呈正相关（RR，1.34；95% CI，1.16 ~ 1.52），而与血清阴性 RA 无关（RR，1.09；95% CI，0.88 ~ 1.35）。茶摄入量与类风湿关节炎之间无相关性 [45]。

尽管茶或咖啡与 RA 相关性的流行病学证据并不充分，但这些饮料中代谢活性剂的存在仍然引起人们的兴趣。例如，茶叶中的儿茶素通过刺激巨噬细胞阻滞诱生型一氧化氮合酶（iNOS）的产生 [46]。iNOS 产生高活性的自由基产物，同时将底物精氨酸部分二酰化为瓜氨酸。瓜氨酸肽 / 蛋白质是公认的免疫原，是 RA 自身免疫的关键点。绿茶提取物已被证明能增加类风湿关节炎滑膜成纤维细胞的趋化因子受体表达和减少趋化因子的产生 [47]。没食子酸是一种在茶中发现的天然多酚酸，它可以诱导类风湿关节炎成纤维细胞样滑膜细胞（FLS）凋亡，并降低类风湿关节炎 FLS 中 IL-1 和 IL-6 基因的表达 [48]。

酒精摄入

酒精摄入可以减少 RA 发病的风险。在纳入 515 例 RA 患者的病例对照研究中，酒精摄入与抗 CCP 抗体阳性的 RA 风险降低相关 [49]。酒精摄入量与 RA 风险的负相关关系已由两个独立的病例对照研究所证实（瑞典 EIRA 和丹麦 CACORA）[50]。有共享表位的患者与没有共享表位的患者相比，RA 风险降低更显著，最显著的是有共享表位的吸烟者 [50]。在最近的一项研究中，利用 1980—2008 年期间 NSH 研究 I 和 II 的 190 万人次数据，发现长期适度饮酒可适度降低患 RA 的风险。饮酒 5 ~ 9.9 g/d 的校正危险比（HR）为 0.78（95% CI，0.61 ~ 1.00），并与血清阳性 RA 的相关性更强（HR，0.69；95% CI，0.50 ~ 0.95）[51]。

对于可能机制，酒精被认为可以下调促炎细胞因子并上调抗炎细胞因子 IL-10 [52-53]。在关节炎鼠模型中，酒精几乎完全阻滞了胶原诱导性关节炎的发生，即使出现了关节炎，病情也不严重。酒精的这种抗炎作用与减少白细胞迁移，下调 NF-κB，减少促炎细胞因子 IL-6 和 TNF 相关，而与抗炎细胞因子 IL-10 无关 [54]。

含糖饮料

含糖饮料的摄入已被证实与痛风和其他炎症性疾病，包括糖尿病有关。在 NHS 研究 I 和 II 中，每天喝一种或多种含糖饮料的妇女与每月不喝或喝少于一种饮料的妇女相比，患血清阳性 RA 的风险增加（HR，1.63；95% CI，1.15 ~ 2.30）。校正体重指数后，这种效应仍然显著。糖饮料摄入与血清阴性 RA 之间没有相关性 [55]。蔗糖摄入与牙周感染的发展有关，而这与 RA 的发展有关。含高果糖玉米糖浆和蔗糖的苏打饮料与心血管疾病（CVD）患者较高的 CRP、IL-6 和 TNF 受体 -2 浓度有关 [56]。然而，糖饮料和 RA 之间的确切联系机制仍有待明确。

维生素 D

很早以前我们就知道，维生素 D 具有抗炎作用。尽管维生素 D 被认为可以降低自身免疫性疾病、糖尿病 [57] 和多发性硬化症的风险，但其与 RA 风险的相关性尚不清楚 [58]。

爱荷华州妇女健康研究报告称，55 ~ 69 岁的妇女中维生素 D 的高摄入与 RA 风险降低相关（RR，0.67；95% CI，0.44 ~ 1.00，P = 0.05）[59]。然而，近来一项纳入 186 389 例妇女随访 22 年的大型研究显示，维生素 D 的食物摄入与 RA 发病风险没有相关性 [60]。但是，维生素 D 的主要原料需要在皮肤合成，评估食物摄入对血清维生素 D 浓度的预测较差。在一项纳入 79 例 RA 患者的研究中，未发现先前血清维生素 D 浓度与后来 RA 发展有相关性 [61]。然而，值得注意的是，本研究中病例与对照组的平均水平仅仅只有推荐剂量 60 nmol/L 的一半，继而出现了由于维生素 D 不足而引起的对继发性甲状旁腺功能亢进的抑制。最近的一项荟萃分析显示，维生素 D 摄入量越高，患类风湿关节炎的风险就越低（最高与最低摄入量组的风险比为 0.76；95% CI 为 0.58 ~ 0.94）[62]。目前仍需要进行足够样本量和持续时间的随机对照试验，以确定所观察到的维生素 D 和 RA 之间的关系是否是因果关系，并确定为了预防 RA 所需服用的维生素 D 的最有效剂量、持续服用时间和血清维生素浓度。

抗氧化剂和 RA 的风险

在 RA 损伤组织中存在氧自由基（如氧化亚氮、过氧化物、羟基自由基）[63]。抗氧化剂，包括维生素

E（α- 生育酚）、维生素 C（抗坏血酸）、β- 胡萝卜素和硒等，对这些氧自由基引起的组织损伤可能有保护作用。确诊的 RA 患者较对照组抗氧化水平较低，这些证据联合证实了抗氧化剂可以保护其不向 RA 发展的假设[64]。尽管具有生物学上的合理性，但现有的数据并没有提供明确的证据证实具有保护作用的抗氧化剂可作为膳食补充剂预防 RA 的发生。

一些研究而非所有研究显示血清低水平的维生素 E、β- 胡萝卜素、视黄醇和硒与 RA 发病风险增加有微弱的相关性[65-67]。RA 发病风险与抗氧化剂的强相关性体现在联合的抗氧化剂指数而非单一的抗氧化剂[65]。

大量摄入 β- 隐黄素（蔬菜和水果中含有的一类类胡萝卜素）和锌可以预防 RA[68-69]。低维生素 C 摄入（< 55.7 mg/d）与高维生素 C 摄入（> 94.9 mg/d）相比，低剂量维生素 C 摄入与炎性多关节炎的风险增加相关，其校正的 OR 值为 3.3（95% CI，1.4 ~ 7.9）[70]。但是，另一些研究未发现维生素 C、维生素 E、锌和硒的摄入与 RA 发展有相关性[40]。

一项之前用于评价小剂量阿司匹林和维生素 E 在心血管疾病和癌症一级预防中的作用的随机、双盲、安慰剂对照妇女健康调查试验被进一步用来阐明维生素 E 补充（隔日 600 IU）在 RA 预防中的作用。在 10 年的随访中，106 例 RA 患者未发现维生素 E 补充与 RA 发生相关，但亚组分析发现维生素 E 与血清阳性 RA 之间存在一定的负相关趋势，虽然无统计学意义[71]。

肥胖与 RA

研究肥胖与 RA 相关性的研究得到相反的结论，三个研究认为肥胖增加了 RA 的风险，两个研究认为两者之间无相关性[75-76]。最近的一项前瞻性队列研究在 30 年的时间内追踪了 20 多万名妇女，报道了 55 岁之前诊断为 RA 的患者其风险增加与高体重指数相关。此外，如果女性在 18 岁时肥胖，她们患类风湿关节炎的风险增加了 35%，对于血清阳性类风湿关节炎而言，这一风险增加了近 50%[74]。

肥胖与促炎状态的相关性提示其可能与 RA 疾病活动与严重程度相关。较高的 BMI 与较低的影像学破坏相关[77-80]。与健康对照组相比 RA 患者血浆脂肪细胞因子瘦素、脂联素和内脂素水平增加[81]。内脂素和瘦素分别与关节影像学破坏的增加及减少相关[80]，尽管最近的数据表明脂肪因子并不介导所观察到的

BMI 和影像学破坏之间的相关性[78]。尽管 BMI 较高的患者的影像学破坏可能较小，但其他疾病严重程度和合并症的指标也会受到不利影响。例如，较高的 BMI（≥ 30 kg/m²）与较高的疾病活动度、健康评估问卷（HAQ）评分、疼痛评分和关节置换需求有关[82]。BMI 越高，获得疾病缓解或低疾病活动度的可能性也越小[82-83]。患有类风湿关节炎的肥胖患者患高血压、糖尿病和缺血性心脏病等重要合并症的风险也越高[82,84]。肥胖与疾病严重程度和影像学破坏之间明显相悖的原因尚不清楚，但一个可能的解释是 RA 体内成分的改变，这可能导致体重指数测量不准确。

人体可分为脂肪团和无脂肪团（由体细胞团和结缔组织组成）。类风湿关节炎通常会导致身体成分的变化，据报道，类风湿关节炎患者的无脂质量降低了 13% ~ 14%[85]。无脂质量的减少通常与体重不变的脂肪量增加有关，这种状态被称为类风湿恶病质性肥胖。大约 1/5 的 RA 患者可能患有类风湿恶病质，其定义是无脂质量指数低于 25%，脂肪质量指数高于参考人群的 50%[86]。BMI 是衡量肥胖的常用指标，它不能区分脂肪量和无脂量，因此身高和体重相近但身体组成不同的个体，其体重指数也会相似。与健康对照组相比，RA 患者的体脂和体重指数均较高。然而，对于相同的体脂指数，与健康对照组相比，类风湿性关节炎患者的体重指数较低[87]。在基于此理论，作者建议类风湿关节炎患者的体重指数应向下调整。

痛风

关键点
饮食与痛风的关系数个世纪以来已经被认识。
大量摄入肉类、海鲜、酒精增加痛风发病的风险。
果糖增加血清尿酸。
大量摄入低脂乳制品减少痛风发病的风险。
BMI 增加可诱发痛风。

数个世纪以来人们就认识到痛风与暴饮暴食相关。当血清尿酸（SU）浓度超过饱和浓度（在 37℃ ~ 6.8 mg/dl）时，形成单钠尿酸盐结晶沉积于关节和软组织中形成痛风。尿酸是嘌呤分解的终产物，而嘌呤来源于饮食摄入或是细胞周期代谢的产物。嘌呤腺苷和鸟嘌呤存在于核酸和细胞内能量转运体三磷腺苷和

三磷酸鸟苷中。因此，来源于具有代谢活性的动物组织的食物可能增加饮食中的嘌呤负荷。

饮食因素与痛风

许多大型临床研究证实肉类和海鲜（非完全蛋白质摄入）的大量摄入与血清尿酸浓度[88]和痛风[89]相关。相比较而言，大量摄入低脂乳制品和长期饮用咖啡可减少痛风发作风险[89-90]。近来，存在于玉米糖浆、加糖软饮料以及果汁中的果糖被认为与高尿酸血症和痛风有关[91-92]。果糖通过增加嘌呤降解增加血清尿酸[93]，而且尿酸与果糖在肾具有共同的运载体（SLC2A9）[94]。最近的数据表明，果糖和肾尿酸转运蛋白 SLC2A9[95]之间的基因 - 环境相互作用以及 SLC2A9 的变化影响了血清尿酸对果糖负荷的反应[96]。饮酒与痛风风险增加相关，啤酒比白酒更具风险[97]。

饮食中维生素 C 的补充可减少痛风发作的风险[未补充与维生素 C 1000 ～ 1499 mg/d 补充风险比为 0.66（95% CI，0.49 ～ 0.88）][98]。维生素 C 是一种重要的维生素且只能从食物中获得。因为维生素 C 是水溶性的，它不能在身体里储存，因此必须规律地从食物中补充以维持维生素 C 含量。维生素 C 的食物来源包括新鲜水果和蔬菜，尤其是柑橘类水果和绿叶蔬菜，如花茎甘蓝。

禁食与痛风

肥胖患者长时间禁食（2 周至 8 个月）可显著增加血尿酸水平，且一部分出现痛风发作[99]。先前诊断痛风的患者，禁食 1 天可导致尿酸增加 0.5 ～ 2.1 mg/dl，平均 1.1 mg/dl，24 小时后血尿酸恢复至基线水平[100]。禁食期间血尿酸增加的原因包括尿酸生成增加，肾小球滤过率降低导致排泄减少，肾小管尿酸盐转运改变，以及尿酸与酮体在肾小管竞争性排泄[101]。

肥胖与痛风

高 BMI 指数易诱发痛风[102]。一项肥胖男性患者（平均 BMI 34±4 kg/m²）与健康对照者（BMI 21±1 kg/m²）对比研究显示，不考虑身体脂肪分布（主要是内脏或皮下），肥胖患者的血尿酸浓度与健康人处于一个相似的水平（≈ 8.0±1.6 mg/dl vs. 对照组 5.2±0.81 mg/dl）。相比 10% 的患者脂肪主要分布于内脏，80% 高尿酸血症和皮下脂肪堆积的肥胖患者 24 小时尿尿酸排泄减少。这些数据表明，高尿酸血症改变的机制依赖于身体脂肪的分布[103]。一个用 CT 测量腹部横断面区域脂肪含量的独立研究发现，内脏脂肪与血尿酸强相关，而血尿酸与 BMI 或皮下脂肪区域无关联[104]。

骨关节炎

> **关键点**
>
> 肥胖与膝骨关节炎（OA）相关。
>
> 肥胖的直接生物力学作用促进了 OA 的发病。
>
> 瘦素的增加提供了另一个肥胖和 OA 的相关性。

研究已经证实了肥胖与膝骨关节炎的发生和进展的关系。当体重指数增加时，膝关节 OA 的风险几乎呈指数级增加[105]。尽管一项荟萃分析显示肥胖个体手关节炎的风险比正常体重者增加了两倍[106]。但肥胖与髋关节或手关节炎相关的证据尚不明确，除了肥胖对关节的直接生物力学影响外，似乎还有一个因素起到重要的作用：即脂肪因子类，包括瘦素、脂联素、抵抗素、内脂素和嵌合素。

与轻度骨关节炎软骨损伤相比，晚期 OA 软骨的瘦素表达增加，并且晚期 OA 软骨瘦素的 mRNA 表达与 BMI 相关。此外，瘦素可减少软骨细胞增殖，增加 IL-1β、MMP-9 以及 MMP-13 的表达[107]。

有报道称食物抗氧化剂（维生素 E、维生素 C 和 β- 胡萝卜素）能减轻膝骨关节炎的进展，但对膝骨关节炎的发病没有影响[108-109]。血清维生素 D 浓度与 OA 的相关性仍不明确，有研究报道维生素 D 与膝骨关节炎中关节间隙变窄或软骨缺失的风险无相关性[110]，而另一些研究报道则显示膝关节软骨大小与血清维生素 D 浓度有正相关关系[111]。最近的一项荟萃分析得出结论，有中度证据表明低水平维生素 D 与膝关节骨关节炎的影像学进展有关，而有强有力的证据表明维生素 D 与软骨丢失呈负相关[112]。

营养在风湿病治疗中的作用

营养在痛风治疗中的作用已被广泛接受。但是，营养在其他风湿病如 RA 中的作用却几乎未被普遍认识。尽管医生对饮食治疗缺乏兴趣或缺乏重视，仍有许多患者认为饮食调整可能对关节炎有益，继而寻找相关信息或试用食疗方法。因此制定一种令人信服、公认的营养学建议是治疗管理的重要方面，以帮助患者避免无价值的、昂贵的、耗时的、部分有危害的干预措施，从而转向更有效的方式（图 68-3 的概述）。此外，饮食选择的积极建议可能会在患者经常感到失控的时候给予他们鼓励。公认的权威饮食建议能保护患者，防止其接受亲戚、朋友、非权威互联网上的饮食建议。

类风湿关节炎

关键点
ω-3 脂肪酸可减少疾病活动度与 NSAID 剂量。
在 RA 治疗中缺乏抗氧化剂的有益证据。
禁食、素食和控制饮食均很难坚持，而且很难预测适用哪些患者。
RA 患者 ω-3 脂肪酸的血管保护作用很重要，因为 RA 患者心血管疾病风险增加。
某些饮食因素可能与甲氨蝶呤有协同作用。

n–3 脂肪酸在 RA 中的治疗

鱼油富含抗炎的长链 n-3 脂肪酸 EPA 和 DHA。为达到抗炎效应，最低的 EPA 和 DHA 每日需求剂量为 2.7 g，等同于 9 个或更标准的 1 g 鱼油胶囊或是 10 ml 瓶装鱼油。尽管公众认知的需用量有所差异，但这个剂量通常比患者自行处方的剂量更大。鱼和鱼油的 EPA 和 DHA 的组织含量随着饮食中 n-6 脂肪酸摄入的减少而增多，同时伴随的是富含 n-6 脂肪的食物（如玉米油、大豆油、葵花籽油）被另一些富含更多不饱和 n-6 脂肪（如橄榄油、油菜子 / 加拿大油菜油、或亚麻子油）的食物所替代[113]。

磷虾油已被推广为一种有效的海洋油，可以在一个胶囊内含有抗炎剂量的 ω-3 脂肪。但由于没有任何关于磷虾油治疗 RA 的试验的公开发表，其效用未被证明。同时磷虾油的 EPA 及 DHA 的含量也比标准鱼油少（磷虾油约 25%，鱼油约 30%）[114]。EPA 和 DHA 存在于磷脂中，作为游离脂肪酸存在于磷虾油中也存在于鱼油的甘油三酯中[115-116]。EPA 和 DHA 能更好地从磷虾油中吸收，这样同等重量的磷虾油

和鱼油补充剂就能达到血液中类似的 ω-3 脂肪酸水平[114, 116]。磷虾油含有虾青素，故呈红色，具有抗氧化特性。正如本章其他节段所讨论的，没有证据表明抗氧化剂具有重要的抗关节炎或抗炎作用。虾青素在类风湿关节炎中的作用还没有被研究。由于磷虾油比鱼油贵得多，而且与鱼油相比，没有对其抗炎作用进行系统研究，因此磷虾油不是鱼油的合适替代品。

总的说来，新发或已确诊的 RA 患者通过抗炎剂量的鱼油与 DMARD 联合应用，病情可得到更好的控制。一个新发 RA（病程小于 12 个月）人群的纵向队列研究，对 DMARD 联用鱼油或安慰剂进行了研究。3 年后，应用鱼油的患者日常活动功能的自我评估得到改善，关节肿胀数更少，血沉更低，缓解率更高（72% vs.31%），并且服用非甾体抗炎药的剂量也比未服鱼油的患者更小[117]。随机对照试验结果表明，同安慰剂相比，联用鱼油的患者能获得更大的收益。这项研究也证明了长期使用鱼油的可行性（该研究中鱼油使用超过 3 年）。尽管鱼油使用的患者依从性更高，但两组患者的总体 DMARD 使用情况相似。最近的一项研究比较了未使用过 DMARD 药物的早期 RA 患者中高剂量鱼油与低剂量鱼油（分别为 5.5 g/d 或 0.4 g/d）的 ω-3 脂肪（EPA+DHA）。在 12 个月的治疗期间，接受大剂量鱼油治疗的患者更容易达到 ACR 缓解（HR，2.17；95%CI，1.07 ~ 4.42；$P = 0.03$），甲氨蝶呤、磺胺吡啶和羟基氯喹三联疗法（HR，0.28；95%CI，0.12 ~ 0.63；$P = 0.002$）失败的可能性更小[118]。

在其他的研究中也发现了使用抗炎剂量的鱼油能减少 NSAID 药物的用量[119-120]。NSAIDs 药物打破了 PGE2/TXA$_2$ 的平衡，有利于 TXA$_2$，从而通过影响单核细胞增加了 IL-1β 和 TNF 的生成[121]。相反，鱼油能减少这些致炎性的细胞因子[14]。鱼油也没有 NSAIDs 的诸多不良反应（表 68-3）。鱼油的直接效用和其对 NSAID 的其他影响可能减小这些细胞因子对组织的长期损伤，尽管这一点还有待进一步明确。

对患者和医生来说，重要的是要认识到，与大多数标准的 DMARDs 一样，服用抗炎剂量的鱼油会在长达 15 周的潜伏期后才表现出症状的改善。一个小样本研究表明能通过静脉注射 n-3 脂肪缩短这个潜伏期[122]。尽管静脉注射增加了不便及治疗的费用，但可以短期静脉注射治疗进而改为口服，从而维持保证

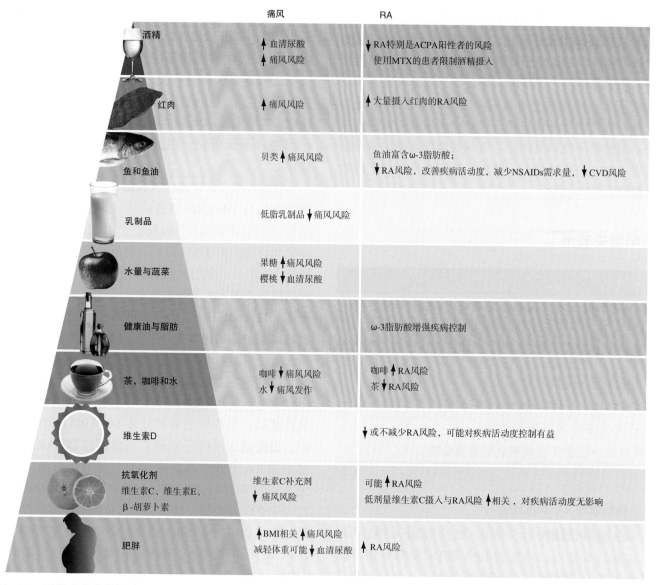

	痛风	RA
酒精	↑血清尿酸 ↑痛风风险	↓RA特别是ACPA阳性者的风险 使用MTX的患者限制酒精摄入
红肉	↑痛风风险	↑大量摄入红肉的RA风险
鱼和鱼油	贝类↑痛风风险	鱼油富含ω-3脂肪酸； ↓RA风险，改善疾病活动度，减少NSAIDs需求量，↓CVD风险
乳制品	低脂乳制品↓痛风风险	
水量与蔬菜	果糖↑痛风风险 樱桃↓血清尿酸	
健康油与脂肪		ω-3脂肪酸增强疾病控制
茶，咖啡和水	咖啡↓痛风风险 水↓痛风发作	咖啡↑RA风险 茶↓RA风险
维生素D		↓或不减少RA风险，可能对疾病活动度控制有益
抗氧化剂 维生素C、维生素E、 β-胡萝卜素	维生素C补充剂 ↓痛风风险	可能↑RA风险 低剂量维生素C摄入与RA风险↑相关，对疾病活动度无影响
肥胖	↑BMI相关↑痛风风险 减轻体重可能↓血清尿酸	↑RA风险

图 68-3 风湿病的营养概述。ACPA，抗瓜氨酸化蛋白抗体；BMI，体重指数；CVD，心血管疾病；MTX，甲氨蝶呤；NSAID，非甾体抗炎药；RA，类风湿关节炎；Vit，维生素

其疗效[123]。

鱼油的不良反应

抗炎剂量鱼油使用的最常见的不良反应是其鱼腥味引起的胃肠道不适及恶心。这些不良反应显然并不会损伤脏器或危及生命，但可能会影响鱼油的摄取剂量。患者的喜好各异，但总的说来将瓶装的鱼油倒在果汁上是其作为抗炎剂服用的最有效的方法（一次可快速吞咽相当于 10 ~ 15 个胶囊含量的鱼油）。鱼油最好随餐同服而不是空腹服用。一般来说，在晚餐或一天中的其他主食之前食用鱼油是最好耐受的。鱼油这个词的定义是指从鱼身体提取出的油，与鱼肝油有

别，后者是从鱼肝提炼而成并且富含脂溶性维生素 A 和 D。标准的鱼油比鱼肝油含有更多的 EPA 及 DHA （30% w/w，而鱼肝油约含 20%w/w）。维生素 D 可以单独按需提供，但是最好能避免同时服用维生素 A，有报道称其对骨密度有不良影响并会增加骨折的风险[124]。

虽然抗炎剂量的鱼油并无严重毒性，但人们对这方面的关注日渐增多。原因之一便是服用鱼油后可能的出血倾向。这个观点源于居住在格陵兰岛的爱斯基摩人的原始饮食习惯，相对于丹麦人，他们心肌梗死的发生更为罕见同时出血时间也有所延长[125]。然而

表 68-3 NSAIDs 与抗炎剂量的鱼油的比较

	NSAIDs	鱼油
COX 抑制	COX-1/COX-2 选择性随药剂变化	非选择性
NSAID 不足	否	是（↓前列腺素 E₂）
严重心血管事件	增加 MI 的风险	降低心脏死亡率
血压	增加	减少
TNF 和 IL-1β	增加	减少
上消化道出血	增加	无报道
起效时间	快	延迟起效（≤ 3 个月）

COX，环氧合酶；IL-1β，白介素 -1β；MI，心肌梗死；NSAID，非甾体抗炎药；TNF，肿瘤坏死因子

这样的结果必须考虑到爱斯基摩原住民饮食相对于西方饮食摄入了大量的 EPA 和 DHA（超过抗炎剂量的 2 倍）同时拮抗的 n-6 脂肪酸更少。虽然长时间服用鱼油治疗 RA 的患者并未表现出出血这一特征[117]，血小板 EPA 低于爱斯基摩人的 4 倍，但外科医生可能会要求在择期手术前停止鱼油治疗。尽管同时服用鱼油及华法林、阿司匹林或阿司匹林联合氯吡格雷的患者进行心脏手术时并未表现出更多的出血趋向，但药剂师们往往还是会建议服用华法林的患者停用鱼油[126-127]。最近的临床试验也表明，更高剂量的鱼油可长期服用，不会增加出血事件或其他严重不良反应[118,128]。

最近的两项研究表明，低血浆磷脂 DHA 对前列腺癌具有明显的保护作用[129-130]。然而，作者关于鱼油治疗使用的警告存在几个问题。这两项研究都没有针对鱼油补充对前列腺癌风险影响的研究设计，而且观察到的 DHA 水平很低，且仅在与饮食摄入弱相关的范围内。此外，摄入红肉和动物脂肪是那些不经常或很少吃鱼的人的 EPA 和 DHA 的重要饮食来源，与前列腺癌风险增加有关，但却并未被视为潜在的混杂因素[131]。

另一个担忧是环境污染物如甲基汞、多氯联苯（PCBs）和二噁英的存在，这些污染物可在大型肉食性鱼类中累积。FDA 认为每日服用最多 3g 海产品来源的长链 n-3 脂肪酸是安全的。

ω-3 补充在存在心血管事件风险增加的风湿病中的作用

很多风湿病如 RA、SLE、痛风和银屑病关节炎的心血管死亡率日渐增高。n-3 脂肪酸有可能通过多种机制改变心血管风险，包括稳定心肌、降低心律失常、降低血压、稳定粥样斑块、降低甘油三酯和增加高密度脂蛋白（HDL）、降低血小板血栓素释放，增加血管前列环素释放和抗炎作用（图 68-4）。最近一项对不同剂量和不同心脏终点的 n-3 和 n-6 脂肪酸补充剂试验的荟萃分析显示，尽管血浆长链 n-3 PUFA 水平与心脏事件减少显著相关，但总体心脏事件没有减少[132]。对 ω-3 补充剂随机试验和特定心血管结局的荟萃分析显示，心脏死亡的发生率适度显著降低[133]。最近的研究提示上述效应似乎有所减弱，这可能是由于对可处理的心血管危险因素进行了更深入的管理所致。

迄今为止还没有专门针对服用 n-3 脂肪酸补充剂的 RA 或其他风湿病的心血管受益的研究。然而，早期接受鱼油治疗的 RA 患者的甘油三酯水平较低，"好作用的"高密度脂蛋白胆固醇增高，使用非甾体抗炎药较少，病情控制更好，血小板合成物 TXA₂ 减少，以上所有因素均被认为能起到减低心血管事件风险的作用[117]。抗炎剂量的鱼油[117]服用可使患者血液中 EPA 加 DHA 的水平高于降低心脏猝死风险所需的水平[134]。

抗氧化剂治疗 RA

虽然 ROS 与 RA 具相关性，但近期的 meta 分析显示尚无有力的证据支持补充抗氧化剂有助于 RA 疾病的控制[135]。

维生素 E

RA 患者和健康对照者的血清维生素 E 含量是相近的[136]。给 CIA 大鼠喂养 200 mg/kg 维生素 E 4 周后，该组瘦素、TNF 和 IL-6 浓度较对照组显著降低[137]。一个为期 12 周的维生素 E 补充剂的安慰剂对照研究表明除疼痛评分降低以外，补充维生素 E 对关节压痛、晨僵持续时间、关节肿胀数目及实验室指标均无改善作用[138]。

维生素 C

尽管动物实验提示维生素 C 补充剂有益，但 RA 患者的临床试验并未表明有临床疗效[139]。

硒

虽然硒本质并不是一种抗氧化剂，但其是谷胱甘肽过氧化物酶活性中心，后者为一种重要的抗氧化酶。RA 患者的硒血浆浓度比健康对照组低[140]，报

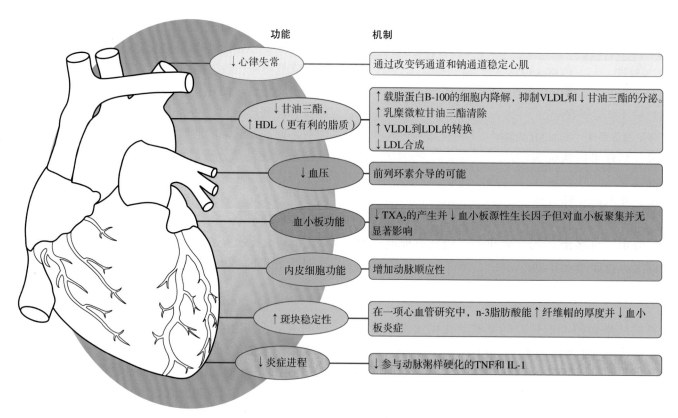

图 68-4 n-3 脂肪酸在心血管系统的作用。HDL，高密度脂蛋白；IL，白细胞介素；LDL，低密度脂蛋白；TNF，肿瘤坏死因子；TXA2，血栓素 A2；VLDL，极低密度脂蛋白

道其血浆浓度与炎性关节数目呈负相关[141]。尽管硒补充剂能使 RA 患者血清硒含量及红细胞含硒量增多，但并不能给 RA 的治疗带来临床获益[142-143]。多形核细胞的硒含量并不因饮食摄入而增多，这一点可能解释了其临床疗效不佳的原因[144]。

维生素 D 和 RA 治疗

动物实验证实 1,25- 羟维生素 D 能预防和改善实验性关节炎[145]。但血浆维生素 D 浓度和 RA 活动度之间的关系的研究结果并不统一，呈负相关[146-147] 或无相关性[148]。然而，低血清维生素 D 含量的 RA 患者的 VAS 评分更高可能会混淆疾病活动度评分（DAS28）的结果[149]。

在 RA 患者的软骨侵蚀部位、软骨细胞及滑膜细胞中发现了维生素 D 受体，而在对照组的正常组织并无发现，表明维生素 D 可能局部作用于炎症关节[150]。RA 患者通常服用维生素 D 用于治疗及预防骨质疏松。然而一个为期 12 个月服用维生素 D（钙化醇）100 000 U/d 的试验发现，不仅 RA 的疾病

活动度得到改善，镇痛药及 NSAIDs 的服用量亦有减少[151]。另一个小规模的只有 19 例 RA 患者的研究发现，口服 α- 骨化三醇 2 μg/d 的患者比安慰剂组疾病活动度的改善更好[152]。在这些研究中没有发现该药的不良反应或血钙的增高。据报道，维生素 D 可诱导肿瘤坏死因子的产生，这表明维生素 D 可能会改变 RA 患者对肿瘤坏死因子抑制剂治疗的反应。最近的一项研究表明，1,25- 羟维生素 D_3（而不是 TNF 阻断）抑制了早期 RA 患者 Th17 细胞和 RA 滑膜成纤维细胞共培养时 IL-17A 和 IL-22 的产生。此外，1,25-二羟维生素 D_3 和 TNF 阻滞剂的联合使用还引起了显著的附加效应，降低了 IL-6、IL-8、MMP-1 和 MMP-3[153]。这些数据表明，接受 TNF 抑制剂治疗的患者同时补充维生素 D 可能是有科学依据的。

重要的是，含有丰富膳食 n-3 脂肪酸的鱼肝油同时含有丰富的维生素 D。足剂量的鱼肝油可提供足量的长链 n-3 脂肪酸以用于 RA 的治疗[154]。虽然血清维生素 D 的浓度明显增加，但该研究并未考虑维生素 D 和共摄入 n-3 脂肪酸的各自作用。鱼肝油内

相对高含量的维生素 A 可阻碍其提供抗炎剂量的 n-3 脂肪酸。

RA 饮食限制——禁食、素食、排除饮食

一系列的研究分析了暂停饮食中不同营养素摄入对 RA 的治疗作用。在极端情况下，最初几天的禁食和部分禁食可以减少疾病活动度相关的临床症状及实验室指标，但再次进食时会出现疾病恶化[155]。禁食是一种不切实际的治疗策略，因其疗效不会超过 7 天，且有效性也短暂，而 RA 却是一个慢性疾病。已经假定了许多潜在的改善机制，包括心理或安慰剂效应、体重减轻，由于热量摄入减少、脂肪酸和 IL-6 浓度的改变以及肠道菌群的改变而导致的免疫抑制。

要素饮食的目的是以简单的成分提供主要的食物组分（如蛋白质提供游离氨基酸，脂肪提供中链甘油三酯，碳水化合物提供单糖）。一般仅在极少数患者发现极小的受益，而缺乏客观参数，如炎症标志物，肿胀和压痛关节数评估[156-157]。

也有对患有 RA 的素食主义者及素食的研究。这些饮食的反应多变，由于缺乏疗效和不良反应（主要是恶心和呕吐）导致患者的依从性低，脱失率高[158-159]。最近，一个对四项禁食的临床试验的荟萃分析表明，随后持续至少 3 个月的素食饮食，提示可能对 RA 产生临床意义重大的长期疗效[160]。但是，该方案所需的饮食控制很严格，且目前还没有办法预测哪些患者会有反应。

排除饮食指避免公认的过敏食物。排除后能减轻疾病活动度，而随后再次服入能增加疾病活动度的食物被认为是"过敏性"的食物。虽然这样的饮食对部分患者有一定疗效，然而其易变的治疗反应和依从性仍是显著的限制因素[161-162]。对 RA 患者饮食研究的系统性回顾强调了反应的不确定性、现有研究中的高偏倚风险以及不良反应的不显著风险[163]。尽管如此，从实践的角度来看，如果一个患者认为其关节炎是因为某些种类食物过敏引起，那么就值得对该食物回避的影响做一个 n = 1 的研究分析，研究食物规避和疾病风险的因果关系。应对可疑食物进行 1 至多个周期的限制和再摄入，记录疾病活动度相关的临床和实验指标，这些数据可作为依据来判定在治疗过程中是否应长期避免服用该类食物。

饮食、肥胖和 DMARDs 药物之间的相互影响

众所周知，某些食物成分能影响 DMARDs 药效。甲氨蝶呤作为 RA 治疗的首选药也被广泛用于其他风湿病。饮酒能加重服用甲氨蝶呤的患者的肝毒性，故而大多数患者酒精的摄入必须适量。甲氨蝶呤有许多潜在的作用，而多数被认为与其拮抗二氢叶酸还原酶有关。因此联用叶酸补充剂被推荐用于防治甲氨蝶呤潜在的不良反应[164]。然而，服用甲氨蝶呤的患者红细胞叶酸浓度增高与疾病活动度相关[165]。在一些国家，面粉、面团、米及面包均被政府要求必需添加叶酸。无疑，这样的饮食强化必然导致某些患者甲氨蝶呤用量的增加[166]。

甲氨蝶呤治疗可增加细胞外的腺苷含量，对中性粒细胞和巨噬细胞具有多重抗炎作用，包括抑制 IL-1β 和 TNF 合成。咖啡因是一种甲基黄嘌呤，它起到腺苷受体拮抗剂的作用。因此咖啡因能干扰甲氨蝶呤的效应。在大鼠佐剂型关节炎中发现咖啡因可逆转甲氨蝶呤的抗炎作用[167]。在 RA 患者研究中发现，少量的咖啡因摄入不会影响甲氨蝶呤的效果[168]。RA 患者应用较低剂量的甲氨蝶呤时，饮用 > 180 mg/d 咖啡较 < 120 mg/d 者会明显影响甲氨蝶呤的疗效[169]。

肥胖也可能影响对治疗的反应。一些研究报告了高体重指数（≥ 25 kg/m²）与治疗效果不佳相关，特别是使用英夫利昔单抗治疗的 RA 患者[83,170-172]。

痛风

关键点
痛风的饮食干预需关注痛风与代谢综合征及心血管疾病增加的关系。
脱水是急性痛风的诱因。
减肥可能减少血尿酸浓度。

血尿酸持续降低到 6 mg/dl 以下，或如果存在痛风石，则应低于 5 mg/dl，对于有效治疗痛风至关重要。通常依靠降低尿酸盐治疗和饮食/生活方式的改变相结合来实现。膳食干预本身不足以达到目标血清尿酸盐浓度。在考虑饮食干预治疗痛风时，重要的是要认识到痛风与代谢综合征以及心血管疾病和死亡率的增加有关。值得注意的是，目前还没有随机对照试

验来支持痛风患者的饮食和生活方式干预。

通常提倡的痛风饮食需要限制摄入含有更多嘌呤的食物和饮料，它们被认为会诱发痛风的急性发作。限制项目包括肉类、海鲜、啤酒/葡萄酒和豆类。这种饮食通常含有高饱和脂肪和碳水化合物，这可能增加代谢综合征的风险。

脱水可能是急性痛风发作的一个诱因，增加饮水量能减低痛风发作的风险[173]。一个小型短期健康人群的研究发现，进食樱桃降低了血尿酸（食用前血尿酸 3.6±0.2 mg/dl，食用后 3.1±0.25 mg/dl；$P < 0.05$）并同时提高了尿尿酸的排泄[174]。樱桃被认为可以防止痛风爆发。在一项纳入 633 个病例的研究中，与不摄入樱桃相比，在 2 天时间内摄入樱桃者痛风发作的风险降低 35%（OR，0.65；95% CI，0.5～0.85）。樱桃提取物也有类似的发现。此外，当樱桃摄入与别嘌呤醇联合治疗时，痛风的风险比未服用者降低 75%（OR，0.25；95% CI，0.15～0.42）[175]。在另一个小的回顾性研究中，24 例经晶体证实的痛风患者服用 1 汤匙酒石樱桃汁超过 4 个月，痛风发作从 6.85±1.34 次/年降至 2.0±0.6 次/年（$P = 0.0086$）[176]。樱桃在减少痛风爆发方面的确切作用机制尚不清楚，可能是多因素的。樱桃产品含有高含量的花青素，具有许多抗炎和抗氧化作用，包括抑制环氧合酶和清除一氧化氮自由基[177-179]。樱桃汁也被证明能抑制人体外单核细胞产生的约 60% 的 IL-1β[176]。

维生素 C 补充可降低血尿酸的浓度[180,181]。在一项对 184 名无痛风患者随机分配接受安慰剂或维生素 C 500 mg/d 为期 2 个月治疗的研究中，维生素 C 组的血尿酸显著降低，与安慰剂组相比，平均降低了 –0.5 mg/dL（95%CI：–0.5～0.02 mg/dL，$P < 0.0001$）[182]。在 21 例基线血尿酸大于 7 mg/dL 患者的亚组中，血清尿酸盐平均降低 1.3 mg/dL。然而，在另一项针对痛风患者的小规模临床研究中，维生素 C 500mg/d 持续 8 周，无论单用或与别嘌呤醇联用均无显著的降低尿酸作用[183]。更大剂量的维生素 C 是否对痛风患者具有更有效的尿酸降低作用尚待确定。

肥胖的患者减肥可能降低血尿酸值[184,185]，同时还有其他健康获益。在一项研究中，13 例痛风男性在 16 周内成功减肥（减肥前 BMI，30.5±8.1 kg/m²；减肥后 BMI，27.8±7.9 kg/m²）。所有受试者的血尿酸均有所降低，从之前的 9.6±1.7 mg/dl 降到 7.9±1.5 mg/dl；$P = 0.001$。痛风的发作频率亦从 2.1±0.8 次/月降到 0.6±0.7 次/月（$P = 0.002$）[186]。一项 2 型糖尿病患者的研究提示，减肥手术后体重显著减轻与血清尿酸盐的显著降低相关。此外，在痛风患者亚组中，尽管已经停止降低尿酸盐的治疗，但 12 个月时该组患者血清尿酸盐仍低于 0.36 mmol/L 的治疗目标[187]。然而并非所有的研究均显示体重减轻均伴随血尿酸的降低[188]。

目前尚无关于补充 n-3 脂肪酸是否在痛风治疗中起作用的数据。然而，考虑到 n-3 脂肪酸对炎性小体的影响，它们用于急性痛风的治疗，或可能和降尿酸疗法协同预防急性痛风发作的可能性，还需要进一步的临床研究以证实。痛风通常与高甘油三酯血症有关，因此抗炎剂量的鱼油有望对其有改善作用[117,189]。

骨关节炎

关键点

骨关节炎的治疗中控制体重很重要。

发病机制研究的观点认为 n-3 脂肪酸可能是有益的，并且在长期镇痛方面能改变或调整 NSAIDs 治疗。

对于骨关节炎患者的承重关节而言，控制体重是普遍认为重要的一个方面。一项近期对膝骨关节炎控制体重的 meta 分析显示，体重的适度减轻（≥ 5%）能显著的改善自我残疾评分。虽然膝关节疼痛亦减轻，但并未有统计学的差异[190]。

一项 44 名膝骨关节炎患者的研究报道，减肥手术后 6 个月平均体重下降 20% 与疼痛以及西安大略和麦克马斯特骨关节炎指数（WOMAC）评分的显著改善有关。此外，血清中 IL-6 和 CRP 显著降低，ⅡA 型胶原（软骨合成的生物学标志物）的 N 端前肽显著增加[191]。

关节软骨的退化和丢失以及滑膜炎症都是骨关节炎的特征。基质金属蛋白酶在软骨降解中起着重要作用，n-3 脂肪酸已被证明可降低牛软骨细胞培养中 IL-1α 诱导的基质金属蛋白酶 3 和基质金属蛋白酶 13 的表达[12]。与前面讨论的 n-6 脂肪酸相比，n-3 脂肪酸有减少滑膜炎症的抗炎作用。

研究表明，富含 n-3 脂肪酸的高脂肪饮食可以减轻肥胖对小鼠损伤性 OA 的影响，并加速伤口修复。相比之下，富含 n-6 脂肪酸的高脂肪饮食可增加 OA 的严重性[192]。以富含 n-3 脂肪酸的饮食喂养易患 OA 的豚鼠其 OA 得到改善，严重程度与抗 OA 的豚鼠品种相似[193]。在患有或有膝关节 OA 风险的患者中，血浆总 n-3 脂肪酸和 DHA 与髌股软骨丢失（而非胫股软骨丢失或滑膜炎）呈负相关[194]。总之，这些研究表明，补充 n-3 脂肪酸可能有助于减少/预防 OA 的结构进展。

迄今为止，关于补充 n-3 脂肪酸在 OA 中的作用的人类数据有限。对用于治疗 OA 的高剂量和低剂量鱼油进行的一项为期 2 年的研究表明，两组的疼痛和残疾评分在临床上都有显著改善，在 12 个月时有相似的改善，而在 24 个月时，接受低剂量鱼油的患者有更大的改善[195]。这一发现表明，OA 患者服用低剂量的 n-3 脂肪酸可能是合适的。OA 采用 n-3 脂肪酸补充的进一步安慰剂对照研究也应进一步开展。

在流行病学研究的基础上，已经进行了两项临床试验研究维生素 D 补充在骨关节炎中的作用，以及维生素 D 在骨骼健康中的作用。在有症状的膝关节炎患者中，口服维生素 D 治疗（剂量足以使 25- 羟维生素 D 血浆浓度升高到 36 ng/ml 以上）与安慰剂治疗，2 年后膝关节疼痛或 MRI 评估软骨体积丢失之间并无差异[196]。在一项安慰剂对照研究中，107 例症状性膝关节骨关节炎患者在每日服用 25 羟维生素 D 大于或等于 50 nmol/l（含有 60 000 IU 维生素 D₃）治疗 10 天，随后每个月服用 60 000 IU 连续 12 个月，发现疼痛和 WOMAC 评分有轻微，但统计学意义显著的降低[197]。需要进一步的研究来确定维生素 D 补充剂对 OA 进展的影响，并更好地确定应向哪些患者提供维生素 D。

益生菌用于风湿病治疗

> **关键点**
>
> 益生菌用于炎症性风湿病的规律治疗的数据尚不充分。

虽然人们更多的关注于益生菌在炎症性肠病中的作用，但也有大量的动物关节炎模型、RA 及脊柱关节炎患者的相关研究。

有报道益生菌能增强佐剂性关节炎大鼠甲氨蝶呤的抗炎作用[198-199]，在胶原诱导性关节炎中益生菌能下调 Th1 效应细胞，从而抑制关节炎症并减轻关节破坏[200]。

对风湿性疾病患者的研究表明，益生菌的治疗结果各异。在一个 21 例 RA 患者的为期 12 个月的研究中，鼠木糖乳杆菌补充剂的治疗并未对疾病活动度带来任何改善[201]。相比之下，使用酪乳杆菌治疗 8 周的 RA 患者的血清 TNF、IL-6 和 IL-12 降低，疾病活动性降低[202-203]。一项 45 例 RA 患者为期 60 天的研究，使用凝结芽孢杆菌 GBI-30 补充剂组，疼痛及患者总体评分较安慰剂组得到改善[204]。而一个 63 例活动性脊柱关节炎的研究中，经过 12 周包括唾液链球菌、乳酸双歧杆菌和嗜酸乳杆菌的益生菌补充剂的治疗并未发现与安慰剂治疗有差别[205]。肠道菌群的改变可能也会影响药物的吸收和代谢。对于风湿病患者其特殊的意义在于对于 DMARDs 可能的影响，特别是柳氮磺吡啶，其能被肠道菌群代谢为磺胺吡啶活性代谢产物和 5- 对氨基水杨酸。益生菌改变了肠道微生物群，从而可能影响柳氮磺吡啶药效及毒性。虽然益生菌补充剂引起柳氮磺吡啶代谢的改变在动物模型中已被发现，但同样的改变尚未在人体试验中得到证实[206]。

综上，虽然理论和经验数据为益生菌在类风湿关节炎中的应用提供了一些支持，但证据仍不足以推荐常规使用。

结论

风湿病是典型的慢性病，同其他慢性疾病一样，营养问题是优化长期健康的内在因素。虽然患者作为独立个体可以做出自己的营养选择，但如本篇所示，对于风湿病学家来而言，充分了解营养补充剂的合理性和证据是有益的。对患者和医师来说，已有有利的证据证实足量鱼油对炎性关节炎的疗效。对风湿性疾病患者的长期镇痛，相对于 NSAIDs，我们更为推荐鱼油。服用鱼油可以避免 NSAIDs 的严重的上消化道症状及严重的心血管事件的风险。鱼油已被证明可通过非甾体抗炎作用及其他机制降低心血管风险。

 本章的参考文献也可以在 ExpertConsult.com 上找到。

主要参考文献

1. Salminen E, Heikkila S, Poussa T, et al: Female patients tend to alter their diet following the diagnosis of rheumatoid arthritis and breast cancer. *Prev Med* 34:529–535, 2002.
2. Caughey GE, Pouliot M, Cleland LG, et al: Regulation of tumor necrosis factor-α and IL-1β synthesis by thromboxane A₂ in nonadherent human monocytes. *J Immunol* 158:351–358, 1997.
5. Yan Y, Jiang W, Spinetti T, et al: Omega-3 fatty acids prevent inflammation and metabolic disorder through inhibition of NLRP3 inflammasome activation. *Immunity* 38:1154–1163, 2013.
38. Rockett B, Melton M, Harris M, et al: Fish oil disrupts MHC class II lateral organization on the B-cell side of the immunological synapse independent of B-T cell adhesion. *J Nutr Biochem* 24:1810–1816, 2013.
19. Mas E, Croft K, Zahra P, et al: Resolvins D1, D2, and other mediators of self-limited resolution of inflammation in human blood following n-3 fatty acid supplementation. *Clin Chem* 58:1476–1484, 2012.
20. Buckley C, Gilroy D, Serhan C: Proresolving lipid mediators and mechanisms in the resolution of acute inflammation. *Immunity* 40(3):315–327, 2014.
21. Lima-Garcia J, Dutra R, da Silva K, et al: The precursor of resolvin D series and aspirin-triggered resolvin D1 display anti-hyperalgesic properties in adjuvant-induced arthritis in rats. *Br J Pharmacol* 164:278–293, 2011.
22. Giera M, Ioan-Facsinay A, Toes R, et al: Lipid and lipid mediator profiling of humnan synovial fluid in rheumatoid arthritis patients by means of LC-MS/MS. *Biochim Biophys Acta* 1821:1415–1424, 2012.
25. Tang J, Zhou R, Luger D, et al: Calcitriol suppresses antiretinal autoimmunity through inhibitory effects on the Th17 effector response. *J Immunol* 182:4624–4632, 2009.
27. Neve A, Corrado A, Cantatore F: Immunomodulatory effects of vitamin D in peripheral blood monocyte-derived macrophages from patients with rheumatoid arthritis. *Clin Exp Med* 14(3):275–283, 2014.
28. van Etten E, Mathieu C: Immunoregulation by 1,25-dihydroxyvitamin D₃: basic concepts. *J Steroid Biochem Mol Biol* 97:93–101, 2005.
29. Colin E, Asmawidjaja P, van Hamburg J, et al: 1,25-dihydroxyvitamin D₃ modulates Th17 polarization and interleukin-22 expression by memory T cells from patients with early rheumatoid arthritis. *Arthritis Rheum* 62:132–142, 2010.
30. Jeffery L, Wood A, Qureshi O, et al: Availability of 25-Hydroxyvitamin D3 to APCs controls the balance between regulatory and inflammatory T cell responses. *J Immunol* 189:5155–5164, 2012.
31. Chen S, Sims G, Chen X, et al: Modulatory effects of 1,25-dihydroxyvitamin D₃ on human B cell differentiation. *J Immunol* 179:1634–1647, 2007.
32. Stofkova A: Resistin and visfatin: regulators of insulin sensitivity, inflammation and immunity. *Endocr Regul* 44:25–36, 2010.
33. Kwon H-K, Lee C-G, So J-S, et al: Generation of regulatory dendritic cells and CD4⁺Foxp3⁺ T cells by probiotics administration suppresses immune disorders. *Proc Natl Acad Sci U S A* 107:2159–2164, 2010.
34. Mileti E, Matteoli G, Iliev I, et al: Comparison of the immunomodulatory properties of three probiotic strains of *Lactobacilli* using complex culture systems: prediction for in vivo efficacy. *PLoS One* 4:e7056, 2009.
35. Shapiro JA, Koepsell TD, Voigt LF, et al: Diet and rheumatoid arthritis in women: a possible protective effect of fish consumption. *Epidemiology* 7:256–263, 1996.
36. Rossell M, Wesley A, Rydin K, et al: Dietary fish and fish oil and the risk of rheumatoid arthritis. *Epidemiology* 20:896–901, 2009.
37. Di Giuseppe D, Wallin A, Bottai M, et al: Long-term intake of dietary long-chain n-3 polyunsaturated fatty acids and risk of rheumatoid arthritis: a prospective cohort study of women. *Ann Rheum Dis* 73(11):1949–1953, 2014.
38. Pattison D, Symmons D, Lunt M, et al: Dietary risk factors for the development of inflammatory polyarthritis. Evidence for a role of high level of red meat consumption. *Arthritis Rheum* 50:3804–3812, 2004.

39. Grant W: The role of red meat in the expression of rheumatoid arthritis. *Br J Nutr* 84:589–595, 2000.
40. Pedersen M, Stripp C, Klarlund M, et al: Diet and risk of rheumatoid arthritis in a prospective cohort. *J Rheumatol* 32:1249–1252, 2005.
41. Benito-Garcia E, Feskanich D, Hu F, et al: Protein, iron, and meat consumption and risk for rheumatoid arthritis: a prospective cohort study. *Arthritis Res Ther* 9:R16, 2007.
42. Heliovaara M, Aho K, Knekt P, et al: Coffee consumption, rheumatoid factor, and the risk of rheumatoid arthritis. *Ann Rheum Dis* 59:631–635, 2000.
43. Mikuls T, Cerhan J, Criswell L, et al: Coffee, tea, and caffeine consumption and risk of rheumatoid arthritis. *Arthritis Rheum* 46:83–91, 2002.
44. Karlson E, Mandl L, Aweh G, et al: Coffee consumption and risk of rheumatoid arthritis. *Arthritis Rheum* 48:3055–3060, 2003.
45. Lee Y, Bae S-C, Song G: Coffee or tea consumption and the risk of rheumatoid arthritis: a meta-analysis. *Clin Rheumatol* 33(11):1575–1583, 2014.
50. Kallberg H, Jacobsen S, Bengtsson C, et al: Alcohol consumption is associated with decreased risk of rheumatoid arthritis: results from two Scandinavian case-control studies. *Ann Rheum Dis* 68:222–227, 2009.
51. Lu B, Solomon D, Costenbader K, et al: Alcohol consumption and risk of incident rheumatoid arthritis in women: a prospective study. *Arthritis Rheum* 66(8):1998–2005, 2014.
52. Mandrekar P, Catalano D, White B, et al: Moderate alcohol intake attenuates monocyte inflammatory responses: inhibition of nuclear regulatory factor kappa B and induction of interleukin 10. *Alcohol Clin Exp Res* 30:135–139, 2006.
53. Norkina O, Dolganiuc A, Catalano D, et al: Acute alcohol intake induces SCOS1 and SOCS3 and inhibits cytokine-induced STAT1 and STAT3 signaling in human monocytes. *Alcohol Clin Exp Res* 32:1565–1573, 2008.
54. Jonsson I, Verdrengh M, Brisslert M, et al: Ethanol prevents development of destructive arthritis. *Proc Natl Acad Sci U S A* 104:258–263, 2007.
55. Hu Y, Costenbader K, Gao X, et al: Sugar-sweetened soda consumption and risk of developing rheumatoid arthritis in women. *Am J Clin Nutr* 100(3):959–967, 2014.
56. de Koning L, Malik V, Kellogg M, et al: Sweetened beverage consumption, incident coronary heart disease, and biomarkers of risk in men. *Circulation* 125:1735–1741, 2012.
59. Merlino L, Curtis J, Mikuls T, et al: Vitamin D intake is inversely associated with rheumatoid arthritis: results from the Iowa Women's Health Study. *Arthritis Rheum* 50:72–77, 2004.
60. Costenbader K, Feskanich D, Holmes M, et al: Vitamin D intake and risks of systemic lupus erythematosus and rheumatoid arthritis in women. *Ann Rheum Dis* 67:530–535, 2008.
62. Song G, Bae S-C, Lee Y: Association between vitamin D intake and the risk of rheumatoid arthritis: a meta-analysis. *Clin Rheumatol* 31:1733–1739, 2013.
65. Heliovaara M, Knekt P, Aho K, et al: Serum antioxidants and risk of rheumatoid arthritis. *Ann Rheum Dis* 53:51–53, 1994.
68. Cerhan J, Saag K, Merlino L, et al: Antioxidant micronutrients and risk of rheumatoid arthritis in a cohort of older women. *Am J Epidemiol* 157:345–354, 2003.
70. Pattison D, Silman A, Goodson N, et al: Vitamin C and the risk of developing inflammatory polyarthritis: prospective nested case-control study. *Ann Rheum Dis* 63:843–847, 2004.
71. Karlson E, Shadick N, Cook N, et al: Vitamin E in the primary prevention of rheumatoid arthritis: the Women's Health Study. *Arthritis Care Res* 59:1589–1595, 2008.
72. Symmons D, Bankhead C, Harrison B, et al: Blood transfusion, smoking, and obesity as risk factors for the development of rheumatoid arthritis. *Arthritis Rheum* 40:1955–1961, 1997.
73. Voigt L, Koepsell T, Nelson J, et al: Smoking, obesity, alcohol consumption, and the risk of rheumatoid arthritis. *Epidemiology* 5:525–532, 1994.
74. Lu B, Hiraki L, Sparks J, et al: Being overweight or obese and risk of developing rheumatoid arthritis among women: a prospective cohort study. *Ann Rheum Dis* 73(11):1914–1922, 2014.
77. Baker J, Ostergaard M, George M, et al: Greater body mass index

independtly predicts less radiographic progression on x-ray and MRI over 1-2 years. *Ann Rheum Dis* 73(11):1923–1928, 2014.

78. Baker J, George M, Baker D, et al: Associations between body mass, radiographic joint damage, adipokines and risk factors for bone loss in rheumatoid arthritis. *Rheumatology* 50:2100–2107, 2011.

79. Van der Helm-van Mil A, van der Kooij S, Allaart C, et al: A high body mass index has a protective effect on the amount of joint destruction in small joints in early rheumatoid arthritis. *Ann Rheum Dis* 67:769–774, 2008.

80. Westhoff G, Rau R, Zink A: Radiographic joint damage in early rheumatoid arthritis is highly dependent on body mass index. *Arthritis Rheum* 56:3575–3582, 2007.

81. Rho Y, Solus J, Sokka T, et al: Adipocytokines are associated with radiographic joint damage in rheumatoid arthritis. *Arthritis Rheum* 60:1906–1914, 2009.

82. Ajeganova S, Andersson M, Hafström I, et al: Association of Obesity with worse disease severity in rheumatoid arthritis as well as with comorbidities: a long-term followup from disease onset. *Arthritis Care Res (Hoboken)* 65:78–87, 2013.

83. Sandberg M, Bengtsson C, Kallberg H, et al: Overweight decreases the chance of achieving good response and low disease activity in early rheumatoid arthritis. *Ann Rheum Dis* 73(11):2029–2033, 2014.

84. Wolfe F, Michaud K: Effect of body mass index on mortality and clinical status in rheumatoid arthritis. *Arthritis Care Res (Hoboken)* 64:1471–1479, 2012.

85. Roubenoff R, Roubenoff R, Cannon J, et al: Rheumatoid cachexia: cytokine-driven hypermetabolism accompanying reduced body cell mass in chronic inflammation. *J Clin Invest* 93:2379–2386, 1994.

86. Elkan A-C, Håkansson N, Frostegård J, et al: Rheumatoid cachexia is associated with dyslipidemia and low levels of atheroprotective natural antibodies against phosphorylcholine but not with dietary fat in patients with rheumatoid arthritis: a cross-sectional study. *Arthritis Care Res (Hoboken)* 11:R37, 2009.

87. Stavropoulos-Kalinoglou A, Metsios G, Koutedakis Y, et al: Redefining overweight and obesity in rheumatoid arthritis patients. *Ann Rheum Dis* 66:1316–1321, 2007.

88. Choi H, Liu S, Curhan G: Intake of purine-rich foods, protein, and dairy products and relationship to serum levels of uric acid. *Arthritis Rheum* 52:283–289, 2005.

89. Choi H, Atkinson K, Karlson E, et al: Purine-rich foods, dairy and protein intake, and the risk of gout in men. *N Engl J Med* 350:1093–1103, 2004.

90. Choi H, Willett W, Curhan G: Coffee consumption and risk of incident gout in men. A prospective study. *Arthritis Rheum* 56:2049–2055, 2007.

91. Choi H, Curhan G: Soft drinks, fructose consumption, and the risk of gout in men: prospective cohort study. *Br Med J* 336:309–312, 2008.

92. Choi J, Ford E, Gao X, et al: Sugar-sweetened soft drinks, diet soft drinks and serum uric acid level: the Third National Health and Nutrition Examination Survey. *Arthritis Care Res* 59:109–116, 2008.

94. Vitart V, Rudan I, Hayward C, et al: SLC2A9 is a newly identified urate transporter influencing serum urate concentration, urate excretion and gout. *Nat Genet* 40:437–442, 2008.

95. Batt C, Phipps-Green A, Black M, et al: Sugar-sweetened beverage consumption: a risk factor for prevalent gout with SLC2A9 genotypespecific effects on serum urate and risk of gout. *Ann Rheum Dis* 73(12):2101–2106, 2014.

96. Dalbeth N, House M, Gamble G, et al: Population-specific influence of SLC2A9 genotype on the acute hyperuricaemic response to a fructose load. *Ann Rheum Dis* 72:1868–1873, 2013.

97. Choi H, Atkinson K, Karlson E, et al: Alcohol intake and risk of incident gout in men: a prospective study. *Lancet* 363:1277–1281, 2004.

98. Choi H, Gao X, Curhan G: Vitamin C intake and the risk of gout in men. A prospective study. *Arch Intern Med* 169:502–507, 2009.

102. Campion E, Glynn R, DeLabry L: Asymptomatic hyperuricaemia: risks and consequence in the normative aging study. *Am J Med* 82:421–426, 1987.

105. Zhou Z-Y, Liu Y-K, Chen H-L, et al: Body mass index and knee osteoarthritis risk: a dose-response meta-analysis. *Obesity (Silver Spring)* 22(10):2180–2185, 2014.

106. Yusuf E, Nelissen R, Ioan-Facsinay A, et al: Association between weight or body mass index and hand osteoarthritis: a systematic

review. *Ann Rheum Dis* 69(4):761–765, 2010.

107. Simopoulou T, Malizos K, Iliopoulos D, et al: Differential expression of leptin and leptin's receptor isoform (Ob-Rb) mRNA between advanced and minimally affected osteoarthritis cartilage: effect on cartilage metabolism. *Osteoarthritis Cartilage* 15:872–883, 2007.

109. McAlindon T, Jacques P, Zhang Y, et al: Do antioxidant micronutrients protect against the development and progression of knee osteoarthritis? *Arthritis Rheum* 39:648–656, 1996.

112. Cao Y, Winzenberg T, Nguo K, et al: Association between serum levels of 25-hydroxyvitamin D and osteoarthritis: a systematic review. *Rheumatology* 52:1323–1334, 2013.

113. Adam O, Beringer C, Kless T, et al: Anti-inflammatory effects of a low arachidonic acid diet and fish oil in patients with rheumatoid arthritis. *Rheumatol Int* 23:27–36, 2003.

114. Nichols P, Kitessa S, Abeywardena M: Commentary on a trial comparing krill oil versus in standard fish oil. *Lipids Health Dis* 13:2, 2014.

115. Ulven S, Kirkhus B, Lamglait A, et al: Metabolic effects of krill oil are essentially similar to those of fish oil, but at lower dose of EPA and DHA, in healthy volunteers. *J Lipds* 46:37–46, 2011.

116. Schuchardt J, Schneider I, Meyer H, et al: Incorporation of EPA and DHA into plasma phospholipids in response to different omega-3 fatty acid formulations—a comparative bioavailability study of fish oil vs. krill oil. *Lipids Health Dis* 10:145, 2011.

117. Cleland L, Caughey G, James M, et al: Reduction of cardiovascular risk factors with longterm fish oil treatment in early rheumatoid arthritis. *J Rheumatol* 33:1973–1979, 2006.

118. Proudman S, James M, Spargo L, et al: Fish oil in recent onset rheumatoid arthritis: a randomised, double-blind controlled trial within algorithm-based drug use. *Ann Rheum Dis* 74(1):89–95, 2015.

119. Galarraga B, Ho M, Youssef H, et al: Cod liver oil (*n*-3 fatty acids) as a non-steroidal anti-inflammatory drug sparing agent in rheumatoid arthritis. *Rheumatology* 47:665–669, 2008.

122. Leeb B, Sautner J, Andel I, et al: Intravenous application of omega-3 fatty acids in patients with active rheumatoid arthritis. The ORA-1 trial. An open pilot study. *Lipids* 41:29–34, 2006.

124. Ribaya-Mercado J, Blumberg J, Vitamin A: Is it a risk factor for osteoporosis and bone fracture? *Nutr Rev* 65:425–438, 2007.

125. Dyerberg J, Bang H, Stoffersen E, et al: Eicosapentaenoic acid and prevention of thrombosis and atherosclerosis? *Lancet* 2:117–119, 1978.

126. Eritsland J, Arnesen H, Gronseth K, et al: Effect of dietary supplementation with n-3 fatty acids on coronary artery bypass graft patency. *Am J Cardiol* 77:31–36, 1996.

127. Watson P, Joy P, Nkonde C, et al: Comparison of bleeding complications with omega-3 fatty acids + aspirin + clopidogrel—versus—aspirin + clopidogrel in patients with cardiovascular disease. *Am J Cardiol* 104:1052–1054, 2009.

128. U.S. Food and Drug Administration: *Letter regarding dietary supplement health claim for omega-3 fatty acids and coronary heart disease,* 2013. Available at <http:Nvm.cfsan.fda.gov/-dms/ds-ltrll.html>.

129. Brasky T, Darke A, Song X, et al: Plasma phospholipid fatty acids and prostate cancer risk in the SELECT trial. *J Natl Cancer Inst* 105:1132–1141, 2013.

130. Brasky T, Till C, White E, et al: Serum phospholipid fatty acids and prostate cancer risk: results from the prostate cancer prevention trial. *Am J Epidemiol* 173:1429–1439, 2011.

131. Cleland L, Proudman S, James M: RE: Plasma phospholipid fatty acids and prostate cancer risk in the SELECT trial. *J Natl Cancer Inst* 106(4):dju022, 2014.

132. Chowdhury R, Warnakula S, Kunutsor S, et al: Association of dietary, circulating, and supplemental fatty acids with coronary risk: a systematic review and meta-analysis. *Ann Intern Med* 160:398–406, 2014.

133. Rizos E, Ntzani E, Bika E, et al: Association between omega-3 fatty acid supplementation and risk of major cardiovascular disease events: a systematic review and meta-analysis. *JAMA* 308:1024–1033, 2012.

135. Canter P, Wider B, Ernst E: The antioxidant vitamins A, C, E and selenium in the treatment of arthritis: a systematic review of randomized clinical trials. *Rheumatology* 46:1223–1233, 2007.

137. Xiong R-B, Li Q, Wan W-R, et al: Effects and mechanisms of vitamin A and vitamin E on the levels of serum leptin and other related cytokines in rats with rheumatoid arthritis. *Exp Ther Med* 8:499–504, 2014.

138. Edmonds S, Winyard P, Guo R, et al: Putative analgesic activity of repeated oral doses of vitamin E in the treatment of rheumatoid arthritis. Results of a prospective placebo controlled double blind

trial. *Ann Rheum Dis* 56:649–655, 1997.

140. Heinle K, Adam A, Gradl M, et al: Selenium concentrations in erythrocytes of patients with rheumatoid arthritis. Clinical and laboratory chemistry infection markers during administration of selenium. *Med Klin* 92:29–31, 1997.

143. Peretz A, Siderova V, Neve J: Selenium supplementation in rheumatoid arthritis investigated in a double blind, placebo-controlled trial. *Scand J Rheumatol* 30:208–212, 2001.

146. Patel S, Farragher T, Berry J, et al: Association between serum vitamin D metabolite levels and disease activity in patients with early inflammatory polyarthritis. *Arthritis Rheum* 56:2143–2149, 2007.

147. Zakeri Z, Sandoughi M, Mashhadi M, et al: Serum vitamin D level and disease activity in patients with recent onset rheumatoid arthritis. *Int J Rheum Dis* Oct 18, 2013. [Epub ahead of print].

148. Craig S, Yu J, Curtis J, et al: Vitamin D status and its associations with disease activity and severity in African Americans with recent-onset rheumatoid arthritis. *J Rheumatol* 37:275–281, 2010.

149. Higgins M, Mackie S, Thalayasingam N, et al: The effect of vitamin D levels on the assessment of disease activity in rheumatoid arthritis. *Clin Rheumatol* 32:863–867, 2013.

150. Tetlow L, Smith S, Mawer E, et al: Vitamin D receptors in the rheumatoid lesion: expression by chondrocytes, macrophages, and synoviocytes. *Ann Rheum Dis* 58:118–121, 1999.

153. van Hamburg J, Asmawidjaja P, Davelaar N, et al: TNF blockade requries $1,25(OH)_2D_3$ to control human Th17-mediated synovial inflammation. *Ann Rheum Dis* 70:606–612, 2012.

155. Hafstrom I, Ringertz B, Gyllenhammar H, et al: Effects of fasting on disease activity, neutrophil function, fatty acid composition, and leukotriene biosynthesis in patients with rheumatoid arthritis. *Arthritis Rheum* 31:585–592, 1988.

156. Kavanagh R, Workman E, Nash P, et al: The effects of elemental diet and subsequent food reintroduction on rheumatoid arthritis. *Br J Rheumatol* 34:270–273, 1995.

158. Kjeldsen-Kragh J, Borchgrevink C, Mowinkel P, et al: Controlled trial of fasting and one-year vegetarian diet in rheumatoid arthritis. *Lancet* 338:899–902, 1991.

160. Muller H, de Toledo W, Resch K-L: Fasting followed by vegetarian diet in patients with rheumatoid arthritis: a systematic review. *Scand J Rheumatol* 30:1–10, 2001.

163. Smedslund G, Byfuglien M, Olsen S, et al: Effectiveness and safety of dietary interventions for rheumatoid arthritis: a systematic review of randomized controlled trials. *J Am Diet Assoc* 110:727–735, 2010.

170. Heimans L, van den Broek M, le Cessie S, et al: Association of high body mass index with decreased treatment response to combination therapy in recent-onset rheumatoid arthritis patients. *Arthritis Care Res* 65:1235–1242, 2013.

171. Klaasen R, Wijbrandts C, Gerlag D, et al: Body mass index and clinical response to infliximab in rheumatoid arthritis. *Arthritis Rheum* 63:359–364, 2011.

172. Gremese E, Carletto A, Padovan M, et al: Obesity and reduction of the response rate to anti-tumor necrosis factor α in rheumatoid arthritis: an approach to a personalized medicine. *Arthritis Care Res (Hoboken)* 65:94–100, 2013.

175. Zhang Y, Neogi T, Chen C, et al: Cherry consumption and decreased risk of recurrent gout attacks. *Arthritis Rheum* 64:4004–4011, 2012.

182. Huang H-Y, Appel L, Choi M, et al: The effects of vitamin C supplementation on serum concentrations of uric acid. *Arthritis Rheum* 52:1843–1847, 2005.

183. Stamp L, O'Donnell J, Frampton C, et al: Clinically insignificant effect of supplemental vitamin C on serum urate in patients with gout; a pilot randomised controlled trial. *Arthritis Rheum* 65:1636–1642, 2013.

187. Dalbeth N, Chen P, White M, et al: Impact of bariatric surgery on serum urate targets in people with morbid obesity and diabetes: a prospective longitudinal study. *Ann Rheum Dis* 73:797–802, 2014.

190. Christensen R, Bartels E, Astrup A, et al: Effect of weight reduction in obese patients diagnosed with knee osteoarthritis: a systematic review and meta-analysis. *Ann Rheum Dis* 66:433–439, 2007.

191. Richette P, Poitou C, Garnero P, et al: Benefits of massive weight loss on symptoms, systemic inflammation and cartilage turnover in obese patients with knee osteoarthritis. *Ann Rheum Dis* 70:139–144, 2011.

192. Wu C, Jain D, McNeill J, et al: Dietary fatty acid content regulates wound repair and the pathogenesis of osteoarthritis following joint injury. *Ann Rheum Dis* 74:2076–2083, 2015.

194. Baker K, Matthan N, Lichtenstein A, et al: Association of plasma n-6 and n-3 polyunsaturated fatty acids with synovitis in the knee: the MOST study. *Osteoarthritis Cartilage* 20:382–387, 2012.

195. Hill C, Jones G, March L, et al: Fish oil in knee osteoarthritis: a two year randomized, double-blind clinical trial comparing high dose with low dose. *Arthritis Rheum* 63:S1093, 2011.

196. McAlindon T, LaValley M, Schneider E, et al: Effect of vitamin D supplmentation on progression of knee pain and cartilage volume loss in patients with symptomatic osteoarthritis. A randomized controlled trial. *J Am Med Assoc* 309:155–162, 2013.

197. Sanghi D, Mishra A, Sharma A, et al: Does vitamin d improve osteoarthritis of the knee: a randomized controlled pilot trial. *Clin Orthop Relat Res* 471:3556–3562, 2013.

202. Vaghef-Mehrabany E, Alipour B, Homayouni-Rad A, et al: Probiotic supplementation improves inflammatory status in patients with rheumatoid arthritis. *Nutrition* 30:430–435, 2014.

203. Alipour B, Homayouni-Rad A, Vaghef-Mehrabanu E, et al: Effects of *Lactobacillus casei* supplementation on disease activity and inflammatory cytokines in rheumatoid arthritis patients: a randomized double-blind clinical trial. *Int J Rheum Dis* 17(5):519–527, 2014.

205. Jenks K, Stebbings S, Burton J, et al: Probiotic therapy for the treatment of spondyloarthritis: a randomised controlled trial. *J Rheumatol* 37:2118–2125, 2010.

索　引

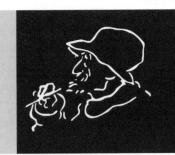